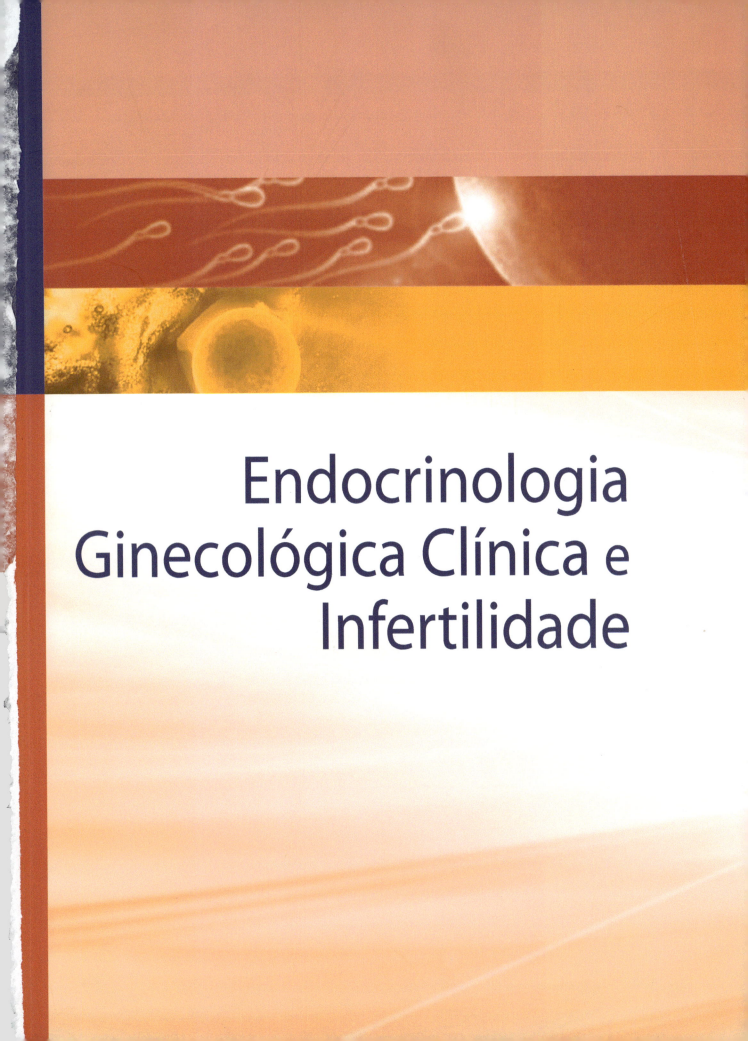

Endocrinologia Ginecológica Clínica e Infertilidade

Nota: A medicina é uma ciência em constante evolução. À medida que novas pesquisas e experiências ampliam os nossos conhecimentos, são necessárias mudanças no tratamento clínico e medicamentoso. Os autores e o editor fizeram verificações junto a fontes que se acredita sejam confiáveis, em seus esforços para proporcionar informações acuradas e, em geral, de acordo com os padrões aceitos no momento da publicação. No entanto, em vista da possibilidade de erro humano ou mudanças nas ciências médicas, nem os autores e o editor nem qualquer outra parte envolvida na preparação ou publicação deste livro garantem que as instruções aqui contidas são, em todos os aspectos, precisas ou completas, e rejeitam toda a responsabilidade por qualquer erro ou omissão ou pelos resultados obtidos com o uso das prescrições aqui expressas. Incentivamos os leitores a confirmar as nossas indicações com outras fontes. Por exemplo e em particular, recomendamos que verifiquem as bulas em cada medicamento que planejam administrar para terem a certeza de que as informações contidas nesta obra são precisas e de que não tenham sido feitas mudanças na dose recomendada ou nas contraindicações à administração. Esta recomendação é de particular importância em conjunto com medicações novas ou usadas com pouca frequência.

Oitava Edição

Endocrinologia Ginecológica Clínica e Infertilidade

Marc A. Fritz, MD
The University of North Carolina at Chapel Hill

Leon Speroff, MD
Oregon Health & Science University

REVINTER

Endocrinologia Ginecológica Clínica e Infertilidade, Oitava Edição
Copyright © 2015 by Livraria e Editora Revinter Ltda.

ISBN 978-85-372-0613-3

Tradução:
SANDRA MALLMAN (Caps. 1 a 5, 11 a 20)
Tradutora Especializada na Área da Saúde, RS

VILMA RIBEIRO DE SOUZA VARGA (Caps. 6 a 10)
Médica-Neurologista
Tradutora Especializada na Área da Saúde, SP

Revisão Técnica:
CLÁUDIO PEIXOTO CRISPI JÚNIOR (Caps. 1 e 14)
Residência em Ginecologia e Obstetrícia pelo Hospital Universitário Pedro Ernesto da Universidade do Estado do Rio de Janeiro (UERJ) – Rio de Janeiro, RJ
Pós-Graduando de Endoscopia Ginecológica pelo Centro Universitário Serra dos Órgãos (UNIFESO) – Teresópolis, RJ
Professor Colaborador de Ginecologia da Universidade do Grande Rio (Unigranrio) – Duque de Caxias, RJ

ALESSANDRA VIVIANE EVANGELISTA DEMÔRO (Caps. 7, 9, 10, 14, 20 e 24)
Residência Médica em Reprodução Humana pelo Hospital Universitário Pedro Ernesto (HUPE) da Universidade do Estado do Rio de Janeiro (UERJ) – Rio de Janeiro, RJ
Especialização em Ginecologia e Obstetrícia (TEGO) pela Federação Brasileira das Associações de Ginecologia e Obstetrícia (Febrasgo)
Pós-Graduação em Endoscopia Ginecológica, Laparoscopia e Histeroscopia pelo Instituto Fernandes Figueira (Fiocruz) – Rio de Janeiro, RJ
Mestrado em Ciências Médicas pela Universidade Estadual do Rio de Janeiro (UERJ) – Rio de Janeiro, RJ

KAREN SOTO PEREZ PANISSET (Caps. 5, 11, 13, 15 e 31)
Professora-Assistente de Ginecologia e Endoscopia Ginecológica da Universidade Federal Fluminense (UFF) – Niterói, RJ
Professora da Pós-Graduação em Videoendoscopia Ginecológica da UNIFESO – Teresópolis, RJ
Doutoranda em Clínica Médica e Pesquisa Clínica pela Universidade Federal do Rio de Janeiro (UFRJ) – Rio de Janeiro, RJ
Mestrado em Pesquisa Clínica pela Universidade Federal do Rio de Janeiro (UFRJ) – Rio de Janeiro, RJ
Membro da Comissão Especializada Profissional de Climatério da Federação Brasileira das Associações de Ginecologia e Obstetrícia (Febrasgo)
Diretora e Tesoureira Adjunta da Associação de Ginecologia e Obstetrícia do Estado do Rio de Janeiro (SGORJ)
Médica do Serviço de Ginecologia e Cirurgia Minimamente Invasiva do Grupo Perinatal, Unidade Barrra – Rio de Janeiro, RJ

Todos os direitos reservados.
É expressamente proibida a reprodução deste livro, no seu todo ou em parte, por quaisquer meios, sem o consentimento, por escrito, da Editora.

NELSON GOMES DE OLIVEIRA (Caps. 21 a 33 e Apêndices)
Médico
Tradutor Especializado na Área da Saúde, RJ

RAQUEL PANPADREUS DIBI (Caps. 2, 18, 23, 26 e 27)
Professora Adjunta do Departamento de Ginecologia e Obstetrícia da Universidade Federal de Ciências da Saúde de Porto Alegre (UFCSPA) – Porto Alegre, RS
Professora do Curso de Pós-Graduação em Endoscopia Ginecológica do Centro Universitário Serra dos Órgãos (UNIFESO) – Teresópolis, RJ
Doutorado em Patologia pela UFCSPA – Porto Alegre, RS
Especialista em Ginecologia e Obstetrícia (TEGO) pela Federação Brasileira de Ginecologia e Obstetrícia

THIAGO RODRIGUES DANTAS PEREIRA (Caps. 16 e 19)
Mestrado em Ciências Médicas pela Universidade do Estado do Rio de Janeiro (UERJ) – Rio de Janeiro, RJ
Especialização em Ginecologia e Obstetrícia pela Federação Brasileira de Ginecologia e Obstetrícia
Residência em Reprodução Humana pela Universidade do Estado do Rio de Janeiro (UERJ) – Rio de Janeiro, RJ
Médico do Ambulatório de Endometriose do Hospital Universitário Pedro Ernesto (HUPE) da Universidade do Estado do Rio de Janeiro (UERJ) – Rio de Janeiro, RJ
Médico do Hospital Federal de Bonsucesso, Ministério da Saúde – Rio de Janeiro, RJ
Preceptor da Residência em Ginecologia do Hospital Federal de Bonsucesso, Ministério da Saúde – Rio de Janeiro, RJ
Professor do Curso de Pós-Graduação em Endoscopia Ginecológica na UNIFESO – Teresópolis, RJ

THIERS SOARES RAYMUNDO (Caps. 3, 4, 12, 21, 22, 25, 28, 29, 30, 32, 33 e Apêndices)
Chefe do Setor de Endoscopia Ginecológica do Hospital Federal Cardoso Fontes (Hospital Geral de Jacarepaguá) – Rio de Janeiro, RJ
Professor da Pós-Graduação em Endoscopia Ginecológica da UNIFESO – Teresópolis, RJ
Membro do International Board da Society of Laparoendoscopic Surgeons (SLS)
Delegado do Estado do Rio de Janeiro pela Sociedade Brasileira de Endoscopia Ginecológica e Endometriose (SOBENGE)
Especialista em Ginecologia e Obstetrícia pela Federação Brasileira das Associações de Ginecologia e Obstetrícia (Febrasgo)
Especialista em Endoscopia Ginecológica pela Federação Brasileira das Associações de Ginecologia e Obstetrícia (Febrasgo)
Coordenador do Programa Jovem Cirurgião da Sociedade Brasileira de Videocirurgia (SOBRACIL)
Membro da Equipe de Cirurgia Robótica do Hospital Samaritano – Rio de Janeiro, RJ

VIVIANE REGO (Caps. 6, 8 e 17)
Graduação em Medicina pela Universidade Federal do Estado do Rio de Janeiro (UERJ) – Rio de Janeiro, RJ
Residência Médica em Ginecologia e Obstetrícia pelo Instituto Fernandes Figueira (Fiocruz) – Rio de Janeiro, RJ
Pós-Graduação em Endoscopia Ginecológica pelo Instituto Fernandes Figueira (Fiocruz) – Rio de Janeiro, RJ

CIP-BRASIL. CATALOGAÇÃO NA PUBLICAÇÃO
SINDICATO NACIONAL DOS EDITORES DE LIVROS, RJ
F954e
8. ed.

    Fritz, Marc A.
       Endocrinologia, ginecologia e infertilidade / Marc A. Fritz, Leon Speroff ; tradução Sandra Mallman ... [et al.]. - Oitava. ed. - Rio de Janeiro : Revinter, 2015.
       il.

       Tradução de: Clinical gynecologic endocrinology and infertility
       Inclui bibliografia e índice
       ISBN 978-85-372-0613-3

       1. Ginecologia. 2. Infertilidade. 3. Contracepção. 4. Sistema endócrino - Doenças. I. Speroff, Leon. II. Título.

14-15078   CDD: 618.1
                        CDU: 618.1

Título original:
Clinical Gynecologic Endocrinology and Infertility, Eighth Edition
Copyright © by Lippincott Williams & Wilkins, a Wolters Kluwer business

A Lippincott Williams & Wilkins/Wolters Kluwer Health não teve participação na tradução desta obra

Livraria e Editora REVINTER Ltda.
Rua do Matoso, 170 – Tijuca
20270-135 – Rio de Janeiro – RJ
Tel.: (21) 2563-9700 – Fax: (21) 2563-9701
livraria@revinter.com.br – www.revinter.com.br

Prefácio

Trinta e oito anos atrás, eu vinha andando por um corredor da Universidade de Yale e encontrei Bob Glass vindo na minha direção. Ele parou e disse: "Nate (Nathan Kase) e eu estamos escrevendo um livro. Você está interessado em se juntar a nós?" "Pode apostar!", eu disse, e um ano depois surgiu a primeira edição do nosso livro, datilografada por mim em máquina de escrever portátil Royal, com 273 páginas, custando $17. Não faz muito tempo, eu estava caminhando com um dos meus colegas e mencionei que tinha acabado de dar uma olhada na primeira edição do nosso livro, e ele me pareceu uma cartilha da escola primária. Meu colega me olhou nos olhos e disse: "É por isso que eu gostei dele!".

Muitos anos e várias edições depois, eu estava em uma esquina de Nova Iorque esperando para atravessar a rua. Sem aviso prévio, um pensamento surgiu como um relâmpago. Ele me congelou naquela esquina e, quando o semáforo mudou, todos atravessaram a rua sem mim. O pensamento foi: que enorme responsabilidade é não deixar nada escrito em nosso livro que possa levar ao manejo inadequado de um paciente. Eu tinha que acertar!

Como cheguei até aqui? Meus avós, meu pai e meu tio eram camponeses nas montanhas da Macedônia, na fronteira norte da Grécia. Um dia, em 1911, meu avô simplesmente foi embora e desapareceu. Durante os dez anos seguintes, a vila ajudou minha avó a cuidar dos seus dois meninos. Então, certo dia, em 1921, um telegrama entregue em mãos enviado pelo meu avô chegou até a minha avó, dizendo: "Eu estou em Sofia, Bulgária. Venha encontrar comigo". Ele tinha passado dez anos nos Estados Unidos, trabalhando na construção de ferrovias.

Ele se esqueceu de mandar dinheiro. Minha avó e seus dois filhos andaram 320 km até a Bulgária. Não foi tão difícil como parece porque eles andaram por dois meses de vila em vila, e os moradores lhes davam comida e um lugar para dormir. Eles encontraram meu avô em um hotel, com milhares de dólares economizados com o seu trabalho na América. O plano era comprar uma fazenda, mas de alguma forma eles foram fraudados em metade do seu dinheiro, ficando de mãos vazias. Meu pai, então com 18 anos, disse: "Se você pode ganhar tanto dinheiro assim na América, vamos para lá".

Eles vieram de Ellis Island até Ohio, onde um amigo da família tinha conseguido um emprego para o meu avô na fábrica de aço em Lorain. Com o dinheiro que lhes restava, eles compraram uma fazenda de 24 acres. Meus primeiros anos foram passados naquela fazenda, falando macedônio e um pouco de inglês.

Mas, agora, você deve estar se perguntando: "Para que contar essa estória?" A questão é que se você me tivesse dito, quando eu era menino, no que a minha vida se transformaria, eu nunca teria acreditado. Se você me tivesse dito que algum dia eu estaria escrevendo o prefácio da Oitava Edição de um grande livro médico, eu ficaria incrédulo. Devido ao começo da minha vida, eu nunca tomo nada como garantido. Sou profundamente grato por tudo o que aconteceu durante a minha carreira, especialmente este livro.

Durante muitos anos e nas múltiplas edições em 11 línguas, este livro abriu portas e fez amigos para mim e minha família em inúmeros países. Sou grato por uma experiência que sempre foi animadora e estimulante.

Agora é a vez de passar o bastão. Marc Fritz veio para o Oregon em 1981 com uma bolsa em Endocrinologia Reprodutiva. Logo no início, eu lhe pedi que escrevesse uma revisão sobre a regulação do ciclo menstrual. Terminada a tarefa, ele teve o cuidado de colocar o manuscrito na caixa de correio do meu escritório em uma tarde de sexta-feira, enquanto eu estava ausente, prevendo uma crítica destrutiva ao seu trabalho. Ele não teve que esperar por muito tempo. Liguei para ele na tarde daquele domingo, mas com uma mensagem que ele não estava esperando. Eu o cumprimentei pelo seu trabalho, dizendo o quanto estava impressionado com sua habilidade de articular a ciência de maneira clara e conceitual. Algumas destas frases ainda estão no Capítulo 6.

Este pode ser o único livro médico remanescente deste tamanho a ter um único autor, razão pela qual o estilo da escrita é coerente do início ao fim. O estilo literário desta obra sempre foi um fator importante no seu sucesso, um estilo que evitou o jargão médico e nunca temeu tirar conclusões clínicas relevantes e fazer recomendações com base em conhecimento médico atual. Marc Fritz e eu somos bons amigos desde 1981, e seus escritos me ensinaram que ele tinha em comum comigo uma compulsão para acertar e o emprego de esforços para ser clinicamente relevante. Por estas razões, Marc foi uma escolha óbvia e natural para se tornar o autor sênior deste livro.

Agora sou um professor emérito, dirigindo o meu trator, jogando *softball*, pescando e ainda escrevendo. A todos, os meus melhores votos de boa saúde e de uma vida feliz e gratificante.

Leon Speroff
Portland, Oregon

Vinte e nove anos atrás, iniciei meu treinamento como bolsista em Endocrinologia Reprodutiva com Leon Speroff. Eu era o primeiro bolsista de Leon chegando a Portland, Oregon, em 1981, ávido, ansioso e determinado. Os dois anos seguintes moldaram em muitos aspectos todos os que vieram a seguir.

A história de Leon a respeito do primeiro manuscrito que escrevi como bolsista é verdadeira. Inicialmente, quando recebi a tarefa, estava novamente ávido, excitado e determinado, mas também inseguro. Passei incontáveis horas pesquisando em pilhas de livros e copiando artigos na biblioteca médica, organizando e sintetizando a literatura em pequenas fichas de arquivo e datilografando o trabalho em máquina de escrever portátil Underwood na mesa da cozinha. Dei o melhor de mim naquela tarefa, mas não estava seguro se era o suficiente. Como resultado, aquela revisão do ciclo menstrual, publicada como um artigo, *Modern Trends*, em *Fertility and Sterility*, em 1982, transformou-se no alicerce para uma amizade por toda a vida.

Durante minha residência, este livro (então na sua segunda edição, com 433 páginas ao todo) era um companheiro constante. Eu o li e reli de ponta a ponta e encontrei nas suas páginas a minha paixão, meu caminho na carreira e o meu professor. Se me tivessem dito que algum dia estaria escrevendo um prefácio para a Oitava Edição deste livro, ficaria incrédulo. Nos anos que se seguiram ao meu treinamento em Oregon, fiquei muito familiarizado com cada uma das edições subsequentes. Para mim, ler o livro era muito parecido com ter uma conversa com Leon ou como ouvir uma palestra sua; sempre claro, lógico e prático, com um toque pessoal.

Quando Leon me convidou para ser coautor da Sétima Edição deste livro, experimentei muitas das mesmas emoções que tive quando preparei aquele primeiro manuscrito como bolsista; foi apenas natural. Foi uma alegria trabalharmos tão próximos novamente na preparação da edição anterior e desta. Estou verdadeiramente honrado de me tornar autor sênior deste livro e que me tenha sido confiado o seu futuro. Estou ciente da responsabilidade e sou muito grato pela oportunidade. Compreensivelmente, Leon encara isto como passar o bastão. Compreensivelmente, encaro isto como o fechamento de um círculo perfeito.

Marc A. Fritz
Chapel Hill, Carolina do Norte

Sumário

SEÇÃO I
Fisiologia da Reprodução

Capítulo 1
Biologia Molecular para Clínicos — 3
Um guia para a linguagem da medicina molecular.

Capítulo 2
Biossíntese Hormonal, Metabolismo e Mecanismo de Ação — 29
Como os hormônios se formam, metabolizam e trabalham.

Capítulo 3
Ovário – Embriologia e Desenvolvimento — 105
O ovário da concepção à função adulta; correlação da morfologia com as funções esteroidogênica e reprodutiva.

Capítulo 4
Útero — 123
Embriologia, histologia e endocrinologia do útero e menstruação. Anormalidades anatômicas e leiomiomas.

Capítulo 5
Neuroendocrinologia — 159
Como eventos reprodutivos são percebidos, integram e atuam sobre o sistema nervoso central.

Capítulo 6
Regulação do Ciclo Menstrual — 201
As alterações cíclicas dos hormônios hipofisário e ovariano e fatores de crescimento, e o que comanda essas alterações.

Capítulo 7
Transporte dos Espermatozoides e do Óvulo, Fertilização e Implantação — 247
Mecanismos dos dias antes e depois da concepção.

Capítulo 8
Endocrinologia da Gravidez — 275
O esteroide e hormônios de proteínas na gravidez.

SEÇÃO II
Endocrinologia Clínica

Capítulo 9
Desenvolvimento Sexual Normal e Anormal — 339
A diferenciação sexual normal e anormal e o diagnóstico diferencial de genitália ambígua.

Capítulo 10
Crescimento Normal e Anormal e Desenvolvimento na Puberdade — 399
A fisiologia da puberdade e anormalidades que produzem maturação sexual retardada ou acelerada e crescimento de problemas em adolescentes.

Capítulo 11
Amenorreia — 445
Diagnóstico diferencial de amenorreia de todos os tipos, utilizando procedimentos disponíveis para todos os médicos. Os problemas de adenomas hipofisários e galactorreia, exercício e amenorreia.

Capítulo 12
Anovulação Crônica e Síndrome do Ovário Policístico — 507
Como pode ocorrer a perda de ovulação e expressões clínicas de anovulação.
O ovário policístico e hiperinsulinemia.

Capítulo 13
Hirsutismo — 545
A biologia do crescimento capilar; avaliação e tratamento de hirsutismo.

Capítulo 14
Transtornos Menstruais — 579
Problemas médicos relacionados com a menstruação: a síndrome pré-menstrual, dismenorreia, encefaleia menstrual, convulsões catameniais, asma pré-menstrual e pneumotórax catamenial.

Capítulo 15
Sangramento Uterino Anormal — 603
Uma base fisiológica para tratamento médico sem intervenção cirúrgica primária.

Capítulo 16
Mama — 635
Os fatores envolvidos na lactação fisiológica e o diagnóstico diferencial de galactorreia.
A endocrinologia do câncer de mama.

Capítulo 17
Menopausa e Transição Perimenopáusica — 689
Fisiologia da menopausa; efeitos a longo prazo do estrogênio na cognição, o sistema cardiovascular e o osso.

Capítulo 18
Terapia Hormonal Pós-Menopáusica — 769
Um guia clínico para terapia hormonal pós-menopáusica e tratamento da paciente.

Capítulo 19
Obesidade — 885
A fisiologia do tecido adiposo e o problema da obesidade.

Capítulo 20
Reprodução e Tireoide — 913
Função da tireoide normal e anormal, incluindo considerações sobre a glândula tireoide na gravidez.

SEÇÃO III — Contracepção

Capítulo 21
Planejamento Familiar, Esterilização e Aborto — 937
A eficácia moderna e o uso da contracepção; os métodos clínicos e os problemas com esterilização e aborto induzido.

Capítulo 22
Contracepção Oral — 977
Uma visão geral dos riscos e benefícios da contracepção oral. Métodos para tratamento de paciente, incluindo minipílula de progestina somente e contracepção de emergência.

Capítulo 23
Contracepção Vaginal e Transdérmica com Estrogênio-Progestina — 1081
Opções contraceptivas com aperfeiçoamento da obediência.

Capítulo 24
Métodos de Contracepção de Ação Longa — 1091
Vantagens e desvantagens dos métodos contraceptivos de ação longa específica.

Capítulo 25
Contracepção Intrauterina — 1127
Características do DIU, um excelente método de contracepção.

Capítulo 26
Métodos de Barreira de Contracepção e Coito Interrompido — 1153
Informação importante para o uso do diafragma, tampa cervical, esponja, espermicidas e preservativos. O mal avaliado método de contracepção de coito interrompido.

SEÇÃO IV
Infertilidade

Capítulo 27
Infertilidade Feminina — 1169
Uma abordagem ao problema da infertilidade. Os testes de diagnóstico adequados e a interpretação correta.

Capítulo 28
Perda Recorrente de Gravidez Inicial — 1227
Avaliação e tratamento de perdas espontâneas recorrentes na gravidez precoce.

Capítulo 29
Endometriose — 1259
Diagnóstico e tratamento adequado para a paciente individualizada.

Capítulo 30
Infertilidade Masculina — 1289
Princípios da infertilidade masculina, incluindo análise de sêmen, tratamento e inseminação terapêutica.

Capítulo 31
Indução da Ovulação — 1333
Programas, resultados e complicações para clomifeno, bromocriptina, gonadotrofina e administração de gonadotrofina (GnRH)

Capítulo 32
Tecnologias de Reprodução Assistida — 1373
Uma visão geral das tecnologias de reprodução assistida.

Capítulo 33
Gravidez Ectópica — 1427
Diagnóstico e tratamento, tanto médico quanto cirúrgico, da gravidez ectópica.

Apêndice I
Interpretação de Relatórios Epidemiológicos — 1457

Apêndice II
Valores de Laboratório de Medidas Selecionadas na Urina — 1462

Índice Remissivo — 1465

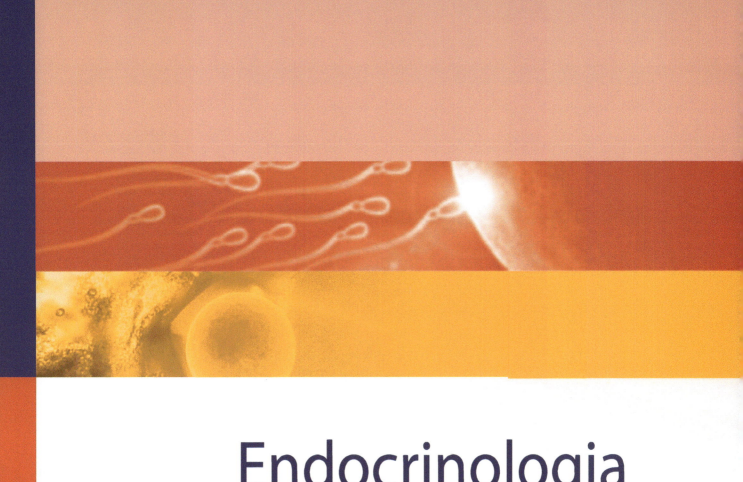

Endocrinologia Ginecológica Clínica e Infertilidade

Seção I
Fisiologia da Reprodução

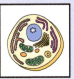

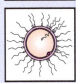

1 Biologia Molecular para Clínicos

```
GCAGCCGTATTTCTACTGCGACGAGGAG
GAGAACTTFRITZCTCTACCAGCAGCAG
AGCGAGCTSPEROFFAGCCCCGGCGCC
CAGGGATATCTGGAAGAAATTCGAGCT
CTGCCGCCCTGTCCCTAGCTGCGACGAG
```

A sequência de DNA acima é obviamente um mutante. Mas o fato de podermos reconhecer este criptograma como uma sequência de nucleotídeos e diagnosticar uma alteração mutante ilustra o incrível progresso atingido na área de conhecimento da biologia humana. Biologia molecular é a subespecialidade da ciência dedicada à compreensão da estrutura e função do genoma, o complemento pleno do DNA (ácido desoxirribonucleico), a macromolécula que contém toda a informação hereditária.

O monge austríaco, Gregor Mendel, estudou durante boa parte da sua vida ervilhas cultivadas no jardim do seu monastério e foi o primeiro a expressar os princípios da hereditariedade na década de 1860. Ele descreveu os traços dominantes e recessivos e as "leis" de transmissão que governam a herança de homozigoto e heterozigoto destes traços. As teorias de Mendel permaneceram desconhecidas até 1900, quando então foram descobertas. Infelizmente Mendel morreu 16 anos antes de o seu trabalho ser reconhecido. Mas, como avançamos em apenas 150 anos, especialmente nos últimos 50 anos!

O emparelhamento e a divisão dos cromossomos na divisão celular foram propostos em 1903, mas foi somente, em 1946, que Edward Tatum e Joshua Lederberg, na Yale University, demonstraram em bactérias que o DNA portava as informações hereditárias. James Watson e Francis Crick, trabalhando nos Laboratórios Cavendish, em Cambridge, propuseram, em 1953, a estrutura do DNA, criando um modelo com base nos parâmetros fornecidos por Maurice Wilkins e Rosalind Franklin, obtidos com cristalografia de raios X. Crick, Watson e Wilkins receberam o Prêmio Nobel, em 1962; Franklin morreu em 1958, e o Prêmio Nobel não é concedido postumamente.

A replicação do DNA envolve muitos sistemas enzimáticos. A DNA polimerase foi isolada em 1958, e a RNA polimerase (ácido desoxirribonucleico), em 1960. Em 1978, Werner Arber, Hamilton Smith e Daniel Nathans receberam o Prêmio Nobel pela sua descoberta, na década de 1960, das enzimas de junção ou corte de DNA. O uso de enzimas ligase e endonuclease de restrição permitiu a produção de moléculas de DNA recombinante, realizada pela primeira vez por Paul Berg na Universidade de Stanford, em 1972.

E.M. Southern, da Universidade de Edimburgo, desenvolveu, em 1975, a técnica para transferir (apagar) o DNA de géis de agarose para filtros de nitrocelulose, possibilitando que fragmentos de DNA sejam unidos a sondas de RNA marcadas radioativamente e dessa forma isoladas. A clonagem de genes ou fragmentos de DNA seguiu a descoberta revolucionária de que plasmídeos portadores de moléculas de DNA estranhas podiam ser inseridos nas bactérias, levando à replicação do DNA estranho.

Genoma é o conjunto de moléculas de DNA em um organismo. Um gene é uma região contígua de DNA que pode codificar o produto de uma proteína e contém no interior da sua área sequências reguladoras da sua expressão. O estudo das funções e interações de todos os genes no genoma precisava de uma nova designação, "genômica", cunhada em 1987 com uma publicação com este nome.

Entramos na era da biologia molecular. Muito em breve problemas endócrinos serão explicados, diagnosticados e tratados em nível molecular. Em breve os tradicionais ensaios hormonais serão uma prática médica do passado. O poder da biologia molecular atingirá a todos nós, e as muitas contribuições da biologia molecular serão percebidas ao longo deste livro. Mas infelizmente a biologia molecular possui a sua linguagem própria, uma linguagem que é quase ininteligível para não iniciados. Oferecemos este capítulo como um guia para a medicina molecular.

Começar um livro clínico com um capítulo sobre biologia molecular e um capítulo sobre bioquímica tem o propósito de enfatizar que o julgamento clínico competente está fundamentado nos alicerces de um conhecimento básico. Por outro lado, a prática clínica não requer uma proficiência técnica e sofisticada em uma ciência básica. O objetivo destes dois primeiros capítulos, portanto, não é apresentar um curso intensivo em uma ciência básica, mas examinar os princípios mais importantes e as informações necessárias para o desenvolvimento dos conceitos fisiológicos e clínicos que se seguem. Pretende-se ainda que determinados detalhes que todos nós temos dificuldades para lembrar estejam disponíveis nestes capítulos para referência.

CROMOSSOMOS

Nós somos *eucariontes*, organismos com células que possuem um núcleo definido envolvido por uma membrana nuclear, com multiplicação por mitose. As bactérias são *procariontes*, organismos sem um núcleo verdadeiro, com reprodução por divisão celular. Com exceção do DNA no interior das mitocôndrias, todo o nosso DNA está embalado em um núcleo cercado por uma membrana nuclear. Acredita-se que as mitocôndrias sejam descendentes de bactérias primitivas assimiladas por nossos ancestrais, e eles ainda contêm alguns genes importantes. Como os óvulos são ricos em mitocôndrias, as doenças decorrentes dos genes mitocondriais (por exemplo, a neuropatia óptica de Leber) são transmitidas pela mãe. As mitocôndrias no esperma são eliminadas durante a fertilização.

Os cromossomos são pacotes de material genético que consistem em uma molécula de DNA (que contém muitos genes) à qual estão ligados grandes números de proteínas que mantêm a estrutura do cromossomo e desempenham um papel na expressão genética. As células somáticas humanas contêm 46 cromossomos, 22 pares de autossomos e um par de cromossomos sexuais. Todas as células somáticas são diploides – 23 pares de cromossomos. Apenas os gametas são haploides, com 22 cromossomos autossomos e um cromossomo sexual. Os cromossomos têm diferentes tamanhos, variando de 50 milhões a 250 milhões de pares de base. O cromossomo 1 contém a maioria dos genes (2.968), e o cromossomo Y tem o menor número (231). Todos contêm uma pequena porção chamada de centrômero, que divide o cromossomo em dois braços, o braço p mais curto e o braço q mais longo. Os dois membros de qualquer par de autossomos são homólogos, um homólogo derivado de cada um dos pais. O número de cromossomos não indica o nível de sofisticação e complexidade evolutiva; o cão possui 78 cromossomos, e a carpa tem 104!

Um gene é uma unidade de DNA dentro de um cromossomo que pode ser ativado para transcrever um RNA específico. A localização de um gene em um cromossomo específico é designada como o seu lócus. Como existem 22 pares de autossomos, a maioria dos genes existe em pares. Os pares são homozigotos quando semelhantes, e heterozigotos quando diferentes. Apenas 2% do genoma humano consiste em genes que codificam a síntese proteica. Em 1952, Alfred Hershey e Martha Chase confirmaram que o DNA é a fonte da transmissão genética. O seu relato é amplamente conhecido como o experimento da centrífuga, em que o DNA marcado em bacteriófagos infectava bactérias, e a agitação por centrifugação separava as partículas dos fagos, demonstrando que o indicador radioativo estava presente somente nas células bacterianas.

O cariótipo humano usual é uma combinação dos cromossomos em pares, geralmente após tratamento proteolítico e com mancha de Giemsa para produzir padrões de banda característicos, possibilitando um modelo útil para localização. As características das manchas dividem o braço em regiões, e cada região em bandas que são numeradas do centrômero para fora. Um determinado ponto em um cromossomo é designado na seguinte ordem: número do cromossomo, símbolo do braço (p para o braço curto, q para o braço longo), número da região e número da banda. Por exemplo, 7q31.1 é a localização do gene da fibrose cística.

MITOSE

Todos os eucariontes, desde as leveduras até os humanos, passam por divisão e multiplicação celular semelhante. O processo de divisão celular em todas as células somáticas é chamado de mitose, durante a qual cada cromossomo se divide em dois. Para o crescimento e desenvolvimento normal, toda a informação genômica deve ser fielmente reproduzida em cada célula.

A mitose consiste nos seguintes estágios:

Interfase — Durante esta fase ocorre toda a atividade celular normal, exceto a divisão ativa. É durante este estágio que o cromossomo X inativo (corpo de Barr ou cromatina sexual) pode ser visto nas células femininas.

Prófase — Quando começa a divisão, os cromossomos condensam-se e os dois cromatídeos tornam-se visíveis. A membrana nuclear desaparece. O centríolo é uma organela fora do núcleo que forma fusos para a divisão celular; o centríolo duplica-se, e os dois centríolos migram para polos opostos da célula.

Metáfase — Os cromossomos migram para o centro da célula, formando uma linha designada como placa equatorial. Os cromossomos estão agora maximamente condensados. É formado o fuso, microtúbulos de proteínas que se irradiam dos centríolos e se ligam aos centrômeros.

Anáfase — A divisão ocorre no plano longitudinal dos centrômeros. Os dois novos cromatídeos movem-se para lados opostos da célula atraídos pela contração dos fusos.

Telófase — A divisão do citoplasma começa no plano equatorial, terminando com a formação de duas membranas celulares completas. Os dois grupos de cromossomos são envolvidos por membranas nucleares, formando novos núcleos. Cada fita de DNA serve como um molde e duplica o conteúdo do DNA da célula.

MEIOSE

A meiose é a divisão celular que forma os gametas, cada um com um número haploide de cromossomos. A meiose tem dois objetivos: **redução** do número de cromossomos e **recombinação** para transmitir a informação genética. Na meiose I, os cromossomos homólogos emparelham-se e dividem-se. A meiose II é similar à mitose, quando os cromossomos já divididos se separam e formam novas células.

Primeira Divisão Meiótica (Meiose I)

Prófase

Leptóteno: Condensação dos cromossomos.

Zigóteno: Emparelhamento de cromossomos homólogos (sinapses).

Paquíteno: Cada par de cromossomos engrossa para formar quatro fitas. Este é o estágio em que pode ocorrer **cruzamento** ou **recombinação** (troca de DNA de segmentos homólogos entre duas das quatro fitas). Quiasmas são os pontos de contato onde ocorrem os cruzamentos (e podem ser visibilizados). Este movimento de blocos de DNA é um método para a criação da diversidade genética. Por outro lado, doenças genéticas podem resultar da inserção de sequências durante a gametogênese. A recombinação transposicional, utilizando enzimas que reconhecem sequências específicas de ácido nucleico, possibilita a inserção de um elemento genético numa região de um cromossomo. Este é um método usado pelos vírus (como o vírus da imunodeficiência humana) para transformar as células hospedeiras.

Diplóteno: Separação longitudinal de cada cromossomo.

Metáfase, Anáfase e Telófase da Meiose I

A membrana nuclear desaparece, e os cromossomos movem-se para o centro da célula. Um membro de cada par vai para cada polo, e as células dividem-se. A meiose I é frequentemente referida como divisão reducional, porque cada novo produto agora tem o número do cromossomo haploide. É durante a primeira divisão meiótica que ocorre a herança mendeliana. Os cruzamentos que ocorrem antes da metáfase resultam em novas combinações do material genético, favoráveis e desfavoráveis.

Segunda Divisão Meiótica (Meiose II)

A segunda divisão meiótica se segue à primeira sem replicação de DNA. No oócito, a meiose II ocorre após a fertilização. O resultado final é a produção de quatro células haploides.

Biologia Molecular para Clínicos

Fosfato

Base (guanina)

. Desoxirribose

Extremidade 5'

Adenina

Guanina

Citosina

Timina

Extremidade 3'

Fisiologia da Reprodução

ESTRUTURA E FUNÇÃO DO DNA

O DNA é o material do gene responsável pela codificação da mensagem genética quando transmitida por proteínas específicas. Assim sendo, ele é a molécula mais importante da vida e o mecanismo fundamental para a evolução. Os genes são segmentos de DNA que codificam proteínas específicas, juntamente com sequências de apoio e intervenção que servem a funções de controle e regulação. Cada molécula de DNA possui uma espinha dorsal de desoxirribose, repetindo identicamente grupos de açúcar desoxirribose unidos por ligações fosfodiéster. Cada desoxirribose é ligada em ordem (conferindo individualidade e especificidade) a um dos quatro ácidos nucleicos, as bases nucleares:

Uma purina – adenina ou guanina.

Uma pirimidina – timina ou citosina.

Nucleotídeo é a estrutura básica do DNA. Ele consiste em três componentes principais: o açúcar desoxirribose, um grupo fosfato e uma base de ácido nucleico. As ligações fosfato-açúcar são assimétricas; o fósforo está ligado ao carbono-5 de um açúcar e ao carbono-3 do açúcar seguinte. Assim, uma das extremidades é a extremidade 5' (*primer* 5), e a outra é a extremidade 3' (*primer* 3). Por convenção, o DNA e suas sequências de ácido nuclear são escritos da esquerda para a

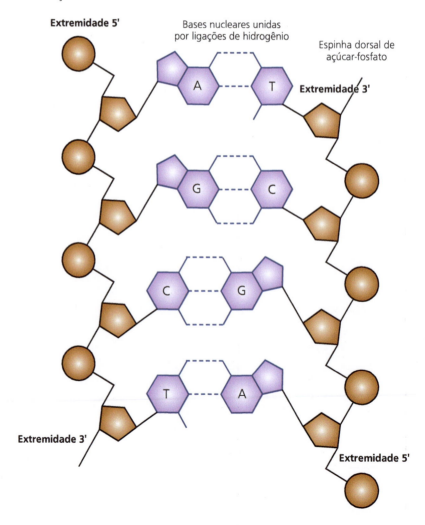

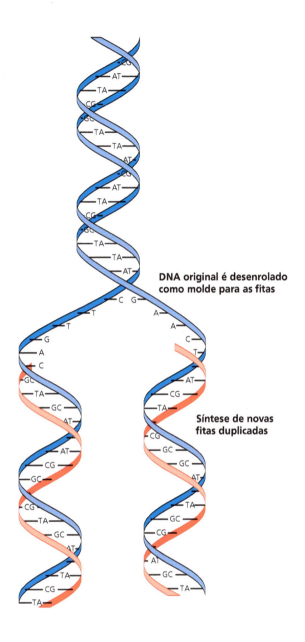

direita, da extremidade 5' para a extremidade 3', a direção do processo de transcrição. A extremidade 5' conduz à formação da extremidade amino da proteína; a extremidade 3' forma a extremidade carboxi da proteína.

O DNA consiste em duas fitas desoxirribose enroladas uma na outra no sentido horário em uma hélice dupla, com os ácidos nucleicos na parte interna e as bases nucleares emparelhadas por ligações de hidrogênio, adenina com timina e citosina com guanina. O RNA difere do DNA por ter uma única fita, a sua fração de açúcar é ribose e substitui uracil por timina. Phoebus Levene, um imigrante russo nos Estados Unidos, que trabalhou no Rockefeller Institute of Medical Research de 1905 até morrer em 1940, identificou os componentes do DNA (descobrindo e nomeando os açúcares ribose e desoxirribose) e foi o primeiro a sugerir a estrutura do nucleotídeo, pesquisa que deu à fundação a delineação mais recente da significância do DNA.

Como um DNA celular, com quase 2 m de extensão, pode-se inserir em uma célula? Watson e Crick desvendaram isto quando propuseram uma hélice de duas fitas firmemente enrolada, a dupla hélice. Como o centímetro é uma medida de comprimento, o par de bases (bp) é a unidade de medida para o DNA. O par de bases pode ser adenina-guanina ou citosina-timina, com o ácido nucleico de uma cadeia emparelhado com o ácido nucleico à sua frente pertencente à outra cadeia. Portanto, um fragmento de DNA é medido pelo número de pares de bases, p. ex., um fragmento de 4.800-bp (um fragmento de 4,8 kp). Estima-se que possuímos aproximadamente 3 bilhões de bp de DNA, apenas uma parte dos quais realmente codifica proteínas.

O DNA não existe no interior da célula como uma molécula despida. As cadeias de nucleotídeos enrolam-se em torno de um núcleo de proteínas (histonas) para formar um nucleossomo. Os nucleossomos são condensados em muitas bandas, estas são reconhecidas nas preparações do cariótipo. Esta condensação é outro mecanismo importante para embalar dentro de uma célula a estrutura do DNA longo. Muitas outras proteínas estão associadas ao DNA, importantes tanto para a estrutura, quanto para a função.

O processo de replicação do DNA começa com uma separação da dupla hélice de DNA, iniciada em múltiplos passos pela ação enzimática. Quando o DNA original se desenrola em moldes de fitas, a DNA polimerase catalisa a síntese das novas fitas duplicadas, que refazem a dupla hélice com cada uma das fitas originais (isto é chamado de replicação). Cada molécula-filha, portanto, contém uma das fitas parentais. Estima-se que a molécula de DNA original presente no zigoto fertilizado precisa ser copiada aproximadamente 10^{15} vezes durante o curso da vida humana. Rapidez e precisão são essenciais. Pela combinação da precisão com os sistemas de correção de erros, os erros que afetam a função da proteína do gene são surpreendentemente raros.

20 Aminoácidos nas Proteínas		
Aminoácido	**Abreviação de Três Letras**	**Código de Uma Letra**
Glicina	Gly	G
Alanina	Ala	A
Valina	Val	V
Isoleucina	Ile	I
Leucina	Leu	L
Serina	Ses	S
Treonina	Thr	T
Prolina	Pro	P
Ácido aspártico	Asp	D
Ácido glutâmico	Glu	E
Lisina	Lys	K
Arginina	Arg	R
Asparagina	Asn	N
Glutamina	Gln	Q
Cisteína	Cys	C
Metionina	Met	M
Triptofano	Trp	W
Fenilalanina	Phe	F
Tirosina	Tyr	Y
Histidina	His	H

Homeobox é uma sequência de DNA, altamente preservada ao longo da evolução, que codifica uma série de 60 aminoácidos, chamada homeodomínio. Os produtos da proteína homeodomínio funcionam como fatores de transcrição ao se ligarem ao DNA. O *homeobox* influencia funções específicas dos tecidos que são essenciais para o crescimento e desenvolvimento do embrião.

GENOMA HUMANO

O genoma para cada espécie consiste no conjunto completo de sequências de DNA em todos os cromossomos. Existem aproximadamente 3 bilhões de bps em cada genoma humano haploide; no DNA em hélice de fita dupla, existem 6 bilhões de nucleotídeos e estima-se que existam 20.000 a 25.000 genes, a menor unidade funcional das informações herdadas. Os genes representam apenas 2% do DNA humano. Embora muito complexa à primeira vista, toda a linguagem genética é escrita com apenas quatro letras: A, C, G e T (U no RNA). Além do mais, a linguagem está limitada a palavras de apenas três letras, os códons. Por fim, toda a mensagem genética está fragmentada nos 23 pares de cromossomos. Com quatro nucleotídeos, lendo em grupos de três, há 64 combinações possíveis. Essencialmente, todos os organismos vivos usam este código. O genoma altera-se somente por novas combinações derivadas dos pais ou por mutação.

Código Genético do mRNA

Primeira Posição (extremidade 5')	Segunda Posição U	C	A	G	Terceira Posição (extremidade 3')
U	Phe	Ser	Tyr	Cys	U
	Phe	Ser	Tyr	Cys	C
	Leu	Ser	Parada	Parada	A
	Leu	Ser	Parada	Trp	G
C	Leu	Pro	His	Arg	U
	Leu	Pro	His	Arg	C
	Leu	Pro	Gln	Arg	A
	Leu	Pro	Gln	Arg	G
A	Ile	Thr	Asn	Ser	U
	Ile	Thr	Asn	Ser	C
	Ile	Thr	Lys	Arg	A
	Met	Thr	Lys	Arg	G
G	Val	Ala	Asp	Gly	U
	Val	Ala	Asp	Gly	C
	Val	Ala	Glu	Gly	A
	Val	Ala	glu	Gly	G

Lendo a primeira linha da tabela, o códon UUU especifica Fenilalanina, o códon UCU especifica Serina, o códon UAU especifica Tirosina e o códon UGU especifica Cisteína. UAA, UAG e UGA são códons de parada.

ESTRUTURA E FUNÇÃO DOS GENES

O arranjo linear de muitos genes forma um cromossomo. Um gene é composto de um segmento de DNA que contém éxons separados por íntrons, os códons codificadores e não codificadores dos nucleotídeos, respectivamente. Os padrões de íntron-éxon tendem a ser conservados durante a evolução. Acredita-se que os genes alfa e betaglobina surgiram há 500 milhões de anos, com os íntrons na mesma localização em que estão hoje.

Éxon
O segmento de um gene que produz um produto do RNA mensageiro que codifica uma proteína específica.

Íntron
O segmento de um gene não representado no RNA maduro e, por conseguinte, não codifica proteínas, mas é capaz de funções reguladoras.

Códon
Uma sequência de três bases no RNA ou DNA que codifica um aminoácido específico; o códon tripleto.

Com algumas exceções, acreditava-se que um gene produz somente uma proteína. O conceito de um gene para uma proteína foi proposto inicialmente, em 1909, por Archibald Garrod e apoiado experimentalmente na década de 1940 por George Beadle e Edward Tatum, geneticistas americanos, ao ligarem mutações de único gene a deficiências de única enzima. No entanto, por meio de um mecanismo conhecido como divisão alternativa, os 20.000 a 25.000 genes humanos podem produzir mais de 100.000 proteínas. Conforme observado anteriormente, os íntrons não são traduzidos em produtos das proteínas. Somente as sequências de DNA nos éxons (a parte que "sai" do núcleo) são transcritas em RNA mensageiro e depois traduzidas em proteínas. No entanto, variações (divisões alternativas) podem produzir proteínas relacionadas.

Os genes também incluem sequências de apoio importantes para a transcrição do gene. A área que irá iniciar a ação do DNA (p. ex., ligação do DNA ao complexo receptor de hormônio) é chamada de região *enhancer*. A área real em que se inicia a transcrição é a região *promotora*. Apenas umas poucas sequências relativamente curtas de nucleotídeos são promotoras, como a sequência T-A-T-A-A, ou TATA box, e a sequência C-C-A-A-T, ou CAT box. Os sítios promotores (os sítios de ligação para a RNA polimerase e inúmeros cofatores) estão usualmente próximos do começo da região codificadora do gene. Os sítios *enhancers* são maiores do que os sítios promotores e podem estar localizados em qualquer lugar, mesmo longe do gene, mas geralmente estão na extremidade 5' do flanco. Na extremidade 3', uma sequência codificadora geralmente está presente para a cauda de poliadenina (poli-A) comum à maioria das moléculas de RNA mensageiro.

Os sítios *enhancers* ligam proteínas (proteínas reguladoras) que funcionam como sinais para regular a expressão do gene por meio do aumento ou supressão da ligação da RNA polimerase na região promotora. Este é um método de criação de funções celulares únicas. Por exemplo, um tecido-alvo de hormônio pode responder ao hormônio porque ele contém uma proteína receptora específica que, ao se ligar ao hormônio, se ligará a um sítio *enhancer* do DNA. Proteínas específicas (chamadas fatores de transcrição) ligam-se aos sítios *enhancers* e ativam a transcrição. A regulação da transcrição do gene geralmente envolve sequências de DNA na região 5' de um gene acima do flanco.

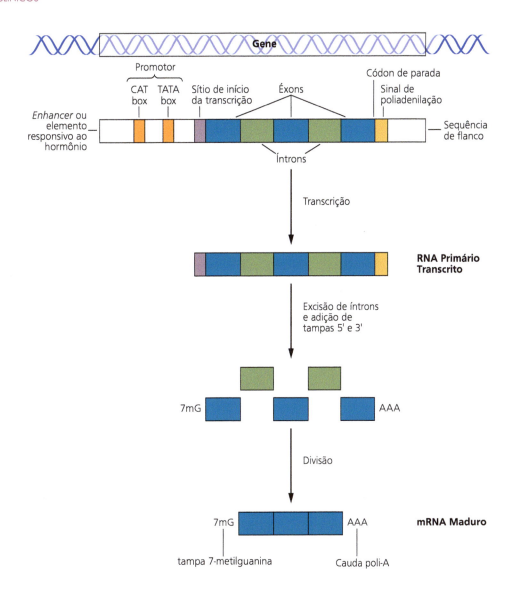

Três códons (UAG, UAA, UGA) são chamados de **códons de parada**, porque eles especificam uma parada para a tradução do RNA em proteína (como um ponto no final de uma frase). Em contraste, uma **estrutura aberta de leitura** é uma série longa de pares de bases entre dois códons de parada; portanto, uma estrutura aberta de leitura codifica a sequência de aminoácidos do produto proteico. Encontrar e identificar uma estrutura aberta de leitura é um passo importante na análise de sequências de DNA, porque uma sequência longa como esta usualmente é encontrada somente em um gene ativo.

A expressão genética é composta pelos seguintes passos: transcrição do DNA para RNA, processamento do RNA para produzir RNA mensageiro funcional pela divisão dos íntrons, tradução do RNA mensageiro em um ribossomo para uma cadeia de peptídeos e processamento estrutural das proteínas para a forma funcional.

Transcrição

Transcrição é a síntese do RNA mensageiro de fita única de um gene (DNA de fita dupla). A sequência de aminoácidos da proteína é codificada no DNA pelos códons; é codificado um único aminoácido por cada códon, um tripleto de três bases de ácido nucleico. A RNA polimerase produz o RNA mensageiro lendo a fita de DNA (a fita "antissenso") que é complementar ao RNA;

assim sendo, o RNA é uma cópia exata da outra fita de DNA (a fita "senso"), que também é chamada de fita complementar da molécula de DNA (lembre-se, diferenças importantes são que a timina no DNA é substituída por uracil, e a ribose substitui a desoxirribose no RNA).

O conceito de complementaridade molecular é difícil e ao mesmo tempo simples de entender. O aspecto simples é o conceito de uma coisa ser como outra. A parte difícil é a necessidade de entender e visualizar que a molécula complementar não é idêntica ao seu molde, porém é mais como o lugar em que o molde entra, e a molécula complementar sai. Assim sendo, as fitas da dupla hélice não são idênticas. Cada fita de DNA possui uma estrutura complementar, em certo aspecto, um molde positivo e um molde negativo, cada uma especificando a outra. Cada fita, por conseguinte, serve como um molde para o seu DNA complementar (no processo de replicação) ou RNA complementar (no processo de transcrição). Por conseguinte, o RNA mensageiro é sintetizado a partir do molde negativo, a fita "antissenso", de modo que ele terá a mesma estrutura que o molde positivo, a fita "senso". Os biólogos moleculares precisam pensar em três dimensões!

A transcrição é iniciada no sítio inicial em direção ascendente, a região do flanco 5' não traduzida onde as duas fitas da dupla hélice se separam. O processo continua no sentido descendente, copiando uma das fitas até ser alcançado um códon específico, que transmite uma mensagem de parada. A síntese do RNA continua com a adição de uma cadeia longa de adeninas, a cauda poli-A; esta é a região 3' não traduzida que se acredita que estabiliza o RNA prevenindo a degradação. Após a transcrição de um gene, o RNA move-se para dentro do citoplasma onde as regiões de íntrons são removidas, e os éxons são reunidos (*divisão do RNA*) para produzir uma molécula de RNA completa e madura. O começo e o fim de cada éxon e íntron têm sequências que, quando copiadas no RNA, sinalizam uma enzima para remover as partes intervenientes. Quase todos os íntrons começam com GU e terminam com AG (GT e AG no íntron do DNA). Os íntrons são de comprimentos variados; um único íntron pode ser mais longo do que o produto final do RNA. A molécula madura de RNA tem uma adição na extremidade ("capeamento", pela adição de um nucleotídeo modificado, 7-metil guanosina) como proteção contra ribonucleases (RNases) e na outra extremidade, uma cauda de poliadenina (a cauda poli-A) é adicionada (além de um fator estabilizante, talvez um sinal para direcionar a saída do núcleo). As duas extremidades não são traduzidas nos ribossomos.

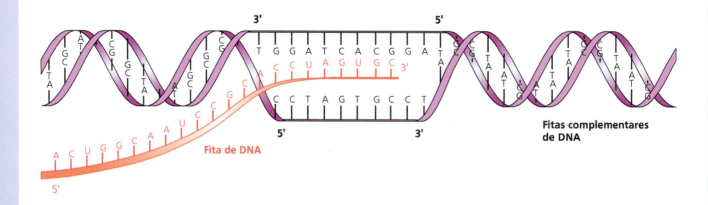

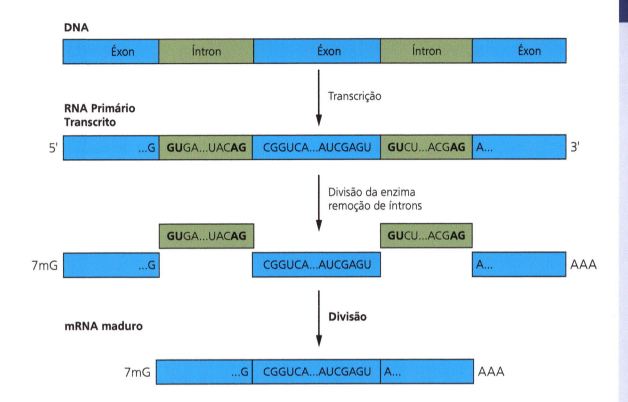

Fatores de Transcrição

Fatores de transcrição são proteínas que se ligam a elementos reguladores no DNA (*enhancers* e promotores) e assim influenciam a expressão do gene. Os receptores de hormônios esteroides são fatores de transcrição. A transcrição genética e a formação do RNA mensageiro podem ser estimuladas ou inibidas por interações diretas com o DNA. Os fatores de transcrição podem ainda interagir com outros fatores (coativadores e correpressores, também chamados de proteínas adaptadoras) para produzir efeitos cooperativos. A atividade destas proteínas também pode ser afetada pela fosforilação desencadeada por sinais dos receptores da superfície celular (geralmente fatores de crescimento). Os microRNAs são pequenos RNAs não codificadores de proteínas de 18 a 25 nucleotídeos que são transcritos dos genes e regulam a expressão do gene-alvo nos níveis de transcrição e de tradução; foram identificados mais de 1.500 mRNAs. Um conceito importante é encarar o resultado final da atividade hormonal e expressão genética como um reflexo do *contexto celular*, a natureza e atividade dos fatores de transcrição sendo influenciadas por proteínas intracelulares adaptadoras. Isto explica como agentes similares (e fatores de transcrição similares, p. ex., o receptor de estrogênio) podem ter diferentes ações em diferentes tecidos.

Tradução

O RNA mensageiro viaja do cromossomo em que ele foi sintetizado para um ribossomo no citoplasma, onde ele dirige a reunião dos aminoácidos dentro das proteínas (tradução). Cada célula possui um **proteoma** característico, porém dinâmico e sempre em mudança, uma coleção única para aquela célula. Os aminoácidos são trazidos para o processo por moléculas específicas do RNA de transferência. A sequência específica de três bases numa extremidade do RNA de transferência é complementar ao códon que codifica o aminoácido específico. A ligação desta área ao códon do RNA mensageiro coloca o aminoácido específico na outra extremidade na sequência apropriada para a proteína. Os aminoácidos são colocados um por vez à medida que as moléculas do RNA de transferência leem o molde de RNA, iniciando pela extremidade do aminoácido (a extremidade 5') e terminando na extremidade carboxi (a extremidade 3'). O processo inicia-se no primeiro tripleto AUG e continua até que um códon de parada (UAA, UAG ou UGA) é atingido, onde o RNA mensageiro sai do ribossomo e degenera. A sequência linear específica de ami-

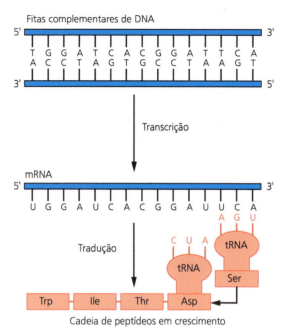

noácidos é especificada pela codificação genética; por sua vez, esta sequência determina a forma tridimensional da proteína, a estrutura dobrada necessária para a função. Existem apenas 20.000 a 25.000 genes humanos codificadores de proteínas, porém existem mais de 100.000 proteínas. Obviamente um gene único pode produzir mais de uma proteína.

A expressão final de um gene pode não terminar com o processo de tradução. Ocorrem outros processamentos de proteínas (pós-tradução), como a glicosilação (as gonadotrofinas) ou clivagem proteolítica (conversão de pró-opiomelanocortina em ACTH). Estas são chamadas de modificações "epigenéticas".

Os mecanismos que produzem proteínas dos genes são semelhantes em todo o mundo biológico. Isto significa que podem ser adquiridos importantes conhecimentos referentes à função humana através do estudo de organismos simples, e podem ser desenvolvidos micróbios para produzir proteínas humanas.

MUTAÇÕES

Existem muitos genes em formas variadas, chamados alelos. Uma alteração na sequência de DNA que resulta em uma alteração prejudicial na estrutura ou função da proteína constitui uma mutação. Substituição refere-se a uma alteração em uma única base de ácido nucleico. Uma substituição em um códon pode resultar na incorporação do aminoácido errado a uma proteína, levando a uma alteração ou perda na função. A inserção ou deleção de aminoácidos no produto final da proteína pode resultar da divisão imprópria do RNA. Em virtude da grande redundância no código genético (muitos códons tripletos codificam o mesmo aminoácido, e existem apenas 20 aminoácidos), nem todas as substituições produzem um efeito. Um exemplo clínico de uma única substituição de base (mutação pontual) é a mutação da anemia, em que a timina é substituída por adenina no gene betaglobina. Se regiões homólogas do DNA são mal alinhadas, pode ocorrer um cruzamento desigual, resultando em deleções e inserções (adições). Uma "mutação antissenso" refere-se a uma única substituição de base que produz um códon de parada, truncando o produto da proteína. As deleções e inserções podem envolver de uma única base até éxons inteiros, genes ou diversos genes. A recombinação ou troca de material genético ocorre geralmente na meiose. Mesmo uma alteração na junção de uma região codificadora e não codificadora pode resultar em um RNA mensageiro anormal.

ANORMALIDADES CROMOSSÔMICAS

Anormalidades Numéricas

As anormalidades numéricas são usualmente decorrentes da não disjunção, uma falha de separação na anáfase, seja durante a divisão mitótica ou durante a meiose. **Aneuploidia** é um número de cromossomos que não é um múltiplo exato do número haploide, p. ex., monossomia (síndrome de Turner do 45,X) ou trissomia (trissomia do 13 ou síndrome de Patau, trissomia do 18 ou síndrome de Edwards, trissomia do 21 ou síndrome de Down, 47,XXY ou síndrome de Klinefelter). **Mosaicismo** indica uma ou mais linhas celulares com um cariótipo diferente, geralmente originárias da não disjunção durante o começo da mitose (falha na separação de dois cromossomos emparelhados). A **poliploidia**, múltiplos do número de cromossomos haploides, é uma causa significativa de aborto espontâneo.

Anormalidades Estruturais

As anormalidades estruturais usualmente devem-se a paradas cromossômicas induzidas por radiação, drogas ou vírus. A anormalidade resultante depende do rearranjo das partes quebradas. Assim, em uma *translocação* existe o intercâmbio de material entre dois ou mais cromossomos não homólogos. Uma translocação equilibrada está associada ao não ganho e não perda de material genético, e este indivíduo será um portador da translocação.

Defeitos de Único Gene

Os defeitos de único gene são causados por mutações em genes específicos. Estas mutações são transmitidas de acordo com a herança mendeliana: autossômico dominante, autossômico recessivo, recessivo ligado ao X e raramente dominante ligado ao X. Além disso, os transtornos de único gene podem ser transmitidos por herança genética mitocondrial, *imprinting* materno ou paterno, dissomia (herança de ambos os pares de um cromossomo de um dos pais) e repetições excessivas (um fenômeno em que ocorrem mais do que as repetições usuais de 3 bps).

Dominância Autossômica

A transmissão não está ligada ao sexo de um indivíduo, sendo afetadas crianças homozigóticas e heterozigóticas (apenas um alelo precisa ser anormal). Com os dois pais heterozigóticos, cada filho tem um risco de 75% de ser afetado. Com um dos pais heterozigóticos, cada filho tem um risco de 50% de ser afetado. O efeito está sujeito à expressão variável. Exemplo de condições autossômicas dominantes incluem doença de Huntington, neurofibromatose e síndrome de Marfan. O efeito de um gene dominante anormal é influenciado pela **penetrância**, o grau em que o gene dominante é expresso. Penetrância completa, em contraste com a penetrância incompleta, significa que o gene é sempre expresso e que sempre produz um fenótipo reconhecível.

Autossômico Recessivo

Estas condições são expressas fenotipicamente somente em homozigotos (os dois alelos precisam ser anormais). Com pais heterozigóticos, cada filho tem 25% de risco de ser afetado e 50% de chance de ser um portador. Exemplos de condições autossômicas recessivas são a fibrose cística, anemia falciforme e hiperplasia suprarrenal em razão da deficiência na 21-hidroxilase.

Herança Recessiva Ligada ao X

Um pai afetado pode transmitir a condição apenas para as filhas. Apenas mulheres heterozigóticas são afetadas quando a condição é recessiva. Cada filho homem de uma portadora mulher tem uma chance de 50% de ser afetado, e cada filha mulher tem 50% de chance de ser portadora. Daltonismo e hemofilia A são exemplos.

IMPRINTING GENÔMICO

O *imprinting* genômico indica influências persistentes na função do genoma por contribuições do pai e da mãe. Por exemplo, o desenvolvimento placentário é controlado em sua maior parte por genes derivados do pai. Assim, uma mola hidatidiforme tem um cariótipo anormal, mas todos os seus cromossomos são derivados do pai. As estruturas placentárias estão ausentes em teratomas ovarianos, tumores que contêm cromossomos derivados unicamente da mãe. Experimentos na natureza e em animais indicam que a contribuição materna para o genoma é mais importante para o desenvolvimento embriônico. Em certas condições autossômicas recessivas, a expressão, severidade e época do seu início são influenciadas pelo gênero do genitor que fornece o gene ou cromossomo mutante. A síndrome de Angelman, a síndrome de Prader-Willi e a síndrome de Beckwith-Wiedemann são exemplos de transtornos humanos associados ao *imprinting* genômico.

Epigenética é o estudo de alterações na expressão do gene não causadas diretamente por alterações na sequência do DNA. Os mecanismos incluem modificações do DNA sem alterações na sequência do DNA, como a metilação do DNA para desligar a expressão do gene, alteração nas proteínas histonas que são responsáveis pela estrutura geral da cromatina (afetando a transmissão durante a replicação celular), a produção de novas formas de RNA e alterações nas proteínas celulares que influenciam a expressão genética. Cada um destes mecanismos pode ser transmitido para a prole e ser responsável pelo *imprinting*. Este é outro método pelo qual as espécies podem se adaptar, que é outro caminho evolucionário.

TÉCNICAS DE BIOLOGIA MOLECULAR

Uma enzima que quebra ligações fosfodiésteres e corta a molécula de DNA em fragmentos é uma endonuclease; uma ***enzima de restrição*** (endonuclease de restrição) faz o corte somente nos sítios com sequências específicas de ácido nucleico. As enzimas de restrição foram descobertas em bactérias, em que elas formam um mecanismo de defesa para cortar (e assim desativar) qualquer DNA estranho (de vírus invasores) introduzidos nas células bacterianas. Como parte deste mecanismo de proteção, as bactérias também contêm metilase que metilam os sítios de reconhecimento no DNA nativo, direcionando a ação da enzima de restrição para o DNA estranho não metilado. Diferentes bactérias possuem diferentes enzimas de restrição com sítios de ação específicos. As enzimas de restrição estão disponíveis para cortar o DNA em pedaços (fragmentos de restrição), variando de muitos fragmentos pequenos até poucos pedaços grandes, dependendo do número de nucleotídeos na sequência de reconhecimento. As enzimas são designadas para o organismo e estirpe dos quais são derivadas. A combinação dos fragmentos de restrição, fusão de dois pedaços de DNA cortados, produz o ***DNA recombinante***.

DNA polimerase é uma enzima que traz nucleotídeos únicos para dentro de uma molécula de DNA. Uma DNA polimerase pode formar DNA somente em presença de um molde de DNA; o DNA sintetizado será complementar ao molde. A RNA polimerase também pode produzir RNA somente na presença de um molde de DNA.

Uma desoxirribonuclease (***DNAse***) pode remover nucleotídeos. Por meio da combinação do tratamento da DNAse com a ação da DNA polimerase, nucleotídeos radiologicamente marcados podem ser introduzidos em uma molécula de DNA, produzindo uma ***sonda de DNA***. Uma sonda de DNA pode ser comparada ao anticorpo usado em imunoensaios. O anticorpo é específico e reconhece o hormônio contra o qual ele está sendo formado. A sonda de DNA detecta especificamente uma sequência de DNA.

Transcriptase reversa é a DNA polimerase que é RNA dependente. Ele é chamado de transcriptase reversa porque o fluxo de informações provém do RNA para o DNA, o inverso da direção usual do fluxo. Esta enzima permite essencialmente a cópia de uma molécula de RNA em um DNA de fita única. Este DNA é chamado de ***DNA complementar*** porque ele reflete a imagem do RNA mensageiro. As sondas de DNA complementar são limitadas pela sua leitura somente dos éxons (lembre-se de que os íntrons são retirados do RNA) e, assim sendo, estas sondas leem apenas grandes áreas.

O DNA e o RNA são moléculas que possuem uma carga e, portanto, irão migrar em um campo elétrico. Os fragmentos podem ser analisados por eletroforese em gel (agarose ou poliacrilamida), sendo que os fragmentos maiores migram mais lentamente. Por convenção, os géis são lidos de cima para baixo, com os menores fragmentos na parte inferior.

ANÁLISE SOUTHERN BLOT

O DNA é primeiramente desnaturado para separar as duas fitas, digeridas por enzimas de restrição para produzir fragmentos menores que recebem carga em eletroforese em gel. O método Southern blot, que recebeu o nome do seu inventor E.M. Southern, determina os tamanhos dos fragmentos. Os fragmentos são separados por eletroforese; quanto menor o fragmento, mais rápida a migração. A eletroforese em gel é colocada sobre um pedaço de filtro de papel grosso com suas extremidades submersas em uma solução salina de alta concentração. É colocada uma membrana especial (nitrocelulose ou náilon) sobre o gel e sobre esta é colocada uma pilha de toalhas de papel comprimidas por um peso. A solução salina sobe pela ação de absorção do filtro de papel; ela se locomove pela ação dos capilares através do gel, transportando DNA com ela. O DNA é transportado até a membrana à qual ele se liga. A solução salina continua se movendo e é absorvida pelas toalhas de papel. A membrana de nitrocelulose ou náilon cria, assim, uma réplica do padrão de eletroforese original. O DNA é fixado à membrana por cozimento a alta temperatura ou por luz ultravioleta. O DNA específico marcado ou sondas de RNA podem então ser introduzidos por hibridização. **Hibridização** significa que uma sonda específica é recozida na sua sequência complementar. Os fragmentos com esta sequência são, então, identificados por autorradiografia. Podem ser utilizadas sondas fluorescentes que podem ser detectadas após ativação por um raio *laser*, permitindo as avaliações qualitativa e quantitativa através de um computador. O Southern blotting ainda é um procedimento necessário, mas frequentemente é substituído pela técnica mais rápida e mais sensível da reação em cadeia da polimerase.

O **Northern blotting** detecta sequências de RNA. Chama-se Northern porque o RNA é a imagem oposta do DNA. O RNA extraído é separado por eletroforese e transferido para uma membrana como no Southern blotting para hibridização com sondas (DNA complementar). O Northern blotting seria usado, por exemplo, para determinar se a estimulação hormonal de uma proteína específica em um tecido é mediada pelo RNA mensageiro, isto é, expressão do gene. O Northern blotting também pode ser substituído pela reação em cadeia da polimerase usando uma enzima transcriptase reversa.

A eletroforese para separar e quantificar as proteínas é chamada de **Western blotting** e são usados anticorpos para o processo de identificação da hibridização. Assim como o *Northern blotting*, o *Western blotting* testa a expressão do gene, não apenas a presença de um gene. Os termos *Northern* e *Western* representam um trocadilho intencional (um evento raro na ciência) em resposta ao *Southern blotting*. A hibridização sem eletroforese, colocando uma gota do extrato celular diretamente no filtro de papel, é chamada de **dot** ou **slot blotting**.

HIBRIDIZAÇÃO

Quando duas fitas complementares de DNA se reassociam, o processo é chamado de hibridização. Esta possibilita que uma área específica do DNA seja estudada usando uma sonda de DNA específica radiologicamente marcada (uma sequência complementar). A membrana produzida após o *Southern blotting* é inicialmente tratada para bloquear sítios de ligação inespecíficos. A membrana é, então, tratada (hibridizada) com a sonda marcada. A localização da sonda ligada é, então, identificada por autorradiografia (sondas radiologicamente marcadas) ou por métodos colorimétricos. A sequência da sonda, portanto, determina a sequência no sítio de ligação. Sempre que dois produtos forem complementares, ocorre hibridização. Assim sendo, o DNA complementar pode ser hibridizado para o molde do seu RNA mensageiro.

Hibridização *in situ* é a técnica em que o DNA marcado ou sondas de RNA são colocados diretamente sobre uma porção de tecido ou células. Pode ser utilizado um pedaço de DNA clonado marcado com um marcador fluorescente; o método é referido como **FISH** (hibridização *in situ* por fluorescência). A região correspondente ao DNA clonado se acende sob a iluminação fluorescente, a menos que a região tenha sido deletada de um dos cromossomos. Foram descobertas várias síndromes de microdeleção com a técnica FISH, p. ex., a síndrome de Prader-Willi.

TECNOLOGIA DE *CHIPS MICROARRAY*

Este método detecta a expressão genética, testando milhares de genes simultaneamente. O DNA complementar clonado é hibridizado com DNA complementar marcado, preparado a partir do tecido a ser estudado. Se este tecido expressa um gene, o sinal marcado é facilmente observado. A produção de *chips* de genes específicos permite que esta técnica procure por mutações e polimorfismos. O *chip* de gene *microarray* é um arranjo de DNA que pode identificar simultaneamente milhares de produtos únicos do mRNA em amostras heterogêneas. Foram desenvolvidos *chips* que incluem o genoma humano inteiro e podem avaliar mais de 500.000 polimorfismos de nucleotídeo único (*chips* de SNP) em uma amostra. Assim, um *chip* de DNA pode conter todos os 20.000 a 25.000 genes humanos codificadores de proteínas. Este processo altamente automatizado pode indicar, embora não quantificar, a expressão diferencial dos genes em resposta a vários estímulos ou condições. Por exemplo, a expressão dos genes pode ser comparada antes e depois do tratamento hormonal. O método também pode detectar deleções, duplicações e alterações em uma técnica, chamada hibridização genômica comparativa, usando uma amostra de DNA como referência para hibridização em vez de DNA complementar.

REAÇÃO EM CADEIA DA POLIMERASE (PCR)

A reação em cadeia da polimerase (PCR) é uma técnica para amplificar (relativamente rápido) pequenos fragmentos ou áreas de DNA em quantidades suficientemente grandes para serem analisadas com métodos de eletroforese e *blotting*. Esta técnica produz grandes números de cópias de uma sequência específica de DNA sem recorrer à clonagem. A sequência a ser amplificada precisa ser conhecida. São selecionados marcadores específicos (sequências curtas sintetizadas de DNA correspondendo a cada extremidade da sequência a ser estudada) que irão delinear a região de DNA a ser amplificada. Estas sequências de flanco são chamadas de *primers*. A amostra de DNA, os *primers* e um excesso de nucleotídeos únicos livres, é incubada com uma DNA polimerase.

O primeiro passo envolve a separação do DNA em suas fitas únicas por desnaturação com aquecimento (92°C); então a temperatura é diminuída (40°C), fazendo com que os *primers* se apeguem (recozimento) às suas regiões complementares no DNA. A temperatura é aumentada até 62°C e, então, a DNA polimerase sintetiza uma nova fita começando e terminando nos *primers*, formando um novo DNA de dupla hélice. A repetição do ciclo por muitas vezes (alternando a temperatura da reação) amplifica a quantidade de DNA disponível para estudo (mais de 1 milhão de vezes); o aumento ocorre exponencialmente. Assim sendo, o DNA pode ser analisado a partir de uma célula única, e os genes podem ser visualizados por *blotting* sem sondas marcadas, todos em um termociclador, a máquina que realiza todo o procedimento.

Como o processo requer aquecimento e esfriamento alternados, uma DNA polimerase resistente ao calor é uma vantagem, já que não será necessário o reabastecimento periódico. Este proble-

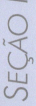

ma foi resolvido com a descoberta da DNA polimerase (*Taq* polimerase) em um microrganismo (*Thermophilus aquaticus*) que é um termófilo (um micróbio de águas quentes) encontrado em uma fonte termal no Parque Nacional de Yellowstone, chamada Mushroom Pool. Esta polimerase de altas temperaturas permite a automação do processo.

A PCR da transcriptase reversa é usada para amplificar pequenas quantidades de um RNA específico. O molde inicial é uma molécula de RNA, que é convertida para o seu complementar por meio da transcriptase reversa, uma enzima originalmente descoberta em retrovírus. O novo DNA é, então, processado pelo procedimento padrão da PCR.

A técnica da reação em cadeia da polimerase tornou inacreditavelmente possível o estudo de pequenas quantidades de DNA a partir de virtualmente qualquer tecido ou fluido corporal. A síndrome de Down pode ser diagnosticada a partir de poucas células fetais obtidas do sangue materno. Especialmente impressionante é a amplificação de pequenas quantidades de DNA degradado de espécies raras e extintas preservadas em museus. O DNA de fósseis foi amplificado e sequenciado (p. ex., de uma magnólia de 18 milhões de anos). O método também torna possível a identificação de um gene por meio da sua expressão do RNA mensageiro. O RNA é o molde para amplificação, convertendo-o inicialmente em DNA complementar. A reação em cadeia da polimerase é usada para detectar micróbios, fornecendo os resultados no espaço de horas, mesmo na presença de drogas antimicrobiais. Este método pode detectar bactérias que não podem ser isoladas por técnicas de cultura.

A PCR em tempo real é agora usada rotineiramente em laboratórios clínicos. O método é mais rápido do que a PCR convencional, uma hora ou menos, usando sondas fluorescentes. A luz emitida pelas sondas é imediatamente exibida em um gráfico, possibilitando uma quantificação quase instantânea do DNA mensurado.

IMUNOPRECIPITAÇÃO DA CROMATINA (ChIP)

A imunoprecipitação da cromatina localiza uma proteína no seu sítio de ligação no DNA. A técnica usa um anticorpo que é específico da proteína de interesse. O DNA que é isolado pelo complexo anticorpo-proteína-DNA pode, então, ser estudado por PCR. A região específica do genoma pode ser determinada pelo uso de um *microarray* de DNA, um método conhecido como ChIP-chip, ChIP-on-chip.

CLONAGEM DE DNA

Clonagem significa isolar um gene e fazer cópias dele. Uma biblioteca de DNA é uma coleção de moléculas de DNA derivadas de métodos de clonagem. Uma biblioteca de DNA complementar é a contraparte do DNA de todo o RNA mensageiro isolado de uma célula ou tecido particular. DNAs complementares foram produzidos para mais de 70% dos genes humanos e de camundongos. Ao começar com o RNA mensageiro, a busca pelo gene de interesse pode ser focada (em vez de procurar no genoma inteiro). Esta biblioteca é formada usando a transcriptase reversa. As moléculas de DNA podem, então, ser inseridas em um vetor apropriado (descrito a seguir), e podem ser produzidas réplicas das moléculas. Usando sondas, pode ser selecionado o DNA complementar que combina com o gene de interesse (tendo em mente que o DNA complementar inclui somente os éxons de um gene). Clonagem de DNA significa simplesmente a produção de muitas cópias idênticas de um fragmento específico de DNA. A clonagem também pode ser realizada pelo uso da reação em cadeia da polimerase. Conforme indicado anteriormente, a clonagem do DNA complementar tem seu foco na contraparte do DNA do RNA mensageiro; a clonagem genômica do DNA, usando uma endonuclease de restrição, copia o DNA nos genes. A clonagem também pode ser usada para fazer múltiplas cópias de sondas ou fragmentos de DNA desconhecido.

Se a sequência de aminoácidos não for conhecida, o trabalho pode retroceder. O conhecimento do produto da proteína específica possibilita que sejam produzidos anticorpos contra a proteína. Quando o DNA complementar é inserido em certos vetores, a produção da proteína pode ser identificada com os anticorpos; assim, o fragmento de DNA será isolado.

Um vetor é uma entidade em que o DNA estranho pode ser inserido. O vetor mais o DNA estranho são inseridos em uma célula hospedeira; a célula hospedeira produz o vetor e o DNA estranho. Os primeiros vetores eram plasmídeos bacterianos, moléculas circulares de DNA (minicromossomos) que coexistem no citoplasma com o DNA cromossômico bacteriano. O que é digno de nota, eles transportam genes que codificam a resistência aos antibióticos. Isto possibilita que as células bacterianas que contêm o plasmídeo sejam selecionadas pelo tratamento antibiótico apropriado. Também foram desenvolvidos vetores plasmídeos que permitem a seleção pela cor. Foi desenvolvida uma variedade de estirpes de bactérias, cada uma para um uso específico.

A alteração do DNA plasmídeo com enzimas de restrição, seguida pela incorporação de DNA estranho com DNA ligase, produz moléculas de DNA plasmídeo (DNA recombinante contendo o DNA estranho) que podem ser replicadas. Os vetores plasmídeos podem incorporar fragmentos do DNA estranho do tamanho de até 10kb. A digestão dos plamídeos recuperados com enzimas de restrição libera o fragmento de DNA desejado, o qual pode, então, ser recuperado por eletroforese.

Existem outros vetores. Os bacteriófagos (ou fagos) são vírus que infectam e se replicam dentro das bactérias. Os vetores fagos podem incorporar maiores inserções de DNA de até 20 kb. A clonagem de DNA com vetores fagos segue a mesma configuração básica que com os plasmídeos. Fragmentos maiores de DNA estranho são clonados com vetores cosmídeos, combinações artificialmente produzidas de vetores fagos e plasmídeos. Fragmentos muito grandes, de até 1.000 kb, podem ser clonados usando cromossomos artificiais de levedura. Este método pode funcionar com genes inteiros.

Passos Básicos para Clonagem

1. Escolher uma fonte de DNA: DNA genômico ou DNA complementar.

2. Fragmentar o DNA por meio de endonucleases de restrição.

3. Inserir os fragmentos em vetores.

4. Introduzir os vetores nas bactérias.

5. Coletar o DNA clonado propagado nas bactérias para formar uma biblioteca.

6. Rastrear a biblioteca para a sequência desejada. Os métodos possíveis incluem o uso de sondas de nucleotídeos complementares para fragmentos que hibridizam ou a detecção de uma proteína específica produzida com anticorpos da proteína ou avaliando a função da proteína.

ANIMAIS TRANSGÊNICOS

Animais transgênicos são produzidos pela inserção de genes clonados ou DNA complementar nas bactérias, levedura, vermes, peixes, rãs e camundongos. Nos mamíferos, o gene clonado ou cDNA pode ser injetado em um pronúcleo de um óvulo fertilizado onde ele será integrado aos cromossomos. Os óvulos são transferidos para o útero de uma mãe receptora que irá gerar descendentes com o DNA estranho. Comportamentos e funções biológicos alterados são, então, atribuídos ao DNA estranho. Os animais transgênicos fornecem modelos animais para doenças herdadas e tumores malignos e possibilitam os meios para desenvolver experimentos em terapia genética. A transferência de genes novos ou alterados é um método importante para estudar a função genética. Plantas transgênicas podem até mesmo ser desenvolvidas para produzir novos fármacos, e a introdução de genes que conferem resistência a insetos pode resolver o problema da contaminação por inseticida.

MODELOS ANIMAIS *KNOCKOUT*

Os modelos animais para a função de um gene empregam o método de "*knocking out*" de um gene específico. Em uma demonstração simples, mas importante, pode ser determinado se um gene específico e a sua proteína são essenciais para a vida ou para uma função (como a gravidez). Isto é usualmente obtido pela introdução do DNA estranho em um animal através de um vetor para substituir o DNA endógeno. Um resultado similar pode ser obtido pela interferência com RNAs mensageiros específicos, embora a perda completa da expressão de um gene específico não seja alcançada, porque a nova divisão celular reativa a expressão genética.

IDENTIFICAÇÃO DOS GENES

Para clonar um gene inteiro cujo produto da proteína é conhecido, é produzida uma biblioteca de DNA complementar. O fragmento de DNA específico é identificado pela sua ligação à proteína. Uma vez identificado, o gene total pode ser rastreado com o uso de DNA complementar identificado, indicando os íntros e éxons. Outra estratégia é sintetizar uma sonda de oligonucleotídeo, tendo como base a sequência na sequência conhecida de aminoácidos no produto da proteína (a partir da sequência de peptídeos, pode ser prevista a sequência de DNA que codifica aquela proteína). Este método pode ser usado com apenas um pedaço relativamente pequeno do peptídeo. À medida que mais e mais genes são clonados, é estabelecida a frequência de códons para aminoácidos particulares. O DNA complementar pode ser clonado sem a produção de uma biblioteca, através do uso da reação em cadeia da polimerase para amplificar o DNA complementar produzido a partir do RNA mensageiro por transcriptase reversa. A sobreposição das sequências do genoma pode ser clonada usando um pedaço de DNA de cada produto posterior para trabalhar em um cromossomo de uma forma sistemática para procurar por um gene; isto é chamado de *caminhada sobre o cromossomo*.

Todo o processo de sequenciamento pode ser realizado por um computador, mesmo a procura de estruturas abertas. Depois de identificada a sequência de um fragmento de DNA, o computador pode utilizar databases de DNA e proteínas para predição da sequência, sítio de reconhecimento, tradução da proteína e homologia com sequência conhecidas. O cientista pode, então, selecionar tamanhos de fragmentos de restrição para a clonagem. Depois que o gene foi analisado, ele deve ser comparado ao gene no estado de doença. Se a mutação for de um tamanho grande, isto poderá ser detectado por *Southern blotting*. Alterações menores requerem comparações em sequências de DNA, o que é possível através do uso de amplificação da cadeia da polimerase para produzir sequências de gene específicas em quantidades que podem ser prontamente estudadas.

Um gene pode ser localizado em um cromossomo específico, quando o produto da sua proteína é desconhecido por estudos que envolvem rearranjos do cromossomo e análise das ligações. Doenças específicas estão associadas a alterações cariotípicas. Assim, o cromossomo específico pode ser o alvo para a localização do gene. A análise da ligação utiliza polimorfismos do comprimento do fragmento de restrição.

POLIMORFISMO DO DNA

O *Southern blotting* revela padrões específicos de bandas que refletem os variados comprimentos dos fragmentos de DNA produzido pela ação de enzimas de restrição. Um sítio específico pode exibir uma mutação ao ter um padrão diferente (um comprimento diferente do fragmento de DNA ao *Southern blotting* decorrente de diferenças na sequência). Estas diferenças nas sequências de DNA são chamadas de **polimorfismos do comprimento do fragmento de restrição**. Os polimorfismos de nucleotídeo único, referidos como SNPs, ou simplesmente polimorfismos, são usualmente variações benignas e comuns. O genoma humano contém em torno de 4,5 milhões de polimorfismos, e mais de 3 milhões já foram identificados. Embora 99,9% das sequências de DNA em humanos sejam as mesmas, os SNPs podem servir como marcadores genéticos para um gene medicamente importante. Um polimorfismo é governado por regulações mendelianas de herança, e se por acaso um polimorfismo for identificado em um paciente com uma doença específica, a transmissão da doença poderá ser estudada. O polimorfismo, que está ligado à doença ao acaso, pode ser usado para estudar a herança de uma doença quando os genes são desconhecidos. O polimorfismo é como uma bandeira que marca áreas específicas dos cromossomos. Este método de estudo requer o DNA de pelo menos um indivíduo infectado e um número suficiente de membros da família para rastrear o polimorfismo, podendo ser por *Southern blotting* (para sequências longas) ou com a reação em cadeia da polimerase (melhor para sequências curtas). A correlação entre os marcadores genéticos (polimorfismos) e o fenótipo também emprega **haplótipos** (semelhantes a um polimorfismo, porém uma sequência mais longa de nucleotídeos, até mesmo um grupo de diversos polimorfismos). Os esforços que usam tecnologias genéticas para ligar SNPs e haplótipos a problemas clínicos e traços herdados são conhecidos como **estudos da associação genômica**.

Os minissatélites são uma forma de polimorfismo. Os genes concentram-se em áreas aleatórias ao longo dos cromossomos, separados por sequências longas de DNA não codificado. Os minissatélites são áreas não codificadas de DNA que se repetem em números variáveis, assim chamados **sequências repetitivas em tandem** de número variado, distribuídas ao longo de cada cromossomo humano. Estas áreas podem ser acompanhadas por sondas de DNA, fornecendo uma "impressão digital" de indivíduos específicos. Esta característica única é aplicada em medicina forense. Os microssatélites, como o próprio nome implica, são menores do que os minissatélites. Usualmente, os microssatélites consistem em repetições de somente dois nucleotídeos. Os polimorfismos do DNA agora ocorrem aos milhares e permitem o mapeamento genético com grande precisão. O mapeamento das variações dos SNPs em humanos (o mapa dos haplótipos humanos) está em andamento.

PROJETO GENOMA HUMANO

Todos os genes humanos são conhecidos coletivamente como genoma. Iniciado em 1990, o objetivo do Projeto Genoma Humano internacional era sequenciar o genoma humano, uma meta que foi atingida na forma de projeto em 2001 e 99% da sequência real em 2003, mais de 2 anos antes do previsto, 50 anos depois da publicação de Watson e Crick. O número de genes codificadores de proteínas (20.000 a 25.000) é menor do que as estimativas prévias. Menos de 2% do genoma humano com aproximadamente 3 bilhões de nucleotídeos codifica proteínas; assim sendo, o restante é uma fonte rica para historiadores evolucionários e um alvo para a indução de alterações genéticas. O número de genes em cromossomos específicos é variado; os cromossomos que são afetados por trissomia, os cromossomos 13, 18 e 21, são os que possuem menos genes.

Informações sobre o projeto genoma humano estão disponíveis no site:

http://www.ornl.gov/sci/techresources/Human_Genome/home.shtml

Felizmente a Internet surgiu em tempo para acomodar a enorme quantidade de dados gerados pelo estudo do genoma humano. O National Center for Biotechnology Information (NCBI)

mantém um site na web que fornece bases de dados, assim como o site Online Mendelian Inheritance in Man, desenvolvido pela Johns Hopkins University como um guia para os genes humanos e transtornos herdados:

http://www.ncbi.nlm.nig.gov/projects/genome/guide/human

O site *Gene Tests* também é recomendado, uma fonte de informações genéticas fundada pelo NIH. Este site inclui revisões de doenças específicas, um diretório internacional de laboratórios de testes genéticos e clínicas de diagnóstico pré-natal, além de material educacional para ensino:

http://www.genetests.org

A próxima onda de informações virá de projetos como o projeto ENCODE e o projeto 1.000 Genomes. ENCODE é um consórcio de pesquisa organizado pelo National Human Genome Research Institute of NIH para desenvolver uma enciclopédia dos elementos funcionais no genoma humano (http://www.genome.gov/ENCODE). O projeto 1.000 Genomes irá sequenciar os genomas de 1.000 pessoas de todo o mundo para mapear as variações de DNA com uma resolução fina (http://1000genomes.org/page.php).

O mapa do genoma humano pode servir como base para localização de sítios de fatores herdáveis que predispõem a doenças, mutações que causam doenças e para a integração do sequenciamento genético com as funções biológicas. Em breve teremos condições de estar de posse de um registro pessoal do nosso modelo genético individual completo.

As localizações cromossômicas dos genes responsáveis pela produção hormonal foram mapeadas. A partir de sequências clonadas de DNA, as sequências de aminoácidos podem ser previstas. Cada produto da proteína de um gene representa um diagnóstico potencial ou um alvo terapêutico. E, é claro, os transtornos herdados estarão sujeitos à caracterização e, por fim, à terapia genética. No entanto, mesmo depois que um gene tiver sido identificado e mapeado geneticamente, a sua caracterização integral permanece sendo uma tarefa difícil e demorada. O conhecimento integral de transtornos que envolvem as interações de múltiplos genes será ainda mais complicado.

GENÔMICA E PROTEÔMICA

Genômica refere-se a todo o processo envolvido no Projeto Genoma Humano, a descrição completa da sequência genética e o estudo da expressão dos genes, especialmente por meio do uso da técnica de *microarrays* com *chips* de genes. No entanto, a genômica não contará toda a história. Os produtos proteicos da expressão dos genes são alterados no processo de tradução e também por modificações pós-tradução, como a glicosilação, metilação e fosforilação. A história completa, portanto, requer proteômica, o estudo dos produtos finais biologicamente funcionais, as proteínas de uma célula ou tecido. Tanto a genômica quanto a proteômica são necessárias para a compreensão da fisiologia, diagnóstico de doenças e para a concepção de novas drogas.

A identificação das proteínas requer a separação das proteínas por eletroforese, digestão das proteínas grandes em proteínas menores, medição do conteúdo de aminoácidos por espectrofotometria e identificação específica de proteínas por comparação com databases. Os perfis da massa de proteínas de células normais e anormais podem, então, ser comparados. Alterações pós-tradução podem ser detectadas pela comparação de proteínas específicas com proteínas conhecidas. Agora estão disponíveis os *chips* de proteínas, comparáveis aos *chips* de DNA, que podem ser usados para estudar alterações nas proteínas.

Metabolômica é o estudo de pequenas moléculas dentro das células, os produtos metabólicos que caracterizam as células. Os extratos celulares brutos estão sujeitos a medidas de cromatografia, espectometria ou ressonância magnética nuclear para criar padrões característicos, impressões digitais químicas, associadas a células normais ou anormais.

A quantidade de dados gerados pela genômica, proteômica e metabolômica é enorme, impossível de administrar sem bases de dados informatizadas. **Bioinformática** é a ciência dedicada ao desenvolvimento de técnicas de informática para melhor organizar e analisar a crescente riqueza de informações, criando eficientes sistemas de pesquisa e recuperação de dados. Isto permite que os dados estejam disponíveis para laboratórios espalhados por todo o mundo, o estudo das informações com análise matemática sofisticada e o compartilhamento mundial dos dados.

APLICAÇÕES CLÍNICAS

O desafio para a medicina moderna é entender clinicamente a coleção massiva de dados gerados pela genômica e proteômica. A compreensão da função dos genes e proteínas indubitavelmente será uma característica de aceleração do progresso humano. O conhecimento das suscetibilidades genéticas de um indivíduo permitiria que o diagnóstico médico e o tratamento fossem personalizados até o último grau. No entanto, esta é uma nova era complicada e nem sempre simples. Por exemplo, uma suscetibilidade genética pode carregar consigo apenas uma pequena porcentagem de aumento no risco para uma doença; em que ponto é merecida uma intervenção tendo em conta a relação custo-benefício, não somente para um indivíduo, mas também para a sociedade? Além disso, a atividade genética pode ser ligada e desligada em resposta a fatores ambientais. O percurso do laboratório até a cabeceira do paciente pode ser mais lento do que o previsto, porém não há dúvida de que estamos a ponto de traduzir a teoria genômica para a prática clínica.

O diagnóstico molecular de transtornos genéticos requer apenas uma pequena amostra de DNA que pode ser obtida de qualquer célula que seja nucleada, como as células brancas do sangue ou células epiteliais. A reação em cadeia da polimerase realizada por máquinas automáticas permite o diagnóstico rápido do DNA com material amplificado de uma célula única. Esta é uma vantagem importante em análise genética pré-natal e na pré-implantação de sexagem e diagnóstico. A PCR torna possível realizar o diagnóstico do DNA a partir de uma célula única retirada de embriões fertilizados *in vitro*.

O diagnóstico molecular é limitado pela prevalência de alterações genéticas heterogêneas. Em outras palavras, muitos transtornos envolvem diferentes mutações em diferentes pessoas. Em contraste, alguns (como a anemia falciforme) sempre envolvem a mesma alteração. Na fibrose cística, 70% dos pacientes (com ascendência do norte da Europa) possuem a mesma deleção de base 3, enquanto que os 30% restantes possuem uma coleção extremamente heterogênea de mutações. O diagnóstico molecular é ainda mais desafiado pela necessidade de não somente encontrar uma alteração sutil em um gene, como também distinguir alterações importantes de variações benignas (polimorfismos). Foram desenvolvidos métodos engenhosos com base na PCR para o rastreio e detecção rápidos de mutações. A significância das mutações detectadas requer a segregação da mutação com uma doença identificada em uma família.

Pelo menos um tipo de deficiência no hormônio do crescimento é herdado em um padrão autossômico recessivo. A clonagem do DNA do hormônio do crescimento complementar ao seu RNA mensageiro permitiu a localização do gene do hormônio do crescimento. Este gene está em um grupo que também inclui o gene para o lactogênio placentário humano. Este grupo de genes contém múltiplas unidades de DNA que são homólogas e propensas à recombinação, o que leva à deleção em um cromossomo e duplicação em outro. Mecanismos semelhantes operam para outros produtos proteicos governados por genes em grupos, como as globinas. O primeiro relato de um diagnóstico clínico com base na hibridização do DNA foi do diagnóstico pré-natal de alfatalassemia no Departamento de Obstetrícia e Ginecologia da Universidade da Califórnia, em São Francisco.

A produção comercial de proteínas de genes clonados inseridos em bactérias está crescendo rapidamente. A produção de insulina (a primeira) e do hormônio do crescimento é um bom exemplo disso. A glicosilação não ocorre em sistemas bacterianos e, portanto, a produção comercial de glicoproteínas recombinantes requer uma linha celular de mamíferos para o processo. Isto já foi atingido, e as gonadotrofinas recombinantes estão agora disponíveis. O gene do hormônio de liberação da gonadotrofina no braço curto do cromossomo 8 foi isolado e clonado. A tecnologia molecular foi importante na caracterização da inibina, o hormônio folicular ovariano que inibe a secreção do hormônio foliculoestimulante (FSH). O gene da inibina foi sequenciado e descobriu-se ser homólogo ao gene do hormônio antimülleriano. A subunidade alfa comum às gonadotrofinas, o hormônio estimulante da tireoideo e a gonadotrofina coriônica humana (hCG) foram rastreados até um gene que foi isolado, sequenciado e localizado no cromossomo 6.

O genoma humano contém muitos genes com o potencial de causar câncer. Outros genes possuem a capacidade de bloquear o crescimento maligno. O câncer é uma doença genética, à medida que se pode dizer que os tumores são clonais; todas as células estão geneticamente relacionadas (embora alterações genéticas subsequentes possam produzir células citogeneticamente diferentes em tumores). Os **oncogenes**, descobertos em vírus tumorais, são genes que transformam células do crescimento normal para anormal, codificando proteínas que estão envolvidas na transdução de sinal, especificamente a transmissão de mensagens regulatórias do crescimento. Existem muitos oncogenes e muitos diferentes caminhos de ação, todos os quais resultam em um estado de proliferação. As mutações que ativam estes genes levam à atividade proteica independente dos sinais recebidos ou à atividade no lugar errado na hora errada. O resultado é o acionamento (por um oncogene alterado) do crescimento persistente. Mas esta única alteração provavelmente não é suficiente para produzir um tumor. Tumores usualmente envolvem alterações em muitos oncogenes, assim como em antioncogenes.

Os antioncogenes nas células normais são genes supressores do crescimento que precisam ser desativados antes que os tumores possam crescer. Assim, uma suscetibilidade herdada para câncer também pode resultar de uma mutação nos genes supressores tumorais. Embora a ativação de um oncogene seja um efeito dominante, as mutações no supressor tumoral são recessivas e podem ser carregadas e transmitidas, mas não são ativas desde que ocorra o emparelhamento com um antioncogene normal.

O câncer, portanto, é uma doença genética, porém a regulação do crescimento normal envolve um sistema complexo que leva muito tempo para ser superada. Isto envolve alterações em muitos genes, gerando finalmente um tumor com uma heterogeneidade que determina a sensibilidade a várias modalidades de tratamento. Durante este período de tempo, a tecnologia do DNA recombinante pode conseguir chegar a um diagnóstico suficientemente precoce para produzir curas. O conhecimento do oncogene específico envolvido em um determinado tumor também oferece possibilidades terapêuticas. Por exemplo, um antimetabólito pode ser ligado a um anticorpo por um oncogene, visando às células cancerosas. Foram desenvolvidos anticorpos monoclonais que afetam os produtos proteicos de oncogenes específicos.

A biologia molecular está modificando diagnóstico e terapia. O DNA viral e bacteriano pode ser identificado. O processo automatizado da PCR pode produzir padrões eletroforéticos que podem ler automaticamente. Com esta técnica, uma única molécula de DNA do papilomavírus humano pode ser detectada entre 10.000 ou mais células humanas. Centenas de testes genéticos estão atualmente em uso clínico.

A farmacogenômica é o estudo às variações genéticas em farmacodinâmica que pode explicar as diferentes respostas à mesma dose de uma droga. Por exemplo, diferentes polimorfismos envolvidos na síntese enzimática podem afetar o metabolismo e *clearance*. A testagem genética oferece o potencial de predizer a farmacocinética da droga em um indivíduo, o que possibilitaria a escolha de uma dose apropriada para minimizar efeitos colaterais e maximizar a eficácia.

A produção de proteínas endógenas defeituosas pode ser corrigida pela substituição do mecanismo problemático. Há duas estratégias: podem ser introduzidas células estranhas que produzem a proteína em falta ou o gene defeituoso pode ser substituído (ou mais precisamente, adicionando um DNA complementar corrigido). Assim, transtornos recessivos de único gene são potencialmente acessíveis à terapia genética, pois são doenças adquiridas com câncer e infecções. A terapia genética é definida de um modo geral como o recrutamento da própria máquina celular do paciente para produzir um agente terapêutico. Um gene direcionado para uma célula pode substituir um gene defeituoso ou ausente ou produzir uma proteína com um efeito desejado. Contudo, este é um campo que ainda está dando os seus primeiros passos.

Foram desenvolvidas diretrizes específicas para a terapia genética que requerem vários níveis de revisão. Uma classe de terapia humana é o uso de vetores retrovirais para transferir genes marcadores para células humanas cultivadas que são devolvidas aos pacientes de origem. Por exemplo, isto permite o rastreio de linfócitos que se infiltram no tumor, hepatócitos do doador ou células T assassinas que são específicas para o vírus da imunodeficiência humana. Estes genes transferidos também podem ser criados para terem uma função em pacientes com transtornos de único gene herdados. Outra classe de terapia envolve a transferência de genes que codificam fatores que destroem células tumorais, como o fator de necrose tumoral ou interleucina. Vetores retrovirais são vírus que foram alterados para que nenhuma proteína viral possa ser produzida por células infectadas pelos vetores. Assim, a replicação e a propagação viral são prevenidas, mas pode ocorrer a transferência do gene para células de replicação. Outros métodos de transferência em desenvolvimento incluem o uso de vetores adenovirais e especificamente DNA plasmídeo direcionado.

PENSAMENTO FINAL

O progresso molecular é inexorável. Teremos no futuro a medicina preventiva por predição. Conhecendo a constituição genética de um indivíduo, o rastreio apropriado e intensivo pode ser direcionado para condições de predisposição. Este tipo de conhecimento também irá demandar considerações sociais e políticas. Não é exagerado antever casamentos e gravidezes sendo evitados em razão da má combinação das predisposições genéticas. A sociedade está desenvolvendo diretrizes referentes ao uso destas informações: pelos indivíduos, pelos empregadores, por organizações de saúde e pelo governo. O progresso científico precisa estar em consonância com a educação pública e profissional para administrar apropriadamente este conhecimento.

Todas as referências estão disponíveis no site:
http://www.revinter.com.br/online/referencias-speroff.pdf

2 Biossíntese Hormonal, Metabolismo e Mecanismo de Ação

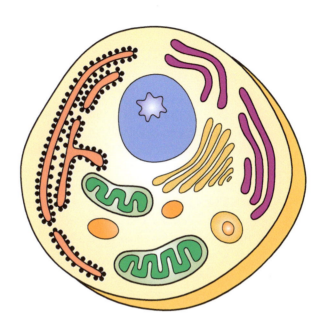

O hormônio, na definição clássica, é uma substância produzida em um tecido especial, onde é liberada na corrente sanguínea e percorre até células responsivas distantes nas quais o hormônio exerce seus efeitos característicos. O que anteriormente era visto como um simples percurso é agora avaliado como uma odisseia que se torna mais complexa à medida que novas facetas do trajeto são desvendadas em laboratórios de pesquisa por todo o mundo. Na verdade, a noção de que os hormônios são produtos somente de tecidos especiais foi questionada.

Foram descobertos hormônios complexos e receptores hormonais em organismos primitivos unicelulares, sugerindo que as glândulas endócrinas são um desenvolvimento tardio da evolução. A capacidade generalizada das células de produzir hormônios explica as descobertas intrigantes de hormônios em locais estranhos, como hormônios gastrointestinais no cérebro, hormônios reprodutivos em secreções intestinais e a capacidade de cânceres produzirem hormônios inesperadamente. Os hormônios e os neurotransmissores eram e são um meio de comunicação. Somente quando os animais evoluíram para organismos complexos é que se desenvolveram glândulas especiais para produzir hormônios que poderiam ser usados de modo mais sofisticado. Além do mais, os hormônios apareceram antes mesmo que as plantas e os animais se diferenciassem, porque existem muitas substâncias vegetais semelhantes aos hormônios e receptores hormonais. Assim, não causa surpresa que, como cada célula contém os genes necessários para a expressão hormonal, as células cancerígenas, em decorrência de sua diferenciação, possam detectar a expressão genética e, em locais inapropriados e em momentos inapropriados, fabriquem hormônios.

Os hormônios, por conseguinte, são substâncias que fornecem os meios de comunicação e devem agora ser encarados de modo mais abrangente como agentes químicos reguladores e sinalizadores. Os hormônios endócrinos clássicos percorrem pela corrente sanguínea até sítios distantes, mas a comunicação celular também é necessária em sítios locais. Os termos parácrina, autócrina e intrácrina descrevem uma forma mais imediata de comunicação.

Comunicação Parácrina	Comunicação intercelular que envolve a difusão local de substâncias reguladoras de uma célula para as células próximas (contíguas).
Comunicação Autócrina	Comunicação intracelular em que uma célula única produz substâncias reguladoras que, por sua vez, agem sobre receptores na ou dentro da mesma célula.
Comunicação Intrácrina	Este modo de comunicação intracelular ocorre quando substâncias não secretadas ligam-se a receptores intracelulares; em outras palavras, um fator regulador age no interior da célula que o secreta.

Vamos acompanhar uma molécula de estradiol durante o seu transporte e, assim, teremos uma visão geral de como são formados os hormônios, como os hormônios funcionam e como são metabolizados. O estradiol inicia a sua vida com sua síntese em uma célula especialmente adequada para esta tarefa. Para que ocorra esta biossíntese, a capacidade própria da enzima precisa estar presente juntamente com os precursores apropriados. Na mulher adulta, as principais fontes de estradiol são as células das granulosas dos folículos em desenvolvimento e o corpo lúteo. Estas células possuem a capacidade de acionar a esteroidogênese em resposta a estímulos específicos. Os agentes estimulantes são as gonadotrofinas, o hormônio foliculoestimulante (FSH) e o hormônio luteinizante (LH). O estágio inicial no processo que dará origem ao estradiol é a transmissão da mensagem dos agentes estimulantes para os mecanismos esteroides no interior das células.

As mensagens que estimulam a esteroidogênese devem ser transmitidas através da membrana celular. Isto é necessário porque as gonadotrofinas, por serem glicopeptídios grandes, normalmente não entram nas células, mas precisam se comunicar com a célula unindo-se a receptores específicos na membrana celular. Ao fazerem isto, elas ativam a sequência de comunicação. Uma quantidade considerável de investigações já foi dedicada à determinação dos métodos pelos quais se dá esta comunicação. E. W. Sutherland, Jr. recebeu o Prêmio Nobel, em 1971, pela proposição do conceito de um segundo mensageiro.

A gonadotrofina, o primeiro mensageiro, ativa uma enzima na membrana celular chamada adenilato ciclase. Esta enzima transmite a mensagem, catalisando a produção de um segundo mensageiro no interior da célula, a adenosina 3',5'-monofosfato cíclico (AMP cíclica). A mensagem é passada da gonadotrofina para a AMP, como se fosse um bastão que é passado em uma corrida de revezamento.

A AMP cíclica, o segundo mensageiro, inicia o processo de esteroidogênese, levando à síntese e à secreção do hormônio estradiol. Esta noção de transmissão da mensagem tornou-se cada vez mais complexa com a valorização de conceitos fisiológicos como a heterogeneidade dos hormônios peptídeos, a regulação ascendente e descendente dos receptores da membrana celular, a regulação da atividade da adenilato ciclase e o papel importante dos fatores reguladores autócrinos e parácrinos.

A secreção do estradiol na corrente sanguínea segue diretamente a sua síntese. Uma vez na corrente sanguínea, o estradiol existe em duas formas, ligado e livre. A maior parte do hormônio está ligada aos transportadores proteicos, albumina e globulina ligada aos hormônios esteroides sexuais. A atividade biológica de um hormônio é limitada pela ligação no sangue, evitando, assim, reações extremas ou repentinas. Além disso, a ligação previne o metabolismo rápido indevido, permitindo que o hormônio exista pela duração de tempo necessária para assegurar um efeito biológico. Este mecanismo similar a um reservatório evita picos e vales nos níveis hormonais e possibilita uma condição mais estável da ação hormonal.

Os efeitos biológicos e metabólicos de um hormônio são determinados pela capacidade de uma célula receber e reter o hormônio. O estradiol que não está ligado a uma proteína, mas flutua livremente na corrente sanguínea, entra prontamente nas células por rápida difusão. No entanto, para que o estradiol produza seu efeito, ele deve ser captado por um receptor no interior da célula. O trabalho do receptor é auxiliar na transmissão da mensagem hormonal para transcrição genética. O resultado é a produção de RNA mensageiro conduzindo à síntese proteica e à resposta celular característica do hormônio.

Depois que o estradiol cumpriu a sua missão, por fim, é liberado de volta na corrente sanguínea. É possível que o estradiol possa cumprir a sua função por diversas vezes antes de ser eliminado da circulação pelo metabolismo. Por outro lado, muitas moléculas são metabolizadas sem jamais terem tido a chance de produzir um efeito. Ao contrário do estradiol, outros hormônios como a testosterona podem agir diretamente ou são metabolizados e alterados no interior da célula em que é produzido um efeito. Neste último caso, é liberado um metabólito na corrente sanguínea como um componente inativo. A eliminação dos esteroides do sangue varia de acordo com a estrutura das moléculas.

As células que têm a capacidade de eliminação do estradiol da circulação realizam isto por meios bioquímicos (conversão para estrona e estriol, estrogênios moderadamente efetivos e muito fracos, respectivamente) e conjugados a produtos solúveis em água e excretados na urina e bile (sulfo e glucuroconjugados).

Assim, um hormônio esteroide tem uma carreira variada em curto tempo de vida. Neste capítulo, examinaremos em maiores detalhes os importantes segmentos da meia-vida hormonal.

NOMENCLATURA DOS HORMÔNIOS ESTEROIDES

Todos os hormônios esteroides são de estrutura basicamente semelhante, com diferenças químicas relativamente pequenas que levam a alterações marcantes na atividade bioquímica. A estrutura básica é a molécula peridrociclopentanofenantreno. Ela é composta de três anéis de carbono-6 e um anel de carbono-5. Um anel de carbono-6 é o benzeno, dois dos anéis de carbono-6 são naftaleno e três anéis de carbono-6 são fenantreno; adicione um ciclopentano (anel de carbono-5) e você terá a estrutura peridrociclopentanofenantreno do núcleo esteroide.

Os esteroides sexuais estão divididos em três grupos principais de acordo com o número de átomos de carbono que possuem. A série de carbono-21 inclui os corticoides e as progestinas, e a estrutura básica é o núcleo *pregnano*. A série do carbono-19 inclui todos os androgênios e está baseada no núcleo *androstano*, enquanto os estrogênios esteroides de carbono-18 estão fundamentados no núcleo *estrano*.

Colesterol
(27 carbonos)

Derivativos de pregnano
(21 carbonos) → Progestinas / Corticoides

Derivativos de androstano
(19 carbonos) → Androgênios

Derivativos de estrano
(18 carbonos) → Estrogênios

Existem seis centros de assimetria na estrutura básica do anel e existem 64 isômeros possíveis. Quase todos os esteroides de ocorrência natural e ativos são quase planos, e os substituintes abaixo e acima do plano do anel são designados alfa (α) (linha pontilhada) e beta β (linha contínua), respectivamente. Alterações na posição de apenas um substituinte podem levar a isômeros inativos. Por exemplo, 17-epitestosterona é, consideravelmente, mais fraca do que a testosterona; a única diferença sendo um grupo hidroxila na posição α em C-17 em vez de na posição β.

BIOSSÍNTESE HORMONAL, METABOLISMO E MECANISMO DE AÇÃO

Progesterona

Visão de cima

Visão lateral

A convenção para nomear os esteroides usa o número de átomos de carbono para designar o nome básico (p. ex., pregnano, androstano ou estrano). O nome básico é precedido por números que indicam a posição das ligações duplas, e o nome é alterado como vemos a seguir para indicar uma, duas ou três ligações duplas: -eno, -dieno e -trieno. Depois do nome básico, os grupos hidroxila são indicados pelo número de ligações de carbono e um, dois ou três grupos hidroxila

Estrona
1,3,5(10)-estratrieno-3β-ol-17-ona

Testosterona
4-androsteno-17β-ol-3-ona

Progesterona
4-pregneno-3,20-diona

são designados -ol, -diol ou -triol. Os grupos cetonas são listados no final com os números de ligações de carbono e um, dois ou três grupos designados -ona, -diona ou -triona. Designações especiais incluem desidro, eliminação de dois hidrogênios; desoxi, eliminação de oxigênio; nor, eliminação de carbono; delta ou Δ, local de ligação dupla.

LIPOPROTEÍNAS E COLESTEROL

O colesterol é o alicerce básico na esteroidogênese. Todos os órgãos produtores de esteroides, exceto a placenta, conseguem sintetizar colesterol do acetato. Progestinas, androgênios e estrogênios, portanto, podem ser sintetizados *in situ* nos vários compartimentos do tecido ovariano a partir da molécula de acetato carbono-2 via colesterol como o precursor esteroide comum. Entretanto, a síntese *in situ* não pode atender à demanda e, por isso, a fonte principal é o colesterol sanguíneo que entra nas células ovarianas e pode ser inserido no caminho biossintético ou armazenado em forma esterificada para uso posterior. A entrada celular de colesterol é mediada por uma membrana celular para lipoproteínas de baixa densidade (LDL), a transportadora do colesterol na corrente sanguínea.

Lipoproteínas são grandes moléculas que facilitam o transporte de gorduras apolares em um solvente polar, o plasma sanguíneo. Existem cinco categorias principais de lipoproteínas de acordo com a sua carga e densidade (flutuação durante ultracentrifugação). Elas são derivadas umas das outras na seguinte cascata de tamanho decrescente e densidade crescente.

QUILOMÍCRONS

Grandes partículas transportadoras de colesterol (10%) e triglicerídeos (90%) formadas no intestino após uma refeição rica em gordura.

LIPOPROTEÍNAS DE DENSIDADE MUITO BAIXA (VLDL)

Também transportam colesterol, mas principalmente triglicerídeos; mais densas do que os quilomícrons.

LIPOPROTEÍNAS DE DENSIDADE INTERMEDIÁRIA (IDL)

Formadas (para uma existência transitória) com a remoção de alguns triglicerídeos do interior das partículas de VLDL.

LIPOPROTEÍNAS DE BAIXA DENSIDADE (LDL)

Produtos finais do catabolismo de VLDL, formados depois de mais uma remoção de triglicerídeos, deixando aproximadamente 50% do colesterol; principais transportadores (dois terços) de colesterol no plasma e, assim, existe uma forte relação entre níveis elevados de LDL e doença cardiovascular.

LIPOPROTEÍNAS DE ALTA DENSIDADE (HDL)

As menores e mais densas das lipoproteínas com o conteúdo mais elevado de proteínas e fosfolipídios; os níveis de HDL estão inversamente associados à arteriosclerose (níveis altos são protetores). O HDL pode ainda ser separado em uma fração mais leve (HDL_2) e uma fração mais densa (HDL_3).

As lipoproteínas contêm quatro ingredientes: (1) colesterol em duas formas: colesterol livre na superfície da molécula esférica de lipoproteína e um colesterol esterificado no interior da molécula; (2) triglicerídeos no interior da esfera; (3) fosfolipídeo e (4) proteína em substâncias com carga elétrica na superfície da esfera e responsáveis pela capacidade de se misturar com plasma e água. As proteínas de superfície, chamadas **apoproteínas**, constituem os sítios que se ligam às moléculas receptoras de lipoproteína na superfície celular. A principal proteína de superfície do LDL é a apoproteína B, e a apoproteína A-1 é a apoproteína principal do HDL.

Os lipídios para os tecidos periféricos são fornecidos pela secreção de VLDL no fígado. Os triglicerídeos são liberados do VLDL pela lipoproteína lipase localizada nas células endoteliais capilares e também pela enzima lipase localizada nas células endoteliais nos sinusoides hepáticos. Neste processo, os componentes da superfície (colesterol livre, fosfolipídios e apoproteínas) são transferidos para o HDL. Finalmente o VLDL é convertido em LDL, o qual desempenha o importante papel de transportar o colesterol para as células através do corpo. A enzima lipase hepática é sensível a alterações nos esteroides sexuais: supressão por estrogênio e estimulação por androgênios.

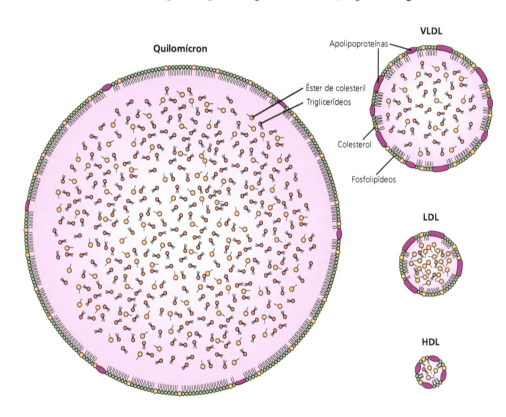

O LDL é removido do sangue por receptores celulares que reconhecem uma das apoproteínas superficiais. A lipoproteína ligada ao receptor da membrana celular é internalizada e degradada. Os níveis intracelulares de colesterol são regulados em parte pela regulação para cima e para baixo dos receptores de LDL da membrana. Quando estes receptores de LDL são saturados ou deficientes, o LDL é levado por células "sequestradoras" (mais provavelmente derivadas de macrófagos) para outros tecidos, notavelmente a íntima arterial. Assim, estas células podem tornar-se um nicho para plaquetas arterioscleróticas.

O HDL é secretado pelo fígado e intestino ou é produto da degeneração do VLDL. Moléculas éster de colesteril se mobilizam para formar um núcleo em uma pequena partícula esférica, a partícula HDL_3. Estas partículas aceitam mais colesterol livre, talvez mediado por receptores que reconhecem a apoproteína A-1. Com a ingestão de colesterol, o tamanho da partícula aumenta para formar HDL_2, a fração que reflete alterações na dieta e nos hormônios. Os níveis de HDL_3 permanecem relativamente estáveis.

As moléculas proteicas das partículas de lipoproteína estão fortemente relacionadas ao risco de doença cardiovascular, e as anormalidades genéticas na sua síntese ou estrutura podem resultar em condições arteriogênicas. As proteínas são a razão principal da disparidade no risco de arteriosclerose entre homens e mulheres. Durante a idade adulta, o nível de colesterol HDL no sangue é aproximadamente 10 mg/dL mais alto nas mulheres, e esta diferença continua durante os anos de pós-menopausa. Os níveis de colesterol total e LDL são mais baixos em mulheres na pré-menopausa do que em homens, mas após a menopausa se elevam rapidamente.

A natureza protetora do HDL é decorrente de sua capacidade de captar o colesterol livre das células ou outras lipoproteínas circulantes. Este HDL rico em lipídios é conhecido como HDL_3, o qual é depois convertido para uma partícula maior e menos densa de HDL_2. Assim, o HDL converte células sequestradoras ricas em lipídios (macrófagos residentes nas paredes arteriais) de volta ao seu estado de baixos níveis de lipídios e transporta o excesso de colesterol para sítios (principalmente o fígado) onde possam ser metabolizados. Outro método pelo qual o HDL remove o colesterol do corpo concentra-se na absorção do colesterol livre das membranas celulares. O colesterol livre é esterificado e se locomove para o núcleo da partícula de HDL. Assim, o HDL pode remover o colesterol entregando-o em determinados locais para a sua utilização (células produtoras de esteroides) ou metabolismo e excreção (fígado).

Para a boa saúde cardiovascular, a concentração sanguínea de colesterol precisa ser mantida baixa e sua fuga da corrente sanguínea precisa ser prevenida. O problema do transporte do colesterol é resolvido pela esterificação do colesterol e pelo empacotamento do éster dentro dos núcleos de lipoproteínas plasmáticas. A entrega do colesterol às células é, por sua vez, resolvida pelos receptores de lipoproteína. Após a ligação do colesterol com o seu pacote de colesterol esterificado, o complexo é entregue às células por meio de endocitose mediada pelos receptores (discutido posteriormente neste capítulo), nos quais os lisossomos liberam o colesterol para utilização pela célula.

A principal proteção contra a arteriosclerose depende da alta afinidade do receptor do LDL e a capacidade do receptor de reciclar muitas vezes, possibilitando, assim, que grandes quantidades de colesterol sejam entregues ao mesmo tempo em que mantém um nível sanguíneo baixo e saudável de LDL. As células podem controlar a sua absorção de colesterol aumentando ou reduzindo o número de receptores de LDL de acordo com os níveis intracelulares de colesterol. Assim, uma dieta rica em colesterol influencia o fígado a reduzir o número de receptores de LDL nas suas células, causando um nível elevado de LDL no sangue. A estatina protege contra arteriosclerose por meio da redução da biossíntese do colesterol, aumentando os receptores de LDL no fígado e baixando os níveis de colesterol LDL na circulação.

ESTEROIDOGÊNESE

O caminho total da biossíntese dos esteroides mostrado na figura está fundamentado primariamente no trabalho pioneiro de Kenneth J. Ryan et al.[1,2] Estes caminhos seguem um padrão fundamental exibido por todos os órgãos endócrinos produtores de esteroides. Em consequência, não deve causar surpresa que o ovário humano normal produza todas as três classes de esteroides sexuais: estrogênios, progestinas e androgênios. A importância dos androgênios ovarianos é considerada, não só como precursores obrigatórios dos estrogênios, mas também como produtos secretórios clinicamente importantes. O ovário difere dos testículos no seu complemento fundamental de enzimas críticas e, por conseguinte, na sua distribuição de produtos secretórios. O ovário se distingue da glândula suprarrenal pela sua deficiência em reações de 21-hidroxilase e 11β-hidroxilase. Os glicocorticoides e os mineralocorticoides, portanto, não são produzidos no tecido ovariano normal.

Durante a esteroidogênese, a síntese de átomos de carbono no colesterol ou alguma outra molécula esteroide pode ser reduzida, mas nunca aumentada. Podem ocorrer as seguintes reações:

1. Clivagem de uma cadeia lateral (reação da desmolase).

2. Conversão de grupos hidroxila em cetonas ou cetonas em grupos hidroxila (reações da desidrogenase).

3. Adição de grupo OH (reação de hidroxilação).

4. Criação de ligações duplas (remoção de hidrogênio).

5. Adição de hidrogênio para reduzir ligações duplas (saturação).

A visão tradicional da esteroidogênese era de que cada passo era mediado por muitas enzimas, com diferenças de tecido para tecido. Uma simplicidade fundamental deste sistema apareceu quando foram clonados DNAs complementares e genes.[3-5]

As enzimas esteroidogênicas são desidrogenases ou membros do grupo citocromo P450 de oxidades. Citocromo P450 é um termo genérico para uma família de enzimas oxidativas, denominadas P450 em decorrência da alteração na absorção de um pigmento (450) quando reduzidas. As enzimas P450 podem metabolizar muitos substratos; p. ex., no fígado, as enzimas P450 metabolizam toxinas e poluentes ambientais. O genoma humano contém genes para enzimas P450 do citocromo 57, sete nos mitocôndrios e 50 no retículo endoplasmático (o local principal para eliminação metabólica). As seguintes enzimas P450 distintas são identificadas com esteroidogênese: P450scc é a enzima de clivagem da cadeia lateral do colesterol; P450c11 é mediadora da 11-hidroxilase, 18-hidroxilase e 19-metiloxilase; P450c17 é mediadora da 17-hidroxilase e 17,20-liase; P450c21 é mediadora da 21-hidroxilase; e P450arom é mediadora da aromatização de androgênios para estrogênios. As diferenças marcantes na organização éxon-íntron dos genes P450 são compatíveis com uma origem antiga; assim, a superfamília de genes P450 divergiu 1,5 bilhão de anos atrás.

Enzima	Localização Celular	Reações
P450scc	Mitocôndrias	Clivagem da cadeia lateral do colesterol
P450c11	Mitocôndrias	11-hidroxilase 18-hidroxilase 19-metiloxidase
P450c17	Retículo endoplasmático	17-hidroxilase, 17,20-liase
P450c21	Retículo endoplasmático	21-hidroxilase
P450arom	Retículo endoplasmático	Aromatase

O conhecimento estrutural das enzimas P450 que derivou de estudos do sequenciamento de aminoácidos e nucleotídeos demonstrou que todos os passos entre o colesterol e a pregnenolona eram mediados por uma proteína única, P45scc, ligada à membrana interna mitocondrial. Dados de clonagem indicam a presença de um único gene específico *P450scc* no cromossomo 15. Estes experimentos indicaram que os múltiplos passos não exigiam múltiplas enzimas. A atividade diferente em diferentes tecidos pode refletir modificações pós-tradução. Além disso, estes genes contêm sequências promotoras de tecidos específicos, o que é outro motivo para que os mecanismos reguladores possam diferir em diferentes tecidos (p. ex., placenta e ovário). Mutações p450scc são muito raras, produzindo esteroidogênese prejudicada nas glândulas suprarrenais e nas gônadas, causando fenótipos anormais e falha suprarrenal.[6]

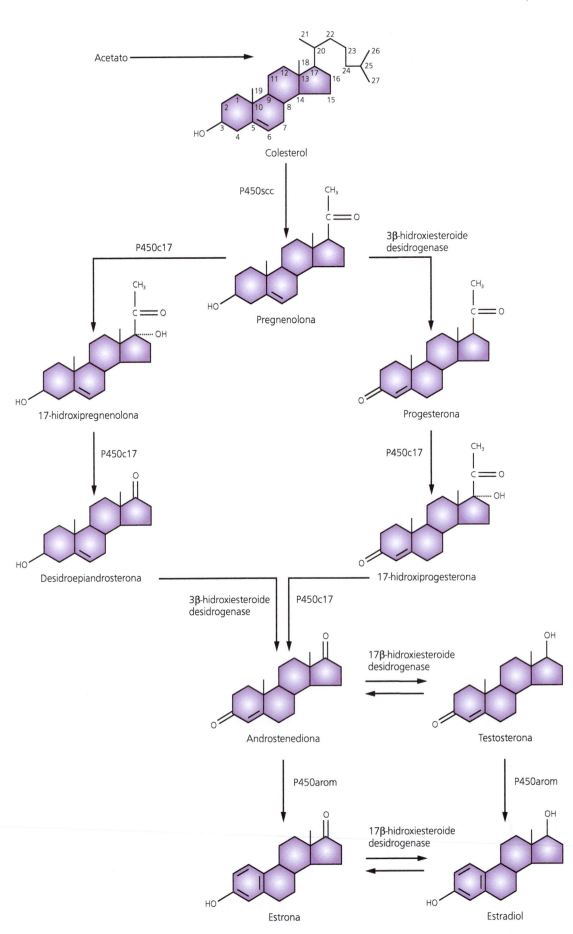

A conversão do colesterol em pregnenolona envolve hidroxilação no carbono nas posições 20 e 22, com subsequente clivagem da cadeia lateral. A conversão do colesterol em pregnenolona por P450scc ocorre no interior das mitocôndrias. É um dos efeitos principais da estimulação hormonal trópica, que também causa a absorção do substrato do colesterol para este passo no ovário. Os hormônios trópicos da hipófise anterior se ligam ao receptor da superfície celular do sistema da proteína G, ativam a adenilase ciclase e aumentam o AMP cíclico intracelular. A atividade do AMP cíclico leva à transcrição do gene que codifica as enzimas esteroidogênicas e as proteínas acessórias. Em um processo que é mais rápido do que a transcrição genética, o AMP cíclico estimula a hidrólise dos ésteres de colesteril e o transporte de colesterol livre para as mitocôndrias.

O colesterol usado para a síntese do esteroide é derivado de lipoproteínas de baixa densidade (LDL), seguido pela mobilização e transporte de reservas intracelulares.[5,7,8] Os ésteres do colesterol LDL são incorporados à célula pela estimulação hormonal trópica de endocitose através de fossas recobertas por clatrina (um mecanismo discutido posteriormente neste capítulo). O colesterol é armazenado na célula na forma de éster ou como um colesterol livre. De fato, a limitação no ritmo da esteroidogênese é a transferência do colesterol da membrana mitocondrial externa para a membrana mitocondrial interna, onde a P450scc totalmente ativa aguarda pelo substrato. A transferência com ritmo limitado do colesterol hidrofóbico pelo espaço aquoso entre as membranas mitocondriais externa e interna é mediada pela ativação proteica estimulada pelo hormônio trópico. A esteroidogênese crônica de longo prazo requer transcrição genética e síntese proteica, porém ocorrem respostas agudas de curta duração independente de nova síntese de RNA, embora a síntese proteica ainda seja necessária, especificamente as proteínas que regulam a transferência de colesterol por meio da membrana mitocondrial.

Várias proteínas foram caracterizadas e propostas como reguladoras da transferência intracelular aguda de colesterol. A proteína 2 transportadora de esterol (SCP2) é capaz de ligar e transferir colesterol entre os compartimentos no interior de uma célula. Outra candidata é uma pequena molécula, o polipeptídio ativador da esteroidogênese (SAP), e ainda outra é o receptor periférico de benzodiazepina (PBR), que afeta o fluxo do colesterol por meio de uma estrutura porosa. No entanto, a proteína mais estudada e favorecida como um regulador da transferência aguda de colesterol é a **proteína reguladora esteroidogênica aguda (StAR)**.[9-13] O RNA mensageiro de StAR e as proteínas são induzidos concomitantemente com esteroidogênese aguda em resposta à estimulação do AMP cíclico. A proteína StAR aumenta a produção de esteroides e é importada e localizada nas mitocôndrias. Mas o que é mais impressionante, a hiperplasia suprarrenal lipoide congênita (um distúrbio autossômico recessivo) é uma falha na esteroidogênese suprarrenal e gonadal em decorrência de uma mutação no gene *StAR* que resulta em códons de parada prematuros.[14,15] Com esta mutação, é possível um nível baixo de esteroidogênese, ainda permitindo a feminização na puberdade, mas a estimulação hormonal trópica contínua resulta em um acúmulo de depósitos de lipídios intracelulares que destroem a capacidade esteroidogênica.[16] O gene StAR é necessário para a esteroidogênese suprarrenal e gonadal e, portanto, é necessário para a diferenciação sexual masculina normal.

Este gene é mediador do transporte de colesterol para dentro das mitocôndrias, mas não na placenta e no cérebro. O StAR movimenta o colesterol da membrana mitocondrial externa para a membrana mitocondrial interna onde pode entrar no caminho esteroidogênico ao ser convertido em prenenolona. Um grupo de proteínas estruturalmente relacionadas ao StAR foi identificado, designado como StARD4, StARD5 e StARD6. StARD4 é responsável pela ligação do colesterol livre quando é produzido no citoplasma e pelo transporte até a membrana mitocondrial externa.[12] Como as células produtoras de esteroides não armazenam grandes quantidades de hormônios, as elevações agudas na secreção dependem deste sistema para produzir a síntese rápida.

StAR é sintetizado em forma de precursor como uma proteína com 285 aminoácidos que tem uma sequência de 25-resíduos clivada do terminal NH_2 após o transporte para dentro das mitocôndrias.[17] As formas mutantes de StAR sofrem truncagem prematura que impede esta clivagem proteolítica. As mutações do gene *StAR*, localizadas no cromossomo 8p11.2, são o único distúrbio de esteroidogênese herdado não causado por um defeito em uma das enzimas esteroidogênicas. A ausência da expressão de StAR na placenta e no cérebro indica a presença de mecanismos diferentes para o transporte do colesterol nesses tecidos.

Depois de formada a pregnenolona, pode continuar a ocorrer síntese de esteroides no ovário por um dos dois caminhos, seja pelo caminho de Δ^5-3β-hidroxiesteroides ou via Δ^4-3-cetona. O primeiro (o caminho Δ^5) prossegue por meio da pregnenolona e desidroepiandrosterona (DHEA) e o segundo (o caminho Δ^4) via progesterona e 17α-hidroxiprogesterona.

A conversão de pregnenolona em progesterona envolve dois passos: a 3β-hidroxiesteroide desidrogenase e as reações Δ^{4-5} isomerase que convertem o grupo 3-hidroxila em uma cetona e transferem a ligação dupla da posição 5-6 para a posição 4-5. A enzima 3β-hidroxiesteroide desidrogenase catalisa as duas reações de desidrogenação e isomerização, e existe em duas formas (tipo I e tipo II), codificadas por dois genes separados no cromossomo 1 (o gene do tipo I é expresso na placenta, mamas e outros tecidos não glandulares; o gene do tipo II é expresso nas gônadas e nas glândulas suprarrenais). Depois de formada a Δ^{4-5} cetona, a progesterona é hidroxilada na posição 17 para formar 17α-hidroxiprogesterona. A 17α-hidroxiprogesterona é o precursor imediato da série de androgênios C-19 (19 carbonos) neste caminho. Pela formação de peróxido em C-20, seguida de epoxidação dos carbonos C-17, C-20, a cadeia lateral é dividida, formando androstenediona. A 17-cetona pode ser reduzida a uma 17β-hidroxila para formar testosterona pela reação 17β-hidroxiesteroide desidrogenase. Os dois esteroides C-19 (androstenediona e testosterona) podem ser convertidos para os estrogênios esteroides fenólicos C-18 correspondentes (estrona e estradiol) por reações microssômicas em um processo denominado aromatização. Este processo inclui hidroxilação do grupo angular 19-metila, seguido por oxidação, perda do carbono-19 como formaldeído, e um anel A de aromatização (desidrogenação).

Como alternativa, a pregnenolona pode ser diretamente convertida para o esteroide Δ^5-3β-hidroxi C19, desidroepiandrosterona (DHEA), por 17α-hidroxilação seguida por clivagem da cadeia lateral. Com a formação da Δ^4-3-cetona, a DHEA é convertida em androstenediona. As quatro reações envolvidas na conversão da pregnenolona e progesterona para os seus produtos 17-hidroxilados são mediadas por uma enzima única, P450c17, ligadas ao retículo endoplasmático liso, reguladas por um gene no cromossomo 10q24.3. A 17-hidroxilase e 17,20-liase foram tradicionalmente consideradas como enzimas separadas. Estas duas funções diferentes de uma única enzima, P450c17, não são genéticas ou estruturais, mas representam o efeito de fatores de influência pós-tradução.[18] No caminho da glândula suprarrenal até o cortisol é expressa muito pouca atividade de 17,20-liase. Nas células da teca ovariana, células testiculares de Leydig e nas reticulares suprarrenais, são expressas as duas atividades 17-hidroxilase e 17,20-liase, direcionando o caminho esteroidogênico via desidroepiandrosterona (DHEA). No corpo lúteo, o caminho principal é via progesterona.

A caracterização da proteína P450c21 e clonagem genética indicam que o gene 21-hidroxilase, *CYP21*, está localizado no cromossomo 6p21.3. Um pseudogene inativo, *CYP21P*, está próximo. Muitas das mutações que afetam *CYP21* e causam hiperplasia congênita são conversões genéticas que envolvem recombinações entre *CYP21* e mutações inativantes em *CYP21P*.

A aromatização é mediada por P450arom encontrada no retículo endoplasmático.[19,20] A aromatase citocromo P450 é derivada do cromossomo 15q21.1, em um sítio designado como gene *CYP19A1* (citocromo P450, família 19, subfamília A, polipeptídio 1), denotando oxidação do grupo metil C-19. A aromatização em diferentes tecidos com diferentes substratos é o resultado da enzima única P450arom codificada pelo gene único. Um haplótipo específico de polimorfismos genéticos em

CYP19 pode estar ligado a câncer endometrial, uma consequência conhecida da estimulação estrogênica excessiva do endométrio.[21] A deficiência de aromatase em decorrência da mutação inativante de *CYP19A1* é muito rara; apenas um número pequeno de casos foi relatado.[22] As mulheres afetadas apresentam virilização ao nascimento porque a placenta não pode converter androgênios suprarrenais para estrogênios; assim, a virilização materna durante a gravidez está geralmente presente.

A transcrição da aromatase é regulada por diversos sítios promotores que respondem às citocinas, nucleotídeos cíclicos, gonadotrofinas, glucocorticoides e fatores de crescimento.[23] A expressão específica do tecido é regulada por promotores específicos do tecido na extremidade 5' do gene. Assim, este gene tem promotores alternativos que permitem os extremos da expressão altamente regulada no ovário em resposta à AMP cíclica e gonadotrofinas, expressão no tecido adiposo estimulado por prostaglandina E_2 e expressão não regulada na placenta e adipose. Foram desenvolvidos inibidores muito específicos de P450arom, chamados "inibidores da aromatase", que permitem o bloqueio intenso da produção de estrogênio, com aplicações clínicas que incluem o tratamento do câncer de mama (p. ex., anastrozol e letrosol) e sangramento uterino disfuncional. O complexo aromatase também inclui NADPH-citocromo P450 redutase, uma flavoproteína onipresente envolvida nas reações de redução.

As reações 17β-hidroxiesteroide desidrogenase e 5α-redutase são mediadas por enzimas não P450. A 17β-hidroxiesteroide desidrogenase é ligada ao retículo endoplasmático e a 5α-redutase ligada à membrana nuclear. As enzimas 17β-hidroxiesteroides desidrogenase convertem a estrona em estradiol, androstenediona em testosterona e DHEA em androstenediol, e vice-versa. Foram clonadas e caracterizadas oito diferentes isoenzimas.[24] A enzima do tipo 1 é ativa na placenta e nas células das granulosas, convertendo estrona em estradiol. As enzimas do tipo 2 e 4, encontradas em muitos tecidos, formam androstenediona e estrona a partir da testosterona e estradiol, respectivamente. As enzimas do tipo 3 e 5 nos testículos reduzem a androstenediona e testosterona. A enzima do tipo 6 pode ser encontrada apenas nos roedores, e as enzimas do tipo 7 e 8 estão espalhadas, mas possuem atividade limitada. Desta maneira, os tipos 1, 3 e 5 formam estrogênios e androgênios ativos, enquanto os tipos 2 e 4 produzem produtos mais fracos, um modo de inativação importante, por exemplo, na proteção do feto contra a testosterona e estradiol que se encontram na circulação materna. A produção celular específica de cada uma destas isoformas é um método para regulação da concentração local de estrogênios e androgênios.

SISTEMA DE DUAS CÉLULAS

O sistema de duas células é uma explicação lógica dos eventos envolvidos na esteroidogênese folicular ovariana.[25] Esta explicação, proposta inicialmente por Falck em 1959,[26] reúne informações sobre o sítio de produção esteroidal específica, juntamente com o aparecimento e a importância dos receptores hormonais. Os seguintes fatos são importantes:

1. Os receptores de FSH estão presentes nas células das granulosas.
2. Os receptores de FSH são induzidos pelo próprio FSH.
3. Os receptores de LH estão presentes nas células da teca e inicialmente ausentes nas células das granulosas, mas à medida que o folículo cresce, FSH induz o aparecimento de receptores de LH nas células das granulosas.
4. FSH induz a atividade da enzima aromatase nas células das granulosas.
5. As ações acima são moduladas por fatores autócrinos e parácrinos secretados pelas células da teca e das granulosas.

Estes fatos se combinam no sistema de duas células para explicar a sequência de eventos no crescimento folicular ovariano e esteroidogênese. A mudança inicial de um folículo para um folículo pré-antral é independente dos hormônios, e o estímulo que governa este passo inicial no crescimento é desconhecido. A continuidade do crescimento, no entanto, depende da estimulação de FSH. Como a granulosa responde ao FSH, a proliferação e o crescimento estão associados a um aumento nos receptores de FSH, um efeito específico do próprio FSH, porém uma ação que é realçada muito significativamente pelos peptídeos autócrinos e parácrinos. As células da teca são caracterizadas pela atividade esteroidogênica em resposta a LH, resultando especificamente na produção de androgênio, pela transcrição dos genes P450scc, P450c17 e 3β-hidroxiesteroide desidrogenase. A aromatização de androgênios para estrogênios é uma atividade distinta dentro da camada granulosa induzida por FSH pela ativação do gene P450arom. Os androgênios produzidos na camada da teca, portanto, precisam-se difundir na camada granulosa. Na camada granulosa, são convertidos em estrogênios, e o nível crescente de estradiol na circulação periférica reflete a liberação do estrogênio de volta para a camada de teca nos vasos sanguíneos.

As células da teca e das granulosas secretam peptídeos que operam como fatores autócrinos e parácrinos.[27] O fator de crescimento semelhante à insulina (IGF) é secretado pela teca e reforça a estimulação de LH da produção de androgênio nas células da teca assim como a aromatização mediada por FSH na granulosa. Evidências indicam que o fator de crescimento semelhante à

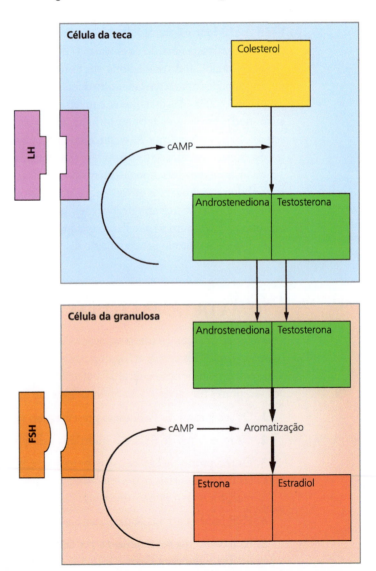

insulina endógena no folículo ovariano humano é IGF-II tanto nas células das granulosas quanto na teca.[28] Estudos indicando atividade de IGF-I com o tecido ovariano humano podem ser explicados pelo fato de que tanto a atividade de IGF-I quanto de IGF-II podem ser mediadas pelo receptor de IGF do tipo I, que é estruturalmente semelhante ao receptor de insulina. A regulação dos receptores de FSH nas células das granulosas é relativamente complexa. Embora FSH aumente a atividade do seu próprio gene receptor em um mecanismo cíclico mediado por AMP, esta ação é influenciada por agentes inibidores como o fator de crescimento epidérmico, fator de crescimento dos fibroblastos e até mesmo uma proteína semelhante ao hormônio liberador da gonadotrofina (GnRH). A inibina e ao ativina são produzidas na granulosa em resposta ao FSH, e a ativina tem o importante papel autócrino de reforçar as ações do FSH, especialmente a produção dos receptores de FSH. A inibina reforça a estimulação de LH da síntese de hidrogênio na teca para fornecer um substrato para aromatização do estrogênio na granulosa, enquanto a ativina suprime a síntese de androgênio. Esta importante regulação parácrina da produção de androgênio nas células da teca pela inibina e ativina, discutida no Capítulo 6, é exercida primariamente por meio da modificação da expressão das enzimas esteroidogênicas, especialmente P450c17.[29]

Depois da ovulação, a dominância da camada granulosa luteinizada é dependente da indução pré-ovulatória de um número adequado de receptores de LH e, portanto, dependente da ação adequada de FSH. Antes da ovulação, a camada granulosa é caracterizada pela atividade de aromatização e conversão dos androgênios teca em estrogênios, uma atividade mediada por FSH. Depois da ovulação, a camada granulosa secreta progesterona e estrogênios diretamente na corrente sanguínea, uma atividade mediada por LH.

As células das granulosas e da teca têm cada uma um sistema de aromatase do androgênio que pode ser demonstrado *in vitro*. No entanto, *in vivo* a atividade da camada granulosa na fase folicular é centenas de vezes maior do que a atividade da camada de teca, e, por conseguinte, a granulosa é a principal fonte biossintética de estrogênio no folículo em crescimento.[30] Como as células das granulosas não possuem P450c17, a taxa de aromatização na camada granulosa está diretamente relacionada e dependente do substrato de androgênio viabilizado pelas células da teca. Portanto, a secreção de estrogênio pelo folículo antes da ovulação é resultado da estimulação combinada de LH e FSH dos dois tipos de células, da teca e da granulosa. Após a ovulação, acredita-se que os dois tipos de células continuem a funcionar como um sistema de duas células; as células lúteas derivadas da teca produzem androgênios para aromatização nos estrogênios pelas células lúteas da granulosa.

	Livre (Não ligado (%))	Ligado à Albumina (%)	Ligado a SHBG (%)
Estrogênio	1	30	69
Testosterona	1	30	69
DHEA	4	88	8
Androstenediona	7	85	8
Di-hidrotestosterona	1	71	28

De Mendel.[31]

TRANSPORTE SANGUÍNEO DOS ESTEROIDES

Enquanto circulantes no sangue, a maioria dos principais esteroides sexuais, estradiol e testosterona está ligada a um transportador de proteína, conhecido como globulina ligadora de hormônios sexuais (SHBG), produzida principalmente no fígado. Outros 30% estão frouxamente ligados à albumina, deixando apenas aproximadamente 1% não ligado e livre. Uma porcentagem muito pequena também se liga à globulina ligadora de corticosteroide. Hipertireoidismo, gravidez e administração de estrogênio elevam os níveis de SHBG, enquanto corticoides, androgênios, progestinas, hormônio de crescimento, insulina e IGF-I reduzem SHBG.

O nível circulante de SHBG está inversamente relacionado ao peso corporal e, assim, um ganho de peso significativo pode reduzir SHBG e produzir alterações importantes nos níveis não ligados de esteroides sexuais. Outro mecanismo importante para a redução nos níveis circulantes de SHBG é a resistência à insulina e hiperinsulinemia.[32,33] Assim, níveis aumentados de insulina na circulação reduzem os níveis de SHBG, e este pode ser o mecanismo principal que faz a mediação do impacto do peso corporal aumentado na SHBG. Esta relação entre os níveis de insulina e SHBG é tão forte que as concentrações de SHBG são um marcador para resistência à insulina hiperinsulinêmica e um nível baixo de SHBG é preditor de diabetes melito tipo 2.[34]

A distribuição da gordura corporal tem forte influência nos níveis de SHBG. A gordura androide ou central está localizada em pontos na parede abdominal e visceral-mesentérica. Esta distribuição de gordura está associada à hiperinsulinemia, hiperandrogenismo e níveis reduzidos de SHBG.[35] O mecanismo comum para essas alterações é provavelmente a hiperinsulinemia.

SHBG é uma glicoproteína que contém um único sítio de ligação para androgênios e estrogênios, muito embora seja um composto homodímero de dois monômeros. Seu gene foi localizado no braço curto (p12-13) do cromossomo 17.[36] Estudos genéticos revelaram que o gene SHBG também codifica a proteína ligadora de androgênio presente nos túbulos seminíferos, sintetizada nas células de Sertoli.[37,38] Acredita-se que a dimerização é necessária para formar o sítio único ligador de esteroide. Não foram relatadas anormalidades cromossômicas específicas com SHBG reduzido ou anormal. A expressão do gene SHBG foi identificada recentemente em outros tecidos (cérebro, placenta e endométrio), embora não tenha sido determinada uma significância biológica.

Transcortina, também chamada de globulina ligadora de corticosteroides, é uma glicoproteína do plasma que liga o cortisol, progesterona, desoxicorticosterona, corticosterona e alguns dos outros compostos corticoides menores. Normalmente, em torno de 75% do cortisol circulante é ligado à transcortina, 15% é frouxamente ligado à albumina e 10% é não ligado ou livre. A progesterona circula nas seguintes porcentagens: menos de 2% não ligada, 80% ligada à albumina, 18% ligada à transcortina e menos de 1% ligada ao SHBG. A ligação na circulação segue a lei da ação maciça: a quantidade de hormônio livre não ligado está em equilíbrio com o hormônio ligado. Assim, a capacidade total de uma globulina de ligação influenciará a quantidade que é livre e não ligada.

Os efeitos biológicos dos principais esteroides sexuais são, em grande parte, determinados pela porção não ligada, conhecida como hormônio livre. Em outras palavras, o hormônio ativo é não ligado e livre, enquanto o hormônio ligado é relativamente inativo. Este conceito não deixa de ser controverso. O complexo hormônio-proteína pode estar envolvido em um processo ativo de absorção na membrana plasmática da célula-alvo.[39-41] A fração ligante de albumina dos esteroides também pode estar disponível para ação celular porque esta ligação tem pouca afinidade. Como a concentração de albumina no plasma é muitas vezes maior do que a de SHBG, a contribuição da fração ligadora de albumina pode ser significativa. Ensaios de rotina determinam a concentração total de hormônios, ligados mais livres, e são necessários passos especiais para medir o nível ativo livre de testosterona, estradiol e cortisol.

METABOLISMO DO ESTROGÊNIO

Os androgênios são os precursores dos estrogênios. A atividade da 17β-hidroxiesteroide desidrogenase converte androstenediona em testosterona, que não é um produto secretor importante do ovário normal. Ela é rapidamente desmetilada na posição C-19 e aromatizada no estradiol, o principal estrogênio secretado pelo ovário humano. O estradiol também aumenta para um grau maior via estrona, e a estrona é secretada em quantidades diárias significativas. O estriol é o metabólito periférico de estrona e estradiol e não um produto secretor do ovário. A formação de estriol é típica da "desintoxicação" metabólica geral, conversão de material biologicamente ativo para formas menos ativas.

A conversão de esteroides em tecidos periféricos nem sempre é uma forma de inativação. Os androgênios livres são perifericamente convertidos em estrogênios livres, por exemplo, na pele e nas células adiposas. A localização das células adiposas influencia a sua atividade. Mulheres com obesidade central (na área abdominal) produzem mais androgênios.[42] O trabalho de Siiteri e MacDonald[43] demonstrou que estrogênio suficiente pode ser derivado de androgênios circulantes para produzir sangramento na mulher pós-menopausa. Nas mulheres, a glândula suprarrenal permanece sendo a fonte principal de androgênios circulantes, em particular androstenediona. No homem, quase todo o estrogênio circulante é derivado da conversão periférica de androgênios. Os androgênios precursores consistem principalmente de androstenediona, desidroepiandrosterona e sulfato de desidroepiandrosterona.

É possível ser visto, portanto, que o padrão de esteroides circulantes na mulher é influenciado pela atividade de vários processos fora do ovário. Devido à contribuição periférica dos níveis de esteroides, o termo *taxa de secreção* é reservado para a secreção direta dos órgãos, enquanto *taxa de produção* inclui a secreção dos órgãos mais a contribuição periférica via conversão dos precursores. A *taxa de eliminação metabólica (MCR)* equivale ao volume de sangue que é eliminado do hormônio por unidade de tempo. A *taxa de produção sanguínea (PR)*, então, equivale à taxa de eliminação metabólica multiplicada pela concentração do hormônio no sangue.

MCR = Litros/Dia
PR = MCR × Concentração (Litros/Dia × Quantidade/Litros = Quantidade/Dia)

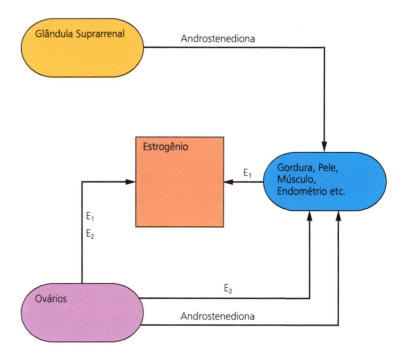

Na mulher não grávida normal, o estradiol é produzido na taxa de 100-300 µg/dia. A produção de androstenediona é de aproximadamente 3 mg/dia e a conversão periférica (aproximadamente 1%) de androstenediona para estrona representa em torno de 20-30% da estrona produzida por dia. Como a androstenediona é secretada em quantidades de miligramas, mesmo uma pequena porcentagem de conversão para estrogênio resulta em uma contribuição significativa para os estrogênios, que existem e funcionam na circulação em quantidades de picogramas. Assim, os estrogênios circulantes na mulher são a soma da secreção ovariana direta de estradiol e estrona, mais a conversão periférica de precursores C-19. Embora o estradiol seja produzido em quantidades de µg, ele circula e funciona no interior das células em concentrações de pg/mL.

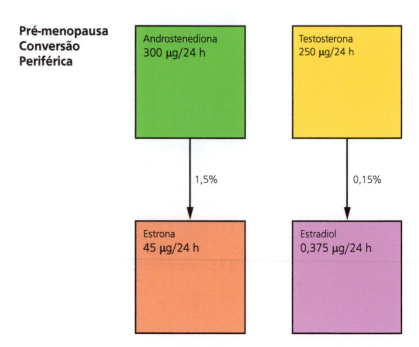

METABOLISMO DA PROGESTERONA

A conversão periférica de esteroides em progesterona não é encontrada na mulher não grávida; em vez disso, a taxa de produção de progesterona é uma combinação da secreção da glândula suprarrenal e dos ovários. Incluindo a pequena contribuição da glândula suprarrenal, a taxa de produção sanguínea de progesterona na fase pré-ovulatória é menos de 1 mg/dia. Durante a fase lútea, a produção aumenta para 20-30 mg/dia. O destino metabólico da progesterona, conforme expresso pelos seus muitos produtos de excreção é mais complexo do que o do estrogênio. Aproximadamente, 10-20% da progesterona é excretada como pregnanediol.

A glucuronida pregnanediol está presente na urina em concentrações menores que 1 mg/dia até a ovulação. A excreção de pregnanediol pós-ovulação atinge um pico de 3-6 mg/dia, o que é mantido até 2 dias antes da menstruação. O ensaio de pregnanediol na urina atualmente tem pouco uso clínico.

Na fase pré-ovulatória em mulheres adultas, em todas as mulheres pré-púberes e no homem normal, os níveis sanguíneos de progesterona se encontram nos limites inferiores da sensibilidade do imunoensaio: menos de 1 ng/mL. Após a ovulação, isto é, durante a fase lútea, a progesterona varia de 3 a 15 ng/mL. Na hiperplasia suprarrenal congênita, os níveis sanguíneos de progesterona podem ser 50 vezes acima do normal.

Pregnanetriol é o principal metabólito urinário de 17α-hidroxiprogesterona e possui significância clínica na síndrome adrenogenital, uma síndrome de hiperplasia suprarrenal virilizante em que o defeito em uma enzima resulta no acúmulo de 17α-hidroxiprogesterona e excreção aumentada de pregnanetriol. A anormalidade herdada na hiperplasia suprarrenal virilizante resulta em uma incapacidade de sintetizar glicocorticoides. O eixo hipotalâmico-hipofisário reage ao baixo nível de cortisol pela secreção elevada de ACTH em uma resposta homeostática para alcançar níveis normais de produção de cortisol. Esta estimulação induz um córtex suprarrenal hiperplásico que produz androgênios, além de precursores corticoides em quantidades anormais. O ensaio do plasma ou soro da 17α-hidroxiprogesterona é um índice mais sensível e preciso da deficiência desta enzima do que a medida do pregnanetriol. Normalmente, o nível sanguíneo de 17α-hidroxiprogesterona é menos do que 100 ng/dL, embora após a ovulação e durante a fase lútea de um ciclo menstrual normal possa ser atingido um pico de 200 ng/dL. Em síndromes de hiperplasia suprarrenal, os valores podem ser 10-400 vezes o normal.

METABOLISMO DO ANDROGÊNIO

Os principais produtos androgênicos do ovário são a desidroepiandrosterona (DHEA) e androstenediona (e apenas um pouco de testosterona), que são secretadas principalmente pelo tecido estromal derivado de células da teca. Com o acúmulo excessivo de tecido estromal ou em presença de um tumor produtor de androgênio, a testosterona torna-se um produto secretor importante. Ocasionalmente, um tumor não funcionante pode induzir a proliferação estromal e aumento na produção de androgênio. O acúmulo normal de tecido estromal no decorrer do ciclo resulta em uma elevação dos níveis circulantes de androstenediona e testosterona na hora da ovulação.

O córtex suprarrenal produz três grupos de hormônios esteroides: os glicocorticoides, os mineralocorticoides e os esteroides sexuais. Os esteroides sexuais suprarrenais representam subprodutos intermediários na síntese de glicocorticoides e mineralocorticoides, e a secreção excessiva dos esteroides sexuais ocorre somente com células neoplásicas ou em associação a deficiências enzimáticas. Em circunstâncias normais, a produção da glândula suprarrenal de esteroides sexuais é menos significativa do que a produção gonadal de androgênios e estrogênios. Aproximadamente metade da produção diária de DHEA e androstenediona provém da glândula suprarrenal; a outra metade da androstenediona é secretada pelo ovário, mas a outra metade da DHEA é dividida quase igualmente entre o ovário e os tecidos periféricos. A taxa de produção de testosterona nas mulheres normais é de 0,2-0,3 mg/dia e aproximadamente 50% é derivada da conversão periférica de androstenediona (e uma pequena quantidade de DHEA) em testosterona, enquanto 25% é secretado pelo ovário e 25% pela suprarrenal. Os principais androgênios são secretados na urina como 17-cetosteroides.

Não há ciclo circadiano dos principais esteroides sexuais na mulher. No entanto, variações de curta duração nos níveis sanguíneos em decorrência da secreção episódica requerem múltiplas amostragens para uma avaliação absolutamente precisa. *Embora seja necessária uma amostragem frequente para um alto grau de precisão, uma amostra aleatória é suficiente para fins clínicos para determinar se um nível está em uma variação normal.*

A capacidade de ligação à testosterona é reduzida pelos androgênios; portanto, a capacidade de ligação nos homens é menor que nas mulheres. O nível de globulina ligadora nas mulheres com produção aumentada de androgênio também está deprimido. Os efeitos androgênicos são dependentes da fração não ligada que se movimenta livremente do compartimento vascular para dentro das células-alvo. Ensaios de rotina determinam a concentração total de hormônios, ligados e livres. Assim, a concentração de testosterona total pode estar na variação normal em uma mulher com hirsutismo ou mesmo virilizada, mas como o nível de globulina ligante está deprimido pelos efeitos do androgênio, a porcentagem livre e ativa de testosterona está elevada. A necessidade de um ensaio específico para a porção livre de testosterona pode ser questionada porque a própria presença de hirsutismo ou virilismo indica efeitos aumentados de androgênio. Em face de hirsutismo, pode-se interpretar com segurança um nível normal de testosterona como compatível com a capacidade de ligação e testosterona livre ativa aumentada.

Tanto a testosterona total quanto a não ligada são normais em apenas algumas mulheres com hirsutismo. Nestes casos, o hirsutismo, até então considerado como idiopático, mais provavelmente resulta de efeitos androgênicos intracelulares excessivos (especificamente conversão intracelular aumentada de testosterona para di-hidrotestosterona).

A redução da insaturação Δ^4 (um caminho irreversível) na testosterona é muito significativa, produzindo derivativos muito diferentes na sua configuração espacial e atividade. Os derivativos 5β não são androgênicos, e este não é um caminho importante; no entanto, o derivativo 5α (um caminho muito ativo) é extremamente potente. Na verdade, di-hidrotestosterona (DHT), o derivativo 5α, é o principal hormônio androgênico em uma variedade de tecidos-alvo e é formado no interior do próprio tecido-alvo.

Em homens, a maior parte da DHT circulante é derivada da testosterona que entra em uma célula-alvo e é convertida por meio de 5α-redutase em DHT. Nas mulheres, como a taxa de produção de androstenediona é maior do que na testosterona, a DHT sanguínea é primariamente derivada da androstenediona e em parte da desidroepiandrosterona.[44] Assim, nas mulheres, a produção de DHT na pele é predominantemente influenciada pela androstenediona. DHT é por definição um hormônio intrácrino, formado e agindo no interior dos tecidos-alvo.[45] A enzima 5α-redutase existe em duas formas, tipo I e tipo II, cada uma codificada por um gene separado, com a enzima do tipo I sendo encontrada na pele e o tipo II redutase sendo expresso predominantemente em tecidos reprodutivos.[46]

DHT é em grande parte metabolizada em nível intracelular; portanto, a DHT sanguínea é aproximadamente um décimo do nível de testosterona circulante, e está claro que a testosterona é o principal androgênio circulante. Em tecidos sensíveis à DHT (o que inclui folículos capilares), somente DHT entra no núcleo para fornecer a mensagem do androgênio. DHT também pode realizar ações androgênicas no interior das células que não possuem a capacidade de converter testosterona em DHT. DHT é ainda mais reduzido por uma 3α-ceto-redutase do androstanediol, o qual é relativamente inativo. O metabólito do androstanediol, 3α-androstanediol glucuronido, é o principal metabólito de DHT e pode ser medido no plasma, indicando o nível de atividade da conversão do tecido-alvo de testosterona para DHT.

Nem todos os tecidos sensíveis ao androgênio requerem a conversão anterior da testosterona para DHT. No processo de diferenciação masculina, o desenvolvimento das estruturas do duto de Wolff (epidídimo, os vasos deferentes e a vesícula seminal) é dependente da testosterona como mediador intracelular, enquanto o desenvolvimento do seio urogenital e do tubérculo urogenital na genitália masculina externa, da uretra e da próstata requerem a conversão da testosterona em DHT.[47] O desenvolvimento muscular está sob o controle direto da testosterona. A testosterona também é aromatizada de maneira significativa no cérebro, fígado e mamas; e em algumas circunstâncias (p. ex., no cérebro), mensagens androgênicas podem ser transmitidas via estrogênio.

IMPORTÂNCIA DA PRODUÇÃO LOCAL DE HORMÔNIOS SEXUAIS

As características do metabolismo dos esteroides sexuais examinadas anteriormente contribuem para um conceito clínico importante: *os níveis circulantes de hormônios sexuais nem sempre refletem as concentrações nas células-alvo*. Nas mulheres pré-menopausa, os tecidos-alvo sintetizam e metabolizam a maior parte da testosterona produzida. Assim, a testosterona nas mulheres funciona como um hormônio parácrino e intrácrino. Nos homens, a secreção abundante de testosterona cria níveis circulantes que são suficientes para permitir que a testosterona funcione como um hormônio clássico. Nas mulheres, a mesma descrição se aplica ao estradiol. O estradiol funciona como um hormônio circulante clássico até a menopausa, após a qual tanto a atividade do estradiol quanto da testosterona se deve à síntese local no tecido-alvo, usando precursores derivados da circulação. Portanto, as intervenções clínicas após a menopausa são dirigidas para a produção local de hormônios; por exemplo, o uso de inibidores de aromatase para tratar o câncer de mama.

EXCREÇÃO DOS ESTEROIDES

Os esteroides e metabólitos ativos são excretados como sulfo e glicuro conjugados. A conjugação de um esteroide converte um composto hidrofóbico em hidrofílico e, geralmente, reduz ou elimina a atividade de um esteroide. Contudo, isto não é completamente verdadeiro porque a hidrólise da ligação de éster pode ocorrer em tecidos-alvo e restaurar a forma ativa. Além do mais, estrógenos conjugados podem ter atividade biológica, e é conhecido que conjugados sulfatados são secretados ativamente e podem servir como precursores, presentes na circulação em concentrações relativamente altas em decorrência da ligação a proteínas do soro. Comumente, no entanto, a conjugação pelo fígado e mucosa intestinal é um passo na desativação preliminar da excreção na urina e bile e essencial para que isto aconteça.

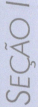

MECANISMO DE AÇÃO CELULAR

Os hormônios circulam em concentrações extremamente baixas e, para responder com ações específicas e efetivas, as células-alvo requerem a presença de mecanismos especiais. Existem dois tipos principais de ação hormonal nos tecidos-alvo. Um é mediador da ação de hormônios trópicos (hormônios peptídeos e glicoproteicos) com receptores no nível da membrana celular. Em contraste, os hormônios esteroides menores entram prontamente nas células, e o mecanismo básico de ação envolve moléculas receptoras específicas no interior das células. É a afinidade, especificidade e atividade dos receptores, com a grande concentração de receptores nas células, que permitem que uma pequena quantidade de hormônio produza uma resposta biológica.

Os muitos e diferentes tipos de receptores podem ser organizados nas seguintes categorias básicas:

RECEPTORES INTRACELULARES

Receptores no interior das células levam à ativação da transcrição. Exemplos incluem os receptores de estrogênio e hormônios da tireoide.

RECEPTORES DE PROTEÍNA G

Estes receptores são compostos de uma cadeia simples de polipeptídeos que abrange a membrana celular. A ligação a um hormônio específico leva à interação com proteínas G que, por sua vez, ativam segundos mensageiros. Exemplos incluem os receptores de hormônios trópicos, prostaglandinas, luz e odores. Os segundos mensageiros incluem a enzima adenilato ciclase, o sistema fosfolipase e as alterações de cálcio ionizadas.

CANAIS DE ENTRADA IONIZADOS

Estes receptores na superfície celular são compostos de múltiplas unidades que após a ligação abrem canais ionizados. O influxo de íons altera a atividade elétrica das células. O melhor exemplo deste tipo é o receptor de acetilcolina.

RECEPTORES COM ATIVIDADE ENZIMÁTICA INTRÍNSECA

Estes receptores transmembrana possuem um componente intracelular com atividade de tirosina ou serina quinase. A ligação leva à autofosforilação e à atividade do receptor. Exemplos incluem os receptores de insulina e fatores de crescimento (tirosina quinase) e os receptores da ativina e inibina (serina quinase).

SISTEMA DE INTERNALIZAÇÃO

Os receptores que não se enquadram nas categorias anteriores incluem os receptores de LDL, prolactina, hormônio do crescimento e alguns fatores de crescimento. Estes receptores possibilitam a entrada dos seus ligantes nas células pelo processo de endocitose (discutido posteriormente neste capítulo).

MECANISMO DE AÇÃO DOS HORMÔNIOS ESTEROIDES

A especificidade da reação dos tecidos aos hormônios sexuais esteroides se deve à presença de proteínas receptoras intracelulares. Diferentes tipos de tecidos, como o fígado, rim e útero, respondem de maneira semelhante. O mecanismo inclui: (1) difusão do hormônio esteroide pela membrana celular, (2) ligação do hormônio esteroide a uma proteína receptora, (3) interação de um complexo hormônio-receptor com DNA nuclear, (4) síntese do RNA mensageiro (mRNA), (5) transporte do mRNA para os ribossomos e finalmente (6) síntese proteica no citoplasma que resulta em atividade celular específica. Os receptores de hormônio esteroide afetam primaria-

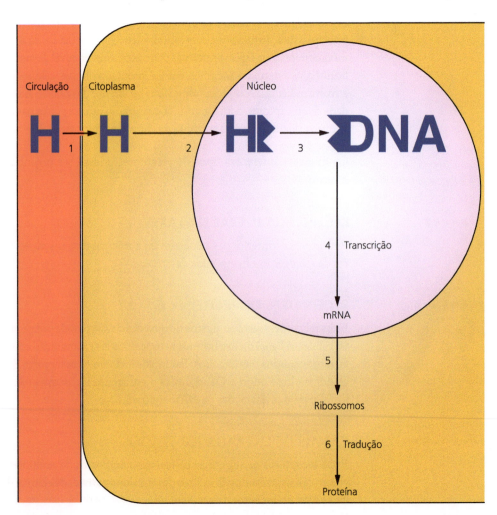

mente a transcrição genética, mas também regulam eventos pós-transcrição e eventos não genômicos. Os receptores esteroides regulam a transcrição genética por meio de múltiplos mecanismos, nem todos os quais requerem interações diretas com o DNA.

Cada uma das principais classes dos hormônios esteroides sexuais, incluindo estrogênios, progestinas e androgênios, age de acordo com o seu mecanismo geral. Os receptores de glicocorticoides e mineralocorticoides, quando no estado de não ligação, residem no citoplasma e se deslocam para dentro do núcleo após a ligação hormônio-receptor. Estrogênios, progestinas e androgênios são transferidos atravessando a membrana nuclear e se ligam aos seus receptores no interior do núcleo.

Os hormônios esteroides são rapidamente transportados através da membrana celular por difusão simples. Os fatores responsáveis por esta transferência são desconhecidos, porém a concentração de hormônio livre (não ligado) na corrente sanguínea parece ser um determinante importante e influente da função celular. Uma vez na célula, os hormônios esteroides sexuais se ligam aos seus receptores individuais. Durante este processo, ocorre a *transformação ou ativação* do receptor. Transformação se refere a uma alteração conformacional do complexo hormônio-receptor, revelando ou produzindo um sítio de ligação necessário para que o complexo se ligue à cromatina. No estado não ligado, o receptor está associado a proteínas de choque térmico que estabilizam e protegem o receptor e mantêm uma conformação que mantém a região ligadora de DNA em um estado inativo. A ativação do receptor é conduzida pela ligação hormonal que causa uma dissociação do complexo receptor-proteína de choque térmico.

O complexo hormônio-receptor se liga a sítios específicos no DNA (*elementos responsivos ao hormônio*) que estão localizados no sentido ascendente do gene. A ligação específica do complexo hormônio-receptor com o DNA resulta na iniciação da transcrição da RNA polimerase. A transcrição leva à tradução, síntese proteica mediada pelo mRNA nos ribossomos. A ação principal dos hormônios esteroides é a regulação da síntese proteica intracelular por meio do mecanismo receptor.

A atividade biológica é mantida somente enquanto o sítio nuclear está ocupado com o complexo hormônio-receptor. A taxa de dissociação do hormônio e seu receptor, bem como a meia-vida do complexo nuclear ligado à cromatina, são fatores na resposta biológica porque os elementos de resposta hormonal são abundantes e, sob condições normais, são ocupados somente até certo ponto.[48] Assim, um importante princípio clínico é o seguinte: *a duração da exposição a um hormônio é tão importante quanto a dose*. Uma razão porque apenas pequenas quantidades de estrogênio precisam estar representadas na circulação é a meia-vida longa do complexo hormônio-receptor de estrogênio. De fato, um fator importante nas diferenças de potência entre os vários estrogênios (estradiol, estrona, estriol) é a duração de tempo em que o complexo estrogênio-receptor ocupa o núcleo. A taxa mais alta de dissociação com o estrogênio fraco (estriol) pode ser compensada pela aplicação contínua para permitir ligação e atividade nuclear prolongada. Cortisol e progesterona precisam circular em grandes concentrações porque os seus complexos receptores têm meia-vida curta no núcleo.

Uma ação importante do estrogênio é a modificação da própria atividade e da atividade do hormônio esteroide, afetando as concentrações dos receptores. O estrogênio aumenta a responsividade do tecido-alvo a ele mesmo e às progestinas e androgênios, aumentando a concentração do seu próprio receptor e da concentração da progestina intracelular e receptores de androgênios. A progesterona e o clomifeno, por outro lado, limitam a resposta do tecido ao estrogênio, bloqueando este mecanismo, reduzindo assim, ao longo do tempo, a concentração de receptores de estrogênio. Pequenas quantidades de depleção dos receptores e pequenas quantidades de esteroide no sangue ativam o mecanismo.

A síntese dos receptores de esteroides sexuais ocorre obviamente no citoplasma, mas com os receptores de estrogênio e a progestina, a síntese precisa ser rapidamente seguida pelo transporte para o interior do núcleo. Ocorre tráfego nuclear incrivelmente amplo.[49] A membrana nuclear contém de 3.000 a 4.000 poros. Uma célula que sintetiza DNA importa em torno de um milhão de moléculas de histonas do citoplasma a cada 3 minutos. Se a célula estiver crescendo rapidamente, aproximadamente três ribossomos recentemente reunidos serão transportados a cada minuto na outra direção. A célula típica pode sintetizar de 10.000 a 20.000 diferentes proteínas. Como elas sabem aonde ir? A resposta é que estas proteínas possuem sinais de localização. No caso das proteínas receptoras de hormônio esteroide, as sequências de sinais estão na região da dobradiça.

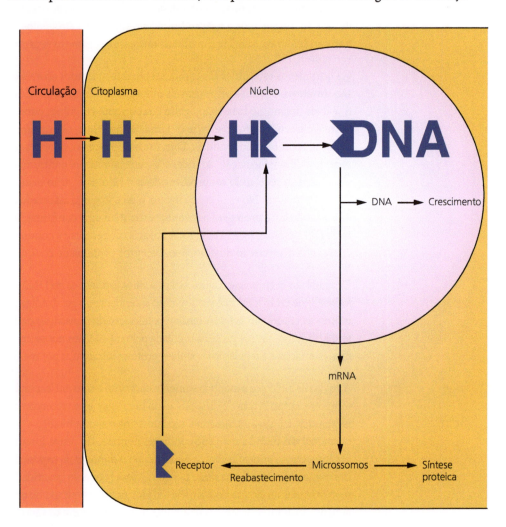

Os receptores de estrogênio e progestina existem de forma contínua do núcleo até o citoplasma e são ativamente transportados de volta para o núcleo. Este é um transporte constante; a difusão no citoplasma é balanceada pelo transporte ativo para o interior do núcleo. Isto levanta a possibilidade de que algumas doenças se devam ao mal controle deste transporte. Isto também pode ser verdadeiro em relação a algumas doenças adquiridas, p. ex., síndrome de Reye, um distúrbio adquirido da função enzimática mitocondrial.

O destino do complexo hormônio-receptor após a ativação do gene é chamado de **processamento** hormônio-receptor. No caso dos receptores de estrogênio, o processamento envolve a degradação rápida dos receptores não ligados ao estrogênio e uma degradação muito mais lenta dos receptores ligados após a transcrição genética. O metabolismo rápido dos receptores de estrogênio tem significância clínica. A presença contínua de estrogênio é um fator importante para a continuidade da resposta.

O melhor exemplo da importância desses fatores é a diferença entre estradiol e estriol. O estriol tem apenas 20-30% de afinidade pelo receptor de estrogênio comparado com o estradiol; assim, é rapidamente eliminado de uma célula. Mas se a concentração efetiva for mantida equivalente à do estradiol, ele poderá produzir uma resposta biológica similar.[50] Durante a gravidez, quando a concentração de estriol é muito grande, ele pode ser um hormônio importante, não simplesmente um metabólito.

A depleção dos receptores de estrogênio no endométrio por agentes progestacionais é a razão fundamental para a adição de progestinas aos programas de tratamento com estrogênio. As progestinas aceleram o metabolismo dos receptores preexistentes e isto é seguido pela inibição da síntese dos receptores induzida por estrogênio. Usando a imuno-histoquímica dos anticorpos monoclonais, esta ação foi apontada para a interrupção da transcrição em genes regulados por estrogênio. O mecanismo é diferente para os efeitos de androgênio antiestrogênico. Os androgênios também reduzem os receptores de estrogênio no interior de tecidos-alvo, especialmente no útero.[51,52]

SUPERFAMÍLIA DOS RECEPTORES

As técnicas de DNA recombinante permitiram o estudo das sequências genéticas que codificam a síntese dos receptores nucleares. Os receptores de hormônios esteroides compartilham uma estrutura comum com os receptores do hormônio da tireoide, 1,25-di-hidrovitamina D3 e ácido retinoico; assim, estes receptores são chamados de superfamília.[53,54] Cada receptor contém domínios característicos que são similares e intercambiáveis. Portanto, não é de causar surpresa que os hormônios específicos possam interagir com mais de um receptor nesta família. A análise destes receptores sugere uma história evolucionária complexa durante a qual ocorreu a duplicação genética e trocas entre domínios de diferentes origens. Esta família inclui agora centenas de proteínas, presentes em praticamente todas as espécies, desde vermes até insetos e humanos. Alguns são chamados de *receptores órfãos* porque não foram identificados ligantes específicos para estas proteínas, mas o número de receptores órfãos está diminuindo gradualmente (desorfanização). Foram apresentados argumentos convincentes de que 6 receptores esteroides se origi-

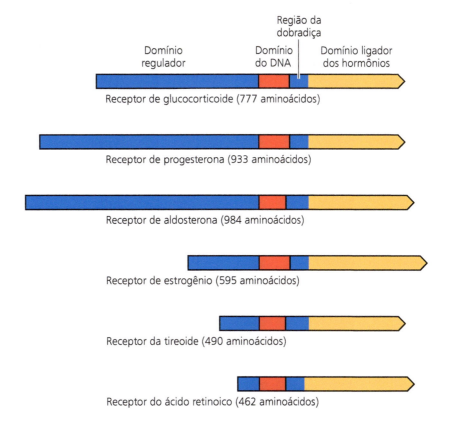

naram em um gene receptor ancestral comum.[55] A identificação de receptores esteroides na lampreia do mar data sua origem há mais de 450 milhões de anos, e a caracterização de um receptor que funciona como um receptor de estrogênio nos moluscos indica que o antigo e inicial receptor esteroide sexual era um receptor de estrogênio.[56] O conhecimento do genoma humano completo confirmou que existem 48 receptores nucleares na superfamília dos receptores.[54]

RECEPTORES DE ESTROGÊNIO

Foram identificados dois receptores de estrogênio, designados como receptor de estrogênio alfa (ER-α) e o receptor de estrogênio beta (ER-β).[57,58] O receptor de estrogênio α foi descoberto por volta de 1960, e a sequência de aminoácidos foi relatada em 1986.[59-61] O receptor de estrogênio α é traduzido de um mRNA de 6,8 kilobase derivado de um gene que contém oito éxons no braço longo do cromossomo 6.[62] Ele tem um peso molecular de aproximadamente 66.000 com 595 aminoácidos. A meia-vida do receptor α é de aproximadamente 4-7 horas; assim, o receptor de estrogênio α é uma proteína com metabolismo rápido. O receptor de estrogênio β mais recentemente descoberto, uma proteína com 530 aminoácidos, é codificada por um gene localizado no cromossomo 14,q23.2, em íntima proximidade com os genes relacionados à doença de Alzheimer.[63,64] Existem muitas isoformas de ER-β, incluindo cinco formas de longa extensão.

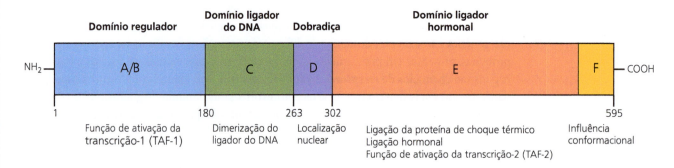

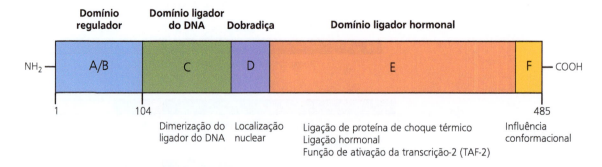

Foram identificados receptores órfãos que estão relacionados aos receptores de estrogênio. Eles foram designados como receptor relacionado ao estrogênio (ERRα, ERRβ e ERRγ). ERRα pode ser regulado por proteínas coativadoras e interage com caminhos típicos de sinalização esteroide.[65,66] Estes receptores órfãos são expressos na maioria dos tecidos e podem estar envolvidos em atividades estrogênicas típicas, como a proliferação e diferenciação das células-alvo nos ossos e nas mamas. No entanto, eles não se ligam aos estrogênios, e ainda não foram identificados ligantes endógenos.

O mecanismo fica ainda mais complicado com o reconhecimento de que membros da superfamília de receptores estão associados a múltiplas isoformas.[67] Isto aumenta o número de caminhos de sinalização possíveis na fisiologia e na doença. Nesta discussão, iremos mencionar apenas as isoformas biologicamente mais importantes.

Os receptores de estrogênio estão divididos em seis regiões em cinco domínios, nomeados de A a F. ER-β é 96% homólogo na sequência de aminoácidos ao receptor de estrogênio alfa no domínio de ligação ao DNA e 60% homólogo no domínio de ligação hormonal. A comparação completa é apresentada a seguir:[63,68,69]

	Homologia ER-α e ER-β (%)
Domínio regulador	18
Domínio de ligação ao DNA	96
Dobradiça	30
Domínio de ligação hormonal	55
Região F	18

As características dos ligadores hormonais ER-α e ER-β são semelhantes, indicando que eles respondem aos mesmos hormônios de maneira comparável.[70] Deste modo, os dois receptores se ligam ao elemento de resposta ao estrogênio com uma afinidade semelhante, e a afinidade do estradiol com cada receptor é similar. Existem diferenças, no entanto; por exemplo, os fitoestrogênios têm maios afinidade por ER-β do que por ER-α. Em outras palavras, os agentes estrogênicos demonstram ligação preferencial por um ou outro receptor. O resultado pode ser mensagens genéticas diferentes não somente devido às diferenças na afinidade para ligação, mas também por variações nos mecanismos a serem discutidos, notadamente diferenças no molde conformacional e contextos celulares. Além disso, como os domínios reguladores diferem nos dois receptores, a capacidade de ER-β para ativar a transcrição genética por meio de TAF-1 é prejudicada (discutido a seguir).

Região A/B, Domínio Regulador

O terminal de aminoácido é o mais variável na superfamília dos receptores, variando em tamanho de 20 aminoácidos no receptor de vitamina D, até 600 aminoácidos no receptor de mineralocorticoide. No ER-α, ele contém vários sítios de fosforilação e a *função de ativação da transcrição chamada TAF-1*. A TAF-1 pode estimular a transcrição na ausência de ligação hormonal. O domínio regulador é consideravelmente diferente nos dois receptores de estrogênio; em ER-β, a TAF-1 está significativamente modificada ou ausente.

Região C, Domínio de Ligação ao DNA

O domínio intermediário se liga ao DNA e consiste de 100 aminoácidos com nove cisteínas em posições fixas, os dois *dedos de zinco*. Este domínio é essencial para a ativação da transcrição. A ligação hormonal induz uma alteração conformacional nas três hélices que permitem a ligação aos elementos responsivos ao hormônio no gene-alvo. Este domínio é muito semelhante para cada membro da superfamília de receptores esteroide e tireoide; no entanto, a mensagem genética é específica para o hormônio que se liga ao domínio de ligação hormonal. O domínio de ligação ao DNA controla qual gene será regulado pelo receptor e é responsável pela especificidade do gene-alvo e ligação ao DNA de alta afinidade. A especificidade da ligação do receptor ao seu elemento responsivo ao hormônio é determinada pela região dos dedos de zinco, especialmente o primeiro dedo. A mensagem específica pode ser alterada pela mudança dos aminoácidos na base dos dedos. As substituições dos aminoácidos nas pontas dos dedos conduzem à perda da função. A especificidade funcional está localizada no segundo dedo de zinco em uma área designada d (distal) box. As diferentes respostas se devem à diferente expressão genética de cada célula-alvo (a atividade peculiar à constituição genética de cada célula permite o comportamento individual).

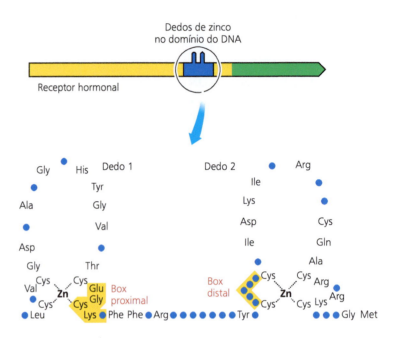

Região D, Dobradiça	A região entre o domínio de ligação de DNA e o domínio de ligação hormonal contém uma área de sinalização que é importante para o movimento do receptor até o núcleo após a síntese no citoplasma. Este sinal de localização nuclear precisa estar presente para que o receptor de estrogênio permaneça dentro do núcleo na ausência do hormônio. Esta região também é um sítio de rotação (daí a designação de dobradiça) para alcançar a alteração conformacional.
Região E, Domínio de Ligação Hormonal	A extremidade carboxi do receptor α de estrogênio é o domínio de ligação hormonal (para estrogênios e antiestrogênios), consistindo de 251 aminoácidos (resíduos 302-553). Ele consiste de 12 hélices com um padrão dobrável que forma uma bolsa onde os hormônios se ligam. A bolsa é aproximadamente 20% menor em ER-β. Além da ligação hormonal, esta região contém sítios para ligação do cofator, é responsável pela **dimerização** e abriga a **função de ativação da transcrição chamada TAF-2**. Este é também o sítio de ligação por proteínas de choque térmico (especificamente hsp 90), e é esta ligação às proteínas de choque térmico que previne a dimerização e ligação ao DNA. Em contraste com a atividade da TAF-1, a TAF-2 depende da ligação hormonal para atividade integral.
Região F	A região F de ER-α é um segmento de terminal C com 42 aminoácidos. Esta região modula a transcrição genética pelo estrogênio e antiestrogênios, tendo um papel que influencia a eficácia do antiestrogênio na supressão da transcrição estimulada por estrogênio.[71] A conformação do complexo receptor-ligante é diferente com estrogênio e antiestrogênios e é diferente com e sem a região F. A região F não é necessária para a resposta transcricional ao estrogênio; no entanto, ela afeta a magnitude da atividade do receptor ligado ao ligante.

Especula-se que esta região afete a conformação de modo que as interações proteicas são influenciadas. Assim, é apropriado que os efeitos do domínio F variem de acordo com o tipo de célula e contexto proteico. A região F afeta as atividades de TAF-1 e TAF-2, que é o que se esperaria se o efeito for conformacional.[72]

MECANISMO DE AÇÃO DOS RECEPTORES DE ESTROGÊNIO

Atividade Nuclear Dependente do Ligante

Os receptores da família esteroide estão predominantemente no núcleo mesmo quando não ligados a um ligante, exceto os receptores de mineralocorticoide e glicocorticoides, em que a absorção nuclear depende da ligação hormonal. Entretanto o receptor de estrogênio sofre o que é chamado *transporte nucleocitoplasmático*. O receptor de estrogênio pode-se espalhar para fora do núcleo e ser rapidamente transportado de volta ou sofrer metabolismo. Quando este transporte é prejudicado, os receptores são degradados mais rapidamente. Os agentes que inibem a dimerização (p. ex., os antagonistas puros de estrogênio) impedem a translocação nuclear e, assim, aumentam a degradação citoplasmática.

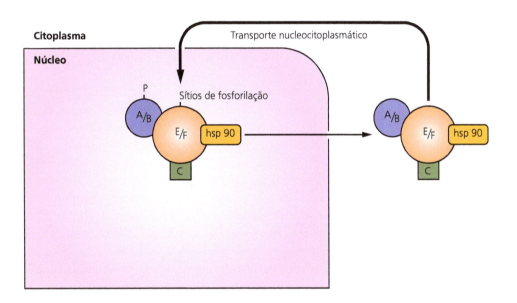

Na ausência de estrogênio (o ligante), o receptor pode-se associar ao elemento de resposta ao estrogênio em um gene, um sinal para um processo que conduz à degradação do seu proteassoma via caminho da ubiquitina.[73] O receptor ligado a este ligante, o estrogênio, sofre o mesmo processo, mas em ritmo muito mais lento do que o receptor não ligante, dando tempo para a transcrição genética. O metabolismo cíclico possibilita que a célula-alvo seja muito sensível à concentração de ligantes (estrogênio) no interior da célula.

Antes da ligação, o receptor de estrogênio é um complexo inativo que inclui uma variedade de proteínas chaperonas, incluindo as proteínas de choque térmico. A proteína de choque térmico 90 parece ser uma proteína essencial e muitas das outras estão associadas a ela. Esta proteína de choque térmico é importante não só para a manutenção de um estado inativo, como também para provocar a dobra adequada para transporte através das membranas. "Ativação" ou "transformação" é a dissociação da proteína de choque térmico 90.[74]

Imagine o receptor esteroide desocupado como uma proteína móvel frouxamente empacotada complexada com proteínas de choque térmico. A família esteroide de receptores existe neste complexo e não pode ligar-se ao DNA até que a união com um hormônio esteroide libere as proteínas de choque térmico e permita a dimerização. A alteração conformacional induzida pela ligação do hormônio envolve um processo de dissociação para formar um pacote mais restritivo do receptor. O domínio ligador hormonal contém hélices que formam uma bolsa.[75] Depois de se ligar a um hormônio (ou a substâncias transformadas para este propósito), este pacote sofre uma alteração conformacional que cria novas superfícies com o potencial de interagir com proteínas coativadoras e correpressoras. *O molde conformacional é um fator importante na determinação da mensagem exata transmitida para o gene*. O molde conformacional é ligeiramente, mas significativamente diferente com cada ligando; estradiol, tamoxifeno e raloxifeno induzem uma conformação distinta que contribui para a mensagem final de agonismo ou antagonismo.[76,77] O tamoxifeno e raloxifeno, ambos antagonistas de TAF-2, causam um reposicionamento estérico, uma rotação de aproximadamente 90 graus, de uma hélice (a hélice TAF-2) que então ocupa o sítio de um coativador naqueles tecidos em que tal coativador é um requisito para a atividade de TAF-2. A fraca atividade estrogênica do estriol ocorre devido ao seu molde conformacional alterado quando combinado com o receptor de estrogênio em comparação com o estradiol.[78]

O domínio de ligação hormonal dos receptores de hidrogênio contém uma cavidade (o pacote) envolvida por uma estrutura em forma de cunha, e é o encaixe nesta cavidade que é tão influente na mensagem genética final. O tamanho desta cavidade no receptor de estrogênio é relativamente grande, maior do que o volume de uma molécula de estradiol, explicando a aceitação de uma grande variedade de ligantes. Assim, cada um deles, o estradiol, tamoxifeno e raloxifeno, se liga na mesma cavidade em um domínio de ligação hormonal, mas o molde conformacional de cada um não será idêntico.

O molde conformacional é um fator importante na determinação da capacidade de um ligante e seu receptor interagirem com coativadores e correpressores. Os moldes conformacionais não são simplesmente "ligados" ou "desligados", mas são possíveis conformações intermediárias que fornecem um espectro de atividade agonista/antagonista. O molde conformacional específico de um receptor possibilita ou previne o recrutamento de coativadores e correpressores que acabam por desencadear várias respostas biológicas.

Os membros da família do receptor de ácido retinoico e tireoide não existem em complexos inativos com proteínas de choque térmico. Eles podem formar dímeros e ligar-se aos elementos de resposta no DNA, mas sem ligante, e agem como repressores da transcrição.

Podem ser criadas mutações receptoras de estrogênio que não são capazes de se ligar ao estradiol. Estas mutações podem formar dímeros com receptor de estrogênio natural (tipo selvagem) e, então ligam-se ao elemento de resposta estrogênica, mas não podem ativar a transcrição.[79] Isto indica que a transcrição é dependente do resultado após a ligação do estradiol ao receptor de estrogênio, uma alteração estrutural estrogênio-dependente. A dimerização por si só não é suficiente para levar à transcrição; nem a ligação do dímero ao DNA é suficiente.

Os cálculos do molde molecular e da energia física indicam que a ligação de estrogênio com o seu receptor não é um simples mecanismo de complementação. Ele envolve a conversão do complexo receptor de estrogênio para uma geometria desejada ditada de forma significativa pelo sítio de ligação específico do receptor. A resposta estrogênica depende da conformação da ligação final e propriedades eletrônicas dos grupos funcionais que contribuem com energia. A função de transativação final depende destas variáveis.

Receptores de estrogênio, progesterona, androgênio e glucocorticoide ligam aos seus elementos de resposta como dímeros, uma molécula de hormônio para cada uma das duas unidades do dímero. O receptor de estrogênio α forma dímeros com outros receptores alfa (homodímeros) ou com um receptor de estrogênio β (heterodímero). Igualmente, o receptor de estrogênio β pode formar homodímeros ou heterodímeros com o receptor alfa. Isto cria o potencial para muitos caminhos para sinalização do estrogênio, alternativas que são aumentadas pela possibilidade de utilização de vários elementos de resposta em genes-alvo. As células que expressam apenas um dos receptores de estrogênio responderiam aos homodímeros; as células que expressam os dois poderiam responder a um homodímero e um heterodímero.

A sequência similar de aminoácidos dos domínios de ligação de DNA nesta família de receptores indica conservação evolucionária dos segmentos homólogos. Uma parte importante do padrão conformacional consiste de múltiplas unidades de repetição de cisteína encontradas em duas estruturas, cada uma presa na forma de um dedo por um íon de zinco, os assim chamados dedos de zinco.[80] Os dedos de zinco nos vários receptores hormonais não são idênticos. Estes dedos de aminoácidos interagem com padrões complementares similares no DNA. As alterações direcionadas (mutações experimentais) indicam que a conservação dos resíduos de cisteína é necessária para a atividade de ligação, assim como é a utilização de zinco.

O domínio ligador de DNA é específico para um sítio realçador (o elemento responsivo ao hormônio) no gene promotor, localizado na região proximal 5'. A atividade do elemento responsivo ao hormônio requer a presença do complexo receptor hormonal. Assim, esta região é a parte do gene à qual se liga o domínio de ligação ao DNA do receptor. Existem, pelo menos, quatro diferentes elementos responsivos ao hormônio, um para os glicocorticoides/progesterona/androgênio, uma para o estrogênio, um para a vitamina D3 e um para tireoide/ácido retinoico.[81] Estes sítios diferem significativamente apenas no número de nucleotídeos que interferem.

A ligação do complexo receptor hormonal ao seu elemento responsivo ao hormônio conduz a muitas alterações, somente uma das quais é uma alteração conformacional no DNA. Embora os elementos responsivos a hormônio para glicocorticoides, progesterona e androgênios sejam mediadores de todas estas respostas hormonais, existem diferenças sutis nos sítios de ligação e existem sequências adicionais fora dos sítios de ligação de DNA que influenciam a ativação por intermédio de três hormônios diferentes. A clonagem de DNAs complementares para receptores esteroides revelou um grande número de estruturas similares de função desconhecida. Acredita-se que os produtos proteicos destas sequências estejam envolvidos na regulação do início da transcrição que ocorre no TATA box.

Existem três RNA polimerases diferentes (designadas I, II e III), cada uma dedicada à transcrição de um grupo diferente de genes com promotores específicos (o sítio de iniciação da transcrição da polimerase). ***Os fatores de transcrição são polipeptídios, formando um complexo com a enzima polimerase, que modulam a transcrição no sítio promotor ou em uma sequência no sentido ascendente no DNA.***[82] Os receptores de hormônio esteroide, portanto, são fatores de transcrição. O complexo do fator de transcrição da polimerase pode ser desenvolvido de forma sequencial com o recrutamento de polipeptídios individuais, ou a transcrição pode resultar da interação com um complexo completo pré-formado. O efeito pode ser positivo ou negativo, ativação ou repressão.

Na maioria dos casos, consequentemente, o receptor do hormônio esteroide ativa a transcrição em parceria com vários grupos de polipeptídeos:[82]

1. Outros fatores de transcrição: peptídeos que interagem com a enzima polimerase ou DNA.

2. Coativadores ou correpressores: peptídeos que interagem com as áreas TAF do receptor, também chamados de proteínas adaptadoras ou correguladores. Anteriormente consideradas proteínas nucleares, estes reguladores também podem ter funções no interior do citoplasma.

3. Fatores da cromatina: alterações estruturais organizacionais que possibilitam uma arquitetura apropriada para a resposta de transcrição.

O complexo esteroide-receptor regula a quantidade de transcritos de mRNA que provêm dos genes-alvo. O receptor ocupado por estrogênio se liga aos elementos de resposta ao estrogênio nas regiões proximais 5' dos genes regulados por estrogênio, permitindo a indução eficiente da transcrição do RNA. Isto pode ocorrer por meio da ligação direta ao DNA e interação com o elemento de resposta ao estrogênio ou por interações proteicas com os *coativadores* entre o receptor de estrogênio e os sítios de DNA. ***Coativadores e correpressores são proteínas intracelulares recrutadas pelos receptores hormonais, que ativam ou suprimem as áreas TAF, agindo enzimaticamente sobre os receptores ou no DNA.***[83-88] A maioria dos genes regulados por estrogênios responde no espaço de 1-2 horas após a administração de estrogênio. Apenas alguns respondem em minutos. Esta exigência de tempo pode refletir a necessidade de sintetizar as proteínas reguladoras.[89] Foi identificado um grande número (mais de 300 – uma lista atualizada está disponível no site www.nursa.org) de proteínas coativadoras e correpressoras e designadas por código com letras e números, sugerindo que existe um processo envolvido com estas proteínas, causando seleção, ativação, enfileiramento e coordenação.[90] Em geral, as proteínas correpressoras se ligam aos receptores hormonais na ausência de um ligante e suprimem qualquer atividade de transcrição basal. A investigação ativa deste estágio levará sem dúvida nenhuma à compreensão das respostas patológicas e a novos desenvolvimentos farmacológicos porque já se sabe que estas proteínas influenciam os fenótipos de doenças humanas.[91]

Assim como os correguladores podem levar a diferentes respostas aos mesmos hormônios em diferentes tecidos, um novo caminho de pesquisa indica que modificações pós-tradução dos correguladores podem diversificar os efeitos reguladores.[88,90] A atividade de uma proteína correguladora pode ser alterada por modificações como a fosforilação e metilação. A resposta a um hormônio específico, portanto, pode ser complexa, diferindo em vários tecidos quando dirigida pelos correguladores presentes naquele tecido e em como os correguladores são modificados.

Desta maneira, a diversidade de tecido para tecido é muito complexa, porém mesmo no interior de uma única célula uma diversidade impressionante é a norma. Como as diferenças genômicas entre as várias espécies são incrivelmente pequenas (1% ou menos), as diferenças evolutivas na forma como os genes agem, incluindo a complexa história corregulatora, trazem uma contribuição importante para as diferenças fenotípicas e comportamentais nas formas de vida, especialmente os humanos. Além disso, os correguladores fornecem outro reservatório evolutivo que pode produzir adaptação aos novos desafios e estresses ambientais.

A concentração de coativadores/correpressores pode afetar a resposta celular, e esta é outra explicação para as fortes respostas provenientes de pequenas quantidades de hormônios. Com uma pequena quantidade de receptor, mas uma grande quantidade de coativador/repressor, a célula pode ser muito responsiva a um sinal fraco.

Um dos aspectos da ativação, por exemplo, com o receptor de estrogênio, é um aumento na afinidade por estrogênio. Esta é uma ação do estrogênio e é maior com estradiol e menor com estriol. Esta ação do estradiol, a capacidade de se ligar em um sítio para afetar outro sítio, é chamada de *cooperatividade*. Um aumento na afinidade é chamado de cooperatividade positiva. A vantagem biológica da cooperatividade positiva é que ela aumenta a capacidade do receptor de responder a pequenas alterações na concentração do hormônio. Uma das ações antiestrogênica do clomifeno é a sua propriedade de cooperatividade negativa, a inibição da transição de um estado de baixa afinidade para um de alta afinidade. A duração relativamente longa da ação exibida pelo estradiol é decorrente do estado de alta afinidade alcançado pelo receptor.

A TAF (função de ativação de transcrição) é a parte do receptor que ativa a transcrição genética após a ligação ao DNA. A ligação a ligantes produz uma alteração conformacional que possibilita que as TAFs cumpram suas tarefas. TAF-1 pode estimular a transcrição na ausência de hormônio quando estiver fundida ao DNA; no entanto, ela também promove a ligação de DNA no receptor intacto. TAF-2 é afetada pela ligação a ligantes, e o receptor de estrogênio depende da ligação de estrogênio para a sua atividade completa. TAF-2 consiste de inúmeros elementos dispersos que são unidos após a ligação ao estrogênio. As atividades de TAF-1 e TAF-2 variam de acordo com os promotores nas células-alvo. Estas áreas podem agir de forma independente ou uma com a outra. Na verdade, os compostos clássicos de estrogênio (p. ex., estradiol) produzem um molde conformacional que permite que TAF-1 e TAF-2 reajam de forma sinérgica.

Assim, as atividades diferenciais das TAFs são responsáveis por diferentes atividades em diferentes células. Além da ligação do receptor esteroide dimerizado ao elemento de resposta do DNA, a atividade hormonal esteroide é modulada por outros caminhos (outros fatores de transcrição de proteínas e coativadores/correpressores) que influenciam a ativação da transcrição.[92,93] Este é um conceito importante: o conceito de contexto celular. O mesmo hormônio pode produzir respostas diferentes em células diferentes de acordo com o contexto celular dos reguladores proteicos, e as respostas podem ser alteradas por modificações pós-tradução das proteínas correguladoras.

Atividade Nuclear Independente do Ligante

A fosforilação de sítios receptores específicos é um método importante de regulação, assim como a fosforilação de outros peptídeos que influenciam a transcrição genética. A fosforilação pode ser regulada pelos receptores da membrana celular e ligação aos ligantes, estabelecendo, assim, um método para que os ligantes ligados à membrana se comuniquem com os genes receptores de esteroides.

AMP cíclica e proteína quinase A aumentam a atividade de transcrição do receptor de estrogênio por meio da fosforilação. Em alguns casos, a fosforilação modula a atividade do receptor; em outros casos, a fosforilação regula a atividade de um peptídeo específico ou coativador/correpressor que, por sua vez, modula o receptor. A fosforilação segue a ligação esteroide e ocorre tanto no citoplasma quanto no núcleo. Deste modo, a fosforilação reforça a atividade do complexo receptor esteroide.

A fosforilação do receptor aumenta a potência da molécula para regular a transcrição. Os fatores de crescimento podem estimular a fosforilação da proteína quinase que pode produzir ativação sinérgica de genes ou mesmo a atividade independente do ligante. O fator de crescimento epidérmico (EGF), IGF-I e o fator transformador de crescimento alfa (TGF-α) podem ativar o receptor de estrogênio na ausência de estrogênio por meio do domínio TAF-1. Esta resposta aos fatores de crescimento pode ser bloqueada por antiestrogênios puros (sugerindo que um antagonista forte bloqueia o receptor em uma conformação que resiste aos caminhos independentes do ligante). O mecanismo exato da ativação do fator de crescimento não é conhecido, mas sabe-se que um receptor esteroide pode ser ativado por meio de um sinal químico (uma cascata de fosforilação) que se origina na membrana plasmática. *O recrutamento da atividade da quinase é específico para ligantes específicos; assim, nem todos os ligantes estimulam a fosforilação.*

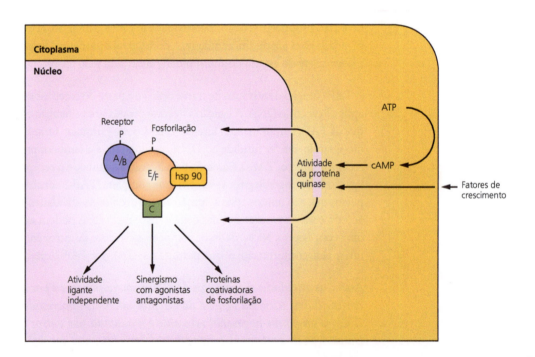

Outra explicação para as fortes respostas de pequenas quantidades de esteroides é uma relação de *feedback* positiva. O estrogênio ativa o seu receptor, a expressão genética estimula os fatores de crescimento (EFG, IGF-I, TGF-α, fator de crescimento de fibroblastos), e os fatores de crescimento de uma forma autócrina ativam ainda mais o receptor de estrogênio.[94] A ativação independente do ligante do receptor de estrogênio pode ser um mecanismo importante em que os níveis de estrogênio são baixos, como nos homens.[95]

Resumo – Passos no Mecanismo do Receptor Hormonal Esteroide

1. Ligação do hormônio ao domínio de ligação hormonal que foi mantido em estado inativo por várias proteínas de choque térmico.

2. Ativação do complexo hormônio-receptor por alteração conformacional segue-se à dissociação das proteínas de choque térmico.

3. Dimerização do complexo.

4. Ligação do dímero ao elemento responsivo ao hormônio no DNA na área do dedo de zinco do domínio ligador de DNA.

5. Estimulação da transcrição, mediada pelas funções de ativação da transcrição (TAFs) e influenciada pelo contexto proteico da célula (outros fatores de transcrição e coativadores/correpressores) e por fosforilação.

Resumo – Fatores que Determinam a Atividade Biológica

1. Afinidade do hormônio pelo domínio da ligação hormonal do receptor.

2. Expressão diferencial no tecido-alvo dos subtipos receptores (p. ex., ER-α, ER-β).

3. O conceito de molde conformacional: a estrutura do complexo ligante-receptor, com efeitos sobre duas atividades importantes: dimerização e recrutamento de proteínas reguladoras.

4. O conceito de contexto celular: a expressão diferencial das proteínas reguladoras no tecido-alvo, coativadores e correpressores e fosforilação, produzindo várias respostas

DIFERENTES PAPÉIS DE ER-α E ER-β

Foram desenvolvidos camundongos machos e fêmeas que são homozigotos para alterações dos genes receptores de estrogênio, "camundongos *knockout* receptores de estrogênio".[68,96,97] Os camundongos com deficiência de receptor de estrogênio α são conhecidos como camundongos αERKO ou ERKO, os camundongos com deficiência de ER-β como camundongos βERKO ou BERKO.[98]

Características de CAMUNDONGOS ERKO e BERKO	
Camundongo ERKO	**Camundongo BERKO**
Tempo de vida normal	Tempo de vida normal
Anovulatórios	Oligovulatórios
Resposta mamária ausente na puberdade	Glândulas mamárias e função normais
Desenvolvimento normal de G-U, mas sem resposta adulta	Desenvolvimento normal de G-U e resposta adulta normal
Aumento na adiposidade visceral e resistência à insulina	Distribuição normal da gordura corporal e secreção de insulina
Machos e fêmeas inférteis	Machos férteis, fêmeas subférteis com crescimento folicular reduzido

A espermatogênese no macho αERKO está reduzida, e os testículos sofrem atrofia progressiva, resultado de um papel testicular do estrogênio, porque os níveis de gonadotrofina e esteroidogênese testicular permanecem normais. O comportamento sexual de cópula não está alterado, mas a intromissão, a ejaculação e os comportamentos agressivos estão reduzidos. As fêmeas de camundongos com o gene receptor de estrogênio alfa perturbado não ovulam, e os ovários não respondem à estimulação da gonadotrofina. Estas fêmeas possuem níveis altos de estradiol, testosterona e LH. A síntese da subunidade-β de FSH está aumentada, mas a secreção de FSH está nos níveis normais, indicando diferentes sítios de ação para o estrogênio e inibina. O desenvolvimento uterino é normal (em decorrência da ausência de testosterona no começo da vida), mas o crescimento é prejudicado. O desenvolvimento ductal e alveolar das glândulas mamárias está ausente. As fêmeas de camundongos com ausência de atividade do receptor de estrogênio alfa não apresentam comportamentos sexuais receptivos. Esta linhagem de camundongos geneticamente desenvolvida demonstra atividades essenciais do receptor de estrogênio alfa. A normalidade do desenvolvimento fetal e inicial sugere que o receptor de estrogênio beta desempenha um papel primário nestas funções. Por exemplo, a glândula suprarrenal fetal expressa altos níveis de ER-β e baixos níveis de ER-α.[99] Entretanto, ações não genômicas do estrogênio também são possíveis e podem explicar algumas das respostas estrogênicas em um modelo *knockout*. Os resultados de camundongos *knockout* receptores de estrogênio, bem como os camundongos com perturbação da enzima aromatase indicam que o estrogênio é essencial para a fertilidade, mas não para o desenvolvimento do trato reprodutivo ou para a sobrevivência.[100]

Estes experimentos genéticos com camundongos também destacam a importância do estrogênio na prevenção do desenvolvimento da síndrome metabólica. Modelos *knockout* para os receptores de estrogênio, assim como o modelo *knockout* para a enzima aromatase produzem camundongos com hiperinsulinemia e adiposidade visceral aumentada, com inversão nos resultados por meio do tratamento com estrogênio.[20]

A expressão diferencial dos receptores alfa e beta está presente em vários tecidos (p. ex., ER-β é o receptor de estrogênio prevalente em determinadas áreas do cérebro e do sistema cardiovascular), resultando em respostas diferentes e seletivas aos estrogênios específicos.[97,101,102] As células das granulosas humanas do folículo ovariano contêm *apenas* ER-β mRNA; a mama humana expressa ER-α e ER-β, mas ER-α está primariamente envolvido no desenvolvimento e na função mamária. Algumas partes do cérebro do rato contêm somente ER-β, outras somente ER-α, e algumas áreas contêm ambos os receptores.[103] Os tecidos-alvo que classicamente foram considerados como sensíveis ao estrogênio (como o útero e a mama) expressam principalmente ER-α. Mas os modelos *knockout* super simplificaram os papéis de ER-α e ER-β, pelo menos no tecido mamário; seus papéis são dinâmicos e alternantes, não uma simples expressão de sempre um ou o outro.

Dois estrogênios comumente usados, 17β-estradiol e etinilestradiol (o componente estrogênico dos contraceptivos esteroides) ligam-se igualmente bem aos receptores de estrogênio alfa e beta. No entanto, ER-β desempenha um papel menor naqueles tecidos-alvo afetados por estes dois estrogênios, especificamente o útero, a mama, os ossos, o hipotálamo e a hipófise.

É possível que ER-β tenha um papel regulador. Em alguns tecidos, ER-β reduz a transcrição genética regulada por ER-α, muito embora na ausência de ER-α, ER-β pode funcionar como um receptor de estrogênio.[104] ER-β age como um supressor natural da atividade do estrogênio (ER-α) no tecido mamário, e estas concentrações diminuídas de ER-β estão associadas a tumores mais agressivos e sensibilidade reduzida ao tamoxifeno.[105,106] O cólon contém somente ER-β, e a redução no risco de câncer de cólon associado à terapia pós-menopausa com estrogênio pode refletir uma atividade antiproliferativa do receptor beta. Foram observadas reduções na expressão de ER-β em cânceres que ocorrem no endométrio, ovário, cólon e próstata.[107]

O comportamento do estrogênio é ainda mais complicado pelo fato de que a mesma ligação do estrogênio aos receptores alfa e beta pode produzir efeitos opostos. Por exemplo, o estradiol pode estimular transcrição genética com ER-α em um determinado sítio do elemento de resposta ao estrogênio, enquanto o estradiol inibe a transcrição genética com ER-β neste mesmo sistema.[108] Em outros tecidos, pode ocorrer o cenário oposto, com o estradiol aumentando a expressão de ER-β. Mensagens diferentes e únicas, portanto, podem ser determinadas pela combinação específica de (1) um estrogênio particular, (2) o receptor alfa ou beta e (3) o elemento alvo de resposta. *Até certo ponto, as diferenças de ER-α e ER-β são influenciadas pela ativação de TAF-1 e TAF-2; os agentes que são capazes de agonismo e antagonismo misto do estrogênio produzem mensagens agonistas via TAF-1 com ER-α, mas como ER-β não possui um TAF-1 similar, tais agentes podem ser antagonistas puros nas células que respondem somente a ER-β.*[106] ER-α e ER-β afetam o contexto peptídico de uma célula, especialmente coativadores e repressores, de formas diferentes. Pelo menos um componente deste comportamento diverso é o fato de que os dois receptores não se ligam ao DNA exatamente no mesmo sítio, e as localizações têm diferentes propriedades que poderiam justificar algumas das diferenças produzidas por cada receptor; especificamente, cada um dos dois receptores pode ativar regiões de um gene, mas algumas regiões respondem seletivamente a um ou ao outro.[109]

ATIVIDADE DO RECEPTOR EXTRANUCLEAR LIGANTE-MEMBRANA CELULAR

Nem todas as ações do estrogênio e, possivelmente, todos os hormônios esteroides são genômicos, requerendo transcrição genética. Rápidas respostas celulares após a estimulação do estrogênio são iniciadas pela ligação do estrogênio no nível da membrana da parede celular. Estas respostas são tradicionalmente associadas aos fatores de crescimento e receptores associados à proteína G. No entanto, não é apropriado designar esta atividade como "não genômica" porque a membrana celular, com sinalização induzida por estrogênio, leva à transcrição genética e a eventos independentes da transcrição. Este caminho extranuclear ativa várias proteínas quinases que podem causar fluxos iônicos de cálcio e potássio, modificação dos sistemas do segundo mensageiro e efeitos indiretos sobre fatores de crescimento, fatores de transcrição e promotores genéticos.[110] Um bom exemplo de atividade estrogênica associada à membrana é a estimulação da sintase do óxido nítrico endotelial.[111] Supostos receptores da membrana foram relatados como relacionados a ER-α e diferentes do receptor de estrogênio. A expressão de uma isoforma truncada de ER-α envolvido na ativação aguda de óxido nítrico foi descrita na cavéola das células vasculares endoteliais humanas.[112] Foi identificado um receptor associado à proteína G que se liga ao estrogênio e afeta as funções intracelulares.[113]

ATIVIDADE DEPENDENTE DO LIGANTE, ERE INDEPENDENTE

Já descrevemos três caminhos mediadores da atividade estrogênica:

1. Atividade nuclear dependente do ligante: o mecanismo clássico que envolve os receptores de estrogênio com ligação aos elementos de resposta estrogênica no DNA.

2. Atividade nuclear independente do ligante: ativação do caminho dos receptores de estrogênio por meio dos segundos mensageiros, envolvendo fosforilação dos receptores de estrogênio e proteínas correguladoras.

3. Atividade do receptor extranuclear ligante–Membrana celular: respostas rápidas mediadas por receptores de estrogênio nas membranas celulares.

Há pelo menos mais um caminho evidenciado, a partir de estudos com camundongos mutantes, o caminho dependente do ligante, ERE independente.[114] Nestes animais, as formas mutantes do receptor de estrogênio não podem ligar-se a ERE, o elemento de resposta ao estrogênio no DNA, mas algumas ações fisiológicas do estrogênio podem ser demonstradas, como a inibição do *feedback* negativo da secreção de LH, indicando mediação hormonal com o seu receptor de uma resposta celular, mas não pelo caminho clássico.

RECEPTOR DE PROGESTERONA

O receptor de progesterona é induzido por estrogênios em nível de transcrição e reduzido pelas progestinas nos níveis de transcrição e de tradução (provavelmente por meio da fosforilação do receptor).[115,116] O receptor de progesterona (de uma forma semelhante ao receptor de estrogênio) possui três formas principais designadas como receptores A, B e C.[117] As três isoformas são expressas por um único gene no cromossomo 11 em q22-23; as três formas são uma consequência da transcrição oriunda de promotores bem diferentes, em um sistema complexo de regulação da transcrição.[118] Cada forma está associada a outras proteínas, que são importantes para a dobra dos polipeptídios em uma estrutura que permita a ligação hormonal e a atividade do receptor.[119] O peso molecular de A é 94.000 e B 114.000, com 933 aminoácidos, 164 mais do que A. O receptor B possui um único segmento a montante (128-165 aminoácidos, dependendo da espécie) chamado de segmento a montante B (BUS). O receptor C é o menor e não tem capacidade para iniciar a transcrição, funcionando em alguns tecidos como um inibidor do receptor B.

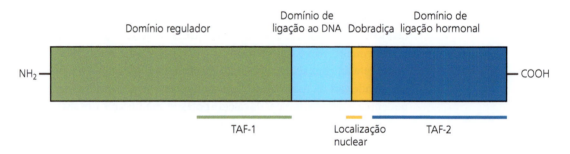

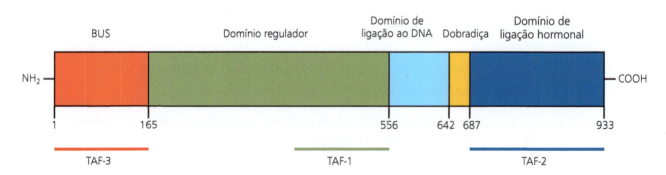

No receptor de progesterona, TAF-1 está localizado em um segmento de 91 aminoácidos a montante do domínio de ligação do DNA. TAF-2 está localizado no domínio de ligação hormonal. Um fragmento em que falta o domínio de ligação hormonal ativa a transcrição a níveis comparáveis aos dos receptores B ativados por hormônios intactos, e mais altos do que com o receptor A, desta maneira, indo além de TAF-1 isoladamente. Nas células apropriadas, portanto, BUS contém um terceiro domínio de ativação, TAF-3, e pode ativar a transcrição de forma autônoma ou pode ter sinergia com os outros TAFs.[120] Na ausência de ligação hormonal, a região terminal C do receptor de progesterona exerce um efeito inibidor na transcrição.[121] Os agonistas da progesterona induzem uma alteração conformacional que supera a função inibidora inerente dentro da cauda carboxi do receptor. A ligação com um antagonista da progesterona produz uma alteração estrutural que possibilita que sejam mantidas as ações inibidoras.

Agentes progestacionais podem desencadear respostas determinadas pela produção do tecido-alvo e atividade das duas formas de receptores com dimerização como AA e BB (homodímeros) ou AB (heterodímero). Os receptores de progesterona funcionam no mecanismo compartilhado por esta superfamília de receptores: um complexo não ligado com proteínas de choque térmico, ligação hormonal, dimerização, ligação do DNA a um elemento de resposta à progesterona e modulação da transcrição pela fosforilação e várias proteínas.[77,122]

A e B são expressos em diversas quantidades no câncer de mama e linhas celulares de câncer do endométrio. Estudos indicam que os dois receptores podem ser regulados de forma independente; p. ex., os níveis relativos diferem no endométrio durante o ciclo menstrual.[123] A especificidade do tecido com o receptor de progesterona é influenciada pelo receptor e pelo dímero que estiver ativo e, além disso, as atividades de transcrição de A e B dependem das diferenças nas células-alvo, especialmente no contexto promotor. *No entanto, na maioria das células B é o regulador positivo dos genes responsivos à progesterona e A inibe a atividade de B*. As mutações dentro do terminal carboxi de B afetam a atividade de transcrição de B. No entanto, mutações em A não possuem efeito na sua atividade inibidora da transcrição. Isto indica dois caminhos separados para a ativação e repressão da transcrição pelo receptor de progesterona. Desta maneira, a repressão da atividade de transcrição do receptor de estrogênio humano (bem como do glicocorticoide, mineralocorticoide e transcrição de hidrogênio) é dependente da expressão de A.[124,125] Os receptores de progesterona A e B têm diferentes funções moleculares, afetando diferentes genes, e assim, a resposta do tecido-alvo à progesterona será influenciada pela expressão diferencial de cada receptor e a razão das suas concentrações, bem como do contexto do tecido-alvo de proteínas adaptadoras.[126,127]

A atividade geral de A em relação a todos os esteroides sugere que A regula a inibição da ação hormonal esteroide sempre que ela for expressa. O receptor A não forma um heterodímero com o receptor de estrogênio, A não impede que o receptor de estrogênio se ligue ao DNA, além de não alterar a estrutura do receptor de estrogênio. Portanto, cada receptor A compete com o receptor de estrogênio por uma proteína crítica; neste caso, A inibiria o receptor de estrogênio somente em células que contêm o fator crítico, ou se o alvo for uma proteína crítica, mais uma vez um ativador de transcrição essencial.[119,123]

A progesterona compartilha com o estrogênio (e provavelmente todos os hormônios esteroides) a capacidade de exercer atividade na membrana celular, independente do receptor de progesterona.[128] Por exemplo, a progesterona ou um metabólito da progesterona pode prevenir contrações uterinas, ligando-se ao receptor de ocitocina da proteína B na membrana celular e inibindo a sua função.[129]

Camundongos PRKO (que não possuem os dois receptores de progesterona) não são capazes de ovular em decorrência de uma falha em expelir um oócito maduro em um folículo completamente desenvolvido, especificamente uma falha na ruptura de um folículo induzido por LH.[130] Quando somente PR-A é deficiente, a ovulação é gravemente prejudicada, mas não totalmente reduzida, indicando que os dois receptores contribuem para a ovulação, mas PR-A é essencial para a função normal.

Assim como o estrogênio, foram identificados receptores de progesterona associados à proteína G, proporcionando um caminho para ativação da progesterona de várias cascatas sinalizadoras envolvidas nas funções celulares, incluindo a expressão genética.[131] Foi proposto um papel para um receptor da membrana para ações antiapópticas da progesterona em células das granulosas do ovário.[132]

RECEPTOR DE ANDROGÊNIO

O mecanismo celular é mais complexo para os androgênios. Os androgênios podem funcionar em um dos três caminhos:

1. Por conversão intracelular de testosterona em di-hidrotestosterona (DHT), atividade intrácrina.
2. Pela própria testosterona, atividade endócrina.
3. Por conversão intracelular de testosterona em estradiol (aromatização), atividade intrácrina.

Os tecidos que operam exclusivamente pelo caminho da testosterona são os derivativos do duto mesonéfrico, enquanto que os folículos pilosos e derivativos do seio urogenital e tubérculo urogenital requerem a conversão de testosterona em DHT. O hipotálamo converte ativamente androgênios em estrogênios; assim, pode ser necessária aromatização para determinadas mensagens de *feedback* androgênico no cérebro.

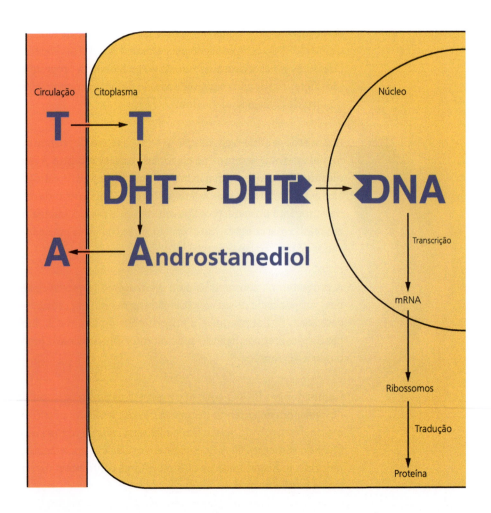

Nas células que só respondem a DHT, será encontrado somente DHT no interior do núcleo ativador da produção de RNA mensageiro. Como a testosterona e o DHT ligam-se ao mesmo receptor androgênico de alta afinidade, por que então é necessário que haja o mecanismo de DHT? Uma explicação é que este é um mecanismo para amplificação da ação androgênica, porque o receptor de androgênio irá, preferencialmente, se ligar a DHT (maior afinidade). Os antiandrogênios, incluindo o acetato de ciproterona e espironolactona, ligam-se ao receptor de androgênio com aproximadamente 20% de afinidade da testosterona.[113] Esta afinidade fraca é característica da ligação sem ativação da resposta biológica.

O receptor de androgênio, assim como o receptor de progesterona, existe na forma B integral e uma forma A mais curta.[134] É provável que as formas A e B do receptor de androgênio tenham diferenças funcionais. A sequência de aminoácidos do receptor de androgênio no domínio de ligação ao DNA assemelha-se ao dos receptores de progesterona, mineralocorticoides, mas é mais parecida com a do receptor de progesterona.[135] Androgênios e progestinas podem fazer reação cruzada com os seus receptores, mas somente fazem isso quando presentes em concentrações farmacológicas. As progestinas competem não só pelos receptores de androgênio, mas também pela utilização metabólica da enzima 5α-redutase. A di-hidroprogesterona produzida, por sua vez, também compete com a testosterona e DHT pelo receptor de androgênio. Uma progestina, portanto, pode agir como um antiandrogênio e como um antiestrogênio. A expressão do gene responsivo ao androgênio também pode ser modificada pelo estrogênio; já é sabido há anos que androgênios e estrogênios podem contrabalançar as respostas biológicas uns dos outros. Estas respostas de tecidos-alvo são determinadas pelas interações genéticas com os complexos receptores hormonais, o androgênio com o seu receptor e o estrogênio com o seu receptor. A resposta biológica final reflete o equilíbrio de ações dos diferentes hormônios com os seus respectivos receptores, modificadas por vários reguladores de transcrição.

Receptor de Androgênio

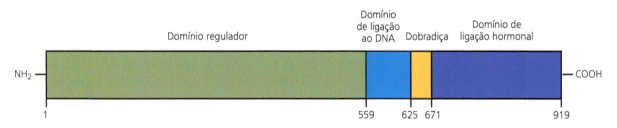

A síndrome de insensibilidade androgênica representa uma anormalidade congênita no receptor intracelular de androgênio (foram identificadas várias centenas de mutações únicas – www.androgendb.mcgill.ca).[136,137] O gene receptor de androgênio está localizado no cromossomo X humano em Xq11-12, o único receptor de hormônio esteroide localizado no cromossomo X.[138] Assim, a insensibilidade androgênica é um transtorno ligado ao X. Estudos moleculares de pacientes com insensibilidade androgênica indicaram uma deleção de aminoácidos do domínio de ligação esteroide em decorrência das alterações de nucleotídeos no gene que codifica o receptor androgênico.[139] O que antes era um quadro confuso é agora facilmente entendido como um aumento progressivo na ação do receptor androgênico. Em uma das extremidades, existe uma ausência completa de ligação androgênica – insensibilidade androgênica completa. Na metade encontra-se um espectro de apresentações clínicas que representam graus variados de receptores e ligações anormais. No outro extremo, aproximadamente 25% dos homens inférteis com genitália normal e histórias familiares normais têm azoospermia decorrente de um distúrbio no receptor.[140,141] O receptor androgênico também desempenha um papel na fisiologia dos neurônios motores porque uma mutação específica no receptor de androgênio é responsável pela doença de Kennedy (atrofia muscular espinobulbar ligada ao X), uma condição associada à degeneração dos neurônios motores.[142]

AGONISTAS E ANTAGONISTAS

Um agonista é uma substância que estimula a resposta. Um antagonista inibe as ações de um agonista. A atividade agonista segue-se à ligação do receptor, o que leva à estimulação da mensagem associada àquele receptor. A atividade antagonista sucede a ligação do receptor e é caracterizada pelo bloqueio da mensagem do receptor ou não transmissão da mensagem. A maior parte dos compostos usados desta forma que se ligam aos receptores hormonais nucleares tem uma mistura de respostas agonistas e antagonistas, dependendo do tecido e meio hormonal. Exemplos de antagonistas incluem o tamoxifeno, mifepristona (RU 486) e os antagonistas do receptor de histamina.

ANTAGONISTAS DE CURTA DURAÇÃO

Os antagonistas de curta duração, como o estriol, são na verdade uma combinação mista de agonismo e antagonismo dependente do tempo. Respostas estrogênicas de curta duração podem ser desencadeadas porque o estriol se liga ao receptor nuclear, mas as respostas de longa duração não ocorrem porque esta ligação tem vida curta. O antagonismo resulta quando o estriol compete com o estradiol pelos receptores. Entretanto, se puder ser mantida uma presença constante do hormônio fraco, o estriol, então a ocupação de longa duração é possível e poderá ser produzida uma resposta estrogênica potente.

ANTAGONISTAS DE LONGA DURAÇÃO

O clomifeno e tamoxifeno são agonistas e antagonistas estrogênicos mistos. O endométrio é muito sensível à resposta agonista, enquanto a mama é mais sensível ao comportamento antagonista. A ação antagonista é resultante da ligação do receptor nuclear com uma alteração no processamento normal do receptor do DNA e eventual depleção dos receptores hormonais.

A alteração da molécula de GnRH produziu agonistas e antagonistas. GnRH é um decapeptídeo; os antagonistas têm substituições em múltiplas posições, enquanto os agonistas têm substituições nas posições 6 ou 10. As moléculas agonistas de GnRH estimulam primeiro a hipófise a secretar gonadotrofinas e, então, em decorrência da estimulação constante, ocorre a regulação descendente e dessensibilização dos receptores da membrana celular e a secreção de gonadotrofina é literalmente desligada. As moléculas antagonistas se ligam ao receptor da membrana celular e falham na transmissão de uma mensagem e, assim, são inibidores competitivos. São usados vários agonistas e antagonistas de GnRH para tratar endometriose, leiomiomas, puberdade precoce, câncer de próstata, hiperandrogenia ovariana e síndrome pré-menstrual.

ANTAGONISTAS FISIOLÓGICOS

A rigor, uma progestina não é um antagonista estrogênico. Ela modifica a ação do estrogênio ao causar uma depleção dos receptores de estrogênio. Também existem evidências de que uma progestina pode inibir a ativação da transcrição pelo receptor de estrogênio.[143] Além disso, as progestinas induzem a atividade enzimática que converte o potente estradiol no impotente sulfato de estrona, que é então secretado da célula.[144] Os androgênios bloqueiam as ações do estrogênio também pela depleção dos tecidos-alvo dos receptores estrogênicos.

ANTIESTROGÊNIOS

Atualmente, existem dois grupos de antiestrogênios: antiestrogênios puros e compostos com atividade agonista e antagonista. Os compostos mistos agonista-antagonista incluem derivativos do trifeniletileno (parentes do estrogênio não esteroidal, como o clomifeno e tamoxifeno) e os agentes não esteroidais contendo sulfurados (os benzotiofenos, como o raloxifeno). Os antiestrogênios puros têm uma volumosa cadeia lateral que, com um pouco de imaginação, pode ser retratada como uma obstrução a alterações conformacionais apropriadas. Um antiestrogênio ideal teria as seguintes propriedades:

1. Um composto que seria um antagonista puro na proliferação de células do carcinoma mamário.

2. O desenvolvimento de resistência seria raro ou precisaria de longa exposição.

3. Alta afinidade pelo receptor de estrogênio de modo que doses terapêuticas poderiam ser facilmente obtidas.

4. Sem interferência nas ações benéficas dos estrogênios.

5. Sem efeitos tóxicos ou carcinogênicos.

Tamoxifeno Antiestrogênico

O tamoxifeno é muito semelhante ao clomifeno (em estrutura e ações), ambos sendo compostos não esteroidais estruturalmente relacionados ao dietilestilbestrol. O tamoxifeno, ao se ligar ao receptor de estrogênio, inibe competitivamente a ligação estrogênica. *In vitro*, a afinidade da ligação de estrogênio pelo seu receptor é 100-1.000 vezes maior do que a do tamoxifeno. Assim, o tamoxifeno precisa estar presente em uma concentração 100-1.000 vezes maior do que o estrogênio para manter a inibição das células cancerosas mamárias. Estudos *in vitro* demonstraram que esta ação não foi citocidal, mas ao contrário, citostática (e, assim, o seu uso precisa ser de longa duração). O complexo receptor estrogênico do tamoxifeno se liga ao DNA, mas o predomínio de uma mensagem estrogênica agonista ou uma mensagem antiestrogênica antagonista é determinado por quais elementos promotores (coativadores) estão presentes em tipos específicos de células. Se o mecanismo é citostático, por que um período de 5 anos de tratamento protege contra a recorrência da doença por pelo menos 10 anos? Foi sugerido que a exposição ao tamoxifeno sensibiliza as células para os efeitos apoptóticos dos próprios níveis de estrogênio de uma mulher.[145,146]

Têm sido realizados muitos ensaios clínicos com o tratamento adjuvante de câncer de mama com tamoxifeno, e muitos ainda estão em andamento.[147-149] De modo geral, o impacto do tratamento com tamoxifeno no câncer de mama pode ser assim resumido: a sobrevivência livre de doença é prolongada. Existe sobrevivência aumentada após 5 anos de tratamento e 10 anos de acompanhamento de aproximadamente 26%, mais evidente em mulheres acima de 50 anos. Os índices de resposta em câncer de mama avançado são de 30-35%, mais marcadamente em pacientes com tumores que são positivos para receptores de estrogênio, chegando a 75% em tumores altamente positivos para receptores de estrogênio.

Alterações na proteína sérica refletem a ação estrogênica (agonista) do tamoxifeno. Isto inclui decréscimo na antitrombina III, colesterol e colesterol LDL, enquanto aumentam os níveis de globulinas ligadoras de hormônios sexuais (SHBG) (como ocorre com outras globulinas ligadoras). A atividade estrogênica do tamoxifeno, 20 mg diárias, é quase tão potente quanto 2 mg de estradiol na redução dos níveis de FSH em mulheres pós-menopausa, 26% *versus* 34% com estradiol.[150] As ações estrogênicas do tamoxifeno incluem a estimulação da síntese do receptor de

Derivativos do trifeniletileno

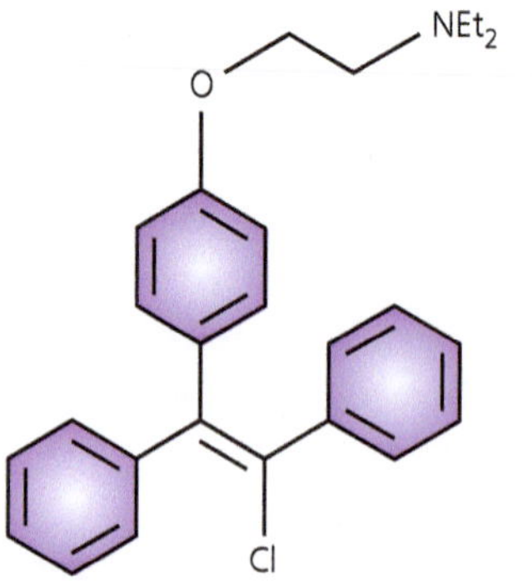

Clomifeno

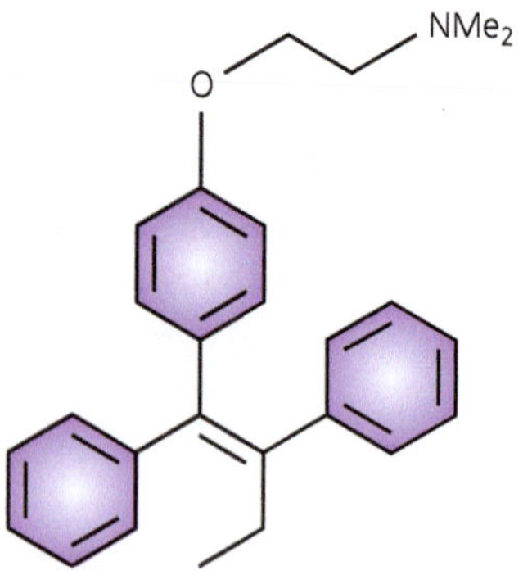

Tamoxifeno

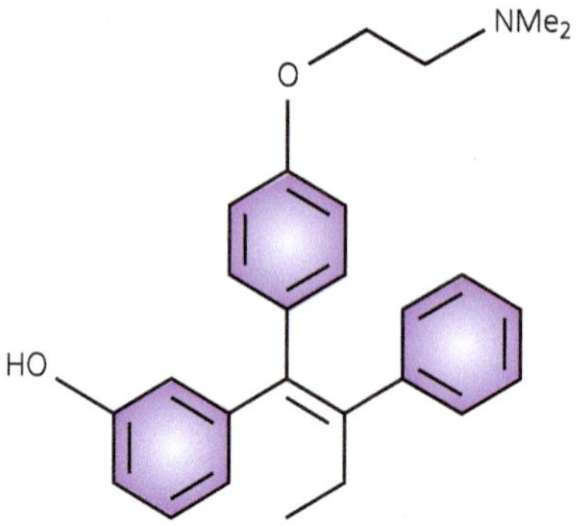

Droloxifeno

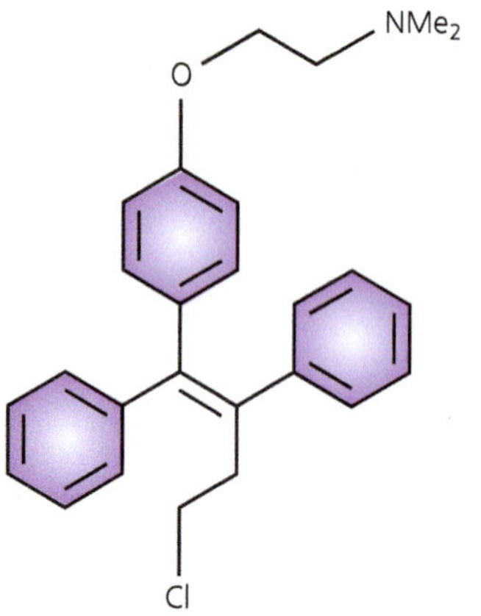

Toremifeno

Derivativo do benzotifeno

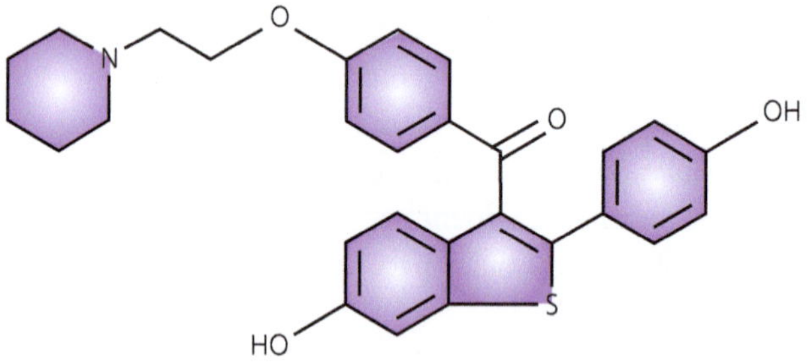

Raloxifeno

Antiestrogênios puros

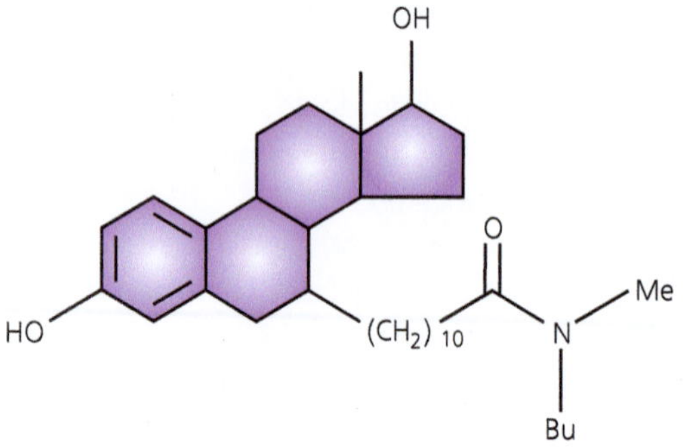

ICI 164.384

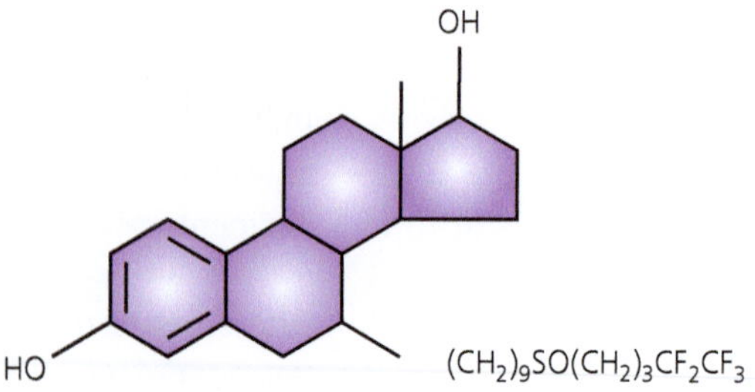

Fulvestranto
(ICI 182,780)

progesterona, manutenção dos ossos semelhante ao estrogênio e efeitos estrogênicos na mucosa vaginal e no endométrio. O tamoxifeno causa redução na antitrombina III e tem havido um pequeno aumento na incidência de tromboembolia venosa observada em pacientes tratadas com tamoxifeno na comparação com os controles.[151-153]

Frequentemente, apresenta-se a ação antagonista antiestrogênica do tamoxifeno, e a ação estrogênica agonista é ignorada. Ocorre um aumento de aproximadamente 4 vezes em câncer do endométrio em mulheres que recebem tratamento com tamoxifeno.[153-155] Além disso, o tamoxifeno foi associado a exacerbações importantes de endometriose. O tamoxifeno, portanto, tem uma variedade de efeitos colaterais que indicam tanto uma atividade estrogênica quanto uma atividade antiestrogênica. Como o tamoxifeno pode ser agonista de estrogênio e antagonista de estrogênio?

Mecanismo de Ação do Tamoxifeno

As áreas TAF-1 e TAF-2 podem ativar transcrição, mas TAF-2 ativa transcrição somente quando está ligado por estrogênio. As capacidades individuais de transativação de TAF-1 e TAF-2 dependem do promotor e do contexto celular. A capacidade agonista do tamoxifeno deve-se à ativação de TAF-1; a sua atividade antagonista se deve à inibição competitiva da ativação estrogênio-dependente de TAF-2.

Uma proteína associada ao estrogênio, um coativador, liga-se ao lado direito de TAF-2. A ligação estrogênica induz a ligação da sua proteína, que então ativa a transcrição. Esta proteína reconhece somente uma conformação ativada do receptor estrogênico, o resultado da ligação estrogênica. A ligação do tamoxifeno à área de TAF-2 não ativa este domínio porque, em pelo menos uma explicação, a alteração conformacional não permite a ligação da proteína associada ao estrogênio, o fator ativador.[83,156] O antagonismo da atividade de TAF-2 é ainda mais potenciado pelo recrutamento de correpressores depois que o tamoxifeno se liga ao domínio ligador hormonal.[93]

A atividade de TAF-2 é inexpressiva na presença do tamoxifeno. Nas células em que TAF-1 e TAF-2 funcionam independente um do outro, o tamoxifeno seria principalmente um antagonista nas células em que predomina TAF-2 e um agonista onde predomina TAF-1, e em algumas células é possível uma atividade mista.[157]

Os sítios de contato de estrogênios e antiestrogênios com o receptor estrogênico não são idênticos.[158] Quando um antiestrogênio se liga ao receptor de estrogênio, as alterações conformacionais que são induzidas alteram a capacidade do complexo receptor-antiestrogênio de modular a atividade de transcrição. A atividade relativa agonista-antagonista é determinada pela conformação específica alcançada pelo antiestrogênio específico.

Muito embora o tamoxifeno possa bloquear a transcrição de muitos genes estimulada por estrogênio, o seu grau de atividade antagonista varia entre diferentes animais, diferentes tipos de células e com diferentes promotores no interior de células únicas. Estas diferenças se devem a diferenças nas atividades relativas dos TAFs. Dessa maneira, a medida em que um antiestrogênio inibe uma resposta mediada por estrogênio depende do grau em que essa resposta é mediada pela atividade de TAF-2 em contraste com a atividade de TAF-1, ou uma atividade mista.[159] Em algumas linhas de células, TAF-1 é dominante; em outras, ambos são necessários. Ainda não foram identificadas células em que TAF-2 seja dominante.

Na maioria dos tipos de células, TAF-1 é muito fraco para ativar transcrição por si só, mas é claro que existem exceções bem conhecidas: endométrio, ossos e fígado. Nestes tecidos, o contexto promotor está correto. O tamoxifeno é um ativador significativo da indução mediada pelos receptores de estrogênio de promotores que são regulados pelo sítio de TAF-1.

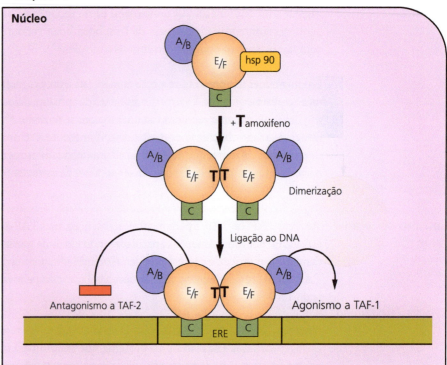

Resumo – A Resposta das Células aos Estrogênios e Antiestrogênios Depende de:

1. A natureza do receptor estrogênico.
2. Os elementos de resposta ao estrogênio e promotores próximos.
3. O contexto celular dos coativadores e correpressores de proteína.
4. As propriedades do ligando.
5. A modulação pelos fatores e agentes do crescimento que afetam as proteína quinases e a fosforilação.

Tratamento do Câncer de Mama com Tamoxifeno

O tratamento com tamoxifeno atinge seu maior efeito (redução de 50% na recorrência da doença) em tumores positivos ao receptor de estrogênio, mas também é efetivo em tumores negativos ao receptor de estrogênio. Mais importante ainda, é que agora é reconhecido que acaba por se desenvolver uma resistência adquirida. Portanto, existem duas questões importantes. *Por que o tratamento com tamoxifeno é efetivo em tumores negativos para receptores de estrogênio? Como se desenvolve a resistência do tamoxifeno?*

BIOSSÍNTESE HORMONAL, METABOLISMO E MECANISMO DE AÇÃO

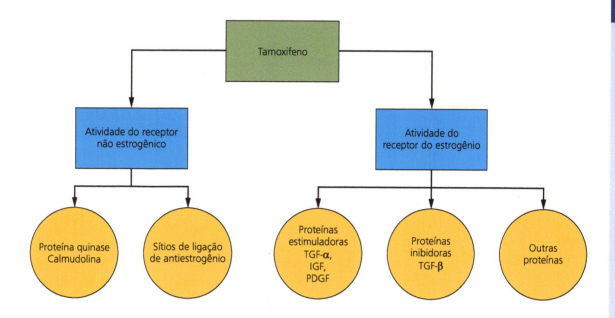

Eficácia do Tamoxifeno em Tumores Negativos para Receptores de Estrogênio

Além de se ligar ao receptor de estrogênio e proporcionar a inibição competitiva, o tamoxifeno tem as seguintes ações:

1. O tamoxifeno e o clomifeno inibem a atividade da proteína quinase C (fosforilação).

2. O tamoxifeno inibe a fosfodiesterase da AMP cíclica dependente de calmodulina, ligando-se à calmodulina.

3. O tamoxifeno e o estrogênio possuem efeitos opostos nos fatores de crescimento. O tamoxifeno 160, 161 estimula a secreção de TGF-β nas células cancerosas da mama e também nos fibroblastos e nas células do estroma, e TGF-β inibe o crescimento de células cancerosas na mama, enquanto o estrogênio e a insulina reduzem a secreção de TGF-β em células cancerosas. O tamoxifeno reduz, e o estrogênio aumenta a produção de IGF-I e IGF-II nos fibroblastos do estroma.

Algumas destas ações (especialmente a inibição da proteína quinase e a estimulação da produção de TGF-β) ocorrem independente da ligação do tamoxifeno ao receptor de estrogênio, e assim os tumores negativos para o receptor de estrogênio podem ser afetados por estas ações; entretanto, o impacto global do tamoxifeno na recorrência ou morte em mulheres com tumores fracos para o receptor do estrogênio é inexpressiva.[148]

Mecanismos de Resistência ao Tamoxifeno

Os resultados de ensaios clínicos aleatórios indicaram que há pouca razão para que se estenda o tratamento de pacientes com câncer de mama para além de 5 anos.[152,162,163] De fato, os dados sugeriram que as taxas de sobrevivência e recorrência pioraram com terapia mais prolongada, provavelmente em decorrência da emergência de tumores resistentes ao tamoxifeno. Há várias explicações possíveis para a resistência e seja qual for a que esteja em operação, acredita-se que uma subpopulação resistente ao tamoxifeno esteja presente desde o começo e que com o passar do tempo torne-se clinicamente aparente.[164]

1. Perda de receptores de estrogênio

De modo geral, acredita-se que a expressão do receptor de estrogênio não é um fenótipo permanente das células cancerosas da mama; assim, os tumores podem-se alterar de receptor positivo para receptor negativo. Porém, mais de 50% dos tumores resistentes retêm receptores de estrogênio.[165] A sabedoria convencional é de que a progressão está associada à perda do controle celular e à perda da expressão do receptor de estrogênio. No entanto, a correlação entre doença metastática e o estado estrogênico receptor negativo não é forte. Na verdade, foi relatada doença metastática com células positivas para o receptor estrogênico apesar de uma lesão primária de receptor estrogênico negativo. Além disso, a taxa de expressão do receptor estrogênico é aproximadamente a mesma na doença *in situ* e na doença invasiva. A maioria das células mamárias normais é negativa ao receptor estrogênico, e *in vitro* as linhas celulares mantêm o seu *status* receptor. Assim, existem poucas razões para acreditar que os tumores resistentes ao tamoxifeno percam a expressão estrogênica. *A importância disto é que a resistência não é uma desdiferenciação selvagem e potencialmente incontrolável.*[166]

2. Receptores estrogênicos variantes e mutantes
Mutações em tumores mamários resistentes são infrequentes e têm pouca probabilidade de serem responsáveis pela resistência.[167] Estudos de câncer mamário com pacientes resistentes ao tamoxifeno indicam que a maioria expressa um receptor estrogênico normal do tipo selvagem; foram descritos muito poucos receptores estrogênicos com mutação.

3. Alterações nos coativadores
Se uma célula mamária cancerosa começasse a expressar estes fatores de maneira semelhante ao endométrio ou os ossos, ocorreriam ações agonistas.

4. Comunicação cruzada entre os caminhos sinalizadores
Em decorrência do sinergismo entre os caminhos do receptor estrogênico e da proteína quinase, a estimulação dos caminhos da proteína quinase podem alterar uma mensagem antagonista para agonista.[168]

Este mecanismo opera por meio da fosforilação do receptor estrogênico ou das proteínas envolvidas na transcrição mediada pelo receptor estrogênico. A estimulação da fosforilação desta proteína quinase ativa a atividade agonista de antiestrogênios semelhantes ao tamoxifeno. Além disso, a ausência de resposta de antiestrogênios puros a esta fosforilação pode ser parte da razão para a resposta de tumores resistentes a antiestrogênios puros.

5. Ligação a outras proteínas
Uma possibilidade remota é a prevenção da ação por meio da ligação a outras proteínas, como os sítios ligadores de antiestrogênio, proteínas microssômicas que se ligam ao tamoxifeno com alta afinidade, mas que não se ligam ao estrogênio.[169]

6. Transporte celular diferencial
A superexpressão da bomba de efluxo transmembrana que excreta componentes das células poderia diminuir a quantidade intracelular do tamoxifeno presente.

7. Metabolismo diferencial
Podem ocorrer alterações na farmacologia e no metabolismo do tamoxifeno de modo que as células adquirem a capacidade de metabolizar o antagonista para uma atividade agonista maior. Algumas pacientes com câncer de mama desenvolvem tumores que regridem quando o tamoxifeno é descontinuado. Entretanto, não foram identificados metabólitos do tamoxifeno.

A resistência ao tamoxifeno ocorre porque essencialmente o receptor de estrogênio não é o mecanismo dominante envolvido no crescimento destas células. Evidências apoiam a estimulação do fator de crescimento e a fosforilação da quinase como os sistemas predominantes nas células resistentes ao tamoxifeno. Estas células são hipersensíveis ao estrogênio e respondem ao tamoxifeno como um agonista.[170]

Ensaios aleatórios demonstraram a superioridade dos inibidores da aromatase comparados com o tamoxifeno para o tratamento de câncer mamário inicial sensível a hormônios. Isto inclui uma sobrevivência melhor livre de doença, uma redução em novos tumores primários contralaterais e um tempo aumentado para recorrência. Em decorrência desta superioridade, o padrão se alterou do tamoxifeno para inibidores da aromatase (conforme discutido no Capítulo 16). No entanto, o tamoxifeno prestou uma importante contribuição para o conhecimento molecular da ação hormonal.

ANTIESTROGÊNIOS PUROS

Os antiestrogênios puros são derivativos do estradiol com longas cadeias laterais hidrofóbicas na posição 7. A ligação com os antiestrogênios puros previne a ligação ao DNA. Como o sítio responsável pela dimerização se sobrepõe ao sítio de ligação hormonal, acredita-se que os antiestrogênios puros interferem estericamente na dimerização e, assim, inibem a ligação ao DNA. Além disso, estes compostos aumentam a rotatividade do receptor estrogênico e esta ação contribui para a sua eficácia antiestrogênica. O fulvestrante ICI 182,780 é usado para tratar câncer mamário metastático que não respondeu à terapia endócrina usual.[171] O receptor estrogênico combinado com fulvestrante é imobilizado na célula e rapidamente passa por degradação.[172,173] A meia-vida do receptor estrogênico quando ocupado com estradiol é de aproximadamente 5 horas; quando ocupado com um antiestrogênio puro é menos de 1 hora.

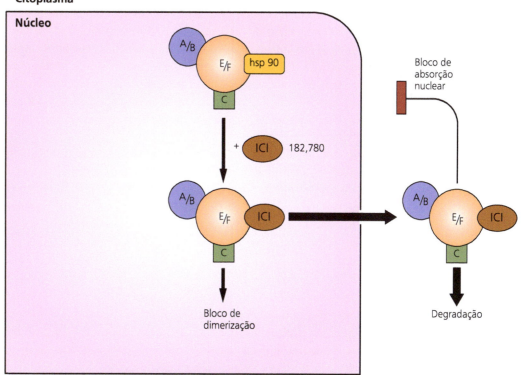

AGONISTAS/ANTAGONISTAS DE ESTROGÊNIO (ANTERIORMENTE CHAMADOS DE MODULADORES SELETIVOS DO RECEPTOR DE ESTROGÊNIO, SERMS)

Esta classe de compostos sintéticos é caracterizada por um princípio fundamental: o molde conformacional após a ligação ao receptor resulta em uma ação modificada, influenciada pelo contexto celular das proteínas adaptadoras (reguladoras) e quais destas proteínas são escolhidas. O tamoxifeno pertence legitimamente a esta família e o seu uso estimulou a busca de uma substância relacionada que não estimulasse o endométrio. Agentes como o raloxifeno e lasoxifeno possuem atividade antiestrogênica no útero e também na mama, e ao mesmo tempo exercem efeitos agonistas em determinados tecidos-alvo.[146] O raloxifeno inibe a reabsorção óssea e melhora os lipídios (embora não haja efeitos sobre o colesterol HDL). Em decorrência de variações nas alterações conformacionais no complexo fármaco-receptor e no contexto celular de tecidos específicos, substâncias como estas podem ser desenvolvidas para produzir efeitos benéficos em certos sistemas-alvo (como os ossos) e evitar ações indesejadas (como a estimulação endometrial). O molde conformacional único que o raloxifeno produz quando se liga ao receptor de estrogênio impede o envolvimento de uma proteína coativadora necessária no sítio de TAF-2. Em tecidos-alvo que respondem principalmente à transcrição genética de TAF-2, estes agentes não terão atividade estrogênica; no entanto, em tecidos com o contexto celular de proteínas apropriado, a transcrição genética estrogênica pode ocorrer por meio do mecanismo de TAF-1. Em tecidos que respondem principalmente ao receptor-β de estrogênio que não possui atividade de TAF-1 ou quando tecidos-alvo não possuem proteínas coativadoras que interagem com TAF-1, estes agentes serão antagonistas estrogênicos puros. Estão sendo desenvolvidos compostos que irão interagir com a progesterona e receptores de androgênio e produzirão respostas selecionadas do tecido-alvo.

ANTIPROGESTINAS

Tanto a progesterona quanto as antiprogestinas, como a mifepristona (RU-486) e onapristona, formam complexos receptores de elementos hormônio-responsivos que são similares, mas o complexo de antiprogestinas tem uma alteração conformacional um pouco diferente (no domínio ligador hormonal) que impede a ativação genética total.[174] RU 486 possui alguma atividade agonista graças à sua capacidade para ativar certas funções, mas não todas, de ativação da transcrição no receptor de progesterona; a resposta biológica final é modulada pelo contexto de coativadores e correpressores do tecido-alvo.[175] Estão em desenvolvimento novas progestinas que se ligam ao receptor de progesterona e impedem a posterior ligação do receptor aos elementos de resposta do gene.

A procura por inibidores da ligação de progesterona começou há muitos anos, no final da década de 1960, mas foi somente na década de 1980 que a mifepristona, a primeira antiprogestina de sucesso, foi produzida por cientistas na Roussel Uclaf, uma companhia farmacêutica em Paris. A mifepristona é um derivativo da 19-nortestosterona. A cadeia lateral dimetil (dimetilaminofenil) no carbono 11 é o fator principal na sua ação antiprogesterona. Três importantes características da sua ação são importantes: uma meia-vida longa, a alta afinidade pelo receptor de progesterona e metabólitos ativos.

A afinidade de RU 486 pelo receptor de progesterona é 5 vezes maior do que o do hormônio natural. Na ausência de progesterona, ele pode produzir um efeito agonista (progesterona). Ele não se liga ao receptor estrogênico, mas pode agir como um antiandrogênio fraco em decorrência de sua ligação de baixa afinidade ao receptor de androgênio. A mifepristona também se liga ao receptor glicocorticoide, porém para produzir efeitos são necessárias doses mais altas. A afinidade ligadora da mifepristona e seus metabólitos pelo receptor de glicocorticoide é extremamente alta. O motivo de ser necessária uma dose tão alta para produzir um efeito é porque o nível circulante de cortisol é muito alto, 1.000 vezes mais alto do que a progesterona. Isto possibilita a titulação de efeitos clínicos por ajustes da dose.

Tanto a progesterona quanto a mifepristona induzem alterações conformacionais do receptor de progesterona, especialmente no domínio ligador hormonal.[176,177] Assim, a antiprogestina não compete com a progesterona pelo receptor de progesterona, mas após a ligação ao domínio ligador hormonal, a estrutura do receptor é alterada de tal forma que a atividade de transcrição do receptor de progesterona B é inibida. Nas células em que é expresso o receptor de progesterona A, a ligação da antiprogestina estimula a inibição da atividade de transcrição induzida pelo receptor A para todos os receptores de hormônio esteroide (isto explicaria a atividade antiestrogênica da mifepristona).

A mifepristona é mais notada pela sua atividade abortiva e a controvérsia política em torno dela. Entretanto, a combinação das suas ações agonistas e antagonistas pode ser explorada para muitos usos, incluindo contracepção, terapia da endometriose, indução do trabalho de parto, tratamento da síndrome de Cushing e, potencialmente, o tratamento de vários cânceres. Espera-se que novas antiprogestinas sejam livres de restrições políticas e emocionais e que as muitas aplicações potenciais sejam estabelecidas.

ANTAGONISTAS DO ANDROGÊNIO

Os dois antagonistas do androgênio mais comumente usados são o acetato de ciproterona e espironolactona. A ciproterona e espironolactona se ligam ao receptor de androgênio e exercem agonismo-antagonismo misto. Em presença de níveis significativos de androgênios, o antagonismo predomina, e estes agentes são efetivos para o tratamento de hirsutismo. A flutamida é um antiandrogênio não esteroidal puro que bloqueia efetivamente a ação androgênica nos sítios-alvo por inibição competitiva.

MECANISMO DE AÇÃO DOS HORMÔNIOS TRÓPICOS

Os hormônios trópicos incluem a liberação de hormônios que se originam no hipotálamo e uma variedade de peptídeos e glicoproteínas secretadas pela hipófise anterior e a placenta. A especificidade do hormônio trópico depende da presença de um receptor na membrana celular do tecido-alvo. Os hormônios trópicos não entram na célula para estimular eventos fisiológicos, mas se unem a um receptor na superfície da célula.

A proteína receptora na membrana celular pode atuar como um agente ativo e, após a ligação, operar como um canal ionizante ou funcionar como uma enzima. Ou então a proteína receptora é associada a um agente ativo, um mensageiro intracelular. As principais moléculas mensageiras intracelulares são AMP cíclica, inositol 1,4,5-trifosfato (IP3), 1,2-diacilglicerol (1,2-DG), íon de cálcio e guanosina cíclica 3',5'-monofosfato (GMP cíclico).

Os receptores da família desta membrana também são encontrados nas membranas de lisossomos, retículo endoplasmático, complexo de Golgi e nos núcleos. A regulação destes receptores das organelas intracelulares difere da regulação das membranas da superfície celular.

MECANISMO DO AMP CÍCLICO

O AMP cíclico é o mensageiro intracelular para FSH, LH, gonadotrofina coriônica humana (hCG), hormônio estimulante da tireoide (TSH) e ACTH. A união de um hormônio trópico com o seu receptor na membrana celular ativa a enzima adenilato ciclase dentro da parede da membrana levando à conversão de adenosina 5'-trifosfato (ATP) no interior da célula em AMP cíclico. A especificidade da ação e/ou intensidade da estimulação pode ser alterada pelas mudanças na estrutura ou concentração do receptor no sítio de ligação na parede celular. Além das alterações na atividade biológica em decorrência das alterações nas células-alvo, as mudanças na estrutura molecular do hormônio trópico podem interferir na ligação celular e na atividade biológica.

O mecanismo da célula para detecção de baixas concentrações de hormônio trópico circulante é ter um número extremamente grande de receptores, mas precisar que apenas uma pequena porcentagem (somente 1%) seja ocupada pelo hormônio trópico. O AMP cíclico liberado é especificamente ligado a uma proteína receptora no citoplasma, e este complexo proteico receptor do AMP cíclico ativa a proteína quinase. A proteína quinase está presente em uma forma ativa como um tetrâmero contendo duas subunidades reguladoras e duas subunidades catalíticas. A ligação do AMP cíclico às unidades reguladoras libera as unidades catalíticas, com as unidades reguladoras permanecendo como um dímero. As unidades catalíticas catalizam a fosforilação de resíduos de serina e treonina de proteínas celulares como as enzimas e proteína mitocondrial, microssômica e cromatina. O evento fisiológico sucede este evento produtor de energia mediado pelo

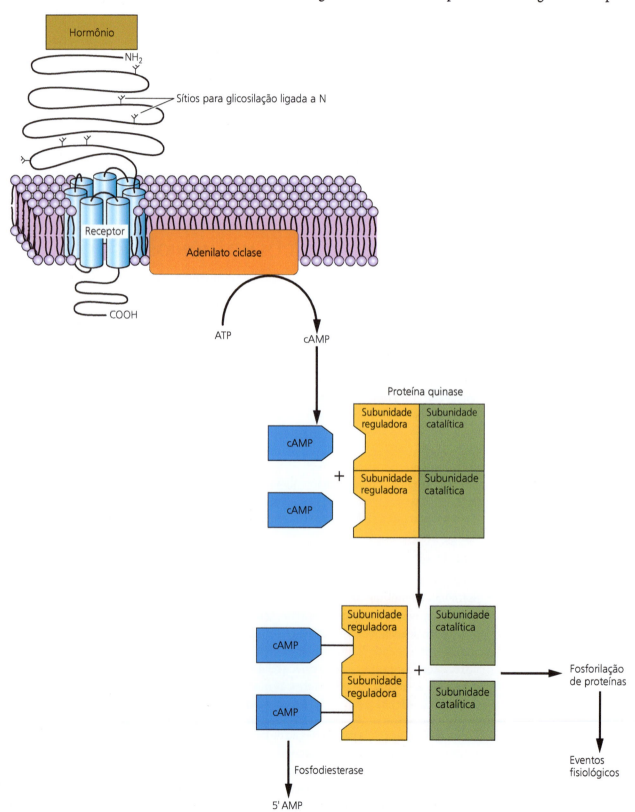

AMP cíclico. O AMP cíclico é então degradado pela enzima fosfodiesterase, sendo transformado no componente inativo 5'-AMP.

O que é mais notável é que o DNA contém elementos responsivos que se ligam a proteínas fosforiladas pelas unidades catalíticas, levando, assim, à ativação da transcrição genética. O *elemento*

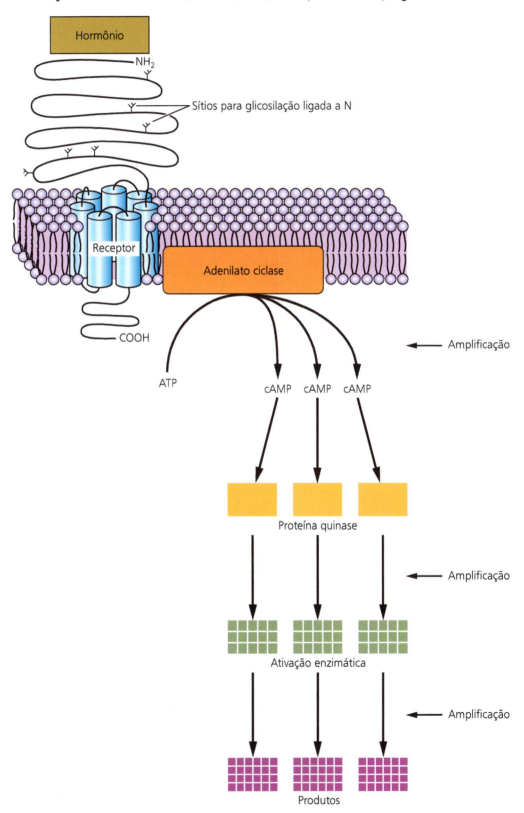

responsivo ao AMP cíclico (CRE) funciona como um elemento estimulador ascendente desde o início da transcrição.[178] Uma grande família de fatores de transcrição interage com CRE, criando uma unidade reguladora importante para a transcrição genética. O AMP cíclico ativa um fator de transcrição específico, a proteína de ligação ao elemento regulador do AMP cíclico (CREB); a ligação de CREB a CRE ativa muitos genes. Este sistema também pode envolver sequências ascendentes de DNA do sítio de CRE.

Como LH pode estimular esteroidogênese sem mudanças aparentes no AMP cíclico (em baixas concentrações hormonais), é possível que exista um caminho independente; isto é, um mecanismo independente do AMP cíclico. Os mecanismos independentes do AMP cíclico poderiam incluir fluxo iônico, distribuição de cálcio e alterações no metabolismo de fosfolipídios.

O sistema do AMP cíclico pode ser considerado como um exemplo de conservação evolucionária. Em vez de desenvolver novos sistemas reguladores, certos reguladores críticos foram preservados das bactérias até os mamíferos. Como um único mediador intracelular pode regular eventos diferentes? Isto é conseguido pelo acionamento de eventos bioquímicos diferentes governados pela expressão genética diferente nas células individuais. Além disso, a enzima adenilato ciclase existe em diversas isoformas, as quais respondem à estimulação ou inibição de vários sistemas e agentes.[179]

O sistema do AMP cíclico proporciona um método para amplificação do sinal hormonal fraco nadando no mar da corrente sanguínea. Cada molécula de ciclase produz muitos AMPs cíclicos; as proteínas quinases ativam um grande número de moléculas que, por sua vez, conduzem a um número ainda maior de produtos. Esta é uma parte importante da sensibilidade do sistema endócrino, uma razão importante porque apenas uma pequena porcentagem de receptores da membrana celular precisa ser ocupada para gerar uma resposta.

As prostaglandinas estimulam a atividade de adenilato ciclase e acumulação do AMP cíclico. Apesar do efeito na adenilato ciclase, as prostagladinas parecem ser sintetizadas após a ação do AMP cíclico. Isto implica que a estimulação hormonal trópica do AMP cíclico ocorre primeiro; a seguir o AMP cíclico ativa a síntese de prostaglandina e, por fim, a prostaglandina intracelular se movimenta até a parede celular para facilitar a resposta do hormônio trópico. Além das ações mediadas pelo AMP cíclico, as prostaglandinas também podem operar por meio de alterações nas concentrações intracelulares de cálcio.

As prostaglandinas e GMP cíclico podem participar em um mecanismo intracelular de *feedback* negativo governando o grau, ou a direção, da atividade celular (p. ex., a extensão da esteroidogênese ou desligamento da esteroidogênese depois de ser alcançado um pico de atividade). Em outras palavras, o nível da função celular pode ser determinado pela interação entre prostaglandinas, AMP cíclico e GMP cíclico.

Existem diferenças entre os hormônios trópicos. Citocina, insulina, hormônio de crescimento, prolactina e lactogênio placentário humano (hPL) não utilizam o mecanismo de adenilato ciclase. Os receptores de prolactina, hormônio de crescimento e inúmeras citocinas (incluindo eritropoietina e interleucinas) pertencem a uma única família de receptores de domínio transmembrana.[180] Estudos desta família de receptores indicam que a prolactina opera por meio de vários mecanismos de transdução de sinais, incluindo a ativação de canais iônicos e quinase nuclear.

O hormônio liberador de gonadotrofina (GnRH) é cálcio dependente em seu mecanismo de ação e utiliza IP_3 e 1,2-DG como segundos mensageiros para estimular a atividade da proteína quinase.[181] Estas respostas requerem uma proteína G e estão associadas à liberação cíclica de íons de cálcio das reservas intracelulares e à abertura de canais na membrana celular para permitir a entrada de cálcio extracelular.

SISTEMA MENSAGEIRO DE CÁLCIO

A concentração intracelular de cálcio é um regulador dos níveis do AMP cíclico e GMP cíclico.[182] A ativação do receptor de superfície abre um canal na membrana celular que deixa que os íons de cálcio entrem na célula ou, então, o cálcio é liberado das reservas internas (este último é especialmente o caso nos músculos). Este fluxo de cálcio é um importante mediador intracelular de resposta aos hormônios, funcionando como um segundo mensageiro no sistema nervoso e no músculo.

O sistema mensageiro de cálcio está ligado à função do receptor hormonal por meio de uma enzima específica, a fosfolipase C, que catalisa a hidrólise de polifosfatidilinositol, fosfolipídios na membrana celular. A ativação desta enzima pela ligação do hormônio ao seu receptor leva à geração de dois mensageiros intracelulares, inositol trifosfato (IP_3) e diacilglicerol (DAG), que iniciam a função das duas partes do sistema de cálcio. A primeira parte é uma proteína quinase ativada por cálcio, responsável por respostas celulares sustentadas, e a segunda parte envolve um regulador chamado calmodulina, responsável por respostas agudas. Estas respostas são secundárias a alterações na atividade enzimática, especialmente proteína quinases e nos fatores de transcrição.

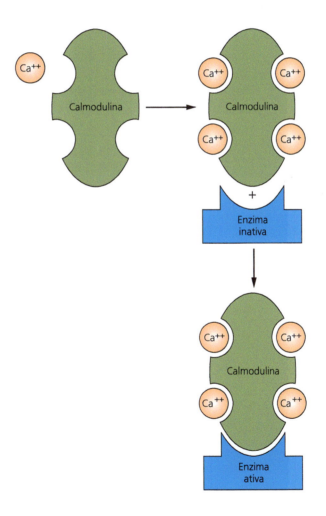

A calmodulina foi identificada nas células de todos os animais e plantas que foram examinados. Por conseguinte, é uma proteína muito antiga. Ela é uma cadeia polipeptídica única de 148 resíduos aminoácidos cuja sequência e propriedades estruturais e funcionais são similares às da troponina C, a substância ligadora do cálcio durante as contrações musculares, facilitando a interação entre a actina e a miosina. A molécula de calmodulina possui quatro sítios ligadores de cálcio, e a ligação com o cálcio resulta em uma conformação helicoidal, que é necessária para a atividade biológica. Uma célula animal típica contém mais de 10 milhões de moléculas de calmodulina, constituindo aproximadamente 1% do total de proteínas celulares. Como proteína reguladora de cálcio, ela serve como um receptor intracelular de cálcio e modifica o transporte de cálcio, a atividade enzimática, a regulação de cálcio do nucleotídeo cíclico e o metabolismo do glicogênio, e processos como a secreção e mobilidade celular. Assim, a calmodulina exerce a um papel análogo ao da troponina C, mediano às ações do cálcio em tecidos não contráteis, e o AMP cíclico trabalha com o cálcio e a calmodulina na regulação da atividade metabólica intracelular.

RECEPTORES DE QUINASE

Os receptores de insulina da membrana celular, o fator de crescimento semelhante à insulina, o fator de crescimento epidérmico, o fator de crescimento derivado das plaquetas e o fator de crescimento dos fibroblastos são tirosina quinases. Todos os receptores de tirosina quinase possuem uma estrutura semelhante: um domínio extracelular para a ligação do ligante, um domínio único transmembrana e um domínio citoplasmático. As sequências únicas de aminoácidos determinam uma conformação tridimensional que proporciona especificidade ao ligante. Os domínios transmembrana não são altamente conservados (diferindo, assim, na constituição). Os domínios citoplamáticos respondem à ligação do ligante ao sofrerem por alterações conformacionais e autofosforilação. A estrutura dos receptores de insulina e do fator de crescimento semelhante à insulina é mais complicada, duas subunidades alfa e duas beta, formando dois domínios transmembrana conectados extracelularmente por pontes dissulfeto. Os receptores de importantes fatores autócrinos e parácrinos, a ativina e inibina, funcionam como proteína quinases específicas da serina.

Receptores de Insulina e IGF Tipo I Possuem uma Estrutura Similar

A ativação da quinase requer sequências peculiares; assim, há uma homologia considerável entre os receptores de quinase no domínio citoplasmático. Muitos dos substratos para estas quinases são as enzimas e as proteínas em outros sistemas mensageiros; p. ex., o sistema mensageiro do cálcio. Assim, os receptores de quinase podem ter conversas paralelas com outros sistemas regulados por receptor que envolvem as proteínas G.

REGULAÇÃO DOS HORMÔNIOS TRÓPICOS

A modulação do mecanismo hormonal dos peptídeos é um sistema biológico importante para estimular ou reduzir a resposta do tecido-alvo. A regulação da ação dos hormônios trópicos pode ser dividida em quatro componentes principais:

1. Fatores de regulação autócrina e parácrina.
2. Heterogeneidade dos hormônios trópicos.
3. Regulação ascendente e descendente dos receptores.
4. Regulação da adenilato ciclase.

FATORES DE REGULAÇÃO AUTÓCRINA E PARÁCRINA

Os fatores de crescimento são polipeptídeos que modulam a atividade nas células em que são produzidos ou então nas células próximas; portanto, eles são reguladores autócrinos e parácrinos. Fatores de regulação deste tipo (embora de outra família biológica) são produzidos pela expressão genética local e tradução proteica e operam por meio da ligação aos receptores da membrana celular. Os receptores geralmente contêm um componente intracelular com atividade de tirosina quinase que é energizada por uma alteração conformacional induzida pela ligação que induz a autofosforilação. Entretanto, alguns fatores atuam por meio de outros sistemas de segundo mensageiro, como o AMP cíclico ou IP$_3$. Os fatores de crescimento estão envolvidos em uma variedade de funções dos tecidos, incluindo mitogênese, diferenciação do tecido e celular, ações quimiotáticas e angiogênese. Os fatores de crescimento envolvidos na fisiologia da reprodução incluem a ativina, inibina, fator de crescimento semelhante à insulina I (IGF-I), fator de crescimento semelhante à insulina II (IGF-II), fator de transformação do crescimento β (TGF-β), fator de crescimento do fibroblasto (FGF) e fator de crescimento epidérmico (EGF).

Além dos fatores de crescimento, vários fatores imunes, especialmente as citocinas, modulam a esteroidogênese ovariana. Estes fatores, incluindo a interleucina-1, fator de necrose tumoral e interferon, são encontrados no líquido folicular humano e, em geral, inibem a estimulação por gonadotrofina da esteroidogênese.

Para que ocorra a mitogênese, as células podem requerer a exposição a uma sequência de fatores de crescimento, com limitações importantes na sua duração e concentrações. Os fatores de crescimento são importantes para a direção do crescimento e desenvolvimento embrionário e fetal. Na diferenciação celular, os fatores de crescimento podem operar de forma cooperativa, competitiva ou sinergética com outros hormônios. Por exemplo, IGF-I mais FSH, mas não IGF-I isoladamente, aumenta o número de receptores de LH, síntese de progesterona e atividade da aromatase nas células das granulosas.[183]

A ativina e a inibina são dímeros ligados ao dissulfeto compostos de subunidades peptídicas (uma subunidade alfa e duas subunidades beta), conforme a seguir:[184]

As formas principais de ativina:	Ativina-A	Beta$_A$-Beta$_A$
	Ativina-AB	Beta$_A$-Beta$_B$
	Ativina-B	Beta$_B$-Beta$_B$
As formas principais de inibina:	Inibina-A	Alfa-Beta$_A$
	Inibina-B	Alfa-Beta$_B$

Cada uma das subunidades é codificada por genes separados que produzem proteínas precursoras que são clivadas para formar as subunidades. Além disso, as subunidades livres e os produtos monoméricos relacionados podem ser secretados. Apesar da semelhança estrutural entre a ativina e a inibina, elas funcionam como antagonistas em alguns sistemas (p. ex., a ativina estimula e a inibina inibe a secreção de FSH). Ativinas, inibinas e TGF-β provêm da mesma família genética, o que também inclui o hormônio antimulleriano e proteínas ativas durante a embriogênese de insetos e rãs. A atividade da ativina é regulada pela ligação proteica, especificamente a folistatina. A folistatina é um polipeptídio glicosilado de cadeia única, estruturalmente não relacionado à inibina e à ativina, que regula o sistema ativina-inibina. A sinalização por esta família de peptídeos é alcançada por diversas isoformas de receptores que são serina quinases transmembrana.

TGF-β pode estimular ou inibir o crescimento e a diferenciação, dependendo da célula-alvo e da presença ou ausência de outros fatores de crescimento. No ovário, TGF-β promove a diferenciação das células das granulosas estimulando as ações de FSH (especialmente na expressão de receptores de FSH e LH) e antagonizando a regulação descendente dos receptores de FSH. TGF-β e os fatores de crescimento semelhantes à insulina são necessários para a manutenção da massa óssea normal. EGF é um análogo estrutural de TGF-α e está envolvido na mitogênese. No ovário, EGF, secretado pelas células da teca, é importante para a proliferação das células das granulosas, uma ação oposta por TGF-β que também é secretada pelas células da teca. Os mitógenos mais potentes são as duas formas de fator de crescimento do fibroblasto (FGF). Outros papéis de FGF, secretado pela granulosa, incluem a modulação da atividade enzimática envolvida no ato físico da ovulação e na função angiogênica durante o desenvolvimento do corpo lúteo.

Fatores de Crescimento Semelhantes à Insulina

Os fatores de crescimento semelhantes à insulina (antigamente chamados somatomedinas) são polipeptídeos de cadeia única que se parecem com a insulina em sua estrutura e função.[183] Estes fatores são generalizados e estão envolvidos no crescimento e na diferenciação em resposta ao hormônio de crescimento e como reguladores locais do metabolismo celular. IGF-II é mais proeminente durante a embriogênese, enquanto os IGF-I é mais ativo no período pós-natal. Somente o fígado produz mais IGF-I do que o ovário. De acordo com estudos em animais, IGF-I e IGF-II são secretados pelas células das granulosas. IGF-I amplifica a ação das gonadotrofinas e coordena as funções das células da teca e das granulosas. Os receptores de IGF-I na granulosa são aumentados por FSH e LH e pelo estrogênio. Na teca, IGF-I aumenta a esteroidogênese. Na granulosa, IGF-I é importante para a formação e o aumento no número de receptores de FSH e LH, esteroidogênese, secreção de inibina e maturação dos oócitos. Deve ser observado que o fator de crescimento endógeno semelhante à insulina no folículo ovariano humano é IGF-II nas células das granulosas e da teca.[28] Os estudos que indicam a atividade de IGF-I com o tecido ovariano humano podem ser explicados pelo fato de que as atividades de IGF-I e IGF-II podem ser mediadas pelo receptor de IGF tipo I que é estruturalmente semelhante ao receptor de insulina.

As células das granulosas também contêm receptores para insulina e a insulina pode-se ligar ao receptor de IGF-I. O receptor de IGF-I é um heterotetrâmero com duas subunidades alfa e duas beta em uma estrutura semelhante à do receptor de insulina. A insulina pode ligar-se ao domínio de ligação ao ligante da subunidade alfa e ativar a subunidade beta, que é uma proteína quinase. Assim, a insulina pode modular as funções celulares ovarianas por meio do seu próprio receptor ou por meio do receptor de IGF-I.

A potência e a disponibilidade biológica dos fatores de crescimento semelhantes à insulina são ainda mais modulados por uma coleção de proteínas ligadoras de IGF que se ligam a fatores de crescimento circulantes semelhantes à insulina e também alteram a responsividade celular. Seis proteínas ligadoras dos fatores de crescimento semelhantes à insulina (IGFBP-1 até IGFBP-6) foram detectadas no soro e em vários tecidos.[185] IGF-I e IGF-II circulam no sangue em uma concentração 1.000 vezes maior do que a insulina; no entanto, de modo geral, todos os IGFs circulantes são ligados às IGFBPs. As IGFBPs e suas proteases fornecem um mecanismo para atividades de IGFs específicas do tecido. As várias IGFBPs diferem em suas ações e expressão individual, dependendo do tipo de célula e tecido específicos. A principal IGFBP que regula a disponibilidade biológica de IGF pode variar de acordo com as alterações metabólicas. Há muitas permutações possíveis porque as IGFBPs não são simplesmente proteínas transportadoras; existem IGFBPs inibidoras e estimuladoras que inibem ou potencializam as ações de IGF. A regulação específica do tecido da atividade de protease de IGFBP pode alterar a biodisponibilidade dos IGFs em sítios específicos. Além disso, foi demonstrado que as IGFBPs têm efeitos diretos sozinhas, independentes de IGF. Desta maneira, este é um sistema regulador complexo que proporciona sinais endócrinos e funções autócrinas e parácrinas.

RECEPTORES ENVOLVIDOS NA ESTEROIDOGÊNESE

O fator esteroidogênico-1 (SF-1) e DAX-1 (um nome que representa; reversa sexual sensível a – região crítica de hipoplasia suprarrenal congênita no cromossomo X) são receptores nucleares para os quais não foram identificados ligantes específicos ("receptores órfãos"). SF-1 influencia a expressão de genes que codificam enzimas esteroidogênicas e quando a expressão genética de SF-1 é perturbada em camundongos, as gônadas e as glândulas suprarrenais não conseguem se desenvolver.[186,187] Além disso, SF-1 regula a transcrição do gene StAR.[188] A perda parcial de SF-1 causa atividade ovariana reduzida e infertilidade.[189] A desativação de mutações no gene *DAX1* resulta em hipoplasia suprarrenal ligada ao X, que também está associada ao hipogonadismo hipogonadotrópico.[190] Acredita-se que DAX-1 trabalhe com SF-1 na regulação do desenvolvimento e na função de tecidos produtores de esteroides, bem como a regulação de gonadotrofinas.[191] SF-1 regula genes que codificam as subunidades de gonadotrofina e também o receptor de GnRH.[187] Desta maneira, SF-1 e DAX-1 estão envolvidos em todos os níveis: no hipotálamo, na hipófise e nos órgãos de produção esteroide. Estas proteínas funcionam como fatores de transcrição (como são os receptores hormonais nucleares tradicionais como o receptor de estrogênio) nos mecanismos complexos desvendados por biólogos moleculares.

HETEROGENEIDADE DOS HORMÔNIOS TRÓPICOS

As glicoproteínas, como FSH e LH, não são proteínas únicas, mas devem ser encaradas como uma família de formas heterogêneas de atividade imunológica e biológica variada.[192] As diversas formas (isoformas) ocorrem de várias maneiras, incluindo diferentes ações promotoras do DNA, alterações na divisão do RNA, mutações pontuais e alterações pós-tradução dos carboidratos.[193] O impacto das variações é alterar a estrutura e a eliminação do metabólito, afetando, assim, a ligação e a atividade. As isoformas têm pesos moleculares diferentes, meias-vidas circulantes e atividades biológicas. Durante o ciclo menstrual, o incrível número de pelo menos 20-30 isoformas de FSH e LH está presente na corrente sanguínea.[194] *A atividade global de uma glicoproteína, portanto, se deve aos efeitos da mistura de formas que atingem e se ligam ao tecido-alvo.*

Os precursores da subunidade não glicosilada dos hormônios de glicoproteína são sintetizados no retículo endoplasmático, seguidos pela glicosilação. As subunidades glicosiladas se combinam e a seguir são transportadas para o aparelho de Golgi para maior processamento do componente de carboidrato. As unidades se combinam para formar um heterodímero compacto. A fração de proteína se liga a receptores específicos do tecido-alvo, enquanto a fração de carboidrato desempenha um papel crítico na associação do complexo hormônio-receptor a adenilato ciclase (talvez determinando a necessária estrutura conformacional).

A precisão da composição química dos hormônios trópicos é um elemento essencial na determinação da capacidade do hormônio de se associar ao seu receptor. Os glicopeptídeos (FSH, LH, TSH e hCG) são dímeros compostos de duas subunidades de polipeptídeos glicosilados, as subunidades α e β. As subunidades α e β são fortemente ligadas em uma associação não covalente. A estrutura tridimensional e a conformação ativa das subunidades são mantidas pelas ligações dissulfídicas internas.[195] Todos os glicopeptídeos da espécie humana (FSH, LH, TSH e hCG) compartilham uma cadeia α comum, uma estrutura idêntica contendo 92 aminoácidos. As cadeias β (ou subunidades β) diferem no conteúdo de aminoácidos e carboidratos conferindo a especificidade inerente na relação entre os hormônios e seus receptores. Portanto, a atividade biológica específica de um hormônio glicopeptídeo é determinada pela subunidade β; foi relatado hipogonadismo em decorrência da substituição de um único aminoácido na subunidade LH β.[196]

β-hCG é a maior subunidade β, contendo uma porção maior de carboidrato e 145 resíduos de aminoácidos, incluindo uma peça de cauda carboxi-terminal única de 29 grupos de aminoácidos. É esta parte única da estrutura de hCG que possibilita a produção de anticorpos altamente específicos e a utilização de ensaios imunológicos muito específicos. A sequência estendida na região carboxi-terminal de β-hCG contém quatro sítios para glicosilação, razão pela qual hCG é glicosilado em um grau maior do que LH, uma diferença que é responsável pela meia-vida circulante mais longa para hCG.

Estas diferenças na estrutura estão associadas a um sítio promotor e de transcrição diferente que está localizado a montante no gene da subunidade hCG β comparado com o sítio no gene da subunidade LH β. O sítio de transcrição genética da subunidade hCG β não contém um elemento de resposta hormonal, permitindo que a secreção de hCG escape da regulação do *feedback* pelos esteroides sexuais, em contraste com FSH e LH.

O passo que limita a velocidade da síntese de gonadotrofinas e TSH é a disponibilidade de subunidades β, porque pode ser encontrado um excesso de subunidades β no sangue e nos tecidos. Além do mais, a estrutura tridimensional da subunidade β, obtida dobrando a subunidade pela formação de ligações dissulfeto, é um importante passo conformacional que é essencial para a associação a subunidade α.[197] Esta alteração conformacional não é completada até que as subunidades estejam totalmente unidas para produzir todo o hormônio final.

A meia-vida de α-hCG é de 6-8 minutos e a do hCG da placenta é de aproximadamente 24 horas. Todos os tecidos humanos parecem produzir hCG como uma molécula única, mas a placenta é diferente por ter a capacidade de glicosilação a proteína, reduzindo, assim, o ritmo do seu metabolismo e lhe conferindo atividade biológica por meio de uma meia-vida longa. Os componentes de carboidrato das glicoproteínas são compostos de frutose, galactose, manose, galactosamina, glucosamina e ácido siálico. Embora os outros açúcares sejam necessários para a função hormonal, o ácido siálico é o determinante crítico da meia-vida biológica. A remoção dos resíduos de ácido siálico no hCG, FSH e LH leva à eliminação muito rápida da circulação.

FSH consiste da subunidade α de 92 aminoácidos e uma subunidade β de 118 aminoácidos. Possui quatro cadeias laterais de carboidrato, duas em cada subunidade. A subunidade β de LH consiste de 121 aminoácidos. LH possui três cadeias laterais de carboidrato com um sítio único de glicosilação (com menos da metade do ácido siálico em FSH). A meia-vida inicial de LH é de aproximadamente 20 minutos, comparada com a meia-vida inicial de FSH de 3-4 horas.

Os genes para hormônios trópicos contêm regiões promotoras e estimulantes ou inibidoras localizadas nas regiões proximais da extremidade 5' a montante do sítio de transcrição. Estes sítios respondem aos segundos mensageiros (AMP cíclico) e também aos esteroides e outros reguladores ainda desconhecidos. As proteínas essenciais das duas subunidades de glicoproteínas são produtos

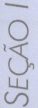

de genes distintos.[198] Através do uso da tecnologia do DNA recombinante foi demonstrado que existe um gene humano único para a expressão da subunidade α. O gene para a subunidade α compartilhado por FSH, LH, hCG e TSH está localizado no cromossomo 6q12.21. Um sítio promotor único sujeito a múltiplos sinais e hormônios regula a transcrição do gene α na placenta e na hipófise. O gene da subunidade α é expresso em vários tipos de células diferentes, mas os genes da subunidade β são restritos no tipo de célula. O gene TSH β é expresso somente em tirotropos regulados pelo hormônio da tireoide; o gene FSH β é expresso em gonadotropos regulados por GnRH, ativina, inibina e esteroides gonadais; o gene β de LH, também expresso em gonadotropos, é regulado por GnRH e não é afetado pela ativina e inibina.[199]

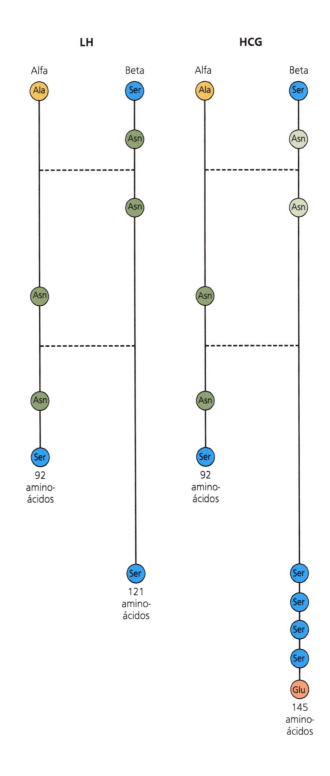

O gene da subunidade α requer a ativação de distintos elementos reguladores nas células tirotropas e gonadotropas, bem como na placenta. É a ativação destes elementos específicos das células que produz a especificidade do tecido para a expressão do gene α. Nas gonadotropas, o caminho de sinalização de GnRH para a transcrição de um gene α utiliza a estimulação da fosforilase do diacilglicerol (DAG) e inositol trifosfato (IP$_3$) que leva à liberação das reservas intracelulares de cálcio. GnRH também estimula o influxo de cálcio na membrana celular. DAG, IP$_3$ e cálcio trabalham juntos para estimular a atividade da proteína quinase C. A regulação da proteína quinase do promotor α é uma parte principal do mecanismo geral. Este processo da hipófise é influenciado por fatores múltiplos, incluindo os fatores de crescimento e esteroides gonadais. Na placenta, o mecanismo também utiliza elementos reguladores específicos, mas o sinal primário é mediado pelo caminho de AMP cíclico-proteína quinase A.

O gene para a subunidade FSH β se localiza no cromossomo 11p13, e na hipófise ele é marcadamente influenciado pela ativina.[200,201] Embora FSH e LH requeiram a estimulação de GnRH, o gene de FSH β é único, na medida em que a resposta a GnRH é dependente da ativina.[202] Com o aumento na estimulação de GnRH, o papel da ativina vem sendo reprimido pela sua proteína ligadora, a folistatina, cuja secreção também é estimulada por GnRH e ativina. A ativina é também antagonizada pela inibina, sendo que o primeiro destes fatores é reconhecido como supressor da secreção de FSH.[203]

Os genes que codificam as subunidades β de LH, hCG e TSH estão localizados em um agrupamento no cromossomo 19q13.32. Existem seis genes para a subunidade β de hCG e apenas um para β-LH.[204] A transcrição dos seis genes de hCG varia, cada um com uma atividade promotora diferente, e não se tem certeza de por que hCG requer expressão multigênica (talvez isto seja necessário para atingir o nível extremamente alto de produção no início da gravidez). Acredita-se que β-hCG evoluiu relativamente recentemente de β-LH, e que a extensão terminal única do aminoácido de β-hCG surgiu por uma mutação na leitura do códon de parada da tradução no gene β-LH; as sequências de DNA dos genes β-hCG e do gene β-LH são 96% idênticas.[204] Apenas os primatas e as espécies equinas (cavalo, burro e zebra) demonstraram ter genes para a subunidade β da gonadotrofina coriônica. Em contraste com a gonadotrofina coriônica humana, a gonadotrofina coriônica equina exerce atividade sobre LH e FSH em muitas espécies mamíferas porque contém sequências peptídicas na sua subunidade β que são homólogas às das gonadotrofinas da hipófise de outras espécies. O gene da gonadotrofina β-coriônica equina é idêntico ao gene de β-LH equino, e embora o gene de hCG primata tenha evoluído a partir do mesmo gene β-LH ancestral, a gonadotrofina coriônica do cavalo evoluiu de maneira diferente aproximadamente 50 milhões de anos atrás.[205] O gene de β-LH não é expresso na placenta.

Uma variante imunológica específica de LH é relativamente comum. Esta variante é decorrente das duas mutações pontuais no gene da subunidade LH β e é mais comum em povos descendentes de norte-europeus, atingindo uma frequência de portadores de 41,9% entre os Lapps do norte da Finlândia.[206] A significância clínica desta mutação não é conhecida; no entanto, imunoensaios de rotina podem fornecer leituras erroneamente baixas porque esta variante não é detectada. Distúrbios herdados em decorrência de interrupções nas sequências codificadoras de LH e FSH são de fato bastante raros.[207]

A expressão específica da placenta de β-hCG se deve a várias diferenças nas sequências de DNA entre os genes de β-hCG e β-LH.[199] A estimulação do promotor de β-hCG mediada pelo AMP cíclico é influenciada por diversas proteínas reguladoras. O estudo dos genes da subunidade β foi prejudicado por dificuldades na manutenção das linhas celulares produtoras de glicoproteínas. No entanto, a disponibilidade de linhas celulares de coriocarcinoma permitiu maior investigação dos genes de β-hCG.

Embora a subunidade β especifique a atividade biológica da glicoproteína de um indivíduo, a combinação das subunidades α e β é necessária para a expressão hormonal integral. Além do mais, a subunidade α também desempenha um papel importante na ligação e na ativação do receptor normal.[208,209] Nenhuma subunidade isolada pode ligar-se efetivamente ao receptor com alta afinidade ou exercer efeito biológico. Em outras palavras, ligação e ativação ocorrem somente quando o hormônio está na forma α-β combinada. Além disso, a subunidade α influencia a bioatividade global dos hormônios de glicoproteína.[210] Assim, as alterações estruturais nas subunidades α ou β podem alterar as respostas do tecido-alvo.

Variações no Carboidrato

Os hormônios glicopeptídicos podem ser encontrados na hipófise existindo em uma variedade de formas, diferindo na composição do seu carboidrato (oligossacarídeos). A mistura isoforma de gonadotrofinas é influenciada quantitativa e qualitativamente por GnRH e o *feedback* dos hormônios esteroides, produzindo modificações pós-tradução no carboidrato.[211,212] Esta heterogeneidade na estrutura (que também está associada à heterogeneidade na carga) representa um mecanismo sob o controle endócrino que modula as meias-vidas e a bioatividade.

Certas condições clínicas podem ser associadas às alterações na estrutura química usual dos glicopeptídeos, resultando em interferência na capacidade de se ligar aos receptores e estimular a atividade biológica. Além da desglicosilação e da formação de anti-hormônios, as gonadotrofinas podem ser produzidas com um aumento no conteúdo do carboidrato. Um ambiente com baixo nível de estrogênio na hipófise, por exemplo, favorece a produção das assim chamadas gonadotrofinas grandes, gonadotrofinas com um componente aumentado de carboidrato e, em consequência, diminuição na atividade biológica.[213] Imunoensaios nestas situações podem não revelar a situação biológica; um imunoensaio vê somente um determinado grupo de moléculas, mas não todas. Portanto, os resultados imunológicos nem sempre indicam a situação biológica.

Os níveis bioativos de FSH e LH são muito baixos em mulheres que recebem contraceptivos orais e durante as fases lútea e folicular final. Os valores mais altos ocorrem durante a metade do ciclo e em mulheres pós-menopausa (incluindo mulheres com falha ovariana prematura).[214] Os níveis de FSH bioativo se assemelham aos de FSH imunoativo com uma razão constante durante o ciclo. A maior bioatividade de FSH na metade do ciclo está associada a isoformas menos sialiladas de vida curta. Estas alterações são efeitos de GnRH e estrogênio.

O componente do carboidrato, portanto, afeta a resposta do tecido-alvo de duas maneiras: (1) eliminação metabólica e meia-vida e (2) atividade biológica. Esta última ação focaliza em duas funções para o complexo hormônio-receptor: ligação e ativação. Um domínio estrutural é importante para a ligação e outro para desencadear a resposta biológica. Os resíduos do carboidrato, especialmente os resíduos de ácido siálico, são menos importantes na ligação. Na verdade, dados experimentais indicam que as cadeias de carboidrato não têm um papel na ligação das gonadotrofinas aos seus receptores.[215] No entanto, a remoção da fração de carboidrato de uma das subunidades diminui a atividade gonadotrófica. Portanto, o componente do carboidrato afeta a atividade biológica do complexo hormônio-receptor após a ligação. Estudos específicos indicam que o componente do carboidrato desempenha um papel essencial na ativação (associação) do sistema adenilato ciclase.[216]

A meia-vida circulante de uma gonadotrofina é principalmente proporcional à quantidade de ácido siálico presente.[217] O conteúdo mais elevado de ácido siálico em FSH comparado com LH é responsável pela eliminação mais rápida de LH da circulação (a meia-vida de FSH é de várias horas; a meia-vida de LH é de aproximadamente 50 minutos). O hCG é altamente sialilado e, por conseguinte, tem meia-vida de 5-6 horas. No entanto, a eliminação de gonadotrofinas quando medida pelas meias-vidas não é totalmente explicada pelas diferenças no carboidrato. As diferenças nas sequências de aminoácidos também contribuem e, ainda mais importante, a estabilidade do hormônio completo (resistindo à dissociação nas subunidades rapidamente eliminadas) é um fator principal.

Heterogeneidade da Prolactina

Na maioria das espécies de mamíferos, a prolactina é um polipeptídio de cadeia única de 199 aminoácidos, 40% semelhantes em estrutura ao hormônio de crescimento e lactogênio placentário.[218] Acredita-se que todos os três hormônios se originaram em uma proteína ancestral comum aproximadamente 400 milhões de anos atrás. Muitos hormônios, fatores de crescimento e neurotransmissores afetam o gene da prolactina. Mensurações simultâneas de prolactina por bioensaio e imunoensaio revelam discrepâncias. Inicialmente, foram observadas diferenças na prolactina com base no tamanho, levando ao uso de termos como pequeno, grande e o termo maravilhosamente sofisticado, a prolactina muito grande. Outros estudos químicos revelaram modificações estruturais que incluem glicosilação, fosforilação e variações na ligação e na carga. Esta heterogeneidade é resultado de muitas influências em muitos níveis: transcrição, tradução e metabolismo periférico.[219,220]

A prolactina é codificada por um gene único no cromossomo 6, produzindo uma molécula que na sua forma principal é mantida em três laços por ligações dissulfeto.[218] A maior parte das variantes da prolactina, se não todas, é o resultado de modificações pós-tradução. Pouca prolactina provavelmente representa uma variante de ligação resultante da deleção proteolítica de aminoácidos. A prolactina grande possui pouca atividade biológica e não apresenta reação cruzada com anticorpos da forma principal de prolactina. As assim chamadas variantes muito grandes de prolactina são decorrentes de moléculas separadas de prolactina que se ligam umas às outras, não covalentemente ou por ligação dissulfeto intercadeias. Algumas das formas aparentemente grandes de prolactina são moléculas de prolactina complexadas às proteínas ligadoras. Altos níveis de prolactina relativamente inativa na ausência de um tumor podem ser decorrentes da criação de macromoléculas de prolactina por autoanticorpos antiprolactina.[221,222] De modo geral, as prolactinas grandes são responsáveis por algo em torno de 10 a 25% da hiperprolactinemia relatada por ensaios comerciais.[223]

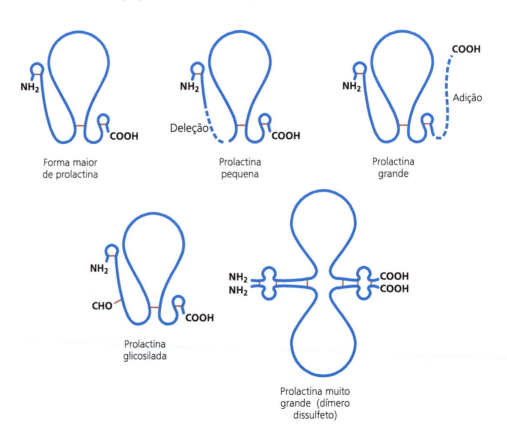

Existem outras variações. A clivagem enzimática da molécula de prolactina produz fragmentos que podem ter capacidade de atividade biológica. A prolactina que foi glicosilada continua a exercer atividade; diferenças nas porções de carboidrato podem produzir diferenças na atividade biológica e na imunorreatividade. Entretanto, a forma não glicolisada de prolactina é a forma predominante de prolactina secretada na circulação.[224] A modificação da prolactina também inclui fosforilação, desaminação e sulfatação.

O receptor de prolactina é codificado por um gene no cromossomo 5 que está próximo do gene para o receptor do hormônio de crescimento. No entanto, existem evidências de mais de um receptor, dependendo do sítio de ação (p. ex., decídua e placenta).[225] O receptor de prolactina pertence à família de receptores que inclui muitas citocinas e alguns fatores de crescimento, apoiando um papel dual para a prolactina como um hormônio clássico e como uma citocina. O sinal da prolactina é mediado por um caminho de tirosina quinase citoplasmática.

Em algum ponto no tempo, a bioatividade (p. ex., galactorreia) e a imunorreatividade (nível circulante por imunoensaio) da prolactina representam o efeito cumulativo da família das variantes estruturais. Lembre-se de que os imunoensaios nem sempre refletem a situação biológica (p. ex., um nível normal de prolactina em uma mulher com galactorreia).

REGULAÇÃO ASCENDENTE E DESCENDENTE DOS RECEPTORES

A modulação positiva ou negativa dos receptores por hormônios homólogos é conhecida como regulação ascendente e descendente. Pouco é sabido a respeito do mecanismo da regulação ascendente; no entanto, hormônios como a prolactina e GnRH podem aumentar as concentrações na membrana celular dos seus próprios receptores.

Teoricamente, a desativação do complexo hormônio-receptor pode ser alcançada pela dissociação do complexo ou perda de receptores da célula, seja por eliminação (externamente) ou por internalização dos receptores na célula. Este é o processo de **internalização** que é o principal mecanismo biológico através do qual os hormônios polipeptídicos regulam para baixo seus próprios receptores e, assim, limitam a atividade hormonal. Como regra geral, o excesso de concentração de um hormônio trópico, como LH e GnRH, irá estimular o processo de internalização, levando a uma perda de receptores na membrana celular e um decréscimo na resposta biológica. Entendemos agora que o motivo principal para a secreção episódica (pulsátil) de hormônios é evitar a regulação descendente e manter, se não regular para cima, os seus receptores. A frequência dos pulsos é, portanto, um fator-chave na regulação do número de receptores.

Acredita-se que os receptores são inseridos aleatoriamente na membrana celular após a síntese intracelular. O receptor pode ser encarado como tendo três segmentos importantes: um sítio de ligação externa que é específico para um hormônio polipeptídico, a região transmembrana e um sítio interno que desempenha um papel no processo de internalização. Quando o receptor é ligado a um hormônio polipeptídico e quando altas concentrações hormonais estão presentes na circulação, o complexo hormônio-receptor se desloca através da membrana celular em um processo chamado migração lateral. A migração lateral transporta o complexo para uma região especializada da membrana celular, a *fossa revestida*. Cada célula nos tecidos-alvo contém 500 a 1.500 fossas revestidas. A migração lateral, portanto, concentra complexos hormônio-receptor na fossa revestida (*agrupamento*), permitindo o aumento na internalização do complexo por meio do mecanismo especial de *endocitose mediada pelo receptor*.[226] A duração de tempo para este processo (minutos em vez de segundos) é muito lenta para explicar as respostas imediatas induzidas por hormônios, mas outros eventos celulares podem ser mediados pelo mecanismo que dribla o mensageiro intracelular, o AMP cíclico.

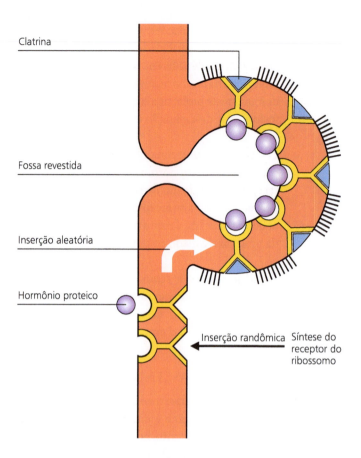

A fossa revestida é uma vesícula lipídica suspensa em um cesto de proteínas específicas, chamadas **clatrinas** (do latim "clathra", significando "malha"). A unidade é uma rede de hexágonos e pentágonos, assemelhando-se, assim, a uma bola de futebol. A margem interna da fossa possui uma borda em escova, daí o nome fossa revestida. A rede de proteínas clatrina serve para localizar os complexos hormônio-receptor por meio da ligação ao sítio interno de ligação no receptor.

Quando totalmente ocupada, a fossa revestida se invagina, se comprime e entra na célula como uma vesícula revestida, também chamada receptossoma. A vesícula revestida é transportada até os lisossomos, nos quais a estrutura sofre degradação, liberando a substância (p. ex., um hormônio polipeptídico) e o receptor. O receptor pode ser reciclado, isto é, pode ser reinserido na membrana celular e usado novamente. Por outro lado, o receptor e o hormônio podem ser metabolizados, reduzindo, assim, a atividade biológica daquele hormônio. Os hormônios internalizados também podem mediar a resposta biológica influenciando organelas celulares, como o aparelho de Golgi, o retículo endoplasmático e até mesmo o núcleo. Por exemplo, as membranas nucleares dos ovários humanos ligam-se a hCG e LH, e seguem uma resposta enzimática que está envolvida na transferência de mRNA do núcleo para o citoplasma.[227]

Um processo similar, chamado **potocitose**, utiliza invaginações da membrana ricas em colesterol chamadas **cavéolas** (muito menores em número e em estrutura do que as fossas revestidas de clatrina) para internalização de pequenas moléculas e íons.[228] Este é outro método de sinalização intracelular detectado nas cavéolas; p. ex., receptores de proteínas G, quinases e fator de crescimento. A caveolina é a principal proteína estrutural componente da cavéola. O óxido nítrico, importante mediador de eventos vasculares, reside na cavéola e é regulado por fosforilação na tirosina e na interação com a caveolina.[229,230] A cavéola também facilita a endocitose e a exocitose de substâncias por meio da reciclagem de caveolina entre a superfície celular e a rede de Golgi.[231]

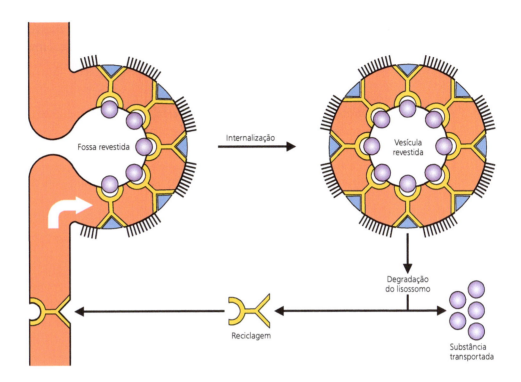

Além da regulação descendente dos receptores hormonais polipeptídicos, o processo de internalização pode ser utilizado para outros eventos metabólicos celulares, incluindo a transferência para o interior da célula de substâncias vitais como ferro e vitaminas. Na verdade, este é o mecanismo básico para o transporte de moléculas grandes através da parede celular para o seu interior.

Os receptores da membrana celular podem ser distribuídos aleatoriamente na membrana celular e transmitir informações para modificar o comportamento da célula.[232] Para estes receptores, a internalização é um método para regulação descendente por degradação nos lisossomos. Em decorrência desta degradação, a reciclagem geralmente não é uma característica desta classe de receptores. Os hormônios que utilizam esta categoria de receptores incluem FSH, LH, hCG, GnRH, TSH, TRH e insulina. Para estes hormônios, a fossa revestida pode ser encarada como uma armadilha para imobilizar os complexos hormônio-receptor. O destino do hormônio, no entanto, pode variar de tecido para tecido. Em alguns tecidos-alvo, hCG é internalizado e o complexo receptor de hCG é transferido intacto da vesícula revestida para o interior dos lisossomos para dissociação e degradação. Em outros tecidos, especialmente a placenta, acredita-se que o complexo receptor de hCG é reciclado de volta para a superfície celular como um meio para transportar hCG através da placenta para as circulações materna e fetal.[233]

Os receptores da membrana celular, localizados nas fossas revestidas, quando ligados aos ligantes levam à internalização, desta maneira, proporcionando à célula os fatores necessários, a remoção de agentes nocivos do líquido biológico que banha a célula ou a transferência de substâncias através da célula (transendocitose). Estes receptores são poupados da degradação e podem ser reciclados. Exemplos desta categoria incluem lipoproteínas de baixa densidade (LDL), as quais fornecem colesterol para as células produtoras de esteroides; cobalamina e transferrina, que fornecem vitamina B12 e ferro, respectivamente; e a transferência de imunoglobulinas através da placenta para proporcionar imunidade fetal.

Um exame mais detalhado do LDL e seu receptor é instrutivo porque ele é o protótipo para este sistema. A partícula de lipoproteína de baixa densidade é uma esfera. Ela contém no seu centro aproximadamente 1.500 moléculas de colesterol que são anexadas como ésteres para os ácidos graxos. Este centro está contido por uma membrana lipídica bicamada. As proteínas ligadoras da proteína (as apoproteínas) se projetam na superfície desta membrana e são estas proteínas que o receptor precisa reconhecer.

Importante relembrar que todas as células que produzem esteroides precisam usar o colesterol como um elemento fundamental. Essas células não podem sintetizar colesterol suficiente e, portanto, precisam trazer colesterol da corrente sanguínea para o interior da célula. O LDL é o principal mensageiro que transporta o colesterol. Evidências experimentais, no entanto, indicam que o HDL-colesterol, assim como o LDL podem fornecer colesterol para as células produtoras de esteroides.[234] Na verdade, as células das granulosas ovarianas humanas usam HDL-colesterol em um sistema que difere do caminho do LDL-colesterol: as lipoproteínas não são internalizadas, mas, sobretudo, os ésteres de colesteril são extraídos das lipoproteínas na superfície celular e depois são transferidos para o interior da célula.[235]

Diferentes receptores e proteínas da superfície celular contêm partes estruturais semelhantes.[236] Por exemplo, o receptor de LDL contém uma região que é homóloga ao precursor do fator de crescimento epidérmico e outra região que é homóloga a um componente do complemento. O receptor de LDL é uma "proteína mosaico". Existem regiões de proteínas derivadas dos éxons de diferentes famílias de genes. Este é um exemplo de uma proteína que se desenvolveu como uma nova combinação de unidades funcionais preexistentes de outras proteínas.

O receptor de LDL é sintetizado como um precursor de 860 aminoácidos. O precursor inclui 21 aminoácidos que constituem uma sequência de sinais hidrofóbicos que é clivada antes da sua inserção na superfície celular. Esta sequência de sinais provavelmente direciona para onde a proteína deve ir na célula. Isto significa uma proteína com 839 aminoácidos que tem cinco domínios reconhecíveis.

1. Terminal NH2 de 292 aminoácidos, composto de uma sequência de 40 aminoácidos repetidos sete vezes com algumas variações. Este domínio é o sítio de ligação para LDL e está localizado na superfície externa da membrana celular.

2. Aproximadamente 400 aminoácidos 35% homólogos ao precursor do fator de crescimento epidérmico.

3. O sítio ligador de açúcar.

4. 22 aminoácidos hidrofóbicos que atravessam a membrana celular. A deleção da sequência de sinais transmembrana (encontrada em uma mutação de ocorrência natural) resulta em um receptor de LDL que é secretado da célula em vez de ser inserido na membrana.

5. Cauda citoplasmática de 50 aminoácidos que está localizada internamente e serve para aglomerar os receptores de LDL nas fossas revestidas.

Quando a fossa revestida está completamente ocupada com LDL, uma vesícula revestida é transportada para dentro da célula no processo chamado endocitose. A vesícula se desloca até o sistema de Golgi e, então, é encaminhada por um mecanismo desconhecido (embora pareça estar envolvido um sistema similar de fossa revestida no sistema Golgi) até os lisossomos em que a estrutura sofre uma degradação, liberando ésteres de colesterol e o receptor. O receptor pode ser reciclado ou degradado. O nível intracelular de colesterol livre influencia as seguintes atividades importantes: a enzima limitante do ritmo para síntese do colesterol, a reesterificação do excesso de colesterol para armazenamento como gotículas lipídicas e a síntese dos receptores de LDL. O colesterol derivado do processo de transporte do LDL pode ter qualquer um dos seguintes

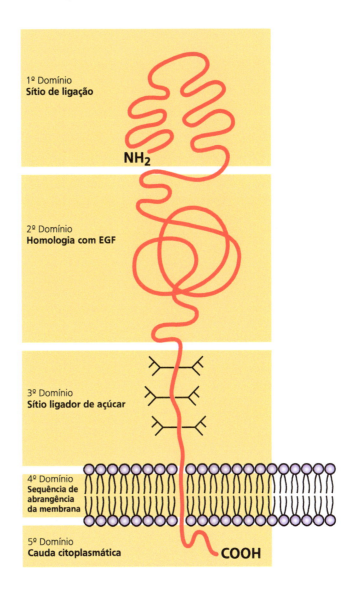

destinos: utilização nas mitocôndrias para esteroidogênese, reesterificação para armazenamento, uso nas estruturas da membrana ou excreção.[237] A excreção (liberação do colesterol livre na circulação pelo mecanismo de HDL) envolve as cavéolas na superfície celular.[228,231] Assim, a entrada ocorre via fossas revestidas (endocitose) e o efluxo do retículo endoplasmático para a membrana celular ocorre via cavéolas (exocitose).

A síntese e a inserção de novos receptores de LDL são uma função de LH nas gônadas e ACTH na glândula suprarrenal. Este processo é relativamente rápido. Foi calculado que o sistema de fossa revestida movimenta uma quantidade de superfície celular equivalente à quantidade total da membrana plasmática a cada 30-90 minutos.[237] O receptor de LDL faz uma volta completa a cada 10 minutos durante o seu tempo de vida de 20 horas, em um total de várias centenas de viagens.[238] Defeitos genéticos nos receptores de LDL conduzem a uma falha na internalização e na hiperlipidemia.

Resumo da Regulação Descendente

A regulação descendente é um decréscimo de resposta na presença de estimulação contínua. Pode envolver qualquer um dos seguintes mecanismos:

1. Dessensibilização por autofosforilação do segmento citoplasmático do receptor.

2. Perda de receptores por internalização, um mecanismo relativamente lento.

3. Separação das subunidades reguladora e catalítica da enzima adenilato ciclase.

4. Alterações nas principais proteínas reguladoras intracelulares.

REGULAÇÃO DA ADENILATO CICLASE

A atividade biológica dos hormônios polipeptídicos ou glicoproteínas (como FSH ou LH) pode ser alterada por reguladores autócrinos e parácrinos, heterogeneidade das moléculas, regulação ascendente e descendente dos receptores e, finalmente, por modulação da atividade da enzima, adenilato ciclase.

Sistema da Proteína G

O Prêmio Nobel de Medicina e Fisiologia de 1994 foi concedido a Alfred G. Gilman e Martin Rodbell pela descoberta e descrição das proteínas G. A adenilato ciclase é composta de três unidades proteicas: o receptor, uma unidade reguladora de guanil nucleotídeo e uma unidade catalítica.[239] A unidade reguladora é uma proteína de acoplamento, regulada por nucleotídeos guanina (especificamente guanosina 5'-trifosfato, GTP) e portanto é chamada de proteína ligadora de GTP ou abreviada como proteína G.[240,241] A unidade catalítica é a própria enzima que converte ATP em AMP cíclico. O receptor e a unidade reguladora do nucleotídeo são estruturalmente ligados, porém inativos até que o hormônio se ligue ao receptor. Após a ligação, o complexo da unidade regulatória do hormônio, receptor e nucleotídeo é ativado levando a uma absorção de GTP pela unidade reguladora. A ativação e a absorção de GTP resultam em uma enzima ativa que pode converter ATP em AMP cíclico. Este resultado pode ser visto como consequência do *acoplamento* da unidade reguladora com a unidade catalítica, formando uma enzima completa intacta. A atividade enzimática é então terminada por hidrólise de GTP para guanosina 5'-difosfato (GDP), com a enzima retornando ao seu estado inativo. A rápida ação e o controle agudo da adenilato ciclase estão assegurados porque a proteína G é uma GTPase que se autoativa após a ligação a GTP.

A proteína G foi purificada. A partir da sequência de aminoácidos, foram produzidos clones de DNA complementar. Estes estudos indicaram que existe uma família de proteínas G que acopla os receptores a ligantes ativos, desempenhando papéis na transdução de sinais, transporte intracelular e exocitose. É considerado que a capacidade do complexo hormônio-receptor de trabalhar através de um mensageiro comum (AMP cíclico) e produzir ações contrastantes (estimulação e inibição) se deve à presença de proteínas G reguladoras nucleotídeo estimuladoras e proteínas G reguladoras nucleotídeo inibidoras.[242,243] No entanto, o sistema da proteína G não está limitado ao sinal do AMP cíclico, mas pode ativar outras enzimas geradoras de mensageiros, bem como canais iônicos.

As proteínas G são compostas de subunidades α, β e γ, cada uma sendo produto de muitos genes distintos.[244] As subunidades β e γ não são todas semelhantes e exibem seletividade para ligantes específicos. De fato, existem várias centenas de receptores de proteína G, com uma estrutura comum, mas suficientemente dessemelhante para ser ativada por diferentes ligantes. Cada proteí-

BIOSSÍNTESE HORMONAL, METABOLISMO E MECANISMO DE AÇÃO

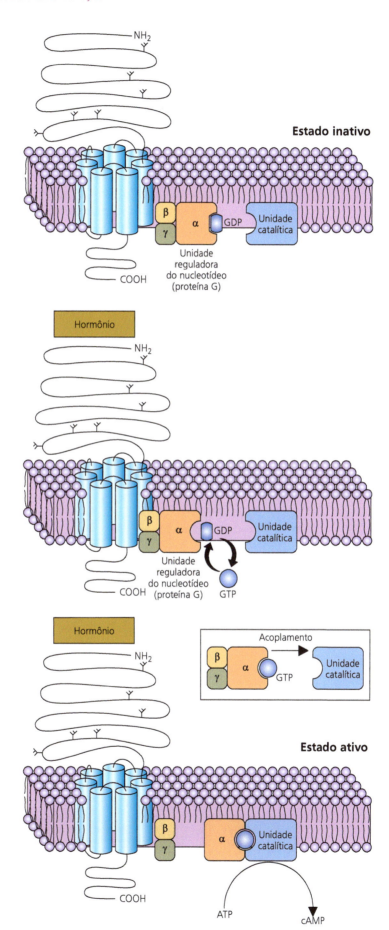

na G possui uma subunidade α única, e existem 16 genes da subunidade α nos mamíferos. Com base nas semelhanças dos aminoácidos, são agrupadas em quatro subfamílias: $G_s\alpha$, $G_q\alpha$, $G_i\alpha$, G_{i2}. As proteínas G_s e G_q são mediadoras de eventos estimuladores, como a secreção hormonal, enquanto as proteínas G_i exercem inibição. Ainda não se sabe ao certo o papel do grupo G_{i2}. Estas múltiplas subunidades possibilitam uma grande variabilidade na função a ser expressa por muitas combinações diferentes que produzem alterações conformacionais ligadas à transmissão das mensagens.

No estado inativo, GDP está ligado à subunidade α. A interação hormônio-receptor e ligação altera a conformação da subunidade α. GTP substitui GDP na subunidade α, liberando as subunidades β e γ, o que permite que a subunidade α de GTP se ligue à unidade catalítica de adenilato ciclase, formando a enzima ativa. A subunidade α de GTP também pode ativar outros mensageiros, como os canais iônicos. A atividade intrínseca da GTPase rapidamente hidroliza GTP-α para GDP-α, o que leva à reassociação com as subunidades β e γ, voltando a formar o complexo da proteína G para maior ativação. A especificidade funcional se deve à subunidade α, a qual difere para cada proteína G e, portanto, existem muitas subunidades diferentes codificadas por genes diferentes.

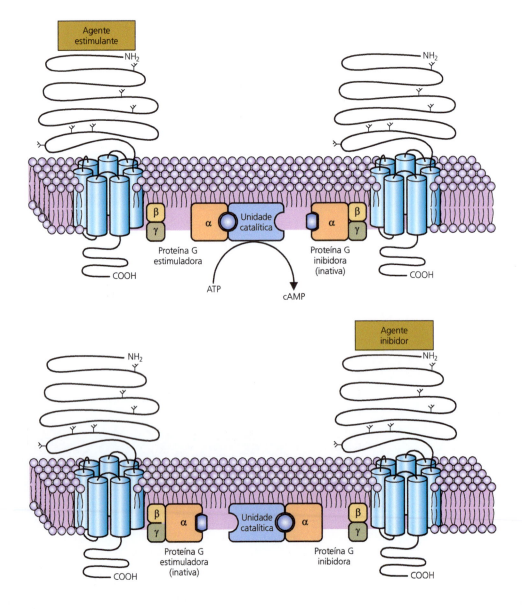

Receptores de Proteína G

Os mais de 200 receptores ligados às proteínas G são derivados de uma família de supergenes, os 800 genes provavelmente originados de um gene ancestral comum.[245] O receptor de gonadotrofina contém uma região transmembrana que possui as características estruturais de um receptor que se acopla à proteína G e um grande domínio extracelular.[246] Os receptores que utilizam as proteínas G estão inseridos nas membranas e consistem de uma cadeia peptídica longa que se dobra em sete hélices, as alças de aminoácidos que conectam as hélices se estendem até o citoplasma ou no espaço extracelular. A extremidade amino se estende para fora da célula e a extremidade carboxil se estende para o interior da célula. O segmento extracelular grande é o sítio para o reconhecimento e ligação de gonadotrofinas específicas. A ligação altera a conformação (que está associada à fosforilação), levando à interação com as proteínas G, as quais, por sua vez, ativam os segundos mensageiros, sejam eles enzimas ou canais iônicos. Estas são proteínas antigas; p. ex., elas são usadas pela levedura para detectar feromônios correspondentes (talvez seja por isso que esta proteína é a estrutura básica para a visão e o olfato em organismos superiores; a rodopsina é uma proteína G localizada na haste da retina que é sensível à luz). Assim, os receptores G podem ser ativados por hormônios, neurotransmissores, fatores de crescimento, odorantes e fótons de luz.

LH e hCG se ligam a um receptor comum, codificado por genes no cromossomo 2p21. O receptor de LH/hCG está altamente conservado nos mamíferos; o receptor humano é muito parecido com os receptores do rato e dos bovinos.[247] É provável que a expressão do receptor de LH/hCG seja regulada por muitos fatores, incluindo mecanismos endócrinos, parácrinos e autócrinos, mas a exigência primária é FSH. Além do caminho da proteína G, a ativação do receptor de LH/hCG estimula o sistema mensageiro de cálcio.

O receptor de FSH é muito semelhante ao receptor de LH/hCG, mas é estruturalmente distinto.[248,249] Apropriadamente (para especificidade), o segmento extracelular contém a principal divergência de sequências. O gene do receptor de FSH está localizado no cromossomo 2p21-16, próximo ao gene do receptor de LH/hCG. O receptor de FSH também é regulado pelo ambiente do seu hormônio, especialmente por FSH e estradiol. Outros membros desta família incluem os receptores de TSH, catecolaminas, vasopressina, angiotensina II e dopamina.

Mutações no Sistema da Proteína G

Mutações raras que alteram a estrutura e a atividade das proteínas G podem resultar em doença.[241,244,250-253] As mutações com perda da função de uma proteína G ou de um determinado receptor resultarão em síndromes de deficiência hormonal; p. ex., o receptor de TSH e hipotireoidismo, o receptor de LH e pseudo-hermafroditismo masculino e pseudo-hipoparatireoidismo em decorrência de uma mutação $G_s\alpha$. A ativação do hormônio liberador de gonadotrofina (GnRH) na puberdade é mediado pela kisspeptina 1, um ligante que se liga ao seu receptor de proteína G nos neurônios de GnRH; uma mutação desativadora no receptor causa hipogonadismo e atraso ou ausência de puberdade. Foram identificadas mutações no receptor da proteína G para GnRH que são responsáveis por hipogonadismo familiar. A síndrome de McCune-Albright (precocidade sexual, displasia fibrosa poliostótica, pigmentação na pele cor de café com leite e funcionamento autônomo de várias glândulas endócrinas) se deve à atividade não regulada (ganho em função) do sistema da adenilato ciclase em decorrência de uma mutação no gene $G_s\alpha$. Também foram encontradas mutações nas proteínas do gene $G_s\alpha$ em tumores suprarrenais e ovarianos, adenomas hipofisários que secretam hormônio de crescimento e adenomas da tireoide. É possível que as alterações no sistema da proteína G possam por fim explicar as anormalidades nas funções endócrinas-metabólicas, bem como as mutações oncogênicas.[242,243,254]

Além das mutações, a função alterada do receptor de proteína G pode ser decorrente dos polimorfismos, pequenas alterações genéticas que podem estar associadas à fisiologia alterada ou a doenças. Os polimorfismos de nucleotídeo único (SNPs) associados a estes receptores estão sendo identificados, e correlações estão sendo feitas com os riscos e resultados de doenças.[255] Este é um caminho de pesquisa genética que deverá trazer explicações para alguns casos de infertilidade ou problemas de diferenciação sexual.

Algumas Doenças Genéticas Decorrentes das Mutações Específicas no Sistema da Proteína G	
Mutação	Distúrbio
Ativação do receptor de LH	Puberdade precoce em meninos
Desativação do receptor de LH	Pseudo-hermafroditismo masculino
Ativação do receptor de FSH	Hiperestimulação ovariana
Desativação do receptor de FSH	Falha ovariana prematura
Desativação do receptor de TRH	Hipotireoidismo
$G_s\alpha$ (estimuladora)	Síndrome de McCune-Albright
$G_i\alpha$ (inibidora)	Hipotireoidismo
Rodopsina	Retinite pigmentosa
Receptor de ativação da vasopressina	*Diabetes insipidus*

Acoplamento e Separação, Dessensibilização e Alterações nas Proteínas Reguladoras

Outra maneira de explicar as ações estimuladoras e inibidoras em nível da adenilato ciclase tem seu foco no mecanismo de acoplamento. LH estimula a esteroidogênese no corpo lúteo e trabalha por meio do acoplamento de unidades reguladoras estimuladoras com as unidades catalíticas da adenilato ciclase. A prostaglandina $F_{2\alpha}$ é diretamente luteolítica, inibindo a esteroidogênese lútea por meio de um mecanismo que é posterior à ligação a receptores específicos. Esta ação luteolítica pode ser exercida por intermédio de uma unidade reguladora inibidora que leva à separação da unidade calatítica, interferindo, assim, na ação da gonadotrofina.

Concentrações crescentes de hormônios trópicos, como as gonadotrofinas, estão diretamente associadas à dessensibilização da adenilato ciclase independente da internalização dos receptores. A dessensibilização é uma alteração rápida e aguda sem perda dos receptores em contraste com o processo mais lento de internalização e perda real de receptores. Processo de dessensibilização após exposição agonista prolongada envolve fosforilação do receptor (que separa o receptor da proteína G). O receptor de LH/hCG, um membro da família da proteína G, sofre dessensibilização/separação em resposta a LH ou hCG em um processo que envolve a fosforilação da cauda citoplasmática C-terminal do receptor.[256,257] A secreção reduzida de gonadotrofina na presença de estimulação contínua prolongada de GnRH é uma resposta de dessensibilização que pode ocorrer seguida pela recuperação no espaço de tempo de um pulso secretor normal de GnRH endógeno.[258]

A dessensibilização também pode acompanhar alterações enzimáticas que afetam as proteínas chave intracelulares que regulam e esteroidogênese. A ativação do sistema da proteína quinase ativada por mitógeno (MAPK) aumenta os níveis de SF-1, que, por sua vez, atenua a expressão de StAR, que é essencial para o transporte de colesterol nas células gonadais produtoras de esteroides.[259]

Todas as referências estão disponíveis no site:
http://www.revinter.com.br/online/referencias-speroff.pdf

3 Ovário – Embriologia e Desenvolvimento

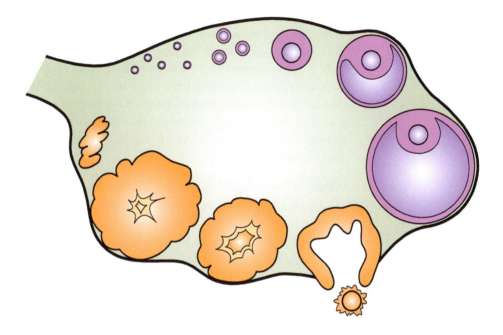

Os grandes nomes no começo da medicina ocidental foram Hipócrates, Sorano e Galen. Embora Aristóteles (384-322 a.C.) tenha se referido à castração como uma prática rural, foi Sorano quem apresentou a primeira descrição anatômica dos ovários. Sorano de Éfeso (uma cidade fundada pelos gregos na costa ocidental da Ásia, hoje Turquia) viveu de 98 a 138 d.C. e, frequentemente, é citado como o maior ginecologista da antiguidade.[1] Estudou na Alexandria e exerceu a profissão em Roma. Seu grande texto ficou perdido durante séculos e foi publicado somente em 1838.

Galen nasceu em 130 d.C. em Pérgamo, uma cidade grega no leste da Turquia, estudou na Alexandria e tornou-se um médico famoso e professor de medicina em Roma. Viveu 70 anos e escreveu aproximadamente 400 tratados, 83 dos quais ainda existem. Galen preservou em seus escritos (em grego) as descrições de Aristóteles da reprodução. Foi um verdadeiro estudioso e foi considerado como a maior autoridade em anatomia e fisiologia até o século XVI.[2] Galen estabeleceu a sangria como o tratamento apropriado para quase todos os transtornos. Embora em retrospectiva, as conclusões e os ensinamentos de Galen contenham muitos erros, quantos outros indivíduos foram capazes de satisfazer as necessidades de estudiosos e médicos durante centenas de anos?

Depois de Galen, não foram registrados outros pensamentos ou avanços por mais de 1.000 anos, quando a idade das trevas da era medieval desceu sobre a civilização ocidental. Durante a idade média, era seguro copiar os trabalhos de Galen, porém literalmente perigoso contribuir com algo original. Estudiosos medievais acreditam que era impossível progredir em conhecimento além de Galen. A doutrina em conformidade com Galen não foi questionada até a introdução dos trabalhos impressos de Galen disponíveis para os estudiosos.

Embora Leonardo da Vinci (1452-1519) tenha desenhado com precisão a anatomia do útero e dos ovários, os principais avanços no conhecimento anatômico remontam à Universidade de

Pádua, famosa universidade italiana onde uma sucessão de anatomistas deram importantes contribuições.[3] Foi André Vesálio (1514-1564) quem, apesar de ainda estar na década dos seus 20 anos, em decorrência de suas dissecações em seres humanos percebeu que Galen havia descrito apenas animais. Nomeado professor de cirurgia e anatomia na Universidade de Pádua com 23 anos, publicou *De Humani Corporis Fabrica*, sua obra de referência ilustrada sobre a anatomia humana, em 1543, aos 29 anos. Vesálio foi duramente criticado no meio médico e um ano após a publicação do seu livro, deixou Pádua para se tornar o médico da corte na Espanha.

Vesálio foi o primeiro a descrever os folículos ovarianos e provavelmente o corpo lúteo. Falópio (1523-1562), lembrado por sua descrição das tubas uterinas (trompas de falópio), foi aluno de Vesálio e posteriormente um professor bem-sucedido e popular de anatomia em Pádua. Fabrício (Girolamo Fabrici d'Aquapendente, 1533-1619), aluno de Falópio, sucedeu Falópio como chefe de anatomia em Pádua e fez importantes contribuições à embriologia. Ao estudar um órgão em pássaros e observar que ele continha ovos, Fabrício o denominou "ovário". Durante este período de tempo, os ovários passaram a ser reconhecidos como estruturas, porém a sua função continuou a ser um mistério.

William Harvey publicou o primeiro livro original em inglês sobre anatomia e fisiologia da reprodução em 1651, aos 69 anos de idade, 35 anos após sua descoberta da circulação sanguínea. Ele teve sua formação médica na Universidade de Pádua, onde aprendeu a descrever com precisão as suas observações, uma prática que levou adiante e culminou nos seus escritos. Infelizmente, Harvey promoveu e manteve a crença aristotélica de que o óvulo era um produto da concepção, o resultado da interação entre o sêmen e o sangue menstrual. Esta visão foi corrigida por Bishop Niels Stensen, da Dinamarca, em 1667, e em 1672, aos 31 anos, o médico holandês Regnier de Graaf publicou seu importante trabalho sobre os órgãos reprodutores femininos, *De Mulierum Organis Generationi Inservientibus Tractatus Novus*, que estabeleceu o ovário como a origem do óvulo.

Os folículos ovarianos foram descritos por Vesálio e Falópio, mas o impacto da sua publicação conferiu a Graaf reconhecimento eterno quando o folículo ovariano tornou-se conhecido como folículo de Graaf, muito embora Graaf acreditasse que o folículo inteiro fosse o óvulo. De Graaf foi o primeiro a descrever com precisão o corpo lúteo, embora Marcello Malpighi, cujos trabalhos foram publicados postumamente em 1697, tenha inventado o nome "corpo lúteo".

Com a descoberta dos espermatozoides em mamíferos por van Leeuwenhoek em 1677, foi possível especular que a fertilização resultava da combinação de um espermatozoide e um folículo de Graaf. Isto ocorreu 150 anos antes de ter sido apreciado que o oócito reside dentro do folículo (descrito em 1827 por Carl Ernst von Baer) e que existe uma relação entre os ovários e a menstruação. O processo de fertilização foi descrito por Newport em 1853-1854 e, Oscar Hertwig, estudando ouriços-do-mar, relatou em 1876 a penetração de um espermatozoide em um óvulo e a redução cromossômica durante a meiose, encerrando a era da anatomia descritiva do ovário e marcando o início das explorações científicas em fisiologia e endocrinologia.

OVÁRIO HUMANO

As responsabilidades fisiológicas do ovário são a liberação periódica dos gametas (óvulos, oócitos) e a produção dos hormônios esteroides estradiol e progesterona. As duas atividades são integradas no contínuo processo repetitivo da maturação do folículo, ovulação e formação e regressão do corpo lúteo. O ovário, portanto, não pode ser visto como um órgão endócrino relativamente estático cujo tamanho e função se expandem e contraem, dependendo do vigor dos hormônios estimulantes. Ao contrário, a gônada feminina é um tecido heterogêneo em constante mudança cuja característica cíclica é medida em semanas, em vez de horas.

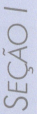

O ovário consiste de três porções principais: o córtex externo, a medula central e *rete ovarii* (o hilo). O hilo é o ponto de ligação do ovário ao mesovário. Contém nervos, vasos sanguíneos e células do hilo, que têm o potencial de se tornarem ativas na esteroidogênese ou de formar tumores. Estas células são muito parecidas com as células de Leydig produtoras de testosterona dos testículos. A porção mais externa do córtex é chamada túnica albugínea, tendo na sua superfície uma camada única de epitélio cuboidal, referido como epitélio da superfície ovariana ou mesotélio ovariano (os carcinomas epiteliais ovarianos representam 90% dos cânceres ovarianos humanos). Os oócitos, encapsulados em complexos chamados folículos, são a parte interna do córtex, incorporados ao tecido estromal. O tecido estromal é composto de tecido conectivo e células intersticiais, que são derivados das células mesenquimais, e têm a capacidade de responder ao hormônio luteinizante (LH) ou à gonadotrofina coriônica humana (hCG) com a produção de androgênio. A área central medular do ovário é derivada em grande parte das células mesonéfricas.

OVÁRIO FETAL

Durante o período fetal, o desenvolvimento do ovário humano pode ser acompanhado através de quatro estágios:[4,5] (1) o estágio de indiferenciação gonadal, (2) o estágio de diferenciação, (3) o estágio de multiplicação da ovogônias e formação dos oócitos e finalmente (4) o estágio de formação do folículo.

ESTÁGIO DE INDIFERENCIAÇÃO GONADAL

Aproximadamente nas 5 semanas de gestação, as gônadas pareadas são proeminências celômicas estruturalmente consolidadas recobrindo o mesonefro, formando as cristas gonadais. Neste ponto, a gônada é morfologicamente indistinguível como um testículo ou ovário primordial. A gônada é composta de células germinativas primitivas misturadas com células epiteliais da superfície celômica e um tecido mesenquimal medular interno. Logo abaixo desta crista localiza-se o duto mesonéfrico. Este estágio indiferenciado dura aproximadamente 7-10 dias. Juntos, o mesonefro e a crista genital são chamados de crista urogenital, indicando a íntima associação dos sistemas urinário e genital.

A origem das células somáticas gonadais ainda é incerta. A gônada reconhecível mais precocemente contém, além de células germinativas, células somáticas derivadas de, pelo menos, três tecidos diferentes: epitélio celômico, mesênquima e tecido mesonéfrico. Em um modelo inicial, acreditava-se que a gônada fosse formada pela invasão do "epitélio germinativo" no mesênquima subjacente. O epitélio germinativo é simplesmente a parte do epitélio celômico que dá origem ao tecido gonadal. Acreditava-se que as células invasoras formassem cordões sexuais que contêm as células germinativas circundadas por células somáticas (as células destinadas a formar o tecido que sustenta as células germinativas). Em um modelo mais recente, fortemente apoiado por dados experimentais, acredita-se que as células somáticas das gônadas se originam do mesonefro e não do epitélio celômico.[6-8] Estudos ultraestruturais sugeriram, ainda, que tanto as células epiteliais celômicas quanto as mesonéfricas subjacentes fornecem as células somáticas que estão destinadas a se transformarem em células foliculares.[9]

A contribuição das células mesonéfricas requer a migração para a gônada. Este movimento é regulado pelo fator 9 de crescimento de fibroblastos no homem e pode ser reprimido por um gene codificador de uma proteína conhecido como Sprouty2.[10] Assim, o cromossomo Y direciona o desenvolvimento sexual influenciando a expressão genética através de proteínas reguladoras e sinalizadoras específicas.

As células germinativas primordiais se originam no interior da ectoderme primitiva, mas as células específicas de origem não podem ser distinguidas.[11] As células germinativas são identificadas pela primeira vez no final da terceira semana após a fertilização na endoderme primitiva na extremidade caudal da parede dorsal do saco vitelino adjacente e, em seguida, elas também aparecem na mesoderme esplâncnica do intestino grosso.[12,13] A crista gonadal é o único local onde as células germinativas podem sobreviver. Pelo deslocamento decorrente do crescimento do embrião e também pelo movimento ameboide ativo ao longo do mesentério dorsal do intestino grosso em direção às cristas genitais, as células germinativas "migram" do saco vitelino em volta do intestino grosso até seus sítios gonadais entre a 4ª e 6ª de gestação.[11,14]

Os fatores que iniciam e guiam a migração das células germinativas não são conhecidos, embora peptídeos quimiotáticos e adesivos, como a fibronectina e a laminina, estejam envolvidos. Nos roedores, a proliferação e a migração das células germinativas envolvem o fator celular estaminal (*kit ligand*) e a expressão do seu receptor (*c-Kit*), um receptor transmembrana de tirosina quinase codificado pelo oncogene *c-kit*.[15] Em gônadas obtidas de indivíduos com distúrbios intersexuais que têm alto risco de tumores testiculares, a expressão da proteína *kit* foi detectada em uma idade gestacional mais avançada do que nos controles normais, consistente com a migração posterior das células germinativas e uma alteração na expressão do oncogene.[16] O gene *kit* está localizado no cromossomo 4 e as mutações neste gene não foram descobertas em mulheres com falência ovariana prematura.[17]

As células germinativas começam a sua proliferação durante sua migração.[9] As células germinativas são as precursoras diretas do esperma e dos óvulos, e até a sexta semana gestacional, na finalização do estado de indiferenciação, estas células germinativas se multiplicaram por mitose até um total de 10.000. Até a sexta semana de gestação, as gônadas indiferenciadas contêm as células germinativas e células de apoio derivadas do epitélio celômico e do mesênquima da crista gonadal.

A diferenciação masculina ou feminina da gônada é direcionada pelos cromossomos sexuais. Mas a decisão de ser homem ou mulher precisa ser comunicada às células da gônada indiferenciada.[18] Esta comunicação, também, é de origem genética, envolvendo proteínas de sinalização e seus receptores, programada pelo impacto fundamental que depende de se um cromossomo Y está presente. É iniciado um programa genético envolvendo centenas de genes na gônada indiferenciada na crista urogenital que leva à diferenciação em testículo ou ovário.[19]

ESTÁGIO DE DIFERENCIAÇÃO

Se a gônada indiferenciada estiver destinada a se tornar um testículo, a diferenciação nessa direção ocorrerá entre as 6ª e 9ª semanas gestacionais. A ausência de evolução testicular (formação de cordões sexuais medulares primários, túbulos primitivos e incorporação das células germinativas) apresenta a evidência explícita da existência de um ovário primitivo, embora momentaneamente quiescente. Em contraste com a masculina, a diferenciação dos órgãos genitais interno e externo feminino precede a maturação gonadal. Estes eventos estão relacionados à constituição genética e à receptividade territorial do mesênquima. Se um dos fatores for deficiente ou defeituoso, ocorre o desenvolvimento impróprio. Conforme já observamos, as células germinativas primitivas não conseguem sobreviver em outro local que não seja a crista gonadal. Se for formado um tecido gonadal parcial ou imperfeito, os eventos não esteroidais e esteroidais anormais resultantes têm efeitos morfológicos, reprodutivos e comportamentais de largo espectro.

Testículos

O fator que determina se uma gônada indiferenciada irá tornar-se um testículo é chamado, apropriadamente, de fator determinante do testículo (FDT), um produto de um gene único localizado no cromossomo Y.[20,21] O gene do fator determinante testicular está localizado dentro de uma região chamada SRY, a região determinante do sexo no cromossomo Y.[22] O produto proteico do gene *SRY* contém um domínio de ligação ao DNA para ativar a transcrição genética que desvia o desenvolvimento das células somáticas gonadais do caminho das células do folículo para as células de Sertoli.[23] Foram relatados casos raros de homens fenotípicos inférteis com um cariótipo 46,XX, sendo a diferenciação masculina decorrente de uma translocação de um fragmento do cromossomo Y contendo SRY para um autossomo ou um cromossomo X.

O desenvolvimento dos testículos normais requer não somente a presença do gene SRY, mas a sua interação com genes autossômicos.[24,25] Genes similares a SRY foram denominados genes SOX (a semelhança é com a região SRY box que contém a sequência de ligação do DNA).[23] A expressão de SRY precede a expressão de SOX; de fato, SRY em cooperação com o fator 1 esteroidogênico, SF1 e Fgf9, um membro da família do fator do crescimento de fibroblastos, suprarregula o gene SOX9.[21] Assim, SRY com proteínas associadas visam genes masculinos específicos que são essenciais para o desenvolvimento testicular. Este processo é discutido em detalhes no Capítulo 9. Em camundongos, as consequências do desenvolvimento da ativação e desativação de mutações em Sox9 se parecem com as das mutações similares em SRY, implicando não só que SOX9 seja necessário para a diferenciação dos testículos, mas também que a ativação SRY de SOX9 seja tudo o que é preciso para ativar outros genes importantes para o desenvolvimento dos testículos, como Fgf9 (fator 9 de crescimento de fibroblastos) e para reprimir genes que induzem o desenvolvimento do ovário, como Wnt4 (um membro da família de genes da drosófila sem asas), Rspo1 (espondina R1), Dax1 (reversão sexual sensível a dose, região crítica da hipoplasia suprarrenal, no cromossomo X, gene 1) e Foxl2 (forkhead box L2).[26]

A diferenciação dos testículos e do ovário requer genes que ajam dominantemente, com SRY induzindo o desenvolvimento de testículos por meio da suprarregulação de SOX9 e com outros genes, primariamente WNT4 e RSPO1, se unindo para promover o desenvolvimento ovariano pela repressão de SOX9. Este conceito vê o destino da gônada bipotencial como forças opostas em equilíbrio e SYR como o fator-chave. Nas gônadas XY, SRY induz SOX9 e favorece a diferenciação para o desenvolvimento de testículos, e nas gônadas XX que não possuem SRY, outros genes se combinam para reprimir SOX9 e promover o desenvolvimento ovariano.[27]

A expressão do gene SRY está confinada à crista genital durante a vida fetal, mas o gene também está ativo nas células germinativas do adulto, talvez desempenhando um papel na espermatogênese.[20] A visão tradicional atribui o controle e a expressão do gene *ativo* para a diferenciação testicular e um modo *passivo*, "falho" de desenvolvimento para o ovário. No entanto, evidências recentes questionaram este conceito, revelando que o desenvolvimento ovariano requer ações de genes como WNT4, RSPO1 e DAX1, que se unem para reprimir a expressão de genes no caminho dos testículos (p. ex., SOX9) e outros genes que promovem o desenvolvimento ovariano.[28,29] "Passivo" não é uma descrição precisa porque mesmo antes de a gônada se diferenciar em ovário, ocorre atividade do gene robusto associado ao genótipo feminino na crista urogenital.[19]

Quando está presente o cromossomo Y contendo SRY, as gônadas se desenvolvem em testículos. O fenótipo masculino é dependente dos produtos (hormônio antimülleriano e testosterona) dos testículos fetais, enquanto o fenótipo feminino é resultado da ausência destes produtos gonadais fetais.[30] O hormônio antimülleriano (AMH), que inibe a formação dos dutos de Müller, é secretado no momento da diferenciação celular de Sertoli, começando na 7ª semana.

A expressão do AMH é alterada somente por mutações no gene AMH, localizado no cromossomo 19p13.3.[31] A regressão dos dutos de Müller é dependente da presença de um número adequado de células de Sertoli e da regulação do receptor do AMH.[32] Mutações no gene receptor do AMH resultam na presença de útero, tubas uterinas e vagina superior em homens 46,XY com virilização externa normal.

Depois da involução do sistema mülleriano, o AMH continua a ser secretado, mas não há uma função conhecida. No entanto, evidências em camundongos sugerem um papel no início da transformação das células germinativas durante a espermatogênese.[33] No ovário, quantidades muito pequenas do mRNA AMH estão presentes no começo da vida e embora possa não haver um papel no desenvolvimento feminino, a sua produção posterior pelas células granulosas conduz a ações autócrinas e parácrinas na maturação do oócito e no desenvolvimento folicular.[34] Os níveis de AMH no soro em mulheres adultas está correlacionado ao número de folículos ovarianos presentes e predizem a resposta à estimulação com terapia de indução da ovulação.[35]

Os testículos começam sua diferenciação nas 6ª e 7ª semanas de gestação pelo aparecimento de células de Sertoli que se agregam para formar os cordões testiculares. As células germinativas primordiais estão incorporadas nos cordões testiculares que formarão as células de Sertori e espermatogônia. As células de Sertoli maduras são o local de produção de ABP (proteína de ligação ao androgênio, importante na manutenção do ambiente com alta concentração local de androgênio necessário para a espermatogênese) e inibina.

As células de Leydig se diferenciam (começando na 8ª semana) das células mesenquimais do componente intersticial que circunda os cordões testiculares. Assim sendo, a secreção de AMH precede a esteroidogênese nas células de Leydig. Logo após o aparecimento das células de Leydig, inicia a secreção de testosterona. A secreção de androgênio aumenta em conjunção com o número de células de Leydig até ser alcançado um pico nas 15ª a 18ª semanas. Neste período, começa a regressão das células de Leydig e ao nascimento apenas poucas células de Leydig estão presentes.

O ciclo de células de Leydig nos fetos acompanha a elevação e o declínio dos níveis de gonadotrofina coriônica humana fetal durante a gestação. Esta relação e a presença de receptores de hCG nos testículos fetais indicam um papel regulatório para hCG.[4] O padrão de hCG no feto se assemelha ao da mãe, atingindo o pico aproximadamente nas 10ª semana e declinando até um ponto mais baixo na 20ª semana de gestação, porém as concentrações são apenas 5% das concentrações maternas. A estimulação da gonadotrofina coriônica humana produz hipertrofia das células de Leydig e são encontrados picos de níveis de testosterona fetal nas 15ª-18ª semanas.[36] No entanto, ocorre diferenciação masculina normal em modelos como camundongos que não possuem receptores de LH, e evidências moleculares indicam que as células de Leydig dos fetos (mas não as células adultas) respondem ao hormônio adrenocorticotrófico (ACTH), bem como ao hCG.[37] O papel primário de ACTH é apoiado pelo relato de um homem com mutação desativadora do gene para o receptor de hCG/LH que desenvolveu órgão genital feminino com um duto deferente e epidídimo.[38]

A síntese da testosterona nos testículos dos fetos começa na 8ª semana de gestação, alcança um pico entre a 15ª-18ª semanas e depois declina. A função testicular no feto pode estar correlacionada aos padrões hormonais fetais. Embora a produção inicial de testosterona e a diferenciação sexual ocorram em resposta aos níveis fetais de ACTH e hCG, a maior produção de testosterona e a diferenciação masculina são mantidas pelas gonadotrofinas das hipófise fetal. Os níveis reduzidos de testosterona no final da gestação provavelmente refletem o decréscimo nos níveis de gonadotrofina. As células de Leydig, por um mecanismo desconhecido, evitam a infrarregulação e respondem a altos níveis de hCG e LH pelo aumento da esteroidogênese e multiplicação celular. Esta geração de células é substituída pela geração adulta de células de Leydig que se torna funcional na puberdade e responde a altos níveis de hCG e LH com infrarregulação e redução na esteroidogênese. As células de Leydig, portanto, são compostas de duas populações distintas, uma ativa durante a vida fetal e outra ativa durante a vida adulta.

As espermatogônias fetais, derivadas das células germinativas primordiais, estão nos cordões testiculares, cercadas pelas células de Sertoli. Em contraste com as femininas, as células germinativas masculinas não iniciam a divisão meiótica antes da puberdade.

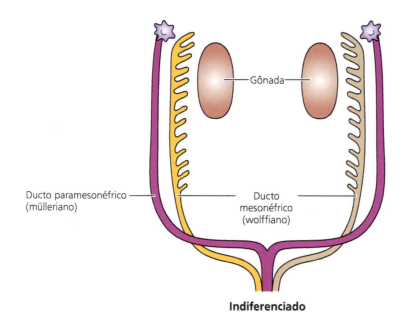

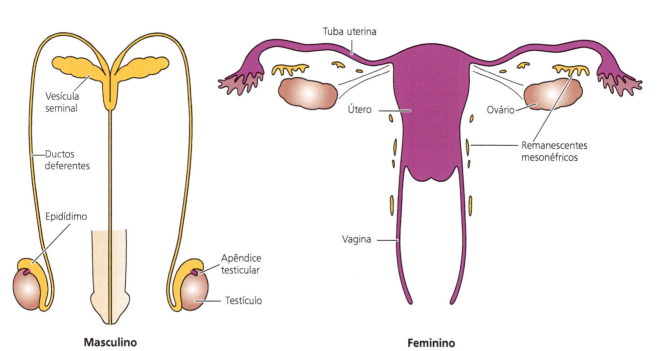

A diferenciação do sistema wolffiano começa pelo aumento na produção de testosterona testicular. Os experimentos clássicos de Jost indicam que este efeito da testosterona é decorrente da ação local, explicando por que o órgão genital masculino interno em hermafroditas verdadeiros está somente no lado dos testículos.[30] Nem todos os tecidos sensíveis ao androgênio requerem conversão prévia de testosterona para di-hidrotestosterona (DHT). No processo de diferenciação masculina, o desenvolvimento das estruturas do duto mesonéfrico (o epidídimo, os dutos deferentes e a vesícula seminal) é dependente da testosterona como mediadora intracelular, enquanto o desenvolvimento do seio urogenital e do tubérculo urogenital no órgão genital masculino externo, da uretra e da próstata requer a conversão de testosterona para DHT.[39] Na mulher, a perda do sistema wolffiano se deve à ausência de testosterona produzida localmente.

ESTÁGIO DE MULTIPLICAÇÃO DAS OVOGÔNIAS E FORMAÇÃO DE OÓCITOS

Assim como o desenvolvimento testicular requer a expressão de *SRY* e *SOX9*, são necessários caminhos de sinalização molecular específicos para a diferenciação ovariana e a sobrevivência do oócito. No desenvolvimento dos ovários, os genes mais importantes são o *WNT4* e *RSPO1*. Ambos ativam o caminho de sinalização da betacatenina nas células somáticas, o que resulta na perda da adesão célula-célula entre as células germinativas femininas que é necessária para a sua entrada na meiose.[40] *WNT4* e *RSPO1* também se combinam para suprimir a expressão de *SOX9* nas células somáticas. Por conseguinte, a diferenciação ovariana é dependente da sinalização molecular genética essencial que está ativa na ausência de *SRY*. Evidências sugerem que *RSPO1* também pode agir diretamente para suprimir a diferenciação masculina, mesmo em ausência de *SRY*.[41] O destino final da gônada depende de qual caminho molecular tem o domínio.[42]

Entre as 6ª-8ª semanas, os primeiros sinais de diferenciação ovariana se refletem na rápida multiplicação mitótica das células germinativas, atingindo 6-7 milhões de ovogônias até as 16ª a 20ª semanas.[12,43] Isto representa o conteúdo ovogonal máximo da gônada. A partir deste momento, o conteúdo das células germinativas irá decrescer definitivamente até que, uns 50 anos depois, o estoque de oócitos finalmente se esgotará.

Por meio da mitose, durante a 9ª semana as células germinativas dão origem as ovogônias. As ovogônias são transformadas em oócitos quando iniciam a sua primeira divisão meiótica e interrompem na prófase. Este processo se inicia na 11ª-12ª semana, talvez em resposta a um fator ou fatores produzidos pela *rete ovarii*,[44] que pode agir diretamente nas células germinativas ou indiretamente por meio de ações sobre as células somáticas. Estudos em camundongos sugerem que o ácido retinoico derivado do mesonefro pode atuar como um fator funcional de indução da meiose nas células germinativas femininas.[45] A progressão da meiose até o estágio diplóteno ocorre durante o resto da gestação e é completada até o nascimento. A interrupção da meiose no final do primeiro estágio é provavelmente mantida por substâncias inibidoras produzidas pelas células granulosas. É formado um único óvulo a partir de duas divisões meióticas do oócito, uma logo antes da ovulação e a segunda (formando o óvulo haploide) no momento da penetração do espermatozoide. O excesso de material genético é excluído como um corpo polar a cada divisão meiótica. As gonadotrofinas e vários fatores de crescimento (mas não os esteroides sexuais) podem induzir a retomada da meiose *in vitro*, mas somente em oócitos envolvidos por células *cumulus-granulosa*. Uma família de esteróis está presente no líquido folicular, provavelmente secretada pelas células *cumulus* em resposta às gonadotrofinas, que ativam a meiose e a maturação do oócito.[46,47] O hormônio folículo estimulante (FSH) induz a retomada da meiose, uma reação que requer a presença da rede de junção que possibilita a comunicação entre as células *cumulus* e o oócito.

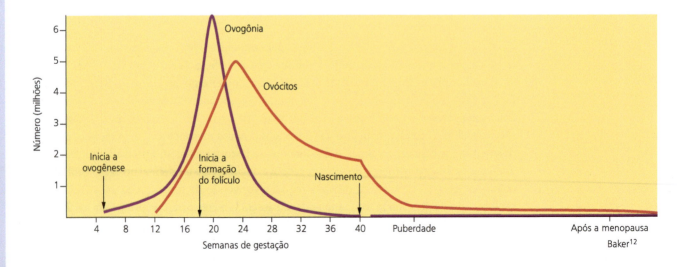

Baker[12]

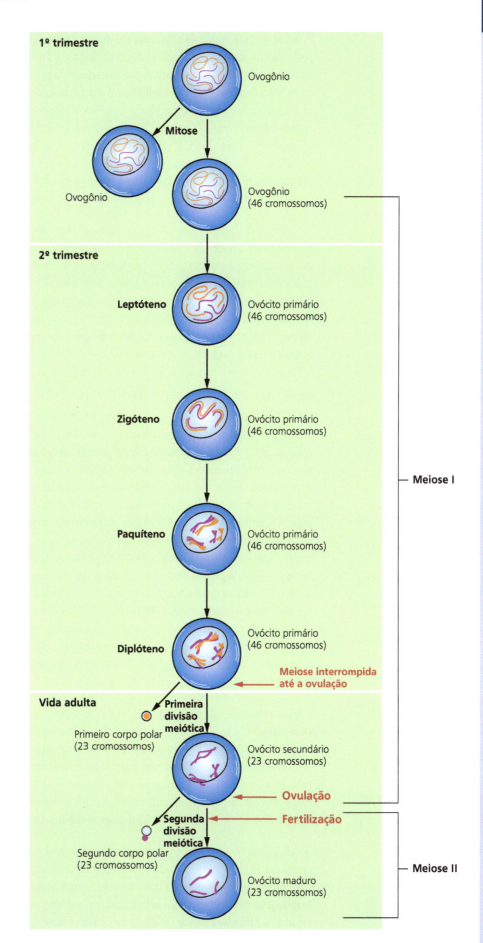

A perda de células germinativas ocorre durante todos estes eventos: durante a mitose das células germinativas, durante os vários estágios da meiose e finalmente após a formação do folículo. A perda massiva de oócitos durante a segunda metade da gestação é consequência de diversos mecanismos. Além do crescimento do folículo e a atresia, um número substancial de oócitos regride durante a meiose e as ovogônias que não são envelopadas pelas células granulosas passam por uma degeneração. Este processo é influenciado por genes que reprimem ativamente a morte das células germinativas.[48] Além disso, as células germinativas (na área cortical) migram para a superfície da gônada e são incorporadas ao epitélio superficial ou são eliminadas na cavidade peritoneal.[49,50] Em contraste, depois que todos os oócitos estão guardados nos folículos (logo após o nascimento), a perda de oócitos se dará somente pelo processo de crescimento do folículo e atresia.

Anomalias cromossômicas podem acelerar a perda de células germinativas. Os indivíduos com síndrome de Turner (45,X) experimentam migração normal e mitose das células germinativas, porém as ovogônias não passam por meiose, e a perda rápida de oócitos deixa a gônada sem folículos no início da vida e aparece como uma faixa fibrosa. A taxa de perda é variada, e 10-20% experimentam menstruação espontânea; gravidezes raras foram relatadas naquelas mulheres que haviam tido menstruação espontânea.[51,52] No entanto, a presença da função menstrual e reprodução em uma paciente com fenótipo de Turner pode ser decorrente de um complemento mosaico não detectado, como uma linha 46,XX além de 45,X.

ESTÁGIO DE FORMAÇÃO DO FOLÍCULO

Na 18ª-20ª semana, o córtex com alta concentração celular é gradualmente perfurado por canais vasculares originando áreas medulares mais profundas, e isto marca o começo da formação do folículo.[53] Quando projeções vasculares semelhantes a um dedo entram no córtex, assumem a aparência de cordões sexuais secundários. Quando os vasos sanguíneos invadem e penetram, eles dividem a massa celular anteriormente sólida em segmentos cada vez menores. Com os vasos sanguíneos, encontram-se as células perivasculares que se originam no mesonefro ou no epitélio celômico. Alguns acreditam que o epitélio celômico é a origem de todas as células somáticas ovarianas; outros são defensores de uma origem mesenquimal ou dupla.[5,11] Estas células dão origem às células pré-granulosas que envolvem os oócitos, que completaram o primeiro estágio da meiose. A unidade resultante é o *folículo primordial – um oócito preso na prófase da meiose, envelopado por uma única camada de células granulosas fusiformes, cercado por uma membrana basal*. Por fim todos os oócitos são cobertos desta maneira. O mesênquima residual não utilizado na formação do folículo primordial é observado nos interstícios entre os folículos, formando o estroma primitivo ovariano. Este processo de desenvolvimento folicular primordial continua até que todos os oócitos no estágio diplóteno possam ser encontrados nos folículos, em algum momento após o nascimento.

Assim que o oócito é envolvido pelas rosáceas de células da pré-granulosa, o folículo inteiro passa por graus variados de maturação antes de ser detido e tornar-se atrésico. A formação de um *folículo primário* é marcada por uma mudança da camada pré-granulosa para uma camada cuboidal de células granulosas. Esta mudança está associada à proliferação. No ser humano, estima-se que aproximadamente 13 células pré-granulosas envolvem o oócito e com a mudança para folículo primário, o número aumenta para aproximadamente 76 células granulosas.[54] Um estudo posterior e talvez mais preciso concluiu que o folículo primário contém em torno de 105 células granulosas, associado a um aumento no diâmetro médio de 40 para 54 µm.[55]

A diferenciação adicional em um *folículo pré-antral* é marcada pela proliferação granulosa mais completa. Pode ser identificada a formação de corpúsculos de Call-Exner (coalescência para formar um antro) e, ocasionalmente, um sistema menor de camadas teca que se diferencia das células mesenquimais circundantes. Os folículos pré-antrais podem ser encontrados no sexto mês de gestação e os *folículos antrais* (folículo de Graaf, caracterizado por um espaço preenchido por líquido) estão presentes até o final da gestação, mas não em grande número. É somente durante o último terço de gestação que as células da teca podem ser encontradas circundando os folículos.[43]

Mesmo na vida fetal, ocorre o ciclo de formação do folículo, maturação variável e atresia. Embora estes passos sejam precisamente típicos da vida reprodutiva adulta, a maturidade completa, conforme expressa na ovulação, não ocorre. A produção de estrogênio somente ocorre no final da gestação quando ocorre o desenvolvimento folicular, e mesmo nessa época a esteroidogênese não é significativa. Diferente do sexo masculino, a produção de esteroide gonadal não é necessária para o desenvolvimento de um fenótipo normal. O desenvolvimento do duto paramesonéfrico para se transformar em tubas uterinas, o útero e o terço superior da vagina é totalmente independente do ovário.

O ovário ao nascimento e no primeiro ano de vida pode conter folículos císticos de tamanhos variados, estimulados indubitavelmente pelo aumento de gonadotrofina reativa que acompanha a remoção do hipotálamo neonatal e da hipófise pelo *feedback* negativo de esteroides fetoplacentários.[56] Cistos ovarianos também podem ser detectados ocasionalmente em fetos por ultrassonografia.

A hipófise anterior começa o seu desenvolvimento entre a 4ª e 5ª semanas de vida fetal. A eminência mediana é aparente até a 9ª semana de gestação e a circulação portal hipotalâmica-hipofisária é funcional até a 12ª semana. Os níveis da hipófise de hormônio foliculoestimulante (FSH) atingem seu pico nas 20ª a 23ª semanas e os níveis de circulação atingem seu pico na 28ª semana.[57] Os níveis são mais altos em fetos do sexo feminino do que do sexo masculino até as últimas 6 semanas de gestação. Os ovários em fetos anencefálicos, que não têm o hormônio de liberação de gonadotrofina (GnRH) e secreção de gonadotrofina, não possuem folículos antrais e são menores a termo, porém ocorre a progressão por meio de meiose e o desenvolvimento de folículo primordial, obviamente não dependente de gonadotrofinas.[4] O ovário desenvolve receptores para gonadotrofinas somente na segunda metade da gestação. Assim, a perda de oócitos durante a vida fetal não pode ser explicada unicamente pelo declínio nas gonadotrofinas. No entanto, o crescimento e o desenvolvimento folicular observados na segunda metade da gestação é dependente de gonadotrofina.[58] A hipofisectomia de um feto de macaco é seguida por um aumento na perda de oócitos por atresia.[59]

OVÁRIO NEONATAL

O conteúdo cortical total das células germinativas cai para 500.000 – 2 milhões ao nascimento, em consequência de depleção pré-natal dos oócitos.[60-62] A imensa depleção da massa de células germinativas (perto de 4-5 milhões) ocorreu durante um período curto de 20 semanas. Nenhuma taxa de depleção semelhante será vista novamente. Devido à dotação fixa inicial das células germinativas, a menina recém-nascida ingressa na vida ainda muito distante do seu potencial reprodutivo, tendo perdido 80% dos seus oócitos.

O ovário tem aproximadamente 1 cm de diâmetro e pesa em torno de 250-350 mg ao nascimento, embora folículos císticos maiores possam aumentar as dimensões totais. Curiosamente, a gônada do lado direito do corpo em homens e mulheres é maior, mais pesada e tem maior conteúdo proteico e de DNA do que a gônada do lado esquerdo.[63] A compartimentação da gônada em córtex e uma pequena medula residual foi alcançada. No córtex, quase todos os oócitos estão envolvidos em unidades de folículos primordiais. Cada ovário contém um número total similar de folículos.[64] Podem ser vistos graus variados de maturação em algumas unidades, como no estado fetal.

Existe uma diferença sexual nos níveis de gonadotrofina fetal. Há níveis mais altos de FSH hipofisário e circulante e de LH hipofisário nos fetos femininos. Os níveis mais baixos no sexo masculino são, sem dúvida decorrentes da produção de testosterona pelos testículos e inibina. Na infância, a elevação do FSH fetal é mais marcada e mais sustentada no sexo feminino, enquanto os valores de LH não são tão altos. Os níveis de FSH são mais elevados do que os níveis atingidos durante o ciclo menstrual adulto normal, decrescendo para níveis baixos geralmente até 1 ano de idade, mas às vezes mais tarde.[65] Os níveis de LH estão na faixa de variação dos níveis adultos mais baixos. Esta atividade inicial é acompanhada por níveis de inibina comparáveis à baixa variação durante a fase folicular do ciclo menstrual. A resposta folicular ao estágio antral é relativamente comum nos primeiros 6 meses de vida em resposta a estes níveis elevados de gonadotrofina. A causa mais comum de massas abdominais em fetos e recém-nascidos são os cistos ovarianos, uma consequência da estimulação da gonadotrofina.[66]

A interferência com a elevação pós-natal nas gonadotrofinas em macacos está associada a distúrbios na função hipotalâmica-hipofisária normal na puberdade.[67] Na verdade, nos macacos machos, a administração de um análogo de GnRH no período neonatal tem um impacto adverso nas funções imunológicas e comportamentais subsequentes, como também na reprodução normal.[67] Após a elevação pós-natal, os níveis de gonadotrofina atingem o ponto mais baixo durante o início da infância (até aproximadamente 6 meses de idade no sexo masculino e 1-2 anos no sexo feminino) e depois se elevam entre as idades de 4 e 10 anos.

OVÁRIO NA INFÂNCIA

O período da infância é caracterizado por baixos níveis de gonadotrofinas na hipófise e no sangue, pouca resposta da hipófise ao GnRH e supressão hipotalâmica máxima. O ovário, contudo, não é quiescente durante a infância. Os folículos começam a crescer constantemente e frequentemente atingem o estágio antral. A ultrassonografia pode comumente demonstrar cistos ovarianos folículos durante a infância, variando em tamanho de 2 a 15 mm.[68] Estes pequenos cistos ovarianos uniloculares não são clinicamente significativos.[69] O processo de atresia com uma contribuição crescente de remanescentes foliculares do compartimento estromal produz o alar-

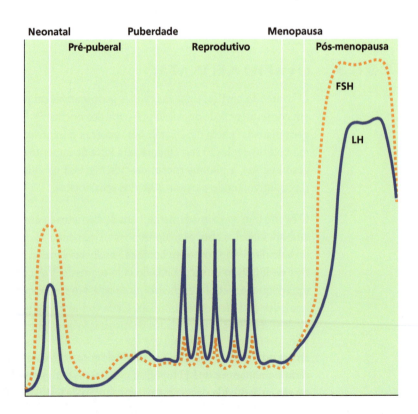

gamento ovariano progressivo durante a infância, aumentando seu peso em 10 vezes.[70] Obviamente, a falta de suporte da gonadotrofina impede o desenvolvimento e a função folicular integral. Não há evidências de que a função ovariana seja necessária até a puberdade. No entanto, os oócitos durante este período de tempo estão ativos, sintetizando RNAs mensageiros e proteínas. Além do mais, a ooforectomia em macacos pré-puberais indica que a supressão pré-puberal de GnRH e gonadotrofinas é parcialmente dependente da presença dos ovários, sugerindo alguma atividade funcional do ovário na infância.[71]

OVÁRIO ADULTO

No começo da puberdade, a massa de células germinativas foi reduzida para 300.000 a 500.000 unidades.[12,72] Durante os 35-40 dias posteriores da vida reprodutiva, 400 a 500 serão selecionados para ovular e os folículos primários irão esgotando-se até um ponto na menopausa em que apenas restarão de poucas centenas a um milhar.[73-75] Uma taxa gradualmente crescente de depleções foliculares ocorre durante a vida, sendo responsável pelo declínio progressivo no número de folículos. Nos últimos 10-15 anos antes da menopausa, a depleção folicular se correlaciona ao aumento sutil, mas verdadeiro, no FSH e diminuição na inibina-B, bem como do fator de crescimento insulina-*like*-I (IGF-I).[76-80] Menos folículos crescem por ciclo à medida que uma mulher envelhece, e os ciclos são inicialmente mais curtos porque o crescimento do folículo começa mais cedo durante o final da fase lútea, consequência de um aumento do FSH entre os ciclos, e depois demora mais quando a anovulação se torna mais comum.[81-85] Estas mudanças, incluindo o aumento no FSH (o qual provavelmente se deve à diminuição da inibina-B), podem refletir em parte a qualidade e capacidade reduzidas dos folículos envelhecidos. Começando no final da década dos 30 anos, as mulheres possuem menos oócitos e folículos menores, talvez de menor qualidade.[55] No entanto, acredita-se também que a elevação do FSH devido a redução na inibina-B seja consequência do número decrescente de folículos em cada grupo de folículos ativos.[86]

A aceleração da perda folicular nos últimos anos reprodutivos foi questionada por uma análise matemática de ovários humanos normais.[87] Este modelo indica a aceleração constante da perda de folículos desde o nascimento até a menopausa. A elevação de FSH e decréscimo de inibina-B no final da década dos 30 anos poderia refletir ainda menor qualidade nos folículos remanescentes e menos folículos participando em cada ciclo menstrual.

Este conceito clássico de que o ovário dos mamíferos não pode produzir oócitos novos (e folículos) após a vida fetal precisa de revisão. Um trabalho experimental que não deixa de ser controverso identificou células-tronco no sangue e na medula, que após transplante para um receptor quimicamente ou geneticamente estéril conseguiram gerar oócitos dentro dos folículos.[88] Isto levanta a intrigante possibilidade de uma nova abordagem no tratamento de homens e mulheres com infertilidade ou doenças reprodutivas.[89] Supostas células-tronco foram isoladas do endotélio da superfície ovariana, obtidas de mulheres pós-menopausa e mulheres com falha ovariana prematura.[90] É possível que a retomada espontânea da função ovariana ocasionalmente experimentada por mulheres com falha ovariana prematura se deva a ovogênese pós-natal gerada por células-tronco? Este é um trabalho em progresso, incluindo os novos estudos que apoiam a sabedoria convencional de que cada fêmea mamífera nasce com um número finito de oócitos que foram formados durante a vida fetal.[91]

A perda de oócitos (e folículos) por atresia é uma resposta a alterações em muitos fatores. Certamente a estimulação e retirada da gonadotrofina são importantes, mas os esteroides ovarianos e fatores autócrinos e parácrinos também estão envolvidos. A consequência destas alterações desfavoráveis, atresia, é um processo chamado *apoptose*, morte celular programada. Este processo é anunciado por alterações nos mRNAs necessárias para que as proteínas das células mantenham a integridade folicular.[92] De fato, o processo é consequência da expressão ordenada de produtos-chave genéticos que promovem ou reprimem os eventos apoptóticos.

Os ovários humanos e os ovários de primatas não humanos são inervados por neurônios simpáticos e sensoriais.[93] Esta rede neuronal inerva a vasculatura ovariana, o tecido intersticial e os folículos em desenvolvimento. Os neurônios são conectados por sinapse ao núcleo paraventricular do hipotálamo.[94] Estas células neuronais produzem catecolaminas e fator de crescimento dos nervos. A função precisa deste sistema nervoso peculiar não é conhecida. O peptídeo intestinal vasoativo derivado destas fibras nervosas suprime a atresia folicular (apoptose) em um mecanismo que também envolve IGF-I.[95] Foi sugerido que a inervação simpática do ovário continua a se desenvolver na puberdade e que neurotransmissores estão envolvidos no processo em que os folículos adquirem os receptores de FSH e respondem a FSH.[96,97]

Durante os anos reprodutivos, é realizado o ciclo típico da maturação do folículo, incluindo ovulação e formação do corpo lúteo. Isto é resultado da sequência complexa, porém bem definida, de interações hipotalâmicas-hipofisárias-gonadais em que hormônios esteroidais do folículo e corpo lúteo, gonadotrofinas hipofisárias e fatores autócrinos e parácrinos estão integrados para produzir ovulação. Estes eventos importantes estão descritos em detalhes nos Capítulos 5 e 6. Neste momento, a nossa atenção é dirigida exclusivamente para uma descrição dos eventos quando a gônada é levada inexoravelmente à exaustão final e completa do seu suprimento de células germinativas. A principal característica deste período reprodutivo na existência do ovário é a expressão maturacional completa de algumas unidades foliculares na ovulação e na formação do corpo lúteo e o acompanhamento da variação da produção esteroide de estradiol. Para cada folículo que ovula, perto de 1.000 prosseguirão com períodos de crescimento abortivo de duração variável.

CRESCIMENTO DO FOLÍCULO

No ovário adulto, os estágios do desenvolvimento do folículo observados mesmo no período pré-natal são repetidos, mas até um grau mais completo. Inicialmente, o oócito alarga e as células granulosas se proliferam marcadamente. É formada uma esfera sólida de células encapsulando o oócito. Neste ponto, a teca interna é observada nos estágios iniciais de formação. A zona pelúcida começa a se formar.

O lapso de tempo entre a progressão de um folículo primário e a ovulação é de aproximadamente 85 dias.[98,99] A maior parte deste tempo se passa em desenvolvimento que é independente de gonadotrofinas, atingindo um estado de prontidão desenvolverá maior crescimento em resposta à estimulação de FSH. Se incrementos de gonadotrofina estiverem presentes, como pode ser visto em um ciclo menstrual, é visto outro estágio de maturação do folículo dependente de FSH. O número de folículos que maturam é dependente da quantidade de FSH disponível na gônada e da sensibilidade dos folículos às gonadotrofinas. A expressão do receptor de FSH é maior nas células granulosas, mas uma expressão significativa pode ser detectada no epitélio da superfície ovariana e no epitélio das tubas uterinas, cuja função é incerta, mas é possível que tenha um papel em tumores derivados do epitélio.[100]

O antro aparece inicialmente como uma união de numerosas cavidades intragranulosas chamadas corpúsculos de Call-Exner, que foram descritas por Emma Call e Siegmund Exner em Viena, em 1875. Emma Call foi uma das primeiras mulheres médicas nos Estados Unidos.[101] Após se graduar na Universidade de Michigan em 1873, foi para Viena como aluna de pós-graduação de Exner. Retornou a Boston e exerceu a profissão como obstetra por mais de 40 anos. Emma Call foi a primeira mulher eleita para a *Massachusetts Medical Society* (em 1884). Sua descrição dos corpúsculos de Call-Exner foi a sua única publicação.

Não é certo se os corpúsculos de Call-Exner representam liquefação ou secreção das células granulosas. Inicialmente, a cavidade é preenchida com um coágulo de restos celulares. Em seguida, acumula-se um líquor, o qual é essencialmente uma transudação do sangue filtrado através da granulosa avascular vindo dos vasos da teca. Com formação antral, a teca interna se desenvolve mais integralmente, expressa por aumento na massa celular, vascularização aumentada e a formação de vacúolos citoplásmicos ricos em lipídios no interior das células da teca. Quando o folículo se expande, o estroma circundante é comprimido e é chamado teca externa.

As células granulosas que circundam o oócito são avasculares e separadas do estroma circundante por uma membrana basal. Privadas de um suprimento vascular até depois da ovulação, as células granulosas dependem de junções que conectam as células e se comunicam com o oócito com o propósito de trocas metabólicas e o transporte de moléculas sinalizadoras. É esta estrutura que permite a repressão e estimulação para o momento correto da meiose. As células granulosas diferem em função e atividade; p. ex., as concentrações do receptor de LH são mais altas nas células mais próximas da membrana basal e mais baixas naquelas que circundam o oócito.[102]

Em algum ponto deste desenvolvimento, folículos individuais são retidos e por fim regridem no processo apoptótico conhecido como atresia. Inicialmente, os componentes da granulosa começam a se romper. Os constituintes da cavidade antral são reabsorvidos e a cavidade entra em colapso e fica obliterada. O oócito degenera *in situ*. Finalmente, é vista uma cicatriz como uma faixa rodeada por teca. Por fim esta massa teca perde seus lipídios e se torna indistinguível da massa crescente de estroma. Assim, o processo de apoptose é extenso na granulosa e a camada tecal é em grande parte poupada para ser incorporada ao tecido intersticial. Antes da regressão, os folículos císticos podem ser retidos no córtex por períodos de tempo variáveis.

OVULAÇÃO

Se a estimulação da gonadotrofina for adequada, uma das diversas unidades foliculares promovidas a graus variados de maturidade avançará para a ovulação. Morfologicamente, estes eventos incluem distensão do antro por incremento do líquido antral e compressão da granulosa contra a membrana limitante que separa a granulosa avascular e a teca interna vascularizada luteinizada. Além disso, o incremento do líquido antral comprime o *cumulus oophorus*, com a pilha de granulosa envelopando o oócito. Os mecanismos de afinamento da teca sobre a superfície do folículo agora protuberante e distendido, a criação de uma área avascular enfraquecendo a cápsula ovariana e a distensão aguda final do antro com ruptura e extrusão do oócito no seu *cumulus* são múltiplos e complexos (discutidos no Capítulo 6). A repetida avaliação das pressões intrafoliculares falhou em indicar um fator "explosivo" neste evento crucial.

Conforme demonstrado em uma variedade de experimentos animais, a expulsão física do oócito é dependente de um aumento pré-ovulatório da síntese da prostaglandina no interior do folículo. A inibição desta síntese da prostaglandina produz um corpo lúteo com um oócito aprisionado. Considera-se que as prostaglandinas e o aumento de gonadotrofinas no decorrer do ciclo aumentam a concentração e a atividade de proteases locais, como a conversão de plasminogênio para plasmina. Em consequência do enfraquecimento generalizado do tecido (perda da integridade da junção intercelular e alteração das fibras elásticas), ocorre um rápido acúmulo de fluido antral seguido de ruptura do envelope do tecido enfraquecido que envolve o folículo.

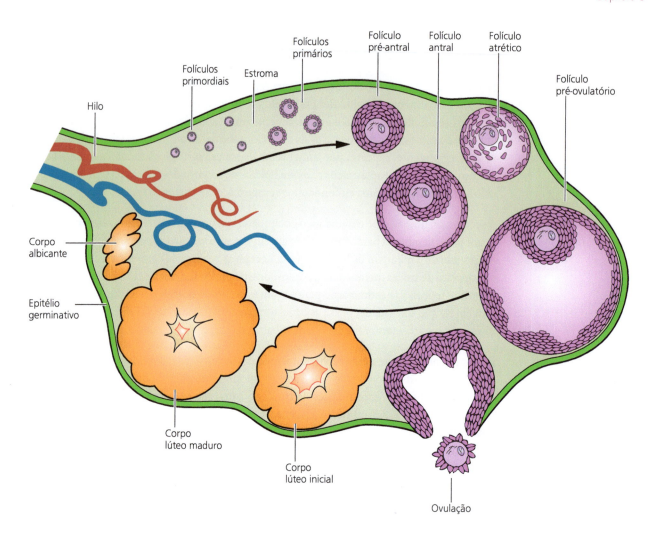

CORPO LÚTEO

Logo após a ovulação, ocorrem alterações profundas na organização celular do folículo rompido que vão muito além de um simples reparo. Depois de recuperadas a integridade e a continuidade do tecido, as células granulosas se hipertrofiam marcadamente, preenchendo gradualmente a cavidade cística, por vezes hemorrágica, do corpo lúteo inicial. Além disso, pela primeira vez a granulosa se torna marcadamente luteinizada pela incorporação de vacúolos ricos em lipídios no interior do seu citoplasma. Estas duas propriedades eram as características exclusivas da teca antes da ovulação. Por sua vez, a teca do corpo lúteo se torna menos proeminente, sendo eventualmente observados vestígios apenas nos interstícios das depressões típicas do corpo lúteo maduro. Em consequência, é formado um novo corpo amarelo, agora dominado pela granulosa alargada, rica em lipídios, completamente vascularizada. Aos 14 dias da sua vida, dependendo das quantidades baixas, porém importantes, de LH disponível na fase lútea, esta unidade produz estradiol e progesterona. A menos que seja salvo por níveis elevados de gonadotrofina coriônica humana (hCG) de uma implantação bem-sucedida, o corpo lúteo envelhece rapidamente. Tem prosseguimento a sua desvascularização e diminuição de lipídios e a sequência de escarificação (albicantia).

MODULADORES DE FUNÇÃO

Os eventos complexos que dão origem a um óvulo para fertilização e estruturas complexas que fornecem secreção hormonal são produtos de essencialmente todos os mecanismos reguladores na biologia humana. Isto inclui sinais endócrinos clássicos, regulação autócrina e parácrina/intrácrina, informações neuronais e contribuições ao sistema imunológico. Os representantes das séries dos leucócitos do sangue constituem um componente importante do compartimento estromal (intersticial) ovariano. Os macrófagos presentes em números permanentes e não cíclicos podem influenciar a função ovariana por meio da secreção de citocinas reguladoras.[103] Durante o ciclo ovariano adulto, existe uma infiltração de leucócitos do sangue em um padrão caracterizado por números crescentes de mastócitos, culminando na desgranulação e liberação da histamina associada à hiperemia na ovulação.[104] O corpo lúteo atrai eosinófilos e linfócitos T, os quais sinalizam e ativam monócitos e macrófagos envolvidos na luteólise. No entanto, este mecanismo imunológico deve ser encarado não só como uma resposta de cura e solução, mas também como um sistema regulador importante (envolvendo a secreção de citocinas e fatores de crescimento) para a função ovariana.[103]

Todas as referências estão disponíveis no site:
http://www.revinter.com.br/online/referencias-speroff.pdf

4 Útero

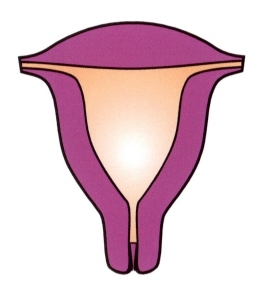

O conhecimento anatômico do útero demorou a ser acumulado.[1,2] Escritos em papiros de 2.500 a.C. indicam que os antigos egípcios faziam uma distinção entre a vagina e o útero. Como os mortos tinham que ser embalsamados, a dissecação era proibida, mas o prolapso era reconhecido porque era importante recolocar o útero no seu lugar antes da mumificação. Depois dos papiros egípcios na Antiguidade, é nos escritos hindus que a descrição do útero, tubas uterinas e vagina indica o conhecimento adquirido com as dissecações. Esta foi provavelmente a descrição mais antiga das tubas uterinas.

Existem poucas informações nos registros gregos a respeito da anatomia feminina; no entanto, Herófilo (século IV a.C.), o grande anatomista da Alexandria e criador da dissecção acadêmica, registrou as diferentes posições do útero. Sorano de Éfeso (98-138 d.C.) descreveu o útero com precisão (provavelmente o primeiro a fazê-lo), obviamente a partir de inúmeras dissecações de cadáveres. Ele reconheceu que o útero não é essencial para a vida, reconheceu a presença de leiomiomas e tratou prolapso com pessários.

Herófilo e Sorano não tinham certeza quanto à função das tubas uterinas, mas Galen, Rufus e Aetisu intuíram corretamente a sua função. Galen promoveu a prática da sangria para o tratamento de quase todos os distúrbios. Em seu argumento de que a natureza prevenia a doença através da descarga do excesso de sangue, Galen mantinha que as mulheres eram mais saudáveis porque o seu sangue supérfluo era eliminado pela menstruação.[3] Os escritos de Galen (130-200 d.C.) representaram o conhecimento da medicina por mais de 1.000 anos até o final da Idade das Trevas medieval. A descrição de Galen do útero e das tubas uterinas indica que ele havia visto somente os úteros com cornos dos animais.

No século 16, Berengário, Vesálio, Eustáquio e Falópio deram contribuições significativas para o estudo anatômico dos órgãos genitais femininos. Berengário (Giácomo Berengário da Carpi) foi o primeiro anatomista a trabalhar com um artista. Seu texto anatômico, publicado em 1514, ilustrava sujeitos dissecados como se eles ainda estivessem vivos.

Gabriele Fallopio (ou Falópio) publicou seu trabalho, *Observationes Anatomicae*, em Veneza em 1561, 1 ano antes da sua morte por pleurisia aos 40 anos de idade. Ele fez as primeiras descrições do clitóris e do hímen e as primeiras descrições exatas dos ovários e das tubas uterinas. Nomeou a vagina e a placenta e chamou as tubas de *uteri tuba* (a trombeta do útero), mas em seguida elas passaram a ser conhecidas universalmente como "trompas de Falópio" ou tubas uterinas. Entretanto, foi o seu professor e mentor na Universidade de Pádua, André Vesálio, quem primeiro revelou com precisão a presença da cavidade endometrial.

DESENVOLVIMENTO DO SISTEMA MÜLLERIANO

Os ductos wolffianos (mesonéfricos) e müllerianos (paramesonéfricos) são primórdios discretos que coexistem temporariamente em todos os embriões durante o período bissexual do desenvolvimento (até 8 semanas). Depois disso, um tipo de sistema ductal persiste normalmente e dá origem a ductos e glândulas especiais, enquanto o outro desaparece durante o terceiro mês fetal, com exceção de vestígios não funcionais.

O controle hormonal da diferenciação sexual somática em mamíferos foi estabelecido pelos experimentos clássicos de Alfred Jost.[4] Nos estudos pioneiros de Jost, o papel ativo dos fatores determinantes da masculinidade, em oposição à natureza constitutiva da diferenciação feminina, foi definido como a característica que direcionava a diferenciação sexual. Este princípio se aplica não só aos ductos internos, mas também à gônada, ao órgão genital externo e até mesmo ao cérebro. Os fatores críticos na determinação de qual das estruturas ductais se estabiliza ou regride são as secreções dos testículos: AMH (hormônio antimülleriano, também conhecido como substância inibidora mülleriana ou fator inibidor mülleriano) e testosterona.

AMH é um membro da família do fator transformador de crescimento β dos fatores de diferenciação da glicoproteína que incluem a inibina e a ativina. O gene para AMH foi mapeado no cromossomo 19. AMH é sintetizado pelas células de Sertoli logo após a diferenciação testicular e é responsável pela regressão ipsolateral dos ductos müllerianos até as 8 semanas. Apesar da sua presença no soro até a puberdade, a ausência de regressão do útero e das tubas uterinas é a única expressão consistente das mutações genéticas de AMH. Na ausência de AMH, o feto desenvolverá tubas uterinas, útero e a parte superior da vagina a partir dos ductos paramesonéfricos (os

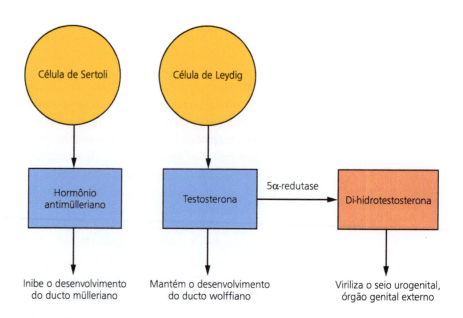

ÚTERO

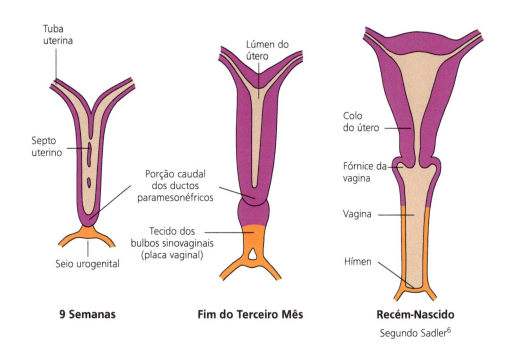

Segundo Sadler[6]

ductos müllerianos). Este desenvolvimento requer o aparecimento anterior dos ductos mesonéfricos, e por esta razão as anormalidades no desenvolvimento das tubas uterinas, útero e da parte superior da vagina estão associadas a anormalidades no sistema renal.

O órgão genital interno possui a tendência intrínseca a feminilizar. Na ausência de um cromossomo Y e um testículo funcional, a ausência de AMH possibilita a retenção do sistema mülleriano e o desenvolvimento das tubas uterinas, do útero e da parte superior da vagina. Na ausência de testosterona, o sistema wolffiano regride. Na presença de um ovário normal ou ausência de uma gônada, dá-se o desenvolvimento do ducto mülleriano. Este processo é discutido em maiores detalhes no Capítulo 9.

Os ductos paramesonéfricos entram em contato na linha mediana para formar uma estrutura em forma de Y, o primórdio do útero, as tubas uterinas e o terço superior da vagina[5] As tubas uterinas, o útero e a parte superior da vagina são criados pela fusão dos ductos müllerianos até a 10ª semana de gestação. A canalização para criar a cavidade uterina, o canal cervical e a vagina estão completa até a 22ª semana de gestação. Sob o epitélio encontra-se o tecido mesenquimal que dará origem ao estroma uterino e às células musculares lisas. Até a 20ª semana de gestação, a mucosa uterina já está completamente diferenciada em endométrio.

O endométrio, derivado da mucosa dos ductos müllerianos fusionados, é essencial para a reprodução e é possível que seja um dos tecidos mais complexos no corpo humano. Está sempre se modificando, respondendo aos padrões cíclicos do estrogênio e da progesterona no ciclo menstrual ovariano e a um interjogo complexo entre os seus próprios fatores autócrinos e parácrinos.

ALTERAÇÕES HISTOLÓGICAS NO ENDOMÉTRIO DURANTE UM CICLO OVULATÓRIO

A sequência de alterações endometriais associada a um ciclo ovulatório foi cuidadosamente estudada por Noyes nos seres humanos e Bartlemez e Markee nos primatas sub-humanos.[7-11] A partir destes dados foi desenvolvida uma descrição da fisiologia menstrual com base nas alterações anatômicas e funcionais específicas no interior dos componentes glandular, vascular e estromal do endométrio.[12-14] Essas alterações serão discutidas em cinco fases: (1) o endométrio menstrual, (2) a fase proliferativa, (3) a fase secretora, (4) preparação para a implantação e (5) a fase do colapso do endométrio. Embora estas distinções não sejam inteiramente arbitrárias, deve ser lembrado que todo o processo é um ciclo evolucionário integrado do crescimento e da regressão endometrial, que é repetido umas 400 vezes durante a vida adulta da mulher.

O endométrio pode ser dividido morfologicamente em uma camada "funcional" (*functionalis*), que compreende os dois terços superiores, e uma camada "basal" (*basalis*) no terço inferior. O propósito da camada funcional é preparar-se para a implantação do blastócito; portanto, este é o sítio de proliferação, secreção e degeneração. O propósito da camada basal é fornecer o endométrio regenerativo após a perda menstrual da camada funcional.[15]

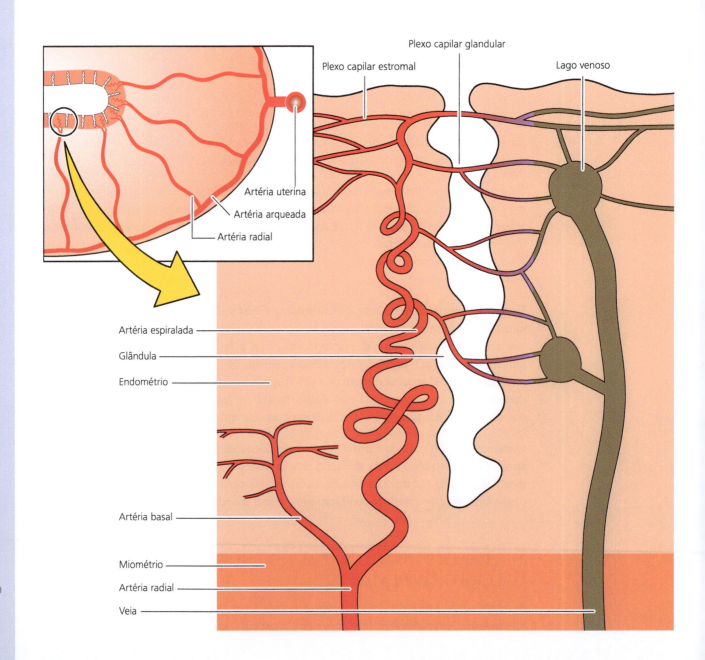

ÚTERO

VASCULATURA UTERINA

As duas artérias uterinas que abastecem o útero são ramificações das artérias ilíacas internas. Na parte inferior do útero, a artéria uterina divide-se em artéria vaginal e um ramo ascendente que se divide em artérias arqueadas. As artérias arqueadas correm em paralelo à cavidade uterina e anastomosam-se, formando um anel vascular em torno da cavidade. Pequenas ramificações centrífugas (as artérias radiais) saem dos vasos arqueados, perpendiculares à cavidade endometrial, para abastecer o miométrio. Quando essas artérias entram no endométrio, pequenas ramificações (as artérias basais) estendem-se lateralmente para abastecer a camada basal. Essas artérias basais não demonstram uma resposta às alterações hormonais. As artérias radiais continuam na direção da superfície do endométrio, assumindo agora uma aparência de saca-rolhas (e agora chamadas artérias espiraladas), para abastecer a camada funcional do endométrio. É o segmento da artéria espiralada (artéria terminal) que é muito sensível a alterações hormonais. Uma razão para que a camada funcional seja mais vulnerável à isquemia vascular é que não existem anastomoses entre as artérias espiraladas. As glândulas endometriais e o tecido estromal são abastecidos por capilares que emergem das artérias espiraladas em todos os níveis do endométrio. Os capilares drenam para o interior de um plexo venoso e por fim para dentro das veias miometriais arqueadas e as veias uterinas. Esta arquitetura vascular peculiar é importante para possibilitar uma sequência repetida de crescimento endometrial e descamação.

ENDOMÉTRIO MENSTRUAL

O endométrio menstrual é um tecido relativamente fino, mas denso. Ele é composto pelo componente basal estável e não funcional e por uma quantidade variável, mas pequena, de estrato esponjoso residual. Na menstruação, este último tecido exibe uma variedade de estados funcionais que incluem desarticulação e ruptura de glândulas, fragmentação de vasos e estroma com evidência persistente de necrose, infiltração de células brancas e diapedese intersticial das células vermelhas. Mesmo quando os vestígios da eliminação menstrual dominam a aparência geral deste tecido, podem ser detectadas evidências de reparação em todos os componentes do tecido. A regeneração endometrial origina-se nas células estaminais epiteliais e do estroma.[16] As células-tronco epiteliais endometriais estão localizadas na base das glândulas endometriais, e as células-tronco estromais, em torno dos vasos sanguíneos na camada basal.

O endométrio menstrual é um estado transicional unindo as fases proliferativas e descamativas mais marcantes do ciclo. A sua densidade sugere que a pouca altura não se deve inteiramente à descamação. O colapso da matriz apoiadora também contribui significativamente para a superficialidade. Manchas reticulares no endométrio de macacas Rhesus confirmam este estado "deflacionado". Entretanto, dois terços do funcionamento do endométrio funcional são perdidos

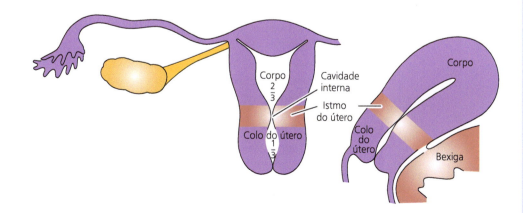

durante a menstruação. Quanto mais rápida a perda de tecido, mais curto o tempo de duração do fluxo. A eliminação retardada ou incompleta está associada a um fluxo mais intenso e a uma maior perda sanguínea.

A síntese do DNA está ocorrendo naquelas áreas da decídua basal que foram completamente exauridas até os dias 2-3 do ciclo menstrual (o endométrio na área ístmica, a área estreita entre o colo do útero e o corpo, e o endométrio nas reentrâncias cornuais nos óstios das tubas uterinas permanecem intactos). A nova superfície do epitélio provém dos cotos proximais das glândulas na camada basal à esquerda após a descamação menstrual.[17] A rápida reepitelialização segue a proliferação das células na camada basal e a superfície do epitélio no endométrio ostial ístmico e tubário. Esta reparação epitelial é apoiada pelos fibroblastos subjacentes. A camada de fibroblastos estromais forma uma massa compacta para a qual o epitélio que está ressurgindo pode "migrar". Além disso, é provável que a camada estromal contribua com importantes fatores autócrinos e parácrinos para o crescimento e migração. Como os níveis hormonais estão no seu ponto mais baixo durante esta fase de reconstituição, a resposta pode dever-se mais a uma lesão do que por ser mediada por hormônios. No entanto, a camada basal é rica no seu conteúdo de receptores de estrogênio. Este "reparo" é rápido; até o dia 4 do ciclo, mais de dois terços da cavidade estão cobertos com epitélio novo.[17] Até os dias 5-6, toda a cavidade está reepitelializada, e, então, começa o crescimento estromal.

FASE PROLIFERATIVA

A fase proliferativa está associada ao crescimento do folículo ovariano e ao aumento na secreção de estrogênio. Não resta dúvida de que em consequência desta ação esteroidal, a reconstrução e o crescimento do endométrio são alcançados. As glândulas são mais relevantes nesta resposta. Inicialmente elas são estreitas e tubulares, revestidas por células epiteliais colunares. As mitoses tornam-se proeminentes, e é observada pseudoestratificação. Em consequência, o epitélio glandular estende-se perifericamente e liga um segmento da glândula ao seu vizinho imediato. Vai formando-se um revestimento epitelial contínuo voltado para a cavidade endometrial. O componente estromal desenvolve-se a partir da sua condição menstrual celular densa, passando por um breve período de edema até um *status* final frouxo semelhante ao sincicial. Percorrendo o estroma, os vasos espiralados estendem-se (não ramificados e desenrolados no início da fase proliferativa) até um ponto imediatamente abaixo da membrana ligadora epitelial. Ali eles formam uma rede capilar frouxa. Todos os componentes do tecido (glândulas, células estromais e células endoteliais) demonstram proliferação, que atinge seu pico nos dias 8-10 do ciclo, refletindo elevação nos níveis de estradiol na circulação e na concentração máxima dos receptores de estrogênio no endométrio.[18] Esta proliferação é marcada pelo aumento na atividade mitótica e pelo aumento na síntese de DNA nuclear e RNA citoplasmático, que é mais intenso nas camadas funcionais dos dois terços superiores do útero, o sítio usual de implantação dos blastócitos.

Durante a proliferação, o endométrio cresce aproximadamente 0,5 mm para 3,5-5,0 mm em altura em uma única camada. A restauração dos constituintes do tecido já foi alcançada pelo novo crescimento induzido pelo estrogênio, além da incorporação de íons, água e aminoácidos. A substância estromal amorfa reexpandiu-se desde o seu colapso menstrual. Embora já tenha ocorrido o verdadeiro crescimento do tecido, um elemento importante na altura endometrial é o preenchimento do estroma.

Uma característica importante desta fase do crescimento endometrial dominada pelo estrogênio é o aumento nas células ciliadas e microvilosas. A ciliogênese inicia nos dias 7-8 do ciclo.[17] Esta resposta ao estrogênio é exagerada no endométrio hiperplásico, que é resultado do hiperestrogenismo. A concentração destas células ciliadas em torno das aberturas da glândula e o padrão do ritmo ciliar influenciam a mobilização e a distribuição das secreções endometriais durante a fase

ÚTERO

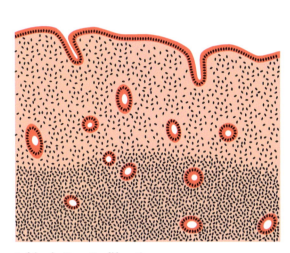
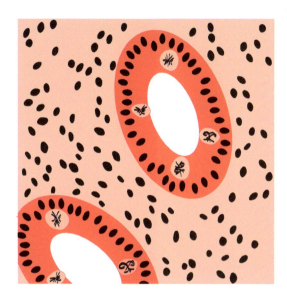

Início da Fase Proliferativa

secretória. Os microvilos da superfície celular, também uma resposta ao estradiol, são extensões citoplasmáticas que servem para aumentar a superfície ativa das células.

O tempo todo, um grande número de células derivadas da medula óssea está presente no endométrio. Estas incluem os linfócitos e os macrófagos, distribuídos difusamente no estroma.

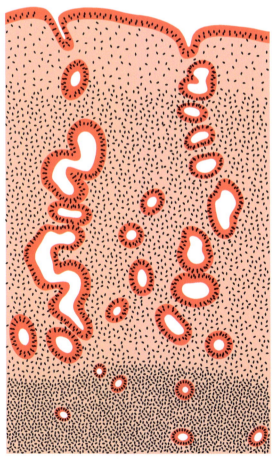
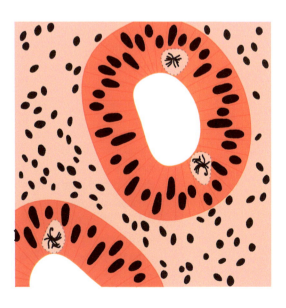

Final da Fase Proliferativa

FISIOLOGIA DA REPRODUÇÃO

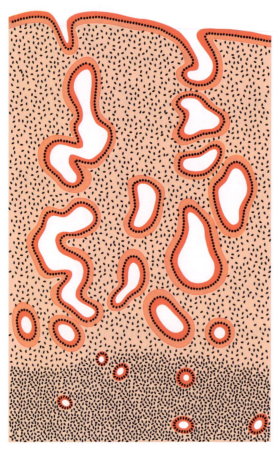

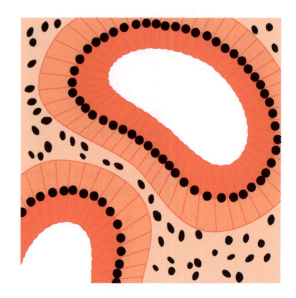

Início da Fase Secretora

FASE SECRETORA

Após a ovulação, o endométrio demonstra agora uma reação combinada à atividade do estrogênio e da progesterona. O mais impressionante é que a altura endometrial total está fixada na sua medida pré-ovulatória aproximada (5-6 mm) apesar de o estrogênio continuar disponível. A proliferação epitelial cessa 3 dias após a ovulação.[19] Acredita-se que esta restrição ou inibição seja induzida pela progesterona. Esta limitação no crescimento está associada ao declínio na mitose e na síntese de DNA, significativamente em razão da interferência da progesterona na expressão do receptor de estrogênio e estimulação pela progesterona da 17-β-hidroxiesteroide desidrogenase e sulfotransferase, que convertem estradiol em sulfato de estrona (que é rapidamente excretado da célula).[20, 21] Além disso, o estrogênio estimula muitos oncogenes que provavelmente são mediadores do crescimento induzido por estrogênio. A progesterona antagoniza esta ação suprimindo a transcrição do oncogene no mRNA mediada por estrogênio.[22]

Os componentes individuais do tecido continuam a apresentar crescimento, mas a implantação é uma estrutura fixa que conduz à tortuosidade das glândulas e intensificação do enrolamento dos vasos espiralados. Os eventos secretórios no interior das células glandulares, com a progressão de vacúolos de aparência intracelular para intraluminal, são bem conhecidos e ocorrem após um intervalo pós-ovulatório de 7 dias. Na conclusão destes eventos, as glândulas parecem esgotadas, o lúmen tortuoso distendido de forma variável, e as superfícies das células individuais apresentam uma aparência serrilhada. O estroma é cada vez mais edematoso, e os vasos espiralados estão proeminentes e densamente enrolados.

O primeiro sinal histológico de que ocorreu ovulação é o aparecimento de vacúolos glicogênicos intracitoplasmáticos no epitélio glandular nos dias 17-18 do ciclo. Surgem mitocôndrias gigantes

ÚTERO

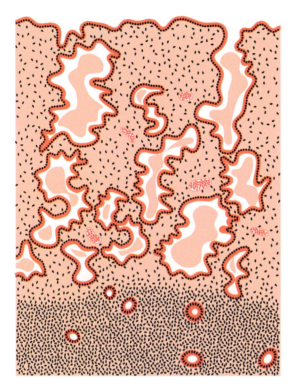

Final da Fase Secretora

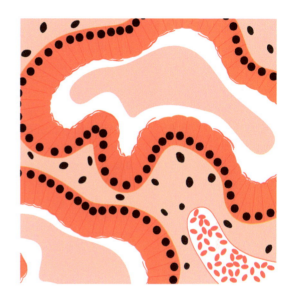

e o "sistema do canal nucleolar". O sistema do canal nucleolar tem uma aparência peculiar graças à progesterona, um dobramento das membranas nucleares. Os componentes individuais do tecido continuam a apresentar crescimento, mas a implantação em uma estrutura fixa leva à tortuosidade progressiva das glândulas e intensificação do enrolamento dos vasos espiralados. As alterações estruturais são logo seguidas pela secreção ativa de glicoproteínas e peptídeos na cavidade endometrial. O transudamento do plasma também contribui para as secreções endometriais. Imunoglobulinas importantes são obtidas da circulação e transportadas para a cavidade endometrial por proteínas ligadoras produzidas pelas células epiteliais. O nível secretório máximo é atingido 7 dias após o aumento da gonadotrofina no meio do ciclo, coincidindo com a época de implantação do blastócito.

FASE DE IMPLANTAÇÃO

Ocorrem alterações significativas no interior do endométrio do 7º ao 13º dia pós-ovulação (dias 21-27 do ciclo). No início deste período, as glândulas secretoras tortuosas distendidas são mais proeminentes e com pouca intervenção do estroma. Aos 13 dias pós-ovulação, o endométrio diferenciou-se em três zonas distintas. Um pouco menos do que um quarto do tecido é a camada basal inalterada alimentada por seus vasos lineares e envolvida por estroma fusiforme indiferenciado. A porção média do endométrio (aproximadamente 50% do total) é o *estrato esponjoso* semelhante a um cordão, composto de estroma frouxo e edematoso com vasos espiralados firmemente enrolados, mas onipresentes, e faixas glandulares esgotadas e dilatadas. Sobreposta ao corpo esponjoso encontra-se a camada superficial do endométrio (aproximadamente 25% da altura) chamada *estrato compacto*. Aqui a característica histológica proeminente é a célula estromal, que se tornou grande e poliedral. Na sua expansão citoplasmática uma célula encosta-se à outra, formando uma camada compacta e estruturalmente resistente. Os gargalos das glândulas que atravessam estes segmentos são comprimidos e menos proeminentes. Os vasos capilares e espirais subepiteliais são preenchidos.

No momento da implantação, nos dias 21-22 do ciclo, a característica morfológica predominante é o edema do estroma endometrial. Esta alteração pode ser secundária ao aumento mediado por estrogênio e progesterona na produção de prostaglandina e o fator de crescimento endotelial vascular (VEGF) pelo endométrio que causa um aumento na permeabilidade capilar. Os receptores dos esteroides sexuais estão presentes nas paredes musculares dos vasos sanguíneos endometriais, e o sistema enzimático para síntese de prostaglandina está presente tanto nas paredes musculares quanto no endotélio das arteríolas endometriais. As mitoses são vistas inicialmente nas células endoteliais no dia 22 do ciclo. A proliferação vascular conduz ao enrolamento dos vasos espiralados, uma resposta aos esteroides sexuais, às prostaglandinas e aos fatores autócrinos e parácrinos produzidos em resposta ao estrogênio e progesterona.

Durante a fase secretora, aparecem as assim chamadas células K (Körnchenzellen), atingindo seu pico de concentração no primeiro trimestre da gravidez. Elas são granulócitos que têm um papel imunoprotetor na implantação e placentação. Estão localizadas perivascularmente e acredita-se que sejam derivadas do sangue. Até os dias 26-27, o estroma endotelial é infiltrado por leucócitos polimorfonucleares extravasados. A maioria dos leucócitos são *natural-killer* (NK) e macrófagos, que provavelmente estão envolvidos no processo do colapso endometrial e na menstruação. O aparecimento e a função destas células são regulados pela complexa gama de peptídeos e citocinas no endométrio em resposta à sinalização hormonal.

O padrão da expressão genética no endométrio durante o ciclo menstrual está sendo estabelecido, com um foco na janela de implantação.[23-25] Conforme esperado, análises de *microarrays* revelam um padrão de mudança da expressão genética que se correlaciona com cada estágio hormonal e morfológico no ciclo menstrual endometrial.[26] Por fim, isto produzirá um quadro abrangente, com a assinatura genética de cada evento na regulação do endométrio pelo estrogênio e progesterona. Os fatores reguladores de crescimento, as citocinas e os hormônios peptídicos que são essenciais para a implantação serão identificados.

As células estromais do endométrio respondem aos sinais hormonais, sintetizam prostaglandinas e, quando transformadas em células deciduais, produzem uma gama impressionante de substâncias, algumas das quais são a prolactina, relaxina, renina, fatores de crescimento semelhantes à insulina (IGFs) e proteínas ligadoras do fator de crescimento semelhante à insulina (IGFBPs). As células estromais do endométrio, os progenitores das células deciduais, eram originalmente considerados como derivados da medula óssea (das células que invadem o endométrio), mas agora se considera que elas provêm das células-tronco do mesênquima uterino primitivo.[27]

O processo de decidualização inicia na fase lútea sob a influência da progesterona e mediado por fatores autócrinos e parácrinos. Nos dias 22-23 do ciclo, podem ser identificadas células deciduais, inicialmente circundando os vasos sanguíneos, caracterizadas pelo aumento citonuclear, atividade mitótica aumentada e a formação de uma membrana basal. A decídua, derivada das células estromais, torna-se um tecido estrutural e bioquímico importante da gravidez. As células deciduais controlam a natureza invasiva do trofoblasto, e os produtos da decídua desempenham papéis autócrino e parácrino importantes nos tecidos fetal e materno.

Lockwood *et al.* atribuem um papel-chave às células deciduais no processo de sangramento endometrial (menstruação) e também no processo de hemostasia (implantação e placentação).[28-30] A implantação requer hemostasia endometrial, e o útero materno requer resistência à invasão. A inibição da hemorragia endometrial pode ser atribuída, até um grau significativo, a alterações apropriadas em fatores críticos, como consequência da decidualização; p. ex., níveis mais baixos do ativador de plasminogênio, expressão reduzida das enzimas que degradam a matriz extracelular do estroma (como as metaloproteinases) e níveis aumentados do inibidor 1 do ativador do plasminogênio. No entanto, a retirada do apoio do estrogênio e da progesterona leva a alterações em direções opostas, consistentes com o colapso endometrial.

FASE DE COLAPSO ENDOMETRIAL

A transformação pré-decidual formou a camada "compacta" na parte superior da camada funcional até o 25º dia (3 dias antes da menstruação). Na ausência de fertilização, implantação e a consequente falta de quantidades de sustentação de gonadotrofina coriônica humana do trofoblasto, o tempo de vida do corpo lúteo de outro modo fixo é completado, e os níveis de estrogênio e progesterona diminuem.

A retirada do estrogênio e progesterona dá início a eventos endometriais importantes: reações vasomotoras, o processo de apoptose, perda de tecido e, finalmente, a menstruação. O efeito imediato mais proeminente da retirada deste hormônio é uma redução modesta da altura do tecido e respostas vasomotoras notáveis da arteríola espiral. O conceito clássico da sequência vascular foi construído a partir de observações diretas do endométrio do macaco Rhesus transplantado para a câmara anterior do olho.[7,8] Com a redução da altura e o fluxo sanguíneo diminuído no interior dos vasos espiralados, a drenagem venosa foi reduzida, e a vasodilatação prosseguiu. Depois disso, as arteríolas espiraladas sofreram vasoconstrição e relaxamento rítmicos. Cada espasmo sucessivo ficou mais prolongado e profundo, levando por fim ao branqueamento endometrial. Assim, foi proposto que estas reações levam à menstruação em virtude da isquemia endometrial e estase causada pela vasoconstrição das arteríolas espiraladas. Um novo modelo de menstruação, conforme discutido no Capítulo 15, enfatiza a autodigestão enzimática da camada funcional do endométrio e o seu plexo capilar.

Na primeira metade da fase secretora, a fosfatase ácida e enzimas líticas potentes são restritas aos lisossomas. A sua liberação é inibida pela estabilização da progesterona das membranas lisossômicas. Com a diminuição nos níveis de estrogênio e progesterona, as membranas lisossômicas não são mantidas, e as enzimas são liberadas no citoplasma das células epiteliais, estromais e endoteliais e, finalmente, no espaço intercelular. Essas enzimas ativas irão digerir as suas restrições celulares, levando à liberação de prostaglandinas, extravasamento das hemácias, necrose do tecido e trombose vascular. Este processo é de *apoptose* (morte celular programada, caracterizada por um padrão morfológico específico que envolve a redução celular e condensação da cromatina, culminando em fragmentação celular) mediada por citocinas.[31] Um passo importante neste colapso é a dissolução da adesão de célula a célula por proteínas-chave. A ligação das células epiteliais do endométrio utiliza proteínas transmembrana, as *caderinas*, que se ligam intercelularmente umas às outras e intracelularmente com cateninas que são ligadas a filamentos de actina.[32]

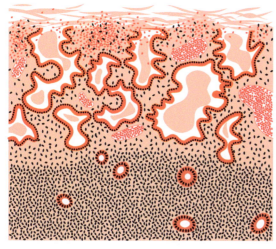

Menstruação

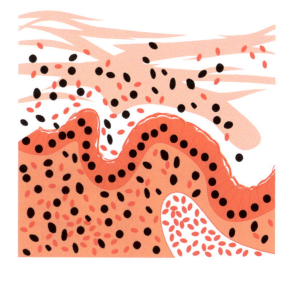

O colapso do tecido endometrial também envolve uma família de enzimas, as metaloproteinases da matriz, que degradam componentes (incluindo colágenos, gelatinas, fibronectina e laminina) da matriz extracelular e membrana basal.[33,34] As metaloproteinases incluem colagenases que degradam colágenos das membranas intersticial e basal, gelatinases que degradam mais colágenos, e estromelisinas que degradam fibronectina, laminina e glicoproteínas. A expressão das metaloproteinases nas células estromais endometriais segue um padrão correlacionado com o ciclo menstrual, indicando uma resposta esteroide sexual como parte do crescimento e remodelagem do endométrio com um aumento marcado no endométrio no final da fase secretora e início da fase menstrual.[35] A retirada de progesterona das células endometriais aumenta a produção de VEGF e induz à secreção de metaloproteinase da matriz, provavelmente das células estromais endometriais e leucócitos, que é seguida pelo colapso irreversível das membranas celulares e a dissolução da matriz extracelular.[36-38] Apropriadamente, a expressão desta enzima aumenta no endométrio decicualizado do final da fase secretora durante o tempo de declínio dos níveis de progesterona. Com a secreção contínua de progesterona do início da gravidez, a decídua é mantida, e a expressão da metaloproteinase é suprimida em um mecanismo mediado pelo fator de crescimento transformador beta (TGF-β).[39] Em um ciclo não gravídico, a expressão da metaloproteinase é suprimida após o período menstrual, possivelmente pelo aumento nos níveis de estrogênio.

A atividade da metaloproteinase é restringida por inibidores específicos do tecido designados como TIMP.[40] O equilíbrio entre a metaloproteinase e a atividade de TIMP é um evento importante no sucesso da implantação. Assim, a retirada da progesterona pode levar ao colapso endometrial através de um mecanismo que é independente de eventos vasculares (especificamente isquemia), um mecanismo que envolve citocinas.[31] Durante o sangramento, seja ele normal seja anormal, existem evidências indicando que genes específicos são ativados no endométrio; um gene deste tipo possui as características estruturais da família de TGF-β.[41]

Existem evidências consideráveis que apoiam um papel importante para a citocina, o fator de necrose tumoral-α (TNF-α), na menstruação.[31] TNF-α é uma proteína transmembrana cujo receptor pertence à família do fator de crescimento do nervo/TNF para indução de sinais apoptóticos. A principal alteração é um aumento na secreção, porque a secreção de TNF-α pelas células endometriais atinge um pico na menstruação, mas não há alteração de ciclo no conteúdo do receptor. TNF-α inibe a proliferação endometrial e induz apoptose; esta citocina causa uma perda das proteínas de adesão (o complexo caderina-catenina-actina) e induz a dissolução de célula para célula. Além das células endometriais, TNF-α também causa danos ao endotélio vascular.

A retirada da progesterona também está associada ao aumento nas concentrações do receptor do fator de crescimento endotelial vascular nas células estromais das camadas do endométrio destinadas a serem descartadas.[42] Embora o sistema do fator de crescimento endotelial vascular esteja usualmente envolvido na angiogênese, neste caso estes fatores estão envolvidos na preparação para o sangramento menstrual, talvez influenciando a expressão das metaloproteinases da matriz (MMPs). Os genes endometriais sem os elementos de resposta esteroide clássica podem responder aos esteroides sexuais utilizando uma família de proteínas (a família Sp) que faz a mediação da atividade esteroide no nível da transcrição (agindo de uma maneira semelhante aos receptores esteroides). Estas proteínas, induzidas pela progesterona nas células estromais (deciduais) e epiteliais, podem ativar o fator tissular, o inibidor 1 do ativador de plasminogênio, a proteína 1 ligadora de IGF, a uteroglobina e uteroferrina. O fator tissular está envolvido no mecanismo de coagulação para manter a hemostase. A uteroglobina é uma pequena proteína expressa nas células endometriais epiteliais.[43] A função fisiológica da uteroglobina é incerta. A uteroglobina, com alta afinidade, liga-se a progestinas e pode ter participação na imunossupressão. A expressão do gene da uteroglobulina é estimulada pelo estrogênio, e esta resposta é reforçada pela progesterona. O endométrio humano pode secretar β-endorfina, ainda outra candidata para o envolvimento nos eventos imunológicos endometriais, e a sua liberação é inibida pelos estrogênios e glicocorticoides.[44]

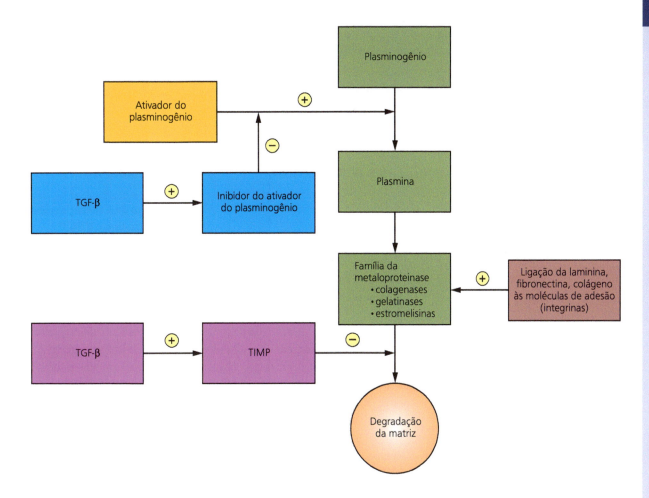

Por fim, ocorre um vazamento considerável em consequência da diapedese, e finalmente ocorre hemorragia decorrente de rompimentos nas arteríolas e nos capilares superficiais. Os leucócitos migram através das paredes capilares, inicialmente permanecendo adjacentes aos vasos, mas depois se espalham pelo estroma. Os leucócitos acrescentam importantes citocinas reguladoras, as quimiocinas, e enzimas que estão envolvidas na degradação da matriz extracelular. Durante as alterações vasomotoras arteriolares, as hemácias infiltram-se no espaço intersticial. Tampões de trombina-plaquetas também aparecem nos vasos superficiais. O conteúdo de prostaglandina ($PGF_{2\alpha}$ e PGE_2) no endométrio secretor atinge seus níveis mais altos na hora da menstruação. Acredita-se que a vasoconstrição e as contrações miometriais associadas aos eventos menstruais sejam significativamente mediadas por prostaglandinas das células perivasculares e o potente vasoconstritor endotelina-1, derivado das células estromais deciduais.

À medida que a isquemia e o enfraquecimento progridem, a membrana de ligação contínua é fragmentada, e o sangue intercelular é expulso para a cavidade endometrial. Novos tampões de trombina-plaqueta formam-se intravascularmente no sentido ascendente na superfície em descamação, limitando a perda sanguínea. O aumento na perda sanguínea é consequência de números reduzidos de plaquetas e de formação hemostática inadequada de tampões. O sangramento menstrual é influenciado pela ativação da coagulação e fibrinólise. Esta é principalmente consequência da potente enzima plasmina, formada a partir do seu plaminogênio precursor inativo. Os ativadores e inibidores do fator tissular (TF) da célula estromal endometrial e o plasminogênio estão envolvidos na busca de um equilíbrio neste processo. TF estimula a coagulação, inicialmente ligando-se ao fator VII. A expressão de TF e do inibidor 1 do ativador de plasminogênio (PAI-1) acompanha a decidualização, e os níveis destes fatores podem governar o volume do sangramento.[30,45] PAI-1, em particular, exerce importante ação de restrição na fibrinólise e na atividade proteolítica.[46] A perda sanguínea também é controlada por constrição das artérias espiraladas, mediada pelas células perivasculares, miofibroblastos que circundam as artérias espiraladas.[47] Estas células respondem à retirada da progesterona expressando prostaglandinas, citocinas e MMPs, causando não só vasoconstrição e vasodilatação cíclica, mas também modulando a entrada de leucócitos (uma importante fonte adicional de metaloproteinases) no endométrio. O crescimento e a função desordenados das células perivasculares são provavelmente fatores que contribuem nos problemas do sangramento menstrual.

Níveis Altos de Progesterona
↓
Crescimento Perivascular e Decidualização
↓
Supressão da Expressão da Prostaglandina, Citocina e MMP

Retirada da Progesterona
↓
Expressão da Prostaglandina, Citocina e VEGF
↓
Vasoconstrição, Vasodilatação, Infiltração de Leucócitos e Aumento nas MMPs

Com a progressiva degradação enzimática do endométrio, a subsuperfície capilar e vascular venosa é rompida, causando hemorragia e passagem do sangue para a cavidade endometrial. A ruptura isquêmica vem acompanhada de necrose das células e defeitos nos vasos, que se somam ao fluxo menstrual. A degeneração espalha-se até a parte mais profunda da camada funcional, onde a ruptura das arteríolas basais contribui para o sangramento. Existe um ponto natural de clivagem entre a decídua basal e o corpo esponjoso e, depois de rompido, o estroma edematoso vascular frouxo do corpo esponjoso descama e entra em colapso. Este processo é iniciado no fundo e estende-se inexoravelmente por todo o útero. Por fim, o resultado é o endométrio típico desinflado, superficial e denso. No espaço de 13 horas, a altura endometrial reduz de 4 para 1,25 mm.[13] O fluxo menstrual é interrompido em consequência dos efeitos combinados da vasoconstrição prolongada das artérias radiais e artérias espiraladas da decídua basal, colapso do tecido, estase vascular e "cicatrização" induzida pelo estrogênio. Em contraste com o sangramento pós-parto, as contrações miometriais não são importantes para o controle do sangramento menstrual. A geração de trombina no endométrio basal em resposta ao extravasamento de sangue é essencial para a hemostase. A trombina promove a geração de fibrina, a ativação de plaquetas e cofatores coagulantes e angiogênese.

O endométrio basal continua durante meses, e o reparo acontece a partir desta camada. Este endométrio está protegido das enzimas líticas no fluido menstrual por uma camada mucinosa de produtos de carboidrato que são liberados pelas células glandulares e estromais.[48]

MENSTRUAÇÃO NORMAL

Aproximadamente 50% dos detritos menstruais são expelidos nas primeiras 24 horas do fluxo menstrual. O fluido menstrual é composto pela camada funcional autolisada, exsudato inflamatório, hemácias e enzimas proteolíticas (pelo menos uma das quais, a plasmina, lisa coágulos de fibrina quando estes se formam). A alta atividade fibrinolítica avança esvaziando o útero por liquefação do tecido e da fibrina. Se o ritmo do fluxo for grande, a coagulação pode e deve ocorrer.

A maioria das mulheres (90%) tem ciclos menstruais com um intervalo de 24 a 35 dias (Capítulo 6).[49,50] A menarca é seguida por aproximadamente 5-7 anos de uma crescente regularidade, quando os ciclos vão encurtando para atingir o padrão usual para a idade reprodutiva. A duração usual do fluxo é de 4-6 dias, porém muitas mulheres têm um fluxo de 2 dias, e outras de até 8 dias. O volume normal da perda do sangue menstrual é de 30 mL; mais do que 80 mL é considerado anormal. As características e definições de normal e anormal para o fluxo menstrual são discutidas em detalhes no Capítulo 15.

TEORIA TELEOLÓGICA DOS EVENTOS ENDOMETRIAIS-MENSTRUAIS

A menstruação é um fenômeno muito recente na linha do tempo evolucionária. Ela ocorre em muito poucas espécies, mesmo entre os animais vivíparos. Uma visão claramente teleológica dos eventos menstruais foi apresentada muitos anos atrás por Rock et al.[51] A premissa básica desta tese é que cada ciclo endometrial tem como único objetivo o apoio nutricional para um embrião em estado inicial. A falha em atingir este objetivo é seguida pela eliminação ordenada do tecido não utilizado e a imediata renovação para alcançar um ciclo de maior sucesso.

O óvulo precisa ser fertilizado no espaço de 12-24 horas da ovulação. Durante os 4 dias seguintes, ele permanece livre dentro do lúmen tubário, utilizando os fluidos tubários e células *cumulus* para fornecer nutrição e energia para a clivagem celular inicial. Depois desta permanência, a bola sólida de células (mórula), que é o embrião, deixa a tuba uterina e entra na cavidade uterina. Aqui o embrião passa por outros 2-3 dias de existência livre, mas ativa. Felizmente neste momento as secreções das glândulas endometriais preencheram a cavidade e elas banham o embrião em nutrientes. Este é o primeiro de muitos eventos altamente sincronizados que marcam a relação concepto-endometrial. Aos 6 dias após a ovulação, o embrião (agora um blastócito) está pronto para se fixar e ser implantado. Neste momento, ele encontra uma camada endometrial de profundidade, vasculatura e riqueza nutricional suficientes para sustentar os importantes eventos que ocorrem a partir do início da placentação. Logo abaixo da camada epitelial, formou-se um rico plexo capilar e ele está disponível para a criação da interface sanguínea trofoblasto-materna. Posteriormente, a zona compacta circundante, ocupando cada vez mais o endométrio, fornecerá um apoio resistente para reter a arquitetura endometrial apesar das incursões invasivas do trofoblasto em desenvolvimento.

A falha no aparecimento da gonadotrofina coriônica humana, apesar de reações tissulares de outro modo apropriadas, leva a alterações vasomotoras associadas à retirada estrogênio-progesterona e descamação menstrual. No entanto, nem todo o tecido é perdido e em qualquer evento uma camada basal residual está sempre disponível, tornando a retomada do crescimento com estrogênio um processo relativamente rápido. De fato, mesmo quando a menstruação persiste, pode ser vista uma regeneração inicial. Assim que ocorre a maturação do folículo (no curto espaço de tempo de 10 dias), o endométrio está mais uma vez pronto para exercer a sua função reprodutiva.

O ÚTERO É UM ÓRGÃO ENDÓCRINO

O útero é dinâmico. Ele não só responde e altera-se de maneira sensível aos sinais hormonais clássicos (os eventos endócrinos do ciclo menstrual), mas também é composto por tecidos complexos, com importantes funções autócrinas e parácrinas que servem ao útero, mas também aos tecidos contíguos da unidade fetoplacentária durante a gravidez. O componente mais dinâmico do útero é o endométrio.

PRODUTOS ENDOMETRIAIS

O endométrio secreta muitas substâncias, cujas funções (e suas inter-relações) representam um desafio investigativo importante.[52] Além de produzir um ambiente nutritivo e de apoio para o embrião no estágio inicial, o endométrio desempenha um papel importante na supressão da resposta imunológica no interior do útero grávido. Os mecanismos que controlam a resposta imunológica nas células deciduais ainda não são compreendidos, mas não resta dúvida de que a influência hormonal é importante.

A presença da família das citocinas, envolvidas na inflamação e resposta imunológica, não é de causar surpresa em um tecido que sofre degeneração cíclica. As interleucinas estimulam a produção de prostaglandinas e de outras citocinas.[53] O fator 1 estimulante de colônias é uma citocina que influencia a proliferação celular e a presença de macrófagos. O interferon-γ é produzido pelos linfócitos T ativados e inibe a proliferação endometrial epitelial. O fator inibidor da leucemia (LIF) é expresso em resposta a uma variedade de outras citocinas e fatores de crescimento. Assim como as interleucinas, LIF é mais abundante durante a fase secretora dominada pela progesterona e decídua inicial e pode ter participação na implantação do embrião.[54, 55] A expressão do gene do fator de necrose tumoral α (TNF-α) está presente no endométrio, e sua atividade é aumentada durante a fase de proliferação, reduzida no início da fase secretória e aumentada novamente na metade da fase excretora.[56] TNF-α exerce múltiplas influências no crescimento celular.

Os fatores de crescimento são peptídeos que se ligam a receptores específicos da membrana celular e iniciam caminhos de sinalização intracelular. Como os fatores de crescimento são mitógenos potentes, também não é de causar surpresa que a fase folicular do ciclo, associada à atividade proliferativa do

Lista Parcial das Moléculas Reguladoras Endometriais		
Lipídios	**Citocinas**	**Peptídeos**
Prostaglandinas	Interleucina-1α	Prolactina
Tromboxanos	Interleucina-1β	Relaxina
Leucotrienos	Interleucina-6	Pró-renina e renina
	Interferon-γ	Endorfina
	Fator estimulante de colônias-1	Endotelina-1
	Fator-α de necrose tumoral	Hormônio liberador de corticotrofina
	Fator inibidor da leucemia	Fibronectina
		Uteroglobina
		Lipocortina-1
		Proteína semelhante ao hormônio da paratireoide
		Integrinas
		Família do fator de crescimento epidérmico
		EGF
		EGF ligador de heparina
		TGF-α
		Família do fator de crescimento semelhante à insulina
		IGF-I
		IGF-II
		IGFBPs 1-6
		Família do fator transformador de crescimento β
		Ativinas
		Inibinas
		Folistatina
		Fator de crescimento derivado das plaquetas
		Fator de crescimento dos fibroblastos
		Fator de crescimento endotelial vascular
		Hormônio liberador de gonadotrofina (GnRH)

endométrio, seja marcada por alterações dramáticas nos fatores de crescimento. O estrogênio estimula a expressão genética do fator de crescimento epidérmico (EGF) (e o seu receptor) e a produção do fator de crescimento semelhante à insulina (IGF). Por sua vez, EGF estimula ações similares ao estrogênio através da interação com o mecanismo receptor de estrogênio.[57] EGF, uma proteína mitógena, está presente nas células endometriais estromais e epiteliais durante a fase folicular do ciclo e nas células estromais durante a fase lútea.[58] O fator do crescimento de transformação α (TGF-α) e EGF trabalham através do mesmo receptor e são importantes mediadores do crescimento do endométrio induzido por estrogênio. Os níveis de TGF-α têm seu pico na metade do ciclo, em contraste com os níveis de EGF, que são relativamente estáveis e não cíclicos.[59-61] O fator de crescimento derivado das plaquetas é um mitógeno potente localizado nas células estromais.

Os fatores de crescimento semelhantes à insulina promovem a mitose e diferenciação celular. Eles são expressos em um padrão controlado pelo estrogênio e progesterona. IGF-I é predominante no endométrio proliferativo e secretor inicial, e IGF-II aparece na metade até o final da fase secretora e persiste na decídua no início da gestação.[62] A expressão de IGF-I endometrial está correlacionada com os níveis de estrogênio circulante durante o ciclo menstrual.[63] Isto sugere que a síntese de IGF-I é regulada pelo estrogênio e faz a mediação do crescimento do endométrio induzido pelo estrogênio, e IGF-II está envolvido na diferenciação em resposta à progestero-

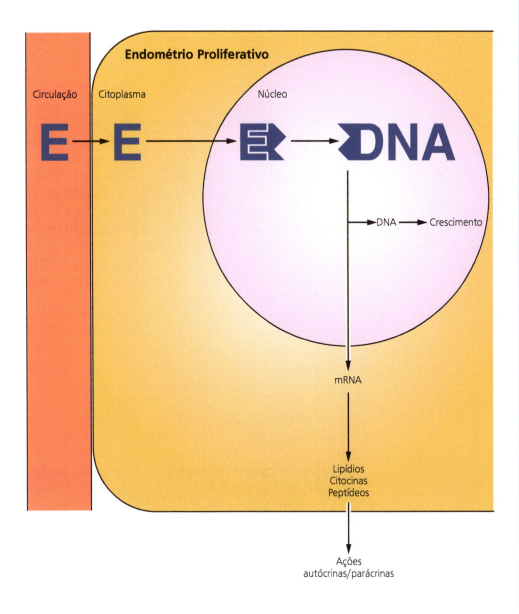

na. Evidências no macaco indicam que IGF-I é o regulador primário do crescimento endometrial em resposta ao estrogênio, bem como ao estrogênio mais a progesterona.[64]

Como em outras partes no corpo, a atividade miometrial de IGF é modulada pelas proteínas ligadoras de IGF, que responde aos esteroides sexuais de uma maneira diferenciada; IGFBP-2 é semelhante à resposta de IGF-I, enquanto IGFBP-3 é reduzido nos músculos, mas aumentado no endotélio vascular pelo estrogênio.[65] IGFBP-4 e IGFBP-5 respondem ao estrogênio, mas não são afetados pela adição de progesterona. IGFBP-1, conforme discutido posteriormente, é um produto principal do endométrio decidualizado.

O hormônio liberador da gonadotrofina (GnRH) está presente no endométrio e em quantidades aumentadas no endométrio secretor e na decídua.[66] Nas células deciduais humanas, GnRH aumenta a expressão das metaloproteinases da matriz, sugerindo uma participação de GnRH na regulação das enzimas envolvidas na implantação.[67] Como todas estas moléculas, GnRH está envolvido nos caminhos de sinalização associados à proliferação e colapso celular, interagindo com fatores de adesão, como as integrinas, enzimas e substâncias angiogênicas.[68]

O músculo miometrial liso humano e as células endometriais estromais expressam mRNA para a proteína semelhante ao hormônio da paratireoide, cuja função é desconhecida.[69] O fator β de transformação do crescimento (TGF-β) estimula a produção da proteína semelhante ao hormônio da paratireoide. A produção de TGF-β é maior na fase secretora e pode inibir a proliferação celular, aumentando a síntese de IGFBP-3.

As prostaglandinas são produzidas pelas células epiteliais e estromais, e o conteúdo de prostaglandina no endométrio atinge o nível mais elevado no endométrio no final da fase secretora. A prostaglandina predominante produzida pelo endométrio é a prostaglandina $F_{2\alpha}$, um estímulo potente para as contrações miometriais.[70] A produção de prostaglandina endometrial decresce drasticamente após a implantação, sugerindo a presença de um mecanismo ativo de supressão.[71] A produção de prostaglandinas requer apoio do estrogênio, mas a produção aumentada pelo endométrio secretor indica reforço de progesterona, e a retirada aguda da progesterona promove um aumento ainda maior.[70] As células endometriais estromais produzem prostaciclina e tromboxano em resposta ao estrogênio, uma resposta que pode ser bloqueada pelas progestinas.[72] O miométrio produz principalmente prostaciclina, utilizando precursores derivados do endométrio. Entretanto, os receptores para todos os membros da família das prostaglandinas estão presentes nas células miometriais humanas, e a contração do miométrio é uma consequência importante da prostaglandina $F_{2\alpha}$.[73]

O tromboxano é sintetizado pelos tecidos uterinos. A expressão genética para sintase do tromboxano e para o receptor de tromboxano pode ser identificada nas glândulas endometriais, músculos lisos do endométrio e vasos sanguíneos uterinos.[74] Tromboxano A_2 é um potente vasoconstritor e estimulador das células musculares lisas. Em virtude deste metabolismo rápido, ele está limitado às atividades autócrina e parácrina.

As mulheres com sangramento menstrual excessivo possuem alterações nas taxas normais de produção de prostaglandina. Por esta razão, podem ser alcançadas reduções efetivas na perda de sangue menstrual com um tratamento que utilize um dos agentes anti-inflamatórios não esteroidais que inibem a síntese da prostaglandina. Estes agentes também são efetivos para dismenorreia mediada pela prostaglandina.

A fibronectina e a laminina são substâncias da matriz extracelular que são secretadas pelas células estromais do endométrio em resposta à progesterona.[75] Estas proteínas são importantes moléculas de adesão durante a implantação. As integrinas são uma família de glicoproteínas que funcionam como receptores para proteínas, como o colágeno, fibronectina e laminina. As integrinas são altamente expressas no endométrio e são importantes para as interações célula-célula e célula-matriz.[76] A expressão das integrinas é regulada por citocinas e fatores de crescimento, não por estrogênio e progesterona.[77]

As endotelinas são vasoconstritores potentes produzidos nas células vasculares do endotélio. A atividade vasoconstritora da endotelina-1, presente no endométrio, é equilibrada pelo fato de que ela promove a síntese dos vasodilatadores óxido nítrico e prostaciclina. A endotelina-1 é sintetizada nas células estromais do endométrio e no epitélio glandular, estimulada por TGF-β e interleucina-1α.[78] A endotelina-1 é pelo menos um agente responsável pela vasoconstrição que interrompe o sangramento menstrual. Também é um estimulador potente das contrações miometriais e pode contribuir para a dismenorreia. Finalmente, a endotelina-1 é um mitógeno e pode promover a reepitelialização cicatrizante do endométrio. As células deciduais humanas também sintetizam e secretam endotelina-1, de onde ela pode ser transportada para o líquido amniótico.[79]

A angiogênese, a formação de novos vasos sanguíneos, é um processo essencial no crescimento e desenvolvimento tissular. A angiogênese é necessária para o crescimento de tumores e, em tecidos normais, ela é usualmente mantida sob controle pelos fatores de regulação. Entretanto, os tecidos reprodutivos femininos (especificamente os folículos ovarianos, o trofoblasto e o endométrio) precisam passar por crescimento e regressão periódicos e rápidos. Nestes tecidos, a

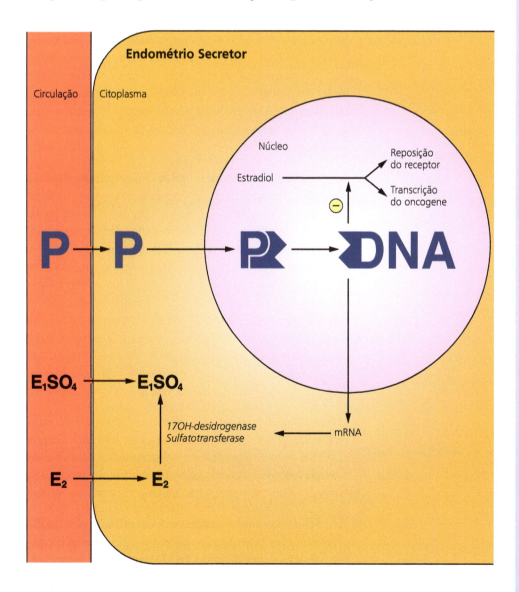

angiogênese faz parte dos eventos normais. O endométrio é uma importante fonte de fatores angiogênicos durante o ciclo menstrual e durante a gravidez.[80] Os fatores de crescimento do endotélio vascular (VEGFs), uma coleção de mitógenos específicos para as células endoteliais, são abundantemente expressos no endométrio humano, atingindo um pico que se correlaciona com a angiogênese máxima alcançada durante a fase secretória.[81,82] A família de VEGFs contém seis fatores de crescimento e utiliza três receptores diferentes. Durante a fase proliferativa, o estrogênio estimula a síntese de VEGF. A expressão de VEGF também é estimulada por hipóxia, especificamente a hipóxia associada ao colapso endometrial, e o crescimento de novos vasos sanguíneos como também a reepitelialização do endométrio na nova fase proliferativa são dependentes destes fatores de crescimento em resposta ao estrogênio.[83,84]

A angiogênese também é influenciada por muitos outros fatores de crescimento e outras substâncias, como a fibronectina e prostaglandinas. A família do fator de crescimento do fibroblasto, em particular, é altamente mitogênica para células endoteliais e células endoteliais estromais. As angioproteínas sustentam o endométrio, impedindo a apoptose e estabilizando os vasos sanguíneos. O endométrio também produz proteínas inibidoras, e o crescimento final dos vasos sanguíneos reflete o equilíbrio entre os fatores inibitórios e estimulatórios.

Em todos os tipos de células endometriais e miometriais, a expressão do receptor de estrogênio atinge um máximo no final da fase proliferativa.[85,86] A concentração é maior no epitélio glandular. Durante o início da fase secretória, a expressão do receptor de estrogênio declina e é seguida por um aumento na fase secretória mediana e final. Estas alterações refletem as mudanças cíclicas no estradiol (que aumenta a expressão do receptor de estrogênio) e progesterona (que reduz a expressão do receptor de estrogênio). Embora o receptor de estrogênio beta esteja presente no endométrio humano, ele é menos proeminente do que o receptor de estrogênio alfa e exibe menos alterações durante o ciclo, exceto quando se torna o receptor de estrogênio predominante na vasculatura endometrial no final do período secretório. [87] A estimulação estrogênica da proliferação é em boa parte, se não totalmente, mediada pelo receptor de estrogênio alfa.

A expressão do receptor de progesterona no epitélio glandular endometrial atinge um máximo no final da fase proliferativa e início da fase secretória (refletindo a indução do receptor de progesterona pelo estrogênio) e depois declina até níveis quase indetectáveis na metade da fase secretória. As células estromais no endométrio apresentam apenas flutuações menores nos receptores de progesterona durante o ciclo menstrual. As células estromais decidualizadas exibem forte expressão do receptor de progesterona, embora os receptores de progesterona estejam ausentes das células epiteliais deciduais. As células musculares lisas do útero demonstram forte expressão do receptor de progesterona durante todo o ciclo menstrual. Muitos dos eventos no crescimento e função uterina são regulados pelo interjogo entre estrogênio e progesterona. Em geral, a progesterona antagoniza a estimulação estrogênica da proliferação e metabolismo. Este antagonismo pode ser explicado pelos efeitos das progestinas no receptor de estrogênio (uma redução nos níveis), nas enzimas que levam à excreção do estrogênio das células e pela supressão da progesterona da transcrição de oncogenes mediada por estrogênio.

O receptor de androgênio está presente no endométrio em todos os estágios do ciclo menstrual, no endométrio pós-menopausa e na decídua da gravidez.[88] Surpreendentemente, a concentração dos receptores de androgênio é constante durante todo o ciclo. Os androgênios suprimem os efeitos proliferativos do estrogênio no endométrio, e evidências experimentais sugerem que os efeitos supressivos no endométrio induzidos por agentes antiprogestacionais são mediados pelo receptor androgênico.[89]

A complexidade do endométrio pode ser avaliada pelos resultados dos estudos de *microarray* do DNA complementar. Em um esforço dirigido apenas para o colapso endometrial associado à menstruação, foram identificados 571 transcritos que estavam envolvidos em 131 caminhos bioquímicos, incluindo a síntese e metabolismo do hormônio da tireoide![90] Os estudos da expressão genética estão recém-começando a traçar o perfil dos padrões associados a hormônios e agentes farmacológicos específicos.[91]

DECÍDUA

A decídua é o endométrio especializado da gravidez. O diálogo bioquímico entre a unidade fetoplacentária e a mãe precisa atravessar alternadamente a decídua. A visão clássica da decídua adequava-se à sua designação como uma linha fina nos diagramas anatômicos, um componente estrutural menor e inativo. Sabemos agora que a decídua é um tecido vigoroso e ativo.

As células deciduais são derivadas das células estromais do endométrio, pela estimulação da progesterona. Esta transformação é regulada por membros da família do fator de crescimento transformador beta, incluindo a ativina A.[92,93] Além disso, a grelina agindo através do receptor do hormônio de crescimento está envolvida neste processo.[94]

As células deciduais surgem durante a fase secretória e continuam a proliferar durante o início da gestação, revestindo por fim todo o útero, incluindo o sítio de implantação. A célula decidual é caracterizada pelo acúmulo de gotículas de glicogênio e lipídio, e a nova expressão de uma variedade de substâncias, incluindo prolactina, relaxina, renina, fatores de crescimento semelhantes à insulina (IGFs) e proteínas ligadoras do fator de crescimento semelhante à insulina (IGFBPs). Não há evidências de que estas proteínas sejam secretadas na circulação; portanto, elas servem como agentes autócrinos e parácrinos.[95,96]

Riddick foi o primeiro a detectar prolactina no endométrio decidualizante no final da fase lútea.[97] A sequência de aminoácidos e as propriedades químicas e biológicas da prolactina decidual são idênticas às da prolactina da hipófise. A síntese e a liberação da prolactina residual são controladas pela placenta, membranas fetais e fatores deciduais. A dopamina, a bromocriptina e o hormônio liberador de tirotrofina (TRH), em contraste com a sua ação na hipófise, não têm efeito sobre a síntese decidual e liberação de prolactina. Uma proteína, chamada fator de liberação da prolactina decidual, foi purificada da placenta, e uma proteína inibidora, que bloqueia a atividade estimuladora do fator liberador, foi purificada da decídua.[96] IGF-1, relaxina e insulina estimulam a síntese e liberação da prolactina decidual, cada uma através do seu próprio receptor. As mesmas células deciduais produzem prolactina e relaxina. A prolactina exerce um efeito inibitório global no processo de decidualização, talvez um mecanismo autócrino para limitar a extensão da decidualização.[98]

A lipocortina-1 é uma proteína ligadora de cálcio e fosfolipídio, presente na placenta e na decídua, que inibe a fosfolipase A_2 e responde aos glicocorticoides. A lipocortina-1 inibe a liberação da prolactina decidual, mas em um mecanismo independente de ação da fosfolipase e independente de glicocorticoides. O sistema da prostaglandina não está envolvido na produção decidual de prolactina, e os corticosteroides não afetam a liberação de prolactina residual.[99]

Existem boas razões para crer que a prolactina do líquido amniótico é derivada da decídua. Experimentos *in vitro* indicam que a passagem de prolactina através das membranas fetais está na direção da cavidade amniótica. A concentração de líquido amniótico correlaciona-se com o conteúdo decidual, não com os níveis circulantes maternos. A prolactina do líquido amniótico atinge seus níveis de pico na primeira metade da gestação (aproximadamente 4.000 ng/mL), quando os níveis do plasma materno são de aproximadamente 50 ng/mL, e os níveis fetais estão em torno de 10 ng/mL. A prolactina materna circulante alcança os níveis máximos perto do fim da gravidez. Finalmente, a prolactina do líquido amniótico não é afetada pelo tratamento com bromocriptina (que reduz os níveis circulantes do feto e materno para os níveis de base).

Acredita-se que a prolactina decidual regule o volume do líquido amniótico e as concentrações eletrolíticas. A prolactina regula a água e o transporte iônico nos animais inferiores, e a prolactina liga-se às membranas amnióticas. Os distúrbios na gravidez humana associados a volumes anormais do líquido amniótico podem ser explicados por este mecanismo, especialmente o polidrâmnio idiopático, que está associado a um decréscimo no número de receptores de prolactina nas membranas. A prolactina pode estar envolvida na regulação da síntese do surfactante no feto e pode inibir a contratilidade muscular uterina. A prolactina suprime a resposta imunológica e ajuda a prevenir a rejeição imunológica do concepto. A prolactina também pode funcionar como um fator de crescimento autócrino e parácrino no útero.[100]

O fator de crescimento de fibroblastos, derivado da decídua, estimula o crescimento dos vasos sanguíneos no início da gravidez. Outro fator, o fator angiogênico estimulador das células endoteliais (um mitógeno não proteico), também é derivado da decídua e contribui para a sua vascularização durante o primeiro trimestre de gravidez.[101] A expressão do hormônio liberador de corticotrofina (CRH) foi demonstrada na decídua humana, e muitas ações são possíveis para o CRH decidual: ativação de prostaglandinas, estimulação das contrações miometriais e uma contribuição para as respostas de estresse materno e fetal durante a gravidez e o trabalho de parto.[102]

A pró-renina (o precursor inativo da renina) é produzida na decídua em resposta a IGF-1, insulina, endotelina e relaxina.[103-105] Ainda não foi determinado um papel uterino para a renina.

As proteínas ligadoras do fator de crescimento semelhante à insulina, IGFBP-1, -2, 3 e -4, são produzidas pelas células estromais endometriais.[106] Grandes quantidades de IGFBP-1 estão presentes no líquido amniótico. Os IGFBPs parecem ser regulados pela insulina, IGFs e relaxina.[107] A relaxina está relacionada estruturalmente com a insulina e IGFs, e ela estimula a produção de IGFBP-1 nas células estromais endometriais.[108] IGFBP-1 é considerado como um marcador para a decidualização. Como ele se liga aos IGFs promotores de crescimento, o aparecimento de IGFBP-1 contribui mais para a diferenciação do que para a proliferação das células estromais endometriais.

IGFBP-1 começa a aparecer no endométrio na metade da fase secretória e atinge um nível de produção maior no final do primeiro trimestre de gravidez. IGFBP-1, quando foi inicialmente identificado, era conhecido como proteína placentária 12 e depois como α-globulina associada à gravidez. No segundo trimestre de gravidez, estão presentes níveis altos de IGFBP-1 no líquido amniótico e na circulação, e depois caem significativamente durante o terceiro trimestre. A produção decidual de IGFBP-1 está relacionada com as alterações morfológicas e histológicas induzidas e reguladas pela progesterona, relaxina, insulina, IGF-I e IGF-II. Na verdade, IGFBP-1 é um mediador da decidualização induzida por progesterona das células estromais endometriais.[109] A ligação dos fatores de crescimento semelhantes à insulina aos IGFBPs limitaria ainda mais a atividade mitogênica no endométrio na fase secretória e durante a gravidez. Além disso, IGFBP-1 decidual pode contribuir para a limitação da invasão de trofoblastos.

A estimulação contínua de IGFBP-1 pelo endométrio humano pode ser mantida nas mulheres enquanto elas mantêm um dispositivo intrauterino que libera uma progestina dentro da cavidade endometrial.[110] Nas amostras endometriais destas mulheres, as áreas de atrofia endometrial se correlacionam com a coloração intensa para IGFBP-1. Isto cria um forte argumento para a importância dos fatores de crescimento semelhantes à insulina para o crescimento endometrial e o potencial para prevenção do crescimento endometrial ao fornecer IGFBP-1.

A subunidade α de glicoproteína, comum ao hormônio foliculoestimulante (FSH), hormônio luteinizante (LH), hormônio estimulante da tireoide (TSH) e hCG, é secretada na circulação pela hipófise e a placenta. Não ficou evidente um papel específico para a subunidade α; no entanto, os receptores de gonadotrofina estão presentes no endométrio, e uma subunidade α age em sinergia com a progesterona para induzir decidualização das células endometriais in vitro.[111] Além disso, a subunidade α estimula a secreção de prolactina decidual.[112]

O córion liso, o trofoblasto viloso e a decídua são sítios de produção de TGF-β.[113] TGF-β pode sinalizar a sua própria produção; assim, TGF-β pode ser um mensageiro dos tecidos fetais para a decídua. Acredita-se também que TGF-β desempenhe um papel na limitação da invasão trofoblástica.[114] Isto pode ser obtido pela estimulação da produção do inibidor do ativador de plasminogênio e o fator que causa inibição de metaloproteinases no tecido.[115]

Resumo – O Útero É um Órgão Endócrino

É indiscutível o fato de que o útero é um órgão endócrino, porém a vasta gama de substâncias ativas com seus nomes complicados pode ser confusa e complexa. É útil que tenhamos em mente uma descrição fundamental e relativamente simples: o endométrio é necessário para a reprodução, e o complexo e sincronizado ciclo de eventos é dependente da orientação endócrina do estradiol e da progesterona, modulado e mediado pela abundância dos agentes bioquímicos produzidos. Cada uma das substâncias sinalizadoras utiliza um dos caminhos discutidos no Capítulo 2 e dá uma contribuição para a sequência dinâmica dos eventos morfológicos e bioquímicos repetidamente dedicados a nutrir e apoiar um embrião recém-formado.

ANORMALIDADES ANATÔMICAS DO ÚTERO

As anormalidades congênitas dos ductos müllerianos são relativamente comuns, ocorrendo em 7 a 10% das mulheres e contribuindo para os problemas de infertilidade, perda recorrente de gravidez e maus resultados que ocorrem em aproximadamente 25% das mulheres com anomalias uterinas.[116-121] Grandes anormalidades são 3 vezes mais comuns em mulheres com abortos espontâneos recorrentes.[112] Os problemas encontrados na gravidez incluem trabalho de parto prematuro, apresentações pélvicas e complicações que levam a intervenções e maior mortalidade perinatal. A cerclagem cervical é frequentemente indicada para prevenção do trabalho de parto prematuro em razão destas anomalias. Além disso, estas anormalidades podem produzir os sintomas de dismenorreia e dispareunia e até mesmo amenorreia. Endometriose em mulheres jovens, especialmente em adolescentes, deve levantar a suspeita clínica de malformações no trato genital. Como a origem embriológica dos ovários é separada e distinta das estruturas müllerianas, as pacientes com anomalias possuem ovários e função ovariana normais. A concepção e a implantação não estão impedidas. É recomendada correção cirúrgica para dor, endometriose decorrente da obstrução e maus resultados obstétricos.

Incidência de Defeitos Müllerianos	
Mulheres férteis e inférteis	3-4%[123]
Mulheres com abortos espontâneos recorrentes	5-10%[120]
Mulheres com abortos espontâneos tardios e partos prematuros	> 25%[120]

As anomalias podem resultar de falha nos ductos müllerianos em se fundirem na linha mediana, em se conectarem com o seio urogenital ou em criar o lúmen apropriado na parte superior da vagina superior e útero por reabsorção das células vaginais centrais e do septo entre os ductos müllerianos fusionados. Como a fusão se inicia na linha mediana e estende-se caudal e cefalicamente, podem existir resultados anormais em cada uma das extremidades. A formação da cavidade uterina começa no polo inferior e estende-se cefalicamente com a dissolução do tecido na linha mediana; portanto, a reabsorção incompleta do tecido comumente produz uma persistên-

Classificação das Anomalias Müllerianas[124]

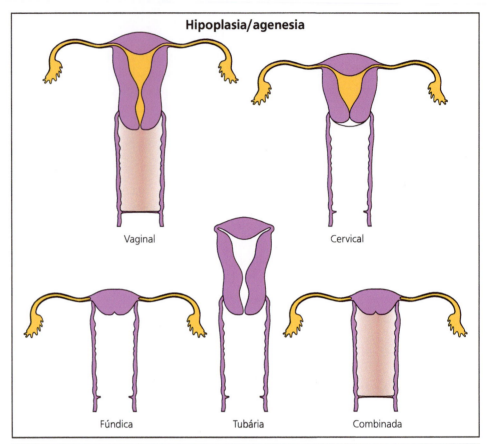

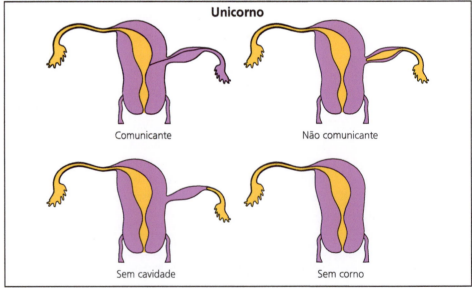

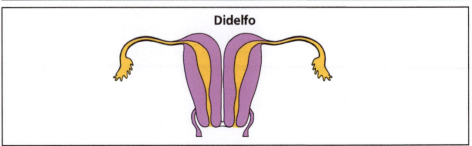

Classificação das Anomalias Müllerianas[124]

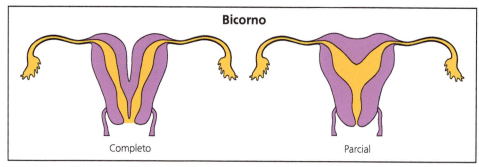
Bicorno — Completo — Parcial

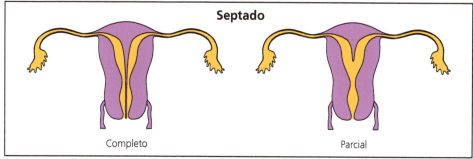
Septado — Completo — Parcial

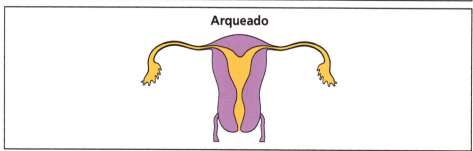
Arqueado

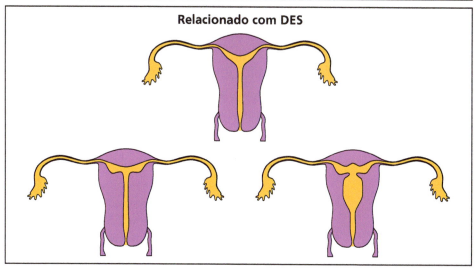
Relacionado com DES

cia da parede uterina na linha mediana, invadindo a cavidade. A fisiopatologia molecular destas anormalidades foi insuficientemente estudada; no entanto, a associação a outras anomalias somáticas e relatos ocasionais de transmissão familiar sugerem vinculações genéticas.

A obstrução da via de saída vaginal pode ser mínima com septo transverso ou completo graças à agenesia. Um septo é o resultado de um defeito na conexão dos ductos müllerianos fusionados no seio urogenital ou uma falha de canalização da vagina. A localização do septo varia, embora usualmente esteja no terço superior ou mediano da vagina. A agenesia vaginal é resultante de uma falha completa na canalização; estas pacientes apresentam amenorreia ou dor decorrente do eflúvio menstrual acumulado. A correção cirúrgica é frequentemente necessária para aliviar a constrição relativa (e obstrução) do canal vaginal. Uma vagina ausente é usualmente acompanhada de útero e tubas uterinas ausentes, a agenesia mülleriana clássica da síndrome de Mayer-Rokitansky-Kuster-Hauser (discutida no Capítulo 11).

Distribuição de Anomalias Específicas[123]

Útero septado	35%
Útero bicorno	26%
Útero arqueado	18%
Útero unicorno	10%
Útero didelfo	8%

As anomalias uterinas podem ser organizadas nas categorias seguintes.[124] Cada uma delas pode estar associada a obstruções que se apresentam durante a adolescência com amenorreia e dor cíclica.[125]

ÚTERO DIDELFO (ÚTERO DUPLO)

A ausência de fusão dos dois ductos müllerianos resulta na duplicação do corpo e colo do útero. Estas pacientes usualmente não têm dificuldades com menstruação e coito, exceto quando também existe um septo vaginal longitudinal na linha mediana. Ocasionalmente, um dos lados está obstruído e é sintomático. Além disso, um útero duplo está ocasionalmente associado a uma hemivagina obstruída (frequentemente com agenesia renal ipsilateral); o diagnóstico precoce e excisão do septo vaginal obstruído preservarão a fertilidade. A gravidez está associada a um risco aumentado de aborto espontâneo, má apresentação e trabalho de parto prematuro, embora muitas pacientes possam não ter dificuldades reprodutivas.[123,126,127] A unificação das duas cavidades endometriais por metroplastia é indicada em pacientes com maus resultados obstétricos repetidos.

ÚTERO UNICORNO

Uma anormalidade que é unilateral obviamente se deve a uma falha de desenvolvimento em um dos ductos müllerianos (provavelmente uma falha de um ducto em migrar para a localização apropriada). A configuração uterina alterada está associada a um aumento na endometriose e complicações obstétricas (aborto espontâneo precoce, gravidez ectópica, apresentações anormais, retardo no crescimento intrauterino e trabalho de parto prematuro).[126,128-131] Pode estar presente um corno rudimentar, e a implantação neste corno é seguida por uma taxa muito alta de perda da gravidez ou de gravidezes tubárias. Um corno rudimentar também pode causar dor crônica, valendo a pena a realização de excisão cirúrgica. No entanto, cornos mais rudimentares são assintomáticos porque são não comunicantes, e o endométrio não é funcional. Em razão do potencial para problemas, a remoção profilática do corno rudimentar é recomendada quando for encontrado durante um procedimento cirúrgico. Aproximadamente 40% das pacientes com útero unicorno terão uma anomalia do trato urinário (geralmente no rim).[132] Procedimentos cirúrgicos reconstrutivos não melhoram os resultados obstétricos; entretanto, a cerclagem cervical pode ser benéfica quando indicado.

ÚTERO BICORNO

A ausência parcial de fusão dos dois ductos müllerianos produz um único colo uterino com um grau variável de separação nos dois cornos uterinos. Esta anomalia é relativamente comum, e os resultados de gravidez foram relatados em geral como próximos do normal. Alguns, entretanto, apresentam uma alta taxa de aborto espontâneo, trabalho de parto prematuro e apresentações pélvicas.[119,126] Com uma história de repetidos maus resultados na gestação, a metroplastia merece ser levada em consideração.

ÚTEROS SEPTADO E ARQUEADO

A ausência parcial de reabsorção do septo mediano entre os dois ductos müllerianos resulta em defeitos fibromusculares que variam de uma leve divisão do septo mediano (a cavidade arqueada, em formato de coração) até uma divisão mediana significativa da cavidade endometrial. Uma falha total na reabsorção pode deixar um septo vaginal longitudinal (uma vagina dupla). Este defeito não é causa de infertilidade, mas durante a gravidez, quanto maior o septo, maior será o risco de aborto espontâneo recorrente, especialmente no segundo trimestre. O útero septado completo está associado a um alto risco de aborto espontâneo, trabalho de parto prematuro, retardo no crescimento uterino e apresentação pélvica.[119,133,134] Mesmo um septo pequeno está associado a estes maus resultados obstétricos.[135] Os resultados são excelentes com tratamento por histeroscopia.[123,134,136-140] Os índices de aborto pós-tratamento são de aproximadamente 10% em contraste com os índices de 90% pré-tratamento com um septo completo. Um septo vaginal longitudinal usualmente não tem que ser removido (a menos que a dispareunia seja um problema). Em alguns relatos, o útero arqueado não tem impacto adverso nos resultados reprodutivos.[126] A cirurgia profilática é considerada apropriada para um útero septado em mulheres mais velhas e em mulheres que estão sendo tratadas com fertilização *in vitro*. Não é indicado um procedimento cirúrgico para útero arqueado.

ANOMALIAS MUITO RARAS

A agenesia isolada do colo do útero ou endométrio é incrivelmente rara. A ausência de colo uterino pode levar a tanta dor e obstrução que a histerectomia é a melhor solução. As tentativas de preservar a fertilidade criando uma comunicação fistulosa entre útero e vagina obtiveram algum sucesso, mas é comum a repetição da cirurgia tendo em vista o reaparecimento da obstrução.[141,142] Em pacientes assintomáticas deve ser considerada a preservação das estruturas para a possibilidade de gravidez que pode ser alcançada por meio de uma das técnicas de reprodução assistida (Capítulo 32).

ANOMALIA ASSOCIADA AO DIETILESTILBESTROL

As mães que foram tratadas de 1938 até 1975 com altas doses de estrogênio no início das suas gravidezes tiveram filhos que desenvolveram uma variedade de anomalias, desde útero em forma de T até cavidades irregulares com sinéquias.[143] Mulheres com anormalidades uterinas geralmente possuem defeitos no colo do útero. Nestes indivíduos, a chance de gravidez a termo é reduzida em razão dos riscos mais altos de gravidez ectópica, aborto espontâneo e trabalho de parto prematuro.[144] Um colo uterino incompetente é comum. Os maus resultados estão correlacionados com um útero anormal na histerossalpingografia. Não há tratamentos disponíveis além da cerclagem cervical.

DIAGNÓSTICO ACURADO DAS ANOMALIAS

No passado, o diagnóstico completo requeria intervenção cirúrgica, primeiro laparotomia e, depois, mais recentemente, laparoscopia. Hoje, a ultrassonografia vaginal, especialmente ultrassonografia tridimensional, histerossonografia e ressonância magnética são altamente precisas e geralmente não é necessária intervenção cirúrgica.[145-147] A histerossalpingografia isoladamente pode produzir resultados imprecisos graças à falha na perfusão dos cornos uterinos em cada lado de uma divisão mediana, e não pode distinguir fidedignamente úteros bicornos e septados. As decisões não devem estar fundamentadas unicamente na histerossalpingografia. As anomalias congênitas dos ductos müllerianos são frequentemente acompanhadas de anormalidades no trato urinário, como um rim em ferradura ou pélvico. A agenesia renal pode estar presente no mesmo lado que o defeito mülleriano.

Pedro Acién, do San Juan University Hospital em Alicante, na Espanha, é um reconhecido especialista nas inúmeras variadas malformações do sistema genital feminino. Ele defende uma classificação mais completa que inclua anomalias müllerianas com anomalias da crista urogenital, estruturas mesonéfricas e a cloaca.[148] As origens embriológicas das várias anomalias e uma compreensão de casos incomuns podem ser obtidas pelas publicações de Acién.[5,148]

LEIOMIOMAS (FIBROIDES UTERINOS)

Os leiomiomas uterinos são neoplasias benignas que surgem nos músculos lisos uterinos e causam sangramento uterino anormal e sintomas secundários a uma grande massa pélvica. Supõe-se que os leiomiomas se originam de mutações somáticas nas células miometriais, resultando em perda progressiva da regulação do crescimento.[149,150] O tumor cresce como clones geneticamente anormais de células derivadas de uma única célula progenitora (em que ocorreu a mutação original). Estudos indicam que os leiomiomas são monoclonais.[151] Diferentes taxas de crescimento podem refletir as diferentes anormalidades cromossômicas presentes nos tumores individuais. Múltiplos miomas dentro do mesmo útero não estão clonalmente relacionados; cada mioma origina-se independentemente.

A presença de miomas múltiplos (que têm uma recorrência mais alta do que miomas únicos) argumenta em favor de uma predisposição genética para a formação de miomas. Existe um risco 2,5 vezes maior de desenvolvimento de miomas em parentes em primeiro grau de mulheres com estes tumores.[152] A leiomiomatose hereditária e carcinoma das células renais é uma síndrome autossômica dominante com leiomiomas cutâneos e uterinos. Os riscos de carcinoma celular renal e de leiomiossarcomas estão aumentados nesta síndrome.[153,154] O gene envolvido é *fumarato hidratase*, que codifica uma enzima envolvida no ciclo de Kreb. Uma história familiar de leiomiomatose cutânea deve motivar o rastreamento desta mutação genética. O câncer das células renais ocorre em 10-16% das mulheres com esta síndrome. Estudos de polimorfismos do DNA apresentarão indubitavelmente padrões para identificação de mulheres com alto risco de leiomiomatose uterina e talvez o risco de recorrência após tratamentos de ablação e de progressão maligna até o leiomiossarcoma. Até o momento, as normalidades cromossômicas foram descritas em aproximadamente 40% dos miomas.[155] Outra abordagem é identificar o padrão de microRNA associado ao tamanho, taxas de crescimento e prevalência étnica do leiomioma.[156]

Não há certeza se o leiomiossarcoma surge de forma independente ou a partir de leiomiomas. No entanto, a incidência de leiomiossarcomas em pacientes com leiomiomas é muito baixa (menos de 1%).[157] O perfil genético não descobriu anormalidades compartilhadas ou um caminho molecular comum comparando miomas a leiomiossarcomas.[158]

Se peças cirúrgicas forem seccionadas serialmente, aproximadamente 77% das mulheres que chegam à histerectomia terão miomas, muitos dos quais são ocultos.[159] Na época da menopausa, a ultrassonografia pode identificar miomas em aproximadamente 80% das mulheres americanas negras e 70% das mulheres americanas brancas.[160] Nos Estados Unidos, cerca de 40% das histerectomias abdominais e 17% das histerectomias vaginais são realizadas por leiomiomas.[161] O pico de incidência de miomas que requerem cirurgia ocorre por volta dos 45 anos de idade, aproximadamente 8 casos por 1.000 mulheres a cada ano.[162] Nos Estados Unidos, aproximadamente 10-15% das mulheres precisam de histerectomias em razão de miomas. Por motivos desconhecidos, os lei-

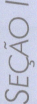

omiomas são 2-3 vezes mais prevalentes em mulheres negras comparadas a mulheres brancas, hispânicas e asiáticas e representam 75% das histerectomias entre as mulheres negras.[160,163,164]

Os miomas estão presentes (diagnosticados por ultrassonografia) em aproximadamente 30% das mulheres e em aproximadamente 1-2% das gravidezes.[165,166] O risco de mioma é menor com uma paridade maior e com mais idade no último parto a termo.[166,167] Mulheres com pelo menos duas gravidezes a termo têm metade do risco para miomas. O fumo reduz o risco (possivelmente por reduzir os níveis de estrogênio), e a obesidade aumenta o risco (provavelmente por aumentar os níveis de estrogênio). Embora um risco mais baixo para miomas esteja associado a fatores que reduzem os níveis de estrogênio, incluindo magreza, fumo e exercícios, o uso de contraceptivos orais não está associado a um risco aumentado de miomas uterinos, embora o Nurse's Health Studies tenha reportado um risco ligeiramente aumentado quando eram usados contraceptivos orais no início da adolescência.[167-169]

A sensibilidade hormonal dos leiomiomas é indicada ainda pelas seguintes observações clínicas. Os leiomiomas desenvolvem-se durante os anos reprodutivos (hormonalmente ativos) e regridem após a menopausa. Ocasionalmente, crescem leiomiomas durante a gravidez, e o estado hipogonadal induzido pelo tratamento com agonistas do hormônio liberador de gonadotrofina (GnRH) frequentemente causa uma redução dos miomas.

O ambiente no interior do leiomioma é hiperestrogênico. A concentração de estradiol está aumentada, e os leiomiomas contêm mais receptores de estrogênio e progesterona.[170-173] O gene da aromatase e a expressão enzimática estão presentes em níveis significativos nos leiomiomas.[174] Na verdade, o tecido do leiomioma é hipersensível ao estrogênio e parece ter perdido uma influência regulatória que limita a resposta estrogênica.[175] A hiperplasia endometrial pode ser observada nas margens dos miomas submucosos.[176] No miométrio e nos leiomiomas, o pico da atividade mitótica ocorre durante a fase lútea, e a atividade mitótica é aumentada pela administração de altas doses de agentes progestacionais.[177,178] Estes fatos indicam que a progesterona estimula a atividade mitótica nos leiomiomas, embora estudos animais indiquem estimulação e inibição do crescimento miometrial. Igualmente, clínicos relataram regressão e crescimento

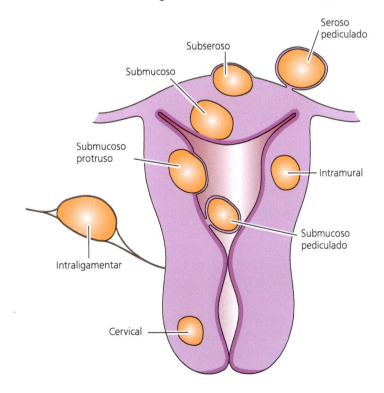

com tratamento progestacional. No entanto, a maior parte das evidências apoia o papel de promotor do crescimento para as progestinas. A associação a estrogênio pode ser explicada pelo reforço estrogênico da expressão do receptor de progesterona.[179,180] O tratamento com mifepristona, o antagonista da progesterona, ou com asoprisnil, um agonista/antagonista seletivo do receptor de progesterona, está associado a uma redução no tamanho do leiomioma.[181,182]

Pelo menos um caminho para o efeito promotor de crescimento das progestinas é a indução da expressão do gene *BCL2*, aumentando a produção da proteína Bcl-2 que inibe a apoptose e promove a replicação celular.[183] A expressão da proteína Bcl-2 está aumentada nas células do leiomioma e tem um aumento marcante em resposta à progesterona.[184] Em contraste, as células miometriais normais não respondem ao estradiol ou progesterona com a expressão da proteína Bcl-2, e não existem alterações cíclicas durante o ciclo menstrual.

Como ocorre com o útero normal, os efeitos do estrogênio e progestinas nos leiomiomas são mediados por fatores de crescimento.[185] EGF é superexpresso nos miomas, os receptores de EGF estão presentes nos leiomiomas, e o tratamento com o agonista de GnRH (e hipogonadismo) reduz a concentração de EGF nos miomas (mas não no miométrio normal).[186,187] IGF-I e IGF-II e os seus receptores são abundantes no miométrio e superexpressos ativamente nos leiomiomas.[188,189] Os leiomiomas expressam mais IGF-II e menos IGFBP-3 do que o miométrio, uma situação que realçaria a disponibilidade do fator de crescimento e atividade no tumor.[190] As células do leiomioma expressam mais proteínas relacionadas com o hormônio da paratireoide (outro fator e crescimento) do que o miométrio normal.[191] Assim como o endométrio e o miométrio, os leiomiomas secretam prolactina, e a prolactina funciona no útero como um fator de crescimento.[100] Mesmo a hematopoiese é possível em um leiomioma.[192]

Uma das consequências da expressão alterada do fator de crescimento em miomas é uma vasculatura anormal, caracterizada por um plexo venoso dilatado.[193] Esta característica morfológica pode ser o resultado de reguladores vasculares específicos da angiogênese, como o fator de crescimento de fibroblastos e o fator de crescimento vascular endotelial. Estas alterações provavelmente contribuem para o intenso sangramento menstrual associado a miomas na submucosa.

O crescimento uterino e as moléculas de sinalização são altamente expressos nos leiomiomas.[194] Como em todos os tumores, estes caminhos nos leiomiomas poderão algum dia ser alvos da terapia genética. Por exemplo, adenovírus específicos podem transportar genes alterados até as células dos miomas que podem interferir na expressão genética necessária para o crescimento do tumor e as funções celulares.

FUNÇÃO REPRODUTIVA E LEIOMIOMAS

Os leiomiomas são uma causa infrequente de infertilidade, seja por obstrução mecânica ou distorção (e interferência na implantação).[195,196] Quando está presente uma obstrução mecânica das tubas uterinas, do canal cervical ou da cavidade endometrial, e nenhuma outra causa de infertilidade ou aborto recorrente pode ser identificada, a miomectomia é geralmente seguida por uma gravidez em uma alta porcentagem das pacientes (geralmente durante o primeiro ano).[196,197] Pequenos miomas submucosos são mais bem tratados por ressecção histeroscópica. A visualização pré-operatória é importante, e o mapeamento de miomas por histerossonografia ou ressonância magnética (RM) é superior à ultrassonografia (que é relativamente imprecisa).[198] É difícil distinguir entre miomas submucosos e pólipos endometriais através de ultrassonografia.[199] Miomas muito grandes (maiores de 4-5 cm) e miomas que não têm protrusão maior do que 50% na cavidade não são bons candidatos à remoção histeroscópica.

A recorrência de 5 anos após miomectomia abdominal de um único mioma é de aproximadamente 10%, e 25% com múltiplos miomas, com subsequente histerectomia necessária em um terço das pacientes com recorrência.[200] Em uma série com acompanhamento a longo prazo, a taxa de recorrência durante 10 anos após miomectomia única alcançou 27%.[201] Mulheres que deram à luz após miomectomia tiveram uma taxa de recorrência (durante 10 anos) de 16%, comparadas a uma taxa de 28% naquelas que não deram à luz. Em um estudo italiano da recorrência, a taxa aos 5 anos alcançou 55% naquelas que deram à luz após a cirurgia e 42% naquelas sem parto.[202] Estas diferenças podem refletir o aprofundamento e sensibilidade das avaliações ultrassonográficas.

Uma incidência aumentada de aborto espontâneo decorrente de miomas não foi definitivamente documentada na literatura. Miomectomia em razão de infertilidade ou aborto recorrente requer uma decisão deliberada e cuidadosa depois de terem sido considerados todos os fatores. No entanto, miomas intracavitários usualmente requerem cirurgia. Os miomas submucosos estão associados a alterações cavitárias gerais na expressão de proteínas envolvidas na implantação, não sendo apenas um efeito limitado ao endométrio sobre o mioma.[203] Os miomas intramurais que não afetam a cavidade endometrial não afetam a implantação nem aumentam o risco de aborto espontâneo.[204,205] Em virtude do rápido crescimento dos miomas após a cessação da terapia com agonista de GnRH, não é recomendada terapia médica para infertilidade.

A maioria dos miomas não cresce durante a gravidez.[206] Quando isto acontece, a maior parte do crescimento ocorre no primeiro trimestre, e a maioria dos miomas regride em tamanho depois da gravidez. O tamanho de um mioma não vai predizer o seu curso; miomas grandes não crescerão necessariamente mais do que os pequenos. Portanto, a maioria das gravidezes em presença de miomas não será complicada (embora tenha sido observada uma incidência maior de partos por cesariana).[165,207] No entanto, os riscos de má apresentação, parto prematuro e aborto espontâneo são aumentados.[208] A assim chamada degeneração vermelha dos miomas é observada ocasionalmente no final da gravidez, uma condição que se deve a infarto hemorrágico do mioma. Dor é a característica desta condição, ocasionalmente associada a desconforto de rebote, febre leve, leucocitose, náuseas e vômitos. Geralmente a dor é o único sintoma, que é resolvida com repouso e tratamento analgésico.[209] Cirurgia deve ser um último recurso. Quanto maior o mioma, maior o risco de trabalho de parto prematuro.[210]

TERAPIA MEDICAMENTOSA DOS LEIOMIOMAS

Os objetivos da terapia medicamentosa para os leiomiomas são reduzir *temporariamente* os sintomas e o tamanho do mioma, e a terapia de escolha é o tratamento com um agonista de GnRH.[211] Qualquer tratamento que reduza os níveis de estrogênio endógeno deve ser efetivo e, portanto, o uso de inibidores da aromatase é outra opção.[212] Regimes médicos prolongados são caros e complicados. Com poucas exceções, o tratamento cirúrgico é preferido para leiomiomas uterinos sintomáticos. A terapia medicamentosa é prestada no pré-operatório para melhorar a anemia e reduzir a complexidade cirúrgica e o tempo de recuperação.[213]

A meia-vida curta de GnRH se deve à rápida clivagem das ligações entre os aminoácidos 5-6, 6-7 e 9-10. Alterando os aminoácidos nestas posições, análogos de GnRH podem ser sintetizados com diferentes propriedades. A substituição de aminoácidos na posição 6 ou a substituição de glicina-amido no terminal C (inibição da degradação) produz agonistas. Uma ação agonista inicial (o assim chamado efeito *flare-up*) está associada a um aumento nos níveis circulantes do hormônio foliculoestimulante (FSH) e hormônio luteinizante (LH). Esta resposta é maior no início da fase folicular, quando GnRH e o estradiol se combinaram para criar uma grande reserva de gonadotrofinas. Depois de 1-3 semanas, a dessensibilização e a regulação descendente da hipófise produzem um estado hipogonadal hipogonadotrófico. A resposta inicial deve-se à dessensibilização, a separação do receptor deste sistema efetor, enquanto a resposta sustentada deve-se a uma perda dos receptores por regulação descendente e internalização. Além do mais, mecanismos pós-receptores levam à secreção de gonadotrofinas biologicamente inativas que, no entanto, ainda podem ser detectadas por imunoensaio.

Os análogos de GnRH não conseguem escapar da destruição se administrados oralmente. Doses mais altas administradas subcutaneamente podem atingir efeitos quase iguais aos observados com tratamento intravenoso; no entanto, os picos sanguíneos menores são mais lentos para desenvolverem-se e levam mais tempo para voltar à condição básica. Outras formas de administração incluem *spray* nasal, implantes com liberação sustentada e injeções intramusculares de microesferas biodegradáveis.

Tratamento com Agonistas de GnRH

Resumindo a experiência com o tratamento de leiomiomas com agonistas de GnRH, o tamanho médio do útero diminui em 30-64% após 3-6 meses de tratamento.[211] A resposta máxima é geralmente alcançada aos 3 meses. A redução no tamanho está relacionada com o nível de estradiol e com o peso corporal. Menorragia, anemia, pressão pélvica e frequência urinária respondem favoravelmente ao tratamento com agonista de GnRH.[214,215] Poderá ser obtido um decréscimo na perda de sangue cirúrgico quando o útero pré-tratamento for do tamanho de 16 semanas de gravidez ou maior. Contudo, alguns estudos não encontram benefícios em termos de perda do sangue cirúrgico ou tempo de permanência no hospital, e a dissecção cirúrgica pode ser mais difícil em virtude da perda de plano entre o mioma e o miométrio.

Por que existe uma variação na resposta? Quando são considerados os muitos fatores envolvidos no crescimento dos miomas (estrogênio, progesterona, fatores de crescimento e receptores), faz sentido que nem todos os miomas sejam iguais. Após a cessação da terapia com agonista de GnRH, a menstruação retorna em 4-10 semanas, e o tamanho uterino e o do mioma retornam aos níveis pré-tratamento em 3-4 meses. O rápido retorno do crescimento é consistente com o fato de que a redução em tamanho não se deve a um efeito citotóxico.

A terapia pré-operatória com agonista de GnRH oferece diversas vantagens para a remoção histeroscópica de tumores submucosos. Além de uma redução no tamanho do mioma, a atrofia endometrial melhorará a visualização, e a redução na vascularidade reduzirá a perda sanguínea.

Leiomiomatose peritoneal disseminada é uma condição em que múltiplos e pequenos nódulos de músculo liso benigno são encontrados por toda a cavidade abdominal e ocasionalmente na cavidade pulmonar. Esta condição parece ser sensível ao estrogênio porque foi agravada pelo tratamento com estrogênio pós-menopausa, e a regressão foi obtida por tratamento com agonistas de GnRH.[216]

Adenomiose é a presença ectópica de glândulas endometriais no miométrio. Este diagnóstico pode ser feito por ressonância magnética, e foram relatados tratamentos bem-sucedidos com um agonista de GnRH.[217,218]

Efeitos Colaterais com Agonistas de GnRH

Os fogachos são experimentados por mais de 75% das pacientes, geralmente em 3-4 semanas após o início do tratamento. Aproximadamente 5-15% das pacientes irão se queixar de dores de cabeça, alterações no humor, secura vaginal, rigidez nas articulações e músculos e depressão. Cerca de 30% das pacientes continuarão a ter sangramento vaginal irregular (embora leve). É recomendável medir o nível circulante de estradiol. Se o nível for maior do que 30 pg/mL, a supressão será inadequada. Um pequeno número (10%) de pacientes experimentará reação alérgica no local da injeção do depósito de GnRH. Reações mais sérias são raras, mas pode ocorrer anafilaxia imediata e retardada, requerendo apoio e manejo intensivos.[219]

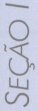

Ocorre perda óssea com terapia com GnRH, mas não em todas as pacientes, e é reversível (embora não esteja certo se é totalmente reversível em todas as pacientes). É detectada uma hemorragia vaginal significativa 5-10 semanas após o início do tratamento em cerca de 2% das mulheres tratadas em razão da degeneração e necrose dos miomas submucosos.[220] Uma desvantagem do tratamento com agonistas é um atraso no diagnóstico de um leiomiossarcoma. Tenha em mente que quase todos os leiomiossarcoma se apresentam como a maior ou única massa uterina. É necessário um monitoramento atento, e a recomendação usual tem sido cirurgia quando ocorre aumento ou não redução dos miomas durante o tratamento com agonistas de GnRH.[221] O uso de ultrassonografia com Doppler ou ressonância magnética possibilita maior precisão da avaliação. Entretanto, a incidência de leiomiossarcoma, mesmo em pacientes com "leiomiomas de crescimento rápido", é muito baixa (menos de 0,5%) e quase não se tem notícia em mulheres na pré-menopausa.[157] Em mulheres na pré-menopausa, uma abordagem conservadora justifica-se.

O escape da supressão pode resultar em uma gravidez inesperada. Não foram reportados efeitos adversos da exposição fetal aos agonistas de GnRH, mesmo quando a exposição persistiu durante as primeiras semanas de gestação.[222]

Agonistas de GnRH e Adição de Esteroide

O tratamento com um agonista de GnRH com adição de esteroide foi explorado para permitir uma terapia de longa duração sem que ocorresse perda óssea.[211] Foram empregadas duas estratégias: tratamento simultâneo com agonista e esteroide ou um regime sequencial em que o agonista é usado sozinho por 3 meses, seguido pela combinação de agonista e esteroide. Este tratamento de longa duração é atrativo para mulheres que estão na perimenopausa, talvez evitando cirurgia. Além disso, o tratamento a longo prazo seria útil para mulheres com coagulopatias e em mulheres com problemas clínicos que precisam adiar a cirurgia.

O tratamento simultâneo com agonista e acetato de medroxiprogesterona (20 mg por dia) ou noretindrona (10 mg por dia) reduziu efetivamente o fogacho, mas foi menos efetivo (consistente com um importante papel de apoio das progestinas nos miomas) na redução do volume uterino.[211,223] Um programa sequencial, acrescentando um regime hormonal pós-menopausa tradicional (0,625 mg de estrogênio conjugado nos dias 1-25 e 10 mg de acetato de medroxiprogesterona nos dias 16-25), reduziu efetivamente o volume uterino e manteve o volume reduzido por 2 anos (e evitou a perda de densidade óssea).[211] Uma dose diária de 2,5 mg de tibolona também previne a perda óssea e inibe sintomas vasomotores sem reduzir a eficácia terapêutica do tratamento com agonista de GnRH.[224] A adição de raloxifeno ao tratamento com agonista de GnRH pareceu produzir maior redução no tamanho do leiomioma,[225] mas o efeito não foi suficientemente diferente para ser de significância clínica. O tratamento com raloxifeno por si só, mesmo em grande dose, não conseguiu reduzir o tamanho do leiomioma em mulheres pré-menopausa, embora em mulheres pós-menopausa, o raloxifeno tenha produzido uma redução no tamanho de 30 a 40% após 1 ano.[226,227] O tratamento com raloxifeno, alendronato ou tibolona previne a perda óssea associada à terapia com agonista, mas somente a tibolona também previne os fogachos.[224,228-230]

Recomendamos 1 mês de tratamento com agonista de GnRH seguido por tratamento com agonista combinado com uma adição diária contínua de estrogênio e progestina usando um dos regimes pós-menopausa diários disponíveis. Em vista da sensibilidade do tecido do leiomioma aos agentes progestacionais, faz sentido manter baixa a dosagem de progestina. O tratamento pré-operatório com agonista de GnRH não é indicado para todas as pacientes com leiomiomas uterinos. As melhores candidatas ao tratamento são mulheres com sangramento e anemia para dar tempo para uma resposta à suplementação de ferro e quando o julgamento clínico do cirurgião sugerir que uma redução no tamanho pode influenciar a escolha da técnica (p. ex., histerectomia laparoscópica ou vaginal em vez de laparotomia).

Tratamento com um Antagonista de GnRH

O tratamento com antagonistas de GnRH pode suprimir a função hipofisária-gonadal sem a resposta estimulatória (*flare-up*) inicial observada com agonistas de GnRH. Resultados com tratamento pré-operatório dos fibroides uterinos com depósito de Cetrorelix são similares ao do tratamento com agonistas de GnRH; no entanto, a resposta é mais rápida (uma redução máxima de tamanho no espaço de 14 dias), provavelmente porque não existe resposta inicial de *flare-up*.[231,232]

Tratamento com Mifepristona

O mifepristona, antagonista da progestina, reduz efetivamente o tamanho dos leiomiomas uterinos e produz amenorreia na maioria das pacientes. O estudo inicial foi relativamente de curta duração (12 semanas), e a diminuição do mioma foi observada com doses de 25 e 50 mg diárias.[181] Uma dosagem mais baixa é efetiva sem o alto índice de fogachos observado com doses mais altas. Em um estudo de 6 meses, uma dose diária de 5 mg de mifepristona foi associada a uma redução de 48% no volume uterino, uma redução na pressão e na dor, um aumento nos níveis de hemoglobina e um aumento não significativo nos fogachos.[233] Uma redução semelhante no volume uterino foi observada em um estudo de 3 meses com a dose de 5 mg, também com melhora na dor e no sangramento.[234] No entanto, o tratamento a longo prazo com mifepristona pode resultar em hiperplasia endometrial, uma consequência da ação antiprogestina do medicamento. Este efeito endometrial torna inaceitável a escolha do mifepristona para um tratamento continuado de leiomiomas até que sejam realizados grandes ensaios clínicos para estabelecer a sua segurança. Um tratamento a curto prazo antes da cirurgia é apropriado. O asoprisnil, um modulador do receptor de progesterona, também reduziu com sucesso o volume e o sangramento uterino.[182] É necessária precaução quanto ao uso de moduladores do receptor de progesterona, como com os antagonistas da progesterona, até que seja estabelecida a segurança endometrial.

Tratamento com o Sistema Intrauterino Liberador de Levonorgestrel

Quando o aumento uterino decorrente de leiomiomas não for maior do que o tamanho de uma gravidez de 12 semanas, a inserção de um sistema intrauterino liberador de levonorgestrel é seguida por uma redução no tamanho uterino em muitas pacientes, mas não em todas, e uma redução drástica na perda sanguínea menstrual, com 40% das pacientes tendo amenorreia.[235-237] A eficácia contraceptiva não é reduzida, mas as taxas de expulsão são mais altas. Este método de tratamento não é recomendado, quando é evidenciada uma distorção da cavidade uterina ao exame com ultrassonografia. O efeito benéfico de levonorgestrel não está explicado, contrastando com os estudos que indicam a promoção do crescimento de miomas pelas progestinas.

Tratamento com Embolização da Artéria Uterina

A embolização da artéria uterina reduz efetivamente o sangramento, dor e tamanho do mioma.[238-241] Em um procedimento com anestesia local que leva aproximadamente uma hora, um cateter é introduzido da artéria femoral até as artérias uterinas que permitem a injeção direta de partículas de polivinil ou microesferas de gelatina que fazem a oclusão do fluxo sanguíneo. Os miomas sofrem necrose em resposta à isquemia transitória, mas o tecido normal gera fibrinólise e sobrevive. O procedimento não é recomendado para miomas grandes. Depois de 5 anos, a recorrência dos sintomas é de cerca de 10 a 25%. A maioria das pacientes tem dor, náuseas e febre baixa com uma contagem muito alta de leucócitos durante 1 a 2 dias após o procedimento. Além disso, ocorrem complicações sérias, incluindo complicações relacionadas com a histerectomia, amenorreia, menopausa prematura, septicemia por infecção uterina, obstrução intestinal e embolia pulmonar. Várias mortes foram reportadas, como uma taxa comparável à da histerectomia. Um número significativo de pacientes com miomas maiores adquire aderências intra-abdominais após o procedimento.[242] A recomendação geral é de que a embolização não seja realizada em mulheres que desejam manter a sua fertilidade. No entanto, já foi relatado um número substancial de gravidezes completas após o procedimento;[243,244] porém, as taxas de fertilidade e as taxas de complicação depois de atingida a gravidez não são conhecidas com certeza. Uma comparação randomizada à miomectomia indicou uma taxa mais alta de infertilidade e abortos espontâneos após a embolização.[245]

Tratamento com Ultrassonografia

Um sistema de mapeamento por ressonância magnética por calor pode ser usado para visibilizar miomas e dirigir o ultrassonografia de alta energia para destruir os miomas.[246,247] A temperatura atingida produz necrose instantânea em um volume limitado de tecido e, por conseguinte, o método requer múltiplos tratamentos durante várias horas. Lesão térmica da pele e tecidos normais são os efeitos colaterais potenciais. A segurança geral e eficácia a longo prazo ainda precisam ser estabelecidas; a experiência inicial de gravidez em 51 mulheres documentou uma taxa de 41% de nascimentos vivos e 28% de abortos espontâneos.[248]

Uma isquemia uterina transitória pode ser produzida com a colocação de grampos vaginais nos fórnices vaginais, guiados por ultrassonografia, para comprimir as artérias uterinas contra o colo uterino por cerca de 6 horas. Estudos a curto prazo demonstraram uma eficácia comparável à embolização, mas dados de acompanhamento a longo prazo ainda não estão disponíveis.[249]

Todas as referências estão disponíveis no site:
http://www.revinter.com.br/online/referencias-speroff.pdf

5 Neuroendocrinologia

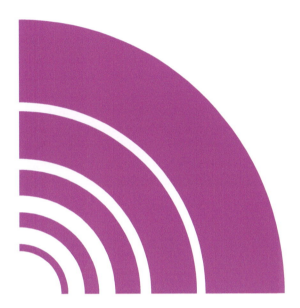

Existem dois locais principais dentro do cérebro que são importantes na regulação da função reprodutiva – o hipotálamo e a hipófise. No passado, a hipófise era vista como a glândula mestra. Então emergiu um novo conceito em que a hipofisária era relegada a um papel subordinado como parte de uma orquestra, com o hipotálamo como o maestro, respondendo às mensagens dos sistemas nervosos periférico e central e exercendo sua influência através de neurotransmissores transportados até a hipófise por uma rede de vasos portais. Independente de qual o sítio dominante, a tese convencional era de que o complexo sistema nervoso central-hipófise determinava e dirigia a cronologia dos eventos dentro de um ovário responsivo. Entretanto, existe agora um novo conceito – a complexa sequência de eventos, conhecida como ciclo menstrual, é controlada pelos esteroides sexuais e peptídeos produzidos dentro do próprio folículo destinado a ovular. O hipotálamo e suas vias e a hipófise são essenciais para a operação de todo o mecanismo, porém a função endócrina que conduz à ovulação é provocada pelo *feedback* endócrino na hipófise anterior.

O entendimento integral desta característica da biologia reprodutiva beneficiará o médico que se defronta com problemas em endocrinologia ginecológica. Com este entendimento, o médico pode compreender os efeitos até agora misteriosos, porém significativos, que o estresse, dieta, exercícios e diversas influências têm sobre o eixo hipofisário-gonadal. Além do mais, estaremos preparados para fazer uso vantajoso dos numerosos agentes neurofarmacológicos que são resultantes da pesquisa neuroendócrina. Para estes fins, este capítulo oferece uma revisão clínica orientada pelo *status* atual da neuroendocrinologia reprodutiva.

CIRCULAÇÃO PORTAL HIPOTALÂMICA-HIPOFISÁRIA

O hipotálamo se localiza na base do cérebro, logo acima da junção dos nervos ópticos. Para que possa influenciar a glândula hipófise anterior, o cérebro precisa de um meio de transmissão ou conexão. Não existe uma conexão nervosa direta. No entanto, o suprimento sanguíneo da hipófise anterior se origina nos capilares que irrigam abundantemente a área da eminência mediana do hipotálamo. As artérias hipofisárias superiores formam uma densa rede de capilares no interior da eminência mediana, que então drenam para dentro dos vasos portais que descem ao longo da haste hipofisária até a hipófise anterior. A direção do fluxo sanguíneo nesta circulação hipofisária portal é do cérebro para a hipófise. A secção da haste neural, que interrompe esta circulação portal, leva à inatividade e à atrofia das gônadas, juntamente com uma redução na atividade suprarrenal e da tireoide até níveis basais. Com a regeneração dos vasos portais, a função da hipófise anterior é restaurada. Assim, a hipófise anterior está sob a influência do hipotálamo por meio dos neuro-hormônios liberados na circulação deste portal. Também existe fluxo retrógado de modo que os hormônios da hipofisária possam ser transportados diretamente para o hipotálamo, criando oportunidade para o *feedback* da hipófise no hipotálamo. Um suprimento sanguíneo adicional é fornecido por vasos curtos que se originam na hipófise posterior que, por sua vez, recebe o seu suprimento arterial das artérias hipofisárias inferiores.

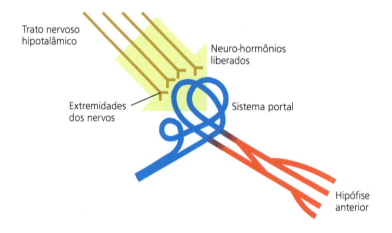

CONCEITO DE NEURO-HORMÔNIO

A influência da hipófise pelo hipotálamo é obtida por materiais secretados nas células do hipotálamo e transportados até a hipófise pelo sistema de vasos portais. Na verdade, a proliferação das células hipofisárias e a expressão genética são controladas por peptídeos hipotalâmicos e os seus receptores. Além dos experimentos de secção da haste já citados anteriormente, a transplantação da hipófise para sítios ectópicos (p. ex., sob a cápsula do rim) resulta em falha da função gonadal. Com a retransplantação para um sítio anatômico abaixo da eminência mediana, seguida pela regeneração do sistema portal, a função da hipófise normal é readquirida. Esta recuperação da função gonadotrófica não será alcançada se a hipófise for transplantada para outros sítios no cérebro. Portanto, existe algo muito especial com relação ao sangue que drena o hipotálamo basal. Uma exceção a este padrão geral de influência positiva é o controle da secreção da prolactina. A secreção e a transplantação da haste provocam a liberação de prolactina da hipófise anterior, implicando um controle hipotalâmico negativo e inibitório. Além do mais, culturas do tecido da hipófise anterior liberam prolactina na ausência de tecido ou extratos hipotalâmicos.

Hormônio liberador de gonadotrofina, um decapeptídeo

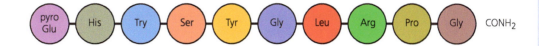

Os agentes neuroendócrinos originários do hipotálamo têm efeitos estimulatórios positivos sobre o hormônio de crescimento, hormônio estimulador da tireoide (TSH), hormônio adrenocorticotrófico (ACTH) e também as gonadotrofinas, e representam os neuro-hormônios individuais do hipotálamo. O neuro-hormônio que controla as gonadotrofinas é chamado de hormônio liberador da gonadotrofina (GnRH). O neuro-hormônio que controla a prolactina é chamado de hormônio inibidor da prolactina e é a dopamina. O hormônio liberador de corticotrofina humana (CRH) é um peptídeo de 41 aminoácidos que é o regulador principal da secreção de ACTH e que também ativa o sistema nervoso simpático. Conforme veremos, CRH pode suprimir a secreção de gonadotrofina, uma ação que é parcialmente mediada pela inibição da endorfina do GnRH.

Além dos seus efeitos na hipófise, demonstraram-se efeitos comportamentais no interior do cérebro provocados por diversos hormônios liberadores. O hormônio liberador de tirotrofina (TRH) antagoniza a ação sedativa de inúmeras substâncias e também tem um efeito antidepressor nos humanos. O GnRH evoca o comportamento de acasalamento nos animais machos e fêmeas.[1]

Inicialmente, acreditava-se que existiam dois hormônios liberadores separados, um para o hormônio foliculoestimulante (FSH) e outro para o hormônio luteinizante (LH). Atualmente é aceito que existe um único neuro-hormônio (GnRH) para as duas gonadotrofinas. O GnRH é um pequeno peptídeo com 10 aminoácidos, com alguma variação na sequência de aminoácidos entre vários mamíferos. O GnRH purificado ou sintetizado estimula a secreção de ambos, FSH e LH. Os padrões divergentes de FSH e LH em resposta a um único GnRH são causados por influências moduladoras do ambiente endócrino, especificamente os efeitos de *feedback* dos esteroides na hipófise anterior.

Os neurotransmissores clássicos são secretados no terminal nervoso. Peptídeos cerebrais requerem transcrição genética, tradução e processamento pós-translacional, tudo isso dentro do corpo da célula neuronal. O produto final é transportado pelo axônio até o terminal para secreção. Pequenos peptídeos neuroendócrinos compartilham grandes polipeptídeos precursores comuns, chamados poliproteínas ou peptídeos polifuncionais. Estas proteínas podem servir como precursoras de mais de um peptídeo biologicamente ativo.

O gene que codifica a proteína precursora de 92 aminoácidos de GnRH, o pró-GnRH, está localizado no braço curto do cromossomo 8.[2] A proteína precursora de GnRH contém (na seguinte ordem) uma sequência de sinais de 23 aminoácidos, o GnRH decapeptídeo, um sítio de processamento proteolítico de 3 aminoácidos e uma sequência de 56 aminoácidos chamada GAP (peptídeo associado a GnRH).[3] O GAP é um inibidor potente da secreção de prolactina e também estimulador das gonadotrofinas; entretanto, ainda não foi estabelecido um papel fisiológico para o GAP.[4] O seu papel primário pode ser a provisão do suporte conformacional para GnRH.

Agora está evidente que o GnRH tem funções autócrinas-parácrinas por todo o corpo. Ele está presente em tecidos neurais e não neurais, e os receptores estão presentes em muitos tecidos extra-hipofisários (p. ex., o folículo ovariano e a placenta). Embora o GnRH seja idêntico em todos os mamíferos, existem outras formas em não mamíferos, indicando que a molécula de GnRH existe há pelo menos 500 milhões de anos.[5,6] A sequência central, Tyr-Gly-Leu-Arg, é o segmento não conservado de GnRH, o segmento com a maior variabilidade em outras espécies. Por conseguinte, as substituições neste segmento são bem toleradas.

Uma segunda forma de GnRH, conhecida como GnRH-II, é encontrada em muitas outras espécies. O GnRH-II consiste na seguinte sequência: pGln-His-Trp-Ser-His-Gly-Trp-Tyr-Pro-Gly. Inspirada pela sua existência em outras espécies, uma pesquisa pela sua presença em seres humanos acabou tendo sucesso. Um gene codificador de GnRH-II está localizado no cromossomo humano 20p13, obviamente distinto do gene GnRH-I em 8p11.2-p21.[7] Ambos os genes produzem um peptídeo com uma sequência de sinais, um GnRH decapeptídeo, um sítio proteolítico e um GAP. A expressão humana de GnRH é maior fora do cérebro. Uma análise da evolução de GnRH indica três formas principais: GnRH localizado no hipotálamo (GnRH-I), formas no núcleo do cérebro e fora do cérebro (GnRH-II) e formas em diversas espécies de peixes (GnRH-III), indicando assim o aparecimento das várias formas antes do surgimento dos vertebrados.[7] Foi identificado um total de 24 formas de GnRH em múltiplas espécies, porém GnRH-I e GnRH-II são primariamente GnRHs nos mamíferos.[8] GnRH-I é a principal forma encontrada no cérebro, enquanto o GnRH-II é amplamente distribuído em outros órgãos.

Um peptídeo hipotalâmico com 12 aminoácidos que inibe a secreção hipofisária de gonadotrofinas foi isolado do cérebro da codorna japonesa.[9] Este peptídeo também foi identificado em mamíferos e denominado hormônio inibidor da gonadotrofina (GnIH), mas a sua presença e um possível papel na reprodução dos primatas ainda precisam ser determinados.[10]

Talvez a noção de que a hipófise é uma glândula mestra não deva ser descartada. Embora ela seja altamente regulada pela contribuição de outros sítios, a sua função é essencial para a manutenção da vida. Os hormônios da hipófise regulam a puberdade, o crescimento, a reprodução, metabolismo, o equilíbrio osmótico e as respostas ao estresse. O desenvolvimento e a atividade da hipófise estão sob o controle do hipotálamo (com contribuição de outros sítios do sistema nervoso central), e a resposta da hipófise é finamente ajustada por mensagens hormonais de tecidos que são os alvos dos hormônios tróficos da hipófise. Além disso, a hipófise possui o seu próprio sistema autócrino-parácrino para reforço e supressão do crescimento e função. Mas a hipófise é o foco para toda esta atividade, e este papel central de coordenação é essencial para a vida normal.

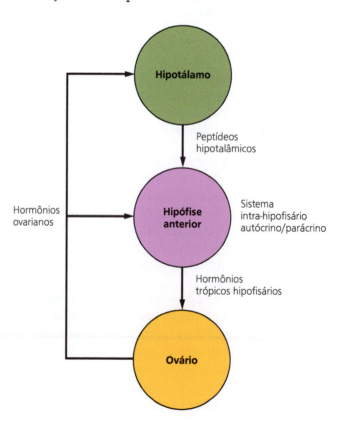

SECREÇÃO DE PROLACTINA

A expressão genética da prolactina ocorre nos lactotrofos da hipófise anterior, no endométrio decidualizado e no miométrio. A prolactina secretada nestes vários sítios é idêntica, mas existem diferenças no mRNA indicando diferenças na regulação genética da prolactina.

A transcrição genética da prolactina é regulada por um fator transcricional (uma proteína denominada Pit-1) que se liga à região promotora 5' e que também é necessário para secreção do hormônio de crescimento e TSH.[11,12] A expressão de Pit-1 é por sua vez regulada por um fator transcricional, Prop 1 (Prophet of Pit-1); mutações no sítio ligador de Prop 1 resultam em deficiências em múltiplos hormônios hipofisários.[12,13] Estas mutações representam a maioria dos casos herdados de deficiência do hormônio hipofisário combinado. Os restantes surgem de mutações envolvendo outros fatores transcricionais, especificamente HESX1, LHX3, LHX4, TBX19, SOX2 e SOX3.[14]

O gene transcricional da prolactina é regulado pela interação dos receptores de estrogênio e glicocorticoides com sequências proximais 5'. Mutações nas sequências destas regiões proximais ou no gene para a proteína Pit-1 podem resultar na falha na secreção de prolactina. O gene para Pit-1 também está envolvido na diferenciação e no crescimento das células da hipófise anterior; portanto, mutações neste gene podem conduzir não somente à ausência de secreção do hormônio de crescimento, prolactina e TSH, como também à ausência das suas células tróficas na hipófise – o resultado é hipopituitarismo significativo.[15] Estudos moleculares indicam que Pit-1 participa na mediação dos sinais hormonais estimulatórios e inibitórios para transcrição genética da prolactina. No entanto, as alterações na expressão genética de Pit-1 não estão envolvidas na formação de tumor hipofisário.[16]

A principal função da prolactina nos mamíferos é a lactogênese, enquanto nos peixes a prolactina é importante para a osmorregulação. O gene da prolactina do salmão de Chinook contém sequências codificadoras que são similares às sequências dos mamíferos e é regulado igualmente na hipófise.[17] Portanto, Pit-1, o fator transcricional específico da hipófise, parece estar altamente conservado entre as espécies. A excitação sexual e o orgasmo em homens e mulheres produzem marcadas elevações dos níveis circulantes de prolactina que persistem por, pelo menos, 1 hora, contribuindo talvez para a supressão da sexualidade imediatamente após a excitação e orgasmo.[18,19]

A expressão genética da prolactina também é regulada por outros fatores específicos da espécie. A transcrição genética da prolactina é estimulada pelo estrogênio e mediada pela ligação do receptor estrogênico a elementos responsivos ao estrogênio. Esta ativação pelo estrogênio requer interação com Pit-1 de uma maneira ainda não determinada. Sequências promotoras proximais também são ativadas pela ligação dos hormônios peptídicos aos receptores na superfície celular, p. ex., TRH e fatores de crescimento. Além disso, vários agentes que controlam o AMP cíclico e os canais de cálcio podem estimular ou inibir a atividade promotora da prolactina.

A secreção hipofisária da prolactina está principalmente, se não totalmente, sob o controle inibidor da dopamina hipotalâmica, liberada na circulação portal, uma inibição tônica que requer alta produção de dopamina.[20] A ação da dopamina na hipófise é mediada por receptores que são combinados à inibição da atividade do adenilato ciclase. Existem 5 formas do receptor dopamínico divididas em 2 grupos funcionais, D_1 e D_2, codificados por um único gene no cromossomo 5, próximo ao gene do receptor do hormônio de crescimento.[21,22] O tipo D_2 é o receptor dominante na hipófise anterior. A estrutura e a função dos receptores dopamínicos são do sistema da proteína G descrito no Capítulo 2. A ligação da dopamina ao receptor leva à supressão da adenilato ciclase e à manutenção do AMP cíclico da transcrição genética da prolactina e à secreção da prolactina. Outros mecanismos também são ativados, incluindo a supressão dos níveis de cálcio intracelular. Os sítios ligadores de Pit-1 estão envolvidos nesta resposta dopamínica. Além da inibição direta da expressão genética da prolactina, a ligação da dopamina ao receptor D_2 também inibe o desenvolvimento e o crescimento lactotrófico. Estes múltiplos efeitos da dopamina explicam a capacidade dos agonistas da dopamina de suprimir a secreção da prolactina e o crescimento dos adenomas hipofisários secretores de prolactina. Não foram relatadas mutações ativadoras ou não ativadoras dos receptores dopamínicos.

Diversos fatores exercem um efeito estimulador na secreção da prolactina (fatores liberadores da prolactina), especialmente TRH, peptídeos intestinais vasoativos (VIP), fator de crescimento epidérmico e talvez GnRH. Estes fatores interagem entre si, afetando a responsividade lactotrófica geral; no entanto, a única manifestação clínica importante é a associação da hiperprolactinemia à elevação na secreção de TRH que corre com o hipotireoidismo. ***A homeostase da prolactina é regulada principalmente pela própria prolactina, retroalimentando-se nos neurônios liberadores da dopamina.***

Este mecanismo dopaminérgico é altamente influenciado pelo estrogênio, seja diretamente ou através de outros neurotransmissores. A secreção da prolactina pode ser entendida, considerando-se a dopamina recebida pelo sistema portal como responsável pela inibição tônica. O sistema dopaminérgico é estimulado pela prolactina (reduzindo a secreção) e inibido pelo estrogênio (aumentando a secreção). As influências moduladoras incluem a atividade inibitória dos opioides endógenos na liberação e na estimulação da dopamina por muitas substâncias, incluindo a serotonina e o neuropeptídeo Y. Os níveis de prolactina são mais elevados durante o sono.

Os fármacos usados para tratar transtornos psicológicos são antagonistas do receptor dopamínico. A atividade inibitória da dopamina na secreção hipofisária da prolactina é bloqueada por estes fármacos, e os níveis de prolactina aumentam na circulação. Algumas dos fármacos mais novas nesta classe não afetam a secreção da prolactina; estas incluem a clozapina, olanzapina, quetiapina, aripripazol e ziprasidona. A risperidona e amilsulprida, no entanto, agem como os fármacos mais antigos e elevam a secreção de prolactina. As diferenças refletem a capacidade de cada droga para atravessar a barreira sangue-cérebro e as variações na afinidade pelo receptor dopamínico.

HIPOTÁLAMO E SECREÇÃO DE GnRH

O hipotálamo é a parte do diencéfalo na base do cérebro que forma o assoalho do terceiro ventrículo e parte das suas paredes laterais. No hipotálamo encontram-se células neurais peptidérgicas que secretam os hormônios liberadores e inibidores. Estas células compartilham características das células neurais e das glândulas endócrinas. Elas respondem a sinais na corrente sanguínea, bem como aos neurotransmissores no interior do cérebro em um processo conhecido como neurossecreção. Na neurossecreção, um hormônio ou neurotransmissor é sintetizado por ribossomos no citoplasma do neurônio, empacotado em um grânulo no complexo de Golgi e depois transportado pelo fluxo axonal ativo até o terminal neuronal para secreção dentro de um vaso ou em uma sinapse.

As células que produzem GnRH se originam na área olfativa. Por migração durante a embriogênese, as células se locomovem ao longo dos nervos cranianos que se conectam ao nariz e ao prosencéfalo até a sua localização primária, onde por fim 1.000-3.000 células produtoras de GnRH poderão ser encontradas no núcleo arqueado do hipotálamo, estendendo seus axônios até a eminência mediana.[23] Os neurônios de GnH aparecem no placódio olfatório (uma placa espessa de ectoderme a partir da qual se desenvolve um órgão dos sentidos) e entram no cérebro com o nervo terminal, um nervo craniano que se projeta do nariz até o núcleo septal pré-óptico no cérebro.[24] Esta incrível jornada é responsável pela síndrome de Kallmann, uma associação entre uma ausência de GnRH e um defeito no olfato (uma falha na migração axonal olfativa e neuronal de GnRH do placódio olfatório). Foram documentados três modos de transmissão: ligada ao X, autossômica dominante e autossômica recessiva.[25] A frequência 5-7 vezes aumentada nos homens indica que a transmissão ligada ao X é a mais comum. As mutações responsáveis por esta síndrome resultam em falha

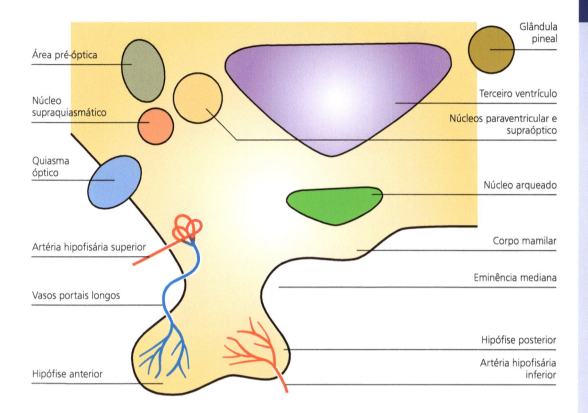

na produção de proteínas com funções que são necessárias para a migração neuronal, a anosmina 1 em formas ligadas ao X, uma proteína que é homóloga a membros da família das fibronectinas e responsável pela adesão celular e inibição da protease, e os receptores para o fator de crescimento dos fibroblastos e proquinectina nas formas autossômicas.[26-28] O desenvolvimento e a migração neuronal normal de GnRH também dependem dos receptores que são tirosina quinases, e as anormalidades nestes receptores poderiam explicar alguns casos clínicos da deficiência de GnRH.[29] Assim como as células epiteliais olfativas na cavidade nasal, os neurônios de GnRH possuem cílios.[30] A origem olfativa e a semelhança estrutural dos neurônios de GnRH e as células epiteliais nasais sugerem uma evolução da reprodução controlada pelos feromônios.

Os feromônios são substâncias químicas aerotransportadas liberadas por um indivíduo que podem afetar outros membros da mesma espécie. Compostos inodoros obtidos da axila de mulheres no final da fase folicular do seu ciclo aceleraram o aumento de LH e encurtaram o ciclo das mulheres receptoras, e os compostos da fase lútea tiveram efeitos opostos.[31] Este pode ser um mecanismo pelo qual as mulheres que ficam juntas por muito tempo relataram uma sincronia no ritmo do seu ciclo menstrual.[32-36] No entanto, o trabalho sobre a sincronia menstrual foi criticado, enfatizando que problemas metodológicos conduziram a conclusões incorretas.[37]

Nos primatas, os corpos celulares de GnRH estão primariamente localizados no hipotálamo medial basal.[38-40] A maior parte destes corpos celulares pode ser vista no interior do núcleo arqueado, onde GnRH é sintetizado em neurônios de GnRH. Estes existem em uma rede complexa e estão conectados entre si e a muitos outros neurônios. Esta organização física possibilita múltiplas interações com neurotransmissores, hormônios e fatores de crescimento para modular a liberação de GnRH. O transporte de GnRH até a circulação portal ocorre por um caminho axonal, o trato tuberoinfundibular.

As fibras, identificadas com técnicas imunocitoquímicas usando anticorpos para GnRH, também podem ser visualizadas no hipotálamo posterior, descendo para a hipófise posterior e na área hipota-

Trato tuberoinfundibular do GnRH

Neurônio de GnRH

Fibras positivas de GnRH

lâmica anterior, projetando-se para sítios dentro do sistema límbico.[38] Com o uso de técnicas de hibridização, foi localizado o RNA mensageiro para GnRH nos mesmos sítios previamente identificados por imunorreatividade. Entretanto, lesões que interrompem neurônios de GnRH que se projetam para outras regiões que não sejam a eminência mediana não afetam a liberação da gonadotrofina. Somente lesões do núcleo arqueado no macaco levam à atrofia gonadal e à amenorreia.[41] Portanto, o núcleo arqueado pode ser visualizado com a eminência mediana como uma unidade, o lócus principal dentro do hipotálamo para a secreção de GnRH na circulação portal. Os outros neurônios de GnRH podem ser importantes para uma variedade de respostas comportamentais.

SECREÇÃO DE GnRH

A meia-vida de GnRH é de apenas 2-4 minutos. Em virtude de sua degradação rápida, combinada à enorme diluição quando da entrada na circulação periférica, quantidades biologicamente efetivas de GnRH não escapam do sistema portal. Assim, o controle do ciclo reprodutivo depende da liberação constante de GnRH. Esta função, por sua vez, depende das inter-relações complexas e coordenadas entre este hormônio liberador, outros neuro-hormônios, as gonadotrofinas hipofisárias e os esteroides gonadais. A interligação entre estas substâncias é governada por efeitos de *feedback* estimuladores positivos e inibidores negativos. O **feedback *de alça longa*** refere-se aos efeitos de *feedback* dos níveis circulantes de hormônios da glândula-alvo, e isto ocorre tanto no hipotálamo, como também na hipófise. O **feedback *de alça curta*** indica um *feedback* negativo dos hormônios da hipófise na sua própria secreção, possivelmente através de efeitos inibitórios nos hormônios liberadores no hipotálamo. **Feedback *ultracurto*** refere-se à inibição pela liberação do hormônio na sua própria síntese. Estes sinais, assim como os sinais de centros superiores no sistema nervoso central, podem modificar a secreção de GnRH através de uma gama de neurotransmissores, principalmente a dopamina, norepinefrina e endorfina, mas também a serotonina e melatonina. A dopamina e a norepinefrina são sintetizadas nos terminais nervosos pela descarboxilação da di-hidroxifenilalanina (DOPA), que por sua vez é sintetizada pela hidroxilação da tirosina. A dopamina é o precursor imediato da norepinefrina e epinefrina, mas a

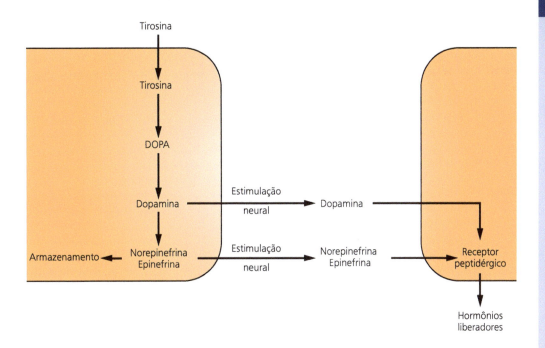

própria dopamina funciona como um neutrotransmissor essencial no hipotálamo e na hipófise.[20]

Um conceito mais útil é encarar o núcleo arqueado como o sítio central da ação, liberando GnRH na circulação portal de forma pulsátil. Em uma clássica série de experimentos, foi demonstrado que a secreção normal de gonadotrofina requer a descarga do GnRH pulsátil dentro de uma varia-

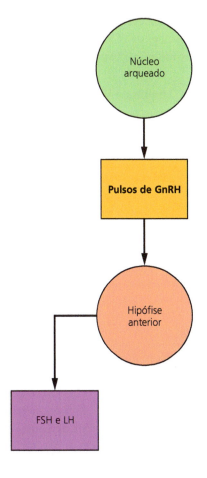

ção crítica em frequência e amplitude.[42] Mesmo a transcrição genética do hormônio hipofisário é sensível à natureza pulsátil da liberação de GnRH.[43]

Manipulações experimentais indicaram que a variação crítica da secreção do GnRH pulsátil é muito limitada. A administração (em macacos) de 1 µg de GnRH por minuto durante 6 minutos por hora (um pulso por hora) produz uma concentração sanguínea portal aproximadamente igual ao pico de concentração de GnRH no sangue portal humano, aproximadamente 2 ng/mL. O aumento da frequência para 2 e 5 pulsos por hora extingue a secreção de gonadotrofina. Um declínio similar na secreção de gonadotrofina é obtido com o aumento na dose de GnRH. A diminuição na frequência do pulso diminui a secreção de LH, mas aumenta a secreção de FSH.

Assim como GnRH, as gonadotrofinas também são secretadas de forma pulsátil e, na verdade, o padrão pulsátil da liberação da gonadotrofina reflete o padrão pulsátil de GnRH.[44,45] A secreção de GnRH e gonadotrofina é sempre pulsátil por natureza, porém ocorre um aumento do padrão pulsátil da secreção de gonadotrofina logo antes da puberdade, com aumento de LH durante a noite. Após a puberdade, a secreção pulsátil aumentada é mantida durante o período de 24 horas, mas varia em amplitude e frequência. Na puberdade a atividade arqueada começa com baixa frequência de liberação de GnRH e continua ao longo de um ciclo de aceleração da frequência, caracterizado pela passagem de relativa inatividade para a ativação noturna até o padrão completo adulto. As alterações progressivas em FSH e LH refletem esta ativação da secreção pulsátil de GnRH. A liberação do esteroide ovariano também é pulsátil, coordenada com pulsos de LH, o principal estimulador da esteroidogênese ovariana.[46] Na ausência da regulação ovariana, a frequência pulsátil de GnRH é de, aproximadamente, um pulso por hora.[47]

RITMO DOS PULSOS DE GnRH

A medida dos pulsos de LH é usada como um indicador da secreção pulsátil de GnRH (a meia-vida longa de FSH impede o seu uso para este propósito).[48] As características dos pulsos de LH (e possivelmente dos pulsos de GnRH) durante o ciclo menstrual são as seguintes:[46,49,50]

Amplitude Média do Pulso de LH:

Fase folicular inicial	6,5 UI/L
Fase folicular intermediária	5,0 UI/L
Fase folicular final	7,2 UI/L
Fase lútea inicial	15,0 UI/L
Fase lútea intermediária	12,2 UI/L
Fase lútea final	8,0 UI/L

Frequência Média do Pulso de LH:

Fase folicular inicial	90 minutos
Fase folicular final	60-70 minutos
Fase lútea inicial	100 minutos
Fase lútea final	200 minutos

A secreção pulsátil é mais frequente, porém mais baixa em amplitude durante a fase folicular comparada à fase lútea. O abrandamento das frequências do pulso de GnRH na fase lútea final é uma alteração importante, favorecendo a síntese e secreção de FSH; por conseguinte, possibilitando o aumento de LH essencial para o ciclo seguinte.[51] Um aumento na frequência e na amplitude na secreção pulsátil de GnRH na metade do ciclo favorece o aumento do LH necessário para a ovulação e início da fase lútea.

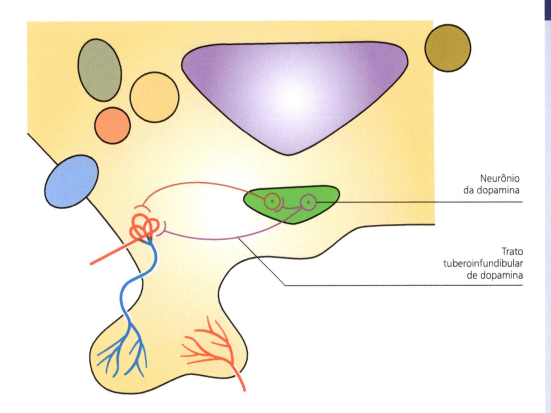

Neurônio da dopamina

Trato tuberoinfundibular de dopamina

Deve ser enfatizado que estes números não são intactos. Existe uma variabilidade considerável entre e nos indivíduos, e existe uma variação normal ampla.[52] Apesar da desvantagem da meia-vida longa foi confirmado que a secreção de FSH está correlacionada com a secreção de LH. As alterações na amplitude são relativamente pequenas; portanto, o aumento e a redução nos níveis circulantes das gonadotrofinas são afetados principalmente por alterações na frequência do pulso. Durante a transição lúteo-folicular, a frequência pulsátil aumenta 4,5 vezes.[50] Nos roedores, a frequência pulsátil de GnRH determina qual gene da subunidade da gonadotrofina será preferencialmente expresso.[53]

A hipófise anterior e os neurônios de GnRH têm um padrão pulsátil intrínseco. Embora pulsos de amplitude significativa estejam ligados a GnRH, pulsos de pequena amplitude e de alta frequência representam secreção espontânea da hipófise anterior (pelo menos conforme demonstrado em hipófises isoladas *in vitro*).[54] Não se sabe se isto tem alguma importância fisiológica e, atualmente, acredita-se que o padrão secretor da hipófise reflete GnRH. A secreção pulsátil de GnRH correlaciona-se com a expressão episódica do gene *GnRH-I* no hipotálamo.[8] Um sítio promotor no gene *GnRH-I* é responsável pela natureza pulsátil das secreções, reguladas pelo leque usual de fatores de transcrição.[55]

CONTROLE DOS PULSOS DE GnRH

Os ciclos menstruais normais requerem a manutenção da liberação pulsátil de GnRH dentro de uma variação crítica de frequência e amplitude. A atividade pulsátil rítmica é uma propriedade intrínseca dos neurônios de GnRH, e o efeito de vários hormônios e neurotransmissores precisa ser encarado como ações moduladoras.[56]

Trato da Dopamina

Os corpos celulares para a síntese da dopamina podem ser encontrados nos núcleos arqueado e periventricular. O trato tuberoinfundibular da dopamina surge no hipotálamo medial basal, e seus axônios curtos terminam na eminência mediana; ele fornece o principal efeito dopaminérgico na hipófise.

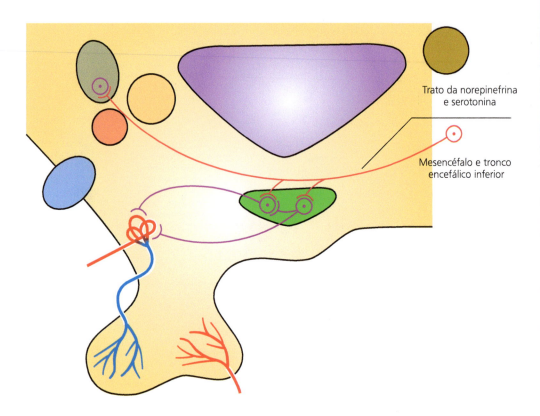

A administração de dopamina por infusão intravenosa em homens e mulheres está associada a supressão dos níveis circulantes de prolactina e gonadotrofina.[57] A dopamina não exerce efeito direto na secreção da gonadotrofina pela hipófise anterior; assim, este efeito é mediado através da liberação de GnRH no hipotálamo. A dopamina é secretada diretamente no sangue portal, atuando assim como um neuro-hormônio. Por conseguinte, é possível que a dopamina suprima diretamente a atividade arqueada de GnRH e também seja transportada pelo sistema portal para suprimir direta e especificamente a secreção hipofisária de prolactina. O caminho hipotalâmico tuberoinfundibular da dopamina não é o único caminho da dopamina no SNC, sendo apenas um dos dois principais caminhos da dopamina no hipotálamo. Porém é este caminho que participa diretamente na regulação da secreção de prolactina. Além disso, a prolactina transportada para o lobo imediato da hipófise suprime a liberação do hormônio estimulador de melanócito.

Trato da Norepinefrina A maioria dos corpos celulares que sintetizam a norepinefrina está localizada no mesencéfalo e no tronco encefálico inferior. Estas células também sintetizam a serotonina. Os axônios para transporte de aminas ascendem até o feixe medial do prosencéfalo para terminar em várias estruturas cerebrais que incluem o hipotálamo.

As catecolaminas biogênicas modulam a liberação pulsátil de GnRH.[58] Acredita-se que a norepinefrina exerça efeitos estimulatórios sobre o GnRH, enquanto a dopamina e a serotonina exercem efeitos inibitórios. Para uma compreensão dos problemas clínicos, é melhor encarar a dopamina como um inibidor de GnRH e prolactina. Pouco se sabe, no entanto, a respeito do papel da serotonina. O provável modo de ação das catecolaminas é influenciar a frequência (e talvez a amplitude) da descarga de GnRH. Assim, os fatores farmacológicos ou psicológicos que afetam a função hipofisária provavelmente o fazem alterando a síntese ou o metabolismo da catecolamina e, dessa maneira, a liberação pulsátil de GnRH.

Neuropeptídeo Y

O neuropeptídeo Y é um peptídeo importante no mecanismo pelo qual a leptina e a insulina informam o hipotálamo sobre o estado nutricional de um indivíduo. A secreção e a expressão genética do neuropeptídeo Y nos neurônios hipotalâmicos são reguladas pelos esteroides gonadais.[59] O neuropeptídeo Y estimula o apetite e a liberação pulsátil de GnRH; na hipófise ele potencializa a resposta da gonadotrofina ao GnRH.[60] Dessa maneira, ele pode facilitar a secreção pulsátil de GnRH e das gonadotrofinas. Na ausência de estrogênio, o neuropeptídeo Y inibe a secreção da gonadotrofina. Como a subnutrição está associada ao aumento do neuropeptídeo Y (veja o Capítulo 19) e quantidades aumentadas foram medidas no líquido cerebrospinal de mulheres com anorexia e bulimia nervosa, o neuropeptídeo Y é visto como pelo menos uma ligação entre a nutrição e a função reprodutiva.[61,62] O nível de atividade neuroendócrina envolvida na reprodução é sensível ao estado energético de um indivíduo, ou mais simplesmente, à disponibilidade de combustível corporal suficiente para apoiar a reprodução.

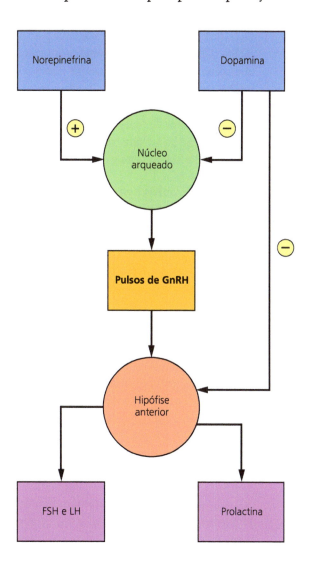

Kisspeptinas

As kisspeptinas são peptídeos codificados pelo gene *Kiss 1* que é expresso no hipotálamo. A kisspeptina e seu receptor de proteína G, GPR54, são essenciais para o desenvolvimento normal da puberdade.[63] Esta via de sinalização está envolvida na ativação dos neurônios do GnRH e na secreção de GnRH.[64,65] Os neurônios das kisspeptinas contêm receptores de estrogênio e progesterona e estão envolvidos não somente na puberdade, mas também nas alterações associadas aos ciclos ovulatórios, em pelo menos um caminho pelo qual os esteroides sexuais afetam a secreção de GnRH.

SECREÇÃO HIPOFISÁRIA DA GONADOTROFINA

O gene para a subunidade β das gonadotrofinas é expresso na hipófise e na placenta. A subunidade β para a gonadotrofina coriônica humana (hCG) é expressa na placenta, mas apenas minimamente (e com alterações na estrutura) na hipófise, enquanto a subunidade β do LH, como esperado, é expressa na hipófise, mas não significativamente na placenta.[66,67] Estudos da expressão genética da gonadotrofina confirmam as relações estabelecidas por estudos anteriores. Os esteroides sexuais diminuem, e a castração aumenta a taxa de transcrição genética da gonadotrofina, conforme refletido pelos níveis de RNAs mensageiros específicos. Além disso, os esteroides sexuais podem atuar no nível da membrana, afetando a interação de GnRH com o seu receptor.[68]

Tanto LH quanto FSH são secretados pela mesma célula, o gonadotrofo, localizada primariamente nas porções laterais da hipófise e responsiva à estimulação pulsátil por GnRH. Este é cálcio dependente no seu mecanismo de ação e utiliza inusitol 1,4,5-trifosfato (IP_3) e 1,2-diacilglicerol (1,2-DG) como segundos mensageiros para estimular a proteína quinase e a atividade do AMP cíclico (Capítulo 2).[69] Estas respostas requerem um receptor da proteína G e estão associadas à liberação cíclica de íons de cálcio das reservas intracelulares e à abertura dos canais da membrana celular para permitir a entrada do cálcio extracelular. Assim, a calmudolina, a proteína quinase e o AMP cíclico são mediadores da ação de GnRH. A transcrição genética do gonadotrofo é mediada por vários fatores de transcrição, fornecendo um mecanismo pelo qual as várias subunidades de FSH e LH podem ser sintetizadas e secretadas pela mesma célula.[70] A limitação do ritmo da secreção de FSH e LH é a síntese das subunidades beta de cada gonadotrofina.

O receptor de GnRH tipo I, um membro da família da proteína G, é codificado por um gene no cromossomo 14q13.1-q21.1.[71,72] A localização do receptor do tipo II é incerta; no mico sagui, localiza-se no cromossomo 1q.[73] Os papéis exatos dos dois GnRHs e dos receptores de GnRH nos humanos ainda não foram determinados. Os receptores de GnRH são regulados por muitos agentes, incluindo o próprio GnRH, inibina, ativina e os esteroides sexuais.[74] O número de receptores disponíveis de GnRH é regulado significativamente pela frequência de pulsos de GnRH. Os caminhos de sinalização incluem a indução e a modificação de proteínas de fator transcricional estimulatório e inibitório. Não foram descritas mutações no gene de GnRH em pacientes com hipogonadismo hipogonadotrófico; no entanto, foram reportadas múltiplas mutações no gene do receptor de GnRH.

A síntese das gonadotrofinas ocorre no retículo endoplasmático rugoso. Os hormônios são empacotados em grânulos secretores pelas cisternas de Golgi do sistema de Golgi e depois armazenados como grânulos secretores. A secreção requer migração (ativação) dos grânulos secretórios maduros até a membrana celular, onde uma alteração na permeabilidade da membrana resulta em extrusão dos grânulos secretórios em resposta a GnRH. A limitação no ritmo na síntese da gonadotrofina é a disponibilidade dependente de GnRH das subunidades beta.

A ligação de GnRH ao seu receptor na hipófise ativa múltiplos mensageiros e respostas. O evento imediato é uma liberação secretória de gonadotrofinas, enquanto respostas tardias se preparam para a liberação secretória seguinte. Uma destas respostas tardias é a ação de autopotenciação (*self-priming*) de GnRH que leva a respostas ainda maiores aos pulsos subsequentes de GnRH graças a uma série complexa de eventos intracelulares bioquímicos e biofísicos. Esta ação de autopotenciação é importante para atingir um grande incremento na secreção no decorrer do ciclo; ela requer exposição ao estrogênio e pode ser aumentada pela progesterona. Esta importante ação da progesterona depende da exposição ao estrogênio (para um aumento nos receptores de progesterona) e ativação do receptor de progesterona por fosforilação estimulada por GnRH. Esta última ação é um exemplo da comunicação cruzada entre peptídeos e receptores hormonais esteroides.

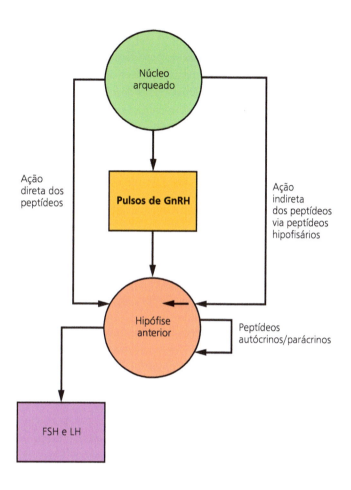

Cinco diferentes tipos de células secretórias coexistem dentro da hipófise anterior: gonadotrofos, lactotrofos, tireotrofos, somatotrofos e corticotrofos. Interações autócrinas e parácrinas se combinam para deixar a secreção da hipófise anterior sujeita a um controle mais complicado do que simplesmente uma reação aos fatores de liberação hipotalâmica e modulação por sinais de *feedback*. Existem evidências experimentais substanciais para indicar influências estimulatórias e inibitórias de várias substâncias nas células secretoras da hipófise. Embora o sistema do GnRH seja um mecanismo primário, outros peptídeos hipotalâmicos podem influenciar a secreção de GnRH. Os peptídeos podem interagir com GnRH na hipófise, os peptídeos podem ser transportados até a hipófise, onde podem afetar diretamente os gonadotrofos (p. ex., ocitocina, CRH e neuropeptídeo Y) ou têm indiretamente um efeito sobre a secreção de FSH e LH ao estimularem a liberação de substâncias ativas dentro da hipófise (p. ex., galanina, interleucinas). As atividades autócrinas-parácrinas envolvem peptídeos sintetizados pelas células hipofisárias.

SISTEMA INTRA-HIPOFISÁRIO AUTÓCRINO-PARÁCRINO

As citocinas intra-hipofisárias e os fatores de crescimento fornecem um sistema autócrino-parácrino para regulação do desenvolvimento e replicação das células hipofisárias, além da síntese hormonal e secreção. A hipófise contém o elenco familiar de substâncias encontradas em órgãos por todo o corpo, incluindo as interleucinas, fator de crescimento epidérmico, ativina, inibina, endotelina e muitas outras.[75-77] Como na maioria dos tecidos, a interação entre estas substâncias é uma história complexa, mas o mecanismo da ativina-inibina merece ênfase.

ATIVINA, INIBINA E FOLISTATINA

A ativina e a inibina são peptídeos membros da família do fator transformador de crescimento β.[78] A inibina consiste em dois peptídeos similares (conhecidos como subunidades alfa e beta) unidos por ligações dissulfeto. Duas formas de inibina (inibina-A e inibina-B) foram purificadas, cada uma contendo uma subunidade alfa idêntica e subunidades beta distintas, mas relacionadas. Assim, existem três subunidades para as inibinas: alfa, beta-A e beta-B. Cada subunidade é produto de um RNA mensageiro diferente; portanto, cada uma é derivada da sua própria molécula grande precursora.

A inibina é secretada pelas células granulosas, mas o RNA mensageiro para as cadeias alfa e beta também foi encontrado nos gonadotrofos hipofisários.[79] A inibina inibe seletivamente a secreção de FSH, mas não de LH. Na verdade, enquanto suprime a síntese de FSH, a inibina pode estimular a atividade de LH.[80,81] As células que sintetizam LH ativamente respondem à inibina com um aumento no número de receptores de GnRH; as células dominantes de FSH são suprimidas pela inibina.[80] A inibina possui pouco ou nenhum efeito sobre a produção do hormônio de crescimento, ACTH e prolactina. O mecanismo de inibição de FSH pode ser secundário à inibina, competindo com a ativina pelo receptor.

A ativina, também derivada das células das granulosas, mas também presente nos gonadotrofos hipofisários, contém duas subunidades que são idênticas às subunidades beta das inibinas A e B. Além disso, foram identificadas ativinas com variantes das subunidades beta, designadas como beta-C, beta-D e beta-E.[82] Os genes da ativina beta-C e beta-E se revelaram não essenciais em modelos de camundongos *knockout*.[83] A ativina aumenta a secreção de FSH e inibe as respostas da prolactina, ACTH e hormônio de crescimento.[81,84-86] A ativina aumenta a resposta da hipófise a GnRH, estimulando a formação de receptores de GnRH.[74,87] Os efeitos da ativina são bloqueados pela inibina e pela folistatina.[88] Os papéis da inibina e da ativina na regulação dos eventos do ciclo menstrual são discutidos no Capítulo 6. Em contraste com o importante papel da inibina na supressão da secreção de FSH, a ativina tem ampla gama de atividades, envolvendo os ossos, neurônios, cicatrização de feridas e funções autócrinas-parácrinas em muitos órgãos.

Formas de Inibina
  Inibina-A: Alfa-BetaA
  Inibina-B: Alfa-BetaB

Formas de Ativina
  Ativina-A: BetaA-BetaA
  Ativina-AB: BetaA-BetaB
  Ativina-B: BetaB-BetaB
  Ativina-C: $Beta_C$-$Beta_C$
  Ativina-AC: $Beta_A$-$Beta_C$
  Ativina-E: $Beta_E$-$Beta_E$

A folistatina é um peptídeo secretado por uma variedade de células hipofisárias, incluindo os gonadotrofos.[89] Este peptídeo também foi chamado de proteína supressora de FSH em razão de sua ação principal: inibição da síntese e secreção de FSH e da resposta de FSH a GnRH, ligando-se à ativina e, dessa maneira, reduzindo a atividade da ativina.[90,91] A ativina estimula a produção de folistatina, e a inibina previne esta resposta.

Em resumo, o GnRH estimula a síntese e a secreção da gonadotrofina, além da ativina, inibina e folistatina. A ativina estimula, e a folistatina suprime a atividade de GnRH. Evidências in vivo *e* in vitro *indicam que a resposta da gonadotrofina a GnRH requer atividade* da ativina, e a resposta da gonadotrofina pode ser bloqueada pela folistatina.[92-94] Esta relação contribui para a regulação descendente da secreção de gonadotrofina hipofisária pela estimulação prolongada de GnRH. O aumento na frequência pulsátil de GnRH inicialmente aumenta a produção de FSH e depois, com estimulação de alta frequência ou contínua de GnRH, a produção da folistatina é aumentada.[92] A síntese e a secreção seletivas de FSH podem ser explicadas pela redução nos fatores inibidores, inibina e folistatina, possibilitando que a ativina estimule as ações de GnRH, envolvendo fatores transcricionais que promovem a expressão da subunidade FSH beta.[95] A secreção de LH é primariamente regulada por GnRH, sem o envolvimento do sistema inibina-ativina-folistatina.

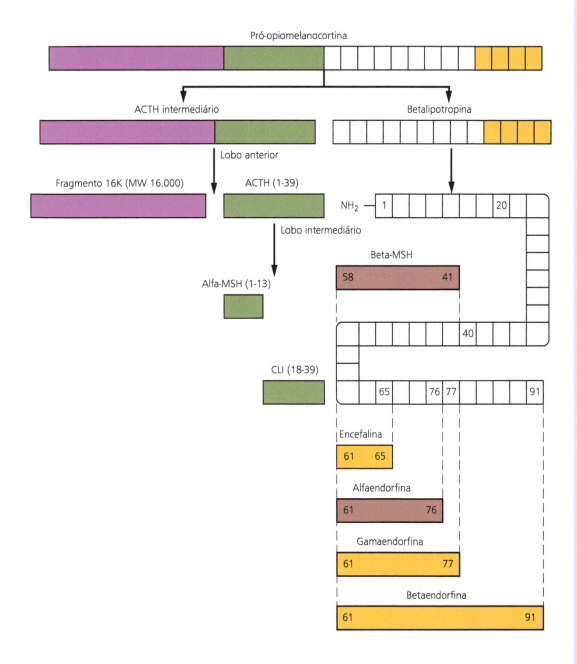

OPIÁCEOS ENDÓGENOS

O grupo mais fascinante de peptídeos é a família dos peptídeos opioides endógenos.[96] A β-lipotrofina é uma molécula com 91 aminoácidos que foi inicialmente isolada da hipófise em 1964. A sua função permaneceu um mistério por mais de 10 anos até que foram identificados os receptores para compostos opioides e, em virtude da sua existência, foi postulado que os compostos opioides endógenos devem existir e desempenhar papéis fisiológicos importantes. Endorfina foi uma palavra cunhada para denotar a ação semelhante à morfina e sua origem endógena no cérebro.

A produção de opiáceos é regulada pela transcrição genética e a síntese dos peptídeos precursores e em um nível pós-tradução em que os precursores são processados em vários peptídeos bioativos menores.[97] Todos os opiáceos derivam de um dos três peptídeos precursores.

Proopiomelanocortina (POMC) – a origem das endorfinas.
Proencefalina A e B – a fonte de diversas encefalinas.
Prodinorfina – produz dinorfinas.

POMC foi o primeiro peptídeo precursor a ser identificado. Ele é produzido nos lobos anterior e intermediário da hipófise, no hipotálamo e nas outras áreas do cérebro, no sistema nervoso simpático e em outros tecidos incluindo as gônadas, a placenta, o trato gastrointestinal e os pulmões. A concentração mais alta se encontra na hipófise.

A proopiomelanocortina é dividida em dois fragmentos, um fragmento intermediário de ACTH e β-lipotropina. Esta não possui atividade opioide, mas é quebrada em uma série de passos até o hormônio β-melanócito estimulante (β-MSH), encefalina e α-, γ- e β-endorfinas. O hormônio estimulador de melanócitos atua em animais inferiores para estimular grânulos de melanina no interior das células, causando o escurecimento da pele. Nos seres humanos, não existe função conhecida.

A encefalina e α- e γ-endorfinas são tão ativas como a morfina em uma base molar, enquanto que a β-endorfina é 5-10 vezes mais potente. Na hipófise adulta, os principais produtos são ACTH e β-lipotropina, com apenas pequenas quantidades de endorfina. Assim, os níveis sanguíneos de ACTH e β-lipotropina apresentam cursos similares e são os produtos principais da secreção da hipófise anterior em resposta ao estresse. No lobo intermediário da hipófise (que é proeminente apenas durante a vida fetal), ACTH é clivado ao CLIP (peptídeo do lobo intermediário similar à corticotropina) e β-MSH. Na placenta e na medula suprarrenal, o processamento de POMC resulta em peptídeos similares a α-MSH e β-endorfina. Esta também foi detectada nos ovários e nos testículos.

No cérebro, os principais produtos são os opiáceos, com pouco ACTH. No hipotálamo os principais produtos são β-endorfina e β-MSH na região do núcleo arqueado e o núcleo ventromedial. *O sistema opiáceo hipofisário é um sistema para secreção na circulação, enquanto o sistema opiáceo hipotalâmico permite a distribuição via axônios, visando à regulação de outras regiões cerebrais e a hipófise.*

A β-endorfina é apropriadamente considerada um neurotransmissor, um neuro-hormônio e um neuromodulador. A β-endorfina influencia uma variedade de funções hipotalâmicas, incluindo a regulação da reprodução, temperatura e funções cardiovascular e respiratória, bem como funções extra-hipotalâmicas, como a percepção da dor e o humor. A expressão genética de POMC na hipófise anterior é controlada principalmente pelo hormônio liberador da corticotrofina e influenciada pelos efeitos de *feedback* dos glicocorticoides. No hipotálamo, a regulação da expressão genética de POMC é via esteroides sexuais.[98] Na ausência de esteroides sexuais ocorre pouca ou nenhuma secreção.

A proencefalina A é produzida na medula suprarrenal, cérebro, hipófise posterior, coluna vertebral e trato gastrointestinal. Ela produz diversas encefalinas: metionina-encefalina, leuci-

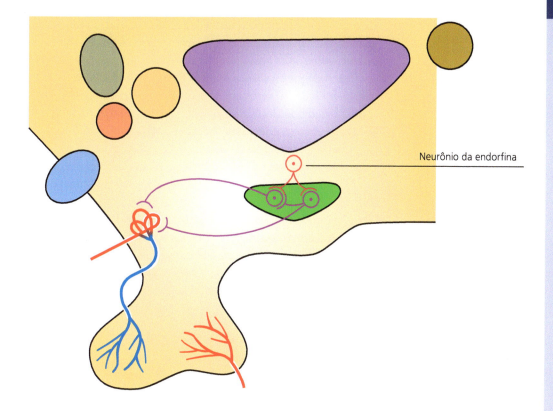

Neurônio da endorfina

na-encefalina e outras variantes. As encefalinas são os peptídeos opioides endógenos mais amplamente distribuídos no cérebro e provavelmente estão principalmente envolvidas como neurotransmissores inibitórios na modulação do sistema nervoso autônomo. A prodinorfina, encontrada no cérebro (concentrada no hipotálamo) e no trato gastrointestinal, produz dinorfina, um peptídeo opioide com alta potência analgésica e efeitos comportamentais, bem como α-neoendorfina, β-neoendorfina e leumorfina. Os últimos 13 aminoácidos da leumorfina constituem outro peptídeo opioide, a rimorfina. Os produtos da prodinorfina provavelmente funcionam de maneira similar à endorfina.

É mais simples dizer que existem três classes de opiáceos: encefalina, endorfina e dinorfina.

Os peptídeos opioides são capazes de agir através de diferentes receptores, embora opiáceos específicos se liguem predominantemente a um dos variados tipos de receptor. A naxolona, usada na maioria dos estudos humanos, não se liga exclusivamente a nenhum tipo de receptor e, assim, os resultados com este antagonista não são totalmente específicos. A localização dos receptores opioides explica muitas das ações farmacológicas dos opiáceos. Os receptores opioides são encontrados nos terminais nervosos dos neurônios sensoriais, no sistema límbico (sítio das emoções eufóricas), nos centros do tronco cerebral para reflexos, como a respiração, e amplamente distribuídos no cérebro e na coluna vertebral.

Peptídeos Opioides e o Ciclo Menstrual

O tônus opioide é uma parte importante da função e do ciclo menstrual.[99] Embora o estradiol isoladamente aumente a secreção de endorfina, os níveis mais elevados de endorfina ocorrem com terapia sequencial de estradiol e progesterona (em macacas ooforectomizadas). Os níveis de endorfina endógena, portanto, aumentam durante todo o ciclo desde os níveis mais baixos durante a menstruação até os níveis mais elevados durante a fase lútea. O ciclo normal, portanto, requer períodos sequenciais de atividade opioide hipotalâmica alta (fase lútea) e baixa (durante a menstruação).

Uma redução na frequência pulsátil de LH está vinculada ao aumento na liberação de endorfina.[100] A naloxena aumenta a frequência e a amplitude pulsátil de LH. *Dessa maneira, os opiáceos endógenos inibem a secreção de gonadotrofina através da supressão da liberação hipotalâmica de GnRH, os opiáceos endógenos inibem a secreção de gonadotrofina através da supressão da liberação hipotalâmica de GnRH.* Os opiáceos não têm efeito sobre a resposta hipofisária de GnRH. Os esteroides gonadais modificam a atividade opioide endógena, e o *feedback* negativo dos esteroides nas gonadotrofinas parece ser mediado por opiáceos endógenos. Como os níveis flutuantes de opiáceos endógenos no ciclo menstrual estão relacionados com as alterações nos níveis de estradiol e progesterona, convém especular que os esteroides sexuais estimulam diretamente a atividade dos receptores opioides endógenos. Existe uma ausência de efeito opioide nos níveis pós-menopausa e ooforectomizadas das gonadotrofinas, e a resposta aos opiáceos é restaurada com a administração de estrogênio, progesterona, ou ambos.[101] Tanto o estrogênio quanto a progesterona isoladamente aumentam os opiáceos endógenos, mas o estrogênio reforça a ação da progesterona, o que poderia explicar a supressão máxima de GnRH e a frequência pulsátil de gonadotrofina durante a fase lútea.[102,103] No entanto, em meninos e meninas na puberdade, a naloxona pode não prevenir a supressão de LH pela administração de estradiol, indicando que nestas circunstâncias o estradiol pode inibir diretamente a secreção de GnRH.[104,105] Contudo, evidências gerais indicam que os opiáceos endógenos exercem influência inibidora sobre a secreção de GnRH.[106] O *feedback* negativo da progesterona na secreção de GnRH (o principal mecanismo para a inibição da ovulação associado à contracepção à base de progestógeno) é definitivamente mediado em parte pelos opiáceos endógenos, mas também por outros mecanismos neurais ainda não determinados.[107]

O tônus inibidor dos opiáceos endógenos é reduzido no momento do incremento ovulatório, permitindo uma liberação da supressão.[108] Esta é provavelmente uma resposta ao estrogênio, especificamente uma redução induzida por estrogênio na ligação ao receptor opioide e liberação do opioide.[109,110]

Experimentos com a administração de naloxona sugerem que a supressão das gonadotrofinas durante a gravidez e a recuperação durante o período pós-parto refletem a inibição opioide induzida por esteroides, seguida por liberação da supressão opioide central.

Os principais opiáceos endógenos que afetam a liberação de GnRH são a β-endorfina e a dinorfina, e é provável que o efeito principal seja a modulação do caminho da catecolamina, principalmente a norepinefrina. A ação não envolve receptores dopamínicos, receptores de acetilcolina ou receptores alfa-adrenérgicos. Por outro lado, a endorfina pode afetar diretamente a liberação de GnRH, sem o envolvimento de alguma neuroamina intermediária.

Como α-MSH contrabalança os efeitos da β-endorfina, o processamento pós-translacional de POMC pode afetar a função hipotalâmico-hipofisária, alterando a quantidade de α-MSH e β-endorfina.[111] Isto introduz outro sítio potencial para a regulação neuroendócrina da função reprodutiva. Os hormônios gonadais provavelmente têm múltiplos sítios para sinais de *feedback*.

Implicações Clínicas

Uma alteração no tônus inibitório opioide não é importante nas mudanças da puberdade, porque a resposta à *naloxona* não se desenvolve até depois da puberdade. Uma alteração no tônus opioide parece mediar o estado hipogonadotrófico visto com níveis elevados de prolactina, exercícios e outras condições de amenorreia hipotalâmica, enquanto a inibição opioide endógena não parece desempenhar um papel causal no atraso da puberdade ou problemas hereditários, como a síndrome de Kallmann.[112,113] O tratamento de pacientes com amenorreia hipotalâmica (secreção pulsátil de GnRH suprimida) com uma substância (naltrexone) que bloqueia os receptores opioides e restaura a função normal (ovulação e gravidez).[114] Assim, a secreção reduzida de GnRH associada à amenorreia hipotalâmica é mediada por aumento no tônus inibitório opioide endógeno.

Evidências experimentais indicam que o hormônio liberador da corticotrofina (CRH) inibe a secreção hipotalâmica de GnRH, seja diretamente ou aumentando a secreção opioide endógena. Mulheres com amenorreia hipotalâmica demonstram hipercortisolismo, sugerindo que este é o caminho pelo qual o estresse interrompe a função reprodutiva.[115] A análise matemática das associações entre os pulsos de FSH, LH, β-endorfina e cortisol apoia a existência de associação funcional significativa entre os sistemas neurorregulatórios que controlam os eixos gonadais e suprarrenais.[116] O gene de CRH contém dois segmentos que são similares aos elementos de resposta estrogênica, possibilitando que o estrogênio estimule a atividade de CRH, talvez explicando a maior vulnerabilidade do eixo reprodutivo ao estresse nas mulheres.[117] Além da inibição da liberação de GnRH induzida por CRH, o aumento no cortisol gerado pela estimulação de CRH da secreção do ACTH hipofisário também contribui para a supressão da reprodução; o cortisol inibe diretamente a responsividade hipofisária ao GnRH.[118]

Cumming concluiu que a maioria dos estudos indica um aumento nos opiáceos endógenos induzido por exercícios, mas um impacto significativo no humor ainda precisa ser mais fundamentado.[119] Ele observou que o *barato dos corredores* é mais comum na Califórnia do que no Canadá (é difícil o surgimento de euforia quando se corre em temperaturas abaixo de zero!).

A administração de morfina, análogos de encefalina e β-endorfina causa a liberação de prolactina. O efeito é mediado pela inibição da secreção da dopamina nos neurônios tuberoinfundibulares na eminência mediana. A maioria dos estudos não reportou efeitos do naloxone nos níveis basais, induzidos por estresse ou gravídicos de prolactina nem sobre a secreção dos prolactinomas. Assim, parece não existir um papel fisiológico da regulação opioide endógeno de prolactina em homens e mulheres. No entanto, a supressão da secreção de GnRH associada à hiperprolactinemia não parece ser mediada por opiáceos endógenos.[120]

Todos os hormônios hipofisários parecem ser modulados por opiáceos. Os efeitos fisiológicos são importantes com ACTH, gonadotrofinas e possivelmente vasopressina. Os compostos opioides não têm ação direta sobre a hipófise, nem alteram a ação dos hormônios liberadores nela.

O mRNA semelhante a POMC está presente no ovário e na placenta.[121] A expressão é regulada por gonadotrofinas no ovário, mas não na placenta. Os motivos para a presença da endorfina nestes tecidos ainda não estão claros. Altas concentrações de todos os membros da família de POMC são encontradas no líquido ovariano folicular humano, mas somente a β-endorfina apresenta alterações significativas durante o ciclo menstrual, atingindo níveis mais altos um pouco antes da ovulação.[122]

CATECOLESTROGÊNIOS

A enzima que converte os estrogênios em catecolestrogênios (2-hidroxilase) é ricamente concentrada no hipotálamo; portanto, existem concentrações mais elevadas de catecolestrogênios do que estrona e estradiol no hipotálamo e na hipófise. Os catecolestrogênios têm duas faces, um lado catecol e um lado estrogênio. Como os catecolestrogênios têm duas faces, eles têm o potencial para interagir com a catecolamina e os sistemas mediados por estrogênio.[123] Para maior clareza, os catecolestrogênios podem inibir a tirosina hidroxilase (a qual reduziria as catecolaminas) e competem pela catecolo-*o*-transferase (que aumentaria as catecolaminas). Como GnRH, os estrogênios e os catecolestrogênios estão localizados em sítios similares, é possível que os catecolestrogênios sirvam para interagir entre as catecolaminas e a secreção de GnRH. No entanto, estas funções ainda são especulações porque ainda não foi estabelecido um papel definido dos catecolesteroides.

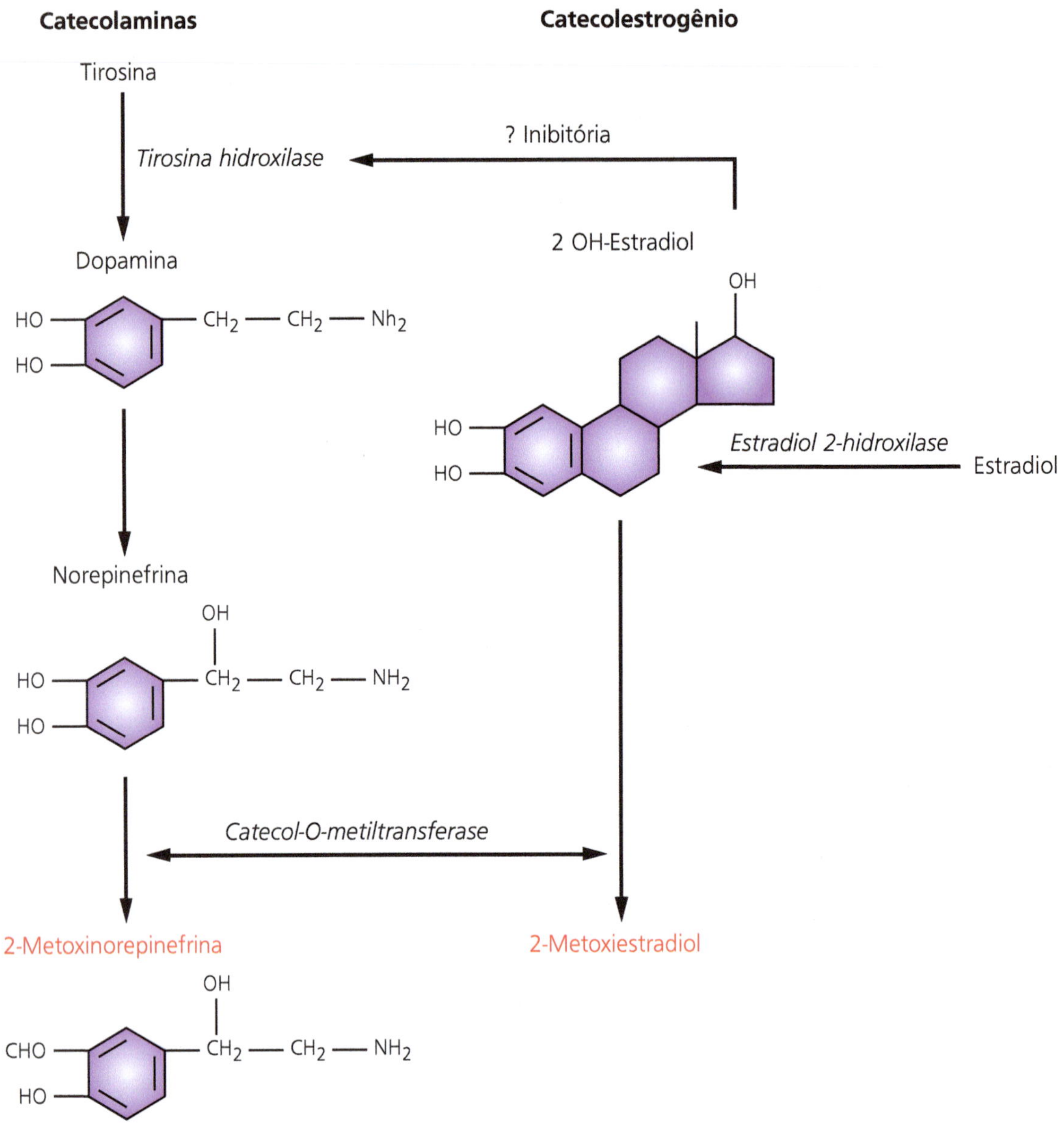

Catecolaminas

Tirosina
↓ *Tirosina hidroxilase* ← ? Inibitória
Dopamina

HO—⌬—CH₂—CH₂—Nh₂
HO

↓

Norepinefrina

HO—⌬(—OH)—CH₂—CH₂—NH₂
HO

↓ *Catecol-O-metiltransferase* ↔

2-Metoxinorepinefrina

CHO—⌬(—OH)—CH₂—CH₂—NH₂
HO

Catecolestrogênio

2 OH-Estradiol

Estradiol 2-hidroxilase ← Estradiol

↓

2-Metoxiestradiol

Resumo – Controle dos Pulsos de GnRH

O conceito-chave é que a função menstrual normal requer secreção pulsátil de GnRH em uma variação crítica de frequência e amplitude.[45,48,124] A fisiologia normal e a fisiopatologia do ciclo menstrual, pelo menos em termos de controle central, podem ser explicadas por mecanismos que afetam a secreção pulsátil de GnRH. Os pulsos de GnRH estão diretamente sob influência de um sistema catecolaminérgico duplo: norepinefrina facilitadora e dopamina inibitória. Por sua vez, o sistema da catecolamina pode ser influenciado pela atividade opioide endógena. Os efeitos de *feedback* dos esteroides podem ser mediados por este sistema via mensageiros catecolesteroides ou diretamente, influenciando os vários neurotransmissores.

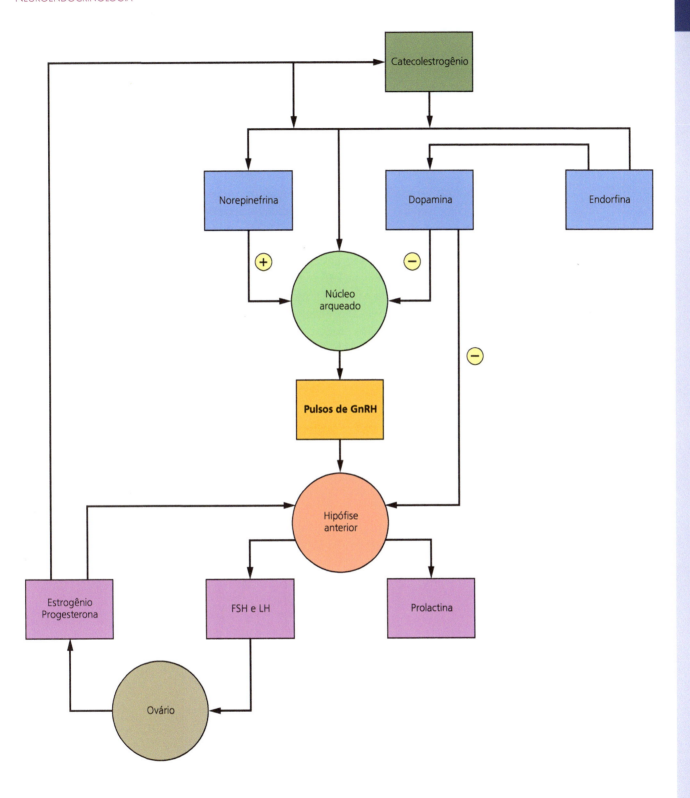

AGONISTAS E ANTAGONISTAS DE GnRH

A meia-vida curta de GnRH se deve à rápida clivagem das ligações entre os aminoácidos 5-6, 6-7 e 9-10. Alterando os aminoácidos nestas posições, análogos de GnRH podem ser sintetizados com propriedades diferentes. A substituição de aminoácidos na posição 6 ou a substituição da glicina-amido no terminal C (inibindo a degradação) produz agonistas. Os agonistas de GnRH são administrados por via intramuscular ou subcutânea ou por absorção intranasal. Uma ação agonista inicial (o assim chamado efeito explosão) está associada ao aumento nos níveis circulantes de FSH e LH. Esta resposta é maior no início da fase folicular, quando GnRH e o estradiol se combinaram para criar uma grande piscina de reserva de gonadotrofinas. Após 1-3 semanas, a dessensibilização e a regulação descendente da hipófise produzem um estado de hipogonadismo hipogonadotrófico. A resposta inicial se deve à dessensibilização, enquanto a resposta sustentada se deve à perda de receptores e à separação do receptor do seu sistema efetor. Além do mais, os mecanismos pós-receptor levam à secreção de gonadotrofinas biologicamente inativas que, no entanto, ainda podem ser detectadas por imunoensaio.

A supressão da secreção hipofisária de gonadotrofinas por um agonista de GnRH pode ser usada para o tratamento da endometriose, leiomiomas uterinos, puberdade precoce ou para prevenção de sangramento menstrual em situações clínicas especiais (p. ex., em pacientes trombocitopênicas).

Os antagonistas de GnRH são sintetizados com múltiplas substituições de aminoácidos. Os antagonistas de GnRH se ligam ao receptor de GnRH e possibilitam uma inibição competitiva do GnRH de ocorrência natural. Dessa maneira, os antagonistas de GnRH produzem um declínio imediato nos níveis de gonadotrofina como um efeito terapêutico imediato no espaço de 24-72 horas. Os primeiros produtos careciam de potência ou estavam associados a efeitos colaterais indesejados graças à liberação da histamina. Atualmente estão disponíveis produtos para uso no tratamento de endometriose, câncer de próstata, puberdade precoce e infertilidade feminina.

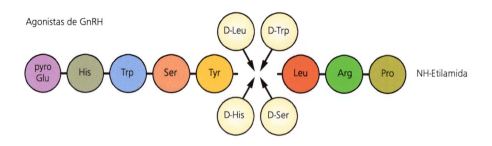

Os análogos de GnRH não conseguem escapar da destruição se forem administrados por via oral. Doses mais elevadas administradas por via cutânea podem atingir efeitos quase iguais aos observados com tratamentos intravenoso e intramuscular; contudo, os picos sanguíneos menores são mais lentos para se desenvolverem e levam mais tempo para retornar à linha de base. Outras formas de administração incluem *spray* nasal, implantes de liberação sustentada e injeções de microsferas biodegradáveis. Com a rota nasal, os potenciadores da absorção precisam ser acrescentados para aumentar a biodisponibilidade; estes agentes produzem irritação nasal considerável. As formulações de depósitos agonistas de GnRH são administradas de modo intramuscular e mensalmente.

Agonistas e Antagonistas de GnRH no Uso Clínico										
Posição	1	2	3	4	5	6	7	8	9	10
GnRH-I nativo	pGlu	His	Trp	Ser	Tyr	Gly	Leu	Arg	Pro	Gly-NH$_2$
GnRH-II nativo	pGlu	His	Trp	Ser	His	Gly	Trp	Tyr	Pro	Gly-NH$_2$
Leuprolide						D-Leu				NH-Etilamida
Buserelina						D-Ser (butanol terciário)				NH-Etilamida
Nafarelina						D-Naftilalanina (2)				
Histrelina						D-His (benzil terciário)				NH-Etilamida
Goserelina						D-Ser (butanol terciário)				Aza-Gly
Deslorelina						D-Trp				NH- Etilamida
Triptorelina						D-Trp				
Abarelix	D-Ala	D-Phe	D-Ala			D-Asp		Lys-(iPr)		D-Ala
Cetrorelix	D-Nal	D-Phe	D-Pal			D-Cit				D-Ala
Ganirelix	D-Nal	D-Phe	D-Pal			D-hArg		hArg		D-Ala

TANICITOS

Um caminho significativo para a influência hipotalâmica pode ser via líquido cerebrospinal (LCS). Tanicitos são células ependimais cujos corpos celulares ciliados revestem o terceiro ventrículo sobre a eminência mediana. As células terminam nos vasos portais e podem transportar materiais do LCS ventricular até o sistema portal, p. ex., substâncias da glândula pineal ou vasopressina ou ocitocina. Os tanicitos se modificam morfologicamente em resposta aos esteroides e exibem alterações morfológicas durante o ciclo ovariano.

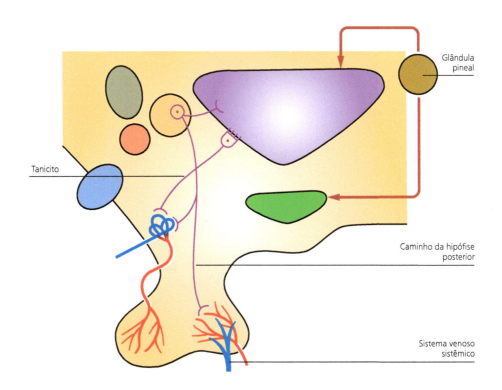

CAMINHO DA HIPÓFISE POSTERIOR

A hipófise posterior é uma prolongação direta do hipotálamo via haste hipofisária, enquanto a hipófise anterior surge do epitélio faríngeo que migra para a posição com a hipófise posterior. Células neurossecretoras separadas nos núcleos supraóptico e paraventricular produzem vasopressina e ocitocina como partes de grandes moléculas precursoras que também contém o peptídeo transportador, a neurofisina.[125] A ocitocina e a vasopressina consistem em nove resíduos de aminoácidos, dois dos quais são metade cistinas que formam uma ponte entre as posições 1 e 6. Nos seres humanos, a vasopressina contém arginina, diferente dos animais que possuem lisina vasopressina. As neurofisinas são polipeptídeos com peso molecular de aproximadamente 10.000. Existem duas neurofisinas distintas, a neurofisina estimulada por estrogênio, conhecida como neurofisina I, e a neurofisina estimulada pela nicotina, conhecida como neurofisina II.

Os genes da ocitocina e vasopressina estão intimamente ligados no cromossomo 20, derivados de um ancestral comum há 400 milhões de anos.[126] A atividade transcricional destes genes é regulada por fatores endócrinos, como os esteroides sexuais e o hormônio da tireoide, através de elementos de resposta hormonal localizados no sentido ascendente. Os neurônios secretam duas grandes moléculas de proteínas, uma precursora, chamada pró-pressofisina, que contém vasopressina e sua neurofisina, e uma precursora, chamada pró-oxifisina, que contém ocitocina e sua neurofisina.[125] A neurofisina I é especificamente relacionada com a ocitocina, e a neurofisina II acompanha a vasopressina. Em razão deste pacote único, os hormônios e suas neurofisinas são armazenados juntos e liberados ao mesmo tempo na circulação. As neurofisinas são clivadas dos seus neuro-hormônios associados durante o transporte axonal dos corpos celulares neuronais nos núcleos supraópticos e paraventriculares até a hipófise posterior. A única função conhecida das neurofisinas é o transporte axonal da ocitocina e vasopresina. Mutações no gene codificador da proteína precursora pró-hormônio produzem alteração na neurofisina, impedindo o formato conformacional necessário para o transporte da vasopressina até a hipófise e resultando em *diabetes insipidus*.[127,128]

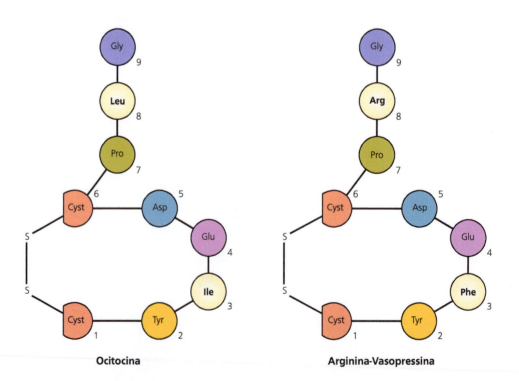

Ocitocina — Arginina-Vasopressina

O caminho posterior é complexo e não está limitado à transmissão da vasopressina e ocitocina para a hipófise posterior. O transporte da vasopressina e ocitocina até a hipófise posterior ocorre através de tratos nervosos que emanam dos núcleos supraópticos e paraventriculares e descem pela eminência mediana para terminarem na hipófise posterior. No entanto, estes hormônios também são secretados no líquido cerebrospinal e diretamente no sistema portal. Portanto, a vasopressina e a ocitocina podem atingir a hipófise anterior e influenciar a secreção de ACTH (no caso da vasopressina) e a secreção de gonadotrofina (no caso da ocitocina). A vasopressina coopera com o hormônio liberador de corticotrofina para causar um aumento na produção de ACTH. Materiais similares à vasopressina e ocitocina também são encontrados no ovário, no oviduto, nos testículos e nas glândula suprarrenal, sugerindo que estes peptídeos neuro-hipofisários desempenham papéis como hormônios parácrinos e autócrinos.[129] As concentrações destas substâncias no líquido cerrospinal exibem um ritmo circadiano (com os níveis mais elevados ocorrendo durante o dia), sugerindo um mecanismo diferente para a secreção de LCS comparada à liberação da hipófise posterior.[130]

A neurofisina II é chamada de nicotina neurofisina porque a administração de nicotina ou hemorragia aumenta os níveis circulantes. A neurofisina I é chamada de estrogênio neurofisina porque a administração de estrogênio aumenta os níveis de sangue periférico e são encontrados os níveis mais elevados de neurofisina I e ocitocina no momento do incremento de LH.[131] Foi demonstrado que os neurônios da ocitocina e os neurônios da vasopressina na rata contêm o receptor de estrogênio β.[132] A elevação de estrogênio neurofisina inicia 10 horas após a elevação do estrogênio e precede a elevação de LH, e a elevação da neurofisina dura mais tempo do que o incremento de LH. Como GnRH e ocitocina são substratos que competem pelas enzimas de degradação hipotalâmica, foi levantada a hipótese de que a ocitocina no sangue portal durante o ciclo possa inibir o metabolismo de GnRH, aumentando, assim, o volume do GnRH disponível. Além do mais, a ocitocina pode ter ações diferentes na hipófise, no ovário, no útero e nas tubas uterinas durante a ovulação.

Os caminhos que contêm neurofisina foram traçados desde o núcleo hipotalâmico até vários centros no tronco cerebral e na coluna vertebral. Além disso, estudos comportamentais sugerem um papel para a vasopressina no aprendizado e na memória. A administração de vasopressina foi associada a uma melhora na memória em seres humanos com lesão cerebral e intensificou as respostas cognitivas (aprendizado e memória) tanto em indivíduos jovens normais quanto em pacientes deprimidos.

A ocitocina e a vasopressina circulam como peptídeos livres com uma meia-vida rápida (componente inicial menos de 1 minuto, segundo componente de 2-3 minutos). Três estímulos principais para a secreção da vasopressina são mudanças na osmolaridade do sangue, alterações no volume sanguíneo e estímulos psicogênicos, como dor e medo. Os osmorreceptores estão localizados no hipotálamo; os receptores do volume estão no átrio esquerdo, arco aórtico e seio carotídeo. A angiotensina II também produz uma liberação de vasopressina, sugerindo outro mecanismo para a ligação entre equilíbrio fluído e a vasopressina. O cortisol pode modificar o limiar osmótico para a liberação da vasopressina.

As principais funções da vasopressina envolvem predominantemente a regulação da osmolaridade e volume sanguíneo, mas também a liberação de insulina e ACTH, e influências em respostas comportamentais, como a memória.[133] A vasopressina é um vasoconstritor potente e um hormônio antidiurético. A liberação da vasopressina aumenta quando a osmolaridade do plasma se eleva e é inibida pela carga de água (resultando em diurese). *Diabetes insipidus* é uma condição marcada pela perda de água em razão da ausência de ação da vasopressina nos túbulos do rim, secundária a um defeito na síntese ou secreção da vasopressina. A condição oposta é a secreção contínua e autônoma da vasopressina, a síndrome da secreção inapropriada de ADH (hormônio antidiurético). Esta síndrome, com sua resultante retenção de água, está associada a uma variedade de transtornos cerebrais e à produção de vasopressina e seu precursor por tumores malignos.

A ocitocina estimula contrações musculares no útero e contrações mioepiteliais na mama. Deste modo, ela está envolvida no parto e na ejeção do leite. A liberação da ocitocina é tão episódica que é descrita como jatos. Normalmente, ocorrem três jatos a cada 10 minutos. A ocitocina é liberada durante o coito, provavelmente pelo reflexo de Ferguson (estimulação vaginal e cervical), mas também por caminhos olfatórios, visuais e auditivos. Talvez a ocitocina desempenhe algum papel nas contrações musculares durante o orgasmo.[134] No homem, a liberação de ocitocina durante o coito pode contribuir para o transporte do esperma durante a ejaculação. A ocitocina também é liberada em áreas específicas do cérebro, especialmente no hipotálamo ventromedial onde ela pode agir para inibir o apetite e estimular o comportamento sexual.[135]

Através do uso de ensaios sensíveis, pode ser detectado um aumento nos níveis maternos de ocitocina antes do parto, ocorrendo inicialmente apenas à noite.[136,137] Depois de iniciado o trabalho de parto, os níveis de ocitocina se elevam significativamente, especialmente durante o segundo estágio. Assim, a ocitocina pode ser importante para o desenvolvimento de contrações uterinas mais intensas. Concentrações extremamente altas de ocitocina podem ser medidas no sangue do cordão umbilical na hora do parto, e a liberação de ocitocina pela hipófise do feto também pode estar envolvida no trabalho de parto. No entanto, isto ainda é controverso, e os estudos em macacas não indicam um papel da ocitocina fetal no parto.[137] Parte da contribuição da ocitocina para o parto é a estimulação da síntese da prostaglandina na decídua e no miométrio.[138] A dilatação cervical parece ser dependente da estimulação da ocitocina da produção de prostaglandina, provavelmente na decídua. A maior frequência do trabalho de parto e parto à noite pode ser ocasionada por maior secreção noturna de ocitocina.[136] Além disso, a ocitocina é sintetizada no âmnio, cório e significativamente na decídua.[136] Esta ocitocina produzida localmente pode ser um estímulo significativo para a produção miometrial e na membrana de prostaglandinas.

É provável que a ação da ocitocina durante os estágios iniciais dependa da sensibilidade miometrial à ocitocina, além dos níveis de ocitocina no sangue. A concentração de receptores de ocitocina no miométrio é baixa no estado não gravídico e aumenta regularmente durante a gestação (um aumento em 80 vezes) e durante o trabalho de parto a concentração dobra. Esta concentração de receptores tem relação com a sensibilidade uterina à ocitocina.[139] O mecanismo para o aumento é desconhecido, mas é provável que se deva a uma alteração na prostaglandina e meio hormonal do útero. A produção local e os efeitos da ocitocina, estrogênio e progesterona se combinam em um processo complicado de ações autócrinas, parácrinas e endócrinas para resultar no parto.

A ocitocina é liberada em resposta à sucção, mediada por impulsos gerados no mamilo e transmitidos pelo terceiro, quarto e quinto nervos para a coluna vertebral e o hipotálamo. Além de provocar a ejeção do leite, o reflexo é responsável pelas contrações uterinas associadas à amamentação. Os peptídeos opioides inibem a liberação da ocitocina, e este pode ser o meio pelo qual o estresse, medo e raiva inibem a produção de leite em mulheres lactantes. A ocitocina também é expressa em muitos tecidos em que ela exerce ações autócrinas-parácrinas.

CÉREBRO E OVULAÇÃO

Estudos clássicos em uma variedade de roedores indicaram a presença de centros de *feedback* no hipotálamo que respondiam aos esteroides com a liberação de GnRH. A liberação de GnRH era resultado das relações complexas, mas coordenadas, entre os neuro-hormônios, as gonadotrofinas hipofisárias e os esteroides gonadais designados pelos termos consagrados de *feedback* positivo e negativo.

Acreditava-se que os níveis de FSH fossem em grande parte regulados por uma relação de *feedback* inibitório negativo com o estradiol. Para LH, foi demonstrada uma relação de *feedback* inibitório negativo com o estradiol e um *feedback* estimulatório positivo com altos níveis de estradiol.

Os centros de *feedback* estavam localizados no hipotálamo e eram chamados de centros tônicos e cíclicos. O centro tônico controlava o nível basal rotineiro das gonadotrofinas e era responsivo aos efeitos de *feedback* negativos dos esteroides sexuais. O centro cíclico no cérebro feminino era responsável pelo incremento das gonadotrofinas no decorrer do ciclo, uma resposta mediada pelo *feedback* positivo do estrogênio. Especificamente, considerava-se que o incremento das gonadotrofinas no decorrer do ciclo se devia a um derramamento de GnRH em resposta à ação de *feedback* positivo do estradiol no centro cíclico do hipotálamo.

Este conceito não era impreciso. O problema era que o conceito descrevia com precisão os eventos nos roedores, mas o mecanismo é diferente nos primatas. Estudos da expressão genética neuroendócrina com base nos roedores duplicam os estudos iniciais e mais uma vez apoiam um "centro" hipotalâmico como o lócus primário para as ações dos esteroides sexuais, porém os primatas operam de modo diferente.

No primata, o "centro" para o incremento das gonadotrofinas no decorrer do ciclo mudou do hipotálamo para a hipófise. Experimentos em macacas demonstraram que o GnRH, originário do hipotálamo, desempenha um papel permissivo e apoiador. A sua secreção pulsátil é um pré-requisito importante para a função hipofisária normal,[124] mas as respostas de *feedback* que regulam os níveis de gonadotrofina são controladas pelo *feedback* esteroide ovariano nas células das hipófises anteriores.

O conceito atual é derivado de experimentos em que o hipotálamo basal medial era destruído[42] ou o hipotálamo era cirurgicamente separado da hipófise.[140] Em um experimento típico (e agora clássico), a lesão do hipotálamo basal medial por ondas de radiofrequência era seguido da perda dos níveis de LH, pois a fonte de GnRH era eliminada.[41] A administração de GnRH de um modo pulsátil por uma bomba intravenosa restaurava a secreção de LH. A administração de estradiol era então capaz de produzir respostas de *feedback* positivas e negativas, ações que certamente devem estar diretamente ligadas à hipófise anterior, porque o hipotálamo estava ausente e o GnRH estava sendo administrado em uma frequência e dose regular e imutável.

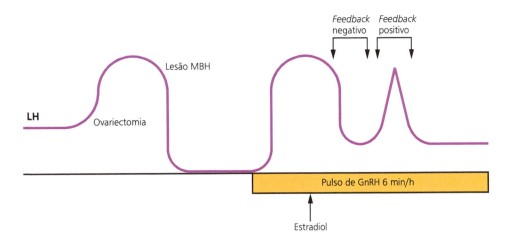

A administração de GnRH intravenoso em *bolus* produz um aumento nos níveis sanguíneos de LH e FSH no espaço de 5 minutos, atingindo um pico em aproximadamente 20-25 minutos para LH e 45 minutos para FSH. Os níveis voltam aos valores pré-tratamento após várias horas. Quando administrados por infusão constante em doses submaximais, ocorre primeiramente um rápido aumento com um pico aos 30 minutos, seguido por um platô ou queda entre 45 e 90 minutos, e então um segundo aumento sustentado aos 225-240 minutos. Esta resposta bifásica sugere a presença de duas piscinas funcionais de gonadotrofinas hipofisárias.[141] O *pool* (secreção) produz a resposta inicial, e a resposta posterior é dependente de um segundo *pool* de reserva de gonadotrofinas armazenadas.

Existem três ações positivas principais de GnRH na elaboração da gonadotrofina:

1. Síntese e armazenamento (*pool* de reserva) de gonadotrofinas.

2. Ativação: movimento de gonadotrofinas de um *pool* de reserva para um *pool* pronto para secreção direta, uma ação de autopotenciação (*self-priming*).

3. Liberação imediata (secreção direta) das gonadotrofinas.

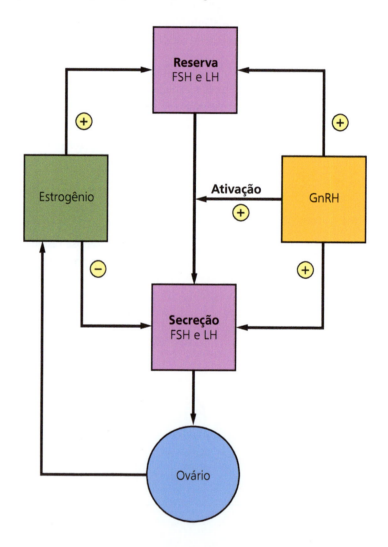

A secreção, a síntese e o armazenamento se alteram durante o ciclo. No início do ciclo, quando os níveis de estrogênio estão baixos, a secreção e os níveis de armazenamento estão baixos. Com o aumento nos níveis de estradiol, ocorre um maior aumento no armazenamento, com pouca alteração na secreção. Assim, no começo da fase folicular, o estrogênio tem um efeito positivo sobre a síntese e resposta de armazenamento, desenvolvendo um suprimento de gonadotrofinas para atender às exigências de incremento durante o ciclo. A liberação prematura das gonadotrofinas é impedida por uma ação negativa (inibitória) do estradiol na resposta secretória hipofisária a GnRH.

Quando se aproxima a metade do ciclo, as respostas subsequentes ao GnRH são maiores do que as respostas iniciais, indicando que cada resposta não somente induz a liberação de gonadotrofinas, mas também ativa o *pool* de armazenamento para a resposta seguinte. Esta ação sensibilizadora ou potenciadora do GnRH também envolve um aumento no número dos seus próprios receptores e requer a presença de estrogênio.[142,143] O próprio estrogênio é capaz de aumentar o número de receptores de GnRH.[80,144] A elevação no nível de estrogênio na metade do ciclo prepara os gonadotrofos para mais respostas a GnRH.

Como o incremento de LH no decorrer do ciclo pode ser produzido em experimentos em macacas na ausência de um hipotálamo e em face de GnRH imutável, acredita-se que o incremento ovulatório de LH seja uma resposta à ação do *feedback* positivo do estradiol na hipófise anterior. Quando o nível de estradiol na circulação atinge uma concentração crítica e esta concentração é mantida por um período de tempo crítico, a ação inibitória sobre a secreção de LH muda para uma ação estimulatória. O mecanismo desta ação esteroide não é conhecido com certeza, mas evidências experimentais sugerem que a ação do *feedback* positivo envolve muitos mecanismos, incluindo um aumento na concentração dos receptores de GnRH e um aumento na sensibilidade da hipófise a GnRH. Esta ação do estrogênio é classicamente referida como *feedback* positivo, mas também pode ser vista como uma redução aguda nas influências inibitórias.

O *feedback* negativo do estrogênio opera através de diferentes sistemas; no nível da hipófise, a inibição estrogênica da secreção de FSH está associada à diminuição na expressão hipofisária da ativina.[145-148] Além disso, o estradiol inibe diretamente a subunidade FSH beta, influenciando proteínas correpressoras (proteínas adaptadoras) a se ligarem ao gene e suprimirem a transcrição.[149]

Que mecanismo lógico! O incremento no decorrer do ciclo deve ocorrer no momento certo do ciclo para ovular um folículo maduro pronto e à espera. Que melhor maneira de atingir este grau extremo de coordenação e tempo do que pelo próprio folículo, através dos efeitos de *feedback* dos esteroides sexuais que se originam no folículo destinado a ovular.

A presença de GnRH é certamente essencial; a administração de um antagonista de GnRH em mulheres no meio do ciclo previne o incremento de LH.[150] GnRH está aumentado no sangue periférico das mulheres e no sangue portal das macacas na metade do ciclo.[151] Embora este aumento possa não ser absolutamente necessário (como demonstrado nos experimentos com macacas), estudos indicam que a atividade aumentada está ocorrendo em ambos, no hipotálamo e na hipófise.[146,152-154] Por conseguinte, embora o sistema possa operar com apenas uma ação firme e permissiva de GnRH, o melhor ajuste ocorre por meio dos efeitos simultâneos na secreção pulsátil de GnRH e resposta hipofisária a GnRH. Isto é apoiado por estudos da expressão genética da gonadotrofina, indicando efeitos esteroides no hipotálamo e na hipófise.[155] A região ascendente do gene da subunidade β de LH se liga aos receptores estrogênicos, fornecendo meios para a modulação hormonal esteroide direta na hipófise.[156]

O efeito do estrogênio na liberação hipotalâmica de GnRH era confuso inicialmente porque os primeiros estudos não conseguiram detectar a presença de receptores estrogênicos nos neurônios de GnRH.[157-159] Estudos posteriores identificaram o receptor de estrogênio β descoberto mais recentemente e experimentos em camundongos *knockout* indicaram que o receptor de estrogênio β é mediador dos efeitos estrogênicos nos neurônios de GnRH.[160-162] Finalmente, métodos mais sofisticados e o modelo *knockout* demonstraram que os receptores de estrogênio alfa e beta estão presentes nos neurônios de GnRH e estão envolvidos em alterações cíclicas na liberação de GnRH.[163-165] O gene humano do GnRH contém um elemento responsivo a hormônios que se liga ao estrogênio e seu receptor.[166] Em estudos moleculares, o estrogênio reduziu os RNAs mensageiros para GnRH-II, mas aumentou os RNAs mensageiros para GnRH-I.[167] Estudos *in vivo* em ovelhas demonstraram que o estradiol tem efeitos negativos e positivos sobre a secreção hipotalâmica de GnRH, e que um incremento de GnRH está envolvido no incremento pré-ovulatório de LH.[168-170] Nas macacas, o tratamento com estrogênio diminui a expressão genética de GnRH.[171] Não há mais dúvida de que o estrogênio pode regular a atividade dos neurônios hipotalâmicos de GnRH.[172]

A influência na frequência hipotalâmica da secreção de GnRH pode por sua vez influenciar a resposta da hipófise a GnRH. Frequências mais rápidas ou mais lentas dos pulsos de GnRH resultam em números mais baixos de receptores de GnRH na hipófise.[173] Assim, um pico crítico de frequência é necessário para um pico no número de receptores estrogênicos e para um pico na resposta durante do ciclo. Aqui está um método para ajuste no hipotálamo (frequência dos pulsos) e na hipófise (número de receptores). Na verdade, o desligamento do incremento pode envolver regulação descendente por causa razão de GnRH excessivo. Estudos em ovelhas indicam que um incremento de GnRH no momento do incremento de LH está associado a uma mudança de secreção episódica para secreção contínua na circulação portal, produzindo a alta exposição que se sabe resultar em regulação descendente.[174]

A resposta diferencial de FSH e LH, proveniente da mesma célula hipofisária, à frequência dos pulsos de GnRH é uma consequência do interjogo entre os fatores reguladores: os efeitos endócrinos clássicos do estrogênio, progesterona e inibina e as ações autócrina/parácrina da ativina e folistatina.[175] A resposta bifásica de FSH, em particular, é modulada pelo equilíbrio da ativina e folistatina, criado pelos efeitos do estrogênio e inibina.

Outro aspecto da secreção da gonadotrofina é clinicamente importante. Existe uma disparidade entre a quantidade de gonadotrofinas medida no decorrer do ciclo, conforme determinado por imunoensaio e bioensaio. Mais FSH e LH são secretados no decorrer do ciclo em uma forma molecular com maior atividade biológica.[176,177] Existe uma relação bem estabelecida entre a atividade e a meia-vida dos hormônios glicoproteicos e a composição molecular (ver Capítulo 2, em "Heterogeneidade" dos hormônios trópicos). A influência estrogênica na síntese da gonadotrofina é um método adicional para a maximização dos efeitos biológicos do incremento durante o ciclo. A bioatividade também é muito dependente da estimulação pulsátil por GnRH. Além da alteração no decorrer do ciclo que favorece a atividade da gonadotrofina no folículo ovariano, as isoformas de FSH com maior atividade biológica também aumentam durante o final da fase lútea, uma alteração que é inapropriadamente orientada para a propulsão do crescimento do novo folículo ovariano para o ciclo seguinte.[178]

O incremento de FSH no decorrer do ciclo possui um propósito importante. Um corpo lúteo normal requer a indução adequada de um número de receptores de LH nas células da granulosa, uma ação específica de FSH. Além disso, o FSH efetua importantes mudanças intrafoliculares necessárias para a expulsão física do óvulo. Portanto, o incremento de FSH no decorrer do ciclo desempenha um papel crítico para assegurar a ovulação e um corpo lúteo normal. O surgimento da secreção de progesterona imediatamente antes da ovulação é a chave.

A progesterona, em níveis baixos e na presença de estrogênio, aumenta a secreção hipofisária de LH e é responsável pelo incremento de FSH em resposta ao GnRH.[179-182] Quando os níveis crescentes de LH produzem a alteração morfológica da luteinização no folículo em ovulação, a camada granulosa começa a secretar progesterona diretamente na corrente sanguínea. O processo de luteinização é inibido pela presença do oócito; portanto, a secreção de progesterona é relativamente suprimida, assegurando que somente baixos níveis de progesterona cheguem até o cérebro.

Após a ovulação, a rápida e completa luteinização é acompanhada por um crescimento marcante nos níveis de progesterona os quais, em presença do estrogênio, exercem uma profunda ação de *feedback* negativo para suprimir a secreção de gonadotrofina. Esta ação da progesterona acontece em dois locais, no hipotálamo e na hipófise.[183-185] Não resta dúvida de que existe uma ação central para reduzir GnRH.[186] Um papel importante da progesterona é mediar o abrandamento dos pulsos de GnRH no final da fase lútea, favorecendo a elevação no FSH necessário para iniciar o ciclo seguinte.[51] A progesterona falha no bloqueio das descargas de gonadotrofina induzida pelo estradiol em macacas com lesões no hipotálamo se for feita substituição pulsátil de GnRH. Assim, altos níveis de progesterona inibem a ovulação em nível hipotalâmico. Em contraste, a ação facilitadora de baixos níveis de progesterona é exercida somente na hipófise na resposta a GnRH.

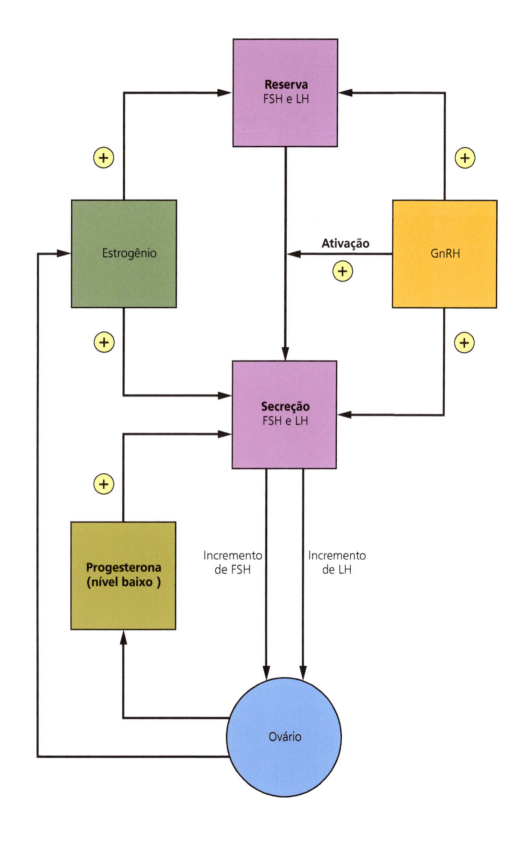

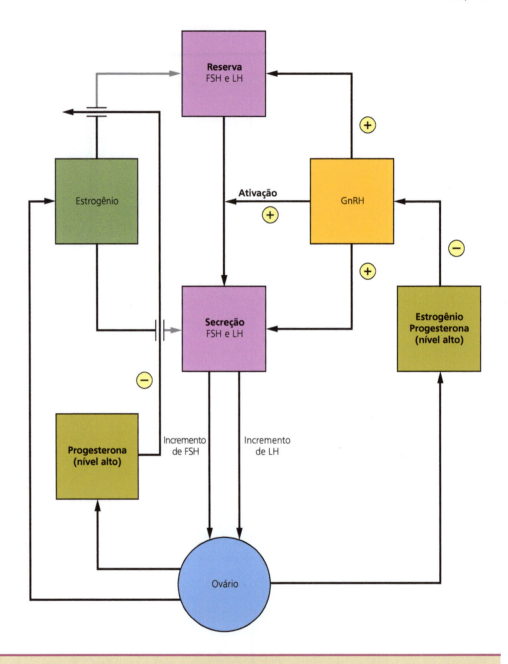

Resumo – Pontos-chave

1. A secreção pulsátil do GnRH precisa estar dentro de uma variação crítica de frequência e concentração (amplitude). Isto é absolutamente necessário para a função reprodutiva normal.

2. GnRH somente possui ações positivas na hipófise anterior: síntese e armazenamento, ativação e secreção de gonadotrofinas. As gonadotrofinas são secretadas de modo pulsátil em resposta à liberação pulsátil similar de GnRH.

3. Frequências pulsáteis mais baixas de GnRH favorecem a secreção de FSH e frequências pulsáteis mais altas favorecem a secreção de LH.

4. Níveis baixos de estrogênio estimulam a síntese e o armazenamento de FSH e LH, têm pouco efeito na secreção de LH e inibem a secreção de FSH.

5. Altos níveis de estrogênio induzem o incremento de LH durante o ciclo e níveis altos e estáveis de estrogênio levam à secreção sustentada elevada de LH.

6. Baixos níveis de progesterona agindo no nível da hipófise reforçam a resposta de LH ao GnRH e são responsáveis pelo incremento de FSH no decorrer do ciclo.

7. Altos níveis de progesterona inibem a secreção hipofisária de gonadotrofina, inibindo os pulsos de GnRH no nível do hipotálamo. Além disso, níveis altos de progesterona podem antagonizar a resposta hipofisária a GnRH, interferindo na ação estrogênica.

GLÂNDULA PINEAL

Embora não tenha sido estabelecido firmemente um papel fisiológico nos seres humanos, as funções reprodutivas do hipotálamo também podem estar sob o controle inibitório do cérebro via glândula pineal. A glândula pineal surge como um crescimento do teto do terceiro ventrículo, mas logo após o nascimento perde todas as conexões neurais aferentes e eferentes com o cérebro. Ao invés disso, as células parenquimais recebem inervação simpática nova e incomum que permite que a glândula pineal seja um órgão neuroendócrino ativo que responde a estímulos fóticos e hormonais e exibe ritmos circadianos.[187-189]

O caminho neural começa na retina e passa pelos núcleos supraquiasmático e paraventricular no hipotálamo até os tratos ópticos acessórios e o feixe do prosencéfalo medial até a coluna vertebral superior. As fibras pré-ganglionares terminam no gânglio cervical superior e os nervos simpáticos pós-ganglionares terminam diretamente nas células pineais. A interrupção deste caminho traz o mesmo efeito que a escuridão, que é um aumento na atividade pineal biossintética.

A hidroxi-indole-*o*-metiltransferase (HIOMT), uma enzima essencial para a síntese da melatonina, é encontrada principalmente nas células pineais parenquimais, e os seus produtos são essencialmente peculiares à pineal. A norepinefrina estimula a entrada do triptofano na célula pineal e também a atividade da adenilato ciclase na membrana. O aumento resultante no AMP cíclico leva à atividade da *N*-acetiltransferase, o passo limitador do ritmo na síntese da melatonina. O triptofano é convertido pela ação combinada da *N*-acetiltransferase e a HIOMT em melatonina (*N*-acetil-5-metoxitriptamina). Assim, a síntese da melatonina é controlada pela estimulação da norepinefrina da adenilato ciclase, e a norepinefrina é liberada pela estimulação simpática graças à ausência de luz. HIOMT também é encontrada na retina, onde a melatonina pode servir para regular o pigmento nas células da retina e no intestino. No entanto, a pinealectomia elimina completamente os níveis detectáveis de melatonina na circulação. A calcificação da glândula pineal é comum. Ela está frequentemente presente em crianças pequenas, e quase todas as pessoas idosas têm calcificação pineal.

A associação de tumores pineais hiperplásicos à função gonadal reduzida e de tumores destrutivos à puberdade precoce sugeriu que a glândula pineal é a fonte de substâncias gonadais inibidoras. No entanto, os mecanismos pineais não podem ser absolutamente essenciais para a função gonadal. A função reprodutiva normal retorna na rata pinealectomizada várias semanas após a pinealectomia, as mulheres cegas têm fertilidade normal, e a pinealectomia em um primata não afetou o desenvolvimento puberal.[190]

ESCURIDÃO → AUMENTO DE MELATONINA → REDUÇÃO DE GnRH

Um rato na luz constante desenvolve uma pequena glândula pineal com HIOMT e melatonina reduzidos, enquanto o peso ovariano aumenta. Um rato na escuridão constante apresenta o resultado oposto, tamanho da glândula pineal, HIOMT e melatonina aumentada, com redução no peso ovariano e na função hipofisária. É estabelecido um ritmo na atividade da HIOMT pineal pela presença ou ausência de luz. Dias curtos e noites longas com aumento na secreção de melatonina resultam em atrofia gonadal, e este é o principal mecanismo que governa a reprodução sazonal.[191,192] Nos humanos, a secreção de melatonina aumenta após picos de escuridão no meio da noite e depois diminui. Este ritmo é endógeno, originando um núcleo supraquiasmático. A luz não causa o ritmo, mas influencia o seu momento.

Os papéis possíveis nos humanos podem proporcionar uma ritmicidade circadiana a outras funções, como a temperatura e o sono. Em todos os vertebrados testados até agora, existe um ritmo diário e sazonal na secreção de melatonina: valores altos durante a escuridão e baixos durante a luz, secreção maior no inverno em comparação ao verão. A dessincronização que ocorre em viagens para outros fusos horários pode contribuir para o sintoma complexo, conhecido como *jet-lag*. A ingestão de melatonina melhora a duração e a qualidade do sono, mas o momento ideal para a sua administração é desconhecido.[189,193]

A glândula pineal, portanto, serve como interface entre o ambiente e a função hipotalâmico-hipofisária. Para interpretar corretamente a duração do dia, os animais precisam de um ritmo diário na secreção da melatonina. Esta coordenação das informações temporais e ambientais é especialmente importante nos reprodutores sazonais. Este ritmo pineal parece precisar do núcleo supraquiasmático, talvez o sítio em que a função pineal e as alterações de luminosidade são coordenadas.

A melatonina é sintetizada e secretada pela glândula pineal e circula no sangue como um hormônio clássico. Ela afeta órgãos-alvo distantes, especialmente os centros neuroendócrinos do sistema nervoso central. Ainda está em discussão se a melatonina é secretada primariamente no CSF ou no sangue, porém a maioria das evidências favorece o sangue. A melatonina pode atingir o hipotálamo a partir do CSF por meio do transporte de tanicitos.

As alterações gonadais associadas à melatonina são mediadas via hipotálamo e sugerem um efeito supressor gonadal na secreção pulsátil de GnRH e na função reprodutiva.[194] Nos humanos, os níveis sanguíneos de melatonina são mais elevados no primeiro ano de vida (com níveis mais altos à noite) e então decrescem com a idade, liberando por fim, argumentam alguns, a supressão de GnRH antes da puberdade.[191] Esta hipótese é desafiada pela associação da cegueira em mulheres com idade da menarca mais precoce do que a normal.[195] Além do mais, a pinealectomia em macacas não afeta a puberdade.[190] Outros não conseguiram encontrar uma redução nos níveis de melatonina com o envelhecimento.[196]

A atividade pineal pode ser encarada como o saldo líquido entre influências mediadas por hormônios e neurônios. A pineal contém receptores para os hormônios sexuais ativos, estradiol, testosterona, di-hidrotestosterona, progesterona e prolactina. Além do mais, a glândula pineal converte a testosterona e a progesterona em metabólitos 5α-reduzidos ativos, e os androgênios são aromatizados em estrogênios. A glândula pineal também parece ser única já que um neurotransmissor da catecolamina (norepinefrina), interagindo com receptores na membrana celular, estimula a síntese celular dos receptores de estrogênio e androgênio. No entanto, em geral a atividade simpática que produz o ritmo circadiano tem precedência sobre os efeitos hormonais.

Apesar de uma variedade de indicações sugestivas, não existem evidências definitivas quanto a um papel da glândula pineal nos humanos. Entretanto, a importante relação entre a exposição à luz e ritmos circadianos continua a focar a atenção na glândula pineal como um coordenador.[197] Ocorre uma distribuição sazonal na concepção dos seres humanos em países do norte com uma redução na atividade ovariana e índices de concepção durante os meses sombrios do inverno.[198,199] Além disso, a glândula pineal pode perturbar a função gonadal. Foi descrito um homem com atraso na puberdade por causa do gonadotrofismo, que possuía uma glândula pineal aumentada hiperfuncional.[200] Ao longo do tempo, seus níveis de melatonina decresceram espontaneamente, e a função hipofisária-gonadal normal se desenvolveu. Níveis noturnos elevados de melatonina foram relatados em pacientes com amenorreia hipotalâmica e em mulheres com anorexia nervosa, mas este aumento é provavelmente uma consequência dos baixos níveis de estrogênio, não etiológica.[194,201]

Uma possível influência da glândula pineal pode ser a sincronização dos ciclos menstruais observada entre mulheres que passam muito tempo juntas. Um aumento significativo na sincronização dos ciclos foi relatado em 1971 entre colegas de quarto e entre amigas íntimas nos primeiros 4 meses de residência em um dormitório de uma faculdade feminina.[32] Um aumento similar na sincronia foi observado em colegas de trabalho que se encontravam em ocupações caracterizadas por níveis de interdependência que eram iguais ou maiores aos níveis encontrados de estresse ocupacional e nas famílias de beduínos em que as mulheres vivem juntas durante muitos anos.[33,35] No entanto, esforços para replicar estes resultados nem sempre tiveram sucesso.[34,202] Existem algumas evidências de que o período da ovulação pode ser afetado por feromônios humanos auxiliares.[31,203]

A melatonina é disponibilizada em doses de 1 e 5 mg que produzem níveis sanguíneos que são 10 a 100 vezes mais elevados do que os picos noturnos normais.[189,193] Os efeitos incluem sonolência aumentada e redução no estado de alerta. Não há dados disponíveis referentes às consequências a longo prazo na função reprodutiva.

Inúmeros outros indoles (também derivativos do triptofano) foram identificados na glândula pineal. Os papéis biológicos destes indoles permanecem indefinidos, mas um em particular foi amplamente investigado. A arginina vasitocina difere da ocitocina por um único aminoácido na posição 8 e da vasopressina por um único aminoácido na posição 3. Em geral, a arginina vasitocina possui ação inibitória sobre as gônadas e a secreção hipofisária de prolactina e LH. Entretanto, um papel preciso continua indefinido.

SECREÇÃO DE GONADOTROFINA DURANTE A VIDA FETAL, INFÂNCIA E PUBERDADE

Frequentemente consideramos os eventos endócrinos durante a puberdade como um despertar, um começo. No entanto, endocrinologicamente a puberdade não é um começo, mas apenas outro estágio em um desenvolvimento que começou na concepção. O desenvolvimento da hipófise anterior nos humanos começa entre a quarta e quinta semanas de vida fetal, e na 12ª semana de gestação a conexão vascular entre o hipotálamo e a hipófise é funcional. A produção de gonadotrofina foi documentada durante a vida fetal, durante a infância e na idade adulta.[204] Níveis extraordinários de FSH e LH, semelhantes aos níveis pós-menopausa, podem ser medidos no feto. GnRH é detectável no hipotálamo com 10 semanas de gestação e entre 10-13 semanas, quando a conexão vascular está completa, FSH e LH são produzidos na hipófise. Os picos de concentração hipofisária de FSH e LH ocorrem aproximadamente entre 20-23 semanas de vida intrauterina, ocorrendo um pico nos níveis circulantes às 28 semanas.

O aumento na taxa de produção das gonadotrofinas até a metade da gestação reflete a crescente capacidade do eixo hipotalâmico-hipofisário de desempenho na sua capacidade total. Começando na metade da gestação, existe uma sensibilidade crescente à inibição por esteroides e o resultante decréscimo na secreção de gonadotrofina. A sensibilidade total aos esteroides não é atingida até o final da primeira infância. A elevação nas gonadotrofinas após o nascimento reflete a perda de níveis altos de esteroides placentários. Assim, no primeiro ano de vida existe uma atividade folicular considerável nos ovários em contraste com um tempo posterior na infância em que a secreção de gonadotrofina é suprimida. Além do mais, o aumento pós-natal nas gonadotrofinas é ainda maior em bebês nascidos prematuramente.

A função testicular no feto pode ser correlacionada com os padrões hormonais fetais. A produção inicial de testosterona e a diferenciação sexual se dão em resposta aos níveis fetais de hCG, enquanto a maior produção de testosterona e a diferenciação masculina são mantidas pelas gonadotrofinas hipofisárias fetais. Os níveis reduzidos de testosterona no final da gestação refletem a redução nos níveis de gonadotrofina. A geração fetal das células de Leydig evita até certo ponto a regulação descendente e responde a altos níveis de hCG e LH pela esteroidogênese e multiplicação celular aumentadas. Esta geração de células é substituída pela geração adulta que se torna funcional na puberdade e responde a altos níveis de hCG e LH com regulação descendente e redução da esteroidogênese.

Existe uma diferença sexual nos níveis de gonadotrofina fetal. Existem níveis mais altos hipofisários e circulantes de FSH e LH nos fetos do sexo feminino. Os níveis mais baixos no sexo masculino se devem à produção de testosterona testicular e inibina. Na primeira infância, a elevação do FSH pós-natal é mais marcada e mais sustentada no sexo feminino, enquanto os valores de LH não são tão altos. Esta atividade inicial é acompanhada de níveis de inibina comparáveis à baixa variação observada durante a fase folicular do ciclo menstrual.[205] Após a elevação pós-natal, os níveis de gonadotrofina atingem seu ponto mais baixo durante o início da infância (em torno de 6 meses de idade nos meninos e 1-2 anos nas meninas) e então aumentam levemente entre 4 e 10 anos. A diferença entre os sexos masculino e feminino é notável; no sexo feminino a supressão das gonadotrofinas começa no final da infância, é menos intensa do que no sexo masculino, e a duração da supressão é mais curta no sexo feminino. Acredita-se que a diferença reflita a presença da testosterona no sexo masculino.

Este período da infância é caracterizado por baixos níveis de gonadotrofinas na hipófise e no sangue, pouca resposta da hipófise a GnRH e máxima supressão hipotalâmica. Este baixo nível de atividade não é mantido pelos ovários ou testículos, porque a remoção gonadal resulta em pouca alteração. Crianças sem gônadas experimentam o mesmo nível baixo de atividade.[206] É necessário que esteja operando uma força inibitória central dentro do cérebro, à espera de um sinal para dar início à puberdade.

A força inibitória central restringe a secreção pulsátil de GnRH. O mecanismo envolve diversos neurotransmissores: GABA (ácido γ-aminobutírico), neuropeptídeo Y e kisspeptina. A liberação de GABA no hipotálamo declina quando a secreção de GnRH aumenta no início da puberdade, e o bloqueio da síntese ou atividade de GABA pode dar início à puberdade em macacos.[207,208] O neuropeptídeo Y é reconhecido como um neurotransmissor inibitório da pulsatilidade de GnRH.[209] A kisspeptina é um regulador neuroendócrino da reprodução recentemente avaliada.[210] Mutações do receptor da proteína G em kisspeptinas resultam em hipogonadismo hipogonadotrófico e na falha em entrar na puberdade; estes pacientes respondem às gonadotrofinas exógenas ou a GnRH. A expressão da kisspeptina é encontrada no núcleo arqueado do hipotálamo e aumenta logo antes do ressurgimento da secreção pulsátil de GnRH na puberdade.[211] Estes são alguns dos sinais envolvidos, mas o desencadeante preciso que detecta a maturação e inicia os eventos da puberdade permanece indefinido.

Nas meninas, os primeiros esteroides a aumentarem no sangue são a di-hidroepiandrosterona (DHEA) e seu sulfato (DHEAS) começando aos 6-8 anos de idade, um pouco antes do FSH começar a aumentar. Os níveis de estrogênio, assim como de LH, não começam a se elevar até os

9-12 anos de idade. Se o início da puberdade for desencadeado pelo primeiro hormônio a aumentar na circulação, então deve ser considerado um papel para os esteroides suprarrenais. No entanto, não há evidências que sugiram que os esteroides suprarrenais sejam necessários para o momento apropriado da puberdade, e a adrenarca é independente; ela não é controlada pelo mesmo mecanismo que aciona as gônadas.[212] Na verdade, um estudo longitudinal concluiu que o aumento na atividade suprarrenal esteroide reflete gradualmente a crescente maturação com o envelhecimento, sem uma mudança súbita associada à puberdade.[213] Também não há uma relação definida demonstrada entre secreção de melatonina e puberdade. Como os estudos focaram na quantidade de melatonina secretada em vez de no ritmo da secreção, esta questão permanece em aberto. O *status* nutricional influencia a função reprodutiva, e o sistema de comunicação da leptina provavelmente contribui para o começo da puberdade, mas é improvável que ele seja o sinal primário (discutido no Capítulo 19). Os níveis circulantes de leptina podem indicar prontidão para a puberdade, neste caso a indicação de uma quantidade adequada de tecido adiposo no corpo para suportar as exigências metabólicas da reprodução.[214] Na verdade, um conceito mais lógico seria encarar a puberdade como a convergência de múltiplos sistemas e influências, incluindo fatores genéticos, metabólicos e hormonais.

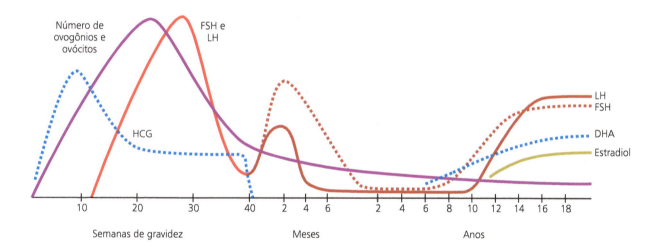

Antes da puberdade, os níveis de gonadotrofina são baixos, mas ainda estão associados aos pulsos (embora muito irregulares).[215] Esta restrição pré-puberal envolve peptídeos cerebrais, especialmente o ácido γ-aminobutírico (GABA) e o neuropeptídeo Y.[209,216] O início clínico da puberdade é precedido por um aumento na frequência, amplitude e regularidade dos pulsos, especialmente durante a noite.[215,217-220] Na hora do aparecimento das características sexuais secundárias, os níveis médios de LH são 2 a 4 vezes mais elevados durante o sono do que durante o estado de vigília. Este padrão não está presente antes ou depois da puberdade e é um sinal inicial da ocorrência de mudanças no hipotálamo, onde existe uma coordenação crescente dos neurônios de GnRH com a crescente secreção pulsátil de GnRH. Este padrão pode ser detectado em indivíduos que desenvolvem graus crescentes e decrescentes de supressão hipotalâmica (p. ex., em indivíduos com piora e melhora na anorexia nervosa). Os níveis de FSH atingem um platô na metade da puberdade, enquanto os níveis de LH e estradiol continuam a crescer até o fim da puberdade. Foi identificado que o LH biologicamente ativo aumenta proporcionalmente mais do que o LH imunorreativo com o início da puberdade.

O aumento das gonadotrofinas na puberdade deve ser independente das gônadas, porque a mesma resposta pode ser observada em pacientes com disgenesia gonadal (que não possuem tecido gonadal com produção esteroidal funcional). Meninas adolescentes com síndrome de Turner

(45,X) também demonstram secreção aumentada de gonadotrofina durante o sono.[221] Assim, a maturação na puberdade precisa envolver alterações no hipotálamo que sejam independentes dos esteroides ovarianos.

A alteração de maturidade no hipotálamo é seguida de uma sequência ordenada e previsível de eventos. A secreção aumentada de GnRH leva ao aumento na resposta da hipófise a GnRH (uma combinação da influência esteroide sobre a hipófise e um efeito da frequência dos pulsos de GnRH no número dos receptores de GnRH), levando ao aumento na produção e secreção das gonadotrofinas. As gonadotrofinas aumentadas são responsáveis pelo crescimento e desenvolvimento folicular no ovário e aumento nos níveis de esteroides sexuais. O aumento no estrogênio contribui para que seja atingido um padrão adulto da secreção pulsátil de GnRH, levando finalmente a padrões menstruais cíclicos.

A tendência de diminuição na idade da menarca e o período de aceleração do crescimento abrandaram, mas continuaram. Em um estudo prospectivo de 10 anos de garotas americanas de classe média na década de 1970, a idade média da menarca era 12,83.[222] Estudos que analisam os dados do National Health and Nutrition Examination Survey (NHANES) observaram uma diminuição em 2,3 meses na média de idade da menarca entre os levantamentos dos anos 1988-1994 (12,53 anos) e 1999-2002 (12,34 anos), e um decréscimo total de 4,9 meses desde 1960.[223] A redução na idade da menarca foi observada em todos os grupos étnicos, declinando de 12,57 para 12,52 anos em garotas brancas não hispânicas, de 12,09 para 12,06 anos em garotas negras não hispânicas e de 12,24 para 12,09 em garotas americanas hispânicas.

Grupo Étnico	Idade Média da Menarca
Meninas negras	12,06 anos
Meninas americanas mexicanas	12,09 anos
Meninas brancas	12,52 anos

A idade do início da puberdade é variável e influenciada por fatores genéticos, condições socioeconômicas e saúde geral. A menarca mais precoce de hoje comparada ao passado é sem dúvida nenhuma causada por melhoria na nutrição e melhores condições de saúde. Foi sugerido que o início do crescimento e a menarca ocorrem com um determinado peso corporal (48 kg) e percentual de gordura corporal (17%).[224] Acredita-se que esta relação reflete um estágio necessário do metabolismo. Embora esta hipótese de um peso crítico seja um conceito útil, a variabilidade extrema no início da menarca indica que não existe uma idade ou tamanho particular em que deva ser esperado que uma garota passe pela menarca.

No sexo feminino, a sequência típica dos eventos é o início do crescimento, telarca, pubarca e, finalmente, a menarca. Isto geralmente começa em algum ponto entre 8 e 14 anos de idade. A duração de tempo envolvido nesta evolução é geralmente de 2-4 anos. Durante este período de tempo, diz-se que ocorre a puberdade. É grande a variação individual na ordem de aparecimento desta sequência. Por exemplo, o crescimento dos pelos pubianos e das mamas nem sempre está correlacionado.

A puberdade se deve à reativação do eixo hipotalâmico-hipofisário, totalmente ativo durante a vida fetal, mas suprimido durante a infância. Se os sistemas forem totalmente responsivos, o que mantém a função sob controle até a puberdade? O sistema hipotalâmico-hipofisário-gonadal está operativo antes da puberdade, mas é extremamente sensível aos esteroides sexuais e, portanto, está suprimido. No entanto, o padrão "difásico" típico da secreção de gonadotrofina desde a infância até a puberdade resulta primariamente da alteração nos níveis da inibição central da secreção pulsátil de GnRH e, em menor grau, de uma alta sensibilidade a níveis baixos de *feedback* esteroide gonadal. O *feedback* negativo dos esteroides não pode ser a única explicação para os níveis baixos de gonadotrofina nas crianças, porque crianças agonadais apresentam o mesmo declínio nas gonadotrofinas entre 2 e 6 anos de idade como as crianças normais.[225] Isto indica um mecanismo inibitório intrínseco do SNC independente dos esteroides gonadais. Assim, a restrição da puberdade pode ser encarada como o resultado de duas forças:

1. Uma força inibitória do SNC, um mecanismo que suprime a secreção pulsátil de GnRH.

2. Um *feedback* negativo muito sensível dos esteroides gonadais (6-15 vezes mais sensível antes da puberdade).

Como as crianças gonadais apresentam elevação nas gonadotrofinas na idade puberal após a supressão até um limite mínimo durante a infância, o mecanismo dominante precisa ser uma força inibitória do SNC. A alteração de maturidade inicial no hipotálamo seria, então, uma redução nesta influência inibitória. A busca por este mecanismo continua. Alguns argumentaram que, em vez de um estado crônico de inibição antes da puberdade, os neurônios de GnRH existem em um padrão não restringido, mas descoordenado de atividade que impede a secreção adequada.

As alterações puberais resultam em aumento na secreção pulsátil de GnRH, levando ao aumento na produção de gonadotrofina e estimulação ovariana e, finalmente, ao aumento nos níveis de estrogênio. O motivo pelo qual o FSH é a primeira gonadotrofina a aumentar na puberdade é que a atividade arqueada começa com baixa frequência de pulsos de GnRH. Isto está associado a um aumento em FSH e pouca alteração em LH. Com a aceleração da frequência, FSH e LH atingem níveis adultos. Além disso, existe uma mudança qualitativa quando ocorre um aumento maior nas formas bioativas das gonadotrofinas.

O desenvolvimento da resposta de *feedback* positiva ao estrogênio ocorre posteriormente. Isto explica o bem conhecido achado de anovulação nos primeiros meses (até 18 meses) de menstruação. Existem exceções frequentes, no entanto, e a ovulação pode ocorrer até mesmo no momento da menarca.

Não pense na puberdade como sendo acionada por um centro de controle no cérebro, mas como uma confluência funcional de todos os fatores. Este é mais um conceito do que um verdadeiro lócus de ação. O resultado geral desta alteração no hipotálamo é o desenvolvimento de características sexuais secundárias, atingindo os parâmetros adultos e a capacidade de reproduzir. Os distúrbios neoplásicos e vasculares que alteram a sensibilidade hipotalâmica podem reverter a restrição do limiar pré-puberal e conduzir à puberdade precoce.

Todas as referências estão disponíveis no site:
http://www.revinter.com.br/online/referencias-speroff.pdf

6 Regulação do Ciclo Menstrual

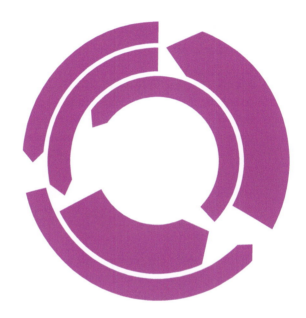

Muitas crenças supersticiosas têm envolvido a menstruação ao longo da história. Na verdade, as atitudes e ideias sobre esse aspecto da fisiologia feminina têm mudado lentamente. Felizmente, o progresso científico das últimas décadas, que revelou as relações dinâmicas entre a hipófise e os hormônios gonadais e a natureza cíclica do processo reprodutivo normal, produzirão mais conhecimentos. As alterações hormonais, correlacionadas com os eventos morfológicos e autócrino-parácrinos do ovário, tornam a coordenação desse sistema um dos eventos mais notáveis na biologia.

O diagnóstico e o tratamento da função menstrual anormal precisam fundamentar-se no conhecimento dos mecanismos fisiológicos envolvidos na regulação do ciclo normal. Para compreender o ciclo menstrual normal, é útil dividir o ciclo em três fases: a fase folicular, a ovulação e a fase lútea. Examinaremos cada uma dessas fases, concentrando-nos nas alterações dos hormônios ovarianos e da hipófise, que governam o padrão de alterações hormonais, e nos efeitos desses hormônios sobre o ovário, a hipófise e o hipotálamo para regular o ciclo menstrual.

FASE FOLICULAR

Durante a fase folicular, uma sequência de eventos ordenada tem lugar que assegura que o número apropriado de folículos esteja pronto para a ovulação. No ovário humano, o resultado final desse desenvolvimento folicular (geralmente) é um folículo maduro sobrevivente. Esse processo, que ocorre ao longo do período de 10 a 14 dias, apresenta uma série de ações sequenciais dos hormônios e peptídeos autócrino-parácrinos no folículo, levando o folículo destinado a ovular a um período de crescimento inicial desde o folículo primordial, passando pelas etapas do folículo pré-antral, antral e pré-ovulatório.

FOLÍCULO PRIMORDIAL

As células germinativas primordiais se originam no endoderma do saco vitelino, alantoide e parte caudal do intestino do embrião; em 5 a 6 semanas de gestação, migraram para a crista genital. Uma rápida multiplicação mitótica das células germinativas começa com 6 a 8 semanas de gravidez e, com 16 a 20 semanas, é alcançado o número máximo de oócitos: um total de 6 a 7 milhões em ambos os ovários.[1] O folículo primordial não se desenvolve e consiste em um oócito, parado na etapa de diplóteno da prófase meiótica, envolvido por uma camada única de células fusiformes da granulosa.

Até que seu número se esgote, os folículos começam a crescer e sofrem atresia sob todas as circunstâncias fisiológicas. O crescimento e a atresia não são interrompidos pela gravidez, pela ovulação ou por períodos de anovulação. Esse processo dinâmico continua em todas as idades, inclusive nas lactentes e em torno da menopausa. Do número máximo, com 16 a 20 semanas de gestação, o número de oócitos diminuirá irrecuperavelmente. A taxa de diminuição é proporcional ao número total presente; desse modo, ocorre a diminuição mais rápida antes do nascimento, resultando em um declínio de 6 a 7 milhões para 2 milhões ao nascimento e para 300.000 na puberdade. Desse grande reservatório, cerca de 400 folículos ovularão durante os anos reprodutivos de uma mulher.

Não se conhece o mecanismo para determinar quais e quantos folículos começarão a crescer durante qualquer ciclo. O número de folículos que começa a crescer a cada ciclo parece depender do tamanho do *pool* residual de folículos primordiais inativos.[2,3] Reduzir o tamanho do *pool* (p. ex., ooforectomia unilateral) faz os folículos restantes redistribuírem sua disponibilidade ao longo do tempo. É possível que o folículo destacado para representar o papel principal em um ciclo em particular seja o beneficiário de uma correspondência oportuna de "facilitação" do folículo (talvez preparada por ações autócrino-parácrinas em seu microambiente) e estimulação apropriada de hormônios trópicos. O primeiro folículo capaz de reagir à estimulação pode obter vantagem antecipada, que não se perde. Todavia, cada coorte de folículos que começa o crescimento se envolve em uma competição séria que termina com o sucesso de apenas um folículo.

Resgate da Atresia (Apoptose)

O folículo destinado a ovular é recrutado nos primeiros dias do ciclo.[4] O crescimento inicial dos folículos ocorre ao longo do tempo de duração de vários ciclos menstruais, mas o folículo ovulatório é um de uma coorte recrutado na ocasião da transição lúteo-folicular.[5,6] A duração de tempo total para obter condições pré-ovulatórias é de aproximadamente 85 dias. A maior parte desse tempo (até uma etapa tardia) envolve respostas independentes de regulação hormonal.[7] Finalmente, essa coorte de folículos chega a uma etapa em que, a menos que recrutados (resgatados) pelo hormônio foliculoestimulante (FSH), a etapa seguinte será a atresia. Desse modo, os folículos estão continuamente disponíveis (com 2 a 5 mm de tamanho) para uma resposta ao FSH. Um aumento do FSH é característica crítica para resgatar uma coorte de folículos da atresia, o destino habitual da maioria dos folículos, finalmente permitindo que um folículo dominante surja e busque um caminho para a ovulação. Além disso, é essencial a manutenção desse aumento do FSH por uma duração crítica.[8] Sem o aparecimento e a persistência de um aumento do nível circulante de FSH, a coorte está fadada ao processo de apoptose, a morte celular fisiológica programada para eliminar células supérfluas.[9] "Apoptose" é palavra derivada do Grego e significa cair, como as folhas de uma árvore.

O "recrutamento" tem sido tradicionalmente usado para descrever a continuação do crescimento dos folículos antrais em resposta ao FSH. Um conceito mais útil é que a coorte de folículos que responde ao FSH no começo de um ciclo é *resgatada* da apoptose. Lembre-se de que o desenvolvimento bem inicial dos folículos se dá contínua e independentemente da influência de gonado-

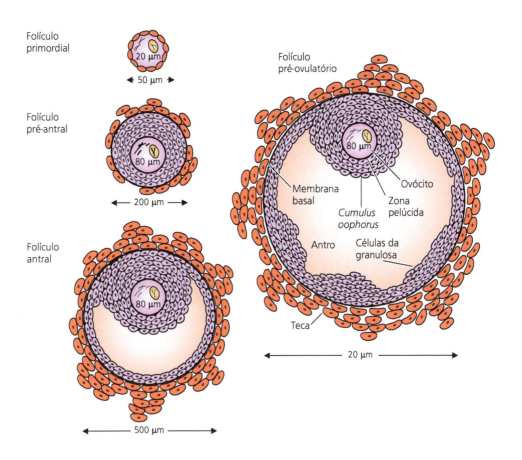

trofina. O destino de quase todos esses folículos é a apoptose; somente aqueles expostos a um aumento da estimulação pelo FSH por causa da justaposição de sua facilidade para responder e do aumento do FSH durante a transição lúteo-folicular têm a felicidade de competir na seleção como folículo dominante.

Os primeiros sinais visíveis de desenvolvimento folicular são o aumento no tamanho do oócito e as células da granulosa assumirem a forma cuboide, e não escamosa. Essas alterações são mais bem descritas como processo de maturação, e não de crescimento. Ao mesmo tempo, pequenas junções *gap* se desenvolvem entre as células da granulosa e o oócito. As junções *gap* são canais que, quando abertos, permitem a troca de nutrientes, íons e moléculas regulatórias. Desse modo, elas servem como via para intercâmbio nutricional, de metabólitos e de sinais entre as células da granulosa e o oócito. Em uma direção, a inibição da maturação final do oócito (até o pico de LH) é mantida por fatores derivados das células da granulosa. Na outra direção, o processo de crescimento folicular é influenciado por fatores regulatórios que se originam no oócito.

Os eventos moleculares que regulam a formação do folículo primordial envolvem vários fatores, todos produzidos e regulados localmente, incluindo membros da superfamília de proteínas do fator transformador de crescimento β (TGF-β) e outra família de fatores tróficos chamados neurotrofinas. As ativinas, as inibinas, o hormônio antimülleriano (AMH) e as proteínas morfogenéticas do osso (BMP) são membros da família de proteínas TGF-β. As ativinas promovem e as inibinas retardam o desenvolvimento do folículo primordial, e suas concentrações locais relativas no ovário fetal durante o tempo de criação do folículo podem determinar o tamanho do *pool* folicular ovariano.[10] O AMH é inibidor importante do crescimento do folículo primordial, e as BMP exercem o efeito oposto.[10] As neurotrofinas e seus receptores são essenciais para a diferenciação e sobrevivência de várias populações neuronais nas partes central e periférica do sistema nervoso, mas sua presença no ovário em desenvolvimento sugere que também desempenhem um papel no desenvolvimento ovariano. Foram identificadas quatro neurotrofinas em mamíferos, incluindo o fator de crescimento neural (NGF), fator neurotrófico derivado do cérebro (BDNF), neurotrofina-3 (NT-3) e neurotrofinas 4/5 (NT-4/5), todos os quais exercem suas ações por meio de ligação com seus receptores de tirosina quinase transmembrana de alta afinidade codificados por membros da família de proto-oncogenes *trk* (NGF para TrkA, BDNF e NT-4/5 para TrkB e NT-3 para TrkC).[11] Observações em camundongos nulos para NGF e TrkA indicam que o NGF estimula a proliferação de células mesenquimais ovarianas durante as etapas iniciais da montagem do folículo e promove a diferenciação e a síntese dos receptores de FSH nas células da granulosa. Experimentos semelhantes com camundongos nulos para TrkB sugerem que seja necessária a sinalização do TrkB para a sobrevivência do oócito depois da montagem folicular e para o desenvolvimento folicular pré-antral.[11] Os mecanismos específicos de sinalização que medeiam os efeitos das ativinas, inibinas, BMP e neurotrofinas ainda não ficaram estabelecidos.

Outros fatores parácrinos medeiam uma comunicação bidirecional entre os oócitos e as células da granulosa que os cercam. Os oócitos estão ligados ao seu revestimento de células da granulosa por meio de junções *gap* que permitem a passagem de pequenas moléculas, como os íons (p. ex., cálcio), metabólitos (p. ex., piruvato, ácidos nucleicos, inositol), aminoácidos (p. ex., L-alanina), colesterol e moléculas de sinalização intracelular (p. ex., monofosfato de adenosina cíclico, cAMP) entre as células da granulosa e os oócitos. Em camundongos, as deleções direcionadas das proteínas das junções *gap* (conhecidas como conexinas) interrompem o desenvolvimento folicular e dos oócitos.[12] Os oócitos são incapazes de usar glicose como fonte de energia para sustentar a maturação meiótica, não conseguem transportar certos aminoácidos e não possuem as enzimas necessárias para a síntese do colesterol nem os receptores para sua captação das fontes originadas em transportadores. Consequentemente, os oócitos são dependentes das células da granulosa adjacentes para metabolizar a glicose em um substrato de energia utilizável, como o piruvato, para transporte de aminoácidos essenciais, como a L-alanina, e para a síntese e transferência de colesterol.[13] *Para atenderem às suas necessidades, os oócitos estimulam a glicólise, o transporte de aminoácidos e a síntese de colesterol nas células da granulosa por meio de sinais parácrinos e justácrinos que promovem expressão de transcritos envolvidos nesses processos metabólicos pelo menos em algumas espécies.*[13] As moléculas de sinalização candidatas incluem membros da família TGF-β estreitamente relacionados — o fator 9 de diferenciação do crescimento (GDF-9) e a BMP15; os dois se expressam robustamente nos oócitos e parecem cruciais para o desenvolvimento normal do folículo ovariano em espécies de mamíferos.[14]

Os camundongos geneticamente deficientes de fator 9 de diferenciação do crescimento (GDF-9), um peptídeo sintetizado somente no oócito depois que o folículo primordial se torna um folículo pré-antral, são inférteis porque o desenvolvimento folicular não prossegue além da etapa de folículo primordial.[15,16] As mutações do GDF-9 são causas raras de insuficiência ovariana, mas não foram confirmadas mutações da BMP-15.[17,18]

Mutações do *FOXL2*, um gene que codifica um fator de transcrição, causam a síndrome de blefarofimose/ptose/epicanto invertido, transtorno este que afeta a pálpebra e produz insuficiência ovariana prematura.[19,20] Demonstrou-se que esse fator de transcrição é essencial para a diferenciação de células da granulosa; na verdade, as mutações se associam a uma ausência exatamente do primeiro sinal de desenvolvimento folicular, a alteração para uma forma cuboide pelas células da granulosa.[21]

A junção *gap* é composta por canais formados por um arranjo de proteínas conhecidas como conexinas e, mais recentemente, como GJA. As junções *gap* das conexinas são essenciais para o crescimento e a multiplicação das células da granulosa e para a nutrição e a regulação do desenvolvimento dos oócitos.[22] A expressão das conexinas, nos folículos ovarianos, é regulada para cima pelo FSH e regulada para baixo pelo LH.[23] Além disso, o FSH mantém um canal aberto nas junções *gap*, uma via que é fechada pelo LH.[24] Depois da ovulação, as junções *gap* são novamente importantes no corpo lúteo, quando sua função é regulada pela ocitocina produzida localmente.[25]

Com a multiplicação das células cuboides da granulosa (até aproximadamente 15 células), o folículo primordial torna-se um folículo primário. A camada da granulosa é separada das células do estroma por uma membrana basal chamada lâmina basal. As células do estroma em torno se diferenciam em camadas concêntricas designadas teca interna (mais próxima da lâmina basal) e teca externa (a parte externa). As camadas da teca aparecem quando a proliferação da granulosa produz 3 a 6 camadas de células da granulosa.[6]

A crença de que o início do crescimento folicular seja independente da estimulação por gonadotrofinas é sustentada pela persistência desse crescimento inicial em camundongos mutantes deficientes em gonadotrofinas e em fetos anencefálicos.[26,27] Na grande maioria dos casos, esse crescimento é limitado e seguido rapidamente por atresia. Em estudos de folículos ovarianos humanos, a expressão do gene para o receptor do FSH não pôde ser detectada até depois que os folículos primordiais começam a crescer.[28] Além disso, em uma mulher com mutação inativante no gene da subunidade beta do FSH, estava presente uma atividade folicular antral, embora fosse impossível o sucesso do crescimento e da ovulação.[29] O tratamento de mulheres deficientes em FSH com FSH exógeno resulta em crescimento folicular, ovulação e gravidez, demonstrando que são normais os oócitos e o crescimento dos folículos até o aparecimento do FSH.[29,30]

O padrão geral de crescimento limitado e atresia rápida é interrompido no começo do ciclo menstrual quando um grupo de folículos (depois de aproximadamente 70 dias de desenvolvimento) responde a uma alteração hormonal e é impulsionado a crescer. Nas mulheres jovens, essa coorte conta com 3 a 11 por ovário.[31] O declínio da esteroidogênese da fase lútea e da secreção de inibina-A permite uma elevação do FSH, começando alguns dias antes da menstruação.[32,33] O tempo de aparecimento desse importante evento baseou-se em dados derivados do imunoensaio do FSH. Usando uma medida sensível da bioatividade do FSH, sugeriu-se que o aumento desta bioatividade começa na fase lútea média a tardia.[34]

Folículo Pré-Antral

Uma vez acelerado o crescimento, o folículo evolui para a etapa pré-antral à medida que o oócito aumenta de volume e é cercado por uma membrana, a zona pelúcida. As células da granulosa sofrem proliferação de múltiplas camadas enquanto a camada da teca continua a se organizar a partir do estroma à sua volta. Esse crescimento é dependente das gonadotrofinas e se correlaciona com o aumento da produção de estrogênio. Estudos moleculares indicam que todas as células da granulosa nos folículos maduros são derivadas de não mais do que três células precursoras.[35]

As células da granulosa do folículo pré-antral têm a capacidade de sintetizar todas as três classes de esteroides; entretanto, são produzidos significativamente mais estrogênios do que andrógenos ou progestinas. Um sistema de enzimas aromatases atua convertendo os andrógenos em estrogênios e é um fator limitante da produção de estrogênio pelo ovário. A aromatização é induzida ou ativada por meio da ação do FSH. A ligação do FSH ao seu receptor e a ativação do sinal mediada pela adenilato ciclase são seguidas pela expressão de múltiplos mRNA, que codificam proteínas responsáveis pela proliferação, diferenciação e função das células. Desse modo, o FSH inicia a esteroidogênese (produção de estrogênio) nas células da granulosa e estimula o crescimento destas.[36]

Os receptores específicos para FSH não são detectados nas células da granulosa até a etapa pré-antral,[28] e o folículo pré-antral precisa da presença de FSH a fim de aromatizar andrógenos e gerar seu próprio microambiente estrogênico.[37] A produção de estrogênio, portanto, é limitada pelo conteúdo de receptores de FSH. A administração de FSH elevará e reduzirá a concentração de seus próprios receptores nas células da granulosa (regulação para cima e para baixo) *in vivo* e *in vitro*.[38] Essa ação do FSH é modulada pelos fatores de crescimento.[39] Os receptores de FSH rapidamente chegam à concentração de aproximadamente 1.500 receptores por célula da granulosa.[40]

O FSH opera por meio da proteína G, o sistema adenilato ciclase (descrito no Capítulo 2), que está sujeito à regulação para baixo e à modulação por muitos fatores, inclusive o intermediário cálcio-calmodulina. Embora a esteroidogênese no folículo ovariano seja regulada principalmente pelas gonadotrofinas, estão envolvidas múltiplas vias de sinalização, que reagem a muitos fatores além das gonadotrofinas. Além do sistema de enzimas adenilato ciclase, essas vias incluem canais de controle de íons, receptores da tirosina quinase e o sistema de fosfolipases de segundos mensageiros. Essas vias são reguladas por múltiplos fatores, inclusive os fatores de crescimento, o óxido nítrico, as prostaglandinas e peptídeos como o hormônio liberador de gonadotrofinas (GnRH), a angiotensina II, o fator α de necrose tecidual e o peptídeo intestinal vasoativo. A ligação do hormônio luteinizante (LH) ao seu receptor no ovário também é seguida por ativação da via adenilato ciclase-AMP cíclico por meio do mecanismo de proteínas G.

O FSH se combina, de maneira sinérgica, ao estrogênio para exercer (pelo menos nos não primatas) uma ação mitogênica sobre as células da granulosa para estimular sua proliferação. Em conjunto, FSH e estrogênio promovem rápido acúmulo dos receptores de FSH, refletindo, em parte, o aumento do número de células da granulosa. O aparecimento precoce de estrogênio dentro do folículo permite a este responder a concentrações relativamente baixas de FSH, uma função autócrina para o estrogênio no interior do folículo. À medida que prossegue o crescimento, as células da granulosa se diferenciam em vários subgrupos de diferentes populações celulares. Isso parece ser determinado pela posição das células relativamente ao oócito.

Existe um sistema de comunicação nos folículos. Nem todas as células precisam conter receptores para as gonadotrofinas. As células com receptores podem transferir um sinal (pelas junções *gap*), que causa ativação de proteína quinase em células que não possuam receptores.[41] Desse modo, a ação iniciada por hormônios pode ser transmitida ao folículo apesar de apenas uma subpopulação de células se ligar ao hormônio. Esse sistema de comunicação promove um desempenho coordenado e sincrônico em todo o folículo, um sistema que continua a operar no corpo lúteo.

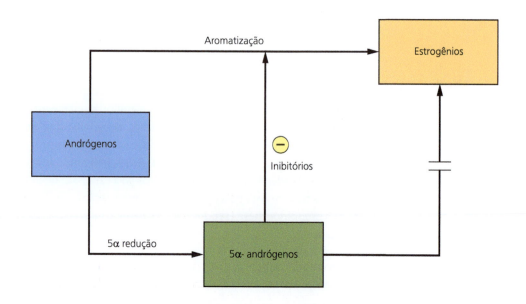

É complexo o papel dos andrógenos no desenvolvimento folicular inicial. Estão presentes receptores androgênicos específicos nas células da granulosa.[42] Os andrógenos servem não apenas de substrato para a aromatização induzida pelo FSH, mas, em baixas concentrações, podem elevar a atividade da aromatase. Quando expostas a um ambiente rico em andrógenos, as células da granulosa pré-antrais favorecem a conversão de andrógenos em andrógenos 5α-reduzidos mais potentes, e não em estrogênios.[43] Esses andrógenos não podem ser convertidos em estrogênio e, de fato, inibem a atividade da aromatase.[44] Eles também inibem a indução da formação do receptor de LH pelo FSH, outra etapa essencial no desenvolvimento folicular.[45]

O destino do folículo pré-antral está em delicado equilíbrio. Em baixas concentrações, os andrógenos aumentam sua própria aromatização e contribuem para a produção de estrogênio. Em níveis mais altos, a capacidade limitada de aromatização é sobrecarregada, e o folículo torna-se androgênico e, finalmente, atrésico.[46] Os folículos terão progresso do desenvolvimento somente se emergirem quando o FSH estiver elevado e o LH, baixo. Os folículos originados ao final da fase lútea ou no início do ciclo subsequente seriam favorecidos em um ambiente no qual a aromatização das células da granulosa possa prevalecer. ***O sucesso de um folículo depende de sua capacidade de converter um microambiente dominado por andrógenos em um microambiente dominado pelo estrogênio.***[47,48]

Resumo dos Eventos no Folículo Pré-Antral

1. O desenvolvimento folicular inicial ocorre independente da influência hormonal.
2. A estimulação pelo FSH impele os folículos à etapa pré-antral.
3. A aromatização do andrógeno induzida pelo FSH na granulosa resulta na produção de estrogênio.
4. Em conjunto, FSH e estrogênio aumentam o conteúdo de receptores de FSH no folículo.

FOLÍCULO ANTRAL

Sob a influência sinérgica do estrogênio e do FSH, há um aumento da produção de líquido folicular que se acumula nos espaços intercelulares da granulosa, finalmente coalescendo para formar uma cavidade à medida que o folículo faz sua transição gradual para a etapa antral. O acúmulo de líquido folicular proporciona um meio pelo qual o oócito e as células da granulosa em torno podem ser nutridos em um ambiente endócrino específico. As células da granulosa em torno do oócito agora são chamadas **cumulus oophorus**. Acredita-se que a diferenciação das células do *cumulus* seja uma resposta a sinais que se originam no oócito.[49] O líquido folicular, rico em hormônios, fatores de crescimento e citocinas, fornece o meio necessário para a maturação e o desenvolvimento ordenados do oócito e das células que o cercam.

Na presença de FSH, o estrogênio torna-se a substância dominante no líquido folicular. Inversamente, na ausência de FSH, os andrógenos predominam.[50,51] O LH normalmente não está presente no líquido folicular até a metade do ciclo. Se o LH elevar-se prematuramente no plasma e no líquido antral, a atividade mitótica na granulosa diminuirá, virão a seguir alterações degenerativas e os níveis intrafoliculares de andrógeno se elevarão. Portanto, a dominância do estrogênio e do FSH é essencial para o acúmulo sustentado de células da granulosa e o crescimento folicular contínuo. Os folículos antrais com as maiores taxas de proliferação da granulosa contêm as concentrações mais altas de estrogênio e os índices andrógeno/estrogênio mais baixos, tendo maior probabilidade de abrigar um ovócito saudável.[52] Um meio androgênico antagoniza a proliferação da granulosa induzida pelo estrogênio e, se sustentado, promove alterações degenerativas no ovócito.

Os esteroides presentes no líquido folicular podem ser encontrados em concentrações muitas vezes superiores as do plasma e refletem a capacidade funcional das células da granulosa e da teca nas circunvizinhanças. A síntese de hormônios esteroides é funcionalmente compartimentalizada no folículo no que é chamado sistema de duas células.[40,46,51,53,54]

Sistema de Duas Células, Duas Gonadotrofinas

A atividade da aromatase da granulosa excede em muito a observada na teca. Nos folículos pré-antrais e antrais humanos, os receptores de LH estão presentes apenas nas células da teca, e os receptores de FSH apenas nas células da granulosa.[55,56] As células intersticiais da teca, localizadas na teca interna, têm aproximadamente 20.000 receptores de LH em suas membranas celulares. Em resposta ao LH, o tecido da teca é estimulado a produzir andrógenos, que podem ser então convertidos, por meio da aromatização induzida pelo FSH, em estrogênios nas células da granulosa.

A interação entre os compartimentos da granulosa e da teca, com resultante produção acelerada de estrogênio, não fica inteiramente funcional até mais tarde no desenvolvimento antral. Como as células da granulosa pré-antrais, a granulosa dos pequenos folículos antrais exibe uma tendência *in vitro* para converter quantidades significativas de andrógeno em um tipo mais potente 5α-reduzido. Diferentemente, as células da granulosa isoladas de grandes folículos antrais preferencialmente metabolizam andrógenos em estrogênios. A conversão de um microambiente androgênico em um microambiente estrogênico (conversão esta essencial para maior crescimento e desenvolvimento) depende de uma sensibilidade crescente ao FSH ocasionada pela ação do FSH e pelo aumento da influência do estrogênio.

À medida que o folículo se desenvolve, as células da teca começam a expressar os genes para os receptores do LH, P450scc e 3β-hidroxisteroide desidrogenase.[57] A entrada do colesterol nas mitocôndrias, regulada separadamente (pelo LH), utilizando internalização do LDL-colesterol, é essencial para a esteroidogênese. ***Portanto, a esteroidogênese ovariana é dependente do LH em um grau significativo.*** As células da granulosa ovariana humana, depois da luteinização e vascularização que ocorrem após a ovulação, podem usar o HDL-colesterol em um sistema que difere daquela do LDL-colesterol. As lipoproteínas HDL não são internalizadas, mas os colesteril ésteres são extraídos das lipoproteínas na superfície celular e depois transferidos para a célula.[58]

À medida que o folículo emerge, as células da teca se caracterizam por sua **expressão de P450c17**, a etapa enzimática limitante para a conversão do substrato com 21 carbonos em andrógenos.[59] As células da granulosa não expressam essa enzima e, assim, são dependentes dos andrógenos da teca a fim de fabricar estrogênio. O aumento da expressão do sistema de aromatização (P450arom) é um marcador de aumento da maturidade das células da granulosa. A presença de P450c17 somente nas células da teca e de P450arom somente nas células da granulosa é evidência que confirma a explicação de duas células e duas gonadotrofinas para a produção de estrogênio.[60]

A importância do sistema de duas células e duas gonadotrofinas no primata é apoiada pela resposta das mulheres com uma deficiência de gonadotrofinas ao tratamento com FSH recombinante (puro).[61-63] Desenvolveram-se folículos nessas mulheres (confirmando o papel essencial do FSH e o papel menor do LH no recrutamento e no crescimento inicial), mas a produção de estradiol foi limitada. Ocorreu certa aromatização, talvez usando andrógenos originados nas glândulas suprarrenais, produzindo níveis de estradiol na fase folicular inicial, mas foi impossível a esteroidogênese habitual robusta sem a presença do LH para prover à produção de substrato

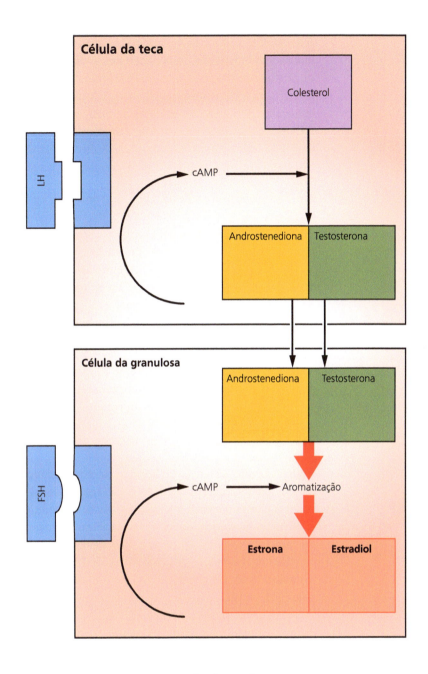

androgênico na teca. Essa mesma resposta foi observada em experimentos que usam um antagonista do GnRH para produzir macacas com deficiência de LH, seguindo-se a administração de FSH humano recombinante puro.[64,65] *Esses resultados indicam que somente o FSH é necessário para a foliculogênese e que, no primata, peptídeos autócrino-parácrinos assumem o papel intraovariano importante de modular a resposta às gonadotrofinas. No entanto, as etapas finais da maturação são otimizadas pelo LH, aumentando a quantidade de substrato androgênico para a produção de estrogênio e promovendo o crescimento do folículo dominante, ao mesmo tempo agilizando a regressão de folículos menores.*[66]

Seleção do Folículo Dominante

A conversão bem-sucedida em um folículo estrogênico dominante marca a "seleção" de um folículo destinado a ovular, processo pelo qual, com raras exceções, apenas um folículo tem sucesso.[67] Esse processo de seleção é, em um grau significativo, resultado de duas ações estrogênicas: (1) uma interação local entre o estrogênio e o FSH no folículo e (2) o efeito do estrogênio sobre a secreção hipofisária de FSH. Conquanto o estrogênio exerça uma influência positiva sobre a ação do FSH no folículo em maturação, sua relação de *feedback* negativo com o FSH, no nível hipotálamo-hipofisário, serve para retirar a sustentação de gonadotrofinas dos outros folículos menos desenvolvidos. A queda do FSH leva a um declínio da atividade da aromatase dependente do FSH, limitando a produção de estrogênio nos folículos menos maduros. Mesmo se um folículo menor tiver sucesso em alcançar um microambiente estrogênico, a diminuição do suporte de FSH interromperia a proliferação e a função da granulosa, promoveria a conversão a um microambiente androgênico e, assim, induziria alteração atrésica irreversível. Na verdade, o primeiro evento no processo da atresia é uma redução dos receptores de FSH na camada da granulosa.

A perda de oócitos (e folículos) por meio da atresia é uma resposta a alterações em muitos fatores. Certamente, a estimulação e a retirada das gonadotrofinas são importantes, mas também estão envolvidos os esteroides ovarianos e fatores autócrino-parácrinos. A consequência dessas alterações desfavoráveis, a atresia, no processo chamado **apoptose**, a morte celular programada, é anunciada por alterações no mRNA, que é necessário para as proteínas celulares que mantêm a integridade folicular.[68] Esse tipo de "morte natural" é um processo fisiológico, diferentemente da morte celular patológica da necrose.

Uma vez que as células entram no processo de apoptose, sua resposta ao FSH é modulada por fatores de crescimento locais. O fator de necrose tumoral (TNF), produzido nas células da granulosa, inibe a estimulação da secreção de estradiol pelo FSH, exceto no folículo dominante.[69] Existe uma relação inversa entre a expressão do TNF e a estimulação das células da granulosa pelas gonadotrofinas. Desse modo, como o folículo bem-sucedido aumenta sua resposta às gonadotrofinas, sua produção de TNF diminui. Esses folículos com resposta falha às gonadotrofinas aumentam sua produção de TNF, apressando sua morte.

Embora a principal função do hormônio antimülleriano (AMH) seja causar regressão do ducto paramesonéfrico durante a diferenciação sexual masculina, é detectado nas células da granulosa dos folículos primordiais em início e chega à concentração máxima em pequenos folículos antrais.[70] Sua secreção parece ser regulada pelo oócito maduro, e o AMH diminui quando ocorre o crescimento folicular estimulado pelo FSH e a produção de estrogênio.[71,72] Estudos com camundongos em modelos *knock-out* têm indicado que o AMH inibe o recrutamento dos folículos primordiais.[73] A atividade parácrina do AMH inibe o crescimento do folículo estimulado pelo FSH, suprimindo, assim, o crescimento de folículos menores e permitindo que surja o folículo dominante. Em razão dessas atividades, o nível de AMH circulante reflete o número de folículos em crescimento, e a concentração sanguínea de AMH pode ser uma medida de envelhecimento ovariano e do prognóstico para a fertilidade.[74] Como os níveis de AMH não são afetados pelas gonadotrofinas ou pelos esteroides sexuais, sua dosagem é confiável em qualquer dia em um ciclo menstrual individual mesmo nas mulheres em uso de contracepção com esteroides.[75]

Uma assimetria na produção de estrogênio ovariano, uma expressão do surgimento do folículo dominante, pode ser detectada no efluente venoso ovariano no dia 5 do ciclo, correspondendo à queda gradual dos níveis de FSH observada na fase folicular média e precedendo o aumento de diâmetro que marca o surgimento físico do folículo dominante.[76] Esse é um momento crucial no ciclo. O estrogênio exógeno, administrado até mesmo depois da seleção do folículo dominante, interrompe o desenvolvimento pré-ovulatório e induz atresia por redução dos níveis de FSH abaixo do nível de sustentação. Como os folículos menores entraram no processo de atresia, a perda do folículo dominante durante esse período de tempo exige começar de novo, com o recrutamento de mais um grupo de folículos pré-antrais.[77]

O *feedback* negativo do estrogênio sobre o FSH serve para inibir o desenvolvimento de todos os folículos, exceto o folículo dominante. O folículo selecionado continua dependente do FSH e precisa completar seu desenvolvimento pré-ovulatório em face do declínio dos níveis plasmáticos do FSH. O folículo dominante, portanto, precisa escapar das consequências da supressão do FSH induzidas por sua própria produção acelerada de estrogênio. *O folículo dominante tem duas vantagens significativas, um conteúdo maior de receptores de FSH adquirido por causa de uma taxa de proliferação da granulosa que ultrapassa a de suas coortes e um aumento da ação do FSH por causa de sua alta concentração intrafolicular de estrogênio, uma consequência da ação de moléculas autócrino-parácrinas locais.* Assim sendo, o folículo dominante é mais sensível ao FSH e, embora estivesse inicialmente presente uma duração crítica de exposição ao FSH, o folículo dominante continua a se desenvolver.[8] Como resultado, o estímulo para aromatização, o FSH, pode ser mantido, enquanto, ao mesmo tempo, é retirado dos folículos menos desenvolvidos. Vê-se, portanto, uma onda de atresia entre os folículos menores paralelamente à elevação do estrogênio.

O maior acúmulo de massa de células da granulosa é acompanhado por desenvolvimento avançado da vascularização da teca. No dia 9, a vascularização da teca, no folículo dominante, é duas vezes a de outros folículos antrais.[78] Isso possibilita uma oferta preferencial de gonadotrofinas ao folículo, permitindo que o folículo dominante retenha a responsividade ao FSH e mantenha desenvolvimento e função contínuos apesar da diminuição dos níveis de gonadotrofina. O ovário da macaca expressa potente fator de crescimento (fator de crescimento do endotélio vascular) que induz angiogênese, e essa expressão é observada nos dois pontos de desenvolvimento em que é importante a proliferação de capilares: o surgimento do folículo dominante e o início do corpo lúteo.[79,80]

A fim de responder ao pico ovulatório e transformarem-se em corpo lúteo, as células da granulosa precisam adquirir receptores de LH. O FSH induz o desenvolvimento de receptores de LH nas

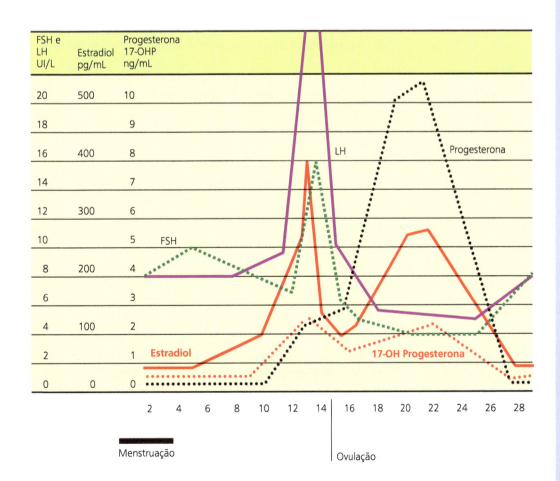

células da granulosa dos grandes folículos antrais. Aqui novamente, o estrogênio e os peptídeos autócrino-parácrinos locais (primatas) servem de coordenadores principais. Com o aumento das concentrações de estrogênio no folículo, o FSH muda seu foco de ação, de regulação para cima de seu próprio receptor para geração dos receptores de LH.[81] A combinação de uma capacidade de resposta contínua, apesar do declínio dos níveis de FSH, e um ambiente estrogênico local no folículo dominante proporcionam condições ideais para o desenvolvimento dos receptores de LH. O LH pode induzir a formação de seu próprio receptor nas células da granulosa preparadas pelo FSH, mas o mecanismo primário utiliza a estimulação do FSH e o aumento do estrogênio.[82,83] O papel do estrogênio vai além do sinergismo e aumento; é obrigatório.

Evidências da estimulação ovariana para fertilização *in vitro* indicam que o LH desempenha um papel crítico nas etapas tardias do desenvolvimento do folículo, emprestando suporte à maturação final e função do folículo dominante.[66,84] Pelo menos uma contribuição do LH na fase folicular tardia é a estimulação da produção de andrógeno pelo LH na teca para fornecer as grandes quantidades de estrogênio necessárias nesse ponto do ciclo. Além disso, os andrógenos da teca podem ter um efeito benéfico direto sobre os fatores de crescimento essenciais no folículo. A presença do LH no folículo antes da ovulação, portanto, é importante contribuinte para o desenvolvimento folicular ideal que finalmente produz um oócito saudável.[85,86]

A ação local do estrogênio no folículo ovariano foi questionada quando estudos iniciais não conseguiram detectar receptores de estrogênio significativos em nenhum dos compartimentos ovarianos.[87] Subsequentemente, descobriu-se que as células da granulosa humana e os oócitos das primatas contêm apenas mRNA para o receptor β do estrogênio.[88-91] A expressão dinâmica do receptor β do estrogênio é coerente com um importante papel local do estrogênio no crescimento e função do folículo ovariano e do corpo lúteo.

Embora a prolactina esteja presente sempre no líquido folicular, não há evidências sugerindo que ela seja importante durante ciclos ovulatórios normais nas primatas.

Sistema de Feedback

Através de sua produção de estrogênio e peptídeos, o folículo dominante assume o controle de seu próprio destino. Alterando a secreção de gonadotrofinas por meio de mecanismos de *feedback*, otimiza seu próprio ambiente em detrimento dos folículos menores.

Como foi mostrado no Capítulo 5, o hormônio liberador de gonadotrofina (GnRH) desempenha um papel obrigatório no controle da secreção de gonadotrofinas, mas o padrão de secreção de gonadotrofinas observado no ciclo menstrual é decorrente da modulação dos esteroides e peptídeos originados no folículo dominante por meio do *feedback*, agindo diretamente no hipotálamo e na hipófise anterior.[4] Foi relatado em macacas, mas não na mulher, um aumento do GnRH que acompanha o pico de LH, indicando que o *feedback* positivo do estrogênio opera tanto em pontos hipofisários como hipotalâmicos.[92,93] Estudos com tomografia por emissão de pósitrons em mulheres indicaram que os efeitos de *feedback* positivo do estrogênio sobre o LH ocorrem na hipófise.[94]

O estrogênio exerce seus efeitos inibitórios no hipotálamo e na hipófise anterior, diminuindo a secreção pulsátil de GnRH e a resposta da hipófise ao GnRH.[95] A progesterona também opera em dois locais. Sua ação inibitória se dá no nível do hipotálamo, e sua ação positiva se faz diretamente sobre a hipófise.[96] Conforme determinado pela tomografia com emissão de pósitrons, o local primário de *feedback* negativo do estrogênio sobre o LH é o hipotálamo.[94]

A secreção de FSH é muito sensível aos efeitos inibitórios negativos do estrogênio até mesmo em baixos níveis. Em níveis mais altos, o estrogênio se combina com a inibina para supressão do

FSH, a qual é profunda e mantida. Diferentemente, a influência do estrogênio sobre a liberação de LH varia com a concentração e a duração da exposição. Em baixos níveis, o estrogênio impõe uma relação de *feedback* negativo ao LH. Em níveis mais altos, contudo, o estrogênio é capaz de exercer um efeito de *feedback* estimulador positivo sobre a liberação de LH.

A transição da supressão para a estimulação da liberação de LH ocorre quando o estradiol se eleva durante a fase folicular média. Existem duas características críticas nesse mecanismo: (1) a concentração de estradiol e (2) a duração de tempo durante a qual a elevação do estradiol se mantém. Nas mulheres, a concentração de estradiol necessária para se obter um *feedback* positivo é acima de 200 pg/mL, e essa concentração precisa ser mantida por aproximadamente 50 horas.[97] Esse nível de estrogênio essencialmente nunca ocorre até que o folículo dominante tenha alcançado um diâmetro de 15 mm.[98] O estímulo do estrogênio precisa ser sustentado além do início do pico de LH, até depois que o pico realmente comece. De outro modo, o pico de LH será abreviado ou deixará de ocorrer.

Dentro do padrão mensal bem estabelecido, as gonadotrofinas são secretadas de maneira pulsátil com uma frequência e magnitude que variam com a fase do ciclo. O padrão pulsátil se deve diretamente a uma secreção pulsátil semelhante de GnRH, mas a amplitude e a modulação da frequência são consequência do *feedback* de esteroides sobre o hipotálamo e a hipófise anterior.[99-101] *A secreção pulsátil é mais frequente, porém tem amplitude menor durante a fase folicular, em comparação com a fase lútea, sendo observado discreto aumento de frequência à medida que a fase folicular se dirige para a ovulação.*

O padrão pulsátil do FSH não é facilmente discernido por causa de sua meia-vida relativamente mais longa, em comparação com o LH, mas dados experimentais indicam que o FSH e o LH são secretados simultaneamente e que o GnRH estimula a secreção de ambas as gonadotrofinas. Mesmo em uma fase do ciclo tão avançada quanto 36 a 48 horas antes da menstruação, a secreção de gonadotrofinas ainda se caracteriza por pulsos infrequentes de LH e baixos níveis de FSH típicos da fase lútea tardia.[100] Durante a transição da fase lútea prévia para a fase folicular seguinte, o GnRH e as gonadotrofinas são liberados dos efeitos inibitórios do estradiol, da progesterona e da inibina. Um aumento progressivo e razoavelmente rápido da secreção pulsátil de GnRH se associa a uma secreção preferencial de FSH, em comparação com o LH. A frequência dos pulsos de GnRH e de LH aumenta 4,5 vezes durante esse período de tempo, acompanhada por um aumento de 3,5 vezes dos níveis circulantes de FSH e um aumento menor do que duas vezes dos níveis de LH.[102]

As alterações da frequência de pulsos do GnRH, na fase lútea, correlacionam-se com a duração da exposição à progesterona, enquanto as alterações da amplitude dos pulsos parecem ser influenciadas por alterações nos níveis de progesterona.[99] Estradiol e progesterona são necessários para obter o padrão secretório suprimido do GnRH durante a fase lútea.[103] As evidências sugerem que os esteroides influenciam a liberação hipotalâmica de GnRH para alterações de frequência e a hipófise para ação sobre a amplitude dos pulsos de gonadotrofinas. A ação inibitória dos esteroides da fase lútea parece ser mediada por um aumento dos peptídeos opioides endógenos hipotalâmicos. Estrogênio e progesterona podem aumentar os opioides endógenos, e a administração de clomifeno (um antagonista estrogênico), durante a fase lútea, aumenta a frequência dos pulsos de LH, não tendo efeito sobre a amplitude.[104] Assim, o estrogênio parece aumentar a ação estimuladora da progesterona na fase lútea sobre os peptídeos opioides endógenos, criando níveis relativamente altos de opioides endógenos durante a fase lútea.

A endorfina plasmática começa a se elevar dois dias antes do pico de LH, coincidindo com o pico de gonadotrofinas do meio do ciclo.[105] O nível máximo é alcançado pouco depois do pico de LH, coincidindo com a ovulação. Os níveis então declinam gradualmente até ser alcançado o mínimo durante a menstruação e o início da fase folicular. As macacas têm seus níveis mais altos de betaendorfina no sangue portal da hipófise no meio do ciclo.[106] *O ciclo normal exige períodos sequenciais de atividade alta (meio do ciclo e fase lútea) e baixa (durante a menstruação) de opioides hipotalâmicos.*

Há outra ação importante do estrogênio. Existe uma disparidade entre os padrões de secreção de FSH e de LH, determinada por imunoensaio e bioensaio, indicando que são secretadas mais gonadotrofinas biologicamente ativas no meio do ciclo do que em outros momentos do ciclo.[107,108] Essa qualidade, bioatividade *vs.* imunorreatividade, é determinada pela estrutura molecular da molécula de gonadotrofina, um conceito referido no Capítulo 2 como heterogeneidade dos hormônios trópicos. Existe uma relação bem estabelecida entre a atividade e a meia-vida dos hormônios glicoproteicos e seu conteúdo de ácido siálico. Os efeitos de *feedback* do estrogênio incluem modulação da sialilação e o tamanho e atividade das gonadotrofinas liberadas subsequentemente, bem como aumento da liberação secretória de gonadotrofina biologicamente ativa estimulada pelo GnRH. Certamente, faz sentido a intensificação do efeito das gonadotrofinas no meio do ciclo. A ação de *feedback* positivo do estrogênio, portanto, aumenta a quantidade e a qualidade (a bioatividade) do FSH e do LH. Além da alteração do meio do ciclo que favorece a atividade das gonadotrofinas no folículo ovariano, as isoformas do FSH com maior atividade biológica também aumentam durante o final da fase lútea, alteração esta que é apropriadamente orientada para impulsionar o crescimento de um novo folículo ovariano para o ciclo seguinte.[109]

Há um ritmo circadiano na secreção de FSH e LH.[110] Diferentemente da elevação noturna vista com o ACTH, o hormônio tireoestimulante (TSH), o hormônio do crescimento e a prolactina, o FSH e o LH manifestam um declínio noturno, provavelmente mediado pelos opioides endógenos. Esse ritmo circadiano para o LH está presente apenas no início da fase folicular, enquanto o FSH mantém um ritmo circadiano durante todo o ciclo menstrual (e, por isso, não é influenciado pelo *feedback* dos hormônios esteroides) e até no período de vida pós-menopausa.

Inibina, Ativina, Folistatina

Essa família de peptídeos é sintetizada pelas células da granulosa em resposta ao FSH e secretada no líquido folicular e no efluente venoso ovariano.[111-114] A expressão desses peptídeos não se limita ao ovário; eles estão presentes em muitos tecidos no corpo todo, servindo de reguladores autócrino-parácrinos. A inibina é um importante inibidor da secreção de FSH. A ativina estimula a liberação de FSH na hipófise e potencializa a ação do FSH no ovário. A folistatina suprime a atividade do FSH, ligando-se à ativina.

A inibina consiste em dois peptídeos diferentes (conhecidos como subunidades alfa e beta) ligados por pontes dissulfeto. Foram purificadas duas formas de inibina (inibina-A e inibina-B), cada uma delas contendo uma subunidade alfa idêntica e subunidades beta distintas, porém relacionadas. Desse modo, há três subunidades para as inibinas: alfa, beta-A e beta-B. Cada subunidade é produto de um RNA mensageiro diferente, e cada uma é derivada de sua própria molécula precursora.

As duas formas de inibina:
    Inibina A: Alfa-BetaA
    Inibina B: Alfa-BetaB

O FSH estimula a secreção de inibina a partir das células da granulosa e, por sua vez, é suprimido pela inibina — uma relação recíproca.[115,116] Refinamentos nas técnicas de ensaios revelaram que a inibina-B é o tipo de inibina secretada predominantemente pelas células da granulosa na fase folicular do ciclo.[117,118] A secreção de inibina é ainda regulada por controle autócrino-pará-

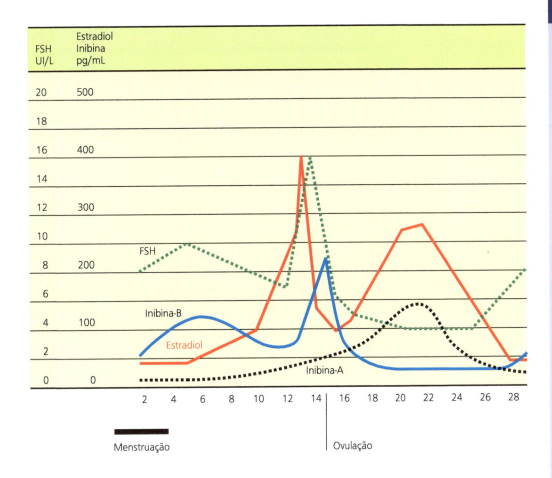

crino local. O GnRH e o fator de crescimento epidérmico diminuem a estimulação da secreção de inibina pelo FSH, enquanto o fator de crescimento semelhante à insulina I potencializa a produção de inibina. Os efeitos inibitórios do GnRH e do fator de crescimento epidérmico são compatíveis com sua conhecida capacidade de diminuir a produção de estrogênio e de formação de receptores de LH estimuladas pelo FSH. Os dois tipos de GnRH (GnRH-I e GnRH-II), juntamente com seu receptor, expressam-se nas células da granulosa.[119,120]

A secreção de inibina-B na circulação amplifica ainda mais a retirada do FSH de outros folículos, outro mecanismo pelo qual um folículo em surgimento assegura a dominância. A inibina-B eleva-se lenta, mas continuamente, de maneira pulsátil (periodicidade de 60 a 70 minutos), chegando aos níveis máximos nas fases foliculares inicial e média e depois diminuindo na fase folicular tardia antes da ovulação, chegando a um nível mínimo na fase lútea média.[33,117,121,122] Um pico de inibina-B no dia depois da ovulação provavelmente resulta da liberação do folículo que se rompeu. Essa relação da inibina-B com o FSH é apoiada pela demonstração de que os níveis de inibina-B são mais baixos e os níveis de FSH são mais altos na fase folicular em mulheres com 45-49 anos de idade, em comparação com mulheres mais jovens.[121,123] Um fibrotecoma ovariano secretor de inibina-B se associou previsivelmente a amenorreia secundária e infertilidade por causa da supressão da secreção de FSH.[124]

Com o aparecimento dos receptores de LH nas células da granulosa do folículo dominante e subsequente desenvolvimento do folículo em corpo lúteo, a expressão da inibina fica sob o controle do LH, e a expressão muda de inibina-B para inibina-A.[125] Os níveis circulantes de inibina-A se elevam na fase folicular tardia, chegando a um nível máximo na fase lútea média.[33,126] A inibina-A, portanto, contribui para a supressão do FSH até níveis mínimos durante a fase lútea e para as alterações da transição luteofolicular.

A inibina tem múltiplos efeitos inibitórios diferentes sobre a secreção das gonadotrofinas. A inibina pode bloquear a síntese e a secreção de FSH, impedir a regulação para cima dos receptores de GnRH pelo GnRH, reduzir o número de receptores de GnRH presentes e, em altas concentrações, promover a degradação intracelular das gonadotrofinas.

A ativina, derivada das células da granulosa, mas presente também nos gonadotrofos hipofisários, contém duas subunidades idênticas às subunidades beta das inibinas A e B. Além disso, têm sido identificadas inibinas com variantes das subunidades beta, designadas beta-C, beta-D e beta-E.[127] Demonstrou-se que os genes das ativinas beta-C e beta-E não são essenciais em modelos de camundongos *knock-out*.[128] A ativina potencializa a secreção de FSH e inibe as respostas da prolactina, do ACTH e do hormônio do crescimento.[129-132] A ativina aumenta a resposta hipofisária ao GnRH por aumentar a formação de seus receptores.[133,134] Os efeitos da ativina são bloqueados pela inibina e a folistatina.[135] A estrutura dos genes da ativina é homóloga à do fator transformador de crescimento β, indicando que esses produtos vêm da mesma família de genes.[136] Outro membro importante dessa família é o hormônio antimülleriano, bem como uma proteína ativa durante a embriogênese de insetos, e uma proteína ativa em embriões de rã.

As três formas de ativina:
    Ativina A: **BetaA-BetaA**
    Ativina AB: **BetaA-BetaB**
    Ativina B: **BetaB-BetaB**

A ativina está presente em muitos tipos celulares, regulando o crescimento e a diferenciação. No folículo ovariano, a ativina aumenta a ligação ao FSH nas células da granulosa (regulando o número de receptores) e potencializa a estimulação da aromatização e produção de inibina pelo FSH.[113] Existem evidências consideráveis derivadas das células humanas indicando que a inibina e a ativina atuam diretamente nas células da teca para regular a síntese de andrógenos.[137-139] A inibina aumenta a ação estimuladora do LH e/ou do IGF-I, enquanto a ativina suprime essa ação. A inibina, em doses crescentes, pode superar a ação inibitória da ativina. Antes da ovulação, a ativina suprime a produção de progesterona da granulosa, talvez impedindo a luteinização prematura. Há um repertório de receptores de quinases transmembrana nas células para a ativina com diferentes afinidades de ligação e estruturas de domínio.[140] Essa heterogeneidade de receptores permite as muitas respostas diferentes desencadeadas por um único peptídeo. Foi demonstrado que a ativina A e a inibina-A são muito potentes para estimular a maturação *in vitro* de oócitos que subsequentemente produzem uma taxa de fertilização alta.[141]

No homem, a ativina inibe e a inibina facilita a estimulação da biossíntese de andrógeno pelo LH nas células de Leydig. Além disso, a ativina estimula e a inibina diminui a proliferação de espermatogônias; a inibina é produzida na célula de Sertoli, o local que tem o papel principal em modular a espermatogênese. Desse modo, a ativina e a inibina desempenham papéis autócrino-parácrinos semelhantes nas gônadas masculina e feminina.

A hipófise anterior expressa as subunidades de inibina-ativina, e a ativina B produzida localmente potencializa a secreção de FSH. Foi demonstrado que a ativina A estimula diretamente a síntese de receptores de GnRH nas células da hipófise.[142] A folistatina é um glicopeptídeo secretado por várias células hipofisárias, inclusive os gonadotrofos.[143] Esse peptídeo também tem sido chamado proteína supressora do FSH por sua ação principal: inibição da síntese e secreção de FSH e resposta do FSH ao GnRH por ligação à ativina, dessa maneira, diminuindo a atividade da ativina.[144,145] A ativina estimula a produção de folistatina, e a inibina impede essa resposta. A folistatina também é expressa pelas células da granulosa em resposta ao FSH e, portanto, a folistatina, como a inibina e a ativina, funciona localmente no folículo e na hipófise.[146] Os níveis circulantes de ativina aumentam no final da fase lútea até o pico na menstruação; entretanto, a ativina A fica altamente ligada na circulação e não se tem certeza se ela tem um papel endócrino.[147] Todavia, o tempo de aparecimento seria o correto para a ativina contribuir para a elevação do FSH durante a transição luteofolicular.

Em resumo, a secreção hipofisária de FSH pode ser significativamente regulada pelo equilíbrio entre ativina e inibina, com a folistatina desempenhando um papel por inibir a ativina e potencializar a atividade da inibina. No folículo ovariano, a ativina e a inibina influenciam o crescimento e o desenvolvimento, modulando respostas da teca e da granulosa às gonadotrofinas.

A família de peptídeos inibina-ativina (também incluindo o hormônio antimülleriano e o fator transformador de crescimento β) inibe o crescimento celular e pode ser considerada uma classe de proteínas supressoras tumorais. Têm sido gerados camundongos deficientes do gene da subunidade alfa da inibina.[114] Os camundongos homozigotos que não possuem inibina são suscetíveis ao desenvolvimento de tumores do estroma gonadal que aparecem depois da diferenciação e do desenvolvimento sexuais normais. Desse modo, o gene da inibina alfa é um gene supressor tumoral específico para as gônadas. Um fator contribuinte para o desenvolvimento desse tumor poderiam ser os altos níveis de FSH associados à deficiência da inibina.

Fatores de Crescimento

Os fatores de crescimento são polipeptídeos que modulam a proliferação e a diferenciação celulares, operando por meio da ligação a receptores específicos da membrana celular. Não são substâncias endócrinas clássicas; atuam localmente e funcionam de modos parácrinos e autócrinos. Existem múltiplos fatores de crescimento, e a maioria das células contém múltiplos receptores para os vários fatores de crescimento.

Fatores de Crescimento Semelhantes à Insulina

Os fatores de crescimento semelhantes à insulina (também chamados somatomedinas) são peptídeos que têm semelhança estrutural e funcional com a insulina e medeiam a ação do hormônio do crescimento.[148] O fator de crescimento semelhante à insulina I (IGF-I) e o fator de crescimento semelhante à insulina II (IGF-II) são polipeptídeos de cadeia única contendo três pontes dissulfeto. O IGF-I é codificado no braço longo do cromossomo 12, e o IGF-II, no braço curto do cromossomo 11 (que também contém o gene da insulina). Os genes estão sujeitos a vários promotores e, desse modo, a regulação diferencial pode governar as ações finais.

O IGF-I medeia as ações promotoras de crescimento do hormônio do crescimento. A maior parte do IGF-I circulante é derivada da síntese dependente do hormônio do crescimento no fígado. No entanto, o IGF-I é sintetizado em muitos tecidos nos quais a produção pode ser regulada com o hormônio do crescimento ou *independentemente* por outros fatores.

O IGF-II tem pouca dependência do hormônio do crescimento. Acredita-se que seja importante no crescimento e desenvolvimento do feto. Ambos os IGFs induzem a expressão de genes celulares responsáveis pela proliferação e diferenciação celulares.

Proteínas de Ligação ao Fator de Crescimento Semelhante à Insulina. Há seis peptídeos não glicosilados conhecidos que funcionam como proteínas de ligação ao IGF, IGFBP-1 a IGFBP-6.[149] Essas proteínas de ligação servem para transportar os IGFs no soro, prolongar as meias-vidas e regular os efeitos teciduais dos IGFs. A ação regulatória parece dar-se pela ligação e sequestro dos IGFs, impedindo seu acesso aos receptores de superfície da membrana celular e, assim, não permitindo as ações sinérgicas que resultam quando as gonadotrofinas e os fatores de crescimento se combinam. As IGFBP também podem exercer ações diretas sobre as funções celulares, independentemente das funções dos fatores de crescimento. A IGFBP-1 é a principal proteína de ligação no líquido amniótico; a IGFBP-3 é a principal proteína de ligação no soro, e sua síntese, primariamente no fígado, depende do hormônio do crescimento. Os níveis circulantes de IGFBP-3 refletem a concentração total de IGF (IGF-I mais IGF-II), e ela transporta pelo menos 90% dos IGF circulantes. Essas proteínas de ligação não se ligam à insulina. As proteínas de ligação mudam com a idade (diminuição dos níveis de IGFBP-3) e durante a gravidez (diminuição da IGFBP-3 em decorrência de protease circulante particular da gravidez).

Receptores IGF. O receptor Tipo I liga-se preferencialmente a IGF-1 e pode ser chamado receptor IGF-I. O receptor Tipo II, de maneira semelhante, pode ser chamado receptor IGF-II. IGF-I também se liga ao receptor de insulina, porém com baixa afinidade. A insulina se liga ao receptor IGF-I com afinidade moderada. O receptor IGF-I e o receptor de insulina têm estrutura semelhante: tetrâmeros compostos por duas subunidades α e duas subunidades β ligadas por pontes dissulfeto. O componente intracelular da subunidade β é uma tirosina quinase ativada por autofosforilação. O receptor IGF-II não se liga à insulina. É uma glicoproteína de cadeia única com 90% de sua estrutura estendendo-se ao extracelular. Esse receptor funciona como receptor acoplado a uma proteína G. Os efeitos fisiológicos de IGF-I são mediados por seu próprio receptor, mas IGF-II pode exercer suas ações por meio de ambos os receptores. Na verdade, o receptor IGF-I se liga a IGF-I e IGF-II com igual afinidade. Nas células humanas, o receptor IGF-I e o

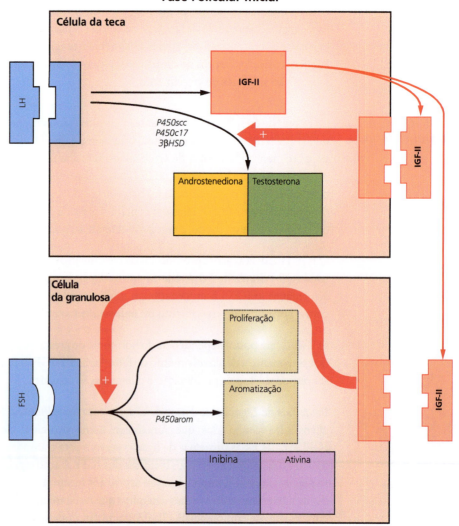

receptor IGF-II estão presentes nas células da teca e da granulosa e ainda em células da granulosa luteinizada. O tecido do estroma ovariano contém receptores IGF-I.

Ações Ovarianas dos IGF. Foi demonstrado que o IGF-I estimula os seguintes eventos nas células da teca e da granulosa no ovário: síntese de DNA, esteroidogênese, atividade da aromatase, síntese do receptor de LH e secreção de inibina. O IGF-II estimula a mitose na granulosa. Nas células ovarianas humanas, o IGF-I, sinergicamente com o FSH, estimula a síntese de proteínas e a esteroidogênese. Depois que aparecem os receptores de LH, o IGF-I aumenta a síntese de progesterona induzida pelo LH e estimula a proliferação de células da granulosa-lútea. O IGF-I, sinergicamente com o FSH, é muito ativo para estimular a atividade da aromatase nos folículos pré-ovulatórios. Desse modo, o IGF-I pode estar envolvido na síntese de estradiol e de progesterona.

Em animais de experimentação, a síntese de IGF-I pelas células da granulosa depende do FSH, mas é intensificada pelo estradiol. O hormônio do crescimento também atua sinergicamente com o FSH e o estradiol para aumentar a síntese de IGF. A história se torna confusa quando vários fatores de crescimento e reguladores são estudados, já que são vários seus efeitos estimulantes e inibitórios. No rato, a célula da granulosa é o principal local para expressão do gene do

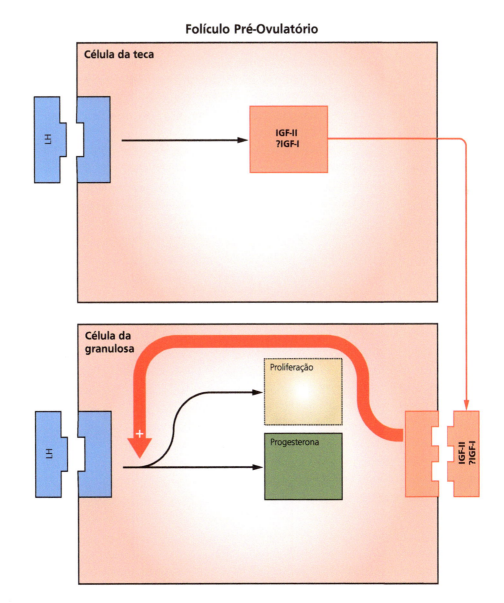

IGF-I, que é ativo somente antes da ovulação. Não é detectado nos folículos atrésicos nem nos corpos lúteos. Novamente no rato, a expressão do gene IGF-II parece estar limitada às células da teca e intersticiais. No entanto, o local de expressão do IGF é diferente em primatas.

Em estudos com tecido ovariano humano, o IGF-II é altamente expresso nas células da teca e nas células da granulosa; entretanto, o nível é mais alto na granulosa e aumenta com o crescimento do folículo.[150,151] O IGF-II também é sintetizado pela granulosa luteinizada e parece funcionar localmente de maneira autócrina.[152] Esses achados indicam que o IGF-II é o IGF primário no ovário humano. Todavia, o IGF-I ainda é um produto significativo das células da teca humanas.[153]

As células da teca humanas expressam transcritos de mRNA que codificam receptores para o IGF-I e a insulina.[154] Como a insulina e o IGF-II podem ambos ativar o receptor para IGF-I, essa via proporciona um método para exercer uma influência parácrina sobre as células da granulosa e a atividade autócrina na teca (potencializando a estimulação da produção de andrógenos pelo LH). Estudos *in vitro* confirmam que o IGF-II é capaz de estimular a esteroidogênese e a proliferação em células da teca e da granulosa humanas.[155-157] Essas ações são potencializadas pelo hormônio do crescimento, que aumenta a produção de IGF e, desse modo, aumenta indiretamente a estimulação das gonadotrofinas dos folículos ovarianos.[158]

O cenário é sustentado pelo achado de níveis mais altos de IGF-II, mas não de IGF-I, no líquido folicular dos folículos em desenvolvimento, estando os níveis mais altos presentes nos folículos dominantes.[159] Os níveis de IGF no líquido folicular se correlacionam com os níveis de estradiol e passam ainda por um breve aumento depois do pico de LH. Não há alterações dos níveis circulantes de IGF-I, IGF-II, IGFBP-1 ou IGFBP-3 no ciclo menstrual; altos níveis no folículo dominante não se associam a um aumento dos níveis circulantes.[160]

Em estudos com tecido humano, a IGFBP-1 inibe a esteroidogênese mediada pelo IGF-1 e a proliferação de células da granulosa luteinizada. A síntese de IGFBP pela granulosa humana é inibida pelo FSH, o IGF-I e o IGF-II.[161,162] Esses achados se encaixam com a ideia global de que as proteínas de ligação se opõem aos resultados sinérgicos das gonadotrofinas e fatores de crescimento. Em geral, a expressão de IGFBP-1 é encontrada nas células da granulosa dos folículos em crescimento; da IGFBP-3, nas células da teca e da granulosa do folículo dominante; das IGFBP-2, 4 e 5, na teca e granulosa dos folículos antrais e atrésicos; e da IGFBP-6, não foi encontrada no ovário.[150] A proteína de ligação predominante, nos folículos pré-ovulatórios, é a IGFBP-2 na granulosa e a IGFBP-3 na teca, as quais aumentam progressivamente no folículo

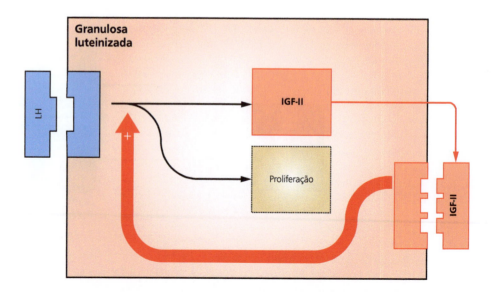

que surge como dominante e depois diminuem na fase folicular tardia.[151,163,164] Isso sugere que as proteínas de ligação 1, 2 e 3 desempenham um papel nos folículos em crescimento e que 2, 4 e 5, nos folículos atrésicos e em falência. A expressão da IGFBP nos ovários policísticos é semelhante à que se vê nos folículos atrésicos. A diminuição da IGFPB-3 que ocorre nos folículos dominantes deve permitir um aumento dos níveis e da atividade do IGF. O aumento da IGFBP-2 nos folículos em falência provavelmente se correlaciona com o sequestro do IGF, privando o folículo de uma força importante na potencialização das gonadotrofinas.

Os níveis circulantes de IGFBP-1 diminuem em resposta à insulina e, assim, os níveis circulantes diminuem nas mulheres com anovulação e ovários policísticos que têm níveis elevados de insulina.[165] Esses pacientes também têm aumento dos níveis circulantes de IGF-I, provavelmente em consequência à síntese e secreção nas células da teca estimuladas pelo LH. O nível de IGFBP-1 no líquido folicular dos ovários policísticos diminui; desse modo, essa proteína de ligação não está desempenhando um papel inibitório da ação do IGF-I nos ovários policísticos. Os níveis das IGFBPs 2 e 4 no líquido folicular dos folículos em pacientes anovulatórias aumentam (como nos folículos atrésicos).[150,166] Embora essas alterações possam desempenhar um papel na fisiopatologia anovulatória, são compatíveis com a falta de desenvolvimento e, desse modo, não podem ser os fatores etiológicos.

A atividade do IGF também pode ser modulada pelas proteases que regulam a atividade das proteínas de ligação ao IGF.[167] O líquido folicular com dominância estrogênica contém níveis muito baixos de IGFBP-4, diferentemente dos altos níveis presentes no líquido folicular com dominância androgênica. O baixo nível de IGFBP-4 no líquido folicular com dominância estrogênica se associa à presença de uma protease específica da IGFBP-4. Essa protease diminuiria a atividade da IGFBP e aumentaria a atividade do IGF, outro mecanismo para garantir o sucesso do folículo dominante.

O fator de crescimento semelhante à insulina é, ao mesmo tempo, complexo, fascinante e incitante. No entanto, sua contribuição pode ser facilitadora, e não essencial. O nanismo do tipo Laron se caracteriza por uma deficiência de IGF-I causada por uma anormalidade no receptor do hormônio do crescimento. Apesar dos baixos níveis de IGF-I e dos altos níveis de IGFBP, uma mulher com nanismo do tipo Laron respondeu à estimulação com gonadotrofina exógena com produção de múltiplos folículos maduros com boa produção de estrogênio e oócitos fertilizáveis.[168] Outra explicação para essa observação é que o IGF-II, e não o IGF-I, seja o fator importante no folículo

---

Resumo da Ação do Fator de Crescimento Semelhante à Insulina no Ovário

1. O IGF-II estimula a proliferação de células da granulosa, a atividade da aromatase e a síntese de progesterona.

2. O IGF-II é produzido nas células da teca, nas células da granulosa e nas células da granulosa luteinizado. No porco e no rato, o IGF primário é o IGF-I.

3. As gonadotrofinas estimulam a produção de IGF e, em animais de experimentação, essa estimulação é intensificada pelo estradiol e o hormônio do crescimento.

4. Os receptores do IGF-I estão presentes nas células da teca e da granulosa, e somente os receptores IGF-II estão presentes na granulosa luteinizada. O IGF-II ativa os receptores IGF-I e IGF-II.

5. O IGF mais abundante nos folículos humanos é o IGF-II.

6. O FSH inibe a síntese das proteínas de ligação e, desse modo, maximiza a disponibilidade dos fatores de crescimento.

dominante humano. Essa possibilidade é apoiada pelas evidências indicando que o IGF-II seja o IGF mais abundante nos folículos ovarianos humanos.[150,151] Outra possibilidade é que a anã do tipo Laron tenha deficiência apenas do IGF-I dependente do hormônio do crescimento, e os IGFs ovarianos não sejam totalmente dependentes do hormônio do crescimento.

Fator de Crescimento Epidérmico

O fator de crescimento epidérmico é um mitógeno para várias células, e sua ação é potencializada por outros fatores de crescimento. As células da granulosa, em particular, respondem a esse fator de crescimento de vários modos relacionados com a estimulação de gonadotrofinas, inclusive com proliferação. O fator de crescimento epidérmico suprime a regulação para cima do FSH em seu próprio receptor.[39] A anfirregulina e a epirregulina, ligantes que são semelhantes ao fator de crescimento epidérmico, são produzidas nas células da granulosa luteinizada em resposta ao LH e induzem a síntese de progesterona no corpo lúteo.[169]

Fator Transformador de Crescimento

O TGF-α é um análogo estrutural do fator de crescimento epidérmico e pode ligar-se ao receptor do fator de crescimento epidérmico. O TGF-β utiliza um receptor distinto do receptor do fator de crescimento epidérmico. Pensa-se que esses fatores sejam reguladores do crescimento autócrino. A inibina e a ativina são derivadas da mesma família de genes. O TGF-β, secretado pelas células da teca, aumenta a indução dos receptores de LH nas células da granulosa pelo FSH, ação esta que é oposta à do fator de crescimento epidérmico.[170] Conquanto essa ação possa ser vista como impacto positivo sobre as células da granulosa, na teca, o TGF-β tem ação negativa, inibindo a produção de andrógenos.[171] O fator 9 de diferenciação do crescimento (GDF-9) é membro da família TGF-β que se origina no oócito e é essencial para o crescimento e o desenvolvimento normais do folículo ovariano.[16]

Fator de Crescimento de Fibroblastos

Este fator é um mitógeno para várias células e está presente em todos os tecidos produtores de esteroides. Papéis importantes no folículo ovariano incluem estimulação da mitose nas células da granulosa, estimulação da angiogênese, estimulação do ativador do plasminogênio, inibição da regulação para cima do FSH de seu próprio receptor e inibição da expressão do receptor de LH induzida pelo FSH e produção de estrogênio.[39,172] Essas ações recebem oposição daquelas do fator transformador de crescimento β.

Fator de Crescimento Derivado das Plaquetas

Este fator de crescimento modifica as vias do AMP cíclico que reagem ao FSH, especialmente aquelas envolvidas na diferenciação das células da granulosa. O fator de crescimento derivado das plaquetas e o fator de crescimento epidérmico também podem modificar a produção das prostaglandinas no folículo.

Fatores de Crescimento Angiogênicos

A vascularização do folículo é influenciada por peptídeos do líquido folicular, especialmente o fator de crescimento do endotélio vascular (VEGF), uma citocina produzida nas células da granulosa em resposta ao LH.[173,174] As células lúteas respondem à gonadotrofina coriônica humana (hCG) com maior produção de VEGF, um provável mecanismo contribuinte para o aumento da permeabilidade vascular associada à hiperestimulação ovariana que pode ocorrer com a administração exógena de gonadotrofinas (Capítulo 31).[175] As angiopoietinas se ligam a um receptor endotelial (Tie-2) e exercem uma influência inibitória sobre a angiogênese. A angiopoietina-1 é o agente ativo, recebendo oposição da angiopoietina-2, que compete pelo receptor Tie-2 nas células endoteliais. A expressão diferencial desses fatores angiogênicos está envolvida no crescimento e regressão coordenados dos folículos e do corpo lúteo.[176-178] A injeção de antagonistas do VEGF e da angiopoietina diretamente nos folículos dominantes da macaca interfere no processo físico da ovulação e na função subsequente do corpo lúteo.[179]

Sistema da Interleucina-1

Os leucócitos são um componente proeminente do folículo ovariano e uma fonte importante de interleucinas. A interleucina-1 é membro da família de imunomediadores das citocinas. O ovário humano contém o sistema completo da interleucina-1 (ligante e receptor). No rato, a interleucina-1 estimula a síntese ovariana de prostaglandinas e talvez desempenhe um papel na ovulação.[180]

Fator de Necrose Tumoral-α (TNF-α)

O TNF-α também é produto dos leucócitos (macrófagos). Muito provavelmente, é um participante fundamental do processo da apoptose, uma característica da atresia folicular, bem como da luteólise do corpo lúteo.

Outros Peptídeos

O líquido folicular é uma autêntica sopa de proteínas! É composto por exsudatos do plasma e secreções das células foliculares. Vários hormônios podem ser encontrados no líquido folicular, bem como enzimas e peptídeos, que desempenham papéis importantes no crescimento e desenvolvimento foliculares, na ovulação e na modulação das respostas hormonais.

O líquido folicular contém **pró-renina**, o precursor inativo da renina, em uma concentração aproximadamente 12 vezes mais alta do que os níveis plasmáticos.[181] O LH estimula sua síntese no folículo e há um pico dos níveis plasmáticos de prorrenina no meio do ciclo. Os níveis circulantes de prorrenina também aumentam (10 vezes) durante as etapas iniciais da gravidez, o que se dá por estimulação ovariana pela elevação da gonadotrofina coriônica humana (hCG). Esses aumentos de prorrenina do ovário não são responsáveis por nenhuma alteração significativa dos níveis plasmáticos da forma ativa, a renina. Possíveis papéis para esse sistema ovariano da prorrenina-renina-angiotensina incluem a estimulação da esteroidogênese para fornecer substrato androgênico para a produção de estrogênio, regulação do cálcio e do metabolismo das prostaglandinas e estimulação da angiogênese. Esse sistema pode afetar as funções vasculares e teciduais dentro e fora do ovário.

Membros da família pró-opiomelanocortina são encontrados no líquido folicular humano.[182] Os níveis foliculares de **ACHT** e de **β-lipotrofina** permanecem constantes durante todo o ciclo, mas os níveis de **β-endorfina** atingem o máximo pouco antes da ovulação. Além disso, a encefalina está presente em concentrações relativamente inalteráveis. O sistema do **hormônio liberador de corticotrofina (CRH)** está presente nas células da teca, mas não nas células da granulosa, e está completo com o CRH, o receptor do CRH e a proteína de ligação ao CRH.[183] O CRH inibe a produção de andrógeno estimulada pelo LH nas células da teca, aparentemente por supressão da expressão do gene P450c17.[184]

O **hormônio antimülleriano (AMH)**, membro da família do fator transformador de crescimento-β, como a inibina e a ativina, é produzido pelas células da granulosa e pode desempenhar um papel na maturação do oócito (inibe a meiose do oócito) e no desenvolvimento folicular.[185,186] O hormônio antimülleriano inibe diretamente a proliferação das células da granulosa e lúteas, bem como a proliferação estimulada pelo fator de crescimento epidérmico. Sua função parácrina pode ser suprimir o crescimento de todos os folículos, menos o dominante, em cada ciclo.[70] O nível circulante de AMH é mais alto na fase folicular tardia, atingindo o pico simultaneamente com a inibina-A imediatamente antes da ovulação.[187] Evidências experimentais sugerem que a fonte do AMH seja a coorte inteira de folículos, exceto o folículo dominante e, assim sendo, o nível circulante se correlaciona com o número de folículos e o potencial para fertilidade.[188,189] Com o envelhecimento e uma diminuição do número de folículos, declinam os níveis de AMH. O AMH pode ser medido em qualquer dia em um ciclo menstrual individual mesmo em mulheres em uso de contracepção com esteroides porque a secreção do AMH não é afetada suficientemente pelas gonadotrofinas ou esteroides sexuais para produzir alterações clinicamente significativas.[75]

O líquido folicular impede a retomada da meiose até que o pico pré-ovulatório do LH supere ou remova essa inibição. Essa ação é atribuída ao *inibidor da maturação do oócito (OMI)*. A *proteína A plasmática associada à gravidez*, encontrada na placenta, também está presente no líquido folicular. Pode inibir a atividade proteolítica no folículo antes da ovulação. A *endotelina-1* é um peptídeo produzido nas células endoteliais vasculares e pode ser a substância previamente conhecida como inibidor da luteinização; a expressão do gene da endotelina é induzida pela hipóxia associada à granulosa avascular e inibe a produção de progesterona induzida pelo LH.[190] Não se tem certeza se os *peptídeos GnRH-like* têm um papel folicular ou representam GnRH sequestrado. A *ocitocina* é encontrada nos folículos pré-ovulatórios e no corpo lúteo. A proteína de ligação ao hormônio do crescimento está presente no líquido folicular e tem características semelhantes às da mesma proteína de ligação no soro.

Resumo de Eventos no Folículo Antral

1. A produção de estrogênio da fase folicular é explicada pelo mecanismo de duas células, duas gonadotrofinas.

2. A seleção do folículo dominante é estabelecida durante os dias 5-7 e, consequentemente, os níveis periféricos de estradiol começam a elevar-se significativamente em torno do dia 7 do ciclo.

3. Os níveis de estradiol, derivado do folículo dominante, aumentam constantemente e, por meio de efeitos de *feedback* negativo, exercem uma influência supressora cada vez maior sobre a liberação de FSH.

4. Conquanto direcione um declínio dos níveis de FSH, a elevação folicular média do estradiol exerce uma influência de *feedback* positivo sobre a secreção de LH.

5. A ação positiva do estrogênio também inclui modificação da molécula de gonadotrofina, aumentando a qualidade (a bioatividade), bem como a quantidade de FSH e LH no meio do ciclo.

6. Os níveis de LH se elevam constantemente durante a fase folicular tardia, estimulando a produção de andrógeno na teca.

7. Uma responsividade peculiar ao FSH permite que o folículo dominante utilize o andrógeno como substrato e acelere ainda mais a produção de estrogênio.

8. O FSH induz o aparecimento de receptores de LH nas células da granulosa.

9. A resposta folicular às gonadotrofinas é modulada por vários dos fatores de crescimento e peptídeos autócrino-parácrinos.

10. A inibina-B, secretada pelas células da granulosa em resposta ao FSH, suprime diretamente a secreção hipofisária de FSH.

11. A ativina, originada na hipófise e na granulosa, amplia a secreção e a ação do FSH.

CRESCIMENTO E DESENVOLVIMENTO FOLICULARES NO OVÁRIO DE PRIMATAS

As evidências indicam fortemente que os peptídeos autócrino-parácrinos, não o estrogênio, desempenham papel importante em regular o crescimento e o desenvolvimento do folículo ovariano no primata. Em experimentos com macacas, não resultou redução do número total ou do tamanho dos folículos quando a produção de estradiol foi efetivamente suprimida pelo tratamento com um inibidor do sistema enzimático das aromatases ou com um inibidor da 3β-hidroxisteroide desidrogenase.[191-193] O desenvolvimento do oócito não foi alterado, embora a taxa de fertilização subsequente fosse reduzida por esse tratamento. Outro argumento contra um papel importante para o estrogênio no crescimento e desenvolvimento foliculares é a estimulação bem-sucedida do crescimento e desenvolvimento foliculares com gonadotrofinas em mulheres com deficiência de 17α-hidroxilase (um distúrbio hereditário que impede a produção de andrógenos e estrogênios).[194,195]

Um papel reduzido para o estrogênio é ainda sustentado pela resposta das mulheres com deficiência de gonadotrofinas ao tratamento com FSH recombinante (puro).[61-63] Ocorreu certa aromatização, talvez usando andrógenos originados nas glândulas suprarrenais, produzindo níveis iniciais de estradiol na fase folicular, mas foi impossível a esteroidogênese robusta habitual sem a presença do LH para proporcionar a produção do substrato andrógeno pela teca. Todavia, foram recuperados oócitos e, com fertilização in vitro, obteve-se gravidez. Essa mesma resposta foi observada em experimentos que usaram um antagonista do GnRH para produzir macacas deficientes em LH e depois administrar FSH humano puro recombinante.[64,65]

Esses resultados indicam que apenas o FSH é necessário para a foliculogênese inicial e que, na primata, os peptídeos autócrino-parácrinos substituíram o estrogênio no importante papel de modular a resposta às gonadotrofinas. Considere as seguintes ações que foram documentadas em ovários de primatas:

1. A inibina e a ativina regulam a síntese de andrógeno nas células da teca humana. A inibina aumenta, e a ativina suprime a ação estimuladora do LH e/ou do IGF-I, e a inibina pode superar a ação inibitória da ativina sobre as células da teca.[137-139]

2. Em células da granulosa imaturas, a ativina amplia todas as atividades do FSH, especialmente a atividade da aromatase (produção de estrogênio).[113,196]

3. Nas células da granulosa luteinizantes, a ativina tem atividade mitogênica direta e suprime a esteroidogênese em resposta ao LH, enquanto a inibina não tem efeito sobre a aromatase dependente do LH em células da granulosa maduras.[196,197]

4. Na fase folicular, a produção de inibina pela granulosa está sob o controle do FSH, mas durante a fase folicular tardia, ocorre uma alteração, culminando no controle da síntese lútea de inibina pelo LH.[198,199]

5. À medida que o folículo cresce, diminui a produção de ativina e aumenta a produção de inibina.[200,201] Além disso, aumentam os níveis de folistatina no líquido folicular, com aumento do crescimento do folículo, um mecanismo para diminuir a atividade da ativina.[202] Na fase folicular inicial, o FSH e o estradiol intensificam a secreção de inibina-B, provavelmente de modo indireto por aumento do número de células da granulosa, enquanto, na fase folicular tardia, quando aumentam os níveis de LH, é favorecida a secreção de inibina-A.[203]

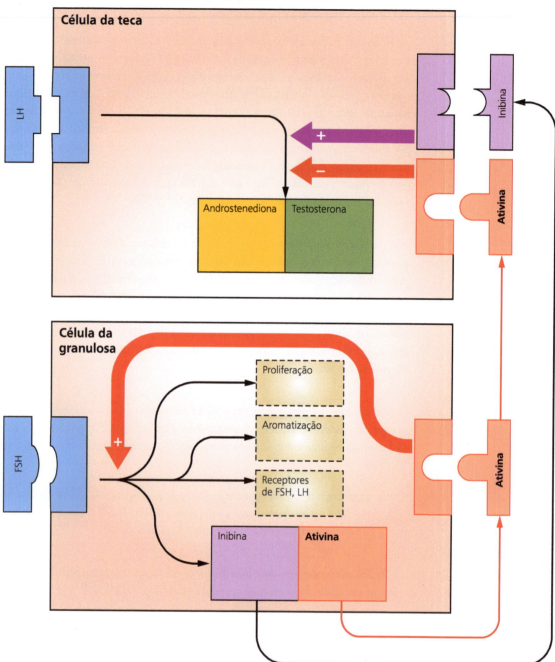

Essas ações se unem da seguinte maneira: na fase folicular inicial, a ativina produzida pela granulosa em folículos imaturos potencializa a ação do FSH sobre a atividade da aromatase e a formação de receptores de FSH e LH, enquanto suprime simultaneamente a síntese de andrógenos pela teca. Na fase folicular tardia, o aumento da produção de inibina (especificamente inibina-B) pela granulosa (e diminuição da ativina) promove síntese de andrógeno na teca em resposta ao LH e ao IGF-II para fornecer substrato para produção ainda maior de estrogênio na granulosa. Na granulosa madura do folículo pré-ovulatório dominante, a ativina serve para impedir a luteinização prematura e a produção de progesterona.

O folículo bem-sucedido é aquele que adquire o nível mais alto de atividade da aromatase e de receptores de LH em resposta ao FSH. caracteriza-se pelo estrogênio mais alto (por ação de feedback central)

REGULAÇÃO DO CICLO MENSTRUAL

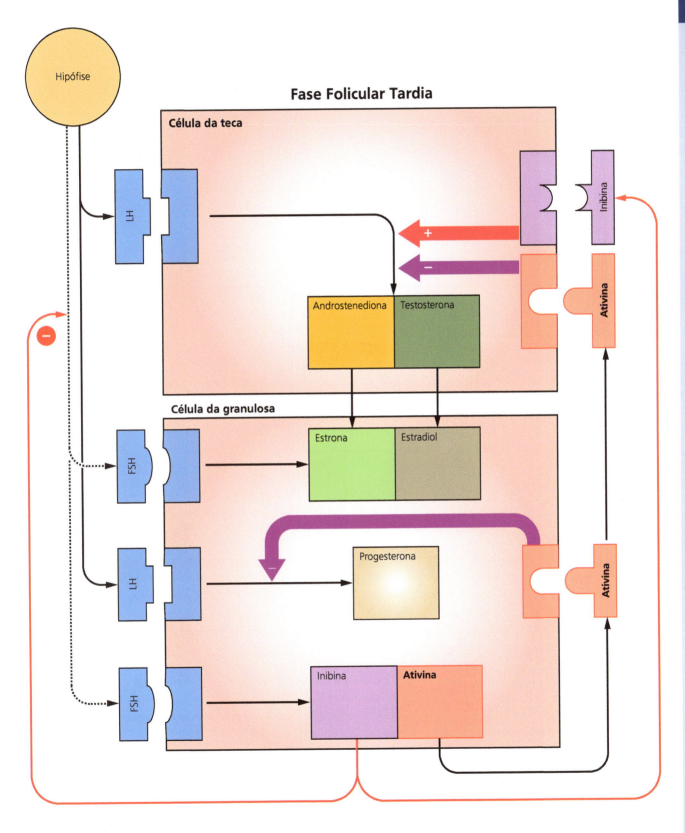

e a maior produção de inibina (por ações local e central). Essa realização ocorre em sincronia com a expressão apropriada de ativina. O nível mais alto de atividade genética que codifica a ativina é encontrado nos folículos antrais imaturos, e o nível mais baixo, nos folículos pré-ovulatórios. Desse modo, as proteínas da ativina (que aumentam a atividade do FSH) são produzidas nas maiores quantidades no início do desenvolvimento folicular para intensificar a receptividade do folículo ao FSH. Como com os níveis circulantes de inibina, a inibina-B é a inibina predominante no líquido folicular dos folículos pré-antrais, e a inibina-A aumenta quando os folículos se tornam grandes e maduros.[204-206] A síntese e a secreção de inibina, durante a fase folicular, são reguladas pelo FSH e pelos fatores de crescimento.[207]

A concentração correta de andrógenos nas células da granulosa promove atividade da aromatase e produção de inibina e, por sua vez, a inibina promove estimulação da síntese de andrógenos da teca pelo LH. Com o desenvolvimento do folículo, a expressão da inibina (especificamente a inibina-A) passa a estar sob controle do LH. Uma das chaves para o sucesso da ovulação e a função lútea é a conversão da produção da inibina em responsividade ao LH para manter centralmente a supressão do FSH e localmente o aumento da ação do LH.

As respostas dos folículos ovarianos à estimulação exógena pelo FSH e LH para fertilização in vitro indicam que a maturação final e a função do folículo dominante, antes da ovulação, são influenciadas significativamente pelo LH.[84] A maturação final do folículo dominante e a saúde do oócito são otimizadas pela presença obrigatória de um nível limiar de LH.[66,85,86,208]

Um papel menos importante é atribuído aos fatores de crescimento semelhante à insulina, em vista da produção bem-sucedida de múltiplos folículos produtores de estrogênio que produziram oócitos fertilizáveis em uma mulher com deficiência de IGF-I tratada com gonadotrofinas.[168] Os fatores de crescimento assumem um papel importante, mas talvez não essencial, como agentes facilitadores. No entanto, o sucesso de uma gravidez em uma mulher com deficiência de IGF-I pode indicar a maior importância do IGF-II.

Resumo de Eventos no Folículo Ovariano da Primata

1. O FSH tem múltiplas atividades na célula da granulosa: estimular a aromatização dos andrógenos em estrogênios, aumentar o conteúdo de receptores de FSH e de LH nas células da granulosa, estimular a proliferação de células da granulosa e produzir fatores autócrino-parácrinos, especialmente a ativina e a inibina.

2. Na granulosa da fase folicular inicial, a ativina aumenta as atividades do FSH: expressão do receptor de FSH, aromatização, produção de inibina/ativina e expressão do receptor de LH. Na teca, a ativina suprime a produção de andrógenos, permitindo o surgimento de um microambiente estrogênico.

3. Mais tarde na fase folicular, a inibina aumenta a estimulação da síntese de andrógeno pelo LH na teca para fornecer substrato para aromatização a estrogênio na granulosa, tornando disponível a grande quantidade de estrogênio necessária para ações foliculares locais e para desencadear o pico de LH.

4. A inibina-B é secretada pelas células da granulosa e cai na circulação, onde atua de maneira endócrina clássica suprimindo a secreção de FSH pela hipófise, um método importante para garantir a dominância de um único folículo.

5. Com o aparecimento dos receptores de LH, mantém-se a produção de inibina, que passa a ficar sob controle do LH.

6. Tardiamente na fase folicular, a maturação folicular final para produzir o nível mais favorável de esteroidogênese e um ovócito com melhor viabilidade exige a presença de um nível limiar de LH.

7. Todas as funções são moduladas por um exército de fatores de crescimento, e o IGF-II pode ser especialmente importante.

FOLÍCULO PRÉ-OVULATÓRIO

As células da granulosa, no folículo pré-ovulatório, aumentam e adquirem inclusões lipídicas, enquanto a teca se torna vacuolada e altamente vascular, dando ao folículo pré-ovulatório um aspecto hiperêmico. O oócito prossegue em meiose, aproximando-se da finalização de sua divisão de redução.

Aproximando-se da maturidade, o folículo pré-ovulatório produz aumento das quantidades de estrogênio. Durante a fase folicular tardia, os estrogênios se elevam lentamente a princípio e depois rapidamente, chegando a um pico aproximadamente 24-36 horas antes da ovulação.[209] O início do pico de LH ocorre quando são alcançados os níveis de pico de estradiol.[210] Ao fornecer o estímulo ovulatório para o folículo selecionado, o pico de LH sela o destino dos folículos restantes, com seu conteúdo mais baixo de estrogênio e FSH, aumentando ainda mais a superioridade androgênica.

Atuando por meio de seus próprios receptores, o LH promove luteinização da granulosa no folículo dominante, resultando na produção de progesterona. O receptor de LH, uma vez expresso, inibe ainda mais o crescimento celular e concentra a energia da célula na esteroidogênese (ações intensificadas pelo IGF).[211] Pode-se detectar um aumento de progesterona no efluente venoso do ovário, mantendo o folículo pré-ovulatório já no dia 10 do ciclo.[76] Esse aumento pequeno, mas significativo, da produção de progesterona no período pré-ovulatório, tem imensa importância fisiológica. Antes do surgimento dessa progesterona folicular, o nível circulante de progesterona era derivado da glândula suprarrenal.[212]

Os receptores de progesterona começam a aparecer nas células da granulosa do folículo dominante no período periovulatório.[87] O ponto de vista tradicional tem sido de que os receptores de progesterona sejam expressos em resposta ao estrogênio por meio de um mecanismo mediado pelo receptor de estrogênio; entretanto, não é esse o caso. Dados experimentais na macaca fornecem excelentes evidências de que o LH estimula a expressão do receptor de progesterona nas células da granulosa.[213] Dados *in vitro* com células humanas sugerem que a progesterona pré-ovulatória e a expressão do receptor de progesterona inibem diretamente a mitose nas células da granulosa, provavelmente explicando a limitação da proliferação de células da granulosa à medida que essas células ganham receptores de LH.[214]

A progesterona afeta a resposta de *feedback* positivo ao estrogênio de maneira dependente do tempo e da dose. Quando introduzida depois da sensibilização adequada pelo estrogênio, a progesterona facilita a resposta de *feedback* positivo e uma ação direta sobre a hipófise e, na presença de níveis subliminares de estradiol, pode induzir um pico de LH característico.[215,216] Por isso ocorre o início surpreendente da ovulação ocasionalmente observada em uma mulher anovulatória amenorreica a quem se administra um estímulo com progestina. Quando administrada antes do estímulo do estrogênio ou em doses altas (atingindo um nível sanguíneo acima de 2 ng/mL), a progesterona bloqueia o pico de LH do meio do ciclo.

Níveis apropriadamente baixos de progesterona derivada do folículo em maturação contribuem para a sincronização precisa do pico do meio do ciclo. Além de sua ação facilitadora sobre o LH, a progesterona no meio do ciclo é significativamente responsável pelo pico de FSH.[216] Essa ação da progesterona pode ser vista como mais uma etapa para assegurar que a ação do FSH se complete no folículo, especialmente garantindo que um complemento inteiro de receptores de LH seja instituído na camada da granulosa. Em certas situações experimentais, o estradiol gradual, em si mesmo, pode desencadear picos de LH e FSH, sugerindo que a progesterona certamente potencializa o efeito do estradiol, mas pode não ser obrigatória.[217] Todavia, o bloqueio da síntese ou da atividade da progesterona no meio do ciclo na macaca comprometeu o processo ovulatório e a luteinização.[218] Essas ações do estrogênio e da progesterona exigem a presença e ação contínua do GnRH.

O período pré-ovulatório associa-se a uma elevação dos níveis plasmáticos de 17α-hidroxiprogesterona. Esse esteroide não parece ter um papel na regulação do ciclo, e seu aparecimento no sangue simplesmente representa a secreção de um produto intermediário. Assim sendo, contudo, sinaliza a estimulação de P450scc e P450c17 pelo LH, importante atividade enzimática para a produção de andrógenos da teca, o substrato para o estrogênio da granulosa. Depois da ovulação, algumas células da teca se luteinizam como parte do corpo lúteo e perdem a capacidade de expressar P450c17. Outras células da teca luteinizada retêm a atividade do P450c17 e acredita-se que continuem a produzir andrógenos para aromatização a estrogênios.

Quando os folículos menores deixam de atingir plena maturidade e sofrem atresia, as células da teca retornam à sua origem como componente do tecido estromal, retendo, contudo, a capacidade de reagir ao LH com atividade P450 e produção de esteroides. Como os produtos do tecido da teca são andrógenos, o aumento do tecido estromal na fase folicular tardia se associa a uma elevação nos níveis de andrógenos no plasma periférico no meio do ciclo, um aumento de 15% da androstenediona e um aumento de 20% da testosterona.[219] Essa resposta é intensificada pela elevação da inibina, que sabidamente aumenta a estimulação da produção de andrógenos pelo LH nas células da teca.

A produção de andrógenos, nessa fase do ciclo, pode servir a duas finalidades: (1) papel local no ovário, aumentando o processo de atresia e (2) efeito sistêmico estimulando a libido.

Os andrógenos intraovarianos aceleram a morte de células da granulosa e a atresia folicular. Não está claro ainda o mecanismo específico para essa ação, embora seja atraente suspeitar de uma interferência com o estrogênio e os fatores autócrino-parácrinos no aumento da atividade do FSH. Portanto, os andrógenos podem desempenhar um papel regulatório ao assegurar que somente um folículo dominante chegue ao ponto da ovulação.

É fato bem conhecido que a libido pode ser estimulada pelos andrógenos. Se a elevação dos andrógenos no meio do ciclo afeta a libido, então um aumento da atividade sexual deve coincidir com essa elevação. Estudos iniciais falharam em demonstrar um padrão consistente de frequência coital em mulheres por causa do efeito de iniciação do parceiro masculino. Se for estudado somente o comportamento sexual iniciado pelas mulheres, vê-se um pico de atividade sexual iniciada pela mulher durante a fase ovulatória do ciclo.[220] Também se observou que a frequência coital de casais casados aumenta na ocasião da ovulação.[221] Portanto, a elevação de andrógenos no meio do ciclo pode servir para aumentar a atividade sexual na ocasião em que mais provavelmente se obterá uma gravidez.

Resumo de Eventos no Folículo Pré-Ovulatório

1. A produção de estrogênio torna-se suficiente para atingir e manter as concentrações limiares periféricas de estradiol necessárias para induzir o pico de LH.

2. Atuando por meio de seus receptores, o LH inicia a luteinização e a produção de progesterona na camada granulosa.

3. A elevação pré-ovulatória da progesterona facilita a ação de *feedback* positivo do estrogênio e pode ser necessária para induzir o pico de FSH do meio do ciclo.

4. Ocorre um aumento dos andrógenos locais e periféricos no meio do ciclo, o qual é derivado do tecido da teca de folículos menores mal-sucedidos.

OVULAÇÃO

O folículo pré-ovulatório, através da elaboração do estradiol, fornece seu próprio estímulo ovulatório. Existe considerável variação de momento de ocorrência de ciclo para ciclo até na mesma mulher. Uma estimativa razoável e acurada localiza a ovulação aproximadamente 10-12 horas depois do pico de LH e 24-36 horas depois de serem atingidos os níveis de pico do estradiol.[209, 222] O início do pico de LH parece ser o indicador mais confiável da ovulação iminente, ocorrendo 34-36 horas antes da ruptura do folículo.[223] É preciso manter um limiar da concentração de LH por 14-27 horas a fim de ocorrer a maturação completa do oócito.[224] Geralmente, o pico do LH dura 48-50 horas.[223]

Por causa das sequências cuidadosas envolvidas nos programas de fertilização *in vitro*, temos à disposição alguns dados interessantes.[225] O pico de LH tende a ocorrer aproximadamente às 3 horas da manhã, começando entre a meia-noite e as 8 horas da manhã em mais de dois terços das mulheres.[98] A ovulação ocorre primariamente pela manhã durante a primavera e primariamente à noite durante o outono e o inverno. De julho a fevereiro, no Hemisfério Norte, cerca de 90% das mulheres ovulam entre 16 e 19 horas; durante a primavera, 50% da mulheres ovulam entre meia-noite e 11 horas.

A maioria dos estudos concluiu que a ovulação ocorre mais frequentemente (aproximadamente 55% das vezes) no ovário direito, em comparação com o esquerdo, e os oócitos do ovário direito têm um potencial mais alto para gravidez.[226] O lado da ovulação não afeta as características do ciclo, mas os ciclos com fases foliculares mais curtas tendem a ser seguidos por ovulação contrala-

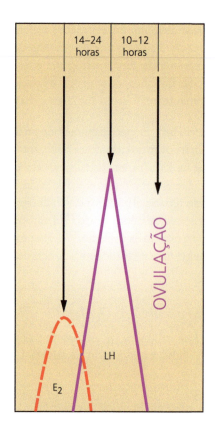

teral, e a ovulação ocorre aleatoriamente após ciclos com uma fase folicular longa.[227,228] A alternância da ovulação entre os dois ovários predomina em mulheres mais jovens, mas, depois dos 30 anos, as ovulações ocorrem mais frequentemente no mesmo ovário; entretanto, durante os anos reprodutivos, ocorrem mais ovulações do ovário direito.[229] A ovulação contralateral favorece a gravidez mais do que a ovulação ipsolateral, e a ovulação ipsolateral aumenta com o aumento da idade e a diminuição da fertilidade.[229]

O pico de gonadotrofinas estimula uma grande coleção de eventos que finalmente leva à ovulação, liberação física do oócito e sua massa de discos polígeros (*cumulus oophorus*) das células da granulosa.[230] Esse não é um evento explosivo; portanto, precisa ocorrer uma série complexa de alterações que causem a maturação final do oócito e a decomposição da camada de colágeno da parede folicular.[231]

O pico de LH inicia a retomada da meiose no oócito (a meiose não se completa até depois que o espermatozoide tenha entrado e seja liberado o segundo corpo polar), a luteinização das células da granulosa e a produção de progesterona, a expansão do *cumulus oophorus* e a síntese de prostaglandinas e outros eicosanoides essenciais para a ruptura do folículo. A maturação e a luteinização prematuras do oócito são impedidas por fatores locais.

Ocorre um aumento de AMP cíclico induzido pelo LH no folículo pouco antes da ovulação. O AMP cíclico é transferido das células da granulosa para o oócito por meio da rede de junções *gap* e, desse modo, ocorre uma redução do AMP cíclico quando o LH causa uma ruptura das junções *gap*. Isso resulta em diminuição da ação inibitória local do inibidor da maturação do oócito (OMI) e do inibidor da luteinização (LI). O LI pode ser a endotelina-1, um produto das células endoteliais vasculares.[190] O OMI se origina das células da granulosa, e sua atividade depende de um *cumulus oophorus* intacto. A ativina produzida localmente suprime a produção de progesterona pelas células lúteas, fornecendo mais um meio de impedir a luteinização prematura.[232,233] A propagação das alterações induzidas pelo LH por todo o folículo depende dos fatores de crescimento e de seus receptores, especialmente dos membros da família dos fatores de crescimento epidérmico-símiles, especificamente fatores induzidos pelo LH denominados anfirregulina, epirregulina e betacelulina.[234] A interrupção dessa via interfere na retomada da meiose pelo oócito e na ovulação.

Há uma grande quantidade de evidências de que o oócito exerce controle sobre as funções da granulosa, afetando tanto o metabolismo quanto a proliferação por meio da secreção de proteínas da família do fator transformador de crescimento-β.[49,235-238] Essas proteínas incluem a inibina, a ativina, o AMH, as proteínas morfogenéticas ósseas (BMP) e o GDF9, que precisam ser secretadas em suas formas ativas depois do processamento de proteínas precursoras pelas proteases. A produção das proteínas ativas é regulada por uma interação das proteínas de sinalização do oócito e das células da granulosa, determinada por alteração da responsividade ao FSH à medida que os componentes do folículo ovariano se desenvolvem e diferenciam.[239] A diferenciação e a manutenção das células do *cumulus oophorus* das células da granulosa pré-antral estão sob a direção do oócito.[240,241]

O *cumulus oophorus* difere das outras células da granulosa, não possuindo receptores do LH nem produzindo progesterona; a expressão do receptor do LH induzida pelo FSH é suprimida pelo oócito nas células da granulosa contíguas. O oócito possibilita às células do *cumulus oophorus* responderem a alterações físicas e bioquímicas induzidas pelas gonadotrofinas pouco antes da ovulação. Os fatores locais que impedem a maturação e a luteinização prematuras do oócito provavelmente estão sob o controle do oócito. Um mediador desse sistema de controle é o óxido nítrico, que mantém o sistema de comunicação das junções *gap*.[242] O óxido nítrico resiste à retomada da meiose do oócito induzida pelo LH e à ruptura da rede de junções *gap* até que o pico maciço de LH supere essa resistência e seja interrompida a comunicação entre o oócito e as células foliculares.

Com o pico de LH, os níveis de progesterona no folículo continuam a elevar-se até o momento da ovulação. A elevação progressiva da progesterona pode atuar para encerrar o pico do LH à medida que é exercido um efeito de *feedback* negativo em concentrações mais altas. Além de seus efeitos centrais, a progesterona aumenta a distensibilidade da parede do folículo. É necessária uma alteração das propriedades elásticas da parede folicular para explicar o rápido aumento do volume do líquido folicular, o que ocorre pouco antes da ovulação, não sendo acompanhado por nenhuma alteração significativa da pressão intrafolicular. O escape do óvulo se associa a alterações degenerativas do colágeno na parede folicular para que, pouco antes da ovulação, a parede folicular se torne fina e distendida. FSH, LH e progesterona estimulam a atividade de enzimas proteolíticas, resultando na digestão do colágeno da parede folicular e no aumento de sua distensibilidade. O pico de gonadotrofinas também libera histamina, e a própria histamina pode induzir a ovulação em alguns modelos experimentais.

As enzimas proteolíticas são ativadas em uma sequência ordenada.[243] As células da granulosa e da teca produzem ativador do plasminogênio em resposta ao pico de gonadotrofinas. O plasminogênio é ativado por um de dois ativadores do plasminogênio: o ativador do plasminogênio do tipo tecidual e o ativador do plasminogênio do tipo uroquinase. Esses ativadores são codificados por genes separados e também são regulados por inibidores.

Os ativadores do plasminogênio produzidos pelas células da granulosa ativam o plasminogênio no líquido folicular a produzir plasmina. A plasmina, por sua vez, gera colagenase ativa para romper a parede folicular. Nos modelos com ratas, a síntese do ativador do plasminogênio é desencadeada por estimulação pelo LH (bem como por fatores de crescimento e o FSH), enquanto diminui a síntese do inibidor do plasminogênio.[244] Desse modo, antes e depois da ovulação, a atividade dos inibidores é alta, enquanto, na ovulação, a atividade dos ativadores é alta, e os inibidores chegam ao nível mais baixo. A regulação molecular desses fatores é necessária para a coordenação que leva à ovulação. A síntese do ativador do plasminogênio expressa-se, nas células da granulosa, somente na etapa pré-ovulatória correta em resposta ao LH. O sistema dos inibidores, que é muito ativo nas células da teca e intersticiais, impede a ativação inadequada do plasminogênio e a ruptura dos folículos em crescimento. Foi demonstrado que o sistema inibidor está presente nas células da granulosa humanas e no líquido folicular pré-ovulatório e que é responsivo a substâncias parácrinas, ao fator de crescimento epidérmico e à interleucina-1β.[245-247] O movimento do folículo destinado a ovular até a superfície do ovário é importante, pois a superfície exposta do folículo agora tem a propensão de romper-se porque está separada de células ricas do sistema inibidor do plasminogênio. A ovulação é o resultado da digestão proteolítica do ápice folicular, um local chamado estigma. As enzimas metaloproteinases da matriz e seus inibidores endógenos, TIMP, aumentados em resposta ao LH e à progesterona, também estão envolvidos nesse evento.[248]

Na rata, o gene que codifica o ativador do plasminogênio contém uma região promotora que tem várias sequências para fatores de transcrição conhecidos, como o elemento responsivo ao AMP cíclico (CRE). A ativação desse CRE (que envolve a proteína de ligação ao CRE) exige estimulação pelo FSH. Desse modo, ambas as gonadotrofinas parecem estar envolvidas nesse processo. Estudos na macaca indicam que a ativação do ativador do plasminogênio é mediada pela prostaglandina E_2.[249]

As prostaglandinas E_2 e $F_{2\alpha}$, mas principalmente a prostaglandina E_2 e outros eicosanoides (especialmente os HETE, ácidos hidroxieicosatetraenoicos) aumentam acentuadamente no líquido folicular pré-ovulatório em resposta ao pico do LH, chegando a uma concentração de pico na ovulação.[250-252] A síntese de prostaglandinas é estimulada pela interleucina-1β, implicando essa citocina na ovulação.[253] A inibição da síntese da ciclo-oxigenase-2 (COX-2) por esses produtos do ácido araquidônico bloqueia a ruptura do folículo sem afetar os outros processos de luteinização e maturação do oócito induzidos pelo LH.[254-256]

As prostaglandinas atuam para liberar enzimas proteolíticas na parede folicular, e os HETE podem promover angiogênese e hiperemia (uma reação semelhante à inflamatória).[249,251,257] O LH e a PGE_2 ativam a via de sinalização dos fatores de crescimento epidérmico-símiles que leva à expansão do *cumulus oophorus* e à retomada da meiose do oócito.[258] As prostaglandinas também podem contrair as células musculares lisas que têm sido identificadas no ovário, auxiliando, assim, na extrusão da massa celular oócito-*cumulus oophorus*. **Esse papel ovulatório das prostaglandinas é tão bem demonstrado, que as pacientes com infertilidade devem ser avisadas para evitarem o uso de medicamentos que inibam a síntese de prostaglandinas.**[256,259,260]

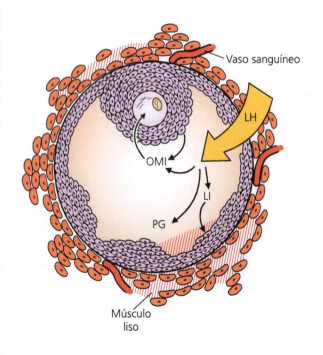
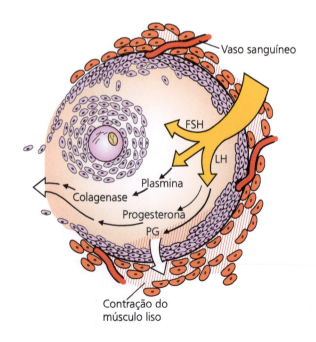

Um grande número de leucócitos entra no folículo antes da ovulação. Os neutrófilos são uma característica proeminente no compartimento da teca dos folículos antrais saudáveis e atrésicos.[261] O acúmulo de leucócitos é mediado por mecanismos quimiotáticos do sistema das interleucinas.[262] No entanto, a ovulação não depende dessas células imunes invasoras para a expressão da resposta inflamatória semelhante à associada à ovulação. As próprias células foliculares ovarianas em resposta ao LH expressam os genes envolvidos com respostas imunes, resultando na liberação de grande quantidade de produtos que afetam as reações celulares associadas à ovulação e ao processo de remodelação que leva ao corpo lúteo.[263]

Os níveis de estradiol têm queda vertiginosa quando o LH chega ao máximo. Isso pode ser consequência da regulação para baixo dos receptores no folículo pelo próprio LH. O tecido da teca dos folículos antrais saudáveis exibe acentuada supressão da esteroidogênese quando exposto a altos níveis de LH, enquanto a exposição ao longo de uma faixa baixa estimula a produção de esteroides. Os baixos níveis de progesterona no meio do ciclo exercem ação inibitória sobre o prosseguimento da multiplicação de células da granulosa, e a queda do estrogênio também pode refletir esse papel folicular local para a progesterona. Finalmente, o estrogênio pode exercer efeito inibitório sobre P450c17, uma ação direta sobre o gene que não é mediada pelo receptor.

As células da granulosa que estão fixadas à membrana basal e envolvem o folículo tornam-se células lúteas. As células do *cumulus oophorus* da granulosa fixam-se ao oócito. No camundongo, as células do *cumulus oophorus* são metabolicamente ligadas ao oócito e respondem ao pico de FSH secretando ácido hialurônico que dispersa as células do *cumulus oophorus* antes da ovulação. Essa resposta do ácido hialurônico depende da manutenção da ligação com o oócito, indicando a secreção de um fator de apoio. O oócito ainda secreta fatores que promovem a proliferação de células da granulosa e mantêm a organização estrutural do folículo.[264] A proliferação das células do *cumulus oophorus* é suprimida pelo FSH, enquanto o FSH estimula a proliferação de células murais da granulosa sustentadas pelo fator ou fatores do oócito.

O pico de FSH, parcialmente e talvez totalmente dependente da elevação pré-ovulatória da progesterona, tem várias funções. A produção do ativador do plasminogênio é sensível ao FSH, bem como ao LH. A expansão e a dispersão das células do *cumulus oophorus* permitem que a massa de células do oócito-*cumulus oophorus* torne-se livremente flutuante no líquido antral pouco antes da ruptura do folículo. O processo envolve a deposição de matriz de ácido hialurônico, cuja síntese é estimulada pelo FSH. Finalmente, um pico de FSH adequado assegura um complemento adequado de receptores de LH na camada granulosa. Deve-se notar que uma fase lútea abreviada ou inadequada é observada em ciclos nos quais os níveis de FSH são baixos ou seletivamente suprimidos em qualquer ponto durante a fase folicular.

O mecanismo que encerra o pico de LH é desconhecido. Em horas depois da elevação do LH, há uma queda vertiginosa dos estrogênios plasmáticos. A diminuição do LH pode ser causada por uma perda da ação estimulante positiva do estradiol ou por um aumento do *feedback* negativo da progesterona. A queda abrupta dos níveis de LH também pode refletir uma depleção do conteúdo hipofisário de LH em decorrência da regulação para baixo dos receptores do GnRH, seja por alterações da frequência de pulso do GnRH ou por alterações dos níveis de esteroides.[265,266] O LH ainda pode ser controlado por *feedback* negativo "curto" do LH sobre o hipotálamo. Foi demonstrada a supressão direta da produção do hormônio liberador hipotalâmico pelo LH. No entanto, em ovelhas, o pico de LH termina antes que o sinal do GnRH comece a declinar.[267] Foi sugerida outra possibilidade, um chamado fator inibidor do pico de gonadotrofinas (GnSIF) originado no ovário.[268,269] O GnSIF é produzido nas células da granulosa sob o controle do FSH e alcança um nível máximo na circulação na fase folicular média. Acredita-se que seu papel principal seja a prevenção da luteinização prematura. É provável que uma associação de todas essas influências cause o rápido declínio da secreção de gonadotrofinas.

As principais contribuições da progesterona para a ovulação são destacadas pelos resultados dos experimentos na macaca. A supressão da esteroidogênese no meio do ciclo impediu a ovulação, mas não a retomada da meiose dos oócitos.[218] A administração de um agonista da progestina a esse modelo experimental restaurou a ovulação. Camundongos fêmeas portadoras de *knock-out* para o gene do receptor da progesterona deixam de ovular, embora não seja impedida a maturação do oócito nem a luteinização.[270,271] Esses experimentos indicam que o receptor-A da progesterona seja a isoforma crítica necessária para a ovulação normal.

Um pico adequado de gonadotrofinas não garante a ovulação. O folículo precisa estar na etapa de maturidade apropriada a fim de responder ao estímulo ovulatório. No ciclo normal, a liberação de gonadotrofinas e a maturação final do folículo coincidem porque o momento de ocorrência do pico de gonadotrofinas é controlado pelo nível de estradiol, que, por sua vez, é função do crescimento e maturação foliculares. Portanto, a liberação de gonadotrofinas e a maturidade morfológica geralmente são coordenadas e acopladas no tempo. Na maioria dos ciclos humanos, a condição indispensável de relações de *feedback*, nesse sistema, permite que apenas um folículo chegue ao ponto de ovulação. Partos múltiplos de gêmeos não idênticos podem, em parte, refletir a chance estatística aleatória de mais de um folículo preencher todos os requisitos para a ovulação.

Resumo dos Eventos Ovulatórios Fundamentais

1. O pico de LH inicia a continuação da meiose no oócito, a luteinização da granulosa e a síntese de progesterona e prostaglandinas no folículo.

2. A progesterona aumenta a atividade das enzimas proteolíticas responsáveis, juntamente com as prostaglandinas, para a digestão e ruptura da parede folicular.

3. A elevação do FSH do meio do ciclo, influenciada pela progesterona, serve para liberar o oócito das fixações foliculares, converter o plasminogênio na enzima proteolítica, a plasmina, e garantir que suficientes receptores de LH estejam presentes para permitir uma fase lútea normal adequada.

FASE LÚTEA

Antes da ruptura do folículo e da liberação do óvulo, as células da granulosa começam a aumentar de tamanho e assumem um aspecto vacuolado característico associado ao acúmulo de um pigmento amarelo, a luteína, que empresta seu nome ao processo de luteinização e à subunidade anatômica, o corpo lúteo. Durante os primeiros três dias depois da ovulação, as células da granulosa continuam a aumentar. Além disso, as células de luteína da teca podem-se diferenciar da teca e do estroma circunjacentes, passando a fazer parte do corpo lúteo. A dissolução da lâmina basal e a rápida vascularização e luteinização tornam difícil distinguir a origem de células específicas.

Os capilares começam a penetrar na camada granulosa depois que cessa o pico do LH, chegam à cavidade central e, muitas vezes, a enchem de sangue.[272] A angiogênese é característica importante do processo de luteinização, uma resposta ao LH mediada por fatores como o fator de crescimento do endotélio vascular (VEGF) e angiopoietinas produzidas nas células da granulosa luteinizada.[173,174,273] Na fase lútea inicial, a angiogênese acompanha um aumento da expressão do VEGF, com estabilização do crescimento dos vasos mantidos pela ligação da angiopoietina-1 ao receptor endotelial Tie-2.[177,274] Com a regressão do corpo lúteo, diminui a expressão do VEGF e da angiopoietina-1, permitindo maior ocupação do receptor Tie-2 pela angiopoietina-2, levando ao colapso vascular que acompanha a luteólise.

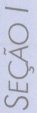

Por volta do dia 8 ou 9 depois da ovulação, chega-se ao máximo da vascularização, associada aos níveis máximos de progesterona e estradiol no sangue. O corpo lúteo tem um dos mais altos fluxos sanguíneos por unidade de massa no corpo. Ocasionalmente, essa incorporação de vasos e o sangramento resultarão em hemorragia não percebida e em uma emergência cirúrgica aguda que pode-se apresentar a qualquer momento durante a fase lútea. Na verdade, esse é um risco clínico significativo em mulheres que são anticoaguladas; tais mulheres devem receber medicação para impedir a ovulação.

A função lútea normal exige desenvolvimento folicular pré-ovulatório ideal. A supressão do FSH, durante a fase folicular, associa-se a níveis pré-ovulatórios de estradiol mais baixos, à depressão da produção lútea média de progesterona e a uma diminuição da massa de células lúteas.[275]

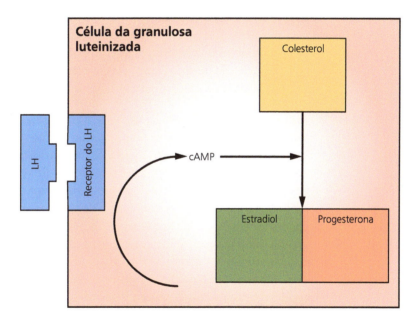

Evidências experimentais sustentam a argumentação de que o acúmulo de receptores de LH, durante a fase folicular, predetermine o grau de luteinização e a capacidade funcional subsequente do corpo lúteo. A conversão bem-sucedida da granulosa avascular da fase folicular para o tecido lúteo vascularizado também tem importância. Como a produção de esteroides depende do transporte de colesterol pela lipoproteína de baixa densidade (LDL), a vascularização da camada granulosa é essencial para permitir que o LDL-colesterol chegue às células lúteas para fornecer substrato suficiente para a produção de progesterona. Uma das funções mais importantes do LH é regular a ligação ao receptor de LDL, internalização e processamento pós-receptor; ocorre indução da expressão do receptor de LDL nas células da granulosa durante as primeiras etapas da luteinização em resposta ao pico de LH do meio do ciclo.[276,277] Esse mecanismo fornece colesterol às mitocôndrias para utilização como bloco de construção básico da esteroidogênese.

O tempo de vida e a capacidade esteroidogênica do corpo lúteo são dependentes da secreção contínua tônica de LH. Estudos em mulheres hipofisectomizadas demonstraram que a função do corpo lúteo normal exige a presença contínua de pequenas quantidades de LH.[278] A dependência do corpo lúteo com relação ao LH é ainda evidenciada pela rápida luteólise que vem depois da administração de agonistas ou antagonistas do GnRH ou da suspensão do GnRH quando induzida a ovulação pela administração de GnRH pulsátil.[279,280] Não há evidências de que outros hormônios luteotróficos, como a prolactina, desempenhem algum papel em primatas durante o ciclo menstrual.[281]

O corpo lúteo não é homogêneo. Além das células lúteas, também estão presentes células endoteliais, leucócitos e fibroblastos. As células não esteroidogênicas formam o maior volume, cerca de 70%, da população total de células. Os leucócitos produzem várias citocinas, inclusive a interleucina-1β, e o fator de necrose tumoral-α.[282] Os muitos leucócitos diferentes no corpo lúteo também são uma fonte rica para as enzimas citolíticas, as prostaglandinas e os fatores de crescimento envolvidos na angiogênese, esteroidogênese e luteólise.

O corpo lúteo é um dos melhores exemplos de comunicação e interferência em biologia. Por exemplo, as células endoteliais contribuem com compostos vasoativos e, por sua vez, as células esteroidogênicas contribuem com fatores que influenciam a angiogênese. A função harmoniosa desse sistema é inversamente proporcional à sua complexidade.

As células endoteliais constituem aproximadamente 35% das células em um corpo lúteo maduro.[283] Como em qualquer outra parte do corpo, as células endoteliais participam de reações imunes e funções endócrinas. As células endoteliais são uma fonte de endotelina-1, expressa em resposta a alterações do fluxo sanguíneo, da pressão arterial e da tensão de oxigênio. Estudos têm indicado que a endotelina-1 pode ser um mediador de luteólise.[284,285] A inibição do fator de crescimento do endotélio vascular (VEGF) impede a angiogênese lútea.[286]

Até mesmo a população celular lútea não é homogênea, sendo composta por pelo menos dois tipos celulares distintos, as grandes e pequenas células.[287] Alguns acreditam que as grandes células sejam derivadas das células da granulosa, e as pequenas células, das células da teca. As pequenas células são as mais abundantes. Apesar do fato de a maior esteroidogênese ocorrer nas grandes células, são as pequenas células que contêm os receptores de LH e de hCG.[288,289] Exige explicação a ausência de receptores de LH/hCG nas grandes células, presumivelmente derivadas das células da granulosa que adquirem receptores de LH na fase folicular tardia. Talvez as grandes células estejam funcionando em um nível máximo com receptores totalmente ocupados e funcionais ou por causa da comunicação intercelular por meio de junções *gap*, e, então, as grandes células não precisam de suporte direto das gonadotrofinas. Desse modo, as grandes células podem estar funcionando em um alto nível, sob o controle de fatores reguladores que se originam nas pequenas células em resposta às gonadotrofinas. Além disso, a função global é influenciada por sinais autócrino-parácrinos das células endoteliais e imunes.

Grandes células lúteas produzem peptídeos (ocitocina, relaxina, inibina, GnRH, fatores de crescimento e prostaglandinas) e são mais ativas na esteroidogênese, com maior atividade da aromatase e mais síntese de progesterona do que as células pequenas.[290,291] As células da granulosa humanas (já luteinizantes quando recuperadas de pacientes de fertilização *in vitro*) contêm quantidades mínimas de mRNA do P450c17. Isso é condizente com a explicação de duas células, que atribui a produção de andrógeno (e P450c17) às células derivadas das células da teca. Com a luteinização, a expressão de StAR, P450scc e 3 beta-hidroxisteroide desidrogenase aumenta acentuadamente como esperado, sendo responsável pelo aumento da produção de progesterona, e a expressão contínua desses fatores essenciais exige LH.[292-294] O sistema da aromatase (P450arom), naturalmente, continua a ser ativo em células da granulosa luteinizadas.

Os níveis de progesterona normalmente se elevam nitidamente depois da ovulação, chegando ao máximo aproximadamente 8 dias depois do pico de LH. O início de novo crescimento folicular, durante a fase lútea, é ainda inibido pelos baixos níveis de gonadotrofinas em decorrência das ações de *feedback* negativo do estrogênio, da progesterona e da inibina-A. Com o aparecimento de receptores de LH nas células da granulosa do folículo dominante e subsequente desenvolvimento do folículo até corpo lúteo, a expressão da inibina passa a ficar sob o controle do LH, e a expressão muda da inibina-B para a inibina-A.[125,288,295] Os níveis circulantes de inibina-A se elevam na fase folicular tardia, chegando a um nível máximo na fase lútea média.[33,126,187] A inibina-A, portanto, contribui para a supressão do FSH até os níveis mínimos durante a fase lútea e para as alterações da transição lúteo-folicular. Há uma onda de crescimento de pequenos folículos durante a fase lútea, provavelmente em resposta ao pico de FSH no meio do ciclo; entretanto, a supressão do FSH na fase lútea garante que não surgirá um grande folículo maduro.[296,297]

A secreção de progesterona e de estradiol, durante a fase lútea, é episódica, e as alterações se correlacionam estreitamente com os pulsos de LH.[99,208] Por causa dessa secreção episódica, podem ser encontrados níveis de progesterona lútea média relativamente baixos, que alguns impropriamente acreditam ser indicativos de uma fase lútea inadequada, no transcorrer de fases lúteas totalmente normais. O corpo lúteo da primata é diferenciado em sua produção de estrogênio; entretanto, diferentemente da fase folicular, a síntese lútea de estrogênio é dependente do LH. No corpo lúteo, a progesterona atua localmente para aumentar a luteinização das células da granulosa induzida pelo LH a fim de sustentar sua própria síntese estimulada pelo LH e para inibir a apoptose.[299-301]

No ciclo normal, o período de tempo desde o pico de LH no meio do ciclo até a menstruação é consistentemente próximo de 14 dias. Por finalidades práticas, as fases lúteas que duram entre 11 e 17 dias podem ser consideradas normais.[302] A incidência de fases lúteas curtas é de aproximadamente 5-6%. Sabe-se bem que a duração significativamente variável do ciclo entre as mulheres deve-se ao número variável de dias necessários para o crescimento e maturação foliculares na fase lútea. A fase lútea não pode ser prolongada indefinidamente mesmo com o aumento progressivo da exposição ao LH, indicando que a morte do corpo lúteo deve-se a um mecanismo luteolítico ativo.

O corpo lúteo rapidamente declina 9-11 dias depois da ovulação, e o mecanismo da degeneração continua desconhecido. Em certas espécies de mamíferos não primatas, um fator luteolítico originado no útero e estimulado pelo estrogênio (prostaglandina $F_{2\alpha}$) regula o tempo de vida do corpo lúteo. Não foi identificado nenhum fator luteolítico definido no ciclo menstrual das primatas, e a remoção do útero da primata não afeta o ciclo ovariano. O estradiol produzido pelo corpo lúteo pode induzir a regressão morfológica das células lúteas.[303] A elevação prematura dos níveis de estradiol circulante, na fase lútea inicial, resulta em rápida queda das concentrações de progesterona. Injeções diretas de estradiol no ovário que contém o corpo lúteo induzem luteólise, enquanto tratamento similar no ovário contralateral não produz efeito.[304] Essa ação do estrogênio pode ser mediada pelo óxido nítrico. Este estimula a síntese lútea de prostaglandinas e diminui a produção de progesterona.[305] O óxido nítrico e a hCG têm ações opostas no corpo lúteo humano; o óxido nítrico se associa à apoptose das células lúteas.[306] O sinal final para luteólise, contudo, é a prostaglandina $F_{2\alpha}$, produzida no ovário em resposta ao estrogênio lúteo sintetizado localmente.[304,307] Essas relações são apoiadas por estudos do genoma descrevendo os efeitos da prostaglandina $F_{2\alpha}$ e da hCG sobre a expressão dos genes.[308] A fase lútea inicial nas primatas é dominada pela síntese intralútea da prostaglandina luteotrófica, a PGE_2; no final da fase lútea, a síntese intralútea de prostaglandinas se transfere para a $PGF_{2\alpha}$.[291]

Há outro papel possível para o estrogênio produzido pelo corpo lúteo. Em vista da conhecida necessidade de estrogênio para a síntese de receptores de progesterona no endométrio, pode ser necessário o estrogênio da fase lútea para permitir alterações induzidas pela progesterona no endométrio depois da ovulação. O conteúdo inadequado dos receptores de progesterona decorrente da sensibilização inadequada do endométrio pelo estrogênio é mais um possível mecanismo para infertilidade ou aborto espontâneo, outra forma de deficiência da fase lútea.

Evidências experimentais indicam que o efeito luteolítico da prostaglandina $F_{2\alpha}$ é mediado parcialmente pela endotelina-1.[284,285] A prostaglandina $F_{2\alpha}$ estimula a síntese da endotelina-1; a endotelina-1 inibe a esteroidogênese lútea e, por sua vez, a endotelina-1 estimula a produção de prostaglandinas nas células lúteas.[309] Além disso, a endotelina-1 estimula a liberação do fator de necrose tumoral-α, um fator de crescimento que sabe induzir apoptose, e membros da família do fator de necrose tumoral, incluindo seus receptores, são expressos no corpo lúteo, chegando ao máximo no tempo da luteólise.[310,311]

O corpo lúteo envolve interações celulares que exigem contato célula a célula. As junções *gap* são uma característica proeminente das células lúteas, assim como são no folículo antes da ovulação. Quando os variados tipos celulares do corpo lúteo são estudados juntos, o desempenho é diferente, comparando-se com estudos de tipos celulares isolados, sendo que a esteroidogênese maior se aproxima mais da função total do corpo lúteo.[312] Acredita-se que a comunicação e a troca de sinais ocorra por meio de estruturas da junção *gap*, explicando como as pequenas células respondem ao LH e à hCG, mas as grandes células são o local principal de esteroidogênese. A regulação do sistema das junções *gap* é influenciada pela ocitocina, um papel parácrino para a ocitocina no corpo lúteo.[25]

Quando a ovulação é induzida pela administração de GnRH, ocorre a morte normal da fase lútea, apesar de nenhuma alteração no tratamento, argumentando contra uma alteração do LH como o mecanismo luteolítico. Além disso, a afinidade de ligação do receptor de LH não muda durante toda a fase lútea; assim, o declínio da esteroidogênese precisa refletir desativação do sistema (produzindo uma refratariedade do corpo lúteo ao LH), talvez por meio do desacoplamento do sistema proteínas G-adenilato ciclase. Isso é apoiado por estudos em macacas, nos quais a alteração da frequência ou amplitude dos pulsos de LH não provocou luteólise.[313]

O processo de luteólise envolve enzimas proteolíticas, especialmente as metaloproteinases da matriz (MMPs). Essas enzimas são mantidas sob o controle inibitório pelos inibidores teciduais das metaloproteinases (TIMPs) secretados pelas células lúteas esteroidogênicas e, como os níveis de TIMP não mudam no tecido lúteo, acredita-se que a luteólise envolva um aumento direto da expressão das MMP. Uma parte importante da missão de resgate da gonadotrofina coriônica humana (hCG) é impedir esse aumento da expressão da MMP.[314] A hCG pode aumentar a produção de TIMP, e isso também inibiria a atividade da MMP e a luteólise.[315] A fonte das metaloproteinases é a célula do fibroblasto e, como os fibroblastos lúteos não contêm receptores de LH/hCG, a liberação das metaloproteinases depende de outro sinal. Um desses sinais pode ser a ativina-A produzida localmente e que atua sobre os fibroblastos para sintetizar e liberar metaloproteinases.[316] A hCG originada em uma gravidez pode inibir esse sistema da ativina-A, aumentando a folistatina, o glicopeptídeo que se liga à ativina. Além disso, o ovário humano contém o sistema completo da interleucina-1, proporcionando mais um recurso para as enzimas citolíticas.

A sobrevida do corpo lúteo é prolongada pelo surgimento de um novo estímulo de intensidade rapidamente crescente, a hCG. Os blastocistos que crescem em cultura produzem e secretam gonadotro-

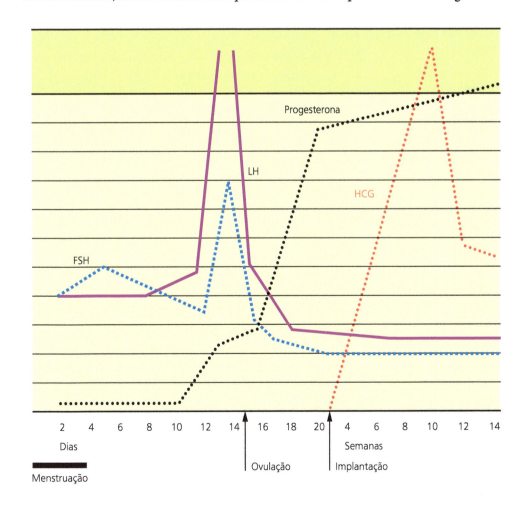

fina coriônica humana (hCG), começando nos dias 7-8 depois da fertilização.[317] O RNA mensageiro para a hCG pode ser encontrado em embriões humanos com 6 a 8 células.[318] Como a etapa de 8 a 12 células é atingida cerca de 3 dias depois da fertilização, acredita-se que o embrião humano comece a produzir hCG antes da implantação quando pode ser detectado na mãe (aproximadamente 6-7 dias depois da ovulação). O embrião é capaz, portanto, de sinalização pré-implantação, e níveis mais altos de estradiol e progesterona podem ser medidos na circulação materna até antes de a hCG materna ser detectável, presumivelmente por causa da estimulação do corpo lúteo pela hCG oferecida diretamente da cavidade uterina ao ovário.[319] A função do corpo lúteo é crucial durante as primeiras 7-9 semanas de gravidez, e a lutectomia no início da gravidez pode precipitar o abortamento.[320] De modo semelhante, a perda no início da gravidez, em primatas, pode ser induzida por injeções de soro anti-hCG.[321] O resgate do corpo lúteo por uma gravidez em início com hCG se associa à manutenção do sistema vascular (não pelo crescimento de novos vasos), um processo dependente dos fatores angiogênicos VEGF e angiopoietina-2.[176,177,274,322]

Diferentemente do padrão bifásico demonstrado pelo nível circulante de progesterona (diminuição depois da ovulação e, então, um novo pico mais alto na fase lútea média), os níveis de mRNA para as duas enzimas principais envolvidas na síntese de progesterona (clivagem da cadeia lateral do colesterol e 3β-hidroxisteroide desidrogenase) são máximos na ovulação e declinam durante toda a fase lútea.[323] Isso sugere que o tempo de vida do corpo lúteo é estabelecido na ocasião da ovulação, e a regressão lútea é inevitável, a menos que o corpo lúteo seja resgatado pela hCG da gravidez. ***Portanto, os primatas desenvolveram um sistema que exige resgate do corpo lúteo, diferentemente dos animais inferiores, que usam um mecanismo que causa ativamente morte do corpo lúteo (luteólise).***

Resumo de Eventos na Fase Lútea

1. A função lútea normal exige desenvolvimento folicular pré-ovulatório ideal (especialmente estimulação adequada pelo FSH) e contínuo suporte tônico do LH.

2. O início da fase lútea é marcado pela angiogênese ativa mediada pelo VEGF. O crescimento de novos vasos é contido pela angiopoietina-1, que atua por meio de seu receptor Tie-2 nas células endoteliais. A regressão do corpo lúteo se associa a diminuição da expressão do VEGF e da angiopoietina-1 e por um aumento da atividade da angiopoietina-2.

3. Progesterona, estradiol e inibina-A atuam centralmente, suprimindo as gonadotrofinas e um novo crescimento folicular.

4. A regressão do corpo lúteo pode envolver a ação luteolítica de sua própria produção de estrogênio, mediada por uma alteração da prostaglandina local e envolvendo óxido nítrico, endotelina e outros fatores.

5. No início da gravidez, a hCG resgata o corpo lúteo, mantendo a função lútea até que fique bem estabelecida a esteroidogênese placentária.

TRANSIÇÃO LÚTEO-FOLICULAR

O intervalo que se estende desde o declínio lúteo tardio do estradiol e da produção de progesterona até a seleção do folículo dominante é um tempo crítico e decisivo, marcado pelo aparecimento da menstruação, porém menos aparentes e muito importantes são as alterações hormonais que iniciam o ciclo seguinte. Os fatores críticos incluem GnRH, FSH, LH, estradiol, progesterona e inibina.

Apresentado o importante papel das ações mediadas pelo FHS sobre as células da granulosa, é apropriado que o recrutamento de um novo folículo ovulatório seja dirigido por um aumento seletivo do FSH que começa aproximadamente 2 dias antes do início da menstruação.[324-326] Usando um bioensaio sensível para o FSH, pode-se medir um aumento da bioatividade do FSH, começando já na fase lútea média.[34] Há pelo menos duas alterações influentes que resultam nesse importante aumento do FSH: diminuição dos esteroides lúteos e da inibina e alteração da secreção pulsátil de GnRH.

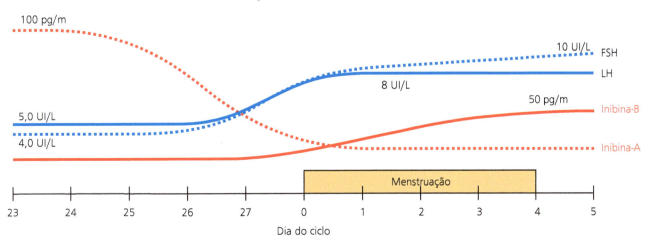

A inibina-B, originada nas células da granulosa do corpo lúteo e agora sob a regulação do LH, chega a um nível mínimo na circulação no período lúteo médio.[187] A inibina-A chega a um pico na fase lútea e, desse modo, pode ajudar a suprimir a secreção de FSH pela hipófise aos níveis mais baixos alcançados durante ciclo menstrual.[33,187] O processo de luteólise, qualquer que seja o mecanismo, com a resultante morte do corpo lúteo, afeta a secreção da inibina-A, bem como a esteroidogênese. A administração de inibina-A em macacas efetivamente suprime o FSH circulante.[327] Desse modo, remove-se da hipófise anterior uma importante influência supressora sobre a secreção do FSH durante os últimos dias da fase lútea. A ação seletiva da inibina sobre o FSH (e não o LH) é parcialmente responsável pela maior elevação do FSH vista durante a transição lúteo-folicular, em comparação com a alteração do LH. A administração de FSH recombinante (puro) a mulheres deficientes em gonadotrofinas tem demonstrado que o crescimento inicial dos folículos exige FSH e que o LH não é essencial durante esse período do ciclo.[61,62]

Os níveis de inibina-B começam a elevar-se pouco depois do aumento do FSH (uma consequência da estimulação pelo FSH da secreção de inibina nas células da granulosa) e chegam aos níveis máximos aproximadamente 4 dias depois do aumento máximo do FSH.[33,117,187] Desse modo, a supressão da secreção do FSH durante a fase folicular é uma ação exercida pela inibina-B, enquanto o escape da inibição do FSH durante a transição lúteo-folicular é, em parte, uma resposta à diminuição da secreção de inibina-A pelo corpo lúteo.

Os níveis circulantes de ativina aumentam antes da ovulação até um pico na fase lútea; entretanto, a ativina-A é altamente ligada na circulação e não há certeza se tem um papel endócrino.[147,187] Todavia, o momento é o certo para a ativina contribuir para a elevação do FSH durante a transição lúteo-folicular. A ativina aumenta e a folistatina suprime a atividade do GnRH. Evidências *in vivo* e *in vitro* indicam que a resposta das gonadotrofinas ao GnRH exige atividade da ativina.[328] A ativina atua especificamente de modo sinérgico com o GnRH estimulando a expressão gênica na hipófise para a subunidade beta do FSH.[329]

A elevação seletiva do FSH também é significativamente influenciada por uma alteração da secreção pulsátil do GnRH, antes fortemente suprimida pelos níveis altos de estradiol e progesterona da fase lútea, exercendo um *feedback* negativo no hipotálamo.[103,330] Ocorre um aumento progressivo e rápido dos pulsos de GnRH (avaliado pela medida dos pulsos de LH) durante a transição lúteo-folicular.[102] Do pico lúteo médio até a menstruação, há um aumento de 4,5 vezes da frequência dos pulsos de LH (e presumivelmente de GnRH) de aproximadamente 3 pulsos/24 horas para 14 pulsos/24 horas.[102] Durante esse período de tempo, o nível médio do LH aumenta aproximadamente duas vezes, de aproximadamente uma média de 4,8 UI/L para 8 UI/L. O aumento do FSH é, como foi observado, maior do que o do LH. A frequência de pulsos do FSH aumenta 3,5 vezes desde o período lúteo médio até o tempo da menstruação, e os níveis de FSH aumentam uma média de aproximadamente 4 UI/L para 15 UI/L.

Um aumento da frequência de pulsos do GnRH desde um baixo nível de secreção associa-se a um aumento seletivo inicial do FSH em vários modelos experimentais, incluindo a macaca ovariectomizada com destruição do hipotálamo. O tratamento de mulheres hipogonadais com GnRH pulsátil resulta primeiramente em predominância da secreção de FSH (sobre o LH). Essa resposta experimental e as alterações durante a transição lúteo-folicular são semelhantes às observadas durante a puberdade, uma predominância de secreção de FSH à medida que começa a aumentar a secreção pulsátil de GnRH.

A resposta hipofisária ao GnRH também é um fator. O estradiol suprime a secreção de FSH em virtude de sua clássica relação de *feedback* negativo no nível hipofisário. A diminuição do estradiol na fase lútea tardia restaura a capacidade da hipófise de responder a um aumento da secreção de FSH.[331]

Resumo de Eventos na Transição Lúteo-Folicular

1. A morte do corpo lúteo resulta em níveis circulantes mínimos de estradiol, progesterona e inibina.

2. A diminuição da inibina-A remove uma influência supressora sobre a secreção de FSH na hipófise.

3. A diminuição do estradiol e da progesterona permite um aumento progressivo e rápido da frequência da secreção pulsátil de GnRH e uma remoção da hipófise a supressão por *feedback* negativo.

4. A remoção da inibina-A e do estradiol e o aumento dos pulsos de GnRH se combinam para permitir maior secreção de FSH, em comparação com o LH, com aumento da frequência da secreção episódica.

5. O aumento do FSH é instrumental em resgatar da atresia um grupo de folículos prontos com idade aproximada de 70 dias, permitindo que comece a surgir um folículo dominante.

CICLO MENSTRUAL NORMAL

A duração do ciclo menstrual é determinada pela taxa e a qualidade do crescimento e desenvolvimento foliculares, e é normal que o ciclo varie em mulheres individuais.[332,333] As durações dos ciclos são mais curtas (com menos variabilidade) no final da quarta década, tempo em que estão ocorrendo aumentos de FSH e diminuições de inibina sutis, mas reais.[123,302,334-337] Isso pode ser descrito como crescimento folicular acelerado (por causa das alterações do FSH e da inibina-B). Ao mesmo tempo, menos folículos crescem por ciclo à medida que a mulher envelhece.[338] Aproximadamente 2-4 anos antes da menopausa, os ciclos ficam mais longos novamente. Nos últimos 10-15 anos antes da menopausa, há uma aceleração da perda folicular.[3] Essa perda acelerada começa quando o número total de folículos chega a aproximadamente 25.000, um número alcançado em mulheres normais com 37 a 38 anos.[290] Finalmente, ocorre a menopausa por causa da depleção do suprimento de folículos.[339]

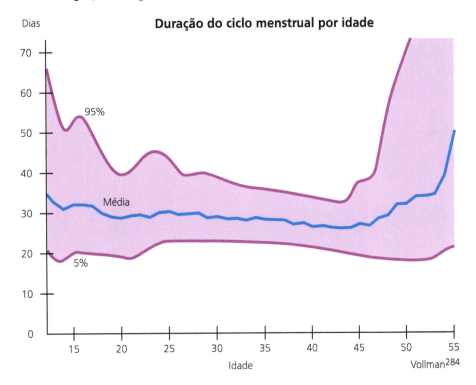

As alterações nos anos reprodutivos tardios refletem menor competência folicular, pois folículos primordiais melhores respondem mais cedo na vida, deixando os folículos menores para mais tarde, ou dá-se o fato de que o *pool* folicular total se reduz em número (ou ambos os fatores).[340] Argumentando em favor de um papel da redução do *pool* folicular, há a observação de que o líquido folicular obtido dos folículos pré-ovulatórios das mulheres mais velhas contém quantidades de inibina-A e B que são semelhantes às medidas no líquido folicular de mulheres jovens.[341]

São comuns as variações do fluxo menstrual e da duração do ciclo nos extremos da idade fértil durante os primeiros anos da adolescência e nos anos que precedem a menopausa. A prevalência dos ciclos anovulatórios é mais alta em mulheres abaixo dos 20 anos e acima dos 40.[342, 343] A menarca é tipicamente seguida por aproximadamente 5-7 anos de ciclos relativamente longos que gradualmente têm sua duração diminuída até se tornarem regulares. Embora as características do ciclo menstrual, em geral, não mudem apreciavelmente durante os anos férteis,[344] a duração e a variabilidade dos ciclos diminuem lentamente. Em média, a duração e a variabilidade médias dos ciclos chegam a valores baixos na idade de 40-42 anos.[333,344] Ao longo dos 8-10 anos antes da menopausa, a tendência é invertida; a duração e a variabilidade médias dos ciclos aumentam constantemente à medida que as ovulações se tornam menos regulares e frequentes.[332,333,345,346] A duração média do ciclo é maior nas mulheres com extremos de massa e composição corporais; índices de massa corporal altos e baixos se associam a um aumento da duração média do ciclo.[347,348]

Em geral, as variações da duração do ciclo refletem diferenças da duração da fase folicular do ciclo ovariano. As mulheres que têm um ciclo de 25 dias ovulam em torno dos dias 10-12 do ciclo, e aquelas com um ciclo de 35 dias ovulam aproximadamente 10 dias mais tarde. Em alguns anos depois da menarca, a fase lútea torna-se extremamente consistente (13-15 dias) e continua assim até a perimenopausa.[332,333] Aos 25 anos, mais de 40% dos ciclos têm duração que fica entre 25 e 28 dias; dos 25 aos 35 anos, mais de 60%. Embora seja o intervalo intermenstrual mais frequente relatado, apenas, aproximadamente, 15% dos ciclos em mulheres na idade fértil têm duração realmente de 28 dias. Menos de 1% das mulheres tem ciclos regulares que duram menos de 21 dias ou mais de 35 dias.[349] A maioria das mulheres tem ciclos que duram de 24 a 35 dias, mas pelo menos 20% das mulheres apresentam ciclos irregulares.[344]

Todas as referências estão disponíveis no site:
http://www.revinter.com.br/online/referencias-speroff.pdf

7 Transporte dos Espermatozoides e do Óvulo, Fertilização e Implantação

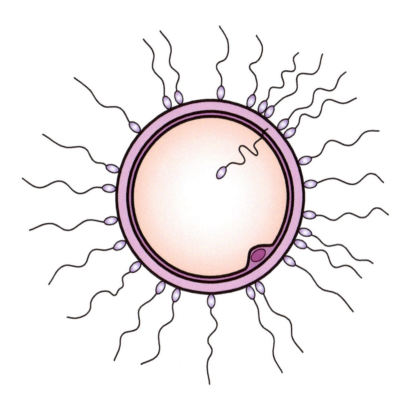

Entre suas muitas realizações, Galileu Galilei deu à ciência, em 1609, dois instrumentos importantes, o telescópio e o microscópio.[1] Anton van Leeuwenhoek, de Delft, Holanda, ficou fascinado pelo microscópio de Galileu. Leeuwenhoek era vendedor de tecidos e não tinha treinamento médico nem científico, embora tenha-se tornado membro da Royal Society of London, à qual submeteu 375 trabalhos científicos. Em 1677, Leeuwenhoek descreveu (de maneira bem acurada) os "pequenos animais do esperma". Foram necessários mais 198 anos até que Wilhelm August Oscar Hertwig, na Alemanha, demonstrasse a união do espermatozoide e do óvulo e a fertilização em um ouriço-do-mar.

A união do espermatozoide e do óvulo é um dos fundamentos da reprodução; entretanto, o local remoto desse evento e o difícil acesso aos gametas tornaram a fertilização um assunto difícil para estudar. Isso mudou com o advento da fertilização *in vitro*. A maior compreensão do desenvolvimento e união do espermatozoide ao óvulo é um dos principais benefícios da aplicação clínica das tecnologias de reprodução assistida. Este capítulo estuda os mecanismos envolvidos no transporte do espermatozoide e do óvulo, na fertilização e na implantação.

TRANSPORTE DOS ESPERMATOZOIDES

A evolução da bolsa escrotal dos mamíferos e a adoção da fertilização interna estão associadas à maturação dos espermatozoides que ocorre fora dos testículos. Isso inclui maturação no epidídimo do macho e a capacitação na fêmea antes da fertilização. A necessidade de capacitação (etapa final necessária para adquirir a capacidade de fertilizar) pode ser uma consequência evolutiva do desenvolvimento de um sistema de armazenamento para o esperma inativo no epidídimo caudal.[2]

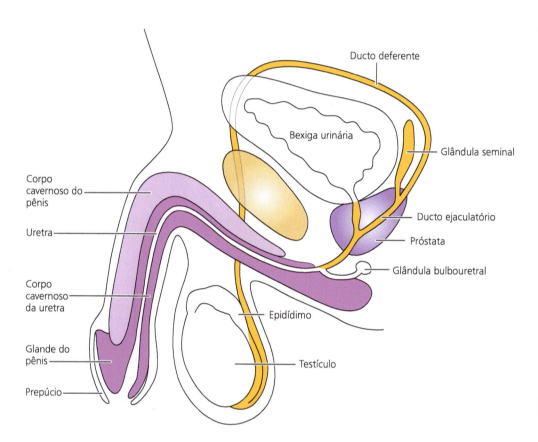

O epidídimo se divide em quatro segmentos, o segmento inicial, a cabeça, onde os espermatozoides começam seu processo de maturação, o corpo, onde continua a maturação, e a cauda, o local de maturação final e armazenamento.[3] Os espermatozoides chegam ao epidídimo caudal aproximadamente 72 dias depois do início da espermatogênese. Nesse momento, a cabeça do espermatozoide contém um núcleo envolvido por uma membrana e coberto pelo acrossomo, uma grande vesícula de enzimas proteolíticas. A membrana interna do acrossomo está firmemente aposta à membrana nuclear, e a membrana externa do acrossomo está próxima da membrana plasmática superficial. O flagelo é uma estrutura complexa de microtúbulos e fibras, envolto, na extremidade proximal, por mitocôndrias. A motilidade e a capacidade de fertilizar são adquiridas à medida que o espermatozoide passa pelo epidídimo.

O epidídimo caudal armazena os espermatozoides disponíveis para a ejaculação. A capacidade de armazenar espermatozoides funcionais permite ejaculações férteis repetitivas. A preservação da função ideal dos espermatozoides, durante esse período de armazenamento, exige níveis adequados de testosterona na circulação e manutenção da temperatura normal do escroto.[4] A importância da temperatura é enfatizada pela correlação de um número reduzido de espermatozoides com episódios de febre. A evolução do escroto favoreceu a obtenção de temperaturas mais amenas necessárias para o armazenamento efetivo de espermatozoides.

As proteínas de superfície são adquiridas pelo espermatozoide no epidídimo, proteínas essas que precisam ser removidas no processo da capacitação, discutido adiante. Pode-se argumentar que o epidídimo esteja limitado ao papel de armazenamento porque os espermatozoides, que jamais passaram pelo epidídimo e que foram obtidos dos dutos eferentes, em homens com ausência congênita do duto deferente, podem fertilizar o oócito humano *in vitro* e resultar em gravidez com recém-nascido vivo.[5] Na verdade, a injeção de espermatozoides obtidos por biópsia testicular diretamente em um oócito (injeção intracitoplasmática de espermatozoides) tem muito sucesso em alcançar a fertilização e a gravidez.[6] As funções do epidídimo não devem, contudo, ser rejeitadas porque, com a injeção direta no oócito, é transpassada a ação das proteínas de superfície na membrana do oócito.

O uso de espermatozoides com anormalidades deve ser feito com certa cautela. Os espermatozoides obtidos de homens com microdeleções no cromossomo Y envolvendo a região AZFc de Yq11 podem transmitir a deleção para crianças do sexo masculino, as quais, então, também serão provavelmente inférteis. Além disso, homens com certas microdeleções no Y, incluindo uma porção de AZFc, podem ter um aumento da suscetibilidade a desenvolver tumores de células germinativas testiculares. O resultado, nas gerações subsequentes, deve ser avaliado e precisa ser desenvolvida uma triagem genética apropriada para evitar a transmissão de alterações genéticas sutis, porém importantes. Enquanto isso, os homens com oligospermia intensa ou azoospermia devem receber aconselhamento genético apropriado e devem fazer testes para microdeleções de Y antes que seus espermatozoides sejam usados para injeção intracitoplasmática de espermatozoides (ICSI).

O sêmen forma um gel quase imediatamente depois da ejaculação, mas depois é liquefeito em 20-30 minutos por enzimas derivadas da próstata. O pH alcalino do sêmen dá proteção aos espermatozoides ao ambiente ácido da vagina. Essa proteção é transitória, e a maior parte dos espermatozoides deixados na vagina é imobilizada em duas horas. Os espermatozoides mais afortunados, por sua própria motilidade, dão entrada às línguas de muco cervical que se depositam na ectocérvixe. Esses são os espermatozoides que entram no útero; o plasma seminal é deixado na vagina. Essa entrada é rápida e são encontrados espermatozoides no muco em 90 segundos após a ejaculação.[7] A destruição de todos os espermatozoides na vagina, 5 minutos depois da ejaculação, não interfere na fertilização em cobaias, atestando, sim, a rapidez do transporte.[8]

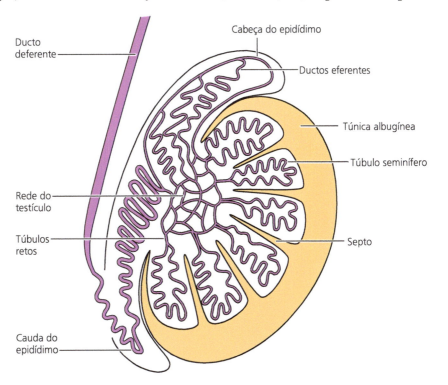

Durante o coito, ocorrem contrações do trato reprodutivo feminino, e essas contrações podem ser importantes para a entrada dos espermatozoides no muco cervical e posterior transporte.

Presumivelmente, o sucesso da entrada dos espermatozoides decorre de forças femininas e masculinas combinadas (a atividade flagelar do espermatozoide). O sucesso da inseminação intra-uterina, contudo, indica que o coito e o orgasmo feminino não sejam essenciais para o transporte dos espermatozoides.

Os espermatozoides nadam e migram através de poros no muco cervical que são menores do que sua cabeça; portanto, o espermatozoide precisa abrir ativamente seu caminho através do muco.[9] Uma causa de infertilidade possível é o comprometimento do movimento dos espermatozoides, que impede seu transporte através do muco. Esse movimento provavelmente também é influenciado pela interação entre as propriedades do muco e da superfície da cabeça do espermatozoide; por exemplo, os anticorpos dos espermatozoides, na cabeça dos mesmos, inibem o movimento deles no muco.[10] A morfologia anormal da cabeça do espermatozoide costuma associar-se ao comprometimento da função flagelar; entretanto, a morfologia anormal da cabeça, por si mesma, pode ser uma causa de pouca penetração no muco.[11,12] Uma proteína de revestimento dos espermatozoides (betadefensina 126), adquirida no epidídimo caudal, traz uma carga negativa alta e é importante para o movimento através do muco cervical.[13] Em geral, acredita-se que o muco cervical tenha uma ação de filtração; espermatozoides anormais e menos "capazes" têm dificuldade em atravessar.[14]

As contrações uterinas e a motilidade dos espermatozoides impulsionam estes últimos adiante e, nos seres humanos, eles podem ser encontrados na tuba uterina 5 minutos depois da inseminação.[15] A albumina marcada está presente nas tubas uterinas 30 segundos após sua instilação intrauterina.[16] É possível que o primeiro espermatozoide a entrar na tuba esteja em desvantagem. No coelho, esses espermatozoides precoces têm pouca motilidade e há frequente ruptura das membranas de sua cabeça.[17] Os primeiros espermatozoides têm pouca probabilidade de obter a fertilização. Aqueles que colonizam o muco e as criptas cervicais abrem, então, caminho mais lentamente até a ampola da tuba uterina a fim de encontrar-se com o óvulo. O número de espermatozoides no muco cervical é relativamente constante por 24 horas depois do coito e, depois de 48 horas, existem relativamente poucos ainda no muco.[18] Embora a região ístmica da tuba uterina funcione como reservatório de espermatozoides em muitas espécies, não parece ser esse o caso das tubas uterinas humanas.[19]

O espermatozoide humano é encontrado na tuba uterina até 80 horas depois do intercurso, e esses espermatozoides ainda podem ter um desempenho normal com oócitos de hamsters sem zona pelúcida.[20] Em animais, o tempo de vida dos espermatozoides fertilizáveis geralmente é a metade do tempo de vida móvel.

É substancial o ***desgaste do número de espermatozoides*** da vagina à tuba uterina.[21] De uma média de 200 a 300 milhões de espermatozoides depositados na vagina, no máximo algumas centenas (raramente chegando a 1.000), e muitas vezes menos, atingem a proximidade do óvulo.[19] Observa-se um número maior na ampola tubária na ocasião da ovulação. A principal perda ocorre na vagina, com a expulsão do sêmen pelo introito desempenhando um papel importante. Outras causas para a perda são a digestão do espermatozoide pelas enzimas vaginais e a fagocitose dos espermatozoides ao longo do sistema genital. Também há relatos de espermatozoides que fazem escavações nas células endometriais ou são engolfados por elas. Muitos espermatozoides passam pelo oócito e se perdem na cavidade peritoneal. O colo uterino serve de reservatório, fornecendo um suprimento de espermatozoides por até 72 horas.

No interior da tuba uterina, os espermatozoides que ainda não foram capacitados se ligam às células epiteliais. Quando esses espermatozoides se liberam e sofrem capacitação, exibem um novo padrão de movimento que foi chamado ***motilidade hiperativada***.[22,23] Essa motilidade

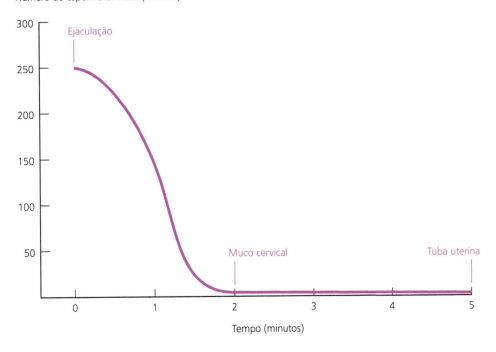

pode ser influenciada por uma interação com o epitélio tubário, resultando em maior velocidade e melhor direção, e também pode impedi-los de ficar aderidos ou presos.

ESTRUTURA DO MUCO CERVICAL

O muco cervical é uma estrutura complexa não homogênea.[24] Ele é secretado sob a forma granular e origina uma estrutura reticulada no canal cervical. Desse modo, nem todas as áreas do muco cervical são igualmente penetráveis pelos espermatozoides. Propõe-se, com base em estudos de animais, que o fluxo de saída do muco cervical estabeleça um alinhamento linear com cordões paralelos que direcionam o espermatozoide para cima. A pressurização do muco por contrações do útero auxilia ainda mais nesse alinhamento e pode contribuir para a velocidade do transporte dos espermatozoides. Reagindo ao pico de estrogênio do meio do ciclo, a produção do muco cervical, o conteúdo aquoso e o espaço entre suas grandes glicoproteínas chegam ao máximo no período pré-ovulatório imediato. O processo de capacitação é iniciado, mas não se completa durante a passagem dos espermatozoides pelo colo do útero.

CAPACITAÇÃO

A descoberta, em 1951, de que os espermatozoides de coelho e de rato precisam passar algumas horas no sistema genital feminino antes de adquirir a capacidade de penetrar nos óvulos, estimulou intensos esforços em pesquisa para delinear as condições ambientais necessárias para ocorrer essa mudança no espermatozoide.[25,26] O processo que modifica os espermatozoides foi chamado ***capacitação, e consiste nas alterações celulares que os espermatozoides ejaculados precisam sofrer a fim de fertilizar.***[27] A atenção foi concentrada nos requisitos hormonais, de tempo e no potencial para capacitação *in vitro*. A capacitação ocorre enquanto os espermatozoides estão na tuba uterina e se caracteriza por três processos:

1. Competência para sofrer reação no acrossomo.

2. Competência para ligar-se à zona pelúcida.

3. Aquisição de hipermotilidade.

A capacitação muda as características da superfície do espermatozoide, o que é exemplificado pela remoção dos fatores plasmáticos seminais que revestem a superfície dele, modificam a carga de sua superfície e restrigem a mobilidade do receptor. A proteína betadefensina 126 (DEFB126), derivada do epidídimo, é a principal proteína de revestimento dos espermatozoides e facilita o movimento através do muco cervical; sua liberação da cabeça do espermatozoide é essencial a fim de que o espermatozoide se ligue à zona pelúcida do óvulo.[13,28] A proteômica do espermatozoide tem demonstrado imensa coleção de receptores revestidos na superfície do espermatozoide.[29,30] A finalidade das proteínas de revestimento pode ser produzir um reservatório de espermatozoides nas tubas uterinas, promovendo a ligação do espermatozoide às células epiteliais tubárias.[31]

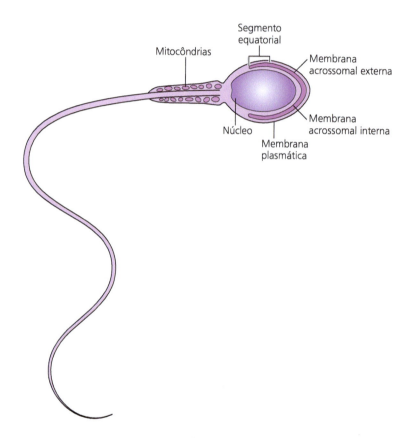

As alterações da superfície associam-se a modificações dos esteróis, lípidios e glicoproteínas da membrana da célula do espermatozoide que causam diminuição da estabilidade da membrana plasmática e da membrana que se situa imediatamente abaixo, a membrana acrossomal externa. As membranas ainda passam por modificações mais notáveis quando os espermatozoides capacitados chegam às proximidades do oócito ou quando são incubados no líquido folicular. Existe uma ruptura e fusão da membrana plasmática com a membrana acrossomal externa, a **reação do acrossomo**.[32] Isso permite a saída do conteúdo de enzimas do acrossomo, a estrutura em forma de touca que cobre o núcleo do espermatozoide. Essas enzimas, que incluem a hialuronidase, o fator neuraminidase-símile, a enzima dispersora do disco prolígero e uma protease chamada acrosina, desempenham papéis na penetração do óvulo pelo espermatozoide. As alterações das membranas da cabeça do espermatozoide também o preparam para a fusão com a membrana do óvulo. É a membrana acrossomal interna que se funde com a membrana plasmática do oócito. A reação do acrossomo pode ser induzida pelas proteínas da zona pelúcida do oócito e pelo líquido folicular humano *in vitro*.[33,34] Além disso, a capacitação dota o espermatozoide de hipermotilidade, e o aumento de velocidade do espermatozoide é um fator muito crítico para conseguir a penetração da zona pelúcida.[22]

Os eventos que constituem o processo de capacitação são regulados pelo estado de oxirredução da célula do espermatozoide.[35,36] As reações de oxirredução induzem fosforilação da tirosina, um requisito absoluto para a capacitação. Essas reações são dependentes de um aumento crítico das concentrações intracelulares de cálcio em decorrência de um influxo do cálcio extracelular, que se acredita ser induzido pela progesterona. Os espermatozoides são estimulados a sofrer a capacitação quando encontram a mudança para o pH alcalino na ocasião da ovulação, uma resposta das tubas uterinas às alterações hormonais do meio do ciclo.

Embora a capacitação classicamente seja definida como uma alteração que os espermatozoides sofrem no sistema genital feminino, especificamente nas tubas uterinas, fica aparente que os espermatozoides de algumas espécies, inclusive a humana, podem adquirir a capacidade de fertilizar depois de uma curta incubação em meios definidos e sem estarem no sistema genital feminino. Portanto, é possível o sucesso com as tecnologias de reprodução assistida. A capacitação *in vitro* exige um meio de cultura que é uma solução salina balanceada contendo substratos de energia, como o lactato, o piruvato e a glicose, além de uma proteína, como a albumina, e um líquido biológico, como o soro ou o líquido folicular. Procedimentos de lavagem dos espermatozoides provavelmente removem fatores que revestem a superfície dos espermatozoides, uma das etapas iniciais da capacitação. Acredita-se que a remoção do colesterol da membrana do espermatozoide prepare essa membrana para a reação do acrossomo.[37] A perda de colesterol regula a expressão das lectinas de superfície da membrana celular do espermatozoide que estão envolvidas nos receptores da superfície do espermatozoide para a zona pelúcida.[38] O tempo necessário para uma capacitação *in vitro* é de aproximadamente duas horas.[39]

A arrancada final em direção ao oócito é auxiliada pelo aumento de motilidade em decorrência do estado de hiperatividade. Essa alteração da motilidade pode ser medida por um aumento da velocidade e amplitude do batimento flagelar. Talvez o aumento de impulso ganho pela hiperatividade seja necessário para evitar a fixação ao epitélio tubário e para conseguir penetração do disco prolígero e da zona pelúcida.

Etapas Fundamentais no Transporte dos Espermatozoides

1. São necessários aproximadamente 72 dias para produzir espermatozoides, um período de tempo seguido pelo armazenamento no epidídimo antes da ejaculação.

2. Os espermatozoides entram no muco cervical e depois nas tubas uterinas em minutos, mas apenas algumas centenas de espermatozoides ou menos chegam ao oócito. O colo uterino serve de reservatório de espermatozoides por até 72 horas.

3. A capacitação, um processo iniciado durante a passagem do espermatozoide pelo colo do útero e completado na tuba uterina ou durante eclosão *in vitro* em um meio apropriado, caracteriza-se pela capacidade adquirida do espermatozoide de passar pela reação do acrossomo, de ligar-se à zona pelúcida e de adquirir motilidade hiperativada.

4. A reação do acrossomo deve-se à modificação e ruptura, seguida por fusão, da membrana celular do espermatozoide com a membrana acrossomal externa, permitindo a liberação de enzimas e mudanças na membrana acrossomal interna que são necessárias para a fusão com a membrana celular do oócito.

TRANSPORTE DO OÓCITO

O oócito, na ocasião da ovulação, é cercado por células da granulosa (o *disco prolígero*), que fixam o oócito à parede do folículo. A *zona pelúcida*, uma camada porosa acelular de glicoproteínas secretadas pelo oócito, separa o oócito das células da granulosa. As células da granulosa se comunicam metabolicamente com o oócito por meio das **junções gap** entre a membrana plasmática do oócito e as células do disco. Em resposta ao pico de hormônio luteinizante (LH) do meio do ciclo, prossegue a maturação do oócito com retomada da meiose à medida que o oócito completa a primeira divisão meiótica, entra na segunda divisão meiótica e para na segunda metáfase. Pouco antes da ovulação, as células do disco retraem seus contatos celulares do oócito. A ruptura das junções *gap* induz a maturação e a migração dos grânulos corticais para o córtex externo do oócito.[40] Antes da ovulação, o oócito e sua massa de células do disco se preparam para deixar sua moradia de longo tempo no ovário, para se destacarem da parede folicular.

O transporte do óvulo engloba o período de tempo desde a ovulação até a entrada da mórula no útero. O óvulo pode ser fertilizado somente durante as primeiras etapas de sua permanência temporária na tuba uterina. Em 2-3 minutos depois da ovulação em alguns animais, o disco prolígero e o oócito estão na ampola da tuba uterina. Esse processo leva mais tempo nos seres humanos.

Em ratas e fêmeas de camundongos, os ovários e a parte distal da tuba uterina são cobertos por um saco comum cheio de líquido. Os oócitos ovulados são transportados por correntes de líquido para a extremidade fimbriada da tuba uterina. Diferentemente, nas primatas, inclusive na mulher, os oócitos ovulados aderem com sua massa do disco de células foliculares à superfície do ovário. A extremidade fimbriada da tuba uterina varre o ovário a fim de apanhar o óvulo. A entrada na tuba uterina é facilitada pelos movimentos musculares que fazem as fimbrias entrarem em contato com a superfície do ovário. Existem certamente variações nesse padrão, conforme evidenciado por mulheres que conseguem engravidar apesar de ter apenas um ovário e uma única tuba uterina localizada contralateralmente. Além disso, os óvulos depositados no fundo de saco por injeção transvaginal são apanhados pelas tubas uterinas.[41]

Embora possa haver uma pequena pressão negativa na tuba uterina associada às contrações musculares, a captação do oócito não é dependente de um efeito de sucção secundário à pressão negativa. A ligadura da tuba uterina imediatamente proximal às fimbrias não interfere na captação.[42]

As tubas uterinas são revestidas por um epitélio que sofre alterações cíclicas comparáveis às do endométrio em resposta às alterações hormonais do ciclo menstrual.[43] O epitélio é composto por células não ciliadas e células ciliadas. As células não ciliadas são caracterizadas por importante atividade secretora durante a fase folicular do ciclo, culminando na liberação de componentes citoplasmáticos durante a passagem do óvulo, talvez fornecendo importantes fatores metabólicos para o transporte e a implantação. Os cílios na superfície das fimbrias (onde estão presentes em maior concentração) exibem locais adesivos, e estes parecem ter a maior responsabilidade pelo movimento inicial do óvulo para o interior da tuba uterina. Esse movimento é dependente da presença de células foliculares do disco que circundam o óvulo, porque a remoção dessas células antes que o óvulo seja apanhado impede o transporte efetivo do óvulo.

Na ampola da tuba uterina, muitos cílios batem de modo sincronizado na direção do útero e, nas fimbrias, o batimento ciliar é mais rápido na fase secretora do ciclo menstrual.[44] Nas mulheres e nas macacas, esse batimento unidirecional também é encontrado no istmo da tuba uterina. A contribuição específica dos cílios para o transporte dos óvulos na ampola e no istmo é uma questão ainda não solucionada. A maioria dos investigadores dão o crédito às contrações musculares das tubas uterinas como a força primária para o movimento do óvulo.[45] No entanto, a interferência na contratilidade muscular, na coelha, não bloqueou o transporte do óvulo.[46] Reverter um segmento da ampola para que os cílios desse segmento batam em direção ao ovário interfere na gravidez da coelha sem bloquear a fertilização. Os óvulos fertilizados param quando entram em contato com a área revertida.[47] Isso sugere que o batimento ciliar é crucial para o transporte do óvulo. Foram relatadas gestações espontâneas em mulheres que sofrem da síndrome de Kartagener, na qual há uma ausência congênita de braços de dineína (uma estrutura proteica associada à motilidade) em todos os cílios do corpo e, desse modo, os cílios não batem.[48] No entanto, a motilidade dos cílios na tuba uterina pode ter algum transtorno, mas não estar totalmente ausente. Todavia, as gestações em mulheres com a síndrome de Kartagener indicam a importância do peristaltismo muscular uterino e tubário.[49] As contrações musculares da tuba uterina humana são estimuladas pelas prostaglandinas E_2 e $F_{2\alpha}$ e diminuem por ação das progestinas, da hCG e da ocitocina.[50]

A observação endoscópica transvaginal da captura do óvulo real e do disco prolígero nas mulheres revelou que o processo é relativamente lento (mais de 15 minutos), as fímbrias, no lado que ovula, se distinguem por ficarem eretas (provavelmente devido à congestão de sangue e sugerindo uma influência ovariana local), e o único mecanismo ativo observável envolveu movimento ciliar.[51,52] É provável, portanto, que, em circunstâncias normais, contrações dos músculos lisos e o fluxo de líquido secretor em resposta à atividade ciliar trabalhem em conjunto para efetuar o transporte do ovo.

Na maioria das espécies, o transporte do ovo (o oócito fertilizado) pela tuba uterina requer aproximadamente três dias.[53] O tempo decorrido nas várias partes da tuba uterina varia de uma espécie para outra. O transporte através da ampola é rápido na coelha, enquanto, nas mulheres, o ovo passa aproximadamente 80 horas na tuba uterina, 90% das quais na ampola, mais precisamente na junção da ampola com o istmo. É nessa localização que a fertilização e a dispersão das células do disco prolígero se completam.

Tentativas de modificar a função tubária como método para compreender sua fisiologia têm envolvido três importantes abordagens farmacológicas: (1) alteração dos níveis de hormônios esteroides, (2) interferência nos estímulos adrenérgicos ou suplementação deles e (3) tratamento com prostaglandinas. Embora exista abundante literatura sobre os efeitos do estrogênio e da progesterona sobre a função tubária, as informações se confundem pelo uso de diferentes hormônios, diferentes doses e diferentes programações de injeções. Por causa dessas variações, é difícil obter um quadro coerente e relacionar os resultados experimentais com a situação *in vivo*. Em geral, as doses farmacológicas de estrogênio favorecem a retenção dos ovos na tuba uterina. Esse efeito de "travamento da tuba" efetuado pelo estrogênio pode ser parcialmente revertido pelo tratamento com progesterona.

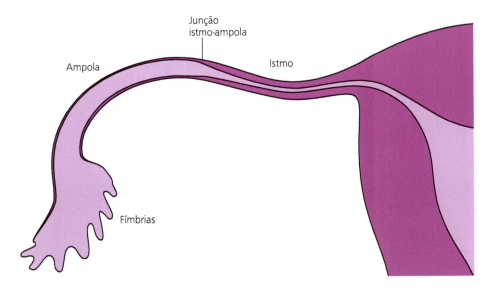

O istmo da tuba uterina tem extensa inervação adrenérgica. A denervação cirúrgica da tuba uterina, contudo, não interrompe o transporte do óvulo. As prostaglandinas (PG) da série F estimulam a atividade muscular da tuba uterina. Embora a PGF_2 estimule a motilidade da tuba uterina humana *in vivo*, não causa aceleração do transporte do óvulo.

Existe um segmento anatômico essencial da tuba uterina? A excisão da junção ampola-istmo, em coelhas, não impede a fertilidade.[54] Isso é igualmente verdade se pequenos segmentos da ampola forem removidos e pode ocorrer gravidez mesmo que o istmo inteiro e a junção uterotubária sejam removidos. Embora se pense que as fímbrias desempenhem papel crucial na fertilidade, foram relatadas gestações espontâneas após a esterilização por fimbriectomia ou após reparo cirúrgico de tubas uterinas cujas extremidades fimbriadas tenham sido removidas.[55,56] A tuba uterina parece adaptar-se rapidamente a alterações e restrições anatômicas.

Na maioria das espécies, um período de residência na tuba uterina parece ser pré-requisito para o desenvolvimento completo. Óvulos de coelhas podem ser fertilizados no útero, mas não se desenvolvem, a menos que transferidos para as tubas uterinas em três horas após a fertilização.[57] Isso implica que pode haver um componente no líquido uterino, durante as primeiras 48 horas após a ovulação, que seja tóxico para o óvulo.[57] Estudos também fornecem evidências indiretas de um ambiente inóspito, indicando que deve haver sincronia entre o desenvolvimento do endométrio e o óvulo para haver sucesso na gravidez.[58,59] Se o endométrio estiver em uma etapa reduzida ou avançada de desenvolvimento, em comparação com o óvulo, a fertilidade será comprometida. Além disso, o blastocisto precisa passar por clivagem e desenvolvimento a fim de adquirir a capacidade de se implantar no útero. ***Desse modo, é conceitualmente útil visualizar a tuba uterina não como um mecanismo de transporte ativo, mas como uma estrutura que proporciona uma ação importante de espera. Esse comportamento funcional é coordenado pelo aumento dos níveis de estrogênio e progesterona depois da ovulação, embora também possam estar envolvidos sinais embrionários locais.***

Têm ocorrido gestações bem-sucedidas nos seres humanos após o procedimento de Estes, no qual o ovário é transposto aos cornos uterinos.[60] Os óvulos são ovulados diretamente no útero, sem passar pela tuba uterina. Além disso, quando óvulos de doadora fertilizados são transferidos para as mulheres que estão recebendo suplementação hormonal, existem vários dias, durante o ciclo de tratamento, em que o blastocisto poderá se implantar. Essa diferença crucial entre a fisiologia animal e a humana tem importância mais do que acadêmica. Tem havido especulação sobre o uso de medicamentos que poderiam acelerar o transporte tubário como meio de levar à contracepção, garantindo que o óvulo chegue ao útero quando este esteja em um estado não receptivo. Embora isso possa funcionar em animais, é duvidoso o valor nos seres humanos porque não é necessária sincronia perfeita.

A reprodução animal e a humana também diferem na ocorrência de gravidez ectópica. As gestações ectópicas são raras em animais e, em roedores, não são induzidas mesmo que a junção uterotubária esteja ocluída imediatamente após a fertilização. Os embriões chegam à etapa de blastocisto e depois degeneram.

TRANSPORTE DOS ESPERMATOZOIDES E DO ÓVULO, FERTILIZAÇÃO E IMPLANTAÇÃO

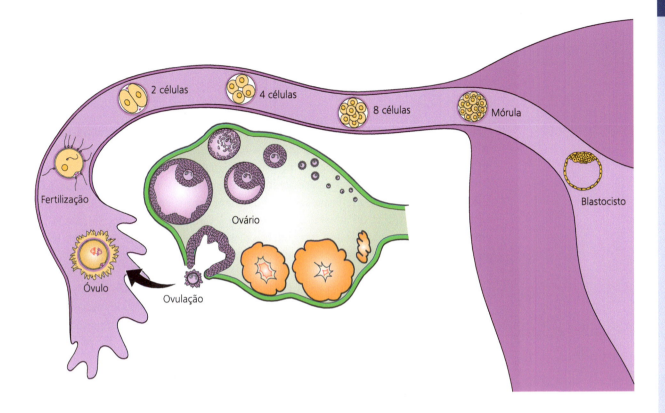

Etapas Fundamentais no Transporte do Óvulo

1. Depois da ovulação, o oócito e seu disco prolígero estão na ampola da tuba uterina em 15-20 minutos.

2. O transporte tubário depende das contrações dos músculos lisos e do fluxo de líquido secretor induzido pelos cílios.

3. A tuba uterina exerce uma importante ação de espera, que dá tempo ao endométrio para se tornar receptivo e ao blastocisto para se tornar capaz de implantação, um período de aproximadamente 80 horas, 90% das quais se dão na ampola.

MATURAÇÃO DO OÓCITO

A maturação do oócito, cuja revisão é feita no Capítulo 6, é regulada pelos hormônios sexuais e a complexa interação entre um conjunto de fatores de crescimento e citocinas no líquido folicular. Nas espécies de não mamíferos, uma ação não genômica da progesterona causa aumento das concentrações intracelulares de cálcio. Nos oócitos humanos, ocorre um influxo de cálcio extracelular em resposta ao estradiol, seguido por elevações secundárias dos íons cálcio vindos dos depósitos intracelulares, caracterizadas por oscilações em ondas.[61] Essa é uma resposta não genômica ao estradiol na superfície celular, e os aumentos transitórios de cálcio intracelular melhoram a qualidade do oócito e contribuem para a capacidade de fertilização.

As oscilações do cálcio são uma propriedade comum aos oócitos dos mamíferos e também são uma reação aos espermatozoides fertilizáveis.[62] Não é necessária a presença de estradiol nem oscilações de cálcio para que os oócitos retomem a meiose. No entanto, a melhora da fertilização após aumento de cálcio induzidos pelo estradiol indica importante papel para o estradiol intrafolicular na maturação global dos oócitos.

FERTILIZAÇÃO

A vida fertilizável do oócito humano é desconhecida, mas as estimativas variam entre 12 e 24 horas. No entanto, óvulos humanos imaturos recuperados para fertilização *in vitro* podem ser fertilizados até depois de 36 horas de incubação. É igualmente incerto o conhecimento sobre a duração da vida fertilizável dos espermatozoides humanos. A estimativa mais comum é de 48-72 horas, embora a motilidade possa ser mantida depois que o espermatozoide tenha perdido a capacidade de fertilizar. Os intervalos extremos que levaram à gravidez documentada depois de um único ato sexual são seis dias antes até três dias depois da ovulação.[63] A grande maioria das gestações ocorre quando a relação sexual tem lugar no intervalo de três dias antes da ovulação.[64]

O contato do espermatozoide com o óvulo, que ocorre na ampola da tuba uterina, pode não ser aleatório; existem algumas evidências de comunicação entre os gametas levando a atração entre o espermatozoide e o oócito.[65-67] Essa responsividade quimiotática do espermatozoide exige alterações que tenham lugar no processo de capacitação.[68] Desse modo, esse pode ser um sistema para selecionar um espermatozoide inteiramente capaz de fertilização.

O disco prolígero sofre uma expansão pré-ovulatória que tem pelo menos dois papéis importantes. O espaço ampular da tuba uterina humana é relativamente grande (em comparação com o oócito), e o disco prolígero expandido pode servir para aumentar as chances de um encontro com um dos poucos espermatozoides que tenham chegado à parte mais distante da tuba uterina. Além disso, essa alteração pode facilitar a passagem dos espermatozoides pelo disco prolígero. Os espermatozoides atravessam o disco prolígero sem a liberação de enzimas acrossomais.[69] Sugeriu-se, com base em experimentos *in vitro*, que o disco prolígero seja essencial para o desenvolvimento completo da capacidade fertilizante do espermatozoide; entretanto, a remoção do disco prolígero não impede a penetração do espermatozoide nem a fertilização.

Apesar da evolução da fertilização externa para a interna ao longo de um período de cerca de 100 milhões de anos, muitos dos mecanismos permaneceram os mesmos.[70-72] A zona pelúcida acelular, que circunda o óvulo na ovulação e permanece no local até a implantação, tem duas funções principais no processo de fertilização:

1. A zona pelúcida contém ligantes para o espermatozoide, que são, com algumas exceções, relativamente específicos da espécie.

2. A zona pelúcida sofre a **reação de zona**, na qual se torna impérvia a outro espermatozoide, uma vez que o espermatozoide que fertilizou penetre e, desse modo, proporciona uma barreira à poliploidia.[73]

O espermatozoide se liga à zona pelúcida por aproximadamente um minuto e depois a penetra rapidamente, o que é mediado pela acrosina, uma proteinase semelhante à tripsina que se liga à membrana acrossomal interna do espermatozoide.[72,74,75] O papel fundamental atribuído à acrosina não interfere na penetração do espermatozoide e, assim sendo, a motilidade do espermatozoide pode ser o fator crítico. A zona pelúcida é uma estrutura porosa devido às muitas glicoproteínas, reunidas em filamentos longos e interligados. Todavia, uma preponderância de evidências favorece a ligação tenaz dos espermatozoides capacitados à zona pelúcida como requisito para a penetração, embora seja claro que a penetração exija um impulso físico com motilidade ativa não apenas da cauda, mas também da cabeça. Na verdade, o espermatozoide executa oscilações laterais rápidas da cabeça em torno de um ponto de apoio na junção cabeça-cauda, sugerindo uma ação, na zona, semelhante à de uma foice.[2,72]

O acrossomo é uma organela semelhante a um lisossomo na região anterior da cabeça do espermatozoide, situando-se imediatamente abaixo da membrana plasmática, como um capuz sobre o núcleo. A parte inferior dos dois braços é chamada segmento equatorial. O acrossomo contém muitas enzimas que são expostas pela **reação do acrossomo, a perda do acrossomo imediatamente antes da fertilização. Essa reação é de exocitose, a fusão de uma vesícula de armazenamento intracelular com a superfície interna da membrana celular, seguida por liberação do conteúdo da vesícula.** A reação do acrossomo exige um influxo de íons cálcio, efluxo de íons hidrogênio, aumento do pH e fusão da membrana plasmática com a membrana acrossomal externa, levando à exposição e escape de enzimas contidas na membrana acrossomal interna. É necessária a ligação à zona pelúcida para permitir que um componente da zona induza a reação acrossomal. Acredita-se que esse componente seja um receptor de glicoproteína do espermatozoide, o qual, assim, serve a duas funções: ligação do espermatozoide e indução da reação acrossomal.

O contato inicial entre o espermatozoide e o oócito é um processo mediado por receptor. A zona pelúcida é composta por glicoproteínas *secretadas pelo oócito*, conhecidas como ZP1, ZP2, ZP3 e ZP4, sendo ZP3 a mais abundante.[76-79] Nos seres humanos, ZP3 e ZP4 são os ligantes primários para ocorrer a ligação entre espermatozoide e ZP2 depois da reação do acrossomo, participando da reação de zona para impedir a polispermia.[80] A alteração estrutural dessas glicoproteínas leva a perda de atividade; a inativação desse ligantes depois da fertilização provavelmente é efetuada por uma ou mais enzimas dos grânulos corticais. O gene *ZP* é expresso somente nos oócitos em crescimento. A semelhança da sequência de DNA do gene *ZP3*, em vários mamíferos, indica que esse gene tem sido conservado na evolução e que a interação espermatozoide-ligante é um mecanismo comum entre os mamíferos.[81] As fêmeas de camundongos com um gene *ZP3* rompido produzem oócitos que não possuem zona pelúcida e são incapazes de engravidar.[82,83] Uma vacina de porcas contra a zona pelúcida é usada para controlar a reprodução de várias fêmeas de animais, inclusive as de elefantes e veados.[84] O uso humano de tal vacina tem sido atrapalhado pela dificuldade em preparar glicoproteínas puras, mas isso é agora possível usando técnicas recombinantes.[85]

A ligação inicial do espermatozoide à zona pelúcida exige reconhecimento, por parte do espermatozoide, do componente carboidrato da molécula de ligante da glicoproteína específica da espécie.[79,86] Uma vez efetuada a ligação, a reação do acrossomo é desencadeada pela cadeia peptídica da glicoproteína do receptor. Pelo menos um receptor da cabeça do espermatozoide é uma tirosina quinase ativada pela ligação à glicoproteína ZP3 e é um iniciador da reação do acrossomo.[87,88] Essa interação é análoga ao princípio geral do comportamento para ligação e atividade para hormônio-receptor. No caso de espermatozoide e oócito, o reconhecimento do ligante da zona do oócito envolve uma enzima na superfície do espermatozoide que se torna exposta durante a capacitação. A formação do complexo ZP3-enzima, portanto, não somente produz ligação, mas também induz reação do acrossomo. O sistema de sinalização da proteína G está presente na cabeça dos espermatozoides, e a ativação nesse ponto a tempo, pela progesterona, em um mecanismo extragenômico, abre os canais de cálcio para aumentar os níveis intracelulares desse íon, um requisito para a reação do acrossomo.[89-91] Desse modo, a interação inicial de espermatozoide-zona depende da ligação dos espermatozoides com o acrossomo intacto, seguida por um processo mediado pelas enzimas liberadas pela reação do acrossomo induzida pela zona. A ativação da proteína quinase C é etapa importante na reação acrossomal, levando à fosforilação de proteínas do espermatozoide envolvidas no processo.[92,93]

A glicodelina é uma glicoproteína com muitas isoformas encontrada no endométrio, nas tubas uterinas, no líquido folicular e no líquido seminal. As várias formas de glicodelina modulam a

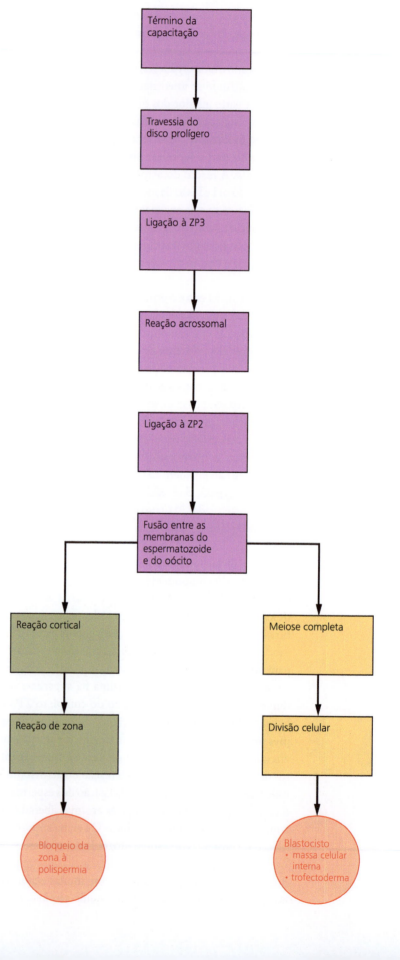

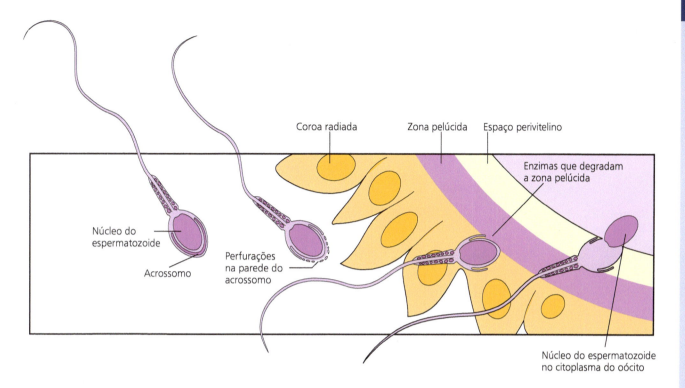

função do espermatozoide e a fertilização, mantendo os espermatozoides no estado não capacitado e inibindo a ligação do espermatozoide à zona pelúcida, competindo pelos receptores da zona. Um receptor específico para glicodelina está presente no espermatozoide e, desse modo, faz sentido que a *down regulation* da expressão da glicodelina se associasse a alterações hormonais na ovulação coincidentes com a abertura da janela de fertilização.[94]

Os espermatozoides entram no espaço perivitelino em um ângulo. O oócito é uma célula esférica coberta por microvilosidades. A cabeça do espermatozoide é como um prato chato, e a espessura da cabeça é um pouco menor do que a distância entre as microvilosidades do oócito.[95] A região do segmento equatorial da cabeça do espermatozoide, a parte distal do acrossomo, faz contato inicial com a membrana vitelina (a membrana plasmática do óvulo ou oolema). A princípio, a membrana do óvulo engloba a cabeça do espermatozoide e, subsequentemente, há fusão das membranas do óvulo e do espermatozoide. Bedford opinou que a trajetória tangencial desse processo possibilita o fechamento com expansão do blastocisto, impedindo a persistência de um orifício que permitiria a herniação ou interferiria com a eclosão, que ocorre mais tarde no útero.[96]

A fusão óvulo-espermatozoide é mediada por proteínas específicas. Foram sequenciadas duas proteínas de membrana da cabeça do espermatozoide; uma (PH-20, também chamada SPAM1) está envolvida na ligação com a zona pelúcida, e a outra (PH-30, também chamada fertilina) está envolvida na fusão com o oócito.[97,98] A PH-20, com atividade de hialuronidase, também é ativa em dissipar o disco prolígero.[99] A membrana celular do oócito não fertilizado contém moléculas de adesão/fusão, as integrinas, que reconhecem peptídeos, como a fibronectina, a laminina e o colágeno.[100] A fibronectina aparece nos espermatozoides, mas não se tem certeza se aparece com a maturação da cauda ou depois da capacitação. A vitronectina é uma proteína do espermatozoide ativada depois da capacitação e da reação do acrossomo e pode ser o peptídeo fundamental na interação com as integrinas da membrana celular do oócito.[101] Essas etapas no processo da fusão ocorrerão somente com o espermatozoide que tiver passado pela reação do acrossomo. Múltiplas proteínas de superfície associadas ao espermatozoide estão envolvidas na ligação com a membrana do oócito, mas não foi identificado nenhum peptídeo isolado como absolutamente essencial para a fertilização, implicando redundância.[102,103]

A fusão da membrana do espermatozoide e do oócito, formando um zigoto, é seguida pela reação cortical e a ativação metabólica do oócito. Um aumento do cálcio livre intracelular em um padrão oscilatório periódico precede sempre a reação cortical e a ativação do oócito na fertilização e se acredita que seja o mecanismo pelo qual o espermatozoide desencadeia esses eventos do desenvolvimento.[62,104,105] Acredita-se que a sinalização do cálcio na fertilização seja iniciada pela introdução de um fator do espermatozoide no óvulo, uma proteína fosfolipase que ative o 1,4,5-trifosfato de inositol, levando à liberação de cálcio.[105] Uma análise das falhas de fertilização em um casal, depois da injeção intracitoplasmática de espermatozoides (ICSI), indicou alta prevalência de falta de ativação do oócito; a ICSI repetida depois de iniciada a ativação do oócito com um ionóforo do cálcio resultou em gravidez bem-sucedida.[106]

O início do bloqueio à penetração da zona por outro espermatozoide é mediado pela ***reação cortical***, outro exemplo de exocitose com liberação de material dos ***grânulos corticais***, organelas semelhantes aos lisossomos que são encontradas imediatamente abaixo da superfície do óvulo.[107] Como com outras organelas semelhantes aos lisossomos, esses materiais incluem várias enzimas hidrolíticas. As alterações ocasionadas por essas enzimas levam à ***reação de zona, endurecimento da camada extracelular por ligação cruzada das proteínas estruturais e inativação dos ligantes para os receptores do espermatozoide***.[108] Desse modo, efetua-se o bloqueio da zona à polispermia. A alteração inicial, nesse bloqueio da zona, é uma rápida despolarização da membrana do oócito associada à liberação de íons cálcio da calmodulina.[109,110] O aumento do cálcio intracelular atua como sinal ou desencadeante para ativar a síntese de proteínas no oócito. A despolarização da membrana inicia apenas um bloqueio transitório à entrada de espermatozoides. O bloqueio permanente é consequência da reação cortical e da liberação de enzimas, também desencadeadas aparentemente pelo aumento do cálcio.

Aproximadamente três horas depois da inseminação, a meiose se completa.[111] O segundo corpo polar é liberado, deixando o óvulo com um complemento haploide de cromossomos. O acréscimo de cromossomos do espermatozoide restaura o número diploide do novo óvulo fertilizado. O material da cromatina da cabeça do espermatozoide se descondensa e se forma o pronúcleo masculino. Os pronúcleos masculino e feminino migram um para o outro e, à medida que se aproximam cada vez mais, as membranas limitantes se desintegram e se forma um fuso sobre o qual se dispõem os cromossomos. Desse modo, está armado o palco para a primeira divisão celular.

A atividade do genoma embrionário, nos humanos, começa cedo; a atividade de síntese do DNA pode ser detectada 9-10 horas depois da inseminação.[112] A expressão dos genes humanos (transcrição) começa entre as etapas de quatro e oito células da clivagem pré-implantação, 2-3 dias depois da fertilização.[113] Os primeiros sinais embrionários podem ser derivados de um armazenamento de RNA mensageiros maternos, o denominado "legado materno".[114,115] Além disso, a proteômica identificou RNA e fatores de transcrição no espermatozoide, que sugerem um mecanismo para contribuição paterna ao desenvolvimento inicial do embrião.[30,116]

Os médicos estão interessados não apenas em como ocorre a fertilização normal, mas também na ocorrência de eventos anormais que possam interferir na gravidez. Vale a pena, portanto, considerar as falhas que ocorrem associadas à fertilização *in vivo*. Estudos em primatas não humanos envolveram macacas e babuínas. Foi usado um método cirúrgico para lavagens do útero de macacas rhesus com ciclos regulares e foram recuperados nove embriões pré-implantação e dois óvulos não fertilizados em 22 lavagens. Dois dos nove embriões eram morfologicamente anormais e provavelmente não teriam sido implantados.[117] Hendrickx e Kraemer usaram uma técnica semelhante no babuíno e recuperaram 23 embriões, dos quais 10 eram morfologicamente anormais.[118] Isso sugere que, em primatas não humanos, alguns óvulos ovulados não são fertilizados e que muitos embriões em início são anormais e, com toda a probabilidade, serão abortados. Achados semelhantes foram relatados em seres humanos no estudo clássico de Hertig et al.[119] Eles examinaram 34 embriões em início de desenvolvimento recuperados por lavagem e de órgãos genitais removidos em cirurgia. Dez desses embriões eram morfologicamente anormais, inclusive quatro dos oito embriões na fase de pré-implantação. Como as quatro perdas pré-implantação não teriam sido reconhecidas clinicamente, haveria seis perdas registradas nas 30 gestações restantes.

Usando testes de gravidez sensíveis, sugeriu-se que a taxa total de perdas de gravidez depois da implantação seja de aproximadamente 30%.[120] Quando se inclui a perda de oócitos fertilizados antes da implantação, aproximadamente 46% de todas as gestações terminam antes que a gravidez seja clinicamente percebida.[121]

No período pós-implantação, se forem consideradas somente as gestações clinicamente diagnosticadas, o número em geral aceito para abortos espontâneos no primeiro trimestre em mulheres jovens é de 15%. Aproximadamente 50 a 60% desses abortos têm anormalidades cromossômicas.[122] Isso sugere que um mínimo de 7,5% de todas as concepções humanas são cromossomicamente anormais. O fato de apenas 1 em 200 recém-nascidos ter anormalidade cromossômica atesta os poderosos mecanismos de seleção que operam na gestação humana em início. Em cada ciclo ovulatório, apenas 20 a 30% dos casais normalmente férteis podem chegar a uma gravidez.[123] Uma vez obtida a concepção, somente 30% sobrevivem até o parto.[64]

Etapas Fundamentais da Fertilização

1. A penetração dos espermatozoides na zona pelúcida depende de uma combinação de motilidade dos espermatozoides, de uma proteinase acrossomal e da ligação dos receptores da cabeça do espermatozoide aos ligantes da zona.

2. A ligação dos receptores da cabeça do espermatozoide aos ligantes da zona produz um complexo de enzimas que induz a reação do acrossomo, liberando enzimas essenciais para a fusão das membranas do espermatozoide e do oócito.

3. A fusão das membranas do espermatozoide e do oócito desencadeia a reação cortical, a liberação de substâncias dos grânulos corticais, organelas localizadas imediatamente abaixo da membrana celular do óvulo.

4. A reação cortical leva à reação da zona induzida por enzimas, ao endurecimento da zona e à inativação de ligantes para os receptores de espermatozoides, produzindo um obstáculo à polispermia.

5. A divisão celular começa rapidamente depois da fertilização; a expressão dos genes humanos começa entre as etapas de quatro e oito células.

IMPLANTAÇÃO E PLACENTAÇÃO

Uma gravidez normal, naturalmente, é impossível sem a implantação e a placentação bem-sucedidas. Como há diferenças entre as várias espécies, enfocaremos eventos físicos e bioquímicos relevantes na reprodução humana.[124,125] Logo depois que a mórula de oito células entra na cavidade uterina, aproximadamente quatro dias depois do pico de gonadotrofinas e três dias depois da ovulação, forma-se um blastocisto (embrião pré-implantação com um número variável de células, de 32 a 256). A implantação (incorporação do blastocisto ao estroma do endométrio) começa com a perda da zona pelúcida (eclosão) aproximadamente 1 a 3 dias depois que a mórula entra na cavidade uterina.

PREPARAÇÃO PARA A IMPLANTAÇÃO

A mudança do endométrio proliferativo para o secretor, descrita com detalhes no Capítulo 4, é parte essencial para obter as condições receptivas necessárias para a implantação. O requisito primário endócrino é a presença de progesterona; na macaca, a implantação e a gravidez podem ser obtidas na ausência do estrogênio da fase lútea.[126] Essa alteração é a expressão histológica de muitos eventos bioquímicos e moleculares. O endométrio tem 10-14 mm de espessura na ocasião da implantação na fase lútea média. A essa altura, a atividade secretora alcançou o pico, e as células do endométrio são ricas em glicogênio e lipídios. Na verdade, a nutrição do feto humano depende das contribuições das glândulas do endométrio até o final do primeiro trimestre da gravidez, quando é alcançado um alto nível de fluxo sanguíneo materno na placenta.[127]

Compreender o comportamento endócrino dinâmico do endométrio (Capítulo 4) aumenta a apreciação de sua participação ativa no processo de implantação. A janela de receptividade endometrial se restringe aos dias 16 a 22 de um ciclo normal de 28 dias (5 a 10 dias depois do pico de LH) e dias 16 a 19 de ciclos estimulados por gonadotrofinas exógenas.[59,128-130] A sincronização harmoniosa de um grande elenco de participantes bioquímicos e moleculares é uma realização complexa necessária para a implantação normal. Não é de espantar que os estudos de expressão genética tenham começado a identificar a presença de genes endometriais desregulados em mulheres com repetidas falhas de implantação.[131] A chance máxima de uma implantação normal é de apenas cerca de 40% por ciclo sob condições ideais.[132]

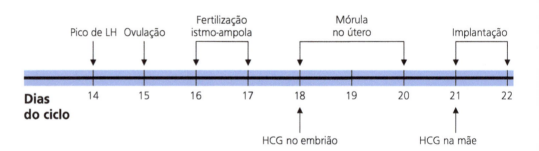

A receptividade endometrial é anunciada pela formação de *pinópodes (também chamadas uterodomos)*, células epiteliais da superfície que perdem suas microvilosidades e desenvolvem protrusões lisas, aparecendo e regredindo durante a janela de receptividade.[133] Os pinópodes podem servir para absorver líquido da cavidade uterina, forçando o blastocisto a entrar em contato com o epitélio endometrial. Os blastocistos aderem a locais com pinópodes onde a superfície celular perde seu caráter não adesivo.[134] A característica mais crítica do pinópode é a remoção da mucina que inibe a adesão durante a janela de implantação.[135] Os pinópodes aparecem em torno do dia 21 e estão presentes somente por alguns dias durante a implantação após o pico dos níveis de progesterona, período marcado por uma diminuição do receptor B de progesterona no endométrio.[136] No entanto, esse aparecimento limitado dos pinópodes é controverso, pois outros têm descrito seu aparecimento durante toda a fase lútea, prolongando-se até a gravidez.[137]

Até antes que o blastocisto consiga aderir ao epitélio da superfície, mas depois da eclosão da zona pelúcida, começa um diálogo entre a mãe e o embrião inicial. O fator da gravidez inicial (EPF) pode ser detectado na circulação materna em um a dois dias depois da fertilização.[138] O EPF antes da implantação é aparentemente produzido pelo ovário em resposta a um sinal do embrião. Depois da implantação, o EPF já não é secretado pelo ovário, mas é derivado do embrião. O EPF tem propriedades imunossupressoras e se associa à proliferação e ao crescimento das células. Na verdade, existem motivos para acreditar que a receptividade endometrial para a implantação exige sinais apropriados do embrião. Um desses sinais é a gonadotrofina coriônica humana.

Os blastocistos que crescem em cultura produzem e secretam gonadotrofina coriônica humana (hCG), começando nos dias 7 a 8 depois da fertilização.[139] O RNA mensageiro para o hCG pode ser encontrado em embriões com 6 a 8 células.[140] Como a etapa com 8 a 16 células é alcançada aproximadamente três dias depois da fertilização, acredita-se que o embrião humano comece a produzir hCG antes da implantação, quando pode ser detectada na mãe (aproximadamente 6 a 7 dias depois da ovulação). O embrião é capaz, portanto, de sinalização pré-implantação e podem ser medidos níveis mais altos de estradiol e progesterona na circulação materna mesmo antes que o hCG seja detectável, presumivelmente por causa da estimulação do corpo lúteo pelo hCG distribuída diretamente da cavidade uterina ao ovário.[141] A função do corpo lúteo é crucial durante as primeiras 7 a 9 semanas de gravidez, e a lutectomia precoce na gravidez pode precipitar o abortamento.[142] De modo semelhante, a perda precoce da gravidez pode ser induzida, em primatas, por injeções de soro anti-hCG.[143] Outra substância secretada muito precocemente pelo embrião pré-implantação é o fator ativador de plaquetas, talvez parte da atividade imunossupressora necessária para induzir a tolerância materna ao embrião. Na coelha, o fator ativador de plaquetas também induz a produção de um fator da gravidez inicial.[144] Na verdade, são produzidos muitos fatores de crescimento pelo embrião inicial.[145]

Nos roedores e coelhas, a implantação pode ser interrompida pela injeção de inibidores da prostaglandina.[146,147] A indometacina impede o aumento da permeabilidade vascular endometrial normalmente vista antes da implantação. Evidências adicionais de um papel das prostaglandinas nas primeiras etapas da implantação é o achado de aumento das concentrações de prostaglandinas nos locais de implantação, semelhantemente a qualquer resposta inflamatória.[148] Os blastocistos dos camundongos, coelhos, ovelhas e vacas produzem prostaglandinas e foi demonstrada a liberação da prostaglandina E_2 dos blastocistos e embriões humanos.[149]

As células epiteliais endometriais secretoras também são fonte de prostaglandina E_2 (mas não de prostaglandina $F_{2\alpha}$), e sua síntese pode ser estimulada pela resposta tecidual que acompanha a implantação. No entanto, a síntese decidual de prostaglandinas é significativamente reduzida, em comparação ao endométrio proliferativo e secretor, aparentemente um efeito direto da atividade da progesterona e talvez um requisito a fim de manter a gravidez.[148] Todavia, a síntese da prostaglandina E_2 aumenta no local da implantação, talvez em resposta a fatores do blastocisto, por exemplo, o fator ativador de plaquetas, e se correlaciona com um aumento da permeabilidade vascular.[148,150] Agora se aceita que a prostaglandina E_2 derivada da decídua seja um dos principais reguladores da invasão trofoblástica, ativando outras proteínas de sinalização.[151]

Como discutido no Capítulo 4, as muitas citocinas, peptídeos e lipídios secretados pelo endométrio estão inter-relacionados por meio de ações estimuladoras e inibitórias do estrogênio e da progesterona, bem como das atividades autócrinas/parácrinas dessas substâncias entre si. A resposta à implantação certamente envolve os muitos membros das famílias de fatores de crescimento e de citocinas.

A angiogênese, o crescimento de vasos sanguíneos a partir de vasos preexistentes, é uma característica fundamental do ciclo endometrial e da implantação. Esse processo é regulado indiretamente pelos esteroides sexuais e diretamente por fatores de crescimento, especialmente membros da família dos fatores de crescimento dos fibroblastos, as angiopoetinas e a família do fator de crescimento do endotélio vascular (VEGF). Há, pelo menos, cinco isoformas de VEGF e quatro receptores. Duas angiopoetinas, a Ang-1 e a Ang-2, compartilham um receptor de tirosina quinase comum, o Tie2. O VEGF-A parece crítico para o crescimento vascular e é regulado para cima na presença de redução de oxigênio. As angiopoetinas também promovem o crescimento de vasos sanguíneos e atuam sinergicamente com o VEGF. O crescimento controlado, bem como a regressão apropriada, refletem o equilíbrio entre um número cada vez maior de fatores estimuladores e inibitórios descobertos pelos cientistas nesse campo.[152,153]

Lipídios	Citocinas	Fatores de Crescimento
Prostaglandinas	Interleucina-1α	Família dos fatores de crescimento epidérmico
Tromboxanos	Interleucina-1β	EGF
	Interleucina-6	EGF de ligação à heparina
	Interleucina-11	TGF-α
	Fator 1 estimulador de colônias	Família do fator de crescimento insulina-símile
	Fator de necrose tumoral-α	IGF-I
	Fator inibidor de leucemia	IGF-II
	Interferon-γ	IGFBPs 1-6
		Fator de crescimento derivado das plaquetas
		Fator transformador de crescimento-β
		Fatores de crescimento dos fibroblastos
		Fatores de crescimento do endotélio vascular
		Angiopoetinas

IMPLANTAÇÃO

Implantação é definida como o processo pelo qual um embrião se fixa à parede uterina e penetra primeiramente no epitélio e depois no sistema circulatório da mãe para formar a placenta. O embrião invade completamente o endométrio somente em grandes símios e nos seres humanos. A implantação é um processo limitado no tempo e no espaço, começando 2 a 3 dias depois que o óvulo fertilizado entre no útero, geralmente no dia 18 ou 19 do ciclo (3 ou 4 dias depois da ovulação).[130] Desse modo, a implantação ocorre 5 a 7 dias depois da fertilização. Um estudo cuidadoso das mulheres que tentam engravidar documentou que a primeira evidência hormonal da implantação (aparecimento da hCG) ocorreu em 8, 9 ou 10 dias depois da ovulação; o prazo mais precoce foi de 6 dias, e o mais longo, 12 dias.[154] O risco de abortamento espontâneo precoce aumenta acentuadamente com as implantações tardias (mais de nove dias depois da ovulação). A implantação consiste em três etapas: aposição, adesão e invasão (também chamada migração para denotar sua natureza benigna).

Aposição e Adesão

O blastocisto humano continua nas secreções uterinas por aproximadamente 1 a 3 dias e depois eclode da zona pelúcida em preparação para a fixação. O local de implantação, no útero humano, geralmente fica na parede posterior e superior no plano sagital médio. A implantação é marcada, inicialmente, pela aposição do blastocisto ao epitélio uterino, geralmente 2 a 4 dias depois que a mórula entra na cavidade uterina. Um pré-requisito para esse contato é a perda da zona pelúcida, que, *in vitro*, pode ser rompida pelas contrações e expansões do blastocisto. *In vivo*, essa atividade é menos crítica porque a zona pode ser lisada pelos componentes do líquido uterino. Todavia, o movimento do blastocisto e o escape da zona pelúcida parecem envolver projeções citoplasmáticas (isso leva a penetrações da zona pelo trofectoderma antes da incubação da zona).[155] Nesse ponto, o blastocisto se diferenciou em massa de células internas (embrião) e do trofectoderma (placenta), ambos essenciais para a implantação.

O endométrio produz pelo menos três citocinas envolvidas na implantação.[156] Elas são o fator 1 estimulador de colônias (CSF-1), o fator inibidor da leucemia (LIF) e a interleucina-1 (IL-1). A expressão do CSF-1 e dos receptores para CSF-1 é encontrada no endométrio humano (alcançando o pico na decídua) e no embrião pré-implantação. Fêmeas de camundongos com uma mutação inativa no gene CSF-1 são inférteis por causa das taxas baixas de implantação e de viabilidade fetal.[157] O LIF exibe o mesmo padrão de expressão que o CSF-1, e as fêmeas de camundongos com mutação no gene LIF têm falha de implantação do blastocisto.[158,159] Bloquear o receptor da interleucina-1, nas fêmeas de camundongos, também impede a implantação.[156] A interleucina-1 estimula a liberação de hCG das células do trofoblasto humano e, no endométrio, aumenta a expressão do VEGF e regula o inibidor tecidual das metaloproteinases; o GnRH é produzido no blastocisto humano e estimula a expressão endometrial da interleucina-1.[160] Talvez a primeira alteração materna no processo da implantação, o aumento da permeabilidade dos capilares perto do blastocisto aderente, deva-se a uma alteração da expressão do fator de crescimento epidérmico de ligação à heparina (HB-EGF) direcionada pelo blastocisto no epitélio da superfície.[161] Além disso, o blastocisto contém receptores para o fator de crescimento epidérmico que respondem ao HB-EGF e promovem crescimento e eclosão da zona.

O processo de adesão envolve ainda a coleta de moléculas de adesão, incluindo as integrinas, selectinas e trofinina.[162] O endométrio decidualizado e o embrião em início expressam componentes da matriz extracelular, especialmente laminina e fibronectina, que medeiam a adesão celular por ligação a moléculas de adesão.[163] As células são fixadas e sustentadas pela matriz extracelular, utilizando componentes como a laminina e a fibronectina, com fixações a esses componentes por meio de receptores da superfície celular, especialmente as integrinas. Um aumento das isoformas específicas de laminina na decídua na ocasião da implantação sugere importante interação com o trofoblasto que está invadindo.[164] Desse modo, a implantação inicia com a adesão em decorrência da ligação com proteínas endometriais, seguida por invasão (migração) do trofoblasto por degradação pelas proteinases da matriz extracelular.

As integrinas são membros de uma família de receptores da superfície celular transmembrana para colágeno, fibronectina e laminina. As integrinas são utilizadas nas interações célula-célula e célula-matriz, contribuindo para a migração celular, a diferenciação celular e a estrutura dos tecidos. Uma alteração cíclica da expressão das integrinas nas células epiteliais endometriais indica expressão máxima na ocasião da implantação.[165] Sugere-se que uma falta de expressão de integrinas durante a janela de implantação possa ser causa de infertilidade.[166] O blastocisto também expressa integrinas em uma sequência cronológica e em um local (células do trofoblasto em crescimento) que são apropriados para a atividade fundamental durante a implantação.[167] As integrinas são uma coleção diversificada de receptores, refletindo várias combinações de subunidades α e β na estrutura do receptor, bem como variações do domínio citoplasmático nas subunidades. A estimulação e a inibição da proliferação celular no endométrio e decídua são influenciadas pela expressão específica das subunidades apropriadas.[168] Mecanismos que controlam a variação da estrutura por meio de processamento seriam responsáveis pela expressão de uma variante de integrina apropriada para a proliferação no início do ciclo endometrial e prevenção da proliferação na decídua e talvez ainda prevenção da invasão trofoblástica.

As efrinas são peptídeos que se ligam aos receptores tirosina quinase da membrana celular. A expressão das efrinas pode ser detectada nas células epiteliais do endométrio e nos blastocistos.[169] Esse é mais um sistema para a comunicação célula-célula envolvido na migração trofoblástica.

O processo de ruptura do tecido é acompanhado por um aumento dos linfócitos, outra fonte de citocinas e fatores de crescimento além do trofoblasto e das células endometriais. A distinção entre citocinas e fatores de crescimento nem sempre é clara, mas os linfócitos T e macrófagos são secretores significativos de citocinas.

Em geral, as citocinas, fatores de crescimento e seus receptores são identificados virtualmente em todos os tecidos associados à implantação. A catalogação é longa e, muitas vezes, confusa.[156,170] *É útil simplesmente visualizar essas variadas substâncias como ferramentas bioquímicas pelas quais se efetua o processo físico de adesão e invasão do trofoblasto.*

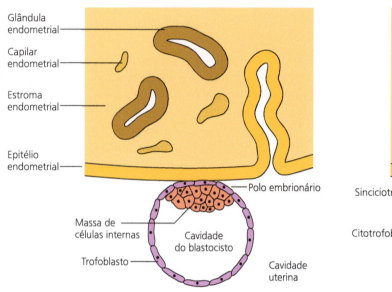

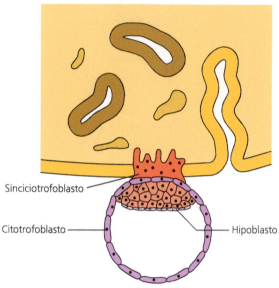

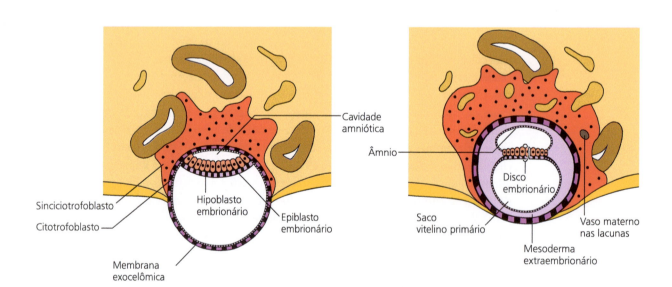

Mesmo que o meio hormonal e a composição proteica do líquido uterino sejam receptivos à implantação, esta pode não ocorrer se o embrião não estiver na fase apropriada de desenvolvimento. Infere-se dessa informação que precisa haver maturação no desenvolvimento da superfície do embrião antes que ele seja capaz de chegar à fixação e implantação.

As publicações sobre alterações da carga da superfície dos embriões pré-implantação diferem em seus achados, sendo improvável que as alterações na carga da superfície sejam as únicas responsáveis pela aderência do blastocisto à superfície das células epiteliais. A ligação da lectina concanavalina A ao blastocisto muda durante o período pré-implantação, indicação de que as glicoproteínas da superfície do blastocisto estão em transição.[171] É razoável supor que essas alterações de configuração na superfície ocorram a fim de aumentar a capacidade do embrião em início de aderir à superfície materna.

À medida que o blastocisto entra em contato próximo com o endométrio, as microvilosidades na superfície se achatam e interdigitam com as da superfície luminal das células epiteliais. Chega-se a uma etapa em que as membranas celulares estão em contato muito estreito e se formam complexos juncionais. O embrião em desenvolvimento precoce já não pode ser desalojado da superfície das células epiteliais por irrigação do útero com soluções fisiológicas.

Finalmente, a caracterização de um endométrio normalmente receptivo à implantação permitirá intervenções médicas. Não é demais considerar manipulações terapêuticas que melhorarão as taxas de implantação ou possibilitarão a contracepção.

Invasão e Placentação

Na segunda semana depois da ovulação, forma-se a placenta.[163] Nesse ponto, os trofoblastos no local da implantação formaram massas de citotrofoblastos e sinciciotrofoblastos e começa a invasão dos vasos sanguíneos maternos. As paredes das artérias espiraladas são destruídas à medida que são formados sacos sinusoidais alinhados com o trofoblasto endovascular. A alteração fundamental é uma substituição das células vasculares maternas por células do citotrofoblasto. A finalidade da invasão placentária é remodelar a vasculatura uterina, estabelecendo uma estrutura que permitirá e manterá um intercâmbio com alto fluxo sanguíneo entre a mãe e o feto, substituindo pequenos vasos de alta resistência por vasos grandes com baixa resistência. *As células placentárias que participam da invasão são células especiais do trofoblasto, conhecidas como trofoblasto extraviloso, o qual se origina por proliferação e diferenciação das células-tronco do citotrofoblasto nas vilosidades coriônicas.*

Foram descritos três tipos de interações entre o trofoblasto em implantação e o epitélio uterino.[172] Na primeira, as células do trofoblasto penetram entre as células epiteliais uterinas em seu trajeto para a membrana basal. No segundo tipo de interação, as células epiteliais erguem a membrana basal, ação esta que permite que o trofoblasto se insinue abaixo do epitélio. Por último, foi identificada por microscopia eletrônica a fusão do trofoblasto com células epiteliais uterinas individuais na coelha.[173] Esse último método de ter entrada na camada epitelial levanta questões interessantes sobre as consequências imunológicas de misturar citoplasma embrionário e materno.

O trofoblasto tem a capacidade de fagocitar várias células, mas, *in vivo*, essa atividade parece amplamente confinada à remoção de células endometriais mortas ou células que tenham se desprendido da parede uterina. De modo semelhante, apesar da natureza invasiva do trofoblasto, a destruição das células maternas por enzimas secretadas pelo embrião não desempenha papel importante na implantação; virtualmente, não há necrose. O embrião em desenvolvimento precoce realmente secreta várias enzimas (p. ex., colagenase e ativadores do plasminogênio), e elas são importantes para digerir a matriz intercelular que mantém unidas as células epiteliais. Estudos *in vitro* têm demonstrado a presença de ativador do plasminogênio em embriões de camundongo e no trofoblasto humano, e sua atividade é importante na fixação e nas primeiras etapas de expansão da implantação.[174,175] A uroquinase e as proteases, enzimas que convertem plasminogênio em plasmina, são inibidas pelo hCG, indicando regulação desse processo pelo embrião.[176]

O trofoblasto, em uma etapa um pouco mais tardia da implantação, pode digerir *in vitro* uma matriz complexa composta por glicoproteínas, elastina e colágeno, todos os quais são componentes da matriz intercelular normal.[177,178] Estudos *in vitro* indicam que as células se afastam do trofoblasto em um processo chamado "inibição de contato".[179] O trofoblasto então se espalha para encher os espaços deixados pelas células em cultura conjunta. Uma vez lisada a matriz extracelular, esse afastamento das células epiteliais do trofoblasto daria espaço para o embrião que está se implantando atravessar a camada epitelial. O movimento do trofoblasto é auxiliado pelo fato de que apenas partes de sua superfície são adesivas, e a maior parte da superfície não se adere a outras células.

A fase altamente proliferativa e a migração do tecido trofoblástico, durante o início da embriogênese, são reguladas pelos muitos fatores de crescimento e citocinas produzidos nos tecidos fetais e maternos.[180] O VEGF é importante para o crescimento de novos vasos sanguíneos, e as angiopoetinas recrutam células perivasculares para proporcionar estabilidade vascular. A interação do VEGF com as angiopoetinas é importante na remodelação dos vasos maternos necessária para desenvolver a circulação uteroplacentária. Outro sinal do feto para induzir crescimento de vasos sanguíneos maternos é o hCG, que, naturalmente, está disponível mesmo antes da implantação para ligar-se a seu receptor no endométrio e estimular os vasos diretamente, bem como a expressão de fatores angiogênicos, como o VEGF.[181,182]

A invasão do trofoblasto em início exige a expressão de integrinas, estimulada pelo fator II de crescimento insulina-símile derivado do trofoblasto e pela proteína-1 de ligação ao IGF derivada da decídua e inibidas pelo fator transformador de crescimento-β derivado da decídua.[183,184] Células do trofoblasto que migram ativamente têm um perfil de integrinas diferente do que as células não migratórias, especificamente os receptores da superfície celular que se ligam preferencialmente à laminina.[163,185] O mecanismo de controle (ainda não conhecido) para essa mudança da expressão das integrinas precisa ser um regulador importante da invasão do trofo-

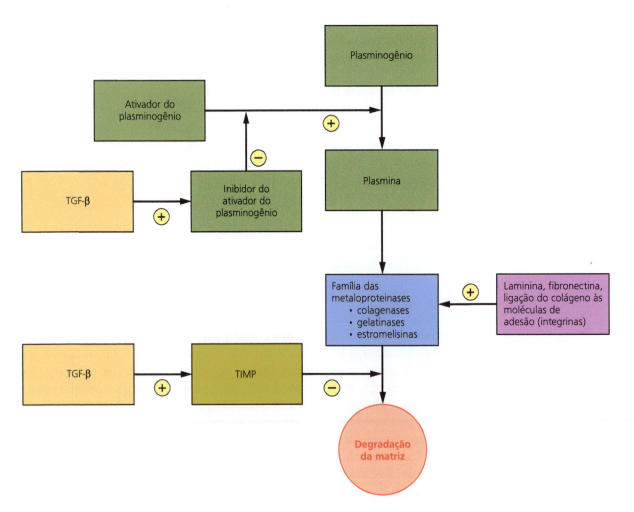

blasto. A natureza específica da expressão das integrinas pode determinar a ligação aos componentes da matriz, um requisito para a migração.

A ligação das integrinas da superfície celular para os componentes da matriz também pode ser regulada por ativação e inativação dessas proteínas. Isso permitiria que as células do trofoblasto alternassem entre os estados adesivo e não adesivo, assim obtendo migração celular direcional.[186] O papel dos receptores para integrinas da superfície celular não é simplesmente ligar-se a um componente estrutural. A ligação ativa as vias de sinalização celular (semelhante à via endócrina clássica de receptores da membrana celular-hormônios tróficos) que ativam as enzimas que finalmente produzem adesão, bem como transcrição genética celular.[163] A proteína-1 de ligação ao IGF pode estimular a migração de células trofoblásticas independente do sistema IGF por ligação a um receptor de integrinas e ativação das vias de quinases.[187]

As arteríolas espiraladas uterinas são invadidas por citotrofoblastos, e o endotélio materno é substituído por tecido de citotrofoblasto até o primeiro terço do miométrio. A invasão vascular materna por células do trofoblasto e substituição do endotélio vascular por trofoblasto endovascular pode utilizar uma classe diferente de moléculas de superfície, a família das selectinas.[163] Demonstra-se que as selectinas estão presentes nas células endoteliais vasculares da decídua, mas somente no local da implantação. As selectinas são responsivas a mediadores inflamatórios, inclusive às citocinas. À medida que as células trofoblásticas substituem o endotélio materno, o perfil do receptor para peptídeos de adesão do trofoblasto muda e se torna semelhante às células endoteliais.[188] *Há muito se reconhece que esse processo de invasão é limitado nas gestações com pré-eclâmpsia, e essa é a causa fundamental da pouca perfusão placentária associada à pré-eclâmpsia e à restrição do crescimento intrauterino.* A falha relativa desse processo na pré-eclâmpsia se caracteriza por conversão insuficiente a receptores de adesão endoteliais, bem como baixos níveis de proteína-1 de ligação ao IGF e metaloproteinases da matriz.[189-191]

As metaloproteinases da matriz, significativamente envolvidas no processo da menstruação (Capítulo 4), também são participantes fundamentais da degradação da matriz durante a invasão trofoblástica. As metaloproteinases incluem colagenase, gelatinases e as estromelisinas. A adesão mediada pelas integrinas pode ativar essa família de enzimas proteolíticas, as quais então efetuam a degradação das proteínas da matriz necessária para que tenha lugar a migração do trofoblasto. A produção das metaloproteinases é regulada pelas ações dos ativadores do plasminogênio, citocinas e inibidores teciduais (TIMPs). O início da invasão trofoblástica é potencializado pelo GnRH derivado do trofoblasto, que suprime a expressão dos TIMPs, os inibidores das metaloproteinases da matriz.[192]

A continuação da penetração e a sobrevida dependem de fatores capazes de suprimir a resposta imune materna aos antígenos fetais. O tecido endometrial faz uma contribuição significativa à atividade dos fatores de crescimento e à supressão imune pela síntese de proteínas em resposta ao blastocisto mesmo antes da implantação.[193,194] Um dos maiores mistérios associados à implantação é o mecanismo pelo qual a mãe rejeita um embrião ou feto geneticamente anormal. É possível que o embrião anormal não consiga produzir um sinal no início da gravidez que possa ser reconhecido pela mãe. Pode tratar-se de uma falha do trofoblasto em produzir as proteínas necessárias para alterar o ambiente imune da decídua a fim de tolerar o processo da implantação.

Os sinais embrionários terão efeito apenas em um meio hormonal próprio. Grande parte dos conhecimentos referentes aos requisitos hormonais para implantação em animais foram adquiridos de estudos de animais com implantação tardia. Em algumas espécies, os embriões, na pré-implantação, ficam normalmente dormentes no útero por um período de tempo, o que pode prolongar-se por até 15 meses antes de ser iniciada a implantação. Em outras espécies, a implantação tardia pode ser imposta pela sucção pós-parto ou pela realização de ovariectomia no dia 3 da gravidez. Isso produz acentuada diminuição da síntese de DNA e de proteínas pelo blastocisto. O embrião pode ser mantido na etapa de blastocisto injetando-se progesterona na mãe. Usando esse modelo, foram determinadas as necessidades hormonais para a implantação. Nas fêmeas de camundongos, existe a necessidade de estrogênio e progesterona. Em outras espécies, inclusive nos primatas, o estímulo nidatório do estrogênio não é necessário, e a progesterona exclusivamente é suficiente.[126] No entanto, a perfilação genômica indica que a presença de um pouco de estrogênio facilita a expressão de genes induzidos pela progesterona associados à implantação.[195]

Embora se saiba que o meio hormonal da implantação tardia deixa o embrião em repouso, não se sabe se isso representa um efeito direto sobre o embrião ou se há um inibidor metabólico presente nas secreções uterinas que atue sobre o embrião. A remoção do embrião do útero para placas de cultura permite a rápida retomada do metabolismo normal, sugerindo que, de fato, ele passe a ficar livre dos efeitos inibitórios de um produto uterino.

Limitação da Invasão

Diferentemente da invasão tecidual associada ao câncer, a invasão do trofoblasto precisa ser limitada, confinando a placenta à sua localização intrauterina e dentro das limitações de tempo de uma gravidez.

A invasão do compartimento estromal do endométrio, rompendo a membrana basal, e a penetração dos vasos sanguíneos maternos são mediados por proteases da serina e metaloproteinases. As proteases da serina são ativadores do plasminogênio que fornecem plasmina para degradação proteolítica da matriz extracelular e ativação da família das metaloproteinases. As células do trofoblasto contêm receptores do ativador do plasminogênio. Acredita-se que a ligação do ativador do plasminogênio a esse receptor seja um método pelo qual se exerce a proteólise da plasmina em um local controlado e limitado.[196]

Muitos componentes da resposta inflamatória desempenham papéis no processo de implantação. A secreção de citocinas a partir do infiltrado de linfócitos no endométrio ativa a lise celular do trofoblasto, talvez um processo importante em limitar a invasão.[197] A decídua, no tempo da implantação, contém um grande número de células *natural killer* (grandes linfócitos granulares). Foi proposto que uma interação entre essas células e um antígeno leucocitário humano presente singularmente no trofoblasto invasor limite a invasão, produzindo citocinas apropriadas.[198]

A invasão pelo trofoblasto é limitada pela formação da camada de células deciduais no útero. Células semelhantes a fibroblastos, no estroma, são transformadas em glicogênio e células ricas em lipídios. Nos seres humanos, as células deciduais cercam os vasos sanguíneos tardiamente no ciclo sem gravidez, mas não ocorre decidualização extensa até que se estabeleça a gravidez. Os esteroides ovarianos governam a decidualização e, nos seres humanos, é crítica uma combinação de estrogênio e progesterona. O fator tecidual (FT), expresso no endométrio decidualizado, é um receptor para o fator VII e sua forma ativa, VIIa. Concentrado em locais perivasculares, o FT forma o que Lockwood chama "um envoltório hemostático" para promover a hemostasia ao fornecer fibrina.[199,200] O FT se posiciona apropriadamente para neutralizar a ameaça da hemorragia associada à invasão trofoblástica.

A limitação da invasão trofoblástica é atribuída ao equilíbrio entre fatores que promovem e restringem o crescimento, citocinas e enzimas. O inibidor-1 do ativador do plasminogênio (PAI-1) é um produto importante das células deciduais, inibindo o sangramento excessivo durante a menstruação e restringindo a invasão do trofoblasto no início da gravidez.[199,201] O PAI-1 se liga ao ativador do plasminogênio com alta afinidade e é regulado por citocinas e fatores de crescimento. As metaloproteinases que degradam os componentes da matriz extracelular, como os colágenos, gelatinas, fibronectina e laminina, são restringidas por inibidores teciduais das metaloproteinases (TIMP). Além disso, a degradação das metaloproteinases pode ser suprimida inibindo-se a produção dessas enzimas pelo trofoblasto e impedindo a conversão de uma forma inativa em ativa.[202] O TGF-β decidual é um fator de crescimento fundamental envolvido na limitação da invasão do trofoblasto, induzindo a expressão de TIMP e de PAI-1. Além disso, o TGF-β pode inibir a expressão de integrinas e influenciar os citotrofoblastos a se diferenciarem em sinciciotrofoblastos não invasivos.[183,203] A decorina é um proteoglicano de ligação derivado da decídua que pode ligar-se ao TGF-β, armazenando-o para quando for necessário limitar a invasão, e liberado e ativado pela plasmina. Além disso, a decorina exerce efeitos antiproliferativos, antimigratórios e anti-invasivos sobre o trofoblasto, independente do TGF-β.[204] Até mesmo a gonadotrofina coriônica humana (hCG) pode exercer uma força governante, inibindo a atividade de proteases.[176,205]

Na babuína, os níveis mais baixos de estrogênio, no início da gravidez, permitem a invasão do trofoblasto, mas os crescentes níveis de estrogênio na gravidez suprimem a invasão da artéria espiralada materna, efeito este mediado por diminuições da expressão de VEGF do citotrofoblasto induzidas pelo estrogênio.[206,207]

Etapas Fundamentais na Implantação

1. O embrião em início entra na cavidade uterina como mórula de oito células e torna-se um blastocisto com 32 a 256 células antes da implantação.

2. A implantação começa com a eclosão da zona pelúcida aproximadamente 1 a 3 dias depois que a mórula entrou na cavidade uterina.

3. O endométrio é preparado para a implantação pela atividade complexa das citocinas, fatores de crescimento e lipídios, modulados pelos hormônios sexuais, especialmente a progesterona. O endométrio é receptivo para a implantação por apenas alguns dias.

4. O processo de implantação começa com a aposição e adesão do blastocisto ao epitélio uterino, aproximadamente 2 a 4 dias depois que a mórula entra na cavidade uterina. Esse processo é mediado por citocinas e envolve moléculas de adesão (integrinas) que interagem com os componentes extracelulares, especialmente a laminina e a fibronectina.

5. A invasão trofoblástica rapidamente segue a adesão do blastocisto, mediada por degradação da matriz celular pelas proteinases. A placenta é formada na segunda semana depois da ovulação. A limitação da invasão trofoblástica se deve a uma restrição importante pelos inibidores de proteinases, especialmente o inibidor do ativador do plasminogênio e os inibidores teciduais das metaloproteinases.

Todas as referências estão disponíveis no site:
http://www.revinter.com.br/online/referencias-speroff.pdf

8 Endocrinologia da Gravidez

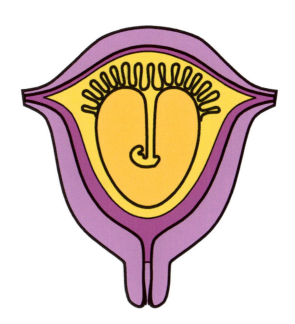

Quem é o responsável pela gravidez, a mãe ou o feto? Do ponto de vista vantajoso de um espectador observando a questão, parece que a mãe é a responsável. Mas do ponto de vista fetal, é incontestavelmente lógico que as adaptações maternas da gravidez são controladas pelo feto. Para o feto, um dos aspectos cruciais da vida intrauterina é sua dependência da troca efetiva de produtos nutritivos e metabólicos com a mãe. É lógico que existem mecanismos pelos quais um feto em crescimento pode influenciar ou controlar o processo de trocas e, assim, seu ambiente. Os métodos pelos quais um feto pode influenciar seu próprio crescimento e desenvolvimento envolvem várias mensagens transmitidas, em muitos casos, por hormônios. Os mensageiros hormonais do concepto podem afetar os processos metabólicos, o fluxo sanguíneo uteroplacentário e a diferenciação celular. Além disso, um feto pode sinalizar seu desejo e preparo para deixar o útero fazendo o início hormonal do parto. Este capítulo faz uma revisão dos mecanismos pelos quais o feto estabelece influência sobre eventos importantes durante a gravidez. O processo importante da lactação é discutido no Capítulo 16.

HORMÔNIOS ESTEROIDES NA GRAVIDEZ

A esteroidogênese na unidade fetoplacentária não segue os mecanismos convencionais da produção de hormônios em um único órgão. Antes, os produtos finais resultam de interações críticas e da interdependência de sistemas de órgãos separados que individualmente não possuem as capacidades enzimáticas necessárias. É útil enxergar o processo como consistindo em um compartimento fetal, um compartimento placentário (especificamente o sinciciotrofoblasto) e um compartimento materno. Em separado, os compartimentos fetal e placentário não possuem certas atividades esteroidogênicas. Em conjunto, contudo, são complementares e formam uma unidade completa que utiliza o compartimento materno como fonte de materiais de construção básicos e como recurso para remoção dos esteroides.

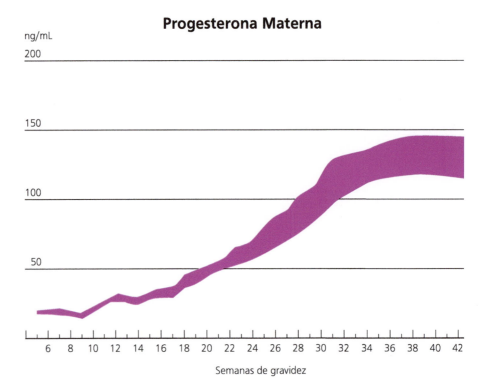

PROGESTERONA

Em sua localização fundamental como estação intermediária entre a mãe e o feto, a placenta pode usar precursores provenientes da mãe ou do feto para contornar suas próprias deficiências de atividade enzimática. A placenta converte pouco ou nenhum acetato em colesterol ou seus precursores. O colesterol e a pregnenolona são obtidos da corrente sanguínea materna para a síntese de progesterona. A contribuição fetal é desprezível porque os níveis de progesterona continuam altos depois da morte fetal. Desse modo, a quantidade maciça de progesterona produzida na gravidez depende da cooperação placentário-materna, embora alguns argumentem que o fígado fetal seja fonte importante de colesterol (discutido à frente).

A progesterona é amplamente produzida pelo corpo lúteo até cerca de dez semanas de gestação. Na verdade, até aproximadamente a sétima semana, a gravidez depende da presença do corpo lúteo.[1] A sustentação exógena de uma gravidez em início (até dez semanas) exige 100 mg de progesterona diariamente, associada a um nível circulante materno de aproximadamente 10 ng/mL.[2] Apesar dessa exigência, as pacientes grávidas depois de estimulação ovariana com um dos procedimentos da tecnologia de reprodução assistida têm concluído uma gravidez com sucesso depois de apresentar níveis extremamente baixos de progesterona.[3,4] Assim, é grande a variação individual, e os níveis circulantes muito baixos de progesterona podem ser encontrados ocasionalmente em mulheres que apresentam gestações normais. É limitado, portanto, o valor preditivo das dosagens de progesterona.

Depois de um período de transição de função compartilhada entre a sétima semana e a décima semana, durante o qual existe discreto declínio dos níveis circulantes maternos de progesterona, a placenta emerge como a principal fonte de síntese de progesterona, e os níveis circulantes maternos aumentam progressivamente.[2,5,6] A termo, os níveis de progesterona variam de 100 a 200 ng/mL, e a placenta produz cerca de 250 mg/dia. A maior parte da progesterona produzida na placenta entra na circulação materna.

Diferentemente do estrogênio, a produção de progesterona pela placenta é, em grande parte, independente da quantidade de precursor à disposição, da perfusão uteroplacentária, do bem-estar fetal ou até da presença de um feto vivo. Isso porque o feto não contribui essencialmente com nenhum precursor. A maior parte da progesterona placentária é derivada do colesterol materno prontamente disponível. A termo, uma pequena parte (3%) é derivada da pregnenolona materna.

O colesterol utilizado para síntese de progesterona entra no trofoblasto a partir da corrente sanguínea materna como colesterol com lipoproteína de baixa densidade (LDL) por meio do processo de endocitose (interiorização, como descrito no Capítulo 2), envolvendo os receptores de LDL da membrana celular, processo este potencializado na gravidez pelo estrogênio.[7,8] A hidrólise do componente de proteína do LDL pode produzir aminoácidos para o feto, e ácidos graxos

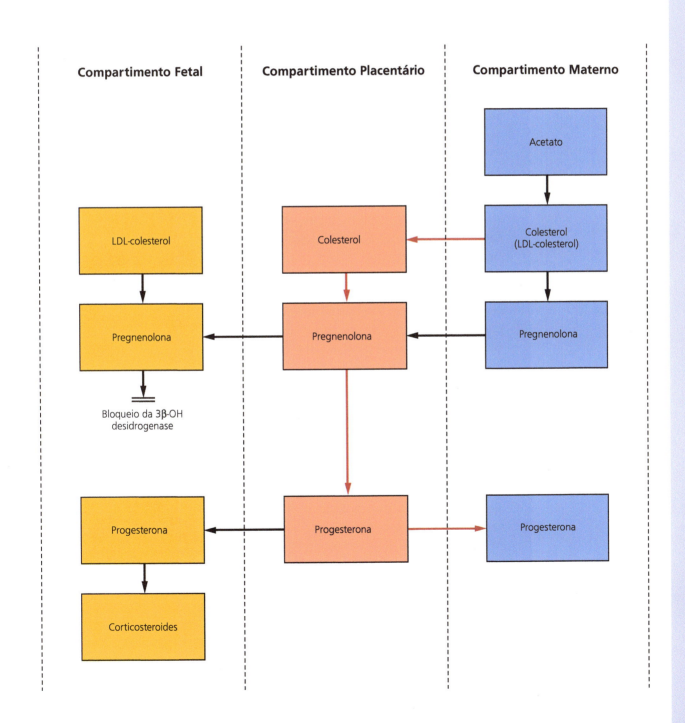

essenciais podem ser derivados da hidrólise dos ésteres de colesteril. Diferentemente da esteroidogênese em outras partes, não está claro se a produção placentária de progesterona exige o controle dos hormônios tróficos. Embora algumas evidências sugiram não ser necessária a sustentação por hormônios tróficos, outras evidências indicam que uma pequena quantidade de gonadotrofina coriônica humana (hCG) precisa estar presente.[9,10]

Existem evidências, no babuíno fêmea, de que o estrogênio (estradiol) regule a produção de progesterona na placenta.[11] As unidades fetoplacentárias nas gestações de humanos e de babuínos são virtualmente idênticas. O estradiol aumenta a captação de LDL-colesterol no tecido trofoblástico do babuíno fêmea por aumento da transcrição genética do receptor de LDL e, no sinciciotrofoblasto humano, o estradiol aumenta a produção de progesterona por meio de um aumento da captação de LDL.[11,12] O estrogênio também estimula a produção de colesterol no fígado fetal humano para fornecer substrato circulante de LDL-colesterol para a esteroidogênese.[13] Além disso, o estrogênio aumenta a atividade da enzima P450scc placentária, que converte colesterol em pregnenolona, o precursor imediato da progesterona. Como a produção de estrogênio depende finalmente dos precursores fabricados na glândula suprarrenal fetal, a influência do estrogênio sobre a produção de progesterona seria mais um exemplo de comando e controle fetais na endocrinologia da gravidez. Os proponentes dessa interação e de que a produção de progesterona dependa de precursores fetais argumentam que a falta de impacto por condições de deficiência de estrogênio (p. ex., anencefalia, morte fetal) sobre a produção de progesterona deve-se ao fato de que estrogênio não ligado ativo continue dentro em uma faixa crítica efetiva, e o que é perdido reflete o grau de excesso de produção na gravidez.[11]

A decídua humana e as membranas fetais também sintetizam e metabolizam progesterona.[14] Nesse caso, o colesterol e o LDL-colesterol não são substratos significativos; o sulfato de pregnenolona pode ser o precursor mais importante. Essa esteroidogênese local pode desempenhar um papel em regular o parto.

A concentração de progesterona no líquido amniótico é máxima entre 10 e 20 semanas e, então, diminui gradualmente. Os níveis no miométrio são cerca de três vezes mais altos do que os níveis plasmáticos maternos no início da gravidez, continuam altos e são aproximadamente iguais à concentração plasmática materna a termo.

No início da gravidez, os níveis maternos de 17α-hidroxiprogesterona elevam-se, marcando a atividade do corpo lúteo. Lá pela décima semana de gestação, esse composto retornou aos níveis de base, indicando que a placenta tem pouca atividade de 17α-hidroxilase. No entanto, começando mais ou menos na 32ª semana, há uma segunda elevação mais gradual da 17α-hidroxiprogesterona por causa da utilização placentária de precursores fetais.

Há dois metabólitos ativos da progesterona que aumentam significativamente durante a gravidez. Existe um aumento de cerca de dez vezes do metabólito 5α-reduzido, a 5α-pregnane-3-20-diona.[15] Esse composto contribui para a resistência da gravidez contra a ação vasopressora da angiotensina II. O nível circulante, contudo, é o mesmo em gestações normais e com hipertensão. A concentração de desoxicorticosterona (DOC) no sangue materno a termo é 1.200 vezes mais alta que os níveis fora da gravidez. Parte disso se deve a um aumento de três a quatro vezes da globulina de ligação ao cortisol durante a gravidez, mas uma quantidade significativa deve-se à 21-hidroxilação da progesterona circulante no rim.[16] Essa atividade é significativa durante a gravidez, porque a taxa é proporcional às concentrações de progesterona circulante. O rim fetal também é ativo em 21-hidroxilação da progesterona secretada pela placenta e que entra na circulação fetal. Atualmente, não se conhece um papel fisiológico para a DOC durante a gravidez.

A progesterona tem um papel no parto, o que ainda será discutido neste capítulo. Foi sugerido que a progesterona também seja importante para suprimir a resposta imunológica materna aos antígenos fetais, assim impedindo a rejeição materna do trofoblasto. É claro que a progesterona prepara e mantém o endométrio para permitir a implantação. O corpo lúteo humano fabrica quantidades significativas de estradiol, mas é a progesterona, e não o estrogênio, que é necessária para o sucesso da implantação.[17] Como a implantação normalmente ocorre aproximadamente cinco a seis dias depois da ovulação, e a gonadotrofina coriônica humana (hCG) precisa aparecer mais ou menos no 10º dia depois da ovulação para resgatar o corpo lúteo, o blastocisto precisa ter sucesso em se implantar e secretar hCG em uma janela de tempo estreita. Nas primeiras cinco a seis semanas de gravidez, a estimulação do corpo lúteo pela hCG resulta na secreção diária de cerca de 25 mg de progesterona e de 0,5 mg de estradiol. Embora os níveis de estrogênio comecem a aumentar com quatro a cinco semanas por causa da secreção placentária, a produção de progesterona pela placenta não aumenta de forma significativa até aproximadamente 10 a 11 semanas depois da ovulação.

A progesterona serve como substrato para a produção de glicocorticoides e mineralocorticoides pela glândula suprarrenal fetal; entretanto, a síntese de cortisol também é derivada do colesterol com lipoproteína de baixa densidade (LDL-colesterol) sintetizado no fígado fetal e obtido da circulação fetal.[13,18] A zona fetal da glândula suprarrenal é extremamente ativa, mas produz esteroides com uma configuração 3β-hidroxi-Δ^5, como a pregnenolona e a desidroepiandrosterona (DHEA), e não produtos 3-ceto-Δ^4, como a progesterona. O feto, portanto, não possui significativa atividade da 3β-hidroxisteroide desidrogenase, o sistema Δ^{4-5} isomerase. Desse modo, o feto precisa emprestar progesterona da placenta para contornar essa falta a fim de sintetizar os corticosteroides biologicamente importantes. Em troca disso, o feto fornece o que falta à placenta: compostos de 19 carbonos para servir como precursores dos estrogênios.

Os níveis de esteroides têm sido comparados no sangue materno, no sangue fetal e no líquido amniótico obtido em fetoscopia em mulheres submetidas à interrupção da gravidez em gestações de 16 a 20 semanas.[19] O cortisol, a corticosterona e a aldosterona são definidamente secretados pela glândula suprarrenal fetal independente da mãe. As diferenças arteriovenosas fetais confirmam que a progesterona placentária seja fonte de cortisol suprarrenal fetal e aldosterona.

ESTROGÊNIOS

A produção de estrogênios na gravidez está sob o controle do feto e é um método de sinalização fundamental pelo qual o feto dirige importantes processos fisiológicos que afetam seu bem-estar. O estrogênio influencia a produção de progesterona, o fluxo sanguíneo uteroplacentário, o desenvolvimento de glândulas mamárias e a função da glândula suprarrenal fetal.[11]

Os precursores básicos dos estrogênios são os andrógenos 19-carbono. No entanto, há uma ausência virtual de atividade de 17α-hidroxilação e 17-20 desmolase (liase) (P450c17) na placenta humana. Como resultado, os produtos 21-carbono (progesterona e pregnenolona) não podem ser convertidos em esteroides 19-carbono (androstenediona e desidroepiandrosterona). Como a progesterona, o estrogênio produzido pelo sistema de enzimas aromatases (P450arom) placentárias precisa derivar precursores de fora da placenta.[20]

Os compostos androgênicos utilizados para a síntese de estrogênio na gravidez humana são, nos primeiros meses da gestação, derivados da corrente sanguínea materna. Na 20ª semana de gravidez, a maior parte do estrogênio excretado na urina materna é derivada dos andrógenos fetais. Em particular, aproximadamente 90% da excreção de estriol podem ser contabilizados à produção de sulfato de desidroepiandrosterona (DHEAS) pela glândula suprarrenal fetal.[20,21] A alta produção de DHEAS pela zona fetal deve-se à baixa expressão do gene da 3β-hidroxisteroide

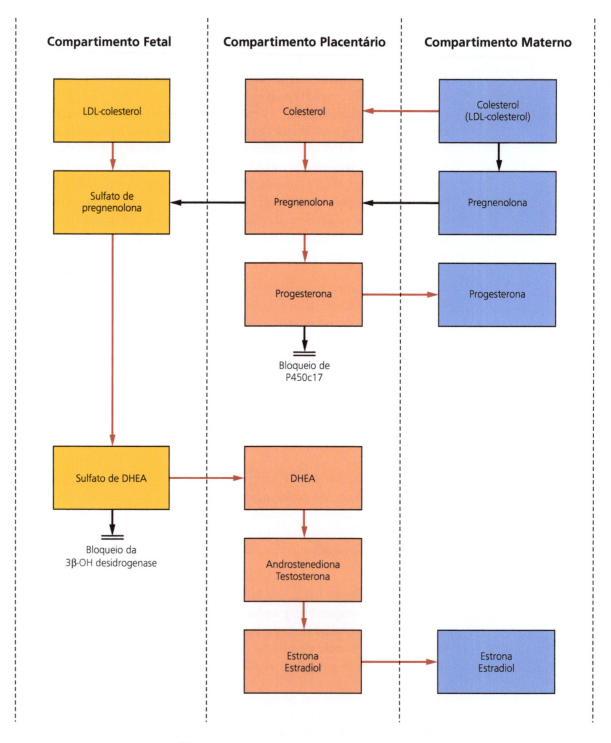

desidrogenase.[22] Removido para condições de cultura de células, esse gene se torna ativo em resposta ao hormônio adrenocorticotrófico (ACTH).

O compartimento endócrino fetal caracteriza-se por conjugação rápida e extensa de esteroides com sulfato. Esse é um mecanismo protetor, bloqueando os efeitos biológicos dos esteroides potentes presentes em grandes quantidades. A fim de utilizar precursores fetais, a placenta precisa ser extremamente eficiente para clivar os conjugados de sulfato trazidos a si por meio da corrente sanguínea fetal. Na verdade, a atividade da sulfatase na placenta é rápida e quantitativamente muito significativa. Foi reconhecido que uma deficiência da sulfatase placentária se associa à

ENDOCRINOLOGIA DA GRAVIDEZ

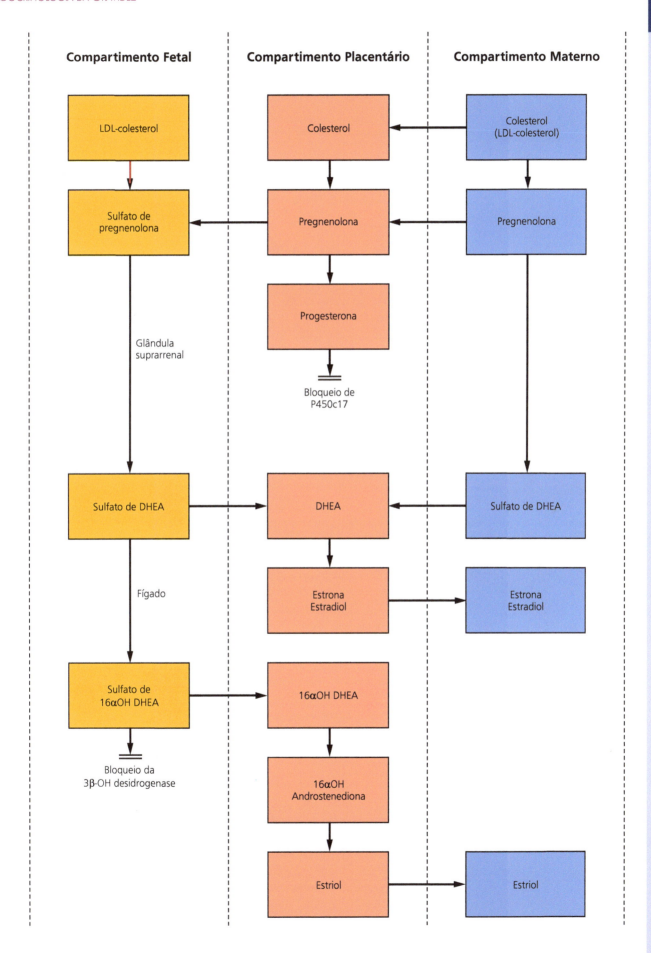

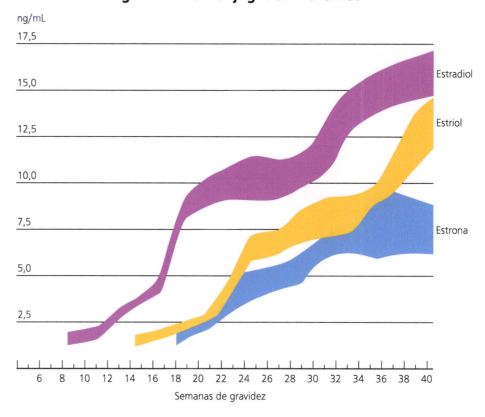

baixa excreção de estrogênio, dando importância clínica a essa etapa metabólica. Essa síndrome é discutida com detalhes ainda neste capítulo.

A suprarrenal fetal fornece DHEAS como precursor para a produção placentária de estrona e estradiol. No entanto, a placenta não possui capacidade para 16α-hidroxilação, e o estriol, com seu grupo 16α-hidroxila, precisa ser derivado de um precursor fetal imediato. A suprarrenal fetal, com o auxílio da 16α-hidroxilação no fígado fetal, fornece o sulfato de 16α-hidroxidesidroepiandrosterona para formação de estriol na placenta. Depois do nascimento, desaparece rapidamente a atividade neonatal da 16α- hidroxilação. A contribuição materna de DHEAS para a síntese total de estrogênio precisa ser desprezível porque, na ausência de suprarrenais fetais normais (como no feto anencefálico), os níveis estrogênicos maternos e sua excreção são extremamente baixos. As suprarrenais fetais secretam mais de 200 mg de DHEAS diariamente, cerca de dez vezes mais do que a mãe.[23] O estriol é o estrogênio produzido em maior quantidade durante a gravidez; a estrona e o estradiol são derivados igualmente de precursores fetais e maternos.[21] Os perfis dos compostos não conjugados, no compartimento materno, para os três principais estrogênios na gravidez são os seguintes:

1. Começa uma elevação da estrona com 6 a 10 semanas, e os valores individuais variam de 2 a 30 ng/mL a termo.[24] Essa ampla variação dos valores normais impossibilita o uso das dosagens de estrona em aplicações clínicas.

2. Começa uma elevação do estradiol nas semanas 6 a 8, quando a função placentária se torna aparente.[2] Os valores individuais de estradiol variam entre 6 e 40 ng/mL com 36 semanas de gestação e depois sofrem uma taxa acelerada de aumento.[24] A termo, uma quantidade igual de estradiol surge do DHEAS materno e do DHEAS fetal, sendo desprezível sua importância na monitorização fetal.

3. O estriol é primeiramente detectável com 9 semanas quando começa a secreção de precursores na suprarrenal fetal. As concentrações de estriol atingem um platô com 31-35 semanas e depois aumentam novamente com 35-36 semanas.[25]

Durante a gravidez, a produção de estrona e estradiol aumenta cerca de 100 vezes mais do que os níveis fora da gravidez. No entanto, o aumento da excreção materna de estriol é de cerca de mil vezes. Não tem precisão o ponto de vista tradicional de que o estriol, na gravidez, seja um metabólito fraco dos estrogênios. Um estrogênio fraco fornecido em altas concentrações pode produzir uma resposta biológica equivalente à do estradiol.[26] Por causa de sua taxa de produção e concentração altas, o estriol é hormônio importante na gravidez. O nível materno de estradiol é mais alto do que no feto; diferentemente, o nível de estriol no feto é maior do que na mãe.

As adaptações cardiovasculares maternas à gravidez, tão necessárias para servirem ao feto, estão apropriadamente sob a influência do feto e são significativamente reguladas pelo estrogênio.[27] O volume sanguíneo aumenta com a estimulação estrogênica dos sistemas renina-angiotensina materno e trofoblástico, e o fluxo sanguíneo uteroplacentário, que é tão crítico para o feto, é influenciado pelos efeitos vasodilatadores do estrogênio.

A enzima responsável pela síntese de estrogênio é a enzima aromatase do citocromo P450 (P450arom), produto do gene *CYP19*.[28] O gene *CYP19* é regulado em vários tecidos por promotores específicos do tecido. A placenta, com sua imensa capacidade para síntese de estrogênio, usa um promotor singular e poderoso que permite regulação específica. Um distúrbio autossômico recessivo causado por mutações no gene P450arom associa-se a uma falha em converter precursores de andrógenos em estrogênio pela aromatase placentária.[29] Consequentemente, um feto feminino e a mãe podem sofrer virilização. Todavia, o crescimento e o desenvolvimento do feto não são comprometidos, e esse distúrbio levanta uma dúvida: Quanto estrogênio é essencial na gravidez humana ou ele é mesmo essencial? Esse é mais um exemplo de mecanismos de reserva operando para chegar a um objetivo?

Normalmente, a aromatização placentária é tão eficiente, que o pouco andrógeno apresentado à placenta escapa.[30] Por essa razão, os fetos são bem protegidos contra a masculinização e, até na presença de um tumor secretor de andrógeno, são necessárias quantidades extremamente grandes de andrógenos aromatizáveis ou a secreção de andrógenos não aromatizáveis para produzir virilização não desejada.

Os estrogênios apresentados à corrente sanguínea materna são rapidamente metabolizados pelo fígado materno antes da excreção para a urina materna em uma variedade de mais de 20 produtos. A maior parte desses estrogênios urinários maternos é composta por glicosiduronatos conjugados na posição 16. Quantidades significativas do 3-glicosiduronato e do 3-sulfato-16-glicosiduronato também são excretadas. Apenas aproximadamente 8 a 10% do estriol do sangue materno não são conjugados.

CÓRTEX SUPRARRENAL FETAL

O córtex suprarrenal fetal é peculiar, diferenciando-se, na idade gestacional de 8 a 9 semanas, em uma zona fetal interna mais espessa e uma zona definitiva externa fina, que é a fonte do cortisol e precursora do córtex adulto.[31] No início da gravidez, o crescimento e o desenvolvimento da suprarrenal são notáveis, e a glândula atinge um tamanho igual ou maior do que o do rim ao final do primeiro trimestre. Depois de 20 a 24 semanas, as suprarrenais diminuem lentamente de tamanho até um segundo estirão de crescimento começar por volta de 34 a 35 semanas. A glândula continua proporcionalmente maior do que as suprarrenais do adulto. Depois do parto, a zona fetal (cerca de 85% do volume da glândula) rapidamente involui, sendo substituída pela expansão simultânea da zona definitiva externa para formar a zona glomerulosa, e da zona de transição, para formar a zona fasciculada e a zona reticular (que se expande novamente durante a adrenarca na puberdade). Por volta de um ano de idade, a zona fetal já não existe, sendo substituída pelo córtex suprarrenal adulto. Desse modo, as características esteroidogênicas específicas do feto associam-se a uma morfologia específica da suprarrenal que é dependente de fatores específicos presentes durante a vida intrauterina.

A produção de desidroepiandrosterona (DHEA) e de DHEAS fetais eleva-se de modo constante concomitantemente com o aumento do tamanho da zona fetal e do peso da suprarrenal.[32] A DHEA e o DHEAS são os principais produtos secretórios da zona fetal porque é suprimida a atividade da 3β-hidroxisteroide desidrogenase-isomerase e a expressão do gene dessa enzima.[22,33] O aumento bem conhecido dos níveis de estrogênio materno é significativamente influenciado pelo aumento da disponibilidade de DHEAS fetal como precursor. Na verdade, a elevação acelerada dos níveis maternos de estrogênio perto do termo pode ser explicada, em parte, por um aumento do DHEAS fetal. O estímulo para crescimento substancial da suprarrenal e produção de esteroides tem sido um enigma.

No início da gravidez, a suprarrenal pode crescer e funcionar sem ACTH, talvez em resposta à hCG.[31] Depois de 15 a 20 semanas, é necessário o ACTH fetal. No entanto, durante as últimas 12 a 14 semanas de gravidez, quando os níveis de ACTH fetal estão declinando, a suprarrenal quadruplica de tamanho.[34] Como a prolactina da hipófise é o único hormônio hipofisário fetal a aumentar durante toda a gravidez, paralelamente às alterações de tamanho da suprarrenal fetal, foi proposto que a prolactina fetal seja a substância trófica crítica. Em preparações experimentais, contudo, somente o ACTH exerce um efeito esteroidogênico. Não há resposta da suprarrenal fetal à prolactina, à hCG, ao hormônio do crescimento, ao hormônio estimulante dos melanócitos (MSH) nem ao hormônio liberador de tirotrofina (TRH).[35,36] Além disso, em pacientes tratadas com bromocriptina, são suprimidos os níveis de prolactina no sangue fetal, mas os níveis de DHEAS ficam inalterados.[37] Todavia, persiste o interesse na prolactina porque o ACTH e a prolactina podem estimular a esteroidogênese *in vivo* no feto de babuíno.[38]

Não há dúvida de que, na segunda metade da gravidez, o ACTH seja essencial para o desenvolvimento morfológico e o mecanismo esteroidogênico da suprarrenal fetal.[39,40] O ACTH ativa a adenilato ciclase, levando à esteroidogênese. Logo, o suprimento de colesterol passa a ser o fator limitante. Maior ação do ACTH resulta em aumento dos receptores de LDL, levando a um aumento da captação de LDL-colesterol circulante, em grande parte derivado do fígado fetal.[18] Com a interiorização do LDL-colesterol, a hidrólise por enzimas lisossômicas do colesteril éster disponibiliza o colesterol para a esteroidogênese. Por essa razão, os níveis plasmáticos fetais de LDL são baixos e, depois do nascimento, os níveis neonatais de LDL elevam-se à medida que a suprarrenal involui. Na presença de baixos níveis de LDL-colesterol, a suprarrenal fetal é capaz de sintetizar colesterol *de novo*.[41] Desse modo, perto do termo, é necessária a síntese *de novo* e a utilização de LDL-colesterol circulante para manter as taxas altas de formação de DHEAS e de estrogênio. Além disso, o ACTH aumenta a resposta da suprarrenal, aumentando a expressão de seu próprio receptor.[42]

O suporte trófico da suprarrenal fetal pelo ACTH proveniente da hipófise fetal é protegido pelo estrogênio placentário. A placenta impede o cortisol, que está presente em níveis mais altos na mãe, de chegar ao feto, convertendo cortisol em cortisona. A enzima de conversão, a 11β-hidroxisteroide desidrogenase, expressa-se abundantemente no sinciciotrofoblasto na interface entre o tecido fetal e o sangue materno e é estimulada pelo estrogênio da placenta.[43,44] A regulação dessa enzima pelo estrogênio, desse modo, influencia o ACTH fetal. Com o aumento dos níveis de estrogênio no final da gestação, uma atividade ainda maior da 11β-hidroxisteroide desidrogenase resultaria em que ainda menos cortisol materno chegasse à circulação fetal. Desse modo, propõe-se que, perto do trabalho de parto, aumente a secreção de ACTH fetal, a suprarrenal fetal passe por maior maturação, e a síntese de cortisol fetal a partir do colesterol endógeno aumente.[45] Uma deficiência relativa de 11β-hidroxisteroide tipo 2 (a isoforma com alta afinidade) exporia o feto a níveis excessivamente altos de cortisol e está correlacionada com baixo peso ao nascimento, o que, por sua vez, está correlacionado com resistência insulínica, lipídios anormais e hipertensão na vida adulta.[46-48] Foi relatada uma redução da atividade da 11β-hidroxisteroide desidrogenase em gestações complicadas por tabagismo e pré-eclâmpsia, condições sabidamente associadas a uma restrição do crescimento intrauterino.[49,50] Uma redução de atividade semelhante foi documentada com a restrição do crescimento intrauterino idiopática, acompanhada por uma diminuição da razão de cortisona para cortisol no sangue da artéria umbilical.[48]

Foi demonstrada *in vitro* uma interação entre progesterona e as vias da lipoxigenase que levam aos produtos de ácido araquidônico, que não às prostaglandinas, com referência à regulação da atividade da 11β-hidroxisteroide desidrogenase.[51] A progesterona regula para baixo a expressão da 11β-hidroxisteroide desidrogenase, assim como os produtos da atividade da lipoxigenase. Como os produtos da lipoxigenase aumentam a produção de progesterona pelas células do trofoblasto, um aumento da atividade da lipoxigenase por causa de infecção poderia aumentar os níveis de progesterona, o que, por sua vez, diminuiria a atividade da 11β-hidroxisteroide desidrogenase, resultando em níveis mais altos de cortisol no feto, com as consequências de estresse e atraso do crescimento.

Sugeriu-se que o aumento da secreção de cortisol fetal durante a gravidez normal entre em competição com a progesterona pelo receptor de glicocorticoides na placenta, assim bloqueando a ação inibitória da progesterona sobre a síntese de hormônio liberador de corticotrofina (CRH), levando a um aumento do CRH.[52] A produção placentária de CRH e o tamanho da suprarrenal fetal estão estritamente correlacionados em vários primatas, ambos chegando a um pico nos seres humanos na ocasião do parto. O aumento do CRH aumentaria a secreção de ACTH fetal, produzindo crescimento da suprarrenal e ainda mais cortisol fetal em uma relação de *feedback* positivo, bem como mais DHEAS para servir de precursor para o aumento do estrogênio que ocorre antes do parto. No entanto, os níveis de ACTH fetal, na última metade da gravidez, não são crescentes, mas discretamente decrescentes. É significativo que o CRH, como demonstrado *in vitro*, também estimule diretamente a síntese de DHEAS pela suprarrenal fetal.[53,54]

Esse é um importante ciclo placentário-suprarrenal fetal. O cortisol da suprarrenal aumenta a produção placentária de CRH; o CRH induz a expressão de receptores do ACTH na zona definitiva da suprarrenal fetal, levando a uma secreção ainda maior de cortisol pela suprarrenal, o que, por sua vez, aumenta a biossíntese de CRH placentário, à medida que a gestação avança.[55] A estimulação direta da zona fetal pelo CRH, sustentada pela presença de ACTH, aumenta a crescente produção de DHEA e DHEAS necessária para a síntese de estrogênio no final da gestação.[54]

A esteroidogênese da suprarrenal envolve regulações autócrina e parácrina por vários fatores de crescimento.[31] As células da suprarrenal fetal produzem inibina, e a subunidade alfa (presente somente na inibina) aumenta preferencialmente pelo ACTH.[56,57] Na suprarrenal fetal, a subunidade beta não se expressa; desse modo, a inibina-A e a ativina-A são as formas principais.

A ativina potencializa a esteroidogênese estimulada pelo ACTH, enquanto inibe a mitogênese nas células da zona fetal da suprarrenal humana.[57] Esse efeito sobre a atividade esteroidogênica não está presente nas células da suprarrenal do adulto. *In vitro*, a ativina potencializa uma mudança das células da suprarrenal fetal por estimulação da produção de DHEAS pelo ACTH até a produção de cortisol. Essa mudança é análoga àquela que ocorre depois do nascimento. Talvez a ativina desempenhe esse papel na remodelação da zona fetal do recém-nascido. Não está descrita uma ação específica para a inibina nas células da suprarrenal fetal.

Não devemos esperar que a suprarrenal fetal seja exceção à presença e ações universais de todos os fatores de crescimento.[31] O fator de crescimento básico do fibroblasto tem potente atividade mitogênica, mediando a resposta de crescimento do córtex da suprarrenal fetal ao ACTH. As evidências indicam que o receptor do fator de crescimento epidérmico seja ativado na suprarrenal fetal, mas o ligante usando esse receptor provavelmente é o fator transformador de crescimento α. Como a ativina, o fator transformador de crescimento β inibe a proliferação celular na zona fetal e, além disso, suprime a esteroidogênese.

Os fatores de crescimento semelhante à insulina (IGF-I e IGF-II) são importantes para mediar os efeitos tróficos do ACTH, particularmente aumentando a responsividade da suprarrenal ao ACTH na segunda metade da gravidez.[58] A produção de IGF-II, na suprarrenal fetal, é muito significativa e estimulada pelo ACTH. Acredita-se que o IGF-II seja importante no crescimento pré-natal.[59] A abundância de IGF-II na suprarrenal fetal implica esse fator de crescimento como mediador do crescimento induzido pelo ACTH.[60] IGF-I e IGF-II são igualmente mitogênicos em um sistema de cultura de células da suprarrenal fetal e aumentam a proliferação estimulada pelo fator de crescimento básico do fibroblasto e o fator de crescimento epidérmico.[60] No entanto, somente a transcrição do IGF-II é estimulada pelo ACTH. O IGF-II aumenta a esteroidogênese estimulada pelo ACTH na suprarrenal fetal, especificamente aumentando a expressão de P450c17.[58] Desse modo, os efeitos promotores do crescimento e esteroidogênicos do ACTH são mediados por vários fatores de crescimento, sendo desempenhado um papel principal pelo IGF-II. Quanto a isso, a suprarrenal fetal difere da suprarrenal adulta, em que o IGF-I é predominante; entretanto, o IGF-II é capaz de modular a responsividade ao ACTH na suprarrenal fetal, ativando o receptor do IGF-I.

O fator esteroidogênico-1 (SF-1) e o DAX-1 (o nome vem da localização de seu gene no cromossomo X) são receptores nucleares para os quais não foram identificados ligantes específicos ("receptores órfãos"). O SF-1 influencia a expressão de genes que codificam enzimas esteroidogênicas e, quando se interrompe a expressão genética do SF-1 em camundongos, as gônadas e as suprarrenais deixam de se desenvolver.[61,62] Mutações no gene DAX-1 resultam em hipoplasia da suprarrenal e acredita-se que o DAX-1 trabalhe com o SF-1 para regular o desenvolvimento e a função de tecidos produtores de esteroides.[63]

A produção de DHEA depende do gene *CYP17*, que é responsável pela atividade das enzimas 17α-hidroxilase e 17,20-liase. A regulação diferencial dessas duas atividades com aumento de 17,20-liase poderia ser responsável pelo aumento de DHEA na zona fetal da suprarrenal. O gene *SULT2A1* é responsável pela sulfatação e produção de DHEAS. A modulação desse gene também contribuiria para a atividade esteroidogênica da zona fetal.

As características diferenciais da suprarrenal fetal podem ser atribuídas ao seu ambiente rico em estrogênio. Estudos de culturas de tecidos têm demonstrado que os peptídeos hormonais da hipófise ou com origem placentária não são fatores responsáveis pelo comportamento da suprarrenal fetal.[64-66] Os estrogênios em alta concentração inibem a atividade da 3β-hidroxisteroide desidrogenase-isomerase na suprarrenal fetal e, na presença de ACTH juntamente com IGF-II, potencializam a secreção de DHEA.[67] São necessárias concentrações de estradiol de 10 a 100 ng/mL para inibir a secreção de cortisol.[68] As concentrações totais de estrogênio no feto ficam facilmente nessa faixa. Um estudo da cinética da atividade da 3β-hidroxisteroide desidrogenase nos microssomos da suprarrenal humana revela que todos os esteroides são inibitórios e, mais notavelmente, estrona e estradiol, em níveis encontrados na vida fetal, causam inibição quase total.[69] Em um estudo utilizando uma linhagem de células adrenocorticais humanas, o estradiol

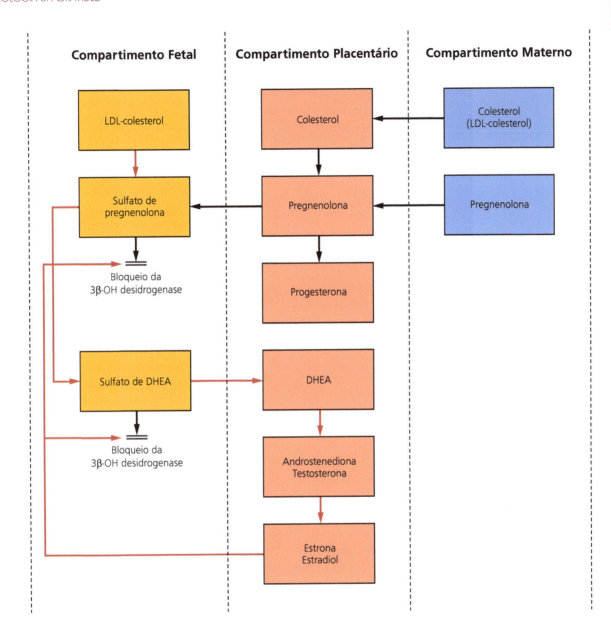

em altas concentrações inibiu a 3β-hidroxisteroide desidrogenase, e o mecanismo pareceu ser independente do receptor estrogênico.[70] O aumento da secreção de DHEAS pela zona fetal é consequência da supressão do gene (*HSD3B2*) que controla a expressão da 3β-hidroxisteroide desidrogenase; fatores transcricionais necessários para a atividade desse gene estão ausentes na zona fetal.[71]

O desenvolvimento da suprarrenal durante a vida fetal humana e durante o período neonatal tem paralelo no babuíno.[72] O córtex da suprarrenal do babuíno caracteriza-se pela mesma deficiência de 3β-hidroxisteroide desidrogenase vista nos seres humanos, com o mesmo desvio da esteroidogênese para a produção de DHEA e DHEAS. Estudos experimentais no babuíno sugerem que o estrogênio placentário mantém a produção de DHEA e DHEAS pelo córtex da suprarrenal fetal, mas o crescimento da suprarrenal e a esteroidogênese excessivos são, ao mesmo tempo, suprimidos pelo aumento dos níveis de estrogênio no final da gravidez.[73,74]

O crescimento tecidual nos mamíferos é consequência da proliferação celular promovida pelos reguladores celulares ciclina D1 e ciclina E, que dimerizam com quinases para formar enzimas que realizam fosforilações fundamentais durante os ciclos celulares. Os reguladores básicos são expressos em concentrações cada vez mais altas no córtex da suprarrenal fetal do babuíno, começando na parte inicial a média da gestação, especialmente na zona definitiva externa (destinada a ser o córtex da suprarrenal do adulto e a fonte de cortisol).[75] Esse aumento inicial da zona definitiva é seguido por uma diminuição progressiva desses fatores necessários para a proliferação celular na zona definitiva no final da gestação. As células da zona fetal são derivadas da zona definitiva, e essas alterações indicam que o crescimento contínuo do córtex da suprarrenal fetal durante a gestação reflete predominantemente hipertrofia celular. Além disso, como há um aumento progressivo da expressão da 3β-hidroxisteroide desidrogenase na zona definitiva, o declínio da proliferação associa-se à diferenciação funcional, à medida que a zona definitiva adquire a capacidade de produzir mineralocorticoides e glicocorticoides.[75] Aqui novamente, o modulador básico dessa alteração pode ser o estrogênio, especificamente uma diminuição da expressão de ciclina induzida pelo estrogênio com o avançar da gestação.

A explicação de que o estrogênio regula a 3β-hidroxisteroide desidrogenase é desafiada por estudos *in vitro* das células da zona fetal humana, indicando que o estradiol e o IGF-II combinam-se para direcionar a esteroidogênese até DHEAS em um mecanismo que não é causado pela inibição da 3β-hidroxisteroide desidrogenase.[67] *Todavia, é uma hipótese atraente e útil ver a missão principal da suprarrenal fetal como fornecendo DHEAS como precursor básico para a produção de estrogênio placentário. O estrogênio, por sua vez, dá um feedback à suprarrenal para direcionar a esteroidogênese ao longo da via Δ^5 para fornecer ainda mais de seu precursor, o DHEAS. Até aqui, essa é a única função conhecida para o DHEAS. Com o parto e a perda de exposição ao estrogênio, a suprarrenal fetal rapidamente muda para o tipo adulto de glândula. Parece razoável concluir que essa alteração complexa do córtex da suprarrenal seja orquestrada pela inter-relação entre o ACTH da hipófise fetal, o estrogênio placentário e os fatores de crescimento placentários.*

DOSAGEM DO ESTROGÊNIO NA GRAVIDEZ

Como a gravidez caracteriza-se por um grande aumento dos níveis maternos de estrogênio, e a produção de estrogênio depende da cooperação esteroidogênica fetal e placentária, a quantidade de estrogênio presente no sangue ou na urina materna reflete a capacidade enzimática fetal e placentária e, assim, o bem-estar. A atenção concentrou-se no estriol porque 90% do estriol materno é derivado de precursores fetais. O produto final a ser ensaiado no sangue ou na urina materna é influenciado por múltiplos fatores. A disponibilidade de precursor da suprarrenal fetal é um requisito primário, bem como a capacidade da placenta de realizar suas etapas de conversão. O metabolismo materno do produto e a eficiência da excreção renal materna do produto podem modificar a quantidade diária de estrogênio na urina. Torna-se importante o fluxo sanguíneo para qualquer dos órgãos essenciais no feto, para a placenta e a mãe.[76,77] A hipoxemia fetal por reduções agudas do fluxo sanguíneo uteroplacentário associa-se a um aumento acentuado da produção de andrógeno suprarrenal em resposta a um aumento do ACTH fetal e, em resposta à disponibilidade de precursores de andrógenos, um aumento dos níveis maternos de estrogênio.[78] A resposta ao estresse agudo contrasta com o efeito da insuficiência uteroplacentária crônica, que se associa a uma redução dos andrógenos fetais e estrogênios maternos. Além disso, medicamentos ou doenças podem afetar qualquer nível da cascata de eventos que leva ao ensaio do estrogênio.

Durante anos, a dosagem do estrogênio em coleta de urina de 24 horas foi o método hormonal padrão de avaliar o bem-estar fetal. Isso foi substituído pelo imunoensaio do estriol não conjugado no plasma.[79] Por causa de sua meia-vida curta (5 a 10 minutos) na circulação materna, o estriol não conjugado tem menos variação do que o estriol urinário ou sanguíneo total. No entanto, a avaliação dos níveis maternos de estriol foi superada por várias técnicas biofísicas de monitorização fetal, como o teste sem estresse, o teste de estresse e a medida da respiração e atividade fetais. A triagem moderna de aneuploidia fetal (discutida à frente neste capítulo) utiliza três marcadores na circulação materna: alfafetoproteína, gonadotrofina coriônica humana e estriol não conjugado.

Dosagens de Estrogênio no Líquido Amniótico

O estriol no líquido amniótico correlaciona-se com o padrão estrogênico fetal, e não com o materno. A maior parte do estriol no líquido amniótico está presente como 16-glicosiduronato ou como 3-sulfato-16-glicosiduronato. Existe uma pequena quantidade como 3-sulfato. Pouquíssimo estriol não conjugado está presente no líquido amniótico, porque o estriol livre é rapidamente transferido pela placenta e pelas membranas. O sulfato de estriol está em baixa concentração porque a placenta e as membranas fetais hidrolisam os conjugados sulfatados, e o estriol livre é então eliminado do líquido. Como as membranas e a placenta não têm atividade de glicuronidase, os conjugados de glicosiduronatos são removidos lentamente do feto. Os glicosiduronatos, portanto, predominam na urina fetal e no líquido amniótico. Por causa das lentas alterações do glicosiduronatos, as dosagens de estriol no líquido amniótico têm amplas variações em gestações normais e anormais. Não surgiu um uso clínico importante para as dosagens de estrogênio no líquido amniótico.

Estetrol

O estetrol (15α-hidroxiestriol) é formado a partir de um precursor fetal e é muito dependente da atividade de 15α-hidroxilação no fígado fetal. A capacidade para 15α-hidroxilação dos estrogênios aumenta durante a vida fetal, chegando ao máximo a termo. Essa atividade, então, declina durante os dois primeiros anos de vida e é baixa, ausente ou indetectável nos adultos. O estetrol pode contribuir para os efeitos do estrogênio que ocorrem durante a gravidez, à medida que os níveis maternos de estetrol aumentam continuamente com o avançar da gestação, e os níveis fetais são mais altos do que os maternos.[80] Em razão das amplas variações intra e interindividuais, não há uso clínico para as dosagens de estetrol no sangue ou urina maternos durante a gravidez. No entanto, o estetrol, dado em doses suficientes, é potente estrogênio ativo por via oral que tem potencial para terapia farmacológica.[81]

DEFICIÊNCIA DE SULFATASE PLACENTÁRIA

Existe uma doença metabólica ligada a X caracterizada por uma **deficiência de sulfatase placentária** no sinciciotrofoblasto e ictiose pós-natal, ocorrendo em cerca de 1 em 2.000-3.000 recém-nascidos masculinos.[82] As pacientes com distúrbio placentário de sulfatase não conseguem hidrolisar o DHEAS ou o 16α-hidroxi-DHEAS; portanto, a placenta não consegue formar quantidades normais de estrogênio. Uma deficiência de sulfatase placentária geralmente é descoberta quando as pacientes vão além do termo e verifica-se que têm níveis de estriol extremamente baixos sem evidências de sofrimento fetal. As pacientes geralmente não conseguem entrar em trabalho de parto e precisam de um parto cesáreo. O mais impressionante é a falta de amolecimento cervical e dilatação; desse modo, ocorre distocia cervical resistente à estimulação com ocitocina. Há muitos relatos de casos dessa deficiência, quase todos detectados pelo achado de baixos níveis de estriol. Sugeriu-se que as mães portadoras desse distúrbio têm aumento do risco de restrição do crescimento intrauterino e complicações perinatais, mesmo que o feto não seja acometido.[83] No entanto, uma análise cuidadosa dos níveis baixos de estriol sem explicação concluiu que essa é uma ocorrência rara (aproximadamente 3 por 10.000 gestações) e que não há aumento das complicações perinatais nas gestações com risco de deficiência de sulfatase placentária (além de uma taxa mais alta de partos cesáreos).[84] Todos os recém-nascidos, com algumas exceções, são masculinos. O *locus* da ictiose recessiva ligada a X por esteroide sulfatase (o gene da esteroide sulfatase) foi mapeado na parte distal do braço curto do cromossomo X, Xp22.32. Noventa por cento dos casos de ictiose têm uma deleção completa desse gene mais genes flanqueadores. Não há fatores geográficos ou raciais conhecidos que afetem a frequência do gene.

Os achados característicos dos esteroides são os seguintes: níveis extremamente baixos de estriol e estetrol em uma mãe com DHEAS extremamente alto no líquido amniótico e DHEA e androstenediona normais no líquido amniótico. A DHEA e a androstenediona normais com DHEAS alto descartam hiperplasia congênita da suprarrenal. A pequena quantidade de estriol presente nesses pacientes provavelmente se origina da 16α-hidroxilação do DHEAS no fígado materno, assim fornecendo DHEA 16α-hidroxilada para a placenta para aromatização a estriol. A estrona e o estradiol maternos também ficam baixos, mas não tão acentuadamente reduzidos por causa de sua utilização de precursores maternos. A dosagem de esteroides derivados dos compostos sulfatados fetais na urina materna é um meio simples e confiável de diagnóstico pré-natal. A demonstração de um alto nível de DHEAS no líquido amniótico faz a confirmação. Para estabelecer o diagnóstico de certeza, deve ser demonstrada uma diminuição da atividade da sulfatase em uma incubação *in vitro* de tecido placentário. O médico deve ter em mente que é necessário tecido fresco para esse procedimento porque o congelamento reduz a atividade enzimática. Alternativamente, a atividade da esteroide sulfatase pode ser ensaiada em leucócitos.

Agora se reconhece que a deficiência de esteroide sulfatase está presente em outros tecidos e pode persistir depois do nascimento. Essas crianças desenvolvem ictiose, começando entre o nascimento e seis meses de idade, caracterizada por hiperceratose (produzindo escamas no pescoço, tronco e palmas) e associada a leves opacidades da córnea, estenose pilórica e criptorquidia. Os fibroblastos da pele têm baixa atividade da esteroide sulfatase e pensa-se que a formação de escamas que ocorre precocemente no primeiro ano de vida seja causada por uma alteração da razão colesterol:colesteril éster (em decorrência do acúmulo de sulfato de colesterol). Esse distúrbio hereditário, assim, representa uma única entidade: deficiência placentária de sulfatase e ictiose ligada a X, ambas refletindo uma deficiência de sulfatase microssomal. Deleções mais extensas incluem genes contíguos e resultam em transtorno do déficit da atenção e hiperatividade, autismo e retardo mental.[85]

Antecedentes familiares de escamas em pacientes masculinos (bem como gestações repetidas com pós-datismo e partos cesáreos) devem levar a uma consideração do diagnóstico pré-natal. Como declinou o uso clínico das dosagens de estriol, não há método eficaz de identificar a presença desse problema em mulheres com antecedentes obstétricos normais. No entanto, um baixo nível materno de estriol não conjugado pode ser encontrado na triagem por múltiplos marcadores (discutida ainda neste capítulo). Além disso, deve-se considerar a triagem pré-natal por dosagem do estriol em gestações em que esteja presente um feto masculino e haja antecedentes de menino com atraso do crescimento ou natimorto. No entanto, o desfecho perinatal é bom até quando não se sabe da presença da deficiência de sulfatase placentária, e apenas um pequeno número de meninos afetados tem manifestações sérias do distúrbio; portanto, é difícil justificar a necessidade do diagnóstico pré-natal.[84]

Diagnóstico diferencial de um estriol extremamente baixo

1. **Morte fetal iminente ou presente.**
2. **Hipofunção da glândula suprarrenal.**
3. **Deficiência de sulfatase placentária.**
4. **Deficiência de aromatase placentária.**
5. **Efeitos relacionados com medicamentos.**

HORMÔNIOS PROTEICOS DA GRAVIDEZ

As vilosidades placentárias são compostas por trofoblasto, células mesenquimais e vasos sanguíneos fetais. As duas camadas trofoblásticas principais consistem em citotrofoblasto, células mononucleares separadas proeminentes no início da gravidez e esparsas no final da gravidez, e o sinciciotrofoblasto, uma camada multinuclear contínua na superfície das vilosidades. O citotrofoblasto é a célula-tronco placentária básica da qual surge o sinciciotrofoblasto por diferenciação. O sinciciotrofoblasto, portanto, é a célula funcional da placenta, o principal local de produção de hormônios e proteínas. O controle dessa importante diferenciação celular ainda não foi compreendido; entretanto, o processo é influenciado pela hCG e, sem dúvida, por vários fatores de crescimento.[86] O sistema hormonal proteico é complicado porque peptídeos individuais podem ter múltiplas funções.[87] A superfície do sinciciotrofoblasto está em contato direto com o sangue materno no espaço interviloso. Essa pode ser uma razão pela qual as proteínas placentárias são secretadas preferencialmente para a mãe.

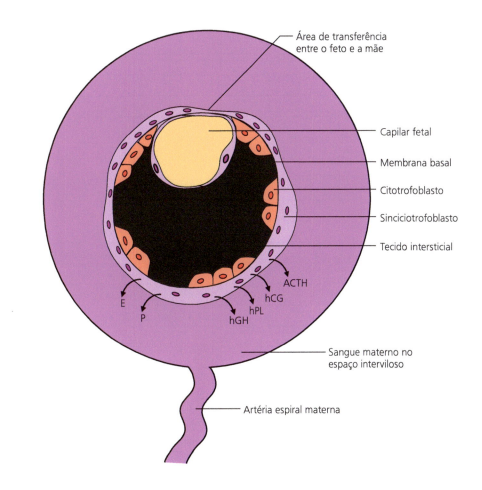

Proteínas Associadas à Gravidez

Compartimento Fetal	Compartimento Placentário	Compartimento Materno
Alfafetoproteína	Hormônios semelhantes aos hipotalâmicos	Proteínas deciduais
	GnRH	Prolactina
	CRH	Relaxina
	TRH	Proteína endometrial associada à progesterona
	Somatostatina	
	GHRH	IGFBP-1
	Neuropeptídeo Y	Interleucina-1
		Fator-1 estimulador de colônias
	Hormônios semelhantes aos da hipófise	Proteínas do corpo lúteo
	hCG	Relaxina
	hPL	Pró-renina
	hGH	
	hCT	
	ACTH	
	Ocitocina	
	Prolactina	
	Fatores de crescimento	
	IGF-I	
	IGF-II	
	Fator de crescimento epidérmico	
	Fator de crescimento derivado das plaquetas	
	Fator de crescimento dos fibroblastos	
	Fator transformador de crescimento-a	
	Fator transformador de crescimento-b	
	Inibina	
	Ativina	
	Folistatina	
	Citocinas	
	Interleucinas	
	Interferons	
	Fator de necrose tumoral-a	
	Fator 1 estimulador de colônias	
	Outras proteínas	
	Opiáceos	
	Pró-renina	
	β1-glicoproteína específica da gravidez	
	Proteína A do plasma associada à gravidez	

HORMÔNIOS LIBERADORES SEMELHANTES AOS HIPOTALÂMICOS

A placenta humana contém muitos hormônios liberadores e inibidores, inclusive o hormônio liberador de gonadotrofina (GnRH), o hormônio liberador de corticotrofina (CRH), o hormônio liberador de tirotrofina (TRH) e a somatostatina.[88] Por causa da presença de hormônios liberadores semelhantes aos hipotalâmicos em um órgão que produz hormônios tróficos, estamos motivados a construir um sistema de regulação análogo ao eixo hipotálamo-hipofisário. No entanto, como veremos, isso é muito difícil.

O GnRH imunorreativo pode ser localizado no citotrofoblasto e no sinciciotrofoblasto. As evidências indicam que o GnRH placentário regula a esteroidogênese placentária e a liberação das prostaglandinas, bem como a hCG.[88-92] Em alguns estudos, a quantidade mais alta de GnRH estava presente no início da gravidez, quando o número de citotrofoblastos é maior, e a secreção de hCG alcança o pico; entretanto, outros relatam níveis relativamente constantes durante toda a gravidez.[93,94] Todas as isoformas de GnRH são expressas na placenta humana, mas o GnRH-I é a forma predominante.[95,96]

Os receptores placentários para GnRH têm uma afinidade mais baixa do que a dos receptores de GnRH da hipófise, ovário e testículo.[97,98] Isso reflete a situação em que o local de ligação é estritamente próximo do local de secreção do hormônio regulador. Não é necessária uma afinidade mais alta por causa da grande quantidade de GnRH disponível na placenta, e os receptores com baixa afinidade evitam a resposta aos baixos níveis de GnRH circulante. Os receptores de GnRH, presentes nos citotrofoblastos e nos sinciciotrofoblastos, são produzidos em um padrão paralelo à curva de secreção da hCG, o que evidencia ainda mais que o GnRH placentário e seu receptor regulam a secreção de hCG.[99] A liberação de GnRH aumenta com o estrogênio, a ativina-A, a insulina e as prostaglandinas e é inibida pela progesterona, opiáceos endógenos, inibina e folistatina.[87] O receptor de GnRH é altamente expresso na zona fetal da suprarrenal, levantando a possibilidade de mais uma via, pela qual a placenta pode influenciar a função da suprarrenal fetal.[96]

O CRH, com estrutura idêntica à do CRH hipotalâmico, é produzido no trofoblasto, nas membranas fetais e na decídua.[87] Sua produção é regulada por esteroides, diminui com a progesterona e, diferentemente da ação habitual de *feedback* negativo no hipotálamo, aumenta com os glicocorticoides.[100] Essas interações são compatíveis com o aumento do cortisol fetal associado às últimas semanas de gravidez e com o aumento de ACTH no trabalho de parto. O CRH placentário é ainda regulado (como no hipotálamo) por um conjunto de substâncias, como a vasopressina, a noradrenalina, a angiotensina II, as prostaglandinas, o neuropeptídeo Y e a ocitocina. A liberação de CRH é estimulada pela ativina, e a interleucina é inibida pela inibina e o óxido nítrico. O aumento progressivo dos níveis maternos de CRH durante a gravidez é causado pela secreção de CRH intrauterino na circulação materna. Os níveis mais altos são encontrados no trabalho de parto e parto. Existe uma proteína de ligação para o CRH na circulação humana e é produzida na placenta, membranas e decídua.[101] Os níveis maternos dessa proteína de ligação não são diferentes na gravidez até um discreto aumento com 35 semanas, seguido por uma grande diminuição até o termo, aumentando a biodisponibilidade do CRH no final da gestação. Os níveis de CRH materno estão elevados em mulheres com gestações sob estresse, por exemplo, com pré-eclâmpsia e trabalho de parto pré-termo.[87] Um aumento do CRH placentário pode ser a resposta à ativação do ACTH hipofisário fetal e à secreção de cortisol na suprarrenal na presença de hipoxemia. O CRH placentário tem múltiplos papéis, inclusive de estimulação da suprarrenal fetal, parturição e regulação do fluxo sanguíneo. Não se tem certeza sobre o grau em que o CRH contribui para o aumento de secreção da suprarrenal materna durante a gravidez.

O trofoblasto, o âmnio, o córion e a decídua também produzem um peptídeo semelhante ao CRH denominado urocortina, que se liga aos receptores do CRH e à proteína de ligação ao CRH.[102] A urocortina exibe atividades semelhantes às do CRH, tais como induzir a secreção de prostaglandinas e metaloproteinases da matriz nas células placentárias e células das membranas fetais e estimular diretamente a esteroidogênese pela zona fetal da suprarrenal.[54,103,104]

GONADOTROFINA CORIÔNICA HUMANA

A gonadotrofina coriônica humana (hCG) é uma glicoproteína, uma estrutura peptídica à qual ficam presas cadeias laterais de carboidratos.[105] As alterações do componente carboidrato (cerca de um terço do peso molecular) mudam as propriedades biológicas. Por exemplo, a meia-vida longa da hCG é de aproximadamente 24 horas, em comparação a duas horas para o hormônio luteinizante (LH), uma diferença de 12 vezes, que se deve principalmente ao maior conteúdo de ácido siálico da hCG. Como com as outras glicoproteínas, como o hormônio foliculoestimulante (FSH), o LH e o hormônio estimulador da tireoide (TSH), a hCG consiste em duas subunidades, alfa (α) e beta (β), ligadas de maneira não covalente por pontes dissulfeto.[106] A subunidade α, nesses hormônios glicoproteicos, é idêntica, consistindo em 92 aminoácidos. A atividade biológica singular, bem como a especificidade nos imunoensaios, é atribuída às diferenças moleculares e de carboidratos nas subunidades β (ver "Heterogeneidade" no Capítulo 2).

A β-hCG é a maior subunidade β, contendo uma porção maior de carboidratos e 145 resíduos de aminoácidos, incluindo uma cauda carboxila terminal de 24 grupos de aminoácidos. Essa é a única parte da estrutura da hCG que permite a produção de anticorpos altamente específicos e a utilização de ensaios imunológicos altamente específicos. A sequência estendida na região carboxila terminal da β-hCG contém quatro sítios para glicosilação, razão pela qual a hCG é glicosilada em maior grau do que o LH, diferença esta responsável pela meia-vida mais longa na circulação para a hCG.

Todos os tecidos humanos parecem fabricar hCG, mas a placenta é diferente por ter a capacidade de glicosilar a proteína, assim reduzindo sua taxa de metabolismo e dando-lhe atividade biológica por meio de uma longa meia-vida. Os carboidratos componentes das glicoproteínas são compostos por frutose, galactose, manose, galactosamina, glicosamina e ácido siálico. Embora os outros açúcares sejam necessários para a função hormonal, o ácido siálico é o determinante crítico da meia-vida biológica. A remoção dos resíduos de ácido siálico da hCG, FSH e LH leva à eliminação muito rápida da circulação.

Genes para hormônios tróficos contêm regiões promotoras e facilitadoras ou inibidoras localizadas nas regiões flanqueadoras 5' anteriores ao sítio de transcrição. Esses sítios reagem aos segundos mensageiros (AMP cíclico), bem como aos esteroides e a outros reguladores ainda desconhecidos. As diferenças de estrutura da hCG associam-se a diferenças de promotores e sítios transcricionais, estes localizados anteriormente no gene da subunidade β da hCG, em comparação ao sítio transcricional no gene da subunidade β do LH. O promotor da subunidade β da hCG não contém elementos de resposta aos hormônios esteroides, permitindo que a secreção da hCG escape da regulação por *feedback* pelos esteroides sexuais, diferentemente do FSH e do LH.

Os núcleos das proteínas das duas subunidades das glicoproteínas são produtos de genes distintos.[107] Usando tecnologia de DNA recombinante, demonstrou-se que existe um único gene humano para a expressão da subunidade α. O gene para a subunidade α compartilhado por FSH, LH, hCG e TSH está localizado no cromossomo 6p21.1-23. Um único sítio promotor sujeito a múltiplos sinais e hormônios regula a transcrição do α-gene na placenta e na hipófise. O gene da subunidade α expressa-se em vários tipos diferentes de células, mas os genes da subunidade β são restritos ao tipo celular. O gene β do TSH expressa-se somente em tireotrofos regulados pelo hormônio da tireoide; o gene β do FSH expressa-se em gonadotrofos regulados pelo GnRH, ativina, inibina e esteroides gonadais; o gene β do LH, também expresso nos gonadotrofos, é regulado pelo GnRH e não é afetado pela ativina nem a inibina.[108]

O gene da subunidade α exige ativação de elementos regulatórios distintos nas células dos tireotrofos e dos gonadotrofos, bem como na placenta. É a ativação desses elementos específicos das células que produz especificidade tecidual para a expressão do gene α. Nos gonadotrofos, a via de sinalização do GnRH para a transcrição do gene α utiliza estimulação de diacilglicerol (DAG) e

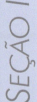

do inositol trifosfato (IP$_3$) pela fosforilase, o que leva a uma liberação dos depósitos intracelulares de cálcio. O GnRH também estimula o influxo de cálcio na membrana celular. DAG, IP$_3$ e cálcio trabalham em conjunto para estimular a atividade da proteína quinase C. A regulação do α-promotor pela proteína quinase é uma parte principal do mecanismo total. Esse processo hipofisário é influenciado por múltiplos fatores, inclusive fatores de crescimento e esteroides gonadais. Na placenta, o mecanismo utiliza também elementos regulatórios específicos, mas o sinal primário é mediado pela via AMP cíclico-proteína quinase A.

Os genes que codificam para as subunidades β do LH, hCG e THS estão localizados em um aglomerado no cromossomo 19q13.3. Existem seis genes para a subunidade β da hCG, e somente um para β-LH.[109] A transcrição para os seis genes da hCG, cada um com diferente atividade promotora, varia e não se tem certeza por que a hCG exige expressão multigênica (talvez isso seja necessário para chegar ao nível extremamente alto de produção no início da gravidez). Pensa-se que β-hCG tenha evoluído de modo relativamente recente de β-LH, e a extensão terminal com aminoácido peculiar da β-hCG tenha surgido de uma mutação na tradução do códon de parada no gene β-LH; as sequências do DNA dos genes β-hCG e do gene β-LH são 96% idênticas.[109] Estudos de genes têm indicado que o gene β-hCG se originou no ancestral comum de símios e humanos depois que os antropoides se afastaram dos társios, aproximadamente há 35 a 55 milhões de anos.[110,111]

Somente as espécies de primatas e equinos têm demonstrado ter genes para a subunidade β da gonadotrofina coriônica. Diferentemente da gonadotrofina coriônica humana, a gonadotrofina coriônica equina exerce atividades de LH e FSH em muitas espécies de mamíferos porque contém sequências de peptídeos em sua subunidade β que são homólogos aos das gonadotrofinas hipofisárias de outras espécies. O gene da β-gonadotrofina coriônica equina é idêntico ao gene β-LH equino e, embora o gene β-hCG dos primatas tenha evoluído do mesmo gene β-LH ancestral, o gene de gonadotrofina coriônica equina evoluiu de modo diferente. O gene β-LH não se expressa na placenta.

A complexidade genética para a transcrição da β-hCG levanta a possibilidade de mutações desses genes como causas de problemas reprodutivos. Uma pesquisa de deleções de genes da β-hCG, em mulheres com abortos espontâneos recorrentes ou infertilidade sem explicação, e de duplicações, em mulheres com neoplasia trofoblástica gestacional, encontrou somente estruturas genéticas normais.[112]

A produção e a secreção de hCG são resultado de interações complexas entre os esteroides sexuais, citocinas, GnRH e fatores de crescimento. O GnRH é sintetizado por células placentárias; os receptores do GnRH estão presentes nas células placentárias; e o GnRH estimula a secreção de hCG e dos hormônios esteroides em estudos *in vitro* de células placentárias.[113-115] Respostas semelhantes podem ser demonstradas com outros peptídeos, como a interleucina-1β.[116] Semelhante à ação dos opiáceos no hipotálamo, as endorfinas são importante influência inibitória sobre a secreção da hCG.[117] Também semelhante à secreção hipofisária de gonadotrofinas, a inibina restringe, e a ativina facilita o sistema GnRH-hCG, com uma influência positiva do estrogênio e um impacto negativo da progesterona.[118,119] A folistatina, por ligação à ativina, impede a atividade estimuladora da ativina. Outros fatores de crescimento, especificamente IGF-I, IGF-II, TGF-α e EGF, também influenciam a secreção de hCG.

Embora possa ser construído um relato relativamente claro e transformado em um conceito ativo com referência a interações autócrinas/parácrinas na regulação do ciclo menstrual (Capítulo 6), a função placentária é mais complexa e não se pode produzir uma apresentação simples das muitas interações. Por exemplo, o fator de crescimento epidérmico estimula a secreção de hCG, mas também estimula a secreção de inibina nas células da placenta, e a inibina suprime a estimulação de hCG pelo GnRH.[120] A secreção de inibina na placenta é ainda estimulada pelas prostaglandinas.[121]

A relação citotrofoblasto-sinciciotrofoblasto pode ser comparada ao eixo hipotálamo-hipofisário? De fato, parece que os peptídeos semelhantes aos hipotalâmicos (CRH, GnRH) se originam no citotrofoblasto e influenciam o sinciciotrofoblasto a secretar hormônios semelhantes aos hipofisários (hCG, hPL, ACTH). O que torna mais difícil desvendar a interação é a incrível complexidade do sinciciotrofoblasto, um tecido que produz esteroides e hormônios peptídicos, fatores de crescimento e neuropeptídeos, mas também responde a eles. O melhor que podemos dizer é que os hormônios produzidos localmente, os fatores de crescimento e os peptídeos atuam juntos para regular a função placentária.

Até hoje, a única função definidamente conhecida para a hCG é sustentar o corpo lúteo, assumindo em lugar do LH aproximadamente no oitavo dia depois da ovulação, um dia depois da implantação, quando pode ser detectada, pela primeira vez, a β-hCG no sangue materno. A hCG tem sido detectada na etapa de oito células do embrião quando se usam técnicas de biologia molecular.[122] A continuação da sobrevida do corpo lúteo depende totalmente da hCG e, por sua vez, a sobrevida da gravidez depende dos esteroides do corpo lúteo até a sétima semana de gravidez.[1] Da sétima à décima semanas, o corpo lúteo é gradualmente substituído pela placenta e, por volta da décima semana, a remoção do corpo lúteo não será seguida por aborto causado pela retirada dos esteroides.

É muito provável, mas não foi conclusivamente comprovado, que a hCG estimule a esteroidogênese nos testículos fetais em formação, de modo que a produção de andrógeno virá a seguir e poderá ser efetuada a diferenciação masculina.[123] No entanto, ocorre diferenciação masculina normal em modelos de camundongo que não possuem receptores LH, e as evidências moleculares indicam que as células de Leydig fetais (mas não as células do adulto) respondem ao ACTH, bem como à hCG.[124] Também é possível que a função da zona fetal interna do córtex da suprarrenal dependa da hCG para a esteroidogênese no início da gravidez. O gene da β-hCG é expresso no rim fetal e na suprarrenal fetal, sugerindo que a hCG possa afetar o desenvolvimento e a função desses órgãos.[125] Além disso, a hCG pode regular o desenvolvimento placentário, influenciando a diferenciação dos citotrofoblastos.[126]

A expressão do gene da hCG mostra-se no citotrofoblasto e no sinciciotrofoblasto, mas ela é sintetizada principalmente no sinciciotrofoblasto.[127] A concentração de hCG circulante materna é de aproximadamente 100 UI/L na ocasião da menstruação esperada, mas que falha. Um nível máximo de aproximadamente 100.000 UI/L é alcançado na circulação materna com 8 a 10 semanas de gestação. Por que o corpo lúteo involui na ocasião em que a hCG está chegando aos seus níveis mais altos? Uma possibilidade é que um agente inibitório específico se torne ativo nesse momento. Outra é a regulação decrescente dos receptores pelos altos níveis de hCG. No início da gravidez, a regulação decrescente pode ser evitada, porque a hCG é secretada de maneira episódica.[128] Por razões desconhecidas, os testículos fetais escapam à dessensibilização; não ocorre a regulação decrescente dos receptores.[123]

Os níveis de hCG diminuem para cerca de 10.000 a 20.000 UI/L com 18 a 20 semanas e continuam nesse nível até o termo. Não se tem certeza por que os níveis de hCG diminuem na segunda metade da gravidez. O avanço da gestação associa-se a aumento das quantidades de moléculas de hCG "partidas" na circulação materna.[129] Nessas moléculas, falta uma ligação peptídica na subunidade β e, portanto, dissociam-se em subunidades livres α e β. Em qualquer ponto no tempo, a circulação materna contém hCG, hCG partido, subunidades livres e fragmentos de hCG. Além disso, o conteúdo de carboidratos da hCG varia durante o transcorrer da gravidez, estando presente maior glicosilação no início da gravidez (hCG hiperglicosilada). No geral, há cerca de 20 a 30 isoformas no sangue materno, e a produção de moléculas normais é máxima no início da gestação, quando as ações biológicas da hCG são tão importantes.[130] Uma via principal de eliminação da hCG é o metabolismo renal, em que é produzido um fragmento reduzido final da subunidade β, conhecido como fragmento β-core.

No complexo processo de regulação da hCG, foram identificados vários fatores de inibição, inclusive a inibina e a progesterona. Ocorre declínio da hCG na ocasião do aumento da produção placentária de progesterona, e uma inibição direta por esse esteroide poderia explicar os níveis mais baixos de hCG depois da décima semana de gestação.[131]

Os níveis de hCG próximo do termo são mais altos nas mulheres grávidas de fetos femininos. Isso se faz verdade para os níveis séricos, o conteúdo placentário, os níveis urinários e as concentrações no líquido amniótico. Não se conhecem o mecanismo e o objetivo dessa diferença. Mulheres que têm níveis muito elevados de hCG no segundo trimestre, sem explicação aparente, têm aumento dos riscos de abortamento espontâneo, de ter bebês pequenos para a idade gestacional, pré-eclâmpsia e parto pré-termo.[132]

Há duas afecções clínicas em que os títulos de hCG no sangue são especialmente úteis: doença trofoblástica e gestações ectópicas. A gravidez em início caracteriza-se pelo aparecimento sequencial de hCG, seguido por β-hCG e depois α-hCG. A razão de β-hCG para a hCG total continua constante depois do início da gravidez. A doença trofoblástica distingue-se por níveis muito altos de β-hCG (3 a 100 vezes mais altos do que na gravidez normal). A produção ectópica de α e β-hCG pelos tumores não trofoblásticos é rara, mas ocorre.

Nos Estados Unidos, ocorrem molas hidatiformes em aproximadamente um em 600 abortos induzidos e em 1 em 1.000 a 2.000 gestações. Cerca de 20% das pacientes com molas hidatiformes desenvolverão complicações malignas. Após as gestações molares, o título de hCG deve cair até um nível não detectável em 16 semanas nas pacientes sem doença persistente. As pacientes com doença trofoblástica mostram uma curva anormal (título maior do que 500 UI/L) frequentemente depois de mais ou menos três semanas e geralmente depois de seis semanas.[133,134] Faz-se o diagnóstico de doença trofoblástica gestacional, quando os platôs ou elevações de β-hCG, ao longo de um período de duas semanas, ou uma elevação contínua estão presentes 16 semanas depois do esvaziamento. Nos Estados Unidos, a rara ocorrência dessa doença obriga à consulta com um subespecialista em oncologia ginecológica. Após o tratamento, a hCG deve ser dosada mensalmente por pelo menos um ano e depois, duas vezes ao ano por cinco anos. Para evitar não fazer o diagnóstico de doença trofoblástica não molar, o sangramento anormal depois de qualquer gravidez deve ser avaliado com uma dosagem de hCG, e todas as pacientes com elevação dos níveis de hCG e abortos no início da gravidez devem ser acompanhadas com testes sequenciais de hCG.

O coriocarcinoma associa-se ao aumento da secreção de β-hCG glicosilada em sua maior parte, a chamada hCG hiperglicosilada, algumas vezes chamada antígeno invasivo do trofoblasto.[135,136] A hCG hiperglicosilada detectada nas mães nas primeiras semanas das gestações normais é a principal forma circulante de hCG, mas os níveis diminuem rapidamente, sendo substituídos pela isoforma habitual de hCG no segundo trimestre.[137] Esses achados sugerem que a hCG hiperglicosilada desempenhe um papel na regulação da invasão trofoblástica; sugere-se que a hCG hiperglicosilada tenha principalmente atividade autócrina, enquanto a hCG regular funciona, como hormônio clássico, em manter o corpo lúteo. A dosagem da hCG hiperglicosilada, nas primeiras semanas de gravidez, pode ter um papel na triagem para a síndrome de Down, mas ainda precisam surgir usos clínicos para ensaios específicos para as muitas isoformas da hCG.[138,139] Uma parte da imprecisão associada aos testes de gravidez de rotina, especialmente testes de gravidez caseiros, pode ser atribuída à variabilidade em detectar a hCG hiperglicosilada.

Estamos apenas começando a perceber a complexa heterogeneidade da hCG, expressa pelas muitas isoformas presentes nos líquidos biológicos.[139] É provável que uma forma específica de hCG finalmente possa ser ligada a uma afecção específica, oferecendo a possibilidade de aplicação clínica. Por exemplo, um ensaio específico para a hCG hiperglicosilada pode ter valor clínico em avaliar a implantação e as primeiras semanas de gravidez; um baixo nível prediz uma gravidez com tendência ao fracasso.[140] O uso clínico geral aguarda melhoras dos ensaios disponíveis, exigindo o desenvolvimento de padrões puros e anticorpos específicos. Enquanto isso, os clínicos devem ter em mente que os ensaios atuais dosam um *pool* de hCG e suas variadas moléculas.

Quase todas as gestações ectópicas se associam à hCG detectável. O nível de hCG aumenta em taxas diferentes nas gestações normais e ectópicas, e a dosagem quantitativa da hCG, combinada à ultrassonografia pélvica tem enorme impacto no diagnóstico e na conduta para a gravidez ectópica. Esse importante problema clínico é discutido mais inteiramente no Capítulo 33. As contribuições da dosagem de hCG podem ser assim resumidas:

1. A dosagem quantitativa da hCG pode avaliar a viabilidade da gravidez. Uma taxa normal de elevação (pelo menos 50% de aumento a cada dois dias) geralmente indica uma gravidez normal.

2. Quando o título de hCG excede 1.500 a 3.000 UI/L, a ultrassonografia vaginal deve identificar a presença de uma gestação intrauterina.

3. Níveis de hCG em declínio são condizentes com tratamento eficaz, e níveis persistentes ou em elevação indicam a presença de tecido trofoblástico viável.

Com o uso de provas modernas e sensíveis, agora se sabe que quase todos os tecidos humanos normais produzem a molécula intacta da hCG. A hCG pode ser detectada no sangue de homens e mulheres normais, onde é secretada de maneira pulsátil paralelamente com o LH; a fonte dessa hCG circulante é a hipófise, sendo isso talvez consequência da evolução, quando a hCG foi derivada do LH.[141-144] A concentração dessa hCG hipofisária normalmente se aproxima da sensibilidade do ensaio habitual moderno e, por essa razão, muitos laboratórios não relatarão a presença de hCG, a menos que o nível seja de 10 UI/L ou mais. A hCG produzida em outros locais, que não a placenta, tem pouco ou nenhum carboidrato; portanto, tem meia-vida muito curta e é rapidamente retirada da circulação. Níveis significativos da subunidade α livre também estão presentes na circulação de indivíduos saudáveis; entretanto, os níveis da subunidade β são extremamente baixos.

Testes falso-positivos para hCG. Eventualmente, ocorrem resultados falso-positivos no ensaio da hCG, e isso tem sido reconhecido há muito tempo, resultando em tratamento clínico ou cirúrgico inadequado. O nível é relativamente baixo, geralmente menor do que 150 UI/L. Há muitas causas, inclusive a hCG secretada pela hipófise, mas esse problema clínico geralmente se deve à interferência, na prova, de outras substâncias, especialmente os anticorpos contra LH ou as imunoglobulinas antianimais.[145] Além disso, tumores não trofoblásticos podem secretar hCG detectável. Um resultado falso-positivo geralmente continua no mesmo nível ao longo do tempo, não aumentando nem diminuindo. Quando a apresentação clínica é incerta ou incompatível com os resultados laboratoriais (especialmente na ausência de tecido trofoblástico), pode-se confirmar uma hCG positiva por vários procedimentos:

1. Obtendo um resultado semelhante com um método de ensaio diferente.

2. Demonstrando a presença de hCG na urina.

3. Demonstrando resultados paralelos com diluições sequenciais do padrão da hCG e da amostra de soro da paciente.

LACTOGÊNIO PLACENTÁRIO HUMANO (hPL)

O lactogênio placentário humano (algumas vezes chamado somatomamotrofina coriônica humana), também é secretado pelo sinciciotrofoblasto, é um polipeptídeo de cadeia única com 191 aminoácidos, mantidos unidos por duas pontes dissulfeto. Tem estrutura muito semelhante à do hormônio do crescimento humano (hGH), mas apenas 3% da atividade da somatotrofina hGH. A família de genes do hormônio do crescimento-hPL consiste em cinco genes no cromossomo 17q22-q24. Dois genes codificam para o hGH, um na hipófise e um na placenta, e três, para hPL; entretanto, somente dois dos genes do hPL são abundantemente ativos na placenta, cada um deles produzindo o mesmo hormônio hPL.[146] O terceiro gene do hPL gera, na realidade, uma proteína na placenta, mas sua atividade é limitada.[147]

A meia-vida do hPL é curta, cerca de 15 minutos; por isso é um recurso como índice de problemas placentários. O nível de hPL na circulação materna está correlacionado com o peso do feto e da placenta, aumentando constantemente até atingir um platô nas últimas quatro semanas de gravidez (5-10 μg/mL). Não há variação circadiana, e somente quantidades minúsculas de hPL entram na circulação fetal. São encontrados níveis maternos muito altos associados a gestações múltiplas; foram encontrados níveis de até 40 μg/mL com quádruplos e quíntuplos. Um nível anormalmente baixo é algo inferior a 4 μg/mL no último trimestre.

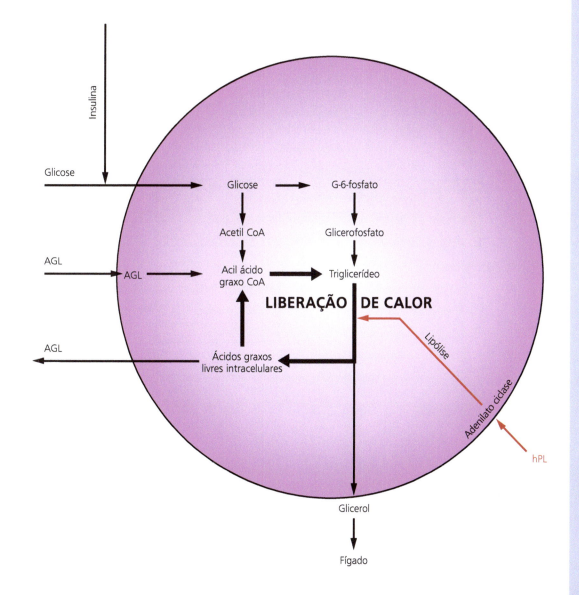

Função Fisiológica

Embora o hPL tenha estrutura semelhante a do hormônio do crescimento, nem o hormônio liberador do hormônio do crescimento, nem a somatostatina influenciam a secreção placentária de hPL. Seria de esperar que o mecanismo regulatório envolvesse fatores de crescimento placentários e citocinas, pois é esse o caso com outros esteroides e peptídeos placentários. Embora o hPL tenha cerca de 50% da atividade lactogênica da prolactina de carneiros em certos bioensaios, sua contribuição lactogênica na gravidez humana é incerta.

Na mãe, o hPL estimula a secreção de insulina e a produção de IGF-I e induz resistência insulínica e intolerância aos carboidratos. No entanto, a resistência insulínica bem reconhecida na gravidez não é unicamente efeito do hPL; por exemplo, as citocinas placentárias (especialmente o TNF-α) influenciam esse estado metabólico.[148] Experimentalmente, o nível materno de hPL pode ser alterado, mudando-se o nível circulante (cronicamente, mas não de modo agudo) de glicose. O hPL fica elevado com hipoglicemia e deprimido com hiperglicemia. Essa resposta do hPL placentário pode ser secundária às alterações dos níveis de insulina mediadas pela glicose; experimentos *in vitro* com tecido placentário indicaram uma diminuição do hPL com a diminuição da glicose, seguida por um aumento do hPL depois da exposição à insulina.[149] Essas infor-

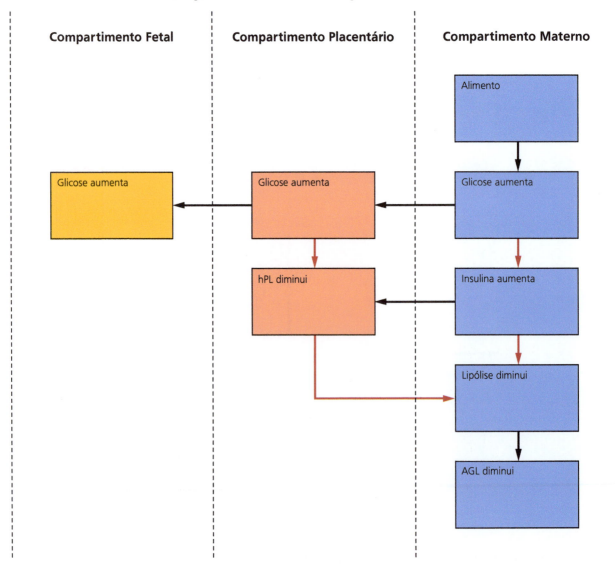

mações e estudos em mulheres grávidas em jejum têm levado à seguinte formulação para a função fisiológica do hPL.[150-156]

O papel metabólico do hPL é mobilizar lipídios como ácidos graxos livres. No estado pós-prandial, há grande disponibilidade de glicose, levando a aumento dos níveis de insulina, da lipogênese e da utilização de glicose. Isso se associa à diminuição da gliconeogênese e diminuição dos níveis circulantes de ácidos graxos livres, porque os ácidos graxos livres são utilizados no processo de lipogênese para armazenar pacotes de triglicerídeos (Capítulo 19, Obesidade).

A gravidez tem sido comparada a um estado de "necessidade de alimentos acelerada", caracterizada por uma hipoglicemia relativa no estado em jejum.[153] Esse estado se deve a duas influências principais:

1. A glicose provê à principal, embora não inteira, necessidade de combustível do feto. Uma diferença de gradiente causa transferência constante de glicose da mãe para o feto.

2. Os hormônios da placenta, especificamente o estrogênio e a progesterona, e especialmente o hPL, interferem na ação da insulina materna. Na segunda metade da gravidez, quando os níveis de hPL se elevam aproximadamente 10 vezes, o hPL é uma força importante nos efeitos diabetogênicos da gravidez. Estes últimos são caracterizados por aumento dos níveis de insulina associados à diminuição da resposta celular (hiperinsulinemia e resistência insulínica periférica).

À medida que a glicose diminui no estado em jejum, elevam-se os níveis do hPL. Isso estimula a lipólise, levando ao aumento dos ácidos graxos livres circulantes. Dessa maneira, é fornecido um combustível diferente para a mãe, de modo que a glicose e os aminoácidos podem ser conservados para o feto. Com a persistência do jejum, a gordura materna é utilizada como combustível, de tal modo que se elevam os níveis maternos de cetonas. Há limitado transporte de ácidos graxos livres através da placenta. Portanto, quando a glicose se torna escassa para o feto, os tecidos fetais utilizam as cetonas que atravessam a placenta. Assim, a diminuição dos níveis de glicose leva à diminuição da insulina e ao aumento do hPL, aumentando os níveis de lipólise e de cetonas. O hPL também pode aumentar a captação fetal de cetonas e aminoácidos. O mecanismo para o antagonismo da insulina pelo hPL pode ser o aumento dos níveis de ácidos graxos livres estimulados pelo hPL, o que, por sua vez, interfere diretamente na entrada de glicose nas células dirigida pela insulina. Essas interações envolvem significativamente fatores de crescimento, particularmente o fator de crescimento semelhante à insulina I, no nível celular.

Esse mecanismo pode ser visto como meio importante de fornecer combustível para o feto entre as refeições maternas. No entanto, com um estado sustentado de consumo inadequado de glicose, a cetose subsequente pode comprometer o desenvolvimento e a função do cérebro fetal. A gravidez não é a ocasião de restringir intensamente o consumo calórico. Na verdade, agora se reconhece que o comprometimento do crescimento e do desenvolvimento fetais correlaciona-se com fatores de risco cardiovasculares adversos na vida adulta, bem como com o diabetes melito.[47,157,158]

As alterações lipídicas, lipoproteicas e apolipoproteicas durante a gravidez se correlacionam positivamente com alterações do estradiol, da progesterona e do hPL.[159] A atividade lipolítica do hPL é fator importante porque o hPL também está ligado aos níveis sanguíneos maternos de colesterol, triglicerídeos, fosfolipídios e fator de crescimento semelhante à insulina I.

Quando a glicose é abundante, como nas grávidas com diabetes melito, o fluxo de substratos nutricionais (nesse caso, glicose e aminoácidos) vai em direção ao feto. A subsequente hiperinsulinemia no feto torna-se forte estímulo ao crescimento, talvez agravado pela hiperinsulinemia

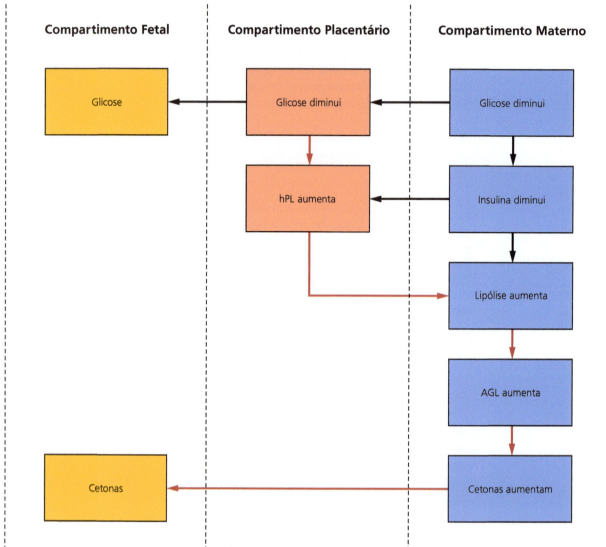

Alterações do hPL no Estado de Jejum

materna causada pela obesidade, bem como pela hiperinsulinemia causada pela resistência periférica produzida pelos hormônios da gravidez.[160] A desnutrição fetal reduz os níveis fetais de IGF-I, e isso se associa a alta prevalência de resistência insulínica mais tarde na idade adulta.[161] Estudos *in vitro* indicam que o hPL, apesar de seus níveis mais baixos no feto, influencia diretamente o metabolismo dos tecidos fetais, inclusive as ações sinérgicas com a insulina, especialmente sobre a síntese de glicogênio no fígado. A falta de influência do hormônio do crescimento fetal sobre o crescimento fetal (p. ex., o crescimento normal dos anencéfalos) ainda indica que o hPL pode ser o hormônio do crescimento fetal.

Usos Clínicos do hPL   Os níveis sanguíneos do hPL estão relacionados com a função placentária. Alguns estudos indicaram que o hPL foi valioso na triagem de complicações fetais em potencial, mas outros não corroboraram o uso das dosagens de hPL. Embora o uso do ensaio do hPL possa ter impacto nos cuidados do pré-natal, as técnicas de monitorização da frequência cardíaca fetal são mais confiavelmente preditivas e sensíveis para avaliar o bem-estar fetal. Além disso, têm sido relatadas gestações totalmente sem intercorrências apesar de hPL não detectável.[162,163]

Não foram acuradas as sugestões prévias de que um nível baixo ou em declínio do hPL e nível alto de hCG sejam característicos de doença trofoblástica. Por causa da eliminação rápida do hPL (meia-vida de aproximadamente 20 minutos), as gestações molares abortadas provavelmente têm baixos níveis de hPL, enquanto que o nível de hCG ainda seja alto. No entanto, as gestações molares intactas podem ter níveis elevados de hPL e de hCG.[164]

TIROTROFINA CORIÔNICA HUMANA (hCT)

A placenta humana contém duas substâncias tireotróficas. Uma é chamada tirotrofina coriônica humana (hCT), que tem tamanho e ação semelhantes aos do TSH hipofisário. O conteúdo, na placenta normal, é muito pequeno, sendo improvável que tenha alguma importância fisiológica. O hCT difere das outras glicoproteínas porque não parece compartilhar a subunidade α comum. O antissoro gerado contra a α-hCG não neutraliza as atividades biológicas da hCT, mas neutraliza as da hCG e do TSH hipofisário.

Raramente, as pacientes com doença trofoblástica têm hipertireoidismo e, ainda mais raramente, crise tireotóxica.[165] A hCG tem atividade tireotrófica intrínseca, indicando que é a segunda substância tireotrófica placentária.[166-168] Calcula-se que a hCG contenha aproximadamente 1/4.000º da atividade tireotrófica do TSH humano. Em condições com níveis muito elevados de hCG, como na mola hidatiforme, a atividade tireotrófica pode ser suficiente para produzir hipertireoidismo (com elevação da tiroxina livre, FT4, mas supressão dos níveis de hormônio estimulador da tireoide, TSH), e isso pode ser encontrado até mesmo na gravidez normal.[169] Outra causa muito rara de hipertireoidismo na gravidez é uma mutação hereditária do receptor da tirotrofina que a torna hipersensível à hCG.[170]

Existe uma correlação entre a função elevada da tireoide e a hiperêmese gravídica.[171,172] Esta geralmente associa-se a níveis muito altos de hCG, e algumas dessas pacientes também desenvolvem hipertireoidismo.[173] Embora a T4 livre esteja elevada, e o TSH suprimido, as pacientes com hipertireoidismo gestacional não desenvolvem os sinais clínicos da doença de Graves, e os anticorpos contra o receptor do TSH, TRAb, não serão detectáveis. Essas manifestações de hipertireoidismo, em gestações normais, podem estar ligadas a uma subpopulação específica de moléculas de hCG com maior bioatividade tireotrófica (como é altamente purificada, a hCG comum tem apenas atividade trivial semelhante ao TSH).[174] Especificamente, a hCG com redução do conteúdo de ácido siálico aumenta em pacientes grávidas com hiperêmese e hipertireoidismo.[175] As alterações dos hormônios da tireoide na gravidez e o papel da hCG como estimuladora da tireoide também são discutidos no Capítulo 20.

ADRENOCORTICOTROFINA CORIÔNICA HUMANA

A elevação do cortisol livre e da aldosterona maternos que ocorre durante toda a gravidez deve-se à produção e secreção de ACTH e do hormônio liberador de corticotrofina (CRH) da placenta para a circulação materna e pelos efeitos do estrogênio e da progesterona sobre o eixo hipotálamo-hipofisário materno.[176-178] O conteúdo placentário de ACTH é mais alto do que se pode atribuir à contribuição do sangue sequestrado. Além disso, os níveis de cortisol, em mulheres grávidas, são resistentes à supressão com dexametasona, indicando que há um componente de ACTH e CRH maternos que não se origina no hipotálamo materno e na hipófise. A produção placentária de ACTH, no sinciciotrofoblasto (e o aumento dos níveis maternos de ACTH), provavelmente se deve à estimulação pelo CRH produzido localmente no citotrofoblasto.[179] A expressão do gene da pró-opiomelanocortina (POMC) e do conteúdo de ACTH está presente durante toda a gravidez e aumenta nas semanas antes do termo.[180] Pode-se especular que o ACTH e o CRH placentários elevem a atividade da suprarrenal materna a fim fornecer os blocos de construção básicos (colesterol e pregnenolona) para a esteroidogênese placentária. O aumento de atividade da suprarrenal materna também é necessário para a expansão do volume de sangue materno durante a gravidez.

A resposta do ACTH materno à administração do CRH durante a gravidez é atenuada, refletindo um alto nível de atividade endógena do CRH e do ACTH. A vasopressina estimula a secreção de ACTH na hipófise direta e indiretamente, potencializando a ação do CRH. Diferente da resposta atenuada ao CRH durante a gravidez, a resposta do ACTH à vasopressina é aumentada.[181] Essa é mais uma evidência de que o CRH placentário produz um estado de estimulação crônica do eixo hipófise-suprarrenal materno. Desse modo, diferente das mulheres não grávidas, os níveis de CRH no plasma materno são relativamente altos, elevando-se no segundo trimestre até valores máximos a termo.[182,183] Diferentemente do eixo hipotálamo-hipofisário, o CRH e o ACTH placentários não são suprimidos pelos glicocorticoides e, portanto, os níveis maternos de ACTH são pouco afetados pela administração de corticosteroides à mãe. A ocitocina é potente estimulante da produção de CRH e ACTH placentários, um mecanismo lógico para atender ao estresse do trabalho de parto e do parto. A ligação do CRH com a proteína de ligação ao CRH atenua a resposta fisiológica, mas a capacidade da proteína de ligação é alcançada tardiamente na gravidez, aumentando a atividade biológica do CRH e aumentando ainda mais a disponibilidade de cortisol durante o trabalho de parto e o parto.[184]

Os níveis materno e fetal de CRH elevam-se ainda mais em estados patológicos, como no trabalho de parto prematuro, hipertensão, asfixia fetal e restrição do crescimento intrauterino.[185] Como o CRH também estimula a síntese de prostaglandinas na placenta e nas membranas fetais, é implicado no trabalho de parto prematuro que acompanha as condições patológicas.[186]

HORMÔNIO DO CRESCIMENTO, HORMÔNIO LIBERADOR DO HORMÔNIO DO CRESCIMENTO E SOMATOSTATINA

Um dos dois genes do hormônio do crescimento no cromossomo 17 é expresso apenas no sinciciotrofoblasto da placenta; o outro é expresso na hipófise.[147,187] O hormônio do crescimento placentário não é idêntico ao hormônio do crescimento da hipófise, diferindo em 13 aminoácidos e, depois de 15 a 20 semanas de gravidez, o hormônio do crescimento placentário gradualmente substitui o hormônio do crescimento hipofisário na circulação materna.[147,188] Na verdade, a termo, o hormônio do crescimento hipofisário materno é indetectável. O hormônio do crescimento placentário não está presente no sangue fetal. As alterações dos níveis maternos de fatores de crescimento semelhantes à insulina e de proteínas de ligação ao fator de crescimento semelhante à insulina refletem a regulação por esse hormônio do crescimento placentário.[189] Os níveis maternos de IGF-I na circulação aumentam durante a gravidez em um padrão semelhante ao do hormônio do crescimento placentário. O hormônio do crescimento placentário não é regulado pelo hormônio liberador do hormônio do crescimento placentário, mas responde inversamente aos níveis de glicose e insulina maternos, protegendo a disponibilidade de glicose para o feto.[147,190] O hormônio do crescimento placentário também pode estimular a gliconeogênese e a lipólise nos órgãos maternos. **Acredita-se, portanto, que o hormônio do crescimento placentário influencie o crescimento fetal por ação sobre o metabolismo materno.** Os níveis de hormônio do crescimento placentário e de IGF-I materno são mais baixos nas gestações com restrição do crescimento intrauterino e mais altos nas mulheres com fetos femininos.[189,191] Os níveis circulantes maternos de hormônio do crescimento placentário são mais altos na parte média da gestação, quando o feto tem síndrome de Down.[192]

ALFAFETOPROTEÍNA

A alfafetoproteína (AFP) é uma glicoproteína relativamente singular (590 aminoácidos e 4% de carboidratos) derivada, em grande parte, do fígado fetal e, em parte, do saco vitelino até que degenere com aproximadamente 12 semanas. No início da gravidez (5-12 semanas), a AFP do líquido amniótico tem origem principalmente no saco vitelino, enquanto a AFP materna circulante vem principalmente do fígado fetal.[193] Sua função é desconhecida, mas é comparável em tamanho à albumina e contém homologia de sequência de 39%; pode servir como transportador de proteínas dos hormônios esteroides no sangue fetal. A AFP também pode ser um modulador da proliferação celular, sinergizando com vários fatores de crescimento.[194]

Os níveis máximos de AFP no sangue fetal são alcançados ao final do primeiro trimestre; então, os níveis diminuem gradualmente até que comece uma diminuição rápida com 32 semanas. Os níveis sanguíneos maternos são muito mais baixos do que os níveis fetais, elevando-se até a semana 32 (provavelmente por causa do grande aumento da superfície vilosa do trofoblasto durante esse período de tempo) e depois declinando. Como a AFP é altamente concentrada no sistema nervoso central fetal, o contato direto anormal do SNC com o líquido amniótico (como com o tubo neural e nos defeitos da parede abdominal) resulta em níveis elevados no líquido amniótico e no sangue materno. Outras anormalidades fetais, como a obstrução intestinal, onfalocele e nefrose congênita, também se associam a altos níveis de AFP no líquido amniótico. Além de indicar várias anomalias fetais, também estão presentes níveis elevados de AFP materna com gestações múltiplas e associados a um aumento do risco de aborto espontâneo, natimortalidade, parto pré-termo, pré-eclâmpsia, óbito neonatal e baixo peso ao nascimento (provavelmente refletindo um aumento da superfície vilosa em resposta a um ambiente intrauterino adverso).[195-197] Inversamente, níveis maternos muito baixos de AFP se associam a lactentes com peso alto ao nascimento, aborto espontâneo e natimortalidade.[197,198]

Triagem de Múltiplos Marcadores

A síndrome de Down é uma causa genética muito comum de desenvolvimento anormal. A maioria dos casos deve-se à trissomia 21, um cromossomo extra geralmente causado por não disjunção na meiose materna. Um baixo nível materno de AFP associa-se à trissomia 21. No entanto, existe extensa sobreposição entre as gestações normais e afetadas, responsáveis por uma taxa significativa de falso-positivos. Vários produtos placentários são secretados em quantidades aumentadas nas gestações com trissomia 21, incluindo hCG e hPL, enquanto o nível circulante materno de estriol não conjugado é mais baixo nas gestações afetadas. A subunidade β livre da hCG geralmente circula em baixas concentrações, mas, na presença de um feto com síndrome de Down, os níveis são altos. Com a trissomia 18, todos os marcadores diminuem. A triagem moderna para aneuploidia fetal combina três marcadores: AFP, β-hCG e estriol não conjugado.[199-201] Esse protocolo detectará 85% dos defeitos de fechamento do tubo neural e 80% dos casos de síndrome de Down, se a idade gestacional for determinada por ultrassonografia.[202] No entanto, a síndrome de Down representa apenas aproximadamente 50% das anormalidades cromossômicas que podem ser detectadas.

O protocolo da triagem de múltiplos marcadores dosa AFP, estriol não conjugado e hCG no soro materno com 16 a 18 semanas de gestação, o tempo ideal para detecção de defeitos do tubo neural. Usando a idade do paciente e os resultados laboratoriais, é possível fornecer às pacientes uma estimativa estatística dos riscos de defeitos do tubo neural e de síndrome de Down. São aplicadas correções para raça e peso. Um padrão semelhante ao da síndrome de Down também foi relatado em associação à síndrome de Turner fetal hidrópica.[203]

Valores dos Testes Triplos

	AFP	Estriol	hCG
Síndrome de Down	Baixa	Baixo	Alta
Trissomia 13	Normal	Sem dados	Baixa
Trissomia 18	Baixa	Baixo	Baixa
Defeitos de fechamento do tubo neural	Alta	Normal	Normal
RCIU, parto pré-termo, natimortalidade	Alta	Sem dados	Sem dados
Gestação múltipla	Alta	Alto	Alta

O fator mais crítico para corrigir a avaliação do risco é a data gestacional acurada. Um erro de duas semanas na datação pode mudar em dez vezes o risco calculado para síndrome de Down. Portanto, é essencial a confirmação da data gestacional por ultrassonografia. Além disso, a ultrassonografia indicará o número fetal (gestações múltiplas associam-se a valores mais altos dos marcadores) e avaliam anomalias no feto e na placenta. Na verdade, os protocolos estão em operação atualmente, incluindo ultrassonografia para medidas biométricas (translucência nucal, ausência do osso nasal) combinadas a marcadores hormonais, bem como a substâncias, como a inibina-A e a proteína A plasmática associada à gravidez.[204,205] Estão sendo desenvolvidos protocolos que usam esses marcadores para prever perda fetal.[206] A combinação de dosagens normais com ultrassonografia permite fazer uma triagem pré-natal mais cedo, até mesmo no primeiro trimestre, e testes múltiplos reduzem a taxa de falso-positivos.[207,208] A avaliação da pulsatilidade da artéria uterina por ultrassonografia Doppler ainda se acrescenta à acurácia da avaliação. A triagem no primeiro trimestre está sendo cada vez mais enfatizada.

O protocolo com múltiplos marcadores é para a triagem de uma população com baixo risco independentemente da idade, sendo necessária a amniocentese ou a biópsia de vilo corial para o diagnóstico final. A amniocentese genética ou a biópsia de vilo corial tem sido a recomendação habitual para as mulheres de mais idade; entretanto, embora a triagem com múltiplos marcadores não detecte todas as anormalidades cromossômicas, agora se argumenta fortemente que a taxa de detecção é tão alta que a triagem por múltiplos marcadores com ultrassonografia deve ser oferecida até às mulheres jovens, e, então, a decisão de fazer amniocentese ou biópsia de vilo corial passa a basear-se no risco estimado de feto anormal.[200,209]

RELAXINA

A relaxina é um hormônio peptídico produzido pelo corpo lúteo da gravidez, não sendo detectada na circulação de homens nem de mulheres não grávidas. Uma coleção de peptídeos relacionados compõe a família da relaxina, codificada por três genes da relaxina e quatro genes do peptídeo semelhante à insulina. Estes peptídeos têm estrutura semelhante à da insulina, composta por duas cadeias peptídicas curtas (24 e 29 aminoácidos respectivamente) ligadas por pontes dissulfeto. Embora se argumente que o corpo lúteo humano seja a única fonte de relaxina na gravidez, também é identificada na placenta humana, decídua e córion.[210-212] A concentração no sangue materno eleva-se durante o primeiro trimestre, quando o corpo lúteo é dominante e declina no segundo trimestre.[213] Isso sugere um papel em manter a gravidez no início, mas sua função não é realmente conhecida. Em animais, a relaxina amolece o colo do útero (amadurecimento), inibe as contrações uterinas e relaxa a sínfise púbica; entretanto, os níveis de relaxina não se correlacionam com as alterações do afrouxamento articular periférico na gravidez humana.[214] As alterações cervicais dos animais são comparáveis às vistas no trabalho de parto humano e, em estudos *in vitro* de células do estroma cervical humano, a relaxina induz alterações compatíveis com amadurecimento clínico.[215,216] A relaxina humana liga-se primariamente aos receptores de relaxina na decídua e no citotrofoblasto coriônico.[217] A expressão dos receptores de relaxina é maior antes do termo e reduz-se depois do trabalho de parto.[218,219] A relaxina, originada na decídua e ligada aos seus receptores nas membranas fetais, aumenta os níveis de citocinas que podem ativar as metaloproteinases da matriz e levar à ruptura das membranas e ao trabalho de parto.[220] Continua a ser feita uma pesquisa dos papéis importantes da relaxina na gravidez humana, mas esses papéis parecem ser facilitadores, não obrigatórios.

Para examinar a contribuição do corpo lúteo, normalmente as mulheres grávidas eram comparadas a mulheres grávidas com oócitos doados (e, portanto, sem corpos lúteos).[221] A relaxina circulante era indetectável nas mulheres sem ovários funcionais, confirmando que sua principal fonte é o corpo lúteo. Não se observou efeito sobre a secreção de prolactina, mas de fato pareceu que a relaxina potencializou a secreção do hormônio do crescimento pela hipófise. Obviamente, a relaxina não é necessária para a manutenção da gravidez e para o trabalho de parto, porque o restante da gravidez e os resultados não diferiram entre as mulheres com níveis circulantes de relaxina e aquelas com níveis indetectáveis. No entanto, a relaxina recombinante e os medicamentos que têm como alvo os receptores de relaxina estão sendo testados para aplicações clínicas.[222,223] Até aqui, os usos em potencial incluem diminuição da formação de colágeno, aumento da vasodilatação, aumento do fator de crescimento do endotélio vascular e liberação de histamina. Nos estudos em macaco, o tratamento com relaxina associada a estrogênio é eficaz para amadurecimento cervical.[224]

PROLACTINA

Depois da ovulação, o endométrio torna-se um órgão secretor e continua assim durante toda a gravidez. O endométrio decidualizado secreta renina, que pode estar envolvida na regulação da água e dos eletrólitos no líquido amniótico, e a relaxina, que pode influenciar a produção de prostaglandina nas membranas. Uma das funções endócrinas especiais mais bem estudadas do endométrio decidual é a secreção de prolactina. A prolactina é sintetizada pelo endométrio durante um ciclo menstrual normal, mas essa síntese não é iniciada até que comece a decidualização histológica, mais ou menos no dia 23.[225,226] O controle da secreção de prolactina pelo tecido decidual não foi ainda definitivamente estabelecido. Alguns argumentam que uma vez estabelecida a decidualização, a secreção de prolactina continua na ausência de progesterona ou estradiol, embora haja evidências de um *feedback* inibitório pelas proteínas deciduais (talvez a própria prolactina).[225,227] Outros indicam que a produção endometrial de prolactina exige os efeitos combinados dos hormônios progestina e estrogênio mais a presença de outros fatores placentários e deciduais, inclusive a relaxina, o IGF-I e as proteínas estimuladoras e inibidoras específicas.[228] Na verdade, as células deciduais humanas expressam um peptídeo liberador de prolactina que estimula a secreção de prolactina.[229] Reconhece-se, contudo, que a regulação transcricional do gene da prolactina na decídua não é idêntica à da hipófise e que estão envolvidos fatores de transcrição diferenciados.[230] Prolactina, HPL e hormônio do crescimento ligam-se ao mesmo receptor que ativa a via de sinalização JAK/Stat, resultando em fosforilação da tirosina e ativação de fatores de transcrição.

Durante a gravidez, a secreção de prolactina é limitada à hipófise fetal, à hipófise materna e ao útero. O trofoblasto e as membranas fetais não sintetizam prolactina, mas o miométrio e o endométrio podem

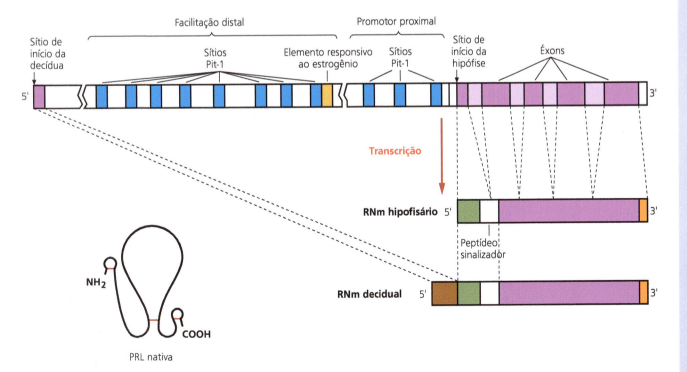

produzir prolactina. O endométrio precisa da presença de progesterona para iniciar a prolactina, enquanto a progesterona suprime a síntese de prolactina no miométrio. A prolactina derivada da decídua é a fonte de prolactina encontrada no líquido amniótico.[231] A prolactina da circulação fetal é derivada da hipófise fetal. A prolactina decidual é transcrita por um gene com um éxon adicional, em comparação à hipófise, sendo responsável por um sistema diferente de regulação.[232]

Durante a gravidez, elevam-se os níveis sanguíneos maternos de prolactina desde o nível normal de 10 a 25 ng/mL até altas concentrações, começando por volta de oito semanas e chegando ao máximo de 200 a 400 ng/mL a termo.[233,234] O aumento da prolactina é paralelo ao aumento do estrogênio, começando com 7 a 8 semanas de gestação, e acredita-se que o mecanismo para aumento da secreção de prolactina seja a supressão do fator hipotalâmico inibidor da prolactina pelo estrogênio, a dopamina e a estimulação direta da transcrição do gene da prolactina na hipófise.[235,236] Há acentuada variabilidade dos níveis maternos de prolactina na gravidez, encontrando-se uma variação diuturna semelhante à encontrada nas pessoas não grávidas. O aumento dos níveis maternos de prolactina representa secreção hipofisária materna em resposta ao estrogênio, à medida que o feto prepara a mãe para o aleitamento. Os mecanismos para secreção hipofisária de prolactina são discutidos nos Capítulos 2, 5 e 16.

As concentrações de prolactina no líquido amniótico são paralelas às concentrações sanguíneas maternas até a décima semana de gestação, elevam-se acentuadamente até a 20ª semana e depois sofrem uma diminuição até o parto. Os níveis sanguíneos maternos e fetais de prolactina são derivados das respectivas hipófises e, portanto, a supressão da secreção hipofisária de prolactina por um agonista da dopamina, durante toda a gravidez, produz baixos níveis sanguíneos maternos e fetais, embora ainda haja crescimento e desenvolvimento fetais normais e os níveis no líquido amniótico fiquem inalterados.[237] Felizmente, a secreção decidual de prolactina não é afetada pelo tratamento com agonista da dopamina, porque a prolactina decidual é importante para a regulação hidreletrolítica do líquido amniótico. Essa prolactina decidual é transportada pelas membranas em um processo que precisa do estado intacto do âmnio e do córion com decíduas aderentes. O receptor de prolactina expressa-se nos tecidos fetais e maternos na seguinte ordem decrescente de intensidade: citotrofoblasto coriônico, decídua, âmnio e sinciciotrofoblasto.[238] Essa expressão molecular é condizente com ações locais.

Não se pode ligar significância clínica aos níveis sanguíneos maternos e fetais de prolactina em gestações anormais. Os níveis de prolactina deciduais e no líquido amniótico são mais baixos, entretanto, nas gestações com hipertensão e em pacientes com polidramnia.[239,240] Os receptores de prolactina estão presentes no córion liso, e sua concentração é mais baixa em pacientes com polidramnia.[241] A prolactina reduz a permeabilidade do âmnio humano na direção fetal-materna. Essa ação mediada por receptor tem lugar no epitélio que reveste a superfície fetal.[242] Também há evidências de que a prolactina derivada da hipófise fetal contribua para a regulação do equilíbrio hidreletrolítico fetal, agindo como um hormônio antidiurético.[243]

CITOCINAS E FATORES DE CRESCIMENTO

A placenta sintetiza muitas proteínas que fazem parte da composição normal das células no corpo todo. Acredita-se que a produção placentária local de citocinas seja importante para o crescimento embrionário e para a resposta imune materna essencial para a sobrevida da gravidez.[244] A interleucina-1β é produzida no endométrio decidualizado durante a gravidez, e o fator 1 estimulador de colônias (CSF-1) é produzido pela decídua e a placenta. A expressão do gene do CSF-1 em resposta à interleucina-1β foi localizada nos fibroblastos do mesênquima a partir do centro das vilosidades placentárias.[245] Desse modo, está presente um sistema de comunicação entre o tecido decidual materno e o tecido fetal para dar apoio de fatores de crescimento para a placenta, o que incluiria hematopoiese fetal, uma resposta conhecida ao CSF-1. A placenta também produz interleucina-6, e ambas as interleucinas estimulam a liberação de hCG por ativação do receptor de interleucina-6.[246] Desse modo, a influência da interleucina-1 sobre a secreção de hCG é mediada pelo sistema da interleucina-6. A interleucina-1 derivada do trofoblasto e o fator de necrose tumoral-α (TNF-α) liberam sinergicamente interleucina-6 e ativam o sistema interleucina-6 para secretar hCG.[247] Os interferons e seus receptores estão presentes quase em todas as células e, assim, não causa surpresa que sejam encontrados nos tecidos da gravidez.

Os fatores de crescimento semelhantes à insulina, IGF-I e IGF-II, estão envolvidos no crescimento e desenvolvimento pré-natais e pós-natais. Esses fatores de crescimento não atravessam a placenta para a circulação fetal; entretanto, podem estar envolvidos no crescimento da placenta.[248] Os níveis maternos de IGF-I são significativamente regulados pela síntese hepática dependente do hormônio do crescimento. O feto pode influenciar os níveis maternos de IGF-I por meio da secreção placentária de hPL. Um aumento dos níveis maternos de IGF-I durante a gravidez, com rápida diminuição depois do parto, indica significativa influência placentária. Não há alteração importante dos níveis maternos de IGF-II durante toda a gravidez.

As seis proteínas de ligação ao IGF transportam IGFs na circulação, protegem os IGFs contra o metabolismo e a eliminação e, fato importante, afetam a atividade biológica dos IGFs por modulação da disponibilidade dos IGFs no nível celular. A gravidez é marcada por elevação dos níveis maternos da proteína de ligação ao fator de crescimento semelhante à insulina-1 (IGFBP-1), começando ao final do primeiro trimestre e alcançando o máximo a termo.[249,250] Agora se reconhece que a IGFBP-1 é a mesma proteína-12 placentária, uma proteína decidual. Desse modo, a IGFBP-1 origina-se na decídua, é regulada pela progesterona, bem como no fígado. A proeminência da IGFBP-1 no estado de gravidez é diferente do estado sem gravidez, quando a IGFBP-3 é a principal IGFBP circulante. Durante a gravidez, os níveis de IGFBP-3 e de IGFBP-2 diminuem, aparentemente por causa da atividade de uma protease sanguínea associada à gravidez (protease da IGFBP-3).[249] Essas alterações promoveriam a biodisponibilidade do IGF-I nos tecidos maternos, e isso pode ser importante para melhorar a transferência de nutrientes da mãe para a placenta. Existem evidências indicando que a mãe pode alterar a atividade proteolítica da IGFBP-3 de acordo com seu estado nutricional; desse modo, o aumento da proteólise diminuiria os níveis de IGFBP-3, aumentando a biodisponibilidade do IGF-I materno.[251]

Na ovelha grávida e no feto de cordeiro, a glicose e outros fatores nutricionais regulam a expressão do gene e, portanto, os níveis circulantes das proteínas de ligação ao IGF.[252] Jejum e alimentação aumentaram e diminuíram, respectivamente, as concentrações de IGFBP, talvez, em parte, uma resposta aos níveis de insulina e ao efeito da insulina sobre a síntese hepática de IGFBP. Essas alterações são condizentes com o envolvimento de IGF e IGFBP nas respostas à nutrição e ao estresse. Como a IGFBP-1 parece ser a principal proteína de ligação na gravidez, a atenção concentra-se nas alterações de IGF-I e IGFBP-1. IGF-I, produzido na placenta, regula a transferência dos nutrientes que atravessam a placenta e vão ao feto e, assim, intensifica o crescimento fetal; IGFBP-1, produzida na decídua, interfere na ação do IGF-I e inibe o crescimento fetal.[253] Desse modo, o peso ao nascimento correlaciona-se diretamente com os níveis maternos de IGF-I e inversamente com os níveis de IGFBP-1.

A restrição do crescimento intrauterino associa-se à redução dos níveis sanguíneos fetais de IGF-I e de IGFBP-3 e aumento dos níveis de IGFBP-1 e IGFBP-2.[254] Em vista da forte relação entre o sistema IGF e a nutrição fetal, é lógico que a disponibilidade de glicose fetal e a insulina são os principais agentes reguladores. Em animais de experimentação, um aumento da insulina ou da glicose eleva os níveis de IGF-I, enquanto a restrição nutricional causa aumento de IGFBP-1 e IGFBP-2 e diminuição de IGFBP-3.[255] Acredita-se que a insulina influencie o crescimento por promover a captação celular de nutrientes e por aumentar a produção de IGF-I. Os níveis sanguíneos fetais de IGF-II são paralelos ao de IGF-I, e o IGF-II promove o crescimento fetal por meio do receptor de IGF-I. O IGF-II parece ser importante no início do crescimento embrionário e, então, depois que o desenvolvimento dos órgãos está completo, o IGF-I torna-se o fator dominante.

O fator de crescimento epidérmico (EGF) está presente no citotrofoblasto e no sinciciotrofoblasto, porém mais intensamente no sinciciotrofoblasto e provavelmente está envolvido na diferenciação do citotrofoblasto em sinciciotrofoblasto. O EGF é bem conhecido como mitógeno. Outros fatores de crescimento isolados da placenta humana incluem o fator de crescimento derivado das plaquetas, o fator de crescimento neural, o fator de crescimento dos fibroblastos e os fatores transformadores de crescimento. Esses fatores provavelmente estão envolvidos na proliferação e crescimento associados à gravidez.

INIBINA, ATIVINA E FOLISTATINA

A placenta produz inibina, que é responsável pelo acentuado aumento dos níveis maternos de inibina durante toda a gravidez.[256,257] A inibina-A é a principal inibina bioativa secretada durante a gravidez, elevando-se na circulação materna na ocasião do surgimento da função placentária e atingindo o nível máximo com oito semanas de gestação e depois diminuindo antes do aumento novamente no terceiro trimestre para alcançar um nível a termo 100 vezes maior do que durante o ciclo menstrual normal.[258-261] Sem dúvida, os altos níveis de inibina e de estrogênio durante a gravidez são responsáveis pela profunda supressão de gonadotrofinas maternas. A síntese da inibina trofoblástica é inibida pela ativina-A e estimulada pela hCG, o GnRH, o fator de crescimento epidérmico, o fator transformador de crescimento-α e PGE_2 e $PGF_{2\alpha}$, as principais prostaglandinas da placenta.[257] A ativina-A, principal produto da ativina trofoblástica, também aumenta na circulação materna, com níveis elevados, porém estáveis, de 8 a 24 semanas e depois aumenta até chegar a um nível a termo que também é 100 vezes maior do que durante o ciclo menstrual normal.[262]

Semelhante à sua ação no folículo ovariano, a inibina e ativina são reguladores na placenta para a produção do GnRH, hCG e esteroides; como esperado, a ativina é estimuladora, e a inibina é inibitória.[118] O GnRH e as subunidades para a inibina e a ativina podem ser encontrados nas mesmas células placentárias no citotrofoblasto e no sinciciotrofoblasto.[263] Os níveis maternos de inibina-B são muito baixos durante toda a gravidez; entretanto, a inibina-B expressa-se significativamente no âmnio, onde se acredita influenciar a síntese de prostaglandinas.[264] A síntese no trofoblasto e a liberação da inibina e da ativina fazem parte da história complexa da placenta, envolvendo muitos hormônios e fatores produzidos localmente. O aparecimento placentário e decidual de inibina e ativina ocorre já no início da gravidez, em tempo para possíveis papéis na embriogênese e respostas imunes locais. Níveis mais altos de ativina-A são encontrados na parte média da gestação em mulheres que subsequentemente desenvolvem pré-eclâmpsia.[197,265]

A folistatina é a proteína de ligação à ativina expressa na placenta, membranas e decídua.[266] Como a folistatina se liga à ativina, antagoniza os efeitos estimuladores da ativina sobre a produção placentária de esteroides e peptídeos.

OPIOIDES ENDÓGENOS

Os opioides endógenos fetais e maternos originam-se da hipófise e são secretados paralelamente com o ACTH em resposta ao hormônio liberador de corticotrofina, que é, em parte, derivado da placenta.[267] Há razão para acreditar que, na gravidez, o lobo intermediário da hipófise materna seja uma fonte importante de níveis circulantes elevados de endorfinas. No entanto, o sinciciotrofoblasto, em resposta ao CRH, produz todos os produtos do metabolismo da pró-opiomelanocortina (POMC), incluindo β-endorfina, encefalina e dinorfinas. A placenta e as membranas são ricamente dotadas de receptores de opioides de proteína G.[268] A presença de CRH na placenta e a produção de opioides placentários em resposta ao CRH e à ocitocina indicam uma interação semelhante à do eixo hipotálamo-hipofisário.[269]

Não se tem certeza se os níveis sanguíneos maternos de opioides endógenos aumentam com o avanço da gestação.[87] No entanto, durante o trabalho de parto, é alcançado um aumento acentuado dos valores maternos, coincidindo com a dilatação cervical completa. Os níveis maternos também se correlacionam com o grau de percepção de dor e uso de analgesia. No lado fetal, a hipóxia é potente estímulo para a liberação de endorfinas.

Há muitas hipóteses em torno da função dos opioides endógenos na gravidez. Elas incluem papéis relacionados com o estresse; inibição da ocitocina, vasopressina e gonadotrofinas; promoção da secreção de prolactina; e, naturalmente, analgesia natural durante o trabalho de parto e o parto.

SISTEMA RENINA-ANGIOTENSINA

Os níveis maternos circulantes de pró-renina, o precursor inativo da renina, aumentam dez vezes durante o início da gravidez, consequentemente à estimulação ovariana pela hCG.[270,271] Esse aumento da pró-renina do ovário não se associa a nenhuma alteração significativa dos níveis sanguíneos da forma ativa, a renina. Possíveis papéis para esse sistema pró-renina-renina-angiotensina ovariano incluem o seguinte: estimulação da esteroidogênese para fornecer o substrato androgênico para a produção de estrogênio, regulação do metabolismo do cálcio e das prostaglandinas e estimulação da angiogênese. Esse sistema pode afetar as funções vasculares e teciduais dentro e fora do ovário. A pró-renina também se origina nos tecidos coriônicos e é altamente concentrada no líquido amniótico. Os níveis biológicos mais altos de pró-renina são encontrados nos sacos gestacionais no início da gravidez; seus possíveis papéis no crescimento e desenvolvimento embrionários continuam especulativos.[271] A renina e a angiotensina (substrato da renina) expressam-se pelos seguintes tecidos fetais: córion, âmnio e placenta.[272] Esse sistema responde a vários fatores, afetando a resistência vascular e o volume sanguíneo.[273] A atividade da renina materna aumenta quatro vezes na parte média da gravidez, em parte como resposta a um aumento do angiotensinogênio induzido pelo estrogênio, mas, em grande parte, por uma resposta compensatória para manter a pressão arterial na presença de vasodilatação.[274] Não há evidências de que a pró-renina ou a renina fetais ou uterinas contribuam para a circulação materna.

PEPTÍDEO NATRIURÉTICO ATRIAL

O peptídeo natriurético atrial (ANP) é derivado do tecido atrial e da placenta em humanos.[275] É um potente peptídeo natriurético, diurético e relaxante da musculatura lisa que circula como hormônio. O ANP materno aumenta no terceiro trimestre e durante o trabalho de parto, e os níveis no cordão, no lado arterial, sugerem que o ANP seja um hormônio circulante no feto.[276] Na mãe, a liberação de ANP é estimulada por estiramento atrial, e esse é mais um mecanismo para regular o volume e as alterações eletrolíticas associadas à gravidez e ao parto.[277] O ANP regula o equilíbrio hidreletrolítico no feto também e foi relatado aumento dos níveis de ANP no líquido amniótico e no sangue materno no segundo trimestre na presença de malformações cardíacas fetais.[278] Em camundongos *knockout* sem o receptor do peptídeo natriurético, o coração aumenta de volume, e os adultos sobreviventes têm hipertensão e hipertrofia cardíaca.[279] O ANP pertence a uma família de peptídeos natriuréticos encontrados no útero humano. O ANP é secretado pelas células do miométrio e exerce um efeito supressor sobre as contrações do miométrio; há especulações se o útero em expansão pode liberar ANP, assim como o coração o faz quando o átrio é estirado.[280]

OUTRAS PROTEÍNAS

A mãe reage a uma gravidez até antes da implantação. Chama a atenção que o fator de gravidez inicial (EPF) pode ser detectado na circulação materna 1-2 dias depois que o intercurso resulta em gravidez.[281] Ele permanece durante toda a gravidez, mas vale observar que desaparece antes do parto. O EPF aparentemente é produzido, antes da implantação, pelo ovário em resposta a um sinal do embrião. Depois da implantação, o EPF já não é secretado pelo ovário, mas agora é derivado do embrião. O EPF é uma proteína associada à proliferação e crescimento celulares e, portanto, está presente em muitos tecidos fora da gravidez, como nas neoplasias. O EPF tem propriedades imunossupressoras e é abundante nas plaquetas.

A glicoproteína γ_1 específica da gravidez (PSG) foi previamente conhecida como Schwangerschaftsprotein 1. A função fisiológica da PSG produzida pela placenta é desconhecida, mas tem sido usada como teste de gravidez e marcador de malignidades, inclusive do coriocarcinoma. Estudos moleculares têm revelado que a PSG consiste em uma família de glicoproteínas codificadas por genes no cromossomo 19.[282] A família PSG relaciona-se estritamente com as proteínas do antígeno carcinoembriogênico (CEA). A proteína-A plasmática associada à gravidez (PAPP-A) é uma proteína placentária semelhante a uma macroglobulina do soro, e os investigadores ainda estão pesquisando funções específicas. Baixos níveis de PAPP-A, no primeiro trimestre, associam-se a resultados obstétricos adversos.[197] Agora se reconhece que a proteína endometrial associada à progesterona, antes chamada proteína placentária 14, origina-se no endométrio secretor e decídua. Até aqui, não foi descrito papel para essa proteína. O neuropeptídeo Y, um peptídeo extensamente distribuído no cérebro, é encontrado no trofoblasto, membranas e decídua, com níveis sanguíneos maternos mais altos, porém que não se alteram, durante a gravidez.[87]

PROSTAGLANDINAS

BIOSSÍNTESE DAS PROSTAGLANDINAS

As prostaglandinas são fatores autócrinos e parácrinos produzidos em quase todas as células no corpo humano. A família das prostaglandinas com maior atividade biológica é a que tem duas duplas ligações, derivadas do ácido araquidônico.[283,284] O ácido araquidônico pode ser obtido de duas fontes, diretamente da dieta (das carnes) ou por formação a partir de seu precursor ácido linoleico, que é encontrado nos vegetais. No plasma, 1-2% do conteúdo total de ácidos graxos livres é ácido araquidônico livre. A maior parte do ácido araquidônico liga-se de modo covalente na forma esterificada como proporção significativa dos ácidos graxos nos fosfolipídios e no colesterol esterificado. O ácido araquidônico é apenas um ácido graxo menos importante no pacote de triglicerídeos do tecido adiposo.

A etapa limitante na formação da família das prostaglandinas é a liberação do ácido araquidônico livre. Várias hidrolases podem estar envolvidas na liberação do ácido araquidônico, mas a ativação da fosfolipase A_2 é iniciador importante da síntese de prostaglandinas por causa da abundância de araquidonato na posição 2 dos fosfolipídios. Além disso, a atividade da fosfolipase C pode fornecer ácido araquidônico. Tipos de estímulos que ativam tais lipases incluem queimaduras, infusões de soluções hipertônicas e hipotônicas, trombos e pequenas partículas, endotoxina, veneno de cobras, estiramento mecânico, catecolaminas, bradicinina, angiotensina e os esteroides sexuais.

"Eicosanoides" referem-se a todos os derivados de 20 carbonos, enquanto "prostanoides" indicam apenas os que contêm um anel estrutural. Depois da liberação do ácido araquidônico, a via para a síntese pode seguir duas direções diferentes: a via lipoxigenase ou a ciclo-oxigenase (prostaglandina endoperóxido H sintase), dependendo do contexto celular local. Existem três enzimas lipoxigenase que levam a compostos ativos, predominantemente nos leucócitos inflamatórios. O ácido araquidônico é primeiramente convertido a ácidos hidroperoxieicosatetraenoicos (HPETE) e depois a ácidos hidroxieicosatetraenoicos (HETE), lipoxinas ou leucotrienos. Os leucotrienos são formados por oxigenação da 5-lipoxigenase do ácido araquidônico em C-5, formando um intermediário instável, o LTA_4.[285] O LTB_4 é formado por hidratação, e o LTC_4, por acréscimo de glutationa. Os leucotrienos restantes são metabólitos do LTC_4. A antes conhecida como "substância de reação lenta da anafilaxia" consiste em uma mistura de LTC_4, LTD_4 e LTE_4. Os leucotrienos estão envolvidos nas reações de defesa dos leucócitos e participam das reações de hipersensibilidade e inflamatórias. O LTB_4 atua primariamente sobre os leucócitos

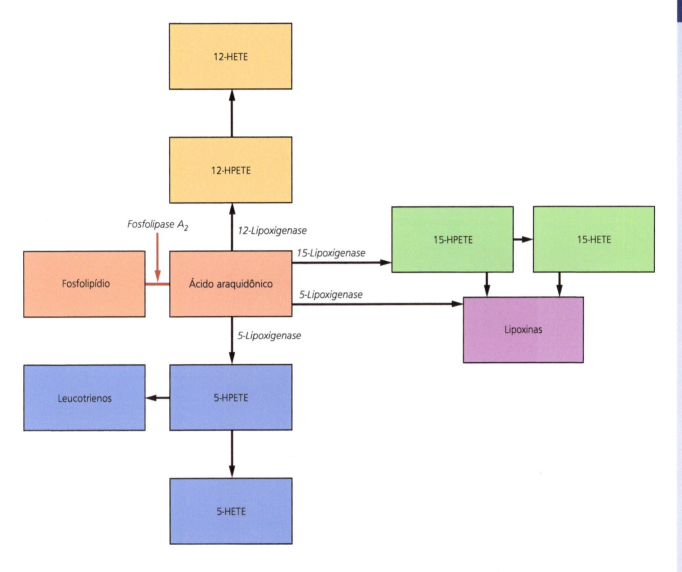

(estimulação da emigração dos leucócitos da corrente sanguínea), enquanto o LTC$_4$, o LTD$_4$ e o LTE$_4$ afetam as células musculares lisas (constrição brônquica nos pulmões e redução da contratilidade do coração). Todos os leucotrienos aumentam a permeabilidade microvascular. Desse modo, os leucotrienos são importantes agonistas, sintetizados em resposta a antígenos que provocam asma e obstrução das vias aéreas. Os leucotrienos são 100 a 1.000 vezes mais potentes do que a histamina nas vias aéreas pulmonares. A asma agora é tratada com antagonistas específicos dos receptores dos leucotrienos.

A via 12-lipoxigenase leva ao ácido 12-hidroxieicosatetraenoico (12-HETE). Sabe-se pouco sobre o 12-HETE, a não ser sua função como agente leucostático. As lipoxinas (LXA e LXB), produtos das vias 5 e 15-lipoxigenase, inibem a citotoxicidade das células *natural killer* e são vasodilatadores.[285]

A via ciclo-oxigenase leva às prostaglandinas. Os primeiros compostos prostaglandina (PG) verdadeiros formados são PGG$_2$ e PGH$_2$ (meia-vida de aproximadamente cinco minutos), as mães de todas as outras prostaglandinas. O subscrito numérico refere-se ao número de ligações duplas. Esse número depende de qual dos três ácidos graxos precursores foi utilizado. Além do ácido araquidônico, os dois outros ácidos graxos precursores são o ácido linoleico, que dá origem à série PG$_1$, e o ácido pentaenoico, à série PG$_3$. As duas últimas séries são de menor importância em fisiologia; por isso, a significância da família do ácido araquidônico. As prostaglandinas de relevância original e contínua para a reprodução são PGE$_2$ e PGF$_{2\alpha}$ e possivelmente PGD$_{2\alpha}$. O α na PGF$_{2\alpha}$ indica a configuração estérica α do grupo hidroxila na posição C-9. As prostaglandinas A, B e C têm pouca atividade biológica ou não existem em concentrações significativas em tecidos biológicos. No trabalho original, a prostaglandina mais solúvel no éter foi denominada PGE, e a mais solúvel em tampão fosfato (escrito com F em sueco) foi denominada PGF. Mais tarde, a nomenclatura tornou-se alfabética.

A enzima ciclo-oxigenase (prostaglandina sintase) existe sob duas formas, COX-1 e COX-2, produtos de genes separados.[286-288] A prostaciclina é produzida pela COX-1, a forma constitutiva da enzima encontrada quase em todos os tecidos, enquanto a COX-2 é induzida em respostas aos estímulos inflamatórios. A COX-2 é expressa somente depois de estimulação por vários fatores de crescimento, citocinas, hormônios e endotoxina; portanto, é chamada a forma induzível. Desse modo, a inibição seletiva da COX-2 possivelmente seria terapeuticamente vantajosa, evitando os efeitos colaterais associados à inibição da COX-1.

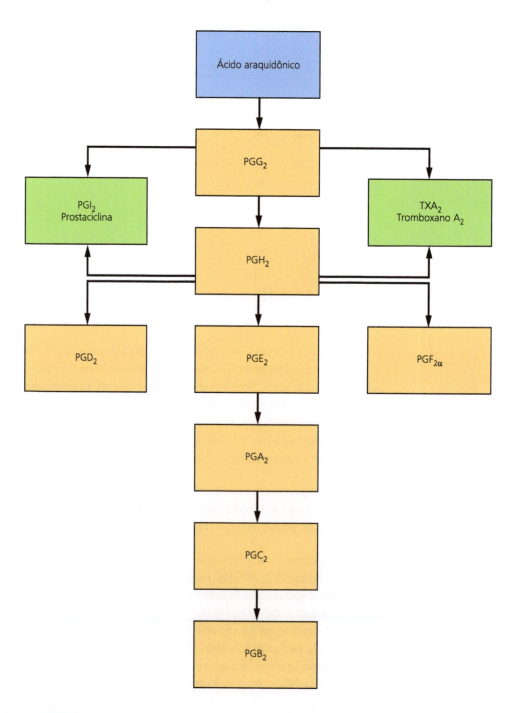

TROMBOXANOS E PROSTAGLANDINAS

Os tromboxanos não são prostaglandinas verdadeiras por causa da ausência do anel pentano, mas a prostaciclina (PGI$_2$) é uma prostaglandina legítima. O tromboxano (TX) (meia-vida de aproximadamente 30 segundos) e a PGI$_2$ (meia-vida de aproximadamente 2 a 3 minutos) podem ser vistos como oponentes, tendo, cada um, uma poderosa atividade biológica que se opõe ou equilibra a do outro. O TXA$_2$ é o mais potente vasoconstritor conhecido, enquanto a PGI$_2$ é potente vasodilatador. Esses dois agentes também têm efeitos opostos sobre a função plaquetária. As plaquetas, os pulmões e o baço sintetizam predominantemente TXA$_2$, enquanto o coração, o estômago e os vasos sanguíneos em todo o corpo sintetizam PGI$_2$. Os pulmões são a principal fonte de prostaciclina. O endotélio pulmonar normal fabrica prostaciclina, enquanto o TXA$_2$ aparece em resposta a estímulos patológicos.[289] A liberação pulmonar de prostaciclina pode contribuir para a defesa do corpo contra a agregação plaquetária.

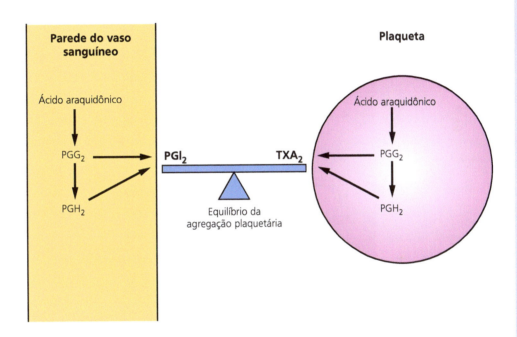

Vejamos melhor as plaquetas. A função primária das plaquetas é a preservação do sistema vascular. As plaquetas do sangue aderem a superfícies estranhas ou outros tecidos, um processo chamado adesão. Também aderem entre si e formam grumos; esse processo é chamado agregação. Como as plaquetas sintetizam TXA$_2$, potente estimulador da agregação plaquetária, a tendência natural das plaquetas é de se agruparem e fazerem um tampão em locais com defeitos e lesões. O endotélio, por um lado, produz PGI$_2$, e a constante presença desta inibe a agregação e a adesão plaquetárias, mantendo os vasos sanguíneos livres de agregados de plaquetas e, em última análise, de coágulos. Desse modo, a prostaciclina tem um papel defensivo no corpo. É vasodilatador 4 a 8 vezes mais potente do que as prostaglandinas E e impede a aderência das plaquetas ao endotélio vascular saudável. No entanto, quando o endotélio é lesado, as plaquetas reúnem-se, começando o processo de formação do trombo. Mesmo nessa situação anormal, a prostaciclina empenha-se em cumprir seu papel de proteção, porque o aumento da PGI$_2$ pode ser dosado no endotélio lesado, em vasos trombosados e nos tecidos vasculares de animais hipertensos.

Acredita-se que a produção endotelial de prostaciclina desempenhe papel importante na vasodilatação marcante que se associa à gravidez. A placenta é a principal fonte de tromboxano, e a pré-eclâmpsia pode refletir, em parte, um desequilíbrio entre o vasodilatador, a prostaciclina, e o vasoconstritor, o tromboxano.[290]

Situações associadas à doença vascular podem ser compreendidas pelo mecanismo prostaciclina-tromboxano. Por exemplo, as placas ateromatosas e a nicotina inibem a síntese de prostaciclina. O aumento do conteúdo de colesterol nas plaquetas humanas aumenta a sensibilidade a estímulos que causam agregação plaquetária em razão do aumento da produção do tromboxano. A conhecida associação entre lipoproteína de baixa densidade e de alta densidade (LDL-colesterol e HDL-colesterol respectivamente) e doença cardiovascular também pode ser explicada parcialmente em termos de PGI$_2$. A LDL de homens e de mulheres em pós-menopausa inibe, e o HDL estimula a produção de prostaciclina. As plaquetas das grávidas diabéticas podem produzir mais TXA$_2$ do que as plaquetas das grávidas normais. As tabagistas que usam contraceptivos orais têm aumento da agregação plaquetária e inibição da formação de prostaciclina.[292] Incidentalmente, cebola e alho inibem a agregação plaquetária e a síntese de TXA$_2$.[293] Talvez o contraceptivo perfeito seja a associação de progestina, estrogênio e cebola ou alho.

Em algumas áreas do mundo, existe baixa incidência de doença cardiovascular. Isso pode ser atribuído diretamente à dieta e à ação protetora da prostaciclina.[294] A dieta dos esquimós e japoneses tem alto conteúdo de ácido pentaenoico e baixos níveis de ácidos linoleico e araquidônico. O ácido pentaenoico é o precursor dos produtos das prostaglandinas com três ligações duplas e, como ocorre, a PGI$_3$ é agente ativo, enquanto o TXA$_3$ sequer é formado ou é inativo. O conteúdo em gordura dos peixes mais comuns é de 8 a 12% de ácido pentaenoico, e mais de 20% nos frutos do mar mais exóticos (e caros), como vieiras, ostras e caviar.

METABOLISMO

O metabolismo das prostaglandinas inicia-se com a 15-hidroxiprostaglandina desidrogenase. Ele ocorre primariamente nos pulmões, rins e fígado. Os pulmões são importantes no metabolismo das prostaglandinas E e F. Na verdade, existe um mecanismo de transporte ativo específico para as prostaglandinas E e F da circulação para os pulmões. Quase todas as prostaglandinas ativas na circulação são metabolizadas durante uma passagem pelos pulmões. Portanto, os membros da família das prostaglandinas têm meia-vida curta e, na maioria dos casos, exercem ações autócrinas/parácrinas no local de sua síntese. Em razão das meias-vidas rápidas, os estudos costumam ser realizados, dosando os produtos finais inativos, por exemplo, 6-ceto-PGF$_{1\alpha}$, o metabólito da prostaciclina, e TXB$_2$, o metabólito do tromboxano A$_2$.

INIBIÇÃO DAS PROSTAGLANDINAS

Uma revisão da bioquímica das prostaglandinas não está completa sem uma análise da inibição da cascata biossintética dos produtos. Pensava-se que os corticosteroides inibissem a família das prostaglandinas estabilizando as membranas e impedindo a liberação de fosfolipase. Agora se propõe que os corticosteroides induzam a síntese de proteínas chamadas lipocortinas (ou anexinas), que bloqueiam a ação da fosfolipase.[295] Até aqui, os corticosteroides e alguns anestésicos locais são as únicas substâncias conhecidas que atuam nessa etapa. Como os corticosteroides reduzem a disponibilidade do ácido araquidônico tanto para a via lipoxigenase, como para a ciclo-oxigenase, são anti-inflamatórios e agentes anti-hipersensibilidade muito eficazes, especialmente para o tratamento da asma.

A aspirina é um inibidor irreversível, acetilando seletivamente a ciclo-oxigenase envolvida na síntese de prostaglandinas. Os outros agentes inibidores, os anti-inflamatórios não esteroidais (AINE), como a indometacina e o naproxeno, são agentes reversíveis, formando uma ligação reversível com o sítio ativo da enzima. O paracetamol inibe a ciclo-oxigenase no sistema nervoso central, o que é responsável por suas propriedades analgésicas e antipiréticas, mas não tem propriedades anti-inflamatórias, nem afeta as plaquetas. No entanto, reduz de fato a síntese de prostaciclina; a razão para esse efeito preferencial é desconhecida. As ações analgésicas, antipiréticas e anti-inflamatórias desses agentes são mediadas por inibição das enzimas ciclo-oxigenases,

COX-1 e COX-2. A aspirina, a indometacina e o ibuprofeno são inibidores mais potentes da COX-1 do que da COX-2.[297] O diclofenaco, o paracetamol e o naproxeno inibem igualmente ambas as enzimas. Os efeitos colaterais associados a cada agente são reflexo do grau de seletividade para as duas enzimas; a inibição da COX-1, a forma constitutiva, associa-se a efeitos colaterais significativos, e a inibição da COX-2, a forma induzível, é potencialmente terapêutica para dor e inflamação. Parte da atividade anti-inflamatória dos glicocorticoides deve-se à inibição da formação de COX-2. O conhecido efeito colateral ulcerogênico gástrico dos anti-inflamatórios deve-se ao fato de que a PGE_2 protege a mucosa gástrica, inibindo a secreção de ácido gástrico, e a COX-1 é a enzima predominante na mucosa gástrica. Os inibidores específicos da COX-2 são analgésicos eficazes com melhor perfil de efeitos colaterais gastrointestinais.

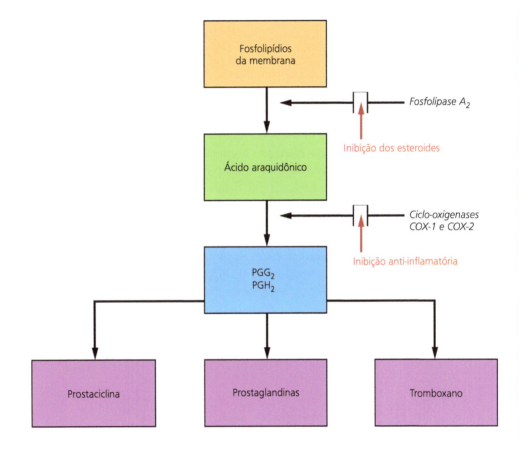

A eficácia para tratar dismenorreia é semelhante quando se comparam os agentes mais antigos aos inibidores específicos da COX-2 mais modernos. Teoricamente, os inibidores da COX-2 devem evitar a inibição indesejável da atividade das prostaglandinas no processo da ovulação; entretanto, no camundongo, é a enzima COX-2 que está envolvida na ovulação, e o rofecoxibe adiou a ovulação em pequeno ensaio clínico feito com mulheres.[298,299]

Por causa da natureza irreversível da inibição pela aspirina, esta exerce um efeito duradouro sobre as plaquetas, mantendo a inibição durante toda a vida da plaqueta (8 a 10 dias). A síntese de prostaciclina no endotélio recupera-se mais rapidamente, porque as células endoteliais podem sintetizar nova ciclo-oxigenase. As plaquetas, que não possuem núcleos, não podem produzir enzima nova, provavelmente exclusivamente a COX-1. A sensibilidade das plaquetas à aspirina pode explicar os resultados intrigantes nos primeiros estudos em que se deu aspirina para prevenir morbidade e mortalidade subsequentes após eventos trombóticos. É preciso pouca aspirina para inibir efetivamente a síntese de tromboxano nas plaquetas. Ir além dessa dose não apenas inibirá a síntese de tromboxano nas plaquetas, mas também inibirá a produção protetora de prostaciclina nas paredes dos vasos. Alguns sugerem que uma dose de 3,5 mg/kg (cerca de meio comprimido de aspirina), dada em intervalos de três dias, induza efetivamente a inibição máxima da agregação plaquetária sem afetar a produção da prostaciclina pelas paredes dos vasos.[300] Outros indicam que a dose que efetiva e seletivamente inibe a ciclo-oxigenase plaquetária seja de 20-40 mg por dia.[301,302] A principal desvantagem no uso dos inibidores da síntese de PG é que atacam às cegas e com efeito variável de tecido para tecido. Obviamente, os fármacos que inibem seletivamente a síntese de TXA_2 seriam superiores à aspirina em termos de efeitos antitrombóticos.

Uma preocupação com os inibidores específicos da COX-2 é sua inibição da formação da prostraciclina, enquanto a geração de TXA_2 pela COX-1 não é afetada. Infelizmente, eventos trombóticos arteriais, incluindo infarto do miocárdio e AVE, aumentam cerca de duas vezes em usuários de inibidores da COX-2, sendo necessário ter mais cautela, especialmente em indivíduos com alto risco para doença cardiovascular.[303] Não se tem certeza se os anti-inflamatórios não esteroides (AINE) tradicionais não compartilham esse risco cardiovascular.

ENDOCRINOLOGIA DO PARTO

Talvez o melhor exemplo da inter-relação entre feto, placenta e mãe seja o início e a manutenção do parto. Alterações hormonais no ambiente uteroplacentário são os principais fatores responsáveis pelo desenvolvimento final das contrações uterinas. A sequência de eventos foi repetidamente analisada com detalhes nos trabalhos originais citados nas referências.[304-310]

Extenso trabalho em ovelhas implicou o eixo hipofisário-suprarrenal fetal no parto normal. A sequência de eventos na ovelha começa cerca de dez dias antes do trabalho de parto com elevação do cortisol fetal em resposta ao ACTH hipofisário fetal, esta, por sua vez, uma resposta a aumento da liberação de CRH hipotalâmico. A adrenalectomia ou hipofisectomia fetal prolonga a gravidez, enquanto a infusão de ACTH ou glicocorticoides no feto da ovelha estimula o trabalho de

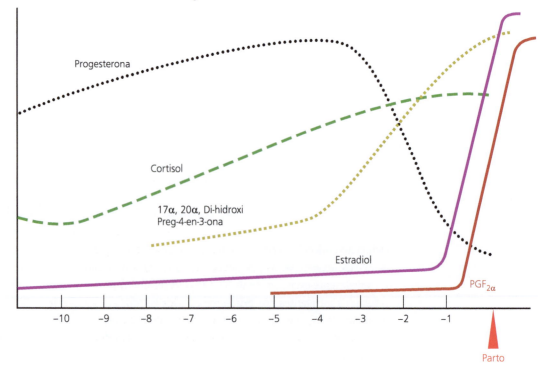

parto prematuro. A estimulação materna da suprarrenal fetal não é um fato porque, na ovelha (e nas mulheres), há pouca ou nenhuma transferência placentária do ACTH materno para a circulação fetal. Desse modo, o parto, na ovelha, é iniciado por um sinal no cérebro fetal, ativando a secreção de ACTH.

O aumento da secreção de cortisol pela suprarrenal fetal inicia uma cadeia de eventos associados ao trabalho de parto. A sequência de eventos continua, na ovelha, com um declínio da progesterona. Essa alteração é ocasionada pela indução da atividade da enzima 17α-hidroxilase, 17,20-liase (P450c17) na placenta. A regulação para cima da P450c17 pode ser mediada pela PGE_2. A atividade da COX-2 é estimulada pelo cortisol, enquanto, ao mesmo tempo, o cortisol inibe a atividade da 15-hidroxiprostaglandina desidrogenase. Um aumento da PGE_2 correlaciona-se com o aumento da atividade da P450c17.

O tratamento com glicocorticoides do tecido placentário da ovelha aumenta especificamente a taxa de produção de 17α,20α-di-hidroxipreg-4-en-3-ona. Esse composto da di-hidroxiprogesterona também foi identificado no tecido placentário da ovelha obtido depois do trabalho de parto espontâneo. Desse modo, a síntese direta da progesterona não declina, mas o aumento do metabolismo até um produto 17α-hidroxilado resulta em menos progesterona à disposição. A retirada da progesterona associa-se a uma diminuição do potencial de repouso do miométrio, isto é, a um aumento da resposta aos estímulos elétricos e ocitócicos. Aumenta a condução do potencial de ação pelo músculo e também a excitabilidade do miométrio.

A di-hidroprogesterona também serve como precursor para elevação dos níveis de estrogênio, o que ocorre alguns dias antes do parto. Os estrogênios aumentam as contrações rítmicas, bem como a vascularidade e a permeabilidade e a resposta à ocitocina. Desse modo, a retirada da progesterona e o aumento do estrogênio levam a uma potencialização da condução e excitação.

O evento final, na ovelha, é uma elevação da produção de $PGF_{2\alpha}$ horas antes do início da atividade uterina. Foi demonstrada, na ovelha, uma relação de causa e efeito entre a elevação do estrogênio e o aparecimento da $PGF_{2\alpha}$. Esses eventos indicam que o declínio da progesterona, a elevação do estrogênio e o aumento da $PGF_{2\alpha}$ são todos secundários à indução direta de uma enzima placentária pelo cortisol fetal.

PARTO HUMANO

Os eventos dos esteroides na gravidez humana não são idênticos aos eventos na ovelha, principalmente porque está ausente a atividade da enzima P450c17 placentária. Além disso, existe uma escala de tempo mais prolongada. As alterações dos esteroides ocorrem na ovelha ao longo de vários dias, enquanto, na gravidez humana, as alterações começam aproximadamente com 34 a 36 semanas e ocorrem ao longo das últimas cinco semanas de gravidez. No entanto, se o período de tempo for expresso em porcentagem da duração da gravidez, as porcentagens, na ovelha e primatas, são impressionantemente comparáveis.

O cortisol eleva-se dramaticamente no líquido amniótico, começando com 34 a 36 semanas, e correlaciona-se com a maturação pulmonar. As concentrações de cortisol no sangue do cordão são altas em crianças que nasceram de parto vaginal ou cesárea após início espontâneo do trabalho de parto. Diferentemente, os níveis de cortisol no sangue do cordão são mais baixos nas crianças que nasceram sem trabalho de parto espontâneo, quer o parto tenha sido vaginal (trabalho de parto induzido) ou cesárea (cesárea eletiva repetida). De conformidade com o tempo prolongado da escala de eventos, a administração de glicocorticoides não é seguida agudamente pelo início do trabalho de parto nas mulheres grávidas (a menos que a gravidez já esteja dentro do prazo para o parto).

É improvável que os incrementos de cortisol no feto representem alterações causadas por aumento da atividade da suprarrenal na mãe em resposta ao estresse. Embora o cortisol materno atravesse a placenta rapidamente, é, em grande parte (85%), metabolizado a cortisona no processo. Esse, de fato, pode ser o mecanismo pelo qual se evita a supressão da suprarrenal fetal pelo cortisol materno. Diferentemente do fígado materno, o fígado fetal tem capacidade limitada para transformar a cortisona biologicamente inativa em cortisol ativo. Por outro lado, o pulmão fetal realmente possui a capacidade de transformar cortisona em cortisol, e essa pode ser fonte importante de cortisol para a maturação pulmonar. O próprio cortisol induz essa conversão no tecido pulmonar. O aumento da atividade da suprarrenal fetal é seguido por alterações dos níveis de esteroides, bem como importantes realizações para o desenvolvimento (p. ex., aumento da produção de surfactante pulmonar e acúmulo de glicogênio hepático). No parto humano, uma con-

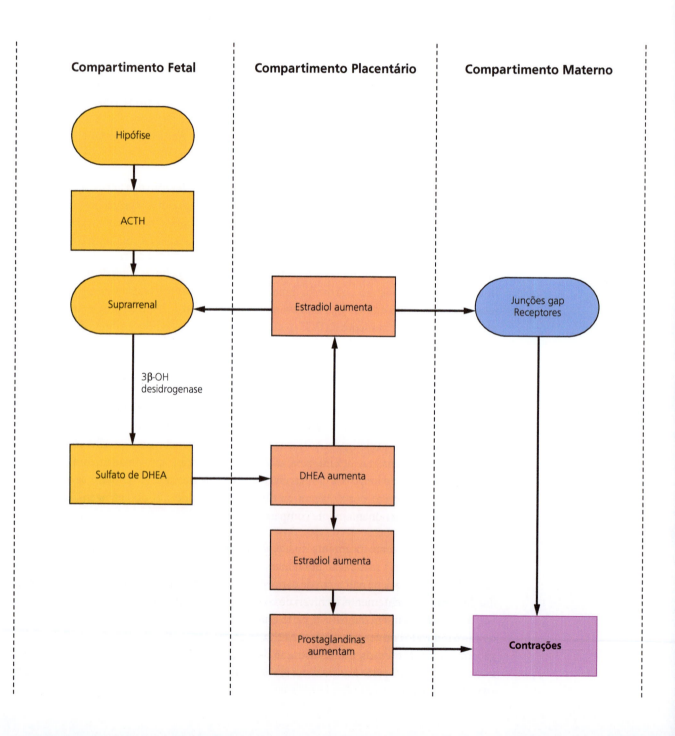

tribuição importante da suprarrenal fetal, além do cortisol, é seu efeito sobre a produção de estrogênio placentário. O tema comum nas gestações humanas associadas a uma falta de começo do trabalho de parto no tempo certo é a diminuição da produção de estrogênio, por exemplo, demora do parto que se observa na anencefalia ou na deficiência de sulfatase placentária.[311]

A manutenção do repouso uterino pela progesterona e o aumento da excitabilidade do miométrio associado à retirada da progesterona estão firmemente estabelecidos como mecanismos do parto nas espécies inferiores. Nos primatas, o papel da progesterona é menos certo, em grande parte por causa da incapacidade de demonstrar um declínio definido dos níveis sanguíneos periféricos de progesterona antes do parto.[312] Todavia, o tratamento farmacológico com progesterona ou progestágenos sintéticos tem certo efeito em impedir o trabalho de parto prematuro, embora não o trabalho de parto a termo.[313-316] Também há razão para acreditar que a concentração de progesterona seja regulada localmente, em especial nas membranas fetais, e a retirada de progesterona pode ser efetuada por uma combinação de ligação, metabolismo e alterações dos níveis de isoformas do receptor, bem como pelas alterações das proteínas de coativação e correpressão.[317]

No miométrio, durante o avanço da gestação e com o parto, a concentração global de receptores de progesterona não se altera com o início do trabalho de parto; entretanto, ocorre uma mudança das isoformas dos receptores, com dominância do receptor-A da progesterona e outras isoformas de receptor da progesterona, que não o receptor-B (o receptor-C da progesterona, outra isoforma truncada, expressa-se no miométrio, na decídua e nas membranas).[318-322] *Como o receptor-A da progesterona suprime principalmente a atividade do receptor-B da progesterona (o principal mediador da ação progestacional genômica), essa alteração é condizente com a retirada local da progesterona no miométrio. Portanto, há cada vez mais motivo para acreditar que ocorre uma retirada funcional da progesterona em primatas, mantendo o mecanismo do parto consistente na evolução. Essa retirada da progesterona ocorre não apenas no miométrio, mas também na decídua e nas membranas fetais.*

Como a atividade do receptor-B da progesterona suprime a expressão do receptor estrogênico, uma mudança para o receptor-A da progesterona permitiria simultaneamente a retirada da progesterona e aumento da atividade estrogênica.[319] Isso ainda indica que o processo de parto começa antes do início das contrações. O envolvimento das prostaglandinas continua a ser parte integrante desse processo; a prostaglandina $F_{2\alpha}$ estimula a expressão do receptor-A da progesterona nas células do miométrio estudadas *in vitro*, uma resposta condizente com o surgimento da dominância do receptor-A da progesterona antes do parto.[323]

As concentrações do receptor da progesterona, no âmnio da macaca, alteram-se na presença de trabalho de parto, o que é condizente com a ativação da produção de prostaglandinas e citocinas nas membranas após a retirada funcional da progesterona.[318] De maneira semelhante ao miométrio humano, os níveis do receptor-A da progesterona, no miométrio da macaca, aumentam no final da gestação e durante o trabalho de parto. A interrupção da exposição à progesterona (p. ex., com o antiprogesterona RU-486) leva a contrações uterinas.[324] Além disso, a inibição da produção de progesterona, no segundo trimestre da gestação humana ou no terceiro trimestre das gestações das macacas, é seguida por diminuição das concentrações de progesterona maternas, fetais e no líquido amniótico e por trabalho de parto e parto pré-termo.[325,326] Talvez existam múltiplos mecanismos que afetem de maneira sutil a concentração local e as ações da progesterona e a produção de progesterona nas membranas fetais, permitindo que vias redundantes façam a compensação, quando uma via específica é comprometida.[327] Sabe-se que as proteínas coativadoras e correpressoras modulam a responsividade dos tecidos-alvo aos hormônios esteroides. Alterações apropriadas das proteínas regulatórias intracelulares seriam outro método em potencial para modular a atividade da progesterona nos tecidos grávidos.[328]

Começa um aumento dos níveis de estrogênio no sangue materno com 34 a 35 semanas de gestação, mas não se observa um aumento tardio pouco antes do parto (como ocorre na ovelha) na gravidez humana. Talvez uma concentração crítica seja o sinal, na gravidez humana, e não um aumento desencadeante. Ou ainda as alterações podem estar ocorrendo em um nível local e não são refletidas na circulação materna.[329] Embora não tenha sido definidamente demonstrado, pensa-se que o aumento ou elevação dos níveis estrogênicos, bem como uma retirada local da produção de progesterona, desempenhe um papel no aumento da prostaglandina. Como com a progesterona, a alteração do estrogênio pode ser um aumento *funcional* no nível tecidual local, como um aumento da concentração e/ou da atividade dos receptores de estrogênio. Determinado o papel central da retirada da progesterona para o parto em todas as espécies, a alteração local do estrogênio poderia ser secundária à retirada funcional da progesterona, como a alteração da expressão do receptor-A da progesterona, permitindo que a expressão do gene do receptor de estrogênio escape à inibição da progesterona.[319]

O conceito de uma retirada funcional da progesterona, no parto primata, e a óbvia importância da retirada da progesterona em outras espécies levaram ao estudo extensivo da administração de fármacos progestacionais para impedir o trabalho de parto pré-termo. Existe algum efeito com a própria progesterona, administrada por via vaginal 100 mg/dia, mas há uma redução de um terço dos partos pré-termo com o caproato de 17α-hidroxiprogesterona dado em injeção semanal de 250 mg.[330,331] Esses resultados têm sido obtidos em mulheres com alto risco de parto pré-termo em virtude de um parto pré-termo prévio. A terapia progestacional não tem efeito, uma vez que o trabalho de parto tenha começado e não se saiba qual é o impacto sobre as gestações complicadas por condições associadas ao trabalho de parto prematuro, embora estudos tenham indicado não haver redução dos partos pré-termo em mulheres com gestações de gêmeos ou trigêmeos.[332-334] Estão em andamento múltiplos ensaios clínicos.

As evidências de um papel para a prostaglandina no parto incluem o seguinte:

1. Os níveis de prostaglandinas no sangue materno e no líquido amniótico aumentam em associação ao trabalho de parto.

2. Os níveis de ácido araquidônico no líquido amniótico elevam-se no trabalho de parto, e o araquidonato injetado no saco amniótico inicia o parto.

3. As pacientes que tomam altas doses de aspirina têm aumento altamente significativo da duração média da gestação, da incidência de pós-maturidade e da duração do trabalho de parto.

4. A indometacina impede o início normal do trabalho de parto em macacas e interrompe o trabalho de parto prematuro em gestações humanas.

5. Estímulos que sabidamente causam liberação das prostaglandinas (manipulação cervical, descolamento das membranas e ruptura das membranas) aumentam ou induzem contrações uterinas.

6. O processo de amadurecimento e amolecimento cervicais é mediado pelas prostaglandinas.

7. Prostaglandinas administradas por via exógena induzem o trabalho de parto.

O ácido graxo precursor para a produção de prostaglandinas pode ser derivado, em parte, dos *pools* de armazenamento nas membranas fetais, na decídua ou em ambas.[295] A fosfolipase A_2

tem sido demonstrada no corioâmnio humano e na decídua uterina. A disponibilidade de ácido araquidônico para produção de prostaglandinas durante o parto segue a estimulação da hidrólise da fosfatidiletanolamina e do fosfatidilinositol nos tecidos deciduais, âmnio e córion liso.[335-337] Os microssomos do âmnio, córion liso e dos tecidos da decídua verdadeira contêm lipases que hidrolisam os ácidos graxos esterificados na posição 2. A atividade específica da fosfolipase (fosfolipase A_2 atuando sobre a fosfatidiletanolamina e fosfolipase C atuando sobre o fosfatidilinositol), combinada com uma diacilglicerol lipase que também tenha especificidade para o ácido araquidônico, proporciona um mecanismo para a liberação de ácido araquidônico. A atividade dessas enzimas nas membranas fetais e tecido da decídua verdadeira aumenta com o aumento da duração da gestação.

A chave pode ser o aumento dos níveis de estrogênio (estradiol e estriol) na circulação materna, bem como no líquido amniótico ou, o que é mais importante, localmente no útero. A acentuada elevação do estrogênio perto do termo pode afetar a atividade das enzimas lipases, levando à liberação de ácido araquidônico. A atividade dessas fosfolipases aumenta com o aumento das concentrações de cálcio e, portanto, a regulação do cálcio intracelular é um mecanismo importante. Todavia, continua a ser mecanismo provável um papel da retirada local da progesterona na ativação da produção das prostaglandinas.[326]

O amadurecimento cervical é o processo pelo qual o colo do útero se torna amolecido e distensível, dilatando-se facilmente. Essa alteração se associa a uma diminuição do colágeno e dos proteoglicanos e a um aumento de água, ocasionados por enzimas e citocinas em resposta às prostaglandinas. Acredita-se que a progesterona exerça uma influência estabilizante sobre o colo do útero durante a gravidez, estado este que é antagonizado pelo estrogênio. Estudos da atividade enzimática no tecido cervical humano indicam que, antes do início do trabalho do parto, os níveis de progesterona são mantidos, enquanto que o estrogênio é inativado.[338] Com o início do parto, a 17β-hidroxisteroide desidrogenase diminui, resultando em aumento das concentrações locais do estradiol e de um metabólito da progesterona, a 20α-hidroxiprogesterona (com efeito, uma retirada cervical local da progesterona). Essas alterações são condizentes com respostas locais aos aumentos dos níveis de estrogênio e apoiam o mecanismo geral da retirada da progesterona que ocorre em pontos localizados do tecido.

As membranas fetais e a decídua humanas são incrivelmente ativas. O córion e a decídua humanos produzem estrogênio utilizando vários substratos, especialmente o sulfato de estrona e o sulfato de desidroepiandrosterona (DHEAS), e essa atividade aumenta mais ou menos na época do parto.[339,340] Além disso, as membranas fetais humanas sintetizam e metabolizam progesterona.[14] As membranas contêm um sistema 17,20-hidroxisteroide desidrogenase. Um sítio ativo converte 20α-di-hidroxiprogesterona em progesterona, enquanto outro sítio ativo nessa enzima converte estrona em estradiol. Desse modo, essa enzima pode desempenhar um papel importante em alterar a razão estrogênio/progesterona. As membranas e a decídua contêm populações distintas de células com diferentes atividades bioquímicas (que se alteram com o trabalho de parto).[341] As interações esteroidogênicas e das prostaglandinas entre essas células poderiam produzir as alterações necessárias para o parto sem afetar as concentrações dos hormônios circulantes. Além disso, a relaxina derivada da decídua e/ou do córion pode exercer uma ação parácrina sobre a produção de prostaglandinas no âmnio.[212] Durante a maior parte da gravidez, o âmnio e o córion podem exercer uma influência inibitória sobre o miométrio, suprimindo a atividade dos canais de cálcio.[342] Finalmente, o feto pode assumir um papel muito direto nesse cenário, secretando substâncias no líquido amniótico, que interagem com as membranas fetais para sinalizar o início do parto.

As seguintes observações apoiam um papel importante para o hormônio liberador de corticotrofina (CRH) placentário:

1. O CRH é produzido no trofoblasto, nas membranas fetais e na decídua.[87]

2. Durante a gravidez, os níveis de CRH no líquido amniótico e na circulação materna aumentam progressivamente e, embora os níveis de líquido amniótico não aumentem mais com o trabalho de parto, os maiores níveis maternos são encontrados no trabalho de parto e no parto.

3. Os níveis de proteína de ligação ao CRH diminuem no trofoblasto, nas membranas, na decídua, no líquido amniótico e na circulação materna antes do trabalho de parto.[341,343,344] Essa diminuição da proteína de ligação ao CRH permitiria aumento da atividade do CRH.

4. O CRH estimula diretamente a biossíntese de DHEA e DHEAS nas células derivadas da zona fetal da suprarrenal.[54]

5. O CRH estimula a liberação de prostaglandinas nas membranas fetais, na decídua e no miométrio.[101,345]

6. O aumento de CRH e a diminuição da proteína de ligação ao CRH têm sido dosados em mulheres com trabalho de parto pré-termo e em mulheres com ameaça de trabalho de parto pré-termo que subsequentemente têm o parto em 24 horas.[346-349]

7. O cortisol, na presença de progesterona, estimula (provavelmente por bloqueio da inibição da progesterona) a síntese trofoblástica de CRH.[52,350]

8. O CRH, a ativina A, a vasopressina e a prostaglandina $F_{2\alpha}$ estimulam a liberação de ocitocina dos tecidos placentários para aumentar as contrações do miométrio.[351]

9. O CRH aumenta a secreção de metaloproteinases da matriz nas células placentárias e nas membranas fetais, um prelúdio ao rompimento das membranas.[103]

Essas observações são condizentes com um mecanismo-chave envolvendo a atividade do CRH no desencadeamento inicial dos eventos do parto. Embora, na ovelha, o sinal do CRH comece no cérebro fetal, nas mulheres, parece começar no útero. Na verdade, o CRH placentário é expresso na placenta de primatas.[352] A progesterona e o estrogênio são os principais fatores inibitórios da produção de CRH no tecido placentário.[353] Foi levantada uma hipótese de que a elevação dos níveis de cortisol fetal (p. ex., em resposta ao estresse, especialmente à hipóxia) faça competição com a progesterona pelo receptor de glicocorticoides na placenta, assim bloqueando a ação inibitória da progesterona sobre a síntese de CRH, levando a um aumento do CRH.[52]

Cortisol estimula diretamente a expressão do gene do CRH na placenta, proporcionando um mecanismo para a ligação específica entre o cortisol e o CRH.[354] Como o CRH estimula diretamente a esteroidogênese na zona fetal da suprarrenal, o aumento do CRH aumentaria o DHEAS, servindo de precursor para o aumento do estrogênio que ocorre antes do parto. A sequência de eventos poderia ser iniciada com um aumento do CRH ou uma diminuição da proteína de ligação ao CRH ou ambos, associando-se a alterações do estrogênio e da progesterona no final da gravidez (o estrogênio e o receptor-A da progesterona reprimem, e o receptor-B da progesterona aumenta a expressão do gene do CRH).[355,356] Por outro lado, condizendo com os estudos em ovelhas, a etapa inicial, nessa sequência de eventos, poderia ser um aumento da secreção fetal de ACTH, por exemplo, em resposta ao estresse e à hipoxemia relativa e a um aumento do CRH placentário. Embora o CRH desempenhe um papel central, muitas vias podem levar a seu aumento, outro exemplo de múltiplas vias até o parto. Independente do evento desencadeante específico, é cada vez mais claro que o feto desempenha um papel estratégico ou até de controle no parto.

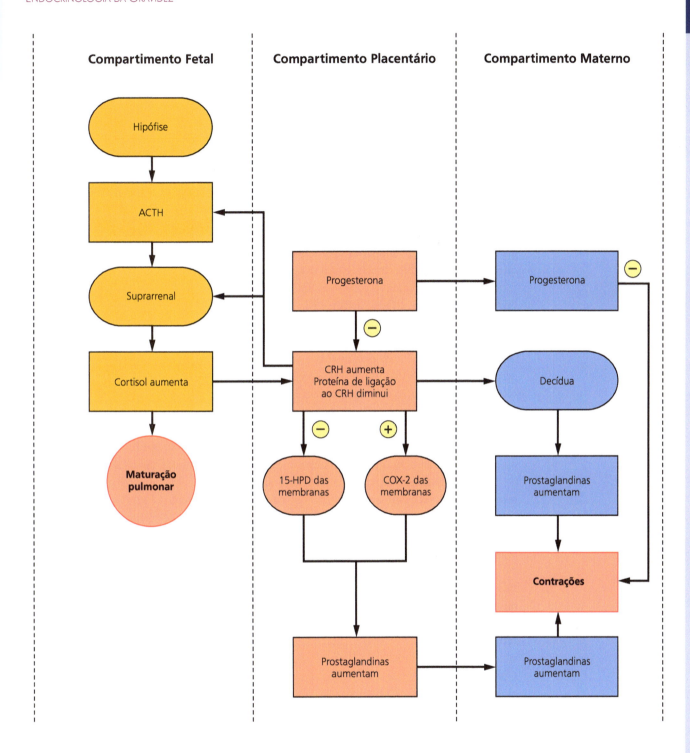

Regulação das Prostaglandinas

Com o trabalho de parto, a via para o ácido araquidônico nas membranas fetais desvia-se em direção à ciclo-oxigenase, com grande aumento da produção de PGE$_2$ em razão da indução da atividade da COX-2. Essa atividade da COX-2 é uma resposta ao aumento do cortisol que, por sua vez, é resposta ao CRH. Além disso, o CRH pode estimular diretamente a produção de prostaglandinas nas membranas.

Foram demonstrados inibidores proteicos específicos da prostaglandina sintase na placenta, no âmnio e no córion, e essas proteínas não são encontradas em tecido de pacientes que estejam em trabalho de parto estabelecido.[295,357] A ligação entre infecção e início do trabalho de parto (especialmente trabalho de parto pré-termo) pode ser causada pela conversão pelo meio bacteriano (com fatores inflamatórios, como as interleucinas) do metabolismo araquidônico nas membranas e decídua até uma condição associada ao trabalho de parto, marcado pela produção de PGE$_2$.[295,358,359] Nesse caso, a produção de prostaglandinas pode ser consequência da indução inflamatória da segunda enzima ciclo-oxigenase, a COX-2.[360] Além disso, a infecção intra-amniótica associa-se a uma perda da alta concentração coriônica de 15-hidroxiprostaglandina desidrogenase, que inativa as prostaglandinas, resultando em desvio que favorece a biossíntese e a atividade.[361] Essas alterações são moduladas pelas citocinas envolvidas na resposta inflamatória.

A produção de prostaglandinas durante a gravidez reflete a interação complexa habitual de uma grande quantidade de fatores autócrinos/parácrinos. O fator ativador de plaquetas, o fator de crescimento epidérmico e o fator transformador de crescimento α estimulam a produção de prostaglandinas pelas membranas fetais, aparentemente por regulação das concentrações intracelulares de cálcio.[362,363] Produtores secretórios das próprias membranas fetais são estimuladores ativos da produção de prostaglandinas pelas membranas, incluindo a renina derivada da pró-renina do córion.[364] A produção de PGF$_{2\alpha}$ decidual é intensificada pela bradicinina, fator de crescimento epidérmico e fator transformador de crescimento α, e essas respostas aumentam ainda mais pela interleucina-1β.[365,366] A produção de prostaglandinas pelo âmnio, córion e células deciduais é estimulada pelo CRH e modulada pela progesterona.[100] As substâncias universais ativina e inibina também estão aqui envolvidas. O âmnio e o córion produzem subunidades de ativina e inibina, e a ativina estimula a liberação da prostaglandina PGE$_2$ das células do âmnio.[264]

Durante o trabalho de parto, aumentam os níveis maternos circulantes de PGE$_2$, PGF$_{2\alpha}$ e do metabólito da PGF$_{2\alpha}$, uma alteração que pode ser diretamente atribuída à produção uterina porque também aumenta gradiente entre diferentes partes do útero. Esse aumento da produção de prostaglandinas no útero tem de ser o fator básico, porque a concentração e a afinidade dos receptores de prostaglandina não mudam no parto.[367] A prostaciclina é produzida (pelo menos *in vitro*) por vários tecidos envolvidos na gravidez: endométrio, miométrio, placenta, âmnio, córion e decídua. A prostaciclina e o tromboxano provavelmente são mais importantes nas respostas vasculares da mãe e do feto e, com toda a probabilidade, não desempenham nenhum papel no início ou na manutenção das contrações uterinas; entretanto, a prostaciclina de fato inibe a contratilidade do miométrio.[368] A expressão da PGI sintase diminui apropriadamente no miométrio com o aumento da idade gestacional.[369]

A decídua produz PGE$_2$ e PGF$_{2\alpha}$, mas o âmnio e o córion produzem primariamente PGE$_2$.[370] A ciclo-oxigenase induzível, a COX-2, expressa-se em alto nível no termo no âmnio e córion.[371] Como na ovelha, a síntese de prostaglandinas nas membranas e na decídua provavelmente é estimulada pelo cortisol; os receptores de glicocorticoides estão presentes nas mesmas células que contêm ciclo-oxigenase.[372]

Existem evidências da transferência de prostaglandina E$_2$ através das membranas para a decídua e possivelmente para o miométrio.[373] O paradoxo da produção de PGE$_2$ no âmnio, não tendo como correspondente um metabólito da PGE na circulação materna, mas um metabólito da PGF$_2$, foi explicado pela transferência através das membranas e conversão de PGE$_2$ em PGF$_2$ na decídua.[374] No entanto, o estudo continuado dessa questão indica fortemente que as prostaglandinas produzidas em um lado das membranas não contribuem para as prostaglandinas no outro lado, argumentando que as contrações uterinas precisam ser influenciadas primariamente por prostaglandinas deciduais ou do miométrio.[375] Na verdade, a expressão da COX-2 no miométrio aumenta a termo antes do início do trabalho de parto e correlaciona-se com a atividade do receptor-α do estrogênio.[319] Existem razões para acreditar que a exposição do miométrio às prostaglandinas também seja influenciada pela atividade de uma enzima catabólica no córion.

A termo, ocorre síntese de prostaglandinas no âmnio e na decídua e, durante toda a gravidez, o córion forma uma barreira, impedindo a passagem de prostaglandinas bioativas para o miométrio por causa de uma grande capacidade de catabolizar prostaglandinas por meio da 15-hidroxi-prostaglandina desidrogenase.[361,376] A atividade dessa enzima diminui na presença do trabalho de parto, incluindo trabalho de parto pré-termo, e depois do rompimento prematuro das membranas ou quando está presente uma infecção.[377,361,378]

Como a atividade da 15-hidroxiprostaglandina desidrogenase diminui no miométrio e no córion durante o trabalho de parto, uma associação de aumento da biossíntese de prostaglandinas e diminuição da 15-hidroxiprostaglandina desidrogenase leva ao aumento das prostaglandinas associado ao parto, provavelmente mediado pelas alterações locais na biodisponibilidade e atividade do estrogênio e da progesterona, sendo desempenhados papéis fundamentais pelo CRH e cortisol. O cortisol diminui, e a progesterona aumenta a atividade da 15-hidroxi-prostaglandina nos tecidos placentários.[379,380] Uma retirada funcional da progesterona permitiria um efeito maior do cortisol, resultando em aumento das prostaglandinas. A regulação dos íons cálcio intracelulares contribui para esse mecanismo; um influxo de íons cálcio aumenta a expressão da prostaglandina sintase, enquanto a expressão da prostaglandina desidrogenase é suprimida.[381] Essa é uma via em potencial para entrada de peptídeos produzidos localmente e envolvidos no parto.

Metaloproteinases

A ruptura e a remodelação da matriz extracelular fazem parte do processo do parto, assim como ocorre na implantação e na placentação. O amadurecimento cervical, a ruptura das membranas fetais e o descolamento da placenta envolvem atividade das metaloproteinases da matriz na decídua e nas membranas.[382] É necessário um equilíbrio entre essas enzimas e seus inibidores para manter a integridade das membranas fetais e a estrutura e a função do útero. Com a alteração de função associada ao parto, seria de esperar que esse equilíbrio se desviasse para a expressão e atividade das metaloproteinases e, na verdade, assim ocorre.[383] Um evento precoce no trabalho de parto prematuro e no rompimento prematuro das membranas é a ativação das metaloproteinases. Existem evidências indicando que as metaloproteinases são ativadas por prostaglandinas e citocinas, e a inibição é mantida por regulação para baixo da conversão do plasminogênio em plasmina pela progesterona.[384]

Respostas da Ocitocina e do Miométrio

Usando ensaios sensíveis, pode-se detectar um aumento dos níveis maternos de ocitocina antes do parto, ocorrendo a princípio apenas à noite.[385,386] A ativação da secreção de ocitocina está ligada à retirada da progesterona, porque os neurônios de ocitocina no tronco encefálico são suprimidos por metabólitos cerebrais da progesterona.[387] Uma vez começado o trabalho de parto, os níveis de ocitocina elevam-se significativamente, em especial durante o segundo estágio. Desse modo, a ocitocina materna pode ser mais importante para desenvolver as contrações uterinas mais tardias e mais intensas. Podem ser dosadas concentrações extremamente altas de ocitocina no sangue do cordão no parto, e a liberação de ocitocina da hipófise fetal também pode estar envolvida no trabalho de parto. No entanto, isso é controverso, e estudos em macacas não conseguiram indicar um papel para a ocitocina fetal no parto.[386] Parte da contribuição da ocitocina para o parto é a estimulação da síntese de prostaglandinas na decídua e no miométrio.[388] A dilatação cervical parece ser dependente da estimulação da produção de prostaglandinas pela ocitocina, provavelmente na decídua. A maior frequência de trabalho de parto e parto à noite pode ser causada por maior secreção noturna de ocitocina. Além disso, a ocitocina é sintetizada no âmnio, no córion e, significativamente, na decídua.[385,389,390] Essa ocitocina produzida localmente em resposta ao CRH pode ser estímulo significativo para a produção de prostaglandinas pelo miométrio e as membranas.

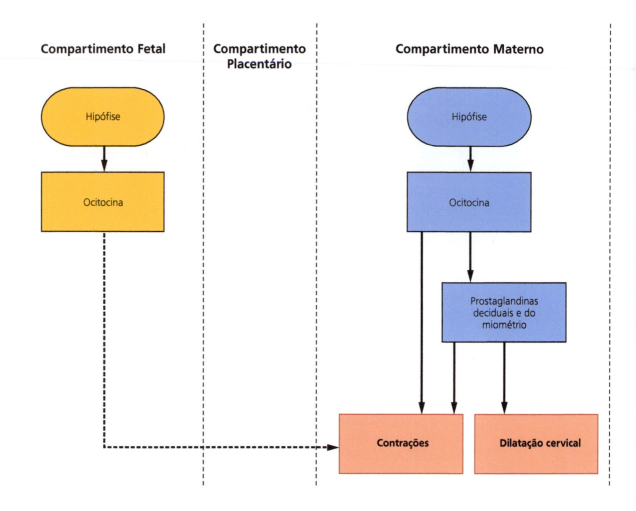

É provável que a ação da ocitocina durante os estágios iniciais do trabalho de parto dependa da sensibilidade do miométrio à ocitocina além dos níveis de ocitocina no sangue. A concentração dos receptores de ocitocina no miométrio é baixa no estado fora da gravidez e aumenta continuamente durante toda a gestação (aumento de 80 vezes) e, durante o trabalho de parto, a concentração duplica. Essa concentração de receptores se correlaciona com a sensibilidade do útero à ocitocina.[391] O mecanismo para o aumento é desconhecido, sendo provável que se deva a uma alteração do meio de prostaglandinas e hormônios do útero, especialmente a retirada funcional da progesterona. A produção local e os efeitos da ocitocina, do estrogênio e da progesterona combinam-se em um processo complicado de ações autócrinas, parácrinas e endócrinas que resultam no parto.

Estudos em animais têm implicado a formação de vias com baixa resistência no miométrio, as chamadas *junções* **gap**, como importante ação dos esteroides e prostaglandinas durante o trabalho de parto.[392] Na junção *gap*, forma-se um poro, que permite a comunicação de citoplasma a citoplasma entre duas células. O poro é um canal em forma de cilindro formado por seis proteínas especiais chamadas **conexinas**. Substâncias ou corrente elétrica (íons) podem seguir essa via sem extravasamento para o espaço extracelular. Desse modo, as junções *gap* fornecem um meio de comunicação entre as células do miométrio, permitindo aumento da condutividade elétrica e sincronização da atividade. A formação de junções *gap* está relacionada com a razão estrogênio/progesterona (o estrogênio regula para cima a conexina-43, a proteína da junção *gap*, que é regulada para baixo pela progesterona) e com a presença das prostaglandinas estimuladoras PGE_2 e $PGF_{2\alpha}$. Portanto, não é de surpreender que o número de junções *gap* aumente nas semanas finais da gravidez, especialmente pouco antes do trabalho de parto. A modulação do número e da permeabilidade das junções *gap* é mais um fator contribuinte no controle da contratilidade uterina.

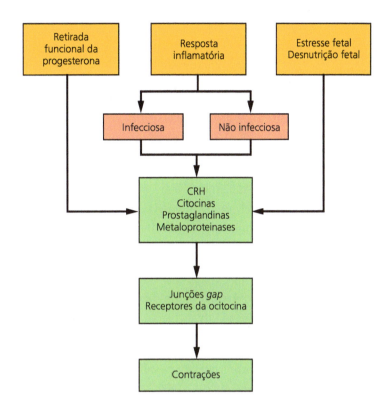

A contração final do músculo uterino decorre de aumento das concentrações livres de cálcio na miofibrila, resultado da ação das prostaglandinas e da retirada funcional da progesterona, efeito oposto à promoção de ligação do cálcio no retículo sarcoplasmático pela presença de progesterona.[393,394] Desse modo, as prostaglandinas e a ocitocina aumentam, enquanto a progesterona diminui os níveis intracelulares de cálcio. A concentração intracelular de cálcio é afetada pela entrada e saída do cálcio das células, bem como pela ligação no retículo sarcoplasmático. É a concentração intracelular de cálcio que determina a taxa de fosforilação da miosina e o estado contrátil do miométrio. A terapia tocolítica (uso de agentes beta-adrenérgicos) estimula a atividade da adenilato ciclase, que aumenta os níveis de AMP cíclico celular, o que, por sua vez, diminui a concentração intracelular de cálcio e inibe a interação actina-miosina, modulando a fosforilação de quinases.

Ducsay et al. propõem que a coordenação dessa relação complexa de mecanismos fisiológicos, endócrinos e moleculares seja expressa em ritmos.[72,395] Mãe e feto apresentam ritmos de 24 horas para as secreções hormonais, e a atividade uterina correlaciona-se com o dia e a noite (regulação por fotoperíodos). A coordenação e ampliação dessa ritmicidade desempenham um papel no parto. A melhora da detecção e da medida dessa atividade poderia contribuir para melhor prevenção e tratamento do trabalho de parto pré-termo.

A biologia molecular agora está avaliando a atividade dos genes no útero e nas membranas fetais.[396] Uma parte dessa atividade é previsível, correlacionando-se com substâncias autócrinas e parácrinas sabidamente envolvidas no parto. A identificação de outros genes regulados diferencialmente durante o parto abrirá novas áreas para pesquisa. Finalmente, chegaremos a entender os mecanismos do parto normal e seremos mais eficientes no manejo do trabalho de parto prematuro e anormal.

Pensamento para Conclusão

Imagine-se um feto dentro de um útero grávido. Seu crescimento, desenvolvimento e sobrevida exigem manter o útero em repouso na maior parte da gravidez. Isso é efetuado mantendo a dominância inibitória da progesterona no miométrio. Quando pronto para começar a vida extrauterina ou quando seu ambiente se torna inóspito, você é capaz de preparar ou "ativar" os mecanismos do parto por meio de mensageiros hormonais e autócrinos/parácrinos. Finalmente, são estimuladas as contrações uterinas e o amadurecimento cervical e, espantosamente, mesmo que você seja incapaz de iniciar esses eventos, a sequência finalmente começará, e o parto virá a seguir. A experiência extraordinária e a maravilha do trabalho de parto e do parto, percebidas pelos pais e assistentes do parto, são correspondentes à sua capacidade e à complexidade dos sistemas que você influencia.

TRATAMENTO DO TRABALHO DE PARTO COM INIBIÇÃO DAS PROSTAGLANDINAS

O papel-chave das prostaglandinas no parto eleva o potencial para tratamento de trabalho de parto prematuro com inibidores da síntese de prostaglandinas. A preocupação tem sido que tal tratamento resultaria em fechamento intrauterino do canal arterial, causando hipertensão pulmonar. Estudos clínicos, contudo, indicam que o uso de anti-inflamatórios não esteroidais por curtos períodos de tempo (três dias) produz bons resultados e não resulta nessa complicação.[397] Além das 34 semanas, o feto é mais sensível a essa ação pulmonar, e o tratamento deve ser limitado a gestações com menos de 32 semanas e com cautela de 32 a 34 semanas. Se o medicamento estiver falhando, não deve ser mantido porque pode ocorrer aumento da perda de sangue no parto. Como a indometacina inibe a síntese de todos os membros da família das prostaglandinas, inclusive a prostaciclina vasodilatadora, deve ser usada com cautela em pacientes hipertensas.[398] O sulindaco é eficaz como tocolítico, mas não afeta a diurese nem o líquido amniótico e tem menor impacto sobre o canal arterial fetal.[399,400] Um inibidor específico da COX-2, o celecoxibe, foi tão eficaz quanto a indometacina para tratar trabalho de parto pré-termo, mas é importante observar que não houve impacto adverso sobre o canal arterial e houve menor diminuição transitória do volume do líquido amniótico.[401,402]

O tratamento das grávidas com indometacina reduz o volume do líquido amniótico em razão da diminuição da diurese fetal. Isso é reversível com uma diminuição da dose. Esse tratamento tem sido usado para poli-hidrâmnio com boa resposta e sem efeito no recém-nascido apesar do tratamento por 2 a 11 semanas.[403-405]

INDUÇÃO DO TRABALHO DE PARTO E AMADURECIMENTO CERVICAL

Farmacológica e fisiologicamente, as prostaglandinas têm duas ações diretas associadas ao trabalho de parto: amadurecimento do colo do útero e estimulação do miométrio. O parto bem-sucedido exige alterações organizadas tanto no útero, quanto no colo do útero. As alterações cervicais se dão em resposta à relação estrogênio/progesterona e à liberação local de prostaglandinas. Não ficou ainda estabelecido se a relaxina desempenha um papel no parto humano; entretanto, a relaxina recombinante está sendo testada para amadurecimento cervical.

O amadurecimento cervical é resultado de uma alteração que inclui aumento do ácido hialurônico e da água e diminuição do sulfato de dermatana e do sulfato de condroitina (esses compostos mantêm as fibras de colágeno em uma estrutura rígida). Não se sabe como as prostaglandinas operam essa mudança, mas a ativação enzimática obrigatoriamente está envolvida. Para o amadurecimento do colo do útero, a PGE_2 é muito efetiva, enquanto a $PGF_{2\alpha}$ tem pouco efeito. A finalidade de obter farmacologicamente o amadurecimento do colo do útero é aumentar a taxa de sucesso da indução de trabalho de parto e reduzir a proporção de partos cirúrgicos. A prostaglandina E_2 (dinoprostona) intravaginal administrada em comprimidos, supositórios e misturada em géis tem tido muito efeito no amadurecimento cervical. Um análogo sintético da PGE_1, o misoprostol, também tem efeito quando usado por via intravaginal ou oral para o amadurecimento cervical e indução de trabalho de parto, embora possa haver um problema de taquissistolia uterina (contrações rápidas).[406-409]

Uma aplicação clínica importante para a indução do trabalho de parto, nos Estados Unidos, é o uso da PGE$_2$ intravaginal em casos de morte fetal e fetos anencefálicos. A paciente deve ser bem hidratada com uma solução de eletrólitos para neutralizar a vasodilatação e a diminuição da resistência periférica induzidas. Se for estabelecida atividade uterina satisfatória, será suspensa a aplicação seguinte. Finalmente, como existe um efeito sinérgico quando se usa a ocitocina logo depois da administração da prostaglandina, deve haver um mínimo de seis horas entre a última dose de prostaglandina e o começo do aumento da ocitocina.

As prostaglandinas são usadas para induzir trabalho de parto a termo. As prostaglandinas intravenosas não são um método aceitável em razão dos efeitos colaterais acarretados pela alta dose necessária para chegar ao útero. A administração intravaginal e oral da PGE$_2$ é tão eficaz quanto a ocitocina intravenosa, sendo relatados bons resultados inicialmente até mesmo nas pacientes com cesáreas prévias.[410,411] Mais recentemente, surgiu a preocupação de que a ruptura uterina poderia ser mais frequente com o uso de prostaglandina em mulheres com cesáreas prévias.[412] A administração intravaginal de misoprostol, o análogo sintético da prostaglandina E$_1$, é segura, eficaz e relativamente barata para indução de trabalho de parto de rotina.[413] Esses métodos mais a administração intracervical são usados de rotina em muitas partes do mundo.

ABORTO INDUZIDO

As prostaglandinas são eficazes para contracepção pós-coito e aborto no primeiro trimestre, mas não é possível utilizá-las na prática por causa da alta incidência de efeitos colaterais, inclusive uma taxa inaceitável de abortamentos incompletos. Para abortamentos no segundo trimestre, é possível usar prostaglandina intra-amniótica, metil ésteres intramusculares e supositórios vaginais de PGE. Novamente, os principais problemas clínicos têm sido a eficácia em efetuar expulsão completa e o alto nível de efeitos colaterais sistêmicos. No geral, há um risco mais alto de hemorragia, febre, infecção, administração de antimicrobianos, reinternação e mais procedimentos cirúrgicos, em comparação aos abortamentos com solução salina.

A associação da ação ocitócica da prostaglandina ao efeito antiprogesterona do RU 486 (mifepristona) comprovou ser um tratamento clínico seguro e eficaz para a indução de aborto terapêutico no primeiro e segundo trimestres.[414-417] Associar um análogo da prostaglandina, o misoprostol, à mifepristona leva de modo seguro e barato a uma eficácia acima de 95% (Capítulo 21).

PROSTAGLANDINAS E HEMORRAGIA PÓS-PARTO

Quando falharem os métodos de rotina de manejo de hemorragia pós-parto causada por atonia uterina, um análogo da prostaglandina F$_{2\alpha}$ dá excelentes resultados (80 a 90% de sucesso).[418] A prostina 15 M é (15-S)-15-metil prostaglandina F$_{2\alpha}$-trometamina. A dose é de 0,25 a 0,5 mg, repetida até quatro vezes e dada com igual eficácia pela via intramuscular ou diretamente no miométrio. Também pode ser usada depois do reposicionamento de um útero invertido. As falhas geralmente se associam a infecções ou à terapia com sulfato de magnésio. No entanto, ensaios clínicos com prostaglandinas injetáveis têm indicado que os métodos regulares são igualmente eficazes, e que a modesta redução da perda sanguínea não justifica o uso de rotina para prevenir hemorragia pós-parto.[419] Quando usado depois do parto para a prevenção de hemorragia pós-parto, o misoprostol, análogo da PGE$_1$, em dose de 600 mg VO, é menos eficaz e tem mais efeitos colaterais do que o uso tradicional de ocitocina.[419,420] No entanto, o misoprostol pode salvar vidas quando ocorre hemorragia depois do parto nas regiões do mundo onde não são disponibilizados medicamentos parenterais.

PROSTAGLANDINAS E A CIRCULAÇÃO FETAL

O efeito predominante das prostaglandinas no sistema cardiovascular fetal e materno é manter o canal arterial e as artérias renais, mesentéricas, uterinas, placentárias e provavelmente as cerebrais e coronárias em estado relaxado ou dilatado. A importância do canal arterial pode ser apreciada ao se considerar que 59% do débito cardíaco passa através dessa ligação entre a artéria pulmonar e a aorta descendente.

O controle da patência e fechamento do duto é mediado pelas prostaglandinas. A concentração arterial de oxigênio é a chave para o calibre do duto. Com o aumento da idade gestacional, o duto torna-se cada vez mais responsivo ao aumento de oxigênio. Nessa área também a atenção se volta para a PGI_2 e o TXA_2.

Homogeneizados de duto de feto de cordeiro produzem principalmente PGI_2 quando incubados com ácido araquidônico. A PGE_2 e a PGF_{2a} são formadas em pequenas quantidades, e o TXA_2 não é formado. Embora a PGE_2 seja menos abundante do que a PGI_2 no ducto, é um vasodilatador mais potente do ducto e é mais responsiva ao oxigênio (diminuição da vasodilatação com o aumento do oxigênio).[421] Desse modo, a PGE_2 parece ser a prostaglandina mais importante no ducto de um ponto de vista funcional, enquanto a PGI_2, o principal produto no tronco da artéria pulmonar, parece ser o principal fator em manter a vasodilatação no leito pulmonar. O ducto tem dilatação máxima intraútero pela produção de prostaglandinas, sendo necessário um processo vasoconstritor positivo para fechá-lo. A fonte do vasoconstritor provavelmente é o pulmão. Com o aumento da maturação, o pulmão muda para formação de TXA_2. Isso dá sentido à associação de patência do canal com prematuridade. Com o início da ventilação pulmonar ao nascimento, levando a alterações vasculares que transportam sangue ao duto diretamente dos pulmões, o TXA_2 agora pode servir como estímulo vasoconstritor. A principal desvantagem dessa hipótese é a falha dos inibidores em afetar a resposta de constrição ao oxigênio.

A administração de prostaglandinas vasodilatadoras pode manter a patência do canal depois do nascimento, enquanto se prepara um lactente para cirurgia para corrigir uma lesão congênita que cause hipertensão pulmonar.[422] Os lactentes com persistência do canal arterial podem ser poupados de toracotomia pelo tratamento com um inibidor da síntese de prostaglandinas. O uso de indometacina para fechar um canal persistente tem sucesso em cerca de 40% das vezes.[421,423] O ibuprofeno é igualmente eficaz e reduz menos o fluxo sanguíneo para os órgãos críticos do que se observa com a indometacina.[424] Um fator importante é o diagnóstico e tratamento precoces porque, com o aumento da idade pós-natal, o canal torna-se menos sensível aos inibidores das prostaglandinas, provavelmente por causa da eliminação mais eficiente do medicamento.[425] A incidência mais alta de fechamento bem-sucedido do canal tem sido vista em lactente com menos de 30 semanas de gestação e com menos de dez dias de idade.

Esse aspecto do uso dos inibidores das prostaglandinas traz preocupação quando se considera o uso dos agentes para inibir trabalho de parto prematuro. A meia-vida do agente no feto e recém-nascido é prolongada porque as vias metabólicas são limitadas e há reduzida eliminação do medicamento por causa da função renal imatura. A constrição intraútero do canal pode causar insuficiência cardíaca congestiva e hipertensão pulmonar fetal.[426] A constrição prolongada do canal leva à isquemia subendocárdica e a lesões fibróticas nos músculos da valva tricúspide. Os lactentes com hipertensão pulmonar persistente têm hipoxemia, cardiomegalia e *shunt* da direita para a esquerda através do forame oval ou do canal. Relata-se que os lactentes cujas mães receberam indometacina ou salicilatos cronicamente têm essa síndrome. A duração da exposição e a dose são críticas. É necessária a oclusão do canal por mais de duas semanas para produzir hipertensão pulmonar fetal e hipertrofia cardíaca. Esse efeito colateral é raro nas gestações com menos de 27 semanas; o canal arterial geralmente começa a responder com 27 a 30 semanas e, depois de 30 semanas, esse é um importante efeito colateral que pode ser minimizado se evitado o uso a longo prazo.[427]

PROSTAGLANDINAS E RESPIRAÇÃO FETAL

Antes do parto, a respiração fetal é muito superficial. Propõe-se que a PGE_2 placentária suprima a respiração, atuando no cérebro fetal.[428] A oclusão do cordão umbilical é rapidamente seguida por perda da influência da PGE_2 e início da respiração de ar. A administração de indometacina a fetos de ovelhas aumenta, enquanto a infusão de PGE suprime os movimentos respiratórios fetais. Essa pode ser a explicação para a diminuição dos movimentos respiratórios fetais observados durante o trabalho de parto humano (associado ao aumento dos níveis de prostaglandinas).

MATURAÇÃO DO PULMÃO FETAL

Os alvéolos pulmonares são revestidos por um complexo superfície-fosfolipídio ativo-proteína chamado surfactante pulmonar, que é sintetizado nos pneumócitos tipo II dos pulmões maduros. É esse surfactante que diminui a tensão superficial, assim facilitando a expansão pulmonar e impedindo a atelectasia. Em fetos a termo, o surfactante está presente ao nascimento em quantidades suficientes para permitir a expansão adequada dos pulmões e a respiração normal. Nos fetos prematuros, contudo, o surfactante está presente em menores quantidades e, quando insuficiente, a expansão pulmonar e a ventilação pós-natais são frequentemente comprometidas, resultando em atelectasia progressiva, a síndrome clínica do desconforto respiratório.

A fosfatidilcolina (lecitina) é identificada como o lipídeo mais ativo e abundante no complexo do surfactante. O segundo material mais ativo e abundante é o fosfatidilglicerol (PG), que aumenta significativamente a função do surfactante. Ambos estão presentes apenas em pequenas concentrações até as últimas cinco semanas de gravidez. Começando com 20 a 22 semanas de gravidez, forma-se uma lecitina menos estável e menos ativa, a palmitoilmiristoil lecitina. Assim, um prematuro nem sempre desenvolve a síndrome do desconforto respiratório; entretanto, além de ser menos ativa, a síntese dessa lecitina diminui com o estresse e a acidose, tornando o lactente prematuro mais suscetível ao desconforto respiratório. Aproximadamente na 35ª semana de gestação, existe uma elevação súbita da dipalmitoil lecitina, a principal lecitina do surfactante, que é estável e muito ativa. Como a secreção pelos pulmões fetais contribui para a formação do líquido amniótico e a concentração de esfingomielina do líquido amniótico altera-se relativamente pouco durante toda a gravidez, a avaliação da razão lecitina/esfingomielina (L/S) no líquido amniótico aproximadamente com 34 a 36 semanas de gravidez pode determinar a quantidade de dipalmitoil lecitina disponível e, desse modo, o grau em que os pulmões se adaptarão à vida no recém-nascido.

Gluck *et al.*, em 1971, foram os primeiros a demonstrar que a razão L/S se correlaciona com a maturidade do pulmão fetal.[429] No desenvolvimento normal, as concentrações de esfingomielina são maiores do que as da lecitina até aproximadamente a 26ª semana da gestação. Antes de 34 semanas, a razão L/S é de aproximadamente 1:1. Com 34 a 36 semanas, após o súbito aumento de lecitina, a razão eleva-se agudamente. Em geral, uma razão de 2,0 ou mais indica maturidade pulmonar e que a síndrome do desconforto respiratório não se desenvolverá no recém-nascido.[430] A síndrome do desconforto respiratório associada a uma razão maior do que 2,0 geralmente vem depois de um parto difícil com Apgar de 5 minutos baixo, sugerindo que a acidose intensa possa inibir a produção de surfactante. A razão na faixa de transição (1,0 a 1,9) indica que a síndrome do desconforto respiratório pode desenvolver-se, mas o pulmão fetal entrou no período de produção de lecitina, e uma repetição da amniocentese em uma ou duas semanas geralmente revela razão L/S madura. A elevação das razões de baixas para altas ocorre em três a quatro dias.

Um aumento do conteúdo de fosfatidilglicerol (PG) no surfactante, com 34 a 36 semanas, marca a maturação final do pulmão fetal. Quando a razão L/S é maior do que 2,0, e o PG está presente, a incidência da síndrome do desconforto respiratório é quase zero. A avaliação do PG é especialmente útil quando o líquido amniótico está contaminado, porque a análise não é afetada pelo mecônio, sangue ou secreções vaginais. A razão L/S foi substituída, em muitos centros, por um método que usa polarização de fluorescência com uma sonda fluorescente que se liga ao surfactante. O método fluorescente é simples, automatizado, rápido e menos caro.

Anormalidades da gravidez podem afetar a taxa de maturação do pulmão fetal, resultando em razão L/S madura precoce ou em atraso na elevação da razão. A maturação acelerada da razão associa-se à hipertensão, diabetes avançado, hemoglobinopatias, uso de heroína e desnutrição materna. O atraso da maturação é visto com diabetes (sem hipertensão) e sensibilização Rh. Em geral, a maturação acelerada associa-se a reduções do fluxo sanguíneo uteroplacentário (e presumivelmente aumento do estresse fetal). Com o controle vigoroso e efetivo do diabetes materno, o risco de síndrome do desconforto respiratório nos recém-nascidos não é significativamente diferente daquele dos lactentes que nascem das não diabéticas.

Desde que Graham Liggins observou a sobrevida de cordeiros prematuros após a administração de cortisol ao feto,[431] passou-se a reconhecer que o cortisol fetal é o principal requisito para a biossíntese do surfactante. Isso é verdade, apesar do fato de que não se pode demonstrar aumento do cortisol fetal correlacionado com aumentos da maturação do pulmão fetal. Por esse motivo, a maturação pulmonar fetal pode ser vista melhor como o resultado não apenas do cortisol, mas também da ação sinérgica da prolactina, tiroxina, estrogênios, prostaglandinas, fatores de crescimento e talvez agentes ainda não identificados.[432] A insulina inibe diretamente a expressão da proteína do surfactante no tecido pulmonar fetal, o que explica o aumento da síndrome do desconforto respiratório associada à hiperglicemia da gravidez (embora esse efeito possa ser superado pelo estresse associado ao diabetes avançado).[433]

A terapia com corticosteroides para mulheres grávidas com ameaça de parto pré-termo reduz a mortalidade neonatal, a síndrome do desconforto respiratório e a hemorragia intraventricular.[434,435] Em geral, o benefício máximo em termos de aumento da maturidade pulmonar fetal é demonstrado com a administração de glicocorticoide com 24 a 32 semanas de idade gestacional, obtendo-se certo benefício entre 32 e 34 semanas e pouco benefício além de 34 semanas, a menos que existam evidências de imaturidade pulmonar. O efeito ideal exige que se passem 48 horas depois do início da terapia, embora se obtenha certo benefício no prazo de horas depois da administração. A atual recomendação, nos Estados Unidos, é administrar duas doses de 12 mg de betametasona IM em intervalos de 24 horas ou quatro doses de 6 mg de dexametasona IM a cada 12 horas.[435] Existe certo apoio para múltiplos tratamentos semanais, mas o retratamento continua um tanto controverso e exige consulta a um especialista em medicina materno-fetal. Embora não seja possível prevenir cada caso de síndrome do desconforto respiratório e subsequente doença pulmonar crônica, pode-se ter um impacto significativo sobre a mortalidade infantil e a incidência e gravidade da síndrome do desconforto respiratório. Inicialmente, acreditava-se que o tratamento adicional com hormônio liberador de tirotrofina (TRH) fosse benéfico; entretanto, ensaios clínicos indicam que o TRH não proporciona maior redução da incidência de doença pulmonar crônica nos lactentes com peso muito baixo ao nascimento tratados com glicocorticoides.[436-438]

PERÍODO PÓS-PARTO

O período pós-parto imediato é um tempo de reajustamento rápido ao estado endócrino fora da gravidez. Cerca de 10 a 15% das mulheres ficam clinicamente depressivas durante essa época, e foi sugerido um mecanismo endócrino.[439] O médico sempre deve ter alto índice de suspeição clínica de disfunção da tireoide por causa da incidência de 5 a 10% de tireoidite pós-parto nos 3 a 6 meses depois do parto. Por causa do hipercortisolismo relativo no último trimestre da gravidez, foi sugerido que a supressão persistente da secreção hipotalâmica de CRH (e, desse modo, o eixo hipófise-suprarrenal), no período pós-parto, seja achado característico em mulheres com depressão pós-parto e que essa supressão também contribua para maior vulnerabilidade a doenças autoimunes, como a tireoidite.[440]

Todas as referências estão disponíveis no site:
http://www.revinter.com.br/online/referencias-speroff.pdf

SEÇÃO II
Endocrinologia Clínica

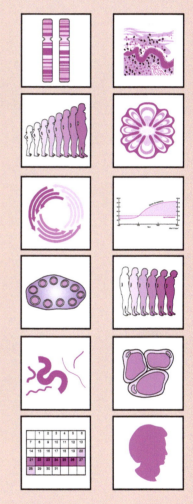

9 Desenvolvimento Sexual Normal e Anormal

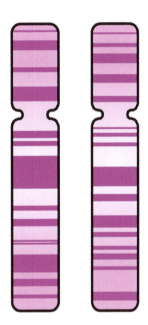

As anormalidades da diferenciação sexual são pouco frequentes na prática clínica individual. No entanto, poucos médicos não foram desafiados pelo menos uma vez por um recém-nascido com genitália ambígua ou por uma jovem com amenorreia primária. As classificações tradicionais para transtornos da diferenciação sexual são confusas, mas os avanços na ciência da reprodução têm ajudado a definir suas causas e a dar um alicerce para uma abordagem lógica e eficiente do diagnóstico.

Este capítulo primeiramente considera os processos envolvidos na diferenciação sexual normal para dar uma base para a compreensão dos variados tipos e causas do desenvolvimento anormal. Alguns assuntos são discutidos em outros capítulos, mas também são incluídos aqui para maior clareza e abrangência. O tema fundamental é que os transtornos do desenvolvimento sexual resultam primariamente de anormalidades na quantidade ou ação dos andrógenos – por excesso de andrógeno no gênero feminino e por pouco andrógeno no gênero masculino.

DIFERENCIAÇÃO SEXUAL NORMAL

A identidade de gênero de uma pessoa (se um indivíduo se identifica como masculino ou feminino) é determinada por seu gênero genético, gonadal e fenotípico e também é influenciada pelo ambiente. O gênero genético ou cromossômico é definido pela direção da diferenciação gonadal em ovários ou testículos. O gênero fenotípico é definido primariamente pelo aparecimento da genitália externa e características sexuais secundárias que se desenvolvem na puberdade. A identidade de gênero inclui todo o comportamento que tenha conotação sexual, como gestos e expressões corporais, hábitos de fala, preferências recreacionais e conteúdo dos sonhos. A expressão sexual, homossexual e heterossexual, reflete a soma de todas as influências sexuais sobre o indivíduo, pré-natais e pós-natais, sendo que as últimas se referem ao papel atribuído pela sociedade de acordo com o fenótipo e comportamento do indivíduo.

A diferenciação sexual normal envolve uma sequência de processos relacionados que começa com o gênero genético ou cromossômico, estabelecido na ocasião da fertilização.[1] O gênero gonadal é determinado a seguir; dirigidas pelo gênero genético, as gônadas indiferentes diferenciam-se em ovários ou testículos. Por sua vez, o gênero gonadal controla o ambiente hormonal do embrião, que dirige o desenvolvimento das genitálias interna e externa. Os processos envolvidos na diferenciação sexual do cérebro embrionário são menos claros, mas podem envolver mecanismos semelhantes aos que controlam a diferenciação da genitália externa. As influências indutivas dos hormônios sobre o sistema nervoso central (SNC) em desenvolvimento podem determinar, em última análise, os padrões de secreção hormonal e de comportamento sexual do adulto.[2-7]

Embora os mecanismos que governam a diferenciação sexual ainda não estejam inteiramente claros, nossos conhecimentos sobre os processos moleculares envolvidos têm avançado significativamente nos últimos anos. Os atuais conceitos estão resumidos aqui, começando com a genética da determinação do gênero, seguida por diferenciação sexual das células germinativas, diferenciação gonadal e desenvolvimento das genitálias interna e externa.

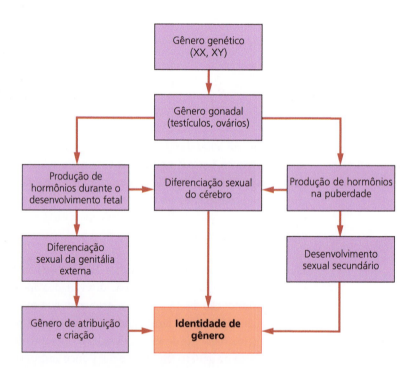

GENÉTICA DA DETERMINAÇÃO DO GÊNERO

Os cromossomos X e Y parecem ter evoluído de ancestrais autossômicos ao longo de um período de 300 milhões de anos.[8] A maioria dos genes ancestrais no cromossomo Y foi perdida no processo, deixando apenas um número limitado de genes atualmente ativos. Grande quantidade de genes está envolvida em traduzir a composição dos cromossomos sexuais do embrião e em direcionar a diferenciação das células somáticas gonadais,[9-11] mas a determinação do gênero depende primariamente da presença ou ausência de um cromossomo Y.

No gênero feminino, o par idêntico de cromossomos X alinha-se e recombina ao longo de seu comprimento inteiro durante a meiose, como os autossomos. No gênero masculino, a homologia entre os cromossomos X e Y é limitada a duas pequenas regiões localizadas nas extremidades mais distais dos braços curto e longo do Y. A região "pseudoautossômica" compreende apenas aproximadamente 5% do cromossomo Y inteiro e é a única região que normalmente pareia e recombina-se durante a meiose.[10,12] A maior parte dos 95% restantes do cromossomo Y é característica do gênero masculino, contendo múltiplas cópias de genes expressos especificamente no testículo e que codificam proteínas com funções especializadas.[8] Uma única cópia do gene mais crítico para diferenciação do testículo, SRY (Região determinante do gênero em Y, do inglês *Sex-determining Region on Y*), está localizada no braço curto distal do Y (Yp11.3), imediatamente adjacente à região pseudoautossômica.[13]

A maior parte do que se sabe sobre a base genética para diferenciação sexual deriva de estudos de mutações no camundongo e em seres humanos, associando-se a graus variáveis de "inversão de gênero", condições em que o gênero cromossômico não se correlaciona com o gênero gonadal ou fenotípico. *Nos seres humanos, ocorre inversão de gênero masculino 46,XX quando o pareamento entre os cromossomos X e Y, durante a meiose masculina, estende-se anormalmente às regiões não homólogas adjacentes, permitindo recombinação inadequada e transferência de DNA específico de Y para o cromossomo X.* A análise cuidadosa de quatro homens XX com um pedaço muito pequeno de DNA de Y translocado (60 kb)[14] apressou uma pesquisa de sequências altamente conservadas naquela região, o que levou à descoberta do gene SRY.[13] A identificação de mutações de SRY em três mulheres XY apoiou a hipótese de que o SRY fosse crítico e o "fator determinante do testículo", há tanto tempo procurado,[15,16] mas as provas derivaram, em última análise, de estudos no camundongo. Em primeiro lugar, foi identificada uma deleção de Sry (por convenção, os genes do camundongo são designados por letras minúsculas) em uma linhagem de camundongos fêmeas XY.[17] Em segundo lugar, foi observada a expressão do gene Sry na crista genital exatamente na ocasião da diferenciação do testículo.[18] Em terceiro lugar, camundongos XX transgênicos portadores de Sry desenvolvem-se como machos.[19] *O SRY agora é estabelecido, em geral, como o sinal genético primário que determina a direção da diferenciação gonadal nos mamíferos.*[10,20] No entanto, foram descritos hermafroditas XX que têm ovotéstis, mas não SRY, e somente pequena proporção de fêmeas fenotípicas com disgenesia gonadal XY (síndrome de Swyer) abriga mutações de SRY. Essas observações indicam claramente que a determinação do gênero e a inversão de gênero envolvem outros genes, que não o SRY.[21]

Embora os mecanismos que regulam a expressão do SRY ainda não estejam claros, o receptor nuclear SF1 (Fator Esteroidogênico 1) surgiu como um ativador provável e importante. No camundongo, Sf1 liga-se ao promotor do Sry e ativa-o,[22] e mutações heterozigóticas no gene *Sf1* (resultando em haploinsuficiência) são causa conhecida de inversão de gênero feminino XY.[23-25] Nos seres humanos, a haploinsuficiência de SF1 é causa conhecida de inversão de gênero feminino XY,[26] e um polimorfismo SF1 que reduz a função de transativação em aproximadamente 20% é reconhecido como fator de suscetibilidade para o desenvolvimento de micropênis e criptorquidia.[27,28] Evidências indicam que variantes de *splice* de Wt1 (tumor de Wilms 1) e de GATA4 (proteína de ligação de GATA 4) também podem estar envolvidas na regulação da expressão de Sry; ambos são fatores de transcrição contendo motivos em dedo de zinco que podem interagir e ativar sinergicamente o gene promotor do SRY humano.[29] As mutações WT1 associam-se à disgenesia gonadal e à genitália ambígua no gênero masculino.[30]

A sequência de eventos moleculares envolvidos na diferenciação do testículo não foi ainda inteiramente compreendida, mas o SRY parece ativar alguns outros genes que promovem o desenvolvimento do testículo.[31] O produto proteico de 204 aminoácidos do SRY (SRY) contém um domínio de 79 aminoácidos muito semelhante àquele de uma família reconhecida de fatores de transcrição conhecidos como grupo de alta mobilidade (HMG), que se ligam ao DNA e regulam a transcrição genética. Membros da família de fatores de transcrição da proteína do *box* SRY HMG

(SOX) desempenham um papel crucial na cascata de eventos que dirigem a diferenciação do testículo, e a maioria das mutações pontuais do *SRY* identificadas em pacientes com inversão de gênero traduz-se em anormalidades da sequência de aminoácidos das proteínas SOX.[32]

Evidências substanciais agora indicam que SOX9 é o gene-alvo mais provável do SRY. Em camundongos, a expressão do *Sox9* é dramaticamente regulada para cima logo depois que a expressão de *Sry* começa em gônadas XY, mas é regulada para baixo em gônadas XX,[33] e experimentos de mapeamento do destino celular verificaram que as células de Sertoli positivas para Sox9 derivam exclusivamente de células somáticas gonadais positivas para Sry.[34] Embriões de camundongo XY que têm uma deleção orientada de *Sox9* desenvolvem ovários,[35,36] e a ativação transgênica da expressão de *Sox9* induz o desenvolvimento masculino em embriões XX.[10] Nos seres humanos, mutações heterozigóticas de *SOX9* (resultando em haploinsuficiência) causam uma síndrome de malformação esquelética (displasia campomélica), em que a maioria dos pacientes XY afetados exibe inversão de gênero feminino, e a duplicação de *SOX9* (resultando em superexpressão) é a única causa autossômica conhecida da inversão de gênero masculino XX.[32]

As consequências para o desenvolvimento de ativar e inativar mutações no Sox9 se assemelham às de mutações semelhantes de Sry, implicando não apenas que Sox9 seja necessário para a diferenciação do testículo, mas também que a ativação do Sox9 pelo Sry pode ser tudo de que se necessita para ativar outros genes importantes para o desenvolvimento do testículo, como o Fgf9 (fator 9 de crescimento de fibroblastos) e para reprimir genes que induzem o desenvolvimento de ovário, como o Wnt4 (um membro da família wingless de genes), Rspo1 (R-espondina 1), Dax1 (inversão de gênero sensível à dose, região crítica para hipoplasia da suprarrenal no cromossomo X, gene 1) e Foxl2 (box L2 forkhead).[32] DAX1 é um fator de transcrição nuclear normalmente regulado para cima no ovário e reprimido por SOX9, mas a duplicação do *DAX1* (resultando em superexpressão) pode reprimir *SRY* (diretamente ou indiretamente por inibição de SF1) e causar inversão de gênero feminino XY.[37,38] SOX9 provavelmente é um dos mais importantes fatores que regulam a atividade de genes envolvidos na diferenciação da célula de Sertoli, e as evidências sugerem que SOX9 dirija o processo por meio de alças abertas que regulam para cima sua própria expressão. Sox9 estimula a expressão de *Sf1*, liga-se ao mesmo facilitador que Sry (depois de terminada a expressão de Sry) e também estimula a expressão de *Fgf9* em células de Sertoli nascentes, tudo isso regulando para cima a expressão do *Sox9* e combinando-se para manter altos níveis de atividade de Sox9.[10,31,32] *Embora grande quantidade de genes estejam envolvidos na diferenciação do testículo, quase todas as inversões de gênero de masculino para feminino em camundongos e seres humanos podem ser explicadas finalmente, seja direta ou indiretamente, pela falha em gerar níveis suficientes de SOX9 para promover alças positivas de retroalimentação que mantenham sua expressão.*

Fgf9 parece particularmente crítico para manter os níveis de expressão do *Sox9* necessários para induzir diferenciação do testículo. *Fgf9* e *Sox9* expressam-se em baixos níveis em gônadas bipotenciais XX e XY, mas a expressão de *Fgf9* é perdida em gônadas XX e amplificada em XY logo depois que *Sry* é expresso.[39] A deleção de *Fgf9* não impede a expressão inicial de *Sry* ou de *Sox9* nos precursores da célula de Sertoli, mas a expressão de *Sox9* é pré-requisito para a expressão de *Fgf9* e, sem ela, a expressão de *Sox9* não se sustenta.[40] Fgf9 também parece reprimir ativamente genes que promovem a diferenciação do ovário, como o *Wnt4*.[39]

Embora a diferenciação ovariana seja há muito considerada a via "padrão" da determinação do gênero – resultado automático na ausência de um fator determinante do testículo –, evidências recentes desafiam o conceito tradicional. Em camundongos, mutações inativas em genes como *Wnt4*,[39,41] *Rspo1*,[42-44] e *Foxl2*[45-57] resultam em inversão de gênero masculino XX parcial ou completa, e mutações ativas em β*-catenina* ou *Dax1* resultam em inversão de gênero feminino XY.[32,48,49] Rspo1 é necessária para a expressão de *Wnt4* e ativa a β-catenina, que, como a Foxl2,

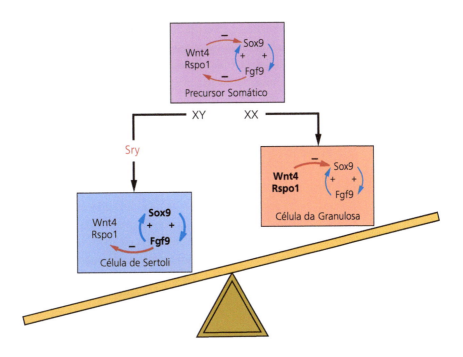

regula para baixo a expressão do *Sox9*.[21] Dax1 atua como regulador dominante negativo da transcrição de outros receptores nucleares, incluindo SF1 e, desse modo, pode reprimir a expressão de Sry.[32] Tomadas em conjunto, essas observações sugerem fortemente que o desenvolvimento ovariano resulte da repressão ativa de um ou mais genes na via para o testículo, e não de um mecanismo padrão de desenvolvimento.

Agora parece que a diferenciação do testículo e do ovário exige genes dominantemente ativos, sendo que SRY induz o desenvolvimento do testículo por meio de suprarregulação (up-regulation) da SOX9, e outros genes, primariamente WNT4 e RSPO1, agem em equipe para promover o desenvolvimento do ovário por meio da repressão de SOX9. O novo conceito visualiza o destino da gônada bipotencial como equilibrado entre forças opostas, sendo SRY o fator-chave. Nas gônadas XY, o SRY induz SOX9 e inclina a diferenciação em direção ao desenvolvimento de testículo e, nas gônadas XX que não possuem SRY, outros genes se combinam para reprimir SOX9 e promover o desenvolvimento do ovário.[21,50]

DIFERENCIAÇÃO SEXUAL DAS CÉLULAS GERMINATIVAS

Nos embriões humanos, o desenvolvimento das gônadas começa durante a quinta semana de gestação como protuberância sobrejacente aos dutos mesonéfricos, conhecida como crista genital ou gonadal. As células germinativas primordiais não se originam nas gônadas em desenvolvimento, mas migram para elas entre 4 e 6 semanas de gestação, proliferando, à medida que seguem. Pelo menos no camundongo, sua sobrevida durante a migração parece depender de uma interação entre o receptor de tirosina quinase da superfície celular, *c*-KIT, e um ligante produzido pelos tecidos em volta, o chamado fator de célula-tronco.[51] Nesse estágio de desenvolvimento, as gônadas são idênticas em ambos os gêneros, indiferentes e bipotenciais, capazes de se diferenciar em testículos ou ovários em resposta a sinais indutivos. Embora as células germinativas não induzam desenvolvimento gonadal, desempenham um papel mais ativo no gênero feminino do que no masculino. Na ausência genética ou farmacologicamente induzida de células germinativas, podem desenvolver-se os cordões do testículo (precursor embrionário dos túbulos seminíferos no testículo do adulto), mas, no gênero feminino, a diferenciação do ovário falha totalmente;[52,53] as células somáticas agregam-se, mas deterioram, deixando apenas tecido estromal e, finalmente, uma estria fibrosa. **Depois da chegada das gônadas nascentes, a diferenciação das células germinativas em masculinas (pró-espermatogônias) ou femininas (oogônias) depende do gênero das células somáticas gonadais e dos sinais no ambiente em torno, e não do gênero cromossômico das próprias células germinativas.** Em quimeras XY/XX de camundongos, as células germinativas primordiais XY podem desenvolver-se como oogônias em embriões de fêmeas, e as células germinativas XX como pró-espermatogônias em embriões machos.[54]

Ainda não está claro se as moléculas de sinalização que modulam a determinação sexual das células germinativas atuam no testículo em desenvolvimento para inibir a meiose ou no ovário em desenvolvimento para induzir meiose, que poderiam ser as moléculas de sinalização e se atuam diretamente nas próprias células germinativas ou indiretamente por meio de ações nas células somáticas gonadais.[31] Estudos recentes em camundongos com o objetivo de identificar candidatos moleculares a supostos fatores indutores ou inibidores da meiose concentraram a atenção no ácido retinoico, que é produzido no mesonefro. Entretanto o tratamento com ácido retinoico induza células germinativas primordiais em culturas de explantes gonadais masculinos a expressarem *Stra8, Scp3 e Dmc1* (genes marcadores de meiose), as células germinativas em explantes gonadais femininos tratadas com um inibidor do ácido retinoico continuam a expressar *Oct4* (marcador para células pluripotentes).[55] Além disso, as células de Sertoli, que cercam as células germinativas nos cordões do testículo em desenvolvimento, expressam *Cyp26B1*, um gene que codifica uma enzima (CYP26B1) que metaboliza ácido retinoico.[56] ***Tomadas em conjunto, essas observações sugerem que níveis locais de ácido retinoico podem regular a diferenciação das células germinativas na gônada em desenvolvimento, difundindo-se o ácido retinoico do mesonefro adjacente e atuando como fator indutor de meiose funcional em células germinativas femininas e com a CYP26B1 produzida pelas células de Sertoli nos cordões do testículo em desenvolvimento, atuando como fator inibidor de meiose funcional nas células germinativas masculinas.***[10] Alternativamente ou além disso, as células de Sertoli podem secretar um fator específico inibidor de meiose, sendo um provável alvo distal *Nanos2*, um gene expresso exclusivamente nas células germinativas masculinas.[31,57]

No gênero masculino, as células germinativas primordiais incorporam-se aos cordões do testículo em desenvolvimento e entram em parada mitótica como pró-espermatogônias, reassumindo a proliferação logo depois do nascimento. No gênero feminino, as células germinativas primordiais (oogônias) continuam a proliferar por mitose um pouco mais longa, chegando ao máximo de 5 a 7 milhões com 20 semanas de gestação. No entanto, somente entram em meiose e tornam-se oócitos primários, parando no diplóteno da primeira prófase meiótica, e são cercados por uma camada única de células achatadas pré-granulosa, formando os folículos primordiais. Aqueles que não são incorporados aos folículos primordiais degeneram por meio de apoptose e, ao nascimento, restam apenas aproximadamente 1 a 2 milhões de células germinativas. Os sinais para a morte celular programada são desconhecidos, mas parece provável que envolvam alguma forma de comunicação intercelular entre o oócito primário e as células pré-granulosas em torno.

Embora as células germinativas masculinas proliferem continuamente, mantém-se o dogma tradicional de que as células germinativas femininas proliferem somente durante a embriogênese e, portanto, que as meninas nasçam com um número finito de folículos primordiais constantemente em depleção e que não podem ser reabastecidos. No entanto, esse dogma tem sido desafiado por estudos sugerindo que as células-tronco da linhagem germinativa residam na medula óssea e possam reabastecer o ovário com novos oócitos,[58,59] estimulando um vigoroso debate científico,[60-66] que continua. Se isso ocorre normalmente ou não, a demonstração de que fêmeas de camundongos esterilizadas por quimioterapia podem produzir prole derivada de transplantes intraovarianos de células-tronco da linhagem germinativa isolados de ovários neonatais ou adultos argumenta que células-tronco da linhagem germinativa residem no ovário e que é possível ovogênese pós-natal.[67]

DIFERENCIAÇÃO E DESENVOLVIMENTO DO TESTÍCULO

O atual modelo para diferenciação e desenvolvimento do testículo, com base primariamente em estudos de camundongos, antevê uma sequência de eventos que começa com a formação da crista genital, reconhecida primeiramente como um espessamento subjacente ao epitélio celômico adjacente ao mesonefro. As células germinativas primordiais migram para a crista genital, juntamente com células epiteliais celômicas em proliferação, que expressam *Sf1*. Uma parte das células-filhas epiteliais expressa *Sry* para se tornarem precursores de células de Sertoli, o primeiro tipo celular a se diferenciar e o único tipo celular no testículo em desenvolvimento que expressa *Sry*. O subconjunto de células somáticas que expressam *Sry* imediatamente também começa a expressar *Sox9*, um marcador confiável para o desenvolvimento de células de Sertoli. Por sua vez, os precursores das células de Sertoli Sox9-positivos secretam outras moléculas de sinalização parácrinas, como a Fgf9 e a prostaglandina D_2 (PGD_2), que também desempenham papéis importantes na diferenciação do testículo. Fgf9 reforça a expressão de *Sox9* e induz as células vizinhas a proliferarem, assim aumentando a geração de precursores de células de sustentação capazes de expressar *Sry*. PGD_2 pode induzir até células Sry-negativas a expressarem Sox9 e se diferenciarem em células de Sertoli.[34] Em conjunto, Fgf9 e PGD_2 ajudam a manter os níveis de Sox9 e a assegurar um número suficiente de células de Sertoli para formar um testículo. Uma vez que o número de células Sox9-positivas chegue a um limiar crítico, Sox9 reprime a expressão de *Sry*.

Sob o controle do *Sry*, as células de Sertoli também secretam um fator que induz migração de células do mesonefro adjacente. O testículo em desenvolvimento aumenta de volume rapidamente com o influxo de células em migração, que se diferenciam em células endoteliais e células de Leydig com a chegada à gônada em desenvolvimento.[10] As células mioides peritubulares específicas masculinas parecem diferenciar-se das células de dentro da gônada, achatando-se e cercando agregados de células de Sertoli que se organizam em camadas em torno de grupamentos de células germinativas primordiais.[50] As células mioides peritubulares, desse modo, ajudam a formar os cordões do testículo, mais tarde servindo para promover o movimento do espermatozoide através dos túbulos seminíferos no testículo do adulto. Em conjunto, as células de Sertoli e as células mioides peritubulares induzem o desenvolvimento de uma lâmina basal entre si, separando os cordões do testículo do tecido intersticial. As células de Leydig esteroidogênicas diferenciam-se no interstício, em estreita proximidade com os vasos em desenvolvimento que derivam dos precursores de células endoteliais. A migração de células endoteliais a partir do mesonefro é específica masculina e necessária para o desenvolvimento de uma rede arterial que se estende por todo o interstício, mas não entra nos cordões do testículo.[50]

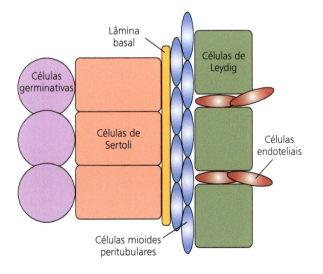

DIFERENCIAÇÃO E DESENVOLVIMENTO DO OVÁRIO

No gênero feminino, faltam o cromossomo Y e o *SRY*, e as gônadas bipotenciais começam a diferenciar-se em ovário aproximadamente duas semanas mais tarde do que começa o desenvolvimento do testículo no gênero masculino. ***A diferenciação ovariana normal exige a presença de células germinativas; em sua ausência, as células somáticas gonadais deixam de diferenciar-se, indicando alguma forma de comunicação entre as células germinativas e as células somáticas.***[53] *Wnt4* e *Rspo1* são dois genes que desempenham um papel importante na diferenciação ovariana; camundongos XX com deleções orientadas de qualquer dos dois genes desenvolvem ovotéstis contendo cordões sexuais e células de Leydig funcionais.[43] A expressão do *Wnt4* é específica das fêmeas, suprime a migração das células mesonéfricas, o que ocorre no testículo em desenvolvimento, e é dependente de *Rspo1*.[41,43] Este é especificamente regulado para cima nas células somáticas XX desde os primeiros estágios de diferenciação gonadal e codifica uma proteína secretada que, como Wnt4, ativa a via de sinalização da β-catenina nas células somáticas, resultando em perda da adesão de célula a célula entre células germinativas femininas, o que é um pré-requisito para sua entrada em meiose.[43] Consequentemente, direta ou indiretamente, Rspo1 regula a célula germinativa feminina e a diferenciação ovariana, promovendo eventos necessários de meiose, inibindo a migração das células mesonéfricas por meio da expressão de Wnt4 e promovendo uma infrarregulação (*down regulation*) de Sox9, que dirige a diferenciação do testículo. ***Desse modo, enquanto a diferenciação do testículo é dirigida por células somáticas, a diferenciação do ovário exige comunicação entre células somáticas e células germinativas.***[68]

Gradualmente, o ovário em desenvolvimento organiza-se em um córtex externo e uma região medular interna, que, ao final, regride, deixando para trás um ninho comprimido de túbulos vestigiais e células de Leydig na região hilar, o que é conhecido como rede do ovário. Com 20 semanas de gestação, o ovário adquire compartimentalização madura, consistindo em um córtex ativo contendo folículos que exibem as etapas iniciais de maturação e atresia e um estroma em desenvolvimento. No córtex, folículos primordiais são separados das células somáticas por uma membrana basal circundante. Em alguns folículos primordiais, as células pré-granulosas tornam-se cuboides e proliferam, o oócito aumenta de volume e produz uma zona pelúcida (matriz glicoproteica extracelular depositada entre o oócito e as células da granulosa) e desenvolve-se uma camada circundante das células da teca. O restante permanece em repouso até algum momento mais tarde.

Os eventos moleculares que regulam a formação do folículo primordial e que estimulam ou inibem o início do desenvolvimento folicular são pouco conhecidos, mas parecem envolver vários fatores, todos produzidos e regulados localmente, incluindo membros da superfamília de proteínas do fator transformador de crescimento β (TGF-β) e outra família de fatores tróficos chamados neurotrofinas. Ativinas, inibinas, hormônio antimülleriano (AMH) e proteínas morfogenéticas ósseas (BMP) são membros da família TGF-β de proteínas. As ativinas promovem e as inibinas retardam o desenvolvimento do folículo primordial, e suas concentrações locais relativas no ovário fetal durante o tempo de formação do folículo podem determinar o tamanho do *pool* folicular ovariano. O AMH parece ser importante inibidor do crescimento do folículo primordial, e as BMPs exercem o efeito oposto.[69] As neurotrofinas e seus receptores são essenciais para a diferenciação e sobrevida de várias populações neuronais no sistema nervoso central e no periférico, mas sua presença no ovário em desenvolvimento sugere que também desempenhem um papel no desenvolvimento do ovário. Foram identificadas quatro neurotrofinas de mamíferos, incluindo o fator de crescimento neural (NGF), o fator neurotrófico derivado do cérebro (BDNF), a neurotrofina-3 (NT-3) e a neurotrofina 4/5 (NT-4/5), todos os quais exercem suas ações por meio de ligação a receptores transmembrana de alta afinidade da tirosina quinase codificados por membros da família de proto-oncogenes *trk* (NGF para o TrkA, BDNF e NT-4/5 para TrkB e NT-3 para TrkC).[70] Observações em camundongos nulos para NGF e TrkA indicam que o NGF estimula a proliferação de células mesenquimais ovarianas durante as primeiras etapas da formação folicular e promove a diferenciação e a síntese de receptores do FSH nas células da granulosa. Experimentos semelhantes com camundongos nulos para TrkB sugerem que seja necessária a sinalização de TrkB para a sobrevida dos oócitos depois da formação folicular e para desenvolvimento folicular pré-antral.[70] Ainda precisam ser estabelecidos os mecanismos de sinalização específicos que modulam os efeitos das ativinas, inibinas, BMP e neurotrofinas.

Outros fatores parácrinos modulam uma comunicação bidirecional entre os oócitos e as células da granulosa que os circundam. Os oócitos ligam-se ao seu revestimento de células da granulosa por meio de junções *gap* que permitem a passagem de pequenas moléculas, como íons (p. ex., cálcio), metabólitos (p. ex., piruvato, ácidos nucleicos, inositol), aminoácidos (p. ex., L-alanina), colesterol e moléculas de sinalização intracelular (p. ex., monofosfato de adenosina cíclico, AMPc) entre as células da granulosa e os oócitos. Em camundongos, deleções orientadas das proteínas das junções *gap* (conhecidas como conexinas) interrompem o desenvolvimento folicular e dos oócitos.[68] Os oócitos não são capazes de usar a glicose como fonte de energia para apoiar a maturação meiótica, não podem transportar certos aminoácidos e não possuem as enzimas necessárias para a síntese de colesterol nem receptores para sua captação de fontes originadas em transportadores. Consequentemente, dependem das células da granulosa adjacente para metabolizar a glicose até um substrato de energia utilizável, como o piruvato, para transporte de aminoácidos essenciais, como a L-alanina, e para a síntese e transferência do colesterol.[71] *Para atender às suas necessidades, os oócitos estimulam a glicólise, o transporte de aminoácidos e a síntese de colesterol nas células da granulosa por meio de sinais parácrinos e justácrinos que promovem a expressão de transcritos envolvidos nesses processos metabólicos, pelo menos em algumas espécies.*[71] As moléculas de sinalização candidatas incluem os membros estritamente relacionados da família TGF-β, o fator 9 de diferenciação do crescimento (GDF9) e a BMP15; ambos são expressos robustamente nos oócitos e parecem cruciais para o desenvolvimento normal do folículo ovariano em espécies de mamíferos.[72]

DIFERENCIAÇÃO E DESENVOLVIMENTO DOS DUTOS GENITAIS

Caspar Wolff descreveu os mesonefros, em 1759, em sua tese de doutorado com a idade de 26 anos.[73] As estruturas pares foram denominadas corpos de Wolff pelo embriologista do século XIX, Rathke, em reconhecimento à descoberta inicial e descrição. Johannes Müller, fisiologista alemão, descreveu a embriologia da genitália em 1830. Os dutos paramesonéfricos receberam seu nome, não por causa de suas contribuições originais, mas em reconhecimento à sua capacidade de sintetizar a literatura existente em um conceito coerente.

Os dutos mesonéfricos (de Wolff) e paramesonéfricos (de Müller) são primórdios distintos que coexistem em todos os embriões durante o período ambissexual de desenvolvimento (até oito semanas). Daí em diante, persiste um sistema de dutos, dando origem a dutos e glândulas especializados, e o outro regride, deixando para trás apenas vestígios não funcionais. *O duto de Wolff desenvolve-se primeiro, diferencia-se em epidídimo, duto deferente e glândulas seminais nos embriões masculinos e regride nos femininos. O duto de Müller desenvolve-se mais tarde, até mesmo depois do começo da determinação do gênero, diferencia-se em tubas uterinas, útero e parte superior da vagina nos embriões femininos e regride nos masculinos.*

O controle hormonal da diferenciação e desenvolvimento dos dutos genitais foi estabelecido pelos experimentos clássicos de Alfred Jost.[74] Seus estudos referenciais demonstraram que os hormônios produzidos pelo testículo dirigem a diferenciação sexual das genitálias interna e externa no gênero masculino. Conquanto a testosterona estabilize e promova o desenvolvimento dos dutos de Wolff, o AMH dirige a regressão do sistema de Müller. No gênero feminino, os dutos de Wolff regridem na ausência de testosterona, e os dutos de Müller desenvolvem-se inteiramente na ausência de AMH. Embora ainda não estejam claramente definidos, nossos conhecimentos sobre os mecanismos moleculares envolvidos estão crescendo continuamente.

Desenvolvimento dos Dutos Mesonéfricos (de Wolff)

A testosterona é secretada pelos testículos fetais logo depois da formação das células de Leydig (com oito semanas de gestação) e eleva-se rapidamente até concentrações máximas com 15 a 18 semanas. A testosterona fetal estimula o desenvolvimento do sistema de dutos de Wolff, do qual derivam o epidídimo, os dutos deferentes e as glândulas seminais. Os níveis de testosterona no feto masculino correlacionam-se com o desenvolvimento das células de Leydig, o peso gonadal total, a atividade da 3β-hidroxisteroide desidrogenase e as concentrações de gonadotrofina coriônica (hCG). À medida que declinam os níveis de hCG, começando aproximadamente com 20 semanas de gestação, a secreção de testosterona pelas células de Leydig passa a ficar sob controle do hormônio luteinizante (LH) da hipófise fetal. Na ausência de LH, como nos meninos com anencefalia e outras formas de hipopituitarismo congênito, as células de Leydig desaparecem, e as genitálias interna e externa não se desenvolvem inteiramente.[75]

A testosterona pode chegar ao sistema de dutos de Wolff em desenvolvimento por meio da circulação fetal sistêmica, mas as ações parácrinas da testosterona produzida nas células de Leydig próximas são mais importantes para a estabilização e diferenciação do duto de Wolff. ***Concentrações locais altas de testosterona estimulam o duto de Wolff ipsolateral para diferenciação em epidídimo, canal deferente e glândula seminal. Prossegue a diferenciação do sistema de dutos, portanto, de acordo com a natureza da gônada adjacente.*** São necessárias altas concentrações de testosterona porque o duto não tem a capacidade de converter testosterona em di-hidrotestosterona (DHT).[76] Nos roedores, o desenvolvimento dos dutos de Wolff pode ser induzido em embriões de fêmeas pelo tratamento com andrógenos exógenos, mas somente em grau limitado,[77] porque o tratamento com andrógeno exógeno não pode obter e manter as altas concentrações locais necessárias para induzir a diferenciação dos dutos. Pela mesma razão, os dutos de Wolff não se desenvolvem em fetos femininos expostos a um excesso de andrógenos endógenos da suprarrenal, como na clássica hiperplasia suprarrenal congênita ou a um excesso de andrógenos derivados da mãe, como ocorre em mulheres com luteoma da gravidez. A testosterona atua por meio da ligação aos receptores de andrógeno no duto de Wolff, que são detectáveis em ambos os gêneros, mas a produção de andrógeno em fetos femininos não se aproxima dos níveis necessários para promover diferenciação dos dutos de Wolff.[77]

O par de dutos de Wolff origina-se na crista urogenital durante a embriogênese, percorrendo seu comprimento e terminando na cloaca. Os dutos formam-se por um rearranjo das células mesenquimais, e não por proliferação celular.[78] Não foram ainda estabelecidos os sinais regulatórios envolvidos, mas evidências de estudos em camundongos que têm deleções orientadas de genes candidatos têm implicado alguns fatores de transcrição, incluindo Pax2, Lim1 e Emx2. Todos expressam-se em condensações mesenquimais antes da formação dos dutos e respondem a sinais de oposição do mesoderma adjacente e ectoderma sobrejacente, que parecem restringir sua expressão à área específica no mesoderma da qual surgem os dutos.[78] Ao longo do eixo dos dutos de Wolff em formação, desenvolve-se uma série de túbulos menores. Os túbulos mais anteriores se fundem com o duto de Wolff, tornando-se os precursores dos dutos eferentes, finalmente ligando o testículo ao epidídimo; os túbulos mais posteriores ou caudais regridem. Nos seres humanos, dúctulos eferentes paralelos formam múltiplas ligações com a cabeça do epidídimo.

Gradualmente, os dutos de Wolff retos alongam-se e espiralam em decorrência da proliferação de células epiteliais, estimulada pela testosterona transportada dos testículos pela luz do duto, bem como por fatores de crescimento (p. ex., fator de crescimento epidérmico, EGF; fator básico de crescimento de fibroblastos, bFGF), que também são encontrados em altas concentrações no líquido luminal.[79,80] A estrutura do epidídimo em desenvolvimento torna-se cada vez mais complexa. O alongamento e a espiralização tridimensional começam na extremidade mais próxima do testículo (a cabeça) e progridem distalmente, exceto na extremidade mais caudal do duto, que permanece reta e, finalmente, dá origem ao duto deferente. Os fatores que estimulam ou controlam a espiralização do duto são incertos, mas podem envolver uma combinação de sinais regionais do mesênquima em torno, "pontos quentes" focais de crescimento de células epiteliais e limitações do espaço físico.[78] A expressão de genes homeobox (HOX) específicos da região, que são reguladores transcricionais de padrões, parece importante para a diferenciação do duto em segmentos morfológica e funcionalmente distintos (regiões da cabeça, corpo e caudal). Por exemplo, *Hoxa10* e *Hoxa11* parecem atuar distalmente para definir as fronteiras entre o epidídimo e o duto deferente.[81] Outros genes HOX parecem dirigir a diferenciação da glândula seminal (derivada do duto de Wolff posterior) e da próstata (derivada do seio urogenital).[82] As evidências sugerem que os genes HOX possam atuar controlando a expressão de outros fatores morfogênicos, como a inibina beta A, que se expressa mais na região da cabeça grandemente espiralada e, em grau progressivamente menor, no mesênquima em torno das regiões mais distais do duto.[83] Os fatores de crescimento no líquido testicular também parecem desempenhar um papel importante na diferenciação celular ao longo do comprimento do epidídimo.[84]

O comprimento extraordinário do epidídimo – aproximadamente seis metros nos seres humanos – reflete sua importância funcional. ***Quando os espermatozoides saem do testículo, são funcionalmente imaturos, não tendo motilidade completa nem capacidade de reconhecer e fertilizar um oócito.*** Amadurecem e adquirem essas funções quando atravessam o epidídimo, sofrendo alterações bioquímicas e físicas em um ambiente luminal que se altera, regulado por um epitélio epididimário específico da região. O duto deferente é distinguido do epidídimo por sua estrutura e por sua função. Origina-se na extremidade caudal do epidídimo, onde os espermatozoides são armazenados, e termina no duto ejaculatório, que se une à uretra. O duto deferente é cercado por camadas de músculo liso que se contrai em resposta à estimulação nervosa simpática, movimentando os espermatozoides através do duto deferente e impelindo-os ao duto ejaculatório (formado pela união do duto deferente com o duto da glândula seminal) e à uretra.

Desenvolvimento e Regressão dos Dutos Paramesonéfricos (de Müller)

Os dutos de Müller começam por invaginação do epitélio celômico, que progridem até alcançar os dutos de Wolff, e depois se alongam, por proliferação celular, ao longo do comprimento dos dutos de Wolff até alcançarem o seio urogenital e se fundirem com ele.[85] Os dutos de Wolff não fazem contribuição direta para os dutos de Müller, mas são essenciais para o desenvolvimento dos dutos de Müller, servindo como guia ou molde de migração.[86] ***Se os dutos de Wolff não se formarem, o desenvolvimento dos dutos de Müller também falhará. Consequentemente, anormalidades no sistema renal são altamente associadas a anormalidades no desenvolvimento das tubas uterinas, útero e parte superior da vagina.***

O desenvolvimento dos dutos de Müller pode ser separado em três fases, cada uma delas controlada por genes diferentes, como demonstrado por análises cuidadosas de camundongos mutantes. A seleção das células do epitélio celômico que se tornarão os dutos de Müller é controlada por *Lim1*, que codifica uma proteína também envolvida na formação dos dutos de Wolff.[87] A expressão de *Wnt4* e outros genes da família *Wnt* (*Wnt7a, Wnt9b*) parece necessária para a invaginação epitelial.[85] *Pax2* é necessário para o alongamento ductal[88] e, juntamente com *Pax8*, também para a diferenciação do duto em útero e vagina.[89] Direta ou indiretamente, o desenvolvimento dos dutos de Müller também envolve outros genes, como aqueles que codificam os receptores do ácido retinoico; camundongos que têm deleções orientadas dos receptores do ácido retinoico deixam de desenvolver dutos de Müller ou de diferenciar partes específicas do duto.[90]

O AMH é membro da superfamília do TGF-β de fatores de crescimento e diferenciação, que inclui a inibina e a ativina.[91,92] O gene que codifica AMH está localizado no braço curto do cromossomo 19 (19p13.3). Como outros membros da superfamília TGF-β, a sinalização do AMH

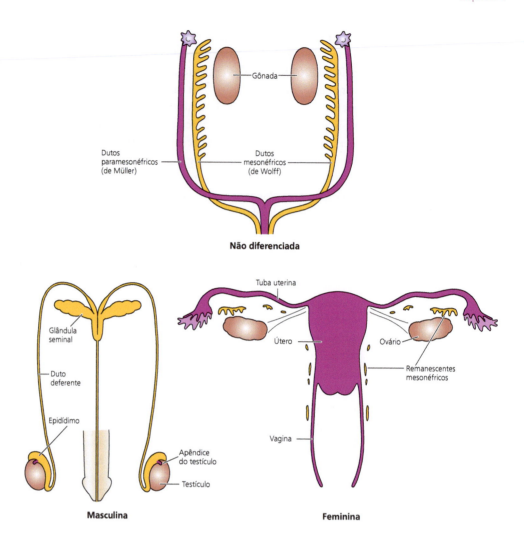

é mediada por um receptor heterodimérico que consiste em um receptor de serina/treonina quinase tipos I e II; a parte do tipo II do receptor medeia a especificidade dos ligantes, e o receptor tipo I ativa uma cascata de sinalização distal. O receptor específico de tipo II que liga AMH, chamado AMHR2, foi isolado em várias espécies de mamíferos; no ser humano, o gene que codifica AMHR2 está localizado no cromossomo 12 (12q13). Três diferentes receptores do tipo I foram ligados à sinalização do AMH – ALK2, ALK3 e ALK6; ALK2 e ALK3 parecem particularmente importantes porque a diminuição da expressão ou deleção de qualquer um dos dois interrompe a regressão do duto de Müller.[85] *A expressão do gene do AMH é induzida por SOX9 nas células de Sertoli logo depois da diferenciação testicular e resulta na regressão ipsolateral dos dutos de Müller com oito semanas de gestação antes da emergência da testosterona e da estimulação dos dutos de Wolff.*[93] Mutações inativadoras de AMH ou AMHR2 resultam em persistência dos dutos de Müller em indivíduo masculino.[94]

O processo de regressão do duto de Müller envolve alguns genes, mas estudos em camundongos indicam que *Wt1* e *Wnt7a* desempenham papéis fundamentais. A sinalização do AMH induz as células epiteliais celômicas que expressam *Wt1*, *Amhr2* e *Alk3* a migrarem e cercarem o duto de Müller, transformando-se em células mesenquimais no processo.[95,96] A expressão de *Wnt7a* no mesoepitélio do duto de Müller promove secreção de uma molécula sinalizadora (Wnt7a) que ativa Amhr2 nas células mesenquimais vizinhas por meio de Wt1, que se liga e ativa o promotor *Amhr2*.[85] Ao mesmo tempo, a expressão do gene da β-catenina aumenta nas células mesenquimais em torno do duto, e o acúmulo de β-catenina é acompanhado por aumento da apoptose no epitélio dos dutos de Müller.[95,96] Ainda não está claro se a atividade da β-catenina dependente de Wnt é necessária para induzir a expressão ou as funções de Amhr2 distalmente à sinalização do AMH ou ambas. Independentemente, o processo de regressão dos dutos de Müller parece envolver apoptose e transição das células epiteliais ductais para células mesenquimais.[85] A metaloproteinase da matriz MMP2 também desempenha um papel, mediando a destruição da matriz extracelular; evidências à disposição indicam que a atividade da MMP2 também é dependente do AMH, embora não tenha sido estabelecido o mecanismo envolvido.[97]

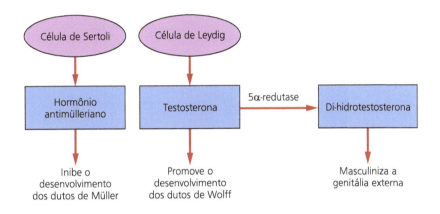

DESENVOLVIMENTO DA GENITÁLIA EXTERNA

No estado bipotencial, que persiste até nove semanas de gestação, a genitália externa consiste em um tubérculo genital, um seio urogenital e as pregas ou intumescências labioescrotais laterais. Diferentemente da genitália interna, em que ambos os sistemas de dutos inicialmente coexistem, a genitália externa é de primórdios neutros, capazes de se desenvolver em estruturas masculinas ou femininas, dependendo dos sinais de hormônios esteroides gonadais.

Nos fetos masculinos, as células de Leydig do testículo fetal secretam testosterona com 8 a 9 semanas de gestação e começa a masculinização da genitália externa uma semana mais tarde, aproximadamente com dez semanas. *O tubérculo genital cresce, formando o pênis, as bordas do seio urogenital fundem-se para formar a uretra peniana, e as pregas labioscrotais fundem-se para formar um escroto.* O processo tipicamente completa-se com 12 a 14 semanas de gestação. Daí em diante, a principal alteração está no crescimento e comprimento do pênis. O desenvolvimento completo da genitália externa masculina e diferenciação da próstata exige conversão de testosterona em di-hidrotestosterona (DHT) por meio da ação da enzima intracelular 5α-redutase. O tubérculo genital e as intumescências labioescrotais são altamente sensíveis à DHT, sendo ricos em receptores androgênicos e atividade da 5α-redutase.

Nos indivíduos femininos e nos masculinos com defeitos da síntese ou ação dos andrógenos, os primórdios genitais externos não masculinizam. *O tubérculo genital permanece pequeno e forma o clitóris, as margens do seio urogenital permanecem separadas e formam os lábios menores, as pregas labioescrotais formam os lábios maiores, e o seio urogenital desenvolve-se como parte inferior da vagina e uretra.*

Nos fetos femininos, a exposição anormal a andrógenos entre 9 e 14 semanas de gestação resulta em graus variáveis de masculinização, como hipertrofia do clitóris e fusão dos lábios. Nos fetos masculinos, a genitália externa não masculinizará completamente, se a ação dos andrógenos for deficiente durante o mesmo intervalo de tempo crítico, produzindo pequeno falo, hipospadias ou defeitos escrotais. *Em ambos os gêneros, como a genitália externa compartilha uma origem comum, a ambiguidade genital resulta de anormalidades da ação dos andrógenos – nos fetos femininos por ação demasiada e, nos masculinos, por ação insuficiente.*

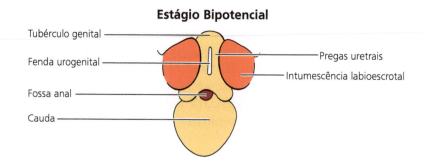
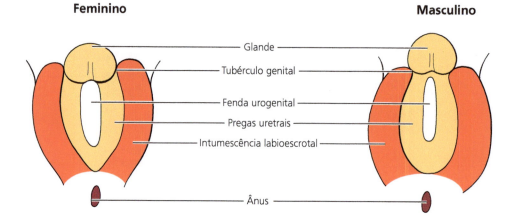
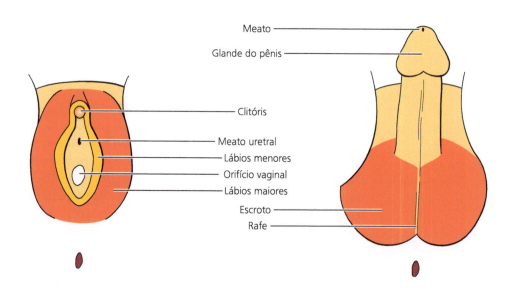

DIFERENCIAÇÃO SEXUAL DO SISTEMA NERVOSO CENTRAL

Evidências experimentais de estudos em roedores e primatas não humanos sugerem fortemente que o ambiente hormonal fetal dirige a diferenciação sexual não apenas da genitália, mas também do sistema nervoso central (SNC). O tratamento com testosterona durante o início do desenvolvimento aumenta os comportamentos reprodutivos e outros mais comuns em machos e diminui os comportamentos mais comuns em fêmeas. Essas observações sugerem que a testosterona e seus metabólitos desempenham um papel no desenvolvimento cerebral e na organização neuronal.[98,99]

A maior parte de nossos conhecimentos sobre a influência inicial da testosterona sobre o cérebro e o comportamento nos seres humanos deriva de transtornos clínicos associados à produção anormal de hormônios no início da vida, como a hiperplasia congênita da suprarrenal (HCSR). Nos fetos masculinos com HCSR clássica, o desenvolvimento sexual evolui normalmente, mas, nos fetos femininos, a testosterona eleva-se acentuadamente e causa masculinização da genitália externa (aumento de volume do clitóris e fusão dos lábios). *Estudos em meninas com HCSR indicam que o aumento da exposição pré-natal a andrógenos também afeta seu cérebro e comportamento.* Em comparação aos controles sem parentesco correspondentes para idade e gênero ou com parentes meninas não afetadas de idade semelhante, as preferências por brinquedos (veículos, armas) e comportamentos em brincadeiras (rudes, brincadeiras ativas) são mais típicas de meninos do que de meninas em um grau que se correlaciona com a intensidade de seus transtornos.[4,100,101] Meninas com HCSR clássica também exibem mais agressividade e maiores habilidades espaciais.[102-104] Embora menos estudadas, também há evidências sugerindo que a exposição pré-natal a andrógenos possa influenciar a orientação sexual. Embora a maioria das meninas com HCSR clássica seja heterossexual, como grupo, têm mais probabilidade de exibir uma orientação bissexual ou homossexual; o efeito é mais pronunciado em mulheres com a forma perdedora de sal intensa da HCSR do que naquelas com a HCSR virilizante simples mais leve.[105] Outros estudos observando uma relação linear significativa entre os comportamentos infantis e as concentrações séricas de testosterona no sangue da mãe ou no líquido amniótico durante a gravidez sugerem que até variações normais de exposição pré-natal aos andrógenos podem influenciar o comportamento tanto nos fetos masculinos, quanto nos femininos.[106,107]

Presumivelmente, as consequências comportamentais das variações da exposição pré-natal aos andrógenos refletem alterações do desenvolvimento e da organização neuronais. Nos roedores, uma área da região hipotalâmica anterior/pré-óptica, o chamado núcleo sexualmente dismórfico da área pré-óptica, é substancialmente maior nos meninos do que em meninas, e o tratamento com andrógenos aumenta seu tamanho nas meninas.[98] Embora não tenha sido identificada

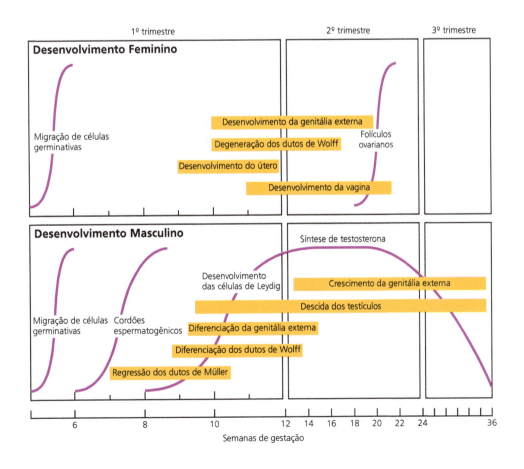

nenhuma região comparável, específica e sexualmente dimórfica no cérebro humano, existem algumas evidências de estudos em meninas, com HCSR clássica usando RM funcional, sugerindo que a exposição pré-natal a andrógenos possa "masculinizar" certas regiões do cérebro, como o corpo amigdaloide, que está envolvido com a regulação das emoções e da agressividade.[108] Variações da programação hormonal fetal podem contribuir, portanto, para o espectro do comportamento psicossexual observado nos seres humanos. Além disso, o papel do gênero é influenciado intensamente pelo gênero de criação e por interações sociais com base no aspecto genital e nas características sexuais secundárias.

TRANSTORNOS DO DESENVOLVIMENTO SEXUAL

Os transtornos do desenvolvimento sexual (TDS) são afecções congênitas caracterizadas por desenvolvimento atípico do gênero cromossômico, gonadal ou fenotípico. Tradicionalmente, são classificados de acordo com o gênero gonadal. Um *hermafrodita verdadeiro* tem tecido ovariano e testicular. Um *pseudo-hermafrodita masculino* tem testículos, mas um fenótipo genital feminino, e um *pseudo-hermafrodita feminino* tem ovários, porém características genitais masculinas. No entanto, recentes avanços do diagnóstico genético molecular e aumento da conscientização sobre questões éticas e preocupações com a defesa judicial dos pacientes sugeriram a necessidade de reexaminar o esquema tradicional de classificação e de aposentar termos com base no gênero que muitos agora consideram pejorativos.

De um modo ideal, um sistema de classificação precisa ser flexível, permitir incorporação de novas informações, ser lógico, manter estrutura consistente, refletir a causa genética quando for conhecida e acomodar o espectro de variação fenotípica. A classificação e nomenclatura usadas aqui, organizadas por composição cromossômica e fator causal, está em conformidade com as recomendações originadas em uma conferência de consenso de 2006, composta por especialistas em endocrinologia pediátrica e outras especialidades envolvidas no manejo de pacientes com transtornos do desenvolvimento sexual.[109]

Transtornos 46,XX do Desenvolvimento Sexual
    Transtornos do desenvolvimento gonadal (ovariano)
    Transtorno ovotesticular do desenvolvimento sexual (hermafroditismo verdadeiro)
    Transtorno testicular de desenvolvimento sexual (inversão de gênero masculino 46,XX)
    Disgenesia gonadal
    Excesso de andrógenos – Origem fetal (hiperplasia congênita da suprarrenal)
        Deficiência de 21-hidroxilase (P450c21)
        Deficiência de 11β-hidroxilase (P450c11β)
        Deficiência de 3β-hidroxisteroide desidrogenase
    Excesso de andrógenos – Origem fetoplacentária
        Deficiência de aromatase (P450arom)
        Deficiência de P450 oxidorredutase
    Excesso de andrógeno – origem materna (hiperandrogenismo gestacional)
        Ingestão de medicamentos
        Excesso de produção de andrógenos
            Luteoma da gravidez
            Cistos teca-luteínicos
    Outros transtornos do desenvolvimento genital
        Extrofia cloacal
        Agenesia dos dutos de Müller (síndrome de Mayer-Rokitansky-Küster-Hauser)
        Displasia dos dutos de Müller, renal e dos somitos cervicotorácicos (associação MURCS)

Transtornos 46,XY do Desenvolvimento Sexual
Transtornos do desenvolvimento gonadal (testicular)
  Disgenesia gonadal completa (síndrome de Swyer)
  Disgenesia gonadal parcial
  Síndrome da regressão testicular
  Transtorno ovotesticular do desenvolvimento sexual
Transtornos da síntese de andrógenos
  Deficiência de 5α-redutase dos esteroides
  Deficiência de 17α-hidroxilase (P450c17)
  Deficiência de 3β-hidroxisteroide desidrogenase
  Deficiência de 17β-hidroxisteroide desidrogenase
  Deficiência de P450 oxidorredutase
  Deficiência da proteína reguladora aguda de esteroides (StAR)
Transtornos da ação dos andrógenos
  Síndrome da falta de sensibilidade completa aos andrógenos
  Síndromes de falta de sensibilidade incompleta (parcial) aos andrógenos
Defeitos do receptor de LH
  Hipoplasia das células de Leydig
Transtornos do hormônio antimülleriano (AMH) e de seu receptor
  Síndrome da hérnia uterina inguinal

Transtornos do Desenvolvimento Sexual Ligados aos Cromossomos Sexuais
45,X (síndrome de Turner e variantes)
47,XXY (síndrome de Klinefelter e variantes)
45,X/46,XY (disgenesia gonadal mista, transtorno ovotesticular do desenvolvimento sexual)
46,XX/46,XY (quimerismo, transtorno ovotesticular do desenvolvimento sexual)

TRANSTORNOS 46,XX DO DESENVOLVIMENTO SEXUAL

Os transtornos do desenvolvimento do gênero cromossômico em indivíduos femininos podem decorrer de anormalidades do desenvolvimento gonadal, mas, em sua maior parte, são causados por excesso de andrógenos, que podem ter origem fetal, fetoplacentária ou materna. O excesso de produção fetal de andrógenos decorre de deficiências enzimáticas esteroidogênicas que causam hiperplasia congênita da suprarrenal. O excesso de andrógenos de origem fetoplacentária decorre de deficiências enzimáticas, envolvendo a suprarrenal fetal e a placenta. O excesso de andrógenos maternos pode decorrer da ingestão de medicamentos que tenham propriedades androgênicas e de transtornos que causem hiperandrogenismo gestacional.

Transtornos do Desenvolvimento Gonadal (Ovariano)

Raramente, transtornos 46,XX do desenvolvimento sexual (TDS) podem decorrer de anormalidades do desenvolvimento gonadal, incluindo TDS ovotesticular (hermafroditismo verdadeiro), TDS testicular (inversão do gênero 46,XX) e disgenesia gonadal.

Transtorno Ovotesticular do Desenvolvimento Sexual (Hermafroditismo Verdadeiro)

O TDS ovotesticular era antes chamado hermafroditismo verdadeiro.[109] Hermafrodito, o deus grego com atributos bissexuais, era filho de Hermes – deus do atletismo, dos segredos e da filosofia oculta – e de Afrodite, a deusa do amor. O tema bissexual foi imortalizado nas esculturas gregas e romanas retratando uma mulher com genitália externa masculina. Plínio (23-79 d.C.) foi o primeiro a aplicar o termo hermafrodita a seres humanos, oferecendo uma descrição em sua obra maciça, *Historia Naturalis*.

O TDS ovotesticular é uma afecção rara, caracterizada por tecido misto ovariano e testicular, que pode incluir ovotéstis bilateral ou um ovotéstis e um ovário ou testículo contralateral. O transtorno é descrito aqui porque a maioria dos pacientes tem um cariótipo 46,XX. No entanto, como 7% dos pacientes com TDS ovotesticular têm cariótipo 46,XY e 10 a 40% exibem mosaicismo cromossômico,[110] o transtorno também deve ser listado entre as causas de Transtornos do Desenvolvimento Sexual 46,XY e os Ligados aos Cromossomos Sexuais.

Embora as gônadas contendo tecido testicular sejam observadas mais frequentemente à direita, são observados ovários normais mais frequentemente à esquerda.[110] Geralmente, estão presentes estruturas genitais externas derivadas dos dutos de Müller e de Wolff e, como poder-se-ia prever, as estruturas genitais internas correspondem à da gônada adjacente. Embora a maioria tenha vagina, o útero pode ser normal e funcional, hipoplásico, vestigial ou totalmente ausente.[110,111] O desenvolvimento genital externo reflete o nível da produção de andrógenos e de exposição a eles, e o fenótipo pode variar amplamente, desde genitália ambígua até hipospadia isolada. A maioria é virilizada o suficiente para permitir atribuição de um gênero masculino, mas três quartos desenvolvem ginecomastia, e metade menstrua depois da puberdade.

A genética e a fisiopatologia do TDS ovotesticular não foram bem estabelecidas. Os mecanismos que poderiam explicar o desenvolvimento testicular incluem translocação dos genes determinantes de testículo do cromossomo Y para o X ou um autossomo e mutações autossômicas dominantes que promovem desenvolvimento do testículo na ausência de um cromossomo Y.[112] Em um indivíduo, a afecção associou-se a uma mutação inativadora no gene *RSPO1*,[113] que está localizado no cromossomo 1p34.2.-3.

Transtorno Testicular do Desenvolvimento Sexual (Inversão de Gênero 46,XX)

O TDS testicular é uma síndrome rara de "inversão de gênero", em que o gênero cromossômico (46,XX) não é condizente com o gênero gonadal (testículos). O tratamento foi descrito, pela primeira vez, por de la Chapelle, em 1964,[114] e pode ser dividido em dois tipos, *SRY*-positivo e *SRY*-negativo. **Aproximadamente 90% dos casos resultam de recombinação anormal entre as partes distais dos braços curtos dos cromossomos X e Y e transferência de SRY do cromossomo Y para o X durante a meiose masculina; em 10% dos casos, não se consegue detectar SRY.**[115] Na maioria dos pacientes *SRY*-negativos, não se consegue determinar o mecanismo que causa desenvolvimento do testículo.[115-118]

Embora alguns pacientes com TDS testicular *SRY*-positivo tenham genitália ambígua, o que pode resultar de inativação preferencial do cromossomo X portador de *SRY*,[119] a grande maioria é de indivíduos masculinos estéreis com desenvolvimento genital normal, um padrão normal masculino de distribuição de pelos e baixa estatura. Consequentemente, a menos que tenham testículos criptorquídicos, a maioria não é reconhecida até depois da puberdade, quando podem apresentar hipogonadismo, ginecomastia e/ou infertilidade.[115] Diferentemente, os indivíduos masculinos XX *SRY*-negativos geralmente têm genitália ambígua e costumam desenvolver ginecomastia ou deixam de masculinizar inteiramente depois da puberdade.[115-118] Raramente, podem exibir mosaicismo gonadal oculto para *SRY*.[120] Em alguns, o fenótipo está ligado a uma duplicação de sequências no cromossomo 17q, incluindo o gene *SOX9*, que atua distalmente de *SRY* na via determinante do testículo.[32,121] No entanto, na maioria dos pacientes com TDS testicular *SRY*-negativo, a causa permanece não esclarecida. Na teoria, a inversão de gênero masculina XX poderia decorrer de uma mutação inativadora ou deleção de genes que codifiquem fatores que inibem o desenvolvimento do testículo, mas não há evidências diretas de que sejam causa de TDS testicular.[116]

Disgenesia Gonadal

Alguns indivíduos com amenorreia primária, hipogonadismo hipergonadotrófico e disgenesia gonadal (gônadas em estria) têm cariótipo normal 46,XX, fornecendo evidências indiretas de que genes autossômicos também desempenhem um papel crítico na diferenciação ovariana. As mulheres afetadas têm estatura normal e, na maioria dos casos, não têm anomalias somáticas aparentes. Foram identificados vários genes candidatos, primariamente por meio de experimentos envolvendo modelos murinos *knock-out*, inclusive vários que codificam proteínas de ligação ao DNA e ao RNA e fatores de transcrição expressos durante a oogênese.[122]

Excesso de Andrógenos – Origem Fetal (Hiperplasia Congênita da Suprarrenal)

A HCSR virilizante é um transtorno genético causado por defeitos enzimáticos na biossíntese de cortisol na suprarrenal. Mais de 90% dos casos resultam de uma deficiência da enzima 21-hidroxilase.[123-125] Deficiências de 11β-hidroxilase e de 3β-HSD são causas menos comuns de HCSR. *Em todas, a fisiopatologia relaciona-se primariamente com a diminuição da produção de cortisol, que estimula um aumento compensatório da secreção do hormônio adrenocorticotrófico (ACTH), causando hiperplasia suprarrenal; o aumento dos níveis de hormônios esteroides proximal ao bloqueio da enzima procura uma via metabólica alternativa, resultando em aumento da produção de andrógenos.*

No gênero feminino, as formas clássicas de HCSR (com e sem perda de sal) caracterizam-se por ambiguidade genital. *Dependendo do tempo, duração e nível de exposição, concentrações intrauterinas de andrógenos anormalmente altas resultam em graus variáveis de aumento do clitóris e fusão labial e anormalidades da uretra e vagina; em geral, a uretra e a vagina compartilham um seio urogenital que se abre na base do clitóris.* O córtex da suprarrenal fetal não atinge um nível de função significativo antes de 10 semanas de gestação e, então, a vagina e a uretra normalmente já se separaram. No entanto, entre 10 e 12 semanas, níveis crescentes de andrógenos podem promover aumento progressivo do clitóris, fusão dos lábios e até fechamento parcial da uretra. Ao nascimento, a anatomia genital é semelhante à de meninos com hipospadias e criptorquidia bilateral e pode resultar em atribuição incorreta do gênero. Os efeitos dos níveis elevados de andrógenos da suprarrenal que surgem depois de 12 a 14 semanas de gestação são mais limitados. *O desenvolvimento genital externo feminino normalmente não se completa até aproximadamente 20 semanas de gestação, e o tamanho do clitóris depende mais do nível do que do período de tempo de exposição a um excesso de andrógenos.* O desenvolvimento da genitália interna é normal nas meninas com HCSR clássica porque o excesso de andrógenos deriva das suprarrenais, e os ovários normais não produzem AMH nem quantidades significativas de andrógeno. *AMH e as altas concentrações locais de andrógenos necessárias para promover desenvolvimento dos dutos de Wolff estão ausentes e, portanto, as tubas uterinas, o útero e a parte superior da vagina desenvolvem-se normalmente.*

Deficiência de 21-Hidroxilase (P450c21)

A enzima 21-hidroxilase (também designada P450c21 e CYP21A2) medeia a conversão de 17α-hidroxiprogesterona (17OHP) em 11-desoxicortisol (o precursor imediato do cortisol) e de progesterona em 11-desoxicorticosterona (um esteroide intermediário na síntese de aldosterona). *HCSR causada por deficiência de 21-hidroxilase é a causa mais frequente de ambiguidade sexual e a causa endócrina mais comum de óbito neonatal.* A variedade "perdedora de sal" mais séria da deficiência clássica de 21-hidroxilase caracteriza-se por graves deficiências de cortisol e de aldosterona, resultando em perda de sal e desidratação, além de virilização. Na forma "virilizante simples" menos grave do transtorno, níveis elevados de ACTH são capazes de orientar suficiente produção de glicocorticoides e mineralocorticoides a ponto de impedir o colapso circulatório, mas a excessiva produção de andrógeno *intraútero* resulta em masculinização da genitália externa. A terceira e menos grave forma "não clássica" de deficiência de 21-hidroxilase, em geral, não se torna aparente até a adolescência ou o início da idade adulta, quando níveis anormalmente altos de andrógenos causam hirsutismo e irregularidades menstruais.

Dados derivados dos programas de triagem neonatal para detecção de HCSR clássica indicam que a prevalência varia amplamente com a etnia. Embora a prevalência global seja de aproximadamente 1 em 15.000 nativivos,[126] a prevalência varia de 1 em 28.000 chineses[127] a algo entre 1 em 5.000 e 1 em 23.000 caucasianos,[128,129] chegando a 1 em 280 esquimós Yupic.[130] Nos Estados Unidos, a prevalência de HCSR é mais baixa em afro-americanos (1 em 42.000) do que nos caucasianos (1 em 15.500).[131] Aproximadamente dois terços exibem perda de sal e um terço tem a forma virilizante simples do transtorno.

```
Colesterol
   │
   │ P450 scc
   ▼
Pregnenolona ──17-hidroxilase(P450c17)──▶ 17-Hidroxipregnenolona ──17,20-desmolase(P450c17)──▶ Desidroepiandrosterona
   │                                              │                                                    │
   │ 3β-OH desidrogenase Δ4,5-Isomerase                                                                 
   ▼                                              ▼                                                    ▼
Progesterona ─────────────────────────▶ 17-Hidroxiprogesterona ──────────────▶ Androstenediona ──────▶ Testosterona
   │                                              │                                    │                   │
   │ 21-hidroxilase (P450c21)                                                           │ 17β-OH-desidrogenase
   ▼                                              ▼                                    ▼                   ▼
11-desoxicorticosterona                    11-Desoxicortisol                        Estrona ───────────▶ Estradiol
   │                                              │
   │ 11β-hidroxilase (P450c11)
   ▼                                              ▼
Corticosterona                                Cortisol
   │
   │ P450aldo / P450c11
   ▼
18-Hidroxicorticosterona
   │
   │ P450aldo
   ▼
Aldosterona
```

A deficiência de 21-hidroxilase não clássica é uma das doenças autossômicas recessivas mais comuns e, como na forma clássica do transtorno, a prevalência varia com a etnia. A deficiência de 21-hidroxilase não clássica afeta entre 1 em 100 e 1 em 1.000 caucasianos,[130-132] e pode ser ainda mais comum entre os descendentes de oriundos de países mediterrâneos, hispânicos, eslavos e judeus do Leste Europeu.[133] A maioria dos indivíduos afetados não é identificada nos programas de triagem neonatal, porque seus níveis de 17OHP no sangue não estão suficientemente elevados.[134] As estimativas da frequência dos portadores (heterozigotos) de deficiência de 21-hidroxilase não clássica, em geral, variam entre 1 em 60 e 1 em 80 indivíduos,[127,130] mas podem chegar a 1 em 10 na população europeia.[135]

Todas as formas de HCSR, incluindo a deficiência de 21-hidroxilase, são transmitidas como transtornos autossômicos recessivos. Os seres humanos têm dois genes *CYP21A*; um é um pseudogene não funcional (*CYP21A1*, também designado *CYP21P*, codificando uma forma inativa da enzima), e o outro é o gene ativo (*CYP21A2*). Os dois genes têm homologia maior do que 90% e residem na mesma região no complexo de histocompatibilidade (HLA) no braço curto do cromossomo 6 (6p21.3), o que proporciona ampla oportunidade para recombinação durante a meiose.[136-139] A maioria das mutações *CYP21A2* (aproximadamente 75%) resulta de conversões de genes não recíprocas, em que um segmento do pseudogene *CYP21A1* é inserido no gene ativo *CYP21A2*, alterando sua sequência e resultando em mutações em ponto que produzem uma enzima defeituosa.[138-142] Aproximadamente 20% das mutações do *CYP21A2* resultam de trocas *cross-over* desiguais entre os dois genes, produzindo um gene maior da fusão e uma enzima com atividade reduzida ou ausente.[128,133,142,143] Cerca de 20 mutações de conversão genética são responsáveis por quase todos os alelos afetados obervados entre vários grupos étnicos.[141,144-151] Os restantes 5% dos pacientes com mutações *CYP21A2* têm uma ou duas das mais de 60 mutações em pontos diferentes identificadas.[141,144-146]

Mulheres portadoras de mutação clássica correm o risco de ter um filho com a forma grave da doença. Podem ser assintomáticas, ter mutação clássica e um alelo normal ou exibir a forma não clássica da HCSR, tendo uma mutação clássica e um alelo variante associado à deficiência enzimática leve (heterozigoto composto). Os heterozigotos compostos que têm dois alelos variantes podem exibir as características da HCSR não clássica, mas não correm o risco de ter um filho com a HCSR clássica.

Embora o fenótipo não possa predizer confiavelmente o genótipo, o efeito de uma dada mutação, em geral, pode ser suposto por mutagênese e expressão direcionadas pelo sítio e por análise da atividade enzimática *in vitro*.[132,141,147-150,152-159]

- A forma perdedora de sal da deficiência clássica de 21-hidroxilase geralmente associa-se a grandes deleções de genes ou a uma mutação que afete o processamento e resulte em ausência de atividade enzimática.

- As pacientes com a forma virilizante simples da deficiência clássica de 21-hidroxilase têm mais frequentemente mutações em pontos que resultam em atividade enzimática baixa, mas detectável (p. ex., 1 a 2% do normal) que sustenta a produção adequada de aldosterona e cortisol.

- Aquelas com a forma não clássica da deficiência de 21-hidroxilase geralmente são heterozigotas compostas, tendo uma mutação clássica e um alelo variante ou dois alelos variantes; o fenótipo das heterozigotas compostas geralmente se correlaciona com a menos grave das duas mutações.[144]

- As heterozigotas podem exibir anormalidades bioquímicas, mas tipicamente não têm endocrinopatia clinicamente significativa.[160,161]

As meninas com deficiência clássica de 21-hidroxilase (nas formas perdedora de sal e virilizante simples) apresentam-se ao nascimento com genitália ambígua (síndrome adrenogeni-

tal).[162-164] Os meninos com HCSR perdedora de sal tipicamente apresentam os sintomas de insuficiência da suprarrenal na idade neonatal ou durante os primeiros meses de vida (insuficiência de crescimento, desidratação, hiponatremia, hipercalemia), e aqueles com HCSR virilizante simples não identificada na triagem neonatal, em geral, apresentam virilização precoce na idade pré-escolar. *As meninas com a forma não clássica "de início tardio" de deficiência da 21-hidroxilase têm genitália externa normal e apresentam-se mais tardiamente durante a infância ou o início da adolescência com puberdade precoce ou quando adultas jovens com outros sinais de hiperandrogenismo, como o hirsutismo.*

Como discutido anteriormente neste capítulo com referência à diferenciação sexual do SNC, as meninas com HCSR clássica tendem a exibir maior interesse por brinquedos e brincadeiras tipicamente masculinos e um comportamento que fica mais entre gêneros, e maior agressividade do que as mulheres saudáveis não afetadas.[4,100-105] Estudos da função cognitiva das mulheres com HCSR clássica produziram resultados inconsistentes. Enquanto alguns sugerem que tais mulheres exibam inteligência mais baixa[165,166] ou mais alta[167] e diferenças da aprendizagem verbal e da memória,[168,169] em comparação a mulheres não afetadas, outros não encontraram evidências indicando que a exposição pré-natal a andrógenos tenha efeito consistente ou previsível sobre a cognição em mulheres com HCSR.[170]

A fertilidade, nas mulheres com HCSR clássica, é mais baixa do que nas mulheres normais,[3,105] *primariamente em virtude da anovulação crônica relacionada com o excesso de produção de andrógenos da suprarrenal e progestágenos (progesterona, 17OHP) e dos transtornos dos padrões de secreção de gonadotrofinas;*[145] *as anormalidades da anatomia genital e fatores psicológicos, como o atraso do desenvolvimento psicossexual e diminuição da atividade sexual, também contribuem.*[171] Em um estudo de qualidade de vida em mulheres com HCSR clássica, metade relatou que sua doença afetava adversamente sua vida sexual, e a maioria não estava satisfeita com sua anatomia e função genitais, independentemente de terem recebido cirurgia reconstrutiva; comumente foi observada estenose ou estreitamento vaginal.[172] As mulheres com HCSR clássica também tiveram uma iniciação sexual mais tardia e menos gestações e filhos. As taxas de fertilidade correlacionam-se com a gravidade do transtorno e são significativamente mais baixas em mulheres com a forma perdedora de sal do que naquelas com a forma virilizante simples da HCSR clássica.[173] No entanto, os desfechos das gestações, entre as mulheres com HCSR clássica que engravidam, são normais, exceto por um aumento da incidência de diabetes gestacional.[171] A crianças nascidas de mães com HCSR clássica têm peso normal ao nascimento, não têm aumento da incidência de malformações e exibem desenvolvimento intelectual e social normal.[171,174] *Embora as concentrações de andrógenos no sangue materno possam aumentar significativamente durante a gravidez e devam ser monitorizadas, a alta capacidade de atividade da aromatase placentária efetivamente protege o feto feminino dos efeitos masculinizantes do hiperandrogenismo materno.*[174]

O diagnóstico da deficiência de 21-hidroxilase baseia-se em uma alta concentração sérica de 17OHP, o substrato primário para a enzima. *Em recém-nascidos com HCSR perdedora de sal ou virilizante simples, os níveis de 17OHP tipicamente são maiores do que 3.500 ng/dL;*[123,175] *os níveis nos recém-nascidos normais, em geral, ficam abaixo de 100 ng/dL.*[141] Para distinguir a deficiência de 21-hidroxilase de outras causas de HCSR (deficiências de 11β-hidroxilase e de 3βHSD), também devem ser dosadas as concentrações séricas de 11-desoxicortisol e de 17α-hidroxipregnenolona. Quando se suspeita do diagnóstico, mas ele é incerto, pode ser feito um teste de estimulação com ACTH, coletando amostras de sangue antes e 60 minutos depois da administração de cosintropina (ACTH 1-24 sintético; 1 μg/m² ou 0,25 mg);[176] nos lactentes afetados, os níveis estimulados de 17OHP tipicamente excedem 10.000

ng/dL.[162] O diagnóstico também pode ser confirmado por genotipagem, que pode detectar aproximadamente 95% das mutações.[177]

Nos casais com risco conhecido de ter um filho afetado (irmão afetado, mas os parceiros portadores de uma mutação clássica), é possível o diagnóstico pré-natal por genotipagem de amniócitos ou, preferivelmente, células obtidas por biópsia de vilo corial (CVS).[133,146] O diagnóstico pré-natal precoce oferece a opção de intervenção antes do período mais crítico da diferenciação genital fetal, no esforço de evitar masculinização intensa da genitália externa em fetos femininos acometidos.

Os programas de triagem neonatal dosam 17OHP em amostras de sangue secas em papel-filtro, comparando resultados para estabelecer valores de referência que variam com o peso e a idade gestacional.[178,179] O tratamento pré-natal com corticosteroides pode diminuir os níveis de 17OHP e aumentar o risco de um resultado falso-negativo, particularmente quando administrados repetidamente;[180] a triagem pode ser repetida com uma a duas semanas de vida, com cuidadosa monitorização no ínterim ou pode ser realizada genotipagem na amostra de sangue seco.[181]

Na forma não clássica de início tardio da deficiência de 21-hidroxilase, as concentrações séricas de 17OHP muitas vezes estão apenas discretamente elevadas, especialmente no final do dia, e a concentração de sulfato de desidroepiandrosterona (DHEAS) geralmente é normal. Em crianças, os valores matinais acima de 82 ng/dL sugerem o diagnóstico, que pode ser confirmado, realizando-se um teste de estimulação com ACTH. *Em mulheres adultas, os valores matinais abaixo de 200 ng/dL (obtidos durante a fase folicular inicial do ciclo) excluem o diagnóstico, níveis acima de 800 ng/dL são virtualmente diagnósticos, e resultados intermediários exigem avaliação adicional com um teste de estimulação com ACTH; na maioria das pacientes com deficiência não clássica da 21-hidroxilase, o nível de 17OHP depois de estimulação excederá 1.500 ng/dL.*[133,175,182] Uma deficiência de 21-hidroxilase pode ser distinguida das deficiências de 11β-hidroxilase e de 3βHSD medindo-se também o 11-desoxicortisol e a 17α-hidroxipregnenolona, mas a distinção em pacientes com HCSR de início tardio tem pouca ou nenhuma relevância clínica e, em geral, é desnecessária.

Deficiência de 11β-Hidroxilase (P450c11)

A enzima 11β-hidroxilase (também chamada P450c11 e CYP11B1) medeia a conversão de 11-desoxicortisol em cortisol e da 11-desoxicorticosterona em corticosterona (um esteroide intermediário na síntese da aldosterona). O quadro clínico da deficiência de 11β-hidroxilase resulta do excesso de produção de andrógenos da suprarrenal e da ação mineralocorticoide da 11-desoxicorticosterona; o 11-desoxicortisol não tem atividade biológica significativa.

Embora a deficiência de 11β-hidroxilase seja a segunda causa mais comum de HCSR, ela é responsável por apenas 5 a 8% dos defeitos de enzimas de esteroides na suprarrenal.[162,163,183] Como a deficiência de 21-hidroxilase, a deficiência de 11β-hidroxilase tem a forma grave perdedora de sal e a virilizante simples e um tipo mais leve de início tardio. No gênero feminino, a deficiência de 11β-hidroxilase pode resultar em virilização da genitália externa, mas também pode apresentar-se mais tarde em crianças com precocidade sexual ou em adolescentes ou jovens com hirsutismo e irregularidade menstrual.[184-186] Na maioria dos indivíduos afetados, o transtorno tem quadro clínico diferenciado que ajuda a distingui-lo da deficiência de 21-hidroxilase. *Embora a deficiência de 21-hidroxilase e a deficiência de 11β-hidroxilase possam resultar em perda de sal, aproximadamente dois terços dos pacientes com deficiência de 11β-hidroxilase exibem hipertensão devido a um aumento da produção de mineralocorticoides.*[183,187-190] Também se pode observar hipocalemia, e a atividade da renina plasmática muitas vezes é baixa. Esses efeitos, em geral, têm sido atribuídos à produção excessiva de 11-desoxicorticosterona, que tem significativa atividade mineralocorticoide, embora a pressão arterial e as concentrações séricas de

11-desoxicorticosterona não se correlacionem estritamente.[184,190] A explicação para a ampla variação das manifestações clínicas de deficiência de 11β-hidroxilase ainda não é clara.

A incidência global de deficiência de 11β-hidroxilase é de aproximadamente 1 em 100.000 nativivos, mas, como a deficiência de 21-hidroxilase, a incidência varia com a etnia. Em Israel, a incidência da deficiência de 11β-hidroxilase chega a 1 em 5.000 nascimentos entre os judeus de origem marroquina.[191] A deficiência enzimática é um transtorno autossômico recessivo causado por mutações no gene *CYP11B1*, que está localizado no braço longo do cromossomo 8 (8q21-q22). As mutações conhecidas incluem mutações de sentido incorreto que resultam em produção de uma enzima inativa,[159,192-194] mutações *frameshift* e sem sentido que impedem a síntese da enzima,[195-197] e outras decorrentes de recombinação desigual entre os genes *CYP11B1* e *CYP11B2*.[198,199] O gene *CYP11B2* está localizado na mesma região no cromossomo 8 e codifica uma enzima que tem atividade de 11β-hidroxilase e 18-hidroxilase (também designada P450c18 ou P450aldo), mediando a conversão de corticosterona em 18-hidroxicorticosterona e, subsequentemente, aldosterona. Não há correlações específicas entre o genótipo e o fenótipo em pacientes com deficiência de 11β-hidroxilase.[200] Embora a forma de início tardio da deficiência de 11β-hidroxilase possa ser causada por mutações que produzam uma enzima com atividade reduzida, mas ainda significativa, nenhuma foi ainda identificada.

O diagnóstico da deficiência de 11β-hidroxilase baseia-se em demonstrar altas concentrações séricas de 11-desoxicortisol e 11-desoxicorticosterona, bem como testosterona; os níveis basais e estimulados por ACTH, em geral, estão elevados nos recém-nascidos afetados.[183,201,202] Nos adolescentes e adultos jovens, os níveis basais de 11-desoxicortisol e de 11-desoxicorticosterona podem ser normais, e muitas vezes é necessária a estimulação com ACTH para fazer o diagnóstico; os resultados podem ser comparados para estabelecer valores normais específicos da idade e do gênero.

Deficiência de 3β-Hidroxisteroide Desidrogenase

A enzima 3β-hidroxisteroide desidrogenase/Δ^5-Δ^4 isomerase (3β-HSD) catalisa a oxidação e a isomerização dos precursores Δ^5-3β-hidroxisteroide em Δ^4-cetosteroides, uma etapa essencial na formação de todas as classes de hormônios esteroides (glicocorticoides, mineralocorticoides, progestágenos, andrógenos e estrogênios). Existem duas isoenzimas 3β-HSD, designadas dos tipos I e II. O gene da 3β-HSD tipo I (*HSD3B1*) medeia a atividade da 3β-HSD na placenta a tecidos periféricos (pele, mamas, próstata) e o gene da 3β-HSD tipo II (*HSD3B2*) é ativo na suprarrenal, ovário e testículo. A deficiência de 3β-HSD tipo II causa uma forma incomum de HCSR, responsável por menos de 5% dos casos.[203] A isoenzima tipo I é normal em pacientes com deficiência de 3β-HSD. Consequentemente, as concentrações séricas de esteroides Δ^4, como 17OHP e androstenediona, podem ser normais ou até algumas vezes modestamente elevadas nos pacientes afetados. Os níveis séricos dos substratos para a enzima tipo I (pregnenolona, 17α-hidroxipregnenolona, DHEA) aumentam em razão do defeito na enzima tipo II nas suprarrenais e gônadas.

A apresentação clínica dos pacientes com deficiência de 3β-HSD varia significativamente, mas pode ser dividida em formas perdedora de sal e não perdedora de sal. A forma perdedora de sal associa-se a mutações sem sentido, introduzindo códons de parada,[204] mutações *frameshift*,[204-206] e várias mutações em pontos no gene *HSD3B2*.[207-211] Aqueles com a forma não perdedora de sal têm mutações de sentido incorreto, causando substituições de aminoácidos isolados que diminuem dramaticamente a afinidade da enzima por substratos ou cofatores.[211-214]

A genitália externa daquelas com deficiência de 3β-HSD pode ser levemente virilizada, presumivelmente porque os níveis de DHEA são altos e uma parte é convertida em androstenediona e, subsequentemente, em testosterona na periferia. Embora a forma perdedora de sal da deficiência clássica de 3β-HSD (análoga às das deficiências de 21-hidroxilase e de 11β-hidroxilase) geralmente seja diagnosticada durante os primeiros meses de vida, a forma não perdedora de sal do transtorno, em geral, apresenta-se mais tarde. No gênero feminino, como a genitália externa costuma ser normal ao nascimento, o diagnóstico da forma não perdedora de sal da deficiência de 3β-HSD tipicamente demora, apresentando-se na infância com pubarca precoce ou em jovens com sinais de hiperandrogenismo.[203]

Embora os níveis basais de Δ^5-3β–hidroxisteroides (pregnenolona, 17α-hidroxipregnenolona, DHEA e DHEAS), em geral, estejam elevados nos indivíduos afetados, o aumento da proporção Δ^5/Δ^4 esteroides é a melhor indicação de possível deficiência de 3β–HSD. *O critério diagnóstico mais confiável é a concentração de 17α-hidroxipregnenolona depois da estimulação com ACTH.* Os valores limiares propostos baseiam-se em observações em pacientes com mutações documentadas (recém-nascidos: ≥ 12.600 ng/dL; crianças com Tanner estágio I: ≥ 5.490 ng/dL, crianças com pubarca precoce: ≥ 9.790 ng/dL; adultas: ≥ 9.620 ng/dL). Alguns têm argumentado que muitas mulheres com diagnóstico clínico da síndrome dos ovários policísticos realmente podem ter uma forma de início tardio de deficiência de 3β-HSD que pode ser tão comum como a forma de início tardio da deficiência de 21-hidroxilase ou mais comum que ela.[215] Uma resposta exagerada da 17α-hidroxipregnenolona à estimulação com ACTH é relativamente comum em mulheres com hiperandrogenismo, mas os níveis raramente se aproximam dos observados em mulheres com mutações comprovadas, sugerindo que a resposta provavelmente reflete apenas hiperatividade suprarrenal, e não uma deficiência enzimática.[216] Além disso, estudos moleculares apenas raramente identificaram algumas mutações em *HSD3B2* em pacientes com suspeita de ter uma forma leve de deficiência de 3β-HSD.[217-219]

Tratamento da Hiperplasia Congênita da Suprarrenal

O tratamento para as formas clássicas de HCSR tem por objetivo fornecer quantidades suficientes do hormônio deficiente, o cortisol, reduzir a secreção excessiva de ACHT e impedir consequências da produção excessiva de andrógenos. Nas mães com risco de ter um filho acometido, o tratamento pode reduzir ou impedir a masculinização de um feto feminino. Nos recém-nascidos com HCSR clássica, o tratamento pode salvar a vida e impede progresso da virilização. Nas crianças, o tratamento permite crescimento e maturação sexual normais. Nos adultos com HCSR clássica ou não clássica, o tratamento ajuda no manejo do hirsutismo, anormalidades menstruais e infertilidade.

Diagnóstico Genético Pré-Implantação em Casais com Risco de Ter um Filho Acometido

A genotipagem com base na reação de polimerase em cadeia (PCR) melhorou muito o aconselhamento genético de famílias com HCSR. Em casais com risco de conceber um filho afetado, a tecnologia também pode ser aplicada no diagnóstico genético pré-implantacional (DGP) para detectar os embriões afetados decorrentes da fertilização *in vitro* (FIV).[220,221] Tipicamente, uma única célula é removida de cada embrião que chegue ao estágio de seis a oito células, no terceiro dia depois da recuperação de oócitos e fertilização por injeção intracitoplasmática de espermatozoides (ICSI), com transferência de um embrião não afetado dois dias depois do estágio de blastocisto. Embora o DGP exija FIV, o que, de outro modo, seria desnecessário em casais férteis, alguns podem preferir essa opção a outras baseadas no diagnóstico pré-natal precoce, como será descrito a seguir.

Tratamento Pré-Natal de Mães com Risco de Ter um Filho Afetado

O tratamento materno pré-natal com dexametasona (até 1,5 mg/dia em doses fracionadas) pode diminuir grandemente ou impedir a virilização genital feminina fetal.[222] A dexametasona não é metabolizada pela placenta e atravessa efetivamente para a circulação fetal. *Para a eficácia máxima, o tratamento deve começar com quatro a cinco semanas de gestação e não depois de nove semanas.*[142,222-225] O tratamento materno pré-natal traz alguns riscos em potencial para o feto, como insuficiência de crescimento pós-natal e atraso do desenvolvimento psicomotor e também pode ter significativos efeitos colaterais maternos, incluindo estrias abdominais, hiperglicemia, hipertensão, sintomas gastrointestinais e labilidade emocional.[225,226]

Dado que somente um em oito fetos se beneficiará do tratamento materno (um em quatro afetados, metade dos quais será masculina), a melhor abordagem envolve o diagnóstico pré-natal precoce por CVS com rápida determinação sexual (fluorescência em hibridização* in situ *para os cromossomos X e Y ou cariótipo) e genotipagem, continuando ou começando o tratamento somente naquelas mães que tenham um feto feminino acometido. No entanto, como até o tratamento pré-natal a curto prazo com dexametasona pode afetar adversamente o desenvolvimento físico, cognitivo e emocional, é necessário aconselhamento pré-tratamento cuidadoso, monitorização e seguimento a longo prazo, sendo fornecido melhor em um ambiente de pesquisa.[227,228]

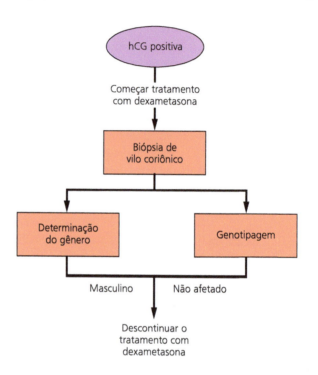

Tratamento Neonatal

Os recém-nascidos com SCSR podem ser identificados por diagnóstico pré-natal ou triagem neonatal ou porque têm ambiguidade genital (meninas) ou uma crise suprarrenal (meninos). Os lactentes que exibem sinais de crise suprarrenal (hipotensão, hiponatremia, hipercalemia, hipoglicemia, vômitos e diarreia, perda de peso, anorexia) exigem tratamento clínico urgente, concentrando-se primeiramente na administração de líquidos (10-20 mL/kg de solução salina a 0,9%) e correção de qualquer hipoglicemia significativa (2-4 mg/kg de soro glicosado a 10%); a hipercalemia deve ser corrigida pela administração de glicose e insulina se necessário. Depois de coletada uma amostra de sangue para dosagem dos hormônios esteroides (primariamente 17OHP), deve ser administrada uma dose de estresse de hidrocortisona (50-100 mg/m^2 IV, tipicamente 25 mg), seguida por 50-100 mg/m^2 diariamente em doses fracionadas (a cada quatro horas). São administradas doses de estresse adicionais de hidrocortisona até que o lactente fique estável e alimente-se normalmente. Não é necessária a reposição imediata de mineralocorticoide, mas será necessária se for confirmado um diagnóstico de HCSR perdedora de sal. Inicialmente, são necessárias doses de fludrocortisona até 0,3 mg ao dia e suplementação de cloreto de sódio (1-3 g por dia; 17-51 mEq por dia).

Nos lactentes que tenham um teste de triagem neonatal positivo para HCSR, o diagnóstico deve ser confirmado com uma segunda amostra de sangue para dosagem de 17OHP e eletrólitos.

Enquanto se aguardam os resultados, os eletrólitos devem ser monitorizados de perto, se o lactente não for tratado empiricamente com glicocorticoides e mineralocorticoides. ***Novamente, a necessidade urgente é de identificar lactentes com HCSR perdedora de sal antes que desenvolvam a crise suprarrenal, o que pode ocorrer a qualquer momento nos primeiros dias ou semanas depois do nascimento sem tratamento.***[141,222]

Tratamento em Crianças

De maneira ideal, o manejo clínico, cirúrgico e psicológico das crianças com HCSR deve ser orientado por uma equipe multidisciplinar, incluindo endocrinologistas pediátricos, cirurgiões, urologistas, geneticistas e psicólogos.[222]

As crianças com deficiência clássica ou não clássica sintomática de 21-hidroxilase precisam de tratamento com glicocorticoides.[141,222,229] O objetivo do tratamento é promover o crescimento e desenvolvimento normais, fornecendo hormônio suficiente para minimizar a produção suprarrenal de esteroides sexuais, enquanto se evitam as consequências do excesso de glicocorticoides. Geralmente, isso pode ser obtido pelo tratamento com hidrocortisona (cortisol) em uma dose de 12 a 18 mg/m^2/dia,[133,222,229] o que ainda excede a secreção diária normal de cortisol em crianças e adolescentes (6 a 9 mg/m^2/dia).[230-232] Embora também possam ser usados glicocorticoides de longa ação (p. ex., prednisona, dexametasona), sua duração de ação mais longa e maior potência também aumentam o risco de excesso de tratamento, o que pode afetar adversamente o crescimento antes do fechamento das epífises.[142,233,234] Tem sido observado crescimento normal em alguns estudos de crianças tratadas com prednisona (aproximadamente 1 mg/m^2/dia)[235] ou dexametasona (aproximadamente 0,27 mg/m^2/dia),[236] mas a hidrocortisona continua a ser o tratamento de escolha durante a infância.[222,229]

É necessário o tratamento com mineralocorticoide usando fludrocortisona para crianças com deficiência clássica de 21-hidroxilase, esteja o transtorno na forma perdedora de sal ou virilizante simples. O objetivo do tratamento é manter as concentrações normais de sódio e potássio no sangue, ao mesmo tempo evitando as consequências do tratamento excessivo ou do subtratamento. O tratamento excessivo com mineralocorticoide pode causar hipertensão, hipocalemia e comprometer o crescimento.[237] O tratamento inadequado pode resultar em crescimento insatisfatório porque aumenta a necessidade de glicocorticoides[237,238] e pode aumentar a produção suprarrenal de andrógenos, porque a depleção crônica de volume causa aumento da produção de renina e angiotensina II, o que pode estimular a esteroidogênese.[239] Nas crianças, a fludrocortisona é administrada em uma dose que varia entre 0,05 e 0,2 mg por dia.[222] A suplementação de sal pode ser descontinuada quando a criança começar a comer os alimentos servidos à mesa, mas pode ser necessária durante tempo quente ou exercício vigoroso.

A eficácia do tratamento, em geral, deve ser monitorizada aproximadamente a cada três meses nos lactentes e a cada quatro a 12 meses em crianças,[222] dosando-se as concentrações séricas de 17OHP, androstenediona, atividade da renina plasmática, velocidade de crescimento e maturação esquelética, comparando os resultados a dados normativos para a idade e maturação sexual.[133] De modo ideal, as dosagens de hormônio no sangue devem ser feitas pela manhã, quando os resultados refletirão as concentrações máximas.[141,222,229] ***Os níveis séricos de 17OHP, em geral, devem ser mantidos numa faixa entre 400 e 1.200 ng/dL, mas é preciso cuidado para evitar subtratamento do hiperandrogenismo e as consequências do hipercortisolismo iatrogênico.***[240] A atividade da renina plasmática deve ser mantida dentro da faixa da normalidade para a idade, ajustando-se o tratamento com fludrocortisona e a suplementação de sal antes de ajustar o nível de tratamento com glicocorticoide. Quando necessário, um breve curso de tratamento de 7 a 10 dias com dexametasona pode efetivamente suprimir os altos níveis de androstenediona que podem resultar de baixa observância do tratamento. A idade óssea e a taxa de crescimento devem ser monitorizadas a cada seis meses, tendo por objetivo evitar uma diminuição do crescimento e idade óssea avançada.[241,242] Os pacientes com HCSR clássica têm aumento do risco de desenvolver puberdade precoce central em decorrência do controle inadequado da produção de andrógenos pela suprarrenal; se isso ocorrer, pode ser necessário tratamento com um agonista de longa ação do GnRH.[243]

A doença pode precipitar uma crise suprarrenal em crianças com HCSR clássica, a menos que recebam tratamento adequado com glicocorticoide. Os sinais e sintomas sugestivos da possibilidade incluem hipotensão, desequilíbrio eletrolítico (hiponatremia, hipercalemia, hipoglicemia) e vômitos e diarreia que, algumas vezes, podem ser acompanhados por dor abdominal, febre, perda de apetite e perda de peso. Nas crianças com doença leve, a dose de manutenção de glicocorticoide, em geral, deve ser aumentada duas a três vezes. Quando a doença se associa a diarreia ou vômitos e redução da ingestão de alimentos, podem ser necessários glicocorticoides intravenosos, soro fisiológico e glicose. Nas crianças com doença grave ou que precisem de cirurgia de grande porte, deve ser administrada hidrocortisona intravenosa em uma dose apropriada para a idade; para aqueles com 12 anos de idade ou mais, deve ser administrada uma única dose de 100 mg, seguida por 100 mg/dia. Durante a recuperação, as doses de estresse de hidrocortisona podem ser gradualmente diminuídas aproximadamente 50% por dia.[222]

As crianças com HCSR clássica têm aumento do risco de puberdade precoce e baixa estatura porque altos níveis de esteroides sexuais promovem fechamento epifisário prematuro. Nos pacientes tratados por HCSR clássica, a altura de adulto geralmente é mais baixa do que a das populações de referência uma média de aproximadamente 10 cm, independentemente do nível de controle das concentrações de andrógenos da suprarrenal, o que sugere que o tratamento com glicocorticoides exógenos também suprime o crescimento.[244,245] A eficácia do tratamento durante os primeiros dois anos de vida e durante a puberdade parece ter a influência mais importante sobre a altura final.[246-248] O tratamento com hormônio do crescimento e um agonista de longa ação do GnRH pode ajudar a maximizar o crescimento e a altura do adulto.[249,250] Obesidade é uma complicação comum do tratamento com glicocorticoides em crianças com HCSR clássica; o índice de massa corporal correlaciona-se a dose de medicação prescrita.[251] Nas crianças obesas, a incidência de hipertensão também aumenta.[252]

O tratamento cirúrgico das anormalidades genitais nas meninas virilizadas com HCSR clássica é bem complicado. Tradicionalmente, a cirurgia é realizada nos primeiros anos de vida, quando a criança ainda é jovem demais para se lembrar do procedimento e para evitar problemas psicológicos associados a ter uma genitália externa anormal. *No entanto, a sabedoria e os resultados obtidos com a cirurgia precoce recentemente têm sido contestados, e muitos agora preconizam adiar cirurgia desnecessária até que a criança esteja mais velha e possa participar da decisão.*[109] A controvérsia é discutida em um tópico dedicado ao tratamento de genitália ambígua adiante neste capítulo. Se for realizada clitoroplastia, deve ser empregado o procedimento de recessão do clitóris, conservando a glande e sua inervação. É importante saber que as mulheres submetidas à clitoroplastia e até à amputação total do clitóris, em geral, não têm comprometimento da reação erótica nem diminuição da capacidade para orgasmo. Quando necessária uma reconstrução vaginal, é melhor adiá-la até depois da puberdade, quando é possível colaboração madura. Nos pacientes com HCSR clássica grave, a adrenalectomia bilateral oferece a vantagem em potencial de prevenir hiperandrogenismo suprarrenal, mas também aumenta o risco de desenvolver crise suprarrenal.[253-255]

Tratamento em Adultos

Para adolescentes e mulheres adultas com HCSR clássica, o objetivo do tratamento é baixar e manter as concentrações séricas de precursores suprarrenais (17OHP) e andrógenos nos limites superiores para mulheres normais. *Depois do fechamento epifisário completo, em geral, é preferido o tratamento com glicocorticoides de longa ação (p. ex., dexametasona, prednisona).*

Quando administrada à hora de deitar em uma dose variando entre 0,25 e 0,75 mg, o ACTH é efetivamente suprimido na maior parte ou em todo o dia seguinte. O tratamento à hora de deitar efetivamente inibe o pico de secreção de ACTH, que ocorre entre 2 horas e 10 horas da manhã.[233] **Para evitar os riscos de osteoporose e desenvolvimento da síndrome de Cushing, a dose precisa ser ajustada às necessidades do paciente individual.** Esquemas de tratamento alternativos incluem prednisona (mediana da dose de 7 mg/dia; variação de 4 a 10 mg/dia) ou doses únicas ou fracionadas de hidrocortisona (mediana de 30 mg/dia; variação de 15 a 40 mg/dia).[256] Doses suplementares de glicocorticoides, em geral envolvendo aumento de duas a três vezes a dose diária habitual, são indicadas durante períodos de estresse, como doença febril, cirurgia e trauma; o exercício normal não exige doses de estresse de glicocorticoides.[229]

Como nas crianças com HCSR clássica, o tratamento com mineralocorticoides em adultos é feito com fludrocortisona usando a dose necessária para manter as concentrações normais de sódio e potássio no sangue e a atividade de renina no plasma, geralmente variando entre 0,1 e 0,2 mg/dia. Quando o tratamento com mineralocorticoides é otimizado, a dose de glicocorticoides pode ser minimizada.[237,238] O tratamento inadequado pode resultar em depleção crônica de volume que promova excesso de produção de renina e de angiotensina II, o que, por sua vez, pode estimular o aumento da síntese de andrógenos pela suprarrenal.[239] As pacientes com a forma de virilização simples da HCSR clássica que exibem aumento da atividade da renina plasmática e das concentrações de aldosterona podem beneficiar-se do tratamento com mineralocorticoides, o que ajuda a controlar os níveis de 17OHP.[257,258]

O tratamento deve ser monitorizado por medidas periódicas da densidade óssea e dosagens das concentrações séricas de 17OHP, DHEAS, androstenediona e testosterona, sempre alerta ao desenvolvimento de sinais ou sintomas da síndrome de Cushing. Naquelas que precisarem de tratamento com mineralocorticoides, a atividade da renina plasmática deve ser monitorizada e mantida perto do limite superior da normalidade.

Muitas mulheres com HCSR clássica submetidas à cirurgia reconstrutiva durante a infância solicitam outra cirurgia reconstrutiva mais tarde, durante a adolescência ou o início da idade adulta, em geral envolvendo clitoroplastia e vaginoplastia. Aproximadamente metade dos procedimentos realizados durante a infância precisará de revisão mais tarde.[133,259]

O aconselhamento psicológico, começando idealmente depois de estabelecido o diagnóstico, é parte importante do tratamento da HCSR clássica. Embora sejam limitados e conflitantes os dados, a incidência de transtornos psiquiátricos adultos pode aumentar nas mulheres com HCSR clássica.[260,261] Os relacionamentos sexuais podem desenvolver-se um pouco mais tarde do que habitual, e a função sexual pode não ser completamente normal, mesmo naquelas submetidas à cirurgia reconstrutiva.[5]

Tratamento Durante a Gravidez

Embora seja possível a reprodução normal com o tratamento eficaz, a fertilidade, em geral, diminui nas mulheres com HCSR clássica, particularmente naquelas com a variedade perdedora de sal do transtorno, graças à anovulação crônica e, em alguns casos, os resultados cirúrgicos insatisfatórios.[3] *Naquelas que engravidam, as concentrações séricas de androstenediona, testosterona e 17OHP devem ser cuidadosamente monitorizadas, e a dose de glicocorticoides aumentada conforme necessário para manter níveis normais para a idade gestacional. O tratamento com glicocorticoides de longa ação deve ser descontinuado e passa a fazer tratamento com hidrocortisona, que é metabolizada pela placenta e, assim, evita-se o risco de suprimir o eixo hipotálamo-hipofisário-suprarrenal do feto.* Em geral, podem-se obter gestações a termo, parto de meninas saudáveis com genitália externa normal e crescimento e desenvolvimento normais em meninas e meninos.[174,262] Mesmo quando os níveis maternos de andrógenos não podem ser suprimidos ao normal, a alta capacidade de atividade da aromatase placentária efetivamente protege a genitália feminina fetal.[174]

A incidência de parto cesáreo aumenta, primariamente por causa de preocupações de que o parto vaginal possa romper uma reconstrução cirúrgica prévia da anatomia do períneo. A pelve androide não é mais comum do que o habitual, porque a forma e o tamanho da pelve adulta são determinados durante o estirão de crescimento da puberdade. No entanto, pode resultar uma pelve pequena se a idade óssea for avançada entre os 13 e 14 anos antes de iniciado o tratamento. *A necessidade de doses de estresse de glicocorticoides, durante o trabalho de parto e o parto, é óbvia e não aumenta o risco de infecção ou de má cicatrização das incisões.*

Excesso de Andrógenos – Origem Fetoplacentária

Duas raras deficiências enzimáticas associadas ao excesso de andrógenos – deficiência de aromatase e deficiência de P450 oxidorredutase – são distintas daquelas que causam as formas clássicas de CHSR porque envolvem a suprarrenal fetal e a placenta.

Deficiência de Aromatase (P450arom)

A enzima aromatase (também designada P450arom e CYP19A1) catalisa a conversão de andrógenos de 19 carbonos (androstenediona, testosterona, 16α-hidroxi DHEA) em estrogênios de 18 carbonos (estrona, estradiol e estriol respectivamente) e é codificada pelo gene *CYP19A1*, localizado no cromossomo 15 (15p21.1). A enzima é ativa nas gônadas, na placenta, no cérebro e no tecido adiposo; a regulação específica em cada tecido é controlada, em parte, por promotores alternativos específicos dos tecidos. A deficiência de aromatase é um transtorno autossômico recessivo raro causado por mutações no gene *CYP19A1*. Como consequência, os andrógenos fetais não são convertidos em estrogênios na placenta, resultando em virilização dos fetos femininos (graças ao acúmulo de andrógenos fetais), baixos níveis séricos maternos de estrogênios e hirsutismo materno, que tipicamente se desenvolve durante a segunda metade da gravidez e regride depois do parto. *As meninas afetadas classicamente apresentam genitália ambígua ao nascimento e, na puberdade, exibem sinais de hiperandrogenismo, ausência de desenvolvimento das mamas, amenorreia primária associada ao hipogonadismo hipergonadotrófico e ovários multicísticos.*[263-266] As mutações da aromatase também podem produzir fenótipos variáveis ou não clássicos caracterizados por graus variáveis de desenvolvimento das mamas.[267]

Deficiência de P450 Oxidorredutase

As formas clássicas de HCSR são todas causadas por mutações em genes que codificam enzimas esteroidogênicas, resultando em redução ou ausência da atividade enzimática e em sinais e sintomas clínicos causados pelo acúmulo de precursores de esteroides e/ou diminuição da produção do principal produto final esteroidal. Mais uma forma recentemente descrita de HCSR resulta de uma deficiência da enzima P450 oxidorredutase (POR). Embora não seja, *em si*, uma enzima esteroidogênica, a POR, não obstante, afeta várias vias esteroidogênicas e agora é reconhecida como causa de transtornos 46,XX do desenvolvimento sexual (virilização feminina) e transtornos 46,XY do desenvolvimento sexual (virilização masculina incompleta), o que é discutido adiante.[268]

Descrita pela primeira vez em 2004,[269] a deficiência de POR talvez seja a forma mais complexa de HCSR porque afeta a atividade de todas as enzimas P450 envolvidas na esteroidogênese em graus variáveis, resultando em padrões variáveis de produção anormal de hormônios esteroidais e um espectro de manifestações clínicas, tendo outros efeitos "não endócrinos" sobre o desenvolvimento do esqueleto e o metabolismo de medicamentos. A POR é uma flavoproteína associada ao retículo endoplasmático e é codificada pelo gene *POR*, localizado no cromossomo 7 (7q11.2). A POR serve como doadora de elétrons na ativação de *todas* as enzimas microssomais P450, inclusive P450c21 (a 21-hidroxilase da suprarrenal, CYP21A2), P450c17 (CYP17A1, que catalisa as atividades da 17α-hidroxilase e 17,20-liase) e a P450arom (aromatase, CYP19A1, que medeia a conversão dos andrógenos em estrogênios). A deficiência de POR é um transtorno autossômico recessivo, e mais de 25 mutações diferentes de POR já foram identificadas, sendo a maioria mutações de senso incorreto no domínio central de transferência de elétrons da proteína.[268]

Pacientes com a mesma mutação, mesmo irmãos, podem exibir diferenças fenotípicas, mas o perfil hormonal de todos os pacientes com mutações POR reflete deficiências parciais de 21-hidroxilase e 17α-hidroxilase/17,20-liase. Como as atividades da 21-hidroxilase e da 17,20-liase estão comprometidas em grau maior do que a atividade da 17α-hidroxilase, as concentrações séricas basais de 17OHP ficam elevadas e exibem uma resposta exagerada à estimulação com ACTH (em razão do comprometimento da atividade da 21-hidroxilase), e os níveis de DHEA/DHEAS e de androstenediona ficam baixos (em virtude do comprometimento da atividade da 17,20-liase). Os níveis basais de cortisol geralmente são normais ou quase normais, mas não se elevam normalmente após a estimulação com ACTH, revelando uma insuficiência suprarrenal cronicamente compensada.[268]

Perfil Hormonal Associado à Deficiência de P450 Oxidorredutase		
Hormônio	Nível Basal	Resposta Estimulada com ACTH
17OHP	Alto	Exagerada
DHEA/DHEAS	Baixo	Baixa
Androstenediona	Baixo	Baixa
Cortisol	Normal	Baixa

Surpreendentemente, as meninas com deficiência de POR frequentemente ficam virilizadas *intraútero*, algo não esperado, dado que a produção de andrógenos pela suprarrenal fetal deve estar diminuída, não aumentada. Há duas hipóteses referentes à fonte de excesso de andrógenos que poderiam explicar a aparente dicotomia, mas nenhuma das duas foi estabelecida conclusivamente.[270-272] A primeira antevê que até mesmo a quantidade modesta de andrógenos produzida poderia acumular-se em razão da deficiência de P450arom placentária em pacientes com deficiência de POR. A segunda invoca uma "via da porta dos fundos" alternativa à produção de andrógenos, em que níveis elevados de 17OHP, que não podem ser metabolizados eficientemente por meio das atividades da P450c21 ou P450c17, buscam um metabolismo alternativo por meio da 5α-redução e finalmente são convertidos em di-hidrotestosterona (DHT), desviando-se da via habitual por meio da androstenediona e testosterona.[271-273] Embora a via pela porta dos fundos ainda envolva a P450c17, a afinidade da enzima por seu substrato, na via alternativa (5α-pregnano-3α,17α-diol-20ona), é muito mais alta do que por 17OHP. Portanto, a via pela porta dos fundos provavelmente funciona melhor do que a via metabólica convencional em pacientes com deficiência de POR.[273]

O fenótipo da deficiência de POR varia amplamente. Embora alguns exibam um espectro característico de anormalidades esqueléticas conhecido como síndrome de Antley-Bixler (craniossinostose, hipoplasia da parte média da face, atresia ou estenose dos cóanos, sinostose radioumeral e/ou radioulnar, fêmur em arco e fraturas, além de contraturas articulares), indistinguíveis das observadas em pacientes com mutações no gene do receptor-2 do fator de crescimento dos fibroblastos (*FGFR2*), as anormalidades ósseas são sutis ou totalmente ausentes em outros.[268] O espectro fenotípico, em pacientes com deficiência de POR comprovada, inclui pacientes assintomáticos identificados por triagem neonatal para deficiência de 21-hidroxilase, pacientes assintomáticos cujas mães virilizaram durante a gravidez, lactentes femininas virilizadas e uma mulher adulta com amenorreia primária e ovários multicísticos.[269,270,273,274] O fenótipo amplamente variável tem levado à especulação de que a deficiência de POR possa ser relativamente comum e frequentemente não seja reconhecida ou receba um diagnóstico incorreto.

O diagnóstico de deficiência de POR não é fácil de compreender. Deve ser considerado na avaliação de crianças com ambiguidade sexual e quando a triagem pré-natal para trissomia 21 revelar baixos níveis maternos de estriol. Indica-se análise de mutação para pacientes que exibam perfis compatíveis de hormônios esteroides.

A "Via Porta dos Fundos" para Produção de Andrógenos

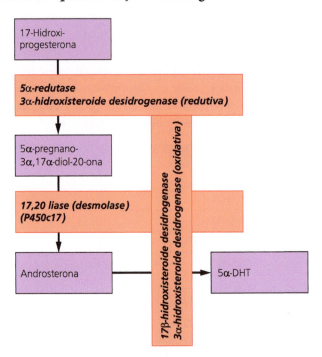

Excesso de Andrógenos – Origem Materna (Hiperandrogenismo Gestacional)

O hiperandrogenismo gestacional materno é mais uma causa, se bem que muito incomum, de virilização fetal e pode decorrer da ingestão materna de andrógenos ou medicamentos que tenham ações androgênicas ou ainda do excesso de produção materna de andrógenos. A possibilidade deve ser considerada quando uma mulher grávida exibir rápido início de sinais masculinizantes, incluindo hirsutismo, calvície temporal, clitoromegalia e engrossamento da voz. Também deve ser considerado depois do parto de uma menina virilizada, tendo em mente que os luteomas e cistos teca-luteínicos regridem depois do parto.

A possível ou provável extensão da virilização fetal relaciona-se com o tempo de exposição aos andrógenos maternos. Embora a exposição durante o início da gravidez possa causar fusão labioescrotal e clitoromegalia, a exposição depois de 12 semanas de gestação causa apenas hipertrofia do clitóris.

Ingestão de Medicamentos

A maioria dos casos de virilização fetal feminina decorrente de ingestão de medicamentos pela mãe envolve tratamento com danazol para endometriose[275] ou com progestinas para ameaça de aborto recorrente.[276,277] *O risco parece limitado às progestinas que se ligam ao receptor androgênico.*[278] Dados os riscos em potencial, os agentes progestacionais, que não a progesterona ou a 17-hidroxiprogesterona, já não são administrados a mulheres grávidas. *No entanto, a virilização de meninas não tem sido observada em mulheres expostas aos contraceptivos orais depois da concepção.*[279] A ingestão materna de andrógenos também pode causar virilização fetal, mas não é frequente, provavelmente porque a exposição fetal é limitada pela alta capacidade de atividade da aromatase placentária.

Excesso de Produção de Andrógenos

As mulheres que desenvolvem hiperandrogenismo gestacional merecem avaliação minuciosa.[280] Os luteomas e cistos da teca-luteína são as causas mais comuns; os tumores virilizantes ovarianos ou da suprarrenal são raramente encontrados durante a gravidez.[281-287] No entanto, todas as possibilidades diagnósticas justificam consideração.

A ultrassonografia pélvica é útil para distinguir entre tumores da suprarrenal e do ovário, massas ovarianas sólidas ou císticas e doença ovariana unilateral ou bilateral. Aproximadamente metade dos luteomas e quase todos os cistos da teca-luteína são bilaterais;[288] outros tumores ovarianos geralmente são unilaterais. Os tumores malignos são, mais provavelmente, sólidos e unilaterais. As dosagens de hormônios no sangue têm valor diagnóstico limitado, dado que as concentrações maternas de testosterona no sangue normalmente se elevam progressivamente durante a gravidez, primariamente por acentuado aumento dos níveis de SHBG. **A cirurgia raramente é necessária para mulheres com luteomas ou cistos da teca-luteína porque ambos caracteristicamente regridem depois do parto.** No entanto, quando existe alta suspeita de um tumor, e isso não pode ser excluído, pode ser necessária uma laparoscopia ou laparotomia para estabelecer o diagnóstico certo.

Luteoma da Gravidez

Os luteomas da gravidez são massas hiperplásicas de células luteinizadas, e não tumores verdadeiros. Sua incidência verdadeira é desconhecida; a maioria passa despercebida porque produz pouco androgênio ou tem pouco ou nenhum efeito androgênico significativo. Os luteomas podem ser descobertos incidentalmente na ocasião de um parto cesáreo ou outra cirurgia abdominal durante a gravidez ou no início do puerpério ou quando forem grandes ou causarem virilização materna. Tipicamente, os luteomas são massas sólidas, cujo tamanho varia de 6 a 10 cm; aproximadamente em metade dos casos, são bilaterais.[289,290]

Nas mulheres com luteomas, as concentrações sanguíneas de androstenediona, testosterona e di-hidrotestosterona aumentam, algumas vezes dramaticamente.[280,289,291] No entanto, apenas aproximadamente um terço dos luteomas de gravidez relatados associa-se a hirsutismo ou virilização materna,[280,292] provavelmente porque qualquer aumento da testosterona livre no sangue é limitado pelo grande aumento de globulina de ligação a hormônios sexuais (SHBG) que ocorre durante a gravidez. *Essencialmente, não há risco de que o feto feminino de uma mulher com um luteoma seja virilizado se a própria mãe não o estiver.* No entanto, aproximadamente 80% das lactentes que nasceram de mães virilizadas também são virilizadas em um grau que se correlacione com a intensidade, duração e, mais importante, com a fase da gravidez na ocasião da exposição aos andrógenos.[293,294]

A regressão tipicamente rápida dos luteomas depois do parto sugere que o hCG pode desempenhar algum papel em estimular ou perpetuar a produção de andrógenos nos luteomas.[295] No entanto, a maioria dos luteomas é identificada no final da gestação, muito tempo depois do pico das concentrações sanguíneas maternas de hCG. Além disso, os cistos da teca-luteína, e não os luteomas, associam-se mais comumente a níveis excessivamente altos de hCG, como se observam em mulheres com a doença trofoblástica gestacional. Consequentemente, parece provável que algum outro mecanismo seja responsável pelo crescimento e a produção de andrógenos dos luteomas no final da gestação.

Cistos da Teca-Luteína

Cistos da teca-luteína clinicamente aparentes, também conhecidos como de hiper-reação luteínica, desenvolvem-se mais frequentemente com gestações múltiplas, mães isoimunizadas, aquelas com gestações molares ou doença trofoblástica gestacional e mulheres com diabetes melito, e todas essas condições se associam a aumento das concentrações sanguíneas maternas de hCG; a incidência mais alta (10 a 20%) é observada em mulheres com doença trofoblástica.[296] No entanto, nem todas as mulheres com tais condições desenvolvem cistos da teca-luteína, que também podem persistir muito tempo depois da evacuação de gestações molares, apesar da rápida diminuição dos níveis sanguíneos de hCG.[296-298] Raramente, as mães com hirsutismo preexistente relacionado com a síndrome dos ovários policísticos ou hipertecose estromal ovariana podem desenvolver cistos da teca luteína e hiperandrogenismo gestacional.[299,300]

Os ovários contendo cistos da teca-luteína aumentam muito de volume, chegando a 10 a 15 cm de diâmetro. Histologicamente, o córtex ovariano geralmente exibe hialinização focal. *Aproximadamente 30% das mulheres grávidas com cistos da teca-luteína clinicamente aparentes ficam hirsutas ou virilizam.*[280,301-303] Na maioria daquelas que exibem virilização, as concentrações séricas de testosterona e de androstenediona são elevadas. Os níveis de testosterona no sangue do cordão também podem estar elevados em seus filhos,[301,302,304,305] mas não foram relatados casos de lactentes femininas virilizadas.

Outros Transtornos do Desenvolvimento Genital

Existe um grande grupo de transtornos 46,XX do desenvolvimento sexual que não podem ainda ser classificados porque suas causas não são conhecidas. A categoria inclui extrofia cloacal, agenesia dos dutos de Müller, a síndrome de Müller e displasia de somitos cervicotorácicos, conhecida como associação MURCS.

Extrofia Cloacal

A extrofia cloacal é malformação anorretal e geniturinária rara e complexa, em que o reto, a vagina e o trato urinário compartilham um orifício comum evertido, acompanhado por uma onfalocele e ânus imperfurado. Tipicamente, a bexiga e a genitália dividem-se em duas metades a cada lado de um segmento exposto de intestino; foram descritas algumas variantes.[306] Acredita-se que o transtorno resulte de falta da migração das pregas mesodérmicas laterais da parede abdominal anterior infraumbilical, levando a um aumento da membrana cloacal, que se rompe prematuramente, antes da descida do septo urorretal, em algum momento antes de 8 semanas de gestação.[306,307]

Agenesia dos Dutos de Müller (Síndrome de Mayer-Rokitansky-Küster-Hauser)

A agenesia dos dutos de Müller é um transtorno do desenvolvimento genital caracterizado pela ausência da vagina, ausência de útero ou útero hipoplásico e tubas uterinas normais ou hipoplásicas.[308] O transtorno é uma causa relativamente comum de amenorreia primária e é descrito em detalhes no Capítulo 11 (Amenorreia). Tipicamente, os ovários são inteiramente normais, embora um ou ambos possam não ter descido, ser hipoplásicos ou associados a uma hérnia inguinal. As pacientes afetadas também muitas vezes têm anomalias urológicas (agenesia renal unilateral, rim ectópico ou em ferradura e duplicação dos sistemas coletores) e malformações esqueléticas (p. ex., hemivértebras e escoliose, ou síndrome de Klippel-Feil, o que inclui pescoço curto, implantação baixa da linha de cabelos, amplitude de movimento limitada e sintomas neurológicos, resultando de uma ou mais fusões de vértebras).[309,310] A causa é desconhecida, embora alguns casos se associem a translocações cromossômicas ou ocorram em agregados familiares, sugerindo uma base genética. Logicamente, a agenesia dos dutos de Müller pode ser atribuída a uma mutação ativadora no gene que codifica AMH ou seu receptor, causando um excesso da atividade do AMH, mas não foi identificada nenhuma.[311]

As pacientes com agenesia dos dutos de Müller tipicamente se apresentam no final da adolescência ou no início da idade adulta com amenorreia primária, exibindo desenvolvimento normal das mamas e dos pelos púbicos e ausência de vagina visível. Algumas podem ter ilhotas funcionais de endométrio, resultando em menstruação obstruída e sintomas de dor cíclica.[309,310] A avaliação deve incluir um cariótipo, ultrassonografia renal, radiografias da coluna vertebral e ultrassonografia ou RM pélvica quando houver razão para suspeita de um remanescente uterino funcional.[312,313] A cirurgia, em geral, é indicada somente para aquelas com sintomas relacionados com hematômetra, endometriose ou hérnia inguinal. Quando a época for apropriada, poderá ser criada uma vagina funcional por dilatação progressiva da vagina,[314-316] vaginoplastia tradicional[317] ou cirurgia de Vecchietti modificada, que é realizada por laparoscopia.[318,319] As mulheres com agenesia dos dutos de Müller são inférteis, mas podem esperar função sexual normal e têm sua própria prole genética por meio de FIV usando oócitos recuperados de seus próprios ovários normais e o espermatozoide de seu parceiro, com subsequente transferência de embriões para um útero de substituição.[320,321]

Displasia dos Somitos Cervicotorácicos, Renal e Mülleriana (Associação MURCS)

A associação MURCS é uma síndrome caracterizada por aplasia ou hipoplasia dos dutos de Müller (MU), agenesia ou ectopia renal (R) unilateral e displasia dos somitos cervicotorácicos (CS), o que resulta em defeitos vertebrais (p. ex., anomalia de Klippel-Feil, escoliose) e anormalidades das costelas, membros superiores e escápula.[322] Outras anomalias associadas incluem fendas labial e palatina, agenesia dos ovários, fissuras pulmonares anormais, tetralogia de Fallot, malformações anorretais e surdez de condução.[323-326] A fisiopatologia envolvida não foi ainda esclarecida, mas logicamente pode envolver um evento que ocorra muito cedo no desenvolvimento, quando os blastemas dos primórdios pronéfricos e primórdios cervicotorácicos estejam perto uns dos outros. O transtorno tem semelhanças com a síndrome de deleção 22q11 (anomalias do arco aórtico, deformidades faciais, voz nasal, leves dificuldades de aprendizagem, agenesia renal, doença autoimune e anomalias da coluna cervical) e com a síndrome de Mayer-Rokitansky-Küster-Hauser, sugerindo uma fisiopatologia semelhante.[322]

TRANSTORNOS 46,XY DO DESENVOLVIMENTO SEXUAL

Os transtornos do desenvolvimento sexual ocorridos no gênero cromossômico masculino (46,XY) podem decorrer de anormalidades do desenvolvimento gonadal, por diminuição da síntese fetal de andrógenos relacionados com as deficiências de enzimas esteroidogênicas ou proteínas regulatórias, por defeitos dos receptores androgênicos que impedem a ação normal dos andrógenos, por defeitos dos receptores de LH que causam hipoplasia das células de Leydig ou por mutações que afetam o AMH ou seu receptor.

Transtornos do Desenvolvimento Gonadal (Testicular)

O desenvolvimento gonadal normal exige células germinativas normais e células somáticas gonadais normais. Os transtornos do desenvolvimento testicular incluem disgenesia gonadal completa (síndrome de Swyer), disgenesia gonadal parcial (vários transtornos de genes únicos e anormalidades cromossômicas envolvendo genes-chave) e a perda, de outra forma, de testículos desenvolvidos normalmente durante a vida fetal (síndrome da regressão testicular). Além disso, uma pequena proporção de pacientes com TDS ovotesticular (discutido em uma seção anterior deste capítulo) tem cariótipo 46,XY.

Disgenesia Gonadal Completa (Síndrome de Swyer)

A síndrome de Swyer é uma forma incomum de disgenesia gonadal, caracterizada por um cariótipo 46,XY.[327] *Apesar da presença de um cromossomo Y, o fenótipo é feminino porque as gônadas disgenéticas (em faixa) não produzem AMH nem andrógenos.* Consequentemente, a vagina, a cérvix, o útero e as tubas uterinas desenvolvem-se normalmente, e as genitálias interna e externa não masculinizam.[328] *Em aproximadamente 10 a 15% dos pacientes, o transtorno resulta de uma mutação inativadora no gene SRY, mas, na maioria, não se pode identificar uma causa.*[329] Foram implicadas mutações de outros genes envolvidos na regulação da expressão do *SRY* ou que codificam elementos distais importantes na via determinante de testículo.[330-332]

Pacientes com síndrome de Swyer, em geral, apresentam-se depois do tempo de puberdade esperado com atraso da maturação sexual, amenorreia primária, pelos púbicos normais e anatomia genitalia interna e externa feminina normais. A avaliação revela hipogonadismo hipergonadotrófico, levando a um cariótipo que estabelece o diagnóstico. *É indicada a gona-*

dectomia logo depois do diagnóstico decorrente do risco significativo do desenvolvimento de tumores das células germinativas nos elementos testiculares ocultos (20 a 30%).[333]

O gênero de atribuição e criação e a identificação de gênero são inequivocamente femininos, e não é necessário tratamento, a não ser a terapia estrogênica para induzir desenvolvimento das mamas e, subsequentemente, terapia (cíclica ou combinada) com estrogênio e progestina para manter a maturação sexual. Pode-se obter uma gravidez com FIV usando oócitos de doadora e não se associa a nenhum risco ou complicação específica.[334]

Disgenesia Gonadal Parcial

A disgenesia gonadal parcial descreve um grupo de transtornos decorrentes de ampla variedade de mutações genéticas que causam desenvolvimento e função gonadais anormais. Nas pacientes afetadas, podem estar presentes ou ausentes estruturas müllerianas, a genitália externa pode ser feminina, ambígua ou masculina, e o fenótipo pode incluir anormalidades do desenvolvimento fora do trato reprodutivo. As amplas variações de fenótipo refletem as muitas ações diferentes dos produtos genéticos, que estão envolvidos na regulação da expressão de SRY, regressão dos dutos de Müller, diferenciação do testículo e padrões de desenvolvimento. Os exemplos incluem transtornos genéticos únicos envolvendo *WT1, SF1, SRY, SOX9, DHH* (uma molécula de sinalização intercelular que tem importante papel na morfogênese e desenvolvimento do testículo), *ATRX* (regulador transcricional expresso durante o desenvolvimento), e *ARX* (um gene *homeobox* expresso durante o desenvolvimento), bem como aberrações cromossômicas envolvendo genes-chave, como *DMRT1* (hemizigosidade), *DAX1* (duplicação) e *WNT4* (duplicação).[109]

Genes Associados à Disgenesia Gonadal Parcial 46,XY [109]

Gene	Locus	Herança	Gônada	Estruturas Müllerianas	Genitália Externa	Características Associadas
Transtornos de um Único Gene						
WT1	11p13	Autossômica dominante	Testículo disgenético	+/–	Feminina ou ambígua	Tumor de Wilms, anomalias renais, tumores gonadais
SF1	9q33	Autossômica dominante/recessiva	Testículo disgenético	+/–	Feminina ou ambígua	Insuficiência suprarrenal (alguns)
SRY	Yp11.3	Y	Testículo disgenético/ovotéstis	+/–	Feminina ou ambígua	
SOX9	17q24-5	Autossômica dominante	Testículo disgenético/ovotéstis	+/–	Feminina ou ambígua	Displasia camptomélica
DHH	12q13.1	Autossômica recessiva	Testículo disgenético	+	Feminina	
ATRX	Xq13.3	X	Testículo disgenético	–	Feminina, ambígua ou masculina	α-talassemia, retardo mental
ARX	Xp22.13	X	Testículo disgenético	–	Ambígua	Lissencefalia, epilepsia, instabilidade da temperatura
Aberrações Cromossômicas						
DMRT1	9p24.3	Hemizigosidade	Testículo disgenético	+/–	Feminina ou ambígua	Retardo mental
DAX1	Xp21.3	Duplicação Xp21	Testículo ou ovário disgenético	+/–	Feminina ou ambígua	
WNT4	1p35	Duplicação 1p35	Testículo disgenético	+	Ambígua	Retardo mental

Síndrome da Regressão Testicular

A síndrome da regressão testicular é uma condição em que existiu um testículo com desenvolvimento normal durante a vida fetal, mas subsequentemente regrediu ou perdeu-se. *O transtorno pode ser unilateral ou bilateral e caracteriza-se por ausência parcial ou completa de tecido testicular na presença de genitália externa masculina normal.*[335] Tipicamente, o duto deferente e os vasos associados têm fundo cego, restando quantidade variável de tecido testicular. A história natural do transtorno ainda é pouco entendida. Os atuais conceitos presumem desenvolvimento embrionário inicial normal e descida testicular, seguida por um evento catastrófico, tal como uma torção. Se o processo ocorrer relativamente tarde na gravidez, as genitálias interna e externa virilizam, e os dutos de Müller regridem normalmente, mas os testículos estão ausentes ao nascimento (anorquia). No entanto, a perda mais cedo de ambos os testículos pode resultar em falo pequeno ou masculinização incompleta.[336]

Em estudos histopatológicos de remanescentes testiculares atrésicos obtidos de recém-nascidos ou meninos afetados, somente 10% dos espécimes continham túbulos seminíferos identificáveis, que consistiam principalmente em células de Sertoli envolvidas em cordões fibrosos sem células germinativas visíveis.[335] Macrófagos carregados de hemossiderina, em geral uma resposta celular tardia ao dano tecidual, estão presentes em aproximadamente dois terços dos casos e, ocasionalmente, podem-se observar um duto deferente e epidídimo.[335,337,338]

Transtornos da Síntese de Andrógenos

Algumas enzimas esteroidogênicas e proteínas regulatórias estão envolvidas na síntese de andrógenos, e uma deficiência em qualquer uma pode resultar em diminuição da produção fetal de andrógenos e suas consequências. Todas são raras, mas cada uma é causa reconhecida de transtornos 46,XY do desenvolvimento sexual; em conjunto, são responsáveis por menos de 5% dos casos. Os transtornos da síntese de testosterona geralmente comprometem em maior grau a virilização da genitália externa do que a da genitália interna.

Deficiência de 5α-Redutase dos Esteroides

A deficiência de 5α-redutase (tipo 2) dos esteroides é um transtorno autossômico recessivo caracterizado por um cariótipo 46,XY e hipospadias perineais graves (descrevendo uma configuração genital que consiste em falo a meio caminho entre um pênis e um clitóris, um pênis curvo prendendo o falo ao períneo, uma abertura uretral geralmente no períneo e uma abertura urogenital incompletamente fechada, assemelhando-se a uma vagina pequena e rasa), o que resulta em comprometimento da virilização durante a embriogênese em virtude de defeitos na conversão de testosterona em di-hidrotestosterona (DHT).[339-341] Na apresentação clássica, a genitália externa é predominantemente feminina ao nascimento, exibindo falta de fusão das pregas labioescrotais e um seio urogenital ou aberturas uretral e vaginal separadas, com ou sem clitoromegalia. A genitália interna é masculina; formam-se os epidídimos, dutos deferentes, glândulas seminais e dutos ejaculatórios, mas desembocam em uma vagina curta e cega. Em alguns, os derivados dos dutos de Wolff terminam no períneo, a cada lado da uretra. Os testículos estão localizados nos canais inguinais, nos grandes lábios ou no escroto e exibem comprometimento da espermatogênese. *A característica que distingue o transtorno é que os indivíduos afetados virilizam, em graus variáveis, na época da puberdade.* Diferentemente dos transtornos relacionados com anormalidades do receptor de andrógenos, o desenvolvimento de mamas em homens com 5α-redutase dos esteroides é como nos meninos normais. Embora alguns indivíduos com deficiência de 5α-redutase sejam suficientemente virilizados para lhes ser atribuído o gênero masculino ao nascimento,[342] a maioria é criada como menina e é assumido um gênero e comportamento masculinos na época da puberdade.[343]

O quadro clínico da deficiência de 5α-redutase dos esteroides novamente ilustra os mecanismos envolvidos na diferenciação sexual fenotípica.[344] Os derivados dos dutos de Wolff (dutos ejaculatórios, epidídimos, dutos deferentes, glândulas seminais) formam-se normalmente em resposta a níveis fetais normais de testosterona, mas as estruturas genitais que derivam do seio urogenital e do tubérculo genital (a genitália externa, a uretra e a próstata) não virilizam normalmente porque são dependentes da conversão intracelular de testosterona em DHT. Os homens afetados desenvolvem massa muscular normal, libido e engrossamento da voz, o que decorre das ações da testosterona, mas têm menos pelos corporais e menos recessão temporal da linha dos cabelos e não têm problemas com acne, porque tudo isso resulta primariamente das ações da DHT. A importância singular da DHT durante o desenvolvimento fetal é demonstrada pela significativa virilização genital que ocorre depois da puberdade.[345]

Existem dois tipos de 5α-redutase de esteroides, designados tipos 1 e 2,[346] codificados por dois genes separados; o gene que codifica a enzima tipo I (*RD5A1*) está localizado no cromossomo 5 (5p15), e aquele que codifica a enzima tipo 2 (*RD5A2*) está localizado no cromossomo 2 (2p23). Naqueles com o transtorno reconhecido como deficiência da 5α-redutase dos esteroides, a enzima tipo 2 é defeituosa, e a enzima tipo 1 é normal.[347] *O resultante comprometimento da conversão de testosterona em DHT impede a virilização normal da genitália externa masculina durante o desenvolvimento fetal.* Os indivíduos afetados tipicamente têm concentrações sanguíneas de DHT muito baixas, porém mensuráveis, o que poderia refletir atividade limitada da enzima anormal, porém mais provavelmente resulta das ações da enzima tipo 1.[342] A virilização que ocorre na puberdade pode ser dirigida pela DHT do sangue ou pela própria testosterona. Pode-se desenvolver uma ginecomastia transitória na puberdade, mas não persiste porque a produção de andrógenos e de estrogênio é como a dos homens adultos normais.

Uma ampla variedade de mutações *RD5A2* foi descrita, sendo a maioria de mutações em pontos que produzem baixa concentração da enzima, enzima instável com atividade reduzida ou uma enzima com diminuição da afinidade pela testosterona e/ou cofatores essenciais. Aproximadamente 40% dos indivíduos afetados é homozigótica para a mesma mutação, sendo o restante heterozigotos compostos.[347] Quase metade tem familiares afetados de modo semelhante, provavelmente refletindo consanguinidade e um efeito de fundador.[348] Nas mulheres, as mutações são essencialmente silenciosas; embora os pelos corporais possam estar reduzidos, e a menarca atrasar-se, mesmo aquelas com mutações homozigóticas são fenotipicamente normais e têm função menstrual e fertilidade normais.[349,350]

Deve-se suspeitar do diagnóstico de deficiência de 5α-redutase em lactentes com ambiguidade genital e em adolescentes ou adultos jovens que tenham o fenótipo e perfil de hormônios sanguíneos (concentração normal de testosterona no soro dos meninos e aumento da proporção testosterona/DHT), o que excede tipicamente 10 nos lactentes e muitas vezes excede 20 em crianças mais velhas e adultos.[341,351] Nos lactentes e crianças pré-púberes, os níveis basais de testosterona e de DHT podem não ser suficientes para o diagnóstico e é melhor avaliá-los realizando um teste de estimulação com CG, dosando antes a testosterona e a DHT (basal, dia 1) e depois (estimulada, dias 3 e 6) de administrar hCG exógena (1.500 UI/m² nos dias 1 e 3).[351-353] Indivíduos com deficiência de 5α-redutase podem ser distinguidos daqueles que têm defeitos na síntese de testosterona por seus níveis sanguíneos normais ou elevados de testosterona e daqueles com insensibilidade androgênica incompleta pela demonstração de proporções normais de metabólitos de glicocorticoides 5β e 5α-reduzidos como indicadores de metabolismo hepático de esteroides.[354] Pode-se estabelecer um diagnóstico definitivo analisando o DNA extraído do sangue ou de tecido.[347]

O manejo de pacientes com deficiência de 5α-redutase de esteroides é complicado porque metade ou mais inicialmente designados como do gênero feminino passam por uma mudança na identidade de gênero e comportamento mais tarde na vida.[343] O gênero de criação, a idade do indivíduo e a identidade de gênero influenciam a escolha da conduta. A decisão de criar um indivíduo como do gênero feminino deve ser feita somente depois de avaliação psicológica minuciosa para confirmar uma identidade de gênero feminino, mas, uma vez feita, o manejo é relativamente fácil. Deve ser realizada gonadectomia para impedir virilização mais tarde e desenvolvimento de tumor nos testículos criptorquídicos.[355] Qualquer clitoromegalia pode ser corrigida, tomando-se cuidado em manter a glande do clitóris. Se necessário, pode-se estabelecer uma vagina funcional por dilatação vaginal progressiva[315,316,356] ou por vaginoplastia cirúrgica.[357] O tratamento com estrogênio para induzir e manter características femininas deve ser iniciado no tempo habitual de puberdade ou imediatamente depois da gonadectomia em adultos.

A decisão de criar um indivíduo como do gênero masculino não é menos complexa e também envolverá tratamentos cirúrgico e clínico. O momento certo para a cirurgia para corrigir as hipospadias e a criptorquidia depende do grau de hipospadias e do tamanho do falo. Infelizmente, o grau de virilização na puberdade geralmente é menor do que o desejado,[351,358] levando a esforços para melhorar os resultados por tratamento com testosterona ou DHT exógena. O tratamento com testosterona antes da puberdade pode ajudar a aumentar o falo.[351] O tratamento com DHT pode elevar as concentrações sanguíneas de DHT, mas precisa ser especialmente preparado, pois não há preparação comercializada.[359,360] Embora as contagens de espermatozoides sejam bem baixas na maioria dos pacientes,[361] a fertilidade pode ser obtida por meio de inseminação intrauterina[362] ou FIV e ICSI.[363]

A mudança do gênero feminino para o masculino pode ser extremamente traumática psicologicamente, mas alguns têm conduzido a transição com muito sucesso.[343] Em um desses casos, o paciente efetivamente levou uma "vida dupla", funcionando em todos os aspectos públicos como mulher, enquanto tinha numerosos relacionamentos heterossexuais clandestinos. Ciente de sua identidade sexual masculina desde a puberdade, não obstante demorou-se a procurar atendimento médico por medo de que a exposição trouxesse vergonha e culpa à sua mãe idosa "da velha guarda" religiosamente devota. Embora tivesse planejado manter seu segredo até que a mãe morresse, finalmente procurou ajuda diagnóstica com 65 anos porque sua mãe, então com 93 anos, continuava a gozar de boa saúde. A transição de mulher para homem, em um indivíduo com deficiência de 5α-redutase dos esteroides, foi registrada no romance vencedor do Prêmio Pulitzer *Middlesex*, de autoria de Jeffrey Eugenides, protagonizado pela heroína Callíope Stephanides, que se torna o herói, Cal.[364]

Deficiência de 17α-Hidroxilase

O gene *CYP17A1* codifica uma enzima que tem atividade 17α-hidroxilase e 17,20-liase, o que é necessário para a síntese de cortisol, andrógenos e estrogênios. A deficiência da 17α-hidroxilase é causa rara de HCSR, tendo sido relatados pouco mais de 100 casos.[365,366] Foram observadas síndromes de deficiência de 17α-hidroxilase humana envolvendo uma perda apenas de 17α-hidroxilase ou de 17,20-liase,[367,368] mas, na maioria dos pacientes afetados, ambas as enzimas são deficientes.[369]

O aumento compensatório na estimulação com ACTH que acompanha a diminuição da síntese de cortisol estimula aumento da produção de 11-desoxisteroides (via 21-hidroxilase), incluindo corticosterona e os mineralocorticoides 11-desoxicorticosterona e 18-hidroxi-desoxicorticosterona.[370,371] Por sua vez, o excesso de mineralocorticoides leva à expansão de volume, que inibe a liberação de renina e a síntese de aldosterona.[372] A produção de andrógenos (dependente da atividade da 17,20-liase) e, subsequentemente, de estrogênios diminui nas suprarrenais e nas gônadas. As concentrações séricas de progesterona aumentam, mas as de 17OHP, cortisol, DHEA, DHEA-S, androstenediona, testosterona e estradiol ficam baixas.

Como outras formas de HCSR, a deficiência de 17α-hidroxilase é um transtorno autossômico recessivo. O gene *CYP17A1* está localizado no cromossomo 10 (10q24.3) e foram descritas numerosas mutações diferentes,[373] incluindo pequenas inserções que interrompem a estrutura normal de leitura do gene (resultando em término precoce),[374] deleções de um ou de vários códons,[375,376] grandes deleções com inserção de DNA estranho,[377] e mutações sem sentido ou com sentido incorreto que produzem códons de parada ou uma enzima com diminuição da atividade.[376,378-385] *As mulheres com deficiência de 17α-hidroxilase tipicamente se apresentam com atraso de puberdade, amenorreia primária e hipogonadismo hipergonadotrófico; a maioria é hipertensa (graças à hipernatremia e hipervolemia), e alguns também têm hipocalemia.*[386,387] *Os homens afetados geralmente têm genitália externa feminina (pseudo-hermafroditismo masculino), vagina cega e testículos intra-abdominais; a maioria é criada como menina, sendo o transtorno subjacente reconhecido apenas mais tarde, durante avaliação para atraso da puberdade.*[388]

O tratamento da deficiência de 17α-hidroxilase envolve dar glicocorticoides suficientes para suprimir o excesso de produção de ACHT e mineralocorticoides, enquanto se evita o excesso de glicocorticoides. Como quase todas as pacientes afetadas são criadas como meninas, também deve ser providenciada a terapia com estrogênio na ocasião do diagnóstico na puberdade ou no tempo esperado de puberdade. Em fêmeas genéticas que têm útero, também deve ser fornecido tratamento progestacional.

Deficiência de 3β-Hidroxisteroide Desidrogenase

Os defeitos na enzima 3β-hidroxisteroide desidrogenase/Δ^5-Δ^4 isomerase (3β-HSD) e suas consequências endócrinas e para o desenvolvimento em meninas genéticas foram discutidos com detalhes em tópico anterior deste capítulo, que era dedicado a causas de virilização feminina (transtornos 46,XX do desenvolvimento sexual). O defeito enzimático é brevemente considerado aqui novamente porque pode causar masculinização incompleta de meninos, bem como virilização das meninas.

A 3β-HSD tipo II catalisa a oxidação e a isomerização dos precursores Δ^5-3β-hidroxisteroides em Δ^4-cetosteroides nas suprarrenais e gônadas. Uma deficiência de 3β-HSD resulta no acúmulo de quantidades excessivas de Δ^5-3β-hidroxisteroides, incluindo a pregnenolona, a 17α-hidroxipregnenolona, DHEA e DHEA-S e em baixos níveis de Δ^4-cetosteroides, como a androstenediona e a testosterona e, subsequentemente, di-hidrotestosterona (DHT). Consequentemente, os meninos afetados exibem graus variáveis de masculinização, indo desde as hipospadias até genitália externa feminina quase normal.[213,389,390]

Deficiência de 17β-Hidroxisteroide Desidrogenase

A família de enzimas 17β-hidroxisteroide desidrogenase (17β-HSD) inclui a isoenzima tipo 3, que catalisa a conversão da androstenediona em andrógeno biologicamente ativo, a testosterona, nas células de Leydig do testículo. Mutações do gene *HSD17B3*, localizado no cromossomo 9 (9q22), podem resultar em deficiência de 17β-HSD, um transtorno autossômico recessivo causado por comprometimento da produção de testosterona testicular.[391,392] Embora rara, a deficiência de 17β-HSD é o defeito hereditário mais comum na síntese de testosterona.

Meninos com mutações homozigóticas ou heterozigóticas compostas têm testículos e genitália interna normalmente desenvolvida, mas têm genitália externa intensamente subvirilizada, que tipicamente parece feminina, e inclui vagina cega e curta, muito semelhante à de pacientes com insensibilidade incompleta aos andrógenos.[392,393] Consequentemente, à maioria é atribuído gênero feminino ao nascimento e são criados como meninas. *Alternativamente, podem exibir ambiguidade genital, com graus variáveis de clitoromegalia e fusão labial ou ter genitália masculina com micropênis ou hipospadia.*[391,394] Os testículos podem estar localizados no abdome, nos canais inguinais ou nos grandes lábios. *Ocorre virilização na puberdade, provavelmente em virtude da conversão extratesticular de androstenediona em testosterona pelas iso-*

enzimas 17β-HSD não afetadas nos tecidos periféricos (p. ex., fígado, pele, tecido adiposo).[392,395-397] O falo aumenta de volume, a massa muscular aumenta, desenvolve-se um biotipo e padrão de distribuição de pelos masculinos, e a voz pode engrossar. Tem sido observada inversão de papel de gênero em um a dois terços dos afetados e criados como meninas.[398] De maneira ideal, portanto, é melhor fazer o diagnóstico antes da puberdade, sendo seguido por gonadectomia e terapia estrogênica naqueles com genitália feminina. Naqueles que nasceram com genitália ambígua, o diagnóstico precoce pode permitir atribuição de gênero masculino, porque o tratamento com andrógenos pode promover desenvolvimento de um fenótipo masculino adulto quase normal.[399,400]

Quando há suspeita, um nível sanguíneo basal elevado de androstenediona e baixa proporção de testosterona/androstenediona no sangue (< 0,8 a 0,9) depois da estimulação com hCG exógena sugerem o diagnóstico de deficiência de 17β-HSD, mas o método não possui especificidade porque os valores normais não foram firmemente estabelecidos em controles correspondentes para a idade e porque podem ser observados resultados semelhantes em indivíduos com outros defeitos na biossíntese da testosterona ou na hipoplasia de células de Leydig. A genotipagem permite o diagnóstico definitivo. Foi descrita uma variedade de mutações, a maioria delas produzindo uma enzima que tem pouca ou nenhuma atividade significativa.[392]

Deficiência de P450 oxidorredutase

A genética e a fisiopatologia da deficiência de P450 oxidorredutase (POR) são discutidas em detalhes em um tópico anterior deste capítulo, dedicado a causas de transtornos 46,XX do desenvolvimento sexual (virilização feminina). O transtorno é incluído aqui porque, como a deficiência de 3β-HSD, a deficiência de P450 oxidorredutase também está entre as causas de transtornos 46,XY do desenvolvimento sexual (masculinização incompleta em meninos).

Como descrito anteriormente, a POR não é uma enzima esteroidogênica, mas uma flavoproteína que serve de doadora de elétrons na ativação de todas as enzimas P450 microssomais, inclusive P450c21 (a 21-hidroxilase da suprarrenal, CYP21A2), P450c17 (CYP17A1, que catalisa as atividades da 17,20-liase e da 17α-hidroxilase) e P450arom (aromatase, CYP19A1, que medeia a conversão de andrógenos em estrogênios).[268] As consequências da deficiência de POR para o desenvolvimento em meninos resultam primariamente de deficiências parciais de atividade da 21-hidroxilase e da 17,20-liase e, em menor grau, da 17α-hidroxilase. As concentrações séricas de 17OHP são elevadas, e os níveis de andrógenos, baixos. Não é de surpreender que os meninos afetados muitas vezes sejam subvirilizados, porque a diminuição da atividade da 17,20-liase impede a geração de andrógenos de 19 carbonos, inclusive a testosterona.

Deficiência da Proteína Reguladora Aguda de Esteroides (StAR)

A forma mais rara e grave de HCSR é conhecida como hiperplasia suprarrenal lipoide congênita. O transtorno caracteriza-se por uma deficiência de *todos* os hormônios esteroides suprarrenais e gonadais, aumento da secreção de ACTH e acentuada hiperplasia da suprarrenal, associada ao acúmulo progressivo de ésteres do colesterol.

A hiperplasia suprarrenal lipoide congênita é um transtorno autossômico recessivo que resulta de mutações no gene que codifica a proteína reguladora aguda esteroidogênica (StAR).[401,402] A StAR medeia a resposta aguda a estímulos esteroidogênicos, facilitando o transporte do colesterol da membrana mitocondrial externa para a interna, a etapa limitante na esteroidogênese,[402,403] e expressa-se no córtex suprarrenal e nas gônadas, mas não na placenta. Foi descrita ampla variedade de mutações no gene *StAR* (localizado em 8p11.2), a maioria delas resultando em redução da atividade da proteína.[401,404-406] O tratamento também pode decorrer de uma mutação heterozigótica no gene *CYP11A1*, que codifica a enzima de clivagem da cadeia lateral do colesterol, que converte colesterol em pregnenolona.[407] Em qualquer dos dois casos, todas as vias esteroidogênicas são afetadas, resultando em uma deficiência global de hormônios esteroides que reflete o defeito intrínseco na esteroidogênese e o dano celular progressivo que decorre do acúmulo do colesterol.[404] As concentrações sanguíneas de cortisol e de aldosterona são muito baixas, os níveis de atividade do ACTH e da renina plasmática são muito altos, as concentrações de esteroides sexuais são baixas, e os níveis de gonadotrofinas séricas são elevados até mesmo nas crianças mais novas.[407,408]

Os pacientes com hiperplasia suprarrenal lipoide congênita tipicamente se apresentam logo depois do nascimento ou nos primeiros meses de vida com sintomas de insuficiência suprarrenal intensa (vômitos, diarreia, depleção de volume, hiponatremia, hipercalemia).[409] Os meninos geralmente têm genitália externa feminina em razão da intensa deficiência de andrógenos. As meninas têm desenvolvimento normal ao nascimento e até podem passar por puberdade espontânea,[410] possivelmente porque o ovário pré-púbere, diferentemente das suprarrenais e dos testículos, é relativamente inativo e, desse modo, pode escapar do dano celular pelo acúmulo de colesterol. Embora dois terços dos pacientes relatados morram na primeira infância,[408] alguns tratados com glicocorticoides e mineralocorticoides sobrevivem até alcançar a puberdade.[411]

Transtornos da Ação dos Andrógenos

As mutações no gene que codifica o receptor androgênico (*AR*) podem produzir vários fenótipos em meninos que tenham testículos e produção de testosterona normais; foram identificados mais de 400 mutações diferentes do *AR*.[412] Coletivamente, esses transtornos 46,XY do desenvolvimento sexual são conhecidos como síndromes de insensibilidade aos andrógenos. A genética, a fisiopatologia e a endocrinologia dos transtornos dos receptores androgênicos são bem semelhantes. O fenótipo depende de os receptores de andrógenos estarem inteiramente ausentes,[413,414] estarem presentes, mas serem funcionalmente anormais,[415-417] ou serem normais, mas diminuídos em quantidade.[415,418]

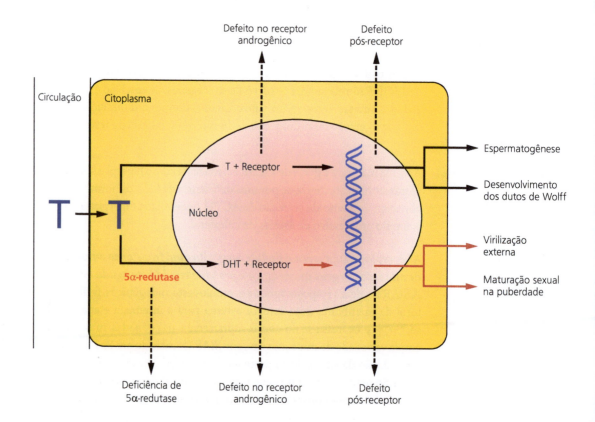

Síndrome da Insensibilidade Completa aos Andrógenos

A insensibilidade completa aos andrógenos foi descrita pela primeira vez com detalhes por Morris, em Yale, e cunhou-se o nome "feminização testicular".[419] No entanto, síndrome da insensibilidade completa aos andrógenos (SIA) agora é o termo preferido.[420] A SIA completa pode resultar de ampla variedade de mutações inativadoras no gene *AR*, incluindo deleções maiores do gene, códons de parada prematura, anormalidades no processamento e mutações de sentido incorreto que resultam em substituições de aminoácidos no receptor androgênico. O gene *AR* está localizado no cromossomo X (Xq12), e a SIA completa, portanto, segue um padrão de herança recessivo ligado a X. Uma em cada três irmãs fenotípicas de um indivíduo afetado e um em seis descendentes femininos de uma irmã normal terão cariótipo XY. Consequentemente, justifica-se uma investigação cuidadosa para identificar outros familiares afetados. Aproximadamente 40% dos pacientes com SIA completa não têm antecedentes familiares do transtorno,[421] presumivelmente representando mutações *de novo*.

A fisiopatologia e o fenótipo da SIA são lógicos e previsíveis. O defeito no receptor resulta na insensibilidade aos andrógenos. Consequentemente, o desenvolvimento dos dutos de Wolff induzido pelos andrógenos não pode prosseguir normalmente; a presença ou ausência de derivados dos dutos de Wolff (epidídimos, dutos deferentes) varia com o tipo de mutação. Embora possam ser observados remanescentes (adjacentes aos testículos) naqueles que têm mutações em pontos no domínio de ligação a ligantes de receptores, de outra forma, expressos normalmente, o que pode permitir uma resposta muito limitada a altas concentrações androgênicas locais *intraútero*, as estruturas wolffianas estão completamente ausentes naqueles que têm mutações que produzem códons de parada prematura ou mutações *frameshift* que impedem a expressão do receptor de andrógenos.[422] Os testículos normais produzem quantidades normais de AMH, o que efetivamente suprime o desenvolvimento dos dutos de Müller. Portanto, o útero e as tubas uterinas tipicamente estão ausentes, embora também sejam observados vestígios.[423] Os testículos podem ser encontrados no abdome, porém, mais comumente, estão localizados nos canais inguinais ou nos grandes lábios, provavelmente porque o AMH normalmente medeia sua descida; sua histologia se assemelha à dos testículos que não desceram, com um número normal ou aumentado de células de Leydig e ausência de espermatogênese. A genitália externa é claramente feminina graças à insensibilidade aos andrógenos, embora os lábios e o clitóris possam ser discretamente subdesenvolvidos. A vagina é cega e curta ou totalmente ausente, refletindo somente a contribuição do seio urogenital para o desenvolvimento. Os pelos axilares e púbicos são escassos ou ausentes, novamente em razão da insensibilidade aos andrógenos. O desenvolvimento das mamas é feminino e pode ser aumentado, provavelmente graças à ação do estrogênio sem oposição pelas ações dos andrógenos. O biótipo global também é feminino, embora a altura e o peso médios das mulheres com SIA completa sejam maiores do que nas mulheres normais.[424,425] Mulheres com SIA completa também exibem orientação sexual feminina normal e instintos maternos.[426,427]

Nas mulheres com SIA completa, as concentrações sanguíneas de testosterona são normais ou moderadamente aumentadas, os níveis de LH são aumentados, e o FSH no sangue geralmente está na faixa normal. O aumento dos níveis de LH decorre de resistência aos efeitos de *feedback* negativo dos andrógenos no nível hipotálamo-hipofisário; a frequência e a amplitude da secreção pulsátil de LH aumentam nas pacientes com SIA completa.[428,429] Embora a produção de estrogênio (estrona e estradiol) também aumente aproximadamente 70% sobre a de homens normais, a produção de di-hidrotestosterona (DHT) diminui em virtude da ausência de tecidos urogenitais masculinos, que são o local primário de produção de DHT.[354]

Deve-se suspeitar do diagnóstico de SIA completa em meninas com hérnias inguinais ou massas labiais,[430] e em mulheres com amenorreia primária. Na adolescente ou adulta, geralmente não é difícil o diagnóstico. ***A maioria das pacientes com SIA completa apresenta amenorreia primária, desenvolvimento normal das mamas, pelos púbicos e axilares ausentes ou escassos, vagina curta e ausência de cérvix e útero; uma testosterona sanguínea na faixa masculina normal e*** *um cariótipo 46,XY fecham o diagnóstico.* Embora meninos com defeitos na biossíntese da testosterona possam ter um fenótipo feminino, não ocorre desenvolvimento das mamas. *Os pacientes com SIA completa, em geral, são facilmente diferenciados daqueles com agenesia dos dutos de Müller, que têm quantidades normais de pelos púbicos e axilares, concentrações femininas normais de testosterona no soro e um cariótipo 46,XX.* A localização dos testículos geralmente pode ser definida por ultrassonografia ou RM.[431]

A conduta clínica para a SIA completa inclui terapia hormonal apropriada, criação de uma vagina funcional, gonadectomia para prevenir tumorigênese em testículos criptorquídicos e apoio psicológico, tudo discutido com detalhes no Capítulo 11 (Amenorreia) e resumido aqui. O tratamento estrogênico é indicado quando a gonadectomia é realizada depois de completa a puberdade ou na ocasião da puberdade esperada, se as gônadas tiverem sido removidas antes da puberdade. As opções para criação de uma vagina funcional incluem dilatação vaginal progressiva e vaginoplastia.

A vagina curta, porém distinta, observada na maioria das pacientes com SIA completa facilita os esforços com dilatação vaginal,[315,316,356] mas o tratamento cirúrgico também produz bons resultados quando necessário.[357] *Nos pacientes com SIA completa, em geral, é melhor adiar a gonadectomia até depois de se completar a puberdade (aproximadamente 16 a 18 anos de idade) porque o desenvolvimento puberal, em geral, prossegue mais homogeneamente em resposta à produção endógena de hormônios e porque o risco geral de desenvolvimento de tumor é bem baixo (5 a 10%), particularmente antes da puberdade.*[418,432-434] O apoio psicológico deve ser dirigido ao reforço da identidade de gênero feminino e incluir orientação verdadeira para a paciente e os pais.

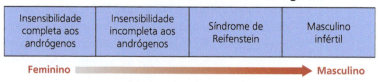

Síndromes Incompletas de Insensibilidade aos Andrógenos

A SIA incompleta descreve vários transtornos que decorrem de defeitos menos graves da ação androgênica do que os associados à SIA completa. *O espectro de apresentações clínicas pode variar desde fenótipo feminino com leve virilização a masculino subvirilizado, que pode ser fértil ou infértil, mesmo em uma família afetada.*[435,436]

As mulheres fenotípicas com leve virilização estão em uma extremidade do espectro clínico da SIA incompleta ou parcial. Assemelham-se às mulheres com SIA completa, mas têm pelos corporais normais, genitália externa exibindo fusão parcial das pregas labioescrotais com ou sem clitoromegalia e virilizam e feminizam na puberdade. Não têm estruturas müllerianas (em razão das ações do AMH), têm genitália interna masculina subdesenvolvida (epidídimos, dutos deferentes, glândulas seminais, dutos ejaculatórios) e testículos semelhantes aos encontrados na SIA completa. Os pelos axilares e púbicos são normais. O desenvolvimento das mamas, o biótipo global e a identidade de gênero são distintamente femininos. O fenótipo é aproximadamente um décimo do que se vê na SIA completa.[418]

A *síndrome de Reifenstein* descreve indivíduos que têm um fenótipo predominantemente masculino e que são subvirilizados.[437] *A apresentação clínica mais comum é a de um homem infértil com escroto bífido e hipospadias perineoscrotais.* No entanto, o aspecto da genitália externa pode variar amplamente, desde um microfalo com uretra peniana normal até a falta completa de fusão escrotal. A genitália interna é masculina, mas não completamente desenvolvida; estruturas müllerianas estão ausentes, e, geralmente, o mesmo ocorre com a próstata. Os testículos podem ser criptorquídicos ou descem normalmente, mas são pequenos, exibindo parada de maturação na espermatogênese. Os homens com a síndrome de Reifenstein têm pelos axilares e púbicos normais, mas, tipicamente, pouco ou nenhum pelo no tórax ou na face. Têm um biótipo masculino, mas geralmente desenvolvem ginecomastia na ocasião da puberdade. A identidade de gênero corresponde ao gênero de criação e é comum a disfunção sexual nos que foram criados como meninos.[438-440]

Alguns homens com insensibilidade parcial aos andrógenos são apenas levemente submasculinizados e inférteis.[441] Sua genitália interna e externa é normal e seus testículos normalmente descem, mas exibem um epitélio germinativo ausente ou parada espermatogênica. Têm quantidades normais de pelo corporal, e alguns têm ginecomastia. *A prevalência de insensibilidade parcial aos andrógenos em homens com azoospermia ou oligospermia intensa é desconhecida, mas pode chegar a 10%.*[442,443] Ainda outros homens com insensibilidade parcial aos andrógenos são subvirilizados, mas férteis.[444,445]

	Síndromes de Insensibilidade aos Andrógenos			
	Completa	**Incompleta**	**Reifenstein**	**Infértil**
Herança	Recessiva ligada a X	Recessiva ligada a X	Recessiva ligada a X	Recessiva ligada a X
Espermatogênese	Ausente	Ausente	Ausente	Diminuída
Estruturas müllerianas	Ausentes	Ausentes	Ausentes	Ausentes
Estruturas wolffianas	Ausentes	Subdesenvolvidas	Masculinas	Masculinas
Genitália externa	Feminina	Feminina (clitoromegalia)	Masculina (hipospadias)	Masculina
Mamas	Femininas	Femininas	Ginecomastia	Masculinas (ginecomastia)

Os níveis de hormônios séricos nas mulheres fenotípicas com SIA incompleta, nos homens com a síndrome de Reifenstein e nos homens inférteis com insensibilidade parcial aos andrógenos são semelhantes aos dos indivíduos com SIA completa.[437,441,446] Nos homens férteis subvirilizados com insensibilidade parcial aos andrógenos, as concentrações de testosterona são elevadas, mas os níveis de LH ficam na faixa da normalidade.[444]

Embora tenham sido identificadas deleções maiores do gene *AR* e códons de término prematuro somente em pacientes com a SIA completa, mutações em pontos resultando em substituições de aminoácidos no receptor androgênico podem causar o espectro inteiro de fenótipos associados à insensibilidade aos andrógenos. Aproximadamente 80% das substituições de aminoácidos estão localizadas no domínio de ligação ao hormônio do receptor. A maior parte do restante está no domínio de ligação ao DNA, permitindo ligação normal aos andrógenos, mas impedindo ativação dos genes responsivos aos andrógenos.[447] Não se sabe bem como ou por que diferentes mutações ou até a mesma mutação pode resultar em graus variáveis de insensibilidade aos andrógenos, mas isso pode estar relacionado com diferenças no momento da expressão do receptor, diferenças na síntese ou metabolismo da testosterona, diferenças em fatores de transcrição ou com polimorfismos que influenciam o efeito de uma dada mutação.[447-450] Em alguns, a resistência aos andrógenos resulta não de uma mutação no receptor androgênico, mas de uma proteína coativadora defeituosa necessária para a função normal do complexo andrógeno-receptor androgênico.[451,452] Em outros com mosaicismo somático, o receptor androgênico é normal em alguns tecidos, mas não em todos.[453,454]

A SIA incompleta costuma apresentar-se nos recém-nascidos como genitália ambígua. Nos adultos, o diagnóstico, em geral, não é difícil. Os indivíduos afetados apresentam-se como mulheres fenotípicas com leve virilização da genitália externa (de outro modo, seu aspecto é o mesmo que o das mulheres com SIA completa) ou como homens fenotípicos com ginecomastia e hipospadias perineoscrotais. Nas mulheres fenotípicas com SIA incompleta, os antecedentes familiares podem ser muito úteis porque outras mulheres afetadas têm aspecto semelhante, mas, nos homens subvirilizados, o fenótipo dos familiares afetados pode variar significativamente. Em todas as idades, o diagnóstico diferencial inclui deficiência de 5α-redutase dos esteroides, defeitos na biossíntese de testosterona e disgenesia gonadal mista, o que será discutido adiante. A proporção da testosterona para a di-hidrotestosterona (DHT) no soro ajuda a diferenciar a SIA incompleta da deficiência de 5α-redutase dos esteroides; a proporção é normal na maioria com SIA incompleta, mas aumenta nos pacientes com deficiência de 5α-redutase dos esteroides. Na maioria dos casos, os defeitos do receptor androgênico podem ser diferenciados dos defeitos da biossíntese de testosterona pela concentração de testosterona no soro, que é tipicamente normal ou alta nos primeiros e diminuída nos últimos. Os indivíduos com disgenesia gonadal mista (caracterizada por um testículo unilateral, gônada contralateral em faixa e um cariótipo 46,XY ou 45X/46,XY) costumam ter uma única gônada que desceu ou exibir algumas das características fenotípicas da síndrome de Turner. Também se deve suspeitar de insensibilidade aos andrógenos em homens subvirilizados com azoospermia ou oligospermia intensa. As concentrações da testosterona ou do LH podem estar elevadas, mas são normais na maioria;[442] alguns têm níveis altos de FSH no sangue e assemelham-se a homens com microdeleções na região AZF (fator de azoospermia) do cromossomo Y.[455]

Embora apenas algumas famílias com a síndrome do homem fértil subvirilizado tenham sido publicadas, pode-se suspeitar do transtorno em homens subvirilizados com uma uretra masculina normalmente formada e ginecomastia, particularmente naqueles que tenham outros familiares semelhantemente afetados.

A ligação ao receptor androgênico pode ser avaliada *in vitro*, usando culturas de fibroblastos derivados da pele genital. No entanto, o método é muito trabalhoso e caro e não consegue excluir anormalidades da função do receptor androgênico não relacionadas com a ligação. Foram descritas técnicas envolvendo a inserção de gene repórter responsivo aos andrógenos nos fibroblastos, que possa demonstrar comprometimento da função do receptor androgênico, mas não está clara sua utilidade para o diagnóstico de insensibilidades leves aos andrógenos.[456] *O método mais confiável para diagnóstico de insensibilidade aos andrógenos é sequenciar o gene AR usando DNA derivado do sangue ou do tecido, com consulta a um banco de dados que liste todas as mutações identificadas em pacientes com insensibilidade aos andrógenos.* Uma vez caracterizado, o defeito pode ser identificado em fetos que corram risco, usando-se DNA obtido por meio de CVS ou amniocentese.[457-459]

A conduta clínica nas síndromes SIA incompletas é dirigida à atribuição do gênero apropriado em lactentes com genitália ambígua, terapia hormonal, apoio psicológico, gonadectomia para prevenir tumorogênese em testículos criptorquídicos, cirurgia reconstrutiva quando necessária e o tratamento da ginecomastia em homens.

Para determinar a atribuição de gênero, o tamanho do falo e a viabilidade de construir uma uretra peniana são as considerações mais importantes. Para os fenótipos femininos e aqueles que são criados como meninas, indica-se o tratamento estrogênico, quando a gonadectomia for realizada depois da puberdade ou no tempo em que se esperaria ocorrer a puberdade, se a gonadectomia tiver sido realizada antes. *Embora as mulheres adultas possam receber doses normais de terapia estrogênica imediatamente, a idade e a dose de tratamento em crianças precisam considerar o percentil de crescimento, a velocidade do crescimento, a idade óssea, a altura-alvo e a altura predita para a idade adulta.* Nos meninos com síndrome de Reifenstein, o tratamento com altas doses de testosterona ou DHT pode levar a um maior crescimento fálico;[460-462] nos homens adultos, o tratamento com altas doses de testosterona pode melhorar a masculinização,[358,463] o que nem sempre ocorre.[429] Como nas mulheres com SIA completa, o apoio psicológico deve ter como objetivo a orientação verdadeira depois de consulta à família e o desenvolvimento de uma rede de apoio; a revelação precoce pode ajudar a limitar o trauma emocional.[464] A gonadectomia é realizada para eliminar o risco do desenvolvimento de tumores nos testículos criptorquídicos (1 a 2% dos testículos que não descem, mais frequentemente nos testículos abdominais do que nos inguinais), alguns dos quais são malignos.[465] *Embora seja melhor, em geral, adiar a gonadectomia até depois de se completar a puberdade nas mulheres com SIA completa, a cirurgia mais precoce está indicada para prevenir a virilização na puberdade naquelas com SIA incompleta.* Nos meninos com a síndrome de Reifenstein, a cirurgia precoce para corrigir criptorquidia diminui o risco de tumor e ajuda a maximizar a função testicular. A ginecomastia observada nos homens com a síndrome de Reifenstein e em homens férteis subvirilizados, o que resulta de aumento da produção de estrogênio e resistência aos andrógenos, pode ser tratada com mastectomia quando for desfigurante ou trouxer perturbação para o indivíduo. A incidência de câncer de mama pode aumentar em homens com a síndrome de Reifenstein.[466]

Defeitos do Receptor de LH

A hipoplasia das células de Leydig, descrevendo a ausência de células de Leydig maduras nos testículos, é um transtorno 46,XY autossômico recessivo raro do desenvolvimento sexual causado por mutações inativadoras no receptor de LH/hCG.[467,468] A produção de testosterona pelas células de Leydig do testículo é estimulada pela hCG durante a vida fetal e pelo LH depois do nascimento. No feto, o número e a diferenciação das células de Leydig e os níveis de produção de andrógenos são paralelos às alterações das concentrações séricas de hCG durante a gravidez. Consequentemente, uma diminuição do número ou da função das células de Leydig resulta em diminuição da produção fetal de testosterona e na falta de diferenciação sexual masculina normal. Grandes deleções ou mutações sem sentido no gene do receptor de LH/hCG (*LHCGR*) produzem receptores defeituosos que impedem a ligação normal do hormônio; mutações mais sutis permitem a ligação, mas impedem a transdução normal do sinal ou causam dobramento equivocado do receptor, o que interfere com seu transporte normal à superfície celular.[468-470]

Em indivíduos afetados, os derivados dos dutos de Müller estão ausentes (refletindo a ação normal do AMH), o desenvolvimento dos dutos de Wolff é comprometido (refletindo a diminuição do nível de produção de testosterona), e os testículos deixam de descer porque a descida normal exige ações da testosterona e do fator 3 semelhante à insulina, ambos derivados das células de Leydig.[471,472] *O fenótipo dos pacientes com hipoplasia das células de Leydig, em geral, correlaciona-se com o nível de atividade residual do receptor de LH/hCG, variando desde o desenvolvimento genital externo completamente feminino até a genitália masculina quase normal.* Aqueles que não têm produção significativa de testosterona parecem femininos ao nascimento e apresentam-se, na puberdade, com amenorreia primária e infantilismo sexual, não possuindo desenvolvimento de pelos púbicos (em razão da falta de testosterona) nem desenvolvimento das mamas (graças à ausência de substrato aromatizável); a concentração de LH no sangue é elevada, e os níveis de testosterona são anormalmente baixos. Outros, em que a função do receptor de LH está apenas parcialmente comprometida e a produção de testosterona está diminuída, mas ainda é significativa, podem apresentar genitália ambígua, hipospadias ou micropênis.[468,470]

Transtornos do Hormônio Antimülleriano e de seu Receptor

A síndrome da hérnia uteroinguinal é um transtorno autossômico recessivo raro que decorre da falta de regressão dos dutos de Müller em razão de mutações nos genes que codificam o AMH ou seu receptor.[473,474] Os pacientes afetados parecem meninos normais, tendo uma hérnia inguinal que contém estruturas dos dutos de Müller relativamente bem diferenciadas, geralmente incluindo um útero e tubas uterinas. Têm genitálias interna e externa masculinas normais e, geralmente, testículos criptorquídicos. Nas famílias afetadas, estudos genéticos têm identificado mutações no gene *AMH* em 45% e no gene do receptor *AMHR2* em mais 39%; nos restantes 15%, não se detecta mutação, implicando genes que codificam para outros fatores na cascata de transdução do AMH.[475]

TRANSTORNOS DO DESENVOLVIMENTO SEXUAL LIGADOS AOS CROMOSSOMOS SEXUAIS

Os transtornos do desenvolvimento sexual ligados aos cromossomos sexuais descrevem um grupo de transtornos associados a um cariótipo anormal, incluindo 45,X (síndrome de Turner e variantes), 47,XXY (síndrome de Klinefelter e variantes), mosaicismo 45,X/46,XY (disgenesia gonadal mista) e mosaicismo 46,XX/46,XY (quimerismo). O TDS ovotesticular (hermafroditismo verdadeiro), discutido em um tópico anterior deste capítulo e dedicado aos transtornos 46,XX do desenvolvimento sexual, também pode associar-se a um mosaico 45,X/46,XY ou ao cariótipo 46,XX/46,XY.

45,X (Síndrome de Turner e Variantes)

A síndrome de Turner foi descrita pela primeira vez em 1938[476] e agora é reconhecida como causa importante de baixa estatura em meninas e de amenorreia primária em mulheres jovens. O transtorno também é discutido no Capítulo 11 como causa de amenorreia. A síndrome de Turner resulta da perda de todo o cromossomo X ou de parte dele e é muito comum, afetando até 3% de todas as concepções, embora apenas 1 em 1.000 embriões 45,X sobreviva ao nascimento; aproximadamente 15% de todos os abortamentos espontâneos têm um cariótipo 45,X.[477,478] A incidência da síndrome de Turner entre as recém-nascidas varia entre 1 em 2.000 a 5.000 meninas fenotípicas nativivas.[479-481]

Embora a síndrome de Turner classicamente se associe a um cariótipo 45,X, mais de metade das pacientes são mosaicos (p. ex., 45,X/46,XX). A prevalência do mosaicismo varia diretamente com o método usado para detecção, indo de 34% com a citogenética convencional a 60% com fluorescência em hibridização *in situ* e até quase 75% quando se usa um ensaio de reação em cadeia por polimerase via transcriptase reversa.[482] Algumas pacientes com a síndrome de Turner não possuem apenas parte de um cromossomo X ou exibem uma dentre várias anormalidades estruturais do X, incluindo cromossomos em anel, isocromossomos e deleções terminais.

Quadro Clínico

A condição sine qua non para a síndrome de Turner é a baixa estatura. É a única anormalidade presente virtualmente em todas as pacientes e pode ser atribuída à deleção do gene contendo *homeobox* para estatura baixa (*SHOX*), que está localizado na região pseudoautossômica na extremidade distal do braço curto do cromossomo X (Xp22.33).[483,484] *O fenótipo clássico da síndrome de Turner também inclui a ausência do desenvolvimento sexual, um pescoço alado, orelha de implantação baixa e linha do cabelo posterior, mamilos separados ("peito em escudo"), quartos metacarpianos curtos e aumento do ângulo de carregamento do cotovelo ("cúbito valgo").* O fenótipo das pacientes com síndrome de Turner relaciona-se, em parte, com a origem parental de seu cromossomo X; a maioria com um cariótipo 45,X retém o X materno.[485]

A maioria das mulheres com síndrome de Turner não tem desenvolvimento puberal e apresenta amenorreia primária. No entanto, algumas se desenvolvem normalmente e, mais tarde, apresentam amenorreia secundária. Aproximadamente 15% das pacientes com síndrome de Turner começam o desenvolvimento puberal, mas não o completam, e aproximadamente 5% completam a puberdade e começam a menstruar.[486] As gônadas em faixa, nas mulheres com a síndrome de Turner, caracteristicamente são compostas por tecido conectivo sem folículos ou apenas com alguns folículos atrésicos. Cerca de um terço tem ovários que podem ser identificados em imagens com ultrassonografia pélvica e, nestas, é mais comum que exibam desenvolvimento espontâneo das mamas na puberdade.[487] Embora algumas mulheres com a síndrome de Turner engravidem naturalmente, as gestações são raras e associam-se a um risco relativamente alto de aneuploidia dos cromossomos sexuais e abortamento espontâneo.

Aproximadamente 30 a 50% das pacientes com síndrome de Turner têm anomalias renais; rim em ferradura é a mais comum e predispõe à hidronefrose devido à obstrução.[488,489] As malformações cardíacas também são comuns. Aproximadamente 20 a 30% das pacientes têm doença da valva aórtica (valva aórtica bicúspide, dilatação da raiz da aorta), e 3 a 10% têm coarctação.[490-493] A prevalência de anomalias cardíacas pode ser mais alta naquelas com um cariótipo 45,X do que nos mosaicos.[491] Outras anomalias cardiovasculares incluem alongamento do arco transverso da aorta (49%), persistência da veia cava superior esquerda (13%), retorno venoso pulmonar anômalo (13%) e artéria subclávia direita aberrante (8%); sua prevalência é mais alta nas pacientes com desenvolvimento anormal do pescoço e do tórax.[494] Pode-se observar um intervalo QT prolongado até nas crianças com síndrome de Turner.[495,496] Hipertensão idiopática também é comum mesmo na ausência de qualquer malformação renal ou cardíaca aparente.[497,498]

As pacientes com síndrome de Turner são predispostas a desenvolver osteoporose, primariamente em razão da insuficiência ovariana, mas possivelmente também relacionada com a haploinsuficiência para os genes que afetam o osso localizado no cromossomo X.[499,500] Muitas também têm anormalidades oculares, incluindo ambliopia, estrabismo, ptose, hipertelorismo, epicanto, hipermetropia e cegueira para as cores vermelha-verdes.[501-503] A prevalência de doenças endócrinas, como o hipotireoidismo e o diabetes, aumenta e, para o hipotireoidismo, está correlacionada com o cariótipo (isocromossomo X, 38%; 45,X 14,%; outro, 6%).[504] Doença celíaca, perda auditiva e anormalidades da função hepática também são mais comuns nas pacientes com síndrome de Turner.[505-508]

As pacientes com síndrome de Turner tipicamente têm inteligência normal.[509] A rara paciente com cromossomo X pequeno em anel pode ter retardo mental grave, porque o cromossomo em anel não passa por inativação de X.[510,511] Não obstante, recomenda-se a avaliação formal das habilidades intelectuais, de aprendizagem e motoras, em geral, antes da matrícula na escola.[512] Transtorno do déficit da atenção e hiperatividade (TDAH)[513] e problemas com a organização visuoespacial[514] são mais comuns em meninas com a síndrome de Turner.

A mortalidade global aumenta aproximadamente três vezes, relacionando-se primariamente com doença circulatória, diabetes, doenças hepática e renal.[515] Embora o risco total de câncer, em mulheres com a síndrome de Turner, seja semelhante ao da população em geral, a incidência de tumores do SNC, câncer de bexiga e câncer de endométrio pode aumentar e diminui o risco de câncer de mama.[516]

Diagnóstico

O diagnóstico da síndrome de Turner, algumas vezes, é incidental quando CVS ou amniocentese é realizada no pré-natal porque a mãe tem idade avançada ou por causa de aumento da translucência nucal, levantando a suspeita de anomalias cromossômicas.[517] O diagnóstico pode ser feito ao nascimento, mas costuma demorar até a idade escolar ou a adolescência. As recém-nascidas frequentemente exibem linfedema das mãos e pés, pescoço alado, displasia ungueal, palato em ogiva ou quartos metacarpianos curtos; a baixa estatura e o atraso da puberdade são as chaves mais tardias para o diagnóstico.[518] *Portanto, o cariótipo é recomendado para todas as meninas com baixa estatura sem explicação, atraso da puberdade, pescoço alado, linfedema ou coarctação da aorta e deve ser considerado para aquelas com duas ou mais características fenotípicas sugestivas do diagnóstico.*

O cariótipo deve incluir um exame de pelo menos 30 células para detectar mosaicismo significativo (p. ex., 45,X/46,XX; 45,X/46,XY). Para aquelas com fenótipo suspeito, mas com cariótipo

Cromossomo X
- Baixa estatura
- Retardo mental
- Ictiose ligada a X
- Síndrome de Kallmann

Xp:
- Região pseudoautossômica
- Genes responsáveis pela síndrome de Turner e baixa estatura
- Receptor androgênico

Xq:
- Gene(s) que afeta(m) a função ovariana (e alguns estigmas da síndrome de Turner)

Yp:
- Região pseudoautossômica
- Região SRY determinante do gênero
- Genes que impedem a baixa estatura e estigmas da síndrome de Turner
- Centrômero

Yq:
- Genes que afetam a espermatogênese e a predisposição ao gonadoblastoma em gônadas disgenéticas
- Região heterocromática (geneticamente inativa)

de linfócitos normal, deve ser examinado um segundo tecido (p. ex., fibroblastos da pele) para excluir mosaicismo específico de tecido.[519] *Pacientes com a síndrome de Turner que têm um fragmento cromossômico de origem incerta e aquelas que exibem qualquer evidência de virilização também devem ser avaliadas especificamente usando FISH e sondas específicas para o cromossomo Y porque aquelas que têm todo um Y (aproximadamente 5%) ou parte dele têm aumento do risco de desenvolver gonadoblastoma.*[520-523] O FISH de rotina não é útil porque não foi identificado o gene que confere um aumento do risco para gonadoblastoma.[524]

Conduta Clínica

O espectro de problemas clínicos, em pacientes com a síndrome de Turner, e suas implicações para a saúde exigem avaliação específica e monitorização periódica, como descrito em detalhes no Capítulo 11.[521] Em breve resumo, a avaliação deve incluir ecocardiografia periódica (ou RM se necessário), ultrassonografia renal, estudos da função da tireoide, hemograma completo, glicemia de jejum, perfil de lipídios e testes de funções renal e hepática, anticorpos antiendomísio (para detectar doença celíaca) e audiometria. Aquelas com coarctação da aorta devem passar por cirurgia para sua correção, e aquelas com outras anomalias precisam ser monitorizadas cuidadosamente. Hipertensão, hipotireoidismo, problemas auditivos e visuais também exigem tratamento específico.

A terapia com hormônio do crescimento deve começar assim que a altura cair abaixo do 5º percentil para a idade, geralmente entre 2 e 5 anos.[525] O diagnóstico e tratamento precoces com hormônio do crescimento podem aumentar a massa corporal magra[526] e ajudar as pacientes a atingirem uma altura normal na idade adulta.[527-529] O tratamento combinado usando hormônio do crescimento e baixas doses de oxandrolona (um esteroide anabolizante) pode ajudar a maximizar o crescimento para as meninas entre 9 e 12 anos de idade, quando o diagnóstico demorar mais para ser feito.[530,531] A terapia estrogênica diminui a velocidade do crescimento e o ganho em altura e, portanto, em geral, não é recomendada antes da idade de 13 ou 14 anos.[530,532,533] *O tratamento com estrogênio deve começar com baixa dose (0,25 a 0,5 mg de estradiol micronizado ou seu equivalente) e aumentar gradualmente em intervalos de três a seis meses até chegar à dose final (2,0 mg de estradiol micronizado ou seu equivalente); o objetivo é a maturação sexual completa ao longo de um período de 2 a 3 anos.* Uma vez que comece o tratamento com estrogênio, o crescimento linear continuará por não mais do que 18 a 36 meses. O tratamento com uma progesterona cíclica (p. ex., acetato de medroxiprogesterona, 5 mg ao dia por 12-14 dias a cada mês) deve começar depois do primeiro episódio de sangramento menstrual ou depois de 12 a 24 meses de tratamento.[521] O tratamento com contraceptivos orais oferece uma alternativa conveniente para um prazo mais longo.

A doação de oócitos oferece a possibilidade de gravidez às pacientes com síndrome de Turner, mas as demandas cardiovasculares da gravidez trazem riscos peculiares e potencialmente sérios que precisam ser cuidadosamente considerados. O risco de óbito durante a gravidez aumenta até 100 vezes, primariamente em razão de complicações de dissecção ou ruptura da aorta. O risco é maior para aquelas com anormalidades preexistentes, como valva aórtica bicúspide ou uma raiz aórtica dilatada, mas até aquelas sem tais achados continuam com risco. Consequentemente, a síndrome de Turner, em geral, deve ser vista como contraindicação relativa à gravidez. Aquelas que expressarem interesse sério na doação de oócitos precisam receber uma avaliação minuciosa e aconselhamento, e aquelas que têm alguma anormalidade cardíaca significativa devem ser fortemente desencorajadas.[534]

47,XXY (Síndrome de Klinefelter e Variantes)

A síndrome de Klinefelter é a causa congênita mais comum de hipogonadismo no gênero masculino, afetando aproximadamente 1 em 1.000 nascidos vivos.[535,536] O cariótipo mais comum associado ao transtorno é 47,XXY, mas também foram descritos cromossomos X adicionais (p. ex., 48,XXXY) e mosaicos (p. ex., 46,XY/47,XXY).[537] A síndrome de Klinefelter decorre da não disfunção dos cromossomos sexuais de um dos pais durante a meiose; os mosaicos provavelmente resultam da não disjunção mitótica.

O fenótipo dos homens com a síndrome de Klinefelter varia com o número de cromossomos X extras.[537] As gônadas quase sempre são pequenas e firmes, e a produção de espermatozoides geralmente diminui intensamente. As concentrações de testosterona no sangue, em geral, são baixas, causando diminuição da virilização, e os níveis de gonadotrofinas são elevados.[538] O biótipo exibe braços e pernas longos em razão de uma anormalidade dos ossos longos e da influência da deficiência de testosterona, e um tronco curto. Os pacientes afetados também exibem comumente vários problemas psicossociais não relacionados com o hipogonadismo.[539-541] A prevalência de doença pulmonar, de cânceres de mama[542] e do mediastino,[543] de veias varicosas e de diabetes aumenta nos pacientes com a síndrome de Klinefelter.[544] Sua mortalidade por câncer de mama é mais alta do que na população em geral, e a mortalidade por câncer de próstata é mais baixa.[545]

O diagnóstico da síndrome de Klinefelter é feito pelo cariótipo. O hipogonadismo pode ser tratado efetivamente com testosterona. A fertilidade é possível por meio de ICSI mesmo quando não há espermatozoides no ejaculado. Em um número substancial de homens azoospérmicos com a síndrome de Klinefelter, podem ser obtidos espermatozoides por meio da extração testicular de espermatozoides (TESE). No entanto, a prevalência de hiperploidia dos cromossomos sexuais e de aneuploidias autossômicas aumenta nos espermatozoides obtidos de homens com a síndrome de Klinefelter, em comparação aos homens normais, e esses erros cromossômicos podem, em alguns casos, ser transmitidos à prole.[546]

45,X/46,XY (Disgenesia Gonadal Mista)

Disgenesia gonadal mista é um termo usado para descrever a disgenesia gonadal assimétrica, em que uma gônada pode ser identificada como testículo, e a outra é uma faixa ou está totalmente ausente. O cariótipo mais comumente associado à condição é 45,X/46,XY. O testículo disgenético tipicamente contém túbulos seminíferos imaturos revestidos por células de Sertoli imaturas e células germinativas primitivas. Raramente, a gônada contém estruturas sexuais primitivas semelhantes a cordões, com ou sem células germinativas, em um estroma semelhante ao do ovário.[547]

O fenótipo, na disgenesia gonadal mista, pode variar muito, provavelmente refletindo as proporções relativas de células 45,X e 46,XY na crista gonadal. *Tipicamente, a genitália é ambígua, mas também pode ser feminina ou masculina.* O desenvolvimento dos dutos de Müller e de Wolff corresponde ao caráter da gônada ipsolateral.[548,549] Nas crianças pré-puberais, as concentrações basais de testosterona e de gonadotrofinas no sangue são normais, e a resposta da testosterona à estimulação com hCG exógena é altamente variável. Depois da puberdade, os pacientes exibem graus variáveis de virilização, dependendo do nível de produção de testosterona, e as concentrações sanguíneas de gonadotrofinas são elevadas.[549] Como se poderia esperar, a incidência de tumores gonadais é relativamente alta (25%).

45,XX/46,XY (Quimerismo)

Quimerismo é o termo usado para descrever um corpo derivado da fusão de células de gêmeos de um par dizigótico. **Todas as quimeras são, por definição, mosaicos, mas derivam de dois zigotos distintos, e não de um único zigoto.**[550] As quimeras não são visivelmente diferentes, a menos que uma anomalia do desenvolvimento em uma das linhagens celulares ou discordância de gêneros entre as linhagens celulares cause um fenótipo visivelmente anormal. A maioria das quimeras conhecidas é descoberta de um dentre dois modos. Um é o acaso, quando pessoas com fenótipos normais são genotipadas (p. ex., como doadores ou receptores de transplantes em potencial) e se encontra que são portadores de três ou quatro alelos em múltiplos *loci*, em lugar de um ou dois.[551-554] A maioria das outras quimeras conhecidas é reconhecida por causa de uma diferença de gênero entre suas linhagens celulares, resultando em anomalias da anatomia, da maturação ou da função sexual que instiguem a pesquisa em busca de uma explicação, levando à descoberta das linhagens celulares mistas.[555,556] Consequentemente, pode-se esperar uma predominância de desenvolvimento sexual anormal nas quimeras ao viés de averiguação. O distúrbio do desenvolvimento sexual presumivelmente resulta das direções conflitantes geradas por células gonadais sexualmente distintas durante a embriogênese.

DIAGNÓSTICO E TRATAMENTO DA GENITÁLIA AMBÍGUA

Um recém-nascido com genitália externa ambígua apresenta um grande desafio diagnóstico; e uma emergência social e médica. Os médicos envolvidos precisam tomar uma importante decisão com referência ao gênero de criação. A avaliação precisa ser organizada e eficiente para garantir que seja atribuído o gênero apropriado, que condições potencialmente letais sejam reconhecidas e que comecem prontamente as intervenções médicas, cirúrgicas e psicológicas necessárias. É essencial uma abordagem multidisciplinar, traçada a partir da experiência de especialistas em neonatologia, endocrinologia, urologia, genética, psicologia e, se possível, ética médica.[557] Os procedimentos diagnósticos podem atrasar a decisão, mas um período de atraso é muito melhor do que uma inversão mais tarde da atribuição de gênero. Pode-se adiar dar o nome da criança até que seja firmemente atribuído o gênero. A comunicação aberta com os pais e a família é fundamental, enfatizando inicialmente que a equipe trabalhará com eles para tomar as melhores decisões possíveis e que a criança deve tornar-se um membro bem ajustado e funcional da sociedade. De maneira ideal, um membro da equipe deve ser designado para conduzir as discussões com a família. É essencial a orientação, a instrução e o apoio aos pais e a comunicação constante com o médico do atendimento primário à família.[559,560]

AVALIAÇÃO DIAGNÓSTICA

A avaliação inicial de um lactente com genitália ambígua deve incluir história minuciosa, exame físico completo, ultrassonografia abdominal/pélvica, cariótipo e FISH para *SRY* e estudos endócrinos da secreção de esteroides suprarrenais e gonadais.

História e Exame Físico

A história deve concentrar-se em identificar qualquer exposição pré-natal a andrógenos ou medicamentos que poderiam atuar como disruptores endócrinos, virilização materna durante a gravidez e qualquer parente previamente afetado, morte infantil sem explicação ou consanguinidade.

Um exame físico cuidadoso não consegue estabelecer um diagnóstico, mas pode fornecer pistas úteis. A presença ou ausência de características dismórficas ou outras anomalias deve ser observada, porque o achado geralmente exclui a maioria das formas de HCSR e sugere um padrão mais amplo de malformações característico de uma trissomia (trissomia 21, 18 ou 13) ou uma síndrome específica. A hiperpigmentação sugere altos níveis de ACTH, como na HCSR. Um exame sistemático da genitália deve responder a cada uma das seguintes perguntas:

- ***As gônadas são palpáveis?*** A palpação das regiões genital e inguinal talvez seja a parte mais importante do exame físico. As gônadas nas regiões inguinais ou nas pregas escrotais são quase certamente testículos.[561] A assimetria das gônadas ou da genitália sugere disgenesia gonadal ou a presença de testículo e ovário (TDS ovotesticular). *As gônadas que não são palpáveis podem estar no abdome e podem ser ovários ou testículos, mas a HCSR virilizante precisa ser especificamente excluída.*

- ***Qual é o comprimento e o diâmetro do falo?*** Exame cuidadoso do falo pode ajudar a diferenciar entre um pênis e um clitóris. Enquanto o pênis tenha um frênulo anterior na linha média, o clitóris tem duas pregas que se estendem de suas faces laterais aos lábios menores. O falo deve ser medido desde o ramo púbico (comprimindo qualquer gordura suprapúbica) até a extremidade da glande (excluindo qualquer excesso de prepúcio) depois de esticar até o ponto de resistência; o diâmetro deve ser medido no ponto médio. As medidas devem ser comparadas para se estabelecerem normas, que são ajustadas para a idade gestacional. Em um lactente a termo, o comprimento normal do pênis é de 2,5 cm ou mais, e o diâmetro normal é de 0,9 cm ou mais.[562] Nos recém-nascidos normais, o comprimento do clitóris varia entre 2 e 6 mm, e medidas acima de 9 mm não são habituais.[563,564] Micropênis que não é acompanhado por hipospadias pode ser causado por diminuição da produção de testosterona *intraútero* ou por deficiência de hormônio do crescimento ou de gonadotrofinas. A clitoromegalia decorrente da exposição a andrógenos pode ser causada por exposição materna a andrógenos, HCSR ou TDS ovotesticular.

- ***Qual é a posição do meato uretral?*** O meato uretral pode ser encontrado em qualquer ponto ao longo da superfície anterior do falo ou no períneo. Hipospadias quase sempre são acompanhadas por um pênis curvo congênito, que é uma curvatura anterior do falo decorrente de uma uretra encurtada. Uma única abertura na base do falo pode representar uma uretra peniana com fusão incompleta (hipospadias) ou um seio urogenital virilizado. Em qualquer dos casos, os achados precisam ser confirmados radiologicamente ou por cistoscopia/vaginoscopia.

- ***Existe fusão das pregas labioescrotais?*** Os achados podem variar amplamente desde lábios maiores sem fusão em uma menina normal até graus variáveis de fusão posterior, a um escroto bífido, a um escroto masculino com aparência normal com fusão completa. A razão anogenital é definida pela distância do ânus à comissura posterior da vagina, dividida pela distância do ânus à base do clitóris.[565] Uma razão maior do que 0,5 sugere virilização e certo grau de fusão labioescrotal. Uma vez conhecido o cariótipo, o grau de virilização pode ainda ser definido pela comparação a padrões específicos dos gêneros estabelecidos[133,566] para documentar mais objetivamente o fenótipo genital.

Imagens

As imagens com ultrassonografias abdominal e pélvica podem ajudar a determinar a localização das gônadas e a presença ou ausência de útero. No entanto, pode ser difícil obter imagens de um útero infantil até com a RM. As imagens são informativas quando revelam um útero, mas inconclusivas quando não o fazem. Embora possa ser usada uma uretrografia retrógrada, a cistoscopia/vaginoscopia é o melhor método para definir as anatomias uretral e vaginal.[567] Raramente, a laparoscopia pode ser necessária para definir com confiança a anatomia reprodutiva e biopsiar as gônadas.

Avaliação Laboratorial Inicial

A avaliação laboratorial inicial deve incluir o seguinte:

- Cariótipo, para determinar o gênero cromossômico.
- FISH, para determinar a presença ou ausência de *SRY*.
- Dosagens da secreção suprarrenal e gonadal de esteroides, incluindo:
  - 17OHP – rapidamente excluir HCSR em razão da deficiência de 21-hidroxilase, uma causa comum de genitália ambígua potencialmente letal.
  - Eletrólitos – devem ser dosados imediatamente e monitorizados pelo menos diariamente até que possa ser excluída perda de sal.
  - ACTH, cortisol, DHEA, 17α-hidroxipregnenolona e 11-desoxicortisol – identificam causas menos comuns de HCSR causada por deficiências enzimáticas, que não a deficiência de 21-hidroxilase.

DIAGNÓSTICO DIFERENCIAL

Com base no cariótipo, o lactente pode ser colocado em uma de três categorias de diagnóstico: (1) virilização XX, (2) subvirilização XY ou (3) padrão misto dos cromossomos sexuais.[109]

Virilização XX

O diagnóstico diferencial da virilização XX inclui transtornos do desenvolvimento gonadal (ovariano) e excesso de andrógenos de origem fetal, fetoplacentária ou materna. A detecção de *SRI* por FISH indica uma translocação de *SRI*. Na ausência de *SRI*, a HCSR é o diagnóstico mais comum nas lactentes virilizadas XX. Uma concentração sanguínea elevada de 17OHP ou de 17α-hidroxipregnenolona claramente sugere HCSR. A causa mais comum, a deficiência de 21-hidroxilase, pode ser diferenciada de outras causas menos comuns de HCSR (deficiências de 11β-hidroxilase, 3β-HSD e P450 oxidorredutase) pelos níveis sanguíneos de ACTH, cortisol, DHEA e 11-desoxicortisol porque cada uma tem um padrão característico de hormônios esteroides séricos (descrito em tópicos anteriores deste capítulo).

Quando a HCSR é excluída, imagens revelando um útero ou história de exposição materna a andrógenos ou virilização durante a gravidez aponta claramente para hiperandrogenismo gestacional materno (luteoma da gravidez, cistos da teca-luteína) ou deficiência de P450 aromatase. Algumas das causas incomuns restantes de virilização XX por TDS testicular podem ser diferenciadas dosando-se o AMH (ou a inibina B) e realizando-se o teste de estimulação com hCG (descrito a seguir); níveis masculinos de AMH e uma resposta normal da testosterona à hCG indicam a presença de tecido testicular funcional, sugerindo o diagnóstico de TDS ovotesticular ou uma duplicação de *SOX9*.[121,568]

Subvirilização XY

O diagnóstico diferencial de subvirilização XY inclui transtornos do desenvolvimento gonadal (testicular), transtornos da síntese ou ação dos andrógenos, defeitos do receptor de LH e transtornos do AMH e de seu receptor. A avaliação diagnóstica para lactentes positivos para o *SRY* é um desafio em razão do grande número de possíveis causas. Além da avaliação laboratorial inicial descrita anteriormente, os lactentes XY subvirilizados precisam que prossiga a avaliação com dosagem das concentrações séricas de LH, FSH, AMH, testosterona, androstenediona e di-hidrotestosterona (DHT). Os níveis de gonadotrofinas e dos esteroides sexuais devem ser dosados quando forem normalmente detectáveis nas primeiras 24 horas depois do nascimento ou entre 2 e 6 meses de idade.[569,570] Testes provocativos (teste da estimulação com ACTH, teste da estimulação com hCG) e outros testes especializados também podem ser necessários para se estabelecer um diagnóstico.

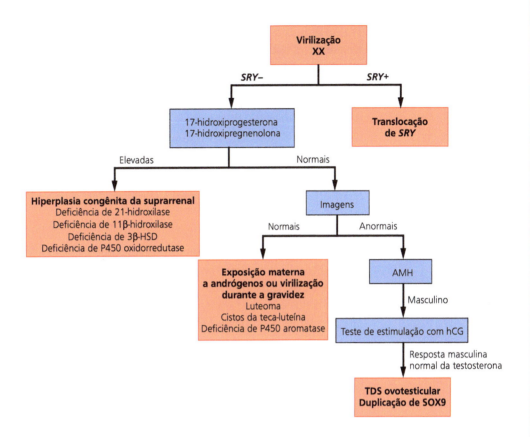

As concentrações séricas de 17OHP e de 17α-hidroxipregnenolona ajudam a estreitar o espectro de possibilidades diagnósticas. Níveis baixos ou ausentes indicam uma deficiência de 17α-hidroxilase ou da proteína StAR ou disgenesia gonadal parcial (mutação de *SF1*, duplicação de *DAX1*) e níveis elevados apontam para uma deficiência de 3β-HSD ou de P450 oxidorredutase; um teste de estimulação com ACTH pode demonstrar melhor as diferentes deficiências de enzimas da suprarrenal[571] e também exclui insuficiência suprarrenal. O teste envolve dosagens de ACTH, cortisol, progesterona, pregnenolona, 17OHP, 17α-hidroxipregnenolona, DHEA e androstenediona no sangue antes e 60 minutos depois da administração de cosintropina (ACTH 1-24 sintético; 1 μg/m² ou 0,25 mg)[176]; os valores dos hormônios precisam ser comparados às faixas da normalidade ajustadas para a idade. A ausência de alguma resposta esteroidogênica significativa sugere disgenesia gonadal parcial graças a uma deficiência de StAR, a uma mutação *SF1* ou duplicação de *DAX1*. Concentrações normais de 17OHP e de 17α-hidroxipregnenolona exigem avaliação adicional.

O AMH (ou inibina B) é um marcador da massa de células de Sertoli e identifica pacientes que têm tecido testicular funcional mesmo quando não se conseguem fazer imagens dos testículos.[572] Baixo nível de AMH no sangue sugere uma forma de disgenesia gonadal parcial, síndrome de regressão testicular, TDS ovotesticular ou mutação do *AMH*. Aqueles com mutações de *AMH* tipicamente têm genitália externa masculina normal, descida testicular variável e dutos de Müller persistentes. Quando o nível sanguíneo de AMH é normal ou as imagens revelam testículos, é preciso considerar transtornos da síntese de andrógenos (deficiências de 5α-redutase dos esteroides, 17β-HSD e P450 oxidorredutase), defeitos do receptor de LH, insensibilidade incompleta a andrógenos e defeitos do receptor de AMH. Nos pacientes com deficiência de 5α-redutase dos esteroides, a relação testosterona/DHT tipicamente fica acima de 10. Naqueles com deficiência de 17β-HSD, a concentração sanguínea de testosterona costuma estar na faixa abaixo do normal, mas o nível sanguíneo de androstenediona está várias vezes elevado, e a relação testosterona/androstenediona geralmente é inferior a 0,8.[573] Nos pacientes com defeitos do receptor de LH, os níveis de

LH são altos, as concentrações de testosterona são baixas e os níveis de androstenediona não estão elevados. Um teste de estimulação com hCG ajuda a definir melhor e distinguir suspcita de deficiências enzimáticas da insensibilidade incompleta aos andrógenos e defeitos do receptor de LH. O teste envolve dosagens de hCG, LH, FSH, testosterona, androstenediona e DHT no sangue nos dias 1 (basal), 3 e 6, sendo administrada hCG exógena (1.500 UI/m^2) nos dias 1 e 3. Uma resposta normal é um aumento de duas vezes no nível da testosterona no dia 3 e uma elevação de quatro vezes no dia 6, uma relação testosterona/DHT abaixo de 10[353] e uma relação testosterona/androstenediona acima de 0,8.[573] No entanto, como a avaliação endócrina pode não distinguir claramente entre pacientes com deficiência de 17β-HSD e aqueles com defeitos no receptor de LH, pode ser necessária a genotipagem para estabelecer o diagnóstico correto.

Nos pacientes exibindo níveis de andrógenos basais e estimulados normais, as possibilidades restantes incluem insensibilidade incompleta aos andrógenos, defeito no receptor de AMH e exposição pré-natal a um disruptor endócrino. O sequenciamento do gene *AR* identificará alguns pacientes, mas nem todos, com SIA; será encontrada uma mutação demonstrável em menos de metade daqueles em que se suspeita do diagnóstico,[451] e precisam ser consideradas outras possibilidades (p. ex., mutação de *SF1*). Aqueles que têm uma mutação no receptor de AMH tipicamente têm genitália externa masculina normal e testículos criptorquídicos. Ocasionalmente, a genitália ambígua pode resultar da exposição pré-natal à fenitoína, fenobarbital ou uma exposição ambiental.[574]

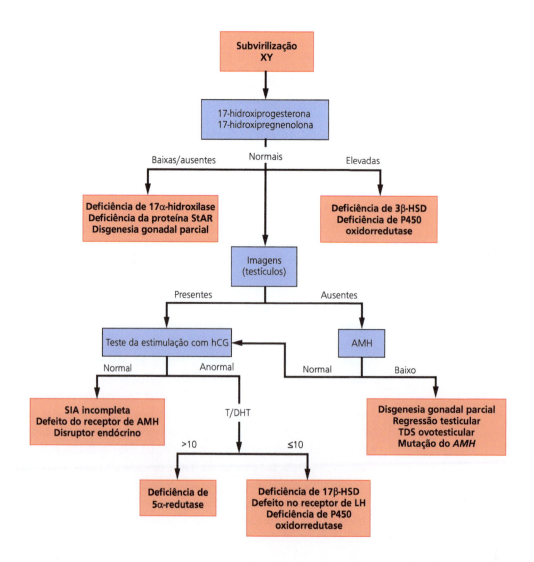

Padrão Misto de Cromossomos Sexuais

O diagnóstico diferencial de um padrão misto de cromossomos sexuais inclui apenas alguns transtornos associados à ambiguidade genital, como a disgenesia gonadal mista, o TDS ovotesticular e o quimerismo. Os pacientes com disgenesia gonadal mista tipicamente exibem assimetria genital externa e pode-se esperar que aqueles com TDS ovotesticular, em geral, tenham baixo nível de AMH no soro.

CONDUTA CLÍNICA PARA CRIANÇAS COM GENITÁLIA AMBÍGUA

A conduta para crianças que nascem com genitália ambígua enfoca inicialmente a estabilização, evitando a possibilidade de crise suprarrenal, sendo questão clínica mais urgente nos lactentes com as formas perdedoras de sal da HCSR. Daí em diante, as decisões sobre conduta referentes ao gênero de criação precisam considerar muitos fatores interagindo, que, algumas vezes, são conflitantes. Os últimos anos têm testemunhado uma apreciação cada vez maior das complexidades do desenvolvimento sexual, que reflete a influência dos genes, das normas sociais e culturais e da dinâmica familiar, bem como os efeitos da exposição pré-natal a andrógenos sobre a diferenciação sexual do cérebro. Consequentemente, tem sido posta em dúvida a sabedoria dos paradigmas tradicionais de conduta em que a atribuição de gênero se baseia primariamente no potencial para reprodução e na função sexual tradicional.[575-577]

Estabilização

A HCSR é a causa mais comum de transtornos 46,XX do desenvolvimento sexual, uma das causas dos transtornos 46,XY do desenvolvimento sexual e pode ser letal. Consequentemente, deve-se admitir que os lactentes com genitália ambígua e sem gônadas palpáveis tenham HCSR e sejam tratados empiricamente até que o diagnóstico seja confirmado ou excluído. Se a HCSR não for pronta e efetivamente tratada, poderá ocorrer hipoglicemia e sintomas de perda de sal (vômitos, diarreia, hipovolemia, hipercalemia e colapso cardiovascular) a qualquer momento nos primeiros dias e semanas de vida. O tratamento dos lactentes com as formas clássicas de HCSR é descrito com detalhes em um tópico anterior deste capítulo, sendo apenas resumido aqui. O tratamento inicial inclui administração de líquidos (soro glicosado a 5% em soro fisiológico a 0,9%), correção das anormalidades eletrolíticas e administração de doses de estresse de esteroides. Os pacientes com um diagnóstico de HCSR confirmado precisarão de monitorização cuidadosa dos eletrólitos (hipercalemia geralmente é a primeira indicação de crise suprarrenal iminente), tratamento rápido com doses adequadas de hidrocortisona (que tem certa atividade mineralocorticoide) e tratamento com mineralocorticoides uma vez que o paciente fique estável e alimente-se normalmente.

Aconselhamento Familiar

As discussões iniciais devem enfocar a ajuda aos pais para adquirirem conhecimentos básicos sobre as causas da genitália ambígua, explicando primeiramente que a genitália não está inteiramente formada ou que não se desenvolveu completamente e fornecendo informações adicionais mais detalhadas de acordo com a capacidade intelectual e emocional da família e considerando sua formação cultural e religiosa. Até que se tenha o diagnóstico e estabeleça-se o gênero de criação, devem ser adiados os anúncios do nascimento que descrevam o gênero, e isso exige aconselhamento cuidadoso e sensível. Se a família perguntar, os assuntos referentes à função reprodutiva e à sexualidade a longo prazo devem ser discutidos aberta e francamente.

Decisões sobre o Gênero

Em alguns casos, a decisão é relativamente fácil, como nas meninas levemente virilizadas com HCSR. No entanto, em muitos, a influência da atribuição do gênero e da criação sobre a identidade de gênero final não pode ser predita com certeza, primariamente porque existem poucos dados referentes aos resultados a longo prazo para orientar a decisão.[578-580]

***As abordagens tradicionais têm enfocado uma atribuição de gênero e cirurgia reconstrutiva precoces, porém muitos agora preconizam adiar a cirurgia até que o paciente possa participar da decisão quando possível.*[581]** A abordagem tradicional baseava-se nas suposições de que a identidade de gênero refletisse a atribuição de gênero e o gênero de criação e que poderia ser imposta, que a preservação da fertilidade (se possível), da função sexual e da aparência deveria ser o objetivo primário e que um bom resultado anatômico se traduzirá em adaptação saudável e satisfação do paciente. Consequentemente, as lactentes virilizadas a quem foi atribuído um gênero feminino e que foram submetidas à reconstrução genital durante os primeiros meses de vida e os meninos subvirilizados muitas vezes foram tratados de modo semelhante, com base em julgamentos referentes à possibilidade de construir uma uretra peniana.[582] Esses princípios tradicionais foram promulgados pela Academia Americana de Pediatria em 2000,[583] mas uma conferência de consenso internacional (estadunidense e europeia), realizada em 2006, questionou a sabedoria daqueles princípios,[109] citando a falta de evidências de que a cirurgia genital precoce efetivamente reforce a atribuição de gênero ou influencie a identidade de gênero ou que o aspecto genital direcione as decisões de papel de gênero nos adultos. Defensores verbais argumentaram apaixonadamente que a cirurgia reconstrutiva deveria ser adiada até que o paciente pudesse participar da decisão, mas não se sabe se a maioria dos adultos afetados concorda.

Os dados existentes de estudos a longo prazo refletindo a abordagem tradicional de atribuição do gênero precisam ser interpretados com cautela porque muitos dos adultos afetados mais descontentes podem ter declinado de participar. Estudos envolvendo pacientes submetidas à cirurgia feminizante precoce indicam que muitas têm pouco resultado estético, e a maioria precisou de outra cirurgia,[584] e que a disfunção sexual é comum entre as mulheres submetidas à cirurgia do clitóris quando lactentes ou crianças.[585] As técnicas cirúrgicas melhoraram,[586,587] mas os resultados a longo prazo continuam incertos. Dois estudos de resultados psicossociais a longo prazo em pacientes com transtornos 46,XY do desenvolvimento sexual verificaram que metade estava vivendo como homem e metade como mulher e que os dois grupos não diferiam na satisfação com sua aparência, função ou gênero de criação.[438,588] A maioria das pacientes a quem foi atribuído o gênero feminino estava satisfeita com seu gênero de criação, mas apenas metade tinha interesses exclusivamente heterossexuais. No geral, metade sentia que não tinha informações adequadas sobre seus antecedentes médicos.[438,588] Embora esses dados sugiram que a atribuição de gênero precoce com base na aparência geralmente resulte em um ajuste e resultado psicossociais saudáveis, os estudos enfocaram primariamente pacientes que tinham potencial limitado para virilização. Diferentemente, pacientes que tinham potencial significativo para virilização, como aquelas com deficiências de 5α-redutase ou 17β-hidroxisteroide desidrogenase, não aceitaram prontamente a atribuição do gênero feminino.[589]

Atualmente, não há diretrizes universalmente aceitas para a atribuição de gênero. A Declaração de Consenso sobre a Conduta de Transtornos Intersexuais ofereceu numerosas conclusões e recomendações específicas.[109] As diretrizes publicadas por outro grupo separam decisões referentes à atribuição de gênero daquelas referentes à cirurgia genital.[590] A Sociedade Intersexual da América do Norte, um grupo de suporte, orientação e defesa fornecidos por pares, fundada e operada por intersexuais e para eles, também tem recomendações publicadas, enfatizando a importância de evitar cirurgia prejudicial ou desnecessária, cuidados profissionais qualificados de saúde mental para a criança e a família e capacitação dos pacientes, ajudando-os a compreender sua condição e escolher ou recusar intervenções médicas.

Embora as opiniões e recomendações de especialistas variem, as principais orientações podem ser assim resumidas:

- Atribuição de gênero e o gênero de criação devem basear-se na identidade de gênero mais provável na idade adulta e no potencial para função na idade adulta.
- As decisões devem respeitar os próprios valores e preferências da família.
- As crianças devem ser criadas no papel de gênero predito e selecionado, mas também devem participar ativamente das decisões de gênero para um prazo mais longo.

Existe concordância geral sobre algumas questões. Quase todas as crianças 46,XX virilizadas com HCSR devem ser criadas como meninas, primariamente porque mais de 90% se identificam como mulheres quando adultas, e as lactentes 46,XX que tenham genitália externa masculina essencialmente normal provavelmente devem ser criadas como meninos. Quando é atribuído o gênero feminino, provavelmente é melhor adiar a cirurgia do clitóris até que a criança expresse identidade de gênero e possa participar da decisão. Quando é atribuído o gênero masculino, pode ser realizada a reconstrução fálica em um momento aceitável para a família e para o cirurgião, embora ainda permitindo uma mudança da decisão de gênero mais tarde pelo paciente adulto. Finalmente, a cirurgia puramente estética deve ser adiada até que o paciente possa participar da decisão.

Cuidados a Longo Prazo

Os pacientes com transtornos do desenvolvimento sexual e suas famílias devem receber suporte constante para ajudar em seu desenvolvimento psicossocial. Grupos de apoio oferecem informações e esclarecimentos úteis a muitos pacientes afetados e incluem a Sociedade Intersexual da América do Norte (www.isna.org), O Grupo de Apoio à Síndrome da Insensibilidade aos Andrógenos (www.aissg.org), *Bodies Like Ours* [Corpos como os Nossos] (www.bodieslikeours.org) e The Magic Foundation (www.magicfoundation.org).

Os pacientes que têm todo um cromossomo Y ou parte dele e cujas gônadas estejam localizadas no abdome têm significativo risco de desenvolver um tumor gonadal. Consequentemente, as gônadas devem ser removidas ou, quando possível e apropriado, movidas para o escroto logo depois do diagnóstico, exceto naqueles com SIA completa, em que, em geral, é melhor adiar a cirurgia até depois da puberdade.

Os cuidados a longo prazo também precisam considerar os efeitos em potencial da exposição a esteroides sexuais, a possibilidade e os efeitos de um ambiente hormonal em transformação na puberdade e a necessidade de terapia oportuna e eficaz com esteroide sexuais.

Todas as referências estão disponíveis no site:
http://www.revinter.com.br/online/referencias-speroff.pdf

10 Crescimentos Normal e Anormal e Desenvolvimento na Puberdade

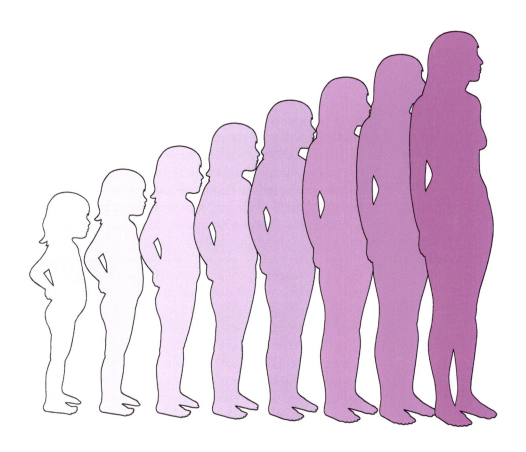

Em muitas sociedades, em toda a História, a puberdade tem sido um tempo de celebração. As mudanças que acompanham a puberdade anunciam a transição da infância para a idade adulta e o desenvolvimento da fertilidade. A puberdade é o processo de maturações cognitiva, psicossocial e biológica. Embora o crescimento e o desenvolvimento de características sexuais secundárias sejam as manifestações mais visíveis do início da puberdade, alterações da composição corporal e o desenvolvimento cognitivo não são menos significativos.[1] A puberdade pode ser uma transição difícil para muitos adolescentes mesmo quando evolui normalmente e apresenta desafios substancialmente maiores, quando sua instalação é prematura ou atrasada. A recente tendência para maturação puberal precoce e algumas de suas consequências, notavelmente a sexualidade antecipada e o problema da gravidez em adolescentes, tornam cada vez mais importante compreender a fisiologia da puberdade normal.

Este capítulo enfoca primeiramente a endocrinologia e a fisiologia da puberdade normal, fornecendo as bases para subsequente discussão da fisiopatologia, diagnóstico e tratamento de anormalidades do crescimento e do desenvolvimento na puberdade.

ENDOCRINOLOGIA DA PUBERDADE NORMAL

O hipotálamo, a hipófise anterior e as gônadas do feto, do recém-nascido, do lactente e da criança pré-puberal são capazes de secretar hormônios nas concentrações dos adultos. A chave para compreender a endocrinologia da puberdade encontra-se em compreender primeiro os mecanismos que governam o eixo hipotálamo-hipofisário-gonadal.

ONTOGENIA DO EIXO HIPOTÁLAMO-HIPOFISÁRIO-GONADAL

O "gerador de pulsos hipotalâmicos", termo escolhido por Ernst Knobil para descrever a natureza pulsátil rítmica da secreção de hormônio liberador de gonadotrofinas (GnRH),[2] consiste em aproximadamente 1.500 a 2.000 células neurossecretoras especializadas no núcleo arqueado, localizado na parte medial basilar do hipotálamo. Os neurônios de GnRH residentes exibem "autorritmicidade" espontânea e funcionam como oscilador na secreção pulsátil do GnRH.[3,4] Em resposta ao sinal pulsátil do GnRH, os gonadotrofos hipofisários, que contêm receptores de GnRH na membrana plasmática, secretam hormônio foliculoestimulante (FSH) e hormônio luteinizante (LH) também de maneira pulsátil. Por sua vez, o sinal episódico das gonadotrofinas estimula a maturação dos elementos germinativos das gônadas e é transmitido em secreção pulsátil de esteroides sexuais. Finalmente, os padrões de secreção de gonadotrofinas e de esteroides gonadais durante a vida fetal, primeira infância, infância, adolescência e idade adulta refletem primariamente alterações na atividade do gerador de pulsos hipotalâmicos.

Vida Fetal e Primeira Infância

O eixo hipotálamo-hipofisário-gonadal torna-se funcional bem antes do nascimento. Os neurônios que sintetizam GnRH se originam no placoide olfatório e migram para o hipotálamo entre 6 e 9 semanas de gestação.[5] Com 10 semanas, o hipotálamo contém quantidade significativa de GnRH.[6] O desenvolvimento do sistema venoso porta hipotálamo-hipofisário começa entre nove e dez semanas de gestação e está completo com 19 a 20 semanas.[7] Consequentemente, as concentrações de FSH e de LH na hipófise fetal aumentam dramaticamente logo depois. A hipófise começa a secretar FSH e LH na circulação fetal na semana 12.[8] Os níveis séricos fetais de gonadotrofinas elevam-se progressivamente, chegando ao máximo entre 20 e 24 semanas[9] e depois diminuem continuamente ao longo das dez últimas semanas de gravidez, provavelmente em virtude do desenvolvimento de uma sensibilidade aos efeitos do *feedback* negativo de altas concentrações de estrogênio e progesterona circulantes derivadas da placenta.[10,11]

Depois do nascimento, os níveis de esteroides caem precipitadamente graças à perda de hormônios maternos e placentários, permitindo que o eixo hipotálamo-hipofisário-gonadal do recém-nascido escape de seus efeitos supressores. Surge o padrão pulsátil característico da secreção hipotalâmica de GnRH,[12,13] e as concentrações séricas de gonadotrofinas elevam-se rapidamente de novo, com extraordinárias diferenças entre os gêneros; o FSH eleva-se em maior escala nas meninas, e o LH, em maior escala, nos meninos.[11] Nas meninas, as concentrações de FSH ocasionalmente chegam a níveis ainda maiores do que os observados no ciclo menstrual adulto normal.[14,15] Consequentemente, ondas de desenvolvimento folicular ovariano começam, e os níveis de estradiol, durante os primeiros meses de vida, são comparáveis aos observados durante a fase folicular média do ciclo menstrual.[16] Nos meninos, níveis elevados de LH estimulam o aumento da secreção de testosterona dos testículos. Os níveis de gonadotrofinas e de esteroides gonadais alcançam o máximo em aproximadamente três a seis meses nos meninos e em 12 a 18 meses nas meninas, declinando continuamente daí em diante, presumivelmente porque os mecanismos normais de *feedback* negativo tornam-se inteiramente funcionais. Aproximadamente com 9 a 12 meses de idade nos meninos e 24 a 36 meses de idade nas meninas, as concentrações de gonadotrofinas caem a níveis pré-puberais típicos, permanecendo em concentrações muito baixas até o início da puberdade.[11] A supressão da atividade do gerador de pulsos hipotalâmicos é menos intensa e tem duração mais curta nas meninas do que nos meninos, provavelmente refletindo a influência da testosterona sobre a programação hipotalâmica.[17]

Infância e Início da Adolescência

Durante o intervalo entre a primeira infância e a puberdade, conhecido como "pausa juvenil" em primatas não humanos, o eixo hipotálamo-hipofisário-gonadal fica em repouso. Podem ser induzidos ciclos menstruais ovulatórios normais em macacas pré-puberais pela administração de uma infusão pulsátil de amplitude mais alta de GnRH, indicando que a hipófise anterior e as gônadas não sejam o fator limitante.[18] Embora o gerador de pulsos de GnRH esteja ativo, a frequência e a amplitude da secreção pulsátil de GnRH, em geral, são irregulares e muito baixas.[19-22] Podem ser detectados pulsos de baixa amplitude de secreção de gonadotrofinas em crianças pré-puberais com não mais do que cinco anos de idade primariamente durante o sono.[22-24] Os níveis de FSH elevam-se mais do que os de LH, mas não há aumento detectável das concentrações de hormônios esteroides.

Por longo tempo, a teoria que prevaleceu para explicar a pausa juvenil que precede a puberdade antevia um "gonadostato" hipotalâmico que controlava o nível de sensibilidade para as ações centrais de *feedback* negativo dos esteroides gonadais. Naquele contexto, os padrões variáveis de secreção das gonadotrofinas foram atribuídos a alterações nos ajustes do "gonadostato". Os níveis decrescentes de gonadotrofinas, no final da primeira infância, e as baixas concentrações sustentadas durante a infância refletia uma sensibilidade crescente e, finalmente, alta até níveis muito baixos de *feedback* dos esteroides sexuais, e o aumento das concentrações de gonadotrofinas, no início da puberdade, refletia uma diminuição da sensibilidade ao *feedback*.[25,26] A teoria do "gonadostato" prevaleceu até que estudos transversais e longitudinais em crianças com disgenesia gonadal revelaram um padrão "difásico" semelhante, mas exagerado, de secreção de gonadotrofinas. Os níveis séricos de gonadotrofinas, em meninas com a síndrome de Turner, elevam-se acentuadamente na primeira infância, declinam a níveis muito baixos durante a infância e elevam-se novamente até concentrações extremamente altas na idade puberal, tudo isso na ausência de qualquer alteração possível do nível de *feedback* negativo de esteroides gonadais.[27] Essas observações e outras semelhantes em primatas não humanos castrados demonstraram que o *feedback* dos hormônios esteroides afeta a quantidade, mas não o padrão, da secreção de gonadotrofinas, contradizendo a tradicional teoria do "gonadostato" e estabelecendo um novo paradigma. ***O típico padrão "difásico" da secreção de gonadotrofinas desde a primeira infância até a puberdade decorre primariamente dos níveis variáveis de inibição central da secreção pulsátil de GnRH e, em menor grau, de uma alta sensibilidade a baixos níveis de feedback dos esteroides gonadais.***

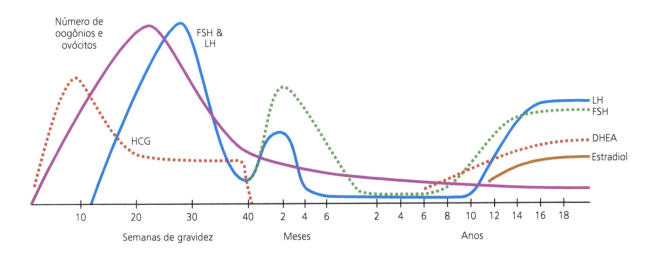

Puberdade

Cerca de um ano antes de aparecerem os brotos mamários nas meninas, o caráter dos pulsos noturnos de secreção de gonadotrofinas muda, sendo que os níveis de LH excedem os de FSH. Ocorre a formação dos brotos mamários quando os pulsos noturnos de secreção de gonadotrofinas se tornam grandes o suficiente para gerar aumentos coincidentes detectáveis nas concentrações séricas de estradiol. Nesse tempo, a amplitude dos picos de LH aumenta cerca de dez vezes, enquanto que a amplitude dos pulsos de FSH apenas duplica, resultando em acentuada diminuição da razão FSH/LH no sangue.[22,24] A mudança reflete um aumento da responsividade hipofisária ao GnRH, o que tem um efeito de iniciação na secreção hipofisária de LH e aumenta o número de receptores de GnRH nos gonadotrofos (regulação para cima). Os gonadotrofos primeiramente aumentam sua capacidade de resposta ao GnRH pela síntese e depois pela secreção de gonadotrofinas. A frequência dos pulsos também aumenta, porém em um grau muito menor. Os pulsos de gonadotrofinas tornam-se diuturnos, e a duração dos aumentos dos níveis de estradiol torna-se mais prolongada. À medida que a puberdade progride, aumenta ainda mais a amplitude da secreção pulsátil de LH até níveis 20 a 40 vezes maiores do que os detectados durante os anos pré-puberais, provavelmente refletindo a influência dos níveis crescentes de estradiol nos níveis hipotalâmico e hipofisário. Embora as amplitudes dos pulsos noturnos ainda sejam as maiores, ocorrem pulsos significativos durante o dia, e os níveis basais de LH tornam-se detectáveis.[22] Também aumenta a bioatividade do LH graças a alterações na glicosilação.[28]

Em resposta à crescente secreção de gonadotrofinas, os níveis basais de estradiol aumentam progressivamente.[20] Os níveis de inibina B, que são baixos ou indetectáveis nas meninas na pré-puberdade, aumentam agudamente na fase média da puberdade e depois declinam em suas etapas mais tardias, refletindo, em primeiro lugar, o aumento da estimulação ovariana e depois o início do ciclo menstrual e o aparecimento de uma fase lútea, quando os níveis são baixos.[29] As concentrações de inibina A, indetectáveis ou muito baixas durante toda fase inicial da puberdade, aumentam gradualmente daí em diante, mas chegam ao nível adulto somente depois da menarca, o que condiz com a hipótese de que o corpo lúteo é a fonte primária.[29] A menarca ocorre no final da puberdade depois de uma elevação com duração de um ano da produção diária de estrogênio,[30] provavelmente quando os níveis de estradiol e de inibina B se tornam suficientes para exercer significativo *feedback* negativo sobre a secreção de gonadotrofinas, resultando em produção cíclica de estrogênio. A duração do ciclo e as características menstruais variam até que amadureça a relação de *feedback* positivo entre a secreção de estradiol e de gonadotrofinas e se estabeleça a ovulação, muitas vezes um ano ou mais depois da menarca.

Mecanismos de Controle Central

Agora estão identificados alguns dos fatores que governam o "interruptor neuroendócrino" para o gerador de pulsos de GnRH, que está "ligado" nos primeiros meses de vida, "desligado" durante a infância e volta a estar "ligado" na puberdade. A maioria dos trabalhos importantes sobre neuroendocrinologia da puberdade foi realizada em modelos de primatas não humanos. A lista de fatores que modulam a atividade do eixo hipotálamo-hipofisário-gonadal inclui neurotransmissores e peptídeos inibitórios e excitatórios.

Ácido Gama-Aminobutírico

O ácido gama-aminobutírico (GABA) é um neurotransmissor inibitório produzido por neurônios especializados no hipotálamo e tem importante papel em regular a atividade do gerador de pulsos de GnRH. Estudos elegantes de perfusão hipotalâmica revelaram que a liberação do GABA na eminência mediana diminui à medida que aumenta a secreção pulsátil de GnRH no início da puberdade.[31] Inversamente, a perfusão central com um antagonista do receptor $GABA_A$ (bicuculina) ou o oligodesoxinucleotídeo antissenso para o RNAm que codifica a enzima sintetizadora de $GABA_A$ (glutamato ácido descarboxilase) estimula a liberação de GnRH.[31,32] A administração crônica de bicuculina no terceiro ventrículo induz puberdade e menarca precoces em macacas pré-puberais.[33] As evidências sugerem que alterações na composição de subunidades dos receptores GABA$_A$ possam contribuir para a desinibição da secreção pulsátil de GnRH no início da puberdade.[34] Essas observações sugerem que a sinalização central do GABA seja um dos fatores que restringem a atividade neuronal do GnRH durante a infância.

Neuropeptídeo Y

O neuropeptídeo Y (NPY) é um peptídeo hipotalâmico envolvido no controle do comportamento de ingestão de alimentos e na função reprodutiva em adultos. Em macacas adultas castradas, a administração intraventrículo cerebral de NPY inibe a liberação pulsátil de GnRH.[35] Nos machos, o padrão pós-natal de atividade de gerador de pulsos de GnRH relaciona-se inversamente com o gene NPY e a expressão de proteínas no hipotálamo medial basilar, e a administração central de um antagonista do receptor de NPY estimula a liberação de GnRH na fase juvenil.[36] Essas observações sugerem que o NPY, como o GABA, seja componente importante do "freio neurobiológico" que restringe o gerador de pulsos de GnRH nos primatas pré-puberais. No entanto, outros têm observado que os níveis de NPY aumentam na eminência mediana no início da puberdade,[37] que a infusão de NPY na eminência mediana aumenta a liberação de GnRH[38] e que a infusão de antissoro NPY na eminência mediana não estimulou a secreção de GnRH em macacas pré-puberais.[37] Os efeitos variáveis do NPY parecem relacionar-se com o local de infusão no cérebro e não com o meio esteroidal.[35] Serão necessários mais trabalhos para esclarecer o papel do NPY na regulação do gerador de pulsos hipotalâmicos e no início da puberdade.

Glutamato

O glutamato é um neurotransmissor excitatório no hipotálamo e estimula a liberação de GnRH por meio de receptores de N-metil-D-aspartato (NMDA) *in vivo* e *in vitro*.[39] Um bolo intravenoso de NMDA estimula a liberação hipotalâmica de GnRH,[40] e o tratamento com um antagonista específico do receptor de glutamato bloqueia o efeito em primatas não humanos. Além disso, a estimulação prolongada (16 a 30 semanas) intermitente com NMDA (um minuto a cada três horas) ativa o eixo hipotálamo-hipofisário-gonadal e estimula a puberdade precoce e o início da espermatogênese em machos juvenis.[41] Essas observações sugerem que a sinalização do glutamato possa desempenhar um papel no ressurgimento da secreção pulsátil de GnRH no início da puberdade.

Kisspeptinas

Nos últimos anos, as kisspeptinas surgiram como componente crítico do sistema que controla o nível de atividade neuronal do GnRH entre a primeira infância e a puberdade. As kisspeptinas são neuropeptídeos (codificados pelo gene *KISS1*) que sinalizam por meio do receptor acoplado à proteína G, GPR54 (codificado pelo gene *KISS1R*).[42] É interessante observar que a primeira evidência de sua importância na regulação do eixo hipotálamo-hipofisário-gonadal veio das observações em seres humanos. Verificou-se que vários membros de uma grande família consanguínea com hipogonadismo hipogonadotrófico e atraso da puberdade eram portadores de mutações inativadoras homozigóticas para GPR54.[43,44] Um heterozigoto composto afetado exibiu uma resposta hipofisária exagerada à administração exógena pulsátil de GnRH, sugerindo um lócus hipotalâmico para o transtorno.[44] O mais importante é que a observação também sugeriu que a sinalização da kisspeptina por meio de GPR54 poderia desempenhar um papel de destaque no ressurgimento da secreção pulsátil de GnRH na puberdade em primatas. Os resultados de estudos subsequentes, em primatas não humanos e em seres humanos, apoiam fortemente essa interpretação.

Os neurônios que expressam *KISS1* estão localizados exclusivamente no núcleo arqueado,[45,46] onde os neurônios de GnRH também expressam GPR54.[42] Em macacos castrados e macacas intactas, o reaparecimento puberal de secreção pulsátil de GnRH associa-se a um aumento de quase cinco vezes da expressão de *KISS1* e, nas fêmeas, também a um aumento da expressão de *KISS1R*.[47] A secreção hipotalâmica de kisspeptina é distintamente pulsátil e altamente correlacionada com a de GnRH.[48] Uma infusão intermitente de kisspeptina pode sustentar a secreção pulsátil de LH em animais juvenis castrados depois da descontinuação de uma infusão pulsátil de iniciação de GnRH exógeno, mas não na presença de um antagonista do receptor de GnRH, indicando que o efeito da kisspeptina é mediado por secreção pulsátil de GnRH.[47] A observação de que os pacientes com mutações inativadoras de GPR54 exibem secreção pulsátil de LH com baixa amplitude e frequência normal sugeriu que a kisspeptina poderia apenas amplificar, e não estimular diretamente, a atividade do gerador de pulsos de GnRH.[44,49] No entanto, uma infusão contínua de kisspeptina, que regula para baixo o GPR54, suprime a amplitude e a frequência dos pulsos de LH, implicando que a kisspeptina tem efeitos semelhantes sobre a secreção pulsátil de GnRH.[50,51] Finalmente, foi descrita uma mutação KISS1R ativadora, resultando em ativação prolongada da via de transdução de sinal KISS1R, em menina com puberdade precoce dependente do GnRH (central).[52] *Tomadas em conjunto, essas observações indicam que a sinalização hipotalâmica da kisspeptina-GPR54 seja um componente básico do mecanismo neurobiológico que desencadeia o início da puberdade. Eles ainda sugerem que os neurônios de kisspeptina possam fornecer o combustível para o gerador hipotalâmico de pulsos de GnRH*. O relato de gonadotrofinas séricas não detectáveis em um lactente masculino portador de uma mutação de perda de função no gene KISS1R sugere que a aferência de kisspeptina para a rede neuronal do GnRH também seja necessária para o aumento da secreção pulsátil de GnRH normalmente observada durante os primeiros meses de vida.[53]

Existem cada vez mais evidências de estudos em primatas não humanos de que os neurônios de kisspeptinas também estejam envolvidos em mediar as ações de *feedback* dos hormônios testiculares e ovarianos. Nos machos, o *feedback* negativo da testosterona, que regula a secreção de LH tornando mais lenta a velocidade de secreção pulsátil de GnRH,[54] associa-se a uma diminuição dos níveis hipotalâmicos de RNAm do KISS1.[55] A observação sugere que os neurônios de kisspeptina desempenhem importante papel na alça de *feedback* negativo que regula a secreção de LH no macho, o que também envolve aferências neuronais de opioides e de GABA.[56] Os esteroides gonadais também suprimem a expressão hipotalâmica de KISS1 nas fêmeas. Em mulheres na pós-menopausa e em macacas ooforectomizadas, a densidade dos neurônios que expressam RNAm do KISS1 é significativamente mais alta do que em mulheres na pré-menopausa e em macacas intactas e o tratamento com estrogênio e progesterona diminui acentuadamente a expressão de KISS1,[46] sugerindo que os neurônios de kisspeptina também participem da mediação das ações hipotalâmicas de *feedback* negativo de hormônios esteroides ovarianos. *O conjunto de evidências, assim, indica que os neurônios de kisspeptinas sejam componente crítico do mecanismo neurobiológico que regula a atividade do gerador hipotalâmico de pulsos.*

De algum modo, o sistema que controla a ontogenia da secreção pulsátil de GnRH integra a sinalização das kisspeptinas com a de outros neurotransmissores (glutamato, GABA) e neuropeptídeos (NPY). Não se sabe se os neurônios de kisspeptinas do núcleo arqueado funcionam como "relógio da puberdade", como um "somatômetro" que rastreia o crescimento ou se simplesmente retransmitem informações de tais centros para a rede neuronal do GnRH.[57] Independentemente disso, os neurônios de kisspeptinas surgiram como um dos transdutores primários das influências ambientais internas e externas que regulam o eixo reprodutivo neuroendócrino.

Sinalização Periférica

A idade de início da puberdade tem declinado continuamente à medida que a prevalência de obesidade vem aumentando, sugerindo que um peso corporal[58] ou uma composição corporal[59] críticos sejam fator importante para determinar a sequência e a progressão da puberdade.[60] Inversamente, os efeitos supressores do jejum[61,62] e da desnutrição crônica[63] sobre o controle neuroendócrino da reprodução são bem conhecidos e compatíveis com a hipótese. A maneira pela qual tais sinais metabólicos poderiam ser comunicados e integrados com o eixo reprodutivo em primatas é desconhecida, mas estudos em ungulados sugerem um efeito sobre a secreção hipotalâmica pulsátil do GnRH.[64]

Leptina

A leptina é produzida por adipócitos, e suas concentrações no sangue associam-se fortemente à gordura corporal e às alterações do conteúdo de gordura corporal. Não é de surpreender que a leptina tenha sido implicada como um modo pelo qual os sinais metabólicos poderiam ser comunicados a centros superiores que controlam a atividade do gerador de pulsos hipotalâmicos no início da puberdade.

Camundongos e ratos deficientes em leptina deixam de entrar na puberdade, e o tratamento com leptina induz o início da puberdade.[65] Nos seres humanos, as concentrações sanguíneas de leptina em meninos e meninas divergem na puberdade. Nos meninos, os níveis de leptina primeiramente aumentam e depois diminuem novamente até as concentrações pré-puberais, enquanto que, nas meninas, as concentrações de leptina se elevam durante toda a puberdade.[66,67] Um estudo verificou que os níveis sanguíneos de leptina se relacionavam diretamente com a quantidade de gordura subcutânea e inversamente com os níveis de andrógenos.[68] Outro estudo com meninas observou que um aumento da concentração sanguínea média de leptina para 12,2 ng/mL, correspondendo a 29,7% de gordura corporal e um índice de massa corporal (IMC) de 22,3, associava-se a uma diminuição da idade da menarca e que o aumento de 1 ng/mL da leptina no sangue reduzia a idade da menarca em um mês.[69]

Evidências provenientes de estudos em crianças com deficiência congênita de leptina forneceram esclarecimentos sobre a importância em potencial da leptina como estímulo somático para o início da puberdade. Nas crianças em idade puberal afetadas, o tratamento com leptina recombinante associou-se a alterações endócrinas compatíveis com o início da puberdade, enquanto que todos os adultos com deficiência congênita de leptina ou deficiência do receptor de leptina descritos tinham intenso hipogonadismo hipogonadotrófico.[70] No entanto, o tratamento semelhante em crianças com menos idade não induziu puberdade prematura.[71] Essas observações clínicas sugerem que a leptina desempenhe papel importante, porém apenas permissivo, no início da puberdade. Não obstante, são condizentes com a ideia de que um hormônio somático circulante poderia ter a capacidade de influenciar ou modular a atividade do gerador hipotalâmico de pulsos de GnRH.[17]

Outros Sinais Metabólicos Candidatos

Numerosos outros sinais metabólicos foram sugeridos como desempenhando algum papel na regulação nutricional da reprodução, como a insulina, a grelina (ligante endógeno do secretagogos do hormônio do crescimento com um suposto papel no balanço energético)[72], peptídeo semelhante à galanina (potencial alvo neuronal da leptina)[73] e ácidos graxos livres.[74] No entanto, ainda precisa ser estabelecida a maneira pela qual esses sinais podem interagir com neurotransmissores hipotalâmicos inibitórios e excitatórios e peptídeos e qualquer papel que possam ter no início da puberdade.

FISIOLOGIA DA PUBERDADE NORMAL

Embora a época de ocorrência, a sequência e a velocidade de maturação puberal variem entre os indivíduos, os eventos sentinelas da puberdade, em geral, seguem um padrão previsível. *Adrenarca* descreve a ativação da secreção de andrógenos da suprarrenal que começa antes da puberdade e finalmente estimula a *pubarca*, o aparecimento de pelos púbicos. *Gonadarca* descreve a ativação do eixo hipotálamo-hipofisário-gonadal, o que facilita o estirão de crescimento puberal, estimula a *telarca*, o aparecimento de tecido mamário, e finalmente a *menarca*, o início das menstruações.

ADRENARCA

Adrenarca é o termo usado para descrever o aumento da produção de andrógenos pela suprarrenal, que começa aproximadamente aos seis anos de idade nos meninos e meninas.[75,76] *Embora a adrenarca seja independente da maturação do eixo hipotálamo-hipofisário-gonadal, as duas costumam ter uma relação temporal.*[77] O aumento da produção suprarrenal de andrógenos decorre de uma alteração da resposta da suprarrenal à estimulação pelo hormônio adrenocorticotrófico (ACTH), caracterizada por um desvio para aumento da produção de intermediários Δ^5-3β-hidroxisteroides (17α-hidroxipregnenolona; desidroepiandrosterona, DHEA) e diminuição da produção de Δ^4-cetosteroides (17α-hidroxiprogesterona, 17-OHP; androstenediona), sem alteração da secreção de cortisol.[78] Consequentemente, um aumento dos níveis sanguíneos de DHEA-sulfato (DHEA-S) anuncia o início da adrenarca. *Em geral, o melhor indicador da adrenarca é uma concentração sanguínea de DHEA-S maior do que 40 μg/dL, que é mais alta do que normalmente se vê em crianças com um a cinco anos de idade (5-35 μg/dL).*

Os andrógenos da suprarrenal derivam da zona reticular, a camada mais interna do córtex da suprarrenal,[79] que começa a se formar aproximadamente aos três anos de idade e se torna bem definida coincidentemente com o aumento da produção de DHEA-S na adrenarca. Os mecanismos moleculares que governam a diferenciação cortical da suprarrenal envolvem muitos genes diferentes, mas se sabe pouco sobre sua regulação transcricional.[80] A zona reticular exibe um perfil enzimático peculiar. É baixa a atividade da 3β-hidroxisteroide desidrogenase/Δ^5-Δ^4 isomerase (3β-HSD), que catalisa a oxidação e a isomerização dos precursores de Δ^5-3β-hidroxisteroide em Δ^4-cetosteroides.[81] Diferentemente, as atividades de P450c17, incluindo a 17α-hidroxilase (catalisando a conversão de pregnenolona em 17α-hidroxipregnenolona) e 17,20 liase (catalisando a conversão de 17α-hidroxipregnenolona em DHEA) são altas, assim como a atividade da esteroide sulfotransferase.[82] O citocromo b5, que facilita a atividade da 17,20 liase, também se expressa preferencialmente.[83] Tomando-se em conjunto, o perfil de enzimas da zona reticular favorece a formação de DHEA e DHEA-S.

O estímulo primário para a adrenarca é desconhecido. Embora o ACTH seja um candidato óbvio, os níveis circulantes de andrógeno da suprarrenal alteram-se sem nenhuma mudança correspondente do ACTH ou do cortisol durante a vida fetal, a puberdade e com o envelhecimento. Em outras condições, como em doença crônica, estresse cirúrgico, recuperação de insuficiência suprarrenal secundária e anorexia nervosa, as alterações da secreção de cortisol induzidas pelo ACTH não são acompanhadas por nenhuma alteração das concentrações sanguíneas de andrógenos da suprarrenal.[84] Embora os derivados da pró-opiomelanocortina (POMC, produzida pelos corticotrofos hipofisários)[85] e outros fatores dependentes da hipófise tenham sido implicados,[86] faltam evidências conclusivas de um hormônio estimulante dos andrógenos da suprarrenal.[87,88] Qualquer que seja o estímulo, poderia atuar no estirão de crescimento e diferenciação da zona reticular, que pode derivar de células originalmente contidas na "zona fetal" do córtex da suprarrenal que tivessem um perfil enzimático particular (descrito anteriormente). Alternativamente, poderia atuar suprimindo 3β-HSD[81] ou estimulando a atividade da 17,20 liase de P450c17.[82] A interleucina 6 foi implicada como mediador porque é altamente expressa na zona reticular e pode estimular a secreção de DHEA.[89] A leptina também foi implicada porque a adrenarca coincide com o aumento pré-adolescente da gordura corporal[90] e dos níveis de leptina,[91] e a leptina estimula a atividade da 17,20 liase.[92] No entanto, a ligação temporal entre a adrenarca e o aumento da gordura corporal também poderia decorrer de uma hiperinsulinemia compensatória ou da ativação do eixo hormônio do crescimento(GH)/fator 1 de crescimento semelhante à insulina (IGF-1).[93]

O contínuo aumento da secreção de andrógenos pela suprarrenal depois da adrenarca finalmente estimula a *pubarca*, o aparecimento de pelos púbicos, e também o desenvolvimento e a atividade da unidade pilossebácea, consistindo em um folículo piloso e na glândula sebácea.[94] Os níveis de andrógenos da suprarrenal correlacionam-se com alterações da densidade óssea, sugerindo que também possam contribuir para o crescimento do osso cortical.[95] Se a adrenarca tiver algum outro papel fundamental no início da puberdade, o mecanismo é desconhecido. ***A adrenarca, em geral, precede a ativação do eixo hipotálamo-hipofisário-gonadal ou gonadarca em aproximadamente dois a três anos.*** A relação temporal sugere que a secreção de andrógenos pela suprarrenal estimula a transição puberal, mas várias linhas de evidências indicam diferentemente. Em primeiro lugar, a adrenarca prematura, em geral, não se associa a um início precoce da telarca ou da menarca. Em segundo lugar, a adrenarca ocorre naqueles com hipogonadismo hipergonadotrófico congênito (p. ex., disgenesia gonadal) ou hipogonadismo hipogonadotrófico (p. ex., síndrome de Kallmann). Em terceiro lugar, a gonadarca ocorre em crianças com doença de Addison (hipoadrenalismo) tratadas com glicocorticoides. Finalmente, em crianças abaixo de seis anos com puberdade precoce verdadeira, a gonadarca precede a adrenarca.

CRESCIMENTO

Uma proporção substancial da altura do adulto, cerca de 17 a 18%, é adquirida durante a puberdade.[96] O crescimento das extremidades precede o do tronco, começando nas partes distais e, mais tarde, envolvendo também a parte proximal das extremidades; o crescimento do tronco ocorre primariamente durante a puberdade mais tardia.[97] ***O estirão de crescimento puberal ocorre aproximadamente dois anos antes nas meninas do que nos meninos e, em geral, a velocidade máxima do crescimento em altura é alcançada aproximadamente seis meses antes da menarca.***[98]

A diferença da altura do adulto em homens e mulheres relaciona-se com o início e o tempo do estirão de crescimento em meninos e meninas. Os meninos são aproximadamente 2 cm mais altos do que as meninas quando as meninas alcançam sua velocidade máxima de crescimento em altura, crescem 3-4 cm/ano por mais um a dois anos antes de entrar na puberdade e chegam a uma velocidade máxima de crescimento em altura maior (10,3 cm/ano) do que as meninas (9,0 cm/ano).[99]

O acúmulo de massa óssea durante a puberdade é crítico para o desenvolvimento da massa óssea máxima, que é determinante importante do risco de desenvolver osteoporose mais tarde na vida. Embora a genética possa ser o determinante mais importante da massa óssea máxima, outros fatores, como nutrição e exposição a hormônios durante a puberdade, também contribuem. Aproximadamente metade do cálcio corporal total se acumula durante a puberdade nas meninas e metade a dois terços nos meninos.[100,101] ***Nas meninas, a velocidade máxima da acreção mineral óssea ocorre na menarca, aproximadamente 9 a 12 meses depois de atingida a velocidade máxima de crescimento em altura.***[102,103] O aumento de densidade óssea puberal é maior em mulheres negras do que nas brancas.[104] Tomados em conjunto, esses dados sugerem que a janela de oportunidade para maximizar a massa óssea máxima é relativamente estreita.[101]

As alterações do peso durante a maturação puberal refletem alterações da composição corporal e das proporções relativas da massa magra corporal e da gordura. A espessura da prega cutânea diminui no início da puberdade e aumenta depois da velocidade máxima da altura, particularmente nas meninas. As adolescentes têm mais gordura corporal do que os meninos, ficando a maior parte depositada nos braços, nas coxas e no dorso; a diferença entre os gêneros aumenta durante toda a puberdade. O aumento do IMC antes dos 16 anos de idade relaciona-se primariamente com alterações da massa livre de gordura e, daí em diante, a um aumento da massa de gordura.[105] Se for desejado, o IMC pode ser rastreado desde a adolescência até a idade adulta usando tabelas publicadas para comparação por idade e etnia.[106]

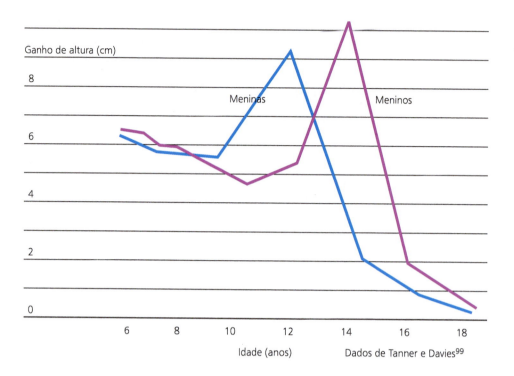

Dados de Tanner e Davies[99]

HORMÔNIO DO CRESCIMENTO

O hormônio do crescimento, produzido pelos somatotrofos, é o hormônio hipofisário produzido em maior abundância. A família de genes GH inclui cinco gentes distintos, todos os quais estão localizados no cromossomo 17 (17q22).[107] O gene GH hipofisário (*GH1*) codifica dois RNAm processados alternativamente, produzindo uma molécula predominante de GH com 22 kDa e outra molécula com 20 kDa que é responsável por aproximadamente 10% do GH circulante. Os sinciciotrofoblastos placentários expressam uma variante de GH além dos três outros genes que codificam a somatotrofina coriônica humana, também conhecida como lactogênio placentário humano (discutido no Capítulo 8). A regulação da secreção hipofisária de GH é altamente complexa. Ela é controlada primariamente pelo hormônio liberador do hormônio do crescimento (GHRH) e por fatores periféricos que atuam sobre os somatotrofos que estimulam (p. ex., grelina)[108] ou inibem (p. ex., somatostatina)[109] a liberação de GH.[110-112] A maioria das ações periféricas do GH são mediadas pelo fator I de crescimento semelhante à insulina (IGF-I), que inibe a liberação de GH. Fatores nutricionais também desempenham um papel na regulação da secreção de GH; enquanto o jejum[113] e refeições hiperproteicas[114] estimulam a liberação de GH, a hiperglicemia e a leptina inibem a secreção de GH.[115] Os estrogênios estimulam, e o excesso de glicocorticoides inibe a liberação de GH. *A secreção de GH alcança o máximo durante a puberdade e declina com a idade, aproximadamente 50% a cada sete anos.*[113]

Como as gonadotrofinas, o GH é secretado de maneira pulsátil e, no início da puberdade, aumenta a amplitude do pulso de GH especialmente durante o sono.[116] Consequentemente, as concentrações de GH elevam-se progressivamente. *A taxa de aumento dos níveis circulantes de GH é o determinante mais importante da taxa de crescimento puberal; crianças com crescimento mais lento exibem pulsos de GH em menor número e com amplitude mais baixa e um aumento mais gradual das concentrações séricas de GH.*[117]

O GH atua por meio da ligação a um receptor específico para estimular a síntese hepática e a secreção de IGF-I, que promove crescimento e diferenciação.[107] As mutações do receptor de GH resultam em falta de sensibilidade do GH e falta de crescimento (nanismo de Laron);[118] nos indivíduos afetados, elevam-se as concentrações séricas de GH, e os níveis de IGF-I são baixos. O GH estimula o crescimento por ações diretas e indiretas (por meio do IGF-I) sobre as placas epifisárias dos ossos longos. O GH também tem algumas ações metabólicas, que incluem aumento da lipólise, estimulação da síntese proteica, antagonismo à insulina e retenção de água e sódio.

Fator de Crescimento Semelhante à Insulina I

O IGF-I é sintetizado e secretado pelo fígado em resposta à estimulação do GH e circula no soro ligado a proteínas de ligação ao IGF com alta afinidade (IGFBP). Os genes que codificam o IGF-I, o IGF-II e a insulina pertencem todos à mesma família. O gene *IGF1* tem vários componentes e produz vários RNAm diferentes, incluindo a forma com 6 kb, regulada pelo GH. O IGF-I atua por meio de seu próprio receptor, que se distribui amplamente em vários tecidos e órgãos.[119] As concentrações do receptor de IGF-I são controladas pelo GH, a tiroxina e outros fatores de crescimento, como o fator de crescimento de fibroblastos e o fator de crescimento derivado das plaquetas. O IGF-I atua por meio de uma cascata de sinalização complexa para estimular o crescimento celular e inibir a apoptose.

A família de IGFBP inclui seis proteínas que têm maior afinidade pelo IGF-I do que pelo receptor IGF-I. As IGFBPs estão presentes em todos os líquidos extracelulares e servem para transportar IGF-I e controlar a quantidade de IGF-I disponível para se ligar ao receptor IGF-I. A IGFBP-3 é a mais abundante no soro e tem a mais alta afinidade pelo IGF-I, mas, em geral, está saturada. Embora presente em concentrações mais baixas, a IGFBP-1 não fica saturada e, portanto, tem maior impacto sobre os níveis de IGF-I livre. A concentração sérica de IGFBP-1 é regulada pela insulina, aumentando durante o jejum, quando são baixos os níveis de insulina, e diminuindo depois da alimentação ou da administração de insulina.[120] Os níveis de IGF-I diminuem em doenças associadas à desnutrição, como a doença inflamatória intestinal e no hipotireoidismo. O IGF-I aumenta os efeitos do FSH e do LH no ovário, o efeito do ACTH na esteroidogênese da suprarrenal e a resposta da tireoide ao hormônio tireostimulante (TSH). *Os níveis de IGF-I elevam-se sete vezes desde concentrações muito baixas ao nascimento até os valores máximos na puberdade, caem rapidamente aproximadamente 50% na idade de 20 anos e, então, declinam lentamente com o avançar da idade.*[121]

Esteroides Gonadais

O estirão de crescimento puberal é estimulado primariamente pelos níveis em elevação de GH e IGF-I, mas um conjunto substancial de evidências indica que os esteroides sexuais também desempenham um papel importante. Nas crianças com puberdade precoce central (dependente de gonadotrofinas) tratadas com um agonista do GnRH de longa ação, a velocidade média da altura e os níveis séricos noturnos de GH e IGF-I, inicialmente acima da média para a idade cronológica, diminuem significativamente depois de 6 a 12 meses e permanecem suprimidos durante toda a duração do tratamento.[122,123] Um estudo em crianças com puberdade precoce central e deficiência de GH (graças a uma lesão intracraniana) observou que a idade óssea era avançada em sujeitos com deficiência de GH, mas não tanto quanto nos sujeitos controles com puberdade precoce e secreção normal de GH; os níveis de IGF-I foram mais baixos em sujeitos com deficiência de GH, porém maiores do que em crianças pré-púberes com deficiência de GH correspondentes para a idade.[124] Em um subgrupo de sujeitos com deficiência de GH, o tratamento com um análogo do GnRH suprimiu os níveis de esteroides sexuais gonadais e diminuiu a velocidade da altura, sem alteração apreciável nos níveis de GH ou de IGF-I. Em meninas com a síndrome de Turner, o tratamento com estrogênio exógeno aumenta a velocidade de crescimento e a idade óssea, em comparação ao observado em controles tratadas com placebo.[125,126] *Tomadas em conjunto, essas observações indicam que o estirão de crescimento da puberdade é mediado, pelo menos em parte, por um aumento da secreção de GH induzido por esteroides sexuais. Além disso, elas demonstram que a puberdade precoce pode induzir um estirão de crescimento substancial mesmo na ausência de um aumento puberal normal de GH ou IGF-I circulante. No entanto, o crescimento puberal normal exige ações combinadas de esteroides sexuais e GH. Finalmente, os esteroides sexuais limitam a altura adulta por estimulação da fusão epifisária.*

ÉPOCA DE OCORRÊNCIA DA PUBERDADE

O que desencadeia o início da puberdade continua a ser uma das perguntas sem resposta mais incitantes em endocrinologia da reprodução. A idade de início da puberdade e da menarca é influenciada pela genética, a saúde geral, o ambiente social e exposições ambientais.

Uma análise de dois estudos de associação ao genoma inteiro, incluindo mais de 17.000 mulheres do Nurses' Health Study e do Women's Genome Health Study, identificou dez variantes comuns ou polimorfismos de um único nucleotídeo (SNP) agrupados nas regiões dos cromossomos 6q21 e 9q31.2, os quais se associavam à idade da menarca.[127,128] A variação genética no lócus (6q21) do gene *LIN28B* (que codifica uma proteína de ligação ao RNA regulada para o desenvolvimento)[129] ou perto dele associa-se à idade da menarca em algumas populações humanas.[128,130,131] Algumas variantes genéticas associadas à altura na idade adulta também se associam à idade da menarca, sugerindo que a associação entre a altura e a idade da menarca tenha base genética.[128,130] Outros genes associados à idade da menarca incluem *FTO* (gene associado à massa de gordura e à obesidade) e *NEGR1* (regulador 1 de crescimento neuronal), ambos os quais também se associam à obesidade infantil.[130] Crianças com antecedentes familiares de puberdade com idade baixa têm mais probabilidade de apresentar, elas próprias, puberdade com idade baixa; a idade da menarca correlaciona-se relativamente bem entre mães e filhas e entre irmãs.[132]

As crianças que vivem próximo ao equador, em altitudes mais baixas, em áreas urbanas e as levemente obesas, em geral, começam a puberdade mais cedo do que as que vivem em latitude norte, em maiores altitudes, em áreas rurais e aquelas com peso normal. Evidências que se acumulam sugerem que certos tóxicos ambientais que atuam como "desagregadores endócrinos" também podem influenciar a época de ocorrência do desenvolvimento sexual.[133]

A idade de início da puberdade tem declinado gradualmente na população em geral dos Estados Unidos ao longo do último século. Embora a taxa de diminuição tenha ficado consideravelmente mais lenta nos anos mais recentes, a tendência continua. No geral, a idade média da menarca para as meninas estadunidenses diminuiu de aproximadamente 12,75 anos na década de 1960 para aproximadamente 12,5 anos no início da década de 1990.[134,135] Um estudo de 1997 conduzido pela rede Pediatric Research in Office Settings (PROS) examinou a época de ocorrência do desenvolvimento puberal em mais de 17.000 meninas estadunidenses (90% brancas, 10% negras) e verificou que os sinais mais precoces de puberdade estavam ocorrendo em idades significativamente mais baixas do que no passado, com as seguintes diferenças raciais:[136]

Marco Puberal	Afro-Americanas	Americanas Brancas
Telarca		
Média de Idade	8,9 anos	10,0 anos
6 anos	6,4%	2,9%
7 anos	15,4%	5,0%
8 anos	37,8%	10,5%
9 anos	62,6%	32,1%
10 anos	80,2%	61,5%
11 anos	96,0%	85,4%
12 anos	98,9%	96,0%
Pubarca		
Média de Idade	8,8 anos	10,5 anos
6 anos	9,5%	1,4%
7 anos	17,7%	2,8%
8 anos	34,3%	7,7%
9 anos	62,6%	20,0%
10 anos	85,6%	46,4%
11 anos	95,2%	74,3%
12 anos	98,9%	92,2%
Telarca e/ou Pubarca		
6 anos	14,3%	3,7%
7 anos	27,2%	6,7%
8 anos	48,3%	14,7%
9 anos	77,4%	38,2%
10 anos	94,6%	67,9%
11 anos	98,4%	88,0%
12 anos	100,0%	96,6%
Menarca		
Média de idade	12,2 anos	12,9 anos
9 anos	2,7%	0,2%
10 anos	6,3%	1,8%
11 anos	27,9%	13,4%
12 anos	62,1%	35,2%

Esses dados indicam que uma proporção substancial de meninas estadunidenses começa o desenvolvimento puberal 6 a 12 meses mais cedo do que se observava anteriormente. *Em média, as estadunidenses negras começam a puberdade entre 8 e 9 anos, e as estadunidenses brancas, por volta dos 10 anos. No entanto, a telarca e/ou a pubarca podem ocorrer normalmente em garotas negras já na idade de 6 anos e, nas meninas brancas, aos 7.*

Estudos subsequentes que analisaram dados da National Health and Nutrition Examination Survey (NHANES) observaram uma diminuição de 2,3 meses na idade média da menarca entre as pesquisas dos anos 1988 a 1994 (12,53 anos) e 1999-2002 (12,34 anos) e uma diminuição total de 4,9 meses desde 1960.[134,137-139] A diminuição da idade da menarca tem sido observada em todos os grupos étnicos, declinando de 12,57 para 12,52 anos em meninas brancas não hispânicas, de 12,09 para 12,06 anos para as meninas negras não hispânicas e de 12,24 para 12,09 para as meninas hispânicas nos Estados Unidos.[139] As mudanças na distribuição de raça e etnia na população com o passar do tempo explicam a maior alteração da idade média total, em comparação àquelas dentro dos grupos.

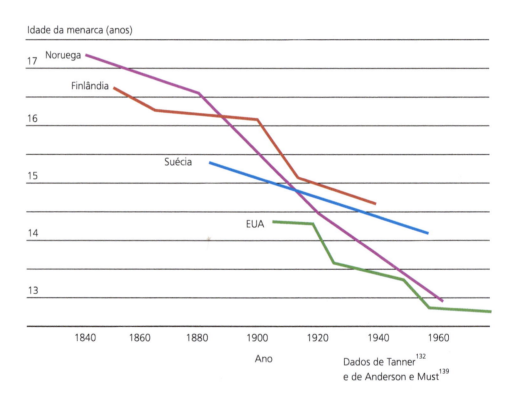

Historicamente, a tendência de um início mais cedo do desenvolvimento sexual tem sido atribuída à melhora da nutrição e a condições de vida menos estressantes.[140] A idade da menarca declinou à medida que aumentou a prevalência da obesidade, sugerindo que um peso corporal[58] ou composição corporal[59] crítico seja fator importante para determinar o início e a progressão da puberdade.[60] *Na verdade, elevação do peso e da massa de gordura corporal associa-se a um aumento da probabilidade de menarca mais cedo.*[60,134,141-143] Dados da pesquisa NHANES dos EUA indicaram que uma menina com IMC no 85° percentil tem mais de duas vezes a probabilidade de chegar à menarca do que uma menina da mesma idade e raça/etnia que tenha o IMC no 50° percentil.[139] No entanto, as meninas chegam à menarca ao longo de uma ampla variedade de pesos e IMC, e a idade da menarca não pode ser predita confiavelmente para os indivíduos com base nisso.[144] *Vale observar que o desenvolvimento puberal precoce se associa a uma discreta diminuição da altura na idade adulta e a um aumento do risco de obesidade, em comparação a uma menarca tardia.*[145,146]

Média de Idade dos Marcos Puberais em Diferentes Populações[147]						
País	Ano(s)	Sujeitos	Idades	Telarca	Pubarca	Menarca
Chile	2000	758	6-16	8,9	10,4	12,7
China	1993	3.749	7-19	9,8	11,6	12,4
Dinamarca	1991-1993	1.100	6-20	10,9	11,3	13,4
Egito	2000	1.500	6-18	10,7	10,5	12,4
Inglaterra	1960-1970	192	3-19	11,2	11,7	13,5
Índia	1988-1991	9.951	5-18	10,2	–	12,6
Irã	2003-2004	1.420	6-17	9,7	10,5	12,7
Itália	1998-2001	1.642	6-15	10,5	10,6	11,9
Japão	1990-2000	832	6-14	9,7	–	12,2
Coreia	1993-1995	4.237	14-20	–	–	12,5
Lituânia	1999-2000	1.231	7-12	–	10,2	11,7
Holanda	1996-1997	3.028	8-20	10,7	11,0	12,9
Espanha	2000	266	8-10	10,7	–	12,4
Tailândia	1997-1999	300	9-19	9,4	11,1	11,2
Turquia	2005	1.562	6-16	10,2	10,6	12,4
EUA	1992-1993	15.439 brancos	3-12	9,9	10,5	12,9
		1.638 negros		8,9	8,8	12,2

ETAPAS DO DESENVOLVIMENTO PUBERAL

A puberdade inclui uma série de eventos previsíveis que variam na ocasião em que ocorrem, sequência e ritmo. *Em geral, o primeiro sinal de puberdade, na maioria das adolescentes, é uma aceleração do crescimento, seguida pelo aparecimento dos botões mamários (telarca), aparecimento dos pelos púbicos (pubarca) e, finalmente, início das menstruações (menarca).*

Os sistemas de estadiamento usados mais frequentemente para descrever as alterações físicas da puberdade foram descritos pela primeira vez por Marshall e Tanner, em 1969 (meninas)[148] e 1970 (meninos).[149] Os estádios de Tanner descrevem as características sexuais secundárias, inclusive o desenvolvimento das mamas nas meninas, o crescimento de pelos púbicos em ambos os gêneros e o desenvolvimento genital nos meninos. Como os diagramas mostram, existem cinco estádios de Tanner para o desenvolvimento das mamas e dos pelos púbicos nas meninas, sendo que o estádio 1 representa o estado pré-puberal, e o estádio 5 representa o desenvolvimento adulto.

O desenvolvimento das mamas segue uma sequência reconhecida de eventos. O aparecimento dos botões mamários (estádio 2 de Tanner) distingue-se pelo aumento de volume e alargamento das aréolas. A mama, então, aumenta de volume, tornando-se elevada além das aréolas (estádio 3 de Tanner). A mama aumenta ainda mais, e as aréolas e o mamilo formam elevações secundárias (estádio 4 de Tanner) pouco antes de a mama obter um contorno adulto (estádio 5 de Tanner).

Na maioria das adolescentes, a pubarca segue de perto a telarca, mas, em uma minoria substancial, a sequência é invertida, e a pubarca precede a telarca. Em qualquer dos dois casos, as duas estão estritamente ligadas e progridem em paralelo. A pubarca (estádio 2 de Tanner) distingue-se pelo aparecimento de uma pequena elevação de pelos longos e relativamente lisos sobre os lábios maiores. Os pelos, então, tornam-se crespos, são mais grossos e estendem-se à frente (estádio 3 de Tanner). Os pelos continuam estendendo-se até cobrir os lábios maiores (estádio 4 de Tanner) antes de assumirem um padrão adulto com extensão à parte medial da coxa (estádio 5 de Tanner).

A menarca ocorre uma média de 2,6 anos depois do início da puberdade e depois que o pico de crescimento tiver passado.[98,102,148] *Em média, a sequência puberal de crescimento acelerado, telarca, pubarca e menarca exige um período de 4,5 anos (variação de 1 a 6 anos).* A relação entre a menarca e o estirão de crescimento é relativamente fixa. Depois da menarca, o crescimento fica mais lento e, em geral, não aumenta mais do que aproximadamente 6 cm. As menstruações que vêm imediatamente após a menarca geralmente são anovulatórias, irregulares e ocasionalmente intensas. Os ciclos anovulatórios frequentemente persistem por até 12 a 18 meses e não são incomuns até quatro anos depois da menarca.[150,151] No entanto, a frequência das menstruações geralmente aumenta rapidamente ao longo do primeiro ano depois da menarca; 65% das adolescentes

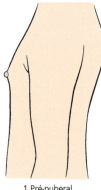

1 Pré-puberal

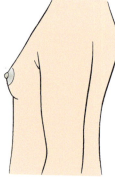

2 Botão mamário

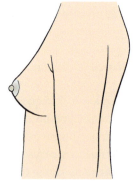

3 Elevação das mamas

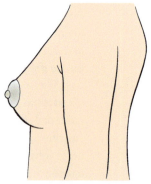

4 Elevação areolar

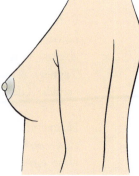

5 Contorno adulto

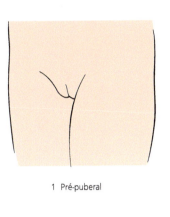
1 Pré-puberal

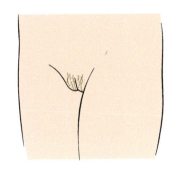
2 Pelos pré-sexuais

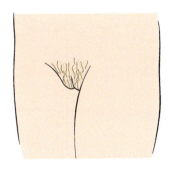
3 Pelos sexuais

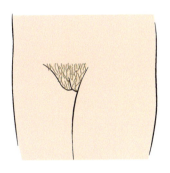
4 Brasão médio

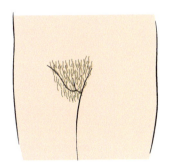
5 Brasão feminino

relatam ter dez ou mais menstruações por ano ao final do primeiro ano pós-menarca, e 90% fazem o mesmo relato depois de três anos.[30] A característica que diferencia a maturação do eixo hipotálamo-hipofisário-ovariano e o término da puberdade é o desenvolvimento de *feedback* positivo do estrogênio, que estimula a onda de LH do meio do ciclo e a ovulação. Em geral, os ciclos ovulatórios tornam-se cada vez mais frequentes. O tempo necessário para se estabelecerem os ciclos ovulatórios relaciona-se com a idade da menarca; quando a menarca ocorre depois da idade de 13 anos, somente metade tem ciclos ovulatórios em 4,5 anos.[152]

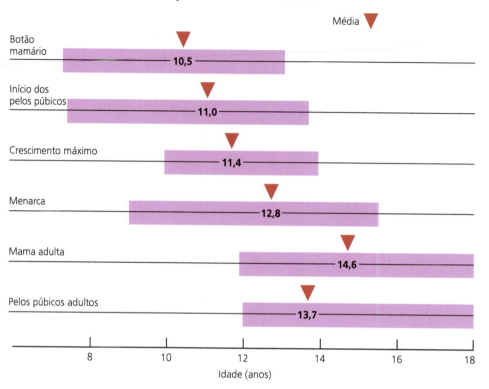

Resumo dos Eventos Puberais

O início da puberdade é uma sequência de evolução das etapas de amadurecimento. O eixo hipotálamo-hipofisário-gonadal se diferencia e desenvolve durante a vida fetal e se torna inteiramente funcional antes do nascimento. Começando no final da primeira infância e continuando durante toda a segunda infância, o eixo fica inativo porque a secreção pulsátil do GnRH hipotalâmico é suprimida até níveis muito baixos de atividade por mecanismos inibitórios centrais e, em menor grau, por uma alta sensibilidade a baixos níveis de *feedback* dos esteroides gonadais.

No final da segunda infância, aumenta a produção de andrógenos pela suprarrenal (adrenarca) em resposta a um estímulo desconhecido, eleva-se constantemente daí em diante e finalmente estimula o crescimento de pelos púbicos e axilares (pubarca). Depois de uma década em repouso, a secreção pulsátil de GnRH aumenta, e o eixo hipotálamo-hipofisário-gonadal é reativado (gonadarca), provavelmente em resposta a sinais metabólicos da periferia. Os níveis de FSH e de LH elevam-se moderadamente antes da idade de dez anos, o que é seguido por um aumento gradual das concentrações de estradiol, que estimula o desenvolvimento das mamas (telarca). O aumento da secreção pulsátil de gonadotrofinas ocorre primeiramente à noite, durante o sono, mas gradualmente se estende por todo o dia.

O rápido aumento do crescimento esquelético (estirão de crescimento puberal) que precede a telarca e a pubarca é mediado primariamente por um aumento da secreção de GH induzido pelos esteroides sexuais, o qual, por sua vez, estimula o aumento da produção de IGF-I e, em menor grau, pelos efeitos diretos das concentrações crescentes de esteroides sexuais. Finalmente, os níveis de esteroides sexuais em elevação limitam a altura adulta, estimulando a fusão epifisária.

Na periodo médio da puberdade, a produção de estrogênio gonadal aumenta o suficiente para estimular a proliferação do endométrio, finalmente resultando no início das menstruações (menarca). Os ciclos pós-menarca são, a princípio, anovulatórios. Gradualmente, à medida que amadurece o mecanismo de *feedback* positivo do estrogênio, os ciclos ovulatórios aumentam de frequência e, no final da puberdade, ficam estabelecidos.

Concentrações de Hormônio Sérico durante a Puberdade Feminina[153-159]				
Tanner Estádio	FSH IU/L	LH IU/L	Estradiol pg/mL	DHEA-S ng/mL
Estádio 1	0,9-5,1	1,8-9,2	< 10	19-302
Estádio 2	1,4-7,0	2,0-16,6	7-37	45-1.904
Estádio 3	2,4-7,7	5,6-13,6	9-59	125-1.730
Estádio 4	1,5-11,2	7,0-14,4	10-156	153-1.321
Folicular Adulto	3,0-20,0	5,0-25,0	30-100	162-1.620

PROBLEMAS COMUNS ASSOCIADOS À PUBERDADE

Algumas das manifestações físicas comuns da maturação puberal podem ser vistas pelas pacientes ou pelos pais como anormais, incluindo anemia, acne, problemas psicossociais, miopia e sangramento uterino disfuncional. As adolescentes também têm alto risco de infecções sexualmente transmissíveis.

As meninas tendem a comer menos alimentos ricos em ferro, como carne, e uma baixa ingestão de ferro heme aumenta o risco de baixos depósitos de ferro.[160] A terceira National Health and Nutrition Examination Survey (1988-1994) observou uma prevalência de anemia de 9% entre as meninas estadunidenses entre as idades de 12 e 15 anos.[161]

A acne é um transtorno da unidade pilossebácea causado por estimulação androgênica, caracterizada por oclusão folicular e inflamação. Durante a puberdade, o número de lesões acneiformes aumenta em todas as etapas.[162] Nas meninas, a acne tende a ser mais intensa nas etapas tardias da puberdade, as quais se associam a concentrações séricas mais altas de S-DHEA.[163]

As alterações psicossociais durante a puberdade predispõem a um aumento da incidência de depressão, que é duas vezes mais comum em meninas do que em meninos.[164] Muitas meninas ficam infelizes com sua aparência física, resultando em diminuição da autoestima, que é mais comum nas garotas brancas do que nas negras.[165] O problema é mais comum quando o desenvolvimento puberal não é síncrono com o dos pares.[166] As meninas que amadurecem cedo têm mais probabilidade de desenvolver psicopatologia,[167] de ter amigos mais velhos[168] e de ser vulneráveis às pressões dos pares.[169]

A prevalência de miopia, causada pelo crescimento do diâmetro axial do olho, é maior durante a puberdade. O sangramento uterino disfuncional é consequência dos ciclos anovulatórios e é comum nas adolescentes durante os dois primeiros anos depois da menarca.

Os adolescentes representam o grupo etário com mais alto risco para quase todas as doenças sexualmente transmissíveis (DST).[170] O risco de adquirir uma DST relaciona-se com a idade do primeiro intercurso, o número de parceiros, o risco percebido e as atitudes sobre adquirir uma DST.[171] A persistência de um epitélio colunar na exocérvix (ectrópio) também pode predispor à infecção por *Chlamydia*[172] e pelo papilomavírus humano.[173,174]

PUBERDADE PRECOCE

Puberdade precoce descreve o desenvolvimento puberal que começa em uma idade mais baixa do que esperado, com base nos padrões normais estabelecidos. Suas causas são muitas, indo desde variantes do desenvolvimento normal, como adrenarca prematura, à patologia séria, incluindo neoplasias intracranianas malignas. As crianças com puberdade precoce justificam avaliação cuidadosa para definir a causa e, quando indicado, o pronto tratamento para evitar as consequências psicossociais e sobre o crescimento do desenvolvimento sexual anormalmente cedo.

INDICAÇÕES PARA AVALIAÇÃO

Puberdade anormalmente cedo ou precoce, em geral, é definida como o desenvolvimento puberal que ocorre mais de 2,5 desvios-padrão mais cedo do que a idade média. Tradicionalmente, usando dez anos como a idade média de início da puberdade em meninas, define-se puberdade precoce como o desenvolvimento sexual secundário antes da idade de oito anos. No entanto, como discutido em uma seção anterior deste capítulo,[134,135] a idade de início da puberdade tem declinado ao longo das últimas décadas, levantando questões sobre quando o desenvolvimento puberal deve ser considerado precoce e justificar avaliação clínica.

O estudo de 1997 conduzido pela rede Pediatric Research in Office Settings (PROS) observou que 6,7% das meninas brancas estadunidenses e 27,2% das meninas negras tinham desenvolvimento das mamas ou dos pelos púbicos antes da idade de oito anos.[136] Essas observações sugeriram que a aplicação contínua da definição tradicional de puberdade precoce resultaria em um grande número de meninas potencialmente normais submetidas a exames demorados, caros e desnecessários. Consequentemente, foram propostas novas diretrizes, reduzindo a idade em que a avaliação é indicada para a idade de sete anos em meninas brancas e seis anos nas meninas negras,[175] acendendo caloroso debate.

Algumas autoridades questionaram as novas recomendações porque a população do estudo PROS não foi uma amostra aleatória retirada da população em geral, porque o estudo enfocou a telarca prematura e a adrenarca prematura, e não a "verdadeira" puberdade precoce (tipicamente caracterizada por desenvolvimento precoce das mamas *e* dos pelos púbicos) e porque não se determinou causa naquelas que tinham puberdade precoce. As críticas concentraram-se nas preocupações de que as idades mais baixas recomendadas nas diretrizes mais recentes propostas poderiam aumentar significativamente o risco de subdiagnóstico de patologia endócrina importante.[176-179] Na verdade, grande estudo europeu subsequente, envolvendo 443 meninas com puberdade precoce central, identificou 35 com uma lesão intracraniana oculta (8%) e relatou que a aplicação das diretrizes americanas revisadas, reduzindo a idade para a avaliação de puberdade precoce, teria deixado passar 4/35 meninas (11%) com patologia craniana.[180,181] Outros a favor das novas recomendações enfatizaram que menos de 2% das meninas com puberdade precoce, acima da idade de seis anos tinham uma lesão intracraniana e que imagens desnecessárias têm altos custos financeiros e emocionais.[182]

Em outro estudo americano envolvendo 223 pacientes (meninas brancas com 7 a 8 anos de idade e meninas negras com 6 a 8 anos) encaminhadas a um único centro terciário exclusivamente para avaliação de puberdade precoce ao longo de um período de cinco anos, 105 (47%) exibiram desenvolvimento das mamas e dos pelos púbicos, 83 (37%) tinham somente pelos púbicos, 24 (11%) tinham somente desenvolvimento das mamas, e 11 (5%) não tinham sinais de desenvolvimento sexual precoce.[179] Finalmente, 186/212 (88%) com sinais de puberdade precoce tiveram diagnóstico de puberdade precoce idiopática dependente das gonadotrofinas, e 26 (12%) tinham uma endocrinopatia tratável passível de intervenção precoce, incluindo acantose *nigricans*/hiperinsulinemia, hipotireoidismo, neurofibromatose, deficiência de GH, adenoma hipofisário, síndrome de McCune-Albright e hiperplasia congênita da suprarrenal. O mais importante é que mais de um terço das meninas apenas com desenvolvimento das mamas ou com desenvolvimento das mamas e dos pelos púbicos tinham idades ósseas significativamente avançadas e, portanto, tinham risco para diminuição do potencial de crescimento.[179]

É claro que são necessários mais estudos prospectivos maiores, porque as perguntas referentes às indicações para avaliação de puberdade precoce continuam tendo respostas incertas. No entanto, levando em consideração todos os dados disponíveis, acreditamos que as seguintes diretrizes ofereçam um bom equilíbrio entre segurança e custo-benefício:

Todas as meninas abaixo da idade de seis anos que tenham desenvolvimento das mamas ou pelos púbicos e as meninas abaixo de oito anos que tenham desenvolvimento das mamas e dos pelos púbicos merecem uma avaliação minuciosa para determinar a causa.

As meninas abaixo de oito anos de idade que tenham apenas desenvolvimento precoce das mamas (telarca prematura) ou do crescimento de pelos púbicos (adrenarca ou pubarca prematura) justificam história e exame físico cuidadosos e, no mínimo, uma avaliação da idade óssea e acompanhamento de perto para determinar sua taxa de crescimento linear no esforço de identificar aquelas que podem ter risco de diminuição do potencial de crescimento.

Entre as idades de 6 e 8 anos, os clínicos precisar fazer julgamentos individuais com referência à extensão da avaliação com base nos resultados da avaliação inicial e, inevitavelmente, no nível de ansiedade da paciente e de seus pais.[9]

Fatores associados a um aumento do risco de patologia intracraniana que claramente justificam a avaliação completa e imagens incluem início da puberdade antes dos seis anos, rápida progressão puberal e sintomas associados de cefaleia, crises convulsivas e déficits neurológicos focais.[175,182]

CLASSIFICAÇÃO DE PUBERDADE PRECOCE

Tradicionalmente, a puberdade precoce tem sido classificada de acordo com a fisiopatologia subjacente. No entanto, a classificação tem utilidade limitada na prática clínica porque reflete o diagnóstico final depois que se completa a avaliação.

Puberdade precoce dependente das gonadotrofinas, também conhecida como "puberdade precoce central" ou "puberdade precoce verdadeira", descreve maturação e ativação precoce do eixo hipotálamo-hipofisário-gonadal e caracteriza-se por desenvolvimento das mamas e dos pelos púbicos nas meninas e por desenvolvimento dos pelos púbicos e aumento do volume testicular (> 4 mL de volume ou 2,5 cm de diâmetro) nos meninos. As características sexuais que se desenvolvem cedo são "isossexuais", o que significa que são condizentes com o gênero da criança.

Puberdade precoce independente das gonadotrofinas, também conhecida como "puberdade precoce periférica" ou "puberdade pseudopreccoce", descreve o desenvolvimento sexual precoce independente do GnRH e das gonadotrofinas e, em geral, resulta da exposição a hormônios esteroides sexuais que derivam das gônadas, das suprarrenais ou do ambiente. A puberdade precoce independente das gonadotrofinas é ainda subclassificada como isossexual, quando as características sexuais são condizentes com o gênero, e "heterossexual", quando elas não condizem com o gênero (virilização nas meninas ou feminização nos meninos).

Puberdade precoce incompleta descreve crianças com telarca prematura ou adrenarca prematura isoladas. Ambas geralmente representam variantes do desenvolvimento puberal normal, mas algumas evoluirão para a puberdade precoce completa, que pode ser dependente ou independente das gonadotrofinas.

Puberdade Precoce Dependente das Gonadotrofinas

A puberdade precoce dependente das gonadotrofinas resulta da maturação precoce do eixo hipotálamo-hipofisário-gonadal e é muito mais comum nas meninas do que nos meninos.[183] Embora a puberdade comece mais cedo do que o normal, a sequência dos eventos puberais, em geral, é normal e prossegue em ritmo normal.

Até 90% das crianças com puberdade precoce dependente de gonadotrofinas não têm causa identificável (idiopática), sendo o diagnóstico feito por exclusão.[184,185] No entanto, o transtorno pode associar-se a várias lesões do sistema nervoso central, incluindo tumores, irradiação, hidrocefalia, cistos, trauma, doenças inflamatórias e defeitos do desenvolvimento na linha média, como a displasia septo-óptica. *Consequentemente, a ressonância magnética (RM) do crânio é indicada mesmo quando não há sinais ou sintomas neurológicos.*[180,185,186]

Os tumores associados à puberdade precoce dependente de gonadotrofinas incluem hamartoma, astrocitomas, ependimomas, tumores da pineal e gliomas ópticos e hipotalâmicos. Os hamartomas são massas neuronais heterotópicas contendo neurônios de GnRH que tipicamente se fixam ao túber cinéreo ou ao assoalho do terceiro ventrículo, onde funcionam como gerador de pulsos de GnRH hipotalâmico ectópico, separado dos mecanismos inibitórios centrais que normalmente restringem a atividade durante a infância; são os tumores mais comumente associados à puberdade precoce e podem associar-se às crises gelásticas (riso).[187,188] Alguns produzem o fator transformador de crescimento alfa, que medeia a liberação de GnRH.[189] A puberdade precoce que pode ser observada em crianças com neurofibromatose se relaciona com um glioma óptico.[190]

Como descrito em uma seção anterior deste capítulo, mutações ativadoras no gene que codifica o receptor GPR54 (*KISS1R*), que medeia as ações da kisspeptina (neurorregulador excitatório da secreção de GnRH), podem causar puberdade precoce dependente das gonadotrofinas.[52]

As crianças expostas a altas concentrações circulantes de andrógenos ou estrogênios, como pode ocorrer com a hiperplasia congênita da suprarrenal, os tumores virilizantes e a síndrome de McCune Albright, muitas vezes exibem maturação precoce do eixo hipotálamo-hipofisário-gonadal, o que então resulta em puberdade precoce dependente das gonadotrofinas.[191-193]

Embora muito raro, as meninas com hipotireoidismo primário grave podem apresentar puberdade precoce, exibindo desenvolvimento das mamas, galactorreia e sangramento menstrual episódico. Na maioria dos casos, os níveis muito altos de TSH no sangue, o qual tem semelhança estrutural com o FSH, parecem ativar o receptor de FSH.[194]

Raramente, o desenvolvimento puberal dependente das gonadotrofinas resulta de um tumor autônomo secretor de gonadotrofinas hipofisárias, e não da maturação precoce do eixo hipotálamo-hipofisário-gonadal.[196,196]

Puberdade Precoce Independente das Gonadotrofinas

A puberdade precoce independente das gonadotrofinas pode resultar de excessos da secreção de esteroides sexuais das gônadas ou das suprarrenais ou da exposição a estrogênios exógenos.

Cistos foliculares ovarianos funcionais autônomos são a causa mais comum de puberdade precoce independente das gonadotrofinas em meninas. Desenvolvimento transitório das mamas e sangramento vaginal são as apresentações mais comuns, as quais podem ser eventos isolados ou recorrer em intervalos imprevisíveis.[197-199] Os níveis séricos de estrogênio estão tipicamente elevados, mas nem sempre (graças à regressão do cisto), e tanto a concentração basal das gonadotrofinas quanto a concentração estimulada pelo GnRH são baixas. Na maioria dos casos, a idade óssea não está avançada. A ultrassonografia dos ovários geralmente demonstra um ou mais cistos ovarianos com diâmetro maior do que 15 mm uni ou bilateralmente.[200] O transtorno é autolimitado na maioria e não exige tratamento. No entanto, cistos recorrentes que resultem em exposição prolongada ou repetida a estrogênios podem precipitar a maturação precoce do eixo hipotálamo-hipofisário-gonadal, resultando em puberdade precoce dependente das gonadotrofinas.[198] Os cistos ovarianos autônomos também podem ser manifestação precoce da síndrome de McCune-Albright, originada antes do surgimento das lesões características na pele ("manchas café com leite") ou ósseas; as pacientes afetadas precisam de acompanhamento cuidadoso por um prazo mais longo.[197,199]

Os tumores ovarianos são causas raras de puberdade precoce independente das gonadotrofinas em meninas e incluem tumores das células da granulosa, tumores das células de Leydig e gonadoblastoma.[201-203]

A síndrome de McCune-Albright é um transtorno raro caracterizado classicamente por puberdade precoce, pigmentação café com leite na pele e displasia fibrosa poliostótica do osso, todas causadas por uma mutação somática da subunidade alfa da proteína G (codificada pelo gene GNAS1), que resulta em uma distribuição em mosaico das células portadoras de adenilato ciclase constitutivamente ativa.[204-206] A mutação resulta em estimulação contínua da função endócrina e, além da puberdade precoce, também pode causar gigantismo, síndrome de Cushing, hiperplasia da suprarrenal e tireotoxicose em combinações variáveis. Embora a puberdade precoce seja a manifestação clínica mais comum,[207] o fenótipo varia com os tecidos afetados pela mutação e pode incluir hepatite, pólipos intestinais e arritmias cardíacas. Como em outras formas de puberdade precoce independente das gonadotrofinas, a sequência de desenvolvimento puberal pode ser anormal; por exemplo, o sangramento vaginal frequentemente precede o desenvolvimento das mamas.[208] As lesões da pele e dos ossos podem aumentar com o passar do tempo e não estar presentes na apresentação inicial. A exposição precoce e repetida a níveis elevados de esteroides sexuais pode resultar em crescimento acelerado, idade óssea avançada e redução da altura do adulto; também pode induzir maturação precoce do eixo hipotálamo-hipofisário-gonadal, resultando em puberdade precoce secundária dependente das gonadotrofinas. A síndrome de McCune-Albright é mais comum em meninas do que em meninos. O diagnóstico merece consideração nas meninas que apresentam cistos foliculares ovarianos funcionais recorrentes e menstruações episódicas.[209] Também foram descritas formas parciais da síndrome.[206]

Patologia da suprarrenal, como tumores secretores de andrógenos e hiperplasia congênita da suprarrenal, é outra causa do desenvolvimento puberal precoce independente das gonadotrofinas.

A exposição a estrogênios exógenos ou poluentes ambientais com atividade estrogênica (xenoestrogênios) pode resultar em desenvolvimento sexual prematuro em crianças até os dois anos de idade.[210-212] Os exemplos incluem exposição acidental a estrogênios, xenoestrogênios ou extratos placentários contidos em cosméticos ou produtos pessoais para cuidados dos cabelos e da pele e poluentes ambientais que podem atuar como disruptores endócrinos, simulando o estradiol, como os bifenois policlorados, herbicidas, pesticidas e plastificantes, os quais podem ser encontrados em água contaminada com produtos industriais.[213] Os níveis hormonais no sangue em crianças afetadas tipicamente estão na faixa da normalidade, mas variam amplamente, dependendo da natureza, tempo e frequência do uso ou da exposição. ***As crianças são extremamente sensíveis aos efeitos do estrogênio e podem responder com aumento do crescimento ou desenvolvimento das mamas até em níveis séricos abaixo dos limites de detecção.***[214]

Puberdade Precoce Incompleta

A puberdade precoce incompleta inclui adrenarca prematura ou telarca prematura e geralmente é uma variante da puberdade normal. Tais casos apresentam um dilema clínico decorrente da incerteza quanto a ser a condição inteiramente benigna, como habitualmente, ou se poderia ser a primeira indicação de puberdade precoce verdadeira.

Adrenarca Prematura

A adrenarca prematura é a causa mais comum de pubarca prematura, descrevendo, de outro modo, crescimento precoce de pelos genitais sem explicação associado a aumento dos níveis de andrógenos da suprarrenal.[215] *Em geral, o melhor indicador da adrenarca é uma concentração de S-DHEA no sangue acima de 40 µg/dL, a qual é mais alta do que normalmente se vê em crianças com 1 a 5 anos de idade (5-35 µg/dL).* Nas crianças com adrenarca prematura, a taxa de crescimento e a idade óssea costumam estar acima da média, mas ainda dentro das faixas da normalidade. *Adrenarca exagerada* é o termo usado para descrever o extremo clínico da adrenarca prematura, em que o nível de S-DHEA no sangue excede o típico da adrenarca para a idade e geralmente, mas nem sempre, está associada a um início um tanto precoce da puberdade verdadeira.[216]

A causa da adrenarca prematura é desconhecida. A condição tradicionalmente tem sido considerada uma variante precoce do desenvolvimento normal e, assim sendo, em geral, não tem consequências sérias. No entanto, até 20% das meninas com adrenarca prematura podem posteriormente desenvolver puberdade precoce dependente das gonadotrofinas e recomenda-se, portanto, um seguimento de perto.[77,217] Outras evidências indicam que as meninas com adrenarca prematura também têm aumento do risco de síndrome dos ovários policísticos, sugerindo que a adrenarca prematura é a manifestação inicial do transtorno.[218,223] Em muitas, a pubarca prematura é precedida por baixo peso ao nascimento e seguida por hiperandrogenismo, hirsutismo e oligomenorreia na adolescência, muitas vezes acompanhados por hiperinsulinemia e dislipidemia. Essas observações sugerem que a resistência insulínica possa ser o transtorno metabólico subjacente, causando diminuição do crescimento durante a vida fetal, pubarca prematura e hiperandrogenismo, que piora durante a fase final da puberdade ou nos primeiros anos pós-menarca.[224] Naquelas afetadas, o tratamento com metformina pode diminuir a resistência insulínica e o hiperandrogenismo, melhorar o perfil lipídico, muitas vezes restaurar as menstruações cíclicas e pode ajudar a prevenir o desenvolvimento de diabetes e doença cardiovascular mais tarde.[225]

A pubarca prematura geralmente resulta de uma adrenarca prematura, mas também tem outras causas. A pubarca prematura idiopática, não associada a nenhum aumento demonstrável da produção de andrógenos pela suprarrenal, provavelmente reflete um aumento da sensibilidade dos folículos pilosos às concentrações normais de andrógenos. A pubarca prematura, algumas vezes, pode ser a única manifestação clínica de uma forma leve de hiperplasia congênita da suprarrenal (HCSR).[226,227] Outras causas raras de virilização na infância dependente do ACTH incluem síndrome de Cushing, resistência aos glicocorticoides, deficiência de cortisona redutase e neoplasias da suprarrenal ou do ovário produtoras de andrógenos.

A avaliação da pubarca prematura deve concentrar-se primeiramente em determinar se o crescimento de pelos púbicos é um fenômeno isolado ou se está associado a outros sinais e sintomas sugestivos dos outros diagnósticos mencionados anteriormente. *O teste isolado mais importante e útil é uma radiografia da mão esquerda e do punho para avaliar a idade óssea. Se os pelos sexuais forem encontrados em pequena quantidade e tiverem crescimento lento, e a idade óssea for normal, é improvável que seja puberdade precoce, sendo apropriada uma conduta expectante com reavaliação após seis meses e periodicamente daí em diante.* Uma avaliação endócrina limitada deve incluir a dosagem da testosterona e do S-DHEA no sangue para comparação a valores normais ajustados à idade. Pode-se fazer a hipótese diagnóstica de adrenarca prematura quando as duas características seguintes forem apropriadas à pubarca: idade óssea é normal, e a altura predita para a idade adulta está dentro da faixa esperada para a família.[228] Avaliação endócrina mais extensa pode ficar reservada para as crianças que tenham outros sinais sugestivos de puberdade precoce verdadeira ou um transtorno virilizante.

Indica-se um teste de estimulação com ACTH para excluir o diagnóstico de HCSR quando a idade óssea estiver anormalmente avançada, a altura predita para a idade adulta for anormalmente baixa ou quando as dosagens séricas de testosterona e de S-DHEA estiverem elevadas acima das faixas típicas da adrenarca prematura. O teste é realizado coletando-se amostras de sangue antes de administrar cosintropina (ACTH 1-24 sintético; 1 μg/m² ou 0,25 mg) e 60 minutos depois. Uma concentração sérica estimulada de 17-OHP acima de 1.000 ng/dL, em geral, indica deficiência de 21-hidroxilase.[229] Nas crianças com pubarca prematura, o diagnóstico da rara deficiência de 3β-HSD exige um nível estimulado de 17α-hidroxipregnenolona acima de 9.790 ng/dL.[227]

A adrenarca prematura é uma condição benigna e não exige tratamento específico. Pode-se tranquilizar os pais, pois a condição é uma variante normal relacionada com aumento da sensibilidade dos folículos pilosos aos baixos níveis de andrógeno ou uma forma incompleta de puberdade de ocorrência precoce. No entanto, as crianças com diagnóstico de adrenarca prematura merecem reavaliação periódica para pesquisa de evidências de virilização progressiva.

Telarca Prematura

Define-se telarca prematura, em geral, como o desenvolvimento isolado das mamas nas meninas antes da idade dos oito anos. A telarca prematura, nas meninas, geralmente é condição benigna e considerada uma variante da puberdade normal. O desenvolvimento precoce das mamas é particularmente comum durante o primeiro ano de vida, quando o eixo hipotálamo-hipofisário-gonadal ainda está ativo.[230,231] Estudos usando bioensaios ultrassensíveis para estrogênio têm detectado níveis mais altos de estrogênio em muitas, mas não em todas as meninas com telarca prematura do que nas controles normais.[232] A mama também pode ser mais sensível ao estradiol do que o normal em algumas meninas.[233] Embora a maioria das crianças afetadas subsequentemente apresente puberdade e crescimento normais,[234-236] uma proporção significativa apresenta menarca antes da média.[237]

O exame físico tipicamente revela aréola róseo-clara com aspecto infantil e desenvolvimento mamário estádio 2 ou 3 de Tanner; frequentemente, a alteração pode ser unilateral ou assimétrica. Não há sinal de exposição a andrógenos.

Telarca exagerada descreve aquelas com telarca prematura que também exibem aumento da velocidade de crescimento e/ou avanço da idade óssea e podem representar um intermediário entre a telarca prematura e a puberdade precoce.[232,238] Até as meninas com telarca exagerada exibem um padrão pré-puberal de resposta à estimulação aguda com GnRH ou um agonista do GnRH; os níveis de FSH elevam-se mais do que os de LH, que permanece abaixo de 5 UI/L.[239] Alguns casos se associam à presença de cistos ovarianos funcionais.[197] Estudos genéticos em meninas com telarca exagerada têm revelado que algumas são portadoras de uma mutação no gene *GNAS1*, sugerindo que o transtorno possa ser um sinal precoce ou mesmo o único da síndrome de McCune-Albright.[232,240]

A telarca prematura também tem sido relacionada com a exposição ao estrogênio exógeno, incluindo substâncias químicas ambientais que se degradam lentamente no ambiente e podem acumular-se na cadeia alimentar, mas não foi estabelecida relação clara com a telarca prematura.

A avaliação da telarca prematura, como a da adrenarca prematura, deve-se concentrar em determinar se o desenvolvimento das mamas é um fenômeno isolado ou associado a outros sinais de puberdade precoce; aqui novamente, o teste inicial mais importante é uma avaliação da idade óssea. ***Nas crianças com desenvolvimento das mamas em estádio 2 de Tanner e idade óssea normal, é improvável a puberdade precoce e apropriada à conduta expectante com reavaliação em seis meses e periodicamente dali em diante.***

Aproximadamente 15 a 20% das meninas com telarca prematura subsequentemente desenvolvem puberdade precoce dependente das gonadotrofinas em uma média de idade de 7,1 ±

0,7 ano e média de idade óssea de 9,0 ±,1,1 ano.[241,242] Um estudo longitudinal envolvendo mais de 150 meninas com telarca prematura observou que 69% tiveram regressão completa do desenvolvimento das mamas (13% destas desenvolveram mais tarde puberdade precoce verdadeira), 21% tiveram episódios recorrentes de desenvolvimento das mamas (32% mais tarde desenvolveram puberdade precoce verdadeira), e 10% tiveram desenvolvimento persistente das mamas (57% desenvolveram mais tarde puberdade precoce verdadeira).[242]

AVALIAÇÃO DO DESENVOLVIMENTO PUBERAL PRECOCE

A avaliação do desenvolvimento sexual precoce começa com uma história e um exame físico cuidadosos e medida da idade óssea para determinar se existe algum aumento correspondente de crescimento linear. A avaliação subsequente limita-se àquelas com puberdade precoce e tem por objetivo determinar a causa e direcionar o tratamento.

O **histórico médico** deve determinar quando foram notadas as alterações físicas pela primeira vez nos irmãos e pais, bem como na paciente, buscar evidências de aceleração do crescimento, excluir antecedentes de doença neurológica ou trauma ou exposição a esteroides sexuais e identificar qualquer sintoma associado de cefaleia, crises convulsivas ou dor abdominal.

O **exame físico** deve incluir altura, peso e cálculo da velocidade de crescimento (cm/ano), o que frequentemente é indicação inicial de puberdade precoce em evolução.[243] Exame fundoscópico deve ser realizado para detectar papiledema, um sinal de hipertensão intracraniana. A avaliação dos campos visuais pode revelar evidências, sugerindo massa selar. Deve ser realizado exame cuidadoso da pele para identificar manchas café com leite, que sugerem o diagnóstico da síndrome de McCune-Albright.

Deve ser realizado o **estadiamento Tanner** dos pelos púbicos e/ou desenvolvimento das mamas. O diâmetro do tecido mamário glandular deve ser medido, tendo-se o cuidado de distingui-lo do adiposo. São importantes as avaliações acuradas para determinar se há justificativa para prosseguir na avaliação.

Indica-se a determinação da **idade óssea** quando o exame demonstra sinais de desenvolvimento sexual em início.

Estadiamento Tanner		
	Mamas	**Pelos Púbicos**
Estádio 1 (pré-puberal)	Somente elevação da papila	Ausência de pelos púbicos
Estádio 2	Elevação da mama e da papila como pequeno monte	Pelos esparsos, longos e pigmentados, primariamente nos lábios maiores
Estádio 3	Prossegue o aumento de volume sem separação entre mama e aréola	Pelos escuros, grossos e crespos distribuídos esparsamente sobre o monte
Estádio 4	Elevação secundária da aréola e da papila acima da mama	Pelos do tipo adulto abundantes, mas limitados ao monte
Estádio 5	Recessão da aréola ao contorno da mama	Pelos do tipo adulto, estendendo-se à parte medial da coxa

Avaliação Endócrina e Imagens

As crianças com idade óssea avançada e aquelas que têm idade óssea normal acompanhada por desenvolvimento das mamas e dos pelos púbicos ou idade óssea normal com evidências de crescimento acelerado e desenvolvimento das mamas ou dos pelos púbicos justificam continuação da avaliação endócrina e imagens.

Os níveis séricos das gonadotrofinas no estado basal ou estimuladas pelo GnRH diferenciam a puberdade precoce dependente das gonadotrofinas daquela independente das gonadotrofinas, o que então guia a avaliação a seguir. As concentrações séricas das gonadotrofinas devem ser dosadas usando ensaios ultrassensíveis que tenham baixos limites de detecção para pacientes pediátricos (aproximadamente 0,1 UI/L).[244-246]

O *teste de estimulação com GnRH* é realizado obtendo-se amostras de sangue antes e 30 a 40 minutos depois de uma única dose de GnRH (100 μg) administrada pela via IV. Como o GnRH sintético atualmente não está disponível nos Estados Unidos, pode ser usado um agonista do GnRH em seu lugar,[247-249] coletando-se amostras de sangue antes e 60 minutos depois de uma dose única de acetato de leuprolida (20 μg/kg) administrada pela via subcutânea.[249] *A concentração sérica estimulada de LH é o parâmetro diagnóstico mais útil; embora não tenha sido estabelecido um valor limiar normal decorrente de diferenças nos métodos de ensaios e pela quantidade limitada de dados normativos, um valor de LH estimulado de 3,3 a 5,0 UI/L define o limite superior da normalidade para crianças pré-puberais (estádio 1 de Tanner, T1) com a maioria dos ensaios.*[249] As concentrações basal e estimulada de LH no soro têm alta especificidade e valor preditivo positivo para o diagnóstico de puberdade precoce dependente das gonadotrofinas. Em um estudo comparando os resultados dos testes de estimulação com GnRH realizados em crianças normais (T1) aos obtidos em crianças com puberdade precoce dependente das gonadotrofinas e independente das gonadotrofinas, a concentração média basal do LH no sangue foi de 1,6 UI/L no grupo com puberdade precoce dependente das gonadotrofinas e menos do que 0,6 UI/L nos dois outros grupos. O valor médio do LH estimulado, no grupo de crianças com puberdade precoce dependente das gonadotrofinas, foi de 21,6 UI/L, em comparação a 3,2 UI/L nas crianças normais (T1) e 1,4 UI/L no grupo com puberdade precoce independente das gonadotrofinas.[250]

Nas crianças com puberdade precoce dependente das gonadotrofinas (identificadas por níveis séricos de LH basais ou estimulados elevados), indica-se uma RM do crânio para excluir massa intracraniana.[249,251] *Devem ser pedidos testes de função da tireoide (TSH e T4 livre) se houver alguma evidência clínica de hipotireoidismo.*

Nas crianças com puberdade precoce independente das gonadotrofinas (identificadas por níveis séricos de LH basais ou estimulados normais), devem ser pedidas as concentrações de estradiol, testosterona e hCG (cistos e tumores ovarianos funcionais, tumores suprarrenais funcionais), cortisol do fim da tarde (síndrome de Cushing), DHEA-S (adrenarca prematura) e 17-OHP (hiperplasia congênita da suprarrenal) para determinar a origem periférica de produção dos esteroides sexuais e a causa do desenvolvimento sexual precoce.

A ultrassonografia abdominal e pélvica é indicada em todas as meninas com puberdade precoce para identificar cistos ou tumores ovarianos funcionais. A ultrassonografia é indicada até para aquelas com puberdade precoce dependente das gonadotrofinas, porque a exposição precoce e repetida ou sustentada aos esteroides sexuais de origens periféricas autônomas pode induzir à maturação prematura secundária do eixo hipotálamo-hipofisário-gonadal.

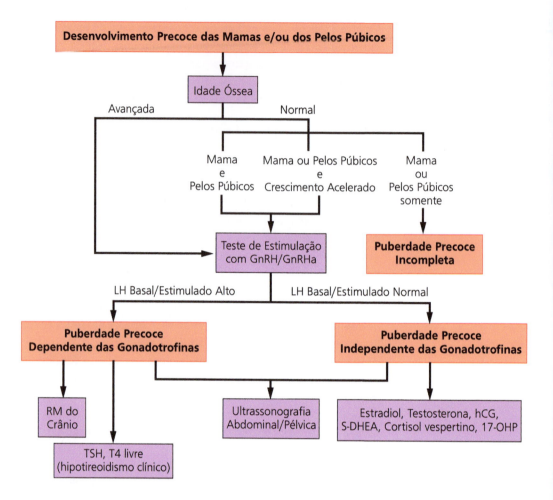

TRATAMENTO DA PUBERDADE PRECOCE

O tratamento da puberdade precoce difere, dependendo de ela ser dependente ou independente das gonadotrofinas e da causa subjacente quando esta puder ser determinada. *Os principais objetivos do tratamento são fazer parar ou tornar mais lento o desenvolvimento até a idade puberal normal, maximizar a altura final e reduzir o risco de problemas psicossociais associados à maturação sexual precoce.*

Tratamento da Puberdade Precoce Dependente das Gonadotrofinas

A decisão de tratar a puberdade precoce dependente das gonadotrofinas depende da patologia subjacente e da velocidade do desenvolvimento sexual. Naqueles em que se identifica uma lesão intracraniana, o tratamento deve ser dirigido à lesão se isso for possível. Naqueles em que não têm lesão intracraniana, a decisão de tratar deve basear-se primariamente no ritmo de progressão e na estimativa da altura final.

O tratamento para puberdade precoce dependente das gonadotrofinas, em geral, é indicado quando a maturação sexual progredir para o estádio seguinte em três a seis meses, quando a velocidade de crescimento for acelerada, chegando a mais de 6 cm/ano (a menos que a velocidade máxima da altura já tenha passado), quando a idade óssea estiver avançada um ano ou mais ou quando a altura final predita estiver abaixo da faixa-alvo ou estiver diminuindo em determinações sequenciais.[251] Inversamente, aquelas com sinais puberais estáveis ou em regressão, velocidade de crescimento normal (para a idade), idade óssea até a um ano da idade cronológica e altura final predita dentro da faixa-alvo podem não precisar de tratamento. Na maioria dos casos, a velocidade de crescimento deve ser monitorizada por três a seis meses antes de se tomar a decisão de tratar.[251] O tratamento que tem por objetivo apenas evitar potenciais consequências psicossociais da puberdade precoce deve ser cuidadosamente considerado, porque existem poucos dados referentes aos resultados e eficácia.

Tratamento com Agonista do GnRH

Os agonistas do GnRH com longa ação comprovaram ser seguros e eficazes para o tratamento da puberdade precoce idiopática dependente das gonadotrofinas.[252-259] O tratamento com agonista do GnRH causa breve "reativação" inicial da liberação de gonadotrofinas, seguida por dessensibilização hipofisária (exaustão dos depósitos disponíveis de gonadotrofinas liberáveis) e *down regulation* (diminuição dos receptores de GnRH). Suprimindo o eixo hipofisário-gonadal, a terapia com agonista do GnRH pode impedir o desenvolvimento puberal progressivo e aumentar a altura final, em comparação às previsões pré-tratamento. **Pode-se esperar que os pré-escolares e aqueles que exibem desenvolvimento rapidamente progressivo tenham fusão epifisária precoce, tenham maior risco de comprometimento da altura final e possam beneficiar-se mais do tratamento.**[249]

Nas meninas abaixo de seis anos de idade com puberdade precoce idiopática dependente das gonadotrofinas, pode-se esperar que o tratamento com um agonista do GnRH acrescente 9 a 10 cm à altura final. Nas crianças com mais idade que já passaram de seu pico de velocidade e já estão com o crescimento mais lento, pode-se esperar que adie a fusão epifisária e produza aumentos lentos, mas constantes, da altura final predita. Nas meninas entre seis e oito anos de idade, o tratamento com agonista do GnRH tipicamente resulta em um ganho de 4 a 7 cm de altura, a menos que a idade óssea esteja significativamente avançada.[249] As meninas já próximas da idade da puberdade normal, aquelas com maturação lentamente progressiva e aquelas com uma altura predita acima de 150 cm têm menos a ganhar e podem não se beneficiar significativamente do tratamento.[260-262]

A escolha entre as formulações disponíveis do GnRH depende principalmente da preferência do médico e da disponibilidade do medicamento. As preparações de liberação lenta, em geral, são preferidas por causa da melhor adesão ao tratamento. Não têm sido feitas comparações diretas em ensaios clínicos randomizados, mas se pode esperar que qualquer dos seguintes esquemas de tratamento, em geral, suprima o eixo hipofisário-gonadal:[263-265]

- Buserelina, 6,3 mg a cada dois meses.
- Gosserrelina, 3,6 mg a cada mês ou 10,8 mg a cada três meses.
- Histrelina, implante de 50 mg a cada ano.
- Leuprolida, 3,75 a 7,5 mg uma vez por mês ou 11,25 mg a cada três meses.
- Triptorrelina, 3,0 a 3,75 mg uma vez por mês ou 11,25 mg a cada três meses.

Não obstante, a dose necessária de agonista do GnRH para o tratamento pode variar significativamente.[266] O tratamento inadequado pode permitir o desenvolvimento sexual progressivo e a maturação óssea. Inversamente, o tratamento excessivo pode suprimir o GH endógeno e diminuir a velocidade de crescimento e o acúmulo mineral ósseo a níveis abaixo dos normalmente esperados durante os anos antes da puberdade.[267] A adequação do tratamento com agonista do GnRH pode ser monitorizada simplesmente, dosando-se a concentração sérica de LH 30 a 60 minutos depois de cada injeção repetida do agonista; o nível de LH deve ser inferior a 3,0 UI/L, condizente com as normas pré-puberais depois da estimulação aguda com um agonista do GnRH.[268]

O tratamento com agonista do GnRH deve ser monitorizado em intervalos de três a seis meses com exames físicos sequenciais para detectar qualquer desenvolvimento puberal progressivo; a idade óssea também deve ser avaliada periodicamente.[249] O desenvolvimento das mamas deve cessar, e a velocidade de crescimento e o ritmo de avanço da idade óssea devem diminuir. O desenvolvimento dos pelos púbicos pode continuar em virtude da adrenarca normal.[269] Embora a densidade óssea possa declinar durante tratamentos mais longos, a massa óssea é readquirida depois que termina o tratamento, e a massa óssea máxima é normal; consequentemente, não há razão ou necessidade para monitorizar a densidade óssea.[249]

O tratamento com agonistas do GnRH não parece ter efeitos adversos de longo prazo significativos sobre a função do eixo hipotálamo-hipofisário-gonadal.[270] *Pode ser continuado até que a fusão das epífises ou até que as idades puberal e cronológica sejam apropriadamente correspondentes. A pronta reativação do eixo hipofisário-gonadal e do desenvolvimento puberal, em um padrão semelhante ao dos adolescentes normais, geralmente vem após a descontinuação do tratamento.*[271]

A terapia com agonista do GnRH também é recomendada para o tratamento de hamartomas hipotalâmicos secretores de GnRH;[187,272] o tumor pode ser monitorizado por imagens sequenciais e pode ser evitada uma cirurgia arriscada. O tratamento para outros tumores hipotalâmicos, hipofisários ou pineais precisa ser individualizado. Muitos que são pequenos e não se estendem em volta ou a estruturas vitais podem ser removidos com sucesso.

Tratamento da Puberdade Precoce Independente das Gonadotrofinas

O tratamento da puberdade precoce independente das gonadotrofinas tem por objetivo a patologia subjacente. As meninas com tumores funcionais envolvendo os ovários ou as suprarrenais são tratadas cirurgicamente; os tumores secretores de hCG também podem precisar de radioterapia ou quimioterapia adjuvante, dependendo do tipo e da localização do tumor. Cistos ovarianos funcionais unilaterais solitários também podem ser removidos cirurgicamente. As crianças com hiperplasia congênita da suprarrenal devem receber tratamento com glicocorticoides e, em geral, é melhor tratar aquelas com a síndrome de McCune-Albright com medicamentos que inibam a esteroidogênese ou a ação hormonal, e não com cirurgia, para preservar a fertilidade.

Síndrome de McCune-Albright em Meninas

Nas meninas com síndrome de McCune-Albright, o tratamento pode ter como objetivo bloquear a aromatização e a produção de estrogênio, mas as evidências existentes indicam que os inibidores da aromatase, como o fadrozol, o letrozol e o anastrozol, tendem a perder sua eficácia com o tempo.[273-276] A alternativa é bloquear os efeitos dos estrogênios por tratamento com um antiestrogênio, como o tamoxifeno, que tem sido usado com sucesso para o tratamento do sangramento vaginal associado.[277] O tratamento com bifosfonato pode ser útil na displasia fibrosa do osso, que causa dor e fraturas.[278] Aquelas que desenvolvem um componente dependente das gonadotrofinas ao seu desenvolvimento precoce decorrente da exposição prematura crônica a esteroides sexuais podem-se beneficiar de tratamento adjuvante com um agonista do GnRH, como nas crianças com puberdade precoce idiopática dependente das gonadotrofinas.[208]

Tratamento da Puberdade Precoce Incompleta

Embora as meninas com telarca prematura isolada ou adrenarca prematura não precisem de tratamento, elas merecem exames regulares para detectar outras evidências emergentes de desenvolvimento sexual precoce que possam sinalizar a necessidade de melhor avaliação e possível tratamento.

ATRASO DA PUBERDADE

Define-se o atraso da puberdade pela maturação sexual ausente ou incompleta na idade em que 95% das crianças do mesmo gênero tenham iniciado o desenvolvimento puberal. *Nos Estados Unidos, o desenvolvimento das mamas, primeiro sinal habitual, começa por volta dos 12 anos em mais de 95% das meninas.*[136] O atraso da puberdade decorre de hipogonadismo, que, por sua vez, pode resultar de um eixo hipotálamo-hipofisário inativo (hipogonadismo hipogonadotrófico) ou de insuficiência gonadal (hipogonadismo hipergonadotrófico).

A causa mais comum de hipogonadismo hipogonadotrófico é uma deficiência funcional de GnRH, refletindo um atraso constitucional da reativação do eixo hipotálamo-hipofisário-gonadal ou os efeitos supressores do estresse crônico causado por doença, desnutrição ou exercício excessivo. A deficiência de GnRH também pode resultar de defeitos genéticos (por exemplo síndrome de Kallmann) ou de anormalidades anatômicas (p. ex., tumores hipotalâmicos ou hipofisários). Outras causas de hipogonadismo hipogonadotrófico incluem insuficiência hipofisária, hipotireoidismo e hiperprolactinemia. O hipogonadismo hipergonadotrófico pode decorrer de insuficiência gonadal primária idiopática, de tratamento prévio de doença maligna (gonadectomia, quimioterapia, radiação gonadal) ou de várias anormalidades ou síndromes congênitas e genéticas.

A distribuição das frequências de diagnóstico entre as meninas com atraso da puberdade é mostrada na tabela a seguir, representando os achados em uma série de 326 pacientes.[279] A série incluiu todas as meninas que foram encaminhadas para avaliação do atraso dos marcos puberais, incluindo algumas apenas com amenorreia primária relacionada com anomalias dos ductos de Müller ou outras anomalias do desenvolvimento ou a síndrome da falta de sensibilidade aos andrógenos, que não tinham atraso de puberdade verdadeiro. Em um estudo subsequente envolvendo 74 garotas com 18 anos ou menos (média de idade de 14 ± 1,4 anos) encaminhadas para um centro terciário unicamente para avaliação do atraso da puberdade, o diagnóstico final foi atraso constitucional em 22 (30%), hipogonadismo hipogonadotrófico funcional (doença crônica, transtornos alimentares, exercício excessivo) em 14 (19%), hipogonadismo hipogonadotrófico irreversível (causas genéticas, tumores do SNC) em 15 (20%), hipogonadismo hipergonadotrófico (quimioterapia prévia, radioterapia gonadal, anormalidades congênitas e genéticas) em 19 (26%), ficando quatro pacientes (5%) sem classificação.[280]

Frequência Relativa das Anormalidades com Atraso Puberal[279]		
Hipergonadismo Hipergonadotrófico		**43,0%**
Insuficiência ovariana, cariótipo anormal		26,0%
Insuficiência ovariana, cariótipo normal		17,0%
46,XX	15,0%	
46,XY	2,0%	
Hipogonadismo Hipogonadotrófico		**31,0%**
Reversível		18,0%
Atraso fisiológico	10,0%	
Perda de peso/anorexia	3,0%	
Hiperplasia congênita da suprarrenal	1,0%	
Hipotireoidismo primário	1,0%	
Síndrome de Cushing	0,5%	
Prolactinoma	1,5%	
Irreversível		13,0%
Deficiência de GnRH	7,0%	
Hipopituitarismo	2,0%	
Defeitos congênitos do SNC	0,5%	
Outros adenomas hipofisários	0,5%	
Craniofaringioma	1,0%	
Tumor hipofisário maligno	0,5%	
Eugonadismo		**26,0%**
Agenesia dos ductos de Müller		14,0%
Septo vaginal		3,0%
Hímen imperfurado		0,5%
Síndrome de insensibilidade aos andrógenos		1,0%
Feedback positivo inapropriado		7,0%

AVALIAÇÃO DO ATRASO DO DESENVOLVIMENTO PUBERAL

A avaliação inicial do atraso da puberdade começa do mesmo modo que para a puberdade precoce, com uma história cuidadosa, exame físico e medida da idade óssea.

O *histórico médico* deve determinar se o desenvolvimento puberal ainda não se iniciou ou se começou e depois parou. Uma avaliação cuidadosa do padrão de crescimento prévio pode fornecer indícios importantes.[281] **Aquelas com atraso constitucional tipicamente exibem atraso do crescimento, adrenarca e desenvolvimento sexual associado a um declínio da velocidade de crescimento e atraso da maturação esquelética.** Outros fatores históricos importantes incluem hábitos de dieta e de exercícios, doenças sérias prévias e medicamentos que podem atrasar o início ou tornar mais lento o ritmo da progressão puberal.[282]

O atraso da puberdade pode estar entre as primeiras indicações clínicas de um transtorno metabólico subjacente, como doença inflamatória intestinal ou hipotireoidismo. Sintomas neurológicos, incluindo cefaleia, distúrbios visuais, anosmia, discinesia, crises convulsivas e retardo mental, sugerem uma doença ou transtorno do SNC. A anosmia sugere fortemente uma causa genética, como mutação dos genes *KAL1, FGF8, FGFR1, PROK2* ou *PROKR2* (todas associadas a diferentes formas de síndrome de Kallmann). **Uma história familiar completa, com ênfase sobre a idade dos marcos puberais em irmãos mais velhos e nos pais, também fornece informações úteis; na maioria das pacientes com atraso constitucional, outros familiares têm história semelhante.**[280]

O *exame físico* deve incluir altura, peso e envergadura, além do estadiamento Tanner do desenvolvimento das mamas e dos pelos púbicos. A altura deve ser comparada a normas para a idade e para a idade óssea e depois cuidadosamente monitorizada por pelo menos seis meses. Um biotipo eunucoide (a envergadura excede a altura em 5 cm ou mais) sugere atraso do fechamento epifisário decorrente do hipogonadismo. Na presença de botões mamários (Tanner estádio 2), em geral, pode-se esperar puberdade espontânea normal e tanto a paciente quanto a família podem ser tranquilizadas. Malformações congênitas, como defeitos da linha média e anormalidades esqueléticas (fenda labial/palatina, escoliose), sugerem deficiência congênita de GnRH decorrente de mutações genéticas envolvendo elementos da via de sinalização do fator de crescimento dos fibroblastos. Como nas pacientes com puberdade precoce, deve ser realizado um exame fundoscópico para detectar papiledema, e os campos visuais devem ser avaliados.

Deve ser pedida uma medida da *idade óssea* para comparação à idade cronológica e para avaliação do potencial para crescimento futuro. **As pacientes com atraso constitucional da puberdade tipicamente exibem idade óssea entre 12 e 13,5 anos, o que, em geral, não progride mais sem a exposição a esteroides gonadais, a qual é necessária para o fechamento epifisário.**

Avaliação Laboratorial e por Imagens

A avaliação laboratorial de meninas com atraso da puberdade tem por objetivo primeiramente diferenciar hipogonadismo primário (hipergonadotrófico) do secundário (hipogonadotrófico), o que tipicamente pode ser efetuado pela dosagem das concentrações de FSH, LH e estradiol no sangue.

No período médio da adolescência, os níveis de gonadotrofinas, particularmente do FSH, ficam visivelmente elevados nas meninas com insuficiência gonadal primária.[27] Nas pacientes com hipogonadismo, os níveis basais baixos de gonadotrofinas são compatíveis com o diagnóstico de atraso constitucional da puberdade, mas também com deficiência congênita do GnRH ou deficiência das gonadotrofinas hipofisárias. Ensaios imunofluorimétricos ultrassensíveis para FSH e LH podem ajudar a distinguir as concentrações baixas, mas detectáveis, tipicamente observadas naquelas com atraso constitucional, dos níveis indetectáveis em pacientes com deficiência congênita de GnRH, mas esses ensaios ainda não foram amplamente validados para uso em pacientes que verdadeiramente têm deficiência de GnRH.[23] **Os testes de estimulação com** *agonista do GnRH, em geral, não são úteis nem necessários.* Embora alguns achem que estimulação com agonista do GnRH (buserelina, nafarelina, triptorrelina) possa discriminar com sucesso o atraso constitucional da puberdade da deficiência congênita de GnRH em meninos,[283-285] não foram conduzidos estudos semelhantes em meninas com atraso da puberdade. Consequentemente, depois de excluir outras causas, podem ser necessários tempo e observações sequenciais para estabelecer o diagnóstico certo.

Quando o nível de estradiol está claramente baixo, um nível de FSH no sangue na faixa normal baixa tem a mesma interpretação e implicação clínica que uma concentração de FSH francamente baixa. Se o eixo hipotálamo-hipofisário-ovariano estiver intacto e funcionando normalmente, o nível do FSH deve ser alto quando os níveis de estrogênio estiverem visivelmente baixos; portanto, um valor "normal" é anormalmente baixo nesse contexto clínico e indica supressão ou disfunção hipotálamo-hipofisária. Além disso, embora o nível de FSH imunorreativo possa ser normal, o nível de FSH biologicamente ativo pode não ser, porque as pacientes com hipogonadismo hipogonadotrófico podem secretar gonadotrofinas que tenham padrões alterados de glicosilação e atividade biológica reduzida.[286]

A continuação da avaliação laboratorial é dirigida para determinar a causa do hipogonadismo hipogonadotrófico ou hipergonadotrófico uma vez estabelecido o diagnóstico.

Hipogonadismo Hipogonadotrófico

Nas meninas com hipogonadismo hipogonadotrófico, é indicada a dosagem da concentração de **prolactina** no sangue para identificar aquelas com hiperprolactinemia, que pode causar atraso ou parada do desenvolvimento puberal, dependendo de quando surgir. A hiperprolactinemia pode resultar da secreção excessiva por um adenoma de lactotrofos da hipófise, de qualquer outro tumor hipotalâmico ou hipofisário ou por transtorno que interrompa a oferta normal de dopamina hipotalâmica por meio do trato tuberoinfundibular ou por medicamentos que interfiram com as ações da dopamina. *Portanto, a hiperprolactinemia é uma indicação para imagens por RM, exceto quando puder ser atribuída com segurança a medicações.*

A dosagem de **TSH e tiroxina livre (T4)** no sangue também é indicada para identificar aquelas que podem ter hipotireoidismo primário ou secundário, particularmente se a velocidade do crescimento ficar mais lenta e a idade óssea estiver visivelmente atrasada.

A concentração de **S-DHEA** no sangue pode ser útil para distinguir atraso de puberdade constitucional da deficiência congênita de GnRH. As pacientes com deficiência congênita de GnRH têm mais probabilidade de apresentar uma adrenarca normal do que aquelas com atraso constitucional, embora os valores nos dois grupos frequentemente se sobreponham.[287]

Outros exames laboratoriais têm por objetivo identificar aquelas que podem ter uma doença crônica, como doença inflamatória intestinal, doença hepática ou anorexia nervosa e devem incluir **hemograma completo, velocidade de hemossedimentação e testes de função hepática.**

Embora se possa usar **ultrassonografia pélvica** para determinar a presença ou ausência de um útero em meninas virgens, é preciso interpretar com cautela porque os resultados podem ser enganosos quando os órgãos da reprodução forem imaturos e muito pequenos e, em geral, o exame é desnecessário. Embora as anomalias nos ductos de Müller sejam causa comum de amenorreia primária, não se associam especificamente a atraso da puberdade.

Deve ser pedida uma RM do crânio em pacientes com hipogonadismo hipogonadotrófico e naquelas com sinais ou sintomas neurológicos. Além de detectar massas, as imagens podem revelar a presença ou ausência dos bulbos e tratos olfatórios (ausentes nas síndromes de Kallmann).

Hipogonadismo Hipergonadotrófico

Deve-se pedir um cariótipo em todas as meninas com hipogonadismo hipergonadotrófico para detectar anormalidades cromossômicas, exceto quando uma história de quimioterapia ou radioterapia gonadal prévia fornecer uma explicação óbvia. O transtorno mais comum desse tipo é a disgenesia gonadal, sendo o protótipo a síndrome de Turner (45,X). Além das anormalidades estruturais do cromossomo X (p. ex., deleções, anéis e isocromossomos), o cariótipo identificará as que são portadoras de um cromossomo Y (p. ex., 46,XY, síndrome de Swyer), em que a gonadectomia será indicada em virtude do risco significativo de transformação maligna nos elementos testiculares ocultos (20 a 30%).

Nas pacientes com hipogonadismo hipergonadotrófico e cariótipo normal (46,XX), as possibilidades diagnósticas incluem deficiência de 17α-hidroxilase, um defeito raro da enzima esteroidogênica associado a infantilismo sexual e hipertensão, e outras causas incomuns de insuficiência ovariana primária, todas as quais são discutidas em detalhes no Capítulo 11.

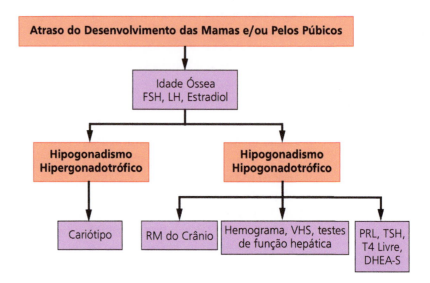

TRATAMENTO DO ATRASO DA PUBERDADE

A primeira prioridade no tratamento do atraso da puberdade é corrigir a causa específica quando isso for possível, como na terapia com hormônio da tireoide para o hipotireoidismo, terapia com agonista da dopamina para a hiperprolactinemia e exérese de um craniofaringioma ou outra lesão central operável. Naquelas sem causa identificável, é preciso distinguir deficiência congênita do GnRH do atraso constitucional da puberdade, mas, na maioria, pode-se estabelecer um diagnóstico final somente depois de observações sequenciais; entretanto, as opções de tratamento são as mesmas em qualquer um dos casos.

As pacientes com deficiência congênita de GnRH ou atraso constitucional da puberdade podem ser tratadas de maneira expectante, dando segurança e apoio psicológico, ou com terapia hormonal, que pode ser apropriada para aquelas com atraso importante da puberdade ou com preocupações psicossociais sérias que não possam ser resolvidas com a tranquilização e a orientação. *Em geral, a terapia com hormônios sexuais deve ser limitada a meninas acima de 12 anos de idade que tenham poucos ou nenhum sinal de maturação sexual, causando sofrimento ou ansiedade significativa.*

Os objetivos da terapia hormonal de curto prazo são manter o desenvolvimento sexual secundário apropriado para a idade e induzir um estirão de crescimento, o que exige que a idade óssea seja monitorizada a cada seis meses durante o tratamento. Naquelas que comprovarem finalmente ter uma deficiência isolada de GnRH, os objetivos, num prazo mais longo, são manter os níveis de hormônios sexuais na faixa fisiológica normal e induzir ovulação com gonadotrofina exógena quando a fertilidade se tornar uma prioridade. Pode-se usar a terapia oral ou transdérmica com estrogênio, começando em doses bem abaixo das usadas para adultas (p. ex., 0,25 a 0,5 mg de estradiol micronizado oral ou seu equivalente), aumentando gradualmente em intervalos de três a seis meses de acordo com a resposta (estádio Tanner, idade óssea), com o objetivo de completar a maturação sexual ao longo de um período de dois a três anos. *Não se deve acrescentar uma progesterona ao esquema de tratamento até que haja desenvolvimento substancial das mamas e tenha ocorrido um platô de crescimento das mamas em contorno completo, porque o tratamento prematuro com progesterona pode afetar adversamente o crescimento ou os contornos das mamas.* Em geral, a terapia com progesterona pode começar seguramente uma vez que as menstruações tenham começado ou depois de 12 a 24 meses de tratamento com estrogênio. Uma vez realizado o desenvolvimento das mamas e estabelecidas as menstruações, a terapia hormonal pode ser descontinuada por um a três meses, em intervalos, para observar se começarão menstruações espontâneas, como se pode esperar em meninas com atraso constitucional da puberdade. Hipogonadismo persistente além de 18 anos de idade claramente sugere deficiência congênita de GnRH.

Em geral, é melhor limitar a terapia com GH àquelas com deficiência documentada de GH. Os níveis de GH e de IGF-I no sangue são baixos nas pacientes com atraso constitucional da puberdade, mas aumentam depois do tratamento com estrogênio e geralmente são normais naquelas com deficiência congênita de GnRH.

PROBLEMAS DE CRESCIMENTO EM ADOLESCENTES NORMAIS

Talvez a pior coisa sobre um problema de crescimento em adolescente seja o fato de o indivíduo se sentir "diferente". Provavelmente, é verdade que, mais do que qualquer outra pessoa, o adolescente não gosta de ser diferente. Portanto, preocupações com ter altura incomumente baixa ou alta merecem atenção e não devem ser consideradas.

O crescimento em altura é contínuo, mas não um processo linear. Existem três fases distintas de crescimento. A primeira fase é a dos lactentes, que se caracteriza por crescimento rápido, chegando a um total de 30 a 35 cm durante os primeiros dois anos de vida. A fase seguinte é a fase da infância, durante a qual o crescimento prossegue em ritmo relativamente constante de 5 a 7 cm/ano, muitas vezes tornando-se mais lento no final da segunda infância. A última é a fase puberal, que se caracteriza por um estirão de crescimento em uma taxa de 8 a 14 cm/ano, refletindo os efeitos do aumento dos níveis de GH e dos hormônios esteroides sexuais.[288,289]

A contribuição da hereditariedade para a altura final do adulto é difícil de prever com exatidão, mas o potencial de altura de uma criança pode ser estimado calculando-se a *altura parental média*; para as meninas, a altura parental média é calculada do seguinte modo:

$$\frac{(\text{altura do pai} - 13 \text{ cm}) + (\text{altura da mãe})}{2}$$

A *altura-alvo* representa uma faixa de alturas, englobando o 3º ao 97º percentis para a altura final esperada, sendo igual à altura parental média ± 8,5 cm.[290] Para crianças com atraso do crescimento ou com o crescimento acelerado, a altura deve ser ajustada ao percentil apropriado, com base na idade óssea, e não na idade cronológica, para permitir um julgamento mais preciso com referência a se o crescimento é condizente com o potencial genético.

O exame laboratorial básico e essencial na avaliação do crescimento anormal percebido é uma radiografia da mão esquerda/punho para a idade óssea. As tabelas de Bayley-Pinneau (encontrada ao final deste capítulo) podem ser usadas para determinar uma **altura adulta predita**, com base na altura corrente e na idade óssea, em referência ao Atlas Greulich-Pyle.[291] A altura adulta predita é o número encontrado onde a coluna correspondente à altura corrente do paciente faz intersecção com a linha correspondente à idade óssea. Se a idade óssea estiver a um ano da idade cronológica, deve ser usada a tabela para as meninas na média. Se a idade óssea estiver acelerada ou atrasada em um ano ou mais, deverão ser usadas as tabelas para crianças com crescimento acelerado ou atrasado, com uma exceção. As previsões de altura para meninas com puberdade precoce idiopática dependente de GnRH são mais precisas quando se usa a tabela para meninas na média.[292]

BAIXA ESTATURA

Define-se baixa estatura como a altura dois ou mais desvios-padrão abaixo da altura média para crianças do mesmo gênero e idade cronológica, conforme determinado pelas curvas de altura em um gráfico de crescimento apropriado. *Medidas sequenciais acuradas da altura e da velocidade de crescimento talvez sejam o instrumento mais útil na avaliação das crianças com insuficiência de crescimento.*[293] *O padrão de crescimento é mais importante do que qualquer medida em ponto individual.* O crescimento lento que se desvia cada vez mais de um padrão previamente definido (percentil) é o achado básico. *As crianças devem crescer em uma taxa de pelo menos 5 cm/ano desde os quatro anos de idade até o início da puberdade.*

As causas mais comuns de baixa estatura são familiar (genética) e atraso constitucional do crescimento; ambas se caracterizam por uma velocidade de crescimento normal. Se a velocidade de crescimento for anormalmente baixa (< 5º percentil para a idade), justifica-se a avaliação minuciosa para as muitas causas em potencial, como descrito a seguir.

Baixa estatura é uma característica de vários transtornos cromossômicos (síndrome de Down, síndrome de Turner) e outros transtornos genéticos (síndrome de Noonan, síndrome de Russell-Silver) e comumente se associa à restrição do crescimento intrauterino ou infecção e exposições maternas durante a gravidez, como tabagismo e álcool. As crianças com baixa estatura relacionada com transtornos endócrinos, como a síndrome de Cushing, a deficiência de GH e o hipotireoidismo, geralmente estão acima do peso para a idade. Diferentemente, aquelas com desnutrição decorrente de um transtorno alimentar, exercício excessivo, má absorção ou outra doença sistêmica tipicamente estão abaixo do peso para a altura e merecem pesquisa de doença gastrointestinal,[294,295] cardíaca, pulmonar[296] e renal.[297]

A *baixa estatura idiopática* descreve crianças cuja altura é mais de dois desvios-padrão abaixo da média para a idade sem causa endócrina, metabólica ou outra identificável. Tais crianças, em geral, exibem velocidade de crescimento normal baixa e têm níveis séricos normais de IGF-I. Aquelas com baixa estatura genética ou familiar tipicamente têm idade óssea normal e uma altura predita para a idade adulta dentro da faixa-alvo, enquanto que aquelas com atraso constitucional do crescimento têm idade óssea atrasada. Evidências recentes sugeriram que 2 a 15% daquelas com baixa estatura idiopática podem ter mutações no gene *SHOX* (Short Stature Homeobox), localizado na extremidade distal do braço curto do cromossomo X (Xp22.33).[298-300] As crianças afetadas tendem a apresentar antebraços e pernas curtos, deformidade de Madelung do antebraço (subluxação ou luxação congênita da ulna distal), cúbito valgo (ângulo de carregamento largo do braço), palato em ogiva e hipertrofia muscular, em comparação àquelas sem tais mutações.[301]

Avaliação

Embora seja improvável que uma paciente com hipotireoidismo congênito fique sem diagnóstico e sem tratamento até a adolescência, a função da tireoide sempre deve ser avaliada. Como tanto o hipotireoidismo primário quanto o secundário podem causar insuficiência de crescimento, deve-se dosar a concentração de TSH e de T4 livre no sangue. A síndrome de Cushing (hipercortisolismo) é rara em crianças, exceto quando resultar de excesso de tratamento com glicocorticoides. As crianças com deficiência congênita de GH, em geral, não são difíceis de reconhecer, geralmente se apresentando quando pré-escolares com grave insuficiência de crescimento, atraso da idade óssea e concentrações séricas muito baixas de IGF-I e sua principal proteína de ligação, IGFBP-3. São necessários testes provocativos da secreção de GH para estabelecer o diagnóstico.

A avaliação de crianças com baixa estatura deve incluir o seguinte:

- Idade óssea.
- Hemograma completo e velocidade de hemossedimentação.
- Eletrólitos, creatinina, bicarbonato, cálcio, fosfato, fosfatase alcalina, albumina.
- TSH, T4 livre, IGF-I (e IGFBP-3 em crianças abaixo dos três anos de idade).
- Anticorpos antiendomísio (rastreamento sorológico para doença celíaca).
- Cariótipo (para excluir a síndrome de Turner ou outras anormalidades do cromossomo X).

Não é necessária uma RM do crânio para estabelecer o diagnóstico de baixa estatura idiopática, mas deve ser considerada em crianças com conhecida deficiência de GH e naquelas com sinais ou sintomas de disfunção hipotálamo-hipofisária.

Tratamento

A terapia com GH para baixa estatura idiopática foi aprovada pela Food and Drug Administration dos EUA, em 2003, e é considerada indicada para meninas cuja altura esteja mais de 2,25 desvios-padrão abaixo da média para a idade, cujas epífises não estejam fechadas e cuja altura final predita seja inferior a 150 cm. *No entanto, o tratamento com GH para crianças com baixa estatura idiopática é controverso porque a resposta à terapia é imprevisível e tipicamente muito modesta*[302-305] *e porque faltam evidências de que a baixa estatura tenha consequências psicossociais significativas.*[306-308]

A maioria das crianças com baixa estatura idiopática, particularmente aquelas com atraso constitucional do crescimento, exibe crescimento de recuperação durante a puberdade sem tratamento.[302,309] Além disso, o aumento médio da altura é de aproximadamente 4 a 6 cm depois de mais de cinco anos de tratamento.[304] A idade ideal para iniciar o tratamento é entre os cinco anos de idade e o início da puberdade.[310]

O tratamento com GH tem relativamente poucos efeitos adversos em potencial.[302,304,311] Embora se relate que o tratamento com altas doses avance o início da puberdade e o fechamento epifisário,[312] doses mais baixas não o fazem.[313] Evidências atuais sugerem que o impacto do tratamento se correlacione com os níveis séricos de IGF-I e que o tratamento possa ser otimizado quando a dose de GH é ajustada para manter uma concentração normal de IGF-I.[310] *No entanto, a terapia com GH, em geral, deve ser limitada às crianças cuja baixa estatura seja uma incapacidade significativa e cuja autoimagem e socialização provavelmente tenham melhora significativa com o aumento da altura.*[314,315] Os custos associados e benefícios em potencial precisam ser pesados cuidadosamente, porque os custos da terapia com GH são extremamente altos. Nos Estados Unidos, estima-se que o custo exceda os US$50.000 para cada 2,5 cm ganhos na altura adulta![316]

Uma abordagem alternativa de tratamento envolve o uso de um agonista do GnRH de longa ação para atrasar o desenvolvimento da puberdade e a fusão epifisária. No entanto, o modesto impacto de tal tratamento (variando até apenas 4 cm de aumento da altura) vem à custa de uma diminuição substancial da acreção da densidade mineral óssea.[317] Embora o tratamento com um inibidor da aromatase também pareça lógico, tal terapia realmente torna o crescimento mais lento nas meninas por meio de profunda inibição da produção de estrogênio.

ESTATURA ALTA

A estatura alta é definida como dois ou mais desvios-padrão acima da altura média para as crianças do mesmo sexo e idade cronológica. Embora a estatura alta seja quase tão comum quanto a baixa estatura, é percebida como mais aceitável socialmente e menos comumente percebida como problema. A maioria das crianças com estatura alta, como aquelas com baixa estatura, representam os extremos de uma distribuição normal das alturas, e somente algumas têm uma anormalidade específica de crescimento.[318]

O crescimento anormalmente rápido durante a infância e a adolescência pode resultar do desenvolvimento puberal precoce, excesso de GH,[319] hipertireoidismo,[320] deficiência de hormônios sexuais ou insensibilidade a eles,[321,322] ou transtornos autossômicos recessivos raros, como a deficiência[323] ou resistência[324] familiar aos glicocorticoides e lipodistrofia total congênita.[325] As pacientes com a síndrome de Marfan,[326] homocistinúria[327] e neurofibromatose tipo I também podem ser incomumente altas.[328]

O diagnóstico de estatura alta familial ou constitucional, em geral, é estabelecido pela história familiar e ausência de características dismórficas, distinguindo-a dos transtornos do crescimento excessivo. *Na maioria das crianças altas, mas normais de um modo geral, uma história familiar cuidadosa, exame físico e idade óssea geralmente são tudo o que se precisa para estabelecer o diagnóstico e passar tranquilidade.* Dosagens sequenciais de crescimento em intervalos de 6 a 12 meses podem ajudar a confirmar que o crescimento está na faixa normal alta, mas não é excessivo. As tabelas de Bayley-Pinneau (encontradas no final deste capítulo) podem ser usadas para predizer a altura final em meninas altas e tornam-se mais acuradas depois da idade de 12 anos; em crianças mais novas, podem tender a superestimar a altura final.[329]

Tratamento

Como nas crianças e adolescentes normais baixos de um modo geral, o tratamento das crianças e adolescentes altos é controverso, em geral desestimulado, e deve ser limitado àquelas cuja baixa estatura seja causa de significativos problemas psicossociais.[330-332]

Há décadas têm sido usados esteroides sexuais para tratar as meninas e meninos altos, sendo o objetivo promover a fusão epifisária precoce.[333,334] *Quanto mais cedo se iniciar o tratamento, maior a probabilidade de que a altura final diminua.* A etapa de desenvolvimento sexual secundário é relevante, porque o estirão de crescimento da adolescente precede a menarca, e o tratamento precisa começar antes da menarca para ter um bom efeito.[318] Embora isso implique que o tratamento deva começar já com oito ou nove anos, a idade ideal para começar o tratamento é entre 10 e 12 anos. No entanto, o tratamento que começa depois da menarca ainda pode obter até 2,5 cm de redução do crescimento.[335,336] Uma dose típica para início é 15 a 30 μg de etinilestradiol, que pode ser administrado em um contraceptivo oral com baixa dose. O tratamento deve continuar até que as epífises estejam fechadas, o que pode ser determinado por medidas sequenciais da idade óssea com intervalos de 6 a 12 meses durante o tratamento.[337] A média da altura ajustada vai até 6 cm, mas a média é mais modesta, 1 a 2,5 cm,[329] e o tratamento não é isento de complicações em potencial e futuras consequências. Os efeitos colaterais comuns incluem náuseas, retenção hídrica e ganho de peso, além de menorragia. Embora um estudo mais antigo não tivesse encontrado efeitos adversos do tratamento sobre a fertilidade futura,[338] um estudo mais recente envolvendo 1.243 mulheres adultas com estatura alta hereditária observou que o risco de infertilidade futura aumentou significativamente e que a fecundabilidade dos ciclos diminuiu aproximadamente 40% naquelas tratadas com estrogênio quando adolescentes, em comparação àquelas que não receberam tratamento;[339] o mecanismo responsável pelo efeito é desconhecido.

Todas as referências estão disponíveis no site:
http://www.revinter.com.br/online/referencias-speroff.pdf

Tabela de Bayley-Pinneau para Meninas na Média[291]

Para prever a altura, encontre a coluna vertical correspondente à idade esquelética e a linha horizontal para a altura presente. O número na intersecção é a altura predita em polegadas. Se os números não caírem na polegada inteira ou em intervalos de seis meses, a altura predita precisará ser extrapolada.

Idade esquelética		6/0	6/6	7/0	7/6	8/0	8/6	9/0	9/6	10/0	10/6	11/0	11/6	12/0
Altura em polegadas	37	51,4												
	38	52,8	51,5											
	39	54,2	52,8	51,5										
	40	55,6	54,2	52,8	51,8									
	41	56,9	55,6	54,2	53,1	51,9								
	42	58,3	56,9	55,5	54,4	53,2	51,9							
	43	59,7	58,3	56,8	55,7	54,4	53,1	52,0						
	44	61,1	59,6	58,1	57,0	55,7	54,3	53,2	52,1	51,0				
	45	62,5	61,0	59,4	58,3	57,0	55,6	54,4	53,3	52,2				
	46	63,9	62,3	60,8	59,6	58,2	56,8	55,6	54,5	53,4	52,0			
	47	65,8	63,7	62,1	60,9	59,5	58,0	56,8	55,7	54,5	53,2	51,9	51,4	51,0
	48	66,7	65,0	63,4	62,2	60,8	59,3	58,0	56,9	55,7	54,3	53,0	52,5	52,1
	49	68,1	66,4	64,7	63,5	62,0	60,5	59,3	58,1	56,8	55,4	54,1	53,6	53,1
	50	69,4	67,8	66,1	64,8	63,3	61,7	60,5	59,2	58,0	56,6	55,2	54,7	54,2
	51	70,8	69,1	67,4	66,1	64,6	63,0	61,7	60,4	59,2	57,7	56,3	55,8	55,3
	52	72,2	70,5	68,7	67,4	65,8	64,2	62,9	61,6	60,3	58,8	57,4	56,9	56,4
	53	73,6	71,8	70,0	68,7	67,1	65,4	64,1	62,8	61,5	60,0	58,5	58,0	57,5
	54		73,2	71,3	69,9	68,4	66,7	65,3	64,0	62,6	61,1	59,6	59,1	58,6
	55		74,5	72,7	71,2	69,6	67,9	66,5	65,2	63,8	62,2	60,7	60,2	59,7
	56			74,0	72,5	70,9	69,1	67,7	66,4	65,0	63,3	61,8	61,3	60,7
	57				73,8	72,2	70,4	68,9	67,5	66,1	64,5	62,9	62,4	61,8
	58					73,4	71,6	70,1	68,7	67,3	65,6	64,0	63,5	62,9
	59					74,7	72,8	71,3	69,9	68,4	66,7	65,1	64,6	64,0
	60						74,1	72,6	71,1	69,6	67,9	66,2	65,6	65,1
	61							73,8	72,3	70,8	69,0	67,3	66,7	66,2
	62								73,5	71,9	70,1	68,4	67,8	67,2
	63								74,6	73,1	71,3	69,5	68,9	68,3
	64									74,2	72,4	70,6	70,0	69,4
	65										73,5	71,7	71,1	70,5
	66										74,7	72,9	72,2	71,6
	67											74,0	73,3	72,7
	68												74,4	73,8
	69													74,8
	70													
	71													
	72													
	73													
	74													

12/6	13/0	13/6	14/0	14/6	15/0	15/6	16/0	16/6	17/0	17/6	18/0	
												37
												38
												39
												40
												41
												42
												43
												44
												45
												46
												47
51,0												48
52,1	51,1											49
53,1	52,2	51,3	51,0									50
54,2	53,2	52,4	52,0	51,7	51,5	51,4	51,2	51,2	51,1	51,0	51,0	51
55,3	54,3	53,4	53,1	52,7	52,5	52,4	52,2	52,2	52,1	52,0	52,0	52
56,3	55,3	54,4	54,1	53,8	53,5	53,4	53,2	53,2	53,1	53,0	53,0	53
57,4	56,4	55,4	55,1	54,8	55,4	54,4	54,2	54,2	54,1	54,0	54,0	54
58,4	57,4	56,5	56,1	55,8	55,6	55,4	55,2	55,2	55,1	55,0	55,0	55
59,5	58,5	57,5	57,1	56,8	56,6	56,4	56,2	56,2	56,1	56,0	56,0	56
60,6	59,5	58,5	58,2	57,8	57,6	57,4	57,2	57,2	57,1	57,0	57,0	57
61,6	60,5	59,5	59,2	58,8	58,6	58,4	58,2	58,2	58,1	58,0	58,0	58
62,7	61,6	60,6	60,2	59,8	59,6	59,4	59,2	59,2	59,1	59,0	59,0	59
63,8	62,6	61,6	61,2	60,9	60,6	60,4	60,2	60,2	60,1	60,0	60,0	60
64,8	63,7	62,6	62,2	61,9	61,6	61,4	61,2	61,2	61,1	61,0	61,0	61
65,9	64,7	63,7	63,3	62,9	62,6	62,4	62,2	62,2	62,1	62,0	62,0	62
67,0	65,8	64,7	64,3	63,9	63,6	63,4	63,3	63,2	63,1	63,0	63,0	63
68,0	66,8	65,7	63,3	64,9	64,6	64,4	64,3	64,2	64,1	64,0	64,0	64
69,1	67,8	66,7	66,3	65,9	65,7	65,5	65,3	65,2	65,1	65,0	65,0	65
70,1	68,9	67,8	67,3	66,9	66,7	66,5	66,3	66,2	66,1	66,0	66,0	66
71,2	69,9	68,8	68,4	68,0	67,7	67,5	67,3	67,2	67,1	67,0	67,0	67
72,3	71,0	69,8	69,4	69,0	68,7	68,5	68,3	68,2	68,1	68,0	68,0	68
73,3	72,0	70,8	70,4	70,0	69,7	69,5	69,3	69,2	69,1	69,0	69,0	69
74,4	73,1	71,9	71,4	71,0	70,7	70,5	70,3	70,2	70,1	70,0	70,0	70
	74,1	72,9	72,4	72,0	71,7	71,5	71,3	71,2	71,1	71,0	71,0	71
		73,9	73,5	73,0	72,7	72,5	72,3	72,2	72,1	72,0	72,0	72
		74,9	74,5	74,0	73,7	73,5	73,3	73,2	73,1	73,0	73,0	73
					74,7	74,5	74,3	74,2	74,1	74,0	74,0	74

Tabela de Bayley-Pinneau para Meninas com Crescimento Acelerado[291]

Para prever a altura, encontre a coluna vertical correspondente à idade esquelética e a linha horizontal para a altura presente. O número na intersecção é a altura predita em polegadas. Se os números não caírem na polegada inteira ou em intervalos de seis meses, a altura predita precisará ser extrapolada.

Idade esquelética		6/0	6/6	7/0	7/6	8/0	8/6	9/0	9/6	10/0	10/6	11/0	11/6	12/0
Altura em polegadas	37	51,4												
	38	52,8	51,5											
	39	54,2	52,8	51,5										
	40	55,6	54,2	52,8	51,8									
	41	56,9	55,6	54,2	53,1	51,9								
	42	58,3	56,9	55,5	54,4	53,2	51,9							
	43	59,7	58,3	56,8	55,7	54,4	53,1	52,0						
	44	61,1	59,6	58,1	57,0	55,7	54,3	53,2	52,1	51,0				
	45	62,5	61,0	59,4	58,3	57,0	55,6	54,4	53,3	52,2				
	46	63,9	62,3	60,8	59,6	58,2	56,8	55,6	54,5	53,4	52,0			
	47	65,8	63,7	62,1	60,9	59,5	58,0	56,8	55,7	54,5	53,2	51,9	51,4	51,0
	48	66,7	65,0	63,4	62,2	60,8	59,3	58,0	56,9	55,7	54,3	53,0	52,5	52,1
	49	68,1	66,4	64,7	63,5	62,0	60,5	59,3	58,1	56,8	55,4	54,1	53,6	53,1
	50	69,4	67,8	66,1	64,8	63,3	61,7	60,5	59,2	58,0	56,6	55,2	54,7	54,2
	51	70,8	69,1	67,4	66,1	64,6	63,0	61,7	60,4	59,2	57,7	56,3	55,8	55,3
	52	72,2	70,5	68,7	67,4	65,8	64,2	62,9	61,6	60,3	58,8	57,4	56,9	56,4
	53	73,6	71,8	70,0	68,7	67,1	65,4	64,1	62,8	61,5	60,0	58,5	58,0	57,5
	54		73,2	71,3	69,9	68,4	66,7	65,3	64,0	62,6	61,1	59,6	59,1	58,6
	55		74,5	72,7	71,2	69,6	67,9	66,5	65,2	63,8	62,2	60,7	60,2	59,7
	56			74,0	72,5	70,9	69,1	67,7	66,4	65,0	63,3	61,8	61,3	60,7
	57				73,8	72,2	70,4	68,9	67,5	66,1	64,5	62,9	62,4	61,8
	58					73,4	71,6	70,1	68,7	67,3	65,6	64,0	63,5	62,9
	59					74,7	72,8	71,3	69,9	68,4	66,7	65,1	64,6	64,0
	60						74,1	72,6	71,1	69,6	67,9	66,2	65,6	65,1
	61							73,8	72,3	70,8	69,0	67,3	66,7	66,2
	62								73,5	71,9	70,1	68,4	67,8	67,2
	63								74,6	73,1	71,3	69,5	68,9	68,3
	64									74,2	72,4	70,6	70,0	69,4
	65										73,5	71,7	71,1	70,5
	66										74,7	72,9	72,2	71,6
	67											74,0	73,3	72,7
	68												74,4	73,8
	69													74,8
	70													
	71													
	72													
	73													
	74													

12/6	13/0	13/6	14/0	14/6	15/0	15/6	16/0	16/6	17/0	17/6	
											37
											38
											39
											40
											41
											42
											43
											44
											45
											46
											47
51,9											48
53,0	51,9	50,9									49
54,1	52,9	51,9	51,4	51,0							50
55,2	54,0	53,0	52,5	52,0	51,7	51,5	51,4	51,3	51,1	51,0	51
56,3	55,0	54,0	53,5	53,1	52,7	52,5	52,4	52,3	52,1	52,0	52
57,4	56,1	55,0	54,5	54,1	53,8	53,5	53,4	53,3	53,1	53,0	53
58,4	57,1	56,1	55,6	55,1	54,8	54,5	54,4	54,3	54,1	54,0	54
59,5	58,2	57,1	56,6	56,1	55,8	55,5	55,4	55,3	55,1	55,0	55
60,6	59,3	58,2	57,6	57,1	56,8	56,5	56,4	56,3	56,1	56,0	56
61,7	60,3	59,2	58,6	58,2	57,8	57,6	57,4	57,3	57,1	57,0	57
62,8	61,4	60,2	59,7	59,2	58,8	58,6	58,4	58,3	58,1	58,0	58
63,9	62,4	61,3	60,7	60,2	59,8	59,6	59,4	59,3	59,1	59,0	59
64,9	63,5	62,3	61,7	61,2	60,9	60,6	60,4	60,3	60,1	60,0	60
66,0	64,6	63,3	62,8	62,2	61,9	61,6	61,4	61,3	61,1	61,0	61
67,1	65,6	64,4	63,8	63,3	62,9	62,6	62,4	62,3	62,1	62,0	62
68,2	66,7	65,4	64,8	64,3	63,9	63,6	63,4	63,3	63,1	63,0	63
69,3	67,7	66,5	65,8	65,3	64,9	64,6	64,4	64,3	64,1	64,0	64
70,3	68,8	67,5	66,9	66,3	65,9	65,7	65,5	65,3	65,1	65,0	65
71,4	69,8	68,5	67,9	67,3	66,9	66,7	66,5	66,3	66,1	66,0	66
72,5	70,9	69,6	68,9	68,4	68,0	67,7	67,5	67,3	67,1	67,0	67
73,6	72,0	70,6	70,0	69,4	69,0	68,7	68,5	68,3	68,1	68,0	68
74,7	73,0	71,7	71,0	70,4	70,0	69,7	69,5	69,3	69,1	69,0	69
	74,1	72,7	72,0	71,4	71,0	70,7	70,5	70,3	70,1	70,0	70
		73,7	73,0	72,4	72,0	71,7	71,5	71,4	71,1	71,0	71
		74,8	74,1	73,5	73,0	72,7	72,5	72,4	72,1	72,0	72
				74,5	74,0	73,7	73,5	73,4	73,1	73,0	73
						74,4	74,5	74,4	74,1	74,0	74

Tabela de Bayley-Pinneau para Meninas com Crescimento Atrasado[291]

Para prever a altura, encontre a coluna vertical correspondente à idade esquelética e a linha horizontal para a altura presente. O número na intersecção é a altura predita em polegadas. Se os números não caírem na polegada inteira ou em intervalos de seis meses, a altura predita precisará ser extrapolada.

Idade esquelética		6/0	6/6	7/0	7/6	8/0	8/6	9/0	9/6	10/0	10/6	11/0	11/6
Altura em polegadas	38	51,8											
	39	53,2	51,9										
	40	54,6	53,3	51,9									
	41	55,9	54,6	53,2	52,0								
	42	57,3	55,9	54,5	53,3	52,2	51,0						
	43	58,7	57,3	55,8	54,6	53,5	52,2	51,1					
	44	60,0	58,6	57,1	55,8	54,7	53,5	52,3	51,3				
	45	61,4	59,9	58,4	57,1	56,0	54,7	53,5	52,4	51,5			
	46	62,8	61,3	59,7	58,4	57,2	55,9	54,7	53,6	52,6	51,3		
	47	64,1	62,6	61,0	59,6	58,5	57,1	55,9	54,8	53,8	52,5	52,1	
	48	65,5	63,9	62,3	60,9	59,7	58,3	57,1	55,9	54,9	63,6	52,3	51,8
	49	66,9	65,2	63,6	62,2	60,9	59,5	58,3	57,1	56,1	54,7	53,4	52,9
	50	68,2	66,6	64,9	63,5	62,2	60,8	59,5	58,3	57,2	55,8	54,5	54,0
	51	69,6	67,9	66,2	64,7	63,4	62,0	60,6	59,4	58,4	56,9	55,6	55,1
	52	70,9	69,2	67,5	66,0	64,7	63,2	61,8	60,6	59,5	58,0	56,6	56,2
	53	72,3	70,6	68,8	67,3	65,9	64,4	63,0	61,8	60,6	59,2	57,7	57,2
	54	73,7	71,9	70,1	68,5	67,2	65,6	64,2	62,9	61,8	60,3	58,8	58,3
	55		73,2	71,4	69,8	68,4	66,8	65,4	64,1	62,9	61,4	59,9	59,4
	56		74,6	72,7	71,1	69,7	68,0	66,6	65,3	64,1	62,5	61,0	60,5
	57			74,0	72,3	70,9	69,3	67,8	66,4	65,2	63,6	62,1	61,6
	58				73,6	72,1	70,5	69,0	67,6	66,4	64,7	63,2	62,6
	59				74,9	73,4	71,7	70,2	68,8	67,5	65,8	64,3	63,7
	60					74,6	72,9	71,3	69,9	68,7	67,0	65,4	64,8
	61						74,1	72,5	71,1	69,8	68,1	66,4	65,9
	62							73,7	72,3	70,9	69,2	67,5	67,0
	63								74,7	73,4	72,1	70,3	68,6	68,0
	64									74,6	73,2	71,4	69,7	69,1
	65										74,4	72,5	70,8	70,2
	66											73,7	71,9	71,3
	67											74,8	73,0	72,4
	68												74,1	73,4
	69													74,5
	70													
	71													
	72													
	73													
	74													

12/0	12/6	13/0	13/6	14/0	14/6	15/0	15/6	16/0	16/6	17/0	
											38
											39
											40
											41
											42
											43
											44
											45
											46
											47
51,5											48
52,6	51,6										49
53,6	52,7	51,9	51,2								50
54,7	53,7	52,9	52,2	51,9	51,6	51,3	51,2	51,1	51,1	51,0	51
55,8	54,8	53,9	53,2	52,9	52,6	52,3	52,2	52,1	52,1	52,0	52
56,9	55,8	55,0	54,2	53,9	53,6	53,3	53,2	53,1	53,1	53,0	53
57,9	56,9	56,0	55,3	54,9	54,6	54,3	54,2	54,1	54,1	54,0	54
59,0	58,0	57,1	56,3	56,0	55,6	55,3	55,2	55,1	55,1	55,0	55
60,1	59,0	58,1	57,3	57,0	56,6	56,3	56,2	56,1	56,1	56,0	56
61,2	60,1	59,1	58,3	58,0	57,6	57,3	57,2	57,1	57,1	57,0	57
62,2	61,1	60,2	59,4	59,0	58,6	58,3	58,2	58,1	58,1	58,0	58
63,3	62,2	61,2	60,4	60,0	59,7	59,4	59,2	59,1	59,1	59,0	59
64,4	63,2	62,2	61,4	61,0	60,7	60,4	60,2	60,1	60,1	60,0	60
65,5	64,3	63,3	62,4	62,1	61,7	61,4	61,2	61,1	61,1	61,0	61
66,5	65,3	64,3	63,5	63,1	62,7	62,4	62,2	62,1	62,1	62,0	62
67,6	66,4	65,3	64,5	64,1	63,7	63,4	63,3	63,1	63,1	63,0	63
68,7	67,4	66,4	65,5	65,1	64,7	64,4	64,3	64,1	64,1	64,0	64
69,7	68,5	67,4	66,5	66,1	65,7	65,4	65,3	65,1	65,1	65,0	65
70,8	69,5	68,5	67,6	67,1	66,7	66,4	66,3	66,1	66,1	66,0	66
71,9	70,6	69,5	68,6	68,2	67,7	67,4	67,3	67,1	67,1	67,0	67
73,0	71,7	70,5	69,6	69,2	68,8	68,4	68,3	68,1	68,1	68,0	68
74,0	72,7	71,6	70,6	70,2	69,8	69,4	69,3	69,1	69,1	69,0	69
	73,8	72,6	71,6	71,2	70,8	70,4	70,3	70,1	70,1	70,0	70
	74,8	73,6	72,7	72,2	71,8	71,4	71,3	71,1	71,1	71,0	71
		74,7	73,7	73,3	72,8	72,4	72,3	72,1	72,1	72,0	72
			74,7	74,3	73,8	73,4	73,3	73,1	73,1	73,0	73
				74,8	74,4	74,3	74,1	74,1	74,0		74

11 Amenorreia

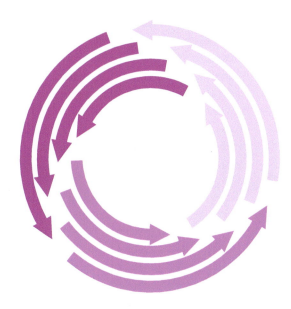

Poucos problemas na endocrinologia ginecológica podem apresentar um desafio diagnóstico aos ginecologistas como o da amenorreia. O número, a variedade e a complexidade de doenças e os distúrbios que precisam ser considerados podem parecer desafiantes e, em muitos casos, incluem sistemas orgânicos desconhecidos. Além do mais, algumas das possibilidades diagnósticas podem ter sérias consequências se não forem reconhecidas e tratadas efetivamente. Consequentemente, ginecologistas que, em outros aspectos são seguros e experientes, podem considerar o problema como complicado demais e consumidor de tempo ou podem questionar a sua capacidade para realizar ou interpretar a avaliação. Entretanto, quando abordada de forma lógica e sistemática, a avaliação diagnóstica da amenorreia é realmente simples, envolvendo testes laboratoriais e procedimentos que já são familiares para a maioria dos ginecologistas. Com poucas exceções, uma avaliação pode ser concluída rapidamente e sem muitas despesas.

O objetivo deste capítulo é apresentar uma estratégia sistemática para a avaliação da amenorreia que produzirá um diagnóstico acurado, independente do quanto a causa seja comum ou incomum. Depois de estabelecido o diagnóstico, poderão ser obtidas evidências adicionais para corroborá-lo, além da assistência de especialistas adequados, quando necessário (p. ex., neurocirurgião, internista, endocrinologista ou psiquiatra). Contudo, a grande maioria das mulheres com amenorreia tem problemas relativamente simples – síndrome do ovário policístico (SOP), amenorreia hipotalâmica, hiperprolactinemia e falência ovariana – todos os quais podem ser manejados com facilidade por profissionais de cuidados de saúde primários.

A avaliação diagnóstica aqui descrita não é nova. Com poucas modificações, ela foi aplicada com sucesso durante várias décadas. Antes de descrevermos a avaliação em detalhes, é preciso primeiramente definir a amenorreia, para que possam ser identificadas as pacientes que requerem avaliação. Uma breve revisão preliminar dos mecanismos fisiológicos envolvidos na menstruação fornece a estrutura necessária para que seja entendido e seguido o roteiro lógico da avaliação diagnóstica.

DEFINIÇÃO DE AMENORREIA

A idade em que a menarca deve ser esperada varia com diferenças individuais quanto à idade de início da puberdade. O desenvolvimento puberal normal é discutido no Capítulo 10 e, portanto, será apenas resumido brevemente aqui. Em geral, a primeira menstruação deve ocorrer no espaço de 2-3 anos após o início do desenvolvimento puberal. Na maioria das meninas (aproximadamente 80%), o primeiro sinal da puberdade é uma aceleração do crescimento, seguida do surgimento das mamas (telarca) e do aparecimento dos pelos pubianos (adrenarca). Nas demais (aproximadamente 20%), a adrenarca precede a telarca por um breve intervalo, mas os dois eventos tipicamente estão intimamente ligados. Consequentemente, a menarca pode ocorrer aos 10 anos de idade (quando a puberdade começa aos 8 anos) e raramente ocorre além dos 16 anos (quando a puberdade começa aos 13 anos). A idade média para a telarca, a adrenarca e a menarca em meninas afro-americanas é 6-12 meses antes do que para as meninas americanas caucasianas. Depois que os ciclos menstruais estão estabelecidos, eles devem ocorrer a intervalos regulares que variam entre 25 e 35 dias. Portanto, as pacientes que preenchem aos seguintes critérios devem ser avaliadas para amenorreia:

- Sem menstruação aos 14 anos de idade, na ausência de crescimento ou desenvolvimento de caracteres sexuais secundários.

- Sem menstruação aos 16 anos de idade, independente da presença de crescimento normal e desenvolvimento de caracteres sexuais secundários.

- Em mulheres que menstruavam anteriormente, sem menstruação por um intervalo de tempo equivalente ao total de pelo menos três ciclos anteriores, ou 6 meses.

Tendo postulado a definição tradicional de amenorreia, é importante assinalar que a aderência rígida a estes critérios pode resultar no manejo individual impróprio de algumas pacientes. Por exemplo, não há razão para adiar a avaliação de uma jovem que apresenta o fenótipo clássico da síndrome de Turner. Igualmente, uma menina de 14 anos que se apresenta sem vagina não deve ser aconselhada a retornar à consulta em 2 anos. Todas as pacientes merecem uma avaliação criteriosa sempre que suas ansiedades, ou as de seus pais, chamarem a atenção do ginecologista. Por fim, a possibilidade de gravidez sempre deve ser considerada.

Tradicionalmente, a amenorreia tem sido classificada como primária ou secundária. A amenorreia primária descreve pacientes que nunca menstruaram, e a amenorreia secundária descreve aquelas que menstruaram anteriormente, mas não menstruam agora. O diagnóstico diferencial das amenorreias primária e secundária é diferente, mas somente até certo ponto. Por exemplo, o diagnóstico de agenesia mülleriana é possível somente em pacientes com amenorreia primária, e a menopausa precoce ocorre necessariamente em mulheres com amenorreia secundária. No entanto, além de auxiliar a limitar a abrangência das possibilidades diagnósticas, a distinção clássica entre amenorreias primária e secundária tem pouco objetivo prático. Esta classificação preliminar pode até, por vezes, induzir a erro de avaliação ou de interpretação. Em qualquer um dos casos, a abordagem diagnóstica aqui recomendada pode ser aplicada de forma eficaz a todas as mulheres com amenorreia.

PRINCÍPIOS BÁSICOS NA FUNÇÃO MENSTRUAL

A demonstração clínica da função menstrual requer evidências visíveis externas do fluxo menstrual. Para que isto ocorra, a saída do sistema genital deve estar anatomicamente intacta e com conexão contínua entre o orifício e o canal vaginal, a endocérvice e a cavidade uterina. O útero também deve conter endométrio funcional que possa responder às ações dos hormônios esteroides sexuais ovarianos, estrogênio e progesterona, durante o ciclo ovariano do desenvolvimento folicular, a ovulação

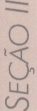

e a função do corpo lúteo. Os ovários devem conter folículos viáveis que possam responder à estimulação das gonadotrofinas, do hormônio foliculoestimulante (FSH) e do hormônio luteinizante (LH), secretadas pela hipófise anterior. Por sua vez, a secreção hipofisária das gonadotrofinas depende da ação do hormônio liberador de gonadotrofina (GnRH), secretado pela parte medial do hipotálamo no plexo vascular portal que banha a hipófise anterior. Por fim, o padrão pulsátil da secreção hipotalâmica de GnRH é governado pela contribuição de centros superiores que interpretam e traduzem os estímulos ambientais e modulado pelos efeitos de *feedback* dos esteroides sexuais ovarianos. O sistema inteiro é altamente regulado por um mecanismo complexo que integra informações biofísicas e bioquímicas compostas pela interação de sinais hormonais, fatores autócrinos/parácrinos e reações das células-alvo.

As exigências básicas para a função menstrual normal incluem, dessa maneira, quatro componentes estruturais anatomica e funcionalmente distintos – saída do sistema genital pérvio, incluindo

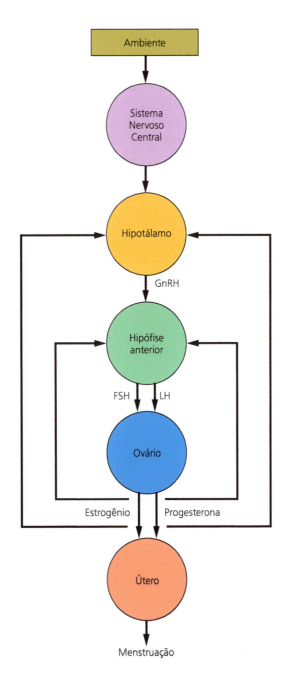

o útero, o ovário, a hipófise e o hipotálamo – fornecendo assim uma hierarquia natural e útil para a organização da avaliação diagnóstica da amenorreia. Assim, as muitas causas de amenorreia podem ser classificadas de acordo com o compartimento ou o nível da disfunção ou distúrbio:

- Distúrbios do sistema genital de saída do fluxo menstrual (uterovaginais).
- Distúrbios ovarianos.
- Distúrbios da hipófise anterior.
- Distúrbios hipotalâmicas ou do sistema nervoso central.

A amenorreia pode resultar de doença ou disfunção congênita ou adquirida em qualquer nível no sistema e pode envolver mais do que um mecanismo. Por exemplo, a SOP envolve inúmeros mecanismos fisiopatológicos inter-relacionados operando nos níveis ovariano, hipofisário e hipotalâmico.

AVALIAÇÃO DA AMENORREIA

A avaliação da amenorreia, como a de qualquer outra queixa, começa por uma anamnese e exame físico cuidadosos, que sempre fornecem pistas diagnósticas valiosas. As informações obtidas através da anamnese e do exame físico podem excluir claramente certas hipóteses diagnósticas, mas as primeiras impressões também podem ser enganadoras e conduzir a erros de julgamento e a testes inapropriados, dispendiosos e desnecessários. Consequentemente, uma abordagem metódica e sistemática é melhor para o diagnóstico.

Logicamente, a avaliação recomendada para amenorreia foi modelada para separar o sistema genital nos seus componentes estruturais distintos – o escoamento do sistema genital e útero, o ovário, a hipófise e o hipotálamo – e testar a integridade funcional de cada um, começando pelo nível mais inferior e progredindo sistematicamente até os níveis superiores do sistema até que a causa seja determinada.

ANAMNESE

A história menstrual é, obviamente, a chave. A amenorreia primária fala por si mesma, mas dor pélvica ou abdominal inferior cíclica ou queixas urinárias podem ser causadas por anomalias do desenvolvimento embriológico resultando na obstrução do fluxo menstrual (criptomenorreia), como também podem ser causadas por hímen imperfurado, septo vaginal transverso ou atresia cervical. Em mulheres com amenorreia secundária, a história em torno do início da amenorreia pode fornecer pistas diagnósticas importantes. O aparecimento após curetagem ou outra cirurgia uterina sugere claramente a possibilidade de lesão no sistema genital. A história menstrual de mulheres que têm as causas mais comuns de amenorreia é claramente diferente e facilmente reconhecida. Mulheres com SOP classicamente apresentam menstruações infrequentes e irregulares desde a menarca ou início da idade adulta e hirsutismo gradualmente progressivo. Na maioria das mulheres com amenorreia hipotalâmica, o início da amenorreia relaciona-se temporalmente com eventos que resultam em grave estresse nutricional, físico ou emocional. Mulheres com hiperprolactinemia ou falência ovariana prematura comumente observam redução gradual no seu intervalo intermenstrual regular, seguido de crescente oligomenorreia e, finalmente, amenorreia, que algumas vezes é acompanhada por galactorreia e por fogachos, respectivamente.

Perguntas referentes à história médica passada, saúde geral e estilo de vida podem identificar uma doença grave ou crônica, como diabetes, insuficiência renal ou doença inflamatória do intestino, traumatismo craniano anterior ou evidência de estresse físico ou psicológico. A história específica relacionada com perda de peso ou ganho de peso e com a frequência e intensidade de exercícios é extremamente relevante e frequentemente reveladora. Cefaleias, convulsões, vômitos, mudanças comportamentais ou sintomas visuais podem sugerir um distúrbio no SNC. Ressecamento vaginal ou fogachos são evidências de deficiência de estrogênio e sugerem falência ovariana. Hirsutismo progressivo ou virilização são sinais de hiperandrogenismo que podem se relacionar com a SOP, hiperplasia suprarrenal congênita (HSRC) não clássica (início tardio), ou com um tumor ovariano ou suprarrenal produtor de androgênio. Sintomas de galactorreia obviamente sugerem hiperprolactinemia. A história relativa ao tempo e duração do tratamento com anticoncepcionais orais combinados (AOC), progestogênios (p. ex., depósito de acetato de medroxiprogesterona), agonistas de GnRH ou outras medicações ou substâncias que podem afetar a secreção de neurotransmissores centrais (fenotiazina, derivados da reserpina, anfetaminas, benzodiazepínicos, antidepressivos, agonistas da dopamina, opiáceos) também podem fornecer importantes pistas diagnósticas.

EXAME FÍSICO

A composição corporal geral frequentemente fornece informações importantes. Altura, peso e índice de massa corporal (IMC) devem ser determinados e registrados. Baixa estatura (menos de 1,52 m) e infantilismo sexual são características da disgenesia gonadal. O baixo peso corporal frequentemente está associado à amenorreia hipotalâmica resultante de nutrição insuficiente (transtornos alimentares, síndromes de disabsortivas) ou estresse físico, psicológico ou emocional. Obesidade ou aumento na razão cintura-quadril (> 0,85) são características comuns de mulheres com SOP.

O exame da pele pode revelar uma textura fina e úmida, como a encontrada no hipertireodismo; um pulso rápido, exoftalmia ou retração da pálpebra, um tremor fino e hiper-reflexia sugerem o diagnóstico de doença de Graves. Ou então pele seca e espessa, pulso lento, reflexos diminuídos e cabelo quebradiço sugerem hipotireoidismo. Um bócio ou nódulo na tireoide é evidência adicional de um distúrbio da tireoide; tanto hipotireoidismo quanto hipertireoidismo podem estar associados à amenorreia. Uma descoloração alaranjada da pele, sem icterícia da esclera, pode resultar de hipercarotinemia associada à ingestão excessiva de frutas e vegetais de baixa caloria que contêm caroteno em mulheres em dieta. Acantose *nigricans* (pele aveludada hiperpigmentada observada mais comumente junto à nuca, axilas, virilhas e abaixo das mamas) sugere fortemente resistência à insulina grave e a possibilidade de diabetes. Acne e hirsutismo são sinais de hiperandrogenismo que podem estar associados à SOP, HSRC não clássica ou exposição a esteroides anabolizantes androgênicos. Quando acompanhados por algum sinal de franca virilização (engrossamento da voz, calvície fronto-temporal, decréscimo no tamanho da mama, aumento da massa muscular, clitoromegalia), a possibilidade de hipertecose ovariana ou de tumor ovariano ou suprarrenal deve ser considerada.

O exame das mamas merece atenção especial. *O desenvolvimento das mamas é um indicador confiável da produção de estrogênio ou da exposição a estrogênios exógenos.* O estágio de Tanner do desenvolvimento mamário deve ser observado (Capítulo 10). Uma parada secundária no desenvolvimento das mamas sugere um distúrbio do eixo hipotálamo-hipófise-ovário (HHO). Quando a menarca não é acompanhada de um desenvolvimento da mama no período esperado, um distúrbio do sistema genital também deve ser considerado. O exame das mamas deve incluir uma palpação suave, começando pela base e seguindo na direção do mamilo. *As descargas papilares que resultam da estimulação hormonal são tipicamente multiductais, enquanto uma descarga papilar relacionada com a patologia mamária é usualmente uniductal.* O exame microscópico de descargas turvas ou brancas do mamilo que demonstram gotículas lipídicas confirma galactorreia e sugere hiperprolactinemia.

Raramente, o exame abdominal pode revelar uma massa palpável resultante de hematométrio ou de tumor ovariano. O crescimento de pelos públicos na região infraumbilical sugere hiperandrogenismo. Estrias abdominais levantam a possibilidade de síndrome de Cushing, porém mais frequentemente resultam de obesidade progressiva ou gravidez prévia.

O exame cuidadoso do órgão genital externo e do sistema genital inferior é essencial. ***A presença de crescimento de pelos púbicos reflete confiavelmente produção de androgênio ou a exposição a ele.*** Como o desenvolvimento das mamas e o crescimento de pelos púbicos tipicamente progridem de maneira simétrica, os seus estágios de Tanner devem ser coerentes. O crescimento ausente ou escasso de pelos púbicos pode ser esperado em meninas que em outros aspectos são sexualmente infantis, mas também é um sinal clássico da síndrome de insensibilidade androgênica (SIA) quando o desenvolvimento das mamas está assimetricamente avançado. As tentativas de exame da vagina de meninas sexualmente infantis ou com anel himenal pequeno são geralmente frustradas e frequentemente até contraproducentes, mas sempre que for viável, o exame especular deve ser realizado. Uma vagina evidente e colo uterino normal excluem agenesia mülleriana/vaginal, SIA e causas obstrutivas de amenorreia, como hímen imperfurado ou septo vaginal transverso. Naquelas com amenorreia primária que possuem um orifício vaginal ausente ou infantil, deve ser realizado toque retal para se detectar hematocolpos volumosos que podem formar-se acima da obstrução, quando o útero está presente e é funcional.

AVALIAÇÃO DO SISTEMA GENITAL DE SAÍDA E DO ÚTERO

A avaliação do sistema genital de saída e do útero pode ser facilmente organizada com base na história menstrual e no exame físico da anatomia genital. Amenorreia primária com vagina em fundo cego ou ausente aponta diretamente para uma anomalia de desenvolvimento do sistema genital de saída. Amenorreia primária ou secundária com uma vagina patente e colo do útero visível excluem anormalidades no escoamento do sistema genital, exceto naquelas mulheres com história de cirurgia prévia cervical ou uterina ou infecção, em que as possibilidades de estenose cervical e sinéquias intrauterinas ou outra lesão endometrial precisam ser consideradas.

Em meninas em idade pré-púberes com achado incidental de um orifício vaginal ausente, o diagnóstico pode ser mais difícil, mas também raramente é urgente. Embora a ultrassonografia pélvica geralmente possa determinar a presença de útero, o exame precisa ser interpretado com cautela, porque mesmo o método de ressonância magnética (RM) pode levar a conclusões equivocadas, quando os órgãos genitais são imaturos e muito pequenos. Mantendo-se alerta às possibilidades diagnósticas, uma observação cuidadosa ao longo do tempo é preferível a investigações invasivas que, por outro lado, são desnecessárias na menina pré-púbere assintomática.

Anatomia do Sistema Genital Anormal

A embriologia do sistema genital feminino é complexa, mas geralmente bem definida e foi descrita em detalhes no Capítulo 4. Resumindo, ela envolve tanto a migração medial quanto a fusão na linha média dos ductos müllerianos (paramesonéfricos) para formar o útero, o colo do útero e a parte superior da vagina. Já a fusão vertical do sistema ductal em desenvolvimento com o invaginamento do seio urogenital forma a parte inferior da vagina e o introito. As anormalidades do sistema genital de saída que resultam da falha no desenvolvimento do ducto mülleriano incluem agenesia vaginal/mülleriana e SIA; a presença ou ausência de pelos púbicos distingue os dois. As anormalidades causadas por falha da fusão vertical incluem hímen imperfurado e septo vaginal transverso ou atresia cervical. Embora todas sejam incomuns e o ginecologista possa ter apenas uma experiência limitada ou nenhuma experiência anterior com qualquer uma das quatro, cada uma delas possui características peculiares e distintas que, na maioria dos casos, apontam para o diagnóstico correto na hora da consulta inicial. Apenas uma pequena avaliação adicional, descrita em uma seção posterior deste capítulo, será necessária para estabelecer firmemente o diagnóstico e planejar o tratamento.

Anatomia do Sistema Genital Normal

Naquelas mulheres com amenorreia primária ou secundária que possuem uma vagina evidente e colo do útero visível, a probabilidade de uma anormalidade no escoamento do sistema genital é muito pequena. As únicas possibilidades que precisam ser consideradas são estenose cervical e sinéquias intrauterinas (síndrome de Asherman) ou outra lesão endometrial que possa resultar de traumatismo cirúrgico ou infecção. Como estas condições são adquiridas, elas resultam tipicamente em amenorreia secundária, com início que se correlaciona intimamente com o momento da lesão prévia. Ambos receberão uma discussão separada e completa na seção posterior deste capítulo dedicada a distúrbios específicos do sistema genital de saída e do útero.

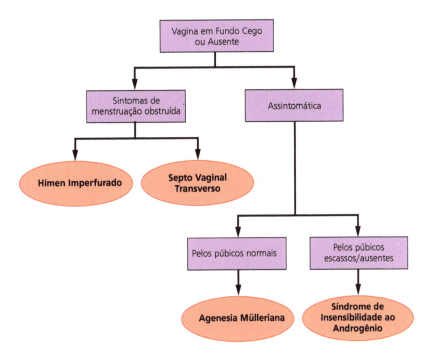

AVALIAÇÃO DA FUNÇÃO OVARIANA

Em mulheres com a anatomia do sistema genital normal e sem história relevante que sugira a possibilidade de estenose cervical ou síndrome de Asherman, os distúrbios do sistema genital de saída e do útero podem ser excluídos, e será necessária avaliação adicional gradual para determinar a causa da amenorreia. A atenção agora pode ser focada no nível seguinte do sistema genital, o ovário.

Anormalidades da função ovariana são a causa geral mais comum de amenorreia e incluem uma ampla gama de distúrbios que variam de uma simples anovulação crônica, como em mulheres com SOP, obesidade, tireoidopatias e hiperprolactinemia, até uma falha completa relacionada com anormalidades cromossômicas ou outros distúrbios genéticos, como pré-mutações do X Frágil (*FMRI*) e galactosemia, doença autoimune, radiação e quimioterapia. Estas e outras causas específicas de falência ovariana e os mecanismos envolvidos são discutidos em profundidade em uma seção posterior deste capítulo. O foco aqui é na avaliação da função ovariana e no diagnóstico e no tratamento dos distúrbios anovulatórios crônicos comuns.

A medida mais óbvia da função ovariana é a produção de estrogênio. Infelizmente, não podemos nos basear nos sintomas e nos sinais da deficiência estrogênica para identificar mulheres com hipogonadismo. *A atrofia geniturinária desenvolve-se apenas gradualmente e não é comumente observada em mulheres jovens, mesmo quando os níveis de estrogênio estão claramente baixos, e os sintomas vasomotores estão tipicamente ausentes em mulheres com disfunção hipotalâmica.* Outros métodos para avaliação do nível de produção ovariana de estrogênio incluem a dosagem da concentração sérica de estradiol e "bioensaios" com base em observações clínicas da quantidade e das características do muco cervical, no resultado de um "teste do desafio com progestogênio" ou na medida da espessura endometrial por ultrassonografia transvaginal. **Embora todos os métodos sejam úteis, cada um deles tem suas desvantagens, nenhum método é definitivo e, consequentemente, a recomendação é de que seja realizada mais de uma medida.** De modo geral, a duração da amenorreia e outros aspectos e características da história clínica são tão ou mais importantes e úteis para a avaliação da função ovariana.

Concentração Sérica de Estradiol

A medida do estradiol sérico é fácil de ser obtida, relativamente barata e objetiva. Seria razoável encontrar níveis estrogênicos normais em mulheres com ovários normais, cuja amenorreia resulta simplesmente de leve desregulação e anovulação crônica, como nas mulheres obesas e naquelas com SOP, e encontrar baixos níveis estrogênicos em mulheres com falência ovariana, doença hipofisária ou disfunção hipotalâmica mais grave. Infelizmente, as concentrações séricas de estradiol podem flutuar radicalmente em todas as condições, normal ou baixa em determinado dia e, portanto, podem levar a falsas interpretações. Uma concentração aleatória de estradiol maior do que aproximadamente 40 pg/mL sugere claramente a presença de folículos ovarianos funcionantes, mas também é comum durante a perimenopausa prematura ou normal, e ocorre esporadicamente em mulheres com amenorreia hipotalâmica. Baixa concentração aleatória de estradiol pode sugerir falência ovariana, mas também é típica de mulheres com amenorreia hipotalâmica e pode ser observada naquelas com tipos menos graves de anovulação crônica, como também em mulheres normais durante o início da fase folicular.

Bioensaios de Produção Estrogênica

A observação de **muco cervical "estrogênico"** – claro, líquido e relativamente abundante – sugere nível normal de produção estrogênica ovariana, mas a sua ausência não pode ser seguramente interpretada, porque muitas mulheres normais exibem este muco somente durante o final da fase folicular do ciclo, quando os níveis de estrogênio estão relativamente altos, ou não.

O **teste do desafio com progestogênios** baseia-se na premissa de que o tratamento com progesterona (p. ex., acetato de medroxiprogesterona, 10 mg diários por 5-7 dias, ou progesterona em óleo, 200 mg IM) induzirá menstruação somente naquelas mulheres que tiverem concentrações normais de estrogênio circulante. **Um agente progestacional puro deve ser usado porque o status estrogênico endógeno não pode ser inferido a partir da resposta ao AOC que contenha estrogênio e progesterona.** Os progestogênios sintéticos mais potentes, como o acetato de medroxiprogesterona, são uma melhor escolha do que a progesterona oral micronizada, a qual precisa ser administrada em doses relativamente altas (p. ex., 300 mg diárias) para que se obtenha uma resposta.[1] Um teste positivo – sangramento no espaço de 2-7 dias após a conclusão do tratamento com progestogênios – sugere produção estrogênica e função ovariana normais e um teste negativo – sem sangramento menstrual – sugere hipogonadismo. Sangramento menstrual escasso ou *spotting* sugerem níveis mínimos de produção de estrogênio endógeno. Contudo, a correlação global entre sangramento menstrual e o *status* estrogênico está longe de ser perfeita; tanto os resultados falso-positivos (sangramento menstrual apesar de níveis, em geral, baixos de produção de estrogênio) quanto os falso-negativos (sangramento ausente apesar da produção estrogênica significativa) são relativamente comuns. Até 40-50% das mulheres cuja amenorreia relaciona-se com o estresse, exercícios, perda de peso, hiperprolactinemia ou falência ovariana, em que os níveis estrogênicos geralmente são baixos, apresentam sangramento menstrual.[2,3] Até 20% das mulheres amenorreicas com produção significativa de estrogênio não têm sangramento de privação,[4] em algumas delas porque o endométrio é decidualizado pelos altos níveis de androgênio circulante.

A **espessura endometrial**, determinada por ultrassonografia transvaginal (a espessura máxima de 2 camadas no plano mediossagital), é uma medida da proliferação endometrial, que reflete o nível de produção estrogênica. A espessura endometrial correlaciona-se com a concentração sérica de estradiol e com a resposta a um teste de progesterona em mulheres com amenorreia. Em um estudo envolvendo 44 mulheres com amenorreia secundária, a espessura endometrial era significativamente maior em 32 mulheres que tinham sangramento menstrual (10,3 ± 4,1 mm) do que em 12 que não tinham (5,0 ± 1,3 mm); o nível sérico de estradiol também era significativamente maior (45,3 ± 19,4 vs. 18,6 ± 8,0 pg/mL) e uma espessura endometrial medindo 6,0 mm ou mais predizia sangramento menstrual com 95% de acurácia.[2] Um benefício potencial adicional da espessura endometrial como uma medida da produção estrogênica ovariana é que ela pode ajudar a identificar mulheres com anovulação crônica com baixo risco de ter patologia associada, como hiperplasia ou câncer.

Concentração Sérica de FSH

A concentração sérica de FSH é outra medida óbvia e útil, mas indireta da função ovariana. O nível sérico de FSH normal ou baixo indica a presença de folículos ovarianos funcionais e pode ser observado em uma variedade de condições associadas à amenorreia, incluindo anovulação crônica (p. ex., SOP), doença hipofisária e disfunção hipotalâmica. *A alta concentração sérica de FSH é um preditor confiável de depleção ou falência folicular ovariana.* As exceções são raras e incluem mutações inativantes envolvendo o receptor de FSH ou LH, deficiências enzimáticas (17α-hidroxilase, aromatase) e tumores funcionantes hipofisários e ectópicos secretores de FSH. *Como as implicações clínicas de um nível elevado de FSH são sérias, são necessárias uma ou mais dosagens repetidas para confirmar o achado.*

Estado Clínico	FSH Sérico	LH Sérico
Mulher adulta normal	5-20 UI/L (pico no meio do ciclo ~ 2 vezes o nível basal em mulheres ovulatórias)	5-20 UI/L (pico no meio do ciclo ~ 3 vezes o nível basal em mulheres ovulatórias)
Estado hipogonadotrófico: disfunção pré-puberal, hipotalâmica ou hipofisária	< 5 UI/L	< 5 UI/L
Estado hipergonadotrófico: falência pós-menopausa, ovariana ou histerectomia	> 20 UI/L	> 40 UI/L

Embora não seja inapropriado, em geral não é necessário ou útil também medir a concentração sérica de LH, porque os níveis das duas gonadotrofinas tipicamente se movem em paralelo. A única exceção notável e altamente relevante em mulheres com amenorreia – a elevação "monotrófica" do FSH que sinaliza um estágio mais avançado de depleção folicular – pode ser detectada pela medição isolada de FSH. Uma concentração sérica de LH moderadamente elevada é observada frequentemente em mulheres com SOP, mas este não é um critério diagnóstico e não tem outra relevância clínica. Uma relação "invertida" de LH/FSH (LH mais baixo do que FSH), como a que é encontrada em meninas pré-púberes, sugere, mas não prova disfunção hipotalâmica. Durante o pico no meio do ciclo das gonadotrofinas nos ciclos ovulatórios, os níveis de LH aumentam mais do que os de FSH, mas isto tem pouca relevância em mulheres com amenorreia. Outras condições em que os níveis das duas gonadotrofinas divergem significativamente são muito raras e incluem secreção ectópica de gonadotrofina por tumores que se encontram fora do sistema genital, deficiências de gonadotrofina resultantes de mutações em genes codificadores da subunidade β de LH ou FSH e o muito raro adenoma gonadotrófico funcional, que secreta quantidades clinicamente importantes de uma gonadotrofina (FSH), mas não da outra.

A medição do nível sérico de FSH tem sido tradicionalmente recomendada apenas para aquelas mulheres que têm evidências demonstráveis de hipogonadismo (p. ex., um teste negativo com progesterona), como uma maneira de diferenciar pacientes com falência ovariana daquelas com causas de amenorreia hipotalâmicas ou hipofisárias. Contudo, a medição rotineira do FSH sérico na avaliação da amenorreia não é difícil de justificar, porque nenhuma das medidas disponíveis da produção de estrogênio ovariano é completamente confiável, pelas razões já descritas. Um FSH sérico contribui para uma avaliação clínica mais segura da função ovariana e ajuda a diferenciar pacientes com condições anovulatórias crônicas comuns daquelas com hipogonadismo mais grave, que de outra maneira não seriam reconhecidas e requerem uma avaliação mais específica, aconselhamento ou tratamento. Por exemplo, quando a avaliação sugere baixos níveis de produção estrogênica (p. ex., estradiol sérico 30-40 pgmL ou sangramento escasso após teste com progesterona), um FSH sérico baixo pode identificar aquelas que merecem maior avaliação para excluir doença hipofisária ou hipotalâmica, conforme descrito a seguir. Contrariamente, em mulheres com níveis normais de produção de estrogênio, um nível de FSH moderadamente elevado (p. ex., 10-15 UI/L) pode revelar baixa reserva ovariana em mulheres que podem ter a oportunidade de perseguir ativamente os seus objetivos reprodutivos antes que a possibilidade esteja perdida, se alertadas sobre o seu envelhecimento reprodutivo avançado. Assim, como as demais medidas da função ovariana, a concentração sérica de FSH precisa ser interpretada com cuidado, no seu contexto clínico. Os níveis de FSH podem flutuar de maneira imprevisível, particularmente durante os anos imediatamente anteriores à menopausa, independente se ela ocorre de modo prematuro ou na época usual.

Anovulação Crônica

Quando a avaliação revela claras evidências de produção estrogênica ovariana normal, e o nível sérico de FSH também é normal, o diagnóstico de anovulação crônica é estabelecido. A hiperprolactinemia é uma das causas mais comuns de anovulação e amenorreia e, embora menos comuns, as tireoidopatias são facilmente identificadas e tratadas. *A medida das concentrações de prolactina sérica e do hormônio estimulante da tireoide (TSH) é, portanto, justificada em todas as mulheres com amenorreia.* Para maior eficiência, ambas podem ser medidas junto com os níveis séricos de FSH e estradiol, no começo da avaliação. Quando todos estiverem normais, não será necessária avaliação adicional.

Além das tireoidopatias e da hiperprolactinemia, causas comuns e prováveis de anovulação crônica incluem SOP, obesidade, estresse ou exercícios e envelhecimento ovariano. Em todas, menos a última, a anovulação pode ser atribuída a um eixo de HHO disfuncional em que a secreção da gonadotrofina é suficiente para estimular o desenvolvimento folicular e a produção de estrogênio, mas o sistema carece da coordenação necessária para deflagrar a ovulação. Mulheres com SOP clássica geralmente são facilmente reconhecidas porque também exibem sinais de hiperandrogenismo, ao contrário da maioria das mulheres cuja anovulação crônica relaciona-se unicamente com ganho de peso ou obesidade; a fisiopatologia dos dois distúrbios é complexa e será discutida em profundidade no Capítulo 12 (SOP) e no Capítulo 19 (Obesidade). Hirsutismo grave ou sinais de virilização justificam avaliação adicional específica para excluir deficiências enzimáticas, tumores secretores de androgênios e síndrome de Cushing, conforme descrito no Capítulo 13. O diagnóstico de anovulação associada a estresse emocional, nutricional e físico é feito por exclusão, mas geralmente é sugerido pela anamnese e pelo exame físico. O manejo da anovulação crônica associada a tireoidopatias e hiperprolactinemia é resumido a seguir.

Tireoidopatias

Os mais recentes ensaios ultrassensíveis de TSH agora em uso comum detectam hipotireoidismo primário (TSH elevado) e hipertireoidismo primário (TSH baixo); qualquer um dos dois pode resultar em anovulação crônica e amenorreia. Embora apenas algumas poucas pacientes que apresentam amenorreia terão um distúrbio da tireoide que não seja clinicamente aparente, a sua exclusão e tratamento são tão simples que a medição de rotina de TSH é justificada; um retorno dos ciclos ovulatórios tipicamente ocorre após a restauração dos níveis hormonais normais da tireoide. Qualquer valor anormal de TSH deve ser confirmado e acompanhado pela medida da tiroxina sérica (tetra-iodotironina; T4 ou T4 livre) para melhor definir a natureza e extensão do distúrbio da tireoide. Uma concentração elevada de TSH com concentração normal de T4 livre indica hipotireoidismo subclínico, mais bem visto como um estado compensatório em que são mantidos os níveis normais de T4, mas somente com níveis aumentados de estimulação hipofisária. *Embora a observação e reavaliação periódicas sejam razoáveis em pacientes com hipotireoidismo subclínico, como nem todas desenvolverão franco hipotireoidismo, o tratamento é justificado naquelas mulheres com disfunção menstrual ou infertilidade.* Naquelas mulheres com nível baixo de TSH e T4 livre normal, a tri-iodotironina sérica (T3) deve ser medida; um T3 elevado pode identificar hipertireoidismo que de outra maneira escaparia à detecção. Quando T3 também é normal, é provável a existência de um hipertireoidismo, que deve ser acompanhado cuidadosamente. Em raras ocasiões, os níveis de TSH e T4 livre estão baixos, sugerindo hipotireoidismo secundário de origem hipofisária que requer avaliação adicional para determinar a causa e se outras funções hipofisárias também estão afetadas.

Poucas mulheres com hipotireoidismo desenvolverão hiperprolactinemia secundária e até mesmo galactorreia. A probabilidade de hiperprolactinemia aumenta com a duração do hipotireoidismo; a galactorreia é mais comum em mulheres jovens com níveis mais elevados de prolactina.[5] O mecanismo provavelmente envolve a depleção gradual da dopamina hipotalâmica (o suposto fator inibidor da prolactina) e a estimulação constante de lactotrofos hipofisários pelo hormônio liberador da tireotrofina (TRH), que pode causar hipertrofia ou hiperplasia hipofisária e, por vezes, até mesmo o aumento ou erosão da sela turca.[6,7] Embora os níveis hormonais se normalizem rapidamente com tratamento apropriado, o desaparecimento das descargas mamárias nas mulheres com galactorreia é gradual e pode levar vários meses. As pacientes com hipotireoidismo primário e hiperprolactinemia podem apresentar amenorreia primária ou secundária.[8]

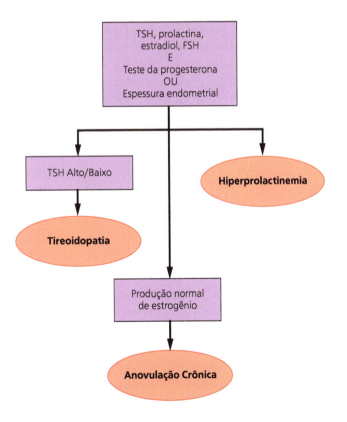

Hiperprolactinemia

A hiperprolactinemia está entre as causas mais comuns de amenorreia secundária e também pode resultar em atraso na puberdade e amenorreia primária quando surge antes da menarca. *Uma dosagem sérica de prolactina é, portanto, justificada em todas as mulheres com amenorreia.* Uma medida aleatória normal (< 15-20 ng/mL na maioria dos laboratórios clínicos) exclui a hiperprolactinemia. O nível de prolactina é relativamente estável durante todo o dia, mas pode aumentar transitoriamente durante o sono, exercícios, estimulação mamária e as refeições. *Para evitar exames por imagem desnecessários e dispendiosos, os níveis ligeiramente elevados de prolactina (20-40 ng/mL) devem ser repetidos e confirmados, antes que seja feito o diagnóstico de hiperprolactinemia.*

O mecanismo pelo qual a hiperprolactinemia resulta em anovulação e amenorreia relaciona-se com uma perturbação ou inibição do ritmo pulsátil normal de GnRH hipotalâmico, resultando em níveis ineficazes ou francamente baixos de secreção das gonadotrofinas. É possível que os níveis aumentados de prolactina circulante estimulem um aumento generalizado na atividade neuronal dopaminérgica hipotalâmica, na intenção de suprimir a secreção de prolactina, mas também inibindo os neurônios de GnRH. Seja qual for o caso, o resultado final será anovulação ou um hipogonadismo hipogonadotrófico ainda mais profundo, dependendo de até que ponto a secreção de gonadotrofina é suprimida. A hiperprolactinemia leve (20-50 ng/mL) pode causar apenas uma fase lútea curta, resultante do fraco desenvolvimento folicular pré-ovulatório.[9,10] A hiperprolactinemia moderada (50-100 ng/mL) frequentemente causa oligomenorreia ou amenorreia, e níveis mais altos de prolactina (> 100 ng/mL) tipicamente resultam em franco hipogonadismo com baixos níveis de estrogênio e suas consequências clínicas (p. ex., atrofia geniturinária, osteopenia).[11,12]

O sintoma ou achado de galactorreia não pode identificar confiavelmente aquelas mulheres cuja amenorreia resulta de hiperprolactinemia. Apenas aproximadamente um terço das mulheres com hiperprolactinemia exibe galactorreia, provavelmente porque a produção de leite humano requer estrogênio, e a hiperprolactinemia frequentemente resulta em anovulação ou um hipogonadismo gonadotrófico secundário mais grave e baixos níveis de estrogênio circulante. A heterogeneidade estrutural da prolactina oferece outra explicação possível. A prolactina circula em várias formas que têm bioatividade variável (manifestada pela galactorreia) e imunoatividade (reconhecimento por imunoensaio).[13-15] A forma predominante (80-95%) é monomérica (peso molecular 23 kDa), que é mais biologicamente ativa do que formas glicosiladas maiores que podem combinar-se para formar dímeros e trímeros ("prolactina grande", 50-60 kDa) e outras variedades ainda maiores (macroprolactina, > 100 kDa), que resulta da agregação de moléculas menores de prolactina unidas a imunoglobulinas.[16] As formas moleculares maiores são eliminadas mais lentamente, predominam em mulheres com hiperprolactinemia que têm menstruação normal e resultam em galactorreia mínima ou nenhuma.[17] Se houver suspeita, o diagnóstico de macroprolactinemia pode ser confirmado solicitando que o laboratório faça um pré-tratamento do soro da paciente com polietilenoglicol para precipitar a macroprolactina antes de realizar o ensaio de prolactina.[18] Em mulheres com níveis de prolactina ligeiramente elevados, o diagnóstico de macroprolactinemia evita exames por imagem desnecessários e dispendiosos com o objetivo de excluir lesões tumorais hipofisárias e hipotalâmicas.

A hiperprolactinemia possui muitas causas que serão discutidas em detalhes no capítulo dedicado à mama (Capítulo 16) e são resumidas aqui.[19] A hiperprolactinemia pode resultar de hipotireoidismo, adenomas hipofisários secretores de prolactina e outros tumores hipofisários ou hipotalâmicos que possam comprimir a haste hipofisária e perturbar o transporte da dopamina. Uma variedade de substâncias que reduzem os níveis de dopamina ou inibem a ação da dopamina pode causar hiperprolactinemia, incluindo as anfetaminas, benzodiazepínicos, butirofenonas, metoclopramida, metildopa, opiáceos, fenotiazinas, reserpina e antidepressivos tricíclicos. Cirurgia de mama ou de parede torácica, lesões na região cervical ou herpes-zóster (afetando o dermátomo que inclui a mama) podem ativar o caminho neurossensorial aferente que estimula a secreção de prolactina de maneira similar à sucção. Insuficiência renal e macroprolactinemia podem causar hiperprolactinemia em virtude da redução da depuração. Raramente, a hiperprolactinemia pode resultar de secreção ectópica de prolactina pelo tecido hipofisário na faringe, por carcinomas broncogênicos e das células renais ou por um gonadoblastoma ou prolactinoma que pode surgir nos teratomas ovarianos benignos ou malignos.[20-24] Todas as causas possíveis precisam ser consideradas e excluídas; uma anamnese cuidadosa pode eliminar a maioria das possibilidades. Quando a causa pode ser razoavelmente atribuída a medicação, a descontinuação de prova ou uso de um medicamento alternativo devem ser considerados, com prévia discussão com o médico que fez a prescrição. Quando isto não for possível, será necessária uma avaliação mais aprofundada para excluir uma lesão de massa hipofisária ou hipotalâmica.

Mulheres com amenorreia e hiperprolactinemia que não podem ser atribuídas com segurança à medicação ou outra causa específica necessitam de maior avaliação com exame por imagem para excluir tumores hipofisários e lesões de massa hipotalâmica. (Ver Avaliação da Função Hipofisária, mais adiante). Os adenomas hipofisários e seu manejo são discutidos em detalhes em uma seção posterior deste capítulo dedicada especificamente às causas hipofisárias de amenorreia. A discussão aqui está limitada ao tratamento da hiperprolactinemia não associada a uma anormalidade selar demonstrável.

Na grande maioria das mulheres, o tratamento com um agonista da dopamina restaura a função ovulatória e a menstruação no espaço de várias semanas. Embora a quantidade de descargas mamárias naquelas com galactorreia decresça significativamente durante o mesmo intervalo de tempo, a cessação completa geralmente leva um tempo consideravelmente mais longo.[25] Tanto a bromocriptina quanto a cabergolina são altamente efetivas. A bromocriptina tem uma meia-vida relativamente curta, precisa ser administrada diariamente (na hora de dormir) ou duas vezes ao dia e frequentemente está associada a efeitos colaterais gastrointestinais, como náuseas. A cabergolina é um agonista do receptor dopaminérgico seletivo do tipo 2, que possui menos efeitos colaterais do que a bromocriptina, maior potência e um tempo de ação mais longo, requerendo administração menos frequente (duas vezes por semana). Pode ser efetiva naquelas mulheres que não toleram ou se mostram resistentes à bromocriptina.[26,27] No entanto, a cabergolina também foi associada à doença cardíaca valvular hipertrófica quando usada em altas doses (> 3 mg por dia) assim como às pacientes com doença de Parkinson; a estimulação mitogênica de células das válvulas normalmente quiescentes via ativação dos receptores de serotonina é o suposto mecanismo.[28,29] Embora as doses necessárias para o tratamento efetivo da hiperprolactinemia sejam muito mais baixas, o uso a longo prazo, mesmo de doses relativamente baixas, pode aumentar o risco de doença cardíaca valvular.[30,31] Consequentemente, a cabergolina deve ser usada na dose mais baixa necessária para normalizar as concentrações séricas de prolactina e deve ser experimentada suspensão do tratamento, caso os níveis de prolactina tenham se mantido normais por 2 ou mais anos.[32] A dose do tratamento com agonista da dopamina deve ser ajustada de acordo com a resposta, começando com uma dose baixa e aumentando gradualmente quando necessário para normalizar os níveis de prolactina. Naquelas mulheres que não toleram o tratamento oral, a administração vaginal é efetiva e está associada a menos efeitos colaterais.[33,34] Cada um desses medicamentos pode ser usado em mulheres que planejam engravidar, uma vez que ambas pareçam ser seguras no início da gravidez.[35,36]

Infelizmente, a amenorreia e a galactorreia frequentemente recorrem no espaço de semanas após a descontinuação do tratamento com agonista da dopamina e, portanto, a maioria requer terapia a longo prazo. O tratamento com um agonista da dopamina é a escolha óbvia quando o objetivo é a indução da ovulação e gravidez ou a eliminação de galactorreia problemática. Entretanto, para aquelas com nenhuma indicação específica, os tratamentos alternativos merecem uma consideração cuidadosa. ***Embora o tratamento com um agonista da dopamina certamente seja uma escolha lógica, ele não é absolutamente a única opção ou necessariamente a melhor opção para todas as mulheres com hiperprolactinemia e amenorreia. É importante lembrar que o tratamento deve ser focado na paciente e não no nível da prolactina.*** A hiperprolactinemia por si só não apresenta nenhum risco de saúde em particular. Em mulheres que não estão em risco de uma gravidez indesejada, a terapia cíclica com progestogênios prevenirá as consequências clínicas da exposição estrogênica crônica não antagonizada pela progesterona naquelas que não são francamente hipogonádicas, e naquelas que são, o tratamento fisiológico cíclico ou o tratamento combinado estrogênio/progesterona previnirá as consequências da deficiência crônica de estrogênio. Em mulheres que precisam de contracepção, o tratamento com contraceptivo oral de baixa dose atinge os mesmos objetivos. No passado, o tratamento com estrogênio exógeno foi considerado contraindicado para mulheres com hiperprolactinemia graças ao temor de que agravasse a fisiopatologia subjacente ou promovesse o crescimento de um tumor hipofisário, porém a experiência mostrou que a terapia hormonal e contraceptivos orais não apresentam riscos.[37,38] Os mesmos tratamentos são úteis no manejo de mulheres com hiperprolactinemia e hipogonadismo induzidos por medicação, quando o medicamento não pode ser descontinuado ou substituída por outra. Os agonistas da dopamina são mais bem evitados em pacientes com hiperprolactinemia induzida por medicação porque podem interferir ou neutralizar as propriedades do antagonista da dopamina do seu tratamento primário.

Manejo Geral

Todas as pacientes com anovulação crônica requerem manejo e com a avaliação aqui descrita, o tratamento pode ser imediatamente implantado. Os ginecologistas estão cientes de que o endométrio normal pode progredir para hiperplasia, atipia e câncer dentro de um intervalo de tempo relativamente pequeno. Contudo, muito frequentemente eles acreditam que o problema é relevante somente em mulheres com mais idade. *O fator crítico não é a idade, mas a duração da exposição à estimulação estrogênica sem oposição da progesterona.* Mulheres jovens que permanecem anovulatórias por longos períodos de tempo podem e desenvolvem câncer endometrial.[39-42] Embora a amostra endometrial não seja indicada para todas as mulheres com anovulação crônica, esta deve ser seriamente considerada para aquelas em maior risco de doença endometrial. Mulheres obesas e aquelas com SOP são as candidatas mais prováveis porque a obesidade, a hiperinsulinemia e o hiperandrogenismo são fatores de risco conhecidos para câncer endometrial.[43,44] O rastreamento da espessura endometrial, em geral, tem pouco valor preditivo positivo para a detecção de doença endometrial, mas pode ser útil na identificação de mulheres sob risco muito baixo, em que se pode seguramente omitir uma biópsia. Não foram realizados estudos correlacionando a espessura endometrial e a histologia em mulheres com amenorreia na pré-menopausa. No entanto, em mulheres pré-menopáusicas com sangramento uterino anormal, não foi encontrada doença grave naquelas com espessura endometrial menor do que 8 mm,[45] e em mulheres assintomáticas na pós-menopausa, espessura endometrial menor do que 5-6 mm tem valor preditivo negativo maior do que 99% para doença endometrial.[46,47] Embora alguns estudos tenham sugerido que mulheres amenorreicas também podem estar sob maior risco de desenvolvimento de câncer de mama,[48] o peso das evidências disponíveis sugere associação inversa entre o risco de câncer de mama e anovulação crônica (discutido no Capítulo 16).[49]

No mínimo, mulheres com anovulação crônica requerem tratamento periódico com progesterona para induzir menstruações previsíveis e proteger contra o risco de desenvolvimento de doença endometrial. Por exemplo, 5-10 mg diários de acetato de medroxiprogesterona podem ser administrados durante os primeiros 12-14 dias de cada mês, ou pelo menos em meses alternados; a experiência com vários regimes de tratamento hormonal demonstrou que é necessário o tratamento por um intervalo de tempo maior do que 10 dias para contrabalançar efetivamente os efeitos proliferativos da exposição contínua ao estrogênio. *É importante observar que o tratamento cíclico com um progestogênio, em doses fisiológicas, não altera o ritmo intrínseco do eixo HHO e não impedirá uma ovulação esporádica.* Portanto, se a menstruação não ocorrer na época esperada, uma gravidez deve ser considerada e excluída. A ausência de sangramento após um curso de tratamento com progesterona também pode indicar que a produção de estrogênio decaiu até níveis bastante baixos e sinaliza a necessidade de avaliação adicional, conforme descrito na seção a seguir. Quando for necessária contracepção confiável, o tratamento cíclico com um anticoncepcional combinado oral de baixa dose ou com anel vaginal será a escolha melhor e mais óbvia. Não existem evidências de que a contracepção hormonal tenha algum impacto, seja ele positivo ou negativo, na ciclicidade menstrual depois que o tratamento é descontinuado.

Para mulheres com anovulação crônica que têm a gravidez como seu objetivo, o tratamento deve ser direcionado para a indução de ciclos ovulatórios normais. Os métodos para indução da ovulação são descritos no Capítulo 31. Para mulheres com tireoidopatias está indicado um tratamento específico para recuperar a função da tireoide normal. Para aquelas com hiperprolactinemia, um agonista da dopamina é o tratamento de escolha. A maioria das mulheres que não tem nenhum destes distúrbios responderá ao tratamento com citrato de clomifeno, reservando-se o estímulo com gonadotrofina exógena para aquelas que não respondem.

Falência Ovariana

Quando a avaliação revela claras evidências de baixa produção ovariana de estrogênio, e o nível sérico de FSH é consistentemente alto, o diagnóstico de falência ovariana é estabelecido. Embora a depleção folicular prematura seja a causa em quase todos os casos, está indicada uma avaliação específica adicional para excluir anormalidades cromossômicas, outras anormalidades genéticas e doença autoimune que possam ter importantes implicações de saúde para a paciente e outros membros da família. Os elementos e o propósito da avaliação diagnóstica expandida são resumidos aqui. As causas conhecidas de falência ovariana e os distúrbios que merecem consideração específica e exclusão são discutidos em maior profundidade em uma seção posterior deste capítulo.

Cariótipo

Em todas as pacientes com menos de 30 anos com diagnóstico de falência ovariana, deve ser obtido um cariótipo para excluir translocações cromossômicas, deleções e mosaicismo que possam oferecer uma explicação óbvia. O cariótipo também identifica aquelas mulheres que têm um cromossomo Y para as quais é indicada gonadectomia, decorrente do risco significativo de transformação maligna nos elementos testiculares ocultos (20-30%). Sinais de virilização não podem identificar com confiabilidade o subgrupo de mulheres em risco, porque muitas daquelas que possuem cromossomo Y não apresentam sinais de produção excessiva de androgênio. Em mulheres acima dos 30 anos, a falência ovariana pode ser razoavelmente considerada como menopausa prematura. O cariótipo após os 30 anos é geralmente desnecessário, porque a maioria dos tumores em mulheres com um cromossomo Y surge antes dos 20 anos e virtualmente em todas as mulheres antes dos 30 anos.[50,51] Após os 30 anos, mulheres com baixa estatura ou com história familiar de menopausa precoce merecerão avaliação do cariótipo para excluir deleções e translocações do cromossomo X que possam afetar outros membros da família.[52-55] Ou então, uma ultrassonografia pélvica pode excluir o tumor raro não reconhecido previamente.

Pré-Mutações do X Frágil (FMR1)

A síndrome do X frágil é a causa mais comum de retardo mental e autismo hereditário e resulta da expansão anormal da repetição da sequência de um trinucleotídeo instável (CGG) no gene *FMR1* (Retardo Mental associado ao X Frágil), localizado no braço longo do cromossomo X (Xq27.3). O gene normalmente contém aproximadamente 30 repetições de CGG, mas nas mulheres com síndrome do X Frágil, o número excede 200. Evidências convincentes demonstraram uma associação entre falência ovariana prematura (FOP) e "pré-mutações" do X frágil, caracterizada por 55-200 repetições de CGG. Enquanto a mutação completa silencia o gene *FMR1*, resultando em pouca ou nenhuma produção do RNAm ou produto genético correspondente (proteína do retardo mental associado ao X frágil, FMRP), a FOP associada a pré-mutações pode refletir toxicidade no ganho de função do RNAm de *FMR1*.[56] Mulheres com pré-mutações frequentemente exibem evidências endócrinas de envelhecimento ovariano precoce, e até um terço delas tem menopausa precoce. A prevalência de pré-mutações é de aproximadamente 14% em mulheres com FOP familiar e entre 1 e 7% em casos esporádicos de

FOP.[56,57] **Mulheres com FOP, portanto, devem ser testadas para pré-mutações de FMR1.**[58] Mulheres portadoras de pré-mutações do X Frágil (e alguns filhos ou irmãos também afetados) estão em risco de ter um filho com síndrome do X Frágil porque o tamanho da sequência repetida de CGG é instável e pode expandir-se até uma mutação completa quando transmitida da mãe para seus descendentes. A herança e as implicações das pré-mutações são complexas e, portanto, as mulheres afetadas devem receber aconselhamento genético formal.

Rastreamento Autoimune

A falência ovariana pode, por vezes, ser consequência de doença autoimune.[59] A doença de Addison (insuficiência adrenocortical autoimune) tem a associação mais forte à FOP; a presença de autoanticorpos de células produtoras de esteroides e observações de um infiltrado linfocítico nos ovários das mulheres afetadas sugere o mecanismo (ooforite autoimune).[60] A prevalência de outras doenças autoimunes (p. ex., tireoidite autoimune, diabetes melito tipo I e miastenia *gravis*) é mais alta entre mulheres com FOP do que na população em geral, mas não existem evidências diretas ou convincentes para indicar uma relação de causa e efeito. A falência ovariana autoimune geralmente ocorre como parte de uma síndrome poliendócrina autoimune (SPA) específica que inclui insuficiência suprarrenal. No entanto, como a FOP pode preceder o início da insuficiência suprarrenal em muitos anos, a causa autoimune pode não ser reconhecida quando o diagnóstico de FOP for feito inicialmente.[59] Mulheres com FOP devem ser testadas para anticorpos antissuprarrenais

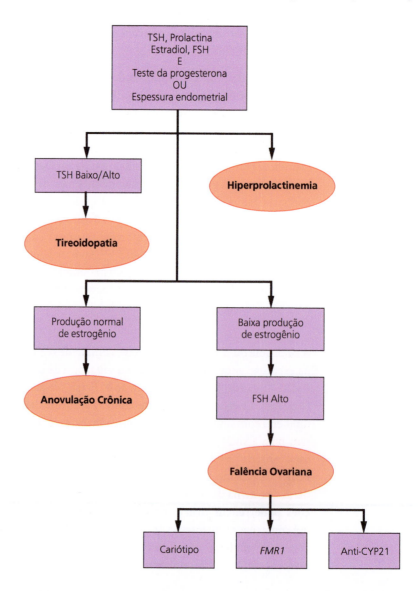

(mais facilmente demonstrados contra a enzima 21-hidroxilase, CYP21) e para anticorpos antitireoide (anticorpos antiperoxidase tireoidiana e antitireoglobulina). *A presença de anticorpos antissuprarrenais implica fortemente em ooforite autoimune como a causa de FOP e identifica mulheres que devem ser avaliadas e acompanhadas cuidadosamente para excluir insuficiência suprarrenal. A presença de autoanticorpos da tireoide não comprova falência ovariana autoimune, mas identifica mulheres sob risco de desenvolvimento de distúrbios autoimunes da tireoide.* O rastreamento de rotina para outros distúrbios endócrinos autoimunes não é necessário e pode ser reservado para aquelas mulheres com indicações clínicas.[61]

AVALIAÇÃO DA FUNÇÃO HIPOFISÁRIA

A relação normal de *feedback* entre a produção de estrogênio ovariano e secreção da gonadotrofina hipofisária dita que baixos níveis de estrogênio devem causar aumento compensatório na liberação de FSH para estimular o desenvolvimento folicular ovariano e a secreção de estrogênio, assim como ocorre durante o início da fase folicular do ciclo normal. Quando a produção de estrogênio é anormalmente baixa, uma baixa concentração sérica de FSH (< 5 UI/L) indica que a causa é uma secreção inadequada ou ineficaz de gonadotrofina e que mesmo os mecanismos básicos de *feedback* central no eixo HHO não estão funcionando. *Quando os níveis estrogênicos estão claramente baixos, um nível sérico de FSH em uma variação baixa normal (5-10 UI/L) tem a mesma interpretação e implicação clínica,* por duas razões. Primeiro, porque o nível de FSH deve ser alto quando a produção de estrogênio é bastante baixa, e mesmo um valor "normal" é, de fato, anormalmente baixo naquele contexto clínico. Segundo, embora o nível imunorreativo aferido de FSH possa ser normal, o nível biologicamente ativo de FSH claramente não é; se fosse, o crescimento folicular e a produção de estrogênio seriam mantidos. A atividade biológica dos hormônios glicoproteicos varia com as suas moléculas de carboidrato (discutido no Capítulo 2), e evidências indicam que mulheres com hipogonadismo hipogonadotrófico podem secretar gonadotrofinas com padrões alterados de glicosilação e atividade biológica reduzida.[62] De fato, a maioria das mulheres com hipogonadismo hipogonadotrófico possui concentrações séricas normais de gonadotrofina; níveis de gonadotrofina extremamente baixos ou indetectáveis são tipicamente observados nas mulheres com grandes tumores hipofisários ou em pacientes com anorexia nervosa.

Exames por Imagem

Quando não há uma explicação clara para o hipogonadismo hipogonadotrófico (p. ex., estresse físico, nutricional ou emocional significativo) ou para hiperprolactinemia (p. ex., medicações), está indicada uma avaliação adicional por exames de imagem para excluir tumores e ajudar a distinguir entre causas hipofisárias e hipotalâmicas. O método de escolha é a RM (com contraste de gadolínio) porque é mais sensível e precisa do que outros exames de imagem na detecção de anormalidades no interior e na proximidade da sela turca.[63] Próximo a esta, a RM pode demonstrar o quiasma óptico e também pode detectar sangue, possibilitando que anormalidades hemorrágicas e vasculares sejam distinguidas de outras lesões da massa selar. A maioria das massas selares são adenomas hipofisários, que representam 10% de todos os tumores intracranianos. Outras lesões de massa mais comuns dentro ou próximas da sela incluem tumores benignos (craniofaringioma, hamartoma, meningioma), hiperplasia hipofisária (hiperplasia dos tireotrofos e gonadotrofos causados por hipotireoidismo primário de longa duração ou falência ovariana), tumores malignos (célula germinativa, sarcoma, cordoma, carcinoma, linfoma), metástases (pulmão, mama), cistos (fenda de Rathke, aracnoide, dermoide), abscesso hipofisário, hipofisite linfocítica, sarcoidose, tuberculose e fístula arteriovenosa da carótida.

Embora as lesões tumorais sejam a anormalidade mais óbvia a ser excluída, outras possibilidades raras incluem síndrome de Sheehan (infarto hipofisário resultante de hipotensão associada à hemorragia pós-parto), hemossiderose infiltrativa relacionada com transfusões frequentes ou hemocromatose hereditária, lesão cerebral traumática[64] e mutações no receptor de GnRH.[65]

Na ausência de lesão tumoral demonstrável na região selar ou história relevante sugerindo outra causa específica de lesão hipofisária, não há necessidade de realizar testes adicionais específicos da função hipofisária. Os sinais clínicos e sintomas associados a diferentes tipos de tumores hipofisários funcionantes e não funcionantes e outras causas hipofisárias específicas de deficiência de gonadotrofina são discutidos em uma seção posterior deste capítulo.

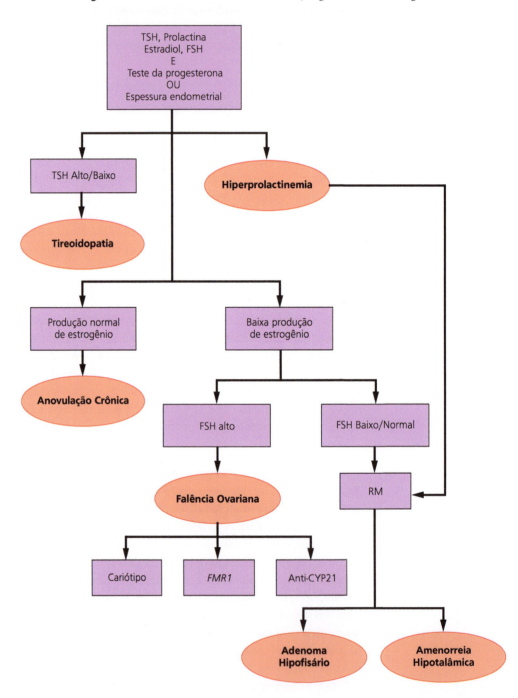

AVALIAÇÃO DA FUNÇÃO HIPOTALÂMICA

Quando o exame de imagem não revela lesão de massa e não há motivo para suspeitar de outra doença hipofisária específica, o diagnóstico por exclusão é de **amenorreia hipotalâmica funcional**. A fisiopatologia do distúrbio relaciona-se com um padrão suprimido ou por outro lado da secreção pulsátil anormal de GnRH hipotalâmico, que resulta em secreção reduzida de gonadotrofina, ausência de desenvolvimento folicular, anovulação e baixas concentrações séricas de estradiol. A concentração sérica de FSH (e LH, se medido) é baixa ou dentro da variação normal; frequentemente, mas nem sempre, o nível de FSH é mais alto do que LH como nas meninas pré-púberes.

Infelizmente, não há uma maneira simples de testar, manipular ou medir a função hipotalâmica para comprovar deficiência de GnRH. Embora um teste possa antecipar que a resposta do LH a um *bolus* de GnRH exógeno (p. ex., 100 μg, administradas por via subcutânea) seria reveladora, a experiência mostrou que ela pode ser normal (> 10 IU/L) ou baixa em mulheres com doença hipofisária ou hipotalâmica. A resposta à administração repetida de *bolus* de GnRH (p. ex., 24 horas após a primeira) pode fornecer alguma informação graças ao efeito autopotenciador (*self-priming*) que o GnRH tem sobre o seu próprio receptor.[66] A administração de GnRH exógeno pulsátil usando uma bomba de infusão programada pode restaurar a secreção normal de gonadotrofina, a função menstrual e induzir a ovulação em mulheres com amenorreia hipotalâmica,[67,68] mas os custos consideráveis e os desafios logísticos de tal tratamento o tornam impraticável e impossível para justificar seu uso como um teste diagnóstico.

Na maioria dos casos, pode ser identificada a causa provável de amenorreia hipotalâmica, como estresse emocional extremo, perda aguda de peso ou desnutrição crônica, ou exercício físico vigoroso. No entanto, em outras mulheres com amenorreia hipotalâmica não pode ser identificada uma causa óbvia ou evento precipitante. Raros indivíduos com hipogonadismo hipogonadotrófico idiopático podem apresentar amenorreia primária e infantilismo sexual em virtude de deficiência congênita de GnRH resultante de falha do desenvolvimento neuronal de GnRH durante a embriogênese ou de mutações no receptor de GnRH, mas uma avaliação específica para identificar tais anormalidades não é clinicamente necessária ou indicada, exceto talvez quando outros membros da família são afetados. As causas de amenorreia hipotalâmica e o seu manejo serão discutidos em profundidade em uma seção posterior deste capítulo dedicada aos distúrbios do hipotálamo.

CAUSAS ESPECÍFICAS DE AMENORREIA

Com esforços, tempo e custos apenas modestos, o problema da amenorreia pode ser dissecado pela avaliação sistemática dos sistemas orgânicos envolvidos na função menstrual – a patência do sistema genital e do útero, o ovário, a hipófise anterior e o hipotálamo. Depois que o compartimento anatômico do distúrbio foi assim definido, a atenção pode voltar-se para a realização de um diagnóstico específico. Esta seção do capítulo considera cada uma das principais causas de amenorreia e o seu manejo, organizados por sistema orgânico.

DISTÚRBIOS DO SISTEMA GENITAL E DO ÚTERO

Como causa de amenorreia, os distúrbios do sistema genital e do útero são relativamente incomuns. As anomalias congênitas de desenvolvimento do sistema genital e do útero resultam de falha na fusão vertical (hímen imperfurado, septo vaginal transverso ou atresia cervical) ou de falha de desenvolvimento do ducto de Müller (agenesia vaginal/mülleriana, SIA) e geralmente se apresentam na época ou perto da época esperada da menarca como amenorreia primária. Os únicos distúrbios do escoamento genital ou do útero associados à anatomia normal do sistema genital são a estenose cervical e as sinéquias intrauterinas (síndrome de Asherman) ou outra lesão endometrial resultante de traumatismo cirúrgico ou infecção. Todas são condições adquiridas que se apresentam como amenorreia secundária com um início que tipicamente se correlaciona com o momento do insulto prévio.

Hímen Imperfurado

O hímen é formado pela invaginação da parede posterior do seio urogenital e geralmente se rompe espontaneamente durante o período perinatal. Embora a maioria dos casos de hímen imperfurado ocorra esporadicamente, os relatos de famílias com vários membros afetados sugerem que alguns casos podem ter uma causa genética e hereditária.[69]

Tipicamente, as pacientes com hímen imperfurado apresentam no momento esperado da menarca queixas de pressão ou dor perineal, pélvica ou abdominal cíclicas que resultam do acúmulo gradual do fluxo menstrual obstruído (criptomenorreia) e exibem por outro lado desenvolvimento normal dos caracteres sexuais secundários para a idade. Elas também podem apresentar retenção urinária aguda em razão da compressão da uretra e da bexiga por uma vagina inferior bastante distendida.[70] *O exame genital revela um orifício vaginal impérvio e uma membrana perineal azul, fina, frequentemente volumosa, no limite inferior de uma massa flutuante palpável (hematocolpo).*

O tratamento de mulheres com hímen imperfurado está centrado no alívio dos sintomas relacionados com o acúmulo do líquido e resíduos menstruais. Deve ser realizada cirurgia definitiva assim que possível, porque a demora pode levar à infertilidade decorrente de alterações inflamatórias e do desenvolvimento de endometriose grave. A correção cirúrgica do hímen imperfurado é simples. O procedimento clássico é fazer uma incisão simples em forma de cruz no hímen até a base do anel himenal e fazer a excisão na sua parte central para possibilitar a drenagem do líquido menstrual sequestrado e a posterior menstruação normal. Ou então, para evitar o risco de danos ao anel himenal (um sinal de virgindade importante para alguns indivíduos e em algumas culturas), uma punção estéril pode ser feita no centro da membrana distendida e alargada, para aproximadamente 0,5 cm de diâmetro para possibilitar a inserção de um cateter de Foley 16F. Após drenagem completa da vagina via irrigação com solução salina estéril, o cateter é deixado no local por aproximadamente 2 semanas para permitir maior drenagem da vagina e da parte superior do sistema genital. É prudente que seja administrada dose única de profilaxia antibiótica e aplicado um creme de estrogênio tópico no anel himenal para ajudar a estimular a reepitelização.[71]

Septo Vaginal Transverso/Atresia Cervical

Um septo vaginal transverso resulta da falha de ruptura ou de canalização da placa vaginal, que é formada por bulbos sinovaginais fusionados, durante a embriogênese. Como seria o esperado, meninas com septo vaginal transverso ou atresia cervical, como aquelas com hímen imperfurado, apresentam em geral na idade esperada da menarca, ou logo após, queixas de dor pélvica ou abdominal cíclica decorrente da obstrução à menstruação e exibem desenvolvimento simétrico e apropriado para a idade dos caracteres sexuais secundários. *O exame físico revela um orifício vaginal normal, uma vagina encurtada de comprimento variado, sem colo uterino visível e um hematocolpo palpável no segmento proximal vaginal acima da obstrução e/ou uma massa pélvica resultante de hematométrio e hematossalpinges.* Uma manobra de Valsalva causará distensão no introito naquelas com hímen imperfurado, mas não naquelas com septo vaginal transverso ou atresia cervical, podendo ajudar no diagnóstico diferencial entre os dois. O exame por imagem é necessário para definir a anatomia do distúrbio, mas a investigação laboratorial geralmente não é necessária. A ultrassonografia pélvica pode revelar o nível e a extensão do hematocolpo, hematométrio ou hematossalpinges associados. Entretanto, a RM abdominal/pélvica proporciona maiores detalhes anatômicos e é recomendada para definir mais claramente o tamanho do segmento atrésico entre as vaginas inferior e superior,[72,73] informações que são essenciais para o planejamento do tratamento cirúrgico. *A tentação de inserir uma agulha com objetivos diagnósticos precisa ser contida para evitar o risco de converter um hematocolpo em um piocolpo.* Em casos raros, poderá ser necessário laparoscopia para elucidar a anatomia da anomalia de desenvolvimento. O septo vaginal transverso e atresia cervical podem ser acompanhados por anormalidades do sistema genital superior, como segmentos ausentes ou atresia das tubas uterinas ou ausência unilateral da tuba uterina e ovário.74 Infelizmente, uma menstruação retrógrada crônica frequentemente resulta em endometriose pélvica e aderências, que podem ser graves.

Em todos os casos, todos os esforços devem ser feitos para incisar e drenar o líquido menstrual sequestrado, ao nível da obstrução. Mesmo em circunstâncias complicadas, a continuidade do trato genital inferior geralmente pode ser alcançada com sucesso. A excisão cirúrgica de massas dolorosas da parte superior tem risco de lesões na bexiga, ureteres e reto e remove desnecessariamente órgãos reprodutivos distendidos, mas que em outros aspectos são saudáveis. O manejo cirúrgico de um septo vaginal transverso pode ser desafiador, e como eles também são encontrados com pouca frequência, frequentemente requerem uma consulta com especialistas com o treinamento e experiência necessários. Descrito de forma simplificada, o procedimento envolve a excisão do septo ou dissecação do segmento atrésico e anastomose primária das margens dos canais vaginais inferior e superior no local do defeito. *Segmentos atrésicos de tamanho maior podem requerer a aplicação de um enxerto para fazer a ligação do espaço entre as vaginas inferior e superior. Como os septos que parecem relativamente finos através do exame físico podem ser significativamente maiores na RM após a descompressão do hematocolpo proximal, o preparo para a cirurgia deve considerar a possibilidade de que seja necessário um enxerto.*

O melhor manejo cirúrgico para casos raros de mulheres com atresia cervical é controverso. Idealmente, o objetivo seria criar uma vagina funcional e preservar o útero e a fertilidade, porém a experiência mostrou que tais esforços heroicos podem estar associados a sérias complicações pós-operatórias, como peritonite e sepse, obstrução recorrente e infertilidade persistente, fazendo com que muitos encarem a histerectomia como a melhor opção de manejo. No entanto, é razoável que seja considerado o tratamento cirúrgico conservador em alguns casos selecionados. As melhores candidatas são aquelas reconhecidas precocemente, antes de desenvolverem endometriose pélvica e aderências extensas, que têm uma vagina inferior bem desenvolvida,[75] embora uma reconstrução bem-sucedida e gravidez possam ser alcançadas mesmo naquelas que também requerem vaginoplastia.[76,77]

Agenesia Mülleriana (Síndrome de Mayer-Rokitansky-Küster-Hauser)

A falha no desenvolvimento mülleriano é uma causa relativamente comum de amenorreia primária, encontrada muito mais frequentemente do que SIA e ocupa o segundo lugar em prevalência depois da disgenesia gonadal;[78] na Finlândia, a incidência é de aproximadamente 1 em 5.000 meninas recém-nascidas.[79] A causa é desconhecida. Embora usualmente esporádicos, alguns casos de agenesia estão associados a translocações cromossômicas ou ocorrem em grupos familiares, sugerindo base genética para o distúrbio. Logicamente, a agenesia mülleriana pode ser atribuída a mutação ativante no gene codificador do hormônio antimülleriano (HAM) ou seu receptor, causando excesso de atividade de HAM. Foram descritas mutações inativantes nestes genes, causando persistência das estruturas müllerianas em homens normalmente virilizados em outros aspectos.[80,81] Entretanto, não foram identificadas mutações ativantes em pacientes com agenesia mülleriana.[82] A prevalência de uma mutação no gene galactose-1-fosfato-uridil transferase (*GALT*), diferente da associada à galactosemia clássica, é maior em filhas com agenesia mülleriana e nas suas mães.[83] A observação sugere que erros no metabolismo da galactose fetal ou materna que resultam em aumento na exposição intrauterina à galactose podem ter efeitos adversos sobre o desenvolvimento mülleriano, compatível com estudos em roedores em que uma dieta rica em galactose durante a gravidez retardou a abertura vaginal na menina recém-nascida.[84] Dada a relação entre galactosemia clássica e falência ovariana prematura, as pacientes com agenesia mülleriana portadoras da mutação variante no gene *GALT* podem estar em risco aumentado para a mesma. Pacientes com agenesia mülleriana tipicamente apresentam ao final da adolescência ou quando jovens adultas, muito depois que a menarca era esperada, amenorreia primária como a sua única queixa. *Elas exibem desenvolvimento normal e simétrico de mamas e pelos púbicos, sem vagina visível e não possuem sintomas ou sinais de critomenorreia, porque o útero rudimentar não contém endométrio funcional.* Entretanto, em aproximadamente 10% das pacientes, ilhas funcionais do endométrio podem resultar em hematométrio e sintomas de dor cíclica.[85,86] Foram descritas dois tipos de distúrbio. O Tipo A é caracterizado por útero simétrico, muscular, rudimentar e tubas uterinas normais; o Tipo B, por útero assimétrico rudimentar e tubas uterinas ausentes ou hipoplásicas.[87] Na grande maioria das pacientes com agenesia mülleriana, os ovários são inteiramente normais, mas um deles ou os dois também podem estar retidos, ser hipoplásicos ou estar associados a uma hérnia inguinal. Anomalias urológicas são relativamente comuns (15-40%), particularmente na agenesia mülleriana do Tipo B, e incluem agenesia renal unilateral, rim ectópico ou em ferradura e duplicação do(s) sistema(s) coletor(es).[85,86] Malformações esqueléticas envolvendo as vértebras, as costelas ou a pelve são observadas em 10-15% das pacientes; algumas das anormalidades mais comuns incluem hemivértebras, levando à escoliose e síndrome de Klippel-Feil, caracterizada por pescoço curto, sobrancelhas baixas, alcance limitado de movimentos e por vezes dor e sintomas neurológicos, todos eles relacionados com uma ou mais vértebras cervicais fusionadas.

Embora a agenesia mülleriana usualmente possa ser diagnosticada unicamente através da história médica e exame clínico, justifica-se uma avaliação adicional para estabelecer o diagnóstico e identificar alguma anomalia urológica (ultrassonografia renal) e esquelética (radiografia da coluna vertebral) associada ao distúrbio. Após a puberdade, uma concentração sérica de testosterona na variação normal feminina exclui SIA (discutido a seguir). *Entretanto, como as pacientes com agenesia mülleriana podem apresentar características semelhantes às observadas em alguns tipos de pseudo-hermafroditismo masculino, a avaliação do cariótipo é justificada e definitiva.* Quando o exame levanta a suspeita de que possa estar presente uma estrutura uterina, o exame por imagem é indicado. A ultrassonografia pode ajudar a definir o tamanho e a simetria de órgãos reprodutivos pélvicos, mas a RM é mais precisa e indicada quando permanecem as dúvidas.[88,89] Usualmente não é necessária laparoscopia para o diagnóstico de agenesia mülleriana. Embora o exame por imagem não concorde completamente com as observações cirúrgicas, o conhecimento detalhado da anatomia pélvica frequentemente não é necessário.[90] A cirurgia geralmente é indicada somente para aquelas mulheres com sintomas relacionados com o hematométrio, endometriose ou uma hérnia no canal inguinal.

O objetivo primário do tratamento em mulheres com agenesia mülleriana – a criação de uma vagina funcional – pode ser atingido com uma variedade de métodos, quando o momento for apropriado. Na grande maioria dos casos, a dilatação vaginal progressiva descrita originalmente por Frank[91] e mais tarde por outros,[92] é uma primeira escolha apropriada e efetiva. Nas pacientes motivadas, a técnica é altamente bem-sucedida e pode criar uma vagina funcional no espaço de 3 a 6 meses.[93] O procedimento envolve a aplicação de pressão no ponto de desconforto moderado por um intervalo de 20-30 minutos diariamente, usando dilatadores vaginais disponíveis comercialmente. Inicialmente, a pressão é exercida na direção posterior para criar uma bolsa rasa. Depois de aproximadamente 2 semanas, a pressão muda para o eixo usual da vagina. Depois de atingida a profundidade desejada, os dilatadores de diâmetro crescente expandirão a vagina até um tamanho funcional. Uma variação da técnica usa uma roupa bem justa para manter o dilatador no lugar, mantendo a pressão ao se inclinar para a frente em um assento de bicicleta montado sobre um banco ou mesmo sobre uma bicicleta.[94]

O tratamento cirúrgico de mulheres com agenesia mülleriana geralmente pode ser reservado para aquelas que não podem ou não estão dispostas a se dedicarem a um programa de dilatação vaginal progressiva e para aquelas em quem os esforços mais dedicados não surtem efeito. O procedimento tradicional de McIndoe para a criação cirúrgica de uma neovagina envolve a dissecação do espaço retovaginal, colocando um enxerto de pele e mantendo-o no lugar com um molde macio até que o enxerto esteja estabelecido.[95] Posteriormente, relações sexuais regulares ou a dilatação vaginal precisarão ser mantidas para evitar o risco de fibrose e perda da função. A técnica alternativa de Vecchietti envolvia o alongamento interno da cavidade vaginal após a dissecação cirúrgica abdominal e vaginal do espaço vesicorretal.[96] Uma modificação da técnica de Vecchietti, realizada por laparoscopia, surgiu como uma opção atraente e efetiva para a criação cirúrgica de uma neovagina.[97,98] O procedimento emprega um sistema especialmente concebido que inclui um dispositivo de tração carregado por mola, posicionado sobre o abdome, conectado à extremidade de um dilatador, posicionado no introito, através de fios unidos introduzidos com uma agulha inserida por pequenas incisões no abdome inferior e guiados para baixo do peritônio para penetrar no introito na linha mediana. A tensão dos fios é ajustada para manter a tração sobre o dilatador, o qual é deslocado para cima gradualmente, invaginando o tecido para produzir uma neovagina de 7-8 cm de profundidade por um intervalo de 7-10 dias. Depois disso, são empregados os dilatadores vaginais para estender e expandir mais a vagina até dimensões funcionais durante o período de algumas semanas. Evidências indicam que o procedimento resulta em uma qualidade de experiência sexual comparável à de uma amostra de mulheres saudáveis com idade correspondente e *status* cultural e social equivalente.[98]

Tranquilização e apoio são elementos importantes no manejo da agenesia vaginal/mülleriana. As mulheres afetadas devem ser alertadas de que embora sejam inférteis, pode-se esperar função sexual normal e que a prole pode ser obtida por fertilização *in vitro* (FIV) com o uso de oócitos captados dos seus próprios ovários normais e o sêmen do parceiro escolhido, com posterior transferência do embrião para um útero de substituição.[99,100] Uma análise de 34 nascimentos vivos resultantes de FIV em 58 mulheres com agenesia mülleriana não revelou evidências que sugiram um padrão dominante de herança e demonstrou que a FIV, combinada com o útero de substituição, é uma opção factível para as pacientes com o distúrbio.[100,101]

Síndrome da Insensibilidade Androgênica

A SIA completa (feminilização testicular) é uma forma de pseudo-hermafroditismo masculino, o termo referindo-se ao sexo gonadal (masculino) e ao fenótipo contrastante (feminino). O distúrbio, discutido em maiores detalhes no Capítulo 9 como uma causa de desenvolvimento sexual anormal, é a terceira causa mais comum de amenorreia primária, seguida da disgenesia gonadal e agenesia mülleriana. As pacientes com SIA têm um cariótipo masculino normal (46,XY) e testículos que produzem progesterona e HAM. Entretanto, uma mutação inativante no gene codificador do receptor androgênico intracelular (localizado no braço longo do cromossomo X, Xq) resulta em uma insensibilidade final do órgão às ações do androgênio que impede a masculinização normal interno e externo durante o desenvolvimento embrionário. Consequentemente, o órgão genital interno é feminino (ação androgênica ausente), o colo do útero e o útero são ausentes (em virtude da ação normal de HAM) e a vagina é curta e termina em fundo cego (derivada somente do seio urogenital).

As pacientes com SIA completa parecem normais ao nascimento. O crescimento e o desenvolvimento durante a infância também são em geral normais, embora a altura total geralmente esteja acima da média e a aparência corporal seja um tanto eunucoide (braços longos, mãos e pés grandes). Na puberdade, as mamas desenvolvem-se estimuladas pelo estrogênio derivado da conversão periférica dos altos níveis de testosterona circulante, sem oposição pela ação do androgênio. As mamas podem tornar-se relativamente grandes e ter anormalidades sutis; carecendo da ação da progesterona, elas possuem pouco tecido glandular, mamilos pequenos e aréola de coloração pálida. Os lábios menores usualmente são subdesenvolvidos, e a vagina é curta e termina em fundo cego. Os pelos púbicos e das axilas não se desenvolvem graças à ausência de estimulação androgênica. Os testículos podem ser intra-abdominais, mas frequentemente estão no canal inguinal; mais da metade das pacientes com SIA completa tem hérnia inguinal. Os testículos frequentemente são palpáveis nos canais inguinais, mais comumente no nível do anel inguinal externo. Eles geralmente parecem testículos criptorquídeos, mas podem ser nodulares. Após a puberdade, os testículos contêm túbulos seminíferos imaturos, revestidos por células germinativas imaturas e células de Sertoli, sem evidência de espermatogênese.

As pacientes com SIA completa mais comumente após a época da puberdade apresentam amenorreia primária no final da adolescência ou quando jovens adultas. *Elas exibem desenvolvimento sexual primário assimétrico (desenvolvimento de mamas com ausência ou escassez de pelos púbicos), vagina curta sem colo do útero visível e sem outros sintomas ou queixas.* Elas também podem ser reconhecidas ao nascimento ou na infância quando apresentam massa ou hérnia inguinal, particularmente quando existe uma suspeita razoável do distúrbio, porque outros membros da família, como uma irmã ou tia materna, são afetados. O diagnóstico geralmente não é difícil. As pacientes com SIA completa geralmente são facilmente distinguíveis das que têm agenesia mülleriana pela ausência de pelos púbicos e axilares das que têm hímen imperfurado ou septo vaginal transverso pela ausência de útero e sintomas relacionados com o fluxo menstrual obstruído. Em alguns casos, a presença de pelos púbicos, decorrente da penetrância incompleta, pode causar confusão ou levar a conclusões errôneas. *Uma concentração sérica de testosterona distingue facilmente as pacientes com SIA porque os níveis são normais ou modestamente elevados acima da variação observada em homens normais e bem acima da variação normal para as mulheres.* Os níveis séricos de LH também são elevados, refletindo insensibilidade androgênica em nível hipotalâmico-hipófise. Um cariótipo (46,XY) define o diagnóstico.

Em casos raros de **insensibilidade androgênica incompleta**, a sensibilidade aos androgênios é maior. Consequentemente, o crescimento de pelos púbicos pode acompanhar o desenvolvimento de mamas, e o clitóris pode aumentar, ou mesmo um falo pode estar presente.[102] Em outros raros indivíduos com deficiência da enzima **17-β-hidroxiesteroide desidrogenase** (tipo 3), que catalisa a conversão as androstenediona em testosterona nas células testiculares de Leydig, a apresentação clínica pode ser similar, graças à produção prejudicada de testosterona em vez de anormalidades no receptor androgênico. Quando necessário, os dois distúrbios podem ser diferenciados pela análise molecular dos genes que codificam o receptor androgênico (RA) e a enzima (*17HSDB3*).[103,104]

O tratamento de pacientes com SIA completa tem dois componentes principais: a criação de uma vagina funcional e a diminuição do risco de desenvolvimento de malignidade nos testículos criptorquídeos. Em pacientes com SIA, as opções para a criação de uma neovagina são as mesmas que nas mulheres com agenesia mülleriana – dilatação vaginal progressiva e vaginoplastia. A vagina curta, mas real, observada na maioria das pacientes acelera o progresso dos esforços de dilatação vaginal. Também podem ser esperados bons resultados com o tratamento cirúrgico, quando indicado.[105] A gonadectomia é indicada, pois a incidência de neoplasia em testículos criptorquídeos é relativamente alta. Em uma série anterior de 50 casos, foram observados 11 tumores malignos, 15 adenomas e 10 cistos benignos: uma incidência de 22% de malignidade e 52% de incidência geral de neoplasia.[106] Séries mais recentes sugerem uma incidência geral mais baixa de 5-10% de tumores gonadais.[50,102,107,108] Embora a gonadectomia seja recomendada no momento do diagnóstico, em outros estados intersexuais como disgenesia gonadal XY (síndrome de Swyer), ela é mais tardia naquelas mulheres com SIA, por duas razões. Primeiro, o desenvolvimento puberal regular que resulta da produção hormonal endógena é difícil de atingir com tratamento hormonal exógeno; e, em segundo lugar, tumores gonadais desenvolvem-se com menos frequência em pacientes com SIA e raramente antes da puberdade. Portanto, a gonadectomia e a terapia hormonal (estrogenioterapia) geralmente são adiadas até depois que o desenvolvimento puberal esteja completo, aproximadamente aos 16-18 anos. *A SIA completa é a única exceção à regra de que gônadas com cromossomo Y devem ser removidas tão logo o diagnóstico tenha sido feito.* A gonadectomia usualmente pode ser realizada endoscopicamente com relativa facilidade nos testículos abdominais e através de incisões inguinais quando eles já se encontram no canal inguinal.[109,110] Em pacientes com a forma incompleta de SIA, a cirurgia não deve ser adiada porque a pronta gonadectomia irá prevenir a virilização indesejada.

Antigamente, a sabedoria convencional alertava contra a revelação impensada e "desnecessária" do verdadeiro sexo gonadal e cromossômico para as pacientes com SIA completa por temor de que isso prejudicasse a sua identidade de gênero, mas essa atitude mudou. Embora inférteis, as pacientes com SIA têm uma identidade de gênero completamente feminina que deve ser reforçada, não questionada. Defendemos, enfaticamente, a combinação de uma educação verdadeira com aconselhamento psicológico apropriado tanto para a paciente quanto para os pais. As pacientes desejam, merecem e valorizam o conhecimento integral de si mesmas e do distúrbio. Além do mais, como o público agora tem pronto acesso a informações médicas sofisticadas, o sigilo também não é mais uma possibilidade técnica. Um recurso excelente é o Androgen Insensitivity Syndrome Support Group, sediado no Reino Unido (http://www.aissg.org/).

Estenose Cervical

A estenose cervical grave com obstrução completa do fluxo é uma complicação rara dos procedimentos de conização cervical ou de outros tratamentos cirúrgicos para neoplasia intraepitelial cervical. Quando a estenose cervical causa sintomas, a piora da dismenorreia, coloração clara ou manchas após a menstruação são as queixas mais comuns; a amenorreia é uma ocorrência rara. Comparada a outros métodos para limitação da perda sanguínea durante a conização, a sutura eletiva parece aumentar o risco posterior de estenose cervical e amenorreia.[111] Em mulheres com amenorreia que passaram por uma conização anterior ou outra cirurgia do colo do útero ou tratamento ablativo, o simples exame de ultrassonografia estabelecerá o diagnóstico de estenose cervical, e a ultrassonografia transvaginal revelará algum hematométrio associado. O tratamento para estenose cervical é a dilatação cuidadosa, idealmente realizada com orientação da ultrassonografia. A colocação temporária de um cateter de balão urinário ou especializado, por um intervalo de aproximadamente 2 semanas, possibilita a drenagem contínua da cavidade uterina e pode prevenir recorrência.[112]

Síndrome de Asherman (Sinéquias ou Aderências Intrauterinas)

A síndrome de Asherman, descrita inicialmente por Joseph Asherman, em 1948, e chamada de "amenorreia traumática",[113] resulta de sinéquias intrauterinas que obstruem ou obliteram a cavidade uterina em consequência de um traumatismo. O risco de desenvolvimento de sinéquias intrauterinas é aumentado por reação inflamatória, como resultado de endometrite ou produtos retidos da concepção e quando o endométrio é relativamente fino e inativo, como no período pós-parto. Consequentemente, a maioria dos casos surge a seguir de uma gravidez e estão associados a traumatismo cirúrgico, principalmente à curetagem.[114] Na série original de 29 casos descritos por Asherman, 11 tinham hemorragia pós-parto prévia, 15 tiveram um abortamento espontâneo, 2 um parto eletivo e 1 teve uma mola hidatiforme.[113] A síndrome de Asherman é uma complicação incomum, mas reconhecida de cesariana, miomectomia ou metroplasia abdominal ou histeroscópica e embolização da artéria uterina.[115] Procedimentos de ablação endometrial eletiva para o manejo de menorragia frequentemente resultam em amenorreia intencional, mas a maioria não causa sinéquias intrauterinas. A lesão endometrial final do órgão e as sinéquias podem resultar de infecções intrauterinas, como tuberculose e esquistossomose, as quais são raras nos Estados Unidos, mas não em outras regiões do mundo.[116,117]

Embora a síndrome de Asherman por qualquer causa possa resultar em amenorreia, a maior parte das mulheres com sinéquias intrauterinas apresenta dismenorreia, hipomenorreia, infertilidade ou abortamento recorrente, mais do que amenorreia. *O diagnóstico da síndrome de Asherman baseia-se primariamente em um alto índice de suspeição com base na anamnese. Em mulheres cuja história sugere a possibilidade, o sangramento escasso ou ausente após trata-*

mento sequencial com estrogênio exógeno (p. ex., 1,25 mg diárias de estrogênios equinos conjugados durante 21 dias) e progesterona (p. ex., 10 mg diárias de acetato de medroxiprogesterona durante os últimos 5-7 dias) podem demonstrar ausência de resposta endometrial e corroboram a suspeita clínica. No entanto, algum tipo de exame por imagem é necessário em última análise para estabelecer o diagnóstico. A ultrassonografia transvaginal ou transabdominal pode revelar um hematométrio, mas tais achados são surpreendentemente raros. A histerossonografia ou histerossalpingografia (HSG) fornecem informações mais específicas referentes à localização e extensão das sinéquias que obliteram ou obstruem parcial ou completamente a cavidade endometrial do canal cervical,[118] e a histeroscopia é definitiva. Uma variedade de esquemas de classificação foi proposta para descrever a extensão das sinéquias intrauterinas e predizer os resultados do tratamento,[119-124] mas nenhum deles foi validado. O diagnóstico de tuberculose genital é feito por biópsia endometrial (histopatológico ou cultura) ou com um teste de detecção de ácidos nucleicos (PCR) realizado com aspiração endometrial. O diagnóstico de esquistossomose é realizado pela identificação de ovos do parasita na urina, fezes, raspagem retal, conteúdo menstrual ou no endométrio.

A histeroscopia cirúrgica é o método primário para tratamento de sinéquias intrauterinas que podem ser lisadas por tesoura, eletrodissecação ou com um *laser*; a maioria prefere a dissecação cortante, que pode ter menor risco de causar novos danos. Laparoscopia e ultrassonografia transabdominais simultâneas fornecem orientação útil quando a fibrose do tecido dificulta a entrada na cavidade uterina e orientá-la em uma cavidade bastante distorcida, reduzindo o risco de perfuração uterina. Atualmente, a maioria defende a inserção de cateter intrauterino em balão (deixado no local por aproximadamente 7-10 dias) após adesiólise para manter as paredes da cavidade uterina separadas durante a cicatrização e reduzir o risco de recorrência.[125] O tratamento com antibióticos de amplo espectro (p. ex., 100 mg de doxiciclina 2 vezes ao dia) e anti-inflamatório não esteroides ajudam a minimizar o risco de infecção e dismenorreia, enquanto o cateter está colocado. Geralmente, é recomendado o tratamento com altas doses de estrogênio exógeno (2,5 mg de estrogênios equinos conjugados 2-3 vezes ao dia, ou o seu equivalente) durante aproximadamente 4 semanas após a cirurgia para estimular a rápida reepitelização e proliferação endometrial; o tratamento com uma progesterona durante a semana final, se seguido de menstruação, demonstra um retorno da função. Apesar destas medidas, as taxas de recorrência são relativamente altas, variando de 20% até mais de 60% em casos graves,[126] e frequentemente é necessária a repetição dos procedimentos para recuperar uma cavidade uterina normal.[120] O resultado cirúrgico pode ser avaliado por HSG pós-operatória ou por uma "segunda revisão" através de histeroscopia ambulatorial, que também fornece os meios para lisar alguma sinéquia recorrente enquanto ela ainda é fina.[114] A função menstrual pode ser recuperada na maioria dos casos (52-88%),[126] e entre as mulheres inférteis as taxas de nascimento vivo após adesiólise histeroscópica geralmente variam de 25 a 35%.[127] Como seria de se esperar, os resultados tendem a se correlacionar com a gravidade das sinéquias.[119,120,126,128] Nas mulheres que conseguem engravidar, os riscos de trabalho de parto prematuro, acretismo placentário, placenta prévia e hemorragia pós-parto são maiores.[114]

DISTÚRBIOS DO OVÁRIO

Os distúrbios do ovário incluem as causas mais comuns de amenorreia e podem apresentar-se como amenorreia primária ou secundária. Aqueles que resultam apenas de anovulação crônica e relacionam-se com SOP, obesidade e tireoide ou com distúrbios leves da prolactina foram discutidos anteriormente, na seção deste capítulo dedicada à avaliação da função ovariana. O foco aqui é nos distúrbios específicos que resultam em falência ovariana e no seu respectivo manejo.

A falência ovariana ocorre quando não permanece nenhum folículo ou poucos remanescentes são capazes de produzir estradiol em resposta à estimulação da gonadotrofina hipofisária.

Durante a vida embrionária pode ocorrer depleção folicular sem que permaneçam folículos na primeira infância ou início da infância, depois de iniciada a puberdade, mas normalmente seria esperado antes da menarca ou em algum momento posterior antes da menopausa. Consequentemente, dependendo do quanto a reserva disponível de folículos ovarianos está funcionalmente esgotada, pode não ocorrer puberdade, pode iniciar normalmente, mas interromper antes da primeira menstruação ou pode progredir normalmente até e além da menarca, com a amenorreia secundária tendo início em algum momento posterior.

Em poucas mulheres com distúrbios genéticos raros, o hipogonadismo hipergonadotrófico resulta de uma falência ovariana funcional decorrente de anormalidades no desenvolvimento folicular, mais do que por depleção folicular.

Disgenesia Gonadal

A disgenesia gonadal é definida como uma formação incompleta ou defeituosa das gônadas, resultante de uma perturbação na migração ou organização das células germinativas, causada por anormalidades ou mutações estruturais ou numéricas do cromossomo sexual nos genes envolvidos na formação da crista urogenital e diferenciação sexual da gônada bipotencial. A disgenesia gonadal está entre as causas mais comuns de amenorreia primária (aproximadamente 30-40%). Em virtude da ausência de folículos ovarianos ou de sua depleção acelerada durante a embriogênese ou primeiro ano de vida, as gônadas contêm somente estroma e aparecem como anéis fibrosos. A grande maioria das pacientes com disgenesia gonadal possui uma anormalidade óbvia envolvendo um cromossomo X. Aproximadamente 25% dos indivíduos afetados têm um cariótipo 46,XX normal e podem abrigar uma anormalidade mais sutil envolvendo um ou mais genes específicos no cromossomo X que são necessários para a função ovariana normal; algumas mulheres com disgenesia gonadal 46,XX também têm surdez neurossensorial, uma combinação conhecida como síndrome de Turner.

Síndrome de Turner

A síndrome de Turner é um distúrbio bem conhecido e estudado exaustivamente, associada classicamente a um cariótipo 45,X, mas também a uma variedade de outras anormalidades estruturais do cromossomo X (deleções, anel e isocromossomos). Qualquer uma das quais pode estar presente em todas ou apenas algumas células do corpo (mosaicismo), dependendo do estágio do desenvolvimento embrionário no momento em que surgem. O distúrbio é discutido integralmente no Capítulo 9 como uma causa do desenvolvimento sexual anormal, e é resumido mais brevemente aqui.

O fenótipo clássico da síndrome de Turner inclui baixa estatura, infantilismo sexual, pescoço alado, implantação baixa dos cabelos e orelhas, mamilos muito espaçados ("peito em escudo"), quarto metacarpo curto e aumento no ângulo de carregamento no cotovelo ("cúbito valgo"). Evidências indicam que o fenótipo específico de pacientes com síndrome de Turner relaciona-se, em parte, com o cromossomo X de origem paterna; a maioria daquelas com cariótipo 45,X mantém o X materno.[129]

Se não reconhecidas pelo fenótipo ou crescimento insuficiente durante a infância, as pacientes com síndrome de Turner apresentam, em geral, na puberdade ou no momento esperado para a puberdade, amenorreia primária e desenvolvimento sexual secundário ausente. O diagnóstico de síndrome de Turner geralmente pode ser feito com facilidade, tendo como base o fenótipo e achados de hipogonadismo hipergonadotrófico. O cariótipo é definitivo e especificamente indicado, em parte porque ele pode revelar uma linha de células contendo um cromossomo Y do qual não se suspeitaria ou identificaria em outras circunstâncias (p. ex., 45,X/46,XY); aproximadamente 5% das mulheres com síndrome de Turner têm um cariótipo que contém todo ou parte de um cromossomo Y.[130] Uma análise mais aprofundada com fluorescência em hibridização *in* *situ* (FISH) usando uma ou mais sondas específicas para segmentos do cromossomo Y irá identificar outras 5% com material cromossômico Y oculto.[130,131] Embora seja importante identificar um cromossomo Y porque os indivíduos afetados têm risco aumentado de desenvolverem gonadoblastoma (20-30%), este risco é mais baixo (5-10%) em mulheres com síndrome de Turner e limitado àquelas que possuem cromossomo Y detectável no seu cariótipo. ***A análise de FISH é mais claramente indicada para aquelas mulheres que exibem alguma evidência de virilização ou que possuem um fragmento cromossômico de origem incerta (discutido no Capítulo 9).***[132]

O mosaicismo em mulheres com síndrome de Turner tem implicações clínicas importantes além das relacionadas com uma linhagem de células contendo um cromossomo Y. Nas mulheres com uma linhagem de células em mosaico 46,XX (p. ex., 45,X/46,XX), a gônada pode conter tecido cortical ovariano funcional, resultando em algum grau de desenvolvimento sexual, ou mesmo menstruação e possibilidade de gravidez. Aproximadamente 15% das pacientes com síndrome de Turner começam, mas não completam o desenvolvimento puberal e aproximadamente 5% completam a puberdade e começam a menstruar.[133] Como seria esperado, o fenótipo varia, com algumas mulheres parecendo normais e atingindo estatura normal antes de passarem pela falência ovariana, quando o suprimento de folículos está esgotado. É possível a ocorrência de gestações naturais em mulheres com síndrome de Turner, mas elas são raras e estão associadas a um risco relativamente alto de aneuploidia dos cromossomos sexuais e abortamento espontâneo.

As mulheres com síndrome de Turner podem ter uma ampla variedade de problemas clínicos, com implicações de saúde tão ou mais importantes do que as relativas ao hipogonadismo ou diretamente resultantes dele.[132] Aproximadamente um terço é portadora de anormalidades cardiovasculares, incluindo uma válvula aórtica bicúspide, coarctação da aorta, prolapso da válvula mitral ou aneurisma da aorta. Anomalias renais também são comuns e incluem rim em ferradura, agenesia renal unilateral ou rim pélvico, anormalidades rotacionais e duplicação parcial ou completa do(s) sistema(s) coletor(es). Distúrbios autoimunes são comuns na síndrome de Turner e incluem tireoidite, diabetes melito tipo 1, hepatite autoimune e trombocitopenia e doença celíaca. Perda da audição também é comum.[134,135] Consequentemente, está indicada uma avaliação clínica adicional e periódica, que deve incluir o seguinte:[132]

- Ecocardiograma (no diagnóstico, pelo menos uma vez entre as idades de 12 e 15 anos e a cada 5 anos, se normal; mais frequentemente, se anormal).
- Ultrassonografia renal (uma vez, se normal; a cada 3-5 anos, se anormal).
- TSH e T4 livre (no diagnóstico e a cada 1-2 anos).
- Hemograma completo, glicemia de jejum, perfil lipídico, testes da função renal e enzimas hepáticas (a cada 2 anos).
- Anticorpos antiendomísio, para detectar doença celíaca (no diagnóstico).
- Audiometria (no diagnóstico, pelo menos uma vez durante a adolescência ou quando adulto jovem e a cada 10 anos, se normal).

O desempenho intelectual médio está dentro da variação normal,[136] embora a prevalência de transtorno de déficit de atenção/hiperatividade (TDAH) esteja aumentando em meninas com síndrome de Turner.[137] A mortalidade geral está aumentada em aproximadamente 3 vezes e relaciona-se primariamente com doença cardiovascular (p. ex., hipertensão), diabetes, doenças hepática e renal.[138] Os riscos gerais de câncer em mulheres com síndrome de Turner são similares aos da população em geral, mas a incidência de tumores no SNC, câncer de bexiga e câncer endometrial pode ser maior, e o risco de câncer de mama, diminuído.[139] Com o diagnóstico precoce e o tratamento com hormônio de crescimento (GH), pode ser atingida uma altura final maior do que 150 cm na maioria das pacientes com síndrome de Turner. Os determinantes mais importantes da altura final são a dose de GH e a duração do tratamento antes de começar a estrogenioterapia. Em geral, o tratamento com GH deve iniciar tão logo a altura fique abaixo do quinto percentil do crescimento feminino normal e deve ser individualizado, de acordo com a resposta.[132]

O tratamento com estrogênio deve ser cronometrado com cuidado, com o objetivo de minimizar seus efeitos adversos sobre o crescimento e altura adulta e induzir a puberdade em uma idade aproximada da normal. Idealmente, a terapia com estrogênio não deve iniciar mais tarde do que aos 15 anos e não antes dos 12 anos, quando o crescimento é uma prioridade, a menos que a altura já tenha sido maximizada. A terapia com estrogênio deve começar com uma dose baixa (p. ex., 0,25-0,5 mg de estradiol micronizado ou seu equivalente), aumentando gradualmente a intervalos de 3-6 meses, de acordo com a resposta (estágio de Tanner, idade óssea), com o objetivo de completar a maturação sexual durante um período de 2-3 anos. Quando ocorre sangramento vaginal pela primeira vez ou após 12-24 meses de terapia com estrogênio, deve ser acrescentada um progestogênio (p. ex., acetato de medroxiprogesterona) ao regime de tratamento para completar o desenvolvimento, prevenir sangramento disfuncional e proteger o endométrio dos efeitos do estrogênio sem oposição da progesterona.[132]

A doação de oócitos oferece a possibilidade de gravidez às pacientes com síndrome de Turner, mas as demandas cardiovasculares da gravidez impõem riscos peculiares e potencialmente graves que precisam ser considerados com muito cuidado. *O risco de morte durante a gravidez é 100 vezes maior, principalmente em razão de complicações de dissecção ou ruptura da aorta.* O risco é maior para aquelas com anormalidades preexistentes, como válvula aórtica bicúspide ou raiz aórtica dilatada. Consequentemente, em geral, a síndrome de Turner deve ser encarada como contraindicação relativa para gravidez. Aquelas mulheres que expressam um importante interesse na doação de oócitos precisam passar por avaliação criteriosa e receber aconselhamento, e aquelas que têm alguma anormalidade cardíaca significativa devem ser enfaticamente desencorajadas.[140]

Síndrome de Swyer (Disgenesia Gonadal 46,XY)

A síndrome de Swyer é uma forma muito diferente e menos comum de disgenesia gonadal, caracterizada por um cariótipo 46,XY. Apesar da presença de um cromossomo Y, o fenótipo é feminino, porque as gônadas disgenéticas (em fita) não produzem nem HAM nem androgênios. Consequentemente, a vagina, o colo do útero, o útero e as tubas uterinas desenvolvem-se normalmente, e os órgãos genitais interno e externo não se masculinizam.[141] Em pelo menos 10-15% dos indivíduos afetados, a causa é uma mutação do gene SRY (Região do Cromossomo Y determinante do Sexo; localizada no braço curto, Yp11.3).[142] Nas restantes, não pode ser determinada uma causa, embora as mutações nos elementos regulatórios de SRY ou em outros genes envolvidos no caminho determinante dos testículos tenham sido implicadas (*SF1, SOX9, WT1, CMRT1*).[143-145]

As pacientes com síndrome de Swyer geralmente apresentam após a época esperada da puberdade um atraso na maturação sexual e amenorreia primária. A presença de pelos púbicos reflete uma adrenarca normal. A avaliação revela hipogonadismo hipergonadotrófico, originando um cariótipo que estabelece um diagnóstico. *É indicada gonadectomia logo após o diagnóstico decorrente de risco significativo de transformação maligna em elementos testiculares ocultos (20-30%).* O gonadoblastoma é um tumor pré-maligno das células germinativas peculiar a estados intersexo, como a síndrome de Swyer, e pode conter ou produzir outros tumores altamente malignos, incluindo disgerminoma, tumor do seio endodérmico, sarcoma embrionário e coriocarcinomas; evidências sugerem que eles se originam da expansão clonal das células germinativas sobreviventes em áreas de tecido gonadal indiferenciado.[146]

As pacientes com síndrome de Swyer exibem crescimento e desenvolvimento intelectual normais, não têm aumento na prevalência de algum problema clínico específico e não requerem monitoramento ou tratamento específico, além do relativo à terapia hormonal que objetiva a indução da maturação sexual. O mesmo regime de tratamento sequencial com esteroides sexuais, que foi descrito anteriormente para pacientes com síndrome de Turner, pode ser aplicado com sucesso àquelas com síndrome de Swyer. Uma gravidez obtida pela fertilização *in vitro* usando oócitos de uma doadora é uma expectativa realista e não foi associada a riscos ou complicações específicas.[147]

Disgenesia Gonadal 46,XX

Alguns indivíduos com amenorreia primária e disgenesia gonadal (gônadas em fita) têm um cariótipo 46,XX normal, fornecendo evidências indiretas de que os genes autossômicos também desempenham um papel crítico na diferenciação ovariana. As mulheres afetadas são normais em estatura e, na maioria dos casos, não possuem anomalias aparentes. Foi identificada uma ampla variedade de genes candidatos, principalmente através de experimentos envolvendo modelos murinos *knock-out*, incluindo vários que codificam proteínas de ligação do DNA e RNA e fatores de transcrição expressos durante a ovogênese.[148]

Falência Ovariana Prematura

A falência ovariana prematura (FOP), tradicionalmente definida como hipogonadismo hipergonadotrófico e amenorreia que surge antes dos 40 anos, é um distúrbio heterogêneo que varia amplamente em causa e fenótipo. Embora o termo FOP esteja bem arraigado na literatura médica, foi proposto um termo alternativo – "insuficiência ovariana prematura" – para refletir com maior precisão a redução contínua na função ovariana observada nas mulheres afetadas,[149] reconhecendo que muitas exibem função ovariana e ovulação intermitente e que 5-10% podem conceber e levar a termo uma gestação.[150,151]

A falência ovariana prematura (FOP) resulta geralmente em amenorreia secundária em algum momento depois que é concluída a puberdade, mas também pode ocorrer em algum momento antes da menarca e é distinguida da disgenesia gonadal com base na morfologia e histologia ovariana; em vez de gônadas em estria, os ovários se parecem mais com os de mulheres na pós-menopausa. Aproximadamente 1% das mulheres desenvolverão FOP antes dos 40 anos. Em um estudo transversal de mulheres entre 40-55 nos em sete locais nos Estados Unidos para determinar a elegibilidade para um estudo longitudinal multiétnico da perimenopausa com base na comunidade (*The Study of Women Across the Nation, SWAN*), foi relatada menopausa prematura em 1% das mulheres caucasianas, 1,4% das afro-americanas e hispânicas, 0,5% das chinesas e 0,1% das mulheres japonesas.[152]

Importantes causas conhecidas de FOP incluem anormalidades cromossômicas numéricas e estruturais, pré-mutações do X frágil (*FMR1*), distúrbios autoimunes, radioterapia e quimioterapia. Embora apenas a história possa identificar as duas últimas, as três primeiras merecem consideração especial e exclusão. Nestes e em outros distúrbios raros associados à falência ovariana, como galactosemia, a fisiopatologia básica envolve atresia folicular acelerada. Em outros distúrbios genéticos raros, como mutações em genes codificadores de regulação intraovariana, enzimas esteroidogênicas, gonadotrofinas ou seus receptores resultam em desenvolvimento folicular prejudicado ou anormal, mas o resultado final é muito parecido – falência ovariana funcional. Na maioria das mulheres com FOP, não pode ser identificada uma causa específica, mas são cada vez maiores as evidências que implicam inúmeros fatores genéticos.[148]

Anormalidades Cromossômicas Numéricas e Estruturais

É possível ser identificada uma ampla variedade de anormalidades cromossômicas numéricas e funcionais em mulheres que apresentam falência ovariana. Um estudo dos cariótipos obtidos em mulheres com amenorreia secundária revelou o espectro de possibilidades e demonstra a importância de um cariótipo em mulheres com FOP.[153] Metade das anormalidades observadas era numérica, envolvendo mosaicismo do cromossomo X (incluindo linhas de células 45,X, 46,XX e 47,XXX); as restantes incluíam uma variedade de translocações, deleções e outras anormalidades no cromossomo X e até mesmo com um cariótipo 46,XY puro.

Deleções e translocações cromossômicas envolvendo o braço curto (Xp) ou longo (Xq) do cromossomo X podem ser identificadas em mulheres com FOP. Apenas metade daquelas com deleções que envolvem o braço curto do cromossomo X apresenta amenorreia primária e disgenesia gonadal; as restantes menstruam e frequentemente apresentam FOP. Possivelmente o braço curto do cromossomo X contém genes essenciais para a função ovariana das células germinativas. Embora os genes específicos envolvidos sejam desconhecidos, provavelmente os candidatos incluem *BMP15* (Proteína Morfogenética Óssea) e outros membros da superfamília de TGFβ (Fator de Transformação do Crescimento).[148] O braço longo do cromossomo X também contém genes essenciais para a função ovariana normal. Genes provavelmente candidatos, identificados pelos fenótipos associados a deleções e translocações envolvendo Xq, incluem *XIST* (o gene de inativação do X), *DACH2* (codificando um fator de transcrição) e *QM* (codificando uma proteína ribossômica).[148,154]

Pré-Mutações do X Frágil (FMR1)

Um espectro de distúrbios clinicamente importantes, incluindo FOP, envolve mutação dinâmica na repetição da sequência de trinucleotídeos (CGG) no gene *FMR1* ligado ao X, localizado próximo à extremidade terminal do braço longo do cromossomo X (Xq27.3). O gene *FMR1* normal contém aproximadamente 30 repetições. A forma totalmente expandida da mutação, caracterizada por mais de 200 repetições de CGG, resulta na síndrome do X frágil (SXF), a causa genética conhecida mais comum de retardo mental e autismo. A pré-mutação, caracterizada por 55-200 repetições, está associada a dois distúrbios distintos de SXF. Uma é a síndrome de tremor/ataxia associada ao X frágil (FXTAS), um transtorno neurológico que afeta homens principalmente, como seria esperado para um distúrbio associado ao X. A outra é FOP, afetando aproximadamente 15% das mulheres portadoras da mutação.[56]

Na mutação completa, o número expandido de repetições de trinucleotídeos na região 5' não traduzida do gene resulta em hipermetilação que se estende até a região promotora e silencia o gene. Consequentemente, existe pouca ou nenhuma produção de RNAm e do seu produto, a proteína do retardo mental do X frágil (FMRP), que é uma proteína ligadora do RNA que funciona como um supressor translacional. Em última análise, o resultado é uma superexpressão de RNAm, levando às características clínicas de SXF.[155] A incidência de SXF é de aproximadamente 1 em 4.000 homens e 1 em 4.000-8.000 mulheres.[56] Embora as mulheres afetadas estejam protegidas até certo ponto do impacto total da mutação, graças à inativação do X, aproximadamente 70% têm um QI limítrofe ou menor ou outros déficits funcionais.[156-158]

Na pré-mutação, a repetição das sequências de trinucleotídeos não é metilada, o gene funciona, e FMRP é produzido. No entanto, a condição é bem diferente do estado usual não afetado do portador em dois aspectos importantes: (1) os portadores de pré-mutação estão em risco de desenvolverem distúrbios diferentes de SXF e (2) os alelos afetados são instáveis e estão em risco de se expandirem da pré-mutação para a mutação completa. FXTAS é um distúrbio neurodegenerativo progressivo que afeta portadores de pré-mutação do sexo masculino, geralmente após os 50 anos, causando tremor intencional, ataxia, disfunção autonômica, déficits cognitivos, anormalidades comportamentais e neuropatia periférica.[159] As mulheres portadoras de pré-mutação podem desenvolver o distúrbio, mas isso não ocorre com frequência; a inativação desfavorável do cromossomo X pode aumentar o risco de FXTAS nas mulheres.[160] No entanto, mulheres com pré-mutação em *FMR1* frequentemente desenvolvem FOP. A prevalência de pré-mutações é de aproximadamente 15% entre mulheres com FOP familiar e menor, mas ainda significativa (1-7%), naquelas sem história familiar de FOP.[56] A variação na prevalência pode ser explicada pela relação entre a probabilidade de FOP e o tamanho da sequência de repetições de CGG; o risco de FOP aumenta com o número de repetições, entre 59 e 99, mas não se eleva mais e até mesmo decresce entre aquelas com mais de 100.[161,162] Mulheres com repetições de sequência modestamente expandidas (41-58 repetições) também podem estar em risco aumentado de FOP.[163,164]

Mulheres portadoras da pré-mutação em *FMR1* frequentemente exibem sinais precoces de envelhecimento reprodutivo. A duração do seu ciclo e fase folicular é mais curta, os níveis de FSH em todas as fases do ciclo são mais altos, e os níveis de inibina são mais baixos, comparados aos das mulheres normais.[165] Elas também entram na menopausa aproximadamente 5 anos antes da média.[161] Ainda não está inteiramente claro o porquê ou como a pré-mutação em *FMR1* predispõe a FOP, mas pode envolver a toxicidade do ganho de função decorrente da superexpressão de RNAm, resultando em atresia folicular acelerada.

A herança de mutações e pré-mutações do *FMR1* segue o padrão básico de um distúrbio associado ao X; as mulheres transmitem anormalidade a 50% da sua prole e os homens portadores a todas as suas filhas e a nenhum dos seus filhos. O padrão de herança é complicado pela instabilidade meiótica da repetição das sequências de trinucleotídeos, que tem uma tendência a se expandir quando transmitida da mãe para a sua prole, aumentando assim o risco de SXF a cada geração, um fenômeno conhecido como "antecipação". O risco de expansão depende do tamanho da pré-mutação; uma repetição de sequência entre 59 e 79 se expande até a mutação total em menos da metade do tempo, mas uma maior do que 90 faz isso mais de 90% do tempo.[166] Em contraste, o tamanho da pré-mutação permanece relativamente estável quando transmitido dos pais para as suas filhas e raramente se expande até a mutação total,[167] possivelmente porque grandes repetições de sequências são altamente instáveis no desenvolvimento do sêmen e somente pré-mutações menores podem ser transmitidas. Sequências de repetições intermediárias ou da "zona intermediária" (*gray zone*) em número de 45 a 54 podem expandir-se para o tamanho de pré-mutação através das gerações. ***Em virtude da complexidade da herança de pré-mutações em FMR1, todos os portadores devem receber aconselhamento genético formal.*** As questões a serem abordadas incluem o risco de infertilidade e menopausa precoce, o risco e as implicações da transmissão da pré-mutação e a possibilidade de que outros membros da família possam estar afetados, de várias formas, levantando ainda outras preocupações éticas óbvias.

Todas as mulheres com FOP devem ser rastreadas para a pré-mutação em FMR1. Em suma, as diretrizes emitidas pela *American College of Medical Genetics, American College of Obstetricians and Gynecologists* e a *American Society for Reproductive Medicine* recomendam os testes para mulheres com FOP não explicada.[58,168] *Embora não haja um claro consenso quanto a testar todas as mulheres inférteis abaixo de 40 anos com níveis de FSH modestamente elevados sugerindo diminuição na reserva ovariana, todos concordam que o teste deve ser oferecido àquelas que têm história familiar de FOP, SXF ou FXTAS ou que têm parentes com retardo mental não explicado ou autismo.* Os argumentos contra o rastreamento mais liberal e disseminado na população estão centrados na limitação dos recursos disponíveis para que seja prestado o aconselhamento necessário e as incertezas em torno dos riscos associados aos alelos na variação intermediária, que são comuns.

Até 5-10% das mulheres com FOP que são portadoras de uma pré-mutação em *FMR1* conceberão após o diagnóstico, sem intervenção médica, mas não há evidências de que algum outro tratamento que não seja a doação de oócitos possa aumentar a probabilidade de gravidez.[151]

Distúrbios Autoimunes

A doença autoimune é uma das causas conhecidas de FOP, representando aproximadamente 4% dos casos.[169] Existem evidências substanciais para indicar que a autoimunidade é a causa de FOP em mulheres que também apresentam sinais de autoimunidade suprarrenal.[60] A ooforite autoimune pode ocorrer como parte de um Tipo I ou II de síndrome poliglandular autoimune

(SPGA) associada a autoanticorpos para multiplicar órgãos endócrinos e outros. A SPGA Tipo I (também conhecida como poliendocrinopatia autoimune-candidíase-distrofia ectdérmica) apresenta-se na infância, tipicamente, como hipoparatireoidismo (89%) ou candidíase mucocutânea (75%) e frequentemente é acompanhada por insuficiência suprarrenal (60-80%) e FOP (60%); a causa é uma mutação no gene *AIRE* (regulador de autoimunidade), localizado no cromossomo 21. A SPGA do Tipo II tem início na idade adulta e é caracterizada por insuficiência suprarrenal (100%) e autoimunidade da tireoide (70%) ou diabetes melito tipo 1 (50%); 25% das mulheres com o distúrbio têm amenorreia e 10% têm FOP.[59] FOP também foi descrita em mulheres com lúpus eritematoso sistêmico e miastenia *gravis*.

O mecanismo que estimula ou causa autoimunidade ovariana é desconhecido, mas é possível que envolva um vírus ou outra causa de lesão ao tecido ovariano que o deixa antigênico, ou uma falha básica na regulação autoimune, resultando na perda de tolerância a algum componente do tecido ovariano. A característica da ooforite autoimune é um infiltrado linfocítico que cerca os folículos secundários e antrais, mas não os folículos primordiais,[169,170] sugerindo fortemente que o hormônio esteroide produzido nas células da teca contém o antígeno incentivador. Observações da produção normal de inibina B em mulheres com hipogonadismo em outros aspectos com ooforite autoimune sugerem ainda que a teca é seletivamente direcionada, e que as células granulosas são poupadas.[171] Quase todas as mulheres com ooforite autoimune documentada têm anticorpos circulantes direcionados contra enzimas da esteroidogênese, como a 21-hidroxilase, 17α-hidroxilase e clivagem de cadeias laterais.[60,169] O diagnóstico de falência ovariana autoimune, portanto, depende da demonstração de autoanticorpos contra células esteroidogênicas. *Um teste positivo para anticorpos suprarrenais ou anticorpos anti-21-hidroxilase é suficiente para estabelecer um diagnóstico de falência ovariana autoimune.* Um teste sérico para anticorpos antiovarianos disponível comercialmente teve baixo valor preditivo e uma taxa de falso-positivo inaceitavelmente alta.[172] *A biópsia de ovário indicada exclusivamente para o diagnóstico de falência ovariana autoimune é desnecessária e não é recomendada.* Embora os anticorpos contra receptores ligados à membrana possam causar doenças, como a miastenia *gravis*, a falha em detectar anticorpos contra o receptor de FSH em mulheres com FOP sugere que eles raramente são a causa.[173] Mulheres com falência ovariana autoimune podem desenvolver grandes cistos foliculares luteinizados, possivelmente graças ao aumento na estimulação da gonadotrofina em resposta ao desenvolvimento e função folicular prejudicados.[171]

A forte associação entre insuficiência suprarrenal autoimune e falência ovariana justifica o rastreamento de anticorpos antissuprarrenais em todas as mulheres com FOP na época do diagnóstico. Os métodos mais sensíveis e úteis para a sua detecção são ensaios de imunofluorescência indireta usando tecido suprarrenal como substrato e ensaios de imunoprecipitação para anticorpos contra a enzima 21-hidroxilase (CYP21). *Pacientes com anticorpos antissuprarrenais positivos devem ser mais bem avaliados para excluir insuficiência suprarrenal assintomática, através da aferição do nível sérico de cortisol matinal (6-9 h).* Um valor maior do que 18 µg/dL exclui efetivamente insuficiência suprarrenal clínica; aquelas mulheres com valores mais baixos requerem avaliação mais aprofundada com o teste de estimulação de ACTH para determinar se a reserva de ACTH é suficiente para atender à demanda durante momentos de estresse. O teste é realizado com a medida da concentração de cortisol sérico antes e 60 minutos depois da administração de cosintrofina (ACTH sintético 1-24; 0,25 mg) por via intramuscular ou intravenosa; uma concentração estimulada de cortisol ≥ 18 µg/dL é uma resposta normal. *As mulheres com testes negativos para anticorpos antissuprarrenais devem ser acompanhadas e monitoradas com a repetição dos testes em intervalos, porque a FOP pode preceder o início da insuficiência suprarrenal em vários anos e a sua causa autoimune pode não ser reconhecida à primeira vista.*[59]

Outros distúrbios autoimunes que podem ser identificados em mulheres com FOP, como a tireoidite autoimune, raramente estão associados à ooforite autoimune e, portanto, não podem ser considerados como prova de falência ovariana autoimune. **Contudo, como a prevalência de tireoidite é relativamente alta entre mulheres com FOP (14-27%) e a presença de anticorpos da antitireoide identifica pacientes em risco para o desenvolvimento de doença autoimune da tireoide. O rastreamento com anticorpos antiperoxidase e antitireoglobulina também é indicado.** Quando positivos, os níveis de TSH devem ser acompanhados anualmente, e menos frequentemente (p. ex., a intervalos de 5 anos) quando negativos. No passado, o rastreamento de endocrinopatias autoimunes (cálcio sérico, fósforo, jejum da glicose, vitamina B12) era recomendado, mas tal rastreamento tem rendimento muito baixo em pacientes assintomáticas e deve ser reservado com segurança para aquelas com indicações clínicas.[61]

Radioterapia

Os efeitos adversos da radiação sobre o ovário dependem da idade da paciente, da dose de radiação e do campo de radiação.[174] Em mulheres jovens, a terapia com radiação pode resultar apenas em amenorreia, que termina após um período de 6 a 18 meses, provavelmente refletindo o intervalo necessário para restabelecer os mecanismos que governam a iniciação do crescimento folicular e o tamanho da sua reserva folicular. A suspensão transitória do ciclo ovariano normal também foi observada em mulheres que receberam iodo radiativo para o tratamento do câncer de tireoide.[175] Entretanto, algumas ainda sofrerão falência ovariana imediata e irreversível, e mesmo aquelas que se recuperam podem posteriormente exibir envelhecimento ovariano precoce e menopausa precoce. Os ovários de mulheres mais velhas são mais sensíveis aos efeitos da radiação. Embora doses maiores do que 6 Gy (unidades Gray, 1 Gy = 100 rads) quase uniformemente causem falência ovariana em mulheres acima de 40 anos,[176] mulheres mais jovens obtiveram gravidezes bem-sucedidas após terem recebido doses muito mais altas.

A radiossensibilidade dos oócitos humanos foi estimada em aproximadamente 2 Gy, implicando que aproximadamente 50% dos oócitos restantes sobreviverão após cada exposição.[177] Usando o melhor modelo disponível para a avaliação da taxa de depleção folicular natural,[178] podem ser calculadas as estimativas para as doses médias de radiação esterilizantes e efetivas (resultando em falência ovariana imediata e permanente em 50 e 97,5% dos indivíduos, respectivamente). A idade média de falência ovariana subsequente também pode ser estimada para uma determinada idade e dose de radiação. Os valores representativos derivados destes cálculos são apresentados a seguir:[179]

Idade no Tratamento (anos)	Dose Esterilizante (Gy) Média (50%)	Eficácia (97,5%)
0	18,8	20,3
10	17,0	18,4
20	15,0	16,5
30	12,0	14,3
40	8,0	11,3

Idade no Tratamento (anos)	Idade Média Prevista de Falência Ovariana (anos) 3 Gy	6 Gy	9 Gy	12 Gy
0	35,1	22,6	13,7	7,9
10	36,7	26,5	19,7	15,3
20	39,0	31,4	26,4	22,8
30	42,2	37,0	33,2	30,1

Quando o campo de radiação exclui a pelve, não há risco significativo de falência ovariana permanente.[180,181] Consequentemente, a irradiação direta nos ovários deve ser evitada sempre que possível. A transposição ovariana eletiva (deslocamento dos ovários para fora do campo de radiação) pode ajudar a preservar a função gonadal em pacientes submetidas à radioterapia pélvica sem quimioterapia. Pode ser realizada em caráter eletivo antes do início da radioterapia, na etapa cirúrgica ou na cirurgia primária citorredutora.[174,182,183] No entanto, o sucesso da transposição ovariana para a preservação da fertilidade após a radioterapia tem variado muito, de 16 a 90%, em virtude das diferenças nos regimes de tratamento, exposição à difusão da radiação, proteção e quimioterapia adjuvante. O procedimento também tem complicações potenciais, incluindo dor ovariana crônica e cistos, o que pode exigir cirurgia adicional. Posteriormente, a gravidez também pode ser difícil de ser atingida espontaneamente ou até mesmo com FIV, a menos que os ovários sejam posicionados para trás na pelve.[183] Outras estratégias para preservação da fertilidade que podem ser consideradas antes da radioterapia incluem FIV e criopreservação de embriões, criopreservação de oócitos e criopreservação do tecido ovariano, conforme discutido em detalhes no Capítulo 32.

Não há evidências de risco aumentado de defeitos ao nascimento na prole de mulheres tratadas com radioterapia, quimioterapia ou ambas.[184] Contudo, o risco de complicações na gravidez, como abortamento, trabalho de parto prematuro e baixo peso ao nascimento, pode estar aumentado em razão dos prejuízos no crescimento uterino e no fluxo sanguíneo.[185-187]

Quimioterapia

A maior parte das substâncias quimioterápicas visa ativamente às células em divisão e, portanto, pode não ter efeitos adversos significativos nos oócitos; no entanto, muitas delas têm. Na verdade, o suprimento fixo de oócitos é extremamente sensível a substâncias tóxicas. ***A quimioterapia causa depleção da reserva folicular primordial, dependendo da substância e da dose e é uma causa relativamente comum de FOP.***

A toxicidade ovariana dos agentes quimioterápicos comuns varia significativamente.[183] Agentes alquilantes, como a ciclofosfamida, que altera pares de base e causa ligações cruzadas e quebras no DNA, podem afetar células em repouso e em divisão. O risco de falência ovariana após a quimioterapia aumenta com a idade da paciente, possivelmente porque a reserva folicular residual declina progressivamente com o avançar da idade, e o dano causado pelo tratamento torna-se proporcionalmente maior. Por exemplo, uma dose de ciclofosfamida, que de modo uniforme causa amenorreia em mulheres acima de 40 anos, interfere somente na metade das mulheres mais novas.[188] No entanto, a sensibilidade e a suscetibilidade aos danos gonadais pelos agentes quimioterápicos varia consideravelmente em algumas mulheres. O uso comum de mais de um quimioterápico complica ainda mais a predição da probabilidade de falência ovariana em consequência do tratamento.

Alta Toxicidade Gonadal	Moderada Toxicidade Gonadal	Baixa Toxicidade Gonadal
Ciclofosfamida	Cisplatina	Bleomicina
Clorambucil	Adriamicina	Actinomicina D
Melfalano		Vincristina
Busulfan		Metrotexato
Mostarda de Nitrogênio		5-fluoracil
Procarbazina		Taxanos

É importante observar que a grande maioria dos estudos, que examinam os efeitos dos agentes quimioterápicos sobre a função ovariana, usou a incidência de amenorreia, de 6 meses até 5 anos após a conclusão do tratamento, como medida do impacto. O FSH sérico e as concentrações de estradiol ou outros marcadores consagrados da "reserva ovariana", como a inibina B, HAM e volume ovariano ou contagem dos folículos antrais, em geral não foram considerados. Entretanto, está claro que a maioria das mulheres em estágios avançados da depleção folicular, em razão do envelhecimento ou outras causas, ainda menstrua apesar da quantidade e qualidade dos oócitos restantes e da sua fecundidade serem bastante baixas.[189] Consequentemente, parece certo que a taxa de amenorreia associada a uma determinada substância ou combinação quimioterápica subestima muito o seu verdadeiro impacto negativo na função ovariana e na fertilidade. De fato, observações derivadas de alguns estudos que examinaram o efeito da quimioterapia nos marcadores da reserva ovariana (HAM em particular) sugerem que a quimioterapia induz o envelhecimento ovariano acelerado e, portanto, aumenta a probabilidade de FOP, muito além das estimativas de risco com base em observações de amenorreia após o final do tratamento.[190-192]

Agonistas de GnRH de longa duração (p. ex., acetato de leuprolide) foram usados amplamente para induzir um estado de hipogonadismo antes da quimioterapia na esperança de reduzir ou prevenir os efeitos adversos de substâncias citotóxicas na função ovariana e fertilidade futura. Dados coletados de estudos em roedores, um deles em primatas não humanos,[193] e numerosos estudos observacionais em mulheres sugeriram que o pré-tratamento com agonista de GnRH pode oferecer alguma proteção contra a depleção folicular ovariana induzida por quimioterapia.[194] De modo geral, menos de 10% das pacientes tratadas com agonista de GnRH antes da quimioterapia desenvolveram FOP irreversível, comparadas a 40-70% das que receberam tratamento similar, mas sem agonista de GnRH. Alguns sugeriram que pelo menos o pré-tratamento com agonista de GnRH pode reduzir ou ampliar a "janela da fertilidade" em 7 anos ou mais para pacientes que se submetem à quimioterapia.[194] Foram propostos vários mecanismos para explicar as ações protetoras potenciais dos agonistas de GnRH: (1) um número reduzido de folículos primordiais entrando em desenvolvimento (graças à supressão de FSH), quando eles se tornam mais vulneráveis a danos; (2) redução na perfusão ovariana induzida por hipoestrogenismo, resultando em menor exposição aos agentes quimioterápicos e (3) um efeito direto sobre o ovário, independente de gonadotrofinas, como a regulação ascendente de um fator antiapoptótico intraovariano ou a proteção de células estaminais germinativas.[194] Além do mais, defensores do pré-tratamento com agonistas de GnRH enfatizaram que ele pode reduzir o risco de menorragia resultante da trombocitopenia induzida pela quimioterapia e, pelo menos em pacientes com câncer de mama sensível a hormônios, também pode aumentar as taxas de sobrevida.[195]

Questões referentes ao valor e mesmo à segurança da quimioprofilaxia com agonistas de GnRH estimularam um debate ativo e permanente. Muitos questionaram a plausibilidade dos mecanismos protetores propostos e manifestaram preocupações de que a "explosão" inicial na secreção de gonadotrofina que se segue ao tratamento com agonistas de GnRH pode ter efeito oposto ao pretendido. Aqueles que se opõem ao pré-tratamento com agonistas de GnRH argumentam que o retorno da menstruação após a quimioterapia é uma medida insensível e pouco confiável da proteção a danos ovarianos induzidos pelas substâncias,[196] que a redução sustentada nos níveis séricos de HAM que sucede a quimioterapia indica uma perda dos folículos primordiais e pré-antrais (a fonte primária de HAM)[192] e que o tratamento com agonistas de GnRH não consegue proteger contra os danos causados por susbtâncias citotóxicas porque os folículos primordiais e pré-antrais não são sensíveis à estimulação da gonadotrofina.[197] Eles citam a fragilidade metodológica dos estudos observacionais anteriores e os resultados do único ensaio randomizado publicado examinando os efeitos do pré-tratamento com agonistas de GnRH na função ovariana após a quimioterapia, que não apresentou benefícios.[198] A segurança dos agonistas de GnRH foi questionada porque muitos tumores de mama e do sistema genital expressam receptores de GnRH mediando ações que podem reduzir a eficácia da quimioterapia ou promovem uma perda ainda maior de folículos.[199-202] Finalmente, pode-se esperar que o tratamento com agonistas de

GnRH induza sintomas agudos de deficiência estrogênica, além daqueles que invariavelmente resultam da quimioterapia, somando-se assim à sobrecarga global do tratamento. No final das contas, conclusões mais confiáveis referentes aos riscos e benefícios relativos do pré-tratamento com agonistas de GnRH precisam aguardar os resultados de vários ensaios clínicos em andamento que estão sendo conduzidos pelo *Southwest Oncology Group* nos Estados Unidos e por outros na Alemanha, Itália, Espanha e Reino Unido.

Galactosemia

A galactosemia é um distúrbio autossômico recessivo do metabolismo da galactose causado por uma deficiência da enzima galactose 1-fosfato uridil transferase e é outra causa, embora muito rara, de FOP.[203] As mulheres afetadas possuem menos folículos primordiais, possivelmente em razão da toxicidade cumulativa dos metabólitos da galactose na migração e sobrevivência das células germinativas.[204,205] O diagnóstico geralmente é feito nos primeiros dias de vida depois de iniciado o aleitamento materno ou com fórmulas com base em leite de vaca, causando icterícia, vômitos e atraso no desenvolvimento.

Falência Ovariana Funcional Resultante de Distúrbios do Desenvolvimento Folicular

Embora a depleção folicular acelerada seja o mecanismo subjacente das causas mais comuns de FOP, uma variedade de distúrbios genéticos raros, que causam efeito prejudicial ou anormal sobre o desenvolvimento folicular, pode resultar em uma falência ovariana funcional. Os exemplos incluem distúrbios da regulação ovariana, defeitos enzimáticos esteroidogênicos e anormalidades nas gonadotrofinas e seus receptores. Em 1969, Jones e de Moraes-Ruehsen descreveram três pacientes com amenorreia e hipogonadismo hipergonadotrófico que também eram resistentes a altas doses de gonadotrofinas exógenas, embora seus ovários contivessem numerosos folículos. Eles chamaram o distúrbio de "síndrome do ovário resistente" ou "síndrome de Savage", que era o nome da sua primeira paciente.[206] Agora parece ser provável que a síndrome do ovário resistente resulte de defeitos intrínsecos no desenvolvimento folicular.

Anormalidades em algum dos muitos reguladores parácrinos identificados da função ovariana podem interferir ou prevenir uma resposta normal à estimulação da gonadotrofina. Por exemplo, mutações no gene codificador da proteína morfogenética óssea-15 (*BMP15*), um fator de crescimento específico dos oócitos que estimula a foliculogênese e proliferação das células granulosas (na mesma família que inclui ativinas e inibinas), foram identificadas em um pequeno número de mulheres com FOP idiopática. Em ensaios clínicos, a BMP15 mutante foi processada anormalmente, associada à redução no crescimento das células granulosas e antagonizada a estimulação da proliferação de células granulosas pela BMP15 do tipo selvagem.[207] Em um estudo de mulheres com FOP que se submeteram ao rastreamento genético, foram detectadas 7/166 (4%) como mutações heterozigotas em BMP15, comparadas a nenhuma nos grupos de controle que teve uma menopausa natural ou mulheres escolhidas aleatoriamente na população em geral.[208] A síndrome da blefarofimose-ptose-epicanto invertido (BPES) é outro exemplo. A BPES é uma doença autossômica dominante rara, caracterizada por malformações nas pálpebras e FOP, causadas por uma variedade de mutações no gene codificador de um fator de transcrição da *forkhead box* (*FOXL2*) necessário para a função celular granulosa normal.[209]

Defeitos enzimáticos esteroidogênicos raros que bloqueiam efetivamente o desenvolvimento folicular podem resultar em hipogonadismo hipergonadotrófico decorrente da falência ovariana funcional. Mutações nos genes codificadores da enzima regulatória (StAR) esteroidogênica aguda (*STAR*), da enzima 17α-hidroxilase (*CYP17A1*) e da enzima aromatase (*CYP19A1*) são alguns exemplos. A enzima StAR transporta colesterol da membrana mitocondrial externa para a interna onde a enzima de clivagem da cadeia lateral converte o colesterol em pregnenolona, o primeiro passo e limitador na biossíntese esteroide; as mutações de StAR resultam assim na síntese prejudicada de todos os hormônios esteroides suprarrenais e gonadais. Os indivíduos afetados apresentam hiperplasia suprarrenal lipoide congênita e exibem insuficiência suprarrenal grave, logo após o nascimento ou na primeira infância; as mulheres que são reconhecidas e tratadas precocemente têm ausência de desenvolvimento puberal.[210] Mulheres com deficiência de 17α-hidroxilase, envolvendo o complexo enzimático que converte os progestogênios carbono-21 em androgênios carbono-19, usualmente apresentam amenorreia primária e infantilismo sexual no momento esperado da puberdade. Os níveis elevados de progesterona (o hormônio imediatamente proximal ao bloco enzimático) são alternativamente convertidos em mineralocorticoides (desoxicorticosterona, corticosterona), resultando em hipertensão e hipocalemia. Aquelas com deficiência parcial ou menos grave de 17α-hidroxilase podem exibir graus variados de produção de esteroides sexuais e desenvolvimento sexual.[211] Raras mulheres com deficiência de aromatase, enzima que converte androgênios em estrogênios, apresentam classicamente genitália ambígua ao nascimento, níveis androgênicos elevados e ausência de desenvolvimento de mamas na puberdade. Durante a gravidez, os androgênios fetais não podem ser aromatizados em estrogênio na placenta, resultando em masculinização do feto e da mãe. Mutações na aromatase também podem produzir fenótipos variados e não clássicos caracterizados por graus variados de desenvolvimento de mamas.[212]

Mutações inativantes na subunidade-β de LH e FSH podem resultar em moléculas anormais de gonadotrofina com imunorreatividade ou bioatividade limitada ou nenhuma. Os indivíduos afetados apresentam hipogonadismo e têm um nível alto de gonadotrofina (a normal), mas um nível basal ou indetectável da outra.[213,214] Mutações inativantes no receptor de FSH ou LH podem resultar em falha na ligação da gonadotrofina ou na transdução do sinal e assim mais uma vez em hipogonadismo hipergonadotrófico decorrente de falha do desenvolvimento folicular.[215] Uma mutação pontual específica no receptor de FSH tem frequência genética relativamente alta na população finlandesa (0,96%).[216,217] Uma procura da mesma mutação entre mulheres com FOP nos Estados Unidos, Brasil, Suíça, Dinamarca, Japão e Singapura encontrou apenas uma portadora,[218-211] mas outras mutações inativantes foram identificadas.[222,223] Foram descritas poucas mulheres com mutações similares nos receptores de LH, apresentando amenorreia, ovários císticos aumentados e alta concentração sérica de LH, mas normal de FSH.[224,225]

Manejo da Falência Ovariana Prematura

É importante enfatizar que o manejo efetivo de FOP requer aconselhamento cuidadoso e apoio emocional, bem como avaliação e tratamento médico específicos. As mulheres jovens com FOP compreensivelmente não estão preparadas para o diagnóstico, e muitas ficam insatisfeitas pela maneira como são informadas.[226] As mulheres afetadas precisam e merecem tempo suficiente para uma educação integral e planejamento do seu manejo terapêutico em um prazo mais longo.

A atenção deve focar primeiramente na exclusão das causas de FOP que têm importantes consequências à saúde da paciente e outros membros da sua família. Aquelas com translocações cromossômicas, deleções ou pré-mutações do X frágil devem receber aconselhamento genético apropriado, e aquelas com doença autoimune precisarão de monitoramento cuidadoso ao longo do tempo para assegurar que problemas de saúde emergentes e potencialmente graves sejam prontamente reconhecidos e tratados.

Terapia Hormonal

O manejo a longo prazo de mulheres com FOP concentra-se no hipogonadismo e suas sequelas. Na ausência de tratamento com estrogênio exógeno elas estão sob risco de desenvolver osteopenia e osteoporose[227] e também coronariopatia precoce.[228-231] Inevitavelmente, também desenvolvem sintomas de deficiência estrogênica como ondas de calor vasomotoras e atrofia geniturinária, que podem ser debilitantes. Assim, a menos que exista uma contraindicação específica para o seu uso, mulheres com FOP devem receber terapia estrogênica exógena. Outras estratégias para a proteção da saúde óssea e cardíaca também merecem discussão, incluindo exercícios, dieta, ingestão adequada de cálcio e vitamina D e evitar o tabagismo.

O tratamento com estrogênio em mulheres com FOP pode assumir várias formas. Níveis fisiológicos de estrogênio podem ser obtidos com o uso oral (p. ex., 1-2 mg diárias de estradiol micronizado ou 0,625-1,25 mg diárias de estrogênios equinos conjugados) ou regimes de tratamento transdérmico (0,1 mg/24 horas).[232] Como a maioria das mulheres com FOP possui útero intacto, o tratamento cíclico ou contínuo com um progestogênio é essencial para prevenir hiperplasia e neoplasia endometriais que podem resultar do tratamento isolado com estrogênio.[233] O tratamento cíclico com um progestogênio (p. ex., 200 mg diárias de progesterona micronizada ou 10 mg diárias de acetato de medroxiprogesterona por 12-14 dias todos os meses) é preferível para aquelas que ainda têm pretensões reprodutivas. Contraceptivos orais também podem ser usados, mas contêm quantidades substancialmente maiores de hormônios do que o necessário e podem assim ser reservados para aquelas que desejam evitar até mesmo a possibilidade de ovulação aleatória e gravidez. *É importante enfatizar para as mulheres jovens com FOP que elas são muito diferentes das mulheres mais velhas na pós-menopausa, e que o equilíbrio entre os riscos e os benefícios da terapia hormonal para elas também difere dos das mulheres na pós-menopausa.* Como elas são significativamente mais jovens, seus riscos de doença cardiovascular e câncer de mama são muito menores do que os das mulheres mais velhas na pós-menopausa. Além do mais, sem a terapia estrogênica, o risco de coronariopatia pode ser aumentado em vez de reduzido.[228-231] A terapia hormonal deve continuar até pelo menos os 50 anos, de maneira muito parecida com a da produção hormonal endógena em mulheres normais.

Os níveis ovarianos de androgênio (testosterona, androstenediona) podem ser um pouco mais baixos em mulheres com FOP do que em mulheres normais com idade comparável,[234] embora na maioria eles sejam mantidos pelo menos o mesmo ponto que nas mulheres pós-menopausa normais. Atualmente, não existem critérios estabelecidos para o diagnóstico de deficiência androgênica e não existe um método aprovado ou validado para realizar tratamento fisiológico com androgênio em mulheres.[235] Além do mais, o tratamento com androgênio exógeno pode causar acne e hirsutismo e, quando administrado por via oral, dislipidemia. As consequências clínicas a longo prazo dos níveis reduzidos de androgênio, se existirem, não foram estudadas, e a segurança do tratamento a longo prazo com androgênio não foi estabelecida. Consequentemente, o tratamento com androgênio não pode ser recomendado para mulheres com FOP.

Fertilidade

Embora a probabilidade de conseguir engravidar após o diagnóstico seja de apenas 5-10%, algumas mulheres com FOP concebem, e aproximadamente 80% das suas gravidezes resultam em um nascimento vivo saudável.[151] *No entanto, não existem evidências de que alguma forma de tratamento, que não seja a doação de óvulos e FIV, possa aumentar a chance de gravidez.*

A ovulação intermitente ou episódica não é rara nas mulheres com FOP, como nas mulheres em perimenopausa. Amostras sanguíneas seriadas e ultrassonografia transvaginal podem mostrar folículos em desenvolvimento, mas frequentemente são observados padrões desordenados de foliculogênese e a luteinização prematura, possivelmente uma consequência dos níveis elevados de LH.[236] Evidências indicam que a terapia com estrogênio exógeno possibilita, mas não estimula o desenvolvimento folicular ou a ovulação.[150] Embora a indução da ovulação com gonadotrofinas exógenas tenha sido tentada frequentemente, mulheres com hipogonadismo hipergonadotrófico são, por motivos óbvios, fracas candidatas. As tentativas de estimular as taxas de ovulação obtidas com a terapia com gonadotrofina com pré-tratamento com estrogênio ou agonista de GnRH encontraram o mesmo sucesso limitado,[237-240] mas as taxas de gravidez e de nascidos vivos permanecem extremamente baixas. Mulheres com FOP por qualquer causa são geralmente excelentes candidatas à FIV com ovodoação.[241]

Apoio Psicológico e Emocional

Um profundo sofrimento e senso de perda pelos filhos que desejavam e esperavam são comuns em mulheres após o diagnóstico de FOP; a validação destas emoções pode ser terapêutica e tranquilizadora. Também é importante enfatizar que o diagnóstico de FOP não implica ou prediz envelhecimento prematuro em outros aspectos, algo que muitas mulheres compreensivelmente podem temer. As mulheres com FOP também estão sob risco de desenvolver depressão e transtornos de ansiedade relacionados.[226,242] Consequentemente, o encaminhamento para um grupo de apoio (*www.pofsupport.gov*) e um terapeuta com experiência em aconselhamento de mulheres e casais com falha reprodutiva pode ser de muita utilidade.

DISTÚRBIOS DA HIPÓFISE ANTERIOR

Uma variedade de distúrbios envolvendo a hipófise anterior pode ser uma causa de amenorreia. Tumores hipofisários são os mais comuns até agora, constituídos em sua maioria por adenomas benignos; em uma grande série cirúrgica transesfenoidal, 91% das massas selares e parasselares eram adenomas hipofisários.[243] Quase nunca são encontrados tumores hipofisários malignos. Outros tumores que podem surgir na região selar incluem craniofaringiomas, meningiomas, gliomas, tumores metastáticos e cordomas. Nem todas as massas selares são neoplásicas;[244] foram relatados cistos, tuberculose, sarcoidose e depósitos gordurosos que comprimem a hipófise. Lesões próximas, como aneurismas da artéria carótida interna, também podem causar amenorreia.

Outras causas hipofisárias de hipogonadismo hipogonadotrófico incluem lesões causadas por cirurgia ou radiação, isquemia e infarto (p. ex., síndrome de Shehan) e doenças infiltrativas, como hipofisite linfocítica e hemocromatose.

Adenomas Hipofisários

Os adenomas hipofisários são verdadeiros neoplasmas, mas quase sempre são benignos. A grande maioria é monoclonal, sugerindo que mutações celulares somáticas precedem a expansão clonal e desempenham um papel importante na tumorigênese.[245,246] Mutações genéticas específicas estão envolvidas no desenvolvimento de alguns tumores da hipófise. Mutações inativantes autossômicas dominantes no gene *MEN1* (codificador da menina, um suposto supressor tumoral) predispõem ao desenvolvimento de adenomas da paratireoide, hipófise e entero-pancreáticos (insulinomas, gastrinomas, tumores carcinoides) em pacientes com neoplasias endócrinas múltiplas (MEN Tipo 1).[247] Mutações ativadoras no gene *GNAS1* (codificando a subunidade alfa estimulatória da proteína G envolvida no caminho de transdução de sinal que liga interações receptor-ligando com a ativação da adenilciclase) são identificadas em aproximadamente 40% dos adenomas somatotróficos secretores de GH.[248] O tumor hipofisário transformador de *PTTG1* é superexpresso em quase todos os adenomas hipofisários e em grau ainda maior naqueles que se estendem para fora da sela túrcica.[249]

Os adenomas hipofisários são classificados pelo tipo e tamanho da célula e podem ser funcionantes (secretores hormonais) ou não funcionantes. A grande maioria dos adenomas hipofisários são adenomas lactotrofos funcionantes secretores de prolactina ou adenomas não funcionantes, a maioria dos quais deriva dos gonadotrofos. Os adenomas tireotrofos funcionais (que secretam TSH e causam hipertireoidismo), adenomas somatotrofos (que secretam GH e causam acromegalia) e adenomas corticotrofos (que secretam ACTH e causam doença de Cushing) são raros, particularmente em mulheres que apresentam amenorreia. Se suficientemente grandes, mesmo os adenomas que não estão em funcionamento podem acarretar consequências funcionais, comprimindo a haste hipofisária e interferindo no transporte dos fatores liberadores ou inibidores hipotalâmicos, ou comprimindo as células circundantes. Os tumores com tamanhos menores do que 10 mm são chamados de microadenomas, e os que têm 10 mm ou mais são chamados de macroadenomas. Os adenomas hipofisários podem ser descobertos durante a avaliação pelos sintomas neurológicos ou sintomas de excesso ou deficiência hormonal (como amenorreia), quando são feitos exames de imagem da cabeça por outros motivos. A RM (com contraste de gadolínio) é o melhor método de imagem da hipófise e da região vizinha e pode revelar um tumor que se projeta para fora da sela, invadindo os seios cavernosos ou seios esfenoidais ou causando abaulamento do quiasma óptico.

O sintoma neurológico mais comum associado aos tumores hipofisários é a deficiência visual. A queixa clássica é a hemianopsia bitemporal (visão em túnel), causada pela pressão ascendente na região central do quiasma óptico (afetando as partes do nervo óptico relacionadas com as retinas nasais e com os campos visuais temporais), mas um ou os dois olhos podem ser afetados em graus variáveis. A redução da acuidade visual desenvolve-se com a compressão mais grave do quiasma, e a diplopia (visão dupla) resulta da extensão natural e compressão do nervo oculomotor. O início dos sintomas visuais é tão gradual que frequentemente ficam sem ser reconhecidos por meses ou anos. Outros sintomas neurológicos incluem cefaleias inespecíficas (pela expansão da sela), rinorreia do líquido cerebrospinal (pela extensão inferior do tumor) e apoplexia hipofisária (causada por hemorragia repentina no adenoma).

As consequências endócrinas dos adenomas hipofisários dependem do seu tamanho e se eles são funcionantes ou não funcionantes. Os microadenomas e macroadenomas funcionais secretam quantidades excessivas de hormônio, de acordo com o seu tipo celular específico e causam sintomas que resultam da superestimulação do órgão ou tecidos-alvo, conforme discutido a seguir. Os macroadenomas funcionais e não funcionais também podem causar deficiências hormonais hipofisárias em razão de seus efeitos de massa na haste hipofisária e células circundantes. Embora a deficiência de gonadotrofina resulte em sintomas de hipogonadismo, como amenorreia e atrofia vaginal, os sintomas de deficiência de TSH são os do hipotireoidismo e incluem fadiga, letargia, intolerância ao frio, redução do apetite, constipação, pele seca, bradicardia e anemia. A deficiência de GH causa baixa estatura nas crianças. Em adultos a deficiência de GH foi associada à redução da massa muscular e aumento da massa gordurosa,[250,251] redução na densidade óssea[252] e um risco aumentado para doença cardiovascular,[253] mas não causa outros sintomas além de redução na sensação de bem-estar.[254] A deficiência de prolactina não tem sintomas conhecidos além do fracasso na lactação após o parto. Os sintomas de deficiência de ACTH são de deficiência de cortisol e incluem hipotensão postural e taquicardia, fadiga, anorexia, perda de peso, hipoglicemia e eosinofilia. Embora a insuficiência suprarrenal primária também resulte em perda de sal, retração de volume e hipercalemia decorrente da deficiência de aldosterona e da hiperpigmentação, graças ao aumento compensatório na secreção de ACTH, o mesmo não acontece com a insuficiência suprarrenal secundária, causada pela deficiência de ACTH. A insuficiência suprarrenal primária e a secundária, podem causar hiponatremia graças à secreção inapropriada de hormônio antidiurético (vasopressina), a qual resulta da deficiência de cortisol. *Deficiências moderadas de TSH, GH e ACTH frequentemente causam pouco ou nenhum sintoma reconhecível e podem facilmente ficar sem ser reconhecidas se não forem aventadas ou especificamente excluídas.*

Testes da Função Hipofisária

Em mulheres com macroadenomas, os testes da função hipofisária são indicados para excluir outras deficiências hormonais hipofisárias que podem ter implicações de saúde importantes. Embora a avaliação adicional não seja difícil de ser realizada ou interpretada e apenas poucos indivíduos com resultados anormais possam requerer testes dinâmicos mais complexos, é razoável que o clínico queira consultar ou encaminhar estas pacientes a um endocrinologista que esteja mais familiarizado com os testes indicados. *A avaliação endócrina de rotina de mulheres com amenorreia inclui a dosagem do TSH sérico, prolactina e FSH. Mulheres com macroadenomas hipofisários requerem avaliação adicional, incluindo um T4 sérico livre, IGF-1 e nível matinal de cortisol (6-9 h).*

Quando o nível sérico de TSH é baixo ou normal, um baixo T4 sérico livre demonstra hipotireoidismo secundário. *É importante entender que a medida do TSH sérico isoladamente não é sufi-*

ciente em pacientes que podem ter doença hipotalâmica ou hipofisária. Um nível normal de TSH exclui hipotireoidismo somente quando existem todas as razões para acreditar que o eixo hipotalâmico-hipófise-tireoide está intacto e funcionando normalmente. Em mulheres com massa selar e hipogonadismo hipogonadotrófico, indicando um eixo HHO disfuncional, a função normal do eixo da tireoide não pode ser assumida. Altos níveis de TSH e T4 livre sugerem um adenoma funcional tireotrofo raro (causando hipertireoidismo).[225]

O rastreamento para deficiência ou excesso de GH é obtido da melhor maneira através da medida do nível sérico de IGF-1, porque a concentração sérica basal de GH não é confiável em adultos. IGF-1 é produzido no fígado, em resposta à estimulação de GH, e uma concentração abaixo do limite inferior normal específico para a idade tem uma especificidade maior do que 95% para o diagnóstico de deficiência de GH.[256] Testes provocadores de secreção de GH como o teste de hipoglicemia induzido por insulina ou a administração combinada de arginina e o hormônio liberador de GH são mais sensíveis,[256] mas raramente são necessários. Uma concentração sérica elevada de IGF-1 sugere adenoma somatotrófico secretor de GH (causando acromegalia).[257]

Um nível muito baixo de cortisol matinal (< 3-5 μg/dL) indica insuficiência suprarrenal e implica deficiência de ACTH; um valor ≥ 15-18 μg/dL demonstra secreção normal de cortisol. Valores intermediários requerem avaliação adicional para determinar se a reserva de ACTH é suficiente para atender às demandas durante momentos de estresse. A reserva de ACTH pode ser avaliada com maior facilidade pela realização de um teste de estimulação de ACTH, com base na premissa de que a deficiência crônica de ACTH resulta em atrofia suprarrenal e na incapacidade para aumentar a secreção de cortisol normalmente em resposta a um estímulo agudo de ACTH. O teste é realizado pela medida da concentração sérica de cortisol antes e 60 minutos depois da administração de cosintropina (ACTH sintético 1-24; 0,25 mg) por via intramuscular ou intravenosa; uma concentração estimulada de cortisol ≥ 15-18 μg/dL é uma resposta normal. Uma elevada concentração sérica básica de cortisol pode sugerir a possibilidade de hipercortisolismo (síndrome de Cushing) resultante de adenoma corticotrófico secretor de ACTH, mas uma avaliação adicional mais específica é necessária para o diagnóstico da síndrome de Cushing e para determinar a sua causa,[258] conforme descrito a seguir (ver Adenomas Corticotróficos).

O teste para deficiência de prolactina é desnecessário porque a única consequência clínica relaciona-se com a amamentação e não há tratamento efetivo para o fracasso na lactação por deficiência de prolactina. Enquanto a hiperprolactinemia sugere obviamente um adenoma lactotrofo funcional, os níveis de prolactina também são comumente elevados em mulheres com adenomas hipofisários e outras massas selares não funcionais.

Adenomas Gonadotrofos

A grande maioria dos adenomas gonadotrofos são não funcionais, não secretam quantidades significativas de FSH e LH e não causam sintomas clínicos; 80-90% de todos os adenomas hipofisários não funcionais derivam de gonadotrofos. Além do mais, mesmo níveis moderadamente elevados de gonadotrofina causam sintomas específicos. Consequentemente, mesmo os grandes adenomas gonadotrofos se apresentam mais frequentemente com cefaleias e perturbações visuais ao invés de amenorreia.[259-261] Adenomas raros secretores de FSH podem causar anovulação e hiperestimulação ovariana espontânea, resultando em amenorreia, múltiplos e grandes cistos ovarianos e altos níveis séricos de FSH e estradiol;[262-264] em meninas pré-púberes, eles podem causar desenvolvimento de mamas e sangramento vaginal.[265] No entanto, a maioria das pacientes com adenomas gonadotrofos tem concentrações séricas de gonadotrofina normais ou baixas, porque os tumores não são funcionantes e perturbam apenas indiretamente a função menstrual via compressão da haste hipofisária ou células à sua volta. Eles podem inibir a secreção de gonadotrofina, interrompendo o transporte do GnRH hipotalâmico ou comprimindo gonadotrofos normais. Ou então podem causar hiperprolactinemia, interferindo nas ações inibitórias da dopamina sobre os lactotrofos, resultando em uma supressão secundária da secreção hipotalâmica de GnRH e amenorreia. Embora tais tumores de "célula null" raramente produzam quantidades clinicamente significativas de gonadotrofinas, eles exibem produção de gonadotrofina *in vitro* ou expressão genética em nível de RNAm.[266,267] Os adenomas gonadotrofos também podem secretar grandes quantidades da subunidade-α para todos os hormônios hipofisários de glicoproteína (não tendo atividade biológica intrínseca e, portanto, não causando sintomas).

Deve-se suspeitar de um adenoma gonadotrofo não funcional em pacientes que têm um nível sérico de prolactina abaixo de 100 ng/mL e sem sinais de hipertireoidismo, acromegalia ou síndrome de Cushing. Na presença de níveis de gonadotrofina baixos ou normais, um nível elevado da subunidade-α livre também sugere um adenoma gonadotrofo não funcional.[266] Em raras mulheres com adenomas gonadotrofos funcionantes, o FSH sérico pode ser elevado, quando o nível de LH for baixo. Em mulheres pré-menopausa, níveis elevados de FSH e estradiol, associados a ovários policísticos e hiperplasia endometrial, sugerem fortemente um adenoma gonadotrofo funcional secretor de FSH, causando hiperestimulação ovariana.[262,268-270] O tratamento com agonista de GnRH não consegue fazer a regulação para baixo da secreção de gonadotrofina em mulheres com tais tumores e podem até mesmo causar ou exacerbar hiperestimulação ovariana.[263]

Em pacientes com sintomas neurológicos ou secreção de gonadotrofina clinicamente importante, a ressecção cirúrgica transfenoidal de um gonadotrofo ou outro adenoma não funcionante pode proporcionar alívio rápido. Se a cirurgia tiver sucesso na remoção do adenoma, mas não da hipófise normal, a secreção de gonadotrofina e a função ovariana devem retornar ao normal. Entretanto, a cirurgia também pode resultar em deficiências hormonais hipofisárias adicionais ou um pan-hipopituitarismo mais global.[271] Complicações sérias da cirurgia transfenoidal são incomuns, ocorrendo em menos de 5% dos pacientes, mas incluem piora na visão, hemorragia e rinorreia do líquido cerebrospinal levando à meningite. Variações na secreção de hormônio antidiurético (ADH), causando *diabetes insipidus* ou o problema oposto, a síndrome da secreção inapropriada de hormônio antidiurético (SIADH), são mais comuns, mas geralmente apenas transitórias. A terapia com radiação convencional ou estereotática radioativa é útil, quando o exame por imagem pós-operatório revela tumor residual significativo ou reaparecimento progressivo. Em pacientes sem sintomas neurológicos ou secreção de gonadotrofina clinicamente importante, microadenomas não funcionantes e macroadenomas podem ser cuidadosamente monitorados pelo exame por imagem seriado em intervalos anuais (começando 6 meses após o diagnóstico para os macroadenomas) para detectar crescimento progressivo e com redução na frequência e na ausência de alterações. As deficiências hormonais hipofisárias associadas devem ter reposição.

Adenomas Tireotrofos

Os adenomas tireotrofos funcionantes são uma causa rara de hipertireoidismo, correspondendo a menos de 1% de todos os tumores hipofisários funcionantes. A maioria das pacientes apresenta os sinais e sintomas típicos do hipertireoidismo; outras manifestações clínicas incluem um bócio difuso, deficiência visual, perturbações menstruais e galactorreia. Como o TSH secretado por adenomas tireotrofos pode variar significativamente em relação à atividade biológica e imunoatividade, as concentrações séricas de TSH também podem ter variação ampla, variando de normais (mas ainda inapropriadamente altas na presença de hipertireoidismo) até marcadamente elevadas.[272] A maioria das pacientes com adenomas tireotrofos funcionantes também têm concentrações séricas elevadas de subunidade-α livre.

A cirurgia transfenoidal é o tratamento-padrão para pacientes com adenomas tireotrofos funcionantes, mas tem produzido resultados confusos, principalmente porque a maioria destes tumores é um macroadenoma, e a cirurgia frequentemente não é curativa. Para aquelas com tumor persistente, o tratamento com o octreotide, análogo da somatostatina, é eficaz na maioria,[272] tanto assim que 6-12 meses de tratamento pré-operatório com octreotide podem ser considerados para pacientes com grandes adenomas tireotrofos funcionantes. A terapia antitireoide não é indicada, porque a redução no hormônio da tireoide esperada pode estimular a secreção de TSH e crescimento do tumor.

Adenomas Somatotrofos

Os adenomas somatotrofos funcionantes secretores de GH são a causa de mais de 95% dos casos de acromegalia.[257] O GH estimula o excesso de secreção hepática de IGF-1 que, por sua vez, causa a maioria das características clínicas do distúrbio. Os sinais característicos de acromegalia são mandíbula aumentada e mãos e pés aumentados e edemaciados, resultando em aumento no tamanho dos sapatos e anéis e sintomas nas articulações relacionados com a artropatia hipertrófica. Contudo, o início e a progressão da acromegalia é extremamente lento e tipicamente evolui por vários anos. No momento do diagnóstico, a maioria das pacientes tem macroadenomas, muitas delas com extensão para fora da sela túrcica.

Os níveis séricos de IGF-1 não variam com as refeições, a hora do dia ou exercícios, mas variam com a idade, sendo mais elevados durante a puberdade e diminuindo gradualmente daí em diante. O nível de IGF-1, portanto, precisa ser interpretado de acordo com as normas estabelecidas específicas para a idade. A maioria dos pacientes com acromegalia também têm níveis séricos elevados de GH, mas as concentrações flutuam muito em resposta a uma variedade de estímulos, incluindo jejum, exercícios, estresse e sono; os níveis também podem ser elevados naqueles com diabetes mal controlada, doença hepática e desnutrição. Como as medidas séricas aleatórias de GH podem ser difíceis de interpretar com confiança, o teste mais típico para o diagnóstico de acromegalia é um teste oral de tolerância à glicose. Em indivíduos normais, os níveis de GH caem para níveis muito baixos no espaço de 2 horas após a ingestão de 75 g de glicose (< 0,3 ng/mL quando medido com um ensaio moderno imunorradiométrico ou imunoquimioluminescente altamente sensível); um nível de GH maior do que 0,3 ng/mL é anormalmente alto.[273]

A cirurgia transesfenoidal é o tratamento de escolha para pacientes com adenomas somatotrofos. Os resultados cirúrgicos alcançados são geralmente muito bons; em 80-90% das pacientes com microadenomas, a secreção de GH declina até o normal, e outras funções hipofisárias são preservadas; os resultados variam mais naquelas com macroadenomas.[274,275] Os sintomas clínicos melhoram rapidamente após uma cirurgia bem-sucedida. Tratamentos clínicos efetivos estão disponíveis para o tratamento do tumor e sintomas persistentes ou recorrentes, incluindo análogos da somatostatina (p. ex., octreotide, lanreotide), que inibem a secreção de GH, e os antagonistas dos receptores de GH (p. ex., pegvisomant) que reduzem as concentrações de IGF-1.

Adenomas Corticotrofos

Os adenomas corticotrofos funcionantes secretores de ACTH são a causa específica da doença de Cushing e a causa do distúrbio mais geral, a síndrome de Cushing, que resulta de um excesso de glicocorticoides circulantes. A causa mais comum da síndrome de Cushing é a ingestão de glicocorticoides prescritos (p. ex., prednisona), embora os glicocorticoides orais, injetáveis, tópicos e inalados também possam causar os distúrbios.[276-278] Outras causas incluem adenomas e carcinomas suprarrenais secretores de cortisol e a produção ectópica de ACTH ou hormônio liberador da corticotrofina (CRH) por carcinoides brônquicos e outros tumores raros.

As manifestações clínicas clássicas da doença de Cushing resultam primariamente do hipercortisolismo, causado pela estimulação aumentada de ACTH das suprarrenais e variam com a duração e extensão do excesso de secreção de cortisol. As características mais comuns são obesidade central progressiva, aquelas resultantes do excesso de gordura acumulada nas bochechas ("*facies em lua cheia*") e na região posterior do pescoço, abaixo da nuca ("giba de búfalo"), aquelas causadas por atrofia da pele e tecido subcutâneo (machucados fáceis e estrias violáceas no abdome e nos flancos) e hiperpigmentação (causada pelo excesso de ACTH), que é mais perceptível em áreas expostas à luz (rosto, pescoço e dorso das mãos) ou traumatismo leve crônico, fricção ou pressão (cotovelos, joelhos, articulações e ombros). As anormalidades menstruais são comuns, afetando 80% das mulheres, com um terço desenvolvendo amenorreia.[279] Outros sinais e sintomas comuns resultam do excesso de androgênio leve (hirsutismo, acne) e os efeitos do excesso de cortisol na musculatura esquelética (exaustão e fraqueza muscular proximal), ossos (osteoporose) e metabolismo da glicose (resistência à insulina, intolerância à glicose, diabetes). Adenomas corticotrofos funcionantes são usualmente bem pequenos e podem ser difíceis de ser visualizados.

A avaliação diagnóstica para suspeita de síndrome de Cushing começa pela medição por 24 horas da excreção urinária de cortisol livre (duas vezes), o nível salivar de cortisol no fim da noite (23 horas) (duas vezes) ou realizando um teste durante a noite ou de baixa dose da supressão pela dexametasona; os três testes de rastreamento têm precisão diagnóstica similar.[280] A excreção de creatinina deve ser medida na mesma amostra para julgar a conformidade com as instruções, porque uma coleta de urina confiável durante 24 horas pode ser difícil de obter. A excreção urinária de cortisol e o nível de cortisol salivar no final da noite são interpretados por comparação às variações laboratoriais normais estabelecidas. O teste de supressão pela dexametasona durante a noite é realizado pela administração de 1,0 mg de dexametasona entre 23 horas e meia-noite e medindo o cortisol sérico às 8 horas da manhã seguinte; um valor menor do que 1,8 µg/dL é um resultado normal.[258] O teste de supressão pela dexametasona de baixa dose é realizado com a administração de 0,5 mg de dexametasona a cada 6 horas durante 2 dias para um total de 8 doses (p. ex., às 8, 14, 20 e 2 horas), medindo o cortisol sérico 2 ou 6 horas depois da última dose; como ocorre com o teste da noite, um valor menor do que 1,8 µg/dL é um resultado normal.[258] Se o primeiro teste de rastreamento for anormal, deve ser realizado um segundo teste diferente. Aquelas mulheres com resultados anormais concordantes requerem avaliação adicional para determinar a causa da síndrome de Cushing, conforme discutido em detalhes no Capítulo 13. As que tiverem resultados discordantes também merecem ser mais testadas. Aquelas com resultados normais não requerem maior avaliação, exceto quando a suspeita clínica é alta, com base na apresentação clínica.

O tratamento de escolha para a doença de Cushing é a cirurgia transesfenoidal; entre os cirurgiões experientes, a taxa de cura permanente é de aproximadamente 70%. A terapia com radiação é uma opção para as que não foram curadas pela cirurgia e é efetiva em aproximadamente 45% das pacientes adultas. A suprarrenalectomia total bilateral, que requer um tratamento diário por toda a vida com glicocorticoide e mineralocorticoide, e é a cura final e definitiva.[281]

Adenomas Lactotrofos (Prolactinomas)

Os adenomas lactotrofos funcionantes são comuns, representando aproximadamente 40% de todos os adenomas hipofisários reconhecidos clinicamente. A maioria surge a partir da expansão clonal de uma única célula, possivelmente graças a uma mutação somática. Eles também podem ocorrer como parte da síndrome MEN1, uma possibilidade que pode ser excluída efetivamente pela medida do nível sérico de cálcio, uma vez que o hiperparatireoidismo primário (hipercalcemia associada a um nível de hormônio da paratireoide inapropriadamente alto) é a manifestação clínica mais comum do distúrbio. Aproximadamente 10% dos adenomas que secretam prolactina também secretam GH, levando alguns a recomendarem a medição da concentração sérica de IGF-1, mesmo em mulheres com microadenomas.[282] Em mulheres com adenomas lactotrofos, as concentrações séricas de prolactina geralmente estão correlacionadas ao tamanho do adenoma. Os microadenomas usualmente estão associados a concentrações séricas de prolactina menores do que 200 ng/mL e os macroadenomas a níveis mais elevados, mas as exceções em cada um dos casos não são incomuns. Em algumas mulheres com grandes macroadenomas lactotrofos, os níveis de prolactina são apenas modestamente elevados, porque o tumor é em grande parte cístico ou decorrente de um artefato do ensaio que pode ocorrer quando uma amostra do teste contém um excesso massivo de antígenos que satura os anticorpos de captura e sinal, impedindo-os de formarem um "sanduíche" em ensaios imunorradiométricos e quimioluminescentes (conhecido como "efeito gancho").[283]

A hiperprolactinemia comumente resulta em distúrbios menstruais e é a causa da amenorreia secundária em até 30% das mulheres.[284] O mecanismo está relacionado com a inibição da secreção hipotalâmica de GnRH que, por sua vez, resulta na secreção diminuída de gonadotrofina hipofisária e em anovulação ou hipogonadismo hipogonadotrófico mais grave, dependendo do nível de hiperprolactinemia e de até que ponto a secreção de gonadotrofina é suprimida. O hipogonadismo crônico pode resultar em osteopenia progressiva que melhora depois que são restaurados os níveis normais de prolactina, porém a densidade mineral óssea nem sempre retorna ao normal.[285] A hiperprolactinemia também pode resultar em galactorreia, porém a maioria das mulheres hiperprolactinêmicas não têm galactorreia, principalmente porque os seus níveis de estrogênio são normalmente baixos. Embora os prolactinomas sejam muito mais comuns em adultos, eles podem causar falha no crescimento e amenorreia primária em crianças.[286] Mulheres na pós-menopausa com prolactinomas não exibem os sintomas clássicos e frequentemente são reconhecidas somente quando um grande tumor causa sintomas neurológicos.

Tratamento Clínico

Os agonistas da dopamina são o primeiro tratamento de escolha para mulheres com adenomas lactotrofos funcionantes secretores de prolactina de todos os tamanhos, porque eles baixam efetivamente os níveis de prolactina e reduzem o tamanho de mais de 90% desses tumores.[287] A bromocriptina e cabergolina são altamente efetivas. A cabergolina, um agonista dos receptores de dopamina seletivos tipo 2, tem menos efeitos colaterais, potência maior e também é mais efetiva do que a bromocriptina na restauração dos níveis normais da prolactina em mulheres com adenomas lactotrofos.[26,27] Consequentemente, a maioria considera esta a melhor opção. No entanto, mesmo em doses relativamente baixas, o uso a longo prazo de cabergolina pode aumentar o risco de doença cardíaca valvular hipertrófica.[30,31] A bromocriptina não apresenta este risco e, assim, alguns a consideram uma escolha um pouco mais segura, reservando a cabergolina para aquelas pacientes que se revelam intolerantes ou resistentes à bromocriptina. Para minimizar os efeitos colaterais, o tratamento com uma das substâncias deve começar com uma dose baixa (p. ex., 1,25 mg de bromocriptina na hora de dormir; 0,25 mg de cabergolina duas vezes por semana) e aumentar gradualmente, guiado pelos níveis de prolactina serial obtidos a intervalos aproximadamente mensais. Em geral, quanto mais alto o nível de prolactina, maior a dose do agonista da dopamina necessário para restaurar as concentrações normais. Em mulheres com grandes macroadenomas e níveis muito altos de prolactina, podem ser necessárias doses de bromocriptina de até 5 mg duas vezes ao dia e de cabergolina até 1,5 mg duas vezes por semana. Cada medicamento também pode ser administrado vaginalmente em mulheres que não toleram o tratamento oral.[33,34]

Os níveis de prolactina tipicamente decrescem no espaço de 2-3 semanas após iniciar o tratamento e podem ser normalizados em quase todas as pacientes com microadenomas e em quase todas as que têm macroadenomas.[288] Em mulheres com adenomas que causam deficiência visual, pode ser observada uma melhora significativa em poucos dias após o começo do tratamento e aumenta gradualmente durante um período de meses.[289,290] A retração significativa dos adenomas pode começar em 6 semanas, mas pode ser avaliada com mais confiança pela repetição da RM após 3-6 meses de tratamento. Tratamentos mais longos frequentemente atingem maior redução no tamanho do adenoma.[288,291,292] Em mulheres com macroadenomas, o tamanho geralmente diminui em paralelo com o nível de prolactina. Entretanto, a resposta geral nem sempre está correlacionada com o nível basal de prolactina, com o decréscimo absoluto ou relativo nas concentrações ou mesmo com a normalização dos níveis de prolactina. *A falha de um tumor em reduzir significativamente em tamanho apesar de uma normalização dos níveis de prolac-*

tina sugere fortemente que ele é um adenoma não funcional, em vez de um adenoma lactotrófico funcional. A menstruação, a ovulação e a fertilidade tipicamente retornam quando são restaurados os níveis normais de prolactina.[26] Para as mulheres que buscam engravidar, a segurança de ambas as substâncias está agora estabelecida.[35,36] Naquelas que não conseguem tolerar o tratamento com agonista da dopamina e, portanto, permanecem com hiperprolactinemia e anovulatórias, a ovulação pode ser induzida com gonadotrofinas exógenas.

Em mulheres com microadenomas, a dose de agonista da dopamina frequentemente pode ser reduzida depois de aproximadamente um ano de tratamento, e a descontinuação de um ensaio pode ser experimentada, se os níveis de prolactina tiverem permanecido normais por 2 anos ou mais, e a RM não revelar evidências do adenoma. Naquelas mulheres com macroadenomas, uma RM deve ser repetida após 6 e 12 meses de tratamento para determinar até que ponto o adenoma reduziu de tamanho. Se o nível de prolactina esteve normal por um ano ou mais e o adenoma diminuiu significativamente em tamanho, a dose de tratamento pode ser reduzida gradualmente, enquanto o nível de prolactina permanece normal.[293] Como ocorre com os microadenomas, a descontinuação de um ensaio terapêutico pode ser tentada depois que os níveis de prolactina permanecerem normais por 2 anos, caso a RM não revele tumor persistente. Frequentemente, mas nem sempre os níveis de prolactina se elevam novamente após a descontinuação do tratamento. Em um grande estudo retrospectivo, foi observada hiperprolactinemia recorrente em 75% das pacientes com microadenomas e em 84% daquelas com macroadenomas tratadas com bromocriptina.[294] No entanto, em um estudo prospectivo envolvendo 105 pacientes com microadenomas e 70 com macroadenomas, o tratamento foi descontinuado quando os níveis de prolactina estavam normais, e a RM não demonstrou tumor residual, ou mais de 50% de redução no tamanho sem invasão do seio cavernoso e mais de 5 mm de separação do quiasma óptico; a hiperprolactinemia retornou em apenas 31% das pacientes com microadenomas e em 36% daquelas com macroadenomas, e nenhum retorno do crescimento do tumor foi observado em qualquer paciente depois de 2-5 anos de observação.[295] As melhores candidatas à descontinuação do tratamento são aquelas com níveis séricos normais de prolactina e um tumor muito pequeno ou não visível à RM.

Um agonista da dopamina é o melhor tratamento inicial para mulheres com macroadenomas secretores de prolactina, e é certamente uma escolha adequada, mas não a única opção de tratamento para mulheres com microadenomas. Como nas mulheres com hiperprolactinemia sem adenoma, o tratamento pode ser adequado às necessidades e objetivos da paciente. O tratamento com um agonista da dopamina é a escolha óbvia para mulheres prontas para tentar engravidar (por indução da ovulação) e aquelas com galactorreia incômoda. Outras podem ser tratadas com terapia fisiológica cíclica com estrogênio/progesterona ou com contracepção hormonal combinada (administrada via oral ou vaginal), de acordo com as necessidades contraceptivas; tais tratamentos representam pouco ou nenhum risco de estimulação do crescimento do tumor.[37,38] No entanto, é prudente monitorar os níveis séricos de prolactina aproximadamente a cada 6 meses e repetir a RM em 1 e 2 anos após o diagnóstico para reavaliar o tamanho do adenoma.

Tratamento Cirúrgico

Em pacientes com adenomas lactotrofos que não conseguem tolerar ou se mostram resistentes ao tratamento com agonista da dopamina, a cirurgia transesfenoidal é uma alternativa apropriada. A cirurgia também pode ser considerada para mulheres com macroadenomas muito grandes (p. ex., > 3 cm) que desejam tentar engravidar, mesmo quando o seu tumor responde a tratamento médico. Embora a cirurgia ofereça a possibilidade de cura permanente, também tem limitações importantes e consequências potenciais. Infelizmente, a ressecção incompleta do tumor e hiperprolactinemia persistente são comuns, ainda mais nas pacientes com macroadenomas (até 90%) do que naquelas com microadenomas (aproximadamente 30%), como seria de esperar, e também dependendo da habilidade e experiência do neurocirurgião. Hiperprolactinemia e tumor recorrentes também podem ser observados no espaço de 5 anos após a cirurgia.[296,297] Em geral, quanto mais alto o nível inicial de prolactina, mais baixa a taxa de cura permanente. Não causa surpresa que sejam esperados melhores resultados quando o adenoma se localiza inteiramente na sela, enfatizando a importância do tratamento clínico pré-operatório para pacientes com lesões extrasselares.[298] O melhor preditor de cura a longo prazo é o nível de prolactina no dia seguinte à cirurgia. Nas maiores séries com acompanhamento a longo prazo em mais de 400 mulheres, a taxa de recorrência era de 26%, quando os níveis pós-operatórios de prolactina eram 20 ng/mL ou menos.[299] Os riscos e as consequências potenciais da cirurgia transesfenoidal em outros aspectos são os mesmos que para outros tipos de adenomas hipofisários (veja Adenomas Gonadotrofos, anteriormente). Para aquelas com hiperprolactinemia e tumor persistente, as opções de manejo incluem tratamento com agonista da dopamina e radioterapia.

Radioterapia

A radioterapia pode reduzir o tamanho de adenomas lactotrofos, mas os níveis de prolactina e o tamanho do tumor só diminuem muito lentamente, por um período de vários anos.[300,301] Portanto, a radioterapia é usada principalmente no manejo de mulheres com grandes macroadenomas que têm um tumor residual significativo após a cirurgia. Aproximadamente metade das pacientes tratadas com radiação desenvolve rapidamente pan-hipopituitarismo durante os 10 anos seguintes ao tratamento.[302] Consequentemente, as pacientes tratadas com radiação precisam ser acompanhadas com cuidado ao longo do tempo, com alerta para os sinais e sintomas de deficiências hormonais hipofisárias.

Manejo Durante a Gravidez

Não causa surpresa, dada a eficiência do tratamento com agonista da dopamina na restauração da ovulação e fertilidade em mulheres com hiperprolactinemia, que muitas pacientes com adenomas lactotrofos funcionantes fiquem grávidas. De modo geral, aproximadamente 80% das mulheres com hiperprolactinemia, com ou sem adenomas, conseguem engravidar com tratamento com agonista da dopamina.[303-305] Compreensivelmente, como a glândula hipofisária normal aproximadamente dobra de tamanho até o terceiro trimestre de gestação[306] e os níveis de estrogênio são bastante elevados o tempo todo, existe um aumento no risco de crescimento de tumor durante a gravidez. O risco de crescimento clinicamente significativo em mulheres com microadenomas é extremamente baixo – apenas aproximadamente 1-2%.[307] Em torno de 5% desenvolverão aumento assintomático de tumor (conforme determinado pelo exame de imagem) e essencialmente nenhuma delas irá requerer intervenção cirúrgica. O risco é significativamente mais alto (aproximadamente 15-20%) naquelas com macroadenomas.[304,307] No entanto, medidas seriais de prolactina durante a gravidez são desnecessárias.

Independente do tamanho do adenoma, não há indicação de tratamento com agonistas da dopamina ou de exame por imagem durante a gravidez na ausência de sintomas; o tratamento pode ser descontinuado com segurança, quando a gravidez estiver estabelecida. Em mulheres com microadenomas, a prolactina sérica deve ser medida aproximadamente 2 meses após o parto ou na interrupção da amamentação e, se ainda elevada, o tratamento com um agonista da dopamina, terapia hormonal ou contracepção hormonal podem recomeçar, de acordo com as necessidades da paciente. Em mulheres com macroadenomas, é aconselhável um intervalo do tratamento com um agonista da dopamina antes da gravidez para reduzir o tumor e diminuir o risco associado. Naquelas com macroadenomas que falham em reduzir com o tratamento, a gravidez deve ser evitada até depois do tratamento cirúrgico, já que não é provável que o tratamento clínico seja efetivo, caso se desenvolvam sintomas.

Nas poucas mulheres com macroadenomas que apresentam crescimento significativo de tumor durante a gravidez, geralmente cefaleias precedem as perturbações visuais, e ambas podem ocorrer em qualquer trimestre. As cefaleias não possuem características específicas e variam em intensidade, localização e caráter. A hemianopsia bitemporal (visão em túnel) é o prejuízo visual clássico, mas podem ocorrer outros defeitos. Os sintomas tipicamente regridem prontamente com a retomada do tratamento com agonista da dopamina. Embora raramente necessário, este tratamento não expõe o feto a riscos.[35,303, 308-310] A prolactina no líquido amniótico, com suas ações presumidas na regulação da água no líquido amniótico e equilíbrio eletrolítico, deriva da decídua, e a sua secreção é controlada pelo estrogênio e progesterona, e não pela dopamina, que não possui efeito nos níveis de prolactina no líquido amniótico. *A amamentação não representa risco significativo para o crescimento de tumores em mulheres com microadenomas ou macroadenomas que permanecem assintomáticas durante a gravidez, mas é contraindicado para aquelas com sintomas neurológicos na hora do parto.*[311] O tratamento com agonistas da dopamina não deve ser retomado até depois da cessação da amamentação.

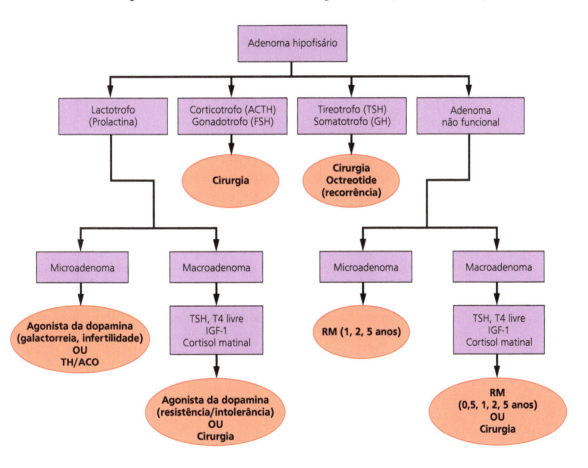

Incidentaloma Hipofisário

A RM possui alta sensibilidade para a detecção de pequenas lesões e pode revelar tumor hipofisário quando for realizado exame de imagem da cabeça por outras razões diferentes da suspeita de doença hipofisária. Em suma, 13 estudos de autopsias envolvendo o exame de mais de 10.000 hipófises identificou mais de 1.000 microadenomas e 3 macroadenomas não suspeitados, resultando uma prevalência geral de "incidentaloma hipofisário" de aproximadamente 10%.[312]

Sabe-se relativamente pouco sobre o destino destas massas selares assintomáticas comuns. No entanto, em uma série envolvendo 506 pacientes, todas tendo níveis séricos de prolactina menores do que 100 ng/mL e sem evidências de outra hipersecreção ou deficiência hormonal hipofisária, 258 passaram por cirurgia imediata, e 248 receberam conduta expectante por uma média de 27 meses. Naquelas que passaram por cirurgia, 209 (81%) das lesões eram adenomas não funcionantes, e 41 eram cistos. Entre aquelas acompanhadas com exame por imagem serial, a lesão cresceu em 30 delas (12%), encolheu em 29 (12%) e permaneceu imutável em todas as outras. Entre as lesões que cresceram em tamanho, 20 eram inicialmente ≥ 10 mm, 10 tinham menos de 10 mm e somente 3 cresceram mais do que 10 mm durante os 65-84 meses de observação.[313] Em 2 estudos menores envolvendo um total de 98 pacientes com incidentalomas hipofisários, 10/41 (25%) tumores eram ≥ 10 mm, e apenas 1 dos 57 tumores menores cresceu durante os 2-11 anos de observação.[314,315]

Com base nos dados disponíveis, geralmente é recomendado que as pacientes com incidentalomas hipofisários ≥ 10 mm em tamanho sejam avaliadas da mesma maneira que as com macroadenomas sintomáticos, com testes da função hipofisária e exame do campo visual, porque esses tumores têm maior probabilidade de estarem associados a anormalidades na secreção do hormônio hipofisário e de aumentarem ao longo do tempo. As mulheres com macroadenomas funcionantes devem ser tratadas como tal, e as com tumores não funcionantes podem ser acompanhadas com testes seriados e exames de imagem aos 6 meses, 1 e 2 anos, e menos frequentemente depois disso; as deficiências hormonais associadas devem ser tratadas apropriadamente. Em pacientes com incidentalomas menores (< 10 mm), deve ser obtida uma prolactina sérica, mas alguma outra avaliação endócrina será desnecessária quando não houver sinais clínicos ou sintomas que sugiram um tumor funcionante.[316] Na ausência de anormalidades clínicas ou endócrinas, a RM pode ser repetida uma vez após 1-2 anos para identificar aqueles poucos que podem apresentar crescimento significativo.

Síndrome da Sela Vazia

"Síndrome da sela vazia" é uma denominação errônea porque a sela turca não está, de fato, vazia. A sela turca é aumentada e parece vazia ao exame por imagem porque contém líquido cerebrospinal, ainda no espaço subaracnóideo, mas se estendendo para baixo até a fossa hipofisária. O distúrbio é incluído aqui, em nossa discussão dos adenomas hipofisários, porque mais comumente resulta da remoção prévia ou destruição de um adenoma hipofisário por cirurgia, radiação ou infarto. Ou então pode resultar de um defeito congênito no diafragma selar ("sela vazia primária"). Em qualquer um dos casos, o tecido hipofisário remanescente ou normal em outros aspectos é achatado contra o assoalho selar, que pode tornar-se desmineralizado graças ao aumento da pressão na fossa hipofisária.

Em estudos de autopsias, a prevalência de uma sela vazia está em torno de 5%, e aproximadamente, 85% são em mulheres.[317] A prevalência em mulheres com amenorreia e galactorreia está entre 4 e 15%.[284,318] Não causa surpresa que a síndrome possa coexistir com um adenoma e, menos comumente, com deficiências na secreção hormonal hipofisária que pode ser grave.[319] No entanto, a condição usualmente é benigna e não progride até a falha hipofisária. Não há evidências convincentes que indiquem que uma sela vazia primária cause insuficiência hipofisária.

Em virtude da possibilidade de um adenoma coexistente, pacientes com hiperprolactinemia e sela vazia devem passar por supervisão anual (dosagem de prolactina e exame de imagem) durante alguns anos para detectar alguma evidência de crescimento de tumor. O tratamento para a condição é ditado pelos distúrbios associados na secreção hipofisária hormonal.

Síndrome de Sheehan

O infarto agudo e a necrose isquêmica da hipófise resultante de hemorragia pós-parto e de hipotensão hipovolêmica são conhecidos como síndrome de Sheehan, que é uma das causas mais comuns de hipopituitarismo nos países subdesenvolvidos ou em desenvolvimento.[320,321] A falha na lactação após o parto é o sintoma classicamente presente. O restante do quadro clínico varia com a gravidade do insulto hipofisário, variando de hipopituitarismo grave logo após o parto, manifestando-se como letargia, anorexia e perda de peso, até amenorreia secundária, perda dos pelos púbicos e sintomas menos graves de fadiga, que surgem semanas ou meses depois.[322-324] Deficiências de GH, prolactina e gonadotrofinas são mais comuns, embora a maioria também exiba deficiências de ACTH e TSH. Aproximadamente um terço das pacientes pode ter hiponatremia, mas *diabetes insipidus* quase nunca é observada.[323,324] Uma sela parcialmente ou completamente vazia é um achado tardio comum.

A avaliação e tratamento da síndrome de Sheehan não são diferentes do que é feito para outras causas de hipopituitarismo, mas com uma ressalva. Qualquer teste de estimulação de ACTH, que pode ser realizado para detectar insuficiência suprarrenal secundária, deve ser postergado até aproximadamente 6 semanas após o parto. A atrofia suprarrenal decorrente da deficiência crônica de ACTH, cujo resultado é a incapacidade de aumentar normalmente a secreção de cortisol em resposta a um estímulo agudo de ACTH, requer tempo para se desenvolver. Portanto, testes mais precoces podem produzir resultados imprecisos (falso-negativos).

Lesões Hipofisárias Infiltrativas

As lesões hipofisárias infiltrativas, que podem causar hipogonadismo hipogonadotrófico, incluem hemocromatose e hipofisite linfocítica.

Hemocromatose

A hemocromatose hereditária é uma doença hereditária autossômica recessiva causada por mutações no gene *HFE* (no cromossomo 6) que alteram o tamanho ou forma da proteína HFE (hemocromatose), impedindo o seu transporte até a superfície celular onde ela normalmente interage com o receptor da transferrina, que desempenha um papel importante na regulação da quantidade de ferro que entra na célula.[325] A consequência é a absorção excessiva da dieta de ferro, levando à sobrecarga parenquimatosa de ferro e subsequente dano ao tecido. Na hipófise, os gonadotrofos são o tipo mais comum de células afetadas, resultando em hipogonadismo hipogonadotrófico;[326] as deficiências de TSH e ACTH são as mais comuns. Uma forma adquirida de hemocromatose pode resultar de transfusões frequentes em indivíduos com anemias graves (anemia falciforme, talassemia beta maior, anemia aplásica).

O melhor teste de rastreamento para hemocromatose hereditária é a saturação da transferrina em jejum (uma razão do ferro sérico com a capacidade de ligação do ferro total, expressa como uma porcentagem);[327] valores maiores do que 45% são uma indicação para genotipagem de *HFE*.[328] O diagnóstico e tratamento precoces (flebotomia, terapia de quelação) ajudam a prevenir uma doença grave relacionada com o depósito de ferro no fígado, pâncreas, hipófise anterior e coração. Embora a hemocromatose hereditária seja uma causa incomum de hipogonadismo hopogonadotrófico, alguns já sugeriram que devem ser realizados estudos do ferro em todas as pacientes com hipopituitarismo e exame de imagem normal.[329]

Hipofisite Linfocítica

A hipofisite linfocítica é um distúrbio autoimune raro que causa o aumento da hipófise que mimetiza um tumor hipofisário, ocorre mais frequentemente durante a gravidez ou nos primeiros 6 meses após o parto.[330,331] O processo inflamatório crônico resulta na destruição adeno-hipofisária focal ou difusa de gravidade variada e fibrose subsequente. Na fase inicial da hipofisite, a hiperprolactinemia é comum, seguida por hipopituitarismo progressivo. O distúrbio deve ser considerado em mulheres com alargamento da sela turca logo após a gravidez e naquelas com hipogonadismo e um distúrbio autoimune coexistente. As pacientes com sintomas e sinais de alargamento selar e extensão suprasselar podem ser tratadas por cirurgia transesfenoidal, agonistas da dopamina, substâncias anti-inflamatórias ou substâncias imunossupressoras ou por radioterapia hipofisária.[332]

DISTÚRBIOS DA FUNÇÃO HIPOTALÂMICA

A disfunção hipotalâmica é uma das causas mais comuns de amenorreia secundária. Na sua forma mais grave, conhecida comumente como **amenorreia hipotalâmica**, o eixo HHO está profundamente suprimido – níveis anormalmente baixos da secreção de GnRH hipotalâmico estimulam somente quantidades basais de secreção das gonadotrofinas hipofisárias, que, por sua vez, falham em estimular o desenvolvimento folicular ovariano, resultando em níveis muito baixos de produção de estrogênio.[333] As manifestações clínicas da secreção hipotalâmica disfuncional de GnRH dependem do quanto a secreção de gonadotrofinas está suprimida, muito semelhante ao que ocorre nas mulheres com hiperprolactinemia e provavelmente envolve mecanismos parecidos. Uma perturbação menor na secreção pulsátil hipotalâmica de GnRH pode apenas resultar em insuficiência lútea em virtude da diminuição na estimulação de LH na secreção de progesterona pelo corpo lúteo, e uma disfunção mais significativa pode resultar no desenvolvimento folicular desordenado e na anovulação crônica, que se apresenta como oligomenorreia ou amenorreia, conforme discutido em uma seção anterior deste capítulo dedicada à avaliação da função ovariana (ver Anovulação Crônica). O foco principal aqui é sobre o distúrbio mais grave, a amenorreia hipotalâmica, caracterizada por hipogonadismo hipogonadotrófico explícito. Outras raras causas hipotalâmicas de amenorreia incluem mutações genéticas que resultam em deficiência congênita de GnRH e doenças infiltrativas que envolvem o hipotálamo, como linfoma, histiocitose das células de Langerhans e sarcoidose.

Amenorreia Hipotalâmica

A amenorreia hipotalâmica é um diagnóstico de exclusão, com base no achado de uma concentração sérica baixa ou normal de FSH, apesar dos baixos níveis de produção de estrogênio, na ausência de lesão de massa selar ou de razão para suspeita de outras raras causas hipofisárias de hipogonadismo hipogonadotrófico.

A amenorreia hipotalâmica frequentemente se associa a extremos estresses físico, nutricional ou emocional, sugerindo que representa uma supressão funcional da reprodução, como uma resposta biológica a situações da vida.[334] As mulheres afetadas frequentemente estão abaixo do peso (p. ex., ≥ 10% abaixo do peso corporal ideal), relatam perda de peso recente ou se dedicam regularmente a uma atividade física extenuante, embora o limiar crítico de peso e a quantidade de peso perdido ou de exercícios necessários para induzir amenorreia variem de forma significativa e individual entre as mulheres. Mulheres com amenorreia hipotalâmica frequentemente apresentam padrões alimentares anormais e, em geral, gastam mais calorias em atividades aeróbicas, têm uma ingestão mais alta de fibras e um percentual de gordura corporal mais baixo do que as mulheres com ciclos normais.[335] Muitas possuem características endócrinas, metabólicas e psicológicas que sugerem um transtorno alimentar subclínico.[336,337] No entanto, em outras mulheres com amenorreia hipotalâmica, não é possível identificar a causa óbvia ou evento precipitante.

Independente da causa, a grande maioria das mulheres com amenorreia hipotalâmica exibe um padrão anormal de secreção de GnRH, conforme deduzido pelo padrão de secreção pulsátil das gonadotrofinas. Algumas não possuem pulsos secretórios detectáveis de gonadotrofina (8%), e outras exibem pulsos com frequência/amplitude baixas (27%), baixa amplitude/frequência normal (8%), baixa frequência/amplitude normal (43%) ou frequência/amplitude normais (14%); padrões diferentes podem ser observados ao longo do tempo.[338] Diferenças na glicosilação das gonadotrofinas secretadas, resultando em bioatividade reduzida, também ajudam a explicar porque aquelas com níveis séricos normais de gonadotrofina imunoativa são ainda assim hipogonádicas.[62,339] Quase metade exibe secreção aumentada de LH durante o sono e níveis séricos de FSH mais elevados do que LH, conforme observado em meninas púberes.

Observações da secreção aumentada de cortisol em mulheres com amenorreia hipotalâmica idiopática sugerem que o estresse pode interromper indiretamente a função reprodutiva, pela ativação do eixo hipotálamo-hipófise-suprarrenal.[340-342] As evidências que sugerem o mecanismo derivam de experimentos em primatas não humanos que demonstraram que o hormônio liberador da corticotrofina (CRH) inibe a secreção de gonadotrofinas, provavelmente pelo aumento da secreção endógena central de opioide (endorfinas).[343] Curiosamente, os níveis de cortisol voltam ao normal meses antes do retorno da menstruação em mulheres com amenorreia hipotalâmica, o que sugere ainda mais a importância do estresse, mediado via eixo suprarrenal.[344] Outros estudos indicam que o aumento na inibição dopaminérgica da secreção hipotalâmica pulsátil de GnRH pode estar envolvido em pelo menos algumas das mulheres com amenorreia hipotalâmica.[345]

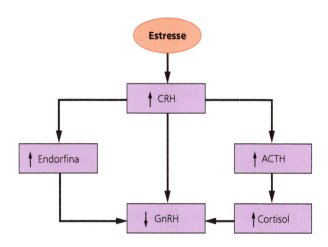

A história natural da amenorreia hipotalâmica foi examinada em alguns poucos estudos que acompanharam ao longo do tempo mulheres com o distúrbio. Naquelas com amenorreia hipotalâmica associada a estresse psicológico ou perda de peso, a recuperação espontânea com a retomada da menstruação foi observada em mais de 70% após 6-8 anos de observação.[346,347] As mulheres que se restabeleceram tiveram IMCs mais altos e níveis de cortisol mais baixos do que aquelas que não se recuperaram. Outros observaram que as mulheres com uma causa estabelecida ou um evento estimulante para o desenvolvimento da sua amenorreia hipotalâmica (estresse, perda de peso, transtorno alimentar) tinham maior probabilidade de se recuperarem do que aquelas cuja causa não pode ser identificada.[348] Em pacientes com transtornos alimentares, o retorno da função menstrual está associado ao ganho de peso e à amenorreia recorrente à perda de peso.[349]

Transtornos Alimentares

Santa Vilgefortis foi a sétima filha do Rei de Portugal, viveu por volta do ano 1000. Quando confrontada com um casamento arranjado (apesar do seu voto de castidade para entrar em um convento), voltou-se para orações intensas, tornou-se ascética e anoréxica e desenvolveu um crescimento difuso dos pelos corporais, incluindo barba. Confrontado com esta nova aparência, o rei da Sicília retirou a sua oferta de casamento, e o pai de Vilgefortis mandou crucificá-la. Por volta de 1200, a lenda de Vilgefortis espalhou-se por toda a Europa.[350]

Santa Vilgefortis transformou-se em um símbolo, uma mulher que se libertou do fardo da condição feminina e transformou-se na protetora das mulheres com problemas sexuais, incluindo os problemas associados ao parto. As mulheres que queriam se libertar dos seus maridos rezavam para ela porque ela resistiu de forma bem-sucedida a um pai e a um pretendente indesejado. Na Inglaterra, era conhecida com 'St. Uncumber' porque as mulheres acreditavam que ela podia liberá-las da sobrecarga (do inglês, *uncumber*) dos seus maridos. A explicação medieval (com ascendência para a santidade) para a resposta de uma jovem (anorexia nervosa) aos seus medos do casamento e da sexualidade ainda é, até certo ponto, viável atualmente, já que a anorexia pode ser a expressão da necessidade de exercer controle sobre alguma faceta de uma vida com mudanças muito rápidas, com demandas excessivas e altamente estressantes.

Nossa cultura contemporânea é obcecada pela perda de peso, claramente exibida pela constante oferta e ampla promoção de novas dietas relâmpago, atividades físicas e aparelhagem para exercícios e a adulação pública de modelos, atores e atletas. Estes fatores, examinados em conjunto, remetem a uma mensagem inequívoca e lamentável às adolescentes em amadurecimento, conforme refletido pelos resultados de um levantamento nacional, o *Youth Risk Behavior Survey*, realizado em 2005: 38% das adolescentes (do 1º ao 3º ano do ensino médio) consideravam-se com sobrepeso, 62% estavam tentando perder peso, 17% tinham jejuado recentemente por 24 horas ou mais, 8% tinham ingerido comprimidos dietéticos ou produtos similares e 6% haviam tentado recentemente induzir o vômito ou usar laxativos para perder ou evitar o ganho de peso.[351] Embora a prevalência estimada de transtornos alimentares em mulheres ao longo da vida seja relativamente baixa, variando entre 0,3 e 2%,[352-355] estas estatísticas perturbadoras revelam o tamanho da população em risco.

Além das influências culturais, outros fatores psicológicos, biológicos, genéticos e sociais provavelmente contribuem para o desenvolvimento de transtornos alimentares. Vários deles já foram associados ao seu desenvolvimento, incluindo uma história de dietas,[356] preocupação com o peso,[357] atividades atléticas e artísticas que favorecem a magreza ou envolvem julgamento subjetivo e, possivelmente, abuso sexual.[358] Mulheres jovens que têm um parente de primeiro grau com transtorno alimentar ou afetivo ou alcoolismo têm risco aumentado de desenvolverem um transtorno alimentar. Análises de ligação identificaram um possível lócus de suscetibilidade para anorexia nervosa no cromossomo 1 e para bulimia nervosa no cromossomo 10.[359,360] Distúrbios afetivos, transtornos de ansiedade, obsessivo-compulsivos e de personalidade e uso abusivo de substâncias são comuns em mulheres com distúrbios da alimentação.[361] Estresses familiares relacionados com a percepção de altas expectativas dos pais (por sucesso, conquistas e aparência), comunicação escassa e tensão conjugal também podem estar envolvidos.

O espectro clínico dos transtornos alimentares varia de um período limitado de amenorreia associado a uma dieta radical em mulheres do contrário normais, até aquelas anoréxicas muito abaixo do peso com distorção da imagem corporal e as bulímicas que oscilam regularmente entre o comer compulsivo e comportamentos de purga. Os critérios diagnósticos específicos para anorexia nervosa e bulimia nervosa estão definidos no Manual Diagnóstico e Estatístico de Transtornos Mentais (DSM-IV) e são brevemente resumidos aqui. O DSM-IV classifica as mulheres com padrões alimentares e hábitos de controle do peso claramente anormais, que não atendem aos critérios específicos de anorexia nervosa ou bulimia nervosa, como um "transtorno alimentar sem outra especificação".[362]

Anorexia Nervosa

1. Recusa a manter o peso corporal dentro de uma variação normal para a altura e idade (< 85% do peso corporal ideal).

2. Medo de ganhar peso ou de engordar, mesmo estando com peso abaixo do normal.

3. Imagem corporal distorcida, com importância indevida ao peso ou na forma corporal.

4. Amenorreia nas mulheres na pós-menarca.

Foram definidos dois subtipos de anorexia nervosa – restritiva e compulsão/purga. Na primeira, uma restrição na ingestão de alimentos é o método principal para atingir o controle do peso. No segundo, compulsão e purga, o vômito provocado ou o uso de laxativos ou diuréticos constituem o método principal para controle do peso. Em ambos os tipos, os exercícios compulsivos podem ser uma estratégia comportamental adicional para a manutenção ou perda de peso.

Os critérios diagnósticos para bulimia nervosa são distintos dos de anorexia nervosa, principalmente porque não incluem baixo peso ou amenorreia.

Bulimia Nervosa

1. Compulsão alimentar episódica, consumindo quantidades anormalmente grandes de comida, com um sentimento de falta de controle.

2. Comportamento compensatório recorrente, incluindo vômito autoinduzido ou uso indevido de laxantes, diuréticos ou outras medicações, jejum ou exercícios excessivos.

3. Comportamentos compulsivos e de purga ocorrendo pelo menos duas vezes por semana, em média por um intervalo de 3 meses ou mais.

4. Insatisfação com o peso ou forma do corpo.

5. O comportamento não ocorre exclusivamente durante episódios de anorexia nervosa.

São descritos ainda mais dois subtipos – purgativo e não purgativo. No primeiro, o comportamento purgativo inclui vômitos provocados regulares ou uso indevido de laxantes ou diuréticos. No segundo, predominam outros comportamentos compensatórios, como exercícios.

Os sintomas clínicos da anorexia nervosa restritiva incluem perda de peso que frequentemente data de um evento específico, como uma doença, comentário insensível, reprovação ou perda. A amenorreia tipicamente precede a perda de peso, que começa com dieta e restrição específica da ingestão de gordura. As mulheres afetadas frequentemente admitem fadiga, náuseas, saciedade rápida ou inchaço após as refeições. Elas exibem uma imagem corporal distorcida, negação e pensamento desordenado e frequentemente usam o exercício como uma estratégia adicional para controle do peso. Em mulheres com anorexia nervosa, o exame físico pode revelar hipotensão, bradicardia, baixa temperatura corporal, pele seca e lanugem (pelo fino e macio nas costas, nádegas e extremidades). As mulheres com bulimia nervosa exibem qualidades impulsivas e tendência ao vício no seu comportamento, uma incapacidade de controlar a compulsão e purga, e frequentemente usam cigarros, álcool e outras drogas. Muitas têm menstruação irregular, mas não amenorreia, e na maioria o peso flutua, mas não é anormalmente baixo. As mulheres com bulimia nervosa podem ter hipertrofia da glândula parótida e erosão no esmalte dos dentes (decorrente dos vômitos frequentes).

As anormalidades metabólicas associadas à anorexia nervosa refletem a regulação hipotalâmica do apetite, sede, temperatura, sono, equilíbrio autonômico e secreção endócrina.[363] As consequências clínicas podem ser graves e até mesmo ameaçadoras à vida. As anormalidades endócrinas associadas incluem baixas concentrações séricas de FSH, LH, estradiol, IGF-1 e leptina e níveis elevados de cortisol; os níveis de prolactina, TSH e T4 são normais, mas o nível de T3 é baixo e do T3 reverso (rT3) é alto (rT3 é um isômero de T3, derivado do T4, que se liga, mas não ativa os receptores hormonais da tireoide). Com o ganho de peso, todas as anormalidades metabólicas endócrinas se resolvem. Muito embora a secreção normal de gonadotrofinas possa ser restaurada com o ganho de peso, aproximadamente um terço destas mulheres permanece em amenorreia, provavelmente refletindo disfunção hipotalâmica persistente.[364]

O tratamento da anorexia nervosa e da bulimia nervosa é complexo, mas geralmente requer nutrição, monitoramento médico e terapia comportamental cognitiva em uma abordagem multidisciplinar que envolve um médico, uma nutricionista e um profissional de saúde mental. As medicações antidepressivas (principalmente os inibidores seletivos da reabsorção da serotonina) podem constituir uma parte importante do manejo da bulimia nervosa, mas têm menos valor nas anoréxicas. Naquelas com anorexia nervosa, o ganho de peso é a chave para um sucesso terapêutico. Pacientes com sintomas clínicos ou psicológicos graves poderão precisar de hospitalização. Aproximadamente metade das pacientes com anorexia nervosa tem bons resultados, definidos pelo ganho de peso e retorno da menstruação, e aproximadamente 25% melhoram, mas também têm recaídas; os resultados são ruins nos 25% restantes.[365] Os resultados ruins foram associados à idade de início mais avançada, duração mais longa da doença, peso no limiar inferior e gordura corporal mais reduzida após o ganho de peso.[366]

Osteopenia e osteoporose estão entre as complicações mais graves da anorexia nervosa, a consequência inevitável dos efeitos adversos combinados da desnutrição grave e da deficiência estrogênica. Embora ambas contribuam para a perda óssea, a desnutrição tem claramente maior efeito e importância.[367,368] Naquelas mulheres que não ganham peso ou não retomam a menstruação, a densidade mineral óssea decresce aproximadamente 2,5% anualmente na coluna vertebral e no quadril. Contrariamente, naquelas que ganham peso e retornam a menstruar, a densidade óssea aumenta aproximadamente na mesma proporção nos dois locais. Nas mulheres em que a menstruação reinicia, há aumento da densidade óssea da coluna vertebral, independente do ganho de peso, e nas mulheres que ganham peso, aumenta a densidade óssea nos quadris, independente de a menstruação recomeçar.[369] Isoladamente, a terapia hormonal tem pouco ou nenhum benefício. O tratamento com contraceptivos orais não consegue prevenir a progressiva perda óssea em mulheres com anorexia nervosa e geralmente tem pouco valor,[369-371] exceto talvez naquelas com doença extremamente grave (aquelas que estão abaixo de 70% do peso corporal ideal).[372] Mulheres subnutridas com transtornos alimentares que não adquirem ganho rápido da densidade óssea, o que normalmente acontece durante a adolescência, poderão ter sempre densidade óssea reduzida, mesmo que se recuperem e retomem a menstruação normal.[373]

Transtornos Alimentares e Gravidez

As exigências calóricas da gravidez, as alterações na forma do corpo e a necessidade de ganhar peso apresentam desafios particulares às mulheres com transtornos alimentares. Para algumas, a gravidez pode oferecer uma oportunidade ou motivo para recuperação, mas para outras aumenta o estresse e risco. Em geral, as mulheres com comportamento restrito tendem a ganhar relativamente pouco peso durante a gravidez, e aquelas com comportamentos bulímicos frequentemente ganham peso excessivo.

Comportamentos de restrição calórica e compensatórios, como a purga, apresentam riscos tanto para a mãe quanto para o feto. A anorexia nervosa aumenta o risco de desnutrição materna, de restrição do crescimento intrauterino e baixo peso ao nascimento. Cada um deles, o baixo peso pré-gravidez e o ganho inadequado de peso durante a gestação, aumenta de forma independente o risco de parto prematuro.[374] A incidência de hiperêmese gravídica, abortamento espontâneo, parto prematuro, parto por cesariana e depressão pós-parto é maior em mulheres grávidas com transtornos alimentares.[375-378] Mulheres com anorexia nervosa em remissão na época da concepção ganham mais peso e têm peso maior ao nascimento do que aquelas com a doença ativa.[379] Na maioria das mulheres com bulimia nervosa, os sintomas melhoram durante a gravidez, mas frequentemente recorrem ou pioram no pós-parto.[380]

De modo geral, os melhores resultados são obtidos quando a doença está bem controlada antes da gravidez. Consequentemente, o tratamento para mulheres inférteis anovulatórias com transtornos alimentares deve focar primeiramente no manejo da sua doença subjacente antes de focar na indução da ovulação.[381] O objetivo da gravidez pode representar uma grande força motivacional e proporciona oportunidade única para uma intervenção efetiva.

Durante a gravidez, a dieta, o ganho de peso e o crescimento fetal devem ser cuidadosamente monitorados, e deve ser fornecido aconselhamento nutricional. A suplementação de cálcio é particularmente importante, uma vez que a maioria das mulheres com transtornos alimentares estabelecidos tenha osteopenia, que pode piorar durante a gravidez e lactação. Tal qual nas mulheres não grávidas com transtornos alimentares, uma abordagem terapêutica multidisciplinar funciona melhor. O manejo ativo deve continuar no período pós-parto, quando os sintomas podem reaparecer, e deve envolver o pediatra porque as mulheres com transtornos alimentares têm maior probabilidade de subnutrirem os seus bebês.[382]

Exercícios e Amenorreia

Sorano de Éfeso, no primeiro século d.C., observou em seu famoso tratado, "On the Diseases of Women", que a amenorreia é frequentemente observada nas jovens, idosas, grávidas, em cantoras e naquelas que se exercitam muito. Na cultura contemporânea, uma proporção substancial de mulheres em idade reprodutiva pratica algum tipo de exercício regular. Embora o exercício ofereça benefícios significativos à saúde, também pode resultar em infertilidade ou amenorreia, e em adolescentes pode causar atraso na puberdade.[383]

As mulheres que se envolvem em exercícios recreativos intensos ou outras formas de atividade física de maior impacto, como a dança, têm alta prevalência de irregularidade menstrual e amenorreia. Dois terços das corredoras que menstruam exibem fase lútea curta ou ciclos anovulatórios.[384,385] Tipicamente, os ciclos previamente normais se tornam irregulares depois que os exercícios começam, progridem até a amenorreia à medida que aumenta sua intensidade, particularmente quando acompanhados da perda de peso. O treino físico que começa antes da menarca pode retardar o seu início em até 3 anos. *O exercício por si só não causa amenorreia: o tipo específico de exercício é importante.* Atividades físicas associadas ao baixo peso corporal e alta massa muscular magra (corrida, dança, ginástica, patinação artística) estão relacionadas com maior incidência de amenorreia do que outras, como a natação. O baixo peso corporal por si só também não causa amenorreia, porque o efeito do exercício no padrão menstrual varia significativamente entre as mulheres com IMC similar. *Os potenciais efeitos adversos do exercício e peso corporal na função menstrual são sinérgicos.*

A hipótese do peso crítico sustenta que o início e a regularidade da função menstrual requerem que o peso permaneça acima de um nível de limiar crítico, com nível crítico correspondente de gordura corporal, que é estimado em 17% para menarca e 22% para a menstruação normal.[386] De acordo com esta hipótese, o exercício excessivo ou desnutrição podem reduzir a quantidade de gordura corporal até valores abaixo do limiar, resultando no atraso da menarca em adolescentes e em amenorreia em adultos. Logicamente, aquelas mulheres, que estão no nível crítico do seu peso e do percentual de gordura corporal ou próximo disso, estariam em maior risco de perda da função menstrual.[387] Os críticos da hipótese reconhecem a correlação entre o percentual de gordura corporal e a função menstrual, mas rejeitam qualquer relação de causa e efeito.[388] De fato, as funções normal e anormal podem ser observadas em níveis de peso corporal e percentual de gordura que variam amplamente. No entanto, a descoberta da leptina (secretada por adipócitos em proporção às reservas de gordura corporal) e dos seus receptores no hipotálamo revelando um mecanismo de *feedback* para a regulação central do percentual de gordura corporal, estimulou um interesse renovado na hipótese do peso crítico (Capítulo 19).

Além da influência do peso e da gordura corporal na função menstrual, o estresse e o gasto de energia exercem efeitos importantes e independentes, ilustrados pela observação de que a menstruação frequentemente retorna em dançarinas durante intervalos de descanso associados a lesões, na ausência de qualquer alteração no peso corporal ou no percentual de gordura.[389] Assim, não causa surpresa que mulheres com baixo peso corporal e percentual de gordura que se engajam em atividade física extenuante sejam altamente suscetíveis à anovulação e amenorreia. *Parece que um equilíbrio energético negativo, resultado de maior nível de gasto de energia em relação ao suprimento disponível (derivado da ingestão de alimentos e reservas disponíveis), predispõe a perturbação na secreção pulsátil das gonadotrofinas e a perda da função menstrual.*[390]

Outros mecanismos que podem ajudar a explicar os efeitos do exercício na função menstrual envolvem as ações dos opioides endógenos, ativação do eixo suprarrenal e leptina. Evidências substanciais sugerem que a secreção dos opioides endógenos hipotalâmicos, que inibem a secreção de GnRH, aumenta após o exercício.[391-394] Os níveis de cortisol estão aumentados na amenorreia hipotalâmica (incluindo a relacionada com exercícios),[341,395,396] sugerindo atividade aumentada no eixo suprarrenal, mediada por CRH, que inibe a secreção de GnRH.[343] Os níveis de leptina são baixos em mulheres amenorreicas que se exercitam, mais baixos do que pode ser atribuído unicamente ao percentual de gordura corporal.[397] As mulheres amenorreicas que se exercitam não apresentam ritmo normal de leptina diurna.[398] Além disso, o tratamento com leptina exógena recombinante humana pode recuperar a pulsatilidade das gonadotrofinas, o desenvolvimento folicular e a função ovulatória em mulheres amenorreicas que se exercitam.[399] Uma diminuição nos níveis de leptina, resultante de baixas reservas de gordura corporal e um equilíbrio energético negativo, pode suprimir os eixos HHO e tireoidianos e estimular o eixo suprarrenal, produzindo assim muitas das características endócrinas observadas em mulheres atletas amenorreicas.

Uma hipótese unificadora tem seu foco na importância do equilíbrio energético.[400,401] Quando as demandas de energia são altas, como no exercício, ou as reservas são insuficientes, como nos transtornos alimentares, a reprodução é suspensa em favor de funções metabólicas mais essenciais. Em termos teleológicos, o conceito faz sentido; adaptações ao estresse também inibem a função menstrual, porque as condições não favorecem o sucesso da reprodução.

Independentemente de se o fator crítico é o peso corporal, percentual de gordura corporal ou o balanço energético, e se os opioides endógenos, CRH ou leptina, são mediadores do efeito, o mecanismo pelo qual o exercício perturba a função menstrual normal se relaciona diretamente com as alterações no padrão da secreção hipotalâmica de GnRH, que pode variar com a composição corporal. Em atletas amenorreicas com baixo peso corporal, tanto a frequência pulsátil quanto a amplitude de LH estão diminuídas; a sensibilidade hipofisária ao GnRH exógeno também está aumentada, indicando ainda que os níveis reduzidos de gonadotrofinas resultam de diminuição na estimulação de GnRH endógeno.[336] Em contraste, quando o exercício não é com pesos, e a magreza é, portanto, menos importante, como em nadadoras de competição, os níveis de LH, em geral, são modestamente mais elevados do que suprimidos, e as concentrações de estradiol são normais, sugerindo uma perturbação menos grave na secreção pulsátil de GnRH, que resulta em anovulação e amenorreia crônicas, mas não em hipogonadismo hipogonadotrófico (amenorreia hipotalâmica), como ocorre mais frequentemente em corredoras e dançarinas.[402]

Como a maioria das mulheres com amenorreia induzida por exercícios têm deficiência estrogênica, elas estão em risco de consequências clínicas naturais, incluindo atrofias geniturinária e mamária e osteopenia. A maioria não tem sintomas vasomotores associados, que reflete sua disfunção hipotalâmica subjacente. *É importante enfatizar que os efeitos benéficos da musculação para os ossos não são suficientes para prevenir os efeitos adversos da deficiência estrogênica, particularmente em adolescentes.* Em geral, o hipogonadismo possui mais efeitos prejudiciais sobre o osso trabecular do que sobre o osso cortical. No entanto, como os padrões de carga esquelética diferem com o tipo de exercício, as mulheres com deficiência de estrogênio que se exercitam exibem diferenças sítio-específicas na densidade óssea. As ginastas têm maior densidade óssea na coluna vertebral do que as corredoras, apesar dos padrões menstruais e gordura corporal serem similares.[403] Em bailarinas, a densidade óssea cortical pode ser normal ou aumentada nos pontos que recebem mais carga, como o fêmur proximal, mas a densidade óssea trabecular é reduzida na região lombar.[404] As remadoras podem desenvolver maior densidade óssea na região lombar graças à carga mecânica produzida no seu exercício.[405] Entretanto, as alterações compensatórias normais induzidas pelo estresse na densidade óssea também podem ser prejudicadas ou impedidas pela deficiência estrogênica.[406] Fraturas, particularmente por estresse, são comuns em atletas, porém mais comuns naquelas com padrões alimentares anormais,[407,408] possivelmente porque um equilíbrio energético negativo resulta em baixos índices de metabolismo ósseo e favorece a reabsorção.

Para algumas mulheres, uma explicação sobre a necessidade de manter a ingestão calórica em equilíbrio com o gasto energético estimula modificações comportamentais (aumento da ingestão calórica e/ou redução nos exercícios), que podem restaurar a menstruação.[407] Entretanto, a maioria das mulheres com amenorreia hipotalâmica induzida por exercício são compreensivelmente resistentes à sugestão de ganhar peso ou reduzir ou parar de se exercitar. Para muitas, o exercício também é uma estratégia importante de manejo do estresse. É útil explicar os efeitos da dieta, exercícios e hormônios e enfatizar a importância do desenvolvimento ósseo no início da vida; quase toda a massa do fêmur e da coluna vertebral se acumula até o final da adolescência (18 anos), e o início dos anos pós-menarca (11-14 anos) é especialmente importante.[409, 410]

A perda óssea é a consequência mais óbvia, imediata e demonstrável da amenorreia hipotalâmica induzida por exercício. *Uma medida padrão da densidade óssea que revela osteopenia significativa, associada ao risco aumentado de fratura por estresse debilitante, pode ajudar a ilustrar e a enfatizar a necessidade de uma mudança nos hábitos ou de terapia hormonal.* Avaliações periódicas subsequentes da densidade óssea são úteis para avaliação da sua eficácia. O aumento na densidade mineral óssea que tipicamente acompanha um retorno da menstruação normal é significativamente maior do que o que pode ser alcançado pelo tratamento com estrogênio ou contraceptivos orais,[411-414] provavelmente porque o metabolismo ósseo normal requer nutrição adequada (que sustente a absorção óssea) e estrogênio (que diminua a reabsorção óssea). Contudo, naquelas que não conseguem ou não estão dispostas a fazer mudanças no estilo de vida que poderiam restaurar a função gonadal, é indicado tratamento cíclico ou contínuo com estrogênio/progesterona combinados ou contracepção hormonal, de acordo com as necessidades e preferências da paciente (no que se refere à importância da manutenção da amenorreia). Aquelas que optam pela terapia fisiológica hormonal precisam ser alertadas de que o tratamento não impedirá a ovulação e gravidez, se e quando voltar à função normal; o sangramento menstrual em outros momentos que não o esperado sugere um retorno da função e, neste caso, o tratamento pode ser descontinuado por um intervalo de observação. Para aquelas que requerem contracepção confiável, um anticoncepcional oral de baixa dosagem é a melhor opção. As mulheres devem ser informadas de que a terapia hormonal pode causar aumento modesto de peso e gordura, mas também devem ser tranquilizadas de que essas alterações menores na composição corporal provavelmente terão pouco ou nenhum impacto no seu desempenho físico.[411]

Embora o suplemento de cálcio (1.000-5.000 mg por dia) e vitamina D (1.000-2.000 UI diariamente) deva ser incentivado, os bifosfonatos não são uma boa escolha para a prevenção e tratamento da osteopenia em mulheres com amenorreia hipotalâmica induzida por exercício, por duas razões. Primeira, eles apresentam baixos níveis de formação óssea e metabolismo ósseo e, portanto, respondem pouco à terapia antirreabsortiva.[413] Segunda razão, os bifosfonatos permanecem nos ossos por 10 anos ou mais e são liberados constantemente na circulação. A maioria das mulheres com amenorreia hipotalâmica induzida por exercício não encerrou a fase gravidez e parto, e os efeitos dos bifosfonatos no esqueleto fetal são desconhecidos.

As mulheres com amenorreia hipotalâmica induzida por exercício devem ser tranquilizadas de que o tratamento que objetiva a indução da ovulação e restauração da fertilidade normal estará disponível na ocasião apropriada. Para aquelas que estão prontas para engravidar, provavelmente o tratamento com gonadotrofinas exógenas será necessário para induzir a ovulação, porque o citrato de clomifeno tipicamente é ineficaz em mulheres com hipogonadismo hipogonadotrófico. Logicamente, se os baixos níveis de estrogênio endógeno não foram capazes de estimular o aumento compensatório apropriado na secreção de gonadotrofinas, existem poucas razões para se acreditar que o tratamento com um antagonista do estrogênio fará isso. Pode ser útil alertar essas mulheres que embora o ganho de peso e uma redução nos exercícios possam não restaurar a função ovulatória espontânea e a fertilidade, podem ainda assim resultar em uma melhora suficiente da função hipotalâmica, que permita que elas respondam ao clomifeno e evitem os rigores e riscos do tratamento com gonadotrofinas.

Deficiência Congênita de GnRH

Em raros indivíduos, a amenorreia hipotalâmica resulta de uma deficiência congênita de GnRH relativa a mutações genéticas específicas que impedem a migração neuronal normal de células produtoras de GnRH durante a embriogênese ou a mutações no receptor hipofisário de GnRH. Embora raramente necessário, o diagnóstico pode ser sugerido pela demonstração da total falta de secreção pulsátil de LH e de pouca ou nenhuma secreção de LH em resposta ao tratamento exógeno pulsátil de GnRH.[415,416] A deficiência congênita de GnRH é mais comum em homens do que em mulheres (5:1). Nas mulheres afetadas, as gônadas respondem normalmente à estimulação da gonadotrofina exógena, que pode ser usada para induzir a ovulação e restabelecer a fertilidade, como naquelas com causas mais comuns de amenorreia hipotalâmica.

Síndrome de Kallmann

Quando a deficiência congênita de GnRH está associada à anosmia ou hiposmia (perda ou diminuição do sentido do olfato), o distúrbio é conhecido como síndrome de Kallmann.[417] A forma clássica ligada ao distúrbio do X é causada por uma variedade de mutações genéticas no gene *KAL* (localizado no braço curto do cromossomo X, Xp22.3) que codificam a anosmina-1, uma molécula de adesão neural que promove a migração de neurônios de GnRH e neurônios olfatórios, do placódio olfatório até o hipotálamo durante o desenvolvimento embrionário.[418] As mulheres portadoras obrigatórias do distúrbio em famílias com a forma ligada ao X não têm um fenótipo específico reconhecível. A síndrome de Kallmann também pode ser herdada sob a forma autossômica dominante ou recessiva. A forma autossômica dominante foi vinculada a uma mutação inativada no gene codificador do receptor 1 do fator de crescimento fibroblástico (*FGFR1*). Mutações similares, mas distintas da que ocorre na síndrome de Kallmann, que afetam apenas a migração neuronal das células produtoras de GnRH, oferecem uma explicação potencial para deficiência isolada de gonadotrofina, não acompanhada de anosmia.

Na puberdade, tanto homens quanto mulheres com síndrome de Kallmann apresentam usualmente atraso no crescimento e desenvolvimento sexual. A presença de pelos púbicos, que reflete uma adrenarca normal, ajuda a distingui-los daqueles com um atraso constitucional da puberdade, em quem a adrenarca tipicamente também é adiada. No entanto, a característica mais distinta da síndrome de Kallmann é a incapacidade de perceber odores, como café e perfume. Pacientes com o distúrbio também podem ter uma história familiar de atraso da puberdade e outras anormalidades, incluindo lábio leporino/fenda palatina, anormalidades no sistema urogenital ou sindactilia.

Mutações nos Receptores de GnRH

Foram descritas mais de 20 mutações inativadas no gene receptor de GnRH (*GNRHR*).[419,420] Algumas previnem efetivamente a ligação de GnRH, algumas interferem na transdução normal do sinal, ambas resultando em resistência à estimulação de GnRH, e outras predispõem a uma prega anormal no sítio da síntese no retículo endoplasmático, conduzindo à degradação antes do transporte para a superfície da membrana celular.[65]

O espectro fenotípico observado em indivíduos com mutações no receptor de GnRH varia desde ausência completa de desenvolvimento sexual até atraso da puberdade, e geralmente correlaciona-se com a resposta secretora de LH ao tratamento com GnRH exógeno. Os tratamentos-padrão para hipogonadismo hipogonadotrófico, incluindo terapia hormonal e indução da ovulação com gonadotrofinas exógenas, são efetivos. Uma avaliação específica deve ser considerada visando à identificação de mutações do GnRH, quando outros membros da família são afetados, para fins de pesquisa, mas ainda não é clinicamente necessária ou indicada. Curiosamente, um antagonista do receptor de GnRH que permeia células não peptídicas (IN3) mostrou a capacidade de restaurar a ligação e função *in vitro* do ligante para diversos receptores mutantes de GnRH de ocorrência natural, atuando aparentemente como um acompanhante molecular, ajudando a organizar apropriadamente o receptor mutante e a conduzi-lo até a membrana da superfície celular. A descoberta sugere que tais "fármaco-acompanhantes" podem ter algum dia aplicações terapêuticas em pacientes com mutações no receptor de GnRH.[65]

Todas as referências estão disponíveis no site:
http://www.revinter.com.br/online/referencias-speroff.pdf

12 Anovulação Crônica e Síndrome do Ovário Policístico

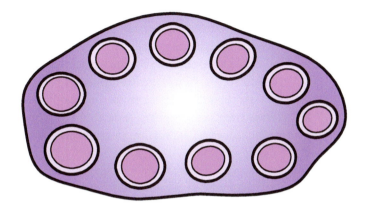

A anovulação é muito comum e possui inúmeras manifestações clínicas, incluindo amenorreia, sangramento uterino disfuncional e hirsutismo. A condição também tem sérias consequências potenciais, como infertilidade e risco aumentado para o desenvolvimento de hiperplasia endometrial e neoplasia. Em muitas mulheres anovulatórias, a fisiopatologia envolve resistência à insulina, com aumento nos riscos de desenvolvimento de diabetes melito e doenças cardiovasculares. Em outras mulheres, o hipogonadismo manifestado aumenta o risco de desenvolvimento de osteoporose precoce. Por este motivo, todos os médicos que atendem mulheres devem estar muito familiarizados com a avaliação e o manejo de mulheres anovulatórias.

A função ovulatória normal requer coordenação em todos os níveis do eixo hipotalâmico-hipofisário-gonadal e a anovulação pode resultar de uma falha em algum destes níveis. Este capítulo aborda a variedade de mecanismos que causam anovulação e as consequências clínicas da anovulação crônica, focando no distúrbio anovulatório mais comum, a síndrome do ovário policístico, e o seu manejo.

CAUSAS DE ANOVULAÇÃO

A complexa interação de mecanismos neuroendócrinos, intraovarianos e endometriais que regulam o ciclo menstrual ovulatório normal é discutida em detalhes neste livro (Capítulos 5 e 6). Os mecanismos são descritos brevemente aqui para fornecer a base para a discussão posterior da fisiopatologia da anovulação.

Quando o corpo lúteo regride e o ciclo menstrual se encerra no final da fase lútea, as concentrações séricas de estradiol, progesterona e inibina A declinam até os níveis basais, liberando o eixo hipotalâmico-hipofisário dos seus efeitos de *feedback* negativo. Consequentemente, aumenta a frequência da secreção do hormônio do hipotálamo, liberador da gonadotrofina (GnRH) estimulando um aumento na secreção do hormônio da hipófise foliculoestimulante (FSH) que serve para "recrutar" um novo grupo de pequenos folículos antrais ou, mais precisamente, salvar um grupo de folículos da extinção programada via apoptose. Durante o início da fase folicular, a concentração sérica de inibina B, secretada pelo conjunto de pequenos folículos antrais recrutados, eleva-se progressivamente.

Durante a fase folicular intermediária semelhante a mecanismos ovarianos autócrinos e parácrinos envolvendo a ativina e os fatores de crescimento semelhante à insulina realçam a atividade da aromatase estimulada por FSH nas células granulosas para ajudar a criar e sustentar o microambiente estrogênico necessário para o crescimento e desenvolvimento folicular contínuo. Enquanto um meio folicular estrogênico estimula maior crescimento, um meio androgênico promove atresia. Quando a concentração sérica de inibina B atinge seu pico, os níveis de estradiol e inibina A, derivados das células granulosas de folículos em crescimento, começam constantemente a aumentar progressivamente. Em resposta aos seus efeitos inibitórios combinados, decresce a amplitude pulsátil do hormônio luteinizante (LH) e a frequência pulsátil aumenta (possivelmente refletindo o padrão de secreção hipotalâmica de GnRH) e as concentrações séricas de FSH e LH caem gradualmente. Os níveis em declínio de FSH permanecem suficientes para dar suporte ao crescimento contínuo do folículo dominante selecionado, que tem mais células granulosas e receptores de FSH e uma microvasculatura mais avançada, mas se tornam inadequados para dar suporte ao desenvolvimento nos folículos menores no grupo.

Durante a fase folicular tardia, a inibina A e os fatores de crescimento semelhante à insulina se combinam para promover a produção de androgênio estimulada por LH nas células teca, o que fornece um substrato para a aromatização do estrogênio na proliferação da massa de células granulosas dentro do folículo pré-ovulatório. O FSH e o estradiol se combinam então para induzir a expressão dos receptores de LH nas células da granulosa que mediará a luteinização e a ovulação quando o folículo atingir a maturidade completa. Em última análise, os níveis séricos de estradiol derivados do folículo pré-ovulatório excedem o limiar da concentração necessária para exercer efeitos de *feedback* positivo centralmente, atuando primariamente na hipófise para induzir aumento no decorrer do ciclo de LH. O aumento do LH completa a maturação folicular e desencadeia uma cascata de eventos que resultam na extrusão do oócito e na formação do corpo lúteo. O oócito completa a primeira divisão meiótica e a secreção local do ativador de plasminogênio e outras citocinas intervêm na erosão da parede folicular, possibilitando a emergência do oócito com as células *cumulus* que ficam ao seu redor. As células murais da granulosa começam a se luteinizar e a produzir progesterona.

Depois da ovulação, as concentrações séricas de estradiol caem vertiginosamente, antes de voltarem a se elevar em paralelo com a progesterona e a inibina A produzidas pelo corpo lúteo. A progesterona transforma o endométrio de uma morfologia proliferativa para uma secretória e estimula uma cascata ainda não caracterizada de eventos bioquímicos que torna o endométrio receptivo à implantação do embrião. Quando o nível de progesterona se eleva até o seu pico durante a fase lútea, a frequência pulsátil de LH decresce novamente e os níveis de gonadotrofina caem progressivamente até o seu nível mais baixo no final da fase lútea. A menos que a gravidez intervenha e rapidamente os níveis em elevação da gonadotrofina coriônica humana (hCG) resgatem o corpo lúteo e estimule a secreção continuada de altos níveis de progesterona, o corpo lúteo regride, os níveis de estradiol e progesterona caem, o suporte ao endométrio é retirado e ocorre a menstruação.

DEFEITOS CENTRAIS

Embora difícil de demonstrar, a disfunção do hipotálamo oferece uma explicação lógica e provável para a falha ovulatória. Uma resposta da hipófise normal aos sinais de *feedback* do folículo requer a secreção pulsátil de GnRH dentro de uma variação crítica. O início da puberdade nas meninas resulta do decréscimo na inibição central da atividade neuronal de GnRH e do aumento na secreção pulsátil de GnRH, o que estimula um aumento progressivo na liberação hipofisária de gonadotrofina e, por sua vez, o crescimento folicular ovariano e a produção de estrogênio (Capítulo 10). Após a menarca, a duração do ciclo e as características menstruais nas meninas adolescentes geralmente variam até que o eixo hipotalâmico-hipofisário-ovariano amadureça e seja estabelecida a relação de *feedback* positivo entre a secreção de estradiol e gonadotrofina e a ovulação. ***Os fatores que reativam os mecanismos inibitórios centrais, como o estresse emocional, nutricional (perda de peso, transtornos da alimentação) ou físico (excesso de exercícios), podem suprimir a atividade neuronal de GnRH, resultando em padrões disfuncionais de secreção da gonadotrofina que falha em promover o desenvolvimento folicular progressivo, resultando em anovulação.*** Embora tais pacientes mais comumente apresentem amenorreia (Capítulo 11), graus menores de supressão neuronal de GnRH podem resultar em níveis homeostáticos da função hipofisária-ovariana e um estado anovulatório normoestrogênico crônico.

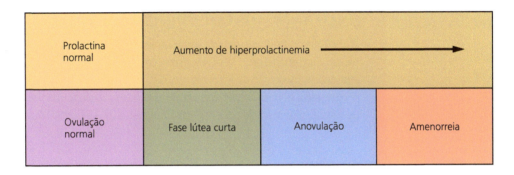

Tumores da Hipófise

Os tumores da hipófise podem causar anovulação por meio da inibição da secreção da gonadotrofina. Eles podem comprimir diretamente os gonadotrofos da hipófise ou interromper o transporte do GnRH hipotalâmico pela compressão da haste hipofisária. Ou então podem causar hiperprolactinemia ao interferir nas ações inibitórias da dopamina hipotalâmica (o provável hormônio inibitório da prolactina) sobre os lactotrofos hipófise, resultando em supressão secundária da secreção pulsátil de GnRH.

Hiperprolactinemia

A hiperprolactinemia é outro exemplo específico de anovulação resultante de um defeito central.[1] O mecanismo envolve o rompimento ou inibição do ritmo pulsátil normal de GnRH, resultando em níveis ineficazes e francamente baixos de secreção de gonadotrofina. É possível que os níveis elevados de prolactina estimulem um aumento generalizado na atividade hipotalâmica dopaminérgica, com a intenção de suprimir a secreção de prolactina, mas também inibindo os neurônios de GnRH. Em qualquer situação, os níveis crescentes de prolactina podem resultar em um espectro da disfunção ovulatória, variando desde uma fase lútea curta até ciclos anovulatórios, amenorreia e hipogonadismo hipogonadotrófico, dependendo de até que ponto a secreção da gonadotrofina é perturbada ou suprimida. A hiperprolactinemia leve pode causar apenas uma fase lútea curta, resultante de um desenvolvimento folicular pré-ovulatório inadequado.[2,3] A hiperprolactinemia moderada frequentemente causa oligomenorreia ou amenorreia e os níveis mais elevados de prolactina tipicamente resultam em franco hipogonadismo com baixos níveis de estrogênio.[4,5] ***Um exame da mama com suave compressão na busca de evidências de galactorreia e a medida da concentração sérica de prolactina é parte importante da avaliação de todas as mulheres anovulatórias.***

Dinâmica Secretória Anormal da Gonadotrofina

Muitas, mas nem todas as mulheres anovulatórias com ovários policísticos exibem uma dinâmica secretória anormal da gonadotrofina. A anormalidade mais comum é um aumento na média dos níveis séricos de LH, em decorrência de um aumento na frequência pulsátil e amplitude de LH.[6,7] As concentrações séricas de FSH tipicamente são normais ou baixas. É provável que o padrão resulte de um aumento na dopamina hipotalâmica ou inibição opioide da secreção pulsátil de GnRH[8] ou de anormalidades no *feedback* dos hormônios esteroides, incluindo a falta de progesterona (em decorrência da anovulação)[9] ou o aumento nos níveis circulantes de androgênio.[10] Outras evidências de estudos em primatas não humanos e nas mulheres sugerem fortemente que a exposição pré-natal a concentrações aumentadas de androgênio induzidas por fatores genéticos e/ou ambientais pode programar o gerador pulsátil de GnRH no feto feminino de tal modo que resulta no aumento da secreção hipofisária de LH, causando o desenvolvimento folicular desordenado e hiperandrogenismo ovariano.[11-13] O aumento na prevalência de anovulação crônica e ovários policísticos em mulheres com epilepsia oferece outro exemplo de como a disfunção do sistema nervoso central pode perturbar o eixo hipotalâmico-hipofisário-ovariano e resultar em anovulação.[14,15]

SINAIS ANORMAIS DE FEEDBACK

A anovulação pode resultar de sinais anormais de *feedback* do estrogênio provenientes da periferia, de duas maneiras. Os níveis estrogênicos cronicamente elevados podem não permitir um aumento na secreção de FSH necessária para estimular ou sustentar o desenvolvimento folicular progressivo. Inversamente, o fraco desenvolvimento folicular pode não gerar ou sustentar o nível de estradiol necessário para induzir o aumento do LH ovulatório.

Concentrações Estrogênicas Cronicamente Elevadas

A queda nos níveis de estradiol que normalmente ocorre durante o final da fase lútea (quando o corpo lúteo regressa) é um pré-requisito para a elevação interciclo de FSH que impulsiona a onda do novo desenvolvimento folicular. Os altos níveis sustentados de *feedback* negativo do estrogênio causados pelo aumento na produção ou redução na eliminação e metabolismo podem impedir qualquer aumento significativo nos níveis de FSH, resultando em um estado anovulatório crônico.

A gravidez é o exemplo mais comum e óbvio de anovulação resultante de altos níveis sustentados de produção de estrogênio. Tumores de ovários raros que produzem estrogênio (p. ex., tumores das células granulosas) podem ter o mesmo efeito. Embora as glândulas suprarrenais não secretem normalmente quantidades apreciáveis de estrogênio diretamente na circulação, elas contribuem por meio da sua secreção de androgênios (androstenediona, desidroepiandrosterona e seu sulfato), que podem ser convertidos em estrogênio na periferia. O tecido adiposo tem atividade significativa de aromatase, que converte androgênios em estrogênios,[16] propiciando, assim, pelo menos um mecanismo para a conhecida associação entre obesidade e anovulação crônica (veja mais adiante).

A eliminação e o metabolismo do estrogênio podem estar prejudicados em uma variedade de condições, como doenças da tireoide ou hepática. Tanto o hipertireoidismo quanto o hipotireoidismo podem causar anovulação crônica, alterando a liberação metabólica e interconversão periférica dos hormônios esteroides.[17-19] *O hipotireoidismo pode estar associado a níveis elevados de prolactina, proporcionando uma justificativa para a medição do hormônio sérico tireoestimulante (TSH), como também a prolactina, na avaliação de mulheres anovulatórias e amenorreicas.* A doença hepática também perturba a eliminação normal e o metabolismo dos esteroides sexuais.[20]

Falha no Aumento de LH

O fluxo crescente de estradiol proveniente do folículo pré-ovulatório no final da fase folicular induz o aumento de LH no decorrer do ciclo que estimula a ovulação. Evidentemente, mulheres com disgenesia gonadal ou falha ovariana são anovulatórias porque não lhes restam folículos ovarianos funcionais, nem produção estrogênica significativa. Mais comumente, os clínicos encontram pacientes com níveis séricos normais de gonadotrofinas e estradiol que não ovulam, cuja anovulação resulta da falha em atingir um desenvolvimento folicular completo e gerar e manter o nível de estradiol necessário para induzir o aumento de LH. Mulheres normais tipicamente também se tornam anovulatórias durante os anos imediatamente anteriores à menopausa, provavelmente refletindo deficiências intrínsecas nos folículos envelhecidos que prejudicam a maturação folicular normal.

CONDIÇÕES OVARIANAS LOCAIS

Um distúrbio em um ou mais dos mecanismos regulatórios intraovarianos delicadamente balanceados que servem para selecionar o folículo dominante e permitir que ele cresça e se desenvolva em face aos níveis em declínio de FSH pode levar à anovulação. Ativinas, inibinas e fatores de crescimento semelhantes à insulina atuam por meio de mecanismos autócrinos e parácrinos locais para inicialmente intensificar a ação de FSH, aumentando a concentração de receptores de FSH dentro do folículo dominante e depois se combinam para induzir o aparecimento dos receptores de LH necessários para mediar as ações de LH durante o aumento no decorrer do ciclo que impulsiona os estágios finais da maturação folicular e estimula a ovulação. Um folículo pode, assim, falhar no crescimento e na ovulação em decorrência de uma falha ou interferência em algum desses mecanismos locais (Capítulo 6).

O conceito de "duas células, duas gonadotrofinas" do desenvolvimento folicular ovariano (Capítulos 2 e 6) enfatiza a importância crítica das concentrações locais de androgênio. Em níveis baixos, os androgênios funcionam como substrato para a aromatização e produção de estrogênio induzidas por FSH. Em altas concentrações, os androgênios são convertidos alternativamente em androgênios 5α-reduzidos mais potentes, os quais não podem ser convertidos em estrogênio e também inibem a atividade da aromatase e indução pelo FSH dos receptores de LH nas células da granulosa. *Consequentemente, as concentrações androgênicas locais anormalmente altas, de qualquer causa, impedem a maturação folicular, promovem atresia e predispõem a um estado anovulatório crônico.*

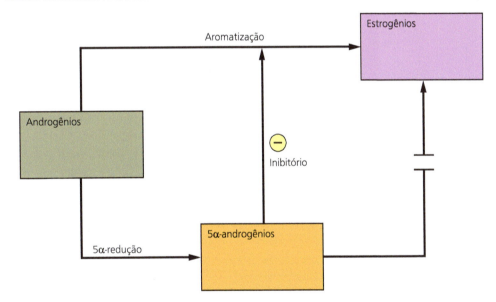

OBESIDADE

A prevalência de obesidade em mulheres com anovulação crônica e ovários policísticos é alta, variando entre 35 e 60%.[21-24] A obesidade predispõe à anovulação crônica por meio de pelo menos três maneiras distintas:

1. Aumento na aromatização periférica de androgênios, resultando em concentrações estrogênicas cronicamente elevadas.

2. Níveis diminuídos de produção de SHBG hepático, resultando em aumento das concentrações circulantes de estradiol livre e testosterona.

3. Resistência à insulina, levando ao aumento compensatório nos níveis de insulina que estimula a produção de androgênio no estroma ovariano, resultando em altas concentrações locais de androgênio que prejudicam o desenvolvimento folicular.

Combinados, estes efeitos podem ser difíceis de serem superados, porém a perda de peso, ainda que modesta, que resulta em diminuição das concentrações circulantes de insulina e androgênio, frequentemente restaura a função ovulatória e o ciclo menstrual normal.[25-28]

DEFININDO A CAUSA DA ANOVULAÇÃO

Embora a causa da anovulação possa ser relativamente clara em mulheres com falha ovariana, tumores da hipófise, distúrbios da alimentação, hiperprolactinemia ou obesidade, frequentemente não é possível isolar o mecanismo específico responsável. No entanto, também frequentemente isto não se faz necessário. Independente da sua causa, as manifestações e as consequências clínicas são previsíveis, facilmente documentadas e geralmente não são difíceis de manejar. As mulheres com função menstrual ausente ou anormal que são saudáveis em outros aspectos podem ser classificadas da seguinte maneira:

1. **Falha ovariana.** Hipogonadismo hipergonadotrófico, refletindo a incapacidade do ovário de responder à estimulação da gonadotrofina devido à depleção folicular (Capítulo 11).

2. **Defeitos centrais.** Hipogonadismo hipogonadotrófico, refletindo falha ou supressão hipotalâmica ou hipofisária (Capítulo 11).

3. **Disfunção hipotalâmica-hipofisária-ovariana**, resultando na produção assíncrona de gonadotrofina e estrogênio, tendo uma ampla variedade de causas e manifestações clínicas que dependem do nível da função ovariana, incluindo amenorreia (Capítulo 11), hirsutismo (Capítulo 13), sangramento uterino disfuncional (Capítulo 15), hiperplasia endometrial e câncer (Capítulo 18) e infertilidade (Capítulos 27 e 31).

A síndrome do ovário policístico (SPO) é a condição mais óbvia e comum associada à anovulação crônica, afetando 4-6% das mulheres em idade de reprodução.[29,30] Vários mecanismos contribuem para a fisiopatologia da anovulação na SPO, operando em cada nível do sistema reprodutivo. *É incorreto afirmar que a SPO é a "causa" mais comum de anovulação porque a SPO não causa anovulação; ao contrário, a SPO é a consequência da anovulação crônica, que pode resultar de uma ampla variedade de causas. Nesse contexto, o distúrbio é descrito mais adequadamente como anovulação crônica com ovários policísticos. Embora o termo SPO esteja agora firmemente estabelecido em nosso léxico científico e clínico, é importante enfatizar que a SPO não é um distúrbio endócrino discreto ou específico com causa ou fisiopatologia única. Ao contrário, a condição é mais bem considerada como um caminho final comum no estado anovulatório crônico.*

SÍNDROME DO OVÁRIO POLICÍSTICO

Ovários multicísticos ou "esclerocísticos" foram reconhecidos na metade do século XVIII, mas associados primariamente a dor pélvica ou menorragia. No começo do século XX, a hipótese que prevalecia encarava-os como resultantes de inflamação decorrente de infecção, congestão decorrente de pressão ou torção parcial que alterava o fluxo sanguíneo normal no ovário ou por distrofia decorrente de anormalidades na nutrição ovariana.[31]

Em 1935, Irving F. Stein e Michael L. Leventhal descreveram pela primeira vez um complexo de sintomas associado à anovulação.[32] Os dois ginecologistas nasceram em Chicago, ambos eram formados pelo Rush Medical College e desenvolveram sua carreira profissional no Michael Reese Hospital.[33] Stein e Leventhal descreveram sete pacientes (quatro delas obesas) com amenorreia, hirsutismo e ovários policísticos aumentados. Eles relataram que todas as sete recuperaram a menstruação normal e que duas ficaram grávidas após ressecção em cunha ovariana bilateral, envolvendo a remoção de metade a três quartos de cada ovário. Stein e Leventhal desenvolveram o procedimento da ressecção em cunha após observarem o retorno da menstruação após uma biópsia ovariana em várias pacientes com amenorreia. Eles especularam que a cápsula ovariana espessada impedia que os folículos alcançassem e escapassem da superfície do ovário.

Estudos histológicos cuidadosos dos "ovários de Stein-Leventhal" revelaram que eles tinham duas vezes a área transversal dos ovários normais, o mesmo número de folículos primordiais, o dobro do número de folículos em desenvolvimento e atréticos, uma túnica 50% mais espessa e mais colagenizada, um estroma subcortical 5 vezes mais espesso e um número 4 vezes maior de "ninhos" de células hilares do que os ovários normais. Estes estudos sugeriram ainda que a "hipertricose", caracterizada por abundância de tais ninhos e estroma marcadamente aumentado, era provavelmente um estágio posterior ou mais avançado de um processo progressivo.[34]

A fisiopatologia responsável pelo desenvolvimento de ovários policísticos intrigou ginecologistas e endocrinologistas por muitos anos e revelou-se muito difícil de definir. No entanto, existe uma resposta que é muito simples, lógica e clinicamente útil. *O ovário policístico característico se desenvolve quando persiste um estado anovulatório crônico por uma duração de tempo suficiente.* Uma secção transversal de mulheres anovulatórias em algum ponto no tempo demonstrará que aproximadamente 75% têm ovários multicísticos e policísticos.[24,35] *Como existem muitas causas de anovulação, existem muitas causas de ovários policísticos.* Qualquer uma das causas de anovulação descritas anteriormente pode produzir a mesma apresentação clínica ou similar. *O ovário policístico resulta de um distúrbio funcional, não de um defeito central ou local específico.*

FISIOPATOLOGIA

Embora as características morfológicas dos ovários policísticos tenham sido atribuídas inicialmente a alterações patológicas nos próprios ovários que impediam a ovulação,[34] elas agora são reconhecidas como refletindo o meio endócrino desordenado que resulta da anovulação crônica. Em contraste com o padrão cíclico de concentrações hormonais que ocorre durante o ciclo normal, o meio endócrino em mulheres com anovulação crônica é caracterizado por um "estado estável" em que as concentrações de gonadotrofina e esteroides sexuais variam relativamente pouco, comparativamente.

A produção diária média de androgênios e estrogênios é aumentada em mulheres com SPO, conforme refletido pelas concentrações elevadas de testosterona, androstenediona, desidroepiandrosterona (DHEA), sulfato de desidroepiandrosterona (DHEA-S), 17α-hidroxiprogesterona (17-OHP) e estrona. Os resultados do tratamento com um agonista de GnRH de ação prolongada (visando a supressão da produção de esteroides ovarianos dependentes da gonadotrofina) indicam que o aumento em testosterona, androstenediona e 17-OHP séricos deriva do ovário e é LH dependente, enquanto o aumento em DHEA e DHEA-S derivam da glândula suprarrenal.[36-39] As concentrações séricas de estrona são modestamente elevadas em decorrência da conversão periférica de quantidades aumentadas de androstenediona. Em contraste, os níveis séricos de estradiol em mulheres com SPO flutuam, mas geralmente permanecem dentro da variação tipicamente observada no início da fase folicular,[40] refletindo o baixo nível de produção contínua a partir do desenvolvimento folicular limitado.[41,42]

O meio endócrino em mulheres com SPO reflete o estado anovulatório crônico que pode resultar de uma ampla variedade de causas. *Perspectivas atuais encaram a SPO como um distúrbio complexo, similar à doença cardiovascular e diabetes melito tipo 2, em que inúmeras variantes genéticas e fatores ambientais interagem, combinam e contribuem para a fisiopatologia.*[43]

Não causa surpresa que a atenção tenha sido focada na identificação de variantes genéticas que envolvem a regulação da secreção e ação da gonadotrofina, secreção e ação da insulina, regulação do peso e energia e síntese e ação do androgênio.

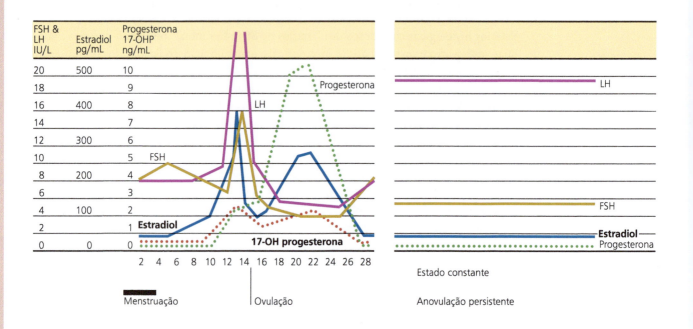

Secreção e Ação da Gonadotrofina

Stein e Leventhal sugeriram que os ovários policísticos provavelmente resultavam da estimulação[32] hormonal anormal da hipófise anterior, com base em observações anteriores de que o tratamento com um extrato urinário de hormônios da hipófise anterior podia induzir alterações similares às que ocorriam em ovários policísticos.[44] Estudos posteriores empregando um bioensaio de LH (com base na resposta ovariana de ratas imaturas ou a resposta prostática de ratos hipofisectomizados aos extratos urinários) demonstraram atividade excessiva de LH em mulheres com SPO,[45-48] o que foi confirmado posteriormente por estudos usando radioimunoensaio.[49]

Comparadas a mulheres com ciclos normais, aquelas com SPO geralmente exibem concentrações séricas aumentadas de LH, níveis baixos e normais de FSH e razões aumentadas de LH:FSH.[7,50,51] *O aumento nos níveis séricos de LH resultam da dinâmica secretória anormal de LH, caracterizada por aumento na frequência pulsátil de LH e, em menor escala, também na amplitude pulsátil.*[6,52-54] *O decréscimo nos níveis de FSH é resultante do aumento na frequência pulsátil de GnRH, dos efeitos de feedback negativo de concentrações de estrona cronicamente elevadas (derivadas da aromatização periférica da androstenediona aumentada) e dos níveis normais ou modestamente aumentados de inibina B (derivada dos folículos pequenos).*[55,56]

A frequência pulsátil em mulheres com SPO não apresenta a variação cíclica normal vista em mulheres ovulatórias e é relativamente constante, aproximadamente um pulso por hora. O padrão presumivelmente reflete um aumento similar na frequência pulsátil de GnRH hipotalâmico, o que favorece a secreção de LH mais do que FSH.[57-59] A resposta de LH a um estímulo exógeno agudo de GnRH também é exagerada em mulheres com SPO, mas em menor grau em mulheres obesas do que magras; por conseguinte, a amplitude pulsátil de LH e os níveis séricos de LH geralmente são um pouco mais baixos em mulheres obesas do que em mulheres magras com SPO.[7,60] As concentrações séricas elevadas de LH em mulheres com SPO também apresentam bioatividade aumentada em sistemas de bioensaio *in vitro*, refletindo uma diferença na glicosilação com uma predominância de isoformas mais básicas (alcalinas) de LH, que têm bioatividade maior.[53,61-63]

A frequência pulsátil de LH aproximadamente a cada hora em mulheres com SPO está dentro da variação de frequências geralmente observada durante o ciclo ovulatório normal, sugerindo que resulta de falha dos mecanismos que normalmente desacelera o gerador pulsátil de GnRH, mais do que de uma aceleração anormal na frequência pulsátil. A frequência pulsátil aumentada pode refletir disfunção hipotalâmica intrínseca, os efeitos dos sinais de *feedback* anormal da periferia, ou ambos.[64]

Uma vez que a dopamina e os opioides normalmente inibem a atividade neuronal do GnRH hipotalâmico, a frequência pulsátil mais alta de GnRH observada em mulheres com SPO pode ser causada por um decréscimo na estimulação neuronal dopaminérgica ou opioidérgica. No entanto, evidências experimentais de estudos envolvendo o tratamento com medicações que estimulam ou inibem estas vias não apoiam nenhum dos mecanismos. O tratamento com um agonista da dopamina não possui efeito discernível sobre o padrão de secreção da gonadotrofina em mulheres com SPO.[65,66] O tratamento com progestina reduz a frequência pulsátil de LH,[9] assim como faz a progesterona durante a fase lútea normal, indicando que está operando o processo opioide dependente que normalmente é mediador dos efeitos da progesterona[67-69] e sugerindo que um decréscimo no tônus opioide resulta primariamente da falta de *feedback* da progesterona devido à anovulação.

A infusão de insulina exógena[70-72] e os tratamentos que reduzem os níveis de insulina (metformina, tiazoladinedionas) não têm efeito significativo no padrão de secreção de LH em mulheres com SPO.[72,73] Os níveis de LH também são mais baixos em mulheres obesas do que nas mulheres magras com SPO, muito embora os níveis de insulina sejam mais altos nas obesas.[7,60] Estas observações sugerem que a hiperinsulinemia não tem efeito direto significativo na secreção de LH.

O tratamento com estrona exógena não aumenta as concentrações de LH basais ou estimuladas por GnRH em mulheres com SPO[74] e o tratamento com um inibidor da aromatase não reduz a frequência pulsátil de LH,[75] indicando que os níveis circulantes aumentados de estrona podem exercer efeitos de *feedback* negativo em FSH, mas provavelmente não têm influência direta importante na secreção de LH em mulheres com SPO. Embora a falta de *feedback* da progesterona resultante da anovulação indubitavelmente contribua para a frequência pulsátil mais elevada de LH,[9] evidências sugerem que o gerador pulsátil de GnRH também é menos sensível à inibição do *feedback* de esteroides sexuais.

O tratamento com contraceptivo de estrogênio e progestina ou com doses fisiológicas de estrogênio e progesterona exógenos reduz a frequência pulsátil de LH em mulheres com SPO, mas em menor grau do que em mulheres normais.[76-78] No entanto, após o pré-tratamento com flutamida (um agonista do receptor de androgênio), os efeitos do estrogênio e progesterona na frequência pulsátil de LH em mulheres com SPO são os mesmos que nas mulheres normais,[10] sugerindo que os níveis aumentados de androgênio circulante ajudam a sustentar a frequência pulsátil mais alta de LH observada em mulheres com SPO, reduzindo a sensibilidade ao *feedback* do estrogênio e progestina.

Os androgênios também podem contribuir mais diretamente para o padrão anormal de secreção de gonadotrofina em mulheres com SPO. Evidências de estudos em ratos, ovelhas, macacos e mulheres indicam que a exposição pré-natal a concentrações aumentadas de androgênio pode afetar a programação do gerador pulsátil de GnRH, predispondo a uma frequência pulsátil e secreção de LH aumentadas.[12,13,79-82] Pelo menos nos roedores, o tratamento pré-natal com androgênio também reduz as concentrações hipotalâmicas basais e induzidas por estrogênio dos receptores de progesterona,[81] oferecendo um mecanismo para explicar como os androgênios podem reduzir a sensibilidade hipotalâmica ao *feedback* da progesterona. É possível que a hiperandrogenemia de qualquer causa que surge durante a vida fetal (hiperandrogenismo materno, hiperplasia suprarrenal congênita clássica), adolescência (adrenarca prematura, hiperplasia suprarrenal congênita não clássica) ou na idade adulta (obesidade, hiperinsulinemia) induza anormalidades no controle do *feedback* da secreção pulsátil de GnRH, resultando na secreção aumentada de LH, que estimula a produção androgênica ovariana aumentada, em um ciclo de autoperpetuação.

As evidências primárias indicando que a estimulação excessiva de LH desempenha um papel importante na fisiopatologia de SPO provêm de estudos que examinam os efeitos do tratamento com antagonistas de GnRH e agonistas de GnRH de ação prolongada. Em mulheres com SPO, o tratamento com antagonista de GnRH induz um decréscimo agudo dose-dependente nas concentrações de LH e testosterona[54] e o tratamento de longo prazo com um agonista pode suprimir a produção androgênica ovariana dos níveis pós-menopausa.[83,84] Contudo, as mulheres de ciclo normal com ovários policísticos exibem níveis mais elevados de androgênio e insulina e concentrações mais baixas de SHBG do que as mulheres com morfologia ovariana normal, muito embora os níveis de LH e a dinâmica secretória não sejam diferentes.[85] *Estas observações sugerem que a secreção ou a estimulação excessiva de LH pode ser uma causa importante do desenvolvimento folicular desordenado e anovulação, mas não é a causa direta de ovários policísticos ou da produção androgênica ovariana aumentada em mulheres com SPO.*

Secreção e Ação da Insulina

A associação entre intolerância à glicose e hiperandrogenismo foi reconhecida pela primeira vez por Archard e Thiers em 1921, em um famoso relatório descrevendo uma mulher diabética barbada.[86] A resistência à insulina foi primeiro descrita em pacientes diabéticas que necessitavam de doses progressivamente mais altas de insulina para manter o controle efetivo da glicose, mais frequentemente porque desenvolviam anticorpos para as preparações de insulina derivadas de fontes animais.[87] Atualmente, reconhecemos a resistência à insulina como característica de uma ampla variedade de distúrbios e condições, variando de síndromes extremas de resistência à insulina (autoanticorpos do receptor de insulina, mutações no receptor de insulina, estados lipodistróficos)[88-90] até problemas comuns como diabetes tipo 2, obesidade, estresse, infecção, gravidez e SPO. A importância da resistência à insulina, a hiperinsulinemia, e a ação da insulina na patogênese da SPO foi sugerida inicialmente por um estudo conduzido em 1980, demonstrando correlações significativas entre os níveis plasmáticos basais de insulina, androstenediona e testosterona e entre os níveis de insulina e testosterona após uma carga oral de glicose.[91]

A resistência à insulina é uma característica comum em mulheres obesas e, em menor grau, em mulheres magras com SPO; a prevalência geral varia entre 50 e 75%.[92-95] A sensibilidade à insulina é reduzida em uma média de 35-40% das mulheres com SPO, comparadas às mulheres normais, semelhante ao que é observado entre mulheres com diabetes melito não dependentes de insulina.[96-98] *Até 35% das mulheres com SPO apresentam alteração na tolerância à glicose e 7-10% correspondem aos critérios para diabetes melito tipo 2.*[99-100] Inversamente, as mulheres com diabetes tipo 2 têm probabilidade 6 vezes maior do que as mulheres não diabéticas de idade e peso semelhantes de terem SPO.[101]

A resistência à insulina é uma condição em que a insulina administrada endógena ou exogenamente tem efeitos menores do que o normal na gordura, nos músculos e no fígado.[102] No tecido adiposo, a resistência à insulina resulta em aumento da hidrólise dos triglicerídeos armazenados e níveis elevados dos ácidos graxos livres circulantes. A redução na utilização da glicose (principalmente nos músculos) e o aumento na gliconeogênese (que a insulina normalmente inibe) resultam em aumento nas concentrações sanguíneas de glicose e uma hiperinsulinemia compensatória (naquelas mulheres com reservas pancreáticas adequadas). *Os níveis aumentados de insulina circulante causam ou contribuem para o hiperandrogenismo em mulheres com SPO em pelo menos dois aspectos importantes, estimulando a produção aumentada de androgênio ovariano e inibindo a produção hepática de SHBG.*

Inúmeros estudos demonstraram que a insulina estimula a produção de androgênio nas células teca ovarianas *in vitro*.[103] As células teca de mulheres com SPO também exibem sensibilidade aumentada à insulina, comparadas com as de mulheres normais. Os níveis fisiológicos de insulina podem estimular a síntese androgênica nas células teca de mulheres com SPO, enquanto concentrações mais altas de insulina são necessárias nas células teca normais.[104,105] *Como a insulina também potencializa a ação de LH,*[106] *a insulina e o LH agem em sinergia para estimular a produção de androgênio.*[104,107]

Investigações clínicas em mulheres com SPO demonstraram que a insulina também estimula a produção ovariana de androgênio *in vivo*. Especialmente, a soma cumulativa de resposta da insulina durante um teste oral de tolerância à glicose tem correlação positiva com a elevação nas concentrações de androstenediona e testosterona séricas acima da linha de base.[108] Além do mais, a supressão dos níveis séricos de insulina pelo tratamento com diazoxida ou um agente sensibilizador da insulina (troglitazona) reduz os níveis séricos de androstenediona e testosterona em mulheres com SPO.[109,110]

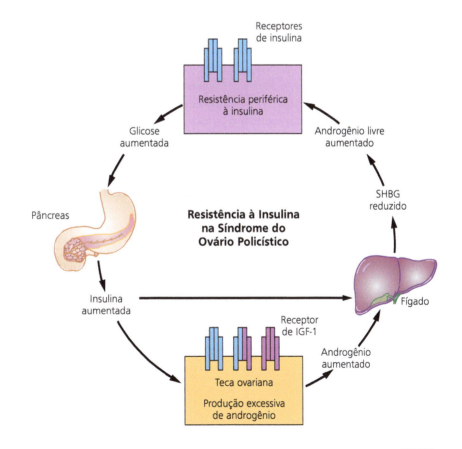

Altas concentrações de insulina também inibem a produção hepática de SHBG,[111,112] além das altas concentrações de androgênio. *As ações combinadas da insulina e dos androgênios baixam as concentrações de SHBG, produzindo um aumento nos níveis de androgênio livre, o que agrava a resistência subjacente à insulina.*[113] *Em última análise, estas condições estimulam uma resposta de feedback positivo autopropagado que pode aumentar em gravidade ao longo do tempo.*

A insulina estimula a produção ovariana de androgênio agindo por meio dos receptores de insulina nas células teca/intersticiais no estroma ovariano.[105,114] Em altas concentrações, a insulina também se liga aos receptores de IGF-1 (e possivelmente aos receptores híbridos) que são estruturalmente semelhantes e usam um mecanismo de sinalização semelhante.[96] Entretanto, evidências indicam que a insulina atua primariamente por meio do seu próprio receptor, ativando um sistema sinalizador separado do que está envolvido no transporte da glicose. Embora um anticorpo receptor de anti-insulina iniba efetivamente a esteroidogênese estimulada por insulina em células granulosas humanas em cultura, um anticorpo receptor de anti-IGF não tem efeito.[105,115,116] Um d-quiro-inositol contendo glicano aumenta a produção *in vitro* de testosterona nas células teca e a pré-incubação com um anticorpo anti-inositolglicano bloqueia a estimulação de insulina, mas não a de hCG.[105] Estas observações sugerem que mediadores de inositolfosfoglicano agem como segundos mensageiros na transdução de sinais para estimulação pela insulina da síntese de androgênio nas células teca e que o mecanismo difere daquele mediador das ações de LH.[117]

O que causa resistência à insulina em mulheres com SPO não está inteiramente claro. Não causa surpresa que, dada a complexidade e natureza poligenética do distúrbio, evidências sugiram que deve estar envolvido mais de um mecanismo.

As ações clássicas da insulina são mediadas pelo seu receptor e através de duas vias intracelulares distintas. O caminho do fosfatidil inusitol 3 quinase (PI-3K) é mediador dos efeitos metabólicos da insulina e o caminho da proteína quinase ativada por mitógenos (MAPK) é mediador das ações proliferativas da insulina. Normalmente, a ligação da insulina ao seu receptor induz uma alteração conformacional, resultando em fosforilação da tirosina do receptor e dos substratos proteicos, que se ligam e ativam serialmente PI-3K e Akt, uma molécula efetora que desempenha um papel importante na transdução de sinais para a regulação e metabolismo da glicose.[118,119] A ativação de Akt potencializa a translocação do transportador de glicose 4 (GLUT4) dos compartimentos intracelulares até a membrana plasmática, aumentando, assim, a absorção da glicose. Outras moléculas efetoras medeiam a inibição insulínica da glicogênese e glicogenólise,[120,121] estimulação da síntese lipídica e inibição do catabolismo lipídico.[122,123] As células granulosas luteinizadas obtidas de mulheres com SPO apresentam aumento seletivo na ativação insulínica do caminho mitogênico, via MAPK, e resistência no caminho metabólico de ação da insulina mediado por PI-3K.[124] *Estas e outras observações similares ilustram como as ações da insulina podem ser seletivamente inibidas e estimuladas ao mesmo tempo, por meio de diferentes caminhos de sinalização,*[96,124] *explicando como a insulina pode estimular o hiperandrogenismo em mulheres que são "resistentes à insulina."*

Estudos em culturas de fibroblastos da pele, músculos e adipócitos de mulheres com SPO indicam que a resistência à insulina resulta de defeitos precoces no caminho sinalizador pós-receptor.[98,125-127] O número e a afinidade dos receptores de insulina em mulheres obesas e magras com SPO não são diminuídos,[128,129] mas os receptores de insulina exibem um aumento constitutivo na fosforilação de resíduos de serina e um decréscimo na fosforilação de resíduos de tirosina estimulada por insulina. A fosforilação em serina dos substratos receptores de insulina impede a sua ligação com PI-3K e, portanto, inibe a sinalização da insulina. O aumento na fosforilação da serina pode ser induzido por metabólitos intracelulares de ácidos graxos livres,[126,130] os quais são aumentados na maioria das mulheres com SPO e foi demonstrado que causam resistência à insulina *in vivo*.[131,132] Altos níveis circulantes de ácido graxo livre também podem aumentar a produção de androgênio em mulheres,[133] induzindo a fosforilação em serina P450c17, que resulta em atividade aumentada da 17,20 liase.[134,135] Estas observações oferecem um mecanismo para resistência à insulina que também ajuda a explicar a ligação entre insulina e hiperandrogenismo em mulheres com SPO.

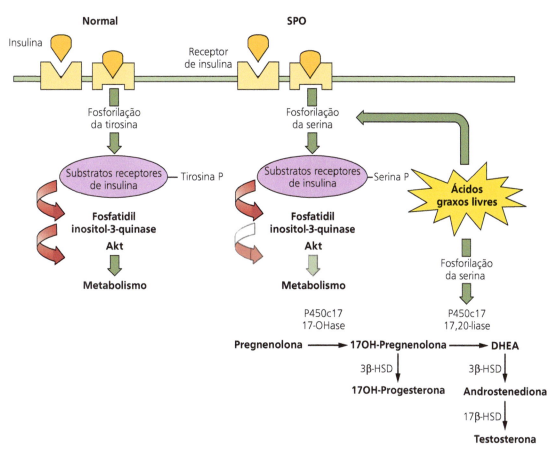

Adaptado de Baptiste.[118]

Embora o hiperandrogenismo possa reduzir a atividade da insulina, o efeito é relativamente modesto.[113] *A resistência à insulina e a hiperinsulinemia são os fatores primários; eles são a causa, não o resultado, do hiperandrogenismo.* O tratamento com agonistas de GnRH pode normalizar o níveis séricos de androstenediona e testosterona em mulheres com SPO, mas tem efeito limitado ou nenhum na resistência à insulina.[37,136-138] Igualmente, embora a cauterização ovariana bilateral possa reduzir as concentrações de androgênio em aproximadamente 50% nas mulheres com SPO, a utilização de glicose (sensibilidade à insulina) permanece imutável.[139]

O acúmulo de evidências sugere que a deficiência ou a disfunção na sinalização descendente mediada por inositolfosfoglicano também podem contribuir para a resistência à insulina em mulheres com SPO.[140-143] Finalmente, a obesidade é uma característica comum de mulheres com SPO, representando ainda outro mecanismo que contribui para o desenvolvimento da resistência à insulina, conforme discutido a seguir.

A resistência à insulina e a hiperinsulinemia é indubitavelmente uma parte importante da fisiopatologia da SPO. No entanto, é importante enfatizar que 25-50% das mulheres com SPO não têm resistência demonstrável à insulina. Além do mais, entre todas as mulheres com resistência à insulina, a prevalência de SPO é relativamente baixa (aproximadamente 15%).[144] Assim, a resistência à insulina e a hiperinsulinemia não são a causa primária ou o fator patogênico em todas as mulheres com SPO.

Regulação do Peso e Energia

O risco de desenvolvimento da SPO aumenta com a obesidade,[144-146] assim como a gravidade da resistência à insulina, hiperinsulinemia e disfunção ovulatória e a prevalência de síndrome metabólica, intolerância à glicose, fatores de risco para doença cardiovascular e apneia do sono.[100,147-150]

A obesidade por si só está associada à resistência à insulina e à hiperinsulinemia compensatória. A resistência à insulina está mais altamente correlacionada com a obesidade intra-abdominal, porque a gordura visceral é mais ativa metabolicamente do que a gordura subcutânea, mais sensível à lipólise, libera mais ácidos graxos livres e produz inúmeras citocinas envolvidas na resistência à insulina, como fator de necrose tumoral-α (TNF-α), interleucina-6, leptina e resistina.[151] O acúmulo de ácidos graxos livres nos tecidos causa lipotoxicidade e resistência à insulina, em parte por meio de TNF-α, que aumenta a fosforilação da serina e, assim, inibe a sinalização da insulina.[152] A resistência à insulina devido à obesidade também induz resistência à leptina e reduz os níveis de adiponectina, reduzindo, assim, a oxidação dos ácidos graxos e a promovendo lipotoxicidade.[151,153] A obesidade em mulheres com SPO está tipicamente distribuída centralmente, com um aumento maior na gordura visceral do que subcutânea.[154-157] No entanto, mesmo as mulheres magras com SPO têm uma porcentagem aumentada de gordura corporal, maior proporção cintura-quadril e maior gordura intra-abdominal, peritoneal e visceral, comparadas às mulheres normais com índice de massa corporal (IMC) equivalente.

A prevalência geral de obesidade e nas mulheres com SPO varia entre as diferentes populações de pacientes;[158] nos Estados Unidos, aproximadamente 35% de todas as mulheres adultas e 60% das mulheres com SPO são obesas.[159,160] No entanto, a prevalência geral de SPO entre as diferentes populações é muito parecida (aproximadamente 7%).[30,161-163] Além do mais, a prevalência de SPO entre mulheres não selecionadas varia relativamente com o aumento do IMC: 8,2% em mulheres abaixo do peso (IMC < 18,5), 9,8% em mulheres com peso normal, 9,9% em mulheres com sobrepeso (IMC 25,0-30,0), 9,0 em mulheres obesas (IMC = 30,0), 12,4% naquelas com um IMC entre 35,0 e 40,0 e 11,5% em mulheres com obesidade mórbida (IMC > 40,0).[146] *Combinadas, estas observações indicam que a obesidade relaciona-se primariamente a fatores genéticos e ambientais e é uma característica comum, mas não essencial, da SPO. A obesidade contribui modestamente para o risco de desenvolvimento de SPO e se soma à fisiopatologia em mulheres já afetadas, agravando o grau de resistência à insulina e a hiperinsulinemia.*[164,165] Também é possível que a própria SPO possa, até certo ponto, predispor ao ganho de peso e obesidade.

A prevalência de irregularidade menstrual, sangramento disfuncional, hirsutismo e infertilidade é mais elevada em mulheres obesas do que em mulheres magras com SPO,[165-167] assim como o risco de desenvolvimento de intolerância à glicose e diabetes.[100,168] Além do mais, as mulheres obesas têm uma prevalência mais alta de aborto espontâneo, diabetes gestacional e pré-eclampsia, independente de terem ou não SPO.[169]

Síntese e Ação do Androgênio

Hiperandrogenismo é a característica-chave da SPO, resultando primariamente da produção excessiva de androgênio nos ovários e, em menor grau, nas glândulas suprarrenais.[170] Em mulheres com SPO, aproximadamente 60% da androstenediona deriva diretamente dos ovários e o restante das glândulas suprarrenais; igualmente, 60% da testosterona circulante são secretados diretamente pelos ovários, com a maior parte do restante derivando da conversão periférica da androstenediona.[171]

Os mecanismos primários que impulsionam a produção aumentada de androgênio ovariano na SPO incluem aumento na estimulação de LH resultante da dinâmica secretória anormal de LH e a bioatividade aumentada de LH e a hiperinsulinemia em decorrência da resistência à insulina, a qual potencializa a ação de LH e é piorada pela obesidade. Outras evidências indicam que o aumento na síntese ovariana do androgênio em mulheres com SPO provavelmente também se correlaciona ao volume aumentando das células teca em um estroma ovariano expandido e ao aumento na sensibilidade à estimulação de LH,[172,173] possivelmente em decorrência da superexpressão do receptor de LH nas células teca e intersticiais (estromais).[174] A produção androgênica permanece elevada em culturas de longo prazo de células teca de mulheres com SPO,[175] mesmo após a supressão dos níveis de LH pelo tratamento com um agonista de GnRH,[176] sugerindo que a produção aumentada de androgênio em mulheres com SPO, até certo ponto também reflete uma disfunção intrínseca das enzimas esteroidogênicas principais, como a 3β-hidroxiesteroide desidrogenase (3β-HSD) e 17,20-liase,[104,172,177-179] que pode ter um fundamento genético.[180]

A produção androgênica suprarrenal (androstenediona, DHEA, DHEA-S) também é aumentada em mulheres com SPO; mais da metade apresenta níveis circulantes moderadamente aumentados de DHEA-S.[181] Quando a síntese ovariana é suprimida pelo tratamento com um agonista de GnRH de ação prolongada, os níveis androgênicos suprarrenais permanecem mais elevados em mulheres com SPO do que em mulheres normais.[92,172,176,182] Os androgênios suprarrenais têm pouca ou nenhuma atividade androgênica, mas contribuem para a fisiopatologia da SPO por meio da conversão em testosterona na periferia.

Foram investigados inúmeros mecanismos potenciais para o aumento na produção androgênica suprarrenal, mas a explicação permanece incerta. A estimulação crônica de estrogênio em decorrência da anovulação pode reduzir a atividade suprarrenal de 3β-HSD, como ocorre no córtex suprarrenal fetal, mas as evidências do mecanismo são conflitantes.[84,183-186] A secreção aumentada de ACTH hipofisário ou a sensibilidade aumentada para ACTH poderia fornecer uma explicação, mas nenhuma pode ser demonstrada.[181,187,188] Em algumas mulheres com SPO, mas obviamente não em todas, é possível que o excesso de androgênio suprarrenal resulte da regulação ascendente intrínseca da atividade de P450c17 17,20 liase[39,135,189-191] ou de hiperinsulinemia.[192-196] ***Em suma, nenhum mecanismo explica o excesso androgênico suprarrenal moderado comumente observado em mulheres com SPO.***

Altas concentrações locais de androgênio contribuem para a morfogênese policística dos ovários, pela conversão para androgênios 5β-reduzidos mais potentes, que não podem ser aromatizados em estrogênio e inibem a atividade da aromatase e indução de FSH dos receptores de LH nas células granulosas, impedindo, assim, ou prevenindo o desenvolvimento folicular progressivo. As células granulosas obtidas de ovários policísticos não são funcionalmente prejudicadas. Elas são sensíveis a FSH e a fatores de crescimento semelhantes à insulina e produzem estrogênio,[197-201] mas não podem gerar e manter o meio folicular estrogênico necessário para atingir estágios mais avançados de desenvolvimento. Consequentemente, o novo crescimento celular continua, mas se interrompe muito antes de ser atingida a maturação, resultando em múltiplos e pequenos cistos foliculares (tipicamente medindo 2-10 mm de diâmetro), rodeados de células teca hiperplásicas, que frequentemente se tornam luteinizadas em decorrência da estimulação aumentada de LH. Os folículos atrésicos contribuem em última análise para um estroma ovariano em expansão que aumenta de volume ao longo do tempo, aumentando ainda mais a massa celular que produz androgênios, em ainda outro ciclo autopropagador que predispõe à anovulação crônica.

A importância de altas concentrações locais ovarianas de androgênio na fisiopatologia da SPO é demonstrada pelos resultados da ressecção cuneiforme ovariana e por observações em mulheres com outras condições associadas à hiperandrogenemia. A ressecção cuneiforme resulta em uma diminuição sustentada nos níveis androgênicos que precede o retorno dos ciclos ovulatórios, indicando que altas concentrações intraovarianas de androgênio inibem efetivamente o desenvolvimento folicular e impedem a ovulação.[202-205] O sucesso da ressecção ovariana cuneiforme está correlacionado com a quantidade de tecido estromal produtor de androgênio que é removido; mesmo uma ooforectomia unilateral pode recuperar o ciclo menstrual e a ovulação em mulheres anovulatórias com ovários policísticos.[206] Embora procedimentos laparoscópicos como o *drilling* ovariano com uma agulha eletrocirúrgica ou um *laser* tenham substituído a res-

Resistência periférica à insulina

Fígado — Músculo

Hiperinsulinemia compensatória

Secreção aumentada de LH
Bioatividade aumentada de LH

Estimulação aumentada da insulina
Amplificação da ação de LH

Hipófise anterior → Estimulação aumentada de LH

Estroma ovariano
Volume aumentado
Sensibilidade aumentada à insulina/LH
Disfunção enzimática

Produção androgênica ovariana aumentada

secção cuneiforme clássica, os resultados alcançados são similares. Também foram observados ovários policísticos em mulheres com tumores ovarianos e suprarrenais produtores de androgênio[207-209] e em transexuais femininos para masculinos tratados com androgênios exógenos.[210,211] *Estas observações ilustram novamente a questão importante de que os ovários policísticos não são uma característica de um distúrbio endócrino específico. Eles resultam de uma disfunção no desenvolvimento folicular induzido ou sustentado por níveis aumentados de androgênio intraovariano como consequência de anovulação crônica, seja qual for a causa.*

Considerações Genéticas

O agrupamento familiar de hiperandrogenismo, anovulação e ovários policísticos sugere uma base ou causa genética subjacente. Foi descrito pelo menos um grupo de pacientes com uma forma de SPO hereditária ligada ao X, embora com um fenótipo amplamente variável.[212] Estudos em grandes famílias sugeriram herança autossômica dominante, com calvície prematura no fenótipo masculino.[213,214] Outros estudos de irmãos e pais de mulheres com SPO observaram uma prevalência alta de hiperinsulinemia e hipertrigliceridemia, SPO nas mulheres e calvície prematura nos homens.[215,216] Aproximadamente 50% das irmãs de mulheres com SPO têm concentrações elevadas de testosterona total ou biodisponível[217] e aproximadamente 35% das mães também são afetadas.[218,219] Os parentes de primeiro grau de mulheres com SPO também apresentam outras anormalidades metabólicas como dislipidemia, o que pode predispor a um risco aumentado de doença cardiovascular.[220-223] Estas observações sugerem ainda uma predisposição ou suscetibilidade genética.

Compreensivelmente, os esforços para identificar os genes associados a uma suscetibilidade para anovulação e ovários policísticos focaram em genes relacionados ao receptor e substratos de insulina[224-226] e os genes codificadores da clivagem da cadeia lateral de P450 (*CYP11*) e enzimas P450c17 (*CYP17*).[227-231] No entanto, parece provável que a SPO seja um distúrbio poligênico envolvendo a interação de numerosas variantes genômicas e a influência de fatores ambientais.[232] Os genes candidatos incluem a longa lista de moléculas que participam em algum dos caminhos metabólicos e reprodutivos afetados na síndrome, enfatizando ainda mais que a SPO não é um distúrbio endócrino específico, mas o resultado de anovulação crônica decorrente de uma ampla variedade de causas.

Resumo dos Pontos Principais

- A síndrome do ovário policístico não é um distúrbio endócrino específico com uma causa única. Ao contrário, ela é um distúrbio complexo em que inúmeras variantes genéticas e fatores ambientais interagem, se combinam e contribuem para a fisiopatologia.
- Os ovários policísticos e as características clínicas da síndrome do ovário policístico refletem um distúrbio funcional no desenvolvimento folicular, resultando em anovulação crônica. Como existem muitas causas de anovulação, existem muitas causas de ovários policísticos e de síndrome de ovário policístico.
- Mulheres com síndrome do ovário policístico geralmente apresentam concentrações séricas aumentadas de LH, níveis de FSH baixos e normais e razão aumentada entre LH:FSH. A elevação nos níveis séricos de LH resulta da dinâmica secretória anormal de LH, refletindo o padrão de secreção pulsátil de GnRH. O decréscimo nos níveis de FSH resulta do aumento na frequência pulsátil de GnRH e do *feedback* negativo de concentrações de estrona cronicamente elevadas (derivado da aromatização periférica em androstenediona aumentada) e níveis normais ou aumentados de inibina B (derivados de pequenos folículos).
- Resistência à insulina e hiperinsulinemia compensatória são características comuns em mulheres com síndrome do ovário policístico e desempenham um papel importante na fisiopatologia. Até 35% das mulheres com síndrome do ovário policístico exibem tolerância alterada à glicose e até 10% preenchem os critérios para diabetes melito tipo 2.
- O aumento em LH e a estimulação da insulina impulsionam a produção ovariana androgênica, e os androgênios e a insulina se combinam para inibir a produção hepática de SHBG, produzindo um aumento no androgênio livre, o que agrava a resistência à insulina subjacente, em um circuito de *feedback* positivo autopropagador que pode aumentar em gravidade ao longo do tempo.
- A obesidade contribui para o risco de desenvolvimento da síndrome do ovário policístico e se soma à fisiopatologia em mulheres já afetadas, agravando o grau de resistência à insulina e hiperinsulinemia.
- O hiperandrogenismo é uma característica importante da síndrome do ovário policístico, resultando primariamente da produção excessiva de androgênio nos ovários e, em menor grau, nas glândulas suprarrenais. O aumento em LH e a estimulação da insulina são os mecanismos primários que levam ao aumento na produção ovariana de androgênio. Outros incluem um estroma ovariano expandido com sensibilidade aumentada à insulina e LH e a disfunção intrínseca de enzimas-chave esteroidogênicas.
- A síndrome do ovário policístico é um distúrbio poligênico que provavelmente envolve a interação de numerosas variantes genômicas e a influência de fatores ambientais. Os genes candidatos incluem todas as moléculas que participam nos caminhos metabólicos e reprodutivos afetados.

DIAGNÓSTICO DA SÍNDROME DO OVÁRIO POLICÍSTICO

É em geral aceito que a SPO não é uma doença endócrina específica, mas uma síndrome representada por sinais e sintomas e que nenhum sinal, sintoma ou teste é diagnóstico. Não é de causar surpresa que os critérios estabelecidos para o diagnóstico de SPO se revelaram desafiadores e controversos.

Já foi argumentado que ter uma definição clara e específica para a SPO é importante porque as mulheres afetadas estão em risco aumentado para uma variedade de problemas (infertilidade, sangramento disfuncional, câncer endometrial, obesidade, diabetes melito tipo 2, dislipidemia, hipertensão e doença cardiovascular), porque o diagnóstico pode ter implicações de saúde para outros membros da família e porque a necessidade de um tratamento por toda a vida pode afetar o acesso ao seguro de saúde em um sistema como o dos Estados Unidos.[42,233] *Segundo nossa visão, a vantagem principal de haver critérios diagnósticos para SPO relaciona-se à pesquisa porque critérios variantes ofuscam as conclusões e questionam a capacidade de generalização dos resultados de estudos que envolvem mulheres com "SPO". Em medicina clínica, o simples fato de conhecer e entender as implicações na saúde e as consequências da anovulação crônica e os métodos para o seu manejo eficaz são muito mais importantes do que atribuir um diagnóstico específico de SPO.*

A base para o diagnóstico de SPO modificou-se com o tempo e com os avanços na medicina e tecnologia relacionadas. As primeiras descrições do distúrbio foram fundamentadas em achados de ovários aumentados, hirsutismo e disfunção menstrual.[32] O advento dos ensaios hormonais mudou o foco para as concentrações séricas de gonadotrofina e androgênio.[234] Avanços mais recentes em ultrassonografia e o reconhecimento da importância da resistência à insulina na fisiopatologia voltaram a atenção para a morfologia ovariana[235] e para as consequências metabólicas do distúrbio.

Ocorreram três esforços separados e distintos para estabelecer ou refinar os critérios diagnósticos para SPO. O primeiro foi uma conferência patrocinada pelo *National Institute of Child Health and Human Development* (NICHD) em 1990, concluindo que os critérios principais para o diagnóstico de SPO (em ordem de importância) eram (1) hiperandrogenismo e/ou hiperandrogenemia, (2) disfunção menstrual e (3) exclusão de outros distúrbios conhecidos que têm apresentação clínica semelhante.[233] O segundo esforço foi uma conferência copatrocinada pela *European Society for Human Reproduction and Embryology* (ESHRE) e a *American Society for Reproductive Medicine* (ASRM), reunidas em Rotterdam, Holanda, em 2003, concluindo que o diagnóstico de SPO deve estar fundamentado em pelo menos dois dos três critérios principais, incluindo (1) oligo/anovulação, (2) sinais clínicos ou bioquímicos de hiperandrogenismo e (3) ovários policísticos (conforme identificado por ultrassonografia), também excluindo outros distúrbios de excesso de androgênio.[236,237] O terceiro esforço foi uma força de trabalho nomeada pelo *Androgen Excess e PCOS Society* (AE-PCOS), em 2006, concluindo que o diagnóstico de SPO requer (1) hiperandrogenismo (hirsutismo e/ou hiperandrogenemia), (2) disfunção ovariana (oligo/anovulação e/ou ovários policísticos) e (3) exclusão de outros distúrbios de excesso de androgênio ou relacionados a eles.[43]

Os critérios diagnósticos originais do NICHD de 1990 foram fundamentados nos conceitos tradicionais da SPO, requerendo evidências de *ambos*, hiperandrogenismo (hiperandrogenemia e/ou hirsutismo) e disfunção menstrual (oligo/amenorreia). Os critérios do ESHRE/ASRM ("Rotterdam") de 2003 procuraram reconhecer e acomodar um espectro mais amplo do distúrbio, considerando os ovários policísticos como evidência de disfunção ovariana e incluindo mulheres *sem* hiperandrogenemia *nem* hirsutismo. Os critérios da AE-PCOS Society de 2006 possibilitaram que os ovários policísticos fossem considerados um sinal de disfunção ovariana, mas enfatizando uma vez mais que a SPO é caracterizada, primeiro e antes de tudo, por hiperandrogenismo, incluindo mulheres com oligo/amenorreia *ou* ovários policísticos, mas excluindo aquelas sem hiperandrogenemia *nem* hirsutismo.

Ironicamente, embora o propósito das conferências de consenso e forças tarefa fosse definir rigorosamente a SPO para fins de pesquisa, pode-se argumentar que os diferentes conjuntos de critérios tiveram sucesso somente na criação de controvérsias e confusão onde a clareza se fazia mais necessária. *Os ensaios clínicos publicados envolvendo mulheres com SPO devem ser cuidadosamente examinados para determinar quais critérios diagnósticos foram aplicados na seleção da população em estudo.*

Hiperandrogenemia

As evidências bioquímicas de hiperandrogenismo estão fundamentadas no achado de concentrações elevadas de andrógeno circulante. A testosterona é o andrógeno mais importante produzido pelo ovário e a base usual para o diagnóstico de hiperandrogenemia. Outros andrógenos que podem estar elevados em mulheres com SPO incluem androstenediona, DHEA e DHEA-S.

Os níveis de testosterona são elevados na maioria das mulheres com SPO, mas não em todas. O nível de testosterona livre é mais sensível para o diagnóstico de distúrbios hiperandrogênicos,[43] mas as medidas da testosterona livre têm diversas limitações. Os radioimunoensaios diretos (RIA) para testosterona livre são altamente imprecisos,[238-240] particularmente na faixa inferior e em mulheres com níveis reduzidos de SHBG.[241] Os métodos mais sofisticados e precisos (diálise de equilíbrio, cromatografia gasosa ou líquida com espectrometria de massa) são tecnicamente complexos, dispendiosos e não estão amplamente disponibilizados.[242] Além do mais, a testosterona é convertida para di-hidrotestosterona (DHT) nos tecidos sensíveis ao androgênio, que tem uma duração de ação mais longa do que a testosterona, portanto as concentrações séricas de testosterona total não refletem necessariamente a bioatividade androgênica.

Para fins de pesquisa clínica, a concentração de testosterona livre pode ser calculada usando equações derivadas das leis da ação das massas, das concentrações séricas da testosterona total, SHBG e albumina e as constantes de associação para as interações da testosterona com SHBG e a albumina.[239,243] Os valores calculados geralmente se correlacionam bem com os determinados pela diálise de equilíbrio,[238,239] embora a precisão varie com os ensaios específicos usados para medir a testosterona total e SHBG. *Para fins clínicos, a medida ou o cálculo do nível de testosterona livre, ou mesmo a medida da concentração sérica da testosterona total, geralmente é desnecessária.*[244] *Na maioria dos casos, o hirsutismo fornece amplas evidências de hiperandrogenismo e, se não for grave, com início repentino, rapidamente progressivo ou associado a sintomas ou sinais de virilização, existem poucos motivos para preocupação quanto a um tumor produtor de androgênio (Capítulo 13).*

A medida da concentração sérica de androstenediona pode produzir evidências de hiperandrogenemia, mas dados limitados sugerem que os níveis são elevados em menos de 20% das mulheres com SPO.[29] A medida do DHEA sérico também tem pouco ou nenhum valor diagnóstico porque os níveis são relativamente baixos, exibem um padrão diurno e alta variabilidade entre os sujeitos e são sensíveis ao estresse.[43,245]

A concentração sérica de DHEA-S é o marcador tradicional para o excesso de androgênio suprarrenal[246-248] porque deriva quase exclusivamente da suprarrenal,[249-251] e as concentrações são efetivamente altas e permanecem estáveis durante o dia e o ciclo.[252,253] De modo geral, a concentração sérica de DHEA-S é moderadamente elevada em mais da metade das mulheres com SPO.[181] Algumas têm aumento isolado no DHEA-S sérico, sugerindo deficiência em 3β-HSD, mas não foi encontrada nenhuma mutação genética na enzima.[254,255] *Embora a AE-PCOS Society considere um nível sérico elevado de DHEA-S como evidência suficiente de hiperandrogenismo para apoiar o diagnóstico de SPO,*[43] *o teste tem um valor clínico muito limitado ou nenhum, segundo nosso ponto de vista.* Primeiro, o teste carece de sensibilidade e especificidade para a identificação de mulheres com causas suprarrenais de hiperandrogenismo.[256] Segundo, DHEA-S, assim como DHEA e androstenediona, tem pouca ou nenhuma atividade androgênica intrínseca e requer a conversão para testosterona para exercer os efeitos androgênicos. Terceiro, a concentração de DHEA-S pode ser muito elevada (= 700 μg/dL) em mulheres com tumores raros secretores de androgênio, mas em quase todas essas pacientes o nível sérico de testosterona também é grandemente elevado,[257] em decorrência da conversão periférica de altos níveis de DHEA-S circulante ou porque o tumor também secreta testosterona.

Hiperandrogenismo Clínico

As evidências clínicas de hiperandrogenismo incluem hirsutismo, acne e alopecia androgênica, todas as quais se relacionam ao efeito dos androgênios na unidade pilossebácea. Como a sensibilidade da unidade pilossebácea varia significativamente entre os indivíduos, a correlação entre estas características clínicas e as medidas bioquímicas de hiperandrogenismo é relativamente fraca.[258,259]

Hirsutismo é o crescimento de pelos terminais na face ou no corpo em um padrão masculino. Hirsutismo *é o indicador clínico mais óbvio de excesso de androgênio e é uma característica importante da SPO.* Enquanto o hirsutismo afeta 65-75% das mulheres brancas, negras e do sudeste asiático,[43,260] a sua prevalência é mais baixa em grupos raciais ou étnicos que têm relativamente poucos pelos no corpo.[260-262] A escala modificada de Ferriman-Gallwey é o método mais comum de graduação da extensão do hirsutismo, atribuindo um escore de 0-4 em cada uma das 9 áreas sensíveis ao androgênio, conforme ilustrado e descrito no Capítulo 13.[263,264] O limiar que define o hirsutismo não está firmemente estabelecido, mas geralmente tem oscilado entre 6 e 8.[29,260,264] *A escala modificada de Ferriman-Gallwey é o padrão aceito para avaliação da gravidade do hirsutismo nas investigações clínicas. Entretanto, na prática clínica, a maneira mais fácil e prática é determinar o método e a frequência da remoção dos pelos (p. ex., raspando, arrancando, depilando), o que também fornece uma medida clinicamente relevante para avaliar a resposta ao tratamento.*

A acne pode ser outra manifestação de hiperandrogenismo. Assim como o hirsutismo, a sua prevalência entre as mulheres com SPO varia com a etnia. A prevalência da acne é de 12-14% entre as mulheres brancas com SPO,[159,161,262] mais alta nas indianas asiáticas e mulheres de descendência mediterrânea (aproximadamente 25%),[262,265] e mais baixa entre as mulheres das ilhas do Pacífico.[261] No entanto, não está claro se a acne é mais prevalente entre as mulheres com SPO do que na população geral. Aproximadamente 20% das mulheres com menos de 20 anos, 15% das que estão entre 20 e 30 anos e 10% das mulheres entre 30 e 40 anos se queixam de acne.[266-270] Até que ponto a SPO pode aumentar o risco de desenvolvimento de acne, se é que existe, ainda não está esclarecido.

A alopecia androgênica, que descreve a perda de cabelo das mulheres, também pode resultar de hiperandrogenismo e é uma característica reconhecida, mas incomum, de SPO;[23,159,271-273] menos de 5% das mulheres com SPO se queixam de perda de cabelo. Tipicamente, a perda de cabelo está limitada à coroa e não envolve a linha frontal dos cabelos.[272,274] A alopecia androgênica pode ser mais comum do que é reconhecida porque é preciso que seja perdido 25% ou mais do couro cabeludo antes que o adelgaçamento se torne aparente.[159,274]

Disfunção Ovulatória e Menstrual

O ciclo menstrual normal resulta da função ovulatória normal. O intervalo normal intermenstrual varia de 24 a 35 dias, e a menstruação que ocorre menos ou mais frequentemente do que isso é uma indicação de disfunção ovulatória. O ciclo menstrual que ocorre a intervalos normais sugere enfaticamente, mas não pode ser considerado como uma prova de ovulação.

A maioria das mulheres com SPO, aproximadamente 60-85%, exibe grave disfunção menstrual.[43,158,161] As anormalidades mais comuns são oligomenorreia e amenorreia. A polimenorreia (ciclos regulares ocorrendo a intervalos menores do que 25 dias) é muito incomum, observada em menos de 2% das mulheres não tratadas com SPO.[159] Classicamente, a disfunção menstrual em mulheres com SPO tem início na pré-menarca, mas muitas relatam ciclos regulares com intervalos variados antes do início da oligo/amenorreia.

Em geral, as mulheres anovulatórias raramente têm menstruações regulares.[275] Contudo, os ciclos regulares são um pouco mais comuns em mulheres hiperandrogênicas anovulatórias.[43,276] Em estudos da função menstrual em mulheres com hiperandrogenismo, aproximadamente 15-40% são eumenorreicas, apesar de evidências de oligoanovulação.[277-280] A prevalência de eumenorreia entre mulheres com SPO é significativamente aumentada se forem aplicados os critérios diagnósticos de Rotterdam porque as mulheres hirsutas eumenorreicas com ovários policísticos estão incluídas. A ausência de algum padrão reconhecível de sintomas pré-menstruais sugere anovulação em mulheres eumenorreicas.

Ovários Policísticos

A SPO recebe este nome proveniente dos ovários policísticos aumentados tão comumente observados em mulheres com anovulação hiperandrogênica crônica.[32] Observações da hiperandrogenemia leve e resistência à insulina em algumas mulheres assintomáticas com ovários policísticos forneceram uma base lógica para a inclusão de ovários policísticos entre os critérios diagnósticos de Rotterdam para SPO, como um sinal de disfunção ovariana.[85,281-284]

Ovários policísticos tipicamente apresentam tamanho e volume estromal aumentados e um número aumentado de folículos pequenos. Os critérios de Rotterdam consideram apenas o número total de folículos, requerendo 12 ou mais medindo 2-9 mm de diâmetro (média dos dois ovários).[236,237,285-287] Outros definiram ovários policísticos com base no volume (> 7,0-7,5 mL) e arquitetura.[288,289] A prevalência de ovários policísticos é bem alta entre as mulheres com excesso de androgênio (> 80%).[235,277,290-295] *No entanto, de 8 a 25% das mulheres normais, e até mesmo 14% das mulheres que usam contraceptivos orais, também preenchem os critérios ultrassonográficos para ovários policísticos.*[281,296-299,300] Além do mais, ovários policísticos são comumente observados durante o desenvolvimento puberal normal e até mesmo em mulheres com amenorreia hipotalâmica e hiperprolactinemia.[301,302]

Os critérios diagnósticos de Rotterdam de 2003 ampliaram a população das mulheres que poderia receber um diagnóstico de SPO em aproximadamente 50%, comparados aos critérios anteriores recomendados pelo NICHD, em decorrência inteiramente da inclusão de ovários policísticos.[303] A alteração nos critérios produziu controvérsias consideráveis, principalmente porque ovários policísticos são tão comumente observados em mulheres normais e em outras condições. Além do mais, o achado por si só tem pouca significância clínica. *Mulheres normais em outros aspectos com ovários policísticos geralmente têm ciclos menstruais regulares, exibem níveis séricos normais de gonadotrofina e hormônio esteroide ovariano e não são inférteis.*[85,297,304-306]

Novamente, a questão importante é que a SPO é um distúrbio funcional em que os ovários policísticos resultam de anovulação crônica. Embora presente na maioria das mulheres com anovulação hiperandrogênica crônica, os ovários policísticos não se estabelecem e não são necessários para o diagnóstico de SPO.[163,182,296]

OUTRAS CARACTERÍSTICAS DA SÍNDROME DO OVÁRIO POLICÍSTICO

A SPO tem outras características comuns além do hiperandrogenismo e disfunção ovulatória que não estão incluídas em nenhum critério diagnóstico, incluindo padrões anormais de secreção de gonadotrofina, resistência à insulina e anormalidades metabólicas relacionadas, como dislipidemia.

Secreção Anormal de Gonadotrofina

Os padrões anormais de secreção de gonadotrofina já foram reconhecidos há muito tempo como uma característica comum de mulheres com SPO. Conforme discutido na seção anterior deste capítulo dedicada à fisiopatologia do distúrbio, concentrações séricas aumentadas de LH, níveis baixos e normais de FSH e aumento na razão entre LH:FSH são típicos, porém mais ainda em mulheres magras do que em mulheres obesas com SPO. No passado, um aumento na razão entre LH:FSH (p. ex., > 2:1) era considerado como um marcador de SPO, mas a razão varia com os ensaios usados para medir as concentrações de gonadotrofina e a prevalência de obesidade é alta entre mulheres com SPO.[7,60,307-309] *Consequentemente, os níveis ou razões de gonadotrofina não são um critério diagnóstico confiável; eles não fazem nem excluem o diagnóstico.*

Resistência à Insulina

A resistência à insulina e hiperinsulinemia são características comuns, mas não universais de mulheres com SPO, independente de qual método é usado para avaliar a sensibilidade à insulina.[92,94,310] *A prevalência geral de resistência à insulina entre mulheres com SPO está entre 50 e 75% e é maior em mulheres obesas do que em mulheres magras com SPO.*

A maioria das mulheres com SPO e resistência à insulina são jovens e tem ampla reserva pancreática de células β. Consequentemente, são capazes de produzir uma hiperinsulinemia compensatória, permitindo-lhes manter a homeostase normal da glicose, pelo menos no estado de jejum.[100] Embora, assim, a maioria apresente uma resposta exagerada da insulina a um desafio com glicose, algumas também exibem evidências de disfunção das células β,[311-313] particularmente aquelas que têm um histórico familiar de diabetes melito tipo 2.[314]

Embora não haja questionamento de que a resistência à insulina e hiperinsulinemia desempenham um papel importante na fisiopatologia da SPO ou que a prevalência de diabetes não reconhecida é suficientemente alta para justificar um teste para excluir o diagnóstico em mulheres com SPO, a importância prática de detectar a resistência à insulina e que testes, se for o caso, devem ser realizados para aquele fim permanece altamente controvertido.

O método padrão ouro para medir a sensibilidade à insulina, ao qual todos os outros métodos são comparados, é o *clamp euglicêmico hiperinsulinêmico*.[315] A técnica envolve uma infusão intravenosa com taxa fixa de insulina e uma infusão de glicose intravenosa simultânea, variando a taxa quando necessário para estabelecer um estado constante no nível de glicose plasmática dentro da faixa normal de jejum. A taxa de infusão da glicose em um estado constante estima a taxa de captação da glicose nos tecidos na concentração insulínica plasmática definida e é inversamente proporcional ao grau de resistência à insulina; quanto mais baixa a taxa de infusão da glicose, maior o grau de resistência à insulina. A sensibilidade à insulina é definida como a razão entre a taxa de eliminação da glicose e a concentração insulínica em estado constante (taxa de eliminação da glicose [mmol/Kg] × min por mU/L × 100). A técnica de *clamp* e outros métodos que envolvem infusões intravenosas de glicose e/ou insulina (p. ex., a amostragem frequente do teste intravenoso de tolerância à glicose, o teste de sensibilidade à insulina, o teste de tolerância à insulina e a infusão contínua de glicose com avaliação do modelo) foram usados amplamente em investigações clínicas da dinâmica da glicose e da insulina. Entretanto, eles não têm aplicação clínica prática real porque são demorados, invasivos, dispendiosos e requerem um profissional experiente.

As complexidades da técnica de *clamp* e outros métodos que requerem infusões intravenosas e múltiplas amostras sanguíneas redobraram os esforços para encontrar um método quantitativo descomplicado e sem custo elevado para avaliação da sensibilidade à insulina. Foram descritas inúmeras medidas em jejum (homeostático), todos com base nas concentrações de glicose e insulina de jejum e usando cálculos simples.[316] Um ponto fraco que todos os testes têm é que eles presumem uma relação linear entre glicose e insulina que é, de fato, parabólica.

A *concentração sérica de insulina em jejum* é fácil de ser obtida e não requer cálculos;[317] em mulheres brancas euglicêmicas com SPO, valores maiores do que 20-30 μU/mL sugerem resistência à insulina. A razão *glicose/insulina em jejum* foi usada amplamente como um índice de sensibilidade à insulina em mulheres com SPO; uma razão menor do que 4,5 tem sensibilidade e especificidade razoáveis para resistência à insulina.[94] O *modelo homeostático de avaliação da resistência à insulina (HOMA-IR)* é outra medida de sensibilidade à insulina comumente usada em estudos epidemiológicos maiores. O HOMA-IR é calculado dividindo o produto das concentrações de glicose (mg/dL) e insulina (μU/mL) em jejum por uma constante: [glicose (mg/dL)][insulina (μU/mL)]/405 ou [glicose (mmol/L)][insulina (μU/mL)]/22,5.[318,319] O valor de HOMA-IR correlaciona-se relativamente bem com resultados dos estudos de grampo[320,321] e, ao contrário da concentração de insulina em jejum e da taxa de glicose/insulina, compensa a hiperglicemia em jejum; valores maiores do que 3,2-3,9 geralmente indicam resistência à insulina.[43,95,322] O *índice de sensibilidade à insulina (QUICKI)* é ainda outro método para avaliar a sensibilidade à insulina em investigações clínicas. Assim como o HOMA-IR, o QUICKI pode ser aplicado em pacientes euglicêmicos e hiperglicêmicos.[323] O valor de QUICKI é o inverso da soma das concentrações de glicose e insulina de jejum, expresso logaritmicamente: (1/[log(Glicose)+log(Insulina)]); valores maiores do que 0,33 indicam resistência à insulina.[43,324] Ainda outros métodos usam uma combinação ponderada das concentrações de insulina e triglicerídeos em jejum e IMC para estimar a sensibilidade à insulina.[315] Todos os índices calculados têm limitações, principalmente a falta de um ensaio de insulina padronizado. **Como demonstra a grande quantidade de medidas diferentes de resistência à insulina, não existe um teste uniformemente aceito para a medida da resistência à insulina em um contexto clínico. Consequentemente, não é recomendado o rastreamento de rotina para resistência à insulina.**

O *teste de tolerância à glicose oral (TTOG)* é a base dos métodos para diagnóstico da tolerância alterada à glicose e diabetes melito e também pode ser usado para avaliar a sensibilidade à insulina, quando indicado (discutido a seguir). Embora as técnicas variem, todas elas envolvem medidas da glicose plasmática e insulina a intervalos acima de 2 a 4 horas após uma carga oral de glicose de 75 g ou 100 g. *É recomendado um TTOG básico de 2 horas para todas as mulheres com SPO, já que até 35% exibem tolerância alterada à glicose e até 10% têm diabetes melito.*[99,237,325,326]

O screening para intolerância à glicose também é recomendado para meninas com adrenarca prematura ou irregularidade menstrual que persiste por mais de 2 anos porque a insulinemia frequentemente é a causa e elas estão em alto risco de desenvolvimento de diabetes melito e hiperandrogenismo grave.[327-330] Nesta população, o rastreamento específico para resistência à insulina também é justificado porque evidências indicam que a intervenção precoce naquelas afetadas pode prevenir doença progressiva debilitante.[329,331,332] O rastreamento específico para resistência à insulina também é recomendado para mulheres com níveis séricos de androgênio marcadamente elevados (≥ 150 ng/dL), para diferenciar as síndromes graves de resistência à insulina (discutidas a seguir) de tumores secretores de androgênio.

Interpretação	Glicose após 2 Horas	Insulina após 2 Horas[43]
Normal	< 140 mg/dL	
Alteração na tolerância à glicose	140-199 mg/dL	
Diabetes melito	≥ 200 mg/dL	
Normal		< 80-100 μU/mL
Resistência à insulina		> 80-100 μU/mL
Resistência grave à insulina		> 300 μU/mL

Dislipidemia

Dislipidemia é talvez a anormalidade metabólica mais comum observada em mulheres com SPO. Aplicando as diretrizes do *National Cholesterol Education Program*, aproximadamente 70% têm pelo menos um nível lipídico *borderline* ou elevado,[333] embora muitas mulheres com SPO tenham perfis lipídicos inteiramente normais.[334-337] A resistência à insulina e hiperinsulinemia estão associadas à lipoproteína de alta densidade (HDL) e níveis elevados de triglicerídeos e numerosos estudos observaram tais anormalidades em mulheres com SPO.[334,338,339] Alguns também observaram concentrações elevadas de lipoproteína de baixa densidade (LDL)[333,335-337] que geralmente não estão associadas a estados resistentes à insulina e podem resultar de hiperandrogenismo ou refletir uma influência genética ou alimentar.[223,340,341]

Obesidade

Obesidade é uma característica comum da SPO. A prevalência geral de obesidade é de aproximadamente 50%,[159] mas varia significativamente com o país de origem. A prevalência é mais alta nos Estados Unidos, provavelmente refletindo a prevalência geral mais alta de obesidade;[161] em outros países, as mulheres com SPO geralmente são mais magras.[294,342-344]

O risco de SPO aumenta com a obesidade.[145,345] Embora o efeito pareça relativamente modesto,[146] está claro que a obesidade se soma à fisiopatologia da SPO em mulheres afetadas ou predispostas, agravando o grau de resistência à insulina e hiperinsulinemia.[164,165] Conforme discutido anteriormente na seção deste capítulo dedicada à fisiopatologia da SPO, níveis altos de insulina estimulam a produção ovariana de androgênio e suprimem a produção hepática de SHBG, aumentando, assim, os níveis biodisponíveis de androgênio. Por sua vez, altas concentrações de androgênio e níveis cronicamente elevados de estrogênio (derivados da aromatização de androgênios em adipose) ajudam a induzir ou perpetuar um padrão anormal de secreção de gonadotrofina (LH aumentado, FSH baixo), aumentando a frequência pulsátil e a amplitude de LH e inibindo a secreção de FSH.

EXCLUSÃO DE OUTROS DISTÚRBIOS POR EXCESSO DE ANDROGÊNIO

SPO é um diagnóstico de exclusão, depois de terem sido consideradas e eliminadas outras causas de anovulação crônica (principalmente distúrbios da tireoide e hiperprolactinemia) e excesso de androgênio. Juntos, a hiperplasia suprarrenal congênita, tumores secretores de androgênio, síndromes severas de resistência à insulina, síndrome de Cushing e hirsutismo idiopático representam aproximadamente 10-30% do hiperandrogenismo em mulheres.[159,274,279,346] *Embora todos devam ser considerados e excluídos, na verdade, poucos justificam um teste específico.*

Transtornos da Tireoide

Os distúrbios da tireoide estão associados à disfunção menstrual e também podem ter um impacto adverso sério nos resultados de gravidez e desenvolvimento infantil.[347-352] *A alta prevalência geral de disfunção da tireoide em mulheres justifica testes específicos para excluir o diagnóstico (hormônio sérico tireoestimulante, TSH) em todas as mulheres anovulatórias, incluindo aquelas com hiperandrogenismo, mas não para o diagnóstico de SPO.*

Hiperprolactinemia

A hiperprolactinemia está altamente associada à disfunção menstrual e é uma das causas mais comuns de amenorreia secundária. As muitas causas de hiperprolactinemia são consideradas com detalhes em outros capítulos deste livro (Capítulos 11 e 16). A hiperprolactinemia está associada à produção androgênica suprarrenal *in vivo* e *in vitro*,[353,354] mas a sua prevalência entre mulheres que apresentam hiperandrogenismo é bastante baixa e geralmente menor do que 3%.[159,274,342,346,355-358] *A alta prevalência de hiperprolactinemia entre mulheres com disfunção menstrual justifica testes específicos para a exclusão do diagnóstico em todas as mulheres anovulatórias, mas não para o diagnóstico de SPO.*

Hiperplasia Suprarrenal Congênita Não Clássica

A hiperplasia suprarrenal congênita (HAC) é causada por defeitos enzimáticos suprarrenais esteroidogênicos que resultam na produção excessiva de androgênio suprarrenal. A causa mais comum é a deficiência de 21-hidroxilase; outros defeitos enzimáticos (11β-hidroxilase, 3β-hidroxiesteroide desidrogenase) são relativamente raros. Globalmente, a fisiopatologia se origina da produção reduzida de cortisol, que estimula um crescimento compensatório na secreção hipofisária de ACTH, causando hiperplasia suprarrenal; o nível aumentado de hormônios esteroides proximais ao bloco enzimático procura um caminho metabólico alternativo, resultando na produção aumentada de androgênios. O transtorno é herdado de forma recessiva autossômica e é discutido nos Capítulos 9, 10 e 13.

Mulheres com HAC clássica (forma perdedora de sal e virilizante simples) tipicamente apresentam genitália ambígua ao nascimento,[359-361] e, assim, raramente seriam confundidas com SPO, mas aquelas com a forma não clássica ou de "início tardio" de HAC se apresentam mais tarde, durante a infância ou início da adolescência com puberdade precoce ou quando jovens adultas com sinais de hiperandrogenismo, muito parecido com aquelas com SPO.[362] *Embora seja lógico recomendar que a HAC não clássica seja excluída especificamente em todas as mulheres com hiperandrogenismo,[43] nós acreditamos que os testes específicos podem ser reservados com segurança para aquelas que têm um início precoce de hirsutismo (pré ou perimenarca, incluindo as meninas com adrenarca prematura), mulheres com uma história familiar do transtorno e aquelas em grupos étnicos de alto risco (de origem hispânica, mediterrânea, eslava, judaica asquenaze ou esquimós yupik).* O rendimento do *screening* de rotina é muito baixo porque o transtorno é incomum.[158,159,363] A prevalência de HAC não clássica entre as mulheres brancas americanas e hispânicas com hiperandrogenismo está entre 1 e 4%.[364] Em outros países, a prevalência relatada variou de 0,3% entre as mulheres italianas do norte até 6-10% entre as mulheres de Irsael, Índia e Jordânia.[365,366] Além do mais, um diagnóstico de HAC não clássica geralmente não irá alterar a melhor opção de tratamento porque os glicocorticoides são menos eficazes do que os contraceptivos de estrogênio e progestina e/ou antiandrogênios para o tratamento de anovulação crônica e hirsutismo em mulheres com HAC clássica.[367,368] Embora seja importante identificar mulheres em risco de conceber um filho com a forma clássica mais grave do distúrbio, o risco entre as mulheres com hiperandrogenismo é limitada àquelas portadoras de uma mutação clássica e um alelo variante associado a deficiência enzimática leve (heterozigotos compostos), tendo também um parceiro masculino portador de uma mutação clássica oculta. Dados de programas de rastreamento neonatal para a detecção de HAC clássica indicam que a prevalência geral de HAC clássica é de aproximadamente 1 em 15.000 nascimentos vivos e varia com a etnia, oscilando de 1 em 28.000 chinesas[369] e entre 1 em 5.000 e 1 em 23.000 caucasianas,[370,371] até 1 em 280 esquimós yupic.[372] Nos Estados Unidos, a prevalência de HAC clássica é de 1 em 15.500 brancas e 1 em 42.000 afro-americanas.[373]

Independente de ser realizado um rastreamento universal ou seletivo para a HAC não clássica, uma concentração sérica matinal de 17-OHP na fase folicular menor do que 200 ng/dL exclui e um nível maior do que 800 ng/dL praticamente estabelece o diagnóstico.[374-376] Concentrações entre os dois valores limítrofes sugerem a possibilidade, que pode ser confirmada realizando um teste de estimulação de ACTH, obtendo amostras sanguíneas antes e 60 minutos depois de administrar cosintropina (ACTH 1-24 sintético; 0,25 mg intramuscular ou intravenoso); na maioria das mulheres com HAC não clássica, a concentração de 17-OHP se elevará acima de 1.500 ng/dL.[363,365,377]

Tumores Ovarianos e Suprarrenais Secretores de Androgênio

Tumores ovarianos e suprarrenais secretores de androgênio são raros. A prevalência de tumores ovarianos produtores de androgênio está entre 1 em 300 e 1 em 1.000 entre as mulheres com hiperandrogenismo.[159,346,357,378] Os tumores suprarrenais secretores de androgênio são ainda menos comuns.[356] Além disso, tumores secretores de androgênios quase sempre são acompanhados de hirsutismo grave ou rapidamente progressivo ou sintomas ou sinais de virilização (alteração na voz, calvície nas têmporas ou no padrão masculino, atrofia das mamas, aumento da massa muscular e clitoromegalia). *A possibilidade de tumor é excluída primeiramente pelo his-*

tórico clínico e o exame físico. Poucas mulheres precisarão de avaliação específica para excluir o diagnóstico.

A avaliação recomendada para mulheres com suspeita de ter um tumor secretor de androgênio é discutida detalhadamente no Capítulo 13 e é brevemente resumida aqui. Uma **concentração sérica de testosterona total** maior do que 150 ng/dL identifica quase todas as mulheres com um tumor potencial produtor de androgênio. No entanto, ainda se deve suspeitar e excluir tumor em mulheres com hirsutismo rapidamente progressivo ou sinais ou sintomas de virilização, mesmo quando a concentração sérica de testosterona estiver abaixo do valor limítrofe. A **ultrassonografia transvaginal** identificará quase todas as lesões de massa ovariana sólida, embora tumores muito pequenos localizados na região hilar possam escapar à detecção. A **tomografia computadorizada (TC) da glândula suprarrenal** é extremamente sensível para a detecção de tumores suprarrenais secretores de androgênio raros, a maioria dos quais são malignos. A **cateterização venosa ovariana seletiva** pode ser considerada para as pacientes raras que não têm lesão da massa ovariana ou suprarrenal demonstrável, mas deve ser reservada somente para aquelas mulheres em quem existe forte suspeita de um tumor.

Síndromes de Resistência Grave à Insulina

A resistência grave à insulina é uma característica específica de uma variedade de distúrbios clínicos incomuns. A síndrome de resistência à insulina tipo A resulta de defeitos no receptor de insulina e afeta primariamente mulheres magras. A síndrome do tipo B é um distúrbio autoimune que afeta o receptor de insulina. A síndrome do tipo C é uma variante do tipo A e é caracterizada por marcada *acantose nigricans*, hiperandrogenismo, obesidade e ausência de defeitos no receptor de insulina e também é conhecida como síndrome *acantose nigricans* hiperandrogênica resistente à insulina (HAIR-AN). Outros distúrbios raros envolvendo resistência grave à insulina incluem leprechaunismo, síndrome de Rabson-Mendenhall e uma variedade de síndromes lipodistróficas.[43,379]

Embora a síndrome do tipo C possa razoavelmente ser vista como uma forma grave ou fenótipo da SPO, a resistência mais profunda à insulina e anormalidades metabólicas associadas na síndrome distinguem as duas.[380,381] A hipertecose ovariana, caracterizada por grupos distintos de células teca luteinizadas espalhados pelo estroma ovariano e associados a hiperandrogenismo severo[382,383] é frequentemente observada em mulheres com síndromes de resistência grave à insulina. Marcas na pele e *acantose nigricans* (uma descoloração cinza-marrom aveludada e por vezes verrugosa na pele, geralmente envolvendo o pescoço, virilhas, axilas e a área abaixo das mamas), são outras características comuns das síndromes de resistência grave à insulina. O mecanismo responsável pelo seu desenvolvimento é incerto.

Embora os critérios diagnósticos específicos para síndromes de resistência grave à insulina não tenham sido estabelecidos, o diagnóstico pode ser substanciado por achados de níveis marcadamente elevados de insulina, tipicamente maiores do que 80 µU/mL em jejum ou maiores do que 300 µU/mL 2 horas após uma carga oral de glicose.[380,381] Como seria de esperar, a maioria dos pacientes terá níveis normais de glicose nos estágios iniciais do distúrbio, mas estão em alto risco de desenvolver falha nas células β, diabetes e dislipidemia. Assim, elas requerem acompanhamento e tratamento de longo prazo.

Síndrome de Cushing

A síndrome de Cushing resulta do excesso de secreção da glândula suprarrenal de cortisol e pode ser dependente de ACTH (tumores hipofisários e ectópicos secretores de ACTH) ou independente de ACTH (adenomas suprarrenais, tratamento glicocorticoide exógeno). *O distúrbio tem características comumente observadas em mulheres com SPO, incluindo disfunção menstrual, hiperandrogenismo e obesidade central. No entanto, a prevalência da síndrome de Cushing em*

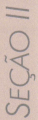

mulheres que apresentam hiperandrogenismo é extremamente baixa, bem abaixo de 1%.[158,159,274,346,384] ***Consequentemente, o rastreamento de rotina não é justificado e deve ser limitado a poucas pacientes que também têm sinais e sintomas distintos de hipercortisolismo.*** Estes incluem hipertensão, fadiga intensa e fraqueza muscular, atrofia da pele e tecido subcutâneo (machucados fáceis e estrias púrpura no abdome e nos flancos), hiperpigmentação (causada por secreção excessiva do hormônio estimulador de melanócito α, como um subproduto da síntese de ACTH de pró-opiomelanocortina, a molécula precursora comum) nas áreas mais expostas à luz (rosto, pescoço e dorso das mãos) ou traumatismo leve crônico, fricção ou pressão (cotovelos, joelhos, articulações e ombros), diabetes e prejuízo cognitivo.

Os métodos de rastreamento para síndrome de Cushing, os testes específicos para as mulheres com resultado positivo e a avaliação para diferenciar entre as causas da síndrome de Cushing são discutidos em detalhes no Capítulo 13. ***O teste noturno de supressão de dexametasona é o melhor teste de rastreamento devido à sua simplicidade e capacidade para discriminar.*** O teste é realizado por meio da administração de 1,0 mg de dexametasona entre 11h da noite e meia-noite e medindo o cortisol sérico às 8h da manhã seguinte; valores menores do que 1,8 µg/dL são normais.[385]

Hirsutismo Idiopático

O hirsutismo idiopático é definido classicamente como hirsutismo acompanhado por função ovulatória e menstrual normal, na ausência de hiperandrogenemia. Usando essa definição, a prevalência de hirsutismo idiopático entre mulheres hirsutas é de aproximadamente 5-7%.[158,159,279,280,386] Se são usados os critérios de Rotterdam 2003 para o diagnóstico de SPO, a definição também incluiria a ausência de ovários policísticos, reduzindo mais a prevalência de hirsutismo idiopático.

Por definição, o diagnóstico de hirsutismo idiopático requer a medida dos níveis séricos de androgênio, o que de outra maneira não é necessário para aquelas com hirsutismo leve (Capítulo 13). Considera-se em geral que o hirsutismo idiopático resulta de atividade periférica aumentada da 5α-redutase, que amplifica a ação das concentrações normais de testosterona circulante por meio da conversão intracelular aumentada em androgênio mais potente, di-hidrotestosterona (DHT). Conhecido que muitas mulheres hirsutas eumenorreicas se revelarão oligo-ovulatórias ao escrutínio mais detalhado, um teste de ovulação (p. ex., progesterona sérica durante a suposta fase lútea) ajuda ainda mais a diferenciar mulheres com SPO daquelas com hirsutismo idiopático.

Exclusão de Transtornos de Excesso de Androgênio Além de SPO	
Diagnóstico	**Método de Exclusão**
HAC não clássica	Soro matinal na fase folicular 170 HP < 2 ng/mL (hirsutismo de início precoce, história familiar de HAC, etnia de alto risco)
Tumor secretor de androgênio	Primeiramente por meio do histórico clínico e exame físico; testosterona sérica
Síndrome de resistência severa à insulina	Primeiramente por meio do histórico clínico e exame físico; TTOG de 2 horas (glicose, níveis de insulina)
Síndrome de Cushing	Primeiramente por meio do histórico clínico e exame físico; teste noturno de supressão da dexametasona
Hirsutismo idiopático	Histórico menstrual, progesterona sérica (suposta fase lútea), testosterona sérica

Resumo dos Pontos Principais

- A síndrome do ovário policístico não é uma doença endócrina específica, mas uma síndrome representada por uma coleção de sinais e sintomas, e nenhum sinal, sintoma ou teste é diagnóstico.
- O diagnóstico de síndrome do ovário policístico está fundamentado primeiramente no histórico clínico e no exame físico. As principais características clínicas da síndrome do ovário policístico são hiperandrogenismo e disfunção menstrual.
- Embora presente na maioria das mulheres com anovulação hiperandrogênica crônica, os ovários policísticos não estabelecem e não são necessários para o diagnóstico de síndrome do ovário policístico.
- Os níveis ou razões de gonadotrofina não são um critério confiável para o diagnóstico de síndrome do ovário policístico.
- Conhecer e entender as implicações de saúde e consequências da anovulação crônica e os métodos para o seu manejo efetivo são muito mais importantes do que atribuir um diagnóstico específico de SPO.
- A avaliação de mulheres com suspeita de síndrome do ovário policístico deve incluir:

  1. Hormônio sérico estimulador da tireoide (TSH).
  2. Prolactina sérica.
  3. Teste de 2 horas de tolerância à glicose oral.
  4. Perfil lipídico em jejum.
  5. Amostra endometrial (em mulheres cujo histórico indica exposição potencial de longo prazo à estimulação estrogênica sem oposição).
  6. Testosterona sérica (em mulheres com hirsutismo moderado ou grave).
  7. 17-hidroxiprogesterona sérica matinal da fase folicular (em mulheres com um início pré- ou perimenarca de hirsutismo, um histórico familiar de hiperplasia suprarrenal congênita ou etnia de alto risco).
  8. Teste noturno de supressão da dexametasona (em mulheres com sinais ou sintomas de hipercortisolismo).

TRATAMENTO CLÍNICO

O tratamento de mulheres com SPO deve procurar corrigir ou prevenir suas consequências clínicas imediatas e de longo prazo, que podem incluir todas as seguintes:

- Anormalidades menstruais.
- Risco aumentado de desenvolvimento de hiperplasia e neoplasia endometrial.
- Hiperandrogenismo (hirsutismo, acne, alopecia).
- Infertilidade.
- Risco aumentado de desenvolvimento de diabetes tipo 2.
- Risco aumentado de desenvolvimento de doença cardiovascular.

Em muitos casos, as mudanças no estilo de vida serão uma parte importante do tratamento clínico, requerendo educação cuidadosa, aconselhamento, encorajamento e acompanhamento. Para as pacientes que não têm o desejo imediato de tentar engravidar, os contraceptivos de estrogênio e progestina proporcionam o tratamento efetivo da disfunção menstrual e protegem contra o risco de desenvolvimento de hiperplasia endometrial e câncer. Os contraceptivos de estrogênio e progestina e os antiandrogênios ajudam a prevenir ou reduzir o hiperandrogenismo. Aquelas que querem ter filhos são candidatas à indução da ovulação. Mulheres com intolerância alterada à glicose em risco de desenvolvimento de diabetes tipo 2 ou que têm características de síndrome metabólica, indicando um alto risco para o desenvolvimento de doença cardiovascular, podem justificar tratamento com agentes sensibilizadores de insulina ou outras medicações objetivando especificamente a redução desses riscos. O ponto importante a enfatizar é que mulheres com anovulação crônica requerem um tratamento clínico integral que se ocupe das suas necessidades imediatas, mas também considere a sua saúde no longo prazo e incorpore estratégias apropriadas para redução dos riscos.

Mudanças no Estilo de Vida

A forte associação entre obesidade, hiperandrogenismo, alteração na tolerância à glicose, anormalidades menstruais e infertilidade enfatiza a importância de abordar questões relativas ao estilo de vida em mulheres com SPO, focando na nutrição e nos exercícios. Pelo menos 50% das mulheres com SPO são obesas. *É importante enfatizar que mesmo uma pequena redução no peso (2-5%) pode resultar em melhorias significativas na função metabólica e reprodutiva.*[387-392] A perda de gordura abdominal pode ser o melhor preditor dos efeitos da perda de peso.

A perda de peso é o melhor tratamento para mulheres obesas.[393] A perda de peso aumenta as concentrações de SHBG, reduzindo, assim, os níveis de androgênio livre e diminuindo a estimulação de androgênio do cabelo e da pele. A perda de peso também melhora a função ovulatória, aumentando, assim, as taxas de concepção e também possivelmente reduzindo o risco de aborto espontâneo. *Um decréscimo geral significativo na ingestão calórica é mais importante do que a composição específica da dieta; não há provas convincentes para indicar que uma dieta pobre em carboidratos seja melhor do que uma dieta pobre em gordura.*[394-396] *Embora o tratamento com metformina possa facilitar a perda de peso,*[390,397-399] *principalmente suprimindo o apetite,*[400] *o efeito global é modesto e inconsistente.*[401-410] *Consequentemente, a metformina não deve ser usada principalmente com o objetivo de redução do peso.*

Os benefícios do exercício para melhorar o diabetes e a saúde cardiovascular foram demonstrados na população geral. A incorporação de atividade moderada às atividades diárias parece tão efetiva para reduzir o risco de desenvolvimento de diabetes e doença cardiovascular quanto o que é alcançado com atividade física vigorosa, é mais provável de ser mantida e é essencial para a manutenção da perda de peso ao longo do tempo.[411]

Anormalidades Menstruais e Risco de Desenvolvimento de Câncer Endometrial

Oligomenorreia é a apresentação mais comum de mulheres com anovulação crônica, embora muitas apresentem amenorreia ou sangramento uterino disfuncional e algumas ainda tenham menstruação regular. A paciente típica apresenta menstruação irregular ou infrequente, tornando desnecessária qualquer avaliação formal da função ovulatória (p. ex., temperatura corporal basal, medida da progesterona sérica). O número total de ciclos menstruais é menos importante do que prevenir o sangramento anormal e as outras consequências potenciais de anovulação crônica. A avaliação e o tratamento da amenorreia são discutidos no Capítulo 11. O sangramento uterino disfuncional é o foco do Capítulo 15.

Anovulação crônica, obesidade e hiperinsulinemia estão todas associadas a risco de desenvolvimento de câncer endometrial.[412-416] Possivelmente, o mecanismo está relacionado com a estimulação estrogênica constante e incessante do endométrio, predispondo a padrões anormais de crescimento. A hiperplasia endometrial e até mesmo o câncer endometrial podem ser encontrados em mulheres anovulatórias jovens.[417-419] De modo geral, o risco de desenvolvimento de câncer endometrial pode ser aumentado em 3 vezes. Consequentemente, para aquelas com anovulação prolongada, uma amostra do endométrio para excluir hiperplasia endometrial é uma precaução prudente. *A decisão quanto a realizar ou não uma biópsia endometrial não deve estar baseada na idade da paciente, mas na duração da exposição potencial à estimulação estrogênica sem oposição.* Embora uma espessura endometrial bastante aumentada (maior do que 12 mm) sugira claramente a possibilidade de hiperplasia endometrial,[420] uma espessura normal não exclui o diagnóstico.[421,422]

Contraceptivos de estrogênio e progestina são o tratamento mais comum para as anormalidades menstruais associadas à anovulação crônica porque eles induzem a menstruação cíclica regular e atenuam o crescimento endometrial, prevenindo, assim, o sangramento uterino disfuncional e também eliminando o risco de desenvolvimento de hiperplasia e neoplasia endometrial. Naquelas que se recusam ou têm contraindicação quanto ao uso de contraceptivos de estrogênio e progestina, o mesmo pode ser alcançado com o tratamento cíclico ou contínuo somente com progestinas. Entretanto, o tratamento com progestina compromete algumas das outras ações importantes dos contraceptivos de estrogênio e progestina que ajudam no tratamento de hiperandrogenismo, conforme discutido a seguir. A metformina é uma alternativa que pode restaurar a menstruação ovulatória em muitas mulheres com SPO. No entanto, os resultados variam amplamente e podem requerer até 6 meses de tratamento antes de serem conhecidos.[423-430]

Hirsutismo

A verdadeira virilização é rara, mas aproximadamente 70% das mulheres anovulatórias se incomodam esteticamente com os efeitos do hirsutismo; a gravidade relaciona-se principalmente no nível de hiperandrogenemia, mas também à sensibilidade genética dos folículos pilosos do indivíduo aos androgênios. O hirsutismo é mais comum em mulheres obesas anovulatórias porque os níveis de androgênio livre aumentam com o IMC, em decorrência da resistência à insulina, de hiperinsulinemia e dos efeitos combinados da insulina e dos androgênios na produção de SHBG hepático. Os distúrbios da pele e do cabelo podem ser fisicamente e psicologicamente muito prejudiciais. O espectro de tratamentos para hirsutismo é discutido no Capítulo 13 e resumido aqui.

O hirsutismo focal leve pode ser tratado efetivamente com medidas estéticas (raspando, arrancando, com cera ou aparelhos depilatórios), porém a maioria das que apresentam uma queixa de hirsutismo já está usando um ou mais desses métodos e precisará de tratamento. As opções de tratamento medicamentoso incluem principalmente contraceptivos de estrogênio e progestina e antiandrogênios (p. ex., espironolactona).

Os contraceptivos de estrogênio e progestina são um tratamento efetivo para hirsutismo principalmente porque eles suprimem a produção do androgênio ovariano dependente de LH e estimulam a produção hepática de SHBG.[431-436] Alguns levantaram dúvidas sobre a segurança dos contraceptivos de estrogênio e progestina em mulheres com SPO, principalmente porque eles foram associados a reduções modestas na sensibilidade à insulina em alguns estudos.[437-441] No entanto, o peso global das evidências disponíveis apoia a sua segurança em mulheres com SPO, com e sem resistência à insulina.[407,442-452]

Os antiandrogênios são eficazes para o tratamento de hirsutismo, mas geralmente devem ser usados em combinação com um contraceptivo de estrogênio e progestina ou outro método altamente confiável (p. ex., dispositivo intrauterino) devido ao seu potencial para afetar de modo adverso o desenvolvimento sexual em um feto do sexo masculino se a paciente vier a engravidar inesperadamente. As opções incluem espironolactona (50-100 mg 2 vezes/dia),[453,454] acetato de ciproterona (12,5-100 mg por dia ou em combinação com contraceptivos orais contendo a progestina)[455] e flutamida (62,5 mg por dia).[456]

Embora os agentes sensibilizadores da insulina (metformina, tiazolidinedionas) reduzam os níveis circulantes de insulina e androgênios em mulheres com SPO,[110,457-463] uma revisão sistemática incluindo 9 ensaios controlados com placebo concluiu que eles não têm benefícios importantes para tratamento de hirsutismo[464] e as diretrizes divulgadas pela *Endocrine Society* sugerem contra o seu uso para o tratamento de hirsutismo.[244]

Infertilidade

Anovulação crônica é uma das causas mais comuns de infertilidade, em mulheres com SPO, outros fatores relacionados com a qualidade dos oócitos ou com a anormalidades endometriais e de implantação também podem contribuir.[465] As mulheres inférteis anovulatórias que desejam conceber são candidatas à indução da ovulação. Os métodos para indução da ovulação são tema do Capítulo 31 e estão descritos brevemente aqui.

O primeiro fármaco de escolha é o citrato de clomifeno, que é tipicamente administrado de maneira empírica progressiva para identificar a dosagem mais baixa efetiva (50-150 mg por dia durante 5 dias, começando no dia 3-5 do ciclo). A taxa cumulativa de gravidez com o tratamento com clomifeno é de aproximadamente 50% após 3 ciclos ovulatórios induzidos e se aproxima de 75% em 6-9 ciclos de tratamento.[466] O risco de gestação múltipla é de aproximadamente 5-8%. Aproximadamente 20% das pacientes se mostram refratárias ao tratamento com clomifeno, a maioria das quais tendo hiperandrogenismo grave ou obesidade.[467]

O tratamento com agentes sensibilizadores da insulina (metformina, tizolidinedionas, D-quiro-inositol) pode aumentar as taxas de ovulação em algumas mulheres com SPO.[463,468,469] A metformina foi amplamente usada para esse propósito, mas não há um modo prático de predizer com confiabilidade quais delas irão responder. Evidências preliminares sugerem que uma resposta à metformina pode ser menos provável em mulheres que têm um polimorfismo de um gene codificador de uma serina-treonina quinase hepática (*STK11*).[470] Concentrações de insulina em jejum e razão glicose:insulina não predizem resposta à metformina[471] e, de modo geral, a metformina parece mais efetiva em pacientes que também respondem ao clomifeno.[469,472]

Uma metanálise de 2003 de estudos envolvendo o tratamento com metformina em mulheres com SPO concluíram que a sua eficácia para melhorar a função ovulatória se comparava favoravelmente à do clomifeno.[471] Entretanto, ensaios randomizados multicêntricos posteriores comparando a dois fármacos, isoladamente e em combinação, identificaram o clomifeno como claramente superior à metformina e observaram que o tratamento combinado não oferece benefício adicional significativo.[473-475] No ensaio maior, o clomifeno produziu uma taxa de nascimentos vivos significativamente mais alta do que a metformina (22,5% *vs.* 7,2%) e os resultados do tratamento combinado não foram significativamente melhores (26,8%).[474] Em alguns estudos pequenos envolvendo mulheres anovulatórias com SPO resistentes ao clomifeno, o tratamento combinado aumentou a ovulação e as taxas de gravidez em relação ao obtido com clomifeno isoladamente.[476-479] Uma metanálise de 2008 incluindo 17 ensaios randomizados concluiu que o tratamento combinado com metformina e clomifeno atinge índices mais altos de ovulação e gravidez do que o tratamento com clomifeno isoladamente.[469] Embora não haja provas convincentes de que o tratamento combinado com metformina e clomifeno possa aumentar as taxas de nascimento vivo em relação ao obtido com clomifeno isoladamente,[480] a tentativa parece justificada para as mulheres que têm poucas alternativas além do *drilling* ovariano ou tratamento com gonadotrofinas exógenas. Evidências limitadas indicam que o tratamento combinado com metformina e rosiglitazona[481] ou com clomifeno e rosiglitazona[482] não é mais efetivo do que a metformina isoladamente. ***Em resumo, clomifeno deve ser a primeira escolha de terapia para indução da ovulação em mulheres com SPO e, naquelas que se mostram resistentes, o tratamento*** *combinado com metformina e clomifeno merece consideração antes de proceder ao* **drilling** *ovariano ou tratamento com gonadotrofinas.*

Embora não haja evidências de que o tratamento com metformina durante a gravidez esteja associado a um risco aumentado de malformações fetais importantes,[483] a segurança do seu uso durante a gravidez ainda não está estabelecida. Alguns defenderam o tratamento com metformina para reduzir o risco aumentado de aborto espontâneo em mulheres com SPO, o que pode estar relacionado com um distúrbio metabólico subjacente.[150,484-486] No entanto, não foi observada diferença nas taxas de aborto espontâneo de mulheres que receberam ou não tratamento com metformina em grandes ensaios randomizados.[473-475] O tratamento com metformina durante a gravidez também foi defendido para reduzir o risco de desenvolvimento de diabetes gestacional e outras complicações da gravidez em mulheres com SPO.[487] Em mulheres diabéticas, o tratamento com metformina durante a gravidez foi associado ao aumento na prevalência de pré-eclâmpsia e ao aumento na mortalidade perinatal em alguns estudos,[488] mas não em outros.[489] Atualmente, o tratamento com metformina durante a gravidez não é recomendado para mulheres com SPO.[472]

A indução da ovulação com gonadotrofinas exógenas é altamente efetiva, mas requer o monitoramento cuidadoso para evitar os riscos intrínsecos de gravidez múltipla e síndrome ovariana da hiperestimulação (SHEO). Muitas mulheres são altamente sensíveis a baixas doses de medicação e exibem uma variação terapêutica relativamente limitada.[490-495] Embora ainda não esteja claro se o tratamento com metformina pode melhorar os resultados das mulheres com SPO em ciclos estimulados por gonadotrofina[485,496,497] ou em ciclos de fertilização *in vitro* (FIV),[403,498,499] evidências indicam que o risco para SHEO pode estar aumentado.[500]

O *drilling* laparoscópico ovariano com *laser* ou diatermia também pode ser eficaz para a restauração da função ovulatória em mulheres com SPO, mas tem o risco de causar aderências anexiais pós-operatórias e diminuição nas reservas ovarianas.[501] Não há evidências de que o tratamento com metformina melhore os resultados alcançados com o *drilling* ovariano.[500]

Anormalidades Metabólicas e Riscos de Saúde Associados

As mulheres com anovulação crônica comumente exibem resistência à insulina e outros fatores de risco para o desenvolvimento de diabetes melito tipo 2 e doença cardiovascular. Estas observações focaram muita atenção na importância da incorporação de estratégias de redução de risco ao tratamento clínico de mulheres com SPO.

A resistência à insulina resulta em hiperinsulinemia compensatória, a qual predispõe a um declínio progressivo na reserva pancreática de células β, levando à intolerância à glicose e, por fim, a diabetes melito tipo 2. Em mulheres com SPO, a disfunção das células β do pâncreas pode ser demonstrada até mesmo antes que a intolerância à glicose se torne aparente e o ritmo de progressão da intolerância à glicose para diabetes seja aumentado;[90,502,503] até 10% das mulheres com SPO desenvolvem diabetes até os 40 anos de idade.[99,100] A obesidade se soma ao risco, agravando a resistência à insulina subjacente. De modo geral, o risco de desenvolvimento de alteração na tolerância à glicose ou de diabetes melito tipo 2 é aumentado em 3 a 7 vezes em mulheres com SPO, comparadas com mulheres em idade comparável sem SPO.[99,100,503]

Embora não existam evidências diretas de aumento na incidência de doenças cardiovasculares em mulheres com SPO, a prevalência dos fatores de risco conhecidos é substancialmente aumentada.[504] A resistência à insulina e a hiperinsulinemia estão associadas a inflamação crônica de baixo grau, conforme refletido pelas elevações na proteína C-reativa, interleucina 6, contagem de leucócitos e outros marcadores inflamatórios.[505-513] A hiperinsulinemia também está associada a hipertensão e a produção aumentada do inibidor do ativador do plasminogênio tipo 1 (PAI-1), o principal inibidor do ativador do plasminogênio tecidual (tPA) e uroquinase, inibindo, assim, a fibrinólise.[514,515] Níveis elevados de androgênio predispõem a colesterol LDL aumentado e agravam a resistência à insulina subjacente. Consequentemente, muitas mulheres com SPO têm algum grau de dislipidemia, como colesterol HDL reduzido e colesterol total e LDL e triglicerídeos aumentados.[338,516] Muitas também têm obesidade central e algumas ainda preenchem critérios para o diagnóstico de síndrome metabólica, predizendo um fator de risco para o desenvolvimento de doença cardiovascular.[517-520]

A *síndrome metabólica*, originalmente conhecida como síndrome do X,[521] representa uma constelação de fatores de risco cardiovasculares intimamente relacionados, e muitos estudos observaram um aumento na prevalência da síndrome metabólica em mulheres com SPO.[517,522] Foram propostas muitas definições diferentes para a síndrome metabólica, variando em ênfase nas anormalidades no metabolismo da glicose (resistência à insulina, hiperinsulinemia, intolerância à glicose, diabetes melito), obesidade central e fatores de risco cardiovascular (hipertensão, triglicerídeos aumentados, colesterol HDL reduzido).[523-526] Embora todas as definições resultem em estimativas comparáveis da prevalência geral de síndrome metabólica, elas identificam diferentes populações em diferentes grupos étnicos.[527] Por exemplo, o risco de diabetes tipo 2 aumenta com níveis muito mais baixos de gordura corporal nos asiáticos do que nas *europids* (pessoas brancas de origem europeia).[528] A definição proposta pela *International Diabetes Federation* (IDF) em 2005 tentou conciliar as diferenças nas definições e produzir uma definição de consenso que seria útil para a identificação daquelas em risco de desenvolver doença cardiovascular em todas as populações e também permitiria estudos comparativos de longo prazo.[526] A definição da IDF encara a obesidade central (definida pela circunferência da cintura) como um componente essencial da síndrome metabólica devido à força das evidências que vinculam a circunferência da cintura a doenças cardiovasculares e a outros componentes da síndrome, além da forte probabilidade de que a obesidade central seja um primeiro passo na cascata fisiopatológica que leva à expressão integral da síndrome metabólica.[526] *Em geral, o diagnóstico de síndrome metabólica requer três das cinco seguintes características clínicas:*[529]

- **Circunferência da cintura aumentada (específica da população, > 88 cm nos Estados Unidos).**
- **Pressão arterial aumentada (≥ 130 mm Hg sistólica; ≥ 85 mm Hg diastólica).**
- **Triglicerídeos aumentados (≥ 150 mg/dL).**
- **Colesterol HDL reduzido (< 50 mg/dL).**
- **Glicose de jejum aumentada (≥ 100 mg/dL) ou diabetes melito estabelecida previamente.**

Nosso reconhecimento do papel central da resistência à insulina na fisiopatologia da SPO e nosso conhecimento das suas consequências potenciais a longo prazo focaram grande atenção nos benefícios das mediações de sensibilização à insulina e outros fármacos que objetivavam reduzir os riscos de desenvolvimento de diabetes melito e doença cardiovascular.

A metformina é um agente sensibilizador de insulina oral da biguanidina e, atualmente, é o fármaco mais amplamente usado no mundo para o tratamento de diabetes melito tipo 2. A metformina diminui a produção de glicose hepática, reduz a absorção intestinal da glicose, aumenta a sensibilidade periférica à insulina e também inibe a lipólise, resultando em concentrações circulantes reduzidas dos ácidos graxos livres, o que ajuda ainda mais a reduzir a gliconeogênese hepática.[472,530,531] O mecanismo de ação da metformina não está inteiramente claro, mas envolve a ativação do caminho da proteína quinase ativada pela adenosina monofosfato no fígado e nos músculos esqueléticos.[532-536]

A metformina está disponível em uma forma de liberação regular e sustentada que pode ser associada a menos efeitos colaterais gastrointestinais (náusea, vômitos, diarreia, constipação, inchaço, flatulência, azia, indigestão, paladar metálico desagradável). Para melhorar a tolerância e reduzir os efeitos colaterais, é geralmente recomendado que o tratamento com metformina comece com dose baixa (250-500 mg por dia), aumentando gradualmente por um intervalo de 4-6 semanas até ser atingida a dose desejada. O medicamento também pode interferir na absorção intestinal da vitamina B12, portanto as pacientes devem ser alertadas quanto aos sintomas de deficiência de vitamina B12, que incluem prostração, parestesia, macroglossia, perda da memória, alterações comportamentais e anemia perniciosa. A acidose láctica é uma complicação rara do tratamento com metformina, mas, por esse motivo, o medicamento não deve ser administrado àquelas com insuficiência renal, doença hepática ou com uso abusivo de álcool.[537]

Um grande número de ensaios observaram efeitos benéficos da metformina em mulheres com SPO; na maioria, a dose oscilou entre 1.500 e 2.000 mg por dia. *Em geral, o tratamento com metformina aumenta a sensibilidade à insulina,*[402,410,481,538-541] *reduz o peso e IMC*[402,406,410,542] *e reduz a pressão sanguínea e o colesterol LDL.*[401] Uma metanálise de 31 ensaios concluiu que a metformina aumenta a sensibilidade à insulina em até 20%, reduz o peso e o IMC em 3-5%, reduz a glicose de jejum em aproximadamente 5% e aumenta o colesterol HDL e reduz os triglicerídeos em aproximadamente 10% das pacientes em risco aumentado de desenvolvimento de diabetes.[543] A resistência à insulina melhora durante o tratamento com metformina, independente do quanto seja grave e em mulheres magras e com sobrepeso com SPO, como também naquelas que são obesas.[410,538,539,541] A perda de peso realça os efeitos da metformina.[410] A metformina parece reduzir os níveis de proteína C reativa e as moléculas de adesão celular vascular solúveis (sVCAM), o que reflete o baixo nível de inflamação crônica associada à resistência à insulina.[506,544,545] Evidências indiretas sugerem que a metformina também pode melhorar a função vascular endotelial e o ritmo do fluxo coronário em mulheres com SPO.[546-549]

As tiazolidinedionas são outro tipo de agente sensibilizador da insulina que foi usado para melhorar a resistência à insulina em mulheres com SPO. Elas incluem rosiglitazona, pioglitazona e anteriormente troglitazona (retirada do mercado devido a questões referentes a toxicidade hepática). As tiazolidinedionas são agonistas sintéticos do receptor ativado por proliferadores de peroxissoma gama (PPARγ), que serve como fator transcricional nuclear na regulação dos genes envolvidos no metabolismo dos carboidratos, lipídios e proteínas (ácidos graxos livres e eicosanoides são os ligantes naturais do receptor). Em ensaios envolvendo mulheres com SPO, o tratamento com troglitazona melhorou a sensibilidade à insulina e a tolerância à glicose de forma dose-dependente.[110,458,468] Observações similares surgiram de estudos que examinaram os efeitos da rosiglitazona e pioglitazona em mulheres com SPO.[481,482,550-553] No entanto, a experiência geral com tiazolidinedionas é muito limitada e foram associadas a complicações cardíacas. A metformina melhora a sensibilidade à insulina tanto quanto ou mais do que as tiazolidinedionas e atualmente permanece como o agente sensibilizador de insulina preferido para mulheres com SPO.[472,481,539,540]

Embora os benefícios dos contraceptivos de estrogênio e progestina no tratamento de mulheres com SPO sejam indiscutíveis, geralmente não corrigem as anormalidades metabólicas comumente observadas em mulheres com SPO.[407,554-558] Embora as preparações contendo drospirenona possam ter algum impacto limitado,[456] outras evidências sugerem que mesmo os contraceptivos de estrogênio e progestina que contêm progestinas antiandrogênicas podem agravar um estado inflamatório crônico subjacente.[506,508,557] Não causa surpresa que estejam surgindo terapias combinadas objetivando um tratamento mais abrangente, incluindo contraceptivos de estrogênio-progestina e metformina e baixas doses de metformina (850 mg por dia) e um antiandrogênio (flutamida, 62,5 mg por dia), com ou sem um contraceptivo de estrogênio e progestina.[456] Em mulheres que recebem um contraceptivo de estrogênio e progestina, a adição de metformina melhora a resistência à insulina e ainda reduz o hiperandrogenismo.[409,444,559] A combinação de baixas doses de metformina (850 mg por dia) e um antiandrogênio (flutamida, 62,5 mg por dia) melhora a composição corporal (perda de gordura e ganho de massa magra) e os níveis lipídicos e aumenta os níveis de adiponectina, uma proteína anti-inflamatória secretada do tecido adiposo que modula a regulação da glicose e o metabolismo dos ácidos graxos.[332] O tratamento combinado com um contraceptivo de estrogênio e progestina e um antiandrogênio tem efeitos similares que são mais enfatizados se a metformina também é acrescentada ao regime de tratamento.[508] *De modo geral, estas observações demonstram que o espectro de anormalidades metabólicas que acompanha a SPO pode ser aumentado significativamente pelo tratamento com baixas doses de metformina e antiandrogênio em adolescentes e pela sua adição aos contraceptivos de estrogênio e progestina em mulheres jovens.*[456] Pelo menos em teoria, o tratamento alternativo ou adjuntivo com metformina e antiandrogênios é atraente porque pode melhorar ou reverter anormalidades *upstream* e ajudar a prevenir suas consequências *downstream*. *A experiência com estes regimes de tratamento combinado ainda é limitada, mas está crescendo constantemente, sugerindo que em breve poderão encontrar o seu caminho na prática clínica.*

A dislipidemia é comum em mulheres com SPO, com muitas delas tendo colesterol HDL diminuído e colesterol total LDL ou triglicerídeos aumentados.[516] Como o tratamento com metformina não tem um impacto importante ou consistente nos níveis lipídicos,[408,541] o interesse se voltou para os benefícios potenciais do tratamento com estatinas. No primeiro ensaio clínico envolvendo mulheres com SPO, os perfis lipídicos melhoraram mais em mulheres randomizadas para o tratamento com um contraceptivo oral de estrogênio e progestina e sinvastatina (20 mg por dia) do que nas que receberam apenas o contraceptivo.[560] Naquelas que receberam sinvastatina, os marcadores de inflamação sistêmica e a função endotelial também melhoraram, e os níveis séricos de testosterona diminuíram em um grau significativamente maior.[560,561] Em um ensaio controlado com placebo, o tratamento com atorvastatina resultou em uma redução significativa na testosterona sérica, proteína C reativa e resistência à insulina e melhorou os perfis lipídicos.[562] Em um ensaio comparando, os efeitos da sinvastatina e metformina, os dois fármacos reduziram a testosterona e aumentaram os marcadores de inflamação sistemática e função endotelial até um grau similar, mas os perfis lipídicos e a sensibilidade à insulina melhoraram somente naquelas que receberam sinvastatina; os resultados do tratamento combinado não foram diferentes dos do tratamento com sinvastatina isoladamente.[563]

As estatinas exercem seus efeitos primariamente inibindo a 3-hidroxi-3-metilglutaril-coenzima A redutase (HMG-CoA), o passo que limita o ritmo na via do mevalonato que à síntese do colesterol.[564] Os efeitos das estatinas nas concentrações de testosterona podem-se relacionar à diminuição na disponibilidade de produtos na via do mevalonato (incluindo colesterol), à inibição na via da proteína quinase ativada pelo mitogênio (MAPK) que é mediador das ações proliferativas de insulina, ou aos outros mecanismos que regulam a esteroidogênese ovariana.[563,565] *As estatinas podem oferecer uma abordagem nova e promissora ao tratamento de mulheres com SPO em risco de desenvolver diabetes e doença cardiovascular. No entanto, é importante enfatizar que as estatinas podem ser teratogênicas e são contraindicadas na gravidez.*[566]

Indicações para Tratamento com Metformina

A melhor abordagem global para o tratamento da anovulação crônica e SPO é atualmente um tanto controvertida. Durante décadas, os contraceptivos de estrogênio e progestina foram por bons motivos a terapia padrão para mulheres que não estão imediatamente interessadas em engravidar. Porém, o papel central da resistência à insulina na SPO e evidências limitadas sugerindo que os contraceptivos de estrogênio e progestina poderiam agravar a resistência à insulina despertou a preocupação de que tal tratamento possa aumentar os riscos a longo prazo para diabetes e doença cardíaca em mulheres já predispostas.[555]

Não há dúvida de que a maioria das mulheres magras e obesas com SPO é resistente à insulina[22,567-569] e que a prevalência de alteração na tolerância à glicose e diabetes está aumentada em mulheres com SPO.[99,100,502] Na paciente magra, a resistência à insulina é intrínseca, mas pouco entendida,[97,126,570] e a paciente obesa possui uma carga metabólica adicional.[571] Também é indiscutível que a resistência à insulina e a SPO estão associadas a um risco aumentado de desenvolvimento de hipertensão,[157,572,573] dislipidemia[335,520,574,575] e a inúmeros outros marcadores substitutos e fatores de risco para doença cardíaca.[333,458,505,521,525,576-578] Compreensivelmente, alguns veem a SPO como um sinal precoce, ou mesmo como um componente, da síndrome metabólica em mulheres.[555]

Alguns estudos observaram que os contraceptivos de estrogênio e progestina reduzem a sensibilidade à insulina.[404,440,442,579] De modo geral, as evidências sugerem que os efeitos dos contraceptivos de estrogênio e progestina na resistência à insulina e tolerância à glicose variam com a dose de etinilestradiol, com a dose e tipo de progestina e com o fenótipo e, em geral, não são clinicamente importantes.[407,409,580] Não existem estudos grandes que tenham examinado o risco de desenvolvimento de diabetes tipo 2 em mulheres com SPO especificamente. Estudos em mulheres saudáveis observaram um aumento modesto no risco relativo para usuárias passadas e atuais de contraceptivos de estrogênio e progestina, comparadas com aquelas que nunca foram usuárias, embora as diferenças não fossem significativas.[581,582] *Os contraceptivos de estrogênio e progestina podem, até certo ponto, reduzir a sensibilidade à insulina ou a tolerância à glicose em algumas mulheres, mas a preocupação de que o risco possa ser substancialmente mais elevado em mulheres com SPO e resistência à insulina subjacente não procede.*

Igualmente, não existem estudos de grande porte que tenham examinado o efeito dos contraceptivos de estrogênio e progestina no risco de desenvolvimento de doença cardiovascular em mulheres com SPO especificamente. Foram descritas alterações na função cardiovascular e endotelial e observado aumento nas taxas de mortalidade por doença cardiovascular em mulheres com história de irregularidade menstrual.[583] Estudos caso-controle observaram que os contraceptivos de estrogênio e progestina estão associados a um risco aumentado de infarto do miocárdio, mas os eventos são raros, e o risco está quase inteiramente limitado a mulheres com hipertensão e fumantes.[584-588] *A preocupação de que o uso de contraceptivos de estrogênio e progestina possa constituir um risco maior para mulheres com SPO é compreensível, mas não há evidências convincentes de que realmente o sejam.*

O tratamento com metformina pode, na verdade, reduzir o risco de desenvolvimento de diabetes e doença cardíaca em mulheres com SPO, mas as evidências desses benefícios são indiretas, inferidas principalmente de estudos em pacientes com alteração na tolerância à glicose,[393] e de estudos que examinam marcadores substitutos e fatores de risco para doença cardíaca; não há evidências conclusivas. As duas características clássicas mais comuns da SPO são anovulação e hiperandrogenismo, e a metformina tem pouco impacto sobre ambas. A metformina melhora o ciclo menstrual e a função ovulatória em algumas mulheres com SPO, mas não na maioria, e os tratamentos-padrão para infertilidade anovulatória são claramente mais eficazes. Consequentemente, para a grande maioria das mulheres com SPO, o tratamento com metformina isoladamente não será suficiente; será necessário um tratamento com contraceptivos de estrogênio e progestina e antiandrogênios ou com citrato de clomifeno. *A questão mais relevante clinicamente é quem pode beneficiar-se pelo tratamento com metformina.*

As candidatas mais lógicas para tratamento com metformina (objetivando a prevenção e redução na progressão do diabetes tipo 2 e redução dos riscos de longo prazo da doença cardiovascular) são as mulheres com alteração na tolerância à glicose ou diabetes, aquelas com evidências óbvias de resistência grave à insulina (*acantose nigricans*)[589] e em mulheres com outras características da síndrome metabólica, como obesidade central, hipertensão e dislipidemia. *Todas as mulheres com SPO devem, portanto, submeter-se ao rastreamento com um teste de tolerância à glicose oral no momento da apresentação e, depois disso, a cada 2 anos, sendo que aquelas com alteração na tolerância à glicose devem passar por rastreamento anual.*[326] *A avaliação também deve incluir a pressão arterial, circunferência da cintura e perfil lipídico para ajudar a identificar aquelas com características de síndrome metabólica.* Há boas evidências provenientes do *Diabetes Prevention Trial* de que o tratamento com metformina pode reduzir o risco de progressão para diabetes naquelas mulheres com alteração na intolerância à glicose, em aproximadamente 30% (embora tenham sido observados melhores resultados naquelas que receberam intervenções intensivas no estilo de vida).[393] Em um estudo retrospectivo de 50 mulheres com SPO tratadas com metformina (incluindo 11 com alteração na tolerância à glicose na linha de base), a alteração na intolerância à glicose persistiu em 5/11 (45%) e reverteu para o normal nas restantes (6/11, 55%), por um tempo médio de 43 meses de acompanhamento.[590]

As meninas adolescentes anovulatórias compõem outro grupo que justifica o rastreamento periódico para intolerância à glicose e rastreamento específico para resistência à insulina, particularmente se forem obesas ou se tiveram baixo peso ao nascimento.[591,592] Ambas as características estão associadas à adrenarca prematura e ao desenvolvimento de SPO durante a adolescência, e evidências indicam que a hiperinsulinemia é um fator-chave patogênico.[327-330] Embora a irregularidade menstrual seja comum durante algum tempo após a menarca, aquelas em quem persiste por mais de 2 anos merecem maior investigação. Existem evidências substanciais de que o tratamento precoce com metformina pode reduzir a hiperinsulinemia e hiperandrogenismo e recuperar a função ovulatória menstrual em meninas com resistência demonstrável à insulina, pelo menos naquelas que não são obesas.[329,331] A adição de baixa dose de antiandrogênio produz efeitos benéficos na composição corporal e nos níveis lipídicos.[332] *Estas observações são irrefutáveis e indicam que o tratamento com metformina, isoladamente ou em combinação com antiandrogênios, pode ter enorme impacto e benefícios para esta população importante.*

Embora a maioria das mulheres com SPO tenha resistência à insulina, pelo menos 25% não tem, independentemente do método que é usado para avaliar a sensibilidade à insulina.[92,94,310] *O rastreamento de rotina para resistência à insulina não é recomendado, principalmente porque atualmente não existe teste validado para medir a resistência à insulina em um contexto clínico.* Os métodos mais precisos não têm aplicação clínica em decorrência de sua complexidade e os índices calculados são limitados pela falta de um ensaio padronizado da insulina e de dados que demonstrem que os marcadores de resistência à insulina predizem resposta ao tratamento. O tratamento de rotina com metformina é difícil de ser justificado para mulheres com SPO que não têm tolerância anormal à glicose, *acantose nigricans* ou as características da síndrome metabólica. No entanto, a supervisão contínua e o rastreamento periódico são justificados e recomendados.

CONCLUSÃO

Estamos claramente em uma nova era do nosso conhecimento e do tratamento das mulheres com SPO. No passado, tratávamos os problemas específicos de infertilidade, sangramento uterino disfuncional e hirsutismo efetivamente. Agora temos a oportunidade, na verdade a obrigação, de oferecer intervenções que possam ajudar a prevenir ou reverter algumas das consequências metabólicas do distúrbio que têm um impacto importante na saúde geral e na qualidade e na quantidade da vida.

Todas as referências estão disponíveis no site:
http://www.revinter.com.br/online/referencias-speroff.pdf

13 Hirsutismo

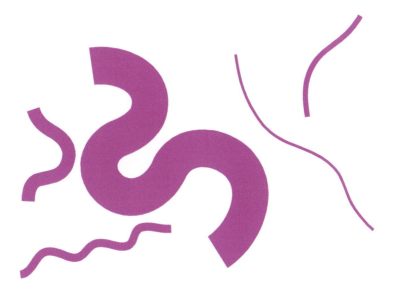

O hirsutismo, definido como pelo facial e corporal excessivo com características masculinas, afeta entre 5 e 10% das mulheres em idade reprodutiva.[1] O hirsutismo pode ser o sinal inicial ou único de excesso de androgênio e usualmente é consequência de anovulação crônica. A virilização descreve os sinais e sintomas do excesso mais severo de androgênio, o que inclui alteração da voz, calvície nas têmporas (alopecia androgênica), atrofia das mamas, alterações na predisposição corporal e clitoromegalia. A virilização é rara e mais comumente resulta de hiperplasia suprarrenal congênita ou tumores produtores de androgênio ovariano ou suprarrenal.

O hirsutismo é um problema endócrino e estético e merece uma resposta preocupada e solidária. O crescimento excessivo de pelos na face, peito ou abdome é compreensivelmente perturbador e levanta inúmeras preocupações e questionamentos quanto à possibilidade de doença subjacente, efeitos na sexualidade e fertilidade e tratamentos disponíveis.

Este capítulo examina a biologia do crescimento dos pelos e as causas e fisiopatologia do hirsutismo e apresenta uma abordagem simples e efetiva para avaliação diagnóstica e manejo clínico.

BIOLOGIA DO CRESCIMENTO DOS PELOS

O pelo é uma característica distintiva dos mamíferos e serve a uma ampla variedade de funções, incluindo termorregulação, proteção física, atividade sensorial e interações sociais. Os androgênios são necessários para o desenvolvimento dos pelos sexuais e glândulas sebáceas, mas inúmeros outros fatores estão envolvidos, incluindo o hormônio de crescimento, insulina, fatores de crescimento semelhantes à insulina, glicocorticoides, estrogênio e hormônio da tireoide.[2,3]

EMBRIOLOGIA

Os folículos pilosos desenvolvem-se com aproximadamente 8-10 semanas de gestação a partir de um pequeno grupo de células epidérmicas sobrepostas ao mesênquima indiferenciado. Membros da superfamília do fator transformador de crescimento beta, as ativinas e proteínas morfogenéticas ósseas em particular, desempenham um papel importante na comunicação entre os compartimentos epiteliais e mesenquimais durante o desenvolvimento normal do folículo piloso.[4,5] Inicialmente, o folículo é composto de uma sólida coluna de células que se prolifera a partir das camadas basais da epiderme e se estende penetrando na derme. Quando a coluna se alonga, ela encontra um grupo de células mesenquimais (as papilas dérmicas) que envelopam a sua extremidade bulbosa (bulbo). A coluna epitelial sólida torna-se oca para criar um canal piloso e então é formada a **unidade pilossebácea** (um folículo piloso, glândula sebácea e músculo eretor do pelo). A cor do pelo é determinada pelos pigmentos produzidos pelos melanócitos localizados no bulbo.

A quantidade total de folículos pilosos de um indivíduo é determinada até as 22 semanas de gestação, e nenhum folículo piloso se desenvolve depois disso. A concentração de folículos pilosos na pele do rosto não difere significativamente entre os sexos, mas difere entre as raças e grupos étnicos. Enquanto as mulheres asiáticas e nativas americanas em geral têm pouco pelo corporal, as mulheres de descendência mediterrânea tipicamente têm quantidades aumentadas de pelo corporal, embora as concentrações séricas de androgênio sejam similares nos três grupos.[6] As diferenças no crescimento de pelos entre as raças e grupos étnicos provavelmente também refletem diferenças nos níveis locais de atividade da 5α-redutase, a enzima que converte a testosterona em androgênio mais potente e ativo, a di-hidrotestosterona (DHT).[7]

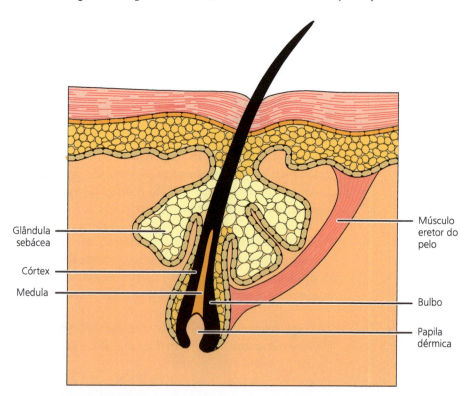

Glândula sebácea
Córtex
Medula
Músculo eretor do pelo
Bulbo
Papila dérmica

CICLO DE CRESCIMENTO DO PELO

O crescimento do pelo é cíclico, em vez de contínuo, e exibe três fases distintas, conhecidas como **telógeno** (fase quiescente), **anágeno** (fase de crescimento) e **catágeno** (fase de involução).[2] Na fase de repouso (telógeno), o pelo é relativamente curto e frouxamente preso à base (o bulbo) do canal epitelial. Quando começa o crescimento (anágeno), as células da matriz epitelial na base do folículo piloso começam a proliferar, estendendo-se e penetrando na derme em uma coluna que se alonga até aproximadamente 4-6 vezes o seu comprimento durante o telógeno. Com a continuidade do rápido crescimento, a coluna epitelial também avança para cima até a superfície da pele, rompendo o seu contato tênue com o pelo anterior, que é eliminado. As células epiteliais mais superficiais se diferenciam para formar uma coluna queratinizada, e o crescimento continua enquanto persistir a mitose nas células epiteliais basais. Quando se encerra a fase de crescimento, a coluna rapidamente se encolhe e o bulbo murcha (catágeno), antes que o folículo piloso entre novamente na fase quiescente (telógeno).

O comprimento do pelo é determinado principalmente pela duração da fase de crescimento. O pelo do couro cabeludo permanece em anágeno por 2-5 anos e passa apenas um tempo relativamente curto em telógeno. Em outros locais, como o antebraço, o ciclo do pelo tem um anágeno curto e um telógeno longo, produzindo um pelo curto de comprimento relativamente estável. O aparecimento de crescimento contínuo ou eliminação periódica reflete até que ponto os folículos pilosos agem em sincronia com outros na área. Tipicamente, o pelo do couro cabeludo é assincrônico e, portanto, sempre parece estar crescendo; a fase de repouso de alguns pelos (aproximadamente 10-15%) não é aparente. Se uma grande proporção de pelos se torna sincrônica e entra em telógeno simultaneamente, pode ocorrer uma eliminação perceptível, um processo conhecido como *eflúvio telógeno*. Embora as mulheres ocasionalmente possam notar e queixar-se de perda no couro cabeludo, o intervalo de eliminação geralmente dura não mais do que 6-8 meses. O crescimento é retomado quando a assincronia se estabelece novamente. O eflúvio telógeno pode ser precipitado pela gravidez, por determinadas drogas e por doença febril.

O pelo é classificado como *viloso* (fino, macio, curto e sem pigmentação) ou *terminal* (longo, grosso e pigmentado).[3] O pelo viloso que recobre o corpo dos bebês é denominado *penugem*. A *hipertricose* descreve uma condição incomum caracterizada por um aumento generalizado no pelo corporal viloso, usualmente associado a certas drogas (p. ex., fenitoína, penicilamina, diazóxido, minoxidil, ciclosporina), doença sistêmica (p. ex., hipotireoidismo, anorexia nervosa, desnutrição, porfiria, dermatomiosite) ou malignidade (como uma síndrome paraneoplásica). Hirsutismo implica uma transformação do pelo viloso em terminal.

Controle do Crescimento dos Pelos

O destino de um folículo piloso depende da saúde e função da papila dérmica. Apesar de um dano importante ao seu componente epitelial (p. ex., congelamento, raios X ou enxerto de pele), o folículo piloso irá se regenerar e tornará a crescer, se a papila dérmica sobreviver intacta. Um dano sério ou degeneração da papila dérmica (p. ex., eletrólise ou remoção do pelo com *laser*) resulta em perda permanente do pelo.

O pelo sexual é aquele que responde aos esteroides sexuais e cresce principalmente no rosto, peito, abdome inferior, púbis e nas axilas. Nas áreas sensíveis ao androgênio, o androgênio estimula os folículos pilosos, induzindo o crescimento de pelos mais espessos, mais longos e mais escuros. *Depois disso, o pelo exibe ciclos típicos de crescimento, involução e repouso, mas não altera a sua característica, mesmo se os altos níveis de androgênio não forem sustentados.* Como a estimulação androgênica dos folículos pilosos requer a conversão da testosterona em DHT, a sensibilidade dos folículos pilosos aos androgênios é determinada em parte pelo nível local de atividade da 5α-redutase, ajudando a explicar a extensão variável do hirsutismo observado em mulheres com níveis similares de excesso de androgênio.[8]

Com base em dados de estudos animais e em padrões de doença humana, o resumo a seguir apresenta os efeitos dos hormônios esteroides no crescimento dos pelos:

1. Os androgênios, particularmente a testosterona, estimulam o crescimento e aumentam o diâmetro e pigmentação do pelo. Os androgênios também aumentam a proporção do tempo que os pelos terminais passam em anágeno,[9] exceto no couro cabeludo, onde o androgênio reduz a duração do anágeno.

2. Os estrogênios têm ações opostas às dos androgênios, geralmente resultando em crescimento mais lento de pelo mais fino e mais leve.

3. As progestinas têm pouco ou nenhum efeito direto no crescimento dos pelos.

4. A gravidez, caracterizada por níveis altos de estrogênio e progesterona, pode induzir maior sincronia entre os folículos pilosos, levando a períodos de crescimento ou eliminação.

Observações em estudos dos efeitos da castração masculina demonstram uma característica clínica importante do crescimento dos pelos. Os homens castrados antes da puberdade não desenvolvem barba ou outro pelo sexual, mas quando castrados após ter sido concluída a puberdade, a barba e os pelos sexuais continuam a crescer, embora mais lentamente e com pelos de calibre mais fino.

Transtornos endócrinos podem afetar o crescimento dos pelos sexuais e não sexuais. O crescimento do pelo é marcadamente reduzido em indivíduos com hipopituitarismo. Aproximadamente 10-15% dos pacientes com acromegalia também são hirsutos. O hipotireoidismo por vezes está associado à perda de pelos no couro cabeludo, no púbis, nas axilas e, curiosamente, no terço lateral das sobrancelhas. O hipertireoidismo geralmente resulta em pelos mais finos que são perdidos com facilidade. O fator de crescimento semelhante à insulina tipo1 (IGF-1), que estimula a atividade da 5α-redutase,[10] frequentemente é aumentado em mulheres com anovulação crônica, resistência à insulina e hiperinsulinemia.

O crescimento de pelos também pode ser influenciado por outros fatores, como temperatura local da pele, fluxo sanguíneo e edema. Os pelos crescem mais rápido no verão do que no inverno.[11] O crescimento dos pelos também pode ser observado em associação a patologia do sistema nervoso central (p. ex., encefalite, trauma craniano, esclerose múltipla) e certas drogas.

PRODUÇÃO DE ANDROGÊNIO

O hirsutismo reflete a interação entre os níveis circulantes de androgênio e a sensibilidade dos folículos pilosos à estimulação androgênica. Nas mulheres, os principais androgênios circulantes (em ordem decrescente de concentração sérica) são o sulfato de desidroepiandrosterona (DHEA-S), desidroepiandrosterona (DHEA), androstenediona, testosterona e DHT.[12] *DHEA-S, DHEA e androstenediona podem ser considerados pré-hormônios porque têm pouca ou nenhuma atividade androgênica intrínseca e requerem a conversão em testosterona para exercerem efeitos androgênicos.*

O DHEA-S é produzido quase exclusivamente pelas glândulas suprarrenais, numa taxa que varia entre 3,5 e 20 mg/dia;[13] a concentração sérica normal é de 100-350 µg/dL na maioria dos laboratórios. O DHEA é produzido pelas suprarrenais (50%) e os ovários (20%) e a partir da conversão periférica do DHEA-S (30%). A taxa de produção do DHEA está entre 6 e 8 mg/dia[14] e as concentrações séricas normais variam entre 1 e 10 ng/mL. A produção de androstenediona é dividida igualmente entre os ovários e as suprarrenais; a taxa de produção está entre 1,4 e 6,2 mg/dia e a concentração sérica normal é de 0,5-2,0 ng/mL.[15,16] Os imunoensaios séricos para DHEA-S, DHEA e androstenediona geralmente refletem a quantidade de hormônio biologicamente disponível porque nenhum dos três é ligado a proteínas de forma significativa.

A produção de testosterona deriva das suprarrenais (25%), ovários (25%) e da conversão periférica da androstenediona (50%). A taxa de produção varia entre 0,1 e 0,4 mg/dia, e a concentração sérica

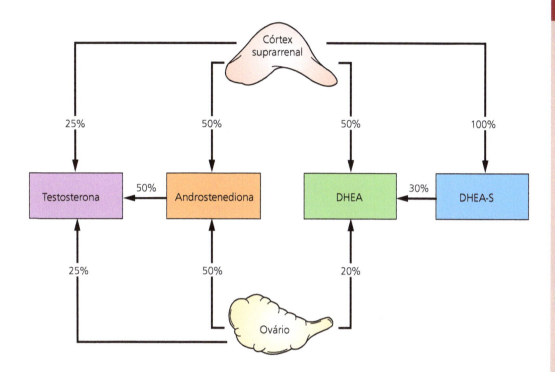

normal é de 20-80 ng/dL; os níveis não flutuam significativamente, mas são mais baixos durante o início da fase folicular e aproximadamente 20% mais altos durante o ciclo.[14] Nas mulheres normais, aproximadamente 80% da testosterona circulante está ligada a uma betaglobulina conhecida como *globulina ligadora de hormônios sexuais (SHBG)*; outros 19% estão frouxamente ligados à albumina, deixando apenas 1% não ligado ou livre. Imunoensaios séricos de rotina para testosterona medem a concentração total de testosterona, incluindo os hormônios ligados e não ligados. No entanto, as ações androgênicas da testosterona relacionam-se primariamente a quantidade de hormônio livre e, até certo ponto, com a fração associada à albumina. Tudo o que afeta a concentração de SHBG também afeta a concentração de testosterona livre/ativa.

Os próprios androgênios diminuem a produção de SHBG no fígado. Consequentemente, a capacidade de ligação da testosterona nos homens é mais baixa do que em mulheres normais; aproximadamente 3% da testosterona total circulam na forma livre e ativa nos homens. Enquanto a insulina e os glicocorticoides também reduzem os níveis da SHBG, os estrogênios e o hormônio da tireoide aumentam a produção de SHBG. Portanto, a capacidade de ligação é aumentada em mulheres com hipertireoidismo, na gravidez e durante o tratamento com estrogênios. Em mulheres hirsutas, a produção excessiva de androgênio (e hiperinsulinemia, quando presente) deprime os níveis de SHBG, aumentando a quantidade de testosterona livre/ativa até aproximadamente 2%, mesmo que o nível total de testosterona possa permanecer dentro da variação normal. *Embora estejam disponíveis ensaios específicos para medir o nível de testosterona livre, eles são caros e raramente necessários. A própria presença de hirsutismo ou virilização já indica excesso de androgênio. Em mulheres hirsutas com níveis séricos normais de testosterona total, pode-se presumir uma capacidade diminuída de ligação e testosterona livre aumentada.*

Em mulheres com hirsutismo, apenas em torno de 25% da testosterona circulante surge da conversão periférica, sendo proveniente em sua maior parte da secreção glandular direta, com o ovário sendo a fonte primária de testosterona e androstenediona aumentadas.[17] A causa mais comum de hirsutismo é de longe a anovulação crônica e produção excessiva de androgênio pelos ovários. Causas suprarrenais de hirsutismo são muito incomuns.

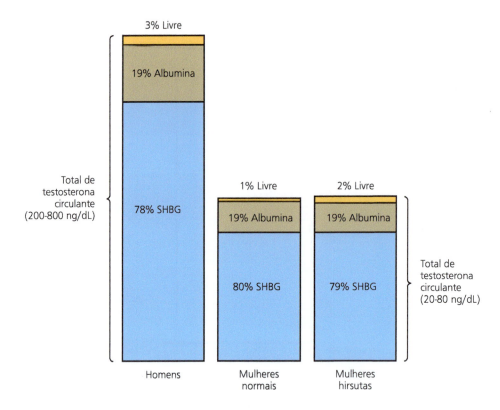

Embora a testosterona seja o principal androgênio circulante, a DHT é o principal androgênio nuclear em muitos tecidos sensíveis ao androgênio, incluindo os folículos pilosos e as glândulas sebáceas. A DHT é produzida somente na periferia, por conversão intracelular da testosterona (via 5α-redutase). Os níveis circulantes de DHT são, portanto, muito baixos e não refletem o nível de atividade da 5α-redutase.[18] O 3α-androstanediol é o metabólito tissular periférico da DHT, e o seu conjugado de 3α-androstanediol glicuronida (3α-AG) pode ser usado como um marcador do metabolismo periférico do androgênio.[19,20] *Os níveis séricos de 3α-AG correlacionam-se altamente aos níveis de atividade da 5α-redutase na pele dos genitais e são elevados quase uniformemente em mulheres hirsutas,[21] incluindo aquelas com níveis séricos normais de androgênio, indicando que o hirsutismo "idiopático" provavelmente resulta da atividade periférica aumentada da 5α-redutase. No entanto, os ensaios para o 3α-AG sérico têm pouca utilidade clínica, principalmente porque os resultados não causam impacto significativo no diagnóstico e tratamento do hirsutismo.*

Após a menopausa, a taxa de produção e concentração sérica de androstenediona cai em torno da metade, com aproximadamente 80% derivando das suprarrenais.[22] A produção de testosterona e os níveis séricos também declinam, principalmente graças ao aumento na produção periférica, através da conversão da androstenediona.[23,24] A produção ovariana de testosterona é em grande parte mantida após a menopausa, conforme demonstrado pela redução de 40-50% nos níveis séricos de testosterona após ooforectomia em mulheres na pós-menopausa.[25,26] Como o decréscimo na produção de estrogênio excede muito a produção de androgênio após a menopausa, o ovário pós-menopáusico é principalmente um órgão produtor de androgênio.[27] Os níveis elevados de gonadotrofina estimulam a síntese do androgênio nas células hilares e estromais ovarianas.[28,29] A produção suprarrenal de androgênio também declina progressivamente com a idade; as concentrações séricas de DHEA em mulheres entre 40 e 50 anos são aproximadamente metade do que é encontrado em mulheres mais jovens.[30]

CAUSAS DE HIRSUTISMO

As causas de hirsutismo incluem transtornos endócrinos específicos, como tumores secretores de androgênio, hiperplasia suprarrenal congênita clássica e não clássica (CAH), síndrome de

Cushing e a síndrome de *acanthosis nigricans* hiperandrogênica resistente à insulina (HAIR-AN), além de transtornos de exclusão, incluindo a síndrome do ovário policístico (PCOS) e hirsutismo idiopático. Em uma série de casos de 873 mulheres apresentando sintomas de excesso de androgênio, a prevalência destes transtornos foi a seguinte:[31]

Diagnóstico	Número	Prevalência (%)
Transtornos Específicos		
Neoplasma secretor de androgênio	2	0,23
Hiperplasia suprarrenal congênita clássica	6	0,69
Hiperplasia suprarrenal congênita não clássica	18	2,06
Síndrome de HAIR-AN	33	3,78
Transtornos de Exclusão		
Síndrome do ovário policístico	716	82,02
Hirsutismo idiopático	39	4,47
Hiperandrogenemia, hirsutismo e ovulação normal	59	6,75
Total	873	100,00

A PCOS é de longe a causa mais comum de excesso de androgênio em mulheres. Os critérios diagnósticos, características clínicas e tratamento da PCOS são considerados em profundidade no Capítulo 12. A prevalência de PCOS entre populações de mulheres hirsutas varia em razão da diferenças nos critérios diagnósticos propostos pelo National Institute of Health Conference on PCOS (NIH, 1990),[32] a European Society of Human Reproduction and Embryology/American Society for Reproductive Medicine Consensus Workshop Group (ESHRE/ASRM, 2003)[33] e a Androgen Excess Society (AES, 2009).[34] Todos incluem oligo/anovulação e evidências clínicas ou bioquímicas de hiperandrogenismo como critérios diagnósticos, dois dos três (ESHRE/ASRM, AES) consideram a morfologia ovariana policística (conforme definida por exame ultrassonográfico) como critério, e todos os três requerem a exclusão de outros diagnósticos específicos (p. ex., hiperplasia suprarrenal congênita, síndrome de Cushing, tumores secretores de androgênio e hiperprolactinemia). Em três grandes séries de casos de mulheres que apresentam sintomas de excesso de androgênio, a prevalência de PCOS variou entre 57 e 82%.[31,35,36]

Embora tenham sido desenvolvidos critérios de "consenso" num esforço para unificar as opiniões e padronizar o diagnóstico de PCOS, principalmente com o objetivo de investigação clínica, ironicamente eles criaram mais confusão e controvérsia clínica. Muitos fizeram objeções aos critérios da ESHRE/ASRM (também conhecidos como critérios de Rotterdam, onde aconteceu a conferência) porque eles permitem o diagnóstico de PCOS em mulheres com morfologia ovariana policística, na ausência de hiperandrogenismo. Em contraste, os critérios da NIH e AES *requerem* hiperandrogenismo para o diagnóstico de PCOS. Neste capítulo, focado na avaliação e tratamento do hirsutismo, o termo PCOS descreve apenas mulheres com oligo/anovulação associada a hiperandrogenismo e sem outro diagnóstico específico. ***Na verdade, não há evidências de que a PCOS seja um transtorno endócrino específico que tenha uma causa única. Ao contrário, ela é uma condição comum com características que se desenvolvem como consequência direta de anovulação crônica, o que pode resultar de uma ampla variedade de causas.*** Embora nesse contexto o transtorno possa ser descrito mais precisamente como "anovulação crônica com ovários policísticos", o termo PCOS está firmemente arraigado ao nosso léxico científico e clínico.

A síndrome hiperandrogênica acantose nigricans resistente à insulina (HAIR-AN) tem as mesmas características clínicas que a PCOS, mas ao extremo. A patologia subjacente principal é a resistência severa à insulina, com a *acanthosis nigricans* sendo um epifenômeno.[37,38] Uma hiperinsulinemia compensatória crônica e severa estimula um aumento marcante na produção ovariana de andrógeno, através dos receptores das células da teca para insulina e fator de crescimento semelhante à insulina do tipo 1 (IGF-1) e induz um marcante decréscimo nas concentrações séricas de SHBG, produzindo um grande aumento nos níveis de testosterona livre. Por sua vez, os altos níveis circulantes de andrógeno exacerbam a resistência subjacente à insulina, resultando em uma curva de *feedback* positivo autopropagadora que aumenta em severidade com o tempo, causando por fim hirsutismo severo e, em muitas mulheres, virilização (calvície nas têmporas, engrossamento da voz, alterações da predisposição corporal, clitoromegalia). A **hipertecose do estroma ovariano** é um diagnóstico histológico com base na observação de grupos distintos de células teca luteinizadas espalhadas pelo estroma ovariano.[39] As pacientes com hipertecose geralmente são obesas, severamente hirsutas e frequentemente virilizadas, a maioria tendo concentrações séricas de testosterona maiores do que 150 ng/dL e exibindo resistência severa à insulina e hiperinsulinemia.[40] É provável que a maioria das pacientes, se não todas, com síndrome HAIR-AN tenha hipertecose ovariana, mas a hipertecose também pode surgir em mulheres pós-menopáusicas.[41-43]

Hirsutismo idiopático descreve mulheres hirsutas com ciclos menstruais regulares e níveis séricos de andrógeno normais.[8,44,45] Embora algumas possam ter formas sutis de disfunção enzimática ovariana ou suprarrenal,[46] um aumento na sensibilidade aos andrógenos, mediado pelo aumento na atividade periférica da 5α-redutase,[21] é a explicação mais lógica. Nas mulheres afetadas, os níveis normais de andrógeno circulante estimulam o crescimento de pelos. Muitas mulheres que anteriormente receberam um diagnóstico de hirsutismo idiopático seriam agora consideradas como tendo PCOS, de acordo com alguns critérios.[33]

Hiperplasia suprarrenal congênita (CAH) é uma causa específica, mas incomum de hirsutismo. As características clínicas, critérios diagnósticos e tratamento da CAH são discutidos em detalhes no Capítulo 10. Enquanto as mulheres com CAH clássica são geralmente reconhecidas ao nascimento ou durante a primeira infância, a forma não clássica do transtorno (também conhecida como CAH de início tardio) apresenta-se mais tarde, na puberdade ou depois dela, com hirsutismo e irregularidade menstrual ou amenorreia. Em diferentes estudos, a prevalência de CAH não clássica variou entre 1 e 15%.[47-50] A causa mais comum de CAH clássica e não clássica é uma deficiência suprarrenal de 21-hidroxilase (P450c21), resultando na produção excessiva de 17α-hidroxiprogesterona (17OHP), que é o substrato para a 21-hidroxilase na síntese suprarrenal do cortisol e um precursor para a síntese do andrógeno (Capítulo 9).

Neoplasmas do ovário ou suprarrenais secretores de andrógeno são uma causa rara de excesso de andrógeno e hirsutismo. Os tumores secretores de andrógeno representam apenas 5% de todos os tumores ovarianos. A maioria são tumores de células de Sertoli-Leydig, tumores de células teca (estromais) e lipídicas ou tumores de células hilo. A maioria está associada a concentrações séricas francamente elevadas de testosterona maiores do que 150-200 ng/dL,[51-53] e a maioria pode ser visualizada por ultrassonografia transvaginal. Embora alguns adenomas suprarrenais secretem testosterona, a maior parte dos tumores suprarrenais secretores de andrógeno são carcinomas que secretam DHEA, DHEA-S e cortisol, além de testosterona.[54]

Algumas mulheres com hirsutismo também têm **hiperprolactinemia** leve. Concentrações séricas elevadas de prolactina podem estar associadas a níveis séricos aumentados de DHEA-S,[55,56] receptores de prolactina na suprarrenal humana foram identificados, e a prolactina pode aumentar a produção *in vitro* de DHEA.[57] Embora o DHEA-S seja um andrógeno fraco, ele pode ser convertido na periferia em testosterona e, por sua vez, em DHT. O hirsutismo em mulheres com hiperprolactinemia pode resultar diretamente da estimulação pela prolactina da produção de andrógeno suprarrenal, mas também pode resultar da produção excessiva de andrógeno ovariano em razão da anovulação crônica, causada por hiperprolactinemia.

A virilização durante a gravidez deve levantar suspeita de um *luteoma gravídico*, que é mais uma massa hiperplásica de células ovarianas luteinizadas do que um verdadeiro tumor. Embora a maioria dos luteomas produza pouco androgênio ou tenha pouco ou nenhum efeito androgênico, as concentrações séricas de androstenediona, testosterona e di-hidrotestosterona podem estar aumentadas, por vezes dramaticamente;[58-60] apenas aproximadamente um terço dos luteomas da gravidez relatados foi associado a hirsutismo ou virilização materna,[58,61] provavelmente porque o aumento na testosterona sérica livre está limitado pelo grande aumento nos níveis de globulina ligadora dos hormônios sexuais (SHBG) que ocorre durante a gravidez. Tipicamente, os luteomas são massas sólidas com tamanhos que variam entre 6 e 10 cm; em aproximadamente metade dos casos, eles são bilaterais.[59,62] Os luteomas gravídicos tipicamente regridem prontamente depois do parto, sugerindo que a gonadotrofina coriônica humana (hCG) desempenha um papel na estimulação ou perpetuação da sua produção de androgênio,[63] embora a maioria seja identificada no final da gestação, muito depois do pico nas concentrações séricas de hCG materna. Em contraste, *cistos teca-luteínicos (hyperreactio luteinalis)* produtores de androgênio funcional podem desenvolver-se em mulheres com gravidezes múltiplas, mães isoimunizadas ou diabéticas e aquelas com gravidezes molares ou doença trofoblástica gestacional, todas as quais estão associadas a concentrações séricas maternas de hCG aumentadas. Raramente as mães com hirsutismo preexistente relacionado com PCOS ou hipertecose estromal ovariana também podem desenvolver cistos teca-luteínicos e tornar-se hirsutas ou virilizar.[64-66] Naquelas em que isso acontece, as concentrações séricas de testosterona e androstenediona são elevadas.

AVALIAÇÃO DE MULHERES COM HIRSUTISMO

Aceitando que a grande maioria das mulheres com hirsutismo tem PCOS ou hirsutismo idiopático, a avaliação de mulheres hirsutas tem o objetivo de identificar as poucas que têm outras causas que requerem avaliação e/ou tratamento específico adicional. Como sempre, a avaliação deve começar por uma história cuidadosa e o exame físico, que sempre proporcionam indicações diagnósticas importantes. A investigação laboratorial e exames por imagem são usados principalmente para excluir outras possibilidades raras ou potencialmente sérias.

HISTÓRIA E EXAME FÍSICO

Os elementos-chave da história médica em mulheres com hirsutismo incluem a história menstrual, a idade de início e a taxa de progressão do hirsutismo; a história familiar e médica também fornecem informações importantes.

A *história menstrual* deve incluir a idade na menarca, a regularidade da menstruação, caracterização de sintomas pré-menstrual e informações referentes a gestações prévias e métodos contraceptivos. Embora as mulheres com PCOS tipicamente relatem irregularidade menstrual começando na menarca ou logo após a mesma, um desvio abrupto de um padrão previamente estabelecido de menstruação regular sugere outro diagnóstico. Embora a apresentação clínica da CAH não clássica possa se parecer muito com a da PCOS, o hirsutismo tende a ser mais severo em mulheres com CAH.[67,68] Uma idade mais tardia de início do hirsutismo (após os 25 anos) ou a rápida progressão por um período de meses sugere um neoplasma produtor de androgênio. *É importante correlacionar alterações no padrão menstrual com alterações no peso e lembrar que a contracepção hormonal prévia pode ter obscurecido ou retardado o início dos sintomas de disfunção menstrual ou excesso de androgênio.* O hirsutismo na infância usualmente é causado pela CAH clássica ou por um tumor secretor de androgênio. Causas genéticas raras de hirsutismo, como mosaicismo do cromossomo Y ou insensibilidade incompleta ao androgênio, geralmente apresentam sinais de excesso de androgênio na puberdade.

Uma *história familiar* de hirsutismo, oligo/amenorreia, obesidade e infertilidade são consistentes com uma predisposição familiar à PCOS ou, ocasionalmente, a CAH não clássica, que é mais comum em mulheres com herança hispânica, mediterrânea, eslava ou judia do leste europeu (Ashkenazi).[69] As drogas que podem estimular o crescimento de pelos incluem metiltestosterona, esteroides anabólicos (p. ex., noretandrolona), fenitoína, diazóxido, danazol, ciclosporina e minoxidil. O DHEA ou androstenediona, que estão disponíveis como suplementos alimentares, podem aumentar os níveis de testosterona nas mulheres e causam hirsutismo e acne, mesmo em doses relativamente baixas. O crescimento de pelos causado por outras medicações além dos androgênios tipicamente é de natureza difusa e vilosa (hipertricose).

O *exame físico* deve incluir um cálculo do índice de massa corporal (IMC) e documentar a distribuição e extensão do hirsutismo. O *escore modificado de Ferriman-Gallwey* é o método mais comum para classificar a extensão do hirsutismo nas investigações clínicas.[70,71] O método deriva de estudos em mulheres brancas e classifica o crescimento dos pelos de 0-4 em cada uma das 9 áreas sensíveis ao androgênio, incluindo o lábio superior, queixo, peito, abdome superior e inferior, antebraço, coxas e regiões superior e inferior das costas. Escores menores do que 8, 8-15 e maiores de 15 geralmente indicam hirsutismo leve, moderado e severo, respectivamente. Aproximadamente 95% das mulheres têm um escore modificado de Ferriman-Gallwey abaixo de 8. No entanto, como a distribuição dos escores não tem distribuição normal e está desviada para a esquerda (metade tendo um escore 0), escores de 3 ou mais recaem fora da normalidade. Aproximadamente 22% das mulheres têm escores acima de 3, 70% das quais se queixam de hirsutismo.[72] Notadamente, cerca de 15% das mulheres com escores abaixo de 3 também se consideram hirsutas.

De um modo geral, aproximadamente 25% das mulheres usam algum tipo de tratamento estético para excesso de pelos, como descolorir, arrancar, raspar, depilar com cera ou eletrólise; a frequência do autotratamento correlaciona-se positivamente com o escore de Ferriman-Gallwey. *Não há diferenças significativas entre as mulheres brancas e negras no que se refere à distribuição dos escores ou à proporção que apresenta queixas de hirsutismo ou usam algum método de remoção dos pelos.*[72] Tomados em conjunto, estes dados indicam que é bastante normal que a maioria das mulheres tenha pelo menos algum crescimento de pelos nas áreas sensíveis ao androgênio, e que um escore acima de 8 reflete excesso significativo de androgênio que justifica avaliação. *Embora o escore modificado de Ferriman-Gallwey seja o padrão aceito para as investigações clínicas que envolvem mulheres hirsutas, ele é difícil de usar clinicamente, principalmente porque a maioria das mulheres que buscam atenção médica para a queixa já está usando um ou mais métodos para remoção dos pelos. Além do mais, o escore não é confiável para mulheres de grupos raciais ou étnicos que têm relativamente pouco pelo corporal; embora tenham menor probabilidade de desenvolverem hirsutismo, elas podem exibir outros sinais de excesso de androgênio, como acne e afinamento ou perda do cabelo. A forma mais fácil e prática de avaliar a severidade do hirsutismo é determinar os métodos usados para remover os pelos (p. ex., raspando, arrancando, depilando com cera) e a frequência do seu uso, o que também fornece uma medida clinicamente relevante para avaliação da resposta ao tratamento.*

O exame físico também deve observar manifestações cutâneas relevantes e algum sinal de virilização. Acne, seborreia e calvície temporal são sinais de excesso de androgênio. *Acanthosis nigricans* (uma coloração aveludada cinza ou marrom da pele, mais comumente observada na nuca, virilhas e axilas) indica resistência à insulina e pele fina, estrias ou hematomas são sinais de hipercortisolismo. Além da calvície frontal ou no vértex da cabeça (coroa), os sinais de virilização incluem engrossamento da voz, aumento na massa muscular, atrofia das mamas e clitoromegalia. O tamanho do clitóris varia significativamente entre as mulheres;[73] em um estudo, o comprimento médio da glande do clitóris foi 5,1 ± 1,4 mm, e a largura média foi 3,4 ± 1,0 mm.[74] Clitoromegalia geralmente é definida por um comprimento do clitóris maior do que 10 mm ou por um índice clitoriano (produto do diâmetro transversal pelo longitudinal após retração do prepúcio) maior do que 35 mm.[2,75] Outros achados físicos relevantes incluem galactorreia espontânea ou a expressão, sugerindo hiperprolactinemia, e massas abdominais ou pélvicas que podem representar um tumor secretor de androgênio. A grande maioria dos tumores ovarianos funcionais é palpável.

As manifestações físicas de excesso de androgênio geralmente refletem até que ponto os níveis de androgênio estão elevados. Hirsutismo é a queixa mais comum associada a excesso de androgênio e essencialmente todas as mulheres com hirsutismo têm uma taxa aumentada de produção de testosterona e androstenediona.[76] Acne, libido aumentada, clitoromegalia e virilização refletem progressivamente níveis séricos de androgênio mais elevados.

Sistema de Escore Modificado por Ferriman-Gallwey para Hirsutismo

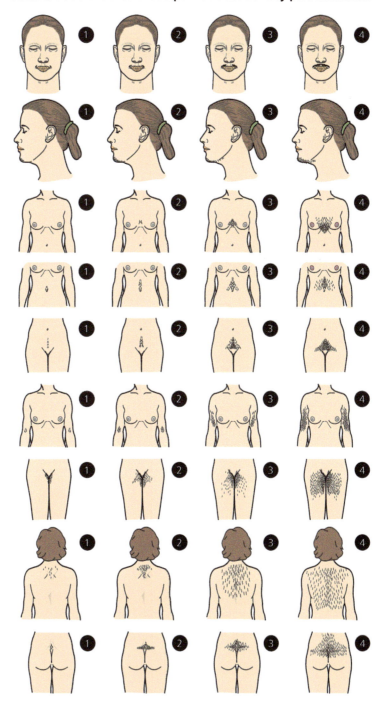

Alopecia pode ser um problema incômodo para a paciente e o clínico. Em muitos casos, a alopecia é apenas temporária, resultando do eflúvio telógeno induzido por alguma alteração transitória que sincroniza uma proporção maior do que o normal de folículos pilosos do couro cabeludo, como gravidez ou doença febril, e resolve-se depois de um período de 6-8 meses. Em uma série de 109 mulheres consecutivas apresentando queixa de alopecia difusa, dois terços não tinham evidência clínica de hirsutismo ou disfunção menstrual, duas tinham CAH não clássica e duas tinham hiperprolactinemia associada a um adenoma hipofisário.[77] Das 42 (38,5%) que tinham androgênios séricos elevados, 11 eram ovulatórias e não hirsutas, 13 eram ovulatórias e hirsutas, e 18 tinham oligomenorreia ou amenorreia e hirsutismo.[77] As mulheres com queixa de alopecia merecem avaliação para hiperandrogenismo que pode ser tratado com sucesso. A avaliação laboratorial também deve excluir transtornos da tireoide (TSH sérico) e doença crônica. No entanto, como a alopecia pode refletir um aumento na atividade da 5α-redutase no couro cabeludo, os níveis normais de androgênio circulante não impedem necessariamente um tratamento efetivo.[78,79] Até 60% das mulheres com acne e concentrações séricas normais de androgênio exibem evidências de aumento na atividade periférica da 5α-redutase e podem beneficiar-se com tratamento para hiperandrogenismo.[80] A perda de pelos é uma consequência normal do envelhecimento, começando em ambos os sexos em torno dos 50 anos.[81]

AVALIAÇÃO LABORATORIAL

A relação entre hirsutismo e as concentrações de androgênio circulante não está inteiramente clara. Embora alguns estudos tenham encontrado uma correlação entre hirsutismo e os níveis de androgênio,[82] outros observaram que apenas 50% das mulheres com hirsutismo leve têm níveis elevados de testosterona livre e que 33% das mulheres com concentrações moderadamente elevadas de testosterona livre não têm hirsutismo, 40% têm hirsutismo leve, e 27% têm, moderado.[83] Estas observações sugerem fortemente que outros fatores, como insulina e variações individuais na sensibilidade ao androgênio, têm influência substancial no desenvolvimento e severidade do hirsutismo.

A avaliação laboratorial é indicada para muitas, mas não todas as mulheres com hirsutismo.[84] O objetivo primário é identificar aquelas que têm transtornos endócrinos potencialmente graves que requerem tratamento específico (CAH não clássica, tumores secretores de androgênio, síndrome de Cushing). Transtornos da tireoide e hiperprolactinemia devem ser excluídos em mulheres com disfunção menstrual. *A avaliação laboratorial é recomendada para mulheres com hirsutismo moderado ou severo ou hirsutismo que tem início repentino, é rapidamente progressivo ou está associado a sintomas ou sinais de virilização.*[85] *A avaliação laboratorial de rotina de mulheres com hirsutismo moderado não é necessária nem econômica.* Em mulheres com oligo/amenorreia, o hirsutismo leve pode ser atribuído com confiança à produção ovariana aumentada de androgênio resultante de anovulação crônica. Em mulheres com menstruação normal, o hirsutismo mais provavelmente reflete uma sensibilidade aumentada aos androgênios relacionando-se com a atividade periférica aumentada da 5α-redutase.

A concentração sérica de testosterona total oferece a melhor medida geral da produção de androgênio e é o único hormônio que precisa ser medido na maioria das mulheres com hirsutismo que merece avaliação. O teste para CAH não clássica pode ser reservado com segurança para pacientes com um início precoce de hirsutismo (início na pré ou perimenarca, incluindo aquelas com adrenarca prematura), mulheres com uma história familiar do transtorno e aquelas em grupos étnicos de alto risco (de herança hispânica, mediterrânea, eslava ou judia Ashkenazi). A avaliação adicional também é indicada para aquelas com hirsutismo com início antes da puberdade ou após os 25 anos, hirsutismo rapidamente progressivo ou hirsutismo acompanhado de sinais de virilização ou hipercortisolismo (síndrome de Cushing).

CONCENTRAÇÃO SÉRICA DE TESTOSTERONA

Os níveis séricos de testosterona (normal 20-80 ng/dL) são elevados na maioria das mulheres (70%), mas não em todas, com anovulação crônica ou hirsutismo. A concentração de testosterona total pode ser normal em mulheres hirsutas, porque os níveis de SHBG estão deprimidos pelo androgênio e insulina, aumentando assim a quantidade de testosterona não ligada ou livre. De fato, os níveis de testosterona livre são aproximadamente duas vezes o normal (um aumento de 1 a 2%) em mulheres com PCOS.[86]

O teste laboratorial para níveis elevados de androgênio deve começar com uma concentração sérica de testosterona total. Os ensaios de testosterona total medem a testosterona livre, a testosterona ligada à albumina e a testosterona ligada a SHBG. Embora o nível de testosterona livre seja um indicador mais sensível de excesso de androgênio, os imunoensaios diretos de testosterona livre são imprecisos,[87] produzindo valores apenas 20-60% dos medidos por outros métodos mais precisos.[88,89] O melhor método para medição do nível de testosterona livre é a diálise de equilíbrio (um método trabalhoso, demorado e caro).[87] A concentração de testosterona livre também pode ser calculada pelo uso de equações derivadas das leis de ação das massas, conhecendo as concentrações séricas de testosterona total, SHBG e albumina e as constantes de associação para as interações da testosterona com SHBG e albumina.[90,91] Os valores calculados geralmente se correlacionam bem com aqueles determinados pela diálise de equilíbrio, embora a precisão varie com os ensaios específicos usados para medir a testosterona total e SHBG. Entretanto, a medida ou cálculo do nível de testosterona livre geralmente é desnecessário, porque o nível de testosterona total identifica prontamente as mulheres que podem ter um tumor produtor de androgênio.

Uma concentração sérica de testosterona total maior do que 150 ng/dL identifica quase todas as mulheres com um tumor potencialmente produtor de androgênio.[35,51,52,54,92,93] *No entanto, como as concentrações séricas de testosterona podem variar significativamente em mulheres com e sem tumores,[52] ainda se deve suspeitar de um tumor, e excluí-lo, em mulheres com hirsutismo progressivo rápido ou sinais ou sintomas de virilização, mesmo quando a concentração sérica de testosterona estiver abaixo do valor limiar.* Quase todas as mulheres com PCOS têm um nível de testosterona menor do que 150 ng/dL, assim como todas as mulheres com hirsutismo idiopático, por definição. O valor limiar sugerido tem altíssima sensibilidade e valor preditivo negativo, indicando que ele capta quase todas as mulheres com tumores e pode excluir efetivamente o diagnóstico.[93] O valor preditivo positivo de uma testosterona sérica total maior do que 150 ng/dL é bem baixo, indicando que poucas mulheres que preenchem os critérios terão de fato um tumor, principalmente porque tais tumores são muito raros; a grande maioria terá PCOS ou hipertecose. Tomados em conjunto, a história clínica (idade de início e taxa de progressão do hirsutismo), o exame físico (massas pélvicas) e a concentração sérica de testosterona total irão identificar mulheres com tumores produtores de androgênio.

Também é importante lembrar que os níveis de testosterona são elevados significativamente durante a gravidez normal. As concentrações são maiores do que 100 ng/dL durante o primeiro trimestre e podem alcançar 500-800 ng/dL a termo,[94] principalmente graças ao aumento em SHBG induzido pelo estrogênio. A mãe e o feto normalmente estão protegidos da virilização porque os níveis de testosterona livre se elevam apenas modestamente e são rapidamente convertidos em estrogênio via aromatização placentária. Como os níveis de testosterona normalmente são mais baixos em mulheres pós-menopáusicas, concentrações maiores do que 100 ng/dL devem levantar a suspeita de um tumor.

CONCENTRAÇÃO SÉRICA DE DHEA-S

O DHEA-S circula em concentração mais elevada do que qualquer outro esteroide e deriva quase que exclusivamente da glândula suprarrenal. Ele é, portanto, uma medida direta da atividade androgênica suprarrenal. O limite superior da variação normal na maioria dos laboratórios é de aproximadamente 350 µg/dL, mas varia entre os laboratórios. O DHEA-S serve primariamente como um pré-hormônio, fornecendo substrato para a conversão em testosterona e di-hidrotestosterona na periferia.[95]

Embora a concentração sérica de DHEA-S pareceria ser útil para a identificação de mulheres com causas suprarrenais de hiperandrogenismo, o teste carece de sensibilidade e especificidade para esse propósito. Os níveis de DHEA-S frequentemente não são muito elevados em mulheres com CAH não clássica ou com síndrome de Cushing e frequentemente são elevados em mulheres com PCOS. Além do mais, o diagnóstico de CAH não clássica e síndrome de Cushing requerem outros testes mais específicos, conforme discutido a seguir.

A concentração sérica de DHEA-S é moderadamente elevada em mais da metade das mulheres com PCOS.[96] Os motivos permanecem indefinidos, apesar da ampla investigação. Alguns argumentaram que o aumento nos níveis de DHEA-S resulta de uma deficiência na 3β-hidroxiesteroide desidrogenase, induzida por anovulação crônica ou estimulação do estrogênio, semelhante ao mecanismo que opera no córtex suprarrenal fetal.[97,98] Embora haja dados que apoiem este mecanismo,[99-103] as evidências são conflitantes.[104-108] Notadamente, os níveis de ACTH não são elevados em mulheres com PCOS,[109,110] a secreção exagerada de androgênio suprarrenal não pode ser atribuída a um aumento na sensibilidade ao ACTH[96] e a supressão ovariana (e estrogênica) pelo tratamento com um agonista do hormônio liberador de gonadotrofina de ação prolongada (GnRH) não tem efeito consistente nos níveis de DHEA-S em mulheres com PCOS.[111-114] Embora a atividade suprarrenal aumentada da P450c17 17,20 liase possa causar excesso de androgênio suprarrenal,[114-116] os padrões de resposta esteroidogênica à estimulação de ACTH em mulheres com PCOS não apoiam a hipótese.[117] A prevalência de excesso de androgênio suprarrenal é comparável à da resistência à insulina entre mulheres com PCOS, sugerindo que a hiperinsulinemia pode ser a causa da produção aumentada de androgênio suprarrenal.[6] Contudo, estudos da infusão de insulina indicam que a insulina não estimula, e na verdade prejudica, a atividade da 17,20 liase tanto em mulheres normais quanto hiperandrogênicas.[118-120] Em suma, nenhum mecanismo explica o excesso moderado de androgênio suprarrenal comumente observado em mulheres com PCOS.

A concentração sérica de DHEA-S pode ser bastante elevada (≥ 700 µg/dL) em mulheres com tumores suprarrenais raros secretores de androgênio. No entanto, em quase todas as pacientes os níveis séricos de testosterona também estão muito elevados,[121] ***via conversão periférica de altos níveis de DHEA-S circulante ou porque o tumor também secreta testosterona. Uma concentração sérica de DHEA-S pode ser útil em mulheres cuja apresentação clínica sugere fortemente a possibilidade de um tumor, porém o teste em outros aspectos tem pouca ou nenhuma utilidade clínica na avaliação de hirsutismo.***

AVALIAÇÃO DA SUSPEITA DE UM TUMOR PRODUTOR DE ANDROGÊNIO

Quando a concentração sérica de testosterona total (≥ 150 ng/dL) ou a apresentação clínica sugere a possibilidade de um tumor ovariano raro produtor de androgênio ou tumor suprarrenal (hirsutismo rapidamente progressivo ou sinais de virilização), a avaliação é indicada para excluir o diagnóstico ou localizar a lesão.

Os tumores do ovário secretores de androgênio (em ordem decrescente de prevalência) incluem tumores de Seroli-Leydig, tumores de células lipídicas, tumores de células hilares e tumores raros de células da teca produtores de androgênio e tumor de Brenner; virtualmente todos estão associados a níveis séricos muito elevados de testosterona total (≥ 150 ng/dL). Ocasionalmente, a virilização resulta de um tumor não funcionante graças à estimulação do estroma circundante.[122] A maioria dos tumores ovarianos funcionais é palpável ao exame pélvico, mas tumores pequenos podem facilmente passar despercebidos. A ***ultrassonografia transvaginal*** pode identificar folículos e cistos ovarianos medindo 3-5 mm de diâmetro em quase todas as lesões de massa ovariana sólida, embora tumores muito pequenos localizados na região hilar ainda possam escapar à detecção.

A tomografia computadorizada da suprarrenal (TC) é extremamente sensível na detecção de adenoma ou carcinoma suprarrenal produtor de androgênio, quando o exame pélvico e a ultrassonografia transvaginal não revelam um tumor ovariano.[123] A maioria dos tumores suprarrenais secretores de androgênio é maligna.[124-126] Os adenomas suprarrenais tipicamente são menores (< 4 cm de diâmetro) do que os carcinomas e têm bordas regulares e valores de atenuação da TC caracteristicamente pouco realçados; margens irregulares, necrose, hemorragia ou calcificação sugerem um carcinoma.[127] Quando indicado, as informações adicionais para ajudar a definir a natureza de uma lesão de massa suprarrenal podem ser obtidas por exame de ressonância magnética (RM), imagem nuclear funcional com cintilografia usando um análogo de colesterol (^{131}I-6-iodometil norcolesterol),[128] ou tomografia por emissão de pósitrons (PET).

Achados de doença bilateral requerem maior avaliação para distinguir entre as causas, que incluem câncer metastático (mais comumente de mama, rim ou pulmão), hiperplasia suprarrenal (causada por estimulação a longo prazo pela hipófise ou fontes ectópicas de ACTH e por formas raras de doença macro e micronodular independente de ACTH),[129,130] infecção (tuberculose e fúngica), hemorragia, feocromocitoma e amiloidose.

O exame rotineiro por imagem da suprarrenal não é recomendado e pode ser enganador porque as massas suprarrenais não funcionantes (incidentalomas) são comuns, e a sua detecção incidental demanda avaliação adicional, em outros aspectos desnecessária.[131] Em estudos de autópsia, a prevalência de adenomas suprarrenais incidentais aproxima-se dos 10%.[132,133] Em 2 séries de casos de pacientes com exame de TC abdominal para uma variedade de indicações, a prevalência de incidentaloma suprarrenal foi de 3-4%.[134,135]

As massas suprarrenais detectadas incidentalmente requerem avaliação para determinar se elas são funcionais; até 15% secretam hormônios em excesso, como cortisol, catecolaminas e aldosterona.[136] Os testes solicitados incluem uma coleta de urina de 24 horas para metanefrinas fracionadas e catecolaminas (feocromocitoma), amostras sanguíneas para metanefrinas fracionadas, testosterona e DHEA-S (carcinoma suprarrenal), aldosterona plasmática e atividade da renina (aldosteronismo primário) e um teste de supressão noturna com dexametasona (síndrome de Cushing).[131] A biópsia de aspiração por agulha fina (FNA) pode ser indicada quando existem razões para suspeitar de uma malignidade fora da glândula suprarrenal ou em pacientes que estão se submetendo a avaliação do estágio para um câncer conhecido.[133,137] Embora a FNA seja um procedimento relativamente seguro, as complicações potenciais incluem hematoma suprarrenal e abscesso, dor abdominal, hematúria, pancreatite e pneumotórax.[138,139] Como a FNA inadvertida de um feocromocitoma pode precipitar uma crise hipertensiva aguda, o diagnóstico sempre deve ser excluído por testes bioquímicos antes de ser realizada a FNA.[140] Quando a testagem não detecta evidência de função hormonal e não há razão para suspeitar de um câncer, o manejo expectante é apropriado; recomendações atuais incluem a repetição do exame de imagem após 6, 12 e 24 meses (para detectar evidências de crescimento progressivo) e a repetição anual da avaliação endócrina (para detectar função autônoma não identificada na linha de base) por pelo menos 4 anos.[131,141,142]

A cateterização venosa ovariana seletiva pode ser considerada para as raras pacientes que não possuem lesão de massa ovariana ou suprarrenal demonstrável.[53,92,143-145] ***Entretanto, como a utilidade clínica geral da técnica ainda é incerta,***[146] ***o procedimento deve ser reservado somente para aquelas em quem existe uma forte suspeita de tumor.*** Uma análise dos resultados obtidos em 136 pacientes relatadas com hirsutismo que tinham amostragem venosa ovariana seletiva produziu inúmeras observações importantes.[146] Uma proporção direita-esquerda de testosterona ovariana efluente maior do que 1,44 identificou corretamente 90% dos tumores do lado direito e valores mais baixos identificaram corretamente 86% das mulheres com lesões do lado esquerdo ou bilaterais. Em três mulheres com um tumor do lado esquerdo, a proporção de testosterona esquerda-direita era maior do que 15. A anatomia diferente da veia ovariana direita (drenando para dentro da veia cava) e esquerda (drenando para dentro da veia renal esquerda) e a dificuldade técnica relacionada de cateterização podem explicar por que a amostragem venosa foi mais efetiva na identificação de tumores do lado direito.

Quando a suspeita de um tumor for insuficiente para justificar uma cateterização venosa ovariana ou o procedimento não revelar gradiente significativo nas concentrações de testosterona, a probabilidade de um tumor ovariano oculto é muito pequena, restando a síndrome de HAIR-NA ou hipertecose estromal como a causa mais provável de hiperandrogenismo severo. Ambas estão associadas à resistência severa à insulina, o que pode ser documentado realizando um **teste de tolerância à glicose oral incluindo níveis de insulina**, conforme discutido a seguir. Raramente a exploração cirúrgica aberta dos ovários pode ser necessária para estabelecer um diagnóstico; a inspeção laparoscópica e biópsia não são suficientes.

A avaliação endócrina dinâmica, usando dexametasona, esteroides contraceptivos ou um agonista de GnRH, na tentativa de isolar a produção androgênica suprarrenal ou ovariana, não é recomendada, porque os resultados são pouco confiáveis e podem ser equivocados.[122,147-149] *Os tumores ovarianos secretores de androgênio são sensíveis à estimulação do LH e assim respondem à supressão e estimulação ovariana.*[150-152]

RESISTÊNCIA À INSULINA

A resistência à insulina é uma característica comum de mulheres com PCOS e um componente-chave da síndrome HAIR-AN e hipertecose estromal ovariana. *Embora as altas concentrações de androgênio circulante reduzam a sensibilidade à insulina, a principal patologia em mulheres com HAIR-AN e hipertecose é a resistência severa à insulina, resultando em níveis de insulina muito elevados que estimulam a produção ovariana de androgênio nas células da teca (via insulina, IGF-1 e receptores híbridos) e marcado decréscimo na produção de SHBG, dessa forma aumentando grandemente a quantidade de androgênio livre.* A resistência à insulina e hiperinsulinemia também explicam as ocasionais mulheres idosas que apresentam hirsutismo progressivo severo. O problema não reflete uma resposta ovariana aos níveis elevados de gonadotrofina, mas o desenvolvimento de hiperinsulinemia e hipertecose. A insulina parece ter um efeito direto na severidade do hirsutismo e uma interação sinergética com a testosterona.[153]

Os inúmeros métodos que podem ser usados para avaliar a sensibilidade à insulina são discutidos no capítulo dedicado à anovulação crônica e PCOS (Capítulo 12) e aqui são apenas resumidos brevemente. A técnica do grampo hiperinsulinêmico euglicêmico é o método padrão de excelência para a medida da sensibilidade à insulina, mas não tem aplicação clínica porque é demorada, trabalhosa, invasiva, cara e requer pessoal experiente.[154] Foram descritas inúmeras medidas "homeostáticas" menos complicadas e baratas, todas com base nas concentrações de glicose e insulina de jejum e usando cálculos simples.[155] Estes incluem a concentração de insulina de jejum,[156] a proporção glicose de jejum/insulina,[157] a avaliação do modelo homeostático (HOMA),[158,159] o índice quantitativo de verificação da sensibilidade à insulina (QUICKI)[160] e outros. *Conforme ilustra o grande número de diferentes medidas da resistência à insulina, atualmente não existe um teste simples uniformemente aceito e validado para medir a resistência à insulina na prática clínica.* Todas as medidas possuem limitações, principalmente a falta de um ensaio insulínico padronizado[161] e a ausência de dados que indiquem que tais medidas possam predizer a resposta ao tratamento. Além do mais, o tratamento com agentes sensibilizantes à insulina não possui benefícios importantes para o tratamento do hirsutismo.[162] *Consequentemente, a avaliação de rotina da sensibilidade à insulina na avaliação do hirsutismo não é recomendada.*

Um teste inicial de tolerância à glicose oral de 2 horas (carga de glicose de 75 g) é recomendado para todas as mulheres com PCOS[33,163,164] *porque até 35% exibem tolerância à glicose prejudicada (glicose 140-199 mg/dL), e até 10% têm diabetes melito não insulinodependente (glicose ≥ 200 mg/dL).*[165] Em pacientes com hiperandrogenismo severo sem evidência de tumor secretor de androgênio, as concentrações correspondentes de insulina de jejum e após 2 horas podem ser usadas para documentar o grau de resistência à insulina, apoiando o diagnóstico de síndrome de HAIR-AN ou hipertecose; a maioria possui níveis de insulina bastante elevados.[40] A proporção, após 2 horas, de glicose/insulina (mg/dL/μU/mL) fornece uma estimativa da sensibilidade à insulina, com valores menores do que 1,0 indicando resistência à insulina. As concentrações plasmáticas de insulina que excedem um limite superior do normal ou um valor de limiar definido (p. ex., insulina plasmática de 2 horas > 100 μU/mL) também foram usadas como um teste qualitativo para resistência à insulina.

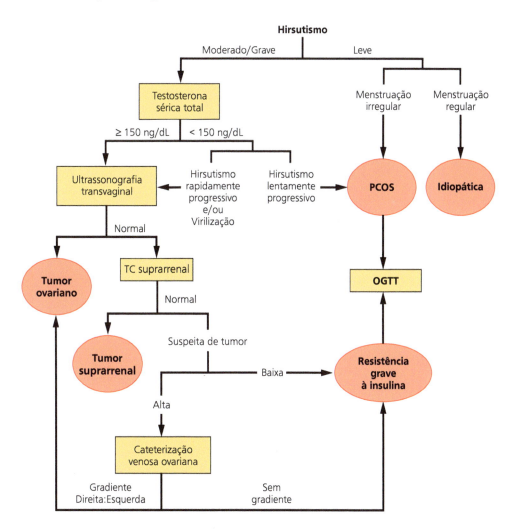

HIPERPLASIA SUPRARRENAL CONGÊNITA NÃO CLÁSSICA

A hiperplasia suprarrenal congênita (CAH) é causada por defeitos nas enzimas suprarrenais esteroidogênicas que resultam na produção excessiva de androgênio suprarrenal. Até então, a causa mais comum é a deficiência de 21-hidroxilase; outros defeitos enzimáticos (p. ex., 11β-hidroxilase, 3β-hidroxiesteroide desidrogenase) são relativamente raros. Globalmente, a fisiopatologia está relacionada principalmente com a produção reduzida de cortisol, que estimula um aumento compensatório na secreção hipofisária de ACTH, causando hiperplasia suprarrenal; os níveis aumentados de hormônios esteroides próximos a níveis que levam ao bloqueio enzimático procuram uma via metabólica alternativa, resultando no aumento da produção de androgênios. O transtorno é herdado de uma forma autossômica recessiva e é discutido em detalhes nos Capítulos 9 e 10.

As mulheres com CAH clássica (nas duas formas, perdedora de sal e virilização simples) apresentam genitália ambígua ao nascimento (síndrome adrenogenital).[166-168] *Aquelas com a forma não clássica de CAH ("início tardio") possuem genitália externa normal e apresentam-se mais tarde, durante a infância ou início da adolescência, puberdade precoce ou, quando jovens adultos com outros sinais de hiperandrogenismo, tais como acne, hirsutismo e irregularidade menstrual, muito mais parecido com aquelas com PCOS.*

Embora pudesse parecer que a CAH não clássica deveria ser especificamente excluída em todas as mulheres com hirsutismo, o rendimento como teste de rotina é bastante baixo, porque o transtorno é incomum.[31,36,169] Nos Estados Unidos, a prevalência do transtorno entre as mulheres que apresentam hirsutismo está entre 1 e 4%.[170] *Portanto, a testagem específica para CAH não clássica pode ser reservada para aquelas que têm um início precoce de hirsutismo (pré ou perimenarca, incluindo as meninas com adrenarca prematura), mulheres com uma história familiar do transtorno e as que pertencem a grupos étnicos de alto risco (herança hispânica, mediterrânea, eslava ou judia Ashkenazi).*

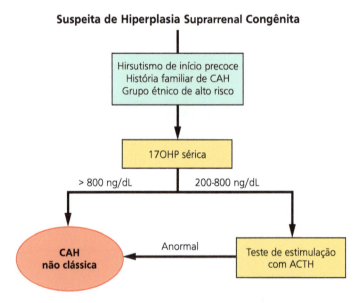

Concentração Sérica de 17α-hidroxiprogesterona

Em mulheres normais e naquelas com CAH não clássica, o padrão diurno normal de secreção hipofisária de ACTH é refletido nas concentrações séricas de 17α-hidroxiprogesterona (17OHP), que atingem o pico pela manhã e o ponto inferior no final do dia. Os níveis séricos de 17OHP matinal durante a fase folicular do ciclo menstrual são claramente mais elevados em mulheres com CAH não clássica do que em mulheres normais, enquanto que as concentrações noturnas se sobrepõem significativamente. *Uma concentração sérica de 17OHP matinal na fase folicular menor do que 200 ng/dL exclui efetivamente o diagnóstico de CAH não clássica.*[67,171,172] *Níveis maiores do que 800 ng/dL são virtualmente diagnósticos de deficiência de 21-hidroxilase, e concentrações entre 200 e 800 ng/dL sugerem fortemente o diagnóstico, o qual deve ser confirmado pela realização de um teste de estimulação com ACTH.*

| Teste de Estimulação com ACTH | O teste de estimulação com ACTH é realizado pela obtenção de amostras sanguíneas antes e 60 minutos após a administração de cosintropina (ACTH sintético 1-24; 0,25 mg). *Na maioria das mulheres afetadas, a resposta à estimulação com ACTH é exagerada, e o nível de 17OHP eleva-se acima de 1.500 ng/dL.*[169,173,174] Portadoras heterozigotas exibem menor resposta à estimulação com ACTH, caso apresentem valores que se sobrepõem às dos sujeitos normais.[175,176] |

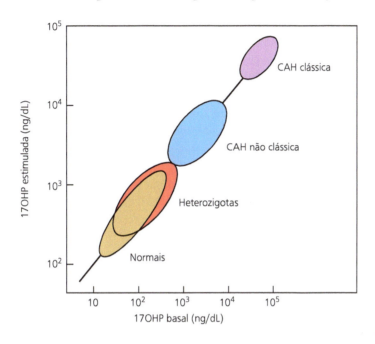

Reproduzida com permissão de M. New

SÍNDROME DE CUSHING

Algumas mulheres com hirsutismo têm sintomas de hipercortisolismo ou síndrome de Cushing, que variam com a duração e extensão do excesso de secreção de cortisol. Além do hirsutismo, as características clássicas da síndrome de Cushing incluem obesidade central progressiva, acúmulo excessivo de gordura nas bochechas ("cara de lua cheia") ou na nuca ("giba"), fadiga severa e fraqueza muscular, hipertensão, atrofia da pele e tecido subcutâneo (tendência a feridas e estrias púrpuras no abdome e flancos), hiperpigmentação (causada pela secreção excessiva do hormônio estimulante de α-melanócito, como um subproduto da síntese de ACTH a partir da pró-opiomelanocortina, a molécula precursora comum) nas áreas mais expostas à luz (rosto, pescoço e dorso das mãos) ou trauma crônico leve, fricção ou pressão (cotovelos, joelhos, articulações e ombros), diabetes, diminuição cognitiva e transtornos menstruais.

A síndrome de Cushing pode ser causada por: (1) ingestão de glicocorticoides prescritos, (2) um adenoma corticotrófico hipofisário secretor de ACTH (doença de Cushing, correspondendo à maioria dos casos), (3) adenomas e carcinomas suprarrenais secretores de cortisol ou (4) secreção de hormônio ectópico liberador de corticotrofina (CRH) ou ACTH por carcinoides brônquicos e outros tumores raros. Embora a ingestão de glicocorticoides prescritos (oral, retal, inalado, tópico ou injetado) seja a causa mais comum da síndrome de Cushing de um modo geral, a maioria das pacientes com síndrome de Cushing relacionada com o tratamento com glicocorticoides não é hirsuta. *No entanto, o primeiro passo na avaliação da suspeita de síndrome de Cushing é excluir a exposição exógena a glicocorticoides.*

| Diagnóstico de Síndrome de Cushing | *Quando o hirsutismo é acompanhado por sintomas e sinais nítidos de hipercortisolismo, o rastreio para síndrome de Cushing é indicado.* No entanto, como a síndrome de Cushing é rara, o risco de |

testes diagnósticos falso-positivos é alto. O rastreio generalizado de mulheres com sobrepeso e obesas tem um resultado inexpressivo e resulta em testes falso-positivos e ansiedade desnecessária.[177] Portanto, o rastreio deve limitar-se mais aos indivíduos que têm uma probabilidade pré-teste relativamente alta de ter o transtorno. A estratégia de testagem recomendada atualmente objetiva a redução do número de testes falsos-positivos com o uso de valores limites com alta sensibilidade para minimizar os resultados falsos-negativos e enfatiza os testes mais convenientes e menos caros.[178]

Existem três métodos de rastreio para síndrome de Cushing que têm precisão diagnóstica comparável:[179] a excreção urinária de 24 horas de cortisol livre (medida duas vezes), o nível de cortisol salivar noturno (23h – meia-noite) (medido duas vezes) e o teste noturno de supressão da dexametasona. *Embora todos os clínicos que atendem pacientes com hirsutismo devam ser capazes de identificar indivíduos com características de síndrome de Cushing que merecem rastreio, aqueles que não estão familiarizados com o transtorno e suas causas devem consultar um endocrinologista clínico ou reprodutivo, quando o rastreio apresentar um resultado anormal ou ambíguo.*

A *excreção urinária de 24 horas de cortisol livre* fornece uma medida integrada direta e confiável da concentração sérica de cortisol livre.[180,181] Como uma coleta confiável de urina de 24 horas pode ser difícil de ser obtida, a excreção de creatinina deve ser medida na mesma amostra para julgar o cumprimento das instruções. Uma revisão sistemática e a metanálise dos testes diagnósticos para síndrome de Cushing relataram uma razão de probabilidade de 10,6 (95% IC 5,5-20,5) para um resultado anormal e 0,16 (95% IC 0,08-0,33) para um resultado normal (refletindo como as chances da doença aumentam quando o teste é anormal e decrescem quando o teste é normal).[179] *Enquanto os valores para excreção urinária de 24h de cortisol livre maiores do que 3 vezes o limite superior normal são claramente anormais, os valores anormais mais baixos são ambíguos e têm maior probabilidade de representar um resultado falso positivo.*[182] As pacientes devem ser instruídas a evitar a ingestão excessiva de líquidos e o uso de produtos que contenham glicocorticoides durante a coleta. Como o hipercortisolismo da síndrome de Cushing pode aumentar e diminuir, o teste deve ser realizado pelo menos duas vezes antes de se julgar o resultado.

O *nível de cortisol salivar noturno* está fundamentado no fato de que enquanto os níveis séricos de cortisol normalmente atingem seu pico entre 7h-9h da manhã e caem durante o dia até níveis muito baixos à noite,[183] o ritmo circadiano normal é perdido em pacientes com síndrome de Cushing.[184,185] Além do mais, como o cortisol livre no sangue está em equilíbrio com o cortisol na saliva,[186] o nível de cortisol salivar noturno (23h – meia-noite) pode ser usado para estabelecer um diagnóstico de síndrome de Cushing.[187-191] A saliva é fácil de ser coletada pela paciente em casa, pela baba passiva ou após mascar um chumaço de algodão por 1-2 minutos. As amostras são estáveis à temperatura ambiente ou em refrigeração durante várias semanas.[178] Em contraste com os ensaios de hormônios esteroides sexuais na saliva, os ensaios de cortisol salivar produzem resultados confiáveis. Os resultados são interpretados por comparação às variações normais estabelecidas, o que varia entre os estudos, provavelmente em razão das diferenças nos ensaios. A metanálise de testes diagnósticos para a síndrome de Cushing relatou um risco relativo de 9,5 (95% IC 1,7-54,1) para um resultado anormal e 0,09 (95% IC 0,08-0,33) para um resultado normal.[179] Mais uma vez, como o hipercortisolismo da síndrome de Cushing pode flutuar, o nível de cortisol salivar noturno deve ser realizado pelo menos duas vezes. As pacientes devem ser aconselhadas a evitar o uso de alcaçuz, tabaco de mascar e fumo, os quais podem elevar falsamente os níveis de cortisol salivar. O método também provavelmente não é a melhor opção para trabalhadoras por turno e aquelas com horário de dormir após a meia-noite.

O *teste de supressão com dexametasona durante a noite* está fundamentado no conceito de que a dexametasona (um glicocorticoide sintético potente) deve suprimir a secreção de ACTH pela glândula hipofisária normal, dessa forma também suprimindo a secreção de cortisol. O teste é realizado pela administração de 1,0 mg de dexametasona entre 23h e meia-noite e medindo o cortisol sérico às 8h da manhã seguinte; valores menores de 1,8 µg/dL são normais.[178] A referida revisão sistemática e metanálise relataram uma razão de probabilidade de 16,4 (95% IC 9,3-28,8) para um resultado anormal e 0,06 (95% IC 0,03-0,14) para um resultado normal.[179] Um teste de supressão com dexametasona com baixa dose durante 2 dias pode ser usado (0,5 mg de dexametasona a cada 6 horas para um total de 8 doses, iniciando às 9h no dia 1, com medida do cortisol sérico 6 horas após a última dose), aplicando os mesmos critérios para supressão normal (< 1,8 µg/dL). No entanto, o teste por 2 dias tem precisão diagnóstica mais baixa do que o teste durante a noite, com uma razão de probabilidade de 7,3 (95% IC 3,6-15,2) para um resultado anormal e 0,18 (95% IC 0,06-0,52) para um resultado normal.[179] *Dada a sua simplicidade e capacidade de discriminação, o teste de supressão com dexametasona durante a noite é o melhor primeiro teste a ser realizado quando houver suspeita de síndrome de Cushing em pacientes com hirsutismo.* Como os estrogênios aumentam a concentração da globulina ligadora de cortisol, e os ensaios séricos medem o cortisol total, os resultados falsos-positivos do teste com dexametasona durante a noite são comuns em mulheres que usam contraceptivos orais.[192] Portanto, sempre que possível, drogas que contêm estrogênio devem ser descontinuadas por 6 semanas antes do teste ou reteste.[193]

Se o primeiro teste de rastreio for normal, a síndrome de Cushing é excluída e não será necessário mais nenhum teste adicional, a menos que a suspeita clínica (com base na apresentação clínica) seja forte; a reavaliação em 6 meses também é indicada, se os sintomas ou sinais de síndrome de Cushing progredirem. Se o primeiro teste produzir um resultado anormal, deve ser realizado um segundo teste diferente. O diagnóstico de síndrome de Cushing é confirmado quando dois testes diferentes são inequivocamente anormais. Pacientes com resultados de teste discordantes ou ambíguos requerem maior avaliação.[178]

Quando necessário, a avaliação adicional deve começar pela repetição do teste anormal. A ampliação da avaliação também deve incluir uma concentração sérica de cortisol à meia-noite e/ou teste da dexametasona-CHR.

A concentração sérica de cortisol à meia-noite tem a mesma justificativa que o nível de cortisol salivar noturno. Embora o teste seja difícil de realizar, ele pode ser útil quando o teste de excreção urinária do cortisol livre por 24 horas ou o teste de supressão com dexametasona durante a noite for normal, mas a suspeita de síndrome de Cushing for alta. Um cortisol sérico à meia-noite durante o sono maior do que 1,8 µg/dL ou um valor à meia-noite em vigília maior do que 7,5 µg/dL aumenta a probabilidade de síndrome de Cushing.[194,195] Inversamente, quando a suspeita clínica de síndrome de Cushing for baixa, como na obesidade simples, mas a excreção urinária de cortisol livre por 24 horas ou o teste de supressão com dexametasona durante a noite for ligeiramente anormal, um cortisol sérico à meia-noite durante o sono menor do que 1,8 µg/dL ou valor em vigília menor do que 7,5 µg/dL exclui efetivamente a síndrome de Cushing.[195] O teste tem utilidade similar em pacientes que recebem medicações anticonvulsivantes, que podem acelerar o metabolismo da dexametasona, resultando num teste de supressão com dexametasona durante a noite falso-positivo.[196]

O **teste de dexametasona-CRH** ajuda a diferenciar pacientes com síndrome de Cushing de pacientes cujo hipercortisolismo se relaciona a estresse físico ou psicológico ou depressão (síndrome de pseudoCushing).[182] O teste é realizado pela administração de 0,5 mg de dexametasona a cada 6 horas durante 2 dias para um total de 8 doses, administrando CRH (1 µg/kg por via intravenosa) 2 horas após a última dose de dexametasona e medindo o cortisol sérico 15 minutos mais tarde; em pacientes com síndrome de pseudo-Cushing, os valores geralmente são menores do que 1,4 µg/dL.

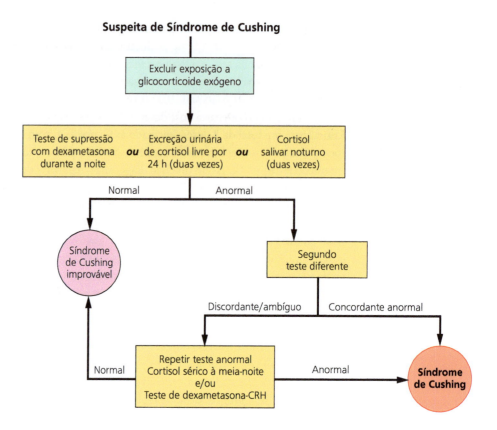

Identificando a Causa da Síndrome de Cushing

Depois de feito o diagnóstico de síndrome de Cushing, a sua causa precisa ser identificada. Os testes usados para diagnóstico da síndrome de Cushing não conseguem diferenciar entre causas hipofisárias, suprarrenais ou outras causas do transtorno, porque os corticotróficos hipofisários normais comportam-se e respondem de forma muito parecida a um adenoma corticotrófico. *A avaliação necessária para estabelecer a causa da síndrome de Cushing pode ser desafiadora e complicada e será mais bem conduzida por um endocrinologista com o necessário treinamento e experiência.*

O primeiro passo no processo é medir a **concentração plasmática de ACTH** para determinar se o hipercortisolismo é ACTH dependente (em razão de um tumor secretor de ACTH) ou ACTH independente (graças a uma origem suprarrenal primária). O melhor teste para ACTH é um ensaio imunorradiométrico de dois sítios.[197] Embora os níveis plasmáticos de ACTH normalmente exibam um ritmo circadiano (20-80 pg/mL às 8 h da manhã, caindo para < 20 pg/mL às 16 h e para < 10 pg/mL dentro de uma hora após a hora usual de adormecer), o ACTH pode ser medido em qualquer horário em pacientes com hipercortisolismo, porque o ritmo circadiano normal é perdido. Pelo menos duas medições devem ser obtidas. Valores menores do que 5 pg/mL indicam doença ACTH independente[198] e valores maiores do que 20 pg/mL indicam doença ACTH dependente. Valores intermediários são interpretados com menos facilidade, mas usualmente estão associados à doença ACTH dependente; nos casos incomuns, um teste de estimulação com ACTH pode ajudar a apontar a avaliação para a direção certa.

O **teste de estimulação com ACTH** (descrito a seguir) está fundamentado no fato de que as concentrações plasmáticas de ACTH e séricas de cortisol aumentam prontamente após a estimulação com CRH na maioria das pacientes com um adenoma hipofisário secretor de ACTH, porém não naquelas com uma origem suprarrenal primária, porque a secreção hipofisária de ACTH está suprimida.[199-203] Uma resposta de ACTH à estimulação com CRH indica, portanto, síndrome de Cushing ACTH dependente, e a ausência de resposta indica doença ACTH independente.[129,130,204]

Síndrome de Cushing ACTH Independente

Para pacientes com síndrome de Cushing ACTH independente, o passo diagnóstico seguinte é a **tomografia computadorizada com cortes finos** (TC) das glândulas suprarrenais, buscando identificar uma massa suprarrenal. Se o exame por imagem revelar um adenoma suprarrenal unilateral, não será necessário mais nenhum teste. Os achados que sugerem um possível carcinoma requerem uma avaliação adicional para determinar o estágio do câncer suspeitado. Achados de doença bilateral também requerem maior avaliação para determinar se as massas bilaterais são ambas funcionais ou se uma delas é um incidentaloma não funcional ou para distinguir entre as várias causas de hiperplasia suprarrenal bilateral, que incluem estimulação suprarrenal de longa duração por fontes hipofisárias ou ectópicas de ACTH e formas raras de doença macro e micronodular ACTH independente.[129,130]

Os adenomas suprarrenais são tipicamente menores (< 4 cm de diâmetro) do que os carcinomas e têm caracteristicamente valores de atenuação de TC baixos não realçados. Margens irregulares, necrose, hemorragia ou calcificação sugerem um carcinoma.[127] Quando necessário, as informações adicionais para ajudar a definir a natureza de uma lesão de massa suprarrenal podem ser obtidas por exame de ressonância magnética (RM), por imagem nuclear funcional com cintilografia usando um análogo do colesterol rotulado (^{131}I-6-iodometil-norcolesterol)[128] ou tomografia com emissão de pósitrons (PET). Enquanto que a maioria dos adenomas benignos secretores de cortisol produzem relativamente pouco androgênio, a maioria dos tumores suprarrenais secretores de androgênio é maligna.[125,126]

Síndrome de Cushing ACTH Dependente

Para pacientes com síndrome de Cushing ACTH dependente, a avaliação objetiva identificar a origem da secreção de ACTH. Até agora, a maioria destas pacientes terá um adenoma hipofisário corticotrófico (doença de Cushing). Tumores secretores de ACTH ou secretores de CRH ectópicos são raros.

O **teste de estimulação com CRH** ajuda a distinguir fontes hipofisárias de ectópicas de ACTH e pela mesma razão ajuda a distinguir síndrome de Cushing ACTH dependente de ACTH independente em mulheres com concentrações plasmáticas de ACTH ambíguas. Os níveis de ACTH e cortisol aumentam prontamente após a estimulação com CRH na maioria das pacientes com adenoma hipofisário secretor de ACTH, mas não naquelas com origens ectópicas de ACTH porque a secreção hipofisária de ACTH está suprimida.[199-203] Após um período de jejum por 4 horas ou mais, são obtidas amostras sanguíneas 15 minutos antes e imediatamente a administração de um *bolus* intravenoso de CRH ovino sintético ou humano (1 μg/kg ou dose total de 100 μg) e a cada 15 minutos por 60 minutos depois disso; as amostras são analisadas para ACTH e cortisol.[200,205] Não existem critérios uniformes estabelecidos para interpretação do teste de estimulação com CRH em pacientes com síndrome de Cushing. Em vários estudos, um aumento de 35-50% de ACTH e um aumento de 20-50% de cortisol sobre as concentrações basais excluíram todas as pacientes com secreção de ACTH ectópico e identificaram corretamente mais de 90% das pacientes com doença de Cushing.[199,200,203] Em aproximadamente 8-10% das pacientes com doença de Cushing, os níveis de ACTH não se elevam sensivelmente em resposta a CRH.[206]

O **teste de supressão com dexametasona em alta dose** também ajuda a distinguir as fontes de ACTH hipofisárias das ectópicas. O teste tem base no fato de que os adenomas hipofisários secretores de ACTH são apenas relativamente resistentes ao *feedback* negativo pelos glicocorticoides; baixas doses de dexametasona não suprimem a sua secreção de ACTH, mas altas doses tipicamente suprimem.[207] Em contraste, as fontes ectópicas de ACTH são completamente resistentes à supressão dos glicocorticoides porque não são controladas pelos mecanismos de *feedback* inibitórios.[208] O teste de supressão com dexametasona em alta dose noturno é mais fácil de realizar do que o teste-padrão de 2 dias (2 mg a cada 6 horas para um total de 8 doses) e tem sensibilidade e especificidade comparáveis.[209] O teste é realizado com administração de 8 mg de dexametasona entre 23 h e meia-noite e medindo o nível sérico de cortisol às 8 h da manhã seguinte; a concentração de cortisol é menor do que 5 μg/dL na maioria das pacientes, mas não em todas as pacientes com um adenoma hipofisário secretor de ACTH (doença de Cushing).[210] Ou então, pode ser comparado o cortisol sérico matinal nos dias anteriores e posteriores ao tratamento com dexametasona com 50% ou mais de supressão indicando doença de Cushing.[209,211,212]

Combinados, os resultados obtidos com o teste de estimulação com CRH e o teste de supressão com dexametasona em alta dose apontam para a fonte de ACTH na maioria das pacientes com síndrome de Cushing dependente de ACTH. Aquelas cujos níveis de cortisol são suprimidos pela dexametasona em alta dose (teste positivo) e estimulados por CRH (teste positivo) quase certamente têm um adenoma hipofisário secretor de ACTH.[213,214] As pacientes com resultados de testes discordantes ou negativos ainda têm maior probabilidade de ter doença de Cushing do que secreção ectópica de ACTH, porém requerem avaliação adicional para estabelecer a fonte do ACTH.

A *cateterização dos seios venosos petrosos* é o modo mais direto de demonstrar a presença ou ausência de secreção hipofisária excessiva de ACTH, comparando as concentrações de ACTH nos seios venosos petrosos (drenando a hipófise via seios cavernosos) à do sangue periférico.[215-217] São obtidas amostras sanguíneas dos seios petrosos e de uma veia periférica antes e 10 minutos após a administração de CRH. Uma concentração venosa petrosa de ACTH 2 vezes ou mais do que a concentração venosa periférica ou 3 vezes ou mais após a estimulação com CRH distingue a fonte de ACTH hipofisária da ectópica, com raras exceções.[206,218-220] Alguns relataram que um gradiente de concentração de ACTH entre os dois seios petrosos de 1,4 ou acima pode predizer a localização do adenoma hipofisário,[206] porém outros consideraram a medida

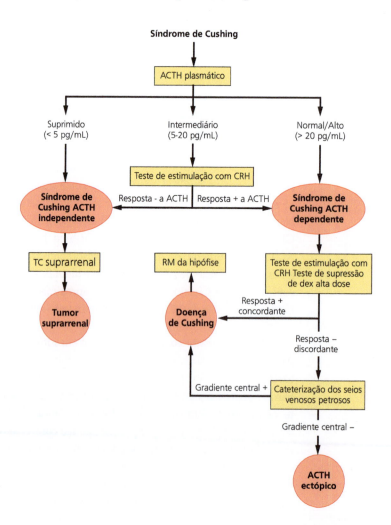

pouco confiável.[221,222] A cateterização dos seios venosos petrosos também tem riscos potenciais significativos, incluindo acidente cerebrovascular, paralisias dos nervos cranianos, embolia pulmonar e trombose venosa profunda e hematomas. Assim sendo, o procedimento é difícil de ser justificado unicamente com o propósito de localização de um tumor.

A *RM hipofisária* (sem contraste e com gadolínio) é mais sensível do que a TC para a detecção de adenomas corticotróficos, mas ainda identifica apenas aproximadamente a metade desses tumores.[223] O protocolo de imagem (campo de visão e valor do tempo de repetição/tempo de eco) deve ser otimizado para a detecção de adenomas corticotróficos.[224] Quando os resultados obtidos com estimulação com CRH e supressão com dexametasona em alta dose apoiam o diagnóstico de doença de Cushing, e o exame de imagem demonstra um tumor óbvio (> 6 mm), não é necessário avaliação adicional. Quando os resultados do teste endócrino são discordantes ou negativos, a cateterização dos seios venosos petrosos geralmente é necessária para isolar a fonte de ACTH, embora o exame de imagem preliminar da hipófise para excluir um tumor óbvio ainda seja prudente, para evitar amostragem desnecessária dos seios venosos e seus riscos associados.

Tumores ectópicos secretores de ACTH podem ser difíceis de localizar. TC ou RM do tórax é o primeiro passo lógico porque é onde a maioria dos tumores (p. ex., carcinoide brônquico) é encontrada.[225] Outros podem ser detectados com exame PET ou cintilografia usando ^{111}In-pentreotida (um análogo da octreotida) porque, assim como outros tumores neuroendócrinos, os tumores secretores de ACTH possuem receptores de somatostatina na superfície celular.[226,227]

Resumo dos Pontos-Chave e Recomendações para a Avaliação do Hirsutismo

1. A avaliação laboratorial é recomendada para mulheres com hirsutismo moderado ou severo ou hirsutismo com início repentino, rapidamente progressivo ou associado a sintomas ou sinais de virilização. A avaliação laboratorial rotineira de mulheres com hirsutismo leve é desnecessária.

2. A concentração sérica de testosterona total é a melhor medida geral da produção de androgênio e é o único hormônio que precisa ser medido na maioria das mulheres com hirsutismo que merece avaliação.

3. Deve haver suspeita de um tumor secretor de androgênio, e ser excluída, em mulheres com hirsutismo rapidamente progressivo, sintomas ou sinais de virilização ou uma concentração sérica de testosterona de 150 ng/dL ou superior. Entretanto, a maior parte dessas pacientes não terá um tumor.

4. Deve haver suspeita de hiperplasia suprarrenal congênita não clássica, e ser excluída, em pacientes com um início precoce de hirsutismo (pré ou perimenarca, incluindo aquelas com adrenarca prematura), mulheres com história familiar do transtorno e aquelas em grupos étnicos de alto risco (de herança hispânica, mediterrânea, eslava e judia Ashkenazi).

5. Deve haver suspeita de síndrome de Cushing, e ser excluída, em mulheres com sintomas e sinais de hipercortisolismo.

TRATAMENTO DO HIRSUTISMO

O tratamento do hirsutismo deve ser direcionado para a sua causa, sempre que possível, mas também considerar até que ponto a paciente encara isso como um problema e quais são seus objetivos terapêuticos e reprodutivos. Embora a avaliação laboratorial seja recomendada somente para as mulheres com hirsutismo moderado ou severo, o tratamento deve ser considerado para todas as mulheres que se julgam hirsutas; muitas com hirsutismo leve são preocupadas ou incomodadas pelo crescimento dos seus pelos e procuram tratamento.[72]

Embora o hirsutismo possa ser manejado usando medidas estéticas, como raspar, arrancar, depilar com cera e agentes depilatórios, a maioria das mulheres com hirsutismo tem produção aumentada de androgênio, e o crescimento dos pelos reaparece se tratado apenas pela remoção; a maioria já está usando um ou mais destes métodos. Consequentemente, quase todas as que procuram tratamento para hirsutismo requerem terapia com drogas.

A severidade do hirsutismo deve ser definida antes de iniciar o tratamento para que sejam encontrados os meios para monitorar a resposta; os métodos e frequência da remoção dos pelos fornecem a medida mais prática e clinicamente relevante. *Medidas seriadas dos níveis séricos de androgênio durante o tratamento não são necessárias nem úteis, mas a repetição da avaliação é indicada quando o hirsutismo progride apesar do tratamento.*

Antes de iniciar o tratamento, também é importante estimular expectativas razoáveis em relação ao seu impacto provável. Um crescimento de pelos mais finos, mais leve e mais lento e a prevenção do crescimento de novos pelos terminais podem ser esperados; uma cessação completa ou eliminação do crescimento de pelos não.

Pode não ocorrer redução significativa no crescimento de pelos por até 6 meses, o que se aproxima da meia-vida do ciclo de crescimento de um folículo piloso. Após 6 meses, deve ser considerada uma mudança na dose, na droga ou a adição de uma segunda droga, caso a paciente julgue que a sua resposta é inadequada. Em geral, o tratamento deve ser continuado indefinidamente porque o problema raramente desaparece e quase sempre recorre, quando o tratamento é descontinuado.[228] As pacientes que planejam tentar engravidar são a exceção óbvia porque a maioria dos tratamentos impede a gravidez ou é contraindicada durante a gravidez em razão do risco de impacto adverso no desenvolvimento sexual de um feto masculino.

Os tratamentos para hirsutismo visam à redução da produção, aumento da ação ligadora e/ou bloqueadora da ação dos androgênios, e os contraceptivos com estrogênio-progestina e antiandrogênios são as armas principais no arsenal terapêutico. É importante enfatizar que mesmo as mulheres com hirsutismo idiopático relacionado com uma sensibilidade aumentada aos androgênios no órgão final podem beneficiar-se com tratamentos que reduzem as concentrações de androgênio livre/ativo ou bloqueiam os receptores de androgênio;[229] a resposta clínica correlaciona-se com os níveis circulantes de 3α-androstanediol glicuronide (o metabólito periférico da di-hidrotestosterona), apoiando o aumento da atividade periférica da 5α-redutase como a causa de hirsutismo idiopático.[230]

CONTRACEPTIVOS COM ESTROGÊNIO E PROGESTINA

Os contraceptivos com estrogênio e progestina possuem inúmeras ações não contraceptivas complementares que os transformam num tratamento lógico e efetivo para hirsutismo:

- A produção de androgênio em mulheres hirsutas usualmente é um processo LH dependente. Os contraceptivos com estrogênio e progestina suprimem a secreção hipofisária do LH e assim também suprimem a produção ovariana de androgênio.[231-234]

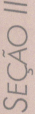

- O nível alto de estrogênio em combinação com os contraceptivos estimula a produção hepática de SHBG, aumentando assim a capacidade de ligação para os androgênios circulantes e reduzindo a quantidade de androgênio livre/ativo.[234-236]
- Direta ou indiretamente, os contraceptivos de estrogênio e progestina podem diminuir a secreção suprarrenal de DHEA-S.[237-240]
- As progestinas contraceptivas inibem a atividade de 5α-redutase na pele,[241] o que reduz a produção de di-hidrotestosterona (DHT), o principal androgênio nuclear nos folículos pilosos e glândulas sebáceas.

A grande maioria dos benefícios resultantes do tratamento com contraceptivos com estrogênio e progestina deriva das duas primeiras ações. Além destas ações específicas sobre a produção, ligação e metabolismo do androgênio, a combinação de contraceptivos tem outros efeitos que frequentemente são igualmente importantes no manejo clínico de mulheres com hirsutismo. A maior parte do hirsutismo resulta de anovulação crônica, o que frequentemente causa irregularidade menstrual e sangramento disfuncional episódico e também predispõe a padrões anormais de crescimento endometrial. O tratamento com contraceptivos com estrogênio e progestina induz menstruações regulares e previsíveis e atenua o crescimento endometrial, eliminando assim o risco de desenvolvimento de hiperplasia e neoplasia endometrial.

Os contraceptivos orais atuais contêm etinilestradiol em doses que variam de 20 a 50 μg diárias e uma das várias progestinas. *Todos os contraceptivos orais em baixa dose (contendo 20-35 μg de etinilestradiol) têm eficácia similar no tratamento de acne e hirsutismo.* Embora o estrogênio induza um aumento dose dependente nas concentrações séricas de SHBG,[234,236] as pílulas de

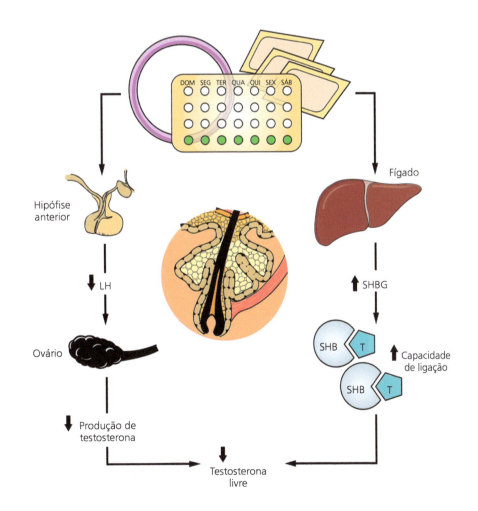

baixa dose e doses mais altas suprimem os níveis de testosterona livre até um ponto comparável.[242,243] Igualmente, embora as progestinas contraceptivas tenham impacto variável nos níveis de SHBG, não existem diferenças detectáveis na sua eficácia clínica geral.[242-246] A drospirenona, um derivado da espironolactona, possui algumas propriedades antiandrogênicas intrínsecas,[247,248] mas a dose (3 mg) é muito pequena (equivalente a aproximadamente 25 mg de espironolactona)[85] para ter um impacto significativo além do de outros contraceptivos orais.[249]

O adesivo transdérmico contraceptivo (liberando 20 μg de etinilestradiol e 150 μg de norelgestromina diariamente) e o anel contraceptivo vaginal (liberando 15 μg de etinilestradiol e 120 μg de etonogestrel diariamente) também podem ser usados para o tratamento do hirsutismo, embora os dados relacionados com os seus efeitos sobre os androgênios sejam limitados. A concentração média de etinilestradiol circulante nas usuárias de adesivos é aproximadamente 60% mais elevada do que em mulheres que usam um contraceptivo oral contendo 35 μg de etinilestradiol, resultando num aumento maior de SHBG, mas o decréscimo geral nos níveis de androgênio não é diferente.[250]

Para pacientes com contraindicações ao uso de contraceptivos com estrogênio e progestina, o tratamento com acetato de medroxiprogesterona (150 mg intramuscular a cada 3 meses ou 10-20 mg via oral diariamente) é uma alternativa. Embora a progestina suprima a secreção das gonadotrofinas de forma menos significativa do que os regimes com estrogênio e progestina, o LH ainda é suficientemente suprimido para causar um decréscimo significativo na produção ovariana de androgênio. Além disso, a depuração de testosterona aumenta durante o tratamento com acetato de medroxiprogesterona[251] graças à indução da atividade das enzimas hepáticas. Embora os níveis de SHBG sejam reduzidos durante o tratamento, o decréscimo na produção de androgênio é tão grande que os níveis de testosterona livre ainda estão diminuídos em geral.[252]

Subjetivamente, 60-100% das mulheres relatam melhora no seu hirsutismo durante o tratamento com contraceptivos orais,[231-234,253] o que está de acordo com observações em estudos que usam medidas objetivas do hirsutismo.[234,236,253-255] Os contraceptivos orais têm eficácia similar na melhora da acne e seborreia.[256,257] A melhora clínica reflete o decréscimo no androgênio livre/ativo durante o tratamento: o crescimento de novos pelos terminais diminui ou cessa, os pelos terminais já presentes crescem mais lentamente e produzem pelo fino, e a acne melhora ou desaparece gradualmente. *A terapia hormonal deve ser continuada por pelo menos 6 meses antes de ser julgada a sua eficácia.* Nesse meio tempo, a paciente pode continuar a usar seu método preferido de remoção dos pelos (p. ex., raspando, arrancando ou depilando com cera). Após 1-2 anos, ou quando a gravidez se tornar um objetivo, o tratamento pode ser descontinuado, e a paciente observada para um retorno dos ciclos ovulatórios, embora a maioria novamente irá exibir anovulação crônica. *A remoção permanente dos pelos através de métodos de eletrólise ou laser (discutidos mais adiante) pode ser necessária em último caso, pelo menos em algumas pacientes, porém é melhor que seja adiado até que a supressão hormonal tenha atingido seus benefícios máximos.*

Embora alguns estudos tenham sugerido que o tratamento com contraceptivos orais possa causar um aumento modesto na resistência à insulina em pacientes com PCOS,[258-260] a maioria não observou alterações significativas.[261-267] O tratamento com contraceptivos orais em baixa dose não afeta adversamente os marcadores lipídicos e bioquímicos para doença cardiovascular, retinopatia ou nefropatia em mulheres com diabetes dependentes de insulina[268-271] e tem impacto muito limitado na tolerância à glicose, mesmo em mulheres obesas com resistência severa à insulina.[261] Em um estudo de longa duração (6-18 anos de seguimento) de mulheres com PCOS, os parâmetros metabólicos (peso corporal, tolerância à glicose, níveis de insulina e níveis de colesterol e lipoproteínas de alta densidade) melhoraram naquelas que estavam usando contraceptivos orais, enquanto que pioraram nas não usuárias.[272] Tomadas em conjunto, estas observações apoiam a segurança do tratamento com contraceptivos orais em mulheres com PCOS e resistência à insulina. Também de destaque, em um estudo envolvendo cinco mulheres com a síndrome de HAIR-AN, as concentrações séricas de androgênio diminuíram para a variação normal em quatro das cinco pacientes durante o tratamento combinado com contraceptivos orais e espironolactona.[273]

ANTIANDROGÊNIOS

Os antiandrogênios são um tratamento efetivo para hirsutismo, porém são mais bem usados em combinação com contraceptivos orais ou outros meios altamente efetivos de contracepção porque têm o potencial de afetar adversamente o desenvolvimento sexual em um feto do sexo masculino, se a paciente conceber durante o tratamento. Em pacientes com contraindicações para contraceptivos orais, deve ser proporcionado um meio alternativo de contracepção confiável (p. ex., um dispositivo intrauterino) durante o tratamento com antiandrogênios. O tratamento combinado com contraceptivos orais e antiandrogênios também é uma escolha lógica para as pacientes que respondem inadequadamente aos contraceptivos orais isoladamente.

Espironolactona

A espironolactona é um antagonista da aldosterona que tem semelhança estrutural com as progestinas. A droga também age como um antagonista do receptor de androgênio, competindo com a di-hidrotestosterona (DHT) para ligação ao receptor de androgênio, e em grau variado também inibe a síntese ovariana e suprarrenal do androgênio.[274] Embora os níveis séricos da androstenediona diminuam, os do DHEA, DHEA-S e cortisol não se alteram significativamente durante o tratamento com espironolactona.

Os efeitos da espironolactona são dose-dependente, e os melhores resultados são alcançados com doses de 50-100 mg duas vezes ao dia.[275-278] Em dois ensaios clínicos comparando a espironolactona (100 mg por dia) a placebo, o tratamento ativo resultou em melhora subjetiva significativamente maior no hirsutismo.[279,280] Como ocorre com todos os tratamentos para hirsutismo, os efeitos máximos são observados apenas depois de aproximadamente 6 meses de terapia. Os efeitos colaterais são relativamente poucos, incluindo diurese nos primeiros dias de tratamento e queixas ocasionais de fadiga e sangramento uterino disfuncional. Embora a droga possa causar hipercalcemia, o efeito é raro, e a monitorização dos níveis de potássio não é necessária em mulheres com função renal normal.

A ação da espironolactona, o bloqueio do receptor de androgênio periférico, complementa muito bem as dos contraceptivos orais e pode assim proporcionar benefícios adicionais para aquelas que não alcançam resultados adequados com os contraceptivos orais isoladamente. No entanto, os resultados alcançados com o tratamento combinado não têm uma grande diferença.[281-283]

Acetato de Ciproterona

A ciproterona é um derivativo da 17α-hidroxiprogesterona (17OHP), tendo potente atividade progestacional que inibe a secreção de gonadotrofina, mas também age como um antagonista competitivo do receptor de androgênio e inibe as enzimas envolvidas na síntese do androgênio, como a espironolactona. O acetato de ciproterona é a progestina no contraceptivo oral combinado de estrogênio e progestina denominada "Diane" (2 mg de acetato de ciproterona e 50 μg de etinilestradiol) em uso comum em muitas partes do mundo, mas não disponível nos Estados Unidos; "Dianette" ou "Diane 35" contém 2 mg de ciproterona e 35 μg de etinilestradiol. A droga também já foi usada em doses mais altas (12,5-100 mg), isoladamente ou em combinação com estrogênio.[284,285] Uma revisão sistemática incluindo dados de 9 ensaios clínicos concluiu que o tratamento combinado com acetato de ciproterona e etinilestradiol é mais eficaz do que o placebo e produz resultados comparáveis aos alcançados com contraceptivos orais, espironolactona e outros tratamentos.[286] Os efeitos colaterais mais comuns associados ao tratamento com ciproterona são fadiga, edema, perda da libido, ganho de peso e mastalgia.

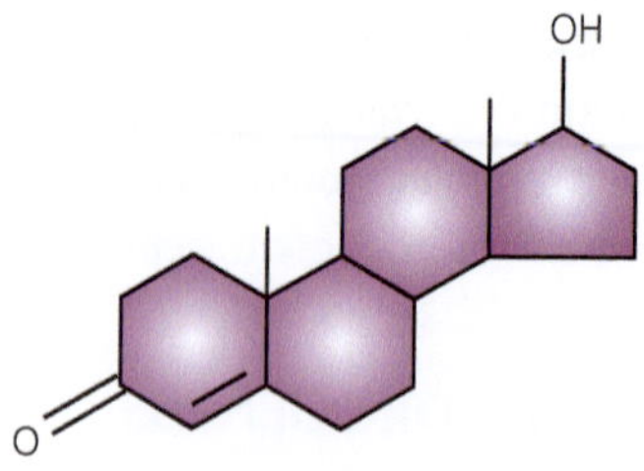

Testosterona

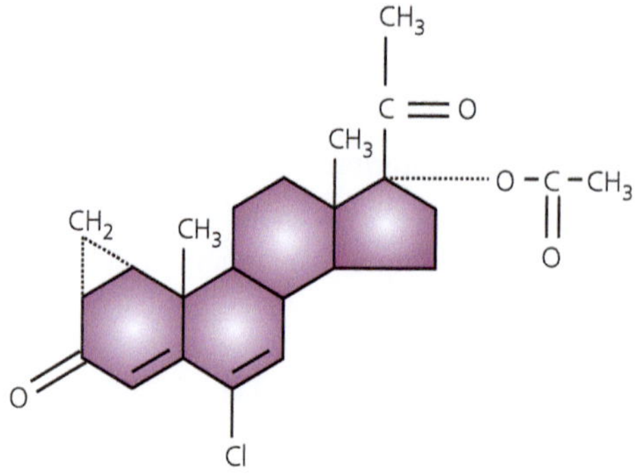

Acetato de ciproterona

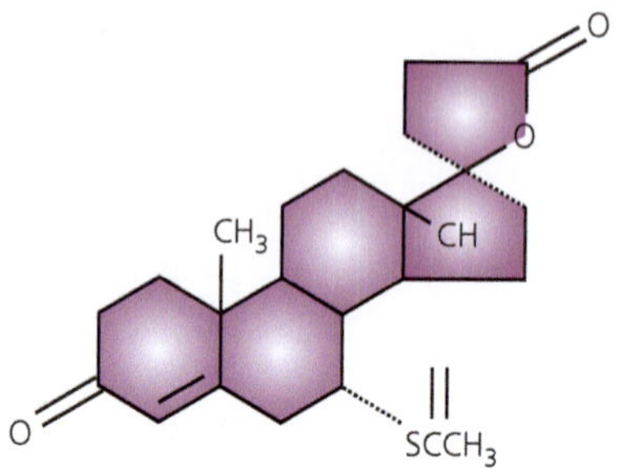

Espironolactona

Flutamida

A flutamida é um antagonista não esteroidal do receptor de androgênio usada primariamente no tratamento de câncer de próstata. A droga (250-750 mg por dia) inibe o crescimento de pelos diretamente e é tão eficaz quanto a espironolactona,[255,280,283,287,288] mas seu maior custo e potencial para causar hepatotoxicidade severa a transforma, por comparação, numa opção terapêutica pouco atrativa.[289,290]

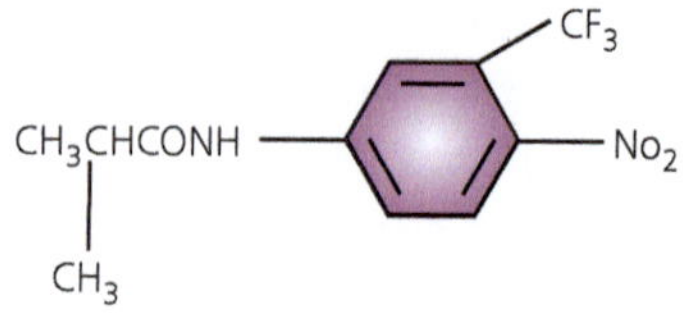

Flutamida

Finasterida

A finasterida inibe a 5α-redutase e assim bloqueia a conversão da testosterona em DHT. A enzima existe em duas formas, com o tipo I mais prevalente na pele, e o tipo 2 predominando nos tecidos reprodutivos.[291] Embora a finasterida iniba a enzima do tipo I somente até certo ponto, evidências de ensaios clínicos indicam que a sua eficácia é comparável à da espironolactona e flu-

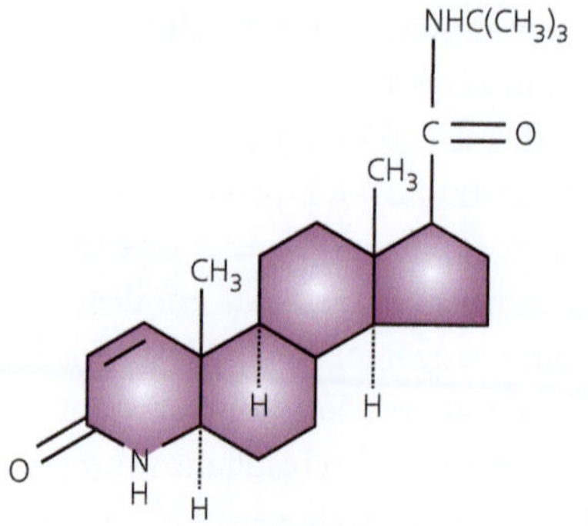

Finasterida

tamida.[280,283,292] Como o desenvolvimento genital externo masculino requer a ação da DHT, os riscos do tratamento inadvertido com finasterida durante a gravidez são de especial preocupação, e a finasterida não deve ser usada sem um método altamente eficaz de contracepção.

DROGAS SENSIBILIZADORAS DA INSULINA

Considerando que PCOS é a causa mais comum de hirsutismo, e que a resistência à insulina é uma característica comum do transtorno, as drogas sensibilizadoras da insulina oferecem outra abordagem potencial útil para o tratamento do hirsutismo.[85,293] De fato, o tratamento com metformina e tiazolidinedionas (rosiglitazona, pioglitazona) reduz os níveis de insulina e androgênio circulantes em mulheres com PCOS.[294-301] No entanto, uma revisão sistemática e uma metanálise recentes, incluindo nove ensaios controlados com placebo, concluíram que as drogas sensibilizadoras da insulina não trazem benefícios importantes ao tratamento de hirsutismo.[162] Assim sendo, as diretrizes divulgadas pela Endocrine Society sugerem contra seu uso para o tratamento de hirsutismo.[85]

OUTROS TRATAMENTOS

A base do tratamento médico para hirsutismo tem sido, e permanece sendo, contraceptivos com estrogênio e progestina, com a adição de um antiandrogênio depois de aproximadamente 6 meses, se o resultado estético ainda não tiver sido atingido. Quando o tratamento convencional for contraindicado ou revelar-se inadequado, outros tratamentos podem ser considerados.

Agonistas do Hormônio Liberador de Gonadotrofina

Em mulheres com hiperandrogenismo severo que não respondem ou não toleram o tratamento com contraceptivos com estrogênio e progestina e antiandrogênios, a terapia com agonistas de GnRH pode ser considerada. Os agonistas de GnRH (p. ex., leuprolida, nafarelina, goserelina) não são recomendados para uso de rotina, principalmente porque induzem um hipoestrogenismo severo, mas também porque são mais caros e inconvenientes de usar.[85]

Os níveis séricos de androgênio decrescem dramaticamente durante o tratamento com um agonista de GnRH, tipicamente decaindo até níveis de castração em apenas um mês.[302-305] A adição de estrogênio à terapia com agonista de GnRH para eliminar os sintomas da deficiência de estrogênio e prevenir perda óssea não diminui a sua eficácia e pode até aumentá-la. Pode ser usado o tratamento cíclico ou contínuo com estrogênio (p. ex., 0,3-0,625 mg de estrogênios conjugados diariamente ou equivalente) e progestina (p. ex., 5-10 mg de medroxiprogesterona) ou um contraceptivo com estrogênio e progestina. O tratamento combinado reduz as concentrações de testosterona livre até níveis mais baixos do que a terapia com GnRH isoladamente graças ao benefício adicional das concentrações aumentadas de SHBG induzidas pelo estrogênio.[306-309] *No entanto, o tratamento combinado com um agonista de GnRH e contraceptivos orais não é mais efetivo do que o tratamento com um agonista de GnRH isoladamente e um pouco menos efetivo do que o tratamento combinado com contraceptivos orais e um antiandrogênio.*[310]

A eficácia da terapia com agonista de GnRH relaciona-se diretamente com a supressão da produção ovariana LH dependente de androgênio. A supressão adequada pode não ser alcançada em mulheres obesas, conforme sugerido pela ausência dos sintomas esperados de deficiência de estrogênio. Quando houver suspeita, a possibilidade pode ser confirmada pela medição da concentração sérica de estradiol. Se os resultados indicarem supressão inadequada, a dose da terapia com agonista de GnRH deve ser aumentada.

A terapia com agonista de GnRH deve ser um tratamento efetivo para mulheres com hipertecose ovariana que tipicamente têm hiperandrogenismo severo. No entanto, o impacto do tratamento no seu hirsutismo pode ser menor do que o esperado, mesmo quando a secreção de gonadotrofina for suprimida profundamente, porque a maioria também tem resistência severa à insulina, com a hiperinsulinemia guiando a sua produção de androgênio.[311]

Glicocorticoides

Os glicocorticoides são usados para suprimir a secreção endógena de ACTH no manejo a longo prazo de mulheres com hiperplasia suprarrenal congênita clássica (CAH). Eles também foram usados para o tratamento de hirsutismo em mulheres com a forma não clássica de início tardio do transtorno, mas com benefícios limitados. *Embora os glicocorticoides suprimam de forma efetiva os níveis séricos de androgênio suprarrenal em mulheres com CAH não clássica, eles são menos eficazes do que os contraceptivos orais ou antiandrogênios para o tratamento do hirsutismo.*[312,313] Consequentemente, o tratamento com glicocorticoide tem ainda menos a oferecer a mulheres com outras causas de hirsutismo.[303,314,315]

Hidrocloreto de Eflornitina

O hidrocloreto de eflornitina (13,9% em creme) é um inibidor aplicado topicamente da ornitina descarboxilase, uma enzima ativa nas papilas dérmicas que é essencial para o crescimento dos pelos; ela não é um agente depilatório. Em ensaios clínicos, a aplicação de duas vezes ao dia produziu melhora perceptível no crescimento de pelo facial no espaço de poucas semanas na maioria das pacientes. Entretanto, a droga deve ser usada continuamente porque o crescimento dos pelos retorna às características anteriores ao tratamento em aproximadamente 8 semanas depois que o tratamento é descontinuado.[316] Quando usada juntamente com a remoção dos pelos a *laser*, a eflornitina produz uma resposta mais rápida do que o tratamento com *laser* isoladamente.[317,318] O tratamento tópico com hidrocloreto de eflornitina é talvez mais adequado a pacientes com hirsutismo facial leve, como o que ocorre após a menopausa.

REMOÇÃO PERMANENTE DOS PELOS

A remoção dos pelos arrancando, usando cera, raspando ou usando agentes depilatórios é comum em mulheres com hirsutismo, mas os resultados alcançados são apenas temporários. Os pelos que são arrancados tornam-se aparentes após aproximadamente 6-8 semanas. A depilação com cera, usando cera derretida ("cera quente") ou uma cera líquida ("cera fria") pode ser usada em áreas maiores do corpo, porém os resultados não duram mais do que isso. Ambos os métodos removem o pelo inteiro, mas tipicamente não as papilas dérmicas. Como raspar remove os pelos até um nível apenas ligeiramente abaixo da pele, os seus resultados têm curta duração, e a maioria das mulheres irá precisar raspar-se novamente em 1-3 dias. A eletrólise e fotodepilação (terapias com *laser* e luz pulsada) objetivam a remoção permanente dos pelos.

Eletrólise

A eletrólise tem sido usada como um método de remoção permanente dos pelos há mais de 100 anos.[319] O método mais antigo, chamado de eletrólise galvânica, usava corrente direta aplicada a uma agulha fina inserida no folículo piloso, o que produzia hidróxido de sódio a partir de solução salina nos tecidos, causando uma destruição química das papilas dérmicas. As técnicas "termolíticas" modernas usam corrente alternada de alta frequência, causando a destruição térmica do folículo piloso, ou uma "mistura" dos dois métodos.[320,321]

Embora a eletrólise seja um método eficaz de remoção "permanente" dos pelos,[322] o crescimento dos pelos é retomado em até 25% das mulheres até 6 meses depois que o tratamento é descontinuado.[320,321] Em áreas sensíveis, cremes anestésicos tópicos são tipicamente aplicados previamente, porque a eletrólise pode ser dolorosa. A eletrólise também pode causar inflamação e eritema e, em algumas mulheres, alterações na pigmentação e cicatrizes.

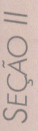

Infelizmente não existem padrões governamentais para a prática da eletrólise e não é requerido nenhum treinamento formal em muitas jurisdições antes de se iniciar a prática. Em mãos experientes, a eletrólise pode produzir resultados satisfatórios, porém a qualidade dos cuidados e os resultados podem variar consideravelmente.

Terapias com *Laser* e de Luz Pulsada

As terapias de fotodepilação usam *laser* ou luz intensa pulsada para destruir os folículos pilosos.[323,324] Ambos os métodos tentam visar seletivamente ao bulbo capilar, usando comprimentos de onda absorvidos especificamente pela melanina, mas também pode ocorrer a absorção através do pigmento na epiderme. Consequentemente, esses métodos são mais adequados para indivíduos de pele clara e pelo escuro, em quem a maior parte da energia será absorvida pela melanina no bulbo capilar; o risco de queimaduras e outras complicações, como alterações pós-inflamatórias do pigmento, aumenta com a quantidade de pigmentação na pele, embora os avanços na tecnologia estejam aprimorando as opções para pacientes com pele mais escura.[325-327] As terapias de fotodepilação podem ser usadas para a remoção de qualquer cor de pelo, porém, como seria de se esperar, são mais eficazes em pacientes com pelo preto ou castanho do que naquelas com pelo ruivo ou loiro.

Os índices de sucesso alcançados com as terapias com *laser* e de luz pulsada variam com a fase do crescimento do pelo, a pele e cor do pelo, localização, o tipo de *laser* e o número de tratamentos.[328,329] A maioria das pacientes requer uma série de 4-6 tratamentos com intervalos de 4-6 semanas para atingir o resultado desejado,[326] seguidos por tratamentos de manutenção a cada 6-12 meses para remover os pelos que voltam a crescer.

Resumo dos Pontos-Chave e Recomendações para o Tratamento de Hirsutismo

1. A resposta a todos os tratamentos médicos para hirsutismo é relativamente lenta, geralmente requerendo 6 meses para atingir benefícios significativos, o que se aproxima da duração do ciclo de vida de um folículo piloso.

2. O primeiro tratamento de escolha para hirsutismo é um contraceptivo com estrogênio e progestina em baixa dose.

3. Em pacientes com uma resposta inadequada ao tratamento com contraceptivos com estrogênio e progestina isoladamente, deve ser acrescentado um antiandrogênio, com a espironolactona geralmente sendo a melhor opção.

4. O uso de agonistas de GnRH deve ser reservado para as pacientes que não respondem ou não toleram os tratamentos mais tradicionais e deve ser combinado com terapia de *add back* com esteroides sexuais, o que previne as consequências do hipoestrogenismo e não diminui a eficácia do tratamento com agonista de GnRH.

5. A remoção permanente dos pelos usando terapias com eletrólise ou fotodepilação (*laser*, luz pulsada), quando necessária, deve ser adiada até que a supressão hormonal tenha atingido seus benefícios máximos.

Todas as referências estão disponíveis no site:
http://www.revinter.com.br/online/referencias-speroff.pdf

14 Transtornos Menstruais

	1	2	3	4	5	6
7	8	9	10	11	12	13
14	15	16	17	18	19	20
21	22	23	24	25	26	27
28	29	30	31			

Desde a Antiguidade, a relação entre o período menstrual e as fases da lua inspirou nomes para a menstruação, tais como "período". A regularidade da menstruação era considerada pelos antigos, mesmo que eles não entendessem a sua causa ou propósito. Os médicos antigos encaravam a menstruação como um processo de desintoxicação e, ao longo da história, mitos e superstições perpetuaram atitudes negativas em relação à menstruação.[1]

A profissão de atenção à saúde tem a obrigação de proporcionar e promover a educação sobre a menstruação e assuntos correlatos, que devem começar por ela mesma. Os clínicos devem ter um conhecimento integral da fisiologia reprodutiva antes que possam compartilhar esse conhecimento com as suas pacientes e precisam ser sensíveis à necessidade de apresentar as informações em um contexto positivo que estimule atitudes saudáveis em relação às funções sexual e reprodutiva. O conhecimento dos processos reprodutivos normais é uma ferramenta poderosa para abordar os sintomas e transtornos da menstruação.

Alguns transtornos menstruais, como a dismenorreia, podem ser explicados no contexto de uma estrutura fisiológica que tanto ensina quanto fornece as bases para o tratamento adequado. Infelizmente, outros transtornos, como a síndrome pré-menstrual, continuam a ser pouco compreendidos. Este capítulo considera vários problemas médicos que estão temporariamente ligados à menstruação e a sua fisiopatologia, quando conhecida.

VISÕES HISTÓRICAS DA MENSTRUAÇÃO E DAS MULHERES MENSTRUADAS

O registro da história inclui uma ampla variedade de mitos referentes à menstruação e às mulheres menstruadas. Em tempos antigos, as mulheres menstruadas comumente eram consideradas como possuídas por um espírito do mal. Aristóteles (384-322 a.C.), o filósofo grego, aluno de Platão e professor de Alexandre o Grande, disse que uma mulher menstruada podia embaçar um espelho com um olhar e que a pessoa seguinte a ficar diante dele seria enfeitiçada. Plínio, nascido em 32 d.C., consultou aproximadamente 2.000 livros escritos por médicos enquanto escrevia seu tratado, *Historia Naturalis*, uma fonte usada durante a Idade das Trevas; mais de uma centena de cópias de todos os 37 volumes ainda existem. Plínio escreveu amplamente sobre menstruação, incluindo o seguinte:[2]

> O contato com ela faz o vinho novo ficar ácido, plantações tocadas por ela se tornam estéreis, os enxertos morrem, as sementes nos jardins secam, as frutas caem das árvores, a lâmina de aço e o brilho do marfim são ofuscados, colmeias de abelhas morrem, mesmo o bronze e o ferro são tomados pela ferrugem, e um cheiro horrível toma conta do ar; ao experimentá-la, enlouquece os cães e infecta suas mordidas com um veneno incurável. Se uma mulher se despe enquanto está menstruando e caminha por um campo de trigo, as lagartas, vermes, besouros e outros parasitas irão cair das espigas. Todas as plantas ficarão com uma aparência amarelada diante da aproximação de uma mulher cuja descarga menstrual estiver se abatendo sobre ela. As abelhas abandonarão as colmeias ao seu toque, pois elas têm uma aversão especial a um ladrão e a uma mulher menstruada, e um relance dos seus olhos é suficiente para matar um enxame de abelhas.

Durante o começo da história, o temor ao sangue gerou muitos tabus. Quase universalmente, as mulheres menstruadas eram isoladas e impedidas de lidar com a comida. A maioria dos povos primitivos considerava as mulheres impuras durante a menstruação e as sujeitavam à segregação e a rituais especiais. Portanto, não é de causar surpresa que, mesmo com o desenvolvimento e sofisticação, atitudes negativas em relação à menstruação ainda tenham persistido nos tempos modernos.

Na Europa dos séculos XIX e XX, a menstruação era comumente associada a comportamento antissocial.[3] Em 1845, uma serva doméstica que assassinou um dos filhos do seu patrão foi absolvida com base em insanidade em razão da menstruação obstruída. Em 1851, uma mulher foi absolvida de matar sua sobrinha graças à insanidade resultante de transtorno da menstruação. Recentemente, em 1984, Dalton argumentou que a fase pré-menstrual do ciclo estava associada a um aumento na incidência de crimes, prisão por alcoolismo, fraco desempenho acadêmico, doenças no trabalho e hospitalizações por acidente.[4] No entanto, estudos cuidadosos não encontraram variações significativas nas funções cognitiva ou motora ao longo do ciclo menstrual,[5-8] sugerindo que, em grande parte, os comportamentos meramente refletem expectativas sociais. Infelizmente, mesmo nos dias de hoje as expectativas e atitudes em relação à menstruação são fortemente influenciadas por antigas tradições e crenças sociais e culturais.

SÍNDROME PRÉ-MENSTRUAL E TRANSTORNO DISFÓRICO PRÉ-MENSTRUAL

A definição mais simples de síndrome pré-menstrual (SPM) é de senso comum: sintomas cíclicos físicos e comportamentais que aparecem nos dias anteriores à menstruação e interferem no trabalho ou estilo de vida, seguidos por um intervalo livre de sintomas. O transtorno disfórico pré-menstrual (TDPM) descreve uma forma severa de SPM que alguns consideram uma entidade clínica distinta, caracterizada por sintomas proeminentes de irritabilidade, raiva, tensão interna, disforia e labilidade do humor.[9]

Historicamente, a expressão "síndrome pré-menstrual" foi usada pela primeira vez por Greene e Dalton no seu relato de 84 casos, em 1953.[10] No entanto, R.T. Frank, então chefe de obstetrícia e ginecologia no Mt. Sinai Hospital, na cidade de Nova Iorque, recebe os créditos por ter descrito pela primeira vez a SPM, em 1931:[11]

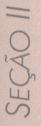

O grupo de mulheres a quem me refiro em especial queixa-se de uma tensão indescritível 10 a 7 dias antes de menstruarem, o que na maioria dos casos continua até o momento em que ocorre o fluxo menstrual. As pacientes queixam-se de inquietação, irritabilidade, como se não coubessem dentro de si, e o desejo de encontrar alívio através de ações consideradas tolas e doentias. Seu sofrimento pessoal é intenso e manifesta-se em muitas ações imprudentes e por vezes repreensíveis. Elas não somente percebem o próprio sofrimento, como também se sentem em falta com seus maridos e famílias, sabendo muito bem que ficam insuportáveis em suas atitudes e reações. No espaço de uma hora ou duas após o início do fluxo menstrual, ocorre o alívio completo da tensão física e mental.

Um leque extraordinário de diferentes sintomas físicos e comportamentais foi atribuído à SPM. Os sintomas físicos mais comuns incluem inchaço abdominal, fadiga extrema, sensibilidade nas mamas e dores de cabeça, todos eles ocorrendo em 50-90% dos casos. Os sintomas comportamentais mais prevalentes da SPM são labilidade do humor, irritabilidade, humor depressivo, aumento no apetite, esquecimento e dificuldade de concentração, ocorrendo em 50-80% dos casos. Outros sintomas menos comuns incluem ansiedade ou tensão, choro fácil, sede, acne, perturbação gastrointestinal, ondas de calor, palpitações, tonturas e edema nas extremidades inferiores. Os sintomas da SPM tipicamente surgem durante os últimos 7-10 dias do ciclo.[12]

Os sintomas pré-menstruais são muito comuns, relatados por até 75% das mulheres com ciclos menstruais regulares. Entretanto, como as mulheres naturalmente relacionam retrospectivamente os sintomas e comportamentos com a menstruação, as estimativas da sua frequência são subjetivas e inerentemente parciais.[13] Além do mais, tanto as mulheres quanto os homens foram condicionados a esperar sintomas durante a fase pré-menstrual do ciclo, como retenção de líquidos, dor e labilidade emocional, não causando surpresa que relatem tais sintomas quando perguntado retrospectivamente.[14] A força da resposta condicionada foi ilustrada em um estudo clássico de Ruble, em que 44 estudantes da Princeton University foram deliberadamente enganadas em relação à fase do seu ciclo menstrual.[15] Foi realizado um eletroencefalograma simulado, com eletrodos presos à cabeça, após ter sido descrito como uma nova técnica que poderia predizer o início da menstruação. Os sujeitos foram informados de que estavam pré-menstruais (menstruação esperada em 1-2 dias) ou intermenstruais (menstruação esperada em 7-10 dias) e somente aquelas que foram levadas a acreditar que estavam no período pré-menstrual relataram aumento nos sintomas de dor, retenção de líquido e alterações nos hábitos alimentares – uma profecia que se autocumpriu. Os sujeitos tendem a adequar-se ao que acreditam ser a hipótese do investigador e em estudos da SPM, não podem ser identificadas diferenças nos sintomas quando o propósito do estudo é disfarçado ou as expectativas são manipuladas.[16-18] Estudos prospectivos cuidadosamente concebidos revelaram que algumas mulheres que não têm sintomas pré-menstruais cíclicos ou alterações demonstráveis na função cognitiva ainda assim acreditam que têm, mesmo incluindo algumas com diagnóstico de TDPM.[5,19,20] *Quando estritamente definida com base em diários prospectivos dos sintomas, ocorre SPM clinicamente significativa em 20-30% e o TDPM afeta 2-8% das mulheres.*[9,21-24]

CRITÉRIOS DIAGNÓSTICOS

O diagnóstico de SPM e TDPM depende da presença de sintomas típicos, sua sequência temporal, severidade e exclusão de outros diagnósticos. ***Os dois diagnósticos requerem um diário retrospectivo dos sintomas documentando sintomas cíclicos específicos associados às fases lútea e menstrual do ciclo e evidências de disfunção socioeconômica.***[25] O conjunto específico de sintomas em um determinado indivíduo é muito menos importante do que a natureza cíclica do complexo de sintomas e a sua relação temporal com a menstruação. Quando os sintomas são registrados com precisão, em torno de 40% das mulheres que se apresentam com presumida SPM não exibem o padrão distintivamente cíclico necessário para o diagnóstico e na verdade são portadoras de outro transtorno do humor ou de ansiedade.[26]

Os critérios mais comumente usados para o diagnóstico de SPM são os propostos pelos investigadores da University of California, em San Diego.[12,27] Os critérios diagnósticos foram fundamentados em diários prospectivos dos sintomas de mulheres em quem as condições médicas subjacentes e transtornos psiquiátricos foram cuidadosamente excluídos, e numa análise da fase do ciclo definida pelos metabólitos esteroides urinários diários.[27] Foi construído um instrumento para levantamento dos sintomas, conhecido como Calendar of Premenstrual Experiences (COPE), incluindo os 10 sintomas físicos mais comumente relatados e os 12 sintomas comportamentais mais comumente relatados, cada um sendo classificado dentro de uma escala Likert de 4 pontos de severidade ao longo do ciclo menstrual.[12]

Calendário de Experiências Pré-Menstruais (Calendar of Premenstrual Experiences)[12,28]

Nome _____ Mês/Ano _____ Idade _____

Inicie seu calendário no primeiro dia do seu ciclo menstrual. Coloque a data abaixo do dia do ciclo. O dia 1 é o seu primeiro dia de sangramento. Sombreie o quadro acima do dia do ciclo, se você tem sangramento. Assinale com um X para preencher o quadro ☒.

Se mais de um sintoma estiver listado em uma categoria (p. ex., náusea, diarreia, constipação), não precisa sentir todos eles. Classifique o mais perturbador dos sintomas na escala de 0-3 abaixo.

Peso: Verifique seu peso antes do café da manhã. Registre o seu peso no quadro abaixo da data.
Sintomas: Indique a gravidade dos seus sintomas usando a escala de 1-3 descrita a seguir. Classifique cada sintoma aproximadamente na mesma hora todas as noites.

0 = Nenhum (sem sintoma presente)   2 = Moderado (interfere nas atividades normais)
1 = Leve (perceptível, mas não perturbador) 3 = Grave (intolerável, incapaz de realizar as atividades normais)

Outros sintomas: Se você tiver outros sintomas, liste-os e indique a gravidade.
Medicações: Liste as medicações usadas e assinale com um X o(s) dia(s) correspondente(s).

Sangramento																														
Dia do Ciclo	1	2	3	4	5	6	7	8	9	10	11	12	13	14	15	16	17	18	19	20	21	22	23	24	25	26	27	28	29	30
Data																														
Peso																														
Sintomas																														
Acne																														
Inchaço																														
Sensibilidade nas mamas																														
Tontura																														
Fadiga																														
Dor de cabeça																														
Ondas de calor																														
Náusea, diarreia, constipação																														
Palpitações																														
Suor (mãos, tornozelos, pés)																														
Explosões de raiva, discussões, tendências violentas																														
Ansiedade, tensão, nervosismo																														
Confusão, pouca concentração																														
Choro fácil																														
Depressão																														
Ânsia por comida (salgada, doce)																														
Esquecimento																														
Irritabilidade																														
Aumento no apetite																														
Alterações de humor																														
Extremamente sensível																														
Vontade de ficar sozinha																														
Outros sintomas																														
1.																														
2.																														
Medicações																														
1.																														
2.																														

O instrumento de levantamento COPE produz escores de confiança e reproduzíveis que se correlacionam bem com aqueles derivados da administração de Profile of Mood States[29] e o Beck Depression Inventory.[30] Inúmeras outras escalas podem ser usadas para o diagnóstico da SPM, incluindo o Moos Menstrual Distress Questionnaire (MDQ),[31] o Premenstrual Assessment Form (PAF)[32,33] e o Prospective Record of the Severity of Menstruation (PRISM).[34] O levantamento COPE permanece entre os mais populares, principalmente porque a análise dos dados derivados do seu uso revelou que quase todas as mulheres com SPM podem ser identificadas usando uma lista simplificada de seis sintomas comportamentais e quatro sintomas físicos, resultando num conjunto de critérios diagnósticos que podem ser aplicados facilmente na entrevista com uma paciente, como a seguir:[12]

1. Autorrelato de 1 ou mais sintomas afetivos *e* 1 ou mais sintomas somáticos durante os 5 dias que precedem a menstruação em cada um de três ciclos menstruais:

Sintomas Afetivos	Sintomas Somáticos
Depressão	Sensibilidade nas mamas
Explosões de raiva	Inchaço abdominal
Irritabilidade	Dor de cabeça
Confusão	Extremidades inchadas
Retraimento social	
Fadiga	

2. Alívio dos sintomas no espaço de 4 dias depois do início da menstruação, sem recorrência antes do dia 12 do ciclo.

3. Ausência de medicações, terapia hormonal, droga ou abuso de álcool.

4. Disfunção socioeconômica, conforme indicado por um dos seguintes:

   Discórdias no relacionamento com um parceiro, confirmado pelo parceiro.
   Dificuldades com a parentalidade.
   Fraco desempenho ou frequência no trabalho/escola.
   Isolamento social aumentado.
   Problemas legais.
   Ideação suicida.
   Busca de cuidados médicos em razão de sintomas somáticos.

De acordo com as diretrizes do National Institute of Mental Health (NIMH),[35] o diagnóstico de SPM também deve requerer pelo menos 30% de aumento na severidade dos sintomas por 5 dias antes da menstruação, comparados aos 5 dias após o início da menstruação. Com base nos critérios do UCSD e NIMH, estima-se que aproximadamente 5% das mulheres em idade reprodutiva podem ser diagnosticadas com SPM.[36-38]

Os critérios mais comumente usados para o diagnóstico de TDPM são os propostos pela Associação Americana de Psiquiatria, conforme aparecem no Manual Diagnóstico e Estatístico de Transtornos Mentais (DSM-IV):[39]

A. Os sintomas ocorrem regularmente durante a última semana da fase lútea na maioria dos ciclos menstruais durante o último ano, têm remissão em poucos dias após o início da menstruação e sempre estão ausentes na semana após a menstruação.

B. Cinco ou mais dos seguintes sintomas devem estar presentes, incluindo pelo menos um entre os quatro primeiros:

1. Sentindo-se triste, sem esperança ou autodepreciado.
2. Sentindo-se tenso, ansioso ou "no limite".
3. Marcada labilidade de humor, intercalada com frequente atitude chorosa.
4. Irritabilidade persistente, raiva e aumento nos conflitos interpessoais.
5. Interesse diminuído nas atividades usuais que podem estar associadas a retraimento das relações sociais.
6. Dificuldade de concentração.
7. Sentindo-se fatigado, letárgico ou sem energia.
8. Alterações marcantes no apetite que podem estar associadas à compulsão alimentar ou certa ânsia por alimentos.
9. Hipersonia ou insônia.
10. Um sentimento subjetivo de estar sobrecarregado ou fora de controle.
11. Outros sintomas físicos, como sensibilidade ou inchaço nas mamas, dores de cabeça, sensações de "inchaço" ou ganho de peso com aperto nas roupas, sapatos ou anéis ou dor nas juntas ou dor muscular.

C. Os sintomas são de severidade comparável (mas não a duração) aos de um transtorno mental, como episódio depressivo maior ou um transtorno de ansiedade generalizada e causam interferência óbvia e marcante no trabalho, atividades usuais ou relacionamentos.

D. Os sintomas podem estar sobrepostos a outro transtorno, mas não são meramente uma exacerbação dos sintomas de outro transtorno.

É importante observar que enquanto o diagnóstico de SPM requer sintomas afetivos e somáticos, o diagnóstico de TDPM pode incluir, mas não requer, sintomas somáticos. Outra distinção entre os dois transtornos é que o TDPM pode ser sobreposto a outro transtorno psiquiátrico, enquanto que o diagnóstico de SPM só pode ser feito na sua ausência.

Os diagnósticos de SPM e TDPM precisam ser diferenciados de outros transtornos psiquiátricos subjacentes que são comuns entre mulheres com sintomas similares.[26,40,41] Condições médicas, como hipertireoidismo e hipotireoidismo, também devem ser excluídas. Um estudo envolvendo um grupo de mulheres avaliadas em uma clínica especializada em SPM encontrou que 13% tinham um transtorno psiquiátrico afetivo distinto, 38% tinham exacerbação pré-menstrual de um transtorno depressivo ou ansiedade subjacente, e apenas 44% na verdade correspondiam aos critérios diagnósticos para SPM.[42] Mulheres com SPM frequentemente têm história de um episódio depressivo maior prévio e também estão em risco aumentado para depressão maior no futuro.[43,44] ***As mulheres que não têm intervalos livres de sintomas demonstráveis durante a fase folicular do ciclo merecem avaliação cuidadosa quanto a um transtorno de humor ou de ansiedade.***

Enxaqueca e sintomas de fadiga crônica e síndrome do intestino irritável frequentemente são mais pronunciados durante a fase pré-menstrual do ciclo. Entretanto, em mulheres com estas síndromes os sintomas também ocorrem em outros momentos do ciclo.[45]

FISIOPATOLOGIA

Provas científicas do(s) mecanismo(s) envolvido(s) na SPM e TDPM foram difíceis de produzir, mas não por falta de teorias; a lista é impressionante:

Baixos níveis de progesterona.
Altos níveis de estrogênio.
Níveis de estrogênio em queda.
Alterações na proporção estrogênio/progesterona.

Atividade aumentada da aldosterona.
Atividade aumentada da renina-angiotensina.
Atividade suprarrenal aumentada.
Abstinência de opiáceos endógenos.
Hipoglicemia subclínica.
Alterações centrais nas catecolaminas.
Responsividade às prostaglandinas.
Deficiências vitamínicas.
Secreção excessiva de prolactina.

Na sua descrição original da SPM, R.T. Frank resumiu 15 casos, teorizou que o problema resultava de um excesso de hormônios sexuais femininos graças à excreção inadequada e relatou que conseguiu proporcionar alívio ao retirar sangue das suas pacientes. Assim sendo, ele aplicou tratamentos concebidos para aumentar a excreção, como o lactato de cálcio, cafeína e laxativos. Para os casos graves, ele prescrevia irradiação pélvica para causar falha ovariana. Em 1934, S. Leon Israel propôs a teoria oposta – que a SPM era causada por luteinização defeituosa, deficiência de progesterona e hiperestrogenismo relativo.[46]

O papel dos hormônios esteroides ovarianos na SPM é sugerido fortemente pela resposta duradoura à ooforectomia em mulheres não responsivas à terapia médica[47,48] e pelo aumento dramático nos sintomas após a supressão do eixo hipotalâmico-hipofisário-ovariano pelo tratamento com um agonista do hormônio liberador da gonadotrofina (GnRH) de ação prolongada.[49-52] No entanto, estudos comparando os níveis séricos de estrogênio e progesterona não conseguiram identificar diferenças consistentes entre mulheres com e sem SPM/TDPM.[53-55] Além do mais, um início precoce da menstruação induzido pelo tratamento com um antagonista da progesterona durante a fase lútea não aumenta ou altera em outros aspectos os sintomas da SPM, mesmo quando os níveis de progesterona são mantidos pelo tratamento simultâneo com hCG.[56,57] Em mulheres com SPM tratada com um agonista de GnRH, os sintomas reincidem quando o estrogênio ou progesterona exógena é acrescentado ao regime de tratamento, mas não naquelas que recebem tratamento com placebo *add-back* e não em mulheres normais que recebem o mesmo tratamento.[58] Estudos que envolvem populações bem definidas de pacientes também não conseguiram demonstrar diferenças nos níveis de testosterona, hormônio folículo estimulante (FSH), hormônio luteinizante (LH), prolactina, globulina ligadora dos hormônios sexuais e aldosterona entre mulheres com e sem sintomas de SPM, em qualquer fase do ciclo menstrual.[59] *Tomadas em conjunto, essas observações sugerem que os sintomas de SPM não são causados diretamente por eventos endócrinos durante a fase lútea, mas refletem uma resposta anormal a alterações cíclicas nos níveis hormonais esteroidais ovarianos.*

O ciclo menstrual está associado a alterações significativas nos opioides,[60] ácido gama-aminobutírico (GABA)[61] e sistemas neurotransmissores da serotonina,[62] sugerindo um possível mecanismo fisiopatológico para a SPM. Foram observados níveis séricos mais baixos de β-endorfina no decorrer do ciclo e fase lútea em mulheres com SPM, comparadas a mulheres normais.[63-65] As ações ansiolíticas de certos metabólitos da progesterona que agem como ligantes para o receptor de GABA-A[61] e a eficácia do alprazolam (uma benzodiazepina de curta ação) no alívio dos sintomas da SPM[66] sugerem que o transtorno deve envolver um distúrbio no sistema GABAérgico. Contudo, estudos que comparam os níveis de metabólitos ansiolíticos da progesterona em mulheres com e sem SPM não observaram diferenças consistentes.[55,67] Várias linhas de evidência sugerem que os sintomas do humor da SPM podem relacionar-se com a depleção da serotonina. Todas as concentrações sanguíneas de serotonina, a captação da serotonina nas plaquetas e ligação da imipramina (um marcador da atividade de ligação do SNC e serotonérgica) durante a fase lútea são mais baixas em mulheres com SPM do que em mulheres assintomáticas.[68-72] Os sintomas da SPM são agravados pela depleção aguda do triptofano na dieta, que suprime a síntese cerebral da serotonina,[73] e aliviados pelo tratamento com fenfluramina, um agonista da serotonina,[74] ou fluoxetina, um inibidor da recaptação da serotonina (SRI). Além do mais, os sintomas do humor em mulheres com TDPM que recebem tratamento com fluoxetina prontamente retornam após o tratamento com metergolina, um antagonista da serotonina.[75] *Assim, o peso das evidências atuais sugere que a SPM e TDPM resultam de um efeito anormal ou exagerado de alterações cíclicas nos hormônios esteroides ovarianos nos mecanismos neurotransmissores centrais e que a serotonina, em particular, desempenha um papel importante na sua fisiopatologia.*

Em geral, a função tireoidiana é normal em mulheres com SPM.[76] Aproximadamente 10% das mulheres com SPM têm função tireoidiana comprovadamente anormal, mas a prevalência não é significativamente diferente do que a do hipotireoidismo subclínico na população em geral. De um modo geral, a resposta do hormônio estimulante da tireoide (TSH) ao hormônio liberador da tireoide (TRH) é normal. Embora sejam observadas respostas anormais (exageradas e embotadas) com mais frequência em mulheres com SPM,[77] elas também ocorrem com a mesma frequência durante a fase folicular e na fase lútea. Além do mais, o efeito do tratamento com tiroxina não é diferente do que ocorre com placebo, mesmo em pacientes com resposta anormal ao TRH.

Vários estudos encontraram evidências sugerindo que fatores genéticos podem predispor à SPM e TDPM. Um grande estudo com gêmeos encontrou que a SPM era altamente hereditária, tendo também a contribuição de fatores ambientais.[78] A correlação entre os sintomas menstruais em mães e filhas e entre irmãs sugere uma influência genética, mas também pode meramente refletir uma resposta aprendida ou condicionada, pelo menos até certo ponto.[79,80] Embora muitos tenham especulado que diferenças na personalidade, níveis de estresse ou mecanismos de enfrentamento possam desempenhar um papel na SPM, existem poucas ou nenhuma evidência que apoie a hipótese.[81-83]

Algumas evidências sugerem que mulheres com SPM ingerem mais álcool do que as outras e que mulheres com uma história familiar de alcoolismo apresentam mais ansiedade pré-menstrual e outros sintomas comportamentais, mas ainda não foi estabelecida uma conexão entre alcoolismo e SPM.[84,85] Os esforços para identificar deficiências vitamínicas em mulheres com SPM falharam. Estudos comparando os níveis séricos de vitamina A e vitamina E em mulheres com e sem SPM não observaram diferenças significativas.[86,87] Os resultados do tratamento com vitamina B6 geralmente são inexpressivos e inconsistentes.[88,89] Inúmeros estudos identificaram que as concentrações intracelulares de magnésio são mais baixas em mulheres com SPM do que em mulheres-controle assintomáticas, mas a significância da observação ainda não é clara.[90-93]

TRATAMENTO

A chave para o tratamento eficaz da SPM e TDPM é o diagnóstico preciso, que se baseia primariamente na coleta de evidências objetivas de que os sintomas da paciente são claramente cíclicos, conforme documentado pelo uso do levantamento COPE ou outra ferramenta similar de screening com base no calendário durante o intervalo entre três ciclos menstruais.

Várias medicações mostraram-se benéficas para mulheres com SPM ou TDPM, incluindo os inibidores da recaptação da serotonina (SRIs),[94,95] alprazolam (um benzodiazepínico)[66,96,97] e agonistas de GnRH.[51,98] Evidências acumuladas indicam que certos contraceptivos orais,[99-101] exercícios,[102,103] técnicas de relaxamento[104,105] e espironolactona[106-109] também têm algum valor. Regimes de tratamento mais antigos envolvendo progesterona ou progestinas,[110-114] antidepressivos tricíclicos, inibidores da monoamina oxidase, lítio, óleo de prímula[115] ácidos graxos essenciais livres,[116] restrições alimentares, suplementos vitamínicos e ginkgo biloba geralmente não são eficazes.

Resposta ao Placebo

Esta palavra que soa tão estranho, placebo, deriva de um verbo do latim que significa "agradarei". Os clínicos e os pacientes foram condicionados a observar um ritual de prescrição. Muitos pacientes parecem achar que as suas queixas não são levadas a sério a menos que seja prescrita uma medicação. No entanto, o placebo é mais do que um comprimido; ele é um processo.[117]

O processo inicia-se com a confiança no clínico e estende-se ao próprio sistema de cura do paciente. A interação com um clínico proporciona um melhor entendimento dos sintomas do paciente, elimina alguns temores infundados e oferece esperança de melhora. Muitos dos tratamentos para SPM que proporcionam às mulheres um maior senso de controle, mesmo medidas simples, como alterações na dieta e estilo de vida, podem produzir benefícios. O próprio processo de fazer observações detalhadas e prospectivas dos eventos na vida pode melhorar o senso de autocontrole, o que é intrinsecamente terapêutico.

Leo Eisenberg registrou alguns pensamentos muito inspiradores referentes à resposta ao placebo, que desempenha um papel proeminente na terapêutica da SPM e TDPM:[118]

> A expressão "resposta ao placebo" retira tão enfaticamente os créditos dos aspectos psicossociais do encontro terapêutico que já pode estar na hora de erradicá-la do nosso linguajar. Vamos substituí-la por algum outro termo como "resposta aos cuidados", "resposta ao médico" ou "resposta de cura" para enfatizar que ela é (a) mais poderosa, (b) não menos "real" do que a ação das drogas e (c) está incluída em todas as transações terapêuticas... Os seus mecanismos são uma combinação do surgimento de esperança, o conforto da tranquilização, assumir um papel ativo em vez de passivo no manejo da experiência da doença e a reinterpretação do significado da doença... É perverso que "placebo" tenha quase se tornado um epíteto implicando charlatanismo em vez de um descritor de uma característica fundamental da prática médica... Precisamos igualmente buscar uma compreensão da resposta de cura em vez de desdenhá-la, como faz o cientista "rígido", ou ser iludidos por ela, como os médicos frequentemente fazem.

Tratamentos para Síndrome Pré-Menstrual e Transtorno Disfórico Pré-Menstrual		
Eficácia Demonstrada	**Possivelmente Eficaz**	**Ineficaz**
Inibidores da reabsorção da serotonina	Contraceptivos orais	Progesterona
Alprazolam	Diuréticos	Vitaminas
Agonistas de GnRH	Exercícios	Restrições alimentares

Inibidores da Reabsorção da Serotonina

Existem evidências substanciais quanto à eficácia dos SRIs no tratamento da SPM e TDPM.[94,95,119] A fluoxetina, numa dose diária de 20 mg, demonstrou uma eficácia sustentada para alívio dos sintomas somáticos e também do humor e é bem tolerada em geral.[120-123] Outros SRIs também são eficazes, incluindo a sertralina (50-150 mg por dia),[124,125] paroxetina (20-30 mg por dia),[126] e citalopram (20-30 mg por dia).[127] A venlafaxina (50-200 mg por dia), que inibe a reabsorção da serotonina e norepinefrina, também tem eficácia,[128] assim como outros antidepressivos que inibem a reabsorção da serotonina ou antagonizam a sua ação, como a clomipramina[129,130] e a nefazodona.[131]

Embora os SRIs e drogas relacionadas sejam administrados mais comumente numa frequência diária, um regime de tratamento intermitente limitado à fase lútea, ou um que comece com o início dos sintomas, pode ser igualmente ou mais eficaz enquanto oferece as vantagens potenciais de custo mais baixo e menos efeitos colaterais.[127,130,132,133] Em alguns ensaios clínicos, o tratamento durante 3 dias foi eficaz.[134,135] No entanto, algumas mulheres precisam de doses mais altas ou tratamento contínuo para atingir os benefícios.[136-138]

Alprazolam

O alprazolam, um benzodiazepínico, é outra medicação que pode ser útil no tratamento de SPM e TDPM,[66,96,97] embora a sua eficácia possa estar limitada ao alívio dos sintomas de depressão. Como a droga também tem um potencial aditivo, ela é em geral considerada como um agente de segunda linha e é mais utilizada apenas intermitentemente.

Agonistas do Hormônio Liberador da Gonadotrofina

A utilidade clínica dos agonistas de GnRH no tratamento da SPM/TDMP foi demonstrada inicialmente em 1984.[139] Embora atualmente seja um tratamento estabelecido,[51,98] os agonistas de GnRH geralmente são mais eficazes no alívio da irritabilidade e sintomas físicos do que para o tratamento de sintomas proeminentes de depressão ou disforia.[51,140] O tratamento com agonistas de GnRH está associado aos bem conhecidos sintomas de hipoestrogenismo (p. ex., ondas de calor), que podem ser severos, e seu uso prolongado leva a consequências a longo prazo (depleção mineral óssea).[141] Contudo, estas limitações podem ser evitadas em grande parte pelo tratamento simultâneo de *"add-back"* com baixas doses de estrogênio ou estrogênio e progestina, o que não reduz a eficácia geral da terapia com agonistas de GnRH.[49,142-144]

Contraceptivos Orais

Os contraceptivos orais são um dos métodos mais antigos e mais simples para o tratamento de SPM/TDPM, com base na ideia da substituição de um ambiente hormonal constante pelo padrão cíclico dinâmico do ciclo menstrual normal. Os resultados alcançados com esta abordagem ao tratamento não se mostraram claros. Estudos clínicos iniciais encontraram que os contraceptivos orais ajudavam a aliviar a dor nas mamas e sintomas de inchaço, mas não tinham benefícios detectáveis no alívio dos sintomas do humor.[145] Estudos mais recentes envolvendo o uso de um contraceptivo oral contendo a progesterona drospirenona observaram que o tratamento pode atingir melhoras modestas numa ampla gama de sintomas, incluindo sintomas comportamentais e do humor, particularmente quando o intervalo usual de 7 dias sem comprimidos é encurtado para 4 dias.[99,100,146,147] Existem todas as razões para crer que qualquer contraceptivo oral administrado em um regime igualmente estendido produziria resultados similares. Os contraceptivos orais também podem ser usados de uma forma contínua para atingir um estado hormonal relativo constante e para eliminar o ciclo e a menstruação completamente.

Exercícios e Técnicas de Relaxamento

Existem algumas evidências que indicam que o exercício aeróbico,[102,103] relaxamento[104] e reflexologia[105] podem ajudar a aliviar os sintomas da SPM, mas os dados que sugerem a sua eficácia não são convincentes e podem refletir apenas uma resposta ao placebo.

Espironolactona

A espironolactona é um diurético que poupa o potássio, tendo semelhança estrutural aos hormônios esteroides e foi usada amplamente no tratamento da SPM. Nos ensaios clínicos, a espironolactona mostrou-se mais efetiva do que o placebo no alívio dos sintomas de irritabilidade, depressão, inchaço, sensibilidade nas mamas e ânsia por comida.[107-109] No ensaio randomizado controlado com placebo, foi observada uma diferença significativa nos níveis séricos de androgênio da fase folicular para a fase lútea do ciclo nas mulheres que posteriormente responderam ao tratamento com espironolactona.[106]

Progesterona

No passado, o tratamento com progesterona por injeção ou supositório foi usado comumente no manejo da SPM, tendo sido promovido ativamente por Dalton.[4] Os estudos iniciais que não conseguiram detectar um benefício foram criticados pelo tamanho da população estudada e as doses de progesterona que foram empregadas.[148-151] Em um estudo que procurou rejeitar a resposta ao placebo por meio da eliminação de qualquer contato com os investigadores ou qualquer prestador de cuidados à saúde durante o ensaio, tanto a progesterona quanto o placebo não atingiram benefícios mensuráveis.[152] As controvérsias relativas ao valor do tratamento com progesterona foram em boa parte dissipadas pelos resultados de grandes ensaios duplo-cegos controlados com placebo que constataram que os efeitos da progesterona (400 mg, 800 mg, 1.200 mg por dia) não eram diferentes dos do placebo.[110,153] Uma metanálise incluindo 10 ensaios de terapia com progesterona envolvendo 531 mulheres e 4 ensaios de terapia com progesterona envolvendo 378 mulheres verificou que nenhum dos dois é eficaz no manejo dos sintomas de SPM.[111] Uma revisão sistemática da Cochrane concluiu que os dados disponíveis não indicam que a progesterona seja um tratamento eficaz para a SPM.[154]

Escolha do Tratamento Quando os sintomas são leves e não há evidência de disfunção socioeconômica significativa, as pacientes podem ser aconselhadas a considerar o exercício aeróbico como tratamento. Se os sintomas de inchaço e retenção de líquido forem proeminentes, o uso de espironolactona pode ser justificado. As mulheres que precisam de contracepção são candidatas lógicas ao tratamento com contraceptivos orais, com um intervalo sem comprimidos mais curto do que o usual ou com um regime contínuo diário.

As mulheres que preenchem os critérios para o diagnóstico de SPM ou TDPM, incluindo disfunção socioeconômica, são candidatas ao tratamento com um SRI (fluoxetina, sertralina, paroxetina, venlafaxina) administrado diariamente ou somente durante a fase lútea. Os efeitos colaterais comuns dos SRIs incluem náusea, tremor e dor de cabeça. Quando os efeitos colaterais são limitantes, é recomendado um ensaio com uma dose mais reduzida ou com uma droga alternativa. *A disfunção sexual incluindo anorgasmia e interesse sexual diminuído é talvez o efeito adverso potencial mais significativo do tratamento com SRI, e as mulheres devem ser alertadas quanto a esta possibilidade específica antes do início do tratamento.* Infelizmente, doses mais baixas não eliminam este efeito colateral. Aproximadamente 30-40% das mulheres podem não responder ao tratamento com um SRI por vários ciclos; uma troca para outra droga da mesma classe é razoável e geralmente eficaz. Aquelas mulheres que não respondem ao tratamento intermitente da fase lútea ou à terapia diária podem adaptar-se com um regime de tratamento alternativo. Quando o tratamento com SRI não tiver sucesso, uma baixa dose de alprazolam é a opção lógica a ser experimentada, embora os efeitos sedativos possam limitar a sua utilidade.

Em mulheres diagnosticadas com SPM ou TDPM que não respondem aos tratamentos que usualmente são eficazes, é importante considerar condições subjacentes como depressão maior, um transtorno de ansiedade generalizada ou abuso de substância. Naquelas com TDPM severo não associado a tais transtornos, pode ser considerado o tratamento com um agonista de GnRH, preferivelmente administrado com baixas doses de estrogênio ou estrogênio/progesterona *add-back*. Naquelas que respondem bem a esta terapia de último recurso, o tratamento com agonista de GnRH com *add-back* pode ser estendido além dos 6 meses usuais sem o risco de perda de densidade óssea.

DISMENORREIA

Dismenorreia é dor na menstruação, usualmente espasmódica por natureza e centrada no abdome inferior. A dismenorreia geralmente é classificada como primária ou secundária.[155] *A dismenorreia primária está associada aos ciclos ovulatórios e resulta das contrações miometriais, na ausência de doença demonstrável. A dismenorreia secundária refere-se à dor durante a menstruação que está associada à patologia pélvica, como endometriose, adenomiose ou miomas uterinos.*

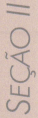

EPIDEMIOLOGIA

A dismenorreia é um dos problemas ginecológicos mais comuns em mulheres em idade reprodutiva. A dismenorreia primária usualmente inicia durante a adolescência, mas somente depois que os ciclos ovulatórios estão estabelecidos; 20-45% das adolescentes são ovulatórias até 2 anos após a menarca, e 80% até 4-5 anos.[156]

A prevalência geral de dismenorreia primária entre as adolescentes está entre 60 e 90% e aumenta com o passar da idade.[157-160] Entretanto, apenas aproximadamente 15% das adolescentes procuram atenção médica para queixas de dor menstrual.[160] Em uma amostra randômica de mulheres de 19 anos de idade em Göteborg, Suécia, 72% relataram dismenorreia, 38% usavam medicação regularmente, 15% tinham que limitar suas atividades diárias apesar do uso de medicação e 8% delas faltavam à escola ou ao trabalho durante cada menstruação.[161] A gravidade da dismenorreia relacionava-se diretamente com o volume e duração do fluxo menstrual. Um levantamento posterior do mesmo grupo de mulheres encontrou que a prevalência de dismenorreia reduziu para 67% aos 24 anos, com 10% ainda relatando limitação em atividades diárias.[162] A gravidade da dismenorreia também foi reduzida em mulheres que tinham dado à luz neste período, mas não naquelas que tiveram aborto espontâneo ou provocado e também foi reduzida nas usuárias de contraceptivos orais. Um levantamento canadense em uma amostra aleatória de 1.500 mulheres que menstruavam observou que a prevalência de dismenorreia moderada ou severa era de 60%, resultando em atividade diminuída em 50% e faltas à escola ou ao trabalho em 17%.[163] Nos Estados Unidos, aproximadamente 60% das adolescentes que menstruam relatam dismenorreia, fazendo com que 14% faltem à escola regularmente.[160] Em um estudo longitudinal americano de mulheres universitárias entre 17-19 anos, 13% relataram dor severa em mais de metade dos períodos menstruais, e 42% indicaram que a dismenorreia interferiu nas atividades diárias pelo menos uma vez.[164]

Os fatores de risco para dismenorreia incluem um índice de massa corporal menor do que 20, menarca precoce (antes dos 12 anos), intervalos intermenstruais e duração do sangramento mais longos, fluxo irregular ou intenso, tensão pré-menstrual, esterilização prévia ou história de agressão sexual e tabagismo.[165] Contraceptivos orais, exercícios, ser casada ou estar numa relação estável e paridade mais alta diminuem a probabilidade de dismenorreia.[165]

FISIOPATOLOGIA

Evidências acumuladas indicam que a dismenorreia primária é causada por isquemia miometrial em razão das contrações uterinas frequentes e prolongadas. Estudos do fluxo sanguíneo uterino usando ultrassonografia com Doppler revelaram que a resistência uterina e da artéria arqueada no primeiro dia de menstruação é significativamente mais elevada em mulheres com dismenorreia primária do que em mulheres sem dismenorreia, sugerindo que a constrição dos vasos sanguíneos é a causa direta da dor.[166]

O endométrio secretor contém reservas substanciais de ácido araquidônico, que é convertido em prostaglandina $F_{2\alpha}$ ($PGF_{2\alpha}$), prostaglandina E_2 (PGE_2) e leucotrienos durante a menstruação. $PGF_{2\alpha}$ sempre estimula as contrações uterinas e é o mediador primário da dismenorreia.[167] As concentrações endometriais de $PGF_{2\alpha}$ e PGE_2 correlacionam-se a gravidade da dismenorreia.[168] O tratamento com inibidores da ciclo-oxigenase (COX) reduz os níveis de prostaglandina no fluido menstrual e a atividade contrátil uterina; as curvas de resposta estão intimamente relacionadas com os níveis séricos da droga.[169,170]

As contrações da musculatura lisa uterina causam a dor abdominal espasmódica e a dor inferior nas costas, típicas da dismenorreia e do trabalho de parto induzido por prostaglandina ou aborto. Em mulheres com dismenorreia primária, as contrações uterinas durante a menstruação começam a partir de um nível elevado de tônus basal (> 10 mmHg), gerando pressões intrauterinas mais altas que frequentemente atingem 150-180 mmHg e podem ultrapassar 400 mmHg, ocorrem mais frequentemente (> 4-5/10 min) e não são rítmicas ou coordenadas.[170] Quando a pressão intrauterina excede a pressão arterial por um período sustentado de tempo, a isquemia resulta na produção de metabólitos anaeróbicos que estimulam pequenos neurônios da dor do tipo C, o que contribui para a dor da dismenorreia. Além do mais, $PGF_{2\alpha}$ e PGE_2 podem estimular contrações na musculatura lisa brônquica, intestinal e vascular, causando náusea, vômitos, diarreia e hipertensão.

Classicamente, a dismenorreia primária começa logo antes ou coincidente ao início da menstruação e declina gradualmente durante as 72 horas subsequentes. Os espasmos menstruais são intermitentes, variam em intensidade e usualmente estão centralizados na região suprapúbica, embora algumas mulheres também tenham dor nas coxas e parte inferior das costas. Tipicamente, o padrão é consistente ao longo dos ciclos. Em contraste, mulheres com dismenorreia secundária relacionada com a patologia pélvica, como endometriose, frequentemente relatam dor severa crescente que frequentemente ocorre no decorrer do ciclo e durante a semana anterior à menstruação, além de sintomas de profunda dispareunia e disquezia (movimentos dolorosos do intestino). Naquelas com dismenorreia secundária relacionada com miomas uterinos, a dor resulta primariamente de menorragia, com uma intensidade que se relaciona com o volume do ciclo menstrual.

DIAGNÓSTICO

Dismenorreia primária é um diagnóstico clínico, com base principalmente numa história de sintomas característicos e um exame físico que não apresentam evidências ou suspeita de patologia pélvica específica, como endometriose, adenomiose, miomas uterinos ou doença pélvica inflamatória crônica. Em geral, testes laboratoriais, exame por imagem e laparoscopia não são necessários para o diagnóstico.

Uma história menstrual cuidadosa deve incluir a idade na menarca e no início da dismenorreia, intervalo intermenstrual, volume e duração do fluxo e observar sintomas de marcas ou manchas intermenstruais ou pré-menstruais. A relação entre o início da dor e o início do fluxo, a severidade e localização da dor e a presença associada de náusea, vômitos, diarreia, dor nas costas ou dor de cabeça deve ser determinada. Até que ponto a dor interfere nas atividades diárias (trabalho, escola ou exercícios), o uso de medicações e a sua eficácia, a progressão da gravidade ao longo do tempo e a presença de dor em outros momentos que não sejam durante a menstruação também devem ser definidos. Estas características históricas geralmente podem distinguir com confiança as mulheres com dismenorreia primária das com dismenorreia secundária.

Enquanto que as mulheres com dismenorreia primária tipicamente relatam o início de dor menstrual antes dos 25 anos, aquelas com adenomiose tendem a apresentar mais tarde, geralmente após 35 anos de idade e frequentemente também relatam dor pélvica crônica não cíclica. Mulheres com endometriose tipicamente têm dor em momentos que não são de menstruação e frequentemente também relatam tensão, mancha pré-menstrual, dispareunia, disquezia, alívio limitado pelo tratamento com drogas anti-inflamatórias não esteroidais (AINEs) e severidade crescente ao longo do tempo. Como os AINEs geralmente são altamente eficazes no alívio da dor da dismenorreia primária, a dor que se revela refratária a esse tratamento sugere patologia pélvica.

Mulheres com dismenorreia primária usualmente têm um exame pélvico normal. Naquelas com dismenorreia secundária relacionada com patologia pélvica, o exame pélvico pode ser normal, mas frequentemente não é, fornecendo indícios da causa subjacente. A adenomiose frequentemente está associada a um útero volumoso, globular e macio, enquanto que aquelas com miomas frequentemente têm um útero aumentado com contorno irregular. Mulheres com dismenorreia secundária relacionadas com endometriose frequentemente têm achados anormais ao exame físico, que podem incluir espessamento, nodularidade ou ligamentos uterossacrais focalmente tenros, deslocamento cervical lateral graças a encurtamento de um ligamento uterossacral, estenose cervical ou um ovário aumentado decorrente de endometrioma.[171,172] É interessante observar que cabelo ruivo, escoliose e nervos displásicos também são observados mais frequentemente em mulheres com endometriose.[173-175]

O diagnóstico de dismenorreia primária não requer testes laboratoriais ou exame por imagem. No entanto, a ultrassonografia transvaginal pode ser muito útil na identificação de miomas uterinos, endometriomas e adenomioses em mulheres com dismenorreia secundária.[176] Embora inúmeros estudos tenham demonstrado que o CA-125 sérico frequentemente é elevado em mulheres com endometriose, o teste tem utilidade clínica limitada em virtude do seu baixo valor preditivo negativo.[177,178]

TRATAMENTO

Uma ampla variedade de terapias foi proposta para o tratamento da dismenorreia. Estas incluem a aplicação de calor, terapias alimentares e com vitaminas ou ervas, exercícios e intervenções comportamentais, assim como medicações mais tradicionais, como AINEs e contraceptivos orais.

Dados de 2 ensaios clínicos sugerem que a aplicação de compressas ou faixas abdominais aquecidas por 8-12 horas diariamente é mais eficaz do que placebo e pode ser tão efetiva quanto o tratamento com um AINE.[179,180] Os resultados de alguns estudos clínicos pequenos sugeriram que uma dieta vegetariana,[181] vitamina E,[182,183] combinações de vitaminas (B1, B6, E) e remédios de ervas asiáticos são mais efetivos do que placebo, mas 2 revisões sistemáticas concluíram que as evidências são insuficientes para justificar a recomendação de terapias alimentares e com ervas para o tratamento da dismenorreia.[184,185] Estudos dos efeitos de exercícios na dismenorrreia encontraram resultados mistos, com alguns relatando melhoras, e outros acreditando que exercícios regulares pioravam os sintomas.[186,187] Embora intervenções comportamentais objetivando alterar a forma como as mulheres pensam a respeito ou respondem à dor pareçam ajudar algumas mulheres com dismenorreia, as evidências da sua eficácia derivam de estudos pequenos em populações heterogêneas e não são convincentes.[188]

Para adolescentes e mulheres com dismenorreia primária, os AINEs são o primeiro tratamento de escolha.[189-191] Existem numerosos AINEs entre os quais escolher, incluindo os derivativos do ácido propiônico (p. ex., naproxeno, ibuprofeno e cetoprofeno) e fenamatos (p. ex., ácido mefenâmico, ácido tolfenâmico, ácido flufenâmico e meclofenamato); todos são muito eficazes. Inúmeros ensaios clínicos demonstraram que os AINEs proporcionam alívio efetivo em 70-90% das pacientes.[192-197] Sua eficácia deriva de um decréscimo na produção de prostaglandina endometrial e da diminuição no fluxo menstrual. Os fenamatos também bloqueiam ações da prostaglandina.[198] Embora alguns inibidores seletivos de COX-2 tenham sido aprovados para o tratamento da dismenorreia primária, o custo mais elevado e maiores riscos potenciais sugerem que o seu uso deveria estar limitado a mulheres em alto risco para efeitos colaterais gastrointestinais sérios.

O tratamento com AINE pode ser iniciado quando começa a menstruação e continuado pela duração usual da dor. Mulheres com dismenorreia severa podem beneficiar-se com o início do tratamento 1-2 dias antes de iniciar o sangramento menstrual. Os AINEs devem ser ingeridos com alimento para minimizar os efeitos colaterais gastrointestinais comuns. Os derivativos do ácido propiônico são uma boa opção inicial porque são baratos e estão disponíveis para venda livre sem prescrição. As pacientes exibem variações em resposta a diferentes AINEs. Consequentemente, se um deles falhar, a substituição por outra droga de uma classe diferente é razoável e apropriado (p. ex., mudar de ibuprofeno para o ácido mefenâmico). Como as prostaglandinas desempenham um papel na ovulação, o tratamento com AINEs tem o potencial de retardar ou impedir a ovulação.[199-201] Porém, considerando que o tratamento com AINE para dismenorreia é distante da ovulação, as mulheres que tentam engravidar em geral podem ser tranquilizadas de que o tratamento não afetará adversamente a sua fertilidade.[202]

Regimes de Tratamento Comuns com AINE para Dismenorreia		
Droga	**Dose Inicial (mg)**	**Dose de Manutenção (mg)**
Derivativos do ácido propiônico		
Ibupofeno	400	400 q 6 h
Naproxeno	500	250 q 6-8 h
Naproxeno sódico	550	275 q 6-8 h
Cetoprofeno	75	75 q 8 h
Fenamatos		
Ácido mefenâmico	500	250 q 4 h
Meclofenamato	100	50-100 q 6 h

Os contraceptivos orais também são eficazes para dismenorreia. Eles podem ser considerados um agente de primeira linha em mulheres sexualmente ativas que requerem contracepção e são uma alternativa lógica para aquelas que não toleram ou obtêm alívio suficiente do tratamento com AINE.[203] A eficácia dos contraceptivos orais deriva da sua inibição da ovulação, reduzindo assim a produção endometrial de prostaglandina, e da redução no volume e duração do fluxo que resulta da atenuação endometrial após meses de uso.[203-206] Os contraceptivos orais podem ser usados na forma cíclica padrão (21-24 pílulas ativas seguidas por 4-7 pílulas inativas) ou de uma maneira cíclica "estendida", usando uma das formulações mais novas, contendo 12 semanas de pílulas ativas, seguidas por 7 pílulas que são inativas ou contêm somente uma baixa dose de estrogênio.[207,208] Todos os regimes são efetivos. Os ciclos estendidos oferecem a vantagem adicional de menos menstruações, mas também estão associados a uma prevalência mais alta de escape ou sangramento fora do tempo esperado.[209]

O anel contraceptivo parece ser tão eficaz quanto os contraceptivos orais para o tratamento de dismenorreia.[210] Embora nenhum estudo tenha focado no uso do acetato de medroxiprogesterona de depósito para dismenorreia, um pequeno estudo com adolescentes encontrou que dois terços dos sujeitos relataram redução na dismenorreia durante o tratamento.[211] Uma redução na dismenorreia também foi demonstrada em ensaios que avaliavam o sistema (dispositivo) intrauterino de levonorgestrel[212] e um contraceptivo hormonal implantável com uma haste contendo etonogestrel (Implanon).[213]

As mulheres que não respondem ao tratamento com AINEs e/ou contraceptivos hormonais e aquelas com dor recorrente ou piorada merecem reavaliação para excluir causas de dismenorréia secundária, como endometriose.[191] Em um estudo de mulheres com dor pélvica que não obtêm alívio adequado pelo tratamento com AINEs, a grande maioria tinha endometriose demonstrável à laparoscopia.[214] Estas observações sugerem que as mulheres com dismenorreia severa que não respondem adequadamente ao tratamento com AINEs ou contraceptivos orais são candidatas à laparoscopia diagnóstica. As mulheres com endometriose devem ter sua doença removida, até onde for possível. O tratamento pós-operatório com agonistas de GnRH (p. ex., acetato de leuprolida depot 3,75 mg a cada 4 semanas) é efetivo para o manejo daquelas (com ou sem endometriose) que têm dismenorreia persistente. Embora o tratamento empírico com agonistas de GnRH, com base em critérios clínicos,[214] tenha sido promovido como uma alternativa à cirurgia em mulheres com alta probabilidade de endometriose, o tratamento cirúrgico oferece as vantagens de um diagnóstico específico, alívio imediato da dor e um manejo mais bem informado a longo prazo.

ENXAQUECA MENSTRUAL

Dores de cabeça são muito comuns, mas a causa raramente é séria. A maioria das dores de cabeça resulta de vasodilatação, contração muscular ou estresse psicológico. As dores de cabeça menstruais incluem todas as dores de cabeça que estão temporariamente relacionadas com a menstruação, começando antes ou durante a menstruação.[215] Para muitas mulheres com SPM, a dor de cabeça faz parte do seu complexo ciclo de sintomas. O foco aqui é na enxaqueca menstrual pura, descrevendo dores de cabeça que ocorrem exclusivamente em associação à menstruação e na "enxaqueca relacionada com a menstruação", descrevendo pacientes que têm enxaquecas com a menstruação, mas também em outros momentos do ciclo.[216]

FISIOPATOLOGIA

A "teoria vascular" tradicional, que sustenta que a enxaqueca e dores de cabeça intensas resultam de vasodilatação e da aura de vasoconstrição que as precede, não é mais considerada viável.[217] Em vez disso, a vasodilatação é provavelmente um epifenômeno que resulta da instabilidade no controle neurovascular central. ***Conceitos atuais da fisiopatologia da enxaqueca estão centrados no sistema trigeminovascular.*** Os grandes vasos cerebrais, da pia e dura-máter, e os grandes seios venosos são inervados por aferentes sensoriais originários do gânglio trigeminal e as raízes dorsais superiores cervicais.[218] Os dois convergem no núcleo caudal trigeminal, explicando a distribuição da enxaqueca, que tipicamente envolve a frente e a parte de trás da cabeça e a parte superior do pescoço. Quando o gânglio trigeminal é estimulado, os neuropeptídeos vasoativos (substância P, peptídeo relacionado com o gene da calcitonina, neuroquinina) são liberados,[219] causando inflamação neurogênica, que resulta em vasodilatação, extravasamento das proteínas plasmáticas e dor. Por sua vez, a inflamação neurogênica pode causar sensibilização, descrevendo um processo em que os limiares de resposta neuronal decrescem, a magnitude da resposta aumenta e os campos receptivos expandem-se.[220-222] O fenômeno de sensibilização ajuda a explicar alguns dos sintomas clínicos de enxaqueca, que incluem uma piora na tosse ou dobrar-se, hiperalgesia (aumento na sensibilidade a estímulos dolorosos) e alodinia (dor causada por estímulos normalmente não dolorosos). A aura clássica associada às enxaquecas (sintomas visuais ou auditivos, náusea ou vômitos, parestesias) é atribuída à "depressão cortical disseminada", descrevendo uma onda autopropagada de despolarização neuronal e glial que se espalha pelo córtex cerebral.[217] A enxaqueca sem aura pode envolver áreas do cérebro, onde a despolarização não é percebida conscientemente.[223]

A incidência de enxaqueca aumenta significativamente entre as idades de 15 e 19 anos, tem seu pico em mulheres no final da década dos 30 anos e início dos 40 e cai após a menopausa.[224-227] Até 70% das mulheres com enxaquecas observam uma associação à menstruação; 7-21% têm enxaqueca menstrual pura, e o restante tem enxaquecas relacionadas com a menstruação.[228] Comparadas a outras dores de cabeça que ocorrem em outros momentos do mês, as enxaquecas menstruais usualmente são mais resistentes ao tratamento, geralmente não associadas à aura, de mais longa duração e associadas à incapacidade mais disfuncional.[229-232]

A associação entre as alterações no curso clínico das enxaquecas e marcos reprodutivos, como menarca, gravidez e menopausa, sugere que os hormônios esteroidais ovarianos estão envolvidos na sua fisiopatologia. A enxaqueca parece estar associada a níveis hormonais declinantes, como ocorre no final do ciclo menstrual normal, pós-parto e durante semanas agendadas livres de pílula em mulheres que usam contraceptivos orais.[233,234] ***Evidências bioquímicas e genéticas sugerem que a enxaqueca menstrual é desencadeada primariamente por níveis estrogênicos em declínio.*** O estrogênio tem inúmeras ações dentro do sistema nervoso central. Seus efeitos no sistema neurotransmissor serotonérgico, em particular, podem explicar sua associação à enxaqueca.[228] Em mulheres, o tônus serotonérgico correlaciona-se com os níveis estrogênicos; quando os níveis de estrogênio declinam, as concentrações de serotonina também caem em razão de um decrescimento na produção e de um aumento na eliminação. O estrogênio também pode modular o equilíbrio entre neurotransmissores excitatórios e inibitórios através dos seus efeitos em outros mediadores químicos, como o óxido nítrico, magnésio ou prostaglandinas.[228,235]

AVALIAÇÃO

Embora as dores de cabeça sejam comuns, elas também podem ser um indicativo de uma condição séria, como uma massa intracranial ocupando o espaço, lesão vascular, infecção ou uma doença metabólica. Dores de cabeça crônicas devem ser caracterizadas de acordo com a sua localização, qualidade, alterações ao longo do tempo e sintomas e sinais associados.

As dores de cabeça comuns do tipo tensional são classificadas como episódicas (< 15 por mês) ou crônicas (≥ 15 por mês).[236] As dores de cabeça do tipo tensional foram assim denominadas originalmente por sua causa suspeita, estresse ou tensão excessiva, resultando em contração muscular, mas essa explicação tradicional já não é mais considerada viável.[237] Embora a sua patogênese permaneça pouco clara, os modelos atuais centram-se na sensibilidade aumentada das vias de dor no sistema nervoso central e possivelmente no sistema nervoso periférico,[238-240] óxido nítrico[241] e fatores genéticos.[242,243] As dores de cabeça do tipo tensional geralmente são leves a moderadas em intensidade, bilaterais e usualmente descritas como "incômoda", "pressão", "um chapéu apertado", "como uma bandagem" ou uma sensação de peso na cabeça e nos ombros. Elas podem variar em intensidade e frequência, mas geralmente não exibem progressão ao longo do tempo.

Quando as dores de cabeça são cíclicas, completamente ausentes por períodos de tempo e exibem aspectos característicos, elas geralmente podem ser comodamente atribuídas à enxaqueca. *As enxaquecas são caracteristicamente pulsantes por natureza, frequentemente, mas nem sempre, são precedidas por um pródromo e tipicamente começam lentamente, elevando-se a um crescendo por 1-2 horas. A maioria das pacientes com enxaquecas teve numerosas dores de cabeça similares no passado.* As enxaquecas podem ser precipitadas por estresse, álcool ou alimentos ricos em tiramina e triptofan (p. ex., vinho tinto, chocolate, queijos duros). A enxaqueca clássica é agora conhecida como "enxaqueca com aura" e a enxaqueca comum como "enxaqueca sem aura". *As enxaquecas menstruais tipicamente são enxaquecas sem aura.*[227]

As dores de cabeça que são de início repentino, dores de cabeça persistentes que pioram com o tempo e aquelas que ficam severas logo após seu início ou estão associadas a alterações no *status* mental merecem uma avaliação **cuidadosa e completa.** Sintomas neurológicos focais diferentes da aura visual ou sensorial sugerem uma lesão de massa, malformação arteriovenosa ou doença vascular do colágeno. Febre não é uma característica da enxaqueca e sugere uma infecção intracraniana, sistêmica ou local (p. ex., sinusite paranasal ou mastoide). Novas dores de cabeça em mulheres com mais de 50 anos ou em pacientes com câncer ou infecção pelo vírus da imunodeficiência humana (HIV) sugerem patologia. Congestão nasal crônica sugere sinusite. Visão embaçada, dores de cabeça ao acordar pela manhã e que melhoram após sentar ou ficar de pé, visão dupla ou perda do equilíbrio e piora nas dores de cabeça associada à náusea crônica sugerem aumento na pressão intracraniana. A perda repentina unilateral da visão sugere neurite óptica. *O exame cerebral por imagem geralmente é indicado para pacientes que têm uma alteração recente significativa no padrão, frequência ou severidade das dores de cabeça, piorando as dores de cabeça apesar do tratamento, sintomas ou sinais neurológicos focais ou um início das dores de cabeça com esforço ou após a idade de 40 anos.*[244]

TRATAMENTO

O tratamento para enxaqueca menstrual aguda é similar ao da enxaqueca comum; agonistas da serotonina (conhecidos como triptanos), como sumatriptana (50-100 mg), rizatriptana

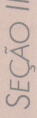

(10 mg) e frovatriptano (2,5 mg) são eficazes em dores de cabeça de enxaqueca abortiva.[245-247] Os triptanos inibem a liberação de peptídeos vasoativos, promovem a vasoconstrição e inibem a neurotransmissão no núcleo trigeminal, que bloqueia a entrada aferente aos neurônios de segunda ordem. Eles também ajudam no alívio da náusea e fotofobia associados. Quando a terapia abortiva aguda é necessária repetidamente ou revela-se inadequada, estratégias de prevenção, hormonais e não hormonais, merecem consideração.

As terapias hormonais preventivas objetivam minimizar ou eliminar o declínio pré-menstrual nos níveis séricos do estrogênio.[48] Elas são uma escolha lógica para pacientes com outra patologia menstrual, como ciclos irregulares, dismenorreia ou menorragia e geralmente são preferidas em detrimento das terapias preventivas não hormonais. Se as enxaquecas menstruais representam uma reação às alterações cíclicas nos níveis circulantes de hormônios esteroides sexuais, é lógico tentar minimizar ou eliminar a ciclicidade, o que pode ser atingido com contraceptivos diários orais contínuos. Para as mulheres que preferem menstruar, contraceptivos orais de ciclo estendido contendo 9-12 semanas consecutivas de pílulas ativas reduzem enormemente a sua frequência; também podem ser usadas formulações-padrão, mas em qualquer um dos casos a suplementação de estrogênio deve ser feita durante uma semana programada com placebo para prevenir a enxaqueca por retirada de estrogênio.[249] O uso de contraceptivos orais em mulheres que têm enxaqueca com aura foi controverso em razão de preocupações quanto ao aumento potencial no risco de derrame. Enquanto estudos europeus sugeriram que os contraceptivos orais podem aumentar o risco,[250-252] estudos americanos não,[253,254] provavelmente porque as pílulas de baixa dose são mais prevalentes, e o tabagismo acima dos 35 anos foi considerado como uma contraindicação relativamente forte para o uso de contraceptivos orais nos Estados Unidos (discutido em detalhes no Capítulo 22). No entanto, a Organização Mundial da Saúde e o American College of Obstetricians and Gynecologists desaconselham atualmente o uso de contraceptivos orais em mulheres acima de 35 anos, cujas enxaquecas estão associadas a sintomas ou sinais neurológicos focais.

Em mulheres com contraindicações ao uso de contraceptivos orais, a suplementação de estrogênio ainda pode ser usada para amortecer o declínio nos níveis de estrogênio no final do ciclo, começando logo antes do início da menstruação e continuando por um total de aproximadamente 7 dias. Em ensaios clínicos, um adesivo transdermal de estradiol (0,1 mg/dia) ou gel (1,5 mg/dia) foi eficaz,[255,256] mas precisa ser continuado até que os níveis de estrogênio endógeno se elevem novamente, ou o tratamento meramente adie a retirada de estrogênio e a enxaqueca relacionada.[256] Um agonista de GnRH de ação prolongada é outra alternativa. Estudos clínicos em mulheres com enxaqueca menstrual indicam que o tratamento com acetato de leuprolide pode reduzir marcadamente a frequência das dores de cabeça, mesmo quando é ministrado tratamento com estrogênio/progesterona de *add-back*.[257,258]

A prevalência de enxaqueca é relativamente alta durante a perimenopausa, especialmente em mulheres com uma história de enxaqueca menstrual.[259] No Women's Health Study, 11% de mais de 17.000 profissionais da saúde do sexo feminino pós-menopáusicas relataram enxaqueca; as usuárias atuais de terapia hormonal foram mais frequentemente afetadas do que as que nunca foram usuárias (OR = 1,42; 95% CI = 1,24-1,62), e a prevalência correlacionava-se com a dose da terapia com estrogênio.[260] O tratamento de enxaqueca em mulheres menopáusicas não é diferente do tratamento de mulheres pré-menopáusicas. Mais uma vez, são preferíveis os regimes hormonais que minimizam as alterações nos níveis circulantes de estrogênio; assim sendo, o tratamento contínuo é uma escolha melhor do que a terapia cíclica. A adição de uma progestina, quando necessário, não afeta a frequência das enxaquecas.[260]

As terapias não hormonais para enxaquecas menstruais incluem o tratamento com um AINE ou um triptano. O tratamento com AINEs, começando 7 dias antes do início e continuando até o final da menstruação, pode ajudar a reduzir a frequência, duração e severidade da enxaqueca menstrual.[261] O tratamento com triptanos, começando 2-3 dias antes da menstruação e continuando por um total de 5-6 dias, previne efetivamente ou reduz a severidade das dores de cabeça na maioria das pacientes. Os regimes comprovados incluem 25 mg de sumatriptanos 3 vezes ao dia,[262] 1 mg de naratriptanos duas vezes ao dia[263] e 2,5 mg de frovatriptanos diariamente ou duas vezes ao dia.[264]

EPILEPSIA CATAMENIAL

Em tempos remotos, a epilepsia catamenial era atribuída à lua, originando daí o termo "lunático".[265] A palavra "catamenial" deriva da palavra grega *katomenios*, significando "mensal". A epilepsia catamenial descreve convulsões que são agrupadas em torno de pontos específicos no ciclo menstrual, usualmente durante os intervalos perimenstruais ou periovulatórios. ***O diagnóstico de epilepsia catamenial está fundamentado na demonstração de uma relação temporal entre a menstruação e a atividade das convulsões; um aumento duplicado ou maior na frequência das convulsões durante uma fase particular do ciclo menstrual geralmente é considerado como evidência de epilepsia catamenial.***[266,267] Com base nesta definição, a epilepsia catamenial afeta de 30 a 60% das mulheres com epilepsia.[268-270] Considerando que a epilepsia afeta um número estimado de 1,3 milhão de mulheres nos Estados Unidos,[271,272] aproximadamente 400.000 mulheres com epilepsia experimentam convulsões catameniais, as quais frequentemente são bastante resistentes ao tratamento.[273]

FISIOPATOLOGIA

As convulsões catameniais estão associadas a todo o tipo de epilepsia, mas são mais comuns entre mulheres com epilepsia focal (p. ex., epilepsia do lobo temporal) do que naquelas com epilepsia generalizada.[274] Sua causa específica ainda não está clara. Hipóteses incluem flutuações nos níveis das drogas antiepilépticas, alterações no equilíbrio hídrico e de eletrólitos e variações na secreção hormonal esteroide ovariana.[267] As alterações cíclicas no estrogênio e progesterona durante o ciclo menstrual são amplamente vistas como desempenhando um papel central.

Os estrogênios geralmente são considerados pró-convulsivantes, embora seus efeitos dependam da duração do tratamento, dosagem, modo de administração e o modelo da convulsão. Os estrogênios afetam a excitabilidade neuronal por meio da modulação da expressão genética, regulação da liberação de neurotransmissores e a interação direta com receptores dos neurotransmissores. O estrogênio age sobre os neurônios dentro do sistema límbico, córtex cerebral e outras regiões importantes para a suscetibilidade a convulsões.[275] O estrogênio também interage com neurotrofinas, que enfatizam a excitabilidade do hipocampo. Em mulheres com epilepsia, a suscetibilidade a convulsões correlaciona-se com a razão entre estrogênio/progesterona, que atinge o seu pico nos intervalos pré-menstruais e pré-ovulatórios. Embora as concentrações séricas de estradiol em mulheres com epilepsia catamenial sejam similares às dos controles normais durante o ciclo menstrual, evidências sugerem que os níveis de progesterona são mais baixos, e as razões entre estrogênio/progesterona são mais altas.[270,276] A frequência das convulsões decresce durante a metade da fase lútea, quando os níveis de progesterona são mais altos, e aumenta na fase pré-menstrual, quando os níveis de progesterona caem, e a razão entre estrogênio/progesterona aumenta.

Geralmente considera-se que a progesterona tem uma ação anticonvulsivante, reduzindo a suscetibilidade a convulsões. Alterações nos níveis séricos de progesterona foram diretamente correlacionadas com convulsões catameniais,[270,276] e evidências de estudos em camundongos apoiam o conceito de que os metabólitos 5α-reduzidos de progesterona, particularmente a alopregnanolona, são responsáveis pela sua atividade anticonvulsão.[267,277] Os neuroesteroides, como a alopregnanolona, são sintetizados localmente dentro do cérebro, **_desde o início_** e de precursores circulantes esteroidais, e modulam a excitabilidade neural. A alopregnanolona potencializa a ação do ácido gama aminobutírico (GABA), o principal neurotransmissor inibitório no cérebro, por meio da modulação e interação direta com receptores de GABA-A.[278]

As interações entre hormônios esteroides gonadais, convulsões e drogas antiepilépticas são complexas. Enquanto que os hormônios esteroides gonadais podem afetar a suscetibilidade a convulsões, as convulsões podem perturbar os padrões de secreção dos hormônios esteroides, e as drogas antiepilépticas podem afetar os níveis dos hormônios esteroides sexuais, alterando o seu metabolismo. Em adolescentes com epilepsia, a incidência de convulsões tônicas e clônicas generalizadas frequentemente aumenta durante a puberdade,[279] quando aumentam os níveis de hormônios esteroides, e iniciam-se as menstruações. Na menopausa, a atividade das convulsões aumenta em algumas mulheres, mas diminui ou permanece imutável em outras.[280-282] A terapia hormonal pode aumentar a atividade convulsiva em mulheres pós-menopáusicas, particularmente naquelas que têm uma história de epilepsia catamenial.[283,284] Por outro lado, a prevalência de transtornos menstruais, como a síndrome do ovário policístico, é aumentada,[285] e a fertilidade é reduzida entre mulheres com epilepsia,[286] sugerindo que as convulsões possam predispor à disfunção reprodutiva, possivelmente alterando o padrão de liberação do GnRH hipotalâmico. A associação entre epilepsia e disfunção reprodutiva também pode refletir os efeitos de drogas antiepilépticas no metabolismo hormonal esteroide. Algumas delas, como a fenitoína, carbamazepina e fenobarbital, induzem enzimas hepáticas citocromo P450 que podem acelerar o metabolismo dos hormônios esteroidais que compartilham vias metabólicas comuns.[287,288] Elas também podem aumentar as concentrações séricas de SHBG, reduzindo ainda mais as concentrações de esteroides livres ou biologicamente ativos. Outras drogas antiepilépticas, como o sódio valproato, inibem as enzimas hepáticas, o que pode aumentar os níveis hormonais esteroides bioativos. Entretanto, não há evidências diretas associando epilepsia catamenial a drogas antiepilépticas específicas. Ainda não está determinado até que ponto todos estes mecanismos concorrentes contribuem para a epilepsia catamenial.

Alguns estudos sugeriram que os contraceptivos orais podem aumentar a atividade convulsiva, mas a maioria não observou efeitos[283,289,290] ou uma redução na frequência das convulsões.[291,292] Embora certas drogas antiepilépticas tenham o potencial de reduzir a eficácia dos contraceptivos orais ao acelerarem o seu metabolismo,[283,293] não há evidências de que o efeito seja clinicamente importante.[294,295,296,297] Contrariamente, os contraceptivos orais podem diminuir as concentrações circulantes de algumas drogas epilépticas por meio do mesmo mecanismo, o que pode aumentar o risco de convulsões;[298] evidências indicam que mulheres que recebem tratamento com lamotrigina ou ácido valproico podem precisar de ajustes de dosagem se também estiverem usando contraceptivos orais.[297,299-301]

TRATAMENTO

Atualmente não existe tratamento específico para epilepsia catamenial. As drogas antiepilépticas são a base para o seu manejo. Contudo, aproximadamente um terço das mulheres com convulsões catameniais requer tratamento com mais de uma droga, em parte porque a epilepsia catamenial frequentemente se mostra refratária às medicações convencionais. Pelo menos em teoria, a gabapentina, levetiracetam, tiagabina, zonisamida e pragabalina são opções atraentes porque não induzem as enzimas hepáticas. A acetazolamida, um potente inibidor da anidrase carbônica, foi usada empiricamente durante anos no tratamento da epilepsia catamenial, mas existem poucos estudos diretos atestando a sua eficácia;[302] a tolerância à droga, e exigindo um escalonamento progressivo na dosagem, que é um problema comum. Benzodiazepínicos, como clonazepam e clobazam, aumentam a atividade dos receptores de GABA-A e têm atividade anticonvulsão de amplo espectro. O clobazam (20-30 mg por dia), administrado intermitentemente 2-4 dias antes da menstruação durante os 3 primeiros dias de sangramento, revelou-se eficaz para o tratamento de epilepsia catamenial; o tratamento intermitente ajuda a evitar problemas com tolerância, o que de outra forma é comum.[303] Evidências limitadas sugerem que o tratamento com lamotrigina (25-200 mg por dia) pode reduzir ou eliminar convulsões catameniais, pelo menos em algumas mulheres.[304] A ganaxolona, um neuroesteroide sintético (um 3β-metil análogo da alopregnanolona) que se mostrou promissor em modelos pré-clínicos de epilepsia catamenial e investigações preliminares em mulheres,[305] encontra-se agora em ensaios clínicos.[306]

As terapias hormonais para o manejo de convulsões catameniais também merecem consideração, particularmente para mulheres que se mostram resistentes a drogas antiepilépticas. O tratamento com acetato de medroxiprogesterona de depósito em doses que tipicamente eliminam a menstruação (p. ex., 150 mg por via intramuscular a cada 3 meses) pode melhorar o controle das convulsões em muitas mulheres.[307] A progesterona cíclica natural também se mostrou efetiva no tratamento de convulsões catameniais; 100-200 mg, administrados por via oral ou via vaginal três vezes ao dia, entre os dias 15 e 28 do ciclo, diminuíram a frequência das convulsões em aproximadamente 50-75%.[308,309] A sua aparente eficácia e segurança promoveu um ensaio continuado patrocinado pelo National Institutes of Health,[310] mas a progesterona ainda não é reconhecida como um tratamento aprovado para epilepsia catamenial. Evidências de estudos em modelos animais e dados clínicos sugerem que os efeitos anticonvulsivantes da progesterona derivam da sua conversão metabólica em neuroesteroides, principalmente alopregnanolona.[311,312] Contraceptivos orais contínuos, a minipílula apenas com progesterona[313] e agonistas de GnRH com terapia *add-back* de estrogênio/progesterona também demonstraram alguma eficácia em um pequeno número de mulheres com epilepsia catamenial.[314-316]

Em suma, a epilepsia catamenial é uma condição complexa e multifacetada. Os hormônios ovarianos desempenham um papel central, mas a causa exata é desconhecida. Evidências indicam que estrogênio, progesterona e neuroesteroides endógenos estão envolvidos na sua fisiopatologia, mas não foi identificada uma dinâmica hormonal específica que predisponha a convulsões. A retirada do neuroesteroide pode ser o fator crítico que aumenta a suscetibilidade a convulsões durante o intervalo perimenstrual, agindo por meio de alterações nos receptores centrais de GABA-A. As drogas antiepilépticas convencionais não são eficazes na maioria das pacientes com convulsões catameniais, possivelmente porque elas podem alterar as concentrações de esteroides sexuais e o metabolismo. Terapias hormonais, como progesterona, contraceptivos orais e agonistas de GnRH, demonstraram eficácia. Finalmente, neuroesteroides sintéticos recentemente desenvolvidos são consideravelmente promissores em estudos animais da epilepsia catamenial e podem oferecer um tratamento específico no futuro.

ASMA PRÉ-MENSTRUAL

Aproximadamente 20-40% das mulheres com asma têm um aumento nos sintomas em associação à menstruação.[317-319] Mesmo as asmáticas que não estão conscientes de uma ligação com a menstruação demonstram uma piora da função pulmonar durante a menstruação.[320,321] As mulheres com asma desencadeada por hormônios tendem a ter asma mais severa do que aquelas cuja asma não é afetada por alterações nos hormônios. O mecanismo é desconhecido, mas a liberação da prostaglandina, alterações no sistema imune e um efeito direto dos níveis em declínio do estrogênio, e progesterona na musculatura lisa brônquica foram sugeridos.

O melhor método para o tratamento da asma pré-menstrual ainda não foi estabelecido. Foi relatado que o tratamento com estrogênio (estradiol micronizado, 2 mg via oral por dia) melhora os sintomas e as medidas da função pulmonar.[321] Um ensaio clínico randomizado não encontrou diferenças entre os efeitos do estrogênio e o placebo, embora todos os sujeitos tivessem asma em geral sob um controle adequado.[322] Outro estudo constatou que a administração de progesterona intramuscular ajudava a melhorar a asma pré-menstrual.[323] A lógica da eliminação dos períodos menstruais pelo tratamento diário com contraceptivos orais, acetato de medroxiprogesterona de depósito intramuscular ou tratamento com um agonista de GnRH de ação prolongada é tentadora, mas não existem dados disponíveis que demonstrem a sua eficácia. As alternativas incluem um inalador de emergência, quando necessário, ou um modificador de leucotrieno, como montelucast, zafirlucast ou zileuton.

PNEUMOTÓRAX, HEMOTÓRAX E HEMOPTISE CATAMENIAL

As síndromes de endometriose torácica estão intimamente ligadas à presença de endometriose pélvica. Em uma análise retrospectiva de 110 casos, a média de idade na apresentação da endometriose torácica foi 35 ± 0,6 anos, com uma variação de 15 a 54 anos.[324] O pneumotórax catamenial foi a apresentação mais comum, ocorrendo em 80/110 pacientes (73%); o hemotórax catamenial ocorreu em 15 (14%), hemoptise catamenial em 8 (7%), e nódulos pulmonares foram observados em 7 (6%). Cinquenta e uma das 61 pacientes que se submeteram à laparoscopia ou laparotomia tiveram evidência de endometriose pélvica. Implantes pleurais foram observados em menos de 15% daquelas que passaram por toracostomia ou toracotomia, e defeitos diafragmáticos, cistos parenquimais ou bolhas foram observados em aproximadamente 25% dos casos.[324]

As explicações mais plausíveis para pneumotórax, hemotórax e hemoptise catamenial são a transferência peritoneal para pleural do tecido endometrial por meio de defeitos diafragmáticos[325,326] e microembolização através das veias pélvicas.[324] Uma revisão de 154 casos de pneumotórax catamenial tratados cirurgicamente encontrou que 16% das pacientes tinham perfurações diafragmáticas demonstráveis na ausência de endometriose torácica, e 12% tinham endometriose diafragmática visível associada a uma ou mais perfurações.[327]

Nas mulheres afetadas, os sintomas de endometriose torácica tipicamente surgem no espaço de 24-48 horas após o início da menstruação. Dor no peito é o sintoma mais comum, ocorrendo em 90% das pacientes, e um terço apresenta dispneia. O pneumotórax ocorre mais comumente no lado direito e usualmente é de tamanho pequeno a moderado; o hemotórax também ocorre usualmente no lado direito.[328,329] Mulheres com endometriose endobronquiolar ou parenquimal pulmonar usualmente apresentam hemoptise catamenial.

O diagnóstico de endometriose torácica deve ser suspeitado em mulheres em idade reprodutiva que apresentam dor no peito recorrente, pneumotórax ou hemoptise durante a menstruação. Embora não seja uma exigência, o diagnóstico pode ser estabelecido por citologia do líquido pleural,[330] aspiração com agulha das massas pulmonares,[331] citologia realizada em aspirações broncoscópicas[332] ou videotoracoscopia.[333] Em mulheres com pneumotórax catamenial, a tomografia computadorizada de tórax (TC) pode revelar bolhas, cavidades ou fibrose e, naquelas com hemoptise, pode apresentar pequenos nódulos parenquimais, que podem ser visíveis somente durante a menstruação.[334,335]

O tratamento inicial de pacientes com endometriose torácica sintomática é o mesmo que para outras pacientes com pneumotórax, hemotórax ou hemoptise. O tratamento de sucesso a mais longo prazo requer a supressão ou excisão de implantes endometriais torácicos, prevenção da ressemeadura da pelve e prevenção da fuga de ar através das perfurações diafragmáticas. Embora os tratamentos hormonais supressivos (p. ex., contraceptivos orais, progesteronas, danazol, análogos de GnRH) sejam em geral considerados terapia de primeira linha, a taxa de recorrência é maior do que 50%.[324] Quando eles falham, é indicado tratamento cirúrgico. A inspeção direta da pleura via videotoracoscopia ou toracotomia pode identificar implantes endometriais diafragmáticos ou perfurações, que podem ser eliminados ou fechados, usualmente seguida de pleurodese química usando suspensão de talco (injeção do talco ou um aerossol na cavidade pleural) ou abrasão pleural.[327,329] Os tratamentos cirúrgicos geralmente são muito eficazes na prevenção de pneumotórax ou hemotórax catamenial recorrente, mas algumas mulheres que continuam a ter dor no peito cíclica devido a implantes pleuropulmonares podem precisar de terapia supressiva médica de mais longo prazo.[336]

Todas as referências estão disponíveis no site:
http://www.revinter.com.br/online/referencias-speroff.pdf

15 Sangramento Uterino Anormal

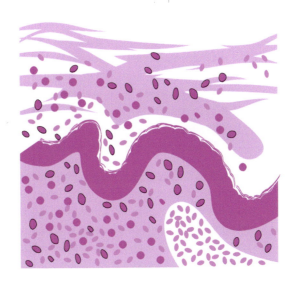

Sangramento uterino anormal é a queixa mais comum das mulheres em idade reprodutiva nos ambulatórios de ginecologia. Todos os médicos, clínicos ou ginecologistas, que prestam cuidados primários a mulheres precisam, portanto, estar familiarizados com as suas causas e traçar uma abordagem organizada e lógica para avaliação e tratamento do problema.

Sangramento uterino anovulatório ou disfuncional descreve o espectro dos padrões de sangramento menstrual anormal que podem ocorrer em mulheres anovulatórias que não têm doença clínica ou pélvica detectável. Os mecanismos envolvidos no sangramento anovulatório variam, porém cada um reflete um padrão anormal de estimulação hormonal esteroide, que se desvia da sequência que caracteriza o ciclo menstrual ovulatório normal. A chave para o sucesso do manejo clínico do sangramento disfuncional é reconhecer ou identificar qual mecanismo está operando ou é responsável. O sangramento anovulatório pode ser manejado segura e efetivamente com regimes de tratamento clínico com base em sólidos conceitos fisiológicos. Os regimes de tratamento descritos neste capítulo são comprovados pelo tempo e projetados para atingir dois objetivos específicos, porém inter-relacionados. O primeiro é reverter as anormalidades do crescimento e desenvolvimento endometrial, que resultam da anovulação crônica e predispõem a um fluxo menstrual excessivo e prolongado. O segundo é induzir ou restaurar a menstruação cíclica previsível com volume e duração normais.

O sangramento relacionado com uma ampla variedade de ginecopatias e doenças sistêmicas pode mascarar-se como sangramento anovulatório. Uma história menstrual cuidadosa e o exame físico usualmente fornecem a maior parte das informações necessárias para distinguir a anovulação de outras causas de sangramento anormal. Quando existe uma forte suspeita de doença orgânica ou fracassa o tratamento para um presumido sangramento anovulatório, é indicada avaliação adicional, mas que também é simples.

TERMINOLOGIA

Os médicos usam uma grande variedade de termos para descrever padrões anormais de sangramento menstrual, que nem sempre significam ou são interpretados da mesma forma pelos outros. Termos tradicionais com raízes gregas ou latinas ainda são usados amplamente para descrever as diferentes anormalidades relacionadas com a frequência, regularidade, duração e volume da menstruação.

Termos Tradicionais que Descrevem Anormalidades do Sangramento Menstrual

- **Amenorreia** — ausência de menstruação.
- **Oligomenorreia** — menstruação infrequente, ocorrendo em intervalos > 35 dias.
- **Polimenorreia** — menstruação frequente, ocorrendo em intervalos < 24 dias.
- **Metrorragia** — menstruação ocorrendo em intervalos regulares.
- **Menorragia ou Hipermenorreia** — menstruação anormalmente longa ou intensa, durando > 7 dias ou envolvendo perda sanguínea > 80 mL.

Embora as definições anteriores estejam bem estabelecidas, os termos nem sempre são usados ou entendidos com precisão.[1,2] Por exemplo, nos Estados Unidos, o termo *sangramento uterino anormal* geralmente descreve todos os padrões anormais de sangramento que podem resultar de uma ampla variedade de causas, incluindo anovulação, gravidez, doenças uterinas e coagulopatias.[3] O termo *sangramento uterino disfuncional* é sinônimo de sangramento anovulatório, na ausência de gravidez ou doença orgânica demonstrável (um diagnóstico de exclusão), e o termo **menorragia** descreve sangramento regular, intenso e prolongado. No entanto, em outros países, sangramento uterino disfuncional e menorragia frequentemente são usados para descrever tanto o sangramento ovulatório (regular), quanto o anovulatório (irregular) intenso ou prolongado.[1] A confusão em torno do significado exato dos termos tradicionais resultou em uma recomendação para abandoná-los e substituí-los por termos simples, que possam ser entendidos pelas pacientes e traduzidos facilmente para outros idiomas além do inglês, com o objetivo final de melhorar a comunicação entre os profissionais de saúde, pesquisadores e pacientes. Para este fim, termos oriundos de um consenso internacional foram propostos para descrever as características mais importantes do sangramento menstrual durante a menacme, conforme a seguir:[1]

Característica	Termos Descritivos	Limites Normais
Frequência da menstruação	Frequente	< 24 dias
	Normal	24-38 dias
	Infrequente	> 38 dias
Regularidade (variação de ciclo para ciclo)	Ausente	–
	Regular	± 2-20 dias
	Irregular	> 20 dias
Duração do fluxo	Prolongado	> 8 dias
	Normal	4-8 dias
	Reduzido	< 4 dias
Volume da perda sanguínea mensal	Intenso	> 80 mL
	Normal	5-80 mL
	Leve	< 5 mL

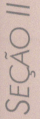

Os limites normais sugeridos para frequência, regularidade e duração do fluxo menstrual foram fundamentados no 5º e 95º percentis para os dados extraídos de estudos populacionais.[4-6] Como tal, eles são influenciados pela prevalência de transtornos anovulatórios comuns, como a síndrome do ovário policístico, em uma determinada população. Consequentemente, as médias com base na população são mais amplas do que as médias aceitas em geral para a frequência (24-35 dias), regularidade (± 5 dias de variação) e duração (2-7 dias) menstrual entre mulheres ovulatórias. Os limites normais para o volume de perda do sangue menstrual foram baseados primariamente em medidas da perda de hemoglobina em uma comunidade sueca.[4] A expectativa é a de que uma história menstrual estruturada possa esclarecer os detalhes necessários para classificar a queixa de uma paciente em termos claros e simples (p. ex., sangramento menstrual irregular e intenso).[7,8]

Embora o esforço para simplificar e padronizar termos usados para descrever as anormalidades menstruais seja fundamentado e louvável, a adoção de uma nova nomenclatura provavelmente será lenta porque os termos tradicionais, embora confusos, estão firmemente arraigados.

SANGRAMENTO MENSTRUAL NORMAL

É a ovulação ou, mais especificamente, a sequência de sinais endócrinos organizados que caracteriza o ciclo ovulatório, que dá à menstruação regularidade, previsibilidade e consistência. A endocrinologia do ciclo menstrual normal é discutida em detalhes no Capítulo 6. Apenas os conceitos mais básicos e as características são resumidos aqui, com foco nos principais eventos e mecanismos que controlam o ciclo endometrial e o volume e duração do fluxo menstrual.

Durante a fase folicular do ciclo ovariano normal, que corresponde à fase proliferativa do ciclo endometrial, os níveis de estrogênio elevam-se, inicialmente de forma lenta e depois mais rapidamente, quando o folículo ovariano dominante emerge, cresce e matura. Em resposta a esse estrogênio, a camada funcional do endométrio volta a crescer, após ter sangrado durante a menstruação anterior. Após a ovulação, o corpo lúteo derivado do folículo ovulatório continua a produzir estrogênio, mas agora e de forma mais importante predomina a produção de progesterona. Durante a fase lútea do ciclo ovariano, que corresponde à fase secretora do ciclo endometrial, os níveis de estrogênio e progesterona elevam-se à medida que o corpo lúteo cresce até a maturidade. Em resposta às ações combinadas do estrogênio e progesterona, o endométrio transforma-se e organiza-se em preparação para a chegada prevista e implantação de um concepto. Se a gravidez e os níveis em rápida elevação da gonadotrofina coriônica humana (hCG) não vierem em seu "socorro", o corpo lúteo regride espontaneamente na forma de uma morte celular programada. Quando isto ocorre, há uma queda dos níveis circulantes de estrogênio e progesterona, retirando, por fim, o apoio funcional ao endométrio. A menstruação começa, marcando o fim de um ciclo endometrial e o começo de outro.

Segundo a perspectiva endometrial, as características endócrinas do ciclo ovariano são bastante simples; as quantidades de hormônios produzidos não são tão importantes quanto à sequência em que aparecem: estrogênio, seguido pelo estrogênio e progesterona, seguido da supressão dos dois hormônios. De todos os diferentes efeitos hormonais no endométrio, a estimulação do estrogênio-progesterona produz o endométrio mais estável, e a sua supressão combinada produz as características menstruais mais consistentes. *A sequência é tão controlada que a maioria das mulheres possui um padrão, volume e duração do fluxo menstrual que elas reconhecem como seu e que esperam, acompanhado muito frequentemente por um padrão igualmente consistente e previsível de sintomas pré-menstruais (edema, sensibilidade mamária, alterações de humor).* Mesmo leves desvios do padrão usual no intervalo, quantidade ou duração do fluxo podem causar preocupação. Uma atenção cuidadosa aos detalhes mais específicos da história menstrual pode ser muito útil para distinguir sangramento anovulatório de outras causas.

Variações no fluxo e na duração do ciclo menstrual são comuns nos extremos da idade reprodutiva, durante os primeiros anos da adolescência e nos que precedem a menopausa. Os ciclos menstruais geralmente são irregulares nos primeiros 12-18 meses após a menarca em razão da imaturidade do eixo hipotálamo-hipófise-ovário.[9,10] Em um estudo conduzido pela Organização Mundial de Saúde, a duração média do primeiro ciclo após a menarca foi de 34 dias; quase 40% dos ciclos foram mais longos do que 40 dias, e menos de 10% foram de menos de 20 dias.[11] Os ciclos permanecem relativamente longos durante os primeiros 5 a 7 anos após a menarca, a seguir decrescendo gradualmente em duração e tornando-se mais regulares.[11] A prevalência de ciclos anovulatórios é mais alta em mulheres abaixo dos 20 anos e acima dos 40 anos.[12,13] As características do ciclo menstrual geralmente não mudam apreciavelmente durante os anos reprodutivos,[6] embora a duração e variabilidade gerais do ciclo diminuam lentamente. Em média, a duração e variação do ciclo menstrual atingem seu ponto mais baixo em torno dos 40 a 42 anos.[6,14] Durante os próximos 8 a 10 anos que precedem a menopausa, a tendência é revertida; tanto a duração do ciclo quanto a variabilidade médias aumentam constantemente, quando a ovulação se torna menos regular e frequente.[5,14-16] A duração média do ciclo é maior em mulheres nos extremos da massa e composição corporal; índices alto e baixo de massa corporal (IMC), massa de gordura corporal e massa magra corporal estão associados a um aumento na duração média do ciclo menstrual.[17,18]

Em geral, as variações na duração do ciclo refletem diferenças na duração da fase folicular do ciclo ovariano. As mulheres que têm um ciclo de 25 dias ovulam nos dias 10 a 12 do ciclo ou em torno disto, e aquelas com um ciclo de 35 dias ovulam aproximadamente 10 dias depois. Poucos anos após a menarca, a fase lútea torna-se extremamente consistente (13 a 15 dias de duração) e permanece assim até a perimenopausa.[5,14] Aos 25 anos, mais de 40% dos ciclos estão entre 25 e 28 dias de duração e entre as idades de 25 a 35 anos, mais de 60%. **Embora 28 dias seja o intervalo menstrual mais comumente reportado, apenas aproximadamente 15% dos ciclos entre as mulheres em idade reprodutiva têm verdadeiramente 28 dias de duração.** Menos de 1% das mulheres têm um ciclo regular que dure menos de 24 dias ou mais do que 35 dias.[19] A maioria das mulheres tem ciclos que duram de 24 a 35 dias, mas pelo menos 20% das mulheres têm ciclos irregulares.[6]

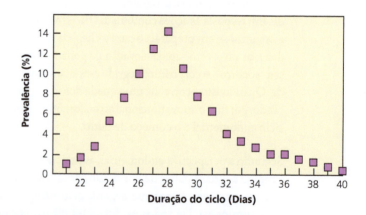

A duração usual do fluxo menstrual é de 4 a 6 dias. Mas, para algumas mulheres (aproximadamente 3%), a menstruação pode durar apenas 2 dias ou até mesmo 7 dias.[20] O volume médio de perda sanguínea menstrual é de aproximadamente 30 mL;[4] mais do que 80 mL é anormal. O fluxo pode ser excessivo sem ser anormalmente longo, porque a maior parte da perda de sangue menstrual ocorre durante os três primeiros dias.[21,22]

As mulheres que menstruam mais frequentemente do que a cada 24 dias ou menos frequentemente do que a cada 35 dias merecem uma avaliação,[5,6] *assim como aquelas que têm um fluxo consistente por mais de 7 dias e mulheres com perda sanguínea menstrual mensal excedendo 80 mL.* Qualquer um destes padrões anormais pode resultar em anemia, que também requer tratamento.[23,24] O intervalo intermenstrual e a duração da menstruação são relativamente fáceis de determinar, porém o volume da perda sanguínea menstrual é difícil de ser medido. A correlação entre a perda sanguínea e a perda real é relativamente pobre.[25] Em estudos com base em dados populacionais, um quarto a um terço das mulheres com menstruações normais consideravam sua perda sanguínea menstrual excessiva, e 40% daquelas com menorragia documentada (perda sanguínea > 80 mL) descreveram sua menstruação como leve à moderada.[4,26] As queixas de sangramento menstrual intenso parecem relacionar-se mais com a interferência percebida nas atividades diárias do que realmente com a perda sanguínea em si.[27] Evidências indicam que fatores psicossociais podem ter influência significativa nessas percepções; a incidência de depressão e ansiedade é aumentada entre mulheres com queixas de sangramento menstrual intenso.[28-30]

MECANISMOS QUE CONTROLAM O INÍCIO E CESSAÇÃO DA MENSTRUAÇÃO NORMAL

Um entendimento conceitual dos mecanismos envolvidos no início e cessação do sangramento menstrual normal fornece os fundamentos e o contexto para a compreensão da fisiopatologia do sangramento anovulatório.

Os conceitos clássicos de menstruação normal derivaram primariamente de observações diretas das mudanças cíclicas no endométrio transplantado do útero para a câmara anterior do olho em primatas não humanos; eventos vasculares desempenharam um papel-chave na explicação de como a menstruação começava e terminava.[31,32] Basicamente, a menstruação foi vista como necrose isquêmica do endométrio causada por vasoconstrição das arteríolas espirais na camada basal, desencadeada pela supressão do estrogênio e progesterona. Igualmente, o final da menstruação foi explicado por ondas mais longas e mais intensas de vasoconstrição, combinadas com mecanismos de coagulação ativados por estase vascular e colapso endometrial, auxiliados pela rápida reepitelização mediada pelo estrogênio derivado da nova coorte folicular.

Os resultados de investigações mais contemporâneas não apoiam a teoria clássica da menstruação por hipóxia. Estudos de perfusão não conseguiram demonstrar fluxo sanguíneo endometrial reduzido em mulheres, logo antes da menstruação.[33] O fator induzível por hipóxia (HIF)-1, uma proteína nuclear que ativa a transcrição genética em resposta ao oxigênio celular reduzido (o primeiro marcador conhecido de resposta à hipóxia), é pouco detectável e não amplamente distribuído no endométrio pré-menstrual humano em cultura sob condições hipóxicas.[34] Histologicamente, o miométrio menstrual inicial exibe necrose focal, inflamação e coagulação em vez de hialinização difusa ou necrose de coagulação, que seriam esperadas como resultado da vasoconstrição e hipóxia.[35] Lentamente, mas, com certeza, durante a última década, o paradigma operacional da menstruação alterou-se. **Em vez de eventos vasculares, o tema central do novo modelo de iniciação da menstruação é uma autodigestão enzimática da camada funcional do endométrio e seu plexo capilar abaixo da superfície, possivelmente se estendendo até o sistema arteriolar espiral na camada basal.**[35] *O conceito clássico dos mecanismos que terminam a menstruação normal está essencialmente inalterado; mecanismos de coagulação, vasoconstrição local e reepitelização contribuem para a hemostase no endométrio menstrual, com eventos vasculares desempenhando o papel-chave.*

A degradação enzimática do endométrio desencadeada pela retirada do estrogênio e progesterona envolve inúmeros mecanismos diferentes, porém relacionados, incluindo a liberação de enzimas lisossômicas intracelulares, proteases de células inflamatórias infiltrantes e ações das metaloproteinases de matriz. Na primeira metade da fase secretora, a fosfatase ácida e outras enzimas líticas potentes estão confinadas aos lisossomos intracelulares, com sua liberação inibida pela progesterona através da estabilização das membranas lisossômicas. Quando caem os níveis de estrogênio e progesterona nos dias precedentes à menstruação, as membranas lisossômicas desestabilizam-se e as enzimas internas são liberadas no citoplasma das células epiteliais, estromais e endometriais e, por fim, no espaço intercelular. Estas enzimas proteolíticas digerem sua matriz celular, além das membranas superficiais e desmossomos (pontes intercelulares). No endotélio vascular, suas ações resultam na deposição de plaquetas, liberação de prostaglandina, trombose vascular, extravasamento das hemácias e necrose tecidual.[35,36] A supressão da progesterona também estimula uma resposta inflamatória no endométrio. Um pouco antes da menstruação, o número total de leucócitos no endométrio aumenta substancialmente até 40% do estroma.[37,38] O infiltrado inflamatório (incluindo neutrófilos, eosinófilos e macrófagos ou monócitos) é levado pelas moléculas quimioatrativas (quimiocinas) sintetizadas pelas células endometriais, algumas das quais são inibidas pela progesterona (interleucina 8; IL-8).[37] Quando ativados, os leucócitos produzem um vasto leque de moléculas reguladoras, incluindo citocinas, quimiocinas e uma variedade de enzimas que contribuem para a degradação da matriz extracelular direta ou indiretamente, através da ativação de outras proteases.

As metaloproteinases de matriz são uma família de enzimas proteolíticas que degradam componentes da matriz extracelular e membrana basal.[39] As metaloproteinases incluem colagenases que degradam os colágenos intersticiais e basais da membrana, gelatinases que digerem mais os colágenos e estromalisinas que atacam a fibronectina, laminina e glicoproteínas. Cada membro da família é substrato-específico e secretado como um zimógeno inativo que requer ativação pela plasmina, proteases dos leucócitos ou outras metaloproteinases. A expressão, secreção e ativação das metaloproteinases de matriz endometrial são ciclodependentes e aumentam marcadamente no final da fase secretora, um pouco antes da menstruação.[40,41] De um modo geral, a progesterona inibe a expressão da metaloproteinase endometrial, uma ação mediada pelo fator de crescimento transformador (TFG)-β.[42] A supressão da progesterona tem o efeito oposto – secreção e ativação aumentadas da metaloproteinase, seguida pela dissolução da matriz extracelular.[43] Os moduladores locais (predominantemente citocinas), derivados das células epiteliais endometriais, estromais e endoteliais e os inibidores teciduais naturais das metaloproteinases de matriz, que ligam a forma ativa das enzimas, também desempenham um papel importante na sua regulação.[44] Nos ciclos da concepção, em que os níveis elevados de progesterona são sustentados, a atividade da metaloproteinase de matriz permanece efetivamente suprimida. No ciclo menstrual normal, a expressão da metaloproteinase é suprimida novamente após a menstruação, presumivelmente pelos níveis em elevação do estrogênio.

A degradação enzimática progressiva do endométrio acaba perturbando os sistemas capilar e vascular venosos abaixo da superfície, causando hemorragia intersticial; a dissolução da membrana superficial possibilita que o sangue escape para dentro da cavidade endometrial. Finalmente, a degeneração estende-se para a extensão mais profunda da camada funcional, onde a ruptura das arteríolas basais contribui para o sangramento. Um plano de clivagem natural desenvolve-se na junção do estroma vascular edemaciado com a camada basal. Começa a descamação no fundo do útero e estende-se gradualmente na direção do istmo. O resultado final é o típico endométrio menstrual fino e superficial, porém denso.[45,46]

O fluido menstrual é composto de um endométrio autolisado rico em exsudatos inflamatórios, células sanguíneas vermelhas e enzimas proteolíticas.[35,46] Uma dessas enzimas, a plasmina, formada pela ativação do seu precursor inativo, o plasminogênio, tem ações fibrinolíticas potentes que ajudam a impedir a coagulação do fluido menstrual e a facilitar a expulsão do tecido degenerado. Os ativadores do plasminogênio que medeiam a conversão do plasminogênio em plasmina são encontrados no endométrio secretor final e menstrual e são liberados do endotélio vascular endometrial degenerado.[35,46] O volume do sangramento menstrual é controlado, pelo menos até certo ponto, pelo equilíbrio local entre fibrinólise e coagulação. O fator tecidual da célula estromal endometrial e o inibidor do ativador de plasminogênio (PAI)-1 promovem a coagulação e ajudam a equilibrar os processos fibrinolíticos.[47-49] No início da menstruação, agregados plaquetários intravasculares conectam-se e, posteriormente, formam trombos na superfície descamativa, ajudando a limitar a perda sanguínea. A sua importância para a hemostasia no endométrio menstrual pode ser inferida a partir dos volumes aumentados de perda sanguínea menstrual observada em mulheres com trombocitopenia e doença de von Willebrand. Em última análise, no entanto, a cessação do sangramento menstrual depende da vasoconstrição nas arteríolas espiraladas desnudadas na camada basal do endométrio e, também, possivelmente, nas artérias radiais do miométrio superficial. As endotelinas são vasoconstritores potentes de ação prolongada da musculatura lisa vascular produzidas pelas células glandulares endometriais, estromais e endoteliais. O endométrio menstrual contém altas concentrações de endotelinas e prostaglandinas, que juntas causam vasoconstrição intensa nas arteríolas espiraladas.[35]

As contrações miometriais associadas aos eventos menstruais muito provavelmente refletem as ações da prostaglandina $F_{2\alpha}$, mas em contraste com o sangramento pós-parto, as contrações miometriais não são importantes para o controle do sangramento menstrual.

A reepitelização da superfície também contribui para a hemostasia no endométrio menstrual. O processo ocorre muito rapidamente, começando na embocadura das porções basais das glândulas residuais em áreas de outra forma completamente desnudadas e espalhando-se externamente. As regiões periféricas da cavidade no istmo e próximas ao óstio tubário (que não é descamada durante a menstruação) também contribuem para a sua regeneração.[38,46] Geralmente, até o 5º dia do ciclo, estas áreas espalhadas de proliferação epitelial convergem e fundem-se; o sangramento para completamente, somente quando a nova superfície epitelial está completa. Os mecanismos que governam esta fase inicial de reparo do tecido e o papel que o estrogênio tem, se é que tem, são incertos. Nos primeiros dias do novo ciclo, os níveis de estrogênio circulantes, de estrogênio endometrial e as concentrações dos receptores de progesterona são baixos e inalterados desde os níveis pré-menstruais.[50,51] Além do mais, mesmo depois da ooforectomia e de vigoroso desnudamento endometrial, o endométrio cicatriza, sugerindo que a fase inicial de reparo do tecido é em grande parte independente do estrogênio.[38,46]

O estroma regenera-se a partir das células-tronco localizadas na camada basal do endométrio, mas somente depois que o endométrio da superfície foi regenerado. Os vasos endometriais danificados são rapidamente reparados. O crescimento de novos vasos e a atividade mitótica em todas as partes do endométrio humano regenerado coincidem com o aumento nos níveis de estrogênio sérico e elevação das concentrações dos receptores de estrogênio e progesterona endometrial.[38,46] As metaloproteinases de matriz e outras proteases presentes no endométrio menstrual podem ser mediadores importantes da liberação e ativação dos fatores de crescimento necessários para o reparo endometrial. O fator de crescimento vascular endotelial é um importante promotor da mitose endometrial e pode ser induzido pelo fator de necrose tumoral (TNF)-α, TGF-β e fator de crescimento-1 semelhante à insulina.[35,52,53] Evidências experimentais derivadas de sistemas modelo sugerem que as ativinas e outros membros da superfamília TGF-β também podem desempenhar um papel.[38,54]

Há duas razões básicas pelas quais o sangramento menstrual normal é autolimitado:

1. Em resposta a uma supressão simultânea de estrogênio e progesterona, a descamação endometrial é universal. Como o início e fim da menstruação estão relacionados com eventos cíclicos hormonais organizados, as alterações menstruais ocorrem uniformemente, por toda a

cavidade endometrial. A descamação da camada funcional e a exposição da camada regenerativa basal do endométrio estimulam os mecanismos de coagulação, vasoconstrição e reconstrução epitelial que efetivamente limitam o volume e duração do sangramento.

2. Em resposta à estimulação sequencial cíclica do estrogênio e progesterona, o crescimento e o desenvolvimento do epitélio endometrial, estroma e microvasculatura são estruturalmente estáveis, e a descamação aleatória é evitada. A sequência de eventos que conduz à desintegração enzimática do endométrio prossegue de forma ordenada e sincronizada. O endométrio é não só reparado, como também é completamente remodelado em intervalos regulares.

RESPOSTAS ENDOMETRIAIS AOS HORMÔNIOS ESTEROIDES: FISIOLÓGICA E FARMACOLÓGICA

O sangramento menstrual normal que ocorre ao fim de um ciclo ovulatório resulta da supressão do estrogênio e progesterona. O mesmo mecanismo opera quando o corpo lúteo involui ou quando o suporte da gonadotrofina é repentinamente interrompido durante a fase lútea, tal como por um tratamento com um antagonista do hormônio liberador de gonadotrofinas (GnRH). Outros exemplos incluem o sangramento que se segue à interrupção da terapia hormonal cíclica combinada com estrogênio e progesterona em mulheres na pós-menopausa e o sangramento que ocorre no final de um ciclo padrão de tratamento com um contraceptivo com estrogênio e progesterona. O sangramento que ocorre após a suspensão do estrogênio e progesterona geralmente é regular, previsível e consistente em volume e duração. Entretanto, a suspensão de estrogênio e progesterona não é o único padrão de sinais hormonais esteroides que pode provocar sangramento endometrial. O sangramento também pode resultar da privação do estrogênio, disruptura do estrogênio, privação do progestogênio e disruptura do progestogênio.

SANGRAMENTO PELA PRIVAÇÃO DO ESTROGÊNIO

Um exemplo clínico de sangramento pela suspensão do estrogênio é o que pode ocorrer após ooforectomia bilateral durante a fase folicular do ciclo. O sangramento que ocorre após ooforectomia bilateral pode ser adiado pela estrogenoterapia exógena, mas ocorrerá quando o tratamento for interrompido. Outros exemplos incluem a terapia hormonal cíclica somente com estrogênio em mulheres castradas ou na pós-menopausa e o sangramento no meio do ciclo por queda pré-ovulatória transitória, mas abrupta do estrogênio.

SANGRAMENTO POR DISRUPTURA DO ESTROGÊNIO

Os melhores exemplos clínicos de sangramento por disruptura do estrogênio são os diferentes padrões de sangramento observados em mulheres com anovulação crônica. A quantidade e duração do sangramento por disruptura do estrogênio pode variar muito, dependendo da quantidade e duração da estimulação estrogênica sem oposição da progesterona que o endométrio recebeu. *Níveis relativamente baixos de exposição crônica ao estrogênio tipicamente resultam em sangramento intermitente que é geralmente pequeno em volume, mas pode ser prolongado. Em contraste, a estimulação sustentada de altos níveis de estrogênio comumente resulta em longos intervalos de amenorreia, frequentemente seguidos de sangramentos agudos abundantes com perdas de sangue intensas, que variam em duração.*

SANGRAMENTO PELA PRIVAÇÃO DE PROGESTERONA

O sangramento pela privação da progesterona é observado pela interrupção de terapia progestínica exógena ou sintética. O sangramento pela privação da progesterona usualmente ocorre

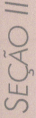

somente quando o endométrio foi previamente estimulado com estrogênio endógeno ou exógeno. A quantidade e duração do sangramento podem variar amplamente e, em geral, correlacionam-se com o nível e duração da estimulação estrogênica prévia sofrida pelo endométrio. Em mulheres com níveis marginais a francamente baixos de estrogênio ou com intervalos curtos de amenorreia, o sangramento é geralmente de leve a escasso, e pode até não ocorrer. Naquelas com altos níveis sustentados de estrogênio ou longos intervalos de amenorreia, o sangramento pode ser intenso e bastante prolongado, mas ainda é autolimitado. Entre os extremos, a quantidade e duração do sangramento induzido pela privação da progesterona é tipicamente similar ao observado no final de um ciclo ovulatório normal. Em mulheres que recebem terapia hormonal cíclica com estrogênio e progesterona exógenos, o sangramento segue a privação da progesterona, mesmo que a estrogenoterapia continue; o sangramento pela privação da progesterona pode ser adiado, mas somente se os níveis de estrogênio estiverem aumentados em 10 a 20 vezes.[55]

SANGRAMENTO POR DISRUPTURA DA PROGESTERONA

O sangramento por disruptura da progesterona ocorre quando a razão entre progesterona e estrogênio é desfavoravelmente alta. A menos que haja estrogênio suficiente para equilibrar a sua ação, o tratamento contínuo com progesterona exógena ou sintética resultará em sangramento intermitente de duração variável que é geralmente leve, um padrão muito similar ao sangramento por baixos níveis de estrogênio na disruptura estrogênica, descrito anteriormente. Exemplos clínicos de sangramento por disruptura progestogênica são os observados em mulheres em uso de contraceptivos que contenham apenas a progesterona, como "minipílulas" ou outros métodos contraceptivos de ação prolongada que contenham apenas progesterona (implantes de progesterona, acetato de medroxiprogesterona de depósito).[56] O sangramento observado em mulheres que usam contraceptivos combinados de estrogênio e progesterona também é uma forma de sangramento por disruptura progestogênica. *Embora todos os regimes contraceptivos com estrogênio e progesterona contenham quantidades farmacológicas de estrogênio e progesterona, o componente progestogênico é sempre o hormônio dominante, e o efeito em rede do endométrio é profundamente progestacional.*

FISIOPATOLOGIA DO SANGRAMENTO ANOVULATÓRIO

O sangramento anovulatório pode resultar do sangramento pela suspensão do estrogênio, refletindo a queda transitória nos níveis de estrogênio que acompanha a regressão de uma coorte folicular, ou do sangramento pela privação do estrogênio, em razão do rompimento focal de um endométrio superdesenvolvido e estruturalmente frágil sob a estimulação contínua de estrogênio. Os episódios mais intensos de sangramento anovulatório tendem a ocorrer em mulheres com altos níveis sustentados de estrogênio; mulheres com síndrome do ovário policístico, mulheres obesas, adolescentes na pós-menarca e mulheres na perimenopausa são exemplos clínicos comuns. A apresentação clínica estende-se por um espectro que vai desde a adolescente pálida e amedrontada que sangrou por semanas, até a mulher mais velha que está profundamente preocupada de que possa ter câncer.

Em contraste com o padrão organizado previsível da estimulação sequencial do estrogênio e progesterona e da privação que caracterizam o ciclo menstrual ovulatório normal, os padrões de produção de hormônios esteroides ovarianos e a estimulação endometrial em mulheres anovulatórias são desorganizados e imprevisíveis. Por definição, a mulher anovulatória está sempre na fase folicular do ciclo ovariano e na fase proliferativa do ciclo endometrial. Não existe fase lútea ou secretora, porque não existe ovulação ou ciclo. O único sinal esteroide ovariano que o endométrio recebe é o estrogênio, cujos níveis flutuam constantemente, aumentando e caindo quando cada nova coorte de folículos começa a crescer, mas, por fim, perde o seu momento de desenvolvimento e, mais cedo ou mais tarde, entra em atresia. Embora a amplitude do sinal possa variar, a mensagem, crescimento, permanece a mesma.

Durante um período de tempo, um estímulo de crescimento contínuo e ininterrupto do estrogênio pode estimular o endométrio a proliferar até níveis anormais, quando torna-se frágil. Na ausência das ações limitantes e ordenadas da progesterona no crescimento, o endométrio carece de suporte estrutural do estroma para manter a estabilidade. As áreas focais rompem-se e sangram e, quando essas áreas cicatrizam sob a influência da estimulação continuada do estrogênio, outras se rompem e sangram. O endométrio proliferativo persistente e hiperplásico caracteristicamente exibe inúmeros focos discretos de ruptura do estroma próximos à superfície epitelial, associados a coleções de hemácias extravasadas, trombos capilares de plaquetas/fibrina e alterações relacionadas com o reparo, reconhecidas como agregados semelhantes a esferas de células estromais rigidamente empacotadas abaixo de uma capa de epitélio intacto, porém hipertrofiado.[35] A causa para as rupturas focais no endométrio proliferativo persistente não está inteiramente clara. No entanto, o crescimento endometrial anormal envolve não apenas as células epiteliais e estromais, mas também a microvasculatura.

Os capilares venosos no endométrio proliferativo e hiperplásico persistente são aumentados, dilatados e frequentemente formam canais irregulares anormais; estudos ultraestruturais revelaram uma série de elementos estruturais anormais que predispõem à fragilidade.[57,58] A microvasculatura anormal pode ser o resultado, porém é mais provavelmente a causa direta do sangramento anormal. *O peso das evidências disponíveis de estudos histológicos e moleculares indica que o sangramento anovulatório resulta de uma densidade aumentada dos vasos anormais que têm uma estrutura frágil propensa à ruptura focal, seguida pela liberação de enzimas proteolíticas lisossômicas das células epiteliais e estromais circundantes e leucócitos e macrófagos migratórios.* Depois de iniciado, o processo é ainda mais agravado pela liberação local de prostaglandinas, com maior sensibilidade àquelas que vasodilatam (PGE_2) do que àquelas com ação vasoconstritora ($PGF_{2\alpha}$).[59] Outras moléculas (perforinas) inibem a formação de conexões capilares e degradam mais a rede venosa capilar. A vasoconstrição dos vasos endometriais basais e miometriais superficiais não ocorre, porque a perda de tecido é somente focal e superficial, e tipicamente não atinge a camada basal, onde a descamação desencadeia uma resposta vasoconstritora intensa. O mecanismo final que normalmente controla o sangramento menstrual, a reconstrução epitelial superficial, opera no endométrio proliferativo persistente, mas não de uma forma normal. O reparo epitelial é focal, nas áreas de ruptura, e não universal; o resultado é uma multiplicidade de pequenos reparos constantemente se modificando em vez de uma remodelação organizada e bem estruturada.[35]

DIAGNÓSTICO DIFERENCIAL DE SANGRAMENTO UTERINO ANORMAL

Sangramento uterino disfuncional anovulatório é um diagnóstico de exclusão. O diagnóstico diferencial inclui problemas relacionados com a gravidez, infecção, anormalidades vaginais e no colo do útero, neoplasias uterinas benigna e maligna, coagulopatias, endocrinopatias, trauma, corpos estranhos, doença sistêmica e sangramento relacionado com medicamentos. As causas mais comuns variam com a idade. Em meninas na pré-menarca, corpos estranhos, trauma e infecção são os mais comuns. Em adolescentes na pós-menarca, sangramento anovulatório, coagulopatias, infecções e complicações da gravidez lideram a lista. Durante a idade reprodutiva, a maior parte do sangramento anormal resulta de anovulação, contracepção hormonal, complicações da gravidez, infecções, endocrinopatias, pólipos e miomas. Em mulheres na perimenopausa, anovulação, neoplasia uterina benigna e hiperplasia endometrial causam a maioria dos problemas. Em mulheres na pós-menopausa, atrofia vaginal/endometrial e terapia hormonal são as causas mais comuns de sangramento anormal; apenas aproximadamente 10% dos casos de sangramento na pós-menopausa resulta de câncer endometrial.

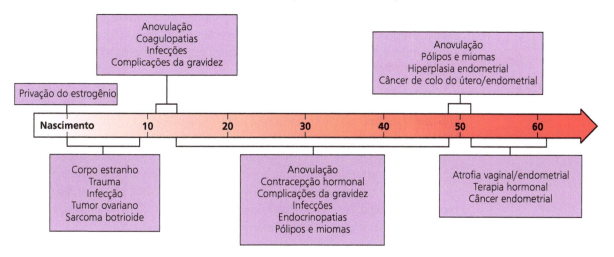

Complicações da gravidez devem sempre ser consideradas e excluídas, particularmente em adolescentes que podem ser relutantes em revelar a sua história sexual. *É importante enfatizar que a causa mais comum de afastamento repentino de um padrão bem estabelecido de menstruação regular e previsível é uma complicação da gravidez; ameaça de abortamento ou abortamento espontâneo e gravidez ectópica são as mais comuns, porém as possibilidades também incluem produtos retidos da concepção e doença trofoblástica gestacional.*

Embora o sangramento anormal seja um problema relativamente comum em mulheres que usam **contracepção hormonal** ou recebem **terapia hormonal contínua combinada com estrogênio e progesterona**, a possibilidade de doença subjacente não pode ser esquecida. **Infecções,** como cervicite, endometrite e salpingite, podem estar associadas a sangramento anormal. O sangramento relacionado a neoplasia uterina benigna, principalmente **pólipos cervicais e endometriais e miomas uterinos**, é frequentemente confundido com sangramento anovulatório. Outra afecção do trato reprodutivo associada a sangramento anormal inclui **adenomiose** e **malignidades da cérvice e endométrio**. Ciclos menstruais anormais ocasionalmente são um dos primeiros sinais de uma **tireoidopatia** (hipotireoidismo ou hipertireoidismo).

A possibilidade de uma **coagulopatia** também deve ser considerada, especialmente em adolescentes cuja história menstrual é curta e ainda não está bem definida. A causa mais comum de sangramento uterino anormal em adolescentes é anovulação, mas até um terço pode ter uma coagulopatia,[61-64] incluindo doença de von Willebrand, trombastenia de Glanzmann, púrpura trombocitopênica idiopática, disfunção das plaquetas e trombocitopenia relacionada com a malignidade ou tratamento para malignidade. Os distúrbios hemorrágicos usualmente estão associados a sangramento cíclico, regular, intenso ou prolongado (menorragia). O mesmo padrão pode ser observado em mulheres que recebem tratamento com anticoagulantes.[65] *História prévia de hemorragia pós-parto ou sangramento excessivo peroperatórios, procedimentos dentários ou trauma devem levantar suspeita, mas menorragia desde a menarca pode ser o único indício.*[66]

As coagulopatias não são tão raras quanto geralmente é percebido, e podem ser encontradas em 10 a 20% das mulheres com menorragia não explicada.[66-69]

Uma variedade de diferentes **medicações** pode predispor a sangramento anormal, interferindo na hemostase (usualmente resultando em menorragia), afetando as concentrações dos hormônios endógenos e exógenos (causando flutuações nos níveis circulantes) ou perturbando o eixo hipotálamo-hipófise-ovário. As drogas associadas a sangramento menstrual anormal incluem os contraceptivos hormonais, aquelas usadas para terapia hormonal pós-menopausa, digitálicos, anticonvulsivantes, anticoagulantes e medicações psicofarmacológicas. Algumas ervas comuns possuem atividade estrogênica (p. ex., ginseng) e podem estar associadas ao sangramento anormal.[70]

Embora sejam incomuns, outras possibilidades diagnósticas incluem **doenças sistêmicas** que predispõem à anovulação ou anormalidades na coagulação; os exemplos incluem diabetes melito, lúpus eritematoso sistêmico, malignidade e mielodisplasia. A doença renal crônica está associada à disfunção ovulatória e plaquetária. Doença hepática pode resultar em sangramento anormal por afetar adversamente o metabolismo estrogênico (predispondo à anovulação) ou a síntese dos fatores coagulantes. *Em adolescentes, trauma genital, abuso sexual, cervicite relacionada com as infecções transmitidas sexualmente (Chlamydia trachomatis) e corpos estranhos (p. ex., tampões vaginais retidos) merecem consideração específica.*

A existência de uma **síndrome pós-laqueadura tubária** de anormalidades menstruais foi discutida durante décadas. Inúmeros estudos trataram a questão com resultados conflitantes. Alguns examinaram a prevalência de queixas menstruais antes e depois da esterilização.[71,72] Outros compararam a incidência de hospitalização ou histerectomia por sangramento uterino anormal em mulheres com e sem um procedimento prévio de esterilização tubária.[73-75] A teoria popular de que a eletrocoagulação tubária abrangente afeta adversamente o suprimento sanguíneo ovariano e a produção de hormônios esteroides foi apoiada por dados que sugerem que a incidência de problemas menstruais aumentava com o tempo após esterilização por eletrocauterização, mas não em mulheres esterilizadas com anéis ou clipes.[76-78] No entanto, não foi encontrada correlação entre alterações menstruais pós-esterilização e a quantidade de tecido destruído.[76,78] A análise dos dados da *U.S. Collaborative Review of Sterilization*, um estudo coorte multicêntrico prospectivo, que acompanhou 10.000 mulheres por até 5 anos após um procedimento de esterilização tubária, revelou que as mulheres esterilizadas não tinham maior probabilidade do que as mulheres com parceiros masculinos esterilizados de relatar alterações persistentes no sangramento intermenstrual ou na duração do ciclo.[79] As mulheres esterilizadas tinham maior probabilidade de ter redução na duração, volume e dor menstrual, e entre as mulheres com padrão de sangramento intenso, as esterilizadas tinham maior probabilidade de relatar redução no sangramento menstrual após o procedimento.[79] Outro estudo mais recente de padrões menstruais e função ovariana, antes e 3 meses depois de eletrocauterização bipolar das tubas uterinas, não encontrou evidências de um efeito adverso nas características menstruais ou na reserva ovariana (conforme avaliado pelas concentrações basais de FSH).[80] *Estes dados sugerem fortemente que as mulheres que passam por um procedimento de esterilização tubária não têm maior probabilidade do que outras mulheres de ter anormalidades menstruais.*

AVALIAÇÃO DIAGNÓSTICA DE SANGRAMENTO UTERINO ANORMAL

Uma anamnese e exame físico cuidadosos são as ferramentas mais úteis para diferenciar o sangramento anovulatório de outras causas. Os detalhes da história clínica e os achados físicos reduzem o número de possibilidades que merecem séria consideração e direcionam a avaliação necessária para se estabelecer um diagnóstico. A história deve procurar definir cada uma das seguintes características:

- **Intervalo intermenstrual (número de dias, regularidade).**
- **Volume (intenso, leve ou variável).**
- **Duração (normal ou prolongada, consistente ou variável).**
- **Início da menstruação normal (perimenarca, repentino, gradual).**
- **Associações temporais (pós-coito, pós-parto, pós-pílula, ganho ou perda de peso).**
- **Sintomas associados (síndrome pré-menstrual, dismenorreia, dispareunia, galactorreia, hirsutismo).**
- **Doença sistêmica subjacente (renal, hepática, hematopoiética, tireoide).**
- **Medicações (hormonal, anticoagulantes).**

Na maioria das mulheres com sangramento anovulatório verdadeiro, apenas a história menstrual pode estabelecer o diagnóstico confiável, de tal forma que o tratamento pode ser iniciado sem avaliação adicional por exames laboratoriais ou de imagem. O sangramento menstrual infrequente, irregular e imprevisível que varia em quantidade, duração e caráter e não é precedido por algum padrão reconhecível ou consistente de síndrome pré-menstrual, ou acompanhado por alguma anormalidade visível ou palpável no trato genital não é difícil de ser interpretado. *Inversamente, menstruações mensais regulares que são intensas ou prolongadas são mais provavelmente relacionadas com uma lesão anatômica ou com uma disfunção hemorrágica do que com a anovulação.*

Os métodos objetivos para a aferição da perda de sangue menstrual incluem o teste fotométrico da hematina alcalina (o padrão ouro para fins de pesquisa)[81,82] e pictogramas menstruais (ilustrações de manchas de sangue de diferentes tamanhos nos absorventes femininos),[83] que fornecem um meio preciso de quantificar a perda sanguínea menstrual.[84] Contudo, a abordagem mais prática é a história menstrual. Embora subjetiva, uma história de troca de absorventes ou tampões mais frequentemente do que a cada 3 horas, o uso de mais de 20 durante uma menstruação, a necessidade de trocar o absorvente durante a noite, a passagem de coágulos maiores do que 2,5 cm de diâmetro, uma duração da menstruação de mais do que 7 dias e o diagnóstico de anemia indicam sangramento menstrual anormalmente intenso.[26] *Independente da real quantidade de perda sanguínea, o sangramento menstrual que interfere nas atividades diárias ou causa ansiedade e preocupação merece avaliação.*

O sangramento no meio do ciclo pode ser uma consequência ocasional de uma queda passageira, mas abrupta nos *níveis de estrogênio que ocorre no momento da ovulação. No entanto, mulheres que têm episódios recorrentes de sangramento intermenstrual frequentemente têm doença intrauterina e merecem avaliação.*

O exame físico deve visar primeiro ao estabelecimento da origem do sangramento, quando este é incerto. Embora a maior parte do sangramento genital anormal seja proveniente do corpo uterino, outras fontes devem ser excluídas, particularmente em mulheres cujo sangramento não está relacionado com o ciclo menstrual. As origens extrauterinas de sangramento anormal incluem a uretra (uretrite), a bexiga (infecções do trato urinário, cânceres), a vagina (vaginite e lesões ulcerativas), o colo do útero (ectopia, cervicite, pólipos, lesões focais), a vulva (trauma, lesões cutâneas) e o ânus e o reto (fissuras anais, hemorroidas, doença inflamatória do intestino, cânceres). O exame também deve definir o tamanho uterino (normal ou aumentado), contorno (liso e simétrico ou irregular), consistência (firme ou macia) e sensibilidade.

AVALIAÇÃO LABORATORIAL

Os testes laboratoriais podem ser muito úteis, mas nem sempre são necessários. Um **teste sensível de gravidez** de urina ou sérico pode excluir rapidamente a possibilidade de que o sangramento anormal se relacione a uma complicação da gravidez; um teste positivo deixa somente umas poucas possibilidades, que geralmente não são difíceis de distinguir. Um **hemograma completo** para excluir anemia e trombocitopenia é prudente em todas as mulheres com queixas de sangramento anormal, especialmente quando intenso e prolongado.

Após a exclusão de gravidez, a pergunta mais importante a ser respondida é se a paciente está ovulando, porque as causas e o manejo clínico do sangramento uterino ovulatório e anovulatório são bem diferentes. Quando somente a história menstrual não permite uma distinção confiável, uma determinação oportuna da progesterona sérica durante a suposta fase lútea do ciclo pode ajudar a documentar a ovulação ou anovulação. Uma estratégia lógica é obter o teste entre os dias 22 e 24 do ciclo, após a ovulação no ciclo normal mais longo e antes do final do ciclo normal mais curto; um valor maior do que 3 ng/mL oferece evidências confiáveis de que ocorreu ovulação recentemente.[85] No entanto, quando os episódios de sangramento são frequentes ou escassamente documentados, o momento apropriado para uma medição da progesterona pode ser difícil de determinar. Também é importante lembrar que muitas mulheres com sangramento anormal, especialmente as mulheres na perimenarca e perimenopausa, ovulam pelo menos ocasionalmente. Embora mais comumente aplicada para avaliar a função ovulatória em mulheres com infertilidade e agora raramente usada mesmo para esse propósito, os registros da temperatura corporal basal podem ser muito informativos em mulheres com um padrão confuso de sangramento. A biópsia endometrial também pode ser usada para avaliar a função ovulatória (endométrio proliferativo *vs.* secretório), mas não pode ser exclusivamente justificada para este fim, quando a dosagem da progesterona sérica, menos dispendiosa e menos invasiva, fornece as mesmas informações qualitativas; a amostragem endometrial deve ser reservada para aquelas em risco de hiperplasia ou neoplasia endometrial, conforme discutido mais adiante.

Em mulheres sexualmente ativas, um teste com base no ácido nucleico para **clamídia <Be> gonorreia** e um **preparado úmido** para excluir infecção por *Trichomonas* merece consideração, particularmente naquelas com evidência de vaginite e/ou cervicite. Em mulheres presumivelmente ou comprovadamente anovulatórias, um nível **sérico do hormônio estimulador da tireoide (TSH)** exclui qualquer tireoidopatia associada. Os **testes da função hepática ou renal** são indicados somente para aquelas com doença conhecida ou com forte suspeita.

Adolescentes, mulheres com suspeita pessoal ou história familiar de sintomas de sangramento (ferimentos fáceis, sangramento frequente da gengiva ao usar fio dental ou à escovação dos dentes, epistaxe) e mulheres com menorragia não explicada justificam avaliação com **estudos de coagulação** para excluir coagulopatias, como doença de von Willebrand, deficiência de fatores e anormalidades funcionais nas plaquetas.[66,68,86,87] *Além da contagem de plaquetas, o screening deve incluir tempo de protrombina (TAP), que avalia as vias de coagulação extrínsecas e finais comuns e o tempo de tromboplastina parcial ativada (PTT), que testa as vias de coagulação intrínsecas e comuns.* Embora o TAP e o PTT tenham valores preditivos positivo e negativo relativamente baixos para a detecção de transtornos hemorrágicos subjacentes,[88] eles são adequados para o rastreamento de graves deficiências de fatores.[89] *A alta prevalência da doença de von Willebrand entre mulheres com menorragia (aproximadamente 13%) justifica a exclusão específica do diagnóstico e justifica a medição do fator de von Willebrand, da atividade do cofator da ristocetina (atividade do fator de von Willebrand), do nível do fator VIII e da tipagem sanguínea.*[87,90,91] É importante observar que os resultados do teste podem flutuar com o tempo[92] e também podem variar durante o ciclo menstrual; a repetição do teste, idealmente durante os primeiros dias do ciclo, pode ser necessária para estabelecer o diagnóstico de doença de von Willebrand.[90,93] O tipo sanguíneo é útil porque o fator de von Willebrand e os níveis do fator VIII são 25% mais baixos em pacientes com tipo sanguíneo O do que naquelas com outros tipos sanguíneos.[94] *Embora o tempo de sangramento seja o método tradicional para avaliação da função das plaquetas, um teste laboratorial automatizado (Analisador de Função Plaquetária, PFA-100) está tomando o seu lugar porque tem maior sensibilidade e reprodutibilidade e é menos invasivo.*[95,96] O instrumento expõe as plaquetas de sangue total (citrato) por meio de um tubo capilar, e monitora a queda do fluxo e a formação de um tampão no centro de uma membrana revestida com colágeno e adenosina difosfato ou epinefrina. Para pacientes com estudos de coagulação anormal, é recomendada consulta com um hematologista.[97,98]

AMOSTRAGEM ENDOMETRIAL

Uma biópsia endometrial pode excluir hiperplasia endometrial ou câncer. Idade acima de 35 ou 40 anos é amplamente considerada um fator de risco para doença endometrial e citada com uma indicação para biópsia em mulheres com sangramento anormal. *Hiperplasia endometrial e câncer são mais comumente detectados em mulheres mais velhas do que nas mais jovens, porém a duração da exposição à estimulação estrogênica sem oposição é o fator de risco mais crítico.* A exposição de longa duração é mais provável em mulheres mais velhas do que em mais jovens, mas mulheres com menos de 30 anos, e mesmo as adolescentes, podem desenvolver câncer endometrial.[99-102] Em mulheres na pré-menopausa, a probabilidade de histologia endometrial anormal é relativamente alta (14%), quando a menstruação é irregular, porém muito baixa (< 1%), quando os ciclos são regulares.[103] As pequenas cânulas flexíveis de sucção, agora amplamente disponíveis, causam menos desconforto do que os instrumentos tradicionais de biópsia e produzem resultados comparáveis.[104-106] Infelizmente, a curetagem em hospital sem histeroscopia ainda é comumente realizada, muito embora já não seja mais o padrão ouro.

Além de revelar alguma doença endometrial intrínseca, como endometrite crônica, hiperplasia ou adenocarcinoma, a biópsia pode ajudar a orientar a avaliação adicional ou guiar a escolha do tratamento em mulheres com uma história confusa de sangramento anormal. Um endométrio inativo ou atrófico identifica mulheres com pouca probabilidade de responder à terapia progestínica. *Em mulheres sem exposição recente a progestogênios exógenos, um endométrio secretor fornece evidências confiáveis de ovulação recente e sinaliza a necessidade de procurar uma causa anatômica.*

EXAME POR IMAGEM

O exame por imagem pode ajudar a diferenciar sangramento anovulatório de causas anatômicas; miomas e pólipos endometriais são os exemplos mais comuns. A ultrassonografia transvaginal padrão pode fornecer informações precisas sobre o tamanho e localização de fibroides uterinos que possam explicar o sangramento anormal ou exagerar o sangramento graças a outras causas.[107]

A ultrassonografia pode revelar uma lesão cavitária óbvia ou um endométrio anormalmente fino ou espesso. Uma espessura endometrial fina (< 5 mm), como uma biópsia que produz um tecido mínimo, sugere um endométrio hipotrófico ou atrófico (mudar nos outros iguais) mais bem tratado primeiro com estrogênio do que com um progestogênio ou uma combinação de estrogênio e progesterona (discutido a seguir). *Em mulheres na perimenopausa e na pós-menopausa com sangramento anormal, a biópsia endometrial em geral é considerada desnecessária, quando a espessura endometrial é menor do que 4 ou 5 mm, porque o risco de hiperplasia ou câncer endometrial é remoto.*[108-110] Parece lógico, pela mesma razão, aplicar o mesmo critério em mulheres na pré-menopausa com sangramento anormal, embora não haja evidências substanciais diretas que apoiem a extrapolação. De outro modo, a decisão de fazer ou não uma biópsia deve estar fundamentada primariamente na suspeita clínica e nos fatores de risco, em vez de nas medidas ultrassonográficas da espessura endometrial. Isso não significa que a espessura endometrial não tenha implicações na decisão de realizar ou não uma biópsia; uma espessura endometrial grosseiramente aumentada (> 12 mm) aumenta o risco de doenças e é uma indicação para amostragem, mesmo quando a suspeita clínica de doença é baixa sob outros aspectos.[111] *Em resumo, acreditamos que a biópsia seja desnecessária quando a espessura endometrial é menor do que 5 mm; que está indicada biópsia quando a história clínica sugere exposição a longo prazo ao estrogênio sem oposição, mesmo quando a espessura endometrial é "normal" (5 a 12 mm) e que deve ser realizada biópsia quando a espessura endometrial for maior do que 12 mm, mesmo quando a suspeita clínica de doença for baixa.*

A histerossonografia, envolvendo ultrassonografia transvaginal durante ou após a introdução de solução salina estéril, usando uma das variedades de cateteres disponíveis (também conhecida como hidrossonografia e ultrassonografia com infusão de solução salina), define claramente os contornos da cavidade e demonstra prontamente mesmo as pequenas lesões uterinas. A sensibilidade e a especificidade da histerossonografia excedem as da ultrassonografia transvaginal padrão e comparam-se favoravelmente à histeroscopia.[112-115] *A combinação de histerossonografia e biópsia endometrial oferece um alto valor preditivo negativo e alta sensibilidade para a detecção de doença endometrial e uterina em mulheres com sangramento anormal.*[116] Uma desvantagem da técnica é que anormalidades menores no contorno da cavidade ou coágulos de sangue podem ser interpretados erroneamente como pólipos.

A *histeroscopia* é o método definitivo para diagnóstico e tratamento de doença intrauterina sintomática, mas também é o mais invasivo. Tradicionalmente, a histeroscopia foi reservada para o tratamento de doenças identificadas por outros métodos menos invasivos, porém os histeroscópios modernos, por terem um diâmetro externo de 2 ou 3 mm, permitem agora que o diagnóstico e procedimentos cirúrgicos menores sejam realizados no ambiente do consultório com anestesia mínima.[117] Para os ginecologistas que têm o treinamento e experiência necessários, a histeroscopia em consultório tem uma incidência muito baixa de complicações, que podem incluir perfuração uterina, infecções e sangramento excessivo. Doenças intrauterinas maiores geralmente requerem histeroscopia cirúrgica mais tradicional usando instrumentos com um calibre maior e maior capacidade.

A *ressonância magnética (RM)* está ganhando aceitação na avaliação do sangramento uterino anormal. Ela pode definir com confiabilidade a anatomia uterina, distinguir entre adenomiose e leiomiomatose e demonstrar a proximidade dos miomas da cavidade uterina.[118] A RM pode ser muito útil em mulheres que não podem ser examinadas adequadamente com ultrassonografia, mas o seu custo em outros casos é difícil de justificar.

Em geral, o exame diagnóstico uterino por imagem pode ser reservado para mulheres em que a história menstrual ou os resultados de outra avaliação fornecem fortes evidências de uma causa anatômica do sangramento anormal, incluindo alguma das seguintes:

- **Ciclos mensais regulares com aumento no volume e duração do sangramento.**
- **Ciclos mensais regulares complicados por sangramento intermenstrual, na ausência de uma lesão vaginal ou cervical.**
- **Sangramento anormal apesar de evidências objetivas de ovulação a partir da medição da progesterona sérica (> 3 ng/mL) ou de amostragem endometrial (endométrio secretor).**
- **Falha no tratamento clínico empírico.**

Como em todos os aspectos da medicina clínica, o sucesso do tratamento depende de um diagnóstico preciso. Quando há boas razões para suspeitar de uma coagulopatia ou doença uterina, como a causa de sangramento anormal, testes diagnósticos laboratoriais, biópsia endometrial ou exame uterino por imagem devem ser considerados antes de se iniciar o tratamento clínico empírico. *Entretanto, quando existem todas as razões para acreditar que a causa é anovulação, o tratamento clínico empírico com base nessa premissa é inteiramente razoável; também deve ser esperada uma pronta solução do problema. Quando o sangramento persiste apesar do tratamento clínico empírico apropriado, uma avaliação diagnóstica mais detalhada será mais produtiva do que uma dose mais alta ou, do contrário, um regime de tratamento clínico diferente.*

TRATAMENTO DE SANGRAMENTO ANOVULATÓRIO

O objetivo primário do tratamento em mulheres com sangramento anovulatório é induzir ou recuperar os mecanismos naturais de controle que não estão operando – crescimento ordenado e sincrônico, desenvolvimento e descamação de um endométrio estruturalmente estável. Sem tratamento ou correção da causa da anovulação crônica, podem ser esperados episódios recorrentes de sangramento intenso ou prolongado.

Embora a maioria das mulheres com sangramento anovulatório possa ser efetivamente manejada em regime ambulatorial, um sangramento agudo ocasionalmente pode ser suficientemente grave para requerer hospitalização e tratamento de emergência. *A hospitalização é indicada para mulheres com hemorragia ativa que estejam hemodinamicamente instáveis e aquelas com anemia sintomática ou grave doença clínica subjacente.* A estratégia inicial mais eficaz em circunstâncias emergenciais é inserir no útero um cateter de Foley com um balão de 30 mL para tamponar o sangramento, enquanto se estabelece o acesso intravenoso para administração de fluidos e, se necessário, hemotransfusão.[119] Depois que a paciente está estabilizada, a avaliação diagnóstica pode prosseguir para determinar a causa do sangramento e a estratégia terapêutica mais apropriada. Um sangramento anovulatório agudo pode ser tratado com estrogênio, combinação de estrogênio com progesterona ou progesterona isoladamente. A melhor opção para uma determinada paciente depende primariamente da condição do endométrio no momento. *É importante enfatizar que a progestagenioterapia (lembrando que o efeito final de todos os contraceptivos combinados é progestacional) é improvável de ser eficaz em pacientes com um endométrio fino, hipotrófico ou atrófico.* Idealmente, dada a importância de se fazer a escolha correta em mulheres com sangramento agudo, deve ser realizada uma ultrassonografia transvaginal previamente ao tratamento para identificar uma doença óbvia que possa ditar o manejo e para avaliar a espessura endometrial.[107]

PROGESTOGENIOTERAPIA

Como a progesterona é a influência dominante e controladora nos ciclos menstruais normais, os progestogênios são a base do tratamento para o sangramento anovulatório. Os progestogênios são antiestrogênios poderosos. Eles estimulam a atividade da 17β-hidroxiesteroide desidrogenase e sulfotransferase, enzimas que trabalham em conjunto para converter o estradiol em sulfato de estrona (que é rapidamente eliminada do corpo).[120] Os progestogênios antagonizam a ação do estrogênio inibindo a indução do estrogênio do seu próprio receptor (reabastecimento do receptor de estrogênio). Os progestogênios também suprimem a transcrição de oncogenes mediados pelo estrogênio.[121] Juntas, estas ações explicam os efeitos endometriais antimitóticos e limitantes do crescimento da progesterona e dos progestogênios (interrupção do crescimento durante a fase secretora do ciclo, prevenção e reversão da hiperplasia e marcada atenuação durante a gravidez ou tratamento com contraceptivos combinados).

Na maioria das circunstâncias, a progestogenioterapia controlará o sangramento anovulatório depois de excluída doença uterina. *Em mulheres anovulatórias oligomenorreicas com sangramento anormal episódico, revisível e autolimitado, o sangramento com supressão do progestogênio pode ser induzido pelo tratamento cíclico com progestogênio ativo oral (p. ex., 5-10 mg por dia de acetato de medroxiprogesterona, durante 12-14 dias por mês).* A progestogenioterapia cíclica restaura a sequência normal da estimulação hormonal esteroide endometrial – estrogênio, seguido de estrogênio mais progesterona, seguido por supressão. O intervalo da terapia progestínica pode ser fixado no calendário (iniciando no primeiro dia de cada mês) ou no início da menstruação (começando 15 a 16 dias após o inicio da última menstruação induzida por progestogênios); os dois regimes funcionam bem. *O fracasso da progestogenioterapia sugere fortemente que outra doença está causando ou contribuindo para o problema e sinaliza a necessidade de uma avaliação diagnóstica adicional.*

Embora a progestogenioterapia cíclica funcione bem em mulheres que são completamente anovulatórias e não ativas sexualmente, o tratamento com um contraceptivo combinado é a melhor opção para aquelas que provavelmente ainda ovulam (embora infrequentemente) ou que desejam evitar a gravidez. Inevitavelmente, o tratamento programado com progestogênio cíclico não coincidirá com a produção de progesterona endógena em ciclos ovulatórios aleatórios, como os que ocorrem em mulheres idosas. Quando isso acontece, o sangramento pode desviar-se do padrão previsto e ser mal interpretado ou causar alarme. *Além do mais, os regimes de tratamento padrão com progestogênio cíclico não suprimem confiavelmente o eixo hipotálamo-hipófise-ovário, não impedem a ovulação aleatória e não são contraceptivos.* Em contraste, doses contraceptivas de esteroides exógenos suprimem a função endógena e impedem tal confusão.

O sangramento anovulatório agudo grave também pode ser efetivamente tratado com altas doses de progestogênios (10-20 mg de acetato de medroxiprogesterona duas vezes ao dia; acetato de megestrol, 20-40 mg duas vezes ao dia; 5 mg de noretindrona duas vezes ao dia), contanto que o endométrio seja normal ou de espessura aumentada.[122-124] O tratamento deve continuar por aproximadamente 3 semanas, reduzindo-se para uma vez por dia depois de 7 a 10 dias. O tratamento com altas doses de progestogênios induz alterações pré-deciduais estabilizantes em um endométrio espessado, vascular e frágil. No entanto, permanece uma quantidade substancial de tecido para ser descamada com a supressão de progestogênios, resultando na assim chamada "curetagem farmacológica." *Se não forem avisadas para esperar uma menstruação intensa e aumento na dismenorreia prováveis de ocorrerem 2 a 4 dias depois da suspensão do tratamento, a maioria das mulheres interpretará a experiência como manutenção do mesmo sangramento ou uma falha do tratamento.* A partir disso, pode ser oferecido um tratamento-padrão com progestogênios cíclicos ou um contraceptivo com estrogênio e progesterona para um manejo de mais longo prazo.

O acetato de medroxiprogesterona de depósito (150 mg intramuscular a cada 3 meses) pode ser uma opção útil para terapia de manutenção em mulheres que têm dificuldade ou não podem fazer uso de contraceptivos com estrogênio e progesterona. *Entretanto, o tratamento com progesterona de depósito não tem lugar no manejo agudo de sangramento anormal. Depois de administrada, ela não pode ser suprimida e, se não houver sucesso, os seus efeitos podem ser difíceis de ser superados.* O avanço episódico de hemorragias é relativamente comum e pode ser tratado com estrogênio, conforme discutido a seguir.

TERAPIA COM ESTROGÊNIO E PROGESTERONA

Mulheres com sangramento anovulatório que são sexualmente ativas e não estão preparadas para gravidez imediata são mais bem manejadas pelo tratamento com um contraceptivo com estrogênio e progesterona. Um decréscimo gradual, mas progressivo no volume e duração do fluxo e da dismenorreia associada podem ser esperados, e isto é tranquilizador. Em mulheres com útero normal, os contraceptivos combinados reduzem o fluxo menstrual em pelo menos 60% daquele de ciclos naturais.[125] Ciclos de tratamento mais longos oferecem a vantagem de menstruações mais leves e espaçadas, mas aumentam a incidência de sangramento episódico de escape.

Episódios agudos prolongados de sangramento anovulatório intenso também podem ser tratados efetivamente com terapia a altas doses de estrogênio e progesterona, contanto que o endométrio tenha espessura normal ou aumentada. Idealmente, a ultrassonografia transvaginal deve ser realizada antes ou durante o tratamento para minimizar o risco de um insucesso terapêutico com a persistência de um sangramento intenso, como pode ocorrer em mulheres com um endométrio desnudado. Em mulheres com um endométrio espessado, vascular e frágil, o tratamento com estrogênio e progesterona inibe mais o crescimento e induz alterações estruturais que organizam e estabilizam o endométrio, impedindo assim mais descamação aleatória. *Pode ser usada qualquer combinação de contraceptivo oral monofásico, começando com uma pílula duas vezes ao dia e, depois disso, reduzindo para uma pílula diária. O tratamento deve continuar por pelo menos 2 semanas, mesmo quando o sangramento diminuir marcadamente ou parar, o que em geral pode ser esperado no espaço de 24 a 48 horas.* A atenção pode, então, voltar-se para a avaliação visando determinar a causa da anovulação e o tratamento de uma anemia associada. Para proporcionar uma trégua mais prolongada do sangramento intenso que apenas recentemente parou e a oportunidade para os níveis de hemoglobina aumentarem nas pacientes anêmicas, o tratamento com estrogênio e progesterona pode continuar (uma pílula por dia) por um intervalo de tempo mais longo. *Uma falha no tratamento com estrogênio e progesterona indica a necessidade de avaliação diagnóstica adicional.*

ESTROGENOTERAPIA

O sangramento vaginal intermitente está associado a níveis mínimos ou francamente baixos de estimulação estrogênica (hemorragia de escape) e a um endométrio muito fino e instável. Neste contexto, o usual efeito benéfico do tratamento com progestogênios não pode ser alcançado porque os níveis de estrogênio são insuficientes para estimular o crescimento endometrial que serve como base para as ações da progesterona; os efeitos limitadores do crescimento dos progestogênios não são úteis e podem agravar ainda mais o problema, como em mulheres cujo endométrio fica desnudado após sangramento intenso prolongado. Logicamente, a estrogenoterapia é a estratégia inicial de tratamento mais efetiva.

O estrogênio também é a escolha óbvia e melhor para o manejo dos episódios de sangramento por disruptura progestogênica, como comumente observado em mulheres que recebem baixa dose de contraceptivos com estrogênio e progesterona, acetato de medroxiprogesterona de depósito ou outras formas de tratamento contínuo para contracepção com progesterona (a "minipílula" somente com progesterona, implantes de progesterona) ou no manejo da endometriose.[126] Uma história clínica comum envolve contracepção a longo prazo com estrogênio e progesterona, fluxo menstrual marcadamente reduzido ou ausente durante a semana sem pílula e episódios de hemorragia de escape em outros momentos. Com o tempo, a menos que haja estrogênio endógeno ou exógeno suficiente para equilibrar efetivamente os seus efeitos, a progesterona atenua o endométrio, induzindo pseudoatrofia. Histologicamente, o endométrio tem pouca altura e é composto quase que inteiramente de estroma pseudodecidualizado, com relativamente poucas glândulas e vasos sanguíneos. Embora o mecanismo seja diferente, o *spotting* leve ou o sangramento que pode ocorrer é em muitos aspectos semelhante ao sangramento de escape observado em mulheres com níveis mínimos ou muito baixos de estrogênio circulante. Em todos esses cenários, geralmente, a administração de estrogênios em um curto intervalo (1,25 mg de estrogênios conjugados ou 2,0 mg de estradiol micronizado diariamente por 7 a 10 dias) é altamente efetivo. Em algumas mulheres, o problema recorre frequentemente ou persiste. Às vezes, são necessárias doses mais altas, durações mais longas ou cursos repetidos de tratamento com estrogênio. Quando o tratamento falha, uma avaliação adicional com ultrassonografia transvaginal ou histerossonografia pode excluir a possibilidade de um pólipo endometrial ou mioma submucoso não reconhecidos previamente. Raramente, apenas um breve hiato no tratamento com estrogênio e progesterona ou progesterona isoladamente resolverá o problema.

Quando um sangramento agudo e intenso resulta em um endométrio fino e desnudado, a terapia com altas doses de estrogênio é o melhor tratamento inicial; é improvável que a terapia com progestogênios ou estrogênio e progesterona tenha sucesso e pode agravar o problema. O estrogênio estimula a reepitelização e proliferação endometrial e estabiliza as enzimas lisossômicas. Evidências sugerem que a terapia com altas doses de estrogênio também estimula a coagulação ao nível dos vasos capilares.[127,128]

Em pacientes que são hemodinamicamente instáveis, a terapia com estrogênio intravenoso (25 mg de estrogênios equinos conjugados a cada 4 horas até o sangramento desaparecer, por até 24 horas) é muito efetiva. O tratamento com um antiemético é recomendado (p. ex., prometazina, 12,5-25 mg por via intramuscular ou retal) porque altas doses de estrogênios resultam em náuseas e vômitos em até 40% das pacientes.[129] O regime controla o sangramento agudo com eficiência em mais de 70% das pacientes, usualmente dentro de 4 a 8 horas.[129] A seguir, a estrogenoterapia em altas doses de estrogênio deve continuar por via oral (2,5 mg de estrogênios conjugados ou 2,0 mg de estradiol micronizado a cada 6 horas), reduzindo-se gradualmente para uma vez por dia depois que o sangramento estiver controlado, e acrescentando-se um progestogênio (p. ex., acetato de medroxiprogesterona, 5-10 mg por dia por 7 a 10 dias) ou substituindo-se por um contraceptivo combinado após 14 a 21 dias para estabilizar o crescimento endometrial estimulado pelo estrogênio. Em uma paciente hemodinamicamente estável com um endométrio desnudado, cujo sangramento seja menos emergente, mas ainda agudo e bastante intenso, o mesmo regime de estrogênio oral em altas doses e de tratamento antiemético geralmente é efetivo.

O tratamento com altas doses de estrogênio intravenoso ou oral pode aumentar o risco de tromboembolismo. Não existem dados que quantifiquem o risco, porém trombose venosa e tromboembolismo pulmonar são complicações potenciais e já foram relatadas.[130] Como ocorre com qualquer decisão terapêutica, os benefícios do tratamento devem ser ponderados em relação aos seus riscos potenciais e os dos métodos alternativos para o manejo de sangramento uterino anormal. Em mulheres com um episódio passado ou história familiar de tromboembolismo, o tratamento com altas doses de estrogênio deve ser, se possível, evitado.

CURETAGEM

Em mulheres com sangramento agudo, **dilatação e curetagem** podem ser realizadas como procedimentos diagnóstico e terapêutico. A curetagem é uma forma rápida e efetiva de interromper o sangramento uterino agudo incontrolável na ausência de alguma doença aparente.[131] O mecanismo responsável para efeitos terapêuticos da curetagem não está inteiramente claro, mas presume-se que o desnudamento cirúrgico da camada basal do endométrio estimule agudamente todos os processos normais envolvidos na cessação do sangramento menstrual normal – mecanismos de coagulação local, vasoconstrição das arteríolas basais e reepitelialização.[35] A curetagem às cegas pode facilmente deixar de identificar lesões focais e, na maioria dos casos, não trata a causa subjacente do sangramento.[132] Consequentemente, a curetagem deve ser idealmente combinada com a histeroscopia para aumentar a precisão diagnóstica e a eficácia do tratamento pós-operatório, minimizando assim o risco de recorrência.[119,133]

HIPERPLASIA ENDOMETRIAL

Hiperplasia endometrial é um diagnóstico histológico, com base em achados de proliferação de glândulas de tamanhos e formas variadas e uma maior proporção glândula-estroma do que é observado no endométrio normal.[134] A hiperplasia endometrial resulta quase exclusivamente da estimulação estrogênica crônica sem oposição da progesterona.

Atualmente, a hiperplasia endometrial é classificada como simples ou complexa (refletindo o padrão arquitetural), com ou sem atipia nuclear (alargamento, arredondamento, pleomorfismo e aneuploidia). A hiperplasia simples é caracterizada por glândulas dilatadas sem ramificações ou apenas ramificações ocasionais, revestidas por células glandulares que podem ou não exibir mitoses. Na hiperplasia complexa, as glândulas endometriais estão mais próximas entre si ("*back-to-back*") com menos estroma interposto, exibem ramificações e são revestidas por células que, mais uma vez, podem ou não exibir mitoses. Lesões sem atipia basicamente representam apenas formas exageradas de endométrio proliferativo persistente; elas regridem espontaneamente, após a curetagem ou com tratamento com progesterona e estão associadas a baixo risco (1-3%) de progressão para adenocarcinoma.[135-138] Em contraste, a hiperplasia endometrial atípica exibe um comportamento inteiramente diferente; geralmente ela não regride espontaneamente, pode ser bastante resistente mesmo à curetagem repetida ou a altas doses de terapia progestogênica prolongada, tem risco significativo (10-30%) de progressão para adenocarcinoma se não for tratada, e assim precisa ser considerada como uma lesão pré-maligna.[135-138] As lesões atípicas são distinguidas dos carcinomas pela ausência de invasão estromal. É importante observar que, apesar dos esforços concentrados para padronizar critérios de classificação, existe uma variabilidade significativa entre os observadores na classificação atribuída por patologistas, mesmo dentro da mesma instituição.[139,140] Foram propostos outros sistemas de classificação,[141,142] mas nenhum obteve ampla aceitação.

Quando uma biópsia de consultório revela hiperplasia endometrial, é necessária maior avaliação para excluir atipia ou um câncer coexistente que não estava representado na amostra do tecido. E se a curetagem posterior revelar hiperplasia endometrial atípica, existe o risco significativo de um adenocarcinoma não reconhecido. Em um estudo retrospectivo que envolveu 824 mulheres com um diagnóstico de hiperplasia atípica complexa por amostragem em consultório, 100 foram diagnosticadas com câncer após maior avaliação com curetagem, mas 298 das 724 restantes (41%) tiveram câncer inesperado em uma amostra de histerectomia obtida no espaço de 6 meses do diagnóstico original; entre as que tinham um câncer oculto, 30% tinham sido mais bem avaliadas com curetagem, e 45% não.[143]

A hiperplasia endometrial simples e complexa sem atipia tem um baixo risco de progressão para câncer endometrial e pode ser corrigida usando regimes de tratamento com progestogênios semelhantes aos recomendados para manejo do sangramento anovulatório em mulheres anovulatórias oligomenorreicas. A progestogenioterapia cíclica (5 a 10 mg por dia de acetato de medroxiprogesterona ou 5 mg por dia de acetato de noretindrona durante 14 dias/mês por 3 a 6 meses) induz a regressão em pelo menos 80-90% das pacientes;[136,144] o tratamento contínuo com progestogênios por um intervalo similar também é eficiente. Outra opção para mulheres interessadas em contracepção a longo prazo é inserir um sistema intrauterino de liberação de levonorgestrel (SIU-LNG).[145-147] É recomendada a repetição da biópsia para confirmar a regressão e, naquelas com um SIU-LNG, esta pode ser realizada sem a remoção do dispositivo.

A hiperplasia endometrial com atipia é mais bem tratada por histerectomia. As mulheres com a intenção de preservar o seu potencial reprodutivo podem ser tratadas com progestogênio, mas são necessárias durações mais prolongadas e mais potentes do tratamento (80 mg de acetato de megestrol, duas vezes ao dia por 3-6 meses) e são essenciais repetidas biópsias para monitorar a resposta e confirmar a resolução da lesão. A inserção de um SIU-LNG é outra opção eficaz de tratamento.[148] A maioria, mas não todas, irá responder ao tratamento clínico.[149-151] O tempo médio para regressão é de aproximadamente 9 meses, e a persistência da doença após 7-9 meses de tratamento prediz falha terapêutica.[149,151] Lesões persistentes em mulheres firmemente contrárias à cirurgia podem precisar de doses maiores de progestageonioterapia e de mais longa duração. A persistência de lesões atípicas à progestogenioterapia não deve causar surpresa, uma vez que a atipia nuclear reflete um grau de indiferenciação celular. *As mulheres que respondem ao manejo clínico devem ser encorajadas a tentar engravidar o mais rapidamente possível e precisam ser cuidadosamente monitoradas, porque a recorrência é comum. Aquelas que não respondem bem ao tratamento clínico precisarão de histerectomia.*

TRATAMENTO DE SANGRAMENTO ANORMAL POR OUTRAS CAUSAS

Nem todo o sangramento menstrual irregular, anormalmente intenso ou prolongado relaciona-se a anovulação. A história e o exame físico geralmente constituem tudo o que é necessário para excluir trauma ou corpos estranhos. Com poucas exceções (retenção de restos ovulares), as complicações da gravidez são facilmente excluídas com um simples teste de gravidez. Uma biópsia cervical de alguma lesão suspeita e a biópsia endometrial, em mulheres com fatores de risco para câncer endometrial, eliminam a possibilidade de malignidades do trato reprodutivo. O diagnóstico diferencial de sangramento anormal em mulheres ovulatórias e em mulheres anovulatórias que não respondem à hormonoterapia apropriada está centrado em algumas doenças orgânicas importantes – endometrite crônica, leiomioma uterino, pólipos endometriais, adenomiose e transtornos hemorrágicos.

ENDOMETRITE CRÔNICA

Endometrite crônica é um diagnóstico histológico, com base no achado de plasmócitos no estroma endometrial. A condição pode resultar de infecções (clamídia, tuberculose, micoplasma), corpos estranhos (dispositivo intrauterino) ou tumores intrauterinos (mioma submucoso) e exposição à radiação. Em um terço das pacientes afetadas, nenhuma causa pode ser identificada.[152] *Mulheres com endometrite crônica sintomática tipicamente apresentam sangramento intrauterino anormal, que pode variar de sangramento intermenstrual (spotting) e sangramento pós-coito até menorragia.* Algumas pacientes podem apresentar dor pélvica vaga do tipo cólica. A apresentação clínica mais comum consiste na dor à mobilização uterina ou do colo uterino, porém muitas ou a maioria não têm nenhum sintoma.

Endometrite crônica raramente é a causa direta, mas frequentemente pode ser uma causa indireta ou contribuinte do sangramento anormal. As células inflamatórias liberam enzimas proteolíticas que danificam o plexo capilar abaixo do epitélio e a superfície do epitélio, deixando-os frágeis e propensos a rompimentos e microerosões. As proteases também interferem nos processos de reparo e formação de novos vasos. Além disso, os leucócitos e macrófagos liberam o fator ativador das plaquetas e prostaglandinas que são vasodilatadores potentes.

A inflamação crônica relacionada com a reação a um corpo estranho é quase certamente responsável diretamente pelo aumento do sangramento menstrual associado a um dispositivo intrauterino de cobre (DIU) e um mecanismo que pode causar sangramento anormal em mulheres com produtos retidos da concepção. Estudos histológicos sugerem que a endometrite crônica tam-

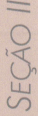

bém contribui para o sangramento anormal relacionado com miomas intramurais com componente submucoso e submucosos e pólipos endometriais (discutidos a seguir).[153]

MIOMAS E PÓLIPOS

Os leiomiomas uterinos são extremamente comuns, e o sangramento uterino anormal é sua manifestação clínica mais comum. Entretanto, a maioria das mulheres com miomas uterinos não apresenta sangramento anormal. A alta prevalência de miomas uterinos garante que eles frequentemente sejam identificados em mulheres que também são anovulatórias ou têm outras causas de sangramento. *Portanto, os miomas não podem ser considerados como a causa de sangramento anormal antes que outras possibilidades óbvias tenham sido excluídas, particularmente quando não invadem ou deslocam a cavidade uterina.* Os miomas podem ser a causa de sangramento intenso ou prolongado em mulheres ovulatórias, podem agravar o sangramento que resulta de anovulação ou de outras causas ou podem representar somente um achado incidental. A ultrassonografia transvaginal geralmente proporciona informações precisas referentes ao tamanho, número e localização dos miomas, porém as imagens podem ser difíceis de interpretar quando os fibroides são múltiplos e grandes. A histerossonografia define mais claramente a proximidade dos miomas da cavidade uterina e pode assim ajudar a diferenciar os miomas clinicamente relevantes daqueles que não são.[112]

Os mecanismos pelos quais os miomas uterinos podem causar sangramento anormal não são inteiramente claros, mas parecem estar intimamente relacionados com a sua localização. Estudos histológicos sugerem que os miomas submucosos e os intramurais grandes e com componente submucoso fazem com que o endométrio sobreposto estique. A compressão inferior e o trauma pela fricção intracavitária na superfície epitelial combinam-se para causar inflamação crônica focal ou mesmo ulceração, resultando em sangramento.[153]

No endométrio comprimido ou lesionado, outros mecanismos hemostáticos, como a agregação plaquetária, também podem estar prejudicados. A erosão e ruptura dos vasos superficiais de maior calibre observadas em alguns miomas podem contribuir ainda mais para o sangramento prolongado ou intenso.[35,154] A maior área superficial de uma cavidade uterina grosseiramente aumentada provavelmente explica a menorragia em mulheres com miomas que são numerosos e grandes, mas distantes do endométrio.

Em algumas mulheres, o tratamento médico pode ser útil no manejo de sangramento anormal diretamente relacionado com miomas uterinos. Contraceptivos com estrogênio e progesterona podem reduzir o volume e duração da perda sanguínea da mesma maneira que em mulheres sem miomas; os benefícios são menos prováveis em mulheres com miomas submucosos. Drogas anti-inflamatórias não esteroidais e agonistas do hormônio liberador de gonadotrofina também têm benefícios a oferecer e são discutidos a seguir.

O manejo cirúrgico de sangramento anormal resultante ou agravado por miomas uterinos deve ser individualizado após avaliação do tamanho, número e localização dos fibroides, riscos relativos, benefícios e consequências dos diferentes tratamentos cirúrgicos, idade e desejo reprodutivo futuros. Em geral, a miomectomia histeroscópica é uma opção adequada para pequenos miomas submucosos únicos, independente de idade e pretensões reprodutivas futuros. A cirurgia histeroscópica para miomas submucosos múltiplos e grandes requer maior experiência técnica e impõe riscos maiores, incluindo infertilidade resultante de sinéquias intrauterinas graves pós-operatórias – fator importante em mulheres que desejam preservar a sua fertilidade. Miomas intramurais com componente submucoso podem ser manejados pela miomectomia histeroscópica subtotal, miomectomia abdominal ou histerectomia, dependendo da habilidade cirúrgica e da necessidade de preservar a fertilidade. Para aqueles que têm experiência com o procedimento, a miomectomia laparoscópica oferece outra opção para mulheres que ainda não têm prole constituída, mas a abordagem laparoscópica não elimina o risco de aderências pélvicas ou a necessidade de parto por cesariana. A histerectomia é certamente uma opção para mulheres com sangramento uterino anormal, miomas grandes e múltiplos e sem interesse em gravidez futura.

Pólipos endometriais frequentemente causam sangramento anormal, mais provavelmente em razão da fragilidade vascular, inflamação crônica e erosões da superfície. Pólipos pediculados maiores podem desenvolver necrose isquêmica no seu ápice que se estende até os capilares abaixo da superfície como consequência de torção intermitente e trombose relacionada. *Quando os pólipos são identificados por ultrassonografia transvaginal ou histerossonografia, a cirurgia histeroscópica oferece um tratamento simples e altamente efetivo.*[35]

ADENOMIOSE

Adenomiose é um transtorno caracterizado pela infiltração das glândulas e estroma endometriais no miométrio, um achado relativamente comum em amostras de histerectomia de mulheres com menorragia não relacionada com miomas uterinos ou doença endometrial. Hipertrofia e hiperplasia no miométrio circundante geralmente resultam em alargamento uterino difuso.[155] No entanto, algumas mulheres desenvolvem lesões nodulares focais chamadas adenomiomas (proliferação miometrial exagerada em torno de focos do endométrio ectópico), que parecem leiomiomas clinicamente. A patogênese da adenomiose e menorragia associada é desconhecida. A doença pode desenvolver-se a partir da invaginação endomiometrial do endométrio ou desenvolver *de novo* de restos müllerianos.[156-158]

Em mulheres sintomáticas, a ultrassonografia transvaginal pode sugerir o diagnóstico; cistos miometriais são o critério diagnóstico mais específico.[159] Uma metanálise incluindo 14 estudos envolvendo mulheres que tiveram uma ultrassonografia realizada antes da histerectomia encontrou que a ecografia tem 83% de sensibilidade e 85% de especificidade para o diagnóstico de adenomiose.[160] A RM é uma técnica diagnóstica mais sensível,[161] particularmente na presença de miomas uterinos; o espessamento da zona juncional em T2 no exame de imagem é característico.[155,159,162] Entretanto, os custos da RM são difíceis de justificar, quando os resultados não irão afetar o manejo clínico.

Não existem estudos grandes ou controlados do tratamento médico ou cirúrgico limitado para adenomiose. Em pacientes individuais, o tratamento contínuo com progestogênios, supressão pelo tratamento com um agonista de GnRH e inibidores da aromatase podem ser eficazes, pois são em pacientes com endometriose.[163] *Evidências crescentes indicam que a inserção de um SIU-LNG pode ser muito efetiva para proporcionar alívio da menorragia e dismenorreia em mulheres com adenomiose.*[164-168] Uma cirurgia conservadora pode ser tecnicamente desafiante porque, diferente da pseudocápsula que tipicamente envolve os leiomiomas, não existe um plano de clivagem claro separando nódulos adenomióticos do miométrio normal. A embolização da artéria uterina revelou-se efetiva em algumas mulheres, porém não é apropriada para mulheres que não têm prole constituída.[169-171]

TRANSTORNOS HEMORRÁGICOS

Inúmeros estudos documentaram a associação entre menorragia e defeitos de coagulação hereditários.[66-68,90,97,172] Combinados, eles proporcionam ampla justificativa para a realização de estudos de rastreamento de coagulação em mulheres com menorragia não explicada.

A doença de von Willebrand é a anormalidade hematológica que mais comumente afeta as mulheres. A doença resulta de defeitos quantitativos ou qualitativos do fator de von Willebrand, uma proteína que desempenha um papel importante na hemostase primária, ligando-se às plaquetas e ao endotélio vascular, formando uma ponte entre eles e as plaquetas adjacentes no local da lesão.[173,174] Servindo como proteína transportadora para o fator VIII e assim prolongando sua meia-vida na circulação, o fator de von Willebrand também contribui para a formação de coágulos de fibrina. Existem três tipos de doença de von Willebrand herdada.[175-177] O tipo 1 é uma doença autossômica dominante, a mais comum, e resulta numa deficiência quantitativa do fator de von Willebrand. O tipo 2, também usualmente autossômico dominante, tem quatro subtipos, todos os quais envolvem anormalidades qualitativas do fator de von Willebrand. O tipo 3 é um transtorno recessivo autossômico, resultando em uma deficiência total do fator de von Willebrand e doença grave. A tendência ao sangramento excessivo pode variar amplamente, mesmo nos indivíduos e suas famílias. Também existem formas adquiridas da doença de von Willebrand associadas a uma variedade de doenças diferentes.

A desmopressina (dDAVP) é um análogo sintético da arginina vasopressina que tem sido usada para tratar sangramento uterino anormal em mulheres com transtornos de coagulação, especialmente as que têm doença de von Willebrand.[178-180] A droga promove a liberação do fator de von Willebrand de sítios de armazenamento celular endotelial e também pode ter outras ações.[181] A desmopressina pode ser administrada por via intravenosa, subcutânea ou por *spray* intranasal. A formulação do *spray* nasal geralmente é recomendada para tratamento domiciliar e profilático da doença de von Willebrand. O tratamento induz um aumento rápido no fator de coagulação VIII e no fator de von Willebrand que dura 6 a 12 horas. *Embora os seus efeitos possam ser apenas modestos, a desmopressina tem sido usada com sucesso no manejo de sangramento menstrual intenso em mulheres com doença de von Willebrand, começando o tratamento com o início da menstruação.*[179,180,182-184]

A terapia antifibrinolítica é uma alternativa ao tratamento com desmopressina em mulheres com menorragia relacionada com a doença de von Willebrand. O ácido tranexâmico previne a dissolução de coágulos, particularmente em membranas mucosas com atividade fibrinolítica naturalmente alta como o endométrio.[184,185] Os contraceptivos com estrogênio e progestina ou o LNG-IUS também ajudam a reduzir o volume e duração da menstruação em mulheres com doença de von Willebrand.[186,187]

OUTROS TRATAMENTOS PARA SANGRAMENTO MENSTRUAL INTENSO

Nem sempre pode ser identificada uma causa específica para sangramento menstrual intenso ou prolongado em mulheres ovulatórias; defeitos locais na hemostase endometrial são presumivelmente responsáveis.[188] No entanto, o problema ainda pode ser manejado eficazmente usando uma variedade de terapias clínicas inespecíficas e cirúrgicas.

DROGAS ANTI-INFLAMATÓRIAS NÃO ESTEROIDAIS

Há pouca dúvida de que as prostaglandinas têm ações importantes sobre a vasculatura endometrial e na hemostase endometrial. As concentrações de PGE_2 e $PGF_{2\alpha}$ aumentam progressivamente no endométrio humano durante o ciclo menstrual e são encontradas em altas concentrações no endométrio menstrual.[35] Drogas anti-inflamatórias não esteroidais (AINEs) inibem a síntese da prostaglandina e reduzem a perda sanguínea menstrual. Os AINEs também podem alterar o equilíbrio entre tromboxano A_2 (um vasoconstritor e promotor da agregação das plaquetas) e prostaciclina (um vasodilatador e inibidor da agregação das plaquetas).[189]

Embora o mecanismo exato envolvido não esteja claro, os AINEs reduzem o sangramento menstrual normal e o sangramento aumentado associado a um dispositivo uterino.[190,191] *Em geral, o tratamento com AINE reduz a perda sanguínea em aproximadamente 20-40% e mais ainda naquelas com sangramento excessivo.*[192-194] O ibuprofeno (400 mg, 3 vezes ao dia) e o ácido mefenâmico (500 mg, 3 vezes ao dia) foram estudados mais amplamente, mas nenhum AINE oferece uma vantagem clara.[194] O tratamento com AINE pode ser considerado como terapia de primeira linha para mulheres ovulatórias com sangramento menstrual intenso e sem doença orgânica demonstrável. Os efeitos colaterais são poucos, porque o tratamento é limitado, usualmente começando com o início do sangramento e continuando por 3 a 5 dias, quando necessário. Os AINEs têm a vantagem adicional de proporcionar alívio da dismenorreia, mesmo quando a menstruação é normal.

CONTRACEPTIVOS COM ESTROGÊNIO E PROGESTERONA

Os contraceptivos com estrogênio e progesterona podem ser usados para reduzir a perda sanguínea menstrual em mulheres ovulatórias com sangramento menstrual intenso, independente de a menorragia estar associada a doenças orgânicas (miomas, adenomiose) ou ser inexplicada. *Em mulheres com menorragia não explicada, pode-se esperar que os contraceptivos combinados reduzam o sangramento em até 40%.*[195,196]

SISTEMA INTRAUTERINO DE LIBERAÇÃO DE LEVONORGESTREL

O sistema intrauterino de liberação do levonorgestrel (SIU-LNG; Mirena) possui um reservatório contendo 52 mg de levonorgestrel misturado com polidimetilsiloxano, que controla a taxa de liberação hormonal. Para fins contraceptivos, o dispositivo é aprovado por 5 anos, mas dura 7 anos e talvez até 10 anos. *A perda sanguínea menstrual em mulheres com sangramento menstrual intenso pode ser reduzida em 75-95% em razão da decidualização do endométrio induzida pela progesterona.*[197,198] Dados de ensaios randomizados indicam que a redução na perda sanguínea menstrual com SIU-LNG é maior do que com administração cíclica de noretindrona (5 mg, 3 vezes ao dia, dias 5 a 26 do ciclo),[198,199] AINEs[200,201] ou ácido tranexâmico,[202] e aproxima-se ou até mesmo se iguala ao obtido com ablação endometrial.[203,204] A satisfação da paciente com SIU-LNG também se compara favoravelmente à da ablação ou histerectomia.[203] *O SIU-LNG é uma opção atrativa para mulheres ovulatórias com sangramento menstrual intenso e para mulheres com sangramento intratável associado a doenças crônicas (insuficiência renal).*

AGONISTAS DO HORMÔNIO LIBERADOR DE GONADOTROFINA

O tratamento com agonista do hormônio liberador de gonadotrofina de ação prolongada (GnRHa) pode alcançar alívio a curto prazo de um problema de sangramento e tem sido efetivamente usado como um adjuvante pré-operatório em mulheres à espera de cirurgia conservadora (miomectomia, ablação endometrial) ou definitiva (histerectomia) para sangramento anormal.

Em mulheres com anemia grave resultante de menorragia, a amenorreia pré-operatória induzida por GnRHa pode proporcionar alívio temporário dos episódios de sangramento, permite que os níveis de hemoglobina retornem ao normal e reduz a probabilidade de transfusão com a cirurgia. O tratamento com GnRHa frequentemente também irá reduzir o tamanho de miomas e o volume uterino global. Em mulheres com miomas grandes esperando por histerectomia, o efeito pode proporcionar um benefício adicional ao possibilitar cirurgia vaginal, quando uma operação abdominal poderia de outra forma ser necessária. Em mulheres aguardando miomectomia, uma redução no tamanho e perda do plano de clivagem GnRHa pode dificultar a identificação e remoção dos miomas. Como método para preparo do endométrio antes da ablação, o tratamento com GnRHa melhora as condições e os resultados da cirurgia.[205]

O tratamento com GnRHa também é útil no manejo de sangramento menstrual anormal que pode seguir-se a um transplante de órgão, onde a toxicidade das drogas imunossupressoras faz com que o uso de esteroides sexuais seja menos desejável. Entretanto, o custo e os efeitos colaterais resultantes da deficiência de estrogênio (ondas de calor, depleção mineral óssea) tornam o GnRHa uma opção terapêutica a longo prazo pouco atrativa para o tratamento de sangramento anormal.

ÁCIDO TRANEXÂMICO

O ácido tranexâmico é um agente antifibrinolítico que tem sido usado amplamente na Europa para o tratamento de menorragia. A droga bloqueia reversivelmente os sítios de ligação da lisina no plasminogênio, prevenindo assim a degradação da fibrina. Uma forma oral da droga foi aprovada pelo *U.S. Food and Drug Administration*, em 2009, para o tratamento de sangramento menstrual intenso. A droga é administrada por 4 a 7 dias durante a menstruação (1,0-1,5 g, 3 a 4 vezes ao dia) e reduz a perda sanguínea menstrual em 35 a 60%.[206,207] O risco de trombose associado ao ácido tranexâmico é controverso.[208] Consequentemente, ele tem valor limitado em mulheres com contraindicações para terapia hormonal, porque a maioria está relacionada com risco de trombose.

ABLAÇÃO ENDOMETRIAL

Um sangramento persistente apesar do tratamento é frustrante e preocupante. Os miomas e pólipos usualmente podem ser removidos, com melhora ou solução do sangramento anormal. A histerectomia é uma escolha apropriada para algumas mulheres, porém muitas preferem evitar uma cirurgia maior se possível, e outras ainda têm condições que as tornam más candidatas a uma cirurgia maior. A ablação endometrial é outra opção cada vez mais popular para o manejo de menorragia não explicada, quando os tratamentos clínicos são contraindicados, malsucedidos ou pouco tolerados.[209]

Uma ampla variedade de métodos para ablação endometrial tem sido desenvolvida. O primeiro método descrito, há quase 30 anos, foi histeroscópico Nd:YAG fotovaporização com *laser* (*Neodymium:Yttrium Aluminium Garnet Laser*).[210] Logo depois, foram desenvolvidas técnicas menos dispendiosas usando instrumentos eletrocirúrgicos (ressectoscópio, *rollerball*).[211,212] Inúmeros ensaios clínicos controlados randomizados compararam a ablação endometrial histeroscópica eletrocirúrgica à histerectomia como tratamento para sangramento menstrual intenso. De um modo geral, a histerectomia envolve tempo cirúrgico e de recuperação mais longos, um maior risco de complicações e um custo mais alto, porém proporciona uma solução permanente; a necessidade de novo tratamento de muitas mulheres após ablação diminui a diferença nos custos com o passar do tempo. Os índices de satisfação com os dois procedimentos são altos.[213]

Foram desenvolvidas várias técnicas adicionais para ablação endometrial; a maioria delas não requer histeroscopia.[214] As abordagens histeroscópicas incluem um eletrodo de vaporização bipolar[215] e uma hidrotermoablação.[216] Dois dispositivos diferentes com balão estão disponíveis, um que circula água aquecida (87° ± 5°C) dentro do balão[217,218] e o outro usando eletrodos na superfície externa e destruição tecidual térmica induzida por radiofrequência.[219] Outro método envolve uma rede de eletrodos folhados a ouro que se ajusta à cavidade uterina e ablação térmica bipolar por radiofrequência.[220,221] Outros ainda incluem micro-ondas,[222] *laser*[223] e tecnologias criocirúrgicas.[224] ***Comparadas aos métodos histeroscópicos tradicionais, as técnicas "cegas" para ablação são tecnicamente mais fáceis de executar, levam menos tempo, têm maior probabilidade de requerer apenas anestesia local e atingem resultados semelhantes, mas são comuns os problemas com o equipamento.***[188,225]

Embora todos os métodos sejam eficazes, existem razões para escolher um método em detrimento de outro na individualização dos casos. A crioablação pode ser a melhor opção para mulheres que preferem um procedimento realizado no consultório usando anestesia mínima ou nenhuma.[225] A ablação com radiofrequência eletrocirúrgica é outro excelente método de consultório e não requer preparo endometrial. A hidrotermoablação é o procedimento de escolha para mulheres que têm uma cavidade uterina com formato anormal não relacionada com miomas uterinos. Para mulheres com miomas submucosos com menos de 3 cm, a ablação com micro-ondas pode ser ideal, embora a miomectomia histeroscópica e ablação eletrocirúrgica seguida de coagulação com *rollerball* também seja apropriada e seja preferida para mulheres com miomas submucosos maiores.

Método	Vantagens	Desvantagens
Crioablação	Não é completamente realizada às cegas	Sem resultados preliminares em mulheres com lesões intracavitárias
	Menos dor do que os métodos que usam energia calórica	
	Requer anestesia mínima ou nenhuma	
Ablação com balão térmico	Primeira técnica de ablação endometrial global aprovada para uso	Não recomendada para mulheres com uma cavidade uterina anormal (malformações, cavidade aumentada, pólipos, miomas, sinéquias)
	Fácil de aprender	
Hidrotermoablação	Água quente circulante entra em contato com todas as superfícies endometriais, independente do formato da cavidade	Não recomendada para mulheres com útero > 10 cm
	Visualização direta da cavidade uterina	Requer histeroscopia de 8 mm
		Água quente estimula a dor
		Risco de queimadura da vagina e períneo
Ablação por radiofrequência bipolar	Tempo curto de procedimento	Não recomendada para mulheres com uma cavidade uterina aumentada ou anormal
	Fácil de realizar	
	Não requer preparo endometrial	
Ablação por micro-ondas	Aplicável em mulheres com cavidade grande ou miomas pequenos (< 3 cm)	Requer pré-avaliação ultrassonográfica para documentar espessura miometrial mínima de 1 cm em todas as áreas
		Contraindicada para mulheres com miomectomia transmural ou cesariana clássica prévias

A avaliação pré-operatória antes da ablação deve incluir um exame completo da cavidade uterina através de histerossonografia ou histeroscopia diagnóstica para excluir lesões focais, como pólipos e miomas, que podem ser ressecados e para identificar mulheres com anormalidades estruturais na cavidade uterina, que podem não ser candidatas apropriadas para alguns métodos de ablação global, como o balão térmico. Os melhores resultados com ablação podem ser alcançados, se o endométrio foi previamente preparado, para aumentar a probabilidade de que a ablação inclua a camada basal do endométrio, a qual está 4 a 6 mm abaixo da superfície, dependendo da fase do ciclo. Foram descritos vários métodos para atingir esse propósito, incluindo curetagem imediatamente antes de realizar a ablação e o tratamento pré-operatório com progestogênios, contraceptivos combinados, danazol e agonistas de GnRH.[205,226] A ablação com radiofrequência bipolar é uma exceção, à medida que a técnica é igualmente efetiva com e sem o preparo endometrial.

Entre as mulheres com menorragia que se submetem ao procedimento de ablação endometrial, 80-90% relatam redução no sangramento, 25-50% desenvolvem amenorreia, 70-80% relatam menos dor menstrual, 75-90% estão satisfeitas com o resultado cirúrgico e 80% não requerem cirurgia adicional até 5 anos após a ablação.[216,218,220,222-225,227-229] Em um estudo recente dos resultados 10 anos após a ablação endometrial, 94% das mulheres indicaram que recomendariam o procedimento a uma amiga.[230] Aproximadamente 10% das mulheres que passam por uma ablação endometrial serão posteriormente submetidas à histerectomia. De um modo geral, apesar dos menores riscos, de menos complicações e de uma recuperação mais rápida associada à ablação endometrial, as mulheres tratadas com histerectomia tendem a ficar mais satisfeitas com o resultado.[231-234]

Por razões óbvias, a ablação endometrial não é um tratamento apropriado para mulheres com pretensões reprodutivas. Inversamente, a ablação endometrial não é um procedimento de esterilização. Embora incomum, a gravidez ainda é possível após ablação e está associada a um risco aumentado de complicações, incluindo abortamento espontâneo, hemorragia anteparto, parto prematuro e placentação anormal.[235,236] Consequentemente, as mulheres sexualmente ativas ainda precisam de contracepção após ablação endometrial.

Existem preocupações legítimas de que os carcinomas endometriais possam inadvertidamente ser tratados por ablação endometrial,[237,238] ou que o procedimento possa obliterar porções da cavidade uterina deixando ilhas isoladas residuais de endométrio, onde poderia desenvolver-se adenocarcinoma, que poderia não ser reconhecido na ausência de sangramento.[239,240] Estas observações enfatizam a importância de uma completa avaliação pré-operatória que inclua biópsia endometrial e da seleção apropriada da paciente para os procedimentos de ablação. *Embora o risco nunca possa ser completamente evitado, a ablação endometrial não é recomendada para mulheres em risco aumentado de câncer endometrial (obesidade, diabetes, hipertensão, tabagismo, história familiar, anovulação crônica).*[241] *É importante lembrar que nas mulheres previamente submetidas à ablação endometrial com indicação para terapia hormonal pós-menopausa, o esquema deve incluir um progestogênio.*

Outras complicações da ablação endometrial incluem hematometra, estenose cervical e perfuração uterina. A hematometra desenvolve-se quando ilhas ativas de endométrio permanecem acima das áreas submetidas à ablação que se aderem. A ablação completa dos limites superiores da cavidade, incluindo os cornos e óstios tubários, mas excluindo o colo e o canal cervical, diminui o risco de complicações. Perfuração uterina incide em 1% ou menos dos procedimentos de ablação endometrial.

A ablação endometrial pode constituir uma opção terapêutica eficaz em mulheres hemodinamicamente estáveis, com sangramento agudo ou prolongado, com falha ou contraindicação ao tratamento clínico.[242-245] Em uma série relatada de 26 mulheres com sangramento agudo grave, tratadas por ressecção endometrial histeroscópica, não foi necessário tratamento clínico ou cirúrgico adicional em 24 pacientes durante os 19 meses de seguimento; em uma foi detectado câncer endometrial na amostra cirúrgica e outra com miomas uterinos precisou submeter-se à histerectomia.[242]

Resumo dos Princípios Clínicos

Considerando que o sangramento menstrual anormal é a queixa mais comum que as mulheres em idade reprodutiva trazem até o seu ginecologista, todos os médicos que prestam cuidados primários a mulheres precisam ter uma abordagem organizada e lógica para avaliação e tratamento do problema. A seguir, os elementos-chave da avaliação clínica e tratamento do sangramento menstrual anormal em mulheres pré-menopáusicas são resumidos.

Avaliação Diagnóstica

- O sangramento anovulatório é geralmente irregular, infrequente e imprevisível, variável em quantidade, duração e tipo, e mais frequentemente observado em adolescentes e mulheres idosas, obesas e mulheres com as manifestações clínicas da síndrome de ovário policístico. Menstruações regulares e previsíveis, mas cada vez mais intensas ou prolongadas ou aparecimento de novo episódio de sangramento intermenstrual resultam mais frequentemente de uma anormalidade anatômica do que de anovulação.
- Episódios recorrentes de sangramento intermenstrual frequentemente resultam de doença intrauterina e justificam avaliação.
- A causa mais comum de uma mudança repentina de um padrão bem estabelecido de menstruação previsível é uma complicação da gravidez.
- A avaliação de mulheres com uma queixa de sangramento uterino anormal deve incluir um teste de gravidez e hemograma completo, para excluir a possibilidade de gravidez e identificar aquelas com anemia e trombocitopenia.
- Quando a história e o exame clínico claramente apontam para um sangramento anovulatório, pode ser oferecido tratamento clínico empírico sem avaliação laboratorial adicional ou exame de imagem.
- Uma dosagem oportuna da progesterona sérica pode ajudar a confirmar o diagnóstico de sangramento anovulatório, quando existe dúvida. A dosagem de TSH sérico pode excluir transtornos da tireoide em mulheres anovulatórias. Testes da função hepática ou renal são indicados somente para aquelas com doença conhecida ou com forte suspeita.
- Os transtornos hemorrágicos são mais comuns do que é geralmente percebido. Testes de coagulação são indicados para adolescentes com menorragia a partir da menarca, mulheres com episódios passados de sangramento excessivo por trauma ou cirurgia, e aquelas com sangramento menstrual intenso inexplicável ou prolongado.
- Uma biópsia endometrial deve ser seriamente considerada antes de iniciar o tratamento, quando a história clínica sugerir exposição prolongada do estrogênio sem oposição da progesterona, independentemente da idade, mas é desnecessária quando o endométrio for muito fino (< 5 mm). A biópsia endometrial deve ser realizada quando o endométrio for anormalmente espesso (> 12 mm), mesmo diante de baixa suspeição de doença orgânica.
- A avaliação uterina por método de imagem com ultrassonografia ou histerossonografia deve ser realizada quando o exame físico revelar tamanho ou contorno uterino anormal, quando a história (ciclos regulares de volume ou duração aumentada, novo início de sangramento intermenstrual), testes laboratoriais (progesterona sérica > 3 ng/mL) ou resultados de biópsia (endométrio secretório) fornecerem evidências objetivas de ovulação e quando o tratamento clínico empírico falhar.
- A combinação de histerossonografia e biópsia endometrial tem alta sensibilidade e alto valor preditivo negativo para a detecção de doenças endometrial e uterina em mulheres com sangramento anormal.

Tratamento

- A terapia progestogênica cíclica é o tratamento apropriado para mulheres oligomenorreicas anovulatórias com sangramento anormal episódico que não precisam de contracepção, mas o tratamento com um contraceptivo com estrogênio e progestogênio é, em outros aspectos, a melhor escolha. Os tratamentos-padrão com progestogênio cíclico não suprimem confiavelmente o eixo hipotálamo-hipófise-ovário, não impedirão a ovulação aleatória, e não são contraceptivos.
- Estrogenoterapia é o melhor tratamento inicial quando houver forte suspeita ou estiver demonstrado um endométrio hipotrófico ou atrofiado. Os exemplos clínicos incluem mulheres em quem a biópsia obtém fragmentos endometriais mínimos, mulheres que recebem tratamento crônico com progestogênios e mulheres com sangramento intenso prolongado. A terapia com progestogênios ou estrogênio e progestogênio é improvável de ter sucesso e pode agravar o problema.
- O fracasso da hormonoterapia no manejo de um sangramento anovulatório presumido sugere fortemente que outra doença orgânica está causando ou contribuindo para o sangramento e sinaliza a necessidade de avaliação diagnóstica adicional.
- Em mulheres com sangramento agudo intenso, o exame por imagem com ultrassonografia transvaginal ajuda a direcionar a escolha do tratamento, definindo a espessura endometrial e revelando anormalidades estruturais uterinas, que não seriam suspeitadas de outra forma.
- Episódios agudos e prolongados de sangramento anovulatório intenso podem ser tratados efetivamente por terapia com altas doses de estrogênio e progestogênio ou com altas doses de progestogênios isoladamente (quando é contraindicado o estrogênio), contanto que, o endométrio seja normal ou aumentado em espessura.
- O tratamento com acetato de medroxiprogesterona de depósito não tem lugar no manejo agudo do sangramento anormal. Depois de administrado, ele não pode ser suprimido e, se não tiver sucesso, os seus efeitos podem ser difíceis de ser revertidos.
- A curetagem endometrial deve ser realizada quando o sangramento for agudo e demandar ação imediata ou não responder prontamente à terapia médica intensiva. A histeroscopia no momento da curetagem ajuda a assegurar um diagnóstico preciso.
- Hiperplasia endometrial sem atipia citológica é uma expressão exagerada de endométrio proliferativo persistente, que resulta da estimulação prolongada do estrogênio sem oposição da progesterona, em mulheres com anovulação crônica. Com poucas exceções, a lesão pode ser eficientemente tratada com progestogenioterapia cíclica ou contínua ou pela inserção de um sistema intrauterino de liberação de levonorgestrel.
- Hiperplasia endometrial com atipia citológica é uma lesão pré-maligna mais bem tratada cirurgicamente, exceto em mulheres que pretendem preservar o potencial reprodutivo. O manejo terapêutico da hiperplasia endometrial atípica requer altas doses e duração mais prolongada de progestogenioterapia ou inserção de um sistema intrauterino de liberação de levonorgestrel, com biópsias endometriais seriadas para monitorar a resposta e vigilância por período prolongado.
- Os miomas uterinos são extremamente comuns, mas não podem ser considerados a causa do sangramento uterino anormal antes de terem sido excluídas outras possibilidades, particularmente, quando elas não invadirem ou deslocarem a cavidade uterina. A histerossonografia define claramente a penetração dos miomas na cavidade uterina, e ajuda a diferenciar os miomas clinicamente relevantes daqueles que não são.
- A desmopressina é muito eficiente no manejo do sangramento menstrual intenso em mulheres com doença de von Willebrand, administrada no início da menstruação. Ácido tranexâmico, contraceptivos combinados ou inserção de sistema intrauterino liberador de

- levonorgestrel também ajudam a reduzir o volume e duração da menstruação em mulheres com transtornos de coagulação.
- Drogas anti-inflamatórias não esteroidais, contraceptivos com estrogênio e progesterona, sistema intrauterino liberador de levonorgestrel e ácido tranexâmico são opções efetivas de tratamento clínico no manejo de sangramento menstrual intenso em mulheres ovulatórias com adenomiose, aumento global da cavidade à custa de miomatose intramural múltipla e menorragia inexplicada.
- A ablação endometrial, com emprego de técnicas histeroscópicas ou não histeroscópicas, é uma opção efetiva à histerectomia no manejo de sangramento menstrual anormalmente intenso, quando os tratamentos médicos são contraindicados, malsucedidos ou mal tolerados.

Todas as referências estão disponíveis no site:
http://www.revinter.com.br/online/referencias-speroff.pdf

16 Mama

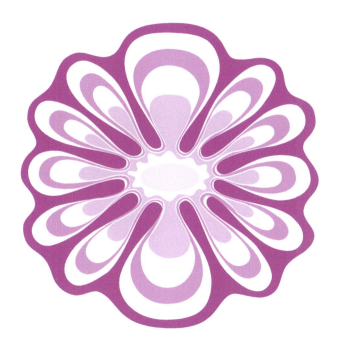

A forma, função e patologia da mama na fêmea humana configuram preocupações importantes da medicina e sociedade. Como mamíferos, definimos nossa classe biológica pela função da mama na nutrição da nossa prole. Os contornos da mama chamam nossa atenção. Como obstetras, buscamos aumentar ou reduzir a sua função e como ginecologistas, o aparecimento de lactação inapropriada (galactorreia) pode significar uma doença grave. O câncer de mama é o câncer mais prevalente nas mulheres.

Este capítulo examina os fatores envolvidos no crescimento e desenvolvimento normal da mama, incluindo a fisiologia da lactação normal, descreve os numerosos fatores que levam à lactação inapropriada e, finalmente, discute os aspectos endócrinos do câncer de mama.

CRESCIMENTO E DESENVOLVIMENTO

O componente básico do lóbulo mamário é o túbulo alveolar ou glândula lactífera, revestida por uma camada única de células epiteliais secretoras de leite derivadas de um crescimento da epiderme no mesênquima subjacente às 10-12 semanas de gestação. Cada alvéolo é encapsulado em um manto cruzado de fios mioepiteliais contráteis. Também circundando a glândula lactífera encontra-se uma rica rede capilar.

O lúmen do alvéolo se conecta a um duto coletor intralobular através de um fino duto não muscular. As células musculares contráteis revestem os dutos intralobulares que por fim chegam ao exterior através de 15-20 dutos coletores em um arranjo radial, correspondendo aos 15-20 lóbulos mamários distintos na mama, cada um dos quais contém muitos alvéolos.

O crescimento deste sistema produtor de leite é dependente de inúmeros fatores hormonais que ocorrem em duas sequências, primeiro na puberdade e depois na gravidez. Embora haja uma sobreposição considerável das influências hormonais, as diferenças em quantidades dos estímulos em cada circunstância e a disponibilidade de fatores desencadeantes inteiramente únicos (lactogênio placentário e prolactina humana) durante a gravidez permitem esta distinção cronológica. A força do estímulo hormonal no tecido mamário durante a gravidez é responsável pelo fato de quase metade dos recém-nascidos de ambos os sexos ter secreções mamárias.

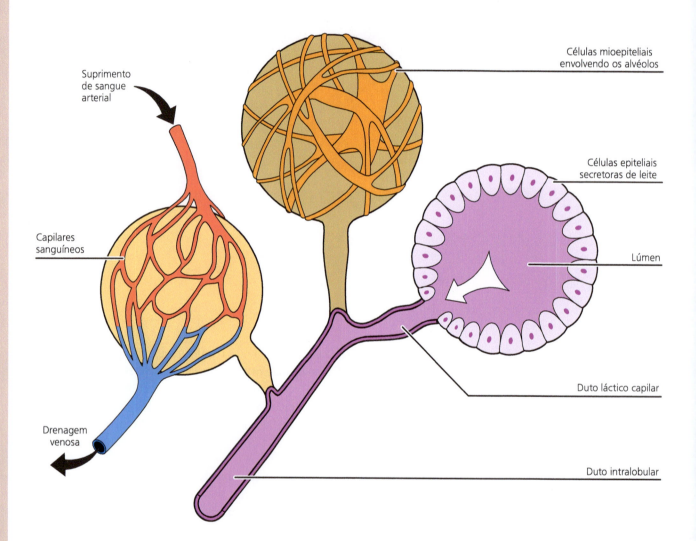

A influência principal no crescimento da mama na puberdade é o estrogênio. Na maioria das meninas, a primeira resposta aos níveis crescentes de estrogênio é um aumento no tamanho e pigmentação da auréola e a formação de uma massa de tecido mamário logo abaixo da auréola. O tecido mamário liga-se ao estrogênio de uma maneira similar ao útero e vagina. A mama humana expressa receptores estrogênicos, ER-α e ER-β.[1] O desenvolvimento dos receptores estrogênicos na mama não ocorre na ausência da prolactina. O efeito principal do estrogênio nos mamíferos subprimatas é estimular o crescimento da porção ductal do sistema glandular. A progesterona nestes animais, na presença de estrogênio, influencia o crescimento dos componentes alveolares do lóbulo que posteriormente se transformam nas estruturas produtoras de leite.[2] Entretanto, nenhum dos hormônios isoladamente ou em combinação é capaz de suscitar o crescimento e desenvolvimento normal da mama. A diferenciação completa da glândula requer insulina, cortisol, tiroxina, prolactina e especialmente o fator I de crescimento semelhante à insulina induzido por hormônios.[3,4] Evidências experimentais em modelos *knock-out* de camundongos apoiam as ações combinadas de estrogênio e progesterona, mediadas principalmente pelo receptor-α do estrogênio e receptor-β da progesterona, mas dependentes do fator de crescimento epidérmico e IGF-I.[5,7] Os receptores de estrogênio e progesterona no tecido mamário normal estão localizados em células epiteliais não divididas e nas células estromais adjacentes às células epiteliais em proliferação, indicando a importância da comunicação parácrina, usando fatores de crescimento. O IGF-I induzido por hormônio de crescimento é essencial para o desenvolvimento e função mamária.[4]

A resposta puberal é uma manifestação de eventos centrais intimamente sincronizados (hipotálamo hipófise) e periféricos (ovário-mama). Por exemplo, é sabido que o hormônio liberador de gonadotrofina (GnRH) estimula a liberação de prolactina, e esta ação é potencializada pelo estrogênio.[8] Isto sugere uma interação parácrina entre gonadotrofos e lactotrofos, ligada por estrogênio, com um impacto final na mama.

Rotineiramente ocorrem alterações em resposta à sequência estrogênio-progesterona de um ciclo menstrual normal. O tamanho máximo da mama ocorre no final da fase lútea. A secreção de fluidos, atividade mitótica e produção de DNA de tecido não glandular e epitélio glandular atingem um pico durante a fase lútea.[9-11] Isto justifica as alterações pré-menstruais císticas e sensíveis.

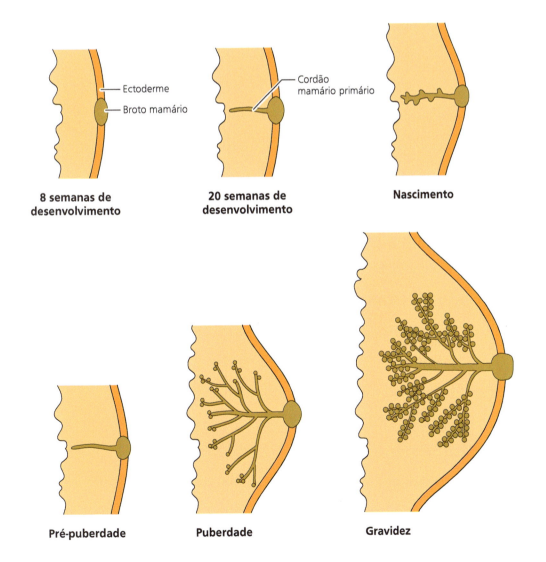

Durante o ciclo menstrual normal, os receptores estrogênicos no epitélio da glândula mamária reduzem em número durante a fase lútea, enquanto que os receptores de progesterona permanecem num nível alto durante todo o ciclo.[12] Estudos usando tecido de mamoplastias redutoras ou de tecido mamário próximo a uma lesão benigna ou maligna demonstraram um pico na atividade mitótica durante a fase lútea.[10,13,14] Usando tecido de biópsia com agulha fina, um marcador imunocitoquímico de proliferação era mais elevado na fase lútea do que na fase proliferativa.[12] E neste estudo houve uma correlação direta com os níveis séricos de progesterona. No entanto, estudos importantes indicam que com o aumento na duração da exposição, a progesterona impõe uma limitação à proliferação das células mamárias.[15-17] Por conseguinte, as células epiteliais mamárias e do endométrio podem ser mais parecidas do que o proposto convencionalmente.

A diferenciação final da célula epitelial alveolar em célula láctica madura é obtida pelo aumento gestacional do estrogênio e progesterona combinado com a presença de prolactina, mas somente depois da exposição ao cortisol e insulina. A reação completa depende da disponibilidade de quantidades mínimas de hormônio da tireoide. Assim, o indivíduo endocrinologicamente intacto em quem o estrogênio, progesterona, tiroxina, cortisol, insulina, prolactina, lactogênio placentário humano e hormônio de crescimento estão disponíveis pode ter crescimento e função mamária apropriada. Durante o primeiro trimestre de gestação, o crescimento e proliferação são máximos, mudando para a atividade de diferenciação e secretória, à medida que a gravidez progride.

O tecido mamário altera-se com a idade. Durante a adolescência as mamas são densas e predominantemente glandulares. À medida que passam os anos, as mamas contêm progressivamente mais gordura, mas após a menopausa este processo se acelera tanto que já nos anos pós-menopausa, o tecido glandular mamário é em sua maior parte substituído por gordura.

FORMATOS E TAMANHOS ANORMAIS

A diferenciação inicial do primórdio da glândula mamária está sob o controle hormonal fetal. As anormalidades no tamanho ou forma adulta podem refletir o impacto dos hormônios (especialmente a presença ou ausência de testosterona) durante esse período inicial do desenvolvimento. Esta influência hormonal pré-natal programa o desenvolvimento da mama que irá ocorrer em resposta ao aumento dos hormônios na puberdade. Ocasionalmente, o broto mamário começa a desenvolver-se primeiro em um dos lados. Igualmente, uma mama pode crescer mais rápido do que a outra. Essas desigualdades geralmente desaparecem quando o desenvolvimento está completo. No entanto, a equivalência exata em tamanho pode não ser atingida. Uma assimetria significativa é corrigível somente por um cirurgião plástico. Da mesma forma, hipoplasia e hipertrofia só podem ser tratadas por cirurgia corretiva. A terapia hormonal é totalmente ineficaz na produção de uma alteração permanente no formato ou tamanho da mama, com uma exceção, em pacientes com amenorreia primária em razão da deficiência na função ovariana, o tratamento com estrogênio induz crescimento mamário significativo e satisfatório. O tamanho da mama pode aumentar durante o uso de contraceptivos orais, mas não há um efeito duradouro associado a uso passado.[18]

Mamilos acessórios (quase sempre sem tecido mamário subjacente) podem ser encontrados em qualquer ponto desde as virilhas até o pescoço, remanescentes da linha mamária que se estende no início da vida embrionária (sexta semana) ao longo da parede ventral lateral do corpo. Eles ocorrem em aproximadamente 1% das mulheres (esporádicos ou familiares) e não requerem terapia. Foi relatada a presença de *politelia* como associada a uma variedade de malformações renais e no trato urinário.[19,20] Entretanto, em três séries, cada uma com um grande número de crianças, a presença de mamilos supranumerários não foi associada a uma prevalência mais alta de malformações no rim e trato urinário.[21-23] Contudo, é prudente investigar o trato renal-urinário na presença de politelia.[24]

O **tecido mamário acessório** ocorre graças à regressão embriológica incompleta das cristas mamárias e por esta razão, a localização ao longo da linha mamária estende-se da axila até a área púbica. Usualmente é detectado tecido mamário ectópico durante a puberdade, gravidez ou lactação, uma consequência do aumento induzido hormonalmente. As mamas acessórias são comumente bilaterais e ocasionalmente são encontradas em localizações incomuns, como a axila, escápula, coxa ou grandes lábios, e quando o mamilo e a auréola estão ausentes, a massa pode ser um dilema diagnóstico.[25] Mesmo quando o diagnóstico é óbvio, é indicada excisão cirúrgica por razões estéticas e por conforto.[26] O tecido mamário acessório está sujeito ao mesmo risco de câncer que as mamas normais.

GRAVIDEZ E LACTAÇÃO

SECREÇÃO DE PROLACTINA

Na maioria das espécies mamíferas, a prolactina é um polipeptídeo de cadeia única de 199 aminoácidos, 40% semelhantes em estrutura ao hormônio de crescimento e lactogênio placentário. Acredita-se que todos os três hormônios tenham-se originado de uma proteína ancestral comum aproximadamente 400 milhões de anos atrás.

A prolactina é codificada por um gene único no cromossomo 6, produzindo uma molécula que na sua forma principal é mantida em três laços pelas ligações dissulfeto.[27] A maioria, se não todas as variantes da prolactina, é resultado de modificações pós-translacionais. Pouca prolactina representa uma variante de ligação resultante da deleção proteolítica dos aminoácidos. A prolactina grande pode resultar de uma falha na remoção dos íntrons; ela tem pouca atividade biológica e não tem reação a cruzada com anticorpos da forma maior da prolactina. As assim chamadas variantes muito grandes da prolactina são decorrentes de moléculas separadas de prolactina que se ligam entre si, seja não covalentemente ou por ligação dissulfeto intercadeias. Algumas das formas aparentemente maiores da prolactina são moléculas de prolactina complexadas para proteínas ligadoras. Os altos níveis de prolactina relativamente inativa na ausência de um tumor podem dever-se à criação de macromoléculas de prolactina por autoanticorpos de antiprolactina.[28,29] De um modo geral, as prolactinas grandes representam algo entre 10 e 25% da hiperprolactinemia relatada pelos ensaios comerciais.[30]

Existem outras variações. A clivagem enzimática da molécula de prolactina produz fragmentos que podem ser capazes de atividade biológica, e a prolactina que foi glicolizada continua a exercer atividade. Diferenças nas moléculas de carboidrato podem produzir diferenças na atividade biológica e na imunorreatividade. Contudo, a forma não glicolizada da prolactina é a forma predominante de prolactina secretada na circulação.[31] A modificação da prolactina também inclui fosforilação, deamidação e sulfonação.

Em algum ponto no tempo, a bioatividade (p. ex., glactorreia) e a imunorreatividade (níveis circulantes por imunoensaio) da prolactina representam o efeito cumulativo da família das variantes estruturais. Lembre que os imunoensaios nem sempre refletem a situação biológica (p. ex., um nível normal de prolactina em uma mulher com galactorreia). No entanto, o radioimunoensaio de rotina da prolactina é em geral clinicamente confiável, especialmente nos níveis extremamente altos associados a tumores hipofisários secretores de prolactina.

As células hipofisárias anteriores que produzem prolactina, hormônio de crescimento e hormônio estimulante da tireoide (lactotrofos, somatotrofos e tirotrofos) requerem a presença de Pit-1, um fator transcricional, para transativação. Pit-1 liga-se ao gene da prolactina em múltiplos sítios na região promotora e numa região adjacente, designada como intensificadora distal; a ligação de Pit-1 é um requisito para a atividade promotora da prolactina e a transcrição genética. Muitos hormônios, neurotransmissores e fatores de crescimento influenciam o gene da prolactina, envolvido em um nível de função que vai além do permitido por Pit-1. A modulação fundamental da secreção de prolactina é exercida pelo estrogênio, produzindo diferenciação dos lactotrofos e estimulação direta da produção de prolactina.[32,33] Um elemento de resposta estrogênica está adjacente aos sítios ligadores de Pit-1 na região intensificadora distal, e a estimulação estrogênica do gene da prolactina envolve interação com este sítio ligador de Pit-1. O estrogênio também influencia a produção de prolactina suprimindo a secreção da dopamina.[34] A prolactina também é sintetizada em tecidos extra-hipofisários, incluindo o tecido mamário e a decídua endometrial.[35] Em sítios extra-hipofisários, o sítio promotor ativo está ascendente em relação ao sítio de iniciação da hipófise e não é regulado por Pit-1, estrogênios ou dopamina. A progesterona aumenta a secreção de prolactina na decídua, mas não tem efeito na hipófise.

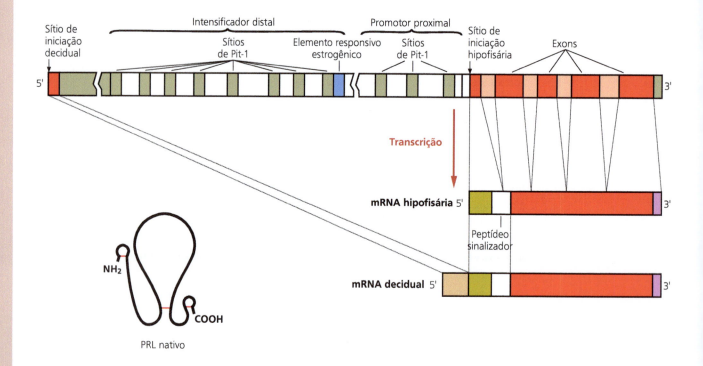

A prolactina está envolvida em muitos eventos bioquímicos durante a gestação. A síntese de surfactante no pulmão fetal é influenciada pela prolactina, e a prolactina decidual modula a contratilidade muscular uterina mediada pela prostaglandina.[36,37] A prolactina também contribui para a prevenção da rejeição imunológica do concepto, suprimindo a resposta imunológica materna. A prolactina é produzida e processada nas células mamárias. Os mecanismos e o propósito da produção mamária de prolactina ainda precisam ser determinados, mas acredita-se que a prolactina no leite seja derivada da síntese local. A transmissão desta prolactina ao recém-nascido pode ser importante para as funções imunológicas.

FATOR INIBIDOR DA PROLACTINA

O hipotálamo mantém a supressão da secreção da prolactina hipofisária transportando um fator inibidor da prolactina (PIF) até a hipófise através da circulação portal. O ato de sugar suprime a formação desta substância hipotalâmica, que se acredita ser a dopamina (conforme discutido no Capítulo 5).[38] A dopamina é secretada pelo hipotálamo basal no sistema porta e conduzida até a hipófise anterior. A dopamina liga-se especificamente às células lactotrofas e suprime a secreção de prolactina na circulação geral; na sua ausência, a prolactina é secretada. A dopamina liga-se a um receptor conjugado à proteína G (Capítulo 2) que existe em uma forma longa e uma forma curta, mas somente D_2 (a forma longa) está presente nos lactotrofos. O mecanismo molecular para a ação inibitória da dopamina ainda não é conhecido. Existem vários outros PIFs, mas somente foi estabelecido um papel específico para a dopamina.

FATOR LIBERADOR DA PROLACTINA

A secreção da prolactina também pode ser influenciada por um fator hipotalâmico positivo, o fator liberador da prolactina (PRF). O PRF não existe em várias aves (p. ex., pombo, galinha, pato, peru e melro). Embora a identidade deste material não tenha sido elucidada ou a sua função substanciada na fisiologia humana normal, é possível que o hormônio liberador da tirotripina (TRH) seja um estimulante potente da secreção da prolactina nos humanos. As menores doses de TRH que são capazes de produzir um aumento em TSH também elevam os níveis de prolactina, um achado que apoia um papel fisiológico para TRH no controle da secreção de prolactina, pelo menos em resposta à sucção.[39] A estimulação de TRH da liberação de prolactina envolve mecanismos de cálcio (liberação interna e influxo via canais de cálcio) em resposta ao receptor de TRH, também um membro da família da proteína G. No entanto, exceto no hipotireoidismo, as alterações fisiológicas normais, bem como a secreção anormal de prolactina, são facilmente explicadas e entendidas em termos de variações no fator inibidor da prolactina, a dopamina. Foi reportada uma grande coleção de peptídeos que estimulam a liberação da prolactina *in vitro*. Estes incluem fatores de crescimento, angiotensina II, GnRH, vasopressina e outros. Porém não se sabe se estes peptídeos participam na regulação fisiológica normal da secreção de prolactina.

RECEPTOR DE PROLACTINA

O receptor de prolactina é codificado por um gene no cromossomo 5p13-14 que está próximo ao gene do receptor do hormônio de crescimento. O receptor de prolactina pertence a uma família de receptores que inclui muitas citocinas e alguns fatores de crescimento, apoiando um papel dual para a prolactina como um hormônio clássico e uma citocina.[27]

Os receptores de prolactina existem em mais de uma forma, todas contendo uma região extracelular, uma única região transmembrana e um domínio citoplasmático relativamente longo. Existem evidências de mais de um receptor, dependendo do sítio de ação (p. ex., decídua e placenta).[40] A identidade similar de aminoácidos entre os receptores de prolactina e do hormônio de crescimento é de aproximadamente 30%, com determinadas regiões tendo até 70% de homologia.[41] Os receptores de prolactina são expressos em muitos tecidos pelo corpo. Em virtude das várias formas e funções da prolactina, é provável que estejam envolvidos múltiplos mecanismos sinalizadores e por essa razão não tenha sido identificado um segundo mensageiro único para ação intracelular da prolactina. Também existe uma proteína que funciona como um receptor/transportador, translocando a prolactina do sangue para o líquido cerebrospinal, o líquido amniótico e o leite.

PROLACTINA NO LÍQUIDO AMNIÓTICO

As concentrações de prolactina no líquido amniótico assemelham-se às concentrações séricas maternas até a 10ª semana de gestação, elevam-se marcadamente até a 20ª semana e depois decrescem. A prolactina materna não é transmitida para o feto em quantidades significativas. Na verdade, a origem da prolactina do líquido amniótico não é a hipófise materna nem a hipófise fetal. A falha no tratamento com agonista da dopamina em suprimir os níveis de prolactina no líquido amniótico e estudos com sistemas de cultura *in vitro* indicam uma fonte primária decidual com transferência via receptores de âmnios até o líquido amniótico, exigindo que o âmnio, córion e a decídua aderente estejam intactos. Esta síntese decidual da prolactina é iniciada pela progesterona, mas depois de estabelecida a decidualização, a secreção de prolactina continua na ausência de progesterona e estradiol.[42] Vários fatores deciduais regulam a síntese e liberação da prolactina, incluindo a relaxina, insulina e fator de crescimento semelhante à insulina tipo 1. A prolactina produzida em sítios extra-hipofisários envolve um éxon hipofisário alternativo à esquerda do sítio inicial de leitura, gerando um transcrito de RNA um pouco maior comparado ao produto hipofisário. No entanto, a sequência de aminoácidos e as propriedades químicas e biológicas da prolactina decidual são idênticas às da prolactina hipofisária. Existe a hipótese de que a prolactina do líquido amniótico desempenha um papel na modulação da economia eletrolítica não diferente da sua habilidade de regular o transporte de sódio e a movimentação de água nas brânquias dos peixes (permitindo que o salmão do oceano e a truta retornem à água doce para reprodução). Esta prolactina protegeria o feto humano da desidratação através do controle do sal e transporte de água através do âmnio. A prolactina reduz a permeabilidade do âmnio humano na direção do feto para a mãe através de uma ação mediada pelos receptores no revestimento do epitélio na superfície fetal.[43] Os níveis de prolactina decidual e no líquido amniótico são mais baixos em gravidezes hipertensivas e em pacientes com polidrâmnio.[44,45] Os receptores de prolactina estão presentes no córion liso, e sua concentração é mais baixa em pacientes com polidrâmnio.[46] Assim sendo, o polidrâmnio idiopático pode ser uma consequência da regulação prejudicada da prolactina do líquido amniótico.

LACTAÇÃO

Durante a gravidez, os níveis de prolactina elevam-se do nível normal de 10-25 ng/mL até altas concentrações, começando em torno de 8 semanas e atingindo um pico de 200-400 ng/mL a termo.[47,48] O aumento em prolactina é semelhante ao aumento em estrogênio começando a 7-8 semanas de gestação, e acredita-se que o mecanismo para o aumento na secreção de prolactina (discutido no Capítulo 5) seja a supressão estrogênica do fator hipotalâmico inibidor da prolactina, dopamina e a estimulação direta da transcrição genética da prolactina hipofisária.[49,50] Existe uma variabilidade marcante nos níveis maternos de prolactina na gravidez, com secreção pulsátil e uma variação diurna semelhante à encontrada em mulheres não grávidas. O nível de pico ocorre 4-5 horas após o início do sono.[51]

Produzido pela placenta e secretado ativamente na circulação materna a partir da sexta semana de gestação, o lactogênio placentário humano (hPL) eleva-se progressivamente, atingindo um nível de aproximadamente 6.000 ng/mL a termo. O hPL, embora exibindo menos atividade do que a prolactina, é produzido em quantidades suficientes para poder exercer um efeito lactogênico.

Embora a prolactina estimule o crescimento significativo da mama e seja valiosa para a lactação, somente o colostro (composto de células epiteliais descamadas e transudato) é produzido durante a gestação. A lactação plena é inibida pela progesterona, que interfere na ação da prolactina no nível do receptor alveolar da prolactina celular. Tanto o estrogênio quanto a progesterona são necessários para a expressão do receptor lactogênico, mas a progesterona antagoniza a ação positiva da prolactina no seu próprio receptor, enquanto a progesterona e quantidades farmacológicas de androgênio reduzem a ligação da prolactina.[41,52,53] No camundongo, a inibição da produção da proteína lactífera deve-se à supressão pela progesterona da expressão do receptor de prolactina.[54] O uso efetivo de altas doses de estrogênio para suprimir a lactação pós-parto indica que as quantidades farmacológicas de estrogênio também bloqueiam a ação da prolactina.

A progesterona pode suprimir diretamente a produção de leite. Foi identificado um peptídeo nuclear (um correpressor) que se liga a sítios específicos na região promotora do gene da caseína, inibindo, assim, a transcrição.[55] A progesterona estimula a geração deste correpressor. Após o parto, a perda da progesterona leva a um decréscimo no seu peptídeo inibitório.

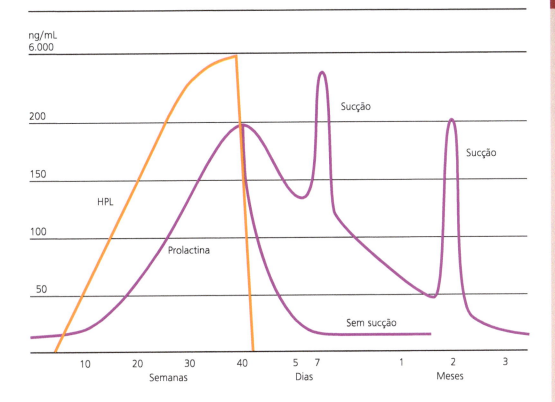

prolactina em mulheres que estão amamentando ao seio declinam aproximadamente 50% (até em torno de 100 ng/mL). A sucção estimula o aumento da prolactina, que é importante para dar início à produção de leite. Até 2-3 meses pós-parto, os níveis basais são aproximadamente 40-50 ng/mL e ocorre um grande aumento (em torno de 10-20 vezes) após a sucção. Durante toda a amamentação, os níveis básicos de prolactina permanecem elevados, e a sucção produz um aumento de duas vezes que é essencial para a continuação da produção de leite.[56,57] O padrão ou valores dos níveis de prolactina não predizem a duração pós-parto da amenorreia ou infertilidade.[58] A falha na lactação dentro dos primeiros 7 dias pós-parto pode ser o primeiro sinal da síndrome de Sheenan (hipopituitarismo após infarto intraparto da glândula hipofisária).

A manutenção da produção de leite em níveis altos é dependente da ação conjunta de fatores da hipófise anterior e posterior. Através dos mecanismos a serem descritos em detalhes em seguida, a sucção provoca a liberação da prolactina e ocitocina, como também do hormônio estimulador da tireoide (TSH)[59,60] A prolactina sustenta a secreção de caseína, ácidos graxos, lactose e o volume da secreção, enquanto que a citocina contrai as células mioepiteliais e esvazia o lúmen alveolar, estimulando assim a secreção do leite e o preenchimento alveolar. O aumento no TSH com a sucção sugere que o hormônio liberador da tirotrofina (TRH) deve desempenhar um papel na resposta da prolactina à sucção. A quantidade e qualidade ideal do leite dependem da disponibilidade da tireoide, insulina e fatores de crescimento semelhantes à insulina, cortisol e da ingestão diária de nutrientes e líquidos.

A secreção de cálcio no leite das mulheres que estão amamentando dobra a perda diária de cálcio.[61,62] Em mulheres que amamentam ao seio por 6 meses ou mais, isto vem acompanhado de perda óssea significativa mesmo em presença de uma alta ingestão de cálcio.[63] Entretanto, a densidade óssea retorna rapidamente aos níveis básicos nos 6 meses posteriores ao desmame.[64,65] A perda óssea deve-se ao aumento na reabsorção óssea, provavelmente secundária aos níveis relativamente baixos de estrogênio associados à lactação. É possível que a recuperação esteja prejudicada em mulheres com ingestão inadequada de cálcio; a ingestão total de cálcio durante a lactação deve ser de pelo menos 1.500 mg por dia. No entanto, a suplementação de cálcio não tem efeito sobre o conteúdo de cálcio do leite materno ou sobre a perda óssea em mulheres lactantes que têm dietas normais.[66] Além disso, os fetos e as mães lactantes, exceto em circunstâncias incomuns, não sofrem de uma deficiência significativa de vitamina D.[67] Além do mais, estudos indicam que a perda de cálcio e a perda óssea associada à lactação são rapidamente recuperadas e, portanto, não causam impacto no risco de osteoporose pós-menopáusica.[68-72] Raramente, uma mulher grávida pode apresentar osteoporose e fraturas vertebrais, provavelmente como consequência de uma ingestão muito inadequada de cálcio e deficiência severa de vitamina D.[73] Relatos de casos de osteoporose associada à gravidez indicam que esta condição aguda pode ser tratada com sucesso com bisfosfonatos ou teriparatida, o fragmento hormonal da paratireoide.[74,75]

Os anticorpos estão presentes no leite materno e contribuem para a saúde de um bebê. Além de proteínas, carboidratos e gorduras que fornecem uma dieta completa e balanceada, o leite humano previne infecções nos bebês, tanto pela transmissão de imunoglobulinas, quanto pela modificação da flora bacteriana do trato gastrointestinal do bebê. São transmitidos vírus no leite materno e, embora os riscos reais sejam desconhecidos, as mulheres infectadas com citomegalovírus, hepatite B ou vírus da imunodeficiência humana são aconselhadas a não amamentarem ao seio. A vitamina A, vitamina B_{12} e o ácido fólico estão significativamente reduzidos no leite de mulheres com fraca ingestão dietética. Como regra geral, aproximadamente 1% de todas as drogas ingeridas pela mãe aparecem no leite materno. Em um estudo dos índios Pima, a alimentação exclusiva ao seio por pelo menos 2 meses estava associada a uma taxa mais baixa de diabetes melito não dependente de insulina com início na idade adulta, provavelmente porque o excesso de alimentação e o ganho de peso são mais comuns com a alimentação com mamadeira.[76]

O esvaziamento frequente do lúmen é importante para a manutenção de um nível adequado de secreção. De fato, após o quarto mês pós-parto, a sucção parece ser o único estimulante necessário; no entanto, os estados ambientais e emocionais também são importantes para a continuidade da atividade alveolar. O exercício aeróbico vigoroso não afeta o volume ou a composição do leite materno e, portanto, o ganho de peso do bebê é normal.[77] A dieta e hidratação materna têm pouco impacto na lactação; o controle principal da produção de leite está sob controle da sucção do bebê.[78]

Um estudo da sucção com ultrassonografia indica que o apego instintivo do bebê ao mamilo estabelece imediatamente uma selagem a vácuo.[79] A língua movimenta-se para cima e para baixo, aumentando o vácuo e produzindo o fluxo do leite durante a movimentação descendente. Entretanto, a ejeção do leite não ocorre somente em consequência e uma pressão negativa induzida mecanicamente. Os sensores táteis concentrados na auréola ativam, através das raízes neurossensoriais torácicas 4, 5 e 6 um arco neurossensorial aferente que estimula os núcleos paraventriculares e supraópticos do hipotálamo a sintetizarem e transportarem a ocitocina até a hipófise posterior. O arco eferente (ocitocina) tem origem no sangue dos sistemas alvéolo-ductais da mama para contrair as células mioepiteliais e esvaziar o lúmen alveolar. O leite contido nos principais repositórios ductais é ejetado de 15 a 20 aberturas no mamilo. Esta liberação rápida do leite é chamada de "ejeção". Este papel importante da ocitocina fica evidente em camundongos *knock-out* que carecem de ocitocina e passam por um parto normal, mas não conseguem amamentar sua prole.[80] O reflexo de ejeção do leite envolvendo a ocitocina está presente em todas as espécies de mamíferos. Os peptídeos semelhantes à ocitocina existem nos peixes, répteis e pássaros, e pode ter havido um papel para a ocitocina no comportamento materno antes de a lactação ter-se desenvolvido.[78]

Em muitos casos, a ativação da liberação de ocitocina que conduz à ejeção não requer a iniciação de estímulos táteis. O sistema nervoso central pode ser condicionado a responder à presença do bebê ou ao som do choro do bebê, induzindo a ativação do arco eferente. Estas mensagens são resultado de muitos neurotransmissores estimuladores e inibidores. A sucção, por conseguinte, atua para tornar a encher a mama ao ativar as duas porções da hipófise (anterior e posterior), fazendo com que a mama produza leite novo e ejete o leite. A liberação da ocitocina também é importante para as contrações uterinas que contribuem para a involução do útero.

O efeito da ocitocina é um fenômeno de liberação que age sobre o leite secretado e armazenado. A prolactina deve estar disponível em quantidades suficientes para a continuidade da substituição secretória do leite ejetado. Isto requer o aumento transitório da prolactina associada à sucção. A quantidade de leite produzido correlaciona-se com a quantidade removida pela sucção. A mama pode armazenar leite por um máximo de 48 horas antes que a produção diminua.

AMAMENTAÇÃO POR MÃES ADOTIVAS

As mães adotivas ocasionalmente solicitam assistência no início da lactação.[81] O sucesso da amamentação pode ser alcançado pela ingestão de 25 mg de clorpromazina três vezes ao dia juntamente com a estimulação vigorosa do mamilo a cada 3-4 horas. A produção de leite não irá aparecer por várias semanas. Idealmente, esta preparação deve começar aproximadamente um mês antes do nascimento esperado do bebê. Deve ser usada uma bomba de extração de leite elétrica, mais uma vez começando preferencialmente em torno de um mês antes da data esperada para o nascimento do bebê. A estase do leite dentro da mama, sem estimulação, levará à cessação da lactação. A metoclopramida, 10 mg três vezes ao dia, é outra droga que produziu sucesso no aumento dos níveis de prolactina e indução da lactação.[82] A metoclopramida também pode ser usada quando mães lactantes têm um suprimento inadequado de leite. Uma vez estabelecida a lactação adequada (usualmente em 7 a 10 dias), o tratamento com drogas deve ser descontinuado, reduzindo a dose por 3 semanas.

CESSAÇÃO DA LACTAÇÃO

A lactação pode ser terminada pela descontinuação da sucção. O efeito principal desta cessação é a perda da ejeção do leite via evocação neural da ocitocina. Após alguns dias, os alvéolos inchados deprimem a formação de leite provavelmente através de um efeito de pressão local (embora o próprio leite possa conter fatores inibitórios). Com a reabsorção do líquido e o soluto, a mama inchada e saturada diminui de tamanho em poucos dias. Além da perda da ejeção do leite, a ausência de sucção reativa a produção da dopamina (PIF), de modo que existe menos estimulação da secreção do leite. Não é recomendado o uso rotineiro de um agonista da dopamina para supressão da lactação em razão dos relatos de hipertensão, convulsões, infartos do miocárdio e derrame associados ao seu uso pós-parto.

EFEITO CONTRACEPTIVO DA LACTAÇÃO

Um efeito contraceptivo moderado acompanha a lactação e produz espaçamento entre os filhos, o que é muito importante no mundo em desenvolvimento como uma forma de limitar o tamanho da família. O efeito contraceptivo da lactação, isto é, a duração dos intervalos entre os nascimentos, depende da intensidade da sucção, até que ponto é acrescentada suplementação alimentar à dieta do bebê e o nível de nutrição da mãe (se baixo, mais longo o intervalo contraceptivo; no entanto, mulheres bem nutridas e subnutridas recuperam a ovulação ao mesmo tempo no pós-parto[83]). Se a intensidade e/ou frequência da sucção é diminuída, o efeito contraceptivo é reduzido. Somente as mulheres amenorreicas que amamentam exclusivamente (aleitamento pleno) a intervalos regulares, incluindo horários noturnos, durante os 6 primeiros meses têm proteção contraceptiva equivalente à proporcionada pela contracepção oral (98% de eficácia); com menstruação ou após 6 meses, a chance de ovulação aumenta.[84,85] Com amamentação plena ou quase plena, aproximadamente 70% das mulheres permanecem amenorreicas por 6 meses e apenas 37% por 1 ano; no entanto, com amamentação exclusiva, a eficácia contraceptiva com 1 ano é alta, 92%.[85] Mulheres com amamentação plena comumente têm algum sangramento vaginal ou manchas nas primeiras 8 semanas pós-parto, mas este sangramento não se deve à ovulação.[86]

A alimentação suplementar aumenta a chance de ovulação (e gravidez) mesmo em mulheres amenorreicas.[87] A proteção total é alcançada pela mulher que amamenta exclusivamente por apenas 10 semanas.[86] Metade das mulheres estudadas que não amamentam exclusivamente ovula antes da sexta semana, a época da tradicional consulta pós-parto; uma consulta durante a terceira semana pós-parto é enfaticamente recomendada para aconselhamento contraceptivo.

Regra dos 3 para a Iniciação Pós-parto da Contracepção

Amamentação plena:	Começar no 3º mês pós-parto.
Amamentação parcial ou nenhuma:	Começar na 3ª semana pós-parto.

Em mulheres que não amamentam, os níveis de gonadotrofina permanecem baixos durante o início do puerpério e retornam às concentrações normais durante a terceira à quinta semana, quando os níveis de prolactina já voltaram ao normal. Em uma avaliação deste evento fisiológico importante (em termos da necessidade de contracepção), foi identificado que a média de demora antes da primeira ovulação era de aproximadamente 45 dias, enquanto que nenhuma mulher ovulou antes de 25 dias após o parto.[84] Contudo, das 22 mulheres, 11 ovularam antes da sexta semana pós-parto, salientando a necessidade de passar a tradicional consulta médica pós-parto para a terceira semana após o parto. Em mulheres que recebem tratamento com agonista da dopamina no parto ou imediatamente depois, o retorno da ovulação é ligeiramente acelerado, e a contracepção é necessária uma semana antes, na segunda semana pós-parto.[88,89]

As concentrações de prolactina são aumentadas em resposta ao estímulo repetido de sucção para a amamentação. Dada a intensidade e frequência suficiente, os níveis de prolactina permanecem elevados. Sob essas condições, as concentrações do hormônio folículo estimulante (FSH) estão dentro da variação normal inferior (tendo-se elevado de concentrações extremamente baixas no parto para a variação folicular nas 3 semanas pós-parto) e os valores do hormônio luteinizante (LH) também estão dentro da variação normal inferior. Estes baixos níveis de gonadotrofina não permitem que o ovário, durante a hiperprolactinemia lactacional, apresente desenvolvimento folicular e secrete estrogênio. Portanto, secura vaginal e dispareunia são comumente relatadas por mulheres que estão amamentando. *O uso de preparações de estrogênio vaginal não é recomendado porque a absorção do estrogênio pode levar à inibição da produção de leite. Devem ser usados lubrificantes vaginais até que retornes a função ovariana e a produção de estrogênio.*

O mecanismo do efeito contraceptivo é de interesse porque é vista uma interferência similar na função hipofisária-gonadal normal nos níveis elevados de prolactina em mulheres não grávidas, a síndrome da galactorreia e amenorreia. Evidências experimentais anteriores sugeriram que os ovários possam ser refratários à estimulação da gonadotrofina durante a lactação e, além disso, a hipófise anterior pode ser menos responsiva à estimulação de GnRH. No entanto, outros estudos realizados posteriormente durante o curso da lactação indicaram que os ovários e também a hipófise eram responsivos à estimulação adequada de hormônios tróficos.[90]

Estas observações sugerem que altas concentrações de prolactina podem trabalhar nos sítios central e ovariano para produzir amenorreia lactacional e anovulação. A prolactina parece afetar a função das células granulosas *in vitro*, inibindo a síntese da progesterona. Ela também pode alterar a proporção testosterona/desidrotestosterona, reduzindo assim o substrato aromatizável e aumentando as concentrações locais de antiestrogênio. No entanto, um efeito direto da prolactina no desenvolvimento folicular ovariano não parece ser um fator importante. Predomina a ação central.

Níveis elevados de prolactina inibem a secreção pulsátil de GnRH.[91,92] O excesso de prolactina tem efeitos de curto-circuito de *feedback* positivo na dopamina. O aumento na dopamina reduz GnRH suprimindo a função do núcleo arqueado, talvez em um mecanismo mediado pela atividade opioide endógena.[93,94] Entretanto, o bloqueio dos receptores de dopamina com um antagonista da dopamina ou a administração de um agonista opioide em mulheres que amamentam nem sempre afeta a secreção da gonadotrofina.[95] O mecanismo exato para a supressão da secreção de GnRH ainda não está esclarecido. O princípio da supressão de GnRH pela prolactina é reforçado pela demonstração de que o tratamento de mulheres amenorreicas e lactantes com GnRH pulsátil recupera completamente a secreção hipofisária e a atividade ovariana cíclica normal.[96]

No desmame, quando as concentrações de prolactina no sangue caem até o nível normal, crescem os níveis de gonadotrofina e aumenta a secreção de estradiol. Esta pronta recuperação da função ovariana é seguida da ocorrência de ovulação em 14-30 dias de desmame.

LACTAÇÃO INAPROPRIADA – SÍNDROMES GALACTORREICAS

Galactorreia refere-se à secreção mamária de um líquido leitoso, que é não fisiológica à medida que é inapropriada (não imediatamente relacionada com a gravidez ou com as necessidades de uma criança), persistente e por vezes excessiva. Embora usualmente branca ou clara, a cor pode ser amarela ou mesmo verde. Nesta última circunstância, deve ser considerada uma doença local na mama. Para estimular a secreção mamária, deve ser aplicada pressão a todas as seções da mama, começando pela base da mama e subindo até o mamilo. *Secreções induzidas por hormônios geralmente provêm de múltiplas aberturas de dutos em contraste com a descarga patológica que usualmente provém de um único duto*. Uma descarga sanguínea é mais típica de câncer. A quantidade de secreção não é um critério importante. A amenorreia não acompanha necessariamente galactorreia, mesmo nos transtornos provocativos mais sérios. Uma galactorreia demanda avaliação em uma mulher nulípara, e se tiverem se passado pelo menos 12 meses desde a última gravidez ou desmame em uma mulher parípara. A galactorreia pode envolver as duas mamas ou apenas uma. Esta recomendação se desenvolveu empiricamente, sabendo que muitas mulheres têm a persistência da galactorreia por muitos meses após a amamentação e, portanto, a regra é flexível. Os números exatos nunca foram estabelecidos por estudos apropriados. Assim, há espaço para um julgamento clínico com este problema clínico.

DIAGNÓSTICO DIFERENCIAL DE GALACTORREIA

O diagnóstico diferencial de galactorreia é um desafio clínico difícil e complexo. A dificuldade surge dos múltiplos fatores que estão envolvidos no controle da liberação da prolactina. Na maioria dos estados fisiopatológicos o caminho comum final que conduz à galactorreia é um aumento inapropriado da liberação de prolactina. As considerações seguintes são importantes:

1. O aumento na liberação de prolactina pode ser uma consequência da elaboração e secreção de prolactina de tumores hipofisários (discutido no Capítulo 11), que funcionam independentemente de restrições apropriadas em outros aspectos exercidas por PIF de um hipotálamo que funciona independentemente. Este tumor infrequente, mas potencialmente perigoso, que tem responsabilidades endócrinas, neurológicas e oftalmológicas que podem ser incapacitantes, torna o diagnóstico diferencial de galactorreia persistente um desafio clínico importante. Além da produção de prolactina, o tumor também pode suprimir o parênquima hipofisária por expansão e compressão, interferindo na secreção de outros hormônios tróficos.

Outros tumores hipofisários podem estar associados a hiperplasia lactotrófica e apresentar a síndrome característica de hiperprolactinemia e amenorreia.

2. Uma variedade de drogas pode inibir a dopamina.[97] Existem aproximadamente 100 derivativos da fenotiazina com atividade mamotrófica indireta. Além disso, existem muitos compostos semelhantes à fentiazina, derivativos da reserpina, anfetaminas e uma variedade desconhecida de outras drogas (opiáceos, diazepans, butirofenonas, verapamil, α-metildopa e antidepressivos tricíclicos) que podem iniciar galactorreia via supressão hipotalâmica. A ação final destes compostos é degradar os níveis de dopamina ou bloquear os receptores de dopamina. As características químicas comuns a muitas destas drogas são um anel aromático com um substituível polar como no estrogênio e pelo menos dois anéis adicionais ou atributos estruturais fazendo arranjos espaciais semelhantes ao estrogênio. Assim, esses compostos podem atuar de uma maneira semelhante aos estrogênios para diminuir PIF ou atuar diretamente na hipófise. Em apoio a esta conclusão, foi demonstrado que os derivativos do estrogênio e fenotiazina competem pelos mesmos receptores na eminência mediana. A prolactina é uniformemente elevada em pacientes nas quantidades terapêuticas destas drogas, mas essencialmente nunca tão altas quanto 100 ng/mL. Aproximadamente 30-50% exibem galactorreia que não deve persistir por mais de 3-6 meses depois de descontinuado o tratamento com a droga.

3. Hipotireoidismo (juvenil ou adulto) pode estar associado à galactorreia. Com a redução nos níveis circulantes do hormônio da tireoide, o TRH hipotalâmico é produzido em excesso e age como um PRF para liberar prolactina hipofisária. A reversão do hormônio da tireoide é uma forte evidência circunstancial para apoiar a conclusão de que TRH estimula a prolactina.

4. Estrogênio excessivo (p. ex., contraceptivos orais) pode levar à secreção de leite via supressão hipotalâmica, causando redução de dopamina e liberação de prolactina hipofisária e estimulação direta dos lactotrofos hipofisários. A galactorreia que se desenvolve durante a administração de contraceptivo oral pode ser mais perceptível no regime de dosagem tradicional durante 7 dias livre de medicação (quando os esteroides são eliminados do corpo e a ação de interferência na prolactina do estrogênio e progestina na mama desaparece). A galactorreia causada por estrogênio excessivo desaparece no espaço de 3-6 meses após a descontinuação da medicação. Esta é atualmente uma ocorrência rara com as pílulas de dosagem mais baixa.[98] Um estudo longitudinal de 126 mulheres demonstrou um aumento de 22% nos valores da prolactina em relação aos níveis médios dos controles, mas a resposta a contraceptivos orais de baixa dosagem não estava fora da variação normal.[99]

5. A sucção intensiva prolongada também pode liberar prolactina através da redução hipotalâmica da dopamina. Igualmente, cicatrizes de toracotomia, lesões na coluna vertebral e herpes-zóster podem induzir a liberação de prolactina pela ativação do arco neurossensorial aferente, estimulando assim a sucção. Foram observados galactorreia e níveis elevados de prolactina secundários à colocação de *piercing* nos mamilos.[100]

6. Os estresses podem inibir a dopamina hipotalâmica, induzindo assim a secreção de prolactina e a galactorreia. Traumas, procedimentos cirúrgicos e anestesia podem ser vistos em relação temporal com o início da galactorreia.

7. Lesões hipotalâmicas, lesões na haste ou compressão da haste (eventos que fisiologicamente reduzem a produção ou o transporte de dopamina para a hipófise) possibilitam a liberação de prolactina em excesso, conduzindo à galactorreia.

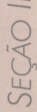

MAMA

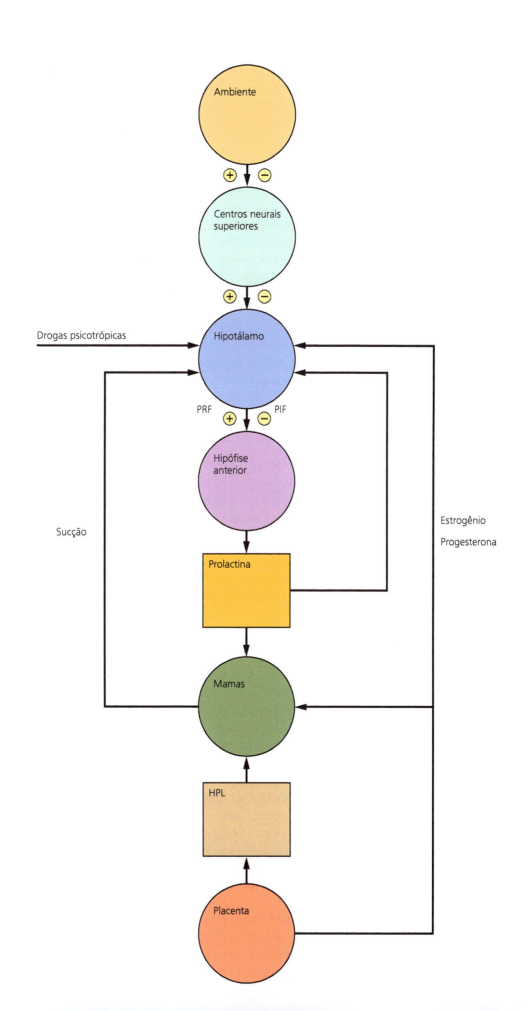

8. O aumento nas concentrações de prolactina podem resultar de origem não hipofisária, como tumores de pulmão, ovarianos e renais e até mesmo leiomioma uterino. Doenças renais graves que requerem hemodiálise estão associadas a níveis elevados de prolactina graças ao decréscimo da taxa de filtração glomerular.

PROBLEMA CLÍNICO DA GALACTORREIA

Uma variedade de designações eponímicas foi aplicada no passado às variantes das síndromes da lactação. Elas foram fundamentadas na associação da galactorreia com tumor intraselar (Forbes, *et al.* 1951), gravidez anterior com persistência inadequada de galactoreia (Chiari e Frommel 1852) e na ausência de gravidez anterior (Argonz e del Castillo 1953). Globalmente, foi observada uma associação da galactoreia com eventual amenorreia. Com base nas informações disponíveis atualmente, uma classificação de casos individuais de acordo com essas diretrizes eponímicas não tem utilidade nem permite a discriminação de pacientes que têm séria patologia intraselar ou supraselar.

A hiperprolactinemia pode estar associada a uma variedade de perturbações no ciclo menstrual: oligo-ovulação, insuficiência de corpo lúteo, além de amenorreia. Aproximadamente um terço das mulheres com amenorreia secundária elevou as concentrações de prolactina. A hiperprolactinemia patológica inibe a secreção pulsátil de GnRH, e a redução dos níveis circulantes de prolactina restabelece a função menstrual.

Hirsutismo leve pode acompanhar a disfunção ovulatória causada por hiperprolactinemia. Ainda não está definido se o excesso de androgênio é estimulado por um efeito direto da prolactina na síntese da desidroepiandrosterona (DHEA) do córtex suprarrenal e seu sulfato (DHEAS) ou se está primariamente relacionado com a anovulação crônica destas pacientes (e, dessa forma, secreção ovariana androgênica). Foi relatado que mulheres com níveis elevados de prolactina tinham uma associação à hiperinsulinemia graças a um aumento na resistência da insulina periférica.[101-108] Esta associação é independente de obesidade; entretanto, existe uma variação considerável, e o seu mecanismo é incerto. Recomendamos que as pacientes com hiperprolactinemia que têm uma história familiar de doença cardíaca coronária precoce ou que têm um perfil lipídico anormal devem ser avaliadas e manejadas para hiperinsulinemia, conforme descrito no Capítulo 12.

Nem todas as pacientes com hiperprolactinemia apresentam galactorreia. A incidência reportada é de aproximadamente 33% (Capítulo 11). A disparidade pode não se dever inteiramente à variação do zelo com que a presença de secreção de leite no mamilo é procurada durante o exame físico. A ausência de galactorreia pode ser decorrente do estado hipoestrogênico que usualmente a acompanha. Uma explicação mais atraente tem seu foco no conceito de heterogeneidade dos hormônios tróficos (Capítulo 2). O imunoensaio de prolactina pode não discriminar entre as moléculas heterogêneas de prolactina. Um alto nível circulante de prolactina pode não representar um material capaz de interagir com os receptores mamários de prolactina. Por outro lado, pode ser encontrada galactorreia em mulheres com concentrações séricas normais de prolactina. Flutuações episódicas e aumento durante o sono podem justificar esta discordância clínica ou, neste caso, pode estar presente uma prolactina bioativa que não seja detectável imunorreativamente. Lembre-se de que num determinado momento a bioatividade (galactorreia) e a imunorreatividade (resultado do imunoensaio) da prolactina representam o efeito cumulativo da família das variantes estruturais e moleculares da prolactina presentes na circulação.

Na fisiopatologia do hipogonadismo masculino, a heperprolactinemia é muito menos comum, e a incidência da verdadeira galactorreia é rara. A hiperprolactinemia em homens geralmente apresenta redução na libido e na potência.

Se a galactorreia esteve presente por 6 meses a 1 ano, ou é observada hiperprolactinemia no processo de desenvolvimento dos distúrbios menstruais, infertilidade ou hirsutismo, a probabilidade de um tumor hipofisário deve ser reconhecida. A avaliação e manejo da hiperprolactinemia são apresentados no Capítulo 11.

A galactorreia como um sintoma isolado de disfunção hipotalâmica existente numa mulher saudável em outros aspectos não requer tratamento. Níveis periódicos de prolactina, se dentro da variação normal, confirmam a estabilidade do processo subjacente. Entretanto, algumas pacientes consideram a presença ou a quantidade de galactorreia sexual, esteticamente e emocionalmente muito penosa. O tratamento com contraceptivos orais, androgênios, danazol e progestinas teve muito pouco sucesso. Portanto, o tratamento com agonista da dopamina, conforme descrito no Capítulo 11, é a terapia de escolha. Mesmo com concentrações normais de prolactina e exame por imagem normal, o tratamento com um agonista da dopamina pode eliminar a galactorreia.

MANEJO DA MASTALGIA

A ocorrência pré-menstrual cíclica de desconforto mamário é um problema comum e ocasionalmente está associado a alterações histológicas displásicas benignas. Não foi estabelecida uma etiologia específica (embora a resposta seja provavelmente secundária à estimulação hormonal da fase lútea) nem uma consequência adversa (como um aumento no risco de câncer de mama).[109] Aproximadamente 70% das mulheres relatam desconforto mamário pré-menstrual em levantamentos, e a interferência em suas atividades está em torno de 10-30%.[109]

O tratamento médico da mastalgia incluiu historicamente um desconcertante leque de opções. Várias delas são de valor questionável. Os diuréticos têm pouco impacto, e o tratamento com hormônio da tireoide é indicado somente quando é documentado hipotireoidismo. Foi tentado o tratamento com hormônios esteroides em muitas combinações, a maioria deles não sendo apoiada por estudos controlados. Um favorito antigo, com muitos anos de experiência clínica que atesta a sua eficácia, é a testosterona. Porém é preciso muita cautela para evitar doses virilizantes. Em anos recentes, estes métodos foram suplantados por diversas abordagens novas.

Danazol em uma dose de 100-200 mg/dia é efetivo no alívio do desconforto, além da redução da nodularidade da mama.[110,111] É recomendada uma dose diária por um período de 6 meses. Este tratamento pode alcançar uma resolução a longo prazo das alterações histológicas, além da melhora clínica. Doses abaixo de 400 mg diários não asseguram a inibição da ovulação e faz-se necessário um método efetivo de contracepção em razão dos possíveis efeitos teratogênicos da droga. Foi observada uma melhora significativa com vitamina E, 600 unidades/dia do acetato de tocoferol sintético. Não foram observados efeitos colaterais, e o mecanismo de ação é desconhecido. Bromocriptina (2,5 mg/dia, que podem ser administradas vaginalmente se os efeitos colaterais forem um problema) e antiestrogênios como o tamoxifeno (10 ou 20 mg diárias) também são efetivos para o tratamento do desconforto mamário e doença benigna.[111-113] Em um estudo por comparação, o tamoxifeno foi mais efetivo do que o danazol.[111]

Observações clínicas sugeriram que a abstinência de metilxantinas leva à resolução dos sintomas. As metilxantinas (cafeína, teofilina e teobromina) estão presentes no café, chá, chocolate e bebidas com cola. Entretanto, em estudos controlados foi observada uma taxa significativa de resposta ao placebo (30-40%). Avaliações cuidadosas desta relação nos estudos controlados não conseguiram demonstrar uma ligação entre o uso de metilxantina e mastalgia, alterações mamográficas ou atipia (alterações tissulares pré-malignas).[114,115] Além disso, os estudos não puderam detectar uma ligação convincente entre bebidas que contêm metilxantina e o risco de câncer de mama.[116-120]

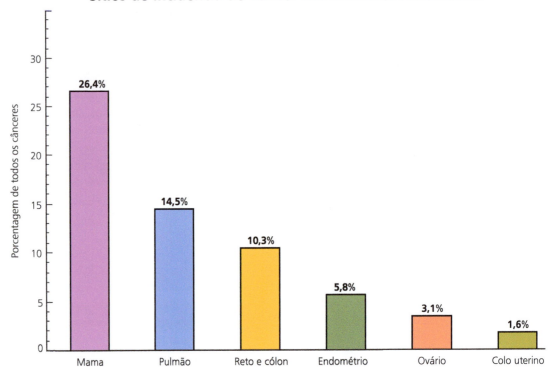

Sítios de Incidência de Câncer nas Mulheres Americanas[121]

CÂNCER DE MAMA

EXTENSÃO DO PROBLEMA

Atualmente, as recém-nascidas americanas têm uma probabilidade de 12% ao longo da vida de desenvolver câncer de mama, aproximadamente uma em cada oito, o dobro do risco em 1940.[121,122] A cada ano ocorrem em torno de 182.000 casos novos de câncer de mama invasivo e 68.000 novos casos de câncer de mama *in situ* nos Estados Unidos. Desde 1990, a incidência do câncer de mama decresceu para aproximadamente 3% por ano.[123] Acredita-se que este decréscimo reflete uma redução no uso de terapia hormonal pós-menopausa após a publicação dos resultados da Women's Health Initiative e uma diminuição na utilização da mamografia, discutido no Capitulo18. Em torno de 87% dos cânceres de mama nos Estados Unidos ocorrem em mulheres acima de 44 anos; apenas 1,9% de todos os casos ocorrem abaixo dos 35 anos, 12,5% com menos de 45 anos e 97% das mortes por câncer de mama nos Estados Unidos ocorrem em mulheres com mais de 40 anos.[122]

As taxas de mortalidade permaneceram decepcionantemente constantes até começar um declínio na década de 1990. O índice de sobrevida de 5 anos para câncer de mama localizado (aproximadamente 61% dos cânceres de mama) elevou-se de 72% na década de 1940 para 98%.[121] Isto é atribuído à melhor terapia e ao diagnóstico mais precoce graças à maior utilização de mamografia de controle. Com distribuição regional, o índice de 5 anos de sobrevida para câncer de mama é de 84%; com metástases distantes, a taxa é de 27%. A mama é o sítio principal de câncer nas mulheres americanas e agora, infelizmente (porque o fumo é obviamente a razão), excedido por câncer de pulmão e brônquios, como a causa principal de morte por câncer em mulheres.[121]

Chances de Desenvolvimento de Câncer de Mama nos Estados Unidos de acordo com a Idade[124]	
Do nascimento até 39 anos	1 em 228
40 a 59 anos	1 em 24
60 a 79 anos	1 em 14
Do nascimento até a morte	1 em 8

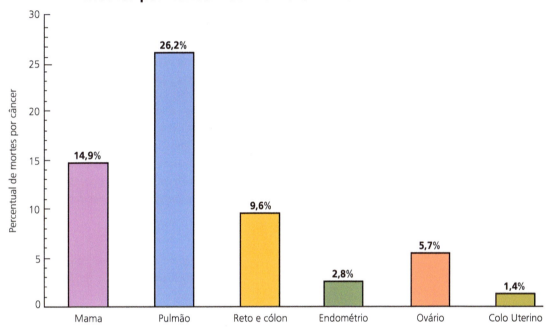

Mortes por Câncer nas Mulheres Americanas[121]

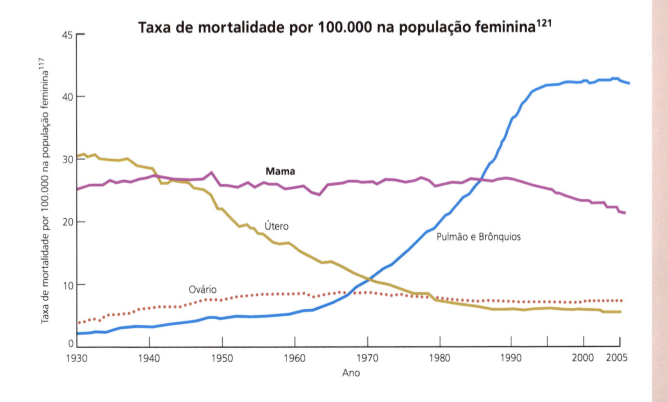

Taxa de mortalidade por 100.000 na população feminina[121]

Com o passar dos anos, o câncer de mama continuou a ter impacto mortal apesar dos avanços nas técnicas cirúrgicas e diagnósticas. Classicamente, a informação diagnóstica mais útil em mulheres com câncer de mama operável tem sido o *status* histológico dos linfonodos axilares.[127,128] A taxa de sobrevivência é mais elevada com linfonodos negativos para a doença comparados a nódulos positivos. Em virtude deste reconhecimento da importância dos nódulos axilares, a abordagem cirúrgica tradicional ao câncer de mama foi baseada no conceito de que o câncer de mama é uma doença de progressão gradual. ***Existe uma alteração importante no conceito. O câncer de mama é atualmente encarado como uma doença sistêmica, com propagação para sítios locais e distantes ao mesmo tempo. O câncer de mama é mais bem encarado como ocultamente metastático no momento da apresentação.*** Assim sendo, em muitas pacientes a disseminação das células tumorais ocorreu no momento da cirurgia. No entanto, isto não acontece com todas as pacientes. Seguramente, alguns cânceres (se não muitos) antes da invasão (e talvez mesmo alguns pequenos cânceres invasivos) não são sistêmicos no momento do diagnóstico. Por esta razão, a cirurgia é curativa para muitos casos iniciais de câncer de mama.

Como estamos lidando com uma doença que já atingiu o ponto de disseminação em muitas pacientes, precisamos avançar o diagnóstico em vários anos para conseguirmos ter impacto na mortalidade por câncer de mama. O diagnóstico precoce requer que tenhamos conhecimento do que faz com que uma paciente seja de alto risco. ***No entanto, tenha em mente que a grande maioria das mulheres (85%) que desenvolvem câncer de mama não tem um fator de risco identificável além da idade e, por conseguinte, todas as mulheres devem ser consideradas em risco.***

FATORES DE RISCO

Uma constelação de fatores influencia o risco de câncer de mama. Estes incluem a experiência reprodutiva, atividade ovariana, doenças de mama benignas, tendência familiar, diferenças genéticas, considerações alimentares e fatores endócrinos específicos. Os clínicos conseguem calcular o risco para uma determinada paciente no *site* do National Cancer Institute: http://www.cancer.gov/bcrisktool/.

Fatores de Risco para Câncer de Mama[121]	
Risco relativo maior do que 4,0:	Acima de 65 anos Mutações herdadas Dois ou mais parentes de primeiro grau com doença anterior Mamas pós-menopáusicas que são pelo menos 75% densas na mamografia
Risco relativo de 2,1-4,0:	Um parente de primeiro grau com câncer de mama Hiperplasia atípica na biopsia da mama Alta dose de radiação no tórax Alta densidade óssea na pós-menopausa
Risco relativo de 1,1-2,0:	Primeira gestação a termo após os 30 anos Menarca antes dos 12 anos Menopausa após os 55 anos Nuliparidade Nunca amamentou Obesidade pós-menopausa Câncer prévio de endométrio, ovário ou cólon Consumo de álcool, 2 a 5 drinques por dia

EXPERIÊNCIA REPRODUTIVA

O risco de câncer de mama aumenta com o aumento na idade em que uma mulher tem seu primeiro filho a termo. Uma mulher grávida antes dos 18 anos tem aproximadamente um terço do risco daquela que tem seu primeiro parto após os 35 anos. Para que seja protetora, a gravidez deve ocorrer antes dos 30 anos. A idade no primeiro parto e a multiparidade em mulheres que têm seu primeiro filho antes dos 25 anos reduz o risco de câncer de mama que é positivo para os receptores de estrogênio e progesterona.[127,128] As mulheres acima dos 30 anos na hora do seu primeiro parto têm um risco maior do que as mulheres que nunca ficaram grávidas.[129] De fato, há motivos para acreditar que a idade no momento do parto do último filho é a influência mais importante (um risco crescente com o aumento da idade).[130] No entanto, existe um efeito protetor significativo com o aumento da paridade, presente até mesmo quando ajustado para a idade do primeiro parto e outros fatores de risco.[131,132] Acredita-se que o retardo na maternidade e a menor quantidade de filhos nos tempos modernos tenham contribuído significativamente para o aumento na incidência de câncer de mama observado nas últimas décadas.

Embora a gravidez em idade precoce produza uma redução geral do risco ao longo da vida, há evidências de que os primeiros anos após o parto estão associados a um aumento transitório no risco.[133] Este aumento provavelmente reflete o crescimento acelerado de uma malignidade já presente estimulado pelos hormônios da gravidez. Um estudo caso-controle muito grande concluiu que a gravidez aumenta transitoriamente o risco (talvez até 3 anos) depois do primeiro parto de uma mulher, e isto é seguido por uma redução no risco ao longo da vida.[134] E alguns encontraram que uma gravidez recorrente ou recente (3-4 anos anteriormente) afeta a sobrevivência de modo adverso (mesmo depois do ajuste para tamanho e número de nódulos).[135,136] Discutem-se que as células mamárias que já começaram a transformação maligna são afetadas de forma adversa pelos hormônios da gravidez, enquanto que as células estaminais normais se diferenciam mais e tornam-se mais resistentes, reduzindo o número de células estaminais capazes de alterações malignas. O número de células estaminais mamárias disponíveis para esta resposta benéfica diminui com a idade e gravidezes posteriores.[137] Embora seja provável que este efeito seja mediado pelo estrogênio e progesterona, evidências experimentas indicam a presença de receptores de LH no tecido mamário e é possível que a gonadotrofina coriônica humana (hCG) contribua para a diferenciação protetora das células mamárias.[138-140] Outra possibilidade é uma ação antiproliferativa da alfafetoproteína, um peptídeo que é secretado no fígado fetal e estimulado pelos hormônios da gravidez.[141]

Inicialmente foram relatados resultados conflitantes em mais de 20 estudos que examinam o risco de câncer de mama associado ao número de abortos (tanto espontâneos quanto induzidos) pelos quais as pacientes passaram.[142,143] A preocupação com um efeito adverso foi com base na sugestão teórica de que uma gravidez a termo protege contra câncer de mama ao invocar a diferenciação completa das células mamárias, mas o aborto aumenta o risco, permitindo a proliferação das células mamárias no primeiro trimestre de gravidez, mas não permitindo a diferenciação completa que ocorre mais tarde na gravidez. Nestes estudos houve um problema importante de viés de memória; as mulheres que desenvolvem câncer de mama têm maior probabilidade de revelarem verdadeiramente a sua história de aborto induzido do que as mulheres saudáveis. Em estudos que evitaram viés de memória (p. ex., extraindo os dados dos registros nacionais em vez de entrevistas pessoais), o risco de câncer de mama era idêntico em mulheres com e sem abortos induzidos.[144,145] Estudos casos-controles mais cuidadosos não conseguiram vincular um risco de câncer de mama a abortos induzidos ou espontâneos.[146,147] Igualmente, estudos de coorte prospectivos mais recentes, incluindo o Nurses' Health Study, também não reportaram associação entre a incidência de câncer de mama e abortos induzidos ou espontâneos.[148-150]

O fato de que uma gravidez no início da vida está associada a uma redução no risco de câncer de mama implica que fatores etiológicos estão operando durante aquele período da vida. A proteção dada apenas pela primeira gravidez sugere que a primeira gravidez a termo tem um efeito desencadeante que produz uma alteração permanente nos fatores responsáveis pelo câncer de mama ou então altera o tecido mamário e o torna menos suscetível à transformação maligna. Existem evidências de um impacto duradouro de uma primeira gravidez no meio hormonal de uma mulher. Uma elevação pequena, porém significativa, de estradiol, um decréscimo na desidroepiandrosterona e sulfato de desidroepiandrosterona e níveis mais baixos de prolactina persistem todos durante muitos anos após o parto.[151,152] Estas alterações assumem significado quando encaradas em termos dos fatores endócrinos considerados a seguir.

A lactação pode oferecer um efeito protetor fraco a moderado (20% de redução) no risco de câncer de mama, sejam eles tumores positivos ou negativos aos receptores de estrogênio.[127,128,153-160] O mesmo efeito benéfico foi relatado em portadoras de mutação em *BRCA* em um estudo, mas não em outro.[161,162] O Nurses' Health Study não conseguiu detectar um efeito protetor da lactação, e um estudo prospectivo norueguês, incluindo uma alta porcentagem de mulheres com longo tempo de amamentação, não encontrou benefícios na incidência de câncer de mama na pré-menopausa ou pós-menopausa.[163,164] O impacto da lactação, se significativo, deve ser pequeno. No entanto, uma análise dos dados mundiais disponíveis concluiu que o aleitamento materno reduziria o risco de câncer de mama em 4,3% por ano de amamentação e potencialmente poderia reduzir a incidência cumulativa até os 70 anos em mais de 50%.[165] Uma metanálise indicou que a amamentação reduzia o risco de câncer de mama em aproximadamente 10-20%, e o impacto estava limitado a mulheres na pré-menopausa.[166] Existe um estudo único e útil dos chineses da tribo Tanka, que são refugiados do mar que vivem na costa ao sul da China.[167] As mulheres Tanka chinesas vestem roupas com apenas uma abertura no lado direito e amamentam somente com o seio direito. Todos os cânceres de mama eram em mulheres pós-menopausa, e os cânceres estavam igualmente distribuídos entre os dois lados, sugerindo um efeito protetor somente para o câncer de mama pré-menopausa.

Em estudos de coorte e caso-controle existem boas evidências de que o aumento estético da mama não aumenta o risco de câncer de mama.[168-170] Especificamente, os estudos não conseguiram indicar um risco aumentado de câncer de mama em mulheres que tiveram implantes de mama estéticos.[171-174]

ATIVIDADE OVARIANA

As mulheres que fazem uma ooforectomia pré-menopausa têm um risco mais baixo de câncer de mama, e o risco reduzido é maior quanto mais nova for a mulher quando ovariectomizada. Há uma redução de 70% no risco em mulheres que passam por ooforectomia antes dos 35 anos. Ocorre uma pequena diminuição no risco com o final da menarca e um aumento moderado no risco com menopausa tardia natural, indicando que a atividade ovariana desempenha um papel contínuo durante toda a vida reprodutiva.[175]

Estudos observacionais indicaram que mulheres anovulatórias e inférteis (expostas a menos progesterona) têm um pequeno risco aumentado de câncer de mama no final da vida.[176-179] Entretanto, a força estatística destes estudos observacionais ficou limitada pelo número pequeno de sujeitos (todos com menos de 15 casos). Números maiores estão disponíveis no Nurses' Health Study, onde o resultado oposto ficou aparente, uma redução na incidência de câncer de mama em mulheres com infertilidade atribuída a transtornos ovulatórios.[180]

DOENÇAS BENIGNAS DA MAMA

As mulheres com doença benigna da mama anterior formam apenas uma pequena proporção das pacientes com câncer de mama, aproximadamente 5%. Com a obstrução dos dutos (provavelmente por fibrose estromal), a secreção duto-alveolar persiste, o material secretor é retido e formam-se cistos a partir da dilatação dos dutos terminais (ecstasia de duto) e alvéolos. Há boas razões para que seja eliminado o termo "doença fibrocística da mama". Em uma revisão de mais de 10.000 biópsias de mama em Nashville, Tennessee, foi encontrado que 70% das mulheres não têm uma lesão associada a um risco aumentado de câncer.[181] A variável mais importante nas biópsias é o grau e caráter da proliferação epitelial. As mulheres com hiperplasia atípica tinham um risco relativo de 5,3, enquanto que as mulheres com atipia e uma história familiar de câncer de mama tinham um risco relativo de 11. No Nurses' Health Study, as biópsias com doenças proliferativas tiveram um risco relativo de câncer de mama de 1,6 e com hiperplasia atípica, o risco relativo era 3,7.[182] Apenas 4-10% das biópsias benignas têm hiperplasia atípica. A questão é que sem nenhuma necessidade assustamos as pacientes com o uso do termo doença fibrocística. Para a maioria das mulheres, isto não é uma doença, mas uma alteração fisiológica provocada pela atividade hormonal cíclica. *Vamos chamar este problema de ALTERAÇÃO OU CONDIÇÃO FIBROCÍSTICA.*

O College of American Pathologists apoia esta posição e apresentou esta classificação.[183]

Classificação do Tecido de Biópsia Mamária de Acordo com o Risco de Câncer de Mama
  Sem risco aumentado:
    Adenose
    Ectasia ductal
    Fibroadenoma sem características complexas
    Fibrose
    Hiperplasia leve (3-4 células de profundidade)
    Mastite
    Mastite periductal
    Metaplasia escamosa
    Cistos comuns (doença fibrocística)

  Risco levemente aumentado (1,5-2 vezes):
    Fibroadenoma com características complexas
    Hiperplasia moderada ou florida
    Papilomas diversos
    Adenose esclerosante

  Moderadamente aumentado (4-5 vezes):
    Hiperplasia ductal atípica
    Hiperplasia lobular atípica

  Marcadamente aumentado (8-10 vezes):
    Carcinoma ductal *in situ*
    Carcinoma lobular *in situ*

PREDISPOSIÇÃO FAMILIAR

A maioria dos cânceres de mama é esporádica, isto é, eles surgem em indivíduos sem uma história familiar de câncer de mama. Entretanto, parentes do sexo feminino de mulheres com câncer de mama têm aproximadamente duas vezes a taxa da população em geral. Ocorre um excesso de doença bilateral entre pacientes com história familiar de câncer de mama. Parentes de mulheres com doença bilateral têm em torno de 45% de chance ao longo da vida de desenvolverem câncer de mama. Os riscos relativos associados a parentes de primeiro grau são:

Risco Relativo com Parentes de Primeiro Grau Afetados[184]

  Um parente – 1,80

  Dois parentes – 2,93

  Três parentes – 3,90

É importante que seja enfatizado que apenas uma em nove mulheres que desenvolvem câncer de mama tem um parente de primeiro grau afetado, e a maioria das mulheres com um parente afetado nunca terá câncer de mama.

O gene supressor do tumor de mama e ovariano (*BRCA1*) associado ao câncer familiar encontra-se no braço longo do cromossomo 17, localizado em 17q12-q21.[185] Embora tenham sido observadas outras alterações genéticas em tumores de mama, acredita-se que múltiplas e diferentes mutações em *BRCA1* sejam responsáveis por aproximadamente 20% do câncer de mama familiar e 80% das famílias com câncer de mama e ovariano com início **precoce. Ao todo, não mais do que 5-10% dos cânceres de mama na população em geral podem ser atribuídos a mutações herdadas.**[127,186] A herança autossômica dominante de mutações neste gene pode ser materna ou paterna; os portadores masculinos estão em risco aumentado de câncer de cólon e próstata.[187] Um segundo lócus autossômico dominante de mutações múltiplas, *BRCA2*, no cromossomo 13q12-q13, representa até 35% das famílias com câncer de mama de início precoce (mas uma taxa mais baixa de câncer ovariano) e nos homens, câncer de próstata, câncer pancreático e câncer de mama masculino.[188,189] Juntos, *BRCA1* e *BRCA2* representam 80% das famílias com múltiplos casos de câncer de mama de início precoce.[190] **Aproximadamente 5-10% das mulheres que desenvolvem câncer ovariano têm mutações em BRCA1.**[191,192]

BRCA1 codifica uma proteína de 1.863 aminoácidos com um domínio de dedo de zinco que é um supressor de tumor importante na transcrição do DNA. Mutações em muitas regiões diferentes do gene *BRCA1* causam uma perda ou redução na sua função.[193,194] Como nem todo o indivíduo com uma mutação neste gene desenvolve câncer, outros fatores estão envolvidos, tornando mais difícil a precisão da predição e argumentando contra o *screening* generalizado para mutações deste gene. Fornecer números precisos é uma tarefa difícil porque o câncer de mama tem uma etiologia multifatorial com fatores genéticos e ambientais. É possível que o gene *BRCA1* desempenhe um papel no câncer esporádico de mama e ovariano, porém a análise de tumores não conseguiu encontrar mutações em cânceres esporádicos que ocorrem em idade avançada.[195]

Famílias de alto risco têm alta probabilidade de abrigar uma mutação em um gene dominante de suscetibilidade ao câncer de mama. Estima-se que aproximadamente 0,04% a 0,2% das mulheres nos Estados Unidos são portadoras da suscetibilidade a *BRCA1* (e *BRCA2* é menos comum).[196] Entre as mulheres descendentes de judeus ashkenazi, a prevalência de mutações em *BRCA1* e *BRCA2* é de aproximadamente 2%.[197] A porcentagem de casos de câncer de mama na população em geral associada a uma história familiar representa apenas uma pequena parte da prevalência geral. As melhores estimativas variavam inicialmente de 6% a 19% no máximo.[198] Posteriormente, estudos mais representativos revelaram uma prevalência mais baixa, de 3% na população em geral.[199,200] Além disso, parece haver grande variabilidade em diferentes partes do mundo, e a prevalência em populações de minorias ainda não foi adequadamente medida.

A presença de câncer ovariano em uma família e três ou mais casos de câncer de mama dentro de uma família são fortes preditores de mutações no gene *BRCA*. O *screening* genético deve ser reservado para pacientes com famílias de alto risco.

Características da História Familiar Associadas à Presença de Mutações nos Genes BRCA

> **Idade precoce do aparecimento de câncer de mama na família.**
> **Parentes com câncer ovariano, peritoneal primário ou do tubo falopiano.**
> **Parentes do sexo masculino com câncer de mama.**
> **Três ou mais parentes próximos com câncer de mama.**
> **Parentes próximos com câncer de mama bilateral.**
> **Ascendência ashkenazi (judeus do leste europeu), canadense, francesa ou islandesa.**

As famílias com risco moderado são caracterizadas por uma história familiar menos marcante, ausência de câncer ovariano e uma idade mais avançada no momento do diagnóstico. As famílias de alto risco têm a presença de múltiplos casos de câncer de mama em parentes próximos (usualmente pelo menos três casos) que seguem um padrão de herança autossômico dominante; o câncer de mama é geralmente diagnosticado antes dos 45 anos; também pode haver casos de câncer ovariano na família. Muitos dos casos, mas não todos, podem ser atribuídos aos genes de suscetibilidade, *BRCA1* e *BRCA2*.

As famílias de alto risco têm o seguinte risco cumulativo de câncer de mama aos 80 anos, conforme determinado pela análise de histórias familiares:[198]

Parente Afetado	Idade do Parente Afetado	Risco Cumulativo de Câncer de Mama aos 80 Anos
Um parente de primeiro grau	< 50 anos	13-21%
	Acima de 50 anos	9-11%
Um parente de segundo grau	< 50 anos	10-14%
	Acima de 50 anos	8-9%
Dois parentes de primeiro grau	Ambos < 50 anos	35-48%
	Ambos acima de 50 anos	11-24%
Dois parentes de segundo grau, mas ambos paternos ou maternos	Ambos < 50 anos	21-26%
	Ambos acima de 50 anos	9-16%

Cada filho de uma portadora da mutação em *BRCA* tem 50% de chance de herdar a mutação. Nos Estados Unidos, mulheres portadoras da mutação BRCA1 têm 46% de risco cumulativo de desenvolverem câncer de mama aos 70 anos de idade e 39% de risco para câncer ovariano.[201] Também há um pequeno aumento no risco de outros cânceres, especificamente do pâncreas, cólon, útero e colo uterino.[202] Os parentes do sexo masculino que são portadores desta mutação têm um risco aumentado de câncer de próstata e câncer de cólon, além de 1,2% de risco cumulativo de câncer de mama.[203] O risco de câncer para mulheres com mutações em *BRCA2* é de 43% para câncer de mama e 22% para câncer ovariano aos 70 anos.[201] Os portadores do sexo masculino da mutação no gene *BRCA2* têm um risco cumulativo mais alto de câncer de mama, 6,8% comparado aos portadores de *BRCA1* do sexo masculino.[203] Além disso, os portadores da mutação em *BRCA2* têm risco aumentado de cânceres originários no pâncreas, próstata, vesícula biliar e duto biliar, estômago e pele.[204] O câncer de mama associado a mutações em *BRCA1* é histologicamente diferente (mais frequentemente aneuploide e receptor-negativo) comparado a mutações em *BRCA2* e cânceres esporádicos e parece crescer mais rapidamente, mas paradoxalmente tem melhor sobrevivência em resposta ao tratamento.[205] Os resultados, no entanto, não foram consistentes. Um excelente estudo holandês não conseguiu detectar uma diferença na sobrevivência livre de doença e geral comparando casos de câncer de mama de famílias a mutações comprovadas em *BRCA1* em pacientes com câncer de mama esporádico.[206]

Sumário do Risco de Câncer de Mama e Ovariano em Portadoras do Gene BRCA[201]		
	Risco de Câncer de Mama aos 70 Anos (%)	Risco de Câncer Ovariano aos 70 Anos (%)
BRCA1	46	39
BRCA2	43	22

Como nem todas as famílias com câncer de mama são portadoras de mutações em *BRCA1* e *BRCA2*, estas famílias provavelmente possuem genes de suscetibilidade ao câncer de mama ainda não identificados. Além disso, os métodos atuais de *screening* não detectam todas as mutações em *BRCA*. Por exemplo, uma mutação em um gene envolvido no reconhecimento e reparação de DNA danificado, *CHEK2*, é prevalente em famílias com câncer de mama e colorretal hereditário.[207] Outros genes que infrequentemente causam câncer de mama herdado incluem o gene *ATM*, o gene supressor de tumor *p53* e o *PTEN*.[127] ***Quando três ou mais indivíduos com parentesco próximo em uma família foram diagnosticados com câncer de mama, a probabilidade de que esteja presente uma mutação genética dominante herdada é muito alta.*** As mulheres afetadas não precisam ser parentas de primeiro grau, mas precisam todas ter parentesco pelo lado materno ou pelo lado paterno. A identificação de famílias portadoras do gene *BRCA2* usa os mesmos critérios históricos que para o gene *BRCA1*. ***A presença familiar de apenas um caso de câncer ovariano aumenta a probabilidade de mutação em BRCA1.*** Em contraste com as famílias *BRCA1*, as famílias *BRCA2* têm apenas uma incidência moderadamente aumentada de câncer ovariano.

O rastreamento e aconselhamento das famílias que têm a história apropriada, mas não demonstram mutações em BRCA1 ou BRCA2, devem ser exatamente os mesmos de quando são encontradas mutações.[208]

Depois de ser determinado que uma família está em alto risco para uma mutação do gene de câncer de mama, é recomendado que a família seja encaminhada a um laboratório e serviço apropriados que possam ser identificados pelo departamento médico de genética em uma instituição de referência regional. Embora amostras sanguíneas possam ser enviadas por correio noturno, o envolvimento com um centro apropriado é altamente recomendado graças à importância do consentimento informado, aconselhamento e acompanhamento preciso. A forma com as informações que são transmitidas às pacientes tem um impacto profundo na tomada de decisão e na sua concordância com a supervisão.

Mulheres com alto risco que se submeteram à mastectomia profilática experimentam uma redução importante (mais de 90%) no número de cânceres de mama, embora a prevenção total não seja atingida.[209-211] Como a mutação está presente em todas as células e uma mastectomia profilática não remove todo o tecido, não há garantia de que o câncer de mama será totalmente prevenido. A mesma situação aplica-se à ooforectomia profilática em que pode surgir um carcinoma a partir das células peritoneais. No entanto, a salpingo-ooforectomia profilática reduz o risco de câncer ovariano em aproximadamente 90%, e o risco de câncer de mama em torno de 50%.[212,213]

A evolução do conhecimento indica que o câncer seroso ovariano se origina nas fímbrias das tubas uterinas.[214,215] Evidências indicam com consistência que a esterilização tubária está associada a uma redução importante no risco de câncer ovariano.[216-220] Um estudo caso-controle de portadoras de *BRCA1* e *BRCA2* indicou que a ligadura tubária reduzia o risco de câncer ovariano em 60% nas portadoras de *BRCA1*, mas não foi observado efeito protetor entre as portadoras de *BRCA2*.[221] Um estudo de coorte prospectivo também detectou diferenças entre as portadoras de *BRCA1* e *BRCA2* após salpingo-ooforectomia profilática: uma redução de 85% em câncer ovariano nas portadoras de *BRCA1*, mas sem efeito significativo em portadoras de *BRCA2*, e uma redução de 72% em câncer de mama nas portadoras de *BRCA2* com uma redução que não foi estatisticamente significativa nas portadoras de *BRCA1*.[222] Além disso, são encontrados carcinomas em estado inicial nas fímbrias das tubas uterinas de portadoras da mutação em *BRCA1* e *BRCA2*.[223,224] ***A cirurgia profilática deve incluir salpingectomia bilateral.***

As recomendações atuais dos especialistas neste campo são as seguintes:[186,198,225-227] ***Para um indivíduo identificado como em alto risco, é recomendado o exame clínico das mamas a cada 6 meses e uma mamografia anual começando aos 25 anos. Também é recomendada uma avaliação anual por imagem com ressonância magnética porque existem algumas evidências de uma taxa mais alta de falso negativo com mamografia nestas pacientes e os cânceres de mama detectados em portadoras da mutação em BRCA que submetem à supervisão anual***

com MRI estão em estágio inferior da doença.[228] *É apropriado uma avaliação clínica a cada 6 meses porque os tumores relacionados com BRCA1 revelara como tumores de crescimento mais rápido. Deve ser dado apoio às mulheres que optam pela mastectomia profilática. O exame pélvico, níveis séricos do CA-125 e ultrassonografia transvaginal com Doppler colorido são recomendados anualmente para mulheres com menos de 40 anos, embora não tenha sido demonstrado que este screening possa detectar tumores suficientemente cedo para influenciar o prognóstico. Salpingo-ooforectomia e histerectomia profiláticos são recomendados no encerramento da fase reprodutiva, preferencialmente antes dos 35 anos e certamente aos 40 anos. Segundo o nosso ponto de vista, a terapia somente com estrogênio é apropriada e aceitável após a cirurgia, conforme discutido a seguir.*

Evidências epidemiológicas indicam que o uso de contraceptivo oral pode reduzir o risco de câncer ovariano em portadoras da mutação em *BRCA*. Um estudo caso-controle indicou que o uso de contraceptivos orais em mulheres com mutações em *BRCA1* ou *BRCA2* estava associado a uma redução de 50% no risco de câncer ovariano (aumentando com a duração do uso, de 20% por menos de 3 anos de uso até 60% com 6 ou mais anos de uso).[229] Em um grande estudo caso-controle, o uso de contraceptivos orais reduziu o risco de câncer ovariano em 44% nas portadoras da mutação em *BRCA1* e em 61% nas portadoras de mutações em *BRCA2*.[230] Outro estudo caso-controle concluiu que o uso de contraceptivos orais reduzia o risco de câncer ovariano em 5% para cada ano de uso em portadoras da mutação em *BRCA1* e *BRCA2*.[231] Existe apenas um estudo caso-controle que não encontrou indicação de proteção.[232]

Em contraste com o efeito no risco de câncer ovariano, o impacto dos contraceptivos orais no risco de câncer de mama não está claro. Um estudo de coorte de Minnesota concluiu que mulheres com uma parenta de primeiro grau com câncer de mama tinham um risco aumentado de câncer de mama com contracepção oral; no entanto, esta associação estava presente somente em relação aos contraceptivos orais usados antes de 1976 (formulações de alta dose) e os intervalos de confiança eram amplos graças aos números pequenos (13 usuárias).[233] Em um estudo de mulheres com mutações em *BRCA1* e *BRCA2*, um risco elevado de câncer de mama associado à contracepção oral estava fundamentado em apenas uns poucos casos e não atingiu significância estatística.[234] Um estudo maior caso-controle concluiu que portadoras da mutação em *BRCA1* (mas não em *BRCA2*) tinham um pequeno aumento no risco de câncer de mama em usuárias por pelo menos 5 anos (OR =1,33, CI = 1,11-1,60), em usuárias com menos de 30 anos (OR = 1,29, CI = 1,09-1,52) e naquelas que desenvolveram câncer de mama antes dos 40 anos (OR = 1,38, CI = 1,11-1,72).[235] Em contraste, outro estudo caso-controle concluiu que o uso de contraceptivo oral por pelo menos 5 anos dobrava o risco de câncer de mama antes dos 50 anos em portadoras de *BRCA2*, mas não em portadoras de *BRCA1*.[236] Uma análise retrospectiva de uma coorte internacional de portadoras de *BRCA* indicou que estava presente um risco de câncer de mama em portadoras de *BRCA1* e *BRCA2* somente com 4 anos ou mais de uso antes de uma gravidez a termo.[237] Um estudo que focou em contraceptivos orais de baixa dose não conseguiu detectar associação ao risco de câncer de mama em portadoras da mutação em *BRCA*.[162] Outro estudo caso-controle não encontrou aumento no risco de câncer de mama diagnosticado antes dos 40 anos em portadoras de *BRCA1* ou *BRCA2*.[238] E finalmente, um estudo caso-controle não conseguiu detectar aumento significativo no risco de câncer de mama contralateral entre portadoras de *BRCA1* e *BRCA2* ou em não portadoras com o uso de contraceptivos orais ou hormônios pós-menopausa.[239]

Os dados com contraceptivos orais em portadoras de mutação em BRCA são todos observacionais e não consistentes. Até que se tenham melhores informações que estão por vir, parece razoável informar às portadoras de mutações em BRCA que o uso de contraceptivos orais provavelmente reduz o risco de câncer ovariano, mas o seu efeito no risco de câncer de mama é incerto.

O efeito da quimioprevenção através de tamoxifeno, raloxifeno ou inibidores da aromatase não foi testado em portadoras da mutação em BRCA por ensaios randomizados. No entanto, em análises de subgrupos do ensaio americano que avaliou o efeito do tamoxifeno para prevenção, o tamoxifeno reduziu o risco de câncer de mama em 62% nas portadoras de BRCA2, mas não teve impacto nas portadoras de BRCA1.[240,241] Isto está em concordância com o fato de que as mulheres com mutação em BRCA2 têm predominantemente tumores positivos aos receptores de estrogênio, e mulheres com mutações em BRCA1 têm em sua maior parte tumores negativos aos receptores de estrogênio. Embora não haja dados disponíveis, é provável que o raloxifeno e os inibidores da aromatase produzam resultados similares aos do tamoxifeno. Dados os efeitos colaterais associados a estas drogas, a decisão de usar um destes agentes para quimioprevenção é difícil tanto para o clínico quanto para a paciente. A salpingo-ooforectomia bilateral profilática permanece como uma opção superior para proteção ao risco, um procedimento que, na maioria dos casos, mesmo com inspeção profunda das superfícies peritoneais e lavagens peritoneais, pode ser facilmente realizada por laparoscopia. A secção serial dos ovários e tubas é obrigatória para a detecção de cânceres microscópicos. Embora a histerectomia concomitante seja uma escolha individual, ela é recomendada para ganhar a vantagem teórica da remoção das porções cornuais das tubas uterinas.

Em uma coorte de mulheres com BRCA1/2 que tinham ooforectomia e uma redução de 60% no risco de desenvolverem câncer de mama, a terapia hormonal de qualquer tipo não alterou a redução no câncer de mama nessas mulheres.[242] A duração média do seguimento foi de 2,6 anos (mais de 5 anos em 16%) no grupo tratado cirurgicamente e 4,1 anos (mais de 5 anos em 33%) no grupo das não ooforectomizadas. Não houve indicação de diferença na redução do câncer de mama na comparação das usuárias e não usuárias de hormônios. Os achados foram similares em 34 mulheres que usaram uma combinação de estrogênio e progestina, mas a força deste achado ficou limitada pelo número pequeno de casos.

Um estudo caso-controle de 472 mulheres pós-menopáusicas com uma mutação em BRCA1 encontrou que as mulheres que usaram terapia hormonal após ooforectomia profilática, estrogênio isoladamente ou estrogênio-progestina combinados, não somente não tiveram um risco aumentado de câncer de mama, como na verdade o uso de hormônios estava associado a uma redução no risco.[243] Os achados foram os mesmos independente da duração do uso ou do uso atual ou passado. A conclusão é animadora, porém limitada pelo fato de que 68% dos tumores no estudo eram negativos aos receptores de estrogênio, com os tumores positivos aos receptores de estrogênio (que têm maior probabilidade de serem influenciados pelo uso de hormônios) sendo em número relativamente pequeno.

As mulheres portadoras de BRCA defrontam-se com decisões difíceis referentes ao tratamento hormonal para os sintomas da menopausa. A experiência até o momento indica que a terapia hormonal pode ser usada com segurança por vários anos. O seguimento contínuo destas pacientes pode estender este período de segurança por mais tempo ainda.

FATORES ALIMENTARES

A variação geográfica nas taxas de incidência de câncer de mama é considerável (os Estados Unidos têm as taxas mais altas, e o Japão as mais baixas) e foi correlacionada com a quantidade de gordura animal na dieta.[244] Mulheres magras, no entanto, têm uma incidência aumentada de câncer de mama, embora este aumento esteja limitado a tumores pequenos, localizados e bem diferenciados.[245] Além do mais, os estudos não conseguiram encontrar evidências de uma relação positiva entre câncer de mama e uma ingestão de gordura dietética total ou saturada ou colesterol.[246-249] Um estudo encontrou que a gordura na dieta é um fator de risco mais forte para câncer de mama na pós-menopausa do que para câncer de mama na pré-menopausa, mas outro estudo chegou à conclusão oposta.[250,251] Embora um estudo de coorte tenha concluído que a gordura na dieta é um determinante do câncer de mama na pós-menopausa, a associação não atingiu significância estatística.[252] E outro estudo de coorte muito grande na Europa demonstrou apenas uma ligação muito fraca entre a ingestão de gordura saturada e o risco de câncer de mama somente em não usuárias de terapia hormonal.[253] Assim, a literatura epidemiológica fornece pouco apoio para uma contribuição importante da gordura na dieta para o risco de câncer de mama. No entanto, há uma correlação entre a gordura intra-abdominal (obesidade androide) e o risco de câncer de mama, uma consequência do consumo calórico excessivo, embora não um componente alimentar específico.[254] Possivelmente, a conexão entre obesidade androide e câncer de mama é através de perturbações metabólicas, especialmente hiperinsulinemia, associada ao excesso de peso corporal.

Não há argumento de que a incidência de câncer de mama seja maior em países associados a dietas calóricas desfavoráveis (alto conteúdo de gordura) e a uma falta de exercícios físicos. Na verdade, o aumento da atividade física em mulheres pós-menopáusicas reduz o risco de câncer.[255] O denominador comum pode ser a resistência periférica à insulina e hiperinsulinemia que se torna prevalente com o envelhecimento e ganho de peso em sociedades opulentas modernas. Esta alteração metabólica específica está tornando-se um tema comum em várias condições clínicas, particularmente em diabetes melito não dependente de insulina, anovulação e ovários policísticos, hipertensão e dislipidemia. A hiperinsulinemia é encontrada mais frequentemente em mulheres com câncer de mama.[256] Entretanto, há muitas razões para que seja evitado o peso corporal. O risco de câncer de mama é reduzido em mulheres que se exercitam regularmente.[257]

Os crescentes níveis circulantes de insulina que são consequência da resistência à insulina induzida pela obesidade podem estimular diretamente o crescimento do tecido mamário e também podem aumentar os níveis de estradiol biologicamente ativo, reduzindo a síntese da globulina ligadora dos hormônios sexuais no fígado. Em uma coorte de mulheres inscritas no Womens's Health Initiative, um aumento no risco de câncer de mama em mulheres obesas que *não* estavam usando terapia hormonal estava correlacionado com a hiperinsulinemia e níveis elevados de estradiol, mas não com níveis de IGF-I.[258] Um ajuste nos níveis de estrogênio indicou que a hiperinsulinemia atuava independentemente e era o fator mais consistente. A incapacidade de demonstrar esta associação à hiperinsulinemia em usuárias de hormônio pode ser uma consequência dos níveis mais baixos de insulina causados pelo tratamento com estrogênio.

Nas partes do mundo em que é alta a ingestão de soja, existe uma incidência mais baixa de cânceres de mama, endométrio e próstata. Por exemplo, um estudo caso-controle concluiu que havia um risco reduzido em 54% de câncer endometrial, e outros estudos caso-controle encontraram uma redução no risco de câncer de mama em mulheres com um alto consumo de soja e outros legumes.[259-261] No entanto, estamos longe de ter a certeza de que existe um efeito direto da ingestão de soja.[262] A ingestão de soja pode ser um marcador para outros fatores no estilo de vida ou dieta que são protetores. Estudos a curto prazo sobre secreções mamárias indicaram na verdade que a ingestão de soja produz uma resposta estrogênica.[263-265] O efeito da ingestão de soja no risco de câncer de mama é discutido em mais detalhes no Capítulo 18.

É amplamente reconhecido que a incidência de câncer de mama é mais alta nos Estados Unidos do que na China ou Japão. Foi ainda observado que após a imigração para os Estados Unidos, as mulheres asiáticas aumentaram gradualmente (em 6 vezes) o seu risco de câncer de mama ao longo de várias gerações, atingindo por fim o nível das mulheres brancas.[266] Evidências indicam que isto reflete uma mudança na dieta e estilo de vida, com um aumento no risco associado a ganho em altura e peso.[267,268] Um ganho de peso recente está especialmente associado a risco aumentado. Um risco reduzido, no entanto, é observado em mulheres gordas jovens.

O efeito do peso corporal sobre o risco de câncer de mama difere nas mulheres pré-menopáusicas e pós-menopáusicas. Em mulheres pré-menopáusicas que estão acima do peso, o risco de câncer de mama é mais baixo comparado a indivíduos de peso normal e em mulheres pós-menopáusicas, especialmente em não usuárias de terapia hormonal, o excesso de peso está associado a um risco constante ou ligeiramente aumentado.[268-272] Isto é atribuído a um aumento mais marcante nos níveis de estrogênio total e livre em mulheres pós-menopáusicas com excesso de peso, em contraste com os níveis mais baixos em mulheres pré-menopáusicas com aumento de peso. Mulheres obesas pós-menopáusicas têm menopausa tardia, taxas mais elevadas de produção de estrona e níveis mais altos de estradiol livre (em razão dos níveis mais baixos de globulina ligadora dos hormônios sexuais induzidos por insulina) e um risco ligeiramente maior de câncer de mama.[273] Um grande estudo caso-controle sueco e um estudo de coorte prospectivo americano sugeriram que o fator principal é o ganho de peso durante a idade adulta e que o impacto no câncer de mama emerge 10 anos após a menopausa.[272,274] Conforme observado, este ganho de peso poder ser o determinante importante no risco aumentado vivido pelas migrantes de partes do mundo com baixo risco que se mudam para áreas de alto risco.

Evidências indicam que a ingestão de vitaminas A, C e E não tem efeito sobre o risco de câncer de mama.[275]

ÁLCOOL NA DIETA

Ocorre um aumento modesto no risco de câncer de mama positivo para receptores de estrogênio com o consumo de um ou mais drinques alcoólicos de qualquer forma por dia.[276,277] Quase todos dos muitos estudos concluem que 2 drinques diários aumentam o risco em aproximadamente 20%.[278,279] Especula-se que câncer de mama e o álcool estejam ligados pelo estrogênio, por um efeito direto ou indireto (p. ex., sobre as enzimas hepáticas) no metabolismo do estrogênio. Não foi demonstrado um efeito da ingestão de álcool por mulheres pré-menopáusicas sobre os níveis circulantes de estrona, estradiol, sulfato de desidroepiandrosterona (DHEAS) ou globulina ligadora dos hormônios sexuais em um estudo transversal que dependia de um questionário para avaliar a ingestão de álcool.[280] Entretanto, quando é administrado álcool em condições experimentais, as concentrações de estrogênio circulante são aumentadas.[281-283] E ainda em um estudo de coorte de mulheres pré-menopáusicas na Itália, os níveis mais altos de estradiol foram correlacionados com uma maior ingestão de álcool pelo período de 1 ano.[284]

FATORES ENDÓCRINOS ESPECÍFICOS

Esteroides Suprarrenais

Foram encontrados níveis subnormais de etiocolanona (uma excreção urinária produto da androstenediona) 5 meses a 9 anos antes do diagnóstico de câncer de mama em mulheres que viviam na ilha de Guernsey, na costa inglesa.[285] Uma excreção subnormal deste 17-cetosteroide também foi encontrada em irmãs de pacientes com câncer de mama. Foi encontrada uma incidência 6 vezes maior de câncer de mama entre as mulheres que excretam menos de 0,4 mg de etiocolanona e aquelas que excretam mais de 1 mg/24 h. Depois de 37 anos de seguimento, foi observado que baixos níveis de androsterona e etiocolanona se correlacionavam com um aumento no câncer de mama somente nas mulheres com menos de 50 anos; acima dos 50 anos, ocorria o inverso.[286] A medição destes 17-cetosteroides poderia ser um procedimento útil de rastreamento para detectar um grupo de pacientes de alto risco, porque aproximadamente 25% da população excreta menos de 1 mg/24 h, mas estes resultados nunca tiveram uma continuidade.

Estrogênios e Androgênios Endógenos

Informações epidemiológicas e outras informações continuam a sugerir alguma função promotora relacionada com o estrogênio. Estas incluem: (1) a condição é 100 vezes mais comum em mulheres do que em homens; (2) o câncer de mama ocorre invariavelmente após a puberdade; (3) disgenesia gonadal não tratada e câncer de mama são mutuamente excludentes; (4) foi observada uma taxa excessiva de 65% de câncer de mama entre mulheres que haviam tido câncer do endométrio e (5) tumores de mama contêm receptores estrogênicos, que são biologicamente ativos conforme indicado pela presença de receptores de progesterona no tecido tumoral. Tomados em conjunto, estes dados sugerem um elemento de dependência do estrogênio, se não de provocação, em muitos cânceres de mama.

O estriol geralmente falhou em produzir câncer de mama em roedores e, de fato, o estriol protege a rata contra tumores induzidos por vários carcinógenos químicos (mas também estradiol).[287] A hipótese é que um nível mais elevado de estriol protege contra os efeitos mais potentes da estrona e estradiol. Isto poderia explicar o efeito protetor de gravidezes anteriores. Mulheres que tiveram uma gravidez anterior continuam a excretar mais estriol do que mulheres nulíparas. Mulheres asiáticas saudáveis na pré-menopausa têm um risco mais baixo de câncer de mama do que as caucasianas e também têm uma taxa mais alta de excreção de estriol urinário.[288] No entanto, quando as mulheres asiáticas migram para os Estados Unidos, o risco de câncer de mama aumenta, e a sua excreção urinária de estriol diminui, talvez uma consequência das mudanças alimentares conforme observado anteriormente. Um estudo de mulheres asiáticas ocidentalizadas também documentou uma redução em metabólitos estrogênicos 2-hidroxi, com os valores reduzidos vinculados ao risco aumentado de câncer de mama associado às medidas de ocidentalização.[289]

Um fator importante nas diferenças de potência entre os vários estrogênios (estradiol, estrona, estriol) é a duração de tempo em que o complexo receptor de estrogênio ocupa o núcleo. A taxa mais alta de dissociação com o estrogênio fraco (estriol) pode ser compensada pela aplicação contínua para permitir uma ligação e atividade nuclear prolongada. O estriol tem somente 20-30% de afinidade com o receptor de estrogênio comparado ao estradiol; portanto, ele é rapidamente eliminado de uma célula. Mas se a concentração efetiva for mantida equivalente à do estradiol, poderá produzir uma resposta biológica similar.[290]

Na gravidez, quando a concentração de estriol é muito grande, ele pode ser um hormônio importante, não simplesmente um metabólito. Assim sendo, níveis mais elevados de estriol não são necessariamente protetores. De fato, o antagonismo do estradiol ocorre somente dentro de uma variação muito limitada da proporção de estradiol para estriol, uma variação raramente encontrada fisiológica ou farmacologicamente.[291] Abaixo desta variação, o estradiol está desimpedido; acima desta variação, o próprio estriol exerce atividade estrogênica. Na verdade, não pode ser detectada nenhuma inibição dos marcadores de proliferação no tecido mamário em mulheres com administração de estriol na presença de um contraceptivo oral de estrogênio-progestina.[292] Não existem estudos epidemiológicos do risco de câncer de mama em mulheres tratadas com estriol e, portanto, a controvérsia de que o estriol protege contra o câncer de mama permanece como especulação.

Têm sido realizados muitos estudos avaliando a relação entre os níveis hormonais endógenos e o risco de câncer de mama. Uma análise combinada de nove estudos prospectivos concluiu que o risco de câncer de mama, especialmente tumores positivos para receptores estrogênicos, aumenta com o aumento das concentrações de todos os estrogênios e androgênios endógenos, incluindo estradiol, estrona, sulfato de estrona, androstenediona, desidroepiandrosterona, sulfato de desidroepiandrosterona e testosterona.[293] O crescimento global no risco de câncer de mama foi de aproximadamente 2 vezes comparando os níveis endógenos mais baixos em mulheres na pós-menopausa aos níveis mais elevados. Esta relação é encontrada com estrogênios e androgênios.[294,295] As mulheres pós-menopáusicas que têm excesso de peso têm um risco aumentado de câncer de mama, e as análises que ajustaram o aumento nos estrogênios circulantes associados à obesidade concluíram que o risco aumentado com o aumento do peso corporal é resultado do aumento nos estrogênios e de uma redução na globulina ligadora de hormônios sexuais.[296,297]

O risco aumentado de câncer de mama em uma coorte de mulheres obesas que não usavam terapia hormonal na Women's Health Initiative foi atribuído aos níveis elevados de insulina circulante e ao estradiol biologicamente ativo, enfatizando o papel crítico da hiperinsulinemia, conforme discutido anteriormente.[258]

A massa óssea é em geral considerada um marcador da exposição ao estrogênio, e as mulheres com a densidade óssea mais elevada têm um risco maior de câncer de mama se comparadas a mulheres que têm baixa densidade óssea.[298-300] Outra tentativa de vincular o risco de câncer de mama ao nível de estrogênio endógeno focou na exposição pré-natal. É observado um risco reduzido para câncer de mama em mulheres nascidas de mães com hipertensão induzida pela gravidez, sugerindo que este achado é decorrente dos níveis mais baixos de estrogênio associados à pré-eclâmpsia.[301,302]

A possibilidade biológica e os dados epidemiológico para uma ligação ao estrogênio são argumentos que impressionam. Não se sabe se o fator importante é a quantidade total de estrogênio, a quantidade de estrogênio sem oposição pela progesterona, a quantidade de estradiol livre (não ligado), a duração da exposição ao estrogênio ou alguma outra combinação.

Progesterona Endógena

Como a atividade mitótica na mama alcança seu pico durante a fase lútea do ciclo menstrual em que a progesterona é dominante,[303-305] discute-se que a progesterona seja a chave para influenciar o risco de câncer de mama. Isto estaria em concordância com as demonstrações experimentais em camundongos de que a progesterona é o estímulo hormonal principal para o crescimento e diferenciação mamária.[2] Entretanto, estudos não apoiam um papel principal para uma influência progestacional. De fato, evidências indicam que com a crescente duração da exposição, a progesterona pode limitar o crescimento epitelial na mama como faz com o epitélio endometrial.[15-17] Estudos *in vitro* das células epiteliais da mama normal revelam que as progestinas inibem a proliferação.[306] Amostras do tecido mamário humano removidas depois que as pacientes foram tratadas com estradiol e progesterona indicam que a progesterona inibe a proliferação *in vivo* induzida pelo estradiol.[15,17] As mulheres que acabam por desenvolver câncer de mama não têm níveis sanguíneos diferentes de progesterona.[295,307] Além disso, várias observações clínicas argumentaram contra a progesterona como um fator-chave. Embora exista alguma discordância, a maioria dos estudos indica que os altos níveis de estrogênio e progesterona durante a gravidez não têm impacto adverso no curso do câncer de mama diagnosticado durante a gravidez ou quando a gravidez ocorre posterior ao diagnóstico e tratamento. O acetato de medroxiprogesterona não está associado a um risco aumentado de câncer de mama quando usado para contracepção por longo tempo (Capítulo 24).

Estrogênio e Progestina Exógenos

Estudos epidemiológicos indicaram um pequeno aumento no risco de câncer de mama associado à terapia com estrogênio-progestina no período pós-menopausa. A mais importante questão não respondida é se a terapia hormonal na pós-menopausa dá início ao crescimento de novos cânceres de mama ou se os resultados epidemiológicos refletem um impacto sobre tumores preexistentes. Esta importante questão é discutida no Capítulo 18.

Mulheres com uma densidade mamária mamográfica maior têm um risco mais elevado de câncer de mama.[308] Se mais de 75% da mama for denso, o risco é de quatro a cinco vezes maior. A densidade mamográfica está associada à proliferação de células epiteliais e estromais.[309] Estudos em gêmeos e familiares indicaram que existe um forte determinante genético da densidade mamária de um indivíduo e que essa influência genética é compartilhada com outros fatores genéticos que aumentam o risco de câncer de mama.[309-311] Em geral, a densidade da mama declina com a idade e o aumento no peso corporal e número de gravidezes.

Aproximadamente 25% das mulheres em terapia com estrogênio-progestina têm uma elevação na sua densidade. Entretanto, ainda não se tem certeza de que o aumento a curto prazo na densidade com terapia hormonal altere o risco de câncer de mama de um indivíduo. Em alguns estudos, o aumento na densidade da mama associado à terapia hormonal pós-menopáusica parece ser uma alteração transitória e reversível, uma alteração não consistente com um efeito persistente sobre a proliferação celular. Após a descontinuação da terapia hormonal, alguns relatos indicaram que a densidade mamária decresce rapidamente.[312-315] No entanto, em um grande ensaio randomizado de 1.704 mulheres entre 45 e 80 anos, embora a suspensão da terapia hormonal por 1 ou 2 meses tenha produzido decréscimos em densidade pequenos, mas significativos, as taxas de *recall* da mamografia de 10 a 12% não foram afetadas.[316] Em um pequeno rastreio populacional de 47 mulheres, um período de 4 semanas sem hormônios antes da mamografia não teve efeito mensurável nas leituras de densidade.[317] Portanto, as evidências são confusas no que se refere a uma recomendação da descontinuação da terapia hormonal por 2 a 4 semanas antes da mamografia em mulheres que têm mamas densas. Outra abordagem é considerar doses mais baixas de terapia hormonal; existem algumas evidências de que o tratamento com baixas doses tem pouco efeito na densidade da mama.[318]

Tireoide, Prolactina e Várias Drogas Não Estrogênicas

Apesar de sugestões isoladas de risco aumentado, hipotireoidismo, excesso de reserpina e de prolactina, seja ele espontâneo ou induzido por drogas, não estão associados a um risco aumentado de câncer de mama.[319,320]

Contracepção Oral e Câncer de Mama

O grande número de mulheres que usam ou usaram contraceptivos orais hormonais, combinado com a crença de que os esteroides sexuais provocam ou promovem crescimento anormal das mamas e possivelmente câncer, foi motivo de preocupação importante durante anos. Estudos do Royal College of General Practitioners, Oxford Family Planning Association e Walnut Creek não indicaram diferenças significativas nas taxas de câncer de mama entre usuárias e não usuárias. No entanto, as pacientes foram inscritas nestes estudos numa época em que os contraceptivos orais eram usados principalmente por casais casados para espaçamento entre os filhos. Como esta população não refletia o uso por mulheres mais jovens por um longo tempo para retardar a sua primeira gravidez, os estudos casos-controles na última década focaram no uso contemporâneo de contraceptivos orais. Este assunto é examinado em detalhes com referências completas no Capítulo 22.

O maior estudo caso-controle até o momento sobre este assunto é o realizado pelos Centers for Disease Control and Prevention, envolvendo 4.575 mulheres americanas com câncer de mama, entre 35 e 64 anos de idade.[321] A iniciação em idade mais precoce não teve impacto. O risco de câncer de mama não foi aumentado nas usuárias atuais ou usuárias passadas de contracepção oral. Não houve efeitos adversos do aumento na duração de uso ou de doses mais altas de estrogênio, sem diferenças nas usuárias atuais ou recentes, e sem aumento no risco em mulheres com uma história familiar de câncer de mama. Este grande estudo americano teve resultados consistentemente negativos. O segundo maior estudo, envolvendo mulheres da Califórnia, Canadá e Austrália focou no câncer de mama diagnosticado antes dos 40 anos e não conseguiu detectar um aumento em usuárias atuais ou passadas de contraceptivos orais.[238] Um estudo caso-controle multicentro em larga escala de mulheres abaixo dos 55 anos com câncer de mama concluiu que o uso de contraceptivos orais ou terapia hormonal pós-menopáusica antes ou depois do diagnóstico não aumentou o risco do primeiro câncer de mama ou de câncer de mama recorrente.[322] Este achado negativo não foi alterado pela duração do uso ou idade de uso. Além do mais, não pode ser detectado nenhum aumento na mortalidade por câncer de mama em mulheres que usaram contraceptivos orais.[323,324]

Uma equipe de epidemiologistas de várias instituições nos Estados Unidos realizou um estudo caso-controle da associação entre o uso de contraceptivo oral e a ocorrência de um câncer de mama lobular e ductal em mulheres jovens (abaixo de 44 anos), concluindo que o uso de contraceptivos orais não tem efeitos significativos sobre o risco de câncer de mama de acordo com o subtipo histológico.[325] Isto é muito tranquilizador porque é bem reconhecido que o câncer lobular é mais sensível hormonalmente do que o câncer de mama ductal.

Alguns estudos relataram pequenos aumentos no câncer de mama pré-menopáusico, mas estes estudos não puderam evitar ser confundidos por uma probabilidade muito possível: o uso precoce e recente de contraceptivos orais pode afetar o crescimento de uma malignidade preexistente. Isto é apoiado pelo fato de que esses estudos com achados positivos encontram um aumento limitado para os usos atual e recente, e o aumento era em grande parte uma doença localizada (em muitos estudos, somente doença localizada). Mesmo que houvesse um pequeno aumento no câncer de mama na pré-menopausa associado aos contraceptivos orais, seria um número muito pequeno de casos, porque a maioria dos casos de câncer de mama ocorre após os 40 anos. *Estudos caso-controles cuidadosos e em grande escala de contraceptivos orais modernos de baixa dose foram consistentemente negativos e tranquilizadores. Os estudos positivos mais antigos não podem escapar da possibilidade do viés de detecção/vigilância em razão de um efeito em tumores preexistentes.*

O uso de contracepção oral não aumenta ainda mais o risco de câncer de mama em mulheres com histórias familiares positivas de câncer de mama ou em mulheres com doenças de mama benignas comprovadas. Não há evidências de que o uso de contraceptivos orais antes do diagnóstico de câncer de mama tenha um impacto adverso no prognóstico.[326] *De um modo geral, os dados epidemiológicos derivados dos estudos com o maior número de casos indicam que os contraceptivos orais devem continuar a ser oferecidos como uma opção apropriada para mulheres com história familiar de câncer de mama, mas o impacto nas portadoras do gene BRCA ainda não está bem estabelecido.*

A contracepção oral com doses mais elevadas, usada por 2 ou mais anos, protegeu contra doença mamária benigna, porém esta proteção estava limitada a usuárias atuais e recentes. Ainda não há certeza se esta mesma proteção é dada pelos produtos de dose mais baixa. Um estudo caso-controle francês indicou uma redução na doença mamária benigna não proliferativa associada a contraceptivos orais de baixa dose usados antes de uma primeira gravidez a termo, mas nenhum efeito sobre doença proliferativa ou com uso após uma gravidez.[327] Um estudo de coorte canadense que com toda certeza refletiu o uso de contraceptivos orais modernos de baixa dose concluiu que os contraceptivos orais realmente protegem contra doença benigna proliferativa, com uma redução crescente no risco com o aumento na duração do uso.[328]

Câncer de Mama em Mulheres Expostas a Dietilestilbestrol (DES)

De 1940 até 1970, o dietiestibestrol (DES), um estrogênio sintético potente, foi prescrito em altas doses com a crença equivocada de que reduziria o risco de complicações relacionadas com a gravidez. A exposição a DES ocorreu em associação a 2 milhões de nascimentos vivos; portanto, o risco de indução de câncer de mama durante um período de diferenciação da mama poderia ser significativo se DES fosse um verdadeiro carcinógeno mamário. O primeiro estudo sobre este assunto relatou o seguimento das mulheres que participaram de um ensaio controlado de DES na gravidez entre 1950 e 1952 na Universidade de Chicago. Neste estudo, foi observado um aumento no risco de câncer de mama com a exposição a DES que não atingiu significância.[329] Um estudo colaborativo de larga escala envolvendo aproximadamente 6.000 mulheres concluiu que existe um aumento pequeno, mas significativo, no risco de câncer de mama anos depois nas mulheres expostas a DES durante a gravidez.[330] Em um seguimento mais prolongado (mais de

30 anos) desta grande coorte de mulheres expostas a DES, a exposição a DES foi associada a um aumento significativo (de aproximadamente 2 vezes), mas modesto no risco de câncer de mama.[331] É importante mencionar que o risco relativo não aumentou com a duração do seguimento e permaneceu estável ao longo do tempo. Esta conclusão foi confirmada em um estudo prospectivo da American Cancer Society e numa coorte nacional de mulheres acompanhadas desde a década de 1970.[332,333] Certamente é sensato recomendar às mulheres expostas a DES a sua aderência rígida ao *screening* para câncer de mama, incluindo mamografia, conforme discutido posteriormente. Até agora não foi detectado um risco aumentado de câncer nas filhas ou filhos de mulheres expostas a DES.[334]

RECEPTORES E PROGNÓSTICO CLÍNICO

Existe uma forte correlação entre a presença de receptores de estrogênio e certas características clínicas do câncer de mama.[335] Pacientes mais jovens na pré-menopausa são mais frequentemente negativas para os receptores. As pacientes com tumores positivos para receptores sobrevivem por mais tempo e têm intervalos mais longos livres de doença após a mastectomia do que aquelas com tumores negativos para receptores. A presença de receptores de estrogênio correlaciona-se com aumento nos intervalos livres de doença independente da presença de nódulos axilares positivos ou do tamanho e localização dos tumores. Igualmente, as pacientes sem metástases em linfonodos axilares, mas com tumores negativos para estradiol, têm o mesmo alto índice de recorrência que as pacientes com metástases em linfonodos axilares. As pacientes com tumores positivos para receptores de estrogênio têm mais probabilidade de responder ao tratamento endócrino. O *status* do receptor estrogênico tem correlação com o grau de diferenciação do tumor primário. Uma grande proporção de carcinomas de Grau I altamente diferenciados é positiva para receptores, enquanto que o inverso é verdadeiro para os tumores de Grau III.

Lembre que é preciso estrogênio para produzir receptores de progesterona. Portanto, a presença de receptores de progesterona comprova que o receptor estrogênico no tumor é biologicamente ativo. Assim, a presença de receptores de progesterona tem uma correlação com a sobrevida das pacientes livre de doença, perdendo apenas para o número de nódulos positivos.[335] De um modo geral, aproximadamente 80% dos cânceres de mama são positivos para receptores de estrogênio e, destes, em torno de 70% são positivos para receptores de progesterona, e assim aproximadamente 58% de todos os cânceres de mama expressam receptores de estrogênio e progesterona.[336] O melhor prognóstico é visto em pacientes com receptores de progesterona positivos, mesmo com doença subsequente, se a doença recorrente ainda for positiva para o receptor de progesterona. A perda dos receptores de progesterona é um sinal preocupante. Os tumores que são positivos para receptores de estrogênio, mas negativos para receptores de progesterona, expressam níveis mais elevados de receptores do fator de crescimento epidérmico, HER-1 e HER-2, e são mais agressivos e resistentes ao tamoxifeno.[336] A ausência total de receptores de estrogênio e progesterona indica uma doença muito diferente, que deve ser tratada agressivamente com quimioterapia.

TERAPIA HORMONAL DO CÂNCER DE MAMA

Tamoxifeno

O objetivo da terapia adjuvante do câncer de mama é proporcionar tratamento na ausência de uma doença ativa reconhecida para reduzir o risco de recorrência futura ou minimizar a recorrência sistêmica na presença de doença metastática. O tamoxifeno é muito semelhante ao clomifeno (em estrutura e ações), ambos sendo compostos não esteroidais estruturalmente relacionados com o dietilestilbestrol. *In vitro*, a afinidade de ligação ao estrogênio pelo seu receptor é 100-1.000 vezes maior do que a do tamoxifeno. Assim sendo, o tamoxifeno precisa estar presente em uma concentração 100-1.000 vezes maior do que o estrogênio para manter a inibição das células no câncer de mama. Estudos dose-respostas com tamoxifeno não conseguiram demonstrar um aumento na atividade com doses maiores do que o padrão, 20 mg por dia. Quando ligado ao receptor estrogênico, o tamoxifeno impede a transcrição genética pelo caminho de TAF-2. Estudos *in vitro* demonstram que estas ações não são citocidais, mas citostáticas (e assim o uso de tamoxifeno deve ser a longo prazo). O mecanismo de ação do tamoxifeno é discutido em detalhes no Capítulo 2.

Temos à nossa disposição uma notável visão panorâmica mundial de 37.000 mulheres envolvidas em ensaios randomizados com tamoxifeno.[337,338] O tratamento adjuvante com o antiestrogênio tamoxifeno alcançou reduções altamente significativas na recorrência e aumento na sobrevida. O efeito benéfico do tamoxifeno foi evidente, independente da idade da paciente, tanto em mulheres pré-menopáusicas quanto pós-menopáusicas, em doença com linfonodos positivos ou negativos, e em tumores positivos e negativos para receptores de estrogênio (no entanto, o efeito do tamoxifeno sobre tumores negativos para receptores de estrogênio é pequeno). O impacto na recorrência ocorreu nos primeiros 5 anos, mas o impacto contínuo na sobrevida ocorreu durante 15 anos.[338] O tratamento com adjuvante hormonal produz em todo o mundo mais 100.000 sobreviventes em 10 anos. Com tamoxifeno, ocorre um aumento na sobrevida aos 5 anos de aproximadamente 25%, mais evidente em mulheres acima de 50 anos. As taxas de resposta em câncer de mama avançado são 30-35% mais marcante em pacientes com tumores que são positivos para receptores de estrogênio, atingindo 75% em tumores altamente positivos para receptores de estrogênio. Ocorre uma taxa mais baixa (uma redução de 47% com 5 anos de tratamento) de um segundo câncer de mama primário na mama contralateral em mulheres tratadas com tamoxifeno.

Dados de ensaios clínicos randomizados documentam que a duração do tratamento por 5 anos é superior a 2 anos.[337,339] No entanto, os resultados indicaram que existem poucos motivos para estender o tratamento com tamoxifeno de pacientes com câncer de mama por mais de 5 anos.[340,341] Na verdade, os dados sugeriram que as taxas de sobrevivência e recorrência pioravam com terapia mais longa, provavelmente graças à emergência de tumores resistentes ao tamoxifeno. Existem várias explicações possíveis para a resistência (discutido no Capítulo 2) e qualquer uma delas que seja dominante, acredita-se que uma subpopulação resistente ao tamoxifeno esteja presente desde o começo, e com o passar do tempo cresce a ponto de ser clinicamente aparente.[342] De fato, o tamoxifeno pode estar estimulando o crescimento destes tumores "resistentes", operando por caminhos que não envolvem o receptor de estrogênio, como os mecanismos do fator de crescimento. Esta pode ser a explicação para a observação de que mesmo o tratamento de 5 anos com tamoxifeno está associado a um aumento no câncer negativo para receptores de estrogênio na mama contralateral.[343]

A eficácia do tamoxifeno é significativamente dependente da formação de metabólitos ativos, 4-hidroxitamoxifeno e endoxifeno, que têm uma afinidade maior pelos receptores de estrogênio do que o tamoxifeno. Uma enzima citocromo, P450 2D6, está envolvida neste metabolismo, e as variantes genéticas na enzima podem justificar a atividade mais baixa que leva à redução na eficácia do tamoxifeno. A genotipagem de *CYP2D6* pode permitir uma melhor seleção das pacientes para o tratamento com tamoxifeno.[344] Porém, outros argumentam que os níveis de metabólitos são suficientes para uma boa eficácia mesmo em presença de atividade enzimática reduzida, e que os estudos vinculando o genótipo de *CYP2D6* e a recorrência de câncer de mama produziram resultados heterogêneos.[345] Não é certo que a variação de *CPY2D6* seja a explicação para a recorrência de tumores resistentes.

O tamoxifeno tem muitos efeitos colaterais importantes, atribuídos à sua ação agonista do estrogênio e seu impacto antiestrogênio em diferentes tecidos-alvo. O principal efeito colateral que causa incomodo é um aumento nas ondas de calor. Os efeitos colaterais sérios do tamoxifeno incluem câncer endometrial (discutido posteriormente), trombose venosa e catarata. Em um relatório do ensaio de prevenção na Inglaterra e no ensaio preventivo americano, o tratamento com tamoxifeno de mulheres pós-menopáusicas preveniu a perda óssea, mas as mulheres pré-menopáusicas tratadas com tamoxifeno tiveram reduções significativas na densidade mineral óssea.[240,346] Foi relatada visão borrada e reduzida associada a alterações na retina.[347] Em um estudo prospectivo de 63 pacientes na Grécia, 6,3% desenvolveram retinopatia, que era reversível com exceção das opacidades retinianas.[348] Nas 2.673 pacientes nos protocolos do Eastern Cooperative Oncology Group, as mulheres pré-menopáusicas que receberam tamoxifeno e quimioterapia tiveram significativamente mais trombose venosa e arterial do que aquelas que receberam quimioterapia sem tamoxifeno, e em mulheres pós-menopáusicas, o tamoxifeno isoladamente estava associado a mais trombose venosa.[349]

As alterações nas proteínas séricas refletem a ação estrogênica (agonista) do tamoxifeno. Isto inclui decréscimos em antitrombina III, colesterol e colesterol LDL, enquanto que os níveis de colesterol HDL e globulina ligadora de hormônios sexuais (SHBG) aumentam (como ocorre com outras globulinas ligadoras). Em razão do impacto significativo na globulina ligadora de hormônios sexuais, foi observado um crescimento marcante nos estrogênios circulantes em mulheres pré-menopáusicas; entretanto, o estrogênio livre não ligado é na verdade reduzido. Por exemplo, em um estudo clínico de mulheres pré-menopáusicas recebendo tamoxifeno, 20 mg por dia, a porcentagem de estradiol livre *diminuiu* de 1,72% para 1,47% após 3 meses graças ao aumento em SHBG.[350]

A atividade estrogênica do tamoxifeno, 20 mg por dia, é quase tão potente quanto 2 mg de estradiol na redução dos níveis de FSH em mulheres pós-menopáusicas, 26% *vs.* 34% com estradiol.[351] As ações estrogênicas do tamoxifeno incluem a estimulação da síntese dos receptores de estrogênio, uma manutenção dos ossos e sistema cardiovascular semelhante ao estrogênio, e efeitos estrogênicos na mucosa vaginal e endométrio. De fato, foi relatado que as pacientes com câncer de mama que foram tratadas com tamoxifeno têm menos doenças cardíacas coronarianas em alguns estudos, mas não em todos.[240,337,352,353] O tamoxifeno aumenta a frequência de carcinoma hepático nos ratos em doses muito grandes. Isto é consistente com a sua ação agonista estrogênica, mas é improvável que este efeito seja um problema clínico e não foi observado em doses usadas clinicamente.[337]

Problemas Ginecológicos com Tamoxifeno

O tamoxifeno é ao mesmo tempo um agonista e um antagonista do estrogênio. Um tecido que é altamente sensível ao estrogênio, o endométrio, responde à fraca ação do tamoxifeno, que está presente em altas doses por longo tempo em mulheres que recebem tratamento adjuvante para câncer de mama.

O National Surgical Adjuvant Breast and Bowel Project comparou as taxas de câncer endometrial em pacientes tratadas com e sem tamoxifeno que tiveram câncer de mama.[354] A taxa de câncer endometrial no grupo tratado com tamoxifeno teve um risco relativo aumentado de 7,5. Embora 88% dos tumores endometriais fossem estágio I, quatro pacientes morreram de câncer endometrial avançado. É importante observar que a incidência de câncer endometrial no grupo tratado com tamoxifeno era estimada em 6,3 por 1.000 pacientes depois de 5 anos de tratamento. Esta incidência é muito parecida com a que seria esperada com tratamento com estrogênio sem oposição, uma semelhança a ser esperada já que a ação agonista estrogênica do tamoxifeno a longo prazo deve ser similar às doses relativamente baixas de estrogênio usadas para terapia hormonal na pós-menopausa. Resultados similares foram relatados no ensaio com tamoxifeno de Estocolmo e foi confirmada uma taxa aumentada de câncer endometrial no período pós-menopausa pelo U.S. Breast Cancer Prevention Trial.[240,355] Na visão global dos casos randomizados, a incidência de câncer endometrial quadruplicou com 5 anos de tratamento com tamoxifeno.[337] Além disso, foi relatado que as mulheres que estavam sendo tratadas com tamoxifeno desenvolviam hiperplasia atípica do endométrio, pólipos endometriais, cistos ovarianos, crescimento de miomas, adenomiose e exacerbação rápida da endometriose.[356-359] A supervisão e manejo apropriado de mulheres tratadas com tamoxifeno são problemas essenciais.

É inapropriado defender o tratamento progestacional oral para prevenir a resposta endometrial ao tamoxifeno. O impacto progestacional (nas baixas doses usadas atualmente para proteção endometrial) sobre o risco de recorrência de câncer de mama e a interação com o tamoxifeno não são conhecidos. Na verdade, uma dose relativamente alta de noretinedrona (2,5 mg diárias por 3 meses) *não foi capaz* de exercer um efeito protetor no endométrio em mulheres saudáveis que participaram do ensaio de prevenção com tamoxifeno no Reino Unido, e uma alta dose de acetato de megestrol não conseguiu reverter a hiperplasia endometrial.[360,361] É claro que a biópsia periódica por aspiração do endométrio seria suficiente para monitorização, mas este procedimento traz consigo o potencial para um efeito negativo muito significativo na manutenção do tratamento pela paciente (com seu tamoxifeno e com seu clínico) e uma taxa baixa de resultados positivos.

Argumenta-se que a avaliação endometrial deve ser limitada a mulheres tratadas com tamoxifeno que reportam sangramento vaginal.[362,363] No entanto, no ensaio de prevenção com tamoxifeno no Reino Unido, foi observada maior resposta endometrial ao tamoxifeno naquelas mulheres que desenvolveram amenorreia.[364] Para ser exato, a maioria das mulheres tratadas com tamoxifeno que desenvolveram câncer endometrial estava sintomática com sangramento vaginal, mas não todas. Além do mais, algumas dessas mulheres haviam tido doença invasiva avançada no momento da apresentação. Os cânceres endometriais de estágios III e IV com prognóstico reservado eram reportados mais frequentemente em usuárias de tamoxifeno a longo prazo.[365] Além disso, o tamoxifeno está associado a uma taxa mais elevada de tumores mesodérmicos mistos e sarcomas do endométrio.[365] Faz sentido que sejam detectadas alterações anormais o mais precocemente possível. O teste da progesterona (discutido nos Capítulos 11 e 18) seria um método viável para detectar a presença de endométrio estimulado, e um estudo piloto documentou o seu uso em mulheres tratadas com tamoxifeno.[366] Entretanto, até que haja dados disponíveis documentando a confiabilidade desta abordagem, privilegiamos o uso da medição ultrassonográfica da espessura endometrial, com sono-histerografia com infusão de solução salina, quando a aparência é totalmente benigna (também discutido no Capítulo 18).[367,368] O tamoxifeno está associado a uma imagem ultrassonográfica peculiar, caracterizada por alterações sonolucentes que são subepiteliais na presença de epitélio atrófico, daí a utilidade da infusão salina para discriminar a espessura epitelial de alterações endometriais combinadas.[369] Os investigadores que concluíram que o rastreio com ultrassonografia não é útil em razão da baixa especificidade e valor preditivo não conseguiram utilizar a sono-histerografia com infusão de solução salina para evitar biópsias endometriais desnecessárias.

Também é lógico esperar que estas pacientes tenham risco aumentado para o desenvolvimento e progressão de endometriose. Existem relatos de casos de mulheres sendo tratadas com tamoxifeno, 20 mg ao dia, que precisaram de histerectomia e ooforectomia graças à endometriose severa.[370-373] Além disso, mulheres que recebem tamoxifeno desenvolvem adenomiose, cistos ovarianos e câncer endometrioide do ovário.[374-376] Segundo nosso ponto de vista, um exame pélvico anual não é suficiente: é melhor que seja a cada 6 meses.

O IUS de levonorgestrel protege efetivamente o endométrio contra hiperplasia e pólipos em mulheres que usam tamoxifeno ou terapia estrogênica pós-menopausa. [377-385] ***O sangramento de escape é um problema nos primeiros meses, mas este método é adequado tanto para mulheres***

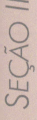

pré-menopáusicas quanto pós-menopáusicas que usam tamoxifeno. Este DIU também pode ser usado para tratar hiperplasia endometrial.[386-391] Estudos comparativos indicam que o IUS de levonorgestrel é tão efetivo e provavelmente melhor do que o tratamento-padrão com progestina oral.[387,392,393] No entanto, a persistência de atipia na biópsia de seguimento após 6 meses é uma indicação de que é improvável que ocorra regressão. Embora o DIU de levonorgestrel forneça com confiança uma boa proteção contra hiperplasia endometrial, os clínicos devem manter um alto grau de desconfiança quanto a sangramento anormal (sangramento que ocorre após um período substancial de amenorreia) e avaliem agressivamente o endométrio.

Uma mulher que está sendo tratada para câncer de mama naturalmente focará sua atenção e energias no próprio câncer, especialmente nos primeiros anos de tratamento. O mesmo pode ser dito para o especialista que está monitorando o tratamento. Cabe ao gestor de cuidados à saúde, o clínico principal da paciente, olhar para o quadro mais amplo. Um clínico que interage com pacientes que estão sendo tratadas para câncer de mama tem a obrigação de considerar o impacto do tratamento da paciente em outros sistemas e funções do corpo. O tamoxifeno oferece a esperança de acrescentar muitos anos à vida de uma mulher. A intervenção médica por um clínico pode ajudar a tornar esses anos melhores com uma boa ação preventiva.

Recomendamos os seguintes programas para monitorização de mulheres durante e após o tratamento de longa duração com tamoxifeno:

Todas as mulheres: Exame pélvico cuidadoso a cada 6 meses para detectar a emergência de endometriose, cistos ovarianos, leiomiomas uterinos.

O tamoxifeno deve ser descontinuado antes de uma cirurgia importante, e medidas antitrombóticas apropriadas devem ser usadas durante e após uma cirurgia importante e durante a imobilidade.

Mulheres pós-menopáusicas: Medição anual da espessura endometrial através de ultrassonografia transvaginal. Biópsia endometrial de todas as mulheres com uma espessura de 5 mm ou mais. Infusão de solução salina (sono-histerografia) quando a aparência não for totalmente benigna.

O uso do DIU liberador de levonorgestrel é altamente recomendado como tratamento profilático.

Mulheres pré-menopáusicas: Avaliação periódica da ovulação; se ovulatória, não é necessária outra intervenção; no entanto, o aconselhamento contraceptivo não deve ser ignorado.

Se anovulatória, uma biópsia anual por aspiração endometrial; a interpretação das medidas da espessura endometrial por ultrassonografia é incerta em mulheres na pré-menopausa, embora uma espessura menor do que 5 mm torne a hiperplasia muito improvável. Considere o uso do DIU liberador de progestina para contracepção e proteção contra alterações endometriais.

Um risco aumentado de câncer endometrial dura por até 10 anos após a descontinuação da terapia com estrogênio (sem a adição de uma progestina).[394,395] Não é sabido se um risco aumentado persistente similar está presente nos anos seguintes ao tratamento com tamoxifeno. Seria prudente investigar qualquer sangramento vaginal inesperado em mulheres que anteriormente foram expostas ao tamoxifeno.

INIBIDORES DA AROMATASE PARA O TRATAMENTO DE CÂNCER DE MAMA

Os inibidores da aromatase bloqueiam a conversão dos precursores do androgênio para estrogênio em todos os sítios do tecido-alvo, inibindo quase completamente a produção total do estrogênio corporal em mulheres pós-menopáusicas. Esta inibição não é tão completa em mulheres pré-menopáusicas. Os inibidores modernos da aromatase incluem dois inibidores não esteroidais, anastrozol (Arimidex) e letrozol (Femara) e um inativador esteroidal (Aromasin).

A enzima aromatase está presente no tecido estromal do tecido mamário normal e anormal e nas células epiteliais mamárias. A atividade da aromatase é aumentada nos tecidos cancerígenos da mama, associada a uma mudança no controle por um promotor controlado primariamente por glicocorticoides e citocinas para um promotor regulado via AMP cíclico.[396] Contudo, a atividade da aromatase nas células epiteliais mamárias malignas é indetectável ou muito baixa. Assim, presume-se que a estimulação do crescimento de câncer mamário hormonalmente sensível seja influenciada pela síntese local de estrogênio nas células estromais adjacentes que é aumentada de uma forma parácrina por células malignas que ativam promotores alternativos do gene da aromatase.[397] Uma relação entre a aromatase e os sistemas da prostaglandina ciclo-oxigenase pode explicar os efeitos benéficos de drogas anti-inflamatórias não esteroidais em relatos epidemiológicos sobre o risco de câncer de mama.[398] A ciclo-oxigenase é superexpressa no câncer de mama, e a combinação no tratamento de inibidores da aromatase e ciclo-oxigenase está sendo avaliada em ensaios clínicos.[399]

Os inibidores específicos de P450arom que foram desenvolvidos produzem um bloqueio intenso da produção de estrogênio e, o que é mais importante, reduzem a biossíntese do estrogênio nas células adjacentes aos tumores mamários. O desenvolvimento inicial de drogas que reduzem a produção de estrogênio focou nas alterações da molécula de androstenediona para produzir inibidores competitivos. A preparação de um grande número de agentes esteroides alterados produziu exemestano, um inativador esteroidal da enzima aromatase, que clinicamente está agrupado na família dos inibidores da aromatase.

Os primeiros inibidores não esteroidais, como a aminoglutetimida, afetavam outras enzimas CYP-450, produzindo efeitos tóxicos indesejados. A geração atual de inibidores não esteroidais da aromatase, contendo um anel de triazol, anastrozol e letrozol, é altamente específica com nenhum efeito na biossíntese de outros esteroides. Estes agentes são 100 a 3.000 vezes mais potentes do que a aminoglutetimida e reduzem a aromatização corporal total em 90-99%.[400]

Os primeiros estudos com inibidores não esteroidais da aromatase demonstraram que o anastrozol (1 mg ao dia) e o letrozol (2,5 mg ao dia) eram mais efetivos do que o tamoxifeno em mulheres com câncer de mama avançado.[401-403] Resultados similares foram reportados com exemestano.[404] Ensaios clínicos mais recentes focaram no tratamento de câncer de mama inicial.

O Ensaio ATAC.[405,406,407] O ensaio do Arimidex, Tamoxifeno, Isolados ou em Combinação incluiu 9.366 pacientes em 380 locais em 23 países. Oitenta e quatro por cento tinham tumores positivos para receptores de estrogênio e um terço tinha linfonodos positivos. As pacientes foram randomizadas para tratamento diário com anastrozol, 1 mg; tamoxifeno, 20 mg; ou uma combinação de ambos por 5 anos.

Comparado ao tamoxifeno, o anastrozol aumentou a sobrevivência livre de doença em 14%, reduziu a incidência de novos tumores primários contralaterais em 38% (embora esta diferença não tenha alcançado significância estatística) e aumentou o tempo de recorrência em 17%. O tratamento em combinação não foi melhor do que o anastrozol isolado. Em pacientes negativas para receptores de estrogênio e progesterona, o pequeno efeito do anastrozol foi equivalente ao do tamoxifeno. Após o seguimento a longo prazo, ficou evidente que os efeitos colaterais após 5 anos de tratamento eram maiores com anastrozol comparado ao tamoxifeno.[407]

Houve diferenças significativas na comparação dos efeitos adversos das duas drogas:

	Anastrozol (%)	Tamoxifeno(%)
Ondas de calor	34,3	39,7
Sangramento vaginal	4,5	8,2
Câncer endometrial	0,1	0,5
Tromboembolismo venoso	2,1	3,5
Queixas articulares	27,8	21,3
Fraturas	5,9	3,7

Os eventos ginecológicos adversos ocorreram menos frequentemente com anastrozol do que com tamoxifeno no ensaio ATAC.[408] Estes eventos incluíam incidências mais baixas de hemorragia vaginal, corrimento vaginal, pólipos endometriais, hiperplasia endometrial e câncer endometrial. Em consequência, foi quadruplicado o número de histerectomias nas mulheres tratadas com tamxifeno. É importante mencionar que mais mulheres permaneceram aderentes ao tratamento com anastrozol.

O Ensaio BIG. O ensaio Breast International Group randomizou 8.028 mulheres para tamoxifeno ou letrozol por 5 anos e relatou uma melhora na sobrevivência livre de doença no grupo do letrozol.[409,410]

O Ensaio ITA. O Italian Tamoxifen-Anastrozole Trial com 448 mulheres comparou 5 anos de tamoxifeno a um grupo que trocou para anastrozol após 2-3 anos de tamoxifeno.[411] A sobrevivência livre de doença foi significativamente aumentada no grupo tratado sequencialmente.

O Ensaio IES. O Intergroup Exemestane Study incluiu 4.742 pacientes e comparou 5 anos de tamoxifeno a um grupo sequencial trocado para exemestano, 25 mg ao dia, após 2-3 anos de tamoxifeno.[412,413] Houve uma redução de 32% no risco de recorrência com exemestano, câncer da mama contralateral ou morte que equivalia a uma melhora de 4,7% na sobrevivência livre de doença. O risco de câncer da mama contralateral foi reduzido em 56%.

O Ensaio TEAM. O Tamoxifen Exemestane Adjuvant Multinational Study randomizou 9.775 mulheres para exemestano, 25 mg ao dia, ou tamoxifeno, 20 mg ao dia.[414] Em 2004, o ensaio foi modificado, trocando as pacientes com tamoxifeno para exemestano, e mais 2.500 pacientes foram recrutadas. Os resultados anda não tinham sido publicados até 2010.

O Ensaio MA.17. Após 5 anos de tratamento com tamoxifeno, 5.187 mulheres foram randomizadas para 5 anos de letrozol ou placebo.[415,416] A análise indicou uma melhora na sobrevivência livre de doença com letrozol, 94,3% comparado a 91,4% no grupo com placebo. Este impacto estava presente nas pacientes com nodos positivos e nodos negativos. De um modo geral, o grupo do letrozol experimentou uma redução de 39% no câncer primário da mama contralateral, uma redução de 42% nas recorrências, e uma redução de 38% nas metástases distantes. Em decorrência destes benefícios, o ensaio foi não cego e foi dada às pacientes a opção de trocar do placebo para o letrozol. Em uma análise atualizada, a sobrevivência livre de doença foi aumentada com o tratamento com letrozol.[417,418] Este estudo relatou significativamente mais queixas articulares e mais ondas de calor na comparação ao placebo e um aumento de fraturas e eventos cardiovasculares.

Os inibidores da aromatase são mais efetivos do que o tamoxifeno para o tratamento de cânceres de mama sensíveis a estrogênio em mulheres pós-menopáusicas, tanto para doença inicial quanto para câncer de mama metastático. Os três inibidores da aromatase têm perfis similares de efeitos colaterais. O maior problema foi um aumento nas fraturas graças à perda óssea associada aos níveis profundamente baixos de estrogênio (aproximadamente 99% de redução), um efeito que pode ser prevenido com tratamento com bisfosfonato. Além das ondas de calor, outros efeitos colaterais importantes são artralgias nas articulações, função sexual reduzida e mialgia.[419] Comparado ao tamoxifeno, existe menos, se é que existe, estimulação endometrial e menos tromboembolismo venoso. Experiências circunstanciais sugeriram que as usuárias de anastrazol têm aumento na prevalência de hemorragias retinais, possivelmente graças à fragilidade vascular secundária à depleção do estrogênio.[420]

Uma análise utilizando modelos decisórios criados por computador sugeriu que um resultado modestamente melhorado está associado à terapia sequencial (tamoxifeno por 2,5 anos, seguido por um inibidor da aromatase) comparada a 5 anos de um inibidor da aromatase isoladamente. O aumento real foi de apenas 1-2%.[421] Esta pequena diferença não foi apoiada por um ensaio clínico de fase 3, uma continuação do ensaio BIG, comparando monoterapia com letrozol à terapia sequencial com tamoxifeno-letrozol, em que a sobrevida global nos grupos de tratamento não apresentou diferenças.[422]

A American Society of Clinical Oncology e a National Comprehensive Cancer Network, com base nos resultados dos ensaios clínicos, fazem agora as seguintes recomendações:[417,423]

- Mulheres pós-menopáusicas com cânceres de mama positivos para receptores hormonais devem ser tratadas com um inibidor da aromatase por 5 anos.

- Mulheres pré-menopáusicas com cânceres de mama positivos para receptores hormonais devem ser tratadas com tamoxifeno por 5 anos, a ser seguido por 5 anos de um inibidor da aromatase, se a paciente se tornar pós-menopáusica durante o tratamento.

- As opções de tratamento incluem 5 anos de tratamento com inibidor da aromatase isolado ou terapia sequencial com 2-3 anos de tamoxifeno seguidos de tratamento com inibidor da aromatase por 5 anos.

- Os inibidores da aromatase são apropriados como tratamento inicial para as mulheres com contraindicações para o tamoxifeno.

- O tratamento com inibidor da aromatase foi associado a melhores taxas de resposta comparadas a tamoxifeno em mulheres pós-menopáusicas com tumores superexpressando HER-2. Estas evidências não são fortes, mas devem ser levadas em conta.

- As mulheres pós-menopáusicas que terminam os 5 anos de tratamento com tamoxifeno devem considerar o tratamento com um inibidor da aromatase por 5 anos.

- Há evidências insuficientes disponíveis para apoiar o uso de tamoxifeno após o tratamento com um inibidor da aromatase.

Um acréscimo razoável e importante a estas recomendações é promover a suplementação adequada de cálcio e vitamina D e considerar o tratamento profilático com bisfosfonato para prevenir a perda óssea e fraturas. O tratamento com ácido zoledrônico (4 mg por via intravenosa a cada 6 meses) aumentou a densidade óssea em mulheres que estavam sendo tratadas com letrozol e *até mesmo aumentou as taxas de sobrevida livre de doença*.[424,425] Resultados similares da densidade óssea foram obtidos com um bisfosfonato oral, o ibrandonato, com a frequência de uma vez por mês.[426] *Uma proteção mais efetiva contra perda óssea e fraturas é obtida iniciando o tratamento com bisfosfonato simultaneamente com um inibidor da aromatase.*[427] *Os bisfosfonatos parecem ter um impacto benéfico independente na incidência de câncer de mama. No Women's Health Initiative, as usuárias de bisfosfonato tiveram uma redução significativa de*

32% na incidência de câncer de mama positivo para receptores de estrogênio.[428] Um estudo caso-controle em Israel encontrou 29% de redução no risco de câncer de mama no período pós-menopausa com o uso de bisfosfonatos por mais de 1 ano.

Uma metanálise de ensaios randomizados comparando inibidores da aromatase a tamoxifeno em câncer de mama inicial focou no risco cardiovascular.[429] A metanálise incluiu sete ensaios randomizados com um total de 19.818 pacientes. O risco relativo para eventos cardiovasculares adversos com inibidores da aromatase foi de 1,31 (IC = 1,07-1,60). O número de pacientes necessário para dano em 1 paciente foi 189. Houve uma redução de 47% no risco de eventos tromboembólicos com inibidores da aromatase, RR = 0,53 (IC = 0,42-0,65).

O aumento em doenças cardiovasculares reflete a ausência de uma influência benéfica do estrogênio sobre o perfil lipídico e funções vasculares epiteliais importantes como a síntese do óxido nítrico. A metanálise sugeriu que este é um risco relativamente baixo, mas o risco atual não será conhecido até que os ensaios em andamento que comparam tratamento com inibidores da aromatase a placebo estejam concluídos com dados de seguimento a longo prazo. Além do mais, não é aconselhável considerar somente um dos efeitos colaterais da deficiência de estrogênio. O impacto global sobre uma paciente será determinado pelos efeitos aditivos em todos os tecidos-alvo do estrogênio. Os efeitos cognitivos e o risco de doença de Alzheimer são questões potenciais importantes. Foram realizadas avaliações cognitivas em um subgrupo de mulheres no ensaio IBIS com anastrozol para prevenção de câncer de mama; não foram observadas diferenças significativas comparando o grupo de tratamento ao grupo placebo; no entanto a duração do estudo foi de apenas 2 anos.[430] Outro estudo relatou piores aprendizagens verbal e visual em mulheres tratadas com anastrozol comparadas ao tratamento com tamoxifeno.[431] As mulheres holandesas no ensaio TEAM que eram usuárias de tamoxifeno tiveram desempenho pior do que os controles saudáveis nos testes de memória verbal e função executiva, enquanto que não foram observados efeitos adversos em usuárias de exemestano após 1 ano.[432] Será necessário o seguimento contínuo de mulheres tratadas por um longo período para que se adquira um melhor conhecimento sobre o impacto dos inibidores da aromatase na cognição.

Algumas questões importantes referentes aos inibidores da aromatase permanecem sem resposta. A duração ideal da terapia não está estabelecida. No momento, o tratamento mais longo do que 5 anos espera dados apropriados de ensaios clínicos. A segurança a longo prazo é desconhecida; um ambiente hormonal com estrogênio baixo e androgênio relativamente alto acarretará consequências clínicas? O equilíbrio entre os benefícios e os riscos precisará destas informações. No entanto, o tratamento com inibidor da aromatase usurpou justificadamente o lugar do tamoxifeno no tratamento adjuvante do câncer de mama; a razão é que ele é mais efetivo para bloquear farmacologicamente a biossíntese do estrogênio, especialmente em nível local, do que para interferir na ação estrogênica.

TAMOXIFENO, RALOXIFENO E INIBIDORES DA AROMATASE PARA PREVENÇÃO DO CÂNCER DE MAMA

Tamoxifeno

Mulheres em risco elevado de câncer de mama participaram de um ensaio preventivo de câncer de mama nos Estados Unidos em 1992. O estudo comparou dois grupos de mulheres, um tratado com placebo e um com 20 mg de tamoxifeno diariamente durante 5 anos. No início de 1998 (depois de aproximadamente 4 anos de seguimento), o estudo passou a não ser mais cego porque houve redução de 49% nos casos de câncer de mama invasivo e de 50% nos casos de câncer de mama não invasivo no braço do estudo tratado com tamoxifeno.[240] Este resultado não deixou de ter seus riscos. Houve um aumento de 2,4 vezes no câncer endometrial na pós-menopausa, um aumento de 2,8 vezes de embolia pulmonar, um aumento de 1,6 vezes de trombose venosa e um aumento de 1,6 vez de catarata.

Foram realizados quatro ensaios randomizados de prevenção com tamoxifeno controlados com placebo. No relatório de 7 anos de seguimento do estudo americano de prevenção com tamoxifeno, o risco de câncer de mama foi de 0,57 (IC = 0,46-0,79), uma redução de 43%, não os 50% citados nos resultados anteriores, e o risco de doença *in situ* foi de 0,63 (IC = 0,45-0,89), uma redução de 37%.[241] O seguimento do estudo nacional italiano demonstrou uma redução de 23% em cânceres positivos para receptores de estrogênio no grupo de mulheres consideradas com risco mais alto de câncer.[433]

O ensaio randomizado duplo-cego de Royal Marsden de prevenção do câncer de mama com tamoxifeno começou em 1986, incluindo 2.494 mulheres com uma história familiar de primeiro grau positiva para câncer de mama.[434] O grupo de tratamento recebeu 20 mg de tamoxifeno diariamente durante 8 anos. Vinte anos depois (seguimento médio de 13 anos), ocorreram 139 casos de câncer de mama positivos aos receptores de estrogênio para uma redução de 39% (HR = 0,61; IC = 0,43-0,86). O risco diminuído não se tornou estatisticamente significativo até depois de 8 anos de tratamento.

O International Breast Cancer Intervention Study (IBIS), também um ensaio randomizado duplo-cego, começou em 1992 e incluiu 7.145 mulheres; o período de tratamento com 20 mg tamoxifeno ao dia foi de 5 anos.[435] Após um seguimento médio de 8 anos, houve um redução de 34% nos cânceres positivos aos receptores de estrogênio (RR = 0,66; IC = 0,50-0,87). O ensaio IBIS encontrou uma redução maior durante o período de tratamento, mas quando a análise foi restringida aos cânceres positivos para receptores de estrogênio, os ensaios IBIS e Royal Marsden foram semelhantes, encontrando um efeito maior após o tratamento. As diferenças entre estes ensaios são atribuídas às variações nos fatores de risco nas populações estudadas. O ensaio americano incluiu mulheres com risco atribuído pelo modelo Gail. As mulheres no ensaio International estavam em risco menor do que as do ensaio Royal Marsden, e as mulheres no ensaio italiano não foram avaliadas quanto ao risco.

Epidemiologistas da Inglaterra, Itália e Austrália examinaram os resultados combinados dos ensaios preventivos de câncer de mama com tamoxifeno e acrescentaram resultados atualizados.[436] Os dados combinados indicaram uma redução de 48% nos cânceres positivos para receptores de estrogênio e nenhum efeito na incidência de cânceres negativos aos receptores de estrogênio. O risco relativo global de câncer endometrial com tamoxifeno aumentou em 2,4 vezes, e o risco relativo de eventos trombembólicos venosos foi 1,9. A duração do seguimento e o número de pacientes não possibilitaram dados referentes à mortalidade por câncer de mama. O impacto de 5 anos de tratamento com tamoxifeno em 1.000 mulheres de alto risco resultou numa redução de 18% na mortalidade no espaço de 10 anos do diagnóstico. Especialistas e organizações no mundo do câncer de mama concordaram que o tamoxifeno reduz a incidência de cânceres positivos aos receptores de estrogênio em mulheres de alto risco. Em uma avaliação das mulheres no ensaio preventivo americano, o tamoxifeno reduziu a incidência de câncer de mama entre portadoras de *BRCA2*, mas não em portadoras de *BRCA1*, refletindo talvez o fato de que a maioria das portadoras de *BRCA2* tem tumores positivos para receptores de estrogênio, em contraste com a prevalência de tumores negativos para receptores de estrogênio em portadoras de *BRCA1* (outro problema foram os números pequenos, 8 com mutações em *BRCA1* e 11 com mutações em *BRCA2*).[437]

As evidências apoiam a redução do tamoxifeno no risco de câncer de mama positivo para receptores de estrogênio, mas ao mesmo tempo o tamoxifeno deve ser recomendado como agente preventivo apenas para mulheres em risco muito alto. Esta conclusão está fundamentada no grau de redução no risco comparado à incidência dos efeitos colaterais. Uma avaliação do National Cancer Institute é muito útil.[438,439] Como os riscos associados ao tamoxifeno (câncer do endométrio, derrame, embolia pulmonar e tromboembolismo venoso profundo) aumentam com a idade, o equilíbrio entre os riscos e benefícios indica que o tamoxifeno é melhor para mulheres mais jovens com um risco elevado de câncer de mama (um risco relativo aumentado de aproximadamente 1,7). Uma conclusão similar foi obtida por um grupo de trabalho da American Society of Clinical Oncology.[440] Isto significa que apenas um número relativamente pequeno de mulheres se qualifica, em torno de 5% das mulheres americanas brancas e 0,6% das mulheres negras.[439]

Resta ainda somente uma preocupação. Houve um leve aumento nos cânceres negativos para receptores de estrogênio no período de seguimento após o tratamento em todos os ensaios de prevenção. Ainda não se tem certeza se isto está relacionado com a exposição ao tamoxifeno; no entanto, nos ensaios que avaliam o tratamento de cânceres de mama com tamoxifeno, a sobrevida e taxas de recorrência pioraram com terapia mais longa, provavelmente em razão da emergência de tumores resistentes ao tamoxifeno.

Concluindo, a exposição ao tamoxifeno por 5 a 8 anos está associada a aproximadamente 30% a 50% de redução nos cânceres de mama positivos para receptores de estrogênio por pelo menos 15 anos depois do término do tratamento. Uma estimativa do impacto absoluto coloca isto numa melhor perspectiva. A redução absoluta na incidência cumulativa *geral* de câncer de mama após 5 anos é estimada em aproximadamente 1,1% e depois de 10 anos, 1,7%. Este impacto pequeno, combinado aos sérios efeitos colaterais, fez do tratamento com tamoxifeno uma opção pouco atrativa.

Raloxifeno

O ensaio MORE, Multiple Outcomes of Raloxifene Evaluation, foi um estudo clínico multicentro duplo-cego randomizado de mulheres no período pós-menopausa com osteoporose que relataram uma redução de 72% no câncer de mama invasivo positivo para receptores de estrogênio no grupo de tratamento após 4 anos, comparado ao placebo.[441] O estudo CORE, Continuing Outcomes Relevant to Evista, foi designado para medir o impacto de 4 anos adicionais de raloxifeno (60 mg/dia), a começar durante o quarto ano do ensaio MORE.[442] Das 7.705 participantes inicialmente randomizadas no ensaio MORE, 3.510 mulheres optaram por continuar com o tratamento com raloxifeno (2.336 concluíram o ensaio CORE) e 1.703 continuaram com placebo (1.106 concluíram o ensaio). Durante os 4 anos do estudo CORE, o tratamento com raloxifeno foi associado a uma redução de 66% (HR = 0,34; IC = 0,18-0,66) nos cânceres de mama invasivos positivos para receptores de estrogênio no grupo tratado. Não houve diferença nos tumores negativos aos receptores de estrogênio. Durante todo o período de 8 anos, a redução nos cânceres positivos para receptores de estrogênio atingiu 76%. No período de 8 anos, não houve diferença no número de mortes nos dois grupos.

O ensaio Study of Tamoxifen and Raloxifene (STAR) arrolou 19.747 mulheres com risco aumentado de câncer de mama que foram randomizadas para tratamento com raloxifeno, 60 mg ao dia, ou tamoxifeno, 20 mg ao dia, em mais de 500 centros nos Estados Unidos, Canadá e Porto Rico.[443] Os resultados reportados após um período médio de tratamento de quase 4 anos são os seguintes:[443]

	Raloxifeno (9.745 mulheres)	Tamoxifeno (9.726 mulheres)
Câncer de mama invasivo	167 casos	163 casos
Câncer de mama *in situ*	81	57
Trombose venosa profunda	65	87
Embolia pulmonar	35	54
Derrame	51	53
Fraturas	96	104
Catarata	313	394
Câncer uterino	23	36

Os números de cânceres de mama invasivos foram idênticos nos dois grupos de mulheres. Foi estimado que estes resultados seriam equivalentes a uma redução de aproximadamente 50% (com base nos resultados anteriores no ensaio de prevenção com tamoxifeno),[240,241] mas sem um braço placebo foi impossível uma avaliação mais precisa. Assim sendo, o raloxifeno parece atingir a mesma redução que o tamoxifeno em cânceres de mama invasivos com um aumento menor em trombose venosa e talvez nenhum aumento em catarata e câncer uterino. A "qualidade de vida" foi apontada como a mesma para ambas as drogas.

As taxas de fraturas no fêmur, pulso e coluna no ensaio STAR foram semelhantes nos dois grupos. No relatório do seguimento de 7 anos do ensaio de prevenção de câncer de mama com tamoxifeno nos Estados Unidos, as fraturas osteoporóticas foram reduzidas em 32%; comparado ao placebo, houve 11 fraturas a menos no fêmur, 13 fraturas a menos na coluna e 9 fraturas a menos no rádio.[241] No entanto, mesmo após 8 anos de seguimento do ensaio com raloxifeno envolvendo mulheres com osteoporose, nenhum efeito do raloxifeno ficou evidente em fraturas não vertebrais.[444] Uma taxa similar de fraturas no ensaio STAR com os dois tratamentos deve refletir a incidência de fraturas na coluna. Nem o tamoxifeno nem o raloxifeno podem alcançar eficácia na prevenção de todas as fraturas comprovadas com terapia hormonal e tratamento com bisfosfonato. A ausência do efeito do raloxifeno no risco de fraturas no fêmur o torna menos vantajoso do que o tamoxifeno para proteção aos ossos.

A taxa de derrames foi equivalente nos dois braços do tratamento do ensaio STAR. A taxa de derrames foi aumentada em 42% no ensaio preventivo com tamoxifeno (chegando perto, mas não atingindo significância estatística).[241] Este é um risco sério para ambas as drogas.

Inibidores da Aromatase

Estão em andamento ensaios de prevenção com inibidores da aromatase.[445] O International Breast Cancer Intervention Study (IBIS) compara anastrazol a placebo em 6.000 mulheres na pós-menopausa. O ensaio Mammary Orevention 3 (MAP3) compara exemestano a placebo em 4.560 mulheres na pós-menopausa. Foi proposto um terceiro estudo (STELLAR) comparando letrozol e raloxifeno. O ensaio randomizado MAP1 avaliou o efeito do tratamento com letrozol na densidade da mama; não foi observado nenhum efeito na densidade da mama após 1 ano de tratamento.[446] O ensaio Frances Onco-03/LIBER está avaliando o uso de letrozol em portadoras de mutação no gene *BRCA*.

Estes resultados nos levam a recomendar a profilaxia com tamoxifeno (20 mg ao dia durante 5 anos) ou profilaxia com raloxifeno (60 mg ao dia durante 5 anos) para aquelas mulheres que são diagnosticadas com carcinoma in situ da mama ou que têm hiperplasia atípica em uma biópsia mamária (especialmente se também estiver presente uma história familiar positiva de câncer de mama). Os critérios importantes de história familiar positiva são pelo menos uma parente de primeiro grau com câncer de mama diagnosticado antes dos 50 anos ou duas ou mais parentes (pelo menos uma de primeiro grau) com câncer de mama. Para outras que buscam tratamento preventivo, alertamos que não temos as respostas definitivas e que serão necessários resultados de ensaios clínicos com seguimento a longo prazo antes que uma tomada de decisão completamente informada seja possível. As mulheres em risco muito alto de câncer de mama que optam pelo tratamento com tamoxifeno ou raloxifeno merecem apoio e supervisão adequada. O tratamento com bisfosfonato é recomendado para prevenir perda óssea e ganhar o benefício adicional de uma maior redução no risco de câncer de mama.

SINTOMAS VASOMOTORES COM TAMOXIFENO E INIBIDORES DA AROMATASE NAS SOBREVIVENTES DE CÂNCER DE MAMA

O problema das ondas de calor não deve ser menosprezado. As mulheres têm sintomas vasomotores com tamoxifeno, raloxifeno e inibidores da aromatase, e aquelas que já têm fogachos às vezes pioram. Vários tratamentos estão disponíveis, discutidos no Capítulo 18 sob o título "Opções de Tratamento para as Ondas de Calor" e "Uma mulher Que Tem Câncer de Mama Deve Usar Hormônios na Pós-Menopausa?"

Os SSRIs são a melhor escolha depois da terapia hormonal. Vale a pena tentar reduzir a dose até o seu nível efetivo mais baixo graças a uma baixa, porém incômoda, incidência de redução da libido. Além disso, a experiência clínica indica que é melhor aumentar lentamente até a dose recomendada e, da mesma forma, retirar lentamente quando o tratamento for descontinuado. Os SSRIs são efetivos para as ondas de calor secundárias ao tamoxifeno e hipoestrogenemia, e a eficácia é similar em mulheres com e sem câncer de mama.[447] Uma vantagem adicional dos SSRIs é o fato de que os estudos clínicos também relataram melhora na depressão, ansiedade e sono.

Existe uma preocupação de potencial importância clínica. O tamoxifeno é convertido em um metabólito ativo por enzimas que são inibidas pelos SSRIs. A coadministração da paroxetina reduz a concentrações plasmáticas do metabólito ativo.[448,449] Um efeito menor está associado à fluoxetina e sertralina. Em um estudo de coorte retrospectivo, somente a paroxetina usada durante a terapia com tamoxifeno estava associada a um risco aumentado de morte decorrente do câncer de mama.[450] *Convém evitar a paroxetina, fluoxetina e sertralina em mulheres tratadas com tamoxifeno.*

PUNÇÃO ASPIRATIVA POR AGULHA

A punção aspirativa por agulha de nódulos mamários deve fazer parte da prática de todos aqueles que prestam cuidados às mulheres.[451] A técnica é fácil. Uma pequena infiltração local de lidocaína na pele (muitos clínicos acreditam que a anestesia local é desnecessária). Firmando a lesão entre o dedo polegar e o indicador com uma das mãos, a outra mão introduz na lesão uma agulha de calibre 22 presa a uma seringa acoplada a uma pistola apropriada para punção aspirativa. A aspiração revelará a presença do fluido cístico de um cisto. Se a massa for sólida, a agulha deve ser passada pelo menos 2-4 vezes (mais ainda se nada for obtido) para trás e para frente através da lesão com sucção contínua na seringa. O ar é ejetado pela agulha numa lâmina de citologia para esfregaço e fixação. Pode ser usado o fixador do esfregaço de Papanicolaou.

O procedimento é muito eficaz em termos de custos. Quando a aspiração resulta num líquido claro ou turvo, cinza esverdeado ou amarelo, e a massa desaparece, o procedimento é diagnóstico e ao mesmo tempo terapêutico. Fluido de qualquer outra natureza requer avaliação citológica.[452] A falha na obtenção de material para avaliação citológica ou a persistência de uma massa requerem biópsia. A massa não deve ter retornado quando do exame de seguimento 1 mês após a aspiração. Cistos recorrentes localmente devem ser removidos cirurgicamente para diagnóstico histológico.

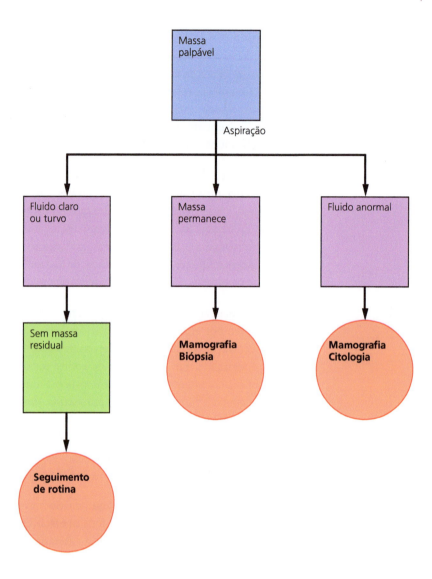

MAMOGRAFIA DE *SCREENING*

A mamografia é um meio de detecção de um câncer não palpável. Avanços técnicos melhoraram significativamente a imagem mamográfica e reduziram a dose da radiação.[453] O tempo de duplicação do câncer de mama é muita variável, mas em geral um tumor dobra em tamanho a cada 100 dias. Assim, uma única célula maligna leva aproximadamente 10 anos para crescer até formar uma massa de 1 cm clinicamente detectável, mas a essa altura um tumor de 1 cm já progrediu 30 a 40 vezes em tamanho, o que se estima estar associado à doença fatal.[454] Além do mais, o tamanho médio em que um tumor é detectado tem sido (antes da mamografia) 2,5 cm, um tamanho que tem uma incidência de 50% de envolvimento de linfonodo. Os estudos do autoexame da mama foram decepcionantes na sua falha em demonstrar um impacto no estágio da doença e mortalidade por câncer de mama.[455] Para reduzir a mortalidade por câncer de mama, precisamos utilizar uma técnica para encontrar os tumores quando eles são menores.

A mamografia é o único método que detecta microcalcificações aglomeradas. Essas calcificações têm menos de 1 mm de diâmetro e estão frequentemente associadas a lesões malignas. Mais de 5 calcificações em um aglomerado estão associadas a câncer em 25% das vezes e requerem biópsia. Além das microcalcificações, os seguintes achados mamográficos usualmente requerem avaliação cirúrgica: o aparecimento de uma massa, calcificações associadas a uma massa, uma área de

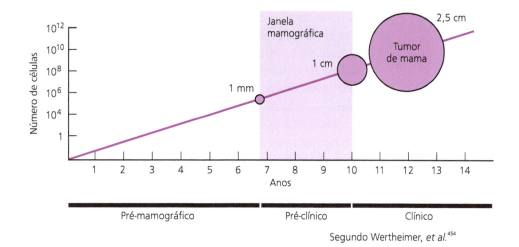

Segundo Wertheimer, et al.[454]

distorção ou densidade assimétrica, uma lesão estrelada. Um padrão de displasia na mamografia traz consigo um risco aumentado (2,0-3,5 vezes o normal) de câncer de mama.

A mamografia tem uma taxa de falso negativo de 5-10%. Isto significa que as massas são palpáveis, mas não visíveis. A mamografia não pode e não deve substituir o exame feito pela paciente e pelo clínico. Os exames de mama realizados pelos clínicos detectam cânceres que não são vistos pela mamografia.[456] O câncer comumente se apresenta como uma massa imóvel, solitária, sólida, indolor (apenas 10% dos cânceres são dolorosos), firme, unilateral e irregular. Uma massa requer biópsia, independente da imagem mamográfica.

Eficácia da Mamografia

A mamografia reduz a mortalidade por câncer de mama. Os resultados de ensaios clínicos indicam aumento na sobrevida com tumores detectados por mamografia de *screening* e, além disso, a detecção precoce aumenta as opções de tratamento. Aproximadamente uma redução de 30% na mortalidade pode ser esperada com mamografia de *screening* de mulheres assintomáticas com mais de 50 anos.[457,458]

A U.S. Preventive Services Task Force fez uma recomendação, em 2009, contra mamografia de *screening* de rotina em mulheres entre 40-49 anos e para estender o intervalo de *screening* para mulheres entre 50-74 anos para 2 anos.[459] A Task Force recomendou a descontinuação dos autoexames de mama. As recomendações dos U.S. Preventive Services representam o consenso de um painel de clínicos, acadêmicos e epidemiologistas após uma revisão sistemática da literatura. As várias forças-tarefa são frequentemente conservadoras, recusando-se a fazer julgamentos clínicos quando as evidências são consideradas insuficientes e focando num impacto coletivo que inclui não só o resultado clínico, mas também o custo. Nós discordamos das recomendações da Task Force quanto à mamografia de *screening* pelas razões a seguir.

Aproximadamente 17% dos cânceres de mama ocorrem em mulheres entre 40-49 anos, representando aproximadamente 10,5% de todas as mortes em razão de câncer de mama.[460] O American Breast Cancer Detection Demonstration Project demonstrou que o *screening* era tão efetivo para mulheres na faixa dos 40 anos quanto para mulheres acima de 50 anos.[461] Este programa que foi organizado pela American Cancer Society e o National Cancer Institute começou a operar, em 1973, em 28 locais nos Estados Unidos, cadastrando 280.000 mulheres. Apesar do fato de que este não foi um estudo de pesquisa organizado com um grupo-controle, a grande base de dados permite muitas conclusões valiosas. De 1977 a 1982, as altas taxas de sobrevivência similares (87%) para mulheres na faixa dos 40 anos comparadas a mulheres na faixa dos 50 anos verificam que o *screening* foi tão efetivo quanto nas mulheres mais jovens. Uma taxa de sobrevida de 5 anos para pacientes com menos de 50 anos com câncer de mama detectado por exame foi de 77% comparada a 95% naquelas pacientes com cânceres de mama detectados por mamografia.[462] Em um ensaio randomizado em Gothenburg, Suécia, mulheres entre 39-49 anos submetidas a *screening* mamográfico a cada 18 meses tiveram uma redução de 45% na mortalidade por câncer de mama em um primeiro relatório, e uma redução de 31% após 13 anos de seguimento.[463,464] Metanálises de ensaios clínicos randomizados concluíram que em mulheres entre 40-49 anos que se submeteram a *screening* por mamografia, ocorreu uma redução de aproximadamente 20% na mortalidade por câncer de mama.[457,465,466]

É preciso mais tempo para que apareça uma diferença significativa na mortalidade em mulheres entre 40-49 anos comparadas a mulheres acima de 50 anos. Há duas explicações. Uma é que os tumores crescem mais rápido em mulheres mais jovens e a outra é a maior dificuldade na obtenção de uma mamografia precisa em virtude das mamas mais densas e mais glandulares nas mulheres mais jovens comparadas às mamas com mais gordura nas mulheres mais velhas. Como a densidade da mama se altera gradualmente, o crescimento rápido do tumor deve ser o fator mais crítico.

Depois de detectado por mamografia, os estágios da doença e as expectativas de sobrevivência são os mesmos comparando mulheres entre 40-49 anos a mulheres acima de 50 anos.[467] No entanto, os cânceres que são detectados entre os *screenings* têm taxas mais baixas de sobrevivência (em todos os estágios). Portanto, outra razão por que tem sido difícil demonstrar um impacto do *screening* na faixa etária de 40-49 anos é que porque quanto menos *screenings* anuais, mais cânceres são detectados tardiamente (entre os *screenings*). Isto por sua vez reflete o crescimento mais rápido do tumor em mulheres mais jovens.[468] Como os ensaios clínicos randomizados fizeram o *screening* de mulheres mais jovens a intervalos de 2 anos ou mais, não causa surpresa que o *screening* tenha sido menos efetivo para estes tumores de crescimento mais rápido. É lógico que as mulheres entre 40-49 anos devem fazer mamografia de *screening* anual.[469,470] Um ensaio randomizado no Reino Unido de *screening* mamográfico anual iniciando aos 40 anos de idade indicou uma redução de 24% na mortalidade por câncer de mama nas mulheres rastreadas.[471]

Existem problemas que devem ser previstos com o extenso *screening* por mamografia. Pequenas lesões não palpáveis têm menos de 5% de chance de serem malignas e de um modo geral aproximadamente 20-30% das amostras de biópsia contêm carcinoma. Aproximadamente 10% das mamografias requerem avaliação adicional. Isto significa que haverá um grande número de biópsias e mamografias realizadas (incluindo o tratamento de lesões irrelevantes clinicamente), o que envolve custos para o sistema de saúde e custos para o indivíduo em termos do estresse e ansiedade. Entretanto a mamografia é a arma mais potente que possuímos na batalha contra o câncer de mama. A mamografia não só reduz a mortalidade, como também diminui a morbidade, porque é necessária uma cirurgia menos radical para lesões menores. E o que é mais importante, o número de procedimentos cirúrgicos desnecessários pode ser minimizado pela combinação do exame físico e mamografia com punção aspirativa por agulha.[472] Com a assim chamada abordagem tripla (exame, mamografia e possivelmente ultrassonografia em mulheres jovens, e punção aspirativa por agulha), a detecção de uma malignidade com pelo menos um dos três testes diagnósticos é muito confiável; a biópsia cirúrgica aberta pode ser evitada.[473-475]

É razoável que exista uma preocupação com os custos crescentes do *screening* anual. Contudo, a análise dos custos maiores, levando em conta a maior eficácia para captar tumores iniciais comparando o *screening* anual ao bianual, revela que o benefício global vale a pena e compara favoravelmente os custos e benefícios do *screening* a esfregaço de Papanicolaou para câncer do colo do útero.[476,477]

Há um problema especial com as mulheres idosas. As mulheres idosas têm menos probabilidade de serem rastreadas com mamografia, provavelmente em razão da falsas concepções da paciente e crenças errôneas do clínico. A mamografia reduz a mortalidade e tem boa relação custo-benefício acima de 65 anos.[478] A análise de decisão dos dados disponíveis prediz um benefício importante para as mulheres idosas, e um estudo retrospectivo indicou que a mamografia de *screening* em mulheres acima de 74 anos é tão benéfica quanto para mulheres mais jovens.[479,480] As mulheres mais velhas precisam ser lembradas de que o risco continua a crescer com o aumento da idade.

Mamografia Digital

A mamografia digital substitui a tela e os filmes radiográficos com um sistema de detecção que converte fótons de raios X em carga elétrica que é então convertida para uma imagem digital. Este método tem melhor desempenho em mulheres com mamas densas, sendo responsável pelos resultados em um ensaio randomizado em que o *screening* digital e com filme produziu resultados iguais em mulheres acima de 50 anos, mas a mamografia digital foi superior com as mulheres mais jovens.[481,482] A mamografia digital tem algumas vantagens importantes: acesso mais fácil às imagens, mais eficiência na armazenagem das imagens, o uso de leitura auxiliada pelo computador e rápida transferência de dados entre ambientes clínicos. Estudos também indicaram taxas de *recall* mais baixas graças à melhor qualidade das imagens e menos artefatos.

Acrescentando o Ultrassom à Mamografia

Um ensaio randomizado prospectivo multicentro foi designado para validar o desempenho do *screening* de ultrassom em conjunto com a mamografia em mulheres com mamas densas e em alto risco de câncer de mama.[483] O estudo é conhecido como ACRIN, o ensaio do American College of Radiolgy Imaging Network 6666. Cada paciente foi submetida a mamografia e ultrassom em uma sequência randomizada. Foram diagnosticados 40 casos de câncer, 12 pelo ultrassom isoladamente, 12 pela mamografia isoladamente, 8 suspeitas com ambas as técnicas e 8 com exames negativos. O acréscimo do ultrassom resultou em mais 4,2 cânceres por 1.000 mulheres de alto risco. A taxa de falso positivo para a mamografia isoladamente foi de 4,4%, para o ultrassom isoladamente, 8,1% e para mamografia e ultrassom combinados, 10,4%. Assim sendo, o acréscimo do ultrassom ao *screening* de mamografia em mulheres de alto risco com mamas densas melhorou a sensibilidade do *screening*, porém aumentou a taxa de exames falso-positivos. A mortalidade por câncer de mama não foi um parâmetro neste ensaio, mas o fato de que os cânceres detectados por ultrassom são usualmente assintomáticos, nódulo-negativos e não detectados pela mamografia deve resultar numa redução na mortalidade.

O *screening* com ultrassom pode detectar cânceres que não são vistos na mamografia e o seu desempenho não é afetado pelo tecido denso da mama. O acréscimo do ultrassom a um programa de screening parece ser simples, muito embora o seu impacto na mortalidade não tenha sido medido em um ensaio grande. Em estudos de um único centro que foram publicados sobre o *screening* de ultrassom, os cânceres foram encontrados somente por ultrassom e a maioria eram tumores pequenos e no estágio inicial. Um estudo multicentro italiano reportou que 29 cânceres foram encontrados por ultrassom em 6.449 mulheres com mamas densas e mamografias negativas.[484] No entanto, a maioria dos locais não oferece *screening* de ultrassom devido à falta de pessoal qualificado e de protocolos padronizados.

O problema com todos os métodos de *screening* é uma taxa substancial de falsos positivos. No estudo americano, 91,4% dos achados suspeitos por ultrassom eram benignos.[483] O valor preditivo positivo do ultrassom era de apenas 8,6%, mas o valor para a mamografia era de apenas 14,7%. Lembre de que o ultrassom tende a encontrar tumores mais iniciais. A questão crucial é quantos falsos positivos compensam o ganho em diagnósticos adicionais de câncer. No estudo americano, o ganho foi um adicional de 29% (o número de cânceres detectados somente pelo ultrassom). Em mulheres com riscos elevados, isto parece valioso. ***As mulheres em alto risco pro-***

vavelmente têm um medo maior de diagnosticar o câncer de mama tardiamente do que de um falso positivo.

Acrescentando MRI à Mamografia

O MRI é a técnica mais sensível, mas é muito caro, requer injeção intravenosa de contraste e nem sempre é tolerada pelas pacientes. O ultrassom tem a vantagem de ser menos caro, de ser facilmente tolerado e de ser amplamente disponibilizado. Desta forma, a combinação de ultrassom e mamografia parece ser melhor para mulheres de risco intermediário. O ultrassom tem uma desvantagem de não detectar carcinoma ductal *in situ*, que é detectado pela mamografia e MRI. *A combinação de MRI com mamografia produz uma sensibilidade muito alta, e isto é atualmente recomendado para mulheres em risco muito alto de câncer de mama, especialmente as mulheres mais jovens.*[485-487]

O MRI é mais sensível no diagnóstico de carcinoma ductal de mama *in situ*.[488] O carcinoma ductal *in situ* é um precursor do câncer de mama invasivo, com a progressão ocorrendo mais frequentemente e mais rapidamente com um grau mais alto de lesões *in situ*, e a subsequente doença invasiva é de um grau mais elevado com um prognóstico pior. O diagnóstico de carcinoma ductal *in situ* em grau mais elevado é, portanto, altamente desejável. A mamografia levou a um aumento nos diagnósticos de carcinoma ductal *in situ* de 2% dos cânceres de mama em 1980 para 20% hoje. Estudos anteriores concluíram que o MRI não era melhor, sendo até mesmo pior do que a mamografia para o diagnóstico de carcinoma ductal *in situ*. Contudo, a experiência mostrou que os critérios diagnósticos diferem com as duas técnicas, incorporando não só a morfologia, mas também uma melhoria cinética com contraste durante o MRI. O MRI detecta lesões sem microcalcificações (um grupo diferente de tumores), enquanto que a mamografia detecta casos de carcinoma ductal *in situ* que têm microcalcificações causadas por necrose.

Tanto a mamografia em tela-filme quanto a mamografia digital têm sensibilidade limitada para o diagnóstico do carcinoma ductal *in situ* (determinado pelo tamanho das microcalcificações). Uma informação importante é que o MRI é melhor para a detecção do carcinoma ductal *in situ* de maior grau associado aos piores prognósticos. A razão para isso é a contribuição do realce do contraste. Tecidos com lesões de maior grau têm maior permeabilidade capilar e um aumento na microvasculatura, contribuindo para um realce maior do contraste.

A disponibilização do MRI no *screening* da população em geral está atualmente limitada pelo número insuficiente de radiologistas com o nível de conhecimento necessário, mas existe um número crescente de centros de especialidades com conhecimento e tecnologia para realizar MRIs com precisão. A aplicação integral de MRI para detectar câncer de mama no seu estágio mais inicial aguarda os resultados de um grande ensaio multicêntrico que é obviamente indicado agora.

O protocolo final para o melhor uso como *screening* das três modalidades, mamografia, ultrassom e MRI, também vai requerer considerações quanto aos seus custos. O custo total é um cálculo complexo da tecnologia, do tempo consumido, do aumento na ansiedade e desconforto da paciente e as despesas com testes adicionais decorrentes dos falsos positivos. Entretanto, as evidências no momento parecem ser suficientes para individualizar a tomada de decisão e recomendar mais de uma única técnica de mamografia para as pacientes de alto risco (definido como uma combinação de fatores que produz um risco triplicado), especialmente em mulheres com mamas densas. Até agora, mais de 90% dos cânceres detectados somente por ultrassom eram em mulheres com mamas densas.

Toda a mulher deve ser considerada em risco. Os profissionais de atenção à saúde que interagem com mulheres têm a oportunidade de dar início a um programa agressivo de saúde preventiva. O principal impedimento para o uso de *screening* pela paciente é a ausência de uma recomendação clínica enfática. Insistimos para que você siga as seguintes diretrizes:

Screening *para Câncer de Mama*

- Todas as mulheres devem ser ensinadas a fazer o autoexame de mama a partir de 20 anos de idade. Em virtude das alterações que ocorrem rotineiramente em resposta à sequência hormonal de um ciclo menstrual normal, o exame das mamas é mais efetivo durante a fase folicular do ciclo e deve ser realizado mensalmente.

- Todas as mulheres acima de 35 anos devem fazer um exame de mama anual.

- As mulheres com um parente de primeiro grau com câncer de mama no período da pré-menopausa devem começar a mamografia anual 5 anos antes da idade em que a parente foi diagnosticada.

- A mamografia anual deve ser realizada em todas as mulheres acima de 39 anos.

- A mamografia digital é preferível para mulheres com mamas densas.

- É aconselhável acrescentar a ultrassonografia à mamografia para usuárias de hormônio que desenvolvem mamas densas, e a densidade persiste apesar de um curto período sem terapia hormonal.

- O MRI deve ser acrescentado à mamografia para mulheres em risco muito alto de câncer de mama (definido como uma combinação de fatores que produz um risco triplicado), especialmente mulheres mais jovens. Para que um indivíduo seja identificado como em alto risco, especialmente mulheres com mutações herdadas, o exame clínico da mama é recomendado a cada 6 meses, e a mamografia anual e MRI começando aos 25 anos de idade. A avaliação clínica a cada 6 meses é apropriada porque os tumores relacionados com *BRCA1* demonstraram ser tumores de crescimento mais rápido. Alguns argumentam que o exame com ultrassonografia a cada 6 meses é um acréscimo útil e com boa relação custo-benefício para a detecção de tumores de crescimento rápido.[489] Deve ser dado apoio àquelas mulheres que optam pela mastectomia profilática. O exame pélvico, níveis séricos de CA-125 e ultrassonografia transvaginal com Doppler colorido são recomendados anualmente para mulheres abaixo de 40 anos, embora não tenha sido demonstrado que este *screening* irá detectar tumores ovarianos cedo o suficiente para influenciar o prognóstico. A salpingo-ooforectomia e a histerectomia profiláticas são recomendadas no final da idade reprodutora, preferivelmente antes dos 35 anos e certamente aos 40 anos.

Todas as referências estão disponíveis no site:
http://www.revinter.com.br/online/referencias-speroff.pdf

17 Menopausa e Transição Perimenopáusica

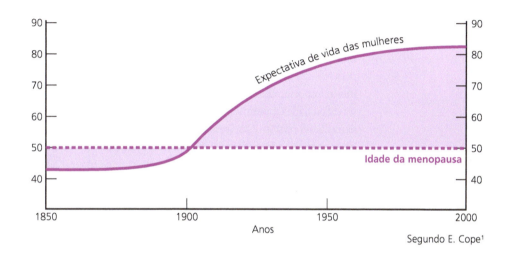

Segundo E. Cope[1]

Ao longo da história, muitas condições físicas e mentais foram atribuídas à menopausa. Embora os escritores médicos frequentemente escrevessem de forma pitoresca no passado, infelizmente eles também eram menos precisos, desprovidos de informações e dados científicos. Um bom exemplo do pensamento estereotipado e incorreto promulgado durante anos é o seguinte, escrito em 1887:[2]

> Os ovários, após longos anos de serviço, não têm a capacidade de se aposentarem graciosamente em razão da idade, mas se tornam irritados, transmitem sua irritação para os gânglios abdominais, que por sua vez transmitem a irritação para o cérebro, produzindo distúrbios no tecido cerebral, revelando-se como um extremo nervosismo ou uma explosão de verdadeira insanidade.

É antiga a crença de que os distúrbios comportamentais estão relacionados com manifestações do sistema genital feminino e persistiu até o período contemporâneo. Esta crença referente à menopausa não é totalmente ilógica; existe uma razão para associar a meia-idade a experiências negativas. Os eventos que vêm à mente são marcantes: início de uma doença grave ou incapacidade (e até mesmo morte) de um cônjuge, parente ou amigo; a aposentadoria do trabalho; insegurança financeira; a necessidade de cuidar de pais e parentes idosos e separação dos filhos. Assim, não é de causar surpresa que um evento na meia-idade, a menopausa, compartilhe esta visão negativa.

O estudo científico de todos os aspectos da menstruação foi prejudicado pela influência dominante de crenças e tradições sociais e culturais. Os problemas que surgem a partir de eventos na vida frequentemente foram erroneamente atribuídos à menopausa. Porém os dados, especialmente dados longitudinais mais confiáveis com base na comunidade, estabelecem agora que o aumento na maioria dos sintomas e problemas nas mulheres de meia-idade reflete circunstâncias sociais e pessoais, não os eventos endócrinos da menopausa.[3-12] A variabilidade nas reações menopáusicas torna o projeto de estudo transversal particularmente inadequado. Os estudos longitudinais são melhores para documentar o que é normal e as variações em torno do normal.

O Massachusetts Women's Health Study, um grande e abrangente estudo longitudinal prospectivo de mulheres na meia-idade, apresenta um forte argumento de que a menopausa não é e não deveria ser vista como uma experiência negativa pela maioria das mulheres.[4,13] A cessação da menstruação foi percebida por estas mulheres (assim como as mulheres em outros estudos longitudinais) como quase não tendo impacto na saúde física e mental posterior. Isto se refletiu nas mulheres expressando sentimentos positivos ou neutros sobre a menopausa. Uma exceção foi o grupo de mulheres que passou por menopausa cirúrgica, mas há boas razões para se acreditar que os motivos para o procedimento cirúrgico eram mais importantes do que a cessação da menstruação.

As alterações na função menstrual não são símbolos de alguma "mudança" nefasta. Existem boas razões fisiológicas para a alteração da função menstrual, e o conhecimento da fisiologia fará muito para reforçar uma atitude normal e saudável. A atitude e as expectativas com relação à menopausa são muito importantes. As mulheres que foram usuárias frequentes de serviços de saúde e que esperam ter dificuldades experimentam mais sintomas e níveis mais altos de depressão.[5,9,10] Os sintomas que as mulheres relatam estão relacionados com muitas variáveis em suas vidas, e as alterações hormonais na menopausa não podem ser responsabilizadas pelos problemas psicossociais comuns e de estilo de vida que todos nós experimentamos. É importante enfatizar a normalidade deste evento fisiológico. As mulheres menopáusicas não sofrem de uma doença (especificamente uma doença de deficiência hormonal), e a terapia hormonal pós-menopáusica deve ser encarada como um tratamento específico dos sintomas a curto prazo e como farmacologia preventiva a longo prazo.

Pode-se ainda argumentar que os médicos têm tido um ponto de vista tendencioso (negativo) porque a maioria das mulheres, por serem saudáveis e felizes, não procura contato com os médicos.[14,15] É essencial, portanto, que os clínicos não somente se familiarizem com os fatos relativos à menopausa, como também tenham uma atitude e filosofia apropriadas com relação a este período da vida. A intervenção médica neste momento da vida deve ser considerada como uma oportunidade de oferecer e reforçar um programa de cuidados preventivos à saúde. As questões de saúde preventiva para mulheres são familiares. Elas incluem planejamento familiar, parar de fumar, controle do peso corporal e do consumo de álcool, prevenção de doença cardiovascular e osteoporose, manutenção do bem-estar mental (incluindo sexualidade), investigação de câncer e tratamento de problemas urológicos.

CRESCIMENTO DA POPULAÇÃO MAIS VELHA

Estamos passando por um fenômeno relativamente novo: podemos ter a expectativa de envelhecer. Estamos à beira de nos tornarmos uma sociedade retangular. Esta é uma sociedade em que quase todos os indivíduos sobrevivem até uma idade avançada e depois sucumbem mais abruptamente dentro de uma pequena variação de idade, centrando-se em torno dos 85 anos.

Em 1000 a.C., a expectativa de vida era de apenas 18 anos. Em 100 a.C., na época de Júlio Cesar, atingiu 25 anos. Em 1900, nos Estados Unidos, a expectativa de vida ainda chegava apenas a 49 anos. Em 2005, a média da expectativa de vida era 80,7 anos para as mulheres e 75,4 para os homens.[16] Hoje, quando se chega aos 65 anos, se for um homem poderá esperar chegar aos 82,2 e se for mulher, 85 anos.[17] Podemos prever que posteriormente aproximadamente dois terços da população sobreviverão até 85 anos ou mais, e que mais de 90% viverão mais de 65 anos – isto seria uma sociedade retangular quase perfeita.[18,19] Atualmente, a Suécia e a Suíça estão mais próximas desta composição demográfica.

Uma boa definição geral de idoso é ter mais de 65 anos, embora seja somente aos 75 anos que uma proporção significativa das pessoas idosas apresenta declínio e problemas característicos. Hoje a população de idosos é a maior contribuinte para doenças e necessidades humanas nos

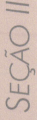

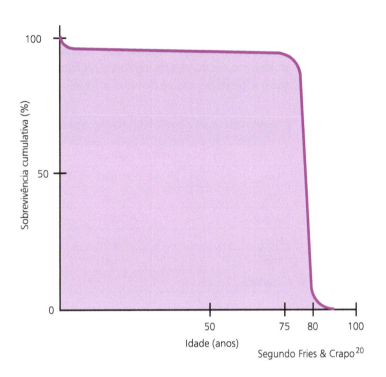

Segundo Fries & Crapo[20]

Estados Unidos. Existem mais pessoas idosas (com suas necessidades maiores) do que jamais houve antes.[21] Em 1900, havia aproximadamente 3 milhões de americanos com mais de 65 anos (aproximadamente 4% do total da população) e em 2000, havia 35 milhões (aproximadamente 12% do total da população). Até 2030, a população de idosos nos Estados Unidos atingirá quase 70 milhões, e aproximadamente um em cada cinco americanos será idoso.[21] A população mundial de idosos irá mais do que dobrar de 1998 até 2025, crescendo de 264 milhões em 2009 para 416 milhões em 2050.[22] O envelhecimento da população precisa ser acrescentado ao crescimento da população como um problema social muito importante.

Dois fenômenos modernos influenciaram a taxa de mudança. O primeiro foi o *baby boom* após a II Guerra Mundial (1946-1964) que adiou temporariamente o envelhecimento da população, mas agora está causando um envelhecimento mais rápido da população em geral. A segunda

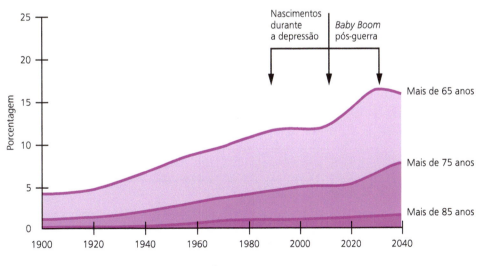

grande influência foi a atual redução da mortalidade na velhice. Nosso sucesso em adiar a morte aumentou o segmento superior do contorno demográfico. Até 2050, as nações desenvolvidas atuais serão sociedades retangulares. A China, até 2050, terá mais pessoas acima de 65 anos do que o número de pessoas de todas as idades que vivem atualmente nos Estados Unidos.

	Mudanças na População Mundial Atual[23]		
	Nascimentos	Mortes	Crescimento
Ano	140.773.000	51.315.000	89.458.000
Mês	11.731.080	4.276.250	7.454.834
Semana	2.707.173	140.589	245.090
Hora	16.070	5.858	10.212
Minuto	268	96	170
Segundo	4,5	1,6	2,8

Este é um desenvolvimento mundial e não está limitado às sociedades abastadas.[23] A população da Terra continuará a crescer até o ano de 2100 ou 2150, quando então é esperada uma estabilização em aproximadamente 11 bilhões. Após 2020, todo este crescimento ocorrerá nos países em desenvolvimento.[22] Em 2000, os países mais pobres (localizados na África e na Ásia) correspondiam a 87% da população mundial. Na maioria dos países em desenvolvimento, as complicações associadas à gravidez, aborto e parto são a primeira ou segunda causa mais comum de morte, e quase metade de todas as mortes ocorre em crianças com menos de 5 anos. A limitação do tamanho das famílias em dois filhos reduziria o número anual de mortes maternas em 50%, e a mortalidade de bebês e mortalidade infantil também cairia 50%.[24] Deste modo, é essencial focar a atenção no controle

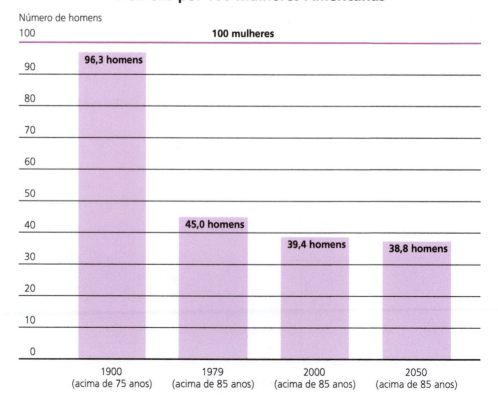

populacional, mas o declínio na fertilidade aumentará o envelhecimento da população. Em 1950, apenas 40% das pessoas com mais de 60 anos viviam em países em desenvolvimento. Até 2050, em torno de 80% viverão nestes países, já que se espera que a fertilidade nas regiões em desenvolvimento caia de 2,73 filhos por mulher em 2005-2010 para 2,05 até 2050.[22]

Em 1900, os homens com mais de 65 anos nos Estados Unidos superavam o número de mulheres com 102 para cada 100. Agora existem apenas 70 homens para cada 100 mulheres acima de 65 anos.[25] Aos 85 anos, apenas 39 homens estão vivos para cada 100 mulheres. Quase 90% das mulheres americanas brancas podem ter a expectativa de viver até os 70 anos. Dados estatísticos vitais indicam que esta diferença entre os gêneros é semelhante nas populações negras e brancas nos Estados Unidos.[26] Aproximadamente 55% das meninas, mas apenas 35% dos meninos, vivem tempo suficiente para celebrarem seu 85º aniversário.[27] Um em cada 5.600 indivíduos pode ter a expectativa de chegar aos 100 anos.[25]

As 15 causas principais de morte nos Estados Unidos em 2006 foram as seguintes:[16]

1. Doenças cardíacas — 26%
2. Neoplasias malignas — 23%
3. Doenças cerebrovasculares — 5,7%
4. Doenças crônicas das vias respiratórias inferiores
5. Acidentes
6. Doença de Alzheimer
7. Diabetes melito
8. Gripe e pneumonia
9. Doenças renais
10. Septicemia
11. Suicídios
12. Doenças hepáticas
13. Doenças hipertensivas
14. Doença de Parkinson
15. Homicídios

Homens e mulheres chegam a idades avançadas com diferentes perspectivas de envelhecimento, uma diferença sexual que (pode-se argumentar) se deve em parte significativa às diferenças induzidas pelos hormônios sexuais no perfil de colesterol-lipoproteínas e outros fatores cardiovasculares, e por isso a maior incidência de aterosclerose e morte mais precoce em homens. Segundo uma perspectiva de saúde pública, o maior impacto do diferencial sexual na mortalidade seria obtido pela concentração nas mudanças de vida concebidas para reduzir a arterosclerose: dieta com baixos níveis de colesterol, não fumar, peso corporal ideal e exercícios ativos. A taxa de mortes é mais alta para os homens em todas as idades, e as doenças cardíacas coronárias correspondem a 40% da diferença na mortalidade entre homens e mulheres. Outro um terço morre por câncer de pulmão, enfisema, cirrose, acidentes e suicídios. É interessante observar que em nossa sociedade a diferença na mortalidade entre homens e mulheres é em grande parte uma diferença no estilo de vida. Fumar, beber, comportamento propício à doença coronária e acidentes representam a maior parte da taxa mais alta de mortalidade masculina acima dos 65 anos. Já foi estimado que talvez dois terços da diferença devam-se unicamente ao cigarro. Porém devemos enfatizar que isto se deve a uma maior prevalência do tabagismo entre os homens. As mulheres cujos padrões de tabagismo são similares aos dos homens têm um risco aumentado semelhante de morbidade e mortalidade.[28]

	População Feminina Americana Mais Velha[25]			
Idade	1990	2000	2010	2020
55-64	10,8 milhões (8,6%)	12,1 milhões (9,0%)	17,1 milhões (12,1%)	19,3 milhões (12,9%)
65-74	10,1 (8,1%)	9,8 (7,3%)	11,0 (7,8%)	15,6 (10,4%)
> 75	7,8 (6,2%)	9,3 (7,0%)	9,8 (6,9%)	11,0 (7,3%)
Total	28,7	31,2	37,9	45,9

A diferença sexual na mortalidade vem diminuindo desde 1979. O U.S. Census Bureau projeta que a diferença na expectativa de vida entre homens e mulheres aumentará até o ano de 2050 e depois se estabilizará. Em 2050, a expectativa de vida para as mulheres será 82 anos e para os homens, 76,7 anos.[29] Haverá 33,4 milhões de mulheres com mais de 65 anos, comparadas a 22,1 milhões de homens.

Além do número crescente de pessoas idosas, a própria população de idosos está ficando mais velha. Por exemplo, em 1984, o grupo de 65-74 anos nos Estados Unidos era mais de 7 vezes maior do que em 1900, porém o grupo de 75-84 anos era 11 vezes maior, e o grupo com mais de 85 anos era 21 vezes maior. Na década de 1990, a população com mais de 85 anos aumentou em 38%. O crescimento mais rápido é esperado entre 2010 e 2030, quando a geração *baby boom* da pós-II Guerra Mundial terá mais de 65 anos. No próximo século, a única faixa etária nos Estados Unidos com expectativa de crescimento será a daqueles com mais de 55 anos. Nesta faixa etária mais velha, as mulheres irão superar o número de homens em 2,6 para 1. Até o ano de 2040 nos Estados Unidos, haverá de 8 a 13 milhões de pessoas com mais de 85 anos de idade; a estimativa varia de acordo com projeções pessimistas a otimistas referentes à prevenção e tratamento de doenças.

As mulheres não casadas formarão uma proporção crescente dos idosos. As mulheres idosas têm maior probabilidade de enviuvar (59%) do que os homens idosos (22%).[30] Metade dos homens com mais de 85 anos vive com suas esposas, mas apenas 10% das mulheres idosas vivem com seus maridos.[31] Como as não casadas tendem a estar em maior desvantagem, haverá uma necessidade de mais serviços para este segmento da população de idosos. As pessoas mais velhas não casadas são mais vulneráveis, demonstrando taxas mais altas de mortalidade e menor satisfação com a vida.

RETANGULARIZAÇÃO DA VIDA

Tempo de vida é o limite biológico para a vida, a idade máxima que pode ser alcançada por um membro de uma espécie. A impressão geral é de que o tempo de vida dos seres humanos está aumentando. Na verdade o tempo de vida é fixo e é uma constante biológica para cada espécie.[20]

De fato, as diferenças no tempo de vida nas espécies argumentam em favor da base genética específica de cada espécie para a longevidade. Se o tempo de vida não fosse fixo, isto significaria um aumento ilimitado dos nossos idosos. Porém uma análise correta dos sobreviventes revela que a morte converge para a mesma idade máxima; o que mudou foi a expectativa de vida – o número de anos de vida esperado desde o nascimento. A expectativa de vida não pode exceder o tempo de vida, mas pode aproximar-se muito dele. Assim, o número de pessoas idosas acabará por atingir um limite fixo, mas a porcentagem de uma vida típica passada com mais idade irá aumentar.

A nossa sociedade quase que eliminou a morte prematura. Doenças cardíacas e circulatórias e cânceres são agora as causas principais de morte. A razão para isso não é um aumento ou uma epidemia, mas é um resultado do nosso sucesso em virtualmente eliminar doenças infecciosas. Agora o principal determinante é a doença crônica, afetada pela genética, estilo de vida, ambiente e pelo próprio envelhecimento. A principal conquista que ainda falta ser alcançada é quanto às doenças cardiovasculares. Porém, mesmo se o câncer, diabetes e todas as doenças circulatórias fossem totalmente eliminados, a expectativa de vida não excederia os 90 anos.[18]

J. B. Fries descreveu três eras na saúde e na doença.[32] A primeira era existiu até a primeira década de 1900 e foi caracterizada por doenças infecciosas agudas. A segunda era, destacada por doenças cardiovasculares e câncer, está agora começando a desaparecer na terceira era, marcada por problemas de fragilidade (redução na visão e audição, memória e função cognitiva prejudicadas, diminuição da força e das reservas). Boa parte da nossa abordagem médica ainda está com base na primeira era (encontrar a doença e curá-la), e agora temos condições que requerem uma combinação de abordagens médicas, psicológicas e sociais. Nosso foco tem sido em doenças crônicas fatais vinculadas à idade. O novo desafio é com relação às condições não fatais vinculadas à idade, como a doença de Alzheimer, osteoartrite, osteoporose, obesidade e incontinência. Pode-se argumentar que os programas de saúde no futuro deverão ser avaliados pelo seu impacto sobre os anos livres de invalidez, mais do que a mortalidade.

CONCEITO DE COMPRESSÃO DA MORBIDADE

As doenças crônicas são incrementais por natureza. A melhor estratégia de saúde é alterar a curva, o ritmo em que a doença se desenvolve, adiando assim a doença clínica e, se for adiada por um tempo suficiente, efetivamente prevenindo-a. Tem ocorrido uma mudança profunda na consciência pública com relação à doença. Esta é cada vez mais encarada como algo que necessariamente não é mais bem tratado por medicação ou cirurgia, mas pela prevenção ou, mais precisamente, pelo adiamento.

O adiamento das doenças foi expresso por J. F. Fries como *compressão da morbidade*.[20,33] Viveríamos vidas relativamente saudáveis e comprimiríamos nossas doenças em um curto período de tempo um pouco antes da morte. Esta mudança é realmente possível? Um bom exemplo afirmativo é a redução na arterosclerose nos Estados Unidos. Os motivos incluem alterações no uso de gordura saturada, detecção e tratamento mais eficaz da hipertensão, aumento nos exercícios físicos e redução no tabagismo.

O número de médicos fumantes declinou de 79% para uma pequena minoria.[34] É interessante, e engraçado, observar que o maior decréscimo foi entre cirurgiões pulmonares, não causando surpresa, enquanto o menor decréscimo foi entre os proctologistas. Desde a metade da década de 1970 até o início da década de 1990, o tabagismo entre os médicos nos Estados Unidos declinou de 18,8% para 3,3%. Infelizmente, isto ainda significava 18.000 médicos que fumam. Aproximadamente 35% das pessoas nos Estados Unidos que não obtiveram o diploma do ensino médio são fumantes, mas somente 12% dos que possuem educação superior são fumantes, e apenas 5,7% dos que têm mestrado. Atualmente, aproximadamente 23% dos homens e 18% das mulhe-

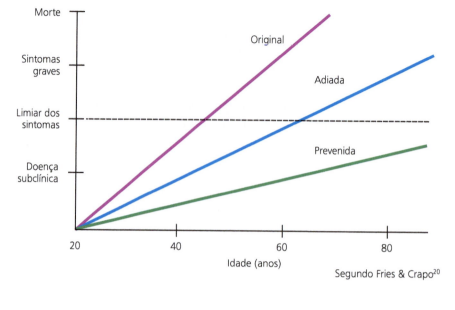

Segundo Fries & Crapo[20]

res são fumantes.[17] O uso do cigarro entre os estudantes do ensino médio teve seu pico em 1997 e depois declinou até o nível atual de 20%.[17] Além disso, 14% dos estudantes do ensino médio fumam cigarros, e 8% usam tabaco para mascar. O uso de tabaco para mascar, cachimbo e charutos contribui significativamente para a morbidade e mortalidade. O tabaco, portanto, continua a ser a causa mais evitável de doença e morte prematura nos Estados Unidos. É importante observar que o fumo tem maiores efeitos adversos em mulheres, comparado aos homens.[35] As mulheres que fumam apenas 1 a 4 cigarros por dia têm um risco aumentado em 2,5 vezes de doença cardíaca coronária fatal.[36]

Os médicos e os pacientes mais velhos podem ser céticos de que parar de fumar após décadas fumando possa ser benéfico, porém os efeitos são pelo menos em parte reversíveis dentro de 1 a 5 anos após parar. No Nurses' Health Study, 61% do excesso de risco de mortalidade por doença coronária e 42% da mortalidade por enfarto foram eliminados em 5 anos após deixar de fumar.[37] A melhora na mortalidade por doença respiratória é mais lenta e persiste um pequeno risco aumentado de câncer pulmonar mesmo depois de 30 anos. No entanto, 20 anos após a interrupção, todo o excesso de risco de mortalidade vascular e morte em razão de doenças respiratórias que não sejam câncer de pulmão atingiu o nível de um não fumante. Mesmo os pacientes mais velhos que já têm doença nas artérias coronárias aumentavam a sobrevivência se parassem de fumar.[38] Não importa a idade que você tenha, se continuar a fumar terá um aumento no risco relativo de morte. Mas não importa a idade que você tenha, se parar de fumar, seu risco de morte diminui. No entanto, o risco de câncer pulmonar permanece elevado mesmo em ex-fumantes a longo prazo.[39]

Desde 1970, a taxa de mortes por doença cardíaca coronária declinou aproximadamente 50% nos Estados Unidos. Entre 1973 e 1987 nos Estados Unidos, a mortalidade cardiovascular declinou em quase todas as faixas etárias. Nas faixas etárias combinadas até 54 anos, a mortalidade cardiovascular decresceu 42%, e em pessoas entre 55 e 84 anos, 33%.[35] Apesar do nosso progresso, precisamos continuar a empenhar esforços preventivos sobre os fatores de risco associados à doença cardiovascular, especialmente obesidade, hipertensão e sedentarismo.

O esforço para melhorar a qualidade de vida tem um valor importante na sociedade; ele irá reduzir o número médio de anos que as pessoas ficam incapacitadas e em risco. Fragilidade e incapacidade são agora os principais problemas sociais e de saúde da sociedade. Mais significativamente, este é um desafio financeiro importante para os sistemas de saúde e programas sociais. Com a evolução para uma sociedade retangular, a razão entre os beneficiários e aqueles que pagam impostos cresce rapidamente, comprometendo o apoio financeiro aos programas de saúde e sociais. A compressão da morbidade é pelo menos uma solução atrativa para este problema.

MENOPAUSA COMO UMA OPORTUNIDADE

Os médicos que interagem com mulheres na época da menopausa têm uma oportunidade maravilhosa e, portanto, uma obrigação significativa. A intervenção médica neste ponto da vida oferece às mulheres anos de benefício a partir dos cuidados preventivos à saúde. Isto representa uma oportunidade que deve ser aproveitada.

É lógico argumentar que os programas de saúde devem ser direcionados para os jovens. Faz sentido criar comportamentos bons e saudáveis para toda a vida. Embora não desprezando a importância dos bons hábitos de saúde entre os jovens, argumentaríamos que o impacto de ensinar cuidados preventivos é mais observável e mais tangível na meia-idade. As perspectivas da mortalidade limitada e a morbidade das doenças crônicas são vistas com crença, compreensão e apreciação durante esta idade mais avançada. A chance de doenças é mais alta, porém o impacto das mudanças no estilo de vida é maior.

TRANSIÇÃO PERIMENOPÁUSICA

DEFINIÇÃO DA TRANSIÇÃO PERIMENOPÁUSICA

Existe somente um marcador, a irregularidade menstrual, que pode ser usado para definir objetivamente e estabelecer o que é chamado de transição perimenopáusica. Esta irregularidade será percebida pelas pacientes como períodos menstruais irregulares ou com durações mais longas (em torno de 40 a 60 dias) entre os períodos.[40] Não existe um padrão universal; cada mulher perceberá uma mudança que é a sua alteração característica individual.

A *menopausa* é aquele ponto no tempo em que ocorre uma cessação permanente da menstruação após a perda da atividade ovariana. O termo menopausa é derivado das palavras gregas *men* (mês) e *pausis* (cessação). Os anos anteriores à menopausa que abrangem a mudança dos ciclos ovulatórios normais até a cessação da menstruação são conhecidos como anos *transicionais perimenopáusicos*, marcados pela irregularidade dos ciclos menstruais. *Climatério*, um termo mais antigo, mais geral e menos preciso, indica o período de tempo em que uma mulher passa do estágio reprodutivo da vida, passando pela transição perimenopáusica e a menopausa até os anos pós-menopáusicos. Climatério origina-se da palavra grega *Klinakter*, que significa degrau de uma escada.

A duração do ciclo menstrual é determinada pelo ritmo e qualidade do crescimento e desenvolvimento folicular, e é normal que o ciclo varie de mulher para mulher. Os dados informativos provêm de dois estudos longitudinais seminais (com resultados muito semelhantes): o estudo de Vollman de mais de 30.000 ciclos registrados por 650 mulheres e o estudo de Treloar de mais de 25.000 ciclos em um pouco mais de 2.700 mulheres.[41,42] As observações de Vollman e Treloar documentaram uma evolução normal em duração e variação nos ciclos menstruais.

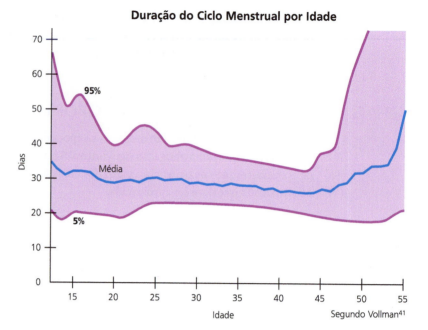

A menarca é seguida de aproximadamente 5-7 anos de ciclos relativamente longos inicialmente e depois existe uma regularidade crescente, quando os ciclos encurtam, até chegar ao padrão etário reprodutivo usual. Por volta dos 40 anos, os ciclos começam a aumentar a duração novamente. A incidência mais alta de ciclos anovulatórios é abaixo dos 20 anos e acima dos 40.[43,44] Aos 25 anos, mais de 40% dos ciclos estão entre 25 e 28 dias de duração; dos 25 aos 35 anos, mais de 60% estão entre 25 e 28 dias. O ciclo perfeito de 28 dias é na verdade o modo mais comum, mas ele totalizou apenas 12,4% dos ciclos de Vollman.

De modo geral, aproximadamente 15% dos ciclos em idade reprodutiva têm 28 dias de duração. Apenas 0,5% das mulheres têm um ciclo com menos de 21 dias, e apenas 0,9% têm um ciclo maior do que 35 dias.[45] A maioria das mulheres tem ciclos que duram de 24 a 35 dias, porém pelo menos 20% das mulheres têm ciclos irregulares.[46]

Quando as mulheres chegam aos 40 anos, a anovulação se torna mais prevalente e, antes da anovulação, aumenta a duração do ciclo menstrual, começando 2 a 8 anos antes da menopausa.[42] Os ciclos com mais de 40 dias de duração são prevalentes no ano anterior à menopausa.[47] Em um estudo australiano longitudinal, em que a duração do ciclo excedia 42 dias, a menopausa previsivelmente ocorria dentro de 1 a 2 anos.[48] Este período de ciclos mais longos precede uniformemente a menopausa, independente da idade em que a menstruação cessa, seja a menopausa precoce ou tardia.[49] A duração da fase folicular é o determinante principal da duração do ciclo.[50,51] Esta alteração no ciclo menstrual antes da menopausa é marcada pela elevação nos níveis do hormônio foliculoestimulante (FSH) e redução nos níveis de inibina, mas com níveis normais de hormônio luteinizante (LH) e níveis ligeiramente aumentados de estradiol.[52-58] *Sobretudo, mesmo ciclos irregulares com intervalos longos (mais de 50-60 dias) podem ser ovulatórios, em torno de 25%, significando que as mulheres perimenopáusicas tardias podem estar em risco de gravidez.*[59]

Na mulher mediana, a depleção folicular contínua e o declínio da fertilidade começam aos 37-38 anos, e a menopausa ocorre aproximadamente 13 anos depois (em média aos 51 anos). No entanto, em estudos epidemiológicos aproximadamente 10% das mulheres na população em geral tornam-se menopáusicas aos 45 anos,[60,61] provavelmente porque nasceram com uma reserva ovariana menor do que o normal que é funcionalmente esgotada em idade mais precoce. A menopausa ocorre quando o número de folículos restantes cai abaixo do limiar crítico, aproximadamente 1.000, independente da idade.

Ao contrário da crença mais antiga (com base no relato de Sherman *et al.*, em 1976[50]), *os níveis de estradiol não abrandam nos anos anteriores à menopausa, mas permanecem dentro da variação normal, embora ligeiramente elevados, até aproximadamente 1 ano antes de o crescimento e o desenvolvimento folicular cessarem.* Os dados de Sherman *et al.* são provenientes de um pequeno estudo transversal de um ciclo coletados de apenas 8 mulheres entre 46 e 56 anos. Estudos longitudinais mais recentes de mulheres que estão passando pela transição perimenopáusica revelam que os níveis de estrogênio não iniciam um declínio importante até quase um ano antes da menopausa.[56,62,63] De fato, mulheres que passam pela transição perimenopáusica na verdade têm níveis gerais mais elevados de estrogênio, uma resposta que é logicamente explicada por uma reação folicular ovariana aumentada com relação ao aumento na secreção de FSH durante esses anos.[64] A variabilidade nos níveis de estrogênio é característica da transição perimenopáusica, com maior variabilidade observada nos ciclos menstruais que apresentam maior irregularidade.[65]

Conforme observado, a maioria das mulheres tem um período de tempo de 2 a 8 anos antes da menopausa em que a anovulação se torna comum.[42] Durante este período de tempo, os folículos ovarianos continuam o seu ritmo de perda até que finalmente a reserva de folículos se esgota.[66,67] Em um estudo de ovários humanos, a perda que se iniciou quando o número total de folículos atingiu aproximadamente 25.000, geralmente aos 37-38 anos, correlacionava-se com um aumento sutil, mas real, em FSH e decréscimo de inibina.[68] Estas alterações, incluindo o aumento em FSH, refletem a *quantidade* reduzida de folículos em envelhecimento e sua secreção reduzida de inibina, o produto da célula granulosa que exerce importante influência de *feedback* negativo sobre a secreção de FSH pela hipófise. É possível que tanto a inibina-A quanto a inibina-B estejam envolvidas, porque os níveis na fase lútea de inibina-A e os níveis na fase folicular de inibina-B decrescem com o envelhecimento e antecedem o aumento no FSH.[69-71] Entretanto, um estudo cuidadoso na Austrália indicou que o aumento no FSH estava correlacionado somente com um decréscimo na inibina-B, e, em resposta, as concentrações de estradiol aumentavam ligeiramente.[62]

A produção reduzida de inibina pode refletir um número reduzido de folículos ou uma capacidade funcional reduzida dos folículos mais velhos, ou ambos.[72] *A observação de que as concentrações de inibina no líquido folicular pré-ovulatório são similares nos ciclos de mulheres jovens e mais velhas sugere que o número de folículos restantes é o fator mais importante.*[73]

Quando os níveis de FSH aumentam e a fase folicular fica mais curta, os níveis de estradiol se elevam mais precocemente, sugerindo que os níveis mais elevados de FSH estimulam o desenvolvimento folicular mais rápido.[74] *Estudos detalhados indicaram que a elevação aguda precoce nos níveis de estradiol resulta do desenvolvimento folicular avançado no início do ciclo e na seleção precoce do folículo dominante.*[75,76] A duração da fase folicular e do ciclo geral atinge o seu ponto mais baixo aproximadamente aos 42 anos. Durante os próximos 8-10 anos que precedem a menopausa, a duração média do ciclo e a variabilidade aumentam constantemente quando as ovulações se tornam menos regulares e menos frequentes.[41] As alterações relacionadas com a idade nas características endócrinas do ciclo menstrual que resultam da depleção folicular progressiva correlacionam-se com um decréscimo mensurável no volume ovariano e no número de folículos antrais observados por ultrassonografia transvaginal durante o início da fase folicular.[77-83]

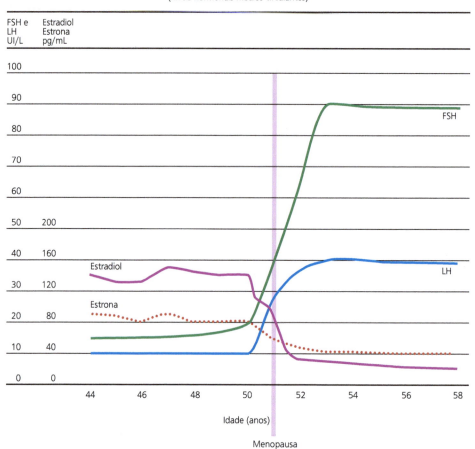

A relação inversa e estreita entre FSH e inibina indica que a inibina é um marcador sensível da competência folicular ovariana e, por sua vez, que a medição do FSH é uma avaliação clínica da inibina.[53,54] O decréscimo na secreção de inibina pelos folículos ovarianos começa cedo (em torno dos 35 anos), porém acelera após os 40 anos. Isto se reflete no decréscimo na fecundidade que ocorre com o envelhecimento (conforme discutido no Capítulo 27). *Além disso, a ineficácia de suprimir as gonadotrofinas com terapia hormonal pós-menopáusica é uma consequência da perda da inibina e por este motivo o FSH não pode ser usado clinicamente para titular a dosagem de estrogênio na terapia hormonal pós-menopáusica.*

O Michigan Bone Health and Metabolism Study é uma avaliação longitudinal da transição perimenopáusica em uma coorte de 629 mulheres iniciado em 1992-1993. A elevação inicial no FSH nestas mulheres foi modesta até 7 anos antes da menopausa, depois acelerou com um aumento ainda maior nos 2 anos anteriores à menopausa e, finalmente, atingindo um platô aproximadamente um ano após a menopausa.[84] O principal decréscimo nos níveis de estradiol começa em torno de 2 anos antes da menopausa.[85] O declínio nos níveis de inibina-B e hormônio antimülleriano (AMH) atingiu um ponto baixo ou não detectável aproximadamente 5 anos antes da menopausa.[86] Embora os resultados da inibina-B e AMH estejam de acordo com outros relatos, a exatidão do momento está limitada pelo fato de que as amostras sanguíneas foram obtidas de somente 50 mulheres no estudo. No entanto, o estudo de Michigan confirma a validade do AMH como marcador para a reserva de folículos ovarianos. Diferente da inibina-B, o AMH não é um participante na relação de *feedback* entre o ovário e as gonadotrofinas hipofisárias, ao contrário do AMH, um produto das células granulosas, reflete o número de folículos presentes nos ovários à espera da estimulação do FSH.[87] *No entanto, a variabilidade de indivíduo para indivíduo nestas medidas impede o uso prático destes testes para predizer com precisão a data futura da menopausa.*

Os anos da perimenopausa são um período de tempo durante o qual podem ser vistos níveis pós-menopáusicos de FSH (mais do que 20 UI/L) apesar da continuidade do sangramento menstrual, enquanto os níveis de LH ainda permanecem dentro da variação normal. Ocasionalmente, ocorrem a formação e a função do corpo lúteo, e a mulher perimenopáusica não está livre do risco de uma gravidez não planejada e inesperada até que possam ser demonstrados níveis elevados de FSH (> 20 UI/L) e LH (> 30 UI/L).[55] No entanto, mesmo sob estas circunstâncias, podem ocorrer flutuações, com um período de falha ovariana seguido da recuperação da função ovariana.[54] *Como variabilidade é a regra, seria recomendável o uso da contracepção até que o estado pós-menopáusico esteja estabelecido definitivamente.* De acordo com o *Guinness Book of World Records*, uma mulher de Portland, Oregon, detém o recorde moderno da gravidez espontânea mais velha, tendo concebido aos 57 anos e 120 dias de idade. *Vários meses de amenorreia com um nível de FSH de 40 UI/L ou mais são sinais confiáveis de que a menopausa está próxima ou já passou.*[88]

No estudo longitudinal Massachusetts Women's Health Study, as mulheres que relataram o início da irregularidade menstrual foram consideradas no período perimenopáusico da vida.[89] A idade média para o início desta transição foi de 47,5 anos. *Apenas 10% das mulheres pararam de menstruar abruptamente sem um período prolongado de irregularidade.* A transição perimenopáusica do *status* reprodutivo para pós-reprodutivo foi, para a maioria das mulheres, de aproximadamente 4 anos de duração. No estudo de Treloar, a média de idade para a entrada na transição perimenopáusica foi de 45,1, e a variação média que incluía 95% das mulheres foi de 39-51.[60] A duração média da transição perimenopáusica foi de 5,0 anos, com uma variação de 2 a 8 anos.

Transição Perimenopáusica[42,60,89]
Idade média de início – 46
Idade de início para 95% das mulheres – 39 a 51
Duração média – 5 anos
Duração para 95% das mulheres – 2 a 8 anos

RASTREAMENTO MÉDICO PREVENTIVO DE MULHERES PERIMENOPÁUSICAS SAUDÁVEIS

A contribuição mais importante que um clínico pode dar à mulher perimenopáusica é a educação que ela precisa e deseja para fazer escolhas terapêuticas. Este processo educacional precoce ajudará a construir uma sólida relação com as pacientes, uma relação que elas desejarão continuar à medida que envelhecem. As seguintes recomendações são derivadas de nossa experiência clínica:

- Dê orientação e educação para facilitar a tomada de decisão de uma paciente.

- Disponibilize tempo e um local apropriado para discussões delicadas e que não sejam interrompidas.

- Use material educacional, especialmente folhetos, mas também as explique usando suas próprias palavras.

- Envolva os membros da família durante as visitas educacionais e de aconselhamento.

- Seja acessível. Considere a possibilidade de designar um membro da sua equipe como a pessoa de apoio para menopausa. Estimule as chamadas telefônicas e e-mails.

- Envolva-se em programas educacionais comunitários e hospitalares para o público.

- Use um conselheiro eficaz e bem treinado para as pacientes que precisam de maior ajuda para enfrentar os problemas e atribulações da vida.

A intervenção preventiva durante os anos perimenopáusicos tem três objetivos importantes. O objetivo geral é prolongar o período de máxima energia física e atividade mental e social ideal. Um objetivo específico é detectar o mais cedo possível alguma doença crônica importante, incluindo hipertensão, doença cardíaca, diabetes melito e câncer, bem como deficiências visuais, auditivas e de dentição. Por fim, o clínico deve ajudar as mulheres perimenopáusicas a atravessarem tranquilamente o período de vida da menopausa. Os cuidados de saúde preventivos e o manejo dos últimos anos reprodutivos possibilitam aos clínicos uma excelente oportunidade de atuarem como provedores primários de cuidados à mulher.

Resumo – Rastreamento de Saúde Preventiva de Mulheres Pós-Menopáusicas Saudáveis

1. Devem ser realizados uma história médica e exame físico completos a cada 5 anos, aproximadamente aos 40, 45, 50 e 55 anos.

2. As consultas anuais devem incluir um exame de mama e pélvico (incluindo um exame retovaginal), registrando o índice de massa corporal (IMC), investigação de doenças sexualmente transmissíveis quando for apropriado e uma avaliação do TSH as 40 anos e a cada 2 anos após os 60 anos. O hipotireoidismo aumenta com a idade e é mais comum em mulheres (Capítulo 20).

3. O registro do peso corporal irá detectar qualquer aumento associado à osteoporose precoce. A massa óssea deve ser medida em mulheres pós-menopáusicas que apresentam fraturas, que têm um ou mais fatores de risco para osteoporose ou que têm mais de 65 anos.

4. A mamografia para controle anual deve começar aos 40 anos (discutido no Capítulo 16).

5. A cada consulta, é agendado o teste apropriado para condições crônicas específicas (incluindo lipídios anormais), são feitas as imunizações indicadas, e o aconselhamento abrange alteração nas necessidades nutricionais, atividade física, prevenção de lesões, problemas ocupacionais, sexuais, conjugais e parentais, função urinária e uso de tabaco, álcool e drogas ilícitas. O teste de sangue oculto nas fezes deve ser realizado anualmente após os 50 anos.

6. A colonoscopia é recomendada aos 50 e 55 anos e se os resultados forem negativos e não houver histórico familiar de câncer colorretal, a colonoscopia não precisa ser repetida.

IDADE DA MENOPAUSA

A designação da idade média da menopausa tem sido um tanto difícil. Com base em estudos transversais, a média de idade foi estimada em algum ponto entre 50 e 52 anos.[90] Estes estudos se basearam em lembranças retrospectivas e divagações subjetivas dos indivíduos que estavam sendo entrevistados. Até recentemente, os estudos com acompanhamento longitudinal para observar mulheres e registrar suas experiências enquanto atravessam a menopausa foram prejudicados

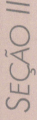

pelos números relativamente pequenos. O Massachusetts Women's Health Study nos fornece dados de 2.570 mulheres.[89]

A média de idade para a menopausa no Massachusetts Study foi 51,3 anos. Somente o tabagismo atual pode ser identificado como uma causa para menopausa mais precoce, uma alteração em aproximadamente 1,5 ano. Os fatores que não afetaram a idade da menopausa incluíram o uso de contracepção oral, *status* socioeconômico e estado civil. Tenha em mente que uma média de idade da menopausa significa que apenas metade das mulheres chegou à menopausa com essa idade. No estudo longitudinal clássico de Treloar, a **média** de idade da menopausa foi de 50,7, e a variação que incluiu 95% das mulheres foi de 44 a 56.[91] Em um levantamento na Holanda, a idade média da menopausa foi de 50,2, e em um estudo longitudinal italiano, 50,9.[61,92]

O Study of Women's Health Across the Nation (SWAN) é um estudo nacional contínuo, registrando a saúde de mulheres americanas enquanto atravessam a transição menopáusica (http://www.edc.gsph.pitt.edu/swan/). O estudo iniciou em 1994 em sete centros de pesquisa e teve 3.302 participantes inscritas com cinco grupos raciais/étnicos e uma variedade de experiências para um levantamento longitudinal inicial. Em 1996, estas mulheres começaram um estudo de acompanhamento longitudinal com uma ampla coleta de dados ocorrendo anualmente.

No estudo SWAN, a idade média da menopausa foi de 51,4, com um início mais precoce associado a tabagismo atual, baixo nível educacional e baixo *status* socioeconômico, enquanto uma idade posterior foi associada à paridade e a uso anterior de contraceptivos orais.[93] Em contraste, um estudo holandês concluiu que o uso anterior de contraceptivos orais estava associado a uma menopausa mais precoce (menos de 1 ano).[94] Aproximadamente 1% das mulheres relataram ter passado pela menopausa antes dos 40 anos.[95] O estudo SWAN relatou uma porcentagem similar de 1,1% com uma taxa ligeiramente mais alta nas mulheres negras e hispânicas, e uma taxa mais baixa de 0,5% em mulheres chinesas e 0,1% em mulheres japonesas.[96] As mulheres hispânicas experimentaram a menopausa aproximadamente 6 meses antes, comparadas a outros grupos étnicos, enquanto as mulheres japonesas passaram pela menopausa 3 meses mais tarde.

Duas grandes coortes de mulheres europeias relataram idades médias de menopausa em vários países que se centravam em torno de 51 anos, um pouco mais alta no norte da Europa e um pouco mais baixa no sul da Europa.[97] Alguns países, como a Índia, relatam uma idade média para a menopausa 5 anos mais precoce.[98] Em estudos epidemiológicos, aproximadamente 10% das mulheres na população em geral entram na menopausa em torno dos 45 anos.[60,61] A análise genealógica revelou que as características genéticas da menopausa precoce (40-45 anos) e a falha ovariana prematura são semelhantes e sugerem um padrão dominante de herança através dos parentes maternos e paternos.[99,100] Existem dois estudos que indicam que as filhas de mães com uma menopausa precoce (antes dos 46 anos) também têm uma menopausa precoce.[101-103]

Existem evidências suficientes para acreditar que as mulheres subnutridas e vegetarianas passam por uma menopausa mais precoce.[101,104] Em virtude da contribuição da gordura corporal para a produção de estrogênio, mulheres mais magras têm menopausa um pouco mais precoce.[105] O consumo frequente de álcool está associado à menopausa tardia.[102] Isto é consistente com os relatos de que as mulheres que consomem álcool têm níveis sanguíneos e urinários mais altos de estrogênio e maior densidade óssea.[106-110]

Em múltiplos estudos, não foi encontrada correlação entre a idade da menarca e a idade da menopausa, com exceção de um estudo sueco que concluiu que uma menarca mais precoce e menopausa mais precoce andam juntas.[61,91,101,111,112] Na maioria dos estudos, raça, paridade e altura não têm influência sobre a idade da menopausa; no entanto, três estudos longitudinais encontraram menopausa mais tardia associada a aumento na paridade.[61,89,93,101,105] Dois estudos encontraram que a menstruação irregular entre mulheres no início dos 40 anos prediz uma menopausa mais precoce.[113,114] Um estudo francês não detectou influência da atividade física intensa sobre a menopausa precoce (antes dos 45 anos).[115] Uma menopausa mais precoce foi relatada em associação a viver em altas altitudes.[116,117] E o mais intrigante, uma idade mais precoce de menopausa foi relatada em mulheres canhotas, comparadas a mulheres destras.[118,119] Finalmente, a menopausa mais precoce está associada a atraso no crescimento no final da gestação.[120]

Argumentou-se que pode ocorrer falha ovariana prematura em mulheres que anteriormente passaram por histerectomia abdominal ou ablação endometrial, possivelmente porque o fluxo vascular ovariano foi comprometido, porém o único estudo prospectivo não conseguiu encontrar elevações do FSH nos primeiros 2 anos após a cirurgia.[121-123]

Múltiplos estudos documentaram com consistência que uma menopausa mais precoce (uma média de 1,5 ano mais cedo) é consequência do tabagismo. Existe uma relação dose-resposta com o número de cigarros fumados e a duração do tabagismo.[124,125] Mesmo ex-fumantes apresentam evidência de um impacto.[97]

Ao contrário do declínio na idade da menarca que ocorreu com a melhoria na saúde e condições de vida, a maior parte da investigação histórica indica que a idade da menopausa alterou pouco desde os tempos dos gregos.[126,127] Outros (uma minoria) discordaram, concluindo que a idade da menopausa na verdade passou por uma mudança, começando com uma idade média de aproximadamente 40 anos em tempos passados e, na Suécia, tendo um aumento de aproximadamente 1 ano durante os últimos 80 anos.[112,128] Se houve uma mudança, no entanto, a história indica que foi mínima. Mesmo em registros antigos, 50 anos é usualmente citada como a idade da menopausa.

SEXUALIDADE E MENOPAUSA

A sexualidade é um comportamento que dura a vida inteira com a evolução das mudanças e desenvolvimento. Ela começa com o nascimento (talvez antes) e termina com a morte. A noção de que ela termina com o envelhecimento é inerentemente ilógica. A necessidade de proximidade, cuidado e companheirismo dura a vida toda. As pessoas idosas hoje vivem mais tempo, são mais saudáveis, têm mais educação e tempo de lazer e tomaram consciência com relação à sua sexualidade.

As pessoas mais jovens, especialmente os médicos, subestimam a extensão do interesse sexual nas pessoas mais velhas. Em uma amostra aleatória de mulheres entre 50 e 82 anos em Madison, Wisconsin, quase metade das mulheres reportou um relacionamento sexual atual.[129] No estudo longitudinal de Duke sobre envelhecimento, 70% dos homens na faixa etária entre 67 e 77 anos eram sexualmente ativos, e 80% relataram continuidade no interesse sexual, enquanto 50% das mulheres mais velhas ainda eram interessadas em sexo.[130] No ensaio Postmenopausal Estrogen-Progestin Interventions (PEPI), 60% das mulheres entre 55-64 anos eram sexualmente ativas.[131] Em uma amostra nacional de homens e mulheres americanos, a prevalência de comportamento sexual declinou com o envelhecimento; no entanto, 26% dos indivíduos entre 75 e 85 anos ainda eram sexualmente ativos.[132] Portanto, um número significativo de mulheres pós-menopáusicas são sexualmente ativas e apenas uma porcentagem relativamente pequena se queixa de problemas sexuais. A prevalência de problemas sexuais autorrelatados tem seu auge em mulheres de meia-idade, os quais são suficientes para causar aflição em aproximadamente 22% das mulheres americanas e aproximadamente 12% dos homens entre 45 e 64 anos.[133]

O declínio na atividade sexual com o envelhecimento é mais influenciado pela cultura e atitudes do que pela natureza e fisiologia (ou hormônios). As duas influências mais importantes na interação sexual dos idosos são a força do relacionamento e a condição física de cada parceiro.[131,132,134] A determinante mais significativa da atividade sexual para mulheres mais velhas,

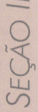

portanto, é a indisponibilidade de parceiros em razão do divórcio e do fato de que as mulheres vivem mais do que os homens. Considerando-se a disponibilidade de um parceiro, a mesma taxa geral alta ou baixa de atividade sexual pode ser mantida durante toda a vida.[5,135] Estudos longitudinais indicam que o nível de atividade sexual é mais estável ao longo do tempo do que foi anteriormente sugerido.[136-138] Os indivíduos que são sexualmente ativos mais precocemente na vida continuam a ser sexualmente ativos em idade mais avançada. No entanto, o envelhecimento está associado a um declínio na função sexual em muitas mulheres, e isto foi documentado na transição menopáusica.[139,140] Um componente significativo deste declínio pode ser atribuído a sintomas menopáusicos associados à redução nos níveis de estrogênio, um problema que é facilmente contornado pelo tratamento com estrogênio.

Existem duas alterações sexuais principais na mulher idosa. Ocorre uma redução na taxa de produção e volume do líquido lubrificante vaginal e uma perda da elasticidade vaginal e espessura do epitélio. Em mulheres sexualmente ativas é observada menos atrofia vaginal do que em mulheres inativas; possivelmente a atividade mantém a vasculatura e na circulação vaginal. A dispareunia associada à atrofia urogenital pós-menopáusica inclui uma sensação de secura e aperto, irritação vaginal e queimação durante o coito e sangramento e ardência pós-coito. É claro que estas alterações são efetivamente prevenidas pelo tratamento com estrogênio. De fato, a terapia estrogênica tem um impacto positivo na sexualidade que vai além dos seus efeitos sobre o tecido vaginal.[131] Em um estudo australiano que avaliou alterações no funcionamento sexual durante a transição perimenopáusica e menopáusica, foi demonstrada uma correlação do declínio na sexualidade com os níveis de estradiol, mas não com os níveis de testosterona.[141] No entanto, o nível anterior da atividade sexual e o *status* do parceiro e do relacionamento eram fatores mais importantes do que os níveis hormonais na determinação da função sexual na meia-idade durante a transição perimenopáusica e menopáusica.[142]

Doença e Sexo

Não é incomum encontrar mulheres que passaram por alguma cirurgia que afete a sexualidade. A lista inclui vulvectomia e cirurgia de mama. No entanto, os problemas sexuais não estão limitados a procedimentos cirúrgicos e doenças da genitália. Pode ocorrer alteração na autoimagem com doenças em qualquer local do corpo; no entanto, estudos não detectaram que a histerectomia tenha impacto prejudicial na sexualidade.[131,143]

Para que seja efetivo, o aconselhamento sexual deve ser dado aos casais antes e depois da cirurgia. Não se espera que o cirurgião seja altamente capacitado para fazer este aconselhamento. Uma contribuição importante de um clínico de cuidados primários a mulheres mais velhas é providenciar um aconselhamento sexual competente e experiente. Infelizmente, a maioria dos médicos opera com base no princípio de que se não são suscitadas questões a este respeito, não existe o problema. O cirurgião especialista deve ser grato pela ajuda de especialistas em terapia psicossexual. Investigue o potencial para morbidade sexual pós-tratamento antes da cirurgia. Avalie as capacidades de enfrentamento da paciente e seu senso de autoimagem. Considere a qualidade do relacionamento da paciente e seja sensível à ausência de um relacionamento. Todo esse esforço pode tomar algum tempo. O estado pré-cirúrgico normal de ansiedade, medo e negação prejudica a boa comunicação.

Agentes anti-hipertensivos são frequentemente responsáveis pela disfunção sexual masculina, mas existem poucas informações disponíveis referentes à função sexual feminina. Entretanto, lembre-se de que a lubrificação vaginal é a contraparte feminina da ereção masculina e, assim sendo, a secura vaginal é uma consequência provável. É especialmente observado que agentes adrenérgicos bloqueadores afetam a libido e potência nos homens. Igualmente, fármacos psicotrópicos de todas as categorias foram associados à inibição da função sexual. Finalmente, deve-se sempre suspeitar de alcoolismo quando os pacientes se queixam de disfunção sexual. O tratamento com androgênio para sexualidade diminuída é discutido no Capítulo 18.

PRODUÇÃO HORMONAL APÓS A MENOPAUSA

Logo após a menopausa, pode-se dizer com segurança que não restam mais folículos ovarianos.[63,144] Posteriormente ocorre um aumento de 10-20 vezes no FSH e aproximadamente 3 vezes de aumento no LH, atingindo um nível máximo de 1-3 anos após a menopausa, depois o qual ocorre um declínio gradual, porém suave, nas gonadotrofinas.[145,146] Os níveis elevados de FSH e LH nesta época da vida são evidências conclusivas de falha ovariana. Os níveis de FSH são mais altos do que LH, porque o LH é eliminado do sangue muito mais rapidamente (as meias-vidas iniciais são de aproximadamente 20 minutos para o LH e 3-4 horas para o FSH) e talvez porque não há peptídeo específico de *feedback* negativo para LH, como a inibina. Acredita-se que o declínio nos níveis de gonadotrofina relacionado com a idade nos últimos anos da vida pós-menopáusica reflete o envelhecimento das células hipofisárias secretoras de gonadotrofina, especialmente um decréscimo na capacidade de responder ao hormônio liberador de gonadotrofina (GnRH).

Depois da menopausa, o ovário secreta principalmente androstenediona e testosterona, mas o nível circulante de androstenediona após a menopausa é aproximadamente metade do que é encontrado antes da menopausa.[147] A maior parte desta androstenediona pós-menopáusica é derivada da glândula suprarrenal, com apenas uma pequena quantidade secretada pelo ovário, muito embora a androstenediona seja o principal esteroide secretado pelo ovário pós-menopáusico.[148,149] A desidroepiandrosterona (DHEA) e seu sulfato (DHEAS), originários na glândula suprarrenal, declinam de maneira marcante com o envelhecimento; na década após a menopausa os níveis circulantes de DHEA são aproximadamente 70% mais baixos, e os níveis de DHEAS são aproximadamente 74% menores do que os níveis na vida do adulto jovem.[150,151]

A produção de testosterona decresce aproximadamente 25% após a menopausa, porém o ovário pós-menopáusico na maioria das mulheres, mas não em todas, secreta mais testosterona do que o ovário pré-menopáusico, pelo menos nos primeiros anos do período pós-menopáusico. Com o desaparecimento dos folículos e estrogênio, as gonadotrofinas elevadas levam o tecido remanescente no ovário a um nível de secreção aumentada de testosterona. As células ovarianas de origem são incertas; possivelmente o tecido esteroidogênico é o que se acumulou a partir dos folículos ovarianos que passaram por atresia, porque provavelmente as células estromais de origem mesenquimal não possuem capacidade esteroidogênica.[152] A supressão das gonadotrofinas com o tratamento com agonista ou antagonista do hormônio liberador de gonadotrofina (GnRH) de mulheres pós-menopáusicas resulta em um decréscimo significativo nos níveis circulantes de testosterona, indicando origem ovariana pós-menopáusica dependente da gonadotrofina.[153-155]

No entanto, a quantidade total de testosterona produzida após a menopausa é reduzida porque a quantidade da fonte primária, a conversão da androstenediona, é reduzida. O nível circulante pós-menopáusico inicial de androstenediona decresce aproximadamente 62% em relação à vida da jovem adulta.[150] O declínio menopáusico nos níveis circulantes de testosterona não é grande, variando desde nenhuma alteração em muitas mulheres até 15% em outras.[56,146,150,156,157] Em um excelente estudo longitudinal australiano a partir de 5 anos antes da menopausa até 7 anos após a menopausa, os níveis circulantes de testosterna não se alteraram.[151] De fato, graças a um decréscimo na globulina ligadora do hormônio sexual, este estudo australiano calculou um aumento nos androgênios livres.

Posteriormente nos anos pós-menopáusicos, os níveis circulantes de androgênio são quase todos, se não todos, derivados da glândula suprarrenal. Um estudo cuidadoso não conseguiria detectar androgênios circulantes nas mulheres pós-menopáusicas (em média a 12 anos de distância da menopausa) com insuficiência suprarrenal completa e nenhuma testosterona ou androstenediona intraovariana.[158]

Taxas de Produção Sanguínea de Esteroides[159]			
	Idade Reprodutiva	**Pós-Menopáusica**	**Ooforectomizada**
Androstenediona	2-3 mg/dia	0,5-1,5 mg/dia	0,4-1,2 mg/dia
Desidroepiandrosterona	6-8	1,5-4,0	1,5-4,0
Sulfato de desidroepiandrosterona	8-16	4-9	4-9
Testosterona	0,2-0,25	0,05-0,18	0,02-0,12
Estrogênio	0,350	0,045	0,045

Alterações nos Níveis de Hormônio Circulante na Menopausa[56,147,160]		
	Pré-menopausa	**Pós-menopausa**
Estradiol	40-400 pg/mL	10-20 pg/mL
Estrona	30-200 pg/mL	30-70 pg/mL
Testosterona	20-80 ng/dL	15-70 ng/dL
Androstenediona	60-300 ng/dL	30-150 ng/dL

O nível circulante de estradiol após a menopausa é de, aproximadamente, 10-20 pg/mL, a maior parte do qual é derivada da conversão periférica da estrona, que por sua vez é principalmente derivada da conversão periférica da androstenediona.[147,160,161] O nível circulante de estrona em mulheres pós-menopáusicas é mais alto do que o do estradiol, aproximadamente 30-70 pg/mL. A taxa média de produção pós-menopáusica de estrogênio é de aproximadamente 45 μg/24 h, quase toda, se não toda, sendo estrogênio derivado da conversão periférica de androgênios. A razão androgênio/estrogênio se altera drasticamente após a menopausa em razão do declínio mais marcante no estrogênio, e um início de hirsutismo leve é comum, refletindo esta mudança marcante na proporção dos hormônios sexuais. Com o aumento da idade pós-menopáusica, pode ser medido um decréscimo nos níveis circulantes de sulfato de desidroepiandrosterona (DHEAS) e desidroepiandrosterona (DHEA), enquanto os níveis pós-menopáusicos circulantes de androstenediona, testosterona e estrogênio permanecem relativamente constantes.[146,147]

A produção de estrogênio pelos ovários não continua além da menopausa; no entanto, os níveis de estrogênio em mulheres pós-menopáusicas podem ser significativos, principalmente em razão da conversão extraglandular de androstenediona e testosterona em estrogênio. O impacto clínico deste estrogênio varia de uma mulher pós-menopáusica para outra, dependendo do grau de produção extraglandular, modificado por uma variedade de fatores.

A porcentagem da conversão de androstenediona em estrogênio está relacionada com o peso corporal. A produção aumentada de estrogênio a partir da androstenediona com aumento do peso corporal se deve provavelmente à capacidade da gordura de aromatizar os androgênios. Este fato e um decréscimo nos níveis da globulina ligadora dos hormônios sexuais (que resulta em concentrações aumentadas de estrogênio livre) contribuem para a conhecida associação entre obesidade e o desenvolvimento de câncer endometrial. O peso corporal, portanto, tem correlação positiva com os níveis circulantes de estrona e estradiol.[147] No entanto, a aromatização dos androgênios em estrogênios não está limitada ao tecido adiposo, porque quase todo o tecido testado tem esta atividade.

Posteriormente, o tecido ovariano esteroidogênico é exaurido e, apesar de grandes incrementos reativos em FSH e LH, não ocorre mais esteroidogênese de importância a partir da atividade gonadal. O ovário pós-menopáusico pesa menos de 10 g, mas pode ser visualizado por ultrassonografia.[162] Com o avanço da idade, a contribuição suprarrenal dos precursores para a produção de estrogênio se revela inadequada. Neste estágio final da disponibilidade de estrogênio, os níveis são insuficientes para sustentar os tecidos sexuais secundários.

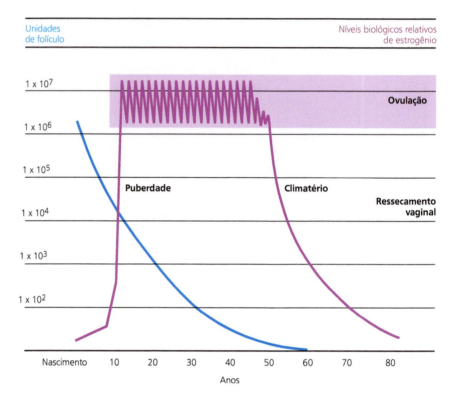

Em resumo, os sintomas frequentemente vistos e relacionados com o decréscimo na competência folicular ovariana e a perda de estrogênio neste climatério prolongado são:

1. Perturbações no padrão menstrual, incluindo anovulação e redução da fertilidade, fluxo reduzido ou hipermenorreia, frequência irregular da menstruação e, posteriormente, amenorreia.

2. Instabilidade vasomotora (ondas de calor e sudorese).

3. Condições atróficas: atrofia do epitélio vaginal; formação de carúnculas uretrais; dispareunia e pruridos em razão da atrofia vulvar, do introito e vaginal; atrofia cutânea geral; dificuldades urinárias, como urgência e uretrite e cistite não bacterianas.

4. Problemas de saúde secundários à longa privação de estrogênio: consequências da osteoporose e doença cardiovascular.

Uma compreensão precisa do complexo de sintomas que o paciente pode exibir é frequentemente difícil de alcançar. Algumas pacientes experimentam múltiplas reações graves que podem ser incapacitantes. Outras não apresentam reações, ou reações mínimas que passam despercebidas até uma avaliação médica cuidadosa.

É útil classificar os problemas hormonais em três categorias:

1. Aqueles associados ao excesso relativo de estrogênio, como sangramento uterino disfuncional, hiperplasia endometrial e câncer endometrial.

2. Aqueles associados à privação de estrogênio, como ondas de calor, vaginite atrófica, uretrite e osteoporose.

3. Aqueles associados à terapia hormonal (Capítulo 18).

PROBLEMAS DE EXCESSO DE ESTROGÊNIO

EXPOSIÇÃO AO ESTROGÊNIO SEM OPOSIÇÃO

Durante o período perimenopáusico, existe uma incidência significativa de sangramento uterino disfuncional. No estudo SWAN, aproximadamente 20% dos ciclos mesmo no início da transição perimenopáusica eram anovulatórios, associados a intervalos mais curtos no início da transição e intervalos mais longos posteriormente.[163] O sangramento irregular se deveu mais frequentemente à anovulação, enquanto o sangramento menstrual intenso estava associado à obesidade e anormalidades uterinas.

Embora a maior preocupação provocada por este sintoma seja a neoplasia endometrial, o achado usual é o tecido não neoplásico apresentando efeitos estrogênicos sem oposição pela progesterona. Isto resulta da anovulação em mulheres pré-menopáusicas e da produção estrogênica endógena extragonadal ou administração de estrogênio em mulheres pós-menopáusicas. Existem 4 mecanismos que podem resultar em aumento dos níveis estrogênicos endógenos:

1. Aumento no precursor androgênico (tumores endócrinos funcionais, doença hepática, estresse).

2. Aumento na aromatização (obesidade, hipertireoidismo e doença hepática).

3. Aumento na secreção direta de estrogênio (tumores ovarianos).

4. Redução nos níveis de SHBG (globulina ligadora de hormônios sexuais), levando a níveis aumentados de estrogênio livre.

Em todas as mulheres, sejam elas pré-menopáusicas ou pós-menopáusicas, com ou sem terapia hormonal, devem ser excluídas causas orgânicas específicas (neoplasia, complicações de gravidez inesperada ou sangramento de sítios extrauterinos). Além da história detalhada e exame físico, o sangramento uterino disfuncional requer avaliação endometrial. A medição ultrassonográfica transvaginal da espessura endometrial pode ser utilizada em mulheres pós-menopáusicas para evitar biópsias desnecessárias.[164] Em mulheres perimenopáusicas e pós-menopáusicas com sangramento anormal, a biópsia endometrial é considerada desnecessária, quando a espessura endometrial é menor que 5 mm, porque o risco de hiperplasia ou câncer endometrial é remoto.[165-167] Faltam evidências substanciais para apoiar a aplicação deste critério às mulheres pré-menopáusicas. *Acreditamos que a biópsia é desnecessária em mulheres perimenopáusicas quando a espessura endometrial é menor que 5 mm, que a biópsia é indicada quando o histórico clínico sugere exposição de longa duração a estrogênio sem oposição, mesmo quando a espessura endometrial for "normal" (5-12 mm) e que deve ser realizada biópsia quando a espessura endometrial for maior que 12 mm, mesmo quando a suspeita clínica de doença for baixa.*

Se o útero for normal ao exame, por motivos de precisão e relação custo-benefício, o método de biópsia deve ser uma curetagem de aspiração no consultório, **NÃO** a mais antiga, cara e arriscada dilatação e curetagem (D&C) no hospital. Recomendamos o uso de um aparelho plástico de sucção endometrial. Ele é fácil de usar, não requer dilatação cervical e é geralmente indolor. Este aparelho é tão eficaz quanto às técnicas mais antigas e dolorosas. Primeiro deve ser tentada a inserção sem o uso de um tenáculo. Em muitas pacientes, isto é possível e evita a sensação do tenáculo, segurando o colo do útero. Depois de aplicada a sucção, a cavidade endometrial deve ser totalmente curetada em todas as direções, da mesma maneira como seria com uma cureta afiada durante uma D&C. Se a cânula se encher com tecido, uma segunda e ainda uma terceira cânula deve ser inserida, até que não seja mais obtido tecido. Embora a maioria das pacientes não relate problemas com cólicas ou dor, a aplicação de sucção em algumas pacientes estimula cólicas que geralmente passam em 5-10 minutos. Como as cólicas ocorrem em uma pequena minoria das pacientes, não é nossa prática dar rotineiramente um inibidor da síntese de prostaglandina. Para biópsias repetidas em pacientes que sabidamente têm cólicas, é útil usar este agente pelo menos 20 minutos antes do procedimento.

Menos de 10% das mulheres pós-menopáusicas não podem ser adequadamente avaliadas por biópsia no consultório. Mais comumente, a razão é a incapacidade de entrar na cavidade uterina. Em tais casos, a dilatação e curetagem (D&C) se fazem necessárias; no entanto, o pré-tratamento com misoprostol ou laminária cervical pode evitar uma D&C. *Além do mais, se o útero não for normal ao exame pélvico (aumentado e irregular), a biópsia endometrial no consultório deve dar lugar para D e C com histeroscopia para atingir precisão no diagnóstico.*

Se a vulva, a vagina e o colo uterino parecerem normais ao exame, pode-se presumir que o sangramento perimenopáusico seja de origem intrauterina. A confirmação requer ausência de citologia anormal no teste de Papanicolaou. O sintoma principal de câncer endometrial é sangramento vaginal anormal, porém o carcinoma será encontrado em pacientes com sangramento em menos de 3% das biópsias endometriais pós-menopáusicas.[168-170] É encontrado um endométrio normal em mais da metade das vezes, pólipos em aproximadamente 3%, hiperplasia endometrial em aproximadamente 15% das vezes e endométrio atrófico no restante das pacientes com sangramento pós-menopáusico. O sangramento pós-menopáusico sempre deve ser seriamente considerado. Aproximadamente 10% das pacientes que têm achados benignos na avaliação inicial desenvolvem posteriormente patologia significativa no espaço de 2 anos.[169] *A persistência de sangramento anormal demanda repetição da avaliação.*

Os procedimentos adicionais incluem os seguintes:

> *Colposcopia e biópsia cervical* para citologia anormal ou lesões óbvias.
> *Avaliação endocervical através de curetagem* para citologia anormal (o endocérvice sempre deve estar em mente como uma fonte de citologia anormal).
> *Histerograma, histeroscopia ou histerossonografia com biópsia endometrial* se persistir o sangramento para determinar a presença de pólipos endometriais ou miomas submucosos e para excluir a presença de câncer endometrial.[171]

Tenha em mente que a leitura patológica "tecido insuficiente para diagnóstico", quando uma paciente está em tratamento com estrogênio e progesterona, frequentemente representa endométrio decidualizado atrófico que produz pouco para a curetagem exploratória. Se o clínico tiver confiança na sua técnica, sabendo que foi realizada uma investigação integral da cavidade uterina, então *contanto que a paciente não persista com o sangramento*, esta leitura pode ser interpretada como tranquilizadora e benigna, a ausência de patologia.

Na ausência de doença orgânica, o manejo apropriado do sangramento uterino depende da idade da mulher e dos achados no tecido endometrial. Na mulher perimenopáusica com sangramento uterino disfuncional associado a um endométrio proliferativo ou hiperplásico (não complicado por atipia ou constituintes displásicos), a terapia periódica com progesterona oral é obrigatória, como 5-10 mg de acetato de medroxiprogesterona ou 200 mg de progesterona micronizada, ministrada diariamente durante os primeiros 14 dias de cada mês. Se estiver presente hiperplasia, será necessária curetagem de acompanhamento com curetagem após 3-4 meses, e se a progesterona for ineficaz e não for observada regressão histológica, a curetagem formal é uma preliminar essencial para as opções terapêuticas cirúrgicas alternativas. As progesteronas podem mascarar o tecido anormal e, portanto, a biópsia de acompanhamento deve ser programada para 3 meses após o tratamento com progesterona. Como hiperplasia *com atipia* traz consigo um risco de câncer (até mesmo invasivo), histerectomia é o tratamento de escolha. A persistência ou progressão do endométrio anormal foi observada em 28,4% das mulheres com hiperplasia complexa e em 26,9% das mulheres com hiperplasia atípica apesar do tratamento com um agente progestacional.[172] Entretanto, a resposta progestacional foi melhor com tratamento de dosagem mais elevada e de mais longa duração. Se for eleito o tratamento com um agente progestacional, recomendamos uma duração mínima de 3 a 6 meses, com 20 mg de medroxiprogesterona ou 40 mg de acetato de megesterol diariamente.

Quando a terapia mensal com progesterona reverte alterações hiperplásicas simples (o que ela faz em 95-98% dos casos) e controla o sangramento irregular, o tratamento deve ser continuado até que o sangramento menstrual cesse. Este é um sinal confiável (em efeito, um bioensaio) que indica o início da privação de estrogênio e a necessidade de adição de estrogênio. Se começarem distúrbios vasomotores antes da cessação do sangramento menstrual, poderá ser iniciado um programa combinado de estrogênio e progesterona quando necessário para controlar as ondas de calor.

Se for desejada contracepção, a paciente saudável e não fumante com pressão sanguínea normal deve considerar seriamente o uso de contracepção com estrogênio e progesterona. A mulher anovulatória não pode ter garantia de que não ocorrerão ovulação espontânea e gravidez. *O uso de um contraceptivo com baixa dose de estrogênio e progesterona proporcionará ao mesmo tempo contracepção e profilaxia contra sangramento anovulatório intenso e irregular e o risco de hiperplasia e neoplasia endometrial.*

Os médicos têm usado com frequência um regime hormonal pós-menopáusico tradicional para tratar uma mulher com o tipo de ciclos irregulares em geral experimentados nos anos perimenopáusicos. Esta adição de estrogênio exógeno sem uma dose contraceptiva de progesterona quando uma mulher não é amenorreica ou tem sintomas de menopausa é inapropriada e até arriscada (expondo o endométrio a níveis excessivamente elevados de estrogênio). *E o que é mais importante, um regime hormonal pós-menopáusico não inibe a ovulação, nem fornece contracepção.*[173] A resposta apropriada é regular os ciclos anovulatórios com tratamento mensal progestacional com um método contraceptivo apropriado ou utilizar contracepção com baixa dose de estrogênio e progesterona. Um contraceptivo oral que contenha 20 µg de estrogênio proporciona contracepção efetiva, melhora a regularidade do ciclo menstrual, diminui o sangramento e alivia os sintomas menopáusicos.[174] O tratamento com método transdérmico ou vaginal de contracepção com estrogênio e progesterona (Capítulo 23) também seria apropriado.

Um dilema clínico comum é quando mudar da contracepção com estrogênio e progesterona para terapia hormonal pós-menopáusica. É importante mudar porque mesmo com o contraceptivo com a dose mais baixa de estrogênio disponível, a dose de estrogênio é 4 vezes maior do que a dose pós-menopáusica padrão e, com o aumento da idade, os riscos com estrogênio relacionados com a dose se tornam significativos. Uma abordagem para estabelecer o início dos anos pós-menopáusicos é medir o nível de FSH, começando aos 50 anos, com frequência anual, tendo cuidado para obter a amostra sanguínea no dia 6 ou 7 da semana livre de estrogênio e progesterona em um regime padrão de 3 semanas (quando os níveis esteroides declinaram suficientemente para permitir que FSH se eleve). A sexta-feira à tarde funciona bem para as pacientes que começam um novo tratamento com estrogênio e progestina no domingo. Quando FSH é maior do que 20 UI/L, é hora de mudar para um programa hormonal pós-menopáusico. Por causa da variabilidade dos níveis de FSH experimentados pelas mulheres em torno da menopausa, este método nem sempre é preciso.[175,176] De fato, em algumas mulheres, FSH não se elevará até duas semanas depois da última exposição à contracepção esteroide. Uma espera de 2 semanas não é muito prática e coloca a paciente em risco de gravidez indesejada. O método da semana livre de tratamento é prático e funciona para a maioria das mulheres. As mulheres que são dependentes de contraceptivos para prevenir gravidez podem ser autorizadas a entrar nos seus 50 anos com contracepção com baixa dose de estrogênio e progesterona e depois empiricamente ir trocando para um regime hormonal pós-menopáusico. *A abordagem empírica é necessária com pacientes que usam regimes mais recentes de dosagem integral ou contínua de contracepção com estrogênio e progesterona.*

Em virtude do impacto favorável da progesterona liberada localmente no endométrio, o DIU de levonorgestrel (dispositivo intrauterino) é muito efetivo para o tratamento de menorragia, tão efetivo quanto a administração de progesteronas orais (com menos efeitos colaterais) e se compara favoravelmente à ressecção e ablação endometrial.[177-181] Além disso, este DIU pode ser usado para tratar hiperplasia endometrial.[182-187] Estudos comparativos de hiperplasia endometrial indicam que o DIU de levonorgestrel é tão efetivo e provavelmente melhor do que o tratamento padrão com uma progesterona oral.[183,188,189] O DIU de levonorgestrel pode estar associado a um pequeno aumento na formação de cistos ovarianos, mas eles são assintomáticos e se resolvem espontaneamente.[190]

Em mulheres pós-menopáusicas, é preciso considerar qualquer massa suprarrenal como câncer até que seja provado o contrário. Geralmente é necessária intervenção cirúrgica, e a consulta apropriada deve ser feita não somente para o procedimento cirúrgico, mas também para avaliação pré-operatória e preparação adequadas. Cistos ovarianos assintomáticos e não palpáveis são comumente detectados por ultrassonografia. Os cistos que têm menos de 10 cm de diâmetro e sem septações ou componentes sólidos (unilocular) têm um potencial muito baixo para doença maligna e podem ser manejados com supervisão com ultrassonografia seriada (aos 3 meses, 6 meses, 12 meses e depois anualmente), especialmente se o CA 125 sérico for normal.[191,192] É recomendada cirurgia para casos sintomáticos, se ocorrer crescimento, se forem obtidos ecos internos, se houver desenvolvimento de líquido na pelve ou se houver histórico familiar de câncer de mama ou ovariano.

IMPACTO DA PRIVAÇÃO PÓS-MENOPÁUSICA DE ESTROGÊNIO

A menopausa deve servir para lembrar às pacientes e aos médicos que esta é uma época para educação. Com certeza a educação preventiva de cuidados à saúde é importante durante toda a vida, mas, na época da menopausa, uma revisão das principais questões de saúde pode ser especialmente compensadora. Além das questões gerais relativas à saúde, a atenção é apropriadamente focada na doença cardiovascular e osteoporose.

Durante os anos da menopausa, algumas mulheres experimentam múltiplos sintomas graves, enquanto outras não apresentam reações ou têm reações mínimas que podem passar despercebidas. As diferenças nas reações menopáusicas nos sintomas em diferentes culturas são pouco documentadas e, de fato, isto é difícil de fazer. O relato individual é tão condicionado por fatores socioculturais que é difícil determinar o que se deve ao biológico ou à variabilidade cultural.[193,194] Por exemplo, não existe uma palavra para descrever uma onda de calor em japonês, chinês e maia.[195] No entanto, existem razões para acreditar que a natureza e a prevalência dos sintomas menopáusicos são comuns à maioria das mulheres, e que as variações entre as culturas e dentro da mesma cultura refletem não a fisiologia, mas diferenças em atitudes, sociedades, estilos de vida, *status* socioeconômico e percepções individuais.[196-201] Os níveis hormonais durante os anos perimenopáusicos variam pouco entre os diferentes grupos étnicos; as diferenças são principalmente decorrentes das variações no tamanho corporal.[202]

SINTOMAS VASOMOTORES

As ondas de calor vasomotoras são vistas como a característica do climatério feminino, experimentadas até certo ponto pela maioria das mulheres pós-menopáusicas. O termo "onda de calor" ou "*flash* de calor" é descritivo de um início repentino de vermelhidão da pele na cabeça, no pescoço e no tórax, acompanhada por um aumento na frequência cardíaca e uma sensação de intenso calor corporal. A onda de calor é por vezes concluída com transpiração em profusão. A duração varia de poucos segundos até vários minutos e, raramente, dura uma hora. A frequência pode ser rara ou recorrente a cada poucos minutos. As ondas de calor são mais frequentes e intensas à noite (quando a mulher é frequentemente despertada do sono) ou durante momentos de estresse. Em um ambiente frio, as ondas de calor são em menor quantidade, menos intensas e de duração mais curta comparadas a um ambiente quente.[203] O que é mais importante, as ondas de calor podem afetar a qualidade de vida de uma mulher e interferir no trabalho ou em atividades recreativas.

No acompanhamento longitudinal de um grande número de mulheres, 10% das mulheres experimentaram ondas de calor antes da menopausa, enquanto em outros estudos 15-25% das mulheres pré-menopáusicas relataram ondas de calor.[9,89,204,205] Foi relatada uma frequência ainda mais alta em mulheres pré-menopáusicas diagnosticadas com síndrome pré-menstrual.[206] No Massachusetts Women's Health Study, a incidência de ondas de calor aumentou de 10% durante o período pré-menopáusico para aproximadamente 50% logo após a cessação da menstruação.[89] Aproximadamente 4 anos após a menopausa, a taxa de ondas de calor declinou para 20%. Em um levantamento australiano com base na comunidade, 6% das mulheres pré-menopáusicas, 26% das mulheres perimenopáusicas e 59% das mulheres pós-menopáusicas apresentaram queixa de ondas de calor.[207] Uma grande pesquisa transversal americana relatou que 57% das mulheres perimenopáusicas e 49% das mulheres no início da pós-menopausa experimentavam ondas de calor significativas.[200] Outro levantamento nacional nos Estados Unidos relatou ondas de calor em 79% das mulheres perimenopáusicas e 65% das mulheres pós-menopáusicas.[208]

Em pesquisas transversais, até 40% das mulheres pré-menopáusicas e 85% das mulheres menopáusicas relatam alguma queixa vasomotora.[205] Um estudo longitudinal em Gothenburg, Suécia, registrou uma prevalência máxima de 60% aos 52-54 anos, com um declínio para 30% aos 60 anos e 9% as 72 anos.[209] No estudo SWAN, 57% das mulheres perimenopáusicas experimentaram ondas de calor e em torno de 50% após a menopausa até os 55 anos.[210] Não há diferença na prevalência de queixas vasomotoras em pesquisas americanas de mulheres negras e brancas.[211,212] Mulheres com sobrepeso relatam mais ondas de calor, talvez refletindo o efeito da gordura corporal causando uma temperatura corporal central mais elevada.[200,202,213] As estimativas exatas sobre a prevalência são prejudicadas por inconsistências e diferenças em metodologias, culturas e definições.[214] A prevalência nas diferentes sociedades é influenciada por atitudes pessoais e sociais, saúde psicológica e física individual, familiaridade com a descrição das questões menopáusicas na literatura e na mídia, variação étnica, dietas diferentes e condições de vida diferentes; no entanto, levando em conta as diferenças culturais, a prevalência e experiência geral são similares em todo o mundo.

Embora as ondas de calor possam ocorrer na pré-menopausa, elas são uma característica importante da pós-menopausa, com o pico acontecendo no primeiro ano depois da última menstruação, durando em 50% das mulheres por 4 a 5 anos, mas em algumas (em torno de 25%) por mais de 5 anos e até 15 anos em 10%.[217] *Em um excelente estudo de coorte longitudinal australiano, a duração média de sintomas vasomotores era de 5,2 anos (com uma variação de 2 a 10 anos) em não usuárias de terapia hormonal, e uma duração um pouco maior, 5,5 anos, em usuárias de hormônios.*[218]

A fisiologia das ondas de calor ainda não é entendida. Estudos sugerem que as mulheres com ondas de calor têm uma regulação mais limitada da zona de temperatura e, portanto, alterações menores na temperatura corporal central produzem respostas compensatórias, como tremores e ondas de calor.[219] O exame cerebral com RM durante as ondas de calor indica ativação cortical amplamente distribuída, em vez de uma localização precisa.[220] As ondas de calor são definitivamente causadas por um declínio no estrogênio; no entanto, nem todas as ondas de calor se devem à deficiência de estrogênio. Ondas de calor e sudorese podem ser secundárias a doenças, incluindo feocromocitoma, carcinoide, leucemias, tumores pancreáticos e anormalidades da tireoide.[221] Infelizmente as ondas de calor são um sintoma psicossomático relativamente comum, e as mulheres frequentemente são tratadas desnecessariamente com estrogênio. **Quando a situação clínica não é clara e óbvia, a deficiência de estrogênio como a causa das ondas de calor deve ser documentada por níveis elevados de FSH.**

A correlação entre o início das ondas de calor e a redução no estrogênio é clinicamente apoiada pela eficácia da terapia estrogênica e a ausência de ondas de calor em estados de hipoestrogênio, como a disgenesia gonadal. Somente depois que o estrogênio é administrado e retirado é que as mulheres hipogonadais experimentam ondas de calor. Embora a impressão clínica de que as histerectomizadas pré-menopáusicas sofrem de reações vasomotoras mais intensas seja amplamente sustentada, isto não foi sustentado no único estudo objetivo que já foi realizado.[222]

Embora as ondas de calor sejam o problema mais comum da pós-menopausa, não apresentam risco de saúde inerente. As ondas de calor são acompanhadas por um padrão discreto e confiável de alterações fisiológicas.[219,223] Coincidem com um incremento de LH (não FSH) e são precedidas por uma consciência subjetiva prodrômica de que uma onda de calor está começando. Esta aura é seguida de um aumento de temperatura mensurável em toda a superfície corporal. Uma onda de calor é desencadeada por uma pequena elevação na temperatura corporal central. A superfície corporal experimenta um aumento na temperatura, acompanhado por alterações na condutância da pele, e, então, a onda de calor é seguida de uma queda na temperatura central – tudo isso podendo ser mensurado. Em resumo, a onda de calor não é uma liberação de calor corporal acumulado, mas é uma excitação inapropriada repentina de mecanismos liberadores de calor. A sua relação com o aumento de LH e alteração na temperatura dentro do cérebro ainda não é entendida. A observação de que as ondas de calor ocorrem após hipofisectomia indica que o mecanismo não depende ou se deve diretamente à liberação de LH. Em outras palavras, o mesmo evento cerebral que causa ondas de calor também estimula a secreção do hormônio liberador de gonadotrofina (GnRH) e eleva o LH. Isto é provavelmente secundário a alterações hipotalâmicas nos neurotransmissores que aumentam a atividade neuronal e autonômica.[224]

As mulheres pré-menopáusicas que experimentam ondas de calor devem ser investigadas para doença da tireoide e outras doenças. Uma revisão de todas as causas possíveis encontra-se à disposição.[225] Os clínicos devem ser sensíveis à possibilidade de um problema emocional subjacente. Examinar além dos sintomas apresentados para a vida da paciente é um serviço importante para ela e sua família, e será apreciado. Isto é muito mais difícil do que simplesmente prescrever estrogênio, mas confrontar os problemas é a única maneira de alcançar alguma solução. A prescrição inapropriada de estrogênio (em presença de níveis normais de gonadotrofina) somente adia temporariamente, por uma resposta placebo, o enfrentamento de problemas subjacentes.

Um achado surpreendente e consistente na maioria dos estudos que tratam da menopausa e terapia hormonal é uma resposta marcante ao placebo (pelo menos 51% nas primeiras semanas de tratamento)[226] em uma variedade de sintomas, incluindo as ondas de calor. Em um estudo inglês randomizado controlado com placebo de mulheres que estavam sendo tratadas com implantes de estrogênio e necessitando da repetição dos implantes, não houve diferença nos resultados em termos dos sintomas psicológicos e físicos comparando às mulheres que receberam um implante ativo com aquelas que receberam um placebo.[227]

Um problema clínico significativo encontrado em nossa prática de consultório é o seguinte cenário: uma mulher ocasionalmente terá uma resposta aparentemente benéfica ao estrogênio, e posteriormente a resposta irá desaparecer em alguns meses. Isto leva a uma consequência de visitas periódicas ao médico e a doses crescentes de estrogênio. Quando uma paciente atinge um ponto de precisar de doses maiores de estrogênio, deve ser realizada uma investigação cuidadosa para procurar um problema psiconeurótico ou psicossocial básico. Para ajudar a persuadir a paciente de que seus sintomas não se devem a baixos níveis de estrogênio, achamos muito útil e convincente medir o nível sanguíneo de estradiol da paciente e compartilhar o resultado com ela.

Ondas de Calor	
Pré-menopáusica	10-25% das mulheres
Perimenopáusica	60%
Pós-menopáusica:	
Sem ondas de calor	15-25%
Ondas de calor diariamente	15-20%
Duração	1-2 anos, em média
	5 ou mais anos: 25%
Outras causas	Psicossomática
	Estresse
	Doença da tireoide
	Infecções subagudas, crônicas
	Feocromocitoma
	Carcinoide
	Leucemia
	Câncer

ALTERAÇÕES ATRÓFICAS

Com a produção extremamente baixa de estrogênio no final da idade pós-menopáusica, ou muitos anos após castração, ocorre a atrofia das superfícies da mucosa vaginal, acompanhada por vaginite, prurido, dispareunia e estenose. A atrofia geniturinária conduz a uma variedade de sintomas que afetam a facilidade e a qualidade de vida. Uretrite com disúria, incontinência de urgência e frequência urinária são outros resultados da atrofia da mucosa, neste caso, da uretra e da bexiga urinária. As infecções recorrentes do trato urinário são efetivamente prevenidas pelo tratamento pós-menopáusico com estrogênio intravaginal.[228] Relaxamento vaginal com cistocele, rectocele e prolapso uterino e distrofias vulvares não são consequência de ausência de estrogênio.

Na ausência de estrogênio, a vagina perde colágeno, tecido adiposo e a capacidade de reter água. Quando a parede vaginal encolhe, as rugas se alisam e desaparecem. O epitélio superficial perde suas camadas fibrosas externas e afina até poucas camadas de células, reduzindo marcantemente a razão entre as células superficiais e basais. Em consequência, a superfície vaginal torna-se frágil, propenso ao sangramento com um trauma mínimo. Enquanto estas alterações estão ocorrendo, os vasos sanguíneos na parede vaginal se estreitam, e as secreções das glândulas sebáceas diminuem. Com o tempo a vagina se contrai e perde flexibilidade, enquanto os pequenos lábios se tornam mais pálidos e menores. Além disso, o pH fica mais alcalino, tornando o ambiente vaginal menos hospitaleiro para lactobacilos e mais suscetível a infecções por patógenos urogenitais e fecais. Organismos infecciosos podem ascender no sistema urinário para causar uretrite, infecções do trato urinário e cistite.

Dispareunia, às vezes com sangramento pós-coito, é a consequência inevitável de uma vagina atrofiada e lubrificação escassa. Mesmo para as mulheres que não são sexualmente ativas, a vaginite atrófica pode causar coceira, irritação e queimação. Estes sintomas frequentemente não são mencionados e é importante investigar sinais de atrofia vaginal mesmo na ausência de queixas. *A medida do pH é uma forma simples de determinar a influência ou ausência de estrogênio. Um pH maior do que 4,5 é quase sempre observado com deficiência de estrogênio.*[229,230]

A dispareunia raramente traz as mulheres mais velhas ao nosso consultório. Uma relutância básica em discutir o comportamento sexual ainda permeia nossa sociedade, especialmente entre as pacientes e os médicos mais velhos. O questionamento atencioso pode conduzir ao tratamento da atrofia com estrogênio e à melhora do prazer sexual. Medidas objetivas demonstraram que os fatores que influenciam o prazer do intercurso sexual podem ser mantidos por doses apropriadas de estrogênio.[231] Tanto a paciente quanto o clínico devem estar cientes de que se pode esperar uma resposta significativa em 1 mês, mas que leva muito tempo para recuperar completamente o trato geniturinário (6-12 meses), e pacientes não devem desanimar diante da aparente falta de resposta imediata. O raloxifeno e o tamoxifeno têm pouco impacto no epitélio vaginal e na secura vaginal, é pior com inibidores da aromatase. A atividade sexual por si só apoia a resposta circulatória dos tecidos vaginais e aumenta os efeitos terapêuticos do estrogênio. Portanto, as mulheres mais velhas sexualmente ativas têm menos atrofia da vagina, mesmo sem estrogênio.

Embora se argumente que a incontinência de esforço genuína não seja afetada pelo tratamento com estrogênio, outros afirmam que o tratamento com estrogênio melhora ou cura a incontinência de esforço em mais de 50% das pacientes em razão de um efeito direto sobre a mucosa uretral.[232-234] Uma metanálise concluiu que foi relatada melhora somente em estudos não randomizados.[235] Dois ensaios randomizados dedicados a este problema clínico não conseguiram demonstrar um efeito benéfico do tratamento com estrogênio.[236,237] A maioria dos casos de incontinência urinária em mulheres idosas é um problema misto com um componente significativo de incontinência de urgência que se acredita melhorar por meio da terapia estrogênica. No entanto, o ensaio randomizado Heart and Estrogen-progestin Replacement Study (HERS) indicou uma piora da incontinência com terapia hormonal para incontinência de urgência e de esforço, e o Nurses' Health Study relatou um pequeno aumento da incontinência em usuárias de hormônios.[238,239] *Não há apoio convincente para um impacto benéfico do tratamento com estrogênio na incontinência.* No estudo SWAN, apenas 15% das mulheres incontinentes relataram piora da incontinência urinária durante a transição perimenopáusica, em grande parte graças pelo ganho de peso.[240] A maioria das mulheres incontinentes não teve alteração ou melhora. O estudo SWAN documenta fortemente que a incontinência urinária não é um sintoma importante da menopausa e da transição perimenopáusica.[240,241] *Incontinência na meia-idade não é uma consequência de mudanças hormonais, mas é em grande parte o efeito do excesso de peso corporal ou de diabetes melito.*

O declínio no conteúdo de colágeno da pele, a elasticidade e a espessura da pele que ocorre com o envelhecimento pode ser consideravelmente evitado pela terapia pós-menopáusica com estrogênio.[242-246] O efeito do estrogênio sobre o colágeno é evidente tanto nos ossos quanto na pele; o declínio da massa óssea e de colágeno em paralelo após a menopausa e o tratamento com estrogênio reduzem o *turnover* do colágeno e melhoram a qualidade deste.[247,248] Um estudo demonstrou não somente um aumento na espessura da pele facial, mas também uma melhora nas rugas com estrogênio tópico.[249] Um ensaio randomizado demonstrou melhoras na elasticidade, hidratação e espessura da pele comparando o tratamento hormonal a placebo.[250] Mais impressionante, os dados do U.S. First National Health and Nutrition Examination Survey indicaram que o uso de estrogênio estava associado a uma prevalência mais baixa de enrugamento da pele e pele seca.[251] O fumo é um fator de risco principal para o enrugamento da pele facial, e a terapia hormonal não pode diminuir este impacto.[252] Em um ensaio clínico de 1 ano, a terapia hormonal não melhorou o enrugamento da pele já presente.[253]

Uma das características do envelhecimento em homens e mulheres é uma redução constante na força muscular. Muitos fatores afetam este declínio, incluindo altura, peso e nível de atividade física. Foi relatado que mulheres que usam estrogênio atualmente demonstram um declínio menor na força muscular, embora pelo menos um estudo não tenha conseguido detectar o impacto do estrogênio.[254-259] Esta é uma questão importante por causa das consequências protetoras potenciais contra fraturas, assim como um benefício graças à capacidade de manter exercício físico vigoroso.

EFEITOS PSICOFISIOLÓGICOS

A visão de que a menopausa tem um efeito deletério sobre a saúde mental não é apoiada na literatura psiquiátrica ou em levantamentos na população em geral.[204,205,260,261] O conceito de transtorno psiquiátrico específico induzido pela menopausa (melancolia involutiva) foi abandonado. Na verdade, a depressão é menos comum, não mais comum, entre as mulheres de meia-idade, e a menopausa não pode ser vinculada a sofrimento psicológico.[3-9,262] O estudo longitudinal de mulheres pré-menopáusicas indica que a histerectomia com ou sem ooforectomia não está associada a um impacto psicológico negativo entre mulheres de meia-idade.[263] Dados longitudinais do Massachusetts Women's Health Study documentam que a menopausa não está associada ao risco aumentado de depressão.[264] Embora as mulheres tenham mais probabilidade de ter depressão do que os homens, esta diferença entre os sexos começa no início da adolescência, não na menopausa.[265]

O U.S. National Health Examination Follow-up Study inclui avaliações longitudinais e transversais de uma amostra nacionalmente representativa das mulheres. Este estudo não encontrou evidências ligando a menopausa natural ou cirúrgica a sofrimento psicológico.[266] Na verdade, a única mudança longitudinal foi um leve declínio na prevalência de depressão à medida que as mulheres passavam pela transição menopáusica. Os resultados deste estudo foram os mesmos em usuárias e não usuárias de estrogênio.

Uma visão negativa da saúde mental na época da menopausa não é justificada; muitos dos problemas relatados na menopausa se devem a eventos da vida.[11,12,267,268] Assim, há problemas encontrados na transição perimenopáusica e no início da pós-menopausa que são vistos frequentemente, mas a sua relação causal com o estrogênio é improvável. Estes problemas incluem fadiga, nervosismo, dores de cabeça, insônia, depressão, irritabilidade e palpitações. Na verdade, neste estágio da vida tanto homens quanto mulheres expressam uma gama de queixas que não revelam uma diferença no gênero que poderiam ser explicadas por uma causa hormonal.[269,270] No entanto, as mulheres de meia-idade relatam queixas mais frequentes do que os homens,[270] talvez refletindo as percepções e as conotações geralmente negativas que nossas culturas e sociedades atribuíram à menopausa.

Dois estudos de coorte longitudinais avaliaram o novo início dos sintomas e transtornos depressivos durante a transição perimenopáusica. O Penn Ovarian Aging Study acompanhou por mais de 8 anos 436 mulheres sem história de depressão e correlacionou as mudanças hormonais com o início do humor depressivo.[271] Cinquenta por cento das mulheres desenvolveram aumento nas medidas de depressão, e 26% preencheram os critérios para um diagnóstico clínico de transtorno depressivo. Usando as mulheres como seus próprios controles, o grupo com depressão teve 2,5 vezes mais probabilidade de desenvolver depressão clínica comparando o *status* durante a transição perimenopáusica ao estado pré-menopáusico. Estes sintomas durante a transição perimenopáusica estavam associados a uma maior variabilidade (mas sem diferenças médias) nos níveis de estradiol, sugerindo que as flutuações do estradiol podem ser um importante fator desestabilizador.

O Harvard Study of Moods and Cycles é uma coorte prospectiva de mulheres com e sem história de depressão.[272] Nas mulheres que entraram na transição perimenoáusica, o risco de nova depressão foi quase dobrado na comparação às mulheres pré-menopáusicas, de 9,5% para 16,6%, e este risco estava vinculado à presença de sintomas vasomotores. É importante observar que um aumento estatisticamente significativo no risco de novos sintomas depressivos estava presente somente em mulheres com uma história de eventos adversos na vida (os eventos não são definidos ou especificados no relato). Também digno de nota, 83% das mulheres não experimentaram alterações do humor.

O estudo SWAN relatou resultados similares. Um primeiro episódio de depressão em mulheres perimenopáusicas estava ligado à saúde física frágil, transtornos de ansiedade, eventos estressantes na vida e ondas de calor.[273]

Esta área de interesse tem sido muito difícil de estudar. Os resultados inconsistentes podem refletir variações nos *designs* dos estudos, seleção dos sujeitos, métodos usados para medir o humor e a definição de *status* menopáusico. **Contudo, os melhores relatos fornecem evidências confiáveis de uma população vulnerável de mulheres.** As mudanças de humor depressivo são influenciadas por outros fatores, incluindo peso corporal, tabagismo, síndrome pré-menstrual (SPM, definida no Capítulo 14), emprego e estado civil. A SPM pré-menopáusica é um forte preditor de sintomas depressivos que surge na transição menopáusica.

As perguntas mais importantes são: as mulheres verdadeiramente normais experimentam aumento na depressão durante a transição menopáusica e existem problemas psicológicos sutis ou clinicamente aparentes que identificam um subgrupo suscetível? Os estudos de coorte apoiam o argumento de que existe um grupo vulnerável de mulheres perimenopáusicas que é responsável pelo aumento de nova depressão observada durante a transição perimenopáusica. Os dados são consistentes com a ideia de que as flutuações nos níveis hormonais estão relacionadas com os sintomas do humor, mas é impossível saber se esta é uma verdadeira relação de causa e efeito.

Em resumo, a maioria das mulheres (em torno de 85%) experimenta a transição perimenopáusica sem dificuldades no humor. Algumas mulheres estão em maior risco de novo início de sintomas depressivos, e isto é provavelmente estimulado pelas variações hormonais e sintomas vasomotores. Estas mulheres vulneráveis são provavelmente derivadas de um grupo de mulheres pré-menopáusicas com problemas psicológicos subjacentes (embora "problema" possa ser uma palavra forte demais). Também é possível que as alterações hormonais perimenopáusicas criem um estado que torne um indivíduo menos capaz de lidar com os eventos adversos na vida.

As tentativas de estudar os efeitos do estrogênio sobre estes problemas foram dificultadas pela subjetividade das queixas (altas respostas ao placebo) e o "efeito dominó" que uma redução das ondas de calor faz à frequência dos sintomas. Usando um formato de estudo prospectivo transversal duplo-cego, Campbell e Whitehead concluíram muitos anos atrás que muitas "melhoras" sintomáticas atribuídas à terapia estrogênica resultam do alívio das ondas de calor – um efeito "dominó".[274] Estudos que controlaram os sintomas menopáusicos concluem que o humor é muito afetado pelos sintomas vasomotores e perturbações no sono, além de refletirem problemas na vida.[139,275]

Um estudo de 2.001 mulheres australianas entre 45 e 55 anos focou na utilização do sistema de saúde por mulheres no período da perimenopausa.[14] As usuárias do sistema de saúde nesta faixa etária eram usuárias frequentes anteriormente, eram menos saudáveis e tinham mais sintomas psicossomáticos e reações vasomotoras. Estas mulheres tinham maior probabilidade de ter uma história prévia de saúde significativamente adversa, incluindo uma história passada de queixas pré-menstruais. Este estudo enfatizou que as mulheres perimenopáusicas que buscam a ajuda do sistema de saúde são diferentes daquelas que não procuram ajuda, e frequentemente adotam a terapia hormonal na esperança de que vá resolver os seus problemas. Achados similares foram relatados em uma coorte de mulheres britânicas.[276] É esta a população que é vista mais frequentemente, produzindo opiniões tendenciosas entre os médicos referentes à menopausa. Precisamos ter cuidado ao generalizar para toda a população feminina o comportamento experimentado por este grupo relativamente pequeno de mulheres. Mais importante ainda, as mulheres perimenopáusicas que se apresentam aos médicos frequentemente acabam sendo tratadas com estrogênio inapropriada e desnecessariamente. No entanto, está muito bem estabelecido que a qualidade de vida de uma mulher é perturbada por sintomas vasomotores, e a terapia estrogênica oferece uma melhora marcante.[277-279] As pacientes são gratas por serem receptoras deste efeito "dominó".

O Women's Health Initiative (discutido no Capítulo 18) concluiu que a terapia com estrogênio e progesterona não tinha impacto benéfico na qualidade de vida relacionada com a saúde.[280] Entretanto, apenas 12,7% das participantes tinham sintomas vasomotores moderados a graves no início do estudo, e a gravidade pode ser questionada, porque as participantes estavam receptivas a tomar medicação placebo. A qualidade de vida básica geral neste estudo era relativamente alta, e as participantes do estudo eram mais velhas (o número médio de anos de distância da menopausa era 12+). Este ensaio clínico randomizado não estudou a população de mulheres apropriada para avaliar o efeito da terapia hormonal nas medidas de qualidade de vida.

O Women's International Study of Long Duration Oestrogen after the Menopause (WISDOM) foi um ensaio controlado, randomizado, no Reino Unido, Austrália e Nova Zelândia, de 3.721 mulheres de 50-69 anos tratadas com a conjugação de 0,625 mg de estrogênio e 2,5/5,0 mg de medroxiprogesterona ou com placebo.[281] O plano original era randomizar 22.300 mulheres para o estudo, que duraria 10 anos. O estudo foi cancelado em outubro de 2002 em reação aos relatórios iniciais do WHI. Infelizmente, o cancelamento prematuro impede a possibilidade de dados a longo prazo do WISDOM. Nas 2.130 mulheres que completaram um ano, houve melhoras estatisticamente significativas nas mulheres tratadas nas categorias de sintomas vasomotores, sexuais e do sono. As mulheres tratadas relataram uma redução das dores musculares e nas articulações, sudorese noturna, insônia e secura vaginal. O grupo tratado relatou mais sensibilidade nas mamas, porém as porcentagens foram notadamente baixas (16% no grupo tratado e 7% no grupo com placebo).

Os investigadores do ensaio WISDOM argumentaram que os pequenos efeitos na qualidade de vida relatados pelo WHI e HERS podem ser atribuídos a ferramentas de medida insensíveis, usadas naqueles ensaios clínicos. O ensaio WISDOM usou uma ferramenta de pesquisa especificamente designada para avaliar o bem-estar físico e emocional pós-menopáusico, mais um questionário genérico validado, o instrumento de qualidade de vida europeu. Apenas o questionário específico detectou alterações significativas; o instrumento genérico europeu não. Isto enfatiza a importância de usar a ferramenta de estudo apropriada para investigar esta área da saúde pós-menopáusica. Resultados similares com sintomas vasomotores, sono e queixas nas articulações foram na verdade relatados pelo WHI, porém com pequena diferença entre os grupos tratados e com placebo. O levantamento WHI teve apenas uma pergunta dedicada à sexualidade.

Os resultados do ensaio WISDOM não são surpreendentes; eles refletem o que todos os clínicos já observaram na sua prática. O ponto mais importante a ser destacado é este: os ensaios WISDOM, WHI e HERS tinham em comum o fato de terem incluído mulheres pós-menopáusicas, tendendo muito para a faixa etária mais velha e sem sintomas. É uma conclusão simples e lógica que a terapia hormonal em um grupo sintomático mais jovem de mulheres pós-menopáusicas produziria os benefícios de uma maior qualidade de vida do que o quantificado nos ensaios clínicos. Todos os três ensaios clínicos, portanto, subestimaram o impacto benéfico em razão da idade e do *status* dos sintomas das suas participantes. No entanto, no ensaio WISDOM, as mulheres pós-menopáusicas ainda mais velhas que eram sintomáticas se beneficiaram com a terapia hormonal. A idade não deve ser o único fator a nortear a tomada de decisão.

A estabilidade emocional durante o período perimenopáusico pode ser perturbada por padrões de sono deficientes. As ondas de calor causam um impacto adverso na qualidade do sono.[282-284] A terapia estrogênica melhora a qualidade do sono, reduzindo o tempo para começar a dormir e aumentando o tempo de sono com o movimento rápido dos olhos (REM).[227,285,286] No estudo SWAN, um terço das mulheres relatou problemas com o sono, mesmo sem ondas de calor ou sudorese noturna, e a prevalência de sintomas vasomotores foi associada ao risco aumentado de perturbações do sono; a terapia hormonal melhorou a qualidade do sono.[287,288] Talvez as ondas de calor possam ser insuficientes para acordar uma mulher, mas suficientes para afetarem a qualidade do sono, diminuindo, assim, a capacidade para lidar com os problemas e estresse do dia seguinte. Uma melhora no sono com o tratamento com estrogênio pode até ser documentada em mulheres pós-menopáusicas que são reconhecidamente assintomáticas.[286]

Assim, a "qualidade de vida" geral relatada pelas mulheres pode ser melhorada por um sono melhor e alívio das ondas de calor. Entretanto, ainda é incerto se o tratamento com estrogênio tem um efeito adicional antidepressivo farmacológico direto ou se a resposta do humor é totalmente um benefício indireto de alívio dos sintomas físicos e, consequentemente, melhora o sono. Utilizando várias ferramentas de avaliação para medir a depressão, foram registradas melhoras com o tratamento com estrogênio em mulheres ooforectomizadas.[289,290] Em um grande estudo de coorte prospectivo da comunidade de aposentados do Rancho Bernardo, nenhum benefício pode ser detectado nas medidas da depressão em usuárias atuais de estrogênio pós-menopáusico comparadas às mulheres não tratadas.[291] De fato, as mulheres tratadas tinham escores mais altos de sintomas depressivos, possivelmente refletindo o viés de seleção para o tratamento; as mulheres sintomáticas e deprimidas procuram terapia hormonal. Outros relatam que a terapia com estrogênio tem um impacto mais forte no bem-estar das mulheres que vai além do alívio de sintomas, como as ondas de calor.[277,292,293] Em mulheres idosas deprimidas, as melhoras na resposta à fluoxetina foram aumentadas pela adição de terapia estrogênica.[294] Em um ensaio randomizado controlado com placebo de 12 semanas em 55 mulheres perimenopáusicas com depressão maior clinicamente significativa, o tratamento com estradiol com o método de 100 μg intradérmicas melhorou significativamente o humor.[295] Um estudo americano similar de curto prazo em 34 mulheres perimenopáusicas com depressão maior e menor tratadas com 50 μg de estradiol transdérmico demonstrou melhoras independente de um efeito nos sintomas vasomotores.[296] Estes pequenos ensaios clínicos argumentam que o tratamento com estrogênio é benéfico para o tratamento da depressão clínica. Esta conclusão é apoiada pelo sucesso do tratamento da depressão pós-parto com um tratamento de estradiol.[297,298]

A causa mais comum de problemas do humor perimenopáusicos é uma depressão já existente,[10,299] *mas existe uma pequena população de mulheres cujo humor é sensível às alterações hormonais.* No estudo americano SWAN, a prevalência de mudanças no humor aumentou desde a pré-menopausa até o início da perimenopausa, de aproximadamente 10% para aproximadamente 16,5%.[299] Existem três explicações possíveis: (1) o declínio do estrogênio na menopausa afeta os neurotransmissores que regulam o humor; (2) o humor é afetado adversamente pelos sintomas vasomotores (teoria do dominó); (3) o humor é afetado pelas vicissitudes da vida que são comumente prevalentes perto da menopausa. Alguns argumentariam que estas oscilações de humor são em resposta às flutuações hormonais que ocorrem durante os anos perimenopáusicos. Essas flutuações realmente ocorrem,[64] mas se elas causam algum sintoma ainda não está determinado. Parece lógico que os indivíduos com problemas do humor possam refletir todos estes mecanismos.

COGNIÇÃO E DOENÇA DE ALZHEIMER

Dependendo do método de avaliação, podem ser encontradas na literatura evidências de efeitos benéficos do estrogênio sobre a cognição, especialmente na memória verbal.[300,301] No entanto, os efeitos em mulheres saudáveis não são marcantes e talvez sejam de pouco valor. Um estudo a curto prazo não conseguiu documentar melhora objetiva na memória, embora tenha sido registrada leve melhora no humor.[302] Outro estudo duplo-cego randomizado a curto prazo (3 meses) não conseguiu detectar melhora no desempenho cognitivo em comparação ao tratamento com placebo.[303] O Melbourne Women's Midlife Health Project não conseguiu documentar um efeito na memória verbal durante a transição menopáusica.[304] Um estudo longitudinal em Chicago não conseguiu detectar declínio cognitivo durante a menopausa, quando avaliado pela memória funcional e velocidade perceptiva.[305] Por outro lado, o tratamento com estrogênio de mulheres imediatamente após ooforectomia bilateral estava associado à melhora em certos, mas não em todos, testes específicos de memória, e mulheres pós-menopáusicas saudáveis tomando estrogênio tiveram escores mais altos nos testes de memória imediata e atrasada.[306-308] Em um estudo caso-controle de mulheres entre 55 e 93 anos, as usuárias de estrogênio tiveram melhor memória para nomes próprios, mas não houve melhora na memória para palavras.[309] As mulheres no Baltimore Longitudinal Study of Aging que estavam usando estrogênio tiveram melhor desempenho nos testes de aprendizagem e memória visual.[310,311] Em uma coorte de mulheres em Nova Iorque, o uso de estrogênio foi associado a melhor desempenho nos testes de cognição e em memória verbal, mas a coorte no Study of Osteoporotic Fractures não demonstrou efeitos do uso de estrogênio no declínio da cognição relacionado com a idade.[312,313] Em Connecticut, um ensaio randomizado controlado com placebo demonstrou melhor capacidade de leitura e memória verbal no grupo de mulheres pós-menopáusicas tratadas com estrogênio.[314] Talvez a falta de concordância se deva à variabilidade nos veículos de teste e aos aspectos específicos da função de memória estudada. Além do mais, existe uma variabilidade individual marcante e quando foram observadas diferenças, elas não foram grandes e talvez de pouca importância clínica. Além disso, os efeitos benéficos podem ser atenuados por agentes progestacionais.[301]

Outra possibilidade para os efeitos variáveis do tratamento com estrogênio na cognição é a variabilidade entre as mulheres nos níveis de estrogênio endógeno. Usando ensaios sensíveis com estradiol livre, não ligado à proteína, e estradiol biodisponível (frouxamente ligado), declínio cognitivo ocorreu em uma taxa maior em mulheres com níveis baixos de estradiol.[315] Estudos da cognição podem ter que diferenciar entre mulheres de baixo e alto risco de acordo com os níveis de estradiol endógeno biologicamente ativo. Igualmente, foi observado um efeito benéfico no declínio cognitivo somente em mulheres negativas para o gene associado à doença de Alzheimer, *APOE-ε4, o qual codifica o alelo ε4 da glicoproteí*na, conhecido como apolipoproteína E, que tem como uma de suas funções o deslocamento dos lipídios durante o reparo neuronal.[316]

Até três vezes mais mulheres do que homens desenvolvem a doença de Alzheimer. O estrogênio é capaz de proteger a função do sistema nervoso central por meio de múltiplos mecanismos. Por exemplo, o estrogênio protege contra a citotoxicidade neuronal induzida pela oxidação; o estrogênio reduz a concentração sérica do componente amiloide P (a glicoproteína encontrada nos emaranhados neurofibrilares do Alzheimer); e o estrogênio aumenta as sinapses e o crescimento neuronal, especialmente a densidade da espinha dendrítica.[317-319] O estrogênio protege contra a toxicidade cerebrovascular exercida pelos peptídeos amiloides e promove a formação sináptica e o crescimento e sobrevivência neuronal.[320-322] Os agentes progestacionais não exercem ações similares.

Achados de caso-controle e coorte indicaram que a doença de Alzheimer e a demência relacionada ocorreram menos frequentemente (talvez 60% menos) em usuárias de estrogênio, e o efeito foi maior com o aumento da dose e a duração de uso.[323-325] No Baltimore Longitudinal Study of Aging (uma coorte prospectiva), o risco de doença de Alzheimer era reduzido em 54%; em uma coorte na cidade de Nova Iorque, o risco era reduzido em 60%; e no Italian Longitudinal Study of Aging, o risco era reduzido em 72% nas usuárias de estrogênio.[326-328] Os achados não são uniformemente positivos; um estudo caso-controle com informações detalhadas sobre diagnósticos clínicos e uso de estrogênio provenientes do U.K. General Practice Research Database não conseguiu detectar impacto do tratamento com estrogênio no risco de desenvolvimento da doença de Alzheimer, porém o número de usuárias de estrogênio era muito pequeno.[329]

Foi relatado que a administração de curta duração de estrogênio sem oposição a pacientes com doença de Alzheimer (prevenção secundária) melhora o desempenho cognitivo, mas de um modo geral não tem efeito.[330-334] A administração de combinações de estrogênio e progesterona também não conseguiu demonstrar um impacto benéfico na doença de Alzheimer.[335] Foi relatado que a presença de terapia estrogênica melhora a resposta benéfica à tacrina em mulheres com doença de Alzheimer,[336] mas de modo geral, a evidência é consistente com uma falha do estrogênio em influenciar a doença de Alzheimer já existente ou outras formas de demência.[337]

Os dados apoiam, no entanto, um efeito preventivo primário. Mais revelador é um estudo de coorte prospectivo de mulheres que vivem em Cache County, Utah.[338] A terapia hormonal proporcionou aproximadamente 41% de redução no risco de desenvolvimento de Alzheimer com qualquer uso e uma redução de 83% com 10 ou mais anos de uso. Esta coorte também demonstrou melhora na cognição em usuárias de estrogênio.[339] O que é mais importante, se as mulheres haviam iniciado a terapia hormonal dentro de um período de tempo que abrangia 10 anos antes do desenvolvimento de sintomas clínicos, não havia efeito. O estudo de Utah sugeriu fortemente que a terapia hormonal deve ser usada por uma duração de tempo significativa muito cedo no período pós-menopáusico para que tenha um impacto no risco de doença de Alzheimer. Quando os neurônios são alterados pela patologia da demência, perdem sua capacidade de responder favoravelmente ao estrogênio.

A importância do *timing* é apoiada por achados do grande ensaio clínico Women's Health Initiative (WHI). As mulheres mais velhas no WHI que estavam sendo tratadas com estrogênio isoladamente ou estrogênio e progesterona combinados (o tratamento começou aos 65 anos ou mais) tinham cognição prejudicada e um risco aumentado de demência.[340-342] Em um subgrupo destas mulheres, RM demonstraram maior atrofia cerebral nas mulheres que recebiam terapia hormonal.[343] O mecanismo para este efeito adverso da terapia hormonal em mulheres idosas pode ser uma ação neurotóxica, porque o estudo WHI com RM não conseguiu detectar aumento nas lesões cerebrais isquêmicas.[344] Estudos menores com RM de mulheres mais jovens tratadas com terapia hormonal encontraram alterações tróficas benéficas na morfologia cerebral, associadas à melhora na cognição.[345-347]

**O tema que emerge é que a manutenção da saúde em órgãos-alvo pelo estrogênio requer tecido normal, um princípio de *timing* que também será discutido com relação ao coração no Capítulo 18. Depois que os ensaios de prevenção secundária não conseguiram demonstrar um impacto benéfico da terapia hormonal na doença coronária em mulheres mais velhas, é cada vez mais discutido que *é necessário um endotélio cardiovascular saudável para responder ao estrogênio;* que quando o endotélio está envolvido com aterosclerose excessiva, é tarde demais para que o estrogênio exerça um efeito benéfico. Um argumento semelhante vale para o tecido cerebral, focando nos caminhos bioquímicos e sinalizadores que são progressivamente comprometidos com o envolvimento neuronal com a doença.[348] *A necessidade de tecido normal, pelo menos no coração e no cérebro, explicaria os efeitos benéficos em estudos de prevenção primária e a falta de efeito em ensaios de prevenção secundária.*

DOENÇA CARDIOVASCULAR

Doenças do coração são a causa principal de morte em mulheres nos Estados Unidos, seguidas por doença cerebrovascular e neoplasias malignas. Em 2005, 1 em cada 6 mortes de mulheres foi por doença cardíaca coronária, comparadas a 1 em cada 30 mortes por câncer de mama.[349] Mais mortes de mulheres em 2005 foram causadas por doenças cardiovasculares do que o total combinado de câncer, doença crônica das vias respiratórias inferiores, doença de Alzheimer, acidentes e diabetes melito.

A maior parte das doenças cardiovasculares resulta de aterosclerose em vasos principais. Os fatores de risco são os mesmos para homens e mulheres: histórico familiar de doença cardiovascular, hipertensão arterial, tabagismo, diabetes melito e perfil anormal de colesterol/lipoproteínas e obesidade. Entretanto, quando controlados estes fatores de risco, os homens antes dos 40 anos têm um risco de desenvolverem doença cardíaca coronária duas vezes maior do que as mulheres. Mesmo levando em consideração a mudança no estilo de vida das mulheres (p. ex., trabalho fora de casa), as mulheres ainda mantêm sua vantagem em termos de doença cardíaca coronária. Com o aumento da idade, esta vantagem vai se perdendo gradualmente e a doença cardiovascular se transforma na causa principal de morte tanto para mulheres mais velhas quanto para homens mais velhos.

A doença cardiovascular, especialmente aterosclerose, é uma consequência de múltiplas alterações metabólicas que interagem entre si:

1. Mudanças adversas no perfil de lipídios-lipoproteínas circulantes.

2. Oxidação da lipoproteína de baixa densidade (LDL), produzindo um LDL modificado que é quimiotático para os monócitos circulantes e inibe a mobilidade dos macrófagos (capturando, assim, os macrófagos na íntima) e que causa dano e morte celular no endotélio.

3. Dano e disfunção endotelial afetando a produção de óxido nítrico e prostaciclina.

4. Migração e funções dos macrófagos, influenciados por fatores de crescimento e citocinas.

5. Proliferação e migração de células musculares lisas, também influenciadas por fatores de crescimento e citocinas; estas células se transformam no tipo celular dominante e a fonte da matriz do tecido conectivo na lesão arteriosclerótica, a placa fibrosa.

6. Vasoconstrição e eventos trombogênicos.

7. Remodelagem das artérias coronárias. Uma artéria é capaz de responder a uma placa arteriosclerótica em desenvolvimento aumentando o seu diâmetro global numa tentativa de manter o fluxo.[350] O mecanismo desta remodelagem adaptativa não é conhecido, mas a extensão deste processo deve afetar o risco de oclusão e infarto.

Existe uma sequência de eventos estabelecida que conduz à aterosclerose. O processo inicia com disfunção endotelial que leva a vestígios de gordura nos vasos arteriais, o precursor de lesões clinicamente significativas. A lesão por vestígios de gordura, portanto, precede a placa fibrosa, desenvolvendo-se abaixo da superfície endotelial e dominada por macrófagos carregados de gordura (as células espumosas). O endotélio lesado expressa citocinas, moléculas de adesão e outros agentes inflamatórios que estão envolvidos na formação de placas ateroscleróticas. É iniciada a formação de uma placa pela agregação e aderência de monócitos circulantes (macrófagos) a um sítio no endotélio arterial, estimulando uma resposta inflamatória. Quando os monócitos penetram através do endotélio e entram na íntima, são carregados com lipídios e convertidos em células espumosas. A modificação do LDL, especialmente a oxidação, é essencial nesta conversão dos monócitos em células espumosas. A aderência dos monócitos ao endotélio pode ser induzida pelo colesterol e LDL-colesterol elevados na circulação. A maior parte do colesterol que se acumula nas placas ateroscleróticas é derivada do LDL-colesterol circulante. Quando as placas se tornam significativas em tamanho, elas são propensas à instabilidade, rompendo-se e criando um estado protrombótico. As enzimas metaloproteinases da matriz são secretadas pelas células inflamatórias e as células da musculatura lisa. Estas enzimas digerem as proteínas na superfície fibrosa de uma placa aterosclerótica, deixando a placa instável e predisposta à ruptura. *O estrogênio induz a produção ou atividade da metalproteinase da matriz, a qual digere a superfície fibrosa de uma placa expondo o colágeno trombogênico subjacente e acredita-se que o mecanismo esteja envolvido nos efeitos trombóticos adversos do estrogênio na presença de aterosclerose estabelecida.*[351] *Além disso, o 27-hidroxicolesterol, um metabólito do colesterol elevado nas lesões ateroscleróticas, antagoniza competitivamente a atividade do receptor de estrogênio no epitélio cardiovascular.*[352]

Durante os anos reprodutivos, as mulheres estão "protegidas" de doença cardíaca coronariana. Por este motivo, as mulheres têm uma defasagem de 10 anos em relação aos homens na incidência de doença cardíaca e, para infarto do miocárdio e morte súbita, as mulheres têm uma vantagem de 20 anos. Os motivos para isto são complexos, mas uma contribuição significativa para esta proteção pode ser atribuída aos níveis mais elevados de lipotroteína de alta densidade (HDL) em mulheres mais jovens, um efeito do estrogênio e dos níveis mais baixos de testosterona. Durante a idade adulta, o nível sanguíneo de HDL-colesterol é aproximadamente 10 mg/dL mais alto nas mulheres, e esta diferença continua durante os anos pós-menopáusicos. Os níveis de colesterol total e LDL são mais baixos nas mulheres pré-menopáusicas do que nos homens, embora os níveis aumentem gradualmente com o envelhecimento e depois da menopausa se elevem rapidamente.[353-357] Após a menopausa o risco de doença cardíaca coronária dobra para as mulheres, quando os lipídios aterogênicos em torno dos 60 anos atingem níveis mais elevados do que nos homens. Essas alterações podem ser favoravelmente reduzidas por modificações alimentares.[358,359] Obviamente, estas alterações lipídicas na menopausa (seja natural ou cirúrgica) podem ser revertidas com tratamento de estrogênio.[360]

Estudos prospectivos documentaram a forte associação entre o colesterol total e doença cardíaca coronária em mulheres, embora o risco de doença cardíaca coronária apareça em níveis de colesterol total mais elevados para as mulheres do que para os homens.[361,362] Mulheres com concentrações de colesterol total maiores do que 265 mg/dL têm taxas de doença cardíaca

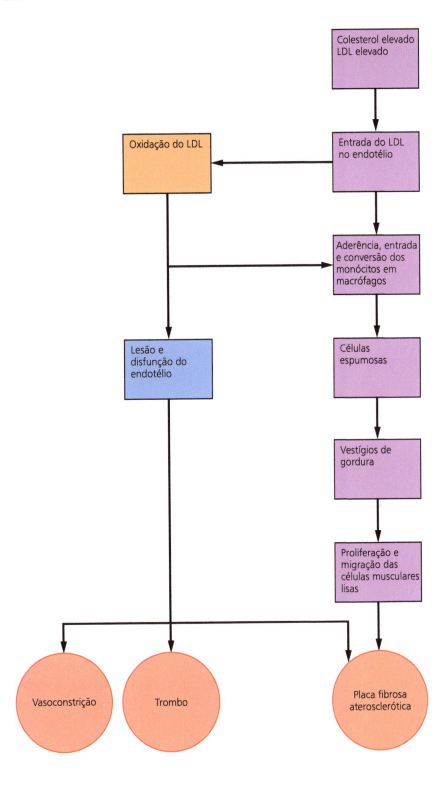

coronária 3 vezes maiores do que as mulheres com níveis baixos. Mesmo em mulheres idosas, um colesterol total elevado permanece como um preditor significativo de doença cardíaca, porém a força da associação entre o nível de colesterol e doença cardiovascular decresce com o envelhecimento, e em torno dos 80 anos o custo e os benefícios podem não justificar uma intervenção no colesterol.[363] Este é o motivo para a interrupção do controle das lipoproteínas após os 75 anos em pacientes com lipídios normais. No entanto, esta decisão deve ser individualizada, levando em conta o vigor e a saúde da paciente.

O preditor mais forte de doença cardíaca coronária em mulheres é baixo colesterol HDL.[361,362,364] O colesterol HDL médio nas mulheres é aproximadamente 55-60 mg/dL. Um decréscimo no colesterol HDL de 10 mg/dL aumenta o risco de doença cardíaca coronária em 40-50%. Em mulheres (e homens) que tinham níveis normais de colesterol total e colesterol LDL, mas níveis baixos de colesterol HDL, o tratamento com lovastatina reduziu o risco de um evento coronário agudo importante em aproximadamente 37%.[365] Altos níveis de colesterol HDL são incomuns em mulheres com doença cardíaca coronária, porém mesmo as mulheres com níveis elevados desenvolvem doença cardíaca coronária[366] *Como o valor preditivo mais forte associado ao colesterol HDL é o risco aumentado de doença cardíaca coronariana observado em indivíduos com níveis baixos, é apropriada a preocupação quando os níveis de colesterol HDL são menores do que 50 mg/dL.* Deve ser enfatizado que elevações modestas na pressão sanguínea aumentam marcantemente o risco associado a um colesterol LDL elevado ou a um colesterol HDL baixo.

Tenha em mente que baixos níveis de colesterol HDL são um componente da síndrome metabólica de resistência à insulina. A síndrome metabólica é em parte resultado da hereditariedade, mas é fortemente influenciada pela obesidade e inatividade física. Nos Estados Unidos, a prevalência geral estimada da síndrome metabólica é de 24%, mais alta nas mulheres (40% aos 60 anos) e aumentando com a idade.[367] A prevalência aumenta com o aumento do peso corporal, de aproximadamente 5% em indivíduos com peso normal para 60% em homens e mulheres obesos, e a prevalência é mais alta em mexicanos americanos e mais baixa em negros.[368]

O diagnóstico de síndrome metabólica em um indivíduo requer que três achados anormais estejam presentes dentre as cinco características clínicas seguintes:[369]

1. Hipertensão: 130/85 ou mais.
2. Níveis de triglicerídeos: 150 mg/dL ou mais.
3. Níveis de colesterol HDL: abaixo de 50 mg/dL.
4. Obesidade abdominal: acima de 88 cm de circunferência da cintura.
5. Glicose de jejum: 100 mg/dL ou mais.

O aumento da prevalência de síndrome metabólica durante a transição perimenopáusica e menopáusica está correlacionado com um aumento na dominância do androgênio quando declina a secreção de estrogênio.[370,371] A adiposidade do tronco é um fator de risco para doença cardíaca coronariana em mulheres e está associada a um estado hormonal relativamente androgênico, bem como hipertensão e distúrbios do metabolismo dos lipídios e carboidratos.[372] A distribuição da gordura central nas mulheres está relacionada positivamente com aumento no colesterol total, triglicerídeos e colesterol LDL e relacionada negativamente com o colesterol HDL.[373] O perfil lipídico aterogênico associado à adiposidade abdominal é pelo menos em parte mediado por um interjogo com a insulina e estrogênio.[374] É importante observar que existe uma forte correlação entre a magnitude da piora dos fatores de risco cardiovascular (alterações nos lipídios e lipoproteínas, pressão sanguínea e níveis de insulina) e a quantidade de peso ganho durante a transição menopáusica.[375] A atenção ao ganho de peso durante a meia-idade é um dos componentes mais importantes dos bons cuidados preventivos à saúde. No entanto, *o ganho de peso na menopausa não é um efeito das alterações hormonais; ele reflete dieta, exercícios e envelhecimento.*[375]

As recomendações atuais referentes ao perfil ideal do colesterol/lipoproteínas são mais agressivas, defendendo o tratamento mais intensivo visando à redução dos níveis do colesterol LDL; na presença de doença cardíaca coronária, o objetivo é baixar o colesterol LDL para menos do que 100 mg/dL.[376] Medicamentos que baixam o colesterol, especificamente a família da estatina, demonstraram repetidamente em ensaios clínicos que levam a uma redução marcante no risco de eventos cardiovasculares clínicos tanto em homens quanto em mulheres.[377,378]

Os triglicerídeos também são um importante fator de risco para doença cardíaca coronária em mulheres, mas são mais comumente encontrados em indivíduos com síndrome metabólica.[376] Se o nível de triglicerídeos for maior do que 400 mg/dL e o colesterol HDL for menor do que 50 mg/dL, o risco de doença cardíaca é substancialmente aumentado. Pacientes com um nível elevado de triglicerídeos e um histórico familiar positivo de doença cardíaca mais provavelmente têm um distúrbio autossômico dominante classificado como hiperlipidemia familiar combinada. Este distúrbio representa a maior parte dos infartos do miocárdio em mulheres com menos de 40 anos. Os níveis de triglicerídeos de 150-200 mg/dL são considerados *boderlines* elevadas. Os níveis de triglicerídeos podem ser elevados por causa da obesidade, tabagismo e sedentarismo. A perda de peso isolada pode fazer os níveis elevados de os triglicerídeos voltarem ao normal.

Estudos observacionais e ensaios clínicos indicam que os principais determinantes dos níveis lipídicos no sangue são os mesmos para ambos os sexos. Uma dieta rica em ácidos graxos saturados e colesterol alimentar aumentam desfavoravelmente os lipídios no sangue. Ingestão calórica excessiva e obesidade reduzem o colesterol HDL e aumentam o colesterol total, colesterol LDL e triglicerídeos. O tabagismo reduz o colesterol HDL (e também produz níveis mais baixos de estrogênio e menopausa precoce). Os defeitos genéticos da absorção do colesterol mediado por receptores correspondem a apenas uma pequena porcentagem de hiperlipidemia em homens e mulheres. Também existem evidências de que homens e mulheres que tiveram crescimento fetal prejudicado têm níveis aumentados de colesterol e colesterol LDL na meia-idade.[379] A especulação é que o crescimento prejudicado do fígado no útero produz uma mudança adversa permanente no metabolismo do colesterol e lipoproteínas. O crescimento fetal reduzido também leva na idade adulta à resistência à insulina e a níveis mais baixos de colesterol HDL, mais graves naqueles que se tornam obesos.[380]

Perfil Ideal de Colesterol/Lipoproteína		
Colesterol total	–	Abaixo de 200 mg/dL
Colesterol HDL	–	Acima de 50 mg/dL
Colesterol LDL	–	Abaixo de 100 mg/dL
Triglicerídeos	–	Abaixo de 150 mg/dL

Papel da Exposição ao Estrogênio — Com uma grande margem, a causa principal de morte entre as mulheres continua a ser doença cardíaca coronária. A aterosclerose coronariana é um processo continuado ao longo da vida que varia na sua curva de desenvolvimento de acordo com a presença ou ausência de fatores de risco. O marcante estudo Pathobiological Determinants of Atherosclerosis in Youth (PDAY) documentou a presença de acúmulo de gordura em adolescentes e uma prevalência crescente com o aumento da idade.[381] O estudo PDAY estabeleceu ainda que os perfis lipídicos anormais no início da vida são um fator importante na determinação da extensão e idade de início da aterosclerose.[382] É importante que os clínicos que atendem mulheres avaliem a importância da aterosclerose pré-menopáusica e entendam que intervenções médicas apropriadas podem reduzir o risco de eventos clínicos posteriores. Como a aterosclerose começa cedo na vida, é lógico concluir-se que o risco pós-menopáusico de eventos clínicos coronarianos é influenciado pelo grau de aterosclerose nas artérias coronárias já presente na época da menopausa.

As mulheres com falha ovariana prematura estão em risco aumentado para doença cardiovascular.[383] Em outras palavras, existe uma relação inversa entre o risco de doença cardiovascular e a idade da menopausa.[384] A função endotelial em mulheres com falha ovariana prematura está prejudicada, quando medida pela dilatação da artéria braquial em resposta ao fluxo sanguíneo, uma resposta que sabidamente é mediada pelo óxido nítrico endotelial modulado pelo estrogênio.[385,386] Esta associação entre disfunção endotelial e hipoestrogenemia é reforçada pela observação de que a disfunção endotelial em mulheres com falha ovariana prematura foi melhorada pela terapia hormonal.[385]

Uma contribuição importante à diferença de gênero na prevalência e idade de início da doença cardiovascular é o efeito favorável do estrogênio em eventos endoteliais importantes. As atividades vasodilatadora e antitrombótica podem ser atribuídas à produção endotelial de óxido nítrico e prostaciclina, um processo influenciado favoravelmente pelo estrogênio. A hipercolesterolemia afeta adversamente este importante processo endotelial, e o estrogênio protege esta importante função endotelial na presença de hipercolesterolemia.[387] O estrogênio inibe a oxidação do LDL e também protege contra os efeitos tóxicos do LDL oxidado no endotélio. As mulheres no estudo SWAN com queixa de ondas de calor tinham mais evidências de doença cardiovascular subclínica, como calcificação aórtica, comparadas a mulheres sem ondas de calor.[388]

Um estudo comparativo chinês concluiu que homens e mulheres chineses com doença das artérias coronárias determinada angiograficamente diferem quanto ao ambiente de esteroides sexuais apresentado ao coração pela circulação, comparados a indivíduos saudáveis de idade semelhante.[389] Um raciocínio simples levou os investigadores a conectarem a prevalência diferente de doença arterial coronária em homens e mulheres às diferenças óbvias nos esteroides sexuais circulantes determinadas pelos testículos e ovários. A importância recentemente avaliada do estrogênio durante os anos pré-menopáusicos acrescentou força a esta conexão. Por muitos anos acreditou-se que em geral a maior exposição ao estrogênio em mulheres protege contra doença arterial coronária, e a diferença na prevalência de doença arterial coronária entre homens e mulheres diminui após a menopausa por causa da perda de estrogênio. No centro da questão encontra-se a diferença gonadal entre homens e mulheres.

Eventos coronarianos agudos em mulheres pré-menopáusicas ocorrem mais frequentemente quando os níveis de estrogênio estão mais baixos durante o ciclo menstrual.[390] No estudo nacional SWAN, os fatores de risco cardiovasculares eram mais favoráveis em mulheres com níveis mais elevados de estrogênio e menos favoráveis em mulheres com ciclos menstruais mais longos.[391] Mesmo as atletas amenorreicas em boas condições físicas demonstraram disfunção endotelial, uma condição que respondeu favoravelmente a contraceptivos orais contendo estrogênio.[392,393]

No estudo WISE (Women's Ischemia Syndrome Evaluation), um estudo de mulheres pré-menopáusicas que passaram por angiografia coronária por suspeita de infarto do miocárdio, a doença arterial coronária era mais prevalente naquelas mulheres que tinham níveis baixos de estrogênio por causa da supressão hipotalâmica.[394] Estes achados são similares aos dos estudos pioneiros em macacos que demonstraram aceleração da aterosclerose em animais com nível baixo de estrogênio por causa da supressão hipotalâmica induzida por estresse, um efeito que poderia ser prevenido pelo tratamento com contraceptivo oral.[395-397] As mulheres pós-menopáusicas estudadas com angiografia coronária no estudo WISE que haviam usado contraceptivos orais no passado tinham menos doença arterial coronária.[398] Além disso, mulheres pré-menopáusicas com doença arterial coronária têm níveis circulantes mais baixos de estrogênio comparadas às mulheres normais.[399]

A depressão é um fator de risco reconhecido para doença cardíaca, porém a sua contribuição para a aterosclerose pré-menopáusica está começando, recentemente, a ser avaliada. As macacas pré-menopáusicas que exibem comportamento depressivo (induzido pelo seu nível social inferior em uma colônia de animais) desenvolvem um perfil lipídico mais adverso e um grau aumentado de aterosclerose quando alimentadas com dietas aterogênicas.[400] Mulheres pré-menopáusicas com histórico de depressão recorrente e sem doença coronária conhecida têm maior probabilidade de ter calcificação coronária e aórtica, um marcador para aterosclerose precoce.[401] O estudo SWAN encontrou mais calcificação aórtica em mulheres negras com sintomas depressivos, embora uma associação entre calcificação coronária e depressão em mulheres negras ou brancas não tenha podido ser detectada.[402]

Assim, a hipoestrogenemia nos anos pré-menopáusicos, seja qual for a causa, pode aumentar a progressão da aterosclerose. Isto incluiria função ovariana suprimida associada a estresse, depressão ou atividade atlética. Os efeitos progressivamente deletérios da hipoestrogenemia incluem disfunção endotelial, níveis mais baixos de colesterol HDL, aumento na obesidade central e possivelmente fortalecimento da depressão. *Nas macacas e nas mulheres, os efeitos lipídicos representam apenas 25-30% dos efeitos ateroprotetores do estrogênio.*[403,404]

Uma vasta literatura documentou múltiplos mecanismos influenciados favoravelmente pelo estrogênio que inibem o desenvolvimento de aterosclerose.[405] Os clínicos tendem a encarar a testosterona como um oponente do estrogênio, e isto é apoiado, por exemplo, por estudos como as respostas lipídicas à testosterona que se movem nas direções opostas às do estrogênio.[406] Tanto as ações vasculares benéficas quanto as prejudiciais da testosterona foram documentadas com estudos *in vitro* e com animais. Estudos clínicos em mulheres têm em geral apoiado uma associação entre hiperandrogenismo e um aumento no risco de doença cardiovascular. O perfil lipídico e lipoproteico em mulheres androgenizadas com ovários policísticos (que também são expostas a níveis relativamente mais baixos de estrogênio ao longo do tempo) é similar ao padrão masculino com níveis mais elevados de colesterol, triglicerídeos e colesterol LDL e níveis mais baixos de colesterol HDL, e este padrão anormal é independente do peso corporal.[407-411] Um perfil lipídico e lipoproteico adverso é uma característica distintiva destas pacientes mesmo quando o índice de massa corporal, insulina e idade são controlados em estudos caso-controle.[412] A aterosclerose subclínica pode ser demonstrada por ultrassonografia da carótida como prevalente em mulheres pré-menopáusicas com uma história de anovulação e ovários policísticos.[413] Em mulheres submetidas à angiografia coronária, a prevalência de ovários policísticos é aumentada, e as mulheres com ovários policísticos têm aterosclerose coronária mais extensa.[414] No Nurse's Health Study, mulheres com ciclos muito irregulares comparadas a mulheres com ciclos regulares tinham um risco ajustado aumentado de doença cardíaca coronária.[415] *Assim, mulheres anovulatórias com ovários policísticos desenvolvem fatores de risco para aterosclerose e finalmente doença clínica comparável à encontrada em mulheres pós-menopáusicas mais velhas e muito acima do peso.*

Considerando a variabilidade nos níveis circulantes dos esteroides sexuais entre os indivíduos e em cada indivíduo, não devemos nos surpreender de que uma amostra sanguínea aleatória nem sempre documente diferenças significativas nos níveis sanguíneos dos esteroides gonadais em homens e mulheres com doença arterial coronária. No entanto, alguns estudos transversais documentaram níveis circulantes mais baixos de testosterona em homens com doença arterial coronária e níveis mais elevados em homens com risco reduzido de síndrome metabólica.[416,417] Um estudo de coorte prospectivo determinou que níveis mais baixos de testosterona estavam associados a um risco aumentado de desenvolvimento de síndrome metabólica em homens.[418] Homens com falha cardíaca demonstram melhoras nos sintomas e capacidade funcional quando tratados com testosterona.[419]

Em mulheres pós-menopáusica saudáveis, os níveis mais elevados de androgênio estão associados ao aumento de marcadores metabólicos para o risco de doença arterial coronária e níveis crescentes de testosterona durante a transição perimenopáusica correlacionados com prevalência aumentada de síndrome metabólica no estudo SWAN.[370,420,421] Níveis mais elevados de testosterona, *mas ainda dentro da variação normal*, também demonstraram ter correlação com uma redução na progressão da aterosclerose em mulheres naturalmente pós-menopáusicas.[422,423]

Em resumo, estes estudos sugerem que níveis mais elevados de testosterona dentro da variação fisiológica normal protegem contra aterosclerose (talvez pela aromatização do tecido-alvo em estrogênios), mas que níveis elevados de estrogênio acima da variação normal, como em mulheres anovulatórias com ovários policísticos, aumentam a progressão da aterosclerose.

Os importantes estudos em mulheres e macacas revisados anteriormente indicam que toda a mulher tem uma trajetória de aterosclerose, cuja curva determina a idade de início dos eventos clínicos.[424] A contribuição da aterosclerose pré-menopáusica para o desenvolvimento de eventos clínicos destaca o papel importante dos clínicos em promoverem agressivamente intervenções preventivas que possam alterar favoravelmente a curva de desenvolvimento. Um fator de risco importante é a exposição a níveis protetores de estrogênio em todos os estágios da vida. As condições associadas à hipoestrogenemia durante os anos pré-menopáusicos, portanto, requerem avaliação e tratamento. Há muitas causas de hipoestrogenemia, e os tratamentos irão variar de acordo com a etiologia. Quando indicado, o tratamento hormonal apropriado pode reduzir o risco de doença cardiovascular posteriormente na vida. Além disso, intervenções apropriadas em mulheres resistentes à insulina com as anormalidades metabólicas associadas a ovários policísticos podem reduzir os riscos de doença cardiovascular e diabetes melito.

Uma continuação lógica deste raciocínio é que a terapia hormonal no início dos anos pós-menopáusicos pode proporcionar prevenção primária de doença coronária clínica. Uma metanálise de 23 ensaios randomizados com terapia hormonal concluiu que o tratamento reduzia o risco de eventos de doença cardíaca coronária em mulheres mais jovens comparadas a mulheres mais velhas (10 ou mais anos desde a menopausa ou mais de 60 anos de idade).[425] Esta é uma conclusão que é menos firme do que aparenta inicialmente, porque a maioria destes ensaios não foi designada para medir um *endpoint* de doença cardiovascular. No entanto, outra metanálise dos mesmos autores concluiu que a terapia hormonal reduzia a mortalidade geral em mulheres com uma média de idade menor do que 60 anos.[426] *Existe uma noção crescente de que a exposição adequada a estrogênio antes do início de eventos clínicos proporciona proteção contra doença cardiovascular.*

Proteína C-Reativa

O desenvolvimento de placas ateroscleróticas envolve o sistema imunológico (monócitos, citocinas e moléculas de adesão celular).[427] Por este motivo, estudos indicam que a proteína C-reativa (PCR) é um marcador de risco cardiovascular em homens e mulheres.[428-430] Este risco está limitado, entretanto, à doença arterial; os níveis de PCR não estão vinculados à trombose venosa ou embolia pulmonar.[428] A PCR prediz um risco aumentado de eventos cardiovasculares mesmo em indivíduos que têm níveis lipídicos normais e, portanto, argumenta-se que tanto a PCR quanto os perfis lipídicos devem ser usados para fins de investigação.[430,431]

A PCR é uma proteína sintetizada no fígado e nas artérias ateroscleróticas e recebeu este nome porque reage com o polissacarídeo-C do *Streptococcus pneumoniae*. Assim, o nível circulante da PCR aumenta em resposta a vários estímulos inflamatórios, mais especificamente a infecções bacterianas e condições inflamatórias crônicas, como o lúpus eritematoso sistêmico. Ensaios sensíveis detectam agora pequenos aumentos associados à inflamação de baixo grau no sistema vascular.

Níveis aumentados de PCR em pacientes com angina predizem resultados fracos, um aumento no risco relativo de um evento coronário. Estudos prospectivos documentaram risco aumentado de eventos cardiovasculares em pacientes sem doença cardiovascular conhecida que têm níveis altos de PCR, uma associação que é ainda maior em fumantes.[432] Níveis médios mais elevados são encontrados em homens e mulheres que posteriormente têm infarto do miocárdio. Derrame e doença vascular periférica também estão aumentados em homens com níveis mais altos de

PCR, mas isto não foi adequadamente avaliado em mulheres. Em uma metanálise de 14 estudos prospectivos, indivíduos com níveis de PCR no terço superior comparados a indivíduos no terço inferior tinham aumento de duas vezes no risco relativo de doença cardíaca coronária.[433] Assim, os níveis de PCR têm valor preditivo em indivíduos saudáveis e indivíduos com doença cardíaca. Além disso, o tratamento com estatina reduz os níveis de PCR,[434] e evidências indicam que as estatinas e aspirina alcançam maiores benefícios em indivíduos com níveis altos de PCR.[428,435]

Em geral, estudos indicaram que o tratamento com estrogênio oral (com ou sem progesterona) aumenta os níveis de PCR, e o raloxifeno não. Em um ensaio randomizado duplo-cego, terapia hormonal pós-menopáusica e raloxifeno baixaram igualmente os níveis de homocisteína, mas o tratamento com estrogênio e progesterona aumentou os níveis de PCR, enquanto o raloxifeno não teve nenhum efeito.[436] Estes resultados foram duplicados em um estudo randomizado holandês.[437] A tibolona aumenta os níveis de PCR em mulheres pós-menopáusicas saudáveis que estão usando terapia hormonal.[438] Um estudo transversal encontrou níveis mais elevados de PCR em mulheres pós-menopáusicas saudáveis que usavam terapia hormonal.[439] No ensaio randomizado PEPI, a terapia hormonal aumentou os níveis de PCR, porém os níveis de selectina-E, outro marcador de inflamação, eram reduzidos.[440]

Um aumento nos níveis de PCR induzido por estrogênio pode dever-se ao efeito bem conhecido do estrogênio de estimular a síntese hepática das proteínas, especialmente graças ao fenômeno inicial com a administração oral. Por este motivo, o tratamento com estrogênio transdérmico não altera os níveis de PCR.[438,441,442] Estudos com múltiplos marcadores inflamatórios relatam que a terapia com estrogênio oral aumenta somente PCR, o único marcador sintetizado no fígado. De fato a terapia hormonal oral enquanto aumenta a PCR, reduz os níveis circulantes de outros marcadores inflamatórios (selectina E, molécula 1 de adesão intercelular, molécula 1 de adesão celular vascular, proteína 1 quimioatraente de monócito e fator-α de necrose tumoral) com efeitos inconsistentes na interleucina-6.[443,444] Mais importante ainda, não é certo se o decréscimo nos níveis de PCR com estatinas e o aumento com estrogênio são instrumentais nos resultados clínicos ou refletem outros efeitos. Assim, os níveis elevados ou reduzidos de PCR necessariamente não aumentarão ou diminuirão o risco de doença clínica. Um estudo do Women's Health Initiative confirmou a correlação entre os níveis basais de PCR e um risco elevado de doença cardíaca coronária, *porém o aumento na PCR induzido por terapia hormonal não aumentou mais o risco.*[445] ***As incertezas e perguntas referentes ao significado clínico dos níveis de PCR tornam prematuro concluir que as alterações nos seus níveis com terapia hormonal têm uma consequência clínica direta. No entanto, isto não invalida o uso de níveis da linha de base de PCR num esforço para avaliar o risco de doença cardiovascular em um paciente individual.***

Homocisteína

Níveis elevados de homocisteína estão associados a um aumento em doenças cardíacas coronárias.[430] O aumento na ingestão de ácido fólico e terapia hormonal reduz os níveis circulantes da homocisteína. O valor das medidas da homocisteína em um programa de rastreio e a eficácia da terapia direcionada para a redução dos níveis de homocisteína ainda precisam ser determinados.

Lipoproteína (a)

A Lp(a) é composta por duas partes, uma partícula de lipoproteína similar a LDL e uma glicoproteína que se parece com uma proteína coagulante. A Lp(a) é um fator de risco independente para doença cardíaca coronária, e os níveis elevados são reduzidos pela terapia hormonal pós-menopáusica.[446] Ao contrário de outros marcadores, os níveis da Lp não são afetados pelo estilo de vida, e não foi estabelecido um uso clínico para as medidas da Lp(a).

DOENÇA CARDIOVASCULAR: UM PENSAMENTO FINAL

Nos últimos 30 anos, a mortalidade por derrame e mortalidade por doença cardíaca coronária declinaram substancialmente nos Estados Unidos. A melhoria nos cuidados médicos e cirúrgicos pode justificar parte deste declínio, mas 60-70% da melhora se deve às medidas preventivas. Dados excelentes de estudos epidemiológicos e ensaios clínicos demonstram um declínio na morbidade e mortalidade por derrame e doença cardíaca a partir da cessação do tabagismo, redução da pressão e redução do colesterol.[447-449] Agora é reconhecido que existe uma forte e crescente base científica para a medicina preventiva e esforços de promoção da saúde na prática clínica. Embora o meio mais efetivo de reduzir a doença cardíaca coronária em uma população seja através da prevenção primária, especialmente parar de fumar e a redução do peso corporal, o papel importante do estrogênio na manutenção de uma boa saúde cardiovascular não deve ser ignorado.

OSTEOPOROSE

O osso é um órgão muito ativo. Um processo contínuo, chamado remodelagem óssea, envolve a reabsorção constante (atividade osteoclástica) e a formação óssea (atividade osteoblástica). Tanto os osteoblastos quanto os osteoclastos são derivados de progenitores da medula óssea, os osteoblastos das células estaminais mesenquimais e os osteoclastos da linhagem das células brancas hematopoiéticas. As citocinas estão envolvidas neste processo de desenvolvimento, um processo regulado pelos esteroides sexuais.

A quantidade óssea em algum ponto do tempo reflete o equilíbrio das forças osteoblástica e osteoclástica, influenciado por inúmeros agentes estimuladores e inibidores. O envelhecimento e a perda de estrogênio levam a uma atividade osteoclástica excessiva. Um decréscimo na ingestão e/ou absorção de cálcio baixa o nível sérico do cálcio ionizado. Isto estimula a secreção do hormônio da paratireoide (PTH) a mobilizar o cálcio dos ossos através da estimulação direta da atividade osteoclástica. O aumento no PTH também estimula a produção de vitamina D para aumentar a absorção intestinal do cálcio. Uma deficiência no estrogênio está associada a uma maior responsividade dos ossos ao PTH. Assim, para um determinado nível de PTH em que o estrogênio é deficiente há mais cálcio removido dos ossos, elevando o cálcio sérico que, por sua vez, baixa o PTH e diminui a vitamina D e a absorção intestinal do cálcio.

Osteoporose, o problema ósseo mais prevalente nos idosos, é o decréscimo da massa óssea com uma proporção normal de mineral para matriz, levando a um aumento nas fraturas. A osteoporose é um importante problema de saúde pública global que ameaça mais de 44 milhões de indivíduos e é epidêmica nos Estados Unidos, afetando 10 milhões de americanos (quatro vezes mais mulheres do que homens).[450] O número de indivíduos com osteoporose em todo o mundo em 2010 tem a expectativa de um total de 52 milhões (35 milhões de mulheres). Além disso, em torno de 34 milhões de pessoas (80% de mulheres) nos Estados Unidos com baixa massa óssea (ostopenia) estão em risco aumentado para osteoporose.

O aumento das fraturas osteoporóticas no mundo desenvolvido se deve em parte a um aumento na população de idosos, mas não totalmente. Uma comparação da densidade óssea em ossos proximais do fêmur em amostras de um período de mais de 200 anos sugeriu que as mulheres perdem mais massa óssea hoje, talvez em razão de menos atividade física e menos paridade.[451] Outros fatores contribuintes incluem um decréscimo de cálcio na dieta e uma perda mais precoce e maior de massa óssea por causa do impacto do tabagismo. Nossos predecessores da Idade da Pedra consumiam uma dieta rica em cálcio, principalmente de fontes vegetais.[452] No entanto, o impacto do tremendo aumento na população de idosos em todo o mundo não pode ser subestimado. Em virtude desta mudança demográfica, o número de fraturas do quadril que ocorrem no mundo a cada ano aumentará aproximadamente 6 vezes de 1990 até 2050, e a proporção que irá ocorrer na Europa e América do Norte cairá de 50% para 25% à medida que aumentar o número do pessoas idosas nos países em desenvolvimento.[453]

FISIOPATOLOGIA DA OSTEOPOROSE

A osteoporose é caracterizada por baixa massa óssea e uma deterioração microarquitetural do tecido ósseo, levando ao aumento da fragilidade óssea e um consequente aumento no risco de fraturas, mesmo com pouco ou nenhum trauma. O esqueleto consiste em dois tipos de ossos. O osso cortical (o osso do esqueleto periférico) é responsável por 80% do total dos ossos, enquanto o osso trabecular (o osso do esqueleto axial – a coluna vertebral, a pelve e o fêmur proximal) constitui uma estrutura alveolada preenchida com medula óssea e gordura, proporcionando maior área superficial por unidade de volume.

O risco posterior de fratura por osteoporose em mulheres dependerá da massa óssea na época da menopausa e da taxa de perda óssea após a menopausa.[454] Embora o pico de massa óssea seja influenciado pela hereditariedade e fatores endócrinos, é reconhecido atualmente que existe somente uma janela relativamente estreita de oportunidade para adquirir massa óssea. Quase toda a massa óssea do quadril e dos corpos vertebrais é acumulada nas mulheres jovens até o final da adolescência (18 anos), e os anos imediatamente posteriores à menarca (11-14) são especialmente importantes.[455-457] A exposição ao estrogênio durante a adolescência é vital. Os indivíduos que têm uma menarca tardia são caracterizados por ossos com menor densidade e uma redução nos componentes microestruturais, uma qualidade óssea que persiste até a menopausa e está associada a um risco aumentado de fraturas.[458] As mulheres que experimentam amenorreia durante a adolescência têm uma prevalência aumentada de osteoporose.[459] A suplementação de cálcio em garotas pré-púberes e púberes melhora o acúmulo ósseo, um efeito importante que pode ter consequências benéficas duradouras.[460-463]

Embora a perda óssea na coluna vertebral comece na década dos 20 anos, a alteração geral é pequena até a menopausa.[456,464] A densidade óssea no fêmur tem seu pico na metade até o final da década dos 20 anos e começa a reduzir em torno dos 30 anos. Em geral, a reabsorção e a formação dos ossos trabeculares ocorrem em 4 a 8 vezes mais rápido do que os ossos corticais. Depois dos 30 anos, a reabsorção trabecular começa a exceder a formação em, aproximadamente, 0,7% ao ano. A perda óssea se acelera após a menopausa em até 5% dos ossos trabeculares e ocorre 1-1,5% de perda de massa óssea total por ano nos primeiros anos após a menopausa. Esta perda acelerada continua por aproximadamente 5 anos, após os quais a perda óssea é consideravelmente diminuída, mas continua como perda relacionada com o envelhecimento.[465] Durante os primeiros 20 anos após cessação da menstruação, a perda óssea relacionada com a pós-menopausa resulta em uma redução de 50% nos ossos trabeculares e uma redução de 30% nos ossos corticais.[466,467]

Quando os níveis de estrogênio declinam, a remodelagem dos ossos, reabsorção e formação óssea aumentam. O sítio da remodelagem é determinado por uma necessidade de se adaptar às cargas físicas em um osso. Cada lócus de remodelagem é iniciado pela escavação dos osteoclastos, um processo que leva de 3 a 5 meses, seguida pelo preenchimento dos osteoblastos. O estrogênio exerce uma supressão tônica da remodelagem e mantém um equilíbrio entre a atividade osteoclástica e osteoblástica; na ausência do estrogênio, a atividade osteoclástica predomina, resultando em reabsorção óssea. O mecanismo preciso de ação para a proteção esteroidal sexual dos ossos permanece desconhecido; entretanto, um corpo crescente de conhecimento indica interações complexas em nível molecular, com um caminho clássico envolvendo a transcrição genômica pelos receptores hormonais e um caminho não genômico que inibe a apoptose.[468,469] O aumento da eficiência da absorção do cálcio, provavelmente secundário ao aumento da disponibilidade de vitamina D induzido pelo estrogênio, e um papel direto dos receptores de estrogênio nos osteoblastos são provavelmente fatores importantes. Muitos fatores de crescimento dependentes do estrogênio e citocinas estão envolvidos na remodelagem óssea.[470,471] O estrogênio modula a produção óssea absorvendo citocinas como a interleucina-1 e -6, fatores estimulantes ósseos como o fator-I de crescimento semelhante à insulina, fator estimulador de colônia, ostoprotegerina e proteínas que são membros da família do fator-β de crescimento transformador.[472] O estrogênio aumenta os receptores da vitamina D nos osteoblastos e este pode ser um método pelo qual o estrogênio module a atividade da vitamina D nos ossos.[473] Existem poucas evidências de que o estrogênio afeta os ossos alterando os hormônios calcitrópicos circulantes.[474] Assim, as ações do estrogênio são primariamente efeitos diretos sobre os ossos e efeitos importantes no metabolismo da vitamina D e o manejo renal e intestinal do cálcio.

O estrogênio é um hormônio crítico tanto nos homens quanto nas mulheres. Os homens com mutações no receptor alfa de estrogênio ou que têm deficiências de aromatase crescem lentamente e têm densidade óssea marcadamente reduzida.[475,476] A análise do declínio nos níveis circulantes de testosterona e estrogênio com o envelhecimento indica que a quantidade de estrogênio biodisponível circulando no sangue é o preditor mais consistente da densidade óssea em homens e mulheres.[477] E o que é mais impressionante, os homens com deficiência de aromatase, tratados com estrogênio, demonstraram que tanto androgênios quanto estrogênios são necessários para que as mulheres atinjam a massa óssea ideal.[478,479]

A perda óssea é mais lenta em negros. A massa óssea, ajustada para o tamanho corporal, é maior em mulheres negras. Acredita-se que as diferenças raciais na densidade óssea são estabelecidas na infância e no início da adolescência.[480,481] Mais da metade da diferença, comparando crianças negras a crianças brancas, se deve a diferenças no tamanho da composição corporal; uma contribuição significativa é a feita pelo metabolismo ósseo, uma porção menor pelos níveis dos hormônios sexuais, e apenas 2% da diferença é inexplicável.[482] Durante a adolescência, os negros absorvem o cálcio mais eficientemente, e o volume ósseo é maior com mais formação óssea.[483]

Em geral, a massa óssea é maior em mulheres negras e obesas e menor em mulheres brancas, magras e sedentárias. A densidade dos ossos da coluna vertebral é similar entre as mulheres negras e asiáticas (mais baixa em mulheres brancas), e a densidade óssea do quadril é maior entre as negras, enquanto que nas mulheres brancas e asiáticas é menor.[484] A visão convencional estabeleceu as mulheres asiáticas têm densidades ósseas ainda mais baixas do que as mulheres brancas. O estudo SWAN demonstrou que esta aparente diferença desaparecia quando os dados eram ajustados para o tamanho corporal.[484,485] Tanto as mulheres negras quanto as asiáticas têm densidade óssea mais elevada e taxas mais baixas de fraturas do que as mulheres brancas. Apesar da massa óssea maior e taxas mais baixas de fraturas, o impacto das fraturas osteoporóticas em mulheres negras e asiáticas ainda é considerável. As mulheres negras e asiáticas estão sujeitas a fatores de risco similares para osteoporose (magreza, tabagismo, alto consumo de álcool) e, mais importante, a terapia estrogênica menopáusica está associada à proteção.[486] As mulheres japonesas demonstram a mesma quantidade e padrão de perda óssea após a menopausa que as mulheres brancas.[487]

Embora o estrogênio desempenhe um papel principal na regulação da densidade óssea, uma suscetibilidade genética para perda óssea é importante. Um estudo de filhas pré-menopáusicas de mulheres com osteoporose revelou uma redução na massa óssea, sugerindo influência genética além de compartilharem um estilo de vida que produz um pico relativamente baixo de massa óssea.[488] Estudos de gêmeas e de pares mãe-filha indicam que até 70% da variação na densidade óssea é determinada pela hereditariedade.[489]

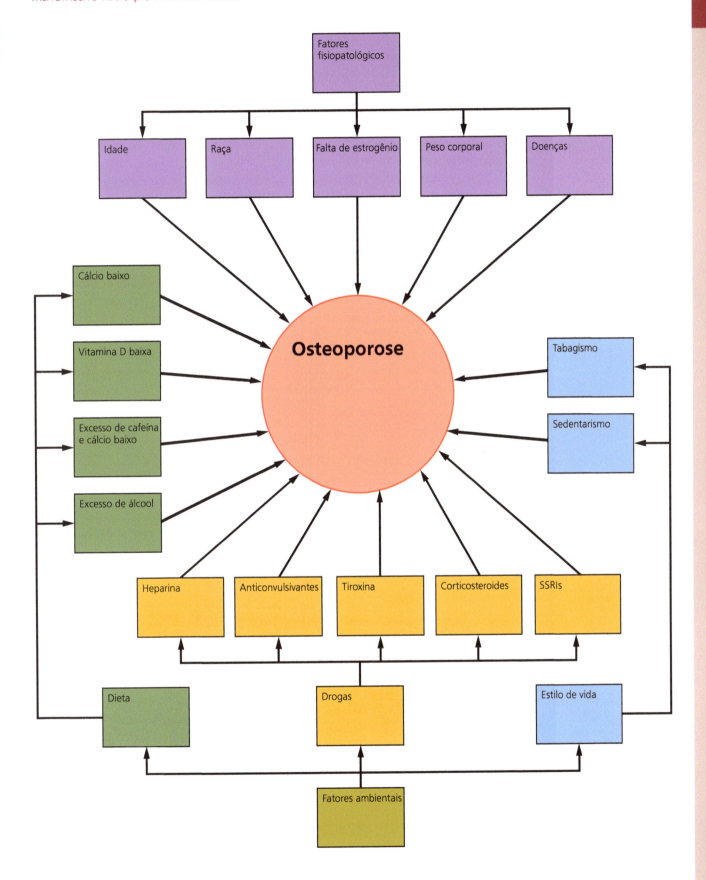

Variações no gene que codifica o receptor da vitamina D são prevalentes em mulheres pós-menopáusicas com densidade óssea diminuída.[490] A ausência de polimorfismos alélicos do gene receptor da vitamina D foi relatada em mulheres mais velhas que não perdem massa óssea significativa nem respondem à suplementação de cálcio.[491] Os aspectos herdados da osteoporose são provavelmente influenciados por genes de múltipla suscetibilidade. Por exemplo, a baixa densidade óssea está associada a alelos específicos de *COLIA1*, um dos dois genes que codificam os dois polipeptídeos do colágeno.[492] Dois polimorfismos do nucleotídeo, variantes para proteínas biológicas-chave (a osteoprotegerina e os genes relacionados com os receptores de lipoproteína), estão presentes em um pouco mais de 20% das pessoas brancas e estão associados a um risco aumentado de osteoporose.[493] O desenvolvimento de marcadores genéticos para identificar indivíduos em risco aumentado de osteoporose está nos seus primeiros estágios e será um dos exercícios mais complicados em genômica antes que o rastreamento se torne uma realidade.

A perda de massa óssea em mulheres pós-menopáusicas é em grande parte atribuída à deficiência de estrogênio; 75% ou mais da perda óssea que ocorre nas mulheres durante os primeiros 15 anos após a menopausa se deve mais à deficiência de estrogênio do que propriamente ao envelhecimento.[494,495] O osso vertebral é especialmente vulnerável, começando a declinar aos 20 anos de idade.[496] A massa óssea vertebral é significativamente reduzida nas mulheres perimenopáusicas e no início da pós-menopausa que têm níveis elevados de FSH e reduzidos de estrogênio, enquanto a perda óssea do rádio não é encontrada senão pelo menos a um ano da menopausa.[497] Esta perda precoce nos ossos esqueléticos axiais sugere que o estado pós-menopáusico hipoestrogênico não é a única causa de osteoporose vertebral.[498] Uma suspeita óbvia é um declínio na ingestão alimentar de cálcio e vitamina D nos anos pré-menopáusicos; no entanto, a menopausa e a perda de estrogênio permanecem como os principais contribuintes para a perda óssea. O risco de fratura, portanto, depende de dois fatores: a massa óssea atingida na maturidade e a subsequente taxa de perda óssea. Um alto índice de perda óssea após a menopausa (a "perda rápida") é altamente preditivo de um risco aumentado de fratura. A combinação de massa óssea baixa e a perda rápida é aditiva e, assim, estes indivíduos estão em risco mais elevado de fraturas. A perda rápida provavelmente reflete níveis mais baixos de estrogênio endógeno. A densidade óssea, que é o limiar para fraturas vertebrais, está apenas um pouco abaixo do limite inferior do normal para mulheres pré-menopáusicas.[499]

PERDA ÓSSEA DURANTE A TRANSIÇÃO PERIMENOPÁUSICA

Um clínico deve preocupar-se com a perda óssea e considerar intervenções durante os anos perimenopáusicos? Alguns estudos concluíram que a suplementação de cálcio nas mulheres perimenopáusicas retarda a perda óssea metacarpal e lombar.[500,501] As mulheres perimenopáusicas no estudo SWAN demonstraram densidades ósseas reduzidas, que estavam correlacionadas com níveis crescentes de FSH; no entanto, a perda óssea acelerada não ocorreu até o final da perimenopausa.[485] A quantidade de perda óssea perimenopáusica é pequena, a menos que os níveis estrogênicos estejam abaixo do normal.[502-505] Mulheres saudáveis (praticantes ou não de exercícios) que são anovulatórias ou que têm função inadequada da fase lútea (e assim estão expostas a menos progesterona) não têm aumento de perda óssea.[506,507] *Não são necessárias intervenções e tratamentos para prevenir osteoporose futura em mulheres perimenopáusicas que têm níveis adequados de estrogênio e que estão se alimentando normalmente.*

SINAIS E SINTOMAS DE OSTEOPOROSE

As deficiências osteoporóticas portadas por mulheres ooforectomizadas ou pós-menopáusicas incluem dor nas costas, diminuição na altura e mobilidade e fraturas do corpo vertebral, úmero, fêmur superior, antebraço distal e costelas. A osteoporose é responsável por mais de 2 milhões de fraturas por ano nos Estados Unidos.[450] Aproximadamente uma em cada duas mulheres brancas acima de 50 anos terá uma fratura relacionada com a osteoporose. A dor nas costas é um sintoma clínico importante de fraturas de compressão vertebral. A dor com uma fratura é aguda e depois decresce em 2-3 meses, mas persiste como dor lombar crônica por causa do aumento da lordose lombar. A dor passa em 6 meses, a menos que múltiplas fraturas produzam um quadro de dor constante. ***Muitos indivíduos não saberão que têm osteoporose até passarem por uma fratura.***

Estudos epidemiológicos revelaram o seguinte:[508,509]

1. ***Fratura com compressão da coluna vertebral.*** Osteoporose vertebral sintomática, causando dor, perda de altura, deformidades posturais, curvatura cifótica de Dowager) com consequente disfunção pulmonar, gastrointestinal e da bexiga, é cinco vezes mais comum em mulheres brancas do que em homens. Aproximadamente 50% das mulheres com mais de 65 anos têm fraturas com compressão da coluna vertebral; aproximadamente dois terços não são clinicamente reconhecidos. Cada fratura com compressão completa causa a perda de aproximadamente 1 cm de altura. A mulher média branca pós-menopáusica não tratada pode esperar encolher 2,5 polegadas (6,4 cm). Os pontos mais comuns para fraturas vertebrais são a 12ª vértebra torácica e as três primeiras vértebras lombares. Estas alterações físicas também têm um impacto negativo na imagem corporal e na autoestima.

2. ***Fratura de Colles.*** Há um aumento em 10 vezes na fratura distal do antebraço em mulheres brancas quando avançam dos 35 até os 60 anos. A mulher branca tem aproximadamente risco de 15% durante a vida de uma fratura no antebraço. As fraturas de Colles são as fraturas mais comuns entre mulheres brancas até a idade de 75 anos, quando então as fraturas de quadril se tornam mais comuns.

3. ***Fratura na cabeça do fêmur.*** A incidência de fraturas no quadril aumenta com a idade nas mulheres brancas, subindo de 0,3/1.000 para 20/1.000 dos 45 aos 85 anos. Oitenta por cento de todas as fraturas de quadril estão associadas à osteoporose. As mulheres brancas de 50 anos têm aproximadamente um risco de 14% durante a vida de ter uma fratura no quadril; as mulheres negras de 50 anos, 6%. Esta fratura acarreta um risco aumentado de morbidade e mortalidade. Em torno de 25% das pacientes com mais de 50 anos com fraturas no quadril morrem por causa da fratura ou suas complicações (cirúrgica, embólica, cardiopulmonar) no espaço de 1 ano. As sobreviventes são frequentemente incapacitadas gravemente e podem tornar-se inválidas permanentes. Somente as fraturas de quadril ocorrem em aproximadamente 300.000 indivíduos por ano nos Estados Unidos, com uma mortalidade de 40.000 anualmente e um custo associado de bilhões de dólares.[450]

4. ***Perda dos dentes.*** A perda óssea alveolar oral (que pode levar à perda dos dentes) está fortemente correlacionada com a osteoporose, e o efeito salutar do estrogênio na massa óssea esquelética também se manifesta nos ossos orais.[510,511] Mesmo em mulheres sem osteoporose existe uma correlação entre a densidade óssea e o número de dentes.[512] A perda dos dentes também está correlacionada com o uso de cigarros, um contribuinte reconhecido para a perda óssea. As mulheres pós-menopáusicas que usam terapia hormonal perdem menos dentes.[513-515]

Os indivíduos em risco aumentado de fratura podem ser identificados por um histórico detalhado. Os seguintes fatores de risco são especialmente importantes para as mulheres:

- ***Envelhecimento: o risco de fratura dobra a cada 7-8 anos após os 50 anos de idade.***
- ***História prévia de uma fratura por fragilidade.***
- ***Histórico familiar de fratura por fragilidade em parentes próximos.***
- ***Tabagismo.***
- ***Ser magra e de estrutura pequena.***
- ***Histórico familiar de osteoporose.***
- ***Amenorreia (hipoestrogenismo).***

- *Ingestão deficiente de cálcio e vitamina D ao longo da vida.*
- *Uso de medicações que levam à perda de massa óssea.*
- *Estilo de vida sedentário.*
- *Uso excessivo de álcool.*
- *Artrite reumatoide.*

As mulheres pós-menopáusicas que já tiveram uma fratura vertebral merecem intervenção agressiva. O risco de fraturas vertebrais adicionais subsequentes é substancial; 20% das mulheres têm outra fratura vertebral em até 1 ano após a primeira fratura.[516] Estas mulheres também estão em risco aumentado de fraturas não vertebrais.[517,518] *Uma avaliação completa para osteoporose é um componente essencial dos cuidados a uma paciente que apresenta uma fratura. Todas as fraturas osteoporóticas estão associadas a um risco aumentado de mortalidade que persiste por 5 a 10 anos após a fratura.*[519]

Como existem tantas mulheres com osteoporose, uma prevalência maior de depressão nesta população equivaleria a um problema clínico de proporções consideráveis. Um subgrupo transversal em um grande ensaio clínico relatou uma prevalência maior de sintomas depressivos em mulheres com fraturas.[520] É amplamente reconhecido que as fraturas secundárias à osteoporose são acompanhadas por uma redução nos bem-estares psicológico e físico. No que se refere à depressão, é difícil saber o que veio primeiro, depressão ou fraturas que levaram à subsequente depressão. Já foi relatado que as pessoas deprimidas têm um índice maior de quedas,[521] e assim não é injustificado considerar que a depressão vem primeiro em algumas pessoas. Além do mais, as pessoas deprimidas são sedentárias e comem pouco, fatores estes que favorecem a perda óssea. Especula-se que níveis aumentados de cortisol associado à depressão podem levar à perda óssea, similar ao que é observado com a administração farmacológica de glicocorticoides. Por outro lado, um estudo de coorte de mulheres americanas, apesar de encontrar uma ligação entre depressão e fraturas, não conseguiu detectar um aumento na depressão associado a medidas de densidade óssea mais baixa.[521] No entanto, outros estudos *relataram* aumento na depressão associado a densidades ósseas mais baixas.[522-524]

A perda óssea foi documentada em um modelo roedor estabelecido para depressão induzida por estresse, caracterizada por um decréscimo na formação dos ossos osteoblásticos que pode ser atenuada por um medicamento antidepressivo.[525] Neste modelo experimental, a inibição osteoblástica foi mediada por estimulação induzida por estresse do sistema nervoso simpático. Embora esta resposta esteja associada a uma secreção aumentada de glicocorticoides suprarrenais, as evidências também indicam um papel direto das fibras simpáticas nos ossos.

Devemos estar atentos ao fato de que as mulheres que experimentaram fraturas podem ter sintomas depressivos e intervenções apropriadas podem ter um impacto benéfico na qualidade de vida. O ponto importante é que depressão e fratura estão ligadas; uma pode preceder a outra e vice-versa em diferentes pacientes.

Os inibidores seletivos de recaptação da serotonina (SSRIs) são o tratamento favorito para depressão em adultos mais velhos, um problema que afeta em torno de 10% da população mais velha. Vários estudos anteriores relataram risco aumentado de fraturas com o uso diário de SSRIs; entretanto, estes estudos não conseguiram controlar os vários fatores que influenciam o risco, especialmente quedas, depressão e densidade óssea. Um excelente estudo prospectivo de coorte no Canadá indicou que o aumento em fraturas persistiu após o controle destes fatores.[526]

Existe um efeito direto dos SSRIs nos ossos. Os componentes do sistema neural estão envolvidos no metabolismo ósseo, e os receptores de serotonina e o transporte de serotonina foram identificados nos osteoblastos e nos osteócitos. Os efeitos nos ossos do hormônio da paratireoide e na estimulação mecânica são modulados pelo sistema da serotonina. Camundongos com uma mutação para o transportador da serotonina desenvolvem menos massa óssea e força.[527] Portanto, o uso diário de SSRI pode prejudicar a formação óssea, pendendo a balança em favor da reabsorção e perda óssea, e densidades ósseas diminuídas foram relatadas em homens e mulheres usuários de SSRI (mas não em usuários de antidepressivos tricíclicos).[528,529]

MENSURAÇÃO DA DENSIDADE ÓSSEA

Existe um aumento de 50-100% no risco de fraturas para cada declínio do desvio-padrão em massa óssea (aproximadamente 0,1 g/cm de massa óssea).[530] A medida de massa óssea mais baixa no quadril é ainda mais preditiva; um desvio-padrão está associado a quase 3 vezes mais risco de fratura.[531] *Embora a baixa densidade óssea seja preditora de risco de fratura, o aumento na densidade óssea em resposta ao tratamento não demonstra uma correlação direta com uma redução nas fraturas. Portanto, as diferenças de poucos pontos de porcentagem alcançadas por vários tratamentos têm pouco significado clínico.*

A marcante correlação entre o risco de fratura e baixa densidade óssea levantou a questão de se é importante o rastreamento para osteoporose. Tenha em mente que como a taxa de perda óssea após a menopausa contribui igualmente para o risco de fratura como a massa óssea total presente na época da menopausa, uma medida normal da densidade óssea na época da menopausa não significa que a paciente não estará em risco de fratura posteriormente. Uma mulher relativamente jovem com baixa massa óssea pode ser alvo de uma intervenção apropriada; no entanto, não é econômico tentar investigar todas as mulheres pós-menopáusicas com um método caro e a atenção agora está se voltando para os métodos de fóton único, absorciometria com raios X de energia única e ultrassonografia, porque a medida da perda óssea no calcanhar, metacarpo e rádio avalia com precisão o risco de fratura futura.[532]

As medidas da densidade óssea são certamente úteis quando uma mulher precisa de informação para tomar uma decisão informada referente à terapia hormonal. Na verdade, uma decisão de usar terapia hormonal e a melhor manutenção de um programa hormonal estão correlacionadas com o conhecimento da paciente das suas medidas de densidade óssea.[533,534] Como as fumantes têm níveis mais baixos de estrogênio na terapia estrogênica, é importante documentar o impacto do tratamento na densidade óssea para considerar se a dosagem está adequada. As pacientes que receberam tratamento de longa duração com corticosteroides, tiroxina, anticonvulsivos ou heparina justificam uma avaliação da massa óssea. As medições da densidade óssea para monitorar a perda óssea são realizadas a cada 2 anos.

Resumo das Razões para Medir a Massa Óssea

1. Ajudar as pacientes a tomarem decisões quanto à terapia hormonal.

2. Avaliar a resposta à terapia em pacientes selecionadas, p. ex., fumantes, mulheres com distúrbios de alimentação.

3. Avaliar a massa óssea em pacientes que estão sendo tratadas por longo tempo com glicocorticoides, hormônio da tireoide, anticonvulsivos ou heparina.

4. Confirmar o diagnóstico e avaliar a gravidade da osteoporose para auxiliar nas decisões de tratamento e monitorar a eficácia da terapia.

5. Avaliar a massa óssea em mulheres pós-menopáusicas que apresentam fraturas, que têm um ou mais fatores de risco para osteoporose ou que têm mais de 65 anos.

Os raios X padrão não fornecem uma avaliação precoce do risco de fratura; 30-40% dos ossos devem estar perdidos antes que as alterações radiográficas se tornem aparentes. A absorciometria de fóton mede a transmissão de fótons através dos ossos. A absorciometria de fóton único usa uma fonte de energia I^{125} ou, mais recentemente, tubos de raios X em miniatura. Estes métodos que medem a densidade óssea no rádio e calcâneo são relativamente baratos. Estas medidas têm correlação com a densidade óssea vertebral e predizem o risco de fratura futura.[532] A absorciometria de energia dual emprega diferentes fótons provenientes de duas fontes de energia. A absorciometria com raios X de energia dual (DEXA) fornece uma boa precisão para todos os pontos de fraturas osteoporóticas, e a dose de radiação é muito menor do que para os raios X de tórax padrão. A varredura de todo o corpo através da DEXA pode medir o cálcio corporal total, massa óssea magra e massa de tecido adiposo. A tomografia computadorizada (TC) quantitativa para medições da densidade óssea pode ser realizada na maioria dos sistemas de tomografia computadorizada comerciais; no entanto, a exposição à radiação é mais alta do que com a DEXA, e as medidas do fêmur não estão disponíveis, embora seja possível a medida precisa da espinha.

Para alta precisão, a melhor informação é fornecida pela técnica da DEXA (com um *software* sofisticado para dar uma precisão de 1%), medindo os três sítios de maior interesse, o rádio, o quadril e a coluna vertebral.[535] Uma melhor precisão é obtida pela avaliação dos 3 sítios, porque pode haver diferenças entre esses pontos. Em outras palavras, um valor normal em um dos sítios não exclui uma baixa densidade óssea entre os outros. Para uso clínico prático (e para rastreamento), as medições são feitas na regão lombar, quadril e colo femoral. As medidas em série são mais bem feitas com pelo menos 2 anos de intervalo. A medida da densidade óssea no rádio ou calcâneo é mais econômica, usando absorciometria com raios X de energia única, e pode ser usada para rastreamento. É previsto que a ultrassonografia se revelará como um método efetivo e de baixo custo para a avaliação da massa óssea.[536] Foi relatado que as medições ultrassonográficas do calcâneo são tão precisas quanto as medições do colo femoral através da DEXA na predição do risco de fraturas de quadril.[537,538] Entretanto, as medidas periféricas não são precisas para monitorar a resposta ao tratamento.

Escore T: Desvios padrão entre o paciente e o pico médio da massa óssea no jovem adulto. Quanto mais negativo, maior o risco de fratura.
Escore Z: Desvios padrão entre o paciente e a massa óssea média para o mesmo sexo, idade e peso. Um escore Z mais baixo do que –2,0 (2,5% da população normal da mesma idade) requer avaliação diagnóstica para outras causas além de perda óssea pós-menopáusica.

Definições com Base na Densidade Mineral Óssea	
Normal	0 a –1 SD do padrão de referência do escore T (84% da população)
Osteopenia	Escore T –1 a –2,5 DP
Osteoporose	Escore T abaixo de –2,5 DP

A relevância clínica de uma medida da densidade óssea em uma mulher pós-menopáusica é estimada pelo uso do escore T. Para mulheres mais jovens, a interpretação utiliza o escore Z.

TESTES DIAGNÓSTICOS

As pacientes com osteoporose devem ser investigadas para outras condições que levam à osteoporose:

1. Hormônio sérico da paratireoide, cálcio, fósforo e fosfatase alcalina: para hiperparatireoidismo primário.

2. Testes da função renal: para hiperparatireoidismo secundário com falha renal crônica.

3. Contagem sanguínea e esfregaço sanguíneo, taxa de sedimentação, eletroforese proteica: para mieloma múltiplo, leucemia ou linfoma.

4. Testes da função da tireoide: para tratamento de hipertireoidismo e excesso de hormônio da tireoide.

5. História detalhada e, quando indicado, estudos laboratoriais apropriados para excluir o uso a longo prazo de medicações que levam à perda óssea, uso abusivo de álcool, câncer metastático e doença hepática crônica.

6. 25-hidroxivitamina D sérica para deficiência de vitamina D.

A presença de osteomalacia, a ser suspeitada em todas as pacientes idosas com osteoporose, pode ser detectada pela medição do cálcio sérico, fósforo e fosfatase alcalina. Estes estão todos normais em pacientes com osteoporose.

O efeito do excesso de hormônio da tireoide nos ossos não está inteiramente claro. Embora seja reconhecido que o tratamento excessivo com tiroxina pode causar perda óssea, estudos retrospectivos da função tireoidiana e massa óssea não produziram conclusões uniformes.[539] No Study of Osteoporotic Fractures, mulheres com história prévia de hipertireoidismo tinham risco aumentado de fraturas posteriores no quadril, e as mulheres que tomam hormônio para a tireoide também tinham risco aumentado de fratura (que não atingiu significância estatística).[540] Entretanto, em uma avaliação prospectiva dos níveis de TSH no Study of Osteoporotic Fractures, não pode ser detectada nenhuma associação entre TSH baixo e a perda óssea.[541] Talvez os níveis tireoidianos anormais afetem mais a qualidade óssea do que a quantidade e até que dados mais precisos sobre a fratura se tornem disponíveis quanto a este aspecto, é prudente manter os níveis de TSH dentro da variação normal.

A Osteopenia Deve Ser Tratada?

A osteopenia, conforme definida pela densidade óssea, é muito prevalente. Aproximadamente 40% das mulheres pós-menopáusicas americanas têm densidades ósseas dentro da variação da osteopenia. É lógico esperar-se um *continuum* de risco de fratura que se estende desde a densidade óssea normal até a osteoporose, e um estudo americano longitudinal observou que a osteopenia estava associada a uma taxa 1,8 vez mais alta de fratura (comparada a uma taxa 4 vezes mais alta com osteoporose).[542] Especialistas argumentam, no entanto, que a maioria das mulheres com osteopenia simplesmente tem massa óssea média mais baixa (o valor osteopênico representa o pico de massa óssea atingido por aquele indivíduo) e não terá perda óssea progressiva, e que na ausência de fatores de risco, o tratamento depende da demonstração de perda óssea continuada com medidas seriais da densidade óssea. Apesar dos ajustes estatísticos, é provável que o risco aumentado de fratura observado no estudo de coorte americano estivesse concentrado em indivíduos com fatores de risco. Certamente que devemos focar no estilo de vida, dieta e suplementação de cálcio e vitamina D em mulheres com osteopenia. ***Nós apoiamos a terapia preventiva com medicamentos para osteopenia na presença de um ou mais fatores de risco para osteoporose ou perda óssea progressiva documentada, ou com uma probabilidade de 3% de fratura no quadril em 10 anos ou probabilidade de 20% de fratura em 10 anos ou mais para qualquer fratura relacionada com a osteoporose de acordo com o FRAX.***

FRAX®, o Instrumento de Avaliação do Risco de Fratura da Organização Mundial da Saúde

O instrumento de avaliação do risco de fratura da Organização Mundial da Saúde é conhecido como FRAX, atualizado e calibrado de acordo com o risco em diferentes áreas geográficas e disponível para uso online na National Osteoporosis Foundation (http://www.nof.org/frax_update.htm) ou diretamente no *website* da FRAX (http://www.shef.ac.uk/FRAX/).[543,544] Este algoritmo prediz um risco importante de fratura e a probabilidade de fratura em 10 anos, a probabilidade de um indivíduo mais velho ter uma fratura durante um período de 10 anos por causa de perda de massa óssea. A National Osteoporosis Foundation concluiu que o tratamento é econômico se o FRAX prediz uma probabilidade de fratura de quadril em 10 anos de pelo menos 3% ou um risco global de alguma fratura osteoporótica maior do que 20%.[545] A aplicação clínica do FRAX não produz alterações importantes nas diretrizes já existentes.[546] Uma densidade óssea osteoporótica e fatores de risco históricos continuam sendo fatores importantes que indicam a necessidade de tratamento. O FRAX é útil na identificação de quais indivíduos com osteopenia merecem tratamento; entretanto, a avaliação cuidadosa dos fatores de risco, conforme examinado neste capítulo, continua sendo um método confiável para indicar risco de fratura em um indivíduo com osteopenia. Por exemplo, o tratamento a longo prazo com o uso de corticosteroide ou inibidor da aromatase é uma indicação para prevenção de perda óssea independente da densidade óssea. Além disso, o FRAX utiliza a densidade óssea no quadril, mas não na coluna vertebral. O tratamento de uma paciente com baixa densidade óssea na coluna vertebral, mas com osso do quadril normal, requer consideração cuidadosa do histórico do indivíduo e dos fatores de risco. O FRAX não substitui o bom julgamento médico.

Marcadores Bioquímicos do Metabolismo Ósseo

Existem muitos marcadores bioquímicos séricos e urinários do metabolismo ósseo. Os marcadores da formação óssea incluem níveis séricos de osteocalcina, fosfatase alcalina total e óssea e propeptídeo de colágeno. A reabsorção óssea é indicada pelas alterações no cálcio urinário, hidroxiprolina, ligações cruzadas de colágeno de piridinolina e desoxipiridinolina, telopeptídeos de colágeno e telopeptídeos séricos de ligação cruzada.

Os testes urinários usam uma amostra de segunda urina matinal, e os imunoensaios medem a hidroxipolina, piridinolina, desoxipiridinolina, os telopeptídeos-N de ligação cruzada de colágeno ou os telopeptídeos-C de ligação cruzada de colágeno.[547] Estas são proteínas estruturais liberadas pela reabsorção oesteoclástica dos ossos. Uma medida destes marcadores fornece um retrato instantâneo do estado atual do metabolismo ósseo. Em razão da variabilidade individual, as medidas dos marcadores se correlacionam fracamente com a densidade mineral óssea; no entanto, alterações nestes marcadores indicam rapidamente respostas à terapia estrogênica.[548] Desse modo, foi proposto que a eficácia da terapia (com hormônios ou bifosfonatos) pode ser julgada pela comparação de um valor básico a uma única medida de acompanhamento após 1-3 meses de tratamento.[549] Um decréscimo menor nos peptídeos de ligação cruzada urinária indica uma resposta óssea menos do que o ideal, identificando pacientes para maior avaliação e tratamento adicional específico. O quanto esta abordagem é confiável, prática e econômica para o uso clínico rotineiro é uma pergunta razoável. *As medidas únicas randômicas não são úteis na predição de futura perda óssea, e os marcadores do metabolismo ósseo são indicadores insensíveis da resposta ao raloxifeno e calcitonina. A medida dos marcadores do metabolismo está mais limitada aos ensaios clínicos, exceto em situações especiais, conforme observado neste capítulo.*

TRATAMENTO HORMONAL

A terapia hormonal pós-menopáusica reduz efetivamente o número de todas as fraturas osteoporóticas, uma conclusão agora documentada por ensaios clínicos randomizados controlados por placebo.[550-552] A Women's Health Initiative (discutida em detalhes no Capítulo 18) relatou resultados de fratura com base em uma média de 5,6 anos de acompanhamento, comparando o tratamento a placebo com 0,625 mg diários de estrogênio conjugado e 2,5 mg de acetato de medroxiprogesterona (resultados similares também foram relatados no braço do ensaio clínico com estrogênio exclusivamente).[552,553]

Resultados de Fraturas – WHI			
	Estrogênio-Progesterona	**Placebo**	**Razão de Risco**
Fraturas osteoporóticas	733 casos	896 casos	0,76 (0,69-0,83)
Fraturas vertebrais	41	60	0,65 (0,46-0,92)
Fraturas de quadril	52	73	0,67 (0,47-0,96)
Fraturas do braço inferior/pulso	189	245	0,71 (0,59-0,85)

Existem razões para acreditar que o impacto da terapia hormonal é maior do que os bons resultados relatados pela Women's Health Initiative (WHI). As estimativas de Kaplan-Meier do impacto da terapia hormonal indicou que a redução nas fraturas continuava a aumentar com o tempo, sugerindo que um efeito muito potente seria alcançado com o tratamento de longa duração. Além disso, as fraturas espinhais incluíam somente fraturas clinicamente sintomáticas (que representam em torno de um terço das fraturas vertebrais); mais uma vez o efeito global teria sido maior se todas as fraturas vertebrais tivessem sido incluídas. O efeito benéfico foi alcançado mesmo que o uso de um bifosfonato tenha aumentado de 1% na linha de base para aproximadamente 6% no grupo de estrogênio e progesterona e 10% no grupo com placebo. O efeito teria sido ainda maior se os bifosfonatos não tivessem sido prescritos pelos médicos das participantes. A redução nas fraturas também foi subestimada porque as participantes da WHI não foram selecionadas para obter um grupo de mulheres em alto risco para fraturas, mas ao contrário, estas mulheres de modo geral estavam com baixo risco para fraturas. O relatório afirmou que a terapia hormonal reduzia em 60% o risco de fratura de quadril entre mulheres com ingestão adequada de cálcio na linha de base, mas não naquelas com ingestão menor. Isto sublinha a importância de enfatizar para as pacientes as consequências da ingestão inadequada de cálcio e vitamina D. O impacto da terapia hormonal foi maior em mulheres mais magras do que se esperaria. *Assim, os resultados da WHI nos apresentam evidências de ensaio clínico para uma terapia que protege contra fraturas em uma população não selecionada por ter osteoporose.* O uso da terapia hormonal nos Estados Unidos declinou em pelo menos 50% depois das publicações iniciais da WHI. Esta redução foi acompanhada por aumento significativo na incidência de fraturas entre mulheres pós-menopáusicas![554]

A terapia com estrogênio estabiliza o processo de osteoporose ou impede que ocorra. Além de inibir a atividade de reabsorção osteoclástica, o estrogênio aumenta a absorção do cálcio intestinal, aumenta a 1,25-di-hidroxivitamina D (a forma ativa da vitamina D), aumenta a conservação renal de cálcio e apoia a sobrevivência dos osteoblastos. Com a terapia estrogênica pode-se esperar uma redução de 50-60% nas fraturas de braço e quadril,[555-558] e quando o estrogênio é suplementado com cálcio, pode ser observada uma redução de 80% em fraturas com compressão vertebral.[559] Esta redução é vista principalmente em pacientes que tomaram estrogênio por mais de 5 anos.[560,561] *A proteção contra fraturas desaparece com a idade, e o uso de estrogênio a longo prazo é necessário para reduzir ao máximo o risco de fraturas após os 75 anos.*

Como a maioria das fraturas osteoporóticas ocorre no fim da vida, as mulheres e os médicos precisam entender que não se pode esperar que o uso de curta duração de estrogênio imediatamente após a menopausa proteja contra fraturas na sétima e oitava décadas de vida. Alguma proteção a longo prazo é atingida com 7-10 anos de terapia com estrogênio após a menopausa, porém o impacto é mínimo depois dos 75 anos.[562] Em um estudo de coorte prospectivo de mulheres acima de 65 anos, nas mulheres que haviam parado de usar estrogênio e naquelas que tinham mais de 75 anos e haviam parado de usar estrogênio mesmo que tivessem usado estrogênio por mais de 10 anos, não houve efeito substancial no risco de fraturas.[563] O impacto efetivo do estrogênio requer iniciação dentro de 5 anos da menopausa e como uso corrente estendê-lo até idade avançada. O efeito protetor do estrogênio se dissipa rapidamente depois que o tratamento é interrompido porque a retirada do estrogênio é seguida por rápida perda óssea. No período de 3-5 anos após a perda de estrogênio, seja após a menopausa ou depois da cessação da terapia com estrogênio, ocorre uma perda óssea acelerada.[564-568] O ensaio PEPI, no entanto, encontrou que esta taxa de perda óssea era comparável à de mulheres que não estavam em terapia hormonal,[569] mas em um estudo caso-controle sueco, a maior parte do efeito benéfico da terapia hormonal foi perdida 5 anos após a descontinuação do tratamento.[558] Um ensaio randomizado americano concluiu que as mulheres idosas que pararam de tomar hormônios perderam a maior parte da densidade óssea que foi ganha durante a terapia hormonal.[570] Dois relatórios documentaram que menos de 4 anos de exposição a estrogênio é seguido de um período de tempo, talvez 10 anos, em que a densidade óssea é melhor, e as fraturas são menos prevalentes do que nas não usuárias de terapia hormonal.[571,572] Esta proteção não é tão grande quanto a obtida com o uso de hormônio a longo prazo e não devem ser esperados efeitos benéficos após os 70 anos, quando as fraturas são mais prevalentes.

A proteção máxima contra fraturas osteoporóticas, portanto, requer terapia por toda a vida; mesmo uma proteção a longo prazo requer 10 ou mais anos de tratamento, e a proteção contra fraturas é perdida em 5 anos de descontinuação.[573,574] Doses-padrão de estrogênio administradas transdermicamente (50 μg) protegem contra fraturas, assim como doses orais padrão.[558] Um estudo de mulheres randomizadas para tratamento com fornecimento transdérmico contínuo de estradiol, 50 μg por dia ou estrogênio oral, demonstrou que ambos preveniam igualmente a perda óssea pós-menopáusica.[575]

Por muitos anos acreditou-se que a terapia com estrogênio preveniria ou reduziria o ritmo da perda óssea, mas não produziria um ganho em densidade óssea. Estudos modernos indicam que este não é o caso. Por exemplo, no ensaio PEPI, ao fim de 3 anos as mulheres que recebiam tratamento hormonal tinham experimentado aproximadamente 5% de ganho em densidade óssea mineral na coluna vertebral e 2% no quadril, comparado a aproximadamente 2% de perda no grupo com placebo.[576] Por quanto tempo continua este ganho em massa óssea? Em um estudo de acompanhamento de 10 anos de mulheres que recebiam terapia com estrogênio e progesterona, a densidade óssea das vértebras aumentou regularmente, atingindo um nível de 13% acima da linha de base após 10 anos de tratamento.[577] Em outro estudo de coorte, as usuárias de hormônio experimentaram uma perda óssea no quadril durante um período de 10 anos; entretanto, a incidência de fraturas de quadril, pulso e coluna vertebral foi significativamente reduzida nas usuárias de hormônios.[578]

O efeito de iniciar o tratamento posteriormente na vida é uma questão controversa. A ideia de adiar o tratamento para prevenir osteoporose até mais tarde na vida tem seu mérito. As mudanças na densidade óssea nos primeiros anos pós-menopáusicos não têm efeito sobre as fraturas posteriores, exceto em indivíduos que já têm baixa densidade óssea. Isto soma apenas 5% das mulheres nos primeiros anos da menopausa, e a maioria destes 5% terá fatores de risco como tabagismo, fratura em idade mais jovem, um corpo magro ou consumo excessivo de álcool. Foi demonstrado que o impacto positivo da terapia hormonal sobre os ossos ocorre em mulheres acima dos 65 anos e até mesmo acima dos 75 anos.[560-563,579-581] Este é um forte argumento em favor do tratamento de mulheres muito velhas que nunca receberam estrogênio. Foi documentado o uso de estrogênio entre 65 e 74 anos para proteção contra fraturas.[557] No entanto, um grande estudo de coorte não conseguiu detectar algum impacto positivo em fraturas não vertebrais.[563] Em uma análise posterior do mesmo estudo de coorte, foi observada alguma redução no risco de fratura em mulheres que começaram terapia hormonal após os 60 anos, mas uma redução estatisticamente significativa estava presente somente naquelas que começaram o tratamento antes dos 60 anos e permaneceram nele.[582] Até que tenhamos dados melhores, devemos continuar a promover o início precoce e o uso prolongado de terapia hormonal, se o objetivo for a proteção máxima contra fraturas osteoporóticas.

Estudos demonstraram que uma dose de 0,625 mg de estrogênios conjugados é o necessário para preservar a densidade óssea.[583] O conhecimento convencional já afirmou que um nível sanguíneo de estradiol de 40-60 pg/mL é o necessário para proteger contra perda óssea.[584,585] Sabemos agora que qualquer quantidade de estrogênio pode ter um impacto, embora seja muito provável que algum grau de proteção seja perdido quando as doses são menores do que o equivalente a 0,625 mg de estrogênios conjugados ou 1,0 mg de estradiol.

A taxa de perda óssea e a incidência de fratura de quadril e coluna vertebral estão inversamente relacionadas com os níveis circulantes de estrogênio em mulheres mais velhas.[586,587] Níveis de estradiol de 10 pg/mL têm um impacto benéfico na densidade óssea, e taxas de fraturas se comparados a valores abaixo de 5 pg/mL. *Assim, qualquer incremento no estrogênio, mesmo dentro da variação pós-menopáusica usual, irá exercer efeitos protetores.* Isto explica como foi observado um efeito positivo nos ossos mesmo com a utilização de um anel vaginal que libera uma pequena quantidade de estradiol com mínima absorção sistêmica.[588]

Uma dose diária mais baixa de 0,3 mg de estrogênios conjugados ou 0,5 mg de estradiol preveniu a perda óssea trabecular vertebral quando combinada com suplementação de cálcio (para atingir uma ingestão total de 1.500 mg por dia).[589-593] Em um pequeno estudo sem suplementação de cálcio, a administração diária de 0,3 mg de estrogênios conjugados e 2,5 mg de acetato de medroxiprogesterona produziu pequeno aumento na densidade óssea lombar com efeito menor no quadril.[594] Mesmo uma dose de estradiol de 0,25 mg/dia produziu aumento na densidade óssea.[595]

O ensaio Women's Health, Osteoporosis, Progestin, Estrogen (HOPE) envolveu 800 mulheres pós-menopáusicas em uma avaliação de dose-resposta de estrogênios conjugados e acetato de medroxiprogesterona. A dose mais baixa, 0,3 mg de estrogênios conjugados sem oposição ou combinados com 1,5 mg de acetato de medroxiprogesterona, produziu um ganho em densidade óssea.[596] Uma preocupação importante com doses mais baixas é a possibilidade de que haja uma porcentagem significativa de não respondentes (a ser discutido posteriormente). No entanto, uma dose mais baixa de estrogênio pode ser mais aceitável (menos efeitos colaterais) em mulheres idosas. *As pacientes que elegem serem tratadas com doses mais baixas devem ter avaliações de acompanhamento para a resposta com medições da densidade óssea ou dos marcadores bioquímicos urinários.*

Embora os agentes progestacionais sejam considerados antiestrogênicos, foi relatado que eles agem independentemente, de maneira similar ao estrogênio, para reduzir a reabsorção óssea.[597] Quando acrescentadas ao estrogênio, as progestinas podem conduzir a um aparente aumento sinergístico na formação óssea associado a um equilíbrio positivo do cálcio.[598-601] Por outro lado, bons estudos falharam em encontrar maior impacto nos ossos, comparando o estrogênio isoladamente ao estrogênio mais uma progesterona.[563] Estes resultados diferentes são explicados pelo fato de que o resultado sinergístico da combinação do estrogênio com uma progesterona é determinado pelo tipo de progesterona, estando limitado aos membros da família da 19-nortestosterona (noretindrona).[602] Isto pode refletir aumento nos níveis de estrogênio livre por causa de uma redução na globulina ligadora dos hormônios sexuais. Estudos detalhados indicam que a adição de medroxiprogesterona proporciona efeito adicional nos ossos somente em mulheres com osteoporose significativa estabelecida.[601,603,604]

No ensaio PEPI, ao final de 3 anos, havia pouca diferença comparando o tratamento com estrogênio unicamente aos grupos que receberam estrogênio sequencial ou combinações contínuas de estrogênio e acetato de medroxiprogesterona ou progesterona micronizada.[576] Assim, a combinação diária e contínua de estrogênio e progesterona é igualmente eficaz na manutenção da densidade óssea quanto aos regimes sequenciais, embora pelo menos um estudo tenha indicado resposta ligeiramente maior na região lombar com tratamento contínuo.[602,605-607]

Foi relatado que a adição de testosterona a um programa de terapia com estrogênio não proporciona impacto benéfico adicional nos ossos ou alívio das ondas de calor.[608,609] Outros demonstraram aumento maior na densidade óssea com uma combinação de estrogênio e androgênio comparada a estrogênio unicamente, embora os níveis sanguíneos de estrogênio alcançados fossem mais elevados do que os associados à terapia hormonal pós-menopáusica padrão.[610] Em outro estudo, apenas uma dose muito farmacológica de metiltestosterona acrescentada se somou à densidade óssea alcançada com estrogênio isoladamente.[611] *A testosterona não deve ser prescrita com a expectativa de que o tratamento com androgênio vá melhorar a saúde óssea.*

Avaliação de Acompanhamento de Mulheres Tratadas com Hormônios

Uma densidade óssea estável ou um aumento indicam o sucesso do tratamento; no entanto, nem todas as mulheres manterão ou ganharão densidade óssea com a terapia hormonal pós-menopáusica; em um estudo, 12% das mulheres tratadas perderam densidade óssea apesar da adesão aparente boa.[612] No ensaio clínico PEPI de 3 anos, em que as taxas de adesão eram provavelmente as máximas, 4% das mulheres tratadas perderam densidade na coluna vertebral e 6% no quadril.[576] *É de grande valor medir a densidade óssea em mulheres tratadas quando estão no final da década dos 60 anos.* Este problema de resposta fraca é discutido no final deste capítulo.

TRATAMENTO COM AGONISTAS-ANTAGONISTAS DO ESTROGÊNIO

Raloxifeno

Os agonistas-antagonistas do estrogênio podem ter ações seletivas em tecidos-alvo específicos. O raloxifeno não exerce efeito proliferativo no endométrio, mas produz respostas favoráveis nos ossos e lipídios.[613,614] As alterações na remodelagem dos ossos produzidas pelo raloxifeno são consistentes com efeito agonista do estrogênio.[615] Assim como ocorre com a terapia com estrogênio, a descontinuação do tratamento com raloxifeno é acompanhada de uma retomada da perda óssea.[616]

O aumento na densidade óssea associado ao raloxifeno, 60 mg/dia, é menor do que o visto com alendronato.[617,619] O estudo MORE (Multiple Outcomes of Raloxifene Evaluation) da administração de raloxifeno a mulheres osteoporóticas relatou resultados de 8 anos de acompanhamento.[620,621] As mulheres com escores T baixos tinham aproximadamente redução de 50% nas fraturas vertebrais com o tratamento com raloxifeno, e com fraturas vertebrais anteriores, aproximadamente 35%. Entretanto, *não houve evidências de redução nas fraturas de quadril ou punho.* Embora a redução nas fraturas vertebrais seja similar à encontrada com alendronato e estrogênio, por que não existe um decréscimo nas fraturas do quadril, apesar de uma resposta de densidade óssea que é apenas um pouco menor do que a associada ao alendronato? Existem pelo menos duas explicações possíveis. O estudo foi de duração insuficiente para demonstrar impacto em uma população que era relativamente jovem para fraturas de quadril. Ou um impacto mais fraco na densidade óssea produz um efeito menor no quadril, o qual tem uma combinação de osso cortical e trabecular que é menos responsiva comparada à vértebra com seu grande conteúdo de osso trabecular.

Uma redução nas fraturas vertebrais equivalente à com estrogênio ou bifosfonatos apesar de um aumento menor na densidade óssea é uma forte evidência de que o risco e redução de fraturas não são simplesmente reflexos da densidade óssea. Assim, uma pequena diferença de pontos percentuais comparando as densidades ósseas entre duas terapias não se traduz em uma diferença na proteção contra fraturas. Por este motivo, dados sobre fraturas são importantes e não podemos concluir que pequenas diferenças predizem piores ou melhores desempenhos na proteção contra fraturas. Outro exemplo é o maior ganho em densidade óssea associado ao tratamento combinado com alendronato e estrogênio; um maior ganho em densidade óssea não significa necessariamente maior proteção contra fraturas. *Segundo nossa visão, o raloxifeno é uma opção para prevenção de fraturas vertebrais relacionadas com a osteoporose, especialmente para pacientes relutantes em usar terapia hormonal. Recomendamos, no entanto, uma avaliação periódica da densidade óssea no quadril e se ocorrer perda óssea, paciente e clínico devem considerar outra opção de tratamento.*

Bazedoxifeno

O bazedoxifeno pertence à família de fármacos agonistas-antagonistas do estrogênio. Ele tem efeitos favoráveis nos ossos e lipídios, mas não afeta o endométrio ou mamas. O bazedoxifeno em uma dose de 20 mg diários reduziu o risco de todas as fraturas clínicas em um ensaio clínico randomizado, com uma potência comparável a outros agentes antiabsortivos em mulheres pós-menopáusicas em alto risco de fraturas.[622,623] Em um subgrupo de mulheres em risco mais alto de fraturas, o bazedoxifeno reduziu o risco de fraturas não vertebrais (50% de redução com 20 mg), comparado a *ambos*, raloxifeno e placebo. O único evento adverso que diferiu com o tratamento foi um aumento em trombose venosa com o tratamento comparado a placebo. Os resultados deste ensaio indicam que o efeito do bazedoxifeno nos ossos deve ser comparável ao do estrogênio e bifosfonatos.

A redução de fraturas não vertebrais com bazedoxifeno comparado a raloxifeno não deve ser ignorada. Já sabemos há algum tempo que mesmo com 8 anos de acompanhamento, o raloxifeno não tem impacto no risco de fraturas no quadril. Isto ocorre provavelmente porque o raloxifeno é menos potente e assim o quadril, com uma mistura de osso cortical e trabecular, é mais resistente aos efeitos do raloxifeno, comparado à coluna vertebral que é composta por ossos trabeculares sensíveis. O bazedoxifeno em parceria com o estrogênio é chamado TSEC (complexo estrogênico do tecido seletivo). A ideia é obter os benefícios do estrogênio (bazedoxifeno tem pouco impacto nas ondas de calor), proteger o endométrio e possivelmente as mamas e realçar algumas ações do estrogênio, como redução nas fraturas. Esta abordagem da terapia hormonal pós-menopáusica pode eliminar a necessidade de agentes progestacionais.

Fármacos em Desenvolvimento

Múltiplos fármacos da família dos agonistas/antagonistas seletivos do estrogênio têm aplicações potenciais para a prevenção e tratamento da osteoporose. Estes incluem o droloxifeno, idoxifeno, ospemifeno, arzoxifeno, lasofoxifeno e ormeloxifeno, além do bazedoxifeno. Os fármacos mais próximos do uso clínico são discutidas no Capítulo 18.

SUPLEMENTAÇÃO DE CÁLCIO

Tem havido uma confusão considerável relativa a se a suplementação de cálcio por si só pode oferecer proteção contra a osteoporose pós-menopáusica. Isto se deve em parte ao fato de que foram realizados estudos com cálcio em mulheres que estavam muito no início dos anos pós-menopáusicos, em meio à rápida perda de cálcio associada à deficiência de estrogênio, e este efeito estrogênico sobrecarregou as respostas ao cálcio. Estudos que envolviam mulheres além deste estágio inicial do período pós-menopáusico indicaram definitivamente um impacto positivo da suplementação de cálcio.[624-627]

A absorção de cálcio diminui com a idade por causa do decréscimo na vitamina D biologicamente ativa e torna-se significativamente prejudicada após a menopausa. Um equilíbrio positivo do cálcio é obrigatório para ser alcançada a prevenção adequada contra a osteoporose. A suplementação de cálcio (1.000 mg/dia) reduz a perda óssea e diminui as fraturas, especialmente em indivíduos com baixa ingestão diária.[628,629] O estrogênio age para aumentar a absorção de cálcio, aumentando os níveis de 1,25-di-hidroxivitamina D e possibilita utilizar cálcio suplementar efetivo em doses mais baixas.

> ### Resumo – Suplementação de Cálcio
>
> 1. Para que permaneça um equilíbrio de cálcio zero, as mulheres com terapia estrogênica requerem um total de 1.000 mg de cálcio elementar por dia.[628,630,631]
>
> 2. Como a média das mulheres recebe em torno de 500 mg de cálcio na sua dieta, a suplementação diária mínima para mulheres com uso de estrogênio é igual a 500 mg adicionais.
>
> 3. As mulheres que não fazem uso de estrogênio requerem um suplemento diário de pelo menos 1.000 mg de cálcio para atingir a ingestão recomendada de 1.500 mg/dia.

A suplementação de cálcio em altas doses pode desvendar hiperparatireoidismo assintomático, provocando níveis sanguíneos de cálcio anormalmente altos e um risco aumentado de cálculos renais. As mulheres que recebem suplementação de cálcio com excesso de 500 mg diários devem ter seus níveis sanguíneos de cálcio e fósforo medidos anualmente durante os primeiros 2 anos. Se forem normais, não será necessária supervisão posterior.

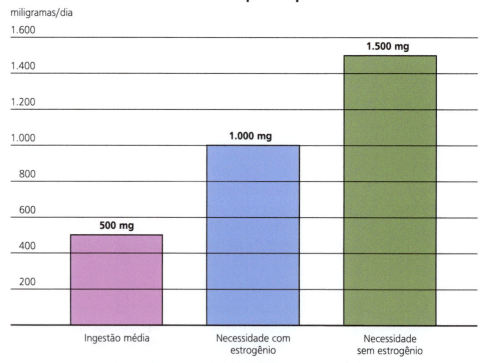

Mesmo com as doses terapêuticas usadas comumente, aproximadamente 40% das mulheres pós-menopáusicas têm absorção insuficiente.[632] O estrogênio melhora a absorção do cálcio e permite a utilização de cálcio suplementar em doses eficazes sem os efeitos colaterais associados às doses mais elevadas (constipação e flatulência) que diminuem a adesão. Precisamos enfatizar que embora a suplementação de cálcio seja importante, ela não é capaz de proporcionar o mesmo grau de proteção contra osteoporose que é obtido pela terapia hormonal.[633,634] No entanto, o impacto benéfico do estrogênio nos ossos é reduzido na ausência de suplementação de cálcio.[590]

O aumento da ingestão de cálcio em adolescentes resulta em aumento significativo na densidade óssea e massa esquelética, protegendo contra a osteoporose quando estiverem com mais idade.[635,636] A suplementação de cálcio é muito mais importante durante a adolescência do que nos anos reprodutivos, quando a formação óssea é mínima. Abaixo de 25 anos, durante os anos de acúmulo ósseo, a ingestão diária de cálcio deve ser de 1.500 mg.[628] Esta quantidade, 1.500 mg/dia, também é recomendada durante a gravidez e a lactação. A maior parte do cálcio provém dos laticínios; basear-se em outros alimentos não é fácil porque requer alto volume de ingestão de outros alimentos para proporcionar a mesma quantidade diária de cálcio fornecida pelos produtos derivados do leite. Alimentos com altos teores de oxalato e fitato, como o espinafre, ruibarbo, feijão, ervilha, farelo de trigo e beterraba, reduzem a absorção do cálcio.

Conteúdo de Cálcio dos Alimentos

Iogurte (1 copo)	415 mg
Iogurte com frutas (1 copo)	345 mg
Suco com adição de cálcio (1 copo)	300 mg
Leite (1 copo)	300 mg mais 100 UI de vitamina D
Sorvete (1 copo)	175 mg
Queijo cottage (1 copo)	140 mg
Queijo romano (28 g)	300 mg
Queijo parmesão (28 g)	335 mg
Queijo cheddar (28 g)	205 mg
Queijo suíço (28 g)	270 mg
Queijo muçarela (28 g)	207 mg
Tofu (1 copo)	150 mg
Brócolis cozido (1 copo)	140 mg
Feijão cozido (1 copo)	80 mg

Existem dezenas de suplementos de cálcio no mercado, contendo carbonato de cálcio, lactato de cálcio, fosfato de cálcio ou gluconato de cálcio. Os comprimidos de carbonato de cálcio são os mais baratos e contêm o cálcio mais elementar (40%). Os comprimidos de lactato de cálcio contêm 13% de cálcio, 23% de citrato de cálcio e apenas 9% de gluconato de cálcio. Os antiácidos de carbonato de cálcio são fontes excelentes e baratas. Tenha cuidado, pois os antiácidos que contêm alumínio, como Maalox, Mylanta, Gelusil e Riopan podem inibir a absorção gastrointestinal de cálcio. Farinha de ossos e dolomita, como fontes de cálcio, devem ser evitadas porque são contaminadas com chumbo. O carbonato de cálcio derivado de fontes "naturais" (como concha de ostra), formulações com denominação comercial e até mesmo produtos "refinados" também contêm chumbo.[637] É importante procurar produtos específicos rotulados como testados e sem chumbo, tendo "purificado" ou "Marca USP Verificada" no rótulo. O citrato de cálcio não requer ácido gástrico para absorção e é a melhor escolha para pacientes mais velhas com produção reduzida de ácido gástrico. A suplementação de cálcio é mais eficiente quando as doses únicas não excedem 500 mg e quando ingerida com uma refeição. A suplementação excessiva de cálcio (especialmente fora das refeições) está associada a um leve aumento no risco de cálculos nos rins.[638]

VITAMINA D

A osteoporose relacionada com o envelhecimento se deve significativamente a alterações relacionadas com a idade no metabolismo da vitamina D e do cálcio.[639,640] Ocorre um decréscimo relacionado com a idade na capacidade dos tecidos de converter a principal forma de vitamina D circulante, a 25-hidroxivitamina D, na forma ativa da vitamina D (1,25-di-hidroxicolecalciferol, mais conhecida como 1,25-di-hidroxivitamina D) e ocorre uma diminuição na capacidade do intestino de absorver a vitamina D da alimentação. A exposição da pele aos raios ultravioleta do sol estimula a formação de colecalciferol (vitamina D3). Uma dose de luz solar que produza eritema é equivalente a 10.000 a 25.000 UI de vitamina D. A exposição excessiva ao sol não causa níveis tóxicos de vitamina D porque qualquer excesso de vitamina D3 é inativado pela radiação ultravioleta.

A vitamina D2 (ergocalciferol) em suplementos comerciais foi substituída pela vitamina D3 mais efetiva (colocalciferol), que é mais de três vezes a potência da vitamina D2.[641] O colecalciferol e ergocalciferol são convertidos no fígado em calcitriol (25-hidroxivitamina D), o principal metabólito circulante que é ativo na estimulação da absorção do cálcio e fostato do trato gastrointestinal. O nível circulante de 25-hidroxivitamina D e a conversão renal à sua forma ativa, 1,25-di-hidroxivitamina D, são regulados pelo cálcio, fósforo e hormônio da paratireoide.

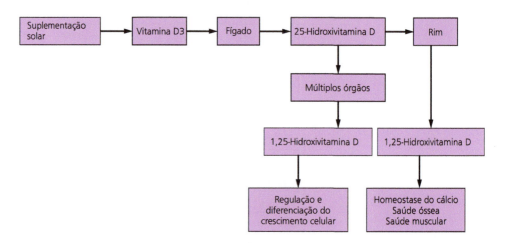

Atualmente existem evidências suficientes para recomendar que os indivíduos acrescentem 1.000-2.000 unidades de vitamina D à suplementação de cálcio. Estudos mais antigos que não conseguiram documentar um impacto benéfico da suplementação de vitamina D foram prejudicados pelas doses que eram muito baixas e pela ingestão inadequada de cálcio.[642] Uma análise de 68.500 pacientes em sete importantes ensaios sobre fratura por causa da vitamina D concluiu que a vitamina D em doses apropriadas unida à suplementação de cálcio reduzia fraturas em todos os pontos em homens e mulheres.[643]

Como a vitamina D adequada e ativa depende da geração cutânea mediada pela exposição ao sol, as mulheres nos meses de inverno podem facilmente ter deficiência relativa de vitamina D e perda óssea.[644] Em áreas mais setentrionais ou meridionais, a luz do inverno é inadequada para estimular a ativação dérmica. Porém, mesmo em áreas do planeta em que existe exposição adequada ao sol, a ingestão alimentar inadequada e um estilo de vida em ambientes mais fechados produzem um número significativo de mulheres com níveis anormalmente baixos de 25-hidroxivitamina D circulante.[645] Além disso, as roupas e os protetores solares impedem a produção cutânea de vitamina D3. A National Health and Nutrition Examination Survey (NHANES) documentou uma elevação na prevalência de insuficiência de vitamina D nos Estados Unidos durante as duas últimas décadas.[646] *Se houver dúvidas quanto à suplementação de vitamina D, o nível sérico da 25-hidroxivitamina D pode ser medido; um nível abaixo de 30 ng/mL é anormal.*[647]

O benefício da suplementação de vitamina D é claro em mulheres pós-menopáusicas mais velhas, e a ausência de efeitos colaterais nos encoraja a recomendar a suplementação de vitamina D como parte do programa geral para prevenção da osteoporose em mulheres pós-menopáusicas mais jovens. Mas tenha em mente que a resposta óssea efetiva à vitamina D requer ingestão adequada de cálcio.

Um cuidado com relação às vitaminas: foi relatado que a ingestão excessiva de vitamina, e especificamente retinol, está associada a uma taxa aumentada de fraturas de quadril em mulheres que não usam terapia hormonal no Nurses' Health Study; seria melhor evitar a obtenção de vitamina D ingerindo mais de um comprimido diário multivitamínico.[648] Argumentou-se que a ingestão excessiva de retinol pode explicar as taxas mais elevadas de fraturas na Escandinávia.[649]

A Women's Health Initiative (WHI) conduziu um ensaio randomizado de suplementação de cálcio e vitamina D.[650] As 36.282 mulheres pós-menopáusicas fizeram parte dos ensaios clínicos da WHI envolvendo terapia hormonal pós-menopáusica ou modificação alimentar. O tempo médio de acompanhamento foi de 7 anos. Trinta e sete por cento das mulheres tinham de 50 a 59 anos, 45,5% de 60 a 69 e 17,5% de 70 a 79. O grupo tratado foi suplementado com 1.000 mg de cálcio e 400 UI de vitamina D diariamente. A análise geral não indicou redução significativa nas fraturas com o tratamento com cálcio/vitamina D. As mulheres tratadas com cálcio/vitamina D tiveram risco 17% maior de cálculos renais. No entanto, um olhar mais detalhado revela algumas boas notícias:

- A correção para a adesão pela análise unicamente das mulheres que continuaram sua medicação revelou redução estatisticamente significativa de 29% no risco de fraturas no quadril. Somente 59% das mulheres tratadas no final do ensaio estavam usando a dose pretendida.
- As mulheres que estavam acima dos 60 anos tiveram redução significativa de 21% de fraturas no quadril.
- A redução de fraturas no quadril foi maior (42%) nas mulheres que combinaram suplementação de cálcio/vitamina D com terapia hormonal pós-menopáusica.

A população em maior risco para fraturas (as mulheres mais velhas no estudo da WHI) na verdade se beneficiou, e o estudo confirmou algo que já era conhecido, que a terapia hormonal combinada com suplementação de cálcio/vitamina D alcança os melhores resultados. Tenha em mente que as mulheres neste estudo não estavam em alto risco para fraturas. Na verdade, toda a densidade óssea corporal e vertebral aumentou no grupo placebo. Isto é difícil de explicar; a mulher média pós-menopáusica não tratada perde densidade óssea vertebral. Neste estudo, somente a densidade óssea do quadril demonstrou perda, e assim não é de causar surpresa que tenham sido demonstrados benefícios significativos somente nas fraturas de quadril. O fato de que a maioria destas mulheres estava com sobrepeso provavelmente contribuiu para a proteção contra a perda óssea na coluna vertebral. Em uma população de mulheres que perdem densidade óssea no quadril e na coluna e em mulheres com outros fatores de risco para fraturas, a suplementação de cálcio/vitamina D deve produzir resultados ainda melhores do que os relatados pela WHI, incluindo uma redução nas fraturas da coluna vertebral e do braço.

Este mesmo estudo da WHI também avaliou o impacto do cálcio/vitamina D no risco de câncer colorretal invasivo.[651] Não foi observada diferença entre o grupo tratado e o grupo placebo, mesmo quando foram analisadas somente as mulheres que aderiram ao tratamento. Entretanto, é reconhecido que o período de latência para câncer colorretal é de 10 a 20 anos. A duração do acompanhamento neste estudo pode ter sido insuficiente par detectar um efeito. Além do mais, o câncer colorretal não era um resultado principal no perfil do estudo, e o perfil do estudo foi muito complicado pelo fato de que as mulheres eram simultaneamente inscritas em três ensaios sobrepostos (cálcio/vitamina D, dieta com baixo teor de gordura e terapia hormonal).

O impacto da suplementação de cálcio/vitamina D sobre o risco de câncer colorretal permanece indeterminado. Uma possível redução no câncer colorretal ainda é possível naquelas mulheres que têm níveis baixos de cálcio e vitamina D antes do tratamento, conforme documentado no Nurses' Health Study e como foi o caso no relatório da WHI.[651,652] Foi observada redução de 50% no risco de câncer colorretal comparando os níveis sanguíneos normais de 25-hidroxivtamina D aos níveis mais baixos.[653,654]

E quanto aos cálculos renais? As mulheres no ensaio da WHI foram autorizadas a continuar seus próprios programas de suplementação. Assim, muitas tomaram cálcio e multivitaminas (que contêm 400 UI de vitamina D). A ingestão média diária de cálcio da população em estudo foi de 1.100 a 1.200 mg, 2 vezes mais do que a média da mulher americana. O WHI não fornece dados para responder esta questão mais importante: o pequeno aumento nos cálculos renais foi observado em mulheres que estavam tomando quantidades excessivas de cálcio e vitamina D?

O estudo WHI publicou múltiplos achados do ensaio randomizado com cálcio/vitamina D. As conclusões são uniformemente negativas, resumidas a seguir:

- A incidência de câncer de mama invasivo foi similar nos grupos tratados e com placebo. O risco de câncer de mama não estava associado aos níveis básicos de 25-hidroxivitamina D.[655]
- A suplementação de cálcio e vitamina D não protegeu contra um declínio no funcionamento ou no desempenho físico.[656]
- A incidência de diabetes recentemente diagnosticada foi a mesma no grupo tratado e no placebo.[657]
- Infarto do miocárdio e eventos de derrame eram similares no grupo tratado e no placebo.[658]
- A suplementação de cálcio e vitamina D não teve efeito na pressão arterial ou no risco de desenvolvimento de hipertensão.[659]

A Women's Health Initiative também relatou os efeitos na mortalidade geral em seu ensaio randomizado de suplementação de cálcio e vitamina D.[660] Depois de um acompanhamento de 7 anos em média, não houve impacto na mortalidade total (744 mortes em mulheres tratadas e 807 mortes no grupo placebo). Houve uma redução não significativa (aproximadamente 10%) nos riscos de derrame e mortalidade por câncer. Comparando as mulheres com mais de 70 anos às que estavam abaixo de 70 anos, houve um risco menor de mortalidade no grupo mais jovem, mas não chegou a atingir significância estatística. Quando a análise foi restringida às participantes que aderiram à terapia, os resultados para mortalidade geral e para as mulheres mais jovens permaneceram essencialmente sem alteração. No entanto, um estudo caso-controle aninhado avaliou os resultados de acordo com os níveis séricos da 25-hidroxivitamina D na linha de base; os resultados indicaram que as mulheres com os níveis mais baixos tiveram risco mais elevado de morte. Os investigadores da WHI concluíram que os seus resultados apoiam fracamente a hipótese de que a suplementação de cálcio e vitamina D reduz modestamente a mortalidade por câncer e doença cardiovascular. De modo geral, os resultados não indicaram benefícios importantes da suplementação de cálcio e vitamina D sobre o risco de morte por causa de câncer ou doença cardiovascular.

Ensaios menores e estudos observacionais da suplementação de vitamina D demonstraram reduções na mortalidade total, reduções na pressão sanguínea e níveis de colesterol e riscos reduzidos de derrame e doença cardíaca coronária. A insuficiência de vitamina D foi vinculada a um amplo espectro de problemas, incluindo um aumento em doenças autoimunes, como artrite reumatoide, infecções do trato respiratório superior, diabetes melito, esclerose múltipla, câncer e doença cardiovascular. Níveis baixos de 25-hidroxivitamina D sérica foram relatados como associados à mortalidade mais elevada por todas as causas, uma maior prevalência de câncer de mama, doença arterial periférica e mortalidade cardiovascular mais alta.[661-665] É proposto que muitos tecidos produzem localmente a 1,25-di-hidroxivitamina D que exerce efeitos benéficos na regulação e diferenciação celular antes de ser inativada nas células sem atingir a circulação e interferir no metabolismo do cálcio.[640]

O que poderia explicar a falta de uma forte concordância entre os resultados da WHI e o restante da literatura? A resposta pode ser encontrada nas características das mulheres na WHI e as doses de cálcio e vitamina D usadas para suplementação. As mulheres na WHI não tinham alto risco de fraturas, e a maioria das mulheres tinha sobrepeso. Apenas um terço das participantes tinha uma baixa ingestão de cálcio no início do estudo, e 29% já estavam tomando suplementação de cálcio. Conforme observado anteriormente, a média diária de ingestão de cálcio da população do estudo era 1.100 a 1.200 mg, 2 vezes mais do que a média da mulher americana.[650] Foram encontrados baixos níveis séricos de 25-hidroxivitamina D em apenas 25% das mulheres em que foi medida.

Atualmente, as doses recomendadas de vitamina D para suplementação excedem muito a dose de 400 UI usada no ensaio da WHI. Doses de 1.500 a 2.000 UI/dia estão sendo sugeridas como níveis necessários para alcançar um impacto benéfico. Porém, mesmo com a dose mais baixa usada na WHI, houve uma tendência à redução na mortalidade por doença cardiovascular e por câncer, embora o impacto não tenha sido significativo na população da WHI.

A publicidade negativa associada às publicações da WHI obscureceu a importância do risco de fraturas em mulheres. No braço observacional da WHI, o risco de fratura foi comparado aos riscos de eventos cardiovasculares e câncer de mama em uma coorte prospectiva de 83.724 mulheres entre 70 e 79 anos.[666] *Os eventos registrados indicaram que o número de mulheres que tiveram fraturas no espaço de um ano excedeu o número combinado de mulheres com câncer de mama invasivo ou doença cardiovascular (exceto nas negras, em quem os eventos cardiovasculares dominavam).* E não esqueçamos que na WHI as mulheres aderentes à suplementação de cálcio/vitamina D tinham redução de 29% no risco de fraturas de quadril, e a redução de fraturas de quadril (42%) foi maior naquelas mulheres que combinaram suplementação de cálcio/vitamina D com terapia hormonal.[650]

Como 60% dos indivíduos que vivem em latitudes setentrionais têm baixos níveis séricos de 25-hidroxivitamina D, os resultados da WHI não excluem a possibilidade de efeitos benéficos da suplementação adequada em um grande segmento da população.[667] O estudo caso-controle aninhado da WHI documentou que o risco de fratura no quadril aumenta regularmente nas mulheres à medida que seus níveis séricos de 25-hidroxivitamina D decrescem.[668]

A vitamina D é essencial para a absorção adequada de cálcio e a máxima proteção óssea, mas lembre-se de que o suplemento de vitamina D requer ingestão adequada de cálcio.[642,643] A absorção de cálcio diminui, e o hormônio da paratireoide aumenta quando os níveis de 25-hidroxivitamina D caem abaixo de 30 ng/mL. Agora é reconhecido que a vitamina D, com a suplementação de cálcio em homens e mulheres, reduz a taxa de fraturas.[633,669,670] Além disso, evidências indicam que a vitamina D adequada pode ajudar a prevenir diabetes melito tipo 1, hipertensão, esclerose múltipla e muitos cânceres.[667] Os níveis normais de vitamina D são importantes para o funcionamento muscular; a suplementação de vitamina D isolada e em combinação com cálcio reduz o risco de quedas e melhora a função dos membros inferiores em homens e mulheres mais velhos.[671,672]

Resumo – Medição da 25-Hidroxivitamina D

1. Os médicos devem ser mais agressivos no monitoramento dos níveis séricos da 25-hidroxivitamina D. Um valor menor do que 30 ng/mL está abaixo do normal; menos de 20 ng/mL é uma indicação definitiva de deficiência de vitamina D. Acreditamos que esta medição deve fazer parte de todas as avaliações médicas anuais do indivíduo mais velho.

2. A dose de suplementação de vitamina D3 pode ser facilmente titulada de acordo com o nível circulante, mas lembre-se de que ela leva aproximadamente 3 meses para atingir um novo estado constante após uma mudança na dose.

3. As pacientes que perdem massa óssea apesar do tratamento adequado para perda óssea devem passar por essa medição sérica, porque o motivo para a perda pode ser cálcio e

Considerando estes fatos, como podemos determinar a quantidade de vitamina D a ser ministrada a uma paciente específica? Um grupo de especialistas ósseos chegou a um consenso, considerando a quantidade de suplementação de vitamina D necessária para alterar os níveis sanguíneos da 25-hidroxivitamina D e hormônio da paratireoide, correlacionando estas informações com os níveis de vitamina D necessários para prevenir a perda óssea.[673] *Para manter o nível sérico ideal da 25-hidroxivitamina D, mais do que 30 ng/mL, é recomendado atualmente que homens e mulheres de todas as idades, mas especialmente acima de 60 anos, precisam de um suplemento de 1.000 a 2.000 UI de vitamina D3 diariamente.* Para recuperar um baixo nível de 25-hidroxivitamina D até o normal, são administradas 50.000 UI de vitamina D3 (com necessidade de receita) uma vez por semana durante 6 meses. As doses tóxicas de vitamina D (suficientes para produzir hipercalcemia) estão muito além destas recomendações.

BIFOSFANATOS

Os bifosfonatos são efetivos na prevenção de perda óssea, estimulando a apoptose osteoclástica e inibindo a reabsorção óssea. Os bifosfonatos se ligam à densidade mineral óssea, onde permanecem por muitos anos, tornando o osso menos suscetível à ação osteoclástica. A primeira geração de bifosfonatos (etidronato) também inibia a mineralização óssea e, portanto, era necessária terapia intermitente. A segunda geração de bifosfonatos permite que ocorra a formação óssea enquanto inibe a reabsorção óssea e possibilita o uso de terapia contínua em vez de terapia intermitente.

A investigação diagnóstica com os testes laboratoriais anteriormente citados é importante antes da administração de fármacos específicos para os ossos para evitar tratamento inapropriado em presença de uma causa secundária para osteoporose, especialmente doença renal.

Os bifosfonatos orais devem ser ingeridos com o estômago vazio e com um copo cheio de água somente, nenhum outro líquido, pelo menos 30 minutos antes da ingestão de qualquer alimento ou outro líquido para alcançar absorção adequada. Não permanecer ereto por pelo menos 30 a 60 minutos até depois da primeira ingestão de alimento no dia após ingerir bifosfonatos pode resultar em lesões esofágicas, como esofagite, úlceras esofágicas e erosões esofágicas com sangramento.[674] Os problemas no trato gastrointestinal superior em ensaios clínicos (com sujeitos cuidadosamente instruídos e monitorados) são similares comparando o tratamento a alendronato com o placebo, indicando que o uso impróprio é o culpado.[675,676] O risedronato (Actonel), 5 mL por dia, é tão efetivo quanto o alendronato (Fosamax) para a prevenção de perda óssea, fornece proteção similar contra fraturas e pode ser mais bem tolerado.[677-681] Outros bifosfonatos igualmente efetivos incluem o ibandronato (Boniva) e o ácido zoledrônico (Reclast, Aclasta). Notadamente, o ácido zoledrônico administrado como dose única de 5 mg por via intravenosa protege contra a perda óssea por pelo menos 2 anos.[682,683]

O mecanismo para as reações gastrointestinais é uma interferência no processo normal de cura que repara o trauma associado à alimentação. Com exposição menos frequente, esta cura pode avançar sem impedimentos. A administração periódica com eficácia óssea equivalente é possível por causa da alta afinidade dos bifosfonatos com os ossos. Assim, a administração semanal do alendronato e risedronato, cada um em uma dose de 35 mg para prevenção e 70 mg para tratamento, reduz os efeitos colaterais e produz aumentos similares em densidade óssea comparada a um regime diário.[684,688]

Em mulheres com osteoporose, a administração de alendronato (10 mg diários) reduziu o risco de todas as fraturas posteriores em 30% e fraturas vertebrais em 50% em 3-4 anos de tratamento.[689-691] Em mulheres pós-menopáusicas normais, o alendronato aumentou a densidade óssea tanto na coluna vertebral quanto no quadril, e a dose de 5 mg (a dose preferida para tratamento preventivo) foi mais efetiva do que 2,5 mg.[692,693] Nos dados derivados do acompanhamento de 4.432 mulheres por uma média de 4,2 anos, foi demonstrado um risco reduzido de fratura estatisticamente significativo somente em mulheres com escores T iniciais de –2,5 ou menos, uma redução de 36% em todas as fraturas e uma redução de 50% nas fraturas vertebrais.[694]

O tratamento com bifosfonato obviamente beneficia as mulheres que já têm baixa densidade óssea ou fraturas vertebrais prévias. O risedronato reduz as fraturas vertebrais e de quadril em mulheres com osteoporose com um impacto similar ao do alendronato.[679,695] Após 5 anos de tratamento com risedronato, o risco de nova fratura vertebral diminuiu em 59%, uma melhora com relação à redução de 49% relatada após 3 anos.[696] O ibandronato reduziu as fraturas vertebrais em aproximadamente 60% durante 3 anos; o ácido zoledrônico reduziu as fraturas vertebrais em 70% e as fraturas de quadril em 41% durante 3 anos.[697,698]

O estudo EPIC (Early Postmenopausal Interventional Cohort) concluiu que durante um período de 4 anos, alendronato e terapia hormonal nos Estados Unidos produzem resultados similares na densidade óssea. O maior aumento observado na Europa com terapia hormonal provavelmente reflete o uso de progesterona e 19-nortestosterona, que são conhecidas por terem um efeito aditivo na densidade óssea quando combinadas a estrogênio. A combinação do bifosfonato com terapia hormonal produz um ganho adicional em densidade óssea. Quando as mulheres que já estavam se submetendo à terapia hormonal também receberam alendronato (10 mg) por 1 ano, o ganho em densidade óssea variou de 0,9% no colo femoral a 2,6% na coluna vertebral.[699] Em mulheres com osteopenia, a terapia combinada com 10 mg de alendronato e 0,625 mg de estrogênios conjugados produziu um ganho maior de 1 a 2% na densidade óssea durante um período de 2 anos de tratamento; resultados similares foram relatados em um ensaio de 1 ano com risedronato.[700,701] *De modo algum é certo que esta diferença se traduza em uma diferença na incidência de fraturas posteriormente na vida. Na verdade, é improvável. Além do mais, existe uma preocupação teórica de que a supressão excessiva da reabsorção pode acabar por produzir mais ossos quebradiços.*

A adesão com alendronato foi superestimada pelos ensaios clínicos. É reconhecido que as participantes de ensaios clínicos são mais bem motivadas, mais bem apoiadas e têm melhor desempenho. No Kaiser Permanente Medical Care Program na Califórnia, aproximadamente um terço das pacientes tinha queixas relativas ao ácido, e um oitavo precisava de tratamento.[702] Aproximadamente 50% das pacientes do programa Kaiser não cumpriam as instruções e em torno de 50% descontinuavam a terapia em 1 ano.[702,703] A análise das databases das queixas farmacêuticas gerais nos Estados Unidos revelou que apenas 43% repetiam uma nova receita, e depois de 2 anos, somente 20% aderiam ao tratamento.[704] As medições da densidade óssea são recomendadas para avaliar a adesão e para motivar a continuação. Programas com bom apoio à paciente relataram adesão a longo prazo com terapia hormonal: 65% em 7,5 anos em uma população australiana e 61% em 7 anos no Reino Unido.[705,706]

Em virtude dos benefícios aparentes associados à terapia com alendronato, os ensaios clínicos foram suspensos após 4 anos, embora o acompanhamento tenha indicado ganhos persistentes em densidade mineral óssea durante 10 anos.[707] Existem evidências de que um bifosfonato que já está nos ossos pode recircular quando o osso que contém o bifosfonato é remodelado.[708] Assim, talvez o tratamento a longo prazo seja desnecessário; a duração ideal do tratamento não foi estabelecida. Comparando a perda óssea após descontinuação do tratamento, a perda óssea acelerada ocorre depois do estrogênio e raloxifeno, mas um efeito residual na densidade óssea é mantido por até 7 anos depois que o alendronato é descontinuado.[616,709-711]

	Dosagens Recomendadas	
	Para Prevenção	**Para Tratamento**
Alendronato	5 mg diariamente; 35 mg semanalmente	10 mg diariamente, 70 mg semanalmente
Risedronato	5 mg diariamente	5 mg diariamente
	35 mg semanalmente	35 mg semanalmente
	75 mg diariamente por 2 dias a cada mês	75 mg diariamente por 2 dias a cada mês
	150 mg mensalmente	150 mg mensalmente
Ibandronato	2,5 mg diariamente	2,5 mg diariamente
		150 mg mensalmente
		3 mg i.v. a cada 3 meses
Ácido zoledrônico	5 mg i.v. a cada 2 anos	5 mg i.v. anualmente

POR QUANTO TEMPO O TRATAMENTO COM BIFOSFONATO DEVE SER CONTINUADO?

Em uma extensão do Fracture Intervention Trial (FIT) com alendronato, as participantes foram selecionadas aleatoriamente após 5 anos de tratamento para outros 5 anos de tratamento ou para placebo.[712] O grupo que descontinuou o tratamento com alendronato (5 ou 10 mg/dia) experimentou menos perdas de densidade mineral óssea durante 5 anos. Os níveis, no entanto, permaneceram acima dos níveis pré-tratamento nos 10 anos anteriores. Não houve diferença nas fraturas não vertebrais entre os grupos de tratamento e placebo, porém houve uma taxa 2 vezes mais alta de fraturas vertebrais clinicamente reconhecíveis no grupo placebo (5,3% *vs.* 2,4%). Concluiu-se que a maioria das mulheres não precisava de tratamento a longo prazo e que o tratamento a longo prazo devia ser limitado a mulheres com alto risco (mulheres com fraturas vertebrais existentes ou com densidade óssea muito baixa).

A taxa de fratura do quadril entre as mulheres que descontinuaram a terapia com bifosfonato foi comparada às mulheres que permaneceram em tratamento.[713] O grupo em estudo consistia em 9.063 usuárias que tinham aderido por pelo menos 2 anos. A taxa de fratura de quadril quase dobrou nas mulheres que descontinuaram o tratamento, comparadas às que não descontinuaram. Após a descontinuação por um ano ou mais, o risco de fratura de quadril aumentava em 9 meses nas mulheres com baixas taxas de adesão. Em mulheres com taxas altas de adesão por 2 ou 3 anos, não houve diferenças significativas no risco de fratura após a descontinuação por até 1 ano depois. Por que existe este efeito persistente?

A única ligação forte dos bifosfonatos à matriz óssea faz com que esta substância permaneça no corpo por décadas. Acredita-se que seja esta a explicação para o porquê de não haver perda óssea rápida após a descontinuação do tratamento com bifosfonato em contraste com a perda rápida que se segue à terminação da terapia com estrogênio. Esta também é a razão para que sejam levantadas preocupações referentes ao tratamento a longo prazo porque quando a remodelagem óssea libera o bifosfonato ligado, ele está livre para ser ativo novamente, e em consequência o bifosfonato endógeno é acrescentado ao bifosfonato administrado, aumentando a exposição à dosagem. No momento não conhecemos a dose efetiva mais baixa e a duração de exposição efetiva mais baixa. O risco potencial que já foi reconhecido há muito tempo é que a exposição prolongada aos bifosfonatos ou a dosagem excessiva suprimiria excessivamente a reabsorção óssea, suprimindo assim em excesso o metabolismo ósseo e afetando a força biomecânica dos ossos; na verdade, permitindo que microporosidades se acumulem. Uma fratura única do fêmur, uma fratura transversa em uma área marcada pela hipertrofia do córtex, foi associada ao uso a longo prazo do bisfosfonato.[714]

Bifosfonatos e Osteonecrose de Mandíbula

Em uma análise das informações do banco de dados do Surveillance, Epidemiology, and End Results (SEER) ligado a Medicare claims, foram identificadas 16.703 pacientes com câncer que foram tratadas com bisfosfonatos IV (pamidronato e ácido zoledrônico) de 1995 a 2003.[715] Quando 14.349 pacientes tratadas foram comparadas a 28.698 controles, o grupo tratado teve risco aumentado em 3 vezes de cirurgia da mandíbula ou cirurgia óssea facial e um risco muito grande aumentado de osteomielite de mandíbula. O risco absoluto estimado era igual a 5,48 eventos por 100 pacientes durante 6 anos. Além disso, o risco aumentava com o aumento da dose cumulativa.

A ligação entre bifosfonatos e osteonecrose de mandíbula é aceita, muito embora os estudos contivessem um pequeno número de casos. É reconhecido que esta é uma complicação relativamente rara. O mecanismo é incerto, além do reconhecimento de que estão envolvidos infecção e fluxo sanguíneo. Postula-se que o comprometimento da capacidade de cura do osso por causa da inibição do *turnover* ósseo leva à osteomielite sequestrada e necrose. Estudos sugeriram que o risco de osteonecrose de mandíbula é maior em pacientes tratadas com ácido zoledrônico comparado a pamidronato.[716-718] A consciência deste problema conduziu a maior atenção à higiene oral e a evitar extrações dentárias na população de pacientes em alto risco de câncer que recebem este tratamento.

O risco de ostomielite e osteonecrose de mandíbula e face foi reconhecido há muitos anos, mas continua a ser controverso. Para ser mais exato, a maioria dos casos foi em pacientes com câncer, usualmente tratadas com altas doses intravenosas, mas esta complicação também foi relatada em pacientes que recebiam tratamento com bifosfonato oral para osteoporose, sem história ou evidências de malignidade.[718,719] Especialistas no campo enfatizam que muitos clínicos especializados em osteoporose nunca viram um caso; a incidência com bifosfonatos orais está entre 1 em 10.000 para 1 em 100.000. Eles argumentam ainda que uma verdadeira relação de causa e efeito precisaria de estudos controlados apropriados, e dois deles estão em andamento. Mas a tomada de decisão clínica não pode ser adiada até que os dados estejam disponíveis e de maneira alguma é certo que os ensaios em andamento produzirão resultados definitivos quanto a este raro evento. As pacientes devem ser alertadas quanto a este raro problema e incentivadas a ter uma boa prática de cuidados dentários.

Bifosfonatos e Fibrilação Atrial

Uma metanálise apresentada na reunião da American College of Chest Physicians em outubro de 2008 estimou que a fibrilação atrial é observada em 2,5 a 3% dos indivíduos tratados com bifosfonatos, e que 1 a 2% são hospitalizados ou morrem. Um estudo caso-controle concluiu que a fibrilação atrial podia ser atribuída aos bifosfonatos em 3% das usuárias anteriores ou atuais.[720] Estes relatos positivos foram acompanhados de uma série de estudos consistentemente negativos. Um estudo caso-controle maior dinamarquês concluiu que não havia ligação entre fibrilação atrial e o uso de bifosfonatos.[721] Um estudo de coorte dinamarquês de pacientes com fratura não encontrou aumento nos riscos de acidente vascular encefálico ou infarto do miocárdio e concluiu que um aumento na fibrilação atrial poderia ser atribuído ao uso de bifosfonatos em indivíduos que já tinham risco para eventos cardiovasculares.[722] Nas bases de dados de duas grandes coortes americanas de pacientes submetidas à angiografia coronária, não houve aumento na fibrilação atrial ou infarto do miocárdio associados ao tratamento com bifosfonato.[723] Um estudo coorte retrospectivo de Taiwan comparou o uso de bifosfonato ao uso de raloxifeno e relatou uma taxa similar de fibrilação atrial nos dois grupos de tratamento.[724] Um aparente aumento na fibrilção atrial pode ser atribuído ao fato de que a maioria das usuárias de bifosfonato é mais velha, tem mais doença cardiovascular e está em risco mais elevado de fibrilação atrial.

Bifosfonatos e Câncer Esofágico

Em uma Carta ao Editor na edição de 1º de janeiro de 2009 do *New England Journal of Medicine*, o FDA relatou 23 casos (8 fatais) de câncer esofágico em pacientes que estavam sendo tratadas com alendronato.[725] A partir de 2009, um total de 31 casos de câncer esofágico foi reunido na Europa e no Japão associados a alendronato, risedronato, ibandronato e etidronato. Embora este seja um número pequeno de casos com fármacos que foram usados por mais de uma década por milhões de pessoas, a preocupação ganhou credibilidade por causa do efeito colateral reconhecido de lesão esofágica com os bifosfonatos orais. No entanto, o relatório do FDA foi casual por natureza, sem grupo de comparação. Em resposta, as comparações americanas e europeias de pacientes tratadas com a expectativa americana de incidência de câncer esofágico ou com pacientes não tratadas em bases de dados nacionais no Reino Unido e Dinamarca não detectaram aumento no câncer esofágico nas pacientes tratadas com bifosfonato.[726,727]

Bifosfonatos e Dor

O FDA informou os clínicos que as pacientes que usavam bifosfonato raramente têm dor óssea, articular ou muscular intensa que seja aliviada quando o tratamento é interrompido.

Resumo – Tratamento com Bifosfonatos

1. Uma suscetibilidade aumentada para fraturas não vertebrais pode ocorrer relativamente cedo quando o tratamento com bifosfonato for combinado com outro tratamento antirreabsortivo (como estrogênio), e isto deve ser evitado porque não foi demonstrado nenhum benefício adicional ao risco de fraturas com o tratamento combinado.

2. O tratamento com bifosfonato é mais reservado para mulheres pós-menopáusicas mais velhas. Esta não é uma substância de escolha para a prevenção da osteoporose em mulheres pós-menopáusicas mais jovens.

3. Em todas as pacientes, exceto as de risco muito alto, que estão sendo tratadas com bifosfonatos, é aconselhável considerar um limite de tempo para a duração da exposição. A densidade óssea deve ser medida após 2 a 4 anos de tratamento e, se não estiver dentro da variação da osteoporose, o tratamento deve ser descontinuado. As pacientes devem ser acompanhadas por monitoramento da densidade óssea, com a retomada do tratamento naquelas que perdem massa óssea rapidamente ou naquelas que acumulam uma perda de 5 a 10% em 1 ano.

4. O início de dor intensa em qualquer parte do corpo é uma indicação para descontinuar o tratamento com bifosfonato.

TRATAMENTO COM DENOSUMAB

O RANKL (kB ligante do fator nuclear) é secretado pelos osteoblastos e se liga ao seu receptor, RANK, na superfície dos osteoclastos, estimulando os osteoclastos a madurarem e a reabsorverem o osso. OPG é osteoprotegerina, um receptor produzido pelos osteoblastos, que se liga ao RANKL e impede a ativação do RANK, fazendo com que os osteoclastos passem por apoptose. Um agente que poderia agir como a OPG, portanto, preveniria a perda óssea. O denosumab é um anticorpo monoclonal humano do RANKL que funciona como OPG, porém em vez de competir com RANK pelo seu ativador RANKL, ele se liga com grande afinidade ao RANKL, prevenindo, assim, a ativação do RANK. Este não é o mesmo mecanismo dos bifosfonatos e estrogênio que se ligam à superfície do osso e interferem na atividade osteoclástica. O denosumab impede a maturação e a sobrevivência dos osteoclastos, além de ativar a reabsorção óssea pelos osteoclastos.

O impacto do denosumab na densidade óssea foi avaliado em ensaios clínicos de fase 2. As participantes eram mulheres pós-menopáusicas de até 80 anos que tinham osteoporose com base em escores T baixos. Durante os 2 primeiros anos, as pacientes foram relacionados aleatoriamente para uma das 7 doses de denosumab, alendronato ou placebo. Após 2 anos, as pacientes em 5 dos grupos tratados continuaram por mais 2 anos com 60 mg diárias ministradas subcutaneamente apenas uma vez a cada 6 meses. Um braço do tratamento foi descontinuado e depois de um ano o tratamento foi retomado com 60 mg a cada 6 meses. Um braço do tratamento foi descontinuado após 2 anos e acompanhado. Duzentos e sessenta e duas mulheres concluíram o estudo. O tratamento a longo prazo aumentou a densidade óssea na coluna vertebral e no quadril, enquanto o grupo placebo continuou a perder densidade óssea. A redução nos marcadores para metabolismo ósseo foi mantida. O grupo que descontinuou o tratamento após 2 anos perdeu densidade óssea; após 1 ano, o retorno ao tratamento com denosumab recuperou os ossos até o nível do ganho obtido nos 2 primeiros anos, níveis estes similares aos dos grupos que continuaram o tratamento por 4 anos. Não foram observadas diferenças significativas nos grupos de tratamento e placebo com relação a efeitos adversos. Resultados similares foram relatados em um ensaio de fase 3 com 332 mulheres em 21 centros no Canadá e Estados Unidos.[729] Em um grande ensaio multicentro mundial de 3 anos, envolvendo 7.868 mulheres com osteoporose, o ensaio Fracture Reduction Evaluation of Denosumab in Osteoporosis Every 6 Months (FREEDOM), o tratamento com 60 mg de denosumab subcutaneamente a cada 6 meses reduziu as fraturas vertebrais em 68%, fraturas de quadril em 40% e outras fraturas não vertebrais em 20%.[730] Um ensaio separado de fase 3 concluiu que o tratamento com denosumab aumentava a densidade mineral óssea no quadril e na coluna vertebral significativamente mais do que o alendronato.[731] Não houve diferenças em eventos adversos importantes nestes ensaios, incluindo osteonecrose ou indicações de função imune suprimida; no entanto, eczema e celulite estavam significativamente aumentados no estudo mundial.[730] Uma avaliaçã a longo prazo será necessária para uma identificação completa dos efeitos colaterais que podem ocorrer com o uso geral.

Como os resultados se comparam aos bifosfonatos? O aumento na densidade óssea na coluna vertebral e quadril é maior com denosumab, e a densidade óssea corporal total, conforme exemplificado pelo rádio, aumenta com denosumab, mas não com os bifosfonatos. A necessidade de administração subcutânea pode parecer um obstáculo, mas por outro lado, a necessidade de uma visita ao consultório pode aumentar a taxa de continuação (embora seja provável que uma técnica de autoadministração esteja disponível). Após a descontinuação do denosumab, a perda óssea começa imediatamente. Esta rápida reversibilidade contrasta com os bifosfonatos, que se ligam fortemente aos ossos, ali permanecendo por décadas e mantendo um efeito a longo prazo; esta pode ser uma vantagem importante do denosumab.

Existe um problema. O sistema RANKL opera em outros tecidos, significativamente no sistema imunológico. O número de sujeitos nos ensaios concluídos foi insuficiente para atingir a força estatística para nos garantir que não surgirão infecções e tumores nas pacientes tratadas. No entanto, existem vantagens óbvias. Denosumab age rápido; é reversível; precisa ser administrado apenas a cada 6 meses. Denosumab (Prolia) foi aprovado para o tratamento da osteoporose em pacientes de alto risco; no entanto, provavelmente é efetivo também na prevenção da osteoporose.

CALCITONINA

A calcitonina regula o cálcio plasmático inibindo a reabsorção óssea e pode ser usada em pacientes para quem a terapia hormonal é contraindicada. Estudos com a ingestão intranasal de calcitonina de salmão (200 UI diariamente) indicam que pode aumentar a densidade óssea. A calcitonina humana está disponível, mas a calcitonina recombinante de salmão (Fortical e Miacalcin) é mais potente. O tratamento com calcitonina deve ser combinado com suplementação de vitamina D e cálcio. Em um ensaio randomizado de 5 anos, o tratamento com calcitonina reduziu as fraturas na coluna vertebral com menos efeito (aproximadamente 33%) comparada a estrogênio, alendronato e raloxifeno, e sem redução nas fraturas de quadril.[732] A falta de uma dose de resposta e um alto índice de abandono levantaram questões quanto à potência e eficácia da calcitonina na prevenção de fraturas.

FLUORETO

A adição de fluoreto, um estimulador potente da formação óssea, pode oferecer proteção significativa contra osteoporose. A resposta clínica depende da formulação e da dose. O fluoreto de sódio de liberação lenta (25 mg 2×/dia ministrado em 12 de cada 14 meses) combinado com suplementação de cálcio reduziu a taxa de fratura vertebral sem essencialmente efeitos colaterais.[733] O tratamento é recomendado por não mais de 4 anos para evitar o acúmulo tóxico de fluoreto nos ossos.[734] Este tratamento é reservado para pacientes com osteoporose pós-menopáusica estabelecida; no entanto, ainda não foi aprovada uma preparação comercial.

ESTRÔNCIO

O ranelato de estrôncio (Protelos) está disponível em muitos países. Uma dose de 2 gramas de ranelato de estrôncio é dissolvida em água e ingerida na hora de dormir. Ensaios clínicos indicam que é atingida uma redução nas fraturas da coluna vertebral e não vertebrais comparáveis aos agentes antirreabsortivos.[735,736] O mecanismo de ação é desconhecido. O principal efeito colateral é náusea e diarreia que usualmente se resolvem em poucos meses.

TIBOLONA

A tibolona é estruturalmente relacionada com as progesteronas 19-nortestosterona usadas clinicamente em contraceptivos orais. A sua química, mecanismos de ação e efeitos clínicos são discutidos em detalhes no Capítulo 18. A tibolona previne a perda óssea em mulheres pós-menopáusicas com a mesma eficácia que a terapia com estrogênio ou estrogênio e progesterona.[737-743] Em um grande estudo americano de dose-resposta com doses variando de 0,3 a 2,5 mg diariamente, apenas as doses de 1,25 e 2,5 mg produziram aumento progressivo de densidade óssea no pescoço femoral. Na verdade, o impacto nos ossos foi essencialmente o mesmo para as 2 doses mais altas, 1,25 e 2,5 mg. Embora a dose de 1,25 mg seja aceitável para a prevenção de perda óssea, a dose de 2,5 mg é mais efetiva para o alívio das ondas de calor.[744]

O impacto benéfico nos ossos pode ser atribuído aos metabólitos estrogênicos da tibolona agindo através do receptor de estrogênio porque ele é bloqueado por um antiestrogênio, mas não por um antiandrogênio ou antiprogestina.[745] A tibolona previne a perda óssea associada ao tratamento com agonistas do GnRH (e o efeito colateral de ondas de calor).[746,747] Os dados da densidade mineral óssea são similares aos associados à terapia hormonal e com alendronato.

O estudo LIFT (Long-Term Intervention on Fractures with Tibolone) foi um ensaio multicentro randomizado controlado com placebo em 22 países com tibonola, 1,25 mg, ministrada diariamente durante 3 anos.[748] As 4.538 mulheres que participaram do ensaio tinham entre 60 e 85 anos, todas com alto risco de fraturas em virtude da osteoporose e todas tratadas com suplementação de cálcio e vitamina D. O estudo foi interrompido em fevereiro de 2006 após um tratamento médio de 34 meses por causa de um risco aumentado de derrame. Os riscos de todos os eventos foram avaliados após 5 anos de acompanhamento. A redução das fraturas foi aproximadamente quatro vezes maior nas mulheres que já tinham fratura vertebral no começo do estudo, comparadas às mulheres que não tinham fratura na linha de base. É importante observar que o número de quedas no grupo tratado foi 25% menor. O aumento de derrame foi maior nas mulheres mais velhas (acima de 70 anos).

Com base em estudos prévios da densidade óssea, os resultados do ensaio LIFT sobre redução de fraturas não foram inesperados. A magnitude do efeito é quase comparável ao que ocorre com estrogênio, bifosfonatos e raloxifeno (com a importante exceção sendo a falta de efeito do raloxifeno nas fraturas de quadril). Uma redução no câncer de mama foi comparável à relatada com tamoxifeno e raloxifeno, mas este não foi um aspecto principal do estudo.

O risco relatado de derrame é similar ao observado com estrogênio. Na Women's Health Initiative, não foi observado aumento de derrame em mulheres com menos de 60 anos que tinham ausência de fatores de risco. Parece prudente evitar o uso de tibolona em mulheres idosas e em mulheres que estão em risco de derrame (especificamente aquelas com hipertensão, tabagismo, diabetes melito ou fibrilação atrial). O estudo OPAL (Osteoporosis Prevention and Arterial Effects of Tibolone) foi um ensaio randomizado duplo-cego de 3 anos em seis centros americanos e cinco centros europeus, tratando 866 mulheres pós-menopáusicas com 2,5 mg de tibolona diariamente, 0,625/2,5 mg diariamente de estrogênios/acetato de medroxiprogesterona conjugados ou placebo.[749] Infelizmente, o ensaio OPAL não atingiu o seu objetivo de fornecer dados consistentes sobre efeitos cardiovasculares por causa da idade mais avançada das mulheres e aos resultados notadamente diferentes nas mulheres americanas e europeias. Continuam havendo bons motivos para acreditar que a tibolona terá um efeito neutro em termos de doença cardíaca coronária.

Em resumo, o tratamento com tibolona de mulheres pós-menopáusicas é tão efetivo quanto a terapia com estrogênio no alívio das ondas de calor, prevenção da perda óssea e aumento da lubrificação vaginal, mas estimula mais a libido do que o estrogênio. Ocorre menos sensibilidade nas mamas e mastalgia com a tibolona. Foi relatado que a segurança endometrial é comparável à obtida com regimes contínuos de estrogênio e progesterona combinados e com uma taxa mais baixa de hemorragia. Os riscos aumentados de câncer de mama e câncer endometrial previamente relatados em estudos observacionais representam muito provavelmente a "prescrição preferencial" da tibolona na Europa, discutida com referências no Capítulo 18. As mulheres com prescrição de tibolona na Europa tinham mais frequentemente doença mamária crônica, histórico pessoal de câncer de mama, sangramento uterino disfuncional prévio, hipertensão e cirurgias uterinas prévias. O mais importante é que as mulheres com prescrição de tibolona tinham histórico de tratamento com estrogênio sem oposição. Assim, os médicos tinham maior probabilidade de prescrever tibolona a mulheres que eles acreditavam estar em risco mais elevado para estes dois cânceres, e isto produziria taxas mais altas nos grupos tratados, comparados aos grupos-controle. A dose-padrão de tibolona durante muitos anos foi de 2,5 mg por dia, mas novos estudos apoiam o uso de uma dose mais baixa, 1,25 mg, sem perda aparente da eficácia óssea. A tibolona continua a ser uma escolha apropriada para terapia hormonal, adequada a muitas mulheres pós-menopáusicas.

TERIPARATIDE (FORTEO)

O hormônio da paratireoide aumenta a formação óssea. O teriparatide (Forteo) é o fragmento humano recombinante de 1-34 aminoácidos do hormônio da paratireoide. Outra preparação canadense abrange a sequência 1-84. Este é o único tratamento, além do fluoreto, que estimula diretamente os osteoblastos para formar novos ossos. Ministrado a mulheres pós-menopáusicas com osteoporose uma vez por dia, uma dose subcutânea de 20 μg, o teriparatide produz um maior aumento na densidade óssea e possivelmente uma maior redução em fraturas, comparado ao estrogênio ou alendronato.[750,751] *Em razão do custo e das dificuldades na autoadministração, o tratamento com fragmento da paratireoide é mais direcionado para indivíduos com osteoporose grave e em alto ris-*

co de fraturas. Após um período relativamente curto de tratamento, não mais do que 2 anos, o ganho em massa óssea pode ser mantido com um dos agentes antirreabsortivos.[752,753]

TERAPIAS ALTERNATIVAS PARA PREVENIR A PERDA ÓSSEA

Os fitoestrogênios são eficazes na prevenção da perda óssea em ratos, mas não em macacos.[754-756] Em mulheres, alguns estudos demonstraram no máximo um pequeno efeito nos ossos da coluna vertebral, porém a maioria não encontrou benefícios na coluna vertebral ou no quadril.[757-760] A suplementação com flaxseed não teve efeito nos biomarcadores do metabolismo ósseo.[761] A diferença entre a incidência de fratura no quadril em mulheres japonesas e americanas pode se dever às diferenças estruturais e/ou genéticas, não à ingestão alimentar de soja.[762]

A ipriflavona é uma isoflavona sintética; ela é desiroxidaidzeína metilada, que é metabolizada em daidzeína. Estudos com ipriflavona demonstraram prevenção da perda óssea durante um ano.[763-766] O efeito geral nos ossos não foi tão grande quanto o observado com uma dose-padrão de estrogênio ou alendronato, talvez não suficientemente grande para produzir um benefício. Um ensaio randomizado de 4 anos na Europa avaliou o efeito da ipriflavona na densidade óssea, marcadores urinários e fraturas vertebrais em 474 mulheres e não conseguiu encontrar diferenças no grupo tratado comparado ao grupo placebo.[767]

O equol é um metabólito bacteriano e o único metabólito hormonalmente ativo do fitoestrogênio da soja, a daidzeína. Pelo menos *in vitro*, o equol estimula a transcrição genética com receptores de estrogênio e com uma potência maior do que qualquer outra isoflavona.[768] A formulação do equol depende totalmente da microflora intestinal. A observação mais importante referente ao equol é que a maioria dos adultos não produz equol, mesmo quando estimulados com altas doses de soja.[769] Este é um contraste com os primatas não humanos e outros animais; todos os que foram estudados produzem níveis altos de equol. Assim, existem duas populações humanas: as produtoras de equol e as não produtoras de equol. A questão-chave é se as produtoras de equol recebem maiores efeitos clínicos dos fitoestrogênios do que as não produtoras de equol. Conforme observado, até agora os efeitos clínicos das isoflavonas nos ossos não foram marcantes. Em um ensaio randomizado de 2 anos de mulheres pós-menopáusicas, o leite de soja rico em isoflavonas aumentou a massa óssea vertebral em 45% dos sujeitos que eram produtores de equol, com essencialmente nenhum efeito nas não produtoras de equol.[769] Resultados similares foram obtidos em um estudo japonês que testou o efeito do tratamento com isoflavona em produtoras e não produtoras de equol.[770] Assim, a população destinada a receber um benefício da ingestão de soja pode estar limitada às produtoras de equol. Precisam ser repetidos estudos medindo as respostas em indivíduos que são identificados como produtores de equol e não produtores. Se a população destinada a receber um benefício da ingestão de soja estiver limitada às produtoras de equol, deve ser desenvolvido um método conveniente e barato para identificar a produção de equol. Pode ser possível converter não produtoras em produtoras. Uma abordagem mais simples é administrar o próprio equol. A daidzeína produz duas formas nas produtoras de equol, o isômero inativo R-equol e S-equol, o isômero ativo que se liga ao receptor-β de estrogênio. O S-equol foi sintetizado e a sua administração é efetiva para o tratamento dos sintomas da menopausa.[771] Outra alternativa é o suplemento de S-equol feito pela incubação da bactéria produtora de equol com isoflavonas da soja.[772,773] Ele é prontamente absorvido com alta biodisponibilidade; baixas doses devem ser administradas duas vezes ao dia por causa de uma meia-vida relativamente curta.

Estatinas

O tratamento com estatina é, certamente, um aspecto básico em programas concebidos para prevenir doença cardiovascular. Inspirados em experimentos animais indicando que as estatinas aumentam a formação óssea, estudos casos-controle relataram que o tratamento com estatina estava associado a um risco reduzido de fraturas.[774,775] Entretanto, a análise de um estudo randomizado de terapia com estatina e doença cardiovascular não conseguiu detectar um efeito no risco de fraturas, e um estudo de coorte relatou que um efeito benéfico aparente da estatina no risco de fratura era influenciado por vários fatores confusos.[776,777] No braço coorte prospectivo da Women's Health Initiative, as densidades ósseas e as taxas de fraturas eram similares comparando as usuárias de estatina às não usuárias.[778] Os fármacdos com estatina não devem substituir medicações comprovadamente eficazes para prevenir ou tratar osteoporose.

Tiazidas

As mulheres mais velhas são frequentemente tratadas com tiazidas para hipertensão. As tiazidas reduzem a perda urinária de cálcio, induzem um equilíbrio positivo de cálcio, e o tratamento está associado a uma densidade óssea mais elevada. É útil saber que estrogênio e tiazidas são aditivos; uma densidade óssea significativamente mais alta é alcançada com o uso combinado.[779]

Tiazolidinedionas

As tiazolidinedionas usadas para tratar diabetes estão associadas ao aumento na perda óssea e a fraturas.[780,781] A medição da densidade óssea e a avaliação cuidadosa para risco de fratura são componentes importantes nos cuidados à saúde destas mulheres diabéticas, com ênfase na suplementação adequada de cálcio e vitamina D e o tratamento apropriado com um dos agentes antirreabsortivos, quando indicado.

MODIFICAÇÕES NO ESTILO DE VIDA

O estilo de vida pode ter um impacto benéfico na densidade óssea. A atividade física (levantamento de peso), durante 30 minutos por dia em 3 dias da semana, aumentará o conteúdo mineral dos ossos em mulheres mais velhas.[782] Para que seja efetivo, o exercício precisa exercer uma carga sobre os ossos, especialmente na coluna vertebral.[783] Caminhar normalmente não será suficiente.[784] Mesmo uma caminhada acelerada atinge um aumento significativo na densidade óssea somente no calcâneo, o ponto sujeito a estresse com a caminhada.[785] No entanto, a caminhada acelerada pode reduzir a taxa de perda óssea no quadril.[786] Em outras palavras, o levantamento de peso é melhor para a coluna vertebral do que a caminhada comum, embora a corrida provavelmente ajude a massa óssea do quadril. As atividades benéficas são a corrida, treinamento com peso, aeróbico, subida de escada e outros esportes além da natação. O efeito do exercício de levantamento de peso na densidade óssea é aditivo quando combinado à terapia hormonal.[787] Embora a caminhada normal tenha pouco impacto na densidade óssea, ainda é razoável esperar que a caminhada tenha um efeito geral benéfico no risco de fratura. A caminhada melhora o *status* cardiovascular dos pacientes e reduz a massa corporal. Estas alterações mais o exercício em si melhoram o equilíbrio e reduzem o risco de quedas. Por estas razões, a caminhada, mesmo depois de ajustar para a densidade óssea e peso corporal, está associada a um risco reduzido de fratura no quadril.[540,788]

O impacto do exercício sobre os ossos é significativamente menor do que o alcançado pela terapia hormonal.[632] As mulheres requerem a combinação completa de terapia farmacológica, suplementação de cálcio e vitamina D e exercícios para minimizar o risco de fraturas. Para cada um destes, o impacto benéfico dura apenas enquanto a terapia é continuada.

Tabagismo e o consumo excessivo de álcool estão associados a um risco aumentado de osteoporose. A magnitude da perda óssea associada ao tabagismo é consistente com um aumento de 40-45% no risco de fratura de quadril.[789] As mulheres que fumam também entram na menopausa mais cedo e perdem massa óssea em uma taxa maior nos primeiros anos do período pós-menopáusico.[790] *A titulação da dosagem de estrogênio com os níveis sanguíneos circulantes de estradiol nas fumantes tem um sentido clínico, permitindo o uso de doses hormonais mais altas para manter a densidade óssea.* O monitoramento da resposta óssea com medições da densidade óssea auxiliaria ainda mais a atingir os efeitos máximos da terapia.

Uma alta ingestão de café foi relatada como associada a um risco aumentado de osteoporose.[791] No entanto, este aumento no risco depende da ingestão alimentar de cálcio. Em mulheres que beberam pelo menos um copo de leite (300 mg de cálcio) por dia durante a maior parte das suas vidas, o aumento na ingestão de café cafeinado não estava associado a uma densidade óssea mais baixa.[792] Repetidamente vemos a importância de ensinar crianças e adolescentes sobre o mérito de uma ingestão adequada de cálcio; beber leite magro durante a vida faz bem para você. Uma ingestão adequada de cálcio compensa os "ladrões de cálcio", como a cafeína e os refrigerantes. Um estudo britânico concluiu que um aumento de apenas 300 mL de leite por dia em adolescentes aumentava a densidade óssea e um aumento no peso ou gordura corporal.[636]

Lembre-se de que nem todas as fraturas são unicamente ocasionadas por osteoporose. Efeitos colaterais de fármacos, visão prejudicada, disfunção neurológica e condições musculares colocam as pacientes em risco porque mais de 90% das fraturas ocorrem após uma queda.[486] São importantes as intervenções que reduzam as chances de queda e aumentem a capacidade de suportar o impacto de uma queda.[793] Isto inclui a educação da paciente referente aos riscos em casa, o monitoramento do uso de fármacos, nutrição adequada e um bom programa de exercícios. Além disso, existem evidências de que o estrogênio com ou sem o acréscimo de progesterona melhora a força e o equilíbrio muscular.[254-259] Por outro lado, alguns estudos não conseguiram documentar um aumento na força muscular ou melhoras no equilíbrio.[787,794-797] Além do mais, o aumento da massa e da força muscular em resposta ao exercício de levantamento de peso foi o mesmo de quando as usuárias de hormônios foram comparadas às não usuárias.[798] No entanto, um estudo de coorte relatou 71% menos quedas nas usuárias de hormônios pós-menopáusicas precoces e 43% em usuárias de hormônios pós-menopáusicas tardias.[799]

MEDICAÇÕES QUE LEVAM À PERDA DE MASSA ÓSSEA

Os clínicos devem sempre lembrar que a exposição excessiva a hormônios da tireoide e glicocorticoides está associada à osteoporose e a uma taxa aumentada de fraturas. A perda óssea associada ao tratamento com glicocorticoides é prevenida significativamente pela terapia hormonal ou com bifosfonato.[800-803] *Os efeitos excessivos da tireoide podem ser evitados pelo monitoramento anual da dosagem de tratamento com níveis do TSH.* O tratamento preventivo específico também deve ser oferecido às pacientes que usam anticonvulsivantes a longo prazo ou heparina.

Uma publicidade considerável teve sucesso em aumentar a consciência clínica referente ao risco aumentado de fraturas associado ao uso de corticosteroides. Devemos igualmente reconhecer o risco aumentado de fraturas com o uso diário de SSRIs. O Canadian Multicentre Osteoporosis Study Research Group relatou o efeito dos SSRIs diários em um estudo de coorte prospectivo em sete centros regionais de 5.008 adultos acima dos 50 anos.[526] Depois do ajuste para idade, densidade óssea no quadril, fraturas na linha de base e uso de estrogênio em mulheres, o uso diário de SSRI foi associado a um aumento de 2 vezes no risco de fraturas por fragilidade. O uso diário de SSRIs também foi associado a um aumento de quase duas vezes no risco de quedas, e estes indivíduos tinham menor densidade óssea. O controle para quedas e densidade óssea mais baixa ainda deixou um risco aumentado de fraturas em usuárias de SSRI que começou após 1 a 1,5 ano de uso.

Este efeito colateral dos SSRIs faz sentido? O SSRI ou o estilo de vida está associado à depressão clínica? A serotonina não atravessa a barreira sangue-cérebro; no cérebro a atividade da serotonina é o resultado da síntese, recaptação e ligação a um receptor de 5-hidroxitriptofan, que é inibido pelos SSRIs. A maior parte da serotonina circulante provém da síntese no duodeno por células neuroendócrinas especializadas. A serotonina liberada localmente estimula o peristaltismo intestinal, enquanto a serotonina que entra na circulação é captada pelas plaquetas, ou a serotonina pode alcançar um tecido-alvo, como os ossos, ligando a formação óssea ao intestino. Os camundongos com uma mutação para a proteína transportadora de serotonina desenvolvem menos massa óssea e força.[527] Os receptores de serotonina e o transporte de serotonina foram identificados nos osteoblastos e nos osteócitos. Os efeitos nos ossos do hormônio da paratireoide e a estimulação mecânica são modulados pelo sistema da serotonina. Portanto o uso diário de SSRI pode prejudicar a formação óssea, titulando o equilíbrio em favor da reabsorção e perda óssea, e foram relatadas densidades ósseas reduzidas em usuários de SSRI dos sexos masculino e feminino (mas não em usuários de antidepressivos tricíclicos).[528,529]

Nem sempre é fácil saber o que vem primeiro, depressão ou fraturas que levam à depressão subsequente. Foi relatado que as pessoas deprimidas e usuárias de SSRI têm uma incidência maior de quedas,[521] e assim não é irracional considerar que a depressão venha primeiro em algumas pessoas. No entanto, a hipotensão ortostática e síncope são mais comuns em usuárias de SSRI, e isto também poderia contribuir para a maior prevalência de quedas.

As pessoas deprimidas são sedentárias e comem pouco, fatores estes que favorecem a perda óssea. Alguns especularam que os níveis aumentados de cortisol associados à depressão podem levar à perda óssea, similar à observada com a administração farmacológica de corticosteroides. Por outro lado, estudos americanos, apesar de encontrarem uma ligação entre depressão e fraturas, não conseguiram detectar um aumento na depressão associado a medições mais baixas de densidade óssea.[520,521] Entretanto, outros estudos relataram aumento na depressão associado à densidade óssea mais baixa.[522-524]

Obviamente, este é um quadro incerto, mas devemos ter maior consciência do possível risco aumentado de fraturas com o uso diário de SSRIs. Intervenções que reduzem as chances de queda e aumentam a possibilidade de suportar o impacto de uma queda são importantes. Isto inclui a educação da paciente com relação aos riscos em casa, o monitoramento do uso de medicamentos, nutrição adequada e um bom programa de exercícios. O monitoramento agressivo da densidade óssea se justifica; a suplementação adequada de cálcio e vitamina D é necessária e até que mais estudos esclareçam este problema, parece razoável considerar o tratamento com um dos agentes antirreabsortivos.

Os fármacos inibidores de bombas de prótons usados para tratar refluxo gastroesofágico prejudicam a absorção intestinal do cálcio, resultando em hiperparatireoidismo secundário e perda óssea. O uso a longo prazo de omeprazol foi vinculado a um aumento em fraturas de quadril em estudos casos-controle.[804,805] Estes fármacos devem ser acrescentados à lista das medicações que levam à perda de massa óssea que requerem monitoramento cuidadoso da densidade óssea e tratamento antirreabsortivo quando indicado. A lista inclui, é claro, todo o tratamento que produz um estado hipoestrogênico, por exemplo, um inibidor da aromatase.

Resumo – Medicações que Levam à Perda de Massa Óssea

1. Exposição excessiva à tiroxina.
2. Tratamento com glicocorticoides.
3. Terapia com SSRI para depressão.
4. Fármacos inibidores de bombas de prótons.
5. Inibidores da aromatase.

MANEJO DE UMA NÃO RESPONDENTE À TERAPIA HORMONAL

Há uma porcentagem de mulheres pós-menopáusicas em terapia hormonal (de 5 a 15%, dependendo da adesão) que continuam a perder massa óssea e têm fraturas.[576,578,612] No ensaio clínico PEPI de 3 anos, em que as taxas de adesão eram provavelmente máximas, 4% das mulheres tratadas perderam massa óssea na coluna vertebral e 6% no quadril.[576] Isto é real ou representa um problema técnico com a densidade óssea (regressão à média)?[806,807]

Existem dois motivos para questionar a prevalência de não resposta ao tratamento. O primeiro motivo é o argumento de que os resultados das medições únicas da densidade óssea exibem o fenômeno de regressão à média (os resultados extremos são em parte causados por erro randômico). A análise dos dados da densidade óssea do quadril e da coluna vertebral de ensaios clínicos randomizados que avaliam os efeitos do alendronato e raloxifeno em mulheres pós-menopáusicas com osteoporose revelou que as mulheres que perdiam densidade mineral óssea após 1 ano de tratamento tinham probabilidade de ganhar massa óssea durante o segundo ano.[806] Quanto mais extrema a medida após 1 ano de tratamento, mais provavelmente a medida dos anos seguinte indicaria uma inversão. Portanto, foi recomendado que os tratamentos ósseos não devem ser descontinuados quando as medições após 1 ano indicarem uma perda de densidade óssea, porque a repetição dos resultados está geralmente mais perto da média.

O segundo bom motivo para questionar uma porcentagem relativamente alta de não resposta é encontrada em uma reanálise dos dados do PEPI.[807] Focando naquelas mulheres que tiveram medidas replicadas de densidade óssea em cada teste, a verdadeira perda óssea no tratamento hormonal foi rara. Na região lombar, apenas 1,5% das usuárias de hormônio perderam massa óssea durante o primeiro ano de tratamento e apenas 0,6% no segundo e terceiro anos do estudo. No quadril estas porcentagens eram 2,3% no primeiro ano e 0,4% no segundo e terceiro anos, respectivamente.

Estas análises concluíram que a não resposta (ou resposta abaixo do ideal) é um fenômeno real, mas a prevalência é menor do que o suspeitado anteriormente. No entanto, há duas críticas que desafiam esta conclusão. Primeiro, os dados são derivados de ensaios clínicos em que a adesão é muito melhor do que o uso de tratamentos farmacológicos em populações gerais. Segundo, e mais importante, as participantes do ensaio clínico representam um grupo muito homogêneo, produto de inclusões e exclusões do protocolo. Este grupo homogêneo não representa a população em geral em que as variações são mais comuns. Um bom exemplo é a variação mais ampla no peso corporal na população em geral. Assim, esperaríamos encontrar em nossa prática mais do subgrupo de indivíduos que metabolizam e eliminam hormônios em uma taxa maior. E mais mulheres em uma população em geral responderão menos às doses hormonais padrão, conforme documentado pelas medições da densidade óssea. *Por este motivo advogamos o uso das medições da densidade óssea para medir a resposta ao tratamento e o uso crescente de ensaios sanguíneos de estrogênio para avaliar a eficácia da terapia hormonal. Mas tenha em mente que em decorrência do erro de precisão com as medidas da densidade óssea, é necessária uma mudança de pelo menos 3 a 5% para ser clinicamente significativa.*

AVALIAÇÃO DOS NÍVEIS SANGUÍNEOS DE ESTROGÊNIO

Vale a pena medir a densidade óssea em mulheres tratadas quando estão no final da década dos 60 anos para detectar as que apresentam resposta fraca. Em média, aproximadamente 10-15% das mulheres perdem densidade óssea apesar de estarem recebendo terapia hormonal. Um ensaio clínico finlandês de 5 anos relatou uma prevalência de resposta fraca com base na densidade óssea de 11% para os ossos da coluna vertebral e 26% para o quadril.[808] Como esperado, tabagismo e baixo peso corporal foram os achados comuns entre as más respondentes, mas as características mais marcantes foram os níveis mais baixos de estradiol e mais altos de FSH. É apenas lógico que exista um grupo de mulheres que metaboliza e elimina estrogênios administrados em uma taxa mais alta e assim requer uma dose mais elevada para manter um efeito protetor nos ossos. De fato, uma variação considerável nos níveis de estradiol foi documentada em indivíduos que recebem terapia hormonal oral e transdérmica.[809,810] As apresentações de *marketing* pelas companhias farmacêuticas fornecem os níveis médios, sugerindo a manutenção estável e regular dos níveis sanguíneos; no entanto, as variações, que são amplas, não são reveladas. Um objetivo da individualização da terapia hormonal é determinar a dose apropriada para o objetivo pretendido; no caso dos ossos, o nível-alvo de estradiol deve ser de 40-60 pg/mL, e uma variação prática para uma amostra sanguínea coletada durante o atendimento no consultório com uma paciente que toma sua medicação à noite é de 50-100 pg/mL. Para minimizar a variação, encorajamos os médicos a sempre usarem na sua prática o mesmo laboratório depois de estabelecerem os valores obtidos usando doses-padrão de estradiol. A confiabilidade das medições sanguíneas de estrogênio é questionável quando estrogênios equinos conjugados são o tratamento que está sendo usado, embora alguns ensaios possam fornecer resultados reproduzíveis em virtude das reações cruzadas com o anticorpo específico no ensaio.

Quando os médicos e a indústria farmacêutica promovem doses mais baixas de estrogênio com a noção atrativa de que menos é mais seguro, pode ser esperada uma taxa maior de resposta fraca quando medida pela densidade óssea. Estamos sugerindo que uma vez detectada uma respondente fraca através da medição da densidade óssea, é indicada a titulação da dose de estrogênio, utilizando a concentração sanguínea de estradiol. Enfatizaríamos ainda que a detecção e investigação apropriadas confirmarão que um nível sanguíneo relativamente baixo de estradiol é a causa da maioria dos casos de fraca resposta óssea ao tratamento hormonal. A medição do pH vaginal da parede lateral vaginal é muito simples e barata. Foi marcante em nossa experiência e na de outros como um pH ácido (menos de 4,5) correlaciona-se com uma dose apropriada de administração de estrogênio.[230,811] Esta experiência nos motiva a sugerir que este pode ser o melhor método para avaliar a adequação da terapia estrogênica. A avaliação da citologia vaginal não é útil. A mucosa vaginal é sensível demais ao estrogênio para permitir a titulação dose-resposta.

As medições da densidade óssea também podem detectar indivíduos que estão respondendo fracamente ao bifosfonato, raloxifeno ou outros tratamentos. Duas considerações devem vir à mente. Primeiro, estabelecer se a ingestão apropriada da medicação está sendo praticada com boa adesão. Segundo, excluir outras causas de perda óssea e certificar-se de que a suplementação de cálcio e vitamina D é adequada. Níveis ideais de vitamina D são necessários para maximizar a resposta a qualquer agente antirreabsorção.[812] Isto enfatiza a necessidade de titular a dose da suplementação de vitamina D, medindo o nível circulante de 25-hidroxivitamina D. Um valor menor do que 30 ng/mL é abaixo do normal; menos do que 20 ng/mL é uma indicação definitiva de deficiência de vitamina D.

Em uma mulher que demonstrou estar perdendo massa óssea apesar da terapia hormonal, são recomendados os seguintes passos:

- **Verificar a adesão e a dose, medindo os níveis sanguíneos de estrogênio; ajustar a dose, titulando com as medições do estradiol. Considerar o uso de medições do pH vaginal.**

- **Excluir outras causas de perda óssea:**

    Hipogonadismo: p. ex., distúrbios da alimentação.

    Fármacos: Heparina, anticonvulsivantes, glicocorticoides, SSRIs, inibidores da bomba de prótons, alta ingestão de álcool.

Doença crônica: **Renal e hepática.**

Doenças endócrinas: **Excesso de glicocorticoides.**
Hipertireoidismo.
Deficiência de estrogênio.
Hiperparatireoidismo.

Nutricional: **Deficiências de cálcio, fosfato, vitamina D.**

- **Acompanhar com os marcadores do metabolismo ósseo ou medidas da densidade óssea.**

CONCLUSÃO

A menopausa é um evento fisiológico que aproxima médicos e pacientes, dando a oportunidade de envolver as pacientes na manutenção da saúde. A falha em responder apropriadamente (por parte do médico ou da paciente) leva facilmente a uma perda da paciente na prática, mas igualmente importante, se não mais, é a probabilidade de que a perda de uma paciente na prática significa que outra mulher perdeu seu envolvimento em um programa preventivo de cuidado à saúde. Contrário à opinião popular, a menopausa não é um sinal de declínio impeditivo, mas ao contrário, um fenômeno maravilhoso que pode sinalizar o início de algo positivo, um bom programa de saúde.

Todas as referências estão disponíveis no site:
http://www.revinter.com.br/online/referencias-speroff.pdf

18 Terapia Hormonal Pós-Menopáusica

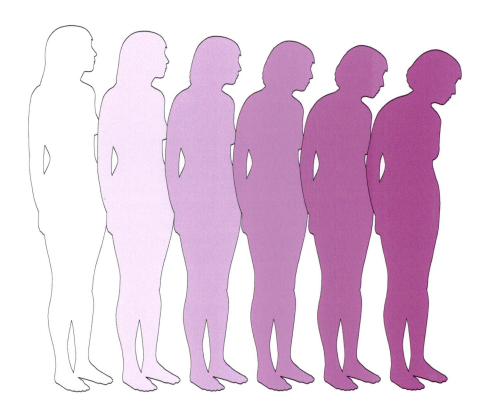

A terapia hormonal pós-menopáusica teve seu início na tentativa de aliviar sintomas específicos associados ao declínio na produção de estrogênio na menopausa. Não há dúvidas de que as mulheres que sofrem de ondas de calor ou atrofia dos tecidos do trato reprodutivo podem melhorar seus sintomas com o uso de estrogênios. Na década de 1990, entretanto, o foco da terapia hormonal pós-menopáusica mudou do tratamento a curto prazo para os benefícios do atendimento preventivo à saúde associado ao tratamento a longo prazo. É quase certo que as incapacidades provocadas pela osteoporose a longo prazo podem ser prevenidas em grande parte pela terapia com estrogênio e progestina. O impacto a longo prazo sobre a cognição ainda precisa ser documentado, mas existem motivos para acreditar que haverá um benefício nesta área. Entretanto, o uso a longo prazo foi questionado pela interpretação de dados de ensaios clínicos que indicaram que a terapia hormonal não protegia contra doença cardiovascular e que o risco de câncer de mama era aumentado. O debate quanto a essas questões tornou muito difícil a tomada de decisão de clínicos e pacientes. Neste capítulo, oferecemos nossa própria interpretação como um guia para o uso clínico da terapia hormonal pós-menopáusica.

As evidências que apoiam muitos dos benefícios com a terapia hormonal pós-menopáusica também são examinadas no Capítulo 17, em que os efeitos do tratamento hormonal são considerados em conjunto com o impacto do decréscimo em estrogênio após a menopausa. Neste capítulo, examinamos os aspectos clínicos da terapia hormonal pós-menopáusica, o impacto dos resultados de ensaios clínicos e nossos métodos de manejo da paciente.

HISTÓRIA[1-4]

A existência dos hormônios era desconhecida 220 anos atrás. Na última metade do século XIX, diversos químicos e fisiologistas começaram a produzir extratos hormonalmente ativos a partir de glândulas, bile e urina de animais. Clínicos ousados usaram esses extratos para tratar pacientes, por exemplo, fornecendo hormônio da tireoide para tratar indivíduos severamente hipotireóideos, e então nasceu a especialidade da endocrinologia. A palavra "endócrino" foi adotada para designar as "glândulas de secreção interna", as múltiplas fontes de hormônios.

Charles Edouard Brown-Sequard, filho de uma francesa e um capitão da marinha americana, nasceu nas ilhas Maurício. Falando inglês e francês fluentemente, ele praticou a medicina e lecionou em Londres e Nova Iorque antes de se estabelecer em Paris. Brown-Sequard relatou em 1889 que foi rejuvenescido pela autoadministração de extratos dos testículos de cães, mais provavelmente um efeito placebo, considerando-se a escassa quantidade de testosterona que ele poderia ter extraído, usando o seu método aquoso, e sugeriu que os extratos ovarianos teriam o mesmo efeito revitalizante em mulheres. Os esforços para tratar mulheres no final do século XIX foram em grande parte sem sucesso, mas em 1897 o extrato ovariano foi relatado como eficaz para as ondas de calor menopáusicas.[5]

Os primeiros americanos a tentarem tratar os sintomas da menopausa foram E.L. Sevringhaus e J. Evans de Madison, de Wisconsin, que em 1929 administraram um derivado do líquido amniótico bovino.[2,6] Na década de 1930, os hormônios ovarianos foram isolados, e os produtos da "estrina" e os estrogênios sintéticos, estilbestrol e etinilestradiol, foram administrados em mulheres menopáusicas. Edgar Allen e Edward Doisy foram os primeiros a isolar o hormônio ovariano, o estrogênio. Allen nasceu no Colorado, estudou na Universidade Brown e serviu na França durante a I Guerra Mundial. Em 1933, tornou-se diretor do Departamento de Anatomia na Universidade de Yale. Morreu de um ataque cardíaco durante uma patrulha em Long Island para a Guarda Costeira dos Estados Unidos em fevereiro de 1943. Doisy nasceu em Illinois e foi formado pela Universidade de Illinois e Harvard. Durante a I Guerra Mundial, foi designado para o Instituto Rockefeller, na cidade de Nova Iorque, e depois para o Walter Reed Hospital, em Washington. Doisy foi o primeiro diretor de bioquímica na Escola de Medicina da Universidade de St. Louis. Recebeu o Prêmio Nobel de Medicina, junto com Henrik Dam, em 1943, por ter isolado e sintetizado a vitamina K. Doisy morreu em 1986, aos 92 anos.

Em 1919, Allen e Doisy, ambos egressos do exército após a Primeira Guerra Mundial, juntaram-se ao corpo docente da Escola de Medicina da Universidade Washington, em St. Louis. Eles se tornaram amigos jogando no time de beisebol dos professores e planejaram seus primeiros experimentos enquanto iam para o trabalho juntos. Em 1922, Allen se mudou para a Universidade do Missouri para ser professor de anatomia, e Doisy foi para a Universidade St. Louis, mas eles continuaram a sua colaboração. Doisy preparava extratos ovarianos e os enviava a Allen pelo correio para os experimentos. Em 1923 e 1924, Allen e Doisy relataram ter isolado os ovários de porcas e a administração em animais de "um hormônio ovariano".

Em 1926, Sir Alan S. Parkes e C. W. Bellerby cunharam o termo básico "estrina" para designar o hormônio ou hormônios que induzem o cio em animais, época em que as fêmeas dos mamíferos estão férteis e receptivas aos machos. Doisy e seus alunos, Veler e Thayer, em St. Louis, isolaram alguns miligramas de estrogênio em forma cristalina em 1929 a partir de grandes quantidades de urina de mulheres grávidas. A terminologia foi ampliada para incluir os principais estrogênios nos humanos, estrona, estradiol e estriol, em 1932, na primeira reunião da *International Conference on the Standardization* of Sex Hormones em Londres, embora quantidades significativas de estradiol puro só tenham sido isoladas em 1936. Nesta mesma reunião, os químicos pioneiros lamentavam o problema da escassez que limitava os materiais a quantidades em miligramas quando um bioquímico relativamente desconhecido, A. Girard, da França, apresentou vinte gramas de estrogênio cristalino derivado do uso de um novo reagente para tratar a urina das éguas.[7]

Na década de 1920, George W. Corner, da Universidade de Rochester, convidou William Myron Allen, um químico orgânico que então era estudante de medicina, para juntar-se a ele no estudo do corpo lúteo. No espaço de 2 anos, eles obtiveram um extrato puro, mas foi somente em 1934 que a progesterona cristalina foi isolada quase simultaneamente em diversos países. Foram necessários os corpos lúteos de 50.000 porcas para produzir uns poucos miligramas. Na Second International Conference on Standardization of Sex Hormones, em Londres, Corner e Allen propuseram o nome progestina. Outros propuseram luteosterona e, durante um coquetel, os vários bioquímicos acertaram chamá-la de progesterona química.[7]

Os hormônios estavam sendo administrados às pacientes na década de 1940, mas o suprimento era muito limitado. E com a escassez de material, os hormônios eram incrivelmente caros. A progesterona, por exemplo, custava $200 por grama. "Para assegurar androsterona suficiente para cobrir a cabeça de um alfinete, Adolph Butenandt teve que iniciar com quase quatro mil galões de urina; para obter menos de um centésimo de uma onça* de cristais puros de testosterona, Ernst Laqueur teve que processar aproximadamente uma tonelada de testículos de touro. Foi necessária uma tonelada de colesterol da medula espinal ou cérebro bovino ou da gordura da lã de ovinos para produzir apenas 370 g do material inicial a partir do qual poderia ser obtida progesterona. Edward Doisy teve que processar os ovários de mais de oitenta mil porcas para conseguir apenas doze milionésimos de um grama de estradiol."[8]

Na década de 1930, a Ayerst Company estava extraindo estrogênios da urina de mulheres grávidas. Limitado pelos problemas de abastecimento, baixa atividade e gosto e odor ruins, Gordon A. Grant, diretor de bioquímica da Ayerst, sugeriu em 1939 que usassem urina de cavalos. O processo produziu sais de sódio dos ésteres sulfato dos vários estrogênios, produzindo um conjugado solúvel em água. A Premarina (estrogênios conjugados) foi aprovada no Canadá em 1941 e nos Estados Unidos em 1942 para o tratamento de sintomas associados à menopausa.[9] Os comprimidos eram e ainda são designados como variações de 1,25 mg, com base nas quantidades equivalentes de Premarina e estrona (1,25 mg) que poderiam produzir o mesmo efeito no bioensaio de Allen-Doisy (quantidade necessária para produzir um aumento no peso uterino da rata). Foi somente em 1972 que foi realizada a primeira análise quantitativa da Premarina, com base na cromatografia gasosa. Estudos modernos indicam que existe um grande número de esteroides na Premarina, até mesmo androgênios e progestinas, mas apenas os 10 estrogênios estão presentes em quantidade suficiente para ter efeitos clínicos. Estão disponíveis estrogênios conjugados sintéticos; uma mistura, a Cenestina, contém 9 estrogênios, e outra, a Enjuvia, 10 estrogênios.

Composição dos Estrogênios Conjugados (Premarina)	
Sulfato de sódio de estrona	49,3%
Sulfato de sódio de equilina	22,4%
Sulfato de sódio de 17α-di-hidroequilina	13,8%
Sulfato de sódio de 17α-estradiol	4,5%
Sulfato de sódio de Δ8,9-desidroestrona	3,5%
Sulfato de sódio de equilenina	2,2%
Sulfato de sódio de 17β-di-hidroequilina	1,7%
Sulfato de sódio de 17α-di-hidroequilenina	1,2%
Sulfato de sódio de 17β-estradiol	0,9%
Sulfato de sódio de 17β-di-hidroequilenina	0,5%

*1 onça corresponde aproximadamente a 28 g.

FORMULAÇÕES DE ESTROGÊNIO E ROTAS DE ADMINISTRAÇÃO

ADMINISTRAÇÃO ORAL

As potências relativas dos estrogênios comercialmente disponíveis são de grande importância na prescrição de estrogênio, e o clínico deve estar familiarizado com as seguintes potências:

Potências Relativas do Estrogênio[10-15]			
Estrogênio	Níveis de FSH	Proteínas do Fígado	Ossos
Estrogênios conjugados	1,0 mg	0,625 mg	0,625 mg
mg de estradiol micronizado	1,0 mg	1,0 mg	1,0 mg
mg de estropipato (sulfato de piperazina de estrona)	1,0 mg	1,25 mg	1,25 mg
Etinil estradiol	5,0 µg	2-10 µg	5,0 µg
Valerato de estradiol	–	–	1,0 mg
mg de estrogênios esterificados	–	–	0,625 mg
Estradiol transdérmico	–	–	50 µg

O grupo 17α-etinil do etinilestradiol (que apresentam um metabolismo resistente) intensifica os efeitos hepáticos por que, independentemente da via de administração, a função hepática é afetada.[13] O mesmo é verdadeiro para os estrogênios equinos conjugados. Contrário ao caso com estradiol, o fígado parece preferencialmente extrair etinilestradiol e estrogênios equinos conjugados, independente da rota de administração. Assim, a rota de administração parece influenciar as respostas metabólicas somente no caso de estrogênios específicos, mais notadamente o estradiol.

Um fator importante nas diferenças de potência entre os vários estrogênios (estradiol, estrona, estriol) é o período de tempo em que o estrogênio se liga ao seu receptor. A taxa mais elevada de dissociação com o estrogênio fraco (estriol) pode ser compensada pela aplicação contínua para permitir ligação e atividade prolongadas. O estriol tem somente 20-30% de afinidade pelo receptor de estrogênio comparado ao estradiol; portanto, ele é rapidamente eliminado de uma célula. No entanto, se a concentração efetiva for mantida equivalente à do estradiol, ele pode produzir uma resposta biológica similar.[16] Pelo menos dois estudos não conseguiram demonstrar prevenção de perda óssea com administração de 2 mg de estriol diariamente.[17,18] Na gravidez, quando a concentração de estriol é muito grande, ele pode ser um hormônio importante, não apenas um metabólito. Assim sendo, níveis mais elevados de estriol não são necessariamente protetivos contra efeitos estrogênicos potentes. Como o estriol protege a rata contra tumores de mama induzidos por vários carcinógenos químicos,[19] foi levantada a hipótese de que um nível mais elevado de estriol protege contra os efeitos mais potentes da estrona e estradiol. Porém, o antagonismo do estradiol ocorre somente dentro de uma variação muito restrita da proporção de estradiol para estriol, uma variação que raramente é encontrada fisiológica ou farmacologicamente.[20] Abaixo desta variação, o estradiol está desimpedido, acima desta variação o próprio estriol exerce atividade estrogênica. A preparação comercial que contém estriol, estradiol e estrona contém quantidades suficientes de estrona e estradiol para produzir efeitos clínicos padrão.

Os estrogênios esterificados são preparados sinteticamente a partir de precursores de plantas e são compostos em sua maior parte de sulfato de sódio de estrona com um componente de 6-15% de sulfato de sódio de equilina. O valerato de estradiol é rapidamente hidrolisado em estradiol; portanto, a farmacologia e os efeitos são comparáveis em dosagens similares.[21]

ADMINISTRAÇÃO POR ADESIVO TRANSDÉRMICO

Os adesivos usados inicialmente para administração transdérmica de estrogênio continham um reservatório de álcool; o estrogênio era liberado por uma membrana semipermeável presa à pele com um adesivo. Na geração atual de adesivos, os hormônios são dissolvidos e distribuídos pela matriz adesiva. Em um estudo de mulheres que anteriormente haviam descontinuado o uso de adesivos em virtude de irritações na pele (dermatite de contato), as reações cutâneas eram menos comuns com os adesivos matrizes mais recentes.[22] Além disso, os adesivos matrizes são mais tolerados em ambientes tropicais.[23] Os adesivos são designados de acordo com a quantidade de estradiol liberada por dia: de 14 a 100 µg.

A concentração de estrogênio no sistema portal hepático após administração oral é 4-5 vezes mais alta do que na periferia.[24] Em razão do metabolismo de primeira passagem no fígado, o estradiol oral resulta numa proporção entre estrona e estradiol circulante de aproximadamente 3; com a administração transdérmica a proporção é 1. O efeito de primeira passagem pode ser importante para efeitos na lipoproteína. Por exemplo, estudos a curto prazo (6 semanas) conseguiram documentar catabolismo aumentado de lipoproteína de baixa densidade (LDL-colesterol) e produção aumentada de apoproteína A-I com estrogênio oral, mas nenhum efeito com estrogênio transdérmico.[25,26] Um estudo de 2 anos em Los Angeles com uma dose transdérmica (100 µg) não detectou alteração significativa nos níveis do colesterol HDL.[27] Entretanto, dados ingleses indicam que a administração transdérmica de 50 µg de estradiol duas vezes por semana é tão efetiva quanto 0,625 mg via oral de estrogênios conjugados, quando combinado com uma progestina em regimes sequenciais, sobre a densidade óssea e lipídios por uma duração de 3 anos.[28] Doses-padrão de estrogênio administradas transdermicamente (50 µg) protegem contra fraturas da mesma forma que as doses orais padrão.[29] Assim como ocorre com o estrogênio oral, doses transdérmicas mais baixas podem produzir efeitos sobre a densidade óssea e sintomas da menopausa,[30] porém um número substancial de mulheres requer doses mais elevadas.

A questão crítica é se o efeito de primeira passagem do estrogênio oral é *clinicamente* importante. Os efeitos diferentes da administração oral e transdérmica nos parâmetros metabólicos têm sido repetidamente comparados ao longo dos anos, mas os estudos epidemiológicos clínicos com *end-point* não são abundantes, sendo prejudicados pelo número relativamente pequeno de mulheres que usam estrogênio transdérmico na maioria dos países.

Fatores de Coagulação. O metabolismo hepático de primeira passagem afeta a síntese da coagulação das proteínas, marcadores de coagulação e fibrinólise, que podem influenciar o risco de trombose e eventos de doença cardíaca coronária. O estrogênio oral aumenta o fator VII e fragmentos 1 e 2 da protrombina, enquanto que o estrogênio transdérmico reduz o fator VII.[31-34] O estrogênio oral também aumenta os níveis circulantes das metaloproteinases da matriz, MMP-2 e MMP-9, enzimas que estão associadas a uma tendência à coagulação.[35] Entretanto, o que é importante é se os diferentes efeitos da liberação oral e transdérmica sobre os fatores coagulantes se traduzem em diferenças clínicas e risco cardiovascular.

Resistência à Proteína C Ativada (PCA) e Risco de Tromboembolismo Venoso (TEV). A resistência à PCA é um marcador importante para trombose venosa em indivíduos com mutações trombogênicas herdadas e mesmo na ausência destas mutações. O estrogênio oral aumenta a resistência à PCA, enquanto que o estrogênio transdérmico não tem efeito significativo sobre este marcador.[36,37] Com base nesta diferença, seria possível predizer que a liberação transdérmica de estrogênio teria menos probabilidade do que a liberação oral de estrogênio de estar associada a tromboembolismo venoso (TEV).

Um estudo caso-controle (estudos epidemiológicos da ligação entre a rota de administração transdérmica e um evento relativamente raro são possíveis na França graças à popularidade do método transdérmico) não relatou risco aumentado de TEV em usuárias de estrogênio transdérmico, quando comparadas a um aumento de quatro vezes em usuárias de estrogênio oral.[38-40] As usuárias de estrogênio que eram portadoras de uma mutação do fator V Leiden ou uma mutação da protrombina tinham um risco 25 vezes maior de TEV do que as mulheres que não usaram estrogênio e não tinham nenhuma das mutações. As mulheres com uma mutação protrombótica que usaram estrogênio transdérmico tiveram um risco de TEV similar ao das mulheres com uma mutação protrombótica que não usaram estrogênio. O estudo de coorte prospectivo francês E3N também relatou um risco aumentado de tromboembolismo venoso em usuárias atuais de terapia oral, uma razão de risco de 1,7 (IC = 1,1-2,8), razão esta que é similar ao aumento de duas vezes repetidamente documentado na literatura, e nenhum aumento com estrogênio transdérmico.[41] A trombose venosa será discutida em mais detalhes posteriormente neste capítulo.

Lipídios e Enzimas Hepáticas. Tanto o estrogênio oral quanto transdérmico reduzem o colesterol total, colesterol de lipoproteínas de baixa densidade e lipoproteína (a). Comparado ao estrogênio transdérmico, o estrogênio oral produz elevações significativamente maiores no colesterol de lipoproteínas de alta densidade e aumenta os triglicerídeos, enquanto que o estrogênio transdérmico reduz os níveis de triglicerídeos.[31,33,42-44] Na verdade, os níveis de triglicerídeos marcadamente elevados em resposta à terapia oral retornam ao normal, quando o tratamento é trocado para a administração transdérmica.[45]

Marcadores Inflamatórios. Mulheres com estrogênio oral têm níveis aumentados de proteína C reativa (PCR), enquanto que aquelas que utilizam estrogênio transdérmico não têm.[31,33,42,46-49] De fato, a terapia hormonal oral, embora aumente a PCR, conforme discutido no Capítulo 17, reduz os níveis circulantes de outros marcadores inflamatórios (selectina E, molécula de adesão intercelular-1, molécula de adesão à célula vascular-1, proteína quimioatraente de monócitos-1 e fator-α de necrose tumoral) com efeitos inconsistentes na interleucina 6.[46,47] O estrogênio transdérmico não afeta os níveis destes marcadores inflamatórios. Não é certo que a redução nos níveis da PCR com estatinas e o aumento com estrogênio oral sejam instrumentais nos resultados clínicos ou reflitam outros efeitos. Assim, o aumento ou redução nos níveis da PCR não necessariamente irá aumentar ou reduzir o risco de doença clínica.

Um estudo longitudinal de 346 mulheres pós-menopáusicas usando terapia hormonal oral relatou que a PCR elevada era um forte preditor de eventos cardíacos futuros, mas somente naquelas com níveis aumentados de IL-6.[48] Um aumento na PCR isoladamente não estava associado a um excesso de eventos. *A diferença nos níveis de PCR entre as usuárias de terapia oral versus transdérmica, especialmente em mulheres pós-menopáusicas mais jovens, é de pouca significância clínica.* De fato, no ensaio Estrogen Replacement on Progression of Coronary Atherosclerosis, os aumentos na PCR induzidos por estrogênio não tiveram efeito na progressão da doença, conforme medido por angiogramas seriais.[49] Um estudo da Women's Health Initiative confirmou a correlação entre os níveis básicos de PCR e um risco elevado de doença cardíaca coronária, *porém o aumento em PCR induzido pela terapia hormonal oral não aumentou mais o risco!*[50]

Risco de Infarto do Miocárdio. Tanto a administração oral quanto transdérmica de terapia hormonal estão associadas a uma redução no risco de infarto do miocárdio em estudos observacionais.[51]

Síndrome Metabólica. Em um ensaio randomizado de 3 meses envolvendo 50 mulheres obesas com síndrome metabólica, a terapia oral com estradiol piorou os marcadores da síndrome metabólica, incluindo resistência à insulina, sugerindo uma piora no risco cardiovascular, enquanto que o estradiol transdérmico teve efeitos mínimos.[52]

Efeitos em Fumantes. Evidências limitadas sugerem que as mulheres pós-menopáusicas que fumam podem ter uma melhor resposta cardiovascular ao estrogênio transdérmico do que ao estrogênio oral, incluindo maiores reduções na resistência periférica total, tônus simpático vascular e níveis de norepinefrina e responsividade vascular aumentada.[53] As fumantes que recebem estradiol transdérmico têm viscosidade plasmática e níveis de tromboxano B_2 reduzidos.[54] Estes resultados levantam a possibilidade, embora os dados sejam limitados, de que as fumantes possam representar um grupo de mulheres para quem o estrogênio transdérmico seja uma vantagem.

Metabolismo dos Carboidratos. Existem poucas diferenças entre os métodos oral e transdérmico de liberação no metabolismo dos carboidratos. Ambos os métodos têm um impacto benéfico no conteúdo de gordura abdominal central, níveis de glicose e resistência à insulina, associados a um risco reduzido de desenvolvimento de diabetes melito com início na idade adulta.[55-59]

Risco de Câncer de Mama. Estrogênios equinos conjugados orais/acetato de medroxiprogesterona sequencial reduziram os níveis médios do fator de crescimento semelhante à insulina 1 (IGF-1) em 26% e aumentaram os níveis médios da globulina ligadora dos hormônios sexuais (SHBG) em 96% em relação à linha de base, enquanto que não ocorreu alteração com o estradiol transdérmico.[60] Níveis altos de IGF-1 e baixos de SHBG estão associados a risco aumentado de câncer de mama; no entanto, é difícil chegar a conclusões clínicas com base nesses marcadores secundários. Um estudo caso-controle alemão de 3.593 casos não encontrou risco significativamente aumentado de câncer de mama com terapia hormonal oral ou transdérmica.[61] Até o momento, os dados epidemiológicos que comparam o tratamento oral e transdérmico não são suficientes para permitir conclusões seguras em relação ao risco de câncer de mama.

Risco de Câncer Colorretal. Em um estudo caso-controle, tanto a terapia hormonal oral quanto a transdérmica reduziram o risco de desenvolvimento de câncer colorretal.[62] Quando a terapia transdérmica envolvia estrogênio isoladamente, o benefício era ainda maior.

Níveis de Estradiol em Usuárias de Estrogênio Oral *Versus* Transdérmico. Estudos que comparam os níveis circulantes de estradiol em mulheres que recebem estrogênio oral ou transdérmico revelam níveis terapêuticos de estradiol preditivos de uma boa resposta óssea, mas eles também contêm grandes desvios-padrão, indicando uma variação substancial entre os indivíduos.[63] Algumas mulheres metabolizam o estrogênio diferentemente, dependendo da rota de administração, função hepática, absorção da pele, composição corporal, tamanho corporal, interações medicamentosas potenciais e a presença de proteínas ligadoras; todos os quais contribuem para as variações individuais nos níveis séricos de estradiol.[64] No futuro, a medição dos níveis séricos de estradiol poderá desempenhar um papel na avaliação do tratamento adequado. Esta medida será especialmente útil para as usuárias da terapia estrogênica transdérmica, que produz níveis mais consistentes de estradiol do que a terapia administrada oralmente.

A única maneira de comparar com precisão as diferenças clínicas entre a liberação estrogênica oral e transdérmica é estabelecer que os dois métodos produzem níveis sanguíneos similares e que as diferenças clínicas refletem o efeito de primeira passagem através do fígado. Isto é difícil de conseguir porque o efeito de primeira passagem eleva os níveis da globulina ligadora dos hormônios sexuais (SHBG) de forma tal que os níveis séricos de estradiol são grandemente afetados. Um estudo de 18 mulheres mostrou que o estrogênio oral aumentava a SHBG em 67 a 171%, enquanto que o estrogênio transdérmico não alterava os níveis de SHBG.[65] As alterações induzidas pelo estrogênio em SHBG podem ser significativas clinicamente, porque o estrogênio não ligado a SHBG determina os efeitos estrogênicos de um determinado regime. O único estudo que mediu os níveis de estradiol livre, compensando os aumentos em SHBG, indicou às 12 semanas que os níveis séricos de estradiol livre no grupo oral eram similares aos do grupo transdérmico.[32] No entanto, como estes resultados foram derivados de apenas 18 mulheres, o efeito das doses oral e transdérmica nos níveis de estradiol livre não foi estabelecido com confiabilidade. Uma vantagem potencial do tratamento transdérmico, por que ele não tem efeito sobre os níveis de SHGB, é a ausência de uma redução nos níveis de testosterona livre não ligada, como é observado com a terapia oral.[63] Assim, o método transdérmico pode ser indicado em mulheres com função sexual prejudicada.

> **SUMÁRIO**
>
> *Com base nas evidências até o momento, a terapia estrogênica transdérmica é uma opção que deve ser oferecida a todas as mulheres que desejam usar terapia hormonal. Evidências suficientes sugerem que a terapia transdérmica é o método de escolha para as seguintes pacientes:*
>
> 1. *Mulheres em alto risco para TEV.*
> 2. *Mulheres com hipertrigliceridemia espontânea ou induzida por estrogênio.*
> 3. *Mulheres obesas com síndrome metabólica.*
>
> *A terapia estrogênica transdérmica deve ser seriamente considerada em fumantes, mulheres com hipertensão e possivelmente para mulheres com sexualidade prejudicada.*

Administração Oral *Versus* Transdérmica. É difícil tirar conclusões a respeito das diferenças clínicas entre a liberação hormonal oral e transdérmica com base em marcadores secundários. São necessários estudos epidemiológicos sobre os eventos clínicos. Entretanto, este é um desafio em virtude do número relativamente pequeno de mulheres que recebem estrogênio transdérmico. Além disso, os estudos precisam adaptar-se à variabilidade individual da dosagem para assegurar que os níveis circulantes de estrogênio nas pacientes estudadas sejam similares.

ADMINISTRAÇÃO VAGINAL DE ESTROGÊNIO – DOSE ULTRABAIXA

Algumas pacientes não obtêm alívio total dos sintomas de atrofia vaginal com a administração oral ou transdérmica de estrogênio. A administração local vaginal faz sentido para estas pacientes. O tratamento vaginal é especialmente útil quando é desejada uma resposta rápida. Além disso, existem muitas mulheres que desejam os efeitos geniturinários do estrogênio, mas precisam ou desejam evitar a terapia sistêmica. De um modo geral, não existem evidências de que um método ou preparação seja superior aos outros para obter uma resposta clínica. *A medição do pH vaginal da parede lateral da vagina é uma forma simples e barata de avaliar o tratamento adequado da vagina. Foi marcante em nossa experiência e na de outros como um pH ácido (< 4,5) obtido do terço lateral externo da vagina correlaciona-se bem com bons efeitos estrogênicos.*[66-68]

Muitos clínicos acreditam que o estrogênio administrado intravaginalmente não é absorvido, e os efeitos sistêmicos podem ser evitados. Este não é o caso. O estrogênio em creme é absorvido muito prontamente por uma vagina com mucosa imatura atrófica.[69] Na verdade, a absorção inicial é rápida, e níveis circulantes relativamente altos de estrogênio são facilmente alcançados. Quando a mucosa vaginal matura, a absorção diminui.[70] O declínio leva aproximadamente 3-4 meses, após os quais ocorre absorção menor, porém ainda significativa.[71] O tratamento efetivo da atrofia vaginal com absorção mínima pode ser alcançado com a administração de 0,3 mg de estrogênios conjugados, 2-3 vezes por semana.[72,73] *Acreditamos que o tratamento com um creme vaginal por mais de 6-12 meses requer supervisão endometrial.*

A quantidade de estradiol liberado na forma de comprimidos de baixa dose ou de um anel não é suficiente para tratar sintomas menopáusicos, porém melhora efetivamente a atrofia local urogenital e reduz infecções recorrentes do trato urinário. Este foi aceito como um método para aliviar sintomas atróficos vaginais em mulheres com contraindicações para o tratamento com estrogênio; no entanto, ocorrem efeitos sistêmicos.

Estring é um anel de silicone de 55 mm que contém 2 mg de estradiol, com uma taxa de liberação de 7,5 μg/dia durante 90 dias.[74] Estudos europeus demonstraram que a maturação vaginal pode ser alcançada com este anel que pode ser deixado por 3 meses, com uma absorção sistêmica de baixo nível.[75,76] Os sintomas subjetivos associados à atrofia vaginal são rapidamente aliviados. Não foi observada alteração na espessura endometrial após 1 ano de tratamento.[77]

Vagifem é um comprimido que contém 25 μg de estradiol, e a dose inicial de 1 comprimido diário produz alívio dos sintomas atróficos em 2 semanas.[78] Depois das 2 primeiras semanas, a dose de manutenção é de duas vezes por semana, e foi relatado que a espessura endometrial não se modifica pela linha de base; no entanto, o estudo teve somente 6 meses de duração.[79] Um estudo de 2 meses não encontrou evidências de estimulação endometrial; outro relatou 1 caso de sangramento vaginal com proliferação endometrial.[80,81] Um comprimido com dose menor, 10 μg, também melhora a atrofia vaginal, mas não é tão eficaz quanto a dose maior.[82]

A absorção sistêmica de estrogênio do anel ou comprimido de estradiol em baixa dose é muito baixa, especialmente depois que a vagina atinge a maturação induzida pelo estrogênio (em torno de 3 meses). Este baixo nível de absorção está livre do risco de hiperplasia endometrial? O problema é que todos os estudos foram muito pequenos (todos de 1 ano ou menos, exceto um estudo de 2 anos) para determinar a segurança endometrial a longo prazo. Embora ocorra absorção sistêmica, os níveis circulantes de estradiol com estes métodos de baixa dose permanecem na variação pós-menopáusica normal.[74,79,83-86] Porém, como o pequeno aumento nos níveis circulantes de estradiol causa respostas em tecidos-alvo distantes (p. ex., um aumento na densidade óssea ou uma melhora no perfil lipídico[87,88]), os clínicos não podem garantir às pacientes que estes métodos sejam totalmente livres de atividade sistêmica. *Embora a alteração nos níveis sanguíneos seja muito leve, e por esta razão não seja efetiva para o alívio de sintomas vasomotores, acreditamos que o tratamento a longo prazo requer monitoramento ultrassonográfico da espessura endometrial com biópsia quando indicado. Esta abordagem ultrassonográfica é mais preferível a complicar o regime de tratamento com a adição de um agente progestacional. Sugerimos ainda que cada paciente titule sua dose e programe o tratamento para equilibrar uma resposta efetiva com uma dosagem mínima. Para as mulheres que são sobreviventes de câncer de mama e estão considerando este tratamento, clínicos e pacientes precisam aceitar um risco desconhecido que é pequeno, porém real.*

ADMINISTRAÇÃO VAGINAL DE ESTROGÊNIO – DOSE-PADRÃO

Um anel vaginal (FemRing, MenoRing) que libera acetato de estradiol fornece 50 ou 100 μg de estradiol por dia durante 3 meses.[89-90] O acetato de estradiol é um pró-hormônio, que é rapidamente hidrolisado em estradiol, que é refletido nos níveis sanguíneos de estradiol similares aos obtidos com métodos orais e transdérmicos. Os níveis sistêmicos alcançados suprimem efetivamente as ondas de calor e é esperado um impacto benéfico nos ossos. A proteção endometrial requer a adição de uma progestina na presença de um útero.

IMPLANTES DE ESTRADIOL

Implantes de estradiol estão disponíveis em doses de 25, 50 e 75 mg para administração subcutânea duas vezes ao ano. O implante de 25 mg fornece níveis sanguíneos na variação de 40-60 pg/mL, níveis que são comparáveis aos obtidos com doses orais padrão.[91,92] Entretanto, o efeito é cumulativo e após vários anos os níveis sanguíneos são 2-3 vezes mais elevados. Os níveis sanguíneos significativos de estradiol irão persistir por até 2 anos após a última inserção. Acreditamos que os implantes de estradiol não conferem vantagens na comparação a regimes de tratamento usuais. Recomendamos que as mulheres que recebem implantes sejam monitoradas com os níveis sanguíneos de estradiol, e níveis mais altos do que 200 pg/mL (e preferencialmente 100 pg/mL) devem ser evitados com um intervalo maior entre as inserções.

ESTROGÊNIO PERCUTÂNEO

O estradiol transdérmico também pode ser administrado por gel, emulsão ou *spray*. O gel, disponível em vários nomes de marcas comerciais (Divigel, Elestrin, Estrogel, Estreva Gel), é aplicado por uma bomba de dose medida ou numa embalagem com papel alumínio uma vez ao dia em um dos braços, em qualquer ponto entre o pulso e o ombro ou a coxa, sem esfregar ou massagear e alternando os lados.[93,94] A emulsão, Estrasorb, é embalada em bolsas de alumínio; usualmente são aplicados dois pacotes diariamente, um em cada coxa, e espalhados em toda a área. Evamist é o *spray* transdérmico, sendo que a dose usual é uma borrifada diariamente no antebraço (se for necessária mais de uma dose ao dia, cada borrifo deve ser num local separado).[95] Deve ser evitado o uso simultâneo de protetor solar no local de administração. Se a dosagem estiver sendo monitorada pelos níveis sanguíneos de estradiol, o sangue deve ser coletado de um local em que o estradiol transdérmico não tenha sido aplicado por vários dias. Embora não tenham sido realizados estudos de comparação, é razoável esperar farmacocinética similar para todos os métodos transdérmicos. Como ocorre com os implantes, recomendamos que os níveis sanguíneos de estradiol sejam monitorados em um nível abaixo de 100-200 pg/mL.

MONITORAMENTO DA DOSAGEM DE ESTROGÊNIO COM OS NÍVEIS SANGUÍNEOS DE ESTRADIOL

O monitoramento do nível sanguíneo do estradiol em mulheres pós-menopáusicas que recebem terapia hormonal não é tão simples quanto poderia parecer. Existem duas dificuldades principais. Primeiramente, os ensaios clínicos disponíveis diferem consideravelmente na sua técnica e qualidade (variações laboratoriais e de anticorpos). Em segundo lugar, os vários produtos comerciais representam uma coleção diversa de componentes estrogênicos, variando do estradiol até estrogênios equinos únicos. Embora o corpo interconverta vários estrogênios em estrona e estradiol, este processo é relativamente consistente nos e entre os indivíduos? Um ensaio altamente específico para estradiol irá detectar níveis muito baixos de estradiol em mulheres que recebem 0,625 mg de estrogênios equinos conjugados; no entanto, a maioria dos ensaios clínicos irá relatar um nível de 40-100 pg/mL nestas mulheres.

Consideramos a medição dos níveis sanguíneos de estradiol muito útil em pacientes selecionadas, como a paciente que requer doses cada vez mais crescentes de estrogênio para o tratamento dos sintomas, os quais na presença de níveis sanguíneos muito altos de estradiol podem ser diagnosticados com segurança como psicossomáticos. Defendemos, ainda, a titulação da dosagem de estrogênio com os níveis sanguíneos de estradiol em mulheres que não demonstram uma resposta óssea positiva no tratamento, conforme discutido no Capítulo 17. O que cada clínico precisa fazer é saber qual nível do estradiol detectado pelo laboratório local está associado às doses-padrão de terapia hormonal (0,625 mg de estrogênios conjugados, 1 mg de estradiol, 50 µg de estradiol transdérmico) e utilizar consistentemente o mesmo laboratório. Em nosso laboratório, esta variação é de 40-100 pg/mL de estradiol, quando o estrogênio é obtido na noite anterior à consulta médica (com administração transdérmica a amostra sanguínea deve ser obtida no dia anterior à colocação de novo adesivo); esta faixa reflete a variação individual, incluindo a variabilidade entre os valores de pico e inferiores. ***Lembre-se de que como o FSH é regulado por um fator diferente do estrogênio (isto é, inibina), os níveis de FSH não podem ser usados para monitorar a dosagem de estrogênio.*** A terapia hormonal pós-menopáusica produzirá apenas um decréscimo de 10-20% em FSH e LH, sendo que existe grande variabilidade individual nas respostas.[96]

Produtos que contêm etinilestradiol não afetarão a medida dos níveis circulantes de estradiol. O etinilestradiol circula sem ser alterado, e os anticorpos nos imunoensaios de estradiol não o reconhecerão. É por esta razão que as mulheres com contraceptivos orais têm medidas muito baixas de estradiol. Este problema para o uso pós-menopáusico de etinilestradiol não é um impedimento importante, porque o etinilestradiol é metabolizado lentamente, e os níveis sanguíneos são relativamente estáveis com menos variação de indivíduo para indivíduo na comparação às outras formulações de estrogênio.

REGIMES SEQUENCIAIS E CONTÍNUOS DE ESTROGÊNIO E PROGESTINA

A terapia hormonal pós-menopáusica inicialmente consistia somente em regimes sequenciais que eram reflexos lógicos dos padrões cíclicos do estrogênio e progesterona em um ciclo menstrual pré-menopáusico. Ensaios clínicos estabeleceram as doses e durações para a administração de progestina que protegeriam o endométrio efetivamente contra a proliferação descontrolada.[97] O sangramento com a retirada da progestina ocorre em 80-90% das mulheres em um regime sequencial[98-100] e por esta razão o método de tratamento combinado contínuo se desenvolveu para melhorar a adesão da paciente que foi afetada adversamente pelo sangramento e outros sintomas desencadeados pelas alterações hormonais cíclicas. A adição de uma dose diária de progestina à administração diária de estrogênio permitiu que a dose de progestina fosse menor, proporcionou proteção efetiva contra hiperplasia endometrial e resultou em amenorreia no espaço de 1 ano de tratamento em 80-90% das pacientes.[99,101-103]

No regime sequencial, o estrogênio é administrado diariamente, e as progestinas durante 2 semanas a cada mês, usando as doses *comparáveis* das seguintes progestinas[100,101,104,105]:

5 mg de acetato de medroxiprogesterona ou
0,7 mg de noretindrona ou
1,0 mg de acetato de noretindrona ou
200 mg de progesterona micronizada.

No regime diário contínuo e combinado, as progestinas são combinadas com o estrógeno nas seguintes doses *comparáveis*:[102,103,106]

1,5 ou 2,5 mg de acetato de medroxiprogesterona ou
0,35 mg de noretindrona ou
0,5 ou 1,0 mg de acetato de noretindrona (a dose de 0,1 mg está disponível) ou
100 mg de progesterona micronizada ou
2 mg de drospirenona ou
2 mg de dienogest.

Estes regimes hormonais são combinados com uma suplementação diária de cálcio (500 mg com uma refeição) e vitamina D (1.000-2.000 UI diariamente).

Tem havido uma diminuição progressiva na dose usada para terapia hormonal pós-menopáusica. Durante muitos anos, a dose-padrão de estrogênio foi de 0,625 mg de estrogênios conjugados, 1-2 mg de estradiol micronizado, 1-2 mg de valerato de estradiol ou doses equivalentes de outros estrogênios, como 5 µg de etinilestradiol. Doses mais baixas revelaram-se *em média* ser tão eficazes quanto estas doses-"padrão", oferecendo mais opções aos clínicos e pacientes. Estrogênios conjugados em uma dose de 0,3 ou 0,45 mg produzem efetivamente um ganho em densidade óssea quando combinados com 1,5 mg de acetato de medroxiprogesterona, e uma dose de 0,5 mg de estradiol micronizado produz efeitos comparáveis.[107-110] As combinações de 0,45/1,5 mg e 0,3/1,5 mg de estrogênios conjugados/acetato de medroxiprogesterona melhoram a atrofia vaginal, reduzem as ondas de calor e melhoram as medidas da função sexual em um padrão que é quantitativa e qualitativamente similar à combinação de 0,625/2,5 mg com menos mastalgia.[111,112] Estas combinações em dose mais baixa estão associadas a menor avanço de hemorragias e a uma taxa mais alta de amenorreia cumulativa comparadas a doses-padrão mais antigas e retêm as alterações favoráveis no perfil lipídico.[113,114] Nestas doses mais baixas de estrogênios conjugados, a combinação com progestina produz um efeito aditivo; portanto, quando estas doses mais baixas de estrogênio são usadas sem a progestina, o efeito nas ondas de calor não será tão grande. Em um estudo dose-resposta, a dose mais eficaz de estradiol oral micronizado foi de 1 mg/dia.[115] A combinação de mais baixa dose de etinilestradiol e acetato de noretindrona (2,5 µg/0,5 mg) é quase tão efetiva no tratamento das ondas de calor quanto a combinação em dose mais alta (5,0 µg/1,0 mg).[116]

Tenha em mente nossa preocupação de que com doses mais baixas haverá mais mulheres com resposta fraca, provavelmente graças a uma taxa maior de metabolismo e eliminação (discutidos no Capítulo 17).

Acredita-se que dois metabólitos da progesterona, alopregnanolona e pregnanlona, sejam responsáveis pelo efeito sedativo único da progesterona. Os regimes de tratamento com progesterona micronizada devem ser feitos na hora de dormir e estas combinações estrogênio-progesterona são uma boa opção para mulheres com dificuldades para dormir. Um estudo em um laboratório do sono demonstrou uma melhora significativa na quantidade e qualidade do sono em mulheres que estavam usando um regime sequencial de estrogênio e progesterona micronizada em contraste com nenhum efeito no grupo que usava acetato de medroxiprogesterona.[117]

EFEITOS COLATERAIS PROGESTACIONAIS

Muitas mulheres não toleram o tratamento com hormônios progestacionais. Os efeitos colaterais típicos incluem sensibilidade mamária, inchaço e depressão. Estas reações são fatores significativos que prejudicam a continuidade. Entretanto, estudos controlados com placebo apropriadamente projetados não documentam efeitos físicos ou psicológicos adversos com tratamento de curta duração utilizando acetato de medroxiprogesterona, exceto pelo desconforto nas mamas.[118-121] Isto sugere que os efeitos colaterais da progestina além da mastalgia estão relacionados com a duração do tratamento ou que somente estudos com um grande número de sujeitos irão detectar a pequena porcentagem de mulheres que têm problemas (e ambas as explicações são provavelmente verdadeiras).

O desconforto nas mamas associado à terapia hormonal pós-menopáusica pode ser atribuído em grande parte às progestinas. No ensaio randomizado PEPI, foi observado um aumento na mastalgia *apenas* em 28,7% das mulheres que recebiam combinações de estrogênio e progestina, contendo acetato de medroxiprogesterona ou progesterona.[120] Não foram realizados estudos de comparação para avaliar se este sintoma é minimizado por progestinas particulares. Em nossa experiência, a mudança para um regime contendo noretindrona ou acetato de noretindrona foi benéfica (mas isto pode refletir uma resposta placebo ou a diminuição da severidade com o tempo).

O agente progestacional pode ser administrado menos frequentemente? Estamos seguros em nossa posição, apoiados pelos dados clínicos, de que um programa diário de combinação previne efetivamente a hiperplasia endometrial. Um regime sequencial que incorpora a exposição à progestina por menos de 14 dias tem com o tempo um risco aumentado de hiperplasia endometrial.[122,123] Em um estudo finlandês, regimes sequenciais em programação-padrão usados por pelo menos 5 anos foram associados a um risco aumentado de câncer endometrial.[124] Assim sendo, regimes sequenciais com menos de 14 dias de progestina mensalmente ou *mesmo o uso a longo prazo de programas recomendados* não se comparam à proteção oferecida pelo método contínuo diário de tratamento com estrogênio e progestina.

A experiência com regimes de ciclo estendido é muito limitada. A administração de acetato de medroxiprogesterona a cada 3 meses está associada em um estudo à menstruação mais prolongada e intensa e sangramento descontrolado e uma incidência de 1,5% de hiperplasia com 1 ano, enquanto que em outro estudo o sangramento global era menor, porém a incidência de hiperplasia foi de aproximadamente 4%.[125,126] Em um estudo holandês que durou apenas 12 semanas, foi encontrada hiperplasia endometrial simples no final da fase do estrogênio sem oposição.[127] Em ainda outro estudo, não foi encontrada hiperplasia endometrial em 143 mulheres que concluíram 2 anos de tratamento; no entanto, a progestina administrada a cada 3 meses foi de alta dosagem, 20 mg de acetato de medroxiprogesterona diariamente durante 14 dias.[128] Na Finlândia, a adição de progestina com intervalos de 3 meses foi associada a um aumento surpreendente no risco de câncer endometrial quando este regime foi usado por muitos anos.[124] Mais impressionante ainda, o Scandinavan Long Cycle Study, um ensaio clínico programado para durar 5 anos, foi cancelado após 3 anos em virtude da uma incidência de 12,5% de patologia endometrial e 1 caso de câncer endometrial.[129] Portanto, se uma paciente optar por um regime de ciclo estendido, será necessário o monitoramento endometrial. *Segundo nossa visão, uma biópsia endometrial anual é fortemente recomendada em usuárias de estrogênio expostas apenas intermitentemente a tratamento com progestina. Qualquer programa que difira do regime padrão não está testado por estudos clínicos de suficiente duração e número de pacientes e, por conseguinte, requer supervisão periódica do endométrio. Mesmo o uso a longo prazo de regimes sequenciais padrão está sujeito a um pequeno aumento no risco de câncer endometrial, e a supervisão endometrial deve ser considerada em mulheres que utilizam este método.*

Progestinas Disponíveis Mundialmente		
		Doses Orais Comparáveis Estimadas
Progesterona	Comprimido oral de óleo de amendoim	200 mg
Derivativos do Carbono 21	Acetato de medroxiprogesterona	5,0 mg
	Acetato de megestrol	5,0 mg
	Acetato de ciproterona	1,0 mg
	Didrogesterona	10,0 mg
	Acetato de clormadinona	5-10 mg
	Medrogestona	10,0 mg
19-Norpregnanos:	Trimegestona	0,0625-0,50 mg
	Promegestona	0,5 mg
	Nomegestrol	5,0 mg
	Acetato de nomegestrol	3,75-5,0 mg
	Demegestona	
	Nestorona (não oral)	0,05-0,1 mg
Família da Nortestosterona-19:		
Etinilados:	Noretindrona	0,7-1,0 mg
	Acetato de noretindrona	1,0 mg
	Levonorgestrel	0,075 mg
	Desogestrel	0,15 mg

(Continua)

Progestinas Disponíveis Mundialmente *(Cont.)*		Doses Orais Comparáveis Estimadas
	Norgestimato	0,09 mg
	Gestodeno	0,20 mg
	Noretinodrel	
	Linestrenol	
	Diacetato de etninodiol	
Não etinilados:	Dienogest	2,0 mg
Derivados da Espironolactona e não Etinilados:	Drospirenona	2,0 mg

Algumas pacientes são muito sensíveis ao acetato de medroxiprogesterona. Em nossa experiência, estas pacientes são geralmente aliviadas dos seus sintomas com a troca para noretindrona. Em um regime sequencial, a dose de noretindrona é de 0,7 mg (disponível na minipílula contraceptiva oral somente de progestina; cada pílula contém 0,35 mg de noretindrona). No regime contínuo combinado, a dose de noretindrona é de 0,35 mg diariamente. Estão disponíveis produtos comerciais para combinação, contendo estradiol e acetato de noretindrona.

A progesterona pode ser administrada em um gel vaginal que possibilita a liberação de doses muito lentas que podem proteger efetivamente o endométrio com níveis sistêmicos baixos em razão de um efeito de primeira passagem no útero.[130] A administração de 90 mg a cada 2 dias produz alterações secretórias no endométrio.[131] Uma aplicação de 4% do preparado comercial duas vezes por semana protege o endométrio e está associada à amenorreia na maioria das pacientes. Em um regime sequencial, a preparação de 4% deve ser aplicada diariamente por pelo menos 14 dias por mês. Não estão disponíveis estudos a longo prazo que documentem a segurança endometrial e os efeitos metabólicos.

As combinações transdérmicas de estrogênio e progestina incorporam o acetato de noretindrona em uma dose diária de 0,140 ou 0,250 mg; ou levonorgestrel em doses diárias de 0,007, 0,015, 0,030 e 0,040 mg/dia; e num regime sequencial, acetato de noretindrona, 0,250 mg ou levonorgestrel, 0,010 mg.[132-134]

DISPOSITIVO INTRAUTERINO COM PROGESTINA

O sistema intrauterino (SIU) contraceptivo liberador de levonorgestrel foi reconfigurado em um modelo menor (ainda não disponível) que libera 10 µg de levonorgestrel por 24 horas; no entanto, o SIU contraceptivo maior de levonosgestrel (Mirena) também pode ser usado em mulheres pós-menopáusicas.[135-139] A presença intrauterina da progestina protege efetivamente o endométrio contra hiperplasia e câncer.[140] O sítio local de ação fornece proteção endometrial e evita os efeitos colaterais da progestina; por exemplo, os efeitos lipídicos favoráveis do estrogênio não são atenuados.[141] Como acontece com os regimes orais combinados contínuos, ocorre hemorragia nos primeiros 6 meses, e após 1 ano aproximadamente 60-70% das mulheres são amenorreicas. O sistema com levonorgestrel tem a vantagem de uma duração de uso de 10 anos. O IUDsem armação também foi projetado para uso pós-menopáusico (FibroPlant-LNG), liberando 14 µg de levonorgestrel por 24 horas.[142,143] Estes métodos oferecem opções de tratamento que minimizam, se é que não eliminam, totalmente, os efeitos sistêmicos das progestinas. Ver o Capítulo 25 para uma discussão completa das vantagens e problemas.

PROGESTINAS PARA MULHERES HISTERECTOMIZADAS

Existem algumas condições especiais que justificam o uso de um regime combinado de estrogênio e progestina em mulheres histerectomizadas.

1. Como foi relatado adenocarcinoma em pacientes com endometriose pélvica que são tratadas com estrogênio sem oposição,[144-149] o programa combinado de estrogênio e progestina é fortemente aconselhado em pacientes com uma história passada de endometriose. Além disso, encontramos um caso de hidronefrose secundária à obstrução uretral causada por endometriose (com atipia) em uma mulher usando estrogênio sem oposição durante anos após histerectomia e salpingo-ooforectomia bilateral por endometriose.

2. As pacientes que passaram por procedimentos que têm o potencial de deixar endométrio residual (p. ex., uma histerectomia supracervical) devem ser tratadas com uma combinação de estrogênio e progestina. O endométrio responsivo pode ser sequestrado em pacientes que passaram por ablação endometrial,[150,151] e o tratamento combinado com estrogênio e progestina é recomendado para estas mulheres.

3. Foi relatado que pacientes que tiveram adenocarcinoma do endométrio podem usar estrogênio sem medo de recorrência (discutido posteriormente neste capítulo), porém é recomendada a combinação de estrogênio e progestina em vista da ação protetiva potencial do agente progestacional. O tratamento pode ser iniciado imediatamente no pós-operatório.

4. A abordagem combinada de estrogênio e progestina faz sentido para pacientes tratadas previamente para tumores endometrioides do ovário.[152]

TRATAMENTO COM ANDROGÊNIOS

A quantidade total de testosterona produzida após a menopausa é reduzida porque é reduzida a quantidade da fonte primária, a conversão periférica da androstenediona. O nível circulante inicial de androstenediona na pós-menopausa decresce aproximadamente 62% desde a época de jovem adulta.[153] No entanto, o declínio menopáusico nos níveis circulantes de testosterona não é grande, desde nenhuma alteração em muitas mulheres até 15% em outras.[153-156] Em um excelente estudo longitudinal australiano desde 5 anos antes da menopausa até 7 anos após a menopausa, os níveis circulantes de testosterona não se alteraram.[157] Na verdade, em virtude de um decréscimo na globulina ligadora dos hormônios sexuais, este estudo australiano calculou um aumento nos androgênios livres. A quantidade total de testosterona produzida por dia, no entanto, é ligeiramente reduzida, porque a fonte primária, a conversão periférica de androstenediona, está reduzida. Em decorrência desta redução, alguns argumentam que o tratamento com androgênio é indicado no período pós-menopáusico.

Os benefícios potenciais do tratamento com androgênio incluem uma melhora no bem-estar psicológico e um aumento no comportamento sexualmente motivado. *O transtorno do desejo sexual hipoativo é definido como uma redução na atividade sexual suficiente para causar dificuldades.* Foram relatados efeitos benéficos do tratamento com androgênio com a administração de doses relativamente grandes de androgênio.[158] Em um estudo bem desenhado controlado com placebo, doses mais baixas de androgênio (porém ainda muito ativas; 5 mg de metiltestosterona) contribuíram pouco para o comportamento sexual, embora tenha sido documentado um aumento nas fantasias sexuais e masturbação.[159] O tratamento com testosterona transdérmica de mulheres melhorou a função sexual comparada a um grupo placebo somente na dose que elevava os níveis circulantes de testosterona até aproximadamente 100 ng/dL (o limite superior normal para mulheres em idade reprodutiva é de 80 ng/dL na maioria dos laboratórios).[160]

Qualquer benefício deve ser equilibrado em relação aos efeitos indesejados, em particular virilização (acne, alopecia e hirsutismo) e a um impacto negativo no perfil colesterol-lipoproteínas. Em um estudo a curto prazo comparando um produto com estrogênio e uma dose oral relativamente baixa de testosterona (1,25 mg de metiltestosterona) a estrogênio isoladamente, foi aparente um impacto no perfil lipídico no espaço de 3 meses.[161] Por um período de 2 anos, a administração de estrogênio (1,25 mg) combinada com 2,5 mg de metiltestosterona produziu um impacto global adverso significativo no perfil colesterol-lipoproteína.[162] Além disso, 30% das pacientes tiveram acne, e 36% desenvolveram hirsutismo facial. Uma dose mais baixa desta combinação (0,625 mg de estrogênios esterificados e 1,25 mg de metiltestosterona) também baixou significativamente o colesterol HDL.[163] O impacto adverso no perfil lipídico é menor (e pode até ser evitado) através da administração parenteral de testosterona.[164] É claro que os efeitos clínicos destas alterações metabólicas não são conhecidos.

Deve ser lembrado que os androgênios não protegem o endométrio e que a adição de uma progestina ainda é necessária. É incerto (e não estudado) o quanto a aromatização, especialmente a aromatização local nos tecidos-alvo, da testosterona administrada aumenta o impacto do estrogênio e se isto pode aumentar o risco de câncer endometrial e/ou de mama. A adição de androgênio não reduz a quantidade de sangramento que as mulheres experimentam com um regime de combinação contínua.[165] Foi relatado que a adição de testosterona a um programa de terapia com estrogênio não proporciona impacto benéfico adicional nos ossos ou alívio das ondas de calor.[162,166] Por outro lado, outros demonstraram um aumento maior na densidade óssea com uma combinação de estrogênio e androgênio comparada a estrogênio isoladamente, embora os níveis sanguíneos alcançados fossem mais elevados do que os associados à terapia hormonal pós-menopáusica padrão.[164] Em outro estudo, apenas uma dose muito farmacológica de metiltestosterona se agregou à densidade óssea alcançada com estrogênio isoladamente.[167] Um efeito maior nos ossos associado ao tratamento com androgênio pode ser indireto, refletindo níveis mais elevados de estrogênio livre graças a uma redução na globulina ligadora dos hormônios sexuais e/ou alterações induzidas pelo androgênio na massa muscular.

Não há dúvida de que quantidades farmacológicas de androgênio podem aumentar a libido, mas estas mesmas doses produzem efeitos indesejados.[168] Além disso, pacientes com altas doses de androgênios frequentemente são um pouco viciadas nesta terapia. Pequenas quantidades de suplementação de androgênio podem ser fornecidas em situações em que a paciente e o clínico estão convencidos de que a libido deprimida não pode ser explicada por circunstâncias psicossociais. Nestes casos, o perfil lipídico deve ser monitorado cuidadosamente. Uma resposta clínica positiva pode ser um efeito placebo. *Nosso método preferido é usar um produto de testosterona que possa ser titulado pela medida do nível sanguíneo de testosterona total e mantendo a concentração na faixa de 20-80 ng/dL.* Os produtos que estão disponíveis em várias partes do mundo incluem decanoato de testosterona (usado oralmente), testosterona micronizada sublingual, injeções intramusculares, implantes subcutâneos e preparações transdérmicas.[169] Por exemplo, o gel transdérmico de testosterona comercializado para uso em homens (AndroGel), 5 mg/dia, pode ser usado numa dose inicial de aproximadamente 1 mg/dia. O decanoato de testosterona produz níveis muito altos de testosterona com grande variabilidade e não é recomendado.[170] O adesivo transdérmico de testosterona para mulheres está disponível em muitos países (Intrinsa, aplicado duas vezes por semana), mas, segundo nossa visão, o monitoramento com os níveis sanguíneos de testosterona ainda será importante.

Os ensaios clínicos iniciais concluindo que a dose transdérmica de 300 μg de testosterona era efetiva para baixa libido consistiram em mulheres com menopausa cirúrgica (1.172 mulheres) ou natural (549 mulheres) que também estavam sendo tratadas com estrogênio.[171,172] Um ensaio clínico randomizado de 1 ano controlado com placebo de 814 mulheres com transtorno do desejo sexual hipoativo e sem terapia com estrogênio de 65 centros nos Estados Unidos, Canadá, Austrália, Reino Unido e Suécia avaliou o impacto da testosterona transdérmica que liberava 150 ou 300 μg/dia.[173] A dose mais elevada de testosterona aumentava a sexualidade (incluindo desejo, excitação, orgasmo e prazer) em 1,4 episódio por mês na comparação ao placebo. Este aumento aparecia no segundo mês de tratamento. A dose mais baixa não diferiu do placebo. No grupo de dose mais alta, 30% relataram efeitos androgênicos não desejados (essencialmente um aumento no pelo facial). Além disso, 1 mulher no grupo de baixa dose e 3 mulheres no grupo de alta dose desenvolveram aumento do clitóris (o aumento era resolvido nas mulheres que recebiam baixa dose, mas não nas mulheres com alta dose). A frequência de acne, alopecia e engrossamento da voz foi a mesma em todos os grupos. É certamente plausível que com exposição mais prolongada à alta dose, cada vez mais mulheres desenvolvessem efeitos colaterais androgênicos. Houve quatro casos de câncer de mama nos grupos de tratamento e nenhum no grupo placebo; entretanto, um caso foi diagnosticado após apenas 4 meses de tratamento, e outro teve descarga sanguinolenta mamilar.

No Nurses' Health Study, o risco de câncer de mama invasivo associado ao uso de estrogênio e testosterona combinados foi aumentado em quase 2 vezes.[174] Estes dados do Nurses' Health Study são discutíveis pelo mesmo problema descrito em outros relatos de câncer de mama desta coorte: as usuárias de hormônios (neste caso, estrogênio e testosterona) diferem substancialmente das que nunca foram usuárias. Isto requer múltiplos ajustes estatísticos, um processo que é ainda influenciado pelo número de casos envolvidos. A análise é limitada pelos números relativamente pequenos; houve apenas 29 casos de câncer de mama entre as usuárias de estrogênio e testosterona. No entanto, os resultados devem servir como alerta em relação ao uso pós-menopáusico de androgênios.

Se a testosterona afeta o tecido da mama, ela faz isso diretamente ou é aromatizada localmente em estrogênio? A maioria dos estudos indica que a testosterona inibe a proliferação *in vitro* de linhas de células de câncer de mama, bem como marcadores *in vivo* da proliferação epitelial mamária nos animais e nas mulheres,[175,176] sugerindo que a aromatização suscita maior preocupação. Preparações de testosterona, como implantes e aplicações transdérmicas, têm o risco de aromatização do tecido-alvo, talvez elevando os níveis *locais* de estrogênio a níveis altos no tecido mamário. Talvez um argumento contra esta possibilidade fosse a falha em demonstrar qualquer aumento na densidade da mama associado ao tratamento com testosterona transdérmica, mesmo com a dose mais elevada.[177] Contudo, a idade média das mulheres neste estudo foi de 54,6 anos, e um aumento na densidade mamária com terapia de estrogênio e progestina é principalmente observado em mulheres acima de 55 anos. Em mulheres com menos de 55 anos, é difícil encontrar diferenças entre as usuárias de hormônios e as não usuárias.[178]

No ensaio com testosterona transdérmica com mulheres que *não* estavam em tratamento com estrogênio, houve uma incidência de 10,6% de sangramento vaginal nas mulheres que não haviam se submetido à histerectomia e estavam recebendo a dose mais elevada, comparadas a 2,6% no grupo placebo e 2,7% no grupo de baixa dose.[173] Isto se deveu à aromatização da testosterona no endométrio? Não houve casos de hiperplasia endometrial ou câncer neste ensaio, mas novamente uma exposição mais prolongada pode ter consequências indesejadas. Esta questão não pode ser resolvida sem dados a longo prazo. Além disso, os efeitos a longo prazo no sistema cardiovascular são desconhecidos.

A resposta nos ensaios clínicos com testosterona transdérmica não teve correlação com os níveis de testosterona na linha de base, e níveis mais elevados durante o tratamento não predisseram efeitos colaterais androgênicos. Isso não causa surpresa porque a medida da testosterona livre e biodisponível está sujeita à considerável imprecisão e variabilidade. Por esta razão, os níveis de testosterona não podem ser usados para diagnosticar o transtorno do desejo sexual hipoativo.[179]

Os ensaios clínicos transdérmicos relataram que todos os níveis de testosterona permaneciam dentro das variações pré-menopáusicas. Contudo, o nível médio de testosterona livre foi relativamente alto em 6,8 pg/mL, embora dentro da variação de referência. De acordo com os dados no apêndice suplementar, disponível somente *on line*, os níveis médios não estavam no limite ou acima do limite superior da idade de referência. Além disso, graças à variabilidade individual, houve uma ampla variação dos níveis de testosterona, com um número significativo de valores elevados acima do normal. Para muitas mulheres esses não são níveis fisiológicos! O fato de que 30% das mulheres que recebem alta dose tenham relatado um aumento nos efeitos androgênicos não é evidência de efeito farmacológico? Não sabemos se é possível evitar consequências indesejadas pelo monitoramento cuidadoso dos níveis sanguíneos.

Restam poucas dúvidas de que a administração de quantidades farmacológicas de testosterona pode produzir efeitos favoráveis na sexualidade, porém permanece a dúvida de que a manutenção dos níveis de testosterona dentro da variação fisiológica normal possa ter um impacto benéfico na saúde. Algumas mulheres que recebem quantidades farmacológicas de testosterona desenvolvem níveis circulantes muito altos. O problema fundamental é que as consequências a longo prazo das quantidades farmacológicas de testosterona são desconhecidas; no entanto, estão em andamento ensaios de segurança a longo prazo.

Se um clínico e uma paciente optam pelo uso de androgênios suplementares, nosso conselho é que escolham um tratamento que possa ser monitorado com medições da testosterona total no soro. As opções incluem o adesivo transdérmico de testosterona, um gel cutâneo de testosterona (no mercado para uso em homens) e testosterona composta para uso individual por um farmacêutico. Ficamos com esta questão: Um aumento modesto de 1 ou 2 episódios por mês é suficiente para compensar a pergunta não respondida da segurança a longo prazo? Algumas mulheres diriam que sim, porém o clínico tem a obrigação de evitar doses excessivas e informar a paciente sobre as perguntas não respondidas.

AGONISTAS/ANTAGONISTAS SELETIVOS DE ESTROGÊNIO (MODULADORES SELETIVOS DE RECEPTOR ESTROGÊNICO)

Um maior conhecimento do mecanismo receptor de estrogênio (Capítulo 2) permite-nos entender como os agonistas/antagonistas mistos de estrogênio podem ter ações seletivas em tecidos-alvo específicos. Novos agentes estão sendo desenvolvidos em um esforço para isolar as ações desejadas dos efeitos colaterais indesejados. De fato, com o tempo podemos esperar ver novos produtos com melhores perfis agonistas/antagonistas, produzindo drogas cada vez mais fáceis de usar.

RALOXIFENO

O raloxifeno não exerce efeito proliferativo no endométrio, mas produz respostas favoráveis nos ossos e lipídios.[180-183] O estudo MORE (Multiple Outcomes of Raloxifene Evaluation) da administração do raloxifeno em mulheres osteoporóticas relatou resultados de 8 anos de seguimento.[184-185] Mulheres com baixos escores T tiveram aproximadamente uma redução de 50% em fraturas vertebrais com tratamento com raloxifeno, e com fraturas vertebrais prévias, aproximadamente 35%. No entanto, **não houve evidências de uma redução nas fraturas de quadril ou pulso.** O principal efeito colateral foi um aumento de aproximadamente 3 vezes em tromboembolismo venoso. O raloxifeno (e tamoxifeno) compartilha com o estrogênio um risco aumentado de tromboembolismo venoso.[186] O tamanho do risco é comparável para todas as três drogas e quase todos os casos ocorrem nos primeiros 1 ou 2 anos de exposição. Um pequeno número de mulheres experimenta ondas de calor com raloxifeno. O tratamento com raloxifeno no ensaio MORE não teve efeito positivo nem negativo na cognição.[187]

As mulheres que receberam raloxifeno no ensaio MORE tiveram aproximadamente 80% de redução na incidência de cânceres de mama receptores estrogênio positivos. O estudo CORE, o ensaio Continuing Outcomes Relevant to Evista, foi designado para medir o impacto de quatro anos adicionais de raloxifeno (60 mg/dia), começando durante o quarto ano do ensaio MORE.[188] Das 7.705 participantes randomizadas inicialmente no ensaio MORE, 3.510 mulheres escolheram continuar o tratamento com raloxifeno (2.336 concluíram o ensaio CORE) e 1.703 continuaram com placebo (1.106 concluíram o ensaio). Durante o estudo CORE de 4 anos, o tratamento com raloxifeno foi associado a 66% (HR = 0,34; IC= 0,18-0,66) de redução do câncer de mama invasivo positivo para o receptor de estrogênio no grupo tratado. Não houve diferença nos tumores negativos para o receptor de estrogênio. Durante todo o período de 8 anos, a redução nos cânceres positivos para o receptor de estrogênio atingiu 76%. No período de 8 anos, não houve diferença no número de mortes nos dois grupos.

O ensaio Study of Tamoxifen and Raloxifene (STAR) arrolou 19.747 mulheres em risco aumentado de câncer de mama que foram randomizadas para tratamento com raloxifeno, 60 mg ao dia, ou tamoxifeno, 20 mg ao dia, em mais de 500 centros nos Estados Unidos, Canadá e Porto Rico.[189] Após um período médio de tratamento de quase 4 anos, o número de cânceres de mama invasivos foi idêntico nos dois grupos de mulheres. Estimou-se que estes resultados eram equivalentes a uma redução de aproximadamente 50% (com base nos resultados prévios no ensaio de prevenção com tamoxifeno),[190,191] porém sem um braço placebo, foi impossível uma avaliação precisa. Assim sendo, o raloxifeno parece atingir a mesma redução que o tamoxifeno em cânceres de mama invasivos com um aumento menor em trombose venosa e talvez nenhum aumento em catarata e câncer uterino. As fraturas, bem como derrames e ataques cardíacos, eram igualmente prevalentes nos dois grupos. A "qualidade de vida" foi considerada como a mesma para ambos os grupos.

O tamoxifeno demonstrou reduzir a incidência de carcinoma lobular *in situ* e carcinoma ductal *in situ*.[190,191] No relatório de seguimento de 7 anos do tamoxifeno para estudo de prevenção, o risco de câncer de mama foi de 0,57 (IC = 0,46-0,79), uma redução de 43%, não os 50% citados nos resultados acima, e o risco de doença *in situ* foi de 0,63 (IC = 0,45-0,89), uma redução de 37%.[190] Não só o raloxifeno não produziu uma redução nos cânceres *in situ*, como também o número com raloxifeno no ensaio STAR foi maior. Se o raloxifeno for verdadeiramente preventivo de câncer de mama, ele deve produzir uma redução na doença *in situ*. Talvez com seguimento mais longo, a diferença entre os dois grupos de tratamento não será mais aparente.

Em um ensaio randomizado de 2 anos em macacas, o raloxifeno não exerceu proteção contra arteriosclerose das artérias coronárias apesar das alterações nos lipídios circulantes semelhantes às alcançadas nas mulheres.[192] O estudo Raloxifene Use for the Heart (RUTH) incluiu mais de 10.000 mulheres de 26 países, em alto risco de infarto do miocárdio ou com doença cardíaca coronária conhecida.[193,194] As participantes foram randomizadas para placebo ou raloxifeno, 60 mg ao dia, e acompanhadas por até 7 anos. Não houve efeito do tratamento com raloxifeno nos eventos de doença cardíaca coronária; entretanto, houve um pequeno aumento na mortalidade por derrame.

Os resultados do ensaio RUTH não são surpreendentes. O impacto favorável conhecido do raloxifeno no perfil do colesterol-lipídios não foi suficientemente robusto para prevenir eventos coronarianos.

Como o Women's Health Initiative e o Nurses' Health Study relataram uma redução nos eventos coronarianos associados à terapia estrogênica administrada a mulheres jovens pós-menopáusicas, o ensaio RUTH realizou uma análise *post hoc* do impacto do raloxifeno de acordo com a idade das mulheres no início do estudo, bem como de subgrupos como o uso de medicações, incluindo as estatinas.[194] De um modo geral, o raloxifeno não aumentou ou diminuiu os eventos coronários em nenhum dos grupos tratados. A única categoria que demonstrou uma diferença significativa, uma redução de 40% nos eventos coronários, consistia em mulheres com menos de 60 anos de idade. Apesar da redução estatisticamente significativa nos eventos coronarianos em mulheres com menos de 60 anos, não houve relação em nenhum grupo de acordo com os anos desde o início da menopausa, mesmo no grupo pós-menopáusico com menos de 10 anos. As mulheres com menos de 60 anos de idade tinham uma média de 9,9 anos desde o início da menopausa, comparadas a 19,4 anos para a população em geral do estudo. O achado de um efeito benéfico do Raloxifeno nas mulheres pós-menopáusicas mais jovens no ensaio RUTH não concorda com a falha em encontrar uma relação com os anos desde o início da menopausa. Das 10.101 mulheres, houve apenas 360 a 460 mulheres (14-18%) em cada um dos grupos de pacientes que tinham menos de 60 anos *e somente 134 mulheres com menos de 60 anos tiveram um evento coronário*. Apenas um subgrupo demonstrou uma conclusão diferente estatisticamente significativa em relação ao achado global *dentre os 51 subgrupos analisados*. Uma decisão de usar raloxifeno não deve ser influenciada pelos seus efeitos no sistema cardiovascular. Esta é uma decisão com base nos ossos e mamas.

Segundo nossa visão, o raloxifeno é uma opção para a prevenção de fraturas na coluna relacionadas com a osteoporose, especialmente para pacientes relutantes em usar terapia hormonal ou naquelas que desejam combinar alguma proteção óssea a uma redução no risco de câncer de mama. Recomendamos, no entanto, uma avaliação periódica da densidade óssea no quadril, e se ocorrer perda óssea a paciente e o clínico devem considerar outra opção de tratamento.

ARZOXIFENO

O arzoxifeno é um agonista-antagonista do estrogênio similar ao raloxifeno, originalmente estudado para o tratamento de câncer de mama. Estudos pré-clínicos indicaram que o arzoxifeno é um agonista do estrogênio nos ossos e nos lipídios, mas um antagonista do estrogênio nos tecidos endometrial e mamário. O arzoxifeno, portanto, tinha o potencial de ser tão eficiente como o tamoxifeno, mas livre do risco de estimulação endometrial e, talvez, trombose venosa.

Um ensaio clínico de Fase III comparando arzoxifeno e tamoxifeno no tratamento para câncer de mama local avançado ou tumores metastáticos foi decepcionante.[195] O ensaio foi encerrado quando ficou aparente que os resultados com arzoxifeno eram inferiores ao tamoxifeno. Dois outros membros desta família de drogas, droloxifeno e idoxifeno, também falharam em produzir resultados superiores ao tamoxifeno para o tratamento de câncer de mama. Por esta razão, as atenções foram voltadas para outro uso destes agentes.

Um ensaio randomizado de 2 anos comparou as respostas na densidade óssea em 331 mulheres pós-menopáusicas tratadas com arzoxifeno, 20 mg/dia, ou placebo.[196] A densidade óssea foi ligeiramente aumentada na coluna e quadril no grupo tratado comparado ao placebo. Não houve evidências de estimulação endometrial no grupo tratado em amostras biopsiadas ou pela medida da espessura endometrial através de ultrassonografia transvaginal. Três pacientes no grupo placebo e nenhuma no grupo tratado desenvolveram câncer de mama. No entanto, os resultados iniciais de um ensaio de fase III projetado para 5 anos de 9.354 mulheres pós-menopáusicas indicaram um aumento nos eventos de tromboembolismo venoso, alterações endometriais e ondas de calor, com nenhum decréscimo em fraturas não vertebrais no braço de tratamento.[197] O impacto global foi considerado insuficiente para atingir uma margem competitiva, e o desenvolvimento para prevenção e tratamento de osteoporose foi terminado.

OSPEMIFENO

O ospemifeno (Ophena), outro agonista-antagonista do estrogênio, é tão eficaz quanto o raloxifeno, em uma dose de 90 mg/dia, na supressão do metabolismo ósseo e para evitar estimulação endometrial e mamária.[198] Contudo, ele está sendo primariamente desenvolvido em uma dose de 60 mg/dia ministrada por via oral para o tratamento de atrofias vulvar e vaginal, locais onde o ospemifeno exerce um impacto estrogênico significativo.[199] Não há efeito sobre os sintomas vasomotores. Em estudos pré-clínicos, o ospemifeno suprimiu o desenvolvimento de câncer de mama no modelo com ratas induzido por drogas.

DROGAS EM DESENVOLVIMENTO

Vários agonistas/antagonistas seletivos do estrogênio que foram inicialmente testados para o tratamento de câncer de mama têm potencial para a prevenção e tratamento da osteoporose. Uma possibilidade é o droloxifeno. Outros membros desta família com uso potencial são o lasoxifeno e ormeloxifeno. Estudos pré-clínicos indicaram a possibilidade de maior eficácia e potência nos efeitos ósseos, porém o uso clínico dependerá dos resultados de ensaios clínicos.

Os resultados de um ensaio randomizado internacional de 5 anos com lasoxifeno ministrado a mulheres pós-menopáusicas com osteoporose indicaram uma redução nas fraturas vertebrais e não vertebrais com uma dose de 0,5 mg diariamente.[200] No entanto, a redução em fraturas não vertebrais foi pequena e consistiu em fraturas no antebraço e pulso; não houve redução significativa nas fraturas de quadril. Houve um decréscimo substancial no risco de câncer de mama positivo ao receptor de estrogênio, uma redução modesta de doença cardíaca coronária e derrame e nenhum efeito adverso no endométrio. O tratamento foi associado a um aumento de 2 vezes em trombose venosa, ondas de calor e cãibras nas pernas. Não foi observada uma superioridade clara em relação a outras opções de tratamento.

Tenha dois pontos importantes em mente à medida que surgem novos dados neste processo lento e dispendioso:

1. *Ensaios clínicos de comparação de Fase III são essenciais. Estudos pré-clínicos indicam que comparações potenciais, mas somente em confronto direto nos dizem se uma nova droga é um pouco melhor do que a que já temos. A comparação destas drogas agonistas-antagonistas ao tamoxifeno é um bom exemplo. A superioridade esperada das novas drogas não foi correspondida. Além disso, as novas drogas terão que apresentar um desempenho melhor do que os inibidores da aromatase. Dados de comparação também são necessários para determinar se uma das novas drogas é superior para evitar as ondas de calor e trombose venosa.*

2. *Os dados sobre fraturas no quadril e coluna são necessários. Estas drogas diferem em potência quando medidas por marcadores de densidade óssea e bioquímica do metabolismo dos ossos. Uma maior potência, portanto, traz alguma esperança de que uma dessas novas drogas venha a superar as sérias desvantagens do tratamento com raloxifeno, a falta de efeito na prevenção de fraturas de quadril.*

BAZEDOXIFENO

O bazedoxifeno pertence à família das drogas agonistas-antagonistas do estrogênio. Ele tem efeitos favoráveis nos ossos e lipídios, mas não afeta o endométrio ou mamas.[201,202] O bazedoxifeno em uma dose de 20 mg diariamente reduziu o risco de todas as fraturas clínicas em um ensaio clínico randomizado, com uma potência comparável a outros agentes antirreabsorventes em mulheres pós-menopáusicas em alto risco de fraturas.[203,204] Em um subgrupo de mulheres em risco mais alto de fraturas, o bazedoxifeno teve um risco reduzido de fraturas não vertebrais (50% de redução com 20 mg), comparado a *ambos*, raloxifeno e placebo. O único evento adverso que diferiu com o tratamento foi um aumento em trombose venosa com o tratamento comparado a placebo; não houve efeito benéfico nem adverso em doença cardíaca coronária ou derrame. O tratamento por 2 anos não teve efeito na densidade mamária mamográfica.[205] Os resultados deste ensaio indicam que o efeito do bazedoxifeno nos ossos deve ser comparável ao do estrogênio e bisfosfonatos.

A redução de fraturas não vertebrais com bazedoxifeno comparada a raloxifeno não deve ser ignorada. Já sabemos há algum tempo que mesmo com 8 anos de seguimento, o raloxifeno não tem impacto no risco de fraturas no quadril. Isto se dá provavelmente porque o raloxifeno é menos potente e assim o quadril, com uma mistura de osso cortical e trabecular, é mais resistente aos efeitos do raloxifeno, comparado à coluna vertebral que é composta de ossos trabeculares sensíveis. O bazedoxifeno em parceria com estrogênio é chamado de TSEC (complexo estrogênico do tecido seletivo). A ideia é obter os benefícios do estrogênio (o bazedoxifeno por si só tem pouco impacto nas ondas de calor), proteger o endométrio e possivelmente as mamas e estimular algumas ações do estrogênio, como uma redução nas fraturas.[206] O bazedoxifeno combinado com estrogênios conjugados suprime eficientemente as ondas de calor, melhora a atrofia vaginal e lipídios, previne perda óssea e não causa sensibilidade mamária.[207-209] A combinação de 20 mg de bazedoxifeno com estrogênios conjugados previne hiperplasia endometrial e tem uma taxa extremamente alta de amenorreia.[210,211] Esta abordagem da terapia hormonal pós-menopáusica pode eliminar a necessidade de agentes progestacionais.

TIBOLONA

A tibolona é comercializada para terapia hormonal pós-menopáusica em muitos países, mas não nos Estados Unidos. Ela foi introduzida inicialmente na Holanda, o país de origem do seu fabricante Organon (agora Schering-Plough), que iniciou as pesquisas sobre este produto na década de 1960. Embora a tibolona tenha sido desenvolvida especificamente como uma droga para tratar osteoporose, o desempenho clínico da tibolona conduziu rapidamente à sua aprovação para o tratamento de sintomas menopáusicos e também para prevenção de osteoporose. Vários químicos e clínicos tentaram vincular a tibolona a um acrônimo popular. Segundo nossa visão, isto é desnecessário e se soma à confusão criada pelos múltiplos nomes comerciais (Livial, Liviel, Liviella, Livifem, Boltin e Tibofen). A tibolona, o nome genérico, é um bom nome que está bem estabelecido na história e merece ser mantido. Em virtude do seu metabolismo peculiar, a tibolona pode exercer diferentes atividades hormonais em diferentes sítios. Esta característica única é precisamente o que torna a droga difícil de ser entendida.

QUÍMICA DA TIBOLONA

A tibolona está estruturalmente relacionada com as progestinas 19-nortestosterona que são usadas clinicamente em contraceptivos orais; no entanto, a sua atividade depende do seu metabolismo. A tibolona {7-α, 17-α-17-hidroxi-7-metil-19-norpregn-5(10)-em-20-yn-3-um} é metabolizada entre os primatas humanos e não humanos em três metabólitos biologicamente ativos; o metabólito 3α-hidroxi (3α-OH) e o metabólito 3β-hidroxi (3β-OH) têm propriedades agonistas do estrogênio, enquanto que o Δ-4 cetoisômero tem efeitos progestogênicos e androgênicos.[212,213] Embora a própria tibolona se ligue ao receptor de estrogênio, *in vivo* a atividade dos metabólitos 3-hidroxi é 100 vezes maior, com uma maior afinidade para o receptor alfa do estrogênio que para o receptor beta do estrogênio.[213] A perda do grupo hidroxil na posição 3 do anel A elimina a atividade estrogênica no isômero Δ-4. O isômero Δ-4 exerce seus efeitos androgênicos primariamente no fígado e cérebro.

A conversão da tibolona em metabólitos ocorre principalmente no fígado e intestinos. O metabolismo do composto parental é rápido e muito próximo do total, produzindo principalmente os metabólitos 3α-OH e 3β-OH na circulação; o nível do metabólito 3α-OH é 3 vezes mais elevado comparado ao metabólito 3β-OH.[214,215] A tibolona e o isômero Δ-4 podem ser detectados somente nos níveis de pico 2 h antes da ingestão e, mesmo assim, os níveis são muito baixos, no limite da detecção. A meia-vida dos metabólitos que predominam na circulação (os metabólitos 3α-OH e 3β-OH) é de aproximadamente 7 a 8 horas, e é atingido um estado constante até o 5º dia.[216] A alimentação não afeta o metabolismo, e a tibolona pode ser ingerida a qualquer hora do dia.[214] A farmacocinética da tibolona não é afetada pela função renal prejudicada. Ocorre um efeito muito fraco dos metabólitos nas enzimas citocromo P450 e não é esperada nenhuma interferência com as drogas coadministradas.[215] Após o metabolismo inicial da tibolona, os produtos são rapidamente sulfatados, e mais de 75% dos metabólitos circulam, como os sulfatos a serem ativados pelas sulfatases do tecido.[215]

A tibolona está disponível em 2 doses diárias, 1,25 e 2,5 mg. Existe uma variabilidade considerável (em torno de 30-40%) nos e entre os sujeitos, porém as doses de 1,25 e 2,5 mg produzem a mesma bioequivalência quando medidas pelos níveis máximos e áreas abaixo da curva para os metabólitos 3α-OH e 3β-OH.[216] No entanto, existem diferenças nas respostas clínicas, o que influencia a escolha da dose.

O metabolismo da tibolona não está limitado ao fígado e intestinos. Efeitos importantes são explicados pelo metabolismo do tecido específico local. Por exemplo, o isômero Δ-4 é primariamente produzido dentro do endométrio, liga-se ao receptor de progesterona e protege o endométrio dos efeitos agonistas dos dois metabólitos estrogênicos.[217-220]

EFEITO DA TIBOLONA NOS SINTOMAS MENOPÁUSICOS

Os sintomas menopáusicos fornecem a motivação principal para as mulheres usarem terapia hormonal pós-menopáusica. A tibolona precisa ter um bom desempenho nesta categoria para que possa ser uma opção atrativa para clínicos e pacientes. Estudos clínicos estabeleceram sem questionamento que a tibolona exerce um impacto estrogênico benéfico nas ondas de calor e secura vaginal. Estudos apropriados documentaram que a tibolona numa dose diária de 2,5 mg é tão efetiva quanto os regimes hormonais pós-menopáusicos padrão no tratamento das ondas de calor.[221-227] A dose de 1,25 mg leva mais tempo para ser efetiva, e esta dose também tem uma incidência mais alta de rubor persistente.[228] Além disso, a tibolona trata com eficiência o efeito colateral das ondas de calor associada à terapia com agonista do hormônio liberador de gonadotrofina (GnRH).[229] Felizmente, o tratamento com tibolona apresenta um efeito estrogênico na vagina. A tibolona, 2,5 mg ao dia, alivia a secura vaginal e dispareunia e, na maioria dos estudos, a tibolona é tão efetiva quanto o tratamento com estrogênio.[223-227,230-233]

Uma vantagem decisiva da tibolona pode ser encontrada em estudos que examinam a sexualidade. Em ensaios randomizados prospectivos comparando tibolona a estrogênio ou terapia com estrogênio e progestina, a tibolona foi associada a uma melhor resposta sexual.[224,227,234-237] Foi relatado um aumento na libido em estudos que compararam tibolona a placebo,[233,238] e a resposta foi maior do que a obtida com terapia estrogênica, comparável à associada ao tratamento com androgênio.[239] O efeito global incluiu um aumento no interesse sexual e desempenho sexual, especificamente fantasias, excitação e orgasmo.

Existem dois mecanismos possíveis para o efeito da tibolona na sexualidade: um efeito androgênico direto do isômero Δ-4 e/ou um aumento no nível circulante de testosterona livre. A tibolona está associada a uma mudança profunda nos níveis circulantes da globulina ligadora dos hormônios sexuais, uma redução de aproximadamente 50%.[233,240] Isto se deve indubitavelmente ao isômero Δ-4 e a um efeito androgênico no fígado. O tratamento com tibolona, portanto, produz uma redução na concentração de testosterona total (ligada e não ligada), mas um aumento substancial na quantidade de testosterona livre não ligada. Este perfil hormonal é um contraste marcante com o associado à terapia com estrogênio, que aumenta a globulina ligadora dos hormônios sexuais e reduz os níveis de testosterona total e livre. Entretanto, os efeitos colaterais do androgênio de acne e hirsutismo não foram relatados com tratamento com tibolona.

Quando mulheres tratadas com tibolona por 10 anos foram comparadas a um grupo correspondente, as mulheres tratadas eram menos desajeitadas, menos ansiosas em resposta a estresse leve e demonstravam melhor memória para fatos, embora não tenha havido diferença na memória para eventos e desempenho pior na atenção sustentada e planejamento.[241] De um modo geral, a tibolona exerce um efeito positivo no humor, com um impacto modesto.[240,242] Contudo, esta é uma área em que não é fácil alcançar efeitos consistentes, um problema frequentemente devido às diferenças nos instrumentos de medida e definições. O estudo da cognição é difícil, decorrente da necessidade de combinar grupos tratados e grupos-controle quanto à inteligência, idade, ocupação, educação e estado mental (p. ex., depressão). Em virtude desta dificuldade, a literatura que relata os efeitos da terapia hormonal na cognição apresenta um quadro inconsistente. Isto é ainda mais complicado pela sensibilidade e adequação das ferramentas de avaliação que são usadas. Esta é uma área que requer padronização e novas abordagens para pesquisa, não somente para a tibolona, como também para todos os tratamentos farmacológicos que afetam o sistema nervoso central.

EFEITO DA TIBOLONA NO SISTEMA CARDIOVASCULAR

Consistente com os relatos dos efeitos da tibolona no colesterol HDL em mulheres pós-menopáusicas, macacas tratadas com tibolona têm colesterol HDL muito mais baixo comparadas a macacas do grupo-controle.[243,244] Embora o tratamento com tibolona resultasse em colesterol HDL circulante mais baixo, a extensão da arteriosclerose arterial coronária nas macacas não foi significativamente diferente do grupo-controle. Resultados semelhantes foram observados nas artérias carótidas.[244] Essa observação suscitou a questão de se as reduções no colesterol HDL observadas entre os animais tratados com tibolona estavam associadas a reduções fisiologicamente significativas na função do colesterol HDL. Este tem um papel crítico no transporte inverso do colesterol, mecanismo pelo qual o colesterol celular (p. ex., colesterol da parede arterial) pode ser levado de volta por meio do plasma até o fígado para excreção.[245] Além disso, encontrou-se que a capacidade de efluxo do colesterol prediz a severidade e extensão da doença arterial coronária em pacientes humanos.[246] As macacas pós-menopáusicas tratadas com tibolona *não* tiveram redução no efluxo de colesterol.[247] Esta dissociação entre as reduções nas concentrações circulantes de colesterol HDL e a falta de alteração na função do colesterol HDL sugere a probabilidade de que isto explique em grande parte o achado de que a arteriosclerose arterial coronária não aumentou nem diminuiu no modelo com macacos.

Estudos clínicos a curto prazo documentam uniformemente que o tratamento com tibolona, 2,5 mg/dia, reduz os níveis do colesterol HDL nas mulheres em aproximadamente 20%; no entanto, também existe uma redução no colesterol total (em torno de 10%) e triglicerídeos (em torno de 20%) e uma ligeira diminuição ou nenhuma alteração nos níveis de colesterol LDL.[235,248-254] Nas mulheres, portanto, a tibolona não aumenta o colesterol LDL, e a redução no colesterol HDL é menor do que a registrada nas macacas. Além disso, a tibolona reduz a oxidação do colesterol LDL e produz uma substituição do colesterol LDL de baixa densidade (que é mais aterogênico); as duas mudanças seriam benéficas.[254] Os efeitos danosos potenciais associados a reduções no colesterol HDL são ainda balanceados pelas reduções associadas à tibolona em endotelina e lipoproteína (a), efeitos anti-isquêmicos detectados em mulheres com angina e uma melhora na sensibilidade à insulina.[253,255-258] Em estudos a longo prazo, os níveis de colesterol HDL não retornaram à linha de base ao final de 2 anos de tratamento, porém retornaram à linha de base ao final de 3 anos.[253,259-261] E outros estudos encontraram que o decréscimo no colesterol HDL é estatisticamente insignificante.[262,263]

O reconhecimento de que as reduções no colesterol HDL são potencialmente danosas está com base no papel importante do colesterol HDL na mediação do movimento do colesterol das células carregadas de lipídios e na inibição da oxidação do colesterol LDL. Contudo, os resultados experimentais no modelo com macacos indicam que as reduções nas concentrações de colesterol HDL não são diretamente acompanhadas por reduções nas funções importantes no colesterol HDL. Pelo menos uma razão para esta falta de correlação direta é a natureza complexa das lipoproteínas de colesterol HDL, uma coleção heterogênea de partículas que diferem em suas atividades.[264] A alteração global nos níveis de colesterol HDL não reflete alterações específicas nas partículas que possam afetar atividades biológicas específicas. Similar aos resultados no modelo com macacos, um ensaio randomizado em mulheres demonstrou que as reduções significativas nos níveis de colesterol HDL (27% em média), causadas pelo tratamento com tibolona, 2,5 mg/dia, se deviam a um decréscimo em uma subclasse de partículas de colesterol HDL, e as medidas das funções antiaterogênicas do colesterol HDL (transporte inverso do colesterol e inibição da oxidação do colesterol LDL) não foram prejudicadas.[258] O estudo foi limitado pela curta duração de 12 semanas do tratamento; no entanto, os achados são consistentes com os obtidos no experimento de 2 anos com macacas. Estes resultados humanos foram confirmados e reforçados por um estudo de 68 mulheres pós-menopáusicas randomizadas para tratamento diário por 3 meses com 2,5 mg de tibolona ou placebo.[265] As alterações no colesterol HDL foram associadas a um aumento na atividade da lipase hepática, um efeito androgênico, novamente sem prejudicar a capacidade do plasma de manter o efluxo do colesterol.

Os resultados nos modelos com macacos são consistentes com um impacto global neutro no sistema cardiovascular.[244] Um seguimento a longo prazo (média de 7,5 anos) de mulheres tratadas com tibolona não encontrou aumento na espessura intimal-medial da artéria carótida e número de placas arterioscleróticas, resultados que são consistentes com o modelo com macacos.[266] Este impacto neutro é ainda mais apoiado por não ser encontrado nenhum efeito da tibolona na dilatação induzida da arteria braquial ou na resistência vascular medida na carótida e artérias cerebrais intermediárias.[262,267] Por outro lado, um método que estudou a dilatação venosa na mão encontrou uma melhora nas respostas dependentes do endotélio após o tratamento com tibolona.[268] Foram relatados infarto do miocárdio e insuficiência cardíaca associados à hiperatividade do componente simpático do sistema nervoso autônomo cardíaco, e o tratamento com tibolona reduz os níveis plasmáticos de ácidos graxos livres, um efeito que resulta numa melhora da relação do tônus cardíaco simpático e o tônus parassimpático.[269] Outro efeito favorável conectado à tibolona e seus metabólitos é um impacto direto nas células endoteliais que resulta em um decréscimo benéfico nas moléculas de adesão endotelial e nos leucócitos, outro achado humano similar ao do ensaio com macacos.[270]

O estudo OPAL (Osteoporosis Prevention and Arterial effects of tiboLone) foi um ensaio randomizado duplo-cego de 3 anos em seis centros americanos e cinco centros europeus, tratando 866 mulheres pós-menopáusicas com 2,5 mg de tibolona diariamente, 0,625/2,5 mg diariamente de estrogênio/acetato de medroxiprogesterona conjugados ou placebo.[271] O parâmetro arterial do estudo foi a espessura intimal-medial das carótidas medida por ultrassonografia a cada 6 meses. Tanto o grupo tratado com tibolona quanto o grupo tratado com estrogênio/progestina demonstraram um aumento na espessura intimal-medial durante o período de estudo, numa taxa significativamente maior do que o grupo placebo, levando à conclusão de que ambos os tratamentos, com tibolona e estrogênio/progestina, aumentavam a arteriosclerose comparados ao grupo placebo.

No ensaio OPAL, as mulheres europeias diferiam das mulheres americanas em muitos aspectos: lipídios mais elevados, níveis mais altos de pressão arterial, mais fumantes. As mulheres histerectomizadas foram excluídas nos Estados Unidos, mas não na Europa (28% da população em estudo). Os resultados na média geral, de fato, indicaram uma diferença na comparação dos grupos de tratamento com placebo. Porém nas mulheres europeias, a arteriosclerose, medida pela espessura intimal-medial, melhorou no grupo placebo, tornando mais fácil calcular uma diferença significativa comparada aos grupos tratados! Nas mulheres americanas, não houve diferenças na comparação dos três grupos de tratamento, todos demonstrando progressão da espessura. Assim, a conclusão global foi enormemente influenciada pelos resultados nas mulheres europeias. Os investigadores não conseguiram explicar essas diferenças. Infelizmente o ensaio OPAL não atingiu seu objetivo de fornecer dados robustos sobre os efeitos cardiovasculares em virtude da idade mais avançada das mulheres e resultados notavelmente diferentes nas mulheres americanas e europeias. Continua havendo bons motivos para se acreditar que a tibolona tem um efeito neutro no sistema cardiovascular. Além disso, a tibolona não afeta adversamente a pressão sanguínea em mulheres com hipertensão estabelecida.[251]

Um estudo caso-controle avaliou o risco de tromboembolismo venoso em uma população muito grande de mulheres pós-menopáusicas (23.505 casos e 231.562 controles) derivada do U.K. General Practice Research Database.[272] Não foi observado aumento no risco com o uso corrente de tibolona ou estrogênio transdérmico, comparado a um aumento significativo associado ao uso corrente de estrogênio oral.

EFEITO DA TIBOLONA NO DIABETES

A administração de tibolona, 2,5 mg/dia, em mulheres mais velhas com diabetes melito tipo 2 não produziu alterações significativas no perfil lipídico.[273] O tratamento com tibolona está associado a um aumento na sensibilidade à insulina em mulheres com resistência à insulina, embora alguns não tenham relatado nenhum efeito em mulheres normais.[250,258,274,275] Portanto, a tibolona é uma opção atraente para mulheres pós-menopáusicas com diabetes melito.

EFEITO DA TIBOLONA NO ÚTERO

A tibolona não estimula a proliferação endometrial. Isto se deve porque o metabólito predominante da tibolona, se não exclusivo, produzido dentro do endométrio é o isômero Δ-4, que se liga ao receptor de progesterona e protege o endométrio dos efeitos agonistas dos dois metabólitos estrogênicos.[217-220] Este efeito protetivo foi documentado em estudos humanos a longo prazo (até 8 anos).[219,220,223,231,232,276-278] Casos isolados de proliferação endometrial foram relatados, por exemplo, em 4 de 150 mulheres tratadas com 2,5 mg diárias durante 2 anos.[279] Em um seguimento de 5 anos, 47 das 434 mulheres tiveram sangramento e destas, 11 tiveram pólipos ou fibroides endometriais, mas houve duas com hiperplasia simples e duas com carcinoma endometrial *in situ*.[280] Isto sublinha o princípio clínico padrão de investigar sangramento vaginal persistente em uma mulher pós-menopáusica. No importante ensaio clínico americano, foram observados três casos de câncer endometrial, mas em cada caso posteriormente foi detectado carcinoma preexistente, quando as amostras iniciais da biópsia foram examinadas mais detalhadamente.[253] No entanto, foi realizado um segundo grande ensaio de 2 anos, THEBES Study, e não ocorreu hiperplasia ou câncer endometrial nos grupos com tibolona.[281]

As taxas de avanço da hemorragia com o tratamento com tibolona foram comparáveis ao tratamento com terapia contínua combinada de estrogênio e progestina;[224,249,276,226] porém ensaios clínicos de comparação bem projetados indicam que a taxa é menor com tibolona.[225,227,233,282,283] Além disso, ocorre amenorreia mais rapidamente; 90% das mulheres tratadas com tibolona estão amenorreicas aos 6 meses.[225,280,284] O sangramento é menor em mulheres mais velhas e pode ser maior com a dose de 2,5 mg comparada à dose de 1,25 mg, porém a diferença é muito pequena para ser detectada em alguns estudos.[228,253,285] É importante dizer que foi observada uma falta de correlação entre sangramento e espessura endometrial medida por ultrassonografia.[285,286] *Isto mais uma vez enfatiza a necessidade de biópsia em mulheres tratadas com tibolona que apresentem sangramento persistente.*

Avaliações detalhadas de mulheres com fibroides que foram tratadas com tibolona não revelaram evidências de crescimento de mioma, com até 3 anos de seguimento.[287-289] Além do mais, o tratamento *add-back* com tibolona previne efetivamente as ondas de calor e perda óssea e não prejudica a resposta à terapia com análogos de GnRH.[290]

EFEITO DA TIBOLONA NA MAMA

A mama é uma fábrica complicada de estrogênio. O tecido mamário, normal e anormal, contém todas as enzimas necessárias para a formação de estrogênios (sulfatase, aromatase e 17β-hidrixiesteroide desidrogenase) e a conversão dos estrogênios nos seus sulfatos (sulfotransferase). As concentrações de sulfato de estrona são elevadas na mama (mais elevadas do que no plasma) e ainda mais elevadas no tecido canceroso. Este estado é atingido em mulheres pós-menopáusicas com níveis sistêmicos muito baixos de estrogênio, indicando que um mecanismo local está em operação.

A principal via da síntese do estrogênio nas células tumorais da mama humana é através da conversão do sulfato de estrona em estrona pela estrona sulfatase, uma via que é mais importante que a via da aromatase.[291] A aromatase é um complexo enzimático que produz a conversão irreversível dos androgênios em estrogênios. A localização da atividade da aromatase é predominantemente no tecido estromal da mama. Comparando o tecido normal ao tumoral, os níveis de sulfato de estrona e estradiol eram mais altos no tecido tumoral.[292] A atividade da sulfatase é mais alta

(130-200 vezes) do que a atividade da aromatase em todos os tecidos mamários examinados, e a atividade da sulfatase e aromatase era mais alta no tecido tumoral do que no tecido normal. Dessa forma, as concentrações de estrogênio na mama são mais elevadas em mulheres com câncer de mama, e a formação de estradiol a partir do estrogênio sulfatado é o caminho principal. O que é mais importante, este aumento na atividade estrogênica é independente do *status* do receptor de estrogênio do tecido.

A tibolona e seus metabólitos inibem a estrona sulfatase e 17β-hidroxiesteroide desidrogenase em células estromais normais e nas células mamárias cancerosas dependentes de hormônios (MCF-7 e T-47D).[293-296] Isto inibe a conversão do sulfato de estrona em estradiol. Além disso, a tibolona e seus 3-hidroximetabólitos aumentam a conversão de estrona de volta a sulfato de estrona através do aumento da atividade de sulfotransferase.[297] A tibolona e todos os três metabólitos inibem a conversão da estrona em estradiol através da 17β-hidroxiesteroide desidrogenase.[294] Embora estes efeitos se pareçam com a atividade da progestina, a tibolona é mais potente. A tibolona aumenta a atividade da aromatase nas células estromais, porém apenas em altas concentrações que estão além dos níveis *in vivo*.[295] Estas alterações enzimáticas induzidas pela tibolona reduziriam as concentrações de estrogênio ativo no tecido mamário.

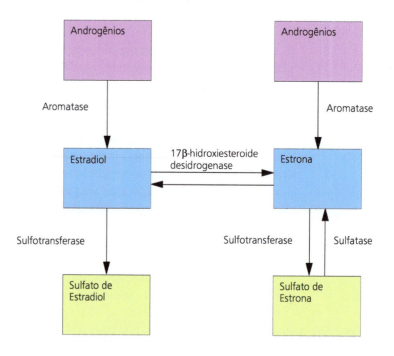

Nos modelos de câncer de mama no rato e camundongo (câncer induzido por 7,12-dimetilbena{a}antraceno, DMBA), a tibolona exerce efeitos protetivos no mesmo grau que o tamoxifeno.[298] Contudo, a tibolona não é antiestrogênica e não inibe a aromatase. Portanto, o mecanismo é explicado pelos efeitos enzimáticos resumidos anteriormente, inibição da sulfatase e 17β-hidroxiesteroide desidrogenase e estimulação da sulfotransferase para aumentar a produção dos sulfatos inativos.[295] Além disso, a tibolona aumenta a diferenciação celular e estimula a apoptose, pelo menos com células mamárias normais *in vitro*.[299] Um aumento na apoptose é uma ação da tibolona parental e seu isômero Δ-4. Assim, a tibolona age como as progestinas e androgênios fracos nos estudos da linha celular mamária, examinando a proliferação, diferenciação e apoptose.

A tibolona e seus metabólitos não apresentam a mesma atividade direcionada para a enzima sulfatase em todos os tecidos. A forte inibição da sulfatase é uma característica importante nas células mamárias, mas a tibolona e seus metabólitos inibem a sulfatase apenas moderadamente no endométrio (contribuindo para uma ação antiestrogênica) e não proporciona inibição nos ossos (permitindo um maior impacto estrogênico).[300]

A terapia hormonal pós-menopáusica aumenta a densidade mamária na mamografia em aproximadamente 10-20% das usuárias de estrogênio e aproximadamente 20-35% das usuárias de estrogênio e progestina, um efeito que ocorre nos primeiros meses de tratamento. Em contraste, a tibolona não aumenta a densidade mamária e causa muito menos mastalgia do que a vista com o tratamento com estrogênio.[225,237,253,283,301-305] É lógico concluir que estas respostas favoráveis são uma consequência dos efeitos da tibolona nas enzimas do tecido mamário envolvidas na produção local de estrogênio.

O ensaio Livial Intervention following Breast cancer: Efficacy, Recurrence And Tolerability Endpoints (LIBERATE) foi um estudo randomizado, multicêntrico, controlado com placebo de mulheres com sintomas vasomotores que tiveram câncer de mama tratado cirurgicamente nos 5 anos anteriores.[306] O estudo foi designado para demonstrar que a tibolona era superior ao placebo, mas quando o comitê de monitoramento da segurança notificou o patrocinador de que parecia haver um excesso de cânceres de mama no grupo tratado, o ensaio foi cancelado em 31 de julho de 2007, 5 meses antes do final programado. A duração média da participação e tratamento foi de aproximadamente 3 anos, como uma ampla variação desde algumas semanas até 5 anos. As participantes usaram uma variedade de tratamentos adjuvantes, principalmente tamoxifeno, 66,8%; 6,5% usaram inibidores da aromatase. A dose de tibolona foi de 2,5 mg diárias. Os números finais para análise foram de 1.556 mulheres no grupo tratado e 1.542 no grupo placebo. As mulheres variaram em idade de menos de 40 até 79 anos, com uma média de idade de 52,7 anos. As 57,8% tiveram linfonodos positivos, e 70% tiveram um estágio de tumor acima de IIA. O *status* do receptor de estrogênio foi conhecido em 2.808 mulheres em quem os tumores eram positivos ao receptor de estrogênio em 77,8%. Na análise de intenção de tratamento, a razão de risco para câncer de mama recorrente nas mulheres tratadas com tibolona foi de 1,40 (IC = 1,14-1,70). O risco absoluto para a tibolona foi de 51 cânceres por 1.000 mulheres por ano e 36 no grupo placebo. O aumento ocorreu somente nas mulheres com tumores positivos ao receptor de estrogênio. Não houve diferença nas taxas de mortalidade entre os dois grupos durante o período de estudo de 5 anos. Não houve diferença nos eventos cardiovasculares ou cânceres ginecológicos e, não muito surpreendente, os sintomas vasomotores, medidas da qualidade de vida e densidade óssea melhoraram com o tratamento com tibolona.

Como os resultados do LIBERATE que indicam uma ação estrogênica da tibolona nas sobreviventes de câncer de mama concordam com a literatura que indica que a tibolona exerce um efeito não estrogênico no tecido mamário? De fato, era realista esperar que a tibolona tivesse um efeito salutar na mama. Está bem documentado que a mama responde à tibolona com menos estimulação se comparada ao estrogênio, julgado pelas alterações na densidade mamária mamográfica e as características do tecido obtido por aspiração com agulha fina. No ensaio clínico LIFT (discutido na sessão sobre os ossos) que teve fraturas vertebrais como *endpoint* primário e câncer de mama como *endpoint* secundário, o risco de câncer de mama após 3 anos foi significativamente *reduzido* em 68% com o tratamento com tibolona, embora a dose fosse mais baixa, 1,25 mg diárias.[307]

No entanto, a literatura prévia documentando as ações benéficas da tibolona na mama refletiu o impacto da tibolona no tecido mamário normal, e a atividade de tibolona para baixar os níveis de estrogênio bioativo local nos tecidos-alvo poderia ser perdida nas células cancerosas. Os resultados contrários no ensaio LIFT poderiam refletir a sua população mais velha de mulheres em alto risco de fraturas, uma população que também diferia por ter peso corporal mais baixo, sem história de tratamento com tamoxifeno e fatores de risco mais baixos para câncer de mama.

Embora o ensaio LIBRATE possa se aplicar a todas as sobreviventes de câncer de mama, falando estritamente num sentido científico, os resultados foram derivados principalmente de usuárias de tamoxifeno com 10 vezes menos usuárias de inibidores da aromatase. A possibilidade de que o estrogênio ou tibolona interferissem nos efeitos benéficos do tamoxifeno ou inibidores da aromatase sempre foi uma das objeções ao tratamento de pacientes com câncer de mama com hormônios estrogênicos. Na análise de um subgrupo do ensaio LIBERATE, o grupo de mulheres que haviam usado inibidores da aromatase teve um risco maior de câncer de mama recorrente comparado ao tamoxifeno; no entanto, o intervalo de confiança foi amplo graças aos números relativamente pequenos. Possivelmente o efeito estrogênico da tibolona seria mais pronunciado num câncer de mama oculto num tecido empobrecido pelo estrogênio comparado a um tecido em que o tamoxifeno foi ligado ao receptor de estrogênio e impediu a estimulação estrogênica. Não sabemos se os dados do ensaio LIBERATE são significativos para regimes de tratamento futuros. No entanto, *até que haja novos dados, o uso de tibolona em mulheres com uma história de câncer de mama permanece relativamente contraindicado.*

EFEITO DA TIBOLONA NOS OSSOS

A tibolona previne a perda óssea em mulheres pós-menopáusicas tão efetivamente quanto a terapia com estrogênio ou estrogênio e progestina.[235,253,308-312] O impacto benéfico nos ossos pode ser atribuído aos metabólitos estrogênicos que agem através do receptor de estrogênio porque ele é bloqueado por um antiestrogênio, mas não por um antiandrogênio ou antiprogestina.[313] Em um grande estudo dose-resposta americano com doses variando de 0,3 a 2,5 mg por dia, somente as doses de 1,25 e 2,5 mg produziram aumento progressivo na densidade óssea no pescoço femoral.[253] De fato, o impacto nos ossos foi essencialmente o mesmo para as 2 doses mais altas, 1,25 e 2,5 mg. Embora a dose de 1,25 mg seja aceitável para a prevenção da perda óssea, a dose de 2,5 mg é mais efetiva para o alívio das ondas de calor.[228] A tibolona previne a perda óssea associada ao tratamento com agonista de GnRH (e o efeito colateral de ondas de calor).[290,314]

O estudo LIFT (Long-term Intervention on Fractures with Tibolone) foi um ensaio randomizado multicêntrico da tibolona controlado com placebo em 22 países, 1,25 mg ministradas diariamente por 3 anos.[307] As 4.538 mulheres que participaram do ensaio tinham entre 60 e 85 anos, todas em alto risco de fraturas em razão da osteoporose e todas tratadas com suplementação de cálcio e vitamina D. O estudo foi interrompido em fevereiro de 2006 após o tratamento médio de 34 meses devido ao risco aumentado de derrame. Os riscos de todos os eventos foram avaliados após 5 anos de seguimento. O tratamento com tibolona reduziu o número de fraturas vertebrais em aproximadamente 45%, e as fraturas não vertebrais em aproximadamente 25%. A redução das fraturas foi quase 4 vezes maior nas mulheres que já haviam tido fratura vertebral quando ingressaram no estudo comparadas às mulheres que não tinham fratura na linha de base. É digno de nota que o número de quedas no grupo tratado foi 25% menor.

Com base em estudos prévios de densidade óssea, os resultados do ensaio LIFT sobre a redução de fraturas não foram inesperados. A magnitude do efeito é consideravelmente comparável aos ocorridos com estrogênio, bisfosfonatos e raloxifeno (com a importante exceção sendo a falta de efeito do raloxifeno sobre fraturas de quadril). A redução do câncer de mama foi comparável à relatada com tamoxifeno e raloxifeno, mas este não foi um *endpoint* primário do estudo. Embora a diferença não tenha sido estatisticamente significativa, houve quatro casos de câncer endometrial no grupo com tibolona e nenhum no grupo placebo.

O dobro de aumento de derrame relatado no ensaio LIFT foi maior nas mulheres mais velhas (acima de 70 anos), semelhante ao que foi observado com estrogênio. *É melhor evitar o uso de tibolona em mulheres idosas e em mulheres que estão em risco de derrame (especificamente aquelas com hipertensão, tabagismo, diabetes ou fibrilação atrial).*

SUMÁRIO – Tibolona – Conclusão

A tibolona é uma opção apropriada para terapia hormonal, adequada para muitas mulheres pós-menopáusicas. A dose padrão de tibolona durante muitos anos foi de 2,5 mg diárias, porém os ensaios clínicos apoiam o uso da dose mais baixa, 1,25 mg diárias, sem perda importante da sua eficácia. Em virtude de seu metabolismo peculiar e variado, a tibolona tem diferentes ações em diferentes tecidos, o que fornece um perfil global favorável de risco-benefício. A tibolona trata sintomas da menopausa, incluindo ondas de calor, secura vaginal, de modo tão eficaz quanto à terapia com estrogênio e, o que é mais importante, melhora a resposta sexual. A segurança endometrial e a prevenção da perda óssea são comparáveis à obtida com regimes contínuos combinados de estrogênio e progestina e com uma taxa mais baixa de hemorragias.

A soma dos vários efeitos biológicos da tibolona e seus metabólitos sobre o sistema cardiovascular não deve aumentar nem diminuir o risco de doença arterial coronária. Até o momento não há indicação de um risco aumentado de tromboembolismo venoso, mas este é um efeito colateral potencial que requer mais estudos epidemiológicos. A tibolona não estimula a proliferação de células cancerosas e afeta a atividade enzimática na mama para reduzir as concentrações de estrogênio ativo no tecido mamário. A tibolona não aumenta a densidade mamária na mamografia e não aumenta a frequência de mastalgia. Os riscos aumentados de câncer de mama e câncer endometrial relatados em estudos observacionais muito provavelmente representam a "prescrição preferencial" da tibolona na Europa.[315,316]

As mulheres com prescrição de tibolona na Europa tinham mais frequentemente doença mamária crônica, uma história pessoal de câncer de mama, sangramento uterino disfuncional prévio, hipertensão e cirurgias uterinas prévias. Mais importante, ainda, as mulheres com prescrição de tibolona tinham uma história de tratamento prévio com estrogênio sem oposição. Assim, os clínicos tinham maior probabilidade de prescrever tibolona a mulheres que eles consideravam em maior risco para estes dois cânceres, e isto produziria taxas mais altas nos grupos tratados na comparação aos grupos-controle.

OPÇÕES DE TRATAMENTO PARA AS ONDAS DE CALOR

O tratamento de escolha para os sintomas vasomotores é a terapia hormonal. Entretanto, existe um número substancial de mulheres que não podem ou não aceitarão a terapia hormonal. As outras opções além da terapia hormonal que estavam disponíveis no passado ofereciam apenas um benefício modesto. A clonidina transdérmica, aplicada com a dose de 100 μg uma vez por semana, era uma opção comum, porém a redução nas ondas de calor era apenas ligeiramente superior à obtida com tratamento placebo.[317,318] Clonodina, bromocriptina e naloxona ministradas oralmente são apenas parcialmente efetivas para o alívio das ondas de calor e requerem altas doses, tendo um alto índice de efeitos colaterais, como sonolência e boca seca. O tratamento com belergal (uma combinação de alcaloides da beladona, tartarato de ergotamina e fenobarbital) é ligeiramente melhor do que um placebo e um sedativo potente a curto prazo; no entanto, um estudo documentou uma resposta similar com belergal e placebo após 8 semanas.[319,320] A veraliprida, um antagonista da dopamina que é ativo no hipotálamo, é relativamente eficiente na inibição das ondas de calor com uma dose de 100 mg diárias, mas está associada a efeitos colaterais importantes, incluindo mastodinia e galactorreia.[321,323] O acetato de medroxiprogesterona (10-20 mg por dia) e acetato de megestrol (20 mg por dia) também são eficazes (tão eficazes quanto o estrogênio), mas preocupações referentes a esteroides exógenos, especialmente em pacientes que tiveram câncer de mama, se aplicariam também às progestinas.[324-326] A vitamina

E, 800 UI diariamente, é um pouco mais eficaz que o placebo.[327] Dong quai, ginseng, cohosh preto, isoflavonas (incluindo proteína de soja), ioga e acupuntura têm pouca diferença clínica comparados ao tratamento com placebo.[328-338]

Nos últimos anos, os inibidores seletivos da recaptação de serotonina (SSRIs) adquiriram uma reputação pela sua eficácia significativa no tratamento das ondas de calor. As drogas que foram estudadas incluem citalopram (Celexa), fluoxetina (Prozac), sertralina (Zoloft), paroxetina (Paxil) e inibidores da recaptação de serotonina e norepinefrina, venlafaxina (Efferox) e succinato de desvenlafaxina (Pristiq). Além disso, uma medicação anticonvulsivante, gabapentina (Neurontin), demonstrou reduzir os sintomas vasomotores.

Drogas para as Ondas de Calor – Resultados de Ensaios Clínicos Randomizados		
Droga	**Dose**	**Redução nas Ondas de Calor**
Citalopram (Celexa) placebo	20 mg/d	50%, o mesmo com placebo
Fluoxetina (Prozac)	20 mg/d	50%, o mesmo com placebo
Sertralina (Zoloft)	50, 100 mg/d	40%, o mesmo com placebo
Paroxetina (Paxil)	12,5 mg/d	62%
	25 mg/d	65%
Venlafaxina (Effexor)	37,5 mg/d	37%
	75 mg/d	61%
	150 mg/d	61%
Succinato de desvenlafaxina (Pristiq)	100 mg/d	64%
Gabapentina (Neurotin)	900 mg/d	50%
Pregabalina (Lyrica)	150 mg/d	65%

No estudo com paroxetina (produto de liberação controlada), 61% do grupo tratado (uma população de mulheres pós-menopáusicas com apenas 12 indivíduos sobreviventes de câncer de mama) no final do estudo tinham pelo menos uma redução de 50% na frequência e severidade das ondas de calor, um efeito que foi aproximadamente 2,5 vezes melhor do que placebo com a dose maior.[339] A venlafaxina foi estudada em sobreviventes de câncer de mama; embora a dose ideal fosse 75 mg, uma resposta apreciável com 37,5 mg indicou que valeria a pena iniciar o tratamento com a dose mais baixa.[340, 341] A resposta foi muito rápida, em poucos dias, e portanto a dose pode ser aumentada em 1-2 semanas. Os principais efeitos colaterais foram secura na boca, anorexia, náusea e constipação. A eficácia da venlafaxina foi demonstrada ser a mesma em mulheres que estão usando ou não usando tamoxifeno. O succinato de venlafaxina é um metabólito da venlafaxina e tão eficaz quanto o composto parental.[342,342] *Os efeitos do citalopram, fluoxetina e sertralina não são mais eficazes do que o placebo, uma redução em torno de 50% nos ensaios de curta duração.*[344-348]

A gabapentina (Neurotin) é um análogo do ácido γ-aminobutírico que vem sendo usado para convulsões desde 1994. Ela também é eficaz para enxaquecas, tremores e transtorno do pânico. Em um ensaio clínico da gabapetina, 67% das mulheres tratadas experimentaram uma redução de mais de 50% nas ondas de calor na semana 12, comparadas a 38% no grupo placebo.[349] Os efeitos colaterais mais comuns foram sonolência (20%) e tontura (13%). Um edema periférico ocorre ocasionalmente em razão de uma redução induzida na proteína sérica. A potência deste agente parece ser mais modesta do que os SSRIs em uma dose de 900 mg/dia.[350,351] Em doses mais elevadas, a gabapentina foi tão eficaz quanto o estrogênio (aproximadamente uma redução de 70% nas ondas de calor); no entanto, efeitos colaterais são comuns em doses mais elevadas.[352]

A pregabalina (Lyrica), uma forma mais potente de gabapentina, é uma droga anticonvulsivante que tem sido usada em doses de 150-300 mg/dia para tratar ansiedade e dor neuropática, p. ex., dor neurogênica diabética, dor por herpes e fibromialgia. Os efeitos colaterais incluem tontura, sonolência, perturbações visuais, tremor, ganho de peso e diminuição da libido. Em um ensaio randomizado de fase III, uma dose de 75 mg b.i.d. (a dose recomendada decorrente de mais efeitos colaterais com doses mais altas), as ondas de calor foram reduzidas em 65% após 6 semanas de tratamento, um impacto que foi apenas 15% maior do que o placebo.[353] Embora os dados sejam limitados a este pequeno ensaio clínico de curta duração, o efeito da pregabalina parece ser comparável ao da gabapentina.

Os SSRIs são a melhor opção depois da terapia hormonal, embora a redução nas ondas de calor seja consideravelmente menor do que o que pode ser atingido com o tratamento com estrogênio. Vale a pena tentar titular a redução da dose até o seu nível mais efetivo graças a uma incidência incômoda de libido reduzida. Além disso, a experiência clínica indica que é melhor titular lentamente para cima até a dose recomendada e, desse modo, desmamar o paciente lentamente quando descontinuar o tratamento. Os SSRIs são efetivos para ondas de calor secundárias ao tamoxifeno e hipoestrogenemia, e a eficácia é similar em mulheres com e sem câncer de mama.[354] Uma vantagem adicional dos SSRIs é o fato de que os estudos clínicos também relataram melhoras na depressão, ansiedade e sono.

O tamoxifeno é convertido em um metabólito ativo pelas enzimas que são inibidas por certos SSRIs. A coadministração da paroxetina decresce as concentrações plasmáticas do metabólito ativo do tamoxifeno.[355,356] Um efeito menor está associado à fluoxetina e sertralina. Em um estudo de coorte retrospectivo, apenas o uso de paroxetina durante a terapia com tamoxifeno foi associado a um risco aumentado de morte decorrente de câncer de mama.[357] *É melhor que a paroxetina, fluoxetina e sertralina sejam evitadas em mulheres que estão sendo tratadas com tamoxifeno.*

HORMÔNIOS BIOIDÊNTICOS

A publicidade adversa após as publicações do Women's Health Initiative foi uma profusão multibilionária de dólares para as farmácias de manipulação que forneciam hormônios pós-menopáusicos. Os hormônios bioidênticos são agora o foco de um conflito político, financeiro e legal. Bruce Patsner, professor de pesquisa no Health Law & Policy Institute da University of Houston Law Center, escreveu o que é, segundo nossa visão, uma análise magistral do problema, com sugestões para a sua resolução.[358]

HISTÓRIA DO CONFLITO

As operações de uma farmácia são reguladas em cada estado por comitês estaduais de farmácia, em um sistema semelhante à regulação da prática médica. A primeira lei federal regulando as drogas, o Federal Food, Drug and Cosmetic Act, foi aprovada em 1938, na época em que a maioria das drogas era manipulada de acordo com a prescrição de um médico. A American Pharmaceutical Association define o manipulado farmacêutico com o preparo de uma droga de prescrição que é "individualizado" para as necessidades do paciente. Isto mudou após a Segunda Guerra Mundial com o desenvolvimento e crescimento da indústria farmacêutica. A Emenda Kefauver-Harris, em 1964, ampliou o papel do Food and Drug Administration (FDA) para incluir segurança e eficácia.

Na década de 1990, o FDA começou a considerar as drogas provenientes das farmácias de manipulação como incluídas nas regras das "novas drogas" e, por conseguinte, o FDA teve jurisdição sobre a comercialização e promoção dessas drogas. O mundo farmacêutico imediatamente se deparou com um desafio; não havia como uma farmácia desenvolver individualmente o tipo de estudos clínicos requeridos para a aprovação de novas drogas. Assim, os farmacêuticos imediatamente perceberam que todas as drogas manipuladas seriam ilegais. Ao mesmo tempo, o FDA estava um pouco ambivalente, reconhecendo que havia exemplos em que a necessidade individual de um paciente requeria a manipulação de uma droga, p. ex., a criação de um preparado líquido quando não houvesse nenhum disponível. Isto foi antes de a manipulação recorrer à Internet para propaganda e promoção.

Em 1992, o FDA emitiu a sua Compliance Policy Guide on Compounding, reservando um direito para a "aplicação seletiva", como uma conciliação entre a crença de que era correto assumir que as drogas manipuladas representavam novas drogas e admitir que alguns pacientes precisavam da manipulação. Os profissionais de farmácia imediatamente rejeitaram a ideia de que o FDA tivesse uma jurisdição regulatória sobre as farmácias. O Food and Drug Modernization Act de 1997, tentou esclarecer a situação. Foi feita uma emenda às leis existentes declarando que as drogas manipuladas não eram "novas drogas", mas ao mesmo tempo a lei de 1997 proibia a propaganda de drogas manipuladas.

Os farmacêuticos processaram o FDA, argumentando que uma restrição sobre a propaganda e promoção de drogas manipuladas era inconstitucional, uma restrição à liberdade de expressão. O Tribunal Distrital se pronunciou contra o FDA em 1999. O FDA apelou e perdeu novamente no 9º Tribunal de Recursos, o que invalidou ainda mais a lei de 1997. Em 2002, a Suprema Corte dos Estados Unidos apoiou a decisão do Tribunal de Recursos.

O FDA editou um novo Guia de Política de Conformidade, em 2002, declarando que a aplicação seletiva se articularia com base em 3 fatores principais: (1) um efeito adverso potencial de uma droga, (2) se as drogas foram manipuladas a partir de componentes não aprovados pelo FDA e (3) se as drogas manipuladas eram similares a drogas já removidas do mercado por motivos de segurança. Neste ponto, o FDA afirmou que não queria violar a prática tradicional dos manipulados, a preparação de uma droga de acordo com a prescrição de um médico para se adequar às necessidades de um paciente individual.

A Wyeth Pharmaceuticals apresentou uma petição junto ao FDA, em outubro de 2005, requerendo que o FDA tomasse uma atitude contra diversas farmácias de manipulação que eram primariamente com base na Internet. A principal alegação da petição foi que estas farmácias estavam essencialmente fabricando novas drogas e deviam estar sujeitas à regulamentação sobre novas drogas. Em 9 de janeiro de 2008, o FDA anunciou que tomaria uma atitude contra sete farmácias que faziam prescrição de hormônios bioidênticos e emitiu cartas de advertência que potencialmente poderiam ser seguidas pelo confisco das drogas e injunções contra a produção.

O FDA gostaria de considerar as drogas manipuladas como "novas drogas", porém o precedente legal agora havia sido estabelecido pelos tribunais: as drogas manipuladas não são "novas drogas". Isto foi reafirmado em uma decisão de 2006 no Tribunal Distrital Americano do Texas. O FDA gostaria ainda de considerar as farmácias de manipulação gigantes, especialmente as que operam na Internet, como fabricantes, como companhias farmacêuticas, mas novamente as decisões do tribunal impediram que o FDA requeresse que as farmácias de manipulação atendessem aos padrões das "novas drogas". O argumento da "nova droga" não funciona.

Os termos "bioidêntico" e "natural" frequentemente são usados em conjunto. Estritamente definindo, os hormônios devem ser precisamente os mesmos que a estrona, estradiol e estriol endógenos normais, os três estrogênios endógenos; progesterona, o agente progestacional sintetizado pelo corpo lúteo ovariano após a ovulação e a testosterona e desidroepiandrosterona, androgênios produzidos pelo corpo humano. Argumentar que os produtos não são "artificiais" suscita a questão porque mesmo que a fonte seja uma molécula esteroide derivada de plantas, o processo químico e de produção ainda é necessário. Estes termos obviamente têm valor comercial, e os termos são usados para implicar maior segurança e eficácia ainda maior. A situação é ainda mais reforçada porque é provável que a maioria dos pacientes presuma que os hormônios bioidênticos e naturais anunciados se revelaram por estudos apropriados, como efetivos e seguros. Obviamente este não é o caso, embora pareça uma conclusão óbvia encarar o produto A e o produto B como o mesmo se eles são a mesma molécula. O problema é que as farmácias de manipulação não são cobradas a comparar a formulação ao desempenho de um produto aprovado, nem existe uma forma de um paciente se assegurar de que a dosagem está correta (que a droga contém o que deve conter).

As grandes farmácias de manipulação atendem à exigência de "individualização" que usualmente provém da interação entre um clínico e a paciente, promovendo medições salivares dos hormônios, interpretadas por um dos seus empregados clínicos para produzir opções e doses hormonais que sejam adequadas. A avaliação desta abordagem pelos pesquisadores, bem como por organizações, como o American College of Obstetricians and Gynecologists e a Endocrine Society, concluíram que as variações nos níveis salivares dos esteroides sexuais de indivíduo para indivíduo e de amostra para amostra excluem a interpretação clínica.[359-361] Para a maioria das pacientes, a testagem laboratorial não é necessária para a tomada de decisão sobre hormônios.

UMA ABORDAGEM MELHOR

A American Pharmacists Association e a National Association of Boards of Pharmacies definem manipulação como os passos necessários para fornecer uma droga em resposta à prescrição de um clínico de acordo com as necessidades de um paciente individual e a preparação de drogas antevendo uma demanda. Portanto, existem três pessoas envolvidas: o paciente, o clínico e o farmacêutico. Isto contrasta com a produção de grandes quantidades de uma droga para um mercado nacional de usuários desconhecidos. A American Pharmacists Association diz ainda que *se um produto aprovado pelo FDA disponível comercialmente atende às necessidades de um paciente, esta deve ser a droga fornecida.*

A chave para a posição dos farmacêuticos é a controvérsia de que existem circunstâncias decididas pelo paciente que fazem com que o uso de produtos comerciais não seja uma boa opção. Isto parece razoável, mas também é razoável que esta decisão requeira o envolvimento do clínico porque em última análise ainda é necessária uma prescrição. A visão tradicional da manipulação, portanto, é de um relacionamento pessoal entre paciente, clínico e farmacêutico. Isto se transforma numa história totalmente diferente, quando uma grande farmácia da Internet responde a milhares de prescrições sem conhecer os pacientes. O que aconteceu com o aspecto da "individualização" da manipulação? Seria prática da medicina por parte da farmácia ter um clínico registrado como empregado para interpretar os níveis hormonais e ajustar as doses?

Os clínicos são compreensivelmente frustrados pelas alegações feitas de que as drogas manipuladas bioidênticas têm maior eficácia e segurança. Bruce Patsner argumenta que deveria ser aceito que as drogas bioidênticas das grandes farmácias de manipulação não correspondem à definição de manipulação apoiada pela própria organização dos farmacêuticos, a American Pharmacists Association – uma relação pessoal entre paciente, clínico e farmacêutico atendendo às necessidades de um indivíduo.[358] O FDA pode argumentar que as grandes operações não são manipulação legítima, mas grandes operações comerciais direcionadas a consumidores desconhecidos.

Patsner também argumenta que o ponto mais vulnerável são as falsas alegações de segurança e eficácia. A discussão não deveria ser se as alegações de segurança e eficácia são imprecisas, porque as farmácias sempre podem ter cuidado com as palavras para evitar processos judiciais. O ponto de ênfase deve-se voltar para o credo publicado do farmacêutico: se um produto comercial aprovado está disponível para atender às necessidades do paciente, um produto manipulado não é indicado. A substituição de um produto comercial por um produto "natural", não testado e não regulamentado não é a mesma coisa que prescrever um produto manipulado, quando nenhum produto comercial irá atender às necessidades do indivíduo.

Pastner resume este argumento dizendo que as grandes farmácias de manipulação não são verdadeiras manipuladoras, porque elas anunciam e promovem seus produtos como substitutos para drogas testadas e aprovadas disponíveis comercialmente e que a tentativa de "individualização" usa um método enganoso que marginaliza os clínicos.[358]

Os hormônios bioidênticos e os vários produtos comerciais de hormônios femininos são produzidos por companhias farmacêuticas que usam métodos similares que partem do mesmo material bruto, usualmente soja ou inhame. Alguns dos produtos comerciais disponíveis consistem em estradiol, testosterona e progesterona, exatamente as mesmas drogas fornecidas pelas farmácias de manipulação. Uma diferença importante entre os produtos comerciais e os produtos das farmácias de manipulação é o fato importante de que os produtos comerciais são regulados no âmbito federal e testados quanto à pureza e potência; as farmácias de manipulação não foram reguladas desta maneira.

As formulações manipuladas de estrogênio que contêm combinações de estrona, estriol e estradiol contêm estradiol suficiente para produzir os mesmos efeitos biológicos associados aos preparados comerciais. Não existem estudos clínicos documentando que estas combinações conferem melhores resultados ou segurança. Ainda não foi testado em estudos clínicos apropriados se a presença de estriol reduz o risco de câncer de mama. Dados de caso-controle indicam que o estriol usado sem um agente progestacional aumenta o risco de câncer endometrial, assim seu comportamento biológico é similar ao de outros estrogênios.[362]

As formulações manipuladas, personalizadas, não se mostraram mais seguras ou melhores e devem ser consideradas como tendo riscos e benefícios similares aos dos produtos comerciais. Considerando doses bioequivalentes de vários estrogênios e agentes progestacionais, devem-se esperar os mesmos resultados biológicos. As reivindicações para os produtos manipulados personalizados ainda não foram cientificamente testadas. Por estas razões, a menos que estudos bem projetados documentem diferenças para um produto específico, os mesmos riscos e benefícios aplicam-se a doses equivalentes de todos os produtos.

Os níveis salivares dos esteroides sexuais variam amplamente entre os indivíduos e também de medida para medida no mesmo indivíduo. O que é mais importante, ainda não foram realizados estudos clínicos apropriados para documentar a correlação entre os níveis hormonais salivares e o estado ou respostas clínicas. Um regime de terapia hormonal sob medida, feito de acordo com a testagem salivar é uma ideia atraente que ainda não recebeu atenção, e dada a variabilidade nos níveis hormonais salivares, é improvável que estudos clínicos produzissem informações úteis.

Os pacientes que desejam usar produtos similares aos hormônios endógenos devem estar informados do conteúdo das formulações comerciais disponíveis. Os livros e farmácias que promovem seus próprios produtos devem ser encarados com precaução; não confunda marketing com ciência.

TERAPIAS "NATURAIS" (ALTERNATIVAS)

O negócio de venda de terapias alternativas é atualmente um fenômeno mundial. A promoção de muitos desses tratamentos baseia-se numa rede de fornecedores, autores e farmácias de manipulação alternativos. Por que as ervas e extratos botânicos não são regulados? Nos Estados Unidos, o Dietary Supplement Health and Education Act de 1994 desregulou a indústria, classificando os suplementos alimentares nem como alimento nem como drogas. Assim sendo, os fabricantes de suplementos alimentares não precisam demonstrar que eles são seguros ou eficazes. Além da falta de regulação, há muitos outros problemas associados às ervas e extratos botânicos. Os produtos variam em quantidade e pureza dos ingredientes ativos; de fato, os produtos nas prateleiras frequentemente são adulterados e contaminados com outras drogas ou metais.[363] E o que é muito importante, existe uma enorme variação nas próprias plantas graças a diferenças genéticas, ano de colheita e no processamento e metabolismo individual dos produtos.

FITOESTROGÊNIOS

"Fitoestrogênios" é um termo descritivo aplicado a compostos não esteroidais que possuem atividade estrogênica ou são metabolizados em compostos com atividade estrogênica. Os fitoestrogênios são classificados em três grupos: isoflavonas, lignanas e cumestanos.[364,365] Eles estão presentes em aproximadamente 300 plantas, especialmente legumes, e ligam-se ao receptor de estrogênio. O grão de soja, uma fonte rica de fitoestrogênios, contém isoflavonas, a forma mais comum de fitoestrogênios, principalmente genisteína e daidzeína e um pouco de glicitina.

FITOESTROGÊNIOS

1. **Isoflavonas (Genisteína, Didzeína, Glicitina):**
grão de soja, lentilha, grão-de-bico (garbanzo)

2. **Lignanas:**
linhaça, cereais, vegetais, frutas

3. **Cumestanos:**
Sementes de girassol, broto de feijão

As isoflavonas existem em plantas ligadas como conjugados de glicosídeos fixados na posição 3, denominados gliconas. O componente do carboidrato requer bactérias intestinais para remover a fração de açúcar para produzir componentes ativos, as agliconas. A variabilidade individual na microflora gastrointestinal, bem como a absorção, influenciam a biodisponibilidade das isoflavonas. A biocnina e formononetina são precursores metilados que são metabolizados em genisteína e daidzeína. O trevo vermelho e a lentilha contêm quantidades significativas destes precursores. As isoflavonas estão nas formas ativas desconjugadas nos alimentos fermentados de soja como miso e tempeh. A concentração de isoflavonas no tofu é altamente variável.

Os fitoestrogênios são caracterizados por ações estrogênicas e antiestrogênicas mistas, dependendo do tecido-alvo e concentração local de estrogênio. As variações na atividade também podem se dever ao fato de que os fitoestrogênios da soja têm uma maior afinidade pelo receptor-β de estrogênio comparado ao receptor-α de estrogênio, embora a afinidade pelo receptor beta ainda seja 35% da afinidade do estradiol.[366] Apesar de uma baixa afinidade pelo receptor alfa, os níveis circulantes muitas vezes o dos estrogênios esteroidais produzem o potencial para a atividade biológica.

Você pode comer grãos de soja todos os dias e nunca ver um grão. Os grãos de soja são desengordurados para produzir farinha de soja. A farinha de soja é então preparada para remover os carboidratos. Noventa e cinco por cento da farinha de soja é torrada e usada como ração animal. A lavagem com álcool é usada para obter um produto sem sabor, mas a extração do álcool remove os fitoestrogênios.[367] O SUPRO, conhecido como "proteína isolada de soja", da Protein Technologies International, o principal fornecedor para produtos comerciais e pesquisa, é extraído por lavagem aquosa e retém as isoflavonas.

O motivo para que a maior parte da colheita de grãos de soja seja destinada à alimentação animal é porque o que resta após a remoção dos lipídios é totalmente fraco. A solução é misturar o grão de soja com outros alimentos, p. ex., feijão e sopas. Infelizmente eles requerem a permanência na água por aproximadamente 12 horas e de 2 a 3 horas para serem cozidos. A ingestão média japonesa de isoflavonas é de aproximadamente 50 mg/dia.[368] O resto da Ásia tem um consumo médio de aproximadamente 25-45 mg/dia e o consumo ocidental é menor do que 5 mg/dia.[369,370]

TERAPIAS ALTERNATIVAS PARA AS ONDAS DE CALOR

Uma crença de que as mulheres asiáticas relatam menos sintomas menopáusicos tem sido uma força motriz na promoção das isoflavonas. No entanto, esta aparente diferença na prevalência dos sintomas comparando a Ásia e o Ocidente pode refletir diferenças culturais e não verdadeiras experiências. Um estudo italiano encontrou uma redução de 45% nas ondas de calor com 60 g de proteína de soja isolada diariamente (76 mg de isoflavonas), comparado a uma redução de 30% no grupo placebo.[371] Dois outros estudos, ambos com 50 mg/dia de isoflavonas, encontraram uma redução similar de 15% no número de ondas de calor comparado ao placebo.[372,373] Outro ensaio de curta duração controlado com placebo encontrou uma maior redução nas ondas de calor com 70 mg de isoflavonas diariamente.[374] Em um estudo cruzado randomizado de uma alta dose de isoflavonas, 150 mg/dia para ondas de calor em mulheres com câncer de mama, o grupo tratado e o grupo placebo demonstraram efeitos iguais.[331] A dose de 150 mg de isoflavonas ao dia foi equivalente a três copos de leite de soja diariamente. Dois ensaios randomizados italianos encontraram a mesma resposta ao placebo e 72 ou 80 mg/dia de isoflavonas.[375,376] Um estudo australiano randomizou mulheres para 118 mg/dia de isoflavonas ou placebo e não conseguiu detectar diferença após 3 meses nas ondas de calor, libido, secura vaginal ou algum de uma longa lista de sintomas, e um ensaio randomizado finlandês, usando 114 mg de isoflavonas não encontrou efeitos na vagina ou nos sintomas menopáusicos.[377,378] Em um estudo randomizado em Iowa, não foram encontradas diferenças na frequência das ondas de calor comparando proteína de soja rica em isoflavonas ao controle de uma proteína do soro do leite.[332] E, finalmente, outro ensaio randomizado de sobreviventes de câncer de mama não encontrou diferença comparando placebo a 90 mg de isoflavonas diariamente.[333]

Trevo vermelho

Promensil é um extrato do trevo vermelho (*Trifolium pratense*) contendo formononetina, biocnina, daidzeína e genistina. A formononetina e biocnina são metabolizadas em daidzeína e genisteína, respectivamente. O trevo vermelho é um legume usado para enriquecer os níveis de nitrogênio no solo. Promensil é produzido por Novogen, na Austrália, e comercializado por Solvay nos Estados Unidos. Um comprimido de 500 mg contém 200-230 mg de extrato seco, que contém 40 mg de isoflavonas. Dois estudos randomizados controlados com placebo sobre o efeito do Promensil nas ondas de calor foram relatados em 1999.[379,380] Nenhum deles demonstrou uma diferença significativa comparados ao grupo placebo. Em um dos relatórios, 4 vezes a dose recomendada (4 comprimidos ao dia) também não teve efeito.[380] Por outro lado, um estudo holandês apropriadamente projetado, 2 comprimidos ao dia, detectou uma redução significativa nas ondas de calor em um período de 12 semanas.[381] Um grande ensaio controlado com placebo randomizou 252 mulheres com ondas de calor severas para Promensil (2 comprimidos ao dia) ou outro extrato do trevo vermelho, Rimostil (2 comprimidos ao dia para uma ingestão de 57 mg de isoflavonas).[382] A redução quantitativa nas ondas de calor (em torno de 41% em 12 semanas) foi idêntica nos grupos com Promensil, Rimostil e placebo, embora o Promensil tenha uma resposta um pouco mais rápida. Em outro ensaio clínico randomizado, o efeito do trevo vermelho (uma ingestão diária de 128 mg de isoflavonas) sobre os sintomas vasomotores não foi melhor do que o tratamento com placebo.[383] As melhores evidências indicam que o impacto do trevo vermelho nos sintomas vasomotores é o mesmo que o tratamento com placebo.

Por que estes ensaios cegos randomizados e controlados com placebo não têm um consenso? Uma explicação razoável é que as isoflavonas têm um impacto leve sobre as ondas de calor, detectáveis somente em mulheres com ondas de calor severas e frequentes. Não deve ser esperada uma resposta clínica importante. Outra possibilidade é o papel do equol (ver discussão posterior).

Outros Tratamentos Alternativos

Um ensaio randomizado controlado com placebo examinou o efeito do dong quai nas ondas de calor.[328] Não foram detectados efeitos estrogênicos sobre as ondas de calor, endométrio ou vagina. O ginseng tem o mesmo impacto nos sintomas menopáusicos que o tratamento com placebo.[329] Igualmente, a suplementação com vitamina E é ineficaz para as ondas de calor.[327]

Prímula

A prímula é frequentemente recomendada para mastalgia, síndrome pré-menstrual e sintomas menopáusicos. O óleo de prímula é extraído da semente da prímula; ele fornece ácidos linoleicos e gamalinoleicos (precursores da prostaglandina E). Estudos apropriadamente cegos e controlados não conseguiram encontrar diferenças comparando prímula a placebo.[384-386]

Cohosh Preto

O cohosh preto (*Cimifuga racemosa*) é também chamado de *snakeroot* preto e *bugbane*. A "Remefemina" está comercialmente disponível como um extrato alcoólico da raiz. Um comprimido contém 2 mg; a dose é 2 comprimidos b.i.d. ou 40 gotas de estrato líquido b.i.d. O cohosh preto tem sido fortemente promovido, especialmente pelos clínicos alemães, para o tratamento das ondas de calor menopáusicas. Tenha em mente que o estudo das ondas de calor requer randomização para tratamento com placebo porque o tratamento com placebo está associado a uma média de 51% de redução na frequência das ondas de calor.[387] Infelizmente, a maior parte dos relatos iniciais apoiando a eficácia do cohosh preto foram séries ou estudos de caso sem grupos de controle com placebo ou os estudos não mediram direta e quantitativamente as ondas de calor.

Foi relatado que o cohosh preto contém formononetina, um precursor metilado que é metabolizado em dois fitoestrogênios primários, genisteína e daidzeína. Análises mais sofisticadas, no entanto, usando métodos de cromatografia líquida, não conseguiram detectar a presença de formononetina em várias preparações de cohosh preto, nem nas raízes e rizomas do cohosh preto.[388]

Um ensaio clínico mais antigo foi digno de nota e isolado no achado de um impacto similar nas ondas de calor do tratamento com cohosh preto e placebo.[330] Ensaios bem concebidos estão confirmando aquele estudo inicial. O Herbal Alternatives for Menopause (HALT) Study está sediado em Seattle, Washington. Este ensaio duplo-cego randomizou 351 mulheres para placebo ou um dos quatro grupos de tratamento: (1) cohosh preto, 160 mg ao dia (a dose mais alta); (2) um tratamento multibotânico contendo 50 mg de cohosh preto, alfafa, árvore de chaste, dong quae, falso unicórnio, alcaçuz, aveia, romã e ginseng siberiano, 4 cápsulas diárias; (3) o tratamento multibotânico mais aconselhamento para aumentar a ingestão alimentar de soja; (4) estrogênios conjugados, 0,625 mg com ou sem 2,5 mg de acetato de medroxiprogesterona.[389] Após 1 ano de tratamento, não foram observadas diferenças nas ondas de calor comparando qualquer um dos três grupos de tratamentos ervais ao placebo.[389] Os remédios ervais também não tiveram efeito na qualidade do sono, conforme relatado após 3 meses.[390]

Um ensaio randomizado em Chicago comparou cohosh preto, 128 mg, e trevo vermelho, 120 mg à terapia hormonal padrão e tratamento com placebo.[383] Por um período de 1 ano, somente a terapia hormonal reduziu os sintomas vasomotores mais do que o placebo. Neste mesmo ensaio clínico, nem o cohosh preto nem o trevo vermelho tiveram um impacto nas medidas de cognição.[391] Um estudo da Clínica Mayo relatou os resultados de um ensaio clínico cruzado randomizado, duplo-cego para avaliar a eficácia do *cohosh* preto para o tratamento das ondas de calor pós-menopáusicas.[334] A dose foi 20 mg b.i.d., a dose do produto de cohosh preto mais comumente comercializado nos Estados Unidos. A semelhança do produto estudado com Remifemina foi confirmada pela cromatografia líquida de alta eficiência e análise próton nuclear por ressonância magnética. Cento e trinta e dois pacientes foram tratadas por dois períodos cruzados de 4 semanas. O cohosh preto reduziu os escores das ondas de calor em 20% na quarta semana de tratamento comparado a 27% no grupo placebo; e a frequência foi reduzida em 17% no grupo com cohosh preto e 26% no placebo. Um ensaio randomizado na Austrália não encontrou diferença entre o placebo e uma combinação de cohosh preto e ervas chinesas.[392]

O cohosh preto não é estrogênico e não tem efeito sobre os sintomas menopáusicos.

Um comitê de especialistas da U.S. Pharmacopeia concluiu que o cohosh preto pode estar associado à hepatotoxicidade; no entanto, uma revisão europeia de casos com hepatotoxicidade enfatizou a dificuldade no estabelecimento de uma relação de causa e efeito.[393,394] A hepatotoxicidade permanece como uma preocupação, aguardando pelo acúmulo de dados definitivos.

Sumário – Terapias Alternativas para as Ondas de Calor – Conclusão

Até o momento, todos os produtos fitoestrogênicos (isto inclui extratos de soja e trevo vermelho) não se mostraram diferentes do placebo para o tratamento das ondas de calor. Os produtos estrogênicos continuam sendo os mais eficazes para este propósito. A classe de antidepressivos inibidores da recaptação de serotonina é a mais eficaz após os estrogênios. Não foi feito um estudo de confrontação entre o estrogênio e os SSRIs, mas é razoável estimar que um SSRI apropriadamente escolhido vá reduzir as ondas de calor em aproximadamente 60%, comparado a 90% de supressão com estrogênio.

GINKGO BILOBA

A ginkgo biloba é um extrato preparado a partir das folhas da árvore G. biloba. Ela contém flavonoides e lactonas terpenas únicas. A ginkgo biloba é uma erva multimilionária de dólares vendida nos Estados Unidos para preservação da memória. Estudos *in vitro* sugeriram que a ginkgo biloba tinha efeitos antioxidantes (dos flavonoides) e antiamiloides (das lactonas). De fato, estudos biológicos apresentaram uma justificativa para o uso de ginkgo para prevenir demência.

Um ensaio randomizado, duplo-cego, controlado com placebo comparando a Ginkgo biloba a placebo para a prevenção de demência recrutou 3.069 indivíduos idosos (acima de 75 anos) em cinco centros acadêmicos nos Estados Unidos.[395,396] Os participantes foram randomizados para doses b.i.d. de 120 mg de ginkgo ou placebo (45% mulheres no grupo da ginkgo e 47% mulheres no grupo placebo). A formulação e dosagem da ginkgo foram as usadas em muitas das marcas vendidas nos Estados Unidos. A taxa de demência aumentou com regularidade em ambos os grupos por um período de 7 anos de seguimento, acumulando 277 casos (17,9%) no grupo de tratamento e 246 casos (16,1%) no grupo placebo. A taxa de demência não diferiu entre os dois grupos nem a taxa da doença de Alzheimer. Além disso, o tratamento com Ginkgo biloba não produziu menos declínio cognitivo em adultos com cognição normal ou com prejuízo cognitivo leve. Outros ensaios randomizados não conseguiram demonstrar efeitos benéficos sobre o Alzheimer, aprendizagem, memória, atenção, fluência verbal ou concentração.[397,398]

O ensaio americano demonstrou de forma consistente que a Ginkgo biloba na dose testada e comumente usada não retardou o início de demência ou declínio cognitivo.[395,396] O conceito de "retardo" é importante. Um tratamento que pudesse retardar o início de demência em 5 anos reduziria o número de casos de demência em 50%. Na verdade, este ensaio clínico encontrou um aumento estatisticamente significativo no risco para o desenvolvimento de demência com o tratamento com ginkgo em 25% das participantes que tinham doença cardiovascular antes do estudo. No entanto, os autores recomendaram cautela na interpretação da análise deste subgrupo. *Uma revisão Cochrane em 2007 de 35 ensaios clínicos com 4.247 participantes concluiu que não houve evidências convincentes de que o tratamento com ginkgo beneficiasse os indivíduos que já tivessem demência ou prejuízos cognitivos.*[399]

ERVA-DE-SÃO-JOÃO

A erva-de-são-joão foi relatada como comparável aos antidepressivos tricíclicos no tratamento de depressão leve a moderada, com base em oito ensaios apropriados.[400] Esta é a conclusão de duas metanálises.[401,402] Todos os estudos foram de curta duração, aproximadamente 4-6 semanas, e com números pequenos. O tratamento consistiu em um extrato da planta de 300 mg em forma de comprimido, administrado t.i.d. Entretanto, dois grandes ensaios americanos de 8 semanas não encontraram diferença entre tratamento e placebo.[403,404]

O U.S. Food and Drug Administration (FDA) emitiu um alerta em fevereiro de 2000 de que a erva-de-são joão podia interagir com drogas conhecidas por serem metabolizadas pela via do citocromo P450: teofilina, digoxina, imunossupressores e contraceptivos orais.[405] A erva-de-são joão ativa um receptor órfão que induz a expressão de enzimas metabólicas.[406] Em indivíduos clinicamente deprimidos que estão sendo tratados com antidepressivos de prescrição, pode resultar em reações maníacas (síndrome serotonérgica central).

FITOESTROGÊNIOS PARA PREVENIR DOENÇA CARDIOVASCULAR

A história cardiovascular com fitoestrogênios recebeu um grande estímulo em 1995, quando uma metanálise concluiu que a ingestão de uma média de 47 g de proteína de soja/dia reduzia o colesterol total e colesterol LDL.[407] Isto foi apoiado por estudos em macacos indicando que a isoflavona aumentava o colesterol HDL, melhorava a vasodilatação e reduzia a arteriosclerose.[408]

Somente a proteína de soja intacta possui um efeito benéfico sobre os lipídios. A separação do componente proteico das proteínas de soja alimentares perde o efeito. Este efeito depende da inibição da absorção de colesterol pela proteína não isoflavona.[409,410] O mecanismo envolve a regulação ascendente do receptor de colesterol LDL, o catabolismo do colesterol LDL, levando a um aumento na excreção de bile. O peptídeo de soja se liga aos ácidos biliares e impede a reabsorção. A extração do álcool remove as isoflavonas da proteína de soja e causa uma perda do efeito benéfico na arteriosclerose nos macacos.[411] Dessa forma, tanto a porção de isoflavona quanto o componente proteico são necessários para um pleno efeito cardiovascular. O extrato de proteína de soja não lavada em álcool foi amplamente estudado em macacos. Esta preparação reduz o colesterol total e o colesterol LDL e eleva o colesterol HDL,[412,413] produz vasodilatação arterial coronariana,[414] inibe a redução no fluxo coronário após a agregação das plaquetas induzida pelo colágeno e liberação da serotonina[415] e inibe a arteriosclerose, mas não tão intensamente como o estrogênio.[408, 413]

Nas mulheres, a proteína de soja reduz o colesterol total e LDL e não afeta os triglicerídeos ou colesterol HDL; a proteína de soja extraída do etanol não possui efeito.[416-419] A dose mínima é de aproximadamente 60 mg de isoflavonas ao dia, a qual está presente em 25 g de proteína de soja/dia.[420] O colesterol LDL precisa estar acima de 130 mg/dL para ter um efeito. Estudos de homens e mulheres saudáveis não conseguiram detectar efeito dos fitoestrogênios (25 a 80 mg de isoflavonas ao dia) nos lipídios ou na vasodilatação braquial.[421-423] Em um estudo de 12 semanas de mulheres com diabetes melito tipo 2, a suplementação alimentar de 30 g de proteína de soja por dia (132 mg de isoflavonas) melhorou a resistência à insulina e o controle da glicose, além de baixar os níveis de colesterol total e colesterol LDL.[424] Além disso, a ingestão de soja previne a oxidação do colesterol LDL em homens e mulheres hiperlipidêmicos, mesmo quando os níveis circulantes de colesterol LDL não estão afetados.[425] O promensil, em um estudo de 10 semanas, não teve efeito sobre os lipídios (ele contém somente isoflavonas, não proteínas), porém melhorou a complacência arterial.[426]

O FDA americano, em outubro de 1999, autorizou o uso no rótulo dos alimentos de alegações de saúde relacionadas com a associação entre a proteína de soja e o risco reduzido de doença cardíaca coronariana: "com base na totalidade das evidências científicas disponíveis publicamente, a proteína de soja incluída numa dieta com baixo nível de gordura saturada e colesterol pode reduzir o risco de DCV ao reduzir os níveis sanguíneos de colesterol."[427]

Lembre-se de que tanto as proteínas quanto as isoflavonas são necessárias para um efeito cardiovascular. As isoflavonas sozinhas não possuem efeito sobre os lipídios.[373,426,428] A proteína sem isoflavonas não tem efeito sobre a vasodilatação e arteriosclerose.[411] O FDA declarou que existem evidências insuficientes que permitam excluir produtos lavados com álcool da alegação de saúde, porém faz sentido que um produto combinado de proteína-isoflavona seja melhor. Mesmo em mulheres mais velhas com hipercolesterolemia, uma alta ingestão de fitoestrogênios de soja (isoflavonas purificadas sem proteína) não teve efeito sobre o perfil lipídico.[429] E lembre-se também que não há efeito nos lipídios em indivíduos que já têm um perfil normal. Mesmo em indivíduos com níveis altos de colesterol, o impacto benéfico da ingestão de proteína de soja é modesto e provavelmente tem pouco efeito clínico.

Serão necessários ensaios clínicos apropriados para determinar como os fitoestrogênios se comparam aos estrogênios no sistema cardiovascular e para determinar a eficácia, segurança e dosagem correta (os estudos até o momento recomendam uma ingestão diária de 60 g de proteína de soja). Além disso, a ingestão de soja suficiente para produzir uma resposta clínica não é fácil; a ingestão é prejudicada por sintomas gastrointestinais, uma alteração importante na dieta ou o uso de um suplemento que seja intragável e a grande variabilidade no conteúdo e produto da planta (decorrente do processamento). Uma ingestão alimentar que seja equivalente à dose de isoflavona usada nos estudos do perfil lipídico, por exemplo, iria requerer em torno de 450 g diárias de tofu! Além disso, os indivíduos demonstram grande variabilidade na absorção e metabolismo. É preciso que seja desenvolvido um preparado acessível ao usuário que minimize a variabilidade individual na resposta.

FITOESTROGÊNIOS PARA PREVENIR PERDA ÓSSEA

Os fitoestrogênios são eficazes na prevenção de perda óssea em ratos, mas não em macacos.[430-432] Nas mulheres, a maioria dos estudos demonstraram no máximo um pequeno efeito nos ossos da coluna, mas nenhum efeito nos ossos do quadril.[30,417,433,434] Um ensaio randomizado de 3 anos não demonstrou efeito sobre a perda óssea na coluna e fêmur, talvez poupando modestamente o pescoço femoral com 120 mg/dia de isoflavonas após o ajuste para a idade e gordura corporal.[435] Um ensaio clínico de 1 ano não detectou impacto da ingestão de soja na densidade mineral óssea, tanto nas produtoras de equol quanto nas não produtoras.[436] A suplementação com semente de linhaça não teve efeito nos biomarcadores do metabolismo ósseo.[437] A diferença entre a incidência de fraturas no quadril em mulheres japonesas e americanas pode ser causada pelas diferenças estruturais e/ou genéticas, não pela ingestão alimentar.[438]

A ipriflavona é uma isoflavona sintética; ela é metilada com di-hiroxidaidzeína, que é metabolizada em daidzeína. Foi desenvolvida pela *Chiesi Pharmaceuticals*, na Itália. É comercializada nos

Estados Unidos, e cada comprimido contém 150 mg de ipriflavona combinada com cálcio (375 mg), vitamina D (187 IU), isoflavonas de soja (40 mg) e 3 mg de boro. O produto italiano é a ipriflavona pura. A dose recomendada é de 600 mg/dia, 2 comprimidos ao dia tomados com as refeições. Estudos com ipriflavona demonstraram prevenção de perda óssea ao longo de um ano.[439-442] O efeito geral nos ossos não é tão grande quanto o observado com as doses-padrão de estrogênio ou bisfosfonatos, talvez não suficientemente grande para produzir um benefício. Um ensaio randomizado de 4 anos na Europa avaliou o efeito da ipriflavona na densidade óssea, marcadores urinários e fraturas vertebrais em 474 mulheres e não conseguiu encontrar diferenças no grupo de tratamento comparado ao grupo placebo.[443]

FITOESTROGÊNIOS E COGNIÇÃO

Os fitoestrogênios fazem a regulação ascendente dos marcadores de cognição e melhoram igualmente a memória nos ratos quando comparados a estrogênio.[444,445] Existe um estudo humano que é inquietante. Os homens, em um estudo do *National Institutes of Health* que começou em 1965, relataram o seu consumo de tofu.[446] A cognição foi testada em 1991-1993 quando os homens tinham 71-93 anos. O consumo mais alto de tofu na meia-idade (dois ou mais porções por semana) estava associado a um fraco desempenho no teste cognitivo, aumento dos ventrículos e baixo peso cerebral. Foi relatado que a suplementação de soja melhora as medidas de memória e atenção em mulheres pós-menopáusicas.[447,448] Por outro lado, ensaios randomizados não detectaram efeitos da proteína de soja, trevo vermelho ou cohosh preto nos testes de memória, função executiva, linguagem, percepção visual, cognição ou medidas da qualidade de vida.[391,423,449,450]

FITOESTROGÊNIOS E A MAMA

Nas partes do mundo onde é alta a ingestão de soja, existe uma incidência mais baixa de cânceres de mama, endometrial e de próstata.[451] Por exemplo, um estudo caso-controle concluiu que havia um risco reduzido em 54% de câncer endometrial, e outro estudo caso-controle indicou uma redução no risco de câncer de mama em mulheres com um alto consumo de soja e outros legumes.[452,453] A excreção urinária da daidzeína e genisteína é mais baixa nas mulheres australianas que desenvolvem câncer de mama.[454] O alto consumo de soja e tofu e a alta excreção urinária e isoflavonas foram relatados como associados a um risco mais baixo de câncer de mama nas mulheres de Singapura, China, Austrália e até mesmo as americanas que consomem uma dieta rica em isoflavonas.[453,455-459] Estes estudos apoiaram a crença de que a alta ingestão de fitoestrogênios protege contra câncer de mama. No entanto, não é de forma alguma certo que exista um efeito direto da ingestão de soja.[460] De fato, um estudo de 6 meses sobre o impacto da proteína de soja administrada nas secreções mamárias em mulheres pré-menopáusicas e pós-menopáusicas revelou secreções mamárias aumentadas com o aparecimento de células epiteliais hiperplásicas.[461] Foi demonstrada hiperplasia epitelial com base na citologia nas secreções mamárias em 7 dos 24 (29,2%) sujeitos. Estudos de coorte suecos e ingleses não detectaram uma relação entre os fitoestrogênios alimentares e o risco de câncer de mama.[462,463]

A genisteína aumenta o fator de crescimento epidérmico no tecido mamário de ratas imaturas e foi levantada a hipótese de que a exposição anterior à genisteína promove diferenciação celular precoce nas células mamárias que são mais resistentes ao desenvolvimento de câncer.[464] Por outro lado, no uso do modelo de câncer de mama em ratos induzidos quimicamente, não foram detectadas evidências de inibição de isoflavona no desenvolvimento do tumor.[465] Na macaca, tratada durante 6 meses, não foi relatada proliferação no endométrio nem no tecido mamário.[466,467]

Uma hipótese especula que os fitoestrogênios protegem a mama ao reduzirem a exposição aos estrogênios endógenos mais potentes. As evidências não apoiam esta ideia. O tratamento com altas doses (100 mg de daidzeína mais 100 mg de genisteína) reduz os níveis de estradiol e sulfato de desidroepiandrosterona em mulheres pré-menopáusicas e aumenta a duração do ciclo.[468] No entanto, estas doses são extremamente altas. Um estudo relatou que o tratamento com alimentos asiáticos com soja (aproximadamente 32 mg de isoflavonas ao dia) estava associado a um decréscimo significativo de 9,3% nos níveis de estradiol sérico lúteo, mas não houve outras alterações, incluindo o estradiol da fase folicular, os níveis de progesterona e os níveis das globulinas ligadoras dos hormônios sexuais ou a duração do ciclo.[469] É interessante notar que a redução no estradiol lúteo foi observada somente nas participantes asiáticas em que a excreção urinária das isoflavonas foi mais alta do que nas não asiáticas.[469] Estes mesmos investigadores relataram que uma alta ingestão de proteína de soja isoladamente (com as isoflavonas removidas) reduzia os níveis de estradiol e progesterona durante o ciclo.[470] Outros estudos não encontraram efeitos no estradiol, FSH, LH ou globulina ligadora dos hormônios sexuais em mulheres pré-menopáusicas[471] e, o que é mais importante, sem efeitos nos hormônios circulantes em mulheres pós-menopáusicas.[472,473] É importante a ausência de um efeito nos níveis de gonadotrofina e esteroides, privando o clínico de um método para avaliar a dosagem.

Os catecolestrogênios (estrogênios 2-hidroxi e 4-hidroxi) foram propostos há tempo como um caminho dos metabólitos que pode ser protetivo ou pelo menos antiestrogênico. A hidroxilação na posição 2 ou 4 reduz os metabólitos inativos. Em um estudo, 8 mulheres pré-menopáusicas tratadas com um suplemento de leite de soja aumentaram sua excreção urinária de 2-hidroxiestrona em 47% em média.[474] Outro estudo não conseguiu detectar alteração nos 2-hidroxiestrogênios.[471] Um estudo limitado a mulheres asiáticas americanas também não foi capaz de identificar um impacto da ingestão de soja na excreção dos metabólitos do estrogênio; entretanto, foi observado um aumento nos catecolestrogênios com a maior ingestão de soja, equilibrado por um decréscimo na 16-hidroxilação.[475]

Em resposta à soja, não foi detectado aumento significativo nos níveis aspirados dos mamilos de genisteína e daidzeína.[476] No entanto, ocorreu uma indicação de estimulação estrogênica, conforme medida pelos níveis de pS2 (uma proteína com regulação ascendente pelo estrogênio), mas não houve evidência de um efeito na proliferação de células epiteliais, receptores de estrogênio e progesterona, apoptose ou mitose. Assim, não pode ser detectado nenhum efeito antiestrogênico e, na melhor das hipóteses, houve um efeito estrogênico muito fraco. Em outro estudo, 48 mulheres com mamas normais receberam 60 g de suplemento de soja por 14 dias e nestas mulheres a proliferação epitelial lobular e a expressão dos receptores de progesterona aumentaram, uma indicação de estimulação estrogênica.[477] Alguns argumentam que a chave para um impacto benéfico nas mamas pode ser a exposição precoce, e que um aumento repentino já tarde na vida de fitoestrogênios alimentares pode ser prejudicial. Por outro lado, um estudo de coorte chinês de 5.042 sobreviventes de câncer de mama documentou um risco reduzido de recorrência e morte associado a níveis crescentes de ingestão de soja, evidente entre mulheres com doença positiva ou negativa ao receptor de estrogênio e entre usuárias e não usuárias de tamoxifeno.[478] Em uma coorte americana de 1.954 sobreviventes de câncer de mama foi observado um decréscimo 60% maior na recorrência de câncer de mama em mulheres pós-menopáusicas usando tamoxifeno, comparando o nível mais alto de ingestão de soja ao mais baixo.[479] *A maior parte das evidências indica que uma alta ingestão de fitoestrogênios está associada a um risco reduzido de câncer de mama, incluindo recorrência nas sobreviventes de câncer de mama. Não se sabe se este efeito é um marcador para respostas metabólicas benéficas aos fitoestrogênios ou se existe um impacto direto no tecido mamário. Evidências também indicam que o consumo de fitoestrogênios não tem interferência adversa no mecanismo de ação do tamoxifeno.*

Resumo dos Efeitos Clínicos dos Fitoestrogênios	
Ondas de calor	Efeito insignificante
Doença Cardíaca Coronariana	Impacto fraco
Ossos	Sem efeitos
Cognição	Desconhecidos
Mamas	Podem ser protetores
Endométrio	Sem efeitos
Vagina	Sem efeitos

Existe concordância de que os fitoestrogênios não têm efeito no útero ou vagina.[328,372,373,375,379,380,466,467,472,473,480] *Um efeito benéfico no ressecamento vaginal e dispareunia não pode ser esperado; no entanto, a ausência de um estímulo proliferativo no endométrio é uma consequência desejada da suplementação com fitoestrogênios.*

Atualmente, a ingestão recomendada que se espera ter algum efeito sobre a doença cardíaca coronariana é de 50-60 mg de isoflavonas ao dia, uma quantidade que se encontra em 25 g do extrato aquoso de proteína de soja. Deve ser esperado um impacto benéfico na doença cardíaca coronariana em mulheres com perfis lipídicos anormais, uma consequência de um decréscimo no colesterol total e LDL e um aumento na reação vascular, mas o verdadeiro efeito clínico é desconhecido. O excesso de ingestão pode causar perturbações gastrointestinais e flatulência, inibição das enzimas necessárias para a digestão das proteínas, possivelmente obstrução da absorção mineral e ganho de peso.

PAPEL DO EQUOL

O equol é um metabólito bacteriano e o único metabólito hormonalmente ativo do fitoestrogênio da soja, a daidzeína. Ele é um dos compostos na urina da égua, daí o seu nome. Pelo menos *in vitro*, o equol estimula a transcrição genética com ambos os receptores estrogênicos e com uma maior potência do que qualquer outra isoflavona.[481] A formação do equol é totalmente dependente da microflora intestinal; portanto, falando estritamente, ele não é um fitoestrogênio. Para ser mais preciso, o equol é um estrogênio não esteroidal, um membro da família das isoflavonas e exclusivamente um produto metabólico das bactérias intestinais.

A observação mais importante referente ao equol é que 30-50% dos adultos não produzem equol, mesmo quando desafiados com altas doses de soja.[482] Isto contrasta com os primatas não humanos e outros animais; todos os que foram estudados produzem altos níveis de equol. Assim sendo, existem duas populações humanas: os produtores de equol e aqueles não produtores de equol. A questão principal é se os produtores de equol recebem maiores efeitos clínicos dos fitoestrogênios do que os não produtores de equol. Conforme observado, até agora os efeitos clínicos das isoflavonas nos ossos não foram marcantes. Em um ensaio randomizado de 2 anos de mulheres pós-menopáusicas, o leite de soja rico em isoflavonas aumentou a massa óssea da coluna vertebral em 45% dos sujeitos que eram produtores de equol, tendo essencialmente nenhum efeito nos não produtores de equol.[483] Efeitos benéficos mais profundos no perfil lipídico foram relatados em mulheres produtoras de equol.[482] Portanto, a população destinada a receber um benefício da ingestão de soja pode estar limitada aos produtores de equol. Devem ser repetidos estudos que medem as respostas em indivíduos que são identificados como produtores de equol ou não produtores de equol. Se a população destinada a receber um benefício da ingestão de soja está limitada aos produtores de equol, deve ser desenvolvido um método conveniente e barato para identificar a produção de equol. Pode ser que seja possível converter não produtores em produtores.

Uma abordagem que está surgindo é administrar o próprio equol. A daidzeína produz duas formas de equol, o isômero inativo R-equol e o S-equol, o isômero ativo que se liga ao receptor β do estrogênio. O S-equol foi sintetizado, e a sua administração é efetiva para o tratamento de sintomas da menopausa.[484] Outra alternativa é a suplementação de S-equol feita incubando as bactérias produtoras de equol com isoflavonas de soja.[485,486] O S-equol também bloqueia a atividade da di-hidrotestosterona e assim tem potencial para tratar efeitos androgênicos, como a acne, hirsutismo, calvície de padrão masculino e câncer de próstata.[487]

ESTRIOL

O interesse no estriol está associado ao relato de Lemon (1975) de que o estriol limitava o crescimento de tumores de mama no modelo de tumor em ratas induzido quimicamente.[19] Entretanto, geralmente é esquecido que o estradiol funcionou igualmente bem naquele modelo. O tratamento com estriol de mulheres pós-menopáusicas não tem efeito global sobre os lipídios e nenhum efeito na prevenção de infarto do miocárdio.[488,489] O estriol, sem o tratamento concomitante com progestina, aumenta o risco de câncer endometrial com o uso oral a longo prazo de 1-2 mg/dia.[362] Pelo menos dois estudos não foram capazes de demonstrar prevenção da perda óssea com a administração de 2 mg de estriol diariamente.[17,18] E um estudo caso-controle não encontrou redução nas fraturas de quadril com estriol comparado a um risco mais baixo com estradiol.[489] *Não há evidências indicando qualquer efeito benéfico que seja único do estriol.*

PROGESTERONA TRANSDÉRMICA

O creme transdérmico (ou percutâneo) de progesterona foi promovido por ter múltiplos benefícios. Para obter efeitos generalizados, a absorção deve produzir níveis sanguíneos adequados. Dois estudos ingleses randomizados cegos e controlados com placebo usaram 2-4 vezes a dose recomendada e relataram níveis sanguíneos de aproximadamente 1 ng/mL, apoiados por níveis urinários de pregnanediol muito baixos.[490,491] Um estudo americano atingiu níveis sanguíneos de progesterona de 2-3 ng/mL com aplicação duas vezes ao dia.[492] Um estudo italiano de 1 ano não mediu os níveis sanguíneos, mas não conseguiu detectar efeitos na densidade óssea, perfis lipídicos ou escores de depressão.[493]

Estes estudos indicam muito pouca absorção sistêmica da progesterona através do produto em creme (os níveis não alcançam as concentrações normais da fase lútea) e existe pouca variabilidade.

Um ensaio clínico randomizado inglês, usando doses transdérmicas de 5, 20, 40 e 60 mg de creme com progesterona, não conseguiu detectar diferenças nas medidas dos sintomas psicológicos, somáticos e vasomotores comparado ao placebo.[494] Um estudo australiano de 16, 32 ou 64 mg de creme com progesterona transdérmica administrado diariamente não conseguiu detectar absorção significativa e, o que é mais importante, sem resposta endometrial e nenhum efeito nas ondas de calor, lipídios, ossos, humor ou sexualidade.[495,496] A propósito, este estudo encontrou níveis salivares de progesterona tão variáveis que não tinham nenhum significado. O creme com progesterona pode produzir altos níveis salivares, sem uma alteração significativa nos níveis séricos ou urinários (o mecanismo é desconhecido).[497,498] Os níveis das células vermelhas refletem os níveis séricos e não indicam transporte ou sequestração preferencial.[498] *Clínicos e pacientes devem estar conscientes de que o creme transdérmico com progesterona não irá reduzir as ondas de calor mais do que uma resposta placebo, mas o mais importante é que este tratamento não irá proteger o endométrio contra o risco de câncer endometrial associado à terapia estrogênica.*

Os cremes de inhame são comercializados como precursores da progesterona ou fórmulas "balanceadas". O inhame contém diosgenina, um esteroide vegetal que pode ser convertido em progesterona num laboratório químico, mas não no corpo humano. Previsivelmente, um creme de inhame não possui efeito sobre uma ampla variedade de medidas em mulheres pós-menopáusicas.[499] Alguns contêm progesterona, adicionada pelo fabricante. Os cremes com menos de 0,016% de progesterona podem ser vendidos sem receita. Não há evidências que indiquem que estes preparados produzam efeitos sistêmicos.

A melhor absorção é fornecida pelos géis de progesterona, uma solução alcoólica com hidroxipropil metilcelulose e água.[500] Com uma dose de 100 mg de um gel com progesterona, os níveis séricos de progesterona encontram-se bem dentro da variação da fase lútea, mas o uso clínico aguarda estudos que documentem o impacto no endométrio.

DESIDROEPIANDROSTERONA (DHEA)

A produção de androgênio suprarrenal decresce dramaticamente com o envelhecimento. O mecanismo não é conhecido, mas não é em razão da perda de estrogênio na menopausa nem pode ser revertido com o tratamento com estrogênio.[501] O declínio impressionante (75-85%) nos níveis circulantes de DHEA que ocorre com o envelhecimento (maior nos homens do que nas mulheres) estimulou a busca por um impacto benéfico da suplementação de DHEA.[502]

A única função comprovada do DHEA e seu sulfato, o DHEAS, é prover uma piscina de pró-hormônios para conversão em androgênios e por fim em estrogênios. Por volta dos 70 ou 80 anos, os níveis circulantes nos homens e mulheres são aproximadamente 10% dos níveis de pico que ocorrem entre os 20-30 anos de idade. A suplementação de DHEA não produz melhoras nos sintomas menopáusicos, humor, libido, cognição ou memoria, porém aumenta a testosterona e diminui o colesterol LDL.[503] A administração aguda de DHEA produziu um efeito modesto na resposta sexual em mulheres pós-menopáusicas, mas a dose foi enorme, 300 mg.[504]

Embora tenha sido relatada uma associação dos baixos níveis de DHEA e DHEAS ao risco aumentado de doença cardiovascular nos homens, foram encontrados resultados conflitantes nas mulheres nos dados transversais. Em um estudo longitudinal de 236 mulheres, os níveis mais elevados de DHEA e DHEAS em mulheres de meia-idade tinham correlação com o risco *aumentado* de doença cardiovascular.[505]

A suplementação de DHEA, 50 mg/dia, produziu níveis reprodutivos de DHEAS em homens idosos, não alterou os níveis de testosterona e desidrotestosterona e elevou os níveis de estradiol e estrona, embora ainda dentro da variação normal.[506] Nas mulheres, 25 ou 50 mg/dia aumentaram os níveis de testosterona, diminuíram os níveis da globulina ligadora dos hormônios sexuais e produziram efeitos adversos no perfil lipídico.[507,508] A DHEA administrada é convertida em androgênios e estrogênios potentes. Os efeitos potenciais a longo prazo incluem hirsutismo, alopecia, alterações na voz, efeitos na próstata e mamas e risco aumentado de doença cardíaca coronariana. A suplementação com DHEA requer a titulação da dosagem usando o nível circulante de testosterona total e mantendo a concentração abaixo de 80 ng/dL. Isto é difícil porque o *U.S. Food and Drug Administration* mediu o conteúdo de DHEA de 45 produtos comerciais, e os valores testados variaram de 0 a 109,5%![509]

Há relatos de que o uso diário por via vaginal de DHEA em baixas doses melhora a atrofia vaginal e a sexualidade, com pouca alteração nos níveis séricos de DHEA, estradiol e testosterona.[510-513] Possivelmente o DHEA é convertido localmente em estrogênio e testosterona. Serão necessários estudos documentando os efeitos nos tecidos-alvo, como o endométrio, ossos e fígado para avaliar a segurança a longo prazo deste tratamento.

Existe Apenas Uma Medicina

É apropriado informar uma paciente que quando ela usa preparados que carecem de dados referentes à segurança e eficácia, ela está experimentando com seu próprio corpo. É claro que toda a paciente tem o direito de fazer isso, mas nós temos a obrigação de fazer este alerta. Um número impressionante de pacientes vai apreciar este conselho e concluir que é melhor não ficar sujeita à experimentação.

Existe apenas uma medicina. Qualquer coisa que alegue tratar ou prevenir problemas de saúde deve resistir ao rigor dos estudos científicos de eficácia e segurança. Tudo o que tiver o potencial de afetar a saúde deve estar sujeito a este requisito. Aqueles tratamentos que passarem nesse teste farão parte da nossa prática médica; aqueles que não passarem ficarão à margem. A simplicidade e correção deste argumento são impressionantes; este será o futuro das terapias alternativas.

MANEJO DO SANGRAMENTO DURANTE A TERAPIA HORMONAL PÓS-MENOPÁUSICA

Com a terapia sequencial, aproximadamente 80-90% das mulheres experimentam sangramento menstrual mensal. Com a terapia contínua combinada de estrogênio e progestina, pode-se esperar que 40-60% das pacientes experimentem sangramento de escape durante os primeiros 6 meses de tratamento; entretanto, esta porcentagem diminui para 10-20% após 1 ano.[90,100,514] Embora esta porcentagem de amenorreia com terapia combinada contínua seja uma conquista gratificante, o número de mulheres que experimentam sangramento de escape é considerável e este é um problema de difícil manejo. De fato, o único problema mais agravante e preocupante com a terapia contínua diária é o sangramento de escape.

Por que chamar de sangramento de escape? O sangramento experimentado por mulheres na terapia contínua combinada é similar ao visto com os contraceptivos orais. Ele se origina de um endométrio dominado pela influência progestacional; portanto o endométrio é geralmente atrófico e produz pouco ou nada para o instrumento de biópsia exploratória. O sangramento de escape se deve a um efeito progestacional na força e integridade vascular, produzindo uma fragilidade que tende ao colapso e sangramento. É útil explicar às pacientes que este sangramento representa o colapso do tecido, quando o endométrio se adapta à sua nova estimulação hormonal. Pela nossa experiência com os contraceptivos orais, aprendemos a ficar confortáveis com este tipo de sangramento. Aprendemos que, para a maioria das pacientes, a incidência de sangramento de escape com contraceptivos orais é maior nos primeiros meses de tratamento e geralmente desaparece na maioria das mulheres. Na verdade, este é o mesmo padrão exibido pelas mulheres pós-menopáusicas em terapia contínua combinada e, portanto, a estratégia de manejo mais eficiente é a educação e apoio da paciente.

Não há um método efetivo apoiado pelos estudos clínicos, ou uma grande experiência, de alteração ou substituição de drogas para manejar este sangramento de escape. A taxa de sangramento de escape é apenas um pouco melhor com uma dose mais alta de progestina (5,0 mg de acetato de medroxiprogesterona) do que com uma dose mais baixa (2,5 mg).[90,514] Portanto, não há uma forte razão para usar a dose mais alta, minimizando assim os efeitos colaterais. A melhor abordagem é ganhar tempo, porque a maioria das pacientes irão parar de sangrar. Isto significa um bom preparo educacional prévio da paciente e contato frequente por telefone ou via internet para baixar a ansiedade e encorajar a persistência. As combinações de estrogênio e progestina que contêm 19-nortestosterona progestina (p ex., acetato de noretindrona) demonstram o mesmo padrão de sangramento, porém menos pacientes sangram nos primeiros 6 meses, e a taxa de amenorreia com 1 ano é mais alta.[515-517]

OPÇÕES PARA SANGRAMENTO PERSISTENTE

Terapia sequencial
Histerectomia vaginal
Ablação endometrial
SIU de progestina

Existe um grupo de pacientes (10-20% ao final de 1 ano) que continuam a sangrar. Quanto mais perto uma paciente estiver de ter tido sangramento (seja pelo seu estado pré-menopáusico ou por ter estado num método sequencial com sangramento menstrual), mais provável será que a paciente experimente sangramento de escape. Alguns clínicos, portanto, preferem começar com as pacientes próximas da menopausa com um método sequencial e converter para o método contínuo alguns anos mais tarde. Nós preferimos começar com o método contínuo porque aquelas mulheres que têm amenorreia ficam altamente agradecidas. Para as pacientes que persistem tendo sangramento de escape é melhor retornar para o programa sequencial para ter o sangramento menstrual esperado e ordenado em vez da irregularidade do sangramento de escape.

Algumas pacientes podem optar por se submeter à ablação endometrial para superar o problema do sangramento de escape. Mas lembre-se de que ainda existe preocupação em relação ao potencial para que o endométrio residual isolado progrida para carcinoma sem reconhecimento. Outra opção que merece consideração é o sistema intrauterino de progestina (SIU), discutido em detalhes no Capítulo 25. A liberação local de progestina é efetiva na supressão da resposta endometrial e previne o sangramento, embora ocorra uma quantidade significativa de sangramento de escape no primeiro ano de uso. O SIU liberador de levonorgestrel pode ser deixado no lugar por 10 anos, uma vantagem decisiva.[136,518] Finalmente, para algumas pacientes, a histerectomia vaginal revelar-se-á como uma alternativa aceitável.

INDICAÇÕES PARA BIÓPSIA PRÉ-TRATAMENTO

Características associadas a um alto risco de doença
Terapia estrogênica prévia sem oposição

INDICAÇÕES PARA BIÓPSIA ENDOMETRIAL DURANTE O TRATAMENTO

Ansiedade do clínico
Ansiedade da paciente
Tratamento com estrogênio sem oposição
Espessura endometrial maior que 4 mm
História passada de terapia estrogênica sem oposição

Não é essencial realizar rotineiramente biópsias endometriais antes do tratamento. As anormalidades endometriais em mulheres pós-menopáusicas assintomáticas são muito raras.[514,519,520] Uma moderação econômica razoável seria limitar as biópsias pré-tratamento (usando um aparelho de sucção endometrial no consultório) a pacientes em risco mais elevado de alterações endometriais: aquelas mulheres com condições associadas à exposição crônica ao estrogênio (obesidade, sangramento uterino disfuncional, anovulação e infertilidade, hirsutismo, alta ingestão de álcool, doença hepática, problemas metabólicos, como diabetes melito e hipotireoidismo) e aquelas mulheres em que ocorre sangramento irregular durante a terapia com estrogênio e progestina. Na ausência de sangramento anormal, justifica-se certa quantidade de confiança nos efeitos protetivos da progestina, não sendo necessárias biópsias periódicas de rotina. **Contudo, as** *mulheres que elegem ser tratadas com estrogênio sem oposição requerem supervisão do endométrio pelo menos uma vez por ano.*

É apropriado realizar uma biópsia de aspiração endometrial quando a ansiedade da paciente quanto à possibilidade de patologia requer esta resposta. Também é apropriado realizar uma biópsia quando o clínico está preocupado; com a crescente experiência com este método, leva-se cada vez mais tempo para que haja preocupações. Se o sangramento persistir por 6 meses, considere uma histeroscopia no consultório; um número impressionante de pólipos e miomas intrauterinos será descoberto.

O endométrio anormal é mais frequentemente encontrado em pacientes na combinação de estrogênio e progestina quando anteriormente as pacientes foram tratadas por um período de tempo com estrogênio sem oposição. O sangramento de escape ou sangramento não programado nestas pacientes requer supervisão do endométrio porque persiste um risco aumentado de câncer endometrial além do período de exposição ao estrogênio sem oposição e não se sabe o quanto será efetiva a subsequente exposição protetora a uma progestina.[521-523] *É prudente avaliar o endométrio nestas pacientes antes de mudar para a terapia combinada sem oposição. Os clínicos devem manter um estado de espírito altamente ansioso com as pacientes que foram tratadas anteriormente com estrogênio sem oposição.*

Um programa combinado de estrogênio e progestina não prevenirá totalmente o câncer endometrial.[522] *A vigilância por parte do clínico, no entanto, irá detectar câncer endometrial num estágio precoce, um estágio que pode ser tratado com excelentes resultados.*

É comum que mulheres num regime sequencial comecem um sangramento quando estão em meio à administração de progestina. O momento do sangramento de escape em mulheres num programa sequencial de estrogênio e progestina foi sugerido como um método de rastreio para a tomada de decisão quanto a uma biópsia. Em mulheres que tomam uma variedade de progestinas por 12 dias a cada mês, o sangramento antes ou no 10º dia após a adição da progestina foi associado a endométrio proliferativo. O sangramento que inicia a partir do 11º dia foi associado a endométrio secretor, possivelmente indicando menos necessidade de biópsia.[524] Mas isto se correlaciona com o risco de hiperplasia e câncer? De acordo com um estudo de 413 mulheres pós-menopáusicas, o dia do sangramento *NÃO* previu segurança endometrial.[525] O sangramento de escape regular posterior num programa sequencial não proporciona 100% de garantia de que não existe hiperplasia e talvez câncer endometrial. Esta incerteza com o programa sequencial é outro motivo para dirigir a atenção para o método combinado diário, em que o sangramento irregular e a medida sonográfica da espessura endometrial aumentada fornecem boas indicações para biópsia endometrial.

Se uma paciente tiver sangramento recorrente apesar da terapia médica repetida, deve-se suspeitar de miomas submucosos ou pólipos endometriais. A curetagem completa pode deixar escapar o diagnóstico correto, e um estudo diagnóstico mais aprofundado poderá ser útil. Histerossalpingografia com instilação lenta de corante e exame fluoroscópico cuidadoso ou ultrassonografia com instilação de solução salina na cavidade uterina ou histeroscopia podem revelar um mioma ou pólipo. A histeroscopia também pode guiar uma biópsia mais precisa do endométrio.

MEDIDA DA ESPESSURA ENDOMETRIAL POR MEIO DA ULTRASSONOGRAFIA TRANSVAGINAL

A espessura do endométrio pós-menopáusico, conforme medido pela ultrassonografia transvaginal em mulheres pós-menopáusicas, correlaciona-se com a presença ou ausência de doença. No entanto, a severidade da alteração não se correlaciona com a espessura medida.[526] Uma espessura endometrial (as duas camadas das paredes anterior e posterior no eixo longitudinal) abaixo de 5 mm é tranquilizadora e possibilita o manejo conservador.[527,528] Uma espessura endometrial maior do que 4 mm requer biópsia; estima-se que 50-75% das pacientes com sangramento em terapia hormonal e avaliadas por ultrassonografia precisarão de biópsia.[526,529] Uma espessura endometrial menor do que 5 mm em mulheres que estão recebendo terapia hormonal, seja um regime sequencial seja uma combinação diária de estrogênio e progestina, é tranquilizadora.[528,530,531] Parece lógico que a espessura endometrial por ultrassonografia em pacientes em um regime sequencial possa ser afetada pelo dia no ciclo do tratamento, e, por esta razão, a avaliação com ultrassonografia deve ser obtida próxima ao final da fase com progestina ou no início do ciclo.[532-534] Um estudo italiano concluiu que a espessura endometrial medida logo após o sangramento menstrual em mulheres num regime sequencial era comparável à espessura em mulheres num programa combinado contínuo de tratamento com estrogênio e progestina.[535] Quando um endométrio espesso está associado a um endométrio atrófico na biópsia, frequentemente pólipos estão presentes. Pode ser obtida uma maior precisão por meio da instilação de solução salina na cavidade uterina durante a ultrassonografia.[536] A velocimetria com Doppler não melhora a precisão da discriminação entre um endométrio normal e anormal.[537] *Um clínico não deve ficar satisfeito com achados "normais" na ultrassonografia, caso uma paciente tenha sangramento persistente. A procura por um sangramento anormal apesar dos achados "normais" deve reduzir os casos não detectados de doença até quase zero.[538] Nestas circunstâncias, é recomendada uma histeroscopia.*

TESTE DA PROGESTINA

A administração de um agente progestacional (p. ex., 10 mg de acetato de medroxiprogesterona durante 2 semanas) foi desenvolvida por R. Don Gambrell Jr. como uma forma de detectar a presença de endométrio dependente de estrogênio em mulheres pós-menopáusicas.[539] Um sangramento menstrual indicaria que ocorreu uma resposta endometrial à progestina, uma resposta que requer estimulação endometrial prévia pelo estrogênio e indica a necessidade de avaliação endometrial. Em outras palavras, a ausência de sangramento menstrual é tranquilizadora para o clínico e a paciente. A preocupação com esta manobra clínica focou em se existem respostas falso-negativa e falso-positiva. Vários estudos estão disponíveis atualmente referentes à eficácia e validade deste método.[540-542] Os dados publicados indicam que a maioria das mulheres, mas talvez nem todas, com proliferação endometrial, hiperplasia e até mesmo câncer irão responder com um sangramento menstrual após o teste com progestina, sendo que a medida da espessura endometrial na ultrassonografia será maior do que 4 mm.[543,544] Em um experimento com macacas, 1 dos 14 animais tratados com estrogênio não sangrou, e 5 dos 13 animais tratados com placebo sangraram.[545] O problema é que os estudos até aqui não consistem em números muito grandes e existe uma questão persistente de se uma paciente com endométrio anormal sempre sangrará em resposta ao tratamento com progestina e retirada.

RISCOS E BENEFÍCIOS DA TERAPIA COM ESTROGÊNIO E PROGESTINA

DOENÇA CARDIOVASCULAR – EVIDÊNCIAS DA CIÊNCIA BÁSICA

Impacto Favorável nos Lipídios e Lipoproteínas

Os efeitos lipídicos mais importantes do tratamento pós-menopáusico com estrogênio são a redução no colesterol LDL e o aumento no colesterol HDL. O estrogênio aumenta os níveis dos triglicerídeos e o catabolismo do colesterol LDL, além do número e atividade dos receptores de lipoproteína, resultando em níveis decrescentes de colesterol LDL.[546-548] O estrogênio induz uma mudança no colesterol LDL para uma partícula mais densa e menor, mas ela está numa forma com metabolismo mais rápido na circulação, possibilitando menos tempo para oxidação e aquisição de colesterol.[549,550] O aumento nos níveis de colesterol HDL, particularmente decorrente da subfração HDL_2, é até certo ponto a consequência da inibição da atividade da lipase hepática, que converte HDL_2 em HDL_3. A terapia pós-menopáusica com estrogênio ou sem o acréscimo de progestina produz uma redução nos níveis circulantes de lipoproteína(a).[551,552]

As alterações nos níveis circulantes de apoproteína refletem as das lipoproteínas: os níveis de apolipoproteína B (a principal proteína da superfície do colesterol LDL) diminuem em resposta ao estrogênio e a apolipoproteína A-I (a principal apolipoproteína do colesterol HDL) aumenta. O aumento no colesterol HDL e triglicerídeos induzido pelo tratamento com estrogênio será atenuado, se as progestinas forem adicionadas em doses suficientes.[100,102,553-558] A administração concomitante de estrogênio e um inibidor da redutase da HMG-CoA (pravastatina) produziu uma mudança mais favorável no perfil lipídico em mulheres hipercolesterolêmicas do que um dos outros tratamentos isolados.[559]

Efeitos Antiarteriscleróticos Diretos

Estudos importantes em macacas apoiam a ação protetiva do estrogênio contra a arteriosclerose, enfatizando mecanismos independentes do perfil de colesterol-lipoproteína. A administração oral de uma combinação de estrogênio e uma alta dose de progestina a macacas alimentadas com uma dieta rica em colesterol reduziu a extensão da arteriosclerose apesar de uma redução nos níveis de colesterol HDL.[560-562] Em experimentos similares, o tratamento com estrogênio preveniu de forma marcante o desenvolvimento de lesão arterial em coelhas, e este efeito não foi reduzido com o acréscimo de progestina ao regime de tratamento.[563-566] Estes achados de um efeito direto contra a arteriosclerose sugeriram que as mulheres que já possuem perfis favoráveis de colesterol se beneficiariam com esta ação adicional. E, considerando o impacto dos agentes progestacionais, a redução do colesterol HDL não é necessariamente aterogênica, se for acompanhada por um impacto aumentado de estrogênio.

Os estudos com macacas foram ampliados para um modelo pós-menopáusico (macacas ovariectomizadas). Comparado a tratamento sem hormônios, o tratamento com estrogênio isoladamente ou estrogênio com progesterona em um modo sequencial reduziu significativamente a arteriosclerose, mais uma vez independentemente do perfil lipídico e das lipoproteínas circulantes.[567,568] Uma inibição direta do acúmulo de colesterol LDL e um aumento no metabolismo do colesterol LDL nos vasos arteriais podem ser demonstrados nestas macacas que estavam sendo alimentadas com uma dieta altamente aterogênica.[569] A administração diária de acetato de medroxiprogesterona neste modelo com macacas não impediu o efeito benéfico do estrogênio conjugado na arteriosclerose arterial coronariana.[408]

Os ésteres de ácidos graxos estão presentes em baixas concentrações na circulação, transportados nas lipoproteínas. Estes ésteres são estrogênios potentes e protegem contra a oxidação do colesterol LDL; na verdade, a eficácia antioxidante do estradiol pode requerer esterificação e incorporação ao colesterol LDL.[570] As concentrações de ésteres de ácidos graxos são aumentadas pelo estrogênio oral, mas não pela administração transdérmica.[571]

Vasodilatação e Agregação de Antiplaquetas Dependentes do Endotélio

O endotélio modula o grau de contração e função da musculatura lisa circundante, principalmente pela liberação de fatores relaxantes e contratantes derivados do endotélio. Na hipertensão e outras doenças cardiovasculares, a liberação de fatores relaxantes (que é provavelmente um fator, o óxido nítrico) é reduzida, e a liberação de fatores contratantes (o mais importante sendo a endotelina-1) é aumentada. As endotelinas são uma família de peptídeos que agem de uma forma parácrina nas células musculares lisas. A endotelina-1 parece ser exclusivamente sintetizada pelas células endoteliais. A vasoconstrição induzida pela endotelina é uma consequência de uma ação direta nas células musculares lisas vasculares, uma ação que é invertida pelo óxido nítrico. A liberação prejudicada do óxido nítrico, portanto, melhora a ação da endotelina. Acredita-se que a hipertensão e arteriosclerose sejam influenciadas pelo equilíbrio entre estes fatores. As mulheres têm níveis mais baixos de endotelina circulante, e os níveis são ainda mais baixos durante a gravidez e decrescem em resposta ao tratamento com estrogênios oral e transdérmico.[572,573]

O óxido nítrico (e estrogênio) também inibe a adesão e agregação das plaquetas de uma maneira sinergística com a prostaciclina (também um vasodilatador potente derivado do endotélio).[574,575] Pode ser observado que o fluxo sanguíneo aumentado graças à vasodilatação e redução na resistência periférica ocorre rapidamente após a administração de estrogênio. Esta resposta pode ser produzida por administrações oral e transdérmica.[576-578] A síntese e a secreção do óxido nítrico (o potente produto vasodilatador endotelial) podem ser diretamente estimuladas pelo estrogênio em preparações experimentais *in vitro* das artérias coronárias.[579] Tanto nas mulheres pós-menopáusicas quanto nas mulheres com hipertensão, hipercolesterolemia, diabetes melito ou doença arterial coronariana, a infusão intra-arterial de quantidades fisiológicas de estradiol no antebraço potencializa a vasodilatação endotélio-dependente e ocorre um efeito dose-resposta.[580,581] Foi reportada dilatação da artéria braquial similar com 0,3 e 0,625 mg de estrogênios conjugados.[582] Comparando as respostas da artéria braquial em mulheres que são usuárias de hormônio a longo prazo (com ou sem progestina) a não usuárias, pode ser observada uma melhora na vasodilatação dependente do endotélio com doses-padrão.[583] Em cuidadosos estudos randomizados, a adição de acetato de noretindrona ou acetato de medroxiprogesterona não reduziu o efeito benéfico do estrogênio no fluxo sanguíneo das artérias periféricas.[584,585] No entanto, nem todos os estudos concordam; uma avaliação dinamarquesa das respostas da artéria braquial não demonstrou diferença entre mulheres pós-menopáusicas em terapia a longo prazo de estrogênio e progestina combinados com mulheres pós-menopáusicas que não receberam tratamento.[586]

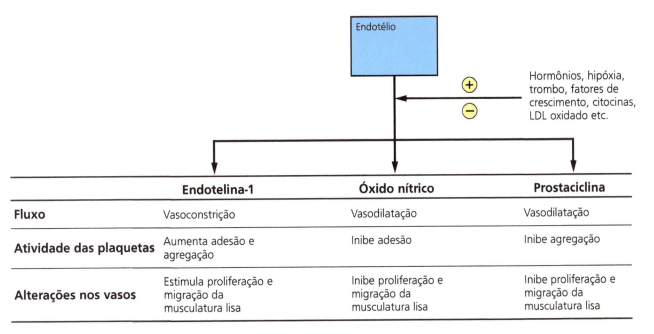

A síntese do óxido nítrico está envolvida na regulação do tônus vascular (e gastrointestinal) e na atividade neuronal. Uma família de isozimas (sintase do óxido nítrico) catalisa a oxidação da arginina-1 em óxido nítrico e citrulina. A ação da sintase do óxido nítrico no endotélio é cálcio-dependente, e a sua síntese é mediada especificamente pelo estrogênio.[587] Em experimentos com animais, a liberação endotelial basal de óxido nítrico é maior nas fêmeas, uma diferença no gênero que é mediada pelo estrogênio.[579,588] Em mulheres tratadas com estrogênio pós-menopáusico e acetato de ciproterona ou acetato de medroxiprogesterona, o óxido nítrico circulante é aumentado (conforme refletido nos níveis de nitrito-nitrato), uma consequência da produção de óxido nítrico induzida por estrogênio no endotélio.[589,590] Em contraste, o tratamento a longo prazo com estradiol e acetato de noretindrona não foi associado a alterações no óxido nítrico, endotelina-1, prostaciclina ou tromboxano A_2.[591]

A acetilcolina induz vasoconstrição nas artérias coronárias; no entanto, a administração direta de estradiol em doses fisiológicas nas artérias coronarianas de mulheres pós-menopáusicas com e sem doença cardíaca coronária converte a vasoconstrição induzida pela acetilcolina em vasodilatação com aumento no fluxo.[592] Esta resposta vasomotora favorável à acetilcolina também pode ser demonstrada em experimentos agudos com a administração transdérmica de estradiol (atingindo níveis sanguíneos de 67-89 pg/mL).[593] Esta mesma resposta associada ao estrogênio é observada em mulheres com arteriosclerose coronária comparando usuárias de estrogênio a não usuárias.[594] Esta é uma resposta endotélio-dependente, mediada em grau significativo por um aumento no óxido nítrico.[595] A administração de doses-padrão de estrogênio (com ou sem progestina diária) a mulheres com doença arterial coronária reduz o grau de isquemia e retarda o início de isquemia do miocárdio nos eletrocardiogramas e aumenta a tolerância a exercícios.[596-600] Esta resposta eletrocardiográfica não foi observada em mulheres que apresentaram angina instável.[601] Em mulheres normais, a dose oral padrão de 0,625 mg de estrogênios conjugados não teve efeito sobre as respostas hemodinâmicas ao exercício com esteira.[602] Nas macacas, a resposta vasodilatadora à acetilcolina necessitou de um nível sanguíneo de estradiol mais alto do que 60 pg/mL.[603] Os estudos com tratamento transdérmico com estrogênio que não indicam efeitos na função endotelial precisam ser padronizados de acordo com os níveis sanguíneos de estradiol.

Vasodilatação Independente do Endotélio

O estrogênio causa relaxamento nas artérias coronárias que são desprovidas de epitélio.[604] Esta resposta não é prevenida pela presença de inibidores da sintase do óxido nítrico ou sintase da prostaglandina. Assim sendo, esta vasodilatação é alcançada por um mecanismo independente do endotélio vascular, talvez atuando nos eventos mediados pelo cálcio.[605] A vasodilatação produzida pelo nitroprussiato de sódio é independente do endotélio. Em mulheres pós-menopáusicas normais e mulheres pós-menopáusicas com fatores de risco para arteriosclerose (hipertensão, hipercolesterolemia, diabetes melito, doença arterial coronariana), a administração de níveis fisiológicos de estradiol aumentou a vasodilatação no antebraço induzida por nitroprussiato de sódio.[580] No entanto, outros não relataram nenhum efeito da administração de estrogênio na vasodilatação independente do endotélio.[578]

Ações no Coração e Grandes Vasos Sanguíneos

O tratamento com estrogênio aumentou o enchimento diastólico ventricular esquerdo e o volume cardíaco.[606-608,578] Este efeito é provavelmente uma ação inotrópica direta do estrogênio que retarda as alterações relacionadas com a idade na complacência que prejudica a relaxação cardíaca.[609] Em um estudo de 3 meses, o acetato de medroxiprogesterona (5 mg ao dia por 10 dias a cada mês) não atenuou o aumento do débito ventricular esquerdo (velocidade do fluxo sistólico) observado com o tratamento com estrogênio.[610] Por outro lado, outros detectaram a atenuação dos efeitos benéficos do estrogênio na complacência (rigidez) associada ao tratamento combinado de estrogênio-progestina,[609-611] e outros não conseguiram demonstrar um efeito do tratamento com estrogênio oral a curto prazo ou estrogênio transdérmico a longo prazo na estrutura e função cardíacas.[612,613] As razões para estas diferenças não são evidentes.

Melhora no Metabolismo da Glicose

O declínio relacionado com a idade na taxa metabólica basal é acentuado na menopausa, associado a um aumento na gordura corporal, especialmente a gordura corporal central (androide).[614,615] A resistência à insulina e os níveis circulantes de insulina aumentam nas mulheres pós-menopáusicas, e a tolerância prejudicada à glicose prediz um risco aumentado de doença cardíaca coronariana.[616,617] O estrogênio (com ou sem progestina) previne a tendência ao aumento na gordura corporal central com o envelhecimento.[618-621] Isto inibiria a interação entre a adiposidade abdominal, hormônios, resistência à insulina, hiperinsulinemia, pressão arterial e o perfil lipídico aterogênico. De fato, o ensaio clínico randomizado da *Women's Health Initiative* documentou melhora nos níveis de glicose de jejum e insulina no grupo tratado com estrogênio-progestina.[622] A hiperinsulinemia também tem um efeito aterogênico direto nos vasos sanguíneos, talvez secundário aos propeptídeos da insulina. Além das suas propriedades vasoconstritoras, a endotelina-1 exerce um efeito mitogênico e, portanto, contribui para o processo arteriosclerótico. A insulina estimula diretamente a secreção de endotelina-1 nas células endoteliais, e os níveis circulantes de endotelina-1 estão correlacionados com os níveis de insulina.[623]

Mulheres pós-menopáusicas que estão sendo tratadas com estrogênio oral têm níveis mais baixos de insulina de jejum e uma resposta menor da insulina à glicose.[555,622-627] Em um ensaio randomizado de 1 ano comparando estrogênios conjugados sem oposição aos regimes sequenciais e contínuos usuais de estrogênios conjugados e acetato de medroxiprogesterona, não foram observadas diferenças nos grupos de tratamento na diminuição favorável dos níveis de insulina de jejum.[555] A administração não oral de estrogênio tem pouco efeito no metabolismo da insulina, a menos que seja administrada uma dose que seja equivalente a 1,25 mg de estrogênios conjugados.[625,628] Como uma dose oral mais baixa produz um impacto benéfico, isto sugere que o efeito hepático de primeira passagem é importante nesta resposta, pelo menos em mulheres normais; relatos com terapia hormonal transdérmica indicaram melhoras na resistência à insulina e hiperinsulinemia, mas nenhum efeito em mulheres com sensibilidade normal à insulina.[629,630] Em estudos duplo-cegos cruzados controlados com placebo de mulheres pós-menopáusicas com diabetes melito não dependentes de insulina do tipo 2 o tratamento com estrogênio melhorou todos os parâmetros metabólicos da glicose (incluindo resistência à insulina), o perfil lipoproteico e as medidas de androgenicidade.[631,632]

As evidências indicam fortemente que a terapia estrogênica pós-menopáusica melhora o metabolismo da glicose. Estudos epidemiológicos documentam de forma notável que este efeito metabólico benéfico associado ao estrogênio reduz a incidência de diabetes melito tipo II com início na idade adulta. Três grandes estudos de coorte, o *Nurses' Health Study*, o *Finnish Kuopio Osteoporosis Risk Factor and Prevention Study* e o estudo *French E3N* relataram reduções no diabetes melito de início recente associadas à terapia estrogênica, 20% nas enfermeiras americanas que eram usuárias constantes, 18% em usuárias constantes francesas e 69% em mulheres finlandesas que eram usuárias atuais.[633-635] Na coorte francesa, não foi observado efeito das progestinas, e a redução na incidência de diabetes (32%) foi maior com a administração oral de estrogênio comparada ao método transdérmico.[635] Os resultados dos ensaios clínicos estão em concordância. No ensaio HERS, o grupo tratado com hormônios desenvolveu diabetes numa taxa que foi 35% mais baixa comparada ao grupo placebo.[627] *Women's Health Initiative* encontrou uma redução significativa de 21% nas usuárias de estrogênio-progestina e uma redução de 12% nas usuárias de estrogênio unicamente que não atingiu significância estatística.[57,636]

Inibição da Oxidação Lipoproteica

A oxidação das partículas do colesterol LDL é um passo (talvez o passo inicial) na formação da arteriosclerose, e o fumo está associado a um nível alto de oxidação lipoproteica. Em experimentos com animais a administração de grandes quantidades de antioxidantes inibe a formação de arteriosclerose e causa a regressão das lesões existentes. O estrogênio é um antioxidante. O estradiol inibe diretamente a oxidação do colesterol LDL em resposta ao cobre e reduz a formação geral de óxidos lipídicos.[637,638] O que é mais importante, esta ação antioxidante do estradiol está associada a níveis sanguíneos fisiológicos.[639] Além disso, o estrogênio pode regenerar os antioxidantes circulantes (tocoferóis e betacaroteno) e preservar estes antioxidantes dentro das partículas de colesterol LDL. Esta ação antioxidante do estrogênio preserva a função vasodilatadora dependente do endotélio, prevenindo o efeito deletério que o colesterol LDL oxidado tem sobre a produção endotelial de agentes vasoativos.[640] Numa avaliação da formação de peróxido pelas plaquetas, as mulheres tratadas com estrogênio e acetato de medroxiprogesterona em um regime sequencial tiveram maior atividade antioxidante na comparação aos dias unicamente com estrogênio.[641] Em um estudo de 1 ano, a presença de levonorgestrel não atenuou a atividade antioxidante do estradiol.[642]

Impacto Favorável na Fibrinólise

A menopausa é seguida por aumento no fator VII, fibrinogênio e inibidor-1 do ativador do plasminogênio (PAI-1).[643,644] Essas alterações produzem um estado relativamente hipercoagulável e estão associadas a um risco aumentado de eventos cardiovasculares. Mulheres pós-menopáusicas tratadas com estrogênio têm níveis mais baixos de fibrinogênio e plasminogênio. Foram observados níveis reduzidos de fibrinogênio, fator VII e PAI-1 em mulheres pré-menopáusicas comparadas a mulheres pós-menopáusicas, e o estrogênio oral isoladamente ou combinado com uma progestina previne o aumento usual nestes fatores coagulantes associados à menopausa.[645-649] Isto seria coerente com uma atividade fibrinolítica aumentada, um possível mecanismo cardioprotetor provavelmente mediado, pelo menos parcialmente, pelo óxido nítrico e prostaciclina. A agregação plaquetária também é reduzida pelo tratamento estrogênico pós-menopáusico, e esta resposta é ligeiramente atenuada pelo acetato de medroxiprogesterona.[574] Em um ensaio randomizado de 1 ano, a adição de acetato de medroxiprogesterona, seja sequencialmente seja continuamente, produziu uma alteração mais favorável nos fatores de coagulação comparado a estrogênio sem oposição.[650]

As rotas de administração transdérmica e oral do estrogênio (combinado com acetato de medroxiprogesterona) têm diferenças intrigantes nos efeitos relatados na maioria dos fatores de risco hemostáticos, como o fator VII, fibrinogênio, PAI-1 e antitrombina III. Em pelo menos um estudo, no entanto, os níveis de antitrombina III foram reduzidos pelo estrogênio oral, mas não pela administração transdérmica; porém os valores permaneceram dentro da variação normal.[651] No que diz respeito ao PAI-1, estudos com estrogênio transdérmico apresentaram dados conflitantes; por exemplo, alterações favoráveis nos níveis do PAI-1 e também nenhum efeito.[32,652,653] Contudo, em um estudo cruzado concebido para comparar 100 µg de estradiol transdérmico a 0,625 mg de estrogênios conjugados orais (ambos combinados com 2,5 mg de acetato de medroxiprogesterna diariamente) somente o estrogênio oral teve uma redução favorável nos níveis do PAI-1.[653] Doses apropriadas de terapia hormonal foram relatadas como não tendo impacto adverso nos fatores coagulantes.[646,654,655] Um estudo encontrou ativação coagulante ligeiramente aumentada com a administração transdérmica de estradiol, mas nenhuma alteração com estrogênios orais conjugados.[656] O fibrinopeptídeo A é um indicador de geração de trombina e, em estudos de 3 meses, não foi produzida alteração significativa por 0,625 mg de estrogênios conjugados em 1 e um aumento em outro.[657,658] A questão da coagulação é difícil de desvendar. Talvez um contribuinte para a incerteza seja uma possível diferença entre os efeitos a curto prazo e longo prazos.[651,654,657]

De um modo geral, o tratamento com estrogênio está associado a alterações favoráveis consistentes com um aumento na fibrinólise.[659,660] Como pode haver alterações favoráveis indicando um aumento na fibrinólise e ao mesmo tempo um risco aumentado de trombose venosa, e por que em mulheres idosas, especialmente aquelas com doença cardíaca coronariana clinicamente evidente, o estrogênio parece ter um efeito protrombótico? As diminuições na antitrombina III e proteína S associadas ao tratamento com estrogênio, uma alteração hipercoagulável, podem ter impacto maior no sistema venoso.[658] Também pode haver variações sutis de suscetibilidades herdadas que inclinem a balança para a trombose; por exemplo, foram relatadas concentrações de fatores que favorecem a trombose arterial (inibidor da via da coagulação do fator tissular e inibidor da fibrinólise ativável da trombina) em mulheres tratadas com estrogênio.[661] Outra possibilidade é que a fibrinólise seja uma resposta à atividade de coagulação e, portanto, não necessariamente uma resposta benéfica.

O estrogênio possui efeitos adversos na arteriosclerose já estabelecida. As enzimas metaloproteinase da matriz são secretadas pelas células inflamatórias e células musculares lisas. Estas enzimas digerem as proteínas na capa fibrosa de uma placa arteriosclerótica, tornando a placa instável e predisposta à ruptura. O estrogênio induz as enzimas metaloproteinases da matriz e reduz seus inibidores específicos (TIMP); este é um mecanismo envolvido nos efeitos protrombóticos do estrogênio na presença de arteriosclerose estabelecida. Este efeito do estrogênio pode ser relacionado com a dose e pode ser evitado com administração transdérmica.[662]

Inibição da Espessura Intimal

Hipertensão e arteriosclerose estão associadas ao aumento na proliferação das células musculares lisas vasculares. Este crescimento das células musculares lisas também é caracterizado pela migração para a íntima. O espessamento arterial intimal é um indicador inicial de arteriosclerose. A proliferação e migração das células musculares lisas aórticas humanas em resposta aos fatores de crescimento são inibidas pelo estradiol e, o que é muito importante, esta inibição não é prevenida pela presença das progestinas.[663,664] O óxido nítrico, que é regulado pelo estrogênio, também inibe a proliferação e migração da musculatura lisa.[665] Estudos de imagem documentaram uma redução no espessamento intimal em mulheres pós-menopáusicas que são usuárias de estrogênio comparadas com não usuárias e este efeito benéfico não é comprometido pela adição de um agente progestacional ao regime de tratamento.[611,666-668] Assim, a terapia hormonal pós-menopáusica pode causar uma redução na arteriosclerose e este efeito é comparável ao produzido por uma droga redutora de lipídios.[666,669]

Proteção das Células Endoteliais

As células endoteliais podem responder a uma lesão iniciando o processo de coagulação. Estudos em animais indicam que o estrogênio acelera a cicatrização e recuperação do endotélio em resposta à lesão.[670] Isto está correlacionado com a inibição do espessamento intimal e recuperação de funções importantes, como a produção de óxido nítrico. Estudos *in vitro* de células endometriais humanas demonstram que o estrogênio pode inibir a apoptose induzida pelas citocinas.[671] Em ratos, o acetato de medroxiprogesterona bloqueou a resposta de cicatrização induzida pelo estrogênio depois de lesões arteriais na carótida.[672]

Inibição da Formação das Células Espumosas dos Macrófagos

Uma característica da formação da placa arteriosclerótica é a infiltração monocítica na parede arterial e a formação de células espumosas dos macrófagos. Numa atividade não antioxidante, o estrogênio inibe o acúmulo de células espumosas dos macrófagos nas lesões arterioscleróticas.[673]

Redução dos Níveis de ECA e Renina

Embora o estrogênio oral, mas não o estrogênio transdérmico, aumente os níveis de agiotensinogênio, os níveis de ECA (enzima conversora de angiotensina) e renina são diminuídos (com ou sem progestina) pelas duas rotas de administração.[674,675] O receptor de angiotensina II (o receptor AT_1) está envolvido na vasoconstrição, liberação de aldosterona, retenção de sódio e água e crescimento e proliferação de células miocárdicas e vasculares. O estrogênio induz a regulação descendente do receptor de AT_1, e a hipercolesterolemia está associada à regulação ascendente e função de AT_1.[676,677]

Redução das Moléculas de Adesão

As moléculas de adesão recrutam os leucócitos até o endotélio e desempenham um papel na fixação das plaquetas ao endotélio. Estudos com marcadores múltiplos relatam que a terapia com estrogênio oral aumenta apenas a proteína C reativa (PCR), o único marcador sintetizado no fígado. De fato, a terapia hormonal oral embora aumente a PCR, reduz os níveis circulantes de outros marcadores (E-selectina, P-selectina, molécula-1 de adesão intercelular, molécula-1 de adesão celular vascular, proteína-1 quimioatrativa de monócitos e fator-α de necrose tumoral) com efeitos inconsistentes na interleucina-6.[46,47,678,679] O aumento nos níveis de PCR pode-se dever ao efeito bem conhecido do estrogênio de estimular a síntese hepática das proteínas, especialmente em virtude do fenômeno de primeira passagem com administração oral. Por esta razão, o tratamento com estrogênio transdérmico reduz os marcadores de adesão, mas não altera os níveis de PCR.[680-682]

Redução da Homocisteína

Os níveis circulantes aumentados de homocisteína estão correlacionados com os riscos aumentados de arteriosclerose e trombose. Os níveis de homocisteína aumentam após a menopausa e estão associados à hipertensão e ao grau de arteriosclerose.[683] Os níveis de homocisteína são significativamente reduzidos pelo tratamento com estrogênio ou estrogênio-progestina, administrado oralmente ou transdermicamente.[684,685]

DOENÇA CARDIOVASCULAR – EVIDÊNCIAS DE ESTUDOS OBSERVACIONAIS

Uma revisão de estudos casos-controle na literatura encontra forte apoio para uma redução de aproximadamente 50% no risco de doença cardíaca coronariana em usuárias de estrogênio.[686-703] Em três estudos de mulheres que se submeteram à angiografia, uma comparação da oclusão arterial coronariana em usuárias e não usuárias de estrogênio indicou um efeito protetivo significativo do estrogênio pós-menopáusico.[695-697] Foi relatado que as mulheres que estão fazendo uso de terapia hormonal no momento de um infarto do miocárdio ou com insuficiência cardíaca congestiva têm uma taxa melhorada de sobrevivência.[704,705] Pouca atenção foi dada à doença arterial periférica, mas 1 estudo caso-controle relatou um decréscimo no risco em usuárias de terapia hormonal.[706]

Em um número maior de estudos de coorte, a maioria relatou uniformemente uma redução em doença cardíaca coronariana em usuárias de estrogênio; apenas três produziram dados conflitantes.[707-722] No *Nurses' Health Study* com 20 anos de acompanhamento, o risco relativo de doença coronariana ajustado à idade em usuárias atuais de terapia hormonal foi reduzido em 39% (RR = 0,61; IC = 0,52-0,71).[723] O benefício foi observado com doses de 0,625 e 0,3 mg de estrogênios conjugados. Foi observado que o impacto benéfico diminuía 3 anos após a descontinuação. Foi sugerido que doses mais elevadas podem ser prejudiciais, porque houve um aumento evidente no risco de doença coronariana entre as mulheres que estavam tomando mais do que 0,625 mg de estrogênios conjugados por dia. As usuárias atuais de hormônios pós-menopáusicos no *Nurses' Health Study* tiveram 37% de redução no risco de mortalidade graças em grande parte à proteção contra doença cardíaca coronariana, um efeito que ainda estava presente depois do ajuste para fatores alimentares, ingestão de álcool, uso de vitaminas ou aspirina e exercícios.[718]

A tomografia por feixe de elétrons (também chamada de tomografia computadorizada ultrarrápida) pode avaliar a presença de doença arterial coronária quantificando a quantidade de cálcio nas artérias coronárias, uma medida que sabidamente correlaciona-se com o grau da doença e com o risco de eventos coronarianos. Estudos usando esta técnica demonstraram uma prevalência mais baixa de cálcio nas artérias coronárias em mulheres com menos de 60 anos, uma prevalência comparável aos homens (de qualquer idade) em mulheres com mais de 60 anos, e menos cálcio (e, portanto, menos doença das artérias coronárias) em mulheres usando terapia hormonal pós-menopáusica comparadas às não usuárias.[724,725] Em mulheres com uma média de idade de 59 anos que haviam usado terapia hormonal por uma média de 9 anos, a calcificação arterial coronária foi significativamente reduzida, com um efeito maior observado com a crescente duração do uso.[726] Este efeito salutar do estrogênio foi confirmado em um subestudo do braço unicamente com estrogênio do *Women's Health Initiative*.[727]

Estes estudos observacionais foram criticados por argumentarem que o tratamento com estrogênio é um marcador para variáveis (p. ex., melhor dieta e melhor atenção à saúde) que colocam as usuárias de estrogênio pós-menopáusico em um grupo de baixo risco para doença cardiovascular (o efeito da "usuária saudável"). E de fato, foi relatado que as mulheres que optam por usar terapia hormonal têm melhor perfil de risco cardiovascular do que as não usuárias.[728] Esta questão foi tratada pelo estudo *Lipid Research Clinics*, o *Leisure World Study* e o *Nurses' Health Study*.[711,729,730] Estes epidemiologistas concluíram que suas evidências indicavam fortemente que em mulheres que estão recebendo tratamento estrogênico e têm os mesmos fatores de risco para doença cardiovascular que aquelas que não recebem tratamento estava presente o mesmo efeito benéfico do estrogênio. Este é especialmente o caso no *Nurses' Health Study*, em que as participantes são de um grupo socioeconômico relativamente homogêneo. Um estudo de acompanhamento de uma coorte no sudeste da Nova Inglaterra documentou níveis similares de colesterol total, colesterol HDL, índice de massa corporal e pressão arterial em usuárias e não usuárias de estrogênio, indicando que a seleção de mulheres significativamente mais saudáveis para o uso de estrogênio não poderia explicar integralmente o efeito benéfico do estrogênio no risco de doença cardiovascular.[731] Em uma comparação de variáveis de saúde entre usuárias e não usuárias no sul da Austrália, não houve evidências para apoiar a presença de um efeito "usuária saudável".[732] No Chile, usuárias e não usuárias de terapia hormonal tiveram fatores de risco idênticos para doença cardiovascular.[733]

Em contraste com os resultados uniformes de estudos observacionais da associação entre terapia hormonal pós-menopáusica e doença cardíaca coronariana, os dados epidemiológicos durante os últimos 30 anos referentes ao uso de estrogênio e ao volume cardíaco não foram consistentes. Os muitos estudos indicaram ou um pequeno aumento ou nenhum efeito da terapia hormonal pós-menopáusica sobre o risco de AVE ou uma redução no risco associado ao uso de estrogênio ou estrogênio-progestina.[709,711,717,723,734-743] Um estudo de coorte prospectivo na Dinamarca registrou um aumento em derrames isquêmicos, mas *somente* entre mulheres hipertensas, e um grande estudo de coorte na Suécia não encontrou ligação entre derrame e terapia hormonal.[744,745]

Dentro desta mistura confusa de resultados sobre AVE, houve uma observação consistente. Os estudos de coorte (com um número suficiente de casos) que avaliaram o impacto do uso de hormônios no risco de morte por derrame indicaram um impacto benéfico. Por exemplo, o *National Health and Nutrition Examination Survey* (NHANES) recrutou uma coorte muito grande de mulheres em 1971-1975 para análise epidemiológica. O estudo de acompanhamento longitudinal desta coorte produziu uma amostra nacional americana de 1.910 mulheres brancas pós-menopáusicas. O uso pós-menopáusico de hormônios nesta coorte apresentou uma redução de 31% na incidência de derrame e uma redução fortemente significativa de 63% na mortalidade por AVE.[738] Estes riscos relativos estavam presentes mesmo depois do ajuste para idade, hipertensão, diabetes, peso corporal, tabagismo, *status* socioeconômico e doença cardiovascular prévia. Este estudo abordou especificamente a crítica de que se deveriam esperar menos doenças em usuárias de estrogênio, porque elas são mais saudáveis. Após o ajuste para atividade física como um marcador do *status* geral de saúde, as estimativas de risco permaneceram idênticas.

A hipertensão é tanto um fator de risco para mortalidade cardiovascular quanto um problema comum em pessoas mais velhas. Estudos não mostraram nenhum efeito ou um pequeno, porém estatisticamente significativo decréscimo na pressão arterial em virtude do tratamento com estrogênio.[746-751] Este foi o caso tanto em mulheres normotensas, quanto hipertensas.[752-757] A adição de uma progestina não afetou esta resposta.[100,758] A descontinuidade da terapia hormonal em mulheres com hipertensão não resulta em um decréscimo na pressão arterial (uma resposta esperada se o tratamento estivesse elevando a pressão arterial), e em algumas pacientes a descontinuação é seguida de um aumento na pressão arterial.[759] A administração aguda de estrogênio a mulheres com hipertensão é seguida de decréscimos na pressão arterial, ritmo cardíaco e níveis circulantes de norepinefrina.[760] *Os casos muito raros de aumento na pressão arterial decorrente da terapia estrogênica oral representam verdadeiramente reações idiossincráticas. A pressão arterial deve ser avaliada a cada 6 meses em mulheres hipertensas que estão sendo tratadas com hormônios pós-menopáusicos, e se a pressão arterial for lábil, deverá ser medida a cada 3 meses.*

Estudos observacionais também relataram que usuárias de hormônios têm um risco reduzido de desenvolver úlceras de perna de origem venosa ou úlceras de pressão.[761,762]

DOENÇA CARDIOVASCULAR – EVIDÊNCIAS DE ENSAIOS CLÍNICOS

Women's Health Initiative

O *Women's Health Initiative* (WHI) foi organizado pelos *U.S. National Institutes of Health* em 1992 para estudar a saúde de mulheres pós-menopáusicas e foi programado para ser concluído em 2007.[763] De 1993 a 1998, o WHI arrolou 161.809 mulheres entre 50 e 79 anos em 40 centros clínicos. Os principais componentes do WHI eram: (1) dois ensaios randomizados de terapia hormonal pós-menopáusica programados para ser concluídos em 2005, (2) um ensaio de modificação alimentar que randomizou 48.000 mulheres para uma dieta sustentada de baixa ingestão de gordura ou uma dieta autodeterminada, (3) um ensaio com suplementação de cálcio/vitamina D e (4) um estudo observacional. Um dos ensaios randomizados de terapia hormonal pós-menopáusica, o braço de estrogênio-progestina combinados (diariamente 0,625 mg de estrogênios conjugados e 2,5 mg de acetato de medroxiprogesterona), randomizou 16.608 mulheres para tratamento ou placebo. O outro ensaio hormonal, um braço com apenas estrogênio (diariamente 0,625 mg de estrogênios conjugados), randomizou 10.739 mulheres histerectomizadas para tratamento ou placebo.

Em 31 de maio de 2002, o *Data and Safety Monitoring Board* (DSMB) fez a sua revisão periódica dos dados acumulados pelo *Women's Health Initiative*. O DSMB fez duas recomendações que foram anunciadas em 9 de julho de 2002: (1) descontinuar o braço do ensaio que administrava estrogênio-progestina diariamente e (2) continuar o braço do ensaio com estrogênio sem oposição diariamente em mulheres histerectomizadas. O braço com estrogênio-progestina combinados foi descontinuado após aproximadamente 5 anos de acompanhamento graças a um aumento estatisticamente significativo de câncer de mama invasivo e um aumento nos eventos cardiovasculares.[764] Os parâmetros estatísticos para benefício ou dano foram estabelecidos em 1997 no início do estudo. Quando o aumento em câncer de mama excedeu o limite predeterminado, o DSMB foi obrigado a recomendar a descontinuação deste braço do ensaio.

Em 2 de março de 2004, o *National Heart, Lung and Blood Institute of the U.S. National Institutes of Health* cancelou o braço somente com estrogênio do Women's Health Initiative. Este braço do WHI incluía 10.739 mulheres pós-menopáusicas histerectomizadas que haviam concluído uma média de 6,8 anos de acompanhamento. O WHI *Data and Safety Monitoring Board* fez sua última revisão periódica dos dados do estudo em dezembro de 2003. O DSMB não foi unânime na sua decisão; alguns membros queriam interromper o estudo, e outros queriam que o estudo continuasse após enviarem uma carta às participantes, descrevendo os achados. Mesmo que nenhum dos achados tenha cruzado as fronteiras predefinidas, o NIH tomou a decisão de interromper o estudo em 2 de fevereiro de 2004. A decisão estava com base nos seguintes resultados:[765]

- Um risco aumentado de AVE similar ao reportado no braço cancelado do WHI com estrogênio-progestina.
- Sem aumento ou decréscimo de doença cardíaca coronariana.
- Uma tendência para um risco aumentado de provável demência e/ou prejuízo cognitivo leve.
- Uma redução em fraturas de quadril.
- Sem aumento de câncer de mama.

Com a exceção do câncer de mama e doença cardíaca coronariana, os resultados no braço apenas com estrogênio foram essencialmente idênticos aos do braço do estudo com estrogênio-progestina. Mas tenha em mente que as populações nos dois braços do ensaio clínico randomizado do WHI não eram idênticas.[766] Considerando-se os fatores de risco para doença cardiovascular, as mulheres no braço com estrogênio unicamente eram mais obesas, menos ativas e tinham mais doença cardiovascular preexistente. O braço somente com estrogênio também diferiu em relação aos fatores de risco para câncer de mama: mais nascimentos precoces e ooforectomia bilateral e duração maior de terapia hormonal prévia. *Portanto, estes foram dois ensaios diferentes com duas populações e tratamentos diferentes, fazendo comparações diretas inapropriadas.*

Os resultados publicados do ensaio WHI concordam com mais de 30 anos de dados de caso-controle e coorte com a exceção (como apresentado primeiro pelo WHI) dos resultados cardiovasculares. Os resultados atualizados sobre o risco de doença cardíaca coronariana (DCC) do braço cancelado de estrogênio-progestina do WHI refletiram o julgamento central dos diagnósticos cardíacos em contraste com o relatório inicial com base em diagnósticos locais.[767] O relatório final abrangeu uma média de 5,6 anos de acompanhamento, comparados a 5,2 anos no relatório inicial. Com base nestes dados, houve um aumento em seis casos de DCC por 10.000 mulheres por ano no grupo tratado.

O julgamento central discordou de 10% dos diagnósticos de infarto do miocárdio e 3% de morte em razão da doença cardíaca coronariana. O pequeno grau de discordância alterou a força das conclusões que comparavam o relatório inicial[764] com o relatório atualizado. De fato, os resultados gerais por definição não atingiram significância estatística no relatório de acompanhamento e somente os resultados do primeiro ano foram estatisticamente significativos na análise ano a ano, uma conclusão com base numa diferença de apenas 19 casos. Em todos os relatórios do WHI, as análises da intenção de tratar foram ajustadas para resultados múltiplos, o ajuste de Bonferroni. Todos os resultados ajustados não foram estatisticamente significativos. É difícil compreender o significado clínico desta manipulação, porém a maioria acredita que isto indica uma conclusão matemática um pouco mais baixa do que a apresentada nos dados não ajustados. Isto, é claro, enfraqueceria mais a força dos resultados relatados.

Considere também a possibilidade de viés diagnóstico. Cerca de 40,5% do grupo com estrogênio-progestina no WHI (aproximadamente 5.000 das 8.500 no grupo tratado), em contraste com 6,8% do grupo placebo, foram não cegos em decorrência do sangramento vaginal. Qual foi o impacto no manejo final e diagnóstico do clínico quando dito que a paciente está no estudo WHI e experimentando sangramento vaginal? Este problema afeta os dados não somente em relação à doença cardiovascular, mas também para câncer de mama. Ser não cego não foi um problema no braço do WHI somente com estrogênio e não foi registrado nenhum aumento em doença cardíaca coronariana – isto se deu por causa de uma ausência de viés diagnóstico no braço somente com estrogênio?

As características das participantes são agora bem conhecidas:

	Braço com Estrogênio-Progestina	Braço Somente com Estrogênio
Idade média	63,3 anos	63,6 anos
Taxa de abandono	42%	53,8%
Taxa de ingresso (começaram uso de hormônio)	6,2%	5,7%

As mulheres no braço com estrogênio-progestina estavam em média um pouco mais de 12 anos distantes da menopausa.[765] *A maioria tinha ficado sem terapia hormonal por mais de uma década. No braço somente com estrogênio, os resultados publicados não especificam o número de anos distantes da menopausa, mas esta duração pode ter sido ainda maior, influenciada pela idade da salpingo-ooforectomia bilateral.* As mulheres com sintomas menopáusicos significativos foram excluídas do estudo para evitar uma taxa de abandono excessivamente alta no grupo placebo. As mulheres que haviam estado em terapia hormonal (aproximadamente 25% das participantes no braço com estrogênio-progestina e 35% no braço somente com estrogênio) e depois passaram por um período de 3 meses de "lavagem" e experimentaram sintomas menopáusicos foram desencorajadas da participação (aproximadamente 12,5% das participantes no braço com estrogênio-progestina relataram sintomas vasomotores na entrada, mas estavam dispostas a serem designadas para placebo e, portanto, é improvável que seus sintomas tenham tido um efeito perturbador importante). Esta exclusão significa que apenas um pequeno número de mulheres no WHI estava próximo da sua idade de menopausa (em torno de 16,5% das participantes no braço com estrogênio-progestina estavam a menos de 5 anos da sua menopausa). Por exemplo, houve apenas um total de 574 mulheres que tinham entre 50-54 anos no braço com estrogênio-progestina.[768]

Durante o tempo dos estudos, as participantes descontinuaram sua medicação numa taxa consistentemente crescente, de modo que no término aproximadamente metade já não estava mais aderindo ao tratamento. Os investigadores do WHI argumentaram que a alta taxa de abandono poderia levar a uma subestimação dos efeitos adversos; no entanto, este não seria o caso se a duração mais longa do tratamento exercer um efeito benéfico. Por exemplo, um estudo caso-controle no Reino Unido encontrou uma redução significativa no risco de infarto do miocárdio somente com o uso de terapia hormonal por mais de 5 anos.[769] Na verdade, a tendência para uma proteção emergente contra doença cardíaca coronariana foi observada nos dois braços do WHI com o aumento na duração do tratamento. A análise das subamostras no WHI revelou que o grupo tratado tinha maiores reduções no colesterol total, colesterol LDL, glicose e níveis de insulina e maiores aumentos nos níveis de colesterol HDL e triglicerídeos. É tentador ligar estes achados ao teste para tendências que revelou um risco relativo favorável decrescente de doença cardíaca coronariana a longo prazo, o que foi estatisticamente significativo. Entretanto, esta análise foi prejudicada pelos números crescentes a longo prazo, e a conclusão não foi forte.

Nas análises dos subgrupos, somente as mulheres no braço com estrogênio-progestina que estavam a 20 anos ou mais distantes da menopausa tiveram um risco aumentado de doença cardíaca coronariana estatisticamente significativo. Subtraindo este grupo do resto das participantes, a doença cardíaca coronariana foi agora observada em uma prevalência idêntica na comparação entre o grupo tratado e os grupos com placebo. Não é apropriado concluir, com base no WHI, que a terapia hormonal aumenta o risco de eventos clínicos coronarianos em todas as mulheres pós-menopáusicas; esta conclusão pode somente ser aplicada a um grupo específico mais velho de mulheres. De fato, em 2004 os dados do braço somente com estrogênio sugeriram que as mulheres mais jovens experimentavam um risco reduzido de doença cardíaca coronariana com o tratamento com estrogênio.[765]

Uma reanálise dos dados de doença cardíaca coronariana no braço cancelado do WHI com estrogênio-progestina, publicada 7 anos depois do relatório inicial, não contribuiu com nada novo, confirmando que ocorreu um aumento estatisticamente significativo nos eventos coronários somente nas mulheres 10 anos ou mais distantes da sua menopausa.[770]

Uma resposta às publicações do *Women's Health Initiative* foi um esforço científico e clínico para avaliar e usar doses mais baixas de estrogênio. Metade da dose-padrão de estrogênios equinos conjugados demonstrou tratar efetivamente os sintomas menopáusicos e prevenir perda óssea. É razoável perguntar se os sintomas e ossos são especialmente sensíveis aos efeitos do estrogênio e se doses mais baixas de estrogênio terão um impacto benéfico em outros tecidos-alvo. O sistema cardiovascular é de preocupação óbvia porque já ficou evidente que doses mais baixas de estrogênio realmente têm menor efeito sobre os lipídios e lipoproteínas circulantes.

Clarkson *et al.* estudaram os efeitos de um ensaio com estrogênio em doses mais baixas em um modelo com macacas de arteriosclerose coronariana.[771] Os animais foram alimentados com uma dieta aterogênica durante 10 meses, calculada para induzir arteriosclerose comparável à observada em mulheres no início da pós-menopausa. Após ooforectomia, os animais foram randomizados para tratamento por 2 anos com um placebo ou uma dose de estrogênios equinos conjugados equivalente a 0,3 mg/dia em mulheres. Esta dose não teve efeito nos níveis lipídicos circulantes; entretanto, os animais tratados tiveram uma redução média de 52% na arteriosclerose coronariana. Este grau de proteção foi similar aos estudos neste modelo usando uma dose de estrogênios conjugados equivalente a 0,625 mg/dia.

A confiabilidade e o valor dos resultados obtidos no modelo de Clarkson com macacas resistiram ao teste do tempo. Repetidamente os resultados deste modelo se mostraram preditivos de efeitos hormonais em mulheres. Portanto, este experimento usando uma dose mais baixa de estrogênio é importante, fornecendo informações referentes ao efeito de uma dose mais baixa na arteriosclerose coronariana. Coerente com alguns relatos em mulheres, a dose mais baixa de estrogênio não teve efeito sobre os níveis de colesterol LDL, colesterol HDL ou triglicerídeos. Porém o tratamento reduziu de forma marcante a extensão da arteriosclerose arterial coronariana, mais uma indicação de que a inibição da arteriosclerose induzida pelo estrogênio ocorre em grande medida independentemente de mudanças nos lipídios e lipoproteínas. No ensaio clínico de dose-resposta que levou à aprovação do FDA de doses mais baixas de estrogênios equinos conjugados, a dose de 0,3 mg ainda produziu mudanças benéficas estatisticamente significativas nos lipídios e lipoproteínas, e esta dose preveniu perda óssea.[108,114]

WHI e AVE

O WHI relatou um aumento global no braço com estrogênio-progestina de AVE isquêmico, mas nenhum aumento em derrames fatais.[764,772] O aumento em AVE isquêmico não fatal no braço do WHI somente com estrogênio foi de magnitude similar.[765,773] Um ensaio de prevenção secundária, randomizado, duplo-cego, controlado com placebo (o ensaio WEST) de terapia com 1 mg de estradiol por dia foi conduzido em mulheres pós-menopáusicas depois de um AVE isquêmico recente (no espaço de 90 dias) ou ataque isquêmico transitório (25% das mulheres).[774] Após uma média de 2,8 anos de acompanhamento (variação de 16-50 meses), não houve diferenças gerais significativas comparando os grupos de tratamento e placebo em qualquer um dos resultados avaliados, incluindo AVE não fatal, AVE fatal, morte coronariana, infarto do miocárdio não fatal ou ataque isquêmico transitório. O ensaio WEST analisou retrospectivamente o curso do tempo de eventos cerebrovasculares e encontrou um risco significativamente aumentado de AVE somente aos 6 meses, com base em 21 AVEs no grupo com estradiol e 9 AVEs no grupo com placebo.

Uma limitação importante do estudo WEST foi a complacência reduzida com o tratamento em razão de problemas associados ao tratamento com estrogênio sem oposição. Por um período de

3 anos, 116 mulheres do grupo com estradiol descontinuaram o tratamento (34%) comparadas a 79 no grupo placebo (24%). *Entretanto, o significado clínico é simples: as pacientes não deveriam receber tratamento com estrogênio após um evento vascular na expectativa de que eventos vasculares recorrentes seriam evitados pelo início de tratamento com estrogênio. No entanto, esta recomendação é especificamente direcionada para mulheres com doença vascular existente.*

O *Nurses' Health Study* relatou uma atualização dos seus dados sobre o uso de terapia hormonal e AVE, focando no momento de início do tratamento e o efeito das doses de estrogênio.[775] Nas análises ajustadas para idade, IMC, níveis de colesterol, diabetes, hipertensão, tabagismo e história familiar de doença cardíaca coronariana precoce, foram observados os seguintes riscos relativos para AVE isquêmico (também não houve aumento significativo em AVE hemorrágico):

Uso atual de estrogênio isoladamente -	RR = 1,43 (CI = 1,17-1,74)
Uso atual de estrogênio-progestina -	RR = 1,53 (CI = 1,21-1,95)

Comparando o início da terapia hormonal próximo à menopausa ao início 10 anos ou mais após a menopausa, não houve uma diferença importante.

O *Nurse's Health Study* também relatou um risco crescente de AVE com uma dose crescente de estrogênio:

0,3 mg de estrogênio	25 casos	RR = 0,93 (CI = 0,62-1,40)
0,625 mg	268 casos	RR = 1,54 (CI = 1,31-1,81)
1,25 mg	60 casos	RR = 1,62 (CI = 1,23-2,14)

Não é fácil extrair uma mensagem com o relatório do Nurses' Health Study. Os autores declararam que os seus achados são "virtualmente idênticos aos dos ensaios do WHI." No entanto, no último relatório do WHI, quando foram excluídas mulheres com doença cardiovascular prévia ou com mais de 60 anos, o risco de AVE nas mulheres com menos de 10 anos desde a sua menopausa não foi aumentado significativamente.[776] Portanto, existe discordância.

Em mulheres com fatores de risco para AVE, é prudente usar baixas doses de estrogênio e abordar vigorosamente os fatores de risco, como, por exemplo, o tratamento efetivo da hipertensão. A rota de administração transdérmica seria mais segura? Esta é uma pergunta importante que não pode ser respondida graças à falta de dados, mas como o risco de AVE está limitado a eventos isquêmicos e é possível que a rota transdérmica tenha um risco mais baixo de trombose, parece sensato promover esta rota de administração em mulheres pós-menopáusicas mais velhas e em mulheres com fatores de risco para AVE.

ENSAIOS CLÍNICOS RANDOMIZADOS DE PREVENÇÃO SECUNDÁRIA

Estudo sobre Reposição de Estrogênio-progestina e o Coração (HERS)

O HERS foi um ensaio clínico randomizado, duplo-cego, controlado com placebo concebido para determinar se o tratamento diário com 0,625 mg de estrogênios conjugados e 2,5 mg de acetato de medroxiprogesterona reduziria eventos de doença cardíaca coronariana em mulheres com doença coronariana preexistente.[777-779] Foram arroladas 2.763 mulheres (média de idade de 66,7 anos) em 20 centros clínicos americanos e randomizadas para tratamento e placebo iniciando em fevereiro de 1993 e terminando em julho de 1998. Ao todo houve 172 infartos do miocárdio e mortes coronarianas no grupo com hormônios e 176 no grupo com placebo – obviamente nenhuma diferença.

Na linha de base, o uso de estatinas e aspirina foi essencialmente igualmente prevalente no grupo tratado e grupo placebo (aproximadamente 40% dos sujeitos usaram estatinas e 80% usaram aspirina). Entretanto, mais mulheres no grupo placebo iniciaram tratamento com estatinas, de modo que no final do período de acompanhamento, a diferença de 69 vs 65% comparando placebo a tratamento não foi estatisticamente significativa. Os autores abordaram este fator de confusão ajustando a diferença no uso de estatina (assim como outros fatores de confusão) e concluíram que as análises ajustadas eram essencialmente idênticas às análises originais. Entretanto, não é mencionado o fato de que a porcentagem de uso de estatina é impressionantemente alta. E se algum efeito benéfico do estrogênio for perdido em virtude do impacto da terapia com estatina? Na verdade, em um ensaio de prevenção primária, a inibição da arteriosclerose com tratamento com estrogênio foi observada somente em mulheres que NÃO receberam estatinas.[780] Os investigadores do HERS compararam eventos de doença cardíaca coronariana no grupo com hormônios ao grupo placebo em mulheres que não usavam estatinas ou aspirina e não encontraram diferença, mas esta possível explicação muito importante para a ausência de um efeito benéfico do estrogênio no HERS não pode ser respondida pela análise dos dados do HERS, porque o tratamento com estatina e aspirina não foi randomizado, e o número de eventos em mulheres sem estatinas ou aspirina foi muito pequeno.

Das 2.763 mulheres pós-menopáusicas no ensaio HERS, 2.321 (93%) concordaram em se envolver em avaliação adicional de acompanhamento, o HERS-II. O estudo original[777] durou 4,1 anos, e o acompanhamento estendido durou em média 2,7 anos, para uma média total de 6,8 anos. No início do período de acompanhamento, a idade média das participantes era 71 anos (67 na linha de base e 74 no fechamento). Os investigadores não conseguiram detectar diferenças significativas nas taxas de eventos coronarianos ou eventos cardiovasculares secundários comparando o grupo tratado ao grupo placebo. Não houve tendência estatística para um efeito benéfico da terapia hormonal com duração mais longa do tratamento. Em virtude da ausência de uma diferença, o período de acompanhamento, programado para durar 4 anos, foi encerrado antes.

O período adicional de acompanhamento foi não cego. Pacientes e médicos podiam optar por continuar, descontinuar ou iniciar terapia hormonal ou outra terapia. O uso de hormônios no grupo original tratado no HERS declinou de 81% depois de 1 ano para 45% durante o sexto ano (e 11% estavam usando outras preparações diferentes da original de 0,625 mg e estrogênios conjugados e 2,5 mg de acetato de medroxiprogesterona). Durante o sexto ano, 8% do grupo com placebo estava agora recebendo terapia hormonal. Raloxifeno e tamoxifeno já tinham sido iniciados, 3% no grupo com hormônios e 4% no grupo com placebo. Os investigadores reconheceram este problema admitindo que o seu poder de detectar benefícios foi minado pelas mudanças nos tratamentos; no entanto, sua análise indicou uma capacidade de detectar pelo menos uma redução de 18% no risco cardíaco.

O relatório original do HERS indicou um aumento de 2-3 vezes em trombose venosa profunda e embolia pulmonar no grupo tratado com hormônios. No período de acompanhamento, não houve mais um aumento estatisticamente significativo de trombose venosa profunda. Não houve redução em embolia pulmonar, porém o número de eventos foi muito pequeno para proporcionar uma avaliação precisa. As taxas de evento de trombose venosa foram 5,9 por 1.000 mulheres por ano de tratamento e 2,8 no grupo placebo. Em geral houve um aumento de 48% no risco de cirurgia do trato biliar no grupo tratado, 6 casos mais por 1.000 mulheres por ano comparados ao placebo.

A análise da intenção de tratar compara todos os indivíduos no grupo tratado a todos no grupo placebo, independente da adesão individual ou da conclusão do estudo. Os proponentes argumentam que este é o melhor método de análise para ensaios clínicos porque reflete o impacto integral da randomização. Os opositores discutem que este método é intuitivamente errado; como o benefício a longo prazo de um tratamento pode ser avaliado se são incluídos sujeitos que estão recebendo tratamento por apenas um curto período de tempo? O HERS II realizou uma análise pelo tratamento realmente recebido (*as-treated*), focando na mulheres com 80% ou mais de adesão e encontrou perigos relativos (como risco relativo) similares aos da análise da intenção de tratar. Porém o perigo relativo na análise *as-treated* para eventos de doença cardíaca coronariana no HERS II foi reduzido, embora não significativo estatisticamente (RH = 0,81; CI = 0,52-1,32). Foram menos os efeitos nas análises *as-treated*, porque somente 37% dos eventos se qualificaram. O ajuste para uso de estatina foi realizado somente na análise da intenção de tratar ("apenas um efeito trivial nos achados"). Os resultados do ensaio clínico do HERS que refletem as análises da intenção de tratar são comprometidos por uma dificuldade na detecção de um efeito a longo prazo, e os resultados que refletem a análise *as-treated* são comprometidos pelos poucos eventos em razão de problemas com a adesão e abandono. Portanto, permanecem preguntas não respondidas: se os aumentos relatados nos eventos cardiovasculares logo após o início da terapia hormonal refletem um verdadeiro risco da terapia hormonal ou ao efeito dos eventos reduzidos nos grupos placebo em virtude do novo início de tratamento com estatinas e aspirina, ou a um efeito limitado a mulheres com doença arterial coronariana significativa preexistente.

Outros Ensaios de Prevenção Secundária

Os resultados de um ensaio multicêntrico (o ensaio de Estrogen Replacement and Atherosclerosis, ERA) examinaram o efeito da terapia hormonal pós-menopáusica na progressão de arteriosclerose coronariana, conforme avaliada por angiografia.[781] Um total de 309 mulheres foram designadas randomicamente para receber estrogênio sem oposição, 0,625 mg de estrogênios conjugados por dia, uma combinação diária de estrogênio e progestina, 0,625 mg de estrogênios conjugados e 2,5 mg de acetato de medroxiprogesterona ou placebo. Durante 3,5 anos de tratamento, a angiografia não detectou diferenças na progressão da doença entre os grupos. As mulheres deste estudo haviam documentado doença cardíaca na entrada e formavam um grupo de mulheres relativamente mais velhas (idade média de 65,8 anos). Metade delas havia tido infarto do miocárdio prévio. Não houve aumento relatado em eventos cardíacos em qualquer um dos três grupos de tratamento.

O ensaio ERA junta-se ao ensaio HERS na demonstração de nenhum efeito preventivo secundário da terapia hormonal pós-menopáusica em mulheres mais velhas com doença cardíaca coronariana significativa. *Comparando os dois ensaios, no entanto, existe uma observação importante. O ensaio ERA continha um braço somente com estrogênio e a ausência de uma diferença entre o braço somente com estrogênio e o braço com estrogênio-progestina argumenta contra um efeito negativo em razão da administração diária de acetato de medroxiprogesterona.*

Outro ensaio de prevenção secundária de 3 anos (*Women's Estrogen-progestin Lipid-Lowering Hormone Atherosclerosis Regression Trial*, WELL-HART) avaliou se estradiol sem oposição ou um regime sequencial de estradiol e acetato de medroxiprogesterona poderia diminuir a velocidade da progressão da arteriosclerose.[782] O ensaio duplo-cego, controlado com placebo, envolveu 226 mulheres pós-menopáusicas com uma média de idade de 63,5 anos (variação 48-75), que já tinham pelo menos uma lesão arterial coronariana demonstrada. Os resultados foram fundamentados nas angiografias de acompanhamento em 59 mulheres no grupo com placebo, 54 no grupo com estradiol e 53 no grupo com estradiol-acetato de medroxiprogesterona. Foi obtida uma redução do colesterol LDL para menos do que 130 mg/dL por meio de intervenção alimentar, mas a angiografia coronária para medir a alteração da linha de base no percentual de estenose não conseguiu demonstrar uma diferença entre os grupos que receberam placebo; 1 mg de estradiol diário sem oposição; ou 1 mg de estradiol diário e 12 dias por mês de 5 mg de acetato de medroxiprogesterona. *Também não houve diferença nos eventos cardiovasculares durante o tratamento. Os resultados indicaram que o acetato de medroxiprogesterona administrado em regime sequencial não está associado a um efeito cardiovascular adverso.*

Pelo menos três outros ensaios de prevenção secundária em mulheres com doença cardíaca coronariana não conseguiram demonstrar um impacto benéfico da terapia hormonal.[783-785] Estes vários ensaios testaram estrogênios orais conjugados, valerato de estradiol oral e estradiol transdérmico combinado com acetato de medroxiprogesterona ou noretindrona. *Os resultados dos ensaios de prevenção secundária em mulheres mais velhas com doença cardíaca estabelecida são uniformemente consistentes em não encontrar efeitos benéficos da terapia hormonal, e os dados indicam que diferentes estrogênios e diferentes progestinas se comportam de forma similar.*

HIPÓTESE DO TEMPO

A hipótese do tempo argumenta que o estrogênio pode reduzir o risco de doença cardíaca coronariana quando administrado em mulheres pós-menopáusicas relativamente jovens antes que a arteriosclerose tenha se desenvolvido até o estágio de placas instáveis (placas com necrose e inflamação).

Os investigadores do *Women's Health Initiative* conduziram uma análise secundária dos 2 braços do ensaio clínico cancelados.[776] Os resultados no braço somente com estrogênio, o braço com estrogênio-progestina combinados e com as participantes combinadas foram separados em faixas etárias na randomização (50-59, 60-69 e 70-79) e de acordo com os anos desde a menopausa (< 10, 10-19 e 20 ou mais). *Um risco aumentado de doença cardíaca coronariana estava presente somente nas mulheres mais velhas nos ensaios. Não houve aumentos para DCC, derrame ou mortalidade total em mulheres entre 50-59 anos. De fato, apenas o aumento nos eventos em DCC em mulheres com mais de 20 anos desde a menopausa atingiu significância estatística. Não houve aumento aparente no risco de doença cardiovascular em mulheres tratadas perto da menopausa. Na verdade, estava presente um risco reduzido estatisticamente significativo para a mortalidade total em mulheres entre 50-59 anos.*

Os dados neste relatório do WHI em 2007 não eram novos. Uma leitura cuidadosa dos relatórios iniciais revela que o risco de DCC estava presente somente nas mulheres mais velhas nos ensaios.[767,786] Nas análises dos subgrupos, o único aumento significativo em AVE ocorreu no braço somente com estrogênio em mulheres entre 60-69 anos. Mas conforme observado anteriormente, quando mulheres com doença cardiovascular prévia ou aquelas com mais de 60 anos eram excluídas, o risco de AVE em mulheres com menos de 10 anos desde a sua menopausa não era significativamente aumentado.

A terapia hormonal iniciada na pós-menopausa ou perto da sua época e mantida por uma duração de tempo relativamente longa proporcionará proteção contra doença arterial pulmonar (prevenção primária)? O *design* dos braços cancelados do WHI não permitiu uma resposta a esta pergunta. Conforme observado anteriormente, as mulheres com sintomas menopáusicos significativos foram excluídas do estudo para evitar uma taxa excessivamente alta de abandono no grupo com placebo. O WHI tratou deste problema apontando que as relações entre os eventos cardiovasculares nos braços tratados e com placebo foram as mesmas quando avaliadas por décadas de idade, 50, 60 e 70. No entanto, esta não foi a análise principal. Ao serem excluídas as mulheres com sintomas menopáusicos, é muito provável que um pequeno número de participantes estivesse próximo à sua idade de menopausa. Somente 574 nos dois grupos, tratado e com placebo, tinham entre 50-54 anos no braço com estrogênio-progestina e é provável que mesmo algumas destas mulheres estivessem relativamente distantes da sua menopausa. Mesmo com a análise apropriada de acordo com os anos de distância da menopausa, os resultados são limitados pelos números muito pequenos de mulheres nos seus primeiros anos pós-menopáusicos. Além do mais, as altas taxas de abandono nestes ensaios clínicos minam a força estatística para avaliar ano a ano o novo tratamento com estatina ou aspirina.

Existe um pequeno ensaio de prevenção primária de 199 mulheres pós-menopáusicas saudáveis randomizadas para uma dose diária de 1 mg de estradiol ou placebo e acompanhadas por 2 anos com a medida ultrassonográfica das alterações na espessura intimal da artéria carótida.[780] As mulheres que recebiam estradiol tinham um pequeno decréscimo na espessura intimal em contraste com um aumento marcante no grupo placebo. É interessante observar que nestas participantes que tomavam medicações redutoras dos lipídios, não houve diferença comparando o tratamento com estrogênio ao placebo (ambos os grupos tinham um pequeno decréscimo na espessura), indicando que as drogas que reduzem os lipídios e o estrogênio tinham efeitos benéficos similares não aditivos na arteriosclerose. Houve dois outros estudos ultrassonográficos similares. Um estudo holandês de 2 anos não obteve uma diferença significativa comparando tratamento a placebo, porém os resultados foram prejudicados por uma taxa muito alta de abandono e por problemas com o acompanhamento.[787] Um estudo alemão que não encontrou efeitos da terapia hormonal arrolou mulheres que já possuíam espessura intimal aumentada, e a duração do estudo foi de apenas 1 ano.[788]

Uma metanálise de 23 ensaios randomizados com terapia hormonal concluiu que o tratamento reduzia o risco de eventos de doença cardíaca coronariana em 32% nas mulheres mais jovens comparadas às mulheres mais velhas (10 anos ou mais desde a menopausa ou mais de 60 anos de idade).[789] Esta é uma conclusão menos firme do que aparenta inicialmente porque a maioria destes ensaios não foi concebida para medir um resultado de doença cardiovascular. No entanto, outra metanálise feita pelos mesmos autores concluiu que a terapia hormonal reduzia a mortalidade global em mulheres com uma média de idade abaixo de 60 anos.[790] Existe uma questão crescente de que a exposição adequada ao estrogênio antes do início de eventos clínicos oferece proteção contra doença cardiovascular.

A hipótese do tempo se originou nos ensaios hormonais conduzidos em macacas pelo grupo Wake-Forest liderado por Tom Clarkson.[791] Estas são evidências de ensaio randomizado, embora em macacas, e devemos colocar os resultados no topo da lista de observações que apoiam a hipótese do tempo:

- O tratamento com estrogênio iniciado imediatamente após a menopausa em macacas inibiu a progressão de arteriosclerose arterial coronariana em aproximadamente 70%. Quando o tratamento foi retardado em 2 anos (equivalente a aproximadamente 6 anos nas mulheres), não houve efeito.[791]
- A seguir, de acordo com a força das evidências segundo nossa visão, estariam os relatórios do WHI da redução de cálcio nas artérias coronárias em mulheres tratadas com estrogênio e um aumento nos eventos cardíacos somente nas mulheres mais velhas dos ensaios.[727,776] O problema das baixas taxas de eventos em mulheres mais moças no WHI foi abordado juntando-se, em 1 razão de risco, infarto do miocárdio, morte coronariana, revascularização coronariana e angina confirmada – o risco em mulheres entre 50 e 59 anos para todos estes eventos foi significativamente reduzido (HR-0,66; CI = 0,45-0,96).[786] Além disso, o WHI mediu o cálcio nas artérias coronárias em um subestudo do braço somente com estrogênio e descobriu que as mulheres com ooforectomias bilaterais que não foram tratadas com estrogênio tinham um aumento de doença cardíaca coronariana subclínica.[792]
- Todas as mulheres têm uma trajetória de desenvolvimento de arteriosclerose, cuja inclinação determina a idade de início dos eventos clínicos. As mulheres pré-menopáusicas com níveis estrogênicos mais baixos têm fatores de risco cardiovasculares mais elevados e desenvolvem mais doença cardíaca coronariana e mais cedo.[793] Isto inclui função ovariana suprimida associada a estresse, depressão ou atividade atlética. A importância do estrogênio pré-menopáusico também é apoiada pelo estudo com macacas de Clarkson. As macacas pré-menopáusicas com função ovariana normal têm menos progressão de arteriosclerose arterial coronariana quando comparadas com macacas com função ovariana prejudi-

cada.[791] O *Mayo Clinic Cohort Study of Oophorectomy and Aging* incluiu 1.274 mulheres pré-menopáusicas com ooforectomia unilateral (seguidas por uma média de 29,5 anos) e 1.091 mulheres pré-menopáusicas com ooforectomia bilateral (seguidas por uma média de 25 anos) que passaram por cirurgia entre 1950 e 1987, comparadas a 2.383 mulheres equivalentes da mesma população de mulheres que não haviam se submetido à ooforectomia.[794] As mulheres com ooforectomia bilateral antes dos 45 anos tinham aproximadamente um aumento de 5 vezes no risco de mortalidade por doenças neurológicas ou mentais. O estudo da Clínica Mayo também indicou que as mulheres com ooforectomia bilateral antes dos 45 anos experimentavam um aumento de quase 2 vezes em mortalidade por doença cardiovascular, riscos aumentados de parkinsonismo, prejuízo cognitivo e demência e um aumento nos sintomas depressivos e ansiedade posteriormente na vida.[795-798]

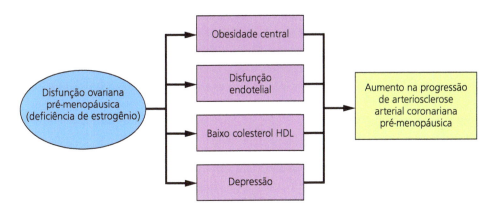

- O *Nurses' Health Study* comparou, após 24 anos de acompanhamento, a conservação ovariana (13.035 mulheres) e ooforectomia bilateral (16.345 mulheres) na época da histerectomia pré-menopáusica.[799] Foi preciso ooforectomia bilateral em 220 mulheres para alcançar uma redução nos cânceres de mama e ovariano em um caso. Entretanto, a mortalidade total de câncer aumentou, mais notadamente um aumento em câncer de pulmão, um caso depois de cada 190 cirurgias. *Foi observado um aumento na mortalidade por todas as causas, doença cardíaca coronariana e AVE naquelas mulheres que nunca usaram estrogênio após a cirurgia; isto equivaleu a uma morte adicional para cada nove cirurgias!*

- Os resultados em estudos observacionais indicam fortemente que o tratamento hormonal de mulheres pós-menopáusicas jovens reduz o risco de doença cardíaca coronariana. No *Nurses' Health Study*, a redução foi de aproximadamente 50%.[723] As mulheres no *Nurses' Health Study* que estavam abaixo de 60 anos quando o tratamento hormonal foi iniciado tiveram uma redução significativa no risco de doença cardíaca coronariana comparada a nenhum efeito nas mulheres com mais de 60 anos.[800] Uma redução similar estava presente no braço observacional do WHI.[801] De fato, após o ajuste para as influências que causam confusão no braço observacional do WHI, como os fatores de risco comportamentais, alimentares, de atividade física e cardiovascular, os riscos relativos para eventos cardiovasculares foram 30 a 38% mais baixos do que nos ensaios clínicos. Estes dados foram derivados de populações de mulheres usualmente tratadas com terapia hormonal pós-menopáusica, mulheres próximas à sua idade da menopausa.

- Em um ensaio de prevenção primária usando medida por ultrassonografia da espessura intimal da artéria carótida, as mulheres tratadas com estradiol tinham progressão mais lenta da arteriosclerose.[780] Os mesmos investigadores não demonstraram nenhum efeito do tratamento com estrogênio em mulheres mais velhas que tiveram evidências angiográficas de arteriosclerose coronariana.[782]

A mensagem proveniente de múltiplos ensaios de prevenção secundária é clara: não devemos prescrever estrogênio para mulheres com doença cardíaca coronariana na expectativa de que o tratamento venha a reduzir eventos cardíacos posteriores. Também são convincentes as evidências de que agentes progestacionais não produzem efeitos cardiovasculares adversos. Continua sendo muito possível, na verdade provável, que a prevenção primária de doença cardíaca coronariana possa ser alcançada com estrogênio administrado no momento certo da vida. Estamos aguardando os resultados de dois ensaios de prevenção primária em andamento, medindo a espessura intimal da carótida com ultrassonografia, o ensaio KEEPS (www.kronosinstitute.org/keeps.html) e o ensaio ELITE (http://clinicaltrials.gov/show/NCT00114517).

Um objetivo razoável é manter um nível saudável de estrogênio durante os anos pré-menopáusicos e no início do período pós-menopáusico. Embora a hipótese do tempo não tenha sido comprovada por ensaios clínicos randomizados, as evidências gerais são notáveis e, segundo nossa visão, são suficientes para concluir que a terapia hormonal nos primeiros anos pós-menopáusicos pode fornecer prevenção primária de doença cardíaca coronariana. As decisões refletem todo o nosso conhecimento (nossa educação, a literatura médica e nossa experiência), não apenas os dados de ensaios clínicos randomizados.

Doença Cardíaca Coronariana

O WHI concluiu (e muitos indivíduos e organizações também) que a terapia hormonal não é uma intervenção viável para prevenção primária de doença cardíaca coronariana. Não podemos discutir com a conclusão de que a terapia hormonal pós-menopáusica não reduz ou torna mais lenta a progressão de doença cardíaca coronariana estabelecida. No entanto, o WHI não estudou a população apropriada no período de tempo apropriado para estabelecer que a terapia hormonal não exerça um efeito preventivo primário sobre o risco de doença cardíaca coronariana.

Os resultados de ensaios de prevenção secundária oferecem uma base razoavelmente sólida para não recomendar terapia hormonal pós-menopáusica para mulheres com arteriosclerose existente na expectativa de prevenção de eventos cardiovasculares futuros. Os resultados também indicam que não há necessidade de evitar o uso de acetato de medroxiprogesterona porque não houve diferença observada na comparação de mulheres tratadas somente com estrogênio àquelas tratadas com estrogênio e progestina.

Os resultados cardiovasculares nos últimos anos apoiam um tema emergente. O tema é: é necessário um endotélio saudável para responder ao estrogênio. Evidências experimentais em macacas indicam que os efeitos benéficos do tratamento hormonal são progressivamente diminuídos com a arteriosclerose crescente. Em mulheres pós-menopáusicas, os efeitos vasodilatadores do estrogênio dissipam-se com o aumento da idade. Quando o endotélio está envolvido com arteriosclerose, é tarde demais para que o estrogênio exerça um efeito benéfico. Os relatórios de ensaios clínicos sustentam que a abordagem ideal da terapia hormonal pós-menopáusica é dar início ao tratamento perto da menopausa, evitando um período significativo de exposição a níveis baixos de estrogênio antes de começar a terapia. E continua a haver boas razões (uma combinação de dados biológicos e concordância uniforme em um grande número de estudos observacionais) para acreditar que a terapia hormonal no momento apropriado pode ter um papel benéfico na prevenção primária de doença cárdica coronariana.

TROMBOSE VENOSA

Resultados de múltiplos estudos indicam que a terapia hormonal pós-menopáusica aumenta o risco de tromboembolismo venoso (TEV) em aproximadamente 2 vezes, sobretudo no primeiro ou segundo ano de tratamento, uma conclusão apoiada pelos resultados do braço cancelado do WHI com estrogênio-progestina.[764,804] O risco absoluto no braço do WHI com estrogênio-progestina foi de 18 casos adicionais por 10.000 mulheres por ano. No braço do WHI somente com estrogênio, foi observado um aumento menor em trombose venosa profunda, e um aumento em embolia pulmonar não foi estatisticamente significativo.[765,805] Existem algumas observações notáveis nos dados do WHI sobre trombose venosa. A maioria dos casos ocorreu nos primeiros 2 anos de exposição, e o risco foi maior em mulheres acima de 70 anos e em mulheres com sobrepeso. O risco foi mais alto em mulheres que eram suscetíveis à trombose venosa, especificamente aquelas com a mutação de Leiden. Isto levanta uma questão muito importante: é possível que o risco de trombose venosa seja muito baixo em mulheres pós-menopáusicas normais mais jovens?

Deve ser enfatizado que o risco de TEV parece se aplicar somente às novas iniciantes de hormônios; as mulheres que já estão em terapia hormonal podem ser tranquilizadas de que as evidências indicam que o risco aumentado de trombose venosa está concentrado nos primeiros 1-2 anos de tratamento. O risco real é muito baixo graças à baixa frequência deste evento. Se o risco relativo fosse aumentado em 2 vezes, isto aumentaria a incidência de tromboembolismo venoso em aproximadamente 2 casos por 10.000 mulheres por ano de uso hormonal. Além do mais, a trombose venosa traz consigo um risco muito baixo de mortalidade, em torno de 1%, e a maioria dos casos fatais foi posterior à trombose venosa associada a trauma, cirurgia ou a uma doença importante.

O TEV é um risco que é reduzido com o uso de estatinas e baixas doses de aspirina,[806,807] embora não se saiba se o uso de estatina e aspirina protegeria completamente contra o risco aumentado associado à terapia hormonal.

Os clínicos argumentaram que a administração transdérmica de estrogênio é mais segura no que se refere ao risco de tromboembolismo venoso, considerando-se o efeito de primeira passagem no fígado como um fator importante no impacto protrombótico do estrogênio oral. Por exemplo, foi relatado que a administração oral de estrogênio comparada à administração transdérmica em transexuais de homem para mulher está associada a um maior estado protrombótico e risco de trombose venosa; no entanto, este efeito pode ser atribuído pelo menos em parte a diferenças importantes nas doses de estrogênio.[808] Seria melhor que houvesse evidências não influenciadas pela dosagem e para este propósito podemos considerar respostas de resistência à proteína C ativada, reconhecido como um marcador para risco de trombose venosa. Em um ensaio randomizado, o tratamento com estrogênio oral aumentou a resistência à proteína C ativada, mas o estrogênio transdérmico não foi diferente do placebo.[37] Outro ensaio randomizado encontrou que ambas as rotas de administração aumentavam a resistência à proteína C; entretanto, o aumento com estrogênios orais foi aproximadamente 4 vezes maior comparado a estrogênio transdérmico.[36] Um estudo caso-controle francês concluiu que houve um aumento de 4 vezes em tromboembolismo venoso com o uso atual de estrogênio oral, mas nenhum aumento no risco com estrogênio transdérmico.[38] Além disso, este estudo relatou que o tratamento com estrogênio oral se soma ao risco de TEV associado à obesidade, mas o estrogênio transdérmico não.[809] O estudo francês também relatou (embora limitado pelo pequeno número) que o tratamento transdérmico, em contraste com o estrogênio oral, não aumenta mais o risco de TEV associado a mutações de Leiden ou protombina.[39]

Mas existem alguns problemas com o estudo caso-controle francês. Existem amplos intervalos de confiança para a razão de probabilidade significativa associada ao tratamento com estrogênio oral. Usualmente isto reflete pequenos números, mas o número de casos e controles neste estudo deve permitir maior precisão. É possível que esta conclusão imprecisa seja influenciada pelo fato de que os casos e controles diferiam significativamente em várias características que influenciam o risco de TEV, especificamente maior peso corporal e uma história familiar positiva de TEV. Sabemos que é relatado de maneira uniforme um risco de TEV aumentado em 2 vezes, incluindo os dados do *Women's Health Initiative* (WHI).[804,805] É muito provável que a estimativa francesa seja mais alta comparada ao risco usual aumentado em duas vezes graças às diferenças confusas entre seus casos e os controles. *É importante observar mais uma vez que no WHI os casos de trombose venosa ficaram concentrados nos primeiros anos de exposição, nas mulheres mais velhas do estudo e nas mulheres mais obesas do estudo.*

O estudo caso-controle francês não encontrou aumento no risco de TEV associado ao estrogênio combinado com progesterona ou derivados do pregnano e um aumento com derivados do norpregnano. O grupo com pregnano inclui progestinas sintéticas que nos são familiares como o acetato de medroxiprogesterona, clormadinona e ciproterona. Os norpregnanos (progesterona sem o carbono-19) incluíam duas progestinas, acetato de nomegestrol e promegestona, que não são usados nos Estados Unidos (acetato de nomegestrol é a progestina no Uniplant, um implante contraceptivo com uma haste e combinado com estradiol num contraceptivo oral). Mas podemos chegar à conclusão de que os norpregnanos são trombogênicos? O intervalo de confiança no grupo do norpregnano foi muito amplo, mais uma vez aparentemente decorrente dos números pequenos, mas isso torna esta conclusão frágil e suspeita. Resultados similares foram relatados a partir do estudo coorte prospectivo francês E3N, com um risco aumentado de tromboembolismo venoso de 1,7 (CI = 1,1-2,8) associado a usuárias atuais de terapia oral (uma razão de risco mais de acordo com o aumento usual de 2 vezes relatado na literatura) e nenhum aumento com estrogênio transdérmico.[41] Mais uma vez foi observado um aumento com progestinas norpregnano, desta vez com intervalos de confiança mais limitados.

Nos estudos franceses, as usuárias de hormônios orais usavam quase exclusivamente estradiol em doses médias de 1,5 mg/dia. As usuárias transdérmicas usavam mais comumente uma dose de 50 μg diárias ou menos. Para comparar legitimamente os métodos oral e transdérmico, teríamos que ter certeza de que os dois grupos tinham níveis sanguíneos similares para justificar a ampla variação no metabolismo e eliminação entre os indivíduos. É possível que a diferença entre os grupos oral e transdérmico represente diferenças nas doses de estrogênio. No entanto, as conclusões francesas são apoiadas por um estudo caso-controle muito grande (23.505 casos de TEV) usando a *U.K. General Practice Research Database*.[272] O uso de estrogênio transdérmico isoladamente ou combinado com uma progestina não foi associado a um aumento em TEV, comparado a um aumento de aproximadamente 1,5 vez com estrogênio oral isoladamente e estrogênio-progestina.

Uma maior segurança com a administração transdérmica de estrogênio com relação ao TEV faz algum sentido em razão do impacto menor conhecido na coagulação das proteínas quando é evitado o efeito de primeira passagem no fígado. Isto é apoiado pelo efeito transdérmico quase negligenciável na resistência à proteína C ativada quando comparado à terapia oral.[36,810] *Por conseguinte, os estudos observacionais apoiam a escolha clínica de um método transdérmico para mulheres que estão em risco mais alto de TEV. Os dados são muito fracos para que se façam afirmações com confiança em relação ao efeito de várias progestinas.*

Ocasionalmente a terapia hormonal pós-menopáusica teve que ser considerada em uma paciente que experimentou um episódio de trombose venosa idiopática. Um ensaio randomizado avaliando o risco de tromboembolismo venoso recorrente em mulheres com episódios prévios sendo tratadas com um regime hormonal oral foi cancelado depois de 1 ano, quando oito mulheres

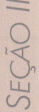

no grupo tratado desenvolveram trombose venosa recorrente comparadas a uma no grupo com placebo.[811] As oito mulheres foram estudadas retrospectivamente, e seis das oito tinham uma suscetibilidade herdada para trombose venosa. Os números não eram grandes, porém os resultados são um forte argumento para as recomendações detalhadas no Capítulo 22 com contraceptivos orais. Não há discussão de que as anormalidades herdadas no esquema de coagulação aumentem o risco de tromboembolismo venoso. As evidências são variadas quanto à trombose arterial, porém a maioria das evidências não encontra uma associação entre defeitos herdados específicos (trombofilia) e trombose arterial, embora isto ainda esteja incerto.[812-815]

Se uma paciente tiver uma história familiar próxima (pais ou irmãos) ou um episódio prévio de tromboembolismo idiopático, justifica-se uma avaliação para procurar uma anormalidade subjacente no sistema de coagulação antes de expor a paciente à terapia hormonal exógena. As seguintes medidas são recomendadas, e os resultados anormais requerem consulta com um hematologista referente ao prognóstico e tratamento profilático. A lista de testes laboratoriais é longa e, como este, é um campo dinâmico e em mutação, o melhor conselho é consultar um hematologista. Quando é feito o diagnóstico de uma condição congênita, deve ser oferecida uma triagem a todos os outros membros da família.

Condições Hipercoaguláveis	Triagem para Trombofilia
Deficiência de antitrombina III	Antitrombina III
Deficiência de proteína C	Proteína C
Deficiência de proteína S	Proteína S
Mutação do fator V de Leiden	Índice de resistência à proteína C ativada
Mutação do gene da protrombina	Tempo de tromboplastina parcial ativada
Síndrome antifosfolipídica	Tempo de tromboplastina parcial hexagonal ativada
	Anticorpos anticardiolipina
	Anticoagulante lúpico
	Fibrinogênio
	Mutação da protrombina G (teste de DNA)
	Tempo de trombina
	Nível de homocisteína
	Hemograma completo

Outros fatores de risco para tromboembolismo que devem ser considerados pelos clínicos incluem uma predisposição adquirida, como a presença de anticoagulante lúpico ou malignidade e obesidade, imobilidade ou trauma. Veias varicosas não são um fator de risco a menos que sejam muito extensas e, ao contrário da trombose arterial, fumar não tem nenhum efeito ou, na melhor das hipóteses, é um fator de risco fraco para tromboembolismo venoso. O raloxifeno (e tamoxifeno) compartilha com o estrogênio um risco aumentado para tromboembolismo venoso.[186] O tamanho do risco é comparável para todas as três drogas, aproximadamente um aumento de 2 vezes.

Se uma paciente tiver uma predisposição congênita para trombose venosa ou se ela for considerada em risco para tromboembolismo venoso, o clínico e a paciente podem considerar a combinação de terapia hormonal (preferivelmente administração transdérmica) e anticoagulação crônica, em consulta com um hematologista, escolhendo entre as opções de estatinas, aspirina em baixa dose (75-162 mg) ou varfarina em baixa dose.

Não existem estudos de tromboembolismo venoso após procedimentos cirúrgicos em usuárias de hormônios pós-menopáusicos. **Recomendamos tratamento profilático apropriado com** *anticoagulante em usuárias de hormônios antevendo a imobilidade com a hospitalização, especialmente se outros fatores de risco (mais notadamente obesidade) estiverem presentes. Algumas pacientes podem eleger descontinuar o tratamento hormonal 4 semanas antes da cirurgia importante se houver a expectativa de imobilidade estendida, mas esta é uma decisão individual e empírica. A terapia hormonal pode ser retomada quando a paciente estiver em atendimento ambulatorial.*

CÂNCER DE MAMA E TERAPIA HORMONAL PÓS-MENOPÁUSICA

Mulheres e clínicos são regularmente relembrados da ameaça do câncer de mama na mídia, em anúncios ou por meio da experiência de uma amiga ou membro da família que está lutando contra esta doença. O câncer de mama é um foco importante nas preocupações com a saúde e atenção a mulheres pós-menopáusicas porque ele tem uma frequência crescente com a idade. Em torno de 95% de todos os cânceres de mama e 97% das mortes por câncer de mama nos Estados Unidos ocorrem em mulheres acima de 40 anos.[816] Assim sendo, existem bons motivos para que esta condição médica seja um fator proeminente na tomada de decisão clínica referente à terapia hormonal pós-menopáusica.

O uso a longo prazo de terapia hormonal pós-menopáusica foi questionado pelos dados cuja interpretação indicou que o risco de câncer de mama é aumentado em usuárias de hormônios. O debate e a publicidade sobre esta questão tornou a tomada de decisão muito difícil tanto para as pacientes, quanto para os clínicos. *A pergunta mais importante não respondida é se a terapia hormonal pós-menopáusica dá início ao crescimento de novos cânceres de mama ou se os resultados epidemiológicos refletem um impacto em tumores preexistentes.*

PLAUSIBILIDADE BIOLÓGICA

A razão mais forte para acreditar que o uso a longo prazo de estrogênio pós-menopáusico aumenta o risco de câncer de mama é a plausibilidade biológica inerente. Sabe-se que fatores que reconhecidamente aumentam a exposição de uma mulher ao estrogênio aumentam o risco de câncer de mama; p. ex., existe um pequeno decréscimo no risco com a menarca tardia e um aumento moderado no risco com menopausa natural tardia.[817] Em mulheres pré-menopáusicas que estão com sobrepeso, o risco de câncer de mama é mas baixo comparado a indivíduos com peso normal, e em mulheres pós-menopáusicas o excesso de peso está associado a um risco inalterado ou ligeiramente aumentado.[818-820] Isto é atribuído a um aumento nos níveis de estrogênio total e livre em mulheres pós-menopáusicas com sobrepeso, em contraste com os níveis mais baixos com o aumento de peso em mulheres pré-menopáusicas. As mulheres pós-menopáusicas obesas têm menopausa tardia, taxas mais elevadas de produção de estrona e níveis mais elevados de estradiol livre (globulinas ligadoras dos hormônios sexuais mais baixas) e um risco ligeiramente maior de câncer de mama.[821] A maior densidade óssea, considerada como um marcador para a exposição ao estrogênio, também está associada a um risco aumentado de câncer de mama.[822-824]

Estudos que procuram uma correlação entre os níveis circulantes de hormônios sexuais e câncer de mama produziram resultados conflitantes. Na coorte Rancho Bernardo, não puderam ser demonstradas relações entre os níveis de estrogênio, androgênio e globulina ligadora dos hormônios sexuais e a incidência de câncer de mama.[825] Usando soro coletado anteriormente ao longo da sua vida, não puderam ser detectadas diferenças nos hormônios endógenos em 51 mulheres que posteriormente desenvolveram câncer de mama, incluindo os vários estrogênios, progesterona, androstenediona e até mesmo globulina ligadora dos hormônios sexuais.[826] Por outro lado, em um estudo prospectivo muito grande realizado na Itália, os níveis de estradiol, testosterona e globulina ligadora dos hormônios sexuais eram mais elevados em mulheres pós-menopáusicas que posteriormente desenvolveram câncer de mama.[827] Em um relatório britânico, mulheres que posteriormente desenvolveram câncer de mama tinham níveis mais elevados de estradiol.[828] Dois estudos prospectivos norte-americanos também encontraram níveis mais elevados de estrogênio em mulheres que posteriormente desenvolveram câncer de mama e, o que é mais impressionante, um risco crescente de câncer de mama correlacionado com os níveis crescentes de estradiol livre.[829, 830] Em outro estudo, as mulheres que desenvolveram câncer de mama exibiram níveis mais altos de estradiol livre não ligado e níveis mais baixos de globulina ligadora dos hormônios sexuais (SHBG).[831] No *Nurses' Health Study* foi relatada uma associação entre um risco aumentado de câncer de mama e níveis mais elevados de estradiol, estrona e sulfato de desidroepiandrosterona; ao passo que não pode ser demonstrada nenhuma associação à porcentagem livre ou os níveis biodisponíveis de estradiol, androstenediona, testosterona ou desidroepiandrosterona.[832] *As discrepâncias entre os vários estudos que buscam uma correlação entre os níveis sanguíneos de hormônios e o risco de câncer de mama refletem o fato de que as diferenças são muito pequenas e é difícil alcançar uma significância estatística.*

De um modo geral, a plausibilidade biológica para uma ligação do estrogênio ao câncer de mama é um forte argumento. Este argumento é ainda mais fortalecido pelo benefício comprovado da redução da incidência de câncer de mama com o antiestrogênio, o tamoxifeno. Contudo, conforme veremos, o estabelecimento de uma relação de causa e efeito clinicamente real com os dados epidemiológicos requer mais do que a explicação da plausibilidade biológica.

- *O risco de câncer de mama é aumentado com o aumento na duração da exposição ao estrogênio durante a vida.*
- *Mulheres pós-menopáusicas que têm sobrepeso têm um risco ligeiramente aumentado de câncer de mama.*

RESULTADOS DE ESTUDOS OBSERVACIONAIS

Na última década, um grande número de estudos caso-controle e de coorte indicou um ligeiro aumento no risco de câncer de mama com a terapia hormonal pós-menopáusica. De um modo geral, a maioria destes estudos indicou um risco maior associado ao tratamento com estrogênio-progestina comparado ao tratamento com estrogênio sem oposição.[833-849]

Reanálise da Literatura Mundial Antes das publicações do *Women's Health Initiative*, o relatório de 1997 de uma reanálise da literatura mundial foi o artigo mais consultado sobre este assunto. Uma equipe de epidemiologistas convidou todos os investigadores que previamente haviam estudado a associação do uso de hormônios pós-menopáusicos e o risco de câncer de mama (51 estudos) para apresentarem seus dados originais para uma reanálise colaborativa combinada, uma empreitada mais rigorosa do que uma metanálise-padrão. Esta análise chegou às seguintes conclusões:[850]

- As usuárias contínuas de hormônios pós-menopáusicos tinham um risco relativo geral aumentado de câncer de mama de 1,14.
- Usuárias atuais por 5 ou mais anos tinham um risco relativo de 1,35 (CI = 1,21-1,49), e o risco aumentava com a crescente duração do uso.
- Usuárias atuais e recentes tinham evidências de ter apenas doença localizada (sem doença metastática), e usuárias contínuas tinham menos doença metastática.
- Não houve efeito de uma história familiar de câncer de mama.

Esta foi a primeira indicação importante de que as mulheres com uma história familiar positiva de câncer de mama não têm um maior aumento no risco com terapia hormonal, um achado também relatado no *Women's Health Initiative*.[851] Houve duas outras conclusões notáveis: todo o aumento no risco foi em doença localizada, e as mulheres que usaram terapia hormonal e desenvolveram câncer de mama tiveram melhores taxas de sobrevivência do que as não usuárias; estas observações foram confirmadas repetidamente.

Million Women Study

O *Million Women Study* recrutou 1.084.110 mulheres entre 1996 e 2001 dentre as convidadas pelo *U.K. National Health Service Breast Screening Programme* para fazerem mamografia de rastreamento a cada 3 anos (quase a metade delas já havia usado terapia hormonal pós-menopáusica).[844] Os dados do estudo foram registrados a partir de questionários devolvidos antes da mamografia inicial, e as mulheres foram acompanhadas para determinar a incidência de câncer e morte. O estudo é digno de nota graças aos seus grandes números e ajustes para os fatores reconhecidos associados ao risco de câncer de mama. Não foi medido nenhum aumento no risco de câncer de mama em usuárias passadas de algum preparado hormonal, independente da duração de tempo desde a descontinuação, desde menos de 5 anos até 10 anos ou mais (com a exceção da descontinuação no ano anterior ao diagnóstico) e independente da duração do uso. Com base em um acompanhamento de 2,6 anos em média (uma exposição muito curta; na verdade, os cânceres de mama foram diagnosticados em média 1,2 ano depois que o estudo começou), o risco relativo de câncer de mama invasivo em usuárias atuais de estrogênio unicamente foi de 1,30 (CI = 1,22-1,38) e para usuárias atuais de estrogênio-progestina, 2,00 (CI = 1,91-2,09).

Há muitas críticas ao *Million Women Study*. Por exemplo, o estudo relatou um risco mais baixo de câncer de mama para mulheres perimenopáusicas e pós-menopáusicas comparadas a mulheres pré-menopáusicas apesar do fato bem estabelecido de que o risco de câncer de mama aumenta com o envelhecimento. Há muitas diferenças na comparação das usuárias e não usuárias, requerendo múltiplos ajustes. O uso ou não uso de hormônios foi estabelecido na entrada e não se alterou durante o acompanhamento apesar de múltiplos cruzamentos no tratamento entre as mulheres. A validação dos dados do questionário foi feita com base nas informações obtidas de apenas 570 mulheres. A mortalidade por câncer de mama foi avaliada após uma média de 4,1 anos de acompanhamento, com base num total de 517 mortes; entretanto, o câncer de mama foi diagnosticado muito rapidamente (uma média de 1,2 ano), e as mortes ocorreram rapidamente (dentro de 1,7 ano, em média). As usuárias atuais e usuárias passadas foram comparadas com as que nunca foram usuárias e, embora o risco de mortalidade fosse aumentado, não atingiu significância estatística (1,22; CI = 1,00-1,48). Este achado foi destacado porque diferiu em relação a uma história consistente relatada na literatura durante uma década de que as usuárias de hormônios tinham melhores taxas de sobrevivência. O *Million Women Study* calculou o risco de mortalidade dividindo as mortes por câncer de mama pelo número total de usuárias e não usuárias. Quando os dados são recalculados apropriadamente, dividindo as mortes por câncer de mama pelo número total de casos de câncer de mama nos grupos de usuárias e não usuárias, os resultados concordam com a literatura – o risco de mortalidade foi reduzido em torno de 27% nas usuárias de hormônios!

Danish Nurse Cohort

O *Danish Nurse Cohort* de 10.874 mulheres foi estabelecido em 1993.[852] Os resultados refletiam uma variedade de produtos e regimes hormonais, e uma razão de risco para câncer de mama foi associada à terapia hormonal (HR = 2,42; CI = 1,81-3,26), com um aumento de 2 vezes na mortalidade por câncer de mama. Dito de forma mais simples, as usuárias de hormônios tinham uma taxa maior de mortalidade por câncer de mama porque elas tinham mais cânceres de mama. Muito embora a taxa de mortalidade de casos fosse melhor (prognóstico mais favorável), a incidência aumentada produziu um efeito final de um aumento na mortalidade.

Os estudos dinamarqueses caso-controle e de coorte são destacados pela sua capacidade de obter com precisão informações dos registros nacionais. No entanto, houve limitações importantes a este estudo. O problema mais gritante foi que nem todas as causas de morte puderam ser verificadas, e a morte de uma mulher com diagnóstico de câncer de mama foi presumida como sendo uma morte decorrente do câncer de mama. Os autores afirmam que este problema seria equilibrado por números similares nos grupos de usuárias e não usuárias, mas esta é uma suposição. Nesta população de mulheres mais velhas, seria de se esperar que mortes por outras causas ultrapassassem em número as mortes por câncer de mama. Esta suposição feita pelos epidemiologistas pode ter distorcido os resultados.

Além disso, as fatalidades dos casos e os cálculos da mortalidade por câncer de mama foram ajustados somente para a idade. Os autores declararam que um número relativamente pequeno de mortes excluiu o ajuste múltiplo. Mas existem muitos fatores que influenciam o risco de câncer de mama, incluindo idade ou menarca, idade na menopausa, idade na primeira gravidez a termo, paridade e idade no diagnóstico, uso de mamografia, presença de doença mamária benigna (especificamente com hiperplasia atípica), tamanho corporal e ingestão de álcool. Como podemos saber que os resultados não refletiram um desequilíbrio em alguns destes fatores?

Terapia Hormonal e Câncer de Mama Lobular

Um estudo caso-controle com base na população se soma aos relatos anteriores deste grupo de epidemiologistas de Seattle focando na relação entre terapia hormonal pós-menopáusica e o subtipo histológico de câncer de mama.[853] As principais conclusões são um risco aumentado de tumores do tipo lobular ou com um componente lobular e um aumento na razão de probabilidade que apareceu com 3 ou mais anos de uso com terapia combinada de estrogênio-progestina. Resultados similares foram relatados em estudos casos-controles suecos e alemães.[847,854]

É uma conclusão lógica que os resultados refletem proporções crescentes de tecido hormonalmente sensível. Os tumores lobulares são estatisticamente positivos ao receptor de estrogênio e mais sensíveis aos hormônios. Se a terapia hormonal estiver afetando tumores preexistentes, seria de se esperar que os cânceres lobulares hormonalmente sensíveis sejam detectados mais cedo.

> - *Estudos caso-controle e de coorte relataram um risco aumentado de câncer de mama associado à terapia hormonal, maior com estrogênio-progestina combinados.*
> - *Os riscos aumentados de câncer de mama relatados associados à terapia hormonal se devem aos tumores positivos aos receptores de estrogênio, talvez principalmente tumores com tecido lobular.*
> - *Um risco aumentado de câncer de mama é observado somente em usuárias atuais e é detectado relativamente rápido.*

WOMEN'S HEALTH INITIATIVE

A impressão obtida a partir dos dados observacionais que conclui que a exposição a estrogênio-progestina era mais prejudicial foi reforçada quando os clínicos foram confrontados pelos resultados nos 2 braços cancelados do *Women's Health Initiative*.

O segundo relatório do WHI sobre câncer de mama no braço com estrogênio-progestina resultou em pouca alteração nas razões de risco publicadas no relatório inicial.[855] O câncer de mama invasivo foi aumentado, 199 casos no grupo tratado e 150 no grupo placebo (HR = 1,24; CI = 1,01-1,54). O risco absoluto foi de quatro a seis cânceres adicionais por 10.000 mulheres por ano. O WHI realizou análises dos subgrupos focando em como o uso anterior de terapia hormonal influenciou o risco de câncer de mama encontrado no braço do ensaio com estrogênio-progestina.[856] As usuárias prévias de hormônios totalizaram 4.311 participantes (26%), com 42% relatando menos de 2 anos de uso (17% tinham usado hormônios de 5 a 10 anos anteriormente e 26% mais de 10 anos antes de serem incluídas no estudo do WHI). As usuárias prévias tinham uma razão de risco aumentada em comparação ao placebo (1,96; CI = 1,17-3,27) em contraste com nenhum aumento entre as que nunca foram usuárias (1,02; CI = 0,77-1,36). O WHI concluiu que esta diferença poderia refletir um risco crescente com a exposição cumulativa à terapia hormonal.

Muitos dos fatores associados ao risco de câncer de mama foram ligeiramente, mas significativamente, mais prevalentes no grupo de usuárias prévias de hormônios no WHI, como idade mais precoce, mais educação, menor massa corporal, mais atividade física, tabagismo, uso de álcool, sintomas vasomotores e menor densidade óssea. O risco geral de câncer de mama no grupo tratado com estrogênio-progestina foi o mesmo relatado anteriormente pelo WHI (1,24; CI = 1,02-1,50).[855] No entanto, depois de ajustada para os múltiplos fatores que reconhecidamente influenciam o risco de câncer de mama, *a razão de risco foi de 1,20 e não mais significativa estatisticamente (CI = 0,94-1,53)*. O grupo placebo não conseguiu demonstrar um aumento relacionado com a idade no período de duração do ensaio e o grupo de tratamento e o grupo placebo diferiram em relação aos fatores de risco para câncer de mama, forçando os investigadores a realizarem múltiplos ajustes. Por que a randomização de grandes números não evitou este problema confuso? A força da conclusão do WHI está limitada pelo fato de que as participantes nos grupos de tratamento e com placebo diferiam consideravelmente.

Os resultados atualizados no braço cancelado do WHI somente com estrogênio não conseguiram detectar um aumento no risco de câncer de mama associado à terapia hormonal; de fato, o grupo aderente ao tratamento demonstrou uma redução estatisticamente significativa em câncer de mama invasivo (HR = 0,67; CI = 0,47-0,97).[857] Esta diferença marcante entre os dois braços cancelados levou muitos a concluírem que os resultados indicavam um efeito adverso da exposição à progestina ou, mais falando mais claramente, que não há aumento no risco com até 5 anos de uso somente de estrogênio em contraste com um risco aumentado com estrogênio-progestina.

Não pode ser enfatizado tão fortemente que não seja apropriado comparar os dois braços cancelados do WHI e concluir que as diferenças refletem os efeitos da exposição à progestina. Mesmo os investigadores do WHI alertaram os clínicos para que evitem comparar os dois braços do ensaio porque as participantes nos dois braços diferiam consideravelmente.[766] No tocante ao risco de câncer de mama, as mulheres no braço somente com estrogênio tinham uma taxa mais alta de exposição prévia a hormônios e uso anterior com durações mais longas. É possível que o uso anterior e maior de terapia hormonal antes da participação no estudo tenha identificado aqueles indivíduos com tumores preexistentes que foram então excluídos da participação, justificando a incidência mais baixa de câncer de mama no grupo tratado. *Os resultados do câncer de mama no WHI não nos permitem responder à importante pergunta de se a exposição a estrogênio-progestina tem um risco maior de câncer de mama ou se os tumores preexistentes respondem de forma diferente aos vários regimes hormonais, explicando as diferenças nos relatos epidemiológicos.*

Uso de Hormônios a Longo Prazo

Um estudo de coorte avaliou o risco de câncer de mama em mulheres finlandesas pós-menopáusicas usando produtos orais, transdérmicos e vaginais somente com estrogênio ou estrogênio-progestina contendo estradiol ou estriol.[858,859] O uso de estradiol por 5 anos ou mais e o uso de estrogênio-progestina por 3 anos ou mais estavam associados a um risco aumentado estatisticamente significativo. O risco foi similar comparando terapias oral e transdérmica. Foi observado um aumento tanto em doença localizada quanto metastática. Foi observado um aumento estatisticamente significativo de carcinoma *in situ*.

Somente 7% das mulheres finlandesas pós-menopáusicas usam terapia hormonal por mais de 5 anos. Este estudo relatou um aumento no risco de câncer de mama neste grupo de mulheres usuárias a longo prazo. Não foi detectado aumento no risco de câncer de mama em associação a estradiol ministrado oralmente ou a produtos vaginais de estrogênio; no entanto, é inapropriado concluir que estas formulações podem ser usadas sem risco. Para chegar a esta conclusão, as usuárias e não usuárias destas formulações teriam que ser idênticas em termos de fatores de risco para câncer de mama e ser comparáveis em termos de níveis sanguíneos de estrogênio bioequivalentes. Só então poderia ser feita uma comparação válida. Este estudo não pode ser ajustado para estes fatores.

O uso de terapia hormonal pós-menopáusica na Finlândia pode ser registrado com precisão, porque todos os tratamentos precisam ser prescritos e depois pagos pela *National Social Insurance Institution* (Instituição Nacional de Seguridade Social). No entanto, o estudo é afetado por um problema marcante: os resultados são questionáveis graças a uma impossibilidade de controlar os fatores de confusão. O risco foi expresso como razões de incidência, calculado pela divisão do número de casos observados pelos números esperados (com base nas estatísticas gerais na Finlândia). Portanto, o estudo não pode ser controlado quanto aos fatores confusos. Razões de risco de menos do que 2,0 podem facilmente ser imprecisas porque podem refletir fatores confusos. Está bem demonstrado que as usuárias de hormônios diferem quando comparadas às não usuárias em termos de fatores de risco reconhecidos para câncer de mama. As diferenças também incluem uma maior prevalência de mamografia entre as usuárias de hormônios. Um bom exemplo pode ser encontrado no relatório do *Nurses' Health Study* que, assim como a coorte da Finlândia, indicou um risco aumentado de câncer de mama em usuárias a longo prazo de estrogênio isoladamente.[860] As usuárias a longo prazo no *Nurses' Health Study* tiveram mais salpingo-ooforectomias bilaterais, mais nuliparidade, mas doença mamária benigna, maior consumo de álcool e eram mais magras – todos fatores que tornam mais difícil uma comparação de usuárias a não usuárias.

Para minimizar o problema dos fatores de confusão, o relatório finlandês argumentou que "não existem diferenças socioeconômicas entre as usuárias de terapia hormonal pós-menopáusica e a população em geral na Finlândia," citando um relatório anterior. Esta declaração não é totalmente precisa. O relatório anterior em 1999 foi com base em levantamentos na população e foram medidas somente duas coisas: duração da educação e vida rural *versus* urbana.[861] Uma falta de diferenças educacionais estava presente nas mulheres finlandesas com menos de 55 anos de idade, mas as mulheres mais velhas pós-menopáusicas tinham mais anos de educação. Além disso, houve diferenças regionais em todas as idades, com o uso atual de terapia hormonal sendo mais comum na área de Helsinki (especialmente entre as mulheres mais velhas). Portanto, o estudo de 1999 não implica uma ausência de diferenças entre as usuárias de hormônios na Finlândia, na verdade é exatamente o contrário. As informações sobre a idade não são dadas nos relatórios sobre câncer de mama, mas as usuárias hormonais a mais longo prazo eram provavelmente um grupo mais velho de mulheres e, de acordo com o relatório finlandês de 1999, elas não diferem quando comparadas à população em geral da Finlândia. Lembre-se, este estudo de coorte não está comparando usuárias a não usuárias. Ele compara as usuárias às estatísticas da população em geral. Assim sendo, não podemos saber se os resultados deste estudo refletem o uso a longo prazo de estrogênio ou se os resultados refletem uma maior prevalência de fatores de risco e mamografia no grupo que usa hormônios.

> - *O braço cancelado do WHI com estrogênio-progestina encontrou um pequeno aumento no risco de câncer de mama que era significativo no quinto ano de exposição.*
> - *O braço cancelado do WHI somente com estrogênio não encontrou um aumento no risco de câncer de mama.*
> - *Não é apropriado comparar os dois braços cancelados do WHI e tirar conclusões clínicas, porque as participantes nos dois braços diferiam consideravelmente.*
> - *Não existem dados robustos ligando a terapia estrogênica a longo prazo a um aumento no risco de câncer de mama.*

TERAPIA HORMONAL E RESULTADOS DE CÂNCER DE MAMA

A maioria dos estudos que examinaram as taxas de mortalidade por câncer de mama de mulheres que tinham usado terapia hormonal pós-menopáusica na época do diagnóstico documentou melhora nas taxas de sobrevivência.[718,729,737,862-871] Mesmo um estudo que indicou uma redução na sensibilidade mamográfica também relatou tumores menores e mais diferenciados entre as usuárias comparadas às não usuárias.[303] Evidências indicam que as usuárias de hormônios desenvolvem tumores menores, mais diferenciados (grau inferior) e de estágio inferior, evidências estas que são compatíveis com os efeitos em tumores preexistentes e que o viés de supervisão/detecção não é a única explicação para a melhor sobrevivência.[843,870-888] Os tumores de grau inferior estão presentes mesmo quando não há diferença na prevalência de mamografia comparando usuárias e não usuárias de hormônios ou quando os dados são ajustados para o método de detecção.[866,868,879,889] Esta não é uma questão totalmente uniforme, uma vez que pelo menos 1 estudo prospectivo concluiu que as usuárias de estrogênio-progestina tinham tumores de estágio e graus inferior e superior.[843] Contudo, quase todos os relatórios indicam que mais tumores em usuárias de hormônios são detectados por mamografia de rastreio, e quando se avaliam os resultados em todos os cânceres detectados por mamografia, as usuárias de hormônios têm mais tumores ductais *in situ*, mais tumores nodo negativos, tumores menores e doença menos invasiva e, assim, melhores taxas de sobrevivência.[871,884]

Em contraste, os resultados do WHI no braço com estrogênio-progestina indicou um aparecimento precoce de tumores *piores* do que previamente relatado em estudos caso-controle e de coorte. O WHI argumentou que os resultados (tanto os cânceres de mama invasivos quanto os achados de mamografia) são compatíveis com a estimulação de crescimento de cânceres de mama estabelecidos (apoiados por nenhuma diferença estatística nos tumores *in situ*), mas ao mesmo tempo com um atraso no diagnóstico. Isto certamente desafia a ideia de que as usuárias de hormônios têm melhores resultados em razão da detecção mais precoce. O WHI sugeriu que esta discordância pode ser dar graças a uma diferença no uso da mamografia nos estudos observacionais. No entanto, conforme assinalado, mesmo em estudos que examinam características e resultados de tumor em usuárias e não usuárias que usaram igualmente a mamografia, é identificada nas usuárias doença de grau inferior e estágio inferior com um resultado melhor.[866,868,884] Além disso, um estudo de coorte prospectivo encontrou pouco impacto do uso de hormônios na especificidade da mamografia.[890]

Diferindo de muitos relatos na literatura, o WHI concluiu que seus resultados sugeriam que cânceres de mama invasivos diagnosticados em mulheres que usam terapia hormonal podem ter um prognóstico pior, baseando esta conclusão nas diferenças observadas no tamanho do tumor e propagação da doença. No momento, é bem reconhecido que as participantes no WHI representam uma população pós-menopáusica mais velha (média de idade de 63 anos e uma média de aproximadamente 12 anos desde a menopausa no braço com estrogênio-progestina). Esta população mais velha tem maior probabilidade de ter tumores ocultos preexistentes que se tornariam detectáveis rapidamente após estimulação hormonal. Além disso, o tecido mamário em mulheres pós-menopáusicas mais velhas pode responder de forma diferente à estimulação hormonal do tecido mamário em mulheres próximas à sua menopausa. É possível que os resultados do WHI reflitam esta população mais velha que pode ter tumores ocultos que de fato são maiores e mais propensos a responder à estimulação hormonal do que os tumores em mulheres mais jovens.

Existe outro problema com os dados do WHI sobre o tamanho do tumor e estágio da doença. O WHI relatou que as usuárias de estrogênio-progestina tinham tumores ligeiramente maiores (uma média de 2 mm) e doença menos localizada. No entanto, existem razões, tanto aparentes quanto não aparentes, para que os dados do WHI discordem de maior parte da literatura. Primeiramente, não foram examinados nódulos em quase 10% dos sujeitos que desenvolveram câncer de mama; faltavam informações sobre o envolvimento de nódulo em 4,0% do grupo tratado e 4,7% do grupo com placebo e sobre o tamanho do tumor em 6,5% do grupo tratado e 6,0% do grupo com placebo. Como os números de casos não eram grandes, uma mudança em uns poucos casos poderia alterar as conclusões. A seguir, os investigadores do WHI assumiram que os tumores com menos de 1 cm de tamanho sem informações de nódulos deveriam ser classificados como doença localizada, e aqueles maiores de 1 cm não eram classificados. De acordo com os dados do U.S. SEER, os tumores de mama com 1 cm de diâmetro têm 20% de incidência de nódulos positivos![891] Finalmente, existe um problema importante que é difícil de explicar. A conclusão do WHI de doença menos localizada em usuárias de hormônios está com base, mais uma vez, na diferença no grupo com placebo, uma incidência surpreendentemente baixa de nódulos positivos. Existe uma relação linear entre o diâmetro do tumor e a porcentagem de casos com nódulos positivos.[891] O tamanho médio dos tumores no grupo com placebo foi de 1,5 cm e, de acordo com dados americanos, isto deveria dar uma incidência de aproximadamente 25% e não os 15,8% que foram relatados.[891-894] Por que o grupo com placebo é diferente? Seja qual for a razão, ela influencia a conclusão.

Os investigadores do *Women's Health Initiative* relataram resultados de saúde aos 3 anos após ter sido cancelado o braço com estrogênio-progestina do ensaio clínico.[895] Este relatório de acompanhamento incluiu 15.730 participantes que foram acompanhadas de julho de 2002 a abril de 2005 (95% das mulheres randomizadas). Não foram observados eventos cardiovasculares, incluindo trombose venosa, em mulheres tratadas com estrogênio-progestina no período de acompanhamento. Houve 79 casos de câncer de mama invasivo no grupo tratado durante o período de acompanhamento comparado a 60 no grupo placebo, uma diferença que resultou numa razão de risco de 1,27, mas não foi estatisticamente significativa. Não houve diferença nos casos de câncer colorretal ou fraturas e um decréscimo não significativo em câncer endometrial no grupo tratado. Houve uma maior taxa de mortalidade no grupo de tratamento durante o período de acompanhamento, porém esta diferença foi pequena e não significativa estatisticamente.

Existem fortes razões para afirmar que os dados epidemiológicos sobre câncer de mama refletem um impacto da terapia hormonal em tumores preexistentes. Este relatório de acompanhamento do WHI concluiu que a tendência de aumento de câncer de mama durante o período do ensaio não se estendeu até o período de acompanhamento. Este é o padrão que se esperaria se a terapia hormonal estiver causando a detecção mais precoce de tumores preexistentes somente nas usuárias atuais. Uma interpretação contrária ao relatório de acompanhamento do WHI foi com base em um aumento pequeno e não significativo na mortalidade no grupo tratado em virtude das mortes decorrentes de vários cânceres, porém de forma mais proeminente de cânceres de pulmão (discutido posteriormente).

> - Um grau e estágio inferiores da doença justificam as melhores taxas de sobrevivência em usuárias de hormônios que desenvolvem câncer de mama comparadas às não usuárias.
> - As usuárias de hormônios que desenvolvem câncer de mama usualmente têm detecção mais precoce dos seus tumores.
> - A sobrevivência e os resultados da detecção são compatíveis com um impacto da terapia hormonal em tumores preexistentes.
> - Os resultados do WHI referentes ao grau e estágio da doença discordam dos relatos uniformemente contrários na literatura.

IMPACTO DA TERAPIA HORMONAL NA DENSIDADE MAMÁRIA

O aumento na densidade mamária mamográfica ocorre numa taxa maior em usuárias de hormônios pós-menopáusicos que desenvolvem mastalgia.[896] De acordo com os ensaios clínicos PEPI e WHI, em torno de 25-30% das mulheres que recebem combinações de estrogênio e progestina desenvolvem sensibilidade mamária.[896,897]

O assunto de maior relevância clínica, segundo nossa visão, é a conexão entre sensibilidade mamária e densidade da mama e por fim o impacto sobre o risco de câncer de mama. Embora o aumento na sensibilidade mamária de início recente esteja associado a um aumento maior na densidade mamária mamográfica comparada a mulheres que não desenvolvem mastalgia, é importante observar que um estudo perguntando se as alterações na densidade mamária induzidas por hormônios aumentam o risco de câncer de mama não conseguiu encontrar evidências de que isto se dava dessa maneira.[898]

Um relatório do WHI concluiu que a sensibilidade mamária de início recente no braço cancelado do WHI com estrogênio-progestina estava associada a um risco aumentado de câncer de mama (HR = 1,48; CI = 1,08-2,03) quando comparada às mulheres que não desenvolveram mastalgia.[897] O relatório do WHI deu a impressão de que esta ligação era de magnitude suficiente ao ponto que deveria ser uma preocupação clínica maior, mas existem razões para colocá-la numa perspectiva diferente.

O WHI comparou os números para sensibilidade, especificidade e valor preditivo positivo ao modelo de Gail, implicando valor clínico pela sua semelhança. No entanto, o valor preditivo positivo da mastalgia de início recente no WHI foi de 2,7%, significando que seria esperado que 97,3% das mulheres não desenvolveriam câncer de mama. Além do mais, nas referências citadas pelo WHI para apoiar o uso do modelo de Gail, concluiu-se na verdade que o modelo de Gail não é particularmente sensível na identificação de indivíduos em risco, e o outro foi um estudo de rastreio mamográfico falso-positivo.[899,900] Um valor preditivo positivo de 2,7% não é clinicamente forte.

O relatório do WHI reconhece apropriadamente o aumento na sensibilidade mamária observada em algumas mulheres pós-menopáusicas tratadas com terapia hormonal e a ligação entre mastalgia e um aumento na densidade mamográfica. Mas a seguir o relatório do WHI discute estes assuntos como se fosse aceito que o aumento na densidade induzido por hormônios esteja associado a um risco aumentado de câncer de mama. Vamos considerar estas duas questões.

A densidade aumentada prejudica a detecção de massas mamárias.[901] Uma falha em detectar massas em razão da alta densidade causa um aumento nos cânceres de intervalo (cânceres que se apresentam entre os rastreios mamográficos, em outras palavras, cânceres diagnosticados depois de uma mamografia negativa).[902] Dificuldades na leitura de mamografias de alta densidade também produzem *recalls* de falso-positivos (pacientes que são chamadas para avaliação e descobrem que não têm câncer). Ser chamada novamente para reavaliação após uma mamografia inicial é uma causa de estresse psicológico significativo.[903] Além disso, pelo menos 25% do custo global do rastreio mamográfico em um programa americano foi atribuído a investigações de leituras falso-positivas.[900]

Estes dois problemas, um aumento nos cânceres de intervalo (uma redução na sensibilidade mamográfica) e um aumento nos *recalls* de falso-positivos (uma redução na especificidade mamográfica) são compatíveis com um possível decréscimo na detecção de câncer. Assim, a preocupação com mamas densas em mulheres pós-menopáusicas é a qualidade reduzida das mamografias que diminuiriam a capacidade de detectar cânceres de mama.

Os fatores que estão associados à maior densidade mamária são nuliparidade, idade mais avançada no primeiro parto e uso atual de terapia hormonal pós-menopáusica.[904] Mamas mamograficamente densas refletem uma alta proporção de tecido estromal, ductal e glandular, associado à proliferação de células epiteliais e estromais.[905] A probabilidade de mamas densas em não usuárias de hormônios diminui com o avanço da idade e aumento do peso corporal, quando o tecido glandular é substituído por gordura.[904] A ligação com nuliparidade apoia a discussão de que uma gravidez a termo no início da vida produz uma alteração na estrutura da mama que persiste por toda a vida e está associada à resistência à proliferação.

A avaliação do impacto da densidade mamária sobre o risco de câncer de mama é complicada por dois fatores que produzem dados heterogêneos: (1) os resultados de programas com rastreio bienal são menos favoráveis quando comparados ao rastreio anual, e os dados disponíveis são derivados de ambos e (2) os resultados de anos recentes são melhores, refletindo uma melhoria na tecnologia. No entanto, a alta densidade mamária (75% densa) na mamografia em *não usuárias de hormônios* é relatada como estando associada a um risco de câncer de mama aumentado em 4 a 6 vezes.[906-909] **Embora a terapia hormonal aumente a densidade mamária em algumas mulheres, não é certo que o aumento a curto prazo na densidade com terapia hormonal altere o risco de câncer de mama de um indivíduo.**

Mais usuárias atuais de terapia hormonal têm mamas densas do que as não usuárias.[904,910-913] Em mulheres com menos de 55 anos, é difícil encontrar diferenças entre usuárias e não usuárias de hormônios.[178] O impacto está essencialmente limitado a mulheres com mais de 55 anos. O efeito da terapia hormonal na densidade mamária ocorre rapidamente; assim, a duração do uso não tem efeito.[178] No ensaio randomizado PEPI de 3 anos, quase todos os aumentos ocorreram durante o primeiro ano, com um aumento na densidade mamária observado em 8% das usuárias de estrogênio e 19-24% das usuárias de estrogênio-progestina e somente 2% no grupo com placebo.[914] As usuárias de regimes combinados de estrogênio-progestina tiveram um risco maior de desenvolver mamas mais densas comparadas ao tratamento somente com estrogênio (7-13 vezes maior no ensaio PEPI sem diferenças observadas comparando acetato de medroxiprogesterona a progesterona micronizada).[914] No WHI, o uso de estrogênio-progestina aumentou a densidade numa média de 6,0% das usuárias no primeiro ano, com atenuação no segundo ano para 4,9%.[915] Em estudos cuidadosos, os regimes diários, contínuos e combinados de estrogênio-progestina foram relatados como tendo um maior efeito do que os regimes sequenciais, com um aumento em densidade ocorrendo dentro dos primeiros meses de tratamento e, então, sendo mantidos sem alteração.[302,303,916-918]

Portanto, a terapia hormonal aumenta a densidade mamária principalmente em mulheres pós-menopáusicas mais velhas, mais mulheres respondem a regimes combinados de estrogênio-progestina (especialmente a programas diários contínuos) e o efeito ocorre dentro dos primeiros meses de uso e permanece estável sem alterações ou alguma atenuação com a duração

crescente do uso. Entretanto, este efeito é visto somente em, no máximo, 25% das usuárias de estrogênio-progestina, mas usualmente em torno de 10% das usuárias de hormônios; na verdade, deve ser enfatizado que a maioria das mulheres não responde dessa maneira.

De um modo geral, estudos sugeriram que as usuárias de hormônios experimentam um decréscimo na sensibilidade mamográfica com um impacto menor na especificidade (taxas de falso *recall*). No entanto, os estudos estão com base em números pequenos de cânceres de intervalo e é incerto o quanto este efeito é real ou grande graças à dificuldade de controle dos fatores de confusão (p. ex., idade, idade na menopausa e tempo decorrido desde a menopausa). Se a eficácia do rastreio de câncer de mama for reduzida pela terapia hormonal pós-menopáusica, deveríamos esperar um impacto adverso na mortalidade por câncer de mama. Em vez disso, um estudo que indicou uma redução na sensibilidade mamográfica também relatou tumores menores e mais diferenciados (Grau I) entre as usuárias comparadas às não usuárias[303] e a maioria dos estudos que examinaram as taxas de mortalidade por câncer de mama de mulheres que haviam usado terapia hormonal pós-menopáusica, conforme examinado anteriormente, documentaram melhores taxas de sobrevivência.

Se a densidade mamária e o câncer de mama fossem um reflexo apenas da exposição a hormônios, seria esperada uma forte preponderância de tumores positivos aos receptores de estrogênio em mulheres com densidade aumentada. No entanto, mulheres com densidade aumentada demonstraram aumentos iguais no risco para cânceres de mama positivos aos receptores de estrogênio e negativos aos receptores de estrogênio, e um estudo encontrou uma preponderância de tumores negativos aos receptores de estrogênio em usuárias de hormônios com mamas densas.[919,920] Isto sugere que outros fatores além da exposição hormonal estão envolvidos na relação entre densidade e câncer de mama. Por exemplo, existe uma associação entre densidade mamária e história familiar de câncer de mama, indicando uma base genética subjacente tanto para densidade quanto para câncer de mama.[921] Em um estudo caso-controle que avaliou a relação entre terapia hormonal e densidade mamária, as mulheres mais magras tinham maior probabilidade de aumentar suas densidades mamárias com terapia hormonal, mas não houve associação entre a resposta aos hormônios e história familiar, idade tardia no primeiro parto ou história de doença mamária benigna; o estudo concluiu que fatores de risco reconhecidos influenciavam a resposta à terapia hormonal somente em pequeno grau, sugerindo mais uma vez que estão envolvidos fatores genéticos desconhecidos.[922] Em um estudo concebido para correlacionar achados histológicos em tecido mamário denso, foi observado um aumento no estroma fibroso e lóbulos tipo 1 como mais prevalentes em usuárias de hormônios, mas estas alterações também estavam presentes em não usuárias de hormônios e de um modo geral não houve diferença estatisticamente significativa entre as características histológicas e a densidade mamária em mulheres que se submeteram à mastectomia decorrente de câncer de mama.[923] Se a densidade mamária em mulheres pós-menopáusicas estivesse estritamente relacionada com o ambiente hormonal, uma redução drástica no meio estrogênico da mama deveria ter um impacto salutar na densidade. O ensaio randomizado MAP1 avaliou o efeito do tratamento com letrozol sobre a densidade mamária; não foi observado nenhum efeito da administração de inibidores da aromatase na densidade mamária apesar de um ano de tratamento.[924]

O aumento na densidade mamária associado à terapia hormonal pós-menopáusica aparece em alguns estudos como uma alteração transitória e reversível, uma alteração não consistente com um efeito *persistente* na proliferação celular. Após a descontinuação da terapia hormonal, foi relatado que a densidade mamária diminui rapidamente de modo que as ex-usuárias não apresentam um aumento na comparação às que nunca foram usuárias.[904,913,925,926] Em uma análise retrospectiva, foi encontrado que a regressão das anormalidades induzidas pelos hormônios ocorre no espaço de 2 semanas da cessação do tratamento.[926] Resultados similares foram observados em um estudo prospectivo que observava a redução na densidade 3 semanas após a interrupção do tratamento.[927] No entanto, em um grande ensaio randomizado de 1.704 mulheres entre 45 e 80 anos, embora a suspensão da terapia hormonal por 1 ou 2 meses tenha produzido reduções pequenas, porém significativas na densidade, as taxas de *recall* para mamografia de 10 a 12% não foram afetadas.[928] E um estudo randomizado antes e depois (mas de apenas 47 mulheres) não detectou alterações significativas na densidade mamográfica após uma cessação de 4 semanas da terapia hormonal.[929] Além da descontinuação da terapia hormonal, outra abordagem é considerar doses mais baixas de terapia hormonal; existem algumas evidências de que o tratamento com baixas doses tem pouco efeito sobre a densidade mamária.[930] A combinação do sistema SIU liberador de levonorgestrel e terapia com estrogênio em mulheres pós-menopáusicas não aumenta a densidade mamária.[931]

- *Algumas mulheres desenvolvem um aumento na densidade mamária com o uso corrente de terapia hormonal pós-menopáusica, mas frequentemente associado ao uso combinado e contínuo de regimes com estrogênio-progestina.*
- *Quanto mais velha é a paciente pós-menopáusica, maior o risco de desenvolver um aumento na densidade mamária com terapia hormonal.*
- *Não existem evidências fortes que indiquem que sensibilidade recente ou o aumento na densidade com terapia hormonal altera o risco de câncer de mama de um indivíduo.*
- *As evidências que apoiam uma recomendação de que a terapia hormonal deve ser descontinuada por várias semanas antes da mamografia em mulheres que têm mamas densas são variadas, e o único estudo randomizado não encontrou impacto da suspensão do tratamento numa taxa de recall de mamografia de aproximadamente 10%. Entretanto, esta é uma recomendação razoável.*
- *Em mulheres que desenvolvem sensibilidade mamária e/ou um aumento na densidade com terapia hormonal pós-menopáusica, considere uma redução da dosagem dos hormônios administrados.*

EFEITO DA TERAPIA HORMONAL NO RASTREIO MAMOGRÁFICO

O impacto da mamografia de rastreio foi estabelecido por múltiplos ensaios randomizados: uma redução de aproximadamente 22% na mortalidade por câncer de mama em mulheres acima de 50 anos e 15% em mulheres entre 40 e 49 anos. Mas ao mesmo tempo é reconhecido que é difícil para a mamografia detectar massas não calcificadas, especialmente em mamas densas. Este problema de sensibilidade foi melhorado pela mamografia digital, mas não totalmente eliminado.

O efeito hormonal na densidade mamária prejudica o rastreio mamográfico? Em outras palavras, existe um aumento nos cânceres de intervalo e *recalls* de falso-positivo em usuárias de hormônios pós-menopáusicos? Em uma revisão de sete estudos, houve relativamente poucos cânceres de intervalo nos grupos de usuárias, embora seis dos sete estudos tenham relatado redução na sensibilidade mamográfica em usuárias de hormônios com um pequeno aumento nos cânceres de intervalo em usuárias comparadas às não usuárias.[932] Excluindo as mulheres com menos de 50 anos, o risco relativo para um câncer de intervalo foi resumido como 1,7 (CI = 1,2-2,4). Estudos americanos, escoceses e australianos identificaram um decréscimo de 5-20% na sensibilidade mamográfica em usuárias de hormônios que têm mamas densas.[933-936] Um estudo finlandês concluiu que as mulheres com mamas mais densas e usando hormônios tinham o risco mais elevado de câncer de mama, mas esta conclusão foi com base em apenas 4 casos de câncer em mulheres com mamas densas.[937]

O risco de *recall* de falso-positivos (especificidade mamográfica) foi investigado em cinco estudos.[933,937-940] A taxa de *recalls* de falso-positivos em não usuárias variou de 2,1% no Reino Unido até 14,7% em um programa americano; quatro dos cinco estudos encontraram um ligeiro aumento no risco de *recalls* de falso-positivos em usuárias de hormônios. Em um estudo francês, a sensibilidade mamográfica foi reduzida de 92 para 71% em usuárias em virtude de uma incidência de cânceres de intervalo que foi 3,5 vezes a das não usuárias dentro do primeiro ano do exame inicial e 1,7 vez maior durante os 2 anos seguintes.[938] A maioria das usuárias de hormônios estava em regimes combinados de estrogênio-progestina. A taxa de *recall* de falso-positivos foi apenas um pouco mais alta, 3,3% em usuárias e 2,8% em não usuárias. Um estudo prospectivo de mamografias de rastreio do *Massachusetts General Hospital* concluiu que as taxas de *recall* eram essencialmente as mesmas comparando usuárias e não usuárias de hormônios, e que a terapia hormonal raramente causa um dilema diagnóstico.[939] No entanto, em New Hampshire, a densidade mamária aumentada e o uso de terapia hormonal independentemente aumentaram a necessidade de exame de imagem suplementar.[940]

O tratamento somente com estrogênio ou com estrogênio-progestina no WHI estava associado a mais mamografias anormais comparadas ao placebo.[857,941] A diferença foi de aproximadamente 12% com estrogênio-progestina e 8% somente com estrogênio, mas lembre-se de que as características das participantes diferiam nos dois braços do ensaio clínico. Entretanto, a prevalência mais elevada com estrogênio-progestina é consistente com outros estudos na literatura. De um modo geral, os estudos sugeriram um decréscimo na sensitividade mamográfica com um impacto pequeno na especificidade (taxas de falso *recall*).

Acrescentando Ultrassonografia à Mamografia

O *American College of Radiology* conduziu um ensaio prospectivo, multicêntrico randomizado em 21 centros nos Estados Unidos, com 2.725 mulheres, designado para validar o desempenho do rastreio com ultrassonografia em conjunto com a mamografia em mulheres com mamas densas e com alto risco de câncer de mama.[942] Cada paciente se submeteu à mamografia e ultrassonografia numa sequência randomizada. Foram diagnosticados 40 casos de câncer, 12 somente com ultrassonografia, 12 somente com mamografia, 8 suspeitas com ambas as técnicas e 8 com exames negativos. A adição da ultrassonografia produziu um acréscimo de 4,2 cânceres por 1.000 mulheres em alto risco. A taxa de falso-positivo para mamografia isoladamente foi de 4,4%, para ultrassonografia isoladamente, 8,1%, e para mamografia e ultrassonografia combinados, 10,4%. *Assim sendo, o acréscimo de ultrassonografia ao rastreio com mamografia em mulheres de alto risco com mamas densas melhorou a sensitividade do rastreio, mas aumentou a taxa de exames falso-positivos. A mortalidade por câncer de mama não foi um resultado neste ensaio, porém o fato de que os cânceres detectados por ultrassonografia sejam usualmente assintomáticos, nodo-negativos e não detectados por mamografia deve resultar numa redução na mortalidade.*

O rastreio com ultrassonografia pode detectar cânceres que não são vistos na mamografia, e o seu desempenho não é afetado pelo tecido mamário denso. Acrescentar ultrassonografia ao programa de rastreio parece simples, mas o seu impacto na redução da mortalidade ainda não foi medido em um grande ensaio. Nos estudos que foram publicados de rastreio com ultrassonografia em um centro, os cânceres foram encontrados somente por ultrassonografia e a maioria eram tumores pequenos e em estágio inicial. Um estudo multicêntrico italiano relatou que 29 cânceres foram encontrados por ultrassonografia, em 6.449 mulheres com mamas densas e mamografias negativas.[943] No entanto, uma maioria das instituições não oferece rastreio com ultrassonografia em razão da falta de pessoal qualificado e protocolos padronizados.

O problema com todos os métodos de rastreio é uma taxa substancial de falso-positivos. No estudo americano, 91,4% dos achados suspeitos com ultrassonografia eram benignos.[942] O valor preditivo positivo para ultrassonografia era apenas de 8,6%, mas o valor para mamografia era de 14,7%. Lembre-se de que a ultrassonografia tende a encontrar tumores mais precoces. A questão crucial é quantos falso-positivos valem o ganho em diagnósticos adicionais de câncer. No estudo americano, o ganho foi um adicional de 29% (o número de cânceres detectados somente por ultrassonografia). Em mulheres com riscos elevados, isto parece ser valioso. *As mulheres em alto risco provavelmente têm mais medo de diagnosticar um câncer de mama tardio do que de um falso positivo.*

Combinar RM com mamografia produz uma sensitividade muito alta, e isto agora é recomendado para mulheres em risco muito alto de câncer de mama. A RM, é claro, é a técnica mais sensível, mas é muito cara, requer injeção intravenosa de contraste e nem sempre é tolerada pelas pacientes. A ultrassonografia tem a vantagem de ser menos cara, facilmente tolerado e amplamente disponível. Assim, a combinação de ultrassonografia e mamografia parece ser melhor para mulheres com risco intermediário. A ultrassonografia tem uma desvantagem de não detectar carcinoma ductal *in situ*, o qual é detectado por mamografia e RM.

Rastreio com Mamografia – Conclusão

O protocolo final para o melhor uso de rastreio das três modalidades, mamografia, ultrassom e RM, também irá requerer consideração sobre os custos. O custo total é um resumo complexo da tecnologia, tempo consumido, aumento na ansiedade e desconforto da paciente e os gastos com testes adicionais decorrente de falso-positivos. *Entretanto, as evidências agora parecem suficientes para individualizar a tomada de decisão e recomendar mais de uma única técnica de mamografia para pacientes de alto risco (definido como uma combinação de fatores que produz um aumento de 3 vezes no risco), especialmente em mulheres com mamas densas. Até agora, mais de 90% dos cânceres detectados somente por ultrassonografia foram em mulheres com mamas densas. Portanto, parece ser aconselhável acrescentar a ultrassonografia à mamografia para usuárias de hormônios que desenvolvem mamas densas, e a densidade persiste apesar de um curto período sem terapia hormonal. Além disso, uma mamografia digital de rastreio é superior ao rastreio convencional com filme para mulheres com mamas densas.*[944]

- As usuárias de hormônios que desenvolvem um aumento na densidade mamária têm um pequeno decréscimo na sensitividade da mamografia e um aumento em falsos *recalls*.
- O impacto adverso deste aumento na densidade mamária não é aparente nas estatísticas de mortalidade por câncer de mama em usuárias de hormônios.
- A mamografia digital é preferida para mulheres com mamas densas.
- A ultrassonografia deve ser acrescentada ao rastreio com mamografia em usuárias de hormônios que desenvolvem mamas densas sem regressão após um curto período sem tratamento hormonal.

EFEITO DAS PROGESTINAS EM REGIMES COMBINADOS

Estudos recentes apoiam a conclusão de que o risco relativo para câncer de mama é mais alto em usuárias de combinações de estrogênio e progestina. O efeito está limitado a tumores positivos aos receptores de estrogênio, positivos aos receptores de progesterona (ER+/PR+), principalmente cânceres lobulares. *E se esta conclusão refletir uma detecção precoce de tumores mais diferenciados, consequência de uma resposta favorável de tumores preexistentes à exposição ao estrogênio-progestina?*

Quase todos os estudos que relataram um aumento no risco de câncer de mama com terapia hormonal pós-menopáusica encontraram o aumento no espaço de poucos anos. Lembre-se de que embora o tempo de duplicação do câncer de mama seja variável, em geral um tumor dobra de tamanho a cada 100 dias. Assim sendo, uma célula maligna leva aproximadamente 7 anos para se tornar detectável através da mamografia e 10 anos para crescer até uma massa clinicamente detectável de 1 cm.[945] O achado rápido de um risco aumentado no espaço de poucos anos sugere que os estudos epidemiológicos estão detectando tumores preexistentes.

Os estudos mais antigos sobre o conteúdo do receptor hormonal em cânceres de mama diagnosticados em usuárias de hormônios eram limitados pelos números pequenos. Além do mais, estudos recentes que examinam o *status* do receptor têm probabilidade de ser mais precisos, uma vez que os ensaios sobre *status* do receptor melhoraram. No *Nurses' Health Study*, o uso de terapia hormonal pós-menopáusica foi associado a um aumento significativo no câncer de mama ER+/PR+, mas não a doença negativa ao receptor.[946] Esta relação, maior em mulheres magras, foi mais forte e observada mais em seguida com o uso de estrogênio-progestina, um aumento significativo com 5 anos ou menos de uso combinado e nenhum aumento com 5 anos ou menos de uso de estrogênio isoladamente. Em uma coorte de mulheres da área de Lund, Suécia, foi relatado um risco aumentado de câncer de mama somente em usuárias contínuas de estrogênio-progestina combinados, e este aumento foi observado no espaço de 2 anos de uso.[947] Outros estudos epidemiológicos relataram um risco maior similar em usuárias atuais contínuas de estrogênio-progestina combinados, concentrado em doença positiva ao receptor de estrogênio.[839,842,845,948,949] Na verdade, o uso de terapia hormonal é o maior preditor de doença positiva ao receptor de estrogênio.[950] Em um estudo retrospectivo no programa *Northern California Kaiser*, somente o uso corrente de estrogênio e progestina combinados aumentou as probabilidades de tumores positivos ao receptor de estrogênio.[951]

O E3N é um estudo prospectivo francês de coorte iniciado, em 1990, que concluiu que seria preferível usar progesterona ou didrogesterona porque o estrogênio usado com estas 2 progestinas não estava associado a um aumento no risco relativo de câncer de mama invasivo.[952,953] Para uma determinada progestina, a rota de administração do estrogênio (oral ou transdérmica) não teve efeito sobre o risco relativo. Um aumento estatisticamente significativo no risco relativo foi associado ao estrogênio isoladamente, RR = 1,29 (CI = 1,02-1,65) e com progestinas que não sejam progesterona ou didrogesterona, RR = 1,69 (CI = 1,50-1,91). Os riscos relativos aumentados pareciam se dissipar rapidamente após a descontinuação do tratamento; embora esta análise estivesse inicialmente limitada por números pequenos, ela foi confirmada em um acompanhamento posterior.[954]

O estudo francês defendeu que seus resultados indicam que as progestinas "naturais" são mais seguras do que as progestinas "sintéticas". Mas para diferenciar com precisão entre os vários agentes, teríamos que estar certos de que as doses administradas representavam doses equivalentes em termos do impacto no tecido-alvo, algo que seria difícil de fazer. Vamos focar na rapidez com que os casos de câncer de mama foram identificados. O uso de estrogênio combinado com "outras progestinas" teve um risco relativo aumentado mesmo com menos de 2 anos de exposição, RR = 1,37; CI = 1,07-1,72. Em seu relatório anterior, o risco relativo aumentado era até mesmo evidente com menos de 1 ano de exposição do estrogênio combinado com progestinas sintéticas.[952] ***Os resultados no estudo francês poderiam ser decorrentes da detecção precoce de tumores preexistentes, um efeito acelerado por progestinas específicas com maior potência.***

Um relatório de acompanhamento do estudo francês indicou que o risco aumentado de câncer de mama era evidente somente em mulheres com uso recente de terapia hormonal e não em usuárias passadas.[954] Além do mais, o risco com o uso a curto prazo estava limitado ao uso de hormônio com progestinas sintéticas por 2 anos ou menos no período de 3 anos imediatamente após a menopausa. Com duração mais longa do uso de hormônios, o risco ficou evidente mesmo naquelas que iniciaram o tratamento anos depois da menopausa. A conclusão lógica é que este achado notável com o uso a curto prazo no início dos anos pós-menopáusicos reflete um impacto da terapia hormonal em tumores preexistentes.

Estudos de biologia molecular apoiam um efeito favorável da exposição a estrogênio-progestina. Estudos *in vitro* usando análise de *microarray* traçaram o perfil da rede de genes com regulações ascendente e descendente pelo estrogênio.[955] Os genes que são regulados de forma ascendente pelo estrogênio e são regulados de forma descendente pelo tratamento com estrogênio-progestina.[956] Comparando usuárias e não usuárias de hormônios, 276 genes foram ativados pela exposição aos hormônios (11 das 13 mulheres usaram estrogênio-progestina e 2 somente estrogênio). Todas as pacientes neste grupo estavam livres de recorrência 5 anos após o diagnóstico. Em uma coorte de 131 mulheres, aquelas pacientes que exibiam o perfil genético associado à exposição a estrogênio-progestina se beneficiaram preferencialmente com o tratamento com tamoxifeno.[956] Este estudo sueco encontrou que o uso de estrogênio-progestina alterava o perfil da expressão genética somente em cânceres positivos ao receptor de estrogênio. Entre os genes regulados, muitos estavam envolvidos em reparo do DNA ou regulação do ciclo celular. Por exemplo, o gene p63, envolvido na diferenciação tumoral, foi superexpresso nas usuárias de estrogênio-progestina. Relatórios anteriores descobriram que este gene era expresso em tecido normal, parcialmente expresso em hiperplasia ductal e não expresso em cânceres invasivos.[957]

Está bem estabelecido que a gravidez precoce produz uma glândula mamária que é resistente à carcinogênese. Nos roedores isto é obtido por tratamento com estrogênio mais uma progestina. O fenótipo refratário que é produzido está associado às alterações induzidas pela progestina na expressão genética envolvida na proliferação celular.[958]

O receptor de progesterona é induzido pelos estrogênios no nível da transcrição e reduzido pelas progestinas nos níveis de transcrição e tradução (provavelmente por meio da fosforilação do receptor).[959] O receptor de progesterona (de uma forma similar ao receptor de estrogênio) tem duas formas principais, designadas como receptores A e B.[960] As duas formas são expressas por um único gene, uma consequência da transcrição de promotores distintamente diferentes, em um sistema complexo de regulação da transcrição.[961] Os agentes progestacionais podem obter uma variedade de respostas determinadas pela produção do tecido-alvo e atividade das duas formas de receptor com dimerização, como AA e BB (homodímeros) ou AB (heterodímero).

PR-A e PR-B são expressos em quantidades variadas nas linhas celulares do câncer de mama e câncer endometrial. Estudos indicam que os dois receptores podem ser regulados independentemente; p. ex., os níveis relativos diferem no endométrio durante o ciclo menstrual.[962] A especificidade do tecido com o receptor de progesterona é influenciada por qual receptor e qual dímero está ativo e, além disso, as atividades tanscricionais de PR-A e PR-B dependem das diferenças das células-alvo, especialmente no contexto promotor. Na maioria das células, PR-B é o regulador positivo dos genes responsivos à progesterona, e PR-A inibe a atividade de PR-B. Assim, a repressão da atividade transcricional do receptor de estrogênio humano (bem como a transcrição do glicocorticoide, mineralocorticoide e androgênio) é dependente da expressão de PR-A.[963,964] Os receptores de estrogênio PR-A e PR-B têm funções moleculares diferentes, afetando genes diferentes e, portanto, a resposta do tecido-alvo à progesterona será influenciada pela expressão diferencial de cada receptor e a proporção das suas concentrações, bem como o contexto do tecido-alvo das proteínas adaptadoras.[965,966]

As células mamárias PR-A positivo exibem crescimento mais agressivo e as isoformas de PR-A são dominantes na ausência de progesterona. Mesmo sem o seu ligante, PR-A pode exercer regulação genética em linhas de células mamárias positivas ao receptor de estrogênio.[967] Na ausência de progesterona, PR-A faz a regulação ascendente dos genes que sabidamente estão associados à invasão e mau prognóstico, incluindo aqueles genes que proporcionam resistência para apoptose. Em presença da progesterona, PR-B é um regulador mais forte da transcrição genética. As mamas de mulheres normais expressam quantidades iguais de PR-A e PR-B.

O excesso de PR-A e câncer de mama estão vinculados! Os tumores receptores de estrogênio positivos com uma taxa mais elevada de recorrência são ricos na isoforma de PR-A.[967] Quando os cânceres de mama se tornam menos diferenciados, os tumores metastáticos são dominados por PR-A ou PR-B. Os tumores ricos em PR-A como uma baixa proporção PR-A:PR-B têm resultados ruins e não respondem tão bem ao tamoxifeno.[968] O excesso de PR-A também está presente no tecido mamário de mulheres com mutações em *BRCA*.[969]

Assim, os receptores de progesterona não são meros marcadores passivos da atividade estrogênica. Os tumores ER+/PR+ são bem diferenciados e têm melhores resultados. Na ausência de progesterona, o PR-A não ligante pode influenciar de forma adversa a biologia celular dos tumores receptores de estrogênio positivos. Células ricas em PR-A têm maior probabilidade de serem invasivas, pouco diferenciadas e agressivas. Em macacos, os níveis mamários de PR-A permaneceram inalterados após 3 anos de tratamento com estrogênios conjugados isoladamente.[970] O tratamento com estrogênios conjugados e acetato de medroxiprogesterona produziu um declínio nos níveis de PR-A, produzindo uma alteração 10 vezes mais benéfica na proporção PR-A:PR-B. *É possível que a exposição de um tumor receptor de estrogênio positivo ao tratamento com estrogênio-progestina possa prevenir uma proporção PR-A:PR-B desfavorável, promovendo as ações benéficas de PR-B. Além disso, as progestinas podem ativar os receptores de androgênio, um fator que já foi demonstrado que inibe o crescimento e causa apoptose nas células cancerígenas mamárias.*[971,972]

Em uma série de experimentos *in vitro*, o estradiol e seus metabólitos de catecol induziram a transformação neoplásica em células epiteliais mamárias humanas.[973] Isto, é claro, seria consistente com um impacto genômico do estrogênio que dá início ao câncer mamário, um efeito mais precoce do que uma influência promotora em cânceres já estabelecidos. Entretanto, é difícil transferir efeitos *in vitro* em linhas de células para a situação *in vivo*, e isto é especialmente verdadeiro com o tecido mamário que é banhado numa grande e complicada coleção de substâncias estimulantes e inibidoras. Além do mais, as células nos experimentos *in vitro* eram negativas para os receptores de estrogênio e progestina. Estas células malignas negativas para os receptores podem ser um tanto diferentes dos tumores positivos aos receptores associados à terapia hormonal pós-menopáusica.

Os efeitos favoráveis da exposição à progestina são refletidos nos estudos da associação entre os níveis hormonais endógenos e o risco de câncer de mama. A análise conjunta de nove estudos prospectivos de mulheres pós-menopáusicas concluiu que o risco de câncer de mama aumenta com as concentrações crescentes de todos os estrogênios e androgênios endógenos, incluindo estradiol, estrona, sulfato de estrona, androstenediona, desidroepiandrosterona, sulfato de desidroepiandrosterona e testosterona.[974] O aumento geral no risco de câncer de mama foi aproximadamente 2 vezes maior comparando-se os níveis endógenos mais baixos em mulheres pós-menopáusicas aos níveis mais elevados. As mulheres que acabam desenvolvendo câncer de mama não têm níveis sanguíneos diferentes de progesterona.[826] As mulheres pós-menopáusicas que têm sobrepeso têm um risco aumentado de câncer de mama, e uma análise que ajustou o aumento nos estrogênios circulantes associados à obesidade concluiu que o risco crescente com o aumento do peso corporal é resultado do aumento nos estrogênios.[975]

Em contraste com o endométrio, a proliferação das células epiteliais na mama normal e em tumores receptores de estrogênio positivos atinge seu pico durante a fase lútea do ciclo menstrual com domínio da progesterona.[976-979] Esta observação foi a força de impulsão por trás do argumento de que a progesterona (progestinas) é o principal mitogênio hormonal na mama. No entanto, os estudos não apoiam um papel importante para uma influência progestacional adversa. Em modelos animais, é o estrogênio que é o principal indutor de proliferação e não a progesterona. Na verdade, evidências indicam que com o aumento da duração da exposição, a progesterona pode limitar o crescimento epitelial mamário como ela faz com o epitélio endometrial.[980-982] Estudos *in vitro* de células epiteliais mamárias normais revelam que as progestinas inibem a proliferação.[983] A questão com amostras de tecido mamário humano removidas depois que as pacientes foram tratadas com estradiol e progestina é mais confusa, indicando por um lado que as progestinas inibem a proliferação *in vivo* induzida pelo estradiol,[980,982,984] e por outro lado, os marcadores de proliferação celular epitelial e estromal eram mais altos em mulheres que estavam sendo tratadas com estrogênio-progestina.[176,985] No entanto, foi demonstrado que as progestinas reduzem a expressão da proteína antiapoptótica,[986] e a apoptose no tecido mamário é maior na fase lútea do que na fase folicular.[987]

No modelo com macacas pós-menopáusicas, a maior proliferação de células mamárias foi observada depois de 30 meses de tratamento com estrogênio-progestina comparado a estrogênio isoladamente.[988] Neste mesmo modelo, a administração de progesterona não produziu diferenças nos marcadores de proliferação, mas o acréscimo de acetato de medroxiprogesterona ao estrogênio aumentava a proliferação mamária em aproximadamente 30% na comparação com o placebo.[989,990] Entretanto, neste estudo de 2 meses, a administração de progesterona baixou inexplicavelmente os níveis sanguíneos de estradiol e estrona em 30-50%, em contraste com nenhum efeito com acetato de medroxiprogesterona. Dessa forma, os resultados nos tecidos podem refletir diferenças no estrogênio, não diferenças na progestina. Porém, os experimentos em macacas não detectaram um feito benéfico do acetato de medroxiprogesterona; um estudo de 2 anos com macacas registrou níveis mais baixos de p53, um gene supressor de tumor, e níveis mais baixos de caspase-3, uma enzima envolvida na apoptose.[991]

Um estudo prospectivo de mulheres pré-menopáusicas na Itália encontrou que os níveis mais elevados de progesterona na fase lútea estavam associados a uma redução no risco de câncer de mama.[992] No entanto, uma análise caso-controle aninhada com base no *Nurses' Health Study*, não conseguiu encontrar influência dos níveis de progesterona no risco de câncer de mama.[993] Neste estudo, as mulheres com os níveis mais elevados de estradiol total e livre no início da fase folicular tinham aproximadamente um aumento de 2 vezes no risco de câncer de mama, predominantemente tumores ER+/PR+, e um aumento similar no risco estava associado aos níveis mais elevados de testosterona total e livre e androstenediona. Não houve associação com os níveis de estradiol lúteo, e os autores especularam que isto ocorre porque aos níveis da fase folicular inicial refletem os níveis do tecido-alvo não ovariano e também que a regulação descendente da progesterona dos receptores de estrogênio pode ocorrer na mama durante a fase lútea.

Embora esta não seja uma questão uniforme, é possível que os efeitos favoráveis da progestina no tecido mamário se traduzam em melhor diferenciação e detecção mais precoce de tumores preexistentes. Importantes dados de apoio podem ser encontrados em dois estudos americanos importantes. Um estudo de coorte prospectivo no programa *Southern California Kaiser* encontrou uma redução na mortalidade de casos de câncer de mama que foi significativa somente entre mulheres com câncer de mama que eram usuárias de estrogênio-progestina, não com estrogênio isoladamente[994] Foi encontrado um aumento em cânceres de grau inferior, estágio inferior, receptores de estrogênio positivos somente em usuárias atuais de estrogênio-progestina em um estudo notável pelo seu tamanho, 374.465 mulheres rastreadas em seis centros americanos de mamografia.[843] Estes dados são compatíveis com um efeito benéfico do tratamento com estrogênio-progestina.

A mortalidade por câncer de mama foi registrada no *Collaborative Breast Cancer Study Cohort*, uma coorte prospectiva de 12.269 mulheres pós-menopáusicas de Wisconsin, Massachusetts e

New Hampshire.[995] As mulheres foram acompanhadas por uma média de 10,3 anos após o diagnóstico de câncer de mama. Depois do ajuste para IMC, tabagismo e história de rastreio mamográfico, comparadas às não usuárias, a mortalidade por câncer de mama foi mais baixa entre as usuárias atuais de estrogênio-progestina e um efeito ainda maior, uma redução de 40%, com 5 ou mais anos de uso. Estes dados são impressionantes. A força do estudo é o grande tamanho da coorte. De fato, estas são as evidências mais fortes publicadas até agora de que o uso de estrogênio-progestina está associado ao desenvolvimento de cânceres de mama menos agressivos. Mesmo em estudos que foram ajustados para a prevalência de rastreio mamográfico, os cânceres de mama em usuárias de hormônios foram menores, tinham menos linfonodos axilares positivos e eram doenças de grau inferior.

As seguintes evidências apoiam um impacto benéfico das progestinas em tumores preexistentes:

- *Um aumento nos tumores receptores de estrogênio positivos é visto mais rapidamente com tratamento com estrogênio-progestina, e o risco maior é observado com o uso contínuo e diário de estrogênio-progestina.*
- *Os genes com regulação ascendente pelo estrogênio são regulados de forma descendente com a terapia com estrogênio-progestina.*
- *Os genes que são ativados pelo estrogênio-progestina estão envolvidos no reparo do DNA e regulação do ciclo celular.*
- *As progestinas diminuem os níveis de PR-A no tecido mamário, causando uma alteração benéfica na proporção PR-A:PR-B que está associada à melhor diferenciação e resultados.*
- *Uma redução na mortalidade de casos de câncer de mama foi relatada com o uso de estrogênio-progestina e não com estrogênio isoladamente.*

PREVALÊNCIA DE CÂNCER DE MAMA E TERAPIA HORMONAL

Múltiplos relatos documentaram um declínio nos Estados Unidos na incidência de câncer de mama em paralelo com a redução no uso de terapia hormonal pós-menopáusica que se seguiu às publicações do *Women's Health Initiative*.[996-999] Um declínio similar foi documentado na França, Escócia, Suíça e Austrália.[1000-1003] O declínio foi parcialmente influenciado por um decréscimo na mamografia de rastreio nos Estados Unidos, mas a correlação com o uso de hormônios existe mesmo quando a população examinada inclui somente as mulheres rastreadas com mamografia. Um padrão similar se evidenciou no WHI nos anos seguintes ao cancelamento do braço com estrogênio-progestina, bem como entre as mulheres do braço observacional, apesar de nenhuma mudança na frequência de mamografia na população do WHI.[1004]

Este decréscimo na prevalência é compatível com os achados uniformes em estudos caso-controle e de coorte de um aumento no risco de câncer de mama somente em usuárias atuais, com uma rápida redução após a cessação do tratamento. Um impacto em tumores existentes é apoiado pelo outro lado da moeda, evidente nas estáticas de câncer de mama derivadas da área em torno de Genebra, Suíça. Iniciando em 1997, o pico da incidência de câncer de mama na área de Genebra passou para um grupo de mulheres mais moças (60-64 anos), com um aumento ocorrendo somente na doença de Estágios I e II com tumores receptores de estrogênio positivos em usuárias de hormônios.[1005]

Um acompanhamento de 3 anos do WHI foi o primeiro de muitos relatórios de acompanhamento previstos a partir dos braços cancelados do WHI.[895] A tendência de crescimento de câncer de mama durante o período do ensaio não se estendeu ao período de acompanhamento. Assim, é muito provável que os resultados do WHI concordem com os dados nacionais e, além do mais, a ausência de uma tendência para casos crescentes de câncer de mama é o padrão que se esperaria, se a terapia hormonal estiver causando a detecção mais precoce de tumores preexistentes em usuárias atuais. Esta concordância com os dados nacionais foi confirmada quando a prevalência de câncer de mama no braço com estrogênio-progestina e o braço observacional foi relatada pelo WHI, indicando um declínio marcante após o cancelamento do ensaio randomizado.[1004]

O declínio nacional na prevalência e os resultados do WHI são consistentes com um impacto da terapia hormonal em tumores preexistentes. Se a terapia hormonal estiver afetando tumores preexistentes, é de se esperar que pequenos tumores indetectáveis parassem de se alterar (pelo menos temporariamente) quando as mulheres descontinuam a terapia hormonal. Esta resposta seria consistente com os efeitos relatados, um decréscimo nos tumores receptores de estrogênio positivos em mulheres pós-menopáusicas mais moças. Os dados mais provavelmente refletem primariamente cânceres existentes logo abaixo do limite de detecção em 2002 que reduziram o ritmo ou pararam de crescer. Assim, é levantada uma questão séria: O que os dados estatísticos irão mostrar nos próximos anos? Alguns dos tumores preexistentes serão superados pelas defesas do corpo e desaparecerão? Os tumores que surgirem posteriormente serão uma doença de estágio e grau mais avançados com resultados piores?

- *Um decréscimo na prevalência de câncer de mama ocorreu em paralelo com o decréscimo no uso de hormônios após a publicidade gerada pelas publicações do WHI.*
- *O decréscimo na prevalência é compatível com a remoção dos efeitos hormonais em pequenos tumores indetectáveis.*

TERAPIA HORMONAL E AS MUTAÇÕES NOS GENES BRCA

As mulheres com mutações na linha germinal de *BRCA1* ou *BRCA2* são aconselhadas a se submeterem à ooforectomia bilateral profilática após a fase reprodutiva, porque aproximadamente 90% irão desenvolver câncer de mama ou ovariano. Esta cirurgia reduz o risco de câncer ovariano em aproximadamente 90%, e o risco de câncer de mama em aproximadamente 50%. Estas mulheres relativamente jovens devem levar em consideração as consequências pós-operatórias da menopausa cirúrgica na sua tomada de decisão. Em uma coorte de 462 mulheres com mutações *BRCA1/2* de 13 centros médicos na América do Norte e Europa, a incidência de câncer de mama foi comparada em 155 das mulheres que haviam passado por ooforectomia bilateral profilática a 307 mulheres que não fizeram a operação.[1006] As mulheres que fizeram ooforectomia tiveram uma redução de 60% no risco de desenvolver câncer de mama. A terapia hormonal de qualquer tipo não alterou a redução no câncer de mama experimentado pelas mulheres que fizeram ooforectomia. Assim sendo, o uso a curto prazo (vários anos) de terapia hormonal não teve um efeito adverso sobre a redução benéfica no risco de câncer de mama após ooforectomia profilática. Em um acompanhamento posterior deste grupo de mulheres, 93 (60%) das mulheres que se submeteram à ooforectomia usaram terapia hormonal.[1007] A duração média do acompanhamento foi de 2,6 anos (mais de 5 anos em 16%) no grupo tratado cirurgicamente e 4,1 anos (mais de 5 anos em 33%) no grupo não ooforectomizado. Não houve indícios de uma diferença na redução de câncer de mama comparando às usuárias e não usuárias de hormônios. Os achados foram similares em 34 mulheres que usaram uma combinação de estrogênio e progestina, mas a força deste achado ficou limitada pelo pequeno número nesta categoria.

Um estudo caso-controle de 472 mulheres pós-menopáusicas com uma mutação *BRCA1* encontrou que as mulheres que usaram terapia hormonal após a ooforectomia profilática, seja estrogênio apenas ou estrogênio-progestina combinados, não só não tiveram um risco aumentado de câncer de mama, como também o uso de hormônios foi na verdade associado a uma redução no risco.[1008] Os achados foram os mesmos independente da duração do uso ou de uso atual ou passado. A conclusão é animadora, porém limitada pelo fato de que 68% dos tumores no estudo eram receptores de estrogênio negativo e sendo que os tumores receptores de estrogênio positivos (que têm maior probabilidade de ser influenciados pelo uso de hormônios) eram relativamente pequenos em número.

As mulheres que são portadoras de *BRCA* se defrontam com decisões difíceis. A experiência até agora indica que a terapia hormonal pode ser usada com segurança por vários anos. A continuação do acompanhamento destas mulheres pode estender ainda mais este período de segurança.

- ***Ooforectomia profilática em mulheres com mutações de BRCA reduz o risco de câncer de mama em aproximadamente 50%.***
- ***Até o momento, o uso de hormônios após ooforectomia profilática não diminuiu a redução benéfica no risco de câncer de mama.***

SUMÁRIO – Terapia Hormonal Pós-Menopáusica e Câncer de Mama

1. O WHI concorda com estudos caso-controle e de coorte que indicam que o uso atual de terapia hormonal tem um risco ligeiramente aumentado de câncer de mama.

2. O risco aumentado é observado em seguida com o uso de regimes combinados de estrogênio-progestina.

3. O risco aumentado com terapia hormonal é limitado aos tumores receptores de estrogênio positivos, principalmente cânceres lobulares.

4. Ainda não é sabido se este achado se deve a um efeito da terapia hormonal em tumores preexistentes.

5. Os dados epidemiológicos indicam que uma história familiar positiva de câncer de mama ou outros fatores de risco não devem ter contraindicações para o uso de terapia hormonal pós-menopáusica.

6. Mulheres que desenvolvem câncer de mama enquanto usam terapia hormonal pós-menopáusica têm um risco reduzido de morrer de câncer de mama comparadas às que nunca foram usuárias. Isto se deve provavelmente a dois fatores: (1) maior supervisão e detecção precoce; e (2) um efeito em tumores preexistentes de forma que os tumores aparecem num estágio menos virulento e agressivo.

A pergunta mais importante ainda não respondida em relação ao câncer de mama é se a terapia hormonal pós-menopáusica dá início ao crescimento de novos cânceres de mama ou se os resultados epidemiológicos refletem um impacto em tumores preexistentes. Um sumário da ampla gama de evidências apoia um efeito favorável da terapia hormonal em tumores preexistentes:

1. Estudos epidemiológicos encontram um risco aumentado no espaço de poucos anos de exposição a hormônios.

2. O câncer de mama associado à terapia com estrogênio-progestina é receptor de estrogênio positivo, de grau inferior, estágio inferior e com melhores taxas de sobrevivência.

3. Estudos epidemiológicos encontram um risco aumentado somente em usuárias atuais; 5 anos após a descontinuação o risco retorna à linha de base.

4. Um decréscimo rápido recente na prevalência de câncer de mama coincide com um decréscimo no uso de terapia hormonal pós-menopáusica.

A terapia hormonal pós-menopáusica pode ser associada a um pequeno aumento no risco de câncer de mama. Obviamente, mesmo um pequeno aumento no risco de câncer de mama é assustador para as pacientes contemplarem. É útil lembrar às pacientes do risco de câncer de pulmão associado ao tabagismo (um risco relativo de 10-20), uma magnitude de risco que fornece perspectiva sobre o possível risco associado à terapia hormonal. Também é importante assinalar que o risco relatado com terapia hormonal é ainda menor do que o associado a fatores de risco reconhecidos, como uma história familiar positiva, ter sobrepeso após a menopausa e ingestão de álcool. Segundo nossa visão, como a literatura é suficientemente forte, é apropriado compartilhar com as pacientes uma explicação alternativa para os relatos epidemiológicos referentes ao câncer de mama e à terapia hormonal pós-menopáusica. É útil enfatizar a possibilidade de que os estudos reflitam um efeito da terapia hormonal em tumores preexistentes e que as usuárias de hormônios que desenvolvem câncer de mama têm um risco reduzido de morrer de câncer de mama, porque seus tumores são mais bem diferenciados, mais localizados e menores. Ao contrário da crença prevalente, a exposição a estrogênio-progestina pode causar maior diferenciação e detecção mais precoce de tumores preexistentes, levando a melhores resultados.

NEOPLASIA ENDOMETRIAL

Existem dois tipos diferentes de câncer endometrial. A forma mais incomum (talvez 10 a 20%) desenvolve-se rapidamente, geralmente em mulheres mais velhas, com um padrão histológico mais característico de carcinomas celulares serosos ou claros, tendo como pano de fundo um endométrio atrófico. A forma mais comum, o carcinoma endometrioide, desenvolve-se lentamente a partir de uma lesão precursora em resposta à estimulação com estrogênio. Este tipo é menos agressivo, mais bem diferenciado e responde ao tratamento progestacional.

O estrogênio normalmente promove crescimento mitótico do endométrio. A progressão anormal do crescimento através de hiperplasia simples, hiperplasia complexa, atipia e carcinoma precoce foi associada à atividade estrogênica sem oposição, administrada continuamente ou de forma cíclica. Apenas 1 ano de tratamento com estrogênio sem oposição (0,625 mg de estrogênios conjugados ou equivalente) produzirá uma incidência de 20% de hiperplasia, em grande parte hiperplasia simples; no ensaio PEPI de 3 anos, 30% das mulheres com estrogênio sem oposição desenvolveram hiperplasia adenomatosa ou atípica.[97,100,101] Em torno de 10% das mulheres com hiperplasia complexa progridem para câncer declarado e observa-se que a hiperplasia complexa precede adenocarcinoma em 25-30% dos casos. Se uma atipia estiver presente, 20-25% dos casos progredirão para carcinoma no espaço de um ano.[1009]

Aproximadamente 40 estudos caso-controle e de coorte estimaram que o risco de câncer endometrial em mulheres com terapia estrogênica (sem oposição por um agente progestacional) é aumentado por um fator 2 a 10 vezes a incidência normal de 1 por 1.000 mulheres pós-menopáusicas por ano.[1010,1011] O risco aumenta com a dose de estrogênio e com a duração da exposição (atingindo um aumento de 10 vezes com 10-15 anos de uso, talvez uma incidência de 1 em 10 com uso a muito longo prazo) e **prolonga-se por até 10 anos depois que o estrogênio é descontinuado.**[1012-1014] O risco de câncer que já se espalhou para além do útero é aumentado em 3 vezes nas mulheres que usaram estrogênio por um ano ou mais.[1012,1015] Embora a maioria dos cânceres endometriais associados ao uso de estrogênio seja de grau e estágio inferior e associada à melhor sobrevivência (provavelmente graças à detecção precoce), o risco global de câncer invasivo e morte é aumentado. ***O risco de hiperplasia endometrial e câncer não é reduzido pela administração de estrogênio sem oposição de uma forma cíclica (todos os meses, um período de tempo sem tratamento).***[1010,1016]

Um estudo de curto prazo (2 anos) indicou que o tratamento somente com estrogênio com metade da dose padrão usual de estrogênio (neste caso, 0,3 mg de estrogênios esterificados) não estava associado a uma incidência aumentada de hiperplasia endometrial comparada a um grupo placebo.[1017] Em um estudo similar de 2 anos, a estimulação endometrial com o fornecimento transdérmico de uma dose muito baixa de estradiol, 14 μg/dia, também não diferiu comparada ao placebo.[1018] Contudo, ***já sabemos que a exposição a longo prazo a baixos níveis de estrogênio pode induzir um crescimento endometrial anormal (apenas leva mais tempo) e, segundo nossa visão, a terapia estrogênica com baixa dose requer avaliação endometrial anualmente ou a adição de uma progestina ao regime de tratamento.*** Isto é apoiado por um estudo caso-controle de Washington que continha 18 casos e nove controles que tinham usado exclusivamente 0,3 mg/dia de estrogênios conjugados sem oposição.[1019] O uso desta meia-dose de estrogênio foi associada a um risco geral de câncer endometrial aumentado em 5 vezes, atingindo um risco relativo de 9,2 em usuárias atuais por mais de 8 anos de duração. Embora limitada pelos números pequenos, a conclusão é lógica e consistente com nosso entendimento da importância da duração da exposição a um nível aumentado de estimulação estrogênica endometrial. Em um ensaio randomizado, a hiperplasia endometrial foi aumentada após 2 anos de tratamento com 0,3 mg de estrogênios conjugados sem uma progestina.[103]

O risco de proliferação endometrial excessiva é reduzido pela adição de um agente progestacional ao programa de tratamento.[97,101] Embora o estrogênio promova o crescimento do endométrio, as progestinas inibem esse crescimento. Este contra-efeito é obtido pela redução da progestina nos receptores celulares de estrogênio e pela indução das enzimas da célula-alvo que convertem o estradiol no metabólito do sulfato de estrona excretado. Em consequência, o número de complexos receptores de estrogênio que são retidos nos núcleos endometriais diminui, assim como a disponibilidade intracelular geral do poderoso estradiol. Além disso, agentes progestacionais suprimem a transcrição de oncogenes mediados pelo estrogênio.

Relatos do impacto clínico do acréscimo de progestina em sequência com o estrogênio incluem a reversão da hiperplasia e uma incidência diminuída de câncer endometrial.[1020-1025] A ação protetiva dos agentes progestacionais opera por meio de um mecanismo que requer tempo para atingir seu efeito máximo. Por esta razão, a duração da exposição à progestina a cada mês é essencial. Estudos indicam que a necessidade *mínima* é uma exposição mensal de pelo menos 10 dias de duração.[521,1026,1027] Aproximadamente 2-3% das mulheres desenvolvem por ano hiperplasia endometrial, quando a progestina é administrada por menos de 10 dias por mês. Embora o método-padrão mais antigo incorporasse a adição de um agente progestacional para os últimos 10 dias de exposição ao estrogênio, a maioria das evidências argumentou em favor de 12 ou 14 dias.

As perguntas importantes não respondidas são as seguintes: Qual é a real incidência de câncer endometrial em usuárias a muito longo prazo de terapia hormonal e existem diferenças entre os vários regimes e rotas de administração? Um estudo caso-controle de Seattle relatou que o uso de estrogênio-progestina combinados (essencialmente todo sequencial e oral) por 5 anos ou mais estava associado a um risco relativo aumentado de câncer endometrial, mesmo com 10-21 dias de acréscimo de progestina por mês.[523] No entanto, o risco aumentado ficou limitado àquelas mulheres que previamente haviam sido expostas a tratamento com estrogênio sem oposição; lembre-se, após a descontinuação do tratamento com estrogênio sem oposição, o risco de câncer endometrial perdura por até 10 anos, mesmo que um regime subsequente inclua uma progestina. Na coorte prospectiva sueca em Uppsala, foi observado um risco reduzido de mortalidade decorrente de câncer endometrial em mulheres que estavam recebendo uma combinação de estrogênio-progestina; no entanto, houve somente duas mortes, impedindo a significância estatística.[721] Um estudo caso-controle de Los Angeles não encontrou risco aumentado de câncer endometrial com o regime contínuo de estrogênio-progestina combinados ou quando foram proporcionados pelo menos 10 dias de progestina em um regime sequencial.[1027] *Estudos epidemiológicos sugeriram que os regimes contínuos de estrogênio-progestina combinados proporcionam proteção superior porque os regimes sequenciais a longo prazo ainda acarretam um pequeno aumento no risco de câncer endometrial.*[124,1028,1029] *Segundo nosso ponto de vista, é fortemente recomendada uma biópsia endometrial anual em usuárias de estrogênio expostas somente ao tratamento intermitente com progestina. Qualquer programa diferente do regime-padrão não é testado por estudos clínicos com suficiente duração e número de pacientes e, portanto, requer supervisão periódica do endométrio.*

Uma ideia atraente é que a proteção contra câncer endometrial requer supressão do endométrio. No entanto, sabemos que pelo menos um terço e até metade do endométrio funcional não é perdido durante o sangramento menstrual e não foi estabelecido que a supressão endometrial seja essencial para proteger contra o câncer.[1030] É simplesmente lógico acreditar que a prevenção do crescimento com o desenvolvimento de endométrio atrófico é protetiva. Estudos casos-controles indicaram que não somente o risco excessivo está associado ao estrogênio sem oposição impedido pelos regimes contínuos de estrogênio-progestina combinados, mas também com a crescente duração do uso, o risco de câncer endometrial é mais baixo do que naquelas que nunca foram usuárias.[1028,1031] Em um pequeno número de mulheres que desenvolveram hiperplasia num regime sequencial, a conversão para um tratamento contínuo combinado produziu um retorno ao endométrio normal e em 345 mulheres que concluíram 5 anos de tratamento com um regime contínuo combinado, não foi detectado nenhum caso de hiperplasia.[123]

O *Women's Health Initiative* relatou um decréscimo de 21% em cânceres endometriais no braço cancelado com estrogênio-progestina após 5 anos deste ensaio clínico, mas isto não foi estatisticamente significativo.[1032] O WHI concluiu que o tratamento diário contínuo com estrogênio-progestina combinados preveniu o aumento de câncer endometrial associado a estrogênio sem oposição. O adenocarcinoma do endométrio (o câncer que mais provavelmente é afetado pela terapia com estrogênio-progestina) correspondeu a apenas oito casos no grupo tratado de 8.506 sujeitos e nove no grupo com placebo de 8.102 sujeitos, números pequenos que dificultam conclusões confiáveis. A literatura sobre terapia hormonal e o risco de câncer endometrial não sugere que deva ser esperada uma redução benéfica no risco com o tratamento combinado de estrogênio-progestina dentro de um período de tempo de poucos anos, e se o braço com estrogênio-progestina do WHI não tivesse sido cancelado, acreditamos que o risco reduzido acabaria tendo atingido uma significância estatística.

A dose mais baixa de progestina que protege o endométrio ainda não foi estabelecida. Atualmente, o programa sequencial com estrogênios conjugados usa 5 ou 10 mg de acetato de medroxiprogesterona, e o método diário combinado usa 1,5 ou 2,5 mg. Um estudo de 2 anos indicou que 1,5 mg de acetato de medroxiprogesterona combinado com 0,3 ou 0,45 mg de estrogênios combinados previne efetivamente a hiperplasia endometrial.[103] A dose de noretindrona que é comparável a 2,5 mg de acetato de medroxiprogesterona é de 0,25 mg.[104]

Embora o efeito protetivo da progestina seja considerável e previsível, é imprudente esperar que todas as pacientes em terapia com estrogênio-progestina nunca desenvolvam câncer endometrial. O monitoramento apropriado das pacientes não pode ser desconsiderado. Embora as avaliações de rotina não sejam custo-eficientes, intervenções direcionadas pelas respostas clínicas são prudentes e necessárias. Uma maior supervisão é justificada em mulheres com regimes sequenciais de estrogênio-progestina.

CÂNCER DE OVÁRIO

Estudos de coorte prospectivos concluíram que o risco de câncer de ovário fatal é aumentado com o uso a longo prazo de estrogênio.[1033-1039] E alguns estudos casos-controles relataram um pequeno aumento no risco em usuárias contínuas que foi maior com longa duração de uso.[1040] De forma alguma existe a certeza se esta associação é real. Uma análise combinada de 12 estudos casos-controles não conseguiu encontrar evidências consistentes para uma associação entre câncer de ovário e terapia estrogênica.[1041] Uma metanálise concluiu que existe um risco aumentado em 14% de carcinoma ovariano entre usuárias contínuas de terapia hormonal e que existe um aumento de 27% no risco com mais de 10 anos de uso a longo prazo.[1042] Entretanto, o pequeno aumento nesta metanálise de estudos casos-controles estava sujeito a múltiplos vieses potenciais. Entre os seis estudos incluídos na análise da duração de uso, somente um relatou um aumento estatisticamente significativo no risco com 10 ou mais anos de terapia hormonal. Outra metanálise concluiu que não havia evidências claras de um risco aumentado de câncer de ovário com terapia estrogênica e nenhum efeito da duração crescente do uso.[1043]

Estudos individuais foram dificultados por números relativamente pequenos, porém a falta de uma associação uniforme e consistente argumenta contra um impacto importante do tratamento pós-menopáusico com estrogênio sobre o risco de câncer de ovário. Em um estudo caso-controle relativamente grande, não pode ser encontrada indicação para uma associação entre terapia hormonal pós-menopáusica e o risco de câncer epitelial de ovário, mesmo com tratamento a longo prazo.[1044] Outro estudo caso-controle relatou um risco ligeiramente aumentado, porém não foi estatisticamente significativo.[1045] E outro estudo caso-controle não conseguiu encontrar aumento no risco com uso contínuo, uso passado ou longa duração de uso (e nenhuma diferença comparando vários estrogênios e regimes).[1046] Em uma comparação de usuárias e não usuárias de terapia hormonal no estado de Washington, o risco de câncer epitelial de ovário foi aumentado entre usuárias atuais e recentes de estrogênio unicamente, mas não em usuárias passadas ou em usuárias de estrogênio-progestina.[1047]

O braço cancelado com estrogênio-progestina do *Women's Health Initiative* relatou um aumento em câncer de ovário que não foi estatisticamente significativo (Razão de risco = 1,58, CI = 0,77-3,24), levando a esta afirmação: "A possibilidade de um risco aumentado na incidência e mortalidade por câncer de ovário permanece preocupante e precisa de confirmação."[1032] As curvas de Kaplan-Meier sugeriram um efeito crescente ao longo do tempo, mas isto também não foi estatisticamente significativo. Não houve diferenças relatadas no tipo histológico, estágio ou grau (mas os números pequenos tornaram essencialmente impossível avaliar as subcategorias).

Todos os estudos encontraram dificuldades em controlar a maioria dos fatores que influenciam o risco de câncer de ovário. Isto se dá porque existem múltiplos fatores, e as informações referentes a cada fator não estão prontamente disponíveis.

Fatores que Reduzem o Risco de Câncer de Ovário

Uso de contraceptivos hormonais esteroides.
Gravidez e paridade; um maior efeito com uma gravidez recente e gravidez em idade mais avançada.[1048,1049]
Amamentação.[1050]
Histerectomia e laqueadura tubária.[1051]
AINEs.[1052]

Fatores que Aumentam o Risco de Câncer de Ovário

Aumento no IMC.[1053,1054]
Infertilidade.[1055]
Ingestão de cafeína.[1056]
Dois ou mais ovos por semana.[1057]
História familiar de câncer de ovário e de mama.[1038]

Relatos Mistos de Risco Reduzido

Ingestão de álcool.[1058]

Relatos Mistos de Risco Aumentado

Fumar cigarro.[1059-1061]

Em virtude de muitos fatores que influenciam o risco de câncer de ovário, estudos caso-controle e de coorte acharam difícil (de fato, impossível) combinar casos e controles. As usuárias de hormônios geralmente usaram mais contraceptivos orais, tiveram menos filhos, são mais magras e têm mais anos de estudo. Foram feitos ajustes somente para os fatores principais, como o uso de contraceptivo oral. A técnica de metanálise é especialmente prejudicada por estas questões confusas. Os autores das metanálises publicadas[1041-1043] assumiram inapropriadamente que o controle dos fatores de risco foi realizado uniformemente em todos os estudos.

Um problema importante foi o impacto de cânceres endometrioides, um câncer de ovário que logicamente pode ser esperado que seja influenciado pela terapia com estrogênio. Em muitos dos estudos, os resultados gerais são influenciados pelo aumento em cânceres endometriais, um câncer que poderia se originar da endometriose estimulada hormonalmente.[1062] Uma análise detalhada requer uma consideração separada dos cânceres endometrioides, mas isto é difícil porque os números pequenos não permitem uma subcategorização efetiva.

Um estudo caso-controle australiano relatou um aumento estatisticamente significativo somente nos 18 casos com câncer endometrioide.[1063] Um estudo caso-controle sueco relatou um aumento pequeno, mas significativo no risco com estrogênio sem oposição e com estrogênio-progestina sequencial, mas 49% dos casos eram de cânceres endometrioides.[1040] Em um relatório de coorte do *Breast Cancer Detection Demonstration Project*, somente o câncer endometrioide estava significativamente aumentado.[1034] No WHI houve dois cânceres endometrioides no grupo tratado e nenhum no grupo placebo.

Também deve ser observado que em um ensaio randomizado, um estudo caso-controle e duas análises de coorte retrospectivas não pode ser detectado nenhum efeito prejudicial no prognóstico após cirurgia para câncer ovariano em pacientes posteriormente tratadas com hormônios.[1064-1067]

De um modo geral, existe uma indicação de que as usuárias do modo contínuo de terapia hormonal, independente da formulação, progestina ou regime de tratamento, têm um pequeno aumento no risco de cânceres epiteliais de ovário. Os dados são compatíveis com um efeito promocional em malignidades existentes, porque o risco diminui após a descontinuação do tratamento. Não é difícil revisar os dados epidemiológicos e concluir que não há uma história uniforme, que existem estudos com resultados positivos e negativos e que a maioria dos estudos tem força limitada em razão dos números pequenos, e todos os estudos são afetados por fatores de confusão graças às dificuldades na avaliação e controle dos fatores de risco. Os estudos caso-controle e de coorte controlaram irregularmente o nível de educação, paridade, uso de contraceptivo oral, IMC, laqueadura tubária e história familiar de câncer de ovário e de mama (nem um único estudo controlou todos os fatores de risco!). É uma possibilidade real que exista um risco aumentado para o câncer de ovário sensível hormonalmente do tipo endometrial, e os estudos devem separar cuidadosamente este câncer para análise separada. É apropriado enfatizar as fracas associações e os aspectos mistos, mas ao mesmo tempo a seriedade da relação específica dita que a associação entre terapia hormonal pós-menopáusica e o risco de câncer de ovário permanece uma questão a ser resolvida.

CÂNCER COLORRETAL

A maioria, mas nem todos os estudos de coorte e caso-controle relatou um risco significativamente reduzido de incidência de câncer colorretal e mortalidade em usuárias pós-menopáusicas de estrogênio e estrogênio-progestina.[1068-1076] O efeito é maior em usuárias atuais, e a maioria dos estudos não indicou um efeito aumentado com a duração crescente do uso; por exemplo, o *Nurses's Health Study* (que encontrou um risco reduzido em 34% nas usuárias atuais) não conseguiu demonstrar um benefício adicional com duração mais longa do uso atual.[1077] Foi documentada uma redução em câncer de cólon fatal em usuárias atuais.[1070,1078] Além disso, parece haver um risco reduzido de pólipos, especialmente pólipos grandes, entre as usuárias atuais e recentes de hormônios. Também foi relatado um risco reduzido de câncer colorretal com uma alta ingestão de fitoestrogênios.[463,1079]

O braço cancelado do WHI com estrogênio-progestina relatou um risco reduzido de 44% estatisticamente significativo de câncer colorretal obtido com somente alguns anos de terapia com estrogênio-progestina.[622] No braço somente de estrogênio, não houve diferença significativa comparando os grupos de tratamento e placebo.[1080] Entretanto, este resultado no braço de estrogênio-progestina não deixou de causar preocupação, já que o grupo tratado tinha a doença mais avançada. Na verdade, a conclusão foi em grande parte decorrente de uma diferença na doença localizada, 10 casos no grupo tratado e 36 no grupo placebo. Os resultados sugerem que cânceres já presentes foram influenciados pela terapia hormonal a atingir um estágio mais avançado, mas que o tratamento com estrogênio-progestina reduziu o risco de novos cânceres de cólon. O braço do WHI somente de estrogênio não registrou uma diferença em câncer colorretal, mas lembre-se de que este braço tinha dois problemas importantes: uma taxa muito alta de abandono e aproximadamente 6.000 participantes a menos. Além do mais, os resultados do WHI devem ser limitados a mulheres pós-menopáusicas mais velhas, uma faixa etária, onde os eventos carcinogenéticos provavelmente já estão em andamento.

Só podemos especular em relação ao mecanismo deste benefício. A alteração induzida pelo estrogênio na bile (um decréscimo nos ácidos biliares com um aumento na saturação de colesterol) favorece a formação de cálculos biliares, mas pode reduzir a promoção (pelos ácidos biliares) do câncer de cólon. Outros mecanismos possíveis incluem um efeito supressivo direto no crescimento das células da mucosa e um efeito nas secreções da mucosa benéficas. O cólon contém somente receptor β de estrogênio, e a redução no risco de câncer de cólon associada à terapia estrogênica pós-menopáusica pode refletir uma atividade antiproliferativa do receptor beta de estrogênio. *Este benefício potencial merece maior atenção; o câncer colorretal posiciona-se em terceiro lugar entre as mulheres, tanto em incidência quanto em mortalidade, e é mais prevalente do que os cânceres de útero e ovário.*[816]

CÂNCER DE PULMÃO

A causa principal de mortalidade por câncer nos homens e mulheres americanos é o câncer de pulmão; 87% das mortes ocorrem em fumantes e ocorrem duas vezes mais mortes nas mulheres do que com câncer de mama anualmente.[816] Em uma análise *post-hoc* que combinou dados de zero a 4 anos de acompanhamento com o período de tratamento no braço cancelado do WHI de estrogênio-progestina, a incidência de câncer de pulmão de células não pequenas, o tipo que corresponde a aproximadamente 80% dos cânceres de pulmão, foi aumentada não significativamente, mas o número de mortes e o número de tumores pouco diferenciados e metastáticos foram aumentados no grupo de tratamento.[1081] Os casos foram essencialmente limitados a fumantes passadas e atuais e a mulheres acima de 60 anos. Embora o WHI não tenha sido designado para avaliar câncer de pulmão, e o exame de imagem do tórax não fizesse parte do protocolo do estudo, os resultados são provocativos e preocupantes.

Existem razões para acreditar que o câncer de pulmão pode ser um tecido-alvo para o estrogênio; ao mesmo tempo, existem evidências que indicam que o impacto não é prejudicial, mas protetor. Os receptores de estrogênio estão presentes em células pulmonares normais e células não pequenas;[1082] no entanto, estudos casos-controles indicaram um decréscimo no risco para câncer de pulmão e especificamente para tumores de células não pequenas.[1083-1087] Dois estudos até mesmo relataram um efeito protetivo em usuárias de hormônios contra câncer de pulmão especialmente em fumantes.[1088,1089] Um estudo relatou redução na sobrevivência em mulheres com câncer de pulmão que usaram terapia hormonal,[1090] mas outros não detectaram uma redução na sobrevivência em pacientes com câncer de pulmão com uma história de terapia hormonal.[1091,1092] O *Nurses' Health Study* encontrou um aumento na mortalidade por câncer de pulmão em mulheres que se submeteram à ooforectomia bilateral e *não* usaram estrogênio.[799] Apesar destes achados animadores, ainda existe preocupação, porque a expressão genética é estimulada em células cancerígenas de pulmão de células não pequenas pelo estrogênio, e a proliferação destas células é reduzida por um antagonista do estrogênio.[1093,1094] No estudo de coorte Rancho Bernardo não houve associação significativa entre o uso de hormônios e câncer de pulmão; no entanto, houve uma sugestão de que as mulheres acima de 55 anos tinham um pequeno aumento não significativo em câncer de pulmão em contraste com nenhum aumento em mulheres mais jovens que usavam hormônios (embora não significativos estatisticamente, os resultados com estratificação por idade são similares aos da análise do WHI).[1095] *Os dados globais, incluindo a análise do WHI, sugerem que a terapia hormonal iniciada em mulheres mais velhas com uma história de tabagismo pode promover o crescimento de cânceres de pulmão. As evidências do WHI em mulheres com menos de 60 anos são tranquilizadoras e dados de caso-controle e coorte que refletem o uso de hormônios em uma população mais jovem do que no WHI indicam que o estrogênio está associado a alguma proteção contra o câncer de pulmão.*

CÂNCER DE COLO DO ÚTERO

A associação entre terapia hormonal pós-menopáusica e câncer de colo do útero não foi amplamente estudada. Evidências de um estudo de coorte e um estudo caso-controle indicam que o uso pós-menopáusico de estrogênio não aumenta o risco de câncer de colo de útero.[1096,1097] De fato, estes estudos observaram proteção contra câncer de colo do útero nas usuárias de estrogênio, mas isto pode refletir um viés de detecção (mais exames e teste de Papanicolaou em usuárias de estrogênio). Outro estudo caso-controle sugeriu um risco aumentado de adenomas no colo do útero, mas houve somente 13 casos.[1098] Em um relato de acompanhamento de 120 mulheres tratadas para câncer de colo do útero Estágios I e II, não foram observados efeitos adversos da terapia hormonal na sobrevivência ou recorrência.[1099]

MELANOMA MALIGNO

A possibilidade de uma relação entre hormônios exógenos e melanoma maligno cutâneo foi objeto de muitos estudos observacionais. A avaliação acurada utilizando estudos de coorte prospectivos do *Royal College of General Practitioners* e *Oxford Family Planning Association* e considerando a exposição à luz solar não indicou uma diferença significativa no risco de melanoma comparando usuárias de contraceptivos orais às não usuárias.[1100,1101] Os resultados com o uso de terapia estrogênica pós-menopáusica não indicaram um impacto importante. Um risco ligeiramente aumentado com o uso a longo prazo de estrogênio foi observado em um estudo caso-controle (uma conclusão com base em 10-20 casos e não alcançando significância estatística), enquanto que outros estudos casos-controles não conseguiram encontrar associação ao tratamento pós-menopáusico com estrogênio.[1102-1106] Outros relataram ligeiros aumentos no risco de melanoma maligno associado ao uso de estrogênio exógeno, porém não conseguiram atingir significância estatística.[1096,1107,1108] Na análise da incidência de câncer em uma coorte sueca de mulheres com prescrição de terapia hormonal pós-menopáusica, não foi observado aumento em melanoma maligno.[863] No lado adverso, um estudo caso-controle holandês relatou um aumento significativo de 42% no risco de melanoma em usuárias de hormônios pós-menopáusicos, mas ele foi fundamentado em apenas 33 casos e não houve consideração da exposição ao sol.[1109] *Não há evidências sólidas que indiquem um aumento no risco de melanoma cutâneo maligno com o uso de terapia hormonal.*

EFEITOS METABÓLICOS

Pancreatite e hipertrigliceridemia severa podem ser precipitadas pela administração de estrogênio oral a mulheres com níveis elevados de triglicerídeos.[1110,1111] Em mulheres com níveis de triglicerídeos entre 250 e 500 mg/dL, o estrogênio deve ser fornecido com grande cautela e é preferível uma rota de administração não oral. *A resposta dos triglicerídeos é rápida, e um nível repetido deve ser obtido em 2-4 semanas. Se for aumentado, a terapia hormonal deve ser descontinuada. Um nível acima de 500 mg/dL representa uma contraindicação absoluta de tratamento com estrogênio.* Os níveis de triglicerídeos na variação normal não foram afetados pelas progestinas no ensaio PEPI.[100] Uma resposta exagerada dos triglicerídeos ao estrogênio pode ser atenuada por uma progestina, especialmente uma progestina da família da 19-nortestosterona e, portanto, o método de tratamento de combinação diária poderia ser considerado para mulheres com triglicerídeos ligeiramente aumentados. *Entretanto, o tratamento de escolha é o estrogênio transdérmico, uma rota de administração que não afeta os níveis dos triglicerídeos; de fato, os níveis de triglicerídeos elevaram-se marcantemente em resposta ao retorno da terapia oral e voltaram ao normal quando o tratamento foi mudado para a administração transdérmica.*[42,45]

Embora evidências fisiológicas e epidemiológicas indiquem que o uso de estrogênio aumenta o risco de doença da vesícula biliar, o impacto global não é grande. O *Nurses' Health Study* indicou que a terapia com estrogênio oral pode acarretar um aumento de 1,5-2,0 vezes no risco de doença na vesícula biliar.[1112] O risco de colecistectomia pareceu aumentar com a dose e duração do uso e persistiu por 5 anos ou mais após a interrupção do tratamento. Outros estudos observacionais também relataram riscos aumentados de colecistectomia em usuárias passadas e atuais de estrogênio.[779,1113,1114] Pelo menos dois estudos casos-controle concluíram que o uso de estrogênio não é um fator de risco para doença da vesícula biliar em mulheres pós-menopáusicas, embora a força estatística tenha sido limitada pelos números pequenos.[1115,1116] Um estudo transversal das doenças da vesícula biliar não detectou associação ao tratamento hormonal pós-menopáusico.[1117] No ensaio clínico HERS, o risco relativo de doença da vesícula biliar foi de 1,38; no entanto, não atingiu significância estatística.[777,1118] O risco de doença da vesícula biliar e cirurgia da vesícula biliar foi significativamente aumentado nos braços de estrogênio-progestina e somente de estrogênio do ensaio WHI.[1119] Isto representou um aumento de 20 a 30 casos por 10.000 por ano nesta população mais velha de mulheres pós-menopáusicas. O uso periódico de rotina de bioquímica sanguínea não é custo-efetivo, e o monitoramento cuidadoso do aparecimento de sintomas e sinais de doença do trato biliar é suficiente. Não é certo que este problema potencial esteja limitado à terapia oral. Foi relatado que rotas não orais de administração de estrogênio tanto aumentam ou não a saturação do colesterol biliar (uma resposta litogênica).[1120,1121] No *Million Women Study* no Reino Unido, o risco de doença da vesícula biliar foi mais baixo com estrogênio transdérmico comparado a estrogênio oral, mas os muitos problemas com este estudo de coorte observacional tornou difícil que fosse feita uma afirmação com confiança.[1112]

As contraindicações metabólicas à terapia com estrogênio incluem função hepática cronicamente prejudicada, trombose vascular aguda (com ou sem embolia) e doença vascular neuro-oftalmológica.

GANHO DE PESO

O ganho de peso que muitos indivíduos de meia-idade experimentam é resultado do estilo de vida; especificamente, o equilíbrio entre ingestão alimentar e exercícios tende para a ingestão calórica excessiva em virtude do declínio na forma física e o decréscimo relacionado com a idade na taxa metabólica basal. O ganho de peso em mulheres na menopausa não se deve às alterações hormonais associadas à menopausa.[1123-1125] Assim sendo, a terapia hormonal pós-menopáusica não pode ser responsabilizada pelo ganho de peso. O grande estudo de coorte prospectivo Rancho Bernardo e o ensaio clínico randomizado PEPI documentaram que a terapia hormonal com ou sem progestina não causa um aumento no peso corporal.[1126,1127] Na verdade, no ensaio PEPI, os grupos tratados com hormônios ganharam menos peso do que o grupo placebo. No ensaio clínico HOPE de 2 anos avaliando a eficácia de doses mais baixas de estrogênio-progestina, o tratamento hormonal foi associado a menos aumento no peso corporal e gordura corporal comparados ao placebo.[1128]

Após a menopausa, ocorre um aumento na gordura abdominal que está associado a um aumento na resistência à insulina, uma consequência do decréscimo nos níveis de estrogênio.[1129] A terapia estrogênica pós-menopáusica mantém o *habitus* corporal pré-menopáusico, prevenindo aumentos na gordura abdominal, resistência à insulina, pressão arterial e diabetes melito associados à deficiência de estrogênio.[1130] O estrogênio (com ou sem progestina) previne a tendência ao aumento da gordura corporal central com o envelhecimento.[618-621,1131] Isto inibiria a interação entre adiposidade abdominal, hormônios, resistência à insulina, hiperinsulinemia, pressão arterial e um perfil lipídico aterogênico que resulta na síndrome metabólica. Um excelente ensaio randomizado na Dinamarca documentou menos ganho de peso com a terapia hormonal em razão de um menor aumento na massa de gordura.[1132] Em um subestudo do *Women's Heath Ini-*

tiative, avaliações da composição corporal pelo DEXA indicaram que as usuárias de estrogênio-progestina tinham menos gordura e maior massa magra.[1133] Este mesmo efeito salutar na gordura corporal central foi observado com o tratamento com tibolona.[1134] *Portanto, em vez de causar ganho de peso corporal, a terapia hormonal pós-menopáusica reduz o aumento na resistência à insulina e gordura abdominal usualmente visto com o envelhecimento, com um impacto benéfico nos riscos de hipertensão, diabetes melito e dislipidemia.*

APRESENTAÇÕES QUE REQUEREM JULGAMENTO CLÍNICO

PACIENTES COM CÂNCER ENDOMETRIAL, TUMORES ENDOMETRIOIDES E ENDOMETRIOSE

Oncologistas ginecológicos relataram que as pacientes que tiveram adenocarcinoma do endométrio de Estágios I e II podem tomar estrogênio sem medo de um risco aumentado de recorrência ou decréscimo no intervalo livre da doença.[1135-1138] Em uma coorte combinada de 249 mulheres com câncer endometrial de Estágios I, II e III com um acompanhamento longo, não houve indicação de um aumento em doença recorrente com a terapia hormonal.[1139] Resultados negativos similares foram relatados em um estudo caso-controle turco.[1140] O único ensaio randomizado, organizado pelo *Gynecologic Oncology Group*, foi encerrado prematuramente graças a dificuldades de recrutamento após a publicidade associada ao *Women's Health Initiative*.[1141] No entanto, um total de 1.236 pacientes com câncer endometrial de Estágio I ou Estágio II foi randomizado para somente estrogênio ou placebo, e embora as participantes constituíssem um grupo de baixo risco, a taxa de recorrência foi baixa, 14 recorrências com cinco mortes no grupo de tratamento e 12 recorrências e nove mortes no grupo placebo. Se um tumor de alto risco for negativo ao receptor de estrogênio e progesterona, parece razoável permitir a terapia hormonal imediata. Como o período de latência com o câncer endometrial é relativamente curto, um período de tempo (5 anos) sem evidências de recorrência aumentaria a probabilidade de segurança em um programa com estrogênio. *Recomendamos que a terapia hormonal seja evitada em pacientes com tumores de alto risco que são receptor positivo até terem se passado 5 anos. A combinação de estrogênio-progestina é recomendada em vista da ação protetiva potencial do agente progestacional. Uma abordagem similar faz sentido para pacientes previamente tratadas para tumores endometrioides do ovário. Em vista do fato de ter sido relatado adenocarcinoma em pacientes com endometriose pélvica e com terapia estrogênica sem oposição, o programa combinado de estrogênio-progestina também é aconselhado em pacientes com uma história passada de endometriose.*[144-149]

UMA MULHER QUE TEVE CÂNCER DE MAMA DEVE USAR HORMÔNIOS NA PÓS-MENOPUASA?

O argumento de que a terapia hormonal pós-menopáusica não deve ser ministrada em mulheres que tiveram câncer de mama é razoável. Este argumento está com base no reconhecimento de um grande corpo de evidências que indica que o câncer de mama é frequentemente um tumor responsivo aos hormônios. O temor principal dos clínicos (e pacientes) é de que estejam presentes células metastáticas (talvez sendo controladas por vários fatores de defesa do hospedeiro) que serão suscetíveis à estimulação por hormônios exógenos.[1142] No entanto, muitas mulheres que tiveram câncer de mama estão conscientes dos benefícios do tratamento hormonal pós-menopáusico e estão pedindo aos clínicos que as ajudem a tomar esta decisão quanto aos riscos-benefícios. Além disso, algumas mulheres sofrem de ondas de calor e ressecamento vaginal tão severas que estão dispostas a considerar o tratamento hormonal. O tratamento com tibolona das sobreviventes de câncer de mama é relativamente contraindicado, conforme discutido anteriormente neste capítulo.

A taxa de recorrência do câncer de mama em usuárias de hormônios foi relatada em séries de múltiplos casos com mais de 1.000 sobreviventes de câncer de mama.[1143-1159] É tranquilizador que as taxas de recorrência nestes relatos não sejam diferentes da taxa esperada de recorrência de câncer de mama. Em uma série, 25 e depois 77 mulheres com câncer de mama variando de doença *in situ* até Estágio III receberam terapia com estrogênio-progestina por 24 a 82 meses; a taxa de recorrência não foi maior do que a esperada.[1146,1147] Deste grupo de pacientes, 41 sobreviventes de câncer de mama recebendo terapia hormonal tiveram os mesmos resultados quando comparadas a 82 mulheres selecionadas de um registro de câncer e que não tomavam hormônios.[1147] Em um relato da Austrália, 90 mulheres com uma história de câncer de mama que receberam uma combinação de estrogênio e progestina tiveram mortalidade e taxa de recorrência mais baixas; no entanto, a dose de progestina era muito alta (a qual por si só pode ser terapêutico), e o tratamento não foi randomizado.[1151] Em um acompanhamento de 319 mulheres tratadas com estrogênio após o tratamento para câncer de mama localizado, somente uma paciente desenvolveu doença recorrente.[1152] Em uma série combinada controlada de 277 sobreviventes de câncer de mama, não houve diferença entre o grupo tratado com estrogênio e o grupo controle quanto à recorrência da doença.[1159] Uma série com 114 mulheres que receberam tratamento hormonal teve uma taxa baixa de recorrência.[1148] Estas pacientes tinham nódulos positivos e negativos e *status* receptor de estrogênio negativo. Embora os resultados estejam de acordo com uma incidência de doença recorrente não maior do que o esperado, os resultados podem refletir vieses na tomada de decisão do clínico e da paciente que só podem ser superados com um ensaio clínico randomizado a longo prazo apropriado.

Um estudo caso-controle de terapia hormonal após câncer de mama na verdade encontrou uma redução significativa no risco de doença recorrente, mortalidade por câncer de mama e mortalidade total em usuárias de hormônios.[1160] Mais uma vez estes são dados observacionais tranquilizadores de que a terapia hormonal após câncer de mama não tem um impacto adverso na recorrência.

Um ensaio americano no *M.D. Anderson Câncer Center* da Universidade do Texas forneceu estrogênio a mulheres randomizadas que haviam sido tratadas para câncer de mama localizado de Estágios I e II com tumores com receptores negativos para estrogênio ou *status* desconhecido.[1161] Após 5 anos de acompanhamento, 56 mulheres no ensaio que estavam recebendo estrogênio foram comparadas a 243 mulheres com doença comparável e não houve efeitos adversos do tratamento com estrogênio na sobrevivência livre da doença.[1162]

Um grande estudo caso-controle multicêntrico de mulheres com menos de 55 anos com câncer de mama concluiu que o uso de contraceptivos orais ou terapia hormonal pós-menopáusica, seja antes ou depois do diagnóstico, não aumentou o risco do primeiro câncer de mama ou câncer de mama recorrente.[1163] Este achado negativo não foi alterado pela duração do uso ou idade do uso de contraceptivo oral ou pelo IMC, duração do uso ou tipo de uso de hormônio pós-menopáusico (somente estrogênio ou estrogênio-progestina combinados).

Ensaio HABITS

A "Terapia de Reposição Hormonal Após Câncer de Mama – É Segura?" (HABITS) começou em múltiplos centros na Suécia em maio de 1997, para comparar sobreviventes de câncer de mama tratadas por pelo menos 2 anos com terapia hormonal a outros tratamentos que não fossem hormônios. Um ensaio similar foi iniciado em Estocolmo. Como o recrutamento foi mais demorado do que o previsto, em fevereiro de 2002 os dois ensaios combinaram compartilhar suas pacientes e usar um comitê conjunto de segurança e monitoramento. Em outubro de 2003 o comitê de segurança recomendou que o ensaio fosse descontinuado porque houve 26 mulheres no grupo tratado com novos cânceres de mama comparados a sete no grupo não tratado. O ensaio HABITS foi encerrado em dezembro de 2003.[1164] Confrontados com estes resultados, os investigadores de Estocolmo decidiram cancelar seu ensaio, muito embora a razão de risco nas pacientes de Estocolmo fosse 0,82 (CI = 0,35-1,9).

O HABITS foi um ensaio randomizado, mas não controlado com placebo em que a terapia hormonal foi comparada ao manejo sem hormônios em mulheres com sintomas menopáusicos que haviam sido tratadas anteriormente para câncer de mama de Estágios I e II. Foi permitido o tratamento concomitante com tamoxifeno nas pacientes do HABITS, mas não inibidores da aromatase. A terapia hormonal consistiu na variedade de produtos e métodos no mercado sueco, mas não tibolona. A maioria das mulheres tratadas usou produtos com a dose relativamente alta de 2 mg de estradiol. Após 4 anos de acompanhamento de 442 mulheres, houve 39 casos novos de câncer de mama em mulheres que usavam terapia hormonal comparados a 17 no grupo não tratado, com uma razão de risco de 2,4 (CI = 1,3-4,2).[1165]

Os grupos tratado e não tratado de mulheres no HABITS eram muito diferentes em termos das características e comportamentos. Mais mulheres no grupo tratado tinham cânceres receptor positivo aos hormônios (62,3%) em comparação ao grupo não tratado (54,5%). Onze mulheres do grupo tratado nunca receberam hormônios; 43 do grupo não tratado receberam hormônios. Houve uma variação muito grande dos tempos de exposição, variando de 0 a 80 meses. Em torno de um terço das mulheres que receberam hormônios alteraram-se os produtos durante o estudo. O método de análise dos dados do HABITS foi a intenção de tratamento, e assim o impacto destas diferenças não pode ser determinado.

A análise dos novos cânceres de mama no HABITS (sejam recorrências locais ou cânceres contralaterais) indicou aumentos estatisticamente significativos somente nos cânceres receptor positivo aos hormônios. No entanto, quando ajustado para o uso de terapia hormonal antes do diagnóstico original de câncer de mama, uso de tamoxifeno e *status* do receptor hormonal, a razão de risco foi de 2,2 com um CI de 1,0-5,1. Por definição isto é próximo, mas não significativo estatisticamente.

O ensaio de Estocolmo relatou em 2005, após um acompanhamento médio de 4,1 anos, 11 novos cânceres de mama no braço tratado e 13 novos cânceres de mama no braço não tratado.[1166] Por que a diferença entre o braço de Estocolmo e o HABITS? Os investigadores do HABITS sugerem que suas pacientes tiveram mais doença nódulo positivo e assim "provavelmente" houve mais mulheres com doença subclínica que seria estimulada pela terapia hormonal. Outra possibilidade foi uma maior proteção com o maior uso de tamoxifeno no ensaio de Estocolmo, embora o ensaio HABITS não tenha conseguido detectar impacto do tamoxifeno. Os investigadores do HABITS acreditam que outra explicação possível foi o maior uso de noretindrona e acetato de noretindrona no HABITS comparado ao uso de acetato de medroxiprogesterona no estudo de Estocolmo. Todas estas explicações são especulações; a diferença entre os dois ensaios permanece e põe em questão a confiabilidade e precisão dos dados.

O cancelamento dos ensaios HABITS e de Estocolmo tornou impossível para os ensaios ingleses e italianos continuarem o recrutamento, e eles também foram cancelados. Assim sendo, não temos ensaios clínicos em andamento de terapia com estrogênio ou estrogênio-progestina em sobreviventes de câncer de mama. Segundo nossa visão, os dados dos ensaios suecos são confusos e não definitivos.

Embora intuitivamente, parece que a relação risco/benefício seria mais favorável na presença de nódulos negativos, receptores negativos e pequenos tumores. As avaliações do receptor negativo de estrogênio e progesterona são suficientes para concluir que o câncer não é sensível aos hormônios? E se a paciente estiver na categoria de alto índice de cura, faz alguma diferença qual é o status do receptor? As respostas a estas perguntas não são conhecidas. O status do receptor não é absoluto; ele é sempre uma medida relativa. Nas séries de múltiplos casos discutidas anteriormente, os mesmos resultados foram observados tanto em pacientes com receptor positivo, quanto receptor negativo ao estrogênio.

Pacientes e clínicos têm que incorporar todas as considerações mencionadas anteriormente a esta decisão médica. Mas depois que tudo está dito e feito, as pacientes têm que assumir um risco desconhecido se desejarem os benefícios do tratamento hormonal, e os clínicos têm que assumir um risco médico-legal desconhecido. Algumas pacientes irão optar por usar estrogênio, julgando que os benefícios valem o risco desconhecido. Até que dados definitivos estejam disponíveis a partir de ensaios clínicos, os clínicos devem apoiar as pacientes nesta decisão. Outras pacientes preferirão evitar qualquer risco desconhecido. Estas pacientes, também, merecem apoio na sua decisão.

MULHERES COM DIABETES MELITO

O estrogênio pode melhorar as alterações metabólicas associadas ao diabetes. De fato, em estudos prospectivos de mulheres pós-menopáusicas com diabetes melito tipo 2 não dependente de insulina, a terapia somente com estrogênio ou estrogênio-progestina melhorou todos os parâmetros metabólicos da glicose, incluindo resistência à insulina, perfil lipoproteico e medidas de androgenicidade.[631,632,1032,1167-1171] Um estudo, no entanto, não conseguiu detectar impacto com a administração transdérmica.[1169] Estas alterações devem reduzir o risco de doença cardiovascular, e numa coorte muito grande de 24.420 mulheres do *Northern California Kaiser Permanente Diabetes Registry*, o uso atual de terapia hormonal reduziu o risco de infarto do miocárdio, mas em mulheres com um ataque cardíaco recente, foi observado um risco aumentado de infarto do miocárdio recorrente nas usuárias de hormônios (mais uma vez uma diferença entre prevenção primária e prevenção secundária).[1172] A tibolona também tem um impacto benéfico em estudos de curta duração sobre a resistência à insulina em mulheres normais e em mulheres com diabetes melito não dependente de insulina.[250,274] O raloxifeno não produz efeitos no metabolismo da glicose ou sensibilidade da insulina em mulheres normais, mas exerce uma melhora modesta na resistência à insulina em mulheres que são hiperinsulinêmicas.[1173,1174]

MULHERES COM DOENÇA HEPÁTICA

A osteoporose é uma consequência importante da doença hepática crônica. Embora outros agentes de preservação óssea possam ser utilizados, nenhum proporciona benefícios multissistêmicos associados à terapia estrogênica. Em uma avaliação da função hepática em um grupo de pacientes com cirrose biliar primária, doses-padrão de terapia hormonal não produziram efeitos adversos por um período de 1 ano.[1175] O tratamento com estrogênio, seja oral ou transdérmico, não foi associado à piora da colestase em mulheres com cirrose biliar primária.[1176,1177] Recomendamos a medida da função hepática após 1 mês de tratamento e a cada 6 meses, com terapia hormonal contínua na ausência de deterioração.

Um estudo de coorte francês concluiu que a terapia hormonal protege contra a progressão de fibrose hepática da hepatite C crônica.[1178] A maioria dos indivíduos com infecção pelo vírus da hepatite C desenvolve doença crônica, uma causa importante de morbidade e mortalidade mundial por fibrose hepática. O curso do tempo é relativamente lento, levando anos para progredir de infecção para cirrose. A progressão é aumentada pelo consumo de álcool, excesso de peso corporal, diabetes e grau de degeneração gordurosa no fígado. A severidade da fibrose hepática é maior em homens, e a progressão em mulheres se acelera em torno dos 60 anos. Experimentos *in vitro* e com animais documentaram um efeito benéfico do estrogênio no desenvolvimento de fibrose, um efeito que é compatível com os dados do estudo francês que encontrou maior progressão da fibrose após a menopausa e melhora com terapia hormonal. Outro estudo francês, um levantamento retrospectivo, relatou uma maior taxa de progressão de fibrose com hepatite C em mulheres pós-menopáusicas e nulíparas e uma taxa menor em mulheres pós-menopáusicas tratadas com terapia hormonal comparadas a mulheres não tratadas.[1179]

A fibrose hepática por infecção com o vírus da hepatite C não é resultante da destruição viral das células hepáticas. A fibrose é uma resposta à atividade inflamatória incitada pelo vírus. No momento sabe-se bem que o estrogênio consegue suprimir a secreção das citocinas pró-inflamatórias. Em virtude da prevalência de infecção pelo vírus da hepatite C, estes relatos franceses são muito importantes. Muitos clínicos são relutantes em prescrever terapia hormonal a mulheres com uma história de doença hepática. Entretanto, contanto que as enzimas hepáticas sejam normais, não há razão para recusar o tratamento, e estes estudos franceses indicam que a terapia estrogênica é benéfica. A terapia hormonal pós-menopáusica deve ser discutida quando as mulheres apresentam uma história de infecção pelo vírus da hepatite C.

A lição aprendida com as condições anteriores é que o tratamento somente com estrogênio e estrogênio-progestina incluindo contracepção é aceitável, contanto que a função enzimática hepática seja normal. Esta limitação também é verdadeira para as mulheres que se submeteram à cirurgia de transplante de órgão.[1180]

TRATAMENTO NA PRESENÇA DE LEIOMIOMAS (FIBROIDES)

Os leiomiomas uterinos são tumores monoclonais que retêm sensitividade ao estrogênio e progestina (Capítulo 4); portanto, é apropriada a preocupação de se irão crescer leiomiomas em resposta à terapia hormonal pós-menopáusica. Conforme avaliado por ultrassonografia transvaginal, o número e tamanho dos leiomiomas aumentaram em mulheres que estavam sendo tratadas com um uma forma *depot* intramuscular de terapia com estrogênio-progestina.[1181] No entanto, a dose hormonal neste estudo foi relativamente alta, certamente mais alta do que os regimes-padrão. Ao final de 1 ano, as mulheres com pequenos fibroides assintomáticos recebendo uma combinação diária de 0,625 mg de estrogênios conjugados e 2,5 mg de acetato de medroxiprogesterona não tinham evidências ultrassonográficas de crescimento em contraste com um aumento no tamanho observado com estradiol transdérmico (50 μg) e 5 mg de acetato de medroxiprogesterona diariamente (uma resposta que provavelmente reflete o efeito de uma dose mais elevada de progestina).[1182] Em estudos de acompanhamento com doses-padrão de estrogênio-progestina ou tibolona, a ultrassonografia não detectou alterações no volume uterino ou dos miomas.[1183-1185] A experiência clínica indica que tumores fibroides do útero quase sempre não são estimulados a crescer pelas doses pós-menopáusicas usuais de estrogênio e progestina. A tibolona e raloxifeno também não estimulam o crescimento de miomas.[287,1186,1187] No entanto, a supervisão através do exame pélvico é um procedimento recomendável. Por exemplo, foi relatado um leiomioma vulvar com crescimento estimulado pelo tratamento com estrogênio-progestina.[1188] Um estudo caso-controle não conseguiu encontrar aumento estatisticamente significativo no risco de sarcomas uterinos associado à terapia estrogênica.[1189]

TERAPIA ESTROGÊNICA E APNEIA DO SONO

A baixa prevalência de apneia do sono em mulheres pré-menopáusicas e o aumento da frequência após a menopausa sugerem uma ligação hormonal. No entanto, em estudos cuidadosos a terapia hormonal pós-menopáusica não teve efeito adverso significativo no distúrbio respirató-

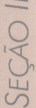

rio do sono em mulheres com apneia obstrutiva do sono mais leve.[1190,1191] E outros estudos de laboratório do sono encontraram que o tratamento com estrogênio reduzia dificuldades com o distúrbio respiratório do sono.[1192-1194] A ligeira elevação na temperatura corporal basal induzida por um agente progestacional pode ser suficiente para perturbar a qualidade do sono em algumas mulheres, um problema que pode ser mais perceptível com um regime sequencial e com administração à noite.

TERAPIA ESTROGÊNICA E ASMA

Em algumas mulheres, foi observado que as alterações na atividade da asma têm correlação com as fases do ciclo menstrual. O impacto da terapia hormonal pós-menopáusica na atividade da asma ainda não foi bem investigado, mas existe uma indicação de que o estrogênio tem um efeito adverso. Foi detectada uma piora em asmáticas na avaliação por espirometria após terapia estrogênica; no entanto, a diferença foi julgada como subclínica, e as pacientes não relataram alterações na sua percepção dos sintomas.[1195] Um estudo similar não conseguiu detectar efeitos adversos com a descontinuação ou reinício do tratamento com estrogênio.[1196] E outro estudo concluiu que a terapia estrogênica melhorou a asma e reduziu a necessidade de tratamento com glicocorticosteroide.[1197] Em uma avaliação prospectiva de uma coorte de mulheres, o uso de terapia hormonal pós-menopáusica (estrogênio com ou sem progestina) estava associado a um aumento de 50% no risco de desenvolvimento de asma no início da idade adulta, e o risco foi maior com o uso a longo prazo e com doses mais elevadas de estrogênio.[1198] Resultados similares foram relatados no estudo de coorte francês E3N, exceto por um risco aumentado observado somente nas usuárias de estrogênio isoladamente.[1199] No *Nurses' Health Study*, a asma recentemente diagnosticada era aumentada em torno de 2 vezes pela terapia hormonal.[1200] Como as alterações hormonais podem precipitar atividade asmática (p. ex., asma catamenial), a atenção deve ser direcionada para o padrão sintomático e ao regime diário contínuo combinado.

A asma é outra condição tratada com glicocorticoides e associada à perda óssea induzida por glicocorticoides.[1201,1202] A prevenção com terapia hormonal ou tratamento com bisfosfonato justifica consideração.

DEMÊNCIA E COGNIÇÃO

O *Women's Health Initiative Memory Study* (WHIMS) foi um ensaio clínico randomizado utilizando 4.532 das participantes dos estudos hormonais do WHI. Após o cancelamento do braço do WHI de estrogênio-progestina, o WHIMS analisou os efeitos hormonais no seu subconjunto de participantes, todas com idade superior a 65 anos.

O WHI concluiu que a terapia com estrogênio-progestina e somente com estrogênio aumentava o risco de demência em mulheres acima de 65 anos e não prevenia prejuízo cognitivo leve.[1203-1206] Entretanto, o único achado estatisticamente significativo no braço de estrogênio-progestina foi o aumento em demência (demência vascular, não doença de Alzheimer) em mulheres idosas (22 casos no grupo tratado e 10 casos no grupo placebo) que tinham mais de 75 anos e que haviam sido expostas a uma terapia com estrogênio-progestina de relativamente curto prazo. O braço somente com estrogênio do WHI continha mais mulheres obesas com doença cardiovascular preexistente, e a tendência de um aumento em demência provavelmente refletia um efeito em mulheres mais velhas com arteriosclerose estabelecida. As mulheres que usaram terapia hormonal de longa duração no início dos anos de menopausa estarão protegidas contra demência? O relatório do WHI reconheceu que esta hipótese não poderia ser testada neste ensaio clínico graças à idade avançada das participantes do estudo. Um estudo prospectivo de uma população homogênea em Utah (minimizando assim, se não eliminando, o viés das usuárias saudáveis) concluiu que uma redução no risco da doença de Alzheimer requeria tratamento a longo prazo, iniciado pelo menos 10 anos antes de aparecerem os sintomas de demência.[1207] Os efeitos favoráveis da terapia hormonal na cognição e o risco de doença de Alzheimer parecem estar limitados às mulheres que iniciam o tratamento perto da menopausa, conforme discutido no Capítulo 17.

OUTRAS CONDIÇÕES

É indicada uma supervisão rigorosa para algumas pacientes com transtornos convulsivos e enxaquecas. As pacientes com enxaquecas geralmente melhoram se for usado um método contínuo diário, eliminando uma alteração cíclica nos níveis hormonais que podem servir para desencadear dores de cabeça. As condições que não representam contraindicações incluem hipertensão controlada, tabagismo e veias varicosas. A crença de que o estrogênio é potencialmente prejudicial em cada uma destas situações clínicas é derivada de estudos antigos de contraceptivos orais em alta dose. Estrogênio em doses apropriadas é aceitável na presença destas condições.

Não se tem conhecimento de outros cânceres (além dos mencionados anteriormente) que sejam afetados adversamente pela terapia hormonal. A terapia hormonal pós-menopáusica pode ser administrada a todas as pacientes com uma história de malignidades do colo do útero, ovários ou vulvares.

Relatos empíricos incomuns incluem os seguintes:

1. Provocação de coreia pela terapia hormonal em uma mulher com uma história de coreia de Sydenham.[1208]

2. Exacerbação de leiomiomatose pulmonar pela terapia estrogênica.[1209]

3. Sintomas psiquiátricos em resposta ao estrogênio em pacientes com porfiria aguda intermitente.[1210]

4. Sintomas oculares idiossincráticos associados ao estrogênio.[1211]

5. Surdez repentina e tinido com o início da terapia hormonal.[1212]

6. Resolução de uma infecção com *Trichomonas vaginalis* após descontinuação de terapia com estrogênio-progestina.[1213]

7. Tratamento com sucesso da síndrome de Sjögren com tibolona.[1214]

BENEFÍCIOS POTENCIAIS DA TERAPIA HORMONAL

TERAPIA ESTROGÊNICA E DOENÇAS REUMÁTICAS

Nenhuma conclusão clara é aparente a partir de estudos do efeito do estrogênio em doenças reumáticas, especialmente artrite reumatoide. Estudos indicaram que o estrogênio exógeno, seja contraceptivos orais ou terapia pós-menopáusica, protege contra o início de artrite reumatoide, enquanto que outros estudos não encontram efeito.[1215-1218] Estes estudos foram prejudicados pelos pequenos números. Em um ensaio clínico randomizado, controlado com placebo, a manutenção dos níveis séricos padrão de estradiol foi associada a melhoras em algumas medidas da atividade da doença em pacientes com artrite reumatoide.[1219] Não houve evidências de que a terapia hormonal pós-menopáusica agrave a artrite reumatoide ou cause um ressurgimento na atividade da doença.

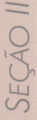

No *Nurses' Health Study,* o uso de estrogênio pós-menopáusico foi associado a um aumento de aproximadamente 2 vezes em lúpus sistêmico eritematoso, uma observação com base em 30 casos em usuárias passadas e atuais de estrogênio.[1220] Em um acompanhamento de 60 mulheres pós-menopáusicas com lúpus eritematoso sistêmico estável, não puderam ser detectados efeitos adversos da terapia hormonal.[1221] Pacientes com lúpus sistêmico eritematoso desenvolvem arteriosclerose precoce, e aquelas que são tratadas com glicocorticoides estão especialmente em risco maior para osteoporose,[1222] mas existe uma preocupação de que o estrogênio exógeno aumente a dilatação e estimule trombose em virtude do estado hipercoagulável em pacientes com lúpus eritematoso sistêmico. Em ensaios clínicos randomizados de 1 e 2 anos, regimes de estradiol transdérmico e estrogênio-progestina oral preveniram perda óssea sem aumento na atividade da doença.[1223-1225] É importante ressaltar que não foi observado aumento em trombose arterial ou venosa com terapia hormonal pós-menopáusica em um estudo longitudinal de uma grande coorte de mulheres americanas com lúpus eritematoso sistêmico.[1226] ***A terapia hormonal pós-menopáusica pode ser considerada em pacientes com doença estável ou inativa, sem envolvimento renal ou anticorpos antifosfolipídios elevados.***

A perda óssea associada à terapia com glicocorticoides pode ser evitada com os regimes usuais de hormônios pós-menopáusicos.[1227,1228] Estas pacientes também são excelentes candidatas ao tratamento com bisfosfonatos, outra opção efetiva que previne perda óssea induzida por glicocorticoides.[1229,1230] Além disso, a suplementação com cálcio e vitamina D é importante para prevenir a perda óssea associada ao tratamento com glicocorticoides de baixa dose.[1231]

TERAPIA ESTROGÊNICA E OSTEOARTRITE

A osteoartrite é a forma mais comum de artrite em pessoas mais velhas, e a sua prevalência aumenta rapidamente nas mulheres após a menopausa. A osteoporose protege contra artrite;[1232] portanto, o impacto da terapia estrogênica na osteoartrite é uma preocupação lógica. Foi relatada severidade crescente de osteartrite no joelho em associação ao aumento na densidade óssea e o uso atual de terapia hormonal pós-menopáusica em mulheres de meia-idade.[1233] No entanto, o tratamento com estrogênio reduziu a osteoartrite em um modelo com macacas, e um estudo transversal concluiu que usuárias atuais de estrogênio tinham uma prevalência reduzida de osteoartrite do quadril e houve proteção contra a severidade da osteoartrite, com um maior efeito com a maior duração do uso.[1234,1235] As queixas artríticas são um efeito colateral importante do baixo estado estrogênico induzido em mulheres com câncer de mama tratado com inibidores da aromatase, e a osteoartrite se desenvolve mais frequentemente em mulheres com os níveis mais baixos de estrogênio.[1236,1237] Como não existem tratamentos conhecidos que modifiquem o curso da osteoartrite, este benefício potencial da terapia hormonal pós-menopáusica merece estudo através de um ensaio clínico randomizado.

TERAPIA ESTROGÊNICA E A CAVIDADE ORAL

As queixas orais são comuns entre as mulheres pós-menopáusicas. A administração de estrogênio proporciona alívio significativo do desconforto, ardência, gosto amargo e secura oral.[1238] A terapia estrogênica também está associada a uma redução em doença periodontal, incluindo inflamação e sangramento da gengiva.[1239,1240] Estas alterações podem refletir respostas epiteliais ao estrogênio pela mucosa oral, de uma forma similar à da mucosa vaginal. A perda óssea oral alveolar (que pode levar à perda dos dentes) está fortemente correlacionada com osteoporose, e o efeito salutar do estrogênio na massa óssea esquelética também se manifesta nos ossos orais.[1241,1242] Na *Leisure World Cohort,* a perda de dentes e edentia eram significativamente reduzidas em usuárias de estrogênio comparadas a não usuárias (com uma necessidade reduzida de dentaduras), e este efeito benéfico foi maior com a crescente duração do uso de estrogênio.[1243] Foi observado um risco reduzido em aproximadamente 25% na perda dos dentes em usuárias atuais de estrogênio no *Nurses' Health Study*.[1244]

Cantoras profissionais usaram terapia hormonal para prevenir o que eles viam como alterações vocais indesejadas associadas à menopausa.[1245] Em estudos prospectivos, as análises objetivas da voz documentaram uma alteração mais androgênica na voz no início dos anos da menopausa com uma mudança menor associada ao tratamento com estrogênio; embora um pouco atenuado pela adição de uma progestina, o efeito global do tratamento com estrogênio é preservar a qualidade da voz.[1246-1248] A citologia laríngea demonstrou maturação epitelial em mulheres em tratamento com estrogênio, e estas mulheres relataram melhor qualidade de voz e menos alterações na voz comparadas a um grupo controle.[1249]

TERAPIA ESTROGÊNICA E A VISÃO

Existem algumas evidências de que a terapia estrogênica melhora a acuidade visual (ou reduz o decréscimo que ocorre durante os primeiros anos pós-menopáusicos), talvez graças a um efeito benéfico do líquido lacrimal.[1250,1251] Uma prevalência de ceratoconjuntivite seca (olhos secos) em mulheres menopáusicas e pós-menopáusicas, com sintomas de prurido, ardência e fotofobia, é reconhecida pelos oftalmologistas.[1252] Embora os relatos tenham concluído que não houve efeito ou mesmo uma piora dos olhos secos com terapia hormonal, um ensaio clínico indicou alívio dos sintomas de olhos secos com o uso de colírios tópicos de estrogênio.[1253-1257]

Existem evidências de que a terapia estrogênica pós-menopáusica tem um efeito que protege contra a opacidade do cristalino (catarata).[1258-1262] O tratamento somente com estrogênio ou estrogênio-progestina também diminui a pressão intraocular em mulheres pós-menopáusicas com olhos normais ou glaucoma.[1256,1263-1265] No *Nurses' Health Study*, o uso atual de estrogênio-progestina, mas não estrogênio isoladamente, foi associado a um risco reduzido de glaucoma.[1266]

Há evidências modestas de que o risco de degeneração macular relacionada com a idade é reduzido em usuárias de estrogênio, mas alguns estudos não detectaram efeito.[1267-1271]

TERAPIA ESTROGÊNICA E PERDA AUDITIVA RELACIONADA COM A IDADE

A desmineralização da cápsula coclear ocorre com o envelhecimento e com doenças metabólicas ósseas, como a otosclerose coclear. Esta desmineralização está associada à perda auditiva neural. As mulheres pós-menopáusicas (entre 60-85 anos) que têm massa óssea do pescoço femoral menor do que a média têm um risco aumentado de ter uma perda auditiva.[1272] Esta associação entre a massa óssea do pescoço femoral e a perda auditiva relacionada com a idade sugere que a prevenção da perda óssea com terapia estrogênica também pode ser exercida na cápsula coclear. Além disso, o estrogênio pode ter efeitos benéficos no fluxo sanguíneo coclear e neurônios auditivos do sistema nervoso central. A deficiência auditiva em uma família turca foi associada a uma mutação inativadora do receptor-β de estrogênio.[1273] Estudos em camundongos *konck-out* indicam que o receptor-β de estrogênio é importante para a prevenção da perda auditiva relacionada com a idade.[1274] Estudos documentaram melhores níveis de audição em usuárias de estrogênio, com uma indicação de que a adição de uma progestina atenuava o efeito favorável do estrogênio.[1275,1276]

POR QUANTO TEMPO A TERAPIA HORMONAL PÓS-MENOPÁUSICA DEVE SER CONTINUADA?

Responder a esta pergunta é relativamente simples. Uma mulher deve continuar o seu regime hormonal pós-menopáusico enquanto desejar os benefícios. Embora alguns efeitos do estrogênio sejam duradouros, o impacto pleno é perdido rapidamente após a descontinuação. Por

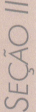

exemplo, no *Nurses' Health Study*, o risco reduzido de mortalidade (em grande parte cardiovascular) foi perdido até o quinto ano após a descontinuação do tratamento.[718]

A TERAPIA HORMONAL DEVE SER DESCONTINUADA ABRUPTAMENTE OU GRADUALMENTE?

Os sintomas menopáusicos após a descontinuação da terapia hormonal voltam a ocorrer em um número substancial de mulheres, perturbando a qualidade de vida em pelo menos 25% das mulheres anteriormente tratadas e num estudo sueco, 70%.[1277,1278] Parece intuitivamente vantajoso encorajar um programa de descontinuação gradual para minimizar a recorrência dos sintomas menopáusicos. No entanto, ensaios randomizados que comparam a descontinuação gradual com a cessação abrupta não encontraram benefícios em um regime de redução gradual.[1279-1282] Nem a taxa de recorrência nem a gravidade dos sintomas menopáusicos diferem comparando os dois métodos.

DEVE SER INICIADA TERAPIA HORMONAL COM MULHERES MAIS VELHAS?

Foi demonstrado que o impacto positivo da terapia hormonal nos ossos ocorre mesmo em mulheres com mais de 65 anos.[1283,1284] Este é um forte argumento em favor do tratamento de mulheres mais velhas que nunca receberam estrogênio e que não podem tomar ou manter as outras alternativas para preservação óssea. O tratamento com estrogênio que não é iniciado até os 60 anos pode, com o uso a longo prazo, alcançar densidades ósseas quase, mas não totalmente comparáveis às daquelas mulheres que estão tomando estrogênio desde a menopausa, e foi documentado que o uso de estrogênio entre 65 e 74 anos protege contra fraturas de quadril.[1285,1286] O acréscimo de um regime farmacológico à vida diária de uma mulher idosa não é uma consideração trivial. Este julgamento requer a conclusão de que uma mulher idosa relativamente jovial e com energia tem alguma coisa a ganhar com o tratamento. Pacientes com osteoporose e/ou perfis lipoproteicos desfavoráveis certamente se qualificariam, mas a compreensão dos resultados do WHI deve ser obtida com um diálogo minucioso entre clínico e paciente.

Os ensaios de prevenção primária e secundária examinados neste capítulo indicaram fortemente que o estrogênio administrado a mulheres com arteriosclerose está associado a um risco aumentado de trombose arterial. Presume-se que o mecanismo, conforme examinado no Capítulo 17, seja a criação de um ambiente protrombótico pela estimulação da atividade da enzima metaloproteinase em placas arterioscleróticas instáveis. Este efeito é aumentado pela produção de 27-hidroxicolesterol em sítios arterioscleróticos, um metabólito do colesterol que inibe competitivamente as ações benéficas do estrogênio dentro dos vasos sanguíneos. É sabido que o tratamento com estatina estabiliza rapidamente as placas arterioscleróticas no espaço de 3 meses. Embora não haja estudos que apoiem esta recomendação, parece razoável considerar o início do tratamento com estatina por vários meses antes de começar a terapia estrogênica em mulheres mais velhas.

As mulheres mais velhas que têm deficiência de estrogênio há muitos anos frequentemente experimentam efeitos colaterais quando são iniciadas doses-padrão de estrogênio. A sensibilidade nas mamas pode ser especialmente perturbadora. Em virtude destes efeitos colaterais e à experiência no WHI com a sua população mais velha, com mulheres mais velhas é melhor iniciar com doses mais baixas; p. ex., os produtos orais com metade das doses usuais (0,3 mg de estrogênios conjugados ou 0,5 mg de estradiol) ou um produto transdérmico que libere quantidades relativamente baixas de estrogênio. É recomendado um aumento nas doses-padrão se a resposta na densidade óssea não for satisfatória.

A DIETA PODE PRODUZIR VARIAÇÕES NOS NÍVEIS SISTÊMICOS DE ESTROGÊNIO?

Os estrogênios orais têm um amplo metabolismo de primeira passagem, tanto no trato gastrointestinal quanto no fígado. Este metabolismo consiste principalmente em sulfatação e hidroxilação. O sistema citocromo P450 catalisa a hidroxilação do estrogênio, e os antioxidantes podem inibir esta ação. Os flavanoides (p. ex., naringenina e quercetina) estão presentes em altas concentrações em frutas e vegetais e um suco de toranja (*grapefruit*) inibe o metabolismo do estrogênio, produzindo um aumento na biodisponibilidade que é compatível com uma inibição da hidroxilação.[1287,1288] Isto levanta a possibilidade de que as interações dietéticas com produtos alimentares podem produzir um impacto clínico. Existe uma grande variabilidade nos indivíduos e entre os indivíduos na farmacocinética do estrogênio administrado. É possível que esta variabilidade reflita parcialmente os hábitos alimentares dos indivíduos e não o metabolismo intrínseco. Em virtude desta possibilidade, parece prudente recomendar que as pacientes tomem a terapia hormonal pós-menopáusica antes de irem para a cama à noite. Isto pode minimizar algum efeito da dieta nos níveis sanguíneos dos esteroides.

Não foi demonstrado um efeito da ingestão de álcool por mulheres pré-menopáusicas nos níveis circulantes de estrona, estradiol, sulfato de desidroepiandrosterona (DHEAS) ou globulina ligadora dos hormônios sexuais em um estudo transversal que dependeu de um questionário para avaliar a ingestão de álcool.[1289] Entretanto, quando o álcool é administrado em condições experimentais, as concentrações de estrogênio circulante são aumentadas até altos níveis.[1290,1291] E num estudo de coorte prospectivo de mulheres pré-menopáusicas na Itália, os níveis mais elevados de estradiol foram correlacionados com a ingestão aumentada de álcool por um período de 1 ano.[1292]

UMA ABORDAGEM CLÍNICA DA TERAPIA HORMONAL PÓS-MENOPÁUSICA

Esperamos que você esteja convencido de que a menopausa é um evento normal na vida, não uma doença, e que a terapia hormonal pós-menopáusica a longo prazo é o tratamento farmacológico que pode oferecer benefícios preventivos nos cuidados à saúde. Aprendemos isto com as mulheres que revelaram o que achavam e o que experimentavam nos estudos longitudinais das duas últimas décadas. Só faz sentido pensar que tentar convencer uma mulher de que ela tem uma doença, quando ela não acredita nisso, terá um impacto negativo na relação clínico-paciente. Além disso, acreditamos que nossa abordagem produz uma tomada de decisão mais obstinada e mais forte que acaba por produzir melhores taxas de continuidade do tratamento. A terapia hormonal pós-menopáusica é uma opção que deve ser oferecida à maioria das mulheres quando estão considerando seus caminhos para o envelhecimento bem-sucedido, mas a atitude e crenças do clínico têm uma influência importante nas decisões tomadas pelas pacientes. Tão benéfico quanto pode ser o impacto da terapia hormonal, também devemos enfatizar a grande melhora na saúde que é alcançada pelas mudanças no estilo de vida em relação a parar de fumar, dieta, exercícios regulares e controle do peso corporal.

É tarefa de um epidemiologista extrair conclusões do estudo com base nos dados do estudo. É obrigação de um clínico fazer um julgamento de se as conclusões do epidemiologista têm significado clínico. Por exemplo, um epidemiologista pode concluir que o estrogênio reduz a calcificação das artérias coronárias e apontar que um ensaio clínico randomizado não comprovou que tal redução diminui os riscos de doença cardíaca coronariana. Mas é apropriado que um clínico, conhecendo a correlação entre calcificação das artérias coronárias e doença cardíaca coronariana, conclua que a redução do estrogênio da calcificação coronariana se traduzirá em menos doença cardíaca coronariana. Os julgamentos médicos requerem mais do que evidências absolutas de ensaios randomizado, e estes julgamentos frequentemente não podem se dar ao luxo de adiar decisões clinicamente significativas até que os dados sejam conclusivos.

A terapia hormonal pós-menopáusica de longa duração não é impedida pelos resultados relatados pelo WHI. Continua a haver boas razões para acreditar que existem benefícios associados ao tratamento, incluindo melhora da qualidade de vida, além do alívio das ondas de calor, proteção máxima contra fraturas osteoporóticas, um redução em cânceres colorretais e diabetes melito de novo início, manutenção do turgor e elasticidade da pele e a possibilidade de prevenção primária de doença cardíaca coronariana e doença de Alzheimer. Obviamente, isto não deve prejudicar esforços para aplicar terapias comprovadas (p. ex., estatinas) e apoiar modificações benéficas no estilo de vida. Vale ser mencionado que há uma mensagem importante a ser compartilhada com colegas e pacientes: contrariamente à publicidade inicial, agora está evidente que os resultados do *Women's Health Initiative* concordam com 30 anos de pesquisas.

O WHI Concorda com 30 Anos de Pesquisas
- Doença cardíaca coronariana: proteção em mulheres pós-menopáusicas jovens.
- AVE: sem aumento em mulheres saudáveis no início da pós-menopausa.
- TEV: aumento dobrado nos primeiros anos de uso, concentrado naquelas em risco.
- Câncer: risco ligeiramente aumentado de câncer de mama ou um efeito em tumores preexistentes; redução em câncer colorretal.
- Osteoporose: redução em fraturas.
- Diabetes melito: redução em diabetes de novo início.

Um tema emergiu a partir da confusão epidemiológica da última década. É preciso um tecido saudável para permitir uma resposta efetiva ao estrogênio e a manutenção da saúde. Evidências experimentais em macacas e mulheres indicam que quando as células endoteliais estão envolvidas com a arteriosclerose e os neurônios são afetados pelo processo patológico do Alzheimer, as respostas benéficas ao estrogênio diminuem.[802,803,1207] O benefício máximo, portanto, requer início precoce do tratamento, próximo ao período da menopausa.

O método mais efetivo e apropriado para ajudar na tomada de decisão é identificar as metas e objetivos específicos da paciente individualmente – *deixe que a sua paciente seja o seu guia*. Depois de identificados os objetivos de um indivíduo, podem ser examinadas as escolhas entre as múltiplas opções de tratamento. A saúde pós-menopáusica e a terapia hormonal são assuntos que recebem enorme atenção e pesquisa; assim sendo, a tomada de decisão deve ser pelo menos um evento anual, incorporando os novos conhecimentos que surgem. Abordados dessa forma, os termos "curta duração" e "longa duração" e a imposição de limites de tempo para a terapia perdem o significado. Clínico e paciente fazem juntos um julgamento clínico anual que é apropriadamente direcionado para a realização dos objetivos da paciente. *O princípio orientador é: a dose certa para a duração apropriada de acordo com as necessidades individuais de uma paciente.*

Todas as referências estão disponíveis no site:
http://www.revinter.com.br/online/referencias-speroff.pdf

19 Obesidade

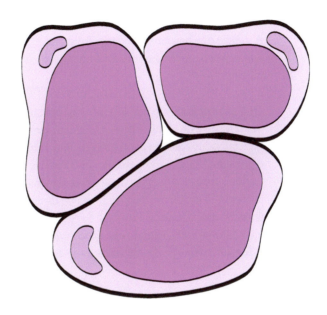

Como mais de um terço dos adultos americanos é obeso, a árdua luta contra a obesidade é tão comum, não somente com nossos pacientes, como também com nós mesmos. A impressionante porcentagem de 64,1% das mulheres americanas tinha sobrepeso ou era obesa (28,6% com sobrepeso e 35,5% obesas) em 2008.[1,2] Infelizmente, por mais de 100 anos a incidência de obesidade vem aumentando nos Estados Unidos e na Europa, como reflexo de uma sociedade abastada com uma vida cada vez mais sedentária combinada com alimentação altamente calórica, porém a maior parte do crescimento foi recente, começando em 1980.[3-6] Aproximadamente 59% dos adultos americanos não realizam nenhuma atividade física vigorosa no seu tempo de lazer.[1] Esta mudança no estilo de vida produziu uma alta prevalência de obesidade com uma trajetória similar em adultos e crianças; quase 17% das crianças em idade escolar e adolescentes em 2008 eram obesas, e 32% tinham sobrepeso.[7,8] A única notícia boa é que a prevalência de obesidade nos Estados Unidos não se alterou desde 2003-2004; a tendência ascendente teve uma parada.[2]

A falta de sucesso no tratamento da obesidade não se deve ao desconhecimento das implicações da obesidade; existe uma relação definida e bem reconhecida entre mortalidade e peso.[1] A taxa de mortes por diabetes melito, por exemplo, é aproximadamente 4 vezes mais alta entre diabéticos obesos do que entre aqueles que controlam o seu peso. A taxa de mortes por apendicite é o dobro, possivelmente em razão de complicações anestésicas e cirúrgicas. Até mesmo a taxa de acidentes é mais alta, talvez porque as pessoas gordas são desajeitadas ou porque sua visão do chão ou do piso é prejudicada. O crescimento na mortalidade não está limitado à obesidade; todos os indivíduos com sobrepeso têm um aumento no risco de morte.[9] O *Nurses' Health Study* estimou que 23% de todas as mortes em mulheres de meia-idade não fumantes são atribuíveis a ter sobrepeso.[10]

A incidência de hipertensão, doença cardíaca, diabetes melito tipo 2, síndrome metabólica, gota, doença da vesícula, apneia obstrutiva do sono, osteoartrite e todos os cânceres mais prevalentes, incluindo câncer colorretal, câncer endometrial e câncer de mama na pós-menopausa, é elevada em pessoas com excesso de peso.[1,11-13] Ter sobrepeso na adolescência é um preditor ainda mais forte de efeitos adversos da saúde cardiovascular do que ter sobrepeso quando adulto.[14]

A prevalência crescente de obesidade e as suas consequências atualmente ameaçam substituir o tabagismo como causa primária de mortalidade preventiva. Uma mulher de 40 anos que é não fumante pode esperar perder 3,3 anos de vida se tiver sobrepeso (não obesa apenas sobrepeso)![15] Se obesa, a perda é de 7,1 anos e se for acrescentado o tabagismo, a perda será de 13,3 anos. A menos que haja uma mudança importante, é estimado que o aumento na expectativa de vida americana ocorrida durante as últimas décadas abrande, compensando o impacto do declínio no tabagismo.[16]

Quando também são considerados os problemas pessoais e sociais encontrados pelas pessoas obesas, não é de admirar que um médico sem problemas de peso não consiga compreender por que indivíduos gordos permanecem com sobrepeso. A frequência com que um clínico encontra o paciente obeso, cujo peso não baixa apesar de uma forte aderência a uma dieta de restrição calórica, levanta a questão de se existe alguma coisa psicologicamente diferente a respeito deste paciente. O problema deve-se à falta de disciplina e a burlar a dieta ou isso também envolve um fator fisiopatológico? A fisiologia das pessoas obesas é incomum ou elas são simplesmente glutonas? *Estudos modernos da obesidade indicam fortemente que este é um problema multifatorial e que falta de força de vontade e preguiça não é a resposta simples*.

DEFINIÇÃO DE OBESIDADE

Obesidade é um excesso de armazenamento de triglicerídeos nas células adiposas. Existe uma diferença entre obesidade e sobrepeso.[17] Obesidade é um excesso de gordura corporal. Sobrepeso é um peso corporal em excesso, incluindo músculos, ossos, gordura e água corporal em relação a um padrão ou peso ideal. Considera-se que o peso ideal para um adulto corresponda ao seu peso ideal a partir dos 20 a 30 anos. As fórmulas seguintes fornecem os pesos ideais em quilos:

Mulheres: 100 + (4 × {altura em centímetros menos 60})
Homens: 120 + (4 × {altura em centímetros menos 60})

Quando estão próximos do ideal, os indivíduos podem ter sobrepeso, mas não excesso de gordura. Isto é especialmente verdadeiro para indivíduos engajados em exercícios regulares. Uma estimativa da gordura corporal, por conseguinte, é mais significativa do que uma medida da altura e peso.

O método mais apurado de determinação da gordura corporal é determinar a densidade corporal através da medição subaquática (hidrodensitometria). Certamente não é prático medir a densidade submergindo os indivíduos em água no nosso consultório; portanto, a medida da prega cutânea com paquímetro tornou-se popular como um índice da gordura corporal, ou então podem ser utilizadas técnicas dispendiosas de exame por imagem. Estes últimos métodos não são necessários para a prática clínica. É muito mais simples utilizar o nomograma do índice de massa corporal, um método que corresponde intimamente às medições de densitometria.[18]

O índice de massa corporal (índice de Quetelet) é a razão do peso dividido pela altura ao quadrado (em unidades métricas):

IMC = quilogramas/metros^2

Para usar o nomograma para o índice de massa corporal (IMC), leia a escala central alinhando uma reta entre a altura e o peso corporal. Um índice de massa corporal de 25 ou mais justifica tratamento. Sobrepeso é definido como um IMC de 25 ou mais (64,1% das mulheres americanas em 2008). Obesidade é definida como um IMC de 30 ou mais (35,5% das mulheres americanas em 2008). Um "bom" IMC para a maioria das pessoas na meia-idade está dentro da variação de 20 a 24.[19] A mortalidade é mais baixa em mulheres de meia-idade com um índice de massa corporal abaixo de 19.[10,20] Um IMC naquelas que estão na faixa de sobrepeso ou são obesas prediz um risco aumentado de morte precoce, independente da idade da paciente.

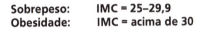

Sobrepeso: IMC = 25–29,9
Obesidade: IMC = acima de 30

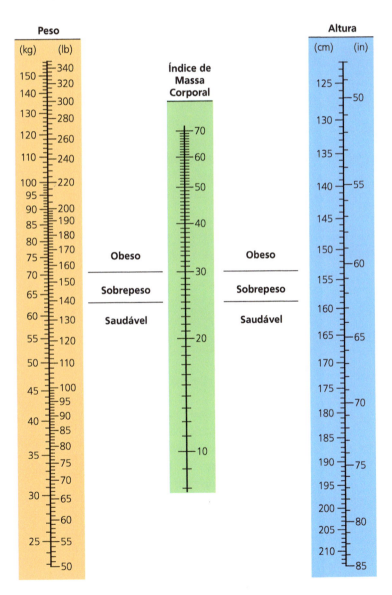

Uma pessoa é obesa quando a quantidade de tecido adiposo é suficientemente alta (20% ou mais acima do peso ideal) para afetar negativamente a função bioquímica e fisiológica e para encurtar a expectativa de vida. A obesidade está associada a quatro fatores de risco principais para aterosclerose: hipertensão, diabetes, hipercolesterolemia e hipertrigliceridemia. Indivíduos acima do peso têm uma prevalência mais alta de hipertensão em qualquer idade e o risco de desenvolvimento de hipertensão está relacionado com a quantidade de peso ganho após os 25 anos. As duas em combinação (hipertensão e obesidade) aumentam o risco de doença cardíaca, doença cerebrovascular e morte. O Nurses' Health Study documentou uma correlação contínua entre o índice de massa corporal e doença cardiovascular, diabetes e câncer.[10,21,22] Em outras palavras, mesmo um ganho modesto em peso adulto, mesmo dentro de uma variação não considerada como sobrepeso, aumenta o risco de doenças cardiovascular e metabólica. No entanto, em um determinado nível de IMC, a presença de aumento da gordura abdominal, fatores de risco metabólicos ou uma forte história familiar de diabetes, hipertensão e doença cardíaca aumentam o risco à boa saúde.

Está bem documentado que as mulheres têm uma prevalência maior de obesidade se comparadas aos homens. Uma razão pode ser o fato de que as mulheres têm uma taxa metabólica mais baixa do que os homens, mesmo quando ajustadas as diferenças na composição corporal e o nível de atividade.[23] Outra razão para que mais mulheres ganhem peso com a idade é a perda na pós-menopausa do aumento na taxa metabólica que está associada à fase lútea do ciclo menstrual. A diferença entre homens e mulheres é ainda maior em idade mais avançada.

Infelizmente, a taxa de metabolismo basal decresce com a idade.[24,25] Após os 18 anos, a taxa metabólica em repouso declina aproximadamente 2% por década. O declínio relativo à idade na taxa de metabolismo basal não é observado em mulheres que continuam envolvidas em um programa regular de exercícios de resistência.[26] Um indivíduo de 30 anos inevitavelmente ganhará peso se não houver alteração na ingestão calórica ou no nível de exercícios com o passar dos anos. Uma difusão na meia-idade é um fenômeno biológico e psicossociológico. Portanto, é importante para nossos pacientes e para nós entendermos o tecido adiposo e o problema da obesidade.

FISIOLOGIA DO TECIDO ADIPOSO

O tecido adiposo serve a três funções gerais:

1. O tecido adiposo é um reservatório de energia.

2. A gordura serve como amortecedor para o traumatismo.

3. O tecido adiposo desempenha um papel na regulação do aquecimento corporal.

Cada célula do tecido adiposo pode ser vista como um pacote de triglicerídeos, a forma mais concentrada de energia armazenada. Existem 8 calorias/g de triglicerídeos comparadas a 1 caloria/g de glicogênio. O armazenamento total de tecido e carboidrato líquido em adultos (aproximadamente 300 calorias) é inadequado para atender às demandas entre as refeições. O armazenamento de energia no tecido gorduroso permite que façamos outras coisas além de comer. Nosso equilíbrio de energia, portanto, é essencialmente equivalente ao nosso equilíbrio de gordura. Assim, a obesidade é uma consequência do desequilíbrio de gordura inerente a dietas de alta caloria.

O mecanismo para mobilização da energia proveniente da gordura envolve várias enzimas e agentes neuro-hormonais. Após a ingestão de gordura e sua ruptura pelas lipases gástricas e pancreáticas, ocorre a absorção de triglicerídeos de cadeia longa e ácidos graxos livres (AGL) no intestino delgado. Os quilomícrons (partículas microscópicas de gordura) transferidos pelos canais linfáticos para a circulação sistêmica venosa são normalmente removidos pelas células parenquimatosas hepáticas, onde uma nova lipoproteína é liberada na circulação. Quando esta lipoproteína é exposta ao tecido adiposo, acontece a lipólise através da ação da lipoproteína lipase, uma enzima derivada das próprias células gordurosas. Os ácidos graxos que são liberados entram a seguir nas células de gordura onde são reesterificados com glicerofosfato em triglicerídeos. Como o álcool desvia a gordura da oxidação para o armazenamento, o peso corporal está diretamente correlacionado com o nível de consumo de álcool.[27]

A glicose serve a três funções importantes:

1. A glicose fornece átomos de carbono na forma de acetilcoenzima A (acetil-CoA).

2. A glicose fornece hidrogênio para as etapas de redução.

3. A glicose é a principal fonte de glicerofosfato.

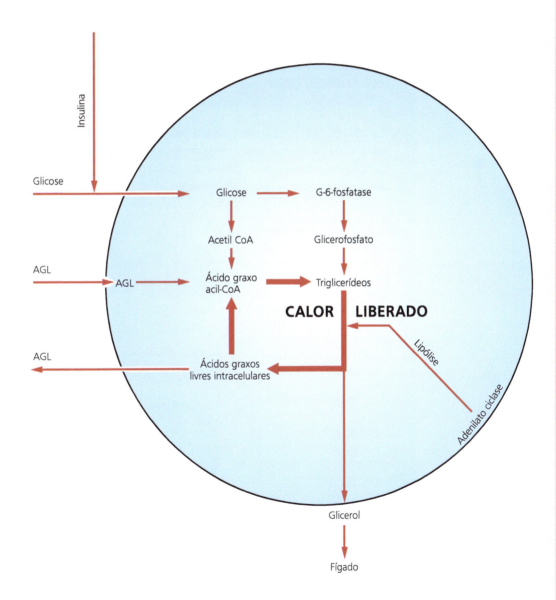

A produção e a disponibilidade de glicerofosfato (necessário para a reesterificação dos ácidos graxos e o seu armazenamento como triglicerídeos) são consideradas limitadoras de velocidade na lipogênese, e este processo depende da presença da glicose.

Após a esterificação, a lipólise subsequente resulta na liberação dos ácidos graxos e glicerol. No ciclo da lipólise e reesterificação, a energia é liberada como calor. Um baixo nível variável de lipólise ocorre continuamente; a sua função básica é prover calor para o corpo.

Os principais produtos metabólicos produzidos da gordura são os ácidos graxos livres circulantes. A sua disponibilidade é controlada pelas células do tecido adiposo. Quando o carboidrato está em oferta reduzida, uma quantidade de ácidos graxos pode ser liberada. Os ácidos graxos livres na circulação periférica são quase que totalmente derivados dos triglicerídeos endógenos que passam por rápida hidrólise para produzir ácido graxo e glicerol. O glicerol é devolvido ao fígado para ressíntese do glicogênio.

A liberação de ácidos graxos livres do tecido adiposo é estimulada pelo exercício físico, jejum, exposição ao frio, tensão nervosa e ansiedade. A liberação de ácidos graxos por lipólise varia de um sítio anatômico para outro. A gordura omental, mesentérica e subcutânea é mais lábil e facilmente mobilizada do que a gordura de outras origens. As áreas de onde a energia não é facilmente mobilizada são as gorduras retrobulbar e perineal, onde o tecido serve a uma função estrutural.

A lipase do tecido adiposo é sensível à estimulação pela epinefrina e norepinefrina. Outros hormônios que ativam a lipase são o hormônio adrenocorticotrófico (ACTH), hormônio estimulante da tireoide (TSH), hormônio de crescimento, tiroxina (T_4), 3,5,3'-tri-iodotironina (T_3) cortisol, glucagon, além da vasopressina e o lactogênio placentário humano (hPL).

A atividade da enzima lipase é inibida pela insulina, que parece estar sozinha como o principal antagonista fisiológico da variedade de agentes estimulantes. Quando a glicose e a insulina são abundantes, o transporte de glicose nas células de gordura é alto, e a produção de glicerofostato aumenta para esterificar os ácidos graxos.

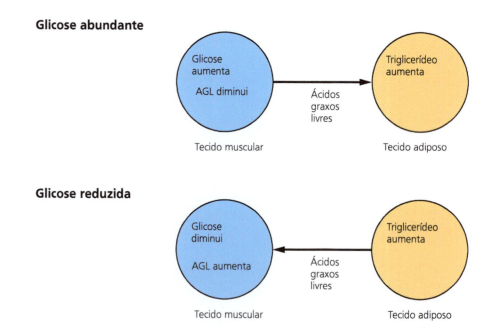

Os carboidratos e a composição de gordura do suprimento energético estão constantemente mudando, dependendo de estresses e demandas. Como o sistema nervoso central e outros tecidos podem utilizar somente a glicose para energia, é essencial um mecanismo hemostático para a conservação dos carboidratos. Quando a glicose é abundante e facilmente disponibilizada, ela é utilizada no tecido adiposo para a produção de glicerofosfato para imobilizar ácidos graxos, como os triglicerídeos. Portanto, o nível circulante de ácidos graxos livre nos músculos é baixo, e a glicose é usada por todos os tecidos.

Quando os carboidratos são escassos, declina a quantidade de glicose que chega às células adiposas, e a produção de glicerofosfato é reduzida. As células adiposas liberam ácidos graxos, e seus níveis circulantes se elevam até um ponto em que a glicose é inibida. Assim, os carboidratos são poupados naqueles tecidos capazes de usar substratos lipídicos. Se o aumento dos ácidos graxos for suficientemente grande, o fígado é inundado com acetil CoA. Este é convertido em corpos cetônicos e resulta em cetose clínica.

Em termos mais simples, quando uma pessoa come, a glicose está disponível, é secretada insulina, e a gordura é armazenada. Na fome, o nível de glicose decai, a secreção de insulina diminui, e é mobilizada gordura.

Se forem consumidas apenas as grandes refeições, o corpo aprende a converter os carboidratos em gordura muito rapidamente. Estudos epidemiológicos com crianças em idade escolar demonstraram uma correlação positiva entre menos refeições e uma maior tendência à obesidade.[28] A pessoa que não come o dia todo e depois se abastece à noite está promovendo um aumento de gordura.

OBESIDADE CLÍNICA

LEPTINA E O GENE *Ob* (O GENE *LEP* EM HUMANOS)

A localização hipotalâmica do centro do apetite foi estabelecida, em 1940, pela demonstração de que lesões bilaterais no núcleo ventromedial produzem obesidade experimental em ratos. Tais lesões conduzem à hiperfagia e à redução na atividade física. É interessante notar que este padrão é similar ao que é visto nos seres humanos – a pressão para comer é reforçada pelo desejo de ser fisicamente inativo. Considerava-se que o núcleo ventromedial representava um centro integrador para as informações de apetite e fome. Acreditava-se que a destruição do núcleo ventromedial resultava na perda dos sinais de saciedade, levando à hiperfagia. No entanto, comer em excesso e obesidade não se devem à lesão no núcleo ventromedial, mas à destruição do feixe noradrenérgico ventral proximal.[29] Os terminais noradrenérgicos hipotalâmicos são derivados de fibras longas ascendentes dos corpos celulares do cérebro posterior. Lesões do núcleo ventromedial produzidas por corrente de radiofrequência não causam obesidade. Estas lesões conduzem ao comer excessivo e obesidade somente quando se estendem para além do núcleo ventromedial. A destruição seletiva do feixe noradrenérgico ventral resulta em hiperfagia. Um início repentino de hiperfagia pode ser decorrente de lesão hipotalâmica. As causas possíveis incluem tumores, traumatismo, processos inflamatórios e aneurismas.

Os sinais que chegam a estes centros do sistema nervoso central (SNC) originam-se nos tecidos periféricos. Opiáceos, substância P e colecistoquinina desempenham um papel na mediação do paladar, a porta de entrada para a alimentação, enquanto que os peptídeos liberados do estômago e intestino agem como sinais de saciedade.[30] Além disso, os centros do SNC são regulados por neuropeptídeos liberados localmente. Os neuropeptídeos que inibem o apetite incluem o hormônio liberador de corticotrofina (CRH), neurotensina, ocitocina e ciclo(HisPro), um peptídeo derivado por proteólise do hormônio liberador de tirotrofina.[31,32] O controle da ingestão de alimentos e do gasto de energia é muito complexo e nenhum agente ou sistema funciona isoladamente.

A palavra *leptina* é derivada da palavra grego "leptos", que significa magro. *A leptina é um peptídeo de 167 aminoácidos secretado no tecido adiposo que circula no sangue ligado à família das proteínas e age sobre os neurônios do sistema nervoso central que regulam o comportamento alimentar e o equilíbrio de energia.* Estudos em ratos na década de 50 sugeriram a existência de um hormônio no tecido adiposo que regulava o peso corporal através de uma interação com o hipotálamo.[33,34] Mas foi somente, em 1994, que foi identificado o gene *Ob*, o gene responsável pela obesidade nos camundongos.[35] Nos humanos, o gene é conhecido como gene *LEP*.

Modelos Genéticos de Obesidade em Roedores				
	Mutações de Um Gene	Produto do Gene	Cromossomo de Roedores	Cromossomo de Humanos
Camundongos:	ob/ob	Leptina	6	7
	db/db	Receptor de leptina	4	1
	fat/fat	Carboxipeptidase E	8	11
	tub/tub	Fosfodiesterase	7	4
	Ay/Ay	Proteína agouti	2	20
Ratos:	fa/fa	Receptor de leptina	5	1

Existem quatro mutações genéticas recessivas conhecidas nos camundongos e uma mutação dominante (Ay/Ay).[36] Os camundongos *fat/fat* são obesos e permanecem sensíveis à insulina; a mutação reduz a carboxipeptidase E, uma enzima que está envolvida na conversão dos pró-hormônios em hormônios; p. ex., pró-insulina em insulina. A biologia do *tub* ainda é desconhecida.

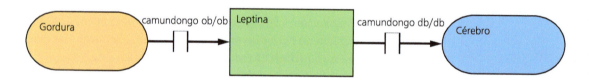

Camundongos ob/ob e db/db foram descritos muitos anos atrás. A mutação ob/ob surgiu espontaneamente na colônia de camundongos no Jackson Laboratory, em 1949. O camundongo ob/ob é homozigoto para uma mutação do gene *Ob* no cromossomo 6 e o camundongo db/db, descoberto, em 1966, é homozigoto para uma mutação do gene *Db* no cromossomo 4.[36,37] Estes camundongos foram objeto de milhares de publicações. O produto do gene *Ob* é a leptina, e nos humanos o gene *LEP* está localizado no cromossomo 7q31.3. *Db* é o gene do diabetes, e este é o lócus do gene receptor de leptina do camundongo. Assim, o camundongo ob/ob é obeso porque ele não produz leptina, e o camundongo db é obeso porque ele não pode responder à leptina; os seus níveis de leptina são muito altos (a mutação altera o receptor de leptina).

Receptor de Leptina O receptor de leptina pertence à família dos receptores de citocina.[37] Existem múltiplas isoformas com pelo menos três formas principais, uma forma curta e uma forma longa, OB-R$_S$ e OB-R$_L$, mais uma proteína circulante que consiste no domínio extracelular. O domínio extracelular é muito grande com 816 aminoácidos. O domínio intracelular da forma curta contém 34 aminoácidos, e a forma longa, aproximadamente 303 aminoácidos. A forma curta tem muitas variações, enquanto a forma longa é o receptor sinalizador comum. O único lugar em que a forma longa é expressa em maiores quantidades do que as formas curtas é no hipotálamo, no núcleo arqueado, ventromedial, paraventricular e dorsomedial.[38,39] Níveis altos dos receptores de leptina de forma curta no plexo coroide indicam um papel de transporte para a forma curta do sangue para o líquido cerebrospinal para se espalhar pelo cérebro.[40]

A família dos receptores de citocina classe I (à qual pertence a forma longa) atua através das proteínas que fosforilam o receptor após se ligarem e através das proteínas STAT que são ativadas após a fosforilação e então se translocam para o núcleo e estimulam a transcrição genética. O receptor da forma longa trabalha através das proteínas STAT, mas as inibições do gene específico para as proteínas STAT não são obesas, indicando a presença de outras vias sinalizadoras ativadas pela leptina.

O gene *Db* codifica o receptor de leptina. A mutação *Db* converte a forma longa para a forma curta inativa, resultando em resistência à leptina e obesidade. O camundongo db/db tem um único G para substituição do nucleotídeo T dentro da extremidade não traduzida do terminal C do domínio intracelular curto do receptor de ob. Isto resulta em um novo sítio de junção que cria um éxon anormal inserido no RNA mensageiro (mRNA) que codifica o domínio intracelular longo do receptor de ob. Em consequência, a forma longa do mRNA em camundongos db/db codifica uma proteína com a maior parte do domínio intracelular truncado para ser similar à forma curta do receptor de ob. A mutação fa/fa é uma glutamina para substituição da prolina no domínio extracelular e, em contraste com o camundongo db/db, o rato fa/fa responderá à leptina, mas somente se ela for descarregada no cérebro.[41]

ALÇA DE *FEEDBACK* FISIOLÓGICO

O gasto de energia é composto do ritmo metabólico basal, produção de calor induzido pela temperatura e a energia necessária para a atividade física. A leptina induz a perda de peso em camundongos graças à redução no apetite e consumo de alimento e ao aumento na produção de calor e atividade.[42] A leptina colocada no ventrículo lateral do cérebro do roedor causa esta perda de peso, associada a um decréscimo na expressão e secreção do neuropeptídeo Y peptídeo hipotalâmico (NPY). NPY é um polipeptídeo de 36 aminoácidos que é um estimulador potente da alimentação quando injetado diretamente no cérebro do roedor.[43] NPY tem uma tirosina nas duas extremidades, daí o uso do Y para representar a tirosina. NPY estimula a ingestão de alimentos, diminui a produção de calor e aumenta a secreção de insulina e cortisol.

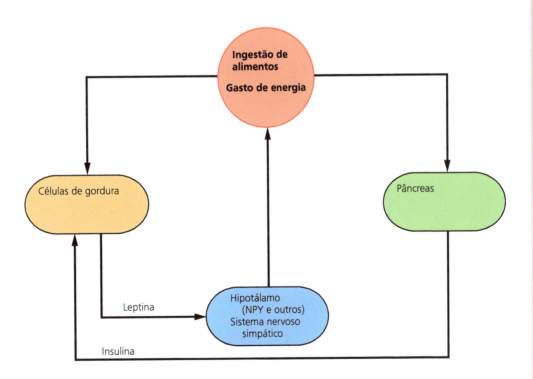

Nos roedores, a insulina aumenta a expressão do gene *Ob*, mas há controvérsias nos humanos.[42] Nos humanos, não ocorre liberação de leptina após as refeições, e a administração aguda de insulina não estimula um aumento nos níveis de leptina. Entretanto, ocorre um aumento na expressão do gene *LEP* em humanos com estimulação crônica da insulina, uma situação que seria similar a comer em excesso.[44] Além disso, pelo menos um estudo encontrou um aumento agudo nos níveis de leptina após a indução de hiperinsulinemia (mas apenas em mulheres, não em homens).[45] É provável que a insulina seja pelo menos um regulador do gene *LEP* e sua secreção de leptina. Assim, esta é uma alça de *feedback* fisiológico para manter peso e energia.

Os roedores Ay/Ay engordam no final da vida. O gene Agouti codifica uma proteína produzida pelos folículos pilosos. Esta proteína se liga a um receptor de melanocortina nos melanócitos na pele, impedindo assim a ação do hormônio estimulador do melanócito. Os ratos Agouti têm níveis altos desta proteína e têm pelo amarelo em vez de preto. Foram demonstradas melanocortinas no hipotálamo, produzidas no núcleo arqueado. A melanocortina que se liga ao seu receptor cerebral influencia o apetite.[46,47] Os camundongos *knockout* para os receptores de melanocortina tornam-se obesos, e estes camundongos têm alta expressão de NPY. Os roedores Ay/Ay produzem um excesso de proteína Agouti, bloqueando a ação da melanocortina. Dessa maneira, muito pouca melanocortina pode servir como outra via para a obesidade. A importância deste caminho fica evidente no relato de mutações no gene da pró-opiomelanocortina (POMC) caracterizado por deficiências no hormônio estimulador de melanócito (MSH) e ACTH, produzindo indivíduos com obesidade, insuficiência suprarrenal e pigmentação vermelha do pelo.[48] Estes achados culminaram no reconhecimento de que as mutações no gene receptor de melanocortina representam a causa mais comum de obesidade familiar humana que pode ser atribuída a um gene único.[49]

Jejum e exercícios reduzem a secreção de leptina e aumentam a expressão genética de NPY no núcleo arqueado, seguida pela liberação de NPY por projeções neuronais no núcleo paraventricular. Os neurônios que respondem a NPY se originam no núcleo arqueado e projetam-se para o interior dos núcleos paraventricular e dorsomedial. O núcleo arqueado localiza-se fora da barreira sangue-cérebro (não há barreira sangue-cérebro no hipotálamo medial basal) e pode ser alcançado pela leptina na circulação. Os neurônios de NPY estimulam a alimentação e inibem a produção de calor, inibindo a atividade nervosa simpática. Em camundongos ob/ob sem leptina, os níveis de NPY são altos no hipotálamo, e o tratamento com leptina diminui NPY e restaura toda a normalidade.[38]

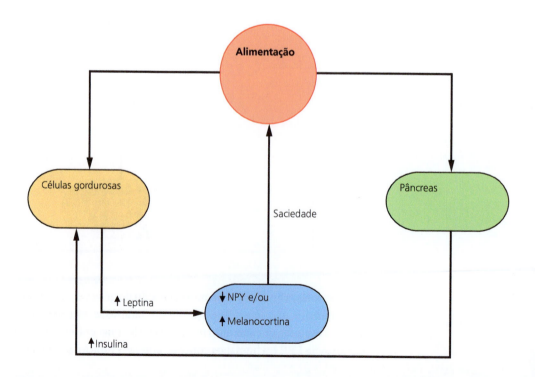

Nos roedores, a restrição calórica aumenta a expressão de NPY no núcleo arqueado e a liberação de NPY no núcleo paraventricular. A leptina e a insulina diminuem durante o jejum, permitindo um aumento na expressão do gene *NPY*. Como um aumento no metabolismo é indesejado durante o jejum, CRH decresce; no entanto, ocorre um aumento no cortisol, que é consequência de um sinal hipotalâmico induzido por NPY, ainda não identificado. O jejum reduz a leptina mais do que o esperado pelo decréscimo no conteúdo de gordura, indicando a presença de outros mecanismos de controle.[50]

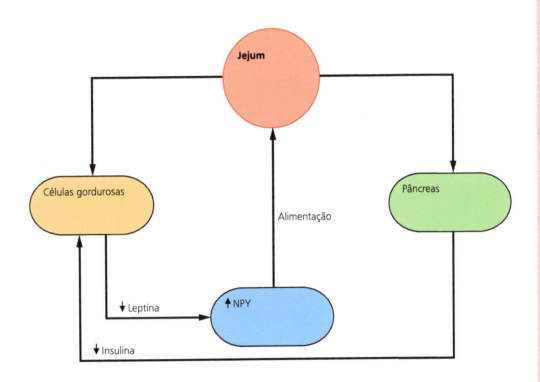

Em camundongos normais, a leptina reduz NPY.[51] Na maioria dos modelos animais, o conteúdo de NPY no hipotálamo é alto com a obesidade, e infusões cerebrais de NPY causam obesidade e expressão genética de *Ob* aumentada.[52] Camundongos *knockout* com deficiência de NPY mantêm o peso normal e respondem à leptina, indicando que NPY é parte de um sistema redundante, não um requisito absoluto.[53]

Nos humanos, o gene *Ob*, conhecido como gene *LEP*, não parece ser agudamente regulado.[54] A alimentação aumenta os níveis de leptina, mas lentamente, correlacionando-se com os níveis de insulina.[55,56] A insulina fornece *feedback* negativo para o cérebro de uma maneira similar à leptina, incluindo um efeito sobre o NPY.[43] A hiperfagia do diabetes melito reflete uma deficiência nesta ação da insulina. Em ratos fa/fa (obesos em razão de uma mutação no receptor de leptina), a insulina não afeta a expressão do neuropeptídeo Y, indicando que a inibição do NPY exercida pela insulina é mediada pelo sistema sinalizador da leptina.[57]

CRH inibe a ingestão de alimentos e aumenta o gasto de energia; assim, é esperado que a perda de peso reduza o CRH. Além disso, a leptina estimula a expressão genética do *CRH* (através do NPY, POMC e o caminho do receptor de melanocortina) e, portanto, níveis mais baixos de leptina com jejum devem baixar os níveis de CRH.[57] E de fato, a secreção do CRH não é aumentada após perda de peso aguda; contudo, está claramente reconhecido que a secreção de cortisol é aumentada com estresse e exercícios. Isto pode dever-se a um efeito hipotalâmico do NPY na secreção do ACTH pela hipófise.[57] A resposta específica ao alimento e energia associada ao

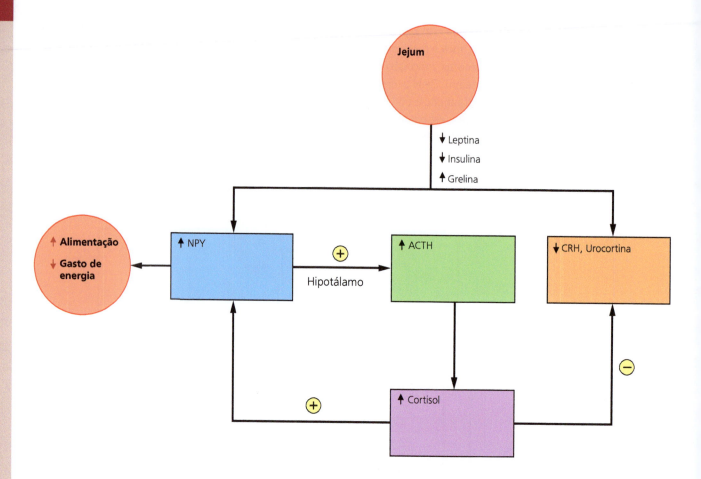

CRH também pode ser mediada pela urocortina, um peptídeo relacionado com o CRH.[58] A urocortina é muito potente na redução da ingestão de alimento, talvez ativando o sistema energético sem ativar o mecanismo global do CRH.

Em resumo, os níveis circulantes de leptina transmitem ao hipotálamo duas informações importantes: o quanto de energia está disponível, armazenado na gordura, e o reconhecimento de aumentos e decréscimos agudos na ingestão energética levando a alterações no apetite e no gasto de energia.

Grelina

A grelina é um hormônio complexo, assim nomeado pela sua capacidade de estimular o hormônio de crescimento. A grelina participa na regulação da ingestão de alimentos e metabolismo energético, mas também afeta o sono e o comportamento, inibe a secreção de gonadotrofina e é expressa nos ovários e na placenta.[59,60] Ela influencia um amplo espectro de atividades, incluindo a mobilidade gástrica e secreção ácida, a atividade do pâncreas e a secreção do hormônio de crescimento, prolactina e ACTH.

A grelina é um peptídeo de 28 aminoácidos descoberta, em 1999, que é secretada principalmente na parte superior do estômago, mas também em outros tecidos, incluindo o intestino, hipotálamo, hipófise, rim, ovário, testículos e placenta.[61] A grelina circulante no sangue provém predominantemente do estômago e intestino, e o seu alvo são os centros reguladores de energia no hipotálamo. Quando ministrada aos roedores, a grelina aumenta agudamente a ingestão alimentar e causa obesidade. Estas ações da grelina são independentes da sua atividade de estimulação da secreção do hormônio de crescimento, prolactina e ACTH, uma ação que provavelmente é mediada por diferentes receptores de grelina.[62] Os neurônios-alvo estão na mesma rede influenciada pela leptina (principalmente o NPY e o antagonista do receptor de melanocortina endógena, peptídeos regulados por agouti, caminhos), com a grelina e leptina tendo ações opostas. Outro hormônio do estômago, PYY, age de maneira similar à leptina, reduzindo a ingestão alimentar ao modificar o sistema do NPY; isto deixa a grelina como o único hormônio conhecido que estimula a ingestão de alimentos.[63]

O nível circulante de grelina é mais baixo em indivíduos obesos, reduzido com a ingestão de alimentos e aumentado com o jejum. Assim, os níveis da grelina são mais elevados em indivíduos com anorexia, bulimia ou caquexia; e, em contraste com a sua ação estimulante do apetite em indivíduos saudáveis e em pacientes com caquexia por câncer, a administração intravenosa de grelina em mulheres jovens com anorexia nervosa não aumenta o apetite.[64-66]

Estas alterações são opostas às da leptina. A grelina é um sinal para conservar energia aumentando o apetite; a leptina (e insulina) é um sinal para gastar energia.[64] O regulador-chave nessas respostas é o nível circulante de glicose, mas no caso da grelina, o sistema é influenciado pelas refeições, enquanto a leptina é modulada pela massa de gordura. *A conexão entre reprodução e o estado corporal do metabolismo energético está agora bem estabelecida, e o sistema complexo leptina-grelina é o meio de comunicação. Especificamente, a grelina exerce uma inibição no SNC para impedir a reprodução em presença de um déficit de energia, com a leptina e grelina operando como reguladores recíprocos.*[67]

Adiponectina

A adiponectina é outro polipeptídeo secretado pelo tecido adiposo. Influencia a regulação da glicose e o metabolismo dos ácidos graxos; os níveis circulantes de adiponectina são relativamente altos e estão inversamente correlacionados com a porcentagem de gordura corporal.[68-70] A adiponectina global exerce um efeito de perda de peso (assim sendo, os níveis são reduzidos em indivíduos obesos), complementando a ação da leptina no cérebro. A adiponectina e seus receptores são sítios adicionais onde mutações genéticas podem contribuir para a obesidade. Foram descritas variantes genéticas do gene da adiponectina que estão associadas à síndrome metabólica e diabetes melito.[71,72]

LEPTINA EM PESSOAS OBESAS

A maior parte dos estudos indicou que quase todos os indivíduos obesos têm níveis elevados de leptina, provavelmente graças a um aumento na expressão do gene *LEP* e em parte devido a uma produção maior decorrente das células de gordura maiores.[73-75] O peso maior destes indivíduos representa o nível de leptina em que a estabilidade é atingida, quando a resistência à leptina é superada. Em indivíduos magros, os níveis de leptina são similares em homens e mulheres, mas nas mulheres, à medida que o peso aumenta, a leptina aumenta 3 vezes mais rapidamente do que nos homens.[45] Os níveis mais altos nas mulheres sugerem uma resistência maior à leptina, correlacionando-se com uma maior prevalência de obesidade.[76]

A incidência de obesidade em mulheres negras e hispânicas é maior do que em mulheres brancas.[1] As mulheres negras pós-menopáusicas obesas têm níveis 20% mais baixos de leptina do que as mulheres brancas.[77] Estes níveis mais baixos de leptina se correlacionam com uma taxa metabólica em repouso mais baixa nas mulheres negras. Os níveis mais baixos podem indicar uma maior sensibilidade ao mecanismo da leptina nas mulheres negras.

Em indivíduos obesos, as células de gordura produzem leptina normalmente e não foi identificada uma falha genética prevalente. ***Assim, a hipótese é de que a obesidade deve-se à resistência à leptina.***[78] Isto pode dever-se a um problema de transporte da leptina até o cérebro, como indicado pelo achado de que as diferenças no nível de leptina entre indivíduos obesos e magros são maiores no sangue do que no líquido cerebrospinal.[79,80] Pelo menos nos camundongos, esta resistência está presente somente na periferia, e a leptina administrada no cérebro ainda trabalha.[81]

Em indivíduos obesos, a maior parte da leptina não está ligada e é presumivelmente ativa, consistente com a hipótese da resistência.[82] Em indivíduos magros, a maior parte da leptina circulante é ligada. Outro assunto importante para pesquisa é a regulação da ligação da leptina às proteínas na circulação.

POR QUE A PERDA DE PESO É TÃO DIFÍCIL DE MANTER?

O adulto médio come aproximadamente 1 milhão de calorias por ano.[36] Quando a vida era mais difícil, a leptina servia ao propósito de enfrentar a ameaça da fome. Durante os períodos de disponibilidade de alimento, os indivíduos com defeitos na leptina podiam consumir grandes quantidades e armazenar o excesso de gordura. Hoje, sem escassez de comida, os indivíduos que sobreviveram durante a escassez alimentar no passado agora se tornam obesos e sucumbem às complicações da obesidade. Porém o problema mais complicado é que 90% a 95% das pessoas que perdem peso posteriormente o recuperam.[83]

A perda de peso em pessoas obesas e magras produz a mesma resposta, redução na leptina e insulina e um aumento na grelina. A pessoa obesa tende a recuperar o peso porque a leptina mais baixa partiu de um nível crítico diferente e agora está abaixo do que o corpo encara como necessário para ficar estável em termos da quantidade de gordura. A resposta à grelina também cria maior dificuldade, estimulando o apetite. Quando o gasto de energia, ingestão alimentar e peso corporal estão em equilíbrio, a leptina e grelina estão em um nível consistente com um nível crítico determinado por este equilíbrio. Com a perda de peso ou perda de gordura, a leptina decresce, e a grelina aumenta, causando um aumento no apetite e decréscimo na energia. Isto é ótimo quando você perde peso com uma doença, mas não é bom para uma pessoa acima do peso que está tentando perder peso. Sempre que ocorre uma disfunção, os níveis de leptina e grelina alteram-se para retornar ao *status quo* original, dificultando que uma pessoa com sobrepeso mantenha a perda de peso. Com a perda de peso sustentada e o ganho de peso persistente, os mecanismos hormonais e também os ajustes de energia para manter o peso corporal mais baixo ou mais alto levam por fim a novos níveis críticos. No entanto, a curto prazo a perda de peso pode ser mantida somente por uma dieta rígida ou de um aumento na atividade física para sobrepujar a tentativa do corpo de restabelecer o nível crítico original.

Os níveis circulantes de leptina estão relacionados com a porcentagem de gordura corporal.[73] Em outras palavras, o aumento na gordura corporal aumenta a expressão do gene *LEP* nas células de gordura. A quantidade de leptina na circulação, portanto, é uma medida da quantidade de tecido adiposo no corpo. Por esta razão, nem os níveis de base nem as alterações iniciais na leptina predizem se a perda de peso pode ser mantida.[84]

Uma *redução* de 10% no peso corporal está associada a uma redução de 53% na leptina sérica.[73] Isto estimularia um esforço para recuperar o peso. A questão-chave é o que acontece se um indivíduo consegue ter sucesso em manter o peso mais baixo. Em um estudo longitudinal de pessoas obesas, quando a perda de peso era mantida, os níveis de leptina permaneciam baixos.[85]

Portanto, sempre que ocorre uma disfunção, os níveis de leptina e grelina alteram-se para recuperar o status quo original. Assim, estas respostas trabalham contra as tentativas de perda de peso. Uma mudança no aporte energético causa uma mudança nos níveis de leptina.[57] O corpo, então, altera o apetite e o gasto de energia para adaptar-se ao novo nível de leptina. Um aumento de 10% no peso corporal está associado a 300% de aumento na leptina sérica.[55] O propósito básico é conservar energia durante os períodos de jejum e evitar obesidade durante os períodos de excesso. Quando a ingestão calórica é reduzida, a taxa metabólica basal é reduzida em uma adaptação compensatória regulatória que torna difícil a manutenção da perda de peso.

DEFICIÊNCIA CONGÊNITA DE LEPTINA

O gene *LEP* (gene *Ob* nos camundongos) foi sequenciado em centenas de indivíduos obesos, e as mutações são raras.[78,86]

A primeira demonstração definitiva de uma deficiência congênita de leptina em humanos foi relatada em duas crianças paquistanesas gravemente obesas que eram primas.[87] Apesar da sua massa de gordura, seus níveis séricos de leptina eram muito baixos, e o estudo da biologia molecular de uma biópsia de gordura revelou uma deleção homozigota de uma única guanina no gene da leptina. Esta mutação resulta na introdução de 14 aminoácidos aberrantes no peptídeo da leptina seguida de um truncamento prematuro. Todos os quatro genitores eram heterozigotos. Estas crianças tiveram peso normal ao nascimento, porém imediatamente começaram o ganho excessivo de peso com marcado aumento no apetite. Em contraste com os camundongos ob/ob, elas não tinham níveis elevados de cortisol; no entanto, eram hiperinsulinêmicas. Foram relatados três membros obesos de uma família turca com uma substituição de aminoácidos que prejudica o transporte intracelular de leptina.[88] É importante observar que estes indivíduos também exibiram supressão da função gonadal. A deficiência congênita de leptina é agora reconhecida como um distúrbio recessivo herdado raro, resultado de mutações em vários sítios no gene *LEP* e associada à hiperfagia e ao início da obesidade em idade precoce.[89] Foram descritos polimorfismos no gene da leptina e no gene receptor da leptina, mais prevalentes em pacientes extremamente obesos, mas uma prevalência geral relativamente baixa em indivíduos obesos.[90]

Com a complexidade do sistema de regulação de energia e o grande número de hormônios e enzimas envolvidos, podemos esperar ver múltiplas mutações identificadas. Foi relatado um indivíduo obeso com uma mutação no pró-hormônio convertase (uma enzima que participa na conversão dos pró-hormônios em hormônios como faz a enzima carboxipeptidase E deficiente no camundongo fat/fat).[91] Ligações com a obesidade foram descritas em regiões próximas ao gene da leptina ou ao gene receptor da leptina, talvez indicando diferenças nos elementos regulatórios destes genes.[92] Lembremos que os peptídeos melanocortina, com o neuropeptídeo Y, fazem parte da via de sinalização no hipotálamo. Mutações no gene receptor da melanocortina 4[93] são consideradas as causas monogenéticas mais frequentes de obesidade, embora a prevalência de 1% ou 2% desta mutação em indivíduos obesos seja insuficiente para justificar rastreamento.[94] É digno de nota que crianças obesas com mutações no gene receptor da melanocortina 4 conseguiam perder peso com intervenções no estilo de vida, mas tinham maior dificuldade em manter a sua perda de peso.[95]

É esperado que apenas uma pequena porcentagem (< 5%) dos seres humanos obesos terá mutações no receptor de leptina ou no gene LEP, mas a deficiência congênita de leptina do receptor de leptina deve ser considerada em crianças com hiperfagia e obesidade grave.

Leptina e Reprodução Várias observações apoiam um papel para a leptina na fisiologia da reprodução.

1. A administração de leptina acelera o início da puberdade nos roedores.[96]

2. Os níveis de leptina aumentam na puberdade nos meninos.[97] Na verdade, os níveis noturnos de leptina aumentam nos macacos antes do aumento noturno na secreção pulsátil do LH.[98]

3. Os baixos níveis de leptina estão presentes em atletas e em pacientes com anorexia e puberdade retardada.[99]

4. O camundongo ob/ob passa pelo desenvolvimento sexual normal, mas permanece pré-púbere e nunca ovula; a fertilidade é recuperada com administração de leptina.[96] Uma apresentação e resposta similares foram relatadas em uma criança com deficiência congênita de leptina.[100]

Os níveis de leptina são maiores nas mulheres do que nos homens e em mulheres pré-menopáusicas comparadas a mulheres pós-menopáusicas.[101] Nas meninas, os níveis de leptina são mais elevados e diminuem com o aumento nos estágios de Tanner da puberdade.[102] Assim, com a puberdade ocorre uma sensibilidade aumentada à leptina. Ou, em uma outra forma de olhar para esta relação, o decréscimo de leptina durante a puberdade pode permitir maior ingestão alimentar para o crescimento, através da redução do sinal de saciedade.

O efeito da leptina na reprodução pode ser encarado como um papel adicional na manutenção de respostas ao estresse. Sabe-se que a perda de peso está associada a um aumento na resposta suprarrenal e a um decréscimo na função da tireoide; estas alterações endócrinas, juntamente com a supressão do ciclo estral, ocorrem em camundongos em jejum e são revertidas pelo tratamento com leptina.[103]

A complicação é porque o CRH está elevado na amenorreia de estresse (especialmente aquela associada à perda de peso) em contraste com o aumento com jejum em indivíduos normais e obesos. Uma possibilidade é que o decréscimo na leptina e o aumento no NPY associados à perda de peso relacionada com estresse é a resposta esperada, mas é inadequado suprimir o aumento no CRH induzido pelo estresse. Os padrões reduzidos em atletas amenorreicas apoiam isto. O aumento no CRH e o resultante hipercortisolismo aumentam ainda mais o metabolismo e a perda de peso.

Atletas com menstruação cíclica demonstram um ritmo diurno normal nos níveis de leptina. No entanto, atletas amenorreicas não têm um padrão diurno.[104] Tanto as atletas cíclicas quanto as amenorreicas têm baixos níveis de leptina (reduzidos em 3 vezes) que se correlacionam com gordura corporal reduzida, mas os níveis são mais reduzidos em hipoinsulinemia e hipercortisolemia. Além disso, as atletas amenorreicas têm uma resposta reduzida da leptina ao aumento na insulina após as refeições.

Em mulheres pós-menopáusicas, os níveis de leptina decrescem com treinamento de resistência, e a terapia hormonal não produz efeito.[105] Isto indica que a diferença no gênero (níveis mais altos em mulheres) deve-se a uma diferença no conteúdo de gordura, não a uma diferença hormonal. Em virtude da estreita ligação entre os níveis de insulina e leptina em camundongos e a agora bem reconhecida prevalência de hiperinsulinemia em mulheres com ovários policísticos, faz sentido examinar os níveis de leptina nessas mulheres.

Estudos de controle do peso não detectaram diferenças nos níveis de leptina comparando mulheres com e sem ovários policísticos.[106-109] Nas mulheres com ovários policísticos, a relação entre leptina e perda de peso é mantida. Assim, em contraste com o modelo de roedores, a hiperinsulinemia e resistência à insulina não afetam os níveis de leptina nessas mulheres. Entretanto, ainda não deve ser levado em consideração um papel para a leptina nas alterações associadas a ovários policísticos. Pode haver diferenças sutis que têm consequências biológicas. Pelo menos um estudo demonstrou uma correlação entre os níveis de leptina e os níveis de insulina por 24 horas em mulheres com ovários policísticos.[106] Além do mais, uma substância que baixa a resistência à insulina, a troglitazona, inibe a transcrição do gene *LEP*.[110]

É possível que a leptina tenha um papel em relação ao tecido-alvo na reprodução? Uma isoforma da leptina foi identificada no ovário, e a leptina exerce ações específicas na esteroidogênese quando estudada *in vitro*.[111,112] A leptina inibe a ação sinergística do fator I de crescimento semelhante à insulina (IGF-I) na produção de estradiol (mas não de progesterona) estimulada pelo FSH nas células granulosas do rato e também inibe a estimulação do FSH da produção de IGF-I. Além disso, a leptina é expressa nas células granulosas e *cumulus* humanas e está presente nos oócitos humanos maduros e líquido folicular; assim, a leptina parece ser secretada pelo folículo ovariano.[113] Uma elevação nos níveis de leptina sérica materna após a administração de gonadotrofina coriônica humana e antes da recuperação do óvulo estava correlacionada a uma taxa de gravidez mais elevada.[113] A leptina, portanto, está envolvida em uma grande quantidade de funções metabólicas e de desenvolvimento importantes.

A questão da leptina-grelina restaurou credibilidade à hipótese do peso crítico, originalmente proposta por Rose Frisch na década de 1970.[114,115] A hipótese do peso crítico afirma que o início e regularidade da função menstrual necessitam da manutenção do peso acima de um nível crítico e, portanto, acima de uma quantidade crítica de gordura corporal. Sempre foi um mistério como a gordura corporal total podia conversar com o cérebro. Não é mais um mistério! A gordura conversa com o cérebro através da leptina, e o sistema da leptina afeta a reprodução. A administração de leptina recombinante humana a mulheres com amenorreia hipotalâmica secundária a exercícios ou perda de peso foi associada a um aumento nos níveis de gonadotrofinas, tiroxina livre e fatores de crescimento semelhantes à insulina, com a retomada da atividade ovariana.[116] Além disso, a secreção de grelina pelo trato gastrointestinal está envolvida neste mecanismo de equilíbrio. Os níveis de grelina estão aumentados em pacientes anoréxicas, juntamente com elevações no cortisol.[117]

Existe uma diferença, no entanto, entre a perda de peso normal e a perda de peso induzida (p. ex., exercícios ou problemas psicológicos, como anorexia). Na perda de peso normal, a secreção do hormônio liberador de corticotrofina (CRH) é reduzida. Na perda de peso induzida por estresse, a secreção do CRH é aumentada.

O CRH inibe diretamente a secreção do hormônio liberador de gonadotrofina (GnRH), provavelmente aumentando a secreção opioide endógena. Mulheres com amenorreia hipotalâmica (incluindo as que fazem exercícios e mulheres com transtornos da alimentação) demonstram hipercortisolismo (em razão de CRH e ACTH aumentados, talvez pela estimulação do NPY da secreção do ACTH), sugerindo que esta é a via pela qual o estresse interrompe a função reprodutiva.[118] O efeito modulador do sistema leptina-grelina parece ser mediado pelo CRH.[119] Além disso, NPY e um antagonista do receptor de melanocortina endógena, o peptídeo regulado pelo agouti, inibe diretamente a liberação de gonadotrofina suprimindo GnRH.[120] Quanto à reprodução, a via final é a supressão de GnRH, uma resposta a múltiplas transformações indicando a disponibilidade do combustível metabólico. A apresentação clínica (fase lútea inadequada, ano-

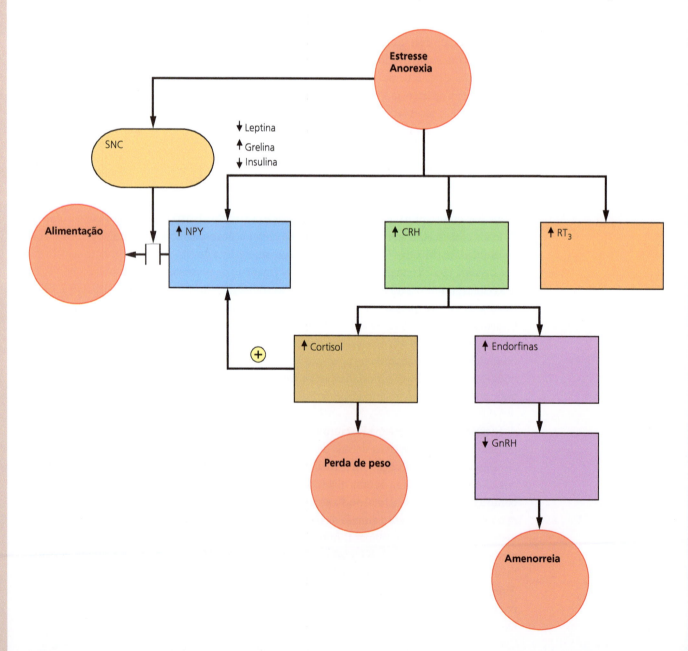

vulação, amenorreia) depende do grau de supressão do GnRH. No entanto, a supressão da função reprodutiva induzida pelo estresse e perda de peso está associada a baixos níveis de leptina, e a administração de leptina melhora a função.[116,121] Infelizmente a administração de leptina nestas pacientes suprime ainda mais o apetite e aumenta a perda de peso.[116]

Uma hipótese unificadora tem seu foco no equilíbrio de energia.[122] Quando a energia disponível é excessivamente desviada, como no exercício, ou quando é insuficiente, como nos transtornos da alimentação, a reprodução é suspensa para apoiar o metabolismo essencial para a sobrevivência. Dessa maneira, a reprodução pode não ser afetada diretamente pelo nível de gordura corporal; em vez disso, a gordura corporal é um marcador do estado de energia metabólica, e os níveis extremamente baixos de leptina em pacientes anoréxicas são uma tentativa inapropriada de recuperar o apetite, uma tentativa que falha em superar o aumento em CRH induzido pelo estresse e suas consequências. De um ponto de vista teleológico, existe um sentido nestas relações; as respostas que auxiliam o corpo a suportar o estresse também inibem a função menstrual, porque um período estressante não é o momento ideal para reprodução.

SUMÁRIO DA LEPTINA

Em decorrência dos níveis altos de leptina presentes em pessoas com excesso de peso, a função da leptina pode estar limitada a um efeito em níveis baixos. Um baixo nível circulante de leptina pode servir como um sinal de que as reservas de gordura não são suficientes para o crescimento e reprodução. Assim, os níveis baixos normalmente estimulariam a hiperfagia, reduziriam o gasto energético e suprimiriam a secreção de gonadotrofina e a reprodução. Os níveis altos de leptina e a ausência de ação da leptina associada ao excesso de peso corporal e gordura refletiriam então a resistência.

Embora o mecanismo da leptina-grelina ofereça o potencial para novos tratamentos para a obesidade, não estamos tão perto disto. A leptina, um polipeptídeo, não pode ser administrada oralmente e, em vista dos níveis altos em pessoas acima do peso, é necessário que seja encontrado outro método para atacar a falta de efeito, a aparente resistência à leptina. Até agora, parece que os defeitos genéticos no gene *LEP* são incomuns; entretanto, para os indivíduos afetados, será terapêutico um agonista da leptina. Mesmo que este sistema complexo produza novos tratamentos, é improvável que possamos vir a ignorar o comer apropriadamente e exercitar-se adequadamente.

ASPECTOS HERDADOS DA OBESIDADE

As células de gordura desenvolvem-se a partir do tecido conectivo na vida fetal. Uma questão importante é se as novas células adiposas são produzidas por metaplasia no adulto ou se um indivíduo atinge um complemento total durante certo período da vida. Em outras palavras, o excesso é armazenado aumentando o tamanho da célula adiposa ou aumentando o número de células? Existe a possibilidade de que haja um aumento herdado no número total das células adiposas, as quais apenas esperam para ser preenchidas com a gordura armazenada. Além do mais, o número total de células adiposas pode depender do estado nutricional do bebê durante o período neonatal e talvez também no útero.

Estudos da gordura obtida em cirurgia indicam que o volume das células adiposas magras é aumentado em 3 vezes nas pessoas obesas, mas o aumento no número de células adiposas é visto somente naqueles excessivamente obesos. Quando os pacientes fazem dieta, as células adiposas reduzem de tamanho, mas não em número. A obesidade hipercelular pode ser um problema mais difícil de superar, porque um indivíduo pode estar sobrecarregado com um aumento permanente das células adiposas.

Alguns pesquisadores acreditam que, em algum período da vida de uma pessoa, é obtido um número fixo de células adiposas. A adolescência, infância e vida intrauterina parecem ser particularmente críticas.[123,124] Esta premissa não está solidamente estabelecida, pois não há uma forma certa de identificar uma célula adiposa vazia, e as células adiposas potenciais não podem ser reconhecidas. No entanto, um tipo hiperplásico de obesidade (mais células adiposas) pode estar associado à infância e ter um mau prognóstico; pode ocorrer em adultos um tipo hipertrófico (células adiposas aumentadas) que é responsivo a dietas.

Certamente parece haver um componente genético. O peso de crianças adotadas na Dinamarca tinha correlação com o peso corporal dos seus pais biológicos, mas não com o dos seus pais adotivos.[125] Isto sugeriria que a influência genética é ainda mais importante na infância do que os fatores ambientais. Outro trabalho sugere que a ocorrência familiar de obesidade pode ser atribuída em parte a uma taxa reduzida de gasto de energia geneticamente relacionada.[126] Em estudos de gêmeos idênticos e fraternos criados separados, aproximadamente 70% da variação no índice de massa corporal podia ser atribuída a influências genéticas e os 30% restantes aos efeitos do ambiente.[127] Após a idade de 3 anos, a obesidade na infância prediz obesidade na idade adulta, e a obesidade parental dobra o risco de obesidade adulta nas crianças obesas e não obesas.[128]

Alguns argumentam que cada indivíduo tem um nível crítico, um nível regulado por um sinal entre as células adiposas e o cérebro (o sistema da leptina). De acordo com este argumento, pessoas anteriormente obesas que tiveram sucesso na perda de peso têm que se manter em um estado de fome (pelo menos no que se refere às suas células adiposas).

A genética e a bioquímica vão contra muitas pessoas obesas. É melhor reconhecer que um indivíduo obeso que sofreu com o problema por toda a vida realmente tem um distúrbio. No entanto, para cada indivíduo, o ponto até onde a predisposição genética é expressa depende de influências ambientais. A prevalência de obesidade está inversamente relacionada com o nível de atividade física e educação e diretamente relacionada com a paridade.[129] Assim, fatores socioeconômicos e comportamentais são determinantes importantes do peso corporal, e certamente cada indivíduo refletirá impactos variáveis da genética e do ambiente.

ALTERAÇÕES ENDÓCRINAS

A alteração endócrina mais importante na obesidade é a elevação do nível basal de insulina no sangue. O nível circulante de insulina é proporcional ao volume de gordura corporal. Um aumento na gordura corporal altera a secreção e sensibilidade corporal à insulina, justamente porque a insulina age para reduzir a ingestão de alimentos, inibindo a expressão do neuropeptídeo Y e também afetando outros agentes que influenciam o apetite.[57] Acredita-se que o efeito no neuropeptídeo Y seja mediado pelo sistema de sinalização da leptina.

Os indivíduos com excesso de peso são caracterizados pela resistência à insulina. Os fatores-chave que afetam a resistência à insulina são a quantidade de tecido adiposo no corpo, a ingestão calórica por dia, a quantidade de carboidratos na dieta e a quantidade de exercícios diários. Pelo menos um mecanismo para o aumento da resistência à insulina observado com o aumento do peso é a regulação descendente dos receptores de insulina causada pelo aumento da secreção de insulina. O aumento na resistência à insulina afeta o metabolismo dos carboidratos, gordura e proteínas. Os níveis circulantes de ácidos graxos livres aumentam em consequência da supressão inadequada da insulina da célula adiposa. A resistência à insulina resulta em redução no catabolismo dos triglicerídeos, produzindo um decrescimento no colesterol HDL e um aumento no colesterol LDL. Este, é claro, é um mecanismo importante para o desenvolvimento de aterosclerose. A hiperinsulinemia também está diretamente associada à hipertensão. A hiperinsulinemia associada à obesidade é reversível com a perda de peso. *Uma melhora significativa é alcançada com uma perda de peso modesta, apenas 5-10% do peso corporal.*

A síndrome metabólica é uma complicação séria do excesso de peso corporal; 60% dos homens e mulheres obesos têm a síndrome metabólica.[11] Os indivíduos com síndrome metabólica têm um risco muito alto de diabetes e doença cardiovascular. *O diagnóstico da síndrome metabólica em um indivíduo requer que três achados anormais estejam presentes dentre as cinco características clínicas seguintes:*[130]

Hipertensão – 130/85 ou mais	
Níveis de triglicerídeos	– 150 mg/dL ou mais
Níveis de colesterol HDL	– menos de 50 mg/dL
Obesidade abdominal	– mais do que 88 cm (100 cm em homens) de circunferência na cintura
Glicose em jejum	– 110 mg/dL ou mais

Em razão da variabilidade associada às medições da insulina, a razão entre a glicose de jejum e a insulina de jejum não é mais recomendada para estabelecer a presença de resistência à insulina; um teste de tolerância à glicose oral em 2 h é agora o método de avaliação preferido, com a medição dos níveis de glicose em 2 horas e insulina após uma carga de glicose de 75 g.

Interpretação da resposta à glicose em 2 horas:
Normal	– abaixo de 140 mg/dL
Prejudicada	– 140-199 mg/dL
Diabetes melito não dependente de insulina	– acima de 200 mg/dL

Interpretação da resposta à insulina em 2 horas
Resistência muito provável à insulina	– 100-150 U/mL
Resistência à insulina	– 151-300 U/mL
Resistência severa à insulina	– acima de 300 U/mL

É impossível predizer exatamente quem eventualmente desenvolverá diabetes porque a tendência é recessiva e não se desenvolverá em cada geração de uma família. Mas o peso é uma boa indicação. À medida que o peso aumenta, a frequência da ocorrência de diabetes aumenta. Tanto o diabetes gestacional quanto o diabetes dependente de insulina são mais comuns em pacientes grávidas com excesso de peso.

Contrariamente à falsa concepção popular, o hipotireoidismo não causa obesidade. O ganho de peso devido a hipotireoidismo está limitado ao acúmulo de líquido do mixedema. Portanto, não há lugar para administração de hormônio da tireoide no tratamento da obesidade, quando a paciente é eutireóidea.

As pessoas obesas são relativamente incapazes de excretar sal e água, especialmente enquanto estão em dieta. Durante a dieta, isto parece ser mediado pelo aumento na produção de aldosterona e vasopressina. Como a água produzida a partir da gordura compensa o peso da gordura, as pessoas em dieta apresentam pouca perda de peso inicial. O uso inicial de um diurético pode estimular a paciente a persistir na dieta.

A questão básica é se as alterações metabólicas observadas na obesidade representam respostas adaptativas a um órgão obeso marcadamente aumentado ou se elas são representativas de um defeito metabólico ou hormonal. A primeira alternativa é verdadeira. Essas alterações são secundárias às respostas; elas são totalmente reversíveis com a perda de peso. O acompanhamento de quatro anos em um grupo de pacientes que não recuperaram o peso depois da dieta revelou respostas persistentemente normais à insulina e glicose; os pacientes que recuperaram seu peso apresentavam maior deterioração nestes fatores metabólicos.[131]

OBESIDADE ANATÔMICA

Obesidade ginoide (em forma de pera) refere-se à distribuição da gordura na parte inferior do corpo (regiões femoral e glútea), enquanto a obesidade androide (em forma de maçã) refere-se à distribuição corporal central. A gordura ginoide é mais resistente às catecolaminas e mais sensível à insulina do que a gordura abdominal; assim, a extração e o armazenamento de ácidos graxos ocorrem facilmente, e a gordura é acumulada mais facilmente nas coxas e nas nádegas. Esta gordura está associada a um fluxo mínimo de ácidos graxos e, portanto, as consequências negativas do metabolismo dos ácidos graxos são menores. A gordura ginoide é principalmente gordura armazenada. O significado clínico de tudo isto é que as mulheres com obesidade ginoide têm menor probabilidade do que as mulheres com obesidade androide de desenvolver diabetes melito e doença cardíaca coronária.[132]

Durante a gravidez, a atividade da lipoproteína lipase aumenta na gordura ginoide, promovendo mais armazenamento de gordura e explicando a tendência das mulheres a terem ganhos corporais em coxas e quadris durante a gravidez. Além disso, como esta gordura é mais resistente à mobilização, é mais difícil se livrar dela. Esta dificuldade está relacionada com a concentração de receptores adrenérgicos nas células adiposas, cuja regulação permanece sendo um mistério.

A obesidade androide refere-se à gordura localizada na parede abdominal e localizações viscerais-mesentéricas. Esta gordura é mais sensível às catecolaminas e menos sensível à insulina e, assim, mais ativa metabolicamente. Com maior facilidade ela transporta triglicerídeos até outros tecidos para atender às necessidades energéticas. Esta distribuição da gordura está associada à hiperinsulinemia, tolerância à glicose prejudicada, diabetes melito, aumento nas taxas de produção de androgênio, níveis reduzidos de globulina ligadora dos hormônios sexuais e níveis aumentados de testosterona livre e estradiol.[133,134] Além disso, mulheres com obesidade central têm níveis reduzidos de cortisol, um achado que seria consistente com os níveis aumentados de leptina.[135,136] Estas alterações metabólicas melhoram com a perda de peso.[136]

É a obesidade central que está associada a fatores de risco cardiovascular, incluindo hipertensão e perfis adversos de colesterol-lipoproteína.[137] A razão cintura/quadril é uma variável forte e inversamente associada ao nível de HDL_2, a fração do colesterol HDL mais consistentemente vinculada à proteção contra doença cardiovascular.[138] O impacto adverso do excesso de peso na adolescência pode ser explicado pelo fato de que a deposição de gordura na adolescência é preponderantemente central na sua localização.[14,139] A perda de peso em mulheres com obesidade corporal mais baixa é principalmente estética, enquanto a perda de peso corporal central é mais importante para a saúde geral, uma vez que a melhora no risco cardiovascular está associada à perda da gordura corporal central. Em um determinado nível do índice de massa corporal (IMC), um aumento na gordura androide central aumenta o risco de doença cardiovascular.

ESTIMATIVA DA OBESIDADE CORPORAL CENTRAL

A razão cintura/quadril é um meio de estimar o grau de obesidade de alto a baixo; a razão prediz com precisão a quantidade de gordura intra-abdominal (que é maior com obesidade androide).[140,141] No entanto, estudos demonstraram que a circunferência da cintura mais facilmente determinada, medida logo acima dos ossos do quadril no final da expiração, é um melhor preditor de gordura abdominal androide central.[142,143] *Uma circunferência de cintura maior do que 102 cm (aproximadamente 40 polegadas) em homens e 88 cm (aproximadamente 35 polegadas) em mulheres é preditiva de função endocrinológica e metabólica anormais e está associada a um aumento importante no risco de doenças cardiovasculares e metabólicas.*[142] *O risco começa a aumentar no limiar das medidas de 94 cm para os homens e 80 cm para as mulheres.*[144,145]

MANEJO DA OBESIDADE

Além de não fumar cigarros, a redução de peso é a medida de saúde mais importante disponível para a redução do risco de doença cardiovascular. Após o ajuste da idade e tabagismo, o *Nurses' Health Study* documentou um aumento de 3 vezes no risco de doença coronariana entre mulheres com um índice de massa corporal igual ou maior do que 29.[146] Mesmo as mulheres com sobrepeso leve ou moderado têm um aumento substancial no risco coronariano. No *Nurses' Health Study*, 40% dos eventos coronários podiam ser atribuídos a peso corporal excessivo e nas mulheres mais pesadas, 70%. Porém o mais importante é que a perda de peso é seguida por um decréscimo na mortalidade por todas as causas e, especialmente, um decréscimo na mortalidade cardiovascular e por câncer.[147]

Para a maioria dos pacientes, após uma avaliação de rotina para excluir patologias, como diabetes melito, o médico fica com a frustrante tarefa de prescrever uma dieta. Mas não é suficiente simplesmente prescrever uma dieta ou prescrever um medicamento anorético. Um programa efetivo para perda de peso requer comprometimento de ambas as partes, paciente e clínico.

Médico e paciente devem concordar quanto ao objetivo de um programa de dieta. Embora o médico possa querer que o paciente atinja o peso ideal, o paciente pode ficar satisfeito com menos, a motivação é estimulada quando as metas correspondem tanto aos objetivos pessoais quanto clínicos. É realista perder de 1,8 a 2,2 kg no primeiro mês e 9-13 kg em 4-5 meses. Para atingir uma taxa respeitável de perda de peso, a ingestão deve ser de 500-1.000 calorias abaixo do gasto de energia.[148] Mas quando é perdido peso, as necessidades de energia diminuem; portanto, a menos que a ingestão de energia diminua, o ritmo da perda de peso reduzirá. Médiico e paciente precisam estabelecer metas razoáveis, e apenas mudanças modestas na dieta e atividade serão necessárias.

Apesar das várias modas e livros de dieta, a melhor dieta continua a ser uma limitação de calorias entre 900 e 1.200 calorias/dia, a real quantidade dependendo do que o paciente aceitará e busca. Quando a ingestão de energia é menor do que isso, é muito difícil obter os níveis recomendados de vitaminas e minerais. Uma suplementação diária de vitaminas e minerais deve ser usada com dietas de muito baixas calorias. Ensaios randomizados controlados concluíram que a dieta com baixo teor de carboidrato, alto teor de proteínas e rica em gordura produzia uma maior perda de peso (apenas uma diferença de 4 kg) nos 6 primeiros meses, mas após um ano não havia diferença na comparação a uma dieta convencional com baixas calorias e baixo teor de gordura.[149,150] As dietas com baixo teor de carboidratos produzem cetose, causando halitose significativa.

Dieta ideal: Carboidratos   –   50%
               Proteína   –   15-20%
               Gordura   –   menos de 30%

O aspecto desanimador é que para perder meio quilo de gordura, deve ser despendido o equivalente à ingestão de 3.500 calorias. Uma dieta precisa ser lenta e constante para que seja efetiva. Os programas de sucesso incluem modificação do comportamento, visitas frequentes ao médico e envolvimento dos membros da família. A modificação do comportamento começa por um registro diário das atividades e comportamentos relacionados com a ingestão alimentar, seguido pela eliminação de estímulos (que não sejam fome) que levem a comer.

Estudos cuidadosos (realizados em sujeitos hospitalizados em alas metabólicas) indicaram que a composição de carboidrato e gordura da dieta não tem efeito sobre a taxa de perda de peso.[151] A restrição calórica permanece como princípio importante, reconhecendo que a redução na ingestão de gordura é o método mais efetivo de perda de peso. O jejum modificado poupador de proteína é um regime cetogênico que fornece aproximadamente 800 calorias/dia. Dietas líquidas proteicas não suplementadas foram associadas a mortes decorrente de arritmias cardíacas. As dietas de baixas calorias que usam suplementação de proteínas e carboidratos com minerais e vitaminas como a única fonte de nutrição são mais seguras, porém devem ser usadas somente para obesidade grave e sob supervisão médica.[152] Essas dietas ainda são potencialmente perigosas. A outra desvantagem da dieta de restrição calórica é que o sucesso a curto prazo não garante a manutenção do peso a longo prazo. Os relatos são de que na melhor das hipóteses somente um quarto a um terço dos indivíduos que perdem peso através de um regime cetogênico de restrição calórica mais terapia de modificação do comportamento têm redução de peso significativa a longo prazo.[153] Por outro lado, para esse um quarto a um terço isto representa uma conquista importante e vale a pena fazer. Infelizmente, dietas repetidas e recidiva causam um impacto negativo. A cada episódio, o corpo aprende a ser mais eficiente, de modo que a cada dieta o peso é perdido mais lentamente e é recuperado mais rapidamente.

Não é incomum encontrarem-se pacientes que alegam não conseguirem perder peso apesar de seguirem uma dieta com menos de 1.200 calorias/dia. Em um estudo de tais pacientes, descobriu-se que o sub-relato da real ingestão de alimentos e o relato exagerado de atividade física são muito comuns.[154] Embora possa não valer para todos os pacientes, certamente alguns indivíduos realmente comem mais do que acham e exercitam-se menos do que relatam aos seus médicos. Esta não é uma tentativa consciente e deliberada de enganar o médico. Estes pacientes verdadeiramente acreditam que a sua resistência à perda de peso é genética e não em razão do seu comportamento pessoal. Eles ficam surpresos e angustiados ao constatarem os resultados quando fazem um registro mais preciso da sua ingestão alimentar e exercícios físicos. A ajuda de um nutricionista no registro de uma semana típica de alimentação e exercícios é de grande valor. Este tipo de conhecimento se mostra como uma alavanca poderosa para estimular a motivação para fazer mudanças no estilo de vida que possam produzir perda de peso.

Embora a maioria dos esforços resulte em sucesso a curto prazo, a manutenção da perda de peso é incomum. As organizações comerciais não têm mais sucesso do que os programas dirigidos por médicos ou grupos de autoajuda sem fins lucrativos.[155,156] No entanto, ensaios randomizados demonstraram que programas comerciais ou medicações para perda de peso que incluem grupo de apoio e mudanças no estilo de vida são mais eficazes, alcançando melhora as modestas, porém clinicamente significativas.[157-161] Aproximadamente 90 a 95% das pessoas que perdem peso o recuperam posteriormente.[83] Assim, é óbvio por que existem artifícios em abundância para o manejo dos pacientes. Uma atitude mais razoável é enfatizar o quanto se pode ganhar com apenas uma pequena perda de peso. Uma perda de peso de 5-10% do peso corporal produz efeitos benéficos quanto aos riscos de doença cardiovascular e diabetes melito.[147,162] *Conformidade e ingestão calórica são mais importantes do que a composição alimentar ou reputação.* No ensaio clínico randomizado do U.S. Diabetes Prevention Program, as intervenções intensivas no estilo de vida foram mais eficazes do que o tratamento profilático com metformina na redução da incidência de diabetes melito.[163] Dez anos após o início do ensaio, a incidência cumulativa de diabetes foi reduzida em 34% através de intervenções no estilo de vida e em 18% no grupo com metformina.[164] Estes dados demonstram que existe um número substancial de indivíduos com excesso de peso que podem manter a redução de peso a longo prazo quando recebem apoio e orientação efetivos.

Infelizmente, a cessação do tabagismo está associada a um aumento no sobrepeso.[165] E, é claro, a ligação entre fumo e controle do peso é explorada pela indústria do tabaco na publicidade. Isto só deve aumentar a importância dos nossos esforços em impedir que os jovens comecem a fumar e educar as pessoas de meia-idade quanto aos perigos do tabagismo.

Medicamentos para Perda de Peso	
Agentes Noradrenérgicos Simpatomiméticos (substâncias relacionadas com as anfetaminas):	
Dietilpropiona (Tenuate)	25 mg antes das refeições; 75 mg de liberação lenta pela manhã
Fentermina	8 mg antes das refeições; 15 ou 37,5 mg pela manhã
Fendimetrazina (Bonfril)	35 mg antes das refeições; 105 mg de liberação lenta diariamente
Benzfetamina (Didrex)	25-50 mg 1-3 vezes ao dia
Agente Noradrenérgico e Serotonérgico (inibidor da recaptação de serotonina e norepinefrina):	
Sibutramina (Meridia)	10-15 mg ao dia
Agente Serotonérgico (inibidor da reabsorção de serotonina):	
Fluoxetina	60 mg ao dia
Inibidor da Lipase	
Orlistat (Xenical)	120 mg 3× ao dia
Antagonista do Receptor Canabinoide	
Rimonabanto	5 ou 20 mg ao dia

Em virtude dos efeitos no SNC e cardiovasculares (p. ex., insônia, nervosismo, euforia, hipertensão e taquicardia) e a falta de dados a longo prazo, os agentes noradrenérgicos devem ser reservados para uso a curto prazo (3 meses ou menos) para indivíduos que desejam perder um pouco de peso. Tolerância e dependência são problemas com o uso continuado. Os agentes adrenérgicos não devem ser usados em indivíduos com doença cardiovascular. A popularidade dos agentes serotonérgicos passou por contratempos com os relatos de riscos aumentados devido aos altos níveis circulantes de serotonina (mesmo com terapia a curto prazo) das condições raras, mas ameaçadoras à vida de hipertensão pulmonar primária e doença cardíaca vascular, e dois produtos, fenfluramina e dexfenfluramina, foram retirados do mercado.[166-168]

A sibutramina (10 ou 15 mg ao dia) bloqueia a absorção natural da norepinefrina e serotonina e é um eficaz supressor do apetite com efeitos colaterais leves (boca seca, constipação e insônia), mas pode causar hipertensão e é necessária a monitorização de perto da pressão sanguínea e pulso.[169] A sibutramina não deve ser usada com outros inibidores da absorção da serotonina. A fluoxetina produz somente uma perda de peso ao curto prazo.[170] Orlistat (120 mg ao dia com as refeições) age somente no trato gastrointestinal, inibindo a lipase pancreática e aumentando a perda de gordura fecal.[171] Orlistat está associado a efeitos gastrointestinais perturbadores (aumento nas flatulências, cãibras e defecação de fezes oleosas). Existe alguma perda das vitaminas solúveis em gordura, e um suplemento vitamínico deve ser tomado na hora de dormir. O rimonabanto, um bloqueador do receptor canabinoide, produziu uma perda de peso modesta, mantida por 2 anos.[172,173]

Como o peso é recuperado após a descontinuação do tratamento, foi defendida a terapia a longo prazo. Entretanto, muito poucas informações estão disponíveis quanto ao uso a longo prazo de medicamentos supressores do apetite. Estudos a curto prazo indicam apenas uma modesta eficácia com respostas variáveis.[83,174] A maior parte da perda de peso ocorre nos 6 primeiros meses e está limitada a 5-10 kg. Contudo, o tratamento a longo prazo pode possibilitar que alguns indivíduos mantenham a perda de peso e façam mudanças mais efetivas na dieta e no estilo de vida. É recomendado que o tratamento com medicamentos supressores do apetite deve ser limitado a indivíduos que não conseguiram perder peso com métodos convencionais e que demonstram comorbidades significativas, como obesidade androide, doença cardíaca coronária, resistência à insulina e hipertensão.[83] *É improvável que seja atingido um peso corporal normal com o tratamento com medicamentos; no entanto, 5 a 10% da perda de peso terá um impacto benéfico importante nos fatores de risco para doenças.*[83] Porém, as mudanças no estilo de vida permanecem sendo a intervenção mais importante e efetiva para o tratamento da obesidade.

O tratamento cirúrgico e privação calórica devem ser reservados para pacientes que são morbidamente obesos. Ambos os métodos envolvem muitos problemas potenciais e requerem uma monitorização de perto. Embora possa haver complicações importantes, a cirurgia bariátrica, incluindo procedimentos laparoscópicos, produz uma perda de peso de 50 a 75% que é mantida por muitos anos e está associada à inversão das condições metabólicas anormais em adultos e crianças com uma redução na taxa de mortalidade.[175-179]

Estudos controlados não demonstraram a eficácia de preparações da tireoide ou da gonadotrofina coriônica humana.[180] De fato, o acréscimo do hormônio da tireoide aumenta a perda de massa corporal magra em vez de tecido adiposo. Está claro que medidas com medicamentos adjuvantes não têm sucesso a menos que o paciente também esteja motivado para limitar a ingestão calórica ou aumentar o nível de exercícios, o que será uma batalha para toda a vida.

Um padrão regular de exercícios físicos reduz o risco de infarto do miocárdio em todas as pessoas.[181] Tanto a perda de peso quanto o aumento na atividade física reduzem o nível de lipoproteína de baixa densidade (LDL) quanto aumentam o nível da lipoproteína de alta densidade (HDL).[182] Outro benefício do exercício exaustivo ou prolongado é uma inibição do apetite que dura muitas horas e que está associada a um aumento na taxa metabólica em descanso por 2-48 h. O programa ideal inclui, portanto, um período de 1 hora *diária* de exercícios (de intensidade moderada, como a caminhada rápida), porém mesmo 2 ou 3 vezes por semana podem ser eficazes.[183] Uma combinação de dieta e exercícios é melhor do que qualquer um dos dois isoladamente, e aqueles que se exercitam têm mais sucesso na manutenção da perda de peso.[156,184,185] A melhor hora para o exercício é antes das refeições ou cerca de 2 horas depois de comer. Mudanças no estilo de vida (exercícios, não fumar, dieta saudável) diminuem o risco de doença cardíaca coronária mesmo em indivíduos obesos.[186]

Infelizmente, não se podem queimar calorias significativas rapidamente; são necessários 18 minutos de corrida ou 2 horas de caminhada para compensar um hambúrguer médio.[187]

Atividade	Calorias por Hora
Dormir	90
Trabalho no escritório	240
Caminhar	240
Golfe	300
Trabalho doméstico	300
Andar de bicicleta	360
Nadar	360
Tênis	480
Boliche	510
Correr devagar	750 (ca. 120/milha)
Esqui de cross	840
Correr rápido	960 (ca. 160/milha)

Mais frustrante é o problema de alguns pacientes que limitam a ingestão calórica e, no entanto não perdem peso. De fato, à medida que aumenta o peso de determinados pacientes, o número de calorias necessárias para permanecer em equilíbrio decresce em razão de uma combinação da atividade reduzida e uma alteração no metabolismo, agora conhecidas como as consequências apropriadas das alterações nos níveis de leptina. O estudo de Vermont demonstrou que a pessoa normal com obesidade induzida requer 2.700 calorias para permanecer em equilíbrio. Pacientes espontaneamente obesos requerem apenas cerca de 1.300 calorias.[188] Outros argumentam que quase todos podem perder peso com uma dieta de 1.000 calorias/dia à medida que o requisito de manutenção para um adulto sedentário é de aproximadamente 1,5 vez a taxa metabólica em repouso (aproximadamente 1.000-1.500 calorias/dia).[189] Entretanto, um indivíduo que teve excesso de peso requer aproximadamente 15% menos calorias para manter o peso do que um indivíduo que nunca foi obeso.[190] O médico precisa ser cuidadoso para evitar uma atitude condenatória ou punitiva e entender que é possível restringir significativamente a ingestão calórica e não perder peso.

Os pacientes lutam com a frustração e o desespero a menos que o médico consiga motivá-los a aumentarem a atividade física. Em todos os indivíduos, a dieta está fadada ao fracasso a menos que esteja combinada com exercícios físicos, mas isto é especialmente verdadeiro para pacientes cronicamente obesos. Em outras palavras, o estilo de vida de uma pessoa obesa precisa ser mudado para superar o desejo de ficar inativo (caminhar em vez de andar de carro). Somente com um aumento significativo no gasto calórico é que o equilíbrio entre entrada-saída será perturbado. Infelizmente, apenas 26% dos adultos americanos estão engajados em atividade física significativa nas suas horas de lazer.[1]

A pessoa obesa sente-se presa. A obesidade conduz a manifestações comportamentais características, incluindo personalidade passiva, períodos frequentes de depressão, respeito próprio diminuído e uma sensação de ser irremediavelmente sobrecarregado pelos problemas. Mas assim como as mudanças endócrinas e metabólicas são secundárias à obesidade, muitos dos atributos psicossociais que cercam a obesidade também são secundários.

A manutenção de um peso mais baixo recentemente adquirido requer constante atenção preventiva. A motivação para mudar e o apoio emocional durante a mudança são importantes. Eles podem ser fornecidos pelos amigos, parentes, médicos ou organizações de autoajuda. Se o círculo vicioso das dietas fracassadas, a resignação quanto ao destino, culpa e vergonha puderem ser rompidos, emergirá uma pessoa mais eficaz e mais feliz.

Todas as referências estão disponíveis no site:
http://www.revinter.com.br/online/referencias-speroff.pdf

20 Reprodução e a Tireoide

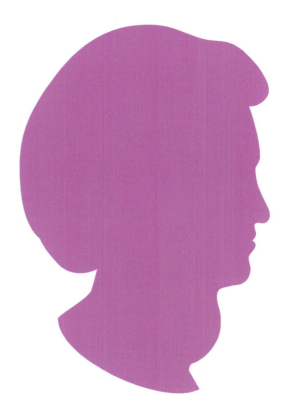

Thomas Wharton, em 1656, deu à tireoide o seu nome moderno (significando escudo oblongo) porque ele acreditava que a função da tireoide fosse preencher os espaços vazios e contribuir para a forma e beleza do pescoço, especialmente em mulheres.[1] Por motivos desconhecidos, as doenças da tireoide são mais comuns em mulheres do que em homens. Como a maioria das doenças da tireoide é autoimune por natureza, uma maior suscetibilidade a doenças autoimunes, talvez secundária ao ambiente endócrino feminino, é provavelmente um fator contribuinte.

O objetivo clínico é detectar e tratar as doenças da tireoide antes que os sintomas e sinais sejam significativos e intensos. Doenças sutis da tireoide são facilmente diagnosticadas por avaliações laboratoriais sensíveis que são disponibilizadas atualmente. Portanto, a chave para o diagnóstico precoce é manter um alto índice de suspeição e analisar a presença de função tireoidiana anormal. Vem ocorrendo um apoio crescente à instituição do rastreamento de rotina para doenças da tireoide em duas populações femininas: mulheres mais velhas e mulheres grávidas (o rastreamento pré-concepcional seria ainda melhor).

FISIOLOGIA DA TIREOIDE NORMAL

A síntese hormonal da tireoide depende em grande parte de um suprimento adequado de iodeto na dieta. No intestino delgado, o iodeto é absorvido e é, então, transportado até a glândula tireoide. O iodeto plasmático entra na tireoide sob a influência do hormônio estimulador da tireoide (TSH), o hormônio tireotrofina da hipófise anterior. No interior da glândula tireoide, o iodeto é oxidado em iodo elementar, que é, então, ligado à tirosina. A monoiodotirosina e diiodotirosina se combinam para formar a tiroxina (T_4) e a triiodotironina (T_3). Estes compostos iodados fazem parte da molécula de tireoglobulina, o coloide que serve como um depósito para armazenamento dos hormônios da tireoide. O TSH induz um processo proteolítico que resulta na liberação de iodotironinas na corrente sanguínea como hormônio da tireoide.

A remoção do iodeto do anel fenólico de T_4 produz T_3, enquanto a remoção de um iodeto do anel não fenólico produz T_3 reverso (RT_3), que é biologicamente inativo. Em um adulto normal, aproximadamente um terço de T_4 secretado por dia é convertido em tecidos periféricos para T_3, e aproximadamente 40% é convertido em T_3 reversa e inativa. Em torno de 80% da T_3 gerado é derivado de fora da glândula tireoide, principalmente no fígado e rins. T_3 é 3-5 vezes mais potente do que T_4 e virtualmente toda a atividade biológica de T_4 pode ser atribuída ao T_3 gerada a partir dele. Embora T_4 seja secretada 20 vezes a taxa de T_3, é o T_3 que é responsável pela maioria das ações da tireoide no corpo, se não por todas. T_3 é mais potente do que T_4 porque o receptor nuclear da tireoide tem uma afinidade 10 vezes maior para T_3 do que para T_4. Embora T_4 possa ter alguma atividade intrínseca por si só, ela serve principalmente como um pró-hormônio de T_3. É difícil pensar em um processo ou função corporal que não requeira hormônio tireoidiano para o seu funcionamento normal, não só o metabolismo, mas também o desenvolvimento, a esteroidogênese e a maioria das atividades tissulares específicas.

As calorias dos carboidratos parecem ser o determinante primário dos níveis de T_3 em adultos. Existe uma relação recíproca entre T_3 e RT_3. Baixo T_3 e elevado RT_3 são vistos em uma variedade de doenças, como as doenças febris, ferimentos de queimaduras, desnutrição e anorexia nervosa. O ritmo metabólico é determinado em grande parte pela produção relativa de T_3 e RT_3. Durante períodos de estresse, quando um decréscimo no ritmo metabólico conservaria energia, o corpo produz mais RT_3 e menos T_3, e o metabolismo diminui. Durante a recuperação, este processo se inverte, e o ritmo metabólico aumenta.

Os hormônios tireoidianos circulantes estão presentes na circulação ligados principalmente às proteínas. Aproximadamente 70% dos hormônios da tireoide estão ligados à globulina ligadora de tiroxina (TBG), a qual, portanto, é o principal fator determinante da concentração total dos hormônios tireoidianos na circulação. Os 30% restantes estão ligados à pré-albumina e à albumina ligadora da tiroxina. As proteínas ligadoras têm maior afinidade por T_4 e, assim, permitem que T_3 tenha maior entrada nas células. A TBG é sintetizada no fígado, e a sua síntese é aumentada pelos estrogênios. A passagem dos hormônios tireoidianos para dentro e para fora das células é regulada pelos carreadores hormonais tireoidianos na membrana celular; as mutações em um carreador-chave estão associadas a níveis elevados de T_3 e a retardo psicomotor.[2]

O receptor nuclear para os hormônios da tireoide é um membro da superfamília que inclui os receptores de hormônios esteroides (Capítulo 2).[3] O receptor hormonal da tireoide existe em várias formas, produto de 2 genes localizados em cromossomas diferentes. O gene receptor α se encontra no cromossoma 17, e o gene receptor β está no cromossoma 3. O receptor nuclear de T_3 é verdadeiramente onipresente, indicando as ações difundidas dos hormônios tireoidianos por todo o corpo. Mutações no gene para o receptor tireoidiano levam à síntese de um receptor que na verdade antagoniza os receptores normais, uma síndrome de resistência tireoidiana caracterizada por níveis hormonais tireoidianos elevados. O TSH também é elevado pelo prejuízo na ação dos hormônios tireoidianos.

O eixo da tireoide é estimulado pelo fator hipotalâmico, hormônio liberador de tirotrofina (TRH) e inibido pela somatostatina e dopamina. Os hormônios da tireoide regulam TSH suprimindo a secreção de TRH, mas principalmente afetando a sensibilidade hipofisária ao TRH (reduzindo o número de receptores de TRH). A secreção hipofisária de TSH é muito sensível a alterações nos níveis circulantes dos hormônios tireoidianos; uma leve alteração no nível circulante de T_4 produzirá uma resposta muitas vezes maior em TSH. As células secretoras de TSH são reguladas por T_4, mas somente depois que T_4 é convertido em T_3 nas células hipofisárias. Embora a modulação dos hormônios tireoidianos ocorra no nível hipofisário, esta função é permitida pelo hormônio liberador hipotalâmico, TRH. Embora alguns tecidos dependam principalmente de T_3 sanguínea para a sua T_3 intracelular, o cérebro e a hipófise dependem da sua própria conversão para T_4. A medição de T_4 e TSH, portanto, fornece a avaliação mais precisa da função tireoidiana.

A resposta de TSH ao TRH é influenciada principalmente pela concentração de hormônios tireoidianos na circulação; entretanto, menos efeitos estão associados aos agonistas da dopamina (inibição), glicocorticoides (inibição) e antagonistas da dopamina (estimulação). O estrogênio aumenta o conteúdo do receptor de TRH da hipófise; portanto, a resposta de TSH ao TRH é maior nas mulheres do que nos homens e maior em mulheres que estão usando contraceptivos de estrogênio e progesterona.

O TRH também estimula a secreção de prolactina pela hipófise. As menores doses de TRH que são capazes de produzir um aumento em TSH também aumentam os níveis de prolactina, indicando um papel fisiológico de TRH no controle da secreção da prolactina. No entanto, exceto no hipotireoidismo, as alterações fisiológicas normais e anormais da secreção da prolactina podem ser entendidas em termos do controle dopaminérgico inibitório, e o TRH não precisa ser considerado.

ALTERAÇÕES FUNCIONAIS COM O ENVELHECIMENTO

O metabolismo e a eliminação da tiroxina em pessoas mais velhas e a secreção de tiroxina diminuem numa compensação para manter as concentrações normais da tiroxina sérica.[4] Com o envelhecimento, a conversão de T_4 para T_3 diminui, e os níveis de TSH aumentam. A resposta de TSH ao TRH é normal nas mulheres mais velhas. As concentrações de TBG decrescem ligeiramente em mulheres pós-menopáusicas, mas não o suficiente para alterar as medidas séricas.

TESTES DAS FUNÇÕES DA TIREOIDE

TIROXINA LIVRE (FT$_4$)

Os ensaios que medem T$_4$ livre são usualmente ensaios de deslocamento, usando um anticorpo para T$_4$. O resultado não é afetado por alterações em TBG e na ligação. O nível de T$_4$ livre tem uma variação diferente dos valores normais de laboratório para laboratório, mas, em geral, é de 0,8-2,0 ng/dL.

TIROXINA TOTAL (TT$_4$)

A tiroxina total, tanto a parte ligada a TBG quanto a parte não ligada livre, é medida por ensaios de deslocamento e, na ausência de terapia hormonal ou outras doenças, estima a concentração de tiroxina no sangue. No entanto, o T$_4$ livre não é afetado pelos fatores que influenciam TBG e é o preferido.

ÍNDICE DE TIROXINA LIVRE (FTI OU T$_7$)

O índice de tiroxina livre é calculado a partir das medidas da absorção de resina de TT$_4$ e T$_3$. Este teste foi substituído pelo ensaio de T$_4$ livre.

T$_3$ TOTAL E T$_3$ REVERSO

Estas duas tiroxinas podem ser medidas por imunoensaios sensíveis. Entretanto, na maioria das circunstâncias clínicas elas contribuem pouco ao que é identificado pelas medições de T$_4$ livre e TSH. As situações clínicas em que a solicitação destes exames será relevante são discutidas adiante nas doenças específicas e são indicadas no algoritmo.

HORMÔNIO ESTIMULADOR DA TIREOIDE (TSH)

O TSH (também chamado de tirotrofina) é medido por ensaios altamente sensíveis usando anticorpos monoclonais, usualmente em uma técnica que usa dois anticorpos, um dirigido para a subunidade α e um dirigido para a subunidade β de TSH. Os níveis normais variam de laboratório para laboratório, mas o ensaio sensível de TSH pode detectar concentrações tão baixas quanto 0,01µU/mL, sendo que a variação usual é de 0,45-4,5 µU/mL. As pessoas brancas e idosas normalmente têm níveis um pouco mais altos de TSH (indivíduos com mais de 80 anos podem ter um limite superior de até 7,5 µU/mL), dificultando a interpretação do limite superior da variação normal.[5,6] O TSH é um indicador muito sensível da ação dos hormônios tireoidianos sobre os tecidos porque ele independe da exposição da hipófise ao T$_4$. Na ausência de doença hipotalâmica ou hipofisária, o ensaio sensível de TSH proporcionará a melhor indicação de excesso ou deficiência de tiroxina; as pequenas alterações em T$_4$ estão refletidas em uma resposta muitas vezes maior em TSH. Quase todas as mulheres com níveis elevados de TSH têm hipotireoidismo. Alterações transitórias no TSH podem ser causadas por doenças sistêmicas, transtornos psiquiátricos maiores e tratamento farmacológico com agentes glicocorticoides ou dopamina.

ANTICORPOS RECEPTORES DE TSH

Os anticorpos que competem com TSH pelo seu receptor são chamados coletivamente de anticorpos receptores de TSH, conhecidos como TRAb. Os ensaios medem a inibição da ligação ao TSH, mas a porcentagem de ligação geralmente se relaciona com a ativação do receptor pela estimulação dos anticorpos. A maioria das pacientes com doença de Graves não terá TRAb detectável, os anticorpos receptores de TSH. Este é um teste essencial em pacientes com hipertireoidismo para diferenciar doença de Graves de hipertireoidismo não autoimune, especificamente bócio multinodular tóxico, para que seja escolhida a terapia apropriada. O teste não é necessário para monitorar o tratamento.

TESTE DE RECAPTAÇÃO DO IODO RADIOATIVO

Como a glândula tireoide é o único tecido que utiliza iodeto, os radioisótopos do iodeto podem ser usados como uma medida da atividade da glândula tireoide e para localizar atividade no interior da glândula. O cintilografia é obtida 24 horas após a administração de I^{123} ministrado por via oral.

AVALIAÇÃO LABORATORIAL

O algoritmo representa uma estratégia clínica com boa relação custo-benefício e precisão. Para fins de rastreamento, ou quando existe uma suspeição clínica relativamente baixa de doença da tireoide, o passo inicial é medir o TSH. Um TSH normal essencialmente exclui hipotireoidismo e hipertireoidismo. Um TSH alto requer a medição do T4 livre para confirmar o diagnóstico de hipotireoidismo.

Se o TSH inicial for baixo, especialmente menor do que 0,08 µU/mL, a medida de um T$_4$ alto irá confirmar o diagnóstico de hipertireoidismo. Se o T$_4$ for normal, o nível de T$_3$ é medido porque algumas pacientes com hipertireoidismo terão predominantemente T$_3$-toxicose. Se a T$_3$ for normal, este estado compensado é chamado de hipertireoidismo subclínico. Algumas dessas pacientes terão eventualmente níveis aumentados de T$_4$ ou T$_3$ com verdadeiro hipertireoidismo.

HIPOTIREOIDISMO

Na maioria dos casos de hipotireoidismo, não há uma causa específica aparente. Acredita-se que o hipotireoidismo seja usualmente secundário a uma reação autoimune e, quando está presente a formação de bócio, é chamada de tireoidite de Hashimoto.[7] A menos que possa ser documentada uma função anormal da tireoide pela avaliação laboratorial específica, o tratamento empírico com hormônios tireoidianos não é indicado e é especialmente importante enfatizar que o tratamento com hormônios tireoidianos não auxilia na infertilidade em mulheres eutireóideas. O hipotireoidismo pode ser uma causa de abortos espontâneos recorrentes, sendo de grande valor uma avaliação das funções tireoidianas nestas pacientes.

O hipotireoidismo aumenta com a idade e é mais comum em mulheres.[8] Até 45% das glândulas tireoides de mulheres com mais de 60 anos apresentam evidências de tireoidite.[9] Entre as mulheres admitidas em enfermarias geriátricas, 2-4% têm hipotireoidismo clinicamente aparente. *Portanto, o hipotireoidismo é suficientemente frequente para merecer consideração na maioria das mulheres mais velhas, justificando que seja feito um rastreamento até mesmo em mulheres mais velhas que são assintomáticas. Recomendamos que as mulheres mais velhas sejam avaliadas com o ensaio de TSH a cada 5 anos, iniciando aos 35 e depois a cada 2 anos após os 60 anos, ou com o aparecimento de algum sintoma que sugira hipotireoidismo.*[10]

Irregularidades menstruais e problemas de sangramento são comuns em mulheres com hipotireoidismo. A amenorreia pode ser uma consequência do hipotireoidismo, tanto com um aumento na prolactina induzido por TRH quanto com níveis normais de prolactina. Outras manifestações clínicas de hipotireoidismo incluem constipação, intolerância ao frio, retardo psicomotor, síndrome do túnel do carpo e redução na tolerância a exercícios. Entretanto, as pacientes frequentemente são assintomáticas. Uma avaliação mais detalhada poderá revelar lentidão mental, decréscimo nas energias, fadiga, memória fraca, sonolência, fala lenta, voz baixa, retenção de líquidos, edema periorbital, reflexos retardados ou baixa temperatura corporal e bradicardia. O

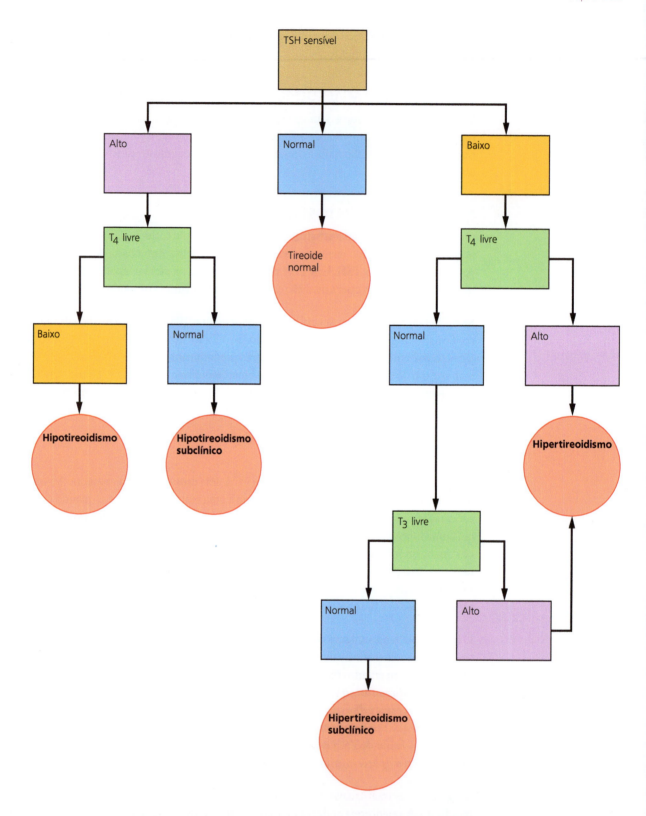

hipotireoidismo pode causar hipertensão, anormalidades cognitivas, efusão pericárdica, hipertrofia septal assimétrica, miopatia, neuropatia, ataxia, anemia, colesterol e LDL-colesterol elevados ou hiponatremia. A infiltração mixedematosa pode produzir ovários císticos aumentados.[11] O aumento no colesterol se deve à eliminação comprometida do LDL-colesterol secundária ao aumento dos receptores do LDL na membrana celular. O mecanismo para este efeito no LDL é atribuído ao elemento de resposta à tireoide no gene receptor do LDL.[12]

As enzimas séricas podem estar elevadas graças à eliminação diminuída, incluindo a creatina fosfoquinase (CPK), aspartato aminotransferase (AST, SGOT), alanina aminotransferase (ALT, SGPT), desidrogenase láctica (LDH) e fosfatase alcalina, desencadeando buscas inúteis por doenças em outros órgãos. *Vale a pena o rastreamento para hipotireoidismo em mulheres com menstruação anormal ou com queixas de fadiga e depressão. Além disso, devem ser avaliadas as pacientes que têm níveis elevados de colesterol e LDL-colesterol.*

DIAGNÓSTICO DE HIPOTIREOIDISMO

Com a falência tireoidiana primária, caem os níveis circulantes de hormônio tireoidiano, estimulando a hipófise a aumentar a produção de TSH. TSH elevado e T_4 baixo confirmam o diagnóstico. Pode ocorrer hipotireoidismo em razão da falha hipofisária, em cujo caso o TSH será inapropriadamente baixo para a T_4. A causa mais comum é a doença autoimune da tireoide (títulos elevados de anticorpos antitireoide) em áreas com ingestão normal de iodeto. Entretanto, fazer um diagnóstico etiológico em mulheres pouco acrescenta a conduta clínica.

Hipotireoidismo Subclínico

No hipotireoidismo inicial, com sintomas ou sinais indetectáveis, um estado compensado que pode ser detectado por um TSH elevado (maior do que o limite superior da variação normal de 0,45-4,5 µU/mL) e T_4 normal (chamado hipotireoidismo subclínico). A prevalência é maior em mulheres. Em torno de 2 a 5% *a cada ano* se tornarão hipotireóideas com baixas concentrações de T_4.[13,14] O hipotireoidismo subclínico está presente em 4 a 8,5% dos adultos americanos, é menos comum em negros e aumenta com a idade, presente em até 20% das mulheres com mais de 60 anos.[14]

Um bom motivo para tratar o hipotireoidismo subclínico é evitar o desenvolvimento de um bócio. Além do mais, alguns pacientes reconhecem em retrospectiva (após o tratamento) melhora no bem-estar físico e mental. Pacientes com hipotireoidismo subclínico possuem alterações no metabolismo energético na musculatura esquelética.[15] Foi documentada melhora na função cognitiva e no comportamento emocional, que estavam prejudicados com o hipotireoidismo subclínico, após o tratamento com tiroxina.[16] Nas pacientes que são assintomáticas, é importante a medição dos anticorpos da antitireoide. Um teste positivo identifica aquelas que têm maior probabilidade de se tornarem clinicamente hipotireóideas, com uma taxa de aproximadamente 20% por ano. Com elevações apenas muito leves de TSH (menos de 10 µU/mL), é razoável não tratar as pacientes assintomáticas, especialmente aquelas acima de 80 anos, e verificar a função tireoidiana a cada 6 meses para detectar maior deterioração; no entanto, as pacientes sintomáticas podem beneficiar-se com o tratamento.[13] As pacientes com um perfil anormal de lipoproteína-colesterol podem apresentar melhora rápida com o tratamento com tiroxina.[17-19] O hipotireoidismo subclínico é um forte fator de risco para doença cardíaca coronária.[20] Além disso, anemia por deficiência de ferro é comum em pacientes com hipotireoidismo subclínico e responde melhor quando é acrescentado ferro ao tratamento.[21]

O risco de perda da gravidez é aumentado em mulheres com hipotireoidismo evidente não corrigido ou mesmo hipotireoidismo subclínico. Os resultados de um estudo dos desfechos da gravidez com hipotireoidismo desafiou a noção de que o hipotireoidismo subclínico não tem impacto na gravidez.[22] A incidência de perda da gravidez era muito baixa em mulheres com hipotereoidismo tratadas e com índices de tireoide normais, porém era marcadamente aumentada nas mulheres com níveis elevados de TSH, incluindo mulheres com doença subclínica não tratada e aquelas com doença declarada que receberam substituição inadequada de hormônio tireoidiano exógeno. *Estas observações indicam que o hipotireoidismo subclínico não é inteiramente benigno e justificam ainda mais as recomendações de incluir o rastreamento do TSH na avaliação de mulheres com perda recorrente da gravidez.*

TRATAMENTO DO HIPOTIREOIDISMO

A terapia inicial é simples com tiroxina sintética, T_4, ministrada diariamente. Misturas de T_4 e T_3, como a tireoide desidratada, proporcionam T_3 superior à secreção tireoidiana normal. É melhor ministrar T_4 e permitir o processo de conversão periférico para resultar em T_3.[23,24] Os preparados "naturais" da tireoide não são melhores e de fato são potencialmente prejudiciais. As pacientes que ingerem preparados biológicos devem ser orientadas a trocar para a tiroxina sintética. Estudos documentaram que o acréscimo de T_4 a T_3 não melhora os resultados do tratamento.[25-27] Em razão do risco de doença cardíaca coronária em mulheres mais velhas, a dose inicial deve ser 25-50 μg/dia durante 4 semanas, quando então a dose é aumentada em 25 μg diárias a cada 4 semanas, de acordo com a avaliação clínica e bioquímica. Usualmente a dose requerida estará perto de 1,5 μg/lb de peso corporal, mas pode ser menos em mulheres muito velhas.[28] A dose final média requerida em idosas é aproximadamente 70% da que é usada em pacientes mais jovens. *As pacientes que estão recebendo hormônio tireoidiano a longo prazo podem ter a sua medicação descontinuada. A recuperação do eixo hipotalâmico-hipofisário geralmente requer 8 semanas, momento este em que os níveis de TSH e T_4 livre podem ser medidos.*

Avaliação da Terapia

Quando a paciente aparece clinicamente eutireóidea, a análise dos níveis de TSH proporcionará uma avaliação mais precisa da adequação da substituição do hormônio tireoidiano. O objetivo é manter o TSH na *metade inferior* da variação normal, entre 0,45 e 2,0 μU/mL.[7,29] As necessidades de hormônio da tireoide decrescem com a idade. Uma paciente que está sendo tratada com hormônio tireoidiano deve ser avaliada uma vez por ano com exame de TSH, e cada paciente deve permanecer consistentemente no mesmo produto da levotiroxina. Se o nível de TSH for baixo, então o T_4 livre deve ser medido para ajudar a ajustar a dose da tiroxina.[30] *A resposta integral de TSH às alterações em T_4 é relativamente lenta; é necessário um mínimo de 8 semanas entre as alterações na dosagem e avaliação do TSH.*

HIPERTIREOIDISMO

As duas causas primárias de hipertireoidismo são a doença de Graves (bócio tóxico difuso) e a doença de Plummer (bócio nodular tóxico).[31] A doença de Plummer é usualmente encontrada em mulheres pós-menopáusicas que tiveram uma longa história de bócio. Vinte por cento das pacientes com hipotireoidismo têm mais de 60 anos, e 25% das mulheres mais velhas com hipertireoidismo apresentam uma síndrome apática ou atípica.

A doença de Graves, aproximadamente 5 a 10 vezes mais comum em mulheres do que em homens, é caracterizada pela tríade do hipertireoidismo, oftalmopatia e mixedema pré-tibial e é causada por autoanticorpos que têm propriedades de TSH e, portanto, ligam-se e ativam os receptores de TSH. A medição dos anticorpos dos receptores de TSH é essencial para distinguir doença de Graves de bócio tóxico. As alterações menstruais associadas ao hipertireoidismo são imprevisíveis, variando de amenorreia para oligomenorreia até ciclos normais (portanto, a amenorreia em uma mulher tireotóxica pode se dever à gravidez).

Os sintomas clássicos de tireotoxicose são nervosismo, distúrbios do sono, intolerância ao calor, perda de peso, sudorese, palpitações e diarreia. Estes sintomas estão associados a achados típicos ao exame físico: proptose, *lid-lag*, taquicardia, tremores, calor e pele úmida e bócio. As mulheres nos anos reprodutivos usualmente apresentam o quadro clássico. Em mulheres pós-menopáusicas, os sintomas estão frequentemente concentrados em um único sistema orgânico, especialmente o sistema circulatório ou sistema nervoso central. O bócio está ausente em 40%. Taquicardia sinusal ocorre em menos da metade, mas a fibrilação atrial ocorre em 40% e é resistente à cardioconversão ou reversão espontânea ao ritmo sinusal. Em mulheres idosas, frequentemente existe uma doença coexistente, como uma infecção ou doença cardíaca coronária que domina o quadro clínico.

O hipertireoidismo em mulheres mais velhas é por vezes descrito como "hipertireoidismo apático", porque as manifestações clínicas são diferentes. A tríade de perda de peso, constipação e perda do apetite, sugerindo malignidade gastrointestinal, ocorre em aproximadamente 15% das pacientes mais velhas com hipertireoidismo. A oftalmopatia é rara em pacientes mais velhas. O clínico deve considerar o diagnóstico em mulheres mais velhas com "falha em progredir", em pacientes que estão progressivamente se deteriorando por motivos inexplicáveis e em pacientes com doença cardíaca, perda de peso sem explicação e alterações mentais ou psicológicas.

As alterações psicológicas não são incomuns em mulheres hipertireóideas. Mulheres que se queixam de labilidade emocional e nervosismo devem ser rastreadas para hipertireoidismo.

DIAGNÓSTICO DE HIPERTIREOIDISMO

O diagnóstico de hipertireoidismo requer testes laboratoriais. Um TSH suprimido (abaixo de 0,4 µU/mL) com um T_4 alto e T_3 alto confirma o diagnóstico. Aproximadamente 2% dos adultos americanos terão hipertireoidismo subclínico, mais comum em mulheres e negros.[14] A progressão para hipertireoidismo declarado está essencialmente limitada a pacientes com um nível de TSH mais baixo do que 0,1 µU/mL. A doença de Graves está associada à presença de autoanticorpos dos receptores de TSH, TRAb. A medida de TRAb em todas as pacientes com hipertireoidismo é importante para confirmar um diagnóstico de doença de Graves.[32] A maioria das pacientes deve ter captação da tireoide de iodeto radioativo e uma cintilografia para a confirmação laboratorial do diagnóstico. Se a captação estiver suprimida, então será indicada a terapia com fármacos. A cintilografia irá indicar se a paciente tem um bócio tóxico difuso, um nódulo quente solitário ou um nódulo quente em uma glândula multinodular. Bócios multinodulares tóxicos ocorrem mais frequentemente em idosos. A hipersecreção de TSH como causa de hipertireoidismo é extremamente rara; a combinação de um TSH normal ou elevado e hormônio tireoidiano elevado será o indício para esta possibilidade.

HIPERTIREOIDISMO SUBCLÍNICO

Por definição, pacientes com hipertireoidismo subclínico têm níveis normais de T_4 e T_3, mas concentrações subnormais de TSH. Os níveis de TSH podem ser suprimidos para 0,1-0,5 µU/mL por doenças e fármacos em geral, como os glicocorticoides, dopamina e anticonvulsivantes; no entanto, esta supressão não se estende abaixo de 0,1 µU/mL. Valores abaixo de 0,1 µU/mL são considerados como não detectáveis, e as pacientes com hipertireoidismo declarado usualmente têm TSH indetectável. O hipertireoidismo subclínico é quase tão comum em pessoas mais velhas quanto o hipotireoidismo subclínico (excluindo a causa mais comum, tratamento com doses excessivas de tiroxina). Tenha em mente que a dose de tiroxina necessária para tratar hipotireoidismo declina com a idade (graças à redução na eliminação metabólica com a idade); todas as pacientes que estão sendo tratadas com hormônio tireoidiano devem ter seus níveis de TSH avaliados todos os anos. A fibrilação atrial é um problema cardiovascular comum associado ao hipertireoidismo subclínico, especialmente em mulheres mais velhas quando o TSH é menos do que 0,1 µU/mL.[14,33] A progressão para hipertireoidismo declarado é incomum. *Portanto, os níveis de TSH menores do que 0,1 µU/mL devem ser tratados para evitar perda óssea e fibrilação atrial em mulheres mais velhas ou naquelas em risco de osteoporose e doença cardíaca. Com os níveis de TSH em 0,1-0,4 µU/mL, o tratamento é indicado somente em pacientes mais velhas, mas o acompanhamento do TSH em mulheres mais jovens é necessário a cada 6 meses.*[14,34,35]

TRATAMENTO DO HIPERTIREOIDISMO

Há muitos objetivos na terapia: controle dos efeitos dos hormônios tireoidianos nos tecidos periféricos pelo bloqueio farmacológico de receptores beta-adrenérgicos, inibição da secreção da glândula tireoide e liberação dos hormônios tireoidianos e tratamento específico de doenças sistêmicas não tireóideas que podem exacerbar hipertireoidismo ou ser afetadas adversamente por hipertireoidismo.[36] Os fármacos antitireoide são administrados primeiro para obter eutireoidismo antes que a terapia definitiva seja realizada por tratamento radioativo com iodeto somente quando os sintomas são graves ou quando a terapia com iodeto precisa ser adiada. Obviamente, é importante assegurar que uma mulher não esteja grávida antes do tratamento com iodeto radioativo, e a gravidez deve ser adiada por vários meses após o tratamento. O monitoramento da resposta ao tratamento requer um intervalo completo de 8 semanas para estabilização do sistema hipotalâmico-hipofisário-tireoide.

Fármacos Antitireoide O fármaco de escolha na maioria das circunstâncias (exceto em mulheres grávidas, conforme discutido posteriormente) é o metimazol porque tem menos efeitos adversos. O fármaco inibe a organificação do iodeto e aumenta a produção de T_4 e T_3. A dose oral é de 10-20 mg por dia. O começo do efeito leva 2-4 semanas. Lembre-se de que a meia-vida da tiroxina é de, aproximadamente, 1 semana e que a glândula usualmente tem grandes reservas de T_4. O efeito máximo ocorre com 4-8 semanas. A dose pode ser reduzida depois que a doença está controlada até uma dose de manutenção de 5-10 mg por dia. Os principais efeitos colaterais são erupção cutânea, sintomas gastrointestinais e agranulocitose (uma reação idiossincrática). O propranolol e outros betabloqueadores são eficazes no controle rápido dos efeitos do hormônio tireoidiano nos tecidos periféricos. A dose é de, usualmente, 20-40 mg a cada 12 horas por via oral, e a dose é titulada para manter um ritmo cardíaco de, aproximadamente, 100 batimentos/minuto. O fármaco pode causar broncospasmo, piora na insuficiência cardíaca congestiva, fadiga e depressão. Raramente é necessário iodeto inorgânico para bloquear a liberação de hormônios da glândula. A solução de Lugol, 2 gotas na água diariamente, é suficiente. O início do efeito ocorre em 1-2 dias, com efeito máximo em 3-7 dias. Pode haver um escape de proteção em 2-6 semanas e o fármaco pode causar erupções cutâneas, febre e parotidite. O iodeto evita a administração de radioiodo por vários meses.

A maioria das pacientes a serem tratadas com iodeto radioativo não é pré-tratada com fármacos antitireoide. Algumas pacientes com nódulos quentes em glândulas multinodulares requerem cirurgia em razão do tamanho da glândula e porque o hipertireoidismo tende a recorrer em novos nódulos após a ablação do nódulo quente original. Isto pode resultar em tratamentos repetitivos com doses substanciais de iodeto radioativo, podendo ser preferível a cirurgia. Todas as pacientes tratadas definitivamente para hipertireoidismo precisam ser monitoradas para o início de hipotireoidismo.

OSTEOPOROSE E EXCESSO DE TIROXINA

Como as mulheres pós-menopáusicas estão em risco aumentado para osteoporose e frequentemente desenvolvem hipertireoidismo ou recebem tratamento com levotiroxina para hipotireoidismo, é importante entender como o hormônio tireoidiano afeta os ossos. O excesso de hormônio tireoidiano altera a integridade óssea por meio de efeitos diretos sobre a absorção óssea e intestinal do cálcio e indiretamente por meio dos efeitos da vitamina D, calcitonina e o hormônio da paratireoide.[37]

O hormônio tireoidiano aumenta a reabsorção mineral óssea. Além disso, o cálcio total e ionizado aumenta em mulheres com hipertireoidismo, levando a elevações no fósforo sérico, fosfatase alcalina e proteína-Gla óssea (osteocalcina), um marcador do metabolismo ósseo. O hormônio da paratireoide diminui em resposta ao cálcio sérico aumentado, e isto resulta em decréscimo da hidroxilação da vitamina D. A absorção intestinal de cálcio e fosfato diminui, enquanto aumenta a excreção de hidroxiprolina urinária e cálcio. O resultado final do hormônio tireoidiano em excesso é o aumento na reabsorção óssea e um posterior decréscimo na densidade óssea – osteoporose.[38]

Estes efeitos se tornam mais importantes clinicamente na exposição prolongada a um excesso de hormônio tireoidiano.[39] Mulheres que tiveram hipertireoidismo estão em risco maior de fraturas e têm a experiência de fraturas na pós-menopausa mais cedo do que o usual.[40,41] Mulheres pós-menopáusicas com hipertireoidismo subclínico têm medidas mais baixas de densidade óssea e uma taxa mais alta de fraturas.[42,43]

Uma preocupação importante é que a reposição do leve excesso crônico do hormônio tireoidiano, especialmente em mulheres pós-menopáusicas, pode aumentar o risco de osteoporose, e de fato isto já foi documentado.[44] A densidade óssea se revelou reduzida (9%) em mulheres pré-menopáusicas recebendo tiroxina suficiente para suprimir TSH por 10 anos ou mais.[45] Uma metanálise da literatura sobre este assunto concluiu que as mulheres pré-menopáusicas tratadas a longo prazo não sofreram uma perda óssea clinicamente significativa (provavelmente pela presença protetora de estrogênio); no entanto, mulheres pós-menopáusicas perdem um excesso ósseo, se o tratamento da tireoide resultar em níveis de TSH abaixo da variação normal.[46] No entanto, estudos caso-controle e de coorte não foram capazes de detectar aumento em fraturas associado à administração à tireoide.[47-49]

Como este é um problema facilmente evitável, acreditamos que a exposição ao excesso de tiroxina precisa ser acrescentada aos fatores de risco para osteoporose. Faz sentido monitorar as pacientes (as mulheres pré-menopáusicas e especialmente as mulheres pós-menopáusicas) que estão recebendo tiroxina com níveis de TSH para assegurar que as doses de levotiroxina sejam "fisiológicas". Algumas pacientes que requerem doses de tiroxina supressivas de TSH, como as pacientes com câncer, devem ser consideradas em risco aumentado de osteoporose. Seria prudente avaliar a densidade óssea nas mulheres em tratamento a longo prazo para tireoide e em mulheres que recebem altas doses de tiroxina supressiva de TSH. O uso da terapia hormonal, programas de exercícios e possivelmente tratamento com bisfosfonato deve ser seriamente considerado para essas pacientes. Em um estudo transversal de mulheres idosas, a perda óssea associada ao tratamento a longo prazo para tireoide foi evitada nas mulheres que também estavam tomando estrogênio.[50]

NÓDULOS DE TIREOIDE

A preocupação principal quanto aos nódulos de tireoide é o seu potencial para câncer de tireoide.[51] Os nódulos solitários são 4 vezes mais comuns em mulheres, e o carcinoma de tireoide é aproximadamente 3 vezes mais comum em mulheres do que em homens. A incidência aumenta continuamente após os 55 anos. A mortalidade por câncer de tireoide ocorre predominantemente na meia-idade e em idosos. Existem 4 tipos principais de carcinoma de tireoide: papilar, folicular, anaplásico e medular. Em nódulos solitários que são "frios" (aqueles que não captam o iodo radioativo ou pertecnetato à cintilografia da tireoide), 12% se revelam malignos. Isto também significa que a maioria é benigna. A excisão cirúrgica dos nódulos pode resultar em paralisia das pregas vocais, hipoparatireoidismo e outras complicações. Portanto, o objetivo é selecionar pacientes para cirurgia curativa que tenham maior probabilidade de ter câncer no nódulo.

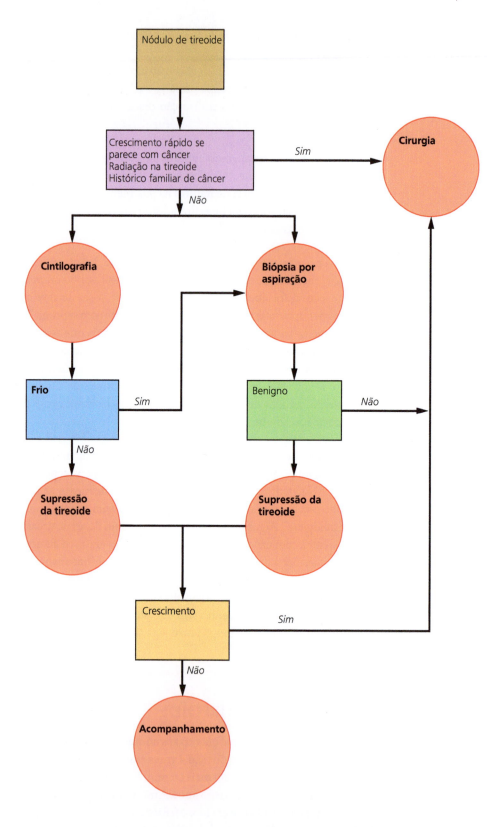

DADOS EPIDEMIOLÓGICOS E CLÍNICOS

Os principais fatores de risco para câncer de tireoide são história familiar ou uma história de radiação na cabeça ou no pescoço. Daquelas que receberam radiação na tireoide, aproximadamente um terço terá anormalidades na tireoide e em torno de um terço destas com anormalidades terá câncer de tireoide (aproximadamente 10% no total). O risco carcinogênico foi estimado em 1% por 100 rads em 20 anos. Um nódulo de crescimento rápido, um nódulo duro, a presença de linfonodos regionais palpáveis ou paralisia nas pregas vocais aumentam a probabilidade de câncer de tireoide.

Os nódulos tireoidianos em glândulas multinodulares, não expostos previamente à radiação na tireoide, não têm risco maior de carcinoma de tireoide do que as glândulas normais. Portanto, os nódulos predominantes na tireoide devem ser acompanhados e, se um nódulo crescer, então deverá ser considerada uma biópsia ou cirurgia.

ESTRATÉGIA DIAGNÓSTICA

Em pacientes com um nódulo na tireoide, a avaliação laboratorial da função tireoidiana é essencial. Quando uma função tireoidiana anormal está presente, o nódulo é quase sempre benigno. A ultrassonografia da tireoide é necessária para identificar a presença de nódulos não palpáveis e para guiar uma biópsia com agulha fina. A detecção de um nódulo na tireoide é acompanhada pela caracterização clínica do nódulo, exame dos linfonodos e investigação referente ao crescimento rápido, histórico familiar e histórico de radiação na tireoide. Na presença de algum achado positivo, é recomendado cirurgia para excisão do nódulo. Se nenhum destes estiver presente, passe diretamente para a biópsia por aspiração com agulha fina. O tratamento de supressão com levotiroxina já não é recomendado por dois motivos: baixa eficácia e incapacidade de diferenciar lesões benignas de câncer de tireoide.

Embora correspondendo a apenas 5% dos cânceres de tireoide, o carcinoma medular está associado à propagação precoce e à baixa taxa de sobrevivência. O carcinoma medular da tireoide é peculiar por ter a calcitonina sérica como um marcador muito sensível e específico do tumor. A medição da calcitonina sérica é recomendada para pacientes mais velhas com nódulos solitários para a obtenção de um diagnóstico mais precoce de carcinoma medular.[52]

Os nódulos de tireoide descobertos durante a gravidez não são conduzidos de modo diferente. A gravidez não afeta o curso da malignidade na tireoide, e tumores de baixo grau podem ser tratados após o parto.[53] O iodeto radioativo, é claro, não deve ser administrado durante a gravidez.

ASPIRAÇÃO COM AGULHA FINA

A biópsia por aspiração com agulha fina tem uma sensibilidade de 83% e especificidade de 92% no diagnóstico de malignidade na tireoide.[54] Quando "indeterminado" pela biópsia, aproximadamente um terço se revela maligno à tireoidectomia. Se a biópsia por aspiração com agulha fina revelar células suspeitas ou for indeterminada, deverá ser realizada uma tireoidectomia subtotal para diagnóstico e tratamento. Se a biópsia por aspiração for benigna, alguns consideram que a biópsia deve ser repetida em 1 ano para evitar falsos negativos. O crescimento indica a necessidade de biópsia ou cirurgia. Em alguns casos, especialmente em mulheres mais velhas, os nódulos podem ser acompanhados com pouco risco. A experiência clínica com supressão com levotiroxina foi desanimadora e não é mais recomendada.

GLÂNDULA TIREOIDE E GRAVIDEZ

Em resposta às demandas metabólicas da gravidez, ocorre aumento na taxa metabólica basal (que se deve principalmente ao metabolismo fetal), captação de iodo e no tamanho da glândula tireoide causado por hiperplasia e aumento na vascularização.[55] Entretanto, apesar deste aumento na atividade da tireoide, uma mulher grávida é eutireóidea com os níveis de TSH, T_4 livre e T_3 livre permanecendo dentro da faixa normal; nódulos na tireoide e bócio requerem avaliação. Durante a gravidez, a eliminação do iodeto dos rins aumenta. Por este motivo (mais as perdas de iodeto do feto), a prevalência de bócio é aumentada nas áreas com deficiência de iodeto.[56] Este não é um problema nos Estados Unidos, e qualquer bócio deve ser considerado como patológico. Em muitas partes do mundo, não há iodo suficientemente disponível no ambiente, e a gravidez aumenta o risco de deficiência de iodo.

O aumento na atividade tireoidiana na gravidez é acompanhado de um aumento marcante nos níveis circulantes de TBG em resposta ao estrogênio; assim sendo, é alcançado um novo equilíbrio com um aumento na parte ligada do hormônio da tireoide. O mecanismo para o efeito do estrogênio em TGB é um aumento na síntese hepática e um aumento na glicosilação da molécula de TBG que leva à diminuição na eliminação.

O aumento na atividade tireoidiana é atribuído às substâncias tireotróficas secretadas pela placenta: a tireotrofina coriônica e a atividade tireotrófica da gonadotrofina coriônica humana (hCG).[57,58] Foi calculado que hCG contém aproximadamente 1/4.000 th de atividade tireotrófica do TSH humano. Em condições com níveis muito elevados de hCG, a atividade tireotrófica pode ser suficiente para produzir hipertireoidismo (hipertireoidismo gestacional), e isto pode ser encontrado até mesmo na gravidez normal.[59]

Os níveis de TBG atingem um pico (duas vezes o nível não gravídico) em aproximadamente 15 semanas, que é mantido durante o resto da gravidez.[60] T_4 passa por um pequeno aumento no primeiro trimestre, mas T_3 aumenta mais marcadamente. Em virtude do aumento em TBG, os níveis de T_4 livre e T_3 decrescem, embora permaneçam dentro da variação normal.[61] Ocorre uma relação inversa entre os níveis de TSH e hCG na circulação materna.[60] O TSH atinge o ponto mais baixo ao mesmo tempo em que hCG atinge um pico na 10ª semana de gravidez. Então os níveis de TSH aumentam quando os níveis de hCG caem até seus níveis estáveis durante o resto da gravidez. *Assim, a variação do que é normal para os níveis de TSH se altera a cada trimestre.[62] O limite inferior de TSH no primeiro e segundo trimestres é de 0,03 e 0,13 µU/L no terceiro trimestre. O limite superior da variação no primeiro trimestre é de 2,3 e 3,5 µU/L no segundo e terceiro trimestres.*

Estas alterações apoiam a noção de um papel para a estimulação de hCG da glândula tireoide materna, especialmente durante o início da gravidez, proporcionando um pequeno, mas importante aumento nos hormônios tireoidianos maternos para o feto até que a função da tireoide fetal seja suficiente para atender às necessidades do feto.[58,60,63] É reconhecido que as pacientes que têm condições associadas a níveis muito altos de hCG (doença trofoblástica, cânceres secretores de hCG) podem desenvolver hipertireoidismo, a atividade estimulante da tireoide pelo hCG é explicada pela homologia molecular entre hCG e TSH e entre os seus receptores.

Em gravidezes normais, a transferência placentária de TSH, T4 e T_3 é limitada em ambas as direções. No entanto, ocorre uma leve, mas significativa transferência de T_4 e T_3 quando os níveis maternos estão muito altos ou quando os níveis fetais estão substancialmente mais baixos do que os níveis maternos. Assim sendo, nas primeiras semanas de gravidez, antes que a glândula tireoide fetal se torne ativa, o cérebro do feto é dependente do transporte de T_4 materno.[64] Tanto o hipotireoidismo declarado quanto o subclínico estão associados a riscos aumentados de aborto, pré-eclâmpsia, baixo peso ao nascimento, parto prematuro e um decréscimo na inteligência nas crianças.[22,65-69]

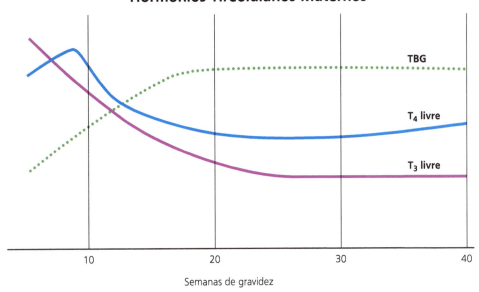

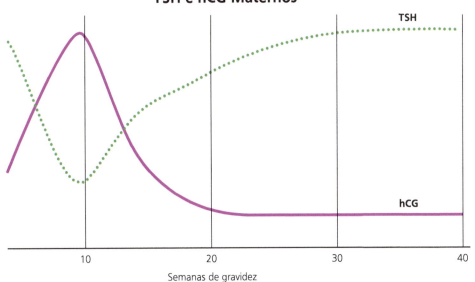

A maioria das pacientes com hiperêmese gravídica tem valores laboratoriais consistentes com hipertireoidismo, e a gravidade da hiperêmese correlaciona-se com o grau de hipertireoidismo.[70,71] Estas pacientes têm níveis mais elevados de hCG, e o hipertireoidismo transitório e a gravidade da hiperêmese podem ser mediados pela atividade tirotrófica e esteroidogênica do hCG. Estas manifestações clínicas nas gravidezes normais podem estar vinculadas a uma subpopulação específica de moléculas de hCG com maior bioatividade tirotrófica (porque o hCG purificado padrão tem apenas atividade trivial semelhante a TSH).[72] Especificamente, o hCG com conteúdo reduzido de ácido siálico é aumentado em pacientes grávidas com hiperêmese e hipertireoidismo.[73] As mulheres com hiperêmese gravídica não requerem tratamento com fármaco antitireoide a menos que apresentem sintomas de hipertireoidismo, apoiados por resultados laboratoriais apropriados.

FISIOLOGIA DA TIREOIDE NO FETO E NO RECÉM-NASCIDO

A glândula tireoide fetal humana desenvolve a capacidade de concentrar iodo e sintetizar hormônios entre 8 e 10 semanas de gestação, ao mesmo tempo em que a hipófise começa a sintetizar TSH.[74,75] É possível existir algum desenvolvimento tireoidiano e síntese hormonal na ausência da hipófise, mas a função ideal requer TSH. Às 12-14 semanas, o desenvolvimento do sistema hipófise-tireoide está completo. A função é mínima, no entanto, até que ocorra um aumento abrupto no TSH fetal às 20 semanas. Como ocorre com a gonadotrofina e outras secreções hormonais hipofisárias, esta função da tireoide está relacionada com a maturação do hipotálamo e com o desenvolvimento do sistema vascular portal hipofisário, que faz com que o hormônio liberado esteja disponível para a hipófise.

O TSH fetal aumenta e atinge um platô às 28 semanas e permanece em níveis relativamente altos até o parto. A concentração de T_4 livre aumenta progressivamente. A termo, os níveis do T_4 fetal excedem os níveis maternos. Assim sendo, existe um estado de hiperatividade tireoidiana fetal perto do nascimento.[76]

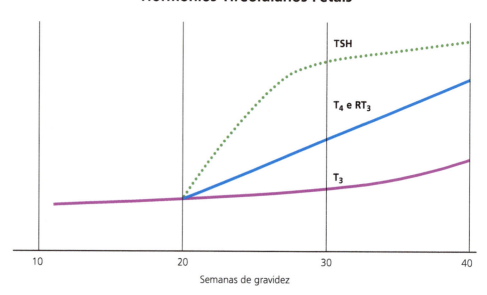

Hormônios Tireoidianos Fetais

O principal hormônio tireoidiano secretado pelo feto é o T_4. Entretanto, os níveis de T_3 total e T_4 livre são baixos durante toda a gestação, e os níveis de RT_3 são elevados, em paralelo com a elevação em T_4. Assim como T_3, este composto é derivado predominantemente da conversão de T_4 em tecidos periféricos. O aumento na produção de T_4 durante a vida fetal é compensado pela rápida conversão para RT_3 inativo, permitindo que o feto conserve seus recursos energéticos. No entanto, existem evidências de que RT_3, assim como T_4, através de ações não genômicas, regulam o desenvolvimento do cérebro fetal.[77]

O feto tem deficiência de iodo, quando a ingestão de iodo da mãe é baixa. O suprimento adequado de iodo materno é um problema importante em muitas partes do mundo.[78] Um bócio fetal é detectado ocasionalmente por ultrassonografia num tamanho que poderia impedir o parto normal. O feto pode ser tratado, havendo regressão do bócio, pela administração de levotiroxina no líquido amniótico.[79] Porém, o feto é usualmente protegido pela transferência transplacentária de T_4 materno e, portanto, o tratamento fetal de hipotireoidismo pode geralmente ser adiado até o parto. O hipertireoidismo fetal ocorre em associação à doença de Graves materna, a ser discutida posteriormente.

Hormônios Tireoidianos no Recém-Nascido

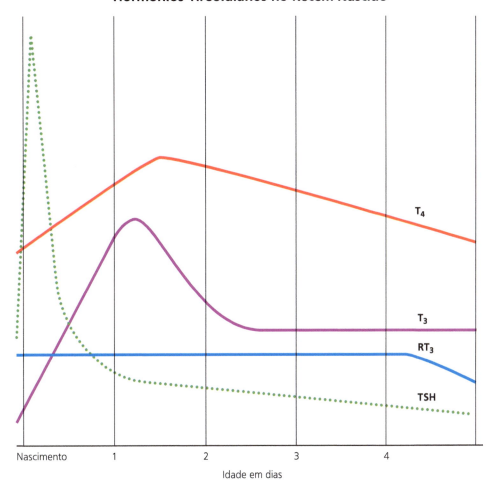

Com o parto, o recém-nascido passa de um estado de deficiência relativa de T_3 para um estado de tireotoxicose de T_3. Logo após o nascimento as concentrações séricas de TSH aumentam rapidamente até um pico aos 30 minutos de idade. Em 48-72 horas eles caem até os valores de base. Em resposta a este aumento no TSH, a T_4 total e T_4 livre aumentam até valores de pico em 24-48 horas de idade. Os níveis de T_3 aumentam ainda mais, atingindo um pico às 24 horas de idade. Até 3-4 semanas, a hiperatividade tireoidiana já desapareceu.

O aumento abrupto de TSH é acompanhado por um aumento na prolactina, sugerindo que ambos estão aumentados em resposta ao TRH. O aumento de TRH é visto como uma resposta ao rápido esfriamento neonatal. Um tanto intrigante é o fato de que o aumento inicial em T_3 é dependente de TSH e está vinculado ao corte do cordão umbilical. O retardo no corte do cordão retarda o aumento em T_3, mas os níveis de TSH ainda atingem seu pico aos 30 minutos. Provavelmente ao alterar a perfusão no fígado, o corte do cordão aumenta a conversão periférica (em grande parte no fígado) de T_4 em T_3. Os aumentos posteriores em T_3 e T_4 (após 2 horas) são ocasionados pelo aumento na atividade da glândula tireoide. Estas alterações na tireoide após o nascimento provavelmente representam mecanismos de defesa contra a entrada repentina no mundo. Os níveis altos de RT_3 durante a gravidez continuam durante os primeiros 3-5 dias de vida e depois caem gradualmente até níveis normais às 2 semanas.

Resumo das Alterações Tireoidianas no Feto e no Recém-Nascido

1. TSH e T$_4$ aparecem no feto às 10-13 semanas. Os níveis são baixos até um crescimento abrupto às 20 semanas.

2. T$_4$ se eleva rapidamente e excede os valores maternos a termo.

3. Os níveis de T$_3$ se elevam, mas as concentrações são relativamente baixas, similares às do adulto com hipotereoidismo.

4. Os níveis de RT$_3$ excedem os níveis no adulto normal.

5. O padrão fetal de baixo T$_3$ e alto RT$_3$ é similar ao visto com desnutrição calórica.

6. Após o parto, TSH atinge o pico aos 30 minutos de idade, seguido por um pico de T3 às 24 horas e um pico de T$_4$ às 24-48 horas. O aumento de T$_3$ é dependente da alteração no TSH.

7. Os níveis altos de RT3 persistem por 3-5 dias após o parto e então atingem valores normais às 2 semanas.

RASTREAMENTO DO RECÉM-NASCIDO PARA HIPOTIREOIDISMO

A incidência de hipotireoidismo neonatal é de, aproximadamente, 1 em 4.000 nascimentos vivos e existem programas de rastreamento do recém-nascido na maior parte do mundo.[80] O problema é que o hipotireoidismo congênito não é clinicamente aparente ao nascimento. Felizmente, os bebês com hipotireoidismo congênito têm concentrações baixas de T$_4$ e altas de TSH que são facilmente detectadas no sangue, e o tratamento precoce com altas doses antes dos 3 meses de idade está geralmente associado a um desenvolvimento mental normal, mas foi observado um prejuízo persistente no desempenho mental em estudos de acompanhamento a longo prazo.[82,83] O desenvolvimento aquém do normal pode ser consequência de um atraso no tratamento ou dosagem inadequada, mas apesar do tratamento precoce com altas doses, a produção extremamente baixa de hormônios tireoidianos no feto está associada a déficits posteriores na vida.[84] Recentemente, a falha no desenvolvimento normal em uma pequena porcentagem de indivíduos apesar do diagnóstico e tratamento precoce foi vinculada a defeitos genéticos em fatores transcricionais (FOXE-1, NKX2.1, PAX8) que são importantes tanto na glândula tireoide quanto no sistema nervoso central.[85,86]

Existe uma tendência familiar para hipotireoidismo e se o diagnóstico for feito no período anteparto, injeções intra-amnióticas de tiroxina podem elevar os níveis do hormônio tireoidiano.[87] Uma indicação precoce da presença de hipotireoidismo congênito é uma redução na variabilidade da linha de base no traçado da frequência cardíaca fetal.[88] O exame ultrassonográfico de pacientes com polidrâmnio deve incluir a busca por um bócio fetal. Além disso, o feto deve ser monitorado para a formação de bócio em mulheres tratadas com fármacos antitireoide para hipertireoidismo durante a gravidez. Iodotironinas e TSH no líquido amniótico refletem os níveis no plasma fetal, e os valores anormais possibilitam o diagnóstico pré-natal de hipotireoidismo fetal através de amniocentese.[87,89] No entanto, defende-se uma amostra do sangue do cordão fetal para o diagnóstico preciso.[90] O tratamento do hipotireoidismo fetal é importante porque o hipotireoidismo pré-natal pode afetar alguns aspectos do desenvolvimento, por exemplo, a função completa das habilidades físicas. Embora a transferência de hormônio tireoidiano da mãe para o feto seja limitada, mesmo uma pequena quantidade proporciona proteção, especialmente para o cérebro.

HIPERTIREOIDISMO NA GRAVIDEZ

A tireotoxicose não tratada na gravidez está associada a um risco mais alto de pré-eclâmpsia, insuficiência cardíaca, atraso no crescimento intrauterino, nascimento prematuro e natimorto.[91,92] A insuficiência cardíaca é consequência das demandas da gravidez sobrepostas no estado cardiovascular hiperdinâmico, induzido pelos hormônios tireoidianos.[93]

A causa mais comum de tireotoxicose na gravidez é a doença de Graves. A maioria das pacientes com doença de Graves terá níveis detectáveis de anticorpos para os receptores de TSH, TRAb. O clínico deve ter sempre em mente que a doença trofoblástica pode causar hipertireoidismo em razão da propriedade do TSH inerente à gonadotrofina coriônica humana. As alterações maternas com a gravidez podem dificultar o diagnóstico. Taquicardia ao acordar e não conseguir ganhar peso devem levantar suspeita no clínico. A hiperêmese gravídica é uma apresentação comum de hipertireoidismo na gravidez. A avaliação laboratorial não é afetada pela gravidez e deve acompanhar nosso algoritmo. TRAb será indetectável no hipertireoidismo gestacional. *Lembre-se que a variação dos níveis normais de TSH se altera a cada trimestre.[62] O limite inferior de TSH no primeiro e segundo trimestres é de 0,03 e 0,13 µU/L no terceiro trimestre.*

O hipertireoidismo subclínico não precisa ser tratado, pois ele não está associado a complicações adversas obstétricas e neonatais.[94,95] *Mulheres com hipertireoidismo gestacional associado à hiperêmese gravídica raramente têm sinais clínicos de hipertireoidismo e usualmente têm recuperação rápida e espontânea em poucas semanas. Poucas mulheres com hipertireoidismo gestacional precisarão de tratamento com fármacos antitireoide, portanto a investigação de todas as mulheres com hiperêmese para função tireoidiana é fortemente recomendado.*

Uma tríade clínica usualmente distingue a presença de doença de Graves: um bócio, a presença de anticorpos da tireoide e a presença de anticorpos aos receptores de TSH. A escolha do tratamento está entre cirurgia e fármacos antitireoide. A maioria das mulheres pode ser tratada com sucesso com fármacos tioamida.[91] Propiltiouracil, carbimazol e metimazol são igualmente eficazes para mulheres grávidas; no entanto, embora os dados sejam controversos, metimazol e carbimazol foram associados à teratogênese.[53] O propiltiouracil é preferido em pacientes que estão amamentando porque é menos concentrado no leite materno.[96]

O objetivo do tratamento deve ser manter um hipertireoidismo leve na mãe para evitar disfunção da tireoide no feto. O tratamento do hipertireoidismo materno com propiltiouracil, mesmo em doses moderadas de 100-200 mg diários, suprime T_4 e aumenta os níveis de TSH nos recém-nascidos.[97] No entanto, os bebês são clinicamente eutireóideos, e suas medições laboratoriais são normais no 4º ao 5º dia de vida. Além disso, avaliações de acompanhamento indicaram desenvolvimento intelectual prejudicado em crianças cujas mães receberam propiltiouracil durante a gravidez.[98] Contudo, as mulheres grávidas com tirotoxicose devem ser tratadas com a dose mais baixa possível do fármaco preferido, propiltiouracil. Com o tratamento com o fármaco antitireoide adequado, poucos efeitos nocivos são sentidos pela mãe, pelo feto ou pelo recém-nascido.[99] Embora pequenas quantidades de fármacos antitireoide sejam transmitidos no leite materno, a quantidade não causa impacto na função tireoidiana do recém-nascido, e a amamentação deve ser incentivada. O fraco controle do hipertireoidismo materno está associado a riscos aumentados de pré-eclâmpsia e a bebês com baixo peso ao nascimento.[92]

Os autoanticorpos maternos semelhantes ao TSH (TRAb estimulantes, anticorpos receptores de TSH) podem atravessar a placenta e causar tirotoxicose e morte fetal. Alguns defenderam uma amostra do sangue do cordão umbilical em mulheres com doença de Graves que são eutireóideas, mas que têm titulação positiva de TRAb para avaliar o *status* da tireoide fetal.[100] No entanto, o tamanho da tireoide fetal pode ser monitorado por ultrassonografia e usado para monitorar o tratamento do hipertireoidismo materno.[101,102] A amostra do sangue do cordão umbilical raramente é necessária. Um aumento no tamanho da tireoide fetal identificado na ultrassonografia indica tratamento excessivo, e quando as reduções da dosagem são ineficazes na redução do tamanho, deve ser levantada a suspeita de tirotoxicose fetal graças à passagem através da placenta de anticorpos semelhantes ao TSH. O monitoramento de perto do feto não será necessário, se as medidas do TRAb materno forem negativas.[102] O feto pode ser tratado pelo tratamento da mãe. Os recém-nascidos devem ser observados de perto até que os fármacos antitireoide sejam eliminados (alguns dias) e possa ser avaliado o verdadeiro estado da tireoide.

Crise Tireotóxica

Crise tireotóxica ou tempestade tireoidiana é um aumento da tirotoxicose ameaçadora à vida que é geralmente precipitada por estresse, como trabalho de parto, cesárea ou infecção. O estresse deve ser limitado tanto quanto possível em pacientes com tirotoxicose não controlada.

HIPOTIREOIDISMO NA GRAVIDEZ

Raramente é encontrado hipotireoidismo grave durante a gravidez. As pacientes com este grau de doença usualmente não engravidam. Muitas pacientes com hipotireoidismo leve nunca fazem uma avaliação laboratorial para a função tireoidiana durante a gravidez e acabam por não ser detectadas. Pré-eclâmpsia, retardo no crescimento uterino, sofrimento fetal e morte fetal são mais frequentes em mulheres com hipotireoidismo significativo ou hipotireoidismo subclínico.[22,65-69,103,104] Também há motivos para acreditar que as pacientes com hipotireoidismo, mesmo hipotireoidismo subclínico, têm uma taxa aumentada de aborto espontâneo.[22,103-105] O mecanismo pode ser a função prejudicada de órgãos importantes, como o endométrio, o corpo lúteo e especialmente a placenta. Os filhos nascidos de mulheres com hipotireoidismo têm déficits na inteligência; lembre-se de que na primeira metade da gravidez, o feto é dependente dos hormônios tireoidianos da mãe.[106-110] Por todas estes motivos, devem ser empenhados esforços para a detecção e tratamento do hipotireoidismo no início da gravidez; o ideal é o rastreamento antes da concepção, com o estabelecimento do estado eutireóideo (um TSH não mais alto do que 2,5 µU/L) antes da gravidez. *O melhor é investigar as mulheres no início da gravidez com as medições do TSH e T$_4$ livre.* Tenha em mente que os altos níveis de hCG no início da gravidez podem reduzir as concentrações do TSH materno. Após o rastreamento inicial, os níveis de TSH devem ser medidos a cada 2 meses durante a gravidez. *O limite superior da variação normal no primeiro trimestre é de 2,3 e 3,5 µU/L no segundo e terceiro trimestres.* Não resta dúvida em relação ao tratamento de mulheres grávidas têm hipotireoidismo; no entanto, a detecção e tratamento de mulheres com TSH elevado e níveis normais de T$_4$ (hipotireoidismo subclínico) são controversos.

O rastreamento universal de mulheres grávidas irá detectar hipotireoidismo subclínico e hipertireoidismo subclínico, cada um presente em um número significativo (em torno de 2%) de mulheres assintomáticas.[68,111,112] Defender um rastreamento universal não é uma recomendação estabelecida. Um importante estudo americano prospectivo não conseguiu detectar resultados adversos associados à hipofunção tireoidiana materna, embora apenas 247 mulheres tivessem baixa função hormonal em uma população de 10.990 pacientes.[112] A abordagem conservadora, conforme expressa pelo American College of Obstetricians and Gynecologists, é aguardar os resultados de ensaios clínicos, especialmente o resultado de um estudo nacional sobre neurodesenvolvimento pediátrico.[113] Como há um consenso em tratar a função hipotireóidea subclínica em mulheres não grávidas, segundo nossa visão, é simplesmente lógico aplicar o mesmo padrão às mulheres grávidas. Isto inclui a medida dos anticorpos tireoidianos em mulheres com níveis elevados de TSH porque um teste positivo identifica aquelas que provavelmente se tornarão clinicamente hipotireóideas. Mulheres com anticorpos tireoidianos têm um risco significativo de se tornarem hipotireóideas à medida que a gravidez progride e também têm um risco aumentado de tireoidite pós-parto.[114]

Mulheres com anticorpos tireoidianos positivos submetidas à fertilização *in vitro* têm uma taxa mais baixa de gravidez e um aumento no aborto espontâneo, o que pode ser prevenido com um tratamento com levotiroxina.[115,116] A experiência com reprodução assistida enfatiza a importância da detecção e tratamento da função tireoidiana abaixo do normal. Foi relatado que mulheres grávidas tratadas para hipotireoidismo têm um aumento em pré-eclâmpsia, diabetes e nascimento prematuro.[117,118] *As complicações obstétricas em mulheres tratadas podem refletir uma falta de avaliação das alterações na necessidade dos hormônios tireoidianos durante a gravidez.*

As mulheres que estão sendo tratadas para hipotireoidismo requerem um aumento (20-50%) da tiroxina durante a gravidez, começando na 5ª semana de gestação.[119-121] Os motivos para este aumento incluem aumento induzido pelo estrogênio na globulina ligadora da tireoide, o efeito dilucional do aumento no volume vascular e o aumento no transporte e metabolismo placentário. Quando mulheres com hipotireoidismo previamente diagnosticadas ficam grávidas, é melhor aumentar empiricamente a dose de levotiroxina em aproximadamente 30%, assim que a gravidez for diagnosticada, com outros ajustes de acordo com os níveis de TSH.[121,122] *O TSH deve ser monitorado mensalmente e novamente no período pós-parto, e a dosagem deve ser ajustada para manter o nível de TSH na metade inferior da variação normal, menos do que 2,5 µU/mL no primeiro trimestre e menos do que 3,0 µU/mL no resto da gravidez.* No pós-parto, a dose deve ser imediatamente reduzida para o nível pré-gravidez. A necessidade de um monitoramento apropriado e um tratamento adequado não pode ser superenfatizada; estudos de mulheres grávidas com hipotireoidismo encontram um número substancial com supressão excessiva de TSH ou níveis elevados de TSH.[103,123] As mulheres com autoimunidade da tireoide (presença de anticorpos tireoidianos) devem ser monitoradas com os níveis de TSH por pelo menos 6 meses após o parto em razão do seu risco aumentado de tireoidite pós-parto.

TIREOIDITE PÓS-PARTO

A doença autoimune da tireoide é suprimida até certo ponto pelas alterações imunológicas da gravidez. Assim sendo, existe uma incidência relativamente alta de tireoidite pós-parto (5-10%), 1-6 meses após o parto (mais comumente aos 3 meses), manifestada por hipertireoidismo ou hipotireoidismo, embora usualmente o hipertireoidismo transitório (durante 1-2 meses) seja seguido pelo hipotireoidismo.[124,125] Esta condição se deve a uma tireoidite destrutiva associada a autoanticorpos microssômicos da tireoide.[126] Um possível mecanismo etiológico é o microquimerismo fetal, a presença de células fetais na glândula tireoide materna.[127] As mulheres em alto risco de tireoidite pós-parto são aquelas com um histórico pessoal ou familiar de doença autoimune e aquelas com um episódio pós-parto anterior. A mulher com diabetes melito que requer insulina está em risco particularmente alto.[128] A tireoidite pós-parto também pode ser desencadeada por um aborto espontâneo prematuro.[129] *As mulheres em alto risco de tireoidite pós-parto, especialmente aquelas com anticorpos da tireoide, devem ter TSH medido aos 3 e 6 meses após o parto.*

O que é mais importante, os sintomas nestas mulheres são frequentemente atribuídos à ansiedade ou depressão, e o obstetra precisa ter um índice de suspeição para hipotireoidismo. Os sintomas usualmente permanecem 1-3 meses e quase todas as mulheres retornam à função tireoidiana normal. A tireoidite pós-parto tende a recorrer com gravidezes posteriores, e por fim o hipotireoidismo permanece.[130] Como a remissão espontânea é comum, as pacientes que são tratadas para hipotireoidismo devem ser reavaliadas 1 ano após a retirada gradual da tiroxina. *As pacientes que retornam ao normal devem passar por supervisão laboratorial anual do status da sua tireoide; pelo menos 20% e provavelmente mais desenvolverão hipotireoidismo nos 5-10 anos seguintes.*[131]

Todas as referências estão disponíveis no site:
http://www.revinter.com.br/online/referencias-speroff.pdf

SEÇÃO III
Contracepção

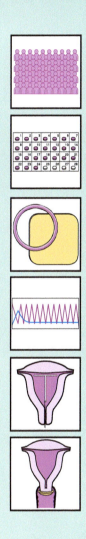

21 Planejamento Familiar, Esterilização e Aborto

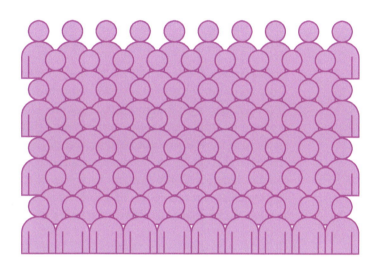

À medida que as sociedades tornam-se mais opulentas, a fertilidade diminui. Esta diminuição é uma resposta ao uso de contracepção e aborto induzido. Durante a sua vida reprodutiva, a mulher !Kung, um membro de uma tribo africana de caçadores-colhedores, experimentava 15 anos de amenorreia lactacional, 4 anos de gravidez, e apenas 48 ciclos menstruais.[1] Em contraste, uma mulher urbana moderna experimentará 420 ciclos menstruais. As mulheres contemporâneas têm uma menarca mais precoce e começam a ter intercurso sexual mais cedo na sua vida do que no passado. Apesar de a amamentação ter aumentado nos anos recentes, sua duração é relativamente breve, e sua contribuição para a contracepção no mundo desenvolvido é banal. Por essa razão, é mais difícil hoje limitar o tamanho de uma família a não ser que algum método de contracepção seja usado.

A contracepção não é nova, mas o seu desenvolvimento e aplicação amplamente generalizados são novos. A era da moderna contracepção data de 1960, quando os dispositivos intrauterinos foram reintroduzidos, e a contracepção oral foi pela primeira vez aprovada pela *U.S. Food and Drug Administration*. Pela primeira vez, a contracepção não teve que fazer parte do ato do coito. Entretanto, serviços nacionais de planejamento familiar e pesquisa não receberam dotações financeiras pelo Congresso dos EUA. até 1970, e a última lei dos EUA proibindo contracepção não foi revogada até 1973.

Hoje, mais mulheres com menos de 25 anos nos EUA engravidam do que suas contemporâneas em outros países ocidentais.[2-4] As taxas de gravidez adolescente nos EUA são duas vezes mais altas que aquelas na Inglaterra, Gales e Canadá, e 8 vezes mais altas que aquelas da Holanda e Japão. As diferenças desaparecem quase completamente depois da idade de 25 anos. Isto acontece em grande parte porque os homens e mulheres americanos depois da idade de 25 anos utilizam a esterilização cirúrgica em maior proporção.

Não é verdade que as mulheres jovens americanas queiram ter estas taxas mais altas de gravidez. Cerca de 82% de todas as gravidezes em adolescentes americanas são não intencionais.[5] O uso crescente de contraceptivo efetivo em americanas jovens começou a ter um impacto em 1991. Nos anos de 1990, a taxa de gravidez adolescente atingiu a taxa mais baixa desde que as estimativas foram iniciadas em 1976, um declínio de 21% de 1991 a 1997 nas adolescentes de 15-17 anos e um declínio de 13% nas adolescentes mais velhas.[6] Globalmente, houve um declínio de 17% nas taxas de nascimentos em adolescentes e um declínio de 12,8% nos abortos induzidos em adolescentes de 1991 até 1999. De 1995 a 2002, 14% do declínio em gravidez adolescente foi uma consequência de atividade sexual diminuída entre as adolescentes dos EUA; entretanto 86% do declínio foi atribuído a um aumento no uso de contracepção efetiva.[7] Em 2004, a proporção de abortos induzidos nos EUA obtidos por adolescentes atingiu um nível baixo de 17%.[8]

Depois de um declínio de 34% em 14 anos, as taxas de nascimentos em adolescentes começaram a aumentar em 2005, o primeiro aumento desde 1991. A taxa aumentou 5% entre 2005 e 2008.[9] Há preocupação apropriada de que este aumento reflita dificuldades no acesso a contraceptivo, capacidade de custeio e uso correto. Ademais, nos últimos anos, menos adolescentes receberam instrução a respeito de contracepção.[10] A evidência indica irresistivelmente que programas de abstinência *não* tiveram um impacto positivo sobre o comportamento sexual adolescente, incluindo o retardo da iniciação do sexo ou o número de parceiros sexuais.[11] Em contraste, programas abrangentes de educação sexual que incluem contracepção são efetivos e não aumentam a frequência de sexo ou aceleram a iniciação.[12]

Quase metade de todas as gravidezes (49%) nos EUA são não planejadas, e cerca de 40% destas são abortadas.[5,13] As adolescentes americanas abortam aproximadamente a metade das suas gravidezes, e esta proporção é semelhante à observada em outros países.[13] Mas as mulheres americanas mais velhas, com idade de 20-34 anos, têm a mais alta proporção de gravidezes abortadas em comparação a outros países, indicando um problema não apreciado, porém real, de gravidez não intencional existente além dos anos adolescentes. De fato, as mulheres americanas com mais de 40 anos tiveram durante as últimas duas décadas uma alta proporção de abortos em relação a nascidos vivos, uma proporção muito semelhante àquela das adolescentes.[8]

Retardar o casamento prolonga o período em que as mulheres ficam expostas ao risco de gravidez não desejada. Isto, no entanto, não pode ser documentado como uma razão importante para o grande diferencial entre adultas jovens na Europa e nos EUA. A evidência disponível também indica que uma diferença na atividade sexual não constitui uma explicação importante. A principal diferença entre as mulheres americanas e as mulheres europeias é que as mulheres americanas abaixo da idade de 25 anos são menos tendentes a usar qualquer forma de contracepção. Significativamente, o uso de contraceptivos orais (a principal escolha das mulheres mais jovens) é mais baixo nos EUA do que nos outros países.

Por que as americanas são diferentes? As culturas em áreas como o Reino Unido e os países escandinavos são certamente muito semelhantes as taxas de experiência sexual. Uma diferença importante pode ser atribuída à disponibilidade de contracepção. No resto do mundo, serviços contraceptivos podem ser obtidos de recursos mais acessíveis e relativamente baratos. Problemas importantes das americanas são a enorme diversidade das pessoas e a distribuição desigual da renda nos EUA. Estes fatores influenciam a capacidade da nossa sociedade para fornecer efetivamente educação a respeito de sexo e contracepção e para tornar efetivamente disponíveis serviços de contracepção.

EFICÁCIA DA CONTRACEPÇÃO

A experiência episódica de um clínico com os métodos contraceptivos é verdadeiramente insuficiente para fornecer a informação acurada necessária para aconselhamento às pacientes. O clínico precisa ser conhecedor das definições e medições usadas na avaliação da eficácia contraceptiva e precisa recorrer aos talentos de peritos apropriados nesta área para sumariar as taxas de falha acuradas e comparativas dos vários métodos de contracepção. As publicações por Trussell *et al.*, sumariadas a seguir, atingem estas finalidades e são altamente recomendadas.[14-18]

DEFINIÇÃO E MEDIÇÃO

Eficácia contraceptiva é geralmente avaliada pela medição do número de gravidezes não planejadas que ocorrem durante um período especificado de exposição e uso de um método contraceptivo. Os dois métodos que têm sido usados para medir a eficácia contraceptiva são o índice de Pearl e a análise de tabelas de vida.

Índice de Pearl

O índice de Pearl, criado por Raymond Pearl, em 1933, é definido como o número de falhas por 100 mulheres-anos de exposição.[19] O denominador é o total de meses ou ciclos de exposição desde o início de um método até o final do estudo, uma gravidez não planejada, ou descontinuação do método. O quociente é multiplicado por 1.200, se o denominador consistir em meses ou por 1.300, se o denominador consistir em ciclos.

Com a maioria dos métodos de contracepção, as taxas de falha declinam com a duração do uso. O índice de Pearl é usualmente fundamentado em uma exposição prolongada (usualmente 1 ano) e, por essa razão, deixa de comparar acuradamente os métodos com várias durações de exposição. Esta limitação é superada, usando-se o método de análise de tabelas de vida.

Análises de Tabelas de Vida

A análise de tabelas de vida calcula uma taxa de falha para cada mês de uso. Uma taxa de falha cumulativa é capaz então de comparar métodos quanto a qualquer duração específica de exposição. As mulheres que deixam um estudo por qualquer razão outra que gravidez não intencional são removidas da análise, contribuindo com sua exposição até o momento da saída.

FALHAS CONTRACEPTIVAS

As falhas contraceptivas ocorrem e por muitas razões. Assim, "efetividade do método" e "efetividade de uso" têm sido usados para designar eficácia com uso correto e incorreto de um método. Causa menos confusão simplesmente comparar o melhor desempenho (a mais baixa taxa de falha esperada) à experiência usual (taxa típica de falha), conforme assinalado na tabela de taxas de falha durante o primeiro ano de uso. As mais baixas taxas esperadas de falha são determinadas em experiências clínicas, em que a combinação de pessoas altamente motivadas e suporte frequente pelo pessoal do estudo fornece os melhores resultados. Taxas de falha típicas dos contraceptivos foram estimadas usando-se os dados do Estudo Nacional de Crescimento Familiar dos EUA de 1995 e 2002, corrigindo-se para a subnotificação de aborto induzido.[17,18,20]

As estimativas de falha de 2002 não foram significativamente diferentes comparadas às estimativas prévias do estudo nacional de 1995. As mulheres acima da idade de 30 anos tiveram menor tendência a experimentar falha do que as mulheres jovens; adolescentes foram mais que duas vezes mais propensas a experimentar uma falha do que as mulheres mais velhas. Mulheres hispânicas e, ainda mais, mulheres negras experimentaram mais altas taxas de falha. Grupos que tiveram menos probabilidade de experimentar falha contraceptiva foram mulheres que não pretendiam ter um parto subsequente e mulheres que não tinham tido nascimentos precedentes. Mulheres casadas experimentaram as mais baixas taxas de falha, e mulheres coabitando tiveram as mais altas. Os determinantes mais importantes de falha da pílula, portanto, foram idade, intenção de um nascimento futuro, paridade e estado conjugal. Curiosamente, uma vez que estes fatores sejam levados em conta, a duração do uso, etnia e estado de pobreza não afetaram mais o risco de falha da pílula. Os mesmos fatores influenciam o uso de camisinha, mas quando corrigido quanto a estes fatores, a raça, etnia e pobreza afetaram o risco de falha da camisinha.

Este é um assunto de grande interesse porque a taxa de gravidezes não intencionais nos EUA continua a ser alta. Cerca de metade (mais de 3 milhões) de todas as gravidezes nos EUA são não intencionais, e em 2002 cerca de 53% dessas ocorreram em mulheres usando um método de contracepção.[5,13,21] Há uma estatística mais notável: uma de cada duas mulheres americanas com idade de 15-44 anos experimentou uma gravidez não pretendida.[13]

Taxas de Falha Durante o Primeiro Ano de Uso, Estados Unidos[17,18,20]

Método	Mais Baixa Esperada	Típica
Nenhum método	85%	85%
Pílula combinada	0,3%	8,7%
Progestina somente	0,5%	3,0%
DIUs		
DIU com levonorgestrel	0,1%	0,1%
T 380 de cobre	0,6%	1,0%
Implante	0,05%	1,0%
Injetável		
3 meses	0,3%	0,3%
1 mês	0,05%	3,0%
Adesivo	0,3%	8,0%
Anel vaginal	0,3%	8,0%
Esterilização feminina	0,5%	0,7%
Esterilização masculina	0,1%	0,2%
Espermicidas	18,0%	29,0%
Abstinência periódica		25,3%
Calendário	9,0%	
Método da ovulação	3,0%	
Sintotérmica	2,0%	
Pós-ovulação	1,0%	
Retirada	4,0%	18,4%
Capuz cervical		
Mulheres multíparas	26,0%	32,0%
Mulheres nulíparas	9,0%	16,0%
Esponja		
Mulheres multíparas	20,0%	32,0%
Mulheres nulíparas	9,0%	16,0%
Diafragma e espermicidas	6,0%	16,0%
Camisinha		
Masculina	2,0%	17,4%
Feminina	5,0%	27,0%

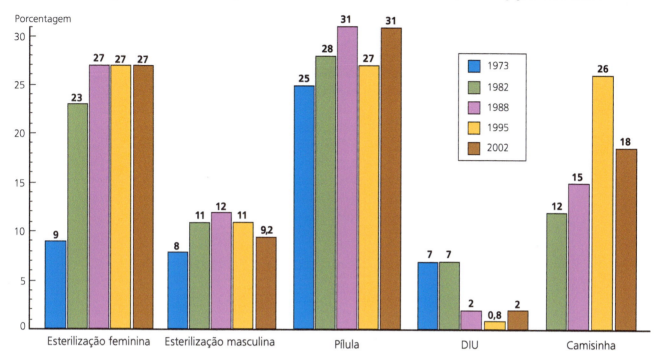

Mudanças nos Métodos pelas Mulheres de 15-44 com Contracepção nos EUA[21,22]

USO DE CONTRACEPTIVO NOS ESTADOS UNIDOS

O Estudo Nacional de Crescimento Familiar é realizado pelo *National Center for Health Statistics of the Centers for Disease Control and Prevention*. Dados são disponíveis de 1972, 1976, 1982, 1988, 1995 e 2002.[21-26] As amostras são muito grandes; por essa razão, as estimativas são muito precisas.

As taxas de gravidez nos anos 1990 declinaram para mulheres com menos de 30 anos e aumentaram para mulheres mais velhas. De 1990 a 1997, a diminuição nas mulheres no começo dos seus 20 anos foi de 8%, e o aumento nas mulheres no começo dos seus 30 anos foi de 3%. A porcentagem de casais casados usando esterilização como método de contracepção mais que duplicou de 1972 a 1988, e permaneceu estável desde então. O uso de anticoncepção oral atingiu um valor alto em 1992, decresceu ligeiramente em 1995, especialmente em hispânicas e negras americanas, e retornou a 31% das mulheres, usando contracepção em 2002. Aproximadamente 10,7 milhões de mulheres americanas usaram contraceptivos orais em 1988, e 11,6 milhões em 2002. Entre mulheres nunca casadas e mulheres abaixo de 25 anos de idade, contracepção oral é o método principal de controle da natalidade. Cerca de 53% das mulheres com contracepção abaixo da idade de 25 estavam usando contracepção oral em 2002. De 1988 a 2002, a contracepção oral subiu entre mulheres com idades de 30-44 para 32% das contraceptoras com idades de 30-34, e 11% com idades de 40-44. Cerca de 5,3% das contraceptoras em 2002 estavam usando o método injetável de 3 meses, e 1,2% métodos transdérmico, anel vagina e implantes.

Nos anos de 1990, houve um aumento no uso de camisinha pelas mulheres nunca casadas e antes casadas, mulheres com menos de 25, mulheres negras e mulheres hispânicas. Estas mudanças refletiram a preocupação com infecções sexualmente transmitidas, incluindo vírus de imunodeficiência humana (HIV). Mas em 2002, o uso de camisinhas isoladamente retornou ao nível observado nos anos de 1980, provavelmente por causa do uso dos métodos transdérmico, anel vaginal, implante e injetável. Cerca de um terço das usuárias de camisinha em 2002 estava usando mais de um método, especialmente mulheres mais jovens e nunca casadas, incluindo o uso de um contraceptivo oral e uma camisinha em 14% no primeiro intercurso! Importante ressaltar que a porcentagem de mulheres que usaram um método contraceptivo no seu primeiro intercurso pré-marital aumentou de 43% antes de 1980 para 79% em 2002. Uso de camisinha no primeiro intercurso aumentou de 22% antes de 1980 para 67% em 2002.

Em 1982, 56% das mulheres dos EUA, de 15-44 anos de idade, estavam usando contracepção, e isto aumentou para 62% (cerca de 40 milhões de mulheres). Em 2002, esterilização contraceptiva (masculina e feminina) foi utilizada por 36% destas mulheres (o método principal a seguir foi contracepção oral, 31%). O número de mulheres em idade reprodutiva usando o dispositivo intrauterino (DIU) diminuiu dois terços de 1982 a 1988 e diminuiu ainda mais em 1995, de 7,1% para 2% para 0,8%, respectivamente, mas subiu para 5% em 2008. Uso de DIU é concentrado nos EUA em mulheres casadas com mais de 35 anos de idade. Em 1982 mais de 2 milhões de mulheres (cerca de 8% das contraceptoras) usavam o diafragma, mas o uso do diafragma quase desapareceu nos EUA (0,3% das mulheres fazendo contracepção em 2002).

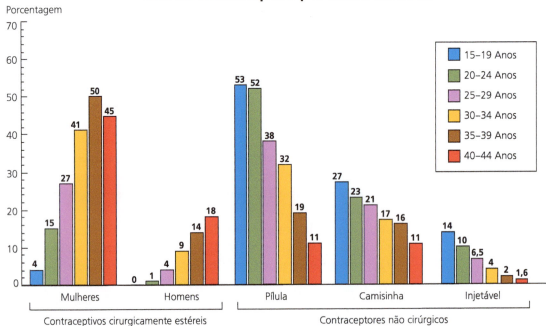

Uso de Contraceptivo por Idade em 2002[21,22]

O anticoncepcional oral (53%) e camisinhas (27%) são os métodos mais populares entre adolescentes. Entretanto, estudos documentaram repetidamente que o uso dos métodos de implante e injetável é associado a mais baixas taxas de descontinuação e uma taxa mais baixa de repetição de gravidez após parto.[27,28] Isto justifica esforços continuados para estender o uso destes métodos.

Em 2002, 62% de todas as mulheres de 15-44 anos de idade estavam usando algum método de contracepção, enquanto 38% das mulheres em idade reprodutiva não estavam usando um método de contracepção pelas seguintes razões:

- 18,1% – Não sexualmente ativas.
- 9,5% – Grávidas ou tentando engravidar.
- 1,6% – Esterilidades masculina e feminina.
- 1,5% – Esterilizadas por razões médicas.
- **7,4% – *Em risco de uma gravidez não intencional.***

As mulheres em risco de uma gravidez não pretendida aumentaram 1,43 milhão de mulheres (2,2%) de 1995 a 2002, e o aumento foi em todos os grupos etários. Estas mulheres se responsabilizaram por mais da metade das gravidezes não intencionais nos EUA; do restante, cerca de 43% são uma consequência de uso incorreto de contraceptivos; apenas 5% podem ser atribuídos à falha do método.[13,18] Este aumento isolado nas mulheres em risco e não usando contracepção, portanto, totalizaria cerca de 500.000 gravidezes não planejadas e 270.000 abortos induzidos em 2002. Na nossa interpretação, estes números refletem problemas de acesso à anticoncepcional, capacidade de custeio, e uso correto nos EUA. O número de gravidezes não planejadas é mais alto em mulheres de baixa renda, mulheres que não completaram escola secundária, mulheres de 18 a 24 anos, mulheres não casadas, especialmente coabitando, e membros de grupos de minorias raciais ou étnicas.[5]

Os casais dos EUA compensaram a falta de uso efetivo e disponibilidade de contraceptivo pela maior confiança na esterilização voluntária. Entre 1973 e 1982, concepção oral e esterilização trocaram de colocação como o método contraceptivo mais popular entre as mulheres acima da idade de 30 anos. Aproximadamente metade dos casais americanos escolhe esterilização dentro de 15 a 20 anos do seu último nascimento desejado. Durante os anos de máxima fertilidade, contraceptivos orais são o método mais comum, chegando ao máximo na idade de 20-24. O uso de camisinhas é o segundo método mais largamente usado de contracepção reversível, subindo de cerca de 9% em meados dos anos 1980 para aproximadamente 26% das mulheres usando contracepção em 1995, diminuindo para 18% em 2002.[21,22]

O uso global de contracepção entre mulheres em risco de gravidez não intencional diminuiu de 92,5% em 1995 para 89,3% em 2002.[18] O uso de contracepção entre mulheres pobres em risco de gravidez diminuiu de 92,1% em 1995 para 86,3% em 2002. Por várias razões, as mulheres americanas têm tido crescente dificuldade para obter contracepção efetiva.

As mulheres em cada extremo do espectro econômico, as mais pobres e as mais ricas, experimentaram uma diminuição nas taxas de falha de 1995 a 2002, embora as mulheres mais pobres tenham continuado a ter uma taxa mais alta de falha do que as mulheres com mais recursos. Por outro lado, embora a diferença na taxa de falha global não tenha sido estatisticamente significativa comparando 1995 e 2002, houve uma melhora de cerca de 2,5%; isto não atingiu significância matemática, mas pode refletir uma mudança significativa na nossa população. Esta mudança é provavelmente causada por um aumento nos métodos de pílula e injetáveis, e uma diminuição no uso de camisinha durante este período de tempo. As mulheres vivendo na pobreza que precisam confiar em camisinha ou coito interrompido (métodos dependentes do homem) têm um aumento de cerca de 2 vezes nas taxas de falha, mas se elas puderem usar a pílula, suas taxas de falha são as mesmas das mulheres mais ricas. A mensagem é clara: é preciso tornar os métodos mais efetivos disponíveis às mulheres pobres.

O que as mulheres têm que fazer para obter boa eficácia contraceptiva, e se elas já estiverem usando um método, para trocar para um mais efetivo? Escolhas devem ser disponíveis de vários métodos. A técnica de usar um método precisa ser compatível com um indivíduo e seu estilo de vida. Alguns métodos necessitam cooperação do parceiro. Uma vez escolhido e obtido, o indivíduo deve exercer dedicação ao seu uso. A falha em melhorar substancialmente as taxas de falha dos contraceptivos de 1995 a 2002 indica que não estamos fazendo suficiente progresso com cada uma destas variáveis.

Não é suficiente dizer o óbvio – que necessitamos maior educação – mas necessitamos aprender onde e quando a educação é mais efetiva, onde o dinheiro é mais bem gasto, e como maximizar as escolhas disponíveis para todas as mulheres. Esta não é uma tarefa apenas para profissionais de saúde; é um problema social amplamente disseminado que exige decisões de política e orçamento. Os problemas *são* mais sociológicos, como custo e cobertura de seguro (e a ridícula prática de seguro de fornecer pílulas para apenas um mês de cada vez). Estas são razões pelas quais outros países têm porcentagens mais baixas de mulheres em risco de gravidezes não pretendidas.

O padrão de uso de contraceptivo no Canadá é semelhante ao dos EUA, com uma porcentagem semelhante de uso de anticoncepcional oral (cerca de 43% das mulheres de 15-44 anos da idade) e um uso ligeiramente mais baixo de esterilização.[29,30] O Canadá também presenciou um aumento no uso de camisinha e uma diminuição no uso do DIU. Na Inglaterra, o principal método de contracepção é contracepção oral (28%) seguida por camisinhas (24%), o DIU (4%), e métodos injetáveis (3%); 7% das mulheres em idade reprodutiva e 10% dos homens foram esterilizados.[31] Na França, 49% das mulheres em idade reprodutiva usam anticoncepcionais orais, e embora o uso de DIU tenha diminuído ligeiramente (apenas entre mulheres mais jovens), as mulheres francesas usam o DIU a uma taxa que é mais de 16 vezes maior em comparação às mulheres norte-americanas.[32,33] Maior número de mulheres francesas usa anticoncepcionais orais quando jovens e então se voltam para o DIU nos seus anos mais velhos (apenas 4,1% das mulheres francesas confiaram na esterilização; esterilização masculina é quase inexistente).

IMPACTO DO USO DE CONTRACEPÇÃO MUNDIALMENTE

Prevê-se que a população mundial estabilizará-se-á acima de 10 bilhões depois de 2180, com uma taxa de fertilidade de 2,1 filhos por mulher.[34] Aproximadamente 96% do crescimento da população agora ocorre nos países em desenvolvimento, de modo que por volta de 2050, 10% da população viverá em países desenvolvidos, uma diminuição dos atuais 25%. Hoje, a taxa de fertilidade é cerca de 1,6 filho por mulher na China, Europas oriental e ocidental, América do Norte, Japão, Austrália e Nova Zelândia.[34] Algum tempo depois de 2020, *todo* o crescimento na população global ocorrerá em países em desenvolvimento.

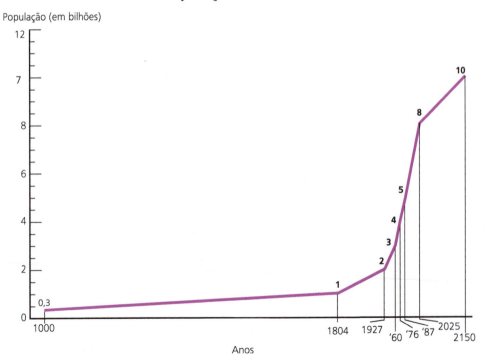

POPULAÇÃO MUNDIAL

1 bilhão – atingida em 1804.

2 bilhões – atingida em 1927.

3 bilhões – atingida em 1960.

4 bilhões – atingida em 1974.

5 bilhões – atingida em 1987.

6 bilhões – atingida em 1999.

8 bilhões – em 2025.

9 bilhões – em 2050.

Em todo o mundo, 45% das mulheres casadas em idade reprodutiva praticam contracepção. Entretanto, há significativa variação de área para área; p. ex., mais de 70% nos EUA e China, mas somente 6% na Nigéria.[35] Cerca de 71 milhões de mulheres casadas vivendo nos países em desenvolvimento estão em risco de uma gravidez não planejada.[36] Menos de 15% das mulheres em idade reprodutiva no mundo estão usando contraceptivos orais, e mais da metade vivem nos EUA, Brasil, França e Alemanha.

Os 76% da população do mundo vivendo nos países em desenvolvimento responsabilizam-se por:

- 85%   de todos os nascimentos;
- 95%   de todas as mortes infantis e na infância;
- 99%   de todas as mortes maternas.

O problema no mundo em desenvolvimento é evidente. A capacidade de regular a fertilidade tem um impacto importante sobre a mortalidade de lactente, infantil e materna. Uma mulher grávida tem uma probabilidade 200 vezes maior de morrer se ela viver em um país em desenvolvimento em vez de um país desenvolvido.[37] Os riscos para a saúde associados a gravidez e parto no mundo em desenvolvimento são muito, muito maiores do que os riscos secundários ao uso da moderna contracepção.[38] Para alcançar o crescimento projetado na população do mundo, o número de mulheres usando planejamento familiar necessitará aumentar substancialmente de 1998 a 2025; por exemplo, 40 milhões de mulheres a mais na Índia necessitará usar algum método de anticoncepção.[35] No mundo em desenvolvimento, cerca de 140 milhões de mulheres que não querem ficar grávidas não estão usando anticoncepção.

Nos últimos anos, houve uma mudança apropriada de um foco estreito na contracepção para uma visão mais ampla que abrange o impacto da pobreza, enfatiza o bem-estar global e os direitos dos indivíduos, aprova a igualdade dos sexos e examina as interações entre estas questões.[39] Não é suficiente simplesmente limitar a fertilidade; contracepção é apenas um componente da saúde reprodutiva.

IMPACTO DO USO E NÃO USO

Acesso inadequado à contracepção é associado a uma alta taxa de aborto induzido. Uso efetivo de contraceptivo substitui em grande parte, embora não totalmente, o recurso ao aborto. A combinação de leis restritivas de aborto e a falta de serviços seguros de aborto continua a fazer do aborto inseguro uma causa capital de morbidade e mortalidade em todo o mundo, especialmente em muitos países em desenvolvimento onde serviços de aborto são ilegais.[40] Tanto abortos seguros quanto inseguros podem ser minimizados pela maximização de serviços contraceptivos. Entretanto, a necessidade de serviços seguros de aborto persistirá porque falhas dos contraceptivos se responsabilizam por cerca da metade do 1,2 milhão de abortos induzidos anuais nos EUA.[41]

Nos EUA, dinheiro despendido no financiamento para planejamento familiar poupa dinheiro gasto em serviços médicos, de bem-estar e nutricionais.[42] Estados com mais altos dispêndios de planejamento familiar têm menos abortos induzidos, recém-nascidos com baixo peso ao nascimento e partos prematuros.[43] O investimento em planejamento familiar conduz a reduções a curto prazo nos gastos em serviços de maternidade e infantis e, depois de 5 anos, uma redução nos custos para orçamentos de educação. Fazer cortes em serviços de planejamento familiar publicamente financiados afeta predominantemente mulheres pobres, aumentando o número de partos não planejados e abortos.

INFECÇÕES SEXUALMENTE TRANSMITIDAS E CONTRACEPÇÃO

A interação entre médico e paciente para a finalidade de contracepção proporciona uma oportunidade para controlar doenças sexualmente transmitidas (DSTs). A modificação de práticas sexuais inseguras reduz o risco de gravidez não planejada e o risco de infecções do trato reprodutivo. Uma visita de paciente para anticoncepção constitui um momento excelente para triagem de DST; se uma infecção for sintomática, ela deve ser diagnosticada e tratada durante a mesma visita em que a anticoncepção é solicitada. Uma história positiva para DSTs deve desencadear tanto a triagem de infecções assintomáticas, quanto aconselhamento para práticas sexuais mais seguras. Atenção deve ser dada aos métodos contraceptivos que têm a maior influência sobre risco de DSTs.

AQUECIMENTO GLOBAL E CONTRACEPÇÃO

No meio da política e filosofia promovendo intensamente um esforço "verde" para limitar o aquecimento global, um ponto muito importante está sendo ignorado. *Mesmo pequenos aumentos na população têm um impacto importante sobre o ambiente global, incluindo excessivo consumo de recursos nas sociedades ricas.*

Thomas Robert Malthus, um clérigo inglês, matemático e economista político, publicou seis edições do seu famoso livro, *An Essay on the Principle of Population*, entre os anos de 1798 e 1826. A Hipótese Malthusiana pode ser expressa muito simplesmente: a população humana excederá os recursos do mundo necessários para seu suporte. Malthus argumentava que a população poderia ser controlada apenas por uma alta taxa de mortalidade e uma baixa taxa de natalidade. Mas como ele não aprovava o controle da natalidade, concluiu que uma alta taxa de mortalidade seria necessária, causada pela miséria, na forma de guerras, fome e doença, e vício (contracepção estava nesta categoria juntamente com assassinato). Sem miséria e vício, a superpopulação, portanto, levaria à pobreza, uma competição animalesca por alimento, e uma perda geral de civilização.

A Hipótese Malthusiana foi revivida em tempos recentes. Há uma percepção crescente de que o nosso planeta está ficando esgotado de ar limpo, água potável e *commodities* agrícolas e minerais específicas. Os otimistas olham o poder da tecnologia e criatividade humana para resolver este problema malthusiano, mas a necessidade aguda de contracepção efetiva não pode ser ignorada, como é pela maioria dos economistas. Programas efetivos de planejamento familiar não apenas beneficiam indivíduos, mas também economias nacionais e o ambiente global. A necessidade e demanda por planejamento familiar são existentes em toda parte do nosso mundo, embora maiores nos países em desenvolvimento. Está faltando o instrumento político e financeiro requerido. Uma apreciação do impacto sobre o aquecimento global pode prover motivação adicional.

CONTRACEPÇÃO E PROCESSO JUDICIAL

Os médicos preocupam-se com a perspectiva de maus resultados associados a uso de contraceptivo levando a processo na justiça. Veredictos e acordos de muitos milhões de dólares em favor de queixosas que usaram produtos tão inocentes quanto espermicidas capturam a atenção nacional. Na realidade, estes eventos são muito incomuns em comparação ao uso amplamente disseminado de anticoncepção.

A melhor maneira de evitar litígio é boa comunicação com a paciente. Pacientes que processam usualmente afirmam que havia contraindicações ou riscos que não foram transmitidos pelo clínico. A melhor maneira de influenciar o litígio é manter bons registros. Bons prontuários são a arma mais formidável para a defesa. Documentação é vital, mas é inútil sem anamnese completa. Bons registros e boa anamnese colocam a responsabilidade sobre a honestidade da paciente em resposta ao clínico.

Documentar que os riscos e benefícios de todos os métodos foram discutidos.
Documentar um plano para acompanhamento.
Documentar todas as interações com a paciente, inclusive chamadas telefônicas.

FUTURO

De 1970 a 1986, o número de nascimentos em mulheres com mais de 30 anos quadruplicou; de 1990 a 2005, a taxa de fertilidade em mulheres com mais de 30 anos permaneceu relativamente estável, mas em 2005 e 2006, as taxas de nascimentos de mulheres acima de 30 e de mulheres acima de 40 anos aumentaram.[9,44,45] À medida que os casais adiaram a gravidez até mais tarde na vida, o uso de esterilização abaixo da idade de 35 anos declinou, e a necessidade de contracepção reversível aumentou.

Até 2005, o mais alto número de nascimentos nos EUA ocorreu entre 1947 e 1965 – o *baby boom* pós-II Guerra Mundial (um fenômeno demográfico compartilhado por todas as partes do mundo desenvolvido). A coorte inteira de mulheres nascidas neste período terá alcançado seu 45º aniversário por volta de 2010. Nós testemunhamos, portanto, um número sem precedentes de mulheres nos mais tardios anos reprodutivos. Este grupo de mulheres não somente aumentou em número, mas mudou o seu padrão de fertilidade.

O adiamento do casamento é uma transformação importante na nossa sociedade. Entretanto, apenas uma pequena porcentagem do declínio na taxa total de fertilidade é explicada pelo aumento na idade média ao primeiro casamento. A maior parte do declínio na taxa total de fertilidade é explicada por alterações nas taxas de fertilidade conjugais. Em outras palavras, o adiamento da gravidez no casamento é a alteração mais significativa. Esta combinação de números crescentes, adiamento do casamento e adiamento da gravidez no casamento é responsável pelo fato de que estamos vendo cada vez mais mulheres mais velhas que necessitam contracepção reversível. Resumidamente, continuará a haver duração mais longa do uso de anticoncepcional nas mulheres mais jovens e maior uso nas mulheres mais velhas, um padrão que começou em 1990.

| Alteração na Demografia Feminina dos EUA, 1985-2000[46] ||||||
Idade	1985	1990	1995	2000	% Alteração 1985-2000
15-24	19,5 milhões	17,4 milhões	16,7 milhões	17,7 milhões	–9,2 %
25-29	10,9	10,6	9,3	8,6	–21,1
30-34	10,0	11,0	10,8	9,4	–6,0
35-44	16,2	19,1	21,1	21,9	+35,2
Total 15-44	56,6	58,1	57,9	57,6	+1,8

Felizmente, médicos e pacientes reconheceram que a contracepção com esteroide em baixa dose é muito segura para mulheres mais velhas, não fumantes, sadias. Entre 1988 e 1995, o uso de anticoncepcionais orais duplicou em mulheres com idades entre 35-39, e aumentou 6 vezes nas mulheres com mais de 40.[26] Entretanto, como indicam as estatísticas previamente mencionadas, seu uso ainda não é suficiente para satisfazer a necessidade. Além de preencher uma necessidade, esta população de mulheres tem uma série de benefícios a serem derivados da contracepção com esteroide que inclinam a relação risco/benefício para o lado positivo (Capítulo 22).

A crescente necessidade de contracepção reversível também seria servida pelo uso aumentado do DIU. O declínio no uso de DIU nos EUA ficou em contraste direto com a experiência do resto do mundo, uma resposta complicada à publicidade e litígio. Um risco aumentado de infecção pélvica com os DIUs contemporâneos em uso é limitado ao ato de inserção e o transporte de patógenos para o trato genital superior. Este risco é efetivamente minimizado pela triagem cuidadosa com culturas pré-inserção e o uso de boa técnica. Um retorno ao uso de DIU pelos casais americanos é justificado e desejável.

Um problema importante nos EUA é a prevalência de concepções erradas. Mais da metade das mulheres, mesmo mulheres com boa educação, não são acuradamente conhecedoras da eficácia ou dos benefícios e efeitos colaterais associados à contracepção.[47-49] Infelizmente, uma porcentagem importante de mulheres ainda não sabe que há muitos benefícios à saúde com o uso da contracepção esteroide. Concepções erradas a respeito da anticoncepção atingiram, em muitos casos, a estatura de mitos. Os mitos são um obstáculo à boa utilização e só podem ser dissipados por esforços educacionais acurados e efetivos.

Conselho contraceptivo é um componente da boa assistência de saúde preventiva. A conduta do médico é a chave. Esta é uma era de consentimento informado pela paciente. As pacientes merecem conhecer os fatos e necessitam ajuda para lidar com o estado da arte e a incerteza. Mas não há dúvida de que as pacientes, especialmente pacientes jovens, são influenciadas na sua escolha pelo aconselhamento e atitude dos seus médicos. Embora o papel do médico seja prover a educação necessária para a paciente fazer escolhas corretas, não se deve perder de vista a poderosa influência exercida pelo médicos nas escolhas feitas afinal. Nos anos de 1970, nós abordávamos a paciente com grande ênfase no risco. Nos anos de 1990, estudos documentaram efetivamente os riscos e benefícios da contracepção. No novo século, a conduta deve ser diferente, realçando os benefícios e a maior segurança da contracepção apropriada. Se tentarmos somar o impacto dos benefícios da contracepção sobre a saúde pública, como fizeram alguns com modelos focalizando admissões hospitalares, não há dúvida de que os benefícios superam os riscos. O impacto pode ser medido em termos de morbidade e mortalidade. Entretanto, o impacto sobre a saúde pública é de pequeno interesse durante o intercâmbio médico-paciente no consultório. Aqui o risco pessoal é capital, e a obediência à contracepção efetiva exige informação acurada apresentada de uma maneira positiva, efetiva.

Planejamento Familiar, Esterilização e Aborto

ESTERILIZAÇÃO

Os métodos contraceptivos hoje são muito seguros e efetivos; entretanto, nós permanecemos décadas afastados de um método perfeito de contracepção para mulheres ou homens. Uma vez que os métodos contraceptivos reversíveis não sejam perfeitos, mais de um terço dos casais americanos usam a esterilização em seu lugar, e a esterilização constitui agora o método predominante de contracepção no mundo.

Ao longo dos 20 últimos anos, mais de 1 milhão de americanos por ano submeteu-se a uma operação de esterilização, e recentemente, mais mulheres do que homens. Atualmente 39% das mulheres americanas em idade reprodutiva confiam na esterilização contraceptiva: 27% submetem-se à oclusão tubária (11 milhões de mulheres) e 11% dependem das vasectomias dos seus parceiros (4 milhões de homens).[26] Esta mesma tendência ocorreu na Grã-Bretanha, onde pela idade de 40 anos, mais de 20% dos homens e mulheres receberam um procedimento de esterilização.[50] Na Espanha e na Itália, as taxas de esterilização são muito baixas, mas o uso de anticoncepcionais orais e do DIU é muito alta.[51]

HISTÓRIA

James Blundell propôs, em 1823, em palestras no Guy's Hospital em Londres, que tubectomia devia ser realizada na cesariana para evitar a necessidade de cesarianas repetidas.[52] Ele também propôs uma técnica para esterilização, que mais tarde descreveu tão precisamente que ele deve na

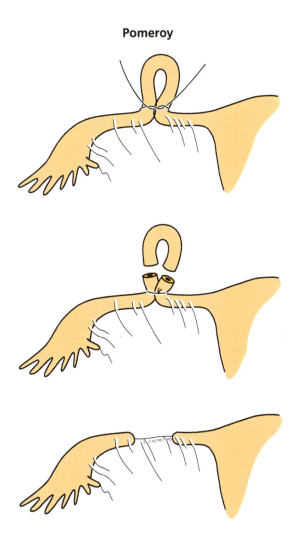

Pomeroy

realidade ter efetuado a operação, embora nunca tenha escrito sobre ela. A primeira descrição foi publicada, em 1881, por Samuel Lungren de Toledo, Ohio, que ligava as tubas no momento da cesariana, conforme Blundell sugerira 58 anos antes.[53] O procedimento de Madlener foi elaborado na Alemanha, em 1910, e descrito em 1919. Em virtude de muitas falhas, a técnica de Madlener foi suplantada nos EUA pelo método de Ralph Pomeroy, um médico proeminente em Brooklin, New York. Este método, ainda popular hoje, não foi descrito para a classe médica pelos associados de Pomeroy até 1929, 4 anos depois da morte de Pomeroy. Frederick Irving na Harvard Medical School descreveu sua técnica em 1924, e o método de Uchida não foi relatado até 1946.

Poucas esterilizações foram realizadas até os anos de 1930 quando "planejamento familiar" foi pela primeira vez sugerido como uma indicação para esterilização cirúrgica por Baird em Aberdeen. Ele requeria que as mulheres tivessem mais de 40 anos e tivessem tido oito ou mais filhos. Fórmulas matemáticas deste tipo persistiram até os anos de1960. Em 1965, Sir Dugald Baird apresentou uma conferência notável, intitulada "*A Quinta Liberdade*", chamando atenção para a necessidade de aliviar o temor de gravidezes indesejadas e o importante papel da esterilização.[54] Pelo término dos anos 1960, a esterilização era um procedimento popular.

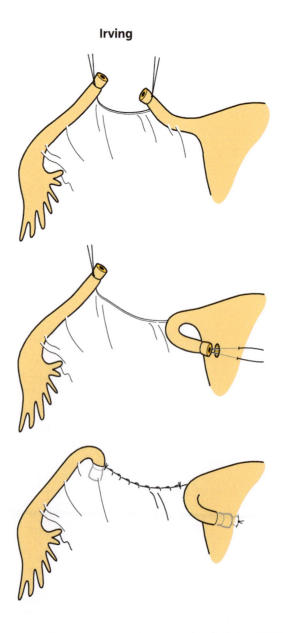

Métodos laparoscópicos foram introduzidos no começo dos anos de 1970. O número anual de vasectomias começou a declinar, e o número de operações de oclusão tubária aumentou rapidamente. Em 1973, mais procedimentos de esterilização eram efetuados em mulheres do que em homens. Isto é precisamente atribuído às diminuições dramáticas nos custos, tempo de hospitalização, e dor, em virtude da introdução da laparoscopia e métodos de minilaparotomia. O uso de laparoscopia para oclusão tubária aumentou de apenas 0,6% das esterilizações em 1970 para mais de 35% em 1975.[55] Desde 1975, a minilaparotomia, uma técnica popular no mundo menos desenvolvido, tem sido cada vez mais efetuada nos EUA. Estes métodos permitiram às mulheres submeter-se a operações de esterilização em épocas às vezes outras que não imediatamente após o parto ou durante grande cirurgia.

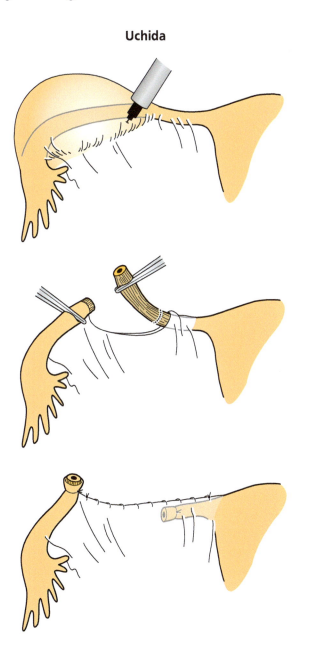

Uchida

Laparoscopia e minilaparotomia levaram a uma transformação profunda na conveniência e custo das operações de esterilização para mulheres. Em 1970, a mulher em média permanecia no hospital 6,5 dias para uma esterilização tubária. Por volta de 1975, isto tinha declinado para 3 dias, e hoje as mulheres raramente permanecem no hospital de um dia para o seguinte. A duração mais curta da hospitalização obtida de 1970 a 1975 representou uma economia de mais de US$ 200 milhões anualmente em custos de assistência à saúde e um aumento tremendo na conveniência para mulheres ansiosas por retornar ao trabalho e suas famílias.[56] Diferentemente de alguns avanços em tecnologia, a esterilização por laparoscopia e minilaparotomia são inovações técnicas que resultaram em grandes poupanças em custos de assistência médica.

A grande maioria dos procedimentos de esterilização é realizada por médicos na clínica particular, mas uma proporção crescendo rapidamente é efetuada fora de hospitais em contextos de cirurgia ambulatorial, incluindo consultórios médicos. Em contextos hospitalar ou ambulatorial, a esterilização feminina é uma operação muito segura. Mortes especificamente atribuídas à esterilização agora se responsabilizam por uma taxa de fatalidade de apenas 1,5 por 100.000 procedimentos, uma taxa de mortalidade que é mais baixa do que ter um filho (cerca de 8 por 100.000 nascimentos nos EUA)[57,58] Quando o risco de gravidez por falha do método contraceptivo é levado em consideração, a esterilização é o mais seguro de todos os métodos contraceptivos.

Vasectomia há muito tempo tem sido mais popular nos EUA do que em qualquer outro lugar no mundo, mas por que maiores números de homens não a usam? Uma explicação é que as mulheres têm escolhido a esterilização laparoscópica em números crescentes. Outra é que os homens têm sido amedrontados por relatórios de dados de animais, de associações a doenças autoimunes, aterosclerose, e, mais recentemente, câncer prostático. Grandes estudos epidemiológicos deixaram de confirmar quaisquer consequências adversas definidas.[59] Quando os pacientes consideram esterilização, podemos assegurar-lhes que não foi demonstrado que a vasectomia tenha quaisquer efeitos nocivos sobre a saúde do homem.[60] Além disso, vasectomia é menos cara do que esterilização tubária, a morbidade é menor, e a mortalidade é essencialmente zero.

EFICÁCIA DA ESTERILIZAÇÃO

As esterilizações laparoscópica e por minilaparotomia não são somente convenientes, elas são quase tão efetivas para prevenção de gravidez quanto o eram as operações mais antigas, mais complexas. Vasectomia é também altamente efetiva, uma vez que o suprimento de espermatozoides restante no canal deferente seja esgotado. Aproximadamente 50% dos homens atingirão azoospermia com 8 semanas, mas o tempo para atingir azoospermia é altamente variável, alcançando apenas cerca de 60 a 80% após 12 semanas.[61,62]

Taxas de Falha durante o Primeiro Ano de Uso, Estados Unidos[17,18,20]		
	Porcentagem de Mulheres com Gravidez	
Método	Mais Baixa Esperada (%)	Típica (%)
Esterilização feminina	0,5	0,7
Esterilização masculina	0,1	0,2

Além da operação específica usada, a perícia do operador e as características da paciente trazem importantes contribuições para a eficácia da esterilização feminina. Até 50% das falhas são decorrentes de erros técnicos. Os métodos que usam equipamento complicado, como clipes carregados ativados por mola e anéis de silastic, falham por razões técnicas mais comumente do que a ligadura tubária de Pomeroy.[63] Falhas de minilaparotomia, por essa razão, ocorrem menos frequentemente por erros técnicos.

Dificilmente causa surpresa que as técnicas mais complicadas de oclusão tubária tenham taxas mais altas de falha técnica. O que é surpreendente é o achado de que as características da paciente influenciam a probabilidade de falha mesmo quando problemas técnicos são controlados para ajustes analíticos. Em um estudo cuidadoso desta questão, duas características das pacientes, idade e lactação, demonstraram um impacto importante.[64] Pacientes com menos de 35 anos foram 1,7 vez mais propensas a engravidar, e mulheres que não estavam amamentando após a esterilização foram 5 vezes mais propensas a engravidar. Estes achados provavelmente refletem a maior fecundidade das mulheres mais jovens e a contribuição contraceptiva da lactação.

Números significativos de gravidezes após oclusão tubária estão presentes antes do procedimento. Por esta razão, alguns clínicos efetuam rotineiramente uma evacuação uterina ou curetagem antes da oclusão tubária. Parece mais razoável (e custo-efetivo) excluir gravidez por anamnese cuidadosa, exame físico, e um teste apropriado de gravidez antes do procedimento de esterilização.[65]

Como o método, operador e características da paciente todos influenciam as falhas da esterilização, é difícil predizer que indivíduo experimentará uma gravidez após se submeter a uma oclusão tubária. Por essa razão, durante o curso de aconselhamento, todas as pacientes devem ser conscientizadas da possibilidade de falha bem como da *intenção* de causar esterilidade permanente, irreversível. É importante evitar dar às pacientes a impressão de que o procedimento de oclusão tubária é à prova de falha ou garantido. Médicos devem ser cautelosos ao julgarem o seu próprio sucesso em realizar a esterilização, porque falha é infrequente, e muitas pacientes que engravidam após esterilização nunca revelam a falha ao cirurgião original.

Gravidezes ectópicas podem ocorrer após oclusão tubária, e a incidência é muito mais alta com alguns tipos de oclusão tubária.[66-68] Coagulação tubária bipolar é mais tendente a resultar em gravidez ectópica do que oclusão mecânica.[63,69,70] A explicação provável é que fístulas microscópicas no segmento coagulado conectando com a cavidade peritoneal permitam ao espermatozoide atingir o óvulo. Gravidezes ectópicas subsequentes à ligadura tubária tendem mais a ocorrer 3 ou mais anos depois da esterilização, em vez de imediatamente após. A proporção de gravidezes ectópicas é 3 vezes mais alta no quarto ao décimo anos após a esterilização do que nos primeiros 3 anos.[70] Quanto aos métodos laparoscópicos, a taxa cumulativa de gravidez ectópica continua a aumentar durante pelo menos 10 anos após a cirurgia, atingido 17 por 1.000 para coagulação bipolar.[70] Globalmente, no entanto, o risco de uma gravidez ectópica em mulheres esterilizadas é mais baixo do que se elas não tivessem sido esterilizadas. Não obstante, aproximadamente um terço das gravidezes que ocorrem após esterilização tubária é ectópico.[70]

Procedimentos vaginais têm taxas mais altas de falha do que laparoscopia ou minilaparotomia, mas a principal desvantagem é uma taxa mais alta de infecção. Infecção intraperitoneal é uma complicação rara das técnicas de minilaparotomia ou laparoscópica, mas nos procedimentos vaginais, formação de abscesso aproxima-se de 1%.[71] Este risco pode ser reduzido pelo uso de antibióticos profiláticos administrados intraoperatoriamente, mas laparoscopia usualmente é mais fácil e mais segura do que esterilização vaginal mesmo em mulheres obesas.

ESTERILIZAÇÃO E CÂNCER DE OVÁRIO – BENEFÍCIO DA ESTERILIZAÇÃO

Câncer de ovário seroso, o mais comum câncer ovariano, origina-se nas fímbrias das tubas uterinas.[72-74] A evidência indica consistentemente que esterilização tubária é associada a uma redução importante no risco de câncer de ovário.[74-79] Evidência do Nurse's Health Study indicou que esterilização tubária foi associada a um risco 67% reduzido de câncer ovariano.[75] No estudo prospectivo de mortalidade realizado pela American Cancer Society, as mulheres que tinham feito esterilização tubária experimentaram uma redução de cerca de 30% no risco de câncer ovariano fatal.[76]

TÉCNICAS DE ESTERILIZAÇÃO FEMININA

Como a laparoscopia permite visibilização direta e manipulação dos órgãos abdominais e pélvicos com mínima interrupção abdominal, ela oferece muitas vantagens. Hospitalização não é necessária; a maioria das pacientes volta para casa dentro de algumas horas, e a maioria retorna à atividade completa dentro de 24 horas. Desconforto é mínimo, as cicatrizes de incisão são escassamente visíveis, e atividade sexual não necessita ser restringida. Além disso, o cirurgião tem uma oportunidade de inspecionar os órgãos pélvicos e abdominais quanto a anormalidades. As desvantagens da esterilização laparoscópica incluem o custo; o equipamento caro, frágil; o treinamento especial requerido; e os riscos de lesão inadvertida de intestino ou vaso.

Esterilização laparoscópica pode ser realizada com qualquer destes métodos:

1. Oclusão e ressecção parcial por eletrocirurgia unipolar.
2. Oclusão e transecção por eletrocirurgia unipolar.
3. Oclusão por eletrocoagulação bipolar.
4. Oclusão por meios mecânicos (clipes ou anéis de silastic).

Todos estes métodos podem usar um laparoscópio operatório isolado, o laparoscópio diagnóstico com instrumentos operatórios passados por um segundo trocarte, ou ambos o laparoscópio operatório e equipamento de punção secundária. Todos podem ser usados com a técnica laparoscópica "aberta" em que o instrumento laparoscópico é colocado dentro da cavidade abdominal sob visão direta para evitar o risco de punção intestinal ou vascular com entrada cega. A aceitação da paciente e a recuperação são aproximadamente as mesmas com todos os métodos.

Agora é evidente que as taxas de falha a longo prazo para todos os métodos são mais altas do que as estimativas prévias; globalmente, 1,85% das mulheres americanas esterilizadas experimentam uma falha dentro de 10 anos.[80] *Tanto quanto um terço destas falhas são gravidezes ectópicas.*[70] As taxas de falha mais altas com anéis de silastic, o clipe de Hulka-Clemens e coagulação bipolar refletem o maior grau de perícia requerido para estes métodos. Em virtude do efeito de fecundidade declinante com o aumento da idade, as mulheres mais jovens esterilizadas são mais tendentes a ter uma falha, incluindo gravidez ectópica, em comparação a mulheres mais velhas. Por estas razões, as mulheres mais velhas procurando esterilização consideram o uso do DIU ou implantes, métodos reversíveis que oferecem taxas de falha muito baixas.

Métodos de Esterilização Tubária Feminina e Taxas de Falha Cumulativas em 10 Anos[80,81]

Coagulação unipolar	–	0,75%
Excisão tubária pós-parto	–	0,75%
Clipe de Filshie	–	0,56%
Anel de silastic (Falope ou Yoon)	–	1,77%
Excisão tubária em intervalo	–	2,01%
Coagulação bipolar	–	2,48%
Clipe de Hulka-Clemens	–	3,65%

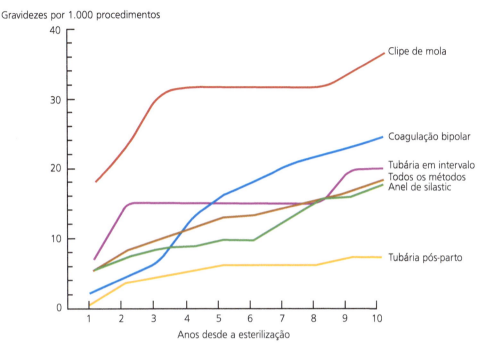

Probabilidade Cumulativa de Gravidez Segundo Tabelas de Vida[80]

OCLUSÃO TUBÁRIA POR MÉTODOS ELETROCIRÚRGICOS

Se elétrons de um gerador eletrocirúrgico forem concentrados em uma localização, o calor dentro do tecido aumenta agudamente e disseca o tecido até que a resistência seja tão alta que não passa mais corrente. Os métodos unipolares de esterilização criam uma área densa de corrente embaixo da pinça de preensão do eletrodo unipolar. Para completar o circuito, estes elétrons devem espalhar-se pelo corpo e ser retornados ao gerador via um eletrodo de retorno (a placa terra) que tem uma superfície larga para minimizar a densidade de corrente a fim de evitar queimaduras quando os elétrons deixam o corpo. "Unipolar" refere-se ao método que necessita a placa terra do paciente.

A eletrocirurgia unipolar pode criar um problema elétrico único "de capacitância". Um capacitor é qualquer dispositivo que seja capaz de reter uma carga elétrica e pode existir quando quer que um material isolado separe dois condutores que têm potenciais diferentes. Esta propriedade de capacitância explica algumas das queimaduras intestinais inadvertidas que ocorriam com esterilização laparoscópica.[82] O laparoscópio operatório é um tubo oco de metal rodeando um eletrodo ativo, a pinça usada para agarrar e coagular as tubas. Quando a corrente passa através do eletrodo ativo, o próprio laparoscópio torna-se um capacitor. Até 70% da corrente passada pelo eletrodo ativo pode ser induzida para o laparoscópio. Se intestino ou outras estruturas tocarem um laparoscópio, que é isolado da incisão abdominal (p. ex., com uma cânula de plástico), os elétrons armazenados serão descarregados em alta densidade diretamente para o órgão vital. Este risco potencial é eliminado usando-se uma manga de trocarte de metal em vez de uma manga não condutora. Uma vez que há pouca pressão atrás dos elétrons a partir de um gerador de baixa voltagem, não é gerado calor suficiente para queimar pele, quando a corrente de capacitância vaza para fora para o corpo da paciente através da manga de metal. Mesmo se o eletrodo ativo entrar em contato direto com o laparoscópio, como quando é usada uma técnica com duas incisões, a corrente vazará inofensivamente através da manga de trocarte de metal. O risco de coagulação inadvertida de intestino ou outros órgãos não pode ser completamente eliminado, porque todas as superfícies do corpo oferecem um caminho de volta para a placa terra.

A técnica eletrocirúrgica unipolar é direta. A porção ístmica da tuba uterina é agarrada e afastada das estruturas circundantes, e a energia elétrica é aplicada até que o tecido se descora, incha e a seguir colapsa. A tuba é, então, agarrada, movendo-se para o útero, recoagulada, e os passos repetidos até que 2-3 cm de tuba tenham sido coagulados. Alguns cirurgiões são contra a coagulação cornual por receio de que ela possa aumentar o risco de gravidez ectópica em razão da formação de fístula.

A técnica de coagulação e transecção é executada de um modo semelhante com os mesmos instrumentos. A fim de transeccionar a tuba, entretanto, um instrumento desenhado para cortar tecido tem que ser usado. A transecção de tecido aumenta o risco de possível sangramento e não reduz, por si própria, a taxa de falha em relação à coagulação somente. Os espécimes obtidos por este método são usualmente coagulados além de reconhecimento microscópico e, por essa razão, não fornecerão evidência histopatológica de esterilização bem-sucedida.

O método bipolar de esterilização elimina a placa terra requerida para eletrocirurgia unipolar e usa uma pinça especialmente desenhada. Uma maxila da pinça é o eletrodo ativo, e a outra maxila é o eletrodo terra. A densidade de corrente é grande no ponto de contato da pinça com tecido, e o uso de uma corrente de baixa voltagem, alta frequência evita o espalhamento de elétrons. Pela eliminação do eletrodo de retorno, a probabilidade de um caminho aberrante através de intestino ou outras estruturas é grandemente reduzida. Há, no entanto, uma desvantagem com esta técnica. Uma vez que o espalhamento de elétrons seja diminuído, mais aplicações da pinça são necessárias para coagular a mesma extensão de tuba do que com coagulação unipolar. Como ocorre dissecção no ponto de alta densidade de corrente, a resistência do tecido aumenta, e a área coagulada eventualmente apresenta resistência ao fluxo da corrente de baixa voltagem. Caso a resistência aumente além da capacidade da voltagem de empurrar elétrons através do tecido, pode resultar coagulação incompleta do endossalpinge.[83] **Coagulação bipolar é muito efetiva apenas se três ou mais locais forem coagulados em cada tuba.**[84]

Cautério bipolar é mais seguro que cautério unipolar no que concerne a queimaduras de órgãos abdominais, mas a maioria dos estudos indicam taxas mais altas de falha. Embora a pinça bipolar não vá queimar tecidos que não são realmente agarrados, cuidado deve ser tomado para evitar coagular estruturas aderentes às tubas. Por exemplo, o ureter pode ser danificado, quando a tuba for aderente à parede lateral pélvica.

OCLUSÃO TUBÁRIA COM CLIPES E ANÉIS

Esterilização feminina por oclusão mecânica elimina as preocupações de segurança com eletrocirurgia. Entretanto, os aparelhos mecânicos são sujeitos a deficiências no material, defeitos de fabricação, e erros de desenho, todos os quais podem alterar a eficácia. Três aparelhos mecânicos têm sido amplamente usados e têm baixas taxas de falha com acompanhamento a longo prazo: o clipe de Hulka-Clemens (mola), o Clipe Filshie, e o anel de silastic (Falope ou Yoon). Cada um dos três exige compreensão da sua função mecânica, conhecimento prático do intrincado aplicador necessário para aplicar o dispositivo, atenção meticulosa à manutenção dos aplicadores, e posicionamento da tuba com perícia. Estes aparelhos são menos efetivos quando usados imediatamente pós-parto em tubas dilatadas.

Clipe de Mola de Hulka-Clemens

O clipe de mola consiste em duas maxilas plásticas feitas de Lexan, articuladas por um pequeno pino de metal a 2 mm de uma extremidade. Cada maxila tem dentes na superfície oposta, e uma mola de aço inoxidável é empurrada sobre as maxilas para mantê-las fechadas sobre a tuba. Um laparoscópio especial para aplicação por uma incisão é mais comumente usado, embora o clipe de mola também possa ser usado em um procedimento com duas incisões. O clipe de mola é aplicado em um ângulo de 90° para incluir algum mesossalpinge no istmo proximal de uma tuba de Falópio esticada. O clipe de mola destrói 3 mm de tuba e tem taxas de gravidez em 1 ano de 2 por 1.000 mulheres, mas a mais alta taxa cumulativa de falha.[63,80]

Clipe de Mola de Hulka-Clemens

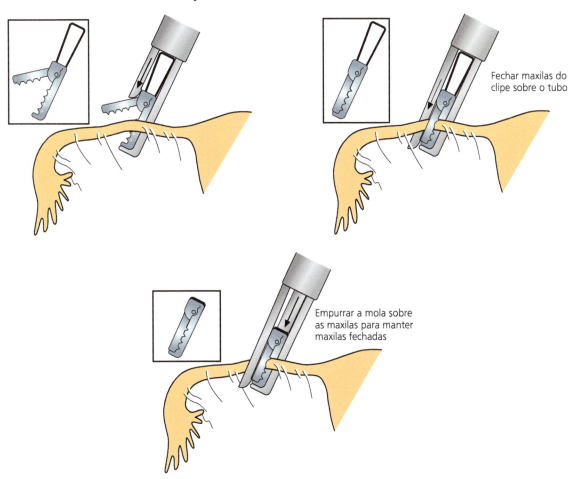

Complicações exclusivas da esterilização com clipe resultam de dificuldades mecânicas. Se o clipe for desalojado ou cair dentro do abdome durante o procedimento, deve ser recuperado. Usualmente, ele pode ser removido laparoscopicamente, mas às vezes laparotomia é necessária. Caso ocorra oclusão incompleta ou alinhamento incorreto do clipe, um segundo clipe pode ser aplicado sem risco. Este clipe oferece uma boa probabilidade para reanastomose, melhor do que os métodos eletrocirúrgicos que destroem mais tuba.

Clipe de Filshie O clipe de Filshie é feito de titânio revestido com borracha de silicone. O clipe articulado é trancado sobre a tuba usando um aplicador especial por meio de uma segunda incisão ou laparoscópio operatório. O revestimento de borracha do clipe expande-se sob compressão para manter a tuba bloqueada. Apenas 4 mm da tuba são destruídos. As taxas de falha 1 ano após o procedimento aproximam-se de 1 por 1.000 mulheres.[68] Um estudo de acompanhamento de 15 anos em Quebec relatou uma taxa cumulativa de falha de 9 por 1.000 mulheres, enquanto a taxa de falha em 10 anos no Reino Unido foi 5,6 por 1.000 mulheres.[81,85] Como o clipe de Filshie é mais longo, está descrito que ele oclui tubas dilatadas mais facilmente do que o clipe de mola. Tanto o clipe de mola quanto o clipe de Filshie oferecem boas possibilidades para reanastomose tubária.

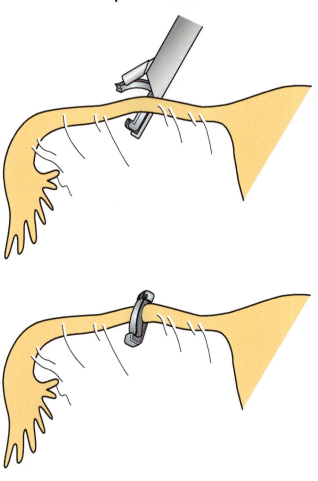

Clipe de Filshie

Anel de Silastic (Falope ou Yoon)

Esta tira de borracha de silastic não reativo tem uma memória elástica de 100% se estirada a não mais de 6 mm por um breve tempo (alguns minutos no máximo). Um aplicador especial, de 6 mm de diâmetro, pode ser colocado por uma segunda cânula ou por um laparoscópio operatório deslocado padrão. O aplicador é desenhado para agarrar um segmento de tuba e liberar a banda de silastic sobre uma alça de 2,5 cm de tuba. A alça avascular de tuba pode ser ressecada com pinça de biópsia para fornecer um espécime para histopatologia, mas isto raramente é executado (não aumenta a eficácia). Dez a 15% das pacientes experimentam cólica pélvica pós-operatória grave pelas bandas apertadas (o que pode ser aliviado pela aplicação de um anestésico local na tuba antes ou depois do bandeamento).

Como no caso da aplicação de clipes, o anel deve ser posto na junção dos terços proximal e médio de cada tuba uterina. Necrose ocorre prontamente, e um segmento de 2-3 cm da tuba é destruído. As taxas de falha são cerca de 1% após 2 anos, e a taxa cumulativa de 10 anos é melhor apenas com coagulação unipolar, excisão tubária pós-parto, e o clipe de Filshie.[80]

Sangramento do mesossalpinge é a complicação mais comum da aplicação de anel de silastic. Ele usualmente ocorre quando a pinça agarra não somente a tuba, mas também uma prega vascular de mesossalpinge. O mesossalpinge também pode ser rasgado sobre a margem do cilindro de

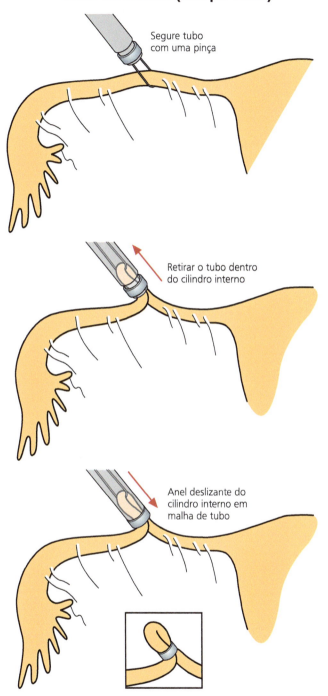

aço inoxidável, quando a tuba é puxada para dentro do aplicador. Se sangramento for observado, a aplicação da banda de silastic muitas vezes o controla. Se a colocação de bandas adicionais ou eletrocoagulação falhar em deter o sangramento, laparotomia pode ser necessária.

Anéis de silastic são ocasionalmente colocados em estruturas outras que não a tuba. Se este erro for reconhecido, a banda pode usualmente ser removida do ligamento redondo ou pregas do mesossalpinge pegando-se a banda com a pinça do aplicador e aplicando tração gradual crescente. Se uma tentativa delicada falhar, remoção não é necessária. Se anéis forem inadvertidamente descarregados dentro da cavidade peritoneal, eles podem com segurança ser deixados para trás.

As pacientes devem ser preparadas para o uso de instrumentos eletrocirúrgicos para o caso de bandas ou clipes não poderem ser aplicados (em virtude de aderências ou sangramento).

MINILAPAROTOMIA

Ligadura tubária, realizada por uma pequena incisão suprapúbica, *minilaparotomia,* é o método mais frequente de esterilização feminina em intervalo em todo o mundo. Nos EUA e na maior parte do mundo desenvolvido, laparoscopia é mais popular, mas a minilaparotomia está ganhando favor em virtude da sua segurança, simplicidade e adaptabilidade a contextos cirúrgicos ambulatoriais (particularmente quando é usada anestesia local).[86,87]

As tubas uterinas podem ser ocluídas pela incisão de minilaparotomia com bandas ou clipes, mas uma ligadura tubária simples de Pomeroy é o método mais comumente usado. Características das pacientes, como obesidade, infecção pélvica prévia, ou cirurgia prévia, são os principais determinantes de complicações.[88]

A minilaparotomia é realizada por uma incisão que usualmente mede 2-4 cm de comprimento. Ligadura tubária por meio de uma incisão suprapúbica pode ser realizada em pacientes obesas, mas a incisão necessariamente excederá o comprimento usual. Afastamento com força aumenta a dor associada ao procedimento e o tempo de recuperação. Por estas razões, nós acreditamos que minilaparotomia para oclusão tubária ambulatorial deve ser limitada a pacientes que não são obesas (geralmente menos de 70 kg).

Oclusão tubária é difícil de realizar através de uma minilaparotomia, se o útero for imóvel. Oclusão tubária laparoscópica, por outro lado, não exige elevação ou rotação uterina extrema e é uma melhor escolha para uma paciente com útero fixo em sua posição.

VIA DE ACESSO TRANSCERVICAL

Embora os métodos atuais de esterilização sejam seguros e efetivos, eles exigem cirurgiões experientes e, no caso das operações laparoscópicas, equipamento elaborado e caro. Acessos mais simples poderiam tornar a esterilização disponível e aceitável a mais mulheres. Os métodos transcervicais usaram eletrocoagulação, criocirurgia ou *laser* para destruir a porção intersticial da tuba, injetar agentes esclerosantes ou adesivos teciduais (Femcept) através dos óstios tubários, e para obstruir mecanicamente a luz tubária. A maioria destes métodos, e os tampões de silicone formados no lugar aplicados histeroscopicamente são ou demasiado complicados ou têm altas taxas de falha. A conduta mais prática é a aplicação de agentes esclerosantes às aberturas tubárias usando cânulas ou um dispositivo intrauterino. Inserção transcervical de *pellets* de quinacrina durante a fase proliferativa do ciclo menstrual oclui as tubas e é a mais promissora das condutas "não cirúrgicas", mas a segurança e eficácia a longo prazo não foram avaliadas.[89]

Essure é um aparelho de espiral de metal com fibras de poliéster (tereftalato de polietileno), que quando colocado histeroscopicamente dentro do segmento proximal da tuba uterina abrangendo a junção uterotubária, se expande quando liberada, ancorando-o no lugar. As fibras de poliéster no aparelho estimulam uma reação tecidual, que é fibrótica e oclusiva. Depois de contracepção de *backup* por 3 meses, uma histerossalpingografia é efetuada para confirmar oclusão. Se oclusão não estiver presente, contracepção é continuada, e histerossalpingografia é repetida 3 meses mais tarde. O procedimento é rápido, efetuado no contexto ambulatorial, muitas vezes sem analgesia, e consideravelmente menos caro do que laparoscopia. Esterilização permanente efetiva foi inicialmente obtida em cerca de 85-90% das mulheres.[90] Com maior experiência, a colocação pode alcançar uma proporção de 96%.[91,92] O risco de gravidez após 5 anos foi de 2,6 por 1.000 mulheres, sem gravidezes ectópicas.[93]

Adiana é um procedimento em dois passos. Por meio de um histeroscópio, energia de radiofrequência é aplicada na tuba uterina para remover uma camada fina de células e estimular resposta tecidual. Um inserto de silicone mole que é menor que um grão de arroz é implantado no lugar. O crescimento em torno do implante cria bloqueio permanente, confirmado por histerossalpingografia 3 meses após o procedimento. Colocação bem-sucedida é obtida em 92-95% das mulheres, com uma taxa de gravidez em 1 ano de 1,1%.[94,95]

VIA DE ACESSO VAGINAL

Embora técnicas vaginais ainda sejam usadas para esterilização tubária, altas taxas de infecção e ocasionais abscessos pélvicos subsequentes a estas operações fizeram a maioria dos médicos abandoná-las.[71] Uma vantagem aparente em pacientes obesas é às vezes enganadora, porque a gordura omental pode bloquear o acesso às tubas. Laparoscopia usualmente é mais fácil e mais segura em mulheres obesas.

ACONSELHAMENTO PARA ESTERILIZAÇÃO

Todas as pacientes a se submeterem a um procedimento cirúrgico para contracepção permanente devem ser instruídas sobre a natureza da operação, suas alternativas, eficácia, segurança e complicações. A operação pode ser descrita usando-se desenhos ou modelos pélvicos, diapositivos ou gravações. A descrição da operação deve enfatizar suas semelhanças e diferenças em relação à laparoscopia e cirurgia pélvica, especialmente histerectomia ou ooforectomia (ovariectomia) que podem ser confundidas com ligadura tubária simples. As mulheres que se submetem à esterilização tubária por qualquer método são 4-5 vezes mais propensas a fazer uma histerectomia; nenhuma explicação biológica é aparente, e isto pode refletir atitudes das pacientes para com procedimentos cirúrgicos.[96] Alternativas, incluindo vasectomia, contracepção esteroide, métodos hormonais de longa duração, métodos de barreira e DIUs, devem ser revistas. É importante enfatizar para a paciente que a ligadura tubária não tem intenção de ser reversível, que ela não pode ser garantida para prevenir gravidez intrauterina ou ectópica, e que falhas podem ocorrer muito depois do procedimento de esterilização. É melhor obter consentimento informado em um momento em que a paciente não esteja distraída ou confusa; p. ex., não imediatamente antes ou depois de um aborto induzido.

SEXUALIDADE

Não há efeito deletério sobre a sexualidade especificamente em razão de procedimentos de esterilização.[97,98] De fato, a vida sexual usualmente é afetada positivamente. Muitos casais são menos inibidos e mais espontâneos em fazer amor quando não têm que se preocupar com uma gravidez indesejada.

FUNÇÃO MENSTRUAL

Os efeitos da esterilização tubária sobre a função menstrual têm sido causadores de confusão e, por essa razão, difíceis de explicar, mas a questão agora está resolvida. Os primeiros estudos bem controlados desta questão demonstraram ausência de alteração nos padrões menstruais, volume ou dor.[99,100] Subsequentemente estes mesmos autores relataram um aumento na dismenorreia e alterações no sangramento menstrual.[101,102] Entretanto, os autores muitas vezes não concordaram com seus achados (uma alteração observada por um grupo não foi confirmada pelo outro). Aumentando a confusão, a incidência de histerectomia para distúrbios hemorrágicos em mulheres após esterilização tubária foi descrita como aumentada por alguns,[103] mas não por outros.[104] Em uma grande coorte de mulheres em um plano de saúde de grupo, a hospitalização por distúrbios menstruais foi significativamente aumentada; entretanto, os autores acreditaram que isto refletiu preconceito das pacientes e preferência dos médicos por tratamento cirúrgico.[105] No estudo de acompanhamento prospectivo a longo prazo nos EUA sobre esterilização, o risco aumentado de histerectomia após esterilização foi concentrado em mulheres que foram tratadas de distúrbios ginecológicos antes da esterilização tubária.[96] Estes relatórios discordantes não tornaram uma tarefa fácil o aconselhamento das pacientes sobre os efeitos a longo prazo da esterilização tubária.

Inicialmente foi especulado que a eletrocoagulação extensa das tubas uterinas pode causar dano tecidual ovariano, alterando a produção ovariana de esteroide. Isto foi sugerido como a razão pela qual alterações menstruais foram detectadas com acompanhamento mais longo (4 anos), enquanto não tinham sido detectadas alterações com o uso de anéis ou clipes.[105-107] Entretanto, tentativas para relacionar alterações menstruais pós-esterilização com a extensão de destruição tecidual falharam em encontrar uma correlação, e um aumento na hospitalização por distúrbios menstruais após cautério unipolar não pôde ser documentado.[105,107] Um estudo de acompanhamento a longo prazo (3-4, 5 anos) não documentou quaisquer alterações significativas nos ciclos menstruais.[108] Estudos de acompanhamento aos 3 meses, 6 meses, 2 anos e 5 anos após esterilização por coagulação bipolar ou clipe de Hulka não foi capaz de detectar alterações nas medidas do dia 3 da reserva ovariana (gonadotrofinas, estradiol e inibina) ou nos níveis na fase lútea de estradio e progesterona.[109-112]

A U.S. Collaborative Review of Sterilization, a maior e mais abrangente avaliação da esterilização, não conseguiu encontrar nenhuma evidência de que a esterilização tubária seja seguida aos 2 anos e novamente aos 5 anos por uma maior incidência de alterações ou anormalidades menstruais.[107,113] A evidência indica que a esterilização tubária não causa anormalidades menstruais.

REVERSIBILIDADE

Um objetivo importante do aconselhamento é ajudar os casais a tomar a decisão certa sobre uma decisão irreversível de tornarem-se estéreis. A participação ativa de ambos os parceiros é um fator crítico.[114] Nem todos os casais ficam satisfeitos após esterilização; em uma série, 2% das mulheres nos EUA expressaram arrependimento 1 anos mais tarde e 2,7% depois de 2 anos.[115] Na marca de 2 anos, os principais fatores associados a arrependimento foram idade abaixo de 30 e esterilização no tempo conveniente de uma cesariana. Em outro estudo de acompanhamento a longo prazo de mulheres nos EUA, as mulheres com menos de 30 anos de idade no momento da esterilização foram as mais propensas a expressar arrependimento, mas não foram observadas diferenças quando comparando a cronologia depois de parto cesáreo, parto vaginal ou um ano mais tarde.[116] Em 1995 o *National Survey of Family Growth* mostrou que, aproximadamente, 25% das mulheres dos EUA com uma ligadura tubária expressaram um desejo de reversão, por um dos parceiros ou ambos.[117] A *U.S. Collaborative Review of Sterilization* relatou que apenas 14,3% solicitaram informação sobre reversão depois de 14 anos de acompanhamento, mas a porcentagem foi aproximadamente 4 vezes mais alta em mulheres com idade de 18 a 24 quando da esterilização.[118] Globalmente, no entanto, apenas 1,1% das mulheres obtiveram reversão. No Canadá, 1% dos homens e mulheres obtiveram uma reversão dentro de 5 anos após a esterilização; nos EUA, reversão dentro de 5 anos foi obtida por 0,2% das mulheres e 0,4% dos homens, uma diferença que poderia refletir a falta de cobertura de seguro para este procedimentos nos EUA.[85,119]

Na Europa onde esterilização tubária é menos comum, o fator de risco mais importante para arrependimento foi um casamento instável.[120] Uma mudança no estado civil é indubitavelmente uma razão importante para um desejo de reverter esterilização.[121]

Casais jovens em relacionamentos instáveis necessitam atenção especial no aconselhamento. Além disso, para muitos casais a oclusão tubária no momento de cesariana ou imediatamente depois de um trabalho de parto e parto difíceis não é o melhor momento para o procedimento. É importante saber que não foi observado que as mulheres esterilizadas desenvolvam problemas psicológicos a uma taxa mais que a esperada.[122,123]

Microcirurgia para reanastomose tubária é associada a excelentes resultados se apenas um pequeno segmento da tuba tiver sido danificado. As taxas de gravidez correlacionam-se com o comprimento de tuba restante; um comprimento de 4 cm ou mais é ótimo. Assim, as taxas de gravidez são mais baixas com eletrocoagulação e atingem 70-80% com clipes, anéis e métodos cirúrgicos, como o de Pomeroy.[124,125] Cerca de 2 por 1.000 mulheres esterilizadas eventualmente farão reanastomose tubária.[121]

ESTERILIZAÇÃO MASCULINA – VASECTOMIA

Vasectomia é mais segura, mais fácil, menos cara, e tem uma taxa de falha mais baixa do que a esterilização feminina.[126] A operação é quase sempre efetuada sob anestesia local, usualmente por um urologista em um consultório particular.[127] Cirurgiões que fazem mais de 10 operações por ano têm taxas mais baixas de complicação.[128]

Hematomas e infecção ocorrem raramente e são facilmente tratados com calor, suporte escrotal e antibióticos. A maioria dos homens desenvolverá anticorpos aos espermatozoides em seguida à vasectomia, mas não foram observadas sequelas a longo prazo, incluindo nenhum risco aumentado de doenças imunorrelacionadas ou doença cardiovascular.[60,129-132] Efeitos psicológicos e sexuais adversos não foram descritos.[133] Uma vez que os outros constituintes do sêmen sejam fabricados "corrente abaixo" dos testículos, os homens não observam um volume ou velocidade diminuídos do ejaculado.

Câncer de próstata é o câncer mais frequente em homens, com um risco durante a vida de 1 em 8 nos Estados Unidos. Um risco aumentado de câncer de próstata após vasectomia foi descrito em vários estudos de coorte e caso-controle.[134-137] Entretanto, houve discordância porque outros estudos não puderam suportar uma associação entre risco de câncer de próstata ou testicular e vasectomia.[131,138-143] Em um estudo de caso-controle muito grande racial/étnico misto (negros e brancos; sino-americanos e nipo-americanos) de câncer de próstata, nenhum aumento estatisticamente significativo no risco pôde ser identificado após vasectomia, incluindo ausência de efeito da idade quando da vasectomia ou anos desde a vasectomia.[144] Revisões de 6 estudos de coorte e 5 estudos de caso-controle concluíram que não há risco aumentado de câncer do testículo após vasectomia, e a consideração dos estudos que examinaram a possível associação entre câncer de próstata e vasectomia (6 estudos de coorte e 7 de caso-controle) concluiu que a evidência foi duvidosa e fraca.[145,146] Uma metanálise da literatura concluiu que não há risco aumentado de câncer da próstata em homens que se submeteram à vasectomia.[147] Um estudo de caso-controle da Nova Zelândia encontrou ausência de aumento no câncer de próstata mesmo depois de mais de 25 anos desde a vasectomia.[148] Estudos de observação não são capazes de evitar totalmente potenciais preconceitos, e o desacordo concernente ao câncer de próstata é compatível com ausência de efeito ou um efeito demasiado pequeno para escapar aos preconceitos confundidores. Vale notar que os países com as mais altas taxas de vasectomia (China e Índia) não têm as mais altas taxas de câncer de próstata. A triagem de câncer de próstata não deve ser diferente em homens que fizeram vasectomia.

Estudos em animais indicaram que a vasectomia acelera o processo de aterosclerose. No U.S. Physician's Health Study (um grande estudo de coorte prospectivo), nenhum aumento no risco de doença cardiovascular subsequente pôde ser detectado após vasectomia.[130] De fato, não foi demonstrado que a vasectomia tenha quaisquer consequências adversas ou efeitos nocivos sobre a saúde do homem.[59,60]

Vasectomia não altera a secreção de vírus de imunodeficiência humana (HIV) no sêmen, e vasectomia não deve alterar o risco de transmissão de HIV.[149]

Reversão de vasectomia é associada a taxas de gravidez tão altas quanto 70-80%.[150] A possibilidade de gravidez diminui com o tempo decorrido desde a vasectomia, diminuindo significativamente para 30% após 10 anos; os melhores resultados são obtidos quando a reversão é efetuada dentro de 3 anos após vasectomia.[151] Na maioria dos casos, espermatozoides podem ser colhidos no momento do procedimento de reversão e congelados para potencial injeção de espermatozoide intracitoplasmática.

MÉTODOS CLÍNICOS PARA O HOMEM

Um método reversível de contracepção para homens tem sido procurado durante anos. Contracepção hormonal para homens é inerentemente um problema fisiológico difícil porque, diferentemente da ovulação cíclica nas mulheres, a espermatogênese é contínua, dependendo de gonadotrofinas e altos níveis de testosterona intratesticular.[152] Abordagens de investigação para inibir a produção de espermatozoides incluem a administração de esteroides sexuais, o uso de análogos do GnRH e administração de gossipol, um derivado do óleo de semente de algodão.[153,154]

Os esteroides sexuais reduzem a síntese de testosterona, o que leva à perda da libido e desenvolvimento de características sexuais secundárias femininas. Além disso, apesar do uso de grandes doses, as contagens de espermatozoides não são adequadamente reduzidas em todos os sujeitos. Levonorgestrel, acetato de ciproterona e acetato de medroxiprogesterona foram todos estudados combinados com testosterona, dada intramuscularmente para fornecer os efeitos androgênicos sistêmicos desejados. Análogos do GnRH também diminuem a síntese endógena de testosterona, e testosterona suplementar tem que ser fornecida. As consequências metabólicas e para a saúde globais destas condutas não foram avaliadas, e injeções frequentes são necessárias.

Gossipol diminui efetivamente as contagens de espermatozoides para níveis contraceptivos, aparentemente por incapacitar as células produtoras de espermatozoides. A experiência na China revelou que um número substancial de homens permanecem estéreis depois da exposição ao gossipol, e estudos em animais nos EUA indicaram que o gossipol ou contaminantes da preparação eram tóxicos; o trabalho com gossipol foi descontinuado.[155] Análogos do gossipol podem oferecer potencial, mas estão longe de desenvolvimento.

ABORTO INDUZIDO

A contracepção é mais efetiva e conveniente do que nunca, porém mesmo os casais mais conscienciosos podem experimentar falha de contraceptivo. No passado, falha da contracepção significava outro nascimento, algumas vezes indesejado, ou recurso a aborto secreto perigoso. Os mais antigos textos médicos indicam que o aborto tem sido praticado durante milhares de anos. Aborto induzido não se tornou ilegal até o século XIX, como resultado de mudanças nos ensinamentos da Igreja Católica (a vida começa com a fertilização) e nos EUA, dos esforços da *American Medical Association* para ter maior regulamentação da prática da medicina.

Nos anos 1950, a vacuoaspiração conduziu ao aborto muito mais seguro, e começando na Ásia, aborto induzido foi gradualmente legalizado nos países desenvolvidos do mundo. Esta tendên-

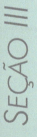

cia alcançou os EUA a partir da Europa Ocidental em fins dos anos 1960, quando a Califórnia, Nova York e outros estados reescreveram suas leis de aborto. A Suprema Corte dos EUA seguiu a direção destes estados em 1973 na decisão "Roe versus Wade" que limitou as circunstâncias sob as quais o "direito de privacidade" podia ser restringido pelas leis de aborto locais. Por volta de 1980, aborto legal tornou-se o mais comum procedimento cirúrgico feito nos EUA. O custo médio de um aborto não hospitalar com anestesia local em 2005 foi de US$ 413.[156]

O número de abortos realizados nos Estados Unidos esteve diminuindo desde que um máximo de 1,6 milhão foi atingido em 1981, declinando para 1,33 milhão em 1993 e 1,18 milhão em 1997, com a maior diminuição em adolescentes.[157-159] Isto acontece em parte porque o número de gravidezes nos EUA tem diminuído, e a proporção de mulheres em idade reprodutiva com menos de 30 anos de idade também está diminuindo.[160] Entretanto, melhor uso de contracepção efetiva trouxe uma contribuição importante para o declínio na taxa de aborto. Levando em conta a subnotificação, uma estimativa mais acurada indicou cerca de 1,36 milhão abortos induzidos em 1996, 1,31 milhão em 2000, e 1,21 milhão em 2005, o número mais baixo desde 1976.[8,156,161,162] Em 2004 e 2005, 57% dos abortos induzidos foram obtidos por mulheres nos seus 20 anos, e 17% por mulheres com menos de 20. *O número de nascimentos nos EUA, incluindo nascimentos de adolescentes, começou a aumentar em 2005,*[9,45] *e é previsto que os números de aborto correrão paralelos a esta alteração recente.*

Globalmente, um pouco mais de 3 milhões (49%) das gravidezes americanas cada ano são não intencionais, mas a porcentagem é apenas 40% em mulheres brancas em contraste com 54% entre hispânicas e 69% entre negras.[5,8] Cada ano, 42% das gravidezes indesejadas são terminadas por abortos induzidos, e 60% destes abortos são obtidos por mulheres que têm um ou mais filhos. A taxa de gravidezes indesejadas e abortos é cerca de 4 vezes mais alta entre mulheres pobres.

Mundialmente, cerca de 22% de todas as gravidezes terminam em aborto induzido.[163] O número de abortos induzidos declinou nos países desenvolvidos para cerca de 7 milhões anualmente. A maioria dos abortos induzidos ocorre nos países em desenvolvimento, cerca de 35 milhões anualmente, dos quais mais da metade são abortos ilegais, inseguros. Notavelmente, a Europa Ocidental com boa educação contraceptiva e acessibilidade tem uma taxa de aborto que é quase metade daquela da América do Norte. Também vale a pena enfatizar que, nos países onde há restrições legais sobre o aborto, as taxas de aborto não são mais baixas em comparação a áreas onde aborto é permitido legalmente; entretanto, estes abortos ilegais são associados à infecção e hemorragia, responsabilizando-se por 13% das mortes maternas mundialmente.[164] *Restrições ao aborto não reduzem a taxa de aborto, mas tornam o procedimento menos seguro.*

As adolescentes americanas são especialmente dependentes de aborto, em comparação às europeias, que são mais bem educadas sobre sexo e usam contracepção mais frequentemente e mais efetivamente. Em 2005, 17% das mulheres que obtiveram abortos legais foram adolescentes.[5,156] Além disso, das idades 20-34, as mulheres americanas têm a mais alta proporção de gravidezes abortadas em comparação a outros países, indicando uma alta taxa de gravidez não intencional, ocorrendo além dos anos da adolescência. A falta de contracepção perfeita e uso imperfeito da contracepção manterão ainda o aborto em alta.

SEGURANÇA DOS ABORTOS INDUZIDOS

As autoridades de saúde pública demonstraram que a legalização do aborto reduziu a morbidade e mortalidade maternas mais do que qualquer desenvolvimento isolado desde o advento dos antibióticos para tratar infecções e dos bancos de sangue para tratar hemorragia. O número de mulheres americanas relatadas como morrendo de aborto declinou de aproximadamente 300 mortes em 1961, para apenas 6 em 1985, 10 em 1992, e 4 em 1999, ou cerca de *0,6 morte para cada 100.000 abortos legais*.[165,166] Para comparação, em 1990, a taxa de morte materna por parto nos EUA foi 10 por 100.000 nascimentos e para gravidez ectópica foi aproximadamente 50 por 100.000 casos,[167-169] e em 1992, 17 mortes foram associadas a aborto espontâneo.[165]

Os determinantes mais importantes da mortalidade do aborto são a duração da gestação e o tipo de anestesia: abortos mais tardios e anestesia geral são mais arriscados.[170-172] Como no caso da mortalidade, as taxas de morbidade variam principalmente com a duração da gravidez, mas outros fatores são igualmente importantes, incluindo o tipo de operação, idade da paciente, tipo de anestesia, perícia do operador e método de dilatação cervical. Os cirurgiões mais experientes e mulheres mais jovens, mais sadias, são menos tendentes a ter complicações.

Grandes e pequenas complicações em uma série de 170.000 pacientes de aborto no primeiro trimestre foram como se segue:[173]

Grandes Complicações (Necessária Hospitalização)

Tecido retido	– 27,7 por 100.000 abortos induzidos
Sepse	– 21,2
Perfuração uterina	– 9,4
Hemorragia	– 7,1
Incapacidade de completar o procedimento	– 3,5
Gravidez intrauterina mais tubária	– 2,4

Pequenas Complicações (Tratadas na Clínica ou Consultório)

Infecção branda	– 462,0 por 100.000 abortos induzidos
Reaspiração mesmo dia	– 180,8
Reaspiração mais tarde	– 167,8
Estenose cervical	– 16,5
Laceração cervical	– 10,6
Gestação subestimada	– 6,5
Crise convulsiva	– 4,0

A possibilidade de que aborto possa resultar em complicação a mais longo prazo foi examinada em mais de 150 estudos.[174] Não há nenhuma evidência de quaisquer consequências adversas do aborto com vacuoaspiração para fertilidade subsequente,[175,176] futuras gravidezes,[177,178] ou risco aumentado de gravidez ectópica.[179,180] Abortos no segundo trimestre não aumentam a taxa de parto pré-termo ou perdas fetais no trimestre intermediário.[181] Múltiplos abortos induzidos não aumentam o risco de uma gravidez ectópica subsequente, mas podem aumentar a taxa de parto pré-termo em gravidezes subsequentes.[182,183] Os efeitos a longo prazo do aborto no segundo trimestre podem depender do método usado.[184] Um estudo francês discorda destas conclusões, achando um risco ligeiramente aumentado de gravidez ectópica em mulheres com um aborto induzido prévio e sem gravidez ectópica, e estudos chinês e dinamarquês encontraram um pequeno aumento no risco de aborto espontâneo subsequente a abortos cirurgicamente induzidos.[185-187]

As sequelas psicológicas do aborto eletivo foram estudadas e debatidas. A evidência indica que depressão é menos frequente em mulheres pós-aborto em comparação a pós-parto; que as mulheres com aborto negado experimentam ressentimento durante anos; e que os filhos nascidos depois que aborto é negado têm dificuldades sociais, ocupacionais e interpessoais durante adentro da idade adulta jovem.[188] Revisões extensas da evidência, incluindo uma pela *American*

Psychological Association, concluíram que abortos induzidos no primeiro trimestre não aumentam o risco de problemas de saúde mental.[189,190] Respostas psicológicas adversas seguindo-se ao aborto são influenciadas por uma necessidade de segredo, percepções de estigma associado, suporte social inadequado e características preocupantes da personalidade, como baixa autoestima ou estratégias inadequadas de enfrentamento, mas o preditor mais importante de uma reação mental negativa é uma história pregressa de problemas mentais.[190]

Resultados conflitantes foram descritos em mais de 20 estudos examinando o risco de câncer de mama associado ao número de abortos (especialmente abortos induzidos) experimentado por pacientes individuais.[191,192] A preocupação com um efeito adverso foi com base na sugestão teórica de que uma gravidez a termo completa protege contra câncer de mama ao evocar diferenciação completa das células da mama, mas aborto aumenta o risco ao permitir proliferação das células mamárias no primeiro trimestre da gravidez, mas não permitindo a diferenciação completa que ocorre na gravidez avançada. Nestes estudos houve um problema importante de viés de memória; as mulheres que desenvolvem câncer de mama são mais tendentes a revelar realmente sua história de aborto induzido do que as mulheres sadias. *Em estudos que evitaram o viés de memória (p. ex., derivando dados de registros nacionais em lugar de entrevistas pessoais), o risco de câncer de mama foi idêntico em mulheres com e sem abortos induzidos.*[193,194] *Estudos mais cuidadosos de caso-controle e de coorte, incluindo o Nurse's Health Study, também não ligaram um risco de câncer de mama com abortos induzidos ou espontâneos.*[195-197]

Aborto seguro ainda é indisponível a muitas mulheres em partes da Ásia, África e América Latina.[198] Por essa razão, muitas mulheres recorrem a abortos clandestinos, inseguros, responsabilizando-se por cerca de 13% da mortalidade materna mundial. Estas mortes são evitáveis. Serviços de planejamento familiar que fornecem escolhas contraceptivas efetivas bem como acesso a aborto seguro no início da gravidez são essenciais a fim de que as sociedades atinjam taxas desejadas de fertilidade e uma população feminina sadia.

CUIDADO PRÉ-TRATAMENTO DAS PACIENTES DE ABORTO

Aproximadamente 90% do 1,2 milhão de abortos induzidos efetuados nos EUA anualmente são efetuados durante o primeiro trimestre da gravidez, e o aborto médico responde por uma porcentagem crescente.[8] Durante o primeiro trimestre, as taxas de morbidade e mortalidade são menos de um décimo daquelas dos abortos efetuados no mais tardio trimestre intermediário.[167] A vasta maioria destes procedimentos ocorre em clínicas de aborto autônomas, embora nos últimos anos, os médicos tenham efetuado maiores números nos seus consultórios, onde as mulheres estão menos sujeitas à perseguição policial que tem atormentado as clínicas.[5,157] A segurança da cirurgia de aborto ambulatorial sob anestesia local está bem estabelecida.

O cuidado da paciente que decidiu terminar uma gravidez começa com o diagnóstico de gravidez intrauterina e uma estimativa precisa da idade gestacional. Falha em realizar isto constitui a fonte mais comum de complicações de aborto e subsequente litígio. Testes de gravidez, incluindo ultrassom vaginal, devem ser usados, quando a exatidão é difícil.

Quase todas as mulheres que querem terminar uma gravidez no primeiro trimestre são boas candidatas para um procedimento cirúrgico ambulatorial sob anestesia local. Possíveis exceções incluem pacientes com doença cardiorrespiratória grave, anemias graves ou coagulopatias, distúrbios mentais suficientemente graves para impedir cooperação e excessiva preocupação com dor operatória que não seja aliviada por tranquilização pré-procedimento.

Abortos cirúrgicos não devem ser empreendidos em mulheres que têm anomalias uterinas conhecidas ou leiomiomas ou que previamente tiveram procedimentos de aborto difícil no primeiro trimestre, a menos que ultrassonografia seja imediatamente disponível, e o cirurgião seja experiente no seu uso intraoperatório. Cesariana prévia ou outra cirurgia pélvica não é contraindicação ao aborto cirúrgico ambulatorial no primeiro trimestre.

ACONSELHAMENTO DAS PACIENTES DE ABORTO

O aconselhamento tem desempenhado um papel crítico no desenvolvimento de serviços de aborto eficientes e aceitáveis.[199] Quer o aborto seja realizado em uma clínica, um consultório médico ou um centro cirúrgico, as funções de um conselheiro precisam ser preenchidas para assegurar cuidado de qualidade à paciente. Estas incluem ajudar na tomada de decisão; fornecimento de informação sobre o procedimento; obtenção de consentimento informado; fornecimento de suporte emocional para a paciente e sua família antes, durante e depois do procedimento; e fornecimento de informação sobre contracepção.[200] Oportunidades de encaminhamento devem ser providas para tratamento pré-natal ou adoção para mulheres que escolherem levar a termo uma gravidez não planejada. Estas responsabilidades podem ser desempenhadas por um médico, enfermeira, psicólogo, assistente social ou uma pessoa leiga treinada. Um documento de consentimento informado deve declarar inequivocamente as possibilidades de resultados adversos comuns, como aborto incompleto, infecção, perfuração uterina, a necessidade de laparotomia, gravidez ectópica e aborto com insucesso. O conselheiro deve documentar que todas as responsabilidades pré-operatórias tenham sido desempenhadas.

Quase metade dos abortos induzidos nos EUA são repetições de aborto.[201] Repetições de aborto eletivo são mais comuns em mulheres mais velhas, em mulheres usando um método de contracepção, e em mulheres que relatam abuso de álcool ou droga. Aconselhamento após abortos eletivos deve enfatizar métodos efetivos a longo prazo de contracepção, como o DIU, implantes, ou esterilização.

MÉTODOS PARA ABORTOS NO PRIMEIRO TRIMESTRE

A técnica mais amplamente usada para abortos no primeiro trimestre é curetagem a vácuo.[162,165,202] O procedimento é realizado usando-se anestesia local (um bloqueio paracervical). Dilatação cervical é realizada com dilatadores de Pratt gradativamente afilados. Alguns cirurgiões recomendam a inserção pré-operatória de *laminária*. Estas são dilatadores osmóticos de alga dissecada ou substâncias hidrofílicas sintéticas que são deixadas no lugar de algumas horas (sintéticas) a de um dia para outro (alga marinha).[203] Mifepristona (RU 486), o antagonista da progesterona, produz dilatação cervical igualmente efetiva, e a facilidade da sua dose única oral a torna uma escolha mais atraente, mas o mifepristona oral exige um longo pré-tratamento (24-36 h).[204] Misoprostol oral (400 μg) dilata o colo tão eficazmente quanto laminária quando dado 4 horas antes do procedimento, e é relativamente barato.[205] Depois do procedimento, a paciente é observada por 1-2 horas antes de retornar para casa.

Aborto cirúrgico por aspiração é seguro e efetivo, mas não é disponível em toda parte, e algumas mulheres acham difícil submeter-se a um procedimento cirúrgico ou ir a uma clínica onde elas podem ser sujeitas à perda de privacidade ou à perturbação. Métodos não cirúrgicos tornam o aborto disponível a mais mulheres e melhoram as circunstâncias sob as quais as gravidezes são terminadas. O antagonista da progesterona mifepristona (RU 486) e o antimetabólito metotrexato demonstraram ambos induzir efetivamente aborto cedo na gravidez quando combinados a uma prostaglandina. Abortos no primeiro trimestre tanto clínico quanto cirúrgico não aumentam riscos em futuras gravidezes, incluindo gravidez ectópica, aborto espontâneo, parto pré-termo ou baixo peso ao nascimento.[206] Embora tanto métodos clínico quanto cirúrgico tenham uma baixa taxa de complicações sérias, aborto clínico é associado a mais desconforto, sangramento e aborto incompleto.[207,208]

França e China foram os primeiros países a aprovar a comercialização do abortífero clínico mifepristona, um parente sintético dos agentes progestacionais nas anticoncepções orais. O mifepristona atua principalmente, mas não totalmente, como um agente antiprogestacional. Tanto a progesterona quanto o mifepristona formam complexos elemento-receptor hormônio-responsivos que são semelhantes, mas o complexo do mifepristona tem uma alteração conformacional ligeiramente diferente (no domínio de ligação a hormônio) que impede ativação de gene. A atividade agonística deste antagonista da progestina é decorrente de sua capacidade de ativar certas, mas não todas, as funções de ativação da transcrição sobre o receptor à progesterona. A cadeia lateral dimetil (dimetilaminofenil) no carbono 11 é o principal fator na sua ação antiprogesterona. Há três características principais da sua ação que são importantes: uma meia-vida longa, alta afinidade pelo receptor à progesterona e metabólitos ativos.

Uma dose única oral de mifepristona tem sido seguida um dia mais tarde pela administração de um análogo de prostaglandina. Diversos análogos têm sido usados, mas o mais amplamente disponível e mais bem tolerado foi misoprostol, 800 μg administrado por via vaginal.[209] A combinação permitiu uma redução na dose de ambos os agentes. Quando administrada nas primeiras 8 semanas da gravidez, esta terminação clínica acarretou taxas de sucesso e complicação similares àquelas alcançadas com curetagem a vácuo.[210,211]

Misoprostol é um análogo sintético oralmente ativo, estável, da prostaglandina E_1, disponível comercialmente para o tratamento de úlcera péptica. Combinado com mifepristona, ele proporciona um método efetivo, simples, barato que pode ser administrado em casa.[211-215] Na grande experiência dos EUA de 600 mg de mifepristona seguida por 400 μg de misoprostol oralmente, houve uma taxa de falha de 1% abaixo de 7 semanas de gravidez e 9% de 8 semanas a 9 semanas.[216] Terminação ocorreu em 50% das mulheres dentro de 4 horas da administração de misoprostol e 75% dentro de 24 horas.

Com base na experiência mundial, o esquema com menos efeitos colaterais e menor custo, mas igualmente boa eficácia, foi uma combinação de uma dose mais baixa de mifepristona oral (200 mg), seguida 48 horas mais tarde pela administração vaginal de 800 μg de misoprostol em casa.[211,214,215,217-220] A administração vaginal de misoprostol permitiu aborto clínico até 63 dias depois da última menstruação.[211] Doses repetidas de misoprostol foram recomendadas para o tratamento da expulsão retardada. *Entretanto, por causa de um problema com infecção, o protocolo para aborto clínico mudou.*

Em 2005, os *Centers for Disease Control and Prevention* relataram quatro casos de síndrome de choque tóxico fatal na Califórnia associados a *Clostridium sordellii* que ocorreram dentro de uma semana após abortos clínicos (induzidos com 200 mg de mifepristona oral e 800 μg de misoprostol vaginal).[221] Isto impeliu muitos médicos e a *Planned Parenthood Federation* a mudar para administração oral de misoprostol, reconhecendo que espécies de *Clostridium* estão presentes em uma pequena porcentagem de culturas vaginais.

Começando em 2006, as clínicas da *Planned Parenthood Federation* mudaram para um protocolo que administrava 800 μg de misoprostol oral 24-48h depois de 200 mg de mifepristona e/ou fazer triagem com culturas vaginais, especialmente para DSTs, e tratar apropriadamente, ou administrar profilaticamente doxiciclina 100 mg 2 v/dia por 7 dias começando no dia do mifepristona. Em 2008 o protocolo foi mudado outra vez, exigindo tratamento com doxiciclina profilática. O uso de rotina de antibióticos foi associado a uma maior redução em infecção séria em comparação ao método de fazer triagem e tratar. Subsequentemente a estas mudanças o número de infecções sérias diminuiu de 93 para 6 casos em 100.000 abortos clínicos, um declínio de 93%.[222] *O protocolo com misoprostol oral fornece eficácia comparável até 63 dias de gestação, um resultado esperado porque a farmacocinética do misoprostol é essencialmente a mesma* com administração oral ou vaginal.[223,224] ***A via oral de administração de misoprostol é agora o método recomendado.***

Fatalidades com espécies de *Clostridium* foram associadas a aborto espontâneo, o período pós-parto, após trauma ou procedimentos cirúrgicos, e mesmo quando foi usado misoprostol oral.[225] A melhor prevenção do choque tóxico fatal com esta infecção rara é o conhecimento da possibilidade e reconhecimento precoce. Cólica abdominal como queixa de apresentação torna difícil o diagnóstico, porque este é um sintoma comum após aborto clínico. As características exclusivas incluem: ausência de febre, contagens de leucócitos acentuadamente elevadas, derrames líquidos suficientes para produzir hemoconcentração, e eventualmente taquicardia e hipotensão. Antibióticos específicos com eficácia demonstrada contra *Clostridium sordellii* não foram identificados, embora doxiciclina iniba crescimento de *Clostridium in vitro*. Reconhecimento precoce desta infecção rara obrigaria à consideração de cirurgia agressiva com histerectomia, uma lição aprendida da experiência com abortos sépticos nos anos anteriores ao aborto legalizado.

É provável que o aborto com mifepristona seja o resultado de múltiplas ações. Embora mifepristona não induza trabalho de parto, ela abre e amolece o colo (esta pode ser uma ação secundária a prostaglandinas endógenas). Sua principal ação é o seu bloqueio dos receptores à progesterona no endométrio. Isto leva à destruição do embrião e à produção de prostaglandinas. A destruição do embrião e talvez uma ação direta sobre o trofoblasto levam a uma diminuição na gonadotrofina coriônica humana (hCG) e uma supressão do suporte a partir do corpo lúteo. A taxa de sucesso é dependente da extensão da gravidez – quanto mais dependente a gravidez é da progesterona do corpo amarelo, mais provável que o antagonista da progesterona, mifepristona, resulte em aborto. O método combinado de mifepristona – análogo de prostaglandina usualmente é restrito a gravidezes que não estão além da gestação de 9 semanas. Entretanto, um esquema usando uma dose mais alta de misoprostol (administrada vaginalmente) alcançou uma taxa de 95% de aborto completo em mulheres com gestação de 9-13 semanas.[226] Outros antagonistas da progesterona foram desenvolvidos, mas apenas a mifepristona foi submetida a extensas experiências em aborto.

Mifepristona é mais notada pela sua atividade abortífera e a controvérsia política que a rodeia. Entretanto, a combinação das suas ações agonísticas e antagonísticas pode ser aproveitada para muitos usos, incluindo contracepção, terapia da endometriose, indução do trabalho de parto, tratamento de síndrome de Cushing, e, potencialmente, tratamento de vários cânceres. Doses de 2-5 mg/dia inibem a ovulação e produzem amenorreia em mais de 90% dos ciclos, e em um estudo piloto de 50 mulheres, não houve gravidez.[227] Uma experiência clínica indicou que uma dose diária de 5 mg de mifepristona seria um anticoncepcional oral efetivo.[228]

Metotrexato foi testado como abortífero na mesma dose usada para tratar gravidez ectópica, 50 mg por via intramuscular por metro quadrado de área de superfície corporal.[229] Mais tarde, uma única dose intramuscular de 75 mg foi demonstrada igualmente efetiva.[230] Metotrexato também foi administrado oralmente em doses de 25 ou 50 mg.[231] Como no caso do mifepristona uma prostaglandina é adicionada para promover a expulsão do conteúdo uterino. As primeiras experiências demonstraram que se a prostaglandina (800 μg de misoprostol vaginalmente) tiver sido dada uma semana depois da injeção de metotrexato, este método poderia ser quase tão, *mas não tão* efetivo quanto mifepristona.[232] A eficácia diminui com o avanço da gestação além de 7 semanas desde a última menstruação.[233-235] Como o metotrexato leva mais tempo para atuar do que o mifepristona, a prostaglandina é usada uma semana depois do tratamento inicial, e é repetida um dia mais tarde, se a expulsão não tiver ocorrido. Metotrexato é facilmente disponível e é barato. Ele tem sido usado em baixas doses para tratar psoríase e artrite reumatoide, bem como gravidez ectópica, sem efeitos adversos. Ele é, no entanto, um conhecido teratógeno que pode ser mortal em altas doses, e o seu uso como um abortífero resulta em sangramento prolongado e um tempo prolongado até o aborto (até um mês em alguns casos). Mifepristona é preferida pelos clínicos que têm experiência com ambos os métodos, mas não há estudos de comparação direta de metotrexato e mifepristona.

Outra conduta usa a combinação de tamoxifeno e misoprostol. A administração de tamoxifeno (20 mg diariamente por 4 dias) seguida por misoprostol (800 µg vaginalmente, com uma segunda dose se necessário 24 horas mais tarde) foi associada a uma taxa de 92% de aborto completo em 100 mulheres com gravidezes de menos de 9 semanas de idade gestacional.[236] Bons resultados semelhantes foram obtidos em uma comparação de tamoxifeno (20 mg 2 v/dia por 4 dias) a metotrexato.[237]

O uso de prostaglandina isolada também foi experimentado.[238] Taxas de sucesso relativamente altas foram descritas com múltipla administração,[239] mas o esquema mais efetivo e o melhor método de administração restam por ser determinados.[240] A administração de 800 µg de misoprostol diariamente por 3 dias foi descrita como muito efetiva tardiamente no primeiro trimestre (10-12 semanas).[241] Em gestação muito inicial, uma única dose vaginal de 800 µg de misoprostol ou múltiplas doses dentro de 24 horas é tão efetivo quanto a combinação usual de mifepristona e misoprostol oral.[239,242]

Uma palavra de cautela a respeito do misoprostol, o análogo sintético da prostaglandina E_1: agora está reconhecido que os recém-nascidos de mulheres grávidas expostas ao misoprostol têm um risco aumentado de desenvolvimento vascular anormal, resultando em síndrome de Möbius (paralisia facial congênita com ou sem defeitos de membros) e defeitos, como equinovaro e artrogripose.[243-245] Embora o risco seja baixo, esta possibilidade deve ser considerada na tomada de decisão quando forem considerados os vários métodos para aborto no primeiro trimestre.

Acompanhamentos prospectivos podem não encontrar diferenças em mulheres que fazem abortos clínicos em comparação a mulheres que fazem abortos por vacuoaspiração.[246] Embora as mulheres que fizeram abortos clínicos experimentem mais sangramento e cólica, com aconselhamento e suporte apropriados, as mulheres ficam igualmente satisfeitas com abortos cirúrgicos e clínicos.[247]

COMPLICAÇÕES DOS ABORTOS

As complicações pós-operatórias dos abortos eletivos são classificadas como imediatas ou tardias. Perfuração uterina e atonia uterina são exemplos de complicações imediatas. Complicações tardias podem ocorrer várias horas a várias semanas depois da operação. Estas usualmente se apresentam de acordo com a queixa principal: sangramento, dor e sintomas continuados de gravidez.

Sangramento

De longe a causa mais comum de sangramento intenso pós-aborto são produtos retidos da concepção. As taxas nas grandes séries variam de 0,2 a 0,6%.[173] Pacientes com produtos retidos de concepção ocasionalmente se apresentam várias semanas depois de um aborto, mas a maioria relata sangramento excessivo dentro de 1 semana. Dor grave ou dor à palpação pélvica sugerem que infecção também esteja presente. O tratamento é pronta aspiração do útero com a maior cânula que seja capaz de passar pelo colo.

Infecção

A infecção é algumas vezes marcada por sangramento uterino: embora sem produtos retidos de concepção, o volume de perda sanguínea usualmente é modesto. Febre e dor à palpação uterina são os sinais mais comuns de endometrite pós-aborto, ocorrendo em cerca de 0,5% dos casos.[173]

Alguns estudos indicam que antibióticos profiláticos reduzem o risco de infecção pós-aborto cirúrgio.[248,249]

A maioria dos clínicos concorda em que as mulheres em risco de infecção pélvica se beneficiam com o uso de antibióticos profiláticos antes de aborto induzido; outros afirmam que as mulheres que não tiveram um parto prévio devem receber profilaxia, e ainda outros acreditam que todas as pacientes de aborto beneficiar-se-iam com antibióticos profiláticos.[250,251] Uma metanálise de antibióticos ao tempo do aborto cirurgicamente induzido concluiu inequivocamente que antibióticos profiláticos devem ser rotineiramente usados sem exceções, e, conforme assinalado previamente, antibióticos profiláticos são agora advogados para abortos clínicos.[222,252] Uma vez que gonorreia e clamídia, bem como outros organismos, podem causar infecções pós-aborto, uma tetraciclina parece a melhor droga para profilaxia. Doxiciclina, 100 mg uma hora antes do aborto cirúrgico e 200 mg 30 min depois, é o esquema mais conveniente e abrangente.[253] Tetraciclina, 500 mg uma vez antes e uma vez depois da operação, também é aceitável. Metronidazol, 400 mg uma hora antes e 4-8 h depois, foi testado e constitui tratamento efetivo para pacientes com vaginose bacteriana detectada ao tempo do aborto.[254,255] O tratamento de escolha para abortos clínicos é doxiciclina 100 mg 2 v/dia por 7 dias começando no dia do mifepristona.

Pacientes que se apresentam com dor à palpação uterina, febre e sangramento necessitam aspiração uterina e tratamento antibiótico. Pacientes que têm febre mais alta que 38°C, sinais de inflamação peritoneal, e dor à palpação uterina necessitam hospitalização e antibióticos intravenosos ativos contra anaeróbios, gonorreia e clamídia. Tratamento ambulatorial com doxiciclina, 100 mg 2 v/dia por 14 dias, deve ser reservado para pacientes cujos sinais e sintomas são limitados ao útero.

Sangramento Uterino Disfuncional Subsequente a Aborto

Mulheres podem apresentar-se com sangramento uterino, mas sem sinais ou sintomas de produtos retidos da concepção ou infecção. Quando estes dois diagnósticos foram excluídos por ausência de febre, um colo fechado e um útero não doloroso à palpação, o sangramento pode ele próprio ser tratado hormonalmente. Curetagem raramente é necessária, a não ser que o sangramento seja excessivo.

Gravidez Ectópica

Falha em diagnosticar gravidez ectópica no momento do aborto induzido pode fazer uma paciente retornar com queixas de sangramento persistente com ou sem dor pélvica. Exame cuidadoso do aspirado uterino procurando vilos no momento do aborto deve tornar uma gravidez ectópica despercebida uma causa incomum de sangramento tardio. Se, no entanto, uma paciente apresentar-se com esta possibilidade, medição quantitativa de gonadotrofina coriônica e ultrassonografia vaginal devem ser usadas para diagnóstico acurado e tratamento.

Estenose Cervical

Pacientes que experimentam amenorreia ou hipomenorreia e dor uterina cíclica após aborto no primeiro trimestre podem ter estenose do óstio interno. Esta condição ocorre em cerca de 0,02% dos casos e é mais comum em mulheres, cujos abortos são efetuados no começo do primeiro trimestre com um mínimo de dilatação cervical e uma cânula plástica flexível de pequeno diâmetro. Possivelmente, a extremidade deste tipo de cânula causa abrasão do óstio interno, e a dilatação mínima permite que as áreas com abrasão se curem em contato. A condição é facilmente tratada com dilatação cervical e dilatadores de Pratt sob bloqueio paracervical.

Outras Complicações Tardias

Amenorreia, usualmente sem dor, pode ser causada por síndrome de Asherman, destruição e escarificação do endométrio. Esta condição é muito rara e usualmente se segue a infecção endometrial. Este problema é mais bem diagnosticado e tratado em histeroscopia.

Sensibilização das mulheres Rh-negativas deve ser prevenida. Aproximadamente 4% destas mulheres se tornam sensibilizadas após um aborto induzido (quanto mais tardio o aborto mais alta a proporção). Doença hemolítica do recém-nascido consequente pode ser prevenida pela administração de 50 µg (250 UI) de imunoglobulina Rh a todas as mulheres Rh-negativas, Du-negativas, submetendo-se a aborto inicial. A dose calculada padrão é administrada para aborto no segundo trimestre.

ABORTO NO SEGUNDO TRIMESTRE

A grande maioria (90%) dos abortos induzidos ocorre no primeiro trimestre. Dos 10% efetuados no segundo trimestre, apenas 1,5% ou menos dos abortos induzidos ocorrem depois de 20 semanas de gestação, a maioria com 20-21 semanas.[8] As razões mais comuns para retardos em procurar aborto são uma falha em reconhecer gravidez, uma má compreensão dos mecanismos de pagamento, e processos de encaminhamento desajeitados ou confusos.[256]

Abortos no segundo trimestre podem ser realizados cirurgicamente ou clinicamente. Depois de cerca de 14 semanas de gravidez, o procedimento cirúrgico é denominado dilatação e evacuação (D & E). Diversas condutas têm sido usadas para terminação clínica da gravidez. Estas incluem a administração vaginal, intramuscular ou intra-amniótica de prostaglandinas e injeção intra-amniótica de solução de cloreto de sódio hipertônico ou ureia, mas estas medicações foram substituídas por misoprostol e mifepristona. O procedimento D & E foi considerado mais seguro e menos caro do que os métodos clínicos e mais bem tolerado (e assim preferido) pelas pacientes.[257-261]

Com aborto cirúrgico no segundo trimestre, o treinamento, experiência e perícia do cirurgião são os fatores principais que limitam a idade gestacional em que o aborto pode ser efetuado com segurança. Idade gestacional avançada por si própria acarreta riscos aumentados para todos os tipos de complicações. Estes são multiplicados quando é descoberta, depois de começar a evacuação uterina, que a duração da gravidez está além da experiência e perícia do cirurgião ou da capacidade do equipamento. Perfuração uterina, infecção, sangramento, embolia de líquido amniótico e reações anestésicas são aumentadas à medida que aumenta a idade gestacional.[257]

Quando erros ao estimar a idade gestacional exigem que o cirurgião use instrumentos ou técnicas não familiares que não são frequentemente praticadas, a duração aumentada do procedimento pode causar problemas. Esforços para sedar ou aliviar a dor pela administração de drogas adicionais aumentam o risco de reações tóxicas ou superdosagem. Se uma mudança de anestesia local para anestesia geral for empreendida, a paciente está em risco muito maior de complicações anestésicas. Finalmente, se complicações causadas por idade gestacional avançada exigirem transferência da paciente para médicos que não são familiarizados com técnicas de evacuação uterina, a paciente pode sofrer cirurgia desnecessariamente extensa, como histerectomia, com todos os riscos inerentes a procedimentos de emergência.

A dilatação cervical pré-operatória com dilatadores osmóticos torna o aborto no primeiro trimestre mais seguro e mais fácil e é essencial para aborto no segundo trimestre. Anestesia local em vez de anestesia geral também torna o aborto mais seguro.[262,263] Algumas pacientes não são boas candidatas para procedimentos cirúrgicos de qualquer tipo sob anestesia local, e outras podem ter razões especiais para preferir que um aborto seja efetuado sob anestesia geral. As solicitações das pacientes devem ser consideradas seriamente, mas o clínico também tem uma responsabilidade de informar a paciente dos riscos e benefícios da anestesia local *versus* geral.

O método clínico de aborto induzido no primeiro trimestre também é efetivo para abortos no segundo trimestre. Uma combinação do antagonista da progesterona, mifepristona (uma única dose oral de 200 mg de mifepristona administrada 36 h antes do tratamento com prostaglandina) e 800 mg de misoprostol administrado por via oral ou vaginal é altamente efetiva.[264,265] O tratamento usualmente inclui amniotomia e infusão de oxitocina.

CONTRACEPÇÃO PÓS-ABORTO

Apesar dos aperfeiçoamentos na tecnologia contraceptiva, gravidezes não intencionais levam a milhões de abortos espontâneos e voluntários, nascimentos indesejados e gravidezes ectópicas nos EUA e em todo o mundo.[5] Disparidades sociais e econômicas são associadas a altas taxas de gravidezes não pretendidas e abortos induzidos, especialmente em adolescentes.[266] Contracepção desempenha um papel importante de retificar disparidades e proteger a saúde das mulheres; em nenhum momento o acesso a métodos efetivos é mais importante do que imediatamente após aborto induzido. As adolescentes são especialmente receptivas ao aconselhamento de contracepção que é fornecido imediatamente após um aborto induzido.[267]

As barreiras ao uso efetivo de contraceptivo variam em torno do mundo. Nos EUA, onde quase metade dos abortos induzidos são repetições do procedimento, a falha em receber anticoncepção e uso de álcool e drogas são fortemente associados a um risco aumentado de repetição de aborto.[201] Aconselhamento abrangente sobre opções contraceptivas nem sempre é incorporado no cuidado do aborto, e esta falta explica muitos abortos repetidos.[208] Os estudos indicam que aconselhamento de planejamento familiar em uma clínica de aborto é bem-aceito e promove uso de moderno contraceptivo.[268,269]

As mulheres que terminam gravidezes estão em alto risco de ter outra gravidez não pretendida.[270] Os clínicos devem agarrar a oportunidade de assistir às mulheres que estiverem altamente motivadas, para implementar anticoncepção neste ponto no tempo. Um momento ideal para prover contracepção é prontamente depois do tratamento de um aborto inseguro, especialmente em mulheres em alto risco de gravidezes não intencionais subsequentes por causa da falta de acesso à contracepção.[271] Aconselhamento contraceptivo pós-aborto e iniciação de métodos anticoncepcionais no dia do aborto são associados a taxas aumentadas de continuação.[268]

A segurança da colocação imediata de um dispositivo intrauterino (DIU), injeção de acetato de medroxiprogesterona depot, e iniciação de anticoncepcionais orais após abortos no primeiro e segundo trimestres está bem documentada. Dados a respeito de outros métodos (pílulas somente de progestina, Norplant, Implanon, métodos transdérmicos e vaginais) podem ser extrapolados de estudos de mulheres pós-parto.[272] Estudos a respeito da inserção de Implanon após aborto estão em andamento.

A colocação de DIU imediatamente pós-aborto no primeiro trimestre é reconhecida segura e efetiva, mas informação sobre o segundo trimestre é mais limitada. Um estudo prospectivo de coorte de 256 mulheres demonstrou uma baixa taxa de expulsão (3%) e descontinuação (8,3%), com uma alta taxa de aceitação do DIU, seguindo-se a um aborto cirúrgico no segundo trimestre.[273] A taxa de infecção não foi significativamente aumentada. Um estudo mais antigo, de 1983, pela Organização Mundial de Saúde descreveu uma taxa muito mais alta de expulsão de 20%, mas este estudo incluiu múltiplos locais com múltiplos tipos de DIU, e não utilizou direcionamento com ultrassom na colocação.[274] Uma metanálise *Cochrane* da colocação de DIU pós-aborto (9 experiências randomizadas incluindo abortos no primeiro e segundo trimestres) concluiu que as taxas de expulsão foram mais altas com todos os tipos de DIU do que em colocação em intervalo.[275] Mais recentemente, uma experiência randomizada de inserção de DIU depois de aborto cirúrgico no primeiro trimestre indicou ausência de diferença importante nas taxas de expulsão ao comparar inserção imediata à inserção tardia, e nenhum aumento no risco de infecção.[276,277] Digno de nota é o estudo que indica que o risco de aborto repetido é diminuído nas usuárias de DIU em comparação a outros métodos.[278]

Em suma, inserção de DIU e o começo imediato de acetato de medroxiprogesterona depot, pílulas de progestina somente, e métodos de barreira são indicados subsequentemente a um aborto no primeiro ou segundo trimestre. Depois da terminação eletiva de uma gravidez de menos de 12 semanas, contracepção com estrogênio-progestina pode ser iniciada imediatamente. Após uma gravidez de 12 ou mais semanas, a regra da terceira semana pós-parto deve ser seguida para evitar o risco pós-parto de tromboembolismo venoso. Informação sobre as taxas de gravidezes não intencionais subsequentes aos mais novos métodos de contracepção após aborto no segundo trimestre é limitada; entretanto, iniciação de todos os métodos hormonais de contracepção imediatamente após um aborto no segundo trimestre é aprovada pela Organização Mundial de Saúde e reduz o risco de repetição de aborto. O anel vaginal e o adesivo contraceptivo são considerados como tendo a mesma eficácia e segurança que os anticoncepcionais orais. O contexto do aborto é um momento ideal para fornecer um método anticoncepcional, como DIUs e implantes, que exige um clínico habilitado.

Todas as referências estão disponíveis no site:
http://www.revinter.com.br/online/referencias-speroff.pdf

22 Contracepção Oral

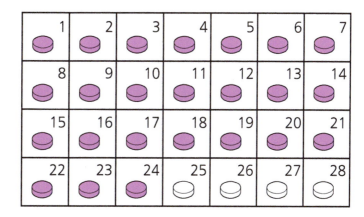

Contracepção é vista comumente como um evento moderno, um desenvolvimento recente na história humana. Pelo contrário, esforços para limitar a reprodução antecederam a nossa capacidade de escrever sobre ela. Somente a contracepção com esteroides sexuais sintéticos é recente.

HISTÓRIA DA CONTRACEPÇÃO ORAL

Não foi senão no começo dos anos 1900 que foi observado que a inibição da ovulação era ligada à gravidez e o corpo lúteo. Começando em 1920, Ludwig Haberlandt, professor de fisiologia na Universidade de Innsbruck, Áustria, demonstrou que extratos ovarianos dados oralmente podiam impedir fertilidade em camundongos. Haberlandt é reconhecido como o primeiro a realizar experimentos com o objetivo de produzir um método de contracepção hormonal; ele o chamou "esterilização hormonal".[1] Nos anos 1920, um ginecologista vienense, Otfried Otto Fellner, realizando experiências no seu tempo livre, e administrando extratos ovarianos e placentários a uma variedade de animais, também descreveu esterilização hormonal.[2] Em 1931, Haberlandt propôs a administração de hormônios para controle da natalidade. Um extrato chamado Infecundin foi produzido em colaboração com a companhia farmacêutica húngara Gideon Richter, mas a morte precoce de Haberlandt de um ataque cardíaco em 1932, na idade de 47 anos, pôs fim a este esforço. Fellner desapareceu depois da anexação da Áustria à Alemanha de Hitler.

O conceito foi anunciado por Haberlandt, mas a química dos esteroides não estava pronta. A extração e o isolamento de alguns miligramas dos esteroides sexuais exigiam pontos de partida medidos em galões de urina ou milhares de quilogramas de órgãos. Edward Doisy processou 80.000 ovários de porca para produzir 12 mg de estradiol.

RUSSELL MARKER

O problema de suprimento foi resolvido por um iconoclasta briguento, Russell E. Marker, que completou sua tese, mas não o trabalho de campo, para seu Ph.D. A história a seguir é derivada das palavras do próprio Marker, em um artigo autobiográfico e de uma entrevista de duas horas para os arquivos de história oral da *Chemical Heritage Foundation* em Filadélfia.[3,4]

Marker, nascido em 1902, em uma cabana de troncos de um só aposento em uma fazenda perto de Hagerstown, Maryland, recebeu seu grau de bacharel em química orgânica e seu grau de Mestre em química coloidal da Universidade de Maryland. Embora ele tivesse completado seu trabalho para um Ph.D., seu supervisor, Morris S. Kharasch, anunciou que Marker ainda não tinha alguns cursos exigidos de química. Considerando os cursos um desperdício de tempo, Marker disse, "Para o inferno com eles", e saiu abruptamente.

Depois de deixar a Universidade de Maryland, Marker trabalhou primeiro no laboratório da Fábrica Naval de Pólvora, a seguir com a *Ethyl Gasoline Corporation*, onde em 1926 desenvolveu o sistema de graduação da gasolina em octanas. Frank Whitmore, reitor do *Pennsylvania State College*, agora *Pennsylvania State University*, visitou Marker na Ethyl. Impressionado com seu trabalho, Whitmore disse "Se alguma vez estiver procurando um trabalho, fale comigo".

De 1927 a 1934, Marker trabalhou no *Rockefeller Institute*, publicando um total de 32 trabalhos sobre configuração e rotação óptica como um método de identificar compostos. Ele ficou interessado em química dos esteroides, mas lhe foi dito para continuar seu trabalho em tecnologia óptica. Em vez disso, ele fez contato com Dean Whitmore na *Penn State*.

Em setembro de 1935, Marker se mudou para Penn State com um salário reduzido, de $4,400 por ano no Rockefeller para $1.800, mas com a liberdade de empreender qualquer campo de pesquisa. Seu trabalho foi suportado principalmente por bolsas de pesquisa da companhia farmacêutica Parke-Davis. Nessa altura, foram necessários os ovários de 2.500 porcas grávidas para produzir 1 mg de progesterona. Marker decidiu perseguir o objetivo de um suprimento abundante e barato de progesterona, e, por vários anos, se concentrou na urina de animais grávidos. Então, em 1939, Marker desenvolveu o método, chamado degradação de Marker, para converter uma molécula de sapogenina em uma progestina.

Marker estava convencido de que a solução para o problema de obter grandes quantidades de hormônios esteroides era encontrar plantas da família que inclui o lírio, o agave, e o inhame que contivessem quantidades suficientes de diosgenina, um esteroide vegetal, uma sapogenina, que pudessem ser usadas como ponto de partida para produção de hormônios esteroides. Ele descobriu que uma espécie de *Trillium*, conhecida localmente como raiz de Beth, era colhida na Carolina do Norte para a preparação do Lydia Pinkham's Compound, popular na época para aliviar desconforto menstrual. Um ingrediente principal na raiz de Beth era diosgenina, mas o rizoma era demasiado pequeno para fornecer quantidades suficientes para produção comercial.

A procura de Marker por uma planta apropriada o levou para a Califórnia, Arizona e Texas. Passando suas férias de verão no sudeste e no México colhendo plantas contendo sapogenina, o laboratório de Marker analisou mais de uma centena de milhares de quilos de mais de quatrocentas espécies diferentes de plantas. Marker descobriu que as raízes da planta *Dioscorea* (um inhame silvestre) eram a mais rica fonte de sapogeninas.

Em uma visita à Texas A & M University, Marker encontrou uma figura de uma grande *Dioscorea* (*Dioscorea mexicana*) em um livro que tinha acabado de apanhar e folhear enquanto passava a noite na casa de um botânico aposentado que o estava ajudando a coletar plantas contendo diosgenina. Depois de retornar à Pennsylvania, ele viajou de trem por 3 dias para procurar esta *Dioscorea* no México.

Marker primeiro foi à Cidade do México em novembro de 1941, mas seu esforço foi bloqueado pela falta de uma permissão do governo mexicano para coletar plantas. Ele retornou em janeiro de 1942, e a Embaixada Americana arranjou para que um botânico mexicano, que tinha uma permissão para coletar, acompanhasse Marker a Veracruz. Marker alugou um caminhão com motorista, e quando o botânico chegou ao hotel de Marker, estava acompanhado por sua namorada e sua mãe, que servia como acompanhante da moça. Marker foi forçado a levar o grupo inteiro. Eles cobriram 80 milhas no primeiro dia, ficando de um dia para outro em Puebla. No dia seguinte, o trecho até Tehuacan foi uma viagem mais curta, mas o botânico insistiu em uma permanência de 2 dias devotada à sua própria coleção de espécimes. Então, na manhã seguinte, o botânico se recusou a ir adiante, alegando que os nativos tinham descoberto que Marker era americano e não queriam nada com ele. Eles fizeram meia-volta, conseguiram superar uma quebra do caminhão perto de Puebla, e ele estava de volta à Cidade do México 5 dias depois da partida, sem nada para mostrar sobre a viagem.

No dia seguinte, uma manhã de segunda-feira, Marker se apresentou na Embaixada Americana e foi aconselhado a deixar o México. Foi imediatamente depois de Pearl Harbor, e o México estava sendo cortejado pela Alemanha. A Embaixada estava preocupada com a segurança dos americanos viajando ao México. Em vez de retornar para casa, Marker pegou um ônibus noturno para Puebla, chegando depois de meia-noite, e embarcou em um segundo ônibus que já levava porcos e galinhas além de alguns passageiros. Ele chegou em Orizaba na manhã seguinte, e felizmente havia um pequeno hotel perto do terminal de ônibus. Marker se lembrava de que o livro de botânica no qual lera pela primeira vez uma descrição de *D. mexicana* indica que a planta, uma videira de inhame silvestre que cresce subindo em árvores nas montanhas do sul do México, podia ser encontrada ao longo de um córrego que cruzava a estrada entre Orizaba e Córdoba. Ele embarcou no ônibus local para Córdoba, pediu para parar e desembarcou quando o ônibus atravessou um grande córrego cruzando a estrada cerca de dez milhas depois de sair de Orizaba. Ele encontrou uma pequena loja campestre junto da estrada, de propriedade de um índio chamado Alberto Moreno.

Moreno não falava inglês; Marker não falava espanhol. Mas de alguma maneira, Marker transmitiu seu desejo de obter a *Dioscorea* que era conhecida localmente como "cabeça de negro", túberes negros. Moreno, por sua vez, de alguma maneira fez Marker compreender que ele poderia retornar na manhã seguinte. E ali na loja, na manhã seguinte, estavam duas plantas, cada uma em uma bolsa que Moreno colocou sobre o teto do ônibus seguinte de volta para Orizaba. Cada túber tinha 22,5 a 30 cm de comprimento e consistia em material branco semelhante a um nabo; era usado pelos mexicanos locais como sabão e como um veneno para pegar peixe. Quando Marker saiu do ônibus em Orizaba, ambas as bolsas estavam faltando. Um policial estava ali, mas se tornou evidente que ele esta ali para coletar uma taxa pelo retorno das bolsas. Marker lhe deu o que possuía, uma nota de dez dólares, mas com isso só recuperou uma bolsa, que ele conseguiu contrabandear voltando para a Pennsylvania.

Marker usou apenas uma parte da planta para isolar diosgenina. Em fevereiro de 1942, levou o resto para os químicos da Parke-Davis em Detroit. Demonstrando seu processo para obter diosgenina. Marker convenceu o diretor de pesquisa, Oliver Kamm, de que ele estava a ponto de encontrar alguma coisa, uma fonte de matéria-prima que poderia abastecer a produção comercial de hormônios. Infelizmente, ele não conseguiu convencer o presidente da Parke-Davis, nem Marker pôde convencer qualquer um em várias outras companhias.

Incapaz de obter apoio da indústria farmacêutica, Marker sacou metade da sua poupança de toda a vida e retornou ao México em outubro de 1942. Ele combinou com Alberto Moreno para coletar as raízes do inhame mexicano. Marker pagou a estudantes de medicina mexicanos para coletarem os inhames. Os estudantes foram presos quando fazendeiros relataram que seus inhames estavam sendo roubados, mas não antes que Marker tivesse o suficiente para preparar um xarope.

De volta aos EUA com seu xarope, Marker arranjou um trabalho no laboratório em Nova York de um amigo, Norman Applezweig, um químico orgânico envolvido em pesquisa de esteroides, em troca de um terço de quanta progesterona seu xarope pudesse produzir.[5] Ele isolou diosgenina e sintetizou 3 kg de progesterona, a maior batelada de progesterona jamais produzida. Companhias farmacêuticas dos Estados Unidos ainda se recusaram a apoiar Marker, e até mesmo sua universidade se recusou, apesar da insistência de Marker, a patentear o processo.

Antes que Marker saísse do México, ele passou os olhos pelas páginas amarelas em um catálogo de telefones da Cidade do México e encontrou alguma coisa que reconheceu, uma companhia chamada "Laboratórios Hormona", de propriedade de um advogado que era um imigrante húngaro, Emeric Somlo, e um imigrante alemão que tinha o grau de medicina e um Ph.D. em química, Frederick A. Lehman.

> ...quando o telefone tocou. Uma voz distante perguntou em espanhol escassamente compreensível se ele {Frederick Lehman} falava inglês.
> "Sim, claro."
> "Eu achei o nome da sua companhia no catálogo de telefones, uma vez que reconheci duas palavras. 'Laboratórios' e 'Hormônios.' Tenho alguma coisa em que você pode estar interessado: uma fonte barata para progesterona."
> "Quem é você?"
> "Sou Marker, um químico de esteroides."[6]

Visitando a companhia, Marker encontrou Lehman, o proprietário minoritário dos Laboratórios Hormona, que teve o bom-senso de ver onde isto estava levando. Pela sua leitura da literatura, ele sabia quem era Marker; ele sabia o valor dos esteroides; e era um homem de negócios. Lehman contactou seu sócio que estava visitando Nova York e o convenceu a retornar tão logo fosse possível. Os três homens concordaram em formar uma companhia mexicana para a produção de hormônios, e Marker voltou aos EUA deixando uma lista de equipamentos e substâncias químicas a serem adquiridos.

Marker retornou ao México na primavera de 1943 para coletar plantas e verificar o progresso nos Laboratórios Hormona. Ele acabara de mencionar a Lehmann que tinha 2 kg de progesterona. Tão logo Marker retornou à Pennsylvania, recebeu um telefonema de Somlo que dizia que se Marker ainda tivesse aqueles 2 kg de progesterona certamente ele gostaria de vê-los; poderia ele encontrá-lo em Nova York? Sobre o jantar no Waldorf-Astoria, Somlo ofereceu a Marker 40% da sua nova companhia em troca pela progesterona, com uma participação em lucros futuros. Marker arranjou para um amigo entregar a progesterona a Somlo em Nova York. Somlo tinha uma pequena companhia em Nova York chamada *Chemical Specialties*, e a progesterona usada nos primeiros estudos que levaram à contracepção oral foi obtida desta subsidiária Syntex.

Em dezembro de 1943, Marker se demitiu do *Pennsylvania State College* e viajou para o México onde coletou as raízes de *D. mexicana* – no valor de dez toneladas! Marker as picou com um machete, e deixou os pedaços para secar ao sol em frente da loja de Moreno em uma pequena estrutura para secar café. Foram necessários dois meses de trabalho em um barraco de antiga cerâmica na Cidade do México para preparar vários quilos de progesterona, valendo $160.000, com a ajuda de várias mulheres jovens que tinham pouca educação e não falavam inglês.

Somlo sugeriu chamarem sua nova companhia Synthesis, mas Marker insistiu em alguma ligação com o México, e os três sócios formaram a Syntex (de *synthesis* e *Mexico*), incorporada em março de 1944. Marker se mudou para um novo laboratório com quatro salas e, no ano seguinte, produziu mais de 30 kg de progesterona e 10 kg de desidroepiandrosterona. O preço da progesterona caiu de $200 para $50 um g.

Durante este tempo, Marker recebeu indenização de despesas, mas não recebeu sua parte dos lucros ou a parcela de 40% do capital que lhe era devida. Em março de 1945, Somlo alegou que não havia lucros, mas a seguir admitiu que os lucros tinham sido pagos aos dois sócios no México como salários. Não conseguindo chegar a um acordo, Marker deixou a Syntex em maio de 1945, levou algumas das suas jovens trabalhadoras consigo, e começou uma nova companhia em Texcoco, chamada Botanica Mex. Mudou para *Dioscorea barbasco,* que dava um maior rendimento de diosgenina, e o preço da progesterona caiu para $10 um g, e mais tarde para $5.

> Depois que rompi com Lehmann e Somlo, escolhi um lugar a leste da Cidade do México (Texcoco), onde mão de obra e água eram abundantes. Ali eu repeti meu procedimento simples de converter diosgenina em progesterona. Meus trabalhadores estavam felizes, mas um dia vieram a mim e disseram, "Nós todos vivemos neste leito de lago seco, e viemos de muito longe. Se você quer que continuemos trabalhando para você, necessitamos de bicicletas." "Certamente," disse Marker, "eu as comprarei para vocês, e vocês as pagarão do seu salário." Os trabalhadores, felizes com esta oferta, e a imagem de um homem branco com a promessa, celebraram em bebedeira até a noite. Tarde nessa noite foram a uma pedreira próxima onde uma grande estátua do deus asteca da chuva ainda estava presa pelo seu dorso à rocha-mãe (ela não foi movida para o museu até 1964). Eles, então, começaram a cinzelar meu nome sobre o supercílio direito de Tláloc, mas foram interrompidos por aldeões irados e tiveram que fugir depois de terem esculpido apenas as duas primeiras letras.[3]

O monólito de pedra vulcânica de Tláloc, o deus da chuva, foi esculpido em uma posição horizontal em alguma época no período de 400 a.C. a 200 d.C. Em 16 de abril de 1964, a estátua inacabada foi destacada e transportada em uma jornada de um dia para a Cidade do México, e colocada em posição vertical na entrada da estrada para o Museu Nacional de Antropologia, com imponentes 168 toneladas, 6,9 metros de altura. As iniciais "MA" podem facilmente ser discernidas na margem direita da cobertura da cabeça; os trabalhadores de Marker obviamente pretendiam colocar seu nome completo cruzando a largura inteira. A chegada à noite do deus da chuva foi saudada por uma multidão de 25.000 pessoas. Apesar do fato de ser a estação seca, uma chuva recorde caiu no dia em que a estátua chegou![7]

A nova companhia de Marker foi atormentada, legal e fisicamente, pela Syntex, e, em 1946, foi vendida para Gideon Richter, que se mudou para a Cidade do México e trocou o nome da companhia para Hormosynth. Eventualmente, ela se tornou propriedade da Organon da Holanda, que ainda a usa sob o nome de Química Esteroides. Cerca de 1960, diversas companhias farmacêuticas estavam se beneficiando com as operações de coletar raízes no México, estritamente reguladas pelo governo mexicano que impôs cotas anuais, cerca de 43 mil toneladas, para equilibrar a colheita com o novo crescimento anual. Os inhames mexicanos forneceram o material de partida para a fabricação de anticoncepcionais orais por cerca de 15 anos, cedendo lugar a outras fontes, como feijões, soja, métodos de síntese total ou fermentação microbiana.[8]

Em 1949, Marker se retirou para a Pennsylvania para dedicar o resto de sua vida a viajar, e, em 1959, começou uma associação com um artista que trabalhava com prata que tinha emigrado para a Cidade do México, e depois com seu filho, Pedro Leites. Depois de 1970, Marker se voltou para colecionar pinturas de artistas mexicanos. O trabalho de arte e as réplicas de obras antigas em prata foram negócios bem-sucedidos que lhe permitiram, nos anos 1980, proferir sem ganhos, palestras científicas à Universidade *Pennsylvania State* e à Universidade de Maryland. Em 1970, o governo mexicano homenageou Marker e lhe concedeu a Ordem da Águia Azteca; permanecendo fiel à sua natureza irascível, ele declinou da homenagem. Em 1984, a *Pennsylvania State University* estabeleceu as *Marker Lectures* in *Science* e, em 1987, a Cátedra Russell e Mildred

Parker de Química de Produtos Naturais. Em 1987, Marker ganhou um doutorado honorário em ciência da Universidade de Maryland, o grau que não conseguira receber em 1926.

Em 1990, Marker estava planejando uma visita tranquila ao México para apresentar uma placa feita em sua homenagem pela *Pennsylvania State University* a Adolfina Moreno, filha de Alberto, o proprietário da pequena loja do interior que Marker conhecera em 1942. Cientistas mexicanos e pessoas da indústria farmacêutica souberam da visita, e, naquele verão, um ônibus fretado com cinquenta pessoas reconstituiu a viagem de Marker da Cidade do México a Orizaba.[6] Marker viajou de automóvel com o filho de Frederico Lehman, Pedro, que tinha-se tornado um químico eminente. Em uma solenidade em auditório na Universidade de Veracruz, Marker foi homenageado por discursos e uma bandeja de prata gravada. Depois do almoço em uma cervejaria local, quase 100 pessoas abriram caminho para a ponte sobre o Rio Mezcala. Marker entrou nos aposentos atrás da loja agora de propriedade de Adolfina. Ela entre lágrimas lhe agradeceu e apontou para uma fotografia próxima, sua imagem de casamento de cinquenta anos atrás, com Marker no grupo do casamento. Na idade de 92 anos, Russell Earl Marker morreu em Wernersville, Pennsylvania, em 1995, de complicações de uma fratura do quadril.

CORRIDA PELA CORTISONA

Quando Marker deixou a Syntex, levou seu *know-how* consigo. Felizmente para a Syntex, ainda não havia patente de suas descobertas. George Rosenkranz deixou sua Hungria nativa para estudar química na Suíça sob o renomado químico de esteroides Leopold Ruzicka, que recebeu o Prêmio Nobel de Química de 1939.[9] No dia em que Pearl Harbor foi atacada, Rosenkranz estava em Havana esperando um navio para o Equador onde a cadeira de química orgânica o aguardava na Universidade de Quito. O navio jamais apareceu. Recusado pela Universidade Nacional em Cuba, Rosenkranz pegou um trabalho com uma firma farmacêutica local por $25 por semana. Em virtude do seu sucesso em desenvolver novos produtos, ele logo estava ganhando $1.000 por mês e dirigindo um programa de pesquisa com candidatos ao Ph.D. da universidade. Ele também estava aprendendo a ser homem de negócios; por exemplo, organizou o negócio de pesca de tubarão em Cuba para produzir vitamina A a partir de óleo de fígado de tubarão.[10]

O laboratório de Rosenkranz estava seguindo as técnicas publicadas de Marker e fabricando pequenas quantidades de progesterona e testosterona a partir de raízes de salsaparrilha importadas do México. As notícias desta atividade levaram a um convite da Syntex para assumir em lugar de Marker, com uma opção de adquirir 15% do capital da Syntex, embora a companhia estivesse atualmente praticamente na bancarrota.

A tarefa de Rosenkranz foi complicada pela disposição de ocultar de Marker. Ele encontrou reagentes rotulados com palavras de código; os trabalhadores de Marker identificavam solventes pelo seu peso e odor. Rosenkranz desistiu de reconstruir o processo de Marker, e elaborou sua própria fabricação comercial de progesterona e testosterona a partir de inhames mexicanos, e logo a Syntex estava tendo grandes lucros fornecendo os hormônios sexuais como matéria-prima a outras companhias farmacêuticas. Rosenkranz agora tinha um grande laboratório ativo que atraiu um jovem químico, Carl Djerassi. Estes homens se conheciam, encontrando-se e interagindo um com o outro na Laurentian Hormone Conference, o congresso anual organizado e dirigido por Gregory Pincus.

A família Djerassi vivera na Bulgária por centenas de anos depois de escapar da Espanha durante a Inquisição.[11] Carl Djerassi, filho de um médico búlgaro, nascera em Viena, como sua mãe médica. Djerassi, com 16 anos, e sua mãe fugiram do Anschluss nazista e emigraram para os EUA em 1939. Uma organização para refugiados judeus colocou Djerassi com uma família em Newark, Nova Jersey. Com uma bolsa de estudos para o Tarkio College, Missouri, ele foi exposto à Middle America, onde ganhava a vida fazendo palestras para grupos de igreja sobre a Bulgária e Europa. Sua educação foi ainda apoiada por outra bolsa de estudos do Kenyon College em Ohio, onde estudou química. Depois de um ano trabalhando para a CIBA, Djerassi recebeu sua graduação da Universidade de Wisconsin. Retornando à CIBA e estando um pouco infeliz, ele respondeu a um convite para visitar a Syntex. Rosenkranz propôs que Djerassi chefiasse um grupo de pesquisa para se concentrar na síntese da cortisona. A reação inicial de Djerassi foi que "a localização da Syntex no deserto químico do México fez a oferta parecer ridícula."[12] Mas Djerassi aos 26 anos, impressionado por Rosenkranz e excitado pelo desafio de desenvolver um método para sintetizar cortisona, aceitou a posição e se mudou para a Cidade do México no outono de 1949.

Anteriormente, em 1949, Philip S. Hench, um reumatologista da Mayo Clinic, mostrara um filme em um congresso médico documentando pacientes artríticos invalidados antes do tratamento e os mesmos pacientes ativos, dançando mesmo depois de injeções diárias de cortisona. A cortisona pode ser convertida no mais ativo cortisol (também chamado hidrocortisona), o principal produto do córtex suprarrenal. A cortisona é produzida por hidroxilação, que converte o oxigênio ligado na posição 11 em um grupo hidroxila pela adição de um hidrogênio.

Hench tinha obtido a muito cara cortisona através de um bioquímico da Mayo Foundation, Edward C. Kendall, o descobridor do hormônio tireóideo, tireoxina, que estivera trabalhando com Lewis H. Sarett na Merck & Company para determinar as estruturas de componentes isolados de extratos do córtex suprarrenal e da bile de boi; a cortisona era conhecida como Composto E de Kendall. Hench relatou bons resultados em 14 pacientes; seu filme recebeu uma ovação em pé,[13] e, em 1950, Hench e Kendall ganharam o Prêmio Nobel de Fisiologia ou Medicina. Foi reconhecido que a continuação do tratamento seria necessária, e começou a corrida para desenvolver um método fácil e barato para sintetizar cortisona e drogas correlatas.

Na Cidade do México, Carl Djerassi estava usando o esteroide vegetal diosgenina do inhame mexicano como ponto de partida. No prazo de 2 anos, a Syntex atingiu a síntese parcial da cortisona, descrita em 1951.[14] O método Syntex nunca chegou à comercialização, no entanto, porque um processo mais eficiente foi desenvolvido pela Upjohn Company? A produtividade de Djerassi na Syntex, 60 publicações, atraiu um oferecimento de trabalho na Wayne State University.[15] Querendo o tempo todo estar no mundo acadêmico, Djerassi mudou-se para Detroit em janeiro de 1951. Cinco anos mais tarde, ele tirou uma licença para retornar à Syntex, agora de propriedade americana e uma companhia pública. Os produtos anti-inflamatórios corticoides tópicos da Syntex, Synalar e Neosynalar, vieram do laboratório de Djerassi. Djerassi manteve seu laboratório na Wayne State, e, em 1959, quando W.S. Johnson em Wisconsin se mudou para chefiar o departamento de química na *Stanford University*, Djerassi o acompanhou – uma posição no magistério que ele ocupou pelos seguintes 25 anos.

A Upjohn Company e G.D. Searle & Company juntaram-se à competição para sintetizar cortisona, com Upjohn, a maior companhia, devotando mais de 150 cientistas e técnicos à tarefa. A liderança da Upjohn atribuiu um símbolo para representar o projeto, um maçarico, tornando claro que esta era uma corrida quente que eles queriam ganhar.[16] G.D. Searle era uma companhia menor, mas sua participação nesta corrida cimentaria uma relação de longa duração com Gregory Pincus.

G.D. Searle foi fundada em 1888 por Gideon Daniel Searle, um farmacêutico em Indiana, para fornecer elixires, xaropes e drogas diretamente aos clínicos. O filho de Searle, Claude, graduou-se do Rush Medical College em 1898 e desenvolveu uma grande clínica bem-sucedida em Sabula, Iowa. Em 1909, quando seu pai sofreu um derrame, o filho retornou a Chicago para dirigir a companhia, estabelecendo um departamento de pesquisa que desenvolvia novos produtos. Seu filho, Jack Searle, graduou-se na Universidade de Michigan com um grau em farmácia, e sucedeu a seu pai como presidente da companhia, em 1936. Ele recrutou Albert L. Raymond do Rockefeller Institute para servir como diretor de pesquisa, trabalhando em novos laboratórios em Skokie, Illinois. Dramamine, para prevenção de doença do movimento, e Banthine, para tratar úlcera péptica, vieram destes laboratórios.

Em 1949, Raymond e a companhia G.D. Searle estavam suportando pesquisa de esteroides na Worcester Foundation for Experimental Biology em Massachusetts, e Gregory Pincus, o cofundador da Worcester Foundation, era consultor da Searle.[17] Pincus e Oscar Hechter tinham desenvolvido um método de perfusão, bombeando sangue, soro ou uma solução semelhante a soro através de glândulas endócrinas frescas (suprarrenais, testículos e ovários) mantidos em um aparelho de vidro e coletando o líquido perfundido. Usando as enzimas nas glândulas, precursores no líquido de perfusão eram convertidos nos produtos finais, hidrocortisona ou os esteroides sexuais. Este foi um método que pôde ser usado para produzir quantidades comerciais de produtos de cortisona.

Oscar Hechter, de face redonda, ficando calvo, azedo, veio para a Worcester Foundation, em 1944, com um *fellowship* (estágio para colega) fundado por G.D. Searle. Pincus lhe designou a tarefa de perfundir glândulas suprarrenais, com o objetivo de identificar os produtos da secreção suprarrenal e na esperança de criar um sistema para produção comercial. Cinco anos mais tarde, Hechter apresentou os primeiros resultados positivos em uma conferência em Detroit, em 1949.[18] Na mesma reunião, Hechter viu o filme de Hench e ouviu os resultados. Hechter retornou à Fundação e insistiu para que o seu projeto recebesse prioridade máxima. A relação duradoura de Pincus com Searle, que tinha rendido suporte à pesquisa e novos compostos esteroides para testagem quase interminável, começou a sério com a corrida pela cortisona e o seu desenvolvimento do sistema de perfusão para usar glândulas de animais para a síntese de drogas esteroides. O sistema de perfusão era complicado. Exigiu o desenvolvimento de métodos para manter os órgãos animais, uma rede de vidraria para infundir e coletar soluções apropriadas de perfusão, e a separação e identificação dos produtos esteroides. No momento do seu cobiçado valor, em 1946, Pincus preferiu vender seus direitos a Searle por apenas um dólar, permitindo a Searle patentear o processo.[19] Em retorno, Pincus obteve e testou esteroides que podiam fornecer produtos para uso clínico.

Respondendo ao sucesso de Pincus e Hechter, a companhia Searle construiu fileiras de sistemas de perfusão na sua fábrica de Skokie. Cada uma continha uma glândula suprarrenal de boi periodicamente substituída, produzindo cada em algumas horas um grande volume de solução perfundida. O plano era construir um sistema mais econômico e rentável. Mas no ínterim, Searle conseguiu fornecer quantidades substanciais de cortisona aos pesquisadores clínicos em todo os EUA.

Ao mesmo tempo, a Merck reforçou o processo de síntese de 36 passos a partir de ácidos biliares, e pelo fim de 1950, eles estavam vendendo acetato de cortisona aos clínicos por um preço que tinha sido reduzido de $200 por grama para $35. Em Kalamazoo, Michigan, os químicos da Upjohn estavam desenvolvendo um método com base no processo usado para fazer penicilina, conversão de precursores por micróbios para o produto desejado. O trabalho era chefiado por Durey H. Peterson, filho de imigrantes suecos. Peterson custeou sua educação jogando beisebol semiprofissional.[16] Cedo, na sua carreira, ele desenvolvera material de sutura cirúrgica bem como "Toni", um produto para permanentes em casa para criar cabelos ondulados. Peterson juntou-se à Upjohn, em 1946, para trabalhar em antibióticos, mas quase imediatamente se tornou parte da corrida para sintetizar cortisona. Peterson acreditava que microrganismos inferiores poderiam possuir enzimas usadas pelas glândulas suprarrenais para fazer cortisona, especialmente a difícil etapa de introduzir uma molécula de oxigênio na estrutura. Quando lhe foi dito que isto não podia ser feito, Peterson disse, "Os microrganismos não sabem disso."[16]

Usando métodos de cromatografia em papel desenvolvidos por Alejandro Zaffaroni, Peterson e H.C. Murray atacaram o problema, começando, em 1949. Primeiro necessitavam de um microrganismo. Este eles adquiriram, um fungo das espécies *Rhizopus*, deixando uma placa de Agar no peitoril da janela do "mais antigo e sujo laboratório na Upjohn Company."[16] No período de um ano, os dois químicos provaram o valor dos micro-organismos em síntese química. Seu método usou *Rhizopus nigricans* para converter progesterona em 11-hidroxiprogesterona, que, por sua vez podia ser processada para hidrocortisona, também chamada cortisol, o principal esteroide secretado pelo córtex suprarrenal.

Em 1955, Upjohn tinha-se tornado líder do mercado, e Searle fechou suas células de perfusão e abandonou a corrida. A comercialização pela Upjohn dos métodos desenvolvidos por Peterson e Murray levou a produtos populares e bem-sucedidos. Mas o pessoal da Searle tinha ganhado valiosa experiência que, eventualmente, recompensaria com outros hormônios e produtos sintetizados.

O método Upjohn usava progesterona como ponto inicial, disponível no começo dos anos 1950 apenas da Syntex. O laboratório de George Rosenkranz na Syntex também estava perseguindo a síntese industrial da cortisona, e, em julho de 1951, a Syntex estava por assinar um contrato com uma grande firma química para começar a produção. Isto nunca aconteceu por causa de um telefonema. Rosenkranz contou a história: "Recebi um telefonema da Upjohn perguntando se eu seria capaz de aceitar um pedido de dez toneladas de progesterona a quarenta e oito cents o grama."[10] A quantidade era inaudita, e o pedido da Upjohn permaneceu um quebra-cabeça até que o método da microfermentação foi publicado. Rosenkranz aceitou o pedido, e a Syntex se viu como fornecedor-chave de progesterona para outras companhias.

DROGAS PROGESTACIONAIS SINTÉTICAS, NORETINDRONA E NORETINODREL

Djerassi e outros químicos da Syntex voltaram sua atenção para os esteroides sexuais. Eles descobriram que a remoção do carbono 19 da progesterona derivada do inhame aumentava a atividade progestacional da molécula. A chave deste trabalho veio de Maximilian Ehrenstein na Universidade da Pennsylvania, que relatou, em 1944, que um potente composto progestacional que ele tinha produzido parecia ser progesterona sem o seu carbono na posição 19; daí em diante a família de compostos 19-nor indicava estruturas químicas esteroides sem o átomo carbono na posição 19.[20] Químicos na Schering A.G. em Berlim tinham produzido versões oralmente ativas do estradiol e da testosterona, em 1938, substituindo um grupo acetileno na posição 17 dos compostos-pais. O resultante etinil estradiol mais tarde se tornou o componente estrogênio nos anticoncepcionais orais. O produto etinil testosterona foi conhecido como etisterona, comercializado em 1941, e os químicos da Syntex raciocinaram que a remoção do carbono 19 aumentou a potência progestacional deste composto oralmente ativo.

Em 15 de outubro de 1951, a noretindrona foi sintetizada na Syntex; os passos finais foram realizados por Luis Miramontes, trabalhando na sua tese subgraduada de química sob supervisão de Djerassi.[12] O pedido de patente foi solicitado 6 semanas mais tarde em 22 de novembro de 1951, e o trabalho foi apresentado em abril de 1952 no congresso anual da *American Chemical Society* e publicado em 1954.[21] A maior potência da noretindrona, obtida pela remoção do carbono 19 da etinil testosterona, em comparação à progestrona foi demonstrada em macacas e depois em 4 mulheres nos *National Institutes of Health*, descrita em 1953, 1956 e 1957.[22-24] A Syntex supriu noretindrona a muitos pesquisadores, incluindo Gregory Pincus. Edward T. Tyler descreveu pela primeira vez seu uso clínico, em 1955, para o tratamento de distúrbios menstruais.[25]

Frank Colton, um químico na G.D. Searle & Company, pediu uma patente para noretinodrel, um composto estritamente relacionado com a noretindrona, diferindo apenas na posição do laço duplo, em 31 de agosto de 1953. O polonês Colton recebera seu Ph.D. em química da Universidade de Chicago. De 1949 a 1951, ele era *fellow* trabalhando com Edward Kendall na Mayo Foundation sobre a síntese da cortisona. Colton juntou-se à Searle em 1951, juntamente com Byron Riegel, para desenvolver drogas esteroides, tendo sucesso com o Nilevar, o primeiro agente anabólico comercial, lançado no mercado, em 1956, e Aldactone, o agente anti-hipertensivo antialdosterona introduzido, em 1959.

O noretinodrel foi resultado de um programa deliberado e planejado para criar agentes oralmente ativos com atividade progestacional. Mais tarde, Colton assinalou que embora os químicos da Syntex e Searle seguissem um caminho semelhante, eles estavam prosseguindo independentemente o caminho iluminado pelos cientistas precedentes.[17] Ao longo do caminho, centenas de compostos foram enviados a Pincus na Worcester Foundation para testar quanto à inibição da ovulação em coelhas. Sua melhor droga, o noretinodrel recebeu o número SC-4642, foi sintetizada na Searle em um processo que foi considerado significativamente diferente do método Syntex.[17]

Djerassi pediu processo legal por violação de patente, alegando que o noretinodrel era convertido no composto da Syntex, noretindrona, pelo ácido gástrico, mas Parke-Davis, a companhia americana que licenciou a noretindrona, não quis fazer onda, presumivelmente porque Parke-Davis estava fornecendo o componente anti-histamínico do produto de grande aceitação da Searle para doença do movimento, o Dramamine.[12] Pincus afinal escolheria o composto da Searle, noretinodrel, para testagem clínica como anticoncepcional oral, e a Syntex, não tendo capacidade de comercialização, licenciou a noretindrona para outras companhias farmacêuticas. Noretindrona foi testada como contraceptivo por Edward Tyler em Los Angeles e Joseph Goldzieher em San Antonio, Texas, mas Parke-Davis preferiu não perseguir aprovação do governo, provavelmente temendo reações religiosas. Subsequentemente, Syntex se voltou para a divisão Ortho de Johnson & Johnson. Em 1964, Ortho, Parke-Davis e Syntex (agora na Califórnia) estavam comercializando anticoncepcionais orais contendo noretindrona ou seu acetato.

A criação da noretindrona e do noretinodrel pelos químicos foi essencial no desenvolvimento da contracepção oral, porque o hormônio natural progesterona é relativamente impotente dado por via oral, exigindo doses muito grandes que, mesmo assim, não obtém uma resposta uniforme. Os agentes progestacionais sintéticos são muito ativos quando administrados oralmente, produzindo efeitos confiáveis com pequenas doses.

Um empresário de Wall Street, Charles Allen, adquiriu a Syntex em 1956 por $2 milhões à vista e um empréstimo de $2 milhões a ser pago com lucros futuros.[9] Rosenkranz se tornou presidente e CEO, Alejandro Zaffaroni, um italiano que emigrara de Montevidéu, Uruguai, vice-presidente executivo. Zaffaroni obtivera seu Ph.D em 1949., em bioquímica da Universidade de Rochester, desenvolvendo um sistema de cromatografia em papel que logo se tornou um método principal para estudar hormônios esteroides.[26] Rosenkranz conheceu Zaffaroni na Laurentian Hormone Conference, em 1951. O objetivo deles era desenvolver uma companhia farmacêutica sobre um fundamento de pesquisa. Carl Djerassi, que tinha saído para uma posição acadêmica na *Wayne State University*, foi recrutado de volta para a companhia, Rosenkranz disse: "Nós fomos os brilhantes amadores com uma atitude de 'somos capazes de fazer qualquer coisa'. Nós fomos células-tronco (embora nenhum de nós realmente conhecesse o conceito). Podíamos nos diferenciar para qualquer coisa que desejássemos. Produção, finanças, vendas, marketing – nada nos fazia ter medo."[9]

Em 1961, a companhia se mudou para Palo Alto, Califórnia, influenciada por Djerassi que estava ensinando na *Stanford University*. O crescimento da companhia foi meteórico, com acertos colossais, como o Synalar, um corticosteroide tópico para o tratamento da psoríase, e Naproxen, uma droga anti-inflamatória não esteroide. Grande parte deste sucesso foi graças a uma filosofia inovadora no negócio farmacêutico, "patenteie e publique".[9] Os cientistas do Syntex eram encorajados a publicar prontamente seus resultados, ganhando o reconhecimento dos seus pares que é uma força tão motivadora para cientistas básicos. Em 1994, Roche Holdings adquiriu o Syntex por $5,3 bilhões.

Djerassi eventualmente deixou o Syntex para se tornar professor pleno na *Stanford University*, e é agora autor dramático e novelista vivendo em San Francisco. Zaffaroni iniciou sua própria companhia em 1968, ALZA (do seu próprio nome), dedicado a novos métodos de distribuição de drogas, como um adesivo para a pele. ALZA foi adquirida pela Johnson & Johnson em 2000.

GREGORY PINCUS

Gregory Goodwin (Goody) Pincus nasceu em 1903, em Nova Jersey, filho de imigrantes judeus russos que viviam em uma colônia em fazenda fundada por uma organização filantrópica judaica.[19] Pincus foi o mais velho de seis filhos e cresceu em um lar de curiosidade e energia intelectual, mas mesmo sua família o via como um gênio.

Pincus graduou-se em Cornell e foi para Harvard estudar genética, juntando-se a Hudson Hoagland e B.F. Skinner como estudantes graduados de W.J. Crozier em fisiologia, recebendo graus em 1927. O herói de Crozier era Jacques Loeb que descobrira a partenogênese artificial trabalhando com ovos de ouriço do mar. Destacadamente, Loeb era um forte crente em aplicar ciência para melhorar a vida humana. Assim, Crozier, influenciado por Loeb, ensinou Pincus, Hoagland e Skinner (respectivamente, em biologia reprodutiva, neurofisiologia e psicologia) a aplicar ciência aos problemas humanos. Isto foi a pedra angular da filosofia do próprio Pincus.

Hoagland, depois de uma curta permanência em Harvard, passou um ano em Cambridge, Inglaterra, e depois se mudou para a Clark University em Worcester, Massachusetts, para ser o catedrático de biologia com a idade de 31 anos. Pincus foi à Inglaterra e à Alemanha, e retornou a Harvard como professor assistente de fisiologia.

Pincus realizou estudos pioneiros da maturação meiótica em oócitos de mamíferos, em oócitos de coelho e humanos. Em 1934, Pincus descreveu a realização da fertilização *in vitro* de óvulos de coelha, ganhando uma manchete no *New York Times* que aludia a Haldane e Huxley. Um artigo no *Colliers* apresentava-o como um cientista do mal. Em 1936, Harvard tinha citado o trabalho de Pincus como uma das realizações científicas proeminentes da universidade em todos os tempos, mas Harvard lhe negou renomeação em 1937.

Na Universidade de Clark, Hudson Hoagland estava em constante conflito com o presidente da universidade, Wallace W. Atwood, o autor principal de um livro-texto sobre geografia amplamente usado. Em 1931, o Departamento de Biologia consistia em um membro docente e seu estudante graduado, e seu catedrático, Hudson Hoagland. Hoagland, revoltado e zangado por causa da recusa de Harvard em conceder renomeação ao seu amigo (suspeitando que isto era por causa de antissemitismo), convidou Pincus para se unir a ele. Hoagland reuniu fundos para Pincus com filantropos na Cidade de Nova York, suficientes para um laboratório e um assistente. Este sucesso impressionou os dois homens, especialmente Hoagland, plantando a ideia de que seria possível suportar pesquisa com dinheiro privado.

Min-Chueh Chang nascera em Tai Yuan, China, em 10 de outubro de 1908. Em 1933, ganhou grau de bacharel em psicologia animal da Universidade Tsing Hua em Pequim, e permaneceu na universidade como professor. Chang venceu uma competição nacional, em 1938, que financiava estudo fora do país. Ele escolheu estudar ciência de agricultura na Universidade de Edimburgo. Depois de um ano, ele teve o prazer de receber um convite de Arthur Walton para estudar a fisiologia do espermatozoide de carneiro na Universidade de Cambridge, e, prontamente, aceitou.

Chang recebeu seu Ph.D. em criação animal sob a direção de Walton e Sir John Hammond na *University of Cambridge*, em 1941. Era quase impossível deixar a Inglaterra durante os anos iniciais da II Guerra Mundial, e Chang continuou a trabalhar na Universidade. Em 1944, Chang planejava retornar à China, mas primeiro ele queria passar um ano nos EUA. Ele escreveu três cartas a cientistas americanos, e apenas Pincus respondeu, oferecendo um *fellowship* na Clark University. Chang erradamente supôs que um *fellowship* nos EUA era o mesmo que na Universidade de Cambridge onde um *Fellow* (colega) tinha assegurada uma renda para toda a vida. O recrutamento bem-sucedido de M-C Chang por Pincus renderia grandes dividendos. Anos mais tarde, Chang dirigiria a testagem de novas progestinas para inibir efetivamente a ovulação em animais.

Logo Hoagland tinha reunido um grupo de cientistas proeminentes, mas em virtude do seu antagonismo constante com o Presidente Atwood, o grupo não ganhou *status* de docentes. Trabalhando em um celeiro convertido, eles foram totalmente suportados por fundos privados. Em 1943, 12 dos 60 professores da *Clark University* estavam no Departamento de Biologia.

Frustrados pela política de academia, Hoagland e Pincus (ambos apreciavam pisar fora das convenções) tiveram uma visão de um centro privado de pesquisas devotado à sua filosofia de ciência aplicada. De fato, o estabelecimento da *Worcester Foundation for Experimental Biology*, em 1944, pode ser atribuído diretamente a Hoagland e Pincus, sua amizade um pelo outro, e sua confiança, entusiasmo, ambição e energia. Foi seu espírito que transformou muitos membros da sociedade de Worcester em apoiadores financeiros da ciência biológica. Hoagland e Pincus realizaram o que tinham partido para fazer. Criaram e sustentaram uma instituição científica vibrante, produtiva, na qual era um prazer trabalhar.

Embora chamada *Worcester Foundation* for *Experimental Biology*, a Fundação estava localizada no verão de 1945 do outro lado do Lago Quinsigamond em uma casa de uma propriedade em Shrewsbury. De 1945 até a morte de Pincus em 1967, o *staff* cresceu de 12 para 350 (cientistas e pessoal de apoio), 36 dos quais eram financiados independentemente, e 45 eram *fellows* pós-doutorado. O orçamento anual cresceu de $100.000 para $4,5 milhões. Uma centena de acres de terra adjacente foram adquiridos, e o campus cresceu para 11 edificações. Nos seus primeiros 25 anos, aproximadamente 3.000 trabalhos científicos foram publicados.

Mas naqueles anos iniciais, Pincus era o guardião dos animais, a Sra. Hoagland o guarda-livros, M-C. Chang era o vigia noturno, e Hoagland cortava a grama. Durante os anos da II Guerra Mundial, Pincus e Hoagland combinaram seus interesses em hormônios e neurofisiologia para focalizar em estresse e fadiga na indústria e nos militares.

Katharine Dexter McCormick (1875-1967) era uma bióloga treinada, uma sufragista de primeira hora, e rica, herdando milhões da sua mãe e uma fortuna de McCormick, seu marido. Ela foi a segunda mulher a se graduar do *Massachusetts Institute of Technology*, socialmente consciente, e uma contribuinte generosa para esforços de planejamento familiar. Sua intervenção com dinheiro, energia, e pensamento incisivo, e persistente dedicação foi um instrumento no desenvolvimento da contracepção oral. Em 1904, ela se casou com Stanley McCormick, filho de Cyrus McCormick, o fundador da *International Harvester*. O marido de Katharine sofria de esquizofrenia, e ela estabeleceu a *Neuroendocrine Research Foundation* em Harvard para estudar a esquizofrenia. Isto a trouxe para junto de Hoagland, que lhe contou o trabalho que estava sendo feito por Chang e Pincus que estavam procurando progestinas ativas oralmente para inibir a ovulação.

Pincus atribuiu seu interesse pela contracepção à sua crescente apreciação do problema da população do mundo, e a uma visita, em 1951, em Nova York com Margaret Sanger, naquela época presidente da *Planned Parenthood Federation of America*. Sanger prometeu uma pequena quantidade de dinheiro e expressou esperança de que um método de contracepção pudesse ser derivado do trabalho de laboratório que estava sendo feito por Pincus e Chang. Durante este encontro, Pincus formulou seus pensamentos derivados da sua pesquisa em mamíferos. Ele imaginava um agente progestacional em forma de pílula como contraceptivo, atuando como a progesterona na gravidez.

Margaret Sanger reuniu Pincus e Katharine McCormick. Em 7 de junho de 1953, quando Katharine com 78 anos conheceu Pincus com 50 anos na *Worcester Foundation*, lhe deu um cheque de $20.000; ela prometeu outros $20.000. Uma semana mais tarde, Pincus e Hoagland se encontraram com Katharine e seu advogado. Eles assinaram um contrato delineando os objetivos, o processo de tomada de decisão e a cronologia. Pincus recebeu um segundo cheque de $20.000, e Katharine concordou em financiar melhorias nos laboratórios, que terminaram com o completamento de um novo edifício em 1955.

O contrato de Katharine com a Worcester Foundation estipulava que Pincus apresentaria relatórios escritos a cada 2 semanas. Além disso, Pincus e John Rock, o ginecologista de Boston que efetuou os estudos iniciais de anticoncepcionais orais em suas pacientes, fizeram muitas visitas ao escritório de casa de Katharine na Beacon Street do outro lado da rua do Harvard Club. Katharine fazia Sara De Laney, sua secretária, tomar notas cuidadosas em taquigrafia, e na visita seguinte De Laney lia as notas transcritas para sua chefe de modo que ela pudesse estar preparada. Periodicamente, os principais se encontravam na *Worcester Foundation*. Katharine bombardeava Pincus, Chang e Rock com perguntas e insistia para pararem de perder tempo. Ela achava Pincus "imaginativo e inspirado; Rock era informativo e muito realístico sobre trabalho médico." Agora todo mundo estava familiarizado com os métodos de Katharine. Ela tinha ganhado o respeito deles, e relatórios detalhados sobre resultados de laboratório, planejamento clínico e orçamentos imediatamente foram apresentados. Por vezes, Katharine provou que manejava mal os atrasos, mas ela comandava cada reunião com uma avidez que lentamente, mas seguramente, foi recompensada com sucesso depois de 7 anos e um gasto de cerca de $2 milhões do dinheiro de Katharine.

Nos seus últimos anos, Katharine continuou a apoiar o trabalho de Pincus e Chang. Ao testar as centenas de compostos que forneceram, os agentes progestacionais nas pílulas de controle da natalidade, Chang observou que alguns deles impediam a implantação de ovos fertilizados em coelhas. De 1962 a 1966, Chang e Pincus estiveram perseguindo uma droga que pudesse evitar gravidez com uma administração, um dia ou dois depois do intercurso sexual. Com a morte de Pincus, este projeto foi abandonado. Não é certo se Chang e Pincus cunharam a frase "pílula da manhã seguinte", mas é acurado afirmar que o conceito veio de Chang.

Quando Pincus e Chang começaram seus estudos, o foco era a inibição da ovulação, primeiro pela progesterona, e a seguir por progestinas sintéticas. A contribuição de Chang era fácil de negligenciar. Chang trabalhava afastado no seu laboratório, e era Pincus que era altamente visível, levantando dinheiro e fornecendo direção. Chang começou repetindo os experimentos descritos por Makepeace em 1927, documentando que a progesterona podia inibir a ovulação. A primeira experiência foi em 25 de abril de 1951, e Change rapidamente se moveu para testar as progestinas recentemente sintetizadas do Searle e do Syntex.

Em dezembro de 1953, três progestinas sintéticas foram selecionadas como as mais potentes e efetivas em inibir ovulação: noretindrona do Syntex, e noretinodrel e nortandrolona do Searle. Os resultados animais e humanos foram publicados na *Science*, em 1956.[27,28] Em 1957, estes três compostos foram aprovados para o tratamento de distúrbios menstruais com os nomes registrados de Norlutin, Enovid e Nilevar, respectivamente.

Foi Pincus que tomou a decisão de envolver um médico, porque ele sabia que experimentos humanos seriam necessários. John Rock, chefe de ginecologia e obstetrícia em Harvard, conheceu Pincus em uma conferência científica e descobriu seu interesse mútuo pela fisiologia reprodutiva. Rock e seus colegas prosseguiram o trabalho de Pincus. Usando oócitos de ooforectomias, eles descreveram a fertilização *in vitro*, em 1944, a primeira demonstração da fertilização de oócitos humanos *in vitro*. Rock estava interessado no trabalho com agentes progestacionais, não para anticoncepção, no entanto, mas porque ele esperava que os esteroides sexuais femininos poderiam ser usados para superar infertilidade.

No seu primeiro estudo em colaboração, Pincus e Rock administraram progesterona oral, 300 mg/dia. Pincus sugeriu um esquema de 20 dias começando no dia 5 do ciclo menstrual.[29] Ele teve duas razões para escolher este regime: (1) ele cobria o período de tempo durante o qual quase todas se não todas, as ovulações ocorriam, e (2) o sangramento menstrual de supressão à conclusão do período de tratamento imitaria a cronologia de um ciclo menstrual normal e tranquilizaria as mulheres de que elas não estavam grávidas. O primeiro estudo envolveu 33 voluntárias que ovulavam regularmente, mas tinham sido inférteis por 2 anos. As mulheres foram tratadas por 1 a 3 ciclos depois de um mês de controle básico. Cerca de 85% das mulheres tratadas não ovularam durante os ciclos de tratamento. Nenhuma engravidou durante tratamento, satisfazendo Pincus que desde o começo estava visando à contracepção, e quatro engravidaram depois do tratamento, satisfazendo Rock que inicialmente era motivado pela sua perseguição do fenômeno de "rebote" para o tratamento de infertilidade.

Sanger e McCormick necessitavam algum convencimento de que o catolicismo de Rock não seria uma desvantagem, mas, eventualmente, foram vencidos em virtude da estatura dele. Rock foi um médico que literalmente transformou seus valores pessoais em resposta ao seu reconhecimento dos problemas secundários à reprodução descontrolada. Com a ajuda de Luigi Mastroianni, a primeira administração de progestinas sintéticas a mulheres foi a pacientes de Rock em 1954. Das primeiras 50 pacientes a receber 10–40 mg de progestina sintética (uma dose extrapolada dos dados de animais) durante 20 dias cada mês, todas deixaram de ovular durante o tratamento (fazendo Pincus começar a se referir à medicação como "a pílula", e 7 das 50 engravidaram depois de descontinuarem a medicação, outra vez satisfazendo Rock, que desde o começo estava motivado para tratar suas pacientes inférteis.

Em 1956, com Celso-Ramon Garcia e Edris Rice-Wray, trabalhando em Porto Rico, foi realizada a primeira experiência humana. Os produtos progestinas iniciais foram contaminados com cerca de 1% de mestranol. Nas quantidades que estavam sendo usadas, isto somava até 50-500 μg de mestranol, uma quantidade suficiente de estrogênio para inibir a ovulação por si própria. Quando esforços para fornecer uma progestina mais pura baixaram o conteúdo de estrogênio e produziram sangramento de irrupção, foi decidido reter o estrogênio para controle do ciclo, assim estabelecendo o princípio do contraceptivo oral com estrogênio-progestina. Experiências clínicas iniciais também foram realizadas por J.W. Goldzieher em San Antonie E.T. Tyler em Los Angeles.

Pincus, havia longo tempo consultor da Searle, pegou o composto Searle para uso prolongado, e com grande esforço, convenceu Searle de que o potencial comercial de um contraceptivo oral justificava o risco de possível reação negativa do público. Pincus também convenceu Rock, e juntos eles empurraram a *U.S. Food and Drug Administration* para aceitação da anticoncepção oral. Em 1957, Enovid foi aprovado para o tratamento de abortos espontâneos e distúrbios menstruais e, em 23 de junho de 1960, para contracepção. Nem Pincus nem a Worcester Foundation ficaram ricos com a pílula; uma pena, não havia acordo sobre royalties.

A pílula trouxe a Pincus fama e viagem. Não há dúvida de que ele estava muito consciente da realização e suas implicações. Quando viajou e palestrou em 1957, disse: "Como alguns fatos preciosos com os quais obscuramente chegamos no laboratório podem ressoar para dentro das vidas dos homens em toda parte, trazer ordem à desordem, esperança para os desesperançados, vida aos moribundos. Que isto é a magia e o mistério do nosso tempo, às vezes é captado e, muitas vezes, perdido, mas expô-lo é inevitável."[30]

Pincus era a pessoa perfeita para trazer a contracepção oral ao mundo público, em uma época em que contracepção era um assunto privado, suprimido. Projetos difíceis exigem pessoas como Pincus. Um empreendedor científico, ele era capaz de avançar através de distrações. Era capaz de ser duro e agressivo com seu pessoal. Era capaz de se manter focado. Detestava perder, mesmo em jogos sem significação com seus filhos. Todavia ele combinava uma maneira graciosa, cálida, encantadora com sua dureza competitiva. Era cheio com o tipo de autoconfiança que permite a um indivíduo inventar para a frente, traduzir visão para realidade. Pincus morreu em 1967 (como Katharine McCormick com 92 anos), de metaplasia mieloide. Rock morreu em 1984, com 94 anos. Chang morreu em 1991 com 82 anos, e foi sepultado em Shrewsbury, perto do seu laboratório e próximo da sepultura de Pincus.

Pincus escreveu seu livro, *O Controle da Fertilidade*, em 1964-1965, porque "aconteceu uma ruptura na aparente represa à publicação sobre fisiologia reprodutiva e particularmente suas subdivisões que lidam com comportamento reprodutivo, concepção e contracepção."[30]

"Nós fizemos conferências e palestras em muitos países do mundo, vendo em primeira mão as necessidades de pesquisa e possibilidades em quase todo país europeu, asiático, da América Central e do Sul. Nós nos defrontamos com o duro fato da superpopulação em país após país, compreendemos o triste futuro demográfico, avaliamos as perspectivas para a prática de controle eficiente da fertilidade. Esta foi uma experiência entristecedora e encorajadora; entristecedora por causa da visão de contínua pobreza e miséria, encorajadora em virtude dos dedicados colegas e trabalhadores procurando superar a desvantagem da fertilidade excessiva e promover função reprodutiva saudável. Entre estes fizemos muitos amigos, encontramos estudantes devotados."[30]

O Syntex, um fornecedor de drogas por atacado, não possuía experiência ou organização de comercialização. Pela época em que Syntex tinha feito arranjos com Ortho para uma saída de vendas, Searle comercializou Enovid em 1960 (150 μg de mestranol e 9,85 mg de noretinodrel). Ortho-Novum, usando noretindrona do Syntex, apareceu em 1962. *Wyeth Laboratories* introduziu norgestrel em 1968, o mesmo ano em que os primeiros estudos prospectivos confiáveis foram iniciados. Não foi senão na década de 1970 bem adiantada que uma relação dose-resposta entre problemas e a quantidade de esteroides na pílula foi apreciada. Os prestadores de assistência à saúde e às pacientes, durante os anos, estiveram se confrontando com uma variedade causadora de confusão, de diferentes produtos e formulações. A solução deste dilema clínico é relativamente simples, o tema deste capítulo: usar as doses mais baixas que forneçam anticoncepção efetiva.

FARMACOLOGIA DA CONTRACEPÇÃO COM ESTEROIDES

COMPONENTE ESTROGÊNIO DOS ANTICONCEPCIONAIS ORAIS DE COMBINAÇÃO

O estradiol é o mais potente estrogênio natural e é o principal estrogênio secretado pelos ovários. O principal obstáculo ao uso de esteroides sexuais para contracepção foi a reduzida atividade dos compostos quando dados oralmente. Um avanço notável ocorreu em 1938 quando foi descoberto que a adição de grupo etinil na posição 17 aumentava a atividade oral. Etinil estradiol é um estrogênio oral muito potente e é a forma de estrogênio na maioria dos anticoncepcionais orais. Outro estrogênio, presente em produtos mais antigos, foi o éter 3-metílico do etinil estradiol, mestranol.

O mestranol e o etinil estradiol são diferentes do estradiol natural e devem ser vistos como drogas farmacológicas. Estudos em animais sugeriram que o mestranol é mais fraco que o etinil estradiol, porque o mestranol precisa primeiro ser convertido em etinil estradiol no organismo. De fato, mestranol não se ligará ao receptor a estrogênio. Por essa razão, o etinil estradiol não conjugado é o estrogênio ativo no sangue, do mestranol e do etinil estradiol. No corpo humano, as diferenças em potência entre etinil estradiol e mestranol não parecem importantes, certamente não tão grandes quanto indicado por ensaios em roedores. Este agora é um ponto secundário porque, com a exceção de um contraceptivo com valerato de estradiol ou estradiol, todos os anticoncepcionais orais de baixa dose contêm etinil estradiol.

Etinil estradiol

Mestranol

O metabolismo do etinil estradiol (particularmente conforme refletido nos níveis sanguíneos) varia significativamente de indivíduo para indivíduo, e de uma população para outra.[31,32] Há mesmo uma faixa de variabilidade entre diferentes momentos de amostragem dentro do mesmo indivíduo. Portanto, não é de surpreender que a mesma dose possa causar efeitos colaterais em um indivíduo e não em outro.

Valerato de estradiol é uma forma esterificada de estradiol, permitindo administração oral com potência significativa. O éster é rapidamente hidrolisado para estradiol. Combinações de várias progestinas com valerato de estradiol demonstraram boa eficácia contraceptiva.

O conteúdo de estrogênio (dosagem) da pílula é de grande importância clínica. Trombose é um dos mais sérios efeitos colaterais da pílula, desempenhando um papel-chave no risco aumentado de morte (no passado com altas doses) por uma variedade de problemas circulatórios. Este efeito colateral é relacionado com o estrogênio, e é relacionado com a dose. Portanto, a dose de estrogênio é uma questão crítica na seleção de um contraceptivo oral.

COMPONENTE PROGESTINA DOS CONTRACEPTIVOS ORAIS DE COMBINAÇÃO

A descoberta da substituição com etinil e da potência oral levou (em fins dos anos 1930) à preparação da etisterona, um derivado oralmente ativo da testosterona. Em 1951, foi demonstrado que a remoção do carbono 19 da etisterona para formar noretindrona não destruía a atividade oral, e mais importante, mudava o principal efeito hormonal daquele de um androgênio para o de um agente progestacional. Por conseguinte, os derivados progestacionais da testosterona foram designados como 19-nortestosteronas (denotando a falta do carbono 19). As propriedades androgênicas destes compostos, no entanto, não foram totalmente eliminadas, e mínimo potencial anabólico e androgênico permanece dentro da estrutura.

Testosterona → **Etisterona**

Etisterona → **Noretindrona**

A "impureza" da 19-nortestosterona, *i. e.*, efeitos androgênios bem como progestacionais, foi adicionalmente complicada no passado por uma crença de que ela era metabolizada dentro do corpo para compostos estrogênicos. Esta questão foi reestudada, e foi argumentado que a evidência precedente de metabolismo para compostos estrogênicos foi decorrente de um artefato na análise laboratorial. Estudos mais recentes indicam que noretindrona pode ser convertida em etinil estradiol; entretanto, a taxa desta conversão é tão baixa que quantidades insignificantes de etinil estradiol podem ser encontradas na circulação ou urina após a administração das doses comumente usadas de noretindrona.[33] Qualquer atividade estrogênica, portanto, teria que ser decorrente de um efeito direto. Em estudos animais e humanos, no entanto, somente noretindrona, noretinodrel e diacetato de etinodiol possuem atividade estrogênica, e ela é muito leve em razão da fraca ligação ao receptor a estrogênio.[34] Clinicamente, as atividades androgênicas e estrogênicas do componente progestina, portanto, são insignificantes em virtude da baixa dosagem nos anticoncepcionais orais atuais. Como com o componente estrogênio, efeitos colaterais sérios foram relacionados com as altas doses de progestinas usadas nas formulações antigas, e o uso de rotina de anticoncepcionais orais deve agora ser limitado a produtos de baixa dose.

A família da noretindrona contém as seguintes progestinas 19-nortestosterona: noretindrona, noretinodrel, acetato de noretinodrel, diacetato de etinodiol, linestrenol, norgestrel, norgestimato, desogestrel e gestodeno.

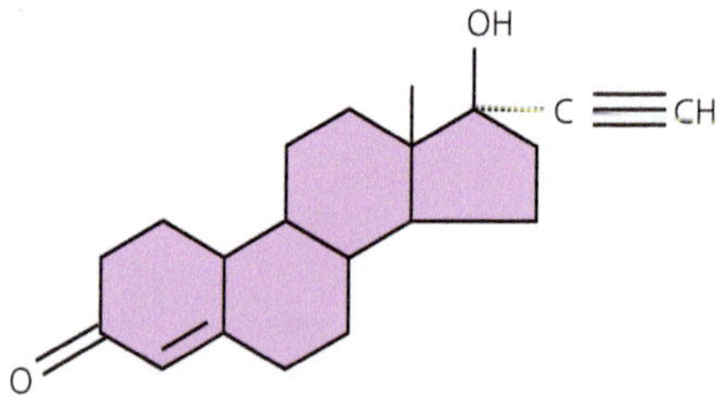

Noretindrona

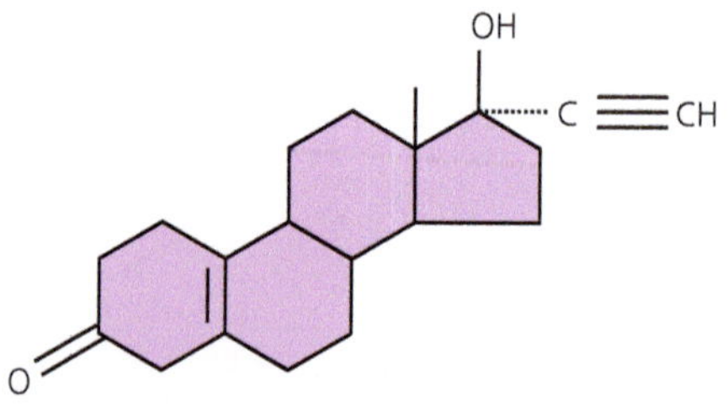

Noretinodrel

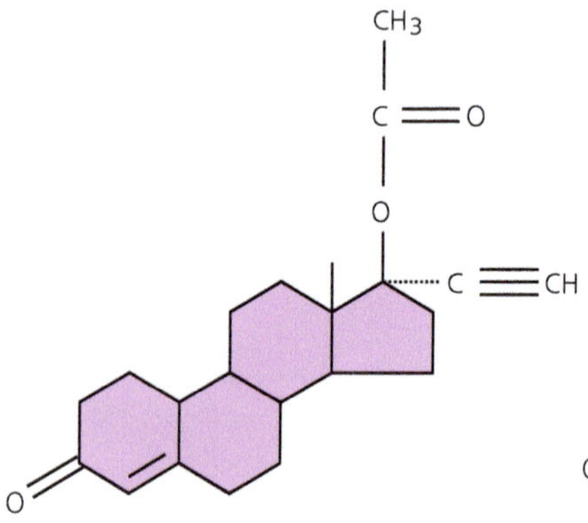

Acetato de noretindrona

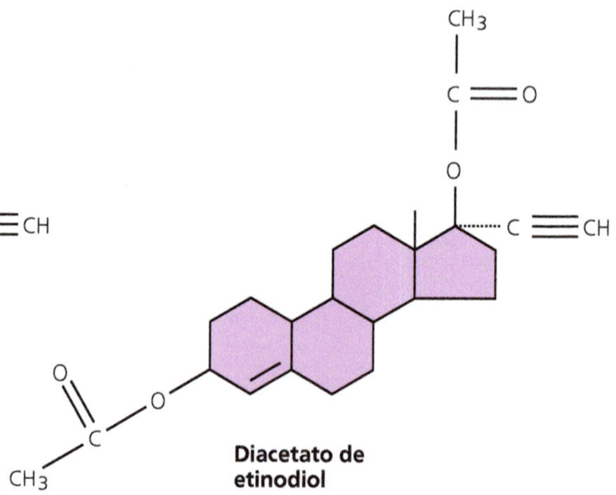

Diacetato de etinodiol

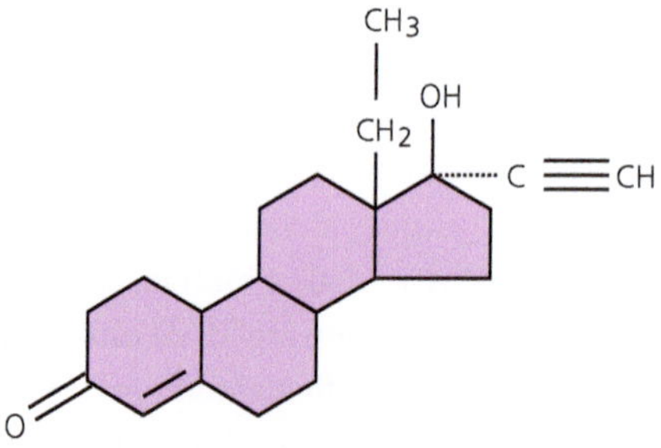

Levonorgestrel

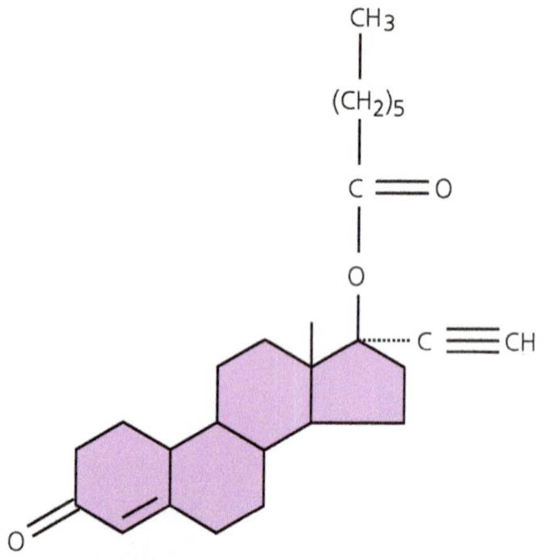

Enantato de noretindrona

A maioria das progestinas estritamente relacionadas com a noretindrona são convertidas no composto pai. Assim a atividade do noretinodrel, acetato de noretindrona, diacetato de etinodiol e linestrenol é decorrente da conversão rápida em noretindrona.

Norgestrel é uma mistura igual racêmica do enantiômero dextrorrotatório e o enantiômero levorrotatório. Estes enantiômeros são imagens em espelho um do outro e rodam o plano da luz polarizada em direções opostas. A forma dextrorrotatória é conhecida como d-norgestrel, e a forma levorrotatória é l-norgestrel (conhecida como levonorgestrel). Levonorgestrel é o isômero ativo do norgestrel.

Desogestrel

Gestodeno

Norgestimato

O desogestrel sofre dois passos metabólicos antes que a atividade progestacional seja expressa no seu metabólito ativo, 3-ceto-desogestrel, conhecido como etonogestrel. Este metabólito difere do levonorgestrel apenas por um grupo metileno na posição 11. O gestodeno difere do levonorgestrel pela presença de um laço duplo entre os carbonos 15 e 16; assim, ele é Δ-15-gestodeno. Ele é metabolizado para vários derivados com atividade progestacional, mas não levonorgestrel. Diversos metabólitos têm o potencial de contribuir para a atividade do norgestimato. Embora o norgestimato seja uma progestina "nova", os epidemiologistas o incluíram na família da segunda geração de contraceptivos orais, porque sua atividade foi considerada ser em grande parte causada por levonorgestrel e metabólitos do levonorgestrel.[35,36] Quase todos os efeitos biológicos são atribuídos ao metabólito 17-desacetilado, agora conhecido como norelgestromina; os metabólitos do levonorgestrel são ligados firmemente à globulina ligadora de hormônios sexuais (diferentemente da norelgestromina) limitando gravemente sua atividade biológica.[37]

Definições Usadas em Estudos Epidemiológicos

Contraceptivos Orais de Baixa Dose – Produtos contendo menos de 50 μg de etinil estradiol

Contraceptivos Orais de Primeira Geração – Produtos contendo 50 μg ou mais de etinil estradiol

Contraceptivos Orais de Segunda Geração – Produtos contendo levonorgestrel, norgestimato e outros membros da família da noretindrona e 20, 30 ou 35 μg de etinil estradiol

Contraceptivos Orais de Terceira Geração – Produtos contendo desogestrel ou gestodeno com 20, 25 ou 30 µg de etinil estradiol

Contraceptivos Orais de Quarta Geração – Produtos contendo drosperinona, dienogest ou acetato de nomegestrol

Provavelmente, a maior influência sobre o esforço que produziu as novas progestinas foi a crença, através de todos os anos de 1980, de que efeitos metabólicos androgênicos eram importantes, especialmente em termos de doença cardiovascular. Agora se sabe que os efeitos colaterais cardiovasculares são decorrentes de uma estimulação, relacionada com a dose, da trombose pelo estrogênio e não secundária a efeitos metabólicos, como alterações dos lipídios. Na pesquisa para encontrar compostos que minimizem efeitos androgênicos, no entanto, as companhias farmacêuticas tiveram sucesso.

As novas progestinas incluem desogestrel, gestodeno e norgestimato.[38] No que concerne ao controle do ciclo (sangramento de escape e amenorreia), as novas formulações são comparáveis a produtos de baixa dose precedentes. Todas as progestinas derivadas da 19-nortestosterona têm o potencial de diminuir a tolerância à glicose e aumentar a resistência à insulina. O impacto sobre o metabolismo dos carboidratos das formulações prévias de baixa dose foi muito mínimo, e o impacto das novas progestinas é desprezível. A maioria das alterações não são estatisticamente significativas, e quando são, são tão sutis a ponto de não serem de significância clínica. A androgenicidade diminuída das novas progestinas nos produtos mais novos é refletida em concentrações de globulina ligadora de hormônios sexuais aumentada e testosterona livre diminuída em maior grau do que com os contraceptivos orais mais antigos. Esta diferença poderia ser de maior valor clínico no tratamento de acne e hirsutismo, mas estudos clínicos comparativos indicaram efeitos similares de todos os contraceptivos orais.[39]

As novas progestinas, em virtude da sua androgenicidade reduzida, previsivelmente não afetam adversamente o perfil de colesterol-lipoproteínas. De fato, o equilíbrio estrogênio-progestina dos contraceptivos orais combinados contendo uma das novas progestinas promove mesmo altera-

17α-Hidroxiprogesterona

17-Acetoxi progesterona

Acetato de medroxiprogesterona (Provera)

ções lipídicas favoráveis. Assim, as novas formulações têm o potencial de oferecer proteção contra doença cardiovascular, uma consideração importante ao entrarmos em uma era de mulheres usando contraceptivos por mais longas durações e mais tarde na vida. Mas é preciso ser cauteloso a respeito do significado clínico de alterações sutis, e é improvável que haja um impacto importante.

Um segundo grupo de progestinas se tornou disponível para uso quando foi descoberto que a acetilação do grupo 17-hidroxi da 17-hidroxiprogesterona produzia uma progestina oralmente ativa, porém fraca. Uma adição na posição 6 é necessária para dar suficiente força progestacional para uso humano, provavelmente por inibir metabolismo. Derivados da progesterona com substituintes nas posições 17 e 6 incluem o amplamente usado acetato de medroxiprogesterona. Clormadinona e acetato de ciproterona são derivados da progesterona com um grupo 17α-acetoxi, comercializados em uma combinação com etinil estradiol.

Dienogest é uma 19-nortestosterona que tem um grupo cianometil em vez de um grupo etinil na posição 17 e um laço duplo adicional, combinando as propriedades de ambas as famílias da 19-nortestosterona e os derivados da progesterona.[40] Ele exerce atividade antiandrogênica e é usado em uma dose de 2 mg combinada com 30 μg de etinil estradiol ou valerato de estradiol como um contraceptivo oral.[41-43] A combinação contraceptivo oral com valerato de estradiol (Qlaira, Natazia) exclusivamente consiste em 4 fases, com a dose de valerato de estradiol diminuindo de 3 para 1 mg ao longo de 26 dias, e dienogest provido em uma dose de 2 mg nos dias 3–7 e 3 mg nos dias 8–24. Esta administração fásica de valerato de estradiol e dienogest provê inibição da ovulação e um perfil de sangramento comparável ao de um contraceptivo oral de baixa dose monofásico padrão.[42-44]

Dienogest

A drosperinona é uma progestina que é um análogo da espironolactona. Seu perfil bioquímico é muito semelhante ao da progesterona, incluindo uma alta afinidade para o receptor mineralocorticoide que produz um efeito antimineralocorticoide.[45,46] Eficácia contraceptiva igual à de outras formulações é obtida na combinação de 3,0 mg de drosperinona e 30 μg de etinil estradiol (Yasmin). Uma vez que a drosperinona seja semelhante à espironolactona com atividade antiandrogênica e antimineralocorticoide, recomenda-se precaução com os níveis de potássio séricos, evitando seu uso em mulheres com função anormal renal, suprarrenal ou hepática. Entretanto, hiperpotassemia e suas complicações não têm sido um problema clínico encontrado com o uso de contraceptivo contendo drosperinona na população em geral.[47]

Drosperinona

Foi sugerido que o anticoncepcional oral que contém drosperinona é efetivo para tratar síndrome pré-menstrual/distúrbio disfórico pré-menstrual (DDPM). Em um estudo de 1 ano de 326 mulheres, Yasmin foi associado a uma redução significativa nos escores avaliando afeto negativo, retenção de água e apetite aumentado durante as fases pré-menstrual e menstrual dos seus ciclos.[48] Um efeito semelhante foi observado em novas usuárias e naquelas que mudaram de outros anticoncepcionais orais. Nós aprendemos durante a última década que os tratamentos para síndrome pré-menstrual devem ser estudados em comparação a um placebo em virtude da poderosa resposta a placebo associada a este transtorno. Em um estudo-duplo cego, randomizado, controlada com placebo, 82 mulheres com diagnósticos estabelecidos de DDPM foram avaliadas usando-se a escala Calendário de Experiências Pré-Menstruais.[49] Uma redução estatisticamente significativa associada ao tratamento com Yasmin foi obtida em apenas uma categoria, aquela medindo acne, apetite e desejo alimentar. O resultado global foi essencialmente não significante.

Em um estudo multicêntrico de 2 anos na Europa de 900 mulheres, Yasmin foi comparada a Marvelon (a mesma dose de etinil estradiol e 150 µg de desogestrel).[50] Marvelon foi associado a um pequeno aumento no peso corporal depois do quinto ciclo; o peso corporal médio associado a Yasmin permaneceu o tempo todo durante os 2 anos abaixo do nível básico do começo do estudo, mas aumentou para um nível acima do básico no fim do estudo. A perda de peso inicial somou apenas 1% do peso corporal e pode refletir ação diurética. Este estudo também observou uma pequena redução nos sintomas pré-menstruais com Yasmin. A evidência, portanto, de um impacto benéfico sobre DDPM com Yasmin é mínima.

A versão para 24 dias deste contraceptivo oral, Yaz (3 mg de drospirenona e 20 µg de etinil estradiol), demonstrou, em um estudo randomizado, duplo-cego, multicêntrico, de 3 meses, melhora sintomática em 450 mulheres com DDPM.[51] A magnitude da resposta ao tratamento comparada a placebo chegou a uma necessidade de tratar 8 mulheres para obter uma redução de pelo menos 50% na gravidade dos sintomas em uma única paciente. *Estes resultados sugerem que resultados benéficos no tratamento de DDPM podem ser alcançados com qualquer contraceptivo oral de estrogênio e progestina administrado em um esquema prolongado. Nós esperaríamos resultados semelhantes à administração diária, contínua, de qualquer anticoncepcional oral.*

Acetato de nomegestrol (NomAc), derivado da progesterona com a eliminação do carbono 19, é usado na Europa em hormonioterapia pós-menopáusica e recentemente combinado com estradiol para contracepção. As primeiras 24 pílulas de uma embalagem contêm 2,5 mg de NomAc e 1,5 mg de estradiol, e as últimas quatro são placebos em um esquema prolongado típico dos contraceptivos orais mais recentes. NomAc tem potentes efeitos inibitórios sobre a secreção de gonadotrofina, e nenhuma atividade androgênica (de fato, é um pouco antiandrogênico).[52] Diversamente da drospirenona, NomAc não tem atividade glicocorticoide ou mineralocorticoide.[53] Sua relativa ausência de efeitos endometriais foi associada a um aumento no sangramento irregular em algumas experiências clínicas.

DIFERENTES FORMULAÇÕES

A preparação multifásica altera a dosagem dos componentes estrogênio e progestina periodicamente durante todo o esquema de ingestão de pílulas. O objetivo destas novas formulações é alterar os níveis de esteroides, em um esforço para alcançar menores efeitos metabólicos e minimizar a ocorrência de sangramento de escape e amenorreia, conquanto mantendo a eficácia. Entretanto, estudos metabólicos com as preparações multifásicas indicam ausência de diferenças ou melhoras muito leves em relação aos efeitos metabólicos de produtos monofásicos de baixa dose.

Uma abordagem estrofásica (Estrostep) combina uma baixa dose contínua de uma progestina com uma dose baixa, mas aumentando gradualmente, de estrogênio.[54] Esta conduta minimiza a exposição a estrogênio no começo do ciclo, produzindo uma baixa taxa de efeitos colaterais, como náusea. O estrogênio aumentando resulta em um aumento pronunciado na globulina ligadora de hormônios sexuais que produz um estado androgênico muito baixo ao reduzir a biodisponibilidade de androgênios livres circulantes, e esta formulação é muito efetiva para tratar acne.[55,56]

ESQUEMAS PROLONGADOS

Duas preocupações clínicas impeliram o desenvolvimento de um esquema contraceptivo oral com uma redução no intervalo sem pílula: (1) sangramento de escape, e (2) atividade ovariana durante a tomada de pílula que poderia levar à ovulação e falha da contracepção. Prolongar o ciclo de pílulas ativas por vários dias visa diminuir sangramento de escape ou manchas e reduzir a extensão do sangramento de supressão sem comprometer a eficácia ou segurança, e talvez aumentar a proteção contraceptiva por uma maior supressão da atividade ovariana. Este tratamento produziu vários produtos novos de 24 dias: Loestrin 24 Fe (1 mg de acetato de noretindrona/etinil estradiol 20 μg com 4 pílulas placebo contendo ferro), Yaz (3 mg de drospirenona/etinil estradiol 20 μg), e Minesse (60 μg de gestodeno/etinil estradiol 15 μg).

A pílula contraceptiva oral de combinação tradicional, consistindo em componentes estrogênio e progestina, é dada diariamente durante 3 de cada 4 semanas, por um total de 21 dias. Apesar de múltiplas ações contraceptivas, tem havido preocupação de que os atuais produtos com mais baixa dose permitam desenvolvimento folicular em alguns indivíduos, especialmente naquelas que metabolizam e removem hormônios esteroides rapidamente.[57] Mesmo com maior atividade folicular com os anticoncepcionais orais de mais baixa dose, no entanto, a ovulação ainda é efetivamente evitada na maioria das mulheres.[58] Não obstante, o reconhecimento de crescimento folicular emergindo durante o intervalo livre de pílula-padrão com anticoncepcionais orais e conhecimento de que a atividade ovariana é maior com as formulações de mais baixa dose de estrogênio, juntamente com o problema de sangramento de irrupção, forneceram a motivação para encurtar o intervalo livre de pílula.

Um movimento para baixas doses de estrogênio nos anticoncepcionais orais combinados foi abastecido por um desejo de minizar efeitos colaterais cardiovasculares sérios ligados ao estrogênio. As taxas de sangramento de irrupção são mais altas com os contraceptivos orais de mais baixa dose (20 μg de etinil estradiol), embora não dramaticamente.[59-61] Sangramento de escape é mais alto em mulheres que fumam e em fumantes que usam formulações com 20 μg de etinil estradiol.[62] Sangramento de escape dá origem a temores e preocupações; é irritante, e mesmo embaraçoso. Estas são razões pelas quais embora sangramento de escape durante uso de contraceptivo oral seja considerado um *pequeno* efeito colateral, ele pode ter uma *grande* consequência: interrupção da aderência à terapia, resultando em gravidezes indesejadas. Um estudo nacional identificou sangramento irregular como a principal razão para descontinuação da anticoncepção oral.[63] É importante enfatizar que não há nenhuma evidência de que a instalação de sangramento seja associada à eficácia diminuída, não importando qual formulação contraceptiva oral seja usada, mesmo os produtos de mais baixa dose. De fato, em um estudo cuidadoso, sangramento de escape não indicou diminuições nos níveis sanguíneos contraceptivos dos componentes estrogênio e progestina.[64]

O sangramento de escape mais frequentemente encontrado ocorre nos primeiros meses de uso quando o endométrio se ajusta ao impacto farmacológico do anticoncepcional oral. A incidênia é a maior de todas nos primeiros 3 meses, variando de 10 a 30% no primeiro mês a menos de 10% no terceiro. Entretanto, as diferenças entre as várias formulações de 21 dias contendo 20 μg de etinil estradiol são de mínima importância clínica. Por esta razão, evoluiu a nova conduta, aumentando o número de dias com tratamento com droga ativa para 24.

Os folículos ovarianos começam a crescer durante o intervalo livre de pílula de 7 dias nos esquemas tradicionais de contraceptivos orais porque os níveis de FSH começam a subir depois de 4 dias sem pílula.[65] Estes folículos podem alcançar tamanho impressionante; folículos ovarianos com mais de 10 mm de diâmetro têm o potencial de continuar a crescer como um folículo dominante.[60] A conversão bem-sucedida em um folículo dominante marca a "seleção" de um folículo destinado a ovular, o processo pelo qual, com rara exceção, apenas um folículo isolado tem sucesso.[67,68] Entretanto, folículos que atingem tamanhos compatíveis com folículos dominantes, mesmo folículos pré-ovulatórios, não têm assegurada a ovulação em mulheres usando contraceptivos orais de uma maneira obediente. Alguns param de crescer, enquanto outros continuam a crescer, mas deixam de ovular, quase certamente por causa da supressão da onda de LH.[60-71] Não obstante, a evidência indica que folículos dominantes podem emergir, secretar níveis pré-ovulatórios de estradiol, e ovular e, neste caso, a eficácia contraceptiva exige as outras ações progestacionais.[58,71,72]

ESTUDOS CLÍNICOS COM ESQUEMAS PROLONGADOS

O principal estudo clínico com Loestrin 24 Fe foi um estudo de 6 meses, rótulo aberto, randomizado, ativo-controlado em 32 centros nos EUA.[71] Novecentas e trinta e oito pacientes foram randomizadas ou para o produto de 24 dias ou a formulação de 21 dias (1 mg de acetato de noretindrona/etinil estradiol 20 μg) em uma proporção de 4:1 que forneceu 705 mulheres no grupo tratado e 181 no grupo de comparação disponíveis para análise. Uma força deste estudo foi que ele comparou o produto de 24 dias com uma formulação idêntica de 21 dias. O estudo não foi dotado de força para determinar uma diferença significativa em eficácia comparando os dois produtos. O índice de Pearl do esquema de 24 dias foi de 1,82 (1,78 para sujeitos de 35 anos de idade e mais jovens). A taxa cumulativa de gravidez de 6 meses foi de 0,9%. Estes números são típicos para todos os anticoncepcionais orais.

O número de dias com sangramento de escape ou *spotting* foi comparável em ambos os grupos, mas o grupo de 24 dias demonstrou um declínio firme nos dias de sangramento de escape/*spotting*, de modo que no ciclo 6 o número médio de dias de sangramento foi significativamente mais baixo no grupo de 24 dias (0,95 *vs.* 1,63). Entre as mulheres no grupo de 24 dias, aquelas que mudaram de um outro contraceptivo oral tiveram um número médio mais baixo de dias de sangramento em comparação a novas usuárias, provavelmente refletindo supressão do crescimento endometrial pelo uso prévio. Cada ciclo com o produto de 24 dias demonstrou uma duração mais curta do sangramento de supressão (sangramento começando depois do último dia de ingestão de droga ativa), atingindo significância estatística no segundo ciclo. Combinando sangramento de escape com sangramento de supressão, o número total de dias durante os inteiros 6 ciclos de tratamento com sangramento foi significativamente menor no grupo de 24 dias: 18,6 para o esquema de 24 dias comparado a 23,2 do esquema de 21 dias.

Uma preocupação razoável com a extensão dos dias de tratamento ativo é o aumento resultante na exposição global a hormônio. As posologias acumulativas durante 6 ciclos, no entanto, não foram notavelmente diferentes. O esquema de 24 dias totalizou 144 mg de acetato de noretindrona e 2,88 mg de etinil estradiol, em comparação a 126 mg de acetato de noretindrona e 2,52 mg de etinil estradiol no grupo de 21 dias. Não houve diferenças demonstráveis nos eventos adversos.

Um produto de 21 dias foi comparado à extensão do esquema para 23 dias, usando 75 μg de gestodeno/20 μg de etinil estradiol.[74,76] O esquema de 23 dias produziu uma supressão maior da atividade ovariana conforme medido por mais baixos níveis de estradiol e menos atividade folicular, conforme estimado por ultrassonografia; entretanto, a incidência de dias de sangramento e *spotting* foi similar nos dois grupos de tratamento. O esquema de 23 dias foi associado a períodos mais curtos de sangramento de supressão em comparação ao esquema de 21 dias.

A atividade ovariana foi comparada em um grupo de mulheres usando 60 µg de gestodeno/etinil estradiol 15 µg por 24 dias em comparação a um grupo usando o mesmo produto no esquema padrão de 21 dias.[77] As mulheres usando o esquema de 21 dias experimentaram maior atividade folicular com folículos maiores e níveis mais altos de estradiol. Sangramento de escape foi mais prevalente com o esquema de 24 dias; entretanto, o número de ciclos de tratamento neste estudo pequeno não foi suficientemente grande para avaliar o controle do sangramento. Um estudo maior comparou o esquema de 24 dias de 60 µg de gestodeno/etinil estradiol 15 µg com um esquema de 21 dias usando 150 µg de desogestrel/etinil estradiol 20 µg e relatou uma incidência maior de sangramento de escape com o esquema de 24 dias; entretanto a duração do sangramento foi mais curta, e a intensidade do sangramento foi reduzida.[78] A incidência global em 1 ano de sangramento de escape com este produto de 24 dias, 15 µg de etinil estradiol foi descrita como sendo de 19,3%.[79]

Em um estudo curto de apenas três ciclos de tratamento, o produto de 24 dias 3 mg de drospirenona/etinil estradiol 20 µg foi comparado a um esquema de 21 dias da mesma formulação.[80] O esquema de 24 dias foi associado a maior supressão folicular e somente uma ovulação no ciclo 3 em comparação a 4 ovulações no esquema de 21 dias, quando os 3 comprimidos iniciais no terceiro mês foram substituídos por placebos. Um estudo de 12 mulheres usando esta formulação para 23 ou 24 dias documentou maior supressão do FSH, LH, inibina B e estradiol durante o intervalo sem pílula quando comparadas a mulheres usando o mesmo produto por 21 dias.[65]

RECOMENDAÇÃO CLÍNICA

O esquema de 24 dias de contraceptivos orais de baixa dose atinge seus objetivos. Tanto sangramento quanto atividade ovariana são reduzidos. De fato, os dois são relacionados. ***Atividade folicular ovariana diminuída é responsável por menos flutuação nos níveis de estrogênio endógeno, resultando em um endométrio mais quiescente e estável.*** Esquemas prolongados (e administração contínua) em comparação ao esquema-padrão de 21 dias são associados a uma diminuição no desconforto menstrual, cefaleias e empanzinamento.[81-93]

Outra vantagem clínica do esquema de 24 dias é uma redução no risco de atividade folicular "de escape" se uma paciente inadvertidamente começar uma nova embalagem 1 ou 2 dias atrasada. Estudos randomizados que estenderam o intervalo livre de pílula por 2 ou 3 dias observaram que as mulheres tomando uma formulação com 20 µg de etinil estradiol tiveram um aumento maior na atividade folicular em comparação a mulheres usando um produto com 35 µg de etinil estradiol.[84,85] A atividade folicular ovariana é maior com produtos contendo 20 µg de etinil estradiol, e o tamanho folicular máximo atingido é maior. Em um estudo, uma maior proporção de mulheres sob um produto de 20 µg, em torno de 30%, alcançou diâmetros foliculares de 15 mm ou maiores, em comparação a uma formulação de 35 µg quando o intervalo livre de pílula foi estendido de 7 para 9 dias.[85] Uma vez que os folículos alcancem um diâmetro maior que 10 mm, uma porcentagem crescente vai para ovulação mesmo na presença de tratamento contraceptivo oral.[86] As formulações de dose mais baixa produzem menos supressão da secreção de gonadotrofina, documentada nestes estudos por mais altos níveis sanguíneos de FSH, LH e estradiol nas usuárias do produto com 20 µg de etinil estradiol.

Além de permitir um período livre de um dia ou dois, o produto de 24 dias promove uma exposição prolongada ao hormônio, que suprime a gonadotrofina e atividade folicular em maior grau. Assim, mesmo em pacientes com boa obediência, uma redução maior na atividade folicular pode reduzir a possibilidade de ovulações de escape e falha contraceptiva. Isto seria difícil e caro para documentar porque exigiria um estudo clínico em um número muito grande de pacientes.

Existe disponível um esquema que fornece uma embalagem contendo o número de pílulas necessárias para 84 dias de administração diária, uma redução da frequência menstrual a 4 por ano.[87] Esta conduta inclui Seasonale (20 µg de etinil estradiol e 100 µg de levonorgestrel), com 7 pílulas placebo após 84 pílulas ativas, e Seasonique, com 7 pílulas de 10 µg de etinil estradiol depois de 84 pílulas ativas. A combinação com 7 dias de estrogênio foi uma resposta à descoberta de que 84 dias de pílulas ativas são rapidamente seguidos por uma elevação no FSH com estimulação do crescimento folicular.[88] Uma taxa ligeiramente mais alta de sangramento de escape com este esquema melhora com o tempo, mas globalmente, o sangramento é menor com Seasonique em virtude da melhor supressão do FSH no fim do período de 84 dias de combinação de estrogênio-progestina.[89,90]

Contracepção com esteroides nas baixas doses atualmente usadas foi demonstrada muito segura para mulheres sadias. Esforços para melhorar a contracepção esteroide estão agora focalizando a maximização da aderência ao tratamento e minimização de gravidezes por falhas contraceptivas. O esquema de 24 dias oferece aos clínicos e às pacientes a importante vantagem de sangramento reduzido e a possível vantagem de maior eficácia por causa da melhor obediência, bem como uma redução na atividade ovariana.

ADMINISTRAÇÃO CONTÍNUA

Cada vez mais mulheres estão adotando a ideia de que menor número de períodos menstruais proporciona alívio de sangramento e sintomas menstruais. Os clínicos durante anos têm prescrito anticoncepcionais orais diários ilimitados para tratar condições, como endometriose, distúrbios hemorrágicos, convulsões menstruais e enxaquecas menstruais, até mesmo para evitar sangramento em atletas e pessoas ocupadíssimas. Muitas mulheres não necessitam da experiência periódica de sangramento vaginal para se assegurarem de que não estão grávidas. E, evidentemente, a sociedade moderna está muito além da noção de que sangramento menstrual é um evento de limpeza, uma desintoxicação. Não é necessário que as mulheres usando anticoncepcionais orais experimentem qualquer sangramento de supressão. Sangramento mensal, sangramento periódico, ou nenhum sangramento – isto é uma escolha da mulher individualmente. Qualquer anticoncepcional de combinação pode ser usado em uma base diária; mesmo as formulações com mais baixa dose de estrogênio proporcionam sangramento adequado e poucos efeitos colaterais em um esquema contínuo.[82,91-93] *Contraceptivos orais com as mais baixas doses de estrogênio devem ser usados para mulheres com excesso de peso e mais velhas, mas métodos com progestina somente são uma escolha ainda melhor.*

Eliminar um intervalo livre de pílula também reduz sintomas associados à menstruação, como cefaleias, dismenorreia e inchaço.[94-96] Como com o esquema prolongado, administração contínua proporciona maior supressão ovariana, reduzindo o potencial para sangramento e ovulações de escape.[97] Um benefício a mais do uso contínuo é a simplificação do esquema de tomada da pílula com o potencial de melhor obediência e mais baixa taxa de falha. Administração contínua também pode ser obtida com o anel vaginal contraceptivo e o adesivo contraceptivo. O retorno da ovulação e obtenção de gravidez não são retardados após descontinuação da administração contínua.[97,98]

PRODUTOS GENÉRICOS

Os produtos genéricos são drogas terapeuticamente equivalentes, contendo a mesma quantidade de ingredientes ativos na mesma concentração e forma de dosagem. Estes produtos são menos caros, comercializados pelas companhias farmacêuticas depois da expiração da patente da droga original. Os anticoncepcionais orais genéricos necessitam somente satisfazer o teste de bioequivalência; estudos para demonstrar eficácia, efeitos colaterais e segurança não são requeridos. Satisfazer o teste de bioequivalência exige demonstração em um pequeno número de sujeitos de que as curvas de absorção, concentrações e tempo são comparáveis à droga de referência. O produto genérico será aprovado se a testagem de bioequivalência variar de 80 a 125% dos valores da droga de referência (diferenças não maiores que 20% mais baixos ou 25% mais altos). Produtos patenteados aprovados devem não variar mais do que ±10%; portanto um contraceptivo oral genérico poderia conter apenas 70% da dose-padrão. Nos contraceptivos orais de mais baixa dose, isto poderia prejudicar a eficácia. Entretanto, devemos nos apressar a salientar que não houve nenhuma evidência ou mesmo sugestões de casos de que contraceptivos orais genéricos tenham eficácia reduzida ou causem mais efeitos colaterais, como sangramento de escape. As pacientes devem ser antecipadamente avisadas de que os produtos genéricos diferem em forma, embalagem e cor.

USOS FORA DE BULA DA CONTRACEPÇÃO ESTEROIDE

Contracepção esteroide é, muitas vezes, usada para finalidades não anticoncepcionais. A lista é longa, incluindo tratamento de acne, dismenorreia, sangramento vaginal intenso ou irregular, alterações de humor associadas à menstruação, a síndrome de ovários policísticos e endometriose. Quanto à maior parte da história de 50 anos dos contraceptivos orais, todas estas foram aplicações "fora de bula", mas recentemente companhias farmacêuticas realizaram experiências para obter "indicações" de bula para usar em publicidade dirigida aos clínicos e consumidores. A fim de adquirir uma indicação destas, a companhia simplesmente tem que demonstrar que sua formulação é melhor que um placebo, por exemplo, para melhorar acne ou aliviar os sintomas dos distúrbios disfóricos pré-menstruais. Uma vez que estas experiências geralmente comparam um produto com um placebo ou simplesmente com outra formulação contraceptiva, os estudos não revelam se o produto que recebe aprovação para uma "indicação" é realmente melhor do que outros. Os preços e formulários restringem o acesso das pacientes à variedade completa dos contraceptivos orais;[99] por essa razão, os clínicos precisam fazer julgamentos comparando achados de estudos não relacionados e experiência para decidir qual pílula usar para uma finalidade específica em uma paciente individual. Na maioria dos casos, como enfatizaremos, é improvável que haja diferenças importantes entre produtos similares.

POTÊNCIA

Por muitos anos, clínicos, cientistas, escritores médicos e mesmo a indústria farmacêutica tentaram atribuir valores de potência aos vários componentes progestacionais dos anticoncepcionais orais. Uma avaliação acurada, no entanto, foi difícil de alcançar por muitas razões. As progestinas atuam sobre numerosos órgãos-alvo (p. ex., o útero, as glândulas mamárias e o fígado), e a potência varia dependendo do órgão-alvo e do ponto final estudado. No passado, ensaios animais, como o teste de Clauberg (alteração endometrial na rata) e o ensaio de próstata ventral no rato, foram usados para determinar a potência das progestinas. Embora estes fossem considerados métodos aceitáveis na época, uma melhor compreensão da ação e metabolismo dos hormônios esteroides e um reconhecimento de que as respostas animais e humanas diferem conduziram a uma maior confiança em dados colhidos de estudos humanos.

Historicamente, esta foi uma questão causadora de confusão porque publicações e peritos usaram classificação por potência para fornecer aconselhamento clínico. Não há absolutamente necessidade de confusão. Potência de progestina contraceptiva oral não é mais uma consideração quando se trata de prescrever contracepção oral, porque a potência das várias progestinas foi levada em conta por ajustamentos apropriados da dose. Em outras palavras, o efeito biológico (neste caso o efeito clínico) dos vários componentes progestacionais nos atuais contraceptivos orais de baixa dose é aproximadamente o mesmo. A potência de uma droga não determina sua eficácia ou segurança, apenas a quantidade de droga necessária para atingir um efeito.

O aconselhamento clínico fundamentado na classificação por potência constitui um exercício artificial que não resistiu à prova do tempo. Não há evidência clínica de que uma progestina particular seja melhor ou pior em termos de efeitos colaterais particulares ou respostas clínicas. Assim, os anticoncepcionais orais devem ser julgados pelas suas características clínicas: eficácia, efeitos colaterais, riscos e benefícios. Nosso progresso em baixar as doses dos esteroides contidos nos contraceptivos orais forneceu produtos com poucas diferenças sérias.

MECANISMO DE AÇÃO

A pílula combinada, consistindo em componentes estrogênio e progestina, impede a ovulação ao inibir a secreção de gonadotrofina por meio de um efeito sobre a hipófise e centros hipotalâmicos. O agente progestacional na pílula principalmente suprime a secreção de hormônio luteinizante (LH) (e assim evita ovulação), enquanto o agente estrogênico suprime a secreção de hormônio foliculoestimulador (FSH) (e assim evita o aparecimento de um folículo dominante). Portanto, o componente estrogênico contribui significativamente para a eficácia contraceptiva. Entretanto, mesmo se o crescimento e desenvolvimento foliculares não fossem suficientemente inibidos, o componente progestacional impediria a liberação semelhante a uma onda de LH necessária para ovulação.

O estrogênio na pílula serve a duas outras finalidades. Ele fornece estabilidade ao endométrio, de modo que o desprendimento irregular e sangramento de escape irregular possam ser minimizados, e a presença de estrogênio é necessária para potencializar a ação dos agentes progestacionais. Esta última função do estrogênio permitiu redução da dose progestacional na pílula. O mecanismo desta ação provavelmente é o efeito do estrogênio de aumentar a concentração de receptores progestacionais intracelulares. Por essa razão, um nível farmacológico mínimo de estrogênio é necessário para manter a eficácia da pílula de combinação.

Uma vez que o efeito de um agente progestacional sempre assumirá precedência sobre o estrogênio (a não ser que a dose de estrogênio seja aumentada muitas, muitas vezes), o endométrio, o muco cervical e talvez a função tubária refletem estímulo progestacional. A progestina na pílula combinada produz um endométrio que não é receptivo à implantação do óvulo, um leito decidualizado com glândulas esgotadas e atrofiadas. O muco cervical torna-se espesso e impermeável ao transporte de espermatozoides. É possível que influências progestacionais sobre a secreção e a peristalse dentro das tubas uterinas forneçam efeitos contraceptivos adicionais. Mesmo se houver alguma atividade ovariana (especialmente com os produtos de mais baixa dose), estas ações servem para assegurar boa eficácia contraceptiva.[100]

EFICÁCIA

Em vista das múltiplas ações dos anticoncepcionais orais, é difícil compreender como a omissão de uma pílula ou duas pode resultar em uma gravidez. De fato, a revisão cuidadosa de falhas sugere que gravidezes geralmente ocorrem porque a iniciação do ciclo seguinte é retardada, permitindo escape da supressão ovariana. Aderência estrita aos 7 dias livres de pílula é crítica a fim de obter contracepção confiável, efetiva. Por esta razão, a embalagem de pílulas de 28 dias, incorporando 7 pílulas que não contêm esteroides, constitui um auxílio muito útil para assegurar ade-

Taxas de Falha Durante o Primeiro Ano de Uso, Estados Unidos[103-105]		
	Porcentagem de Mulheres com Gravidez	
Método	Mais Baixa Esperada	Típica
Nenhum método	85%	85%
Pílula de combinação	0,3%	8,7%
Progestina somente	0,5%	3,0%
DIUs:		
DIU Levonorgestrel	0,1%	0,1%
T 380A Cobre	0,6%	1,0%
Impante	0,05%	1,0%
Injetável		
3 meses	0,3	0,3%
1 mês	0,05	3,0%
Adesivo (Patch)	0,3	8,0%
Anel vaginal	0,3	8,0%
Esterilização feminina	0,5%	0,7%
Esterilização masculina	0,1%	0,2%
Espermicidas	18,0%	29,0%
Abstinência periódica		25,3%
Calendário	9,0%	
Método da ovulação	3,0%	
Sintotérmico	2,0%	
Pós-ovulação	1,0%	
Retirada	4,0%	18,4%
Tampa cervical		
Mulheres multíparas	26,0%	32,0%
Mulheres nulíparas	9,0%	16,0%
Esponja:		
Mulheres multíparas	20,0%	32,0%
Mulheres nulíparas	9,0%	16,0%
Diafragma e espermicidas	6,0%	16,0%
Camisinha		
Masculina	2,0%	17,4%
Feminina	5,0%	27,0%

rência ao esquema necessário. Ainda melhor, o uso de esquemas prolongados ou administração contínua oferece o potencial de minimizar, se não eliminar, falhas da pílula.

Os problemas mais prevalentes que podem ser identificados associados a aparentes falhas de contraceptivo oral são vômito e diarreia.[101,102] *Mesmo se nenhuma pílula tiver sido perdida, as pacientes devem ser instruídas para usar um método de* backup *(reserva) durante pelo menos 7 dias depois de um episódio de gastroenterite. Uma alternativa é colocar a pílula na vagina durante a enfermidade (discutido mais tarde).*

A efetividade contraceptiva dos novos anticoncepcionais orais progestinas, formulações multifásicas e produtos com mais baixa dose de estrogênio são inequivocamente comparáveis às pílulas de controle da fertilidade de baixa dose mais antigas (menos de 50 µg de estrogênio) e monofásicas de mais alta dose.[100]

EFEITOS METABÓLICOS DA CONTRACEPÇÃO ORAL

DOENÇA CARDIOVASCULAR

Sistema da Coagulação Trombose pode ser dividida em duas categorias principais, tromboembolismo venoso e trombose arterial. Tromboembolismo venoso inclui trombose de veias profundas e embolia pulmonar. Trombose arterial inclui infarto agudo do miocárdio e acidente vascular encefálico.

O objetivo do mecanismo da coagulação é produzir trombina, que converte fibrinogênio em um coágulo de fibrina. Trombina é gerada a partir da protrombina pelo fator Xa na presença de fator V, cálcio e fosfolipídios. Os fatores dependentes da vitamina K incluem os fatores VII, IX e X, bem como protrombina. Antitrombina III é um dos anticoagulantes naturais do corpo, um inibidor irreversível da trombina e fatores IXa, Xa e XIa. Proteínas C e S são dois outros inibidores principais da coagulação e são também dependentes da vitamina K. Proteína C, e sua auxiliar, proteína S, inibem a coagulação ao nível dos fatores V e VIII. Ativador tecidual do plasminogênio (t-PA) é produzido pelas células endoteliais e liberado quando um coágulo se forma. Ambos t-PA e plasminogênio se ligam ao coágulo de fibrina. O t-PA converte o plasminogênio em plasmina que lisa o coágulo degradando a fibrina. Deficiências de antitrombina III, proteínas C e S são herdadas de uma maneira dominante autossômica, responsabilizando-se por 10–15% da trombose familial. As causas herdadas mais comuns de tromboembolismo venoso são a mutação Leiden do fator V, seguido distantemente por uma mutação no gene da protrombina.[106]

Fatores da Coagulação:
  Fatores que favorecem a coagulação quando aumentados
    Fibrinogênio
    Fatores VII, VIII, X
  Fatores que favorecem a coagulação quando diminuídos
    Antitrombina III
    Proteína C
    Proteína S
Fatores de Fibrinólise:
  Fatores que favorecem a coagulação quando aumentados
    Inibidor de ativador do plasminogênio-I (PAI-I)
  Fatores que favorecem a coagulação quando diminuídos
    Antiplasmina

Uma resistência herdada à proteína C ativada foi identificada como a base para cerca de 50% dos casos de trombose venosa familial, decorrente em quase todos os casos de uma alteração genética reconhecida como a mutação de Leiden do fator V.[107,108] A mutação fator V Leiden é encontrada em aproximadamente 30% dos indivíduos que desenvolvem tromboembolismo venoso.[109] Proteína C ativada inibe a coagulação, degradando os fatores V e VIII. Um dos três locais de clivagem no fator V é o local preciso de uma mutação conhecida como mutação de Leiden do fator V que faz substituição com glutamina em lugar de arginina neste local (adenina por guanina no nucleotídeo 1691 no gene).[109] Esta mutação torna o fator V resistente à degradação e ativação na fibrinólise. A cascata inteira da coagulação é, então, resistente às ações do sistema da proteína C.

Os heterozigotos para a mutação fator V Leiden têm um risco 8 vezes aumentado de trombose venosa, e os homozigotos têm um risco aumentado 80 vezes, e este risco é ainda mais aumentado pelo uso de contraceptivo oral. A mais alta prevalência (3-4% da população em geral) de fator V Leiden é encontrada em europeus, e sua ocorrência não de descendência europeia é muito rara, talvez explicando a baixa frequência de doença tromboembólica na África, Ásia e em nativos americanos.[110] Admite-se que a mutação tenha-se originado em um único ancestral aproximadamente 21.000 a 34.000 anos atrás.[111] Foi sugerido que esta foi uma adaptação útil em heterozigotos em resposta ao sangramento ameaçador à vida, como com o parto.

A segunda doença herdada mais comum depois da mutação fator V Leiden é uma mutação, troca de guanina para adenina, no gene que codifica a protrombina.[106,112] A prevalência desta anormalidade na população branca é estimada como variando de 0,7 a 4%.[113] Uso de anticoncepcional oral foi descrito como aumentando acentuadamente o risco de trombose venosa em portadores da mutação da protrombina.[114] Talvez outros distúrbios não identificados tragam uma contribuição, porque um risco aumentado de trombose venosa com contraceptivos orais foi descrito em mulheres com níveis elevados de protrombina apesar de uma ausência da mutação do gene da protrombina.[115]

A administração de quantidades farmacológicas de estrogênio como em anticoncepcionais orais de alta dose causa um aumento na produção de fatores da coagulação, como fator V, fator VIII, fator X e fibrinogênio.[116] O componente progestina também influencia as respostas dos fatores da coagulação.[117] Alguns estudos do sistema da coagulação sanguínea concluíram que os contraceptivos orais de baixa dose tanto monofásicos, quanto multifásicos, não têm impacto clínico importante no sistema da coagulação. Ligeiros aumentos na formação de trombina são contrabalançados por atividade fibrinolítica aumentada.[118,119] Outros estudos de formulações contendo 30 e 35 µg de etinil estradiol indicam um aumento nos fatores da coagulação associado a um aumento na atividade plaquetária.[120] Entretanto, estas alterações estão essencialmente todas dentro das faixas normais, e o seu significado clínico é desconhecido.[117]

O fumo produz um desvio para hipercoagulabilidade.[121] Foi relatado que uma formulação com 20 µg de estrogênio não teve nenhum efeito sobre os parâmetros da coagulação, mesmo em fumantes.[121,122] Um estudo comparando um produto com 20 µg a um produto com 30 µg encontrou atividade pró-coagulante e fibrinolítica semelhante, embora houvesse uma tendência para atividade fibrinolítica aumentada com a dose mais baixa.[123] Estes relatórios mistos tornam essencial basear as decisões clínicas nos estudos epidemiológicos de eventos clínicos.

Não há evidência de um aumento no risco de doença cardiovascular entre usuárias passadas de contracepção oral.[124-126] No Nurse's Health Study, no Royal College of General Practitioner's Study, e no Oxford Family Planning Association Study, uso passado a longo prazo de anticoncepcionais orais não foi associado a um aumento na mortalidade global.[127-129] Parte da preocupação com um possível efeito demorado do uso de contraceptivo oral foi com base em um presumido impacto adverso sobre o processo aterosclerótico, o qual seria, então, somado ao efeito do envelhecimento e, assim, seria manifestado mais tarde na vida. Em lugar disso, os achados foram compatíveis com a alegação de que a doença cardiovascular decorrente de contracepão oral é secundária a efeitos agudos, especificamente trombose induzida por estrogênio, um evento relacionado com a dose.

TROMBOEMBOLISMO VENOSO

Avaliações epidemiológicas mais antigas de anticoncepcionais orais e doença vascular indicaram que a trombose venosa foi um efeito do estrogênio, limitado às usuárias atuais, com um desaparecimento do risco pelos 3 meses após a descontinuação.[130,131] A doença tromboembólica foi considerada uma consequência da administração farmacológica de estrogênio, e o nível de risco foi considerado relacionado com a dose de estrogênio.[132-134] Foi documentado que o fumo produziu um aumento aditivo no risco de trombose arterial,[135-137] mas não teve efeito sobre o risco de tromboembolismo venoso.[138,139]

Existe, ainda, um risco de tromboembolismo venoso com as atuais formulações de baixa dose (menos de 50 μg de etinil estradiol) de contraceptivos orais? Nos primeiros anos da anticoncepção oral, os produtos disponíveis, contendo 80 e 100 μg de etinil estradiol (uma dose extremamente alta), foram associados a um risco 6 vezes aumentado de trombose venosa.[140] Em virtude dos riscos aumentados de trombose venosa, infarto do miocárdio e acidente vascular encefálico, formulações com mais baixa dose (menos de 50 μg de estrogênio) vieram a dominar o mercado, e os clínicos tornaram-se mais cuidadosos na sua triagem das pacientes e prescrição de anticoncepção oral. Duas forças, portanto, estiveram em ação simultaneamente para trazer maior segurança às mulheres utilizando contracepção oral: (1) o uso de formulações com mais baixa dose, e (2) a evitação de anticoncepção oral em pacientes de alto risco. Em virtude destas duas forças, o estudo *Puget Sound* nos Estados Unidos documentou uma redução no risco de trombose venosa para 2 vezes.[141] Os novos estudos também refletem a importância destas duas forças, mas ainda indicam um risco aumentado.

O Estudo Colaborativo de Doença Cardiovascular e Contracepção com Hormônio Esteroide da Organização Mundial da Saúde (WHO) foi um estudo de caso-controle com base em hospital com sujeitos coligidos de 21 centros em 17 países na África, Ásia, Europa e América Latina.[142] Como parte deste estudo, o risco de tromboembolismo venoso *idiopático* associado a uma formulação contendo 30 μg de etinil estradiol e levonorgestrel (doses variando de 125 a 250 μg) foi comparado ao risco com preparações contendo 20 ou 30 μg de etinil estradiol e desogestrel ou gestodeno (dados de 10 centros em 9 países).[143] As usuárias das formulações com levonorgestrel tiveram um risco relativo aumentado de 3,5 em comparação a não usuárias. As usuárias atuais de um produto com desogestrel tiveram um risco relativo de 9,1 em comparação a não usuárias, e com gestodeno, o risco relativo foi também de 9,1. Assim, o risco aumentado do desogestrel e gestodeno foi 2,6 vezes aquele do levonorgestrel, quando ajustados para peso corporal e altura.

O Estudo Transnacional sobre Anticoncepção Oral e a Saúde das Mulheres Jovens analisou 471 casos de trombose venosa profunda e/ou tromboembolismo venoso do Reino Unido e Alemanha.[144] Anticoncepcionais de segunda geração foram definidos como produtos contendo 35 μg ou menos de etinil estradiol e uma outra progestina que não desogestrel ou gestodeno. Comparando usuárias de produtos de segunda geração a não usuárias, o risco relativo foi de 3,2. Comparando usuárias de produtos com desogestrel e gestodeno a usuárias de anticoncepcionais orais de anticoncepcionais orais de segunda geração, o risco relativo de tromboembolismo venoso foi 1,5 vez maior.

Um terceiro grande estudo foi da Universidade de Boston, mas os dados foram derivados da *General Practice Research Database*, um sistema computadorizado envolvendo os clínicos gerais no R.U.[145] Usando esta coorte, a taxa de morte por embolia pulmonar, AVE e infarto agudo do miocárdio foi calculada nas usuárias de anticoncepcionais orais com baixa dose com levonorgestrel, desogestrel e gestodeno. Ao longo de um período de 3 anos, foi identificado um total de 15 mortes cardiovasculares idiopáticas inesperadas em usuárias destes produtos, uma *alteração não significativa*, e nenhuma diferença no risco comparando desogestrel e gestodeno a levonorgestrel. As estimativas de risco de tromboembolismo venoso (ajustadas para fumo e tamanho corporal) foram cerca de 2 vezes maiores para desogestrel e para gestodeno, em comparação a usos de levonorgestrel. Em uma análise atualizada deste mesmo grupo e banco de dados, os achados permaneceram inalterados, exceto que fumo foi constatado um fator de risco para tromboembolismo venoso.[146] Um estudo de caso-controle americano concluiu que contraceptivos orais contendo norgestimato e levonorgestrel tiveram risco semelhante para tromboembolismo venoso, mas houve um aumento pequeno no risco associado a desogestrel.[147]

Resultados semelhantes foram descritos quando mulheres com trombose venosa profunda no Estudo de Trombofilia de Leiden na Holanda foram reanalisadas quanto ao seu uso de anticoncepcionais orais.[148] Conforme esperado, o risco de trombose venosa profunda foi acentuadamente mais alto nas mulheres que eram portadoras da mutação Leiden do fator V e em mulheres com uma história de família de trombose.

Na Dinamarca, Lidegaard *et al.* realizaram um estudo de caso-controle com base em hospital de mulheres com diagnósticos confirmados de tromboembolismo venoso em 1994 e 1995 (na Dinamarca, todas as mulheres com este diagnóstico são hospitalizadas, e, por essa razão, muito poucos casos, se algum, foram perdidos).[149] Um risco 2 vezes maior de tromboembolismo venoso foi encontrado em usuárias atuais de anticoncepcionais orais, independentemente de doses de estrogênio variando de 20 a 50 µg. O risco aumentado foi concentrado no primeiro ano de uso. *Uma vez que houve mais usuárias a curto prazo das novas progestinas e mais usuárias a longo prazo das progestinas mais antigas, o ajuste para a duração de uso resultou em ausência de diferenças importantes entre os diferentes tipos de progestinas.* Os fatores associados a um risco aumentado de tromboembolismo incluíram distúrbios da coagulação, hipertensão tratada durante a gravidez, história familial de tromboembolismo venoso e um índice de massa corporal aumentando. Notavelmente, condições não associadas a um risco aumentado de tromboembolismo venoso incluíram fumo, enxaqueca, diabetes, hiperlipidemia, paridade ou idade ao primeiro parto. Houve, ainda, força insuficiente neste estudo para estabelecer a ausência ou presença de uma relação de dose-resposta comprando a dose de 20 µg de estrogênio a doses mais altas; entretanto, uma atualização após 5 anos relatou a seguinte informação útil:[150]

- O risco de trombose venosa associado a uso atual de anticoncepcionais orais declinou com o aumento da duração de uso.

- O risco foi ligeiramente mais alto com desogestrel ou gestodeno.

- Fumar mais de 10 cigarros por dia aumentou o risco.

- Anticoncepcionais orais com 20 µg de estrogênio tiveram um risco mais baixo do que produtos com 30-40 µg.

- Produtos contraceptivos de progestina somente não aumentaram o risco.

Estudos de caso-controle usando casos de tromboembolismo venoso derivados dos prontuários de computador de clínicas gerais no Reino Unido concluíram que o risco aumentado associado a anticoncepcionais orais foi o mesmo com todos os tipos, e que o padrão de risco com anticoncepcionais orais específicos sugeriu confusão em virtude de "prescrição preferencial" (definida mais tarde).[151,152] *Nestes estudos, parear os casos e controles pelo ano de nascimento eliminou diferenças entre diferentes tipos de contraceptivos orais.* Uma análise semelhante com base em 42 casos de um banco de dados alemão outra vez não encontrou diferença entre anticoncepcionais orais de nova progestina e progestinas mais antigas.[153] Assim, nestes dois estudos, ajustes mais precisos quanto à idade eliminaram um viés causador de confusão. Uma avaliação da incidência de tromboembolismo venoso no R.U. antes e depois do declínio no uso de progestina de terceira geração pôde detectar ausência de impacto sobre as estatísticas (nem um aumento nem uma diminuição).[154]

Uma reanálise do Estudo Transnacional de Caso-Controle considerou a duração e os padrões de uso de contraceptivo oral.[155,156] Esta reanálise focalizou as usuárias de primeira vez de anticoncepcionais orais de segunda e terceira gerações. *A análise estatística com ajuste para duração de uso em 105 casos que eram usuárias de primeira vez não pôde encontrar diferenças entre produtos de segunda e terceira gerações. Uma reanálise semelhante do Banco de Dados de Clínica Geral pôde demonstrar ausência de diferença entre diferentes formulações de anticoncepcionais orais.*[157]

Um estudo de caso-controle na Alemanha avaliou o resultado quando os casos foram restringidos a pacientes hospitalizadas em comparação a resultados quando todos os casos, hospitalares e fora do hospital, foram considerados.[158] A conclusão indicou que os estudos fundamentados em hospital superestimaram o risco de tromboembolismo venoso, e que não houve diferença comparando progestinas quando todos os casos foram incluídos.

As antigas usuárias descontinuam anticoncepcionais orais por uma variedade de razões, e, frequentemente, são mudadas para o que os clínicos percebem serem produtos "mais seguros", uma prática chamada *"prescrição preferencial"*.[159-161] Pessoas que passam bem com um produto tendem a permanecer com esse produto. Assim, em qualquer ponto no tempo, indivíduos com um produto mais antigo serão relativamente sadias e livres de efeitos colaterais – o *"efeito usuária sadia"*. Isto também é chamado *atrito [extirpação] de suscetíveis* porque os indivíduos de mais alto risco com problemas são gradualmente eliminados do grupo.[162] *Comparação de usuárias de produtos mais antigos e mais novos, portanto, pode envolver coortes muito diferentes de indivíduos.*

Como os produtos contendo desogestrel e gestodeno foram comercializados como menos androgênicos e, por essa razão, "melhores" (uma alegação de *marketing* não confirmada por estudos epidemiológicos), os clínicos deram estes produtos às pacientes de mais alto risco e mulheres mais velhas.[159,160] Além disso, os clínicos mudaram pacientes percebidas como em maior risco de trombose de anticoncepcionais orais mais antigos para as formulações mais novas com desogestrel e gestodeno. Ademais, estes produtos foram prescritos mais frequentemente para mulheres jovens que estão começando anticoncepção oral pela primeira vez (estas mulheres jovens não terão experimentado o teste da gravidez ou uso prévio de anticoncepcional oral para ajudar a identificar aquelas que têm uma predisposição herdada à trombose venosa). Estes padrões de clínica em mutação exercem efeitos diferentes durante o tempo de vida de um produto, e ajustes analíticos são extremamente difíceis.

Os estudos iniciais foram impressionantes na sua concordância. Todos indicaram riscos relativos aumentados associados a desogestrel e gestodeno em comparação a levonorgestrel. Não obstante, todos os estudos iniciais, um pouco semelhantes em desenho, foram influenciados pelos mesmos viés não reconhecidos. *Erros persistentes produzirão conclusões consistentes.*

Quarenta casos de trombose venosa em usuárias de drosperinona (Yasmin) (dois dos quais foram fatais) foram relatados na Europa em 2002.[163] O Colégio Holandês de Clínicos Gerais emitiu uma declaração incentivando os clínicos a não prescrever Yasmin. Entretanto, esta é história semelhante à que experimentados com progestinas "de terceira geração", apenas para aprender que a prescrição preferencial e o efeito de usuária sadia provavelmente introduziram viés nos estudos iniciais de caso-controle. Na vigilância pós-comercialização, apenas um caso de trombose venosa ocorreu em um milhão de ciclos de Yasmin em comparação a cinco entre usuárias de outros contraceptivos orais.[163] Em um estudo subsequente de monitoramento, a incidência de tromboembolismo venoso em novas usuárias foi comparável àquela vista com outros anticoncepcionais orais de baixa dose.[164] O Estudo Europeu de Vigilância Ativa (EURAS) foi um estudo de grande coorte que inscreveu *somente novas usuárias* de anticoncepcionais orais contendo uma variedade de progestinas, inclusive drosperinona e levonorgestrel.[165] A incidência de eventos cardiovasculares foi semelhante a todas as progestinas. Um estudo de coorte americano também focalizou novas usuárias de contraceptivos orais, e tromboembolismo ocorreu a uma baixa taxa semelhante comparando usuárias de drosperinona a outros anticoncepcionais orais.[166]

Os investigadores dinamarqueses continuaram seu interesse pela contracepção hormonal e trombose venosa, realizando um estudo de coorte nacional, usando os confiáveis registros nacionais dinamarqueses de eventos de 1995 a 2005.[167] Como no estudo dinamarquês mais inicial de caso-controle,[150] o risco de trombose venosa em usuárias atuais de anticoncepcionais orais diminuiu com a duração do uso e com a dose de estrogênio, e foi ligeiramente mais alto com produtos contendo desogestrel, gestodeno, drosperinona e ciproterona. Escapou este estudo dos problemas de prescrição preferencial e do efeito de usuária sadia (atrito [extirpação] de suscetíveis)? A incidência de eventos trombóticos no grupo comparador (usuárias de levonorgestrel) foi mais baixa do que relatado em outros estudos, sugerindo que este grupo demonstrou um efeito de usuária sadia. O estudo não foi limitado a novas usuárias, um requisito a fim de evitar a confusão decorrente do atrito [extirpação] de suscetíveis. Os autores argumentaram que prescrição preferencial não era prevalente na Dinamarca depois de 1995 (mas não ofereceram prova desta afirmação), e argumentaram, adicionalmente, que o fato de que o uso de outras medicações era semelhante comparando levonorgestrel e drosperinona sugeria um nível semelhante de saúde e uma ausência de prescrição preferencial. Este estudo não foi capaz de controlar quanto ao índice de massa corporal (IMC) ou história familial de trombose, dois marcadores importantes de mulheres em alto risco de trombose venosa. Prescrição preferencial permanece um possível causador de confusão no estudo dinamarquês; entretanto, o problema do efeito de usuária sadia é ainda mais provável.

Um estudo de caso-controle da Holanda também relatou riscos mais altos de trombose venosa em usuárias de desogestrel, gestodeno, drosperinona e ciproterona em comparação a usuárias de levonorgestrel.[168] Os autores suportaram seus resultados citando achados da sua própria instituição de que usuárias de anticoncepcionais orais contendo drosperinona e ciproterona têm níveis mais baixos de proteína S e inibidor da via do fator tecidual livre associados à maior resistência à proteína C ativada, em comparação a usuárias de levonorgestrel.[169] Os riscos relativos neste estudo foram surpreendentemente altos, mais altos do que todos os outros relatos envolvendo contraceptivos orais de baixa dose. Uma vez mais, o efeito de usuária sadia foi um provável causador de confusão pelo fato de que o estudo não foi limitado a novas usuárias. Os autores afirmaram compensar o atrito de suscetíveis analisando apenas usuárias de curto prazo. Mesmo apesar de a validade desta abordagem poder ser debatida, os resultados indicaram riscos aumentados insignificantes com drosperinona e ciproterona comparadas a levonorgestrel, e qualquer conclusão foi limitada por um número pequeno de usuárias de curto prazo. Neste estudo, o risco associado a produtos contendo 20 µg de etinil estradiol não esteve aumentado.

Um estudo internacional está em andamento, o *International Active Surveillance Study of women taking Oral Contraceptives* (INAS-OC), desenhado para registrar eventos cardiovasculares em uma coorte de mais de 80.000 usuárias de anticoncepcional oral.[170] São previstos relatórios de acompanhamento de 2 anos e 5 anos.

O risco de trombose venosa associado aos modernos contraceptivos orais de estrogênio-progestina é aumentado cerca de 2 vezes, mas manifestado principalmente nos primeiros anos de uso e concentrado em mulheres com excesso de peso.*[165,171,172]** ***O risco, que aumenta com o aumento do peso corporal e da idade, é influenciado de modo importante pela dose de estrogênio, e a

diferenças entre os produtos progestinas é pequeno, real mas não significativo clinicamente ou um reflexo de viés e "confundidores". O impacto do fumo sobre o risco de trombose venosa é menor que sobre o risco de trombose arterial, mas o fumo, especialmente fumo inveterado, pode atuar sinergicamente com anticoncepcionais orais.[173]

O risco de tromboembolismo venoso na população em geral é agora considerado mais alto do que previamente estimado em virtude da prevalência dos modernos métodos de diagnóstico. Os novos estudos também indicam que o risco associado a anticoncepcionais orais de baixa dose é mais baixo do que previamente relatado, e mais prevalente em indivíduos de alto risco (obesidade e trombofilias herdadas ou adquiridas). Contraceptivos orais com as mais baixas doses de estrogênio devem ser usados para mulheres obesas e mais velhas, mas métodos com progestina somente constituem uma escolha ainda melhor.

Risco Relativo e Incidência Real de Tromboembolismo Venoso[165,171,172]		
População	Risco Relativo	Incidência
Mulheres jovens – população em geral	1	5-10/10.000/ano
Mulheres grávidas	12	60-120
Contraceptivos orais de alta dose	6-10	30-100
Contraceptivos orais de baixa dose	2	10-20
Portadora de mutação Leiden	6-8	30-80
Portadora de Leiden e contraceptivos orais	10-15	50-100
Mutação Leiden – homozigota	80	400-800

TROMBOEMBOLISMO VENOSO E TROMBOFILIAS

Uma resistência herdada à proteína C ativada, a mutação Leiden do fator V, pode-se responsabilizar por uma parte significativa das pacientes que sofrem trombose venosa enquanto tomando anticoncepcionais orais.

A mutação Leiden do fator V é o mais comum problema herdado da coagulação, transmitido de uma maneira dominante autossômica.[107,174] As heterozigotas têm um risco aumentado 6 a 8 vezes de tromboembolismo venoso, e as homozigotas um risco 80 vezes aumentado. Foi descrito que as usuárias de anticoncepcional oral que têm esta mutação têm um risco aumentado 30 vezes de trombose venosa.[175,176] Alguns argumentaram efetivamente, no entanto, que este aumento foi superestimado, e é mais próximo de 10-15 vezes.[177] O risco de desenvolver trombose venosa é máximo nos meses iniciais de uso, e foi sugerido que trombose venosa ocorrendo no primeiro mês de exposição deve fazer o clínico suspeitar da presença de um distúrbio da coagulação.[178]

Deveria a triagem para a mutação Leiden do fator V (ou para outros distúrbios herdados da coagulação) ser rotina antes de prescrever anticoncepcionais? As frequências de portadora da mutação Leiden na população americana (as porcentagens são semelhantes em homens e mulheres) são as seguintes:[179]

Caucásio-americanas	5,27%
Hispano-americanas	2,21%
Nativas americanas	1,25%
Negras americanas	1,23%
Ásio-americanas	0,45%

Estas estimativas são compatíveis com avaliações europeias, indicando que este é um caráter portador em pessoas de origem europeia. Cerca de 1 em 5.000 indivíduos é homozigoto para a mutação Leiden. Nos Estados Unidos, das aproximadamente 12 milhões de mulheres atualmente tomando anticoncepcionais orais, cerca de 540.000 provavelmente são portadoras da mutação Leiden do fator V. Entretanto, sendo a taxa de incidência de tromboembolismo venoso muito baixa (5–10 por 10.000 mulheres jovens por ano), o número de mulheres que é necessário triar para prevenir um evento é proibitivamente grande. A prevalência de todas as deficiências é apenas cerca de 0,5% na população assintomática, e apenas um terço das pacientes em risco é detectado pelos testes presentes.[180]

Além disso, como apenas um pequeno número de mulheres mesmo com a mutação Leiden (menos de 1 em 1.000) tem um evento clínico (99,85% dos indivíduos que dão teste positivo NÃO têm um evento clínico!), o achado de um teste de triagem positivo, especialmente considerando-se a alta taxa de testes falso-positivos, seria uma barreira ao uso de anticoncepcionais orais, e um aumento subsequente nas gravidezes indesejadas provavelmente se seguiria. Gravidez, evidentemente, tem um risco muito maior de tromboembolismo venoso do que os anticoncepcionais orais. *A maioria dos peritos acredita que a triagem para distúrbios herdados deve ser empreendida apenas em mulheres com um episódio prévio de tromboembolismo venoso ou uma história familiar próxima positiva (pais ou irmãos) de trombose venosa.*

A segunda trombofilia herdada mais prevalente é a mutação *20210A* do gene da protrombina. Uma combinação da mutação do gene da protrombina e a mutação Leiden é encontrada em cerca de 2% dos casos de tromboembolismo venoso.[181] Menos frequentes são defeitos genéticos em inibidores da coagulação (antitrombina, proteínas C e S), mas estes defeitos acarretam um aumento substancial no risco.

As trombofilias adquiridas incluem a presença de anticorpos antifosfolipídicos (anticoagulante de lúpus e anticardiolipina) geralmente associados a doenças autoimunes.

As trombofilias herdadas e adquiridas predispõem a tromboembolismo venoso de uma maneira sinergística com contraceptivos contendo estrogênio. Entretanto, a incidência real de eventos é baixa, e a identificação de uma trombofilia não prediz um evento clínico.

TROMBOSE ARTERIAL

Uma vez que a incidência de ataques trombóticos cerebrais (acidentes vasculares encefálicos trombóticos e ataques isquêmicos transitórios) em mulheres jovens seja mais alta do que tromboembolismo venoso e infarto do miocárdio, e morte e incapacidade são mais prováveis, trombose arterial cerebral é o mais importante efeito colateral possível. Não obstante, a incidência é baixa, e um pequeno aumento na incidência muito baixa de AVE em mulheres jovens acarreta com ela pequeno aumento no risco absoluto. Como a incidência de ataques trombóticos cerebrais é mais alta em mulheres acima da idade de 40 anos, nós devemos fazer o melhor possível, como a discussão a seguir indicará, para assegurar que as usuárias de anticoncepcional de estrogênio-progestina acima da idade de 40 anos estão em boa saúde e sem fatores importantes de risco para doença cardiovascular (especialmente hipertensão, enxaqueca com aura e fumo).

Embora tenha sido difícil estabelecer relações de dose-resposta para trombose arterial com estrogênio, uma vez que estes eventos sejam tão raros, as modernas doses mais baixas de estrogênio são relacionadas com o risco de infarto do miocárdio e AVEs trombóticos em estudos de caso-controle.[182,183] Assim, um fundamento lógico para advogar anticoncepcionais orais com baixa dose de estrogênio continua a ser válido.

TROMBOSE ARTERIAL — INFARTO DO MIOCÁRDIO

Um estudo de caso-controle com base na população analisou 187 casos de infarto do miocárdio em usuárias de anticoncepcionais orais com baixa dose no Kaiser Permanente Medical Care Program.[184] *Não houve aumento estatisticamente significativo no risco relativo para infarto do miocárdio nas usuárias atuais de anticoncepcional oral comparadas a usuárias passadas ou nunca usuárias.*

No estudo de caso-controle transnacional de infartos do miocárdio com 16 centros na Áustria, França, Alemanha, Suíça e R.U., fumar cigarros acarretou um risco mais alto de infarto do miocárdio do que anticoncepcionais orais, e *usuárias não fumantes de anticoncepcionais orais não tiveram evidência de um risco aumentado.*[185, 186] Ademais, houve uma indicação de que a triagem das pacientes é importante para minimizar o impacto da hipertensão sobre o risco de infarto do miocárdio. Resultados semelhantes foram descritos em um estudo de caso-controle com base em pacientes na Inglaterra, Escócia e Gales, e outro na América.[187,188]

No estudo multicêntrico da OMS, houve 368 casos de infarto agudo do miocárdio.[189] Fatores associados a um risco aumentado de infarto do miocárdio incluíram fumo, uma história de hipertensão (incluindo hipertensão na gravidez), diabetes, cardiopatia reumática, lipídios sanguíneos anormais e uma história familial de AVE ou infarto do miocárdio. Duração de uso e uso passado de anticoncepcionais orais não afetaram o risco. Embora houvesse cerca de um risco relativo aumentado global de 5 vezes de infarto do miocárdio nas usuárias atuais de anticoncepcionais orais, essencialmente todos os casos ocorreram em mulheres com fatores de risco cardiovasculares. Não houve efeito aparente do aumento da idade sobre o risco; entretanto, houve apenas 12 casos em usuárias de anticoncepcionais orais com menos de 35 anos de idade. Não houve relação aparente com a dose de estrogênio, e não houve influência aparente do tipo ou dose de progestina, mas a ocorrência rara desta condição produziu tão pequenos números que houve insuficiente força estatística para avaliar acuradamente os efeitos do tipo de progestina, e as doses de estrogênio e progestina. *A conclusão deste estudo foi que o risco de infarto miocárdico em mulheres que usam anticoncepcionais orais é aumentado apenas em fumantes.*

Em um estudo dinamarquês de caso-controle de infarto do miocárdio em mulheres jovens, um aumento estatisticamente significativo no risco foi observado apenas em usuárias atuais de 50 μg de etinil estradiol.[183] Houve um aumento progressivo no risco com o número de cigarros fumados (responsabilizando-se por 80% dos infartos agudos do miocárdio em mulheres jovens), índice de massa corporal aumentando, hipertensão tratada, hipertensão tratada na gravidez, diabetes melito, hiperlipidemia, enxaqueca frequente e história de família de infarto do miocárdio. Entretanto, apenas história de família de infarto do miocárdio e fumo afetaram o risco associado a anticoncepcionais orais; nenhuma influência sobre o risco contraceptivo oral foi aparente com diabetes, hipertensão e doença cardíaca. Nenhuma diferença pôde ser demonstrada de acordo com o tipo de progestina.

Um estudo de caso-controle da Holanda observou que o risco de infarto do miocárdio foi mais alto em usuárias de anticoncepcionais orais que fumavam, tinham diabetes melito ou que estavam hipercolesterolêmicas.[190] O risco de infarto do miocárdio não foi afetado pela presença da mutação Leiden do fator V ou a mutação do gene da protrombina.

O *Women's Lifestyle and Health Cohort Study* é um estudo prospectivo de coorte de 106.841 mulheres norueguesas e suecas, iniciado em 1991, desenhado especificamente para avaliar os efeitos a longo prazo de contraceptivos hormonais.[191] Anticoncepcionais orais de baixa dose (menos de 50 μg de etinil estradiol) não foram associados a um risco aumentado de infarto do miocárdio. Todos os estudos de coorte prévios datam do uso de anticoncepcional oral com doses mais altas de estrogênio nos 1970 e 1980. Por exemplo, no relatório do *Nurse's Health*

Study em 1988, um risco aumentado de infarto do miocárdio foi encontrado nas atualmente usuárias.[192]

Estudos de caso-controle de anticoncepcionais orais com baixa dose de estrogênio concluíram que um risco aumentado de doença arterial ocorre somente em mulheres que têm hipertensão ou são fumantes.[124,184,185,189,190] Os estudos de coorte não nos ajudam com este importante problema, porque os números são demasiado pequenos para análises definitivas de subgrupos. Não obstante, coortes britânica e finlandesa descreveram riscos aumentados de desenvolvimento de infarto do miocárdio em usuárias de anticoncepcional oral que fumavam.[193,194]

Incidência de Infarto do Miocárdio em Mulheres em Idade Reprodutiva[189]	
Incidência Global[195]	5/100.000/Ano
Mulheres com Menos de 35 Anos de Idade	
Não fumantes	4/100.000/ano
Não fumantes e ACOs	4/100.000/ano
Fumantes	8/100.000/ano
Fumantes e ACOs	43/100.000/ano
Mulheres com 35 anos de idade e acima	
Não fumantes	10/100.000/ano
Não fumantes e ACOs	40/100.000/ano
Fumantes	88/100.000/ano
Fumantes e ACOs	485/100.000/ano

OBSERVAÇÃO: As incidências acima são estimativas com base no uso de contraceptivo oral pareado com fatores de risco cardiovascular prevalentes na população em geral. Triagem efetiva produziria números menores. Os riscos aumentados nos grupos de fumantes e ACO refletem o impactado de fatores de risco cardiovascular não detectados, especialmente hipertensão.

TROMBOSE ARTERIAL – ACIDENTE VASCULAR ENCEFÁLICO

Estudos de caso-controle e de coorte mais antigos indicaram um risco aumentado de trombose cerebral em usuárias atuais de anticoncepcionais orais de alta dose.[196-198] Entretanto, AVE trombótico não pareceu ser aumentado em mulheres sadias, não fumantes com o uso de contraceptivos orais, contendo menos de 50 μg de etinil estradiol.[197,198] Um estudo de caso-controle de todas as 794 mulheres na Dinamarca que sofreram um ataque tromboembólico cerebral durante 1985-1989 concluiu que houve um risco relativo aumentado de quase 2 vezes associado a contraceptivos orais, contendo 30-40 μg de estrogênio, e o risco foi significativamente influenciado pelo fumo e a dose de estrogênio de maneira aditiva (não sinergística).[137] Uma análise de caso-controle de dados coligidos pelo Estudo de Contracepção Oral do *Royal College of General Practitioners* concluiu que as usuárias atuais estavam em risco aumentado de AVE (com um efeito persistente em ex-usuárias); entretanto, este resultado era limitado, principalmente, a fumantes e a formulações com 50 μg ou mais de estrogênio.[198]

Um estudo de caso-controle, com base na população, de 408 AVEs do *California Kaiser Permanente Medical Care Program* encontrou ausência de aumento no risco de AVE isquêmico ou hemorrágico.[199] Os fatores de risco identificáveis para AVE isquêmico foram fumo, hipertensão, diabetes, peso corporal elevado e baixa situação socioeconômica. Os fatores de risco para AVE hemorrágico foram os mesmos além de maior massa corporal e uso pesado de álcool. *As usuárias atuais de contraceptivos orais de baixa dose não tiveram um risco aumentado de AVE isquêmico ou hemorrágico em comparação a ex-usuárias e a nunca usuárias.* Não houve evidência de um efeito adverso do aumento da idade ou do fumo (para AVE hemorrágico, houve uma sugestão de uma interação positiva entre uso atual de anticoncepcional oral e fumo, mas os números foram pequenos, e o resultado não foi estatisticamente significativo).

O estudo Transnacional analisou seus dados para AVE isquêmico em um estudo de caso-controle de 220 AVEs isquêmicos no Reino Unido, Alemanha, França, Suíça e Áustria.[200] Globalmente, houve um aumento de 3 vezes no risco de AVE isquêmico associado ao uso de anticoncepcionais orais, a riscos mais altos observados em fumantes (mais de 10 cigarros por dia), em mulheres com hipertensão, e em usuárias de produtos com mais alta dose de estrogênio. Nenhuma diferença foi observada comparando progestinas de segunda e terceira gerações. Um estudo de caso-controle holandês também não encontrou diferenças ao comparar progestinas de segunda e terceira gerações.[201] Um estudo de caso-controle do estado de Washington concluiu que não há risco aumentado de AVE em usuárias atuais de anticoncepcionais orais de baixa dose.[202] Uma análise reunida dos dados da Califórnia e Washington concluiu que anticoncepcionais orais de baixa dose não são associados a um aumento no risco de AVE.[203]

Os dados da Organização Mundial da Saúde sobre AVE vieram do mesmo estudo colaborativo que produziu as publicações sobre tromboembolismo venoso. Os resultados com AVE foram publicados sob forma de dois relatos separados, um sobre AVE isquêmico e o outro sobre AVE hemorrágico.[204,205]

Este estudo de caso-controle com base em hospitais de 21 centros em 17 países acumulou 697 casos de AVE isquêmico, 141 da Europa e 556 de países em desenvolvimento.[204] O risco relativo global para AVE isquêmico indicou um risco de cerca de 3 vezes aumentado. Na Europa, no entanto, o risco foi estatisticamente significativo apenas para produtos de mais alta dose, e *NÃO* estatisticamente significativo para produtos com menos de 50 µg de etinil estradiol. Em países em desenvolvimento, não houve diferença no risco com anticoncepcionais orais de baixa dose e de mais alta dose. Acredita-se que isto seja decorrente da forte influência da hipertensão. Na Europa, foi incomum mulheres com uma história de hipertensão estarem usando anticoncepcionais orais; entretanto, este não foi o caso nos países em desenvolvimento. A duração de uso e o tipo de progestina não tiveram impacto, e as usuárias passadas não tiveram um risco aumentado, mas fumar 10 ou mais cigarros por dia exerceu um efeito sinergístico com anticoncepcionais orais, aumentando o risco de AVE isquêmico, aproximando-se do efeito da hipertensão e anticoncepcionais orais. O risco foi maior em mulheres com 35 anos e acima; entretanto, isto também foi considerado em razão de um efeito da hipertensão. *Assim, a conclusão deste estudo foi que o risco de AVE isquêmico é extremamente baixo, concentrado naquelas que usam produtos com dose mais alta, fumam ou têm hipertensão.*

No estudo da OMS sobre AVE hemorrágico, houve 1.068 casos.[205] Uso atual de anticoncepcionais orais foi associado a um risco ligeiramente aumentado de AVE hemorrágico apenas em países em desenvolvimento, não na Europa. Isto outra vez provavelmente reflete a presença de hipertensão, porque o maior risco aumentado (cerca de 10 a 15 vezes) foi identificado em usuárias atuais de contraceptivos orais que tinham uma história de hipertensão. Fumar cigarros atualmente também aumentou o risco nas usuárias de anticoncepcional, mas não tão dramaticamente quanto a hipertensão. Para AVE hemorrágico, a dose de estrogênio não teve efeito sobre o risco, e nem o fez a duração de uso ou o tipo de progestina. *Este estudo concluiu que o risco de AVE hemorrágico decorrente de anticoncepcionais orais é aumentado apenas ligeiramente em mulheres mais velhas, provavelmente ocorrendo apenas em mulheres com fatores de risco, como hipertensão.*

Um segundo estudo de caso-controle dinamarquês incluiu AVEs trombóticos e ataques isquêmicos cerebrais transitórios analisados juntos como ataques tromboembólicos cerebrais.[182] Neste estudo, os 219 casos durante 1994 e 1995 incluíram 146 casos de infarto cerebral e 73 casos de ataques isquêmicos transitórios. Houve uma relação dose-resposta com estrogênio nas faixas de doses de 20, 30-40 e 50 mg de etinil estradiol, embora o número de usuárias de 20 μg (5 casos, 22 controles) não tenha sido suficiente para estabelecer um risco mais baixo com esta dose mais baixa. Esta análise afirmou um risco reduzido associado a desogestrel e gestodeno; entretanto, o risco relativo não alcançou significância estatística. Um relatório atualizado de 5 anos do estudo de caso-controle dinamarquês indicou que o risco relativo de trombose cerebral diminuiu de 4,5 com pílulas com 50 μg de estrogênio para 1,6 com pílulas de 20-40 μg.[206] Hipertensão aumentou o risco 5 vezes, enxaqueca 3,2 vezes, diabetes 5,6 vezes, hiperlipidemia e distúrbios da coagulação cerca de 12 vezes.

O Estudo de Coorte Norueguês-Sueco de Estilo de Vida e Saúde suporta a sabedoria convencional da última década de que contraceptivos orais de baixa dose não aumentam o infarto do miocárdio ou o AVE em mulheres sadias não fumantes, independentemente da idade.[207] Triagem para hipertensão é especialmente importante porque é um fator capital de risco de AVE associado a uso de anticoncepcional oral.

Na ausência de hipertensão, o efeito do fumo em mulheres abaixo da idade de 35 anos é demasiado pequeno para ser medido. Na presença de hipertensão, atualmente se admite com controle médico da pressão arterial e acompanhamento estreito (monitoramento da pressão arterial a cada 3 meses), as mulheres não fumantes abaixo da idade de 35 anos, sadias sob os demais aspectos, podem usar contracepção oral de baixa dose.

Incidência de AVE em Mulheres em Idade Reprodutiva[195,199,204,205]	
Incidência de AVE isquêmico	5/100.000/ano
	1-3/100.000/ano em mulheres abaixo de 35 anos de idade
	10/100.000/ano em mulheres acima da idade de 35 anos
Incidência de AVE hemorrágico	6/100.000/ano
Excesso de casos por ano decorrentes de ACOs, incluindo fumantes e hipertensas	2/100.000/ano em usuárias de CO de baixa dose
	1/100.000/ano em usuárias de CO de baixa dose abaixo de 35 anos de idade
	8/100.000/ano em usuárias de alta dose

CONCLUSÃO – INFARTO DO MIOCÁRDIO E AVE

Anticoncepcionais orais contendo menos de 50 μg de etinil estradiol não aumentam o risco de infarto do miocárdio ou AVE em mulheres sadias não fumantes, independentemente da idade. O efeito do fumo em mulheres abaixo de 35 anos de idade é, como reconhecemos há muito tempo, não detectável na ausência de hipertensão. Depois da idade de 35 anos, a presença sutil de hipertensão torna difícil a análise, mas o estudo Kaiser indica que idade aumentando e fumo por eles próprios têm pouco impacto sobre o risco de AVE em usuárias de contraceptivos orais de baixa dose. A triagem de pacientes no programa Kaiser foi excelente, resultando em poucas mulheres com hipertensão usando anticoncepcionais orais. *Não há razão para duvidar de que estas conclusões se aplicam igualmente aos métodos transdérmico e vaginal de contracepção com esteroide.*

Estudos epidemiológicos não encontram qualquer risco substancial de AVE isquêmico ou hemorrágico com contraceptivos orais de baixa dose em mulheres jovens sadias. O estudo da OMS encontrou evidência de um impacto adverso do fumo em mulheres abaixo da idade de 35 anos; o estudo Kaiser não. Esta diferença é explicada pelo efeito confundidor da hipertensão, o principal fator de risco identificado. No estudo da OMS, uma história de hipertensão foi fundamentada em se uma paciente relatava alguma vez ter tido pressão arterial alta (que não na gravidez) e não validada por registros médicos. No estudo Kaiser, as mulheres foram classificadas como tendo hipertensão se elas relatassem usar medicação anti-hipertensiva (menos de 5% das usuárias de anticoncepcional tinham tratado hipertensão, e não houve usuárias de produtos de dose mais alta). No estudo da OMS, o efeito de usar anticoncepcionais orais na presença de um fator de alto risco é aparente nos diferentes riscos relativos quando mulheres europeias que receberam boa triagem dos clínicos foram comparadas a mulheres nos países em desenvolvimento que receberam pouca triagem; por essa razão, mais mulheres com fatores de risco cardiovascular nos países em desenvolvimento estavam usando contraceptivos orais. *Os estudos indicam que hipertensão deve ser uma preocupação principal, especialmente no que concerne ao risco de AVE.*

Durante anos, tem havido discussão recorrente sobre fornecer contraceptivos orais vendidos no balcão em uma base não de receituário. Os dados no estudo da OMS constituem um argumento impressionante contra esse movimento. O risco aumentado de infarto do miocárdio foi mais evidente nos países em desenvolvimento, onde 70% dos casos receberam seus anticoncepcionais orais de uma fonte não clínica. Privadas de triagem, as mulheres com fatores de risco nos países em desenvolvimento foram expostas a maior risco.

FUMO

O fumo continua a ser um problema difícil, não apenas para tratamento de pacientes, mas também para análise dos dados. Em grandes levantamentos nos EUA em 1982 e 1988, o declínio na prevalência do tabagismo foi semelhante em usuárias e não usuárias de contracepção oral; entretanto, 24,3% das mulheres de 35 a 45 anos que usavam anticoncepcionais orais eram fumantes![208] Neste grupo de mulheres fumantes, usando anticoncepcional oral, 85,3% fumavam 15 ou mais cigarros por dia (fumo inveterado). Apesar do ensinamento generalizado e da publicidade de que fumar é uma contraindicação ao uso de anticoncepcional oral acima da idade de 35, mais mulheres mais velhas que usam contraceptivos orais fumam e fumam pesadamente, em comparação a mulheres jovens. Isto significa fortemente que as fumantes mais velhas são menos do que honestas com os clínicos quando pedem contracepção oral, e isto levanta adicionalmente séria preocupação sobre como esta variável causadora de confusão pode ser controlada em estudos de caso-controle e coorte. Estudos documentando os efeitos do banimento do fumo nas admissões hospitalares por infarto do miocárdio indicam uma redução rápida em 6 meses a um ano.[209,210] *Um ex-fumante tem de ter parado de fumar durante pelo menos 6 meses consecutivos e preferivelmente 12 meses para ser visto como um não fumante. As mulheres que têm nicotina na sua corrente sanguínea obtida de adesivos ou goma de mascar devem ser vistas como fumantes.*

LIPOPROTEÍNAS E CONTRACEPÇÃO ORAL

O balanço de potência de estrogênio e progestina em uma dada formulação de contraceptivo oral pode, potencialmente, influenciar o risco cardiovascular pelo seu efeito global sobre as concentrações de lipoproteínas. Anticoncepcionais orais com doses relativamente altas de progestinas (doses não usadas nas formulações de baixa dose de hoje) produzem alterações desfavoráveis das lipoproteínas.[211] O trifásico de levonorgestrel não exerce alterações significativas sobre HDL–colesterol, LDL-colesterol, apoproteína B e nenhuma alteração ou um aumento na apoproteína A. As pílulas monofásicas de desogestrel têm um efeito favorável sobre o perfil de lipoproteínas, enquanto as pílulas trifásicas de norgestimato e gestodeno produzem alterações benéficas nas proporções de LDL/HDL e apolipoproteína B/apolipoproteína A.[212-215] Similarmente às pílulas trifásicas de levonorgestrel, as pílulas multifásicas de noretindrona não têm impacto importante sobre o perfil de lipoproteínas ao longo de 6-12 meses.[216] *Em suma, estudos de formulações de baixa dose indicam que os efeitos adversos das progestinas são limitados à combinação de dose fixa com uma dose de levonorgestrel que excede aquela na formulação multifásica ou nos produtos de baixa dose.* A formulação que contém 100 μg de levonorgestrel e 20 μg de etinil estradiol produz alterações a curto prazo no perfil lipídico que são semelhantes àquelas vistas com outros anticoncepcionais orais de baixa dose, e com uso a longo prazo, os níveis revertem àqueles observados como básicos antes do tratamento.[217]

Um estudo importante em macacas indicou uma ação protetora do estrogênio contra aterosclerose, mas por um mecanismo independente do perfil de colesterol-lipoproteínas. Administração oral de uma combinação de estrogênio e progestina a macacas alimentadas com uma dieta com alto colesterol, aterogênica diminuiu a extensão da aterosclerose coronariana apesar de uma redução nos níveis de HDL-colesterol.[218-220] Em experimentos um pouco semelhantes, tratamento com estrogênio evitou acentuadamente desenvolvimento de lesão arterial em coelhas.[221-223] Ao considerar o impacto dos agentes progestacionais, redução do HDL não é necessariamente aterogênica se acompanhada por um impacto significativo de estrogênio. Estes estudos animais ajudam a explicar por que combinações mais antigas, de mais alta dose, que tiveram um impacto adverso sobre o perfil de lipoproteína não aumentaram doença cardiovascular subsequente.[124,127] O componente de estrogênio forneceu proteção através de um efeito direto sobre as paredes dos vasos, especialmente influenciando favoravelmente fatores vasomotores e das plaquetas, como óxido nítrico e prostaciclina.

Esta conclusão é reforçada por estudos angiográficos e de autópsia. Mulheres jovens com infartos do miocárdio que tinham usado anticoncepcionais orais têm menos aterosclerose difusa do que não usuárias.[224,225] De fato, um estudo de caso-controle indicou que o risco de infarto do miocárdio em pacientes tomando formulações mais antigas contendo levonorgestrel em alta dose é o mesmo que o experimentado com pílulas contendo outras progestinas.[124]

Nas últimas duas décadas, nós fomos submetidos à considerável propaganda de *marketing* sobre a importância do impacto de anticoncepcionais orais sobre o perfil de colesterol-lipoproteína. Se de fato certos contraceptivos orais tivessem um impacto negativo sobre o perfil de lipoproteína, seria de esperar encontrar evidência de aterosclerose como uma causa de um aumento na doença cardiovascular subsequente. Não existe tal evidência. Assim, o mecanismo das complicações cardiovasculares é indubitavelmente um mecanismo agudo a curto prazo – trombose (um efeito relacionado com estrogênio).

Lembremos também que as novas progestinas, em virtude da sua reduzida androgenicidade, previsivelmente não afetam adversamente o perfil de colesterol-lipoproteína. O balanço estrogênio-progestina dos contraceptivos orais combinados contendo uma das novas progestinas promove mesmo alterações lipídicas favoráveis.[38] Assim, as novas formulações têm o potencial de oferecer proteção contra doença cardiovascular, uma consideração importante ao entrarmos em uma era de mulheres usando anticoncepcionais orais por mais longas durações e mais tarde na vida. Mas é preciso ser cauteloso a respeito do significado clínico de alterações sutis, e como com as progestinas mais antigas e alterações adversas nas lipoproteínas, é improvável que contraceptivos orais anticoncepcionais orais venham a ter um efeito benéfico clinicamente significativo sobre a incidência de cardiopatia coronariana.

HIPERTENSÃO

A hipertensão induzida por contraceptivo oral foi observada em aproximadamente 5% das usuárias de pílulas de mais alta dose. Evidência mais recente indica que pequenos aumentos na pressão arterial podem ser observados mesmo com pílulas monofásicas de 30 μg de estrogênio, inclusive aqueles contendo as novas progestinas. Entretanto, uma incidência aumentada de hipertensão clinicamente importante não foi descrita.[226-229] A ausência de hipertensão clínica na maioria dos estudos pode ser decorrente da raridade da sua ocorrência. O *Nurses' Health Study* observou um risco aumentado de hipertensão clínica nas usuárias atuais de contraceptivos orais de baixa dose, fornecendo uma incidência de 41,5 casos por 10.000 mulheres por ano.[230] Por essa razão, uma avaliação anual da pressão arterial ainda é um elemento importante da vigilância clínica, mesmo quando são usados anticoncepcionais orais de baixa dose. Mulheres pós-menopáusicas no Rancho Bernardo *Study* que tinham previamente usado anticoncepcionais orais (provavelmente produtos de alta dose) tinham pressões arteriais diastólicas ligeiramente mais altas (2-4 mmHg).[231] Uma vez que as usuárias passadas não demonstrem diferenças na incidência ou fatores de risco para doença cardiovascular, é improvável que esta diferença de pressão arterial tenha um efeito clínico importante.

Variáveis, como toxemia gravídica prévia ou doença renal prévia não predizem se uma mulher desenvolverá hipertensão com anticoncepção oral.[232] Similarmente, mulheres que desenvolveram hipertensão sob contracepção oral não estão mais predispostas a desenvolver toxemia da gravidez. Globalmente, não há evidência de que usuárias prévias de contraceptivo oral tenham um risco aumentado de hipertensão durante uma gravidez subsequente.[233,234] A exceção é o *Nurses' Health Study*, que indicou que usuárias recentes durante uma longa duração (8 ou mais anos) têm um risco 2 vezes aumentado de pré-eclâmpsia, um achado que foi fundamentado em um pequeno número de casos.[235] Estas associações epidemiológicas são difíceis de estabelecer por causa do papel da hipertensão subjacente na hipertensão induzida pela gravidez e a dificuldade de avaliar a eficácia da triagem de hipertensão em usuárias de anticoncepcional oral.

O mecanismo de um efeito sobre a pressão arterial é considerado como envolvendo o sistema renina-angiotensina. O achado mais constante é um aumento acentuado no angiotensinogênio plasmático, o substrato da renina, até 8 vezes os valores normais (sob pílulas de mais alta dose). Em quase todas as mulheres, vasoconstrição excessiva é evitada por uma diminuição compensadora na concentração de renina plasmática. Se hipertensão se desenvolver, as alterações da renina-angiotensinogênio levam 3-6 meses para desaparecer depois de parar contracepção oral combinada.

É preciso também considerar os efeitos dos anticoncepcionais orais em pacientes com hipertensão ou doença cardíaca preexistente. Mulheres sob contraceptivos orais e com hipertensão não controlada têm um risco aumentado de trombose arterial.[189,204,205] Mulheres com hipertensão tratada usando contraceptivos orais foram descritas como tendo mau controle da pressão arterial com pressões diastólicas mais altas.[236] **Na nossa opinião, com controle clínico da pressão arterial e acompanhamento estreito (pelo menos a cada 3 meses), o clínico e a paciente não fumante que está abaixo da idade de 35 anos e sadia sob os demais aspectos podem escolher contracepção oral de baixa dose.** Acompanhamento estreito também está indicado em mulheres com uma história de doença renal preexistente ou uma forte história familiar de hipertensão ou doença cardiovascular. Parece prudente sugerir que as pacientes com reserva cardíaca marginal devem utilizar outro meio de contracepção. Aumentos importantes no débito cardíaco e volume plasmático foram registrados com uso de contraceptivo oral (pílulas de mais alta dose), provavelmente um resultado de retenção de líquido.

Doença Cardiovascular – Resumo

A produção de dados epidemiológicos nas últimas duas décadas permite a construção de uma formulação clínica que é com base em evidência. As seguintes conclusões são compatíveis com os relatórios recentes.

Contraceptivos Orais e Trombose

- Estrogênio farmacológico aumenta a produção de fatores da coagulação.
- Progestinas não têm impacto significativo sobre fatores da coagulação.
- Usuárias passadas de anticoncepcionais orais não têm uma incidência aumentada de doença cardiovascular.
- Todos os contraceptivos orais de baixa dose, independentemente do tipo de progestina, têm um risco aumentado de tromboembolismo venoso, concentrado nos primeiros 1-2 anos de uso. O risco real de trombose venosa com anticoncepcionais orais de baixa dose é mais baixo nos estudos novos em comparação a relatórios prévios. Alguns argumentaram que isto seria decorrente da prescrição preferencial e o efeito de usuária sadia. Entretanto, também é lógico que o risco mais baixo reflete melhor triagem de pacientes e doses mais baixas de estrogênio. O risco aumenta com o aumento da idade e o peso corporal.
- Fumo tem um efeito menor sobre o risco de trombose venosa em comparação à trombose arterial.
- Fumo e estrogênio têm um efeito aditivo sobre o risco de trombose arterial. Por que há uma diferença entre coagulação venosa e arterial? O sistema venoso tem baixo fluxo com um estado de alto fibrinogênio e baixas plaquetas, em contraste com o estado de alto fluxo do sistema arterial com baixo fibrinogênio e altas plaquetas. Assim, é compreensível que estes dois sistemas diferentes respondam de maneiras diferentes.
- Hipertensão é um fator de risco aditivo muito importante para acidente vascular encefálico nas usuárias de contraceptivos orais.
- Contraceptivos orais de baixa dose (menos de 50 μg de etinil estradiol) não aumentam o risco de infarto do miocárdio ou AVE em mulheres sadias não fumantes, independentemente da idade.
- Quase todos os infartos do miocárdio e AVEs em usuárias de anticoncepcionais orais ocorrem em usuárias de produtos de alta dose, ou usuárias com fatores de risco cardiovascular acima da idade de 35 anos. Na coorte da Associação de Planejamento Familiar de Oxford, mortes cardíacas ocorreram somente em mulheres que fumavam 15 ou mais cigarros por dia.[129]
- Trombose arterial (infarto do miocárdio e AVE) tem uma relação dose-resposta com a dose de estrogênio, mas há dados insuficientes para determinar se há uma diferença no risco com produtos que contêm 20, 30 ou 35 μg de etinil estradiol.

Estudos epidemiológicos reforçam a crença de que os riscos de tromboses arterial e venosa são uma consequência do componente estrogênio dos anticoncepcionais orais de combinação. A evidência atual não suporta uma vantagem ou desvantagem de qualquer formulação particular, exceto pela maior segurança associada a qualquer produto contendo menos de 50 μg de etinil estradiol. Embora seja lógico esperar a maior segurança com a menor dose de estrogênio, a rara ocorrência de tromboses arterial e venosa em mulheres sadias torna improvável que venha a haver quaisquer diferenças mensuráveis na incidência atribuível de eventos clínicos com todos os produtos de baixa dose.

Os dados epidemiológicos enfatizam a importância da boa triagem de pacientes. A ocorrência de trombose arterial é essencialmente limitada a mulheres mais velhas que fumam ou têm fatores de risco cardiovascular, especialmente hipertensão. O impacto de boa triagem é evidente na repetida falta de detecção de um aumento na mortalidade decorrente de infarto do miocárdio ou AVE em mulheres sadias não fumantes.[129,145,195] Embora o risco de tromboembolismo venoso seja ligeiramente aumentado, a incidência real ainda é relativamente rara. A taxa global de mortalidade com tromboembolismo venoso é cerca de 1%, provavelmente menos com contraceptivos orais, porque a maioria das mortes por tromboembolismo são associadas a trauma, cirurgia ou uma doença importante. O risco mínimo de trombose venosa associado a uso de contraceptivo oral não justifica o custo da triagem de rotina para deficiências da coagulação. Não obstante, a importância desta questão é ilustrada pelo risco aumentado de um evento muito raro, trombose de seio cerebral, em mulheres que têm uma predisposição herdada à coagulação e usam contraceptivos orais.[106,237]

Se uma paciente tiver uma história familiar próxima (pai ou irmão) ou um episódio prévio de tromboembolismo idiopático, está justificada uma avaliação para procurar uma anormalidade subjacente no sistema da coagulação. Foi relatado que história familiar de tromboembolismo venoso tem baixo valor preditivo.[238] Outro estudo indicou que a testagem para trombofilia não permitiu a predição de eventos recorrentes, mas fatores de risco, como história familiar, forneceram predição.[239] A recomendação conservadora para uma mulher de alto risco considerando exposição à estimulação de estrogênio exógeno é excluir trombofilia subjacente. As seguintes medições são recomendadas, e resultados anormais exigem consulta a um hematologista a respeito do prognóstico e do tratamento profilático. A lista de testes laboratoriais é longa, e como este é um campo dinâmico e em mutação, o melhor conselho é consulta com um hematologista. Se um diagnóstico de uma deficiência congênita for feito, triagem deve ser oferecida a outros membros da família.

Condições Hipercoaguláveis	*Triagem de Trombofilia*
Deficiência de antitrombina III	Antitrombina III
Deficiência de proteína C	Proteína C
Deficiência de proteína S	Proteína S
Mutação Leiden do fator V	Razão de resistência à proteína C ativada
Mutação do gene da protrombina	Tempo de tromboplastina parcial ativada
Síndrome antifosfolipídica	Tempo de tromboplastina ativada hexagonal
	Anticorpos anticardiolipina
	Anticoagulante de lúpus
	Fibrinogênio
	Mutação G da protrombina (teste de DNA)
	Tempo de trombina
	Nível de homocisteína
	Hemograma complexo

Contracepção com estrogênio-progestina é contraindicada em mulheres que têm uma história de tromboembolismo venoso idiopático, e também em mulheres que têm uma história familiar (pai ou irmão) de tromboembolismo venoso idiopático. Estas mulheres terão uma incidência mais alta de deficiências congênitas em medições importantes da coagulação, especialmente antitrombina III, proteína C, proteína S e resistência à proteína C ativada.[240] Uma paciente tal que dá triagem negativa para uma deficiência herdada da coagulação poderia ainda considerar o uso de contraceptivos orais, mas esta seria uma decisão difícil com riscos desconhecidos para a paciente e o clínico, e é mais prudente considerar outras opções contraceptivas. Outros fatores de risco para tromboembolismo que devem ser considerados pelos clínicos incluem uma predisposição adquirida, como a presença de anticoagulante lúpico ou malignidade e imobilidade ou trauma. Veias varicosas não são um fator de risco a não ser que sejam muitos extensas.[140] ***Méto-***

dos de progestina unicamente, incluindo implantes, acetato de medroxiprogesterona depot e os DIUs liberadores de levonorgestrel são recomendados para mulheres de alto risco e para mulheres que são anticoaguladas.

A conclusão uma vez mais é que contraceptivos orais de baixa dose sejam muito seguros para mulheres jovens sadias. Fazendo triagem efetiva das mulheres mais velhas quanto à presença de fumo e fatores de risco cardiovascular, especialmente hipertensão, podemos limitar, se não eliminar, qualquer risco aumentado para doença arterial associado a contraceptivos orais de baixa dose. E é muito importante enfatizar que não há risco aumentado de eventos cardiovasculares associado à duração de uso (longo prazo). Em estudos de grandes coortes, o risco de mortalidade global comparando usuárias e não usuárias de contraceptivos orais é idêntico.[127-129] Vale notar novamente que estas conclusões provavelmente também se aplicam à contracepção com estrogênio-progestina transdérmica e vaginal.

METABOLISMO DOS CARBOIDRATOS

Com os contraceptivos orais de alta dose mais antigos, um teste de tolerância à glicose prejudicado estava presente em muitas mulheres. Nestas mulheres, as concentrações plasmáticas de insulina bem como a glicemia estavam elevadas. Em geral, o efeito da contracepção oral é produzir um aumento na resistência periférica à ação da insulina. A maioria das mulheres é capaz de compensar este desafio aumentando a secreção de insulina, e não há alteração no teste de tolerância à glicose, embora os valores de 1 h possam ser ligeiramente elevados.

A sensibilidade à insulina é afetada, principalmente, pelo componente progestina da pílula.[241] O transtorno do metabolismo dos carboidratos também pode ser afetado por influências exógenas sobre o metabolismo lipídico, enzimas hepáticas e elevação do cortisol não ligado. A tolerância à glicose é relacionada com a dose, e outra vez os efeitos são menores com as formulações de baixa dose. *As alterações da insulina e da glicose com contraceptivos orais monofásicos e multifásicos de baixa dose são tão mínimas, que agora se considera que elas não têm significância clínica.*[229,242-245] Isto inclui avaliação a longo prazo com hemoglobina A1c.

As alterações observadas em estudos de anticoncepção oral e metabolismo dos carboidratos estão na faixa não diabética. A fim de medir as diferenças, os investigadores recorreram a análise medindo a área embaixo da curva quanto a alterações da glicose e insulina durante os testes de tolerância à glicose. Um estudo de coorte transversal altamente apreciado utilizando esta técnica relatou que mesmo formulações de dose mais baixa têm efeitos detectáveis sobre a resistência à insulina.[241] A razão pela qual isto é importante é que agora se reconhece que hiperinsulinemia decorrente de resistência insulínica é um contribuinte para doença cardiovascular.

Uma vez que estudos de acompanhamento a longo prazo de grandes populações não detectaram qualquer aumento na incidência de diabetes melito ou tolerância prejudicada à glicose (mesmo nas usuárias passadas e atuais de pílulas de alta dose),[231,246,247] a preocupação agora apropriadamente se focaliza no prejuízo leve como um risco potencial para doença cardiovascular. Se hiperinsulinemia leve fosse significativa, você não esperaria ver evidência de um aumento na doença cardiovascular em usuárias passadas que tomaram anticoncepcionais orais quando as doses eram mais altas? Conforme enfatizamos antes, não existe tal evidência. Os dados indicam fortemente que as alterações no metabolismo dos lipídios e carboidratos que foram medidas não são clinicamente significativas.

Pode ser afirmado definitivamente que uso de contraceptivo oral não produz um aumento de diabetes melito.[246-249] A pequena hiperglicemia associada à contracepção oral não é deletéria e é completamente reversível. Mesmo mulheres que têm fatores de risco para diabetes na sua história não são afetadas. Em mulheres com diabetes gestacional recente, nenhum impacto significativo sobre a tolerância à glicose pôde ser demonstrado ao longo de 6–13 meses, comparando o uso de contraceptivos orais monofásicos e multifásicos de baixa dose a um grupo-controle, e nenhum aumento no risco de diabetes melito franco pôde ser detectado com acompanhamento a longo prazo.[250,251] Uma alta porcentagem de mulheres com diabetes gestacional prévio desenvolve diabetes franco e complicações vasculares associadas. Até que diabetes franco se desenvolva, é apropriado para estas pacientes usar contracepção oral com baixa dose.

Na prática clínica, pode, às vezes, ser necessário prescrever contracepção oral para a diabética franca. Nenhum efeito sobre a necessidade de insulina é esperado com pílulas de baixa dose.[252] De acordo com os dados epidemiológicos mais antigos, o uso de anticoncepcionais orais aumentou o risco de trombose em mulheres com diabetes melito insulinodependente; portanto, mulheres com diabetes foram incentivadas a usar outras formas de anticoncepção. Entretanto, este efeito em mulheres abaixo da idade de 35 que são sadias sob os demais aspectos e não fumantes provavelmente é muito mínimo com contracepção oral de baixa dose, e proteção confiável contra gravidez é um benefício para estas pacientes que supera o pequeno risco. Um estudo de caso-controle não pôde encontrar evidência de que o uso de contraceptivo oral por mulheres jovens com diabetes insulinodependente aumentou o desenvolvimento de retinopatia ou nefropatia.[253] Em um estudo de 1 ano de mulheres com diabetes melito insulinodependente que estavam usando um contraceptivo oral de baixa dose, nenhuma deterioração pôde ser documentado em lipoproteínas ou marcadores bioquímicos hemostáticos de risco cardiovascular.[254] E, finalmente, nenhum efeito de contraceptivos orais sobre a mortalidade cardiovascular pôde ser detectado em um grupo de mulheres com diabetes melito.[255]

FÍGADO

O fígado é afetado de mais maneiras e com mais regularidade e intensidade pelos esteroides sexuais do que qualquer órgão extragenital. Estrogênio influencia a síntese de DNA e RNA hepáticos, enzimas das células hepáticas, enzimas séricas formadas no fígado e proteínas plasmáticas. Hormônios estrogênicos também afetam a formação de lipídios e lipoproteínas hepáticas, o metabolismo intermediário de carboidratos e a atividade enzimática intracelular. Não obstante, uma análise extensa das coortes prospectivas de mulheres no Estudo de Contracepção Oral do *Royal College of General Practitioners* não foi capaz de detectar evidência de incidência ou risco aumentado de doença hepática séria em usuárias de contracepção oral.[256]

O transporte ativo de componentes biliares é prejudicado pelos estrogênios bem como algumas progestinas. O mecanismo não está claro, mas icterícia colestática e prurido foram complicações ocasionais de contracepção oral com mais alta dose, e são semelhantes à icterícia recorrente da gravidez, *i. e.*, benigna e reversível. A incidência com contracepção oral de mais baixa dose é desconhecida, mas deve ser uma ocorrência muito rara.

A única contraindicação hepática absoluta ao uso de anticoncepcional esteroide é doença hepática colestática aguda ou crônica. Cirrose e hepatite prévia não são agravadas. Uma vez recuperada da fase aguda da hepatopatia (níveis enzimáticos normais), uma mulher pode usar anticoncepção esteroide.

Dados do estudo prospectivo do *Royal College of General Practitioners* indicaram que um aumento na incidência de cálculos biliares ocorreu nos primeiros anos de uso de contraceptivo oral, aparentemente decorrente de uma aceleração de doença da vesícula biliar em mulheres já suscetíveis.[257] Em outras palavras, o risco global de doença da vesícula biliar não foi aumentado, mas nos primei-

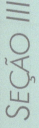

ros anos de uso, a doença foi ativada ou acelerada em mulheres que eram vulneráveis em virtude de doença assintomática ou uma tendência para doença da vesícula biliar. O mecanismo parece ser alterações induzidas na composição da bile da vesícula biliar, especificamente uma elevação na saturação de colesterol que presumivelmente é um efeito estrogênico.[258] O *Nurses' Health Study* relatou ausência de aumento significativo no risco de cálculos biliares sintomáticas nas alguma vez usuárias, mas riscos ligeiramente elevados em usuárias atuais e a longo prazo.[259] Embora o uso de anticoncepcional oral tenha sido ligado a um risco aumentado de doença da vesícula biliar, a evidência epidemiológica foi inconsistente. De fato, um estudo italiano de caso-controle e um relatório da coorte da Associação de Planejamento Familiar de Oxford encontrou ausência de aumento no risco de doença da vesícula biliar em associação a uso de contraceptivo oral e ausência de interação com aumento da idade ou do peso corporal.[260,261] Mantenha-se em mente que mesmo apesar de alguns estudos terem encontrado um aumento modesto estatisticamente significativo no risco relativo de doença da vesícula biliar, mesmo que o efeito seja real, ele é de pouca importância clínica, porque a incidência real deste problema é muito baixa.

ADENOMAS HEPÁTICOS

Adenomas hepatocelulares podem ser produzidos por esteroides das famílias dos estrogênios e androgênios. Na realidade, há varias lesões diferentes: peliose, hiperplasia nodular focal e adenomas. Peliose é caracterizada por espaços vasculares dilatados sem revestimento epitelial e pode ocorrer na ausência de alterações adenomatosas. Os adenomas não são malignos; sua significância reside no potencial de hemorragia. A apresentação mais comum é dor aguda no quadrante superior direito ou epigástrica. Os tumores podem ser assintomáticos, ou eles podem apresentar-se subitamente com hemoperitônio. Há alguma evidência de que tumores e hiperplasia nodular focal regridem quando a contracepção oral é suspensa.[262,263] Dados epidemiológicos não suportaram a alegação de que mestranol aumentou o risco mais do que etinil estradiol.

O risco parece ser relacionado com a duração do uso de contraceptivo oral e com a dose de esteroide nas pílulas. Isto é reforçado pela raridade da condição, desde que a contracepção oral com baixa dose se tornou disponível. Os estudos prospectivos em andamento acumularam muitas mulheres-anos de uso e não identificaram uma incidência aumentada desses tumores.[256] Em um estudo colaborativo de 15 centros alemães de fígado, nenhum aumento no risco para adenomas do fígado em usuárias de contraceptivos orais contemporâneos pôde ser detectado.[264] Um estudo de caso-controle italiano não encontrou aumento no risco para hiperplasia nodular focal associado a contraceptivos orais de baixa dose, um risco que atingiu significância estatística somente com 3 ou mais anos de uso (com um intervalo de confiança muito largo por causa de apenas 13 casos).[265] Na nossa opinião, não vale a pena nem mencionar problemas do fígado durante o processo de consentimento (escolha) informado.

Nenhum teste de triagem ou procedimento confiável é atualmente disponível para a detecção de adenomas hepáticos. Testes de função hepática de rotina são normais. Escaneamento com tomografia computadorizada (TC) ou imagem de ressonância magnética (RM) é o melhor meio de diagnóstico; angiografia e ultrassonografia não são confiáveis. Palpação do fígado deve fazer parte da avaliação periódica em usuárias de anticoncepcional oral. Se um fígado aumentado for encontrado, a contracepção oral deve ser suspensa, e a regressão deve ser avaliada e acompanhada por imageamento.

OUTROS EFEITOS METABÓLICOS

Náusea e desconforto mamário continuam a ser efeitos perturbadores, mas sua incidência é significativamente mais baixa com anticoncepção oral de baixa dose. Felizmente, estes efeitos são mais intensos nos primeiros poucos meses de uso e, na maioria dos casos, desaparecem gradualmente. Em experiências placebo controladas com contraceptivos orais de baixa dose, a incidência de efeitos colaterais "menores", como cefaleia, náusea, dismenorreia e desconforto mamário, ocorreu realmente à mesma taxa no grupo tratado e no grupo de placebo![266-268] O ganho de peso geralmente responde à restrição dietética, mas para algumas pacientes, o ganho de peso é uma resposta anabólica aos esteroides sexuais, e a descontinuação da anticoncepção oral é a única maneira pela qual perda de peso pode ser obtida. Isto deve ser raro com contracepção oral com baixa dose, porque os dados nos estudos publicados, especialmente em experiências controladas com placebo, não indicam uma diferença no peso corporal entre usuárias e não usuárias.[268-273,274-276]

Não existe associação entre contracepção oral e doença ulcerosa péptica ou doença intestinal inflamatória.[277,278] Contracepção oral não é recomendada para pacientes com problemas de má absorção gastrointestinal em virtude da possibilidade de falha do contraceptivo, embora administração vaginal fosse apropriada.

Cloasma, um aumento focal no pigmento facial, era, em certa época, encontrado ocorrendo em aproximadamente 10% das usuárias de anticoncepcional oral. Ele agora é um problema raro em virtude da diminuição da dose de estrogênio. Infelizmente, uma vez que cloasma apareça, ele se desvanece apenas gradualmente depois da descontinuação da pílula e pode nunca desaparecer completamente. Medicações descorantes da pele podem ser úteis.[279]

Os efeitos hematológicos incluem uma velocidade de hemossedimentação aumentada, capacidade de ligação de ferro total aumentada decorrente do aumento nas globulinas, e uma diminuição no tempo de protrombina. O uso de anticoncepcionais orais resulta em uma diminuição na anemia ferropriva em virtude de uma redução no sangramento menstrual.[280,281] De fato, em mulheres anêmicas, um aumento nos níveis de hemoglobina e ferritina acompanha o uso de anticoncepcionais orais.[282]

O uso diário contínuo de contraceptivos orais pode evitar o aparecimento de sintomas de porfiria precipitada pela menstruação. Alterações no metabolismo de vitaminas foram observadas: um pequeno aumento inofensivo na vitamina A e diminuições nos níveis sanguíneos de piridoxina (B_6) e outras vitaminas B, ácidos fólico e ascórbico. Apesar destas alterações, suplementos vitamínicos de rotina não são necessários para mulheres que ingerem dietas normais adequadas.[283]

Depressão mental é muito raramente associada a anticoncepcionais orais. Em estudos com contraceptivos orais de dose mais alta, o efeito foi decorrente da interferência do estrogênio com a síntese de triptofano que pôde ser revertida com tratamento com piridoxina. Parece mais sensato, no entanto, descontinuar contracepção oral, se depressão for encontrada.

Embora infrequente, uma redução na libido ocasionalmente é um problema e pode ser uma causa para procurar um método alternativo de contracepção.[284] De fato, a maioria das mulheres relatam um aumento ou nenhuma alteração na libido durante uso de anticoncepcional oral.[285,286] Não obstante, o aumento induzido pelo estrogênio na globulina ligadora de hormônios sexuais e a resultante diminuição na testosterona livre podem produzir um impacto em algumas mulheres. Uma experiência empírica de um contraceptivo não contendo estrogênio está justificada.

Alterações na voz adversas por androgênio foram ocasionalmente encontradas com o uso dos primeiros contraceptivos orais de dose muito alta. Virilização vocal pode ser um problema sério e devastador para algumas mulheres, especialmente quando o desempenho vocal é importante. Estudo cuidadoso de mulheres sob contraceptivos orais de baixa dose indica que este não é mais um efeito colateral que cause preocupação.[287]

RISCO DE CÂNCER

CÂNCER ENDOMETRIAL

O uso de contracepção oral protege contra câncer endometrial. Uso durante pelo menos 12 meses reduz o risco de desenvolvimento de câncer endometrial em **50%**, com o maior efeito protetor ganho pelo uso durante mais de 3 anos.[288-293] Esta proteção persiste por 20 ou mais anos depois da descontinuação (a extensão real da duração da proteção é desconhecida) e é máxima nas mulheres em mais alto risco: mulheres nulíparas e de baixa paridade.[293,294] Esta proteção é igualmente protetora de todos os três principais subtipos histológicos de câncer endometrial: adenocarcinoma, adenoacantoma e cânceres adenoescamosos. Finalmente, proteção é observada com todas as formulações monofásicas de contraceptivos orais, incluindo pílulas com menos de 50 µg de estrogênio.[288,290,293,295] Não há dados ainda com preparações multifásicas ou as novas formulações de progestinas, mas como estes produtos ainda são dominados pelo seu componente progestacional, há toda razão para acreditar que eles serão protetores.

CÂNCER OVARIANO

Proteção contra câncer de ovário, o mais letal dos cânceres do trato reprodutivo feminino, é um dos mais importantes benefícios da contracepção oral. Uma vez que este câncer seja detectado tardiamente, e o prognóstico seja ruim, o impacto desta proteção é muito significativo. De fato, um declínio na mortalidade por câncer ovariano foi observado em vários países desde o começo dos anos 1970, talvez um efeito do uso de contraceptivo oral.[296] Mulheres com exposição aumentada a contraceptivos orais demonstraram uma pronunciada diminuição na incidência de câncer de ovário.[297-300] O risco de desenvolvimento de câncer ovariano epitelial de todos os subtipos histológicos em usuárias de contracepção oral é reduzido **40%** em comparação àquele das não usuárias.[290,292,301-307] Este efeito protetor aumenta com a duração do uso e continua durante pelo menos 20 anos depois de parar a medicação.[308] Esta proteção é vista em mulheres que usam contracepção oral durante tão pouco tempo quanto 3 a 6 meses (embora pelo menos 3 anos de uso sejam requeridos para um impacto notável), atingindo uma redução de 80% no risco com mais de 10 anos de uso, e é um benefício associado a todas as formulações monofásicas, inclusive os produtos de baixa dose.[305,307,309] O efeito protetor dos contraceptivos orais é especialmente observado em mulheres em alto risco de câncer de ovário (mulheres nulíparas e mulheres com história familiar positiva).[310,311] Uso contínuo de contracepção oral durante 10 anos por mulheres com uma história familiar positiva para câncer ovariano pode reduzir o risco de câncer epitelial do ovário a um nível igual ou menor do que aquele experimentado por mulheres com uma história familiar negativa.[310] Novamente, os produtos multifásicos e novas progestinas não estiveram em uso por tempo suficiente para fornecer quaisquer dados sobre esta questão, mas como a ovulação é efetivamente inibida por estas formulações, deve ser exercida proteção contra câncer de ovário. *A mesma magnitude de proteção foi observada em mulheres com mutações BRCA1 ou BRCA2.*[312-314]

CÂNCER DO COLO DO ÚTERO

Estudos indicaram que o risco de displasia e carcinoma *in situ* do colo do útero aumenta com o uso de contracepção oral durante mais de 1 ano.[315-320] Câncer cervical invasivo pode ser aumentado depois de 5 anos de uso, atingindo um aumento de 2 vezes após 10 anos. Está bem reconhecido, no entanto, que o número de parceiros que uma mulher teve e a idade ao primeiro coito são fatores de risco importantes para neoplasia cervical. Outros fatores causadores de confusão incluem exposição a papilomavírus humano, uso de contracepção de barreira (protetora), e fumo. Estes são fatores difíceis de controlar e, portanto, as conclusões a respeito de câncer cervical não são definitivas. Um excelente estudo pelos *Centers for Disease Control and Prevention* (CDC) concluiu que não há risco aumentado de câncer cervical invasivo em usuárias de contracepção oral, e um risco aparente aumentado de carcinoma *in situ* é causado por detecção aumentada da doença (porque as usuárias de anticoncepcional oral têm exame colpocitológico mais frequente).[318] No Estudo de Neoplasia e Contraceptivos Esteroides da Organização Mundial da Saúde, um viés de triagem com exame colpocitológico foi identificado, não obstante a evidência ainda sugeriu um risco aumentado de carcinoma cervical *in situ* com uso de contraceptivo oral a longo prazo.[319]

Um estudo de caso-controle de pacientes no Panamá, Costa Rica, Colômbia e México concluiu que houve um risco significativamente aumentado de adenocarcinoma invasivo.[321] Resultados semelhantes foram obtidos em um estudo de caso-controle em Los Angeles e no Estudo Colaborativo da Organização Mundial da Saúde.[322,323] No estudo de Los Angeles, o risco relativo de adenocarcinoma do colo aumentou de 2,1 com uso alguma vez para 4,4 com 12 ou mais anos de uso de contraceptivo oral.[322] Uma vez que a incidência de adenocarcinoma do colo (10% de todos os cânceres cervicais) aumentou em mulheres jovens nos últimos 20 anos, há preocupação de que este aumento reflita o uso de anticoncepção oral.[324] Contraceptivos orais aumentam a ectopia cervical, mas se isto aumenta o risco de adenocarcinoma cervical não está claro.

Uma grande metanálise concluiu que o risco relativo de câncer cervical aumentou com o aumento da duração de uso (para câncer *in situ* e câncer invasivo e tanto câncer escamoso quanto adenocarcinoma); entretanto, o risco foi limitado aos casos que deram teste positivo para papilomavírus humano (HPV).[325] Uma análise acumulada de estudos de caso-controle concluiu que o risco de câncer cervical em mulheres com HPV aumenta cerca de 3 vezes, mas não até depois de 5 anos de uso.[326]

Uma metanálise de 24 estudos epidemiológicos incluiu 16.573 mulheres com câncer cervical e 35.509 mulheres sem câncer cervical.[327] O risco de câncer cervical *in situ* e câncer invasivo aumentou cerca de 2 vezes com crescente duração de uso de contraceptivos orais. Depois da descontinuação de anticoncepcionais de contraceptivos orais, o risco declinou firmemente. Não houve aumento no risco com duração de uso de menos de 5 anos ou depois de 10 ou mais anos desde o último uso. As mesmas relações foram vistas comparando-se mulheres com probabilidade de terem sido triadas e aquelas com probabilidade de não terem sido triadas. Embora os números fossem menores, as mulheres que foram positivas para papilomavírus humano (HPV) demonstraram o mesmo padrão de risco. Um risco semelhante porém menor foi associado a métodos de progestina somente injetável. Números insuficientes foram disponíveis para avaliar contraceptivos orais de progestina somente.

Foi bem demonstrado que as usuárias de anticoncepcionais orais têm mais parceiros sexuais, mais infecções por HPV e mais exames colpocitológicos. Os dados nas metanálises confirmam estes fatos, além de uma incidência maior de fumo em usuárias de anticoncepcionais orais. Talvez as análises tenham sido ajustadas efetivamente para alguns destes fatores, mas permanece um problema. Dados adequados não são disponíveis para permitir estudos de caso-controle e de coorte para controlar quanto à triagem pelo teste de Papanicolaou e quanto a diferenças no uso de camisinha.

Nós atualmente conhecemos três fatos importantes sobre câncer cervical. (1) Câncer cervical é causado por HPV. (2) Câncer cervical é reduzido em prevalência pela triagem com citologia de Papanicolaou. (3) Vacinação HPV pode potencialmente eliminar a maioria dos casos de câncer cervical. As usuárias de contraceptivos orais têm padrões de comportamento que as colocam em maior risco de infecções HPV. Além disso, os contraceptivos orais poderiam aumentar a capacidade do HPV de se estabelecer no colo do útero. Uma vez infectada com HPV, os contraceptivos orais poderiam influenciar a resposta de uma mulher ao HPV, por exemplo, suprimindo a resposta imune. Por essa razão, nós não sabemos ao certo se dados de caso-controle e de coorte refletem um efeito estimulador dos anticoncepcionais orais sobre o risco de câncer cervical ou se os resultados são afetados pelos problemas causadores de confusão de infecções HPV e a prevalência da triagem com esfregaço de Papanicolaou.

Estes estudos reforçam a triagem de HPV e esfregaço de Papanicolaou que nós já apoiamos, e proporcionam outro argumento em favor da vacinação HPV. Os métodos com base em líquido juntamente com testagem de DNA de HPV fornecerão ainda melhor identificação das mulheres em risco. Felizmente, contracepção esteroide não mascara alterações cervicais anormais, e a necessidade de renovações de prescrição oferece a oportunidade para triagem melhorada para doença cervical. *É razoável* efetuar colpocitologia a cada 6 meses em mulheres usando contracepção oral por 5 ou mais anos que também estão em mais alto risco por causa do comportamento sexual (múltiplos parceiros, história de infecções sexualmente transmitidas). Uso de contraceptivo oral é apropriado para mulheres com uma história de neoplasia intraepitelial cervical (NIC), inclusive aquelas que foram tratadas cirurgicamente.

CÂNCER DO FÍGADO

Anticoncepção oral foi ligada ao desenvolvimento de carcinoma hepatocelular.[328,329] Entretanto, o número muito pequeno de casos e, assim, a limitada força estatística, exige grande cuidado na interpretação. O maior estudo sobre esta questão, o Estudo Colaborativo de Neoplasia e Contraceptivos Esteroides da OMS, não encontrou associação entre contracepção oral e câncer de fígado.[330] Mesmo análise de caso-controle de anticoncepcionais orais contendo acetato de ciproterona (conhecido por ser tóxico para o fígado em altas doses) não pôde detectar evidência de um risco aumentado de câncer hepático.[331] Nos EUA, Japão, Suécia, Inglaterra e País de Gales, as taxas de morte por câncer do fígado não se alteraram apesar da introdução e uso de contracepção oral.[332,333] Mais recentemente, houve um aumento na incidência de câncer do fígado e na mortalidade nos EUA, mas isto é considerado em virtude da infecção com hepatites C e B.[334]

CÂNCER DE MAMA

Em virtude da prevalência do câncer de mama e sua longa fase latente, a preocupação com a relação entre anticoncepção oral e câncer de mama continua a ser um problema nas mentes das pacientes e dos clínicos. Vale enfatizar o efeito protetor da contracepção oral com mais alta dose sobre a doença mamária benigna, um efeito que se tornou aparente depois de 2 anos de uso.[335,337] Depois de 2 anos houve uma redução progressiva (cerca de 40%) na incidência de alterações fibrocísticas na mama. Mulheres que usaram contracepção oral tiveram um quarto da probabilidade de desenvolver doença mamária benigna que as não usuárias, mas esta proteção foi limitada às usuárias atuais e recentes. Na grande coorte da *Oxford Family Planning Association*, a incidência de mastopatia benigna diminuiu com o aumento da duração de uso.[338] Um estudo francês de caso-controle indicou uma redução da doença benigna mamária não proliferativa associada a anticoncepcionais orais de baixa dose usados antes de uma primeira gravidez a termo completa, mas nenhum efeito sobre doença proliferativa ou com uso após uma gravidez.[339] Um estudo de coorte canadense que quase certamente refletiu o uso dos modernos contraceptivos orais de baixa dose concluiu que contraceptivos orais de fato protegem contra doença benigna proliferativa, com uma crescente redução no risco com o aumento da duração de uso.[340]

Os estudos de coortes do *Royal College of General Practitioners*,[341] da *Oxford Family Planning Association*,[342,343] o *Nurses' Health Study*,[344] e de Walnut Creek[345] indicaram ausência de diferenças significativas nas taxas de câncer de mama entre usuárias e não usuárias. Entretanto, as pacientes foram inscritas nestes estudos em uma época quando contracepção oral era usada principalmente por casais casados no intervalo entre os seus filhos. Começando nos anos 1980, contracepção oral estava principalmente sendo usada por mulheres no início da vida, por durações mais longas, e para retardar uma gravidez inicial (lembremos que uma gravidez a termo completo cedo na vida protege contra câncer de mama).

Estudos de caso-controle focalizaram o uso de contracepção oral cedo na vida, por longa duração, e para retardar uma primeira gravidez a termo completo. Uma vez que as mulheres que usaram contracepção oral desta maneira estejam exatamente agora começando a atingir as idades do câncer de mama pós-menopáusico, muitos estudos tiveram que focalizar o risco de câncer de mama diagnosticado antes da idade de 45 anos (apenas 13% de todo o câncer de mama). Os resultados destes estudos não foram bem nítidos. Alguns estudos indicaram um risco relativo aumentado global de câncer de mama precoce, pré-menopáusico,[346,354] enquanto outros indicaram ausência de aumento no risco global.[355-357] O achado mais impressionante indica uma ligação na maioria dos estudos,[358-363] mas não em todos,[365-368] de câncer de mama precoce antes da idade de 40 anos com mulheres que usaram contracepção oral por longas durações de tempo.

Um grupo colaborativo reanalisou os dados de 54 estudos em 26 países, um total de 53.297 mulheres com câncer de mama e 100.239 sem câncer de mama, a fim de avaliar a relação entre o risco de câncer de mama e o uso de contraceptivos orais.[369,370] Os anticoncepcionais orais foram agrupados em três categorias: baixa, média e alta dose (que se correlacionaram com menos de 50, 50 µg e mais de 50 µg de estrogênio). Ao tempo do diagnóstico, 9% das mulheres com câncer de mama estavam abaixo da idade de 35 anos, 25% estavam com 35-44, 33% estavam com 45-54, e 33% estavam com idade de 55 e mais velhas. Uma porcentagem semelhante de mulheres com câncer de mama (41%) e mulheres sem câncer de mama (40%) tinham usado anticoncepcionais orais combinados em alguma época nas suas vidas. Globalmente, o risco relativo (RR) de câncer de mama nas usuárias de contraceptivos orais em alguma vez na vida foi muito ligeiramente elevado e estatisticamente significativo: RR = 1,07, IC = 1,03-1,10.

O risco relativo analisado por duração de uso no estudo colaborativo foi escassamente elevado e não significativo estatisticamente (mesmo quando uso a longo prazo, virtualmente contínuo, foi analisado). As mulheres que tinham começado o uso quando adolescentes tiveram cerca de 20% um risco relativo aumentado estatisticamente significativo. Em outras palavras, as usuárias recentes que começaram a usar antes da idade de 20 anos tiveram um risco relativo mais alto em comparação a usuárias recentes que começaram em idades mais tardias. A evidência foi forte em favor de uma relação com o tempo desde o último uso, um risco elevado sendo significativo para as usuárias atuais e em mulheres que tinham parado de usar 1-4 anos antes (uso recente). Nenhuma influência sobre este risco foi observada com o seguinte: um história familiar de câncer de mama, idade da menarca, país de origem, grupos étnicos, peso corporal, uso de álcool, anos de educação e o desenho do estudo. Não houve variação de acordo com o tipo específico de estrogênio ou progestina nos vários produtos. Importante, não houve efeito estatisticamente significativo de preparações de baixa, média ou alta dose. Dez ou mais anos depois de parar o uso, não houve risco aumentado de câncer de mama. De fato, o risco de doença metastática comparado a tumores localizados foi reduzido: RR = 0,88; IC = 0,81-0,95.

Os dados foram limitados quanto a métodos de progestina somente. A reanálise indicou que os resultados foram semelhantes àqueles com contraceptivos orais combinados, mas uma olhada estreita dos números revela que nenhum risco relativo alcançou significância estatística.

Globalmente, este maciço exercício estatístico produziu boas notícias. Não emergiram impactos adversos importantes dos contraceptivos orais. **Mesmo apesar de os dados indicarem que as mulheres jovens que começam a usar antes da idade de 20 anos têm riscos relativos mais** *altos de câncer de mama durante o uso atual e nos 5 anos depois de pararem, este é um período de tempo em que câncer de mama é muito raro; e, assim, haveria pequeno impacto sobre o número real de cânceres de mama.* A diferença entre doença localizada e doença metastática foi estatisticamente maior e deve ser observável. Assim, muitos anos depois de parar o uso de contraceptivo oral, o principal efeito pode ser proteção contra doença metastática. Câncer de mama é mais comum em mulheres mais velhas, e com 10 ou mais anos depois de parar, o risco não foi aumentado.

O *Norwegian-Swedish Women's Lifestyle and Health Cohort Study* começou no início dos anos 1990 para acompanhar 100.000 mulheres especificamente para analisar o papel dos contraceptivos hormonais sobre a saúde.[371] Um pequeno aumento no risco de câncer de mama foi descrito em usuárias atuais e recentes de contraceptivos orais.

Que outra explicação poderia se responsabilizar por um risco aumentado associado somente a uso atual ou recente, nenhum aumento com duração de uso, e um retorno normal 10 anos depois da exposição? O risco ligeiramente aumentado poderia ser influenciado por preconceito (viés) de detecção/vigilância (mais interação com o sistema de saúde pelas usuárias de contraceptivo oral). Também é possível que esta situação seja análoga à da gravidez. Estudos indicam que a gravidez aumenta transitoriamente o risco de câncer de mama (por um período de vários anos) depois do primeiro parto de uma mulher, e isto é seguido por uma redução pela vida toda no risco.[372] E alguns observaram que uma gravidez concomitante ou recente afeta adversamente a sobrevida.[373,374] Argumenta-se que as células mamárias que já começaram transformação maligna são afetadas adversamente pelos hormônios da gravidez, enquanto as células-tronco normais se tornam mais resistentes por causa de uma gravidez. É possível que o uso inicial e recente de contraceptivos orais também afete o crescimento de uma malignidade preexistente, explicando a limitação do achado ao uso atual e recente e ao aumento na doença localizada. Com o acúmulo de mais mulheres mais velhas previamente expostas a contraceptivos orais, um efeito protetor pode tornar-se evidente. Em um estudo de caso-controle de mulheres em Toronto, Canadá, com idade entre 40–69 anos, as mulheres que tinham usado anticoncepcionais orais por 5 ou mais anos, 15 ou mais anos previamente, tiveram um risco 50% reduzido de câncer de mama.[375] Entretanto, um estudo de caso-controle da Suécia não pôde detectar nem um efeito benéfico nem um adverso do uso prévio de anticoncepcionais orais (principalmente produtos com 50 µg de estrogênio) sobre o risco de câncer de mama em mulheres com idade de 50-74 anos.[376]

O maior estudo de caso-controle incluiu 4.575 mulheres americanas com câncer de mama, e mais importante, as mulheres tinham 35 a 64 anos de idade.[377] O risco de câncer de mama não foi aumentado nas usuárias atuais ou usuárias passadas de contracepção oral. Não houve efeito adverso do aumento da duração de uso ou doses mais altas de estrogênio, com ausência de diferenças em usuárias atuais ou recentes. Iniciação em uma idade mais jovem não teve impacto, e não houve aumento no risco em mulheres com uma história de familiar de câncer de mama. Este grande estudo americano teve resultados consistentemente negativos. O seguinte maior estudo, envolvendo mulheres da Califórnia, Canadá e Austrália, focalizou câncer de mama diagnosticado antes da idade de 40 anos, e não conseguiu detectar um aumento em usuárias atuais ou passadas de contraceptivos orais.[378] Um grande estudo multicêntrico de caso-controle de mulheres com menos de 55 anos com câncer de mama concluiu que o uso de contraceptivos orais ou hormonioterapia pós-menopáusica antes ou depois do diagnóstico não aumentou o risco do primeiro câncer de mama ou câncer de mama recorrente.[379] Este achado não foi alterado pela duração de uso ou idade de uso. Um estudo americano de caso-controle não encontrou um risco aumentado de carcinoma de mama *in situ* associado a uso de contraceptivo oral.[380] Além disso, nenhum aumento na mortalidade por câncer de mama pôde ser detectado em mulheres que usaram anticoncepcionais orais.[381,382]

Um estudo de coorte de Minnesota concluiu que as mulheres com uma parente de primeiro grau com câncer de mama tiveram um risco aumentado de câncer de mama com contracepção oral; entretanto, esta associação esteve presente apenas com anticoncepcionais orais usados antes de 1976 (formulações de alta dose), e os intervalos de confiança foram largos por causa de pequenos números (13 mulheres alguma vez usuárias).[383] Em um estudo de mulheres com mutações *BRCA1* e *BRCA2*, um risco elevado de câncer de mama associado à contracepção oral foi fundamentado em apenas alguns casos e não atingiu significância estatística.[384] Um estudo maior de caso-controle concluiu que as portadoras de mutação *BRCA1* tiveram pequenos aumentos no risco de câncer de mama em usuárias durante pelo menos 5 anos, em usuárias antes dos 30 anos de idade, e naquelas que desenvolveram câncer de mama antes da idade de 40.[385] Em contraste, outro estudo de caso-controle concluiu que uso de contraceptivo oral durante pelo menos 5 anos duplicou o risco de câncer de mama antes da idade de 50 anos em portadoras de *BRCA2*, mas não em portadoras de *BRCA1*.[386] Uma análise retrospectiva de uma coorte internacional de portadoras de *BRCA* indicou que um risco aumentado de câncer de mama com portadoras de ambos *BRCA1* e *BRCA2* esteve presente apenas com 4 ou mais anos de uso antes de uma primeira gravidez a termo completo.[387] Um estudo que focalizou contraceptivos orais de baixa dose não pôde detectar associação a risco de câncer de mama em portadoras de mutação *BRCA*.[388] Outro estudo de caso-controle observou ausência de aumento no risco de câncer de mama diagnosticado antes da idade de 40 anos em portadoras de *BRCA1* ou *BRCA2*.[378] E, finalmente, um estudo de caso-controle não pôde detectar aumento significativo no risco de câncer da mama contralateral entre portadoras de *BRCA1* e *BRCA2* ou em não portadoras.[389] Os dados com contraceptivos orais em portadoras de mutação *BRCA* (também discutido no Capítulo 16) são todos observacionais e não robustos. *Até que melhor informação chegue, parece razoável informar às portadoras de mutações BRCA que o uso de contraceptivos orais tem probabilidade de reduzir o risco de câncer de ovário, mas o efeito sobre o risco de câncer de mama é incerto.*

Uma equipe de epidemiologistas de várias instituições nos EUA efetuou um estudo de caso-controle da associação entre uso de contraceptivo oral e câncer de mama lobular e ductal ocorrendo em mulheres jovens (abaixo de 44 anos de idade).[390] Os casos incluíram 100 cânceres lobulares e 1.164 cânceres ductais, e o uso de anticoncepcionais orais não teve efeitos significativas sobre câncer de mama de acordo com o subtipo histológico. Câncer lobular (15% de todos os cânceres de mama) esteve aumentando nos EUA nos últimos anos, impelindo estes investigadores a perguntar se isto reflete exposição a hormônios exógenos. De acordo com os seus dados, a resposta é não. Isto é muito tranquilizador porque é bem reconhecido que o câncer lobular é mais sensível hormonalmente do que o câncer ductal de mama.

Mesmo se houver um pequeno aumento no câncer de mama pré-menopáusico associado a contraceptivos orais, isto seria um número muito pequeno de casos porque a maioria dos casos de câncer de mama ocorre depois da idade de 40 anos. Estudos de caso-controle bem feitos e grandes de contraceptivos orais de baixa dose modernos foram constantemente negativos e tranquilizadores.

> **Resumo: Contraceptivos Orais e o Risco de Câncer de Mama**
>
> - Uso atual e recente de contraceptivos orais pode ser associado a um risco cerca de 20% aumentado de câncer de mama precoce pré-menopáusico (abaixo da idade de 35 anos), essencialmente limitado à doença localizada e um aumento muito pequeno no número real de casos (tão pequeno que não haveria impacto maior nos números de incidência). Este achado pode ser decorrente do viés de detecção/vigilância e crescimento acelerado de malignidades já presentes, uma situação semelhante aos efeitos da gravidez e terapia hormonal pós-menopáusica sobre o risco de câncer de mama (conforme revisto no Capítulo 18). Conforto adicional pode ser derivado do fato de que o aumento no câncer de mama nas mulheres americanas foi maior em mulheres mais velhas de 1973 a 1994, aquelas que não tiveram a oportunidade de usar contracepção oral.[391] Em mulheres abaixo dos 50 anos de idade, houve apenas um ligeiro aumento durante este mesmo período de tempo. O grande estudo americano de caso-controle de mulheres com idade entre 35–64 anos foi totalmente negativo e muito tranquilizador.
> - Não há nenhum efeito do uso passado ou da duração de uso de contraceptivo oral (até 15 anos de uso contínuo) sobre o risco de câncer de mama, e não há evidência indicando que contraceptivos orais de dose mais alta aumentaram o risco de câncer de mama.
> - Uso prévio de contraceptivo oral pode ser associado a um risco reduzido de câncer de mama metastático mais tarde na vida e, possivelmente, com um risco reduzido de câncer de mama.
> - Uso de contraceptivo oral não aumenta ainda mais o risco de câncer de mama em mulheres com história familiar positiva de câncer de mama ou em mulheres com doença mamária benigna provada.
> - O clínico não deve deixar de aproveitar toda oportunidade para dirigir atenção a todos os fatores que afetam câncer de mama. Amamentação e controle da ingestão de álcool são bons exemplos, e são também componentes da assistência preventiva à saúde. Especialmente importante é esta motivação adicional para incentivar amamentação. O efeito protetor da amamentação é exercido (embora seja provavelmente pequeno; ver o Capítulo 16) principalmente sobre o câncer de mama pré-menopáusico, o câncer de interesse para mulheres mais jovens usando contracepção oral.

CÂNCER COLORRETAL

O *Nurses' Health Study* relatou um risco cerca de 40% reduzido de câncer colorretal associado a 8 anos de uso prévio de anticoncepcionais orais.[392] Uma metanálise de estudos publicados concluiu que há uma redução de 18% no risco de câncer colorretal em mulheres alguma vez usuárias de contracepção oral, com um efeito mais forte em usuárias recentes.[393] Tanto estudos de caso-controle e de coorte descreveram reduções no risco de câncer colorretal associadas ao uso em certa época de anticoncepcionais orais.[393-396] **Contracepção com esteroides deve ser oferecida às mulheres com uma forte história familiar de câncer colorretal.**

OUTROS CÂNCERES

O estudo de Walnut Creek sugeriu que melanoma estava ligado à contracepção oral; entretanto, o principal fator de risco para melanoma é exposição à luz solar. Avaliações mais acuradas utilizando tanto as coortes prospectivas do *Royal College of Practitioners* quanto da Associação de Planejamento Familiar de Oxford e levando em conta a exposição à luz solar não indicaram uma diferença significativa no risco de melanoma comparando usuárias a não usuárias.[397-399] Não há evidência ligando uso de contraceptivo oral ao câncer de rim, câncer da vesícula biliar ou tumores hipofisários.[400] Uso a longo prazo de contraceptivo oral pode aumentar ligeiramente o risco de gravidez molar.[401-403] Um estudo de caso-controle concluiu que contraceptivos orais reduzem o risco de câncer de glândula salivar.[404]

EFEITOS ENDÓCRINOS

GLÂNDULA SUPRARRENAL

Estrogênio aumenta a globulina ligadora de cortisol (CBG). Tinha sido admitido que o aumento no cortisol plasmático enquanto sob contracepção oral era decorrente da ligação aumentada por esta globulina e não um aumento no cortisol ativo livre. Agora é evidente que os níveis de cortisol livre e ativo estão também elevados, mas apenas ligeiramente.[405] Estrogênio diminui a capacidade do fígado de metabolizar cortisol, e em adição, progesterona e compostos correlatos podem deslocar cortisol da transcortina, e assim contribuir para a elevação do cortisol não ligado. Os efeitos destes níveis elevados durante períodos prolongados de tempo são desconhecidos, mas nenhum impacto óbvio se tornou aparente. Para colocar isto em perspectiva, o aumento não é tão grande quanto aquele que ocorre na gravidez, e, de fato, está dentro da faixa normal para mulheres não grávidas.

A glândula suprarrenal responde ao hormônio adrenocorticotrópico (ACTH) normalmente nas mulheres sob anticoncepcionais orais; portanto, não há supressão da própria glândula suprarrenal. Estudos iniciais indicaram que a resposta à metirapona (um bloqueador da 11β-hidroxilase) foi anormal, sugerindo que a hipófise estava suprimida. Entretanto, o estrogênio acelera a conjugação de metirapona pelo fígado; e, por essa razão, a droga tem menos efeito, assim explicando as respostas subnormais inicialmente descritas. A reação hipófise-suprarrenal ao estresse é normal em mulheres sob pílulas contraceptivas orais.

TIREOIDE

Estrogênio aumenta a síntese e os níveis circulantes de globulina ligadora de tireoxina. Antes da introdução de métodos para medir os níveis de tireoxina livre, a avaliação da função tireóidea era um problema. A medição do TSH (hormônio tireoestimulador) e do nível de tireoxina livre em uma mulher sob contracepção oral proveem uma avaliação precisa do estado tireóideo de uma paciente. A contracepção oral afeta o nível de tireoxina total no sangue, bem como a quantidade de globulina ligadora, mas o nível de tireoxina livre fica inalterado.[405]

CONTRACEPÇÃO ORAL E REPRODUÇÃO

O impacto dos contraceptivos orais sobre o sistema reprodutor é menor do que inicialmente admitido. Os estudos iniciais que indicaram efeitos adversos não resistiram ao teste do tempo e ao escrutínio de múltiplos estudos cuidadosos. Há duas áreas principais que merecem revisão: (1) uso inadvertido de contraceptivos orais durante o ciclo da concepção e durante o início da gravidez, e (2) reprodução depois de descontinuar contracepção oral.

USO INADVERTIDO DURANTE O CICLO DA CONCEPÇÃO E DURANTE O COMEÇO DA GRAVIDEZ

Uma das razões, se não a principal razão, pela qual uma falta de sangramento de supressão enquanto usando contraceptivos orais é tanto um problema é a ansiedade produzida na paciente e no clínico. A paciente fica ansiosa por causa da incerteza a respeito de gravidez, e o clínico fica ansioso por causa das preocupações que se originam dos estudos retrospectivos que indicaram um risco aumentado de malformações congênitas nos filhos de mulheres que estavam grávidas e usando anticoncepção oral. Organogênese não ocorre nas primeiras 2 semanas embrionárias (primeiras 4 semanas desde a última menstruação); entretanto, efeitos teratogênicos são possíveis entre a terceira e a oitava semanas embrionárias (5 a 10 semanas desde o último período menstrual).

Relatórios iniciais positivos ligando o uso de esteroides contraceptivos a malformações congênitas não foram confirmados. Muitos suspeitam um forte componente de viés de memória nos poucos estudos positivos, em virtude de uma tendência das pacientes com filhos malformados a lembrar detalhes melhor do que aquelas com filhos normais. Outros problemas causadores de confusão incluíram deixar de considerar as razões para a administração de hormônios (p. ex., sangramento em uma gravidez já anormal), e uma falha em delinear o momento exato do tratamento (p. ex., tratamento foi algumas vezes limitado a um período de tempo durante o qual o coração não poderia ter sido afetado).

Uma associação a anomalias cardíacas foi alegada pela primeira vez nos 1970.[406,407] Esta ligação recebeu considerável apoio de um relatório do *U.S. Collaborative Perinatal Project*; entretanto, análise subsequente destes dados revelou diversas deficiências.[408] Simpson, em uma revisão muito completa e crítica em 1990, concluiu que não havia evidência digna de confiança implicando esteroides sexuais como teratógenos cardíacos.[409] De fato, na sua revisão, Simpson não encontrou relação entre contracepção oral e os seguintes problemas: hipospadia, anomalias de redução de membros, defeitos de tubo neural e efeitos mutagênicos que seriam responsáveis por fetos cromossomicamente anormais. Mesmo virilização não é uma consideração prática, porque as doses necessárias (p. ex., 20-40 mg noretindrona por dia) são excessivas em relação a qualquer uma atualmente usada. Estas conclusões refletem o uso de anticoncepcionais orais combinados, bem como progestinas isoladamente.

No passado, houve uma preocupação concernente ao complexo VACTERL. VACTERL refere-se a um complexo de anomalias vertebrais, anais, cardíacas, traqueoesofágicas, renais e dos membros. Embora estudos de caso-controle indicassem uma relação com contracepção oral, estudos prospectivos não observaram qualquer conexão entre esteroides sexuais e o complexo VACTERL.[410] Metanálises dos estudos do risco de defeitos congênitos com ingestão de contraceptivo oral durante a gravidez concluíram que não houve aumento no risco de grandes malformações, como cardiopatias congênitas ou defeitos de redução de membros.[411,412]

As mulheres que engravidam enquanto tomando anticoncepcionais orais ou as mulheres que inadvertidamente tomam pílulas de controle da natalidade cedo na gravidez devem ser avisadas de que o risco de uma anomalia congênita importante não é maior do que a taxa geral de 2-3%. Esta recomendação pode ser estendida às mulheres grávidas que foram expostas a um agente progestacional, como acetato de medroxiprogesterona ou caproato de 17-hidroxiprogesterona.[413,414]

REPRODUÇÃO APÓS DESCONTINUAÇÃO DA CONTRACEPÇÃO ORAL

Fertilidade

Os relatórios iniciais dos estudos prospectivos britânicos indicam que as ex-usuárias de contracepção oral tiveram um retardo para obter gravidez. No estudo da Oxford Family Planning Association, uso passado teve um efeito sobre a fertilidade de até 42 meses em mulheres nuligrávidas e de até 30 meses em mulheres multigrávidas.[415] Presumivelmente, a demora foi decorrente da supressão demorada do sistema reprodutivo hipotalâmico-hipofisário.

Uma análise subsequente dos dados de Oxford indicou que o retardo foi concentrado em mulheres de idade 30-34 que nunca haviam dado à luz.[416] Após 48 meses, 82% destas mulheres tinham dado à luz, em comparação a 89% das usuárias de outros métodos contraceptivos, não uma grande diferença. Nenhum efeito foi observado em mulheres de menos de 30 anos ou em mulheres que previamente tinham tido filhos. Mulheres sem filhos com idade entre 25-29 experimentaram algum retardo no retorno à fertilidade, mas pelos 48 meses, 91% tinham dado à luz em comparação a 92% em usuárias de outros métodos.

Esta demora foi observada também nos EUA. Na área de Boston, o intervalo desde a cessação da contracepção até a concepção foi 13 meses ou mais para 24,8% das usuárias prévias de contraceptivo oral, em comparação a 10,6% para as usuárias de todos os outros métodos (12,4% para usuárias de dispositivo intrauterino, DIU, 8,5% para usuárias de diafragma, e 11,9% para outros métodos).[417] Usuárias de contraceptivo oral tiveram uma porcentagem mensal mais baixa de concepções durante os primeiros 3 meses e porcentagem algo mais baixa durante 4 a 10 meses. Foram necessários 24 meses para 90% das usuárias prévias de contraceptivo oral usuárias engravidarem, 14 meses para usuárias de DIU, e 10 meses para usuárias de diafragma. Achados semelhantes no *Connecticut* indicaram que este retardo durou pelo menos um ano, e o efeito foi maior com preparações de dose mais alta.[418] Apesar da possibilidade de uma demora, não há nenhuma evidência de que a infertilidade seja aumentada pelo uso de contracepção oral. De fato, em mulheres jovens, uso prévio de contraceptivo oral é associado a um risco mais baixo de infertilidade primária.[419] Além disso, os estudos que indicaram uma demora na concepção são influenciados por produtos mais antigos, de mais alta dose. Em um estudo prospectivo do R.U. refletindo contraceptivos orais modernos, de baixa dose, nenhuma demora da concepção foi observada, e o uso a longo prazo foi na realidade associado à maior fertilidade.[420] O *European Active Surveillance Study* sobre Contraceptivos Orais foi um estudo cooperativo de coorte de 59.510 usuárias de contracepção oral com baixa dose. As taxas de gravidez iniciais e em 1 ano após descontinuação de contraceptivos orais não foram afetadas negativamente, independentemente do tipo de progestina, duração de uso ou paridade.[421] Após 2 anos, a taxa de gravidez foi de 88,3%, e o tempo médio até gravidez foi de 5,5 ciclos. Os relatórios precedentes indicando uma demora em obter gravidez podem ter sido influenciados não apenas por produtos com mais alta dose, mas também uma falta de levar em conta a fertilidade declinante com o envelhecimento e a prescrição de contraceptivos orais a mulheres com períodos menstruais irregulares, anovulatórios. *É improvável que as mulheres descontinuando contracepção esteroide de baixa dose experimentem qualquer demora significativa para obter gravidez, em comparação à experiência em uma população em geral.*

ABORTO ESPONTÂNEO

Não há aumento na incidência de aborto espontâneo em gravidezes depois da cessação de contracepção oral. De fato, a taxa de abortos espontâneos e natimortos é ligeiramente mais baixa em ex-usuárias de pílula, cerca de 1% menos para abortos espontâneos e 0,3% menos para natimortos.[422] Um efeito protetor do uso prévio de anticoncepcional oral contra aborto espontâneo foi observado mais aparente em mulheres que engravidam depois da idade de 30 anos.[423]

RESULTADO DA GRAVIDEZ

Não há evidência de que contraceptivos orais causem alterações em células germinativas individuais que produziriam um filho anormal em um momento mais tardio.[409] Não há aumento no número de crianças anormais nascidas de ex-usuárias de contraceptivo oral, e não há alteração na relação entre os sexos (um sinal de mutações recessivas ligadas ao sexo).[422,424] Estas observações não são alteradas quando analisadas quanto à duração de uso. Observações iniciais de que as mulheres que tinham previamente usado contracepção oral tiveram um aumento em fetos cromossomicamente anormais não foram confirmadas. Além disso, conforme assinalado anteriormente, não há aumento na taxa de aborto depois da descontinuação, algo que seria esperado se contraceptivos orais induzissem anormalidades cromossômicas, porque estas são a principal causa de aborto espontâneo.

Em um acompanhamento de 3 anos de crianças cujas mães usaram contraceptivos orais antes da concepção, nenhuma diferença pôde ser detectada em peso, anemia, inteligência ou desenvolvimento.[425] Ex-usuárias de pílula não têm riscos aumentados dos seguintes: morbidade ou mortalidade perinatais, prematuridade e baixo peso ao nascimento.[426,427] Gemelaridade dizigótica foi observada quase 2 vezes maior (1,6% vs. 1,0%) em mulheres que concebem depois da cessação de contracepção oral.[422] Este efeito foi maior com duração mais longa de uso.

A única razão (e é uma boa razão) para recomendar que as mulheres adiem tentativas de conceber por um mês ou dois depois de parar a pílula é para melhorar a precisão da datação gestacional pela identificação acurada do último período menstrual.

INICIAÇÃO DE CONTRACEPÇÃO ORAL NO PERÍODO PÓS-PARTO

A visita às 6 semanas pós-parto é um anacronismo. Ela está arraigada em antigos textos e ensinamentos de uma época em que infecção era prevalente e antes que os métodos modernos de contracepção fossem disponíveis. A visita e o exame pélvico de 6 semanas eram com base na compreensão de que um período de tempo de 6 semanas resultaria em involução suficiente das alterações da gravidez para permitir um exame efetivo que estabeleceria o retorno da anatomia pélvica normal. É tempo de uma mudança. Muitas mulheres retomam atividade sexual antes da sexta semana pós-parto, e como a ovulação frequentemente retorna antes de 6 semanas, a tradição obstétrica de marcar a visita pós-parto para 6 semanas deve ser mudada. Uma visita às 3 semanas seria mais efetiva para evitar surpresas pós-parto, evitando concepção pós-parto pelo início mais precoce de contracepção efetiva. Não há nenhuma razão pela qual um exame físico completo não possa ser adiado em uma mulher assintomática até a visita do acompanhamento de 3 meses que faz parte do bom tratamento contraceptivo.

RETORNO PÓS-PARTO DA OVULAÇÃO EM MULHERES NÃO AMAMENTANDO

Em mulheres não amamentando, os níveis de gonadotrofina permanecem baixos durante o puerpério inicial e retornam a concentrações normais durante a terceira a quinta semanas, quando os níveis de prolactina retornaram aos básicos. Em um estudo cuidadoso de 22 mulheres, nenhuma mulher ovulou antes de 25 dias depois do parto, mas 11 ovularam antes da sexta semana pós-parto.[428,429] Além disso, dois terços das mulheres ovularam antes da sua primeira menstruação. *Mulheres não amamentando, portanto, começam a ovular após 3 semanas pós-parto, e o retorno da menstruação não pode ser usado como um indicador.*

EFEITO CONTRACEPTIVO DA LACTAÇÃO

Nas sociedades humanas primitivas, a duração do intervalo entre os nascimentos era muito importante para a sobrevida do jovem. Durante toda a história humana, nenhuma sociedade anterior à escrita atingiu uma taxa de fertilidade ao nível máximo possível. As mulheres nômades !Kung, caçadoras–colhedoras, tinham uma alta frequência de bebês em amamentação e davam à luz a cada 4 anos.[430] Amenorreia lactacional, durante até 2 anos, tem sido a forma mais eficaz de contracepção da natureza.[431] De fato, lactação é o mecanismo que mantém um intervalo razoável entre as gravidezes em todos os animais que não se acasalam estacionalmente. Na África e na Ásia, a amamentação reduz a taxa de fertilidade uma média de 30%.[432] Intervalos de nascimento de menos de 2 anos são associados a uma incidência maior de baixo peso ao nascimento, parto pré-termo e morte neonatal do novo bebê e desnutrição, infecção e mortalidade aumentada no segundo ano do bebê precedente.[433]

A eficácia contraceptiva da lactação, *i. e.*, a duração do intervalo entre os nascimentos, depende do nível de nutrição da mãe, da intensidade da amamentação e da extensão em que o alimento suplementar é acrescido à dieta do lactente. Mulheres bem nutridas e subnutridas retomam ovulação com o mesmo tempo pós-parto.[434]

As mulheres amenorreicas que amamentam exclusivamente no peito (amamentação completa) a intervalos regulares, inclusive à noite, durante os primeiros 6 meses pós-parto têm a proteção contraceptiva equivalente àquela fornecida por contracepção oral (98% de eficácia); mas com menstruação ou depois de 6 meses, a chance de ovulação aumenta.[429,435] Com amamentação completa no peito ou quase completa, aproximadamente 70% das mulheres permanecem amenorreicas durante 6 meses, e apenas 37% até 1 ano; não obstante, com amamentação exclusiva no peito, a eficácia contraceptiva em 1 ano é alta, cerca de 92%.[435] Mulheres amamentando completamente comumente têm algum sangramento vaginal ou mancha nas primeiras 8 semanas pós-parto, mas este sangramento não é causado por ovulação.[436] Metade das mulheres estudadas que não estão amamentando totalmente ovula antes da sexta semana. Lactação, portanto, fornece um efeito contraceptivo, mas é variável e não confiável para todas as mulheres.

As concentrações de prolactina são aumentadas em resposta ao estímulo de sucção repetido da amamentação. Dadas suficientes intensidade e frequência, os níveis de prolactina permanecerão elevados. Nestas condições, as concentrações de hormônio foliculoestimulador (FSH) estão na faixa normal baixa (tendo-se elevado de concentrações extremamente baixas ao parto para a faixa folicular nas 3 semanas pós-parto), e os valores de hormônio luteinizante (LH) também estão na faixa normal baixa. Estes baixos níveis de gonadotrofinas não permitem ao ovário durante hiperprolactinemia lactacional exibir desenvolvimento folicular e secretar estrogênio. Por essa razão, secura vaginal e dispareunia são comumente relatadas pelas mulheres amamentando. *O uso de preparações de estrogênio vaginais é desaconselhado, porque a absorção do estrogênio pode levar à inibição da produção de leite. Lubrificantes vaginais devem ser usados até que retorne a função ovariana e a produção de estrogênio.*

RETORNO DA OVULAÇÃO EM MULHERES AMAMENTANDO

O retorno da ovulação em mulheres amamentando foi documentado em mulheres de todas as partes do mundo. No Chile, 14% das mulheres ovularam durante amamentação total, embora amamentação completa fornecesse contracepção efetiva durante até 3 meses pós-parto.[437,438] Foi argumentado que o limiar para supressão da ovulação é pelo menos cinco alimentações para um total de pelo menos 65 min/dia de duração de amamentação.[439] Entretanto, nos estudos do Chile, a frequência de amamentação foi a mesma em amamentadoras que ovularam e aquelas que não o fizeram.

No México, um estudo de 29 mães amamentando e 10 não amamentando observou que, na ausência de sangramento e alimentações suplementares, 100% das amamentadoras no peito permaneceram anovulatórias por 3 meses pós-parto, e 96% até 6 meses.[440] O tempo médio desde o parto até a primeira ovulação foi 259 dias nas amamentadoras em comparação a 119 dias das não amamentadoras. Entretanto, pelo terceiro mês pós-parto, 18% das amamentadoras tinham ovulado.

Em uma população bem nutrida na Austrália, menos de 20% das mulheres amamentando ovularam pelo sexto mês pós-parto, e menos de 25% menstruaram.[441] Nem o tempo do primeiro suplemento nem a quantidade de suplemento prediziam o retorno da ovulação ou da menstruação. Em outras palavras, mesmo em mulheres dando aos seus lactentes alimentações suplementares, há inibição efetiva da ovulação durante os primeiros 6 meses de amamentação no peito.

O QUE OS CASAIS REALMENTE FAZEM? – O RISCO DE GRAVIDEZ

Demasiado frequentemente, autores enfatizaram que muitos casais não retomam intercurso sexual antes da sexta semana pós-parto. O que deve ser enfatizado é que estudos longitudinais indicam que números impressionantes o fazem. Na Inglaterra, cerca de um terço das mulheres primíparas retomaram intercurso pelas 6 semanas e quase todas pelos 3 meses.[442] Um estudo ao acaso de todas as mulheres que pariram na região de Grampian da Escócia em 1990-1991 revelou que 71% tinham tido intercurso pelas 8 semanas pós-parto, a maioria pelas 5 semanas.[443] Em outro estudo de acompanhamento longitudinal, aproximadamente 60% das mulheres tinham retomado intercurso *dentro* de 6 semanas após o parto.[444] Na Carolina do Norte, 57% das mulheres retomaram intercurso *dentro de* 6 semanas depois do parto.[445] Na Tailândia, 35% das mulheres relataram retomada da atividade sexual antes da sexta semana pós-parto, e nenhuma diferença foi notada comparando-se partos vaginais ou cesáreos ou com e sem episiotomia.[446] Amamentação em um estudo canadense demonstrou ser associado à retomada mais precoce, não mais tardia, do intercurso.[447] Em um estudo inglês, 166 de 328 mulheres tinham retomado intercurso sexual, a maioria antes da sexta semana pós-parto, e apenas 55 das 166 mulheres sexualmente ativas lembraram conselho médico e de enfermagem a respeito da retomada da atividade sexual.[448] Na Nigéria, 32% das mães amamentando retomaram atividade sexual pelas 6 semanas pós-parto, mas apenas 5% começaram um método de anticoncepção.[449]

Roger Short documentou na Austrália que em mulheres que têm intercurso desprotegido durante amenorreia de lactação e usam anticoncepção quando as menstruações reaparecem, 1,7% engravidam nos primeiros 6 meses de amamentação, 7% depois de 12 meses, e 13% depois de 24 meses.[450] Em um estudo de 422 mulheres de classe média em Santiago, Chile, houve apenas uma gravidez (no mês 6) quando amenorreia lactacional foi conscientemente acreditada para contracepção.[451] Isto foi igual a uma taxa de gravidez cumulativa em 6 meses por tabela de vida de 0,45%. Entretanto, esta realização exigiu um extenso programa de educação e apoio. Neste estudo, 9% das mulheres exclusivamente amamentando tiveram retomada de menstruação pelo fim de 3 meses e 19% pelo fim de 6 meses. Esta supressão aumentada da fertilidade indubitavelmente refletiu a intensidade do programa de amamentação e a motivação das participantes. No Chile, a probabilidade de gravidez em mulheres amamentando que estão amenorreicas foi descrita como 0,9% aos 6 meses e 17% aos 112 meses, nas mulheres menstruando, 36% aos 6 meses e 55% aos 12 meses.[452] No Paquistão, mulheres que deliberadamente escolhem amenorreia lactacional como método de contracepção experimentaram uma taxa de gravidez de apenas 1,1% em 12 meses se permanecessem amenorreicas.[453]

Um grupo internacional de pesquisadores na área de infertilidade lactacional chegou ao seguinte consenso em 1989, chamado Consenso de Bellagio (do local da conferência em Bellagio, Itália):[454]

"O efeito máximo de espaçamento dos nascimentos pela amamentação é obtido quando uma mãe amamenta 'completamente' ou quase completamente e permanece amenorreica. Quando estas duas condições são satisfeitas, amamentação fornece mais de 98% de proteção de gravidez nos primeiros 6 meses."

Amamentação completa significa que o estímulo total de amamentação pelo lactente é dirigido para a mãe. Não há nenhuma diminuição da amamentação pela suplementação ou com o uso de uma chupeta. O grau de Bellagio de proteção nos primeiros 6 meses de amamentação completa ou quase completa foi confirmado em estudos clínicos.[435,455]

A Organização Mundial da Saúde realizou um grande estudo prospectivo examinando a relação entre alimentação do lactente e amenorreia, bem como a taxa de gravidez durante amenorreia lactacional.[456-459] As mulheres que estavam ainda amamentando e permaneceram amenorreicas tiveram taxas de gravidez de 0,8% aos 6 meses e 4,4% aos 12 meses, novamente confirmando o Consenso de Bellagio.

A duração dos lóquios pós-parto é variável e pode tornar difícil detectar o início do sangramento menstrual. No estudo da Organização Mundial da Saúde, lóquios pós-parto estiveram presentes durante um mínimo de 2 dias até um máximo de 90 dias, com uma duração média de 27 dias.[459] A maioria das mulheres com amenorreia lactacional não experimentarão sangramento menstrual verdadeiro antes do dia 56 pós-parto (8 semanas). A frequência de amamentação não tem nenhum efeito sobre a duração dos lóquios pós-parto.

Por essas razões, somente mulheres amenorreicas que amamentam exclusivamente a intervalos regulares, incluindo a noite, durante os primeiros 6 meses têm a proteção contraceptiva equivalente à fornecida pela contracepção oral; com menstruação ou depois de 6 meses pós-parto, o risco de ovulação aumenta.[429,435,460] *Alimentação suplementar aumenta o risco de ovulação (e gravidez) mesmo em mulheres amenorreicas.*[452] *Proteção total contra gravidez é obtida pela mulher exclusivamente amamentando por uma duração de apenas 10 semanas.*[436]

Mulheres peritas no método do muco cervical podem detectar evidência de muco tipo fértil antes da primeira menstruação no período pós-parto. Entretanto, há muitas interpretações falso-positivas e falso-negativas.[461] Este método não pode ser usado com grande quota de confiança até que menstruações regulares sejam retomadas.

CONTRACEPÇÃO PÓS-PARTO

Uma gravidez recente e um bebê novo fornecem forte motivação para a mãe considerar contracepção. Em mulheres não amamentando no peito, ovulação pode ocorrer durante a quarta semana pós-parto. Nós insistimos com os clínicos e as pacientes para começarem uma nova tradição: marcar a primeira visita pós-parto durante a **terceira semana após o parto.** Mesmo as mulheres amamentando devem ser avaliadas neste momento, para considerar se a amamentação é completa e exclusiva, ou se é necessário um método anticoncepcional adicional.

Contracepção adicional é necessária durante a lactação para a maioria das mulheres. Isso não quer dizer que amamentação total completa não deva ser encorajada e que a proteção obtida nos primeiros 6 meses de amamentação não deva ser enfatizada. Mas depois de 3 meses, a primeira ovulação pode preceder o primeiro sangramento menstrual. Metade das mulheres estudadas que não estão amamentando completamente ovulam antes da sexta semana, época da visita pós-parto tradicional; uma visita durante a terceira semana pós-parto para mulheres amamentando e não amamentando é fortemente recomendada para aconselhamento anticoncepcional.

Regra dos 3.

Na presença de amamentação COMPLETA, um método contraceptivo deve ser usado começando no *terceiro mês pós-parto*.

Com amamentação PARCIAL ou NENHUMA amamentação, um método contraceptivo deve começar durante a *terceira semana pós-parto*.

Depois da terminação espontânea ou eletiva de uma gravidez de menos de 12 semanas, anticoncepção com esteroide deve ser iniciada imediatamente. Depois de uma gravidez de 12 ou mais semanas, a regra da terceira semana pós-parto deve ser obedecida se a gravidez for a termo ou quase termo para evitar o risco pós-parto de tromboembolismo venoso (discutido mais tarde).

A supressão da secreção de prolactina com um agonista da dopamina (p. ex., bromocriptina), não surpreendentemente, associa-se ao retorno da secreção de gonadotrofina na segunda semana pós-parto, e um retorno mais cedo à ovulação e à menstruação.[462] Em mulheres que recebem tratamento com agonista de dopamina no parto ou imediatamente após o parto, contracepção é necessária um mês mais cedo, na segunda semana pós-parto.[463]

Foi demonstrado que anticoncepção oral mesmo com formulações de baixa dose diminui a quantidade e qualidade da lactação em mulheres pós-parto. Embora tenha havido alguma preocupação a respeito do risco potencial de transferência de esteroides anticoncepcionais para o lactente (uma quantidade significativa do componente progestacional é secretada no leite da mama),[464,465] nenhum efeito adverso foi até agora identificado. Uma vez que o ferro seja um fator importante na atividade bacteriostática do leite da mama, é bom saber que as concentrações de ferro e cobre no leite da mama não são afetadas pelo uso de contraceptivos orais.[466]

Mulheres que usam contracepção oral têm uma incidência mais baixa de amamentação depois da 6ª semana pós-parto, independentemente de contracepção oral ser iniciada no primeiro, segundo ou terceiro mês pós-parto.[467-469] Em mulheres adequadamente nutridas, nenhum prejuízo do crescimento e desenvolvimento do lactente pôde ser detectado; presumivelmente, compensação é alcançada por alimentações suplementares ou amamentação aumentada.[470-472] Em um estudo de acompanhamento de 8 anos de crianças nascidas de mães usando contraceptivos orais, nenhum efeito pôde ser detectado em doenças, inteligência ou comportamento psicológico.[473] Este estudo também constatou que as mães sob anticoncepcionais orais amamentaram durante um período significativamente mais curto que as controles, uma média de 3,7 *vs.* 4,6 meses nas controles.

Em virtude da preocupação a respeito do impacto dos anticoncepcionais orais sobre a amamentação, uma alternativa útil consiste em combinar o efeito contraceptivo da lactação com a minipílula apenas de progestina; não há evidência de qualquer efeito adverso sobre a amamentação conforme medido pelo volume de leite e crescimento e desenvolvimento do bebê.[470-472]

Em contraste com o contraceptivo oral combinado, a minipílula de progestina isolada fornece mesmo um modesto reforço para produção de leite, e mulheres usando a minipílula amamentam mais tempo e acrescentam alimentação suplementar em um tempo mais tardio.[470,474,475] A combinação de lactação e a minipílula de progestina isolada é associada à eficácia contraceptiva quase total. Em adição, a minipílula pode proteger contra a perda óssea associada à lactação, uma vantagem potencial em mulheres subnutridas.[476] Em virtude do ligeiro impacto positivo sobre a lactação, a minipílula pode ser iniciada imediatamente após o parto.[477] Progestinas isoladas não aumentam o risco de trombose venosa.[478,479] Em mulheres latinas, obesas, amamentando, com diabetes gestacional prévio, a minipílula de progestina isolada foi associada a um risco 3 vezes aumentado de diabetes melito não insulinodependente.[251] Não se sabe se isto poderia ser um risco em todas as mulheres que tiveram diabetes gestacional; uma orientação prudente seria aconselhar outros métodos para este grupo especial de mulheres.

RISCO DE TROMBOEMBOLISMO VENOSO PÓS-PARTO

Embora tromboembolismo venoso seja um evento raro, o potencial de uma consequência catastrófica torna esta uma consideração importante. No passado, o risco de tromboembolismo venoso era considerado como concentrado no período pós-parto. Agora está evidente que a incidência pós-parto deste problema diminuiu, e diagnóstico pré-parto é agora mais comum. Indubitavelmente, um fator contributivo para esta mudança é a prática agora comum de deambulação precoce após o parto. Durante um período de 30 anos em Minnesota, a incidência de tromboembolismo venoso anteparto permaneceu constante, mas os casos pós-parto diminuíram de 2 vezes; inobstante o número de casos era ainda 5 vezes mais alto em mulheres pós-parto em comparação a mulheres grávidas.[480] Em um grande estudo de vigilância americano, metade dos eventos ocorreu durante a gravidez e metade *pós-partum*.[481] Na Espanha, no entanto, os casos foram ligeiramente mais frequentes durante a gravidez, em comparação ao período pós-parto.[482] Em um grande registro americano multicêntrico, houve quase duas vezes mais casos anteparto do que casos pós-parto.[483]

Na Suécia, ao longo do período de 10 anos dos 1990, a taxa de mortalidade por tromboembolismo venoso foi similar comparando-se gravidade a usuárias de contraceptivos orais, cerca de 8 por um milhão de mulheres por ano; a taxa de incidência foi cerca de 100 casos por 100.000 mulheres por ano.[484,485] A maioria dos casos de tromboembolismo venoso ocorrem em indivíduos com fatores de risco bem reconhecidos, incluindo idade mais velha, obesidade, varizes graves, câncer, fraturas, cirurgia e doença intestinal inflamatória.[486] Gravidez e contracepção com estrogênio-progestina combinados devem ser acrescentados a esta lista.

O aumento do tromboembolismo venoso começa logo depois da concepção, é mantido durante toda a gravidez e a primeira semana pós-parto, e a seguir declina gradualmente, atingindo níveis básicos cerca de 4 a 6 semanas pós-parto.[480] Tromboembolismo venoso mais de 6 semanas pós-parto é muito incomum. Para minimizar o risco de tromboembolismo venoso pós-parto, a boa prática contraceptiva tem, durante décadas, enfatizado a evitação da exposição a níveis farmacológicos de estrogênio imediatamente depois do parto. *Por essa razão, nós recomendamos que as mães não amamentando usem um método anticoncepcional com progestina isolada começando na terceira semana pós-parto; uma mudança para um método de combinação de estrogênio-progestina pode ser iniciada na sétima semana pós-parto. Esta recomendação também se aplica aos métodos vaginal e transdérmico de contracepção com estrogênio-progestina.*

OUTRAS CONSIDERAÇÕES

ADENOMAS SECRETORES DE PROLACTINA

Uma vez que se sabe que o estrogênio estimula secreção de prolactina e causa hipertrofia dos lactotrófos hipofisários, é apropriado preocupar-se com uma possível relação entre anticoncepção oral e adenomas secretores de prolactina. Estudos de caso-controle concluíram uniformemente que não existe tal relação.[487,488] Dados do *Royal College of General Practitioners* e os estudos da *Oxford Family Planning Association* indicaram ausência de aumento na incidência de adenomas hipofisários.[400,489] Uso prévio de anticoncepcionais orais não é relacionado com o tamanho de prolactinomas quando da apresentação e diagnóstico.[489,490] Contracepção oral pode ser prescrita a pacientes com microadenomas hipofisários sem temor de crescimento tumoral subsequente.[491,492] *Nós prescrevemos rotineiramente contracepção oral a pacientes com microadenomas hipofisários e nunca observamos evidência de crescimento tumoral.*

AMENORREIA PÓS-PÍLULA

A incidência aproximada de "amenorreia pós-pílula" é 0,7-0,8%, o que é igual à incidência de amenorreia secundária espontânea,[427,493,494] e não há evidência sustentando a ideia de que contracepção oral causa amenorreia secundária. Se uma relação de causa e efeito existisse entre anticoncepção oral e amenorreia subsequente, seria esperado que a incidência de infertilidade fosse aumentada depois que uma dada população descontinuasse o uso de contracepção oral. Nas mulheres que descontinuam contracepção oral a fim de engravidar, 50% concebem em 3 meses a de 2 anos, um máximo de 15% de mulheres nulíparas e 7% de mulheres paras deixam de conceber,[427] taxas comparáveis às citadas sobre a prevalência de infertilidade espontânea. Tentativas de documentar uma relação de causa e efeito entre uso de contraceptivo oral e amenorreia secundária falharam.[495] Embora pacientes com este problema venham mais rapidamente à nossa atenção em virtude de uso prévio de contraceptivo oral e acompanhamento, não há relação de causa e efeito. Mulheres que não retomaram à função menstrual dentro de 12 meses devem ser avaliadas como qualquer outra paciente com amenorreia secundária.

USO DURANTE A PUBERDADE

Deve ser aconselhada a contracepção oral para uma mulher jovem com menstruações irregulares e oligo-ovulação ou anovulação? O temor de infertilidade subsequente não deve dissuadir de fornecer contracepção apropriada. As mulheres que têm períodos menstruais irregulares são mais propensas a desenvolver amenorreia secundária, quer usem, quer não, contracepção oral. A possibilidade de amenorreia secundária subsequente é um risco menor e um problema menos urgente para uma mulher jovem do que deixá-la desprotegida. A necessidade de anticoncepção assume precedência.

Não há nenhuma evidência de que o uso de contraceptivos orais na menina púbere sexualmente ativa prejudique o crescimento e o desenvolvimento do sistema reprodutor.[419] Novamente, a preocupação mais importante é e deve ser a prevenção de uma gravidez indesejada. Para a maioria das adolescentes, contracepção oral, fornecida em uma embalagem de 28 dias para melhor obediência, é o método contraceptivo de escolha. Entretanto, continuação ainda melhor pode ser obtida com os métodos vaginal e transdérmico de contracepção com estrogênio-progestina (Capítulo 23).

DOENÇAS OCULARES E AUDITIVAS

Nos anos 1960 e 1970, houve numerosos relatos de casos de doenças oculares em mulheres usando anticoncepção oral. Uma análise dos dois grandes estudos britânicos de coortes (o *Royal College of General Practitioner's Study* e o *Oxford Family Planning Association Study*) não conseguiu encontrar nenhum aumento no risco para as seguintes condições: conjuntivite, ceratite, irite, doença lacrimal, estrabismo, catarata, glaucoma e descolamento de retina.[496] Lesões vasculares retinianas foram ligeiramente mais comuns em usuárias recentes de contracepção oral, mas este achado não atingiu significância estatística. Lentes de contato podem ser menos bem toleradas, exigindo uso mais frequente de soluções umidificantes.

O *Oxford Family Planning Association Study* não conseguiu detectar nenhuma evidência de quaisquer efeitos adversos da contracepção oral sobre doenças auditivas.[497]

ESCLEROSE MÚLTIPLA

Não há evidência em três estudos de coortes (o *Royal College of General Practitioner's Study*, o *Oxford Family Planning Association Study* e o *Nurses' Health Study*) de que haja qualquer efeito do uso de contraceptivo oral sobre o risco de esclerose múltipla.[498-500] Um estudo de caso-controle sugeriu que usuárias recentes de anticoncepcionais orais tiveram uma redução substancial na incidência de esclerose múltipla, talvez retardando o início da doença.[501] Um pequeno estudo prospectivo (7 mulheres sob anticoncepcionais orais) indicou que sintomas aumentaram durante o intervalo sem pílula.[502] Pacientes com esclerose múltipla devem considerar o uso do esquema de administração diária contínua.

INFECÇÕES E CONTRACEPÇÃO ORAL

DSTs VIRAIS

As doenças sexualmente transmitidas (DSTs) virais incluem vírus de imunodeficiência humana (HIV), papilomavírus humano (HPV), herpes *simplex* vírus (HSV) e hepatite B (HBV). No momento presente, nenhuma associação conhecida existe entre anticoncepção oral e as DSTs virais. Evidentemente, prevenção significativa inclui métodos de contracepção de barreira.

Até agora, a maioria dos estudos não encontrou associação entre uso de anticoncepcional oral e soropositividade HIV, e alguns indicaram um efeito protetor.[503-505] Contracepção esteroide usada por mulheres HIV-positivas não afeta a progressão da doença.[506,507]

Drogas antirretrovirais podem diminuir a eficácia do contraceptivo oral afetando o metabolismo de drogas ou causando diarreia e vômito. O tratamento geralmente consiste em uma combinação de três ou quatro drogas, e os estudos disponíveis muitas vezes refletem drogas e doses não usadas atualmente. Por essas razões, o grau de impacto clínico sobre a contracepção hormonal, se algum, não está bem estudado.[508] Não obstante, os estudos sugerem que algumas das drogas antirretrovirais são associadas a uma diminuição nos níveis de esteroides durante uso de anticoncepcional oral.

Uma dupla conduta é recomendada, combinando a eficácia e a proteção contraceptiva contra DIP oferecidas pela contracepção esteroide com o uso de um método de barreira para prevenção de DSTs virais e anticoncepção adicional.

DSTs BACTERIANAS

Doenças sexualmente transmitidas (DSTs) são um dos mais comuns problemas de saúde pública nos Estados Unidos. Doença inflamatória pélvica (DIP) geralmente é uma consequência de DSTs. A melhor estimativa de infertilidade tubária subsequente é derivada de um excelente trabalho sueco; aproximadamente 12% depois de um episódio de DIP, 23% depois de dois episódios, e 54% após três episódios.[509] Como a infecção pélvica é a grande ameaça isolada ao futuro reprodutivo de uma mulher jovem, a agora reconhecida proteção oferecida pela contracepção oral contra doença inflamatória pélvica é altamente importante.[510-512] *O risco de hospitalização por DIP é reduzido aproximadamente 50-60%, mas pelo menos 12 meses de uso são necessários, e a proteção é limitada às usuárias atuais.*[510,513] Ademais, se uma paciente adquirir uma infecção pélvica, a gravidade da salpingite encontrada na laparoscopia é diminuída.[514,515] O mecanismo desta proteção permanece desconhecido. A especulação inclui espessamento do muco cervical para evitar movimento de patógenos e esperma carregados de bactérias para dentro do útero e das tubas, e sangramento menstrual diminuído, reduzindo o movimento de patógenos para dentro das tubas, bem como uma redução no "meio de cultura". Esta proteção provavelmente se responsabiliza pela maior taxa de fertilidade observada nas prévias usuárias de anticoncepção oral.[419,420]

Foi lançado o argumento de que esta proteção é limitada à doença gonocócica e infecções por clamídia poderiam mesmo ser intensificadas. A maioria dos estudos publicados descreveram uma associação positiva dos contraceptivos orais à cervicite por clamídia do trato genital inferior.[516,517] Uma vez que as infecções do trato genital inferior causadas por clamídias estejam crescendo (agora a mais prevalente DST nos EUA) e a taxa de hospitalização por DIP também é aumentada, é valioso que as pacientes e os clínicos fiquem alertas para sintomas de cervicite ou salpingite em mulheres sob contracepção oral que estão em alto risco de doenças sexualmente transmitidas (múltiplos parceiros sexuais, uma história de DST, ou corrimento cervical). O mecanismo da associação entre cervicite por clamídia e anticoncepcionais orais pode ser a bem reconhecida extensão do epitélio colunar da endocérvix por sobre a cérvix (ectopia) que ocorre com uso de contraceptivo oral.[518] Este ectrópio pode permitir uma coleção mais efetiva de amostras cervicais para cultura, introduzindo, assim, um viés de detecção nos estudos epidemiológicos.

Apesar desta relação potencial entre contracepção oral e infecções por clamídia, deve ser enfatizado que não há evidência de um impacto de anticoncepcionais orais aumentando a incidência de infertilidade tubária.[519] De fato, estudos de caso-controle indicaram que usuárias de contracepção oral com infecção por clamídia são protegidas contra DIP sintomática.[520,521] Um estudo de caso-controle sugeriu que usuárias de contraceptivo oral são mais propensas a abrigar endometrite não reconhecida, e que isto explicaria a discrepância entre as taxas observadas entre infecção dos tratos inferior e superior.[522] Entretanto, isto não explicaria a ausência de uma associação entre uso de anticoncepcional oral e infertilidade tubária. Assim, a influência da contracepção oral sobre o trato reprodutivo superior pode ser diferente daquela sobre o trato inferior. Estas observações sobre fertilidade são derivadas, principalmente, se não totalmente, de mulheres usando contraceptivos orais, contendo 50 µg de estrogênio. A dominância progestínica continuada das formulações de mais baixa dose, no entanto, deveria produzir o mesmo impacto protetor. Evidência inicial indicou proteção com anticoncepcionais orais de baixa dose, mas um estudo subsequente deixou de encontrar uma redução na doença do trato genital superior associada a contraceptivos orais ou métodos de barreira.[513,523]

OUTRAS INFECÇÕES

Nos estudos prospectivos britânicos de contraceptivos orais de alta dose, infecções do trato urinário foram aumentadas nas usuárias de contracepção oral, por 20%, e uma correlação foi notada com a dose de estrogênio. Uma incidência aumentada de cervicite também foi relatada, um efeito relacionado com a dose de progestina. A incidência de cervicite aumentou com a duração de tempo que a pílula foi usada, de não mais alta após 6 meses para 3 vezes mais alta pelo sexto ano de uso. Um aumento significativo em uma variedade de doenças virais, p.ex., varicela, foi observada, sugerindo efeitos esteroides sobre o sistema imune. A prevalência destes efeitos com contracepção oral de baixa dose é desconhecida.

Contracepção oral parece proteger contra vaginose bacteriana e infecções por *Trichomonas*.[524-527] Falta evidência para implicar convincentemente a contracepção oral com infecções vaginais por espécies de *Candida*;[524] entretanto, a experiência clínica, às vezes, é impressionante quando recorrência e cura repetidamente acompanham uso e descontinuação de contracepção oral.

TRATAMENTO DAS PACIENTES

CONTRAINDICAÇÕES ABSOLUTAS AO USO DE CONTRACEPÇÃO ORAL

1. Tromboflebite, doenças tromboembólicas (incluindo uma história familiar próxima, progenitor ou irmão, sugestiva de uma suscetibilidade herdada à trombose venosa), doença

vascular cerebral, oclusão coronariana, ou uma história pregressa destas condições, ou condições predispondo a estes problemas.

2. Função hepática marcadamente prejudicada. Hormônios esteroides são contraindicados em pacientes com hepatite até que os testes de função hepática retornem ao normal.

3. História de cardiopatia coronariana ou doença vascular cerebral.

4. Cefaleias tipo enxaqueca com aura.

5. Diabetes melito com doença vascular.

6. Câncer de mama conhecido ou suspeitado.

7. Sangramento vaginal anormal não diagnosticado.

8. Gravidez conhecida ou suspeitada.

9. Fumantes acima da idade de 35 anos.

10. Hipercolesterolemia ou hipertrigliceridemia grave.

11. Hipertensão não controlada.

CONTRAINDICAÇÕES RELATIVAS EXIGINDO JULGAMENTO CLÍNICO E CONSENTIMENTO INFORMADO

1. Cefaleias tipo enxaqueca sem aura.

2. Hipertensão controlada.

3. Leiomioma uterino.

4. Diabetes gestacional.

5. Diabetes melito.

6. Cirurgia eletiva.

7. Doenças convulsivas.

8. Icterícia obstrutiva em gravidez.

9. Anemia falciforme ou doença de hemoglobina C.

10. Doença da vesícula biliar.

11. Prolapso de valva mitral.

12. Lúpus eritematoso sistêmico.

13. Hiperlipidemia.

14. Fumo.

15. Doença hepática.

DECISÕES CLÍNICAS

VIGILÂNCIA

Muitas mulheres podem receber prescrição de contracepção hormonal sem um exame clínico mamário e pélvico.[528] Problemas exigindo avaliação adicional podem ser identificados com uma história médica cuidadosa e medição da pressão arterial. Subsequentemente, em vista da segurança aumentada das preparações de baixa dose para mulheres jovens sadias sem fatores de risco, as pacientes necessitam ser vistas apenas a cada 12 meses para exclusão de problemas pela história, medição da pressão arterial, exame de urina, exame das mamas, palpação do fígado e exame pélvico com colpocitologia. As mulheres com fatores de risco devem ser vistas a cada 6 meses por pessoal apropriadamente treinado para triagem de problemas pela história e medição da pressão arterial. Exames das mamas e pélvico são necessários apenas anualmente. Vale enfatizar que melhor continuação é obtida reavaliando-se as novas usuárias dentro de 1-2 meses. É nessa época que temores sutis e preocupações não externadas necessitam ser confrontados e resolvidos.

Contracepção oral é mais segura do que a maioria das pessoas pensa, e as preparações de baixa dose são extremamente seguras. Os prestadores de assistência à saúde devem fazer um esforço importante para levar esta mensagem às nossas pacientes (e nossos colegas). Devemos assegurar que nossas pacientes recebem aconselhamento adequado, seja de nós mesmos ou da nossa equipe profissional. A principal razão pela qual pacientes descontinuam contracepção oral é o temor de efeitos colaterais.[529] Vamos separar tempo para pôr os riscos em perspectiva adequada, e enfatizar os benefícios bem como os riscos.

Vigilância laboratorial deve ser usada apenas quando indicado. Medições bioquímicas de rotina não fornecem informação suficiente para justificar a despesa. Avaliação do perfil de colesterol-lipoproteína e o metabolismo dos carboidratos devem seguir as mesmas diretrizes aplicadas a todas as pacientes, usuárias e não usuárias de anticoncepção. O seguinte é um guia útil sobre quem deve ser monitorada com testes sanguíneos de triagem para glicose, lipídios e lipoproteínas:

Mulheres jovens, pelo menos uma vez.
Mulheres de 35 anos de idade ou mais velhas.
Mulheres com forte história de família de doença cardíaca, diabetes melito ou hipertensão.
Mulheres com diabetes melito gestacional.
Mulheres com xantomatose.
Mulheres obesas.
Mulheres diabéticas.

ESCOLHA DA PÍLULA

O princípio terapêutico permanece: utilizar as formulações que dão contracepção efetiva e a maior margem de segurança. Você e suas pacientes são instados a escolher uma preparação de baixa dose, contendo menos de 50 μg de estrogênio, combinado com baixas doses de progestinas novas ou antigas. Os dados atuais suportam a opinião de que há maior segurança com preparações, contendo menos de 50 μg de estrogênio. Os argumentos, neste capítulo, indicam que todas as pacientes devem começar contracepção oral com produtos de baixa dose, e que as pacientes sob contracepção oral com dose mais alta devem ser mudadas para as preparações de baixa dose. Mudar para uma dose mais baixa pode ser realizado sem reações adversas como sangramento aumentado ou falha da anticoncepção.

Um esquema prolongado ou uso contínuo merece consideração. Sangramento de escape e sangramento de supressão são reduzidos com estes esquemas, e em virtude da maior supressão do

FSH e do crescimento folicular, é muito provável que as taxas de falha com uso típico sejam menores.

As preparações multifásicas possuem uma dosagem reduzida de progestina em comparação aos produtos monofásicos existentes; entretanto, com base na informação atualmente disponível, há pouca diferença entre as monofásicas de baixa dose e as multifásicas.

Os efeitos farmacológicos das várias formulações em animais foram usados como uma base para recomendações terapêuticas ao selecionar a pílula contraceptiva oral ideal. *Estas recomendações (fazer a pílula sob medida para a paciente) não foram suportadas por experiências clínicas apropriadamente controladas. Frequentemente, isto leva à prescrição de uma pílula de posologia excessiva com seu risco aumentado acompanhado de efeitos colaterais sérios.* É valioso repetir nossos comentários mais cedo sobre a potência. Potência anticoncepcional oral (especificamente potência de progestina) não é mais uma consideração quando se trata de prescrever pílulas de controle da natalidade. A potência das várias progestinas foi levada em conta por ajustes apropriados da dose. O efeito biológico dos vários componentes progestacionais nos anticoncepcionais orais atuais de baixa dose é aproximadamente o mesmo. Nosso progresso em reduzir as doses dos esteroides contidos nos anticoncepcionais orais forneceu produtos com poucas diferenças sérias.

USO DAS PÍLULAS

Contracepção efetiva está presente durante o primeiro ciclo de uso da pílula, contanto que as pílulas sejam começadas não mais tarde do que o quinto dia do ciclo, e nenhuma pílula seja perdida. Assim, começar contracepção oral no primeiro dia da menstruação assegura proteção imediata. As embalagens de início no domingo, começando no primeiro domingo após o início da menstruação, podem ser mais fáceis de lembrar, e geralmente evitam sangramento menstrual em fins de semana. É provável, *mas não totalmente certo,* que mesmo se um folículo dominante emergir em pacientes ocasionais após um começo em um domingo, a onda de LH e ovulação ainda seriam evitadas.[530] *Nós preferimos o início no primeiro dia e não recomendamos mais o início no domingo. Se o começo no domingo for usado, é prudente aconselhar as pacientes a usarem proteção adicional na primeira semana de uso.*

A conduta convencional para começar contraceptivos orais, seja com a menstruação seja no domingo, acarreta consigo uma demora em obter contracepção para muitas mulheres. Muitos clínicos advogam o método *Quick Start* (partida rápida), um início *imediato ou no mesmo dia,* no dia em que a paciente recebe sua prescrição, independentemente do dia da paciente no seu ciclo.[531] Combinado com um método de *backup* para a primeira semana, preferivelmente camisinhas, um início imediato pode evitar gravidezes indesejadas ocorrendo durante a demora antes de iniciar contracepção oral com os métodos convencionais. Em alguns casos de história coital apropriada, um teste de gravidez sensível seria uma precaução sensata antes de começar o tratamento. As mulheres que usam o método do começo imediato têm melhores taxas de continuação e não experimentam um aumento no sangramento de escape.[532,533]

Escolhas de Início para Contracepção Esteroide

1. **Começo no primeiro dia da menstruação**
   Vantagem: proteção imediata assegurada

2. **Começar no primeiro domingo após o início da menstruação**
   Vantagem: evita menstruação em fim de semana
   Desvantagem: proteção de reserva aconselhável durante a primeira semana

3. *Quick-Start* (Início imediato, no mesmo dia)
   Vantagem: melhor obediência
   Desvantagem: proteção de *backup* necessária durante a primeira semana; excluir gravidez antes de começar

Não há fundamento lógico para recomendar um intervalo livre de pílula para "descansar". Os efeitos colaterais sérios não são eliminados por intervalos livres de pílulas. Esta prática demasiado frequentemente resulta em gravidezes indesejadas.

Qual é a importância de tomar o contraceptivo oral na mesma hora todo dia? Embora não bem estudada, há razão para acreditar que a ingestão precisa da pílula minimiza sangramento de escape. Além disso, a obediência é melhorada por um esquema fixo que é formador de hábito.

EVITANDO SANGRAMENTO MENSTRUAL

Clínicos durante anos prescreveram anticoncepcionais orais diários ilimitados para tratar condições, como endometriose, distúrbios hemorrágicos, cólicas menstruais e "enxaqueca menstrual", mesmo para evitar sangramento em atletas e pessoas atarefadas. Sangramento de supressão não é uma experiência desejada, para muitas mulheres, e hoje em dia, sangramento mensal, sangramento periódico ou não sangrar são escolhas disponíveis às mulheres. Qualquer contraceptivo oral de combinação pode ser usado em uma base de administração contínua diária; mesmo as formulações de mais baixa dose de estrogênio fornecem excelentes perfis de sangramento e efeitos colaterais em um esquema contínuo.[82,91] Um benefício adicional da aplicação contínua é a simplificação do esquema de tomada de pílula com o potencial de melhor conformidade e uma taxa de falha mais baixa.

Ocasionalmente, pacientes gostariam de adiar um período menstrual, p.ex., para um casamento, feriado ou férias. Isto pode ser facilmente realizado omitindo-se o intervalo livre de hormônio. Simplesmente começar uma nova caixa de pílulas no dia seguinte depois de terminar a série de pílulas *ativas* da embalagem precedente.

O QUE FAZER QUANDO PÍLULAS FOREM PERDIDAS

Ingestão irregular de pílulas é uma ocorrência comum. Usando-se um aparelho de monitoramento eletrônico para medir a obediência, ficou evidente que a constância da ingestão de pílulas é ainda pior do que as pacientes relatam; apenas 33% das mulheres foram documentadas como não tendo perdido pílulas no ciclo 1, e pelo ciclo 3, cerca de um terço das mulheres perdeu 3 ou mais pílulas com muitos episódios de dias consecutivos de pílulas perdidas.[534] Estes dados indicam que as mulheres se tornam menos cuidadosas com o tempo, enfatizando a importância de repetidamente rever com as pacientes o que fazer quando pílulas forem perdidas.

Se uma mulher perder 1 pílula, deve tomar essa pílula tão logo se lembre e tomar a pílula seguinte como usualmente. Nenhum método de *backup* é necessário.

Se ela perder 2 pílulas nas primeiras 2 semanas, deve tomar duas pílulas em cada um dos 2 dias seguintes; é improvável que um método de *backup* seja necessário, mas o consenso oficial é recomendar *backup* durante os seguintes 7 dias, especialmente se as pílulas perdidas ocorrerem na primeira semana. **Se a paciente estiver usando um contraceptivo oral com 20 μg ou menos de estrogênio e as pílulas perdidas ocorrerem na primeira semana, considerar o uso de contracepção de emergência.**

Se 2 pílulas forem perdidas na terceira semana, ou se mais de 2 pílulas ativas forem perdidas a qualquer tempo, outra forma de contracepção deve ser usada como *backup* imediatamente e durante 7

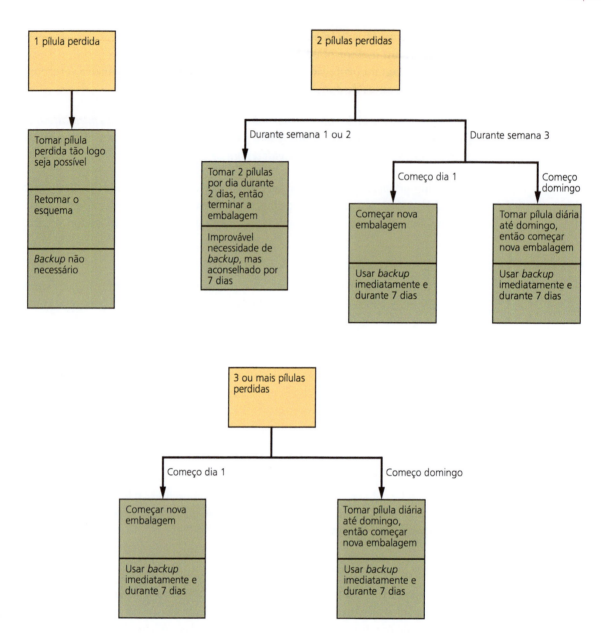

dias; se iniciada em domingo, continuar tomando uma pílula cada dia até domingo, e no domingo começar uma nova embalagem; se não iniciada em domingo, começar uma nova embalagem no mesmo dia.

Estudos puseram em questão se perder pílulas tem um impacto sobre a contracepção. Um estudo demonstrou que saltar 4 pílulas consecutivas em tempos variados no ciclo não resultou em ovulação.[530] Estudos em que as mulheres deliberadamente alongam seu intervalo livre de pílula até 11 dias não mostraram sinais de ovulação.[84,535] Até agora não há evidência de que se mover para doses mais baixas teve um impacto sobre a margem de erro. Apesar da maior atividade folicular com os contraceptivos orais de mais baixa dose, a ovulação ainda é efetivamente evitada.[58] Entretanto, os estudos envolveram pequenos números de mulheres, e dada a grande variação individual, é possível que algumas mulheres possam estar em risco com um pequeno aumento no intervalo livre de pílula. Embora os efeitos progestacionais sobre o endométrio e muco cervical sirvam para assegurar boa eficácia contraceptiva,[100] aconselhamento conservador a respeito de perder pílulas constitui a mensagem mais segura a transmitir.

Os problemas mais prevalentes que podem ser identificados associados a aparentes falhas de contraceptivo oral são vômito e diarreia.[101,102] *Mesmo se nenhuma pílula tiver sido perdida, as pacientes devem ser instruídas a usar um método de backup durante pelo menos 7 dias após um episódio de gastroenterite.*

PROBLEMAS CLÍNICOS

SANGRAMENTO DE ESCAPE

Um problema importante para continuação é sangramento de escape. Sangramento de escape dá origem a temores e preocupações; ele é irritante e mesmo embaraçoso. Por essa razão, ao iniciarem anticoncepção oral, as pacientes necessitam ser completamente informadas sobre sangramento de escape.

Há dois problemas de sangramento de escape característicos: sangramento irregular nos primeiros meses depois de começar contracepção oral, e sangramento inesperado depois de muitos meses de uso. Esforço deve ser feito para controlar o problema de sangramento de uma maneira que possibilite à paciente permanecer com contracepção oral de baixa dose. *Não há evidência de que o início de sangramento seja associado à eficácia diminuída, não importando que formulação contraceptiva oral seja usada, mesmo os produtos de mais baixa dose.* De fato, em um estudo cuidadoso, sangramento de escape não se correlacionou com alterações nos níveis sanguíneos dos esteroides contraceptivos.[64]

O sangramento de escape mais frequentemente encontrado ocorre nos primeiros meses de uso. A incidência é máxima nos primeiros 3 meses, variando de 10-30% no primeiro mês e menos de 10% no terceiro. As taxas de sangramento de escape são mais altas com anticoncepcionais orais de mais baixa dose, mas não dramaticamente.[59,60] Sangramento de escape é mais alto em mulheres que fumam e em fumantes que usam formulações com 20 µg de etinil estradiol.[62] Entretanto, as diferenças entre as várias formulações atualmente disponíveis são de mínimo significado clínico. O padrão básico é o mesmo, mais alto no primeiro mês uma prevalência maior em fumantes, especialmente em ciclos mais tardios.

Sangramento de escape é mais bem manejado por boa preparação antecipatória educacional da paciente ao iniciar o tratamento, com encorajamento e tranquilização quando sangramento ocorre. Este sangramento geralmente desparece pelo terceiro ciclo na maioria das mulheres. As mulheres devem ser fortemente aconselhadas a falar com o clínico antes de descontinuarem a contracepção. Se necessário, mesmo este padrão inicial de sangramento de escape pode ser tratado conforme descrito adiante. É útil explicar à paciente que este sangramento representa degradação tecidual à medida que o endométrio se ajusta do seu estado espesso usual para o estado relativamente fino permitido pelos hormônios nos anticoncepcionais orais.

Sangramento de escape que ocorre depois de muitos meses de uso de contraceptivo oral é uma consequência da decidualização induzida pela progestina. Este endométrio e os vasos sanguíneos dentro do endométrio tendem a ser frágeis e tendentes à ruptura e sangramento assíncrono.

Há dois fatores reconhecidos (ambos evitáveis) que são associados a uma incidência maior de sangramento de escape. Constância de uso e fumo aumentam manchas e sangramento, mas a inconstância da ingestão da pílula é mais importante e tem um efeito maior nos ciclos subsequentes, enquanto o fumo exerce um efeito geral a qualquer tempo.[536] Reforço da tomada constante das pílulas pode ajudar a minimizar sangramento de escape. Mulheres jovens que fumam tendem mais a descontinuar anticoncepção oral,[537] e isto pode ser parcialmente graças a sangramento irregular.

Infecção cervical pode ser outra causa de sangramento de escape; a prevalência de infecções por clamídia cervicais é mais alta em usuárias de contraceptivo oral que relatam sangramento de escape.[538]

Se o sangramento ocorrer imediatamente antes do fim do ciclo de pílulas, pode ser controlado fazendo a paciente parar as pílulas, aguardar 7 dias e começar um novo ciclo. Se o sangramento de escape for prolongado ou se for irritante para a paciente, independentemente do ponto no ciclo de pílulas, o controle do sangramento pode ser obtido com uma série curta de estrogênio exógeno. Estrogênio conjugado, 1,25 mg, ou estradiol, 2 mg, é administrado diariamente por 7 dias quando o sangramento estiver presente, não importando onde o paciente esteja no seu ciclo de pílula. A paciente continua a obedecer à escala de ingestão de pílula. Geralmente, uma série de estrogênio resolve o problema, e recorrência de sangramento não é usual (mas se ele recidivar, outra série de 7 dias de estrogênio é efetiva).

Lembrar que há uma redução significativa no número de dias de sangramento e *spotting*, bem como na quantidade de sangramento de supressão, nas mulheres que usam um esquema de 24 dias. Estudos comparando esquemas de 24 e 21 dias indicaram que algum do sangramento de escape experimentado pelas mulheres sob esquemas de 21 dias é em virtude de crescimento folicular, uma elevação nos níveis de estrogênio endógeno, seguido pela morte do folículo e sangramento de supressão de estrogênio. Há dois mecanismos em operação, portanto, no sangramento de escape: endométrio atrófico induzido por progestina com fragilidade vascular, e sangramento de supressão em resposta à elevação e queda dos níveis de estrogênio endógeno associadas com crescimento e morte folicular. Maior supressão do crescimento folicular com esquemas de 24 dias resulta em menos sangramento.

Sangramento de escape em mulheres usando anticoncepção esteroide sem uma interrupção, administração contínua diária de contraceptivos orais, é mais bem tratado descontinuando-se a medicação por 3 ou 4 dias (não mais que uma vez cada 3 semanas), permitindo uma descamação menstrual de supressão.[539,540]

Responder ao sangramento irregular fazendo a paciente tomar 2 ou 3 pílulas não é efetivo. O componente progestina da pílula sempre dominará; portanto, duplicar o número de pílulas também duplicará o impacto progestacional e seu efeito de decidualização, atrófico, sobre o endométrio e seu efeito desestabilizador sobre os vasos sanguíneos endometriais. A adição de estrogênio extra enquanto se mantém inalterada a dose de progestina é lógica e eficaz. Isto permite à paciente permanecer com a formulação de baixa dose com sua vantagem de maior segurança. Sangramento de escape, na nossa interpretação, não constitui razão suficiente para expor as pacientes aos riscos aumentados associados a anticoncepcionais orais de mais alta dose. Qualquer sangramento que não seja controlado por esta rotina exige investigação quanto à presença de patologia.

Não há evidência de que quaisquer formulações contraceptivas orais que sejam aproximadamente equivalentes em dosagem de estrogênio e progestina sejam significativamente diferentes nas taxas de sangramento de escape. Os clínicos muitas vezes ficam impressionados de que a mudança para outro produto detenha com eficácia o sangramento de escape. É mais provável que a passagem do tempo seja o fator responsável, e o sangramento teria parado independentemente da mudança e independentemente do produto.

AMENORREIA

Com pílulas de baixa dose, o conteúdo de estrogênio não é suficiente em algumas mulheres para estimular crescimento endometrial. O efeito progestacional domina em tal grau que é produzido um endométrio atrófico superficial, desprovido de suficiente tecido para fornecer sangramento de supressão. Deve ser enfatizado que atrofia permanente do endométrio não ocorre, e a retomada da função ovariana normal restaurará o crescimento e o desenvolvimento endometriais. Na verdade, não há consequência danosa permanente da amenorreia enquanto sob anticoncepção oral.

O principal problema com amenorreia enquanto sob contracepção oral é a ansiedade produzida na paciente e no clínico porque a ausência de sangramento pode ser um sinal de gravidez. A paciente fica ansiosa por causa da incerteza a respeito de gravidez, e o clínico fica ansioso por causa das preocupações médico-legais originadas dos antigos estudos, os quais indicaram um risco aumentado de anormalidades congênitas entre os filhos de mulheres que inadvertidamente usaram anticoncepção oral no começo da gravidez. Nós revimos este problema anteriormente, e afirmamos enfaticamente que não há nenhuma associação entre contracepção oral e um risco aumentado de malformação congênita, e não há nenhum risco aumentado de ter filhos anormais.

A incidência de amenorreia no primeiro ano de uso com contracepção oral de baixa dose é menos de 2%. Esta incidência aumenta com a duração, atingindo talvez 5% depois de vários anos de uso. É importante alertar as pacientes, ao iniciarem contracepção oral, que sangramento diminuído e possivelmente nenhum sangramento podem suceder.

Amenorreia é um problema difícil de tratamento. Um teste de gravidez permitirá avaliação confiável quanto à presença de gravidez mesmo nesta fase inicial. Entretanto, uso repetido, de rotina, dessa testagem é caro e importuno, e pode levar à descontinuação da contracepção oral. *Um teste simples para gravidez consiste em avaliar a temperatura corporal basal durante o FIM da semana sem pílula ou no último dia livre de pílula ativa em um esquema de 24 dias; uma temperatura corporal menor que 36,7°C não é compatível com gravidez, e a contracepção oral pode ser continuada.*

Muitas mulheres ficam tranquilizadas com uma compreensão de por que não há sangramento, e são capazes de continuar a pílula apesar da amenorreia. Algumas mulheres não conseguem lidar com uma falta de sangramento, e isto é uma indicação para procurar outras formulações (uma prática não sustentada por quaisquer ensaios clínicos, e, portanto, as expectativas são incertas). Mas novamente, este problema não justifica expor as pacientes aos riscos maiores de efeitos colaterais importantes associados a produtos de dose mais alta.

Alguns clínicos observaram que a adição de estrogênio extra durante 1 mês (1,25 mg de estrogênios conjugados ou 2 mg de estradiol diariamente durante todos os 21 dias enquanto tomando o anticoncepcional oral) rejuvenescerá o endométrio, e o sangramento de supressão reaparecerá, persistindo por muitos meses.

GANHO DE PESO

A queixa de ganho de peso é frequentemente citada como um problema importante de obediência. Todavia, estudos das preparações de baixa dose não demonstraram um ganho significativo de peso com contracepção oral, e nenhuma diferença importante entre os vários produtos.[268-271,274,276] Isto obviamente é um problema de percepção, uma conclusão sustentada por encontrar o ganho de peso idêntico em grupos tratado e de placebo. O clínico deve reforçar cuidadosamente a ausência de associação entre anticoncepcionais de baixa dose e ganho de peso, e focalizar a paciente no culpado real: dieta e nível de exercício. A maioria das mulheres ganham uma quantidade moderada de peso à medida que envelhecem, quer tomem contraceptivos orais quer não.

ACNE

Contraceptivos orais de baixa dose melhoram acne independentemente de qual produto seja usado.[242,266,267,275,541-546] As baixas doses de progestina (incluindo formulações com levonorgestrel) atualmente usadas são insuficientes para estimular uma resposta androgênica e proveem tratamento efetivo para acne e hirsutismo. Além da ação inibidora do componente progestacional sobre o LH e a subsequente redução na produção de androgênio ovariana, os anticoncepcionais de estrogênio-progestina oferecem um benefício adicional em virtude do aumento nos níveis de SHBG induzidos pelo componente estrogênico. O aumento na SHBG resulta em uma maior capacidade de ligação de androgênio com uma diminuição nos níveis de testosterona livre. As progestinas nos contraceptivos de estrogênio-progestina também inibem a atividade de 5α-redutase na pele, contribuindo ainda mais para o impacto clínico dos contraceptivos orais sobre o hirsutismo.[547]

CISTOS OVARIANOS

Relatos de casos não publicados sugeriram que cistos ovarianos funcionais são encontrados mais frequentemente e se suprimem menos facilmente com formulações multifásicas. Esta observação não resistiu ao escrutínio cuidadoso.[548,549] Cistos ovarianos funcionais ocorreram menos frequentemente em mulheres sob contracepção oral com mais alta dose.[550] Esta proteção é reduzida pelos produtos atuais de mais baixa dose, a ponto de pouco efeito poder ser medido.[549,551-554] Assim, o risco desses cistos não é eliminado; e, por essa razão, os clínicos podem encontrar esses cistos em pacientes tomando quaisquer das formulações anticoncepcionais orais.

DROGAS QUE AFETAM A EFICÁCIA

Há muitos relatos não publicados de pacientes que conceberam sob contraceptivos orais, enquanto tomando antibióticos. Há pouca evidência, no entanto, de que antibióticos, como ampicilina, metronidazol, quinolona e tetraciclina, os quais reduzem a flora bacteriana do trato gastrointestinal, afetem a eficácia do contraceptivo oral. Estudos indicam que embora antibióticos possam alterar a excreção de esteroides contraceptivos, os níveis plasmáticos ficam inalterados, e não há evidência de ovulação.[555-558] Uma revisão de um grande número de pacientes derivadas de clínicas dermatológicas não encontrou uma taxa aumentada de gravidez em mulheres sob anticoncepcionais orais e sendo tratadas com antibióticos (tetraciclinas, penicilinas, cefalosporinas).[559] A droga anti-HIV, etravirina, não produz alterações importantes na farmacodinâmica do etinil estradiol e da noretindrona.[560]

Há boa razão para acreditar que drogas que estimulam a capacidade metabólica do fígado podem afetar a eficácia contraceptiva oral. Erva-de-são-joão deve ser acrescentada a esta lista.[561] Por outro lado, uma pesquisa de um grande banco de dados não descobriu qualquer evidência de que contraceptivos orais de mais baixa dose sejam mais tendentes a falhar ou a ter mais problemas de interação de drogas, quando outras drogas são usadas.[562]

Para ser cauteloso, as pacientes sob medicações que afetam o metabolismo hepático devem escolher um contraceptivo alternativo. Uma lista que pode não ser completa inclui os seguintes:

Carbamazepina (Tegretol)
Felbamato
Lamotrigina
Nevirapina
Oxcarbazepina
Fenobarbital
Fenitoína (Dilantin)
Primidona (Mysoline)
Rifabutin
Rifampicina (Rifampin)
Erva-de-são-joão

Topiramato
Vigabatrin
Possivelmente ácido valproico, etossuximida, griseofulvina e troglitazona.

OUTRAS INTERAÇÕES DE DROGAS

Embora não extensamente documentado, há razão para acreditar que os anticoncepcionais orais potencializam a ação do diazepam (Valium), clordiazepóxido (Psicosedin), antidepressivos tricíclicos e teofilina.[563] Assim, doses mais baixas destes agentes podem ser efetivas em usuárias de anticoncepcional oral. Em virtude de uma influência nas taxas de remoção, as usuárias de anticoncepcional oral podem necessitar de doses maiores de acetaminofeno e aspirina.[564]

ENXAQUECA

Enxaquecas verdadeiras são mais comuns em mulheres, enquanto cefaleias tensionais (90% de todas as cefaleias) ocorrem igualmente em homens e mulheres.[565] Não houve estudos bem feitos para determinar o impacto da contracepção oral sobre a gravidade das enxaquecas. As pacientes podem relatar que suas enxaquecas estão piores ou melhores.

Há duas categorias de enxaqueca: enxaqueca comum que é enxaqueca sem aura, e enxaqueca clássica que é enxaqueca com aura (essencialmente enxaquecas com aura visual ou outros sintomas neurológicos, ocorrendo em 30% das sofredoras de enxaqueca). Estes sintomas começam *antes* da cefaleia e se resolvem com a instalação da cefaleia. Sintomas que ocorrem durante cefaleias, especialmente fotofobia, não são sinais de aura. Sintomas que indicam uma premonição de uma cefaleia, como sensibilidade à luz ou som, má concentração e fadiga ocorrendo 1 a 2 dias antes de uma cefaleia também não são considerados sinais de aura.

Indícios de Enxaqueca com Aura:

- Escotomas (pontos cegos) ou visão turva.
- Linhas brilhantes em zigue-zague.
- Episódios de cegueira.
- Entorpecimento, parestesias.
- Dificuldades de fala.
- Sintomas unilaterais, como fraqueza.

Em virtude da seriedade desta complicação potencial, o início de sintomas visuais ou cefaleias graves exige uma resposta. Se a paciente estiver com dose mais alta, uma mudança para uma formulação de baixa dose pode aliviar as cefaleias; entretanto, esta prática não foi estudada. Mudar para uma marca diferente é valioso, ainda que apenas para evocar uma resposta placebo. Cefaleias vasculares verdadeiras (enxaqueca com aura) são uma indicação para evitar ou descontinuar anticoncepção oral. Anticoncepcionais orais devem ser evitados em mulheres que têm enxaqueca com aura complexa ou prolongada, ou se fatores adicionais para acidente vascular encefálico estiverem presentes (idade mais avançada, fumo, hipertensão, diabetes melito, obesidade, história familiar de doença arterial em uma idade jovem).[566] Contraceptivos orais podem ser considerados em mulheres com menos de 35 anos, que têm enxaqueca *sem* aura, e que sob outros aspectos são sadias e não fumantes.

Enxaquecas, especialmente com aura, são um fator de risco para AVE.[567] O risco é maior em mulheres com hipertensão, em fumantes, com uma história familiar de enxaqueca, e em mulheres com uma longa história de enxaqueca ou com mais de 12 ataques por ano de enxaqueca com aura.[568,569] Estudos com pílulas de alta dose indicaram que enxaquecas foram ligadas a um risco de AVE. Estudos mais recentes refletindo o uso de formulações de baixa dose forneceram resultados mistos. Um não encontrou um aumento adicional em AVE em pacientes com enxaqueca que usam contracepção oral, outro concluiu que o uso de anticoncepção oral por enxaquecosas foi associado a um aumento de 4 vezes no risco já aumentado de derrame isquêmico.[570,571] O estudo de caso-controle da Organização Mundial da Saúde indicou um risco aumentado na enxaqueca nas usuárias de contraceptivo oral que fumavam.[568] Uma vez que 20-30% das mulheres têm enxaquecas, é de esperar que as populações de estudo nos estudos mais recentes de trombose tenham incluído números substanciais de mulheres com enxaqueca. Um efeito adverso dos contraceptivos orais de baixa dose sobre o risco de AVE em mulheres com enxaqueca deveria ter se manifestado nos dados. A ausência de um risco aumentado de AVE nestes estudos é tranquilizadora. Não obstante, acredita-se que as mulheres com enxaqueca sob anticoncepcionais orais tenham um risco aumentado de AVE; o risco absoluto em uma mulher de 20 anos de idade é estimado em 10 por 100.000 e para uma mulher de 40 anos de idade, 100 por 100.000.[566] Em virtude dos pequenos números de mulheres jovens que têm derrame, a maioria dos estudos não pôde diferenciar entre enxaqueca com e sem aura. Entretanto, no *American Stroke Prevention in Young Women*, uso de contraceptivo oral em fumantes foi associado a um risco aumentado de AVE em mulheres com enxaqueca com aura.[572]

Em algumas mulheres, existe uma relação entre os seus níveis hormonais flutuantes durante um ciclo menstrual e enxaquecas, com o início de cefaleias caracteristicamente coincidindo com a menstruação (também visto na semana livre de pílula da anticoncepção oral). Nós tivemos sucesso pessoal (não publicado, admitimos) em aliviar cefaleias pela eliminação do ciclo menstrual, seja com o uso de administração contínua *diária* de contraceptivos orais ou a administração diária de um agente progestacional (como 10 mg de acetato de medroxiprogesterona) ou o uso de acetato de medroxiprogesterona em formulação de depósito. Um esquema prolongado, em vez de aplicação contínua, também pode melhorar enxaquecas menstruais. Algumas mulheres com enxaqueca têm respostas extremamente satisfatórias. As mulheres que experimentam uma exacerbação das suas cefaleias com contracepção de estrogênio-progestina devem considerar um dos métodos de progestina isoladamente ou contracepção intrauterina.

Em suma, contracepção com estrogênio-progestina não deve ser usada por mulheres que têm enxaqueca com aura. As mulheres que têm enxaqueca sem aura e que têm menos de 35 anos de idade (o risco de acidente vascular encefálico aumenta com a idade) são sadias e não fumantes podem usar contracepção esteroide combinada. Mulheres com enxaqueca sem aura acima da idade de 35 anos devem evitar o uso farmacológico de estrogênio.

SUMÁRIO – USO DE CONTRACEPTIVO ORAL E PROBLEMAS CLÍNICOS

HIPERTENSÃO

Anticoncepção oral com baixa dose pode ser usada em mulheres com menos de 35 anos de idade com hipertensão bem controlada por medicação, e que sob os demais aspectos são sadias e não fumam. Recomendamos as formulações com mais baixa dose de estrogênio.

HIPERTENSÃO INDUZIDA PELA GRAVIDEZ

Mulheres com hipertensão induzida pela gravidez podem usar contracepção oral tão logo a pressão arterial seja normal no período pós-parto.

LEIOMIOMA UTERINO

Esta não é uma contraindicação a contraceptivos orais de baixa dose. Há evidência de que o risco de leiomiomas foi diminuído 31% nas mulheres que usaram contracepção oral de mais alta dose durante 10 anos.[573] Entretanto, estudos de caso-controle com anticoncepcionais orais de mais baixa dose não encontraram nem uma diminuição nem um aumento no risco, embora o *Nurses' Health Study* tenha relatado um risco ligeiramente aumentado quando contraceptivos orais foram usados pela primeira vez em anos em adolescentes iniciais.[574-576] Um estudo de caso-controle indicou um risco decrescente de leiomiomas uterinos com duração aumentando do uso de contraceptivo oral.[577] A administração de contraceptivos orais de baixa dose a mulheres com leiomiomas não estimula crescimento dos miomas, e é associada a uma redução no sangramento menstrual.[578]

DIABETES GESTACIONAL

Formulações de baixa dose não produzem uma resposta diabética da tolerância à glicose em mulheres com diabetes gestacional prévio, e não há evidência de que contraceptivos orais combinados aumentem a incidência de diabetes melito franco.[250,251] Acreditamos que as mulheres com diabetes gestacional prévio podem usar anticoncepção oral com avaliação anual do nível da glicemia em jejum. Há uma preocupação com mulheres amamentando usando a minipílula de progestina-somente (discutido mais tarde neste capítulo).

DIABETES MELITO

Anticoncepção oral pode ser usada por mulheres diabéticas com menos de 35 anos de idade que não fumam e são sadias sob todos os demais aspectos (especialmente uma ausência de complicações vasculares diabéticas). Um estudo de caso-controle não logrou encontrar evidência de que o uso de anticoncepcional oral por mulheres jovens com diabetes melito insulinodependente tenha aumentado o desenvolvimento de retinopatia ou nefropatia.[253] Em um estudo de 1 ano de mulheres com diabetes melito insulinodependente que estavam usando um anticoncepcional oral de baixa dose, nenhuma deterioração pôde ser documentada nas lipoproteínas ou marcadores bioquímicos da hemostasia para risco cardiovascular.[254] E, finalmente, nenhum efeito dos anticoncepcionais orais sobre a mortalidade cardiovascular pôde ser detectado em um grupo de mulheres com diabetes melito.[255] Mulheres com diabetes e doença vascular ou fatores importantes de risco cardiovascular devem evitar doses farmacológicas de estrogênio exógeno.

CIRURGIA ELETIVA

A recomendação de que a contracepção oral deve ser descontinuada 4 semanas antes de grande cirurgia para evitar um risco aumentado de trombose pós-operatória é fundamentada em dados derivados de pílulas com alta dose. Se possível, é mais seguro seguir esta recomendação quando um período de imobilização for esperado. Com grande cirurgia e imobilização, incluindo artroscopia, especialmente se a paciente for obesa, tratamento profilático deve ser considerado para uma usuária atual ou recente de anticoncepcionais orais. É prudente manter a contracepção até a execução de um procedimento de esterilização, e esta curta operação ambulatorial acarreta risco muito mínimo, se algum.

DISTÚRBIOS CONVULSIVOS

Anticoncepcionais orais não exacerbam epilepsia, e em algumas mulheres ocorreu melhora no controle de convulsões.[579,580] Um problema potencial é levantado repetidamente a respeito das drogas antiepilépticas que afetam o metabolismo hepático, e esse é que elas podem diminuir a efetividade da contracepção oral. Alguns clínicos advogam o uso de produtos com mais alta dose (50 μg de estrogênio); entretanto, não foram realizados estudos para demonstrar que esta dose mais alta é necessária. Outra preocupação é que mudar para um produto de dose mais alta aumenta a dose de estrogênio e o risco de efeitos colaterais. Mais importante, mesmo que estudos indiquem que algumas drogas antiepilépticas abaixem os níveis de esteroides nas usuárias de contraceptivos orais, ovulação ou gravidezes não puderam ser detectadas nestes estudos.[581-584] A eficácia da maioria das drogas antiepilépticas não é afetada pela contracepção esteroide; entretanto, há evidência de que lamotrigina e ácido valproico possam necessitar de ajustes posológicos em virtude de metabolismo induzido por estrogênio.[584-587] Consideração deve ser dada a métodos que nem afetam o metabolismo de drogas antiepilépticas nem o método afetado pelas drogas. Estes incluem anticoncepção intrauterina com um DIU de cobre ou o SIU (sistema intrauterino) liberador de levonorgestrel,[588] métodos de progestina-somente de longa ação, métodos de barreira e esterilização.

ICTERÍCIA OBSTRUTIVA NA GRAVIDEZ

Nem todas as pacientes com esta história desenvolverão icterícia sob anticoncepção oral, especialmente com formulações de baixa dose.

ANEMIA FALCIFORME

Pacientes com estigma falcêmico podem usar contracepção oral. O risco de trombose em mulheres com doença falciforme ou doença de hemoglobina C é teórico (e uma preocupação médico-legal). Acreditamos que a proteção efetiva contra gravidez nestas pacientes justifica o uso de contracepção oral de baixa dose. No único relatório de acompanhamento a longo prazo (10 anos) de mulheres com doença falciforme e usando contraceptivos orais, nenhum efeito adverso aparente foi observado (em uma época quando produtos de mais alta dose eram prevalentes).[589] Um estudo da deformação eritrocítica em mulheres com anemia falciforme não conseguiu detectar efeitos adversos dos esteroides contraceptivos.[590] Manter em mente que acetato de medroxiprogesterona *depot* usado para contracepção é associado à inibição do afoiçamento e melhora na anemia em pacientes com doença falciforme.[591]

DOENÇA DA VESÍCULA BILIAR

Uso de contracepção oral pode precipitar um ataque sintomático em mulheres que se sabe terem cálculos ou uma história positiva para doença vesicular e, portanto, deve ser usado muito cautelosamente ou absolutamente nunca.

PROLAPSO DE VALVA MITRAL

Uso de anticoncepção oral é limitado a pacientes não fumantes que são assintomáticas (nenhuma evidência clínica de regurgitação). Há um pequeno subconjunto de pacientes com prolapso de valva mitral que estão em risco aumentado de tromboembolismo. Pacientes com fibrilação atrial, enxaquecas ou anormalidades de fatores da coagulação devem considerar métodos de progestina-somente ou o DIU (antibióticos profiláticos devem cobrir a inserção de DIU se estiver presente regurgitação mitral).

LÚPUS ERITEMATOSO SISTÊMICO

Uso de contraceptivo oral pode exacerbar lúpus eritematoso sistêmico, e a doença vascular associada a lúpus, quando presente, representa uma contraindicação a contraceptivos orais contendo estrogênio.[592] Um grande estudo de caso-controle usando o banco de dados *General Practice Research Database* no R.U. indicou um risco aumentado desta doença autoimune em usuárias atuais e recentes de contraceptivos orais; entretanto, o único aumento significativo foi em usuárias de formulações de alta dose de 50 μg.[593] Os métodos de progestina-somente são uma boa escolha para mulheres com lúpus eritematoso sistêmico. Entretanto, em pacientes com doença estável ou inativa, sem comprometimento renal e altos anticorpos antifosfolipídicos, contracepção oral com baixa dose pode ser considerada.[594]

Em um estudo clínico realizado na Cidade do México, 162 mulheres com lúpus eritematoso sistêmico foram randomizadas para tratamento com um de três métodos contraceptivos: contraceptivos orais de estrogênio-progestina, progestina isolada oral, ou um DIU de cobre.[595] A atividade da doença permaneceu igualmente branda e estável ao longo de 1 ano em todos os três grupos. Não houve diferenças no uso de drogas anti-inflamatórias. Houve quatro casos de tromboses de membro inferior, dois no grupo recebendo anticoncepcionais orais e dois com pílulas de progestina isolada. Todos os quatro tinham baixos títulos de anticorpos antifosfolipídicos. Contraceptivos contendo estrogênio não exacerbaram lúpus eritematoso sistêmico.

A experiência suportada pelos NIH, OC-SELENA (*Safety of Estrogens in Lupus Erythematosus National Assessment*) foi uma experiência duplamente cega, randomizada, de 183 mulheres com lúpus eritematoso sistêmico estável tratadas com um contraceptivo oral de 35 µg de etinil estradiol ou placebo e acompanhadas durante 1 ano.[596] Exacerbações de lúpus, o ponto final principal, ocorreram igualmente nos dois grupos. Trombose venosa não ocorreu mais frequentemente no grupo de contraceptivo oral. Os resultados indicaram que contraceptivos orais de estrogênio-progestina de baixa dose podem ser usados por pacientes com lúpus eritematoso sistêmico moderado estável que estejam em baixo risco de trombose. Pacientes com anticorpos anticardiolipina em alto título, anticoagulante de lúpus, ou trombose prévia foram excluídas do estudo SELENA. Se hormonioterapia for ser dada a estas pacientes, alguma forma de anticoagulação crônica deve ser considerada (como baixa dose de aspirina).

Estes estudos são importantes por pelo menos duas boas razões. Primeira, houve uma impressão clínica geral de que estrogênios administrados exogenamente aumentariam a atividade da doença do lúpus. Segunda, há efeitos importantes dos contraceptivos orais que seriam benéficos para pacientes com lúpus. Estes efeitos benéficos incluem: (1) contracepção é um componente principal do tratamento para pacientes com lúpus, porque o resultado da gravidez é adversamente afetado pela doença ativa instável; (2) pacientes com lúpus experimentam importante perda óssea e um aumento em fraturas como um efeito colateral indesejado do seu tratamento clínico; e (3) contraceptivos de estrogênio-progestina podem moderar a intensidade do lúpus.

HIPERLIPIDEMIA

Uma vez que os anticoncepcionais orais de baixa dose exercem impacto desprezível sobre o perfil de lipoproteínas, hiperlipidemia não é uma contraindicação absoluta, com a exceção de níveis muito altos de triglicerídeos (os quais podem ser tornados piores pelo estrogênio). Em mulheres com níveis de triglicerídeos acima de 250 mg/dL, estrogênio deve ser provido com grande cautela. Se doença vascular já estiver presente, contracepção oral deve ser evitada. Se outros fatores de risco estiverem presentes, especialmente fumo, contracepção oral não é recomendada. Pacientes dislipidêmicas que começam anticoncepção oral devem ter seus perfis de lipoproteínas monitorados mensalmente por algumas visitas para assegurar ausência de impacto adverso. Se a anormalidade lipídica não puder ser controlada, deve ser usado um método alternativo de contracepção.[597] Anticoncepcionais orais contendo desogestrel, norgestimato ou gestodeno podem aumentar os níveis de HDL, mas não se sabe se esta alteração é clinicamente significativa. Se hipertrigliceridemia for a única preocupação, manter em mente que a resposta de triglicerídeo ao estrogênio é rápida. Uma dosagem de repetição deve ser obtida em 2-4 semanas. **Um nível acima de 750 mg/dL representa uma contraindicação absoluta ao tratamento estrogênico por causa do risco de pancreatite.**

FUMO

Contracepção oral é absolutamente contraindicada em fumantes acima da idade de 35 anos. Em pacientes com 35 anos e mais jovens, fumo inveterado (15 ou mais cigarros por dia) é uma contraindicação relativa. O risco relativo de eventos cardiovasculares é aumentado para as mulheres de todas as idades que usam anticoncepcionais orais; entretanto, uma vez que a incidência real de eventos cardiovasculares seja tão baixa em uma baixa idade, o risco real é muito baixo para mulheres jovens, embora aumente com a idade. Uma ex-fumante (durante pelo menos 1 ano) deve ser vista como uma não fumante. Risco é ligado apenas ao fumo ativo. Há espaço para julgamento? Dadas as circunstâncias certas, anticoncepcionais orais de baixa dose poderiam ser apropriados para uma fumante leve ou a usuária de um adesivo de nicotina. Uma formulação de 20 μg de estrogênio é uma escolha melhor para mulheres fumantes, independentemente da idade (porque esta dose de estrogênio não tem impacto sobre fatores da coagulação e ativação das plaquetas).[121,122]

DOENÇA HEPÁTICA

Contracepção oral pode ser utilizada quando os testes de função hepática retornarem ao normal. Testes de função hepática de acompanhamento devem ser feitos após 2-3 meses de uso.

DISTÚRBIOS HEMORRÁGICOS

Mulheres com distúrbios hemorrágicos e mulheres tomando anticoagulantes podem usar contracepção oral, embora a segurança dos métodos de estrogênio-progestina não tenha sido documentada em mulheres que são anticoaguladas por causa de uma história pregressa de trombose venosa. Inibição da ovulação pode evitar o problema real de um corpo lúteo hemorrágico nestas pacientes. Uma redução na perda sanguínea menstrual é outro benefício de importância. Métodos de progestina isolada não aumentam o risco de trombose venosa. Acetato de medroxiprogesterona *depot* suprimiria ovulação e o risco de hemorragia ovariana, enquanto o SIU liberador de levonorgestrel é especialmente efetivo para reduzir sangramento menstrual.

OBESIDADE

Uma mulher obesa que é saudável sob os demais aspectos pode usar contracepção oral de baixa dose. Entretanto, há considerações especiais associadas à obesidade:

- Obesidade e envelhecimento são fatores de risco independentes para trombose venosa, e estudos de caso-controle indicaram que este risco se soma ao associado a contraceptivos orais.[142,150,598,599] Métodos de progestina isolada devem receber séria consideração para uso pelas mulheres obesas especialmente o sistema intrauterino de levonorgestrel. Entretanto, o risco adicional com contraceptivos orais é menor que o risco associado à gravidez e ao período pós-parto.[600] *Anticoncepcionais orais com as mais baixas doses de estrogênio devem ser usados para mulheres obesas e mais velhas, mas métodos de progestina isolada constituem uma escolha ainda melhor. As mesmas considerações se aplicam aos outros métodos de anticoncepção de estrogênio-progestina, os métodos vaginal e transdérmico.*

- Há modesta evidência de que a falha contraceptiva hormonal é aumentada em mulheres com excesso de peso (acima de 70 kg).[601-606] Por outro lado, nenhum efeito do peso corporal sobre a falha de contraceptivo oral foi detectado em uma grande coorte prospectiva europeia.[607] Estudos clínicos mais antigos excluíram mulheres com alto peso corporal, e, por esta razão, o efeito do peso corporal sobre a contracepção não foi bem estudado. Selecionar um produto de estrogênio de 50 μg para mulheres obesas poderia superar uma possível taxa de falha, mas isto agravaria os riscos associados a uma dose mais alta de estrogênio àqueles já ligados com a obesidade. Manter em mente que as conclusões positivas a respeito das taxas de falha e o peso foram fundamentados em diferenças de apenas 2 a 4 gravidezes por 100 mulheres por ano. Eficácia em mulheres com excesso de peso seria ainda maior do que com métodos de barreira. Porém mais importante, estudos clínicos recentes, especialmente aqueles com esquemas prolongados, detectaram ausência de aumento nas taxas de falha associado a pesos corporais mais pesados.[73,87,607,608]

- Os dados epidemiológicos não são absolutamente convincentes, mas um estudo farmacológico proporciona uma boa razão para acreditar que peso corporal excessivo é associado a uma redução na eficácia de contraceptivo esteroide. Mulheres obesas sob contraceptivos orais com um período livre de pílula de 7 dias tradicional levaram tempo duas vezes mais longo (10 dias) para alcançar uma concentração em estado constante da progestina administrada, e isso foi associado à ovulação mais frequente.[609] Pessoas "fora da curva" podem levar ainda mais tempo! *Nós encorajamos fortemente o uso de um esquema prolongado ou aplicação contínua nestas pacientes.*

- Obesidade está sendo cada vez mais tratada com um método de cirurgia bariátrica. No pós-operatório, atualmente é recomendado que gravidez seja evitada por 12 a 18 meses. Estudos indicam que os níveis de esteroides após ingestão de contraceptivos orais são mais baixos nestas pacientes durante pelo menos vários anos.[610,611] Vias alternativas de administração são melhores para estas pacientes, incluindo a inserção vaginal de anticoncepcionais orais (discutida mais tarde), injeções, implantes e contracepção intrauterina.

DOENÇA BENIGNA DA MAMA

Doença benigna da mama não é uma contraindicação para anticoncepção oral; com 2 anos de uso, a condição pode melhorar.

CARDIOPATIA CONGÊNITA OU CARDIOPATIA VALVAR

Contracepção oral é contraindicada somente se houver reserva cardíaca marginal ou uma condição que predisponha a trombose.

DEPRESSÃO

Anticoncepcionais orais de baixa dose têm mínimo, se algum, impacto sobre o humor.

OVÁRIOS POLICÍSTICOS E RESISTÊNCIA À INSULINA

Como os anticoncepcionais orais mais antigos, de alta dose, aumentavam a resistência à insulina, foi sugerido que este tratamento deveria ser evitado em mulheres com excesso de peso anovulatórias. Entretanto, os anticoncepcionais orais de baixa dose têm mínimos efeitos sobre o metabolismo dos carboidratos, e pode-se esperar que a maioria das mulheres hiperandrogênicas, hiperinsulinêmicas respondam favoravelmente ao tratamento com contraceptivos orais.[612] Alterações da insulina e da glicose com contraceptivos orais de baixa dose (menos de 50 μg de etinil estradiol) são tão mínimas, que agora se considera que elas não têm significância.[244] Estudos de acompanhamento a longo prazo não detectaram qualquer aumento na incidência de diabetes melito ou tolerância prejudicada à glicose (mesmo em usuárias passadas e atuais de pílulas de alta dose).[246,248] Além disso, não há evidência de um aumento no risco de doença cardiovascular em usuárias passadas de anticoncepcionais orais.[126,127] Adicionalmente, contraceptivos orais de baixa dose foram administrados a mulheres com diabetes gestacional recente sem um impacto adverso, e em mulheres com diabetes melito insulinodependente, contraceptivos orais de baixa dose não produziram deterioração nos marcadores lipídicos e bioquímicos de doença cardiovascular ou aumentaram o desenvolvimento de retinopatia ou nefropatia.[250,251,253,254] A administração de um contraceptivo oral de baixa dose a mulheres com obesidade extrema e resistência muito grave à insulina resultou em apenas branda deterioração da tolerância à glicose.[613]

Impressionantemente, em um estudo de acompanhamento (cerca de 10 anos) de mulheres com ovários policísticos e hiperinsulinismo, comparando usuárias de contraceptivo oral a não usuárias, os parâmetros metabólicos não apenas não pioraram nas usuárias, mas eles, na realidade, melhoraram, incluindo o peso corporal, tolerância à glicose, níveis de insulina e níveis de HDL-colesterol, o que foi em notável contraste com a piora metabólica observada nas não usuárias.[614] Esta experiência suporta a segurança do tratamento anticoncepcional oral para mulheres anovulatórias, hiperandrogênicas, hiperinsulinêmicas.

TRANSTORNOS ALIMENTARES

Em pacientes com transtornos alimentares, a densidade óssea se correlaciona com o peso corporal. A resposta óssea à terapia hormonal será prejudicada durante tanto tempo quanto um peso anormal for mantido ou baixa ingestão calórica persistir.[615] A falha em responder ao tratamento estrogênico com um aumento na densidade óssea pode ser decorrente dos efeitos ósseos adversos do hipercortisolismo associado a doenças de estresse. Ademais, como o ganho puberal na densidade óssea é muito significativo, os indivíduos que deixam de experimentar este aumento adolescente podem continuar a ter um déficit na massa óssea apesar do tratamento hormonal. Função menstrual reduzida por qualquer razão cedo na vida (mesmo depois da adolescência) pode deixar um déficit residual na densidade óssea que não pode ser totalmente recuperado com a retomada das menstruações ou com tratamento hormonal.[616, 617] Contracepção esteroide pode ser usada em pacientes com transtornos alimentares, e uma falta de ganho em densidade óssea constitui um indício de que o transtorno alimentar não está resolvido.

ADENOMAS HIPOFISÁRIOS SECRETORES DE PROLACTINA

Contracepção oral de baixa dose pode ser usada na presença de microadenomas.

MONONUCLEOSE INFECCIOSA

Contracepção oral pode ser usada, enquanto os testes funcionais hepáticos forem normais.

DOENÇA INTESTINAL INFLAMATÓRIA

Não há associação entre contracepção oral *de baixa dose* e colite ulcerativa,[278] embora um aumento no risco tenha sido descrito com produtos com estrogênio de alta dose mais antigos.[618-620] Anticoncepcionais orais são absorvidos principalmente no intestino delgado; mulheres que têm uma ileostomia após cirurgia intestinal inferior têm absorção normal de esteroide com o uso de anticoncepcionais orais.[621,622]

O risco de enterite regional (doença de Crohn) foi descrito aumentado nas usuárias de anticoncepcional oral, mas apenas em atuais fumantes.[623] Outros relatórios indicaram que fumo e uso de contraceptivo oral foram independentemente associados a um risco aumentado de incidência e recaída.[618,620,624,625] Entretanto, estas associações não foram fortes e refletiram predominantemente o uso de formulações mais antigas de mais alta dose. Pelo menos um estudo de caso-controle não conseguiu detectar ligação entre uso de contraceptivo oral e a incidência de doença de Crohn.[626] Em uma coorte prospectiva de mulheres com enterite regional, nenhum impacto adverso de contraceptivos orais pôde ser detectado sobre a evolução clínica, especificamente sobre exacerbações.[627]

O impacto da anticoncepção esteroide de baixa dose sobre o risco de doença intestinal inflamatória é desprezível. Ademais, não há razão firme para restringir estes métodos para as mulheres com estas condições.

TRANSPLANTE DE ÓRGÃOS

Transplantação de órgão é seguida por terapia imunossupressora para prevenção de rejeição. Embora métodos de barreira para contracepção sejam geralmente recomendados, não há razão para que mulheres em pós-operatório com boa função hepática e pressões arteriais normais não possam usar contracepção esteroide.[628,529] O uso de contracepção esteroide em pacientes de transplante não apenas fornecerá desejada anticoncepção efetiva, mas também evitará as menstruações irregulares e intensas que são comumente observadas.

VIA ALTERNATIVA DE ADMINISTRAÇÃO

Ocasionalmente, pode ser encontrada uma situação em que uma alternativa à administração de pílulas contraceptivas seja necessária. Por exemplo, pacientes recebendo quimioterapia podem ter importante náusea e vômito, ou mucosite, ambas as quais impediriam administração de droga oral. Gravidez deve ser evitada nos 18 meses subsequentes à cirurgia bariátrica, mas este período de tempo é associado à má absorção gastrointestinal. Os anticoncepcionais orais de baixa dose podem ser administrados vaginalmente. Inicialmente, foi alegado que duas pílulas devem ser colocadas alto na vagina diariamente a fim de produzir níveis sanguíneos de esteroide contraceptivo comparáveis à administração oral de uma pílula.[630] Entretanto, um grande estudo clínico demonstrou eficácia contraceptiva típica com uma pílula administrada vaginalmente por dia.[631] Em um estudo comparativo, uma redução importante nos efeitos colaterais foi associada à administração vaginal.[632]

ATLETAS E CONTRACEPÇÃO ORAL

Uma vez que as atletas sejam muitas vezes amenorreicas e hipoestrogênicas, os anticoncepcionais orais proporcionam não apenas confiança contra o risco de uma gravidez indesejada, mas também suporte estrogênico contra perda óssea. Esta é uma situação em que medições de densidade óssea são valiosas. Uma baixa densidade óssea pode ajudar a motivar uma atleta para tomar terapia hormonal, e uma medição subsequente de densidade óssea que revele um falta de resposta a estrogênio pode indicar a presença de um transtorno alimentar oculto.

Atletas de competição são frequentemente preocupadas com a possibilidade de contraceptivos poderem reduzir o desempenho em exercício. Um fundamento para a preocupação pode ser rastreado até o aumento fisiológico na ventilação durante a gravidez, mediado pela progesterona. Assim, a intensificação pela progestina da resposta ventilatória poderia consumir energia que de outro modo seria disponível para desempenho atlético. De fato, relatórios geraram dados conflitantes conforme medidos por testagem de laboratório. Entretanto, estudos experimentais que simulam eventos atléticos não conseguem encontrar efeitos adversos sobre a captação de oxigênio ou a taxa respiratória.[633] De fato, um estudo de exercício vigoroso em um contexto de laboratório documentou poder aeróbico melhorado com aumento no tempo de exaustão e trabalho total realizado em usuárias de contraceptivos orais.[634] Outro estudo descreveu redução da dor, tanto percebidos e com palpação, após exercício em mulheres usando anticoncepcionais orais.[635] Uso de anticoncepcional oral não tem nenhum efeito sobre a prevalência ou gravidade de lombalgia, um problema comum em mulheres atletas.[636]

Contraceptivos orais têm muito a oferecer sem nenhum inconveniente sério para as atletas. Em atletas que desejam evitar sangramento menstrual, anticoncepcionais orais podem ser administrados em uma base diária, sem interrupções, evitando sangramento de supressão. Aplicação contínua também é uma boa escolha para mulheres militares. Os métodos vaginal e transdérmico (Capítulo 23) podem ser usados de modo semelhante.

BENEFÍCIOS NÃO CONTRACEPTIVOS DA CONTRACEPÇÃO ORAL

Os benefícios não contraceptivos da anticoncepção oral de baixa dose podem ser agrupados em duas categorias principais: benefícios que se acumulam incidentalmente quando anticoncepção é especificamente utilizada para finalidades contraceptivas e benefícios que resultam do uso dos contraceptivos orais para tratar problemas e distúrbios.

Os benefícios incidentais não contraceptivos podem ser arrolados como se segue:

Anticoncepção Efetiva.
 – **Menos necessidade de aborto induzido.**
 – **Menos necessidade de esterilização cirúrgica.**
Menos Câncer Endometrial.
Menos Câncer Ovariano.
Menos Câncer Colorretal.
Menos Gravidezes Ectópicas.
Menstruações Mais Regulares.
 – **Menor fluxo.**
 – **Menos dismenorreia.**
 – **Menos anemia.**
Menos Salpingite.
Menos Doença Benigna da Mama.
Densidade Óssea Aumentada.
Provavelmente Menos Endometriose.
Possivelmente Menos Artrite Reumatoide.
Possivelmente Proteção contra Aterosclerose.
Possivelmente Menos Leiomiomas.
Possivelmente Menos Cistos de Ovário.

Muitos destes benefícios foram discutidos previamente. Proteção contra doença inflamatória pélvica é especialmente digna de nota e uma contribuição importante não apenas para preservação da fertilidade, mas para custos mais baixos de assistência à saúde. Também importante é a prevenção de gravidezes ectópicas. As gravidezes ectópicas aumentaram em incidência (em parte graças a um aumento nas DSTs) e representam um custo importante para nossa sociedade e uma ameaça à fertilidade das pacientes individuais. Evidentemente, a prevenção de neoplasia benigna e maligna constitui um aspecto proeminente da contracepção oral. Uma redução de 40% no câncer de ovário e uma redução de 50% no câncer endometrial representam proteção substancial. Na coorte da *Oxford Family Planning Association*, o uso de contraceptivos orais de baixa dose foi associado a uma incidência declinante de doença benigna da mama com o aumento da duração do uso.[338]

Estudos com formulações de dose mais altas documentaram em usuárias a longo prazo uma redução de 31% nos leiomiomas uterinos e, nas usuárias atuais, uma redução de 78% nos cistos de corpo lúteo e uma redução de 49% nos cistos ovarianos funcionais.[550] Dois estudos de caso-controle com contraceptivos orais de baixa dose não encontraram impacto sobre o risco de leiomiomas uterinos, nem aumentados nem diminuídos,[574,575] e um indicou um risco decrescente com a duração de uso, atingindo uma redução de 50% após 7 ou mais anos de uso (o efeito foi limitado às usuárias atuais).[577] Estudos epidemiológicos indicaram que um declínio progressivo na incidência de cistos ovarianos é proporcional às doses de esteroides nos contraceptivos orais.[551,52] Formulações atuais de baixa dose monofásicas e multifásicas não proveem nenhuma proteção contra cistos ovarianos funcionais.[551-554] Esta aparente proteção mais fraca proporcionada pelas atuais formulações de baixa dose torna muito provável que os clínicos venham a encontrar esses cistos nas suas pacientes sob anticoncepcionais orais.

Os contraceptivos de baixa dose são tão efetivos quanto as preparações de dose mais alta para reduzir o fluxo menstrual e a prevalência e a gravidade da dismenorreia.[637-639] O uso de contracepção oral é associado a uma incidência mais baixa de endometriose, embora o efeito protetor seja provavelmente limitado ao uso atual ou recente.[640-642] Estes benefícios envolvendo dois problemas ginecológicos comuns têm um importante impacto positivo sobre a conformidade com o tratamento.

Drogas progestacionais foram usadas para tratar a dor da endometriose durante longo tempo. De fato, a noretindrona e o noretinodrel foram aprovados pela FDA para esta finalidade em 1957, 3 anos antes da aprovação do primeiro anticoncepcional oral. Por volta de 1960, 500.000 mulheres estavam usando estes agentes, embora seja improvável que todas tivessem endometriose ou mesmo dismenorreia. Portanto, há uma enorme história clínica sustentando o uso dos contraceptivos orais para o tratamento de endometriose.

Um estudo japonês multicêntrico randomizado, duplamente cego, controlada com placebo avaliou o uso de um contraceptivo oral de baixa dose para o tratamento de dismenorreia associada à endometriose.[643] O anticoncepcional oral, dado durante 3 de 4 semanas durante 4 ciclos, consistiu em 35 μg de etinil estradiol e 1 mg de noretindrona. A dor da dismenorreia curiosamente diminuiu no grupo de placebo, mas a diminuição no grupo de anticoncepcional oral foi duas vezes maior. O grupo de tratamento demonstrou uma diminuição na enduração pélvica que não alcançou significância estatística. Somente o grupo de tratamento demonstrou uma redução no tamanho dos endometriomas ovarianos que eram maiores que 3 cm de diâmetro como valor básico. Este estudo japonês fornece dados de ensaio clínico para um contraceptivo oral de baixa dose que confirmam anos de experiência. Vale salientar que um estudo randomizado, controlado com placebo, usando um contraceptivo oral com 20 μg de estrogênio documentou tratamento efetivo de dismenorreia primária em adolescentes.[644]

Durante anos, muitos clínicos acreditaram que o uso diário de um contraceptivo oral sem uma interrupção é mais efetivo para o tratamento da endometriose. Os clínicos também acreditavam que produtos monofásicos são superiores a produtos multifásicos. Infelizmente, estas duas crenças são derivadas da experiência história e descritas na literatura como estudos não controlados. Em um estudo prospectivo italiano (mas não um estudo randomizado), mulheres experimentando dismenorreia recorrente com endometriose, enquanto estavam sendo tratadas com um esquema de contraceptivo oral cíclico, melhoraram quando mudadas para um esquema contínuo diário com um contraceptivo oral de 20 μg.[645] Entretanto, um estudo randomizado com 239 mulheres observou reduções igualmente efetivas na recorrência de endometriomas comparando esquemas de contraceptivo oral cíclico e contínuo durante 2 anos.[646]

Contracepção com estrogênio-progestina de baixa dose é uma boa escolha para tratar dor associada à endometriose. É uma opção menos cara do que análogos do GnRH, efeitos colaterais não são um problema importante, e o tratamento pode ser mantido por longas durações. Esta é também uma boa opção para manter supressão de endometriose depois de tratamento cirúrgico ou com análogo do GnRH; lembremos que os tratamentos apenas suprimem e não curam ou eliminam a endometriose. Outra vantagem do tratamento anticoncepcional oral é que a endometriose pode ser associada a um ligeiro aumento no câncer ovariano (bem como adenocarcinoma no tecido da endometriose), e a profunda redução nos riscos de câncer ovariano e endometrial demonstrada em mulheres sem endometriose é igualmente observada nas mulheres com endometriose.[647]

Um estudo austríaco concluiu que osteoporose ocorre mais tarde e é menos frequente em mulheres que usaram contracepção oral a longo prazo.[648] A maioria dos estudos indicam que uso prévio de contracepção oral é associado a níveis mais altos de densidade óssea e que o grau de proteção é relacionado com a duração da exposição.[649-655] Entretanto, outros estudos refletindo o uso moderno de produtos de baixa dose indicam pequeno impacto do uso de contraceptivo oral sobre o osso.[656-658] Estas medições de densidade óssea não são tão importantes quanto o resultado clínico: fraturas. A evidência disponível não fornece um quadro nítido. Estudos retrospectivos indicaram uma redução nas fraturas em mulheres pós-menopáusicas que tinham previamente usado anticoncepcionais orais.[659-662] No estudo do *Royal College of General Practitioners*, o risco global de fraturas em alguma vez usuárias de anticoncepcionais orais foi, na realidade, ligeiramente aumentado.[663] Resultados semelhantes foram observados no estudo da *Oxford Family Planning Association*.[664] É provável que o risco aumentado reflita feitos do estilo de vida entre as usuárias de contraceptivo oral, mas não houve evidência de um efeito protetor contra fraturas. Em contraste, um estudo de caso-controle da Suécia encontrou uma redução no risco de fraturas de quadril pós-menopáusicas quando contraceptivos orais (predominantemente produtos mais antigos de alta dose) foram usados depois da idade de 40 anos por mulheres que não eram obesas, com um benefício aumentando com o aumento da duração de uso.[665] Usuárias prévias de contraceptivo oral estão exatamente agora se tornando idosas e atingindo a idade de maior prevalência de fratura. Estudos futuros de mulheres pós-menopáusicas devem, eventualmente revelar a relação precisa entre uso de contraceptivo oral e fraturas osteoporóticas.

A literatura sobre artrite reumatoide foi controversa, com estudos na Europa encontrando evidência de proteção e estudos na América do Norte não demonstrando tal efeito. Um excelente estudo de caso-controle dinamarquês foi projetado para responder a críticas de deficiências na literatura precedente.[666] Uso em algum tempo de contracepção oral reduziu o risco relativo de artrite reumatoide em 60%, e a proteção mais forte esteve presente em mulheres com uma história familiar positiva. Uma metanálise concluiu que a evidência indicou constantemente um efeito protetor, mas que em vez de prevenir o desenvolvimento de artrite reumatoide, a contracepção oral pode modificar o curso da doença, inibindo a progressão de doença branda para grave, enquanto uma metanálise subsequente concluiu que não houve evidência de um efeito protetor.[667,668] Estudos mais recentes sugerem uma redução na gravidade com uso a longo prazo.[669]

Contraceptivos orais são frequentemente utilizados para tratar os seguintes problemas e doenças:

Definitivamente Benéficos:
 – **Sangramento uterino disfuncional.**
 – **Dismenorreia.**
 – **Dor no meio do ciclo.**
 – **Profilaxia de endometriose.**
 – **Acne e hirsutismo.**
 – **Terapia hormonal para amenorreia hipotalâmica.**
 – **Prevenção de porfiria menstrual.**
 – **Controle de sangramento (discrasias, anovulação).**

Possivelmente Benéficos:
 – **Cistos ovarianos funcionais.**
 – **Síndrome pré-menstrual.**

Anticoncepcionais orais têm sido uma pedra angular do tratamento de sangramento uterino disfuncional; o único estudo randomizado, controlado com placebo, documentou o impacto benéfico há muito tempo reconhecido pelos clínicos.[639] Para pacientes que necessitam de contracepção efetiva, contraceptivos orais são uma boa escolha para fornecer hormonioterapia para pacientes amenorreicas, bem como para tratar dismenorreia. Contraceptivos orais também são uma boa escolha para fornecer profilaxia contra a recorrência de endometriose em uma mulher que já se submeteu a tratamento mais vigoroso com cirurgia ou os análogos do hormônio liberador de gonadotrofina (GnRH).

Os contraceptivos orais de baixa dose são efetivos para tratar acne e hirsutismo. A supressão dos níveis de testosterona livre é comparável àquela obtida com posologia mais alta.[541,670] O efeito clínico benéfico é o mesmo com preparações de baixa dose contendo levonorgestrel, anteriormente reconhecido como causador de acne com alta posologia.[541,671] Formulações com desogestrel, gestodeno e norgestimato são associadas a maiores aumentos na globulina ligadora de hormônios sexuais e diminuições importantes nos níveis de testosterona livre. Estudos de comparação com contraceptivos orais contendo estas progestinas não podem detectar diferenças em efeitos sobre medições de vários androgênios entre os vários produtos ou quando comparados a produtos mais antigos.[39,543,672] Teoricamente, estes produtos seriam mais efetivos no tratamento de acne e hirsutismo; entretanto, isto não foi documentado por estudos clínicos. É provável que todas as formulações de baixa dose, através dos efeitos combinados de um aumento na globulina ligadora de hormônios sexuais e uma diminuição na produção de testosterona, produzam uma resposta clínica global semelhante, especialmente ao longo do tempo (um ano ou mais).

Anticoncepcionais orais têm sido usados há muito tempo para apressar a resolução de cistos ovarianos, mas a eficácia deste tratamento não foi estabelecida. Estudos randomizados foram realizados com mulheres que desenvolveram cistos ovarianos após indução de ovulação.[673-675] Nenhuma vantagem do tratamento contraceptivo pôde ser demonstrada. Os cistos resolveram-se completamente e igualmente rapidamente em ambos os grupos tratado e não tratado. Evidentemente, estes eram cistos funcionais secundários à indução da ovulação, e esta experiência pode não se aplicar a cistos aparecendo espontaneamente. Dois estudos randomizados de curto prazo (5 e 6 semanas) não documentaram efeito maior do tratamento contraceptivo sobre a resolução de cistos ovarianos espontâneos quando comparado a tratamento expectante.[676,677] Experiência clínica (não testada por estudos) nos leva a acreditar que a anticoncepção oral não fornece proteção em mulheres contra a formação recorrente de cistos ovarianos.

CONTINUAÇÃO – INSUCESSO OU SUCESSO?

Apesar do fato de a contracepção oral ser altamente efetiva, centenas de milhares de gravidezes não intencionais ocorre a cada ano nos EUA por causa da contracepção oral. Em todo o mundo, milhões de gravidezes não pretendidas resultam de má conformidade ao tratamento. Em geral, os determinantes mais importantes da falha da pílula são idade, intenção quanto a um futuro nascimento, paridade e estado conjugal. Curiosamente, uma vez estes fatores sejam levados em conta, a duração do uso, raça, etnicidade e estado de pobreza não afetaram mais o risco de falha da pílula.[105] Globalmente, a taxa de falha com uso real é tão alta quanto 8%. Esta diferença entre a eficácia teórica e o uso real reflete desobediência. A desobediência inclui uma ampla variedade de comportamento: falha em satisfazer a prescrição inicial, falta de continuação da medicação e tomada incorreta da contracepção oral. A obediência (continuação, conformidade) é uma área em que comportamento pessoal, biologia e farmacologia se encontram. A continuação do contraceptivo oral reflete a interação destas influências. Infelizmente, as mulheres que descontinuam contracepção oral, muitas vezes, utilizam um método menos efetivo ou, pior, deixam de fazer substituição por outro método.

Há três fatores principais que afetam a continuação:

1. A experiência de efeitos colaterais, como sangramento de escape e amenorreia, e experiência percebida de "pequenos" problemas, como cefaleias, náusea, dor mamária e ganho de peso. Múltiplos efeitos colaterais aumentam dramática e progressivamente a probabilidade de descontinuação.[63,678] Como estas queixas respondem bem mesmo a tratamento com placebo,[679] é razoável esperar uma resposta favorável ao aconselhamento sensível e atencioso, bem como mudança para um produto diferente.

2. Temores e preocupações a respeito de câncer, doença cardiovascular e o impacto da contracepção oral sobre a fertilidade futura.

3. Questões não médicas, como instruções inadequadas sobre a tomada das pílulas, embalagem complicada das pílulas, dificuldades originadas da bula para a paciente e, mais importante, acesso ao contraceptivo e despesa.

A informação neste capítulo é o fundamento para boa continuação, mas o clínico deve ir além da apresentação de informação e desenvolver um meio efetivo de comunicar essa informação. Recomendamos que a abordagem a seguir ao encontro clínico–paciente como uma maneira de melhorar a continuação com contracepção oral.

1. Explicar como a anticoncepção oral opera.

2. Rever brevemente os riscos e benefícios da anticoncepção oral, mas ser cuidadoso de pôr os riscos em perspectiva adequada, e enfatizar a segurança e benefícios dos contraceptivos orais de baixa dose.

3. Mostrar e demonstrar para a paciente a embalagem de pílulas que ela usará.

4. Explicar como tomar as pílulas.
   – Quando começar.
   – A importância de desenvolver uma rotina diária para evitar perder pílulas.
   – O que fazer se pílulas forem perdidas (identificar um método de *backup*).
   – Considerar o uso de um esquema prolongado (com o potencial de maior eficácia).
   – Fornecer tantas embalagens quanto possível; a evidência indica que quanto mais embalagens receitadas, mais alta a taxa de continuação.[99]

5. Rever os efeitos colaterais que podem afetar a continuação: amenorreia, sangramento de escape, cefaleias, ganho de peso, náusea etc., e o que fazer se um ou mais destes ocorrer. A chave é fornecer orientação antecipatória.

6. Explicar os sinais de aviso de problemas potenciais: dor abdominal ou torácica, dificuldade de respirar, cefaleias graves, problemas visuais, dor ou edema nos membros inferiores.

7. Pedir à paciente para com certeza telefonar se outro clínico prescrever outras medicações.

8. Pedir à paciente para repetir informação crítica para ter certeza de que ela compreende o que foi dito. Perguntar à paciente se ela tem alguma dúvida.

9. Marcar consulta de retorno em 1-2 meses para rever a compreensão e lidar com temores e preocupações; uma visita aos 3 meses é demasiado tarde, porque a maioria das dúvidas e efeitos colaterais ocorrem cedo.[63] Uso inconstante de anticoncepcionais é mais comum em mulheres que são novas iniciadoras.[680]

10. Certificar-se de que uma linha de comunicação está aberta para o clínico ou pessoal do consultório. Pedir à paciente para ligar por qualquer problema ou preocupação antes de ela parar de tomar os contraceptivos orais.

11. Informar à paciente sobre a disponibilidade e uso apropriado de contracepção de emergência.

MINIPÍLULA DE PROGESTINA ISOLADA

A minipílula contém uma pequena dose de um agente progestacional e deve ser tomada diariamente, de uma maneira contínua.[681,682] Não há evidência de quaisquer diferenças importantes no comportamento clínico entre os produtos de minipílula disponíveis.

Minipílulas disponíveis mundialmente:

1. Micronor, Nor-QD, Noriday, Norod . . . . 0,350 mg noretindrona.

2. Microval, Noregeston, Microlut . . . . 0,030 mg levonorgestrel.

3. Ovrette, Neogest . . . . 0,075 mg norgestrel (equivalente a 0,0375 mg levonorgestrel).

4. Exluton . . . . 0,500 mg linestrenol.

5. Femulen . . . . 0,500 mg etinodial diacetato.

6. Cerazette . . . . 0,075 mg desogestrel.

MECANISMO DE AÇÃO

Depois de tomar uma minipílula de progestina isolada, a pequena quantidade de progestina na circulação (cerca de 25% daquela nos contraceptivos orais combinados) terá um impacto importante apenas sobre os tecidos muito sensíveis aos esteroides sexuais femininos, estrogênio e progesterona. O efeito contraceptivo é mais dependente de efeitos nos mucos endometrial e cervical, porque as gonadotrofinas não são constantemente suprimidas. O endométrio involui e torna-se hostil à implantação, e o muco cervical se torna espesso e impermeável. Aproximadamente 40% das pacientes ovularão normalmente.[683,684] A fisiologia tubária também pode ser afetada, mas isto é especulativo. A minipílula de progestina isolada contendo 0,075 mg de desogestrel parece ser ligeiramente mais efetiva, porque exerce uma maior inibição da ovulação.[685]

Por causa da baixa dose, a minipílula precisa ser tomada todo dia à mesma hora do dia. A alteração no muco cervical exige 2-4 horas para ter efeito, e, mais importante, a impermeabilidade diminui 22 horas após a administração, e pelas 24 horas alguma penetração de espermatozoide ocorre. Administração ao meio-dia é recomendada.

Gravidez ectópica não é prevenida tão efetivamente quanto gravidez intrauterina. Embora a incidência global de gravidez ectópica não seja aumentada (ela é ainda muito mais baixa que a incidência em mulheres não usando um método contraceptivo), quando gravidez ocorre, o clínico deve suspeitar que é mais provável que ela seja ectópica. Uma gravidez ectópica prévia não deve ser vista como uma contraindicação à minipílula.

Não há efeitos metabólicos significativos (concentrações de lipídios, metabolismo dos carboidratos e fatores da coagulação permanecem inalterados),[180,241,686,687] e há um retorno imediato à fertilidade com a descontinuação. Um aumento no risco de trombose venosa não foi observado em usuárias de minipílulas de progestina isolada contendo levonorgestrel, noretindrona ou desogestrel.[150,167] Apenas uma observação perturbadora foi descrita; contracepção oral com progestina isolada foi associada a um risco cerca de 3 vezes aumentado de diabetes melito em mulheres lactantes com diabetes gestacional recente, uma observação que é difícil de explicar.[251] Como este risco aumentado não é observado com o uso de contraceptivos orais combinados, especula-se que os baixos níveis de estrogênio associados à amamentação permitem um efeito desimpedido da progestina sobre a resistência à insulina.

EFICÁCIA

Taxas de falha foram documentas variando de 1,1 a 9,6 por 100 mulheres no primeiro ano de uso.[688] A taxa de falha é mais alta em mulheres mais jovens (3,1 por 100 mulheres-anos) comparadas a mulheres acima da idade de 40 anos (0,3 por 100 mulheres-anos).[689] Em mulheres motivadas, a taxa de falha é comparável à taxa (menos de 1 por 100 mulheres-anos) com contracepção oral de combinação.[690, 691]

INGESTÃO DA PÍLULA

A minipílula deve ser iniciada no primeiro dia da menstruação, e embora um método de *backup* para os primeiros 7 dias tenha sido a recomendação padrão, esta precaução extra não deve ser necessária. Um método de *backup* durante 7 dias é necessário com um começo Quick-Start ou um começo no domingo. A minipílula pode ser iniciada imediatamente pós-parto ou depois de um aborto espontâneo ou aborto induzido.

A tomada de pílula deve ser ligada a um evento diário para assegurar administração regular à mesma hora do dia. Se pílulas forem esquecidas ou doença gastrointestinal prejudicar a absorção, a minipílula deve ser retomada tão logo seja possível, e um método de *backup* deve ser usado imediatamente e até que as pílulas tenham sido retomadas durante pelo menos 2 dias. Se 2 ou mais pílulas forem perdidas enfileiradas e não houver nenhum sangramento menstrual em 4-6 semanas, um teste de gravidez deve ser feito. ***Se atrasar mais de 3 horas para tomar uma pílula, um método de backup deve ser usado por 48 horas. Cerazette é mais complacente, permitindo um período de tempo de 12 h de atraso.***

PROBLEMAS

Em vista do efeito imprevisível sobre a ovulação, não é surpreendente que sangramento menstrual irregular seja o principal problema clínico. O impacto progestacional diário sobre o endométrio também contribui para este problema. Pode-se esperar que as pacientes tenham ciclos normais, ovulatórios (40-50%), ciclos curtos, irregulares (40%), ou uma ausência total de ciclos variando de sangramento irregular a *spotting* e amenorreia (10%). Esta é a principal razão pela qual mulheres descontinuam o método de minipílula de contracepção.[691] Doxiciclina, 100 mg 2 v/dia por 5 dias, é efetiva para diminuir sangramento associado ao tratamento por progestina isolada, aparentemente por suprimir metaloproteinases da matriz nas células endometriais.[692-693]

Mulheres sob contracepção com progestina isolada desenvolvem mais cistos foliculares ovarianos funcionais.[550,694] Quase todos, se não todos, regridem. Isto não é um problema clínico de qualquer importância. Mulheres que experimentaram frequentes cistos ovarianos seriam mais felizes com métodos que efetivamente suprimem a ovulação (contraceptivos orais combinados e acetato de medroxiprogesterona *depot*).

A minipílula de levonorgestrel pode ser associada à acne. O mecanismo é semelhante àquele visto com Norplant. A atividade androgênica do levonorgestrel diminui os níveis circulantes de globulina ligadora de hormônios sexuais (SHBG).[695] Por essa razão, os níveis de esteroides livres (levonorgestrel e testosterona) serão aumentados apesar da baixa dose. Isto está em contraste com a ação da contracepção oral combinada em que o efeito da progestina é contrabalançado pelo aumento induzido pelo estrogênio na SHBG.

A incidência dos outros efeitos colaterais menores é muito baixa, provavelmente à mesma taxa que seria encontrada com um placebo.

DECISÕES CLÍNICAS

Há duas situações em que excelente eficácia, provavelmente efetividade quase total, é alcançada: mulheres amamentando e mulheres acima da idade de 40 anos. Em mulheres lactantes, a contribuição da minipílula é combinada com supressão induzida pela prolactina da ovulação, aumentando a proteção muito efetiva.[696] Em mulheres amamentando, acima do peso, latinas com diabetes gestacional prévio, a minipílula de progestina isolada foi associada a um risco 3 vezes aumentado de diabetes melito não insulinodependente.[251] Não se sabe se isto poderia ser um risco em todas as mulheres que experimentaram diabetes gestacional; uma orientação prudente seria aconselhar outros métodos para este grupo especial de mulheres. Em mulheres acima da idade de 40 anos, fecundidade reduzida se soma aos efeitos da minipílula.

Há outra razão pela qual a minipílula é uma boa escolha para mulheres amamentando. Não há evidência de qualquer efeito adverso sobre a amamentação conforme medido pelo volume de leite e o crescimento e desenvolvimento do lactente.[470-472] De fato, há um modesto impacto positivo; as mulheres usando a minipílula amamentam mais tempo e acrescentam alimentação suplementar em uma época mais tardia.[474] Em virtude do ligeiro impacto positivo sobre a lactação, a minipílula pode ser começada imediatamente após o parto. Um estudo investigando o impacto da iniciação precoce não encontrou efeitos adversos sobre a amamentação.[477]

A minipílula é uma boa escolha em situações em que estrogênio é contraindicado, como mulheres fumantes acima da idade de 35 anos ou pacientes com condições clínicas sérias (diabetes e doença vascular, lúpus eritematoso sistêmico grave,[697] doença cardiovascular). Deve ser notado que a isenção de efeitos estrogênicos, embora provável, é presuntiva. Dados substanciais, por exemplo, sobre associações à doença vascular, pressão arterial e câncer não são disponíveis, porque números relativamente pequenos escolheram usar este método de contracepção. Por outro lado, é lógico concluir que quaisquer dos efeitos progestínicos associados a anticoncepcionais orais podem ser relacionados com a minipílula de acordo com uma curva de dose-resposta; todos os efeitos devem ser reduzidos. Ambos os estudos de caso-controle da Organização Mundial da Saúde e o estudo Transnational de caso-controle não lograram encontrar nenhuma indicação de riscos aumentados de acidente vascular encefálico, infarto do miocárdio ou tromboembolismo venoso com contraceptivos orais de progestina isolada.[478,479] Nenhum impacto pode ser medido sobre o sistema da coagulação.[686,698] A minipílula pode provavelmente ser usada em mulheres com episódios precedentes de trombose, e a bula nos Estados Unidos foi revisada, eliminando doença vascular como uma contraindicação.

A minipílula é uma boa alternativa para a mulher ocasional que relata libido diminuída sob contraceptivos orais de combinação, presumivelmente causado por níveis diminuídos de androgênio. A minipílula deve também ser considerada para as poucas pacientes que relatam pequenos efeitos colaterais (transtorno gastrointestinal, dor à palpação mamária, cefaleias) de tal grau que o contraceptivo oral de combinação não é aceitável.

Em virtude das doses relativamente baixas de progestina administradas, as pacientes usando medicações que aumentam o metabolismo hepático devem evitar este método de contracepção. Estas drogas incluem as seguintes:

Carbamazepina (Tegretol)
Felbamato
Lamotrigina
Nevirapina
Oxcarbazepina
Fenobarbital
Fenitoína (Dilantin)
Primidona (Mysoline)
Rifabutina
Rifampicina (Rifampin)
Erva-de-são-joão
Topiramato
Vigabatrina
Possivelmente ácido valproico, etossuximida, griseofulvina e Troglitazona

Os benefícios não contraceptivos associados à contracepção oral de combinação aplicam-se à minipílula? Os estudos são incapazes de nos ajudar nesta questão, novamente por causa dos números relativamente pequenos de usuárias. Entretanto, o impacto da progestina sobre o muco cervical, endométrio e ovulação leva a pensar que os benefícios estarão presentes (riscos reduzidos de infecção pélvica, câncer endometrial e câncer ovariano). Embora limitado por pequenos números, um estudo de caso-controle indicou que a proteção contra câncer endometrial foi ainda maior com pílulas de progestina isolada do que com anticoncepcionais orais de combinação.[699]

Boa eficácia com a minipílula exige regularidade, tomando a pílula na mesma hora cada dia. Há menos espaço para esquecimento, e, por essa razão, a minipílula provavelmente não é uma boa escolha para uma adulta desorganizada ou para a adolescente média.

CONTRACEPÇÃO PÓS-COITAL DE EMERGÊNCIA

O uso de um método depois do intercurso para evitar gravidez é comumente chamado contracepção pós-coital, ou tratamento da "manhã seguinte". "Contracepção de emergência" é um nome mais acurado e apropriado, indicando a intenção de ser proteção para uma vez. Ela é uma opção importante para as pacientes, e deve ser considerada quando camisinhas se rompem, ocorre abuso sexual, se diafragmas ou tampas cervicais se deslocam, ou com o uso expirado de qualquer método. Em estudos em unidades de aborto, 50-60% das pacientes teriam sido adequadas para contracepção de emergência e teriam usado se facilmente disponível.[700,701] Nos EUA, estima-se que anticoncepção de emergência poderia anualmente evitar 1,7 milhão de gravidezes não pretendidas, e o número de abortos induzidos diminuiria cerca de 40%.[702] Não obstante, acesso aumentando à contracepção de emergência não teve um impacto sobre as taxas de gravidez ou aborto em estudos clínicos, aparentemente porque o uso real é insuficiente para ter um impacto sobre a população em geral.[703-705] Disponibilidade deve ser acompanhada por educação e motivação. Os clínicos devem ser cientes de que as adolescentes mais jovens podem com segurança usar contracepção de emergência.[706]

Muitas mulheres não sabem da contracepção de emergência, e ela tem sido difícil de obter.[701,707] Mesmo se as mulheres forem sabedoras deste método, está faltando conhecimento acurado e detalhado.[708] Uma atitude favorável para este método exige conhecimento e disponibilidade. A disponibilidade deve ser favoravelmente influenciada nos EUA pela recente aprovação da *Food and Drug Administration* tornando a contracepção de emergência com levonorgestrel disponível sem uma prescrição a mulheres com idade acima de 16 anos.

Mulheres que usaram contracepção de emergência ficam muito satisfeitas com o método, e mais importante, não exprimem uma intenção de substituir por este método a contracepção regular.[709] O uso de contracepção de emergência por adolescentes não se associa a um aumento nas DSTs.[710]

Informação para pacientes e clínicos, incluindo os mais recentes produtos disponíveis, pode ser obtida do *web site* e telefone vermelho mantidos pelo *Office of Population Research* na Universidade de Princeton:

http://ec.princeton.edu
Telefone vermelho: 1-888-NOT-2-LATE (1-888-668-2528)

O uso de grandes doses de estrogênio para prover contracepção de emergência teve como pioneiros Morris e van Wagenen em Yale nos anos 1960. O trabalho inicial em macacas levou ao uso de altas doses de dietilestilbestrol (25-50 mg/dia) e etinil estradiol em mulheres.[711] Foi rapidamente apreciado que estas doses extremamente grandes de estrogênio eram associadas a uma alta taxa de efeitos colaterais gastrointestinais. Albert Yuzpe desenvolveu um método utilizando um contraceptivo oral de combinação, resultando em uma redução importante na dosagem.[712] Os seguintes esquemas de tratamento, ou seus equivalentes genéricos, foram documentados como efetivos:

Ovral: 2 comprimidos seguidos por 2 comprimidos 12 horas mais tarde.

Alesse: 5 comprimidos seguidos por 5 comprimidos 12 horas mais tarde.

Lo Ovral, Nordette, Levlen, Triphasil, Trilevlen: 4 comprimidos seguidos por 4 comprimidos 12 horas mais tarde.

O MÉTODO DE ESCOLHA PARA CONTRACEPÇÃO DE EMERGÊNCIA É LEVONORGESTREL ISOLADO:

Levonorgestrel em uma dose de 0,75 mg dado duas vezes, com intervalo de 12 horas, é mais bem-sucedido e mais bem tolerado do que o método contraceptivo oral de combinação.[713,714] *Em muitos países, embalagens especiais de 0,75 mg de levonorgestrel (Plan B, NorLevo, Vikela) são disponíveis para contracepção de emergência. Maior eficácia e menos efeitos colaterais tornam o levonorgestrel de baixa dose o tratamento de escolha.*

Nos EUA, Plan B contendo apenas levonorgestrel (dois comprimidos de 0,75 mg) foi aprovado pela *Food and Drug Administration* para vendas sem prescrição a mulheres com idade de 17 anos e acima, e por prescrição para as mais jovens, um comprimido dentro de 120 horas do intercurso e o segundo 12 horas mais tarde. *Os dois comprimidos podem ser combinados em uma única dose, de uma vez, de 1,5 mg de levonorgestrel sem nenhuma perda de eficácia ou aumento nos efeitos colaterais.*[715,716] *O produto de dose única, Plan B One-Step, é aprovado e disponível nos EUA, também sem uma prescrição para mulheres de 17 anos de idade e acima.* O produto com duas doses agora é disponível nos EUA em uma versão genérica conhecida como Next Choice.

Os clínicos devem considerar fornecer informação antecipadamente e uma prescrição ou **kit** *contraceptivo de emergência às pacientes (um* **kit** *pode ser um envelope simples contendo ins-*

truções e o número apropriado de contraceptivos orais) a ser tomado quando necessário. Seria uma contribuição importante para os nossos esforços para evitar gravidezes indesejadas para todas as pacientes sem contraindicações a anticoncepcionais orais terem contracepção de emergência disponível para uso quando necessário. Na nossa opinião, isto seria muito mais efetivo para reduzir a necessidade de aborto do que aguardar que as pacientes chamassem. Em estudos de autoadministração, mulheres adultas na Escócia e mulheres mais jovens na Califórnia aumentaram o uso de anticoncepção de emergência sem efeitos adversos, como aumentar sexo desprotegido.[717-719] As mulheres são capazes de usar este acesso sem prescrição efetivamente e não desenvolvem uma confiança da contracepção de emergência como um método regular.[720]

MECANISMO E EFICÁCIA

Há forte evidência de que o tratamento com contracepção de emergência atua principalmente evitando ou retardando a ovulação e evitando fertilização.[721-725] Os estudos indicaram que a contracepção de emergência não impede implantação.[726-728] Experimentos em macacas e ratas não conseguiram detectar nenhum efeito de uma alta dose de levonorgestrel administrada no pós-coito, uma vez que a fertilização tenha ocorrido.[729,730] *A evidência indica que um efeito pós-fertilização não contribui para a eficácia da contracepção de emergência.*[724,729-732] *Clínicos, farmacêuticos e pacientes podem ser tranquilizados de que o tratamento com contracepção de emergência não é um abortivo.*

Eficácia foi confirmada em grandes experiências clínicas e resumida em revisões completas da literatura.[714,733-735] Tratamento com altas doses de estrogênio ou com levonorgestrel produz uma taxa de falha de aproximadamente 1%, com o contraceptivo oral de combinação cerca de 2-3%. A taxa de falha é a mais baixa de todas com altas doses de etinil estradiol dado dentro de 72 horas (0,1%), mas os efeitos colaterais fazem desta uma má escolha. No uso clínico geral, o método com contraceptivos orais pode reduzir o risco de gravidez em cerca de 75%; este grau de redução na probabilidade de concepção (dada a probabilidade relativamente baixa, cerca de 8%, de gravidez associada a um ato de coito)[736] produz a taxa de falha de 2% medida em estudos clínicos.[737-739]

Os resultados com levonorgestrel são melhores, cerca de uma redução de 85% no risco de gravidez; no estudo mundial da Organização Mundial da Saúde, o risco de gravidez foi 60% mais baixo com o método de levonorgestrel isolado em comparação ao método contraceptivo oral, com menos da metade da quantidade de náusea e vômito.[714]

MÉTODO DE TRATAMENTO

O tratamento deve ser iniciado tão logo após exposição quanto possível, e a recomendação padrão é que não seja mais tarde que 120 horas. Avaliação cuidadosa da experiência descrita com anticoncepção de emergência indicou que o método é igualmente efetivo quando começada no primeiro, segundo ou terceiro dia após o intercurso (o que possibilitaria esquema amistoso à usuária), e que a eficácia se estende além de 72 horas.[740,741] Dados de estudo clínico randomizado da Organização Mundial da Saúde suportam a importância da cronologia, encontrando uma redução na eficácia depois de 72 horas, e a maior proteção ocorrendo quando a medicação é tomada dentro de 24 horas do intercurso.[742] Adiar a dose 12 horas eleva a chance de gravidez por quase 50%. Por esta razão, o tratamento deve ser iniciado tão logo seja possível depois da exposição sexual, um argumento importante em favor da provisão antecipada.

Devemos enfatizar, caso a paciente já esteja grávida, que não há evidência de que a exposição às quantidades de estrogênio e progestina nos anticoncepcionais orais seja abortiva ou teratogênica.[409,411,412] Assim, contracepção de emergência é inefetiva na presença de uma gravidez estabelecida. Um retardo na menstruação depois do tratamento justifica teste de gravidez e consideração da possibilidade de uma gravidez ectópica.

Ao usar contraceptivos orais para anticoncepção de emergência, é valioso adicionar um antiemético, oral ou supositório, ao tratamento; um agente de venda livre de ação longa, 25 ou 50 mg de meclizina (Bonine, Dramamine II, Antivert) são recomendados, para ser tomado uma hora antes do tratamento de contracepção de emergência. Efeitos colaterais refletem as altas doses usadas: náusea e vômito, 50 e 20% com contraceptivos orais de estrogênio-progestina, mas apenas 18 e 4% com levonorgestrel.[714-716] Outras reações incluem dor à palpação mamária, cefaleia, tonteira e sangramento, ou *spottings* no mês depois do tratamento. Se uma paciente vomitar dentro de uma hora após tomar pílulas, pílulas adicionais devem ser administradas tão logo seja possível. Náusea e vômito são experimentados com uma taxa tão mais baixa com o método de levonorgestrel isolado que um antiemético não é necessário.

Uma análise do *General Practice Research Database* do Reino Unido não conseguiu encontrar evidência de um risco aumentado de tromboembolismo venoso com o uso a curto prazo de contraceptivos orais para contracepção de emergência (de fato, nenhum caso foi encontrado durante tanto quanto 60 dias depois do uso em mais de 100.000 episódios de uso).[743] Embora tratamento a curto prazo com anticoncepcionais orais combinados tenha sido documentado como não tendo nenhum efeito sobre fatores da coagulação, na nossa opinião as contraindicações usuais para contracepção oral se aplicam a este uso.[744] *Em virtude da alta dose de estrogênio, contracepção de emergência com anticoncepcionais orais combinados não deve ser aplicada a mulheres com uma história pessoal ou familiar próxima (progenitor ou irmão) de doença trombótica idiopática.* Para mulheres com uma contraindicação a estrogênio exógeno, o método de progestina isolada com levonorgestrel deve ser usado para contracepção de emergência. O método de levonorgestrel isolado é o tratamento de escolha de qualquer modo por causa da maior eficácia e menos efeitos colaterais.

Um acompanhamento às 3 semanas deve ser agendado para avaliar o resultado, e aconselhar para contracepção de rotina. *Ainda melhor, um método de contracepção deve ser iniciado imediatamente depois do uso de contracepção de emergência a fim de evitar uma gravidez indesejada.*

Poderiam outros produtos contraceptivos orais de combinação ser usados? Uma combinação de noretindrona-etinil estradiol foi constatada igualmente efetiva à formulação de levonorgestrel-etinil estradiol, e é provável que qualquer contraceptivo oral de combinação seja bem-sucedida.[745] Entretanto, este é um ponto discutível porque o levonorgestrel isolado é agora o tratamento de escolha. A liberação sustentada de estrogênio ou progestinas a partir de métodos de liberação intrauterinos (o SIU liberador de levonorgestrel), subdérmico ou vaginal não pode ser usada como contracepção de emergência, porque as concentrações sistêmicas de hormônio são demasiado baixas e muito lentamente atingidas.

USO DE MODULADORES DO RECEPTOR À PROGESTERONA PARA CONTRACEPÇÃO DE EMERGÊNCIA

Mifepristona

Mifepristona em uma dose única oral de 600 mg é associada a marcadamente menos náusea e vômito do que com anticoncepcionais orais e uma taxa de eficácia de aproximadamente 100%.[746,747] Mifepristona é comercializada para anticoncepção de emergência na China. Em experiências randomizadas, 10 mg de mifepristona foi tão efetiva quanto 25, 50 ou 600 mg, evitando cerca de 80-85% das gravidezes esperadas (a mesma eficácia e efeitos colaterais que o método de levonorgestrel), com uma ligeira diminuição na eficácia quando o tratamento foi retardado a 5 dias depois do intercurso.[715,748-750] Uma vez que o ciclo menstrual seguinte é retardado após mifepristona, a contracepção deve ser iniciada imediatamente depois do tratamento. Ironicamente, a mifepristona, em torno da qual gira a controvérsia do aborto, é capaz de trazer uma contribuição efetiva à prevenção de gravidezes indesejadas e abortos induzidos.

Acetato de Ulipristal

O acetato de ulipristal (ellaOne) tem efeitos biológicos similares à mifepristona e é aprovado para contracepção de emergência na Europa e se espera que seja disponibilizado nos EUA em uma dose oral única de 30 mg. *Estudos randomizados demonstraram que o acetato de ulipristal é ligeiramente mais efetivo do que a dose única de 1,5 mg de levonorgestrel quando usado dentro de 72 horas após intercurso sexual e mesmo entre 72 e 120 horas.*[751,752] Efeitos colaterais não são graves e são similares àqueles com levonorgestrel. Moduladores do receptor da progesterona, como o acetato de ulipristal e mifepristona, suprimem crescimento folicular ovariano e também retardam a maturação endometrial, manifestada por uma demora na menstruação depois do tratamento. A ovulação pode ser adiada temporariamente. *Assim, iniciação imediata de um método contraceptivo é ainda mais importante com o uso destas drogas.*

OUTROS MÉTODOS

Os três problemas principais com os métodos disponíveis de contracepção de emergência são a alta taxa de efeitos colaterais, a necessidade de começar tratamento dentro de 120 horas após o intercurso, e a pequena, mas importante, taxa de falha.

Outro método de contracepção de emergência é a inserção de um DIU de cobre, a qualquer tempo durante a fase pré-ovulatória do ciclo menstrual e até 5 dias após a ovulação. A taxa de falha (em um pequeno número de estudos) é muito baixa, 0,1%.[733,734] Este método definitivamente evita implantação, mas não é adequado para mulheres que não são candidatas à contracepção intrauterina, p.ex., múltiplos parceiros sexuais ou uma vítima de estupro. O uso de um DIU de cobre para contracepção de emergência é caro, mas não se ele for retido como um método continuado de contracepção.

O uso de danazol para contracepção de emergência não é efetivo.[746]

CONTRACEPÇÃO ESTEROIDE PARA MULHERES MAIS VELHAS

Os anos desde os 35 anos até a menopausa podem ser chamados anos de transição. Assistência de saúde preventiva para mulheres é especialmente importante durante os anos de transição. As questões de assistência de saúde preventiva são familiares. Elas incluem anticoncepção, cessação do fumo, prevenção de doença cardíaca e osteoporose, manutenção do bem-estar mental (incluindo sexualidade) e triagem de câncer. O tratamento dos anos de transição deve ser significativamente orientado para assistência de saúde preventiva, e o uso de contracepção esteroide com baixa dose (incluindo métodos oral, vagina e transdérmico de administração) pode agora ser legitimamente visto como um componente da assistência de saúde preventiva. *Uma discussão dos benefícios não contraceptivos para a saúde da contracepção oral de baixa dose é especialmente importante com paciente nos seus anos de transição. Este grupo de mulheres aprecia e compreende decisões tomadas com a relação risco/benefício em mente.*

Durante este período de tempo, há várias necessidades médicas que precisam ser lidadas: a necessidade de anticoncepção, o tratamento da anovulação persistente e, finalmente, hormonioterapia menopáusica e pós-menopáusica.

Com aproximadamente 40 anos de idade, a frequência de ovulação diminui. Isto inicia um período de função ovariana diminuindo chamado climatério, que dura vários anos, carregando uma mulher através de fertilidade diminuída e menopausa aos anos pós-menopáusicos. Antes da menopausa, os folículos remanescentes têm pior desempenho. À medida que os ciclos se tornam irregulares, sangramento vaginal ocorre ao término de uma fase lútea inadequada ou após um pico de estradiol sem subsequente ovulação e formação de corpo lúteo. Eventualmente, muitas mulheres vivem através de um período de anovulação. Ocasionalmente, formação e função de corpo lúteo ocorrem, e, por essa razão, a mulher mais velha não está totalmente segura da ameaça de uma gravidez não planejada e inesperada.

Em virtude da alta taxa de gravidez não intencional e uso menos que adequado de contracepção, as mulheres americanas com mais de 40 anos de idade tiveram nas últimas duas décadas uma alta proporção de abortos para nascidos vivos, uma relação muito semelhante àquela das adolescentes.[753] Felizmente, clínicos e pacientes reconheceram que contracepção esteroide de baixa dose é segura para mulheres mais velhas, normotensas, não fumantes, sadias. A anticoncepção oral preenche uma necessidade, e nós argumentaríamos que esta população de mulheres tem uma série de benefícios a serem derivados da contracepção oral que inclina a relação risco/benefício para o lado positivo. Os benefícios dos contraceptivos orais revistos neste capítulo são especialmente pertinentes às mulheres mais velhas. Um estudo de caso-controle não encontrou nenhuma evidência de um risco aumentado de câncer de mama em mulheres que usaram contraceptivos *depois da idade de 40 anos*.[754]

Apesar do ensinamento generalizado e da publicidade de que fumar é uma contraindicação ao uso de contraceptivo acima da idade de 35, mais mulheres mais velhas que usam anticoncepcionais orais fumam e fumam inveteradamente, em comparação a mulheres jovens.[208] Isto significa fortemente que as fumantes mais velhas são menos que honestas com os clínicos quando solicitam contracepção oral. ***Uma ex-fumante deve ter parado de fumar durante pelo menos 12 meses consecutivos para ser vista como uma não fumante. As mulheres que têm nicotina na sua corrente sanguínea obtida de adesivos ou goma devem ser vistas como fumantes.*** Fumantes acima da idade de 35 anos devem continuar a ser aconselhadas que anticoncepcionais de estrogênio-progestina combinados não são uma boa escolha, independentemente do número de cigarros fumados. Em vista da não relatada alta taxa de fumo em mulheres mais velhas que usam contraceptivos, os clínicos devem usar produtos com 20 µg de estrogênio para mulheres acima da idade de 35 anos.

Um produto contendo 20 µg de etinil estradiol e 150 µg de desogestrel foi demonstrado em estudos multicêntricos de mulheres acima da idade de 30 anos ter a mesma eficácia e efeitos colaterais que pílulas contendo 30 e 35 µg de estrogênio.[755-757] Em um estudo randomizado de mulheres acima da idade de 30 anos, esta formulação foi associada à virtual eliminação de quaisquer efeitos sobre fatores da coagulação.[758] De fato, formulações com 20 µg de etinil estradiol não têm nenhum impacto significativo sobre as medidas de fatores da coagulação, mesmo em fumantes.[121,122,758,759]

Embora seja verdade que a segurança implícita da mais baixa dose de estrogênio permaneça por ser documentada por estudos epidemiológicos, parece clinicamente prudente maximizar a margem de segurança neste grupo mais velho de mulheres. Embora possa haver algum aumento em sangramento de escape, nós acreditamos que as mulheres mais velhas que compreendem a segurança aumentada implícita na mais baixa dose de estrogênio estão mais dispostas a experimentar sangramento de escape e manter a continuação. Evitando-se os fatores de risco e com o uso de pílulas de mais baixa dose, os riscos à saúde são desprezíveis para mulheres sadias, normotensas, não fumantes. Para mulheres não fumantes, sadias, nenhuma triagem laboratorial específica é necessária além daquela que geralmente é incorporada em um programa de assistência de saúde preventiva.

Devemos também mencionar a minipílula de progestina isolada. Em virtude da fecundidade reduzida, a minipílula atinge eficácia quase total em mulheres acima da idade de 40 anos. Por essa razão, a minipílula de progestina isolada é uma boa escolha para mulheres mais velhas, e especialmente para aquelas mulheres em que estrogênio é contraindicado. As mulheres mais velhas aceitam melhor o sangramento menstrual irregular quando compreendem seu mecanismo, e, assim, são mais aceitadoras da minipílula de progestina isolada. As mulheres mais velhas que são fumantes ou mulheres com hipertensão, ou enxaqueca com aura, ou obesidade ou doença vascular devem ser incentivadas a usar métodos de progestina isolada ou um dispositivo intrauterino.

ANOVULAÇÃO E SANGRAMENTO

Durante todo o período transicional da vida há uma incidência importante de sangramento uterino disfuncional graças à anovulação. Embora o clínico geralmente esteja alertado para este problema em virtude do sangramento irregular, o clínico e a paciente muitas vezes não diagnosticam anovulação, quando o sangramento não é anormal em data, fluxo ou duração. À medida que uma mulher se aproxima da menopausa, uma tentativa mais agressiva para documentar ovulação está justificada. Um nível de progesterona sérica medido aproximadamente 1 semana antes da menstruação é suficientemente simples de obter, e vale o custo. O pronto diagnóstico de anovulação (progesterona sérica de menos de 3 ng/mL) levará ao tratamento terapêutico apropriado que terá um impacto significativo sobre o risco de câncer endometrial.

Em uma mulher anovulatória com endométrio proliferativo ou hiperplásico (sem atipia), terapia com progestina oral periódica é obrigatória, como 5-10 mg de acetato de medroxiprogesterona dado diariamente nas primeiras 2 semanas de cada mês. Se hiperplasia já estiver presente, é necessária curetagem de acompanhamento no consultório depois de 3-4 meses. A biópsia de acompanhamento deve ser realizada 1-2 meses depois do tratamento com progestina para permitir que qualquer mascaramento de atipia induzido pela progestina regrida. Se tratamento com progestina for ineficaz e regressão histológica não for observada, está justificado o tratamento mais agressivo. Tratamento mensal com progestina deve ser continuado até que sangramento de supressão cesse ou sintomas da menopausa sejam experimentados. Estes são sinais confiáveis (com efeito, um bioensaio) indicando a instalação da privação de estrogênio e a necessidade da adição de estrogênio em um programa hormonal pós-menopáusico.

Dois estudos de caso-controle, um usando dados do Estudo Colaborativo da OMS e um usando os dados do banco de dados de pesquisa de clínica geral do Reino Unido, avaliaram o risco de trombose venosa idiopática em usuárias de progestinas isoladamente para as finalidades terapêuticas e concluíram que progestinas terapêuticas isoladamente podem ser associadas a um risco aumentado de tromboembolismo venoso.[760,761] Estas conclusões epidemiológicas foram fundamentadas em números extremamente pequenos e tiveram intervalos de confiança muito largos. As pacientes que recebem progestina isolada por razões terapêuticas são provavelmente mais velhas e mais propensas a ter história familiar de doença cardiovascular. Além disso, um problema de prescrição preferencial provavelmente está presente pelo fato de os clínicos serem mais tendentes a promover o uso de progestina isolada para mulheres que eles percebem estar em maior risco de tromboembolismo venoso. Assim, é provável que os grupos de casos tenham representado um grupo de risco mais alto que os grupos-controles nestes estudos. Por estas razões, nós não acreditamos que progestinas sejam associadas a um risco aumentado de tromboembolismo venoso.

Se anticoncepção for desejada, o clínico e a paciente devem considerar seriamente o uso de contracepção esteroide. A mulher anovulatória não pode ser garantida de que ovulação espontânea e gravidez não ocorrerão. O uso de um contraceptivo oral de baixa dose fornecerá ao mesmo tempo contracepção e profilaxia contra sangramento anovulatório irregular, intenso, e o risco de hiperplasia e neoplasia endometriais. Em algumas pacientes, tratamento anticoncepcional oral alcança melhor regulação da menstruação do que administração de progestina mensalmente.

Os clínicos frequentemente prescrevem um esquema hormonal pós-menopáusico tradicional para tratar uma mulher com o tipo de ciclos irregulares geralmente experimentados nos anos perimenopáusicos. Esta adição de estrogênio exógeno sem uma dose contraceptiva de progestina quando uma mulher não está amenorreica ou experimentando sintomas menopáusicos é inapropriada e mesmo arriscada (expondo o endométrio a níveis excessivamente altos de estrogênio). **E mais importantemente, um esquema hormonal pós-menopáusico não inibe ovulação nem fornece contracepção.**[762] A resposta apropriada é regular ciclos anovulatórios com tratamento progestacional mensal juntamente com um método contraceptivo apropriado ou utilizar contracepção esteroide de baixa dose. O contraceptivo oral que contém 20 µg de estrogênio fornece contracepção efetiva, melhora a regularidade do ciclo menstrual, diminui o sangramento e alivia sintomas menopáusicos.[763]

QUANDO MUDAR DA CONTRACEPÇÃO ORAL PARA HORMONIOTERAPIA PÓS-MENOPÁUSICA

Um dilema clínico comum é quando mudar a anticoncepção esteroide para hormonioterapia pós-menopáusica. É importante mudar porque mesmo com o contraceptivo oral de mais baixa dose disponível, a dose de estrogênio é 4 vezes maior que a dose pós-menopáusica padrão, e com o aumento da idade, os riscos relacionados com a dose com estrogênio se tornam importantes. Uma conduta para estabelecer o início dos anos pós-menopáusicos consiste em medir o nível de FSH, começando na idade de 50 anos, em uma base anual, tendo cuidado de obter a amostra de sangue no dia 6 ou 7 da semana sem pílula em um esquema padrão (quando os níveis de esteroides declinaram suficientemente para permitir ao FSH subir). A tarde de sexta-feira funciona bem para pacientes que começam novas embalagens no domingo. Quando o FSH é maior que 20 UI/L, é tempo de mudar para um programa hormonal pós-menopáusico. Em virtude da variabilidade nos níveis de FSH experimentados por mulheres em torno da menopausa, este método nem sempre é acurado.[764,765] Na verdade, em algumas mulheres, o FSH não se elevará até 2 semanas depois da última pílula. Aguardar 2 semanas não é muito prático e coloca a paciente em risco de uma gravidez indesejada. Entretanto, o método da semana sem pílula é prático e funciona para a maioria das mulheres. Evidentemente, esta conduta não é usável para mulheres sob esquemas prolongados. Uma abordagem empírica permite às pacientes entrar nos seus 50 anos sob contracepção esteroide, e a seguir muda para um esquema hormonal pós-menopáusico.

PENSAMENTOS DE CONCLUSÃO

Nos anos 1970, quando dados epidemiológicos primeiro se tornaram disponíveis, nós enfatizávamos no nosso ensinamento e na nossa comunicação com as pacientes os riscos e perigos associados a contraceptivos orais. Nos anos 1990, com melhor triagem das pacientes e dados epidemiológicos documentando os efeitos dos produtos de baixa dose, nós apropriadamente enfatizamos os benefícios e segurança dos modernos contraceptivos orais. No novo milênio, podemos com confiança promover a ideia de que o uso de anticoncepcionais orais produz uma melhora global na saúde individual, e de um ponto de vista de saúde pública, o acúmulo de efeitos associados a contraceptivos orais leva a uma diminuição no custo da assistência à saúde.

Aconselhamento contraceptivo é um componente da boa assistência de saúde preventiva, e a abordagem do clínico é um fator-chave. Esta é uma era de escolha informada pela paciente. As pacientes merecem conhecer os fatores e necessitam de ajuda para lidar com o estado da arte e as questões nubladas por incerteza. Mas não há dúvida de que as pacientes são influenciadas nas suas escolhas pelo conselho e atitude do clínico. Embora o papel de um clínico seja fornecer a educação necessária para a paciente fazer escolhas adequadas, não se deve perder de vista a poderosa influência exercida pelo clínico nas escolhas finalmente feitas. Enfatizar a segurança e os benefícios dos anticoncepcionais orais, e a contribuição dos anticoncepcionais orais para a saúde individual e pública, permite a um clínico apresentar a contracepção oral com uma atitude muito positiva, uma conduta que traz uma contribuição importante para a capacidade de uma paciente de fazer escolhas de saúde apropriadas.

Todas as referências estão disponíveis no site:
http://www.revinter.com.br/online/referencias-speroff.pdf

23 Contracepção Vaginal e Transdérmica com Estrogênio-Progestina

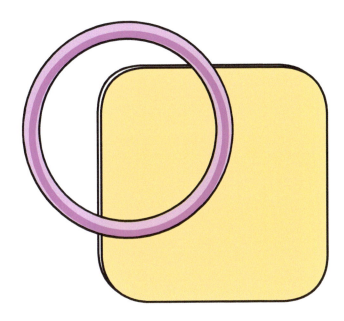

Quanto mais opções disponíveis para contracepção, mais efetivo é o planejamento familiar em uma sociedade. A contracepção vaginal e transdérmica com estrogênio-progestina tem considerável atração para algumas mulheres insatisfeitas com outros métodos. O uso de contracepção vaginal nos EUA aumentou consideravelmente desde a sua introdução, e é agora um dos métodos mais populares. Uma vantagem importante da contracepção com esteroide vaginal e transdérmico constitui um aperfeiçoamento na obediência obtido pela eliminação de um esquema de tratamento diário. Embora ainda não documentado por estudos epidemiológicos, prevê-se que a contracepção com esteroide vaginal e transdérmico será associada às mesmas características, benefícios e problemas observados com anticoncepcionais orais.

CONTRACEPÇÃO VAGINAL COM ESTROGÊNIO-PROGESTINA

A vagina apresenta um local ideal para absorção de esteroide contraceptivo. O epitélio escamoso estratificado, diferentemente da pele, não é cornificado, permitindo penetração mais fácil do esteroide até a lâmina própria subjacente, constituída por colágeno e elastina, que é ricamente vascularizada. Uma camada muscular embaixo do epitélio possui fibras musculares lisas correndo em ambas as direções circular e longitudinal. A camada final de tecido conectivo areolar contém um segundo plexo vascular. Não há células adiposas, glândulas (as secreções são transudatos, não glandulares), ou folículos pilosos para interferir na absorção de fármacos.[1]

Similarmente aos métodos contraceptivos subcutâneo, intramuscular, transdérmico e intrauterino, a via vaginal evita absorção e o efeito de primeira passagem pelo fígado. Absorção pelo trato gastrointestinal pode ser imprevisível e pode ser comprometida por vômito, interferência entre fármacos, ou capacidade diminuída de absorção intestinal. A luz gastrointestinal e o fígado são locais de eliminação de muitos compostos, e a evitação do efeito de primeira passagem é particularmente vantajosa para muitos compostos que sofrem alto grau de metabolismo hepático; estrogênios naturais oralmente administrados, por exemplo, são 95% metabolizados pelo fígado. Administração oral resulta em acentuadas flutuações das concentrações séricas de esteroide contraceptivo que podem levar a efeitos colaterais, como sangramento irregular e náuseas. Estas alterações diárias são mais baixas com administração vaginal que com administração oral ou transdérmica, e as mais baixas de todas com métodos de implante e intrauterino.[1,2]

Anéis contraceptivos vaginais têm sido estudados por 35 anos. Seis anéis contraceptivos vaginais de progestina somente e sete diferentes de estrogênio-progestina combinados foram projetados para fornecer uma semana a um ano de anticoncepção, com progestinas mais fracas como progesterona e medroxiprogesterona em anéis de curta duração (1 semana), e mais potentes levonorgestrel e nestorona em outros de longa ação (até 1 ano). Somente o contraceptivo "NuvaRing®" de esteroides combinados vaginais é disponível nos EUA. Ele é um anel flexível, macio, transparente, feito por copolímero de etileno vinil acetato no qual são contidos cristais de etonogestrel (o metabólito biologicamente ativo do desogestrel, previamente conhecido como 3-cetodesogestrel) e etinilestradiol. Este anel é coberto com uma membrana de 2 mícrons de espessura de etileno vinil acetato. O anel é disponível em apenas um tamanho, 4 mm de espessura e 54 mm de diâmetro (menor que um diafragma), que se encaixa em todas as mulheres.

Um anel vaginal que ainda não está sendo comercializado fornece 15 μg de etinilestradiol e 150 μg de nestorona por dia e visa a ser efetivo durante um ano com remoções periódicas para induzir sangramento de supressão.[3,4] Anéis que contêm apenas progesterona ou nestorona estão sendo desenvolvidos para uso em mulheres amamentando.

MÉTODO DO ANEL VAGINAL

O NuvaRing libera 15 μg de etinilestradiol e 120 μg de etonogestrel/dia.[5] Uma vez que a progestina e o estrogênio estão misturados no núcleo de etileno vinil acetato, no caso improvável de dano ao anel, não ocorre vazamento ou liberação mais alta dos hormônios. Os níveis circulantes de estrogênio e progestina atingem concentrações-alvo em até 24 horas. Os níveis de estrogênio circulante atingem um máximo após 2-3 dias, etonogestrel atinge níveis máximos depois de 7 dias, e permanece estável por 35 dias.[2] *O anel é inserido pela paciente e usado por 3 semanas.*

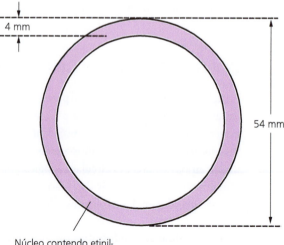

Núcleo contendo etinilestradiol e etonogestrel

O anel vaginal pode ser iniciado da mesma maneira que os anticoncepcionais orais, no primeiro dia da menstruação, iniciado em um domingo, ou início no mesmo dia. Uso de rotina exige a inserção de um novo anel a cada 4 semanas para permitir sangramento de supressão, mas um método aceitável e mais fácil consiste em inserir um novo anel no primeiro dia de cada mês. Uso contínuo é obviamente uma opção apropriada.[6] Como o anel contém suficiente hormônio esteroide para inibir a ovulação durante pelo menos um total de 5 semanas,[7] quando usado continuamente, um novo anel pode ser inserido a cada 5 semanas. Sangramento de escape com uso contínuo é manejado efetivamente por um intervalo livre de hormônio de 4 dias.[8]

O anel produz níveis circulantes de progestina e estrogênio que são apenas 40 e 30%, respectivamente, dos níveis *máximos* associados a um anticoncepcional oral contendo 150 μg de desogestrel e 30 μg de etinilestradiol.[2] Estes níveis inibem efetivamente a ovulação, fornecendo taxas de gravidez de menos de 1% em experiências clínicas.[5,7,9,10] *Se o anel vaginal for removido e não recolocado em 3 horas, o fabricante recomenda contracepção de backup até que o anel tenha estado no lugar durante 7 dias.*

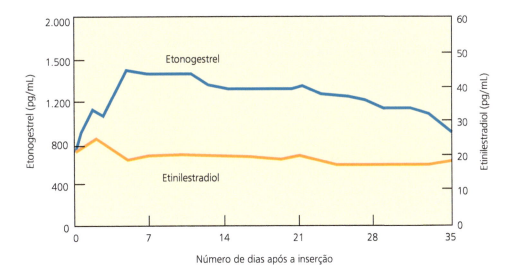

RESPOSTAS CLÍNICAS

Levando em conta a biodisponibilidade influenciada pela ligação à proteína, a exposição sistêmica ao etonogestrel é similar comparando o anel vaginal a um anticoncepcional oral contendo 150 μg de desogestrel; entretanto, a exposição sistêmica ao etinilestradiol é cerca de 50% daquele de um anticoncepcional oral contendo 30 μg de etinilestradiol.[2] Administração vaginal é associada à mais baixa exposição a estrogênio, em comparação aos métodos oral e transdérmico.[11] Isto pode explicar a baixa incidência de efeitos colaterais relacionados com estrogênio como dismenorreia, náusea e dor à palpação mamária.[5,9,12] Em uma comparação randomizada do anel vaginal e o adesivo (*patch*) transdérmico, maior número de mulheres preferiu o anel vaginal em virtude de uma taxa mais baixa de efeitos colaterais.[13]

As taxas de sangramento de escape e manchas são mais baixas (cerca de 6%) quando comparadas a um anticoncepcional oral contendo 30 μg de etinilestradiol e muito mais baixas que com pílulas de 15 ou 20 μg.[9,14,15] Sangramento e manchas ocorrem mais frequentemente com esquemas prolongados ou contínuos.[6] As baixas concentrações séricas de esteroides não produzem alterações significativas nos níveis de LDL ou HDL, mas aumentam os triglicerídeos substancialmente e níveis de globulina ligadora de hormônios sexuais acentuadamente.[16] Não há alterações clinicamente significativas nos parâmetros da coagulação. O anel vaginal e os contraceptivos orais têm efeitos metabólicos semelhantes.[17] O anel vaginal não tem efeito sobre a sensibilidade à insulina, e nenhuma alteração adversa clinicamente significativa no metabolismo dos carboidratos e lipídios foi observada em usuárias de anel vaginal com diabetes melito tipo 1.[18,19]

Não é necessário colocar o anel vaginal em uma posição específica; ele necessita somente estar em contato com a mucosa vaginal e não necessita circundar o colo. O anel vaginal deve ser colocado em uma vagina normal. Infecções e anormalidades anatômicas são motivos para os clínicos e as pacientes considerarem outros métodos. Os motivos mais comuns para descontinuação (cerca de 2-4% nas experiências clínicas) foram desconforto vaginal, percepção indesejada da presença do anel, problemas coitais, ou expulsão (durante 1 ano de uso cerca de 2-3% das mulheres experimentam expulsão espontânea). As mulheres relatam que o anel é fácil de inserir e remover, e embora cerca de 15% das mulheres e 30% dos parceiros relatem sentir o anel durante o intercurso, isto não constitui um motivo comum para a descontinuação.[9,20] *Remoção para intercurso sexual não é recomendada, mas a eficácia é mantida se o anel for recolocado nas primeiras 3 horas* Estudos de vigilância pós-comercialização documentaram uma alta taxa de satisfação com bom controle do ciclo.[21,22]

A citologia cervical e a flora vaginal não são afetadas pela presença do anel.[9,23,24] Apesar de nenhuma alteração na flora vaginal inflamatória, um estudo bem feito relatou que as usuárias de anel têm ligeiramente mais umidificação vaginal (não suficiente para causar descontinuação), talvez em razão de um aumento nos lactobacilos.[25]

Agentes antifúngicos aplicados vaginalmente (miconazol) não têm efeito sobre a absorção de esteroides contraceptivos liberados pelo anel vaginal, nem o uso de tampões.[9,26,27] Amoxicilina e doxiciclina não afetam os níveis séricos de estrogênio ou progestina, ou a farmacocinética dos esteroides associados ao anel vaginal.[28]

O espermicina nonoxinol-9 não tem efeito sobre a liberação e absorção dos hormônios no Nuva-Ring, conforme avaliado pela medição dos níveis séricos de etinilestradiol e etonogestrel.[26] Combinar um método de barreira que contém nonoxinol-9 não deve afetar a eficácia contraceptiva do anel. Entretanto, espermicidas não fornecem proteção contra infecções sexualmente transmitidas, e não há boa razão clínica para combinar o anel com um espermicida.

Resumo das Vantagens do Anel Vaginal

1. Eliminação de um esquema diário ou coital, resultando em melhor obediência.

2. Evita problemas de absorção gastrointestinal.

3. Evita efeitos de primeira passagem pelo fígado.

4. Tolera atrasos; eficácia contraceptiva durante 5 semanas.

5. Mais baixa exposição sistêmica a esteroide; mais baixa incidência de efeitos colaterais relacionados com os estrogênicos.

6. Menor frequência de sangramento de escape e manchas.

CONTRACEPÇÃO TRANSDÉRMICA COM ESTROGÊNIO-PROGESTINA

O adesivo contraceptivo transdérmico (Ortho-Evra) tem uma área de 20 cm^2 (4,5 cm × 4,5 cm) e três camadas em um arranjo do tipo matriz. A camada de apoio externa de poliéster fornece suporte para a camada média que contém o adesivo e os hormônios, e a camada interna é um revestimento de poliéster que é removido da camada adesiva imediatamente antes da aplicação. O tamanho é o necessário para fornecer uma dose efetiva dos hormônios esteroides. O *patch* contém 750 μg de etinilestradiol e 6 mg de norelgestromina e fornece 20 μg de etinilestradiol e 150 μg de norelgestromina a cada dia quando aplicado em localizações discretas no abdome inferior, braço, nádegas ou no tronco superior (excluindo a mama). Norelgestromina é o principal metabólito ativo do norgestimato administrado oralmente e era conhecido previamente como 17-desacetilnorgestimato. A norelgestromina ainda sofre metabolismo hepático com aplicação transdérmica; entretanto, o metabólito resultante, levonorgestrel, é altamente ligado à globulina ligadora de hormônios sexuais, limitando seu impacto biológico. Cerca de 97% da norelgestromina é ligada à albumina, e 3% é não ligada.[29]

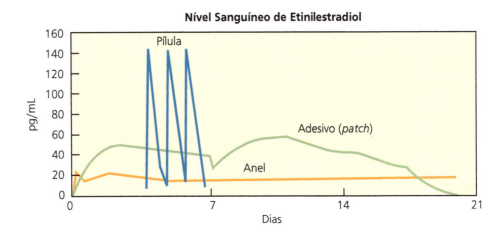

MÉTODO TRANSDÉRMICO

O *patch* é aplicado no mesmo dia, mas não no mesmo lugar exato, uma vez a cada semana durante 3 semanas, seguido por uma semana sem uso do adesivo. ***Como acontece com os anticoncepcionais orais, a paciente e o clínico podem escolher usar o adesivo contraceptivo continuamente, eliminando sangramento de escape.*** Cronologia quanto ao dia da aplicação não necessita ser precisa; o adesivo é muito tolerante. As instruções sobre inícios no primeiro dia, inícios em domingo, ou inícios imediatos no mesmo dia de contracepção oral são também recomendadas para o *patch* (contracepção de *backup* [reserva]) durante 7 dias a não ser que o dia inicial seja também o dia 1 do período menstrual). A aplicação deve ser escolhida com cuidado para evitar contato com roupa apertada, e pressão deve ser aplicada durante pelo menos 10 s, assegurando que as margens fiquem coladas. A pele deve estar, limpa e seca, e isenta de irritação ou cremes e loções. Os adesivos são armazenados nas suas bolsas protetoras à temperatura ambiente. ***Muitas mulheres ficam aborrecidas pelo anel de fibras de algodão que se forma em torno das margens dos patches transdérmicos. Na nossa experiência, este problema pode ser eliminado aplicando-se levemente talco de bebê em torno das margens depois da aplicação. Se um anel se formar, é facilmente removido com óleo mineral.***

O descolamento ocorre com cerca de 5% dos *patches,* e cerca da metade ocorre no ciclo 1 com pacientes inexperientes.[30,31] Em estudos de pelo menos um ano de duração, cerca de 2 a 5% dos *patches* foram substituídos.[32,33] O uso do adesivo exige bom-senso; qualquer outra coisa que não

Recomendações para Descolamento de Adesivo

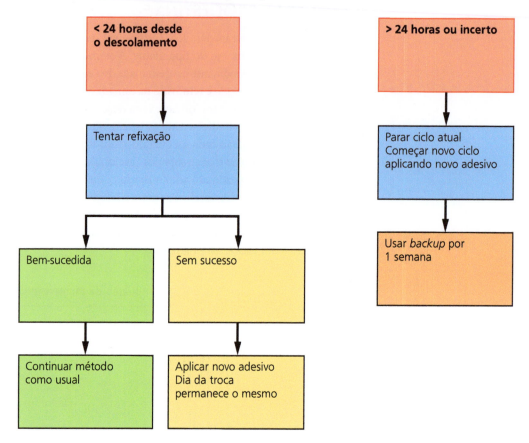

Recomendações para Quando um Novo Adesivo é Esquecido

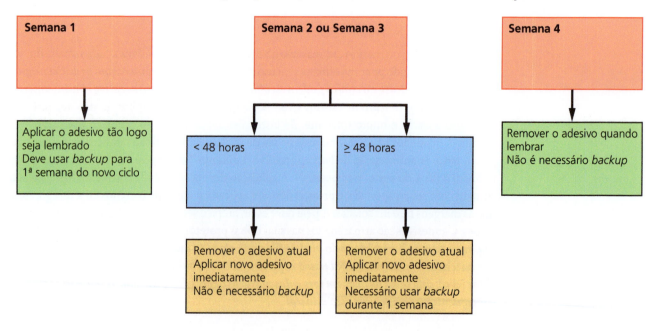

uma adesão segura merece uma conduta conservadora. Se o adesivo parecer frouxo ou tiver ficado parcial ou totalmente fora por menos de 24 horas, o mesmo *patch* pode ser reaplicado ou substituído por um novo *patch* (o dia da troca de *patch* permanece o mesmo). Adesivos extras isolados são fornecidos para esta finalidade pelas farmácias e clínicas, se o clínico escrever uma receita separada para um adesivo extra juntamente com a prescrição regular. Se o adesivo esteve destacado por mais de 24 horas, um novo adesivo é aplicado iniciando um novo ciclo (contracepção de *backup* [reserva] por 7 dias é recomendada). O atraso de um novo adesivo exige um novo início com o *backup* usual de 7 dias. **O atraso dentro do ciclo do patch de não mais de 2 dias não tem risco e não muda o ciclo, mas um atraso de mais de 2 dias também exige a iniciação de um novo ciclo e dia de troca com backup.** Entretanto, em um estudo que comparou três dias livres de tratamento em usuárias de anticoncepcional oral e de adesivo, ovulação ocorreu significativamente menos com o adesivo em comparação à anticoncepção oral.[34]

Contracepção transdérmica produz o mesmo espectro de ações associadas a contraceptivos orais, atingindo o mesmo alto nível de eficácia em experiências clínicas. Por esse motivo, as mesmas considerações revistas no capítulo sobre contracepção oral se aplicam à contracepção transdérmica (bem como ao anel vaginal), incluindo as mesmas contraindicações e benefícios não contraceptivos. A ausência do efeito de primeira passagem pelo fígado oferece o potencial de menos interação com outros fármacos, mas isto não é conhecido, e as pacientes sob medicações que afetam o metabolismo hepático devem escolher um contraceptivo alternativo. Administração de tetraciclina não afeta as concentrações sanguíneas dos hormônios esteroides com contracepção transdérmica, um impacto neutro conforme observado com contraceptivos orais.[35]

Concentrações hormonais séricas são alcançadas rapidamente após aplicação: uma média de cerca de 0,7 ng/mL, com uma faixa de 0,6 a 1,2 ng/mL para norelgestromina, e uma média de cerca de 50 pg/mL, com uma faixa de 25 a 75 pg/mL para etinilestradiol. Estas são faixas que são mantidas por uma formulação contendo 250 µg de norelgestromina e 35 µg de etinilestradiol.[36,37] Entretanto, a cinética não é idêntica aos hormônios administrados oralmente; flutuações diárias são evitadas. Estes níveis sanguíneos permitem manutenção de eficácia contraceptiva, se a recolocação de adesivo for retardada até 2 dias.[38] Os níveis de gonadotrofina retornam aos valores básicos em torno de 6 semanas após a descontinuação.[34] O uso diário foi bem estudado, e ati-

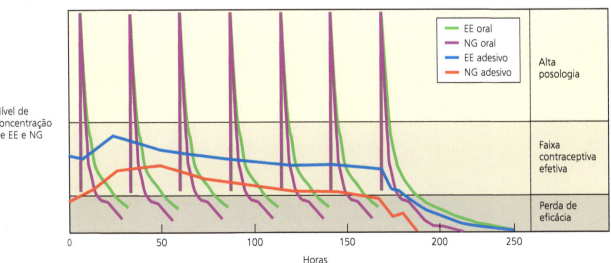

vidades, como exercício, banho, natação e o uso de sauna ou banheira quente, não causa, descolamento ou alterações nos níveis sanguíneos dos hormônios.[39]

Administração transdérmica tem efeitos sobre proteínas da coagulação e lipoproteínas como aqueles vistos com anticoncepcionais orais de baixa dosagem.[40] Os triglicerídeos aumentam modestamente, e a razão LDL/HDL declina ligeiramente.[41] Tal como os anticoncepcionais orais, as mulheres que têm triglicerídeos muito altos ou que estão em risco de trombose venosa por motivo de defeitos genéticos, como Fator V Leiden ou deficiências de proteína C ou S, devem considerar contraceptivos hormonais que não contenham estrogênio.

RESPOSTAS CLÍNICAS

A supressão da ovulação é comparável àquela alcançada com anticoncepção oral, e as taxas de falha em estudos clínicos são menores que 1,0%.[30,32,33,42] As taxas de sangramento de escape e de manchas com o método transdérmico em ensaios randomizados foram comparáveis a uma formulação monofásica e duas trifásicas, exceto por uma incidência ligeiramente mais alta de manchas nos dois primeiros ciclos.[30,32]

A moderna contracepção esteroide não causa ganho de peso. O método transdérmico não é uma exceção; as alterações do peso corporal foram idênticas em uma experiência randomizada comparando o adesivo contraceptivo a um adesivo placebo idêntico.[41] Houve 15 gestações nas experiências clínicas com adesivo contraceptivo, e cinco destas foram em mulheres com pesos corporais acima de 90 kg.[42] Lembremos que há modesta evidência de que a falha de contraceptivo hormonal é aumentada em mulheres com excesso de peso (acima de 90 kg).[42-47] Por outro lado, nenhum efeito do peso corporal sobre falha de anticoncepcional oral foi detectado em uma grande coorte europeia prospectiva.[48] As conclusões positivas a respeito de taxas de falha e peso foram com base em diferenças de apenas 2 a 4 gestações por 100 mulheres por ano. A eficácia em mulheres obesas ainda seria maior do que com métodos de barreira. Porém mais importante, experiências clínicas recentes, especialmente aquelas com esquemas prolongados, detectaram ausência de aumento nas taxas de falha associadas a pesos corporais maiores.[48-51] *Não é certo que peso corporal excessivo seja associado a uma redução na eficácia contraceptiva esteroide, não obstante nós incentivamos o uso de um esquema prolongado ou aplicação contínua nestas pacientes.*

A desobediência é um contribuinte capital para a taxa de falha típica associada à anticoncepção oral. O esquema uma vez por semana com contracepção transdérmica é mais simples e menos suscetível a atrasos e omissões. Em experiências randomizadas variando de 4 ciclos a 13 ciclos, cerca de 10 a 20% mais das participantes demonstraram boa adesão com o método transdérmico em comparação à anticoncepção oral.[30,32] Nas experiências clínicas com contracepção transdérmica, taxas de gravidez globais mais baixas com o *patch* em comparação à contracepção oral foram atribuídas à melhor adesão. Mais importante, mulheres jovens, especialmente aquelas com menos de 20 anos de idade, demonstraram maior adesão com contracepção transdérmica em comparação a anticoncepcionais orais do que mulheres mais velhas.[52] De fato, a adesão é melhor em todas as idades ao se comparar o *patch* com a pílula.[53]

Cerca de 20% das pacientes experimentam algum grau de reação cutânea no local da aplicação, e cerca de 2% descontinuam o método por este motivo.[30,32,33,41] Desconforto mamário é experimentado durante os primeiros meses por 20% das usuárias, mais frequentemente com anticoncepção transdérmica em comparação a anticoncepcionais orais, mas usualmente não é grave e levou à descontinuação em apenas 1% das usuárias.[41]

Resumo das Vantagens do Adesivo Transdérmico

1. Melhores taxas de continuação com esquema semanal.
2. Evita má absorção gastrointestinal e efeitos de primeira passagem pelo fígado.
3. Eficácia anticoncepcional mantida com atrasos de 1 ou 2 dias.
4. São esperados benefícios não contraceptivos associados aos anticoncepcionais orais.

CONTROVÉRSIA DO TROMBOEMBOLISMO VENOSO

A U.S. Food and Drug Administration (FDA) emitiu uma comunicação à imprensa em 10 de novembro de 2005 chamando atenção para o fato de que as mulheres usando o adesivo anticoncepcional transdérmico estão expostas com o tempo a uma quantidade maior de estrogênio. Subsequentemente, a rotulação do adesivo foi atualizada para incluir uma advertência sobre esta exposição mais alta. Aqui estão os fatos:

1. O adesivo contraceptivo libera diariamente 20 μg de etinilestradiol e 150 μg de norelgestromina (o metabólito ativo principal do norgestimato administrado oralmente).

2. Os níveis sanguíneos máximos de estrogênio com o adesivo contraceptivo são cerca de 25 a 35% mais baixos em comparação a produtos orais contendo 30 ou 35 μg de etinilestradiol.[11]

3. Com o tempo, sem os picos e nadires experimentados pelas usuárias de contraceptivos orais, as usuárias de adesivo são expostas a cerca de 60% mais estrogênio em comparação a produtos orais contendo 35 μg de etinilestradiol.

O que é mais importante, um nível máximo mais alto ou maior exposição durante o tempo? Ou pode ser que não faça diferença. A primeira preocupação de que poderia haver um risco aumentado de trombose venosa com o *patch* foi uma consequência de histórias na mídia com base em relatos de casos fornecidos à FDA (um numerador sem um denominador). Em resposta, a Johnson & Johnson, a companhia-mãe do adesivo anticoncepcional, forneceu fundos de pesquisa para três estudos epidemiológicos, comparando anticoncepção transdérmica e oral.

O primeiro estudo de caso-controle de trombose venosa não fatal usou informação derivada de um banco de dados muito grande que registra prescrições e diagnósticos longitudinalmente em planos de assistência gerenciada à saúde.[54] O estudo durante um período de tempo de 3 anos comparou novas usuárias do adesivo contraceptivo a novas usuárias de um anticoncepcional oral contendo 35 μg de etinilestradiol e norgestimato. Sessenta e oito casos de trombose venosa e 266 controles foram identificados e pareados quanto ao ano de nascimento e quanto à data do episódio trombótico (assim fornecendo datas comparáveis quanto à exposição). Uma extensão deste estudo adicionou mais 56 casos de trombose venosa.[55] Uma comparação do contraceptivo em adesivo ao oral indicou ausência de diferença no risco de trombose venosa. Uma pesquisa específica sobre o risco de trombose de seio venoso cerebral não encontrou aumento.[56] Este mesmo estudo também detectou ausência de diferença nas taxas de infarto do miocárdio ou acidente vascular encefálico.[57]

O segundo estudo de caso-controle indicou que o uso do sistema contraceptivo transdérmico foi associado a um aumento de 2,4 vezes no risco de tromboembolismo venoso em comparação a usuárias de um anticoncepcional oral com 35 μg de etinilestradiol e norgestimato.[58] O estudo usou reclamações de seguro de um grande prestador nacional de seguro-saúde para identificar mulheres usando contracepção transdérmica ou oral. Uma limitação do estudo foi a incapacidade de confirmar diagnósticos em 100% dos casos pela revisão de prontuários médicos (completada para 83% dos casos). Uma força do estudo foi a tentativa completa de controlar os fatores que influenciam trombose venosa. Um ponto forte de ambos os estudos foi um foco nas novas usuárias, eliminando o problema conhecido como atrito de suscetíveis. Comparar novas usuárias, que são mais propensas a experimentar trombose venosa, a antigas usuárias seria comparar dois grupos diferentes de sujeitos.

Um estudo pós-comercialização comparou a taxa de tromboembolismo em usuárias de *patch* e usuárias de anticoncepcionais orais contendo levonorgestrel e 30 μg de etinilestradiol.[59] A diferença entre os dois métodos *não* foi estatisticamente significativa.

Comparando os dois estudos de caso-controle, vale notar que o relato negativo teve cerca de 6 vezes mais casos que o relato positivo, dando-lhe mais força estatística. De fato, na análise global de caso-controle no relatório positivo, houve apenas 20 casos entre usuárias transdérmicas e 37 casos entre usuárias de contraceptivo oral, e o risco relativo de 2,0 foi próximo, mas não atingiu significância estatística. Depois de excluir casos e controles com fatores de alto risco, o risco relativo com 16 casos transdérmicos e 26 casos de anticoncepcional oral alcançou 2,4 com significância estatística, mas com um intervalo de confiança muito largo, 1,1-5,5. Similarmente, os casos no levantamento pós-comercialização somaram menos da metade do número no estudo de caso-controle negativo.

Estes são os únicos dados epidemiológicos sobre esta questão importante. Um estudo de caso-controle é tranquilizador; um estudo de caso-controle é perturbador. Como os intervalos de confiança dos dois estudos estão dentro da mesma faixa (ou seja, eles se superpõem), não é certo que os resultados diferentes não reflitam um achado casual. Neste momento, parece que se há uma diferença no risco de trombose venosa ao comparar contracepção transdérmica a oral, a diferença deve ser muito pequena. Certamente a evidência disponível não indica uma diferença importante.

Todas as referências estão disponíveis no site:
http://www.revinter.com.br/online/referencias-speroff.pdf

24 Métodos de Contracepção de Ação Longa

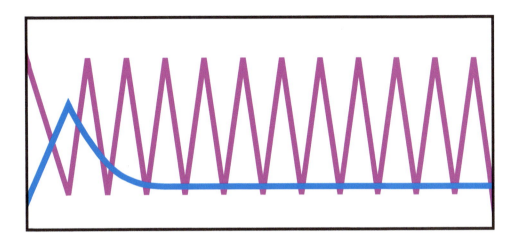

A alta taxa de gravidez não intencional e as taxas relativamente altas de falha com o uso típico de métodos reversíveis de contracepções são fortes indicações de uma necessidade de métodos anticoncepcionais de ação longa que simplifiquem a obediência ou a conformidade. Dois métodos efetivos e populares são disponíveis, implantes contraceptivos (sistemas com a liberação sustentada de uma progesterona) e o acetato de medroxiprogesterona de depósito. (Depo-Provera).

O acetato de medroxiprogesterona de depósito injetável é um agente de ação longa (3 meses) que tem feito parte dos programas contraceptivos de muitos países por mais de 25 anos. Esta experiência demonstrou que ele é seguro, efetivo e aceitável. Não é um sistema de "liberação prolongada", mas sua ação é a mesma.

Existem três sistemas principais de implante, Implanon, Norplant e Jadelle (antes chamado Norplant-2). Uma versão chinesa é chamada Sinoplant II. Ambos Jadelle e Sinoplant-II contêm 150 mg de levonorgestrel. Infelizmente, Norplant foi retirado do mercado dos EUA em uma decisão de negócio ditada por lucro e endividamento, apesar do fato de que Norplant provia uma excelente opção para contracepção. Jadelle está aprovado pela *U.S. Food and Drug Administration*, mas não foi comercializado. Em muitas partes do mundo, Jadelle substituiu o uso de Norplant; entretanto, Norplant ainda é usado em todo o mundo.

Implanon difere de Norplant e Jadelle em muitos aspectos centrais, principalmente uma haste em vez das 6 cápsulas do Norplant e duas hastes do Jadelle, e uma progesterona menos androgênica.[1,2] Como o Norplant, Implanon tem sido extensamente comercializado em todo o mundo com um bom retrospecto e altas taxas de continuação. Implantes contraceptivos estão aprovados em mais de 60 países e são usados por, aproximadamente, 11 milhões de mulheres.[2]

Os métodos de progesterona de ação longa são tão efetivos quanto esterilização e DIU, e mais efetivos do que a contracepção oral e de barreira.[3] Uma razão importante para esta alta eficácia é a natureza dos próprios sistemas de liberação, os quais exigem pouco esforço por parte da usuária. Uma vez que a obediência não requer reposição frequente ou instrução para uso, como no caso da contracepção oral, a efetividade de uso real ou típica é muito próxima da efetividade teórica (mais baixa esperada).

Métodos de liberação sustentada exigem menos da usuária, mas eles demandam mais do clínico. Os implantes envolvem pequenos procedimentos operatórios para colocação e para descontinuação. Os clínicos têm uma responsabilidade especial de se tornarem peritos nas operações requeridas para remover implantes e de ser disponíveis às mulheres quando essas habilidades forem necessárias para terminar o uso. Perturbações de padrões menstruais e outros efeitos colaterais provocam muito mais perguntas das pacientes sobre estes métodos do que sobre o uso dos familiares contraceptivos orais, intrauterinos e de barreira.[4]

SISTEMAS DE IMPLANTE

Norplant foi desenvolvido pelo *Population Council* e aprovado, pela primeira vez, em 1983, na Finlândia, onde foi fabricado. Foi aprovado nos EUA em 1990, comercializado, em 1991, e tirado do mercado, em 2002.

Norplant é um sistema de "liberação sustentada" que usa tubulação de Silastic permeável a moléculas esteroides para fornecer níveis circulantes estáveis de progesterona através de anos de uso. O sistema Norplant consiste em 6 cápsulas, cada uma medindo 34 mm de comprimento com um diâmetro externo de 2,4 mm e contendo 36 mg de levonorgestrel cristalino. As cápsulas são feitas de tubulação de silastic grau médico flexível (copolímero de polidimetilsiloxano e metilvinil siloxano) que é selado com adesivo de silastic médico (polidimetilsiloxano). As 6 cápsulas contêm um total de 216 mg de levonorgestrel, que é muito estável e permaneceu inalterado em cápsulas examinadas depois de mais de 9 anos de uso.

Jadelle foi também desenvolvido pelo *Population Council* e fabricado na Finlândia. Foi aprovado nos EUA em 1996, porém nunca comercializado. As finas hastes flexíveis do Jadelle são envoltas em tubulação de silastic (o mesmo material usado pelo Norplant), com 43 mm de comprimento e 2,5 de diâmetro, assim ligeiramente mais longas e mais grossas que Norplant.[5] Cada haste contém 75 mg de levonorgestrel para um total de 150, 66 mg menos do que nas 6 cápsulas de Norplant. Enquanto o levonorgestrel no Norplant é embalado em cápsulas na forma cristal, o centro da haste do Jadelle é uma mistura de levonorgestrel e um polímero elástico (dimetilsiloxano/metilvinilsiloxano). Experiências clínicas a longo prazo indicam que o desempenho e efeitos colaterais são similares ao Norplant, mas a remoção é mais rápida.[6,7]

Velocidade média de liberação do Norplant:

Primeiro mês	—	85 μg levonorgestrel diariamente
Após 1 ano	—	35 μg
Após 2 anos	—	30 μg

Velocidade média de liberação do Jadelle:

Primeiro mês	—	100 μg levonorgestrel diariamente
Após 1 ano	—	40 μg
Após 2 anos	—	30 μg

Uma vez que as velocidades de liberação com os dois sistemas de levonorgestrel sejam comparáveis, é razoável concluir que estudos clínicos com Norplant e Jadelle devem fornecer resultados semelhantes. Na discussão a seguir, o produto mais estudado, Norplant, é citado frequentemente, mas os clínicos podem admitir que os achados se aplicam da mesma maneira ao Jadelle.

Implanon é uma haste única flexível de 4 cm de comprimento e 2 mm de diâmetro, que contém 68 mg de 3-ceto-desogestrel (etonogestrel, o metabólito ativo do desogestrel) dispersado em um centro de etileno vinil acetato envolto com uma membrana de 0,6 mm de espessura do mesmo material. Não há evidência de que etileno vinil acetato ou silastic tenham efeitos tóxicos quando implantados.[8] O hormônio é liberado a uma velocidade inicial de cerca de 67 μg/dia diminuindo para 30 μg depois de 2 anos; concentrações que inibem ovulação são atingidas dentro de 8 h da inserção.[9] Um estado constante é alcançado após 4 meses, e, em seguida, há um declínio gradual.[9] Implanon, colocado subdermicamente com um insersor descartável, suprime ovulação por 2,5 anos, e fornece contracepção efetiva durante pelo menos 3 anos. Efeitos colaterais são semelhantes àqueles com Norplant ou Jadelle, exceto por menos sangramento e uma taxa mais alta de amenorreia com Implanon.[10-13]

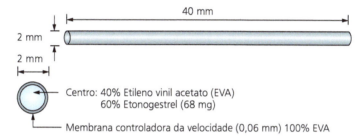

INDICAÇÕES

Implantes contraceptivos são uma boa escolha para mulheres em idade reprodutiva que são sexualmente ativas e desejam contracepção contínua a longo prazo. Implantes devem ser considerados para mulheres que:

1. Querem retardar a gravidez seguinte durante, no mínimo, 2-3 anos.

2. Desejam um método altamente efetivo, a longo prazo, de anticoncepção.

3. Experimentam efeitos colaterais sérios ou menores relacionados com o estrogênio com contracepção por estrogênio-progesterona.

4. Têm dificuldade em lembrar de tomar pílulas cada dia, têm contraindicações ou dificuldade em usar DIUs, ou desejam um método de contracepção não relacionado com o coito.

5. Completaram sua reprodução, mas ainda não estão prontas para se submeter à esterilização permanente.

6. Têm uma história de anemia com sangramento menstrual intenso.

7. Pretendem amamentar durante um ano ou dois.

8. Têm doenças crônicas, em que a saúde será ameaçada por gravidez.

CONTRAINDICAÇÕES ABSOLUTAS

Uso de implante é contraindicado em mulheres que têm:

1. Tromboflebite *ATIVA* ou doença tromboembólica.

2. Sangramento genital não diagnosticado.

3. Doença hepática *AGUDA*.

4. Tumores benignos ou malignos do fígado.

5. Câncer de mama conhecido ou suspeito.

CONTRAINDICAÇÕES RELATIVAS

Com base em julgamento clínico e tratamento clínico apropriado, os implantes *PODEM SER USADOS* por mulheres com uma história ou um diagnóstico atual das seguintes condições:

1. Fumar cigarros inveteradamente (15 ou mais por dia) em mulheres de mais de 35 anos.

2. História de gravidez ectópica.

3. Diabetes melito. Uma vez que múltiplos estudos deixaram de observar um impacto significativo sobre o metabolismo dos carboidratos, implantes, na nossa opinião, são particularmente bem adequados para mulheres diabéticas.

4. Hipercolesterolemia.

5. Hipertensão.

6. História de doença cardiovascular, incluindo infarto do miocárdio, acidente vascular encefálico, doença de artéria coronária, angina, ou um evento tromboembólico prévio. Pacientes com válvulas cardíacas artificiais.

7. Doença da vesícula biliar.

8. Doença crônica, como pacientes imunocomprometidas.

Implantes não são contraindicados nas seguintes situações, mas outros métodos são preferíveis:

1. Acne grave.

2. Cefaleias vasculares graves ou enxaquecas.

3. Depressão grave.

4. Uso concomitante de medicações que induzem enzimas microssômicas hepáticas:

Carbamazepina (Tegretol)
Felbamato
Lamotrigina
Nevirapina
Oxcarbazepina
Fenobarbital
Fenitoína (Dilantin)
Primidona (Mysoline)
Rifabutina
Rifampicina (Rifampin)
Erva-de-são-joão
Topiramato

Vigabatrina

Possivelmente ácido valproico, etossuximida, griseofulvina e troglitazona

Nós não recomendamos o uso de implantes com quaisquer das drogas previamente listadas em virtude de risco provavelmente aumentado de gravidez em razão de mais baixos níveis sanguíneos da progesterona.[14,15]

MECANISMO DE AÇÃO

A velocidade de liberação dos implantes contraceptivos é determinada pela área total de superfície e a densidade do implante em que a progesterona está contida. A progesterona se difunde a partir do implante para dentro dos tecidos circundantes, onde é absorvida pelo sistema circulatório e distribuída sistemicamente, evitando um alto nível inicial na circulação como com esteroides orais ou injetados. Dentro de 8h após inserção de Implanon, as concentrações plasmáticas de etonogestrel são de cerca de 300 ng/mL, suficientemente altas para prevenir a ovulação.[16] Um estudo das alterações do muco cervical com Norplant indica que um método de *backup* deve ser usado por 3 dias após a inserção de Norplant ou Jadelle; isto não é necessário quando Implanon é inserido conforme instruções.[17,18] As concentrações de progesterona são muito mais variáveis com Norplant e Jadelle do que com Implanon.[16]

A haste de Implanon libera 60 µg de etonogestrel por 24 h aos 3 meses de uso. Esta taxa declina gradualmente para 40-50 µg por dia aos 12 meses e 30 µg/dia pelos 2 anos de uso. Os 85 µg de hormônio liberados pelo Norplant ou os 100 µg liberados pelo Jadelle durante os primeiros meses de uso são aproximadamente equivalentes à dose diária de levonorgestrel liberada pela minipílula contraceptiva oral de progesterona somente, e 25-50% da dose liberada pelos anticoncepcionais orais combinados de baixa dose. Após 6 meses de uso, as concentrações diárias de levonorgestrel são cerca de 0,35 ng/mL; aos 2,5 anos, os níveis diminuem para 0,25-0,35 ng/mL. Até a marca de 8 anos, os níveis médios permanecem acima de 0,25 ng/mL.[19] Concentrações plasmáticas médias abaixo de 0,2 ng/mL são associadas a taxas aumentadas de gravidez com Norplant (níveis mais baixos são mais prováveis em mulheres mais pesadas).

O peso corporal afeta os níveis circulantes de levonorgestrel; quanto maior o peso da usuária, mais baixas as concentrações de levonorgestrel a qualquer tempo durante uso de Norplant ou Jadelle. A maior diminuição com o tempo ocorre em mulheres pesando mais de 70 kg, mas, mesmo para mulheres pesadas, a velocidade de liberação é suficientemente alta para evitar gravidez pelo menos de modo tão confiável quanto anticoncepcionais orais. Em usuárias de Implanon, as concentrações de etonogestrel são afetadas muito pouco pelo peso corporal, e as taxas de falha não aumentaram com maior peso corporal nos pequenos números de mulheres com excesso de peso nos estudos clínicos.[20] Embora os dados com mulheres acima do peso sejam limitados, é provável que Implanon seja uma boa escolha contraceptiva para mulheres obesas.

Os níveis de levonorgestrel também podem ser afetados pelos níveis circulantes de globulina ligadora de hormônios sexuais (SHBG). Levonorgestrel tem uma afinidade mais alta pela SHBG do que etonogestrel. Na semana após inserção de Norplant ou Jadelle, os níveis de SHBG declinam rapidamente e a seguir retornam a aproximadamente metade dos níveis pré-inserção por volta de 1 ano de uso. Este efeito sobre a SHBG não é uniforme e pode ser o responsável por algumas das variações individuais nas concentrações de progesterona circulantes.[21]

Implantes são contraceptivos altamente efetivos. Há três modos prováveis de ação, que são similares àqueles atribuídos ao efeito contraceptivo das minipílulas apenas com progesterona, mas como a aplicação diária não é necessária, os implantes são mais efetivos do que os métodos orais.

1. A progesterona suprime, no hipotálamo e na hipófise, a onda de hormônio luteinizante (LH) necessária para ovulação. Conforme determinado por níveis de progesterona em muitas usuárias ao longo de vários anos, aproximadamente um terço de todos os ciclos em usuárias de Norplant é ovulatório.[19,22] Durante os primeiros 2 anos de uso, apenas cerca de 10% das mulheres são ovulatórias, mas pelos 5 anos de uso, mais de 50% o são. Nos ciclos que são ovulatórios, há uma alta incidência de insuficiência lútea. Implanon inibe ovulação durante todo um período de 3 anos, responsabilizando-se por quase todo o efeito contraceptivo.[2] Entretanto, desenvolvimento folicular ocorre, evitando o problema de hipoestrogenemia clinicamente significativo, e, nos últimos 6 meses do período de 3 anos com Implanon, há uma ovulação ocasional.[16,23]

2. A liberação constante de progesterona tem um efeito prolongado sobre o muco cervical. O muco se espessa e diminui em quantidade, formando uma barreira à penetração do espermatozoide.[17,23-25]

3. A progesterona suprime a maturação cíclica induzida pelo estradiol no endométrio e, eventualmente, causa atrofia. Estas alterações poderiam evitar implantação, caso ocorresse fertilização; entretanto, nenhuma evidência de fertilização pode ser detectada em usuárias de Norplant.[26]

VANTAGENS

Implantes são um método seguro, altamente efetivo, contínuo de contracepção que exige pouco esforço da usuária e, diferentemente da contracepção injetável de ação longa, é rapidamente reversível. Uma vez que este é um método apenas com progesterona, que pode ser usado por mulheres que têm contraindicações ao uso de anticoncepcionais contendo estrogênio. A liberação sustentada de baixas doses de progesterona evita a alta dose inicial liberada pelos injetáveis e a onda diária de hormônio associada aos contraceptivos orais. Os implantes são uma excelente escolha para mulheres amamentando e podem ser inseridos imediatamente pós-parto. Não há efeitos sobre a qualidade ou a quantidade do leite da mama, e os lactentes crescem normalmente.[27-30] Outra vantagem do método de implante é que ele permite às mulheres planejar suas gravidezes com precisão; retorno da fertilidade ocorre dentro de algumas semanas, em contraste com o retardo de 6 a 18 meses na ovulação que pode-se seguir a injeções de acetato de medroxiprogesterona de depósito.[16,31-33]

Uma das principais vantagens dos métodos de liberação sustentada é o alto grau de eficácia, aproximadamente equivalente à efetividade teórica. Em casais para os quais o aborto eletivo é inaceitável no caso de uma gravidez não planejada, a alta taxa de eficácia é especialmente importante. Não há pílulas esquecidas, camisinhas rasgadas ou injeções perdidas. Para mulheres que estão em alto risco de complicações clínicas se engravidarem, os implantes de liberação sustentada apresentam uma importante vantagem de segurança. As usuárias devem ser tranquilizadas de que o uso de implante não foi associado a alterações no metabolismo dos carboidratos ou lipídios, coagulação, função hepática ou renal, ou concentrações de imunoglobulinas. Uma vez que muitas mulheres que querem implantes terão tido experiências negativas com outros anticoncepcionais, é importante que as diferenças entre este método e métodos precedentes sejam explicadas.

Exposição da endometriose aos métodos contraceptivos de progesterona, apenas, constitui um método efetivo para controlar a dor associada a esta condição. Implanon, acetato de medroxiprogesterona de depósito e o dispositivo intrauterino contendo levonorgestrel foram todos descritos como redutores da dor da endometriose.[34-38]

DESVANTAGENS

Há algumas desvantagens associadas ao uso dos sistemas de implante. Os implantes causam interrupção dos padrões de sangramento, especialmente durante o primeiro ano de uso, e algumas mulheres ou seus parceiros acham estas alterações inaceitáveis.[4] O estrogênio endógeno é aproximadamente normal, e diferente dos contraceptivos combinados, a progesterona não é regularmente suprimida para permitir descamação endometrial. Consequentemente, o endométrio é eliminado a intervalos imprevisíveis.

Os implantes devem ser inseridos e removidos em um procedimento cirúrgico realizado por pessoal treinado. As mulheres não podem iniciar ou descontinuar o método sem a assistência de um clínico. A incidência de remoções complicadas é aproximadamente 5% para Norplant ou Jadelle e mais baixa para Implanon, uma incidência que pode ser mais bem minimizada por bom treinamento e inserção cuidadosa.[39,40] Os implantes podem ser visíveis embaixo da pele. Este sinal do uso de contracepção pode ser inaceitável para algumas mulheres e alguns parceiros.[4]

Implantes não provêm proteção contra doenças sexualmente transmitidas (DSTs) como herpes, papilomavírus humano, HIV, gonorreia ou clamídia. Embora as usuárias possam não ter a tendência a usar um segundo método por causa da alta eficácia contraceptiva,[41] as usuárias em risco de DSTs devem usar camisinha como segundo método para prevenir infecção.

Como a inserção e a remoção de implantes requerem pequenos procedimentos cirúrgicos, os custos de iniciação e descontinuação são mais altos que com contraceptivos orais ou métodos de barreira. O custo do implante mais os honorários de inserção totalizam uma quantia que pode parecer alta para as pacientes a não ser que elas o comparem com o custo total ao usar outros métodos durante 5 anos.[42] Entretanto, o uso a curto prazo é caro em comparação aos custos iniciais relativamente baixos de outros métodos reversíveis, e não se pode esperar que a maioria das mulheres use métodos de longa ação durante seu tempo de ação completa.

Fatores culturais podem influenciar a aceitabilidade de alterações menstruais. Algumas culturas restringem uma mulher de participar em atividade religiosa, atividades domésticas ou intercurso sexual enquanto estiver menstruada. Todas as usuárias devem ter consciência das possíveis alterações menstruais. É importante salientar que todas as alterações menstruais são esperadas, que elas não causam ou representam doença, e que a maioria das mulheres volta a um padrão mais normal com o maior tempo de uso.

A inserção e a remoção de implantes serão uma experiência nova para a maioria das mulheres. Como com qualquer experiência nova, as mulheres se aproximarão dela com graus variados de apreensão e ansiedade. Na realidade, a maioria das pacientes são capazes de observar sentindo-se confortáveis, enquanto os implantes são inseridos ou removidos. As mulheres devem ser orientadas de que as incisões usadas para os procedimentos são muito pequenas e se curam rapidamente, deixando pequenas cicatrizes que geralmente são difíceis de ver por causa da sua localização e do seu tamanho.

Nós encorajamos as usuárias a ver e tocar nos implantes. As mulheres podem ser tranquilizadas de que os implantes não serão danificados ou se moverão se a pele acima deles for acidentalmente lesada. Atividade normal não pode danificar ou deslocar os implantes. A maioria das mulheres tornam-se inconscientes da sua presença. Algumas mulheres relatam sentir os implantes se os tiverem tocado ou manipulado por um período prolongado de tempo, ou após exercício vigoroso. Os implantes são mais visíveis em mulheres mais magras com bom tônus muscular. Usuárias com a pele mais escura podem observar escurecimento adicional da pele diretamente em cima dos implantes; isto se resolve após a remoção.

EFICÁCIA

Os implantes contraceptivos fornecem controle altamente efetivo da natalidade. Em estudos de 2 ou 3 anos em 11 experiências clínicas internacionais de 942 mulheres usando Implanon, nenhuma gravidez ocorreu.[20] Em estudos do Norplant realizados em 11 países, totalizando 12.133 mulheres-anos de uso, a taxa de gravidez foi 0,2 gravidez por 100 mulheres-anos de uso.[15,31] Todas menos uma das gravidezes que ocorreram durante a avaliação do Norplant estavam presentes no momento da inserção do implante. Se estas inserções em fase lútea forem excluídas da análise, a taxa de gravidez no primeiro ano foi 0,01 por 100 mulheres-anos. Em adolescentes, os implantes de Norplant fornecem melhor proteção contra gravidez indesejada em comparação a anticoncepcionais orais, e um fator importante é a melhor taxa de continuação com Norplant.[41,43,44]

Taxas de Falha Durante o Primeiro Ano de Uso, Estados Unidos[3,45,46]

Método	Porcentagem de Mulheres com Gravidez — Menor Taxa Esperada	Típica
Nenhum método	85%	85%
Pílula combinada	0,3%	8,7%
Progesterona apenas	0,5%	3,0%
DIUs:		
SIU (sistema intrauterino) de levonorgestrel	0,1%	0,1%
Copper T 380A	0,6%	1,0%
Implantes:		
Seis cápsulas de levonorgestrel (Norplant)	0,05%	0,2%
Duas hastes de levonorgestrel (Jadelle)	0,06%	0,06
Uma haste de etonogestrel (Implanon)	0,01%	0,01
Injetável		
3 meses	0,3	0,3%
1 mês	0,05	3,0%
Adesivo	0,3	8,0%
Anel vaginal	0,3	8,0%
Esterilização feminina	0,5%	0,7%
Esterilização masculina	0,1%	0,2%

Não há restrições de peso para usuárias de Norplant ou Jadelle, porém mulheres mais pesadas (com mais de 70 kg) podem experimentar taxas de gravidez ligeiramente mais altas nos últimos anos de uso em comparação a mulheres mais leves. Mesmo nos anos mais tardios, no entanto, as taxas de gravidez das mulheres mais pesadas usando Norplant são mais baixas do que com a contracepção oral. As diferenças nas taxas de gravidez por peso provavelmente são decorrentes do efeito dilucional do maior tamanho corporal sobre os baixos níveis séricos sustentados de levonorgestrel. Mulheres mais pesadas não devem confiar em Norplant ou Jadelle além do limite de 5 anos. Para mulheres magras, a duração da eficácia se estende bem além do quinto ano de uso. Em algumas experiências prolongadas, nenhuma gravidez ocorreu até o sétimo ano. Não são disponíveis dados a respeito do efeito do peso corporal sobre a eficácia do Implanon, mas diferentemente do Norplant e Jadelle, os níveis de progesterona não são significativamente mais baixos nas mulheres mais pesadas.

A eficácia contraceptiva do Implanon supera a do Norplant e a da esterilização.[2] Apenas uma rara gravidez ocorre, resultando em um Índice de Pearl de cerca de 0,01.[23,47] Em mais de

70.000 ciclos, nenhuma gravidez foi registrada em virtude da inibição total da ovulação até que ovulações foram observadas nos últimos 6 meses no período de 3 anos.[23,48] Vigilância de gravidezes pós-comercialização na Austrália, onde quase um quarto das contraceptoras confiava em Implanon em 2004, revelou que de 218 gravidezes, apenas 13 poderiam *possivelmente* ter sido falhas do método.[49] Na Austrália e na Holanda, gravidezes comumente foram consequência de má técnica de inserção, especialmente quando ocorreu contaminação do implante, sem ser notado.

Os implantes têm um efeito contraceptivo imediato quando inseridos dentro dos primeiros 7 dias de um ciclo menstrual, mas quando a inserção é depois do dia 7, um método de backup de contracepção é necessário durante pelo menos 3 dias.[50]

GRAVIDEZ ECTÓPICA

A taxa de gravidez ectópica durante uso de Norplant é 0,28 por 1.000 mulheres-anos.[15] *Embora o risco de desenvolver uma gravidez ectópica durante uso de Norplant seja baixo, quando a gravidez ocorre, a ectopia deve ser suspeitada porque aproximadamente 30% das gravidezes sob Norplant são ectópicas.* Uma vez que Implanon seja mais efetivo em inibir ovulação, nós esperaríamos que o risco de gravidez ectópica fosse consideravelmente menor do que o associado a Norplant.

Taxas de Gravidez Ectópica por 1.000 Mulheres-Anos[15, 51, 52]	
Não usuárias de contraceptivo, todas as idades	3,0–4,5
DIU Copper T-380	0,20
Norplant	0,28

EFEITOS MENSTRUAIS

Os padrões de sangramento menstrual são altamente variáveis entre as usuárias de contracepção por implante. Com implantes de levonorgestrel, alguma alteração do padrão menstrual ocorrerá durante o primeiro ano de uso em aproximadamente 80% das usuárias, mais tarde diminuindo para cerca de 40% e, no quinto ano, para cerca de 33%.[53,54] Estão incluídas alterações no intervalo entre os sangramentos, duração e volume do fluxo menstrual, além de escape. Oligomenorreia e amenorreia também ocorrem, mas são menos comuns, menos de 10% após o primeiro ano e diminuindo daí em diante. Sangramento irregular e prolongado geralmente ocorre durante o primeiro ano. Embora problemas de sangramento ocorram de modo menos frequente depois do segundo ano, eles podem ocorrer a qualquer tempo.[54,55] Estudos do endométrio em usuárias de Norplant apresentando sangramento anormal indicam a presença de veias sinusoides aumentadas (vasos frágeis) e uma redução na expressão de um fator proteico (fator tecidual das células estromais perivasculares) envolvida na iniciação da hemostasia.[56] Dentro de semanas após a inserção, a densidade de pequenos vasos sanguíneos endometriais aumenta, e o endométrio regride a um estado atrófico.[57] Acredita-se que o sangramento é uma consequência da regressão endometrial rápida e que o aumento aparente no número de vasos sanguíneos pode refletir a tortuosidade aumentada, acompanhando a regressão atrófica.

Implanon altera padrões menstruais, mas amenorreia ocorre mais frequentemente (21% em usuárias no primeiro ano, 30-40% após 1 ano) que com Norplant.[11,13] Uma única haste de Implanon suprime completamente a ovulação por 2,5 anos, e, por essa razão, menstruação não se torna mais regular depois dos primeiros 2 anos, como com o Norplant. Depois de 2 anos, ovulação ocorre em cerca da metade dos ciclos menstruais. O sangramento é mais leve e menos frequente em usuárias de Implanon, porque a supressão ovariana mais profunda resulta em menos produção de estrogênio folicular e menos estimulação endometrial, contudo, o sangramento irregular continua a ser uma razão importante de descontinuação.[13,58]

Apesar de um aumento no número de dias de manchas e sangramento em relação aos padrões menstruais pré-inserção, as concentrações de hemoglobina sobem nas usuárias de Norplant em virtude de uma diminuição na quantidade média de perda de sangue menstrual.[59-62] Implanon, do mesmo modo, não causa anemia.[11]

As usuárias de implante que não podem mais tolerar sangramento prolongado se beneficiarão com uma curta série de estrogênio oral: estrogênios conjugados, 1,25 mg, ou estradiol, 2 mg, administrado diariamente por 7 dias.[63] Uma dose terapêutica de um dos inibidores de prostaglandina dada durante o sangramento ajudará a diminuir o fluxo, mas estrogênio é o tratamento mais efetivo.[64,65] Outra conduta é administrar um anticoncepcional oral combinado por 1-3 meses.[66]

Embora implantes sejam muito efetivos, gravidez deve ser considerada em mulheres relatando amenorreia que estavam ovulando previamente, conforme evidenciado por ciclos regulares antes de um episódio de amenorreia. Um teste urinário sensível de gravidez deve ser feito. As mulheres que permanecem amenorreicas durante todo o uso de implantes é improvável que engravidem.[54] É importante explicar às pacientes o mecanismo da amenorreia: o efeito progestacional local causando decidualização e atrofia.

EFEITOS METABÓLICOS

A exposição às baixas doses sustentadas de progesterona liberadas pelos implantes não é associada a alterações metabólicas significativas. Estudos da função hepática,[10,67,68] coagulação sanguínea,[10,69-71] níveis de imunoglobulinas,[72,73] níveis de cortisol sérico[74] e bioquímica sanguínea[68,72] não detectaram alterações fora das faixas normais em usuárias de Norplant.

Nenhum impacto maior sobre o perfil de lipoproteínas pode ser demonstrado com Norplant.[67,75,76] Pequenas alterações são transitórias, e, com duração prolongada de uso, as lipoproteínas retornam aos níveis de pré-inserção. Exposição a longo prazo à baixa dose de levonorgestrel liberada pelo Norplant não tem probabilidade de afetar o risco de aterogênese das usuárias, exatamente como a exposição prolongada à contracepção oral combinada não tem. Não há efeitos clinicamente importantes sobre o metabolismo dos carboidratos.[72,77,78] Nenhum efeito sobre a sensibilidade à insulina pode ser detectada.[79] Em um estudo de coorte de 5 anos de duração, nenhum aumento foi observado no diabetes melito, depressão, lúpus eritematoso, doenças cardiovasculares – de fato não houve aumento significativo em morbidade.[80]

Não há diferenças metabólicas importantes comparando Implanon e Norplant.[81] Nenhum sistema de implante tem efeitos clínicos importantes sobre o perfil de lipoproteína, metabolismo dos carboidratos, função tireóidea e suprarrenal, testes funcionais hepáticos, ou o mecanismo da coagulação.[10,58,82] Contracepção com implante é uma boa escolha para uma mulher em risco de tromboembolismo associado a estrogênio. Em virtude da característica androgênica mais baixa do etonogestrel, Implanon não causa uma diminuição nos níveis de globulina ligadora de hormônios sexuais.[82]

Medidas de densidade óssea em mulheres jovens revelam que Implanon e Norplant não afetam o ganho adolescente em osso; ganhos similares em massa óssea foram registrados em usuárias de implante e controles.[83,84] Em mulheres mais velhas, um aumento na densidade óssea do antebraço, coluna e fêmur foi documentado após 6 e 12 meses de uso do Norplant.[85,86] Um estudo internacional transversal relatou uma pequena perda em densidade óssea com Norplant que foi rapidamente retomada após sua descontinuação.[87]

Um ligeiro aumento na doença da vesícula biliar foi observado em usuárias de Norplant.[2,88] Esta é, na melhor hipótese, apenas uma palavra de cautela porque a associação é fraca e pode refletir doença preexistente, e parece não haver mecanismo biológico aparente.

EFEITOS SOBRE A FERTILIDADE FUTURA

Os níveis circulantes de progesterona tornam-se baixos demais para medir dentro de 48 h após a remoção de implantes. A maioria das mulheres reassume ciclos ovulatórios normais durante o primeiro mês após a remoção. As taxas de gravidez durante o primeiro ano após a remoção são comparáveis àquelas de mulheres não usando métodos contraceptivos e tentando engravidar. Não há efeitos a longo prazo sobre a fertilidade futura, nem há quaisquer efeitos sobre as proporções dos sexos, taxas de gravidez ectópica, aborto espontâneo, natimortos ou malformações congênitas.[15,31] O retorno da fertilidade após remoção do implante é imediato, e os resultados de gravidez são dentro dos limites normais. A taxa e o resultado de gravidezes subsequentes não são influenciados pela duração de uso.

Para mulheres que estão espaçando suas gravidezes, a diferença entre implantes do *acetato de medroxiprogesterona de depósito* na cronologia do retorno à fertilidade pode ser crítica. Implantes permitem cronologia precisa da gravidez, porque o retorno da ovulação depois da remoção é imediato. Níveis séricos de etonogestrel são indetectáveis dentro de uma semana após remoção de Implanon, e ovulação pode ser esperada no primeiro mês depois da descontinuação.[9] O *acetato de medroxiprogesterona de depósito*, por outro lado, pode causar até 18 meses de retardo no retorno à fertilidade. Nesse período, 90% das usuárias de qualquer dos métodos terão ovulado, mas, nos primeiros meses, a diferença é dramática. Pelos 3 meses após a remoção, metade das usuárias de implante terão ovulado, mas 10 meses precisam decorrer antes que metade das usuárias de *acetato de medroxiprogesterona de depósito* seja ovulatória.

EFEITOS COLATERAIS

A ocorrência de efeitos colaterais sérios é muito rara, não difere em incidência daquela observada na população em geral. Além das alterações menstruais, as usuárias de implante de levonorgestrel relataram os seguintes efeitos colaterais: cefaleia, acne, mudança de peso, mastalgia, hiperpigmentação sobre os implantes, hirsutismo, depressão, alterações do humor, ansiedade, nervosismo, formação de cisto e galactorreia.[15,31,53,55,89]

É difícil, evidentemente, ter certeza de quais destes efeitos foram realmente causados pelo levonorgestrel. Por exemplo, estudo cuidadoso não revela uma relação entre uso de Norplant e sintomas depressivos.[90] Embora a maioria destes efeitos colaterais sejam de pequena natureza, eles podem fazer as pacientes descontinuarem o método. As pacientes muitas vezes acham efeitos colaterais comuns toleráveis após tranquilização de que eles não representam um risco para a saúde.[4] Muitas queixas respondem à tranquilização; outras podem ser tratadas com terapias simples. O efeito colateral mais comum experimentado pelas usuárias é cefaleia (16% das usuárias de Implanon); aproximadamente 20% das mulheres que descontinuam o uso o fazem por causa de cefaleia.[4,20,89]

Acidente vascular encefálico, púrpura trombocitopênica trombótica, trombocitopenia e pseudotumor cerebral foram descritos com Norplant.[91] Entretanto, não está de modo nenhum estabelecido que a incidência destes problemas seja aumentada, e há pouca razão para suspeitar uma relação de causa e efeito. No estudo de acompanhamento realizado pela Organização Mundial da Saúde em oito países, nenhum excesso significativo de eventos cardiovasculares ou doença maligna foi observado.[92]

Mudança de Peso

Mulheres usando implantes de levonorgestrel se queixam mais frequentemente de ganho de peso que de perda de peso, mas os achados são variáveis.[88] Na República Dominicana, 75% daquelas que mudaram o peso perderam peso, enquanto em San Francisco, dois terços ganharam peso. Avaliação de alteração de peso em usuárias de Norplant é confundida por mudanças no exercício, dieta e envelhecimento. Embora um aumento no apetite possa ser atribuído à atividade androgênica do levonorgestrel, é improvável que os baixos níveis com Norplant tenham qualquer impacto clínico. Aconselhamento sobre alterações de peso focaliza-se melhor em revisão da dieta e em alterações da dieta. De fato, um acompanhamento de 5 anos de 75 mulheres com implantes de Norplant não pôde documentar aumento no índice de massa corporal (nem houve uma correlação entre sangramento irregular e peso corporal).[93] Uma experiência semelhante foi documentada com Implanon.[12]

Mastalgia

Mastalgia bilateral, muitas vezes ocorrendo na fase pré-menstrual, é geralmente associada a queixas de retenção de líquido. Depois que gravidez foi excluída, tranquilização e terapia visando o alívio sintomático estão indicadas. Este sintoma diminui com duração crescente do uso de implante, e ocorre uma taxa mais baixa comparando-se Implanon (10% das usuárias) a Norlant.[12,20] Os tratamentos mais efetivos para mastalgia são os seguintes: danazol (200 mg/dia), vitamina E (600 unidades/dia), bromocriptina (2,5 mg/dia) ou tamoxifeno (20 mg/dia), mas não há estudos destes tratamentos em usuárias de implantes.

Galactorreia

Galactorreia é mais comum em mulheres que receberam inserção dos implantes do que a descontinuação da lactação. Gravidez e outras causas possíveis devem ser excluídas fazendo-se um teste de gravidez e um exame completo das mamas. As pacientes podem ser tranquilizadas de que esta é uma ocorrência comum em usuárias de implantes e contraceptivos orais. Diminuir a quantidade de estimulação das mamas e mamilos durante relações sexuais poderia aliviar o sintoma, mas se amenorreia acompanhar galactorreia persistente, um nível de prolactina deve ser dosado.

Acne

Acne, com ou sem um aumento na produção de óleo, é a queixa de pele mais comum em usuárias de implante de levonorgestrel. A acne é causada pela atividade androgênica do levonorgestrel que produz um impacto direto e também causa uma diminuição nos níveis de globulina ligadora de hormônios sexuais (SHBG) levando a um aumento nos níveis de esteroides livres (tanto levonorgestrel quanto testosterona).[21] Isto está em contraste com os contraceptivos orais combinados que contêm levonorgestrel, em que o efeito do estrogênio sobre a SHBG (um aumento) produz uma diminuição nos androgênios não ligados, livres. Implantes de etonogestrel são menos comumente associados à acne, porque esta progesterona é menos androgênica que o levonorgestrel.[12] Terapias comuns para queixas de acne incluem alteração da dieta, prática de boa higiene da pele com o uso de sabões ou loções de pele, e aplicação de antibióticos tópicos (p. ex., solução ou gel de clindamicina 1% ou eritromicina tópica).

Cistos de Ovário

Diferente da contracepção oral, os baixos níveis de progesterona sérica mantidos pelos implantes não suprimem o hormônio foliculoestimulador (FSH), que continua a estimular crescimento de folículos ovarianos na maioria das usuárias. O pico do LH durante os primeiros 2 anos de uso, por outro lado, é geralmente abolido de tal modo que estes folículos não ovulam.[22] Entretanto, alguns continuam a crescer e causam dor ou são palpados no momento do exame pélvico.[94] Massas anexiais são aproximadamente 8 vezes mais frequentes em usuárias de Norplant em comparação a mulheres com ciclos normais. Uma vez que estes sejam cistos simples (e a maioria regride espontaneamente dentro de 1 mês da detecção), eles não necessitam ser avaliados ultrassonograficamente ou laparoscopicamente.[40] Avaliação adicional é indicada se eles se tornarem grandes e dolorosos ou deixarem de regredir. Pacientes que ovulam regularmente têm menos tendência a formar cisto, de modo que a situação tende a melhorar após 2 anos de uso de implante. Implantes de etonogestrel suprimem o desenvolvimento folicular mais profundamente; assim, cistos ovarianos são menos prováveis do que com implantes de levonorgestrel.

Câncer

Podemos especular sobre possíveis efeitos dos implantes com base na nossa experiência com anticoncepcionais orais e acetato *de* medroxiprogesterona de depósito. O risco de câncer endometrial deve estar reduzido. Um estudo dos efeitos endometriais do Norplant não encontrou qualquer evidência de hiperplasia, mesmo quando os níveis de levonorgestrel eram baixos, e a produção de estradiol endógeno era normal.[95] O risco de câncer ovariano também é provavelmente reduzido, e nós esperaríamos um efeito maior com Implanon porque ele suprime mais efetivamente a ovulação. Efeitos sobre câncer de mama e cervical serão difíceis de avaliar por causa das variáveis causadoras de confusão, como acontece com contracepção oral e acetato *de* medroxiprogesterona de depósito. A baixa dose de progesterona dos implantes, no entanto, provavelmente não teria efeitos diferentes dos outros anticoncepcionais hormonais. Em um estudo de caso-controle muito grande, nem acetato *de* medroxiprogesterona de depósito, nem implantes foram associados a um aumento no risco de câncer da mama.[96]

ESTUDO DE VIGILÂNCIA PÓS-COMERCIALIZAÇÃO

Um grande estudo de acompanhamento de 5 anos em países em desenvolvimento confirmou as baixas taxas de gravidez associadas a Norplant, 0,23 por 100 mulheres-anos para gravidez intrauterina e 0,03 por 100 mulheres anos para gravidez ectópica.[92] Quando as mulheres usando Norplant foram comparadas a mulheres usando métodos não hormonais de anticoncepção e às taxas esperadas na população, não houve excesso de cânceres, doenças do tecido conectivo ou eventos cardiovasculares. De modo tão importante, as queixas de cefaleia e perturbações do humor (incluindo ansiedade e depressão) foram semelhantes àquelas descritas por mulheres usando anticoncepcionais orais, embora mais altas que as de mulheres usando DIU.

INSERÇÃO E REMOÇÃO

As histórias médica pessoal e familiar usuais e o exame físico devem concentrar-se em fatores que possam contraindicar o uso das várias opções contraceptivas. Se uma paciente escolher usar implantes contraceptivos, uma descrição detalhada do método, incluindo efetividade, efeitos colaterais, riscos, benefícios, bem como procedimentos de inserção e remoção, deve ser fornecida. Antes da inserção, a paciente é solicitada a ler e assinar um consentimento escrito para a colocação cirúrgica dos implantes. O consentimento prevê as potenciais complicações do procedimento que incluem reação à anestesia local, infecção, expulsão dos implantes, flebite superficial, hematoma e a possibilidade de uma subsequente remoção difícil.

A inserção pode ser realizada a qualquer tempo durante o ciclo menstrual, desde que gravidez possa ser excluída. Se o último período menstrual da paciente for anormal, se ela tiver recentemente intercurso sem contracepção ou se houver razões para suspeitar de gravidez, um teste sensível urinário de gravidez constitui uma precaução judiciosa. Com base em alterações do muco cervical, um método de *backup* necessita ser usado não mais que 3 dias depois da inserção.[18] Os implantes podem ser inseridos imediatamente pós-parto, mas, certamente, devem ser iniciados no mais tardar na terceira semana pós-parto em mulheres que não estão amamentando e no terceiro mês pós-parto em mulheres amamentando. Acne e cefaleia são menos comuns em mulheres que recebem Norplant imediatamente pós-parto, e não há diferença na perda de peso pós-gravidez em comparação a mulheres que o recebem 4-6 semanas mais tarde.[97]

Resumo da Cronologia

- Inserir a qualquer tempo durante os primeiros 5 dias do ciclo menstrual se contracepção hormonal não estiver sendo usada.
- Se contracepção hormonal estiver sendo usada, inserir a qualquer tempo durante o intervalo livre de hormônio. Se contracepção esteroide for usada continuamente, inserir a qualquer tempo.
- Se contracepção de progesterona somente estiver sendo usada, inserir no mesmo dia para o qual a injeção seguinte de progesterona for marcada ou um implante ou dispositivo intrauterino for removido. Com contracepção oral de progesterona somente, a inserção pode ser feita a qualquer tempo.
- Inserir a qualquer momento dentro dos primeiros 5 dias após um aborto ou antes da quarta semana pós-parto em mulheres não amamentando.
- Inserir antes do quarto mês pós-parto em mulheres amamentando; entretanto, se o acesso à anticoncepção for limitado, é apropriado inserir um implante imediatamente pós-parto.
- Nenhum método de *backup* é necessário, se a cronologia da inserção obedecer às sugestões anteriores. Se a inserção ocorrer em outros momentos, contracepção de *backup* é necessária durante pelo menos 4 dias após a inserção.

As pacientes devem ser perguntadas sobre alergias a anestésicos locais, soluções antissépticas e esparadrapo. Uma discussão sobre a técnica de inserção e sensações previstas constitui uma parte importante do preparo da paciente para a experiência. Todas as pacientes chegam à inserção com algum grau de apreensão que pode ser diminuída por explicações e preparação detalhadas.[98,99]

A seleção do local para colocação dos implantes é fundamentada em fatores funcionais e estéticos. Vários locais (coxa, antebraço e braço) foram usados para experiências clínicas. A porção interna do antebraço não dominante é o melhor local. Esta área é facilmente acessível ao clínico com mínima exposição da paciente. Ela é bem protegida durante a maioria das atividades normais. Não é altamente visível, e migração dos implantes a partir deste local não foi documentada. O local de colocação não afeta os níveis de progesterona circulantes. Inserção cuidadosa do implante é a chave da remoção livre de dificuldade.

Implanon oferece importantes vantagens de inserção em comparação a Norplant.[100] Evidentemente, apenas uma haste simplifica e abrevia a inserção e a remoção. Além disso, é fornecido um aplicador pré-carregado que facilita a colocação. Se necessário, Implanon pode geralmente ser visualizado em ultrassonografia.[101] Entretanto, se uma haste impalpável não for visível na ultrassonografia, a localização definitiva é mais bem obtida com a ressonância magnética (RM).[102] Remoção da haste de Implanon usa a técnica de "somente os dedos" com uma incisão de 2 mm.[103] Complicações da inserção (principalmente inserções profundas) são raras, e complicações da remoção (dificuldade em achar o implante ou um implante quebrado) ocorrem com uma frequência muito mais baixa em comparação a Norplant.[1,100]

TÉCNICA DE INSERÇÃO

A inserção é feita sob anestesia local no consultório ou clínica por alguma pessoa, geralmente um médico ou enfermeira clínica, treinada na técnica aqui descrita.[104] O procedimento leva 5-10 minutos para um sistema de seis implantes, e 2-3 minutos para um implante único.[105]

Equipamento Necessário para Inserção de Implanon
– Seringa de 2,5 mL
– Agulha de 1,25 cm, calibre 25, para injetar o anestésico
– Cloroprocaína ou lidocaína 1% sem epinefrina
– Solução antisséptica
– Tira adesiva para fechamentos de cortes
– Atadura elástica de pressão

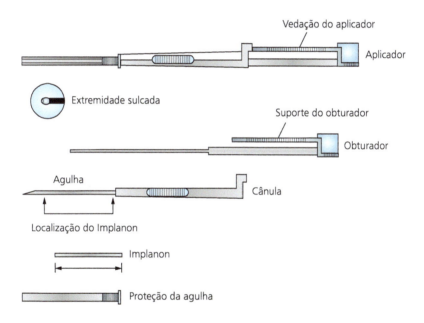

Posicionamento da Paciente

A paciente é colocada em uma posição supina com a extensão completa do seu braço exposta. A porção interna do antebraço é posicionado, flexionando-se o cotovelo a 90° e rodando o braço para fora, permitindo exposição completa do local de inserção no sulco entre os músculos bíceps e tríceps. Suporte adequado embaixo do braço deve ser fornecido para assegurar conforto. Para minimizar o risco de infecção, técnica asséptica estrita deve ser mantida durante todo o procedimento. Um local de inserção aproximadamente 3-4 dedos (6-8 cm) superior e lateral ao epicôndilo medial do úmero é identificado. Um campo estéril é colocado embaixo do braço, e o local de inserção no braço é limpo com um antisséptico como iodo povidine.

Anestesia

Anestesia local para a incisão é obtida levantando-se uma pápula de cloroprocaína ou lidocaína 1% usando uma agulha calibre 25 e injetando 1-2 mL embaixo da pele ao longo do trajeto da agulha de inserção do implante.

Verificar a presença de Implanon olhando cuidadosamente a ponta da agulha. Se o implante (uma haste branca) não for visível, virar a agulha do aplicador para baixo e delicadamente percutir sobre uma superfície com a proteção da agulha no lugar até que o Implanon seja visto, a seguir percutir a base do aplicador com a agulha apontada para cima, até que o implante não seja mais visível. Manter o aplicador estéril.

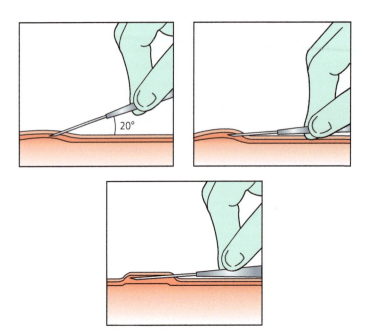

Incisão e Colocação

A agulha de inserção e seu obturador podem ser empurrados diretamente pela pele em ângulo não maior que 20° sem fazer uma incisão. A agulha é avançada tão superficialmente quanto possível sob a pele, mantendo um ângulo levemente para cima no trocarte. Para minimizar a chance de uma incisão demasiado profunda, levantar ou fazer tenda da pele com a ponta da agulha. Se a pele se deprimir com covinha, a agulha está superficial demais. Puxar a agulha de volta e redirecionar. Avançar a agulha até seu comprimento completo enquanto aplicando contratração na pele no local de inserção.

Uma vez a agulha tenha sido totalmente avançada, quebrar o selo no aplicador pressionando o suporte do obturador. Virar o obturador 90° em qualquer das duas direções em relação à cânula e fixar o obturador com uma das mãos. Com a outra mão, lentamente puxar a agulha para fora do braço, deixando o implante para trás embaixo da pele.

Imediatamente após a inserção, palpar o implante para verificar inserção correta (ambas as extremidades devem ser palpáveis). Procurar a ponta sulcada do obturador visível dentro da agulha. Se o implante não for palpável e não estiver dentro da agulha, ele precisa ser localizado antes que a contracepção possa ser assegurada. Se a colocação estiver em dúvida, outro método anticoncepcional deve ser usado. Ultrassonografia é a maneira mais fácil de identificar Implanon, que não é radiopaco. Se necessário, IRM pode localizar o implante.[102]

Depois da inserção, mostrar à paciente como palpar o implante. Colocar um fechamento adesivo ou bandagem sobre o local da inserção. Completar o rótulo do prontuário da paciente e o "Cartão de Usuária" que deve ser dado à paciente.

A maioria das mulheres experimenta pouca dor durante a inserção,[98] mas, se ela ocorrer, o desconforto pode ser aliviado com aspirina, acetoaminofeno ou um agente anti-inflamatório não esteroide. Infecção ou expulsão dos implantes é rara (menos de 1% com o sistema Norplant) e geralmente ocorre quando um implante é deixado fazendo pressão contra a ferida.[106]

O desconforto mais comumente descrito é uma sensação de ardência durante a injeção do anestésico local. Este efeito da anestesia local pode ser eliminado na maioria das pacientes, acrescentando-se 1 mEq de bicarbonato de sódio a cada 10 mL de anestésico (isto diminui a validade para

24 horas).[107] Depois da instalação da anestesia em 2–3 minutos, a maioria das mulheres não sente mais que uma sensação de pressão.

COMPLICAÇÕES DA INSERÇÃO

Complicações potenciais incluem infecção, formação de hematoma, irritação local ou erupção cutânea sobre os implantes, expulsão do implante e reações alérgicas a adesivos do curativo. Implanon pode migrar uma curta distância (menos de 2 cm) com o tempo.[108] A incidência de complicações é minimizada pelo treinamento e experiência do clínico, e o uso de técnica asséptica estrita. *Gravidezes pós-inserção na Austrália e na Holanda foram comumente decorrentes de uma falha em inserir o implante (deixando o implante cair antes da inserção). O clínico deve certificar-se de que o implante seja visualizado no trocarte antes da inserção, e depois da inserção seja palpável embaixo da pele.*

Infecção

A taxa de infecção varia entre as clínicas e os países. O risco global de infecção após inserção de Norplant é de 0,8%.[106] Infecção geralmente ocorre dentro da primeira semana após inserção, mas pode apresentar-se tanto quanto 4-5 meses mais tarde. Infecção pode ser tratada pela remoção do implante ou a administração de antibióticos orais, enquanto o implante permanece no lugar. Um terço das infecções do local de inserção tratadas com antibióticos não são responsivas à terapia e necessitam de remoção.[106] Não houve relatos de infecções levando à lesão séria. Raramente, desenvolve-se uma flebite local. Se ela regredir ao longo de 1-2 semanas com calor e elevação do braço, os implantes não necessitam ser removidos.

Expulsão

Expulsão de um ou mais implantes ocorre em 0,4% das usuárias de Norplant, geralmente dentro dos primeiros meses.[106] A maioria das expulsões são associadas à infecção concomitante no local de inserção. Outra causa de expulsão é deixar de avançar os implantes o suficiente a partir da incisão, causando pressão sobre a incisão pela extremidade distal do implante.

Reações Locais

Embora não comuns, hematomas podem formar-se. O uso de um curativo de pressão por 72 horas evitará aumento. Aplicação de uma compressa de gelo por 30 minutos imediatamente depois da inserção também ajuda. Irritação local, erupção, prurido e dor ocorrem em 4,7% das usuárias de Norplant, geralmente durante o primeiro mês de uso.[106] Alergias a adesivos de esparadrapo na pele ou a luvas de látex se responsabilizam por algumas reações.[109] Estes problemas se resolvem espontaneamente, mas prurido pode ser aliviado por esteroides corticosteroides tópicos.

TÉCNICAS DE REMOÇÃO

Embora a remoção de implante seja um procedimento de consultório que exige apenas uma pequena quantidade de anestesia local e alguns instrumentos simples, instrução e prática são necessárias.[107] Praticar em um modelo de braço depois de assistir a um vídeo instrucional torna as primeiras remoções mais rápidas e menos desconfortáveis para o clínico e a paciente. Um *kit* de remoção com um braço modelo, um manual, e disco compacto ilustrando a técnica é disponível sem custo de Schering-Plough em 877-467-5266. Como para a inserção, a paciente deve ler e assinar um consentimento informado a ser arquivado no seu prontuário médico. Recomendamos que uma cópia seja dada à paciente.

Posicionamento apropriado do implante no momento da inserção é o fator mais importante a influenciar a facilidade de remoção. Se os implantes Norplant tiverem sido inseridos com as extremidades distais (aquelas afastadas da axila) muito afastadas ou com implantes cruzando ou tocando um ao outro ou demasiado profundamente, uma incisão maior e mais tempo são necessários. Remoção é mais fácil, quando os implantes estão imediatamente embaixo da pele com suas extremidades distais juntas próximas em forma de leque. As bainhas fibrosas que se formam em torno dos implantes também podem tornar a remoção mais difícil, especialmente se forem densas. Os sistemas de implante um e dois podem ser removidos mais rapidamente e com menos dor do que as 6 cápsulas Norplant.[103]

A maioria das remoções não são dolorosas (80% das pacientes descreveram a dor como "nenhuma" ou "leve"), e analgesia sistêmica não é necessária.[110] O tempo para remoção de 6 cápsulas varia de 5 a 40 minutos, com uma média de 20 minutos. Para a haste única (Implanon), o tempo médio é de cerca de 4 minutos.[105] A causa mais comum de desconforto durante o procedimento é a injeção do anestésico local. As pacientes podem sentir pressão ou puxão pela manipulação das bainhas fibrosas e os implantes, mas estas sensações não são graves, se o clínico aguardar alguns minutos depois da injeção do anestésico local. As bainhas que se formam em torno do Implanon são menos densas do que aquelas em torno das cápsulas Norplant.

Remoção com Instrumentos

Esta conduta de remoção é a descrita na bula da embalagem do Norplant e tem sido usada em todo o mundo por 15 anos. A técnica requer três pequenos campos estéreis (um fenestrado), luvas estéreis, solução antisséptica, como iodo povidine, agulha de 1,25 cm calibre 25 com uma seringa de 3 mL, anestésico local (lidocaína 1% com epinefrina 1:100.000 tamponada com 1 mEq bicarbonato de sódio por 10 mL lidocaína), um clampe mosquito curvo e um reto, compressas de gaze estéril de 10 × 10 cm, e um bisturi lâmina nº 11. Este método é mais apropriado para remoção do sistema Norplant de 6 cápsulas do que para uma ou duas hastes as quais podem geralmente ser removidas usando os dedos unicamente.[103]

A paciente é colocada em uma posição supina com seu braço flexionado e rodado externamente como para inserção. Um livro grosso posicionado embaixo do braço da paciente pode lhe dar mais conforto e prover um melhor campo operatório. Uma toalha estéril é colocada embaixo do braço. O implante é mais bem visto esticando-se a pele acima e abaixo dos implantes. Palpar todos os 6 implantes antes de começar; se alguma porção de cada implante não puder ser sentida, pode ser melhor visualizar por ultrassonografia ou radiograficamente (ver a seguir) os impalpáveis antes da remoção, porque, quando os implantes palpáveis tiverem saído, eles são perdidos como marcos de reparo.

A pele é limpa com a solução antisséptica, preparando uma área ampla acima e abaixo dos implantes, de tal modo que a incisão não vá ser contaminada durante manipulações para remoção. "Arranhar" a solução antisséptica da pele sobrejacente aos implantes (a ponta estéril de um aplicador de algodão pode ser usada) e deixar o braço secar. Isto deixará uma impressão sobre os implantes que ajuda a encontrá-los para remoção. Cobrir o braço com um campo fenestrado e usar uma terceira toalha para criar um campo estéril para instrumentos sobre uma mesa de Mayo ou um apoiador.

Usando luvas estéreis, um local de incisão é selecionado pressionando para baixo sobre a extremidade proximal das cápsulas e palpando suas extremidades distais com um dedo. Seleção cuidadosa do local da incisão é o passo mais crítico para fácil remoção. O melhor local de incisão é exatamente nas extremidades distais, a meio caminho entre os implantes mais medial e lateral. Isto pode ser o mesmo que o local de inserção, mas, geralmente, a incisão de remoção é feita alguns milímetros mais alto no antebraço para assegurar colocá-la tão perto quanto possível das extremidades de todos os implantes.

Um anestésico local contendo epinefrina 1:100.000 reduz sangramento e permite melhor visualização dos implantes. Uma agulha calibre 25 é usada para levantar uma pápula de 1 cm de anestésico local exatamente embaixo das extremidades dos implantes. Cerca de 2 mL são suficientes, embora mais possam ser necessários mais tarde. Injeção de anestésico demais sobre os implantes pode ocultar as extremidades e tornar mais difícil a remoção. Uma incisão de 3-5 mm é feita com o bisturi nº 11 exatamente no ponto médio do agregado de pontas de implante. Uma incisão maior não é geralmente necessária e pode causar sangramento que pode obscurecer os implantes. Implantes podem ser removidos pelo clínico sentado ou em pé, mas, se sentado, um banquinho de rodas permite o reposicionamento conforme necessário.

O implante que é mais superficial e mais próximo da incisão é removido primeiro. Este implante é empurrado delicadamente na direção da incisão com os dedos até que ponta seja visível e possa ser agarrada com um clampe mosquito curvo. A bainha fibrosa cobrindo o implante é dissecada fora, usando um dedo coberto com uma compressa de gaze aberta. Se a bainha for densa demais para a compressa, ela pode ser cautelosamente dissecada com o clampe reto, uma ponta de agulha, ou, para bainhas realmente densas, com o bisturi, tomando cuidado para não cortar e abrir o implante. Se a ponta da lâmina do bisturi for usada para dar um pique na bainha sobre o espesso *plug* de silastic na ponta do implante, o próprio implante não será cortado, mas se a bainha for incisada cruzando as paredes finas do implante, o implante pode ser cortado e exigir remoção em duas partes. Se a bainha tiver que ser incisada com o bisturi, a incisão deve ser ao longo, não transversalmente ao implante.

Uma vez que a bainha esteja aberta e a ponta branca do primeiro implante seja exposta, ela é agarrada com o clampe reto. O clampe curto é liberado, e o implante é delicadamente extraído. Este procedimento é repetido com os implantes restantes.

Se as pontas de implante não puderem ser guiadas para a incisão com pressão digital sobre a pele acima dos implantes, as hastes da pinça mosquito reto são inseridas dentro da incisão e abertas imediatamente embaixo da pele para separar as camadas de tecido. O clampe reto é removido, e o clampe curvo é inserido com as pontas apontando para cima na direção da pele. O clampe é aberto, e o implante é guiado para baixo entre as hastes com um indicador sobre a pele acima do implante. Esta pressão para baixo sobre as pontas do clampe é, muitas vezes, a parte mais dolorosa do procedimento de remoção. Quando o implante é empurrado entre as maxilas do clampe, o clampe é fechado na primeira ou segunda catraca. Pressão demasiada sobre o implante pode fraturar a cápsula de silastic, tornando a remoção mais difícil. O implante não deve ser puxado para fora com o clampe curvo. Se o implante não puder ser visto, depois de tração delicada, o cabo do clampe é virado 180° até ele apontar na direção oposta, na direção da cabeça da paciente. Uma parte da bainha é limpa com uma compressa aberta, ou, se necessário, a extremidade do bisturi, incisando longitudinalmente, não transversalmente ao implante. A porção exposta é, então, agarrada com o clampe reto, o clampe curvo é liberado, e o implante é removido com tração delicada. O procedimento é repetido até que todos os implantes tenham sido removidos.

Ao término do procedimento, os implantes devem ser contados para assegurar que todos foram removidos. Se quaisquer dos implantes tiverem sido quebrados, os pedaços devem ser alinhados e comparados a uma cápsula intacta para determinar que todo o implante foi removido. Uma tira de esparadrapo é usada para fechar a incisão enquanto se pinçam as margens de pele para juntá-las. Um curativo de pressão é, então, aplicado como após a inserção, e removido no dia seguinte. As bainhas fibrosas podem permanecer durante meses fazendo a paciente pensar que implantes foram deixados para trás. Por essa razão, é importante mostrar os implantes à paciente no momento da remoção.

Se a remoção de algum dos implantes for difícil, dolorosa ou prolongada, o procedimento deve ser interrompido, e a paciente deve retornar em algumas semanas para completar a remoção. Os implantes restantes serão mais fáceis de remover depois que sangramento e edema tiverem regredido. Uma nova incisão pode ser feita mais perto dos implantes que foram difíceis de remover na primeira vez. Mesmo se algum dos implantes permanecer, a paciente deve, imediatamente, começar a usar um outro método de contracepção.

Remoção com Dedos Unicamente

Implantes podem ser removidos com menos dor e sangramento, e através de uma incisão menor se o uso de instrumentos for evitado. A quantidade de trauma e contusão nos tecidos circundantes é diminuída, a cicatriz é menos visível, e o risco de fraturar os implantes é reduzido. A desvantagem desta conduta é que ela pode não ser bem-sucedida para implantes que foram mal alinhados ou inseridos muito profundamente. Esta técnica é especialmente apropriada para os sistemas de uma e duas hastes.[103]

Depois da preparação da paciente, a extremidade distal do implante é palpada. Se o implante não puder ser sentido, a remoção deve ser adiada até que ele tenha sido localizado com ultrassonografia ou radiografia. Não mais de 0,5 mL de lidocaína com epinefrina tamponada é injetada dentro da derme imediatamente embaixo da ponta do implante, levantando uma pápula de cerca de 1 cm de diâmetro. Anestésico demais torna difícil localizar a ponta do implante sob a pele. A área da injeção deve ser massageada para dispersar o anestésico. Pressão é aplicada com dedos sobre a extremidade proximal (axilar) do implante, de tal modo que as extremidades distais pressionam para cima contra a pele. Uma incisão longitudinal de 2-3 mm é feita pela pele até a ponta do implante até que a sensação de borracha do implante possa ser sentida contra a ponta da lâmina do bisturi. A bainha fibrosa é incisada dando-se um pique na bainha com a ponta da lâmina do bisturi em diferentes direções para abrir completamente a bainha.

Quando a bainha é aberta, a extremidade do implante será vista. Com pressão do dedo sobre sua outra extremidade, o implante pode ser empurrado pela incisão até que ele possa ser agarrado com clampe mosquito ou com os dedos e extraído. A incisão é fechada com uma tira de esparadrapo e coberta com uma gaze estéril e uma atadura de pressão.

Manter o implante para cima contra a incisão com pressão do dedo é crítico para o sucesso com esta técnica de *Pop Out* (saltar fora). Se a pressão for liberada, o implante escapará de volta para a posição definida pela bainha fibrosa em torno dele. À medida que o implante é manipulado usando os dedos de ambas as mãos, o bisturi deve ser seguro de tal modo que fique imediatamente disponível para incisar a bainha sem liberar o implante. É melhor manter o bisturi em uma das mãos com polegar e indicador enquanto manipulando o implante, segurando o implante com o resto dos dedos de ambas as mãos.

Se o implante não se mover na direção da incisão com pressão dos dedos, ele pode ser agarrado com um clampe hemostático ou de vasectomia, mas a incisão geralmente terá que ser alongada 2-3 mm para admitir o clampe. O procedimento seguido é, então, como descrito para remoções instrumentais acima. Pode ser necessário injetar mais anestésico local, porém não mais que 1 mL em um momento em que o clampe será aplicado ao implante.

Remoções Difíceis

A incidência de remoções difíceis no grande estudo de vigilância pós-comercialização do Norplant foi 10,1 por 1.000 remoções.[92] Remoção é mais difícil se os implantes forem rompidos durante as tentativas para os extrair. Uma vez que um implante seja danificado, ele pode-se fraturar repetidamente com tentativas adicionais de o agarrar com clampes. Para diminuir este risco, os implantes devem ser apanhados pelas suas extremidades sempre que possível, e tão pouca tração quanto possível deve ser usada para exposição e remoção. Se o bisturi for necessário para abrir a bainha fibrosa em torno do implante, cuidado deve ser tomado para evitar fatiar a cápsula. Se não tiver sido possível agarrar a extremidade do implante, a fim de abrir a bainha fibrosa, incisar ao longo do comprimento do implante; cortar longitudinalmente, não transversalmente ao implante. Raramente, remoção de implantes cortados ou quebrados exigirá uma incisão adicional na extremidade proximal do implante, tal que o pedaço restante possa ser removido. Ainda mais raramente, um implante não pode ser nem palpado sob a pele nem encontrado por uma incisão. Esses implantes "perdidos" são mais facilmente localizados com uma ultrassonografia de alta frequência (7-10 MHz), foco curto, imediatamente antes do procedimento de remoção, para ajudar a colocar a incisão diretamente sobre o implante.[111] Usar uma orientação transversa para identificar a sombra (o próprio implante é mais difícil de ver), medir a profundidade e traçar linhas representando a localização na superfície da pele, usando um clipe de papel como marcador.

Quando um implante não é palpável, são necessárias técnicas de imageamento para localização. Três técnicas são particularmente úteis: mamografia, ultrassonografia e fluoroscopia de subtração digital. Mamografia *film screen* de compressão é superior à radiografia padrão com filme simples. Ultrassonografia exige um transdutor de arranjo linear (preferivelmente 7 MHz) aplicado ao braço com seu eixo longo orientado perpendicular ao eixo longo do úmero. O transdutor é lentamente movido até que o característico sombreamento acústico do implante seja visualizado. Para medir a profundidade de cada cápsula, o transdutor é reposicionado ao longo do eixo do implante para identificar o comprimento e ambas as extremidades. A profundidade é determinada usando-se compasso de calibre eletrônico. Direcionamento por ultrassonografia de tempo real pode ser útil durante o procedimento de remoção. Fluoroscopia de subtração digital confia em imagens fantasmas causadas por movimento durante a aquisição. Uma vez que é facilmente disponível, e pode ser empregada durante remoção, ultrassonografia é uma primeira escolha.

Outra técnica instrumental emprega um fórceps de vasectomia modificado e é muito útil para remover implantes Norplant colocados assimetricamente. Ele requer uma incisão maior colocada no centro do campo de implantes. O fórceps de vasectomia é avançado sob a pele na direção da porção média dos implantes. Aqueles no centro são agarrados primeiro (no meio de cada implante), puxados para a incisão, e limpos da sua bainha fibrosa como na técnica padrão. O implante é a seguir extraído, dobrando-o no meio em uma forma de "U". Os implantes mais longe da incisão são removidos por último, avançando-se o fórceps embaixo da pele.[112]

Nós temos constatado que esta tática é especialmente útil para cápsulas isoladas situadas profundamente e que são difíceis de remover de outro modo. A incisão é feita diretamente acima da porção média do implante conforme determinado por ultrassonografia ou radiografia de compressão. A lâmina do bisturi (ou uma agulha calibre 25) é avançada até a profundidade do implante conforme determinado por imageamento para "sentir" a cápsula. O fórceps de vasectomia é avançado ao longo da mesma pista até a cápsula poder ser agarrada e elevada para a incisão, liberada da sua bainha fibrosa, e extraída.

Clínicos experientes concordam em que cerca da metade das remoções difíceis são decorrentes de colocação inadequada.[39, 113] Com sistemas de implante um e dois, as remoções são mais fáceis, mas inserção cuidadosa permanecerá o real segredo para remoção isenta de dificuldade.

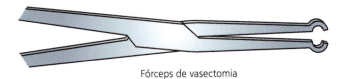

Fórceps de vasectomia

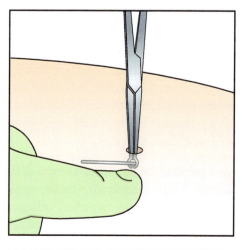

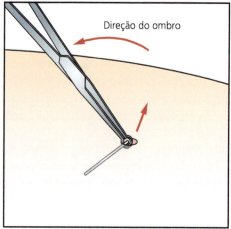

Direção do ombro

Reinserção — Um novo implante pode ser inserido imediatamente pela mesma incisão usada para remover o implante antigo, ou um novo implante pode ser colocado no outro braço.

RAZÕES PARA DESCONTINUAÇÃO

Embora implantes sejam métodos a longo prazo (2-7 anos), apenas aproximadamente 30% das mulheres continuam Norplant por 5 anos (embora, em algumas culturas, as taxas de continuação atinjam 65-70%). Descontinuação ocorre a uma taxa de 10-15% anualmente, aproximadamente a mesma que na contracepção intrauterina, porém mais baixa que a da anticoncepção de barreira ou oral.[15,55,98,114] Efeitos colaterais importunos, como alterações menstruais, cefaleia ou mudança de peso são as principais razões para término do uso de implante.[4,89,115,116] Alterações menstruais são a causa mais comum para descontinuação de implantes no primeiro ano de uso. Uma preocupação não relatada de muitas pacientes e seus parceiros é o fato de que a irregularidade de sangramento interfere nas interações sexuais. As usuárias que não conseguem tolerar estes sintomas solicitam remoção nos primeiros 2 anos de uso, enquanto as mulheres que querem outra gravidez, a razão pessoal mais comum para remoção, tendem mais a terminar o uso no terceiro ou quarto ano. Cefaleia foi observada a uma taxa mais baixa com Implanon em comparação a Norplant.[12]

ACEITAÇÃO PELAS USUÁRIAS DOS IMPLANTES CONTRACEPTIVOS

Globalmente, pesquisas por entrevista em todo o mundo indicaram que as mulheres percebem os métodos de liberação prolongada como métodos altamente aceitáveis de contracepção.[99,116-119] A característica mais popular dos implantes é sua facilidade de uso. Aproximadamente 20% das pacientes nos EUA relataram que amigas e parentes notam seus implantes. Isto pode ser um problema maior em climas mais quentes com roupas menos abrangentes. Apenas 25% das mulheres que relatam que os implantes foram observados foram incomodadas por esta atenção.[4]

Nos EUA, as principais motivações para uso de implante foram problemas com métodos contraceptivos prévios e facilidade do uso de implante. Embora temor de dor durante a inserção do implante seja uma fonte proeminente de ansiedade para muitas mulheres, a dor real experimentada não equivale às expectativas. O nível de satisfação tem sido alto em usuárias automotivadas e bem informadas.[120] Adolescentes proporcionam um exemplo de sucesso bem documentado. Suas taxas de gravidez em 1 ano são muito mais baixas, e as taxas de continuação muito mais altas do que com anticoncepcionais orais.[41,121-124] Entretanto, descontinuação do método em adolescentes graças a efeitos colaterais (especialmente sangramento irregular e ganho de peso) é mais comum com Norplant.[43] A taxa mais baixa de sangramento irregular com Implanon contribui para a aceitabilidade mais alta pelas pacientes, mas o sangramento irregular continua a ser a principal razão para descontinuação.[13,33,116]

ACONSELHAMENTO PARA AS MULHERES

Informação franca sobre fatores negativos, como sangramento irregular, evitará surpresa e desapontamento e encorajará as mulheres a continuar o uso por tempo suficiente para aproveitar os atributos positivos, como conveniência, segurança e eficácia. Discussão aberta dos efeitos colaterais levará ao conhecimento pelo público e à mídia das desvantagens, bem como às vantagens destes métodos. Ajudar as mulheres a decidir se elas são boas candidatas ao uso de implantes antes de investirem demasiado tempo e dinheiro na contracepção de ação longa constitui um objetivo muito importante do bom aconselhamento.

Perguntas comuns das pacientes a respeito de implantes contraceptivos são as seguintes:

- É efetivo?
- Como é inserido e removido; quanto tempo demoram estes procedimentos; dói, deixará cicatrizes?
- Os implantes serão visíveis embaixo da pele?
- Os implantes serão desconfortáveis ou restringirão o movimento do braço?
- Os implantes se moverão no corpo?
- Os implantes serão danificados se forem tocados ou sofrerem impacto?
- Esta mudança de contraceptivo alterará o impulso e o prazer sexuais?
- Quais são os efeitos colaterais a curto e longo prazos?
- Há algum efeito sobre a fertilidade futura?
- Qual é o aspecto e qual a sensação que dão os implantes?
- O que acontece se gravidez ocorrer durante o uso?
- Quanto tempo levará para o método ser efetivo depois da inserção?
- Um parceiro consegue dizer se este método está sendo usado?

OUTROS SISTEMAS DE HASTE ÚNICA

Uniplant (Surplant) é um anticoncepcional de implante único, contendo 55 mg de acetato de nomegestrol em uma cápsula de silicone de 4 cm com uma taxa de liberação de 100 μg/dia. Ele fornece contracepção durante 1 ano.[125-127] Um implante único de silicone contendo nestorona (Nestorone) é efetivo por 2 anos; outra versão (Elcometrine) dura 6 meses.[2]

CONTRACEPÇÃO INJETÁVEL

Acetato de medroxiprogesterona de depósito (Depo-Provera) é o contraceptivo de progesterona mais completamente estudado. Embora sua aprovação para contracepção nos EUA seja relativamente recente (1992), ela esteve disponível em alguns países desde meados de 1960. Grande parte do nosso conhecimento da segurança, eficácia e aceitabilidade da anticoncepção hormonal de ação longa vem da Indonésia, Sri Lanka, Tailândia e México, onde o acetato de medroxiprogesterona de depósito foi usado e estudado durante décadas. A aprovação longamente retardada como contraceptivo nos EUA foi com base em considerações políticas e econômicas, não científicas.[128]

Acetato de medroxiprogesterona de depósito é formulado em microcristais, suspensos em uma solução aquosa. A dose correta para finalidades contraceptivas é 150 mg por via intramuscular (glútea ou deltóidea) a cada 3 meses. Uma experiência comparativa estabeleceu que a dose de 100 mg é consideravelmente menos efetiva.[129] O nível contraceptivo é mantido durante pelo menos 14 semanas, fornecendo uma margem de segurança para um dos mais efetivos anticoncepcionais disponíveis, cerca de 1 gravidez por 100 mulheres após 5 anos de uso constante.[129,130]

Uma formulação mais nova permite autoadministração na coxa ou no abdome de uma dose subcutânea de 104 mg a cada 3 meses.[131-133] Seringas prontas contêm 0,65 mL de uma suspensão aquosa de acetato de medroxiprogesterona.

O acetato de medroxiprogesterona de depósito não é um sistema de "liberação prolongada"; ele depende de picos mais altos de progesterona para inibir a ovulação e espessar o muco cervical. A diferença entre os níveis séricos de progesterona em um sistema de liberação sustentada, como Implanon e um sistema *depot*, como o acetato de medroxiprogesterona de depósito, está ilustrada no diagrama.

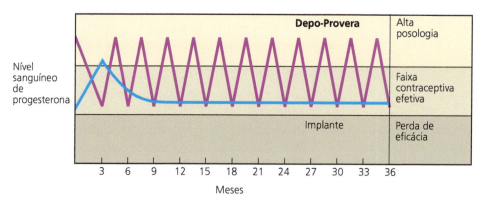

Outros injetáveis amplamente usados são enantato de noretindrona, 200 mg a cada 2 meses, e os injetáveis mensais, Lunelle (25 mg acetato de medroxiprogesterona e 5 mg cipionato de estradiol) e Mesigyna (50 mg de enantato de noretindrona e 5 mg de valerato de estradiol).

MECANISMO DE AÇÃO

O mecanismo de ação do acetato de medroxiprogesterona de depósito é diferente dos outros métodos de progesterona de baixa dose porque, em adição ao espessamento do muco cervical e alteração do endométrio, a concentração circulante da progesterona é suficientemente alta para bloquear efetivamente a onda de LH, e, por essa razão, a ovulação não ocorre.[134] FSH não é suprimido como ele o é com o contraceptivo oral combinado; por essa razão, o crescimento folicular é mantido suficientemente para produzir níveis de estrogênio comparáveis àqueles na fase folicular inicial de um ciclo menstrual normal.[135] Sintomas de deficiência de estrogênio, como atrofia vaginal ou uma diminuição no tamanho da mama, não ocorrem.

Gravidezes acidentais ocorrendo na época da injeção inicial de acetato de medroxiprogesterona foram descritas como sendo associadas a mais altas taxas de mortalidade neonatal e de lactentes, provavelmente em virtude de um risco aumentado de restrição do crescimento intrauterino.[136, 137] A cronologia da primeira injeção é, portanto, muito importante. Para assegurar contracepção efetiva, a primeira injeção deve ser administrada dentro dos primeiros 5 dias do ciclo menstrual (antes que emerja um folículo dominante), ou um método de *backup* é necessário por 7 dias.[131,138-140] O *Quick Start*, protocolo de início no mesmo dia, pode ser usado com o acetato de medroxiprogesterona de depósito, com especial cuidado para excluir gravidez e prover um método de *backup* para 7 dias.[141] Inícios no mesmo dia com acetato de medroxiprogesterona de depósito produzem melhores taxas de continuação com menos gravidezes não intencionais.[142]

A duração da ação pode ser encurtada, se a atenção não for prestada à administração adequada. A injeção intramuscular precisa ser dada profundamente pela técnica da trilha em Z e não massageada. É prudente evitar localizações em risco de massagem pelas atividades diárias.

Quando dada apropriadamente, há um período de graça efetivo de 2 semanas que permite reinjeções tardias; um estudo de mulheres atrasadas para reinjeções concluiu que mesmo uma reinjeção 4 semanas atrasadas forneceu proteção equivalente contra gravidez.[143] Mulheres que estão mais de 4 semanas atrasadas para reinjeção devem ser testadas quanto à gravidez, reinjetadas se o teste for negativo, e aconselhadas a usar contracepção de *backup* durante 7 dias.

EFICÁCIA

A eficácia deste método (em ambas as formulações intramuscular e subcutânea) é ligeiramente melhor que a da esterilização e melhor que a de todos os outros métodos temporários.[46,131-133,144,145] Em uma comparação dos métodos intramuscular e subcutâneo, os níveis sanguíneos de acetato de medroxiprogesterona são aproximadamente 30% mais baixos com administração subcutânea da dose mais baixa, mas a eficácia não é prejudicada.[131] Uma vez que as concentrações séricas sejam relativamente altas, a eficácia não é influenciada pelo peso (tornando esta uma boa escolha para mulheres com excesso de peso) ou pelo uso de medicações que estimulam enzimas hepáticas.[131,132]

INDICAÇÕES

1. Desejo de pelo menos 1 ano de espaçamento do nascimento.

2. Contracepção de ação longa altamente efetiva não ligada ao coito.

3. Desejo de método independente do coito.

4. Necessária contracepção isenta de estrogênio.

5. Amamentação.

6. Anemia falciforme.

7. Distúrbio convulsivo.

CONTRAINDICAÇÕES ABSOLUTAS

1. Gravidez.

2. Sangramento genital inexplicado.

3. Distúrbios graves da coagulação.

4. Adenoma hepático prévio induzido por esteroides sexuais.

CONTRAINDICAÇÕES RELATIVAS

1. Doença hepática.

2. Doença cardiovascular grave.

3. Desejo de retorno rápido à fertilidade.

4. Dificuldade com injeções.

5. Depressão grave.

VANTAGENS

Tal como as formas de liberação sustentada de contracepção, acetato de medroxiprogesterona de depósito não é associado a problemas de obediência e não é relacionado com o evento coital. As taxas de continuação são melhores, e as taxas de gravidez repetida são reduzidas em comparação ao uso de anticoncepcional oral em adolescentes; entretanto, as taxas de continuação e gravidez repetida são semelhantes quando adolescentes começam estes métodos no período imediatamente pós-parto.[146,147] Acetato de medroxiprogesterona de depósito é útil para mulheres cuja capacidade de lembrar as exigências dos contraceptivos é limitada. Ele deve ser considerado para mulheres que levam uma vida desorganizada ou que são mentalmente retardadas.

A isenção dos efeitos colaterais do estrogênio permite que o acetato de medroxiprogesterona de depósito seja considerado para pacientes com cardiopatia congênita, anemia falciforme, pacientes com uma história prévia de tromboembolismo, e mulheres acima dos 30 anos de idade que fumam ou têm outros fatores de risco, como hipertensão ou diabetes melito. A segurança absoluta em relação à trombose é principalmente teórica; ela não foi provada em um estudo controlado. Entretanto, um risco aumentado de trombose não foi observado na avaliação epidemiológica de usuárias de acetato de medroxiprogesterona de depósito, e um estudo de caso-controle da Organização Mundial da Saúde (WHO/OMS) não encontrou evidência de riscos aumentados de acidente vascular encefálico, infarto do miocárdio ou tromboembolismo venoso.[130,148]

Dois estudos de caso-controle, um usando dados do WHO *Collaborative Study* e um usando os dados do banco de dados de pesquisa de clínica geral do R.U., avaliaram o risco de trombose venosa idiopática em usuárias de progesteronas unicamente para finalidades terapêuticas, não para anticoncepção, e concluíram que progesteronas terapêuticas sozinhas podem ser associadas a um risco aumentado de tromboembolismo venoso.[149,150] Estas conclusões epidemiológicas foram fundamentadas em números extremamente pequenos (apenas três casos em um relatório e cinco no outro) e tiveram intervalos de confiança muito largos. Pacientes que recebem apenas progesterona por razões terapêuticas são, provavelmente, mais velhas e têm mais tendência a ter histórias familiares de doença cardiovascular. Além disso, um problema de prescrição preferencial está presente pelo qual os clínicos tendem mais a promover o uso de progesterona apenas para mulheres que eles percebem como estando em maior risco de tromboembolismo venoso. Assim, é provável que os grupos de casos representassem um grupo de mais alto risco do que os grupos-controles nestes relatórios. Por estas razões, nós não consideramos que as progesteronas sejam associadas a um risco aumentado de tromboembolismo venoso.

Uma vantagem importante existe para pacientes com anemia falciforme porque a evidência indica uma inibição do afoiçamento *in vivo* com melhora hematológica durante o tratamento.[151] Tanto a frequência quanto a intensidade das crises dolorosas falciformes são reduzidas.[152]

Outra vantagem é o achado de que acetato de medroxiprogesterona de depósito aumenta a quantidade de leite nas mães amamentando, um contraste direto com o efeito visto com anticoncepção oral de estrogênio-progesterona. A concentração da droga no leite da mama é desprezível, e nenhum efeito da droga sobre o crescimento e o desenvolvimento do lactente foi observado.[153-155] Em um estudo cuidadoso de lactentes masculinos sendo amamentados por mulheres tratadas com acetato de medroxiprogesterona de depósito, nenhum metabólito do acetato de medroxiprogesterona de depósito pôde ser detectado na urina do lactente, e nenhuma alteração pôde ser observada nos níveis do lactente de FSH, LH, testosterona e cortisol.[156] Em virtude do ligeiro impacto positivo sobre a lactação, acetato de medroxiprogesterona de depósito pode ser administrado imediatamente após o parto. Um estudo para investigar o impacto da iniciação precoce não encontrou efeitos adversos sobre a amamentação.[157] Em mulheres latino-americanas obesas amamentando, com diabetes gestacional prévio, a minipílula oral de progesterona foi associada a um risco 3 vezes aumentado de diabetes melito não insulinodependente.[158] Em uma coorte semelhante de mulheres hispânicas, acetato de medroxiprogesterona de depósito foi associado a um pequeno aumento no diabetes melito subsequente que não foi estatisticamente significativo, um risco que foi ainda mais baixo e menos significativo quando ajustado para os pesos corporais mais altos e uma maior prevalência de história familiar de diabetes nas usuárias de contracepção injetada.[159] Quando comparadas ao uso de anticoncepcional oral em mulheres navajos, as usuárias de acetato de medroxiprogesterona de depósito tiveram maior probabilidade de ganhar peso e desenvolver diabetes melito.[160,161] *É possível que mulheres obesas que já têm importante resistência à insulina tornem-se francamente diabéticas pelo efeito adicional de progesteronas em um ambiente de baixo estrogênio (lactação) ou em um estado induzido de baixo estrogênio (acetato de medroxiprogesterona de depósito). Entretanto, é provável que a contribuição independente do excesso de peso corporal seja o fator mais crítico.*

O acetato de medroxiprogesterona de depósito é uma excelente escolha contraceptiva para mulheres tomando drogas antiepilépticas porque os altos níveis de progesterona elevam o limiar convulsivo.[162] Uma melhora no controle de convulsão pode ser obtida provavelmente por causa das propriedades sedativas das progesteronas.[162]

Mulheres que estão anticoaguladas ou que têm doenças hemorrágicas são propensas a desenvolver sangramento menstrual intenso e cistos ovarianos hemorrágicos. Experiência com acetato de medroxiprogesterona de depósito nestas pacientes é limitada; entretanto, nós esperaríamos uma redução benéfica no sangramento e um risco reduzido de hemorragia ovariana, especialmente de um corpo lúteo.[163]

Outros benefícios associados ao uso de acetato de medroxiprogesterona de depósito incluem um risco diminuído de câncer endometrial comparável ao observado com anticoncepcionais orais[164] e, provavelmente, os mesmos benefícios associados ao impacto progestínico dos contraceptivos orais: fluxo menstrual e anemia reduzidos, menos doença inflamatória pélvica (DIP), menos endometriose, menos fibromas uterinos[165] e menos gravidezes ectópicas. Uma falta de documentação de um risco reduzido de câncer ovariano pela Organização Mundial da Saúde provavelmente reflete a baixa força estatística do estudo e a alta paridade nas usuárias de acetato de medroxiprogesterona de depósito.[166]

Acetato de medroxiprogesterona de depósito, como a contracepção oral, pode reduzir o risco de doença inflamatória pélvica; entretanto, o único estudo foi dificultado por uma amostra pequena.[167] A supressão da ovulação significa que gravidezes ectópicas são abolidas, e cistos ovarianos são raros.

Quanto maior o número de escolhas que as mulheres têm, mais provável que elas encontrem um contraceptivo que funcione bem para elas. Para algumas mulheres, as principais vantagens do acetato de medroxiprogesterona de depósito são privacidade e facilidade de uso. Ninguém senão a usuária necessita saber sobre a injeção, e o esquema de 3 meses pode ser fácil de manter para mulheres que não se importam com injeções. Em algumas sociedades, injeções são respeitadas como eficazes, e o acetato de medroxiprogesterona de depósito é o anticoncepcional mais popular apesar de alterações no sangramento e outros efeitos colaterais.

Resumo das Vantagens

1. Fácil de usar, desnecessária ação diária ou relacionada com o coito.
2. Seguro, nenhum efeito sério para a saúde.
3. Muito efetivo, tão efetivo quanto esterilização, contracepção intrauterina e contracepção por implante.
4. Isento de problemas relacionados com estrogênio.
5. Privado, uso indetectável.
6. Lactação intensificada.
7. Benefícios não contraceptivos.

PROBLEMAS COM ACETATO DE MEDROXIPROGESTERONA DE DEPÓSITO

Problemas importantes com acetato de medroxiprogesterona de depósito são sangramento menstrual irregular, dor à palpação mamária, ganho de peso e depressão.[129,130] De longe o problema mais comum é a alteração no sangramento menstrual. Até 25% das pacientes descontinuam no primeiro ano por causa de sangramento irregular.[121] O sangramento raramente é intenso; de fato, os valores de hemoglobina sobem nas usuárias de acetato de medroxiprogesterona de depósito. A incidência de sangramento irregular é 70% no primeiro ano, e 10% em diante. Sangramento e manchas diminuem progressivamente com cada reinjeção de tal modo que, após 5 anos, 80% das usuárias são amenorreicas (em comparação a 10% das usuárias de Norplant).[168] Com a preparação subcutânea, o padrão de sangramento é semelhante àquele com o produto intramuscular; 55% alcançam amenorreia ao término do primeiro ano de tratamento e 70% após 2 anos.[132,145,169] Sangramento irregular pode ser perturbador e importuno e, para muitas pacientes, inibe a sexualidade; por essa razão, a maioria das usuárias prefere a amenorreia que vem com uso prolongado.

Se necessário, sangramento de escape pode ser tratado com estrogênio exógeno, 1,25 mg de estrogênios conjugados, ou 2 mg de estradiol, dados diariamente por 7 dias. Um produto anti-inflamatório não esteroide dado por uma semana também é efetivo, e outra opção é administrar um contraceptivo oral por 1-3 meses. Dar a injeção de acetato de medroxiprogesterona de depósito mais cedo (mais frequentemente) não altera o padrão de sangramento.[170] A maioria das mulheres é capaz de aguardar amenorreia sem tratamento se elas souberem o que esperar com o tempo. Tentar regular sangramento de escape com exposição cíclica repetida ao estradiol comprovou-se inefetivo.[171] Infecção por *Chlamydia* da cavidade endometrial *não* é uma causa do sangramento irregular associado a acetato de medroxiprogesterona de depósito.[172]

Em um grande estudo internacional, as razões médicas mais comuns para descontinuar acetato de medroxiprogesterona de depósito durante os primeiros 2 anos de uso foram as seguintes[130]:

1. Cefaleias	2,3%
2. Ganho de peso	2,1%
3. Tonteira	1,2%
4. Dor abdominal	1,1%
5. Ansiedade	0,7%

Nas sociedades ocidentais, depressão, fadiga, libido diminuída e hipertensão também são encontradas. Se acetato de medroxiprogesterona de depósito causa estes efeitos colaterais é difícil saber porque são queixas muito comuns em não usuárias também.[173] Quando estudados estritamente, nenhum aumento em sintomas depressivos pode ser observado, mesmo em mulheres com queixas importantes de depressão precedentes ao tratamento.[174,175]

Tentativas de documentar um maior ganho de peso especificamente associado a acetato de medroxiprogesterona de depósito tiveram resultados mistos, algumas achando mesmo peso, e outras um pequeno aumento (p. ex., cerca de 4 kg em 5 anos em um estudo e 11 kg em 10 anos em outro).[176-179] Em um excelente estudo de coorte, usuárias de 3 anos de acetato de medroxiprogesterona de depósito aumentaram seu peso corporal em 5,1 kg, gordura corporal em 4,1 kg, porcentagem de gordura corporal em 3,4% e desenvolveram um aumento na gordura central, visceral, todos predominantemente nos primeiros 18 meses e em contraste com nenhum ganho de peso em usuárias de anticoncepcional oral.[180] Com o método subcutâneo, um ganho médio de peso de 1,5 kg foi observado após 1 ano e 4,5 kg após 3 anos, alterações que são comparáveis à formulação intramuscular.[132,145,181] Em um estudo de comparação de coortes de adolescentes, meninas obesas ganharam mais peso (9,4 kg após 18 meses) com acetato de medroxiprogesterona de depósito quando comparado a anticoncepcionais orais ou método não hormonal.[182] Um estudo de acompanhamento longitudinal de 4-5 anos de adolescentes na África do Sul documentou cerca de um ganho de peso 4 kg maior com contracepção injetável (tanto acetato de medroxiprogesterona de depósito quanto enantato de noretindrona) comparada a não usuárias ou usuárias de anticoncepcional oral.[183] Indivíduos específicos e certos grupos étnicos podem ser mais suscetíveis a ganho de peso; por exemplo, ganho de peso importante foi descrito em mulheres navajos usando acetato de medroxiprogesterona de depósito.[160] Em um estudo prospectivo de coorte, mulheres que experimentaram um ganho importante de peso dentro de 6 meses ganharam uma média de cerca de 7 kg mais em 3 anos, assim identificando um grupo suscetível de mulheres, cerca de 25% das usuárias de acetato de medroxiprogesterona de depósito.[184]

É o ganho de peso uma reação geral ao acetato de medroxiprogesterona de depósito ou ele ocorre somente em indivíduos vulneráveis? Uma resposta a esta pergunta é dificultada pelas limitações dos estudos disponíveis. A evidência não é derivada de ensaios randomizados (algo que provavelmente é impossível fazer). Portanto, os resultados podem ser influenciados pelas razões pelas quais os sujeitos escolhem um certo método e as respostas que influenciam a continuação com os métodos. Os indivíduos que escolhem usar acetato de medroxiprogesterona de depósito diferem na sua condição socioeconômica, práticas contraceptivas e histórias sexuais; daí a dificuldade para combinar usuárias e não usuárias.

Embora seja difícil separar o efeito do hormônio do impacto do estilo de vida e envelhecimento, é melhor concluir que injeções de acetato de medroxiprogesterona de depósito são associadas a

um pequeno aumento na gordura corporal e peso corporal, mas não em todas, provavelmente não na maioria das mulheres.

Lembrar que se os sintomas forem verdadeiramente decorrentes da progesterona, diferente de pílulas e implantes, o acetato de medroxiprogesterona de depósito leva 6-8 meses para ir embora depois da última injeção.[131] A remoção é mais lenta em mulheres mais pesadas. Aproximadamente metade das mulheres que descontinuam acetato de medroxiprogesterona de depósito podem esperar que as menstruações normais retornem em 6 meses depois da última injeção, mas 25% aguardarão um ano antes da retomada de um padrão normal.[131,168]

Diversos estudos prospectivos sugeriram que o uso de acetato de medroxiprogesterona de depósito é associado a um risco aumentado de infecções cervicais, especialmente clamídia e/ou gonorreia.[185-188] Este achado poderia muito bem ser influenciado pela incapacidade de realizar uma experiência randomizada e refletir a dificuldade para casar usuárias e não usuárias. As mulheres que escolhem usar acetato de medroxiprogesterona de depósito nestes estudos de coorte foram notavelmente diferentes na sua situação socioeconômica, práticas anticoncepcionais e histórias sexuais; assim os resultados poderiam refletir uma taxa mais alta de infecção no grupo usuário na base. Estudos não ligaram o uso de acetato de medroxiprogesterona de depósito a um risco aumentado de infecção HIV.[189,190]

Anafilaxia

Até 2010, houve três relatos de casos de choque anafilático dentro de minutos após receber injeções intramusculares de acetato de medroxiprogesterona de depósito.[191-193] As reações foram mais provavelmente a uma das substâncias inertes presentes nas injeções: parabenos, polietileno glicóis e polissorbatos. Acetato de medroxiprogesterona de depósito em injeções intramusculares é melhor que seja dada por pessoal treinado em um contexto de clínica ou consultório com equipamento de ressuscitação e drogas disponíveis. Nenhuma reação dessas foi relatada com administração subcutânea.

Câncer de mama

Acetato de medroxiprogesterona de depósito, em grandes doses contínuas, produziu tumores de mama em cães *beagle* (talvez porque em cães as progesteronas estimulem secreção de hormônio de crescimento, conhecido como um agente mamotrófico em cães).[194] Este é um efeito exclusivo em cães e não apareceu em mulheres após anos de uso. Um estudo muito grande da WHO, com base em hospital, de caso-controle realizado durante 9 anos em três países em desenvolvimento, indicou que a exposição a acetato de medroxiprogesterona de depósito é associada a um risco levemente aumentado de câncer de mama nos primeiros 4 anos de uso, mas não houve evidência de um aumento no risco com aumento da duração de uso.[195] O número de casos com uso recente não foi grande, e os intervalos de confiança refletiram isto. Uma explicação possível para este achado é a combinação de viés de detecção/vigilância e crescimento acelerado de um tumor já presente, uma situação semelhante àquelas descritas com anticoncepcionais orais (Capítulo 22) e hormonioterapia pós-menopausa (Capítulo 18).

Dois estudos de caso-controle mais antigos com base na população indicaram uma possível associação entre câncer de mama e acetato de medroxiprogesterona de depósito. Um, da Costa Rica, foi fundamento em apenas 19 casos.[196] O outro, da Nova Zelândia, não encontrou um risco relativo aumentado nas usuárias, mas encontrou uma indicação de risco aumentado brevemente depois de iniciar o uso em uma idade precoce, mais jovem que 25 anos de idade.[197] Uma análise agregada dos dados do WHO e da Nova Zelândia indicou um risco aumentado em usuárias recentes e que o mais alto risco foi em mulheres que tinham recebido uma única injeção.[198] O risco, se real, é muito leve, e é igualmente possível que as sugestões de risco aumentado com base em um pequeno número de casos não tenham sido livres de variáveis de confundimento. Um estudo de caso-controle da Cidade do Cabo, África do Sul, e um estudo de caso-controle muito grande nos EUA encontrou ausência de aumento global no risco de câncer de mama e ausência de efeito do aumento da duração de uso ou do uso recente.[96,199] Uma vez que uso recente possa ser o fator-chave, é apropriado enfatizar que todos estes estudos não lograram encontrar evidência de um risco global aumentado de câncer de mama, e o risco não aumentou com a duração de uso. Entretanto, os clínicos devem considerar informar as pacientes de que acetato de medroxiprogesterona de depósito poderia acelerar o crescimento de um câncer oculto já presente. Nós esperaríamos que esses tumores fossem detectados em um estádio e grau de doença mais iniciais e fossem associados a um melhor resultado.

Outros Cânceres

Um risco aumentado de displasia cervical não pôde ser documentado mesmo com uso a longo prazo (4 ou mais anos).[200] Nenhum aumento em adenocarcinoma ou carcinoma adenoescamoso do colo pôde ser detectado no estudo da WHO.[201] O estudo da WHO não detectou um risco aumentado de câncer de células escamosas invasivo do colo em usuárias de acetato de medroxiprogesterona de depósito; entretanto, o risco de carcinoma *in situ* cervical foi ligeiramente elevado no estudo de caso-controle da WHO, e não está certo se isto é um achado real ou uma consequência de viés não reconhecidos, especialmente viés de detecção.[202,203] Na Nova Zelândia, um aumento modesto no risco de displasia cervical em usuárias de acetato de medroxiprogesterona de depósito pôde ser atribuído a uma prevalência aumentada de fatores de risco conhecidos para displasia em mulheres que escolhem este método de anticoncepção.[200] Entretanto, é prudente insistir em vigilância anual com esfregaço de Papanicolaou em todas as usuárias de contracepção, não importando qual método. As mulheres em mais alto risco por causa do seu comportamento sexual (múltiplos parceiros, história de DSTs) devem fazer colpocitologia a cada 6 meses. Um padrão celular imaturo em colpocitologia a partir de usuárias a longo prazo de acetato de medroxiprogesterona de depósito pode sugerir a presença de lesões pré-malignas escamosas intraepiteliais, mas biópsias nestes casos revelam atrofia epitelial.[204]

Conforme assinalado, acetato de medroxiprogesterona de depósito é associado a uma redução no risco de câncer endometrial, e, provavelmente, há uma redução modesta no risco de câncer de ovário. Não há nenhuma evidência de que o risco de câncer de fígado seja alterado pelo uso de acetato de medroxiprogesterona de depósito.[205]

Efeitos Metabólicos

O impacto do acetato de medroxiprogesterona de depósito sobre o perfil de lipoproteínas é incerto. Embora alguns deixem de detectar um impacto adverso e afirmem que isto é decorrente do desvio de um efeito de primeira passagem no fígado, outros demonstraram uma diminuição no HDL-colesterol e aumentos no colesterol total e LDL-colesterol.[206,207] Em uma experiência clínica multicêntrica pela *World Health Organization*, um impacto adverso transitório esteve presente apenas nas poucas semanas após injeção quando os níveis sanguíneos eram altos.[208] O impacto clínico destas alterações, se presente, ainda está por ser descrito. Parece prudente monitorar o perfil lipídico anualmente nas mulheres usando acetato de medroxiprogesterona de depósito por longas durações. O aparecimento de alterações adversas importantes no LDL-colesterol e HDL-colesterol justifica reconsiderar a escolha contraceptiva.

Não há alterações clinicamente significativas no metabolismo dos carboidratos ou nos fatores da coagulação em mulheres sadias.[209,210] Conforme assinalado anteriormente, o uso de contracepção com progesterona apenas pode aumentar o risco de diabetes melito tipo 2, especialmente em mulheres amamentando.[158] Entretanto, estes estudos também indicaram que este risco é influenciado pelos pesos corporais básicos e pelo ganho de peso.[159] É possível que mulheres acima do peso que já têm importante resistência à insulina tornem-se francamente diabéticas pelo efeito adicionado de progesteronas em um ambiente de baixo estrogênio (lactação) ou em um estado induzido relativo de baixo estrogênio (acetato de medroxiprogesterona de depósito). Mas é provável que excesso de peso corporal seja o fator mais crítico.

Efeitos sobre a Densidade Óssea

O uso contraceptivo do acetato de medroxiprogesterona de depósito é associado à perda de osso a curto prazo. Isto é atribuído ao fato de que os níveis sanguíneos de estrogênio, com acetato de medroxiprogesterona de depósito, são relativamente mais baixos ao longo de um período de tempo em comparação a um ciclo menstrual normal, uma explicação que é suportada pela demonstração de que tratamento com estrogênio previne a perda óssea.[211,212] Perda óssea lombar e do quadril foi documentada em estudos transversais e longitudinais.[87,213-217] Esta perda óssea também foi observada em mulheres recebendo uma alta dose oral de acetato de medroxiprogesterona, 50 mg diariamente, uma dose que suprime o LH, resultando em baixos níveis de estrogênio.[218] Outro estudo documentou densidade óssea diminuída que foi melhorada por menor peso corporal e duração da amenorreia.[219] Um estudo americano de corte transversal indicou uma maior perda óssea com duração aumentada de uso, especialmente em mulheres mais jovens, de 18-21 anos de idade.[220] A perda óssea é comparável entre a administração intramuscular e a administração subcutânea de acetato de medroxiprogesterona de depósito.[133]

A perda óssea associada ao uso de acetato de medroxiprogesterona de depósito pode ser minimizada, focando-se nos fatores de risco. Mulheres em maior risco de perder densidade óssea com este método de contracepção são aquelas que são nulíparas, que fumam, e que têm uma ingestão inadequada de cálcio.[221] Suplementação de cálcio e vitamina D deve ser encorajada na maioria das mulheres, não apenas nas usuárias de acetato de medroxiprogesterona de depósito, e uma ênfase no término do tabagismo é sempre valiosa.

A densidade óssea aumenta rapidamente e significativamente durante a adolescência. Quase toda a massa óssea no quadril e corpos vertebrais será acumulada nas mulheres jovens pela idade de 18 anos, e os anos imediatamente subsequentes à menarca são especialmente importantes.[222,223] Por esta razão, qualquer droga que impeça este aumento na densidade óssea poderia aumentar o risco de osteoporose mais tarde na vida. Estudos em adolescentes documentaram perda óssea com acetato de medroxiprogesterona de depósito em comparação a controles normais e mulheres jovens usando anticoncepcionais orais.[83,224,225] Mas há razões para esperar que esta perda óssea seja temporária.

Um exemplo de perda óssea que é retomada é a perda óssea associada à lactação. Secreção de cálcio para dentro do leite das mulheres lactantes aproximadamente duplica a perda diária de cálcio.[226] Em mulheres que amamentaram durante 6 meses ou mais, isto é acompanhado por perda óssea importante mesmo na presença de uma alta ingestão de cálcio.[227] Entretanto, a densidade óssea rapidamente retorna aos níveis básicos nos 6 meses após desmamar.[228-230] A perda óssea é causada pela reabsorção óssea aumentada, provavelmente secundária aos níveis relativamente baixos de estrogênio associados à lactação. Suplementação de cálcio não tem nenhum efeito sobre o conteúdo de cálcio do leite materno ou sobre a perda óssea em mulheres lactantes que têm dietas normais.[231] Mais importante, estudos indicam que qualquer perda de cálcio e osso associada à lactação é rapidamente restaurada; portanto, não há impacto sobre o risco de osteoporose pós-menopausa.[232-236]

O grau de perda óssea nos estudos previamente mencionados de acetato de medroxiprogesterona de depósito não é tão grave quanto aquele observado nos primeiros anos pós-menopausa. Ademais, esta quantidade de perda óssea não é tão grande que não possa ser retomada. Medições de densidade óssea em mulheres que pararam de usar acetato de medroxiprogesterona de depósito indicaram que a perda foi reposta na coluna lombar, mas não no colo femoral dentro de 2 anos mesmo após uso a longo prazo, mas em outras coortes, ambas as densidades espinhal e do quadril foram retomadas nos 3-4 anos após descontinuação.[217,237,238] Um estudo de coorte prospectivo de 7 anos demonstrou inequivocamente que o osso é retomado, quase 100% dentro de 2 anos após o acetato de medroxiprogesterona ser descontinuado, na coluna lombar e no quadril.[239] Estudos de coortes em adolescentes e mulheres jovens demonstraram um ganho semelhante em osso após descontinuação.[240,241] Mais importante, estudos de corte transversal de mulheres na pós-menopausa na Nova Zelândia e uma grande população multicêntrica mundial não conseguiram detectar uma diferença em densidade óssea comparando ex-usuárias de acetato de medroxiprogesterona de depósito a usuárias que nunca utilizaram, indicando que qualquer perda de osso durante o uso é reobtida.[87,242]

Em 2004, o *U.S. Food and Drug Administration* indicou uma preocupação com a perda óssea associada a acetato de medroxiprogesterona de depósito e avisou que este método não deveria ser usado por mais de 2 anos a não ser que fosse a única opção. Nós concordamos que a preocupação é apropriada, mas discordamos da advertência. O grau de perda óssea e a evidência de que a perda óssea é reobtida, mais a similaridade à perda óssea benigna associada à lactação, todos argumentam que o uso e a duração de acetato de medroxiprogesterona de depósito não devem ser limitados por esta preocupação, e que a medição da densidade óssea ou tratamento com estrogênio suplementar ou bifosfonatos não está indicada (e influenciaria e complicaria a obediência). No momento atual, na nossa visão, a preocupação com perda óssea não deve ser uma razão para evitar este método de contracepção, e não há necessidade de impor um limite de tempo à duração de uso. *É improvável que perda óssea ocorra suficientemente para levantar o risco de osteoporose mais tarde na vida. Entretanto, mulheres que descontinuam DMPA na ou perto da sua menopausa devem ser incentivadas a usar terapia hormonal a fim de repor a perda óssea.*

Galactorreia

Galactorreia não é associada ao uso de acetato de medroxiprogesterona de depósito. Transcrição do gene da prolactina é estimulada por estrogênio e mediada pela ligação de receptor estrogênico aos elementos responsivos a estrogênio. O aumento na prolactina durante a gravidez é paralelo ao aumento em estrogênio começando às 7-8 semanas de gestação, e o mecanismo para aumentar a secreção de prolactina é considerado como sendo suprimido por estrogênio do fator inibidor da prolactina hipotalâmico, dopamina e estimulação direta da transcrição do gene da prolactina na hipófise.[243,244] Embora exigindo estrogênio para secreção da prolactina, a estimulação pela prolactina da produção de leite da mama é inibida por agentes progestacionais e quantidades farmacológicas de estrogênio. Somente colostro (composto de células epiteliais descamadas e transudato) é produzido durante a gestação. Lactação completa é inibida pela progesterona, que interfere com a ação da prolactina ao nível do receptor à prolactina das células alveolares. Ambos estrogênio e progesterona são necessários para a expressão do receptor lactogênico, mas a progesterona antagoniza a ação positiva da prolactina sobre o seu próprio receptor, enquanto progesterona e quantidades farmacológicas de androgênios reduzem a ligação de prolactina.[245-247] Na camundonga, inibição da produção de proteína do leite é causada pela supressão pela progesterona da expressão do receptor à prolactina.[248] Por estas razões, exposição a altos níveis de agentes progestacionais, como acetato de medroxiprogesterona de depósito, não é associada ao problema clínico de galactorreia.

Efeito sobre a Fertilidade Futura

A demora para engravidar depois de cessar o uso de acetato de medroxiprogesterona de depósito é um problema exclusivo da anticoncepção injetável; todos os outros métodos contemporâneos permitem um retorno mais pronto à fertilidade.[249] Entretanto, o acetato de medroxiprogesterona não suprime permanentemente a função ovariana, e a preocupação de que infertilidade com função menstrual suprimida possa ser causada pelo acetato de medroxiprogesterona de depósito não foi sustentada por dados epidemiológicos. A taxa de gravidez em mulheres descontinuando as injeções por causa de um desejo de engravidar é normal.[250] Pelos 18 meses depois da última injeção, 90% das usuárias de acetato de medroxiprogesterona de depósito engravidaram a mesma proporção que com outros métodos.[251] A demora para concepção é cerca de 9 meses após a última injeção, e a demora não aumenta com o aumento da duração de uso. Em virtude desta demora, as mulheres que querem conceber prontamente após descontinuarem seu contraceptivo não devem usar acetato de medroxiprogesterona de depósito. Função menstrual suprimida persistindo além de 18 meses após a última injeção não é causada por droga e merece avaliação.

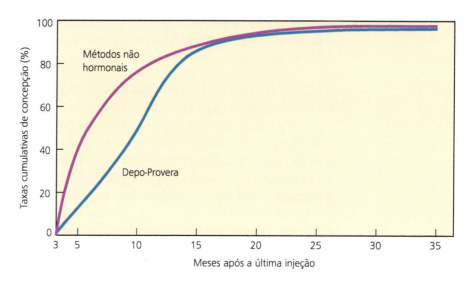

DETERMINAÇÃO DA MENOPAUSA EM USUÁRIAS A LONGO PRAZO

Acetato de medroxiprogesterona de depósito impedirá o aparecimento dos dois marcadores comuns do início da menopausa: a perda de menstruações e ondas de calor (fogachos). Embora o risco seja pequeno após a idade de 50 anos, gravidez ainda é possível em algumas mulheres. Saber que uma mulher está na pós-menopausa é importante a fim de minimizar, se não eliminar, o risco de gravidez, e há razão para preocupação com o estado relativamente baixo de estrogênio associado a acetato de medroxiprogesterona de depósito. A secreção de hormônio foliculoestimulante (FSH) é regulada por estrogênio e inibina, e, por essa razão, quantidades farmacológicas de progesterona não restauram níveis pós-menopausa de FSH aos níveis pré-menopausa.[252] Maior confiabilidade em medir o FSH é alcançada com métodos injetáveis de contracepção, se a amostra de sangue for obtida antes da próxima injeção marcada. Nós somos relutantes em seguir a prática empírica que permite que as mulheres continuem contraceptivos orais até a idade de 55 anos porque acreditamos que há alguma urgência para transferir facilmente a paciente do estado de baixo estrogênio associado ao uso de acetato de medroxiprogesterona de depósito para os benefícios precoces fornecidos por um programa de hormonioterapia pós-menopausa. Recomendamos medir o FSH anualmente começando na idade de 50 anos. Um nível de FSH maior que 20 mUI/mL é um indicador de menopausa, embora um nível de 35-40 mUI/mL seja considerado mais confiável.[253]

CONTRACEPTIVOS INJETÁVEIS DE CURTO PRAZO

Combinações injetáveis de estrogênio e progesterona mensais ou em meses alternados não são novas, tendo sido desenvolvidas ao longo de várias décadas.[254] Este método de anticoncepção é popular na China, América Latina e Ásia Oriental. Uma preparação amplamente usada na China consiste em 250 mg de caproato de 17α-hidroxiprogesterona e 5 mg de valerato de estradiol, conhecida como Injetável Chinês nº 1. Um grande estudo de acompanhamento em mulheres chinesas concluiu que esta injeção mensal era associada a uma redução importante no câncer endometrial e nenhum aumento em outros cânceres, inclusive câncer de mama.[255]

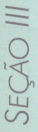

LUNELLE (TAMBÉM CHAMADO CYCLOFEM, CYCLO-PROVERA, FEMINENA OU LUNELLA)

Lunelle consiste em 25 mg de acetato de medroxiprogesterona e 5 mg de cipionato de estradiol e é administrado a cada 28-30 dias (não excedendo 33 dias) sob a forma de uma injeção intramuscular profunda. Este método é tão efetivo quanto acetato de medroxiprogesterona de depósito, mas evita os problemas de irregularidade menstrual e sangramento intenso, bem como amenorreia.[256-261] Adicionalmente, o método é rapidamente reversível: as taxas de fertilidade após descontinuação são similares aos contraceptivos orais.[262] Além da necessidade de uma injeção mensal, outra desvantagem é a probabilidade de que a combinação de estrogênio e progesterona iniba a lactação. A solicitação de uma injeção mensal pode tornar-se mais conveniente pelo uso de um aparelho automático de autoadministração.[263] Aproximadamente 80% das mulheres que estão amenorreicas sob o acetato de medroxiprogesterona de depósito desenvolveram sangramento vaginal quando mudaram para Lunelle.[264] As mesmas contraindicações, preocupações, problemas e, provavelmente, benefícios descritos com a contracepção oral devem-se aplicar ao Lunelle.

ENANTATO DE NORETINDRONA

Enantato de noretindrona é dado em dose de 200 mg por via intramuscular a cada 2 meses. Esta progesterona atua da mesma maneira que o acetato de medroxiprogesterona de depósito e tem os mesmos problemas.[130] Uma combinação (Mesigyna, Norigynon, Noristerat, Norigest, NET-EN) de enantato de noretindrona (50 mg) com valerato de estradiol (5 mg) dada mensalmente fornece contracepção efetiva com bom controle do ciclo.[265] Em comparação a Lunelle, esta combinação tem menos problemas de sangramento.[266] A fertilidade retorna rapidamente (cerca de 1 mês) após a descontinuação.[262]

ACETOFENIDA DE DIIDROXIPROGESTERONA E ENANTATO DE ESTRADIOL

A combinação de 150 mg de acetofenida de diidroxiprogesterona com 10 mg de enantato de estradiol (vários nomes registrados) é o contraceptivo injetável mais amplamente usado na América Latina. Como Lunelle e a combinação de noretindrona, o esquema mensal permite sangramento cíclico regular e mesmo reduzido.[267] Uma dose mais baixa (90 mg de acetofenida de diidroxiprogesterona e 6 mg de enantato de estradiol) provê a mesma contracepção efetiva que a dose maior com padrões de sangramento semelhantes.[268]

Todas as referências estão disponíveis no site:
http://www.revinter.com.br/online/referencias-speroff.pdf

25 Contracepção Intrauterina

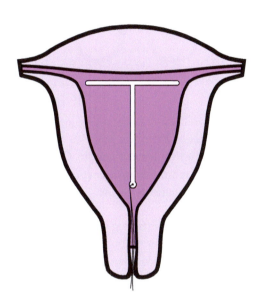

Contraceptivos intrauterinos são usados por mais de 180 milhões de mulheres em todo o mundo, mas apenas cerca de 3 milhões destas são americanas. A crescente necessidade de contracepção reversível nos EUA seria bem servida pelo aumento da utilização de anticoncepção intrauterina com o dispositivo intrauterino (DIU). A eficácia dos DIUs modernos em uso real é superior à da contracepção oral. Problemas com uso de DIU podem ser minimizados a uma taxa muito baixa de efeitos colaterais com seleção e técnica cuidadosas. Infelizmente, os clínicos nos EUA ainda têm conhecimento e treinamento limitados de contracepção intrauterina.[1] Esperamos que os clínicos e as pacientes americanas "redescubram" este excelente método de contracepção.

HISTÓRIA

Uma história frequentemente contada, mas não bem documentada, atribui o primeiro uso de dispositivos intrauterinos a condutores de caravanas que supostamente usavam pedras intrauterinas para evitar gravidezes nas suas camelas durante longas jornadas.

Os precursores do DIU moderno foram pequenos pessários com haste usados nos anos 1800, pequenas estruturas semelhantes a botões que cobriam a abertura do colo e eram ligadas a hastes estendendo-se para dentro do canal cervical.[2] Não é certo se estes pessários eram usados para anticoncepção, mas isto parece ter sido pretendido. Em 1902, um pessário que se estendia para dentro do útero foi desenvolvido por Hollweg na Alemanha e usado para contracepção. Este pessário era vendido para autoinserção, mas o risco de infecção era grande, ganhando a condenação da comunidade médica.

Em 1909, Richter, na Alemanha, relatou sucesso com um anel de categute de seda que possuía um fio de níquel e bronze salientando-se através do colo.[3] Logo depois, Pust combinou o anel de Richter com o antigo pessário semelhante ao botão e substituiu o fio metálico por um cordão de categute.[4] Este DIU foi usado durante a I Guerra Mundial na Alemanha, embora a literatura alemã logo relatasse infecções com sua inserção e uso. Nos anos 1920, Gräfenberg removeu a cauda e o pessário porque acreditava que isto era a causa de infecção. Ele relatou sua experiência em 1930, usando anéis feitos de prata e ouro espiralados e mais tarde de aço.[5]

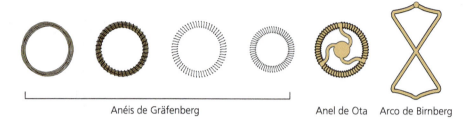

Anéis de Gräfenberg   Anel de Ota   Arco de Birnberg

O anel de Gräfenberg teve vida curta, caindo vítima da filosofia política nazista que era amargamente oposta à contracepção. Gräffenberg foi preso, porém mais tarde conseguiu fugir da Alemanha, morrendo na Cidade de Nova York em 1955. Ele nunca recebeu o reconhecimento que lhe era justamente devido.

O anel de Gräffenberg era associado ao alto índice de expulsão. Isto foi resolvido por Ota no Japão, que acrescentou uma estrutura de suporte no centro deste anel folheado a ouro ou prata em 1934.[6] Ota também caiu vitimado pela política da II Guerra Mundial (foi exilado), mas seu anel continuou a ser usado.

Os anéis de Gräffenberg e de Ota foram essencialmente esquecidos pelo resto do mundo durante toda a II Guerra Mundial. Uma percepção da explosão populacional e seu impacto começou a crescer nas primeiras duas décadas depois da II Guerra Mundial. Em 1959, relatos do Japão e Israel por Ishihama e Oppenheimer outra vez agitaram interesse pelos anéis.[7,8] O relato de Oppenheimer saiu no *American Journal of Obstetrics and Gynecology*, e vários ginecologistas americanos foram estimulados a usar anéis de prata ou seda, e outros a desenvolver seus próprios dispositivos.

Nos anos 1960 e 1970, o DIU floresceu. Técnicas foram modificadas, e uma pletora de tipos foram introduzidos. Os vários dispositivos desenvolvidos nos anos 1960 eram feitos de plástico (polietileno) impregnado com sulfato de bário de modo a que fossem visíveis em uma radiografia. A Espiral de Margulies, desenvolvida por Lazer Margulies em 1960 no Mt. Sinai Hospital na Cidade de Nova York, foi o primeiro dispositivo de plástico com memória, o que permitia o uso de um aparelho de inserção e a reconfiguração da forma quando ele era expelido para dentro do útero. A Espiral (Margulies Coil) era um dispositivo grande (certamente causando dor e sangramento), e sua cauda plástica dura se comprovou perigosa para o parceiro masculino.

Em 1962, o *Population Council*, sob sugestão de Alan Guttmacher, que naquele ano se tornara presidente da *Planned Parenthood Federation of America*, organizou a primeira conferência internacional sobre DIUs na Cidade de Nova York. Foi nesta conferência que Jack Lippes de Buffalo apresentou experiência com seu dispositivo, o qual felizmente, como veremos, tinha um fio de filamento único como cauda, o primeiro DIU a usar uma cauda para estabelecer posição e para fácil remoção. A Espiral de Margulies rapidamente foi substituída pela Alça de Lippes (*Lippes Coil*). Adquirida pela *Ortho Pharmaceutical Corporation* em 1966, rapidamente tornou o DIU mais amplamente prescrito nos EUA em 1970. O *Population Council* adquiriu direitos internacionais da Alça de Lippes, e esta tornou-se usada por milhões de mulheres em todo o mundo.

Um antigo piloto de prova da II Guerra Mundial e engenheiro, Paul H. Bronnenkant, estava fabricando partes plásticas para fonógrafos automáticos na sua companhia, Hallmark Plastics, localizada na porta ao lado da fábrica Wurlitzer em Buffalo. O recrutamento por Lippes de Bronnenkant em 1959 para desenvolver a sua alça de polietileno e sulfato de bário foi tão bem sucedido que Bronnenkant se tornou um enérgico defensor da Alça de Lippes; ele carregou pesados moldes de metal por todo o Extremo Oriente para estabelecer produção local. A *Finishing Enterprises*, dirigida pelo filho de Bronnenkant, Lance Bronnenkant, foi o fabricante original e é o fabricante atual do TCu-380A desde sua aprovação nos E.U.A. em 1984. Começando em 2004, uma afiliada da *Finishing Enterprises*, FEI Women's Health, assumiu responsabilidade pela fabricação e comercialização do DIU ParaGard TCu-380A nos E.U.A. Em 2005, a FEI Women's Health foi adquirida pela Duramed Pharmaceuticals, uma subsidiária de Barr Pharmaceuticals.

A conferência de 1962 também levou à organização de um programa estabelecido pelo *Population Council*, sob a direção de Christopher Tietze, para avaliar DIUs, o *Cooperative Statistical Program*. O Relatório do 9° Congresso em 1970 foi uma comparação que marcou época da eficácia e problemas com os vários DIUs em uso.[9]

Muitos outros dispositivos aconteceram mas, com a exceção dos quatro tamanhos de Alças de Lippes e os dois Sat-T-Coils, tiveram uso limitado. Dispositivos de aço inoxidável incorporando molas foram desenhados para ser comprimidos para fácil inserção, mas o movimento destes dispositivos permitia que eles se embutissem no útero, tornando-os difíceis de remover. O *Majzlin Spring* é um exemplo memorável.

O *Dalkon Shield* foi introduzido em 1970. Dentro de 3 anos, uma alta incidência de infecção pélvica foi reconhecida. Não há dúvida de que os problemas com o *Dalkon Shield* foram decorrentes da construção defeituosa, apontados já em 1975 por Tatum.[10] A cauda multifilamentada (centenas de fibras encerradas em uma bainha plástica) do *Dalkon Shield* proporcionava um caminho para bactérias ascenderem protegidas da barreira de muco cervical.

Embora as vendas fossem descontinuadas em 1975, um chamado para remoção de todos os *Dalkon Shields* não foi lançado até o começo dos 1980. O grande número de mulheres com infecções pélvicas levou a muitos processos contra a companhia farmacêutica, afinal causando sua falência. Infelizmente, o problema do *Dalkon Shield* manchou todos os DIUs, e por um longo tempo, a mídia e o público nos E.U.A. viram inapropriadamente todos os DIUs de uma única maneira genérica.

Na época da introdução do *Dalkon Shield*, o Senado dos E.U.A. realizou audiências sobre a segurança da contracepção oral. Mulheres jovens que estavam desencorajadas de usar anticoncepcionais orais depois destas audiências se voltaram para os DIUs, principalmente o *Dalkon Shield*, que foi promovido como adequado para mulheres nulíparas. Mudanças no comportamento sexual nos anos 1960 e 1970, e falha em usar contracepção protetora (camisinhas e contraceptivos orais) conduziram a uma epidemia de doenças sexualmente transmissíveis (DSTs) e doença inflamatória pélvica (DIP) pelas quais os DIUs foram considerados parcialmente responsáveis.[11]

Os primeiros estudos epidemiológicos da relação entre DIUs e DIP usaram mulheres que confiavam em contracepção oral ou métodos de barreira como controles, e que estavam, portanto, em risco reduzido de DIP em comparação com as não contraceptoras e usuárias de DIU.[12,13] Além disso, estes primeiros estudos deixaram de controlar quanto as características de comportamento sexual que são agora aceitas como fatores de risco para DIP (múltiplos parceiros, idade precoce ao primeiro intercurso, e frequência aumentada de intercurso).[14] O *Dalkon Shield* ampliou os riscos atribuídos aos DIUs porque sua alta taxa de falha em mulheres jovens que já estavam em risco de DSTs levou a abortos espontâneos sépticos e, em alguns casos, à morte.[15] Os relatos destes eventos levaram o público americano a ver todos os DIUs como perigosos, inclusive aqueles que, diferentemente do *Dalkon Shield*, tinham sido submetidos a extensos ensaios clínicos e vigilância pós-comercialização.

Os anos 1980 viram o declínio do uso de DIU nos E.U.A. quando os fabricantes descontinuaram a comercialização em resposta ao ônus do litígio. Apesar do fato de que a maioria dos processos contra os dispositivos de cobre foram vencidos pelo fabricante, o custo da defesa combinado com o uso declinante afetaram o retorno financeiro. Deve ser salientado que esta ação foi resultado de decisões de negócios corporativas relacionadas com preocupações com lucro e responsabilidade, não por razões médicas ou científicas. Não foi senão em 1988 que o DIU retornou ao mercado dos E.U.A.

O motivo para o declínio nos E.U.A. foi o temor da consumidora de infecção pélvica relacionada com DIU. O golpe final nos DIUs veio em 1985 com a publicação de dois relatórios indicando que o uso de DIUs era associado com infertilidade tubária.[16,17] Mais tarde, estudos mais bem controlados identificaram o *Dalkon Shield* como um aparelho de alto risco e não demonstraram uma associação entre DIP e outros DIUs, exceto durante o período brevemente depois da inserção. Esforços para salientar que a situação era diferente para os DIUs de cobre, e que, de fato, doença inflamatória pélvica não era aumentada em mulheres com um único parceiro sexual,[18] não impediram a retirada dos DIUs do mercado americano e a reação negativa aos DIUs pelo público americano. Ironicamente, o DIU declinou no país que desenvolveu o DIU moderno.

O número de mulheres em idade reprodutiva usando o dispositivo intrauterino nos E.U.A. diminuiu dois terços de 1982 a 1988 e diminuiu ainda mais em 1995, de 7,1% para 2% para 0,8%, respectivamente.[19] Desde 1995, o uso do DIU nos E.U.A. ascendeu para 5%, refletindo a popularidade do sistema liberador de levonorgestrel.[20] No resto do mundo, o DIU é o método mais amplamente usado de contracepção reversível; atualmente, mais de 180 milhões de mulheres usam o DIU, 16,5% das mulheres em idade reprodutiva nos países em desenvolvimento e 9,4% no mundo desenvolvido.[21]

Uso do DIU nos E.U.A. e no Mundo[19, 21, 22]			
	E.U.A.	China	Total Mundial
1981:	2,2 milhões de mulheres	42 milhões	60 milhões
1988:	0,7 milhões de mulheres	59 milhões	83 milhões
1995:	0,3 milhões de mulheres	75 milhões	106 milhões
2010:	> 3 milhões de mulheres	> 115 milhões	> 180 milhões

DIU MODERNO

A adição de cobre ao DIU foi sugerida por Jaime Zipper do Chile, cujos experimentos com metais indicaram que o cobre agia localmente sobre o endométrio.[23] Howard Tatum nos E.U.A. combinou a sugestão de Zipper com o desenvolvimento da forma de T para diminuir a reação uterina à armação estrutural e produziu o copper-T. O primeiro DIU de cobre tinha fio de cobre envolto em torno da haste reta do T, o TCu-200 (200 mm^2 de fio de cobre exposto), também conhecido como o Tatum-T.[24] O raciocínio de Tatum foi que a forma de T se conformaria à forma do útero, em contraste com outros DIUs que requeriam que o útero se conformasse à sua forma. Além disso, os DIUs de cobre podiam ser muito menores do que aqueles de simples dispositivos plásticos inertes e ainda fornecer contracepção efetiva. Estudos indicam que o cobre exerce seu efeito antes da implantação de um óvulo fertilizado; ele pode ser espermicida, ou pode diminuir a motilidade dos espermatozoides ou a capacidade de fertilização. A adição do cobre ao DIU e a redução no tamanho e a estrutura da armação melhoraram a tolerância, resultando em menos remoções por dor e sangramento.

O Cu-7 com uma haste envolta de cobre foi desenvolvido em 1971 e rapidamente se tornou o dispositivo mais popular nos E.U.A. Ambos o Cu-7 e o Tatum-T foram tirados do mercado dos E.U.A. em 1986 por *G.D. Searle and Company*.

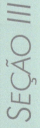

Entretanto o desenvolvimento do DIU continuou. Mais cobre foi adicionado pelos investigadores do *Population Council*, levando ao TCu-380A (380 mm² de área de superfície de cobre exposta) com cobre envolto em torno da haste mais uma manga de cobre em cada braço horizontal.[25] O "A" no TCu-380A é de (*arms*) "braços", indicando a importância das mangas de cobre. Fazer o cobre sólido e tubular aumentou a efetividade e a duração de vida do DIU. O TCu-380A tem estado em uso em mais de 30 países desde 1982, e, em 1988, foi comercializado nos E.U.A. como o "ParaGard".

TIPOS DE DIUs
DIUs SEM MEDICAÇÃO

A Alça de Lippes, feita de plástico (polipropileno) impregnado com sulfato de bário, ainda é usada em todo o mundo (exceto nos E.U.A.). Anéis de aço inoxidável flexíveis foram amplamente usados na China, mas não em outros lugares até 1994, quando DIUs de cobre se tornaram obrigatórios.[26,27]

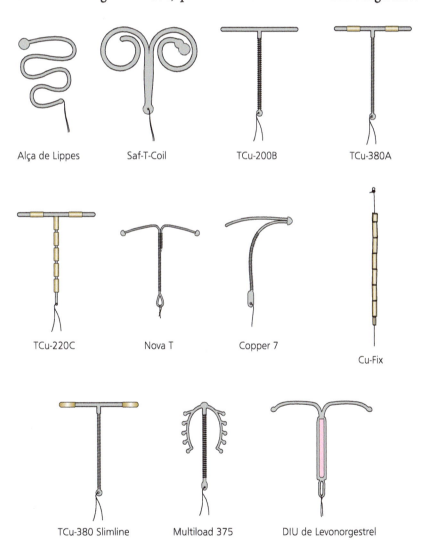

DIUs DE COBRE

Os primeiros DIUs de cobre eram enrolados com 200 a 250 mm² de área de superfície de fio metálico, e dois destes ainda estão disponíveis (exceto nos E.U.A.): o TCu-200 e o Multiload-250. Os DIUs de cobre mais modernos contêm mais cobre, e parte do cobre está na forma de mangas tubulares sólidas, em vez de fio metálico, aumentando a eficácia e prolongando a duração de vida. Este grupo de DIUs é representado nos E.U.A. pelo TCu-380A (o ParaGard) e no resto do mundo pelo TCu-220C, o Nova T, e o Multiload-375. O Sof-T é um DIU de cobre usado apenas na Suíça.

O TCu-380A é um dispositivo em forma de T com uma armação de polietileno mantendo 380 mm^2 de área de superfície exposta de cobre que fornece contracepção durante pelo menos 10 anos. Embora os dados sejam escassos, usar o TCu-380A durante 20 anos acarreta apenas um risco muito pequeno de gravidez.[28] O fio de cobre eletrolítico puro enrolado em torno da haste de 36 mm pesa 176 mg, e mangas de cobre nos braços horizontais pesam 66,5 mg. Um monofilamento de polietileno é amarrado através da bola de 3 mm na haste, apresentando dois fios brancos para detecção e remoção. A bola no pé da haste ajuda a reduzir o risco de perfuração cervical. A armação do DIU contém sulfato de bário, tornando-a radiopaca. O TCu-380Ag é idêntico ao TCu-380A, mas o fio de cobre na haste possui um centro de prata para evitar fragmentação e prolongar a duração de vida do cobre. O TCu-380 Slimline possui as mangas de cobre rentes às extremidades dos braços horizontais para facilitar carregamento e inserção mais fáceis. O desempenho do TCu-380Ag e o TCu-380 Slimline é igual àquele do TCu-380A.[29,30]

O Multiload-375 tem 375 mm^2 de fio de cobre enrolado em torno da sua haste. Os braços flexíveis foram desenhados para minimizar expulsões. Este é um aparelho popular em muitas partes do mundo. O Multiload-375 e o TCu-380A são semelhantes na sua eficácia e desempenho.[31]

O Nova T é semelhante ao TCu-200, contendo 200 mm^2 de cobre; entretanto, o Nova T tem um cerne de prata no fio de cobre, braços flexíveis, e uma grande alça flexível no fundo para evitar lesão do tecido cervical. Houve alguma preocupação de que a eficácia do Nova T diminuísse após 3 anos, nos dados da Organização Mundial da Saúde (OMS); entretanto, os resultados da Finlândia e Escandinávia indicam taxas de gravidez baixas e estáveis acima de 5 anos de uso.[31]

O DIU CuSAFE-300 tem 300 mm^2 de cobre na sua haste vertical e um ramo transverso com extremidades fortemente flexionadas que são adaptadas à cavidade uterina e ajudam a manter este DIU no fundo. Ele é feito de um plástico mais flexível, e menor do que os dois DIUs mais populares do mundo, o TCu-380A e o Multload-375. As taxas de gravidez com o CuSAFE-300 são comparáveis a estes dois dispositivos, mas as taxas de remoção por dor e sangramento são descritas como sendo mais baixas.[32]

DIU LIBERADOR DE HORMÔNIO

O LNG-IUS (sistema intrauterino liberador de levonorgestrel, Mirena®), fabricado por Schering-Oy na Finlândia, libera *in vitro* 20 µg de levonorgestrel por dia.[31] Este dispositivo em forma de T possui um colar afixado ao ramo vertical, que contém 52 mg de levonorgestrel dispersado em polidimetilsiloxano e liberado inicialmente a uma taxa de 20 µg/dia *in vivo*, declinando progressivamente (atingindo metade da taxa inicial após 5 anos). O IUS de levonorgestrel está aprovado para 5 anos, mas dura 7 anos, e talvez até 10 anos, e reduz a perda sanguínea menstrual e as taxas de infecção pélvica.[34-36]

O IUS de levonorgestrel é aproximadamente tão efetivo quanto ablação endometrial para o tratamento de menorragia.[37,38] O efeito progestínico local dirigido para o endométrio pode ser utilizado em pacientes sob tamoxifeno,[39] pacientes com dismenorreia,[40] e em mulheres pós-menopáusicas recebendo terapia estrogênica.[41-46] Um dispositivo em forma de T ligeiramente menor que libera 20 µg de levonorgestrel diariamente é chamado Femilis LNG-IUS.[47]

Dispositivos menores liberando 5 ou 10 µg de levonorgestrel foram desenvolvidos na Europa para uso durante, pelo menos, 5 anos em mulheres pós-menopáusicas.[45]

OUTROS DIUs

O Ombrelle-250 e o Ombrelle-380, desenhados para serem mais flexíveis a fim de reduzir expulsão e efeitos colaterais, foram comercializados na França. Um DIU sem armação, o FlexiGard (também conhecido como o Cu-Fix ou o GyneFIX), inventado por Dirk Wildemeersch em 1983 na Bélgica, consiste em 6 mangas de cobre (330 mm^2 de cobre) enfileiradas sobre um cordão de náilon (polipropileno) cirúrgico que tem um nó em uma ponta. O nó é empurrado para dentro do miométrio durante a inserção com uma agulha entalhada que opera como um harpão miniatura. Como é desprovido de armação, tem uma baixa taxa de remoção por sangramento ou dor, mas uma inserção mais difícil pode fornecer uma taxa mais alta de expulsão. Entretanto, quando inserido por clínicos experientes, a taxa de expulsão é muito baixa, e o dispositivo é especialmente adequado para mulheres nuligrávidas e nulíparas.[48-50] Este DIU é crescentemente popular na Europa. Um sistema mais curto combinado com um reservatório para a liberação sustentada de 14 µg de levonorgestrel por dia (FibroPlant) está sendo testado para uso perimenopáusico e pós-menopáusico.[51,52] FibroPlant trata efetivamente hiperplasia endometrial e menorragia.[53,54]

MECANISMO DE AÇÃO

A ação contraceptiva de todos os DIUs é principalmente na cavidade uterina. A ovulação não é afetada, e o DIU não é um abortivo.[55-57] Atualmente, admite-se que o mecanismo de ação dos DIUs é a produção de um ambiente uterino que é espermicida.

DIUs não medicados dependem para contracepção da reação geral do útero a um corpo estranho. Acredita-se que esta reação, uma resposta inflamatória estéril, produz lesão tecidual de um grau pequeno, mas suficiente para ser espermicida. Muito poucos, se algum, espermatozoides atingem o óvulo na tuba uterina. Óvulos fertilizados clivando-se normalmente não podem ser obtidos por irrigação tubária em mulheres com DIUs, em contraste com não contraceptoras, indicando a falha dos espermatozoides em alcançar o óvulo, e, assim, a fertilização não ocorre.[58] Em mulheres usando DIUs de cobre, ensaios sensíveis para gonadotrofina coriônica humana (hCG) não encontram evidência de fertilização.[59,60] Isto é coerente com fato de que o DIU de cobre protege contra gravidezes intrauterinas e ectópicas.

O DIU de cobre libera cobre livre e sais de cobre que têm ambos um impacto bioquímico e morfológico sobre o endométrio e também produzem alterações no muco cervical e secreções endometriais. Não há aumento mensurável no nível de cobre sérico. O cobre tem muitas ações específicas, incluindo a intensificação da secreção de prostaglandina e a inibição de várias enzimas endometriais. O DIU de cobre é associado à resposta inflamatória, marcada pela produção no endométrio de citocinas que são conhecidos como citotóxicos.[61] Um efeito espermicida adicional provavelmente tem lugar no muco cervical.

O DIU liberador de progestina acrescenta a ação endometrial da progestina à reação de corpo estranho. O endométrio torna-se decidualizado com atrofia das glândulas.[62] O DIU de progestina provavelmente tem dois mecanismos de ação: inibição da implantação e inibição da capacitação, penetração e sobrevida dos espermatozoides. O IUS de levonorgestrel produz concentrações séricas da progestina, cerca da metade daquelas do Norplant, de tal modo que o desenvolvimento folicular ovariano e a ovulação também são inibidos parcialmente; depois do primeiro ano, os ciclos são ovulatórios em 50-75% das mulheres, independente dos seus padrões de sangramento.[63] Finalmente, o DIU de progestina espessa o muco cervical, criando uma barreira à penetração de espermatozoides.

Em seguida à remoção dos DIUs, o ambiente intrauterino normal é rapidamente restaurado. *Em grandes estudos, não há demora, independente da duração de uso, para alcançar gravidez a taxas normais, o que desmente a afirmativa de que o uso de DIU é associado à infecção levando à infertilidade.*[64-67] Não houve nenhuma diferença significativa nas taxas cumulativas de gravidez entre mulheres com partos prévios e nulíparas ou nuligrávidas.[66,67]

O IUS de levonorgestrel pode ser associado a um ligeiro aumento na formação de cistos ovarianos, mas eles são assintomáticos e regridem espontaneamente.[68] Um aumento no risco de trombose venosa não foi observado em usuárias do IUS de levonorgestrel.[69]

BENEFÍCIOS NÃO CONTRACEPTIVOS COM O IUS DE LEVONORGESTREL

Em virtude do impacto favorável da progestina localmente liberada sobre o endométrio, o IUS de levonorgestrel é muito efetivo para o tratamento de menorragia, mais efetivo do que a administração de progestinas orais, contraceptivos esteroides ou inibidores da síntese de prostaglandinas, e se compara favoravelmente a tratamento cirúrgico (histerectomia ou ablação endometrial).[37,70-79]

O DIU de progestina diminui rapidamente a dismenorreia e a perda sanguínea menstrual (cerca de 40-50%); com o IUS de levonorgestrel, o sangramento com o passar do tempo pode ser reduzido em 90%, e cerca de 30-40% das mulheres se tornam amenorreicas 1 ano depois da inserção.[80-82] Os níveis médios a longo prazo de hemoglobina e ferro aumentam em comparação aos valores pré-inserção.[83]

Os sangramento é reduzido mesmo na presença de leiomiomas.[84-88] Há alguma evidência de que este DIU reduz a prevalência de miomas e o volume uterino na presença de miomas.[84,85,88-90] Nem todas as mulheres com miomas respondem favoravelmente ao IUS de levonogestrel; isto acontece geralmente por causa da presença de miomas submucosos.[91] O IUS de levonorgestrel também reduz efetivamente o volume uterino e alivia dismenorreia secundária a adenomiose.[92-94]

Mulheres com distúrbios hemostáticos, como doença de von Willebrand, e mulheres que estão anticoaguladas comumente têm sangramento menstrual intenso. A inserção do IUS de levonorgestrel reduz efetivamente a quantidade de sangramento em muitas, mas não todas estas pacientes, e há uma sugestão de que, com o tempo, o efeito benéfico desaparece e é necessária a substituição mais cedo.[95-99]

Em uma experiência randomizada de 5 anos comparando um DIU de cobre com o IUS de levonorgestrel, infecção pélvica foi mais baixa que a incidência em uma população geral com ambos os dispositivos, mas a taxa com o IUS de levonorgestrel foi significantemente mais baixa em comparação com o DIU de cobre.[100]

O IUS de levonorgestrel tem sido usado com sucesso para tratar endometriose, e especialmente dor pélvica e dismenorreia associadas à endometriose.[40,101-105] Os resultados podem ser ainda melhores com tratamento com agonista do GnRH.[106] As vantagens do tratamento da endometriose com IUS de levonorgestrel incluem muitos anos de eficácia, menos efeitos colaterais, e contracepção.

O IUS de levonorgestrel protege efetivamente o endométrio contra hiperplasia e pólipos em mulheres usando tamoxifeno ou terapia estrogênica pós-menopáusica.[39,41-45,107-109] Além disso, este DIU pode ser usado para tratar hiperplasia endometrial.[54,110-114] Estudos de comparação indicam que o IUS de levonorgestrel é tão efetivo, e provavelmente melhor, que o tratamento padrão com progestina oral.[111,115,116] *Entretanto, a persistência de atipia no acompanhamento por biópsia após 6 meses é uma indicação de que a regressão é improvável ocorrer.*

Embora o DIU de levonorgestrel confiantemente proporcione boa proteção contra hiperplasia endometrial, os clínicos devem manter um alto grau de suspeição de sangramento não usual (sangramento que ocorre depois de um período de amenorreia) e avaliar agressivamente o endométrio. Pelo menos dois casos de adenocarcinoma endometrial foram identificados em usuárias do IUS de levonorgestrel.[117,118] Conforme observado, entretanto, muitos estudos documentaram proteção contra e mesmo regressão de hiperplasia endometrial.

Resumo dos Benefícios Não Contraceptivos do IUS de Levonorgestrel

- Redução do sangramento menstrual intenso e melhora da anemia relacionada.
- Tratamento da dismenorreia primária.
- Redução da prevalência de mioma bem como do volume uterino e sangramento associados a miomas.
- Diminuição do volume uterino e da dor associados a adenomiose.
- Redução do sangramento menstrual em mulheres com distúrbios hemostáticos e em mulheres anticoaguladas.
- Proteção contra doença inflamatória pélvica.
- Tratamento da endometriose, e da dor associada a endometriose.
- Supressão da endometriose.
- Proteção contra hiperplasia endometrial e pólipos associados a estrogenioterapia pós-menopáusica ou tratamento com tamoxifeno.
- Prevenção de gravidez ectópica.
- Redução do risco de câncer endometrial.

EFICÁCIA DOS DIUs

GRAVIDEZ INTRAUTERINA

O TCu-380A é aprovado nos E.U.A. para uso durante 10 anos. Entretanto, o TCu-380A demonstrou manter sua eficácia durante pelo menos 12 anos de uso.[119] Conforme observado previamente, com base em um pequeno número de usuárias a longo prazo, usar o TCu-380A por 20 anos acarreta um risco muito pequeno de gravidez.[28] O TCu-200 está aprovado para 4 anos e o Nova T para 5 anos. O DIU de levonorgestrel pode ser usado durante pelo menos 7 anos e provavelmente por 10 anos.[31, 120] O aparelho de levonorgestrel que libera 15-20 µg de levonorgestrel por dia é tão efetivo quanto os novos DIUs de cobre que contêm mais de 250 mm² de área de superfície de cobre.[30,34,121,122]

Os DIUs não medicados nunca têm de ser substituídos. A deposição de sais de cálcio sobre o DIU pode produzir uma estrutura que é irritante para o endométrio. Se o sangramento aumentar depois que um DIU não medicado esteve no lugar durante algum tempo, vale a pena substituí-lo. Alguns clínicos (como fazemos nós) recomendam substituir todos os DIUs mais antigos pelos novos DIUs medicados mais efetivos.

Primeiro Ano de Experiência Clínica em Mulheres com Parto Prévio[123–125]			
Dispositivo	Taxa de Gravidez (%)	Taxa de Expulsão (%)	Taxa de Remoção (%)
Alça de Lippes	3	12-20	12-15
Cu-7	2-3	6	11
TCu-200	3	8	11
TCu-380A	0,5-0,8	5	14
IUS de levonorgestrel	0,2	6	17

Considerando juntos todos os DIUs, a taxa de falha em uso real no primeiro ano é aproximadamente 3%, com uma taxa de expulsão de 10% e uma taxa de remoção de 15%, principalmente por sangramento e dor. Com duração de uso e idade aumentando, a taxa de falha diminui, do mesmo modo que as remoções por dor e sangramento. O desempenho do TCu-380A nos últimos anos, no entanto, comprovou-se superior aos DIUs prévios.

Experiência de Dez Anos com Paragard, TCu-380A
Taxa por 100 Usuárias por Ano

	\multicolumn{10}{c}{Ano}
	1	2	3	4	5	6	7	8	9	10
Gravidez	0,7	0,3	0,6	0,2	0,3	0,2	0,0	0,4	0,0	0,0
Expulsão	5,7	2,5	1,6	1,2	0,3	0,0	0,6	1,7	0,2	0,4
Remoção por sangramento/dor	11,9	9,8	7,0	3,5	3,7	2,7	3,0	2,5	2,2	3,7
Remoções médicas	2,5	2,1	1,6	1,7	0,1	0,3	1,0	0,4	0,7	0,3
Continuação	76,8	78,3	81,2	86,2	89,0	91,9	87,9	88,1	92,0	91,8
Número começando a cada ano	4.932	3.149	2.018	1.121	872	621	563	483	423	325

Dados de ensaios do *Population Council* (n = 3.536) e da OMS (n = 1.396).

Em estudos cuidadosos, com atenção à técnica e participação por pacientes motivadas, a taxa de falha com o TCu-380A e os outros DIUs de cobre mais recentes é menos de 1 por 100 mulheres por ano.[31,123,126] A taxa de gravidez líquida cumulativa após 7 anos de uso é 1,5 por 100 mulheres-anos, e depois de 12 anos, apenas 1,9 por 100 mulheres (nem uma única gravidez foi relatada após 8 anos de uso).[119,127] Nos países em desenvolvimento, a taxa de falha com DIUs é menor que aquela com anticoncepção oral.[128] As taxas de falha são ligeiramente mais altas em mulheres mais jovens (idade menos de 25), mais férteis.

As mulheres usam DIUs durante mais tempo que outros métodos reversíveis de contracepção. A taxa de continuação de DIU é mais alta que aquela com contracepção oral, camisinhas ou diafragmas. Isto pode refletir as circunstâncias em torno da escolha de um DIU (mulheres mais velhas, com partos prévios).

EXPULSÃO

Aproximadamente 5% das pacientes expelem espontaneamente o TCu-380A dentro do primeiro ano. Mulheres com menos de 20 anos têm uma taxa de expulsão mais alta que mulheres mais velhas.[34,129] Em uma população adolescente nuligrávida, a taxa cumulativa de expulsão com o sistema intrauterino de levonorgestrel foi 8%.[130] Este evento pode ser associado a "cólica", corrimento vaginal ou sangramento uterino. Entretanto, em alguns casos, a única alteração observável é alongamento ou ausência dos cordões do DIU. As pacientes devem ser avisadas para solicitar atenção imediata se for suspeitada expulsão. Um DIU parcialmente expelido deve ser removido. Se gravidez ou infecção não estiver presente, um novo DIU pode ser inserido imediatamente (neste caso, profilaxia antibiótica é recomendada).[131]

GRAVIDEZ ECTÓPICA

O uso prévio de um DIU não aumenta o risco de uma gravidez ectópica subsequente.[67,132,133] O uso atual de um DIU oferece alguma proteção contra gravidez ectópica.[132-137] O maior estudo, um estudo multicêntrico da OMS, concluiu que as usuárias de DIU tinham 50% menos probabilidade de ter uma gravidez ectópica quando comparadas com mulheres que não usavam contracepção.[132] Esta proteção não é tão grande quanto a obtida pela inibição da ovulação com anticoncepção oral. ***Por esse motivo, quando uma usuária de DIU engravida, a gravidez tem mais probabilidade de ser ectópica. Entretanto, a ocorrência real de uma gravidez ectópica em uma usuária de DIU é um evento raro.***

As taxas mais baixas de gravidez ectópica são vistas com os DIUs mais efetivos, como o TCu-380A (90% menos propensas em comparação com não contraceptoras).[138] A taxa é cerca de um décimo da taxa de gravidez ectópica associada à Alça de Lippes ou a dispositivos com menos cobre como o TCu-200.[138] O DIU liberador de progesterona (que não é mais produzido) tem uma taxa mais alta, provavelmente porque sua ação era limitada a um efeito local sobre o endométrio,[135] mas a taxa descrita foi baseada em números muito pequenos e pode ter sido inacurada. Muito poucas gravidezes ectópicas foram descritas com o IUS de levonorgestrel, presumivelmente porque ele é associado à supressão parcial de gonadotrofinas com subsequente interrupção do crescimento e desenvolvimento foliculares e, em um número importante de ciclos, inibição da ovulação.[30,36,122,138,139]

O risco de gravidez ectópica não cresce com o aumento da duração de uso com o TCu-380A ou o IUS de levonorgestrel.[30,127] Em um estudo prospectivo de 7 anos, nem uma única gravidez ectópica foi encontrada com o IUS de levonorgestrel, e em um estudo de 5 anos, apenas uma.[30,100] Em 8.000 mulheres-anos de experiência em ensaios multicêntricos randomizados, houve apenas uma única gravidez ectópica relatada com o TCu-380A (o que é um décimo da taxa com a Alça de Lippes ou TCu-200).[30] Portanto, o risco de gravidez ectópica durante o uso do DIU de cobre ou o IUS de levonorgestrel é muito mais baixo em comparação com não usuárias de contraceptivo; entretanto, se gravidez ocorrer, a probabilidade de uma gravidez ectópica é alta.[140]

A proteção contra gravidez ectópica fornecida pelo TCu-380A e o IUS de levonorgestrel torna estes DIUs escolhas aceitáveis para contracepção em mulheres com gravidezes ectópicas prévias.

Taxas de Gravidez Ectópica por 1.000 Mulheres-Anos[138,141]	
Não usuárias de contraceptivo, todas as idades	3,00-4,50
IUS de levonorgestrel	0,20
DIU TCu-380A	0,20

EFEITOS COLATERAIS

Com triagem efetiva das pacientes e boa técnica de inserção, os DIUs de cobre e levonorgestrel não são associados ao risco aumentado de infertilidade após sua remoção.[142] Mesmo se os DIUs forem removidos por causa de problemas, as taxas subsequentes de fertilidade são normais.[66,67,122]

Os sintomas mais frequentemente responsáveis por descontinuação de DIU são sangramento uterino aumentado e dor menstrual aumentada. Dentro de 1 ano, 5-15% das mulheres descontinuam uso de DIU por causa destes problemas. DIUs menores de cobre e progestina têm reduzido consideravelmente a incidência de dor e sangramento, mas uma história menstrual cuidadosa ainda é importante para ajudar uma mulher a considerar um DIU. As mulheres com sangramento menstrual intenso ou dismenorreia importante podem não ser capazes de tolerar DIUs de cobre, mas podem beneficiar-se com um DIU de progestina.[80] Uma vez que sangramento e cólica são mais graves nos primeiros meses após inserção do DIU, tratamento com uma substância antiinflamatória não esteroide (AINE, um inibidor da síntese de prostaglandinas) durante os primeiros períodos menstruais pode reduzir sangramento e cólica e ajudar uma paciente por meio deste tempo difícil. Mesmo menstruação intensa persistente pode ser tratada efetivamente com AINEs.[143] Tratamento com AINE deve começar ao início da menstruação e ser mantido por 3 dias. Na China, é disponível um DIU de cobre que também libera uma pequena quantidade de indometacina; este dispositivo é associado a sangramento marcadamente menor.[144]

Não é raro ter alguns dias de manchas intermenstruais ou sangramento leve. Embora importuno, isto não causa perda sanguínea significante. Esse sangramento merece a avaliação usual quanto à patologia cervical ou endometrial. Estas alterações podem ser intoleráveis para mulheres que são impedidas de ter relação sexual enquanto estão sangrando.

Depois da inserção do modelo moderno do DIU de cobre, a perda sanguínea menstrual aumenta cerca de 55%, e este nível de sangramento continua durante a duração do uso do DIU.[145] Isto é associado a um leve (1-2 dias) prolongamento da menstruação. Ao longo do tempo de um ano, esta quantidade não resulta em alterações indicadoras de deficiência de ferro (p. ex., ferritina sérica). Com uso mais longo, no entanto, os níveis de ferritina são mais baixos, sugerindo uma depleção das reservas de ferro.[146] Avaliação quanto à depleção de ferro e anemia deve ser considerada em usuárias de longo prazo e em mulheres suscetíveis a anemia ferropriva. Em populações com uma alta prevalência de anemia, estas alterações ocorrem mais rapidamente, e suplementação de ferro é recomendada.[147]

Em virtude de um impacto decidualizante, atrófico sobre o endométrio, a amenorreia pode-se desenvolver com o tempo com o DIU contendo progestina. Com o IUS de levonorgestrel, 70% das pacientes são oligomenorreicas e 30-40% são amenorreicas dentro de 2 anos.[82,148] Em um grupo de mulheres que usaram o IUS de levonorgestrel por mais de 12 anos, 60% eram amenorreicas; 12% experimentavam sangramento infrequente, escasso; e 28% tinham sangramento regular, porém leve.[83] Para algumas mulheres, a falta de menstruações é tão desconcertante que elas pedem remoção. Por outro lado, este efeito sobre a menstruação é manifestado por um aumento nos níveis de hemoglobina sanguínea.[30,123]

Progestina suficiente alcança a circulação sistêmica a partir do IUS contendo levonorgestrel a ponto de efeitos colaterais androgênicos, como acne e hirsutismo, poderem ocorrer; entretanto, em um estudo, nenhuma alteração pode ser detectada nos níveis circulantes de globulina ligadora de hormônios sexuais, e, por esse motivo, efeitos clínicos acentuados são improváveis.[149] Ocasionalmente, uma paciente experimentará alterações cutâneas androgênicas faciais ou dor à palpação mamária. Tratamento com espironolactona para reações androgênicas (discutido no Capítulo 13) é efetivo e pode ser titulado para baixo até a mais baixa dose bem-sucedida. Não há efeitos metabólicos importantes, incluindo alterações na glicose, sensibilidade à insulina, e lipídios.[150] Em um grande estudo pós-comercialização, a incidência de câncer de mama em usuárias do sistema de levonorgestrel foi equivalente àquela na população geral.[151] A combinação do sistema de levonorgestrel e terapia estrogênica em mulheres pós-menopáusicas não aumentou a densidade mamária.[152]

Algumas mulheres relatam um corrimento vaginal aumentado enquanto usando um DIU. Esta queixa merece exame quanto à presença de infecção vaginal ou cervical. Tratamento pode ser provido com o DIU permanecendo no lugar.

Uso a longo prazo do DIU é associado a impressionante segurança e ausência de efeitos colaterais. Em um estudo prospectivo de 7 anos, o uso do DIU de cobre ou do IUS de levonorgestrel além de 5 anos não levou a nenhum aumento em infecção pélvica, nenhum aumento nas taxas de gravidez ectópica, nenhum aumento em anemia e nenhum aumento em citologias anormais.[30] A duração de uso não afeta as taxas de gravidez ou o resultado.

A presença de cobre pode produzir alguns benefícios. Há dados epidemiológicos indicando que ambos o DIU de cobre e o DIU inerte reduzem os riscos de câncer endometrial e câncer cervical invasivo.[153-158] Presumivelmente, este efeito protetor é decorrente de alterações bioquímicas induzidas que afetam as respostas celulares.

O DIU de cobre não é afetado pela ressonância magnética (RM), e, por esse motivo, o DIU de cobre não necessita ser removido antes de RM, e nem pacientes nem trabalhadores necessitam ser excluídos de RMs ou do ambiente de RM.[159,160]

INFECÇÕES

Infecção bacteriana relacionada com DIU é decorrente da contaminação da cavidade endometrial no momento da inserção. O estudo clássico de Mishell indicou que o útero é rotineiramente contaminado por bactérias à inserção.[161] Infecções que ocorrem 3-4 meses depois da inserção são consideradas decorrentes de DSTs adquiridas não resultado direto do DIU. As infecções precoces, relacionadas com a inserção, portanto, são polimicrobianas e são derivadas da flora cervicovaginal endógena, com uma predominância de anaeróbios.

Uma revisão do banco de dados da Organização Mundial da Saúde derivados de todas as experiências clínicas com DIU da OMS concluiu que o risco de doença inflamatória pélvica era 6 vezes mais alto durante os 20 dias após a inserção em comparação com tempos mais tardios durante o acompanhamento, porém, mais importante, DIP foi extremamente rara além dos primeiros 20 dias após a inserção.[162] Em quase 23.000 inserções, no entanto, apenas 81 casos de DIP foram diagnosticados, e uma escassez de DIP foi observada nas situações nas quais DSTs são raras. Não houve diferença estatisticamente significativa ao comparar o DIU de cobre com a Alça de Lippes ou o DIU contendo progestina. Entretanto, evidência indica que o IUS de levonorgestrel pode reduzir as taxas de infecção pélvica.[35,100]

Estes dados confirmam estudos anteriores de que o risco de infecção com contracepção intrauterina é mais alto imediatamente após a inserção e que o risco de DIP não aumenta com uso a longo prazo.[15,18] O problema de infecção pode ser minimizado com triagem cuidadosa e o uso de técnica asséptica. Mesmo mulheres com diabetes insulino-dependente não têm risco aumentado de infecção.[163,164]

Doxiciclina (200 mg) ou azitromicina (500 mg) administradas oralmente 1 hora antes da inserção podem prover proteção contra infecção pélvica associada a inserção, mas antibióticos profiláticos são de pouco benefício para mulheres em baixo risco de DSTs. Mesmo mulheres com infecções por clamídia no momento da inserção não tendem a desenvolver DIP, se a infecção for tratada com o DIU deixado no útero depois da obtenção de uma cultura positiva.[165]

Comparados com anticoncepção oral, métodos de barreira e DIUs hormonais, não há motivo para pensar que DIUs não medicados ou de cobre possam conferir proteção contra DSTs.[166] Entretanto, o IUS liberador de levonorgestrel foi descrito associado a um efeito protetor contra infecção pélvica, e o DIU de cobre é associado a títulos mais baixos de anticorpo anticlamidial.[35,100,167] *In vitro*, o cobre inibe crescimento de clamídia em células endometriais.[168] Assim, associação entre uso de DIU e infecção pélvica (e infertilidade) é agora seriamente posto em dúvida.[169] Mulheres que usam DIUs devem ser aconselhadas a usar camisinha ao mesmo tempo que o DIU, toda vez que tiverem relação sexual com um parceiro que possa ser um portador de DST. Uma vez que o comportamento sexual é o modificador mais importante do risco de infecção, os clínicos devem inquirir as usuárias em perspectiva de DIU sobre números de parceiros, as práticas sexuais do seu parceiro, a frequência e a idade de início da relação sexual, e a história de DSTs.[170] As mulheres em baixo risco não tendem a ter infecções pélvicas enquanto estão usando DIUs.[18] As mulheres em alto risco devem ser encorajadas a também usar camisinha.

Não é certo que o DIU seja inapropriado para mulheres que estão em risco aumentado de endocardite bacteriana (endocardite prévia, cardiopatia reumática ou a presença de valvas cardíacas protéticas). A contaminação bacteriana da cavidade uterina à inserção é de curta duração.[161] Quatro estudos tentaram documentar bacteriemia durante inserção ou remoção de DIU.[171-174] Só um pôde encontrar evidência de bacteriemia em hemocultura, e ela esteve presente transitoriamente em apenas algumas pacientes.[173] *Na nossa visão, o DIU é aceitável para pacientes em risco de endocardite bacteriana, mas profilaxia antibiótica (amoxicilina 2 g) deve ser fornecida 1 h antes da inserção ou remoção.*

Usuárias de DIU assintomáticas cujas culturas cervicais mostram infecção por gonorreia ou clamídia devem ser tratadas com os medicamentos recomendados sem remoção do DIU. Se, no entanto, houver evidência de que uma infecção ascendeu para o endométrio ou tubas uterinas, tratamento deve ser instituído, e o DIU removido prontamente. Bacteriose vaginal deve ser tratada (metronidazol, 500 mg 2 vezes/dia durante 7 dias), mas o DIU não precisa ser removido, a não ser que inflamação pélvica esteja presente. Não há evidência de que a prevalência de vaginose bacteriana seja influenciada pelo uso de DIU.[175]

Para endometrite simples, na qual dor à palpação uterina é o único achado físico, doxiciclina (100 mg 2 vezes/dia por 14 dias) é adequada. Se infecção tubária estiver presente, conforme evidenciado por dor ao movimento do colo, dor à palpação abdominal, dor à palpação dos anexos ou massas anexiais, ou leucócitos e velocidade de hemossedimentação elevados, tratamento parenteral está indicado com remoção do DIU *tão logo as concentrações séricas de antibióticos sejam adequadas*. A presença prévia de um DIU não altera o tratamento da DIP. Infecção pélvica associada ao DIU é mais tendente a ser causada por organismos não DSTs.[176]

Tratamento ambulatorial apropriado de infecções menos graves:
Cefoxitina (2 g intramuscular) mais probenecida (1 g oral), ou
Ceftriaxona (250 mg IM) mais doxiciclina (100 mg 2 vezes/dia via oral), por 14 dias, ou
Levofloxacina (500 mg via oral) uma vez ao dia por 14 dias, ou
Ofloxacina (400 mg via oral) 2 vezes/dia durante 14 dias.

Infecções graves exigem hospitalização e tratamento com:
Cefoxitina (2 g intravenosa 4 vezes/dia), ou
Cefotetan (2 g intravenoso 2 vezes/dia
Mais doxiciclina (100 mg 2 vezes/dia via oral ou intravenosa)
Seguidos por 14 dias de um esquema oral de antibióticos.

O seguinte é um esquema alternativo:
Clindamicina (900 mg via intravenosa 3 v/dia), mais
Gentamicina (2 mg/kg via intravenosa ou intramuscular seguida por 1,5 mg/kg 3 vezes/dia), ou
Ofloxacina (400 mg via intravenosa 2 vezes/dia), ou
Levofloxacina (500 mg via intravenosa 3 vezes/dia).

Houve uma sugestão (em estudos de corte transversal) de que o uso de DIU aumentava o risco de transmissão de vírus da imunodeficiência humana (HIV) do homem para a mulher, especialmente quando o DIU foi inserido ou removido durante exposição ao homem infectado.[177,178] Entretanto, esta não é uma sugestão forte, porque o risco com uso de DIU foi averiguado em comparação a outros métodos anticoncepcionais (os quais podem proteger contra transmissão), e os muitos e vários fatores influenciadores são difíceis de ajustar e controlar. No único estudo longitudinal, nenhuma associação foi observada entre uso de DIU e aquisição de HIV pelas mulheres.[179] No único estudo descrito, nenhuma evidência de transmissão de HIV da mulher ao homem com uso de DIU foi detectada.[180] Mulheres infectadas com HIV que utilizam

DIUs para contracepção *não* têm uma incidência maior de complicações (inclusive doença inflamatória pélvica), e a eliminação genital de HIV não é afetada.[181-184]

O vírus hepatite C é considerado transmitido com contato sexual. Um estudo de corte transversal na Turquia indicou que o uso de DIU por mulheres em relacionamentos estáveis, monógamos, não aumentou a incidência de soropositividade de hepatite C.[185]

ACTINOMYCES

O significado da infecção pela actinomicose em usuárias de DIU não está claro. Há muitos relatos de usuárias de DIU com abscessos pélvicos unilaterais contendo bacilos Gram-positivos *Actinomyces*.[186-188] Entretanto, *Actinomyces,* parte da flora normal no trato gastrointestinal, são encontrados em esfregaços de Papanicolaou de até 30% das usuárias de DIU de plástico quando os citologistas tomam especial cuidado em procurar os organismos.[188] A taxa é muito mais baixa (menos de 1%) com dispositivos de cobre e o sistema intrauterino liberador de levonorgestrel e aumenta com a duração de uso.[186,187,189-191] Além disso, *Actinomyces* estão, às vezes, presentes na vagina normal.[192] O clínico tem que decidir entre remover o DIU e tratar a paciente, tratar com o DIU no lugar, ou simplesmente remover o DIU. Estas pacientes são quase sempre assintomáticas e sem sinais clínicos de infecção. Se dor à palpação uterina ou uma massa pélvica estiver presente, o DIU deve sempre ser removido depois de iniciado o tratamento com penicilina G oral, 500 mg 4 vezes/dia, que deve continuar por um mês. Esquemas antibióticos alternativos incluem tetraciclina 500 mg 4 vezes/dia; doxiciclina 100 mg 2 vezes/dia; amoxicilina/clavulanato 500 mg 2 vezes/dia. Se *Actinomyces* estiver presente no esfregaço de Papanicolaou de uma mulher assintomática, passando bem, na nossa opinião não é necessário administrar tratamento antibiótico ou remover o DIU. Embora tenha sido recomendado que o DIU deve ser removido neste caso e recolocado quando uma repetição do esfregaço de Papanicolaou for negativa, não há evidência para suportar esta recomendação. Se a paciente estiver marcada para substituição de DIU, o DIU pode ser removido e um novo imediatamente inserido sem efeitos adversos.[193] Outro bastão Gram-positivo anaeróbico, *Eubacterium nodatum,* assemelha-se a *Actinomyces* e também foi relatado associado a colonização de um DIU.[194] *E. nodatum* pode ser erradamente equivocado por *Actinomyces* em esfregaços de Papanicolaou. Nossas recomendações podem ser aplicadas a ambos *E. nodatum* e *Actinomyces*.

GRAVIDEZ COM DIU *IN SITU*

ABORTO ESPONTÂNEO

Aborto espontâneo ocorre mais frequentemente em mulheres que engravidam com DIU no lugar, uma taxa de aproximadamente 40-50%. DIUs devem sempre ser removidos se gravidez for diagnosticada e o cordão for visível. Uso de instrumentos dentro do útero deve ser evitado se a gravidez for desejada, a não ser que orientação ultrassonográfica possa ajudar a evitar ruptura das membranas.[195] Depois da remoção de um DIU com cordões visíveis, a taxa de aborto espontâneo é aproximadamente 30%.[196,197] Combinando direcionamento por ultrassonografia com histeroscopia de dióxido de carbono, um DIU com uma cauda faltando pode ser identificado e removido durante gravidez inicial.[198] *Se o DIU for facilmente removido sem trauma ou expelido durante o primeiro trimestre, o risco de aborto espontâneo não é aumentado.*[190,200]

ABORTO SÉPTICO

No passado, se o DIU não pudesse ser facilmente removido de um útero grávido, a paciente recebia oferecimento de aborto induzido porque se acreditava que o risco de aborto espontâneo séptico ameaçador à vida no segundo trimestre era aumentado 20 vezes se a gravidez continuasse com o DIU *in utero*. Entretanto, esta crença foi derivada de experiências com o *Dalkon Shield*.

Não há nenhuma evidência de que haja risco aumentado de aborto séptico se a gravidez ocorrer com um DIU no lugar, outro que não o *Dalkon Shield*.[200,201] Não houve morte nos Estados Unidos de 1977 a 1993 em mulheres grávidas com um DIU.[202]

Se uma paciente planeja terminar uma gravidez que ocorreu com um DIU no lugar, o DIU deve ser removido imediatamente. Se não houver nenhuma evidência de infecção, o DIU pode, com segurança, ser removido em uma clínica ou consultório.

Se um DIU estiver em um útero grávido infectado, sua remoção deve ser empreendida somente depois que terapia antibiótica tiver sido iniciada, e equipamentos para suporte cardiovascular e reanimação estiverem imediatamente disponível. Estas precauções são necessárias porque a remoção de um DIU de um útero grávido infectado pode levar ao choque séptico.

ANOMALIAS CONGÊNITAS

Não há evidência de que a exposição de um feto a DIUs medicados seja nociva. O risco de anomalias congênitas não é aumentado em bebês nascidos de mulheres que engravidaram com um DIU no lugar.[200,203] Um estudo de caso-controle não encontrou uma incidência aumentada de uso de DIU em gravidezes resultando em deformidades de redução de membro.[204]

TRABALHO DE PARTO E PARTO PREMATURO

A incidência de trabalho de parto e parto prematuros é aumentada aproximadamente 4 vezes quando um DIU é deixado no lugar durante a gravidez.[200,205-207]

OUTRAS COMPLICAÇÕES

Complicações obstétricas no parto (p. ex., hemorragia, natimorto e dificuldades com a remoção da placenta) foram descritas unicamente com o *Dalkon Shield in situ*.

INSERÇÃO DO DIU

SELEÇÃO DAS PACIENTES

A seleção das pacientes para uso bem-sucedido de DIU exige atenção à história menstrual e ao risco de DSTs. Idade e paridade não são fatores críticos na seleção; os fatores de risco para DSTs são a consideração mais importante. Mulheres que têm múltiplos parceiros sexuais, cujos parceiros têm múltiplas parceiras, que são dependentes de droga ilícita ou álcool, e que não estão em uma relação sexual estável estão em maior risco de infecção pélvica ao tempo da inserção de DIU e em maior risco de adquirir uma infecção sexualmente transmitida após a inserção do DIU.[16-18] Seria apropriado essas mulheres usarem camisinha para proteção contra DST e um DIU para contracepção efetiva. DIP atual, recente ou recorrente é uma contraindicação ao uso de DIU. Métodos hormonais e de barreira são melhores escolhas para estas mulheres. Mulheres nulíparas e nuligrávidas podem com segurança usar o DIU, se ambos os parceiros sexuais forem monogâmicos. Em um levantamento nacional nos E.U.A., apenas 13% dos adultos tinham mais de um parceiro sexual no ano precedente.[208] A maioria das mulheres são boas candidatas ao DIU. O IUS liberador de levonorgestrel se desempenha tão bem quanto os contraceptivos orais quando usado por mulheres nulíparas jovens.[209] Complicações, incluindo expulsão e perfuração, não são diferentes ao se compararem usuárias de DIU multíparas e nulíparas.[210]

Pacientes com menstruações intensas devem ser prevenidas a respeito do aumento no sangramento menstrual associado ao DIU de cobre. As mulheres que são anticoaguladas ou têm um distúrbio hemorrágico obviamente não são boas candidatas ao DIU de cobre, mas elas poderiam beneficiar-se com o DIU de progestina.

Há outras condições que podem comprometer o sucesso. Mulheres que têm anormalidades da anatomia uterina (útero bicorno, mioma submucoso, estenose cervical) podem não acomodar um DIU. O DIU não é uma boa escolha quando a cavidade uterina é distorcida por leiomiomas. De acordo com a sabedoria convencional, os poucos indivíduos que têm alergias ao cobre ou têm doença de Wilson (uma prevalência de cerca de 1 em 200.000) não devem usar DIU de cobre; entretanto, nenhum caso de dificuldade jamais foi registrado, e é duvidoso, considerando a baixa exposição ao cobre, que haveria um problema. A quantidade de cobre liberada na circulação por dia é menor do que a consumida em uma dieta normal.[211] Não obstante, métodos de barreira ou de progestina de ação longa são recomendados para pessoas com doença de Wilson.[212]

Pacientes imunossuprimidas não devem usar DIUs. Pacientes em risco de endocardite devem ser tratadas com antibióticos profiláticos à inserção e remoção. Na nossa opinião, displasia cervical não impede inserção ou uso continuado de DIU.

Uma vez que muitas mulheres mais velhas têm diabetes melito, é valioso enfatizar que nenhum aumento em eventos adversos foi observado com uso de DIU de cobre em mulheres com diabetes insulino-dependente ou não insulino-dependente.[163,164,213] Na verdade, o DIU pode ser uma escolha ideal para uma mulher com diabetes, especialmente se doença vascular estiver presente.

O DIU não deve ser abandonado simplesmente porque a paciente é uma adolescente. Embora o desempenho clínico do DIU em um estudo de adolescentes com partos prévios não fosse tão bom quanto em mulheres mais velhas, ele ainda foi semelhante ou ligeiramente melhor do que outros métodos reversíveis usados pelas adolescentes.[214] Dada apropriada triagem, aconselhamento, e cuidado, o DIU pode fornecer contracepção efetiva para adolescentes. A taxa de continuação com o sistema intrauterino de levonorgestrel em uma população de adolescentes na Nova Zelândia foi 85% depois de 1 ano.[130] Não há importantes diferenças na eficácia e efeitos colaterais do DIU comparando mulheres nuligrávidas com mulheres com partos prévios.[215] Mulheres nuligrávidas que são usuárias passadas do DIU não tiveram um risco aumentado de infertilidade tubária em um estudo de caso-controle, mas as usuárias de DIU a longo prazo em um estudo de coorte foram descritas como tendo fertilidade reduzida em comparação a usuárias de contraceptivo oral e usuárias de DIU a curto prazo.[216,217] Os méritos dos dois estudos podem ser debatidos (o estudo de coorte teve diversos problemas causadores de confusão); de longe a maioria da evidência indica que uso de DIU não prejudica a fertilidade.[65-67,122,218,219]

Um exame cuidadoso com espéculo e bimanual é essencial antes da inserção de DIU. É importante conhecer a posição do útero; posição uterina extrema posterior não detectada é o motivo mais comum de perfuração no momento da inserção do DIU. Entretanto, perfuração é rara; a incidência é estimada em menos de 1 em 3.000 inserções.[220] Um útero muito pequeno ou grande, determinado por exame e sondagem pode impedir inserção. Para uso bem-sucedido de DIU, o útero deve preferivelmente não medir menos de 6 cm ou a mais de 9 cm.

Preferivelmente, a ausência de infecção cervical ou vaginal deve ser estabelecida antes da inserção. Se isto não for exequível, a inserção deve ser definitivamente adiada se estiver presente um corrimento mucopurulento do colo ou uma vaginite importante (incluindo bacteriose vaginal).

> **Resumo – Uso e Condições Médicas do DIU**
>
> 1. Uma mulher com gravidez ectópica prévia pode usar um DIU de cobre ou o IUS de levonorgestrel.
>
> 2. Mulheres com menstruações intensas e dismenorreia, incluindo mulheres que têm um distúrbio hemorrágico ou estão anticoaguladas, devem considerar o IUS liberador de levonorgestrel.
>
> 3. Mulheres em risco de endocardite bacteriana devem receber antibióticos profiláticos à inserção e remoção.
>
> 4. DIP atual, recente ou recorrente constitui uma contraindicação ao uso de DIU.
>
> 5. Mulheres com diabetes melito, seja insulino-dependente ou não insulino-dependente, podem usar DIUs.
>
> 6. A inserção de DIU é relativamente mais fácil em mulheres que amamentam, e as taxas de expulsão e perfuração uterina não são aumentadas.

Pontos-Chave no Aconselhamento às Pacientes

1. Proteção contra gravidez indesejada começa imediatamente depois da inserção.

2. Menstruações podem ser mais longas e mais intensas (exceto com o IUS de levonorgestrel); tampões podem ser usados.

3. Há um risco ligeiramente aumentado de infecção pélvica nos primeiros poucos meses após a inserção.

4. Proteção contra infecções transmitidas através da mucosa vaginal exige o uso de camisinha.

5. Gravidezes ectópicas ainda podem ocorrer.

6. O DIU pode ser expelido espontaneamente; palpação mensal dos cordões do DIU é importante para evitar gravidezes indesejadas. Se os cordões não forem sentidos ou alguma coisa dura for palpável (sugerindo a armação do DIU), um clínico deve ser notificado tão logo seja possível. Contracepção de *backup* deve ser provida até que a paciente possa ser examinada.

CRONOLOGIA

Um DIU pode ser inserido com segurança a qualquer tempo após parto, aborto espontâneo ou induzido, ou durante o ciclo menstrual. As taxas de expulsão foram mais altas quando DIUs grandes de plástico foram inseridos antes de 8 semanas pós-parto; entretanto, estudos indicam que DIUs de cobre podem ser inseridos entre 4 e 8 semanas pós-parto sem um aumento nas taxas de gravidez, expulsão, perfuração uterina ou remoções por causa de sangramento e/ou dor.[221,222] A inserção pode mesmo ocorrer imediatamente após um parto vaginal; ela não é associada a um risco aumentado de infecção, perfuração uterina, sangramento pós-parto ou subinvolução uterina.[223,224] Inserção pós-parto vaginal não é recomendada se infecção intrauterina estiver presente, e uma taxa de expulsão ligeiramente mais alta é de se esperar em comparação à inserção 4-8 semanas pós-parto. O DIU também pode ser inserido em uma cesariana; a taxa de expulsão é ligeiramente mais baixa que com inserção imediatamente após parto vaginal.[225]

Inserção de um DIU em mulheres que amamentam é relativamente mais fácil e é associada a uma taxa de remoção mais baixa por sangramento ou dor.[223] Relatos discordam se a perfuração é mais comum em mulheres amamentando.[223,226,227]

As inserções podem ser mais difíceis se o colo estiver fechado entre as menstruações. A vantagens da inserção durante ou brevemente após uma menstruação incluem um canal cervical mais aberto, o mascaramento do sangramento relacionado com a inserção, e o conhecimento de que a paciente não está grávida. Estas vantagens relativas podem ser superadas pelo risco de gravidez não pretendida se a inserção for retardada para aguardar sangramento menstrual. Além disso, há evidência de que a taxa de expulsão e as taxas de retirada por causa de dor, sangramento e gravidez são mais baixas se as inserções forem efetuadas depois do 11º dia do ciclo menstrual, e a taxa de infecção pode ser mais baixa com inserções depois do 17º dia do ciclo.[228]

Um DIU pode ser inserido imediatamente após um aborto no primeiro trimestre, mas, depois de um aborto no segundo trimestre, é recomendado aguardar até que ocorra involução uterina.[229-231] Uma análise de decisões concluiu que a inserção de um DIU imediatamente após um procedimento de aborto seria associada a uma importante redução nas gravidezes em comparação à inserção em uma visita de acompanhamento, e, por esse motivo, mesmo considerando expulsões, inserções pós-aborto são custo-efetivas.[231]

TÉCNICA PARA O TCu-380A

Inserir um DIU requer apenas alguns minutos, tem poucas complicações, e raramente é doloroso, mas exame pré-operatório, medicação e o equipamento certo assegurarão uma boa experiência para sua paciente. Depois de introduzir um espéculo vaginal, o colo é limpo com clorexidina e povidone. Deixar um aplicador com ponta de algodão embebido em antisséptico no canal cervical durante os procedimentos anteriores à inserção do DIU. Colocar um bloqueio paracervical injetando 1 mL de anestésico local (cloroprocaína 1%) para dentro do lábio cervical (anterior se o útero for anterior na pelve e posterior se o útero for retrovertido). Inclusão de atropina, 0,4 mg, no anestésico reduzirá a incidência de reações vasovagais. Depois de um minuto, apreender o lábio cervical com o Pozzi apertando a cremalheira apenas até a primeira posição de maneira lenta, deliberada. Usar o Pozzi para mover o colo para a direita da paciente, revelando o fórnix vaginal lateral esquerdo. Colocar a ponta da agulha na mucosa cervical nas 3 horas, 1-2 cm lateral ao óstio cervical, avançá-la cerca de 4 cm sob a mucosa e injetar cerca de 4 mL de anestésico, deixando 1 mL adicional para trás embaixo da mucosa à medida que a agulha for retirada. Agora defletir o colo para a esquerda da paciente e injetar anestésico local nas 9 horas de modo semelhante.

Aguardar 2-3 min antes de prosseguir. Um erro muito comum é não permitir tempo suficiente para ação anestésica.

Muitas mulheres são capazes de tolerar a inserção do DIU, especialmente na época da menstruação, sem um bloqueio paracervical. Para algumas mulheres, no entanto, a inserção é menos dolorosa com anestesia local e com administração de um agente anti-inflamatório não esteroide 30 min a 1 hora antes do procedimento. Se um bloqueio paracervical não for usado, pedir à paciente para tossir exatamente quando o Pozzi é aplicado reduz a dor e a possibilidade de uma reação vasovagal. Uma conduta alternativa para alívio da dor é aplicar gel de benzocaína a 20% primeiro no local do Pozzi, a seguir deixar um aplicador de ponta de algodão embebido no gel no canal cervical durante cerca de 1 min antes de inserir o DIU.[232]

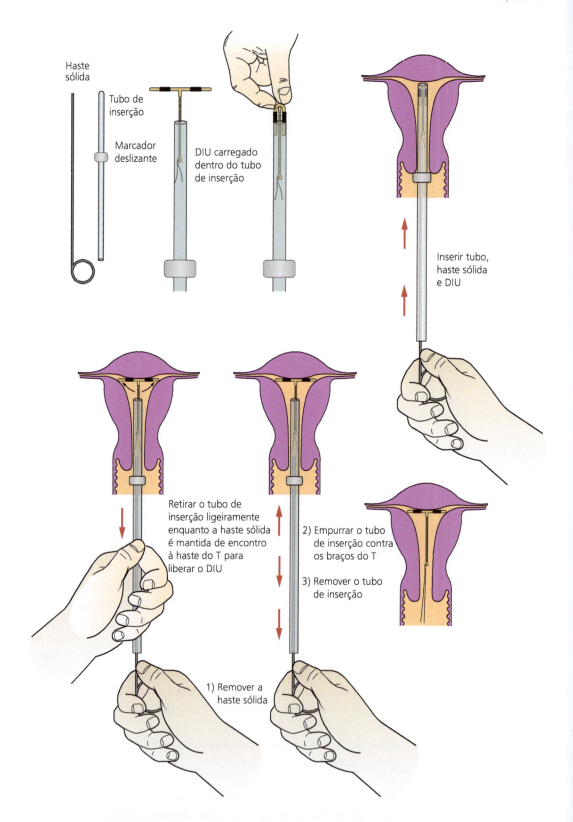

Medir a profundidade do útero (o tubo de inserção pode ser usado para esta finalidade). O DIU é carregado para dentro do seu tubo de inserção imediatamente antes da inserção. Os braços do TCu-380A precisam ser dobrados manualmente, seja com luvas estéreis ou por meio do invólucro estéril, e conduzidos para dentro da extremidade do tubo de inserção, apenas o suficiente para mantê-los no lugar durante a inserção. O tubo de inserção é avançado para dentro do útero até a profundidade correta conforme marcado no tubo por um marcador plástico deslizante.

O marcador deve ser torcido para ficar no mesmo plano que os braços horizontais. Quando o tubo de inserção e o DIU atingem o fundo, retirar uns poucos milímetros. Verificar para se certificar de que o ramo transverso do DIU está no plano horizontal de tal modo que as extremidades do T repousarão nas regiões cornuais da cavidade endometrial. A colocação no plano vertical aumenta o risco de expulsão e de gravidez.[233] Para liberar o TCu-380A, avançar a haste sólida até que a resistência do DIU seja sentida, fixar a haste contra o Pozzi que é mantido em tração, e retirar o tubo de inserção enquanto a haste sólida de inserção é mantida contra a haste do T, liberando os braços transversos para dentro de uma posição fúndica alta. Remover a haste sólida e finalmente o tubo para inserir, tomando cuidado para não puxar os cordões. Você pode assegurar que o TCu-380A está em uma posição fúndica alta se, depois de remover a haste sólida, você empurrar o tubo de inserção para cima contra os braços do T antes de o retirar completamente da cavidade. Aparar as cordas para cerca de 4 cm desde o óstio externo, e registrar seu comprimento na papeleta. Cordas mais curtas podem causar sensações desagradáveis semelhantes a cerdas.

Pacientes com DIUs recém-inseridos devem tentar palpar as cordas antes de deixarem a sala de exame. Dar a elas as extremidades cortadas das cordas como amostra de que palpar é útil. A palpação deve ser feita mensalmente pela paciente para verificar a presença continuada do DIU depois de cada fluxo menstrual. Avisar a paciente que as duas primeiras menstruações são tipicamente mais intensas. Como em todos os procedimentos de consultório, as pacientes devem receber um número de telefone de 24 horas para perguntas urgentes ou preocupações, e especialmente para relatar dor inusitada, sangramento ou corrimento vaginal.

Uma visita de acompanhamento de 1 mês é recomendada para identificar problemas suscetíveis de aconselhamento e tratamento. Mulheres experimentando fluxo menstrual mais intenso ou sangramento irregular no primeiro mês após a inserção estão em risco aumentado de remoção por causa de sangramento e dor.[234] Suporte intensificado juntamente com tratamento com um agente anti-inflamatório podem manter a continuação do método.

TÉCNICA PARA O DIU DE LEVONORGESTREL

Preparar para inserção como descrito acima para o DIU de cobre. Abrir a embalagem estéril, liberar os cordões. Certificar-se de que o deslizador está tão longe para frente (na direção da paciente) quanto possível e que os braços do DIU estão horizontais. Segurando o deslizador firmemente, puxar ambos os cordões para tracionar o DIU para dentro do tubo de inserção até que as saliências nas extremidades dos braços estejam fechando a extremidade aberta do inseridor. Fixar os cordões no entalhe no fundo do inseridor. Mover o marcador de tal modo que a superfície para frente fique na profundidade do útero conforme medido pelo histerômetro. Segurar o deslizador firmemente com um polegar ou outro dedo; mover o inseridor para dentro do útero até que o marcador fique a cerca de 1,5-2,0 cm do colo (isto dá espaço para os braços abrirem). Segurando o inseridor firmemente, liberar os braços puxando o deslizador para trás até que ele atinja a marca (a linha horizontal elevada); aguardar 10-30 s para os braços abrirem completamente. Segurando o deslizador na sua nova posição, avançar o inseridor delicadamente até que o marcador toque o colo, colocando o DIU no fundo. Liberar o DIU puxando o deslizador para baixo, certificando-se de que os cordões se liberem do entalhe. Remover o inseridor e aparar os cordões.

Inserção de encontro ao fundo anterior é essencial para máxima eficácia e baixas taxas de expulsão. Colocação correta pode ser avaliada com ultrassonografia; isto é especialmente útil quando inserindo DIUs em cavidades maiores (depois de uma gravidez ou quando há miomas presentes).

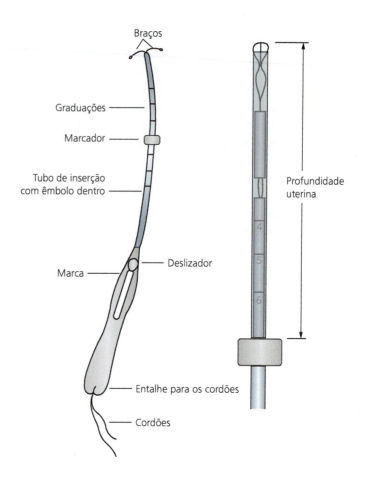

ANTIBIÓTICOS PROFILÁTICOS

Doxiciclina (200 mg) administrada por via oral 1 hora antes da inserção pode fornecer proteção contra infecção pélvica associada à inserção, mas três estudos randomizados duplos cegos, dois realizados na África e um na Turquia, não encontraram vantagem significante nos grupos tratados.[235-237] Azitromicina em dose de 500 mg também foi usada profilaticamente, presumivelmente oferecendo mais proteção em virtude de uma meia-vida mais longa.[238] Entretanto, uma experiência randomizada em mulheres de baixo risco não conseguiu encontrar nenhum efeito sobre a taxa subsequente de remoção de DIU ou morbidade quando 500 mg de azitromicina foi administrada 1 hora antes da inserção. Em mulheres em baixo risco de DSTs, a incidência de infecção é tão baixa que há pouco benefício a ser esperado com antibióticos profiláticos.[240]

REMOÇÃO DE DIU

A remoção de um DIU pode geralmente ser realizada apreendendo-se o cordão com uma pinça de anel ou pinça de curativo uterino e exercendo-se tração firme. Se cordões não puderem ser vistos, eles podem frequentemente ser extraídos do canal cervical rotando-se dois aplicadores com extremidade de algodão ou uma citoescova de esfregaço de Papanicolaou no canal endocervical. Se manobras adicionais forem necessárias, um bloqueio paracervical deve ser administrado. Administração oral de um medicamento anti-inflamatório não esteroide antecipadamente reduzirá contração uterina.

Se os cordões do DIU não puderem ser identificados ou extraídos do canal endocervical, uma vela uterina plástica leve deve ser passada para o interior da cavidade endometrial depois da administração de um bloqueio paracervical. Uma vela de metal padrão é muito pesada para esta finalidade. O DIU pode frequentemente ser sentido com a vela e localizado contra a parede anterior ou posterior do útero. O dispositivo pode então ser removido usando-se um fórceps de pólipo de Facit ou um tipo jacaré dirigido para onde o dispositivo foi palpado (sentido), tomando-se cuidado para abrir o fórceps largamente imediatamente ao passá-lo através do óstio cervical interno de tal modo que o DIU possa ser agarrado entre as pás. Se a remoção não for facilmente realizada usando este fórceps, visualização direta do DIU com ultrassonografia ou histeroscopia pode facilitar a remoção. Ultrassonografia é menos dolorosa e mais conveniente e deve ser tentada primeiro.

A fertilidade retorna prontamente e gravidezes após remoção de um DIU ocorrem a uma taxa normal, mais depressa do que após contracepção oral.[64-67,121,122] O resultado da gravidez após remoção de DIU é associado à incidência normal de aborto espontâneo e gravidez ectópica.[122]

Se uma paciente quiser continuar a usar um DIU, um novo dispositivo pode ser colocado imediatamente após remoção do antigo. Neste caso, profilaxia antibiótica é aconselhada.

DIUs INCLUSOS

Se a remoção não for facilmente realizada, visualização direta do DIU com ultrassonografia ou histeroscopia pode ser útil. Ultrassonografia é mais segura e menos cara.[195,241] Ultrassonografia transvaginal fornece a melhor imagem para confirmar a localização do DIU, mas há pouco espaço para o procedimento de remoção. Uma conduta melhor é encher a bexiga e usar um transdutor de setor abdominal para avaliar a cavidade uterina à medida que o fórceps é introduzido. Deve-se abrir o fórceps amplamente e ver se o DIU se move quando o fórceps se fecha sobre ele. Se ele se mover, deve-se fechar o fórceps apertadamente e extrair o DIU. Se não tiver sucesso, o fórceps é reintroduzido em um plano diferente, mantendo-se uma pá do fórceps aberto firmemente primeiro contra a parede anterior e depois a posterior do útero. Se esta conduta não tiver sucesso, histeroscopia está indicada.

ENCONTRAR UM DIU DESLOCADO

Quando um DIU não pode ser encontrado, além de expulsão, tem-se a considerar perfuração do útero para a cavidade abdominal (um evento muito raro) ou inclusão no miométrio. Todos os DIUs são radiopacos, mas localizá-los radiograficamente exige 2-3 vistas, é demorado e caro, e não permite direcionamento intrauterino de instrumentos. Um escaneamento ultrassonográfico rápido em tempo real no consultório é o melhor método para localizar um DIU perdido, seja ou não desejada sua remoção. Se o DIU não puder ser visualizado com ultrassonografia, radiografias abdominais são necessárias, porque o DIU pode estar no alto e oculto.

Se o DIU for identificado perfurando o miométrio ou na cavidade abdominal, ele deve ser removido usando-se laparoscopia, geralmente sob anestesia geral. Se o DIU estiver na cavidade uterina, mas não puder ser agarrado com uma pinça sob orientação ultrassonográfica, histeroscopia é a melhor conduta. Ambas as vias podem ser úteis se um DIU tiver perfurado parcialmente.

Cobre na cavidade abdominal pode levar à formação de aderência, tornando difícil a remoção laparoscópica.[242] Embora dispositivos inertes perfurados sem alças fechadas fossem previamente deixados permanecer na cavidade abdominal, a prática atual é remover qualquer DIU perfurado, inclusive o sistema liberador de levonorgestrel. Uma vez que as perfurações de DIU geralmente ocorrem no momento da inserção, é importante checar quanto à posição correta, pela identificação do cordão dentro de algumas semanas após a inserção. Perfuração uterina por si própria não tende a causar mais do que dor e sangramento transitórios e pode passar despercebida no momento da inserção do DIU. Se você acredita que ocorreu perfuração, pronta ultrassonografia está indicada de tal modo que o dispositivo possa ser removido antes que possa ocorrer formação de aderências.

Esse problema deve ser posto em perspectiva. Com a nova geração de DIUs (cobre e levonorgestrel), formação de aderência parece ser uma reação imediata que não progride, e raramente leva a complicações sérias.[243] Em situações apropriadas (nas quais o risco da cirurgia é considerável), o médico e a paciente podem escolher não remover o DIU translocado na ausência de sintomas preocupantes.[244] Entretanto, foi descrito um caso de perfuração do sigmoide ocorrendo 5 anos após a inserção, e o consenso geral continua a favorecer a remoção de um DIU perfurado imediatamente após diagnóstico.[245]

DIU PARA MULHERES MAIS VELHAS

A crescente necessidade de contracepção reversível em mulheres mais velhas seria bem servida pela utilização aumentada do DIU. Os DIUs de cobre e levonorgestrel estão entre os contraceptivos mais efetivos, melhores que algumas operações de esterilização. O declínio do uso do DIU nos E.U.A. está em contraste direto com a experiência no resto do mundo, uma resposta complicada à publicidade e litígio. Um risco aumentado de infecção pélvica com os DIUs contemporâneos em uso é limitado ao procedimento de inserção e o transporte de patógenos ao trato genital superior. Este risco é efetivamente minimizado pela triagem cuidadosa para riscos de DST e o uso de boa técnica asséptica.

O DIU é uma boa escolha contraceptiva reversível para mulheres mais velhas. Uma mulher mais velha tende mais a ser mutuamente monógama e menos propensa a desenvolver DIP, e para as mulheres que já têm seus filhos, preocupação com fertilidade e problemas com cólica e sangramento são ambos questões menores. Se proteção de DSTs não for uma preocupação, a inserção de um DIU de cobre pode fornecer contracepção muito efetiva até a menopausa sem a necessidade de fazer qualquer outra coisa senão checar o cordão ocasionalmente. Por outro lado, uma vez que alterações nos padrões de sangramento se tornam mais comuns neste grupo etário, pode ser necessário remover o DIU para evitar má interpretação de sangramento que poderia ser decorrente de doença endometrial. Uma vez que as mulheres mais velhas são mais tendentes a ter diabetes melito, vale enfatizar que nenhum aumento nos eventos adversos foi observado com uso de DIU de cobre em mulheres com diabetes insulino-dependente ou não insulino-dependente.[164,213] O DIU não é uma boa escolha quando a cavidade uterina é deformada por leiomiomas. Há dados epidemiológicos indicando que ambos, o DIU de cobre e o DIU inerte, reduzem os riscos de câncer endometrial e câncer cervical invasivo,[153-157] presumivelmente em virtude das alterações bioquímicas induzidas que afetam as respostas celulares.

O IUS liberador de levonorgestrel (Mirena®) merece especialmente consideração para mulheres mais velhas. O IUS de levonorgestrel dura até 10 anos e reduz a perda sanguínea menstrual e as taxas de infecção pélvica.[34-36] Em virtude do impacto favorável da progestina localmente liberada sobre o endométrio, o IUS de levonorgestrel é muito efetivo para tratamento de menorragia, tão efetivo quanto a administração de progestinas orais (com menos efeitos colaterais), e é comparada favoravelmente ao tratamento cirúrgico (histerectomia ou ablação endometrial).[72-75,77] O uso do IUS liberador de levonorgestrel também reduz o sangramento em mulheres com leiomiomas uterinos, e há alguma evidência de que este DIU reduz a prevalência de miomas, embora não o volume dos miomas existentes.[85,88,89]

O IUS de levonorgestrel protege efetivamente o endométrio contra hiperplasia em mulheres usando tamoxifeno ou terapia estrogênica pós-menopáusica.[39,41-45,107] Além disso, este DIU pode ser usado para prevenir e para tratar hiperplasia endometrial.[110,111,113] Mas é valioso enfatizar mais uma vez que embora o DIU de levonorgestrel confiantemente forneça boa proteção contra hiperplasia endometrial, os clínicos devem manter um alto grau de suspeição do sangramento não usual, e avaliar agressivamente o endométrio.

MITOS DO DIU

Esperamos que as informações neste capítulo ponham em descanso mitos específicos associados a DIUs. Para ênfase, as sentenças seguintes fornecem as respostas corretas àquelas que consideramos concepções erradas entre os clínicos:

1. DIUs NÃO são abortivos.

2. Um risco aumentado de infecção com o DIU moderno é relacionado SOMENTE com a inserção.

3. Uso de DIU NÃO aumenta o risco de DIP ou infertilidade.

4. DIUs NÃO aumentam o risco de gravidez ectópica e PODEM ser usados por mulheres com uma ectópica prévia.

5. DIUs PODEM ser usados por mulheres nulíparas.

6. DIUs PODEM ser inseridos imediatamente pós-parto, inclusive após abortos no primeiro e segundo trimestres.

7. DIUs PODEM ser inseridos em mulheres HIV-positivas.

8. O DIU moderno NÃO expôs clínicos a processo.

Todas as referências estão disponíveis no site:
http://www.revinter.com.br/online/referencias-speroff.pdf

26 Métodos de Barreira de Contracepção e Coito Interrompido

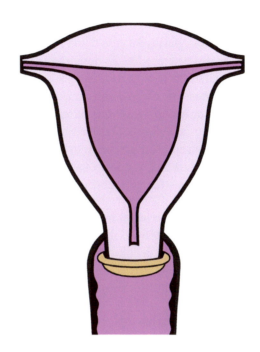

Os métodos de barreira de contracepção foram as técnicas contraceptivas mais amplamente usadas durante toda a história registrada. Estes métodos, os mais antigos dos métodos, estão agora sendo lançados para a linha de frente à medida que respondemos aos impactos pessoal e social das doenças sexualmente transmitidas (DSTs). Uma nova necessidade de segurança sexual trouxe respeito moderno e novos desenvolvimentos à camisa de vênus, ou condom, ou camisinha, enquanto os outros métodos de barreira continuam a servir bem para os casais apropriados. O coito interrompido é também um método antigo de anticoncepção que merece moderna compreensão e apreciação.

HISTÓRIA DOS MÉTODOS DE BARREIRA

O uso de contraceptivos vaginais provavelmente é tão antigo quando o *Homo sapiens*. Referências a esponjas e tampões aparecem nos mais antigos escritos. Entretanto, o diafragma e o capuz cervical não foram inventados até o final dos anos 1800, o mesmo período de tempo que presenciou o começo das investigações com agentes espermicidas.

Contracepção intravaginal foi difundida em culturas isoladas em todo o mundo. As japonesas usavam bolas de papel de bambu, as mulheres islâmicas usavam folhas de salgueiro, e as mulheres das ilhas do Pacífico usavam algas marinhas. Referências podem ser encontradas em todos os escritos antigos a tampões pegajosos, feitos de substâncias semelhantes a goma, a serem colocados na vagina antes do intercurso. Nas sociedades anteriores à escrita, um método efetivo tinha que ter sido o resultado de tentativa e erro, com alguma boa sorte lançada no meio.

Como se propagava conhecimento contraceptivo? Certamente, até os tempos modernos, as pessoas não consultavam médicos para contracepção. Conhecimento contraceptivo era folclore, indubitavelmente perpetuado pela tradição oral. As circunstâncias sociais e técnicas dos tempos antigos conspiravam para tornar muito difícil a comunicação de informação. Porém mesmo quando faltava conhecimento, o desejo de evitar concepção não faltava. Daí o uso amplamente disseminado de poções, movimentos do corpo e amuletos; todos os quais podem ser mais bem descritos como mágicos.

Papiros egípcios datando desde 1850 a.C. referem-se a tampões feitos com mel, goma, acácia e dejetos de crocodilo. As descrições de técnicas contraceptivas por Sorano são vistas como as melhores na história até os tempos modernos.[1] Sorano de Éfeso viveu de 98 a 138 e tem sido frequentemente citado como o maior ginecologista da Antiguidade. Ele estudou em Alexandria, e clinicou em Roma. Seu grande texto ficou perdido durante séculos e não foi publicado até 1838. Sorano dava instruções explícitas a respeito de como fabricar misturas que provavelmente combinavam uma barreira com ação espermicida. Ele favorecia fabricar polpas de nozes e frutas (provavelmente muito ácidas e espermicidas) e advogava o uso de lã macia colocada no óstio cervical. Descreveu 40 combinações diferentes.

Os mais iniciais protetores do pênis foram simplesmente isso, visando a prover profilaxia contra infecção. Em 1564, Gabriello Fallopius, uma das primeiras autoridades sobre sífilis, descreveu uma camisinha de linho que cobria a glande peniana. A camisinha de linho de Fallopino foi seguida pela cobertura total com peles e intestinos de animais, mas o uso para contracepção não ficou historiado antes dos anos 1700.

Há muitas versões explicando a origem da palavra *condom*. A maioria atribui a palavra a um Dr. Condom, médico na Inglaterra nos anos 1600. A história mais famosa declara que o Dr. Condom inventou a bainha como resposta à contrariedade demonstrada por Carlos II com o número dos seus filhos ilegítimos. Todas as tentativas de encontrar este médico falharam. Esta origem da palavra não pôde ser provada nem desmentida. Condom pode ser derivado do latim *condon* que significa "receptáculo".[1] Por volta de 1800, condons eram disponíveis nos bordéis por toda a Europa, mas ninguém queria proclamar responsabilidade. Os franceses chamavam o condom de capa inglesa; os ingleses chamavam os condons de cartas francesas.

A vulcanização da borracha revolucionou os transportes e a contracepção. A vulcanização da borracha data de 1844, e em 1850 camisinhas de borracha eram disponíveis nos EUA. A introdução do látex líquido e da maquinaria automática afinal tornou as camisinhas abundantes e acessíveis.

Diafragmas apareceram pela primeira vez em publicações na Alemanha nos anos de 1880. Um ginecologista clínico alemão, C. Haase, escreveu extensamente sobre o seu diafragma, usando o pseudônimo de Wilhelm P.J. Mensinga. O diafragma de Mensinga reteve seu desenho original com pouca alteração até os tempos modernos.

O capuz cervical foi disponível para uso antes do diafragma. Um ginecologista de Nova York, E.B. Foote, escreveu um folheto descrevendo seu uso por volta de 1860. Pelos anos 1930, o capuz cervical era o método mais amplamente descrito de contracepção na Europa. Por que o capuz cervical não foi aceito nos EUA? A resposta não está clara. Alguns acusam a atitude mais pudica em relação à sexualidade como uma explicação de por que as mulheres americanas tinham dificuldade em aprender as técnicas de autoinserção.

A experimentação científica com inibidores químicos dos espermatozoides começou nos anos 1800. Pelos anos de 1950, mais de 90 diferentes produtos espermicidas estavam sendo comercializados, e alguns deles foram usados nos primeiros esforços para controlar a fertilidade na

Índia.[2] Com a disponibilidade do dispositivo intrauterino e o desenvolvimento da anticoncepção oral, o interesse pelos agentes espermicidas esvaneceu, e o número de produtos declinou.

Nas últimas décadas dos anos 1800, camisinhas, diafragmas, pessários e seringas de ducha eram amplamente anunciados; entretanto, eles não eram amplamente usados. Apenas a partir de 1900 é que o conhecimento e a aplicação da contracepção foram democratizados, encorajados e promovidos. E é apenas a partir de 1960 que o ensino e prática da anticoncepção tornaram-se parte do programa em medicina acadêmica, mas não sem dificuldade. Nos anos 1960, Duncan Reid, catedrático de obstetrícia na Harvard Medical School, organizou e tratou mulheres em um clínica clandestina de contracepção. Na "Clínica do Dr. Reid", no Boston Lying-In Hospital, as mulheres conseguiam receber contraceptivos não disponíveis em outros lugares na cidade.

Taxas de Falha durante o Primeiro Ano de Uso, Estados Unidos da América[3-5]

Método	Porcentagem de Mulheres com Gravidez — Mais Baixa Esperada	Típica
Nenhum método	85%	85%
Pílula de combinação	0,3%	8,7%
Progestina somente	0,5%	3,0%
DIUs		
DIU levonorgestrel	0,1%	0,1%
T de cobre-380A	0,6%	1,0%
Implante	0,05%	1,0%
Injetável		
3 meses	0,3%	0,3%
1 mês	0,05%	3,0%
Adesivo	0,3%	8,0%
Anel vaginal	0,3%	8,0%
Esterilização feminina	0,5%	0,7%
Esterilização masculina	0,1%	0,2%
Abstinência periódica		25,3%
Calendário	9,0%	
Método da ovulação	3,0%	
Simptotérmico	2,0%	
Pós-ovulação	1,0%	
Espermicidas	18,0%	29,0%
Capuz cervical		
Mulheres multíparas	26,0%	32,0%
Mulheres nulíparas	9,0%	16,0%
Esponja		
Mulheres multíparas	20,0%	32,0%
Mulheres nulíparas	9,0%	16,0%
Diafragma e espermicidas	6,0%	16,0%
Camisinha		
Masculina	2,0%	17,4%
Feminina	5,0%	27,0%
Coito interrompido	4,0%	18,4%

Em 1961, C. Lee Buxton, catedrático de obstetrícia e ginecologia na Yale Medical School, e Estelle Griswold, a diretora executiva de 61 anos da Connecticut Planned Parenthood, abriram quatro clínicas da Planned Parenthood em New Haven, em um movimento desafiador contra a lei atual no Connecticut. Em um óbvio teste da lei do Connecticut, Buxton e Griswold foram detidos na clínica de Orange Street, em um cenário pré-arranjado escrito por Buxton e Griswold a convite do promotor distrital. Eles foram considerados culpados e tiveram fiança estabelecida em 100 dólares, mas o encarceramento foi adiado porque o objetivo óbvio era uma decisão pela Suprema Corte dos Estados Unidos. Buxton ficou para sempre inconformado pela quantia banal da fiança. Em 7 de junho de 1965, a Suprema Corte votou por 7-2 para derrubar a lei do Connecticut com base em um direito constitucional à privacidade. Em 1972 e 1973, foram derrubadas as últimas leis estaduais que proibiam a distribuição de anticoncepcionais.

RISCOS E BENEFÍCIOS COMUNS A TODOS OS MÉTODOS DE BARREIRA

Os métodos de barreira (camisinhas e diafragmas) fornecem proteção (uma redução de cerca de 50%) contra doenças sexualmente transmitidas (DSTs) e doença inflamatória pélvica (DIP).[6-10] Isto inclui infecções decorrentes da clamídia, gonorreia, tricomonas, herpes simples, citomegalovírus e vírus de imunodeficiência humana (HIV); entretanto, apenas a camisinha provou prevenir infecção por HIV. Proteção contra DST tem um impacto benéfico sobre o risco de infertilidade tubária e gravidez ectópica.[8,11] Não houve estudos clínicos importantes sobre DSTs e capuz cervical ou a camisinha feminina, mas estes métodos devem ser efetivos. Mulheres que nunca usaram métodos de barreira de contracepção têm quase o dobro de probabilidade de desenvolver câncer do colo.[11,12] O risco de síndrome de choque tóxico é aumentado com métodos de barreira femininos, mas a incidência real é tão rara que esta não é uma consideração clínica importante.[13] As mulheres que tiveram síndrome de choque tóxico, no entanto, devem ser aconselhadas a evitar métodos de barreira.

MÉTODOS DE BARREIRA E PRÉ-ECLÂMPSIA

Um estudo inicial de caso-controle indicou que os métodos de contracepção que evitavam exposição a espermatozoides eram associados a um risco aumentado de pré-eclâmpsia.[14] Isto não foi confirmado em uma análise cuidadosa de dois grandes estudos prospectivos.[15] Esta última conclusão foi mais irresistível porque foi derivada de um grande banco de dados de coorte prospectivo.

DIAFRAGMA

O primeiro método contraceptivo efetivo sob o controle da mulher foi o diafragma vaginal. A distribuição de diafragmas levou à prisão de Margaret Sanger em Nova York, em 1918. Esta ainda era uma questão em debate em 1965 quando a decisão da Suprema Corte em *Griswold vs. Connecticut* terminou o banimento da contracepção naquele estado. Em 1940, um terço dos casais americanos usando contracepção estava usando o diafragma. Isto diminuiu para 10% em 1965 depois da introdução dos anticoncepcionais e dispositivos intrauterinos e caiu para cerca de 1,9% em 1995, e hoje, o uso do diafragma quase desapareceu nos EUA.

EFICÁCIA

As taxas de falha das usuárias de diafragma variam de tão baixo quanto 2% por ano de uso a um valor alto de 23%. A taxa de falha em uso típico após 1 ano de uso é de 16%.[3-5] Mulheres casadas,

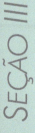

mais velhas, com uso mais longo atingem a mais alta eficácia, mas mulheres jovens podem usar diafragmas com muito sucesso, se forem adequadamente incentivadas e aconselhadas. Não houve estudos adequados para determinar se a eficácia é diferente com e sem espermicidas.[16]

EFEITOS COLATERAIS

O diafragma é um método seguro de anticoncepção que raramente causa até mesmo pequenos efeitos colaterais. Ocasionalmente, mulheres relatam irritação vaginal decorrente da borracha de látex ou da geleia ou creme usado com o diafragma. Menos de 1% descontinuam o uso de diafragma por estas razões. Infecções do trato urinário são 2-3 vezes mais comuns em usuárias de diafragma do que em mulheres usando contracepção oral.[17,18] Possivelmente, a borda do diafragma pressiona contra a uretra e causa irritação que é percebida como de origem infecciosa, ou infecção verdadeira pode resultar do contato com a área perineal ou do esvaziamento incompleto da bexiga. É mais provável que espermicidas usados com o diafragma possam aumentar o risco de bacteriúria com *E. coli*, talvez em razão de uma alteração na flora vaginal normal.[19] A experiência clínica sugere que urinar depois do intercurso sexual é útil, e, se necessário, uma única dose pós-coito de um antibiótico profilático pode ser recomendada. A profilaxia pós-coito é eficaz, usando trimetoprim-sulfametoxazol (1 comprimido pós-coito), nitrofurantoína (50 ou 100 mg pós-coito), ou cefalexina (250 mg pós-coito).

Adaptação inadequada ou retenção prolongada (além de 24 h) pode causar abrasão vaginal ou irritação da mucosa. Não há ligação entre o uso normal de diafragmas e a síndrome de choque tóxico.[20] Faz sentido, no entanto, minimizar o risco de choque tóxico removendo o diafragma depois de 24 horas ou durante a menstruação.

BENEFÍCIOS

Uso de diafragma reduz a incidência de gonorreia cervical, tricomonas e clamídia,[21] doença inflamatória pélvica[8,22] e infertilidade tubária.[6,11] Não há dados, ainda a respeito do efeito do uso de diafragma sobre a transmissão do vírus HIV da síndrome de imunodeficiência adquirida (AIDS), mas uma vez que a vagina permanece exposta, é improvável que o diafragma proteja contra HIV. Uma experiência clínica demonstrou ausência de benefício adicionado com um diafragma contra HIV quando usado com camisinhas.[23] Uma vantagem importante do diafragma é o baixo custo. Diafragmas são duráveis e com cuidado apropriado podem durar vários anos.

ESCOLHA E USO DO DIAFRAGMA

Existem três tipos principais de diafragmas de látex, e a maioria dos fabricantes os produzem em tamanhos variando de 50 a 105 mm de diâmetro, em incrementos de 2,5 a 5 mm. A maioria das mulheres usa tamanhos entre 65 e 80 mm. O diafragma SILCS é uma barreira de silicone usada com um gel contraceptivo.[24] Ele vem em um tamanho que se adapta à maioria das mulheres, e, por essa razão, contato com o médico e a necessidade de adaptação podem ser evitados. O diafragma *Miles Wide Seal* também é feito de silicone e vem em oito tamanhos que requerem adaptação.

O diafragma de látex feito com uma *mola metálica plana* ou uma *mola espiral* que permanece em uma linha reta quando pinçado nas margens. Este tipo é adequado para mulheres com bom tônus muscular vaginal e um recesso adequado atrás do arco púbico. Entretanto, muitas mulheres acham difícil colocar a margem posterior destes diafragmas planos no fundo de saco posterior e por cima do colo.

Diafragmas arqueados são mais fáceis para uso pela maioria das mulheres. Eles vêm em dois tipos. O tipo All-Flex flexiona-se em um arco não importando onde em torno da orla as margens sejam pinçadas e juntadas. O tipo de dobradiça precisa ser pinçado entre as dobradiças para formar um arco simétrico. O tipo de dobradiça forma um formato mais estreito quando pinçado e juntado e, assim, pode ser mais fácil para algumas mulheres inserirem. Os diafragmas arqueados permite que a margem posterior do diafragma deslize mais facilmente para passar o colo e para dentro do fundo de saco posterior. Mulheres com pouco tônus muscular vaginal, cistocele, retocele, um colo longo ou um colo anterior de um útero retrovertido usam diafragmas em arco são mais bem-sucedidas.

Adaptação

Uso bem-sucedido de um diafragma depende de adaptação apropriada. O médico precisa ter disponíveis anéis de adaptação assépticos ou os próprios diafragmas em todos os diâmetros. Estes aparelhos devem ser desinfetados por embebição em uma solução de hipoclorito de sódio. No momento do exame pélvico, o dedo médio é colocado contra a parede vaginal e o fundo de saco posterior, enquanto a mão é levantada anteriormente até que a sínfise púbica faça contato com o dedo indicador. Este ponto é marcado com o polegar do examinador para ter uma aproximação do diâmetro do diafragma. O anel de adaptação correspondente ou diafragma é inserido, e o ajuste é avaliado pelo médico e pela paciente.

Se o diafragma ficar demasiadamente apertado pressionado contra a sínfise púbica, um tamanho menor é selecionado. Se o diafragma ficar frouxo demais (sai com uma tosse ou fazendo força), é selecionado o tamanho maior seguinte. Depois que uma boa adaptação é obtida, o diafragma é removido, enganchando-se o dedo indicador atrás da sínfise e puxando. É importante instruir a paciente nestes procedimentos durante e depois da adaptação. A paciente deve, então, inserir o diafragma, praticar a checagem quanto à colocação adequada, e tentar a remoção.

Cronologia

As usuárias de diafragma necessitam de instrução adicional sobre a cronologia do uso de diafragma em relação ao intercurso sexual e o uso de espermicida. Nada deste aconselhamento foi avaliado rigorosamente em estudos clínicos; por essa razão, estas recomendações representam o consenso da experiência clínica.

O diafragma deve ser inserido não mais que 6 horas antes do intercurso sexual. Cerca de uma colher de sopa de creme ou geleia espermicida deve ser colocada na cúpula do diafragma antes da inserção, e um pouco de espermicida deve ser espalhado em torno do anel com um dedo. O diafragma deve ser deixado no lugar por aproximadamente 6 horas (mas não mais que 24 horas) depois do coito. Espermicida adicional deve ser colocado na vagina antes de cada episódio adicional de intercurso sexual, enquanto o diafragma estiver no lugar.

Reavaliação

Perda de peso, ganho de peso, parto vaginal e mesmo intercurso sexual podem alterar o calibre vaginal. O ajuste de um diafragma deve ser avaliado a cada ano na época do exame regular.

Cuidado do Diafragma

Após a remoção, o diafragma deve ser lavado com sabão e água, enxaguado e secado. Pós de qualquer tipo não necessitam e não devem ser aplicados ao diafragma. É sensato usar água periodicamente para checar quanto a vazamentos. Diafragmas devem ser guardados em uma localização fria e escura.

CAPUZ CERVICAL

O capuz cervical foi popular na Europa muito tempo antes da sua reintrodução nos Estados Unidos. Experiências nos EUA demonstraram que o capuz cervical de Prentif é aproximadamente tão efetivo quanto o diafragma, mas um pouco mais difícil de adaptar (vem em apenas quatro tamanhos) e mais difícil de inserir (precisa ser colocada precisamente sobre o colo).[25,26] A eficácia é significativamente reduzida em mulheres paras.

O capuz cervical de látex de Prentif tem diversas vantagens sobre o diafragma. Ele pode ser deixado no lugar por um tempo mais longo (até 48 horas), e não necessita ser usado com um espermicida. Entretanto, está descrito que uma colher de sopa de espermicida colocada no capuz antes da aplicação aumenta a eficácia (até uma taxa de falha de 6% no primeiro ano) e prolonga o tempo de uso diminuindo a incidência de corrimento malcheiroso (uma queixa comum após 24 horas).[26]

O tamanho do colo varia consideravelmente de mulher para mulher, e o colo altera-se em mulheres individuais em resposta à gravidez ou cirurgia. Adaptação apropriada pode ser realizada em cerca de 80% das mulheres. Mulheres com um colo que é longo demais ou curto demais, ou com um colo situado muito para frente na vagina, podem não ser adequadas para uso do capuz. Entretanto, mulheres com relaxamento da parede vaginal ou relaxamento pélvico, que não são capazes de reter um diafragma, podem ser capazes de usar o capuz.

As mulheres que podem receber adaptação com um dos quatro tamanhos da tampa de Prentif devem primeiro aprender como identificar o colo e a seguir como deslizar o capuz para dentro da vagina, para cima pela parede vaginal posterior e por sobre o colo. Depois da inserção e após cada ato de intercurso sexual, o colo deve ser verificado para ter certeza de que está coberto.

O capuz cervical pode ser deixado no lugar por 2 dias, mas algumas mulheres experimentam um corrimento malcheiroso com 2 dias. Ele deve ser deixado no lugar durante pelo menos 8 horas após intercurso sexual a fim de assegurar que nenhum espermatozoide móvel seja deixado na vagina. Para remover o capuz (pelo menos 8 horas depois do coito), pressão deve ser exercida com uma ponta de dedo para romper a vedação. O dedo é enganchado sobre o anel do capuz para puxá-lo para fora da vagina. Fazer força ou acocorar-se ou ambas pode ajudar a trazer o colo para dentro do alcance do dedo.

A causa mais comum de falha é deslocamento do capuz do colo durante intercurso sexual. Não há evidência de que capuzes cervicais causem síndrome de choque tóxico ou alterações displásicas na mucosa cervical.[27] Parece provável (embora ainda não documentado) que os capuzes cervicais forneceriam a mesma proteção de doenças sexualmente transmitidas que o diafragma.

O FemCap, feito de borracha de silicone não alergênico, tem a forma de um gorro de marinheiro, um desenho que permite um melhor ajuste sobre o colo e nos fórnices vaginais e fornece uma "aba" para mais fácil remoção.[28] Este capuz pode ser mais fácil de adaptar e usar. Há três tamanhos, um para mulheres nulíparas e tamanhos maiores para mulheres que tiveram um parto vaginal. Em uma experiência randomizada, a taxa de gravidez com FemCap foi aproximadamente 2 vezes mais alta em comparação com um diafragma.[29]

Lea's Shield é um contraceptivo de barreira vaginal composto de silicone.[30,31] Este dispositivo macio, flexível, vem em um tamanho e ajusta-se sobre o colo, mantido no lugar pela pressão da parede vaginal em torno dele. Há uma válvula colapsável que se comunica com uma abertura de 9 mm na concha que se ajusta sobre o colo. Esta válvula permite equalização da pressão de ar durante a inserção e drenagem de secreções cervicais e corrimento, permitindo um ajuste apertado sobre o colo. Uma alça em forma de U grossa afixada ao lado anterior da concha é usada para estabilizar o fórnix posterior, assim contribuindo para sua colocação e estabilidade sobre o colo. A adição de um espermicida, posto na concha, é recomendada. *Lea's Shield* é projetado para permanecer no lugar durante 48 horas depois do intercurso. As taxas de gravidez são similares a outros métodos de barreira, e nenhum efeito sério foi relatado.[32]

Ovés é um capuz cervical de silastic que é disponível em três tamanhos, com uma alça para inserção e remoção. Os estudos são limitados a números muito pequenos de mulheres, e não há dados significativos sobre eficácia.[33]

ESPONJA CONTRACEPTIVA

A esponja contraceptiva vaginal é um sistema de liberação prolongada de um espermicida. A esponja também absorve sêmen e bloqueia a entrada do canal cervical. A esponja "Today" é um disco de poliuretano escavado impregnado com 1 g de nonoxinol-9. Aproximadamente 20% do nonoxinol-9 é liberado durante as 24 horas que a esponja é deixada na vagina. "Protectaid" é uma esponja de poliuretano disponível no Canadá e Hong Kong (também pode ser comprada pela Internet) que contém três espermicidas e um gel dispersor.[34] Os agentes espermicidas são colato de sódio, nonoxinol-9 e cloreto de benzalcônio. Esta combinação exerce ações antivirais *in vitro*.[35] O agente dispersor, polidimetilsiloxano, forma um revestimento protetor sobre a vagina inteira, provendo proteção sustentada.

Para inserir, a esponja "Today" é molhada com água (espremendo o excesso) e colocada firmemente contra o colo. Deve sempre haver um lapso de pelo menos 6 horas depois do intercurso sexual antes da remoção, mesmo se a esponja tiver estado no lugar por 24 horas antes do intercurso (o tempo máximo de uso, portanto, é de 30 horas). Ela pode ser inserida imediatamente antes do intercurso sexual ou com até 24 horas de antecipação. É removida enganchando-se um dedo através da fita fixada no dorso da esponja. A esponja "Protectaid" pode ser inserida até 12 horas antes do intercurso, e é mais fácil de remover do que a esponja "Today". Obviamente, a esponja não é uma boa escolha para mulheres com alterações anatômicas que tornam difícil a inserção de colocação adequada.

Na maioria dos estudos, a efetividade da esponja excede a da espuma, geleias e comprimidos, mas é mais baixa que a associada a uso de diafragma ou camisinha.[5,36-38] Alguns estudos indicaram taxas mais altas de falha (duas vezes mais altas) em mulheres paras, sugerindo que um tamanho pode não se adaptar a todas as usuárias.[39]

As taxas de descontinuação são geralmente mais altas em usuárias de esponja, em comparação a uso de diafragma e espermicida. Para algumas mulheres, no entanto, a esponja é preferida porque ela fornece proteção contínua por 24 horas independente da frequência de coito. Além disso, é mais fácil de usar e menos complicada ou suja.

Os efeitos colaterais associados à esponja incluem reações alérgicas em cerca de 4% das usuárias. Outros 8% se queixam de ressecamento vaginal, dor ou prurido. Algumas mulheres acham difícil a remoção. Não há nenhum risco de síndrome de choque tóxico, e, de fato, o nonoxinol-9 retarda a replicação e produção de toxina dos estafilococos. Houve alguma preocupação de que a esponja pudesse danificar a mucosa vaginal e aumentar a transmissão do HIV.[40] As mulheres usando a esponja têm taxas mais baixas de infecção com gonorreia, tricomonas e clamídia.[8]

ESPERMICIDAS

Geleias, cremes, espumas, óvulos que derretem, comprimidos e óvulos que formam espuma, e películas solúveis são usados como veículos para agentes químicos que inativam espermatozoides na vagina antes que eles possam deslocar-se para dentro do trato genital superior. Alguns são usados com diafragmas, capuzes e camisinhas, mas mesmo usados isoladamente eles podem fornecer proteção contra gravidez.

Várias substâncias químicas e uma ampla variedade de veículos foram usadas por via vaginal como anticoncepcionais durante séculos. Os primeiros pessários espermicidas comercialmente disponíveis foram fabricados na Inglaterra em 1885 de manteiga de cacau e sulfito de quinino. Estes ou materiais semelhantes foram usados até 1920 quando comprimidos efervescentes que liberavam dióxido de carbono e acetato fenilmercúrico foram comercializados. Os espermicidas modernos, introduzidos em 1950, contêm agentes tensioativos que danificam as membranas dos espermatozoides. Os agentes atualmente usados são o nonoxinol-9, octoxinol-9, cloreto de benzalcônio e menfegol. A maioria das preparações contém 60-100 mg destes agentes em cada aplicação na vagina, com concentrações variando de 2-12,5%.

Produtos Representativos

Película Contraceptiva Vaginal —	**VCF (70 mg nonoxinol-9)**
Espumas —	**Delfen (nonoxinol-9, 12,5%)**
	Emko (nonoxinol-9, 8%)
	Koromex (nonoxinol-9, 12,5%)
Geleias e Cremes —	**Conceptrol (nonoxinol-9, 4%)**
	Delfen (nonoxinol-9, 12,5%
	Ortho Gynol (nonoxinol-9, 3%)
	Ramses (nonoxinol-9, 5%)
	Koromex Jelly (nonoxinol-9, 3%)
Óvulos —	**Encare (nonoxinol-9, 2,27%)**
	Koromex Inserts (nonoxinol-9, 125 mg)
	Semicid (nonoxinol-9, 100 mg)

"Advantage 24" é um gel contraceptivo que adere à mucosa vaginal e fornece disponibilidade mais longa de nonoxinol-9; ele tem intenção de ser efetivo por 24 horas. Embora disponível sem receita, experiências clínicas adequadas não são disponíveis. Allendale-N9 é uma película contraceptiva vaginal que contém mais nonoxinol-9 do que VCF.[41] Uma película Allendale também foi desenvolvida contendo cloreto de benzalcônio em vez de nonoxinol-9.[42] Além da atividade espermicida, cloreto de benzalcônio é microbicida e demonstra atividade contra HIV.[43] Cloreto de benzalcônio é disponível para uso contraceptivo na forma de óvulo, em uma esponja ou como um creme em vários países.

Embora estudos *in vitro* tenham demonstrado que os espermicidas matam ou inativam a maioria dos patógenos de DST, inclusive HIV, não se pode dizer que os espermicidas forneçam proteção contra infecções sexualmente transmitidas. Espermicidas foram descritos prevenindo soroconversão HIV bem como sem efeito; portanto, não se pode contar com os espermicidas por si próprios para proteção contra HIV.[44-48] Em uma experiência clínica controlada em trabalhadoras sexuais, nonoxinol-9 não protegeu contra transmissão de HIV.[49] Estudos clínicos indicaram reduções no risco de gonorreia,[50-52] infecções pélvicas[22] e infecção por clamídia.[50,52] Entretanto, estes estudos provavelmente refletiram uso de camisinha. Em experiências com um placebo, nonoxinol-9 não forneceu nenhuma proteção contra gonorreia ou clamídia.[49,53-55] De fato, há preocupação com que uso frequente de espermicida possa irritar a vagina e intensificar a transmissão de HIV.[45] Em virtude desta preocupação, os fabricantes de camisinhas descontinuaram a produção de camisinhas lubrificadas com nonoxinol-9. Há pouca diferença na incidência de tricomoníase, candidíase ou vaginose bacteriana nas usuárias de espermicida.[56] *A melhor evidência indica que espermicidas não fornecem proteção adicional contra DSTs acima daquela associada a camisinhas; portanto, espermicidas não devem ser usados sem camisinhas, se um objetivo principal for prevenir infecção com HIV, gonorreia ou clamídia.*

EFICÁCIA

Só a abstinência periódica demonstra uma ampla faixa de eficácia em diferentes estudos, como os estudos de espermicidas. A eficácia parece depender mais da população estudada que do agente usado. A eficácia varia de menos de 1% de falha a quase um terço no primeiro ano de uso. Taxas de falha de aproximadamente 20-25% durante um ano de uso são mais típicas.[4,57] Uma experiência randomizada comparando película contraceptiva vaginal VCF (72 mg nonoxinol-9) a *tablets* Conceptrol (100 mg nonoxinol-9) registraram taxas semelhantes de gravidez em 6 meses (24,9% com a película e 28,0% com o comprimido).[57] Uma avaliação randomizada dos vários produtos concluiu que uma dose de 52,5 mg de nonoxinol-9 foi menos efetiva (22% em 6 meses) do que aqueles contendo 100 ou 150 mg (cerca de 15% em 6 meses; doses intermediárias não foram testadas).[58] Estas são taxas muito altas, equivalente a aproximadamente 30-40% para 1 ano de uso. *Embora melhores do que nenhum método, espermicidas isoladamente não devem ser recomendados para contracepção a não ser que a falha do método e gravidez sejam aceitáveis.*

Espermicidas exigem aplicação 10–30 minutos antes de intercurso sexual. Geleias, cremes e espumas permanecem efetivos durante até 8 horas, mas comprimidos e óvulos são bons por menos de 1 hora. Se a ejaculação não ocorrer dentro do período de efetividade, o espermicida deve ser reaplicado. Reaplicação deve definitivamente ser feita para cada episódio de coito.

Duchas vaginais pós-coitais são contraceptivos inefetivos mesmo se contiverem agentes espermicidas. Ducha pós-coito é demasiado atrasada para evitar a ascensão rápida de espermatozoides (em poucos segundos) para as tubas uterinas.

VANTAGENS

Os espermicidas são relativamente baratos e amplamente disponíveis em muitas lojas de varejo sem prescrição. Isto torna os espermicidas populares entre adolescentes e outros que têm intercurso sexual infrequentes ou imprevisíveis. Além disso, os espermicidas são simples de usar.

EFEITOS COLATERAIS

Nenhum efeito colateral sério ou problemas de segurança se originaram em todos os anos em que os espermicidas foram usados. A única dúvida séria levantada foi a de uma possível associação entre uso de espermicida e anormalidades congênitas ou abortos espontâneos. Análises epidemiológicas, incluindo uma metanálise, concluíram que há insuficiente evidência para suportar estas associações.[59-61] Espermicidas não são absorvidos pela mucosa vaginal em concentrações suficientemente altas para ter efeitos sistêmicos.[62] Dano às mucosas vaginal e cervical (desepitelização sem inflamação) foi observado com nonoxinol-9, e o impacto global sobre a transmissão de HIV, embora desconhecido, é uma preocupação.[63,64]

O principal problema é alergia que ocorre em 1-5% das usuárias, relacionado com o veículo ou com o agente espermicida. Usar um produto diferente muitas vezes resolve o problema. Usuárias de espermicida também têm uma flora vaginal alterada, promovendo a colonização de *E. coli*, levando a uma maior suscetibilidade a infecções do trato urinário, conforme observado com usuárias de diafragma/espermicida.[18,65]

PESQUISA DE CONTRACEPTIVOS PARA PREVENIR DSTs

Durante as últimas duas décadas, pesquisa extensa foi devotada ao desenvolvimento de microbicidas contraceptivos para prevenir DSTs, especialmente HIV. O agente ideal seria um microbicida tópico que evitaria infecção e fosse espermicida. Qualquer agente novo precisa equiparar-se à camisinha de látex, que é quase 100% efetiva em bloquear bactérias e vírus. A estrada é longa, estendendo-se do trabalho *in vitro* à aplicação clínica. Um agente aceitável deve evitar dano às células epiteliais vaginais e destruição da flora vaginal, e o sistema de aplicação precisa ser amistoso à usuária. Carraguard, um microbicida que contém carragena, uma substância derivada de algas marinhas, é um bom exemplo da frustração nesta área. Depois de extenso desenvolvimento pelo *Population Council*, um grande ensaio clínico de Fase 3 a longo prazo na África do Sul concluiu que Carraguard não evitou transmissão do HIV.[66] Acidform e BufferGel, géis ácidos espermicidas e microbicidas, foram seguros e efetivos em experiências clínicas de Fase I, quando carregados em um dispositivo semelhante a diafragma.[67,68]

CAMISINHAS

Embora a percepção das camisinhas como um método contraceptivo efetivo bem como um protetor contra DSTs tenha aumentado tremendamente nos últimos anos, muito resta por ser realizado para atingir o nível apropriado de uso de camisinha. Eficácia contraceptiva e prevenção de DST devem ser ligadas uma à outra e promovidas publicamente. A camisinha masculina é o único contraceptivo que provou prevenir infecção HIV.

Há três objetivos específicos: uso correto; uso constante; e disponibilidade fácil acessível. Se estes objetivos forem atingidos, o século XXI verá a fabricação anual de 20 bilhões de camisinhas por ano.

Vários tipos de camisinha são disponíveis. A maioria é feita de látex; camisinhas de poliuretano e borracha de silicone também são agora fabricadas. Camisinhas de "pele natural" (intestino de cordeiro) ainda são encontradas (cerca de 1% das vendas). Camisinhas de látex têm 0,3-0,8 mm de espessura. Os espermatozoides que têm 0,003 mm de diâmetro não são capazes de penetrar camisinhas. Os organismos que causam DSTs e AIDS também não penetram camisinhas de látex, mas são capazes de penetrar camisinhas feitas de intestino.[69,70] A evidência indica que o uso de camisinha (látex) também previne transmissão do papilomavírus humano (HPV).[71] O uso de espermicidas ou camisinhas revestidas com espermicida aumenta a incidência de bacteriúria de *E. coli* e infecções do trato urinário decorrentes de *E. coli* ou *Staphylococcus saprophyticus* por causa da alteração induzida pelo espermicida na flora vaginal.[19,72] Uso constante de camisinhas quando um parceiro é HIV-positivo é altamente eficaz para prevenir transmissão do HIV; não houve nenhuma soroconversão em 124 casais que usaram camisinha constantemente, em comparação a 12,7% de conversão após 24 meses em casais com uso inconstante.[73,74] Mulheres que são parceiras de usuários de camisinha são menos tendentes a ser HIV-positivas.[75]

Uma avaliação da literatura mundial concluiu que o uso constante de camisinhas fornece proteção contra HIV em um grau comparável à eficácia da camisinha para prevenir gravidez (refletindo algum uso inconstante e outras vias de transmissão).[74] Além disso, camisinhas protegem contra transmissão do vírus herpes simples de homens infectados para mulheres.[76]

Espera-se que camisinhas de poliuretano protejam contra DSTs e HIV, com base na eficácia *in vitro* como barreira a bactérias e vírus. Elas são inodoras, podem conferir maior sensibilidade, e são resistentes à deterioração pela armazenagem e lubrificantes. Os indivíduos que têm o infrequente problema da alergia ao látex podem usar camisinhas de poliuretano. Ruptura e deslizamento foram descritas como comparáveis a camisinhas de látex.[77] Entretanto, em um estudo randomizado bem projetado, a camisinha de poliuretano teve uma taxa 6 vezes mais alta de ruptura, e outro estudo comparando camisinhas de látex e poliuretano encontrou uma taxa mais alta de gravidez com a camisinha de poliuretano.[78,79]

Camisinhas podem ser cilíndricas ou afiladas, lisas ou estriadas, coloridas ou claras, lubrificadas ou não lubrificadas. Estas são todas iniciativas de *marketing* que visam a atrair noções individuais de prazer e aproveitamento.[80] Uma preocupação frequentemente repetida é a alegada redução na sensibilidade da glande peniana que acompanha o uso de camisinha.[80] Isto nunca foi estudado objetivamente, e é provável que esta queixa seja percepção (ou desculpa) não fundamentada na realidade. Um médico pode superar esta objeção advogando o uso de camisinhas mais finas (e mais exóticas), sabendo que qualquer diferença é também mais de percepção que de realidade.

Conforme é verdadeiro para a maioria dos métodos contraceptivos, os casais mais velhos, casados, experientes em usar camisinhas e fortemente motivados para evitar outra gravidez são usuários muito mais efetivos do que casais jovens, não casados, com pouca experiência contraceptiva. Isto não significa que camisinhas não são contraceptivos úteis para adolescentes, que tendem a ter sexo inesperada ou infrequentemente. O declínio recente na taxa de gravidez adolescente reflete parcialmente o uso mais amplo de camisinhas pelas adolescentes preocupadas com evitar infecção HIV.

As usuárias em perspectiva necessitam instruções se quiserem evitar gravidez e DSTs. Uma camisinha deve ser posta sobre o pênis antes de tocar uma parceira. Homens não circuncidados devem puxar o prepúcio para trás. Antes de desenrolar a camisinha até a base do pênis, o ar deve ser espremido para fora da ponta do reservatório com o polegar e o indicador. A ponta da camisinha deve ser estendida além da extremidade do pênis para fornecer um reservatório para coletar o ejaculado (1,25 cm de extremidade pinçada). Se lubrificantes forem usados, devem ser à base d'água. Lubrificantes à base de óleo (como Vaseline) enfraquecerão o látex. Casais devem preocupar-se que qualquer medicação possa comprometer a integridade da camisinha. Depois do intercurso, retirar o preservativo com o pênis ainda ereto, segurando pela base, para que não haja vazamento do sêmen. A camisinha deve ser manejada delicadamente porque unhas e anéis podem penetrar o látex e causar vazamento. Se houver evidência de derramamento ou vazamento, um agente espermicida deve ser rapidamente inserido na vagina, e tratamento deve ser iniciado em até 120 horas, mas preferivelmente em 72 horas, com método de contracepção de emergência.

Resumo – Passos-Chave para Eficácia Máxima da Camisinha

1. Usar camisinha para cada ato de coito.
2. Colocar a camisinha antes de contato vaginal.
3. Criar um reservatório na ponta.
4. Retirar enquanto o pênis ainda está ereto.
5. Segurar a base da camisinha durante a retirada.

Estas instruções devem ser fornecidas aos novos usuários de camisinhas que tendem a ser relutantes em fazer perguntas. A maioria das camisinhas é adquirida sem supervisão médica; portanto, os médicos devem usar toda oportunidade para informar os pacientes sobre seu uso.

Uso inconstante explica a maioria das falhas de camisinha. Uso incorreto responsabiliza-se por falhas adicionais; também, camisinhas às vezes se rompem. As taxas de ruptura variam de 1-8 por 100 episódios de intercurso vaginal (e um pouco mais altas para intercurso anal), e as taxas de deslizamento variam de 1 a 5%.[81,82] Com casais experientes, falha de camisinha decorrente da ruptura e escorregamento (suficiente para aumentar o risco de gravidez ou DSTs) ocorre a uma taxa de cerca de 1%.[83] Em um levantamento nos EUA, uma gravidez resultou de cada três rupturas de camisinha.[84] Uso concomitante de espermicidas abaixa as taxas de falha em caso de ruptura. Além disso, mesmo quanto há deslizamento ou ruptura, a camisinha fornece alguma proteção contra gravidez e DSTs porque ainda há uma redução na exposição ao sêmen.[85]

Ruptura é um problema maior para casais em risco de DSTs. Um homem infectado transmite gonorreia a uma mulher suscetível aproximadamente em dois terços das ocasiões.[87] Se a mulher estiver infectada, a transmissão ao homem ocorre um terço das vezes.[87] As chances de infecção HIV depois de uma única exposição sexual variam de 1 em 1.000 a 1 em 10.[88,89]

As taxas de ruptura de camisinha dependem do comportamento e das práticas sexuais, experiência com uso de camisinhas, e qualidade de fabricação. As camisinhas permanecem em boa condição durante até 5 anos a não ser que expostas à luz ultravioleta, calor ou umidade excessivos, ozônio e óleos. Os fabricantes de camisinha regularmente checam amostras dos seus produtos para ter certeza de que eles satisfazem os padrões nacionais. Estes procedimentos limitam a proporção de defeitos a menos de 0,1% de todas as camisinhas distribuídas. Falha contraceptiva tende mais a ser causada por falta de uso ou uso incorreto.

Quando uma camisinha se rompe, ou se houver uma razão para acreditar que derramamento ou vazamento ocorreu, uma mulher deve contatar um médico preferivelmente em 72 horas e não mais tarde que 120 horas. Contracepção de emergência, conforme discutido no Capítulo 22, deve ser provida. Casais que dependem de camisinhas para contracepção devem ser educados a respeito de contracepção de emergência, e um método apropriado deve ser mantido disponível para automedicação.

No futuro imediato, a prevenção de DSTs e o controle da epidemia de AIDS exigirão um grande aumento no uso de camisinhas. Devemos todos nos envolver no esforço para promover o uso de camisinha. Uso de camisinha deve ser apresentado à luz positiva da prevenção de DST. Uma área importante de concentração é o ensino das habilidades sociais requeridas para assegurar o uso por um parceiro relutante. Usar tática de assustar sobre DSTs a fim de encorajar o uso de camisinha não é suficiente. Uma conduta mais positiva pode fornecer melhor obediência. É útil enfatizar que a prevenção de DSTs preservará fertilidade futura. ***Para mulheres não em um relacionamento monógamo estável, uma dupla abordagem é recomendada, combinando a eficácia contraceptiva e proteção contra DIP oferecida pela contracepção com estrogênio-progestina com o uso de um método de barreira para prevenção de DSTs virais.***

CAMISINHA FEMININA

A camisinha feminina é uma bolsa feita de poliuretano, que reveste a vagina.[90] Um anel interno na extremidade fechada da bolsa cobre o colo, e um anel externo permanece fora da vagina, parcialmente cobrindo o períneo. A camisinha feminina é pré-lubrificada com silicone, e um espermicida não necessita ser usado. A camisinha feminina deve ser uma barreira efetiva à infecção por DST. A camisinha feminina é impermeável *in vitro* ao citomegalovírus e HIV;[91] entretanto, alto custo e aceitabilidade são problemas importantes. A integridade da camisinha feminina é mantida com até 8 usos múltiplos com lavagem, secagem e relubrificação.[92]

Os dispositivos são mais incomodativos do que camisinhas, e estudos indicaram taxas relativamente altas de problemas como deslizamento.[93] As mulheres que usaram com sucesso métodos de barreira e que são fortemente motivadas para evitar DSTs tendem mais a escolher a camisinha feminina. Com uso cuidadoso, a taxa de eficácia deve ser semelhante àquela do diafragma e do capuz cervical.[94-96]

	Diafragma	Capuz	Esponja	Camisinha Feminina
Inserção antes do coito, não mais tempo do que:	6 h	6 h	24 h	8 h
Após coito, deve ser deixado no lugar durante:	6 h	8 h	6 h	6 h
Tempo máximo "vestido":	24 h	48 h	30 h	8 h

COITO INTERROMPIDO

Coito interrompido como um método contraceptivo, um método usado durante séculos e conhecido historicamente como *coitus interruptus*, não deve ser ignorado ou subavaliado. O método coito interrompido é aprendido intuitivamente, não tem custo, e a eficácia é surpreendentemente boa. Se retirada antes da ejaculação ocorrer com cada ocasião de intercurso, uma taxa de falha durante um ano de apenas 4% pode ser obtida.[5] Os médicos que ridicularizam este método perdem de vista o fato de que sua taxa típica de falha de 18,4% durante um ano é muito semelhante à alcançada com as camisinhas masculinas, que têm uma mais baixa taxa de falha de 2% e uma taxa típica de 17,4% em 1 ano.

Uma falta de respeito pelo coito interrompido como método contraceptivo pode ser atribuída a dois fatores: uma compreensível preferência pelos métodos modernos e uma crença de que o líquido pré-ejaculado contém espermatozoides. Esta última preocupação é compreensível dada a dificuldade inerente em separar líquido pré-ejaculado do ejaculado a fim de estudar a questão. Há um pequeno estudo de 5 homens com uma história de ejaculação prematura e 3 homens com líquido excessivo durante as preliminares.[97] Nem um único espermatozoide foi detectado em espécimes do líquido pré-ejaculatório coletados na extremidade da uretra. Em dois outros estudos, nenhum espermatozoide foi encontrado no líquido pré-ejaculatório de 16 homens, e em 15 homens, alguns aglomerados de espermatozoides estavam presentes em 5 homens.[98,99] Dados escassos; entretanto, as taxas de falha relativamente boas com este método indicam que estes estudos estão corretos.

O uso moderno prevalente deste método (cerca de 4% das mulheres fazendo contracepção no 2002 U.S. National Survey of Family Growth) é difícil de medir acuradamente porque os indivíduos muito frequentemente combinam retirada com outro método, e o outro método é aquele relatado nas pesquisas de planejamento familiar.[100] Em outras palavras, o uso do coito interrompido é significativamente sub-relatado. De fato, muitos indivíduos não classificam o coito interrompido como um método contraceptivo, poupando essa designação para métodos modernos. Não obstante, não é surpreendente que 25 a 60% dos adolescentes relatem o uso do coito interrompido.[101,102]

Nós encorajamos os clínicos a terem uma maior aceitação para este método comumente usado, e ele verdadeiramente é um método contraceptivo legítimo, conforme evidenciado pela proteção substancial contra gravidez que é atingível. Evidentemente, não é de ser esperada proteção contra DSTs.

Todas as referências estão disponíveis no site:
http://www.revinter.com.br/online/referencias-speroff.pdf

SEÇÃO IV
INFERTILIDADE

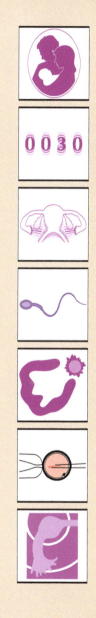

27 Infertilidade Feminina

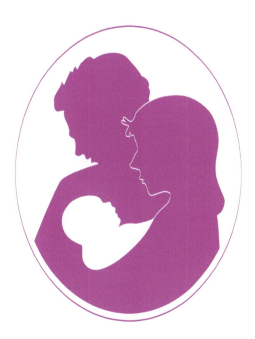

Infertilidade é geralmente definida como um ano de intercurso desprotegido sem concepção.[1] Alguns preferem o termo *subfertilidade* para descrever mulheres ou casais que não são estéreis, mas exibem eficiência reprodutiva diminuída. Aproximadamente 85-90% dos casais jovens sadios concebem dentro de 1 ano, a maioria dentre de 6 meses.[2,3] Infertilidade, portanto, afeta aproximadamente 10-15% dos casais e constitui uma parte importante da clínica ginecológica. *Fecundabilidade* do ciclo é a probabilidade de que um ciclo resulte em gravidez, e *fecundidade* é a probabilidade de que um ciclo resulte em um nascido vivo.

Contrariamente à percepção popular, a incidência global de infertilidade permaneceu relativamente inalterada durante as últimas 3 décadas. Entretanto, a avaliação e o tratamento da infertilidade mudaram dramaticamente durante o tempo. Três avanços principais exerceram o maior impacto. Primeiro, foi a introdução da fertilização *in vitro* (FIV) e outras tecnologias reprodutivas assistidas (TRA). As técnicas de TRA forneceram os meios para estudar processos reprodutivos de maneiras novas e mais reveladoras e melhoraram acentuadamente o prognóstico para muitos casais inférteis, particularmente aqueles cuja infertilidade se relaciona com dano tubário grave ou fatores masculinos. Segundo, alterações na demografia da população resultaram em maiores números de mulheres tentando gestação em idades mais avançadas quando elas são inerentemente menos férteis biologicamente. Terceiro, avanços nas TRA e preocupações com o declínio relacionado com a idade na fertilidade combinaram-se para atrair maior atenção dos meios de comunicação e para elevar o conhecimento do público sobre a infertilidade e os modernos tratamentos. Consequentemente, casais inférteis agora tendem mais a procurar conselho médico, avaliação e tratamento.

EPIDEMIOLOGIA DA INFERTILIDADE NOS EUA

O primeiro recenseamento nos EUA foi em 1790. Naquela época, a taxa bruta de nascimentos foi 55 por 1.000 da população total; em 2007, foi 14,3 por 1.000,[4] representando aproximadamente um declínio de 75% em relação aos mais de 200 anos passados. A taxa bruta de nascimentos em 2007 foi 15% mais baixa que em 1990 (16,7 por 1.000 da população), mas aumentou desde 2002 (13,9 por 1.000), que foi uma baixa recorde para a nação.[5] A taxa de fertilidade geral (nascimentos por 1.000 mulheres com idade 15-44) em 2007 foi de 69,5, 2% mais baixa que em 1990 (70,9/1.000), 11% mais baixa que em 1970 (87,9/1.000), e 35% mais baixa que em 1950 (106,2/1.000) durante a "explosão de bebês" ("baby-boom") do pós-guerra.[4,6,7] A taxa de fertilidade geral em 2007 foi a mais alta desde 1990.

O declínio a longo prazo global nas taxas de nascimentos e fertilidade do EUA foi atribuído a diversos fatores.

- Maior interesse em educação avançada e carreiras entre as mulheres.
- Casamento mais tarde e divórcio mais frequente.
- Aperfeiçoamentos na contracepção e acesso a serviços de planejamento familiar.
- Ter filhos mais tarde.
- Tamanho diminuído da família.

As atitudes para com as mulheres e entre as mulheres na nossa sociedade transformaram-se dramaticamente de muitas maneiras durante os últimos 30 anos. Oportunidades em expansão aumentaram os interesses pela educação avançada e carreiras entre as mulheres. Os dados do censo dos EUA indicam que, em 1970, apenas 8,2% das mulheres com idade de 25 anos ou mais tinham completado 4 anos ou mais de curso superior; em 2001, essa proporção tinha triplicado (24,3%).[8] Mulheres têm representado a maioria dos estudantes universitários nos EUA desde 1979. Nos últimos anos, a maioria dos graus de bacharel e mais avançados tem sido conferida a mulheres. A proporção de mulheres com filhos lactentes na força de trabalho tem aumentado firmemente, de 31% em 1976 para 55% em 2000.[8] Em 2006, 85% de todas as mulheres das idades de 15 a 44 anos estavam na força de trabalho.[9]

Maior foco na educação e carreiras entre as mulheres desencadeou outras tendências na sociedade moderna. Casamento menos frequente e mais tarde e divórcio mais frequente estiveram entre as mais notáveis. As taxas de primeiro casamento nos EUA chegaram ao pico depois da II Guerra Mundial, entre 1954 e 1947 (143 por 1.000 mulheres solteiras com idade 15-44), e declinaram cerca de 15% cada 10 anos e aproximadamente 50% globalmente durante as 5 décadas seguintes.[10] A idade média ao primeiro casamento para mulheres subiu desde 1960 (20,3 anos) e atingiu o pico em 2007 (26,0 anos). A probabilidade de casamento futuro para mulheres diminui à medida que a idade aumenta: 84% na idade de 25, 72% na idade de 30, 52% na idade de 35, e 41% na idade de 40.[11] Se e quando as mulheres casam, elas também tendem mais a se divorciar do que no passado.[10-13] As taxas de divórcio entre mulheres de idade reprodutiva subiram rapidamente depois de 1960 para mais que o dobro em 1980 (40 por 1.000 mulheres casadas com idade 15-44) e declinaram apenas ligeiramente durante os últimos 30 anos. O National Center for Health Statistics estima que aproximadamente um terço dos novos casamentos entre pessoas jovens terminará em divórcio dentro de 10 anos e 43% dentro de 15 anos. As mulheres casadas uma vez também são cada vez menos propensas a casar novamente. As taxas de recasamento chegaram ao pico em 1968 (166 por 1.000 divórcios ou mulheres enviuvadas com idade 15-44) à medida que as taxas de divórcio começaram a subir, mas desde então declinaram firmemente por mais de um terço, em paralelo com as taxas de primeiro casamento.[10-13]

A geração pós-*baby-boom* do pós-guerra, aquelas nascidas entre 1946 e 1964, foi a primeira a ter acesso aos meios de controlar segura e efetivamente sua fertilidade. Opções contraceptivas em expansão e acesso a planejamento familiar e serviços legalizados de aborto durante as últimas 5 décadas contribuíram definitivamente para as taxas declinantes de nascimentos e fertilidade dos EUA Seus efeitos foram diretos, reduzindo o número de gestações e nascimentos não planejados, e indiretos, ajudando as mulheres a evitar gravidez até que seus objetivos de educação e carreira fossem atingidos, e casamento e família se tornassem uma prioridade.

O resultado líquido de todas estas transformações da sociedade foi uma tendência a ter filhos mais tarde entre as mulheres americanas. A idade média ao primeiro nascido vivo aumentou firmemente, de 21,4 anos em 1970, para um alto de todos os tempos de 25,2 anos em 2004 (3,8 anos e 18% mais alto). A porcentagem de primeiros nascimentos ocorrendo a mulheres com idade de 30 ou mais velhas aumentou mais de 6 vezes entre 1970 e 2002.[14] As idades médias de todos os nascidos vivos subsequentes aumentaram do mesmo modo; o aumento na idade média foi maior (3,6 anos) para o segundo nascido vivo (27,7 anos) e mais baixo para o terceiro (2,5 anos), quarto (1,6 ano) e quinto nascimentos (0,4 ano).[15] Entre 1970 e 2007, as taxas de nascimentos caíram para mulheres com idades de 15-19 (68,3 *vs.* 42,5/1.000), 20-24 (167,8 *vs.* 106,4/1.000), e aquelas de 25-29 (145,1 *vs.* 117,5/1.000), e aumentaram para mulheres com idades de 30-34 (73,3 *vs.* 99,9/1.000), 35-39 (31,7 *vs.* 47,5/1.000), e aquelas com idades de 40-44 (8,1 *vs.* 9,5/1.000).[4,7,16] Previsivelmente, idade crescente ao primeiro nascimento e taxas declinantes de fertilidade combinaram-se para resultar em menos nascimentos por mulher. No alto do "baby boom" do pós-guerra, a taxa de fertilidade total nos EUA (nascidos pela idade de 45) atingiu um alto moderno de 3,7 nascimentos por mulher (1957). Daí em diante, a taxa total de fertilidade declinou para um baixo de 1,8 em 1976, subiu ligeiramente para 2,1 em 2001,[7] e permaneceu estável desde então.[4] As taxas totais de fertilidade em alguns países europeus são significativamente mais baixas (Itália, 1,33; Grécia, 1,29; Espanha, 1,32) e inadequadas mesmo para assegurar reposição da população.[17]

O maior número de mulheres nascidas durante o *baby boom* pós-guerra aumentou acentuadamente os números absolutos de mulheres com fertilidade prejudicada. Durante um intervalo de 20 anos, uma grande população de mulheres esteve tentando gravidez, muitas vezes pela primeira vez, quando mais velhas e menos férteis biologicamente. Enquanto no passado muitas dessas mulheres poderiam ter escolhido adotar, a disponibilidade de serviços de aborto legal e a aceitação crescente pela sociedade da paternidade solteira reduziram grandemente o número de bebês disponíveis para adoção. As mulheres ficaram mais tendentes a procurar serviços de infertilidade, e mais tendentes a empreender formas mais agressivas de tratamento, porque elas ofereciam a maior probabilidade de sucesso. Agora, mesmo as mais jovens das *boomers* estão com mais de 45 anos e completaram a reprodução. Em 2000, a idade média da população dos EUA era de 35,3 anos, e 16% das pessoas estavam entre as idades de 35 e 44, representando o maior segmento de 10 anos de idade da população inteira. Naquele mesmo ano, 14,2% da população tinha 25-34 anos de idade, 13,9% tinham 15-24 anos, e 14,6% tinham 5-14 anos. *Mesmo excetuando quaisquer alterações nas causas e prevalência de infertilidade, pode-se esperar que os números absolutos de mulheres inférteis nos EUA declinem nos anos pela frente.*

As tendências na incidência de infertilidade em mulheres dos EUA têm sido difíceis de definir precisamente, em parte em razão da confusão sobre o uso de duas medidas diferentes — fecundidade prejudicada, e infertilidade, que são definidas diferentemente, descrevem populações diferentes e podem produzir dados conflitantes.[18,19] Entretanto, a evidência indica que a incidência de infertilidade nos EUA agora está declinando.[20] A mais antiga estimativa nacional de infertilidade, do 1965 National Survey of Family Growth (NSFG), foi de 11,2%. Em 1982, 8,5% das mulheres americanas casadas eram inférteis, e em 2002, 7,4% eram inférteis, representando uma diminuição de 10% ao longo dos 20 anos.[20] Embora a explicação não esteja inteiramente clara, a porcentagem de mulheres alguma vez tratadas de doença inflamatória pélvica também diminuiu consideravelmente, de 17,1% em 1982 para 12,0% em 1988, para 8,2% em 1995, para 5,7% em 2002.[20] Em uma análise de 2007 de dados derivados de 25 estudos populacionais que incluíram 172.414 mulheres, a prevalência média de infertilidade (12 meses) em mulheres com idades entre 20-44 foi de 9% (variação de 3,5% a 16,7%).[21]

A variedade de serviços de reprodução, e sua disponibilidade, aumentou dramaticamente durante os últimos 25 anos. Os ginecologistas tornaram-se mais conhecedores da infertilidade e mais bem treinados para avaliar e tratar suas causas. O público também tem um maior conhecimento de infertilidade e tratamentos modernos, em grande parte graças à atenção aumentada dos meios de comunicação, boa e má, rodeando os avanços e controvérsias relacionados com as tecnologias de reprodução assistida (TRA). À medida que a infertilidade se tornou mais visível, e mais aceitável socialmente, os casais tornaram-se menos relutantes em procurar avaliação e tratamento.

De acordo com dados derivados da Pesquisa Nacional de Crescimento Familiar (NSFG) realizada em 1995, 9,3 milhões de mulheres com idades de 15-44 (15%) tinham alguma vez recebido tratamento para infertilidade, um aumento a partir de 6,6 milhões de mulheres (12%) em 1982.[22] Estes dados indicaram que a demanda por serviços de reprodução humana aumentaram durante os anos de 1980 e começo dos 1990, correspondendo ao envelhecimento das *baby boomers* e à época em que a disponibilidade da TRA estava expandindo-se rapidamente. Em comparação à população em geral, as mulheres procurando serviços de infertilidade foram mais tendentes a ser mais velhas (idade 35-44 anos; 43% *vs.* 36%), nulíparas (36% *vs.* 16%), casadas (79% *vs.* 64%), relativamente ricas (61% *vs.* 51%) e a ter seguro-saúde (83% *vs.* 74%).[22] Entre aquelas que receberam serviços de infertilidade, 35% tinham usado drogas indutoras da ovulação e 1,6% tinha se submetido a alguma forma de TRA. No 2002 NSFG, 7,3 milhões de mulheres com idades de 15-44 relataram ter alguma vez usado serviços de infertilidade, representando uma diminuição significativa de aproximadamente 20% desde 1995.[23] Aconselhamento (74%) e exames (59%) foram os tipos mais comuns de serviços recebidos, e quase a metade relatou recebimento de drogas para melhorar a ovulação.[24]

ENVELHECIMENTO E FERTILIDADE

Os efeitos do envelhecimento sobre a fertilidade feminina são talvez mais bem revelados pelos resultados de estudos em populações "naturais" em que os casais reproduzem sem restrições voluntárias;[25] os hutteritas na América do Norte são um exemplo clássico. Contracepção é condenada na seita, que emigrou originalmente da Suíça no século XVI e estabeleceu-se afinal em colônias comunais na Dakota do Sul em fins do século XIX. Estudos de fertilidade nos hutteritas ilustram como a fertilidade declina com o avançar da idade.[26] Embora apenas 2,4% das mulheres hutteritas fossem inférteis, 11% não tiveram filhos depois da idade de 34 anos, 33% eram inférteis pela idade de 40, e 87% eram inférteis na idade de 45. Embora reveladores, estes e outros dados derivados de estudos em populações naturais podem não refletir o potencial reprodutivo biológico verdadeiro, por várias razões:

- Mulheres que têm filhos quando jovens podem ser menos inclinadas a conceber novamente mais tarde na vida.
- Frequência coital muitas vezes declina à medida que a idade aumenta, refletindo desejo diminuindo ou falta de um parceiro.
- A incidência de aborto subclínico é desconhecida.
- O impacto cumulativo de outras doenças ou condições que podem afetar adversamente a fertilidade (p. ex., infecções pélvicas, leiomiomas, endometriose) é maior em mulheres mais velhas.

Tomados juntos, os dados dos estudos nos hutteritas e outras populações naturais sugerem que a fertilidade nas mulheres chega ao máximo entre as idades de 20 e 24, diminui relativamente pouco até aproximadamente 30 a 32 anos de idade, e a seguir declina progressivamente. *Globalmente, as taxas de fertilidade são 4-8% mais baixas em mulheres de idades de 25-29 anos, 15-19% mais baixas naquelas de idades de 30-34, 26-46% mais baixas em mulheres de idades de 35-39, e até 95% mais baixas nas mulheres com idades de 40-45 anos.*[27,28] Variações nas taxas de fertilidade em populações naturais poderiam refletir diferenças em fatores genéticos ou condições socioeconômicas em diferentes tempos e em diferentes lugares.

Outra evidência do efeito adverso do envelhecimento sobre a fertilidade deriva de numerosos estudos das taxas cumulativas de concepção em mulheres tentando gravidez por inseminação artificial com esperma doador. Dados de estudos de inseminação artificial são informativos porque as mulheres inscritas são menos tendentes a ter outros fatores de infertilidade, e porque inseminações cuidadosamente marcadas eliminam os efeitos causadores de confusão da frequência coital decrescente com o aumento da idade. Em um estudo francês envolvendo mais de 2.000 mulheres através de até 12 ciclos de inseminação, as taxas de concepção foram mais altas naquelas de idade de 25 ou mais jovens (73%) e idades de 26-30 (74%), 16% mais baixas (62%) em mulheres de idades de 31-35, e 27% mais baixas naquelas acima da idade de 35 anos (54%).[29] Um estudo americano de inseminação doadora forneceu resultados semelhantes, observando taxas mais baixas de concepção global e um número 2 vezes mais alto de inseminações por concepção em mulheres acima da idade de 35.[30] Um estudo holandês observou que a probabilidade de nascimento vivo sadio diminuiu aproximadamente 3,5% por ano depois da idade de 30 anos.[28] Em um estudo britânico de aproximadamente 3.000 ciclos de inseminação doadora a partir de um único centro, as taxas cumulativas de concepção em mulheres acima da idade de 30 anos foram 20-35% mais baixas do que em mulheres mais jovens após 3 (17% *vs.* 21%), 6 (26% *vs.* 40%) e 12 ciclos de inseminação (44% *vs.* 62%).[31]

As taxas de sucesso alcançadas com TRA também declinam à medida que a idade aumenta. Os números de oócitos recuperados e embriões disponíveis são mais baixos, as taxas de fragmentação do embrião são mais altas, e as taxas de implantação são mais baixas nas mulheres mais velhas que nas mais moças.[32,33] Embora as taxas de gravidez de TRA tenham aumentado firmemente durante os últimos 20 anos para mulheres em todos os grupos etários, os relatórios anuais derivados de dados de registro coletados pelos Centers for Disease Control and Prevention (CDC) nos EUA desde 1989 demonstram que a idade é o mais importante fator isolado que afeta a probabilidade de sucesso com TRA. Taxas de gravidez e nascidos vivos de ciclos de TRA usando ovos não de doadora frescos ou embriões variam pouco para mulheres abaixo da idade de 32 anos, mas daí em diante diminuem firmemente de modo quase linear à medida que a idade aumenta. Independentemente de se as taxas de sucesso forem calculadas por ciclo, por recuperação de oócitos ou por transferência de embrião, o resultado é o mesmo. No sumário nacional dos EUA de 2007, a taxa de nascidos vivos por transferência de embrião foi de 45,9% para mulheres abaixo da idade de 35, 36,9% para idades de 35-37, 27,1% para idades de 38-40, 16,0% para idades de 41-42, e 8,4% para mulheres com idade de 43-44 anos.[34]

O declínio relacionado com a idade nas taxas de nascidos vivos de TRA reflete não apenas fertilidade decrescente, mas também taxas de abortamento aumentando. Do mesmo modo que a fertilidade diminui com o aumento da idade, a incidência de aborto espontâneo clinicamente reconhecido se eleva à medida que a idade avança. *As taxas de aborto espontâneo em ciclos de concepção natural são geralmente baixas antes da idade de 30 (7-15%) e sobem com a idade, apenas ligeiramente para as idades de 30-34 (8-21%), mas em maior extensão para idades de 35-39 (17-28%) e idades 40 e mais velhas (34-52%).*[27,35-37] O mesmo padrão é observado nas gestações que resultam de TRA. No sumário nacional dos EUA em 2007 dos resultados de FIV, as taxas de aborto espontâneo foram abaixo de 15% para mulheres abaixo de 35 anos de idade, quase 30% aos 40, e acima de 50% para mulheres com 44 anos ou mais.[34] Estudos longitudinais de mulheres jovens sadias em que amostras diárias de urina foram monitorizadas quanto ao aparecimento de gonadotrofina coriônica humana (hCG) revelaram que as taxas de aborto espontâneo verdadeiro (também incluindo gestações "bioquímicas" clinicamente não reconhecidas) são substancialmente mais altas.[38-40] *Até 60% de todas as concepções se abortam dentro das primeiras 12 semanas de gestação e 20-40% de todas as perdas de gravidez inicial passam não reconhecidas.* Se a incidência de perda de gravidez inicial oculta for mais alta em mulheres mais velhas do que em mulheres jovens não foi determinado. Se assim for, a relação entre taxas de aborto espontâneo verdadeiro e idade pode ser ainda mais dramática. Mesmo que não, o risco de aborto espontâneo global (reconhecido e não reconhecido) em mulheres acima de 40 anos se aproxima ou excede 75%.[39,41]

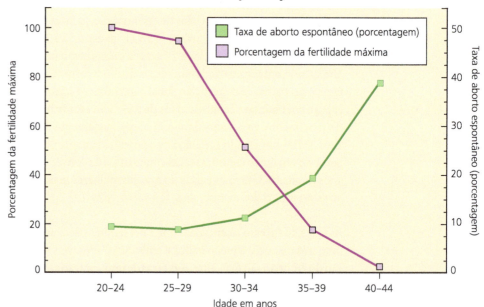

FISIOLOGIA DO ENVELHECIMENTO REPRODUTIVO

As tendências estabelecidas da sociedade na direção da reprodução retardada e a diminuição relacionada com a idade na fertilidade feminina focalizaram um grande volume de atenção na fisiologia do envelhecimento reprodutivo. Consequentemente, nossa compreensão dos mecanismos que governam o ritmo da depleção folicular, a endocrinologia do envelhecimento reprodutivo e alterações relacionadas com a idade na dinâmica folicular e qualidade dos oócitos avançou grandemente durante os últimos 20 anos. Nós há muito tempo temos reconhecido as alterações nas características do ciclo menstrual que acompanham o avançar da idade, mas agora compreendemos muito melhor os mecanismos responsáveis por estas alterações. Há muito tempo reconhecemos que a fertilidade declina à medida que a idade aumenta, mas agora possuímos medidas do envelhecimento reprodutivo que ajudam a guiar nossos esforços para superar suas limitações. Sabemos que não podemos evitar o envelhecimento, mas agora podemos ajudar melhor as mulheres a estabelecer e a realizar seus objetivos reprodutivos.

Depleção Folicular

Durante a vida fetal, as células germinais proliferam rapidamente por mitose para produzir aproximadamente 6-7 milhões de oogônias pelas 16-20 semanas de gravidez.[42-44] A partir desse ponto, a população de células germinais começa um declínio inexorável mediado principalmente por apoptose regulada pelos genes.[45] Depois de entrarem na primeira divisão meiótica e tornarem-se oócitos, o número de células germinais cai para entre 1 e 2 milhões ao nascimento,[46] e para cerca de 300.000 pelo início da puberdade.[43,47] Durante os seguintes 35-40 anos de vida reprodutiva, apenas cerca de 400 oócitos ovularão, o restante sendo perdido por atresia. Pela idade de 40 anos, o tamanho do fundo folicular declina para aproximadamente 25.000, e à menopausa, restam menos de 1.000 folículos.[48-51]

Modelagem precisa do padrão de depleção de folículos no ovário humano é importante porque a capacidade de medir o envelhecimento reprodutivo ou de predizer o número de folículos remanescentes – dizer a hora no relógio biológico – ajudaria as mulheres a tomar decisões informadas sobre os seus planos reprodutivos.[52] Entretanto, por razões óbvias, medidas acuradas dos números de folículos primordiais por meio da duração de vida reprodutiva de uma mulher são difíceis de obter. A primeira tentativa de definir o padrão relacionado com a idade de depleção folicular foi fundamentada em uma análise de dados combinados de estudos morfométricos mais antigos e forneceu um modelo biexponencial do envelhecimento ovariano, descrevendo um padrão bifásico de depleção de oócitos, com um aumento nítido na velocidade de declínio começando aproximadamente na idade de 37,5 anos.[47,48,53,54] O modelo bifásico foi amplamente aceito, apesar da implausibilidade de uma mudança fisiológica abrupta, na amplitude da população, na taxa de depleção folicular.[55,56] O modelo ainda é citado frequentemente,[57,58] mas trabalho subsequente demonstrou que uma função exponencial[45,49] ou uma potência[60] mais simples, mais plausível biologicamente, corresponde melhor aos dados humanos disponíveis a respeito dos mecanismos que governam a taxa de depleção folicular.[52,61] *O modelo operacional atual descreve uma taxa aumentando gradualmente de depleção folicular em que o ritmo de declínio aumenta, à medida que diminui o número de folículos restantes, suportada por evidência de que fatores parácrinos secretados por folículos primordiais inibem recrutamento e regulam o tamanho do fundo folicular em repouso.*[52,61-63] O modelo descreve a trajetória média da depleção folicular, mas deixa inexplicada uma grande parte da variação da população. Alguma variação entre indivíduos relaciona-se sem dúvida com diferenças no tamanho do fundo folicular inicial, que poderia ser aleatório, mas provavelmente é determinado geneticamente, e com fatores do estilo de vida. O modelo atual de envelhecimento reprodutivo está evoluindo e ainda não tem qualquer utilidade clínica real porque ele não é capaz de predizer a duração de vida reprodutiva de uma mulher individualmente.[52,60]

Endocrinologia do Envelhecimento Reprodutivo

À medida que o ritmo da depleção folicular aumenta durante os últimos anos reprodutivos, mas antes de qualquer alteração discernível na regularidade menstrual, os níveis de hormônio foliculoestimulante (FSH) sérico começam a subir; as concentrações de hormônio luteinizante (LH) permanecem inalteradas. A sutil elevação "monotrópica" nas concentrações circulantes de FSH é mais aparente durante a transição interciclos, quando o corpo lúteo regride, e a menstruação começa, e poderia resultar de alterações relacionadas com a idade no padrão de secreção pulsátil de hormônio liberador de gonadotrofina (GnRH), ou de progressiva depleção folicular e níveis mais baixos de inibição por *feedback* a partir de hormônios ovarianos. O peso da evidência disponível suporta a segunda explicação.[64,65]

Uma variedade de estudos em animais e mulheres identificou alterações nos padrões de secreção de hormônios hipotalâmico-hipofisários por meio da transição menopáusica. Em roedoras, uma diminuição relacionada com a idade na secreção pulsátil de GnRH e LH e uma perda do *feedback* positivo do estrogênio foram observadas, antes que o fundo folicular seja esgotado.[66-69] Em primatas não humanos, a liberação pulsátil de GnRH aumenta durante a perimenopausa, e a resposta de *feedback* positivo permanece intacta.[70] Estudos em mulheres perimenopáusicas e pós-menopáusicas produziram resultados conflitantes. Embora alguns tenham observado alterações na sensibilidade a sinais de *feedback* de estrogênio[71,72] ou na amplitude ou frequência de pulso de LH,[73-78] outros não observaram.[79-81] A resposta à estimulação por GnRH exógeno também é inconstante.[77,82,83] No cômputo geral, estes dados sugerem fortemente que alterações relacionadas com a idade na secreção pulsátil de LH e concentrações de gonadotrofinas meramente refletem alterações nos sinais de *feedback* ovariano e não resultam do envelhecimento do eixo hipotalâmico-hipofisário.

O grosso da evidência disponível indica que o aumento progressivo nas concentrações de FSH associado a envelhecimento reprodutivo resulta de uma diminuição progressiva nos níveis de inibição por feedback das menores coortes de folículos recrutados de um "pool" folicular reduzido. Os níveis de inibina B circulantes na fase folicular (derivados principalmente de menores folículos antrais) diminuem à medida que ou mesmo antes que as concentrações de FSH comecem a aumentar.[64,94-91] Os níveis de inibina A também declinam, mas apenas nas fases mais tardias do envelhecimento reprodutivo, depois da instalação da irregularidade menstrual.[88,92-95] Ambas as inibinas inibem seletivamente a secreção hipofisária de FSH. Consequentemente, os níveis de FSH elevam-se progressivamente, à medida que a produção de inibina a partir de menores coortes de folículos em envelhecimento diminui, mais notavelmente na fase folicular inicial. Embora produção declinante de inibina também pudesse refletir uma diminuição na capacidade funcional de folículos mais velhos,[96] a observação de que as concentrações de inibina no líquido folicular pré-ovulatório são semelhantes em mulheres jovens e mais velhas ciclando sugere que o número de folículos remanescentes é mais importante.[84] Hormônios esteroides ovarianos não desempenham um papel importante. A elevação inicial nos níveis de FSH precede qualquer diminuição mensurável nos níveis de estradiol, por vários anos.[65,97] Os níveis de estradiol na fase folicular em mulheres ciclando mais velhas geralmente são semelhantes àqueles em mulheres jovens, e muitas vezes mesmo mais altos.[84,98] Níveis de estrogênio e progesterona na fase lútea não parecem mudar constantemente com a idade avançando.[64,86,88,99-102] Além disso, em ciclos ovulatórios esporádicos em mulheres em envelhecimento, as concentrações séricas de estradiol e progesterona são comparáveis àquelas observadas em mulheres mais jovens.[103]

À medida que a idade e os níveis de FSH aumentam, a fase folicular torna-se mais curta;[104-106] os níveis de LH e a duração da fase lútea permanecem inalterados. À medida que a fase folicular encurta, os níveis de estradiol elevam-se mais cedo, sugerindo que níveis mais altos de FSH estimulam desenvolvimento folicular mais rápido.[64] ***Entretanto, estudos cuidadosos mostraram que a elevação mais inicial nos níveis de estradiol resulta não de crescimento acelerado de folículos, mas de desenvolvimento folicular avançado no começo do ciclo e seleção mais precoce do folículo dominante.***[99,105,107] O aumento mais precoce no nível de FSH na fase folicular também resulta frequentemente em mais de um folículo dominante,[108-110] explicando a prevalência mais alta de gemelarização dizigótica em mulheres ciclando mais velhas.[99,108,111]

O envelhecimento reprodutivo já está bastante avançado quando aparece o primeiro sinal clínico. Os ciclos permanecem regulares, mas a extensão e variabilidade globais do ciclo diminuem gradualmente, atingindo um nadir em uma idade média de 42 anos,[104,112] quando a fertilidade está no fim ou próximo de um fim. Entretanto, as mulheres geralmente observam somente quando os ciclos tornam-se irregulares, marcando o início da transição menopáusica.[113] Esta começa em uma idade média de 46 anos, mas pode chegar tão cedo quanto na idade de 34 e tão tarde quanto 54 anos.[104,112,114-116] Daí em diante, a duração média do ciclo e a variabilidade aumentam firmemente à medida que as ovulações se tornam menos regulares e frequentes.[112] Independentemente da idade, o intervalo desde a perda da regularidade menstrual até a menopausa é relativamente fixo, abrangendo aproximadamente 5-6 anos.[47,117,118] A idade da menopausa, reconhecida apenas em retrospecto, é em média de 51 anos, mas varia amplamente, entre as idades de 40 e 60 anos.[116,119-124] A variação na idade da menopausa é muito semelhante através das populações e geralmente obedece a uma distribuição normal que é ligeiramente inclinada para idades mais jovens.[124-126]

Genética do Envelhecimento Reprodutivo

Excetuando qualquer doença que destrua ou cause a remoção de tecido ovariano e quaisquer insultos ambientais importantes, o número total de folículos ao nascimento, e a idade em que o suprimento é exaurido, são determinados geneticamente.[47,127-135]

Há boa correlação entre a idade da menopausa em mães e filhas e entre irmãs, sugerindo que fatores genéticos desempenham um papel importante em determinar a idade da menopausa.[136-138] *Aproximadamente 10% das mulheres se tornam menopáusicas pela idade de 45,*[116,128] *provavelmente porque foram dotadas com um fundo folicular ovariano menor do que a média que fica funcionalmente esgotada em uma idade mais inicial.* Análise de linhagem revelou que os fatores genéticos da menopausa precoce (idade 40-45) e insuficiência ovariana prematura (IOP) são semelhantes, sugerindo um padrão dominante de herança através de parentes maternos ou paternos.[139,140] Os mesmos fatores que determinam a idade à menopausa também provavelmente determinam a idade dos marcos reprodutivos que precedem a menopausa.[141] Em populações naturais, a idade ao último nascimento varia tão amplamente quanto a idade à menopausa, mas ocorre em média 10 anos mais cedo.[47] Além disso, as mulheres que repetidamente respondem pouco à estimulação com gonadotrofina endógena também tendem a ter uma transição menopáusica mais precoce,[141-144] sugerindo que sua resposta precária reflete um estádio avançado de depleção folicular, começando anos mais cedo que seria esperado normalmente.[141] Em contraposição, a fertilidade em mulheres destinadas a uma menopausa mais tarde que a média pode não diminuir significativamente até depois da idade de 40 anos.

Os genes que afetam hormônios reprodutivos (*FSH, FSHR, LH, LHR, CYP17, CYP19*) ou envolvidos no crescimento inicial dos folículos primordiais (*BMP15, GDF9, GPR3*) exercem impacto na função folicular; mutações são raras em humanos, mas polimorfismos poderiam influenciar a taxa de recrutamento e depleção folicular e desse modo afetar a duração da vida reprodutiva.[145] Variações em outros genes que codificam proteínas ligadoras de DNA e fatores de transcrição (*NOBOX, LHX8*) e proteínas ligadoras de RNA (*NANOS*) expressados durante a oogênese poderiam afetar a formação de células germinais; mutações causando IOP foram identificadas em algumas mulheres.[146] Variações em outros genes com ligações a IOP também poderiam afetar a taxa de depleção folicular em mulheres normais (*ADAMts9, FOXL2*).[147,148] Em um estudo de coorte holandês, polimorfismos comuns no gene que codifica o receptor para hormônio antimülleriano (*AMHR2*) foram associados à idade da menopausa,[149] implicando uma diminuição na sinalização de AMH que enfraqueceria sua inibição parácrina do recrutamento de folículos primordiais, levando à depleção folicular mais rápida. Exames cuidadosos destes e outros genes candidatos identificados em estudos de associação à amplitude do genoma provavelmente produzirão novas percepções e adiantarão nossa compreensão dos mecanismos que governam o envelhecimento reprodutivo.

Folículo e Oócito em Envelhecimento

Enquanto o número de folículos ovarianos restantes declina firmemente com o aumento da idade, observações em ciclos estimulados sugerem que os folículos em envelhecimento também se tornam progressivamente menos sensíveis à estimulação com gonadotrofina. À medida que a idade aumenta, a dose total e a duração do tratamento exigidas para estimular múltiplo desenvolvimento folicular aumenta. A velocidade de elevação e o pico nos níveis de estradiol diminuem, refletindo as menores coortes de folículos que podem ser recrutados. Entretanto, a quantidade de estradiol secretada pelos folículos que emergem e crescem até a maturidade parece comparável àquela em mulheres mais jovens.[150] Embora uma diminuição na produção de androgênio ovariano induzida por hCG exógeno possa ser demonstrada antes da idade de 30 anos, os níveis de estradiol circulante permanecem normais durante todos e além dos anos reprodutivos, provavelmente porque os níveis de FSH em elevação são capazes de compensar.[151] Estudos do desenvolvimento folicular ovariano e hormônios no líquido folicular pré-ovulatório em mulheres mais velhas e mais jovens ciclando não sugerem qualquer declínio relacionado com a idade na função folicular, uma vez tenha começado o crescimento e desenvolvimento. Folículos pré-ovulatórios em mulheres mais velhas e mais jovens são similares em tamanho e conteúdo de inibina, e os níveis de progesterona no líquido folicular e as relações estrogênio/androgênio são ainda mais mais altas em mulheres mais velhas do que em mulheres mais jovens.[84]

Mulheres mais velhas ciclando ovulam tão regularmente e mais frequentemente do que mulheres mais jovens. Seus níveis de FSH em elevação aparentemente compensam bastante efetivamente qualquer diminuição da sensibilidade folicular à estimulação por gonadotrofina. Folículos pré-ovulatórios em mulheres ciclando mais velhas obtêm um início mais precoce, mas crescem a uma velocidade normal e atingem um tamanho normal; suas características do líquido folicular sugerem que eles também são bastante sadios. Por que então a fertilidade em mulheres declina progressivamente com a idade? *A evidência disponível indica que tanto o declínio relacionado com a idade na fertilidade feminina quanto o aumento no risco de aborto espontâneo podem ser atribuídos a um aumento na proporção de oócitos anormais em uma amostra folicular total que está envelhecendo e diminuindo.*

À medida que o número de folículos diminui, a qualidade dos oócitos também declina (pelo menos pela idade de 31-32 anos), principalmente por causa de um aumento na não disjunção meiótica, resultando em uma taxa aumentada de aneuploidia de oócito e embrião em mulheres em envelhecimento.[50,152-154] Uma ampla variedade de técnicas tem sido usada para estudar a composição cromossômica dos oócitos humanos. A melhor evidência disponível, derivada da análise citogenética detalhada de oócitos recuperados para FIV que falharam em se fertilizar, sugere que a taxa global de aneuploidia dos oócitos aumenta com o avanço da idade materna.[155,156] Aneuploidia dos oócitos resulta principalmente da separação prematura de cromátides irmãs durante a meiose I (resultando em uma cromátide única em lugar de ou em adição a um ou mais cromossomos inteiros), ou da não disjunção de cromossomos durante a meiose II.[156] A prevalência de ambos os tipos de erros de segregação meiótica aumenta progressivamente com a idade, mas eventos de cromátide única fazem a maior contribuição para o aumento dependente da idade na prevalência de aneuploidia de oócitos.[155-159]

A diminuição relacionada com a idade na proporção de oócitos normais (23,X) e o aumento correspondente na proporção de oócitos aneuploides apresentam notável similaridade à diminuição relacionada com a idade na fertilidade e aumento da incidência de aborto espontâneo em mulheres. A fertilidade e a prevalência de oócitos euploides diminuem progressivamente com a idade. *O risco de aborto espontâneo e a prevalência de oócitos aneuploides são relativamente baixos e pouco alteram-se até aproximadamente a idade de 35 anos (cerca de 10%). A seguir aumentam progressivamente, atingindo aproximadamente 30% na idade de 40 anos, 50% pela idade de 43 anos, e praticamente 100% depois da idade de 45 anos.*[155] Estas observações oferecem uma explicação lógica para o aumento relacionado com a idade na prevalência de aneuploidia em abortos espontâneos. Enquanto pelo menos metade de todos os abortos espontâneos clinicamente reconhecidos exibe um cariótipo anormal e a frequência de abortos euploides (normais) e aneuploides aumente com a idade materna, a probabilidade de que um aborto seja cromossomicamente anormal aumenta com a idade, de menos de 35% na idade de 20 para quase 80% acima da idade de 42.[36] Trissomias são de longe a anormalidade mais comum observada, seguida por poliploidias e monossomia X (45,X).

Estudos de segregação meiótica revelaram que os fatores que predispõem à não disjunção se relacionam com a interrupção do pareamento e recombinação cromossômicos.[160,161] Vários mecanismos foram implicados, mas todos envolvem uma deterioração dependente da idade nos fatores celulares exigidos para adequada formação e função do fuso.[162] Investigações moleculares da coesão e separação das cromátides implicaram as coesinas, uma classe específica de proteínas que mantêm a coesão entre cromátides irmãs e opõem-se às forças de divisão mediadas pelos microtúbulos do fuso meiótico.[163-166] Uma degradação ou deficiência prematura relacionada com a idade das coesinas pode resultar em estruturas de cromátides bivalentes instáveis e predispor à separação prematura das cromátides irmãs antes que elas se alinhem sobre o fuso meiótico. Os menores cromossomos parecem mais propensos à separação prematura das cromátides, possivelmente porque eles têm menor número dos quiasmas que ajudam a evitar essa dissociação.[157,167,168] Outros estudos usando microscopia de alta resolução para examinar o fuso meiótico em oócitos humanos revelou que anormalidades da matriz microtubular do fuso de clivagem ou do alinhamento dos cromossomos durante a meiose II são 4 a 5 vezes mais comuns em mulheres ciclando mais velhas (idade 40-45) do que em mulheres mais jovens (idade 20-25).[50] Estas e outras observações de oócitos humanos cultivados colhidos de ovários não estimulados indicam adicionalmente que a competência meiótica dos oócitos declina com a idade.[189] *Em suma, a evidência acumulada sugere fortemente que a causa principal da diminuição dependente da idade na fecundabilidade e do aumento na incidência de aborto espontâneo é uma prevalência crescente de aneuploidia nos oócitos em envelhecimento resultando de mecanismos regulatórios desordenados governando a formação e função do fuso meiótico.*

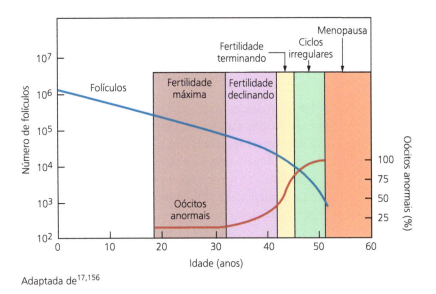

Adaptada de[17,156]

Envelhecimento e o Útero

O envelhecimento não parece ter qualquer efeito adverso importante sobre o útero. Embora a prevalência de patologia uterina benigna (leiomiomas, pólipos endometriais, adenomiose) aumente com a idade,[170-172] pouca evidência existe para indicar que ela tem muito impacto global sobre a fertilidade nas mulheres.[173-176] Idade também não parece afetar adversamente o desenvolvimento ou função endometrial em resposta à estimulação esteroide.[177] A evidência mais forte vem da comparação de resultados em ciclos de FIV a oócitos não doadores e doadores. Enquanto os estudos iniciais sugeriram que as taxas de gravidez e parto de FIV com oócitos doadores diminuíam modestamente com a idade da receptora,[178-180] a maior parte da experiência mais recente refuta estas conclusões.[34,181,182]

No sumário nacional das taxas de sucesso da TRA do ano 2007, as taxas de nascidos vivos declinaram progressivamente com idade aumentando dos ciclos com ovos não doadores, conforme esperado. Em contraste, a taxa lobal por transferência de nascidos vivos em ciclos de FIV com ovos doares foi de 55% e não variou significativamente com a idade da receptora.[34] *As taxas de nascidos vivos em ciclos de FIV de ovos doadores relacionam-se com a idade da doadora, não com a idade da receptora.* Em uma grande série, as taxas de aborto espontâneo aumentaram de 14% em mulheres combinadas com doadoras de ovos das idades 20-24 a 44% nas mulheres cujas doadoras estavam acima da idade de 35 anos.[183]

Envelhecimento e Fertilidade Masculina

A relação entre idade e fertilidade em homens é discutida em detalhe no Capítulo 30 e resumida aqui. Diminuições modestas relacionadas com a idade no volume de sêmen, na motilidade dos espermatozoides e nos espermatozoides morfologicamente normais, mas não na densidade de espermatozoides, foram observadas.[184] As características do sêmen geralmente não predizem acuradamente a capacidade de fertilização;[185-188] nem o fazem os parâmetros endócrinos.[189,190] Em estudos do efeito da idade do parceiro masculino sobre as taxas de gravidez, a idade da parceira e frequência coital declinante com a idade aumentando são óbvios e importantes fatores de confusão. Entre os poucos estudos que controlaram para a idade da mulher, as taxas de gravidez dos homens acima de 50 foram de 23-38% mais baixas que as dos homens abaixo da idade de 30 anos.[184] Um estudo britânico que examinou o efeito da idade dos homens sobre o tempo até concepção (ajustando quanto aos efeitos confundidores da idade do parceiro e frequência coital) observou que o aumento da idade dos homens foi associado a aumento do tempo até concepção e taxas globais declinantes de gravidez; o tempo até concepção foi 5 vezes maior para homens acima da idade de 45 anos do que para homens abaixo da idade de 25, e restringir a análise a homens com parceiras jovens forneceu resultados semelhantes.[191] Resultados de dois estudos que controlaram quanto à idade da parceira mulher sugeriram que a fertilidade masculina pode começar a declinar mais cedo, começando aos 30 anos.[192,193]

Há vários mecanismos biológicos possíveis que poderiam explicar um declínio relacionado com a idade na fertilidade masculina. Anormalidades cromossômicas dos espermatozoides podem aumentar em frequência com a idade e afetar adversamente o desenvolvimento embrionário inicial.[194] Há pelo menos alguma evidência a sugerir que idade masculina aumentando pode elevar o risco de aborto espontâneo em mulheres jovens.[195] Os níveis médios de FSH em homens aumentam durante seus 30 anos,[196] sugerindo que alterações relacionadas com a idade no eixo hipotalâmico-hipofisário-gonadal podem começar durante a meia-idade.[197] Os testículos e a próstata também exibem alterações morfológicas com o envelhecimento que poderiam afetar adversamente tanto a produção de espermatozoides quanto as propriedades bioquímicas do sêmen.[198] Qualquer que seja o mecanismo, fertilidade diminuindo com idade masculina, aumentando em casais sadios, sugere que superprodução de espermatozoides normais pode não compensar completamente os efeitos da idade aumentando.

No cômputo geral, a evidência disponível indica que as taxas de gestação diminuem e o tempo até concepção aumenta, à medida que aumenta a idade do homem. Entretanto, como há pouco ou nenhum declínio mensurável na fertilidade masculina antes da idade de 45-60, fatores masculinos geralmente contribuem relativamente pouco para o declínio global relacionado com a idade na fertilidade.

TESTES DE RESERVA OVARIANA

Durante os últimos 20 anos, estudos dos mecanismos envolvidos no envelhecimento reprodutivo e suas consequências clínicas estimularam esforços para medir a "reserva ovariana", geralmente descrevendo o tamanho e qualidade dos folículos ovarianos remanescentes. Vários métodos já foram descritos, todos visando a predizer a fertilidade ou a prover informação diagnóstica a respeito da probabilidade de tratamento bem-sucedido em mulheres inférteis, reconhecendo que embora o número e qualidade dos oócitos declinem com a idade, a fertilidade varia significativamente entre mulheres de idade semelhante.

Como todos os testes de triagem, os testes de reserva ovariana visam a identificar indivíduos em risco de uma doença, neste caso uma "reserva ovariana diminuída" (ROD). *É importante enfatizar que esses testes não podem estabelecer, e não o fazem, um diagnóstico de ROD; eles apenas identificam mulheres mais propensas a exibir uma resposta precária à estimulação com gonadotrofina e a ter uma probabilidade mais baixa de alcançar gravidez com tratamento.* O valor de um teste de triagem depende da sua validade, descrevendo sua capacidade de classificar corretamente os indivíduos como afetados (sensibilidade) ou não afetados (especificidade). A sensibilidade e a especificidade de um teste de triagem irão variar de acordo com o valor limiar escolhido. Uma escolha visando a maximizar a sensibilidade minimiza o número de resultados falso-negativos (pacientes com ROD classificadas como normais), mas aumenta o número de resultados falso-positivos (pacientes com uma reserva ovariana normal classificadas como tendo ROD). Em contraposição, um valor limiar que maximiza a especificidade minimiza resultados falso-positivos, mas aumenta os falso-negativos. *Para medidas de reserva ovariana, os valores limiares de teste devem ter alta especificidade para ROD, de modo a diminuir resultados falso-positivos (classificando incorretamente uma paciente com uma reserva ovariana normal como tendo ROD), desse modo evitando tratamento exageradamente agressivo ou recomendações inapropriadas para abandonar tratamento ou empreender adoção ou doação de oócitos em mulheres com uma reserva ovariana normal. Tratar mulheres com ROD não reconhecida (a consequência de maximizar a especificidade) é indesejável, mas um erro menos sério.*

As características de teste mais importantes de um teste de triagem são o seu valor preditivo positivo (VPP) e o valor preditivo negativo (VPN), que variam com a prevalência da doença de interesse (ROD) na população de teste. VPP descreve a probabilidade de que uma mulher com um teste positivo verdadeiramente tenha ROD, e VPN é a probabilidade de que uma mulher com um teste negativo verdadeiramente tenha uma reserva ovariana normal. Se a prevalência de ROD for baixa, como em mulheres jovens, o VPP será baixo, mesmo se a sensibilidade e a especificidade forem altas. Em contraposição, se a prevalência de ROD for alta, como em mulheres mais velhas, o VPP será alto se um valor limiar altamente específico for escolhido. *Se a finalidade da testagem da reserva ovariana for identificar corretamente mulheres com ROD, ela será mais útil em mulheres com um alto risco de ROD. Quando aplicada em uma população de baixa prevalência, muitas mulheres com uma reserva ovariana normal terão um resultado falso-positivo e serão classificadas como tendo ROD.*

Os testes de reserva ovariana incluem medidas bioquímicas e ultrassonográficas do tamanho e (por inferência) qualidade do fundo da reserva folicular ovariana. Os testes bioquímicos incluem tanto medições basais como FSH, estradiol, inibina B e hormônio antimülleriano (AMH), quanto testes provocativos, como o teste de provocação com citrato de clomifeno. Medidas ultrassonográficas da reserva ovariana incluem a contagem de folículos antrais e volume ovariano. A utilidade clínica de qualquer teste de reserva ovariana é mais fácil e eficientemente avaliada examinando-se a relação entre os resultados de testes e características de ciclo de FIV e os resultados. Considerando-se os custos, logística e riscos envolvidos com a FIV, e a importância de prognosticar com precisão no aconselhamento aos casais candidatos, a correlação com o resultado da FIV é defensavelmente também a medida clinicamente mais relevante.

Concentrações Basais de FSH e Estradiol

Dado que níveis em ascensão de FSH são uma das indicações mais iniciais de envelhecimento reprodutivo em mulheres, foi lógico pensar que a concentração de FSH sérico poderia servir como um teste útil da reserva ovariana. A concentração basal de FSH é a medida mais simples e ainda mais amplamente aplicada de reserva ovariana.

Uma vez que as concentrações séricas de FSH variem significativamente através do ciclo, a concentração de FSH sérico é mais bem obtida durante a fase folicular inicial (dias 2-4 do ciclo). Os valores de FSH variam com o método de dosagem; embora valores obtidos com diferentes ensaios se correlacionem muito bem, valores absolutos podem diferir significativamente. Os valores também variam com o padrão de referência, anteriormente uma preparação de referência internacional de gonadotropina menopáusica humana (IRP-HMG), e agora a World Health Organization Second International Reference Preparation (IRP 78/549).

Numerosos estudos investigaram a relação entre as concentrações de FSH no dia 3 do ciclo ou relações FSH/LH e resultados de ciclo de FIV, todos observando que estas medidas correlacionam-se com a resposta ovariana à estimulação com gonadotrofina exógena e, em menor extensão, com a probabilidade de sucesso. À medida que os valores aumentam, os níveis máximos de estradiol, o número de oócitos recuperados e a probabilidade de gravidez ou nascido vivo declinam firmemente.[199-205] *Com os ensaios atuais (usando IRP 78/549), níveis de FSH maiores que 10 UI/L (10-20 UI/L) têm alta especificidade (80-100%) para predizer má resposta à estimulação, mas sua sensibilidade para identificar essas mulheres é geralmente baixa (10-30%) e diminui com o valor limiar.*[206] Embora a maioria das mulheres que são testadas (inclusive aquelas com ROD) vão ter um resultado normal, o teste ainda é útil porque aquelas com resultados anormais são muito tendentes a ter ROD. Em um estudo de 2008, uma concentração de FSH acima de 18 UI/L teve 100% de especificidade para incapacidade de alcançar um nascido vivo.[207]

Uma vez que os níveis de FSH possam variar significativamente, muitos clínicos preferem repetir o teste. Não surpreendentemente, valores constantemente altos são associados a um mau prognóstico, mas uma única concentração elevada de FSH (> 10 UI/L) não tem alta especificidade para predizer má resposta à estimulação ou incapacidade de alcançar uma gravidez.[208] Testagem seriada em esforços para selecionar o ciclo ideal para tratamento não melhora os resultados em mulheres com concentrações flutuantes de FSH.[209,210]

A concentração de estradiol sérico basal, por si própria, tem pouco valor como um teste de reserva ovariana,[211-214] *mas pode fornecer informação adicional que ajuda na interpretação do nível de FSH basal.* Uma elevação inicial no estradiol sérico reflete desenvolvimento folicular avançado e seleção inicial de um folículo dominante (conforme classicamente observado em mulheres com envelhecimento reprodutivo avançado) e suprimirá concentrações de FSH, desse modo possivelmente mascarando um nível de FSH de outro modo obviamente alto, indicando ROD. Quando o FSH basal é normal, e a concentração de estradiol é elevada (> 60-80 pg/mL), a probabilidade de má resposta à estimulação é aumentada, e a probabilidade de gravidez é diminuída.[215-218] Quando ambos FSH e estradiol estão elevados, a resposta ovariana à estimulação provavelmente tem probabilidade de ser muito precária.

Teste de Provocação com Citrato de Clomifeno

O teste de provocação com citrato de clomifeno (TPCC) é um teste provocativo e possivelmente mais sensível de reserva ovariana que sonda a dinâmica endócrina do ciclo sob condições basais e estimuladas, antes (FSH e estradiol no dia 3 do ciclo) e após (FSH dia 10 do ciclo) tratamento com citrato de clomifeno (100 mg/d, dias 5-9 do ciclo).[219]

As menores coortes foliculares em mulheres envelhecendo produzem menos inibina B e estradiol, resultando em menos inibição por *feedback* negativo sobre a liberação de FSH hipofisário induzida pelo clomifeno, causando um aumento exagerado nas concentrações de FSH.[85,220] Consequentemente, uma concentração de FSH no dia 10 do ciclo francamente elevada pode identificar mulheres com ROD que de outro modo poderiam passar não reconhecidas se avaliadas com níveis de FSH e estradiol no dia 3 do ciclo basal isoladamente.[221,222]

Em estudos avaliando os resultados do TPCC, as concentrações estimuladas de FSH, estradiol e inibina B variaram amplamente, limitando o valor do teste.[223-225] Uma revisão sistemática em 2006 do valor preditivo do TPCC sobre uma faixa de concentrações de FSH no dia 10, as concentrações (10-22 UI/L) em mulheres em baixa, média e alta probabilidades de ROD concluíram que o teste teve 47-98% de especificidade e 35-93% de sensibilidade para predizer má resposta à estimulação, e 67-100% de especificidade e 13-66% de sensibilidade para predizer falha do tratamento.[226] *De uma maneira geral, níveis estimulados de FSH têm sensibilidade mais alta, porém especificidade mais baixa do que a concentração basal de FSH.*[226]

Inibina B

A inibina B é secretada principalmente durante a fase folicular pelas células da granulosa dos menores folículos antrais, e poderia, portanto, esperar-se que tivesse algum valor como um teste de reserva ovariana.[227] Entretanto, as concentrações séricas de inibina B aumentam em resposta à estimulação com GnRH exógeno ou FSH e variam amplamente através e entre os ciclos menstruais.[213,228] *Inibina B geralmente não é vista como uma medida confiável da reserva ovariana.*

Embora os níveis de inibina B sejam geralmente mais baixos em mulheres que respondem mal à estimulação por gonadotrofina exógena do que naquelas que respondem normalmente,[229,230] mesmo valores limiares baixos (40-45 pg/mL) têm apenas 64-90% de especificidade e 40-80% de sensibilidade para predizer má resposta. A inibina B tem um VPP relativamente baixo (19-22%), mas um VPN relativamente alto para detectar ROD em uma população em geral de FIV;[228,231] em uma população com alta prevalência, O VPP da inibina B pode exceder 80%.[213] Na maioria dos estudos, a inibina B teve mau VPP para tratamento malsucedido.[212,213,227,232,233]

Hormônio Antimülleriano

O hormônio antimülleriano (AMH) é produzido pelas células da granulosa de folículos pré-antrais e pequenos antrais, começando quando os folículos primordiais começam desenvolvimento e terminando quando eles atingem um diâmetro de 2-6 mm.[234-237] Pequenos folículos antrais tendem a ser a fonte principal porque eles contêm maiores números de células granulosas e uma microvascularização mais desenvolvida.[238,239] Embora funcione principalmente como um regulador autócrino e parácrino do desenvolvimento do folículo, o AMH aparece em quantidades mensuráveis no soro.[240] O número de folículos pequenos antrais correlaciona-se com o tamanho do fundo folicular residual, e os níveis de AMH declinam progressivamente, tornando-se indetectáveis perto da menopausa.[241-244]

Uma vez que o AMH derive de folículos pré-antrais e pequenos antrais, os níveis são independentes de gonadotrofina e exibem pouca variação entre ciclos.[245-247] Em estudos clínicos, AMH foi dosado usando-se dois diferentes *kits* de ensaio comerciais, e embora os resultados que eles fornecem sejam altamente correlacionados, suas curvas-padrão não são paralelas e não há fator de conversão aplicável; um estudo comparativo observou que as concentrações medidas com um *kit* foram mais de 4 vezes mais baixas que as medidas com o outro.[248] Consequentemente, quando aplicando resultados na prática clínica, é importante saber qual método de ensaio foi usado para medir AMH. *Kits* de ensaio comerciais fornecem resultados constantes com baixa variação interensaios (< 10%).[249]

O desempenho do AMH como um teste de triagem da reserva ovariana foi examinado na população em geral de FIV e em populações de mulheres em baixo ou alto risco de ROD. Globalmente, níveis mais baixos de AMH foram associados à má resposta à estimulação ovariana e baixas produção de oócitos, qualidade de embrião e taxas de gravidez,[228,229,250-252] mas estudos correlacionando níveis médios de AMH com resultados de FIV não forneceram valores limiares que possam ser aplicados confiantemente em tratamento clínico.[211,229,231,250] *Na população em geral de FIV, baixos valores de AMH (0,2-0,7 ng/mL) tiveram 40-97% de sensibilidade, 78-92% de especificidade, 22-88% VPP e 97-100% VPN para predizer má resposta à estimulação (< 3 folículos, ou < 2-4 oócitos), mas se comprovaram nem sensíveis nem específicos para predizer gravi-*

dez.[228,253-255] Em mulheres em baixo risco de ROD, valores de 2,5-2,7 ng/mL tiveram 83% de sensibilidade, 82% de especificidade, 67-77% VPP, e 61-87% VPN para gravidez clínica.[212,256] Os valores limiares mais altos diminuem especificidade, resultando em mais baixo VPP, porque a prevalência de ROD foi baixa. Um estudo de mulheres em alto risco de ROD (envolvendo mulheres mais velhas, aquelas com um FSH elevado, ou história de má resposta à estimulação) observou que um AMH indetectável teve 76% de sensibilidade, 88% de especificidade, 68% VPP e 92% VPN para três ou menos folículos.[229] Um valor limiar mais alto (1,25 ng/mL) teve 85% de sensibilidade, 63% de especificidade, 41% de VPP e 57% de VPN para cancelamento do ciclo.[213]

AMH é um teste muito promissor de triagem para ROD, mas é provável que seja mais útil em uma população em geral de FIV ou em mulheres em alto risco de ROD do que em mulheres em baixo risco de ROD. Baixos valores limiares têm boa especificidade para má resposta à estimulação ovariana, mas não para predizer gravidez.

Contagem de Folículos Antrais

As mulheres em idade reprodutiva têm, estimadamente, 20-150 folículos crescendo nos ovários em qualquer momento, embora apenas alguns sejam suficientemente grandes para serem imageados (≥ 2 mm) por ultrassonografia transvaginal.[257-259] Folículos desse tamanho atingiram uma fase de desenvolvimento em que eles são responsivos a FSH, o que estimula e suporta estádios mais avançados de desenvolvimento. ***Estudos histológicos revelaram que o número de folículos pequenos antrais nos ovários é proporcional ao número de folículos primordiais restantes.***[269] ***Por essa razão, à medida que o suprimento de folículos primordiais diminui, o número de folículos pequenos antrais visíveis também declina.*** A contagem de folículos antrais (CFA; número total de folículos antrais medindo 2-10 mm em ambos os ovários) assim fornece uma medida indireta, mas útil, da reserva ovariana.[258,261-264]

A CFA correlaciona-se com o início da transição menopáusica, indicando que ela se relaciona com o número de folículos restantes.[242] Alguns, talvez a metade, dos folículos antrais que podem ser imageados estão provavelmente no processo de atresia, mas não há outra maneira senão a observação da sua resposta à estimulação pelo FSH para distingui-los de folículos em crescimento viáveis.[17] Entretanto, a CFA correlaciona-se bem com a produção de oócitos em ciclos de FIV,[265] sugerindo que estimulação com gonadotrofina ainda pode resgatar folículos que podem estar nas fases iniciais de atresia.[266] Diversos estudos observaram uma relação entre a CFA e a resposta à estimulação ovariana em ciclos de FIV. Na população em geral de FIV, incluindo mulheres em baixo e alto riscos de ROD, um valor limiar de CFA de três a quatro folículos tem alta especificidade (73-100%) para predizer má resposta à estimulação ovariana e incapacidade de conceber (64-100%), mas sensibilidade relativamente baixa para ambos os pontos finais (9-73% para má resposta, 8-33% para incapacidade de conceber).[213,265,267-272] O VPP e VPN da CFA variaram largamente nos estudos.

Uma baixa CFA tem alta especificidade para predizer má resposta à estimulação ovariana e falha do tratamento, tornando-a um teste útil, mas a baixa sensibilidade limita sua utilidade clínica geral.

Volume Ovariano

Não surpreendentemente, o volume ovariano diminui com depleção folicular progressiva.[273,274] Entretanto, a medida tem alta variabilidade interciclos e interobservadores.[213,275-277] E como a maioria dos estudos de volume ovariano excluiu mulheres com patologia ovariana, como endometriomas e síndrome de ovários policísticos, os resultados têm limitada generalizabilidade.[274,278]

Volume ovariano (comprimento × largura × profundidade × 0,52 = volume) geralmente correlaciona-se com o número de oócitos recuperados, mas correlaciona-se mal com gravidez.[267,272,279-281] Um baixo volume ovariano (< 3 mL) tem alta especificidade (80-90%) e sensibilidade variando amplamente (11-80%) para predizer má resposta à estimulação ovariana.[206] O VPP para má resposta pode ser tão baixo quanto 17% em mulheres em baixo risco de ROD, e tão alto quanto 53% em mulheres em alto risco.[213] *Globalmente, o volume ovariano tem utilidade clínica muito limitada como teste da reserva ovariana.*

OUTROS TESTES DA RESERVA OVARIANA

Numerosos outros testes provocativos de reserva ovariana foram investigados, incluindo níveis estimulados por FSH exógeno de estradiol, inibina B ou AMH[250,282-286] e concentrações de estradiol, inibina B ou AMH estimulados por agonista do GnRH.[250,282,287-289] Em teoria, as respostas ovariana e endócrina à estimulação com FSH ou agonista do GnRH devem fornecer a melhor estimativa do número de folículos responsivos. *Entretanto, uma revisão sistemática em 2006 não encontrou nenhuma evidência de que estes testes mais complexos e caros predigam a resposta à estimulação ovariana, ou gravidez, algo melhor do que o FSH e AMH basais e a CFA.*[206]

TESTES COMBINADOS DA RESERVA OVARIANA

Reconhecendo que nenhum teste da reserva ovariana tem 100% de sensibilidade e especificidade, vários pesquisadores examinaram o desempenho de variadas combinações de testes da reserva ovariana. A análise é difícil, principalmente por causa de diferenças nos valores limiares escolhidos para os testes específicos. Além disso, como os diferentes testes são altamente correlacionados, usar mais de uma medida em um modelo de predição não melhora necessariamente o seu desempenho.[213,230,267] Fórmulas complicadas também geralmente não são úteis na prática clínica. Uma análise combinando AMH, inibina B, CFA e volume ovariano constatou que apenas CFA e AMH predisseram resposta à estimulação e que a combinação não predisse o resultado melhor do que os testes individuais.[275] Uma metanálise de estudos de coorte investigando o desempenho de várias combinações de testes concluiu que modelos combinando testes não se desempenham significativamente melhor do que testes individuais, como a CFA.[290]

RESUMO

Atualmente, não há definição uniformemente aceita de reserva ovariana diminuída. Várias medidas diferentes foram desenvolvidas, principalmente para uso em predizer o sucesso com FIV. O teste ideal de reserva ovariana deve fornecer resultados consistentes e ser altamente específico, para minimizar o risco de classificar incorretamente mulheres normais como tendo uma reserva ovariana diminuída. O FSH basal é o teste mais comumente usado de reserva ovariana, mas a contagem de folículos antrais e o hormônio antimülleriano são preditores promissores com significativas vantagens potenciais.

Os testes de reserva ovariana predizem resposta à estimulação com gonadotrofina exógena razoavelmente bem, mas é menos certo se a informação ganha afeta verdadeiramente os resultados. *Embora a quantidade planejada de estimulação com gonadotrofina muitas vezes seja aumentada em previstas más respondedoras, esses ajustes não melhoram a resposta previsivelmente, provavelmente porque a pequena coorte de folículos antrais responsivos constitui o fator limitador, e nenhuma quantidade de estimulação é capaz de aumentar esse número apreciavelmente.*[291-293] Mesmo em mulheres que anteriormente exibiram uma má resposta à estimulação, alterações nos esquemas de tratamento não melhoraram a resposta ou as taxas de gravidez nos ciclos subsequentes.[292,294-296]

Nenhum dos testes de reserva ovariana atualmente em uso é um preditor acurado de gravidez em ciclos de FIV, a não ser que sejam aplicados valores limiares anormais extremos, o que resulta em sensibilidade muito baixa para identificar mulheres que têm um mau prognóstico.[207] Os testes são adequados para predizer má resposta, o que tem valor prognóstico, embora não tanto em mulheres jovens quanto em mulheres mais velhas.[297-299] Embora os testes de reserva ovariana tenham se tornado um elemento de rotina da avaliação pré-tratamento para casais planejando FIV, pode ser argumentado que a testagem de rotina tem limitada utilidade clínica na grande maioria de pacientes e pode ser enganadora, especialmente em mulheres em baixo risco de ter uma reserva ovariana diminuída.[17]

Testes de reserva ovariana também se tornaram um elemento de rotina da avaliação diagnóstica para infertilidade. Os proponentes da aplicação liberal de testes da reserva ovariana argumentam que testes anormais podem ajudar a persuadir mulheres mais velhas a abandonar os planos de empreender tratamento agressivo, caro, e provavelmente em vão, e podem ajudar a convencer mulheres jovens a fazer exatamente o oposto, a tirar a máxima vantagem de uma janela de oportunidade que está se fechando rapidamente. Outros mais circunspectos enfatizam corretamente que poucas mulheres jovens terão um teste anormal, e algumas daquelas que o têm serão inevitavelmente classificadas incorretamente, levando a aconselhamento e tratamento inapropriados. *A melhor estratégia global seria limitar a testagem da reserva ovariana a mulheres em risco aumentado de ter uma reserva ovariana diminuída, e aplicar valores limiares altamente específicos para minimizar o risco de um resultado falso-positivo.* Neste contexto, a testagem da reserva ovariana pode ser mais bem justificada para mulheres com quaisquer das seguintes características:[141,300-303]

- Idade acima de 35.
- Infertilidade inexplicada.
- História familiar de menopausa precoce.
- Cirurgia ovariana prévia (cistectomia ou perfuração ovariana, ooforectomia unilateral), quimioterapia ou radiação.
- Fumo.
- Demonstrada má resposta à estimulação com gonadotrofina exógena.

Testes de reserva ovariana devem sempre ser interpretados com cautela. Aplicação rígida de resultados de teste faz correr o risco de recomendações inapropriadas para tratamento, ou para nenhum tratamento, e ambos devem ser evitados. Um resultado anormal de teste não exclui a possibilidade de gravidez. Exceto talvez quando grosseiramente anormais, os resultados de teste não devem ser usados para negar tratamento, mas apenas para obter informação prognóstica que pode ajudar a guiar a escolha de tratamento e o melhor uso dos recursos disponíveis. Embora a probabilidade de gravidez possa ser baixa, muitas com resultados de teste anormais alcançarão gravidez se tiverem a oportunidade. Em última análise, independentemente do prognóstico, a taxa de sucesso para qualquer mulher individual será 0 ou 100%.

PRÍNCIPIOS ORIENTADORES PARA AVALIAÇÃO E TRATAMENTO DA INFERTILIDADE

Desde o começo, a avaliação da infertilidade deve focalizar-se no *casal* e não em um ou o outro parceiro, independentemente do desempenho reprodutivo passado. Ambos os parceiros devem ser encorajados a comparecer a cada visita durante a avaliação, sempre que possível. Cada um pode fornecer informação e perspectiva que o outro pode não ter ou lembrar. Visitas conjuntas também ajudam a assegurar que ambos os parceiros compreendam qualquer informação, opções e recomendações que possam ser oferecidas e cada um tenha a oportunidade de ter suas perguntas atacadas diretamente.

Os ginecologistas que cuidam de casais inférteis devem manter em mente quatro objetivos básicos:

- Identificar e corrigir causas específicas de infertilidade, quando possível. Com avaliação e tratamento adequados, a maioria das mulheres obterá gravidez.
- Fornecer informação exata e dissipar a informação errada comumente obtida de amigos e meios de comunicação.
- Fornecer apoio emocional. Em muitos casais, a incapacidade de conceber resulta em sentimentos de que eles perderam controle sobre uma parte importante e muito pessoal das suas vidas, e o processo de avaliação agrava essa sobrecarga. Os casais inférteis muitas vezes necessitam a oportunidade de expressar suas preocupações, frustrações e temores, e grupos de apoio podem ajudar a satisfazer essa necessidade. Reuniões em grupo podem ajudar os casais a perceber que o seu problema não é único e a aprender como outros lutam com problemas semelhantes. Enquanto ansiedades graves podem ter efeitos adversos sobre a função ovulatória e a frequência coital, não há evidência substancial de que as ansiedades usuais dos casais tentando conceber causem ou contribuam para sua infertilidade.
- Orientar os casais que falham em conceber com outras formas de tratamento para alternativas, incluindo FIV, uso de gametas doadores (oócitos ou espermatozoides), e adoção, e ajudar aqueles que rejeitam ou têm falha do tratamento a chegar ao término.

Aconselhamento deve ser um processo continuado durante a avaliação e o tratamento. Visitas regulares, para rever e criticar os resultados e para delinear recomendações de avaliação e tratamento adicionais, ajudam a assegurar que todas as necessidades e preocupações médicas, emocionais e financeiras do casal sejam consideradas efetivamente de uma maneira oportuna.

ESTILO DE VIDA E FATORES AMBIENTAIS

Compreensivelmente, todos os casais inférteis são muito interessados em aprender qualquer coisa que eles possam fazer para maximizar a probabilidade de atingir uma gravidez bem-sucedida. Escolhas de estilo de vida e fatores ambientais influenciam a fertilidade e merecem consideração e discussão quando são relevantes. Mais de 35% das mulheres americanas são obesas, e outros 30% estão com sobrepeso.[304] Obesidade é definida como um índice de massa corporal (IMC) maior que 30 kg/m² e sobrepeso é definido como um IMC entre 25 kg/m² e 30 kg/m². Em mulheres, obesidade é associada à disfunção menstrual, fertilidade diminuída e riscos aumentados de aborto espontâneo e complicações obstétricas e neonatais. Em homens, obesidade é associada a parâmetros anormais do sêmen e pode afetar adversamente a fertilidade.[305]

Abuso de substância é uma das poucas coisas sobre as quais o casal pode ter controle específico, sendo o fumo o mais importante. Muitos não são conhecedores dos efeitos adversos que o fumo tem sobre a fertilidade e o resultado da gravidez.[306] A motivação do casal para maximizar sua fertilidade apresenta uma oportunidade de outro para educar aqueles que fumam e para estabelecer uma estratégia de cessação do fumo. Fumar exerce impacto bem conhecido sobre o resultado da gravidez, e a evidência sugere fortemente que a fertilidade é mais baixa em homens e mulheres que fumam.[307-311] A prevalência de infertilidade é mais alta, a fecundabilidade é mais baixa, e o tempo para concepção é mais longo nas mulheres que fumam do que nas não fumantes, e os efeitos da exposição passiva à fumaça são apenas ligeiramente menores que os do tabagismo ativo por qualquer dos parceiros.[312] Os dados disponíveis sugerem que os efeitos adversos do fumo sobre a fertilidade são dependentes da dose.[308,313-315] Os mecanismos envolvidos podem incluir depleção folicular acelerada,[316-318] anormalidades do ciclo menstrual,[319] ou mutagênese nos gametas ou no embrião induzida por toxinas na fumaça de cigarro.[320-324] Uma relação causal entre fumar cigarros e infertilidade feminina não foi estabelecida. Entretanto, com base nos resultados de uma metanálise incluindo 12 estudos (RR global para risco de infertilidade em mulheres fumantes *versus* não fumantes 1,60), e admitindo uma prevalência de 25% do fumo em mulheres em idade reprodutiva, até 13% da infertilidade feminina pode relacionar-se com fumo.[310] Consequentemente, uma abordagem ativa à prevenção é justificada, desincentivando o fumo e ajudando aquelas que fumam a abandoná-lo.[325]

Outras formas de abuso de substância também podem afetar adversamente a fertilidade. A maconha inibe a secreção de GnRH e pode suprimir a função reprodutora em mulheres e homens.[326] Em mulheres, uso de maconha pode interferir na função ovulatória.[327] Uso de cocaína pode prejudicar a espermatogênese em homens[326,328] e foi associada a um risco grandemente aumentado de doença tubária em mulheres.[327] Consumo pesado de álcool em mulheres pode diminuir a fertilidade;[329-331] em homens, foi associado à qualidade diminuída do sêmen e impotência.[322] Evidência conflitante sugere que ingestão moderada de álcool pode reduzir a fecundabilidade.[333,334] Tanto em homens quanto em mulheres, quantidades mesmo modestas de consumo de álcool foram associadas a taxas mais baixas de gravidez em ciclos de FIV.[335] Embora ingestão moderada de cafeína (≤ 250 mg diariamente; duas bebidas padrão) pareça não ter quaisquer efeitos adversos sobre a fertilidade, níveis mais altos de consumo podem retardar a concepção[311,336,337] ou aumentar o risco de abortamento.[338]

Outras exposições ocupacionais e ambientais potencialmente nocivas, embora incomuns, podem ser identificadas. Exposições a percloretileno na indústria de lavagem a seco, tolueno nas atividades de impressão, óxido de etileno e solventes mistos foram associados à fecundidade diminuída. Anormalidades do sêmen foram descritas em homens expostos ao calor radiante ou metais pesados. Exposição ambiental a herbicidas ou fungicidas foi associada à fertilidade diminuída em mulheres,[331] e exposição a pesticidas e outros hidrocarbonetos clorados a um risco aumentado de aborto espontâneo.[339]

Para casais tentando conceber, há clara evidência sustentando recomendações para cessar o fumo e esforçar-se para alcançar um IMC entre 20 e 25 kg/m². Recomendações para limitar o consumo de álcool a quatro ou menos bebidas por semana e para limitar a ingestão de cafeína a menos de 250 mg/d também são razoáveis e coerentes com a evidência disponível. Entretanto, não houve experiências controladas randomizadas demonstrando que essas modificações do estilo de vida melhorem a fertilidade.

EFICIÊNCIA REPRODUTIVA NORMAL

Ao começar a avaliação, e novamente antes de iniciar o tratamento, educação sobre a eficiência reprodutiva humana normal pode ajudar a prover importante perspectiva para os casais inférteis. Poucos percebem que, em comparação a outros mamíferos e mesmo primatas não humanos, os humanos não são altamente férteis. Em babuínos cativos, a fecundidade do ciclo alcança 80%, quando as condições e cronologia são otimizadas.[340] *Em casais normalmente férteis, a fecundidade por ciclo é em média 20% e não excede aproximadamente 35% mesmo quando o coito é cuidadosamente marcado.*[40,341,193] Essa perspectiva é particularmente útil ao discutir e comparar a eficácia de diferentes opções de tratamento, tipicamente vista em termos da fecundabilidade do ciclo. Ao fazê-lo, é importante que os casais percebam que o marco de referência para comparação é de 20-30%, e não de 100%.

Dada a fecundabilidade por ciclo média de 20%, as taxas cumulativas de gravidez observadas com o tempo em casais férteis normais são fáceis de compreender. Os dados na tabela a seguir têm sido um padrão, desde 1956, e foram confirmados por estudos mais recentes.[3,342,343]

Tempo Requerido para Concepção entre Casais Que Atingirão Gravidez[342]	
Meses de Exposição	% Grávida
3 meses	57%
6 meses	72%
1 ano	85%
2 anos	93%

Espermatozoides normais podem sobreviver no trato reprodutivo feminino e reter a capacidade de fertilizar um óvulo durante pelo menos 3 e até 5 dias, mas um oócito pode ser fertilizado com sucesso durante apenas aproximadamente 12-24 horas após a ovulação.[344] *Consequentemente, virtualmente todas as gravidezes resultam de intercurso ocorrendo em algum momento dentro do intervalo de 6 dias que termina no dia da ovulação.*[193,341,345] As estimativas de quando a fertilidade chega ao máximo variam com o método usado para determinar o momento da ovulação. Quando a ovulação é considerada ocorrendo no dia antes da elevação no meio do ciclo na temperatura corporal basal (TCB), o dia de fertilidade máxima cai 2 dias antes da ovulação;[193] a ovulação geralmente ocorre dentro de 1 dia daquele predito.[345] Quando o momento da ovulação é fundamentado nas concentrações diárias de estrogênio na urina, a probabilidade de concepção aumenta firmemente, à medida que a ovulação se aproxima e chega ao máximo no dia antes e no dia da ovulação,[341,345] variando de cerca de 10% na sua baixa até aproximadamente 33% no seu máximo. Quando a excreção urinária diária de LH é monitorada para detectar a onda no meio do ciclo que desencadeia ovulação, colapso folicular (conforme determinado por ultrassonografia transvaginal seriada) e, presumivelmente, liberação do óvulo geralmente se segue dentro de 14-26 horas, e quase sempre dentro de 48 horas.[346,347] Independentemente do método usado, todos os estudos indicam que a fertilidade despenca quase imediatamente daí em diante, declinando a perto de zero dentro de 24 horas após a ovulação.

Coito marcado é frequentemente recomendado aos casais inférteis como um meio de aumentar a probabilidade de gravidez, ainda que haja poucos dados para suportar a recomendação. Embora a TCB e *kits* preditores da ovulação possam ajudar a definir o momento da ovulação, eles devem ser usados somente quando necessário. Intercurso marcado claramente agrava o estresse já importante da infertilidade. Além disso, grande parte do intervalo de fertilidade máxima durante o ciclo menstrual pode ser inadvertidamente excluída, enquanto é aguardado o "sinal" apropriado. *Para a maioria dos casais, a simples recomendação de intercurso aproximadamente duas vezes por semana pode evitar uma fonte desnecessária de estresse, enquanto também ajuda a assegurar que o coito ocorra durante o intervalo de mais alta fertilidade.*[348] *Entretanto, coito marcado pode ser uma recomendação razoável para casais que têm intercurso infrequente, de preferência ou em virtude das circunstâncias.*

CAUSAS DE INFERTILIDADE

Antes de começar qualquer investigação formal, as principais causas de infertilidade e os componentes básicos da avaliação de infertilidade devem ser descritos ao casal. *As principais causas de infertilidade incluem disfunção ovulatória (20-40%), patologias tubária e peritoneal (30-40%), e fatores masculinos (30-40%); patologia uterina é relativamente incomum, e o restante é em grande parte inexplicado.* Em certa extensão, a prevalência de cada causa de infertilidade varia com a idade. Disfunção ovulatória é mais comum em casais mais jovens do que mais velhos, fatores tubários e peritoneais têm uma prevalência semelhante, e fatores masculinos e infertilidade inexplicada são observados mais frequentemente em casais mais velhos.[349,350] A distribuição das causas também varia com a duração da infertilidade e o nível de tratamento.[351-353]

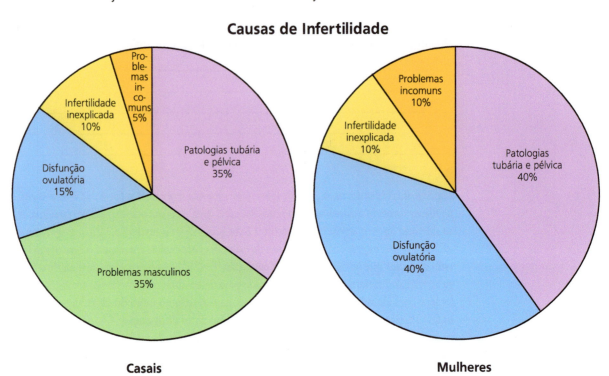

Causas de Infertilidade

Casais — Mulheres

A maioria dos casais que procuram avaliação estiveram tentando conceber por 2 ou mais anos, de modo que poucos serão normalmente férteis. Aqueles com mais longas durações de infertilidade geralmente têm problemas mais graves ou múltiplos e tendem a se congregar em centros de tratamento terciário. A duração média da infertilidade dos casais vistos em centros de tratamento terciário (42 meses)[353] é o dobro daquela dos casais vistos no contexto de atenção primária (21 meses).[351] Previsivelmente, a proporção de casais com disfunção ovulatória facilmente tratável diminui do tratamento primário para o terciário, e aquela com fatores tubários/peritoneais mais graves ou do homem aumenta.

O processo reprodutivo humano é complexo, mas para finalidades de avaliação, pode ser dissecado nos seus componentes mais importantes e básicos.

- Espermatozoides devem ser depositados no ou próximo do colo no momento ou próximo do momento da ovulação, ascender para dentro das tubas uterinas, e ter a capacidade de fertilizar o oócito (fator masculino).
- Ovulação de um oócito maduro deve ocorrer, idealmente em uma base regular e previsível (fator ovariano).
- O colo deve capturar, filtrar, nutrir e liberar espermatozoides para dentro do útero e tubas uterinas (fator cervical).
- O útero deve ser receptivo à implantação do embrião e capaz de suportar o crescimento e desenvolvimento normais subsequentes (fator uterino).
- As tubas uterinas devem capturar óvulos e transportar efetivamente espermatozoides e embriões (fator tubário).

A avaliação de infertilidade é planejada para isolar e testar a integridade de cada componente, à medida que isso seja possível, e para identificar quaisquer anormalidades que possam prejudicar ou impedir concepção. A velocidade e extensão da avaliação devem ser fundamentadas na idade do casal, duração da infertilidade, história médica, exame físico e preferências.

Alguns problemas de infertilidade em certa época considerados insuperáveis são agora suscetíveis a modernos tratamentos. FVI é capaz de contornar efetivamente doença oclusiva tubária irreparável, e a injeção de espermatozoide intracitoplasmática (ICSI) consegue superar anormalidades mesmo graves da qualidade do sêmen.

Tratamentos visando a aumentar a densidade de gametas – juntando números maiores que os usuais de oócitos e espermatozoides no local certo no momento certo – podem aumentar a fecundabilidade do ciclo para casais com infertilidade relacionada com a idade ou inexplicada de outro modo, e incluem estimulação ovariana com inseminação intrauterina (IIU) ou FIV. Em mulheres com falência ovariana prematura, mulheres além da idade reprodutiva normal, e mulheres sem ovários, FIV usando oócitos doadores é altamente bem-sucedida.

O advento da prática médica com base em evidência teve impacto significativo sobre o diagnóstico e tratamento de infertilidade. Análises críticas de testes diagnósticos padrão e terapias comuns questionaram e, em alguns casos, provaram não serem válidos métodos consagrados pelo tempo de avaliação e tratamento.[354] *A abrangência e sequência da moderna avaliação de infertilidade mudou o foco, de fazer um diagnóstico específico para usar os testes mais eficientes e custo-efetivos. O foco de tratamento para infertilidade também mudou, da correção sistemática de cada fator identificado para a aplicação da terapia mais eficiente e custo-efetiva, que frequentemente é técnica de reprodução assistida (TRA).*

INDICAÇÕES PARA AVALIAÇÃO

Quando deve começar uma avaliação formal de infertilidade? A maioria dos casais inférteis são apenas subférteis, não verdadeiramente estéreis, e muitos conceberão, eventualmente, sem tratamento. Infertilidade tem uma taxa importante de cura espontânea que varia com a idade da parceira feminina, duração, história de concepção passada e a(s) causa(s). *A probabilidade de alcançar um nascido vivo sem tratamento diminui com o aumento da idade e a duração da infertilidade.*[351-353,355-357] Globalmente, a probabilidade de gravidez sem tratamento declina cerca de 5% para cada ano adicional de idade da parceira feminina e cerca de 15-25% para cada ano adicionado de infertilidade.[353] *A imensa maioria das gestações espontâneas ocorre dentro de 3 anos; daí em diante, o prognóstico de sucesso sem tratamento é relativamente ruim.* Casais que conceberam antes geralmente têm um prognóstico melhor do que aqueles que nunca obtiveram gravidez. A causa de infertilidade também afeta o prognóstico quanto a sucesso sem tratamento, mas, evidentemente, não pode ser determinada sem avaliação. Previsivelmente, os diagnósticos de anovulação e infertilidade inexplicada têm o melhor prognóstico. A probabilidade de sucesso sem tratamento para casais com fatores masculinos, doença tubária e endometriose varia amplamente com a gravidade da doença; o prognóstico é razoavelmente bom para oligospermia branda, aderências tubárias e endometriose branda, e bastante ruim para fatores masculinos graves, obstrução tubária e endometriose grave.

Avaliação deve ser oferecida a todos os casais que deixaram de conceber depois de um ano de intercurso desprotegido regular, mas um ano de infertilidade não é um pré-requisito para avaliação. Avaliação mais cedo é justificada para mulheres com menstruações irregulares ou infrequentes, história de infecção pélvica ou endometriose, ou tendo um parceiro masculino com conhecida ou suspeitada má qualidade de sêmen, e também é justificada depois de 6 meses de coito desprotegido sem sucesso para mulheres acima da idade de 35 anos.[358]

Educação deve ser oferecida a qualquer casal que a procure, independentemente de se eles fizeram qualquer esforço ativo para conceber. Sempre é útil explicar o processo reprodutivo, informar os casais que a fecundabilidade do ciclo normal é de, aproximadamente, 20% (muito mais baixa do que a maioria percebe), e discutir a relação entre idade e fertilidade, quando for relevante. Em casais preocupados que ainda não testaram verdadeiramente sua fertilidade e não têm problemas básicos, é razoável efetuar alguma avaliação preliminar básica, se pedida. Testes para confirmar ovulação e qualidade do sêmen são fáceis de realizar, relativamente baratos e minimamente invasivos, e rapidamente são capazes de identificar alguns dos problemas reprodutivos mais comuns. Em mulheres em alto risco de reserva ovariana diminuída, um teste da reserva ovariana é também razoável, porque os resultados podem ajudar a determinar quando e como avaliação adicional e tratamento devem ser recomendados.

AVALIAÇÃO PRELIMINAR DO CASAL INFÉRTIL

Qualquer avaliação de infertilidade deve começar com uma história e exame físico cuidadosos, que muitas vezes identificarão sintomas ou sinais que sugerem uma causa específica e ajudam a focalizar a avaliação no(s) fator(es) mais provavelmente responsável(is). Na parceira feminina, história médica e achados físicos relevantes incluem os seguintes:[359]

História

- Gravidezes, paridade, resultados de gravidez e complicações associadas.
- Duração e características do ciclo, e início e gravidade de dismenorreia.
- Frequência coital e disfunção sexual.
- Duração da infertilidade e resultados de qualquer avaliação e tratamento prévios.
- Cirurgia pregressa, suas indicações e resultado, e doenças clínicas passadas ou atuais, incluindo episódios de doença inflamatória pélvica ou exposição a doenças sexualmente transmitidas.
- Colpocitologias anormais prévias e tratamento subsequente.
- Medicações e alergias atuais.
- Ocupação e uso de tabaco, álcool e outras drogas.
- História de família de defeitos congênitos, retardo mental, menopausa precoce ou insuficiência reprodutiva.
- Sintomas de doença tireóidea, dor pélvica ou abdominal, galactorreia, hirsutismo ou dispareunia.

Exame Físico

- Peso e IMC.
- Aumento, nódulo ou dor à palpação da tireoide.
- Secreções mamárias e seu caráter.
- Sinais de excesso de androgênio.
- Dor à palpação pélvica ou abdominal, aumento de órgão ou massa.
- Anormalidade vaginal ou cervical, secreções ou corrimento.
- Massa, dor à palpação ou nodularidade nos anexos ou fundo de saco.

Menstruação irregular ou infrequente indica disfunção ovulatória. Tratamento prévio para neoplasia intraepitelial cervical ou observações de uma cervicite mucopurulenta ou estenose cervical ajuda a identificar mulheres em que o colo pode representar um obstáculo. Uma história de cirurgia uterina histeroscópica ou reconstrutora prévia ou desenvolvimento recente de sintomas de menorragia sugerem anormalidade da cavidade uterina; abortamentos prévios não complicados no primeiro e segundo trimestres geralmente não afetam adversamente a fertilidade subsequente.[360, 361] Dismenorreia piorando, início novo de dispareunia, ou achados físicos de dor à palpação focal ou nodularidade no fundo de saco sugerem endometriose. Uma história de infecção pélvica, aborto séptico, apêndice roto, gravidez ectópica, miomectomia abdominal ou cirurgia anexial devem levantar suspeita de doença tubária ou peritoneal.

TESTES DE TRIAGEM

Triagem com *colpocitologia* é recomendada para todas as mulheres sexualmente ativas em idade reprodutiva que têm um colo. A data e resultados da mais recente colpocitologia devem ser documentados, e um exame colpocitológico efetuado, se necessário. Tipo sanguíneo, fator Rh e triagem de anticorpos (em mulheres Rh-negativas) também são recomendados, se já não conhecidos.

O American College of Obstetricians and Gynecologists e o American College of Medical Genetics recomendam que triagem de *fibrose cística* (FC) seja oferecida a indivíduos com uma história de família de FC, parceiros reprodutivos de indivíduos com FC, e casais planejando uma gravidez ou buscando tratamento pré-natal em que um ou ambos os parceiros são de descendência caucasiana ou judia asquenaze, e que o teste seja tornado disponível a todos os pacientes sob solicitação.[362] Triagem sequencial (testar um parceiro, e o segundo somente se o primeiro parceiro for identificado como portador) é mais custo-efetivo. Curiosamente, um estudo de 2007 observou que apenas 22/1.006 (2%) casais caucasianos não hispânicos inférteis a quem foi oferecido aconselhamento e triagem (frequência de portador 1/25, taxa de detecção 88%) escolheram ser testados, a maioria citando o custo da triagem.[363]

Todas as mulheres tentando gravidez com uma infecção *rubéola* prévia não documentada ou vacinação devem ser testadas quanto a imunidade, e vacinadas se soronegativas. Como nunca houve um caso documentado de síndrome de rubéola congênita atribuído à vacina, os Centers for Disease Control and Prevention (CDC) determinaram que as mulheres não necessitam evitar gravidez por mais de 1 mês após a vacinação.[364] O CDC também recomenda que todas as mulheres sem história de infecção prévia ou evidência de imunidade ou vacinação contra *varicela* (catapora) recebam duas doses de vacina e evitem gravidez durante 1 mês após cada dose.[365]

Triagem de *doenças sexualmente transmitidas* (DSTs) é recomendada em todas as mulheres em risco moderado a alto de infecção. Decisões a respeito de triagem de DST devem considerar que as recomendações atuais do CDC incluem triagem de todas as mulheres grávidas para clamídia e gonorreia (testes com base em ácidos nucleicos), sífilis (reagina plasmática rápida; RPR), hepatite B (antígeno de superfície de hepatite B; HBSAg) e triagem voluntária para vírus de imunodeficiência humana tipo 1 (HIV-1) na primeira visita pré-natal.[366] Para mulheres recebendo inseminações de espermatozoides doadores, a American Society for Reproductive Medicine (ASRM) considera obrigatória a triagem de HIV-1, recomenda triagem para sífilis, hepatites B e C, citomegalovírus (CMV), HIV-2 e vírus linfotrópico para células T humanas tipos I e II, e sugere triagem de clamídia e gonorreia a critério do médico.[367] Para parceiros masculinos de mulheres recebendo inseminações de espermatozoides doadores, a ASRM recomenda fortemente triagem de HIV-1 e recomenda triagem de outras DSTs. Para receptoras de oócitos doadores ou embriões e seus parceiros masculinos, a ASRM recomenda triagem para sífilis, hepatites B e C, CMV e HIV-1.[367] Quaisquer testes laboratoriais de triagem adicionais devem ser dirigidos pela história médica e julgamento clínico.

FATOR MASCULINO – ANORMALIDADES DA QUALIDADE DO SÊMEN

A avaliação e o tratamento da infertilidade masculina são o foco do Capítulo 30, mas precisam ser brevemente considerados aqui, porque fatores masculinos explicam ou contribuem significativamente para infertilidade em até 35% dos casais. Análise do sêmen é por essa razão sempre um passo inicial apropriado e importante na avaliação do casal infértil. Na ausência de qualquer anormalidade genital conhecida, trauma, cirurgia ou disfunção sexual, o exame físico do parceiro masculino pode ser adiado, aguardando os resultados da análise do sêmen inicial.

Quando o espermograma fornece resultados duvidosos, análises adicionais são pedidas para definir melhor uma anormalidade suspeitada. Uma análise do sêmen fracamente anormal constitui indicação para avaliação adicional que pode ser realizada por um ginecologista que tenha o necessário treinamento e experiência, porém mais frequentemente é realizada por um urologista ou outro especialista em reprodução masculina.[368] Geralmente é melhor que sejam adiados procedimentos diagnósticos invasivos na parceira feminina até que a avaliação do homem seja completada. A faixa de opções de tratamento efetivas para casais com infertilidade grave de fator masculino é limitada, e muitas vezes dirigirá ou mesmo ditará que avaliação adicional pode ser relevante na parceira feminina. Quando o espermograma é normal, a atenção naturalmente se volta para a parceira feminina.

FATOR OVARIANO – DISFUNÇÃO OVULATÓRIA

Globalmente, distúrbios da ovulação responsabilizam-se por aproximadamente 20% dos problemas identificados em casais inférteis. A disfunção ovulatória pode ser suficientemente grave para impedir concepção (anovulação), ou apenas um fator contributivo (oligo-ovulação). Entretanto, uma vez que a fecundabilidade do ciclo seja média apenas 20%, mesmo em casais normalmente férteis, a distinção é discutível.

Vários métodos podem ser usados para determinar se e quando a ovulação ocorre. Direta ou indiretamente, todos são fundamentados em um ou outro dos eventos hormonais que caracterizam o ciclo ovulatório normal (Capítulo 6). Cada um dos testes disponíveis é útil, e nenhum teste é necessariamente melhor. Alguns são simples, não invasivos e baratos, e outros são mais complicados, invasivos e caros. Alguns podem predizer quando a ovulação é provável, com variável precisão. Entretanto, nenhum teste, independentemente de quão sofisticado seja, é capaz de provar que ovulação ocorreu realmente; a única prova positiva de ovulação é gravidez. O teste mais apropriado a se usar varia com a informação requerida. Os mesmos testes usados para diagnosticar anovulação podem ser usados para avaliar a efetividade do tratamento.

HISTÓRIA MENSTRUAL

A história menstrual isoladamente muitas vezes é suficiente para estabelecer um diagnóstico de anovulação. As menstruações em mulheres ovulando normalmente geralmente são regulares, previsíveis, constantes em volume e duração, e tipicamente acompanhadas por um padrão reconhecível de sintomas pré-menstruais e menstruais. Em contraposição, aquelas em mulheres anovulatórias geralmente são irregulares, imprevisíveis ou infrequentes, variam nas características do fluxo, e não exibem padrão constante de sintomas pré-menstruais e menstruais (molimes). Mulheres com menstruações regulares são quase sempre ovulatórias. *Mulheres com menstruações irregulares ou infrequentes podem ovular, mas não constantemente, e não necessitam testes diagnósticos específicos para provar o que já é óbvio.*

TEMPERATURA CORPORAL BASAL (TCB)

A temperatura corporal basal é a temperatura corporal sob condições basais, em repouso. Para finalidades práticas, a TCB é medida cada manhã, ao acordar e antes de levantar-se. Tradicionalmente, a TCB é medida com um termômetro oral de mercúrio de vidro tendo uma escala expandida, tipicamente variando de 35,5 a 36,7°C e marcado em décimos de grau; termômetros eletrônicos modernos são uma alternativa conveniente, mas apenas se tiverem a acurácia e precisão necessárias. Como teste de ovulação, os registros diários da TCB são baseados nas propriedades termogênicas da progesterona; como os níveis aumentam depois da ovulação, a TCB também aumenta. Os efeitos são mais qualitativos que quantitativos, são sutis não obstante nítidos, e geralmente fáceis de detectar quando registros da TCB diária são plotados em papel milimetrado.[369] *Progestinas sintéticas comumente usadas para induzir menstruações em mulheres amenorreicas (acetato de medroxiprogesterona, acetato de noretindrona) têm propriedades termogênicas similares e também elevam a TCB.*

A TCB é tipicamente baixa e flutua entre 36,1 e 36,6°C durante a fase folicular do ciclo, modestamente porém nitidamente mais alta (0,2-0,4°C) durante a fase lútea, e cai novamente para níveis básicos imediatamente antes ou depois do início da menstruação. Em mulheres ovulatórias, um padrão "bifásico" em geral é facilmente evidente. *O registro de TCB ideal é nitidamente bifásico e revela um ciclo entre 25 e 35 dias de extensão, com menstruações começando 12 dias ou mais depois da elevação na temperatura.* Quando gravidez ocorre em um ciclo monitorado, o início da menstruação é retardado, e a TCB permanece elevada, refletindo a produção sustentada de progesterona pelo corpo lúteo estimulado pela gonadotrofina coriônica humana (hCG).

Registros da TCB fornecem evidência objetiva de ovulação e também revelam o momento aproximado da ovulação. Infelizmente, a relação temporal entre a mudança termogênica na TCB, e a ovulação frequentemente é compreendida erroneamente. A TCB geralmente cai ao seu mais baixo nível no dia antes ou no dia da ovulação, mas o nadir na TCB não pode ser identificado confiavelmente até depois que a temperatura sobe e permanece elevada.[370] A mudança na TCB ocorre quando as concentrações de progesterona sobem aproximadamente 3-5 ng/mL, 1 a 5 dias *após* a onda de LH no meio do ciclo e até 4 dias *depois* da ovulação.[371] A elevação da temperatura usualmente é um pouco abrupta, mas pode ser gradual e difícil de definir, e uma vez aparente (2 ou mais dias de elevação de temperatura), o intervalo mais fértil passou. *Em ciclos monitorados com TCB, o intervalo de mais alta fertilidade abrange o intervalo de 7 dias imediatamente antes da elevação na TCB no meio do ciclo.* Grande parte da incerteza em predizer o momento da ovulação pode ser evitada revendo-se uma série de registros, notando os dias mais inicial e mais tardio do ciclo em que ocorreu a mudança de temperatura. *A cronologia coital pode ser otimizada, sugerindo-se intercurso em dias alternados, começando 7 dias antes da mais precoce elevação observada na TCB e terminando no último dia em que ela foi observada.*

A principal vantagem que a TCB tem sobre outros testes de ovulação é o baixo custo. Registros de TCB também podem revelar uma fase folicular anormalmente longa e fase lútea grosseiramente curta que poderia de outro modo passar não reconhecida, para a qual tratamento está justificado. Monitorização da TCB é fácil e não invasiva, mas pode tornar-se tediosa com o tempo. Para algumas ele também aumenta o estresse, servindo como um lembrete diário de esforços malsucedidos para conceber, cada dia começando com pensamentos de uma família ainda não realizada. Nas poucas mulheres que menstruam regularmente, mas não exibem uma TCB bifásica, um método alternativo deve ser usado para documentar ovulação antes de admitir que tratamento é necessário. Embora haja métodos mais confiáveis para avaliar a função ovulatória, a TCB ainda é útil e pode ser o método mais simples para os casais que são relutantes ou incapazes de empreender avaliações mais formais e dispendiosas.

CONCENTRAÇÃO DE PROGESTERONA SÉRICA

Uma medição da progesterona sérica é o teste mais simples, mais comum, objetivo e confiável de função ovulatória, contanto que seja apropriadamente "cronometrado". Os níveis de progesterona geralmente permanecem abaixo de 1 ng/mL durante a fase folicular, elevam-se ligeiramente no dia da onda de LH (1-2 ng/mL) e, firmemente, daí em diante, chegam ao pico 7-8 dias após a ovulação e declinam outra vez nos dias precedentes à menstruação. *Uma concentração de progesterona menor que 3 ng/mL significa anovulação, exceto quando colhida imediatamente depois da ovulação ou imediatamente antes do início da menstruação, quando níveis mais baixos naturalmente poderiam ser esperados.*[372,373]

Quando é o melhor momento para medir a concentração de progesterona sérica para documentar ovulação? *Idealmente, o nível de progesterona sérica deve ser coletado aproximadamente uma semana antes do início previsto da menstruação, quando a concentração está no ou perto do seu máximo. Contrariamente à crença e prática populares, o dia 21 do ciclo não é sempre o melhor tempo para medir a concentração de progesterona sérica.* O dia 21 do ciclo é uma boa escolha para mulheres com ciclos durando aproximadamente 28 dias, mas uma má escolha para mulheres com ciclos de 35 dias. O ciclo ovulatório normal tem 25-35 dias de duração e exibe uma fase lútea de 13-15 dias. Nos extremos do normal, a ovulação pode ocorrer tão cedo como no dia 10 do ciclo, (em um ciclo de 25 dias) e tão tarde quanto no dia 22 (em um ciclo de 35 dias). Se a ovulação ocorrer no dia 10 do ciclo, o dia 21 cai 11 dias após a ovulação, bem depois de as concentrações de progesterona chegarem ao pico e quando elas estão novamente se aproximando dos níveis basais. Se a ovulação ocorrer no dia 22 do ciclo, o dia 21 cai 1 dia *antes* da ovulação, quando os níveis de progesterona ainda não começaram a subir. *A melhor época para testar variará com a extensão global do ciclo menstrual, visando aproximadamente a 1 semana antes da menstruação prevista.*

Concentrações séricas de progesterona também têm sido usadas para avaliar a qualidade da função lútea. Embora a quantidade e duração de produção de progesterona certamente reflitam a capacidade funcional do corpo lúteo, uma medida verdadeiramente exata exige determinações de progesterona sérica diárias, que são caras e impraticáveis.[374-376] Julgamentos com base em amostragem limitada, independentemente de quão bem "cronometrados", têm numerosas armadilhas e não podem definir confiavelmente a qualidade da função lútea.[374,377-381] *Não há concentração sérica mínima de progesterona que defina função lútea normal.* Um nível de progesterona sérica lútea média maior que 10 ng/mL é um padrão popular,[382] mas as concentrações observadas em ciclos normais e anormais e em ciclos de concepção e não concepção tanto em mulheres férteis, quanto inférteis, variam amplamente e superpõem-se grandemente.[383] Uma razão é que a progesterona é secretada pelo corpo lúteo em pulsos distintos, temporalmente ligados à secreção pulsátil de hormônio luteinizante (LH);[384,385] níveis variando de tão baixo quanto 4 ng/mL até tão alto quanto 40 ng/mL podem ser observados dentro de breves intervalos de tempo.[385] *Uma concentração de progesterona séria mediolútea não pode definir a qualidade da função lútea e tem pouco valor além de documentar ovulação.*

EXCREÇÃO URINÁRIA DE LH

Uma ampla variedade de diferentes produtos comerciais permite às mulheres determinar não somente se elas ovulam, mas quando, antecipadamente ao evento real. Geralmente conhecidos como "*kits* de predição de ovulação" ou "*kits* de LH", os produtos são todos planejados para detectar a onda de LH do meio do ciclo na urina. Os *kits* preditores de ovulação aproveitam avanços na tecnologia de medição de hormônios, reduzindo o que antes era um processo muito intensivo de trabalho no laboratório do hospital a um ou dois passos simples que requerem apenas o tempo de alguns minutos em casa.

A onda de LH no meio do ciclo é um evento relativamente breve, tipicamente durante entre 48 e 50 horas do começo ao fim. O LH tem uma meia-vida curta e é rapidamente removido na urina. Os *kits* preditores da ovulação viram para positivos quando a concentração urinária de LH excede um valor limiar normalmente visto apenas durante a onda de LH. Na maioria dos ciclos, o teste é positivo em um único dia, ocasionalmente em 2 dias consecutivos. Para detectar a onda de LH confiavelmente, a testagem precisa ser feita em bases diárias, geralmente começando 2 ou 3 dias antes do que a onda é prevista, baseando-se na duração global do ciclo. O primeiro teste positivo fornece toda a informação relevante; não há valor na testagem continuada.

Os resultados de teste são sensíveis ao volume de ingestão de líquido e à hora do dia. Não há necessidade de restringir a ingestão líquida, mas as pacientes devem ser aconselhadas a evitar beber grandes volumes de líquido um curto tempo antes de quando pretende fazer o teste. Logicamente, a primeira urina da manhã parece ser um espécime ideal a testar porque ela usualmente é a mais concentrada. Entretanto, os resultados correlacionam-se melhor com o pico do LH sérico quando a testagem é feita na tarde adiantada ou nas horas iniciais da noite (16-22 h),[371] provavelmente porque as ondas de LH muitas vezes começam nas primeiras horas da manhã e não são detectadas na urina por várias horas. Testagem duas vezes ao dia diminui a frequência de resultados falso-negativos (falta de detecção da onda de LH em um ciclo ovulatório), mas geralmente é desnecessária. Quando efetuada diariamente e apropriadamente "cronometrada", a testagem detectará a onda de LH na maioria dos ciclos ovulatórios. Testes falso-positivos verdadeiros (detecção de uma onda de LH em um ciclo anovulatório) ocorrem em aproximadamente 7% dos ciclos;[386] resultados duvidosos ou "limítrofes" também são comuns e podem ser causadores de confusão e frustração.

A precisão dos *kits* preditores de ovulação varia. Todos são úteis e razoavelmente confiáveis, mas alguns são melhores e mais fáceis de usar do que outros.[347,387] Os melhores produtos predizem ovulação dentro das 24 a 48 horas subsequentes, com mais de 90% de probabilidade.[346,347] ***Ovulação geralmente ocorre 14-26 horas depois da detecção da onda de LH e quase sempre dentro de 48 horas.***[346] ***Consequentemente, o intervalo de maior fertilidade inclui o dia em que a onda é detectada e os 2 dias seguintes.*** O dia *seguinte* ao primeiro teste positivo geralmente é o melhor dia para intercurso marcado ou inseminação.[346,388,389] Os *kits* de predição de ovulação são não invasivos, amplamente disponíveis, requerem relativamente pouco tempo e esforço, e convidam as mulheres a tornarem-se ativamente envolvidas no seu tratamento. A sua maior vantagem sobre os outros métodos é sua capacidade de predizer quando ocorrerá a ovulação. A identificação da onda de LH do meio do ciclo também define a duração das fases folicular e lútea, o que pode revelar anormalidades sutis e de outro modo não reconhecidas do ciclo que merecem tratamento. A monitorização do LH urinário talvez fique mais bem reservada para mulheres que ovulam (com base na história menstrual, registros de TBC, ou uma concentração de progesterona sérica apropriadamente "cronometrada"), mas que têm intercurso infrequente ou necessitam inseminação.

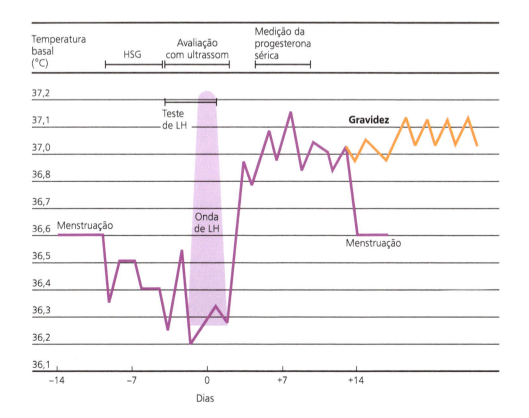

BIÓPSIA ENDOMETRIAL E DEFICIÊNCIA DE FASE LÚTEA

Biópsia endometrial pode ser usada como teste de ovulação, baseando-se nas alterações histológicas induzidas pela progesterona. Durante a fase folicular do ciclo, o endométrio exibe um padrão proliferativo, refletindo o crescimento estimulado por níveis em elevação de estrogênio derivados principalmente do folículo ovariano dominante. Durante a fase lútea, a progesterona secretada pelo corpo lúteo induz a transformação "secretória" do endométrio. As mulheres anovulatórias estão sempre na fase folicular; seu endométrio é sempre proliferativo e pode mesmo tornar-se hiperplásico com exposição a um estímulo constante de crescimento pelo estrogênio. *Na ausência de tratamento com progesterona exógena ou uma progestina sintética, um endométrio secretório significa ovulação recente.*

Biópsia endometrial é um procedimento de consultório relativamente simples, usualmente executado com uma cânula de aspiração plástica descartável, e as complicações são poucas. Pré-tratamento com uma droga anti-inflamatória não esteroide (AINE) ajuda a reduzir dor ou "cólica" associada ao procedimento. Sedação ou anestesia (bloqueio paracervical) é útil quando a biópsia é tecnicamente difícil e em mulheres que estão muito ansiosas. Quando apropriadamente marcada, da mesma maneira e pelas mesmas razões que uma concentração de progesterona sérica, a biópsia endometrial é um teste efetivo de ovulação. Entretanto, ela também é invasiva, desconfortável, cara, e fornece pouco mais informação do que pode ser obtida de registros da TCB, uma concentração de progesterona sérica, ou monitorização da excreção de LH na urina. Por essas razões, biópsia endometrial tem indicações bastante limitadas e específicas na avaliação de mulheres inférteis. Em mulheres com anovulação crônica de longa duração, a biópsia pode identificar ou excluir hiperplasia endometrial que exige tratamento específico. Nas poucas pessoas suspeitas de abrigar uma endometrite crônica, biópsia é diagnóstica. *Até recentemente, biópsia endometrial para diagnóstico de deficiência de fase lútea era considerada um elemento básico da avaliação de infertilidade, mas não o é mais.*

Produção inadequada de progesterona pelo corpo lúteo ou "deficiência de fase lútea" (DFL) foi por longo tempo considerada uma causa importante de infertilidade e perda de gravidez inicial.[390, 391] Os mecanismos propostos eram diferentes mas relacionados, representando apenas diferentes pontos em um *continuum* fisiopatológico. Em teoria, uma vez que a janela de implantação humana seja relativamente estreita (abrangendo o intervalo de aproximadamente 6 a 10 dias após a ovulação),[392-394] poderia ser esperado que baixos níveis circulantes de progesterona resultassem em maturação endometrial retardada, causando um desvio na janela de implantação e implantação falhada ou tardia. Um retardo longo ameaçaria a viabilidade do embrião ou impediria implantação. Um retardo mais curto permitiria implantação, mas resultaria em um sinal de resgate de hCG tardio ou de baixa amplitude que não seria capaz de estimular quantidades normais de progesterona a partir de um corpo lúteo já em regressão, ou de manter a produção durante a duração necessária,[397-397] causando um desvio lúteo-placentário prematuro e perda da gravidez.[398] Neste contexto, a biópsia endometrial era vista como um bioensaio da função lútea porque ela refletiria ambas a capacidade funcional do corpo lúteo e a resposta do órgão final.

Os aspectos histológicos clássicos do desenvolvimento endometrial secretório foram descritos por Noyes, Hertig e Rock, no artigo principal do exemplar inaugural de *Fertility and Sterility*.[399] O padrão foi considerado suficientemente previsível para permitir a patologistas experientes "datar" o endométrio, atribuindo um dia histológico que poderia ser comparado ao dia real de amostragem, estimado, contando-se retrogradamente a partir do início do período menstrual seguinte (admitindo que a menstruação começava no 14º dia pós-ovulatório), ou definida pelo número de dias decorridos desde a detecção da onda de LH ou observação do colapso folicular por ultrassonografia seriada.[400] Historicamente, datas histológicas e de amostragem que concordavam, dentro de um intervalo de 2 dias, foram consideradas normais, enquanto uma data mais de 2 dias "fora de fase" foi o critério padrão ouro para o diagnóstico de DFL.[401-403] Tradicionalmente diagnóstico de DFL exigia resultados anormais em dois ciclos (preferivelmente consecutivos), raciocinando-se que insuficiência reprodutiva somente poderia ser atribuída a DFL se ela fosse constante ou recorrente, e reconhecendo que DFL também podia ocorrer em mulheres férteis normais, pelo menos ocasionalmente.[404-410] A datação endometrial foi aceita amplamente pelos clínicos e patologistas e a prática durou, apesar de numerosos desafios à sua validade.

A primeira e mais fundamental crítica aos critérios histológicos tradicionais de datação foi que o padrão normal era fundamentado na análise de espécimes de tecido obtidos de mulheres inférteis;[399] a população de referência foi anormal, por definição, e também provavelmente heterogênea, porque a infertilidade tem muitas causas. Em segundo lugar, a data de amostragem era estimada retrospectivamente, depois do início da menstruação, admitindo uma fase lútea uniforme de 14 dias, apesar de numerosos estudos que demonstraram que a duração da fase lútea variava significativamente, mesmo em mulheres normais.[104,109,112,411,412] Além disso, as estimativas retrospectivas da data de amostragem correlacionaram-se precariamente com o momento da ovulação, conforme definido pela onda de LH ou observações de colapso folicular,[382,400,413] e ignoraram qualquer efeito que a biópsia pudesse ter sobre o início da menstruação, ou quando ela era percebida no começo.[400,409,414] Em terceiro lugar, os critérios histológicos tradicionais eram inerentemente subjetivos, e numerosos estudos tinham observado importantes variações intraobservador e interobservadores na interpretação histológica que eram grandes o suficiente para afetar diagnóstico e tratamento em 20-40% das mulheres individuais.[403,415-418]

A prática-padrão de biópsia endometrial e datação histológica para diagnóstico de DFL foi provada inválida em 2004, para todas as intenções e finalidades. Uma reanálise sistemática dos aspectos histológicos usados para datação endometrial confirmou a sequência classicamente descrita, mas revelou que os padrões eram muito menos individualizados temporalmente do que o originalmente descrito, e demonstraram que variações normais entre os indivíduos, entre os ciclos nos indivíduos, e entre diferentes observadores eram grande demais para definir confiavelmente qualquer dia lúteo específico ou mesmo um intervalo estreito de dias.[419] Logo depois, uma grande experiência multicêntrica demonstrou conclusivamente que datação histológica anormal não era capaz de discriminar mulheres férteis de inférteis.[420] O segundo estudo invalidou a prática da datação endometrial, e o primeiro explicou por que o método falhava.

Evidência recente põe em questão mesmo a premissa básica sobre a qual a DFL está alicerçada: que concentrações de progesterona circulante anormalmente baixas resultam em maturação endometrial retardada. Em mulheres normais tratadas com uma dose fisiológica fixa de estrogênio depois da regulação para baixo com um agonista do GnRH, então randomizadas para receber níveis fisiológicos (nível de progesterona médio 19 ng/mL) ou grosseiramente baixos de tratamento com progesterona exógena (nível médio de progesterona 5,5 ng/mL), não houve diferença discernível na histologia endometrial.[421] Estas observações sugerem que os aspectos histológicos do endométrio secretório se relacionam mais com a duração da exposição à progesterona do que com a concentração. Estudos usando um desenho semelhante demonstraram que concentrações variando amplamente de estradiol também não têm impacto discernível sobre a maturação endometrial secretória.[422] Em conjunto, estes dados indicam que desenvolvimento endometrial secretório pode progredir normalmente apesar de concentrações variando amplamente de estradiol e progesterona, desafiando o paradigma tradicional, e serviram para invalidar ainda mais o uso da datação histológica endometrial como uma ferramenta diagnóstica. *Em suma, datação endometrial não pode guiar o tratamento clínico de mulheres com insuficiência reprodutiva e não tem lugar na avaliação diagnóstica da infertilidade.*

A falta de qualquer método válido para diagnóstico de DFL não refuta sua existência ou sua potencial importância na fisiopatologia da falha reprodutiva. Os mecanismos patogênicos delineados anteriormente ainda são viáveis. A evidência apoia a noção de uma janela de implantação finita,[393-394] de que progesterona é essencial para implantação do embrião,[423] e de que implantação retardada poderia afetar adversamente a função do corpo lúteo,[395-397] predispondo à insuficiência reprodutiva.[398] É inteiramente possível, se não provável, que níveis anormalmente baixos de progesterona possam ter importantes consequências funcionais sem nenhum correlato morfológico. Marcadores bioquímicos ou moleculares da função endometrial fornecem o meio para explorar a possibilidade. O padrão de expressão de genes endometriais define distintas fases funcionais do ciclo.[424] Vários problemas endometriais exibem padrões de expressão ou regulação genética durante a putativa janela de implantação, sugerindo que elas poderiam servir como marcadores da receptividade endometrial, incluindo citocinas (fator inibidor de leucemia, fator estimulador de colônias-1, e interleucina-1), moléculas de adesão celular (a integrina $\alpha v\beta 3$), glicodelina, e a mucina polimórfica 1,[425,426] osteopontina,[427-429] N-acetilglicosamina-6-O-sulfotransferase (importante na síntese de ligantes de L-selectina)[430] e o próprio ligante L-selectina.[431] Nenhuma foi ainda validada como uma medida confiável da função ou receptividade endometriais, mas se e quanto isso ocorrer, um marcador funcional poderá tornar-se a base para diagnóstico de DFL, e a biópsia endometrial poderá novamente ser vista como oferecendo informação valiosa além daquela provida por outros testes de ovulação.

ULTRASSONOGRAFIA TRANSVAGINAL

O último e mais complicado teste de ovulação envolve ultrassonografia transvaginal (USTV) seriada, que permite observação direta de eventos no ovário imediatamente antes e imediatamente após a liberação do óvulo. Embora ainda não fornecendo prova positiva de que a ovulação realmente ocorreu, a USTV seriada fornece informação detalhada sobre o tamanho e o número de folículos pré-ovulatórios e a estimativa mais acurada de quando a ovulação ocorre.

Nas suas fases finais de desenvolvimento, o folículo pré-ovulatório cresce a uma velocidade previsível, aproximadamente 2 mm por dia (variação: 1-3 mm/dia). Após a ovulação, o folículo colapsa, as margens tornam-se menos distintas, a densidade de ecos internos aumenta, e o volume de líquido no fundo de saco aumenta.[432,433] Padrões anormais de desenvolvimento do folículo também podem ser observados. O folículo pode crescer a um ritmo anormal, colapsar quando ainda está relativamente pequeno, ou continuar a crescer, mas deixar de romper-se, e persistir como um cisto durante dias depois da onda de LH – o folículo não roto luteinizado.[434,435] Essas formas sutis de disfunção ovulatória não podem ser detectadas de outra maneira, mas também são raras. *Uma vez que tratamento com inibidores de prostaglandina sintase (AINES) possa interromper o processo ovulatório e predispor a um folículo não roto luteinizado,[436,437] é melhor limitar o seu uso à fase menstrual do ciclo em mulheres que estão tentando conceber.*

USTV seriadas para monitorar o tamanho e número de folículos em desenvolvimento são essenciais para segurança e efetividade da indução da ovulação com gonadotrofinas exógenas (Capítulo 31), mas os custos e demandas logísticas envolvidos são de outro modo difíceis de justificar. Consequentemente, o método geralmente deve ser reservado para as poucas mulheres em que a segurança ou a efetividade do tratamento verdadeiramente dependem da informação detalhada que ele oferece.

RESUMO

A avaliação da ovulação é um componente central da avaliação de infertilidade. Todos os diferentes métodos são úteis, e nenhum método é necessariamente melhor. Embora alguns sejam muito simples, não invasivos e baratos, outros são mais complicados, invasivos e caros. Alguns proveem os meios para determinar não apenas se ovulação ocorre, mas quando, com variável acurácia. A melhor escolha entre os métodos varia com a informação requerida. Em mulheres com oligomenorreia ou amenorreia, nenhuma avaliação formal é necessária para estabelecer um diagnóstico de disfunção ovulatória, mas biópsia endometrial para excluir hiperplasia pode ser prudente, dependendo da duração. Quando o único objetivo é confirmar função ovulatória, como naquelas com menstruações mensais regulares, uma concentração sérica de progesterona adequadamente "cronometrada" é o método mais simples e mais confiável. Quando as circunstâncias exigem predição acurada da ovulação, como em casais que têm intercurso infrequente ou aqueles necessitando inseminação, monitorização do LH urinário geralmente é a escolha mais custo-efetiva e apropriada. Nas poucas que necessitam inseminação, mas constantemente falham em detectar uma onda de LH no meio do ciclo, ultrassonografia transvaginal seriada pode fornecer a informação necessária. Em última análise, o método escolhido deve ser adaptado às necessidades da paciente individual.

Mulheres inférteis com disfunção ovulatória são candidatas óbvias à indução da ovulação. Em geral, apenas avaliação adicional limitada é necessária para definir o tratamento inicial de escolha, e a maioria das mulheres responderá prontamente a uma das estratégias mais simples de tratamento (Capítulo 31). Na maioria dos casos, é razoável e apropriado começar tratamento imediatamente, mesmo antes que outras causas potenciais de infertilidade tenham sido investigadas. Se anovulação for o único obstáculo a superar, a maioria dos casais conceberá prontamente sem mais investigações. Mulheres com amenorreia ou anovulação hiperandrogênica merecem avaliação preliminar adicional, aplicando-se os princípios descritos nos Capítulos 11, 12 e 13.

FATOR CERVICAL – ANORMALIDADES DA INTERAÇÃO ESPERMATOZOIDES-MUCO

O colo participa no processo reprodutivo de várias maneiras. O muco cervical aceita ou captura espermatozoides do ejaculado e da vagina, exclui o plasma seminal e espermatozoides morfologicamente anormais,[438] nutre bioquimicamente os espermatozoides, e serve como reservatório, desse modo prolongando a sobrevida dos espermatozoides e o intervalo fértil entre o intercurso e a ovulação. O muco é um gel de glicoproteína com fases sólida e líquida e tem uma ultraestrutura de mosaico com canais intersticiais entre filamentos de mucina que se expandem e contraem em resposta a alterações cíclicas no ambiente de hormônios esteroides através do ciclo menstrual para facilitar ou inibir a passagem dos espermatozoides.[439-441] Estrogênio estimula produção de muco cervical, e à medida que os níveis se elevam durante a fase folicular, o muco torna-se mais abundante e aquoso, menos celular, e mais facilmente penetrado pelos espermatozoides.[444] Progesterona inibe a produção do muco cervical e o torna opaco, viscoso e impenetrável. As alterações cíclicas nas características do muco cervical ajudam a explicar por que a probabilidade de concepção específica do dia do ciclo sobe firmemente à medida que a ovulação se aproxima, e despenca imediatamente depois dela em diante.

Durante a maior parte do século passado, o teste pós-coital para diagnóstico de infertilidade de fator cervical era considerado um elemento básico da avaliação de infertilidade. O teste envolvia a coleta de muco cervical (por aspiração ou com pinça de pólipo nasal) brevemente antes do tempo esperado da ovulação (conforme determinado pela monitorização da TBC ou LH urinário em ciclos prévios) algumas a várias horas (tipicamente 2-12 horas) depois de intercurso.[445] O espécime de muco era avaliado quanto ao pH, claridade, celularidade, viscosidade (a extensão à qual uma coluna de muco pode ser esticada em centímetros, conhecida como "*spinnbarkeit*"), e a salinidade (avaliada de acordo com a complexidade de cristais que se forma quando o muco é secado sobre uma lâmina de vidro, também conhecida como "*ferning*"), e quanto ao número e motilidade dos espermatozoides sobreviventes. A presença de espermatozoides móveis confirmava técnica coital efetiva e sobrevida dos espermatozoides, e o número de espermatozoides (por campo de grande aumento) era usado para predizer a qualidade do sêmen (densidade e motilidade dos espermatozoides) e a fecundabilidade do ciclo (correlação inversa com o tempo até concepção ou taxas cumulativas de concepção).[446-451] A maioria considerava mesmo um único espermatozoide móvel na maioria dos campos um resultado de teste "positivo" ou normal.[451-453]

Resultados anormais ou "negativos" do teste pós-coital eram comuns, usualmente graças à marcação inadequada de tempo, seja demasiado cedo no ciclo quando muco era relativamente escasso, ou após a ovulação quando a qualidade do muco era ruim.[454] A cronologia foi otimizada efetuando-se o teste dentro de 2 dias antes da onda de LH ou quando ultrassonografia transvaginal demonstrasse um folículo pré-ovulatório.[455] Outras explicações para muco de má qualidade eram cervicite, tratamento prévio de neoplasia intraepitelial cervical (p. ex., crioterapia), e tratamento com citrato de clomifeno. Explicações potenciais para a ausência de espermatozoides móveis em muco de boa qualidade incluíam intercurso inefetivo, ejaculação falhada (frequentemente resultando de ansiedade de desempenho), má qualidade do sêmen e uso de lubrificantes coitais espermicidas. Observações de espermatozoides degenerados, imóveis, "tremendo" ou aglutinados eram considerados razão para testagem de anticorpo antiespermatozoide.[449] Um resultado anormal era confirmado por repetição da testagem para estabelecer o diagnóstico de infertilidade de fator cervical,[445,451,456] impelindo avaliação adicional com um teste de ácido nucleico para clamídia e culturas para ureaplasma e micoplasma (ou tratamento empírico com antibióticos),[457-459] e espermograma. Qualidade normal do sêmen e ausência de espermatozoides em muco de boa qualidade eram vistos como evidência de muco cervical "hostil" ou uma anormalidade da função dos espermatozoides, diferenciada por comparações de sobrevida e motilidade de espermatozoides do parceiro e de doador em muco cervical bovino *in vitro* e testagem de anticorpo antiespermatozoide.[460-462] Estratégias para corrigir ou superar infertilidade de fator cervical incluíram tratamento com estrogênios exógenos (para estimular produção de muco)[463] ou agentes mucolíticos (guaifenesina),[464] ducha pré-coital com uma solução de bicarbonato de sódio[465] e inseminação intrauterina (IIU).[449,466-468]

Proponentes da testagem pós-coital de rotina argumentaram que o teste pós-coital conseguia identificar que casais que poderiam se beneficiar com um tratamento simples e tinha valor prognóstico para predizer a probabilidade de gravidez sem tratamento.[356,450] Críticos alegaram que os resultados obtidos mesmo com IIU sugeriam apenas um benefício modesto na melhor hipótese,[469] que qualquer valor prognóstico que o teste pudesse ter era limitado a casais jovens com infertilidade inexplicada de curta duração, porque o teste seguramente não tinha valor preditivo em mulheres com infertilidade causada por anovulação ou doença oclusiva tubária, e que a infertilidade masculina suscetível a tratamento com IIU poderia ser mais acuradamente definida pelos resultados do espermograma. O argumento para tratamento expectante em casais com infertilidade inexplicada e um teste pós-coital normal foi abandonado como discutível, porque poucos casais procurando avaliação e tratamento aceitavam a recomendação.

O teste pós-coital para diagnóstico de fator cervical não é mais recomendado.[359] Anormalidades da produção de muco cervical ou da interação espermatozoide/muco são raramente, se alguma vez, a única ou principal causa de infertilidade. Cervicite crônica ou estenose cervical resultando de conização ou outro tratamento de doença cervical que possa prejudicar a interação espermatozoide-muco podem ser identificadas por exame especular, e na ausência desses achados, a probabilidade de que o muco cervical represente um obstáculo importante é remota. A análise do sêmen identifica casais com infertilidade de fator masculino importante. O teste não tem metodologia padrão de interpretação,[445,453] e tem má reprodutibilidade mesmo entre observadores treinados.[470] A única experiência randomizada comparando resultados em mulheres com testes normais e anormais considerou o teste inválido, porque nem os resultados de teste nem o tratamento para testes anormais afetaram o resultado.[471-473] Exame no consultório depois de intercurso marcado é uma intrusão inconveniente, embaraçosa e indesejável para a maioria dos casais, aumentando ainda mais a sua sobrecarga de estresse. Finalmente, os resultados do teste pós-coital raramente alteram o tratamento clínico, porque os tratamentos atuais para infertilidade inexplicada incluem IIU (usualmente com estimulação ovariana) ou FIV, ambas as quais anulam qualquer fator cervical contributivo.

FATOR UTERINO – ANORMALIDADES ANATÔMICAS E FUNCIONAIS

Anormalidades do útero são uma causa relativamente incomum de infertilidade, mas devem sempre ser consideradas. Se por nenhuma outra razão, elas podem afetar adversamente o resultado de gravidezes obtidas pelo tratamento bem-sucedido dos fatores mais comuns masculino, ovariano e tubário. As anormalidades uterinas anatômicas que podem afetar adversamente a fertilidade incluem malformações congênitas, leiomiomas e aderências intrauterinas; pólipos endometriais também foram implicados, mas suas implicações reprodutivas são menos claras. A única anormalidade uterina funcional de interesse específico na avaliação de infertilidade é endometrite crônica. Embora anormalidades da receptividade endometrial (incluindo deficiência de fase lútea) pudessem ser vistas como outra, elas podem não ter significado prático até que haja evidência conclusiva de que infertilidade pode resultar de disfunção endometrial intrínseca que prejudique ou impeça implantação, e um método de diagnóstico tenha sido validado. No ínterim, deficiência de fase lútea fica mais bem vista como uma forma sutil de disfunção ovulatória, conforme discutido em um item anterior deste capítulo (ver Fator Ovariano).

Anormalidades uterinas anatômicas e funcionais que podem prejudicar a fertilidade também podem afetar adversamente o resultado da gravidez. Elas são discutidas aqui como uma causa de infertilidade, e em outro local (Capítulo 28) como uma causa de perda recorrente da gravidez. A embriologia ou patogênese e consequências obstétricas de malformações uterinas e de leiomiomas são consideradas detalhadamente no Capítulo 4. A discussão aqui é focalizada no seu diagnóstico, seu impacto sobre a fertilidade, e como elas influenciam a avaliação e o tratamento.

Há três métodos básicos para a avaliação da cavidade uterina: histerossalpingografia, ultrassonografia transvaginal ou histerossonografia com soro fisiológico e histeroscopia. Cada um tem vantagens e desvantagens, e a escolha entre eles deve ser adaptada às necessidades da paciente individual. HSG é o método tradicional e mais frequentemente ainda é o melhor teste inicial porque também avalia a perviedade tubária. Entretanto, em mulheres sem fatores de risco para doença tubária e aquelas cuja situação tubária já é conhecida (a partir de cirurgia precedente para outras indicações) ou é em grande parte irrelevante (como em mulheres que necessitam FIV por infertilidade grave de fator masculino), ultrassonografia oferece uma alternativa mais simples e mais bem tolerada que também pode revelar patologia ovariana insuspeitada (cisto, endometrioma), sem exposição à radiação. Quando os sintomas sugerem uma lesão anatômica da cavidade uterina (menorragia, sangramento vaginal intermenstrual), a histerossonografia é o teste diagnóstico mais sensível e lógico. A histeroscopia é diagnóstica e terapêutica, mas tem poucas vantagens diagnósticas sobre a histerossonografia e geralmente pode ser reservada com segurança para tratamento de anormalidades já identificadas por métodos menos invasivos e menos caros.

HISTEROSSALPINGOGRAFIA

Histerossalpingografia (HSG) define acuradamente o tamanho e a forma da cavidade uterina, fornece imagens claras da maioria das anomalias do desenvolvimento uterino (unicorno, septado, bicorno e didelfo) e, com exceções, também identifica miomas submucosos e aderências intrauterinas que podem ter implicações reprodutivas importantes. Embora HSG também possa revelar pólipos endometriais, a histerossonografia é um método mais sensível para sua detecção. Uma injeção lenta de meio de contraste ajuda a minimizar o risco de que uma lesão cavitária seja obscurecida e possa não ser detectada.

A cavidade uterina normal é simétrica, aproximadamente triangular em forma, mais larga no nível dos orifícios cornuais perto do fundo e relativamente lisa nos seus contornos. As várias anomalias desenvolvimentais uterinas geralmente têm uma aparência bastante característica em HSG. Um útero unicorno é tipicamente um pouco tubular, desvia-se para a esquerda ou direita, e tem uma tuba uterina. Tanto útero septado quanto bicorno tipicamente exibem um segmento inferior comum que se divide em dois cornos distintos para produzir uma configuração em forma de Y com distância variada entre os braços superiores.[474,475] As duas anomalias não podem ser diferenciadas unicamente por HSG; avaliação adicional é necessária para estabelecer um diagnóstico exato (ultrassonografia padrão ou tridimensional, histerossonografia, ressonância magnética ou laparoscopia).[476] Qualquer das duas anomalias também pode ser confundida com um útero unicorno se apenas um dos dois cornos for imageado porque eles dividem-se perto ou abaixo da ponta da cânula ou cateter inserido para dentro do colo ou do útero. Para estudar adequadamente um útero didelfo ou septado completo, os dois hemiúteros precisam ser imageados pelas suas aberturas cervicais separadas, frequentemente encontradas em lados opostos de um septo vaginal longitudinal de variável comprimento. Miomas e pólipos maiores geralmente produzem defeitos de enchimento curvilíneos de variado tamanho e forma. HSG em mulheres com aderências intrauterinas usualmente revela contornos da cavidade grosseiramente irregulares e defeitos de enchimento, e em muitos com doença grave, nenhuma cavidade absolutamente.

A precisão da HSG para detectar patologia intrauterina em mulheres inférteis varia com a natureza da anormalidade. Um grande estudo envolvendo mais de 300 mulheres comparando HSG à histeroscopia (o padrão ouro) observou que a HSG teve globalmente 98% de sensibilidade, 35% de especificidade, 70% de valor preditivo positivo e 92% de valor preditivo negativo, com uma taxa de 30% de falso-positivos e 8% de falso-negativos; diagnósticos errados foram quase inteiramente relacionados com distinguir miomas submucosos de pólipos e foram, portanto, relativamente pouco importantes.[477] Em outro estudo de desenho semelhante, HSG teve 75% de sensibilidade para detecção de aderências intrauterinas, e apenas 50% de sensibilidade para detecção de pólipos endometriais.[478]

Questões específicas concernentes à marcação e preparação para HSG e detalhes a respeito de técnica e interpretação no que elas se relacionam com a avaliação de infertilidade de fator tubário são considerados na seção seguinte (ver Fator Tubário, a seguir).

ULTRASSONOGRAFIA TRANSVAGINAL E HISTEROSSONOGRAFIA COM SORO FISIOLÓGICO

Ultrassonografia transvaginal (USTV) é outro método de avaliação de fatores uterinos em mulheres inférteis. Histerossonografia com soro fisiológico, envolvendo USTV durante ou após introdução de soro fisiológico estéril por meio de cateter desenhado para a finalidade, define decisivamente os contornos da cavidade e facilmente demonstra lesões intrauterinas mesmo pequenas, mas potencialmente importantes.[479]

Em todas as fases do ciclo, a interface entre o endométrio e o miométrio é bem definida. A interface entre as duas camadas do próprio endométrio (limitando a cavidade uterina) pode ser difícil de identificar muito no início do ciclo e durante a fase secretora, mas é visível durante a última metade da fase proliferativa. Juntas, as duas camadas do endométrio compreendem a "linha endometrial", que muda de aparência e espessura através do ciclo. Durante a fase proliferativa, o endométrio é relativamente hipoecoico e cresce em espessura para produzir uma proeminente "linha tríplice" ou padrão trilaminar. Durante a fase secretora, o endométrio cresce pouco mais, ou nada absolutamente, e aumenta sua ecodensidade, possivelmente porque a rede em desenvolvimento de vasos basilares enrolados apresenta um número muito maior de superfícies refletivas. Alterações ciclo-dependentes nos parâmetros de fluxo na artéria uterina (velocidade e índice de pulsatilidade) medidas usando ultrassonografia Doppler em cores e pulsada também foram descritas,[480,481] mas variações diurnas e diferenças entre as duas artérias uterinas (ipsolateral ou contralateral ao folículo ovariano dominante) complicam a interpretação. Em esforços para definir um endométrio receptivo, diversos estudos examinaram a correlação entre espessura e padrão da listra endometrial ou parâmetros de fluxo sanguíneo na artéria uterina com a implantação ou taxas de gravidez em ciclos de FIV,[482-487] mas os resultados são conflitantes. Embora alguns tenham achado correlações entre um ou mais parâmetros e os resultados de tratamento, outros não acharam. Os poucos estudos examinando o endométrio em ciclos não estimulados em mulheres inférteis não demonstraram qualquer correlação importante entre espessura, padrão ou fluxo sanguíneo endometriais e a causa de infertilidade ou o prognóstico.[488-490] *Na avaliação diagnóstica de mulheres inférteis, ultrassonografia transvaginal é capaz de identificar patologia uterina importante, mas não fornece medida útil da função ou receptividade endometriais.*

Para identificação de malformações congênitas, USTV bidimensional padrão complementa a HSG e melhora a precisão diagnóstica para diferenciar úteros septados e bicorne pela revelação da forma do contorno fúndico. O útero septado apresenta um fundo unificado único que muitas vezes é um pouco mais largo que o normal e às vezes ligeiramente côncavo; o útero bicorne possui dois fundos inteiramente separados divididos por um fenda mediana nítida de variável profundidade.[474,476] A acurácia da histerossonografia com soro fisiológico excede a da HSG, ao revelar tanto a dupla cavidade uterina quanto a forma do contorno fúndico. A moderna ultrassonografia tridimensional é capaz de gerar imagens reconstruídas no plano coronal e oferece precisão diagnóstica que se compara favoravelmente ao imageamento de ressonância magnética ou laparoscopia e histeroscopia combinadas (o padrão ouro).[475,476,491]

Os resultados de estudos avaliando a acurácia da USTV para detecção de miomas submucosos e pólipos endometriais variaram, mas em geral, tanto a USTV bidimensional quanto a tridimensional são mais sensíveis que a HSG, e aproximam-se da precisão da histeroscopia.[492-493] Embora um aumento global ou focal na espessura endometrial ou assimetria entre as duas camadas sugira um pólipo ou mioma, a histerossonografia com soro fisiológico revela uma projeção polipoide para dentro da cavidade cheia de líquido. Para diagnóstico de aderências intrauterinas, a USTV padrão é razoavelmente específica, mas bastante insensível;[478,496] uma linha endometrial focalmente estreitada ou descontínua sugere o diagnóstico. Histerossonografia com soro fisiológico compara-se à HSG, tendo relativamente alta sensibilidade (75%) e especificidade (acima de 90%), modesto valor preditivo positivo (aproximadamente 50%), e excelente valor preditivo negativo (acima de 95%) para detecção de aderências.[478,497] Mulheres com sinéquias brandas exibem bandas ecogênicas delgadas, móveis, fazendo pontes em uma cavidade endometrial normalmente distensível. Aquelas com doença grave têm bandas com base mais larga ou nenhuma cavidade absolutamente.[498]

HISTEROSCOPIA

A histeroscopia é o método padrão ouro para diagnóstico e tratamento de patologia intrauterina que pode afetar adversamente a fertilidade. Tradicionalmente, a histeroscopia era reservada para tratamento de doença identificada por outros métodos menos invasivos, mas os modernos histeroscópios operatórios com um diâmetro externo medindo 2-3 mm agora permitem que procedimentos diagnósticos e pequenos operatórios sejam efetuados com segurança no contexto de consultório.[499] Grande patologia intrauterina geralmente exige histeroscopia operatória mais tradicional, usando instrumentos que tenham maior calibre e maiores capacidades.

ANOMALIAS UTERINAS CONGÊNITAS

Anomalias uterinas desenvolvimentais têm há muito sido associadas à perda de gravidez e complicações obstétricas, mas as mulheres afetadas geralmente não são inférteis. A prevalência de anomalias uterinas em mulheres inférteis e mulheres férteis com resultados reprodutivos normais é semelhante, aproximadamente 2-4%.[500-505] A prevalência é mais alta em mulheres com maus resultados de gravidez, como aborto espontâneo recorrente (10-13%). Consequentemente, quando descobertas durante uma avaliação de infertilidade, as anomalias não podem ser vistas como a causa provável ou mesmo como uma causa contribuinte importante de infertilidade, mas apenas como outro obstáculo que precisa ser considerado ao planejar o tratamento depois que a avaliação for completada. Por exemplo, tratamentos associados a risco substancial de gestação multifetal (estimulação ovariana/IIU, FIV) apresentam riscos ainda maiores para mulheres com malformações uterinas. Na maioria das séries, útero septado é a anomalia mais comum (35%), seguido por bicorno (26%), arqueado (18%), didelfo (8%) e agenesia (3%).[505]

Útero septado é a anomalia mais altamente associada à falha reprodutiva e complicações obstétricas, incluindo aborto espontâneo no primeiro e segundo trimestres, parto prematuro, má apresentação fetal, restrição do crescimento intrauterino e infertilidade.[476,505] Os mecanismos responsáveis são pouco compreendidos, mas o mau suprimento sanguíneo septal, resultando em pouca eficiência de implantação e crescimento do embrião, e incompetência cervical são os suspeitos usuais.[506-509]

Embora o diagnóstico de útero septado não seja uma indicação automática para metroplastia, o desempenho reprodutivo global das mulheres com um septo *in situ* (pelo menos aqueles que são reconhecidos) é muito ruim, com taxas de parto a termo de aproximadamente 40%. A maioria das perdas ocorre no primeiro trimestre (aproximadamente 65%). ***Na população selecionada de mulheres com um útero septado e perda recorrente de gravidez, as taxas de nascidos vivos são aproximadamente de 10% antes da ressecção histeroscópica do septo e de 75-80% depois da cirurgia,***[476,505] ***indicando que a metroplastia histeroscópica restaura um prognóstico quase normal para parto a termo.*** Uma revisão sistemática em 2010 de estudos relacionados com resultados após ressecção histeroscópica do septo concluiu que o procedimento resulta em menos gestações em pacientes inférteis do que naquelas com aborto espontâneo recorrente (RR [risco relativo] = 0,7, IC [intervalo de confiança] = 0,5 – 0,9).[510] No passado, a correção cirúrgica de um útero septado exigia metroplastia abdominal, fazendo correr o risco de aderências pós-operatórias que poderiam prejudicar a fertilidade e comprometiam todas as futuras gestações bem-sucedidas ao parto cesáreo. Tratamento cirúrgico era reservado para mulheres em que os benefícios da cirurgia mais claramente superavam os riscos, mas a moderna cirurgia histeroscópica transformou a questão. Ressecção histeroscópica do septo usualmente é um procedimento ambulatorial relativamente simples e breve associado à baixa morbidade, sem risco de aderências anexiais ou obrigação à cesariana, e uma recuperação pronta e tranquila; as indicações cirúrgicas agora são apropriadamente mais liberais.

Inevitavelmente, avaliações sistemáticas de infertilidade identificarão mulheres nuligrávidas com um septo uterino que apresentam um dilema de tratamento. Dada a alta probabilidade de cirurgia histeroscópica e sua baixa morbidade, nós acreditamos que é razoável e apropriado considerar a correção cirúrgica preemptiva de um útero septado, especialmente em mulheres acima da idade de 35 anos, mulheres com infertilidade de longa duração, mulheres com outras indicações de tratamento cirúrgico, e mulheres que necessitam FIV ou outros tratamentos associados a risco aumentado de gestação multifetal e perda de gravidez.[476,505,511] Discussão cuidadosa dos riscos e benefícios relativos da cirurgia é sempre importante, mas especialmente nos casos que as indicações para cirurgia são menos claras.

MIOMAS UTERINOS

Os miomas podem ser identificados em 20-40% de todas as mulheres em idade reprodutiva e em 5-10% das mulheres inférteis;[173,512,513] os miomas são o único achado anormal em 1-2% das mulheres com infertilidade. Embora eles sejam uma causa estabelecida de sangramento anormal, dor, e sintomas relacionados com a pressão sobre órgãos adjacentes, o impacto dos miomas sobre a fertilidade tem sido mais difícil de definir, com a maior parte da evidência vindo de estudos que compararam a prevalência de miomas em mulheres férteis e inférteis, ou o desempenho reprodutivo de mulheres com infertilidade inexplicada de outro modo, antes e depois de miomectomia.[173,174] Infertilidade relacionando-se com miomas tem sido atribuída aos seguintes mecanismos:[514]

- Desvio do colo, diminuindo a exposição aos espermatozoides.
- Aumento ou deformidade da cavidade uterina, interferindo com o transporte de espermatozoides.
- Obstrução do segmento intersticial das tubas uterinas.
- Anatomia anexial distorcida, interferindo com a captura dos óvulos.
- Distorção da cavidade uterina, ou contrações miometriais aumentadas ou anormais, inibindo o transporte de espermatozoides ou do embrião.
- Fluxo sanguíneo uterino prejudicado ou endometrite crônica, interferindo com a implantação.

Embora haja relativamente pouca evidência para suportar a maioria destes mecanismos, várias observações trazem crédito à noção de que os miomas prejudicam a fertilidade ao interferirem com a implantação. Atrofia glandular é comumente observada no endométrio sobrejacente a miomas, dependendo da sua proximidade, e também pode ser vista no endométrio oposto, sugerindo que ela resulta de pressão mecânica.[515-517] Estudos moleculares recentes indicam que miomas submucosos e intramurais também induzem uma diminuição local na expressão do gene *HOX*, o que foi implicado na cascata de eventos moleculares envolvidos na implantação.[518]

Os efeitos dos miomas sobre a fertilidade são mais bem avaliados por estudos comparando resultados de FIV em mulheres inférteis com e sem miomas, porque a FIV controla efetivamente os efeitos confundidores de outros fatores da fertilidade. Numerosos estudos examinaram os efeitos de miomas de variado tamanho e localização.[519-521] Conjuntamente, estas observações permitem algumas conclusões a respeito dos efeitos de miomas sobre resultados de FIV e, por inferência, sobre a fertilidade global.

Há um consenso claro de que os miomas submucosos têm importante efeito adverso sobre as taxas de gravidez clínicas (OR [*odds ratio*] = 0,3, IC = 0,1 – 0,7) e taxas de parto (OR = 0,3, IC = 0,1 – 0,8).[174,514,522-526] Os dados disponíveis também apoiam a conclusão de que os miomas submucosos aumentam o risco de aborto espontâneo mais de 3 vezes.[525,526] Resultados de estudos iniciais examinando o efeito de miomas intramurais sobre os resultados de FIV foram inconstantes, com alguns encontrando efeitos adversos,[520,521,527-529] e outros não.[519,525,530-534] Uma revisão sistemática, em 2005, incluindo seis estudos observou que os miomas intramurais têm importante impacto negativo sobre as taxas de implantação (OR = 0,62, IC = 0,48 – 0,8) e taxas de nascidos vivos (OR = 0,69, IC = 0,5 – 0,95) e conclui que a miomectomia merecia consideração, particularmente em mulheres com ciclos de FIV prévios falhados.[523] Uma metanálise de 2007 de dados de sete estudos relevantes também encontrou evidência de que os miomas intramurais afetam adversamente a taxa de gravidez clínica (OR = 0,8, IC = 0,6 – 0,9) e a taxa de partos (OR = 0,7, IC = 0,5–0,8),[524] e uma revisão sistemática em 2009 incluindo 23 estudos concluiu que os miomas intramurais aumentam o risco de aborto espontâneo (RR = 1,7, IC =1,2 – 2,4).[526] Toda a evidência concernente aos efeitos dos miomas subserosos é constante em não achar evidência de efeitos adversos sobre os resultados de FIV. *Em suma, o volume da evidência acumulada indica que miomas submucosos reduzem as taxas de sucesso da FIV aproximadamente em 70%, miomas intramurais por aproximadamente 30%, e miomas subserosos não têm efeito adverso sobre os resultados. Miomas submucosos aumentam o risco de aborto após FIV bem-sucedida pelo menos 3 vezes, e os miomas intramurais por mais da metade.*

Logicamente, decisões a respeito do tratamento de mulheres inférteis com miomas devem ser guiadas pela evidência concernente à sua provável importância e os resultados da intervenção cirúrgica. Parece claro que miomas submucosos (deformando a cavidade uterina) têm efeitos adversos importantes sobre a fertilidade e resultados de gravidez, e que a miomectomia melhora ambas. Uma revisão sistemática de 2009 de estudos examinando resultados após miomectomia submucosa concluiu que as taxas de gravidez clínica obtidas com FIV foram 2 vezes mais altas após cirurgia do que em mulheres com miomas submucosos *in situ,* e comparáveis àquelas observadas em mulheres sem miomas.[526] Uma experiência randomizada comparando os efeitos de miomectomia e tratamento expectante sobre a fertilidade em 181 mulheres a uma combinação de miomas submucosos, intramurais e subserosos observou que a miomectomia melhorou significativamente as taxas de gravidez em mulheres com miomas submucosos (43% *vs.* 27%) e naquelas com ambos os miomas submucosos e intramurais (26% *vs.* 15%), sem outras intervenções.[535] Mulheres mais jovens tendo um único pequeno mioma submucoso e infertilidade inexplicada de outro modo têm o melhor prognóstico. Os resultados são menos animadores em mulheres mais velhas e aquelas com múltiplos ou grandes miomas submucosos. Embora as complicações da miomectomia histeroscópica sejam relativamente poucas, o risco de aderências intrauterinas pós-operatórias aumenta com o tamanho, número e extensão intramural de miomas submucosos.

A evidência dos benefícios da miomectomia em mulheres com miomas intramurais (não distorcendo a cavidade uterina) é menos irresistível, provavelmente porque a sua influência sobre a fertilidade não é tão grande. Resultados de um estudo de coorte sugerem que a miomectomia pode melhorar as taxas de gravidez clínica e nascidos vivos após até três ciclos de FIV em mulheres tendo pelo menos um mioma intramural maior que 5 cm de diâmetro.[536] Uma experiência randomizada observou uma tendência clinicamente significativa à fertilidade melhorada em mulheres com miomas intramurais após miomectomia (56% *vs.* 41%).[535] Em contraste, os resultados de dois outros estudos põem em questão o valor terapêutico da miomectomia em mulheres inférteis assintomáticas com miomas intramurais.[537,538] Taxas cumulativas de concepção durante os primeiros 2 anos pós-operatórios relacionaram-se principalmente com a duração da infertilidade e a presença ou ausência de outros fatores de infertilidade, mas *não* ao tamanho ou local (em relação à cavidade uterina) do maior mioma removido. Idade aumentando e miomas posteriores (associados a risco mais alto de aderências pélvicas e anexiais pós-operatórias) foram associados a um pior prognóstico e sintomas (menorragia) com um melhor prognóstico.

Decisões a respeito do tratamento de mulheres inférteis com miomas intramurais assintomáticos estão entre os mais difíceis julgamentos clínicos. Elas devem considerar não apenas o tamanho, número e localização, e os riscos e benefícios do procedimento, mas também a idade, duração da infertilidade, reserva ovariana, outros fatores de infertilidade e o tratamento que elas necessitam. Na maioria dos casos, os benefícios da miomectomia são modestos ou incertos, e o procedimento não é isento de importantes riscos potenciais. Miomectomia comumente resulta em aderências pélvicas e anexiais pós-operatórias, que podem diminuir a fertilidade se graves,[538,539] mas são menos preocupantes em mulheres que necessitam FIV por outras razões. Miomectomia geralmente compromete a paciente a uma cesariana para evitar o risco de ruptura uterina durante trabalho de parto, o que foi descrito após miomectomia.[540,543] Embora a excisão de grandes miomas intramurais profundos que chegam até ou desviam a cavidade uterina possa razoavelmente se esperar que melhore a fertilidade, a remoção de miomas menores não tendo relação anatômica direta com a cavidade provavelmente não o fará. Embora a excisão de miomas anteriores e fúndicos não tenda a resultar em aderências anexiais sérias, incisões uterinas posteriores convidam à complicação. Defensavelmente, a excisão de quaisquer miomas intramurais suficientemente grandes ou suficientemente profundos para justificar miomectomia também merece recomendação de parto cesáreo. Embora miomectomia ofereça benefícios limitados, se algum, a mulheres jovens com infertilidade de curta duração e outros fatores de infertilidade suscetíveis a tratamentos não cirúrgicos, ela é menos difícil de justificar em mulheres mais velhas com infertilidade inexplicada de longa duração planejando submeter-se à FIV.

Cuidados cirúrgicos básicos – manipulação delicada dos tecidos, hemostasia meticulosa e mínima sutura exposta – ajudam a assegurar melhores resultados cirúrgicos. Adjuvantes, como a injeção local de pitressina aquosa, torniquetes para comprimir as artérias uterinas e barreiras à aderência cirúrgica, visam a estes objetivos. Miomectomia laparoscópica e robótica, efetuada por aqueles que tenham o treinamento e experiência exigidos, pode oferecer os mesmos benefícios que a miomectomia aberta ou por minilaparotomia para mulheres inférteis com miomas intramurais, e têm a vantagem adicional de mais baixa morbidade (perda sanguínea reduzida e tempo mais curto de recuperação).[544-548] Uma experiência randomizada multicêntrica comparando resultados reprodutivos após miomectomia laparoscópica e por minilaparotomia em mulheres com infertilidade inexplicada não observou diferenças em gravidez cumulativa, taxas de nascidos vivos e aborto entre os dois procedimentos.[545] *A seleção cuidadosa de pacientes mais tendentes a beneficiarem-se com a miomectomia é muito mais importante do que a escolha da técnica cirúrgica. Se o procedimento tiver pouco ou nenhum benefício provável, a escolha da técnica é irrelevante.*

ADERÊNCIAS (SINÉQUIAS) INTRAUTERINAS (SÍNDROME DE ASHERMAN)

Aderências intrauterinas desenvolvem-se como resultado de trauma.[549-552] Qualquer lesão suficientemente grave para remover ou destruir endométrio pode causar aderências. O útero grávido é particularmente suscetível à lesão, especialmente entre a segunda e quarta semanas pós-parto.[553] Inflamação ou infecção também podem predispor a aderências.[554-556] Em aproximadamente 90% dos casos, as aderências intrauterinas relacionam-se com curetagem para complicações de gravidez, como aborto retido ou incompleto ou produtos retidos da concepção.[557] Aderências também podem desenvolver-se depois de miomectomia abdominal ou histeroscópica, ressecção de septo ou outra cirurgia uterina. No mundo em desenvolvimento, tuberculose genital é uma causa importante de aderências intrauterinas; embora rara nos EUA, a possibilidade deve ser considerada em mulheres emigradas de regiões onde a doença é prevalente.[558]

Aderências intrauterinas podem ser assintomáticas ou causar distúrbios menstruais (hipomenorreia, amenorreia, dismenorreia), dor, aborto espontâneo recorrente, ou infertilidade.[551,552] A incidência global de aderências intrauterinas é incerta, mas pode estar aumentando.[557,559] O risco de aderências intrauterinas associadas à terminação eletiva de gravidez é geralmente baixo, mas a prevalência e gravidade das aderências podem aumentar com o número de procedimentos.[560] Uma relação temporal entre sintomas e um evento predisponente, a incapacidade de passar uma sonda uterina, ou uma provocação com progestina negativa em mulheres amenorreicas sugerem o diagnóstico. Quando suspeitado, HSG e sonoisterografia com soro fisiológico confirmam a presença de aderências intrauterinas. Em comparação à histeroscopia (o padrão ouro),

HSG tem aproximadamente 80% de sensibilidade e especificidade para diagnóstico de aderências.[561] Um estudo comparando HSG e histerossonografia à histeroscopia concluiu que os dois métodos de imageamento foram igualmente sensíveis para detecção de aderências,[478] mas histeroscopia é necessária para definir a localização e extensão da doença.

A histeroscopia pode revelar uma variedade de achados.[549,556,562] Bandas aderenciais centrais podem aparecer como colunas ou pontes entre paredes opostas da cavidade, dividindo-a em câmaras irregulares menores de variado tamanho e forma. Aderências nas margens da cavidade frequentemente aparecem como cortinas meio abaixadas que podem obscurecer um ou ambos os orifícios cornuais. Dependente da sua composição (mucosa, fibromuscular, tecido conectivo), as aderências podem ou não possuir uma superfície de endométrio; aderências de tecido conectivo denso tipicamente não têm. Embora aderências mucosas geralmente pareçam similares ao tecido normal circundante e sejam fáceis de lisar, aderências fibromusculares e de tecido conectivo são mais espessas, tipicamente pálidas e devem ser divididas mecanicamente ou dissecadas. Numerosos sistemas de classificação foram propostos, mas nenhum sistema ganhou ampla aceitação ou tem valor prognóstico validado por estudos prospectivos.[551,552] Consequentemente, estudos de resultados são difíceis de interpretar e comparar.

A histeroscopia é o método de escolha para tratamento de aderências intrauterinas e é ao mesmo tempo mais seguro e mais efetivo do que curetagem às cegas. Muitas vezes, a lise de aderências pode ser realizada usando-se apenas a ponta do histeroscópio ajudada pela pressão fornecida pela infusão contínua de meios de distensão. Quando necessário, um sortimento de instrumentos mecânicos, eletrocirúrgicos e à base de *laser* permite que as aderências sejam lisadas ou cortadas sob visão direta. Em geral, melhores resultados são obtidos quando aderências centrais são lisadas primeiro, movendo-se do segmento inferior do útero para o fundo e a seguir para as margens da cavidade, restaurando gradualmente a arquitetura normal da cavidade. Quando a doença é grave, e marcos anatômicos estão mal definidos, ultrassonografia transabdominal ou laparoscopia pode ajudar a manter a orientação e limitar o risco de perfuração uterina.[563]

Vários métodos foram usados para facilitar a cirurgia histeroscópica ou para melhorar os resultados. Em uma experiência clínica randomizada examinando a eficácia de misoprostol administrado vaginalmente (200 µg) para amolecimento cervical antes da histeroscopia operatória, o tratamento reduziu ou eliminou a necessidade de dilatação mecânica e a incidência de complicações pós-operatórias.[564] Várias barreiras físicas, incluindo DIUs não medicados e cateteres-balões, são comumente usadas como um meio para manter a separação entre as camadas opostas de endométrio durante o intervalo pós-operatório imediato.[556,557,565] Um estudo que comparou resultados após inserção de um DIU ou um cateter-balão observou retorno mais frequente de menstruações normais (81% *vs.* 63%) e taxas mais altas de concepção (34% *vs.* 23%) em mulheres que receberam um cateter.[566] Tratamento pós-operatório com estrogênios exógenos para promover reepitelização rápida e reduzir os riscos de aderências recorrentes é usado frequentemente, mas sua eficácia não foi estabelecida;[567] um esquema típico envolve tratamento com 2,5-5 mg de estrogênios conjugados diariamente por 4 semanas, adicionando uma progestina (p. ex., acetato de medroxiprogesterona 10 mg por dia) durante a última semana.

As complicações da adesiólise histeroscópica são as mesmas que com qualquer procedimento histeroscópico operatório e são relativamente incomuns. As complicações agudas incluem perfuração uterina, sobrecarga hídrica e desequilíbrio eletrolítico, hemorragia e infecção; as complicações tardias incluem aderências recorrentes e ruptura uterina em uma gravidez subsequente.[568]

Os resultados cirúrgicos devem ser avaliados por HSG ou sonoisterografia com soro fisiológico após menstruação.[569] Uma segunda operação para lisar aderências persistentes ou recorrentes pode ser necessária, quando a doença for grave. Alternativamente, lavagem com pressão com soro fisiológico sob direcionamento de ultrassonografia transvaginal pode ser usada para hidrodissecar aderências recorrentes que não forem particularmente densas ou extensas.[570] Lise usando um cateter-balão sob controle fluoroscópico e anestesia local ou sedação intravenosa também foi descrita.[571] Menstruações cíclicas normais podem ser restauradas em 70 a 90% das mulheres com aderências intrauterinas, dependendo da gravidade.[549] As taxas de concepção e parto a termo após lise histeroscópica bem-sucedida de aderências intrauterinas variaram entre 25 e 75%;[549,556,572-578] previsivelmente, o prognóstico é melhor para mulheres com doença branda.

PÓLIPOS ENDOMETRIAIS

Os pólipos endometriais são crescimentos endometriais hiperplásicos que possuem um centro vascular e uma forma séssil ou pedunculada, estendendo-se para dentro da cavidade uterina. Eles são geralmente raros em mulheres jovens e aumentam em incidência com a idade. A prevalência global de pólipos em mulheres inférteis varia entre 3 e 10%.[478,579-584] Diversos mecanismos moleculares foram implicados na sua patogênese, incluindo hiperplasia endometrial,[585] hiperexpressão de aromatase endometrial[586,587] e mutações genéticas.[588] Histerossonografia com soro fisiológico é o método mais útil de imageamento para detecção de pólipos endometriais,[494,589,590] embora resultados falso-positivos decorrentes de coágulos sanguíneos, muco e laceração de endométrio normal não sejam incomuns.

Avaliação cuidadosa, sistemática, inevitavelmente identificará lesões cavitárias polipoides em algumas mulheres inférteis. Diferenciação de pequenos miomas submucosos e pólipos endometriais pode ser difícil por qualquer meio outro que não histeroscopia.[477] Embora as mulheres sintomáticas (sangramento anormal) certamente mereçam avaliação histeroscópica e tratamento, é menos claro se a cirurgia tem benefícios para mulheres inférteis assintomáticas. A observação de que os pólipos são resistentes às ações da progesterona sugere que eles poderiam interferir com a implantação;[591] alterações inflamatórias locais ou distorção da cavidade uterina também foram relacionadas com a presença de pólipos.[592]

A evidência a partir de estudos examinando o desempenho reprodutivo após polipectomia histeroscópica é bastante fraca e conflitante.[175,176,592,593] Em um estudo de mulheres inférteis com pólipos endometriais documentados, mas não ressecados (> 2 cm), os resultados de FIV em mulheres tratadas (polipectomia histeroscópica preliminar) e não tratadas não foram diferentes.[176] Em dois estudos examinando resultados em mulheres com pólipos (< 1,5-2 cm) identificados por ultrassonografia durante estimulação ovariana para FIV, as taxas de gravidez em mulheres que prosseguiram para recuperação de oócitos e transferência de embriões ou receberam polipectomia histeroscópica depois da recuperação e mais tarde transferência de embrião congelado não foram diferentes daquelas em mulheres sem pólipos recebendo transferências de embriões frescos ou congelados.[594,595] A única evidência indicando que pólipos afetam adversamente a fertilidade deriva de um estudo comparando resultados após até quatro ciclos de IIU em um grupo de 215 mulheres inférteis com pólipos que foram randomizadas para receber polipectomia preliminar ou nenhum tratamento; entre 93 gravidezes totais, 64 ocorreram em mulheres que tiveram polipectomia e 29 naquelas que não tiveram (RR = 2,5, IC = 1,5 – 2,9).[593] *Tomada em conjunto, a evidência disponível sugere que polipectomia pode melhorar o desempenho reprodutivo em mulheres inférteis. O tratamento precisa ser individualizado, dependendo do tamanho de um pólipo, sintomas associados e das circunstâncias que conduziram à sua descoberta.*[584,596]

ENDOMETRITE CRÔNICA

A endometrite crônica tem sido vista tradicionalmente como uma causa distinta, mas incomum, de insuficiência reprodutiva, mas sua verdadeira prevalência em mulheres inférteis é desconhecida.[597]

A evidência disponível sugere que endometrite subclínica crônica é relativamente comum em mulheres com infecções sintomáticas do trato genital inferior, incluindo cervicite e vaginose bacteriana recorrente,[598-601] e pode não ser completamente rara mesmo em mulheres inférteis assintomáticas.[602] Cervicite mucopurulenta é altamente associada à infecção por clamídia (*C. trachomatis*) e micoplasma (*M. genitalium*), e ambos os organismos, por sua vez são associados à endometrite crônica, que provavelmente desempenha um papel na patogênese da infertilidade de fator tubário.[459,601,603-605] Embora testagem sorológica de rotina para exposição passada à clamídia, culturas cervicais e biópsia endometrial possam ser difíceis de justificar, avaliação e tratamento adicionais são apropriados e prudentes em mulheres inférteis com cervicite clínica, vaginose bacteriana crônica ou recorrente, ou outros sintomas que sugiram infecção pélvica.

FATOR TUBÁRIO – OCLUSÃO TUBÁRIA E ADERÊNCIAS ANEXIAIS

Patologia tubária e peritoneal está entre as causas mais comuns de infertilidade e o diagnóstico principal em aproximadamente 30-35% das mulheres inférteis mais jovens e mais velhas.[349]

Uma história de doença inflamatória pélvica (DIP), aborto séptico, apêndice roto, cirurgia tubária ou gravidez ectópica sugere fortemente a possibilidade de lesão tubária. Inquestionavelmente, DIP é a principal causa de infertilidade de fator tubário e gravidezes ectópicas. Estudos clássicos em mulheres com DIP diagnosticada por laparoscopia revelaram que o risco de infertilidade tubária subsequente aumenta com o número e a gravidade de infecções pélvicas; globalmente, a incidência é de aproximadamente 10-12% após um episódio, 23-35% após dois, e 54-75% após três episódios de DIP aguda.[606-610] O risco de gravidez ectópica é aumentado 6 a 7 vezes após infecção pélvica. Embora muitas mulheres com doença tubária ou aderências pélvicas não tenham história conhecida de infecção prévia, a evidência sugere que infecção ascendente "silenciosa" constitui a causa mais provável.[601,605] Muitas dessas mulheres terão anticorpos detectáveis à clamídia sugerindo infecção prévia (discutido a seguir). Outras causas de infertilidade de fator tubário incluem inflamação relacionada com endometriose, doença intestinal inflamatória ou trauma cirúrgico. Endometriose é considerada detalhadamente no Capítulo 29; a discussão aqui é focalizada em doença tubária intrínseca.

O mecanismo responsável por infertilidade de fator tubário obviamente envolve anormalidades anatômicas que impedem a união de espermatozoide e óvulo. Obstruções tubárias proximais impedem o espermatozoide de atingir a tuba uterina distal onde a fertilização normalmente ocorre. Oclusões tubárias distais impedem a captura do óvulo do ovário adjacente. Enquanto a obstrução tubária proximal é essencialmente um fenômeno de tudo ou nada, a doença oclusiva tubária distal exibe um espectro que varia de branda (aglutinação das fímbrias) a moderada (graus variados de fimose fimbrial) ou grave (obstrução completa). A probabilidade de eficiência da captura do óvulo provavelmente é inversamente relacionada com a gravidade da doença. Dano inflamatório à arquitetura da mucosa tubária interna não pode ser detectado facilmente, mas nada obstante pode prejudicar as funções de transporte do espermatozoide ou embrião.

HSG e laparoscopia são os dois métodos clássicos para avaliação do desimpedimento tubário em mulheres inférteis e são complementares em vez de mutuamente excludentes; cada um fornece informação que o outro não fornece, e cada um tem vantagens e desvantagens. A HSG faz imageamento da cavidade uterina e revela a arquitetura interna da luz tubária, nenhuma das quais pode ser avaliada por laparoscopia. Esta fornece informação detalhada sobre a anatomia pélvica que a HSG não é capaz de fornecer, incluindo aderências, endometriose e patologia ovariana. HSG é realizada em um contexto ambulatorial, é muito menos cara do que a laparoscopia e pode ter algum valor terapêutico;[611] ela também é muitas vezes desconfortável ou dolorosa, envolve alguma exposição à radiação e tem risco de complicações infecciosas que podem prejudicar adicionalmente a fertilidade.[612] A laparoscopia é mais invasiva, usualmente exige anestesia geral, não fornece informação a respeito da cavidade uterina (a não ser que histeroscopia também seja executada), e envolve os riscos usuais da cirurgia. Histerossonografia é semelhante à HSG usando ultrassonografia e soro fisiológico estéril em vez de fluoroscopia e meios de contraste, e constitui outro, porém menos comum, método de avaliar fator tubário. Testes de anticorpo à clamídia representam um quarto método, ainda que indireto, de avaliação de fator tubário que é relativamente barato e minimamente invasivo.[613-616] Testes de anticorpo à clamídia têm sido usados principalmente para triagem de mulheres inférteis a fim de identificar aqueles em alto risco de terem doença de fator tubário que merece avaliação com laparoscopia.

HISTEROSSALPINGOGRAFIA (HSG)

HSG é melhor marcada durante o intervalo de 2-5 dias imediatamente em seguida ao fim da menstruação, para minimizar risco de infecção, evitar interferência de sangue e coágulo intrauterinos, e para prevenir qualquer possibilidade de que o procedimento pudesse ser realizado depois de concepção. Mesmo a mais sensível dosagem de hCG não será capaz de excluir a possibilidade quando HSG for feita durante a fase lútea inicial do ciclo. HSG não requer qualquer preparação específica, embora o pré-tratamento com uma AINE (30-60 minutos antes) seja útil para diminuir desconforto associado ao procedimento; analgésicos e sedativos mais potentes geralmente não são necessários. Complicações infecciosas da HSG são relativamente incomuns, mesmo em mulheres de alto risco (1-3%).[612,617] Inobstante, tratamento antibiótico profilático de rotina pode ser justificado, consideradas as consequências potenciais de uma infecção pós-procedimento. *Tratamento com antibióticos (doxiciclina 100 mg duas vezes ao dia durante 5 dias, começando 1-2 dias antes da HSG) é prudente quando doença tubária é altamente suspeitada, e especificamente indicada quando a HSG revela obstrução tubária distal, porque o risco de salpingite aguda é aumentado (aproximadamente 10%), e o tratamento pode prevenir infecção clínica.*[612,618] Para minimizar o risco de infecção, é melhor evitar HSG por completo durante pelo menos várias semanas subsequentemente a um episódio de DIP aguda.

A técnica de realização de uma HSG é bastante padrão. O estudo deve ser efetuado usando-se fluoroscopia de intensificação de imagem com um número limitado de radiografias. A HSG média requer apenas 20-30 segundos de tempo fluoroscópico com mínima exposição à radiação e tem risco muito baixo. Usualmente, apenas três filmes básicos são requeridos (um explorador, um filme para documentar os contornos uterinos e perviedade tubária, e um filme pós-avaliação para detectar quaisquer áreas de loculação de contraste). Filmes oblíquos adicionais podem ser necessários, quando o útero obscurece as tubas, ou a cavidade uterina parece anormal. Fora isso, eles fornecem pouca ou nenhuma informação útil e aumentam desnecessariamente a exposição à radiação.[619] Contraste pode ser introduzido usando-se uma cânula "bolota" metálica comum ou através de um cateter-balão. Em geral, a última técnica exige menos tempo fluoroscópico, menores volumes de contraste, produz menos dor e é mais fácil de realizar.[620] Injeção lenta de contraste (tipicamente 3-10 mL) ajuda a minimizar desconforto associado à HSG.

Debate a respeito das vantagens e desvantagens relativas aos meios de contraste oleossolúveis e hidrossolúveis tem grassado por anos. Os proponentes dos meios de contraste hidrossolúveis enfatizam que o meio oleossolúvel é demasiado viscoso para revelar a arquitetura interna tubária (e, portanto, não é capaz de detectar aderências anexiais) e têm riscos importantes (reações granulomatosas, intravasamento e embolia).[622,623] Aqueles que favorecem meios de contraste oleossolúveis argumentam que reações granulomatosas são raras, que intravazamento e embolização são incomuns e quase uniformemente benignos,[624] e citam evidência sugerindo que o meio oleossolúvel aumenta a fertilidade nos meses imediatamente após HSG em mulheres com tubas pérvias.[611] Uma revisão sistemática de 12 estudos envolvendo 2.079 pacientes concluiu que a perfusão tubária com contraste oleossolúvel aumentou significativamente a probabilidade de gravidez, em comparação a nenhuma intervenção (OR = 3,30, IC = 2,0-5,43), mas não em comparação à perfusão com contraste hidrossolúvel (OR = 1,21, IC = 0,95-1,54). Consequentemente qualquer das duas escolhas de meios é apropriada.

HSG pode revelar perviedade tubária bilateral (60-75%) ou unilateral (15-25%) ou oclusão tubária bilateral (15-25%).[625,526] Ocorrem tanto resultados falso-negativos (obstruções que não são reais) quanto falso-positivos (perviedade que não é real), as primeiras sendo muito mais comuns do que as últimas. Injeção de contraste pode causar "espasmo cornual" (contrações uterinas que fecham transitoriamente o segmento intersticial e impedem perfusão distal) que pode ser erroneamente interpretado como oclusão tubária proximal. HSG pode revelar perviedade tubária unilateral e oclusão proximal contralateral. Embora a observação possa representar uma obstrução proximal unilateral verdadeira, o que é raro, colocação de cateter permitindo que o contraste siga o caminho de menor resistência é a causa mais comum; mais frequentemente, a tuba não visualizada é normal. Uma HSG falso-positiva pode ocorrer quando contraste entrando em um hidrossalpinge largamente dilatado é diluído, produzindo um clarão que é erradamente interpretado como evidência de perviedade tubária. Aderências peritubulares rodeando uma tuba normal e pérvia sob os demais aspectos podem sequestrar contraste quando ele escapa da tuba, resultando em floculação focal que pode ser erradamente interpretada como obstrução distal.

Em comparação à laparoscopia (o método padrão ouro) como teste de perviedade tubária, HSG tem apenas moderada sensibilidade (capacidade de detectar perviedade quando as tubas estão abertas; 65%), mas relativamente alta especificidade (acurácia quando a perviedade é detectada; 83%) em uma população infértil típica.[627,628] *As implicações clínicas são que quando HSG revela obstrução há ainda uma probabilidade relativamente alta (aproximadamente 60%) de que a tuba esteja aberta, mas quando HSG demonstra perviedade há pouca chance de que a tuba esteja realmente ocluída (aproximadamente 5%).* Entretanto, a interpretação dos resultados de HSG pode variar significativamente entre diferentes observadores.[629,630] Consequentemente, quando o clínico que está tratando não efetuou a HSG, uma revisão pessoal dos filmes é prudente antes de fazer recomendações para avaliação adicional ou tratamento. A probabilidade de gravidez independente de tratamento é mais alta quando HSG revela perviedade tubária bilateral, substancialmente mais baixa, quando nenhuma das tubas está aberta, e reduzida apenas ligeiramente, quando uma tuba é patente.[625,626] Estas observações ajudam a decidir se laparoscopia é necessária antes de iniciar tratamento.

LAPAROSCOPIA

A laparoscopia é vista geralmente como o teste definitivo para a avaliação de fatores tubários. As questões concernentes à marcação, uso de antibióticos e riscos de complicações infecciosas são as mesmas para HSG. Laparoscopia diagnóstica é usualmente efetuada sob anestesia geral, mas pode exigir apenas sedação profunda e anestesia local; laparoscopia operatória para tratamento de doença tipicamente requer anestesia geral. Com poucas exceções, uma inspeção sistemática e completa da pelve definirá acuradamente a localização e extensão de qualquer doença. O exame deve incluir o útero, os fundos de saco anterior e posterior, as superfícies ovarianas e fossas, e as tubas uterinas. Injeção de um corante azul diluído por uma cânula conectada ao colo ou um manipulador intrauterino permite avaliação do desimpedimento tubário ("cromotubagem"). Indigocarmim é preferido em relação a azul de metileno, o qual raramente pode induzir metemoglobinemia aguda, particularmente em indivíduos com deficiência de glicose-6-fosfato desidrogenase.[631,632] Como com a HSG, injeção lenta de líquido ajuda a reduzir a incidência de resultados falso-negativos.

A laparoscopia fornece tanto uma vista panorâmica da anatomia reprodutiva pélvica quanto uma vista ampliada das superfícies uterinas, ovarianas, tubárias e peritoneais. Consequentemente, ela é capaz de identificar graus mais brandos de doença oclusiva tubária distal (aglutinação fimbrial, fimose), aderências pélvicas ou anexiais, e endometriose que afetam adversamente a fertilidade mas escapam à detecção por HSG. Mais importante, a laparoscopia oferece a oportunidade de tratar doença no momento do diagnóstico. A lise de aderências peliculares ou focais e excisão ou ablação de endometriose superficial são procedimentos relativamente simples bem dentro das capacidades da maioria dos cirurgiões. Excisão de endometriomas ovarianos, lise de aderências densas ou extensas comprometendo o fundo de saco ou intestino, excisão ou ablação de endometriose amplamente disseminada ou profundamente invasiva e procedimentos de fimbrioplastia ou salpingoneostomia exigem maior habilidade técnica e experiência.

Embora laparoscopia seja um melhor preditor de fertilidade futura do que HSG, ela não é um exame perfeito para diagnóstico de patologia tubária. Cromotubagem intraoperatória é sujeita às mesmas armadilhas que causam resultados falso-negativos com HSG. Resultados falso-positivos com laparoscopia são incomuns, mas ocorrem, particularmente em casos em que as tubas uterinas são obscurecidas por aderências. Embora obstruções tubárias detectadas por HSG frequentemente não sejam confirmadas em laparoscopia, a perviedade quase sempre é. Laparoscopia também é um melhor preditor de gravidez independente de tratamento futuro do que HSG porque a informação ganha é mais exata. Outra vez, o prognóstico é melhor quando ambas as tubas uterinas estão patentes, ruim quando ambas estão bloqueadas, e intermediário quando apenas uma tuba está aberta.[626,633] Uma vez que muitas obstruções detectadas pela HSG não são reais e todas menos poucas das identificadas por laparoscopia o são, os prognósticos associados à oclusão tubária unilateral e bilateral diagnosticada por laparoscopia são significativamente piores do que quando o mesmo diagnóstico é feito por HSG.

HISTEROSSONOSSALPINGOGRAFIA

A histerossonografia é reconhecida como tendo maior sensibilidade do que HSG para detecção de patologia intrauterina. Uma extensão natural desta técnica, a histerossonossalpingografia, tem sido vista como um meio de avaliar a patência tubária ao mesmo tempo, bem similarmente à HSG. Conforme originalmente descrita, a histerossonossalpingografia confiava em observações de acumulação de líquido no fundo de saco como indicação de perviedade tubária. Entretanto, a técnica não fornecia informação sobre anatomia tubária e não era capaz de determinar se uma ou ambas as tubas estavam patentes. Um novo meio de contraste ultrassonográfico consistindo em um surfactante que produz microbolhas quando estimulado por ultrassom melhorou a sensibilidade para detectar patência tubária, mas o imageamento bidimensional padrão nos planos sagital e transverso ainda era inadequado para visualizar anatomia tubária tridimensional.

Avanços tecnológicos na ultrassonografia expandiram as capacidades da histerossonossalpingografia ainda para mais longe; a ultrassonografia transvaginal tridimensional fornece os meios para gerar imagens coronais, e as técnicas de Doppler melhoraram a visualização do movimento de fluido através das tubas uterinas. Entretanto, mesmo com estes aperfeiçoamentos, é improvável que a histerossonossalpingografia vá substituir a HSG tradicional dentro de qualquer breve tempo. Estudos comparando diretamente resultados da histerossonossalpingografia com os obtidos por HSG ou laparoscopia produziram resultados inconsistentes.[634-638] A tuba uterina permanece difícil de imagear com ultrassonografia, mesmo com equipamento tridimensional, e a histerossonossalpingografia possui suas próprias armadilhas exclusivas.[639] Um estudo de 2006 comparando resultados com laparoscopia observou que a histerossonossalpingografia tridimensional teve excelente sensibilidade (100%) e moderada especificidade (67%) para detecção de perviedade tubária (100%), mas 30% das pacientes julgaram o procedimento inaceitável.[640] A histerossonossalpingografia pode ainda se tornar uma alternativa viável à HSG, mas atualmente não é.

TESTES DE ANTICORPO À *CHLAMYDIA*

Vários estudos sugeriram que testes de anticorpo à clamídia podem ser tão acurados quanto HSG ou mesmo laparoscopia para detecção de patologia tubária, incluindo oclusão tubária, hidrossalpinge e aderências pélvicas.[613,614,641] A execução dos diferentes testes varia amplamente com o método de ensaio. Os ensaios comerciais diferem no método de detecção (imunofluorescência, microimunofluorescência, ELISA, imunoperoxidase) e na fonte de antígeno que elas usam (principais proteínas da membrana externa gerais ou gênero-específicas, um organismo inativado, inclusão de células inteiras). Alguns métodos são altamente específicos para a espécie de clamídia de interesse (*C. trachomatis*) e outros não distinguem anticorpos à *C. trachomatis* daqueles dirigidos contra outras espécies de clamídias (*C. pneumoniae, C. psittaci*). Conforme esperado, testes tendo a maior especificidade para *C. trachomatis* desempenham-se melhor para detecção de patologia tubária.[614,642,643] Considerações práticas sugerem que um ensaio rápido, altamente sensível, mas menos específico, é o teste mais apropriado para triagem, usando-se um teste mais específico para confirmar a especificidade de anticorpo dos soros selecionados pelo ensaio de triagem.

O valor preditivo de qualquer teste diagnóstico depende da prevalência da doença de interesse na população testada. Se a prevalência de doença na população for muito baixa ou muito alta, a testagem diagnóstica tem pouco ou nenhum valor, porque o resultado raramente afeta o tratamento, e resultados de teste falso-positivos (quando a prevalência é muito baixa) ou falso-negativos (quando a prevalência é muito alta) são comuns. Os testes diagnósticos tendem a ter maior utilidade quando a prevalência da doença está em algum lugar entre os extremos.[628] Alguns sugeriram que testes de anticorpo à clamídia poderiam ser usados para selecionar pacientes com mais probabilidade de beneficiar-se com laparoscopia, mas o valor preditivo de mesmo alguns dos testes de anticorpo à clamídia mais específicos pode não ser suficiente para justificar aquela abordagem.[644]

O papel dos testes de anticorpo à clamídia na avaliação de mulheres inférteis não foi suficientemente definido. Testes de anticorpo à clamídia poderiam comprovar-se úteis como um pré-teste para selecionar mulheres que justificam avaliação mais precoce ou mais detalhada.[645] Se aplicado como ferramenta de triagem no início da avaliação, um teste positivo poderia alertar para a possibilidade de fatores tubários relacionados com infecção prévia por clamídia não suspeitada de outra maneira. Embora laparoscopia seletiva baseando-se em testes de anticorpo à clamídia possa ser injustificada para todas as mulheres inférteis,[644] ela poderia ser efetiva se limitada a mulheres com infertilidade inexplicada (incluindo uma HSG normal), identificando aquelas mais tendentes a ter fatores tubários não detectados mais bem estudados antes de começar tratamentos empíricos agressivos e caros. A utilidade dos testes de anticorpo à clamídia nestes ou outros contextos clínicos é incerta mas merece investigação adicional. *Resumindo, testes de anticorpo à clamídia podem fornecer informação útil, mas também têm armadilhas que limitam sua utilidade clínica.*

CIRURGIA TUBÁRIA NA ERA DA TRA

Para mulheres com infertilidade de fator tubário, as opções de tratamento são cirurgia reconstrutora e FIV. Durante as últimas duas décadas, as taxas de sucesso da FIV aumentaram firmemente (de aproximadamente 10% para mais de 40%) e agora frequentemente excedem as obtidas com cirurgia.[34] Consequentemente, a FIV tornou-se o tratamento de escolha para grande parte ou a maior parte da infertilidade de fator tubário, particularmente para casais com outros fatores de infertilidade ou doença tubária grave. Entretanto, a cirurgia permanece uma opção apropriada em circunstâncias selecionadas e para casais com objeções éticas ou religiosas ou restrições financeiras que impedem FIV. As indicações, avaliação preliminar, técnicas, riscos e resultados da FIV e outras formas de TRA são o foco de um capítulo separado (Capítulo 32); a discussão aqui é limitada aos tratamentos cirúrgicos para infertilidade de fator tubário e à escolha entre cirurgia e FIV.

Reversão de Esterilização

Aproximadamente 1 milhão de mulheres nos EUA submetem-se a um procedimento eletivo de esterilização tubária cada ano; até 7% lamentam a decisão, e cerca de 1% mais tarde solicita sua reversão.[22,646] As razões mais comumente citadas para pedidos de reversão de esterilização incluem novos relacionamentos, mudanças nos objetivos de planejamento familiar e morte de um filho. Arrependimentos são mais comuns em mulheres mais jovens, aquelas que não conheciam o espectro de opções contraceptivas, mulheres cuja decisão pela esterilização foi influenciada por uma terceira parte (parceiro, outro membro da família, amigo ou médico), e aquelas esterilizadas pós-parto ou depois de um aborto.[647,648] Mulheres com 30 anos de idade ou mais jovens são duas vezes mais propensas do que mulheres mais velhas a expressar arrependimento, 3,5 a 18 vezes mais tendentes a solicitar informação sobre reversão do procedimento, e aproximadamente oito vezes mais tendentes a realmente submeter-se a uma reversão de esterilização ou FIV.[649] Para mulheres que querem conceber novamente, anastomose tubária constitui uma opção legítima. Uma HSG pré-operatória pode ser útil para avaliar os segmentos proximais e para confirmar o tipo de esterilização realizado. Laparoscopia pode ocasionalmente ser necessária para estimar a exequibilidade de reparo cirúrgico, quando o tipo de procedimento é desconhecido, e quando destruição ou remoção de grandes segmentos de tuba ou outra patologia pélvica forem suspeitadas; caso contrário, menos de 5% das mulheres terão tubas irreparáveis.[650]

O prognóstico quanto a obter um nascido vivo após reversão de esterilização por microcirurgia relaciona-se com a idade, o tipo e localização do procedimento, e o comprimento final das tubas uterinas reparadas. Mulheres mais jovens, aquelas cuja esterilização foi efetuada usando anéis e clipes, e mulheres que não têm outros fatores de infertilidade têm o melhor prognóstico; as taxas de sucesso são mais baixas que para mulheres mais velhas, aquelas que foram esterilizadas por cautério (particularmente técnicas de múltipla cauterização), e mulheres com outros fatores de infertilidade.[651-658] As taxas cumulativas de gravidez são semelhantes quando uma ou ambas as tubas são reparadas, embora o tempo até concepção seja mais longo após anastomose unilateral.[657] *Em candidatas apropriadamente selecionadas, as taxas globais de concepção são geralmente muito boas (45-82%) após reversão microcirúrgica da esterilização.* O risco de gravidez ectópica varia entre 1 e 7% e é mais alto após anastomoses ístmico-ampulares do que após ístimico-ístmicas.[659,660] Entre todos os tratamentos cirúrgicos para infertilidade de fator tubário, a reversão de esterilização tem a mais alta fecundabilidade pós-operatória. *As melhores candidatas ao procedimento são mulheres jovens desejando mais de uma gravidez adicional e não tendo outros fatores de infertilidade.* Em comparação à FIV, as principais vantagens da cirurgia são a oportunidade de concepção natural e o risco mais baixo de gestação múltipla; as desvantagens da cirurgia incluem o próprio risco cirúrgico, um risco mais alto de gravidez ectópica, e a necessidade de contracepção futura. Anastomose tubária laparoscópica é uma opção para cirurgiões altamente peritos e experientes na técnica, embora as taxas de sucesso possam ser um pouco mais baixas (25-53%).[661,662] A experiência inicial com anastomose tubária robótica indica que o tempo de operação é modestamente maior, mas a permanência hospitalar e o tempo de recuperação são mais curtos, em comparação a procedimentos microcirúrgicos abertos;[663,664] as taxas de gravidez são comparáveis, mas o risco de gravidez ectópica pode ser aumentado.[664]

Obstrução Tubária Distal

Doença oclusiva tubária distal exibe um largo espectro de gravidade variando desde pregas fimbriais aderentes, a graus variados de fimose, a obstrução completa com hidrossalpinges. HSG geralmente revelará obstruções tubárias distais completas, mas não é capaz de detectar confiavelmente ou de definir acuradamente graus menores de doença, quando as tubas ainda são patentes. Laparoscopia é o método definitivo de diagnóstico de doença oclusiva tubária distal e também provê o meio de tratamento. Fimbriólise refere-se à separação de fímbrias aderentes, fimbrioplastia descreve a correção de fímbrias fimóticas, porém patentes, e neossalpingostomia envolve a reabertura de uma tuba completamente obstruída. Previsivelmente, o sucesso cirúrgico relaciona-se inversamente com a gravidade da doença. A extensão e caráter de aderências tubo ovarianas associadas, a espessura tubária e a condição da arquitetura mucosa ampular interna são todas variáveis que afetam o prognóstico.[665,666] Nas formas mais brandas de doença tubária distal, as taxas de nascidos vivos pós-operatórias podem exceder 50%.[667-669] Os resultados obtidos com cirurgia de doença mais grave têm variado amplamente, mas as taxas de sucesso são mais baixas (10-35%), e o risco de gravidez ectópica é mais alto (5-20%).[666,670-672] As taxas de perviedade tubária pós-operatória excedem em muito as taxas de gravidez; a perviedade é restaurada mais facilmente do que a função, porque a regeneração da mucosa é lenta e muitas vezes falha por completo.[673,674]

A maioria das gestações ocorre dentro dos primeiros 2 anos após tratamento cirúrgico e obstrução tubária distal. Em geral, os resultados atingidos por cirurgiões experimentados usando técnicas microcirúrgicas tradicionais ou métodos laparoscópicos foram semelhantes. Em uma série de casos de 35 mulheres com oclusão tubária distal tratadas por fimbrioplastia laparoscópica acompanhadas durante pelo menos 2 anos após cirurgia, a taxa global de concepção foi de 74%, a taxa de gravidez intrauterina foi de 51%, a taxa de nascidos vivos foi de 37% e a taxa de gravidez ectópica foi de 23%.[675] *Em mulheres mais jovens com doença oclusiva tubária distal branda, a cirurgia laparoscópica pode ser vista como uma alternativa à FIV, mas quando a doença é grave ou gravidez não ocorre durante o primeiro ano pós-operatório, FIV é a escolha lógica. Em mulheres mais velhas com qualquer grau importante de doença tubária distal, FIV é geralmente a primeira e melhor opção, porque a fecundabilidade do ciclo após cirurgia tubária distal é baixa (1-2%), o tempo é limitado, e a FIV é ao mesmo tempo mais eficiente e mais efetiva.*[676]

À medida que as taxas de sucesso com FIV melhoraram firmemente, as indicações para cirurgia reconstrutora em mulheres com doença oclusiva tubária distal declinaram ainda mais. Entretanto, mulheres com doença tubária distal grave ainda podem beneficiar-se com cirurgia (salpingectomia), porque um volume substancial de evidência indica que grandes hidrossalpinges afetam adversamente os resultados de FIV. Diversos mecanismos foram implicados para explicar a observação, incluindo interferência mecânica com a implantação e efeitos tóxicos sobre o embrião ou o endométrio.[677-679] Uma revisão sistemática de 2010 incluindo cinco experiências controladas randomizadas, envolvendo 646 mulheres, observou que as probabilidades de obter uma gravidez continuada foram duas vezes maiores após salpingectomia laparoscópica para hidrossalpinges antes da FIV (OR = 2,14, IC = 1,23-3,73).[680] Oclusão laparoscópica das tubas uterinas aumentou as probabilidades de gravidez clínica, em comparação a nenhuma intervenção (OR = 4,66, IC = 2,47-10,01), e nenhum procedimento cirúrgico foi superior.[680] *Estes dados demonstram claramente que a salpingectomia laparoscópica ou oclusão tubária melhoram as taxas de gravidez da FIV em mulheres com hidrossalpinge.* Outras estratégias de tratamento, como aspiração guiada por ultrassom do fluido de hidrossalpinge no momento da retirada de oócito, foram sugeridas como um tratamento alternativo,[681] mas sua efetividade não foi estabelecida, e a evidência sugere que o líquido reacumula-se rapidamente.[682]

Obstrução Tubária Proximal

Oclusões tubárias proximais representam aproximadamente um terço de todas as obstruções tubárias observadas com HSG, muitas das quais não são reais (20-40%). *Esforços para estabelecer um diagnóstico seguro de oclusão tubária proximal verdadeira são justificados; caso contrário, muitas mulheres podem desnecessariamente submeter-se à grande cirurgia ou FIV.* HSG repetida pode diminuir o número de testes falso-negativos de perviedade tubária; em uma série de casos incluindo 98 mulheres inférteis com um diagnóstico de oclusão tubária proximal com base em uma HSG, repetição do procedimento revelou patência tubária bilateral em 14 pacientes (14%), patência de uma tuba em 12 outras (12%) e confirmou oclusão bilateral em 72 pacientes (74%).[683] Em muitas, se não a maioria, laparoscopia é necessária para estabelecer um diagnóstico exato, também proporcionando a oportunidade de tratar doença tubo-ovariana coexistente que pode ser observada em até 20% das mulheres.[684-686] A patogênese da doença oclusiva tubária proximal não está bem compreendida; presume-se que a maioria resulte de infecção ou inflamação crônica. Estudos histológicos sugerem que fibrose luminal obliterativa é mais comum, seguida por salpingite ístmica nodosa, inflamação crônica e endometriose intratubária.[687,688]

Ressecção e anastomose tubária segmentar microcirúrgica é um tratamento comprovado para obstrução tubária proximal verdadeira. Cirurgiões experientes podem obter taxas de gravidez variando entre 50 e 60%,[688-691] mas o número de cirurgiões tendo a *expertise* necessária está declinando rapidamente. Os resultados variam com a causa da obstrução; as taxas de reoclusão são relativamente altas com causas outras que não salpingite ístmica nodosa. Canulização tubária proximal usando um método histeroscópico ou fluoroscópico constitui uma alternativa provada ao reparo microcirúrgico tradicional. Em séries de casos, taxas de patência entre 60 e 80% e taxas de gravidez entre 20 e 60% foram observadas,[635,683,684,692-695] com menos morbidade e mais baixo custo. Os sistemas de cateter especializados envolvidos exigem algum treinamento e experiência, mas permitem perfusão tubária seletiva para diagnóstico acurado (oclusão verdadeira ou não) e fornecem o meio de tratamento quando necessário.

Doença tubária bipolar subentende ambas obstruções tubárias proximal e distal. Em geral as taxas de sucesso alcançadas com cirurgia foram extremamente ruins, e FIV representa a melhor opção de tratamento.[690,606,697]

RESUMO

Uma vez que somente os melhores cirurgiões geralmente publiquem seus resultados, as melhores estimativas disponíveis de séries cirúrgicas também muito provavelmente representam os melhores resultados possíveis. Mesmo assim, avanços firmes na TRA melhoraram os resultados de FIV até onde eles agora se igualam ou excedem o que pode ser obtido com cirurgia reconstrutora tubária. Por conseguinte, os tratamentos cirúrgicos para infertilidade de fator tubário estão geralmente em uma era de declínio; a cirurgia laparoscópica substituiu os procedimentos abertos simples, e a TRA substituiu os mais complicados. Cirurgia tubária permanece uma opção de tratamento legítima para mulheres procurando gravidez depois de uma esterilização tubária prévia, para aquelas com doença tubária distal branda (particularmente quando elas forem jovens), e para algumas mulheres com oclusão tubária proximal. Em quase todas as outras circunstâncias, FIV é a melhor escolha. Salpingectomia laparoscópica ou oclusão tubária proximal aumentam as taxas de sucesso da FIV 2 vezes e devem ser recomendadas a todas as mulheres com hidrossalpinge planejando FIV.

INFERTILIDADE INEXPLICADA

A infertilidade inexplicada é um diagnóstico de exclusão, após a avaliação completa não ter sucesso em identificar uma causa. A incidência de infertilidade inexplicada varia de 10% a tão alto quanto 30% em populações inférteis, dependendo dos critérios diagnósticos.[698-700] *No mínimo, o diagnóstico de infertilidade inexplicada implica evidência de qualidade normal do sêmen, função ovulatória, uma cavidade uterina normal e perviedade tubária bilateral.* No passado, o diagnóstico também exigia um teste pós-coital "positivo" (excluindo infertilidade de fator cervical) e datação endometrial "em fase" (excluindo deficiência de fase lútea), mas não exige mais, porque os testes se comprovaram não válidos. No passado, o diagnóstico também exigia laparoscopia (excluindo aderências pélvicas e endometriose), mas laparoscopia não é mais efetuada rotineiramente, porque a evidência indica que ela tem impacto muito limitado sobre os resultados globais em mulheres com infertilidade inexplicada. Em lugar disso, ultrassonografia transvaginal é efetuada para detectar patologia ovariana insuspeitada, como endometriomas. Consequentemente, grande parte da infertilidade previamente atribuída a fatores cervicais, deficiência de fase lútea e endometriose ou aderências brandas é agora "inexplicada".

Excluindo resultados falso-negativos de testes diagnósticos padrão, os quais ocorrem, mas são incomuns, há duas explicações potenciais para infertilidade inexplicada: (1) verdadeiramente não há nenhuma anormalidade, e a fertilidade natural do casal situa-se na extremidade inferior extrema da faixa normal, possivelmente em razão da idade da parceira feminina ou envelhecimento reprodutor avançado; e (2) existe uma causa específica, mas não uma que possa ser identificada com os exames diagnósticos existentes.

Indubitavelmente, grande parte da infertilidade inexplicada relaciona-se com o declínio natural na fertilidade com o aumento da idade. Infertilidade inexplicada é mais comum em mulheres acima da idade de 35; em um estudo envolvendo mais de 7.000 mulheres inférteis, aquelas acima da idade de 35 anos tiveram mais do dobro da tendência a ter infertilidade inexplicada (OR = 1,8, IC = 1,4-2,7).[350] *Logicamente, as mais prováveis causas ocultas de infertilidade relacionam-se com anormalidades nos gametas ou na implantação, para as quais não existe teste diagnóstico válido.* Anormalidades genéticas ou funcionais nas proteínas da *zona pellucida* poderiam interferir com a penetração do espermatozoide e causar falha da fertilização.[701] Anormalidades no centrossomo poderiam interferir com a formação e função de fuso normal, impedindo fertilização ou resultando em desenvolvimento embrionário inicial interrompido.[702] Embora falha na fertilização ocorra em menos de 5% dos ciclos de FIV e nem sempre reocorra em ciclos subsequentes,[703,704] uma diminuição acentuada na eficiência da fertilização poderia facilmente resultar em infertilidade inexplicada. Uma incidência mais alta de falha da fertilização foi observada em vários, mas não todos, os estudos de FIV em casais com infertilidade inexplicada.[705-708] Evidência de que até 75% das gestações humanas falham logo após a concepção significa embriopatia precoce e falha da implantação como causas prováveis de infertilidade inexplicada.[39,709,710] Embora aneuploidia seja comum em embriões humanos iniciais,[711,712] um defeito genético não randômico recorrente no embrião ou no trofectoderma poderia causar perda precoce. Anormalidades genéticas intrínsecas na função e receptividade endometriais poderiam interferir na aposição, adesão, fixação ou invasão do embrião, causando falha da implantação.[713-715] *É importante enfatizar que todas as causas potenciais de infertilidade inexplicada poderiam coexistir com causas conhecidas de infertilidade, ajudando a explicar por que muitos casais com fatores identificados de infertilidade ovarianos, masculinos, uterinos ou tubários falham em obter uma gravidez bem-sucedida apesar de receberem tratamentos efetivos provados.*[716]

A infertilidade inexplicada provavelmente representa ou o extremo inferior da distribuição normal da eficiência reprodutiva ou anormalidades da função do espermatozoide ou do oócito, fertilização, implantação ou desenvolvimento do embrião que não podem ser detectadas confiavelmente pelos métodos-padrão de avaliação. Embora se possa esperar que muitos casais com infertilidade inexplicada concebam sem tratamento, sua fecundidade de ciclo já baixa e declinando firmemente proporciona ampla justificativa para oferecer tratamento àqueles suficientes preocupados de procurar avaliação. O objetivo do tratamento é aumentar a fecundabilidade mensal para um nível que se aproxime mais estritamente daqueles observados em casais normalmente férteis.

O prognóstico para os casais não tratados com infertilidade inexplicada é semelhante àquele para os casais com fatores menores de infertilidade, como oligospermia branda ou endometriose; a idade da parceira feminina e a duração da infertilidade são as principais variáveis que afetam as taxas de gravidez.[353,717,718] *Em estudos avaliando tratamentos para infertilidade inexplicada, as pacientes não tratadas têm uma fecundabilidade do ciclo variando tipicamente entre 2 e 4%,[719] ou cerca de 80-90% mais baixa que em casais férteis normais (20-25%). A probabilidade de gravidez sem tratamento diminui progressivamente com o aumento da idade da parceira mulher e aumento da duração da infertilidade.*[353,720] Após 3 anos de infertilidade, a probabilidade de gravidez sem tratamento cai para aproximadamente 40%, e após 5 anos para cerca de 20%, da que era quando esforços para conceber começaram pela primeira vez.[343] Apenas aproximadamente 14% dos casais com infertilidade inexplicada tratados expectantemente durante até 7 anos obtêm uma gravidez resultando em um nascido vivo dentro de um ano; o prognóstico é melhor quando a parceira feminina tem menos que 30 anos de idade.[353,718] *É importante compreender o efeito da duração da infertilidade. Uma vez que as taxas de gravidez espontânea sejam mais altas em casais com uma duração relativamente curta de infertilidade e as taxas de sucesso obtidas com todas as formas de tratamento para infertilidade inexplicada outras que não FIV sejam semelhantes, os tratamentos podem parecer mais efetivos em casais com uma duração mais longa de infertilidade tendo uma probabilidade mais baixa de conceber sem tratamento.*

Por definição, a causa de infertilidade inexplicada é desconhecida. Consequentemente, todos os tratamentos para infertilidade inexplicada são empíricos. Embora os métodos sejam diferentes, a estratégia básica é a mesma para todos – juntar mais do que os números usuais de oócitos e espermatozoides no lugar certo e no momento certo. Com este objetivo, os tratamentos mais comuns incluem inseminação intrauterina (IIU), estimulação ovariana com clomifeno ou gonadotrofinas e IIU, e FIV. É importante perceber que nenhum dos tratamentos atuais para infertilidade inexplicada visa às causas mais prováveis, que envolvem todos eventos que ocorrem durante ou após a fertilização. Não se pode esperar que tratamentos empíricos para distúrbios desconhecidos obtenham resultados dramáticos. Em pequenos estudos, efeitos modestos podem ser difíceis de demonstrar, e grandes efeitos podem ocorrer por acaso.

INSEMINAÇÃO INTRAUTERINA (IIU)

Embora diversos estudos tenham avaliado a efetividade da inseminação intrauterina (IIU) como tratamento para infertilidade inexplicada em ciclos naturais,[449,467,719,721,722] uma metanálise de 2006 concluiu que nenhum provia dados confiáveis em virtude de problemas de projeto, como estudos transversais que não incluíram dados da primeira fase do estudo ou populações não limitadas a casais com infertilidade inexplicada.[723] Os dois estudos mais informativos foram publicados mais recentemente e incluíram apenas casais com infertilidade inexplicada ou um teste pós-coital anormal, com tratamento expectante como o tratamento-controle.[724,725] Na primeira experiência (média de idade de 32 anos, duração média de infertilidade de 2,5 anos), 43 nascidos vivos foram observados em 191 casais recebendo IIU (23%) ao longo de 6 meses, em comparação a 32 em 193 casais (17%) tratados expectantemente.[724] Embora a diferença de efeito (6% em 6 meses) não fosse significativa (OR = 1,46, IC = 0,88-2,43), mais mulheres randomizadas para IIU julgaram o seu tratamento aceitável. Na segunda experiência (média de idade de 30 anos, duração média de infertilidade de 1,7 ano), 11 gravidezes continuando foram observadas em 51 casais recebendo IIU (22%), em comparação a 9 em 48 casais (19%) tratados expectantemente.[725] *A melhor evidência disponível sugere que tratamento com IIU em ciclos naturais não tem efeitos clinicamente importantes.*

CITRATO DE CLOMIFENO E IIU

Numerosos estudos examinaram a efetividade da terapia com clomifeno sem IIU como tratamento para infertilidade inexplicada.[726-729] Entretanto, apenas dois são experiências verdadeiramente informativas, incluindo apenas pacientes com infertilidade inexplicada, usando placebo ou tratamento expectante como o tratamento-controle.[724,730] Em uma experiência (média de idade 30 anos, duração média da infertilidade de 4,3 anos), 10 gravidezes foram observadas em 76 casais (13%) recebendo tratamento com clomifeno em 290 ciclos (3%/ciclo), em comparação a 4 em 72 casais (6%) recebendo placebo em 274 ciclos (1%/ciclo).[730] Na outra (idade média de 32 anos, duração média de infertilidade de 2,5 anos), 26 gravidezes foram observadas em 192 casais recebendo clomifeno (14%), em comparação a 32 em 193 casais (17%) tratados expectantemente.[724] As diferenças entre as taxas de gravidez com tratamento e controle (por casal ou por ciclo) não foram significativas em qualquer das duas experiências. *Embora clomifeno seja comumente usado como tratamento para fertilidade inexplicada, a melhor evidência disponível indica que ela não tem benefício significativo.*

Tratamento combinado com clomifeno e IIU é comumente recomendado para casais com infertilidade inexplicada, mas evidência da sua efetividade é muito limitada. Em uma revisão de oito estudos envolvendo 932 ciclos de tratamento, a fecundidade de ciclo estimada foi de 5,6% com clomifeno e 8,3% com clomifeno e IIU.[719] A única experiência (média de idade de 33 anos, duração média de infertilidade de 3,5 anos), incluindo um grupo-controle não tratado (intercurso marcado), incluiu pacientes com infertilidade inexplicada ou endometriose tratada.[731] Limitando a análise a ciclos observados antes do estudo transversal, oito gravidezes foram observadas em 23 casais (35%) recebendo clomifeno e IIU ao longo de 73 ciclos de tratamento (11%/ciclo), em comparação a 4 em 28 casais (14%) ao longo de 103 ciclos (4%/ciclo). A diferença absoluta de 7,1% (IC = 1,0-15,2) na fecundabilidade de ciclo não foi significativa, e mesmo se fosse, o efeito do tratamento foi muito modesto; o número calculado necessário a tratar foi 15, significando que uma gravidez adicional poderia ser esperada para cada 15 ciclos de tratamento.

Os resultados de três outros estudos transversais envolvendo grupos-controle recebendo um tratamento ativo (em vez de placebo ou nenhum tratamento) são difíceis de interpretar confiantemente, porque não foram fornecidos dados sobre a primeira fase do estudo.[732-734] Uma quarta experiência de tratamento (a experiência "pista rápida" e tratamento-padrão "FASTT") comparou resultados em dois grupos, um designado aleatoriamente para receber três ciclos de tratamento com clomifeno e IIU seguidos por até seis ciclos de FIV, e o outro designado para receber três ciclos de clomifeno e IIU, seguidos por três ciclos de tratamento com gonadotrofinas e IIU, seguidos por até seis ciclos de FIV.[735] Notavelmente, 55 gravidezes foram observadas em 233 casais ao longo de 646 ciclos de tratamento (8,5%/ciclo) no primeiro grupo e 68 em 242 casais ao longo de 648 ciclos de tratamento (10,5%/ciclo) no segundo; globalmente, 123 gravidezes foram observadas em 475 casais (26%) ao longo de 1.294 ciclos (9,5%/ciclo). A taxa global de gravidez compara-se favoravelmente à fecundabilidade esperada de 2-4% em casais com infertilidade inexplicada, o que suporta o uso de clomifeno e IIU no tratamento de infertilidade inexplicada. Em dois grandes estudos retrospectivos envolvendo um total de mais de 8.000 ciclos de tratamento com clomifeno e IIU, a fecundabilidade do ciclo variou entre 5 e 10% por ciclo depois de quatro a seis ciclos por mulher com idade de 40 anos e mais jovem, e foi menos de 5% naquelas acima da idade de 40.[736,737]

Em suma, a evidência pela efetividade de tratamento combinado com clomifeno e IIU não é irresistível. Entretanto, considerando seu custo e complexidade relativamente modestos (comparados às alternativas, discutidas a seguir), o tratamento com clomifeno e IIU parece justificado, porque a fecundabilidade de ciclo observada em grandes estudos prospectivos e retrospectivos é significativamente mais alta do que pode ser esperada em casais com infertilidade inexplicada não recebendo nenhum tratamento.

GONADOTROFINAS E IIU

Terapia com gonadotrofina sem IIU para tratamento de infertilidade inexplicada foi avaliada em apenas algumas experiências clínicas. Na maior, as taxas de gravidez resultando de tratamento com gonadotrofinas e inseminação intracervical foram mais altas do que foi obtido com inseminação isolada, mas a diferença foi pequena (3,6%).[738] *Embora tratamento com gonadotrofinas isoladamente possa aumentar a fecundabilidade por ciclo, em comparação a nenhum tratamento, o efeito é bastante modesto e não melhor do que pode ser alcançado por tratamento com clomifeno e IIU.*

Mais comumente, tratamento com gonadotrofina é combinado com IIU para o tratamento de infertilidade inexplicada. Entre quatro estudos comparando gonadotrofinas e IIU a nenhum tratamento, duas foram experiências de estudos transversais que não forneceram resultados da primeira fase de tratamento.[739] Em uma experiência nos EUA (média de idade de 32 anos, duração média de infertilidade de 3,6 anos), 77 gravidezes foram observadas em 231 casais (33%) recebendo tratamento com gonadotrofinas e IIU ao longo de 618 ciclos (12%/ciclo), em comparação a 23 gravidezes em 233 casais (10%) recebendo inseminação intracervical ao longo de 706 ciclos (3%/ciclo); as taxas de gravidez por casal foram de 18% para tratamento com inseminação unicamente e de 19% para gonadotrofinas e IIU.[738] Uma experiência holandesa (idade média de 33 anos, duração média de infertilidade de 2 anos) observou 29 gravidezes entre 127 casais (23%) recebendo gonadotrofinas e IIU ao longo de 676 ciclos (4%/ciclo), em comparação a 34 em 126 casais (27%) tratados expectantemente ao longo de 737 ciclos (5%/ciclo).[740]

Os resultados diferentes das duas experiências enfatizam novamente a influência da duração da infertilidade sobre os resultados alcançados com tratamento para infertilidade inexplicada. Na experiência dos EUA, envolvendo casais inférteis durante uma média de 3,6 anos, a fecundabilidade naqueles recebendo tratamento com gonadotrofinas e IIU (12%/ciclo) foi 9% mais alta do que em casais recebendo inseminação intracervical (3%/ciclo), e apenas 10% dos casais no último grupo conceberam. Na experiência holandesa, envolvendo casais com uma média de 2 anos de infertilidade e um melhor prognóstico para alcançar gravidez sem tratamento,[718] a fecundabilidade daqueles recebendo gonadotrofinas e IIU (4%/ciclo) não foi melhor que em casais tratados expectantemente (5%/ciclo), e 27% dos casais não recebendo nenhum tratamento conceberam. Juntos, os resultados das duas experiências indicam que tratamento com gonadotrofinas e IIU tem pouco benefício, quando o prognóstico é relativamente bom, e benefício modesto quando o prognóstico é mau (uma gravidez adicional para cada 11 ciclos de tratamento).

Os resultados de tratamento com gonadotrofinas e IIU para infertilidade inexplicada suscitam duas questões clinicamente relevantes. A primeira refere-se a que benefícios o tratamento com gonadotrofinas e IIU poderia ter em casais primeiro tratados com clomifeno e IIU e deixando de conceber. Os únicos dados lidando com a questão diretamente vêm da experiência "FASTT" descrita anteriormente, em que 50 gravidezes foram observadas entre 169 casais (30%) recebendo tratamento com gonadotrofinas e IIU ao longo de 439 ciclos (11%/ciclo) depois de deixar de conceber ao longo de três ciclos de tratamento com clomifeno e IIU.[735] Embora a fecundabilidade por ciclo (11%/ciclo) fosse ligeiramente mais alta do que foi atingida com clomifeno e IIU na mesma população (9,5%/ciclo), a diferença não é clinicamente importante, especialmente quando são considerados os maiores custos, complexidade e riscos associados a uso de gonadotrofinas. Coerentemente com essa visão, uma revisão sistemática de 2002 de experiências comparando resultados de tratamento a clomifeno/IIU e gonadotrofinas/IIU concluiu que a evidência é insuficiente para sugerir que algum dos dois tratamentos é superior.[741] A segunda questão relaciona-se a se o sucesso com clomifeno e IIU depende de desenvolvimento multifolicular, e não há dados confiáveis para discutir e criticar a questão diretamente.

Diversos estudos examinaram a eficácia de vários tratamentos adjuvantes em casais recebendo tratamento com gonadotrofinas e IIU para infertilidade inexplicada. A evidência disponível indica que embora o pré-tratamento com um agonista do GnRH não melhore os resultados,[742] a adição de um antagonista do GnRH ao esquema de tratamento pode fazê-lo (OR = 1,6, IC = 1,1-2,3).[743]

Em resumo, tratamento com gonadotrofinas e IIU é tratamento modestamente efetivo para casais com durações mais longas de infertilidade inexplicada (> 3 anos). Tratamento com gonadotrofinas e IIU é razoável a considerar para casais que deixam de conceber durante tratamento com clomifeno e IIU e quando tratamento com clomifeno falha em estimular desenvolvimento folicular múltiplo, especialmente quando FIV não é uma opção viável.

TECNOLOGIA REPRODUTIVA ASSISTIDA

Observações em ciclos de TRA frequentemente proporcionam percepção das possíveis causas da infertilidade inexplicada de um casal porque os procedimentos envolvidos lidam com ou eliminam muitas das variáveis desconhecidas. Espermatozoides e oócitos serão combinados efetivamente. Fertilização e desenvolvimento embrionário inicial podem ser observados diretamente, e a transferência de embriões assegura que embriões atingirão a cavidade endometrial. Embora a composição cromossômica dos embriões e a receptividade endometrial possam parecer como os únicos fatores remanescentes, a lista de desconhecidos é, na verdade, muito mais longa.

Embora centenas de estudos de resultados de TRA tenham sido publicadas, a grande maioria envolve comparações entre dois protocolos de tratamento diferentes; poucos compararam TRA a nenhum tratamento ou um tratamento diferente como gonadotrofinas e IIU,[744,745] e nenhum foi limitado a casais com infertilidade inexplicada. Excluindo experiências comparando FIV e GIFT,[746] que não são mais relevantes, e uma comparando FIV a FIV após vários outros tratamentos, fica apenas uma única experiência multicêntrica, em que 139 casais foram designados randomicamente para receber FIV imediata (dentro de 6 semanas) ou 3 meses de tratamento expectante.[747] Nessa experiência, a idade média da paciente foi de 33 anos, e a duração média de infertilidade foi de 4,8 anos. Entre os 51 casais com infertilidade inexplicada (37%), gravidezes clínicas foram observadas em 12/24 (50%) casais recebendo FIV imediata e em 3/27 (11%) recebendo tratamento expectante, produzindo uma grande diferença de 39% por casal ou 46% por ciclo.[747] No sumário nacional de 2007 de resultados de TRA nos EUA, a taxa de nascidos vivos global por início de ciclo para casais com infertilidade inexplicada (todas as idades) foi de 31,8%.[34] Evidência de três experiências relevantes sugere que injeção de espermatozoide intracitoplasmática (*ICSI/IEIC*) não melhora significativamente os resultados de FIV, em comparação à fertilização convencional, embora os estudos não fossem limitados a casais com infertilidade inexplicada.[748-750]

Resumindo, FIV é claramente o tratamento mais eficaz para casais com infertilidade inexplicada, independentemente de se ela é o primeiro ou o último tratamento.

Eficácia dos Tratamentos para Infertilidade Inexplicada	
Tratamento	**Fecundabilidade por Ciclo Aproximada**
Nenhum tratamento	2-4%
IIU	2-4%
Clomifeno	2-4%
Gonadotrofinas	5-7%
Clomifeno/IIU	5-10%
Gonadotrofinas/IIU	7-10%
FIV	25-45%

RESUMO

Globalmente, os efeitos colaterais dos tratamentos, exceto a FIV, para infertilidade inexplicada são relativamente pequenos. Em muitos casos, tratamento pode apenas acelerar gravidez para casais que em última análise conceberiam por si próprios, concedido tempo. Aconselhamento cuidadoso é essencial e deve levar em conta a idade do casal, a duração da infertilidade, e o resultado de qualquer gestação prévia; antes que seja recomendado tratamento, um teste de reserva ovariana também é prudente.[141] Casais que escolhem tratamento devem ser informados completamente sobre os custos relativos, riscos, prognósticos e desafios logísticos associados a diferentes tratamentos, de tal modo que eles possam selecionar aquele que melhor satisfaça suas necessidades e preferências. Os parceiros podem ter diferentes níveis de preocupação com a sua infertilidade e tolerância a risco e incerteza.[751] Em conjunto, a evidência médica e a tomada compartilhada de decisões determinam a escolha do tratamento.[752]

ADOÇÃO

Com avaliação e tratamento adequados, a maioria dos casais avaliados quanto à infertilidade alcançará gravidez. Para aqueles que têm insucesso com tratamentos mais simples, TRA e adoção são ambas opções realísticas. Casais considerando adoção têm uma ampla gama de escolhas incluindo adoções por agência social, adoções privadas e adoções internacionais. Em alguns estados, adoção privada não é legal, mas onde ela é, adoção privada pode ser uma alternativa efetiva, mais rápida, à adoção através de uma agência social. Na maioria dos casos, a mãe biológica tem a oportunidade de conhecer os pais adotivos e pode reconsiderar sua decisão e reclamar seu filho por certo tempo antes que a adoção seja finalizada. Aqueles que preferem o anonimato ou que querem evitar esses desapontamentos provavelmente farão uma escolha diferente. Casais interessados em adoção devem ser encaminhados às pessoas conhecedoras das leis de adoção nos estados individuais e também avaliar todas as opções disponíveis.

Todas as referências estão disponíveis no site:
http://www.revinter.com.br/online/referencias-speroff.pdf

28 Perda Recorrente de Gravidez Inicial

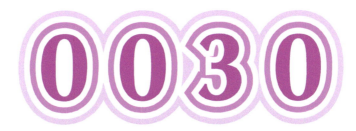

Aborto espontâneo é definido como a terminação involuntária da gravidez antes de 20 semanas de gestação (datada da última menstruação) ou abaixo de um peso fetal de 500 g. Perdas depois de 20 semanas são consideradas natimortos ou partos prematuros e geralmente têm causas diferentes das perdas que ocorrem mais cedo na gestação.

Historicamente, perda recorrente de gravidez ou "aborto habitual" era definida como três ou mais abortos espontâneos consecutivos. A teoria popular durante os anos 1930 e 1940 sustentava que o risco de aborto espontâneo aumentava progressivamente com cada perda sucessiva. Cálculos com base nessa suposição por Malpas e mais tarde por Eastman sugeriram que três abortos espontâneos consecutivos demonstravam uma predisposição à perda de gravidez que elevava o risco de aborto espontâneo na gravidez seguinte a tão alto quanto 73-84%.[1,2] Naquela época, o "controle" para numerosos estudos avaliando a efetividade de vários tratamentos para perda recorrente de gravidez (hormônios, vitaminas, psicoterapia) era teórico em vez de real; a incidência observada de aborto espontâneo nas mulheres tratadas era comparada à incidência real observada em mulheres não tratadas ou tratadas com placebo. Infelizmente, uma das consequências desse projeto de estudo defeituoso foi a conclusão errônea de que tratamentos, incluindo dietilestilbestrol (DES), eram efetivos quando de fato não eram. Anos mais tarde, estudos clínicos com base em observações empíricas demonstraram que o risco de aborto espontâneo após três perdas prévias é na realidade muito mais baixo do que o predito (30-45%) e varia com o número de nascidos vivos precedentes (nenhum, 40-45%; um ou mais, cerca de 30%).[3-6]

Não há nenhum número específico de abortos espontâneos ou critério firmemente estabelecido que justifique avaliação quanto à perda recorrente de gravidez ou defina o objetivo da investigação. As decisões devem ser individualizadas e considerar a idade da parceira, a cronologia e as circunstâncias que rodearam perdas anteriores de gravidez, elementos da história médica pessoal e da família, e o nível de ansiedade do casal. Hoje, perda recorrente de gravidez é usualmente definida como três ou mais perdas de gravidez (não necessariamente consecutivas).[7] A maioria também considera investigação clínica e tratamento apropriados em casais com dois abortos espontâneos consecutivos, preferivelmente documentados por ultrassonografia ou exame histopatológico. Avaliação é especialmente indicada quando quaisquer dos seguintes também estão presentes:

- Atividade cardíaca embrionária observada antes de qualquer perda anterior de gravidez.
- Cariótipo normal em produtos de concepção de uma perda anterior.
- Idade da parceira acima de 35 anos.
- Infertilidade.

Risco de Perda Recorrente de Gravidez Inicial em Mulheres Jovens[4-6]		
	Número de Abortos Espontâneos Prévios	% de Risco de Aborto Espontâneo na Gravidez Seguinte
Mulheres que tiveram pelo menos um filho nascido vivo	0	12%
	1	24%
	2	26%
	3	32%
	4	26%
	6	53%
Mulheres que não tiveram pelo menos um filho nascido vivo	2 ou mais	40-45%

A vasta maioria de todas as perdas de gravidez inicial resulta de anormalidades cromossômicas originadas no óvulo, no espermatozoide, ou durante o desenvolvimento embrionário inicial e são eventos aleatórios. Mesmo abortos espontâneos repetidos podem ocorrer por acaso unicamente, porém pelo menos alguns casais afetados têm um fator predisponente. Entre todos os fatores que foram implicados, as únicas causas indiscutidas de perda recorrente de gravidez são genéticas (translocação cromossômica balanceada em qualquer dos dois parceiros, aumento relacionado com a idade materna na prevalência de oócitos aneuploides), anatômicas (anormalidades uterinas congênitas e adquiridas), ou imunológicas (as complicações trombóticas da síndrome antifosfolipídica). Aloimunopatologia, trombofilias herdadas (Fator V Leiden e outras), endocrinopatias (doenças da tireoide, diabetes, deficiência de fase lútea), infecções (micoplasmas genitais) e exposições ambientais (fumo, consumo intenso de álcool ou cafeína) foram implicadas, mas não são causas estabelecidas de perda recorrente de gravidez. Mesmo depois de uma avaliação abrangente, a perda recorrente de gravidez permanece inexplicada em bem mais que a metade dos casais afetados.

Para todos os casais que sofreram perda recorrente de gravidez, a educação pode fornecer perspectiva importante; a maioria dos casais aceita bem o oferecimento de avaliação para identificar qualquer fator predisponente. Quando uma causa provável pode ser definida, aconselhamento e tratamento específicos podem melhorar o prognóstico para uma gravidez bem-sucedida. Quando nenhuma causa específica pode ser encontrada, tranquilização e encorajamento não são menos valiosos.

EPIDEMIOLOGIA DA PERDA DE GRAVIDEZ

Perda de gravidez inicial é um evento muito comum, ainda mais do que os casais percebem. Quase todas as concepções cromossomicamente anormais abortam, a maioria antes de 10 semanas de gestação, e mais de 90% das concepções que têm um cariótipo normal continuam.[8,9] Aborto espontâneo pode assim ser visto como um processo natural de seleção para controle de qualidade. Saber que aborto espontâneo é comum, normal e inevitável na maioria dos casos não cura as feridas emocionais deixadas pelas perdas anteriores ou elimina a ansiedade que os casais afetados têm quando contemplando outra tentativa de gravidez,[10,11] mas uma perspectiva exata não obstante é importante e frequentemente muito útil.

Globalmente, aproximadamente 12-15% das gravidezes clinicamente reconhecidas terminam em aborto espontâneo entre 4 e 20 semanas de gestação. Entretanto, a taxa verdadeira de perda de gravidez inicial, incluindo tanto abortos espontâneos iniciais clinicamente reconhecidos, quanto ocultos não reconhecidos, é duas a quatro vezes maior, dependendo da idade. Estudos cuidadosos em mulheres jovens sadias ciclando normalmente tentando engravidar mostraram que gonadotrofina coriônica humana (hCG) pode frequentemente ser detectada transitoriamente na urina de mulheres que de outro modo desconhecem completamente que conceberam e abortaram.[12-14] Não menos de 30% e tanto quanto 60% de todas as concepções abortam nas primeiras 12 semanas de gestação, e pelo menos metade de todas as perdas passa despercebida. A perda reprodutiva que ocorre mesmo antes de uma primeira menstruação perdida é substancial.[15] A maioria das perdas reconhecidas de gravidez ocorre antes de 8 semanas de gestação, e relativamente poucas ocorrem após 12 semanas.[16]

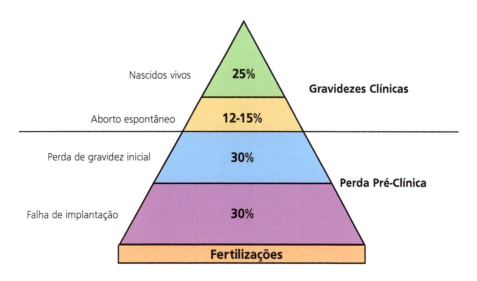

Numerosos estudos documentaram que o risco de aborto espontâneo varia com a história obstétrica pregressa.[3,16-18] Em geral, mulheres na sua primeira gravidez, aquelas cuja única outra gravidez foi terminada eletivamente, e mulheres cuja única ou última gravidez foi bem-sucedida têm um risco relativamente baixo de aborto espontâneo (4-6%). Em contraposição, mulheres cuja única ou última gravidez terminou em perda têm um risco mais alto de aborto espontâneo na sua gravidez seguinte (19-24%).[16] A não ser que tenha havido uma gravidez bem-sucedida subsequente, mesmo uma única perda aumenta o risco de outro aborto espontâneo na gravidez seguinte. Tomada em conjunto, a evidência disponível também sugere que o risco de aborto espontâneo aumenta com o número de perdas de gravidez, mas muito gradualmente.[4-6] Globalmente, o risco ainda é menor que 40% depois de quatro perdas prévias e não mais alto que cerca de 50% mesmo com seis ou mais; o risco pode ser modestamente mais alto em mulheres com perda recorrente de gravidez e sem filhos nascidos vivos.

Independente da história obstétrica pregressa, o risco de aborto espontâneo clinicamente reconhecido aumenta com a idade. O risco é relativamente baixo antes dos 30 anos (7-15%) e apenas ligeiramente mais alto em mulheres com idades de 30-34 (8-21%), mas a seguir se eleva mais agudamente nas idades de 35-39 (17-28%) e mulheres com idade de 40 e mais velhas (34-52%).[19-23] Em mulheres com história pregressa de perdas de gravidez, o avançar da idade agrava o risco relacionado com perdas prévias; o risco de aborto espontâneo em mulheres com mais de 40 anos (52%) é mais que o dobro daquele para mulheres com menos de 30 anos (25%).[6] Se forem consideradas as perdas de gravidez reconhecidas e ocultas, a perda total de gravidez em mulheres acima da idade de 40 anos pode alcançar ou exceder 75%.[13,23,24]

Em suma, aproximadamente 12-15% de todas as gravidezes clinicamente reconhecidas terminam em aborto espontâneo, mas a verdadeira incidência de aborto espontâneo, incluindo perdas de gravidez inicial não reconhecidas, é duas a quatro vezes mais alta (30-60%). O risco de aborto espontâneo aumenta com o número de perdas de gravidezes prévias, mas raramente excede

40-50%. O risco de perda de gravidez também se eleva com o aumento da idade materna, moderadamente depois da idade de 35 anos e mais rapidamente depois da idade de 40 anos.

VALOR PROGNÓSTICO DAS OBSERVAÇÕES DE ULTRASSONOGRAFIA TRANSVAGINAL

Observações seriadas cuidadosas durante gravidez inicial indicaram que o risco de aborto espontâneo diminui à medida que aumenta a duração da gravidez. O risco de perda da gravidez cai progressivamente depois da observação de um saco gestacional (12%), um saco vitelino (8%), e à medida que aumenta o comprimento coroa-nádega embrionário (maior que 5 mm, 7%; 6-10 mm, 3%; maior que 10 mm, menos de 1%).[25] A observação de atividade cardíaca embrionária (aproximadamente com gestação de 6 semanas) é outro marco importante do desenvolvimento e bom indicador prognóstico, porque a maioria das gravidezes desafortunadas falha antes disso, mas o seu valor preditivo varia com a história obstétrica pregressa, o contexto clínico e a idade. Tanto em mulheres jovens normais quanto assintomáticas inférteis, o aparecimento oportuno de atividade cardíaca embrionária diminui o risco de perda da gravidez do risco global de 12-15% para entre 3 e 5%.[26,27] Em mulheres com histórias passadas de perda recorrente de gravidez, a taxa de aborto espontâneo depois da detecção de atividade cardíaca embrionária ainda é três a cinco vezes mais alta (15-25%).[28,29] Em mulheres com ameaça de aborto, atividade cardíaca embrionária demonstrável é outra vez um bom indicador prognóstico globalmente (taxa de perda de 15%), mas a incidência de perda subsequente é mais alta quando há outros achados sonográficos anormais (atividade cardíaca lenta ou aparecendo tarde, discrepância de tamanho/data, hematoma subcoriônico).[30-33] Finalmente, o valor prognóstico da atividade cardíaca embrionária declina com o aumento da idade materna; embora o risco de perda subsequente seja baixo (menos de 5%) em mulheres com idade de 35 anos e abaixo, ele é duas a três vezes mais alto (aproximadamente 10%) em mulheres com idades de 36-39, e aumentado outras 3 vezes (29%) em mulheres com idade de 40 anos e acima.[34]

FATORES GENÉTICOS

A maioria dos abortos espontâneos resulta de anormalidades cromossômicas no embrião ou feto. Numerosos estudos em que grandes números de abortos foram cultivados e cariotipados sugeriram que aproximadamente 50% de todas as perdas de gravidez no primeiro trimestre, 30% dos abortos no segundo trimestre e 3% dos natimortos eram cromossomicamente anormais.[21,22,35-37] Entretanto, estes estudos muito provavelmente subestimaram a prevalência de anormalidades cromossômicas nos abortos, porque os dados são distorcidos pela contaminação de células maternas não reconhecidas e porque as células euploides normais (da mãe ou do aborto) são menos tendentes a falhar em cultura do que as linhagens celulares anormais.[38-40] *Análises usando técnicas mais novas não dependentes de cultura celular (hibridização de fluorescência in situ, FISH; hibridização genômica comparativa, CGH), e estudos citogenéticos cuidadosos mais recentes de abortos retidos iniciais sugerem que a incidência verdadeira de anormalidades cromossômicas em gravidezes iniciais abortadas é mais próxima de 75%.*[41,42]

Mais de 90% das anormalidades cromossômicas observadas em abortos são numéricas (aneuploidia, poliploidia); o resto é dividido entre anormalidades estruturais (translocações, inversões) e mosaicismo.[42,43] Globalmente, trissomias autossômicas são a anormalidade mais comum (usualmente envolvendo cromossomos 13-16, 21 ou 22), seguidas por monossomia X (45,X) e poliploidia.[21,42,44,45] Em mulheres com história de perda recorrente de gravidez, abortos cromossomicamente normais (euploides) são mais comuns, particularmente naquelas de idade de 35 e abaixo.[45-48] A distribuição de anormalidades cromossômicas observadas nos abortos de mulheres com perda recorrente de gravidez sob outros aspectos não é diferente daquela vista na população em geral quando estratificada por idade materna ou gestacional.[45] A alta incidência de aborto espontâneo esporádico e anormalidades cromossômicas randômicas significa que algumas das perdas de gravidez em mulheres com abortos espontâneos recorrentes resultam do acaso. A probabilidade de um aborto euploide aumenta com o número de abortos espontâneos prévios e após um aborto prévio, tendo um cariótipo normal.[24,47]

ANORMALIDADES CROMOSSÔMICAS PARENTAIS

A imensa maioria das concepções cromossomicamente anormais resulta da união ao acaso de um gameta normal e um aneuploide ou da não disjunção durante o desenvolvimento embrionário inicial. Entretanto, em 4-8% dos casais com perda recorrente de gravidez, um ou o outro parceiro abriga uma anormalidade cromossômica que aumenta acentuadamente a probabilidade de um concepto cromossomicamente desequilibrado.[49-54] Translocações balanceadas (recíprocas, robertsonianas) são as anormalidades mais comuns; mosaicismo de cromossomos sexuais, inversões cromossômicas e outras anormalidades estruturais também podem ser observadas.[55,56]

Em uma translocação recíproca balanceada, pedaços de dois autossomos diferentes (um de cada de dois pares diferentes) são translocados (trocados). Em uma translocação robertsoniana balanceada, os centrômeros de dois cromossomos acrocêntricos (números 13, 14, 15, 21, 22) se fundem para formar um cromossomo único consistindo nos braços longos dos dois cromossomos afetados; os braços curtos (contendo pouco ou nenhum material genético essencial) são perdidos. Em ambos os casos, o portador da translocação é geneticamente balanceado e fenotipicamente normal. Infelizmente, quando suas oogônias ou espermatogônias sofrem meiose para produzir oócitos ou espermatozoides haploides, grande proporção dos gametas termina geneticamente desbalanceada e anormal, tendo deficiência ou excesso de material genético. Dependendo de como os cromossomos se segregam durante a meiose, os gametas podem ser cromossomicamente normais (contendo apenas a cópia normal de cada um dos dois pares de cromossomos afetados), anormais, mas balanceados (contendo o membro translocado de cada um dos dois pares de cromossomos afetados), ou anormais e desbalanceados (contendo duas cópias ou nenhuma cópia de um cromossomo ou segmento de cromossomo afetado). Quando esses gametas cromossomicamente desbalanceados se combinam com um gameta normal de um parceiro não afetado, o concepto terá uma trissomia e/ou uma monossomia e quase sempre será abortado; um concepto desbalanceado pode ocasionalmente sobreviver, mas aqueles que o fazem estão em alto risco de malformações e retardo mental.[57]

Em teoria, um quarto dos gametas produzidos por portadores de translocação recíproca deve ser normal, um quarto deve ser anormal, mas balanceado, e metade deve ser anormal e desbalanceada, produzindo uma probabilidade de 50% de uma gravidez normal (concepto normal ou balanceado) e uma probabilidade de 50% de uma gravidez anormal (aborto ou um feto viável, porém anômalo), admitindo-se na união com um gameta cromossomicamente normal do parceiro não afetado. Similarmente, dadas as três maneiras diferentes pelas quais um cromossomo de translocação robertsoniana e os membros normais dos pares de cromossomos afetados podem alinhar-se e segregar durante a meiose, um sexto dos gametas produzidos por portadores deve ser normal, um sexto deve ser anormal, mas balanceado, e os dois terços restantes devem ser anormais e desbalanceados, fornecendo uma probabilidade de 33% de uma gravidez normal (concepto normal ou balanceado) e uma probabilidade de 67% de uma gravidez anormal (aborto ou um feto viável, mas anômalo), outra vez supondo-se na união com um gameta cromossomicamente normal do parceiro não afetado. Entretanto, quando na translocação robertsoniana envolve ambos os membros de um único par de cromossomos, o portador não produzirá gametas normais, porque todos terão duas cópias ou nenhuma cópia do cromossomo afetado.

Algumas translocações recíprocas são predispostas a padrões específicos em vez de aleatórios de segregação, e podem fornecer uma distribuição enviesada de gametas normais, balanceados e desbalanceados.[58-60] A probabilidade de uma gravidez bem-sucedida e o risco de um feto cromossomicamente anormal, mas viável, variam com os cromossomos específicos envolvidos e o tamanho e localização dos segmentos translocados.[43,57] Anormalidades de alguns cromossomos (cromossomo 21) são mais bem toleradas do que outras, e o risco de um concepto desbalanceado, mas viável, é mais alto quando os segmentos cromossômicos trocados são pequenos. Pela sua própria natureza, as translocações recíprocas tendem a ser bastante exclusivas, de modo que usualmente não há maneira fácil de predizer acuradamente a probabilidade de resultados específicos de gravidez para um casal afetado individual. Na melhor das hipóteses, o cariótipo do parceiro afetado pode permitir predizer os padrões mais prováveis de segregação de uma translocação específica e estimar o risco de uma prole desbalanceada. Quando o parceiro é o portador da translocação, a distribuição de espermatozoides normais, balanceados e desbalanceados e o prognóstico para concepção bem-sucedida podem ser definidos mais acuradamente.[60] Quando a parceira é a portadora, ou a distribuição de gametas é desconhecida sob outros aspectos, a história reprodutiva do próprio casal (e a de qualquer outro membro similarmente afetado da família) constitui a melhor avaliação. Uma exceção é na translocação recorrente específica envolvendo os cromossomos 11 e 22, t(11;22)(q23;q11), a mais comum translocação recíproca em humanos; mais de 100 famílias afetadas não aparentadas foram descritas, e o desempenho reprodutivo dos portadores foi bem definido.[61-63]

Inversões cromossômicas ocorrem menos frequentemente do que translocações e podem ou não ter implicações reprodutivas, dependendo do seu tamanho e localização. Inversões pericêntricas (aquelas que envolvem o centrômero) muitas vezes não têm consequências clínicas; uma inversão pericêntrica do cromossomo 9, inv(9)(p11q13) é tão comum (1-1,5% na população em geral) que alguns a consideram uma variante normal sem nenhuma importância.[64,65] Entretanto, os *cross-overs* e recombinações que podem ocorrer com inversões paracêntricas (aquelas não localizadas no centrômero) frequentemente resultam em excesso de material genético que resulta em aborto ou feto anômalo.[43]

Como poderia ser previsto, a história reprodutiva mais comum em casais portadores de translocação inclui um filho normal e perdas de gravidez inicial (6-7%); outras histórias envolvendo apenas abortos espontâneos ou combinações de crianças malformadas, natimortos e abortos são ligeiramente menos comuns (4-5%).[52] A probabilidade de identificar uma translocação cromossômica balanceada em um casal com três ou mais perdas de gravidez não é significativamente mais alta que naqueles que têm apenas duas. Em alguns casais, a história da família (perda recorrente de gravidez, natimortos ou defeitos congênitos) sugere a possibilidade de uma anormalidade cromossômica oculta depois de apenas um aborto espontâneo. Casais com abortos entremeados com gravidezes e resultados normais devem ser avaliados da mesma maneira que casais com abortos consecutivos.[66]

Translocações cromossômicas balanceadas podem ser encontradas em qualquer um dos dois parceiros, e ambos devem ser cariotipados para excluir a possibilidade.[52] Qualquer translocação balanceada assim identificada pode ter se originado *de novo* ou ter sido herdada de um dos pais do próprio portador. Se na translocação foi herdada, qualquer um dos irmãos do portador e, por sua vez, sua prole poderiam também ser afetados.[67] Qualquer gravidez em um casal afetado torna-se um candidato a estudos diagnósticos pré-natais, independente da idade da mãe ou da história reprodutiva prévia.[66] Consequentemente, aconselhamento de casais portadores de translocação com perda recorrente de gravidez deve considerar a cariotipagem dos pais do portador e, quando apropriado, outros indivíduos potencialmente afetados na linhagem. Para crianças pequenas que possam ser portadoras, é melhor adiar a cariotipagem até elas atingirem uma idade quando sejam capazes de fornecer consentimento informado.

É inteiramente possível e mesmo provável que alguns casais com perda recorrente de gravidez possam abrigar uma anormalidade genética que predisponha a um risco mais alto de aborto espontâneo, mas não possa ser detectada usando-se técnicas citogenéticas padrão. As possibilidades incluem mosaicismo isolado ou da linha germinal (incluindo uma linhagem celular trissômica) e defeitos de um único gene.[43]

ENVELHECIMENTO E ANEUPLOIDIA DE GAMETAS

Os mecanismos responsáveis pelo aumento relacionado com a idade na incidência de aborto e o uso de testes de reserva ovariana na avaliação da idade reprodutiva e prognóstico encontram-se discutidos em detalhe no Capítulo 27. Os fatores genéticos que contribuem para o aumento na perda de gravidezes associado a envelhecimento reprodutivo e à utilidade da testagem de reserva ovariana nas mulheres com perda recorrente de gravidez são apenas brevemente resumidos aqui.

Várias linhas de evidência sugerem que a instabilidade ou a degradação relacionadas com a idade dos mecanismos celulares que governam a formação e a função do fuso meiótico resultam em uma crescente incidência de erros da segregação meiótica e uma elevação rápida nos números de oócitos aneuploides durante os anos reprodutivos avançados.[68-74] As melhores estimativas disponíveis indicam que a prevalência de oócitos aneuploides é relativamente baixa antes da idade de 35 anos (menos do que 10%), mas aumenta abruptamente daí em diante, atingindo 30% pela idade de 40, 50% pela idade de 43, e quase 100% depois da idade de 45.[68] Estas observações oferecem uma explicação lógica para o aumento global relacionado com a idade na incidência de aborto espontâneo e a prevalência mais alta de aneuploidia entre os abortos de mulheres em envelhecimento.[19-22] De fato, a maioria das trissomias observadas em abortos podem ser rastreadas a erros meióticos maternos e aneuploidia dos oócitos.[75]

Algumas mulheres com perda recorrente de gravidez inexplicada de outro modo têm uma reserva ovariana diminuída que pode ajudar a explicar seu mau desempenho reprodutivo.[76,77] A prevalência de testes anormais de reserva ovariana em mulheres com perda recorrente inexplicada de gravidez é mais alta que em mulheres com outras causas definidas de perda recorrente de gravidez[76] e comparável à observada na população em geral de mulheres inférteis.[77] Estas observações sugerem que as mulheres em estágios avançados de depleção folicular ovariana estão em risco mais alto de aborto espontâneo, independente da sua idade. Nelas, a curva que descreve a elevação relacionada com a idade na incidência de aborto espontâneo é mudada para a esquerda, e a elevação aguda no risco de aborto espontâneo que normalmente começa com cerca de 37 anos de idade começa mais cedo.[19-22] Algumas mulheres sofrerão depleção folicular ovariana prematura porque nasceram com um fundo folicular ovariano menor do que o normal e são geneticamente destinadas a ficar entre os 10% de mulheres que experimentam menopausa precoce.[78-82] As mulheres que tiveram aborto trissômico atingem a menopausa em uma idade média mais precoce.[83] Outras mulheres podem ter seu fundo folicular ovariano esgotado por doença que destrói o tecido ovariano ou exige sua remoção. De qualquer maneira, o resultado é o mesmo – depleção folicular acelerada, fertilidade declinante e risco aumentado de aborto espontâneo começam em uma idade mais cedo que a normal. As mulheres com demonstrada baixa reserva ovariana têm uma taxa extremamente alta de perda de gravidez, independente da idade.[84]

Além de oferecer informação que pode ajudar a explicar perda recorrente de gravidez, a testagem da reserva ovariana pode identificar mulheres jovens em risco aumentado de aneuploidia fetal em gravidezes subsequentes as quais de outro modo não seriam consideradas candidatas a estudos diagnósticos pré-natais.[85-89] A incidência de síndrome de Down é aumentada em mulheres com níveis séricos elevados de hormônio foliculoestimulador (FSH), independente da idade e da baixa reserva ovariana o alto FSH aconteceram naturalmente ou resultou de cirurgia ovariana.[85,87-89]

A prevalência de inativação enviesada de cromossomo X, definida como inativação preferencial (mais do que 90%) de um dos dois cromossomos X nas células femininas, é aumentada em mulheres com perda recorrente de gravidez,[90-94] embora este achado não tenha sido confirmado em dois estudos.[95,96] Esta observação provocou especulação de que mutações ligadas ao X letais para o homem causam inativação enviesada de cromossomo X em portadoras mulheres e predispõem ao aborto de conceptos masculinos e uma prevalência aumentada de nascidas vivas femininas.[92,97] Entretanto, investigação desta questão não confirmou o excesso predito de abortos masculinos cromossomicamente normais.[93] Observações de uma prevalência aumentada de abortos trissômicos em mulheres com perda recorrente de gravidez e inativação enviesada de cromossomo X sugeriram a hipótese alternativa de que mutações de cromossomo X ou translocações de autossomo X resultam em inativação enviesada de cromossomo X e um fundo folicular ovariano menor que o normal ou depleção folicular acelerada que predispõe à aneuploidia de oócitos e perda recorrente de gravidez.[93,98]

Conceptos cromossomicamente anormais malfadados também podem resultar da fertilização de um oócito euploide normal por um espermatozoide aneuploide. Os espermatozoides de homens cujas parceiras têm uma história de perda recorrente inexplicada de gravidez exibem uma prevalência mais alta de morfologia anormal, aneuploidia cromossômica, fragmentação do DNA e testes anormais de função dos espermatozoides, como tumefação hiposmótica.[99-106] A incidência de aneuploidia dos espermatozoides eleva-se com a idade paterna, ainda que apenas ligeiramente,[58,107] e a incidência de aborto em mulheres jovens com parceiros masculinos mais velhos é mais alta do que naquelas cujos parceiros são jovens.[108] Consideradas em conjunto, estas observações sugerem que a má qualidade do sêmen, como uma baixa reserva ovariana nas mulheres, pode predispor a ambas, infertilidade e perda precoce de gravidez, dois pontos diferentes em um *continuum* de insuficiência reprodutiva possuindo algumas causas em comum. Entretanto, a aneuploidia de espermatozoides raramente eleva-se acima de 1-2%. Em comparação à influência da aneuploidia de oócitos sobre o risco de aborto espontâneo, espermatozoides cromossomicamente anormais têm relativamente pequena importância como um fator predisponente na perda recorrente de gravidez.

CARIOTIPAGEM DO ABORTO

Muitos veem a cariotipagem dos produtos da concepção após aborto espontâneo como um luxo desnecessário e caro. Outros a consideram crucialmente importante para diferenciar casais que são candidatos à avaliação completa daqueles que não o são. Sem cariotipagem, mulheres que abortam repetidamente são geralmente supostas de estarem perdendo gravidezes normais quando, de fato, a maioria não está. Alguns advogaram mesmo cariotipar o primeiro ou segundo aborto, raciocinando que as mulheres que abortam gravidezes cromossomicamente normais devem ser submetidas à triagem de causas tratáveis de perda de gravidez mais cedo em vez de mais tarde. Em contraposição, aquelas que abortam uma gravidez cromossomicamente anormal poderiam ser poupadas de avaliação desnecessária e cara e de tratamentos empíricos.[9]

Infelizmente, o cariótipo de um aborto não pode fornecer informação tão definitiva; um cariótipo pode ser útil, mas tem limitações e armadilhas que devem ser consideradas cuidadosamente. A maioria das gravidezes malsucedidas precocemente perdem viabilidade bem antes do início de sintomas clínicos de aborto ou outro reconhecimento da perda inevitável; os produtos dessas concepções podem, portanto, deixar de crescer em cultura. Espécimes de tecido eliminados espontaneamente tendem mais a falhar em cultura do que aqueles obtidos por curetagem.[45]

Um cariótipo normal de um aborto poderia ser interpretado como sugerindo que fatores genéticos não são provavelmente responsáveis, focalizando a atenção na avaliação de outras causas possíveis de perda recorrente de gravidez.[9] Infelizmente, um cariótipo normal 46,XX pode também representar contaminação por células maternas do espécime de tecido, e crescimento preferencial da linhagem celular materna normal em cultura, particularmente quando nenhum cuidado específico foi tomado para dissecar, isolar e submeter apenas vilos coriônicos para cultura celular.[38-40] Os resultados de um estudo embrioscópico e citogenético de abortos retidos iniciais desafiam diretamente a noção de que um cariótipo normal exclui efetivamente causas genéticas para uma gravidez falhada. Embora 75% dos abortos fossem cromossomicamente anormais, dois terços completos dos 25% restantes tendo um cariótipo normal (17% do total) exibiam anormalidades desenvolvimentais grosseiras tão graves quanto às observadas em abortos aneuploides.[42] Estas observações sugerem fortemente que mais de 90% de todos os abortos retidos iniciais envolvendo um embrião reconhecível resultam de erros genéticos e significam que uma proporção substancial das gravidezes iniciais malsucedidas resulta de defeitos genéticos grosseiros em processos organizacionais e morfogênicos não detectáveis com técnicas citogenéticas convencionais ou mesmo métodos mais modernos (FISH, hibridização genômica comparativa). Defensavelmente, as gravidezes que falham antes de qualquer embriogênese reconhecível (sacos vazios ou "ovos anembrionados") são ainda mais tendentes a resultar de anormalidades cromossômicas, sendo que bem mais de 90% de todas as perdas de gravidez inicial podem resultar de causas genéticas.

Um cariótipo anormal de aborto revelando trissomia, monossomia ou poliploidia explica essa perda específica de gravidez, sugere que provavelmente resultou do acaso unicamente, e em geral tem sido considerada como evidência de que o risco de recorrência não está significativamente aumentado.[24,48] Conquanto esses achados possam sugerir que nenhuma avaliação formal é, portanto, necessária, devemos admitir que casais com outras causas específicas de perda recorrente de gravidez têm pelo menos a mesma possibilidade ao acaso de conceber uma gravidez aneuploide quanto qualquer outro; eles poderiam não ganhar atenção se a avaliação for oferecida somente àqueles que tiverem um aborto cromossomicamente normal. Além disso, um aborto aneuploide poderia também refletir a influência da idade materna avançada ou na reserva ovariana diminuída insuspeitada de outra maneira, caso em que o risco de recorrência em uma gravidez subsequente claramente é aumentado.[84]

Um cariótipo de aborto que demonstra na translocação cromossômica desbalanceada obviamente sugere que um dos pais pode ser um portador balanceado da mesma translocação, uma suspeita facilmente confirmada efetuando cariótipos em ambos os parceiros nos casais afetados.

Os métodos mais caros para triagem genética a fim de detectar variantes associadas a abortos espontâneos, FISH e hibridização genômica comparativa, discutidos adiante, podem ser aplicados a casais tendo abortos espontâneos recorrentes. Entretanto, estes são exames caros, e embora variantes e polimorfismos possam ser detectados, as probabilidades de ter um filho sadio, apesar de um risco mais alto de aborto espontâneo, ainda são altas, talvez tão altas quanto em casais não portadores.[109]

DIAGNÓSTICO GENÉTICO PRÉ-IMPLANTAÇÃO E TRIAGEM DE ANEUPLOIDIA

Diagnóstico genético pré-implantacional descreve certo número de técnicas para avaliação genética pré-concepcional de embriões resultantes de fertilização *in vitro* (FIV). Diagnóstico genético pré-implantacional pode ser usado para detectar anormalidades cromossômicas numéricas (aneuploidia) e estruturais (translocação, inversões), a fim de identificar oócitos ou embriões com distúrbios de gene único herdados (fibrose cística, talassemia, hemofilia, distrofia muscular de Duchenne e numerosos outros),[110,111] ou para determinar o gênero.[112,113] A técnica requer uma ou mais células que podem ser obtidas em diferentes fases de desenvolvimento. A composição cromossômica do oócito pode ser inferida daquela dos corpos polares expelidos.[110] Um ou dois blastômeros podem ser removidos de embriões em estágio de clivagem. Biópsia do trofectoderma também pode ser efetuada no estágio de blastocisto. No cenário mais comum (biópsia de embrião em estágio de clivagem), um *laser* ou uma solução diluída de solução ácida de Tyrode é usada para criar um pequeno furo na zona pelúcida, e uma ou duas células são aspiradas, tipicamente no terceiro dia depois da recuperação e fertilização do oócito, quando os embriões estão na fase de 6-8 células.[113]

FISH, hibridização de fluorescência *in situ*, é uma técnica para detecção de anormalidades cromossômicas numéricas usando sondas marcadas com diferentes fluorocromos coloridos que se ligam a sequências de genes específicas em cromossomos específicos. No contexto de perda recorrente de gravidez, tem sido usada para triagem de embriões resultantes da FIV quanto às aneuploidias mais comuns observadas em abortos (XY, 13, 14, 15, 16, 18, 21, 22) e também para distinguir embriões cromossomicamente normais, balanceados e não balanceados em casais que portam uma translocação cromossômica balanceada.[113-115] Como método de triagem de aneuploidia, a FISH tem vantagens tanto quanto limitações. A FISH é relativamente fácil de executar e fornece resultados a tempo para transferência de embriões geneticamente selecionados 2 dias após biópsia de embrião (5 dias após a recuperação e fertilização do oócito) na fase de blastocisto. Embora permita avaliação de apenas um número limitado de cromossomos (tipicamente entre 5 e 9), a FISH pode ainda detectar mais de 80% de todas as anormalidades cromossômicas porque tipicamente inclui todos os cromossomos envolvidos na maioria das aneuploidias.[116] Uma vez que as sondas hibridizam a um lócus específico ou ao centrômero, a FISH fornece informação somente sobre a presença ou ausência de um segmento muito pequeno do cromossomo; aneuploidias parciais podem passar indetectadas.[117] Por outro lado, fragmentação nuclear em blastômeros biopsiados é relativamente comum e pode resultar em cromossomos perdidos, produzindo diagnósticos errôneos de aneuploidia.[118]

Hibridização genômica comparativa é uma técnica correlata em que DNA em teste (extraído de um único blastômero) e DNA de referência masculino normal (extraído de linfócitos) são primeiro amplificados, a seguir marcados com diferentes fluorocromos coloridos (verde/vermelho) e simultaneamente hibridizados para moldar cromossomos de metáfase a partir de linfócitos masculinos normais; a razão de fluorescência verde/vermelho reflete o número de cópia relativo de cada cromossomo no DNA em teste em comparação ao DNA de referência normal.[117] A hibridização genômica comparativa permite análise de todos os 24 cromossomos (X, Y, 22 autossomos) e detecção de anormalidades não reconhecidas pela análise mais limitada com FISH.[118,119] Esta técnica tem sido aplicada à avaliação genética de perdas fetais; o rendimento diagnóstico é melhorado em comparação à cariotipagem convencional, que muitas vezes é dificultada por falhas de cultura ou contaminação materna.[120,121]

Independentemente de se FISH ou hibridização genômica comparativa é empregada, o diagnóstico genético pré-implantacional geralmente envolve a análise de somente um ou dois blastômeros, supondo-se que aqueles selecionados representem acuradamente o embrião inteiro. Infelizmente, vários estudos agora já demonstraram que mosaicismo é extremamente comum em embriões humanos iniciais cultivados *in vitro*. A prevalência de mosaicismo embrionário aumenta com a idade materna e com o estágio de desenvolvimento; aproximadamente metade de todos os embriões em estágio de clivagem, e até 90% dos blastocistos exibem algum grau de mosaicismo cromossômico.[122-126] Erros de diagnóstico, portanto, são em certa extensão inevitáveis, mas podem ser minimizados analisando-se dois ou mesmo três blastômeros.[126,127]

Globalmente, os resultados dos estudos genéticos pré-implantação usando FISH e hibridização genômica comparativa indicam que apenas aproximadamente 35-45% dos embriões são normais para todos os cromossomos examinados.[128-131] Dados derivados de numerosos estudos revelam que as mulheres mais velhas e mulheres com uma história de perda recorrente de gravidez produzem mais embriões aneuploides do que as mulheres mais jovens e aquelas com histórias reprodutivas normais.[132-136] Transferência de embriões selecionados por diagnóstico genético pré-implantacional pode melhorar as taxas de implantação e diminuir as taxas de aborto em mulheres em risco mais alto de perda de gravidez.[126-128,137,138] O resultado final do diagnóstico genético pré-implantação para triagem de aneuploidia sobre a taxa de nascidos vivos em mulheres mais velhas e em mulheres com história de perda recorrente de gravidez ainda não está claro, embora uma análise de custo/benefício tenha concluído que FIV isoladamente é a opção mais custo-efetiva abaixo da idade de 40, mas acima da idade de 40, FIV isoladamente e FIV com diagnóstico genético pré-implantacional são iguais em custo.[139] Embora possa ser razoável considerar triagem de aneuploidia por diagnóstico genético pré-implantacional para indicações de idade materna avançada ou perda recorrente de gravidez em casais com outras indicações específicas para FIV, os resultados alcançados com diagnóstico genético pré-implantacional até agora não justificam FIV com diagnóstico genético pré-implantacional para todos os casais com idade materna avançada ou história de perda recorrente de gravidez. Até agora, a imensa maioria do diagnóstico genético pré-implantacional foi realizada em poucos centros em todo o mundo, mas aperfeiçoamentos adicionais nas tecnologias e aplicação mais ampla das técnicas são prováveis.

Para casais com perda recorrente de gravidez em que um parceiro é portador de uma translocação cromossômica balanceada, FIV com diagnóstico genético pré-implantacional e transferência de apenas embriões normais e balanceados pode atingir taxas de gravidez comparáveis àquelas observadas em casais inférteis não selecionados com risco substancialmente diminuído de aborto espontâneo, embora as taxas de gravidez sejam inversamente proporcionais à proporção de gametas anormais.[115,140-144] Quando o parceiro masculino carrega a translocação balanceada, a análise FISH dos espermatozoides pode ser usada para determinar a proporção de espermatozoides cromossomicamente desbalanceados e para predizer a probabilidade de conceber uma gravidez bem-sucedida.[60] Os dados sugerem que quando há numerosos embriões de boa qualidade e menos de aproximadamente 65% de espermatozoides não balanceados, os casais portadores de translocação têm uma probabilidade razoável de sucesso com FIV e diagnóstico genético pré-implantacional, mas caso contrário não.[60] Análise FISH dos espermatozoides poderia comprovar-se valiosa para casais afetados, ponderando as opções de FIV com diagnóstico genético pré-implantacional e a inseminação terapêutica com espermatozoide doador. Infelizmente, não há modo de obter informação semelhante sobre portadoras femininas de translocação balanceada; dependendo da natureza da translocação e da história reprodutiva, algumas mulheres que portam uma translocação balanceada podem preferir aplicar seus recursos disponíveis em FIV com oócitos doadores em vez de tentar FIV com diagnóstico genético pré-implantacional.

Resumo dos Fatos-Chave Relacionados com Fatores Genéticos

Globalmente, 50-75% dos abortos espontâneos resultam de anormalidades cromossômicas numéricas no embrião ou feto e ocorrem por acaso; trissomias são as mais comuns. Em aproximadamente 5% dos casais com perda recorrente de gravidez, os cariótipos revelarão uma translocação cromossômica balanceada que aumenta acentuadamente o risco de aborto espontâneo em razão da alta prevalência de aneuploidia nos gametas do progenitor afetado. Envelhecimento reprodutivo em mulheres é associado a um risco aumentado de aborto, que reflete uma prevalência em elevação de aneuploidia dos oócitos. Testagem da reserva ovariana em mulheres com perda recorrente inexplicada da gravidez pode revelar evidência de envelhecimento reprodutivo prematuro. O cariótipo de um aborto pode explicar a perda (aneuploidia), fornecer

evidência de translocação cromossômica em um dos pais (quando uma translocação desbalanceada é observada), ou sugerir uma causa não genética (quando normal). Entretanto, um cariótipo normal não exclui inteiramente causas genéticas para o aborto, e um cariótipo feminino normal (46,XX) pode resultar da contaminação com células maternas dos espécimes de tecido cultivados. FIV com diagnóstico genético pré-implantacional e transferência selecionada de embriões euploides constitui um tratamento estabelecido para casais com perda recorrente de gravidez, quando um parceiro porta uma translocação cromossômica balanceada. FIV com diagnóstico genético pré-implantação (usando FISH) por razões de idade materna avançada ou em casais com perda recorrente inexplicada de gravidez pode aumentar as taxas de implantação e diminuir o risco de aborto espontâneo, mas não aumentar as taxas de nascidos vivos. Consequentemente, os custos associados a casais sem outras indicações específicas para FIV não podem ser justificados.

FATORES ANATÔMICOS

As anormalidades uterinas anatômicas que podem predispor a um risco mais alto de perda de gravidez incluem malformações congênitas, leiomiomas uterinos e aderências intrauterinas. Cada uma foi considerada em detalhe em outro local como fatores que também podem afetar adversamente a fertilidade (Capítulos 4 e 27); a discussão aqui é limitada à sua importância e tratamento em mulheres com uma história de perda recorrente de gravidez.

Os principais métodos para avaliação do útero incluem a histerossalpingografia tradicional (HSG), a ultrassonografia transvaginal e a histerossonografia. A ressonância magnética (RM) e a endoscopia (histeroscopia e laparoscopia) são geralmente reservadas quando necessário para melhor definir a natureza de anomalias identificadas ou sugeridas por métodos mais simples. Cada método e suas limitações, armadilhas e precisão relativa foram descritos detalhadamente no contexto da avaliação de infertilidade (Capítulo 27). Entretanto, seu valor relativo para a avaliação de infertilidade e perda recorrente de gravidez são um pouco diferentes. HSG tem algumas vantagens sobre as técnicas ultrassonográficas para avaliação de fatores uterinos em mulheres inférteis porque ela também fornece informação sobre perviedade tubária que a ultrassonografia transvaginal e a histerossonografia não são capazes de fornecer. Entretanto, para a avaliação de perda recorrente de gravidez, a ultrassonografia transvaginal e a histerossonografia oferecem distintas vantagens sobre a HSG; ambas retratam o contorno fúndico uterino externo e, por essa razão, distinguem melhor úteros septados e bicornos,[145,147] e ambas são geralmente mais fáceis de realizar e mais bem toleradas do que a HSG. Em comparação à HSG, a histerossonografia tem maior sensibilidade e especificidade para detecção de lesões de massa intracavitárias (miomas submucosos, pólipos endometriais) e eficácia semelhante para diagnóstico de aderências intrauterinas.[148-153] Ultrassonografia transvaginal tridimensional, com e sem contraste de soro fisiológico, pode fornecer imagens de alta definição comparáveis àquelas geradas com RM.[154,153] Tal como em mulheres com infertilidade, métodos endoscópicos podem usualmente ser reservados para excisão de lesões de massa cavitárias ou septos intrauterinos identificados por métodos mais simples.

MALFORMAÇÕES UTERINAS CONGÊNITAS

Anomalias uterinas, há muito tempo, têm sido associadas à perda de gravidez e complicações obstétricas. A prevalência descrita de malformações uterinas em mulheres com perda recorrente de gravidez tem variado amplamente com as diferenças nos métodos e critérios diagnósticos.[156-158] Os melhores dados disponíveis sugerem que a prevalência de grandes anomalias uterinas (excluindo úteros arqueados) na população em geral é de aproximadamente 2%, e cerca de três vezes maior (6-7%) em mulheres com história de perda recorrente de gravidez, suportando a noção de que malformações uterinas podem na verdade ser a causa imediata de abortos espontâneos em uma pequena proporção de mulheres com perda recorrente de gravidez.[156,159-162] Perdas de gravidez com anormalidades congênitas uterinas usualmente ocorrem mais tarde na gravidez no segundo trimestre; entretanto, a presença de uma anomalia uterina com perdas iniciais repetidas merece a consideração de reparo cirúrgico.[163,164] A patogênese da perda de gravidez em mulheres com malformações uterinas congênitas é incerta, mas geralmente tem sido atribuída a um volume intrauterino reduzido ou mau suprimento vascular.[165]

Um útero unicorno resulta da falta de desenvolvimento de um ducto de Müller. Os resultados de gravidez em mulheres com úteros unicornos são geralmente ruins; aproximadamente metade de todas as gravidezes reconhecidas falham.[166] A maioria dos úteros unicornos são associados a um corno uterino contralateral não comunicante, alguns dos quais têm uma cavidade funcional e devem ser removidos para reduzir o risco de gravidez ectópica, mesmo se não necessário de outro modo (dor, massa, endometriose).[167] Uma vez que aproximadamente 40% dos úteros unicornos sejam associados a uma agenesia renal ipsolateral, também está indicada avaliação adicional com pielografia intravenosa ou ultrassonografia renal.[167] Nenhum procedimento cirúrgico pode aumentar o útero unicorno. Relatos de casos não publicados de gravidezes bem-sucedidas após cerclagem cervical são numerosos, mas a eficácia da cerclagem em mulheres com útero unicorno não foi estudada cuidadosamente. *A evidência disponível sugere que a maioria das gravidezes em mulheres com útero unicorno são mais bem tratadas de maneira expectante, com cerclagem cervical reservada para aquelas com perdas de gravidez prévias no segundo trimestre ou evidência de encurtamento cervical progressivo.*[166]

Útero didelfo resulta da falta completa de fusão dos ductos de Müller e diferenciação normal de cada um para formar um colo e hemiútero. Os resultados reprodutivos de mulheres com didelfo uterino são ligeiramente melhores do que aqueles de mulheres com útero unicorno, possivelmente em virtude de suprimento sanguíneo colateral melhorado entre os dois cornos fundidos. Não obstante, aproximadamente 40% das gravidezes em mulheres com útero didelfo terminam em aborto espontâneo.[166] Em geral, a única cirurgia indicada em mulheres com útero didelfo é a remoção de um septo vaginal longitudinal obstrutivo (prevalência 75%).[168] *Procedimentos de unificação usualmente são desnecessários e causam interferência, mas podem beneficiar algumas mulheres com numerosos abortos ou partos pré-viáveis. Quando a cirurgia é efetuada, a técnica recomendada unifica os dois fundos e deixa os dois colos intactos.*[169]

Um útero bicorno resulta da fusão incompleta dos ductos de Müller ao nível do fundo, criando duas cavidades uterinas separadas com um segmento inferior comum e um colo único; externamente, o útero tem uma fenda mediana com uma profundidade que varia com a gravidade da anomalia de fusão. Dados coletados de séries de mulheres com útero bicorno revelam aborto espontâneo e taxas de perda fetal global de aproximadamente 30 e 40%, respectivamente.[166] Os riscos de parto pré-termo diminuem à medida que o tamanho da cavidade uterina inferior comum aumenta.[170] *Embora os benefícios dos procedimentos de unificação não tenham sido avaliados sistematicamente, a cirurgia geralmente é considerada desnecessária e mais bem reservada para aquelas com uma história bem estabelecida de perda de gravidez ou partos pré-viáveis recorrentes inexplicados.*[166] A metroplastia abdominal de Strassmen é o procedimento cirúrgico de escolha, e comparações entre os resultados de gravidez antes e depois da unificação sugerem que a cirurgia pode beneficiar mulheres cuidadosamente selecionadas.[171,172] A incidência de incompetência cervical associada a anomalias uterinas congênitas é descrita como mais alta para aquelas que têm um útero bicorno, e há evidência, de séries de casos, de que a cerclagem cervical pode melhorar as taxas de sobrevida fetal.[173,174]

Um útero septado resulta da reabsorção incompleta do septo médio que separa os dois hemiúteros normalmente fundidos sob os demais aspectos. Reabsorção do septo normalmente ocorre apenas depois que o desenvolvimento urológico está completo; a prevalência de anomalias do trato urinário, portanto, não é aumentada em mulheres com útero septado. O útero septado é de longe a mais comum anomalia do desenvolvimento uterino, responsabilizando-se por 80-90% de todas as grandes malformações tanto em mulheres com perda recorrente de gravidez (prevalência de 3,5%) como na população em geral.[145,160,162,175] Dados de numerosas séries de casos indicam que a taxa de aborto espontâneo associada a útero septado é aproximadamente de 65%.[166] Septos uterinos associados à perda recorrente de gravidez não são mais largos ou mais longos do que aqueles observados em mulheres com histórias reprodutivas normais. Entretanto, o tamanho da cavidade não afetada (limitada pela margem avançada do septo acima e pelo óstio cervical interno abaixo) é menor em mulheres com perda recorrente de gravidez,[156] uma observação que traz crédito à hipótese de que a implantação em um septo mal vascularizado predispõe à perda da gravidez.[177-179] Embora septos uterinos não sejam sempre associados a um mau resultado de gravidez, sua descoberta em mulheres com perda recorrente de gravidez fornece uma indicação para correção cirúrgica. *Septoplastia histeroscópica é um procedimento endoscópico ambulatorial relativamente breve e simples associado à baixa morbidade, e melhorou dramaticamente os resultados pós-operatórios de gravidez (80% parto a termo, 5% parto pré-termo, 15% perda de gravidez).*[145,166] Septoplastia histeroscópica pode ser executada usando-se microtesoura, qualquer um de uma variedade de instrumentos eletrocirúrgicos, ou *laser*, e resultados excelentes podem ser obtidos com todos os métodos.[145] Com poucas exceções, somente incisão em vez de excisão é necessária, porque o septo tipicamente se retrai, deixando pouco se algum resíduo. O procedimento usualmente está completo, quando ambos os óstios tubários podem ser vistos ao mesmo tempo. É útil lembrar que um útero arqueado é geralmente visto como uma variante normal, e que septos residuais medindo menos de 1 cm em tamanho não têm nenhum efeito adverso sobre o resultado da gravidez.[180]

Aproximadamente 70% das mulheres expostas a dietilestilbestrol (DES) *in utero* têm anormalidade desenvolvente uterina.[181] A cavidade uterina em forma de T é a malformação isolada mais comum; outras incluem um útero hipoplásico, anéis de constrição e defeitos de enchimento intrauterinos irregulares. Embora o uso de DES na gravidez tenha sido banido em 1971 por causa de uma associação observada com adenocarcinoma vaginal de células claras e a maioria das mulheres expostas estejam agora além dos seus anos reprodutivos,[182] mulheres afetadas ainda são encontradas ocasionalmente. As mulheres expostas ao DES *in utero* estão em risco aumentado de resultados adversos de gravidez, incluindo um risco 2 vezes mais alto de aborto espontâneo (aproximadamente 24%) e um risco dramático 9 vezes mais alto de gravidez ectópica.[183] Alterações estruturais no conteúdo de colágeno cervical podem predispor as mulheres afetadas à incompetência cervical, e os dados de experiências clínicas não randomizadas sugerem que a cerclagem merece séria consideração em mulheres com história de perda no segundo trimestre ou parto pré-termo.[184,185]

LEIOMIOMAS UTERINOS

Não há evidência substancial implicando miomas uterinos como uma causa de perda recorrente de gravidez. A evidência que existe deriva de uma séries de casos comparando resultados reprodutivos antes e depois da miomectomia.[186,187] Todos os mecanismos propostos para explicar como os miomas poderiam predispor a perda recorrente de gravidez se relacionam com as consequências de mau fluxo sanguíneo regional.[188] Numerosos estudos examinaram o efeito dos miomas uterinos sobre a fertilidade (Capítulos 4 e 27), mas nenhum examinou especificamente o efeito dos miomas sobre o resultado da gravidez em mulheres *férteis*. Os melhores dados disponíveis vêm de uma série de estudos projetados para examinar o efeito de miomas uterinos sobre resultados alcançados com fertilização *in vitro* (FIV) em mulheres inférteis. No cômputo geral, estes dados sugerem que os resultados de gravidez, como taxas de gravidez e implantação, são adversamente afetados por miomas submucosos, mas não por miomas subserosos ou intramurais com menos de 5-7 cm de tamanho.[189-192] Consequentemente, as recomendações de tratamento para mulheres com perda recorrente de gravidez e com miomas uterinos são comparáveis àquelas para mulheres inférteis com miomas uterinos.

Em geral, quando miomas submucosos são únicos e pequenos, os benefícios prováveis da miomectomia histeroscópica superam os poucos riscos associados.[193-197] Quando miomas submucosos são múltiplos ou grandes, a miomectomia histeroscópica é tecnicamente mais difícil e tem maiores riscos, inclusive esterilidade resultando de sinéquias intrauterinas pós-operatórias graves. Quando miomas submucosos se estendem profundamente para dentro do miométrio, as opções de tratamento incluem miomectomia histeroscópica subtotal e miomectomia abdominal. Quando os miomas têm impacto definido, mas limitado sobre a cavidade uterina, a decisão de retardar ou prosseguir com tratamento cirúrgico pode variar, dependendo da idade, história reprodutiva, tamanho e localização dos miomas, e da complexidade de quaisquer outros tratamentos necessários. ***Quando os miomas não invadem ou distorcem a cavidade uterina, a cirurgia não é indicada na ausência de outros sintomas específicos atribuíveis aos miomas que demandem tratamento por si próprios.***

SINÉQUIAS INTRAUTERINAS (SÍNDROME DE ASHERMAN)

Perda recorrente de gravidez é um resultado possível de sinéquias intrauterinas, mas distúrbios menstruais (hipomenorreia, amenorreia, dismenorreia) e infertilidade são as apresentações clínicas mais comuns.[198,199] Qualquer insulto suficientemente grave para remover ou destruir o endométrio pode causar sinéquias intrauterinas, e o útero grávido parece particularmente suscetível à lesão.[200,201] Considerando que perda de gravidez está entre as indicações mais comuns para curetagem uterina, aderências intrauterinas podem primeiro resultar e em seguida tornar-se uma causa contributiva de perda recorrente de gravidez. Os mecanismos pelos quais sinéquias intrauterinas podem causar perda recorrente de gravidez incluem volume intrauterino funcional diminuído e fibrose e inflamação endometriais que podem predispor à insuficiência placentária.[172] Os resultados de gravidez de mulheres com sinéquias intrauterinas são geralmente ruins (40-80% terminando em aborto espontâneo e aproximadamente 25% em parto pré-termo), e muito melhorados após sinequiólise (50-90% terminando em parto a termo, 7-23% em aborto espontâneo); o prognóstico geralmente correlaciona-se com a gravidade da doença.[199,200,202-205]

Histeroscopia provê os meios para confirmar um diagnóstico de sinéquias intrauterinas sugerido por histerossonografia ou HSG e é também o método de escolha para tratamento, sendo ao mesmo tempo mais segura e mais efetiva do que curetagem às cegas. A aparência histeroscópica de sinéquias de variada gravidade, técnicas de lise, riscos cirúrgicos e terapias adjuvantes estão descritos em detalhe no Capítulo 27.

Resumo dos Fatos-Chave Relacionados com os Fatores Anatômicos

Anormalidades uterinas congênitas e adquiridas predispõem a um risco aumentado de perda de gravidez e podem ser identificadas por histerossonografia ou HSG tradicional; ressonância magnética pode ser necessária para diferenciar acuradamente úteros septados e bicornos. O útero septado é a mais comum anomalia dos ductos de Müller, aquela mais estritamente correlacionada com perda de gravidez, e a malformação corrigida mais fácil e bem-sucedidamente; septoplastia histeroscópica está indicada em mulheres com perda recorrente de gravidez e que têm um útero septado. Procedimentos de metroplastia abdominal estão raramente indicados em mulheres com útero didelfo ou útero bicorno. Cerclagem cervical pode ajudar a melhorar os resultados de gravidez em mulheres com útero bicorno e naquelas com útero unicorno ou útero didelfo que têm uma história de parto pré-viável ou exibem encurtamento cervical progressivo durante o início da gravidez. A prevalência de anormalidades do sistema urinário é aumentada em mulheres que têm útero unicorno ou bicorno ou útero didelfo, mas não naquelas que têm útero septado. Leiomiomas uterinos são muitas vezes identificados em mulheres com perda recorrente de gravidez, mas apenas os miomas submucosos e maiores fibromas intramurais que claramente tomam espaço ou desviam a cavidade uterina são relevantes. Sinéquias intrauterinas são uma causa incomum, porém estabelecida de aborto espontâneo recorrente; os resultados de gravidez são muito melhorados após lise histeroscópica.

FATORES IMUNOLÓGICOS

Mecanismos autoimunes e aloimunes foram implicados como causas de perda recorrente de gravidez. Os distúrbios autoimunes envolvem uma resposta imune dirigida contra uma parte específica do hospedeiro ou *self* (si próprio). Aqueles que foram ligados à perda recorrente de gravidez incluem certas doenças autoimunes clássicas, como lúpus eritematoso sistêmico e síndrome antifosfolipídica. Os distúrbios aloimunes envolvem resposta imune materna anormal a antígenos fetais ou placentários; as possibilidades incluem anticorpos citotóxicos maternos, anticorpos bloqueadores maternos ausentes e perturbações na função e distribuição de células *natural-killer*.

DISTÚRBIOS AUTOIMUNES

Lúpus eritematoso sistêmico tem sido, há muito tempo, associado à perda de gravidez. Dados de várias séries de casos sugerem que o risco de perda é de aproximadamente 20%, todo o excesso de risco sendo atribuível a perdas ocorrendo durante o segundo e terceiro trimestres da gravidez.[206] Abortos espontâneos iniciais não são mais comuns em mulheres com lúpus sistêmico do que na população em geral, mas a incidência de perdas tardias (6%) é duas a quatro vezes mais alta.[207] Quase todas as mortes fetais que ocorrem em mulheres com lúpus sistêmico são associadas a anticorpos antifosfolipídicos; eles constituem o indicador mais sensível de sofrimento ou morte fetal.[208-210] Doença ativa à concepção, início de lúpus eritematoso sistêmico durante a gravidez e doença renal também aumentam o risco de perda de gravidez.[207] Monitoramento cuidadoso e intervenções oportunas podem melhorar os resultados de gravidez.[211,212] Tratamento visando a prevenir perda de gravidez em mulheres com lúpus sistêmico e anticorpos antifosfolipídicos é semelhante àquele para mulheres com síndrome antifosfolipídica, discutido mais tarde. Em geral, as mulheres com lúpus eritematoso sistêmico devem ser aconselhadas a retardar a concepção até a remissão poder ser estabelecida, aquelas com insuficiência renal moderada devem ser avisadas do risco aumentado para perda da gravidez, e as mulheres com insuficiência renal grave devem ser encorajadas a evitar gravidez; mesmo gravidezes bem-sucedidas estão em risco aumentado de pré-eclâmpsia e parto pré-termo.[207]

Síndrome antifosfolipídica é um distúrbio autoimune que tem características específicas clínicas e laboratoriais; o diagnóstico exige pelo menos uma de cada.[213,214] Os critérios diagnósticos clínicos incluem eventos tromboembólicos (arteriais, venosos, pequenos vasos) e perda de gravidez (três ou mais perdas consecutivas com menos de 10 semanas de gestação, uma morte fetal após 10 semanas, parto prematuro com menos de 34 semanas associado à pré-eclâmpsia grave ou insuficiência placentária). Há também três critérios diagnósticos de laboratório. Um é o anticoagulante de lúpus, revelado por coagulação retardada em testes de coagulação dependentes de fosfolipídeo (tempo de tromboplastina parcial ativada, tempo de coagulação de caulim, tempo de veneno de víbora de Russell diluído), corrigido pela adição de excesso de fosfolipídeo, mas não por plasma pobre em plaquetas.[215] O segundo é a demonstração de níveis moderados a altos de anticorpos anticardiolipina (IgG ou IgM); baixos níveis podem ser observados em 3–5% dos indivíduos normais e são de significado incerto.[216] Mais recentemente, um título alto de anticorpos à β2-glicoproteína 1 é também considerado suficiente para estabelecer o diagnóstico.[217] Resultados anormais de testes de laboratório devem ser observados em pelo menos duas ocasiões separadas por um intervalo de pelo menos 12 semanas.

Definição de Consenso Internacional para o Diagnóstico de Síndrome Antifosfolipídica[218]

O DIAGNÓSTICO EXIGE UM DOS CRITÉRIOS CLÍNICOS E UM DOS ACHADOS LABORATORIAIS

Critérios Clínicos:

1. Trombose Vascular.

2. Morbidade de Gravidez.

    A. Uma ou mais perdas após a 10ª semana de um feto morfologicamente normal.

    B. Um ou mais partos prematuros de um recém-nascido normal antes da 34ª semana em virtude de pré-eclâmpsia ou eclâmpsia ou insuficiência placentária.

    C. Três ou mais abortos espontâneos consecutivos inexplicados.

Testes Laboratoriais:

1. Anticoagulante de lúpus presente em duas ou mais ocasiões com intervalo de pelo menos 12 semanas.

2. Anticorpo anticardiolipina de isótipo IgG ou IgM em título médio a alto em duas ou mais ocasiões com intervalo de pelo menos 12 semanas.

3. Anticorpo anti-β2-glicoproteína 1 de isótipo IgG ou IgM em título 99º percentil em duas ou mais ocasiões com intervalo de pelo menos 12 semanas.

Embora a prevalência de síndrome antifosfolipídica em todas as mulheres com perda recorrente de gravidez seja muito baixa (3-5%),[219] a doença é não obstante uma causa potencialmente tratável de perda recorrente de gravidez. *Testes para a detecção de um anticoagulante de lúpus e anticorpos antifosfolipídicos especificados anteriormente são minimamente invasivos, relativamente baratos, e, portanto, justificados na avaliação da maioria, se não todas as mulheres com perda recorrente de gravidez.*[207] Testes para detectar outros anticorpos associados a esta síndrome (antianexina, antifosfatidilserina, antifosfatidiletanolamina, anticorpos a plasminogênio e ativador do plasminogênio e outros) foram advogados na avaliação de mulheres com perda recorrente de gravidez, mas não fornecem informação adicional importante.[207] Ensaios para anticorpos antifosfolipídicos outros que não anticoagulante de lúpus, anticardiolipina e anti-β2-glicoproteína 1 não foram padronizados ou extensamente estudados, sua relevância clínica (independente de anticoagulante de lúpus, anticardiolipina, e anti-β2-glicoproteína 1) não foi estabelecida, e muitas mulheres aparentemente sadias têm baixos níveis de anticorpos antifosfolipídicos circulantes.[207,215,216,220]

A evidência implicando anticorpos antifosfolipídicos como fator predisponente na perda recorrente de gravidez é em grande parte circunstancial não obstante regularmente irresistível. Um número pequeno, mas ainda importante, de mulheres com perda recorrente de gravidez tem anticorpos antifosfolipídicos circulantes.[207] Mulheres com anticorpos antifosfolipídicos identificados por triagem no início da gestação têm uma taxa aumentada de perda de gravidez.[221,222] Elas também exibem uma taxa inusitadamente alta de perda em gravidezes subsequentes, mesmo quando tratadas.[223-226] Evidência adicional vem de modelos animais; imunização passiva com anticorpos antifosfolipídicos IgG a partir de mulheres com síndrome antifosfolipídica induz aborto em camundongas. Síndrome antifosfolipídica pode ser encontrada em associação a lúpus eritematoso sistêmico ou em mulheres sem outra evidência de doença autoimune.[227-229]

Em contraste com observações na maioria das séries de mulheres com perda recorrente de gravidez, entre um terço e três quartos das perdas de gravidez relacionadas com síndrome antifosfolipídica são mortes fetais (após 10 semanas de gestação).[223,230,231] Frequentemente, a morte fetal é precedida por observações de mau crescimento fetal, oligoidrâmnio, anormalidades da frequência cardíaca e pré-eclâmpsia ou eclâmpsia, todas as quais poderiam refletir hipoxemia resultante de insuficiência placentária. A evidência indica que anticorpos antifosfolipídicos são dirigidos contra plaquetas (promovendo adesão) e o endotélio vascular (onde alterações no metabolismo de prostaciclina/tromboxano causam vasoconstrição),[232,233] ambos mecanismos que predispõem à trombose. Anticorpos antifosfolipídicos circulantes também foram ligados a níveis reduzidos de uma proteína ligadora de fosfolipídeo antitrombótica na superfície de trofoblastos e células endoteliais (anexina V).[234,235] Não surpreendentemente, vasculopatia das arteríolas espirais pode frequentemente ser demonstrada ou, em casos graves, infartos placentários.[236] A ligação de anticorpos antifosfolipídicos a células trofoblastos reduz a proliferação e invasão, bem como a liberação de hCG. Em tecido decidual, anticorpos antifosfolipídicos reduzem a produção de fator de crescimento endotelial vascular (VEGF) e matriz metaloproteinases, e a formação de novos vasos sanguíneos.[237]

Trombose na circulação placentária é um mecanismo plausível para perda de gravidez adiantada em mulheres com síndrome antifosfolipídica, mas não explica perdas que ocorrem antes de 10 semanas de gestação, quando as conexões arteriais maternas com o espaço interviloso se tornam estabelecidas. Evidência recente sugere que outro mecanismo relacionado com anormalidades da invasão inicial pelos trofoblastos pode estar envolvido, tanto em perdas de gravidez inicial quanto avançada.[238] Na gravidez inicial normal, trofoblasto extraviloso invade os vasos deciduais, primeiro formando tampões que mais tarde se dissociam à medida que o trofoblasto migra ao longo da circulação arterial materna, convertendo os vasos uteroplacentários em um circuito de baixa resistência.[239] Invasão deficiente pelo trofoblasto nas artérias uteroplacentárias foi bem descrita em associação a complicações da gravidez mais tardia, incluindo pré-eclâmpsia e restrição do crescimento fetal. Anticorpos antifosfolipídicos na superfície do trofoblasto ou nas paredes vasculares maternas podem inibir a invasão de trofoblasto endovascular, impedindo a formação dos tampões que normalmente servem para limitar o fluxo sanguíneo interviloso e prevenir lesão induzida pela pressão ou oxidativo ao trofoblasto durante o desenvolvimento placentário inicial. Alternativamente, anticorpos antifosfolipídicos podem danificar o trofoblasto diretamente. Por qualquer dos modos, invasão anormal endovascular pelos trofoblastos poderia explicar abortos iniciais em mulheres com síndrome antifosfolipídica e, em casos menos graves, o desenvolvimento de complicações da gravidez mais tarde relacionadas com insuficiência vascular uteroplacentária.[238] A fisiopatologia envolve inflamação na interface materno-fetal, impedindo desenvolvimento e função normais do trofoblasto.[240]

Os tratamentos para síndrome antifosfolipídica incluíram agentes antiplaquetas (aspirina), anticoagulantes (heparina) e terapias imunossupressoras (prednisona, imunoglobulinas intravenosas). Embora a maioria dos estudos tenha achado heparinoterapia mais efetiva do que aspirina, e tratamento combinado com aspirina e heparina superior ao tratamento com qualquer um dos dois isoladamente,[222,225,241-243] dois estudos acharam que a heparina não melhorou ainda mais os resultados obtidos com aspirina.[244,245] Um esquema de tratamento combinado típico inclui aspirina (75-85 mg/dia), começando com tentativas de concepção, e heparina não fracionada (5.000-10.000 U subcutânea duas vezes ao dia) começando à primeira indicação de gravidez. As taxas de nascidos vivos das mulheres com síndrome antifosfolipídica que recebem tratamento combinado com aspirina e heparina não fracionada durante a gravidez (70-80%) são muito melhoradas em relação àquelas observadas em mulheres que recebem tratamento com aspirina ou nenhum tratamento (20-40%).[241,242,246-248] Entretanto, tratamento não elimina o alto risco de complicações da gravidez (trabalho de parto pré-termo, ruptura prematura das membranas, restrição do crescimento intrauterino e morte fetal, pré-eclâmpsia e descolamento da placenta) e impõe riscos adicionais à mãe (sangramento gástrico, osteopenia).[242,246] Ensaios clínicos randomizados demonstraram que tratamento com aspirina e heparina de mulheres com duas ou mais perdas consecutivas de gravidez na *ausência* de evidência de síndrome antifosfolipídica (abortos espontâneos recorrentes inexplicados) não fornece benefício.[249,250]

Heparina de baixo peso molecular oferece diversas vantagens sobre heparina não fracionada. Ela tem uma razão antitrombótica aumentada (evitando coagulação anormal com menor número de efeitos colaterais de sangramento) e é associada a uma incidência mais baixa de trombocitopenia e osteopenia; a meia-vida relativamente mais longa da heparina de baixo peso molecular também permite aplicação menos frequente e exige monitoramento menos frequente, ambas melhorando a obediência.[251] Embora a experiência com heparina de baixo peso molecular na gravidez seja relativamente limitada, experiências intervencionistas em mulheres com perda recorrente de gravidez e síndrome antifosfolipídica e outras trombofilias adquiridas sugerem que ela é ao mesmo tempo segura e efetiva.[225,252-254] Prednisona pode ter alguma eficácia no tratamento de mulheres com perda recorrente de gravidez e síndrome antifosfolipídica, mas os seus riscos (diabetes, hipertensão, parto pré-termo) superam seus benefícios.[255,256] Tratamento combinado com aspirina e heparina é efetivo e também mais seguro. Imunoglobulinas intravenosas também foram usadas para tratar mulheres com perda recorrente de gravidez e síndrome antifosfolipídica; sua eficácia não foi comparada diretamente à heparina/aspirina ou heparina de baixo peso molecular/aspirina.[257,258]

Embora uma prevalência aumentada de anticorpos antitireóideos e anticorpos antinucleares tenha sido observada em mulheres com perda recorrente de gravidez, sua relevância é incerta, porque nenhum dos dois prediz resultado subsequente da gravidez, e não há tratamento efetivo lógico e provado para oferecer.[207,259,260] Tratamento com levotiroxina em mulheres positivas para anticorpo à tireoide submetendo-se a tecnologias de reprodução assistida não teve impacto nos resultados.[261] Evidentemente, se os níveis de TSH estiverem elevados, mesmo na faixa de hipotireoidismo subclínico, conforme discutido mais tarde neste capítulo, tratamento é indicado. Testes para detectar anticorpos antinucleares e antitireóideos não têm nenhuma utilidade clinica em mulheres eutireóideas com perda recorrente de gravidez. Entretanto, mulheres com anticorpos à tireoide têm um risco importante de se tornarem hipotireóideas, à medida que a gravidez progride e também um risco aumentado de tireoidite pós-parto.[262]

Uma condição autoimune incomum, a doença celíaca, pode estar ligada a abortos recorrentes e pode necessitar de testagem apropriada de anticorpo em sua forma subclínica.[263] Outra causa incomum de abortos espontâneos recorrentes é a formação de anticorpo relacionada com um grupo sanguíneo raro, tipo P. Pacientes com esta condição tratadas com plasmaférese obtiveram gravidezes bem-sucedidas.[264]

Resumo dos Fatos-Chave Relacionados com Fatores Autoimunes

Doenças autoimunes, como lúpus eritematoso sistêmico e a síndrome antifosfolipídica, são distúrbios imunológicos identificáveis e tratáveis associados à perda recorrente de gravidez. Uma variedade de mecanismos pode explicar como os anticorpos antifosfolipídicos predispõem à trombose placentária ou interferem no desenvolvimento normal da circulação uteroplacentária para causar perdas de gravidez inicial e avançada. No momento presente, ensaios do anticoagulante de lúpus, anticorpos anticardiolipina e anticorpos anti-β2-glicoproteína 1 são os únicos testes imunológicos validados que têm utilidade clínica na avaliação de mulheres com perda recorrente de gravidez. Até agora, ensaios de outros anticorpos antifosfolipídicos não têm valor provado. Terapia combinada com aspirina e heparina comprovou efetividade e constitui o tratamento preferido para mulheres com perda recorrente de gravidez associada à síndrome antifosfolipídica.

DISTÚRBIOS ALOIMUNES

Em teoria, gravidez normal exige reconhecimento e resposta imunológicos maternos a antígenos paternamente derivados nos tecidos embrionários, e anormalidades na resposta aloimune materna podem predispor a, ou causar, perda recorrente de gravidez. Mecanismos sugeridos incluíram a produção materna de anticorpos citotóxicos, insuficiência materna em produzir anticorpos bloqueadores para prevenir um ataque imune mediado por células maternas (possivelmente porque a mãe e o pai são demasiado semelhantes antigenicamente), e regulação defeituosa ("disregulação") por citocinas de mecanismos imunes operando na interface materno-fetal.

Anticorpos linfocitotóxicos antipaternos foram propostos como uma causa de perda recorrente de gravidez.[265] Entretanto, eles também estão presentes em muitas mulheres com gravidezes normais e são mais prevalentes em casais férteis do que naqueles com perda recorrente de gravidez.[266,267] Estas observações levaram a maioria a concluir que os anticorpos linfocitotóxicos refletem o número e duração das gravidezes e não têm nenhum efeito sobre o resultado de gravidez subsequente.[267,268]

Em contraste com a teoria do anticorpo citotóxico, a teoria do anticorpo bloqueador materno sobre a perda recorrente de gravidez sustenta que a falha materna em reconhecer e responder a antígenos fetais pela produção de fatores bloqueadores (presumivelmente anticorpos) deixa o embrião exposto a uma rejeição imune letal mediada por células.[269] Uma má resposta materna às células paternas em cultura linfocitária mista foi vista como evidência da putativa deficiência imune em mulheres com perda recorrente de gravidez.[270] Entretanto, anticorpos bloqueadores nem sempre foram detectáveis em mulheres com gravidezes normais,[270] frequentemente foram detectados em mulheres com perda recorrente de gravidez,[271] e sua presença não prediz acuradamente resultado de gravidez subsequente.[268] Outra vez, estes efeitos tendem mais a refletir os resultados de gravidezes prévias do que a explicar seus resultados.[267,272]

Compartilhamento aumentado de antígenos leucocitários humanos (HLA) do complexo principal de histocompatibilidade entre mãe e pai foi visto como um fator que poderia dificultar o reconhecimento materno de antígenos fetais paternamente derivados e a produção de anticorpos bloqueadores presumidos essenciais.[269] Numerosos estudos examinaram o compartilhamento de HLA em casais com perda recorrente de gravidez, mas os resultados variaram amplamente.[272] A melhor evidência de que o compartilhamento aumentado de HLA poderia predispor à perda recorrente de gravidez veio de um estudo dos Hutteritas, uma seita religiosa altamente consanguínea em que compartilhamento de HLA foi associado a risco aumentado de perda de gravidez, mas em populações externas em baixo risco de homogeneidade de HLA, compartilhamento de HLA não prediz resultado de gravidez, e a testagem não tem utilidade clínica.[273,274] Na verdade, em um estudo subsequente dos Hutteritas, a genotipagem dos *loci* HLA (o estudo precedente foi com medições sorológicas) não pôde detectar qualquer influência de haplótipos HLA sobre a perda fetal.[275]

Antígeno leucocitário humano-G (HLA-G) bloqueia a atividade de células *killer* ligando-se a seus receptores. A sequenciação do gene HLA-G indicou uma variedade de diferenças em mulheres com perdas recorrentes de gravidez, polimorfismos que poderiam se responsabilizar por níveis diminuídos de HLA-G e um risco aumentado de aborto espontâneo.[276,277] Com o tempo, este tipo de perfilagem genética poderia delinear mecanismos moleculares específicos para rejeição fetal.

A ideia de que gravidez bem-sucedida exige algum tipo de imunossupressão materna permanece atraente. O conceito mais recente a emergir implicou a regulação defeituosa ("disregulação") de funções imunes locais na interface materno-fetal como uma causa de perda recorrente de gravidez. As investigações focalizaram-se em uma população única de linfócitos grandes granulares relacionados com células *natural killer* que predominam na decídua e nos padrões de secreção de citocinas por células imunes maternas em resposta a antígenos do trofoblasto.

Os linfócitos granulares grandes presentes na decídua da gravidez inicial parecem ser regulados por alterações hormonais e invasão de trofoblasto.[278,279] Números aumentados destas células *natural killer* deciduais foram observados em modelos murinos de perda recorrente de gravidez, e a taxa de aborto nas camundongas aumenta quando as células *natural killer* são ativadas e diminui quando elas são esgotadas.[280,281] Em mulheres com perda recorrente de gravidez, foi observada atividade aumentada de células *natural killer*,[282,283] e números aumentados de células *natural killer* periféricas foram associados à falha de gravidez subsequente.[284,285] Entretanto, permanece não esclarecido se as alterações nas células *natural killer* periféricas espelham aquelas ocorrendo na decídua e se as alterações observadas na decídua são o resultado ou a causa da perda de gravidez.[286,287]

As respostas imunes estimuladas por antígeno envolvendo linfócitos T-*helper* são de duas variedades básicas que refletem o ambiente em que as células amadurecem e diferenciam-se; aquelas expostas a interferon (INF)-γ tornam-se células linfócito T-*helper*-1, e aquelas expostas a interleucina (IL)-4 tornam-se células linfócito T-*helper*-2.[288,289] As respostas da célula linfócito T-*helper*-1 são associadas à inflamação e tipicamente caracterizadas pela liberação de INF-γ e IL-12, IL-2, e fator de necrose tumoral (TNF)-α. As respostas da célula linfócito T-*helper*-2 são associadas à produção de anticorpo e às citocinas IL-10, IL-4, IL-5 e IL-6.[290,291] TNF-α pode ser secretado por ambas as células linfócito T-*helper*-1 e linfócito T-*helper*-2, mas é usualmente associado a uma resposta de linfócito T-*helper*-1.[291] Polimorfismos variantes de TNF-α foram identificados em mulheres com abortos recorrentes.[292,293] Embora a maioria das mulheres com gravidezes normais pareçam ter uma resposta imune predominante de linfócito T-*helper*-2 a antígenos não definidos do trofoblasto, algumas mulheres com perda recorrente de gravidez exibem uma resposta inflamatória de linfócito T-*helper*-1 que pode ser nociva a um embrião que está se implantando.[294-298]

Aproximadamente 15-20% das mulheres com perda recorrente inexplicada de gravidez exibem uma resposta imune celular anormal de linfócito T-*helper*-1 a antígenos do trofoblasto *in vitro*, em comparação a menos de 3% das mulheres com histórias reprodutivas normais.[294-296,299-301] Células T CD4(+) CD25(+) desempenham um papel em prevenir rejeição fetal; a proporção destas células é mais baixa na decídua e no sangue obtidos de mulheres com abortos espontâneos recorrentes.[302,303] Mais uma vez, permanece incerto e controvertido se os padrões secretórios de citocinas dos linfócitos periféricos refletem acuradamente o que está ocorrendo na interface materno-fetal e se os padrões de resposta de linfócito T-*helper*-1 são a causa ou o efeito da perda de gravidez.

Estudos avaliaram a expressão de citocinas em tecido trofoblástico, admitindo que expressão alterada seria um marcador de rejeição fetal. De fato, a expressão de interleucina é aumentada em tecido placentário obtido de pacientes com abortos espontâneos recorrentes,[304] mas novamente é difícil saber se este é um evento primário ou secundário. Buscas de polimorfismos de citocinas em mulheres com abortos recorrentes não foram frutíferas.[305-308]

A ideia de que respostas imunes celulares ou humorais maternas anormais a antígenos do trofoblasto podem ser uma causa de perda recorrente de gravidez estimulou o desenvolvimento de duas imunoterapias distintamente diferentes para mulheres com perda recorrente de gravidez inexplicada e presumida aloimunomediada, uma imunoestimuladora (imunização com leucócitos paternos) e a outra imunossupressora (imunoglobulinas intravenosas).

Imunização com leucócitos paternos é fundamentada nos efeitos benéficos que leucócitos doadores ou de terceira parte têm sobre rejeição de aloenxerto em pacientes de transplante e evidência de que ela pode diminuir o número de células *natural killer* circulantes em mulheres com perda recorrente de gravidez.[309] Numerosos estudos pequenos randomizados e não randomizados e metanálises forneceram resultados largamente variados e conflitantes. Em conjunto, elas sugeriram que, na melhor hipótese, um efeito relativamente pequeno do tratamento (melhora de 8-10% na taxa de nascidos vivos) teve que ser ponderado em relação aos custos e riscos do tratamento (reações de local de injeção, febre, mialgias, aloimunização plaquetária e eritrocitária).[272] ***Um grande estudo multicêntrico controlado randomizado não encontrou evidência de que imunização com leucócitos paternos tenha sido efetiva no tratamento de perda recorrente de gravidez, independente da idade materna, número de abortos prévios, e se o casal tivera um nascido vivo prévio, e concluiu que a imunização com leucócitos paternos não deve ser oferecida como tratamento para perda recorrente de gravidez.*[310] *Uma metanálise abrangente de estudos sobre tratamento chegou à mesma conclusão.*[311]**

Imunoglobulinas intravenosas são preparadas isolando-se e juntando proteínas imunoglobulinas a partir do soro de um grande número de doadores de sangue voluntários (até 150 doadores por frasco) e geralmente podem ser vistas como imunossupressoras, atuando através de vários mecanismos diferentes.[312] Tratamento com imunoglobulinas intravenosas é caro, exige várias infusões intravenosas durante o curso da gravidez, e acarreta riscos incluindo transmissão de infecções (vírus, príons) e anafilaxia.[313] ***Um número substancial de estudos randomizados de terapia com imunoglobulinas intravenosas em mulheres com perda recorrente inexplicada de gravidez agora já foi realizado. Tomadas em conjunto, os resultados não demonstraram que imunoglobulinas intravenosas sejam efetivas em melhorar os resultados de gravidez para mulheres com perda recorrente inexplicada de gravidez.*[272,311,314]**

***Uma revisão Cochrane de estudos randomizados (12 experiências, 641 mulheres) concluiu que a imunoterapia (incluindo imunização com leucócitos paternos, imunoglobulina intravenosa, leucócitos doadores de terceira parte e membranas de trofoblasto) não melhorou a taxa de nascidos vivos em comparação a tratamento com placebo.*[315]**

Novas opções de tratamento incluem fator inibidor de TNF e fator estimulador de colônias de granulócitos (GCSF). A administração da citocina GCSF em um pequeno ensaio clínico melhorou a taxa de nascidos vivos em mulheres com abortos espontâneos recorrentes.[316]

> **Resumo dos Fatos-Chave Relacionados com Fatores Aloimunes**
>
> Reconhecimento e resposta imunes maternos sem dúvida desempenham um papel importante na gravidez normal, e distúrbios aloimunes podem ser uma causa de perda recorrente inexplicada de gravidez. No presente, regulação defeituosa ("disregulação") por citocinas dos mecanismos imunes que operam na interface materno-fetal constitui o mais provável mecanismo fisiopatológico envolvido. Entretanto, todos os métodos atuais para a avaliação da aloimunopatologia suspeita, incluindo testagem de HLA, avaliação de células imunes (cultura linfocitária mista, ensaios de células matadoras naturais) e testagem com citocinas (para diferenciar aquelas com padrões de linfócito T-*helper*-1 e linfócito T-*helper*-2 de respostas imunes a antígenos trofoblásticos *in vitro*) devem ser considerados investigacionais. Ademais, nenhuma das duas imunoterapias principais preconizadas para o tratamento de distúrbios presumidos aloimunes em mulheres com perda recorrente inexplicada de gravidez (imunização com leucócitos paternos, imunoglobulinas intravenosas) comprovou efetividade.

TROMBOFILIAS HERDADAS

Interesse pelas trombofilias herdadas, como uma causa potencial de perda recorrente de gravidez, emergiu bastante naturalmente depois que a síndrome antifosfolipídica (uma trombofilia adquirida) foi estabelecida como uma causa importante e tratável de perda recorrente de gravidez. O conceito fisiopatológico é o mesmo: em algumas mulheres com perda recorrente de gravidez, as alterações trombogênicas da gravidez exageram uma predisposição inerente para trombose, resultando em fluxo sanguíneo uteroplacentário reduzido, trombose placentária e perda de gravidez. No cômputo geral, os resultados de investigações recentes suportam a hipótese, mas ainda restam muitas dúvidas. **Embora pouco se discuta que a gravidez seja um estado trombogênico, a importância de trombofilias herdadas, como uma causa de perda recorrente de gravidez, as indicações para avaliação e os benefícios e riscos do tratamento não estão ainda estabelecidos.**

Vista de maneira simples, trombose patológica resulta de um desequilíbrio entre coagulação e fibrinólise, refletindo um desequilíbrio entre fatores da coagulação, proteínas anticoagulantes (proteína C, proteína S, antitrombina III), e mecanismos fibrinolíticos. Gravidez normal é um estado hipercoagulável caracterizado por níveis aumentados de fatores V, VII, VIII, X e fibrinogênio, níveis diminuídos de proteína S, resistência aumentada à proteína C ativada, concentrações mais altas de inibidores do ativador do plasminogênio (PAI) e uma tendência aumentada à agregação de plaquetas, todos promovendo trombose.

Fatores da Coagulação:
  Fatores que favorecem coagulação quando aumentados
    Fibrinogênio
    Fatores VII, VIII, X
  Fatores que favorecem coagulação quando diminuídos
    Antitrombina III
    Proteína C
    Proteína S

Fatores da Fibrinólise:
  Fatores que favorecem coagulação quando aumentados
    Inibidor do ativador do plasminogênio-1 (PAI-1)
  Fatores que favorecem coagulação quando diminuídos
    Antiplasmina

Uma variedade de mutações genéticas podem resultar em uma predisposição herdada à trombose. Entre estas, a mutação Fator V Leiden (G→A no nucleotídeo 1691)[317,318] e outra envolvendo o gene da protrombina (G→A no nucleotídeo 20210)[319] são as mais comuns. Uma terceira mutação relativamente comum envolve o gene que codifica a enzima metileno tetraidrofolato redutase (C→T no nucleotídeo 677); homozigotos são predispostos a hiper-homocistinemia, um conhecido fator de risco de trombose.[320] Outras trombofilias herdadas estabelecidas incluem deficiências de antitrombina III, proteínas S e C. Uma deficiência de fator XII (envolvido na coagulação e na fibrinólise) é ainda outra anormalidade recentemente implicada como predisponente à trombose e perda de gravidez.[321]

A proteína C é um componente-chave na via anticoagulante e, quando ativada, inibe as ações dos fatores da coagulação V e VIII; a proteína S serve como um cofator para facilitar as ações da proteína C ativada. Resistência às propriedades anticoagulantes da proteína C ativada pode ser herdada ou adquirida e, em qualquer dos casos, resulta em geração aumentada de trombina e um estado hipercoagulável. Aproximadamente 95% da resistência à proteína C ativada é relacionada com a mutação Fator V Leiden que é resistente à ação da proteína C ativada.[238,322] A prevalência da mutação Fator V Leiden varia entre 2 e 10% nas populações ocidentais. O risco de trombose sistêmica é aumentado 5 vezes nos heterozigotos e é 80 vezes mais alto naqueles que são homozigotos para a mutação.[238] Em alguns indivíduos, resistência à proteína C é adquirida em vez de herdada.

Todos os fatores de trombose aumentam o risco de complicações da gravidez relacionadas com a trombose, incluindo aborto espontâneo, pré-eclâmpsia, descolamento da placenta, restrição do crescimento intrauterino e natimorto. A associação entre trombofilias e perda de gravidez varia com o tipo de perda de gravidez (inicial, tardia) e a trombofilia. Uma metanálise incluindo dados de 31 estudos observou que embora as trombofilias sejam associadas tanto à perda de gravidez inicial quanto tardia, a associação é mais forte no segundo trimestre e perdas mais tarde do que para aborto inicial.[323] A observação não é surpreendente quando se considera que o fluxo sanguíneo interviloso materno não se desenvolve em qualquer grau apreciável antes de aproximadamente 8 semanas de gestação (o mais precoce); trombose relacionada com trombofilia, portanto, tende menos a explicar perdas de gravidez inicial.[324] A associação entre trombofilias e perda de gravidez é também mais forte com Fator V Leiden, a mutação do gene da protrombina e deficiência de proteína S do que com outros defeitos trombofílicos.[323,325]

Numerosos estudos compararam a prevalência de várias trombofilias em mulheres com perda recorrente de gravidez àquelas em controles paras, com resultados conflitantes. Alguns observaram uma prevalência aumentada de trombofilias em mulheres com perda recorrente de gravidez e outros não.[326-332] Em um estudo de 1.000 mulheres caucasianas consecutivas com perda recorrente de gravidez, a prevalência da mutação Fator V Leiden em mulheres com perda precoce (3,3%) e tardia (3,9%) de gravidez foi semelhante àquela observada em um grupo controle de mulheres paras (4,0%), mas a prevalência de resistência adquirida à proteína C ativada foi significativamente maior em mulheres com abortos iniciais (8,8%) e tardios (8,7%) do que em controles paras normais (3,3%).[333] Estas observações sugerem que trombofilias adquiridas podem ser tão ou mesmo mais importantes do que defeitos herdados como uma causa de perda recorrente de gravidez.

Outro grupo de estudos pegou a abordagem oposta e examinou o desempenho reprodutivo passado de mulheres que sabidamente portavam trombofilias e, em geral, encontrou uma relação relativamente forte entre defeitos trombofílicos maternos e resultados de gravidez adversos tardios.[334,335] Em um estudo prospectivo, a taxa de nascidos vivos observada entre mulheres não tratadas com uma história de perda recorrente de gravidez ou perda tardia de gravidez e heterozigotas para o alelo do Fator V Leiden (38%) foi substancialmente mais baixa do que em mulheres com histórias reprodutivas semelhantes, tendo um genótipo normal de Fator V (69%).[324] Embora as perdas de gravidez em mulheres com perda recorrente de gravidez e Fator V Leiden tenham ocorrido tanto precoce quanto tardiamente, todas as perdas observadas em mulheres sem a trombofilia ocorreram antes de 12 semanas de gestação. *A evidência disponível sugere que as trombofilias predispõem a um risco mais alto de perda inicial e tardia de gravidez.*[336,337] *Entretanto, ela também demonstra que o desempenho reprodutivo é inteiramente normal para muitas mulheres que portam trombofilia. No momento presente não pode ser estabelecido quem, entre as mulheres com perda recorrente de gravidez que portam trombofilia, está verdadeiramente em risco aumentado de perda de gravidez.*

O risco de trombose sistêmica sobe quando mais de uma trombofilia herdada está presente, e a evidência indica que o mesmo pode ser verdadeiro para o risco de resultados adversos de gravidez relacionados com trombofilias maternas.[334,335,337] O genótipo do embrião ou feto também pode ter influência importante sobre o risco de perda de gravidez em mulheres com trombofilias; infarto placentário foi observado mais frequentemente quando o feto também porta o alelo Fator V Leiden do que quando tem um genótipo normal de Fator V.[338]

As indicações para fazer triagem das mulheres com perda recorrente de gravidez para o crescente número de trombofilias reconhecidas não estão ainda firmemente estabelecidas. *Atualmente, triagem parece razoável para mulheres com perda recorrente inexplicada de gravidez com uma perda suspeita (após 8 semanas de gestação ou detecção de atividade cardíaca embrionária) ou história de outras complicações da gravidez que podem ter resultado de trombose ou insuficiência placentária (pré-eclâmpsia, restrição do crescimento intrauterino, descolamento da placenta).* Além de um anticoagulante de lúpus, anticardiolipina e anti-β2-glicoproteína 1 para diagnóstico de síndrome antifosfolipídica (uma trombofilia adquirida), a triagem inclui testes para mutações do Fator V Leiden e G20210A do gene da protrombina. Elas são as duas causas herdadas mais comuns de tromboembolismo venoso e as trombofilias mais altamente associadas a resultados adversos de gravidez, mas a raça também deve ser considerada. Sua prevalência é relativamente alta entre aquelas de descendência europeia, mas muito baixa em asiáticas, africanas e nativas americanas.[339] Medição da resistência à proteína C ativada é um teste mais global para detecção de ambas as formas herdada e adquirida de resistência à proteína C ativada. Triagem para mutação da metileno tetraidrofolato redutase (homocisteína sérica) e deficiências de antitrombina III, proteínas S e C também merece consideração, baseando-se na história médica pregressa e da família.

As indicações para tratamento em mulheres com perda recorrente de gravidez associada a uma trombofilia estão ainda menos bem estabelecidas. Em experiências de tratamento não controladas, taxas melhoradas de nascidos vivos foram observadas em mulheres com perda recorrente de gravidez e um ou mais defeitos trombofílicos após tratamento com heparina, isolada ou combinada com aspirina.[253,254,340,341] Embora pareça provável que nem todas essas mulheres verdadeiramente necessitem de tratamento, quaisquer critérios para tromboprofilaxia mais seletiva ou direcionada têm que derivar de estudos controlados randomizados ainda não disponíveis. Tratamento empírico de rotina com aspirina em mulheres não testadas com perda recorrente precoce de gravidez não tem benefício provado.[327]

Resumo dos Fatos-Chave Relacionados com as Trombofilias Herdadas

Trombofilias herdadas resultando de mutações genéticas em fatores da coagulação emergiram como uma causa potencialmente importante de perda recorrente de gravidez, mas um grande número de mulheres com estas mutações tem desempenho repro-

dutivo completamente normal. É desconhecida a razão pela qual algumas com trombofilias abortam e outras não; mulheres com mais de um tipo de mutação ou cujo feto herda a mutação podem estar em maior risco. No presente, quais mulheres com perda recorrente de gravidez devem ser triadas quanto a trombofilias e como devem ser avaliadas permanecem sendo questões não respondidas. Triagem selecionada para as anormalidades mais comuns em mulheres com perda recorrente inexplicada de gravidez com uma perda suspeita após 8 semanas de gestação ou após detecção de atividade cardiofetal é razoável, mas triagem de rotina de todas as mulheres com perda recorrente de gravidez não pode ser justificada. Embora dados preliminares sugiram que o tratamento com heparina possa melhorar os resultados de gravidez em mulheres com perda recorrente de gravidez que portam uma trombofilia, tratamento empírico com aspirina em mulheres não testadas não tem benefício provado.

FATORES ENDÓCRINOS

Fatores endócrinos que podem predispor a um risco aumentado de perda de gravidez incluem doença da tireoide, diabetes melito, síndrome de ovários policísticos (SOP) e deficiência de fase lútea.

HIPOTIREOIDISMO

O risco de perda de gravidez pode ser aumentado para mulheres com hipotireoidismo franco não corrigido ou mesmo subclínico.[342] Doença branda ou subclínica geralmente não era considerada no passado como tendo consequências clínicas importantes.[343,344] Entretanto, os resultados de um estudo de resultados de gravidez em mulheres com hipotireoidismo desafiam essa noção. A incidência de perda de gravidez foi muito baixa em mulheres hipotireóideas que tinham índices tireóideos normais, porém marcadamente aumentada em mulheres com níveis elevados de hormônio tireoestimulador (TSH), incluindo mulheres com doença subclínica não tratada e aquelas com doença franca que receberam reposição exógena inadequada de hormônio tireóideo.[342] A evidência indica que as pacientes com hipotireoidismo, mesmo hipotireoidismo subclínico, têm uma taxa aumentada de aborto espontâneo.[342,345-348] *Estas observações sugerem que hipotireoidismo subclínico não é inteiramente benigno e justificam ainda mais as recomendações anteriores para incluir triagem de TSH na avaliação de mulheres com perda recorrente de gravidez.* Diagnóstico e tratamento de doença tireóidea ainda que sutil podem ter importantes benefícios para mulheres com perda recorrente de gravidez.

Lembrar-se (ver Capítulo 20) de que uma vez grávidas, as mulheres que estão sendo tratadas de hipotireoidismo necessitam de um aumento (20-50%) na tireoxina durante a gravidez, começando tão cedo quanto na 5ª semana de gravidez.[349-351] Quando mulheres hipotireóideas previamente não diagnosticadas engravidam, é melhor aumentar empiricamente a dose de levotiroxina por cerca de 30% tão logo a gravidez seja diagnosticada, com ajustes adicionais de acordo com os níveis de TSH.[351,352] *O TSH deve ser monitorado mensalmente e novamente no período pós-parto, e a posologia deve ser ajustada para manter o nível de TSH na metade inferior da faixa normal, < 2,5 µU/mL no primeiro trimestre e < 3,0 µU/mL no resto da gravidez. A necessidade de monitoramento apropriado e tratamento adequado nunca será exagerada. Mulheres com autoimunidade tireóidea (presença de anticorpos à tireoide) devem ser monitoradas com níveis de TSH durante pelo menos 6 meses após o parto por causa do seu risco aumentado de tireoidite pós-parto.*

DIABETES MELITO

Mulheres diabéticas com bom controle metabólico não são mais propensas do que mulheres não diabéticas a sofrer perda de gravidez, mas mulheres diabéticas com níveis elevados de glicemia e hemoglobina glicosilada (A1c) no primeiro trimestre estão em risco significativamente aumentado de aborto espontâneo. Em mulheres com mau controle diabético, o risco de aborto espontâneo eleva-se com o nível de hemoglobina A1c.[353-356] *Em mulheres com perda recorrente de gravidez, avaliação com glicemia e níveis de hemoglobina A1c está indicada para aquelas com diabetes conhecido ou suspeitado, mas caso contrário não é justificada.* Mulheres diabéticas com perda recorrente de gravidez e concentrações elevadas de hemoglobina A1c são mais bem aconselhadas a adiar novas tentativas de conceber até que os níveis retornem à faixa normal.

SÍNDROME DE OVÁRIOS POLICÍSTICOS

Vários estudos mostraram uma correlação entre níveis elevados de hormônio luteinizante (LH) e perda recorrente de gravidez.[357,358] No passado, a observação foi atribuída aos efeitos adversos do próprio LH ou ao hiperandrogenismo induzido pela hipersecreção de LH em mulheres com SOP.[359,360] Entretanto, a supressão da secreção de LH com um agonista do hormônio liberador de gonadotrofina (GnRH) antes da indução de ovulação com gonadotrofinas exógenas em baixa dose não teve nenhum efeito sobre o resultado da gravidez em mulheres com SOP.[361] Hiperinsulinemia e altos níveis de atividade de PAI[367-370] foram implicados como causa imediata da incidência aumentada de aborto espontâneo (30-50%), observada em mulheres com SOP.[357,360,362] Metformina é uma substância sensibilizadora à insulina com utilidade clínica provada para indução de ovulação em mulheres anovulatórias com SOP[363-366] e também demonstrou diminuir atividade de PAI.[367-370] Por conseguinte, tratamento com metformina antes da concepção e durante toda a gravidez foi avaliado como um meio pelo qual o risco de perda de gravidez poderia ser reduzido em mulheres com SOP.

Os resultados de estudos retrospectivos sugeriram que tratamento com metformina pode reduzir ou eliminar o risco aumentado de aborto espontâneo em mulheres com SOP.[371-374] Entretanto, estudos randomizados comparando metformina e clomifeno, isoladamente e em combinação, observaram que clomifeno é claramente superior à metformina e tratamento combinado não é melhor do que tratamento com clomifeno isolado.[375-377] Na maior experiência isolada, a taxa de nascidos vivos alcançada com tratamento com clomifeno foi significativamente mais alta que a da metformina (22,5% *vs.* 7,2%), e os resultados do tratamento combinado não foram significativamente diferentes (26,8%).[376] Embora alguns tenham advogado tratamento com metformina para reduzir o risco aumentado de aborto espontâneo em mulheres com SOP, que poderia se relacionar com um distúrbio metabólico subjacente,[378] *nenhuma diferença nas taxas de aborto espontâneo de mulheres que receberam ou não receberam tratamento com metformina foi observada nos grandes estudos randomizados.*[375-377] *Uma metanálise de 17 estudos randomizados concluiu que tratamento com metformina não teve nenhum efeito sobre o risco de aborto espontâneo.*[379]

Metformina pode ser acrescentada ao esquema de tratamento quando clomifeno sozinho falha em restaurar função ovulatória normal. Tratamento com metformina pode ser descontinuado após concepção ou depois do fim do primeiro trimestre, ou continuado pela gravidez na esperança de também reduzir o risco de desenvolvimento de diabetes gestacional.[380-382] A metformina é classificada como uma droga categoria B (ausência de efeitos teratogênicos demonstrada em estudos em animais), e nenhum efeito teratogênico ou outro efeito adverso sério foi observado em estudos limitados em mulheres até agora.[381,383,384] Entretanto, tratamento com metformina durante a gravidez foi associado a uma prevalência aumentada de pré-eclâmpsia e mortalidade perinatal aumentada em alguns estudos,[385] embora não em outros.[386] Atualmente, tratamento *de rotina* com metformina durante a gravidez não é recomendado para mulheres com SOP.[387]

DEFICIÊNCIA DE FASE LÚTEA

As muitas causas diferentes de má função lútea e métodos para o diagnóstico clínico de deficiência de fase lútea encontram-se discutidos por extenso no contexto da avaliação de infertilidade feminina no Capítulo 27. A discussão aqui é limitada a um resumo da fisiopatologia, diagnóstico e tratamento de deficiência de fase lútea em mulheres com perda recorrente de gravidez.

Diversas linhas de evidência indicam que o sucesso da gravidez inicial é dependente de suporte progestacional a partir do corpo lúteo até aproximadamente 7 semanas de gestação (datas menstruais). Medições seriadas da 17-hidroxiprogesterona (produzida pelo corpo lúteo, mas não pelo trofoblasto), progesterona, estradiol e gonadotrofina coriônica humana (hCG) durante gravidezes espontâneas iniciais e gravidezes obtidas via fertilização *in vitro* (FIV) usando oócitos doadores em mulheres com insuficiência ovariana indicam que a mudança lúteo-placentária não ocorre subitamente, mas tem lugar gradualmente ao longo do intervalo que abrange a quinta à nona semanas de gravidez.[388,389] Estudos clássicos de resultados de gravidez em mulheres buscando terminação de gravidez que se submeteram à ressecção do corpo lúteo em vários momentos durante a gestação inicial sugerem fortemente que a gravidez usualmente se torna independente do corpo lúteo aproximadamente às 7 semanas de gestação; ressecções do corpo lúteo efetuadas mais cedo na gravidez induziram uniformemente aborto espontâneo.[390,391]

As concentrações de progesterona em gravidezes iniciais normais e anormais refletem as contribuições combinadas do corpo lúteo e o trofoblasto em desenvolvimento, variam largamente, e se superpõem em grande extensão.[388,392-395] *Medições dos níveis de progesterona sérica para determinar a qualidade da função lútea na gravidez inicial e para identificar gravidezes em risco que poderiam ser salvas por suporte com terapia de progesterona exógena são em vão.* Uma concentração baixa de progesterona durante gravidez inicial pode refletir um corpo lúteo defeituoso, um concepto intrinsecamente anormal, ou ambos. A conduta alternativa, diagnóstico em um ciclo não de concepção e tratamento para corrigir deficiência de fase lútea antes da concepção seguinte, é possível, mas sujeita a todas as limitações e armadilhas dos vários métodos diagnósticos. As concentrações de progesterona sérica flutuam amplamente e não podem ser interpretadas com confiança, porque a secreção de progesterona do corpo lúteo é pulsátil.[396] Biópsia endometrial é invasiva, dolorosa e cara, mesmo se a datação histológica tradicional ainda fosse considerada uma ferramenta diagnóstica válida.[397] Consequentemente, uma duração anormalmente curta da fase lútea (menos de 13 dias), mais bem definida pelo intervalo desde a detecção da onda de LH no meio do ciclo até o início da menstruação, constitui o critério diagnóstico mais objetivo e confiável. Quando esse critério é satisfeito, uma determinação da prolactina sérica é indicada para excluir hiperprolactinemia e para definir a melhor opção de tratamento. Estimativas da prevalência de deficiência de fase lútea em mulheres com perda recorrente de gravidez variaram grandemente com o método de diagnóstico;[49-51,53,54,398] sua verdadeira prevalência e importância como causa de perda recorrente de gravidez é desconhecida, mas provavelmente muito baixa (menos do que 10%).

Nós vemos a deficiência de fase lútea como uma forma sutil de disfunção da ovulação mais bem corrigida com os mesmos tratamentos usados para indução da ovulação em mulheres inférteis anovulatórias (Capítulo 31). Considerando que as mulheres com deficiência de fase lútea já ovulam ainda que precariamente, elas geralmente não necessitam de tratamento agressivo. Determinações de prolactina e TSH estão indicadas, e citrato de clomifeno é uma escolha lógica nas mulheres eutireóideas euprolactinêmicas. Há um grande volume de evidência experimental e clínica indicando que os níveis de FSH na fase folicular são baixos nos ciclos com uma fase lútea curta,[399-403] e que o clomifeno é capaz de corrigir efetivamente a anormalidade.[404,405] Alguns preferem tratar deficiência de fase lútea com suplementação de progesterona exógena começando 2 a 3 dias após a ovulação,[406] mas esta conduta frequentemente atrasa a menstruação, criando falsas esperanças de gravidez, aumentando o estresse e convidando desapontamento.

> **Resumo dos Fatos-Chave Relacionados com Fatores Endócrinos**
>
> **Fatores endócrinos são uma causa relativamente incomum de perda recorrente de gravidez. Distúrbios tireóideos são fáceis de identificar e tratar e devem ser excluídos pela medição do TSH; anormalidades ainda que sutis podem afetar adversamente o resultado da gravidez. Avaliação dos níveis de glicemia e hemoglobina A1c está indicada nas mulheres com diabetes melito conhecido ou suspeito, mas caso contrário não é justificada. O risco de aborto espontâneo é aumentado em mulheres com síndrome de ovários policísticos e pode ser substancialmente reduzido por tratamento com metformina; em mulheres com síndrome de ovários policísticos e hiperinsulinemia que necessitam de indução da ovulação, a metformina é o melhor tratamento inicial. Deficiência de fase lútea não pode ser diagnosticada durante gravidez; uma duração de fase lútea constantemente curta constitui o critério diagnóstico mais confiável. Citrato de clomifeno é um tratamento efetivo para deficiência de fase lútea e evita a confusão, ansiedade e desapontamento associados à menstruação atrasada muitas vezes resultando de terapia com progesterona exógena.**

CAUSAS INFECCIOSAS

Globalmente, os dados a respeito da possibilidade de que infecções cervicovaginais poderiam ser uma causa de perda de gravidez inicial são relativamente escassos. Apesar de relatos periódicos que implicaram agentes infecciosos específicos como fatores de risco para abortos espontâneos, permanece em falta evidência irresistível de que infecções bacterianas ou virais sejam uma causa de perda recorrente de gravidez. Infecção por *Chlamydia trachomatis* foi implicada em um estudo que encontrou alta prevalência de anticorpos anticlamídia em mulheres com perda recorrente de gravidez, possivelmente refletindo uma reação imunológica materna excessiva ao organismo,[407] mas um estudo prospectivo mais tarde não encontrou associação entre anticorpos anticlamídia e aborto espontâneo.[408] Outros descreveram associações entre aborto espontâneo e infecção genital por *Ureaplasma* (*U. urealyticum*) ou *Mycoplasma* (*M. hominis*).[409] *Toxoplasma gondii*, *Listeria monocytogenes*, *Campylobacter* species, herpes-vírus e citomegalovírus também foram responsabilizados.

Há uma associação entre risco de aborto e vaginose bacteriana. Em um grande estudo, diagnóstico de vaginose bacteriana na primeira visita pré-natal antes de 14 semanas de gestação foi associado a um risco 5 vezes aumentado de perda de gravidez antes de 20 semanas de gestação.[410] Outro estudo envolvendo mulheres inférteis tentando gravidez por meio de FIV observou ausência de diferença entre as taxas de concepção em mulheres com e sem vaginose bacteriana, mas aquelas com vaginose bacteriana que conceberam tiveram o dobro da probabilidade de abortar em relação àquelas sem vaginose bacteriana que conceberam.[411] Um terceiro grande estudo observou que vaginose bacteriana não predisse aborto inicial, mas foi associada a um modesto aumento no risco de perda de gravidez após 13 semanas de gestação.[412] Outra evidência de que endometrite subclínica crônica é relativamente comum em mulheres com infecções sintomáticas do sistema genital inferior, incluindo cervicite e vaginose bacteriana, sugere um mecanismo que poderia explicar a associação entre vaginose bacteriana e perda de gravidez.[413-415]

Os dados disponíveis não podem justificar testagem sorológica de rotina para exposição passada a *Chlamydia*, culturas cervicais ou biópsia endometrial na avaliação de mulheres com perda recorrente de gravidez. Entretanto, tal como em mulheres inférteis, avaliação adicional e tratamento são apropriados e prudentes nas mulheres com perda recorrente de gravidez que têm cervicite clínica, vaginose bacteriana crônica ou recorrente, ou outros sintomas que sugerem infecção pélvica. Estudos não controlados sugeriram que tratamento antibiótico empírico pode diminuir o risco de aborto espontâneo em mulheres com infecções genitais por micoplasma[416] e em mulheres não selecionadas com perda recorrente de gravidez.[417,418] **Considerando-se o custo relativamente baixo e os riscos desprezíveis envolvidos, uma série de 2 semanas de tratamento antibiótico empírico (azitromicina, eritromicina ou doxiciclina) é mais razoável do que numerosas e repetidas culturas.**

Uma análise de dois grandes estudos que estabeleceram a eficácia da vacina bivalente contra papilomavírus humano (HPV) tipos 16 e 18 não detectou nenhum aumento na taxa de aborto espontâneo ao comparar as mulheres vacinadas com o grupo-controle.[419]

Resumo dos Fatos-Chave Relacionados com Causas Infecciosas

Testagem sorológica, culturas cervicais e biópsia endometrial de rotina para detectar infecções genitais em mulheres com perda recorrente de gravidez não podem ser justificadas. A avaliação deve ser limitada a mulheres com cervicite clínica, vaginose bacteriana crônica ou recorrente, ou outros sintomas de infecção pélvica. Tratamento antibiótico empírico em mulheres suspeitas de abrigar uma infecção genital por micoplasma é menos caro e menos complicado do que culturas seriadas.

FATORES AMBIENTAIS

Fumo, álcool e consumo intenso de café foram implicados como fatores ambientais predisponentes à perda de gravidez.

Numerosos estudos examinaram a relação entre tabagismo e risco de aborto espontâneo.[420,421] Em resumo, eles suportam a conclusão de que fumar cigarros aumenta o risco de aborto espontâneo de uma maneira dependente da dose;[422-428] os efeitos adversos do fumo tornam-se aparentes em fumantes que consomem tão pouco quanto 10 cigarros por dia.[421] Os mecanismos responsáveis são incertos, mas as ações vasoconstritoras e antimetabólicas de alguns componentes da fumaça de cigarro, incluindo nicotina, dióxido de carbono e cianeto podem predispor à insuficiência placentária.

Álcool é um teratógeno conhecido com efeitos adversos dependentes da dose.[420,428-430] Foi estimado que consumo de álcool excedendo duas bebidas por dia duplica o risco de aborto espontâneo.[420] Embora consumo de álcool em baixo nível não tenha influência mensurável sobre o risco de perda de gravidez,[431] não há limiar seguro claramente estabelecido. Os efeitos adversos do álcool podem ser aditivos àqueles de fumar cigarros.

A maioria, mas não todos, dos estudos que examinaram a relação entre consumo materno de cafeína e aborto espontâneo observaram que consumo intenso de cafeína (mais de 300 mg/dia, equivalente a três xícaras de café) é associado a um aumento modesto (menos de 2 vezes) no risco de aborto espontâneo.[432-439]

Casais sofrendo perda recorrente de gravidez estão às vezes preocupados que toxinas ambientais possam ter contribuído para sua dificuldade reprodutiva. Suas perguntas são difíceis de responder porque informação a respeito dos efeitos de toxinas potenciais sobre a gravidez não é facilmente disponível. Gases anestésicos, percloretileno (um solvente de limpeza a seco), outros solventes orgânicos,[440] e exposição a metais pesados (mercúrio, chumbo) foram implicados como agentes causadores de aborto espontâneo.[428] Exposição a terminais de vídeo não é um fator.[441] Programas de exercício não aumentam o risco, e repouso no leito não diminuirá o risco de perda recorrente de gravidez. Isotretinoína é definitivamente associada a uma incidência aumentada de aborto espontâneo.[442] Um risco aumentado de aborto espontâneo foi observado em pintores e trabalhadoras de fábrica, mas não em auxiliares dentárias e trabalhadoras de laboratório ou jardinagem.[443,444] O uso de cobertores elétricos e cama d'água aquecida também não é associado a um risco aumentado de aborto espontâneo.[445]

Parece apropriado listar a obesidade entre os fatores ambientais porque o excesso de peso é consequência do estilo de vida. O índice de massa corporal (IMC) igual ou maior do que 25 está associado a risco aumentado de abortos, e estudos chineses e britânicos ligaram a obesidade ao aborto recorrente.[446-448]

Resumo dos Fatos-Chave Relacionados com Fatores Ambientais

Fumar aumenta o risco de aborto e deve ser desaconselhado. Consumo de álcool excedendo duas doses por dia e consumo de cafeína excedendo 300 mg por dia pode aumentar o risco de perda de gravidez e é melhor que sejam evitados. Mulheres que tiveram um aborto espontâneo devem ser prevenidas a respeito de toxinas ambientais conhecidas. Um risco aumentado de aborto espontâneo é uma razão a mais para combater a obesidade (Capítulo 19).

PERDA RECORRENTE INEXPLICADA DE GRAVIDEZ

Mesmo depois de uma avaliação completa e sistemática, bem mais da metade de todas as mulheres com perda recorrente de gravidez não têm fatores predisponentes identificados que possam explicar sua má história reprodutiva, e a grande maioria passa bem na gravidez seguinte. Aquelas com perda prévia no segundo trimestre têm um prognóstico pior e estão em risco aumentado de parto pré-termo, natimorto e morte neonatal.[51-54,449,450] Comunicação frequente, otimismo cauteloso e suporte emocional durante o primeiro trimestre da gravidez seguinte possuem seu próprio valor terapêutico distinto.[51] Com esforços determinados, 70-75% das mulheres com perda recorrente inexplicada de gravidez alcançam afinal uma gravidez bem-sucedida.[6] Monitoramento cuidadoso é justificado, porque as mulheres com perda recorrente de gravidez estão também em risco aumentado de gravidez ectópica.[451]

Muitos médicos oferecem ou recomendam suplementação empírica com progesterona exógena durante a gravidez inicial para as mulheres com perda recorrente inexplicada de gravidez. Qualquer médico interessado quer fazer tudo que for possível para melhorar as chances de uma gravidez bem-sucedida. Considerando que dois terços ou mais das gravidezes seguintes em mulheres com perda recorrente inexplicada de gravidez tendem a ter sucesso, com ou sem tratamento, também é fácil compreender por que muitos estão também convencidos de que o tratamento tem valor quando não há nenhuma evidência irresistível em favor da sua efetividade.[452-454] Tratamento com aspirina em baixa dose é outro tratamento comumente recomendado para mulheres com perda recorrente inexplicada de gravidez inicial, mesmo apesar de estudos randomizados terem demonstrado que ele não tem nenhum benefício.[243,327] Nas doses comumente administradas, suplementação de progesterona exógena e aspirina em baixa dose impõem poucos riscos e são difíceis de condenar, mas sem clara evidência em favor da sua efetividade, nenhuma das suas pode ser recomendada.

Resumo dos Fatos-Chave Relacionados com a Perda Recorrente Inexplicada de Gravidez

Mesmo a avaliação completa não revelará nenhuma evidência em favor de um fator predisponente em mais da metade de todas as mulheres com perda recorrente de gravidez. Sob essas circunstâncias, o prognóstico a longo prazo de atingir uma gravidez bem-sucedida é muito bom. Suporte emocional e monitoramento cuidadoso durante a gravidez inicial ajudam a melhorar os resultados de gravidez. Tratamentos empíricos com progesterona exógena ou aspirina em mulheres com perda recorrente inexplicada de gravidez não têm nenhum valor provado.

Resumo de Avaliação e Tratamento para Perda Recorrente de Gravidez

Como referência rápida, a tabela seguinte dá um resumo da nossa avaliação e tratamentos recomendados para fatores conhecidos como predisponentes à perda recorrente de gravidez. *Testes e tratamentos estabelecidos são apresentados em negrito. Testes e tratamentos que devem ser aplicados seletivamente e aqueles ainda não firmemente estabelecidos apresentados em fonte padrão.*

Categoria	Avaliação	Tratamentos
Genéticos	**Cariótipo, ambos os parceiros** Teste de reserva ovariana Hibridização genômica comparativa	**Aconselhamento** **Gametas doadores quando apropriado** Diagnóstico genético pré-implantação
Anatômicos	**Histerossonografia ou HSG** Ressonância magnética PIV ou ultrassonografia renal	**Septoplastia histeroscópica** **Miomectomia histeroscópica** **Adesiólise histeroscópica** Metroplastia abdominal Miomectomia abdominal Cerclagem cervical
Imunológicos	**Anticoagulante de lúpus** **Anticorpo anticardiolipina** **Anticorpo anti-β2-glicoproteína 1**	**Aspirina e heparina**
Trombofilias	Fator V Leiden Mutação do gene da protrombina Resistência à proteína C ativada Homocisteína Proteína C Proteína S Antitrombina III	Heparina
Endócrinos	**TSH** **Duração da fase lútea** Glicemia, Hgb A1c Prolactina	**Tiroxina** **Citrato de clomifeno** **Metformina** **Agonistas da dopamina**
Infecciosos	**Conforme indicado pelos sintomas**	Antibióticos empíricos
Ambientais	**História**	Modificação do comportamento

Todas as referências estão disponíveis no site:
http://www.revinter.com.br/online/referencias-speroff.pdf

29 Endometriose

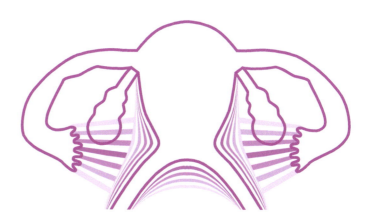

Endometriose é uma doença benigna definida pela presença de glândulas e estroma endometriais fora do útero, e é associada à dor pélvica e à infertilidade. O tecido endometrial ectópico usualmente está localizado na pelve, mas pode aparecer em qualquer local no corpo. A doença exibe um largo espectro de sinais e sintomas clínicos, é tendente à progressão e recorrência, e muitas vezes apresenta problemas clínicos aflitivos para as mulheres e seus médicos. A patogênese e a história natural da endometriose permanecem pouco compreendidas, mas investigações empregando modernos métodos moleculares estão produzindo novas percepções dos mecanismos da doença e sugerindo novas abordagens ao seu diagnóstico e tratamento.

EPIDEMIOLOGIA DA ENDOMETRIOSE

A prevalência global verdadeira da endometriose é desconhecida, principalmente porque a cirurgia é o único método confiável para diagnóstico e geralmente não é efetuada em mulheres sem sintomas ou achados físicos que sugerem fortemente a doença; por conseguinte, as estimativas variam com a indicação de tratamento cirúrgico. A prevalência de endometriose assintomática é de 1-7% em mulheres buscando esterilização eletiva, de 12-32% em mulheres em idade reprodutiva com dor pélvica, de 9-50% em mulheres inférteis, e aproximadamente de 50% em adolescentes com dor pélvica crônica ou dismenorreia.[1-6] A prevalência global de endometriose em mulheres em idade reprodutiva provavelmente é entre 3 e 10%.[7-10]

A média de idade na época do diagnóstico de endometriose varia entre 25 e 35 anos.[11,12] Endometriose é rara em meninas na pré-menarca, mas pode ser identificada em metade ou mais das adolescentes e mulheres jovens abaixo da idade de 20 anos com queixas de dor pélvica crônica ou dispareunia.[3,4,13] A maioria dos casos em mulheres jovens abaixo da idade de 17 anos é associada a anomalias dos dutos de Müller e obstrução cervical ou vaginal.[14] Menos de 5% das mulheres que necessitam de cirurgia para endometriose são pós-menopáusicas, e a maioria dessas recebeu terapia com estrogênio.[15,16] A prevalência de endometriose assintomática pode ser um pouco mais baixa em negras e mais alta em asiáticas do que em mulheres brancas.[6,17]

Menarca precoce e ciclos menstruais curtos foram associados a risco aumentado de endometriose.[7,17] A correlação entre o risco de doença e o volume ou duração da menstruação é menos constante.[7,18,19] Curiosamente, a prevalência de endometriose é inversamente relacionada com o índice de massa corporal.[12,17,20] Gravidez tem um efeito protetor que diminui com o tempo; embora o risco diminua com a paridade e períodos prolongados de lactação, o risco aumenta com o número de anos desde o último parto.[21,22] Estudos epidemiológicos variados sugeriram que consumo intensivo de álcool e cafeína também pode aumentar o risco, e que exercício regular e fumo podem diminuir o risco de endometriose.[7,17] Dados de primatas sugeriram que a exposição à bifenila policlorada (BPC) ou dioxina pode ser ligada à endometriose, mas os estudos em mulheres produziram resultados inconsistentes.[23] Outros dados sugerem que exposições *in utero* podem desempenhar um papel no desenvolvimento da doença; a incidência de endometriose é aumentada em mulheres que tiveram exposição pré-natal a dietilestilbestrol.[24]

PATOGÊNESE DA ENDOMETRIOSE

Embora as lesões peritoneais clássicas de endometriose tenham sido descritas pela primeira vez nos anos 1800, a doença será para sempre ligada a John Sampson que, em 1921, descreveu uma série de cistos ovarianos hemorrágicos perfurados que ele chamou "cistos de chocolate", cunhando o termo "endometriose" para descrever os implantes peritoneais que ele primeiro imaginou serem semeaduras derivadas de doença no ovário.[25] Não há nenhuma tese aceita de modo geral a respeito da origem da endometriose. Diversos mecanismos patogênicos foram propostos, incluindo menstruação retrógrada e posterior implantação, metaplasia celômica, transplantação direta e disseminação vascular. Nenhum mecanismo isolado explica todos os casos de endometriose, e cada um provavelmente contribui pelo menos em alguma extensão.

A teoria de menstruação retrógrada e implantação sustenta que tecido endometrial eliminado durante a menstruação é transportado pelas tubas uterinas para dentro da cavidade peritoneal onde ele se implanta nas superfícies dos órgãos pélvicos. O trabalho clássico de Sampson propondo que a endometriose é 'decorrente da disseminação menstrual de tecido endometrial para dentro da cavidade peritoneal' foi publicado em 1927.[26] Várias linhas de evidência suportam a teoria da implantação como o principal mecanismo envolvido na patogênese da endometriose.

- Quando a laparoscopia é efetuada durante a menstruação, sangue no líquido peritoneal pode ser observado em 75-90% das mulheres com tubas uterinas pérvias.[27-29]
- Células endometriais viáveis recuperadas do líquido peritoneal durante a menstruação podem ser cultivadas em cultura de células[28,30] e podem fixar-se e penetrar na superfície mesotelial do peritônio.[31,32]
- Endometriose é mais prevalente em mulheres com anomalias obstrutivas dos ductos de Müller do que em mulheres com malformações que não obstruem o fluxo menstrual.[33]
- A incidência de endometriose é aumentada em mulheres com menarca precoce, ciclos menstruais curtos ou menorragia.[7,17,18,34]
- Endometriose é observada mais comumente nas porções inferiores da pelve, nos ovários, nos fundos de saco anterior e posterior, e nos ligamentos uterossacros, na parede posterior do útero e na superfície posterior dos ligamentos largos.[35-37]
- Endometriose experimental pode ser induzida em primatas não humanas após menstruação peritoneal induzida cirurgicamente[38,39] ou injeção retroperitoneal de endométrio menstrual,[40] e em mulheres que recebem injeções peritoneais do seu tecido menstrual.[41]

Embora a evidência em favor da teoria da implantação possa parecer convincente, a teoria da metaplasia celômica oferece uma explicação alternativa para as mesmas observações. *A teoria da metaplasia celômica sustenta que a endometriose resulta de alteração a metaplásica espontânea em células mesoteliais derivadas do epitélio celômico (localizado no peritônio e na pleura). A teoria da indução é uma variação sobre o mesmo tema e imagina que a metaplasia celômica é induzida pela exposição ao efluente menstrual ou outros estímulos.* No seu trabalho original, o próprio Sampson admitiu que focos de endometriose peritoneal também poderiam ser causados por algum irritante específico presente no conteúdo do cisto que estimula o endotélio peritoneal a uma metaplasia com o desenvolvimento de tecido endometrial típico tanto em estrutura quanto em função.[25] Diversas observações sugerem que a endometriose resulta de metaplasia celômica espontânea ou induzida, pelo menos em alguns casos.[42]

- Endometriose foi descrita em uma menina pré-menarcal,[43] em mulheres que nunca menstruaram[44,45] e também ocorre em adolescentes que tiveram relativamente poucos ciclos menstruais.[46]
- Uma vez que células endometriais não tenham acesso ao tórax na ausência de um defeito anatômico, a teoria da implantação não é capaz de explicar casos de endometriose pleural e pulmonar (quase todos os quais ocorrem no lado direito).[47] Metaplasia na pleura (derivada do epitélio celômico, como o peritônio e os ductos de Müller), induzida por hormônios esteroides ou estímulos químicos liberados por células endometriais em degeneração para dentro do líquido peritoneal (que se comunica com a cavidade torácica pelo hemidiafragma direito), constitui a explicação mais plausível.
- Metaplasia em epitélio celômico defeituosamente integrado (adjacente aos brotos mesenquimais dos membros durante a embriogênese inicial)[48,49] pode explicar endometriose em locais periféricos não usuais como as extremidades (polegar, coxa, joelho).[50-52]
- Casos raros de endometriose foram observados em homens tratados com altas doses de estrogênio (bexiga urinária, parede abdominal).[53-55]
- Epitélio da superfície ovariana e células estromais, cultivados com estradiol em uma malha tridimensional de gel de colágeno, formam glândulas endometriais e estroma.[56]
- Endométrio eutópico (dentro do útero) e ectópico (fora do útero) são distintamente diferentes, tanto morfológica quanto funcionalmente, o que é difícil de reconciliar com a noção de que implantes endometrióticos representam autotransplantes de tecido endometrial normal.[57]

Outros mecanismos são invocados para explicar casos de endometriose extrapélvica.[58,59] Embora metaplasia celômica pudesse explicar endometriose na pelve, cavidade torácica,[47] sistemas urinário e digestório,[60,61] canal inguinal[62] e umbigo,[63] evidência indica que **disseminação vascular ou linfática de células endometriais** também pode estar envolvida.[64-67] Alternativamente, células-tronco circulantes originadas da medula óssea poderiam diferenciar-se para tecido endometriótico em várias localizações.[68] **Transplantação direta inadvertida de tecido endometrial** ao tempo de cesariana, outra cirurgia pélvica ou reparo de episiotomia parece a explicação mais plausível para endometriose encontrada em cicatrizes abdominais[69,70] e no períneo.[71]

Independentemente de se endometriose pélvica resulta da implantação de tecido endometrial viável regurgitado para dentro da cavidade peritoneal ao tempo da menstruação ou de metaplasia celômica induzida por hormônios ou outros estímulos químicos derivados de células endometriais degeneradas, permanecem certas questões-chave. Por que endometriose se desenvolve apenas em algumas mulheres quando menstruação retrógrada ocorre na maioria das mulheres? O que explica as apresentações amplamente variadas da doença? Por que há uma correlação tão precária entre a extensão da doença e a gravidade dos sintomas associados? Estudos da função imune e genética das mulheres com endometriose estão sugerindo respostas.

IMUNOBIOLOGIA DA ENDOMETRIOSE

Endometriose foi associada a cefaleias, artralgias e mialgias, alergias, eczema, hipotireoidismo, fibromialgia, síndrome de fadiga crônica e suscetibilidade à candidíase vaginal,[72] sugerindo uma possível ligação entre endometriose e doença autoimune. Um estudo de corte transversal de membros da Endometriosis Association aqueles com endometriose tinham uma prevalência mais alta de hipotireoidismo, síndrome de fadiga crônica, artrite reumatoide, lúpus eritematoso sistêmico, síndrome de Sjögren e esclerose múltipla, comparados às taxas publicadas na população feminina geral dos EUA; alergias e asma também foram mais comuns.[73] Embora provocativos, os resultados do estudo foram altamente suscetíveis a viés de memória e aferição. Outros não encontraram associação entre endometriose e doença autoimune.[74]

Uma prevalência mais alta de anticorpos antinucleares foi relatada em mulheres com endometriose.[75,76] Os autoanticorpos mais comuns identificados foram dirigidos contra antígenos endometriais,[77-82] incluindo transferrina e laminina-1, que também é encontrada em tecidos embrionários.[77,83] Essa autorreatividade imunológica provavelmente resulta de inflamação e desenvolve-se como uma consequência da destruição crônica de tecido local.[72]

Endometriose é associada a alterações nas imunidades celular e humoral, sugerindo que função imune prejudicada pode contribuir para o desenvolvimento da doença. Função imune alterada pode predispor algumas mulheres a desenvolver endometriose, ou influenciar a gravidade da doença em mulheres afetadas. Numerosos mecanismos imunomediados foram implicados. Embora o líquido peritoneal das mulheres com endometriose contenha números aumentados de células imunes, a evidência sugere que suas ações fazem mais para promover a doença do que para preveni-la.

Os macrófagos são um elemento-chave da resposta imune inata, a parte do sistema imune que não é antígeno-específica e não envolve memória imunológica. Os macrófagos defendem o hospedeiro por reconhecimento, fagocitose e destruição dos microrganismos ofensores e também servem como varredores, ajudando a remover células apoptóticas e detritos celulares. Os macrófagos secretam uma variedade de citocinas, fatores de crescimento, enzimas e prostaglandinas que ajudam a mediar suas próprias funções enquanto estimulam o crescimento e proliferação de outros tipos celulares. Macrófagos são habitantes normais do líquido peritoneal, e seus números e atividade estão muito aumentados nas mulheres com endometriose.[84-87] ***Em vez de atuar como varredores para eliminar células endometriais ectópicas, os macrófagos peritoneais ativados e monócitos circulantes em mulheres com endometriose parecem promover a doença secretando fatores de crescimento e citocinas que estimulam proliferação do endométrio ectópico e inibem suas funções de varredores.***[88,89]

As células *natural killer* (NK) são outro componente importante do sistema imune inato e funcionam de duas maneiras. As células NK possuem receptores para imunoglobulina G (IgG) e destroem células ligadas a IgG em um processo conhecido como citotoxicidade celular dependente de anticorpo. As células NK também têm receptores ativadores e inibidores de NK que, quando ocupados, dirigem ou inibem atividade citotóxica. Embora estudos dos números de células NK peritoneais em mulheres com endometriose tenham fornecido resultados conflitantes,[87,90,91] aqueles que investigaram a função das células NK observaram constantemente atividade citotóxica diminuída, que é mais pronunciada em mulheres com estágios avançados da doença.[91-93] Um dos mecanismos responsáveis parece envolver hiperexpressão de receptores inibidores de NK nas células periféricas e peritoneais em mulheres com endometriose.[94,95]

Os linfócitos medeiam a resposta imune adquirida. Os linfócitos B maturam na medula óssea e secretam imunoglobulinas, que são anticorpos antígeno-específicos dirigidos contra microrganismos extracelulares. Os linfócitos T ajudam as células B a fabricar anticorpos e também a eliminar patógenos intracelulares, ativando macrófagos e matando células infectadas por vírus ou malignas. As células T são de dois tipos, células T citotóxicas/supressoras (envolvidas na resposta imune celular) e células T auxiliares (envolvidas na resposta imune humoral). Os números de ambos os tipos de células T estão aumentados no líquido peritoneal de mulheres com endometriose e no estroma do endométrio ectópico.[87,96,97]

Citocinas e fatores de crescimento são uma grande família de proteínas solúveis e glicoproteínas secretadas por leucócitos e outras células para dentro do ambiente extracelular onde elas atuam sobre a mesma célula (autócrinas) ou células vizinhas (parácrinas), servindo como mensageiros tanto dentro quanto fora do sistema imune na regulação de quimiotaxia, mitose, angiogênese e diferenciação. Embora uma resposta imune celular prejudicada possa resultar em remoção inefetiva de células endometriais refluídas da cavidade peritoneal, as citocinas e os fatores de crescimento parecem promover implantação e crescimento de endométrio ectópico, facilitando sua fixação à superfície peritoneal e estimulando proliferação e angiogênese.

A interleucina-1 (IL-1) é uma citocina envolvida em respostas inflamatórias e imunes e é secretada por monócitos e macrófagos ativados, linfócitos T e B, e células NK. IL-1 foi identificada no líquido peritoneal de mulheres com endometriose, e a expressão de receptor à IL-1 está aumentada nas células estromais derivadas de endometriose.[91,92,98] IL-1 pode promover o desenvolvimento de endometriose, estimulando a liberação de fatores angiogênicos (fator de crescimento endotelial vascular, interleucina-6, interleucina-8)[99,100] e ajudando as células endometriais que entram na cavidade peritoneal a escapar da imunovigilância pela indução da liberação de uma forma solúvel de molécula de adesão intercelular-1 (ICAM-1) a partir das células endometrióticas que compete por locais de reconhecimento imune nas células NK e outras células imunes.[101,102]

A interleucina-8 (IL-8) é uma citocina angiogênica potente produzida pelas células mesoteliais, macrófagos, células endometriais e outras. Os níveis de IL-8 no líquido peritoneal estão elevados nas mulheres com endometriose e correlacionam-se com a gravidade da doença.[103] IL-8 é expressada nos implantes endometrióticos e é regulada para cima pela IL-1.[100,104] IL-8 estimula adesão de células estromais endometriais a proteínas da matriz extracelular, atividade de matriz metaloproteinase e proliferação de células estromais endometriais de uma maneira dependente da dose, todas as quais podem ajudar a promover a implantação e o crescimento do endométrio ectópico.[105-107]

Proteína quimiotática monocitária-1 e RANTES (regulada sob ativação, expressada e secretada por células T normais) são duas citocinas quimioatrativas que recrutam macrófagos para a cavidade peritoneal. Ambas são secretadas por uma variedade de leucócitos e por células mesoteliais e endometriais, e a produção de ambas é aumentada no endométrio ectópico.[108-110] Em mulheres com endometriose, as concentrações no líquido peritoneal são aumentadas e correlacionam-se com a gravidade da doença.[111,112] IL-1 estimula (*up regulate*) a expressão de proteína quimiotática monocitária-1 em células epiteliais endometriais eutópicas em mulheres com endometriose e em células endometriais ectópicas cultivadas,[113,114] uma ação ainda mais estimulada por estrogênio.[115] A produção de RANTES pelos implantes endometrióticos é estimulada por outras citocinas do líquido peritoneal.[98]

Fator de necrose tumoral-α (TNF-α) é uma citocina inflamatória produzida por linfócitos ativados, macrófagos e células NK, entre outras. TNF-α é expressado nas células epiteliais endometriais eutópicas e é regulado para cima pela IL-1. As concentrações no líquido peritoneal são aumentadas nas mulheres com endometriose e correlacionam-se com o estágio da doença. As observações de que TNF-α aumenta a aderência de células estromais cultivadas às células mesoteliais sugerem que ele pode facilitar a fixação de endométrio ectópico ao peritônio nas mulheres com endometriose.

Para se implantar e crescer, o endométrio ectópico precisa estabelecer um suprimento sanguíneo. Fator de crescimento endotelial vascular (VEGF) é um mediador importante de angiogênese local produzido por monócitos e macrófagos. O fator de crescimento estimula proliferação de células endoteliais vasculares e também atua como quimiotático para monócitos. VEGF é produzido principalmente nas glândulas endometriais e é regulado para cima por uma variedade de fatores, incluindo estrogênio e IL-1. As concentrações de VEGF no líquido peritoneal estão aumentadas nas mulheres com endometriose e são mais altas em estágios avançados da doença. VEGF também é expressado em lesões endometrióticas, mais ainda em lesões vermelhas ativas do que em implantes inativos do tipo "queimadura de pólvora".

RESUMO

Uma ampla variedade de anormalidades imunológicas foi descrita em mulheres com endometriose. O líquido peritoneal das mulheres afetadas contém números aumentados de células imunes, mas em vez de atuarem para remover eficientemente da cavidade peritoneal os detritos endometriais refluídos, elas parecem promover a doença por intermédio de dois mecanismos básicos.

Defeitos nos mecanismos imunes celulares (mediados por macrófagos e células NK) prejudicam o reconhecimento e remoção normais de detritos endometriais refluídos, por meio da resposta imune/inflamatória, desse modo proporcionando às células endometriais e fragmentos de tecido a oportunidade de fixarem-se às células mesoteliais peritoneais e de invadirem a matriz extracelular, onde elas podem persistir e proliferar. As células imunes no líquido peritoneal de mulheres com endometriose também secretam uma larga variedade de fatores humorais (citocinas e fatores de crescimento) que estimulam fixação e proliferação de endométrio ectópico e angiogênese local.

A função imune alterada pode assim predispor ao desenvolvimento de endometriose ou a doença mais grave. Embora ainda não esteja claro se as anormalidades imunológicas observadas nas mulheres com endometriose são a causa ou a consequência da doença, elas quase certamente desempenham um papel importante na sua patogênese.

GENÉTICA DA ENDOMETRIOSE

Em seres humanos[116-118] e primatas não humanos,[119] a endometriose tende a se agregar em famílias, sugerindo que fatores genéticos provavelmente influenciam a suscetibilidade a desenvolver endometriose. A doença é frequentemente observada em pares de gêmeas monozigóticas e dizigóticas[120-122] e exibe uma idade de início semelhante em irmãs não gêmeas afetadas.[123] *Endometriose é seis a sete vezes mais prevalente em parentes de primeiro grau de mulheres afetadas do que na população em geral.*[124-127] Todas estas observações sugerem que a endometriose tem um fundamento genético e que uma predisposição à doença é herdada como um caráter genético complexo, cujo fenótipo reflete interações entre variantes alélicas de genes de suscetibilidade e fatores ambientais.[128,129] A perfilagem da expressão genética identificou genes candidatos de suscetibilidade relacionados com a falha de implantação, infertilidade e resistência à progesterona.[130,131]

MECANISMOS MOLECULARES

Genes predispondo ao desenvolvimento de endometriose poderiam incluir qualquer um que dirija os processos moleculares controlando a sobrevida de células endometriais destacadas, sua fixação e invasão de superfícies peritoneais, proliferação, neovascularização, ou a resposta inflamatória. O endométrio ectópico das mulheres com endometriose exibe expressão anormal de numerosos produtos de genes que são relevantes para a patogênese da doença. Comparados ao endométrio normal, os implantes endometriais ectópicos produzem quantidades excessivas de estrogênio, prostaglandinas e citocinas.[132,134] Anormalidades semelhantes, porém mais sutis, são observadas no endométrio eutópico das mulheres com endometriose. *Estas observações sugerem que anormalidades intrínsecas ao endométrio das mulheres que desenvolvem endometriose predispõem à sobrevida celular, implantação ectópica, proliferação e inflamação crônica.*

Menstruação retrógrada ocorre na maioria das mulheres, mas endometriose desenvolve-se apenas em algumas. A sobrevida de detritos endometriais refluídos poderia resultar de disfunção imune, como discutido anteriormente, ou pode refletir uma anormalidade molecular no endométrio eutópico das mulheres com endometriose,[135] como discutido a seguir. Em qualquer caso, células endometriais eutópicas das mulheres com endometriose são resistentes à apoptose, o processo fisiológico normal, mas complexo, regulado por genes de morte celular programada que contribui para destruição e giro endometriais durante as fases secretória avançada e menstrual do ciclo.[136,137] O endométrio ectópico parece ainda mais resistente à apoptose.[138] *Resistência à apoptose pode melhorar a sobrevida das células endometriais que entram na cavidade peritoneal e também ajudar a explicar por que o endométrio ectópico é resistente à imunovigilância mediada pelos macrófagos e à remoção.*

Em mulheres normais, os níveis de produção de estrogênio e prostaglandina E_2 (PGE_2) endometriais são baixos, porque a atividade das enzimas aromatase (mediando síntese de estrogênio) e ciclo-oxigenase-2 (COX-2, mediando síntese de prostaglandinas) é baixa. Além disso, durante a fase secretória do ciclo, a progesterona estimula atividade de 17β-hidroxisteroide desidrogenase (17βHSD), que converte estradiol no estrogênio menos potente, estrona.[10] Em mulheres com endometriose, a atividade de aromatase e COX-2 estão aumentadas no endométrio eutópico, e grandemente elevadas nos implantes de tecido endometrial ectópico. Os níveis teciduais de estradiol são altos, em razão da atividade aumentada de aromatase e diminuída de 17βHSD, e os níveis teciduais de PGE_2 são aumentados porque a atividade de COX-2 está elevada.[10] *O endométrio eutópico e ectópico das mulheres com endometriose assim difere do endométrio normal pelo menos de três modos distintos e importantes, exibindo (1) alta produção local de estrogênio, (2) alta produção local de prostaglandina e (3) resistência às ações da progesterona.*

Produção de Estrogênio

Há pouca dúvida de que o estrogênio desempenha um papel importante na patogênese da endometriose. Com rara exceção, a doença origina-se somente depois da menarca e regride depois da menopausa.[138] Estrogênio estimula endometriose, enquanto inibidores de aromatase causam sua regressão.[140] *Evidência substancial indica que tanto a produção quanto o metabolismo de estrogênio estão alterados na endometriose de maneiras que promovem a doença.*[10,141,142]

Estrogênio em mulheres com endometriose deriva de três fontes principais. Como em mulheres normais, o estrogênio é secretado pelo ovário para dentro da circulação e liberado diretamente dentro da cavidade peritoneal na ovulação, e é produzido no tecido adiposo e pele via conversão de androgênios circulantes. Entretanto, em mulheres com endometriose, quantidades substanciais de estrogênio também são sintetizadas localmente, no tecido endometriótico, que expressa um conjunto completo de enzimas esteroidogênicas, inclusive aromatase.[143]

A superprodução de estrogênio nas células estromais endometrióticas é ligada com outra das anormalidades funcionais observadas no tecido, alta produção local de prostaglandinas. PGE_2

estimula a expressão de todos os genes que codificam as enzimas esteroidogênicas requeridas para síntese de estradiol a partir de colesterol nas células estromais endometrióticas, incluindo, em particular, *STAR* (codificando a proteína reguladora aguda esteroidogênica, STAR) e *CYP19A1* (codificando aromatase).[143] As células estromais no endométrio normal e ectópico expressam todos os subtipos de receptor a PGE_2 (EP_1, EP_2, EP_3 e EP_4).[141] Nas células estromais endometrióticas, a ativação do receptor EP_2 (pela PGE_2) aumenta os níveis intracelulares de adenosina monofosfato cíclico (cAMP), que induz expressão de *STAR* e *CYP19A1*.[141,143,144] PGE_2 ou um análogo do cAMP aumenta os níveis e atividade de STAR e aromatase nas células estromais endometrióticas, mas *não* nas células estromais endometriais normais.[134,143,144] Estas observações indicam que esteroidogênese dependente de PGE_2 e cAMP nas células estromais endometrióticas requer efetores *downstream* que estão ausentes ou sofrem oposição de outros mecanismos inibidores nas células estromais endometriais normais, que não exibem atividade esteroidogênica.

A molécula-chave efetora *downstream* no tecido endometriótico é o fator esteroidogênico-1 (SF-1), que é ausente no endométrio normal. Em células estromais endometrióticas expostas à PGE_2, SF-1 liga-se e constrói um complexo transcricional estimulador, que interage com os promotores de *STAR* e *CYP19A1* e induz sua expressão.[143] Em células estromais endometriais normais, a ausência de qualquer resposta esteroidogênica à PGE_2 pode ser atribuída à ausência de SF-1 e à presença de inibidores transcricionais dos promotores dos genes *STAR* e *CYP19A1*. Estes repressores incluem o fator de transcrição de tumor de Wilms 1 (WT1),[145] e CCAAT/proteína ligadora estimuladora β (C/EBPβ), níveis dos quais são muito mais altos no endométrio normal do que no tecido endometriótico. Na ausência de SF-1, um complexo transcricional de inibidores liga-se e suprime promotores esteroidogênicos nas células endometriais.[143]

Produção de Prostaglandinas

Prostaglandinas são hormônios produzidos localmente envolvidos em inflamação e dor. Ambas a PGE_2 e a prostaglandina $F_{2\alpha}$ ($PGF_{2\alpha}$) são superproduzidas nos tecidos uterinos e endometrióticos de mulheres com endometriose.[146] $PGF_{2\alpha}$ estimula vasoconstrição e contrações miometriais, resultando em dor e dismenorreia. Tal como na maioria das células, a produção de prostaglandina H_2 (PGH_2) no miométrio, endométrio e no tecido endometriótico é catalisada pela ciclo-oxigenase (COX), que possui duas isoformas.[147] COX-1 impulsiona principalmente a síntese basal de prostaglandina, e COX-2 está envolvida em inflamação. PGH_2 é metabolizada para outras prostaglandinas por enzimas de células específicas; no útero, PGH_2 é convertida em $PGF_{2\alpha}$ (pela prostaglandina F sintase) e PGE_2 (pela prostaglandina E sintase).[146]

Em ambos os endométrios (ectópico e eutópico) em mulheres com endometriose, COX-2 é regulada para cima em maior extensão do que nas células estromais endometriais de mulheres livres de doença,[148,149] resultando em produção aumentada de PGE_2 que induz síntese de estrogênio local (como discutido anteriormente) e causa inflamação, resultando em dor,[134,144,150,151] a atividade de prostaglandina E sintase também pode ser aumentada.[10] Expressão de COX-2 e produção de PGE_2 em tecidos uterinos e endometrióticos são estimuladas por IL-1β, PGE_2 (uma ação autócrina), VEGF e estradiol (via receptor estrogênico β).[10,152-154] De modo geral, estes mecanismos complementares e redundantes mantêm altos níveis de produção de PGE_2 no tecido endometriótico.

Os altos níveis de PGE_2 no tecido endometriótico induzem uma resposta inflamatória clássica, caracterizada por produção aumentada de citocinas, metaloproteinases e quimiocinas. Níveis aumentados de citocinas inflamatórias (IL-1β, IL-6 e TNF-α) promovem adesão do tecido endometrial destacado às superfícies peritoneais, e metaloproteinases proteolíticas de membrana promovem sua implantação.[110,130,132,155-158] Níveis aumentados de quimiocinas (proteína quimioatrativa para monócitos 1, IL-8 e RANTES) atraem números aumentados de granulócitos, células NK e macrófagos,[109,110,130,132,155,156,159] e mecanismos de *feedback* positivo autorreguladores perpetuam o processo.

Resistência à Progesterona

Embora o estrogênio claramente agrave a endometriose, os efeitos da progesterona são menos claros. Progesterona estimula proliferação de células estromais endometriais normais durante a fase secretória, pelo menos transitoriamente.[10] Embora as progestinas possam ser efetivas para aliviar a dor em mulheres com endometriose,[160,161] uma variedade de moduladores seletivos dos receptores à progesterona (PR) tendo ações mistas agonísticas e antagonísticas também o são.[162,163] Ademais, tecido endometriótico produz quantidades substanciais de progesterona e contém níveis muito mais baixos de PR do que o endométrio normal.[144,164]

No ciclo menstrual normal, a progesterona induz diferenciação de células epiteliais endometriais bem como estromais.[165-167] No epitélio, a progesterona estimula produção de glicodelina, e no estroma, a progesterona induz decidualização e estimula produção de prolactina. Progesterona também estimula produção de prolactina nas células estromais endometrióticas, mas em uma extensão significativamente menor, sugerindo algum grau de resistência à progesterona.[168] No endométrio normal, a progesterona atua como um antiestrogênio de uma maneira parácrina, estimulando produção de ácido retinoico no estroma,[169-171] que então induz atividade de 17βHSD no epitélio,[172-175] resultando na conversão de estradiol no estrogênio menos potente, estrona. Entretanto, nas células estromais endometrióticas, a progesterona não induz produção de ácido retinoico,[176,177] e a atividade de 17βHSD epitelial permanece baixa; os níveis de estradiol teciduais são elevados, porque alta atividade de aromatase local impulsiona a produção, e baixa atividade de 17βHSD prejudica o seu metabolismo.[168]

O perfil de expressão de genes do endométrio de mulheres com e sem endometriose identificou certo número de genes ligados às ações da progesterona que são inibidas durante a implantação quando os níveis de progesterona normalmente chegam ao pico, como a glicodelina, sugerindo que o endométrio eutópico das mulheres com endometriose também é resistente à progesterona.[130,131] Anormalidades na regulação de PR poderiam explicar o fenômeno.[164] Durante o ciclo menstrual normal, os níveis de ambos, PR-A e PR-B, aumentam progressivamente durante a fase proliferativa e diminuem após a ovulação, indicando que estradiol estimula produção de PR, mas nos tecidos endometrióticos, os níveis de PR-A são muito reduzidos e PR-B é indetectável.[10] Produção diminuída de uma proteína ligadora necessária para função de PR também pode contribuir para resistência à progesterona.[178]

ALTERAÇÕES EPIGENÉTICAS

Os níveis muito altos de SF-1 observados no tecido endometriótico (> 12.000 vezes maior que no endométrio normal) parecem relacionados com uma ilha de citosina-fosfato-guanina (CpG) no seu promotor, que é pesadamente metilado nas células estromais endometriais normais e não metilado nas células estromais endometrióticas.[179] Conquanto um fator de transcrição inibidor se ligue ao promotor metilado de SF-1, impedindo sua interação com ativadores transcricionais, um fator de transcrição estimulador liga-se ao promotor não metilado de SF-1 nas células endometrióticas, e ativa-o.[180]

Os níveis mais de 100 vezes mais altos de ER-β no tecido endometriótico, em comparação a endométrio normal, também são associados à hipometilação de uma ilha de CpG, na região promotora do gene ER-β, causando altos níveis de expressão. Nas células estromais endometrióticas o ER-β ocupa o promotor ER-α e suprime sua atividade, fornecendo altos níveis de ER-β para ligar-se ao promotor PR, que inibe a expressão de PR.[181]

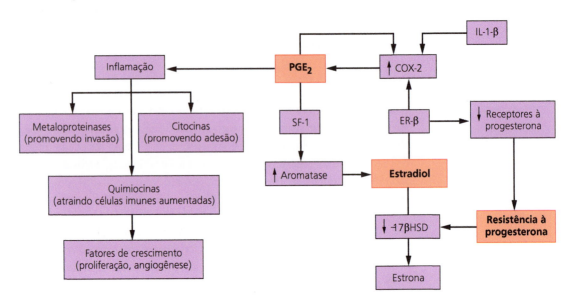

RESUMO

O modelo molecular funcional da patogênese da endometriose é centrado na sobrevida aumentada das células endometriais refluídas (resistência à apoptose) e em anormalidades funcionais das células endometriais eutópicas e ectópicas (alta produção local de estrogênio e prostaglandinas, resistência à progesterona) originadas de alterações epigenéticas (hipometilação dos promotores de SF-1 e ER-β), todas se combinando para induzir uma resposta inflamatória crônica em um ciclo autoperpetuado com alimentação para frente (*feed-forward*).

Alta produção local de PGE$_2$ estimula expressão de aromatase (via SF-1), resultando em produção local aumentada de estradiol, o que estimula atividade de COX-2 (via ER-β), desse modo mantendo o estímulo para produção aumentada de PGE$_2$. PGE$_2$ também induz uma reação inflamatória, com produção local aumentada de citocinas (promovendo adesão), metaloproteinases (promovendo invasão) e quimiocinas (atraindo números aumentados de células imunes, que secretam fatores de crescimento que estimulam proliferação e angiogênese). Expressão aumentada de ER-β suprime expressão de PR, causando resistência à progesterona, manifestada como atividade diminuída de 17βHSD, o que diminui o metabolismo dos altos níveis locais de estradiol gerados via atividade aumentada de aromatase.

Em última análise, respostas inflamatórias e imunes, angiogênese e apoptose são alteradas de maneiras que promovem a sobrevida, fixação e proliferação do tecido endometrial ectópico.

MECANISMOS DE DOR

Dor é o sintoma mais comum associado à endometriose. Os mecanismos envolvidos são difíceis de determinar, por várias razões. A própria dor é difícil de medir, especialmente quando é crônica. O ambiente hormonal influencia a percepção de dor. O efeito de placebo sobre a dor é substancial e varia entre os estudos. Dor pélvica crônica tem uma tendência a comprometer sistemas de órgãos vizinhos com o tempo. A percepção e a tolerância à dor também variam amplamente entre as mulheres.

A dor associada à endometriose tem sido atribuída a três mecanismos primários.

- Os efeitos diretos e indiretos do sangramento focal dos implantes endometrióticos.
- As ações de citocinas inflamatórias na cavidade peritoneal.
- Irritação ou infiltração direta de nervos no assoalho pélvico.

Entre estas, irritação ou invasão neural recebeu a maior parte da atenção recente. Nodularidade dolorosa à palpação no fundo de saco e ao longo dos ligamentos uterossacros tem aproximadamente 85% de sensibilidade e 50% de especificidade como critério clínico para o diagnóstico de endometriose infiltrando profundamente.[182] Dismenorreia grave e dispareunia profunda são sintomas comumente associados; aquelas que têm doença adjacente ou na parede retal também podem ter disquezia.[183] *A intensidade da dor associada à endometriose profundamente infiltrante relaciona-se com a profundidade de penetração e proximidade ou invasão direta de nervos.*[182,184-186]

Embora inflamação ou invasão neural possa explicar a dor de mulheres com endometriose profundamente infiltrante, ela não pode ser o mecanismo que produz dor em mulheres que têm apenas doença superficial. *A dor associada à doença branda relaciona-se mais provavelmente com inflamação resultando de sangramento focal cíclico nos e em torno dos implantes peritoneais, ou das ações de citocinas inflamatórias liberadas pelos maiores números de macrófagos e outras células imunes no líquido peritoneal das mulheres com endometriose.* Entretanto, não há relação entre grau, o local ou as características morfológicas da endometriose pélvica e a dor.[187] A explicação de por que muitas mulheres com endometriose avançada têm pouca ou nenhuma dor e aquelas com doença branda podem ter dor incapacitante permanece não esclarecida. A causa pode relacionar-se com o fato de que doença grave é geralmente crônica e pode ser menos ativa metabolicamente. Há também evidência sugerindo que o estímulo neural persistente a partir dos tecidos endometrióticos pode causar sensibilização central do sistema nociceptivo (neurônios que recebem estímulos dolorosos), manifestada por hiperalgesia somática (sensibilidade aumentada à dor) e áreas de dor referida em algumas mulheres com endometriose.[188]

Um mecanismo adicional que pode estar envolvido na dor associada à endometriose relaciona-se com evidência de que o meio hormonal influencia a percepção de dor. Numerosos estudos examinaram medidas da percepção de dor através do ciclo menstrual. Uma metanálise incluindo 16 desses estudos concluiu que os limiares e a tolerância sensitivos somáticos estão próximo dos seus níveis mais baixos imediatamente antes e durante a menstruação.[189]

MECANISMOS DE INFERTILIDADE

Endometriose é fortemente associada à infertilidade; entre 20% e 40% das mulheres inférteis têm a doença. Numerosas observações suportam uma relação causal entre endometriose e infertilidade:

- A prevalência global de endometriose é maior em mulheres inférteis do que em férteis.[7,8]
- Mulheres inférteis tendem mais que mulheres férteis a ter doença moderada à grave;[8] a prevalência de endometriose mínima em mulheres inférteis com parceiros masculinos normais e azoospérmicos é comparável.[190]

- Embora reduzida em semelhante extensão em mulheres não tratadas com endometriose mínima e branda e mulheres com infertilidade inexplicada, a fecundidade mensal diminui ainda mais com o aumento da gravidade da doença.[191-195]
- A fecundidade mensal das mulheres com endometriose mínima e branda recebendo tratamento com estimulação por gonadotrofina exógena e inseminação intrauterina (espermatozoides do parceiro) é menos da metade daquela observada em mulheres sem a doença.[196]
- A fecundidade mensal alcançada com inseminação de espermatozoides doadores em mulheres com endometriose mínima e leve é significativamente menor do que em mulheres com uma pelve normal.[197-199]
- Globalmente, as taxas de sucesso alcançadas com fertilização *in vitro* (FIV) em mulheres com endometriose (todos os estádios) são aproximadamente a metade daquelas observadas em mulheres com doença tubária.[200]
- Mulheres com endometriose mínima e leve são significativamente mais propensas a engravidar após tratamento cirúrgico do que as mulheres não tratadas.[201,202]

Tomadas em conjunto, estas observações suportam a conclusão de que a endometriose diminui a fertilidade em uma extensão que se correlaciona aproximadamente com a gravidade da doença.

A subfertilidade associada à endometriose foi atribuída a dois mecanismos principais: (1) anatomia anexial alterada que inibe ou impede a captura do óvulo após ovulação e (2) produção excessiva de prostaglandinas, metaloproteinases, citocinas e quimiocinas, resultando em inflamação crônica que prejudica a função ovariana, tubária ou endometrial, levando a distúrbios da foliculogênese, fertilização ou implantação. O primeiro mecanismo oferece uma explicação lógica para infertilidade em mulheres com graus avançados de endometriose. O segundo mecanismo pode operar em mulheres com doença mais leve, porém se mesmo a endometriose mínima e leve deve ser vista como uma causa de infertilidade permanece controverso.

Há evidência experimental razoavelmente boa de que a endometriose diminui a fertilidade quando resulta em anatomia pélvica grosseiramente alterada. Em macacas com autoenxertos peritoneais de tecido adiposo ou endométrio, as taxas cumulativas de gravidez foram significativamente mais baixas em animais que desenvolveram endometriose moderada ou grave (12%) do que em outras com doença mínima ou leve ou em controles (40%), e nenhum dos animais com aderências ovarianas concebeu.[203] Fertilidade diminuída em mulheres com endometriose avançada também poderia resultar da depleção prematura do *pool* folicular ovariano (em virtude da cirurgia ou destruição ovariana).[204-206]

Evidência de que a endometriose causa anormalidades do desenvolvimento folicular, transporte tubário ou função endometrial é relativamente fraca, derivando de observações de apoptose aumentada nas células da granulosa de mulheres com endometriose,[206] efeitos adversos do líquido peritoneal de mulheres com endometriose sobre a motilidade dos espermatozoides[207] e função ciliar tubária *in vitro*,[208] e anormalidades na expressão de marcadores de receptividade endometrial[209] que poderiam resultar de uma resistência intrínseca à progesterona.[10,210,211]

Os resultados dos muitos estudos observacionais de resultados de FIV em mulheres com endometriose variaram, mas oferecem algumas percepções úteis. Uma metanálise de 2002 de estudos observacionais concluiu que as mulheres inférteis com endometriose tinham menor probabilidade de alcançar sucesso do que mulheres com infertilidade de fator tubário (OR = 0,56, IC = 0,44-0,70); os resultados foram piores em doença grave do que leve.[200] A resposta ovariana à estimulação com gonadotrofina em mulheres com endometriose foi menos robusta do que em mulheres com doença tubária; tanto a concentração máxima de estradiol quanto o número de oócitos recuperados foram mais baixos. As taxas de fertilização e implantação também foram diminuídas, em comparação àquelas em mulheres com todas as indicações para FIV ou com mulheres com infertilidade isolada de fator tubário.[200] Os resultados sugeriram, além disso, que os efeitos adversos da endometriose sobre a fertilidade não foram relacionados unicamente com fatores anatômicos. Em comparação direta, as mulheres com endometriose grave tiveram níveis mais baixos de pico de estradiol, rendimento de oócitos, taxa de gravidez e taxa de implantação do que naquelas com doença leve, possivelmente porque as mulheres com endometriose grave têm uma doença mais crônica que é menos ativa metabolicamente.[200] Os resultados da análise permanecem controversos, porque estudos subsequentes forneceram dados conflitantes, observando resultados não significativamente diferentes daqueles em mulheres com infertilidade inexplicada.[212,213] Dados do 2007 *U.S. National Report on Assisted Reproductive Technology* (ART) indicam que as taxas de nascidos vivos de pacientes com endometriose (34,3%) foram comparáveis àquelas das mulheres com diagnósticos de infertilidade de fator tubário (30,7%), de fator masculino (35,8%) e inexplicada (31,8%).[214]

As taxas globais mais baixas de implantação e gravidez observadas em mulheres com endometriose após FIV puderam refletir má qualidade de oócitos e embriogênese subsequente ou receptividade endometrial diminuída. Estudos de resultados de FIV em receptoras de oócitos doadores oferecem um meio de distinguir as duas possibilidades. Oócitos doadores de mulheres sadias fornecem resultados similares em receptoras com e sem endometriose, mas oócitos de mulheres com endometriose fornecem resultados piores do que aqueles de doadoras sadias em receptoras livres de doença.[215-219] Embriões derivados de oócitos recuperados de mulheres com endometriose também têm menos blastômeros e exibem uma incidência mais alta de desenvolvimento interrompido e anormal do que aqueles derivados de mulheres sem a doença.[218,220] Tomadas em conjunto, estas observações sugerem que as taxas mais baixas de implantação e gravidez observadas em mulheres com endometriose resultam mais provavelmente de anormalidades da qualidade dos oócitos e subsequente embriogênese do que de receptividade endometrial diminuída.

Um amplo número de estudos foi direcionado para identificar diferenças no ambiente folicular em mulheres com e sem endometriose que pudessem explicar a presumida má qualidade dos oócitos nas mulheres com a doença. Os estudos compararam os números e tipos de células imunes residentes, a produção de vários hormônios, fatores de crescimento e citocinas, e a expressão de numerosos genes no líquido folicular e células da granulosa cultivadas, obtidas de mulheres com e sem endometriose, mas não foram observadas diferenças constantes.[221]

Embora os resultados de ciclos de FIV de oócitos doadores em mulheres com e sem endometriose não sugiram que a doença tenha efeitos adversos importantes sobre a receptividade endometrial, a perfilagem de expressão de genes identificou vários produtos de genes que podem estar anormalmente estimulados ou inibidos no endométrio de mulheres com endometriose durante a janela de implantação putativa, incluindo várias moléculas de adesão celular, matriz metaloproteinase, fatores de transcrição, fatores de crescimento, enzimas e receptores a hormônios esteroides.[130,131,222] Se a endometriose tiver efeitos adversos sobre a receptividade endometrial, a evidência sugere que eles podem ser superados por esquemas de tratamento com FIV na maioria das mulheres.

Estudos retrospectivos observaram risco aumentado de perda de gravidez inicial em mulheres com endometriose.[223-225] Entretanto, em estudos apropriadamente controlados, as taxas de aborto espontâneo em mulheres com endometriose não tratadas foram nas faixas normalmente previstas e nada mais altas que em mulheres tratadas.[226-228]

DIAGNÓSTICO DA ENDOMETRIOSE

Classicamente, o diagnóstico de endometriose requer evidência histológica de glândulas e estroma endometriais ectópicos, mas um diagnóstico tecidual geralmente é desnecessário, porque as características físicas da doença estão bem descritas e são facilmente reconhecidas. Infelizmente, apesar de avanços substanciais na nossa compreensão da patogênese da endometriose, não há ainda alternativa não invasiva confiável à laparoscopia para diagnóstico da doença.

DIAGNÓSTICO CLÍNICO

Os sintomas clínicos de endometriose incluem dismenorreia, dor, dispareunia, sintomas intestinais ou vesicais cíclicos, subfertilidade, sangramento anormal e fadiga crônica. Uma pesquisa de corte transversal em 2008 de 1.000 mulheres com endometriose observou que dismenorreia (79%) e dor (69%) foram os sintomas mais comuns que levaram ao diagnóstico.[229] Comparando mulheres com endometriose mínima e leve àquelas com estágios mais avançados de doença, dispareunia foi significativamente mais comum em mulheres com doença limitada (51% *vs.* 39%), enquanto subfertilidade (22% *vs.* 30%) e uma massa ovariana (7% *vs.* 29%) levaram a um diagnóstico mais frequente naquelas com endometriose avançada.[229] Curiosamente, o tempo até o diagnóstico foi semelhante em todas as mulheres. Um grande estudo de caso-controle realizado no Reino Unido comparando a prevalência de sintomas específicos em mulheres com e sem endometriose observou que uma proporção maior de mulheres com endometriose tinha dor abdominal/pélvica, dismenorreia ou menorragia (73% *vs.* 20%).[230] Comparadas a controles, as mulheres com endometriose tiveram riscos aumentados de dor abdominal/pélvica (OR = 5,2, IC = 4,7-5,7), dismenorreia (OR = 8,1, IC = 7,2-9,3), menorragia (OR = 4,0, IC = 3,5-4,5), subfertilidade (OR = 8,2, IC = 6,9-9,9), dispareunia e/ou sangramento pós-coital (OR = 6,8, IC = 5,7-8,2), cistos ovarianos (OR = 7,3, IC = 5,7-9,4), e para diagnóstico de síndrome de intestino irritável (OR = 1,6, IC = 1,3-1,8) e doença inflamatória pélvica (OR = 3,0, IC = 2,5-3,6).[230] Estes dados demonstram que embora sintomas específicos sejam associados à endometriose, os mesmos sintomas não são incomuns em mulheres sem a doença. Eles também revelam que endometriose pode coexistir com ou ser erradamente diagnosticada como síndrome de intestino irritável ou doença inflamatória pélvica. Não é surpreendente que o diagnóstico possa ser retardado, muitas vezes por um período de anos.[231]

Dismenorreia e dor que são novas em início, progressivas ou graves sugerem fortemente, mas não predizem confiavelmente endometriose.[232] A dismenorreia associada à endometriose frequentemente começa antes do início do fluxo menstrual e usualmente persiste através de toda a menstruação, às vezes até além. A dor usualmente é difusa, localizada profundamente na pelve, indistinta e persistente, e pode irradiar para o dorso e coxas ou pode ser associada à pressão retal, náusea e diarreia episódica.[233] A dor pode ser mais comum, grave e associada à dispareunia e defecação dolorosa em mulheres com doença profundamente infiltrante, comprometendo o fundo de saco e o septo retovaginal.[183,234-236] Dispareunia associada à endometriose usualmente é nova em início e mais intensa com penetração profunda imediatamente antes da menstruação.[237,238] Metade a dois terços das mulheres com endometriose e dor tem dor intermenstrual.[187]

A gravidade da endometriose não se correlaciona com o número e gravidade dos sintomas; mulheres com doença avançada podem ter poucos ou nenhum sintoma, e aquelas com doença mínima ou leve podem ter dor incapacitante.[187,237,238] Entretanto, em mulheres com endometriose infiltrativa profunda, a gravidade da dor geralmente correlaciona-se com a profundidade e volume da doença.[183,234,237] Endometriose extrapélvica pode ser associada a uma larga variedade de sintomas cíclicos que reflete os órgãos comprometidos (cicatrizes abdominais,[239,240] os tratos gastrointestinal e urinário,[61,241-243] o diafragma,[244] a pleura,[245] e os nervos periféricos[246]).

Os achados físicos nas mulheres com endometriose variam amplamente e, quando presentes, relacionam-se com a localização e extensão da doença.[237] A genitália externa é tipicamente normal. Ocasionalmente, exame especular pode revelar implantes de cor azul característicos ou lesões proliferativas vermelhas que sangram ao contato, ambos usualmente no fórnice posterior. Embora a endometriose infiltrativa profunda comprometendo o septo retovaginal frequentemente seja palpável, ela não é frequentemente visível e pode não ter sinais óbvios.[235] O útero é retrovertido e pode ter uma massa anexial dolorosa à palpação, fixa. Dor à palpação focal, espessamento, enduração e nodularidade dos ligamentos uterossacros são o achado físico mais comum e frequentemente o único.[247,248] O exame físico tem sua maior sensibilidade diagnóstica quando efetuado durante a menstruação, porém mesmo então um exame normal não exclui o diagnóstico.[249] *Globalmente, em comparação ao padrão ouro do diagnóstico cirúrgico da endometriose, o exame físico tem relativamente pouca sensibilidade, especificidade e valor preditivo.*[250]

CA-125

CA-125 é um antígeno da superfície celular expressado por derivados do epitélio celômico (incluindo o endométrio) e está bem estabelecido como um marcador útil para o monitoramento de mulheres com câncer ovariano epitelial. Os níveis de CA-125 muitas vezes são elevados em mulheres com endometriose avançada,[251-253] mas também durante o começo da gravidez e menstruação normal, e em mulheres com doença inflamatória pélvica aguda ou leiomiomas. As concentrações séricas de CA-125 variam um pouco durante o ciclo menstrual; em geral, os níveis são mais altos durante a fase menstrual e mais baixos durante as fases folicular média e periovulatória do ciclo.[249,254,255] Entretanto, estudos da sensibilidade e reprodutibilidade do ensaio ciclo dependente forneceram resultados conflitantes, de modo que não há melhor época para efetuar o teste.[250]

O CA-125 sérico foi advogado como teste de rastreamento para diagnóstico de endometriose, mas uma metanálise incluindo 23 estudos usando doença diagnosticada cirurgicamente como o padrão ouro concluiu que o marcador se desempenha bastante mal.[256] Valores de corte que fornecem 90% de especificidade global têm menos de 30% de sensibilidade, e se ajustados para alcançar 50% de sensibilidade, a especificidade cai para 70%. Como exame de rastreamento para estágios avançados de endometriose, os valores associados a 90% de especificidade têm menos de 50% de sensibilidade.[256] *Globalmente, a concentração sérica de CA-125 não tem a sensibilidade necessária para ser um teste de triagem efetivo para o diagnóstico de endometriose.*

Níveis séricos de CA-125 podem ter algum valor na avaliação pré-operatória de mulheres com doença avançada conhecida ou suspeita. Em um estudo envolvendo 685 mulheres submetendo-se à cirurgia para endometriose, as concentrações séricas médias de CA-125 foram de 19, 40, 77 e 182 UI/mL em mulheres com doença mínima, leve, moderada e grave, respectivamente; preparo intestinal pré-operatório foi sugerido para mulheres com níveis acima de 65 UI/mL (limite superior do normal de 35 de UI/mL), uma vez que elas tenham mais probabilidade de ter aderências omentais densas, endometriomas rotos ou obliteração do fundo de saco.[257] As concentrações séricas de CA-125 também podem ser úteis para diferenciar endometriomas ovarianos de outros cistos benignos, especialmente quando combinados com ultrassonografia transvaginal.[258, 259] Embora o CA-125 sérico geralmente não seja um preditor confiável da efetividade da terapia clínica,[260,261] uma elevação sustentada do CA-125 sérico após tratamento cirúrgico prediz um prognóstico relativamente ruim.[262,263]

IMAGEM

A ultrassonografia transvaginal pode ser útil para identificar mulheres com endometriose avançada. *Ultrassonografia transvaginal pode detectar endometriomas ovarianos, mas não é capaz de identificar aderências pélvicas ou focos peritoneais superficiais de doença.* Os endometriomas podem ter características ultrassonográficas variadas, mas aparecem tipicamente como estruturas císticas com ecos internos de baixo nível difusos, rodeados por uma cápsula ecogênica nítida. Alguns têm septações internas ou paredes nodulares espessadas.[259,264] Quando os aspectos característicos estão presentes, a ultrassonografia transvaginal tem 90% ou mais de sensibilidade e quase 100% de especificidade para detecção de endometriomas.[265,266] Ultrassonografia transvaginal ou transretal pode ser especialmente útil quando doença profundamente infiltrante, comprometendo a bexiga, os ligamentos uterossacros ou o septo retovaginal, é suspeitada.[267,274]

Como a ultrassonografia transvaginal, a ressonância magnética (RM) pode ser útil para detecção e diferenciação de endometriomas ovarianos em relação a outras massas ovarianas císticas, mas não é capaz de identificar confiavelmente pequenas lesões peritoneais.[269,275,276] Para detecção de implantes peritoneais, RM é superior à ultrassonografia transvaginal, mas ainda identifica apenas 30-40% das lesões observadas em cirurgia. Para detecção de doença documentada por histopatologia, RM é aproximadamente 70% sensível e 75% específica.[277] A principal vantagem que a RM tem sobre a ultrassonografia é sua capacidade de distinguir mais confiavelmente entre hemorragia aguda e produtos de sangue degenerados. Embora os endometriomas usualmente exibam alta intensidade de sinal relativamente homogêneo em imagens ponderadas para T1 e um sinal hipointenso em imagens ponderadas para T2 ("sombreamento"), hemorragia aguda geralmente tem baixa intensidade de sinal em imagens ponderadas para T1 e T2.[250] Contudo, um intervalo curto de observação, durante o qual os cistos hemorrágicos tipicamente regredirão, atinge o mesmo objetivo. Contraste com gadolínio não oferece valor diagnóstico adicional.[278] RM também pode ser usada no diagnóstico de doença retovaginal.[279]

DIAGNÓSTICO POR PROVA TERAPÊUTICA

O tratamento clínico da dismenorreia certamente é apropriado antes de considerar avaliação cirúrgica e tratamento para suspeita de endometriose, particularmente em adolescentes.[280] Uma experiência de tratamento com uma substância anti-inflamatória não esteroide (AINE), idealmente combinada com um contraceptivo de estrogênio/progestina ou progestina somente, é razoável quando os sintomas não sugerem um processo agudo. Para mulheres adultas com suspeita de endometriose, alguns advogaram uma experiência de terapia clínica com um agonista do hormônio liberador de gonadotrofina (GnRH) quando não houver outra indicação para tratamento cirúrgico (p. ex., massa anexial suspeita),[281] baseando-se na premissa de que tratamento clínico empírico em pacientes com dor pélvica crônica e uma alta probabilidade de endometriose muitas vezes é capaz de evitar um procedimento cirúrgico diagnóstico.

A evidência em apoio à terapia clínica empírica com um agonista do GnRH deriva principalmente de uma experiência clínica em que mulheres com dor pélvica crônica moderada ou grave não relacionada com a menstruação e não aliviada por tratamento com AINEs e antibióticos foram randomizadas para receber acetato de leuprolida (3,75 mg IM mensalmente por 3 meses) ou placebo antes de laparoscopia diagnóstica. Aquelas tratadas com leuprolida ficaram amenorreicas e tiveram maior alívio dos sintomas antes da cirurgia, que revelou endometriose em 78/95 pacientes (82%).[282]

Embora os critérios clínicos rigorosos empregados se comprovassem bastante específicos (82%) para o diagnóstico de endometriose e embora o tratamento fosse mais efetivo que placebo, a resposta ao tratamento com leuprolida *não* melhorou a precisão diagnóstica; mulheres sem endometriose comprovada cirurgicamente tiveram tanta probabilidade de receber alívio sintomático do tratamento quanto aquelas com doença documentada. É possível que o tratamento tenha eliminado ou obscurecido a doença em mulheres sem endometriose documentada ou que algumas que experimentaram alívio dos sintomas tivessem a doença menos profundamente penetrante que escapasse à detecção.[282] Entretanto, é pelo menos igualmente provável que o tratamento tenha suprimido sintomas relacionados com outra causa,[283] que a amenorreia e sintomas de deficiência de estrogênio nas mulheres tratadas as levassem a suspeitar acuradamente que elas estavam recebendo a substância ativa, influenciada sua resposta relatada, ou que o hipoestrogenismo induzido por leuprolida elevasse os limiares para dor.[284] *Os resultados do estudo demonstram a acurácia diagnóstica dos critérios clínicos rigorosos e a eficácia do tratamento empírico com leuprolida em mulheres com dor pélvica crônica, mas não deram suporte à conclusão de que a resposta clínica ao tratamento tem valor diagnóstico.*[281,282]

DIAGNÓSTICO CIRÚRGICO

Laparoscopia com exame histológico de lesões excisadas constitui o padrão ouro para o diagnóstico de endometriose. A época ideal durante o ciclo menstrual para realizar laparoscopia não está clara, mas para evitar subdiagnosticar, a cirurgia geralmente não deve ser efetuada durante ou dentro de 3 meses após tratamento clínico hormonal.[267] Maior conhecimento da variada aparência das lesões endometrióticas duplicou a frequência com que a endometriose é diagnosticada com laparoscopia quanto um exame cuidadoso e sistemático é efetuado.[285,286]

O implante peritoneal clássico é uma lesão tipo "queimadura de pólvora" azul-preta (contendo depósitos de hemossiderina a partir de sangue aprisionado) com quantidades variadas de fibrose circunvizinha, tipicamente observada nos ovários e nas superfícies peritoneais no fundo de saco, ligamentos uterossacros e fossa ovariana.[287] *Entretanto, a maioria dos implantes são "atípicos", aparecendo brancos e opacos, vermelhos e semelhantes à chama, ou vesiculares.* Menos comumente, a doença pode ser encontrada em aderências ovarianas, áreas amarelo-castanhas, em defeitos peritoneais, ou comprometendo o apêndice.[285-289] As lesões vermelhas são altamente vasculares, proliferativas e representam uma fase inicial de doença.[290] Lesões pigmentadas representam doença mais estabelecida ou avançada. Ambas são metabolicamente ativas e mais comumente associadas a sintomas. Lesões brancas são menos vasculares e ativas e menos frequentemente sintomáticas.[290,291] Estudos envolvendo laparoscopia seriada sugeriram uma progressão natural na aparência das lesões endometrióticas com o passar do tempo e revelaram que uma variedade de lesões podem ser observadas a qualquer tempo em um indivíduo.[292,293]

Critérios histológicos estritos confirmarão o diagnóstico cirúrgico de endometriose em aproximadamente 50-65% das lesões excisadas.[287,294] Quando o diagnóstico está em dúvida, biópsia de áreas suspeitas deve ser realizada para prevenir erro de diagnóstico e evitar tratamento inapropriado ou desnecessário;[295] lesões que podem ser confundidas com endometriose incluem endossalpingiose, hiperplasia mesotelial, deposição de hemossiderina, hemangiomas, restos suprarrenais, alterações inflamatórias e esplenose.[296] Em contraposição, uma laparoscopia negativa é altamente confiável para excluir endometriose.[295] Evidência microscópica de endometriose em peritônio de aspecto normal é comum em mulheres inférteis assintomáticas com e sem outra doença aparente (6-13%),[290,297] mas de significado clínico incerto, porque ela pode existir na maioria das mulheres, mas progredir apenas em algumas.[298]

Endometriomas usualmente aparecem como cistos escuros, lisos, tipicamente associados a aderências e contendo um líquido castanho denso semelhante a chocolate.[234,299] Endometriomas maiores frequentemente são multiloculares. Inspeção visual cuidadosa dos ovários geralmente é altamente confiável para detecção de endometriomas,[300] mas quando a doença é suspeitada fortemente e não facilmente aparente, exploração cuidadosa por punção ovariana e aspiração pode ser útil.[301] Embora endometriomas ovarianos sejam acompanhados por numerosas outras lesões peritoneais visíveis,[302] endometriose infiltrando profundamente é em grande parte retroperitoneal, muitas vezes não facilmente aparente, e frequentemente isolada; pode mesmo representar uma entidade distinta, originando-se de restos de ducto de Müller no septo retovaginal.[303,304]

SISTEMAS DE CLASSIFICAÇÃO E ESTADIAMENTO

Um sistema uniforme de classificação da endometriose que considera tanto a distribuição quanto a gravidade da doença é útil, porque o tratamento e o prognóstico nas mulheres com endometriose são determinados, em certa medida, pela extensão da doença. Uma classificação uniforme válida é crucial para comparar os resultados de experiências de tratamento realizadas em diferentes centros.

Em 1979, a *American Fertility Society* (agora *American Society for Reproductive Medicine*; ASRM) introduziu um sistema de classificação fundamentado nos achados cirúrgicos em laparoscopia ou laparotomia que foi modelado conforme os usados para graduação de doença maligna.[305] O sistema atribuiu um escore de pontos, com base no tamanho, profundidade e localização das lesões e aderências associadas. O sistema de classificação foi revisado em 1985,[306] e outra vez em 1996, para reconhecer a variada morfologia da endometriose e melhorada consistência da graduação e o valor prognóstico para mulheres com dor ou infertilidade.[307] A versão atual do sistema revisado de classificação é a ferramenta de classificação mais amplamente aceita, mas ainda tem sérias limitações.[308] Principal entre elas é a correlação relativamente má com as taxas de gravidez.[309,310] Revisões adicionais do esquema de classificação são previstas à medida que avança nossa compreensão da patogênese da infertilidade, e provavelmente incluirão pesos e limiares empiricamente derivados para definir estágios da doença; outros fatores podem ser incorporados se comprovarem valor prognóstico.[311]

A classificação da endometriose usada mais comumente na prática clínica é descritiva e relativamente simples:

- Endometriose mínima: doença superficial isolada na superfície peritoneal sem aderências significativas associadas.
- Endometriose leve: doença superficial dispersa na superfície peritoneal e ovários, totalizando menos de 5 cm no agregado, sem aderências associadas importantes.
- Endometriose moderada: doença multifocal, tanto superficial quanto invasiva, que pode ser associada a aderências, comprometendo as tubas uterinas e/ou os ovários.
- Endometriose grave: doença multifocal, tanto superficial quanto invasiva, incluindo grandes endometriomas ovarianos, usualmente associada a aderências, tanto peliculares quanto densas, comprometendo as tubas uterinas, ovários e fundo de saco.

Em 2009, um novo sistema de estadiamento foi proposto, chamado *Endometriosis Fertility Index* (EFI), combinando os fatores que melhor predisseram gravidez (sem FIV) depois da análise de dados clínicos e cirúrgicos (275 variáveis) coletados de 579 pacientes inférteis com endometriose.[310] O escore EFI (0-10, com 0 representando o pior, e 10 o melhor prognóstico) foi validado coletando-se dados comparáveis de 222 pacientes adicionais, calculando o escore de cada uma, e observando boa correlação entre as taxas de gravidez reais e preditas (estimando-se a partir de análise de tabelas de vida). O elemento-chave do novo sistema de estadiamento, ausente dos seus precursores, é uma medida numérica de anatomia funcional, baseada na avaliação cuidadosa das tubas (extensão da lesão serosa, mobilidade e perviedade), fímbrias (extensão de lesão, arquitetura) e ovários (tamanho, extensão da lesão da superfície). O escore EFI prediz taxas cumulativas de gravidez ao longo de 3 anos após cirurgia, que variam de uma baixa de 10% (EFI 0-3) a uma alta de 75% (EFI 9-10).[310] Com base no relatório original, o método encerra promessa como uma ferramenta clínica para desenvolver planos de tratamento em pacientes inférteis com um diagnóstico cirúrgico de endometriose. Em última análise, a utilidade clínica do EFI dependerá da validação independente adicional e sua aceitação geral pelos clínicos.

RESUMO

Avaliação clínica cuidadosa pode identificar mulheres com probabilidade de terem endometriose, mas não é capaz de estabelecer o diagnóstico, embora uma concentração sérica de CA-125 possa fornecer evidência corroborativa de doença, a sensibilidade do teste é demasiado baixa para torná-lo uma ferramenta efetiva de rastreamento. Ultrassonografia transvaginal e RM são ambas altamente sensíveis e específicas para detecção de endometriomas ovarianos, mas não são capazes de identificar confiavelmente implantes peritoneais da doença. Embora tratamento clínico empírico possa ajudar mulheres com suspeita de endometriose a evitar cirurgia diagnóstica, uma resposta clínica a tratamento não estabelece o diagnóstico de endometriose. Na maioria das mulheres, o diagnóstico de endometriose exige um exame laparoscópico cuidadoso e sistemático. Exame histológico de lesões excisadas pode confirmar impressões cirúrgicas e é preferido, mas não exigido, para estabelecer o diagnóstico com razoável certeza.

TRATAMENTO DA ENDOMETRIOSE

O tratamento da endometriose depende das suas manifestações clínicas, que caem em duas categorias básicas: dor pélvica e infertilidade. Uma vez que ambas possam ser muito difíceis de avaliar objetivamente, os resultados das experiências de tratamento devem ser interpretados cuidadosamente.

Para serem verdadeiramente informativos, os estudos dos efeitos de tratamentos sobre a dor devem usar uma medida objetiva validada de dor, acompanhar as pacientes durante um intervalo prolongado, porque a recorrência de dor é dependente do tempo, e empregar um controle com placebo, porque o efeito placebo em estudos de dor é muitas vezes bastante grande (30-50%). Os estudos dos efeitos de tratamentos sobre o volume de endometriose são igualmente difíceis de realizar e interpretar, porque a doença pode regredir espontaneamente e também pode recidivar ou avançar depois da descontinuação da terapia. Estudos dos efeitos dos tratamentos sobre a fertilidade devem considerar que a maioria das mulheres com endometriose e infertilidade são apenas subférteis, não estéreis; elas são capazes de conceber, mas o fazem menos eficientemente. Idealmente, a fecundidade do ciclo ao longo de um intervalo definido de tempo deve ser comparada àquela em um grupo de mulheres afetadas similarmente, mas não tratadas.

O tratamento da endometriose pode ser expectante ou limitado ao uso de analgésicos, ou pode envolver um ou uma combinação de tratamentos clínicos, conservadores ou cirurgia definitiva, ou uma combinação de tratamento clínico e cirúrgico. Tratamento expectante geralmente é reservado para pacientes sem sintomas significativos e para aquelas se aproximando da menopausa. Entretanto, mesmo aquelas com poucos sintomas podem beneficiar-se com tratamento visando a prevenir a progressão da doença.[312] Uma vez que a endometriose normalmente regrida após a menopausa, graças à acentuada diminuição na produção de estrogênio ovariana, as mulheres perimenopáusicas com sintomas brandos podem escolher tratamento expectante, ou tratamento limitado a analgésicos não narcóticos, para o curto prazo. Mulheres jovens com sintomas importantes geralmente necessitarão de tratamento mais agressivo clínico ou cirúrgico.

TRATAMENTO CLÍNICO

Mulheres com dor pélvica, suspeita de endometriose e nenhuma outra indicação para tratamento cirúrgico podem ser tratadas efetivamente com tratamento clínico empírico sem estabelecimento de um diagnóstico cirúrgico,[281] mantendo-se em mente que uma resposta ao tratamento não estabelece o diagnóstico de endometriose, conforme enfatizado em uma seção anterior deste capítulo. Terapia clínica empírica pode envolver tratamento com substâncias anti-inflamatórias não esteroides (AINEs) ou contraceptivos de estrogênio-progestina para mulheres com sintomas brandos, ou com um agonista do hormônio liberador de gonadotrofina (GnRH) para aquelas com dor pélvica moderada ou grave. ***Embora os sintomas melhorem na maioria, é importante enfatizar que terapias clínicas não têm efeito mensurável sobre a fertilidade e não são um tratamento efetivo para pacientes com endometriomas ou aderências pélvicas.***[267,313,314] Consequentemente, mulheres inférteis e aquelas com suspeita de endometriomas ou doença mais avançada são mais bem tratadas cirurgicamente.

Terapias clínicas tradicionais para endometriose foram fundamentadas na teoria de Sampson de menstruação retrógrada e implantação, e na premissa simples de que poderia ser esperado que o endométrio ectópico respondesse ao tratamento de maneira bastante semelhante ao endométrio eutópico normal. Consequentemente, os objetivos de tratamento foram reduzir ou eliminar menstruação cíclica, desse modo diminuindo a semeadura peritoneal e a probabilidade de que novos implantes se desenvolvessem, e suprimir o crescimento e atividade do endométrio, prevendo que o mesmo ocorreria no tecido endometriótico dele derivado. Estes conceitos operacionais simples configuraram os tratamentos clínicos para endometriose durante décadas, mas nossa compreensão crescente da patogênese da endometriose ao nível molecular está agora começando a sugerir novas estratégias de tratamento direcionadas para os mecanismos da doença.

Contraceptivos de Estrogênio-Progestina

Contraceptivos de estrogênio-progestina, tomados de uma maneira cíclica ou contínua, constituíram uma pedra angular do tratamento clínico da endometriose sintomática quase desde a sua introdução.[315] Mesmo hoje, eles são o tratamento mais comumente prescrito para a doença. Tratamento contínuo foi apelidado "pseudogravidez" porque a terapia com estrogênio-progestina combinados induz amenorreia e decidualização endometrial e assemelha-se ao ambiente de alto estrogênio, alta progesterona da gravidez, amplamente considerado como melhorando ou suprimindo endometriose. Evidência limitada indica que contraceptivos de estrogênio-progestina também podem aumentar apoptose do tecido endometrial em mulheres com endometriose.[316]

Contraceptivos de estrogênio-progestina são uma boa escolha inicial para mulheres com sintomas brandos que também necessitam de contracepção. Pode-se esperar que eles aliviem a dor associada à endometriose em 75-90% das mulheres afetadas, particularmente quando tomados continuamente.[317-322] Eles também poderiam ajudar a prevenir progressão da endometriose. Não há evidência de que qualquer formulação seja superior. Uma vantagem que os contraceptivos de estrogênio-progestina têm sobre outras terapias clínicas é que eles podem ser tomados indefinidamente. Estrogênio suplementar (estrogênios conjugados 1,25 mg ou estradiol micronizado 2,0 mg diariamente, por 7-10 dias) pode ser usado para controlar sangramento de escape episódico, que é mais comum com terapia contínua do que cíclica.

Progestinas

Progestinas há muito têm sido usadas para tratar endometriose sintomática porque elas inibem crescimento endometrial (e presumivelmente, o crescimento de tecido endometriótico), primeiro induzindo decidualização, a seguir atrofia.[323,324] Em altas doses, elas também podem inibir secreção hipofisária de gonadotrofina e ovulação, induzindo amenorreia. Uma grande variedade de diferentes progestinas é disponível, incluindo aquelas derivadas da progesterona, como o acetato de medroxiprogesterona, e outras derivadas da 19-nortestosterona, com a noretindrona como protótipo. Supressão de matriz metaloproteinases endometriais (agora reconhecidas como contribuindo para a patogênese da endometriose) poderia ser outra ação útil.[325] Embora a atividade de matriz metaloproteinase no endométrio eutópico de mulheres com endometriose seja inusitadamente resistente à supressão pela progesterona,[326] as doses mais altas usadas no tratamento da endometriose podem ser suficientes para superar o efeito.

Várias progestinas diferentes têm sido usadas efetivamente para o tratamento da dor (dismenorreia, dispareunia, dor intermenstrual) associada à endometriose.[160,327,329,330] Acetato de medroxiprogesterona pode ser administrado oralmente (20-100 mg por dia) ou por injeção (150 mg IM cada 3 meses). Efeitos colaterais incluem náusea, ganho de peso, retenção de líquido, dor à palpação das mamas, sangramento irregular e depressão. Sangramento de escape é comum (35-50%), mas geralmente bem tolerado e usualmente pode ser eliminado com tratamento com séries curtas de estrogênio suplementar (estrogênios conjugados 1,25 mg ou estradiol 2,0 mg ao dia durante 7-10 dias). Depressão não é incomum (aproximadamente 5%) e pode ser suficientemente grave para exigir descontinuação do tratamento. Uma única experiência controlada randomizada demonstrou que altas doses de medroxiprogesterona acetato (100 mg ao dia durante 6 meses) induziu remissão completa de toda endometriose visível em 50% das mulheres, em comparação a 12% daquelas que receberam placebo, e remissão incompleta em 13%, comparada a 6% das controles tratadas com placebo.[328] Acetato de noretindrona (5-15 mg ao dia) e acetato de megestrol (40 mg ao dia) também foram usados no tratamento de endometriose e têm efeitos colaterais semelhantes àqueles do acetato de medroxiprogesterona.[331,332] O dispositivo intrauterino liberador de levonorgestrel é outra opção que pode ter valor particular para mulheres com endometriose retovaginal profunda infiltrativa,[333-337] e evidência limitada indica que o implante subdérmico de etonogestrel (Implanon) também pode ser efetivo para diminuir a dor associada à endometriose.[338,339]

Progestinas podem ter efeitos adversos sobre os níveis de lipoproteínas séricos. As progestinas derivadas da 19-nortestosterona diminuem o HDL significativamente; os efeitos do acetato de medroxiprogesterona são menos graves.[340,341] Entretanto, é improvável que estes efeitos tenham qualquer importância clínica ao longo de um intervalo relativamente curto de meses. Com doses mais altas, os efeitos supressivos de progestinas sobre o eixo hipotalâmico-hipofisário-ovariano podem ser suficientes para induzir um estado hipogonadal, resultando em depleção mineral óssea da coluna vertebral a 2-4% em um intervalo de 6-12 meses; tratamento a prazo mais longo pode resultar em perda ainda maior, mas a recuperação usualmente é rápida depois que o tratamento é descontinuado, e qualquer impacto sobre risco de fratura é improvável.[342] Embora progestinas sejam tratamento efetivo para dor associada à endometriose, seus efeitos adversos sobre a fertilidade podem limitar sua utilidade em mulheres inférteis buscando gravidez.

Agonistas do Hormônio Liberador de Gonadotrofina

Os agonistas do hormônio liberador de gonadotrofina (GnRH) são derivados do GnRH nativo pela substituição por um D-aminoácido do L-aminoácido nativo na posição 6 no decapeptídeo. A substituição produz um agonista resistente à degradação, aumentando sua meia-vida e tempo de ocupação do receptor. A secreção hipofisária de hormônio foliculoestimulante (FSH) e hormônio luteinizante (LH) exige um estímulo hipotalâmico pulsátil de GnRH, o que permite que as concentrações de receptor sejam "reabastecidos" entre os pulsos; uma infusão intravenosa constante de GnRH gera uma resposta inicial ("clarão"), seguida por regulação para baixo das concentrações de receptor, o que dessensibiliza a hipófise para estimulação continuada. Agonistas do GnRH de ação longa (leuprolida, nafarelina, goserelina, buserelina, triptorelina) têm o mesmo efeito, induzindo um estado hipogonadal hipogonadotrófico que foi apelidado "pseudomenopausa" ou "ooforectomia clínica", embora ambos os termos sejam denominações erradas.[343,344] Na menopausa, os ovários não produzem estrogênio porque estão esgotados de folículos e não o podem fazer, e em histerectomizadas, os ovários estão completamente ausentes; em ambos os casos, os níveis de gonadotrofina séricos são marcadamente elevados. Em contraste, as mulheres sob tratamento com agonistas do GnRH não produzem estrogênio porque os seus ovários não recebem nenhuma estimulação efetiva de gonadotrofina; os níveis de ambos FSH e LH são muito baixos. Os agonistas do GnRH são efetivos para o tratamento de endometriose porque induzem um estado hipogonadal, que priva a doença existente do suporte por estrogênio, e amenorreia, que impede nova semeadura peritoneal.

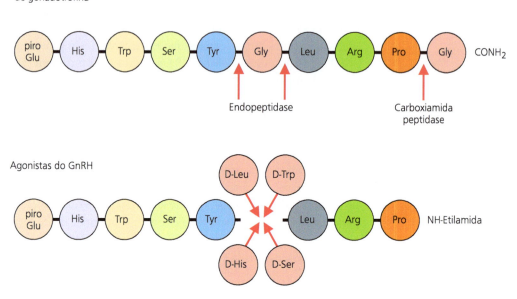

Os agonistas do GnRH podem ser administrados por via intramuscular, subcutânea ou intranasal, a via variando com a substância específica. Aproximadamente 75% das mulheres são tornadas hipogonadais em 4 semanas de tratamento e quase todas o são pelas 8 semanas.[345] Os efeitos colaterais dos agonistas do GnRH são aqueles do hipogonadismo e incluem ondas de calor (fogachos), ressecamento vaginal progressivo, redução da libido (a produção de estrogênio e androgênio é suprimida), depressão, irritabilidade, fadiga, cefaleia, alterações na textura da pele e depleção mineral óssea. Mais de 80% relatam sintomas vasomotores, e 30% relatam sintomas vaginais e cefaleia.[346] Terapia com agonista do GnRH não tem efeitos adversos sobre as concentrações de lipídios séricos e lipoproteínas, como os associados a tratamento com danazol ou progestinas em altas doses.[347,348] *A depleção mineral óssea associada a esquemas de tratamento-padrão com agonista do GnRH (6 meses) é significativa; perda óssea ocorre na região lombar (osso trabecular) e no colo femoral (osso cortical) e pode aproximar-se ou mesmo exceder a 1% ao mês.*[349-351] Depois da descontinuação do tratamento a perda óssea é recuperada lentamente,[351-353] mas não completamente em todas as mulheres.[354-356] A perda de osso trabecular pode causar dano à estrutura óssea que não pode ser efetivamente revertida.[357]

Em esforços para evitar a depleção mineral óssea que acompanha terapia com agonista do GnRH, várias estratégias de tratamento diferentes para *add-back* foram desenvolvidas. Esquemas de *add-back* com estrogênio-progestina combinados em baixa dose (estrogênios conjugados 0,625 mg e medroxiprogesterona acetato 2,5 mg diariamente ou noretindrona 5,0 mg diariamente)[358,359] são fundamentados na noção de que o nível de estrogênio necessário para suportar endometriose é maior do que é necessário para prevenir sintomas vasomotores ou depleção de mineral ósseo. Os resultados atingidos com esquemas de *add-back* com estrogênio-progestina combinados em baixa dose suportam esta "hipótese de limiar de estrogênio".[360] Entretanto, *add-back* somente de estrogênio é desaconselhável; uma experiência clínica (estradiol oral, 1 mg ao dia) foi terminada precocemente em razão de observações de dor recorrente em pacientes tratadas.[361] Numerosos outros esquemas de *add-back* foram descritos, incluindo progestinas isoladamente (noretindrona 2,5-5 mg diariamente),[359] tibolona (2,5 mg diariamente),[350] bifosfonatos (etidronato cíclico 400 mg ao dia por 2 semanas a cada 2 meses;[362] alendronato 10 mg diariamente[363]), e o modulador seletivo de receptor estrogênico, raloxifeno (60 mg diariamente).[364] ***Esquemas de add-back de progestina-estrogênio combinados protegem o osso e têm a vantagem adicional de evitar fogachos e o desenvolvimento de atrofia geniturinária.*** Esquemas de *add-back* de progestina foram efetivos menos constantemente.[365,366] A endometriose por si própria não é associada à perda óssea.[367] Evidência de experiências randomizadas indica que os esquemas de *add-back* de hormônio protegem o osso e reduzem os sintomas de deficiência de estrogênio sem sacrificar o controle da dor associada à endometriose.[345,366]

Agonistas do GnRH são comprovadamente efetivos para aliviar a dor em mulheres com endometriose; todos os agonistas parecem igualmente eficazes.[346,368,369] Várias experiências clínicas comparando tratamento com agonista do GnRH com e sem terapia de *add-back* de hormônio esteroide concluíram que a terapia de combinação é tão efetiva quanto tratamento com agonista unicamente, mas resulta em menos efeitos colaterais relacionados com deficiência de estrogênio.[370-374] Embora muitos escolham não começar terapia de *add-back* até que a dor esteja sob controle, a evidência sugere que retardar a terapia de *add-back* é desnecessário na maioria das mulheres.[374] Dor de intensidade menor ou igual pode recidivar logo depois da cessação do tratamento; a taxa de recorrência é pelo menos 10-20% por ano.[160,375-372] A taxa de recorrência cumulativa global em 5 anos após tratamento com um agonista do GnRH é de, aproximadamente 55%, mais baixa em mulheres com endometriose mínima e leve (37%) do que naquelas com doença avançada (74%).[378]

Em um grande estudo não controlado, tratamento com leuprolida diminuiu o volume da endometriose em quase 90% das mulheres.[379] Numerosos outros estudos comparando um agonista do GnRH com danazol concluíram que eles têm igual eficácia.[369,375,380-383] Outro comparando um agonista do GnRH (leuprolida) a uma progestina (linestrenol) observou uma diminuição maior na doença em mulheres tratadas com o agonista.[384] Tratamento com um agonista do GnRH pode algumas vezes diminuir o tamanho dos endometriomas, mas não os eliminar.[385]

Danazol

Danazol foi o primeiro medicamento aprovado para o tratamento de endometriose nos EUA. Ele é um derivado oxazol oralmente administrado da 17α-etiniltestosterona que atua principalmente inibindo a onda de LH urinário no meio do ciclo e induzindo um estado anovulatório crônico, mas também inibe várias enzimas esteroidogênicas e aumenta os níveis de testosterona livre.[386-389] Os muitos efeitos diferentes do danazol combinam-se para produzir um ambiente com muito androgênio e pouco estrogênio que inibe o crescimento de endometriose. A amenorreia que comumente resulta do tratamento com danazol também diminui nova "semeadura" peritoneal.[390]

Danazol comprovou-se efetivo para reduzir dor relacionada com endometriose (dismenorreia, dispareunia profunda, dor intermenstrual) em até 90% das mulheres tratadas;[328,391] o tempo médio até recorrência da dor após descontinuação do tratamento é de, aproximadamente, 6 meses.[392] Estudos examinando o efeito do danazol sobre os implantes endometrióticos (tipicamente avaliados depois de 6 meses de tratamento) observaram constantemente uma diminuição no volume da doença variando entre 40 e 90%.[369,375,393-396] Uma experiência controlada randomizada observou regressão da doença em 60% das mulheres tratadas com danazol e em 18% daquelas que receberam placebo.[328]

Embora o danazol seja efetivo para o tratamento da dor associada à endometriose, as doses recomendadas (400-800 mg diariamente) têm efeitos colaterais androgênicos e hipoestrogênicos que limitam sua utilidade clínica. Os mais comuns são ganho de peso, retenção de líqui-

Danazol

do, fadiga, tamanho mamário diminuído, acne, pele oleosa, hirsutismo, vaginite atrófica, ondas de calor, cãibras musculares e labilidade emocional. Alguns podem ser esperados, ocorrendo em até 80% das mulheres que tomam danazol, mas menos de 10% têm efeitos colaterais suficientes para justificar descontinuação do tratamento.[397] Danazol foi associado à virilização de um feto do sexo feminino *in utero* e não deve ser dado quando houver qualquer possibilidade de gravidez.[398] As ações androgênicas do danazol também podem "engrossar" a voz irreversivelmente.[399,400] Alterações adversas no lipidograma refletem os efeitos androgênicos da substância; níveis de colesterol total e lipoproteína de baixa densidade (LDL) são aumentados, e a concentração de lipoproteína de alta densidade (HDL) é reduzida, mas estes efeitos não impõem risco importante ao longo de um tempo relativamente curto de tratamento. Raramente, tratamento com danazol pode resultar em lesão hepática ou trombose arterial.[397,401] Doses mais baixas de danazol são mais bem toleradas, mas também possivelmente menos efetivas.[402,403] Danazol também foi administrado vaginalmente, mas a experiência é limitada.[404]

Inibidores de Aromatase

Embora não aprovados para o tratamento de endometriose, inibidores de aromatase oferecem uma nova e promissora abordagem ao tratamento da doença.[40,140,405] Os inibidores de aromatase suprimem efetivamente a produção de estrogênio na periferia (p. ex., cérebro, tecido adiposo) e em tecidos endometrióticos, bem como no ovário.[140]

Em numerosos relatos de casos e pequenas séries, inibidores de aromatase (anastrozol 1 mg diariamente, letrozol 2,5 mg diariamente) foram comprovados efetivos para o tratamento da dor associada à endometriose.[405-411] Uma experiência randomizada comparando tratamento com um agonista do GnRH isolado a tratamento combinado com um agonista e anastrozol no tratamento pós-operatório de mulheres que receberam tratamento cirúrgico para endometriose observou que a adição de um inibidor de aromatase prolongou significativamente o tempo até recorrência de sintomas; 14/40 mulheres (35%) tratadas com um análogo do GnRH sozinho e 3/40 (7,5%) também tratadas com anastrozol tiveram sintomas recorrentes durante 24 meses de acompanhamento.[412] Uma revisão sistemática em 2008 incluindo oito estudos envolvendo tratamento com inibidores de aromatase para dor associada à endometriose concluiu que limitada evidência suporta sua efetividade.[413]

Pode-se esperar que inibidores de aromatase causem importante perda óssea com uso prolongado e não podem ser usados isoladamente em mulheres pré-menopáusicas porque eles estimulam liberação de FSH, causando desenvolvimento de múltiplos cistos de ovário. Para evitar a complicação, eles têm que ser usados em combinação com um agonista do GnRH ou acetato de noretindrona (5 mg ao dia) em mulheres perimenopáusicas. Em um estudo, tratamento combinado com letrozol e noretindrona demonstrou-se mais efetivo que noretindrona sozinha para reduzir dor e dispareunia profunda em mulheres com endometriose retovaginal profunda infiltrativa, mas também foi associado a mais efeitos adversos e não melhorou a satisfação das pacientes ou influenciou a recorrência de dor.[414]

RESUMO

As terapias clínicas estabelecidas para o tratamento da dor associada à endometriose incluem contraceptivos de estrogênio-progestina, progestinas, agonistas do GnRH e danazol. A evidência indica que as taxas de alívio da dor e de recorrência são semelhantes a todas, e que nenhum tratamento clínico é melhor. Consequentemente, as decisões de tratamento devem ser individualizadas, após considerar cuidadosamente a gravidade dos sintomas, a extensão da doença, o desejo de futura gravidez, a idade, efeitos colaterais e custos. Inibidores de aromatase são outra nova opção terapêutica promissora visando a um dos mecanismos patogênicos-chave da endometriose. Terapia clínica geralmente não é efetiva para o tratamento de endometriomas maiores que 1 cm.

Não há evidência substancial de que o tratamento clínico da endometriose melhore a fertilidade. Além disso, uma vez que todos os tratamentos clínicos para endometriose inibam a ovulação, a fertilidade é praticamente eliminada durante o tratamento. Terapia clínica pode mesmo afetar adversamente a fertilidade, em virtude do tempo consumido durante o tratamento, particularmente em mulheres mais velhas que têm uma estreita janela de oportunidade para atingir seus objetivos reprodutivos.

TRATAMENTO CIRÚRGICO

Os objetivos do tratamento cirúrgico da endometriose são restaurar relações anatômicas normais, excisar ou destruir toda doença visível, e evitar ou retardar recorrência. Em mulheres que têm endometriose moderada ou grave que distorce a anatomia reprodutiva e esperando restaurar ou preservar a fertilidade, a cirurgia é o tratamento de escolha porque o tratamento clínico não é capaz de atingir o objetivo. Quando a doença é menos grave, o tratamento clínico pode controlar efetivamente a dor na grande maioria das mulheres, mas não tem efeito sobre a fertilidade; a cirurgia é pelo menos tão efetiva quanto o tratamento clínico para aliviar a dor e também pode melhorar a fertilidade.

Embora cirurgia para o tratamento de endometriose possa ser realizada por laparotomia ou laparoscopia, os avanços técnicos na instrumentação e técnica geralmente permitem a conduta por endoscopia em todos os casos menos naqueles que necessitam de enterólise extensa ou de ressecção intestinal; cirurgiões altamente experientes podem realizar mesmo estes objetivos por meio de laparoscopia.[415,416] A laparoscopia oferece as vantagens de melhor visibilização, menos traumatismo tecidual, menores incisões e uma recuperação pós-operatória mais rápida.[417] Aderências e complicações pós-operatórias também podem ser menores do que após laparotomia.[418] Mais importante, os resultados obtidos com laparoscopia são equivalentes ou melhores que com laparotomia.[419]

Doença Mínima e Leve

Os implantes peritoneais de endometriose podem ser extirpados com instrumentos eletrocirúrgicos unipolares ou bipolares ou *lasers,* ou excisados por dissecação cortante.[420] Opiniões a respeito da superioridade de um método sobre outro são sustentadas energicamente, mas não são confirmadas pelos resultados de quaisquer comparações diretas. Aqueles que favorecem excisão sobre ablação enfatizam que como as profundidades de doença e ablação não podem ser determinadas, o risco de que o tratamento possa ser inadequado é maior quando a doença é fulgurada em vez de excisada. Aderências associadas à endometriose que distorcem a anatomia reprodutiva devem ser extirpadas, mesmo apesar de nova formação de aderência ocorrer na grande maioria dos casos.[421] *Excisão é preferível à simples lise, porque as aderências frequentemente contêm doença.* Adesão estrita aos mesmos princípios microcirúrgicos que governaram a cirurgia pélvica reconstrutora antes do advento das modernas técnicas laparoscópicas melhora os resultados operatórios – uso de amplificação, mínimo traumatismo tecidual e exposição da sutura e hemostasia meticulosa.

Somente algumas experiências compararam os resultados da cirurgia laparoscópica a nenhum tratamento, outros tratamentos, ou placebo no tratamento da dor pélvica associada à endometriose.[422-424] Em uma experiência informativa, os resultados após ablação laparoscópica com *laser* da endometriose e ablação de nervos uterossacros foram comparados àqueles após cirurgia diagnóstica e tratamento expectante. Seis meses após a cirurgia, a dor foi eliminada ou melhorada em mais de 60% das mulheres que receberam tratamento cirúrgico da sua doença (mínima, leve ou moderada) e em menos de 25% das mulheres cuja doença não foi extirpada. Após uma média de 6 anos de acompanhamento, dois terços das mulheres no estudo original puderam ser contatadas para avaliar os resultados a longo prazo da sua cirurgia anterior. A dor tinha recorrido em quase 75% das pacientes, com um intervalo médio até recorrência aproximando-se de 20 meses (variação 5-60 meses), porém mais de 50% das mulheres relataram alívio satisfatório da dor; metade daquelas que não receberam alívio satisfatório da dor tinham se submetido a tratamento cirúrgico definitivo (histerectomia com ou sem ooforectomia).[425] Outras experiências observaram sucesso em obter alívio da dor em 70-100% das mulheres com endometriose.[426,427]

Infelizmente, como acontece com o tratamento clínico, doença recorrente e dor após excisão ou ablação local de endometriose são comuns; sintomas recidivam em pelo menos 10-20% das mulheres tratadas por ano.[428,429] Um estudo envolvendo laparoscopia de *second-look* após tratamento cirúrgico de endometriose mínima ou leve observou que a doença mais frequentemente recidiva na mesma área ou em áreas adjacentes da pelve, sugerindo excisão incompleta durante a cirurgia inicial ou implantação favorecida em certas localizações.[430] Uma série de casos de 120 pacientes que receberam excisão local de endometriose constatou que 20% necessitaram mais cirurgia após 2 anos, e 45-55% após 5-7 anos.[431] A incidência de doença recorrente pode ser mais alta após tratamento cirúrgico na fase lútea do que na fase folicular, porque células endometriais refluídas podem tender mais a se implantar em locais de traumatismo peritoneal não curado, quando o intervalo desde a cirurgia até a menstruação seguinte é curto.[432]

Os efeitos da cirurgia sobre a fertilidade em mulheres com endometriose mínima e leve foram examinados em dois estudos randomizados. Em uma experiência canadense multicêntrica, mulheres com infertilidade inexplicada receberam laparoscopia diagnóstica, e aquelas com endometriose mínima ou leve foram randomizadas para tratamento cirúrgico (excisão ou ablação da doença) ou tratamento expectante e acompanhadas por 36 semanas ou até 20 semanas de gestação, se gravidez ocorresse durante o acompanhamento.[228] A chance de gravidez nas mulheres tratadas foi o dobro daquela nas mulheres não tratadas (OR = 2,03, IC = 1,28-3,24). Globalmente, 50/172 (0,29) mulheres randomizadas para tratamento obtiveram gravidez, em comparação a 29/169 (0,17) daquelas manejadas com tratamento expectante, produzindo um efeito de tratamento de 0,12 e um número necessário para tratar (o inverso do efeito de tratamento) de 8,3, arredondado para cima para 9. *Os resultados sugerem que aproximadamente nove mulheres inférteis com endometriose mínima ou leve precisam fazer tratamento cirúrgico para obter uma gravidez adicional, um efeito pequeno, mas potencialmente importante.* Entretanto, em uma segunda experiência menor italiana de desenho semelhante (n = 96), nenhuma diferença entre tratamento e nenhum tratamento foi observada.[433] Uma metanálise combinando os dados de ambos os estudos concluiu que tratamento cirúrgico de endometriose mínima e branda pode melhorar a fertilidade (OR = 1,64, IC = 1,05-2,57); o número necessário a tratar foi 12.[202]

Doença Moderada e Grave

O tratamento cirúrgico ideal dos endometriomas ovarianos é um pouco controvertido. Endometriomas têm sido tratados por ressecção em cunha, enucleação (extirpação) e por drenagem com e sem ablação da parede interna do cisto.[434] Estudos histológicos cuidadosos demonstraram que endometriose sempre pode ser encontrada na parede do cisto, comprometendo tão pouco quanto 10% a mais de 90% da superfície (média 60%), mas não penetra mais profundamente do que aproximadamente 1,5-2,0 mm.[435] Uma metanálise de 2003 de dados derivados de quatro experiências comparativas observou que endometriomas recorreram em 39/212 mulheres (18%) tratadas por coagulação ou vaporização com *laser,* em comparação a 19/295 mulheres (6%) que tiveram enucleação do cisto.[436] Uma revisão sistemática em 2005 concluiu que excisão laparoscópica da parede do cisto era associada a uma taxa mais baixa de recorrência do endometrioma (OR = 0,41, IC = 0,18-0,93), uma necessidade diminuída de cirurgia adicional (OR = 0,21, IC = 0,05-0,79), recorrência reduzida de dismenorreia (OR = 0,15, IC = 0,06-0,38), dispareunia (OR = 0,08, IC = 0,01-0,51) e dor pélvica não menstrual (OR = 0,10, IC = 0,02-0,56), e com uma taxa de gravidez aumentada em mulheres que previamente eram inférteis (OR = 5,21, IC = 2,04-13,29).[437] Técnica cirúrgica é importante porque a função ovariana pode ser comprometida por excisão de tecido excessivo ou lesão dos vasos hílares;[438] o risco de insuficiência ovariana após excisão de endometriomas ovarianos bilaterais é de, aproximadamente 2,5%.[439] Estudos envolvendo cirurgia de *second-look* também sugerem que aderências anexiais pós-operatórias são mais prováveis após ressecção em cunha do que com outros tratamentos cirúrgicos e em mulheres cuja cirurgia original também envolveu adesiólise.[434,440]

Endometriose profunda infiltrativa comprometendo o septo retovaginal exige cirurgia extensa. Uma vez que a doença nesta localização inclua tipicamente músculo liso bem como glândulas e estroma endometriais, alguns a definem como uma entidade distintamente diferente, como um nódulo de adenomiose originando-se por metaplasia dos ductos de Müller, em vez de como endometriose estendendo-se para baixo a partir da superfície peritoneal.[441] A cirurgia envolve dissecação completa e exposição do reto anterior, posterior da vagina e doença nodular. Muitas vezes, uma parte posterior da vagina tem ser excisada, e algumas vezes, um curto segmento de reto precisa ser ressecado, seguindo-se de anastomose.[415,416,441] Em mãos experientes, a excisão cirúrgica da doença geralmente alcança excelentes resultados. Ao longo de 3 anos, as taxas de recorrência pós-operatória de dismenorreia, dispareunia profunda e dor pélvica variam de 15-30% e são mais baixas quando a vagina ou o reto comprometidos também são removidos.[441]

Embora nenhum estudo tenha comparado a efetividade do tratamento cirúrgico a nenhum tratamento ou tratamento clínico em mulheres inférteis com endometriose moderada à grave, a taxa cumulativa de gravidez 1–3 anos após tratamento cirúrgico é de, aproximadamente, 50% nas mulheres com endometriomas[419,442-444] e cerca de 30% em mulheres com obliteração completa do fundo de saco em várias séries de casos.[419,445] Estas taxas cumulativas de sucesso são mais baixas, mas não dramaticamente mais baixas, do que as observadas em mulheres inférteis tratadas cirurgicamente com doença mínima e leve (44-62%) e, intuitivamente, significantemente mais altas do que poderia razoavelmente ter sido previsto sem tratamento considerando-se que a maioria das mulheres com endometriose moderada à grave possui anatomia do sistema genital grosseiramente distorcida.[419] O uso de barreiras à aderência reduz formação de aderência após tratamento cirúrgico em mulheres inférteis,[446] mas não há evidência convincente de que barreiras à aderência ou outras estratégias de prevenção de aderência melhorem as taxas de gravidez após tratamento cirúrgico.[446,447] Em um estudo prospectivo de coorte envolvendo 169 mulheres inférteis com menos de 38 anos com endometriose profunda infiltrativa sintomática, a taxa de gravidez obtida com FIV foi significativamente mais alta em mulheres que escolheram fazer tratamento cirúrgico preliminar.[448]

Em mulheres com endometriose sintomática avançada que completaram a reprodução e aquelas em que o tratamento clínico e cirúrgico conservador falha, o tratamento cirúrgico definitivo merece séria consideração. Em mulheres altamente selecionadas não tendo doença ovariana significativa, histerectomia isolada pode ser considerada, embora o risco de doença recorrente exigindo tratamento adicional seja aproximadamente 6 vezes mais alto quando a ooforectomia não é efetuada.[449] Outros fatores de risco de endometriose e dor persistentes ou recorrentes incluem excisão incompleta da doença e terapia estrogênica pós-operatória em mulheres com doença extensa ou residual.[449,450] Entretanto, quando toda endometriose visível é removida, o risco de dor recorrente nas mulheres que recebem tratamento hormonal imediato ou atrasado é semelhante.[451] *Síndrome de resto ovariano* envolve doença persistente ou recorrente e dor associada a tecido ovariano funcional residual. A síndrome não é inteiramente rara e ocorre mais frequentemente, quando os ovários são aumentados ou densamente aderentes às paredes laterais pélvicas, e a dissecação é tecnicamente difícil.[452-454]

Procedimentos Adjuvantes

Neurectomia pré-sacral adjuvante e ablação laparoscópica de nervos uterossacros (LUNA) foram advogados para o tratamento de dismenorreia e dor pélvica central grave não responsiva a tratamento clínico ou cirúrgico prévio de endometriose. Neurectomia pré-sacral envolve interromper a inervação simpática do útero ao nível do plexo hipogástrico superior, e LUNA envolve a destruição da porção média dos ligamentos uterossacros. Os resultados de várias experiências controladas randomizadas examinando resultados após os dois procedimentos sugerem que eles podem ser efetivos em algumas, mas não todas, as mulheres, e geralmente não aliviam sintomas de dispareunia e dor intermenstrual.[455-459] *Em suma, os resultados de experiências controladas não forneceram evidência convincente de que estes procedimentos acrescentem valor à cirurgia conservadora.*[460] Complicações cirúrgicas e disfunção intestinal ou vesical pós-operatória, embora incomuns, ocorrem e podem ser debilitantes.[456,457] Considerando seus benefícios incertos e riscos potenciais, neurectomia pré-sacral de rotina ou LUNA no momento da cirurgia conservadora para endometriose não podem ser recomendadas;[460] ambos os procedimentos devem ser reservados para pacientes altamente selecionadas, que precisam ser aconselhadas muito cuidadosamente.

Tratamentos Clínicos Pré e Pós-Operatórios

O valor do tratamento clínico pré e pós-operatório no manejo da endometriose moderada e grave tem sido controverso. Alguns advogam tratamento clínico pré-operatório com um agonista do GnRH, acreditando que ele pode oferecer certas vantagens, incluindo diminuição no volume de doença requerendo tratamento cirúrgico, eliminação de cistos ovarianos funcionais que podem impor problemas técnicos, maior conveniência da marcação cirúrgica, e melhor resultado global.[461,462] Entretanto, com a possível exceção da endometriose retovaginal profunda em que o tratamento clínico pré-operatório pode diminuir a probabilidade de doença e sintomas recorrentes,[462] não há evidência convincente de que tratamento clínico antes da cirurgia melhore o controle da dor ou a fertilidade em comparação a tratamento cirúrgico unicamente.[420,463]

Terapia supressora clínica pós-operatória também tem sido controvertida. Embora alguns estudos tenham observado um intervalo livre de dor mais longo ou taxas mais altas de gravidez quando tratamento cirúrgico é seguido por um intervalo de tratamento clínico com um agonista do GnRH,[464] danazol,[465] progestinas,[466,467] ou anticoncepcionais de estrogênio-progestina,[468,469] outros não encontraram diferenças entre a prevalência de dor recorrente ou taxas de gravidez 1-3 anos depois do tratamento cirúrgico em mulheres que receberam e não receberam tratamento clínico pós-operatório.[470-473] Considerando que as mais altas taxas de gravidez após cirurgia conservadora em mulheres inférteis geralmente são observadas no primeiro ano após a cirurgia, a maioria dos clínicos tem sido relutante em usar tratamento clínico que evitará gravidez após o tratamento cirúrgico. *Quando o objetivo principal do tratamento cirúrgico para endometriose é alívio da dor, e gravidez não é um objetivo imediato, tratamento clínico pós-operatório pode ter valor, particularmente em mulheres com doença extensa e aquelas com doença residual que não pôde ser completamente excisada.*[463,464]

Após tratamento cirúrgico conservador da endometriose em mulheres inférteis, uma escolha entre tratamento expectante e tratamento ativo deve considerar a idade, os resultados cirúrgicos, e a influência e gravidade de quaisquer outros fatores de infertilidade. Considerando a fecundabilidade modestamente aumentada de mulheres com endometriose mínima e leve após tratamento cirúrgico,[202] mulheres jovens com doença limitada e infertilidade inexplicada de relativamente curta duração, de outro modo poderiam ser tratadas expectantemente, mas não durante mais que 6-9 meses. Uma conduta mais agressiva envolvendo tratamento empírico adicional imediato com uma combinação de citrato de clomifeno ou gonadotrofinas exógenas e inseminação intrauterina ou mesmo FIV é justificada naquelas com durações mais longas de infertilidade ou endometriose mais avançada, e em mulheres mais velhas.[216,474-477]

Após cirurgia radical (histerectomia e salpingo-ooforectomia bilateral) para endometriose persistente ou recorrente, a terapia hormonal pode começar imediatamente na maioria das mulheres com risco desprezível de induzir crescimento de doença residual e sintomas recorrentes.[451] Entretanto, naquelas com doença extensa, um intervalo sem tratamento hormonal ou tratamento com progestina somente pode ser prudente. Progestinas podem ter valor tanto pelos seus efeitos supressores diretos sobre quaisquer focos residuais de endometriose quanto para aliviar os sintomas vasomotores de outro modo inevitáveis que acompanham a remoção dos ovários. *Tratamento com estrogênio-progestina combinados em baixa dose é fortemente recomendado em relação a tratamento com estrogênio unicamente, mesmo apesar de o útero estar ausente, porque os numerosos relatos de adenocarcinoma originando-se de endometriose em mulheres tratadas com estrogênio sem oposição não podem ser ignorados.*[449,478-482]

Organização de Apoio às Pacientes

A *Endometriosis Association* é uma organização internacional que provê educação e suporte para mulheres com endometriose.

Endometriosis Association

http://www.endometriosisassn.org

Todas as referências estão disponíveis no site:
http://www.revinter.com.br/online/referencias-speroff.pdf

30 Infertilidade Masculina

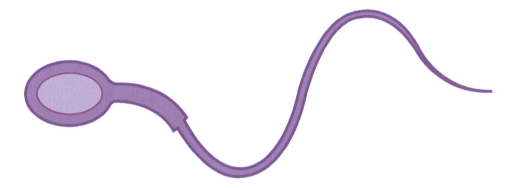

Nossa compreensão da função reprodutora masculina e da importância dos fatores masculinos na infertilidade avançou significativamente nas últimas duas décadas. No passado, a parceira feminina era o foco principal de atenção, e os fatores masculinos eram vistos como uma causa relativamente incomum de infertilidade. Agora reconhecemos que anormalidades no homem são a única causa de infertilidade em aproximadamente 20% dos casais inférteis e são um fator contributivo importante em outros 20-40% dos casais com falha reprodutiva.[1]

O diagnóstico correto e tratamento específico podem ajudar muitos homens inférteis a obter uma concepção natural com suas parceiras. Em outros, anormalidades brandas mas importantes do sêmen podem ser superadas por tratamentos, como inseminação intrauterina (IIU). Quando tudo mais se torna em vão ou falha, as tecnologias de reprodução assistida (TRA) ainda podem proporcionar os meios para alcançar sucesso. A fertilização *in vitro* (FIV) por injeção intracitoplasmática de espermatozoide (ICSI), envolvendo a injeção de um único espermatozoide diretamente em um oócito maduro, oferece a homens previamente considerados inférteis sem esperança uma possibilidade realística de ser pai de filhos. Inseminação artificial usando espermatozoide doador, em certa época a única opção disponível para muitos casais com infertilidade de fator masculino, permanece uma estratégia de tratamento importante e altamente efetiva, mas agora pode ser vista como tratamento de último recurso.

Os médicos que tratam de casais inférteis precisam saber como realizar uma avaliação básica da função reprodutiva masculina e como reconhecer homens que necessitam avaliação mais extensa ou sofisticada e tratamento além do âmbito da sua própria *expertise*. Este capítulo considerará a regulação da função testicular, descreverá as causas de infertilidade masculina, discutirá a análise do sêmen e outros métodos de avaliação dos homens inférteis e reverá os conceitos atuais a respeito do tratamento da infertilidade de fator masculino.

REGULAÇÃO DA FUNÇÃO TESTICULAR

Os testículos têm dois componentes distintos, os túbulos seminíferos (o local da espermatogênese) e as células de Leydig (a fonte da testosterona). Os túbulos seminíferos são compostos de células germinativas, chamadas espermatogônicas, e células de Sertoli, que produzem inibina.

Junções íntimas entre as células de Sertoli formam uma barreira à difusão, conhecida como barreira hematotesticular (sangue-testículo) (similar à barreira hematoencefálica), que protege as células germinativas de antígenos, anticorpos e toxinas ambientais.[2] Os túbulos seminíferos são por essa razão essencialmente avasculares, de modo que as moléculas reguladoras têm que entrar por difusão. As células de Leydig estão localizadas no tecido conectivo entre os túbulos seminíferos.

ESPERMATOGÊNESE

Após a migração das células germinativas para a crista genital durante a embriogênese, há aproximadamente 300.000 espermatogônias em cada gônada. Cada uma sofre uma série de divisões mitóticas e, pela puberdade, há cerca de 600 milhões em cada testículo. Proliferação continuada durante a vida adulta suporta a produção de aproximadamente 100-200 milhões de espermatozoides cada dia e mais de 1 trilhão durante uma duração de vida reprodutiva normal.[3] Um fator de transcrição específico das espermatogônias, identificado em camundongos, Plzf, é necessário para, manutenção do fundo de células-tronco espermatogônicas.[4,5]

Quando começa a espermatogênese, as espermatogônias diploides (46 cromossomos) crescem, tornando-se espermatócitos primários antes de entrarem em meiose. A primeira divisão meiótica fornece dois espermatócitos secundários haploides (23 cromossomos), cada um dos quais dá origem a duas espermátides durante a segunda divisão meiótica. Daí em diante, cada espermátide gradualmente amadurece para se tornar um espermatozoide maduro. Aproximadamente 3 milhões de espermatogônias começam desenvolvimento cada dia, mas cerca da metade de toda a produção potencial de espermatozoides é perdida durante a meiose.[6]

À medida que as espermátides se desenvolvem para espermatozoides maduros, o núcleo move-se para um posição excêntrica na cabeça da espermátide e torna-se coberta por uma cobertura acrossômica.[7] O centro da cauda do espermatozoide consiste em nove fibras externas em torno de duas fibras internas, rodadas na seção média por mitocôndrias. As fibras da cauda são ligadas uma a outra por braços, contendo a proteína dineína, que é uma ATPase. A hidrólise de ATP (trifosfato de adenosina) nas mitocôndrias adjacentes fornece a energia para motilidade do espermatozoide, que é produzida por uma ação de deslizamento entre as fibras na cauda do espermatozoide.

O processo espermatogênico é dirigido por genes localizados no cromossomo Y[8] e leva aproximadamente 70 dias para se completar desde a fase de espermatócito.[9] Outros 12-21 dias são requeridos para o transporte do espermatozoide desde o testículo através do epidídimo para o

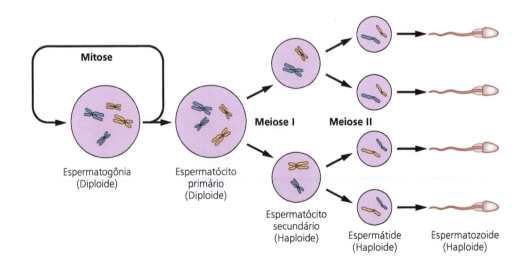

duto ejaculatório.[10] Durante a passagem através do epidídimo, os espermatozoides maturam ainda mais para desenvolver a capacidade de motilidade sustentada.[11] *O longo tempo requerido para desenvolvimento e trânsito dos espermatozoides significa que os resultados de um espermograma refletem condições que existiram muitas semanas antes.* A maturação final, ou capacitação, dos espermatozoides pode ocorrer após ejaculação para dentro do trato genital feminino. Espermatogênese normal exige a temperatura mais baixa do escroto, mas leves aumentos na temperatura escrotal, como os associados ao uso de suspensório atlético, não parecem ter qualquer efeito adverso mensurável.[12] O sêmen inclui secreções contribuídas pela próstata, vesículas seminais e os dutos deferentes distais.

REGULAÇÃO HORMONAL

Função testicular normal exige as ações de ambas as gonadotrofinas hipofisárias, hormônio folículo-estimulador (FSH) e hormônio luteinizante (LH). LH estimula as células de Leydig no interstício testicular para sintetizarem e secretarem testosterona (aproximadamente 5-10 mg por dia). As ações do LH são suportadas indiretamente por FSH, que induz o aparecimento de receptores a LH nas células de Leydig testiculares[13] e estimula a síntese de proteína ligadora de androgênio (ABP) nas células de Sertoli.[14] Testosterona é secretada tanto para dentro da circulação quanto para dentro da luz dos túbulos seminíferos, onde ela é altamente concentrada aos níveis necessários para suportar espermatogênese no epitélio germinal e maturação de espermatozoides no epidídimo; as concentrações dentro dos testículos são 50-100 vezes mais altas que no sangue.[15,16] As ações da testosterona em suporte da espermatogênese são mediadas pelas células de Sertoli, as quais revestem os túbulos seminíferos e contêm receptores a androgênio.[16]

Níveis de testosterona sérica em elevação exercem inibição por *feedback* sobre a secreção de LH, atuando tanto no nível hipotalâmico para retardar a liberação pulsátil de hormônio liberador de gonadotrofina (GnRH) hipotalâmico,[17,18] provavelmente por um mecanismo envolvendo opiáceos endógenos[19] quanto no nível hipofisário para diminuir a sensibilidade dos gonadotropos hipofisários à estimulação pelo GnRH.[20] Numerosos estudos envolvendo infusões de testosterona, estradiol ou diidrotestosterona (que não pode ser convertida em estrogênio) ou a administração de antagonistas de estrogênio em indivíduos normais,[21,22] em indivíduos com insensibilidade a androgênio[23] e em homens com hipogonadismo hipogonadotrópico idiopático[24] estabeleceram que a testosterona exerce seus efeitos de *feedback* negativo sobre a secreção de LH diretamente, e indiretamente via conversão em estradiol no cérebro. Evidência de que o estradiol está envolvido no controle de LH por *feedback* deriva da observação de que os níveis de LH são elevados em homens com deficiência de aromatase[25] e após tratamento com inibidores de aromatase.[26]

Em contraste com os seus efeitos sobre a secreção de LH, os níveis de testosterona não suprimem a secreção de FSH. Em vez disso, a regulação da secreção hipofisária de FSH é controlada pela inibina. Os níveis de FSH elevam-se progressivamente após orquiectomia, a observação que levou em última análise à descoberta da inibina. Inibina B é sintetizada e secretada pelas células de Sertoli em resposta à estimulação por FSH e inibe especificamente a secreção hipofisária de FSH estimulada por GnRH.[27-29] No macaco macho castrado, tratamento com inibina humana recombinante é capaz de restaurar níveis normais de FSH na ausência de testosterona.[30] A secreção de inibina B pelas células de Sertoli é modulada indiretamente por LH via testosterona, a qual inibe a expressão do gene da inibina B pelas células de Sertoli.[31] Inibina A não é produzida em qualquer quantidade significativa em homens. Evidência de estudos *in vitro* sugere que outros mecanismos regulatórios autócrinos/parácrinos, envolvendo fatores de crescimento, neuropeptídeos, peptídeos vasoativos e citocinas imunoderivadas, produzidos localmente, também estão envolvidos, muito similarmente às interações complexas que operam no folículo ovariano.[32-36] As células de Sertoli do testículo são análogas às células da granulosa do ovário, e as células de Leydig são comparáveis às células da teca.

A extensão em que FSH e LH são necessários para iniciar e manter espermatogênese tem sido difícil de definir porque as observações em várias condições naturais e induzidas experimentalmente produziram evidência conflitante. A presença de espermatozoides no ejaculado de um homem com uma mutação inativadora no gene da subunidade β do LH e em outros homens com deficiência isolada de LH sugere que FSH sozinho é capaz de iniciar espermatogênese,[37] embora a possibilidade de alguma atividade de LH residual ou produção de testosterona pelas células de Leydg estimulada por FSH via fatores das células de Sertoli não possa ser excluída.[38] Em contraposição, baixo nível de produção de espermatozoides em homens com mutações inativadoras do receptor a FSH[39] e outras formas de deficiência isolada de FSH[40,41] sugerem que a produção de testosterona impulsionada por LH isoladamente é capaz de iniciar espermatogênese, embora a possibilidade de atividade residual de FSH na presença de altas concentrações circulantes de FSH precise ser reconhecida. Evidência de que altas doses de testosterona exógena podem estimular espermatogênese completa em macacos imaturos, ainda que em baixos níveis, sugere ainda mais que o FSH não é um requisito absoluto,[42] mas descrições de homens azoospérmicos com mutações no gene da subunidade β do FSH sugerem o oposto.[43,44] Em homens com hipogonadismo hipogonadotrópico de início pré-puberal, espermatogênese subnormal pode ser estimulada por tratamento combinado com gonadotrofina coriônica humana (hCG, tendo potentes ações semelhantes ao LH) e gonadotrofina menopáusica humana (contendo FSH), mas não pelo tratamento com hCG unicamente.[45]

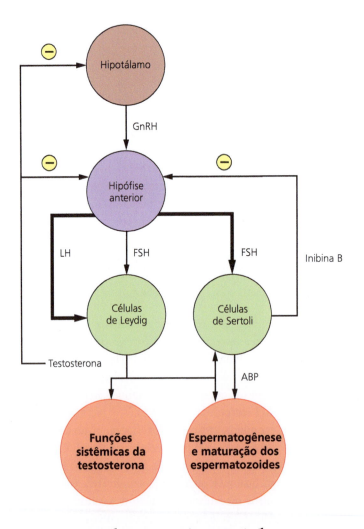

Os requisitos para a manutenção da espermatogênese são similarmente controversos. A observação em macacos de que FSH exógeno é capaz de manter o volume testicular e os números de espermatogônias após supressão completa da secreção de gonadotrofina pelo tratamento com um antagonista do GnRH sugere que FSH sozinho é capaz de manter a espermatogênese em primatas, pelo menos em certo grau.[46,47] A descrição de um indivíduo único com uma mutação ativadora do receptor a FSH (função na ausência de estimulação por FSH) e níveis normais de inibina B (um marcador da função das células de Sertoli estimulada por FSH)[48] que tinha se submetido à hipofisectomia para remoção de um tumor benigno da hipófise (eliminando toda secreção endógena de gonadotrofina) e permaneceu fértil, enquanto recebendo apenas terapia de reposição com testosterona exógena (normalmente inadequada para suportar espermatogênese em homens hipofisectomizados), serve para ilustrar adicionalmente a importância do FSH para manter espermatogênese.[49] Em contraste, a restauração de fertilidade após tratamento com apenas hCG exógena em homens azoospérmicos com deficiência isolada de gonadotrofina (baixos níveis de ambos FSH e LH) sugere que, embora a produção de testosterona estimulada por LH possa ser insuficiente para *iniciar* espermatogênese, ela é suficiente para *manter* a espermatogênese.[50] Em homens que desenvolvem hipogonadismo hipogonadotrópico após a puberdade, durante a idade adulta (p. ex., em virtude de um tumor hipofisário), a espermatogênese se interrompe, mas usualmente pode ser restaurada por tratamento com hCG isolada.[45]

Independentemente se a testosterona sozinha estimulada por FSH ou LH é suficiente para iniciar ou manter espermatogênese, ambos claramente são necessários para produção de espermatozoides qualitativa e quantitativamente normal. A importância do FSH foi demonstrada em uma variedade de experimentos em primatas não humanos e homens envolvendo a supressão seletiva de FSH pela imunização contra FSH ou por tratamento crônico com alta dose de hCG exógena. A supressão do FSH induz anormalidades qualitativas e quantitativas da qualidade do sêmen que podem ser revertidas pelo tratamento simultâneo com FSH exógeno, mas não com testosterona.[51-55] Além disso, em experiências de contraceptivo masculino envolvendo tratamento com altas doses de testosterona, isoladamente ou em combinação com levonorgestrel para suprimir espermatogênese, azoospermia desenvolveu-se somente em homens cuja concentração de FSH sérico foi suprimida a níveis indetectáveis.[56,57] A importância da testosterona na espermatogênese é evidente a partir de observações de que FSH isoladamente pode induzir pro-

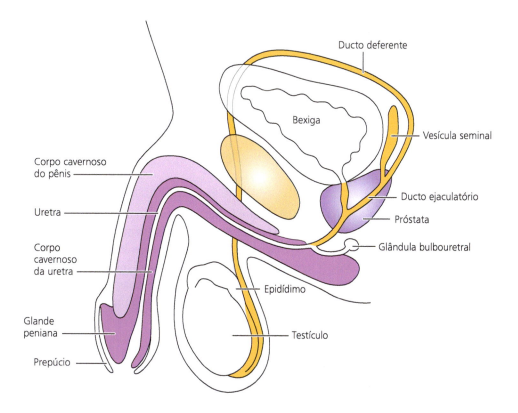

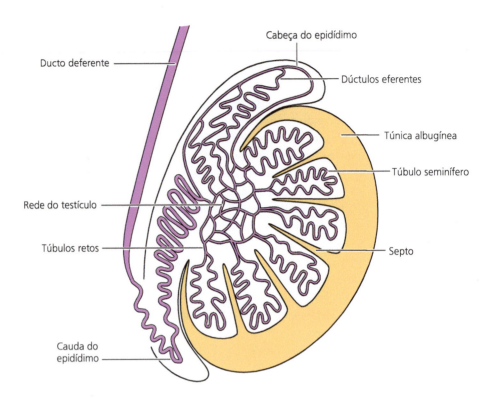

liferação do epitélio seminífero em macacos pré-púberes, mas somente o tratamento com ambos FSH e hCG aumenta o volume testicular e os números de células de Sertoli e espermatogônias.[58,59] Por outro lado, em homens com hipogonadismo hipogonadotrópico idiopático (graças à estimulação ausente por GnRH), estimulação exógena pulsátil com GnRH ou uma combinação de FSH e LH ou hCG exógenos é capaz de induzir espermatogênese e alcançar fertilidade,[60-62] mas tratamento com FSH, isolado ou em combinação com baixas doses de testosterona (insuficientes para atingir as altas concentrações locais de testosterona necessárias para suportar espermatogênese) não é capaz.[63]

ENVELHECIMENTO E FUNÇÃO REPRODUTORA MASCULINA

Embora o envelhecimento tenha efeitos adversos sobre a função reprodutora masculina, o impacto da idade é menos óbvio do que nas mulheres. A qualidade do sêmen e a fertilidade masculina, bem como a produção de androgênio e os níveis de testosterona sérica, diminuem muito gradualmente, à medida que a idade aumenta.

ENVELHECIMENTO E FERTILIDADE MASCULINA

A relação entre idade e fertilidade em homens é mais difícil de definir do que em mulheres, em grande parte em razão da diferença fundamental em gametogênese entre os dois sexos. Nas mulheres, o número de oócitos ao nascer declina inexoravelmente com o número de oócitos restante (Capítulo 27). Nos homens, divisões mitóticas nas espermatogônias durante toda a vida renovam o suprimento de células germinativas, e a espermatogênese continua, mesmo em idade avançada, permitindo aos homens reproduzir mesmo durante a senescência. Embora a fertilidade em homens pareça declinar, à medida que a idade aumenta, os efeitos da idade são muito menos distintos. A questão pode estar crescendo em importância porque um número crescente de homens está escolhendo ter filhos em idades mais velhas. Nos EUA, as taxas de nascimentos dos homens entre as idades de 35 e 54 anos aumentaram aproximadamente 30% entre 1980 (68,2 por 1.000 homens) e 2000 (88,3 por 1.000 homens).[64,65]

O volume de sêmen, motilidade dos espermatozoides e a proporção de espermatozoides morfologicamente, normais, não a concentração de espermatozoides, parecem diminuir gradualmente à medida que a idade aumenta.[66,67] Entretanto, as características do sêmen não predizem acuradamente a capacidade de fertilização;[68-71] nem o fazem os parâmetros endócrinos.[72,73] Um estudo em uma coorte de conveniência de aproximadamente 100 homens com idades de 22-80, sem fatores conhecidos de fertilidade, observou diminuições no volume de sêmen (− 0,03 mL por ano), motilidade total (− 0,7% por ano), motilidade progressiva (− 3,1% por ano) e contagem (progressivamente) de espermatozoides móveis total (− 4,7% por ano).[63] Outro estudo que examinou a relação entre idade e qualidade do sêmen em 400 parceiros homens de mulheres buscando gravidez via FIV usando oócitos doadores observou que a contagem total de espermatozoides móveis diminuiu aproximadamente 2,5 milhões de espermatozoides por ano.[74]

No cômputo geral, a evidência disponível indica que as taxas de gravidez diminuem, e o tempo até concepção aumenta, à medida que a idade masculina aumenta.[66,75] Em estudos do efeito da idade do parceiro homem sobre as taxas de gravidez, a idade da parceira feminina e frequência coital declinante com o aumento da idade são fatores confundidores óbvios e importantes.[76] Um estudo examinando o efeito da idade paterna sobre a gravidez e taxas de nascidos vivos em casais submetendo-se a tecnologias reprodutivas assistidas constatou que as taxas de gravidez declinaram com a idade do parceiro masculino e que cada ano adicional de idade paterna foi associado a probabilidades 11% aumentadas de não obter uma gravidez, e probabilidades 12% aumentadas de não ter um nascido vivo; nos primeiros ciclos de tratamento, cada ano adicional de idade paterna foi associado a probabilidades 5% aumentadas de não obter uma gravidez.[77] Outro estudo do risco de infertilidade associado à idade paterna, envolvendo mais de 6.000 mulheres europeias selecionadas ao acaso, com idades de 25 a 44, observou que o risco de infertilidade foi aumentado 2 a 3 vezes entre as mulheres com idades de 35 a 39 quando o parceiro masculino tinha 40 anos ou mais.[78] Um estudo de resultados de FIV envolvendo quase 2.000 mulheres com infertilidade de fator tubário (tubas uterinas ausentes ou obstruídas) determinou que idade paterna avançada (40 anos e acima) aumentou o risco de falha do tratamento aproximadamente 2 vezes para mulheres com idades de 35-40 anos e mais de 5 vezes para mulheres com idade de 41 e mais velhas.[79] Outros observaram que as taxas de gravidez para homens acima de 50 são 23-38% mais baixas do que para homens abaixo da idade de 30 anos,[66] e que a probabilidade de obter gravidez dentro de um ano é aproximadamente 50% mais baixa para homens acima da idade de 35 do que para aqueles abaixo da idade de 25.[80] Os resultados de um estudo britânico (ajustados para idade do parceiro e frequência coital) indicam que o tempo até concepção é 5 vezes mais longo para homens acima da idade de 45 do que para homens abaixo da idade de 25, mesmo quando a análise é restrita a homens com parceiras jovens.[75] Dois outros estudos sugeriram que a fertilidade masculina pode começar a declinar antes da idade de 40 anos.[81,82] O efeito da idade paterna é talvez mais bem avaliado em casais usando doação de oócitos, o que torna a idade masculina a variável dependente (porque quase todos os oócitos doadores são de idades 18-35). Infelizmente, os dados desses estudos são conflitantes, com alguns indicando que a idade masculina tem impacto limitado ou nenhum sobre as taxas de gravidez, implantação e nascidos vivos,[74,83,84] e outros achando que a idade paterna é inversamente relacionada com os resultados reprodutivos,[85,86] incluindo uma diminuição nas taxas de nascidos vivos e um aumento nas taxas de aborto espontâneo.

Existem diversos mecanismos biológicos possíveis que poderiam contribuir para um declínio relacionado com a idade na fertilidade masculina. Um envolve alterações celulares ou fisiológicas no trato reprodutor masculino. Os testículos e a próstata exibem alterações morfológicas com o envelhecimento que poderiam afetar adversamente a produção de espermatozoides e as propriedades bioquímicas do sêmen.[87] Estudos de necropsia de homens que morreram de causas acidentais observaram estreitamento e esclerose dos túbulos seminíferos, atividade espermatogênica diminuída e números reduzidos de células germinativas e células de Leydig, à medida que a idade aumenta.[88,89] Outro mecanismo possível é o de alterações relacionadas com a idade no eixo hipotalâmico-hipofisário-testicular. Os níveis médios de FSH em homens aumentam depois da idade de 30 anos,[90] sugerindo que o ambiente endócrino pode começar a mudar durante a meia-idade.[91] O volume diminuído do sêmen pode relacionar-se com produção reduzida de líquido estimulada por androgênio na próstata e vesículas seminais, porque os níveis de testosterona diminuem com o avançar da idade.[92] Qualquer que seja o mecanismo, fertilidade decrescente com idade aumentada do homem em casais sadios sugere que a superprodução de espermatozoides normais pode não compensar completamente os efeitos do aumento da idade. *Entretanto, como há pouco ou nenhum declínio mensurável global na fertilidade masculina antes da idade de 45-50, os dados disponíveis sugerem que fatores masculinos contribuem relativamente pouco para o declínio global relacionado com a idade na fertilidade em mulheres.*

Idade Paterna e Resultados de Gravidez

Uma vez que as células masculinas passam através de mais replicações mitóticas do que aquelas das mulheres, há maior oportunidade de erro. Homens mais velhos também tendem mais do que os homens mais jovens a ter fumado (e por mais longos períodos de tempo) e a ter sido expostos a gonadotoxinas que podem causar dano ao DNA.[66,67] *Idade paterna aumentada foi associada a um aumento nas anormalidades cromossômicas numéricas e estruturais,*[93-97] *com fragmentação aumentada do DNA,*[98] *e com uma frequência mais alta de mutações pontuais.*[99] Há também evidência sugerindo que idade masculina aumentando pode elevar o risco de aborto espontâneo em mulheres jovens.[85,86,100]

Diversos estudos observaram que idade paterna avançada é associada a um aumento na prevalência de **defeitos congênitos** (p. ex., defeitos de tubo neural, defeitos cardíacos e defeitos de membros) e **doenças congênitas** (p. ex., tumor de Wilms).[101-105] Em um grande estudo de coorte retrospectivo com base na população que incluiu mais de 5 milhões de nascimentos, a prevalência global de defeitos de nascença foi 1,5%; em comparação a bebês nascidos de pais com idades de 25-29 anos, os riscos relativos (OR) ajustados de defeitos congênitos foram de 1,04 para lactentes com pais com idades 30-35 anos, 1,08 para aqueles com idades de 40-45 anos e 45-50 anos, e 1,15 para lactentes cujos pais tinham mais de 50 anos de idade.[106] Estes dados sugerem que o risco de defeitos congênitos aumenta apenas ligeiramente, se aumentar, com idade paterna aumentando.

Idade paterna avançada foi associada a um aumento em novas **mutações dominantes autossômicas** (p. ex., acondroplasia e síndromes de Apert, Waardenburg, Crouzon, Pfeiffer e Marfan).[107] Pelo menos em teoria, a observação poderia refletir uma diminuição na atividade de enzimas antioxidantes no sêmen e espermatozoides de homens mais velhos, aumentando a sua suscetibilidade à mutação.[108] Mecanismos de reparo do DNA também podem estar prejudicados em homens mais velhos. Embora o risco relativo de distúrbios dominantes autossômicos seja marcadamente aumentado, o risco absoluto ainda é muito pequeno (< 1%), porque doenças dominantes autossômicas são raras.[109]

A evidência indica que idade paterna avançada é associada a um risco aumentado de **esquizofrenia** na prole;[110-112] globalmente, a incidência é aumentada 2 a 3 vezes em crianças cujos pais têm mais de 45 anos, possivelmente como consequência de mutações emergindo durante a espermatogênese.[113] Similarmente, aumento da idade paterna foi associado a um risco aumentado de **autismo** nos filhos, o que pode refletir mutações *de novo* ou erros de *imprinting* genético.[114-118]

Em pais mais velhos, mutações resultando em **doença ligada ao X** também podem ser mais comuns; os exemplos incluem hemofilia A e distrofia muscular de Duchenne.[119] O "efeito de avô" descreve sua transmissão de filhas portadoras a netos afetados. Globalmente, idade paterna avançada não parece ser associada a qualquer aumento significativo no risco de **aneuploidia de cromossomo sexual** ou autossômica fetal.[119-124] Entretanto, os dados disponíveis são limitados e confundidos pela idade da parceira feminina. Além disso, resultados de um estudo examinando o complemento cromossômico de gametas paternos sugerem que a incidência de aneuploidia de cromossomo sexual pode aumentar com a idade.[124] Um estudo com base na população envolvendo mais de 4 milhões de crianças observou que a idade paterna foi associada a aumento pequeno, mas significativo, no risco de leucemia e cânceres do sistema nervoso central.[125]

Ainda não está claro se o risco de aborto espontâneo aumenta com a idade paterna, porque os resultados de estudos até agora realizados são conflitantes, com alguns achando evidência de uma associação à perda fetal precoce e tardia,[100,126,127] e outros não.[128,129] Enquanto um estudo retrospectivo de 558 gravidezes concebidas usando oócitos doadores não observou nenhuma associação entre idade paterna e taxa de nascidos vivos,[74] outro observou que o risco de aborto espontâneo aumentou com a idade paterna.[83] *No cômputo total, o peso da evidência disponível sugere que idade paterna avançada pode ser associada a um pequeno aumento no risco de aborto espontâneo.* Dados limitados sugerem que idade paterna avançada não aumenta significativamente o risco de restrição do crescimento fetal[130,131] ou de natimorto.[132]

DEFICIÊNCIA DE ANDROGÊNIO NO HOMEM EM ENVELHECIMENTO

Os níveis de testosterona sérica total e livre diminuem nos homens, à medida que a idade aumenta.[133] Contudo, diferentemente da profunda deficiência de estrogênio e sintomas associados que ocorrem após a menopausa em mulheres, o declínio relacionado com a idade nos níveis de androgênio nos homens é mais gradual e menor,[134] e as consequências clínicas dos níveis de androgênio em diminuição ainda não estão claras.

As concentrações de testosterona sérica exibem uma nítida variação diurna em homens jovens (com níveis mais altos pela manhã), mas variam relativamente pouco em homens idosos.[135] No estudo de corte transversal *European Male Aging Study*, envolvendo 3.220 homens de idades de 40 a 79 anos, as concentrações de testosterona total sérica caíram uma média de 0,4% por ano e os níveis de testosterona livre caíram 1,3% por ano.[136] Estudos longitudinais observaram um declínio um pouco maior, relacionado com a idade nas concentrações de testosterona e observaram que os níveis diminuem a uma taxa bastante constante.[133,137,138] Uma vez que as concentrações de globulina ligadora de hormônios sexuais (SHBG) aumentem gradualmente com a idade, os níveis de testosterona livre diminuem mais do que as concentrações de testosterona total.[134] No *Massachusetts Male Aging Study*, os níveis de testosterona livre caíram uma média de quase 3% por ano.[139] Os níveis de SHBG também podem subir em associação à obesidade abdominal aumentada, contribuindo ainda mais para a diminuição na testosterona livre.[140]

À medida que os níveis de testosterona caem firmemente, uma porcentagem cada vez maior de homens em envelhecimento se tornam hipogonadais, conforme definido pelas concentrações de testosterona (testosterona total < 300–325 ng/dL, testosterona livre < 5 ng/dL) e/ou por sinais e sintomas de hipogonadismo. Em uma pesquisa observacional com base na população, a prevalência de hipogonadismo variou de 3 a 7% em homens de 30 a 69 anos, e foi 18% em homens acima da idade de 70 anos.[141] Em um estudo longitudinal, níveis de testosterona total sérica na faixa hipogonadal foram observados em 20% dos homens nos seus 60 anos, em 30% daqueles nos seus 70, e em 50% dos homens nos seus 80 anos.[133]

Em alguns homens com idade acima de 50 anos, concentrações de androgênio sérico decrescentes podem ser associadas a sintomas e sinais clínicos de deficiência androgênica, sugerindo "andropausa". Sintomas de deficiência de androgênio podem incluir libido diminuída,[142,143] com ou sem disfunção erétil,[144] força, energia ou resistência reduzidas,[145] irritabilidade e percepções de uma qualidade mais baixa de vida,[146] perturbação do sono, humor deprimido e letargia,[141] e alterações na função cognitiva.[147,148] Os sintomas podem ser acompanhados por achados físicos, incluindo osteopenia ou osteoporose,[149] massa muscular diminuída,[150] tecido adiposo visceral aumentado,[151] atrofia testicular e ginecomastia. Estudos epidemiológicos observaram que baixas concentrações de testosterona sérica são associadas a desenvolvimento de obesidade central, níveis aumentados de insulina, síndrome metabólica, diabetes e mortalidade aumentada.[152-155] Questionários validados são agora disponíveis para uso em avaliação de homens mais velhos.[156,157] Entretanto, os escores não predizem ou se correlacionam bem com os níveis de testosterona livre e total medidos,[158] e portanto não possuem especificidade para o diagnóstico de deficiência de androgênio no homem em envelhecimento (ADAM).[159-161]

Homens com sintomas ou sinais de deficiência de androgênio merecem avaliação pela medição do nível de testosterona total sérico, idealmente durante as horas da manhã para minimizar a influência de ritmos pulsáteis e circadianos na secreção de testosterona. Concentrações francamente baixas (< 200 ng/dL) devem ser confirmadas por repetidas medições.[162] A testosterona total sérica inclui não apenas testosterona livre, mas também testosterona ligada à albumina e SHBG. "Testosterona biodisponível" é a soma da testosterona livre e ligada à albumina, e foi a medição que melhor se correlacionou com densidade mineral óssea[145] e função sexual[163] e cognitiva[148] em estudos epidemiológicos. Uma vez que o nível de testosterona total sérico ocasionalmente possa ser enganoso, alguns preferem medir testosterona livre ou biodisponível, mas a acurácia das dosagens de testosterona livre foi questionada,[164] e nenhum ensaio é amplamente disponível. Um índice de testosterona livre (ITL) calculado a partir de medidas de testosterona total e SHBG (testosterona total/SHBG) fornece uma medida indireta da quantidade de testosterona biodisponível. *É importante enfatizar que em homens com deficiência de androgênio documentada, um LH sérico normal ou baixo sugere um hipogonadismo secundário que merece avaliação adicional pela medição da prolactina sérica e imageamento de ressonância magnética (RM) para detectar qualquer lesão de massa hipotalâmica ou hipofisária.*

Tratamento

Um consenso de opinião de peritos publicado em 2002 sugeriu que um nível de testosterona total abaixo de 200 ng/dL (6,9 nmol/L) constitui evidência de hipogonadismo que justifica tratamento em homens sintomáticos, que aqueles com concentrações entre 200 ng/dL e 400 ng/dL (6,9-13,9 nmol/L) podem se beneficiar com tratamento, e que níveis mais altos praticamente excluem deficiência de androgênio.[165] Um nível de testosterona biodisponível abaixo da faixa normal para homens adultos jovens normais ou um ITL menor que 0,153 (nmol/nmol) também é compatível com o diagnóstico de deficiência de androgênio.[133] *Diretrizes com base em evidência emitidas pela Endocrine Society, em 2006, recomendaram que, na ausência de doença hipofisária ou testicular, terapia com testosterona seja reservada para homens com concentrações de testosterona total sérica clara e constantemente baixas (< 200 ng/dL) e sintomas clinicamente importantes de deficiência de androgênio.*[162]

Os riscos potenciais do tratamento com testosterona incluem retenção hídrica, ginecomastia, massa eritrocitária aumentada, piora de apneia de sono, promoção de doença prostática benigna ou maligna subclínica, e possível risco adicional de doença cardiovascular.[166] *Por conseguinte, as diretrizes da Endocrine Society recomendam em contrário o tratamento com testosterona em homens com câncer de próstata ou mama, um nódulo ou induração prostática palpável, antígeno prostático específico (PSA) maior que 3 ng/mL sem avaliação urológica adicional, eritrocitose (hematócrito > 50%), apneia de sono obstrutiva não tratada, sintomas graves do trato urinário inferior (International Prostate Score > 19), ou insuficiência cardíaca classe III ou IV.*[162]

Qualquer uma das formulações comerciais de testosterona pode ser usada para tratamento. Terapia com andrógênio pode envolver ésteres de testosterona parenterais (75 mg por semana ou 150 mg cada 2 semanas), *pellets* implantados (225 mg cada 4-6 meses), adesivos escrotais (40 cm², um *patch* por dia) ou cutâneos periféricos (5 mg, um *patch* por dia) ou testosterona gel (5 g por dia); o tratamento deve ser individualizado. No presente, não há dados para indicar que qualquer formulação seja claramente superior. ***O objetivo terapêutico é elevar as concentrações de testosterona sérica acima dos valores pré-tratamento sem exceder a faixa normal para homens adultos jovens. A concentração-alvo de testosterona sérica deve ser mais baixa do que para homens mais jovens (p. ex., 300-400 ng/dL) para diminuir o risco potencial de doença dependente de testosterona.***[162] Desidroepiandrosterona pode ser convertida em testosterona e é comercialmente disponível como um suplemento dietético oral; doses-padrão (50-100 mg por dia) geralmente não elevam as concentrações de testosterona sérica, embora doses mais altas possam fazê-lo.[167]

Em estudos randomizados controlados com placebo, os efeitos da terapia com testosterona sobre a densidade óssea foram inconstantes. Em um, nenhum aumento global na densidade óssea do quadril ou da coluna foi observado, mas o tratamento teve maior efeito em homens com os mais baixos níveis de testosterona pré-tratamento.[168] Em outro, o tratamento com testosterona não aumentou a densidade óssea, mas evitou a diminuição observada em homens que receberam placebo.[169] Em um terceiro tratamento com testosterona (com e sem finasterida, que bloqueia a conversão de testosterona em diidrotestosterona) aumentou a densidade óssea da coluna por 9-10%, e a densidade óssea do quadril por 2-3%.[170] Todos os três estudos[168,169,171] e uma revisão sistemática subsequente[162] observaram que tratamento com testosterona aumentou a massa livre de gordura e diminuiu a massa gorda. Entretanto, o aumento na massa magra não resultou em qualquer melhora constante na força muscular ou desempenho físico.[168,169,171] Tratamento com testosterona também não foi acompanhado por qualquer melhora demonstrável em medidas de qualidade de vida ou função sexual, conforme julgado por questionários.[168,169]

Terapia com androgênio deve ser monitorada, porque os riscos e benefícios à saúde do tratamento a longo prazo não foram estabelecidos. Um exame físico básico (mamas, coração, pulmões, próstata), antígeno prostático específico sérico (PSA) e hemograma completo devem ser obtidos; biópsia da próstata é recomendada quando o exame retal digital ou PSA sérico for anormal. Dentro de 3 meses depois de começar a terapia, os homens recebendo terapia androgênica devem ser avaliados quanto a ganho de peso e quaisquer sinais de edema periférico emergindo, ginecomastia ou dor à palpação mamária, distúrbios do sono, ou aumento prostático. Monitoramento recomendado também inclui hemoglobina ou hematócrito e um PSA sérico. Uma elevação rápida no PSA (> 1 ng/mL) logo depois de começar o tratamento sugere a possibilidade de um câncer de próstata não detectado e constitui razão para descontinuar o tratamento aguardando uma avaliação completa da próstata.[172] A testosterona sérica também deve ser medida para assegurar que o tratamento está atingindo a concentração-alvo, mas a resposta clínica subjetiva é a aferição mais importante da efetividade da terapia com androgênio. Homens com uma boa resposta clínica, ausência de efeitos adversos aparentes e níveis normais de testosterona podem continuar o tratamento, mas devem retornar para monitoramento similar depois de outros 6 meses, e pelo menos anualmente daí em diante. Se osteoporose for uma das indicações para tratamento, a densidade mineral óssea também deve ser reavaliada aproximadamente 1-2 anos depois de começar tratamento.

Em experiências clínicas de tratamento com testosterona em homens idosos, apenas alguns casos de câncer de próstata foram observados, mas a força estatística foi insuficiente para suportar uma conclusão de que tratamento com testosterona não aumenta o risco de câncer de próstata. Uma metanálise envolvendo 19 estudos constatou que tratamento com testosterona foi associado a uma prevalência mais alta de valores elevados de PSA e câncer de próstata, embora biópsia fosse mais comumente efetuada em homens recebendo tratamento.[173] Há pouca evidência de que tratamento a curto prazo tenha efeitos adversos sobre a próstata,[174] mas os efeitos do tratamento a longo prazo permanecem incertos. Similarmente, não está claro se terapia fisiológica com testosterona aumenta o risco de apneia de sono, porque os dados são conflitantes.[173,175-177] Entretanto, tratamento com testosterona em homens idosos claramente pode causar eritrocitose. Em estudos individuais, até um terço dos homens tratados desenvolveu um hematócrito anormalmente elevado,[170,178] e uma metanálise concluiu que tratamento com testosterona é associado a um risco mais de 4 vezes aumentado de eritrocitose.[173] Tomada em conjunto, a evidência indica que tratamento com testosterona em homens hipogonadais tem pouco efeito sobre as concentrações séricas de lipoproteína colesterol total e de baixa densidade.[179]

CAUSAS DE INFERTILIDADE MASCULINA

A infertilidade masculina pode resultar de uma variedade de causas. Algumas, como obstrução ductal e hipogonadismo hipogonadotrópico, podem ser definidas acuradamente e tratadas efetivamente. Outras, como insuficiência testicular primária, podem ser definidas, mas não são suscetíveis a tratamento, e ainda outras, como disfunção dos túbulos seminíferos, não podem ser corrigidas, mas podem ser superadas por inseminação intrauterina (IIU) ou TRA. Embora rara, infertilidade masculina também pode ser a primeira indicação de uma condição médica subjacente séria. *Infelizmente, grande parte da infertilidade masculina é idiopática, refletindo nossa compreensão ainda muito pobre dos mecanismos que governam a função testicular.*

A lista de causas conhecidas de infertilidade masculina é longa e variada, mas pode ser dividida em 4 categorias principais: (1) distúrbios hipotalâmico-hipofisários (1-2%), que podem ser congênitos, adquiridos, ou resultar de enfermidade sistêmica; (2) distúrbios gonadais primários (30-40%), tanto congênitos quanto adquiridos; (3) distúrbios do transporte de espermatozoides (10-20%) e (4) idiopáticas (40-50%).

Causas de Infertilidade Masculina

Doenças Hipotalâmico-Hipofisárias
Deficiência de gonadotrofina isolada idiopática
Síndrome de Kallmann
Mutações de único gene (p. ex., envolvendo o receptor a GnRH, FSHβ, LHβ ou fatores de transcrição envolvidos no desenvolvimento hipofisário)
Tumores hipotalâmicos e hipofisários (p. ex., craniofaringioma, macroadenoma)
Doenças infiltrativas (sarcoidose, histiocitose, siderose transfusional, hemocromatose)
Hiperprolactinemia
Drogas (análogos do GnRH, androgênios, estrogênios, glicocorticoides, opiáceos)
Doença ou trauma críticos
Enfermidade sistêmica crônica ou desnutrição
Infecções (p. ex., meningite)
Obesidade

Doenças Gonadais Primárias
Síndrome de Klinefelter
Deleções de cromossomo Y
Mutações e polimorfismos de único gene (p. ex., envolvendo o receptor a androgênio, estrogênio ou FSH)
Criptorquidia
Varicocele
Infecções (p. ex., orquite viral, lepra, tuberculose)
Drogas (p. ex., agentes alquilantes, álcool, antiandrogênios, cimetidina)

Radiação
Gonadotoxinas ambientais (p. ex., calor, fumo, metais, solventes orgânicos, pesticidas)
Doença crônica (insuficiência renal, cirrose, câncer, anemia falciforme, amiloidose, vasculite, doença celíaca)

Doenças do Transporte de Espermatozoides
Obstrução ou disfunção do epidídimo
Ausência bilateral congênita do duto deferente (relacionada com mutações de *CFTR*)
Infecções causando obstrução do duto deferente (p. ex., gonorreia, clamídia, tuberculose)
Vasectomia
Síndrome de Kartagener (discinesia ciliar primária)
Síndrome de Young
Disfunção ejaculatória (p. ex., doença da medula espinal, disfunção autonômica)

DOENÇAS HIPOTALÂMICO-HIPOFISÁRIAS

Qualquer doença hipotalâmica ou hipofisária ou distúrbio que cause uma deficiência de hormônio liberador de gonadotrofina (GnRH) ou gonadotrofinas pode causar infertilidade masculina. A causa congênita mais comum é deficiência de gonadotrofina isolada idiopática decorrente da secreção ausente ou deficiente de GnRH (resultando em infantilismo sexual).[180] Quando acompanhada por uma ou mais anormalidades extragonadais, como anosmia, cegueira de cores vermelho-verde, defeitos faciais medianos (p. ex., fenda palatina), perda auditiva neurossensorial, sincinesia (movimentos em espelho), ou anomalias renais, a doença é conhecida como ***síndrome de Kallmann.***[181-183] Uma variedade de mutações foi identificada em homens afetados, comprometendo genes que codificaram moléculas de adesão ou receptores da superfície celular, que são necessários para migração normal dos neurônios GnRH do placoide olfatório para o hipotálamo; os exemplos incluem *KAL1*,[184,185] fator de crescimento de fibroblastos 1 (também conhecido como *KAL2*),[186] e procineticina-2 (*PROK2*) e seu receptor (*PROKR2*).[187] Outras causas genéticas de hipogonadismo hipogonadotrópico incluem mutações raras, afetando o receptor GnRH,[188] a subunidade β do FSH[43] ou LH,[37,189,190] ou fatores de transcrição envolvidos no desenvolvimento hipofisário durante a embriogênese, como *LHX3*,[191] *LHX4, HESX1*,[192] e *PROP-1*.[193]

Hipogonadismo hipogonadotrópico também pode resultar de doença hipotalâmica ou tratamentos que inibem a secreção de GnRH, anormalidades do pedículo hipofisário que interferem na entrega de GnRH, e doença hipofisária que impede secreção normal de gonadotrofina. ***Tumores hipotalâmicos ou hipofisários*** podem distorcer o pedículo hipofisário ou comprimir e suprimir gonadotropos hipofisários.

Doenças infiltrativas do hipotálamo ou da hipófise (sarcoidose, histiocitose, siderose transfusional, hemocromatose) podem inibir a secreção de GnRH ou gonadotrofinas hipofisárias.[194,195] ***Hiperprolactinemia*** de qualquer causa[196] e ***tratamento com análogos do GnRH*** (p. ex., para câncer de próstata), ***androgênios*** (p. ex., esteroides anabólicos),[197] ***glicocorticoides***,[198] ou ***opiáceos***[199-201] podem suprimir a secreção de gonadotrofinas. ***Doença*** ou ***lesão crítica***[202] (p. ex., traumatismo cranioencefálico)[203] e ***enfermidade sistêmica crônica*** (p. ex., diabetes melito) ou ***desnutrição*** também foram associadas a hipogonadismo hipogonadotrópico. ***Infecções*** (p. ex., meningite) são outras causas raras, porém reconhecidas, de hipopituitarismo.[204]

Obesidade em homens é associada a hipogonadismo hipogonadotrópico, envolvendo vários mecanismos.[205] As concentrações de testosterona livre sérica são inversamente relacionadas com o peso corporal e índice de massa corporal, independentemente de alterações nos níveis de SHBG,[206-208] e as concentrações de estrogênio são elevadas em virtude da atividade de aromatase aumentada no tecido adiposo.[209] ***Apneia de sono obstrutiva*** é um fator adicional separado, mas relacionado, resultando em hipóxia.

DOENÇAS GONADAIS PRIMÁRIAS

Insuficiência gonadal primária (hipogonadismo hipergonadotrópico) é uma causa importante de azoospermia e oligospermia e pode resultar de uma variedade de doenças congênitas ou adquiridas, incluindo síndrome de Klinefelter, deleções do cromossomo Y, mutações de gene isolado, criptorquidia, varicocele e outras causas menos comuns.

Síndrome de Klinefelter

Síndrome de Klinefelter é uma das causas mais comuns de insuficiência testicular primária, afetando aproximadamente 1 em 1.000 homens,[210,211] e é caracterizada por aneuploidia de cromossomos sexuais. Embora um cromossomo X extra (47,XXY) seja a forma mais comum, alguns homens com síndrome de Klinefelter têm um número maior ou menor de cromossomos X (p. ex., 48,XXXY, 46,XY/47,XXY);[212] homens 46,XX, resultando da translocação do gene determinante de testículo (*SRY*) para um cromossomo X, também têm síndrome de Klinefelter. O fenótipo varia com o número de cromossomos X extras, e possivelmente também com o número de repetições de trinucleotídeo CAG no gene do receptor a androgênio (um polimorfismo); à medida que o comprimento da sequência repetida aumenta, a atividade do receptor diminui. Uma sequência de repetição de CAG mais longa foi associada à estatura mais alta, densidade mineral óssea mais baixas, ginecomastia e comprimento peniano diminuído.[213,214]

Homens com síndrome de Klinefelter geralmente têm testículos pequenos, firmes, resultantes de dano aos túbulos seminíferos e células de Leydig. As concentrações séricas de FSH e LH são elevadas, e os níveis de testosterona são diminuídos em variável extensão. Os homens afetados têm contagens de espermatozoides gravemente reduzidas e são subvirilizados.[212,215] Criptorquidia é mais comum em homens com síndrome de Klinefelter e causa lesão testicular mais grave.[216]

O comprimento dos braços e pernas é aumentado em homens com síndrome de Klinefelter, graças tanto à deficiência de testosterona quanto a uma anormalidade independente dos ossos longos. Os homens com síndrome de Klinefelter também exibem várias anormalidades psicossociais,[217] as quais foram descritas como um acentuada falta de *insight,* mau julgamento e uma capacidade prejudicada de aprender com experiência adversa.[218] Eles também têm dificuldade com fala complexa e uma abrangência de atenção diminuída.[219] Mais tarde na vida, têm um risco aumentado de desenvolver doenças pulmonares, câncer de mama,[220] tumores de células germinativas mediastinais,[221] veias varicosas e úlceras de perna,[222] lúpus eritematoso sistêmico[223] e diabetes melito.[224]

Outras anormalidades cromossômicas associadas à insuficiência gonadal primária incluem o cariótipo 46,XY/45,X, causando uma síndrome caracterizada por baixa estatura e outros aspectos de síndrome de Turner.[225] Uma vez que os testículos possam ser estrias, disgenéticos ou normais, o fenótipo varia de feminino a masculino normal. Naqueles com uma estria e um testículo disgenético (disgenesia gonadal mista), o risco de gonadoblastoma é aumentado (aproximadamente 20%), e gonadectomia é, portanto, indicada.

Deleções do Cromossomo Y

Microdeleções do braço longo do cromossomo Y são agora reconhecidas como uma causa relativamente comum de oligospermia grave e azoospermia, afetando até 20% dos homens com infertilidade.[226] A maioria é mapeada na região Yq11 (chamada fator de azoospermia ou *AZF*), a qual contém três regiões, AZFa, AZFb e AZFc. Deleções das regiões AZFa ou AZFb tipicamente resultam em azoospermia. Mutações na região AZFc causam infertilidade de variável gravidade, variando de oligospermia à azoospermia e são as maiores deleções recorrentes conhecidas em humanos.[227,228] Os genes *DDx3Y* e *USP9Y*, ambos localizados na região AZFa, foram implicados como tendo um papel importante na espermatogênese; azoospermia é constantemente observada quando ambos estão deletados.[229,230] Deleções do cromossomo Y também foram identificadas em homens com criptorquidia, varicocele e obstruções do duto deferente.[231,232]

Uma vez que todas as anormalidades do cromossomo Y sejam transmitidas aos filhos dos homens afetados, concebidos por meio de injeção de espermatozoide intracitoplasmática (ICSI), testagem genética e aconselhamento devem ser oferecidos aos homens afetados antes que seus espermatozoides sejam usados para essa finalidade. Dada a importância e consequências potenciais das deleções do cromossomo Y, há uma necessidade de padronizar os testes para sua detecção.[233]

Mutações e Polimorfismos de Um Único Gene

Diferenciação sexual masculina e espermatogênese normais exigem ao mesmo tempo produção normal de androgênios e receptores normais a androgênios (Capítulo 9). O receptor androgênico desempenha um papel importante na diferenciação das espermátides e sua liberação do epitélio seminífero. Consequentemente, não é de surpreender que defeitos na síntese de androgênio ou na sensibilidade a androgênio sejam associados à infertilidade.[234,235]

Conforme discutido anteriormente, o número de repetições do trinucleotídeo CAG no éxon 1 do gene do receptor a androgênio é inversamente correlacionado com sua atividade transcricional.[213,214] Em um estudo em homens férteis normais, aqueles com curtas sequências de repetições tiveram as mais altas concentrações de espermatozoides.[236] Entretanto, estudos em homens com infertilidade idiopática produziram resultados inconstantes, com alguns achando uma associação entre segmentos mais longos de repetições de CAG e infertilidade masculina,[237-239] e outros não.[240] *Uma metanálise incluindo 33 estudos concluiu que homens com infertilidade idiopática tinham comprimentos de repetições de CAG significativamente mais longos do que os homens férteis, sugerindo que mesmo anormalidades sutis na ação de androgênio podem afetar adversamente a fertilidade masculina.*[241]

A evidência sugere que *distúrbios da síntese ou ação de estrogênio* também podem ser associados à infertilidade em homens. Espermatogênese prejudicada foi observada em camundongos e em homens com falta de um receptor estrogênico funcional (alfa),[242,243] e em camundongos com uma mutação inativadora na enzima aromatase.[244] Polimorfismos envolvendo variações no número de repetições TA uma depois da outra na região promotora do gene do receptor a estrogênio também foram relacionados com a produção de espermatozoides, com números mais altos de repetições de TA sendo associados a contagens mais baixas de espermatozoides.[245] Mutações inativadoras no gene do receptor a FSH são uma causa rara de infertilidade masculina.[39,246]

Vários outros genes autossômicos e ligados ao X foram identificados como reguladores importantes da espermatogênese. Homens com distrofia miotônica (um distúrbio autossômico associado com função motora prejudicada, cataratas, calvície prematura, retardo mental brando e hipogonadismo) também podem exibir espermatogênese anormal.[247] Mutações no gene *SYCP3* (envolvido na regulação da sinapse entre cromossomos homólogos durante a meiose) foram implicadas como uma causa potencial de infertilidade masculina.[245] Outras incluem polimorfismos de *DAZL* (um homólogo autossômico do gene *DAZ*, deletado em azoospermia),[248-252] *PRM1* e *PRM2* (protaminas envolvidas na compactação da cromatina), *TNP1* e *TMP2* (proteínas nucleares de transição) e *USP26* (família de enzimas desubiquitinadoras).[245]

Criptorquidia

Criptorquidia resulta de uma falta de descida testicular durante o desenvolvimento fetal, que é um processo dependente de androgênio. Consequentemente, ela é comum em homens com anormalidades da produção de testosterona, como a síndrome de Kallmann, na resistência a androgênio e com defeitos na síntese de testosterona. Criptorquidia pode ser unilateral ou bilateral e, em qualquer dos casos, é associada à espermatogênese prejudicada e um risco aumentado de desenvolvimento de tumores testiculares. Mesmo na ausência de criptorquidia, a incidência de câncer testicular é aumentada em homens inférteis.[253,254]

Em homens com criptorquidia, os níveis de FSH sérico muitas vezes estão elevados, mas as concentrações de LH geralmente são normais, refletindo função normal das células de Leydig. *A gravidade da anormalidade do sêmen relaciona-se com a duração de tempo que os testículos estiveram fora do escroto.* Uma vez que os testículos são mais facilmente retráteis inicialmente na vida, os meninos muito novos podem parecer transitoriamente que têm criptorquidia mas, na maioria, os testículos descem e permanecem no escroto pela idade de 1 ano.[255] Os homens que têm baixos níveis de inibina B, concentrações aumentadas de FSH e densidade diminuída de espermatozoides depois do reparo de criptorquidia estão em risco aumentado de infertilidade.[256]

Varicoceles

Varicoceles resultam da dilatação do plexo pampiniforme das veias espermáticas no escroto. Elas são mais prevalentes em homens inférteis (até 30%) do que em homens férteis (10-15%) e são 10 vezes mais comumente encontradas à esquerda do que à direita, provavelmente por que a veia espermática esquerda é mais longa e se junta à veia renal esquerda em ângulo reto.[257] *Embora temperatura testicular aumentada, remoção retardada de toxinas locais, hipóxia e estase sejam vistas como os mecanismos provavelmente responsáveis pela associação entre varicoceles e infertilidade, nenhuma relação causal foi estabelecida.*[258-260]

Outras Causas de Insuficiência Gonadal Primária

Certas *infecções* são associadas à infertilidade masculina. Orquite de caxumba é amplamente reconhecida como uma causa de infertilidade masculina. Embora rara em homens pré-púberes, ela ocorre em até 25% dos homens adultos com caxumba, alguns dos quais se tornam inférteis. O mecanismo pode envolver lesão do epitélio germinativo, isquemia ou disfunção imune.[261,262] Gonorreia e infecções por clamídia também podem causar orquite. Outras infecções associadas à infertilidade masculina incluem tuberculose, que pode causar obstrução epididimal, lepra[263] e vírus de imunodeficiência humana (HIV).[264,265]

Drogas que podem afetar adversamente a espermatogênese ou a função das células de Leydig incluem agentes alquilantes (p. ex., ciclofosfamida, clorambucil), antiandrogênios (p. ex., flutamida, ciproterona, espironolactona), cetoconazol, cimetidina e esteroides anabólicos.[266] Doses de *radiação* tão baixas, como 0,015 Gy (15 rads), podem suprimir a espermatogênese, e doses acima de 6 Gy geralmente causam azoospermia e infertilidade permanentes.[267]

Exposições ambientais que podem atuar como *gonadotoxinas* incluem calor, fumo, metais, solventes orgânicos e pesticidas. Um aumento modesto na temperatura escrotal pode afetar adversamente a espermatogênese, e uma doença febril pode resultar em diminuições dramáticas, ainda que transitórias, na densidade e motilidade dos espermatozoides. Hipertermia também pode explicar a infertilidade associada a lesões da medula espinal e exposição crônica à sauna ou spa.[268] Em teoria, fontes ambientais de calor, incluindo roupas de baixo apertadas, banhos quentes e spas, e ocupações que exigem longas horas sentado (dirigir longa distância) poderiam diminuir a fertilidade, mas nenhuma foi confirmada em estudos clínicos.[12] Fumo ou uso intenso de maconha, álcool ou cocaína pode diminuir a qualidade do sêmen e os níveis de testosterona.[269-271]

Doença crônica,[272] como insuficiência renal crônica,[273] cirrose ou desnutrição,[274] pode resultar em insuficiência gonadal primária. Infertilidade também é comum em homens com anemia falciforme, provavelmente em razão de isquemia testicular.

DOENÇAS DO TRANSPORTE DE ESPERMATOZOIDES

Mesmo quando a produção de espermatozoides é normal, obstrução ou disfunção epididimal pode resultar em infertilidade. A causa de infertilidade é clara em homens com obstrução, mas relativamente pouco se conhece sobre a função epididimal. Astenospermia isolada é suposta resultante de disfunção epididimal, e exposição intrauterina a dietilestilbestrol pode ser uma causa.[275]

Anormalidades congênitas ou adquiridas do duto deferente podem causar obstrução e infertilidade. Aproximadamente 1-2% dos homens inférteis têm *ausência bilateral congênita dos dutos deferentes* (CBAVD), quase sempre relacionadas com mutações no gene do regulador da condutância transmembrânica da fibrose cística (*CFTR*).[276] A maioria dos homens afetados não exibe qualquer doença respiratória e pancreática. *Infecções* (gonorreia, Chlamydia, tuberculose) e *vasectomia* são outras causas de obstrução ductal. *Discinesia ciliar primária (síndrome de Kartagener)* é uma doença genética que afeta adversamente a estrutura e função dos cílios e geralmente se apresenta sob forma de infecções recorrentes sinusais e pulmonares, bronquiectasia, *situs inversus*, e infertilidade masculina decorrente da oligoastenospermia.[277,278] *Síndrome de Young* é outra doença genética, em que secreções espessadas no duto e no epidídimo resultam em azoospermia obstrutiva.[279,280]

Disfunção ejaculatória resultante de doença ou traumatismo da medula espinal, simpatectomia ou doença autonômica constitui outra causa de infertilidade relacionada com doenças do transporte de espermatozoides.

AVALIAÇÃO DE INFERTILIDADE MASCULINA

A avaliação do homem infértil deve ser dirigida à realização de todos os seguintes objetivos:[281]

- Identificar e corrigir causas específicas de infertilidade, quando possível.
- Identificar os indivíduos cuja infertilidade não pode ser corrigida, mas pode ser superada por IIU ou uso de várias formas de TRA.
- Identificar os indivíduos que têm uma anormalidade genética que possa afetar a saúde de filhos que possam ser concebidos pelo uso de TRA.
- Identificar indivíduos cuja infertilidade não pode nem ser corrigida nem superada com TRA, para os quais adoção ou o uso de espermatozoides doadores são opções valiosas a considerar.
- Identificar qualquer condição médica subjacente que possa exigir atenção médica específica.

A avaliação do parceiro masculino deve começar ao mesmo tempo que na parceira feminina, geralmente quando gravidez deixa de ocorrer após 1 ano de intercurso desprotegido razoavelmente regular. Avaliação mais precoce é indicada em homens com qualquer fator de risco de infertilidade óbvio, aqueles cuja parceira tem idade de 35 anos ou mais (quando é importante identificar todos os fatores potenciais de infertilidade tão rapidamente e eficientemente quanto possível), e em homens que têm razão para duvidar da sua fertilidade.

No parceiro masculino, as partes mais relevantes da história médica e exame físico incluem o seguinte:[281]

História
- Duração da infertilidade e fertilidade prévia.
- Frequência coital e qualquer disfunção sexual.
- Resultados de qualquer avaliação ou tratamento prévios para infertilidade.
- Doenças da infância e história do desenvolvimento.
- Cirurgia prévia, suas indicações e resultado, e doenças clínicas sistêmicas.
- Episódios passados ou exposições a doenças sexualmente transmitidas.
- Exposições a toxinas ambientais, inclusive calor.
- Medicações e alergias atuais.
- Ocupações e uso de tabaco, álcool e outras drogas.

Exame Físico
- Exame do pênis, incluindo a localização do meato uretral.
- Palpação dos testículos e medição do seu tamanho.

- Presença e consistência de ambos os dutos eferentes e epidídimos.
- Presença de alguma varicocele.
- Características sexuais secundárias, incluindo compleição corporal, distribuição de pelos e desenvolvimento das mamas.
- Exame retal digital.

Uma história de criptorquidia ou orquite de caxumba sugere a possibilidade de atrofia testicular.[261,282] A cronologia e extensão do desenvolvimento sexual secundário podem alertar para a possibilidade de uma endocrinopatia. Obstrução ductal pode resultar de doenças sexualmente transmitidas. Diabetes melito (disfunção do colo da bexiga resultando em ejaculação retrógrada) e fibrose cística (altamente associada à ausência congênita do duto deferente) são doenças clínicas que podem dificultar a fertilidade em homens. Reparo de hérnia inguinal, transplante renal e cirurgia escrotal são associados a riscos de lesão não reconhecida do duto deferente.[283] Cirurgia retroperitoneal pode interromper vias neurais e causar disfunção ejaculatória: tratamento com alfabloqueador, fentolamina, metildopa, guanetidina ou reserpina pode ter efeitos semelhantes.

Quando a avaliação de infertilidade é dirigida pelo ginecologista ou clínico primário, o exame físico do homem pode ser adiado aguardando os resultados do primeiro espermograma quando não houver história de qualquer anormalidade genital masculina, trauma, cirurgia ou disfunção sexual. Entretanto, uma história reprodutiva ou espermograma anormais constitui indicação para avaliação formal adicional que pode ser realizada pelo ginecologista que tiver o necessário treinamento e experiência, porém é mais frequentemente efetuado pelo urologista ou outro especialista em reprodução masculina.

ESPERMOGRAMA

Se existir um fator de infertilidade masculina, ele quase sempre será revelado por um espermograma anormal, embora outros fatores masculinos (disfunção sexual) possam estar envolvidos, mesmo quando a qualidade do sêmen é normal. *A avaliação inicial de infertilidade de fator masculino deve incluir pelo menos um espermograma apropriadamente realizado. Se anormal, outro espermograma deve ser obtido após pelo menos 4 semanas.*[281] Os parâmetros do sêmen podem variar amplamente com o tempo, mesmo em homens férteis,[284-287] e também exibir variações estacionais.[288-290] Considerando que o objetivo global é ganhar um senso da qualidade usual do sêmen, durante o tempo, mais de um espermograma é útil, porque uma única amostra de sêmen fornece apenas uma estimativa pontual que pode ou não ser representativa. Entretanto, com relativamente poucas exceções, um espermograma inicial normal geralmente exclui um fator masculino importante quando não há queixa ou suspeita de disfunção sexual. Em contraposição, parâmetros anormais do sêmen sugerem a necessidade de avaliação adicional endócrina, urológica ou genética.

Instruções-padrão, porém detalhadas, para coleta de sêmen devem ser fornecidas, incluindo um período definido de abstinência de 2-3 dias. Intervalos mais curtos de abstinência diminuem o volume de sêmen e a densidade de espermatozoides, mas geralmente têm pouco ou nenhum impacto sobre a motilidade ou morfologia dos espermatozoides.[291] *Intervalos mais longos de abstinência aumentam o volume de sêmen e a densidade de espermatozoides, mas também aumentam a proporção de espermatozoides mortos, imóveis ou morfologicamente anormais.*[292] Idealmente, o espécime de sêmen deve ser colhido por masturbação diretamente para dentro de um recipiente limpo. Se necessário, sêmen pode ser coletado por meio de intercurso, usando-se uma camisinha de silastic especialmente fabricada que não contém agentes espermicidas similares àqueles nas camisinhas comercializadas para finalidades contraceptivas. Colheita com retirada durante intercurso faz correr o risco de perda da porção inicial do espécime, que geralmente contém a mais alta concentração de espermatozoides. Se possível, o espécime de sêmen deve ser colhido em um recinto privado dentro ou perto do laboratório. Quando necessário, o espécime pode ser coletado em casa, mas deve ser mantido à temperatura ambiente ou do corpo durante o transporte. Independentemente do método de coleta, a amostra de sêmen deve ser examinada dentro de uma hora após a coleta.

Valores de Referência Normais

Os valores de referência normais em amplo uso são fundamentados em comparações dos valores observados nos parceiros homens de casais férteis e inférteis sem exclusão específica de fatores de infertilidade feminina,[293-295] e por essa razão eles não representam necessariamente as faixas médias observadas em homens férteis. Infelizmente, há considerável superposição entre os parâmetros do sêmen observados em homens férteis e inférteis.[296] As faixas de referência normais certamente não representam os valores mínimos absolutos necessários para concepção: muitos homens com valores fora das faixas normais são férteis, e muitos com valores normais são, não obstante, inférteis.[296-299] *Valores fora das faixas normais sugerem um fator de infertilidade masculina que pode necessitar avaliação clínica ou laboratorial adicional, mas cada parâmetro deve ser considerado no contexto do todo.* Uma densidade de espermatozoides brandamente baixa pode ter pouca significância quando o volume de sêmen, motilidade dos espermatozoides e a proporção de espermatozoides anormais são normais. Em contraposição, uma densidade normal de espermatozoides oferece pouca confiança, quando o volume de sêmen é francamente baixo ou a proporção de espermatozoides móveis ou normais é grosseiramente anormal. *Globalmente, as probabilidades de infertilidade masculina aumentam com o número de parâmetros importantes do sêmen (concentração, motilidade, morfologia) na faixa subfértil; a probabilidade é duas a três vezes mais alta quando um é anormal, cinco a sete vezes mais alta quando dois são anormais, e 16 vezes maior quando todos os três são anormais.*[296]

Embora procedimentos detalhados para espermograma tenham sido estabelecidos pela Organização Mundial da Saúde (OMS), os métodos e acurácia dos espermogramas conforme eles são efetuados em consultórios médicos, hospitais e laboratórios de especialidade de andrologia podem variar. Idealmente, para assegurar resultados acurados e confiáveis, espermogramas devem ser efetuados em um laboratório que tenha um programa estabelecido de controle de qualidade que obedeça aos padrões delineados nos *Clinical Laboratory Improvement Amendments* (CLIA; www.hcfa.gov/medicaid/clia/cliahome.htm).[300,301] Os valores de referência normais tradicionais da OMS são os seguintes:[302-304]

Espermograma: Valores Normais de Referência

Volume	1,5–5,0 mL
pH	> 7,2
Viscosidade	< 3 (escalas 0-4)
Concentração de espermatozoides	> 20 milhões/mL
Número total de espermatozoides	> 40 milhões/ejaculado
Porcentagem de motilidade	> 50%
Progressão para frente	> 2 (escalas 0–4)
Morfologia normal	> 50% normais[302]
	> 30% normais[303]
	> 14% normais[304]
Células redondas	< 5 milhões/mL
Aglutinação dos espermatozoides	< 2 (escala 0-3)

Com o tempo, os métodos e valores normais de referência para determinar concentração e motilidade dos espermatozoides mudaram pouco, mas aqueles para morfologia dos espermatozoides mudaram muito substancialmente. Usando o padrão mais recente e rigoroso, **mesmo homens férteis têm relativamente poucos espermatozoides** normais. A fundamentação para a mudança no padrão de morfologia e sua relevância clínica são discutidas adiante (ver Morfologia dos Espermatozoides).

Em 2010, a OMS publicou *limites de referência inferiores* revisados para espermogramas, que representam o quinto percentil em uma população de mais de 1.900 homens de oito países em três continentes, cujas parceiras conceberam dentro de 12 meses:[305]

Espermograma: Limites Inferiores de Referência (IC 95%) em Homens Férteis

Volume	1,5 (1,4-1,7) mL
Concentração de espermatozoides	15 (12-16) milhões/mL
Número total de espermatozoides	39 (33-46) milhões/ejaculado
Motilidade total	40 (38-42)%
Motilidade progressiva	32 (31-34)%
Morfologia normal	4 (3-4)%
Vitalidade	58 (55-63)%

Estes dados fornecem valores de referência confiáveis, clinicamente relevantes, para uso na avaliação de homens inférteis e para estimar seu prognóstico de obtenção de gravidezes com suas parceiras.

Volume e pH do Ejaculado

Um volume de ejaculado baixo ou ausente sugere a possibilidade de emissão falha, coleta incompleta, um intervalo curto de abstinência, ausência congênita bilateral dos dutos deferentes (CBAVD), obstrução de duto ejaculatório, hipogonadismo ou ejaculação retrógrada. Outros parâmetros do sêmen podem ajudar a diferenciar a causa.

A maior parte do volume do sêmen vem das vesículas seminais que compartilham uma embriologia comum com os dutos deferentes. As secreções das vesículas seminais são alcalinas e contêm frutose. Uma vez que as vesículas seminais sejam hipoplásicas ou ausentes na maioria dos homens com CBAVD, elas geralmente produzem um ejaculado ácido (pH menos do que 7,2) de baixo volume que contém pouca ou nenhuma frutose e reflete a maior contribuição de secreções prostáticas ácidas.[306-308] Homens com obstrução de duto ejaculatório produzem um ejaculado tendo características semelhantes, porque os dutos ejaculatórios são formados pela união dos dutos deferentes com os dutos que saem das vesículas seminais, proximais à próstata; as concentrações de frutose no sêmen diminuem com a gravidade cada vez maior da obstrução de duto ejaculatório.[309-311] *Quando ambos os dutos ejaculatórios estão completamente obstruídos, o sêmen é ácido (contendo apenas secreções prostáticas) e não contém nem frutose nem espermatozoides.* Homens hipogonadais com insuficiência testicular primária ou secundária também podem exibir baixos volumes de ejaculado, porque as secreções das vesículas seminais e próstata são estimuladas por andrógenios; o volume é, portanto, diminuído quando os níveis de androgênio são baixos.

Um exame de urina pós-ejaculatória pode detectar ejaculação retrógrada e deve ser considerado toda vez que o volume de ejaculado for menor que 1 mL, exceto quando hipogonadismo, CBAVD, problemas de coleta, ou um intervalo curto de abstinência oferecer uma explicação óbvia. Quando indicado, o exame de urina pós-ejaculatório envolve centrifugação durante 10 minutos a não menos que 300 g, seguida por exame microscópico do *pellet* (400×). *Em homens sem nenhum ou com baixo volume de sêmen e azoospermia (ausência de espermatozoides no ejaculado), a observação de algum espermatozoide no exame de urina pós-ejaculatório sugere ejaculação retrógrada.* Números mais substanciais de espermatozoides precisam ser observados em homens com baixo volume de oligospermia antes de fazer o diagnóstico de ejaculação retrógrada, porque espermatozoides encontrados na urina podem simplesmente ter sido lavados da uretra durante a micção.[306]

Concentração de Espermatozoides e Contagem Total de Espermatozoides

Azoospermia descreve a ausência de espermatozoides no exame microscópico padrão. A prevalência de azoospermia é de aproximadamente 1% em todos os homens[312] mas até 10-15% em homens inférteis.[313] *Para estabelecer o diagnóstico, o espécime de sêmen deve ser centrifugado a alta velocidade (3.000 g por 15 minutos) e o pellet examinado com grande aumento (400×);*[304] *a ausência de espermatozoides deve ser documentada em pelo menos duas ocasiões separadas.* Azoospermia é geralmente classificada como obstrutiva (produção normal de espermatozoides) ou não obstrutiva (espermatogênese diminuída ou ausente).

Azoospermia obstrutiva pode resultar de um bloqueio em qualquer local no sistema ductal, desde os dúctulos eferentes até os dutos ejaculatórios, como consequência de infecção grave, lesão iatrogênica durante cirurgia escrotal ou inguinal, ou anomalias congênitas (CBAV); aproximadamente 40% dos homens azoospérmicos têm uma obstrução.[306] Azoospermia não obstrutiva é causada por doença testicular intrínseca (insuficiência testicular primária) ou endocrinopatias e outras condições que suprimem a espermatogênese (insuficiência testicular secundária). Homens com azoospermia não obstrutiva podem ter baixo nível de produção de espermatozoides que é insuficiente para impelir transporte epididimal e para permitir que os espermatozoides entrem no ejaculado.[314] Exame cuidadoso de uma amostra de sêmen centrifugado identificará espermatozoides nos ejaculados de até um terço dos homens com um diagnóstico preliminar de azoospermia não obstrutiva.[315] A observação tem significado prático porque homens em que mesmo um número modesto de espermatozoides pode ser recuperado do ejaculado podem não necessitar recuperação cirúrgica de espermatozoides para FIV (extração testicular de espermatozoides; TESE).

Oligospermia é definida tradicionalmente por uma densidade de espermatozoides menor que 20 milhões/mL e é considerada grave quando a concentração de espermatozoides está abaixo de 5 milhões/mL. *A probabilidade de concepção aumenta com concentrações crescentes de espermatozoides até aproximadamente 40-50 milhões/mL, mas não sobe ainda mais com densidades mais altas de espermatozoides.*[296,297] Os resultados de um grande estudo nos EUA comparando parâmetros do sêmen em homens férteis e inférteis a parceiras normais indicam que a probabilidade de infertilidade masculina é aumentada aproximadamente 5 vezes (5,3, intervalo de confiança de 95% 3,3-8,3) quando a densidade de espermatozoides é menos de 13,5 milhões/mL.[296] Em um estudo europeu anterior de desenho semelhante, a densidade que representou o décimo percentil para homens férteis foi de 14 milhões/mL.[316] Estes valores são compatíveis com o limite de referência inferior para homens férteis recomendado recentemente pela OMS (15 milhões/mL).[305] Oligospermia pode ser associada a uma varicocele, hipogonadismo ou microdeleções específicas no cromossomo Y. *Avaliação endócrina e genética é indicada para homens com oligospermia grave* (discutido adiante).

A contagem de espermatozoides é simplesmente o produto da multiplicação do volume de sêmen e a concentração de espermatozoides. A contagem total de espermatozoides pode ser normal em homens oligospérmicos, quando o volume é alto, e também normal, quando o volume é baixo, mas a densidade é alta. Os dois parâmetros flutuam e devem ser considerados juntos ao fazer julgamentos a respeito da qualidade do sêmen. Numerosos estudos sugeriram que a contagem média de espermatozoides em homens tem diminuído firmemente ao longo das últimas décadas,[317,318] suscitando preocupações de que toxinas e substâncias químicas ambientais, tendo atividade semelhante a estrogênio (xenoestrogênios), pudessem ser responsáveis. Entre-

Motilidade dos Espermatozoides, Progressão para Frente, Contagem Total Movel e Vitalidade

tanto, numerosos outros observaram ausência de evidência de qualquer alteração significativa.[319-324] Mais importante, a prevalência de infertilidade não aumentou significativamente durante os mesmos intervalos, indicando que qualquer diminuição na qualidade do sêmen que possa ter ocorrido não teve impacto clínico global.

A motilidade dos espermatozoides é estimada como porcentagem da população total de espermatozoides que exibe algum movimento. Progressão para frente geralmente é graduada em uma escala arbitrária (grau 0-4) e mais frequentemente relatada sob a forma de porcentagens exibindo motilidade rápida (grau 3-4), lenta (grau 2) e não progressiva (grau 0-1). A motilidade progressiva total geralmente representa uma estimativa da porcentagem de espermatozoides exibindo movimento propositado para frente (graus 2-4). ***A probabilidade de concepção sobe com motilidade aumentada até aproximadamente 60%.***[296] De acordo com um grande estudo dos EUA, a probabilidade de infertilidade masculina é aumentada aproximadamente 5 vezes (OR = 5,6, IC 95% = 3,5-8,3) quando a motilidade progressiva é menos que 32%.[296] Em outro, o limiar separando homens férteis e inférteis foi de 45%, e o décimo percentil de motilidade para homens férteis foi de 28%.[316] Outra vez, estes valores se comparam, bem com o valor de referência inferior para motilidade progressiva agora recomendado pela OMS (32%).[305]

A contagem total de espermatozoides móveis é calculada a partir da contagem total de espermatozoides e da porcentagem de espermatozoides móveis progressivamente e representa uma estimativa do número total de espermatozoides ativos no ejaculado. Levando em consideração as inevitáveis perdas procedimentais associadas ao processamento de uma amostra para IIU (até aproximadamente 50%), o número total de espermatozoides móveis pode ser usado para estimar a contagem provável de espermatozoides móveis totais processados, que se correlaciona com a probabilidade de gravidez alcançada com IIU no tratamento de infertilidade de fator masculino (ver Tratamento, a seguir).[325-329]

Em geral, pouca motilidade dos espermatozoides (astenospermia) sugere disfunção testicular ou epididimal. Astenospermia foi associada a autoanticorpos aos espermatozoides (predispondo à agregação), infecções do trato genital (leucócitos no sêmen), obstrução parcial dos dutos ejaculatórios ou no local de uma reversão de vasectomia (reanastomose), varicoceles e intervalos prolongados de abstinência.

Grandes números de espermatozoides não móveis sugerem a rara possibilidade de discinesia ciliar primária (síndrome de Kartagener), em que a cauda dos espermatozoides tem uma anormalidade estrutural e não é capaz de ação de flagelo. Os cílios do trato respiratório usualmente também são comprometidos; os indivíduos afetados são inférteis e predispostos a infecções crônicas do trato respiratório. Diagnóstico é feito pelo exame dos espermatozoides usando microscopia eletrônica.

Quando nenhum espermatozoide móvel é observado, um teste de vitalidade dos espermatozoides é capaz de diferenciar espermatozoides não móveis viáveis de espermatozoides mortos. Um método envolve misturar sêmen fresco com um corante supravital (eosina Y ou azul tripan); espermatozoides com função de membrana intacta não captam a coloração. Outro método, o teste de tumefação hiposmótica dos espermatozoides, envolve incubação de espermatozoides em uma solução hiposmótica; as caudas de espermatozoides com membrana normal funcionam bem e se enrolam quando líquido é transportado pela membrana. Em homens com poucos ou nenhum espermatozoide móvel, o teste de intumescimento hiposmótico pode ser usado para identificar espermatozoides não móveis vivos para ICSI.[330]

Morfologia dos Espermatozoides

A morfologia dos espermatozoides reflete a qualidade da espermatogênese. Anormalidades morfológicas (teratospermia) são classificadas por localização, comprometendo a cabeça, o colo (peça intermediária) ou a cauda. Gotículas citoplasmáticas na peça média que ocupam mais que aproximadamente metade da área de uma cabeça de espermatozoide normal representam outro defeito específico. Espermatozoides classificados como normais têm que ser normais sob todos os aspectos. Teratospermia foi associada à varicocele e à insuficiência testicular primária e secundária. Ela pode ser observada em associação a anormalidades na concentração e motilidade dos espermatozoides ou ocorrer como uma anormalidade isolada.

Os mais recentes valores de referência da OMS (desde 1999) para a avaliação da morfologia dos espermatozoides são muito semelhantes àqueles conhecidos como critérios de Kruger (Tygerberg) ou "estritos",[331,332] que se originaram de esforços para identificar preditores de fertilização em ciclos de FIV. Quando morfologia de espermatozoides foi julgada de acordo com um padrão normal estrito, a eficiência da fertilização *in vitro* correlacionou-se com a porcentagem de espermatozoides morfologicamente normais.[331,333,334] As taxas de fertilização convencionais foram mais altas quando a porcentagem de espermatozoides normais foi de 14% ou mais alta, muito baixas (7-8%) quando menos de 4% dos espermatozoides tinham morfologia normal, e intermediárias quando os valores caíram entre os dois valores limiares.[331] Depois que diversos estudos confirmaram o valor preditivo da morfologia estrita dos espermatozoides na FIV,[335-342] teratospermia grave (0-4% de espermatozoides normais por critérios estritos) tornou-se amplamente aceita como uma indicação para ICSI em ciclos de FIV. Entretanto, outros não observaram diferenças nas taxas de fertilização, gravidez e nascidos vivos alcançadas com ICSI e fertilização convencional e argumentam que teratospermia isolada não é uma indicação válida para efetuar ICSI.[343-346] *A controvérsia continua, mas morfologia estrita dos espermatozoides permanece o melhor preditor disponível da função do espermatozoide (a capacidade de fertilizar um oócito maduro).*

Foi lógico prever que se a morfologia estrita do espermatozoide podia predizer eficiência de fertilização sob condições otimizadas *in vitro*, ela também poderia ter valor para predizer a probabilidade de fertilização bem-sucedida *in vivo* e ajudar a discriminar homens férteis e inférteis. Vários estudos examinaram parâmetros do sêmen em casais sem fatores conhecidos de infertilidade que estavam tentando a gravidez,[297,347] ou compararam os parâmetros do sêmen de homens férteis e inférteis;[296,316,340,348] dois incluíram somente homens cujas parceiras não tinham fatores aparentes de infertilidade.[296,316] *Embora a concentração e motilidade progressiva dos espermatozoides tivessem valor para distinguir homens férteis de inférteis, a morfologia estrita dos espermatozoides (conforme determinada por um indivíduo possuidor de extenso treinamento e experiência) constituiu o valor isolado mais discriminador.*[296,316] No maior dos dois estudos, a probabilidade de infertilidade masculina foi aumentada aproximadamente 4 vezes (OR = 3,8, IC 95% = 3,0-5,0), quando a morfologia estrita dos espermatozoides foi menos que 9% normal.[296] O valor de 9% teve uma sensibilidade de 43% e uma especificidade de 81% para identificar homens inférteis; baixar o valor limiar para 5% de formas normais diminuiu a sensibilidade para apenas 19%, mas aumentou a especificidade para 94%.[296] Em um estudo menor de desenho semelhante, o valor limiar que identificou homens inférteis foi de 10%, e o valor correspondente ao décimo percentil entre homens férteis foi de 5% de formas normais.[316]

Morfologia estrita do espermatozoide é talvez mais relevante para casais com oligospermia ou astenospermia branda ou com infertilidade inexplicada (função ovulatória, anatomia reprodutiva feminina e parâmetros do sêmen normais). Nesses casais, IIU (com ou sem estimulação ovariana) e FIV são as opções de tratamento que oferecem a maior probabilidade de sucesso (Capítulo 27). A maioria,[349-352] mas não todos,[353,354] dos estudos observaram que a fecundabilidade do ciclo em ciclos de IIU se correlaciona com a proporção de espermatozoides morfologicamente normais e é geralmente ruim, quando a morfologia estrita é menos do que 5% normal. *Embora nenhum valor limiar exclua a possibilidade de gravidez com tratamento expectante ou IIU, a relação entre morfologia estrita do espermatozoide e fecundabilidade do ciclo com IIU merece consideração e discussão cuidadosas quando planejando tratamento para casais com infertilidade de fator masculino e inexplicada.* Outras considerações importantes incluem a idade da parceira feminina, a duração da infertilidade, e os custos comparados, logística, riscos e prognóstico associados a estratégias alternativas de tratamento, incluindo FIV com e sem ICSI.

É importante enfatizar que os valores estritos de morfologia dos espermatozoides, como outros parâmetros do sêmen, variam entre os espécimes dentro dos indivíduos, entre os técnicos dentro dos laboratórios e entre os laboratórios.[332,355] Um programa rigoroso de controle de qualidade ajuda a assegurar precisão e constância.[356,357] Infelizmente, relativamente poucos dos laboratórios que efetuam análises de sêmen rotineiramente possuem suficiente volume de exames e o pessoal altamente treinado e experiente necessário para fornecer uma avaliação válida da morfologia estrita dos espermatozoides. *Consequentemente, padrões mais antigos da OMS para morfologia dos espermatozoides (1987, 1992) que classificam mais espermatozoides como normais ainda são amplamente usados na maioria dos laboratórios de hospitais.*[302,303] Embora avaliações da morfologia usando os padrões mais antigos tenham pouco valor, os resultados de volume de sêmen, concentração de espermatozoides e motilidade ainda são informativos e podem revelar um fator masculino óbvio. Entretanto, um espermograma mais sofisticado, incluindo morfologia estrita dos espermatozoides, merece séria consideração antes de implementar tratamento para casais com infertilidade de fator masculino ou inexplicada.

Células Redondas e Leucocitospermia

Células epiteliais, células da próstata, espermatozoides imaturos (espermátides redondas, espermatócitos) e leucócitos aparecem todos como "células redondas" e não podem ser diferenciados em um espermograma de rotina. *Quando o número de células redondas excede 5 milhões/mL, estudos adicionais devem ser realizados para diferenciar leucócitos de espermatozoides imaturos e para identificar os homens que têm leucocitospermia verdadeira (mais de 1 milhão de leucócitos/mL) que podem necessitar avaliação adicional quanto à infecção ou inflamação do trato genital.* Qualquer uma de uma variedade de colorações, testes bioquímicos e técnicas imunoistoquímicas pode ser usada para identificar a proporção de células redondas que é de leucócitos.[358,359] Embora leucocitospermia tenha sido implicada como causa de má motilidade e função dos espermatozoides,[360] estudos mais recentes não demonstraram qualquer associação entre a leucocitospermia em homens com prostatite crônica e parâmetros anormais do sêmen.[361] Nada obstante, leucocitospermia documentada geralmente é vista como uma indicação para espermocultura (*Mycoplasma hominis, Ureaplasma urealyticum, Chlamydia*). Quando culturas forem efetuadas, o pênis deve ser lavado cuidadosamente com betadina antes da coleta da amostra para reduzir a probabilidade de contaminação pela flora da pele. Por razões desconhecidas, leucocitospermia não relacionada com infecção ou inflamação também pode ser observada no sêmen de homens com lesão da medula espinal.[362]

Viscosidade do Sêmen

A viscosidade do sêmen é avaliada rotineiramente e graduada em uma escala arbitrária (graus 0-4). Hiperviscosidade seminal é relativamente incomum, e suas causas não foram claramente definidas. Não surpreendentemente, hiperviscosidade foi associada à astenospermia.[363,364] Embora infecções do trato genital e autoanticorpos a espermatozoides tenham sido implicados como causas de hiperviscosidade seminal, está faltando evidência da associação.[365] Tal como anormalidades do pH e dos níveis de frutose, viscosidade aumentada do sêmen sugere a possibilidade de disfunção nas glândulas acessórias (próstata, vesículas seminais),[366] mas na prática o parâmetro tem relativamente pouca importância.

TESTES ESPECIALIZADOS

Embora todos os principais parâmetros do sêmen (concentração, motilidade, morfologia) tenham impacto sobre a fertilidade quando claramente anormais, eles não medem ou respondem àquela que é defensavelmente a pergunta mais importante: o espermatozoide é capaz de efetivamente se ligar, penetrar e fertilizar os óvulos da parceira? Morfologia estrita do espermatozoide é uma medida indireta útil da função do espermatozoide em virtude da sua correlação com as taxas de fertilização *in vitro*, mas o parâmetro deixa muito a desejar e geralmente é disponível somente em laboratórios especializados de andrologia associados a centros de FIV.

Infelizmente, embora um vasto sortimento de testes e procedimentos especializados tenha sido desenvolvido para avaliar a fixação dos espermatozoides à zona pelúcida, penetração da membrana do oócito, ou a liberação de enzimas acrossômicas, nós ainda não temos teste validado de função do espermatozoide. Como ainda não compreendemos, não conseguimos medir, e não temos nenhum modo de corrigir uma anormalidade suspeitada da função do espermatozoide, a atenção foi focalizada na ICSI como uma maneira de anular ou contornar anormalidades da função do espermatozoide. Entretanto, a necessidade de um teste confiável da função do espermatozoide persiste, porque FIV e ICSI não são opções práticas para uma grande quantidade de casais inférteis, e todos gostariam de usar seu tempo e recursos disponíveis da maneira mais eficiente e efetiva possível;[367] o tempo e a despesa associados a tratamentos envolvendo IIU poderiam ser evitados se houvesse boa evidência para indicar que somente a ICSI oferecia uma probabilidade realística de sucesso.

Autoanticorpos aos Espermatozoides

A barreira hematotesticular normalmente isola os espermatozoides do imunorreconhecimento (os espermatozoides desenvolvem-se depois que a imunocompetência é estabelecida), mas se ele for rompido, e espermatozoides forem expostos ao sangue, pode resultar uma resposta antigênica. Os fatores de risco para anticorpos antiespermatozoides incluem obstrução ductal, infecção genital prévia, torção ou trauma testicular e reversão de esterilização (vasovasostomia ou vasoepididimostomia).[368] Autoanticorpos aos espermatozoides podem ser encontrados no soro, mas a evidência indica que eles não têm importância clínica.[369,370] Em contraste, anticorpos ligados a espermatozoides podem ser clinicamente relevantes porque podem interferir com a motilidade dos espermatozoides ou impedir fertilização.[371,372]

Acentuada agregação ou aglutinação dos espermatozoides, tal como astenospermia isolada, pode assinalar a presença de autoanticorpos aos espermatozoides, mas nenhuma delas é observada comumente. Alguns também veem a infertilidade inexplicada como uma indicação para testagem de anticorpo antiespermatozoide. Os dois testes mais amplamente usados para detecção de autoanticorpos aos espermatozoides envolvem o uso de contas ou partículas de látex com anticorpos afixados (produzidos contra imunoglobulinas humanas) que se ligam a anticorpos na superfície dos espermatozoides.[304] O limiar para um teste positivo não está bem estabelecido, mas anticorpos geralmente são considerados clinicamente importantes, quando mais de 50% dos espermatozoides são revestidos. Entretanto, os níveis de anticorpo podem flutuar, mesmo sem tratamento.[373] Nova pesquisa sobre proteômica do espermatozoide pode ajudar a ligar proteínas específicas dos espermatozoides com sua funções e a identificar autoanticorpos relevantes contra os espermatozoides.[374]

As taxas de gravidez são descritas como mais baixas em homens com anticorpos antiespermatozoides demonstráveis do que naqueles sem anticorpos, e, entre aqueles com anticorpos antiespermatozoides, as taxas de gravidez são mais baixas quando mais de 50% dos espermatozoides são ligados a anticorpo.[375] Anticorpos antiespermatozoides foram associados com maus resultados de teste pós-coital, mas testagem pós-coital de rotina não é mais efetuada, porque os resultados não têm valor provado (Capítulo 27). Como IIU esteve entre os tratamentos mais populares e efetivos para anticorpos antiespermatozoides[376] (como esteve para presumida infertilidade de fator cervical) e IIU tornou-se um elemento central da maioria dos tratamentos para infertilidade inexplicada afora FIV (Capítulo 27), os resultados da testagem de anticorpo antiespermatozoide, como aqueles da testagem pós-coital, raramente oferecem alguma informação que afete decisões de tratamento ou resultados. *Testagem de autoanticorpo a espermatozoide ainda é raramente feita, porque quando IIU falha ou FIV de outro modo é indicada, ICSI é capaz de efetivamente contornar quaisquer efeitos adversos de anticorpos antiespermatozoides.*[377]

Ensaio de Penetração de Espermatozoide

A zona pelúcida que circunda o oócito bloqueia a entrada de mais de um espermatozoide e fertilização por espermatozoide de uma espécie diferente, mas se ela for removida por delicada digestão enzimática, espermatozoide de outra espécie pode penetrar o óvulo. No ensaio de penetração de espermatozoide, óvulos livres da zona coletados de hamsters douradas superovuladas são incubados com espermatozoides humanos lavados, e a proporção de óvulos penetrados ou o número de penetrações de espermatozoides por óvulo, pelos espermatozoides do sujeito de prova, é comparado àquele observado em uma incubação paralela usando espermatozoides de um indivíduo conhecido fértil.[304,378,379] Em teoria, o teste avalia quatro funções específicas do espermatozoide: capacitação, a reação acrossômica, fusão com a ooleína e descondensação dentro do citoplasma do óvulo.

Infelizmente, os resultados do ensaio de penetração de espermatozoide são muito sensíveis a condições variadas de cultura, e o procedimento de teste tem sido difícil de padronizar. O teste depende de reações acrossômicas espontâneas *in vitro* ou induzidas quimicamente.[380] Os resultados de teste também variam com o tempo, e mesmo doadores provados de espermatozoides podem ter falha no ensaio de penetração de espermatozoide em uma dada ocasião.[381] O valor preditivo do ensaio de penetração de espermatozoide para FIV ou concepção natural em casais inférteis tem variado amplamente e depende, em grande parte, da experiência do laboratório individual.[382-385] É interessante que os resultados de teste também não se correlacionaram constantemente com a morfologia estrita do espermatozoide, o preditor mais comumente aceito de fertilização.[386-388] Talvez mais importante, é que o teste é desconfortável, caro, demorado e não amplamente disponível.

Ensaio de Ligação à Zona Humana

Conquanto a penetração pelo espermatozoide em ovos sem zona possa testar a capacidade do espermatozoide de penetrar no oócito, ela por definição não testa a capacidade do espermatozoide de se ligar e penetrar a zona pelúcida. O ensaio de hemizona usa zonas bissecionadas derivadas de oócitos humanos não expostos previamente a espermatozoides e compara a ligação de espermatozoide do sujeito de teste e de controle fértil.[389,390] Os resultados foram usados para predizer fertilização *in vitro*,[391,392] mas disponibilidade limitada de zonas humanas e os aspectos técnicos do teste excluem efetivamente a aplicação além do uso como ferramenta de investigação.

Espermograma Assistido por Computador

Espermograma assistido por computador (CASA) foi desenvolvido em esforços para estabelecer uma avaliação precisa, automática e objetiva da concentração e características de movimento (velocidade e movimento da cabeça) dos espermatozoides. A tecnologia emprega instrumentos sofisticados para gerar imagens de vídeo digitalizadas para análise, mas sua precisão é altamente dependente dos métodos de preparação da amostra, frequência de quadros e concentração de espermatozoides.[393,394] Embora alguns tenham constatado que as características de motilidade dos espermatozoides têm valor preditivo para fertilização *in vivo* e *in vitro*, outros não constataram.[395-397]

Reação Acrossômica

O acrossomo é uma estrutura limitada por membrana localizada na extremidade da cabeça do espermatozoide contendo enzimas proteolíticas necessárias para penetração da zona pelúcida

(Capítulo 7), e a acrosina é uma dessas enzimas.[398] A reação acrossômica envolve a fusão do acrossomo e a membrana plasmática, seguida pela liberação das enzimas acrossômicas e exposição da cabeça do espermatozoide, o que deve ocorrer depois da ligação do espermatozoide à *zona pellucida*. Os espermatozoides de homens inférteis exibem uma prevalência aumentada de perda espontânea do acrossomo e reatividade diminuída do acrossomo em resposta ao tratamento com um ionóforo de cálcio.[399] Entretanto, a relevância clínica de medições de acrosina e reatividade acrossômica *in vitro* resta por ser estabelecida.

Testes Bioquímicos

Os testes bioquímicos da função dos espermatozoides incluem medições da creatina fosfoquinase e espécies de oxigênio reativo do espermatozoide. Creatina fosfoquinase é uma enzima importante envolvida na geração, transporte e uso de energia dentro do espermatozoide. Estudos dos níveis ou formas da enzima nos espermatozoides de homens férteis e inférteis forneceram resultados conflitantes.[400,401]

Metabolismo normal do oxigênio gera espécies de oxigênio reativo, que podem ser tóxicas se em excesso. Tanto em homens férteis quanto inférteis, leucócitos são a principal fonte de espécies de oxigênio reativo, mas os espermatozoides eles próprios também as produzem. Níveis aumentados foram observados no sêmen de homens inférteis e implicados como uma causa de infertilidade masculina inexplicada de algum outro modo.[402-404] Peroxidação de membranas lipídicas dos espermatozoides e geração de peróxidos tóxicos de ácidos graxos podem interferir com as funções do espermatozoide.[405] Espécies de oxigênio reativo podem ser detectadas com sondas quimioluminescentes, mas esses testes permanecem investigacionais.

Estrutura da Cromatina e DNA dos Espermatozoides

Uma proporção importante de homens inférteis possui níveis aumentados de dano do DNA que podem afetar adversamente a fertilidade,[406-411,407,408,412] mesmo quando todos os parâmetros padrão do sêmen são normais.[413]

Homens com parâmetros anormais do sêmen frequentemente exibem altos níveis de fragmentação do DNA, mas o mesmo pode ser observado em homens com parâmetros normais do sêmen.[406,410,414-416] Testes recentemente desenvolvidos da estrutura da cromatina do espermatozoide e da fragmentação do DNA oferecem uma medida da integridade da cromatina e nuclear do espermatozoide,[417] mas sua utilidade clínica não foi estabelecia. Uma metanálise incluindo 13 estudos relevantes envolvendo mais de 2.000 ciclos de tratamento concluiu que a pequena associação entre os resultados de exames da integridade do DNA do espermatozoide e gravidez em ciclos de FIV e ICSI não é suficiente para justificar seu uso de rotina na avaliação de homens inférteis.[418]

AVALIAÇÃO ENDÓCRINA

Doenças endócrinas comprometendo o eixo hipotalâmico-hipofisário-testicular são causas bem reconhecidas, mas incomuns de infertilidade masculina, e são extremamente incomuns em homens que têm parâmetros normais do sêmen. *Indicações para avaliação endócrina em homens inférteis incluem um espermograma anormal (particularmente uma concentração de espermatozoides menor que 10 milhões/mL), disfunção sexual (libido diminuída, impotência) e outros sintomas ou achados clínicos que sugiram uma endocrinopatia específica.*[306] *Uma avaliação endócrina básica do homem infértil envolve medições do FSH sérico e testosterona total e detectará a vasta maioria das endocrinopatias clinicamente importantes.*[419]

Quando o nível de testosterona total é baixo (< 300 ng/dL), o ensaio deve ser repetido para confirmar o achado, e devem ser obtidos uma testosterona livre, LH e prolactina séricos.[306,420] Juntos, os níveis de FSH, LH e testosterona ajudam a diferenciar a condição clínica. Em homens com hipogonadismo hipogonadotrópico, geralmente todos os três níveis hormonais são distintamente baixos. Em homens com espermatogênese anormal, o nível de FSH pode ser normal ou alto, e os níveis de LH e testosterona são normais. Aqueles com insuficiência testicular exibem níveis altos de FSH e LH e uma concentração de testosterona baixa ou normal. Homens com um tumor hipofisário secretor de prolactina geralmente têm concentrações normais ou baixas de gonadotrofinas, uma testosterona sérica baixa, e um nível de prolactina elevado. *Naqueles com hipogonadismo hipogonadotrópico, com ou sem hiperprolactinemia, imageamento de ressonância magnética da região hipotalâmico-hipofisária está indicado para excluir uma lesão de massa.*

Em homens inférteis com oligospermia grave (< 5 milhões/mL), baixos níveis de testosterona (< 300 ng/dL) e concentrações normais de gonadotrofinas, a avaliação poderia ser expandida para incluir um estradiol sérico e cálculo da razão testosterona (ng/dL):estradiol (pg/mL), porque aqueles com baixos valores (< 10) podem beneficiar-se do tratamento com um inibidor de aromatase.[421,422]

AVALIAÇÃO UROLÓGICA

Se não efetuado anteriormente, parâmetros do sêmen grosseiramente anormais constituem indicação para um exame físico completo por um urologista ou outro especialista em reprodução humana; alguns homens podem necessitar avaliação urológica mais avançada.

Em homens normais, os testículos são firmes e medem 15-25 mL em volume.[423] Testículos moles pequenos sugerem insuficiência testicular. Repleção epididimal sugere obstrução em homens com azoospermia.[424] O diagnóstico de CBAVD é feito por exame físico isoladamente e não requer ultrassonografia escrotal ou exploração.[307,308] Palpação do funículo espermático (ereto e supino, com e sem Valsalva) pode revelar uma varicocele,[425] que pode ser graduada (grau 1-3) de acordo com a gravidade.[426] Exame retal digital define o tamanho e simetria da próstata e pode revelar a presença de cistos na linha mediana ou vesículas seminais dilatadas, sugerindo obstrução de dutos ejaculatórios.

Ultrassonografia transretal é indicada para o diagnóstico de obstrução de dutos ejaculatórios em homens com oligospermia grave ou azoospermia, dutos palpáveis, ejaculados de baixo volume e volume testicular normal, particularmente quando o sêmen é ácido e contém pouca ou nenhuma frutose.[306,427] Vasografia oferece um método alternativo para diagnóstico de obstrução de dutos ejaculatórios, mas a ultrassonografia transretal é menos invasiva e evita o risco de lesão ductal.[428] Observações de cistos medianos, vesículas seminais ou dutos ejaculatórios dilatados sugerem, mas não estabelecem, o diagnóstico de obstrução de dutos ejaculatórios. Em contraposição, a ausência de quaisquer desses achados não exclui a possibilidade. Aspiração de vesículas seminais e vesiculografia sob direcionamento com ultrassom transretal proporcionam os meios para fazer um diagnóstico definitivo; quaisquer espermatozoides recuperados podem ser criopreservados para uso em FIV com ICSI.[429] Tratamento definitivo exige ressecção transuretral dos dutos ejaculatórios.[430]

Ultrassonografia transescrotal pode ajudar a esclarecer achados físicos incertos ou a confirmar a presença de uma massa escrotal. Ela também pode revelar varicoceles não palpáveis, mas não há evidência indicando que elas tenham importância clínica.[281]

Ultrassonografia renal é indicada em homens com agenesia de dutos deferentes unilateral ou bilateral. Aproximadamente 25% dos homens com agenesia ductal unilateral e 10% dos homens com CBAVD têm agenesia renal unilateral.[431]

Biópsia de testículo pode ser realizada para finalidades diagnósticas em homens azoospérmicos. Aqueles com níveis elevados de FSH sérico não necessitam uma biópsia diagnóstica, porque uma alta concentração de FSH é diagnóstica de espermatogênese anormal. Embora biópsia possa ser executada para determinar a probabilidade de que espermatozoides possam ser recuperados para FIV com ICSI, os resultados podem não ser inteiramente úteis, porque produção de espermatozoides pode ser limitada a focos específicos dentro dos testículos. Em contraste, biópsia diagnóstica é indicada em homens azoospérmicos com tamanho testicular normal, pelo menos um duto deferente palpável e um nível normal de FSH sérico, porque o FSH normal não garante que a espermatogênese seja normal. Quando biópsia é efetuada, uma porção de tecido testicular pode ser criopreservada para uso em um ciclo de tratamento futuro de FIV/ICSI a fim de evitar a necessidade de um segundo procedimento. Uma biópsia que revele espermatogênese normal significa obstrução em algum nível, que então precisa ser definido por exploração cirúrgica com ou sem ductografia (ver Tratamento Cirúrgico, adiante).[306]

AVALIAÇÃO GENÉTICA

Anormalidades genéticas podem causar infertilidade ao interferirem com a produção ou o transporte de espermatozoides. Atualmente, as mais relevantes para infertilidade masculina e seu tratamento incluem: (1) mutações dentro do gene do regulador da condutância transmembrânica da fibrose cística (*CFTR*) que são altamente associadas a CBAVD; (2) anomalias cromossômicas que resultam em disfunção testicular (síndrome de Klinefelter; 47,XXY); e (3) microdeleções do cromossomo Y associadas a anormalidades da espermatogênese. Estas condições têm implicações que se estendem além da sua associação à azoospermia e oligospermia grave porque elas podem ter consequências para a prole dos casais afetados. Idealmente, aconselhamento genético deve ser oferecido tanto antes quanto depois da testagem genética.

Mutações do gene CFTR são altamente associadas a CBAVD; quase todos os homens com fibrose cística têm CBAVD e pelo menos dois terços dos homens com CBAVD têm uma mutação demonstrável de CFTR.[432,433] O gene codifica uma proteína envolvida na formação das vesículas seminais e o sistema reprodutor ductal nos homens. Embora aproximadamente 4% dos homens caucasianos portem uma mutação conhecida do gene *CFTR*, CBAVD clínica é muito menos comum porque a penetrância é baixa em indivíduos heterozigotos.[434] Especulação comum, e a suposição clínica prudente, é que quase todos os homens com CBAVD podem ter essas mutações, algumas das quais têm uma baixa frequência de portador e simplesmente ainda não foram definidas. É importante assinalar que o espectro da aplasia ductal inclui não apenas CBAVD, mas também ausência unilateral do duto deferente, ausência parcial bilateral do duto ou epidídimos e obstrução epididimal. *Homens com CBAVD ou formas menos graves de aplasia ductal e suas parceiras femininas devem ser triados quanto a mutações de CFTR antes de quaisquer tentativas de gravidez por meio de TRA para determinar o risco de transmitir fibrose cística ou CBAVD aos filhos.*

A prevalência global de *anomalias cromossômicas* em homens inférteis é aproximadamente 7% e inversamente relacionada com a concentração de espermatozoides; a prevalência é a mais alta de todas em homens azoospérmicos (10-15%), mais baixa em homens oligospérmicos (aproximadamente 5%) e muito baixa em homens com qualidade normal do sêmen (menos de 1%).[435,436] Longe a mais comum anomalia cromossômica em homens inférteis é síndrome de Klinefelter (47,XXY, 46,XY/47,XXY), que se responsabiliza por cerca de dois terços das anormalidades cromossômicas em homens inférteis.[437] Anormalidades cromossômicas estruturais (translocações, inversões) constituem a maioria das restantes.[438] As parceiras de homens afetados estão em risco aumentado de aborto espontâneo e nascimento de filhos com aneuploidia e anomalias congênitas. *Cariotipagem deve ser oferecida a homens com azoospermia não obstrutiva ou oligospermia grave (menos de 5 milhões/mL) antes que seus espermatozoides sejam usados para FIV com ICSI.*[306] Biópsia de embrião e diagnóstico genético pré-implantação usando hibridização de fluorescência *in situ* ou outras técnicas para avaliar composição cromossômica podem ser usados para identificar embriões normais adequados para transferência.[439]

Aproximadamente 7% dos homens inférteis azoospérmicos e gravemente oligospérmicos abrigam uma **microdeleção de cromossomo Y** que não pode ser detectada com um cariótipo padrão, mas pode ser identificada, usando-se técnicas genéticas mais sofisticadas.[440] A maioria dessas microdeleções ocorre em regiões do braço longo do cromossomo Y (Yq11), designadas AZF (fator azoospérmico) a (proximal), b (central) e c (distal), que parecem incluir genes necessários para espermatogênese normal.[441] Muitos homens com microdeleções na região AZFc são apenas gravemente oligospérmicos,[442,443] e aqueles que são azoospérmicos geralmente produzem espermatozoides suficientes para permitir sua recuperação por biópsia de testículo. Em contraste, o prognóstico quanto à recuperação de espermatozoides em homens com microdeleções na região AZFa ou AZFb é muito ruim.[444-446] Microdeleções na região AZFd são associadas à espermatogênese normal, e seu significado é desconhecido.[447]

Pode-se esperar que os filhos de homens com microdeleções do cromossomo Y herdem o defeito e suas consequências clínicas.[448-450] Até recentemente, infertilidade era a única consequência clínica conhecida das microdeleções do Y, mas uma deleção de 1,6-Mb que remove parte da região AZFc (conhecida como a deleção gr/gr) agora foi associada a um risco aumentado de desenvolvimento de tumores de células germinativas testiculares.[451] *Triagem de microdeleções do cromossomo Y deve ser oferecida a todos os homens com azoospermia não obstrutiva ou oligospermia grave (menos de 5 milhões/mL) que forem candidatos à FIV com ICSI.*[306]

TRATAMENTO CLÍNICO DA INFERTILIDADE MASCULINA

Com algumas exceções específicas e importantes, infertilidade masculina geralmente não é suscetível a tratamento clínico. Avaliação cuidadosa pode identificar os homens com condições tratáveis que possam se beneficiar com terapia clínica.

HIPOGONADISMO HIPOGONADOTRÓPICO

Os homens com hipogonadismo hipogonadotrópico representam um grupo em que tratamento clínico pode ter sucesso, depois que sua causa tenha sido definida. A maioria dos homens afetados tem uma deficiência de gonadotrofina isolada congênita associada à puberdade anormal, em virtude da secreção hipotalâmica pulsátil anormal de GnRH. A endocrinopatia pode ser genética em origem, resultando da falta de migração de neurônios de GnRH durante a embriogênese (síndrome de Kallmann)[452] ou idiopática. Quando a doença tem início depois da puberdade, os homens afetados são virilizados, mas hipogonadais, impotentes e azoospérmicos.

Hipogonadismo hipogonadotrópico pós-puberal é incomum, mas pode se originar como consequência de um tumor hipotalâmico ou hipofisário ou um processo inflamatório (sarcoidose, hemocromatose, hipofisite autoimune).[453] Tumores hipofisários, especificamente prolactinomas, são a causa mais comum. Homens com prolactinomas frequentemente se apresentam com impotência e deficiência de androgênio. Em contraste com os microadenomas comumente identificados em mulheres, os tumores em homens são mais frequentemente grandes (macroadenomas). O hipogonadismo associado a lesões hipotalâmicas ou hipofisárias pode resultar de hiperprolactinemia e interrupção da secreção pulsátil de GnRH ou de efeitos diretos sobre a hipófise por intermédio da compressão de gonadotropos hipofisários.

Hipogonadismo hipogonadotrópico decorrente de hiperprolactinemia é geralmente incomum em homens inférteis (aproximadamente 1%),[454] mas é suscetível a tratamento com agonistas da dopamina quando é identificado. Tratamento com bromocriptina ou cabergolina pode restaurar efetivamente níveis normais de prolactina e testosterona e, subsequentemente, melhorar a libido, potência, qualidade do sêmen e fertilidade em homens hipogonadais hiperprolactinêmicos.[455-458] Níveis de testosterona e potência aumentados são observados dentro de aproximadamente 3-6 meses depois que níveis normais de prolactina são atingidos; alterações na qualidade do sêmen geralmente levam mais tempo.[457,458] Qualidade melhorada do sêmen pode ser esperada, mas nem todos os homens alcançam parâmetros normais do sêmen. Em homens inférteis eugonadais com hiperprolactinemia branda, tratamento com agonista da dopamina restaura prontamente níveis normais de prolactina mas tem pouco efeito sobre a qualidade do sêmen.[454,459] Embora os níveis de prolactina sejam modestamente mais altos em homens inférteis do que em férteis, não há evidência indicando que tratamento com agonista da dopamina em homens euprolactinêmicos com oligospermia idiopática ou astenospermia possa melhorar a qualidade do sêmen ou a fertilidade.[460]

Uma vez que preocupações acerca de puberdade retardada geralmente se originem bem antes de qualquer interesse ativo pela fertilidade, a maioria dos homens com hipogonadismo hipogonadotrópico congênito é tratada primeiro com hCG (para estimular produção de testosterona pelas células de Leydig) ou testosterona exógena; qualquer das duas pode induzir desenvolvimento sexual secundário, mas nenhuma é capaz de iniciar e suportar espermatogênese normal.

Em contraste, hCG isoladamente (2.000-5.000 UI três vezes por semana) muitas vezes é capaz de restaurar espermatogênese significativa em homens com início adulto de hipogonadismo hipogonadotrópico.[451,462] O tratamento deve sempre começar com hCG isolada (como substituto do LH), sem FSH, por várias razões: (1) hCG estimula as células de Leydig a produzir testosterona, resultando nas altas concentrações de testosterona intratesticulares requeridas para estimular e suportar espermatogênese; (2) embora hCG sozinha possa ser suficiente para estimular espermatogênese, FSH sozinho não o é;[63] e (3) os custos anuais do tratamento com hCG são substancialmente mais baixos que os custos do tratamento com gonadotrofinas menopáusicas humanas (hMG contendo ambos FSH e LH) ou FSH recombinante. Durante tratamento, a concentração de testosterona sérica deve ser medida cada 1-2 meses durante os primeiros 3-4 meses, visando a um nível entre 400 e 900 ng/dL. Se não atingido dentro desse intervalo, a posologia deve ser ajustada de acordo. Alguns necessitam doses tão baixas quanto 500 UI, e outros tanto quanto 10.000 UI. A contagem de espermatozoides também deve ser monitorada a intervalos regulares. Na maioria, uma contagem normal de espermatozoides pode ser restaurada dentro de 6 meses, mas alguns necessitam tratamento durante até 24 meses.[463] Entretanto, mesmo baixas concentrações de espermatozoides não excluem fertilidade.[464]

Em homens com hipogonadismo hipogonadotrópico congênito e aqueles com início pós-pubere que não respondem ao tratamento com hCG apenas, espermatogênese normal pode ser induzida pelo tratamento combinado com hCG e hMG ou FSH puro (75-150 UI três vezes por semana).[63,465] Tratamento com testosterona exógena e FSH é inefetivo porque não é capaz de gerar as concentrações de testosterona intratesticulares altamente concentradas requeridas para espermatogênese normal.[63] A contagem de espermatozoides deve ser monitorada pelo menos mensalmente para detectar uma tendência significativa, porque as concentrações podem flutuar. Tal como com tratamento somente com hCG, concentrações máximas de espermatozoides geralmente são atingidas dentro de 6-24 meses. Uma vez espermatogênese seja estabelecida pelo tratamento combinado com hCG e FSH/hMG, ela pode ser mantida por hCG sozinha durante intervalos prolongados, embora a qualidade do sêmen decline gradualmente outra vez sem tratamento adicional com FSH.[466]

Homens com hipogonadismo hipogonadotrópico não relacionado com hiperprolactinemia ou com lesão de massa hipotalâmica ou hipofisária também podem ser tratados com terapia com GnRH pulsátil exógena,[467,468] *geralmente administrado subcutaneamente por meio de uma* bomba de infusão pulsátil programável portátil em doses individualmente tituladas para manter *níveis de LH sérico masculinos adultos normais*.[469,470] Tratamento com GnRH exógeno pulsátil é capaz de restaurar com sucesso níveis normais de secreção de gonadotrofinas e desse modo induzir produção de testosterona e espermatogênese. Embora seja um tratamento muito específico para homens com secreção endógena deficiente de GnRH, a terapia com GnRH pulsátil exógeno é cara, desajeitada e pode exigir prolongados períodos de tempo para alcançar o resultado desejado. Além disso, GnRH atualmente não é disponível nos Estados Unidos. Níveis normais de gonadotrofina sérica podem ser alcançados dentro de pouco mais que uma semana de tratamento e concentrações normais de testosterona sérica dentro de apenas algumas semanas, mas a estimulação da espermatogênese leva consideravelmente mais tempo.[471,472] Evidência de espermatogênese pode ser observada dentro de um ano após começar tratamento com GnRH exógeno pulsátil, mas até 2 anos de terapia podem ser necessários para atingir máximo crescimento testicular, espermatogênese e fertilidade. Os melhores preditores de resposta são um início pós-puberal de hipogonadismo hipogonadotrópico, ausência de criptorquidia e uma concentração sérica de inibina B acima de 60 pg/mL.[468,473] Tratamento com GnRH pulsátil e gonadotrofina têm eficácia comparável para estimular espermatogênese.[474,475]

HIPOGONADISMO EUGONADOTRÓPICO

Homens com oligospermia grave (< 5 milhões de espermatozoides/mL), baixos níveis de testosterona sérica (< 300 ng/dL) e uma proporção sérica baixa (< 10) de testosterona (ng/dL)/estradiol (pg/mL) podem beneficiar-se com tratamento clínico com um inibidor de aromatase. Nesses homens, tratamento (testolactona 50-100 mg duas vezes ao dia, anastrozol 1 mg ao dia) pode normalizar as proporções e melhorar a qualidade do sêmen.[421,422]

HIPOGONADISMO HIPERGONADOTRÓPICO

Não há evidência de que qualquer forma de tratamento clínico possa melhorar a qualidade do sêmen e a fertilidade em homens inférteis com hipogonadismo hipergonadotrópico. Para homens com insuficiência espermatogênica completa, as únicas opções de tratamento são inseminação com espermatozoides doadores ou adoção. Para aqueles com oligospermia grave, FIV com ICSI ainda pode oferecer uma chance realística de sucesso, mas avaliação genética preliminar é fortemente recomendada, conforme descrito anteriormente.

EJACULAÇÃO RETRÓGRADA

Homens com ejaculação retrógrada documentada podem beneficiar-se com tratamento clínico com simpaticomiméticos (imipramina 25 mg duas vezes ao dia ou 50 mg ao deitar, pseudoefedrina 60 mg ou efedrina 25-50 mg quatro vezes ao dia, fenilpropanolamina 50-75 mg duas vezes ao dia, dirigidos para o controle do esfíncter interno. Alternativamente, espermatozoides podem ser recuperados diretamente da bexiga após masturbação; para melhores resultados, o pH da urina e a osmolalidade (300-380 mOsm/L) devem ser cuidadosamente controlados por alcalinização da urina (bicarbonato de sódio 650 mg quatro vezes ao dia, começando 1-2 dias antes da colheita) e controlando a ingestão de líquido.[476,477] Quando esses esforços se comprovam desajeitados ou inefetivos, a bexiga pode ser drenada e enchida com meio tamponando (aproximadamente 100 mL) imediatamente antes da ejaculação. Em homens com insuficiência ejaculatória, pode ser necessária eletroejaculação.[478] Se números suficientes de espermatozoides móveis puderem ser recuperados, IIU pode ser efetuada, e se não, podem ser necessários FIV e ICSI.

LEUCOCITOSPERMIA

Leucocitospermia foi associada a outros parâmetros anormais do sêmen,[479] e tratamento antibiótico (doxiciclina, eritromicina, trimetoprim-sulfametoxazol, ou uma quinolona) claramente é indicado para homens com infecções sintomáticas do trato genital. *Entretanto, tratamento antibiótico não melhora os parâmetros do sêmen em homens com leucocitospermia assintomátia[480] e frequentemente deixa mesmo de diminuir os números de leucócitos a níveis normais (menos de 1 milhão/mL).*[481,482] Leucocitospermia muitas vezes é episódica e não prediz acuradamente infecção do trato genital.[483] Além disso, há pouca evidência de que ela tenha quaisquer efeitos adversos sobre a fertilidade.[484] Tratamento por essas razões provavelmente é melhor que seja limitado a homens com infecções documentadas do trato genital.

INFERTILIDADE MASCULINA IDIOPÁTICA

A maioria dos homens inférteis são eugonadotrópicos, normalmente virilizados, e sadios sob os demais aspectos, mas têm baixa densidade de espermatozoides ou anormalidades do sêmen, cuja causa é desconhecida. Subfertilidade masculina idiopática é comum, e uma ampla variedade de tratamentos clínicos foi descrita; androgênios, gonadotrofinas e antiestrogênios receberam mais atenção. *Infelizmente, nenhum tratamento clínico se comprovou confiavelmente efetivo para melhorar os parâmetros do sêmen ou a fertilidade em homens com subfertilidade idiopática.*

Terapia com androgênio foi advogada como um meio de estimular espermatogênese, diretamente ao aumentar as concentrações de androgênio intratesticulares, e indiretamente por meio de um aumento "de rebote" da secreção hipofisária de gonadotrofinas após um intervalo de supressão induzida por androgênio. Contudo, os resultados de uma metanálise de 11 estudos clínicos randomizados envolvendo quase 1.000 homens indicam que nenhuma das duas estratégias de tratamento melhora confiavelmente os parâmetros do sêmen ou a fertilidade.[485] Não há nenhuma evidência substancial de que terapia androgênica constitua tratamento efetivo para infertilidade masculina idiopática.[486]

Resultados de estudos envolvendo o uso de **FSH exógeno** para estimular a espermatogênese diretamente foram conflitantes. Enquanto duas experiências randomizadas em homens subférteis não encontraram evidência de que esse tratamento melhore a qualidade do sêmen ou a fertilidade,[487,488] outros sugerem que FSH exógeno pode melhorar a qualidade do sêmen em um subconjunto de homens com oligospermia idiopática em que biópsia testicular revela parada da maturação, e os níveis de FSH e inibina B séricos são normais.[489-491]

Tratamento empírico (3-6 meses) com **citrato de clomifeno** (25 mg por dia) ou **tamoxifeno** (20 mg ao dia) comumente é oferecido para estimular secreção de gonadotrofina hipofisária e espermatogênese em homens com subfertilidade idiopática. Os resultados de numerosos estudos são inconsistentes. Embora o tratamento pareça beneficiar alguns homens, não há nenhum método confiável para identificar aqueles que poderiam responder. *Globalmente, tratamento antiestrogênico não é efetivo.* Um estudo clínico randomizado realizado pela Organização Mundial da Saúde, envolvendo quase 200 homens e mais de 1.300 casais-meses de observação, não encontrou diferenças entre homens tratados com clomifeno ou placebo.[492] Além disso, uma metanálise incluindo 10 ensaios randomizados envolvendo mais de 700 homens concluiu que a evidência é insuficiente para indicar que tratamento com antiestrogênio melhora a qualidade do sêmen ou a fertilidade masculina.[493]

INSEMINAÇÃO INTRAUTERINA

A inseminação artificial tem sido usada para tratar casais inférteis por mais de 200 anos e constitui uma forma aceita de tratamento para homens com hipospadias graves, ejaculação retrógrada, impotência neurológica e disfunção sexual. Inseminação artificial também foi usada como um meio de superar oligospermia, astenospermia, baixos volumes de ejaculado, autoanticorpos a espermatozoides e fatores cervicais. Inseminação terapêutica usando espermatozoides doadores constitui um tratamento estabelecido e altamente efetivo para infertilidade de fator masculino grave e incorrigível, distúrbios genéticos herdados no parceiro masculino, e mulheres solteiras ou lésbicas que desejam gravidez. Antes do advento da FIV e ICSI, inseminação doadora terapêutica era a única opção de tratamento viável para casais com infertilidade grave de fator masculino, e ela permanece altamente efetiva quando TRA é rejeitada ou falha.[494]

Inseminação artificial pode ser realizada depositando-se espermatozoides dentro do óstio cervical ou diretamente dentro do útero, mas IIU é agora efetuada quase universalmente, por vários motivos. Primeiro, quando se procura superar as limitações de densidade ou motilidade diminuídas dos espermatozoides no tratamento da infertilidade de fator masculino, a inseminação cervical não oferece nenhuma vantagem importante sobre o que pode ser obtido por intercurso. Segundo, enquanto o potencial de reações às proteínas, prostaglandinas e bactérias no sêmen limita gravemente o volume do sêmen não tratado (e assim os números de espermatozoides) que pode ser fornecido ao trato genital feminino superior, a IIU com um concentrado de espermatozoides "lavados" (desprovidos de plasma seminal) fornece a maioria dos espermatozoides de um ejaculado. *Mais importante, IIU fornece resultados globais substancialmente melhores do que inseminação cervical.* Em uma metanálise incluindo 12 estudos envolvendo aproximadamente 700 mulheres e mais de 2.000 ciclos de inseminação, a taxa de gravidez global por ciclo foi 18% nas mulheres que receberam IIU, em comparação a 5% das mulheres que receberam inseminação cervical; considerando apenas os 10 estudos em que espermatozoides doadores congelados foram usados, a taxa de gravidez por ciclo com IIU foi mais que o dobro daquela da inseminação cervical (OR = 2,63, IC 95% = 1,85 – 3,73).[495] Uma análise anterior incluindo sete estudos produziu resultados semelhantes (OR = 2,4, IC 95% = 1,5-3,8).[496]

É difícil aferir a efetividade da IIU usando os espermatozoides de homens inférteis porque quase todas as muitas séries publicadas examinando resultados de ciclos de IIU incluíram casais com uma variedade de fatores de infertilidade e empregaram tratamento combinado com IIU e estimulação ovariana empírica. Há amplos dados de estudos retrospectivos de resultados em ciclos de inseminação doadora terapêutica (IIU com ou sem estimulação ovariana), mas não se pode esperar que os resultados alcançados usando-se espermatozoides de parceiro infértil equivalham àqueles usando espermatozoides doadores normais. *Considerando todas as variáveis relevantes, os dados disponíveis sugerem que a fecundidade do ciclo varia entre 3 e 10%, quando IIU é efetuada usando-se espermatozoides de parceiro infértil,*[325,497-500] *e é aproximadamente três vezes mais alta (9-30%) quando se usam espermatozoides doadores.*[500-506]

Independentemente se forem usados espermatozoides de parceiro infértil ou espermatozoides doadores congelados, os métodos para preparação dos espermatozoides, a cronologia e técnica da IIU e a influência de outros fatores de infertilidade sobre o prognóstico são em grande parte as mesmas. O número, motilidade e morfologia dos espermatozoides doadores congelados geralmente não são limitadores, porque os doadores de espermatozoides são altamente selecionados quanto à sua qualidade de sêmen, mas os parâmetros do sêmen definitivamente afetam o prognóstico de sucesso com IIU usando espermatozoides de parceiro infértil.

PARÂMETROS DO SÊMEN E PROGNÓSTICO

Não surpreendentemente, a probabilidade de sucesso com IIU usando espermatozoides de parceiro infértil depende, em certa extensão, da gravidade da anormalidade do sêmen. Densidade, motilidade e morfologia têm, todos, influência sobre as taxas de sucesso.

A probabilidade de IIU bem-sucedida aumenta com o número total de espermatozoides móveis inseminados. *Melhores resultados são obtidos quando o número total de espermatozoides mó-*

veis excede um limiar de aproximadamente 10 milhões.[325,327,497] Contagens mais altas não aumentam ainda mais a probabilidade de sucesso,[497,507] e IIU é muito raramente bem-sucedida quando menos de 1 milhão de espermatozoides móveis totais é inseminado.[498,508] Combinar a produção de dois ejaculados obtidos com aproximadamente um intervalo de 4 horas pode aumentar os números de espermatozoides disponíveis de homens oligospérmicos.[509]

Como se poderia esperar, considerando que a morfologia estrita dos espermatozoides tem algum valor preditivo para fertilização *in vitro* convencional bem-sucedida,[331,332] a porcentagem de espermatozoides morfologicamente normais (critérios estritos)[304] parece ter valor preditivo semelhante para IIU. Numerosos estudos examinaram a correlação entre morfologia estrita dos espermatozoides e resultados de ciclos de IIU. A maioria,[351,510,349,350,352] mas não todos,[353,354] encontrou uma forte relação entre os dois. Tal como os resultados observados em ciclos de FIV, a probabilidade de sucesso com IIU se eleva com a porcentagem de espermatozoides morfologicamente normais. *As taxas de sucesso com IIU são as mais altas de todas, quando 14% ou mais dos espermatozoides têm morfologia normal, intermediárias com valores entre 4 e 14%, e geralmente bastante ruins quando menos de 4% dos espermatozoides são normais.*[349] Em geral, portanto, os casais com infertilidade de fator masculino envolvendo teratospermia grave (< 4% de espermatozoides normais) podem ser mais bem aconselhados a aplicarem seus recursos disponíveis em FIV e ICSI quando isso for possível.

OUTROS FATORES PROGNÓSTICOS

Desnecessário é dizer que o prognóstico de sucesso com IIU no tratamento de infertilidade de fator masculino é melhor quando não há outros fatores de infertilidade coexistentes. Mais especificamente, o prognóstico é grandemente influenciado pela idade da parceira feminina, a constância e qualidade da sua função ovulatória, e a condição da sua anatomia reprodutora. A extensão em que estes fatores adicionais devem ser avaliados antes de começar tratamento com IIU deve ser individualizada.

Idade Materna

A idade materna é uma variável-chave em todos os casais inférteis. Mesmo quando são usados espermatozoides doadores, a probabilidade de sucesso declina progressivamente com o aumento da idade materna.[502,505,511-513] A fecundabilidade do ciclo e as taxas cumulativas de gravidez em mulheres abaixo da idade de 35 anos inseminadas com espermatozoides doadores (0,20 por ciclo, 88% após até sete ciclos) são equivalentes às observadas em casais férteis normais, mas são mais baixas para mulheres entre as idades de 35 e 40 (0,12 por ciclo, 65%) e aquelas acima da idade de 40 anos (0,06 por mês, 42%).[514] Teste da reserva ovariana (Capítulo 27) merece consideração quando a parceira feminina tem mais de 35 anos, tem uma história de família de menopausa precoce, cirurgia ovariana prévia, quimioterapia ou irradiação, e quando ela é uma fumante ou previamente respondeu mal à estimulação com gonadotrofina exógena. Mulheres com uma reserva ovariana pobre têm uma probabilidade significativamente reduzida de sucesso com FIV e, por inferência, provavelmente têm uma probabilidade relativamente ruim de sucesso com IIU.

Função Ovulatória

No mínimo, certamente é prudente avaliar a função ovulatória por algum meio objetivo quando o plano de tratamento não inclui estimulação ovariana empírica (discutida a seguir). Distúrbios ovulatórios são comuns, mesmo em mulheres buscando inseminação doadora terapêutica.[512,514-516] Indução da ovulação aumenta as taxas de sucesso com inseminação doadora terapêutica para mulheres com disfunção ovulatória,[515] embora a fecundabilidade por ciclo permaneça mais baixa do que em mulheres com ciclos ovulatórios espontâneos.[511,517]

Fatores Uterinos e Tubários

Histerossalpingografia (HSG) é recomendada para mulheres acima da idade de 35 anos e quando a história médica ou o exame físico levantam suspeita de endometriose ou fatores de infertilidade uterinos ou tubários, porque a IIU tem menos probabilidade de sucesso em casais com infertilidade de fator masculino e fator tubário; FIV, com ou sem ICSI, usualmente é uma melhor opção de tratamento. Na ausência dessas suspeitas, a probabilidade de resultados anormais de HSG é muito baixa.[518] Se não efetuada antes de o tratamento começar, HSG é recomendada nas mulheres que deixam de conceber após 4-6 ciclos de inseminação doadora. Laparoscopia e histeroscopia são desnecessárias na maioria das mulheres, mas apropriadas naquelas com HSG anormal ou sinais ou sintomas de doença pélvica avançada.

ESTIMULAÇÃO OVARIANA EMPÍRICA

Estimulação ovariana empírica com citrato de clomifeno ou gonadotrofinas exógenas é comumente combinada com IIU no tratamento de casais com infertilidade de fator masculino, com base em observação de que a fecundabilidade por ciclo (probabilidade de gravidez por ciclo) é mais alta após tratamento combinado do que após IIU ou estimulação ovariana isolada em casais com infertilidade inexplicada.[499,519,520] Embora o valor acrescentado pela estimulação ovariana quando IIU é realizada usando espermatozoides do parceiro infértil não seja provado, dados derivados de grandes séries de casos de ciclos de inseminação doadora fornecem alguma percepção útil.

A fecundabilidade de ciclo observada em ciclos de inseminação doadora terapêutica espontâneos e estimulados com clomifeno é semelhante (6-13%),[502,521,522] sugerindo que estimulação com clomifeno tem pouco ou nenhum valor acrescentado. É possível, mas não provado, que tratamento com clomifeno possa ter benefícios limitados aos ciclos em que ele obtém desenvolvimento multifolicular e ovulação. Em contraste, estimulação com gonadotrofina exógena parece aumentar a fecundabilidade do ciclo em ciclos de inseminação doadora terapêutica aproximadamente duas vezes (14-24%).[502,521-523] Entretanto, os riscos (ovulação múltipla, hiperestimulação ovariana), custos e demandas logísticas associadas a tratamento com gonadotrofina são também substancialmente mais altos.

Os resultados observados em grandes séries de casos sugerem fortemente que a estimulação com gonadotrofinas exógenas aumenta a fecundabilidade do ciclo em ciclos de inseminação doadora terapêutica, particularmente porque tratamento combinado geralmente tem sido adicionado apenas depois que inseminações em ciclos espontâneos se revelaram malsucedidos. Resultados equivalentes ou melhores foram observados após estimulação com gonadotrofina mesmo apesar de as comparações terem um viés contrário ao tratamento combinado porque a população selecionada já tinha demonstrado fertilidade intrinsecamente mais baixa.[502,521,522] Em uma experiência randomizada, a fecundabilidade do ciclo em ciclos estimulados com gonadotrofina (14%) foi maior que o dobro da observada em ciclos estimulados com clomifeno (6%).[523] Por inferência, também se poderia esperar que a estimulação com gonadotrofina melhorasse a fecundabilidade do ciclo quando IIU é efetuada usando espermatozoides do parceiro infértil. Entretanto, como a pior qualidade dos espermatozoides do parceiro infértil pode ser o fator limitador, estimulação com gonadotrofina pode ter menos valor do que em ciclos de inseminação doadora terapêutica.

Quando a função ovulatória é normal, tratamento com IIU isoladamente é razoável e apropriada. Quando IIU em ciclos espontâneos ou ciclos induzidos por clomifeno indicados falha (aproximadamente 3-4 ciclos) ou quando a parceira mulher tem mais de 35 anos de idade, pode-se esperar que estimulação com gonadotrofina exógena melhore a probabilidade de sucesso.

PREPARAÇÃO DOS ESPERMATOZOIDES

Há uma variedade de métodos para extrair espermatozoides do plasma seminal para IIU. Os métodos mais comuns incluem lavagem convencional, o procedimento de *"swim-up"* ("nadar para cima") e centrifugação com gradiente de densidade. A melhor escolha entre eles pode variar com a qualidade da amostra de sêmen.[524,525] Os resultados de um estudo randomizado comparando as taxas de gravidez alcançadas com IIU após uma variedade de métodos de preparação de espermatozoides sugerem que *swim-up* e centrifugação com gradiente de densidade podem oferecer uma chance maior de sucesso do que a lavagem convencional dos espermatozoides.[524] Outro estudo observou que a centrifugação com gradiente de densidade produziu melhores resultados que a lavagem convencional, quando o espécime de inseminação contém menos que aproximadamente 20 milhões de espermatozoides.[525] Entretanto, uma metanálise recente incluindo cinco experiências envolvendo mais de 250 casais e comparando três técnicas concluiu que a evidência é insuficiente para recomendar qualquer técnica específica de preparação.[526] Os resultados obtidos com IIU usando espermatozoides doadores criopreservados são comparáveis, independentemente de se os espermatozoides forem preparados antes do congelamento ou depois do descongelamento.[503]

Ambos os métodos de lavagem convencional e *swim-up* permitem que os espermatozoides permaneçam em contato com espermatozoides mortos ou defeituosos e leucócitos, o que produz altos níveis de espécies de oxigênio reativo que podem causar dano oxidativo às membranas dos espermatozoides e à motilidade.[527,528] ***Conquanto métodos mais sofisticados do que lavagem convencional ou swim-up possam ser usados para preparar espermatozoides (centrifugação em gradiente de densidade, filtração em lã de vidro, outros), e frequentemente o sejam quando preparando espermatozoides para FIV,[529] eles geralmente não são necessários para IIU.***

Lavagem

O método mais simples de lavar espermatozoides envolve diluir a amostra de sêmen liquefeito em meio tamponado (disponível de vários fornecedores comerciais) em um tubo estéril (1:1-1:3, dependendo do volume), seguindo-se centrifugação à baixa velocidade (200-300 g durante aproximadamente 10 minutos) e remoção do sobrenadante. Depois de dois ou mais ciclos, o *pellet* final é novamente suspenso em um pequeno volume (aproximadamente 0,5 mL) de meio para inseminação. Lavagem dos espermatozoides produz os maiores números de espermatozoides, mas o espécime final também contém espermatozoides mortos e anormais e outros detritos celulares. Quando a viabilidade ou a motilidade dos espermatozoides é anormalmente baixa ou a concentração de células redondas no sêmen é anormalmente alta, métodos para excluí-las do espécime de inseminação merecem consideração.

Swim-Up

O método de *swim-up* para preparar espermatozoides acrescenta outro passo ao processo de lavagem. O *pellet* final é delicadamente coberto com 0,5-1,0 mL de meio fresco e incubado a 37°C por 30-60 minutos, deixando os espermatozoides mais móveis nadarem para cima para dentro do sobrenadante.[530] O método gera um espécime mais lento, desprovido de espermatozoides mortos e outros detritos celulares, mas também fornece números significativamente mais baixos de espermatozoides (ainda que com alta motilidade) e por essa razão pode ser desaconselhável, quando a concentração de espermatozoides já é muito baixa.

Centrifugação com Gradiente de Centrifugação

A metodologia típica para centrifugação com gradiente de centrifugação envolve sobrepor o ejaculado liquefeito sobre uma coluna de meios de mais alta densidade que são dispostos em camadas para criar um gradiente de densidade crescente do topo ao fundo da coluna, seguindo-se centrifugação em baixa velocidade por 15-30 minutos.[531] Os espermatozoides mais altamente móveis atravessam o gradiente mais rapidamente e podem ser recuperados do *pellet* mole no fundo. O método também parece selecionar uma população de espermatozoides com morfologia normal.[532,533] Tal como no procedimento de *swim-up*, o rendimento de espermatozoides é substancialmente mais baixo do que com lavagem convencional.

CRONOLOGIA E TÉCNICA

Por razões óbvias e para melhores resultados, IIU deve ser marcada para coincidir com o momento da ovulação espontânea ou induzida. Espermatozoides normais podem sobreviver no trato reprodutor feminino e reter a capacidade de fertilizar um óvulo durante pelo menos 3 dias, mas um oócito pode ser fertilizado com sucesso durante aproximadamente 12-24 horas depois que ele é liberado.[534] Em casais férteis normais, a probabilidade de concepção se eleva progressivamente durante um intervalo de 5-6 dias e chega ao máximo quanto intercurso ocorre no dia anterior ou no dia da ovulação.[82,535,536] A longevidade dos espermatozoides normais no trato genital feminino relaciona-se, em parte, à sua retenção dentro do muco cervical o qual, evidentemente, é contornado pela IIU. Embora não provado, há razão para acreditar que os espermatozoides podem ter uma duração de vida significativamente mais curta após IIU. Logicamente, números mais baixos e a motilidade dos espermatozoides do parceiro infértil podem ser ainda mais limitadores. Criopreservação danifica espermatozoides,[537] e mesmo espermatozoides doadores congelados-descongelados perdem viabilidade e motilidade mais rapidamente do que espermatozoides normais. *A cronologia da IIU no tratamento da infertilidade de fator masculina é, portanto, mais crítica para sucesso do que a cronologia do intercurso natural nos casais inférteis, independentemente de se forem usados espermatozoides do parceiro infértil ou espermatozoides doadores congelados.*

Os vários métodos que podem ser usados para detectar ovulação e para assegurar que a IIU seja otimamente marcada são descritos detalhadamente em outro local neste texto (Capítulo 27); apenas os métodos mais comumente usados e sua relação com o momento da ovulação são outra vez brevemente sumariados aqui. Geralmente se pode esperar que a ovulação ocorra no dia anterior à elevação no meio do ciclo na temperatura corporal basal (TCB)[82,536] ou 14-26 horas após a onda de LH na urina ser detectada pela primeira vez.[538,539] *Em ciclos naturais e estimulados por clomifeno, o método mais prático e confiável para marcar IIU envolve monitoramento do LH urinário começando aproximadamente 3 dias antes da ovulação esperada e inseminação no dia seguinte à detecção da onda de LH. Quando a ovulação é desencadeada por injeção de hCG exógena em ciclos naturais ou estimulados, a IIU geralmente é mais bem realizada aproximadamente 34-40 horas mais tarde.*

Imediatamente antes de executar IIU, é recomendada remoção de qualquer excesso de muco que possa obstruir a extremidade do cateter. A extremidade do cateter de inseminação é a seguir simplesmente inserida para dentro do óstio cervical e avançada lentamente para dentro da cavidade uterina. Uma grande variedade de cateteres tendo variada rigidez é facilmente disponível de fontes comerciais, e qualquer um pode ser usado. Desenhos envolvendo uma bainha externa moldável mais rígida sobre um cateter interno mais traumático e flexível são os mais versáteis. O espécime de inseminação (aproximadamente 0,5 mL) deve ser introduzido lentamente ao longo de 10-30 segundos. Embora não haja dados para indicar que isso tem importância, é costumeiro fazer a paciente permanecer supina durante aproximadamente 10-15 minutos após a inseminação.

Embora alguns tenham sugerido que duas inseminações (12 e 34 horas após ovulação induzida por hCG) produzem uma fecundabilidade por ciclo mais alta que uma IIU única,[540] outros estudos com desenho semelhante não encontraram essa vantagem.[541-543] Uma metanálise incluindo três experiências paralelas controladas randomizadas envolvendo aproximadamente 400 casais concluiu que os dados disponíveis não permitem uma conclusão confiante.[544] Dois estudos da fecundabilidade do ciclo após inseminações de doadoras terapêuticas observaram que duas inseminações não são mais efetivas do que uma.[545,546]

A maioria das mulheres que procuram inseminação doadora terapêutica são férteis sob todos os demais aspectos e concebem dentro de 4-6 ciclos de inseminação; a fecundabilidade do ciclo declina metade a dois terços de então em diante.[514,547-549] As taxas cumulativas de concepção após 12 ciclos de inseminação atingem 75-80%,[502,504,514] mas são aproximadamente 50% mais baixas naquelas que têm outros fatores de infertilidade.[512] Combinada com estimulação por gonadotrofina, a inseminação doadora obtém sucesso em mais da metade dos casais tratados alcançando superovulação após até três ciclos.[549] Conforme esperado, as taxas de sucesso da inseminação com espermatozoides de parceiro infértil são significativamente mais baixas, mas ainda podem aproximar-se de 30% depois de até seis ciclos de tratamento.[498] O número de ciclos de tratamento oferecidos deve considerar a influência da idade da parceira feminina, fatores de infertilidade coexistentes, a duração da infertilidade, a qualidade do espécime de inseminação e o número de folículos pré-ovulatórios maduros, quando estimulação ovariana também é usada.

ESPERMATOZOIDES DOADORES

Em geral, os bancos de sêmen comerciais e com base em universidade recrutam doadores jovens sadios tendo características físicas gerais desejáveis e qualidades de sêmen constantemente excelentes. Entretanto, é importante compreender que embora os bancos de sêmen geralmente obedeçam as diretrizes estabelecidas pela *American Society for Reproductive Medicine*,[550] eles permanecem, no presente, autorregulados. A escolha de um banco de sêmen deve, portanto, considerar se ele adotou formalmente as diretrizes estabelecidas.

As diretrizes atuais exigem triagem extensa de doadores de sêmen em perspectiva antes da aceitação. A qualidade do sêmen, incluindo uma avaliação da viabilidade e motilidade dos espermatozoides depois de uma experiência de congelação e descongelação,[537,551] exclui aproximadamente 75% de todos os candidatos. História de saúde pessoal e exame físico, história médica da família, triagem genética de fibrose cística e outros estados de portador (dependendo da etnicidade) e triagem para infecções sexualmente transmitidas (sífilis, gonorreia, *Chlamydia*, citomegalovírus, hepatites B e C, vírus de imunodeficiência humana [HIV] tipos I e II, vírus linfotrópico para células T humanas [HTLV] tipos I e II) excluem outros 5-10% dos candidatos. Os doadores de sêmen devem ser triados repetidamente quanto a infecções sexualmente transmitidas a intervalos, geralmente, cada 6 meses. As práticas de banco de sêmen mudaram para sempre em 1985 depois da documentação da soroconversão HIV em quatro de oito mulheres inseminadas com espermatozoides criopreservados de um portador assintomático de HIV (então chamado HTLV-III).[552] *Agora, os espécimes de espermatozoides têm que ser postos em quarentena e não podem ser liberados para uso a não ser que tenham permanecido armazenados durante, pelo menos, 180 dias precedendo o mais recente teste negativo para HIV.* Mesmo com rigorosa adesão às diretrizes atuais, sêmen humano nunca pode ser visto como completamente seguro. Embora talvez remota, permanece a possibilidade de que espécimes de sêmen doador congelados possam conter outros microrganismos não geralmente considerados, como infecções sexualmente transmitidas ou vírus ainda desconhecidos.

Idealmente, taxas de fecundabilidade do ciclo doador-específicas, que podem variar significativamente, também seriam definidas após um número razoável de inseminações.[551,553] Entretanto, essa informação geralmente não é disponível, principalmente porque os resultados de inseminações doadoras são difíceis de rastrear acuradamente e variam substancialmente entre as receptoras, dependendo da idade e presença ou ausência de outros fatores de infertilidade. Na ausência dessa informação, é razoável selecionar um doador alternativo após quatro a seis ciclos de inseminação sem sucesso quando não houver outros fatores de infertilidade coexistente.

Embora a qualidade dos espécimes de espermatozoides doadores congelados geralmente seja confiável, ela não deve ser pressuposta. Os espécimes de espermatozoides doadores congelados tipicamente não incluem todos os espermatozoides de um ejaculado; várias alíquotas são preparadas a partir de cada amostra, dependendo da sua qualidade. Um estudo encontrou uma variação de 10 vezes no número de espermatozoides móveis em espécies ao acaso obtidos de sete diferentes bancos de sêmen comerciais (4,3-39 milhões).[554] Tal como ao usar espermatozoides de parceiro infértil, a probabilidade de sucesso com inseminação doadora terapêutica aumenta com o número de espermatozoides móveis no espécime e é a maior de todas quando a contagem excede 20 milhões.[514] A maioria dos bancos de sêmen garante um número mínimo de espermatozoides móveis em cada espécime, mas essa garantia nem sempre é preenchida, e apenas significa uma devolução do preço de aquisição quando não o é. Consequentemente, é prudente determinar a contagem de espermatozoides móveis após o descongelamento das amostras de sêmen e procurar uma fonte alternativa quando a qualidade constantemente cair abaixo de um padrão mínimo razoável (10 milhões de espermatozoides móveis totais).

TRATAMENTO CIRÚRGICO DA INFERTILIDADE MASCULINA

Embora FIV e ICSI agora ofereçam os meios para tratar até mesmo as mais graves formas de infertilidade de fator masculino, incluindo obstrução irreparável do trato reprodutor e azoospermia não obstrutiva, os custos e riscos associados são substanciais. Para homens com azoospermia obstrutiva ou uma varicocele, tratamento cirúrgico específico oferece uma alternativa viável, mas a seleção apropriada do paciente é a chave.[555-558]

VASOVASOSTOMIA E VASOEPIDIDIMOSTOMIA

Cerca de meio milhão de homens americanos se submete à vasectomia cada ano e aproximadamente 2-6% dos homens vasectomizados mais tarde procuram reversão do seu procedimento de esterilização. Azoospermia obstrutiva também pode resultar de lesões iatrogênicas do duto deferente, usualmente durante reparo de hérnia.[283]

Na maioria dos homens vasectomizados, vasovasostomia ou vasoepididimostomia cirúrgicas podem restaurar a perviedade do sistema ductal e retorna espermatozoides ao ejaculado. Quando exame microscópico do líquido na extremidade testicular do duto deferente revela ausência de espermatozoides, mesmo após lavagem, vasoepididimostomia pode ser efetuada.[559] Quando espermatozoides são encontrados no líquido ductal pelo menos em um lado, vasovasostomia microcirúrgica retorna espermatozoides ao ejaculado em quase todos os homens vasectomizados;[560] obstrução tardia depois de perviedade inicial pode ser observada em até 12% dos homens.[561] *Ao longo de 2 anos ou mais após vasovasostomia, taxas de gravidez na faixa de 50-60% podem ser esperadas, dependendo de se outros fatores de infertilidade também precisam ser superados.*[562] *A probabilidade de gravidez diminui modestamente com o tempo desde a vasectomia, mas não dramaticamente; para a maioria, a cirurgia oferece resultados comparáveis ou melhores do que os que podem ser alcançados com FIV e ICSI.*[563,564] Os resultados de reoperação podem aproximar-se dos mesmos resultados quando a primeira tentativa é tecnicamente malsucedida.[565] Em comparação à vasovasostomia, vasoepididimostomia é menos frequentemente bem-sucedida, com taxas de perviedade entre 50 e 85%, taxas de gravidez entre 40 e 50%, e uma maior probabilidade de reoclusão, dependendo do local da anastomose.[555,566] Técnicas recém-descritas de intussuscepção de tubo simplificaram o procedimento e produziram excelentes taxas de patência.[567,568] Criopreservação de espermatozoides coletados no momento da reversão da vasectomia oferece àqueles com procedimentos malsucedidos a oportunidade de perseguir gravidez por FIV ou ICSI sem mais intervenção.[566,569]

RESSECÇÃO TRANSURETRAL DOS DUTOS EJACULATÓRIOS

A obstrução dos dutos ejaculatórios é uma causa de infertilidade em 1-5% dos homens inférteis,[570] e deve ser suspeitada em homens com dutos deferentes palpáveis normais e espermogramas revelando baixos volumes de ejaculado combinados com concentração de espermatozoides baixa ou normal e motilidade baixa ou ausente.[571] A condição também pode se apresentar como hematospermia e ejaculação dolorosa. Obstrução de dutos ejaculatórios usualmente é congênita, mas também pode resultar de prostatite crônica ou compressão por cistos de próstata ou vesículas seminais, de calcificação ou bloqueamento dos dutos em razão da cicatriz pós-infecciosa ou pós-operatória, e pode ser suscetível à correção por ressecção transuretral.[572,573]

Os métodos para avaliar suspeita de obstrução de dutos ejaculatórios incluem vasografia transescrotal (injeção anterógrada ou retrógrada de meio de contraste para dentro do duto deferente ou vesícula seminal), ultrassonografia transretal (para detectar uma vesícula seminal aumentada) e aspiração de espermatozoides de vesícula seminal e cromotubação de dutos ejaculatórios. Um estudo comparando a precisão dos métodos observou que o diagnóstico por ultrassonografia transretal foi confirmado na cirurgia em menos da metade dos casos e concluiu que testes dinâmicos (vasografia, cromotubação) podem diminuir procedimentos desnecessários de ressecção de duto e melhorar os resultados daqueles que são indicados.[574]

Aspiração dirigida por ultrassom transretal de dutos ejaculatórios císticos ou dilatados ou vesículas seminais e exame microscópico do aspirado pode fornecer sêmen que pode ser criopreservado.[429] Introdução subsequente de corante índigo carmim diluído em contraste de raios X proporciona os meios para definir a lesão e confirmar ressecção cirúrgica bem-sucedida. Quando não são encontrados espermatozoides, vasografia pode ser realizada, e se for confirmada obstrução de dutos ejaculatórios, uma obstrução epididimal coincidente é provável. Nessas circunstâncias, aspiração microcirúrgica de espermatozoides epididimais ou biópsia de testículo e criopreservação de espermatozoides para FIV e ICSI geralmente é uma opção melhor do que epididimovasostomia e ressecção transuretral dos dutos ejaculatórios.

Ressecção transuretral de uma obstrução de duto ejaculatório resulta em volume aumentado de sêmen em aproximadamente dois terços dos homens afetados e retorna espermatozoides ao ejaculado em cerca da metade dos homens azoospérmicos. Os resultados são melhores em homens com cistos medianos e homens com obstrução parcial do que naqueles com obstruções completas. Embora FIV e ICSI sejam uma alternativa óbvia à resecção transuretral, cirurgia bem-sucedida pode permitir a muitos homens conceber naturalmente ou por IIU sem necessidade de TRA.[575]

REPARO DE VARICOCELE

A prevalência de varicoceles é aproximadamente 10-15% na população masculina normal e cerca de 25-40% em homens inférteis.[306-426] O peso da evidência disponível indica que varicoceles têm um efeito adverso sobre a espermatogênese. A fisiopatologia envolvida não está clara mas acredita-se amplamente que envolva refluxo venoso e temperaturas testiculares aumentadas, porque a espermatogênese é extraordinariamente sensível à temperatura. *Uma vez que apenas varicoceles palpáveis tenham alguma associação documentada com infertilidade, outros meios de diagnóstico (ultrassonografia escrotal, termografia, ultrassonografia Doppler, cintigrafia radionuclídica e venografia espermática) geralmente não são indicados para homens inférteis sem nenhuma varicocele palpável.* Ultrassonografia escrotal pode ser útil quando o exame físico é inconclusivo, e venografia espermática pode ajudar a definir melhor a localização de veias espermáticas dando refluxo que recidivam ou persistem depois do reparo.[306]

Reparo de varicocele está indicado principalmente em homens com varicoceles palpáveis e parâmetros anormais do sêmen que têm uma parceira com fertilidade normal ou infertilidade tratável ou um interesse em fertilidade futura. Homens adolescentes com varicoceles unilaterais ou bilaterais associadas a tamanho testicular diminuído também podem ser candidatos à varicocelectomia; aqueles com tamanho testicular normal devem ser acompanhados cuidadosamente para detectar qualquer diminuição no tamanho testicular ou qualidade do sêmen.[576,577] Similarmente, homens adultos jovens com varicoceles palpáveis e sêmen normal podem estar em risco de disfunção testicular progressiva e devem ser monitorados para detectar qualquer evidência de qualidade do sêmen em diminuição.[425,578,579]

As opções de tratamento para homens com qualidade anormal do sêmen associada a uma varicocele palpável incluem reparo cirúrgico, IIU e FIV com ou sem ICSI. A melhor escolha entre estas opções depende da idade da parceira feminina e da presença de outros fatores de infertilidade. Varicocelectomia oferece as vantagens potenciais de uma cura permanente e concepção natural.[557] Mesmo quando há outras indicações claras da parceira feminina para FIV, reparo de varicocele pode merecer consideração, porque a cirurgia pode restaurar espermatozoides no ejaculado em alguns homens com azoospermia não obstrutiva.[580,581]

Varicoceles podem ser reparadas com uma variedade de vias de acesso cirúrgicas (retroperitoneal, inguinal, subinguinal, laparoscópica) ou por embolização percutânea. Nenhum método se comprovou claramente superior. A maioria dos especialistas em reprodução masculina prefere reparo microcirúrgico inguinal ou subinguinal.[582] Embolização percutânea de varicocele exige *expertise* em técnicas radiológicas intervencionistas e não é universalmente aplicável. Tratamento cirúrgico corrige mais de 90% das varicoceles; os resultados obtidos com embolização são mais variáveis.

A qualidade do sêmen frequentemente melhora após reparo de varicocele,[583] e os homens com grandes varicoceles geralmente têm a maior melhora.[584] *Entretanto, os resultados alcançados com reparo de varicocele têm variado largamente e ainda falta evidência de fertilidade melhorada.*[557,585-587] Os resultados de duas experiências randomizadas em homens com varicoceles palpáveis, parâmetros anormais do sêmen, e parceiras mulheres normais são talvez os mais informativos. Em uma, 60% dos homens que se submeteram ao reparo cirúrgico obtiveram gravidez com sua parceira durante o primeiro ano pós-operatório, em comparação a apenas 10% dos controles não tratados; depois do reparo cirúrgico de varicoceles nos homens ainda inférteis não tratados inicialmente, mais de 40% obtiveram gravidez durante o ano seguinte.[588] Na segunda experiência, homens que receberam reparo de varicocele tiveram parâmetros melhorados do sêmen em comparação a controles não tratados, mas não tiveram maior probabilidade de obter gravidez.[589] *Em geral, os melhores candidatos a reparo de varicocele são homens jovens com grandes varicoceles e infertilidade de duração relativamente curta. Testículos atróficos, níveis elevados de FSH e grave oligospermia ou azoospermia indicam dano epitelial grave e são associados a um mau prognóstico após reparo de varicocele.*

Um outro benefício potencial da varicocelectomia merece menção. Mesmo quando reparo de varicocele não é seguido por concepção natural, melhora nos parâmetros do sêmen pode ser suficiente para possibilitar IIU quando de outro modo seria necessária FIV, ou FIV com fertilização convencional em vez de ICSI.[590]

ORQUIDOPEXIA

Criptorquidia é associada a uma alta incidência de infertilidade mesmo quando ela é unilateral; quando ambos os testículos são não descidos, azoospermia é praticamente certa. Ocasionalmente, um testículo não descido escapará à detecção até a idade adulta; se o testículo contralateral for normal, a fertilidade pode ser preservada. Mesmo em homens adultos com criptorquidia bilateral, orquidopexia pode resultar em espermatogênese e fertilidade; pelo menos, ela preserva a produção de hormônio testicular.[591]

ESTIMULAÇÃO VIBRATÓRIA E ELETROEJACULAÇÃO

Homens com condições neurológicas afetando o sistema simpático frequentemente têm emissão disfuncional ou ausente. Exemplos incluem homens com lesões da medula espinal, neuropatias desmielinizantes, diabetes e aqueles que foram submetidos a dissecções linfonodais retroperitoneais. Na maioria, ejaculação pode ser obtida com estimulação vibratória, e naqueles que não respondem, eletroejaculação pode ser usada para obter espermatozoides móveis para IIU ou FIV e ICSI.[478,592] Uma vez que a ejaculação possa ser retrógrada, técnicas adicionais para recuperação de espermatozoides da bexiga podem ser necessárias (descritas anteriormente).

TECNOLOGIAS DE REPRODUÇÃO ASSISTIDA

FIV e ICSI revolucionaram o tratamento da infertilidade masculina. Tal como foi efetuada originalmente, FIV envolvia inseminação de cada oócito com 2-6 milhões de espermatozoides; consequentemente, o método só tinha aplicação limitada quando o homem era gravemente oligospérmico. Com os refinamentos na técnica com o tempo, o número de espermatozoides móveis usados para inseminação diminuiu para 50-100 mil por oócito, abrindo a porta para aplicação mais ampla da TRA em casais com infertilidade de fator masculino. O advento da ICSI expandiu ainda mais as capacidades de superar mesmo as mais graves formas de infertilidade masculina.[593,594] Agora, um fator masculino é o diagnóstico isolado mais comum em casais que fazem FIV. No sumário nacional dos EUA das taxas de sucesso da TRA do ano de 2006, 18% de todos os ciclos foram realizados para indicações de fator masculino, e um fator masculino foi um de múltiplos fatores de infertilidade em outros 18% dos ciclos.[595] Em 62% de todos os ciclos envolvendo oócitos não doadores frescos, foi efetuada ICSI. *Globalmente, os resultados obtidos com FIV em casais com infertilidade de fator masculino, com e sem ICSI, são comparáveis àqueles observados em casais com outras indicações para FIV.*[595]

RECUPERAÇÃO DE ESPERMATOZOIDES

Embora ICSI seja agora aplicada bastante liberalmente em ciclos de FIV, mesmo em casais sem infertilidade de fator masculino, ela é mais especificamente indicada em casais com infertilidade grave de fator masculino em que fertilização precária ou falha é mais provável. Quando poucos ou nenhum espermatozoide viável pode ser recuperado do ejaculado, uma variedade de técnicas de recuperação de espermatozoides pode ser usada para obter espermatozoides para FIV e ICSI. Mesmo quando números substanciais de espermatozoides são recuperados, ICSI é prudente porque espermatozoides obtidos de sistemas reprodutivos cronicamente obstruídos usualmente exibem pouca motilidade e capacidade diminuída de fertilização.

ASPIRAÇÃO EPIDIDIMAL DE ESPERMATOZOIDES

Espermatozoides podem ser obtidos por aspiração microcirúrgica de espermatozoides epididimais no momento de vasoepididimostomia ou como um procedimento isolado em homens com CBAVD ou obstruções incorrigíveis. A técnica envolve incisão de um túbulo dilatado isolado, movendo-se gradualmente mais proximalmente, se necessário, até que espermatozoides sejam obtidos.[596,597] Espermatozoides são coletados para dentro de uma micropipeta por ação capilar com delicada compressão do testículo e epidídimo e lavados para dentro de um recipiente com um pequeno volume de meio de cultura de FIV. Espermatozoides recuperados são criopreservados em múltiplas alíquotas para uso em ciclos de FIV, se necessário.[598]

Aspiração epididimal percutânea usando agulha fina também tem sido usada com sucesso para obter espermatozoides e obter gravidez,[599,600] mas a técnica é menos confiável, as pequenas quantidades de sêmen obtidas são às vezes inadequadas para possibilitar criopreservação, e as taxas de gravidez obtidas geralmente foram mais baixas do que com a técnica aberta.

EXTRAÇÃO E ASPIRAÇÃO DE SÊMEN TESTICULAR

Em homens com azoospermia não obstrutiva e naqueles em que as técnicas de aspiração epididimal de sêmen falham ou são inaplicáveis, espermatozoides podem ser recuperados diretamente do testículo.[601,602] A extração de sêmen testicular microcirúrgica aberta fornece o maior número de espermatozoides com potencial para criopreservação. Biópsia percutânea com agulha fina ou aspiração do testículo também foram descritas e são mais aplicáveis em homens com espermatogênese normal e azoospermia obstrutiva.[603]

Usando a técnica microcirúrgica aberta preferida, sêmen pode ser recuperado da maioria dos homens. A amplificação minimiza o risco de lesão do suprimento sanguíneo testicular, aumenta a probabilidade de recuperar um espécime de biópsia isento de sangue e permite a identificação de túbulos de maior calibre que tendem mais a fornecer espermatozoides.[604,605] Gravidezes normais foram obtidas mesmo naqueles com insuficiência testicular congênita ou adquirida,[606-608] azoospermia pós-quimioterapia[609-611] e síndrome de Klinefelter.[439,612]

RISCOS GENÉTICOS ASSOCIADOS À ICSI

Uma vez que ICSI pode sobrepujar salvaguardas naturais que servem para evitar fertilização por espermatozoides com DNA anormal ou danificado, há razão para preocupação de que filhos nascidos após ICSI poderiam estar em risco aumentado de anomalias cromossômicas e outras anomalias congênitas importantes,[94,613,614] cânceres,[615-617] ou infertilidade.[448-450,615] A maioria dos estudos,[618-621] mas não todos,[613] não identificou qualquer incidência aumentada de malformação congênita importante em crianças nascidas após ICSI (além daquelas associadas à FIV convencional),[621,622] talvez, pelo menos em parte, porque os embriões derivados de DNA paterno danificado são menos tendentes a se implantar e naturalmente são eliminados.[409,417] Uma malformação específica que pode ser mais prevalente em crianças nascidas após ICSI é hipospadia, possivelmente decorrente da infertilidade paterna.[623] *Inobstante, cariotipagem e análise de deleção de cromossomo Y devem ser oferecidas a todos os homens com infertilidade grave de fator masculino que são candidatos à FIV com ICSI, e estudos adicionais são claramente necessários para determinar quais, se algum, riscos poderiam ser impostos às crianças nascidas após ICSI.*[624]

Todas as referências estão disponíveis no site:
http://www.revinter.com.br/online/referencias-speroff.pdf

31 Indução da Ovulação

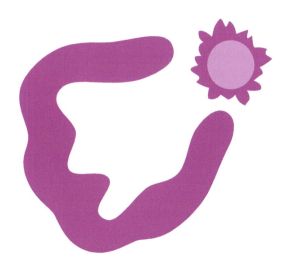

Embora pareça lugar-comum atualmente, até mesmo rotina, a capacidade de induzir ovulação e obter gravidez em mulheres inférteis anovulatórias permanece uma das grandes realizações da endocrinologia reprodutora. Em certa época, limitado ao citrato de clomifeno, o arsenal terapêutico para indução da ovulação agora inclui uma variedade de agentes.

Distúrbios ovulatórios podem ser identificados em 18-25% das mulheres inférteis.[1] Quando anovulação é o único fator de infertilidade, o prognóstico quanto à gravidez geralmente é muito bom, porque estratégias modernas de indução da ovulação são altamente efetivas. Quando uma causa específica de anovulação pode ser identificada, o tratamento muitas vezes restaura fecundidade de ciclo normal. Mesmo quando nenhuma causa pode ser encontrada, como na maioria das mulheres anovulatórias, tratamentos empíricos com baixos custos e riscos usualmente alcançam sucesso. Quando falham esses, outras formas mais complexas de tratamento são efetivas. De um modo ou outro, quase todas as mulheres inférteis anovulatórias podem ser induzidas a ovular. Infelizmente, muitas ainda não concebem, muitas vezes porque há outros fatores de infertilidade coexistentes.

Os médicos que tratam de casais inférteis precisam ter uma compreensão completa dos métodos para tratamento de infertilidade anovulatória. Este capítulo revê os princípios que guiam a escolha do tratamento, os resultados alcançados com diferentes terapias e seus riscos associados.

DIAGNÓSTICO DA ANOVULAÇÃO

O diagnóstico de anovulação geralmente não é difícil de estabelecer. *Mulheres com menstruações irregulares, imprevisíveis ou infrequentes não necessitam testes diagnósticos específicos para provar o que já é óbvio.* Quando há suspeita de anovulação, mas é incerta, uma variedade de métodos podem ser usados para avaliar função ovulatória, conforme discutido no Capítulo 27 e sumariado brevemente aqui.

Ciclos ovulatórios tipicamente são associados a um padrão "bifásico" clássico da temperatura corporal basal (TCB) que não é difícil de reconhecer, quando presente.[2] *Registros da TCB não tendo nenhum intervalo sustentado de elevação da temperatura precedendo o início da menstruação sugerem fortemente anovulação*. Registros bifásicos exibindo uma fase lútea curta (início da menstruação menos de 12 dias depois da elevação da TCB no meio do ciclo) sugerem uma forma sutil, mas ainda importante, de disfunção ovulatória. Embora incomuns, os registros da TCB não são claramente bifásicos em algumas mulheres ovulatórias.

Uma medição da progesterona sérica é o teste mais simples, mais comum, objetivo e confiável de função ovulatória, contanto que seja apropriadamente marcado no tempo. Uma concentração de progesterona de menos de 3 ng/mL significa anovulação, exceto quando colhida imediatamente após ovulação ou imediatamente antes do início da menstruação, quando níveis mais baixos naturalmente poderiam ser esperados.[3,4] Um ciclo ovulatório tem 25-35 dias de duração e exibe uma fase lútea durante aproximadamente 14 dias. Idealmente, o nível de progesterona sérica deve ser colhido aproximadamente uma semana antes do início previsto da menstruação, quando a concentração está no ou próximo do seu pico. *Contrariamente à crença e prática popular, o dia 21 do ciclo não é sempre o melhor momento para medir a concentração de progesterona sérica, e o nível limiar que indica ovulação não é 10 ng/mL*. O dia 21 do ciclo é uma boa escolha em mulheres com ciclos durando aproximadamente 28 dias, mas uma má escolha em mulheres com ciclos de 35 dias. Uma concentração de progesterona sérica maior do que 10 ng/mL sugere função lútea normal, mas não quando a fase lútea é grosseiramente curta, e um nível menor do que 10 ng/mL pode ser inteiramente normal, porque a progesterona é secretada pelo corpo lúteo em pulsos distintos, ligados temporalmente à secreção pulsátil de hormônio luteinizante (LH);[5] colheita de amostra ao acaso pode coincidir um nadir transitório nas concentrações séricas.

Outros testes mais complicados ou sofisticados de ovulação, como monitoramento da excreção urinária de LH e ultrassonografia transvaginal seriada, podem ser úteis uma vez que a ovulação tenha sido alcançada, mas são desnecessários para o diagnóstico de anovulação.

CLASSIFICAÇÃO DAS DOENÇAS OVULATÓRIAS

Depois de completada a avaliação quanto às causas de anovulação, quase todas as mulheres podem ser classificadas de acordo com os critérios adotados pela Organização Mundial da Saúde (OMS).[6] Anovulação hiperprolactinêmica é considerada como uma quarta e específica categoria.

Grupo I da OMS: Anovulação Hipogonadal Hipogonadotrópica. O grupo abrange aproximadamente 5-10% das mulheres anovulatórias e inclui aquelas com concentrações baixas ou normais baixas de hormônio foliculoestimulador (FSH) sérico, e baixos níveis de estradiol sérico, causados por secreção ausente ou anormal de hormônio liberador de gonadotrofina (GnRH) hipotalâmico ou insensibilidade hipofisária ao GnRH. Exemplos incluem mulheres com amenorreia hipotalâmica relacionada com estresse físico, nutricional ou emocional, perda de peso, exercício excessivo, anorexia nervosa e suas variantes, síndrome de Kallmann e deficiência isolada de gonadotrofina. As mulheres neste grupo podem necessitar imageamento hipotalâmico-hipofisário para excluir uma lesão de massa.

Grupo II da OMS: Anovulação Euestrogênica Eugonadotrópica. Este grupo é o maior de todos, incluindo 75-85% das mulheres anovulatórias, e é caracterizado por níveis de FSH e estradiol séricos normais e concentrações de LH normais ou elevadas.[7] Os exemplos mais comuns são mulheres com síndrome de ovários policísticos (SOPC), algumas das quais ovulam pelo menos ocasionalmente. As mulheres com SOPC devem ser triadas quanto a diabetes melito tipo

2 antes do tratamento, decorrente dos riscos fetais associados a diabetes não tratado.[8] Perda de peso geralmente é o melhor tratamento inicial para aquelas que são obesas porque ela pode, por si própria, restaurar a função ovulatória.[9-11]

Grupo III da OMS: Anovulação Hipergonadotrópica. O grupo responsabiliza-se por aproximadamente 10-20% das mulheres anovulatórias e inclui aquelas com concentrações elevadas de FSH sérico; a maioria, mas não todas, tem amenorreia. O exemplo clássico é insuficiência ovariana prematura, causada por depleção folicular, e poucas respondem ao tratamento visando à indução de ovulação.

Anovulação Hiperprolactinêmica. Aproximadamente 5-10% das mulheres anovulatórias têm hiperprolactinemia, que inibe secreção de gonadotrofina. Consequentemente, as concentrações de FSH sérico geralmente são baixas ou normais-baixas, e os níveis de estradiol sérico também tendem a ser relativamente baixos. A maioria das mulheres hiperprolactinêmicas tem oligomenorreia ou amenorreia. Quando hiperprolactinemia não pode ser atribuída confiantemente a hipotireoidismo coexistente ou a medicações, imageamento hipotalâmico-hipofisário está indicado para excluir uma lesão de massa.

AVALIAÇÃO PRÉ-TRATAMENTO E TRATAMENTO

As causas de anovulação são muitas e variadas. Doença da tireoide, hiperprolactinemia, doença suprarrenal, tumores hipofisários ou ovarianos, transtornos alimentares, extremos de perda de peso ou exercício, síndrome de ovários policísticos (SOPC) e obesidade são todos comumente associados à disfunção ovulatória. Tratamento deve ser dirigido para a causa subjacente, quando ela pode ser determinada, porque tratamento específico tem maior probabilidade de ter sucesso, e algumas condições podem ter consequências a mais longo prazo para a saúde se não forem reconhecidas e tratadas.

Todas as mulheres anovulatórias merecem pelo menos alguma avaliação preliminar, tanto para excluir patologia importante que possa exigir atenção médica antes da indução da ovulação quanto para identificar a forma mais provavelmente bem-sucedida de tratamento. O Capítulo 11 considera as causas e tratamento de amenorreia e galactorreia. Os Capítulos 12 e 13 discutem a fisiopatologia e tratamento da SOPC e hirsutismo. O Capítulo 15 descreve a avaliação de sangramento uterino disfuncional. No mínimo, as mulheres anovulatórias devem ser triadas quanto a doenças tireóideas (TSH sérico) e hiperprolactinemia (prolactina sérica) porque ambas exigem avaliação adicional e tratamento específico.[12-14] Dependendo da história menstrual, amostragem endometrial também merece consideração, porque anovulação crônica é associada a risco aumentado de hiperplasia endometrial.

Triagem quanto à tolerância prejudicada à glicose e diabetes é recomendada para todas as mulheres anovulatórias obesas com SOPC; até 35% exibem tolerância prejudicada à glicose e 7-10% preenchem critérios de diabetes melito tipo 2.[15,16] A triagem é mais bem realizada pela medição da glicemia 2 horas após uma carga oral de 75 mg de glicose; concentrações entre 140 e 199 mg/dL indicam tolerância prejudicada à glicose, e níveis de 200 mg/dL ou mais indicam diabetes não insulinodependente.

Anovulação oferece uma explicação potencial óbvia para infertilidade, porém muitas vezes ela não é o único fator de infertilidade. *Antes de começar indução da ovulação, um espermograma de triagem é prudente, porque fatores masculinos são uma causa contributiva importante em 20-40% dos casais inférteis.*[17] Reconhecimento precoce de um fator masculino coexistente importante ajuda a evitar perda de tempo, esforço, despesa e frustrações associadas.

Avaliação preliminar adicional com histerossalpingografia (HSG) ou ultrassonografia transvaginal merece consideração séria, particularmente em mulheres com uma história de infecção ou cirurgia pélvica prévia, gravidez ectópica, doença intestinal inflamatória, dor pélvica ou outros sintomas de endometriose, ou um exame físico anormal. Na ausência desses fatores de risco, a probabilidade de doença tubária é baixa, e HSG pode ser adiada com segurança em mulheres jovens e aquelas que não necessitam formas complicadas e caras de indução da ovulação. Em mulheres mais velhas com uma janela de oportunidade estreitando-se, geralmente é judicioso avaliar objetivamente todos os fatores de infertilidade relevantes antes de começar tratamento, para assegurar que o tempo seja usado para a melhor vantagem possível. Em mulheres que necessitam indução da ovulação com gonadotrofinas exógenas, os custos associados, a logística e os riscos também justificam uma avaliação preliminar completa. *HSG e ultrassonografia transvaginal preliminares são recomendadas quando a história médica ou o exame físico levantam suspeita de fatores de infertilidade uterina ou tubária coexistentes, em mulheres acima de 35 anos de idade, e quando a indução da ovulação exigir tratamento com gonadotrofinas exógenas.* Laparoscopia e histeroscopia são desnecessárias na maioria das mulheres, mas certamente apropriadas naquelas com uma HSG anormal ou sinais ou sintomas de doença pélvica.

O melhor tratamento inicial para mulheres anovulatórias obesas é perda de peso, quando ela pode ser obtida. Perda de peso ainda que modesta (5-10% do peso corporal) frequentemente restaura ciclos ovulatórios em mulheres obesas com SOPC.[18-25] No mínimo, a perda de peso pode aumentar a sensibilidade a drogas indutoras de ovulação e diminuir a complexidade do tratamento requerido. Em um estudo, 60 de 67 mulheres anovulatórias obesas (90%) que perderam uma média de 10 kg/m^2 em um programa de dieta e exercício retomaram ovulação espontânea, e 52 (78%) afinal atingiram gravidez, 18 (27%) sem outras intervenções.[26] Um índice de massa corporal (IMC) menor que 27 constitui um objetivo razoável ainda que também modesto.

CITRATO DE CLOMIFENO

O citrato de clomifeno foi sintetizado pela primeira vez em 1956, introduzido para experiências clínicas em 1960, e aprovado para uso clínico nos Estados Unidos em 1967.[27,28] Nas experiências clínicas iniciais, 80% das mulheres anovulatórias tratadas com clomifeno alcançaram ovulação, e metade daquelas que ovularam também concebeu.[27,28] A experiência clínica ganha nos anos desde então, permanece consistente com aquelas primeiras observações.

FARMACOLOGIA E MECANISMO DE AÇÃO

O clomifeno é um derivado trifeniletileno não esteroide que atua como um modulador seletivo de receptores estrogênicos (SERM), tendo ao mesmo tempo propriedades agonistas e antagonistas de estrogênios.[29] Entretanto, em quase todas as circunstâncias, o clomifeno atua puramente como um antagonista ou antiestrogênio; suas fracas ações estrogênicas são clinicamente aparentes, apenas quando os níveis de estrogênio endógeno são muito baixos. O clomifeno é removido pelo fígado e excretado nas fezes; aproximadamente 85% são eliminados dentro de uma semana, mas traços podem permanecer na circulação durante mais tempo.[30] O clomifeno é uma mistura racêmica de dois estereoisômeros diferentes, enclomifeno (62%; originalmente conhecido como *cis*-clomifeno) e zuclomifeno (38%; originalmente conhecido como *trans*-clomifeno).[29,31] O enclomifeno é o isômero mais potente e aquele responsável pelas suas ações de indução da ovulação.[29,32] A meia-vida do enclomifeno é relativamente curta, de modo que as concentrações séricas sobem e caem rapidamente durante e após tratamento.[30,33] O zuclomifeno é removido muito mais lentamente; níveis séricos permanecem detectáveis durante semanas após uma única dose[30] e podem mesmo se acumular gradualmente ao longo de uma série de ciclos, mas não há evidência de que o zuclomifeno residual tenha quaisquer efeitos clínicos ou consequências importantes.[33]

A similaridade estrutural a estrogênio permite ao clomifeno competir com estrogênio endógeno por receptores nucleares do estrogênio em locais por todo o sistema reprodutor. Entretanto, diversamente de estrogênio, o clomifeno liga-se a receptores nucleares do estrogênio por um intervalo prolongado de tempo e desse modo esgota as concentrações de receptores ao interferir na reciclagem dos receptores.[29] Ao nível hipotalâmico, a depleção de receptor estrogênico impede interpretação exata dos níveis circulantes de estrogênio; os níveis de estrogênio circulante são percebidos como mais baixos do que são verdadeiramente. *O feedback negativo reduzido de estrogênio desencadeia mecanismos compensatórios normais que alteram o padrão de secreção do hormônio liberador de gonadotrofina (GnRH) e estimulam liberação aumentada de gonadotrofina hipofisária a qual, por sua vez, impulsiona desenvolvimento folicular.* No nível hipofisário, o clomifeno também poderia aumentar a sensibilidade das gonadotrofinas à estimulação pelo GnRH.[34]

Citrato de clomifeno

Dietilestilbestrol

Quando administrado a mulheres já ovulatórias, o clomifeno aumenta a frequências dos pulsos de GnRH.[35] Em mulheres anovulatórias com síndrome de ovários policísticos (SOPC) que já exibem uma frequência aumentada de pulsos de GnRH, o clomifeno aumenta apenas a amplitude de pulso.[36] Os níveis séricos de ambos, FSH e LH elevam-se durante tratamento com clomifeno e caem novamente logo depois que a série de 5 dias de terapia típica é completada.[37] Em séries de tratamento bem-sucedidas, um ou mais folículos emergem e crescem até maturidade. Em paralelo, os níveis de estrogênio sérico sobem progressivamente, disparando uma onda de LH e ovulação. Em suma, o clomifeno opera primariamente estimulando os mecanismos endócrinos normais que definem o eixo hipotalâmico-hipofisário-ovariano. A importância de outros efeitos que ele possa ter sobre fatores de crescimento semelhantes à insulina (diminuição nas concentrações de IGF-I) e globulina ligadora de hormônios sexuais (aumento nos níveis séricos) é incerta.[38,39]

AÇÕES PERIFÉRICAS

Adicionalmente aos seus efeitos centrais desejáveis, o clomifeno exerce efeitos antiestrogênicos menos desejáveis em locais periféricos no sistema reprodutor, os quais alguns sugeriram que poderiam explicar a diferença entre as taxas de ovulação e gravidez alcançadas pelo tratamento com clomifeno. *Efeitos adversos do clomifeno sobre a endocérvice, o endométrio, o ovário, o óvulo e o embrião foram descritos, mas não há evidência convincente indicando que esses efeitos tenham consequências clínicas importantes na maioria das mulheres.*

No cômputo geral, o peso da evidência de experiências controladas sugere que a qualidade e quantidade de *produção de muco cervical* podem ser diminuídas em ciclos de tratamento com clomifeno. Embora alguns tenham observado ausência de alterações significativas nas características do muco durante tratamento,[40] outros acharam que o clomifeno tem efeitos adversos dependentes da dose.[41,42] Os resultados conflitantes têm várias explicações possíveis. O efeito pode ser mais aparente, quando o intervalo entre o término do tratamento e a ovulação é curto.[43] O efeito poderia muitas vezes ser anulado por níveis mais altos de estradiol sérico, resultando de desenvolvimento multifolicular induzido pelo clomifeno.[44] Também é possível que alguns indivíduos possam ser mais sensíveis ao efeito.[45] De qualquer maneira, qualquer efeito adverso que o clomifeno possa ter sobre o muco cervical é em grande parte discutível (Capítulo 27). Nos últimos anos, mesmo a avaliação do muco cervical praticamente desapareceu da prática clínica, porque experiências controladas demonstraram que a testagem pós-coital (o teste tradicional para fatores cervicais) tem pouco ou nenhum valor preditivo,[46,47] e porque os esquemas modernos de tratamento para infertilidade persistente agora incorporam rotineiramente inseminação intrauterina (IIU), que ultrapassa o colo completamente.[48,49]

Crescimento endometrial prejudicado também foi descrito em mulheres tratadas com clomifeno. Entretanto, a espessura endometrial pré-ovulatória nos ciclos induzidos com clomifeno permanece bem dentro da faixa normalmente observada em ciclos ovulatórios espontâneos na grande maioria das mulheres.[50-54] Outras diferenças sutis na morfologia endometrial foram atribuídas aos efeitos do clomifeno, mas sua relevância clínica, se alguma, é incerta.[55,56] É provável que o clomifeno iniba crescimento endometrial, pelo menos em algumas mulheres, pelas mesmas razões pelas quais ele pode inibir produção de muco cervical, mas aplicam-se às mesmas advertências; o efeito é inconstante, pode ser superado pelos níveis mais altos de estrogênio nos ciclos induzidos pelo clomifeno, e provavelmente tem pouca importância clínica, exceto talvez nas pacientes que exibem crescimento endometrial grosseiramente precário (espessura máxima pré-ovulatória menor que 5-6 mm).

Clomifeno não parece ter quaisquer efeitos diretos clinicamente relevantes sobre o *ovário* ou o *embrião*. Embora clomifeno seja capaz de inibir produção de hormônios esteroides por células da granulosa/teca cultivadas *in vitro* aviárias,[57] ovinas[58] e humanas,[59] as concentrações de estrogênio e progesterona séricos em ciclos induzidos com clomifeno são tipicamente mais altas, não mais baixas, do que em ciclos ovulatórios espontâneos. Efeitos adversos sobre a fertilização do óvulo e o desenvolvimento do embrião de camundongo foram observados *in vitro*,[60] mas estudos em mulheres indicam que as concentrações séricas de enclomifeno e zuclomifeno nunca se aproximam dos níveis necessários para induzir esses feitos, mesmo após vários ciclos de tratamento consecutivos.[33]

INDICAÇÕES CLÍNICAS

Citrato de clomifeno é a droga de escolha tradicional para indução da ovulação em mulheres inférteis anovulatórias com função tireóidea normal, níveis normais de prolactina sérica e produção normal de estrogênio endógeno, conforme determinado por observações clínicas (oligomenorreia, muco cervical estrogênico), uma determinação do estradiol sérico (maior do que aproximadamente 40 pg/mL), ou uma resposta menstrual normal a um teste com progestina (Grupo II da OMS).[61] Embora a droga também frequentemente seja usada empiricamente para estimular desenvolvimento multifolicular em mulheres ovulatórias com infertilidade inexplicada (usualmente em combinação com IIU),[48,62-64] o foco aqui é na indução da ovulação em mulheres anovulatórias; clomifeno empírico e outros tratamentos para infertilidade inexplicada são discutidos em detalhe no Capítulo 27.

Dado seu mecanismo de ação, não é de surpreender que o clomifeno tipicamente seja inefetivo em mulheres com hipogonadismo hipogonadotrópico (Grupo I da OMS). Juntos, níveis baixos ou normais baixos de FSH e baixas concentrações de estrogênio sérico indicam que o eixo hipotalâmico-hipofisário-ovariano não está funcionando normalmente nas mulheres com amenorreia hipotalâmica; se estivesse, os níveis de FSH seriam altos, porque as concentrações de estrogênio são baixas. Se baixas concentrações de estrogênio endógeno não são capazes de estimular secreção aumentada de FSH, há pouca razão para pensar que uma diminuição induzida pelo clomifeno no nível de *feedback* negativo de estrogênio terá sucesso, e ela raramente o faz. Tratamentos alternativos que estimulam diretamente a hipófise (GnRH exógeno pulsátil) ou o ovário (gonadotrofinas foliculares) usualmente são necessários.

Uma vez que o corpo lúteo derive do folículo ovulatório, sua capacidade funcional depende, em parte, da qualidade do desenvolvimento folicular pré-ovulatório. Logicamente, pode-se esperar que o desenvolvimento folicular inadequado cause ou predisponha à má função lútea, se ovulação ainda ocorrer. De fato, o exemplo mais óbvio de má função lútea, uma fase lútea curta, é associado a níveis anormalmente baixos de FSH na fase folicular.[65,66] Consequentemente, clomifeno é tanto uma escolha lógica quanto efetiva para tratamento.[67-70] Os níveis de progesterona tipicamente são mais altos em ciclos ovulatórios induzidos com clomifeno do que em ciclos espontâneos normais, provavelmente porque o desenvolvimento folicular pré-ovulatório é otimizado, e porque o tratamento muitas vezes resulta em mais de um corpo lúteo.[71,72]

Tratamento com citrato de clomifeno é geralmente limitado a mulheres com demonstrada disfunção ovulatória, mas também pode ser justificado em mulheres ovulando normalmente, cuja infertilidade permanece inexplicada, particularmente quando elas são jovens, e a infertilidade é de curta duração, e naquelas que não desejam ou não são capazes de empreender tratamentos mais agressivos. A eficácia do tratamento com clomifeno em mulheres com infertilidade inexplicada pode ser atribuída à otimização do desenvolvimento folicular ou à "superovulação" de mais do que um único óvulo.[62,63] ***Tratamento empírico com clomifeno é mais efetivo quando combinado com inseminação intrauterina (IIU), em um esforço para aumentar os números tanto de óvulos quanto de espermatozoides (Capítulo 27).***[48,73]

ESQUEMAS DE TRATAMENTO COM CLOMIFENO

Clomifeno é administrado oralmente, tipicamente começando no terceiro ao quinto dia depois do início de uma menstruação espontânea ou induzida com progestina. As taxas de ovulação e concepção e os resultados de gravidez são semelhantes quando o tratamento começa em algum lugar entre os dias 2 e 5 do ciclo.[74] Em mulheres com amenorreia, o tratamento pode começar imediatamente, se gravidez tiver sido excluída. A dose de clomifeno necessária para induzir ovulação correlaciona-se com o peso corporal, mas não pode ser predita confiantemente em uma mulher individual.[75,76] Embora mulheres obesas muitas vezes necessitem doses mais altas de tratamento com clomifeno, os resultados afinal obtidos são semelhantes aos observados em mulheres magras.[77,78] Nenhum parâmetro clínico ou laboratorial comprovou-se útil para predizer a dose de clomifeno necessária para induzir ovulação.[79]

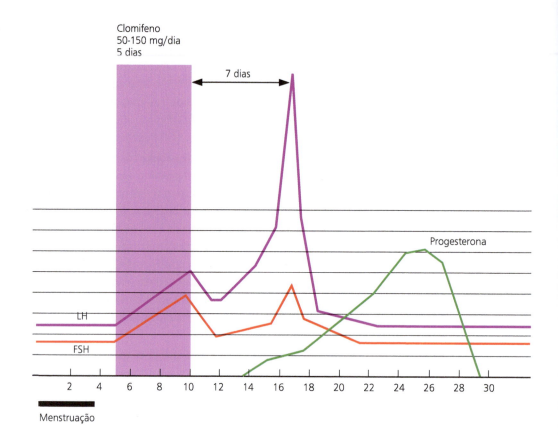

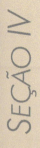

O tratamento usualmente começa com um único comprimido de 50 mg diariamente durante um intervalo de 5 dias e, se necessário, aumenta a incrementos de 50 mg nos ciclos subsequentes até que ovulação seja obtida. *A maioria das mulheres que respondem ao clomifeno responderão a 50 mg (52%) ou 100 mg (22%).*[80,81] Doses mais baixas (12,5-25 mg diários) merecem consideração em mulheres que se revelam altamente sensíveis à droga ou desenvolvem grandes cistos ovarianos que impedem tratamento continuado.[82] Embora não aprovadas pela *U.S. Food and Drug Administration*, doses mais altas de clomifeno (150-250 mg diariamente) às vezes podem ter sucesso, quando doses mais baixas falham (150 mg 12%; 200 mg 7%; 250 mg 5%).[80,81] Nós acreditamos que tratamento com doses até 150 mg é razoável antes de se considerarem alternativas.[83] Durações mais longas de tratamento com clomifeno (7-10 dias) podem ter sucesso em algumas mulheres quando o tratamento padrão não o tem, e ocasionalmente podem ser úteis quando não há alternativas exequíveis.[84-86]

Os mesmos métodos usados para diagnóstico de anovulação podem ser usados para avaliar a resposta ao tratamento. Registros da TCB são simples e baratos, mas podem tornar-se tediosos com o tempo. *Um nível de progesterona sérica acima de 3 ng/mL provê evidência confiável que ovulação ocorreu,*[3,4] *mas precisa ser em dia marcado apropriadamente para interpretação confiante e correta.* Medir a concentração de progesterona sérica entre os dias 22 e 25 do ciclo minimizará o risco de colher amostra imediatamente depois da ovulação (ocorrendo tão tarde como nos dias 19-20 do ciclo em ciclos durando até 35 dias) ou antes da menstruação, quando níveis menores que 3 ng/mL poderiam ser observados e erradamente interpretados. Testes mais sofisticados de ovulação envolvendo maiores custos e demandas logísticas são desnecessários para determinar apenas se ovulação ocorreu, mas podem ser justificados, uma vez que a indução bem-sucedida da ovulação seja alcançada.

Kits de teste comerciais podem detectar a onda de LH urinário no meio do ciclo e ajudar a determinar não somente se a ovulação ocorreu, mas quando, e a definir a duração da fase lútea.[87] *Em ciclos ovulatórios induzidos com clomifeno em mulheres anovulatórias, a onda de LH tipicamente ocorre 5-12 dias após o tratamento terminar, mais frequentemente no dia 16 ou 17 do ciclo, quando clomifeno é administrado nos dias 5-9.*[88] A ovulação geralmente ocorre 14-26 horas após a detecção da onda e quase sempre dentro de 48 horas.[87] Entretanto, na prática clínica, tanto resultados falso-negativos quanto falso-positivos são relativamente comuns.[89,90] Uma biópsia endometrial fornecendo endométrio secretório também significa ovulação recente,[91] mas os custos e o desconforto associados não podem ser justificados para essa finalidade somente. Ultrassonografia transvaginal seriada pode demonstrar o tamanho e número de folículos desenvolvendo-se, rastrear o crescimento endometrial, e prover evidência presuntiva de ovulação,[92,93] mas ela é difícil justificar quando métodos menos complicados e caros podem fornecer a informação necessária. Alguns advogam monitorar pelo menos o primeiro ciclo de tratamento para identificar aquelas que respondem excessivamente.[94] Um estudo comparando fecundidade em ciclos induzidos com clomifeno monitorados com TCB, excreção urinária de LH ou ultrassonografia transvaginal seriada não encontrou vantagem clara de qualquer um dos três métodos.[95]

Tradicionalmente, quando a concentração de progesterona sérica revela anovulação persistente após tratamento com clomifeno, uma progestina é prescrita (p. ex., acetato de medroxiprogesterona, 5-10 mg por dia durante 5-7 dias) para induzir menstruação antes que o ciclo seguinte comece a uma posologia mais alta. Embora efetiva, a sequência leva tempo, e vários meses podem passar antes que uma paciente seja comprovada não responsiva ao clomifeno. Um protocolo de tratamento "em degraus de escada" constitui uma alternativa que pode encurtar o tempo requerido para obter ovulação e para identificar aquelas que necessitam tratamento diferente. O esquema envolve tratamento com clomifeno (50 mg) nos dias 5-9 do ciclo depois de uma menstruação espontânea ou induzida, ultrassonografia nos dias 11-14, tratamento imediato com o nível de dose mais alto seguinte (100 mg) se nenhum folículo dominante (≥ 15 mm) tiver emergido, ultrassonografia repetida 1 semana mais tarde, e se ainda nenhum folículo dominante for observado, tratamento imediato com o nível de dose mais alto (150 mg) e ultrassonografia outra vez 1 semana mais tarde.[96] Em uma série de casos envolvendo 31 mulheres inférteis anovulatórias com SOPC tratadas com um esquema de degraus de escada, o tempo até ovulação foi de 23-35 dias, a fecundabilidade do ciclo foi de 13%, e os custos estimados foram aumentados apenas modestamente.[96]

No passado, exames pélvicos mensais para excluir aumento ovariano residual eram recomendados antes que cada novo ciclo de clomifeno começava. Ainda é prudente adiar tratamento adicional quando sintomas levam à descoberta de um cisto grande ou ovários grosseiramente aumentados, mas estudos clínicos e experiência indicam que exame físico básico de rotina ou ultrassonografia é desnecessário.[88] Inobstante, contato regular deve ser mantido para rever o progresso do tratamento e para assegurar que qualquer avaliação adicional necessária seja realizada eficientemente.

RESULTADOS DO TRATAMENTO COM CLOMIFENO

Clomifeno induzirá ovulação com sucesso em 70-80% das mulheres apropriadamente selecionadas.[97,98] A probabilidade de resposta diminui com o aumento da idade e índice de massa corporal e com a extensão de qualquer hiperandrogenemia associada em mulheres anovulatórias. Curiosamente, as mulheres com amenorreia são mais propensas a conceber do que aquelas com oligomenorreia,[97] possivelmente porque as mulheres inférteis que menstruam também provavelmente ovulam, ainda que infrequentemente, e são mais tendentes a ter outros fatores coexistentes de infertilidade.

Entre as mulheres inférteis anovulatórias que respondem ao tratamento com clomifeno, a fecundabilidade de ciclo global é aproximadamente 15%. Em mulheres com outros fatores de infertilidade, a fecundabilidade de ciclo pode alcançar tanto quanto 22%, comparável àquela observada em casais férteis normais depois da descontinuação de contracepção de barreira e aqueles com infertilidade de fator masculino recebendo inseminações doadoras terapêuticas.[97] *Taxas cumulativas de gravidez de 70-75% podem ser esperadas ao longo de seis a nove ciclos de tratamento.*[99,100] Depois disso, a fecundabilidade do ciclo cai substancialmente. *Quando gravidez não é alcançada dentro de 3-6 ciclos ovulatórios induzidos com clomifeno, a investigação de infertilidade deve ser expandida para excluir outros fatores de infertilidade ainda não avaliados, ou mudar a estratégia global de tratamento se a avaliação já estiver completa. Tratamento prolongado com clomifeno é inapropriado, particularmente em mulheres acima de 35 anos.*

EFEITOS COLATERAIS

Tratamento com clomifeno geralmente é muito bem tolerado. Efeitos colaterais menores são relativamente comuns, mas raramente são persistentes ou suficientemente graves para exigir que o tratamento seja descontinuado.

Ondas de calor transitórias, usualmente limitadas ao curto intervalo de tratamento, ocorrem em 10-20% das mulheres.[83] Considerando que o clomifeno causa um erro de percepção central de que os níveis de estrogênio endógeno são baixos, sintomas vasomotores não são difíceis de compreender. Oscilações do humor também são relativamente comuns. Outros efeitos colaterais brandos e menos comuns incluem cefaleia, dor à palpação mamária, pressão ou dor pélvica e náusea. Perturbações visuais (visão turva ou dupla, escotomas, sensibilidade à luz) são incomuns (1-2%) e reversíveis, mas relatos de "pós-imagens" persistentes (palinopsia) e sensibilidade à luz (fotofobia) as tornam apesar de tudo preocupantes;[101] quando esses sintomas aparecem, a prudência manda que o tratamento seja abandonado em favor de métodos alternativos para indução da ovulação.

RISCOS

Tratamento com clomifeno tem riscos, mas complicações sérias são raras. Inevitavelmente, surgem perguntas concernentes aos riscos de gravidez múltipla, anomalias congênitas e outros resultados adversos potenciais associados a tratamento com clomifeno.

O principal risco associado a tratamento pelo clomifeno é um risco aumentado de conceber uma *gravidez múltipla.* O aumento induzido pelo clomifeno na secreção de FSH é apenas transitório, de modo que os mecanismos de seleção ainda operam para produzir um único folículo maturo na maioria dos ciclos de tratamento em mulheres anovulatórias. *Nada obstante, desenvolvimento multifolicular é relativamente comum, e o risco global de gravidez múltipla é aumentado para aproximadamente 7-10%.*[102-104] A grande maioria das gravidezes múltiplas concebidas em ciclos induzido pelo clomifeno é de gêmeos; o risco de trigêmeos é 0,3-0,5%, de quádruplos 0,3%, e de quíntuplos 0,1%.[28] *O risco mais alto de gestação multifetal é outra razão para tratar com a mais baixa dose efetiva de clomifeno; doses mais altas não melhoram os resultados e apenas aumentam o risco de superovulação e gravidez múltipla, com todas as acompanhantes complicações pré-natais e neonatais.*

Não há nenhuma evidência de que tratamento com clomifeno aumente o risco global de defeitos congênitos ou de qualquer anomalia isolada em particular.[105] Várias grandes séries examinaram a questão e tiraram a mesma conclusão.[102-105] Em uma série de 1.034 gravidezes resultando de tratamento com clomifeno, 14,2% terminaram em aborto espontâneo, 0,5% em gravidez ectópica, 0,1% em gravidez molar, e 1,6% em natimorto, e entre 935 nascidos vivos, malformações foram detectadas em 21 (2,3%).[105] Sugestões anteriores de que o risco de defeitos de tubo neural poderia ser mais alto em gravidezes concebidas após tratamento com clomifeno não foram confirmadas em investigações subsequentes.[106, 107] Um pequeno estudo de resultados de gravidez em mulheres expostas inadvertidamente a clomifeno durante o primeiro trimestre da gravidez não encontrou nenhuma evidência de teratogenicidade.[108] Também não há nenhuma evidência de que tratamento com clomifeno aumente o risco de **retardo do desenvolvimento ou incapacidade de aprendizado** em crianças concebidas durante tratamento com clomifeno.[109]

Estudos precedentes sugeriram que a incidência de **aborto espontâneo** em gravidezes, resultando de tratamento com clomifeno, poderia ser aumentada, mas vários outros observaram taxas de aborto espontâneo não diferentes daquelas em gravidezes concebidas sem tratamento.[80,110]

A incidência de **síndrome de hiperestimulação ovariana** (SHEO) em ciclos induzidos por clomifeno é difícil de determinar confiantemente, porque as definições da síndrome variam amplamente entre os estudos. Em geral, sintomas brandos de hiperestimulação ovariana (desconforto abdominal transitório, náusea branda, vômito, diarreia e distensão abdominal) não são totalmente incomuns, mas exigem apenas tratamento expectante. Quando a indução da ovulação prossegue da maneira incremental recomendada para estabelecer a dose efetiva mínima, o risco de SHEO clinicamente significativo (aumento ovariano maciço, ganho progressivo de peso, dor abdominal grave, náusea e vômito intratáveis, ascite grosseira, oligúria) é remoto.

A incidência de **câncer de ovário** é diminuída em mulheres paras e naquelas que usam contracepção hormonal por períodos prolongados, sugerindo que "ovulação incessante" (repetida ruptura epitelial e reparo) predispõe ao desenvolvimento de câncer ovariano, e que o tratamento com drogas indutoras da ovulação poderia aumentar o risco.[111] Os resultados de estudos de casos-controle realizados nos anos 1990 trouxeram crédito à noção e provocaram considerável preocupação,[112,113] embora suas conclusões fossem questionadas por causa de importantes deficiências metodológicas. Um estudo comparou mulheres tratadas inférteis com mulheres férteis em vez de com mulheres não tratadas inférteis, mesmo apesar de infertilidade e nuliparidade serem fatores de risco conhecidos para câncer ovariano.[112] Outro incluiu cânceres de todos os tipos e tumores de baixo potencial maligno apesar da sua fisiopatologia diferente.[113] Desde então, numerosos estudos confirmaram que a incidência de câncer de ovário é aumentada em mulheres inférteis, mas não encontraram qualquer evidência substantiva de que drogas indutoras de ovulação aumentem o risco.[114-121] Os resultados de estudos do risco de **câncer de mama** foram conflitantes, com alguns mostrando ausência de associação a drogas indutoras da ovulação, e outros sugerindo possíveis aumentos no risco em certos subgrupos.[120] *Nenhuma relação causal entre drogas indutoras de ovulação e câncer de ovário ou mama foi estabelecida, mas tratamento prolongado com clomifeno deve apesar disso ser evitado, principalmente porque ele tem pouca esperança de sucesso.*

TRATAMENTOS ADJUVANTES E COMBINADOS

Falha de clomifeno descreve mulheres que não ovulam em resposta a tratamento com clomifeno, não aquelas que falham em conceber apesar de ovulação bem-sucedida induzida pelo clomifeno. Neste último grupo, avaliação adicional é indicada para identificar outros fatores potenciais de infertilidade coexistentes ainda não excluídos. Se ou quando isso tiver sido realizado, a infertilidade persistente é mais corretamente vista e tratada como infertilidade inexplicada (Capítulo 27).

Embora a maioria das mulheres adequadamente selecionadas ovulará em resposta a tratamento com clomifeno, muitas não o fazem. Estimulação ovariana direta com gonadotrofinas exógenas, discutida mais tarde em detalhe, constitui uma alternativa óbvia, mas ela não é de modo nenhum a única opção que merece consideração. Muitas mulheres inférteis anovulatórias clomifenorresistentes responderão a esquemas de tratamento suplementar ou de combinação. As opções incluem tratamento adjuvante com glicocorticoides, gonadotrofina coriônica humana exógena (hCG), ou metformina, e terapia supressora preliminar (contraceptivos hormonais). *É útil estar familiarizado com estas estratégias menos comuns de indução da ovulação, porque muitos casais são compreensivelmente relutantes ou incapazes de buscar a alternativa óbvia do tratamento com gonadotrofina uma vez que completamente cientes dos custos associados, demandas logísticas e riscos.*

Falta de resposta a uma ou mais destes esquemas de tratamento empregados menos comumente não é um pré-requisito para terapia com gonadotrofina exógena. Eles são simplesmente alternativas úteis para aquelas que não se dispõem ou com impossibilidade de empreender terapia com gonadotrofina e, para algumas, podem ser as únicas opções quando tratamento com clomifeno falhou. Uma escolha entre eles não é inteiramente arbitrária, mas deve considerar elementos específicos da história da paciente, os resultados da avaliação laboratorial e observações em ciclos prévios sem sucesso de tratamento com clomifeno.

Clomifeno e Glicocorticoides

Numerosos estudos examinaram a eficácia de tratamento adjuvante com glicocorticoides em mulheres anovulatórias clomifenorresistentes, e todos observaram que tratamento combinado com clomifeno e um glicocorticoide é capaz de induzir com sucesso ovulação em muitas que deixam de responder ao clomifeno isoladamente.[86,122-126] Foram descritos tanto esquemas de tratamento contínuo quanto mais limitado de fase folicular (dias 5-14 do ciclo), usando prednisona (5 mg por dia) ou dexametasona (0,5-2,0 mg ao dia). Embora alguns estudos tenham sugerido que tratamento combinado com clomifeno e glicocorticoides é mais efetivo em mulheres tendo concentrações elevadas de sulfato de desidroepiandrosterona sérico (DHEA-S),[122,123] outros observaram que o tratamento também pode ser efetivo naquelas com níveis normais de DHEA-S[124,126] e em populações não selecionadas de mulheres clomifenorresistentes.[86,125]

Na maior experiência randomizada envolvendo mais de 200 mulheres inférteis anovulatórias clomifenorresistentes, mais de 80% daquelas que receberam tratamento combinado com clomifeno (200 mg ao dia nos dias 5-9 do ciclo) e dexametasona (2 mg ao dia, dias 5-14 do ciclo) ovularam, em comparação a 20% das controles tratadas com clomifeno e placebo; a taxa cumulativa de gravidez em mulheres recebendo dexametasona (40%) foi 10 vezes mais alta do que naquelas que receberam placebo (4%).[126] O mecanismo de ação do glicocorticoide permanece não esclarecido, mas parece envolver mais do que simples supressão de androgênio. Outras possibilidades incluem efeitos diretos sobre o oócito em desenvolvimento e efeitos indiretos sobre fatores de crescimento e citocinas intrafoliculares, os quais podem atuar sinergisticamente com o FSH.[127] Como quer que seja, tratamento adjuvante com glicocorticoides pode ser justificado durante três a seis ciclos quando ele tem sucesso, mas deve ser prontamente descontinuado quando não tem. Não há evidência de que tratamento glicocorticoide tenha quaisquer feitos colaterais ou riscos importantes quando usado nas doses e durações descritas.

Clomifeno e hCG

Embora haja poucos dados, se algum, para demonstrar seu valor, hCG exógena tem sido usada comumente como uma onda de LH substituta para disparar ovulação em ciclos induzidos com clomifeno, particularmente quando IIU é efetuada, como em casais com infertilidade inexplicada e aqueles com um fator masculino coexistente. Tratamento adjuvante com hCG pode ser útil, mas tem indicações limitadas, desvantagens nítidas e consequências potenciais.

Em mulheres anovulatórias que não ovulam em resposta a clomifeno somente, tratamento adjuvante com hCG é fundamentado na premissa de que o clomifeno pode ter sucesso em estimular o aparecimento de um folículo pré-ovulatório, mas afinal falhar em desencadear uma onda de LH endógeno e induzir ovulação. Fisiologicamente, e na prática, o cenário é extremamente improvável. Além disso, ultrassonografia transvaginal seriada é necessária para demonstrar o fenômeno e para assegurar que o estímulo ovulatório seja aplicado no tempo apropriado. Se administrada cega e prematuramente, antes que o folículo dominante esteja maturo o suficiente para responder, hCG tende mais a induzir atresia do que ovulação. A questão de quando administrar hCG apresenta um dilema. Embora hCG comumente seja administrada quando o folículo principal atinge 18-20 mm,[128] estudos clínicos indicam que o diâmetro folicular pré-ovulatório máximo em ciclos ovulatórios induzidos pelo clomifeno varia entre 18 e 30 mm (média 25 mm).[88,129] Considerando que o folículo pré-ovulatório cresce aproximadamente 2 mm por dia ao se aproximar da maturidade,[92,93] o intervalo correspondente pode assim abranger até 6 dias. Normalmente, o folículo pré-ovulatório dispara seu próprio estímulo ovulatório no pico da maturidade gerando e mantendo os níveis de estrogênio que são necessários para induzir a onda de LH. A cronologia da onda de LH espontânea é, portanto, sempre ótima, mas a do tratamento com hCG nunca pode ser mais do que um palpite "educado".

Quando tratamento combinado com clomifeno e IIU é necessário, a inseminação usualmente é mais bem realizada no dia seguinte à detecção da onda espontânea de LH, usando um dos kits comerciais agora amplamente disponíveis projetados para a finalidade, porque ovulação geralmente ocorre 14-26 horas após a detecção da onda de LH urinário.[87,130] Entretanto, o limite inferior de detecção do LH usualmente é entre 20 e 40 UI/L, e muitas mulheres ovulatórias exibem níveis-pico de LH abaixo de 40 UI/L ou ondas de breve duração que podem escapar à detecção;[89] resultados falso-negativos são, portanto, comuns, e frustrantes. *A hCG exógena pode ser útil nas poucas mulheres que necessitam IIU, mas repetidamente falham em detectar a onda de LH apesar de outra evidência objetiva de indução bem-sucedida da ovulação.* Nessas circunstâncias, nós acreditamos que é melhor adiar hCG até que o folículo pré-ovulatório atinja ou exceda 20 mm em diâmetro máximo. Ovulação ocorre 34-46 horas após a injeção de hCG,[131] de modo que a IIU é realizada aproximadamente 36 horas mais tarde.

Quando a onda de LH pode ser detectada, tratamento adjuvante com hCG não tem nenhum valor e apenas aumenta despesa desnecessária e inconveniência. Numerosos estudos compararam resultados em ciclos induzidos com clomifeno quando IIU foi realizada depois de uma onda de LH endógeno ou injeção de hCG exógena; os resultados não são melhores do que quando hCG é administrada e, em alguns casos, pior.[64,89,130,132-134] A ideia de que hCG pode ainda servir para garantir ou melhorar a qualidade da função lútea, mesmo se ela não for necessária para disparar a ovulação, também não é suportada pelos dados existentes. Em ciclos ovulatórios espontâneos, tratamento com hCG superposto à onda de LH endógeno não tem nenhum efeito sobre a duração da fase lútea ou concentrações séricas de estrogênio ou progesterona;[135] o mesmo é verdadeiro em ciclos ovulatórios induzidos com clomifeno.[133] Em suma, é melhor limitar o tratamento adjuvante com hCG às poucas mulheres que necessitam IIU e ovulam, mas não conseguem detectar confiavelmente uma onda de LH no meio do ciclo.

Clomifeno e Metformina

Resistência à insulina e hiperinsulinemia são aspectos comuns da SOPC e uma causa contributiva importante do hiperandrogenismo e anovulação crônica que caracterizam a doença. Mulheres inférteis anovulatórias com SOPC e hiperinsulinemia também são tipicamente mais resistentes ao tratamento com clomifeno.

O reconhecimento da importância fisiopatológica da insulinorresistência na SOPC estimulou intenso interesse pelo uso de agentes sensibilizadores à insulina para o tratamento da doença. A metformina é um agente biguanida oral sensibilizador à insulina que atua principalmente reduzindo a gliconeogênese hepática, mas também diminui a absorção intestinal de glicose e aumenta a captação e utilização periféricas de glicose. Os efeitos da metformina sobre os níveis e a sensibilidade à insulina, concentrações de androgênio e outras medidas metabólicas e clínicas são considerados detalhadamente em outro local neste texto (Capítulo 12); seu uso adjunto como agente indutor da ovulação é o foco aqui.

Tratamento com metformina apenas ou com outras drogas sensibilizadoras à insulina (tiazolidinadionas, D-quiro-inositol) pode aumentar as taxas de ovulação em algumas mulheres com SOPC,[136-138] mas não há método prático para predizer resposta à metformina,[139] e globalmente, a metformina parece mais efetiva em pacientes que também respondem ao clomifeno.[138,140] Uma metanálise de estudos envolvendo o uso da metformina como uma droga indutora de ovulação em mulheres com SOPC concluiu que sua eficácia se comparava favoravelmente com a do clomifeno,[139] mas experiências randomizadas subsequentes comparando as duas drogas, isoladamente ou em combinação, constataram que o clomifeno é superior à metformina e que tratamento combinado não é melhor que tratamento com clomifeno apenas.[141-143] Na maior experiência isolada, a taxa de nascidos vivos alcançada com tratamento pelo clomifeno foi significativamente mais alta que a da metformina (22,5 vs. 7,2%), e os resultados do tratamento combinado não foram significativamente diferentes (26,8%).[142] Tratamento com metformina também não diminuiu a dose de clomifeno necessária para induzir ovulação.[144]

Em alguns estudos pequenos envolvendo mulheres anovulatórias clomifenorresistentes com SOPC, tratamento combinado aumentou as taxas de ovulação e gravidez acima daquelas obtidas com clomifeno sozinho.[145-148] Uma metanálise de 2008, incluindo 17 experiências randomizadas, concluiu que tratamento combinado com metformina e clomifeno alcança taxas mais altas de ovulação e gravidez do que o tratamento com clomifeno apenas.[138] Embora não haja evidência convincente de que tratamento combinado com metformina e clomifeno seja capaz de aumentar as taxas de nascidos vivos acima daquelas alcançadas com clomifeno unicamente,[149] a tentativa parece justificada para mulheres que têm poucas alternativas além de perfuração ovariana ou tratamento com gonadotrofinas exógenas. Evidência limitada indica que tratamento combinado com metformina e roziglitanona,[150] ou com clomifeno e rosiglitazona,[151] não é mais efetivo do que metformina isolada. Combinados com o alerta de segurança emitido pela *U.S. Food and Drug Administration* concernente a um possível risco aumentado de eventos cardiovasculares isquêmicos em pacientes recebendo tratamento com tiazolidinadionas,[152] estes dados falam em contrário ao seu uso adjuvante para indução da ovulação. ***Resumindo, tratamento combinado com metformina e clomifeno merece consideração em mulheres que se comprovam clomifenorresistentes antes de prosseguir para perfuração ovariana ou tratamento com gonadotrofinas.***

Tratamento com metformina é comumente associado a efeitos colaterais gastrointestinais, incluindo náusea, vômito, cólicas abdominais e diarreia, que podem ser suficientemente graves para limitar a dose administrada ou exigir descontinuação do tratamento.[139,153-156] Uma vez que os efeitos colaterais tendam a ser dose-dependentes e diminuir com o tempo, usualmente é melhor começar com uma baixa dose diária (500 mg), aumentando gradualmente a intervalos semanais para uma dose diária de 1.500-2.000 mg, conforme a tolerância permitir. Acidose láctica pode ser uma complicação rara do tratamento com metformina, embora revisões sistemáticas recentes tenham posto em questão se existe uma relação causal verdadeira.[157,158] Mulheres em alto risco são aquelas com condições hipoxêmicas crônicas relacionadas as doenças cardiovascular, renal, hepática e pulmonar e idade avançada.

Embora não haja evidência de que tratamento com metformina durante a gravidez seja associado a qualquer risco aumentado de malformações fetais importantes,[159] sua segurança durante gravidez ainda não está estabelecida. Embora alguns tenham advogado tratamento com metformina para reduzir o risco aumentado de aborto espontâneo em mulheres com SOPC, que poderia se relacionar com um distúrbio metabólico subjacente,[160-162] nenhuma diferença nas taxas de aborto espontâneo de mulheres que receberam ou não receberam tratamento com metformina foi observada em grandes experiências randomizadas.[141-143] Tratamento com metformina durante gravidez também foi advogado para reduzir o risco de desenvolvimento de diabetes gestacional e outras complicações da gravidez em mulheres com SOPC.[163] Em mulheres diabéticas, tratamento com metformina durante a gravidez foi associado a uma prevalência aumentada de pré-eclâmpsia e mortalidade perinatal aumentada em alguns estudos,[164] mas não em outros.[165] Atualmente, tratamento com metformina de rotina durante gravidez não é recomendado para mulheres com SOPC.[140]

Terapia Supressora Preliminar

Considerando que anovulação reflete um eixo hipotalâmico-hipofisário-ovariano disfuncional, é razoável pensar que um intervalo de terapia supressora preliminar poderia ajudar a restaurar harmonia e função ovulatória, pelo menos temporariamente. A ideia é compatível com observações clínicas de alguns ciclos menstruais normais seguindo-se à descontinuação da contracepção com estrogênio-progestina em algumas mulheres que previamente exibiam padrões menstruais anormais. Dados limitados sugerem que um intervalo de 2 meses de contracepção contínua com estrogênio-progestina podem suprimir efetivamente os níveis séricos de LH e androgênio, e que taxas de ovulação de até 70% e taxas cumulativas de gravidez acima de 50% podem ser atingidas com tratamento com clomifeno imediatamente depois, em mulheres que antes eram resistentes ao clomifeno.[166,167]

Um agonista de ação longa do hormônio liberador de gonadotrofina (GnRH), isolado ou em combinação com um anticoncepcional de estrogênio-progestina, pode ser usado para a mesma finalidade. Terapia supressora combinada, com um agonista do GnRH e um anticoncepcional de estrogênio-progestina (3-6 meses), realiza uma redução maior e mais duradoura nas concentrações de LH e androgênio séricas do que contracepção com estrogênio-progestina unicamente e também evita os sintomas de deficiência estrogênica de outro modo inevitáveis associados ao uso de um agonista do GnRH. Retomada espontânea de ciclos ovulatórios pode se seguir,[168-170] potencialmente eliminado até mesmo a necessidade de tratamento com clomifeno.

INIBIDORES DE AROMATASE

Os inibidores de aromatase são usados principalmente no tratamento de câncer de mama pós-menopáusico, mas estão emergindo rapidamente como uma nova classe de agentes indutores de ovulação. Seu uso para indução de ovulação tem sido controvertido, principalmente porque eles não estão aprovados para essa finalidade e porque os primeiros dados preliminares sugeriram que eles poderiam ter importante toxicidade fetal, o que provocou o fabricante a lançar uma advertência contra o uso de letrozol em mulheres pré-menopáusicas. Embora dois estudos subsequentes não tenham encontrado nenhuma evidência para indicar que defeitos congênitos sejam mais comuns em crianças concebidas após tratamento com inibidores de aromatase do que naquelas concebidas naturalmente ou após tratamento com citrato de clomifeno,[171,172] persistem preocupações causadas pelo risco de exposição inadvertida na gravidez inicial e evidência de potencial teratogênico a partir de estudos em animais.[173]

Anastrozol e letrozol são derivados triazóis (antifúngicos) que atuam como potentes inibidores competitivos não esteroides[174,175] de aromatase, a enzima que catalisa o passo limitador da taxa na produção de estrogênio. Eles bloqueiam a produção de estrogênio tanto na periferia quanto no cérebro, resultando em um aumento compensatório na secreção hipofisária de gonadotrofina que estimula desenvolvimento folicular ovariano.[176-178] A este respeito, seu mecanismo de ação é semelhante, mas também distinto, daquele do clomifeno. Embora ambos estimulem secreção aumentada de gonadotrofina pela diminuição dos efeitos de *feedback* negativo do estrogênio durante o tratamento, o clomifeno faz isso por meio da depleção de receptores estrogênicos centrais, enquanto os inibidores de aromatase diminuem a produção de estrogênio diretamente.

Pelo menos em teoria, as diferentes ações dos inibidores de aromatase e do clomifeno podem ter importância funcional e clínica. Depois que termina o tratamento com um inibidor de aromatase, a produção de estrogênio nos folículos em crescimento aumenta prontamente, e as concentrações séricas em elevação exercem *feedback* negativo sobre a secreção de gonadotrofina, desse modo restaurando o mecanismo que normalmente serve para selecionar e promover o desenvolvimento de um único folículo dominante. Depois que termina o tratamento com clomifeno, os níveis de estrogênio em elevação não são capazes de imediatamente exercer *feedback* negativo decorrentes da depleção central de receptores estrogênicos, resultando em um aumento mais sustentado nos níveis de gonadotrofina que é mais tendente a suportar desenvolvimento multifolicular. A acumulação transitória de substrato androgênio durante tratamento com inibidores de aromatase também pode aumentar a expressão de receptores a FSH[179,180] e produção de fator de crescimento semelhante à insulina-1 (IGF-1),[181-183] amplificando as ações do FSH. Ademais, como os inibidores de aromatase não interferem nas ações do estrogênio na periferia, eles podem ser menos tendentes que o clomifeno a inibir produção de muco cervical estimulada por estrogênio e proliferação endometrial.

ESQUEMAS DE TRATAMENTO COM INIBIDOR DE AROMATASE

Em quase todos os estudos realizados até agora, letrozol (2,5-7,5 mg ao dia) e anastrozol (1 mg ao dia) foram administrados durante um intervalo de 5 dias de uma maneira muito semelhante àquela típica para tratamento com clomifeno (p. ex., dias 3-7 do ciclo). Uma experiência comparando resultados obtidos com 5 ou 10 dias de tratamento com letrozol (2,5 mg ao dia, começando no dia 1 do ciclo) em mulheres resistentes ao clomifeno (100 mg ao dia) observou significativamente mais folículos pré-ovulatórios (3,0 *vs.* 1,8) e taxas mais altas de gravidez (17,4 *vs.* 12,4%) em mulheres recebendo a série mais longa de tratamento.[184] Um esquema de tratamento com dose única de letrozol (20 mg no dia 3 do ciclo) também foi descrito, com dados preliminares sugerindo que ele pode alcançar resultados semelhantes aos observados com um protocolo de tratamento com múltiplas doses mais baixas.[185]

A posologia ideal de letrozol e anastrozol não foi estabelecida firmemente. Na maioria das experiências envolvendo mulheres anovulatórias, 2,5 mg de letrozol ou 1 mg de anastrozol foram administrados. Em uma experiência comparando resultados obtidos a uma posologia de 2,5 mg ou 5 mg de letrozol em mulheres ovulatórias com infertilidade inexplicada, a dose de 5 mg produziu números significativamente maiores de folículos e uma taxa mais alta de gravidez (26,3 *vs.* 5,9%).[186] Em outra experiência comparando resultados em mulheres com infertilidade inexplicada designadas randomicamente para receberem tratamento com letrozol (7,5 mg ao dia) ou clomifeno (100 mg ao dia), seguido por inseminação intrauterina, os dois tratamentos produziram números semelhantes de folículos pré-ovulatórios (2,1 vs. 1,7) e taxas de gravidez (11,5 vs. 8,9%); os resultados também sugeriram que essas doses mais altas de letrozol podem resultar em supressão maior e mais longa da produção de estrogênio que poderia limitar proliferação endometrial.[187]

Tomados em conjunto, os dados disponíveis sugerem que a dose ideal de letrozol provavelmente varia entre 2,5 mg e 5 mg ao dia; resultados alcançados com doses de anastrozol acima de 1 mg ao dia restam por ser avaliados.

RESULTADOS DE TRATAMENTO COM INIBIDORES DE AROMATASE

Evidência em favor da eficácia de inibidores de aromatase para indução da ovulação está se acumulando rapidamente. Estudos iniciais explorando o uso de inibidores de aromatase focalizaram-se em mulheres anovulatórias consideradas resistentes ao clomifeno, porque elas não ovulavam ou exibiam má proliferação endometrial durante o tratamento. Estudos mais recentes procuraram comparar a efetividade de inibidores de aromatase à do clomifeno em populações não selecionadas de mulheres inférteis.

Em um estudo inicial envolvendo mulheres clomifenorresistentes anovulatórias, 9/12 pacientes (75%) ovularam após tratamento com letrozol (2,5 mg por dia) e hCG (folículo principal ≥ 20 mm), três conceberam (resultando em dois nascidos únicos), e proliferação endometrial normal foi observada em todas.[188] Em uma experiência subsequente envolvendo mulheres anovulatórias resistentes a clomifeno (150 mg por dia) com síndrome de ovários policísticos (SOPC), 22/44 pacientes (50%) ovularam após tratamento com letrozol (2,5 mg por dia) e hCG (folículo principal > 18 mm), e seis conceberam; a resposta não se correlacionou com a idade, IMC, ou padrão menstrual (amenorreia vs. oligomenorreia), e a espessura média endometrial foi de 10,2 mm.[189] Em uma terceira experiência envolvendo 64 mulheres com anovulação resistente a clomifeno (100 mg por dia), as pacientes foram randomizadas para receber tratamento com letrozol (7,5 mg por dia) ou clomifeno (150 mg por dia), seguido por hCG (folículo principal ≥ 18 mm); as mulheres recebendo letrozol tiveram mais altas taxas de ovulação (62,5 vs. 37,5%) e gravidez (40,1 vs. 18,8%), mas as diferenças não foram significativa.[190]

Duas experiências randomizadas compararam a efetividade do letrozol (2,5 mg por dia) e anastrozol (1 mg por dia) para indução de ovulação em mulheres com SOPC anovulatórias resistentes ao clomifeno também recebendo hCG (folículo principal ≥ 18 mm). Uma envolveu 40 pacientes resistentes a clomifeno (200 mg por dia, ou espessura endometrial ≥ 5 mm) e observaram-se espessura endometrial significativamente maior (8,2 vs. 6,5 mm), taxas de ovulação (84 vs. 60%) e taxas de gravidez (19 vs. 10%) em mulheres recebendo letrozol.[191] Na experiência maior, envolvendo 220 pacientes resistentes ao clomifeno (100 mg diariamente, ou espessura endometrial < 5 mm), as taxas de ovulação (62 vs. 63%), as taxas de gravidez (12 vs. 15%) e a espessura endometrial (9,1 vs. 10,2 mm) nos dois grupos foram semelhantes.[192] *Tomadas juntas, estas observações sugerem fortemente que inibidores de aromatase podem ser efetivos em mulheres anovulatórias, que não ovulam em resposta a tratamento com clomifeno.* Inibidores de aromatase também poderiam ser considerados para mulheres que respondem ao clomifeno, mas exibem proliferação endometrial grosseiramente precária. *Quase todos os estudos incluíram monitoramento com ultrassonografia e tratamento adjuvante com hCG, de modo que não permanece claro se estas adições ao esquema de tratamento são necessárias para alcançar sucesso. Se não, os substancialmente mais baixos complexidade, riscos e custos de tratamento, comparados à alternativa da terapia com gonadotrofina, tornam fácil justificar uma experiência de tratamento com um inibidor de aromatase nas mulheres anovulatórias resistentes ao clomifeno.*

Os resultados obtidos com inibidores de aromatase em mulheres anovulatórias resistentes a clomifeno sugeriram que os inibidores de aromatase poderiam ser considerados um tratamento de primeira linha para indução de ovulação. Três experiências compararam letrozol e clomifeno no tratamento de mulheres anovulatórias virgens de tratamento. A primeira envolveu 106 pacientes que foram randomizadas para receber letrozol (2,5 mg por dia) ou clomifeno (100 mg por dia), seguidos por hCG (folículo principal ≥ 18 mm); uma significativamente maior espessura endometrial (8,4 vs. 5,2 mm), taxa de ovulação (82 vs. 64%) e taxa de gravidez (22 vs. 9%) foram observadas em mulheres recebendo letrozol.[193] Em uma segunda experiência com o mesmo desenho, ovulação ocorreu em 65/99 ciclos induzidos por letrozol (66%) e em 71/95 (75%) ciclos induzidos por clomifeno, mas a espessura endometrial (8 mm vs. 8 mm) e taxas de gravidez (9 vs. 7%) não foram diferentes.[194] A maior das três experiências randomizadas envolveu um total de 438 mulheres que receberam tratamento com letrozol (5 mg por dia) ou clomifeno (100 mg por dia) e hCG (folículo principal ≥ 18 mm); taxas de ovulação (365/540, 68% vs. 371/523, 71%) e taxas de gravidez (15 vs. 18%) não foram diferentes, e espessura endometrial foi significativamente maior em mulheres recebendo clomifeno (9,2 vs. 8,1 mm).[195] Na única experiência envolvendo anastrozol, 115 pacientes receberam tratamento com anastrozol (1 mg por dia, dias do ciclo 3-7, 243 ciclos) e hCG (folículo principal ≥ 18 mm), e os resultados foram comparados àqueles em controles históricos pareados, tratados com clomifeno (100 mg por dia), 226 ciclos); a espessura endometrial foi significativamente maior em ciclos de anastrozol (10,1 vs. 8,2 mm), mas as taxas de ovulação (68 e 69%) e taxas de gravidez (10,2 vs. 7,9%) foram semelhantes nos dois grupos.[196]

Alguns estudos examinaram os resultados de gravidezes concebidas após tratamento com inibidores de aromatase. Um estudo de coorte observou que as gravidezes concebidas em ciclos induzidos por letrozol são significativamente mais tendentes a ser de únicos do que aquelas concebidas em ciclos envolvendo tratamento com clomifeno ou gonadotrofinas.[197] Uma série de casos comparando a incidência de malformações congênitas em 911 recém-nascidos de mulheres que conceberam após tratamento com letrozol (14/514, 2,4%) ou clomifeno (19/397, 3,0%) não encontrou nenhuma diferença.[171] Outra comparando a incidência de defeitos congênitos em crianças nascidas de mães tratadas com letrozol ou clomifeno àquela em gravidezes concebidas sem tratamento também não observou nenhuma diferença.[172]

Em suma, os dados disponíveis sugerem que inibidores de aromatase podem ser tão efetivos, mas não mais efetivos do que clomifeno, como um tratamento de primeira linha para indução de ovulação. As primeiras experiências todas usaram pontos finais substitutos, que não se correlacionam constantemente com as taxas de nascidos vivos. Uniformemente, elas também incluíram tratamento adjuvante com hCG, o que provavelmente é desnecessário (como em ciclos induzidos por clomifeno) e certamente não é desejável, porque exige ultrassonografia seriada, com todos os custos e inconveniência adicionais. Os inibidores de aromatase encerram uma grande promessa e parecem ser associados a um risco mais baixo de conceber uma gravidez múltipla. Seu uso parece que se expandirá certamente, mas experiências randomizadas maiores são necessárias para definir melhor sua eficácia e lugar de direito no tratamento da infertilidade anovulatória.

PERFURAÇÃO OVARIANA LAPAROSCÓPICA (*"OVARIAN DRILLING"*)

Tratamentos cirúrgicos visando a restaurar função ovulatória em mulheres inférteis anovulatórias datam da clássica ressecção em cunha ovariana bilateral, descrita originalmente por Stein e Leventhal, em 1935.[198] O procedimento compreensivelmente caiu em desfavor depois da introdução do citrato de clomifeno e gonadotrofinas para indução da ovulação. Os avanços na cirurgia laparoscópica lançaram renovado interesse pelo procedimento, com a "perfuração" ovariana agora representando o equivalente moderno da ressecção em cunha clássica e outra opção de tratamento para mulheres anovulatórias clomifenorresistentes hiperandrogênicas.

Diversos métodos para perfuração ovariana foram descritos, incluindo eletrocautério ou vaporização a *laser* (aproximadamente 4 a 6 locais por ovário), evitando superfícies perto da interface tubovárica para minimizar o risco de aderências que possam afetar adversamente a captura do óvulo), e biópsia múltipla.[199-201] Todos visam a causar destruição focal do estroma ovariano em esforços para diminuir as concentrações intraovarianas e sistêmicas de androgênio. Não há evidência da superioridade de qualquer método, mas a técnica mais comum envolve eletrocautério usando um eletrodo de agulha unipolar isolado acima dos 1-2 cm distais.

As concentrações séricas pós-operatórias de androstenodiona e testosterona diminuem, pelo menos por algum tempo,[202-204] e as concentrações de inibina também declinam.[205,206] Ambas as alterações provavelmente contribuem para um aumento associado aos níveis de FSH. Como com o procedimento cirúrgico clássico, o principal risco associado à perfuração ovariana laparoscópica é formação pós-operatória de aderências anexiais que podem diminuir a fertilidade global, embora o risco e a gravidade das aderências sejam mais baixos;[207-210] laparoscopia de segunda inspeção e adesiólise não parecem necessárias ou úteis.[211,212] Há um relato de atrofia ovariana unilateral após perfuração ovariana com eletrocautério.[213] Se perfuração ovariana poderia afetar adversamente a reserva ovariana e predispor à menopausa precoce não foi investigado especificamente, mas outros dados indicam que a cirurgia redutora ovariana, incluindo ressecção em cunha de ovários, aumenta o risco de menopausa precoce.[214]

Em numerosos estudos observacionais não controlados, 40-90% das mulheres ovularam após perfuração ovariana laparoscópica, e aproximadamente metade dessas concebeu.[199,201,215,216] Em mulheres verdadeiramente resistentes ao clomifeno, perfuração ovariana pode melhorar a sensibilidade ao clomifeno ou resposta a gonadotrofinas exógenas quando ela não restaura ciclos ovulatórios espontâneos.[217] Ao considerar perfuração ovariana laparoscópica como opção de tratamento em mulheres inférteis anovulatórias clomifenorresistentes, os dados mais relevantes derivam de experiências controladas randomizadas, comparando tratamento cirúrgico à indução da ovulação, usando gonadotrofinas exógenas.[211,218,219] Uma revisão sistemática e metanálise em 2007 incluindo nove estudos não encontrou evidência de uma diferença na taxa de nascidos vivos (OR = 1,04, IC = 0,59-1,85) ou na taxa de gravidez (OR = 1,08, IC = 0,69-1,71).[220] Após 12 meses, a taxa de ovulação obtida com perfuração (52%) foi semelhante àquela com terapia de gonadotrofina (62%). Entretanto, como poderia ser esperado, a perfuração ovariana laparoscópica produz muito menos gravidezes múltiplas do que o tratamento com gonadotrofina (1 *vs.* 16%; OR = 0,13, IC = 0,03-0,52); as taxas de aborto associadas os tratamentos cirúrgico e clinico são comparáveis.[220]

A candidata ideal para perfuração ovariana não é obesa e não tem outros fatores de infertilidade. O procedimento muitas vezes não tem sucesso em mulheres obesas (IMC >30 kg/m^2),[221,222] e enquanto mais de 80% das mulheres possam esperar conceber após a cirurgia quando anovulação resistente ao clomifeno é a única causa de infertilidade,[222,223] apenas 15-30% alcançam gravidez, quando há um fator de infertilidade tubária, masculina ou outro coexistente.[203,223]

Perfuração ovariana laparoscópica pode ser uma opção terapêutica efetiva para mulheres inférteis anovulatórias resistentes ao clomifeno, mas os efeitos temporários do tratamento, o risco de aderências pós-operatórias e o risco teórico de efeitos adversos sobre a reserva ovariana merecem consideração e discussão cuidadosas. Talvez o procedimento fique mais bem reservado para mulheres que não conseguem ou não se dispõem a aceitar os custos e riscos associados à terapia com gonadotrofina.

GONADOTROFINAS EXÓGENAS

Gonadotrofinas exógenas têm sido usadas para induzir ovulação em mulheres deficientes em gonadotrofinas e naquelas que não respondem a outras formas menos complicadas de tratamento, por quase 50 anos. Elas são altamente efetivas, mas também muito caras e associadas a riscos substanciais, incluindo gravidez múltipla e síndrome de hiperestimulação ovariana. *Consequentemente, gonadotrofinas exógenas devem ser usadas apenas por clínicos que tenham o treinamento e experiência necessários para prover tratamentos seguro e efetivo.*

PREPARAÇÕES DE GONADOTROFINAS

As preparações de gonadotrofinas evoluíram gradualmente ao longo dos anos, de extratos urinários relativamente brutos a extratos urinários mais altamente purificados, às preparações recombinantes em uso comum hoje.[224,225]

Durante quase 30 anos, as únicas gonadotrofinas exógenas disponíveis foram gonadotrofinas menopáusicas humanas (hMG, menotropinas), um extrato preparado da urina de mulheres pós-menopáusicas contendo quantidades equivalentes (75 UI) de FSH e LH por ampola ou frasco e exigindo injeção intramuscular. Originalmente, a fonte urinária era um único convento na Itália, mas mais tarde as coletas foram expandidas para vários centros em outros países.[226] As menotropinas urinárias também contêm quantidades pequenas, mas mensuráveis, e quantidades variáveis de hCG, a maior parte dela adicionada intencionalmente durante o processo de fabricação para fornecer a quantidade apropriada de atividade de LH e alguma derivada de outras fontes.[227] O uso clínico da hMG começou em 1950, mas as experiências clínicas não se iniciaram até depois de 1960.[228,229] Extratos relativamente brutos de gonadotrofinas, como a hMG tradicional, também continham quantidades significativas de proteína urinária não caracterizada que pode ser antigênica.[230] As preparações contemporâneas de hMG são mais altamente purificadas do que no passado e podem ser administradas subcutaneamente.[231]

Começando cerca de 25 anos atrás, preparações de FSH urinário mais purificadas (urofolitropina) foram desenvolvidas, removendo-se o LH dos extratos urinários usando colunas de imunoafinidade contendo anticorpos policlonais anti-hCG.[232] As preparações iniciais de FSH urinário purificado (75 UI) continham menos de 1 UI de LH, mas uma quantidade considerável de outra proteína urinária, e ainda exigiam administração intramuscular. Purificação adicional usando anticorpos monoclonais específicos para FSH forneceu uma preparação contendo menos de 0,1 UI de LH e menos de 5% de proteína não identificada. Os produtos ainda mais altamente purificados atualmente em uso contêm menos de 0,001 UI de LH, níveis muito baixos de proteína urinária, e podem ser administrados subcutaneamente.

Há pouco mais de 15 anos, a produção *in vitro* de FSH humano recombinante foi obtida por meio de engenharia genética. Resumindo rapidamente, o processo envolve a introdução dos genes que codificam as subunidades α e β-FSH no genoma de uma linhagem de células de ovário do hamster chinês, que, então, sintetiza e secreta um FSH dimérico bioativo glicosilado que é finalmente purificado por imunocromatografia usando anticorpo monoclonal anti-FSH. As preparações de FSH recombinante contêm isoformas menos ácidas de FSH que têm uma meia-vida mais curta do que as derivadas da urina humana, mas estimulam secreção de estrogênio tão eficientemente ou ainda mais.[233] As vantagens das preparações de FSH recombinante incluem a ausência de proteína urinária, suprimento mais constante, e menos variação de lote para lote na atividade biológica. As duas preparações de FSH recombinante atualmente disponíveis são comercializadas como folitropina alfa e folitropina beta. Elas são ambas estruturalmente idênticas ao FSH nativo e contêm cadeia 1 alfa e 1 beta glicoproteína, mas o processo de glicosilação pós-traducional e os procedimentos de purificação das duas são diferentes.[234] Apesar das diferenças sutis na estrutura, elas são funcionalmente a mesma. A atividade biológica de todas as preparações de FSH, incluindo formulações recombinantes, é afinal confirmada, usando-se o bioensaio ovariano de Steelman-Pohley.[235]

Mais recentemente, a tecnologia recombinante foi usada para criar um novo gene quimérico contendo as sequências de codificação da subunidade β do FSH e o peptídeo C-terminal da subunidade β da hCG (contendo locais adicionais de glicosilação). A coexpressão da subunidade α e a subunidade β do FSH quimérico produz uma nova molécula, chamada corifolitropina alfa, que tem uma meia-vida prolongada e bioatividade aumentada *in vivo* em comparação a FSH tipo selvagem. Os estudos iniciais em mulheres suprimidas por tratamento com um agonista do GnRH de ação longa confirmaram a meia-vida prolongada do composto, e experiências clínicas demonstraram que a corifolitropina alfa é capaz de induzir e sustentar crescimento multifolicular durante uma semana em mulheres recebendo estimulação ovariana para FIV. A corifolitropina alfa fornece os meios para tratamento mais simples e mais conveniente em comparação aos esquemas convencionais de tratamento, envolvendo injeções diárias de FSH e agonista do GnRH. Embora a nova gonadotrofina recombinante provavelmente vá encontrar aplicações nas tecnologias de reprodução assistida em que o objetivo é induzir desenvolvimento multifolicular, ela não se presta bem à indução de ovulação em que o objetivo é desenvolvimento unifolicular.[236,237]

Uma forma recombinante de LH humano tendo atividades físico-químicas, imunológicas e biológicas comparáveis àquelas do LH hipofisário humano também é disponível agora, fornecida em frascos com seringas projetadas para fornecer 75 UI.[238-240] Uso combinado de LH e FSH recombinantes (ou hMG) ajuda a promover desenvolvimento folicular em mulheres com hipogonadismo hipogonadotrópico que têm uma deficiência profunda de LH,[241] mas caso contrário não parece necessário.[242,243]

Tradicionalmente, e ainda hoje, em virtude da sua similaridade estrutural e biológica ao LH, hCG é usada para simular a onda de LH e induzir ovulação em ciclos estimulados por gonadotrofina, uma vez que o desenvolvimento do folículo atinja maturidade. LH/hCG promove as fases finais de maturação folicular e do oócito (desde a prófase I, a fase de vesícula germinal, através da maturação meiótica e metáfase II), que requer aproximadamente 36 horas para se completar, e a ovulação geralmente ocorre aproximadamente 4 horas mais tarde. Embora hCG extraída de urina de gravidez humana e tecido placentário ainda esteja em uso amplo, uma forma recombinante de hCG também é disponível, produzida usando-se técnicas semelhantes às descritas anteriormente sobre o FSH recombinante.[244] O produto tornou-se disponível nos EUA em 2001 e desde então cresceu rapidamente em popularidade. Embora restem dúvidas a respeito da potência e equivalência posológica da hCG recombinante e urinária, os estudos indicam que 250 μg do produto recombinante produzem resultados comparáveis aos obtidos com 5.000-10.000 UI de hCG urinária.[244-248]

A disponibilidade do FSH, LH e hCG recombinantes fez muito para adiantar nossa compreensão das ações específicas das gonadotrofinas individuais no desenvolvimento folicular e maturação do oócito.[249-251] As gonadotrofinas recombinantes proveem a capacidade de adaptar os esquemas de estimulação ovariana às necessidades da mulher individual em um esforço para otimizar a qualidade do oócito e fecundidade do ciclo. Infelizmente, ainda não temos a capacidade de definir acuradamente quais são essas necessidades específicas. Poderá algum dia ser possível projetar combinações de gonadotrofinas recombinantes que variarão com o meio hormonal da paciente, talvez mesmo dentro de um ciclo de estimulação, mas quanto ao presente, nossos esquemas de tratamento mais genéricos têm que ser suficientes.

INDICAÇÕES DO TRATAMENTO COM GONADOTROFINAS

Qualquer discussão da indução da ovulação com gonadotrofinas exógenas deve primeiro definir as diferentes situações clínicas em que elas podem ser usadas, porque a escolha da preparação de gonadotrofina e o esquema de tratamento variarão com o tipo de distúrbios ovulatórios.

Hipogonadismo Hipogonadotrópico

Mulheres com hipogonadismo hipogonadotrópico (amenorreia hipotalâmica, Grupo I da OMS) são as mais óbvias candidatas à indução de ovulação com gonadotrofinas exógenas. Clomifeno e medicações correlatas tipicamente são inefetivas porque suas ações exigem um eixo hipotalâmico-hipofisário-ovariano intacto e funcional. Em certo sentido, terapia com gonadotrofina em mulheres com hipogonadismo hipogonadotrópico pode ser vista como terapia hormonal visando a estimular ovulação cíclica normal uma vez que a fertilidade se torne uma prioridade.

Em mulheres com hipogonadismo hipogonadotrópico, a droga de escolha são menotropinas porque contêm ambos FSH e LH. Embora crescimento folicular e maturações de oócito possam ser estimulados com sucesso com FSH somente,[252] LH também é exigido para esteroidogênese normal, luteinização e ovulação;[253-257] os níveis de LH endógeno tipicamente são inadequados. *Mulheres com hipogonadismo hipogonadotrópico podem responder a doses relativamente baixas de estimulação com gonadotrofina, embora o tratamento possa inobstante ser cuidadosamente monitorado e ajustado de acordo com a resposta. O objetivo, ovulação unifolicular, deve ser mantido claramente em mente porque as mulheres hipogonadais são sob os demais aspectos normalmente férteis e estão em alto risco de gravidez múltipla.*

A qualidade da função lútea após ovulação induzida com gonadotrofina exógena em mulheres com hipogonadismo hipogonadotrópico merece consideração específica. *Embora nem sempre necessário,[258] suporte da fase lútea com hCG suplementar (2.000-2.500 UI cada 3-4 dias)[259] ou progesterona geralmente é necessário para compensar os baixos níveis de secreção de LH endógeno que podem se comprovar insuficientes para suportar função lútea normal.* Escapes pré-menstruais ou uma fase lútea grosseiramente curta sugerem a possibilidade. Alguns observaram que tratamento com hCG suplementar pode melhorar a fecundidade de ciclo,[259,261] mas o seu valor não foi conclusivamente demonstrado, provavelmente porque os níveis de LH endógeno variam nas mulheres com hipogonadismo hipogonadotrópico e só aquelas com concentrações de LH profundamente baixas (menos de aproximadamente 3 UI/L) podem beneficiar-se com suporte da fase lútea.[241,262] Uma vez que hCG suplementar também aumente o risco de síndrome de hiperestimulação ovariana, é melhor reservar tratamento com hCG para mulheres que exibem evidência de má função de fase lútea após indução da ovulação; tratamento empírico com progesterona constitui a alternativa óbvia.

Algumas mulheres com hipogonadismo hipogonadotrópico secundário relacionado com hiperprolactinemia tornam-se candidatas a tratamento com gonadotrofinas exógenas porque não conseguem tolerar terapia com agonista da dopamina. Consequentemente, é importante saber que a hiperprolactinemia não tem nenhum efeito adverso aparente sobre a resposta a gonadotrofinas exógenas.[263]

Anovulação Resistente a Clomifeno

Quando tratamento com clomifeno não consegue obter ovulação, gonadotrofinas exógenas são uma opção óbvia. Qualquer uma das terapias alternativas e adjuvantes discutidas anteriormente também poderia ser escolhida em esforços para evitar os custos, demandas logísticas e riscos do tratamento com gonadotrofina, mas insucesso com outras estratégias não é um pré-requisito para uso de gonadotrofinas.

Em mulheres com hipogonadismo hipogonadotrópico, a secreção de gonadotrofina endógena é extremamente baixa, e a terapia com menotropina fornece a estimulação de gonadotrofina necessária. Em contraste, as concentrações de gonadotrofina sérica em mulheres anovulatórias resistentes a clomifeno com síndrome de ovários policísticos (SOPC; Grupo II da OMS) geralmente são normais e, em muitas, os níveis de LH são relativamente altos. Nesta população de mulheres, tratamento com gonadotrofinas exógenas é superposto a um fundo de secreção errática de FSH e LH endógenos. Preparações purificadas de FSH oferecem uma vantagem teórica sobre as menotropinas convencionais porque elas evitam o risco de amplificar as secreções de LH endógeno. Entretanto, na prática, não há evidência de que FSH purificado tenha maior eficácia que hMG e qualquer dos dois pode ser usado. Numerosos estudos controlados randomizados compararam terapia com FSH e hMG urinários purificados para indução da ovulação em mulheres anovulatórias clomifenorresistentes com SOPC. Uma metanálise incluindo 14 desses estudos observou que FSH urinário purificado foi menos tendente que hMG a causar hiperestimulação ovariana (OR = 0,20, IC = 0,08-0,46), mas não tem outra vantagem.[264] Duas outras análises de dados combinados de estudos comparando FSH recombinante com FSH urinário purificado ou diferentes esquemas de tratamento com FSH recombinante não encontraram diferenças na taxa de ovulação, taxa de gravidez, taxa de aborto espontâneo, taxa de gravidez múltipla ou incidência de síndrome de hiperestimulação ovariana.[265,266]

Do mesmo modo que as mulheres com hipogonadismo hipogonadotrópico, as mulheres anovulatórias clomifenorresistentes com SOPC geralmente respondem a doses relativamente baixas de estimulação com gonadotrofina. *Em muitas que são extraordinariamente sensíveis, a faixa terapêutica é extremamente estreita; doses apenas ligeiramente mais altas que as que se comprovam inefetivas podem causar hiperestimulação.* O tratamento, novamente, deve ser cuidadosamente monitorado e frequentemente exige pequenos ajustes. Ovulação unifolicular permanece sendo o objetivo, mas muitas vezes pode ser difícil de obter. O risco de gravidez múltipla é alto, e o risco de hiperestimulação ovariana é maior do que em mulheres hipogonadais.

Suporte para a fase lútea raramente é necessário após ovulação induzida com gonadotrofina em mulheres com SPOC, porque os níveis de LH endógeno tipicamente são mais que suficientes para suportar função lútea normal. Entretanto, em mulheres também recebendo tratamento com um agonista do GnRH para suprimir secreção de gonadotrofina endógena (discutido adiante)[267] e em outras que podem exibir evidência de má função lútea após indução de ovulação bem-sucedida sob os demais aspectos, suporte à fase lútea geralmente deve ser fornecido; considerando o risco mais alto de síndrome de hiperestimulação ovariana associado a hCG, terapia com progesterona é preferível.[226,268]

Infertilidade Inexplicada

Gonadotrofinas exógenas podem ser usadas intencionalmente para estimular o desenvolvimento e ovulação de mais um óvulo maduro, em esforços para aumentar a fecundidade de ciclo em mulheres subférteis mais velhas e naquelas com infertilidade inexplicada de outro modo; superovulação é mais efetiva quando combinada com IIU oportuna (Capítulo 27). Neste contexto, doses diárias iniciais mais altas de gonadotrofinas exógenas são empregadas tipicamente,[269] e uma vez que essas mulheres já ovulem normalmente e não tenham nenhuma endocrinopatia, qualquer uma das preparações disponíveis de gonadotrofina pode ser usada. Embora superovulação seja pretendida, monitoramento cuidadoso ainda é necessário para evitar estimulação obviamente excessiva. O risco de gravidez múltipla é ainda maior que com indução da ovulação em mulheres anovulatórias resistentes ao clomifeno, não surpreendente considerando-se que superovulação é pretendida especificamente. Suporte lúteo não é necessário porque pode ser confiavelmente esperado que as contribuições combinadas de dois ou mais corpos lúteos forneçam concentrações de progesterona sérica de fase lútea suprafisiológicas.

ESQUEMAS DE TRATAMENTO COM GONADOTROFINAS

Aconselhamento e instrução são essenciais para o sucesso do tratamento com gonadotrofina. Os casais devem estar completamente familiarizados com as medicações prescritas, os métodos para sua preparação e injeção, a necessidade de visitas frequentes ao consultório para monitorar a resposta e linhas confiáveis de comunicação, e os custos, prognóstico e riscos associados à terapia por gonadotrofina exógena.

Estudos retrospectivos anteriores estabeleceram que tratamento diário, frequentemente ajustado de acordo com a resposta clínica, constitui o esquema mais efetivo de tratamento.[270,271] A dose e a duração do tratamento com gonadotrofina requeridas para induzir ovulação variam entre as mulheres, às vezes até mesmo entre os ciclos na mulher, e devem ser determinadas empiricamente. Enquanto muitas mulheres são extremamente sensíveis a doses relativamente baixas de gonadotrofinas (75-150 UI por dia), outras necessitam estimulação substancialmente maior (300-450 UI por dia). Embora haja uma relação direta entre o peso corporal e a necessidade posológica, o limiar de resposta de uma paciente específica não pode ser predito confiavelmente, mesmo na obesa.[272] O plano de tratamento também precisa considerar o objetivo pretendido, ovulação unifolicular ou superovulação proposital. *Indução de ovulação segura e efetiva com gonadotrofinas exógenas depende pesadamente da experiência e julgamento clínico do médico que está tratando.*

Tanto em mulheres com hipogonadismo hipogonadotrópico (Grupo I da OMS) quanto naquelas com anovulação resistente ao clomifeno (Grupo II da OMS), as tentativas iniciais para induzir ovulação geralmente devem começar com uma baixa dose diária (75 UI por dia) em um *esquema de tratamento "subindo degraus"* projetado para definir o limiar efetivo de resposta. Após 4 a 7 dias de estimulação, uma dosagem de estradiol sérico, com ou sem ultrassonografia transvaginal, fornece a primeira medida da resposta. Daí em diante, a dose de gonadotrofinas pode ser mantida ou aumentada, conforme indicado. Uma vez que o nível de estradiol sérico comece a subir, ultrassonografia ovariana para determinar o número e tamanho dos folículos em desenvolvimento torna-se essencial, e a frequência de avaliação aumenta para cada 1-2 dias. Quando o diâmetro médio do folículo principal atinge 16-18 mm, hCG é administrada para desencadear liberação do óvulo; geralmente se pode esperar que a ovulação ocorra aproximadamente 36-48 horas mais tarde. Em ciclos de estimulação subsequentes, a dose inicial de gonadotrofinas deve considerar o limiar de resposta e o padrão de desenvolvimento folicular observados nos ciclos precedentes.

Uma vez que as mulheres com SOPC muitas vezes sejam extraordinariamente sensíveis a baixas doses de estimulação com gonadotrofina, monitoramento precoce e frequente geralmente é prudente. Essas mulheres tipicamente possuem um número maior de folículos pequenos antrais dispostos a responder à estimulação com FSH (folículos recrutáveis).[273] Hiperestimulação ovariana, riscos mais altos de gravidez múltipla e a despesa e frustração associadas a ciclos cancelados usualmente podem ser evitados, usando-se um *esquema de tratamento "baixo-lento"* envolvendo doses baixas (37,5-75 UI por dia), pequenos incrementos e duração mais longa da estimulação.[274-278] Embora a maioria das estimulações com gonadotrofina abranjam um intervalo de 7-12 dias, estimulações com baixa dose em mulheres com SOPC podem levar mais tempo. Mulheres insulinorresistentes podem ser menos sensíveis à estimulação com gonadotrofina do que aquelas que não o são.[279] Em algumas dessas mulheres, tratamento com metformina antes e durante a estimulação com gonadotrofina pode ajudar a melhorar a resposta, limitar o número de menores folículos ovarianos desenvolvendo-se[280] e reduzir a probabilidade de cancelamento do ciclo por estimulação excessiva.[156]

O alternativo *esquema de tratamento "descendo degraus"* é projetado para se aproximar mais do padrão das concentrações do FSH sérico em ciclos ovulatórios espontâneos. O tratamento começa com uma dose mais alta (150-225 UI por dia) e diminui gradualmente daí em diante em um esforço para promover desenvolvimento continuado apenas do folículo dominante mais sensível, enquanto é retirado suporte para os menores folículos menos sensíveis na coorte. Considerando que muitas mulheres anovulatórias são muito sensíveis a baixas doses de estimulação com gonadotrofina exógena, geralmente é melhor aplicar o método descendo degraus apenas depois que o limiar de resposta já foi estabelecido em um ou mais ciclos de estimulação prévios. Entretanto, as duas condutas podem ser combinadas efetivamente, primeiro aumentando gradualmente a dose de gonadotrofinas até que uma resposta seja observada, e a seguir diminuindo a dose uma vez que um folículo dominante tenha emergido.

O reconhecimento do papel que o LH desempenha nas fases mais avançadas de desenvolvimento folicular, quando os níveis de FSH declinam firmemente, sugeriu outras abordagens à indução da ovulação com gonadotrofinas que podem ter particular valor para mulheres com SOPC, em que os esquemas-padrão de tratamento resultam frequentemente em desenvolvimento multifolicular e hiperestimulação ovariana. Embora o folículo dominante selecionado seja mais sensível ao FSH do que os folículos menores na coorte, em virtude da sua maior massa de células da granulosa, conteúdo de receptores a FSH e desenvolvimento microvascular avançado, as fases finais de maturação são igualmente, se não mais, dependentes de baixos níveis de LH.[250,251,281,282] Enquanto o LH estimula a teca (a produzir androgênios como substrato para síntese de estrogênio) em todos os folículos, ele também estimula as células da granulosa nos folículos maiores, via receptores de LH induzidos por FSH e estrogênio.[283-286] LH assim se torna o principal estímulo para as fases finais de maturação folicular, enquanto as concentrações declinantes de FSH deixam à míngua os menores folículos FSH-dependentes para entrarem em atresia.

Baixas doses de hCG[287] ou LH recombinante[257] podem promover seletivamente crescimento dos maiores folículos enquanto também apressam a regressão dos menores folículos. Em limitada extensão, os esquemas de tratamento com gonadotrofina descendo degraus, em que as quantidades de estimulação por FSH são gradualmente reduzidas, exploraram este fenômeno. A prática de "*coasting*" (costear), em que a estimulação com FSH é retirada completamente durante as fases mais tardias de desenvolvimento folicular, faz isso ainda mais. Neste último caso, os maiores folículos geralmente continuam a funcionar, mas provavelmente porque a sua expressão de receptores de LH os torna receptivos às baixas concentrações prevalentes de LH endógeno,[288] enquanto os níveis de estrogênio entram em platô ou declinam, e os menores folículos param ou começam a regredir.[289,290] Estimulação continuada com baixas doses de hCG ou LH recombinante depois de diminuir ou descontinuar tratamento com FSH aproveita com a maior vantagem as ações diferenciais do LH nos folículos maiores e menores, suportando desenvolvimento continuado dos primeiros[250,281] e seletivamente excluindo os últimos,[282,291] tanto retirando FSH quanto estimulando diretamente concentrações aumentadas de androgênio intrafoliculares.[292]

Em mulheres com hipogonadismo hipogonadotrópico ou SOPC, tratamento com LH recombinante (225-450 UI por dia) durante as fases avançadas de desenvolvimento folicular pode diminuir o número de folículos em desenvolvimento.[291] Em mulheres ovulatórias suprimidas com agonista do GnRH tratadas com 150 UI de FSH por dia durante 7 dias, foi observado que uma variedade de esquemas de tratamento envolvendo combinações de FSH decrescentes (50, 25, 0 UI) e hCG crescentes (50, 100, 200 UI) suportou o desenvolvimento de maiores folículos e acelerou a regressão dos folículos menores.[293] Embora pudessem ser usados hCG ou LH recombinante, a meia-vida mais longa da hCG pode ajudar a prover um nível mais estável de atividade de LH entre injeções diárias.[293] Curiosamente, tratamento com hCG em baixas doses durante as fases avançadas de desenvolvimento folicular parece ter pouco efeito sobre as concentrações circulantes de progesterona ou testosterona, pelo menos em mulheres normais, sugerindo que o risco de causar luteinização prematura ou outros efeitos adversos é baixo. Ao induzir a regressão dos menores folículos, esse tratamento também pode ajudar a reduzir o risco de hiperestimulação ovariana associado à terapia por gonadotrofina exógena. A sequência ideal e quantidades relativas de FSH e LH/hCG a administrar não foram definidas e provavelmente variam com os objetivos do tratamento e a endocrinologia das mulheres individuais.[291,294,295]

Algumas mulheres anovulatórias resistentes ao clomifeno podem beneficiar-se com **tratamento sequencial com clomifeno e gonadotrofinas.** O ciclo típico envolve uma série padrão de tratamento com clomifeno (50-100 mg por dia), seguida por baixa dose de FSH ou hMG (75 UI por dia) começando no último dia de terapia com clomifeno ou no dia seguinte; o tratamento é monitorado e individualizado daí em diante como em ciclos-padrão estimulados por gonadotrofina. Na maioria,[296-298] mas não em todos os estudos,[299] a fecundidade do ciclo em ciclos de tratamento sequencial se aproximou ou igualou àquela obtida com gonadotrofinas somente. Em todos, a dose e duração da terapia com gonadotrofina e os custos associados de monitoramento foram diminuídos significativamente em 50% ou mais. Logicamente, terapia sequencial geralmente é útil apenas em mulheres que respondem ao clomifeno, pelo menos em alguma extensão. Caso contrário, o tratamento não começa efetivamente até que se inicie terapia com gonadotrofina.

Os níveis elevados de LH endógeno em muitas mulheres anovulatórias com SOPC resistentes ao clomifeno predispõem à luteinização folicular prematura durante estimulação com gonadotrofina exógena[267,300,301] e foram implicados como um fator contributivo na incidência mais alta de aborto espontâneo observado naquelas que concebem.[302-305] **Tratamento adjuvante com um agonista do GnRH de ação longa** antes da estimulação com gonadotrofina exógena suprime níveis de LH endógeno, e tratamento continuado com agonista do GnRH durante estimulação com gonadotrofina é capaz de prevenir luteinização prematura.[267,301,306] O risco de que a supressão do LH induzida pelo agonista do GnRH possa resultar em má função lútea após indução da ovulação parece mais teórico do que real.[307]

Estudos clínicos não randomizados sugeriram que tratamento combinado com um agonista do GnRH e gonadotrofinas exógenas pode melhorar a fecundidade do ciclo em mulheres anovulatórias resistentes ao clomifeno.[301,306,308] Entretanto, experiências controladas randomizadas comparando tratamento combinado com um agonista do GnRH e gonadotrofinas exógenas com estimulação com gonadotrofinas isoladas deixaram de demonstrar quaisquer diferenças na fecundidade do ciclo ou na incidência de hiperestimulação ovariana.[267,307,309,310] Terapia adjuvante com agonista do GnRH também não tem benefícios provados para mulheres subférteis não selecionadas, recebendo gonadotrofinas para induzir superovulação,[311] e pode mesmo aumentar a quantidade e duração da estimulação necessária com gonadotrofina, pelo menos em algumas.[267,309] *Embora tratamento combinado com um agonista do GnRH e gonadotrofinas exógenas constitua o padrão estabelecido para hiperestimulação ovariana controlada em ciclos de FIV, ele não tem nenhuma vantagem provada sobre estimulação com gonadotrofina sozinha para indução da ovulação.*

MONITORAMENTO DA TERAPIA COM GONADOTROFINA

Para obter ovulação, mas também evitar hiperestimulação ovariana e minimizar o risco de gravidez múltipla, a terapia com gonadotrofina deve ser cuidadosamente monitorada com medições seriadas do estradiol sérico e ultrassonografia transvaginal. De fato, o clínico substitui o hipotálamo e a hipófise na alça de *feedback* durante o tratamento com gonadotrofinas exógenas. A dose escolhida é administrada, a resposta ovariana é medida e julgada conforme as necessidades e expectativas, e a dose de gonadotrofina é mantida ou ajustada, reavaliada e reajustada, conforme necessário. Em circunstâncias normais, o eixo hipotalâmico-hipofisário-ovariano realiza a mesma tarefa, constante e repetidamente refinando e coordenando o nível de estimulação com gonadotropina com a resposta ovariana. Em contraste, o clínico não pode fazer mais do que uma avaliação dessas diariamente, na melhor hipótese. Não surpreendentemente, os resultados obtidos são relativamente brutos em comparação.

Níveis de Estradiol Sérico

Para melhor refletir a resposta ovariana à estimulação e fornecer um fluxo eficiente de informação, gonadotrofinas geralmente são administradas ao anoitecer, tipicamente entre 17 e 20 h, e medições do estradiol sérico são obtidas cedo pela manhã. Os resultados usualmente são disponíveis para revisão pelo meio-dia, e novas instruções a respeito da dose e duração do tratamento e a avaliação seguinte marcada são comunicadas antes da hora marcada do anoitecer desse dia. Em geral, folículos com menos de aproximadamente 10 mm de diâmetro médio produzem relativamente pouco estrogênio mensurável, e folículos maiores secretam progressivamente mais à medida que crescem e aproximam-se da maturidade. Usualmente, os níveis de estradiol sobem a uma taxa exponencial constante, duplicando a cada 2-3 dias durante os dias antes que o pico do desenvolvimento folicular seja atingido. Uma elevação mais rasa ou mais íngreme do aumento sugere a necessidade de aumentar ou diminuir o nível de estimulação.

No ciclo ovulatório natural, os níveis de estradiol chegam ao máximo entre 200 e 400 pg/mL imediatamente antes da onda de LH. Níveis comparáveis de estradiol devem ser esperados em ciclos estimulados com gonadotrofina, para cada folículo maduro observado. Os julgamentos clínicos também devem considerar o número e tamanho dos folículos menores e suas contribuições menores, mas coletivas para a concentração de estradiol sérico. *Não surpreendentemente, a fecundabilidade do ciclo aumenta com os níveis de estradiol sérico; infelizmente, o mesmo acontece com os riscos de gravidez múltipla e hiperestimulação ovariana. Com os esquemas existentes de estimulação com gonadotrofina, melhores resultados são obtidos quando as concentrações de estradiol chegam ao pico entre 500 e 1.500 pg/mL; gravidezes são incomuns com níveis abaixo de 200 pg/mL.*[312-316]

Ultrassonografia

Ultrassonografia ovariana define o tamanho e o número de folículos que estão contribuindo para o nível de estradiol medido. No ciclo ovulatório normal, a coorte recrutada de folículos antrais pode ser identificada pelos dias 5-7 do ciclo, o folículo dominante emerge pelos dias 8-12, cresce aproximadamente 1-3 mm por dia (mais rapidamente nos 1-2 dias imediatamente precedentes à ovulação), e mede aproximadamente 20-24 mm de diâmetro médio quando a onda de LH ocorre; folículos menores raramente excedem aproximadamente 14 mm de diâmetro.[92,93] Em 5-10% dos ciclos espontâneos, dois folículos pré-ovulatórios podem desenvolver-se.

Em ciclos estimulados com gonadotrofina exógena, os folículos dominantes exibem um padrão de crescimento linear similar, mas atingem a maturidade com um menor diâmetro médio e dentro de uma faixa mais larga de tamanhos. *A probabilidade de ovulação aumenta com o diâmetro folicular.* Conforme avaliados por ultrassonografia seriada após administração de hCG, folículos de 14 mm e menores ocasionalmente ovulam, mas cerca de 40% daqueles de 15-16 mm, 70% medindo 17-18 mm, 80% medindo 19-20 mm de tamanho e quase todos os folículos maiores ovularão.[317] A faixa maior de tamanho dos folículos na maturidade complica julgamentos clínicos. *O risco de gestação múltipla aumenta com o número de folículos tendentes a ovular. Consequentemente, hCG geralmente não deve ser administrada, quando o risco de ovulação múltipla é alto, e o objetivo do tratamento é ovulação unifolicular.* Um grande número de folículos intermediários e pequenos também aumenta o risco de síndrome de hiperestimulação ovariana.[318]

Ultrassonografia ovariana básica é prudente entre ciclos consecutivos de estimulação com gonadotrofinas exógenas. Na ausência de quaisquer cistos ovarianos residuais importantes ou aumento macroscópico, tratamento pode começar outra vez imediatamente sem necessidade de um ciclo de repouso interveniente. Taxas mais altas de fecundabilidade do ciclo e cumulativas de gravidez foram observadas em ciclos consecutivos de tratamento do que com ciclos alternados de estimulação e sem tratamento.[319,320] Quando ultrassonografia básica revela um ou mais cistos ovarianos residuais, usualmente é melhor adiar brevemente tratamento adicional. Ciclos de estimulação na presença de cistos ovarianos são menos frequentemente bem-sucedidos,[321] possivelmente porque folículos recém-emergindo podem ser difíceis de distinguir de folículos císticos regredindo, levando a erros de interpretação. Embora muitos acreditem que terapia supressora com um ciclo de anticoncepcionais orais ajuda a apressar a regressão de cistos ovarianos residuais, não há nenhuma evidência de que esse tratamento seja mais bem-sucedido do que observação somente.

Estudos do crescimento endometrial em ciclos ovulatórios induzidos com gonadotrofina exógena sugerem que medições ultrassonográficas da espessura endometrial também têm valor. A fecundidade do ciclo aumenta com a espessura endometrial, que se correlaciona com as concentrações de estradiol sérico.[322] Poucas gravidezes resultam de ciclos em que a espessura endometrial é menos do que aproximadamente 7 mm no dia da ovulação induzida por hCG.[50,313,322,323]

RESULTADOS DO TRATAMENTO COM GONADOTROFINAS

Embora terapia com gonadotrofina exógena possa com sucesso induzir ovulação em mais de 90% das mulheres com hipogonadismo hipogonadotrópico (Grupo I da OMS) ou anovulação resistente a clomifeno (Grupo II da OMS), as taxas de gravidez obtidas nas duas populações diferem significativamente.[218,324-327] *Em mulheres com hipogonadismo hipogonadotrópico, a fecundidade do ciclo é aproximadamente 25%, igual ou mesmo maior do que a observada em mulheres férteis normais; as taxas cumulativas de gravidez após até seis ciclos de estimulação com gonadotrofina aproximam-se de 90%. Em comparação, a fecundidade do ciclo é significativamente mais baixa em mulheres anovulatórias resistentes ao clomifeno. Globalmente, a fecundidade do ciclo varia entre 5 e 15%, e as taxas cumulativas de concepção variam entre 30 e 60%; dentro do grupo, aquelas com anovulação crônica hiperandrogênica têm o pior prognóstico.*[218,324-327] Embora os resultados geralmente não variem com a duração da infertilidade ou a paridade, as taxas de gravidez são significativamente mais baixas em mulheres de 35 anos ou mais do que em mulheres mais jovens.[326,327]

A incidência de gestação multifetal é grandemente aumentada em gravidezes resultando de ovulação induzida por gonadotrofina exógena, mesmo em mulheres anovulatórias em que o objetivo de tratamento é ovulação unifolicular. Enquanto aproximadamente 1 em 80 (1,25%) gravidezes espontâneas e 5-8% daquelas subsequentes a tratamento com clomifeno são múltiplas,[102-104,328] aproximadamente 15% de todas as gravidezes subsequentes à ovulação induzida com gonadotrofina em mulheres anovulatórias são múltiplas.[324,326] Não surpreendentemente, a incidência de gestação múltipla em mulheres subférteis recebendo estimulação com gonadotrofina para superovulação intencional é ainda mais alta e pode aproximar-se de 30% com quase um terço sendo gravidezes múltiplas de alta ordem (aproximadamente 10% globalmente).[329] A frequência mais alta de gravidez múltipla após tratamento com gonadotrofina obviamente resulta de ovulação múltipla inadvertida ou intencional. É interessante, no entanto, que há alguma evidência sugerindo que a frequência normal de gemelaridade monozigótica (0,3-0,4%)[328] pode ser aumentada até 3 vezes na gravidez resultante de indução da ovulação com gonadotrofinas exógenas.[330]

A incidência global de aborto espontâneo em ciclos de concepção induzidos com gonadotrofina é aproximadamente 20-25%,[218,324-326] *moderadamente mais alta do que é geralmente observado (15%).* Uma prevalência mais alta de idade materna avançada e obesidade entre as mulheres que recebem terapia com gonadotrofina parece contribuir para a incidência mais alta,[331] mas as taxas de aborto espontâneo também diferem com a indicação para tratamento. Em geral, as taxas de aborto espontâneo são baixas naquelas com hipogonadismo hipogonadotrópico e significativamente mais altas em mulheres anovulatórias clomifenorresistentes,[324-326] mas não em todos os estudos.[218] *Como com o clomifeno, não há evidência de que terapia com gonadotrofina seja associada a qualquer prevalência aumentada de anomalias congênitas.*[332]

RISCOS DO TRATAMENTO COM GONADOTROFINAS

Além dos custos e demandas logísticas obviamente maiores envolvidos, tratamento com gonadotrofina exógena também impõe riscos importantes. Principais entre estes são os riscos de gravidez múltipla e síndrome de hiperestimulação ovariana. Nenhuma das duas pode ser evitada por completo, mesmo pelo clínico mais experiente, mas ambos os riscos podem ser reduzidos com tratamento cuidadoso. Como em qualquer forma complicada de tratamento possuindo importantes riscos intrínsecos, aconselhamento completo pré-tratamento é essencial.

Gravidez Múltipla

Nascimentos gemelares subiram 70% entre 1980 e 2004, mas desde então entraram em platô (32,1 gêmeos por 1.000 partos em 2006); nascimentos de trigêmeos e gravidezes múltiplas de mais alta ordem mais que quadruplicaram entre 1980 e 1998, mas declinaram 21% em 2006 (153,3 por 100.000 nascimentos totais).[333] Cerca de 20% do aumento em partos múltiplos, predominantemente gêmeos, pode ser atribuído à idade materna avançada e à tendência da sociedade para uma idade mais velha para ter filho (mulheres mais velhas tendem mais a conceber uma gravidez múltipla). O restante, incluindo quase todas as gestações multifetais de alta ordem, resulta diretamente do uso de gonadotrofinas exógenas para indução da ovulação, superovulação e tecnologias reprodutivas assistidas (TRA).[334] O número de gravidezes múltiplas *concebidas* é ainda maior, porque reduções espontâneas e intencionais de gravidez multifetal não aparecem em estatísticas de nascimentos.

Gravidezes múltiplas são gravidezes de alto risco em qualquer idade porque elas frequentemente são complicadas por parto pré-termo, baixo peso ao nascimento, diabetes gestacional, pré-eclâmpsia e associadas à alta morbidade e mortalidade neonatais.[335,336] Seu tratamento clínico frequentemente exige hospitalização prolongada, cesariana e tratamento intensivo neonatal; os custos de assistência médica associados são enormes, para os casais individuais e a sociedade. *De fato, a evidência indica que os custos combinados associados com gravidezes multifetais e suas complicações excedem aqueles de todos os tratamentos dos quais elas derivam.*[337] Os menos óbvios "custos sociais" associados a nascimentos múltiplos também são altos e incluem níveis aumentados de estresse parental, uma incidência mais alta de depressão materna e abandono ou abuso de criança, e uma maior probabilidade de problemas comportamentais entre irmão.[338] Diversos fatores contribuem para os riscos de gravidez múltipla associada à terapia por gonadotrofina exógena. Embora grande parte da atenção nos últimos anos tenha focalizado as práticas de transferência de embrião em centros de TRA, menos da metade de todas as gravidezes múltiplas relacionadas com tratamento resulta de FIV. A maioria das gravidezes múltiplas, e o foco aqui, resulta de terapia com gonadotrofina exógena para indução de ovulação e superovulação.

Gonadotrofinas exógenas são uma parte essencial do arsenal terapêutico com indicações específicas, e riscos muito reais, incluindo gravidez múltipla. *Gonadotrofinas devem ser reservadas para indução da ovulação em mulheres inférteis com hipogonadismo hipogonadotrópico e anovulação resistente a clomifeno e para superovulação intencional em mulheres subférteis mais velhas e aquelas com infertilidade de outro modo inexplicada, incluindo mulheres que ovulam em resposta ao tratamento, mas afinal deixam de conceber.* Para que risco desnecessário seja evitado, o objetivo (ovulação unifolicular *vs.* superovulação intencional) precisa ser claramente mantido em mente; raramente há uma indicação de superovulação em mulheres anovulatórias, mas presumivelmente férteis sob os demais aspectos.

Muitas mulheres inférteis procuram as formas mais agressivas de tratamento simplesmente porque elas oferecem a maior probabilidade de sucesso, achando difícil de acreditar que algum tratamento poderia *também* ser bem-sucedido. Mesmo aquelas comprometidas a evitar riscos excessivos podem achar muito difícil aceitar recomendações para cancelar um ciclo de tratamento, desse modo abandonando seu investimento de tempo e recursos.[339] Pressões financeiras pesam nas mentes mesmo das pacientes e médicos mais avessos ao risco. Considerações de custos colorem as perspectivas e influenciam decisões de tratamento, tentando todos os envolvidos a aceitar riscos que eles de outra forma escolheriam evitar e mais tarde lamentar. Alguns casais sem filhos na realidade podem desejar gêmeos, mas a maioria é mais circunspecta quando aconselhada de modo completo,[340] e ninguém quer trigêmeos ou mais.

Gravidez múltipla é um risco intrínseco da superovulação intencional. Em ciclos de FIV, o risco de gravidez múltipla relaciona-se ao número de embriões transferidos, o que o médico e a paciente controlam. Entretanto, o número de embriões que podem se implantar é difícil de predizer ou controlar nos ciclos de superovulação. Logicamente, o risco poderia ser reduzido, se a ovulação simplesmente não fosse disparada, quando o nível de estradiol ou o número de folículos amadurecendo fosse excessivo. Infelizmente, os parâmetros de resposta que oferecem o melhor equilíbrio entre fecundidade aumentada do ciclo e os riscos de gravidez múltipla e hiperestimulação ovariana não foram claramente definidos e permanecem controversos.[341,342] *O risco de gravidez múltipla aumenta com as concentrações de estradiol sérico, o número total de folículos ovarianos em desenvolvimento, e com menor idade materna, mas não se correlaciona bem com o número de maiores folículos pré-ovulatórios.*[49,329,343-346] Alguns sugeriram variados critérios de cancelamento do ciclo que poderiam ser usados para guiar tratamento e limitar riscos de gravidezes múltiplas.[329,343,344] Embora haja pouca dúvida quanto a restringir hCG, quando os níveis de estradiol sérico sobem acima de aproximadamente 900-1.400 pg/mL, ou ultrassonografia revela mais do que quatro a seis folículos maiores que 10-14 mm, a aplicação desses critérios também ditaria o cancelamento de até um terço de todos os ciclos estimulados com gonadotrofina exógena.[346]

Com relativamente poucas exceções em mulheres anovulatórias, terapia com gonadotrofina exógena pode ser refinada para obter ovulação unifolicular com limitado risco de gravidez múltipla e mínimo risco de gravidez múltipla de alta ordem. Estratégias conservadoras de superovulação provavelmente são capazes de reduzir o risco de gravidez múltipla associada a tratamento com gonadotrofina, mas qualquer terapia em que o objetivo específico é ovulação multifolicular logicamente não pode evitar a consequência. É importante reconhecer que o tratamento de superovulação existe principalmente porque considerações práticas impedem efetivamente tantas pessoas de empreenderem a alternativa óbvia da FIV. Com toda probabilidade, a superovulação desapareceria dentro da obsolescência se a FIV fosse disponível a todos que a necessitam, e poucos médicos ou pacientes lamentariam seu passamento.

Quando a estimulação ovariana excede seus objetivos visados, outras opções de tratamento que não o cancelamento do ciclo incluem a conversão para FIV e a aspiração transvaginal dos folículos "em excesso". Infelizmente, a primeira destas é disponível apenas em centros onde FIV também é oferecida. A maioria dos casais não está preparada para a mudança de plano e os substanciais custos adicionais envolvidos. O prognóstico de sucesso também pode ser pior do que em ciclos de estimulação para FIV planejada. Experiência limitada com a segunda opção de aspirar os folículos excessivos antes que hCG seja administrada, para evitar ovulação de mais do que três óvulos, sugere que a estratégia pode reduzir efetivamente o risco de gravidez múltipla e pode constituir uma alternativa legítima para o cancelamento do ciclo.[347,348]

Redução da Gravidez Multifetal

As mulheres que concebem uma gravidez múltipla de alta ordem apesar de todos os esforços para evitar a complicação têm que escolher entre três opções difíceis. Terminação da gravidez inteira geralmente é inaceitável, particularmente para aquelas que superaram infertilidade. Continuar a gravidez acarreta os riscos inerentes de parto pré-termo e complicações associadas de morbidade e mortalidade neonatais aumentadas e incapacidade em longo prazo. Redução de gravidez multifetal sacrifica uma parte da gravidez em esforços para salvar o todo, mas para muitas não é uma opção absolutamente, por uma variedade de razões pessoais, morais, éticas ou religiosas. Para a maioria, uma escolha entre os riscos de levar adiante uma gravidez múltipla de alta ordem e aqueles associados à redução da gravidez representa um dilema extremamente difícil. Os casais que afinal escolhem redução da gravidez experimentam uma maré de fortes emoções mudando rapidamente. A ansiedade cai com o diagnóstico da gravidez, sobre níveis muito altos com o reconhecimento de uma gravidez múltipla, diminui em certa extensão após consulta antes da redução, aumenta agudamente durante o procedimento e cai a níveis mais baixos depois do seu completamento.[349] Em retrospecto, dois terços dos casais rememoram aguda dor emocional, estresse e medo, e quase 20% relatam sentimentos de culpa e ira.[350]

Na maioria dos casos, redução de gravidez multifetal é realizada sob direcionamento de ultrassom transabdominal entre 11 e 14 semanas de gestação. A essa altura, a possibilidade de redução espontânea passou,[351] e uma triagem limitada quanto a anomalias estruturais grosseiras e características de aneuploidia pode ser efetuada para dirigir a seleção de fetos para redução.[352] Não houve experiências controladas randomizadas comparando resultados maternos e neonatais em gravidezes múltiplas de alta ordem manejadas expectantemente àquelas em que uma redução multifetal foi realizada, e é improvável que venham a existir.[353] Um relatório de 2001 de um registro internacional incluindo mais de 3.500 reduções efetuadas em 11 centros indicou que a redução de gravidez multifetal teve uma taxa global de perda de gravidez de aproximadamente 10% com aproximadamente 4% dos partos subsequentes ocorrendo entre 25 e 28 semanas de gestação (prematuridade grave).[354] Ambos os resultados comparam-se favoravelmente com os resultados publicados de séries de gravidezes múltiplas de alta ordem.[355-358] Os resultados correlacionaram-se ao número de fetos tanto antes quanto depois da redução e melhoram com a experiência do operador. Os resultados foram melhores com gravidezes triplas (6% taxa de perda de gravidez, 3% prematuridade grave) do que com gravidezes quádruplas e de mais alta ordem (12-22 e 4-11%) e melhoraram à medida que o número de fetos restando após redução diminuiu de três (20 e 6,5%), para dois (9 e 4%), para um (9 e 1,6%).[354] Uma revisão sistemática em 2004 de estudos prospectivos comparando resultados de redução de gravidez multifetal com aqueles de gravidezes gemelares (concebidas espontaneamente ou após TRA) não encontrou diferenças entre mulheres que tiveram uma redução multifetal e mulheres com uma gravidez gemelar, quanto à perda de gravidez (RR = 1,32, IC = 0,42-4,16), parto pré-termo (antes de 34 semanas; RR = 0,20, IC = 0,01-3,18), natimorto (RR = 0,86, IC = 0,05-13,48), ou morte neonatal (RR = 0,86, IC = 0,05-13,45).[359] Uma comparação de resultados de redução a gêmeos com tratamento expectante de trigêmeos observou que as mulheres que fizeram reduções tiveram menos tendência a sofrer um aborto (RR = 0,44, IC = 0,24-0,81), a ter parto antes de 36 semanas (RR = 0,35, IC = 0,22-0,60), a ter bebês com muito baixo peso ao nascimento (< 1.500 g; RR = 0,26, IC = 0,14-0,45), e tiveram menos mortes neonatais (RR = 0,20, IC = 0,06-0,64).[359] *Redução de gravidez multifetal é uma ferramenta efetiva de tratamento para a complicação de gravidez múltipla de alta ordem, mas uma que todos prefeririam evitar.*

Síndrome de Hiperestimulação Ovariana

Síndrome de hiperestimulação ovariana (SHEO) é uma complicação iatrogênica da indução de ovulação com gonadotrofinas exógenas. O distúrbio também pode ser observado ocasionalmente em ciclos induzidos com clomifeno. Raros casos de SHEO em gravidezes espontâneas geralmente foram associados a condições caracterizadas por concentrações suprafisiológicas de hCG (gestações múltiplas, gravidez molar). Casos de SHEO recorrente em gravidezes únicas espontâneas em pacientes e famílias foram descritos e ligados a mutações da linha germinal no receptor a FSH resultando na perda de especificidade de ligante que permite a ativação pela hCG.[360-362]

SHEO tem um largo espectro fisiopatológico que varia desde enfermidade branda à doença grave. A síndrome normalmente é autolimitada e se resolve espontaneamente dentro de vários dias, mas pode persistir por durações mais longas em ciclos de concepção. O aspecto característico da SHEO é um aumento na permeabilidade capilar que resulta em um desvio de líquido dos espaços intravasculares para os extravasculares,[268,363,364] provavelmente mediado por secreção ovariana aumentada de substâncias vasoativas, incluindo fator de crescimento endotelial vascular (VEGF), elementos do sistema renina-angiotensina e outras citocinas.[365-369]

Os fatores de risco para SHEO incluem idade jovem, baixo peso corporal, SOPC, doses mais altas de gonadotrofinas e episódios prévios de hiperestimulação.[318,370,371] *O risco aumenta com os níveis de estradiol sérico e o número de folículos ovarianos em desenvolvimento e quando doses suplementares de hCG são administradas após ovulação para suporte da fase lútea.*[372-374] Tradicionalmente, SHEO tem sido classificada como branda, moderada ou grave, mas talvez seja mais bem vista como um *continuum* com um número e gravidade de sintomas variando amplamente.

Doença branda é caracterizada por aumento ovariano, desconforto abdominal inferior e náusea e vômito brandos, diarreia e distensão abdominal, e ocorre em até um terço dos ciclos de superovulação.[371] Em geral, apenas analgésicos orais e aconselhamento para alertar as mulheres afetadas quanto aos sinais e sintomas de doença progressiva são necessários; intercurso pode ser doloroso e é melhor que seja evitado para limitar o risco de ruptura de ovário.

Sintomas persistentes ou piorando ou ascite assinalam enfermidade progredindo e exigem tratamento com antieméticos e analgésicos mais potentes. Tratamento ambulatorial usualmente ainda é exequível, mas deve incluir monitoramento cuidadoso do peso diário e frequência urinária, exames clínicos seriados para detectar ascite progressiva, e avaliação laboratorial do hematócrito, eletrólitos e creatinina sérica.[375] Ingestão líquida oral deve ser mantida em não menos que 1 L/dia; bebidas comerciais suplementadas com eletrólitos geralmente são bem toleradas e podem ajudar a manter equilíbrio eletrolítico. É melhor evitar atividade física vigorosa para evitar o risco de torção ovariana,[376] mas leve atividade física é preferível a repouso no leito, que pode aumentar o risco de tromboembolismo. Ganho de peso maior que aproximadamente 1 kg por dia e redução da frequência urinária são indicações para pronta reavaliação clínica e laboratorial. *Mulheres grávidas com SHEO merecem monitoramento particularmente estreito porque níveis de hCG elevando-se rapidamente aumentam o risco de progressão para doença grave.* A gravidade dos sintomas, alívio inadequado da dor ou considerações sociais podem exigir hospitalização.

Doença séria é incomum, mas não rara, tendo uma incidência de aproximadamente 1%. Aspectos característicos incluem dor intensa, ganho rápido de peso, ascite tensa, instabilidade hemodinâmica, dificuldade respiratória, oligúria progressiva e anormalidades laboratoriais. Hipotensão pode resultar de depleção do volume vascular, oligúria de perfusão renal reduzida decorrente de baixo volume vascular ou ascite tensa, e dispneia a partir de ascite ou hidrotórax. Hemoconcentração, perfusão periférica reduzida e inatividade aumentam o risco de tromboembolismo. Insuficiência renal, síndrome de angústia respiratória adulta, hemorragia por ruptura de ovário e fenômenos tromboembólicos constituem potenciais complicações da SHEO que ameaçam a vida.[377-380]

Hospitalização para monitoramento mais cuidadoso e tratamento agressivo merece séria consideração em mulheres com dor abdominal grave ou sinais peritoneais, náusea e vômito intratáveis, oligúria grave, ascite tensa, dispneia ou taquipneia, tonteira ou síncope, hiponatremia grave (sódio menos de 135 mEq/L) ou hiperpotassemia (potássio acima de 5 mEq/L), hemoconcentração (hematócrito acima de 45%) ou função renal anormal (creatinina sérica acima de 1,2 mg/dL; clearance de creatinina abaixo de 50 mL/min) ou funções hepáticas anormais (transaminases elevadas).[268,375,378,379]

Tratamento em internação recomendado para mulheres hospitalizadas inclui avaliação frequente dos sinais vitais, pesos diários, medições da circunferência abdominal e ingestão e eliminação de líquido, radiografia de tórax e ecocardiograma quando for suspeitado derrame pleural ou pericárdico, oximetria de pulso naquelas com sintomas pulmonares, e hematócritos, eletrólitos, estudos de funções renal e hepática seriados.[375] Hidratação intravenosa deve restaurar um volume plasmático efetivo, mas não contribuir desnecessariamente para o acúmulo de líquido extravascular. Após reidratação inicial, líquidos devem ser administrados cuidadosamente nos mais baixos volumes necessários para manter débito urinário adequado e aliviar a hemoconcentração; em virtude da tendência à hiponatremia, soro fisiológico é preferível à solução de Ringer-lactato. Quando soro fisiológico falha, infusões lentas (ao longo de 4 horas) de albumina (25%; 50-100 g a intervalos de 4-12h) podem expandir efetivamente o volume plasmático.[381] Uso prematuro ou excessivo de diuréticos é contraproducente. Suporte líquido intravenoso pode ser reduzido substancialmente depois que a diurese começa, e a ingestão oral é restabelecida. Hiperpotassemia pode exigir tratamento específico para mover potássio para dentro do espaço intracelular (insulina/glicose, bicarbonato de sódio) ou para prevenir arritmias cardíacas (gliconato de cálcio).

Paracentese dirigida por ultrassom pode ser muito útil em mulheres com ascite dolorosa, sintomas pulmonares ou oligúria que não respondem à hidratação.[380,382,383] Líquido deve ser removido gradualmente para evitar consequências de desvios súbitos de líquido e repetido, conforme necessário. Em raras mulheres com derrames pleurais bilaterais ou grave, toracentese também pode ser necessária para aliviar sintomas pulmonares.[384] Meias de suporte venoso com comprimento total dos membros inferiores são recomendadas, e heparinoterapia profilática (5.000 unidades cada 12 horas) merece consideração em pacientes gravemente hemoconcentradas. Quando os sintomas impedem deambulação, o uso de um aparelho de compressão pneumática intermitente pode ajudar a reduzir o risco de trombose. Sinais e sintomas clínicos sugerindo tromboembolismo exigem prontas medidas diagnósticas adicionais e anticoagulação terapêutica, quando o diagnóstico for confirmado ou fortemente suspeitado.

Nos casos mais graves de SHEO, terapia intensiva pode ser necessária para tratamento de tromboembolismo, insuficiência renal ou função pulmonar em deterioração. Mulheres com hiperestimulação grave e torção ovariana ou um ovário roto com hemorragia que necessitam tratamento cirúrgico representam um desafio para os anestesiologistas que compreensivelmente são raramente familiarizados com a fisiopatologia da SHEO.[385]

Conhecimento e pronto reconhecimento dos fatores de risco para hiperestimulação ovariana são essenciais para sua prevenção. Níveis de estradiol sérico subindo rapidamente, concentrações acima de 2.500 pg/mL e observações de um grande número de folículos ovarianos de tamanho pequeno e intermediário constituem indicadores de alto risco e sinalizam para prosseguir com grande cuidado. Cancelamento do ciclo e estimulação menos agressiva em um ciclo subsequente merecem consideração. "Costear" sem adicional estimulação com gonadotrofina e retardar administração de hCG por 1-3 dias até que os níveis de estradiol entrem em platô ou declinem, podem reduzir o risco de hiperestimulação.[386-390] Uma dose inferior de hCG (5.000 UI) também pode ajudar a reduzir o risco.[268] Alternativamente, um agonista do GnRH (leuprolida 0,5-1,0 mg) para desencadear uma onda de LH endógeno[391] ou LH recombinante pode ser administrado para induzir ovulação,[392] desse modo evitando a mais longa duração de ação e estimulação adicional da hCG.[393] Evidência de um estudo envolvendo 69 doadoras de oócitos em alto risco de desenvolvimento de SHEO sugere que o tratamento com um agonista da dopamina (cabergolina 0,5 mg) pode diminuir a permeabilidade vascular (mediada via VEGF) e diminuir o risco de SHEO.[394] Quando suporte lúteo é julgado necessário, progesterona exógena administrada por injeção (50 mg por dia) ou por via vaginal (óvulos 100 mg ou gel a 8%, diariamente) é preferível a doses suplementares de hCG.[372]

Câncer de Mama e de Ovário

A evidência sugerindo que drogas indutoras de ovulação poderiam ser associadas a um risco aumentado de câncer de mama ou de ovário foi revista ao discutirmos os riscos potenciais associados a tratamento com clomifeno anteriormente neste capítulo. Em breve sumário, uma análise cumulativa dos resultados de oito estudos de caso-controle observou que o uso de droga de fertilidade entre mulheres subférteis nulíparas foi associado a uma incidência aumentada de tumores ovarianos serosos (*borderline*) (OR = 2,43, IC = 1,01-5,88), mas não com quaisquer cânceres invasivos (OR = 1,60, IC = 0,90-2,87).[395] Embora a maioria dos estudos não tenha encontrado evidência de que uso de droga para fertilidade aumenta o risco global de câncer de mama, os resultados de um estudo de caso-controle sugeriram que uso prolongado ou repetido de gonadotrofinas exógenas (seis ciclos ou mais) pode aumentar o risco.[396] Globalmente, os dados disponíveis são muito tranquilizadores. **Nenhuma relação causal entre tratamento com gonadotrofina exógena e câncer de mama ou de ovário foi estabelecida, embora estudos a mais longo prazo sejam justificados, e seja melhor evitar tratamento prolongado, especialmente quando houver pouca esperança de sucesso.**

HORMÔNIO LIBERADOR DE GONADOTROFINA PULSÁTIL

Terapia com GnRH pulsátil exógeno tem sido usada com sucesso para induzir ovulação deste 1980.[397,398] Comparado à terapia por gonadotrofina, tratamento com GnRH tem vantagens e desvantagens. Uma vez estabelecido, o método é relativamente simples de usar, não exige monitoramento extenso ou caro, e é associado a baixos riscos de gravidez múltipla e hiperestimulação ovariana. Entretanto, como a terapia com GnRH exige manutenção de um cateter intravenoso de demora durante um intervalo de 2-3 semanas ou mais longo, muitas mulheres temem o deslocamento da agulha ou outros problemas técnicos e relutam a usar o método ou rejeitam a opção completamente. Terapia com GnRH pulsátil atualmente não é disponível nos Estados Unidos, mas é usada amplamente em outros lugares no mundo.

Onde é disponível, GnRH sintético vem em forma cristalina que permanece estável durante pelo menos 3 semanas à temperatura ambiente após reconstituição em diluente aquoso. GnRH é administrado de uma forma pulsátil contínua usando uma minibomba programável portátil que deve ser usada constantemente, o tempo todo, requerendo algum engenho logístico durante banho e sono. Embora a droga possa ser administrada intravenosa ou no subcutâneo, a via intravenosa exige doses mais baixas que envolvem menos custo (2,5-5,0 *vs.* 15-20 μg/pulso), é mais fisiológica e mais efetiva. A droga é metabolizada rapidamente e tem uma meia-vida terminal de 10-40 minutos após administração intravenosa. Em comparação aos breves picos nos níveis séricos que resultam da administração intravenosa e imitam efetivamente o padrão normal de secreção hipotalâmica pulsátil de GnRH, o tratamento subcutâneo cria um nível baixo mais contínuo de estimulação com GnRH sem picos definidos.

De fato, terapia com GnRH exógeno intravenosa pulsátil representa um hipotálamo artificial. Em mulheres com hipogonadismo hipogonadotrópico que têm níveis ausentes ou baixos de secreção pulsátil endógena de GnRH, o tratamento restaura um ritmo pulsátil normal do GnRH.

Naquelas com outras formas de disfunção ovulatória, o tratamento superpõe um ritmo normal sobre um padrão existente, mas desorganizado de secreção de GnRH endógeno. *É importante que o tratamento com GnRH pulsátil exógeno geralmente estimule apenas níveis fisiológicos normais de secreção de gonadotrofinas hipofisárias e permita que opere uma modulação por feedback normal da resposta hipofisária por esteroides e peptídeos ovarianos. Consequentemente, o recrutamento folicular, seleção, crescimento e desenvolvimento nas mulheres usando a bomba de GnRH progridem como acontece no ciclo menstrual normal.*[399-401]

INDICAÇÕES DO TRATAMENTO COM GNRH PULSÁTIL

Mulheres inférteis anovulatórias com hipogonadismo hipogonadotrópico são as melhores candidatas à indução da ovulação com GnRH exógeno, porque o tratamento é específico, fisiológico e altamente efetivo; a bomba de GnRH fornece os únicos sinais instrucionais que os gonadotropos hipofisários tendem a receber. Embora a droga também possa ser usada em mulheres com outros distúrbios ovulatórios, ela é muito menos frequentemente efetiva, provavelmente porque a hipófise tem mais dificuldade em interpretar os sinais misturados dos estímulos de GnRH endógeno e exógeno. Como muitas vezes pode ser observado em mulheres com síndrome de ovários policísticos (SOPC), valores aumentados de IMC (acima de 24), LH sérico (acima de 15 UI/L), testosterona sérica (acima de aproximadamente 100 ng/dL) e insulina sérica em jejum (acima de aproximadamente 15 U/mL) são associados a taxas mais baixas de ovulação em resposta a GnRH exógeno e taxas mais baixas de gravidez por ciclo ovulatório.[402,403] A bomba de GnRH também pode ser efetiva em mulheres com hiperprolactinemia e oferece uma alternativa a gonadotrofinas exógenas, quando tratamento com agonista da dopamina falha ou não consegue ser tolerado.

ESQUEMAS DE TRATAMENTO COM GNRH EXÓGENO

GnRH exógeno é mais efetivo quando administrado intravenosamente em baixas doses (2,5-5,0 μg/pulso) a um intervalo constante (cada 60-90 min).[402] Aquelas que falham em ovular podem responder a uma dose mais alta (10-20 μg).[404,405] Tal como com clomifeno e gonadotrofinas exógenas, o tratamento deve começar com uma dose baixa e aumentar gradualmente para satisfazer as necessidades da paciente individual, porque o risco de gravidez múltipla aumenta com a dose por pulso.[406] Em grande extensão, a dose e a duração do tratamento com GnRH exógeno requeridas para induzir ovulação dependem do meio endócrino subjacente.[402,407,408]

Em mulheres com hipogonadismo hipogonadotrópico primário, uma dose baixa (2,5 μg/pulso) pode induzir ovulação efetivamente, mas as concentrações de LH na fase folicular podem permanecer mais baixas do que o normal, e as concentrações de progesterona na fase lútea frequentemente são reduzidas; ambas são tipicamente normais, quando uma dose mais alta de GnRH (5,0 μg/pulso) é usada. Durações mais longas de tratamento tipicamente são necessárias, porque as reservas disponíveis de gonadotrofinas hipofisárias estão marcadamente reduzidas em razão dos níveis historicamente baixos de secreção de GnRH endógeno. Em mulheres com hipogonadismo hipogonadotrópico idiopático secundário, o tratamento deve começar com uma baixa dose de GnRH (2,5 μg/pulso); a dose mais alta (5,0 μg/pulso) é associada a níveis mais altos de LH e estradiol nas fases folicular e lútea, uma fase folicular curta, foliculogênese múltipla e um risco mais alto de gravidez múltipla, possivelmente porque a preparação prévia hipofisária ou ovariana confere uma sensibilidade maior à terapia com GnRH.[402,409]

A resposta endócrina das mulheres com SOPC ao GnRH exógeno pulsátil (5,0 μg/pulso) é acentuadamente anormal, mas pode ser normalizada pelo pré-tratamento com um agonista do GnRH de ação longa (administração subcutânea diária) durante 6-8 semanas imediatamente antes de começar tratamento com GnRH exógeno pulsátil.[401,402,410] Sem pré-tratamento com agonista do GnRH, os níveis de FSH, LH e estradiol na fase folicular e as concentrações de estradiol na fase lútea são todos anormalmente elevados. Depois da inibição preliminar com um agonista do GnRH, as características endócrinas dos ciclos induzidos são muito melhoradas e mais próximas daquelas observadas em ciclos ovulatórios espontâneos em mulheres normais. A não ser que semelhante inibição com um agonista do GnRH também preceda os ciclos subsequentes, a resposta à terapia com GnRH se torna outra vez anormal. Os benefícios do pré-tratamento com agonista do GnRH provavelmente resultam da supressão dos níveis de androgênios intraovarianos[411] e proporções FSH/LH melhoradas (mais altas) antes de começar a terapia com GnRH.[412]

Depois que ovulação foi obtida, terapia com GnRH pode continuar à mesma ou a uma frequência de pulsos mais lenta (cada 120-240 minutos).[402,404] Embora qualquer das duas possa estimular suficiente secreção de LH endógeno para suportar função normal do corpo lúteo, uma frequência mais lenta aproxima-se mais estritamente da frequência reduzida de pulsos endógena observada em ciclos normais durante a fase lútea e pode ajudar a reduzir o custo do tratamento. Entretanto, é mais simples, muito menos dispendioso, e do mesmo modo efetivo descontinuar a bomba depois que a ovulação ocorreu e suportar a fase lútea com pequenas doses de hCG (2.000 UI cada 3 dias)[402] ou progesterona exógena.

Uma das vantagens que a terapia com a bomba de GnRH tem sobre o tratamento com gonadotrofina exógena é que monitoramento não é necessário, uma vez que um esquema efetivo de tratamento tenha sido estabelecido. Medições seriadas de estradiol sérico e ultrassonografia ovariana certamente podem ser usadas para monitorar o tratamento continuado, mas não são necessárias. Evidência objetiva de ovulação pode ser obtida por registros da TCB ou medições periódicas da progesterona. Se necessário, o momento da ovulação pode ser estimado mais acuradamente pelo monitoramento da secreção urinária de LH como em ciclos ovulatórios espontâneos ou induzidos por clomifeno.

RESULTADOS DO TRATAMENTO COM GNRH EXÓGENO

Globalmente, as taxas de ovulação em resposta à terapia com GnRH exógeno pulsátil variam entre 50 e 80%, e a fecundabilidade do ciclo varia entre 10 e 30% nos ciclos ovulatórios.[402,405,413] *Os resultados são melhores em mulheres com hipogonadismo hipogonadotrópico e piores naquelas com SOPC.*[402,405,413,414] Nas primeiras, a fecundidade do ciclo iguala-se à observada em mulheres férteis normais, e as taxas cumulativas de gravidez podem alcançar 80% ou mais alto após 6-12 ciclos de tratamento.[402,404,413,415] Nas últimas, as taxas de fecundabilidade do ciclo e cumulativas de gravidez são moderadamente mais baixas, quando a ovulação pode ser induzida com sucesso, e o pré-tratamento com um agonista do GnRH melhora as taxas de ovulação.[402,404,413]

Globalmente, terapia com GnRH pulsátil é capaz de realizar taxas de ovulação e gravidez que se comparam ou mesmo excedem as observadas com tratamento com gonadotrofina exógena em mulheres com SOPC,[414] mas como os dois tratamentos poderiam se comparar em mulheres anovulatórias clomifenorresistentes eugonadotrópicas, a questão, clinicamente mais relevante, está muito menos clara porque nenhum estudo examinou sua eficácia relativa nessa população selecionada. Um pequeno estudo controlado randomizado em que terapia com GnRH pulsátil (10-20 µg/90 min) após supressão com agonista do GnRH (nafarelina 400 µg por dia durante 3 semanas ou mais) foi comparada diretamente a tratamento por citrato de clomifeno (50-150 mg por dia, dias 3-7 do ciclo), como estratégias de primeira linha de indução de ovulação, ao longo de dois a três ciclos, observou taxas semelhantes de ovulação e gravidez nos dois grupos.[405] Estes dados servem para enfatizar novamente que os esquemas de indução da ovulação mais complicados e caros envolvendo terapia com bomba de GnRH ou tratamento com gonadotrofina exógena ficam mais bem reservados para aquelas que não ovulam em resposta a citrato de clomifeno.

Além de exigir menos ou nenhum monitoramento após um esquema efetivo de tratamento ter sido estabelecido, outra vantagem que a terapia com GnRH pulsátil tem sobre tratamento com gonadotrofina exógena é que ela raramente resulta em desenvolvimento folicular e ovulação múltiplos; o risco de gestação múltipla é por essa razão substancialmente mais baixo, e o de hiperestimulação ovariana séria é eliminado quase inteiramente. Na maior série isolada incluindo 100 gravidezes em 600 ciclos estimulados com GnRH em aproximadamente 300 mulheres com uma variedade de distúrbios ovulatórios, apenas quatro gravidezes múltiplas (incidência 4%, uma gravidez tríplice e três gemelares) e nenhum caso de hiperestimulação ovariana moderada ou grave foram observados.[402] Na maioria de outras séries semelhantes porém menores, a incidência de gravidez múltipla variou de 7 a 9%.[404,413,414] Globalmente, o risco de gravidez múltipla em ciclos de concepção induzidos com GnRH é comparável àquele associado a tratamento pelo clomifeno (5-8%) e 40-75% mais baixo do que o associado à terapia com gonadotrofina exógena em mulheres anovulatórias (aproximadamente 15%).

A incidência global de aborto espontâneo em ciclos de concepção induzidos com GnRH exógeno é aproximadamente 30%.[402,413] Conforme foi observado na maioria dos estudos de gravidezes, resultando de tratamento com gonadotrofina exógena,[325,326,416] as taxas de aborto espontâneo são as mais baixas de todas em mulheres com hipogonadismo hipogonadotrópico (menos de 20%) e as mais altas de todas naquelas com SOPC (mais de 40%).[401,402,413]

Considerados em seu conjunto, os resultados obtidos com terapia com GnRH exógeno pulsátil suportam o seu uso como a droga de escolha para tratamento de mulheres inférteis anovulatórias com hipogonadismo hipogonadotrópico.[402,413] *Infelizmente, poucos clínicos têm experiência com o método, e relativamente poucas mulheres o julgam uma escolha atraente após consideração das alternativas disponíveis.*

AGONISTAS DA DOPAMINA

Hiperprolactinemia e seu tratamento com agonistas da dopamina são considerados detalhadamente em outro local neste texto, no contexto da sua associação à amenorreia (Capítulo 11). Os detalhes relevantes daquela discussão são sumariados brevemente aqui novamente em uma discussão expandida focalizada no uso de agonistas da dopamina para indução da ovulação.

Os dois mais comuns agonistas da dopamina em uso clínico são bromocriptina e cabergolina. Ambos são alcaloides do ergot que simulam as ações da dopamina por meio da sua ligação aos receptores à dopamina. As concentrações séricas chegam ao máximo 1-3 horas após uma dose oral de bromocriptina, e muito pouco permanece na circulação 14 horas após administração; uma dose oral de 2,5 mg geralmente baixa as concentrações de prolactina por até 12 horas.[417] Quando administrada por via vaginal, a mesma dose de bromocriptina tem efeitos máximos aproximadamente 10-12 horas mais tarde, que são sustentados por até 12 horas adicionais.[418] Cabergolina é um agonista da dopamina de ação mais longa com uma alta afinidade pelo receptor à dopamina. Uma única dose de cabergolina inibe efetivamente a secreção de prolactina por 7 dias ou mais.[419]

Similarmente à dopamina hipotalâmica endógena, os agonistas inibem diretamente a secreção de prolactina pelos lactotropos hipofisários. Ao baixar os níveis de prolactina sérica para dentro da faixa normal, o tratamento com agonista da dopamina permite ao eixo hipotalâmico-hipofisário-ovariano espaçar da influência supressora que a hiperprolactinemia exerce sobre a secreção pulsátil de GnRH e a retomar operação normal, desse modo restaurando a função ovulatória. Uma vez que mesmo os adenomas hipofisários secretores de prolactina permaneçam sensíveis às ações da dopamina, os agonistas são efetivos em mulheres hiperprolactinêmicas com e sem um adenoma hipofisário.[420]

INDICAÇÕES DO TRATAMENTO COM AGONISTA DA DOPAMINA

Agonistas da dopamina são o tratamento de escolha para mulheres inférteis hiperprolactinêmicas com disfunção ovulatória que querem conceber. Embora algumas mulheres hipoprolactinêmicas responderão ao tratamento com clomifeno, a maioria não o faz, porque as consequências neuroendócrinas da hiperprolactinemia geralmente destroem o mecanismo pelo qual o clomifeno exerce sua ação terapêutica.

Tratamento com agonista da dopamina pode ser altamente efetivo em mulheres que têm galactorreia, mas níveis normais de prolactina sérica.[421] Com poucas exceções, a presença de galactorreia pode ser vista como um indicador confiável da produção excessiva de prolactina. Possíveis explicações para hiperprolctinemia oculta incluem produção excessiva de formas biologicamente ativas de prolactina não detectadas em todos os sistemas de imunoensaio e secreção noturna transitória, mas exagerada de prolactina que passa despercebida em amostras de sangue colhidas ao acaso.[421-425]

Até 30% das mulheres com síndrome de ovários policísticos (SOPC) podem exibir hiperprolactinemia branda.[426,427] Níveis reduzidos de inibição dopaminérgica também foram implicados como uma causa contributiva das concentrações séricas elevadas de LH observadas nas mulheres com o distúrbio.[426,428] Consequentemente, agonistas da dopamina também foram advogados como terapia adjuvante para mulheres anovulatórias hiperprolactinêmicas com SOPC que necessitam tratamento com gonadotrofina exógena. Evidência limitada sugere que o pré-tratamento com um agonista da dopamina pode moderar a resposta ovariana a gonadotrofinas exógenas e pode desse modo ajudar a diminuir os riscos de gravidez múltipla e hiperestimulação ovariana associados a esse tratamento.[427]

ESQUEMAS DE TRATAMENTO COM AGONISTAS DA DOPAMINA

Uma vez que muitas mulheres hiperprolactinêmicas sejam muito sensíveis a baixas doses de agonista da dopamina, o tratamento geralmente deve começar com uma dose baixa e aumentar gradualmente até que a dose requerida para restaurar e manter euprolactinemia tenha sido estabelecida. Embora a dose afinal requerida se correlacione aproximadamente ao grau de hiperprolactinemia, muitas mulheres com níveis muito altos de prolactina respondem a doses relativamente baixas de agonistas da dopamina. A dose de agonista da dopamina necessária para manter euprolactinemia muito frequentemente é mais baixa do que a necessária para alcançá-la inicialmente.[429]

Com bromocriptina, o tratamento usualmente começa com uma dose de 1,25-2,5 mg, administrada ao deitar para suprimir mais efetivamente o aumento noturno normal na secreção de prolactina. Uma baixa dose inicial também ajuda a minimizar a frequência e gravidade de efeitos colaterais gastrointestinais e cardiovasculares relacionados com a estimulação dos receptores à dopamina.[430] ***Os níveis de prolactina diminuem e se estabilizam logo depois de começar o tratamento, e uma medição repetida da prolactina sérica demonstrará a efetividade de qualquer dose dada em tão pouco quanto uma semana.*** Se necessário, uma segunda dose pode ser acrescentada, administrada com o desjejum ou o almoço. Embora a maioria das mulheres responda a 2,5-5,0 mg de bromocriptina diariamente, algumas podem necessitar até 10 mg por dia.[13]

Tratamento com cabergolina usualmente começa com uma dose de 0,25 mg duas vezes por semana, aumentando gradualmente daí em diante cerca de cada 4 semanas, até que a dose efetiva seja estabelecida. A maioria das mulheres alcança níveis normais de prolactina com 0,5-1,0 mg semanalmente, e doses maiores que 2,0 mg por semana raramente são necessárias.[13,429] ***Cabergolina comprovou-se efetiva em 70-85% das mulheres hiperprolactinêmicas que são resistentes ou não conseguem tolerar tratamento com bromocriptina.***[13,429,431]

Gonadotrofinas exógenas são uma alternativa efetiva para as poucas que não respondem a um agonista da dopamina, isoladamente ou em combinação com clomifeno.

RESULTADOS DO TRATAMENTO COM AGONISTA DA DOPAMINA

Globalmente, tratamento com agonista da dopamina normaliza e mantém níveis normais de prolactina em aproximadamente 60-85% das mulheres hiperprolactinêmicas. Menstruações cíclicas são restauradas em 70-90%, usualmente dentro de 6-8 semanas depois de ser começado o tratamento, e ciclos ovulatórios retornam em 50-75% das mulheres tratadas com ou sem tumores.[13,14,429] A probabilidade de tratamento bem-sucedido é modestamente mais baixa em mulheres com níveis de prolactina marcadamente elevados (acima de 100 ng/mL) do que naquelas com graus menores de hiperprolactinemia. As secreções mamárias tipicamente diminuem perceptivelmente dentro de aproximadamente 6 semanas, e a cessação completa da galactorreia geralmente leva cerca de duas vezes mais tempo para ser obtida. Depois da descontinuação da terapia com agonista da dopamina, hiperprolactinemia e disfunção menstrual associada retornam em 75-80% das mulheres.

Uma experiência controlada randomizada envolvendo mais de 450 mulheres amenorreicas hiperprolactinêmicas observou que cabergolina foi mais efetiva do que bromocriptina para obter e manter níveis normais de prolactina, restaurando a menstruação e a função ovulatória, e também foi mais bem tolerada; a obediência a um tratamento duas vezes por semana (cabergolina) também é melhor do que com um esquema de duas vezes ao dia (bromocriptina).[13]

EFEITOS COLATERAIS DOS AGONISTAS DA DOPAMINA

Globalmente, efeitos colaterais do tratamento com agonista da dopamina são comuns, são mais graves durante as primeiras 2 semanas de terapia, mas geralmente são bem tolerados. Uma vez que a bromocriptina estimule tanto os receptores à dopamina D1 quanto D2, a maioria das mulheres experimentarão brandos efeitos colaterais adrenérgicos;[430] tonteira, náusea, vômito, congestão nasal e hipotensão ortostática são os mais comuns. Embora a cabergolina tenha efeitos colaterais semelhantes, eles geralmente são menos frequentes e graves em virtude da maior afinidade da droga pelos receptores D2. Efeitos colaterais são suficientemente graves para exigir descontinuação do tratamento em aproximadamente 12% das mulheres tratadas com bromocriptina e em 3% das tratadas com cabergolina.[13]

Efeitos colaterais podem ser minimizados começando-se com uma dose baixa, aumentando gradualmente daí em diante, conforme necessário e tolerado. Tomar as medicações com uma refeição também melhora a tolerância. Quando necessário, administração vaginal da bromocriptina ou cabergolina pode ajudar a reduzir efeitos colaterais e melhorar a obediência.[432-434] Embora grande parte de uma dose administrada oralmente não seja absorvida ou seja rapidamente metabolizada na primeira passagem através do fígado, absorção vaginal é mais completa e evita metabolismo hepático imediato. Consequentemente, resultados terapêuticos podem ser obtidos com doses mais baixas, quando as drogas são administradas por via vaginal.

RISCOS DO TRATAMENTO COM AGONISTA DA DOPAMINA

Não há evidência de que agonistas da dopamina imponham qualquer risco aumentado de aborto espontâneo ou defeitos congênitos. Numerosos estudos de mulheres que conceberam durante tratamento não observaram nenhum aumento na incidência de aborto espontâneo ou anomalias congênitas em gravidezes resultantes de tratamento com bromocriptina[13,435-438] ou cabergolina.[13,418,429,431]

O tratamento de doença de Parkinson com cabergolina ou outro agonista da dopamina, pergolida, foi associado a um risco aumentado 4 a 7 vezes de cardiopatia valvar (regurgitação mitral, aórtica ou tricúspide).[439,440] O risco parece resultar de células normalmente quiescentes nas valvas por intermédio da ativação de receptores da serotonina (5-hidroxitriptamina, 5-HT) (especificamente, o receptor 5-HT$_{2B}$).[441] A bromocriptina, que não tem atividade de agonista do receptor 5-HT$_{2B}$, não foi associada a qualquer risco aumentado de cardiopatia valvar. Embora as doses de cabergolina usadas para tratamento de hiperprolactinemia sejam de menos de 10% daquelas usadas para tratamento de doença de Parkinson e não tenham sido associadas ao desenvolvimento de cardiopatia, parece prudente usar a mais baixa dose efetiva de cabergolina durante o mais curto tempo necessário para atingir os objetivos do tratamento. A evidência atual não suporta uma recomendação de ecocardiografia antes ou durante tratamento com baixas doses de cabergolina em mulheres assintomáticas.

Todas as referências estão disponíveis no site:
http://www.revinter.com.br/online/referencias-speroff.pdf

32 Tecnologias de Reprodução Assistida

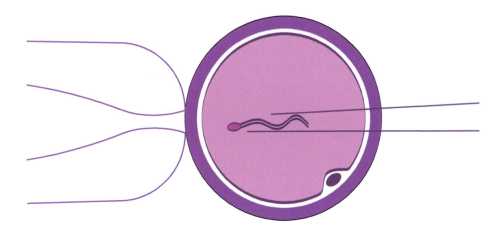

As ***tecnologias de reprodução assistida (TRA)*** abrangem todas as técnicas que envolvem manipulação direta de oócitos fora do corpo. A primeira forma, e ainda a mais comum, de TRA é a fertilização *in vitro* (FIV), mas outras técnicas correlatas também residem dentro do domínio da TRA. A TRA revolucionou completamente a avaliação e o tratamento da infertilidade. Alguns métodos diagnósticos e tratamentos tradicionais se tornaram obsoletos, e outros têm apenas aplicações limitadas, porque a TRA é simplesmente mais efetiva. A tendência é clara e certamente continuará.

A FIV envolve uma sequência de passos altamente coordenados, começando com hiperestimulação ovariana controlada, com gonadotrofinas exógenas, seguida pela captação de oócitos dos ovários sob direcionamento de ultrassonografia transvaginal, fertilização no laboratório e transferência transcervical de embriões para dentro do útero. A primeira gravidez resultante de FIV foi descrita em 1976, e foi ectópica.[1] A primeira criança resultante de FIV nasceu em 1978.[2] Durante os mais de 30 anos desde então, a TRA foi grandemente refinada e expandida, resultou em milhões de nascimentos em todo o mundo, e agora se responsabiliza por 1-3% de todos os nascimentos nos EUA e Europa. A TRA inclui métodos para fertilização assistida por injeção de espermatozoide intracitoplasmática (ICSI) usando espermatozoide isolado do ejaculado ou obtido por aspiração de espermatozoide epididimal microcirúrgica (MESA) ou extração de espermatozoide testicular (TESE), eclosão assistida de embrião, e diagnóstico genético pré-implantação (PGD). Na maioria dos casos, FIV é usada para ajudar um casal infértil a conceber seu próprio filho biológico, mas espermatozoides doadores, oócitos doadores e substitutas gestacionais também desempenham um papel importante na TRA moderna.

Outras formas de TRA incluem transferência tubária de oócitos e espermatozoides (transferência intrafalopiana de gameta; GIFT), zigotos (transferência intrafalopiana de zigoto; ZIFT), ou embriões (transferência tubária de embrião; TET) via laparoscopia. Embora estas técnicas mais invasivas em certa época tivessem certas vantagens sobre a FIV tradicional para alguns casais inférteis, elas agora têm indicações muito limitadas.

Uma discussão verdadeiramente abrangente da TRA está bem além dos objetivos de qualquer capítulo isolado de livro. O objetivo aqui é proporcionar uma visão geral das indicações da TRA, dos métodos mais comuns de estimulação ovariana, captação de oócitos, captação de espermatozoides, fertilização e transferência de gametas/embrião, e dos resultados e complicações da TRA, com ênfase em tecnologias em recente desenvolvimento e áreas de controvérsia.

INDICAÇÕES DA FIV

A FIV foi desenvolvida primeiro como um método para superar infertilidade resultante de doença tubária irreparável, mas agora é aplicada muito mais largamente para o tratamento de quase todas as causas de infertilidade. A FIV está mais claramente indicada quando a infertilidade resulta de um ou mais causas que não têm outro tratamento efetivo; doença tubária grave relacionada com infecção prévia ou endometriose avançada e infertilidade grave de fator masculino são os exemplos mais óbvios. A FIV também é frequentemente o melhor tratamento para casais com infertilidade multifatorial, porque ela é capaz de atacar ou superar todas as causas contributivas ao mesmo tempo. A FIV é uma opção legítima de tratamento para mulheres com infertilidade relacionada com a idade ou inexplicada de outro modo e representa o último recurso de tratamento, quando os outros tratamentos falham.

Em mulheres com insuficiência ovariana prematura ou envelhecimento reprodutivo e mulheres sadias além da idade reprodutiva normal, FIV usando oócitos de uma doadora jovem é altamente bem-sucedida. Em mulheres com ovários normais, mas sem útero funcional (agenesia mülleriana, aderências intrauterinas graves, histerectomia prévia) e naquelas com doenças clínicas que impedem gravidez em razão de sérios riscos para a saúde, FIV com transferência de embrião para uma substituta gestacional ainda oferece a possibilidade de filho genético. Em casais que carregam doenças genéticas autossômicas ou ligadas ao sexo ou translocações cromossômicas balanceadas, FIV com diagnóstico genético pré-implantação é capaz de evitar o risco de dar à luz uma criança afetada.

INFERTILIDADE DE FATOR TUBÁRIO

Antes do advento da FIV, as mulheres com obstrução tubária bilateral irreparável eram essencialmente estéreis, e o prognóstico para aquelas com doença distal menos grave era apenas regular. Na era moderna da TRA, os tratamentos cirúrgicos estão declinando em importância, e o prognóstico para mulheres com infertilidade de fator tubário melhorou dramaticamente. Aproximadamente 9% das pacientes usando TRA têm um diagnóstico principal de infertilidade de fator tubário.[3] As vantagens e desvantagens relativas da cirurgia e FIV para o tratamento da infertilidade de fator tubário e os fatores que influenciam sobre uma escolha entre as duas encontram-se discutidas detalhadamente no Capítulo 27 e são resumidas aqui.

Cirurgia reconstrutora permanece uma opção viável para mulheres jovens com obstrução tubária distal branda ou aderências peritubárias (porque as taxas de nascidos vivos pós-operatórias podem exceder 50%),[4-6] mas FIV é o tratamento de escolha para mulheres com doença distal grave. Os resultados obtidos com cirurgia têm variado, mas as taxas de sucesso (10-35%) geralmente são mais baixas que com FIV, e o risco de gravidez ectópica é mais alto (5-20%).[3,7-10] Em 2007, a taxa de nascidos vivos global da FIV (por começo de ciclo) em mulheres nos EUA com infertilidade de fator tubário (todas as idades) foi 30,7%.[3] FIV é também o melhor tratamento para mulheres que permanecem inférteis durante mais de um ano após cirurgia tubária (a probabilidade de sucesso diminui progressivamente com o tempo após a operação), para mulheres mais velhas com doença tubária distal importante (a fecundidade do ciclo é baixa após cirurgia tubária distal, e o tempo é limitado), e para mulheres com obstrução tubária distal recorrente (repetidas tentativas de corrigir doença oclusiva tubária distal raramente obtêm sucesso).

Embora não candidatas à cirurgia reconstrutora, as mulheres com doença tubária distal grave ainda podem beneficiar-se com cirurgia antes de FIV. *Um volume substancial de evidência indica que hidrossalpinges comunicantes (perviedade proximal e oclusão distal) diminuem a probabilidade de gravidez e de nascido vivo após FIV aproximadamente à metade.* O mecanismo para o efeito adverso de hidrossalpinges sobre os resultados de FIV poderia envolver interferência mecânica com a implantação ou efeitos tóxicos sobre o embrião ou o endométrio.[11-15] Uma revisão sistemática em 2010, incluindo cinco experiências randomizadas, envolvendo 646 mulheres, observou que as probabilidades de alcançar gravidez continuada foram duas vezes maiores após salpingectomia laparoscópica das hidrossalpinges antes de FIV (OR = 2,14, IC = 1,23- 3,73).[16] Oclusão proximal laparoscópica das tubas também aumentou as probabilidades de gravidez clínica, em comparação a nenhuma intervenção (OR = 4,66, IC = 2,47-10,01), e nenhum dos procedimentos cirúrgicos foi superior.[16] Outros tratamentos foram sugeridos, como aspiração guiada por ultrassom das hidrossalpinges após recuperação de oócito,[17] mas não estão provados, e a evidência sugere que o líquido se reacumule rapidamente.[18]

Oclusão tubária proximal observada durante histerossalpingografia (HSG) muitas vezes não é real e resulta de "espasmo cornual" ou outras armadilhas técnicas do procedimento (Capítulo 27). *Esforços para confirmar o diagnóstico são justificados; caso contrário, muitas mulheres podem desnecessariamente submeter-se à FIV.* Métodos comuns incluem repetição de HSG[19] e "cromotubação" laparoscópica.[20-22] Canalização tubária seletiva fluoroscópica ou histeroscópica tanto estabelece o diagnóstico, quanto provê os meios para tratamento bem-sucedido.[19,20,23-27] Ressecção e anastomose segmentar microcirúrgica são outros tratamentos provados para obstrução tubária proximal verdadeira,[28-31] mas exige perícia técnica incomum. FIV é a alternativa óbvia quando a canalização é contraindicada (salpingite ístmica nodosa) ou tecnicamente malsucedida, e quando infertilidade persiste por mais que 6-12 meses após o procedimento.

Aproximadamente 1 milhão de mulheres nos EUA recebem um procedimento de *esterilização tubária* eletiva cada ano; até 7% lamentam a decisão, e cerca de 1% mais tarde pede sua reversão.[32,33] As razões mais comumente citadas de arrependimento incluem novos relacionamentos, mudanças nos objetivos de planejamento familiar e morte de um filho. O arrependimento é mais comum em mulheres mais jovens, naquelas que não conheciam o espectro de opções de contracepção, em mulheres cuja decisão de esterilização foi influenciada por um fator externo (parceiro, outro membro da família, amigo ou médico) e naquelas esterilizadas pós-parto ou após um aborto.[34,35] Mulheres com 30 anos de idade ou mais jovens são duas vezes mais propensas que mulheres mais velhas a expressar arrependimento, 3,5 a 18 vezes mais tendentes a solicitar informação sobre reversão do procedimento, e aproximadamente oito vezes mais tendentes a se submeter a uma reversão de esterilização ou FIV.[36]

Mulheres jovens esterilizadas com uso de anéis ou clipes e mulheres não tendo outros fatores de infertilidade têm o melhor prognóstico cirúrgico; as taxas de sucesso são mais baixas para mulheres mais velhas, aquelas esterilizadas por cautério (particularmente técnicas de múltipla queimadura), e mulheres com outros fatores de infertilidade.[37-44] *Embora as taxas de concepção sejam bastante boas (45-82%) após anastomose tubária microcirúrgica em candidatas adequadamente selecionadas, FIV constitui uma alternativa legítima à cirurgia, particularmente para mulheres mais velhas, aquelas com um mau prognóstico cirúrgico ou preferindo evitar cirurgia, e mulheres que desejam apenas uma gravidez adicional.*

ENDOMETRIOSE

A associação entre endometriose e infertilidade e os mecanismos patogênicos envolvidos estão considerados detalhadamente no Capítulo 29. Em breve sumário, 20-40% das mulheres inférteis têm endometriose, e a evidência acumulada indica que a fertilidade diminui com a gravidade da doença. Endometriose pode causar infertilidade ao distorcer a anatomia anexial e interferir com a captura do óvulo,[45] ou possivelmente prejudicar o desenvolvimento do oócito, a embriogênese inicial ou a receptividade endometrial.[46-50] Deve ser esperado que a FIV supere quaisquer obstáculos anatômicos, e embora pareça menos provável que ela supere distúrbios funcionais do oócito, embrião ou desenvolvimento endometrial, os resultados em mulheres com endometriose sugerem que ela é capaz de o fazer. Endometriose é o diagnóstico principal em aproximadamente 5% das pacientes que usam TRA.[3]

As opções de tratamento em mulheres inférteis com estádios avançados de endometriose incluem tratamento cirúrgico conservador e FIV. Naquelas com sintomas graves, cirurgia é o tratamento mais lógico. Dados de séries de casos sugerem que as taxas cumulativas de gravidez em 1-3 anos após tratamento cirúrgico são aproximadamente 50% nas mulheres com endometriomas,[51-54] e cerca de 30% em mulheres com obliteração completa do fundo de saco.[51,55] Técnica cirúrgica cuidadosa é importante, porque a função ovariana pode ser comprometida pela excisão de tecido excessivo ou lesão dos vasos hilares;[56] o risco de insuficiência ovariana após excisão de endometriomas ovarianos bilaterais é de aproximadamente 2,5%.[57] *Após tratamento cirúrgico, a escolha entre tratamento expectante, tratamento empírico e FIV deve ser fundamentada na idade, nos resultados cirúrgicos e na gravidade de quaisquer outros fatores de infertilidade coexistentes.*

Mulheres inférteis assintomáticas com endometriose avançada, incluindo aquelas com endometriomas ovarianos, podem ser tratadas cirurgicamente ou prosseguir diretamente para FIV. Não há nenhuma evidência indicando que endometriomas tenham qualquer efeito adverso importante sobre a resposta à estimulação ovariana ou resultados da FIV.[58-65] Consequentemente, os endometriomas podem não ser tratados antes da FIV. Aspiração dos endometriomas antes da estimulação ovariana ou ao tempo da recuperação de oócitos foi associada a risco aumentado de desenvolvimento de um abscesso ovariano,[66-68] embora o risco pareça ser muito baixo.[69]

As opções de tratamento para mulheres assintomáticas com endometriose mínima ou leve conhecida ou suspeita e sem outros fatores de infertilidade incluem tratamento expectante, tratamento cirúrgico, tratamento empírico com clomifeno ou gonadotrofinas exógenas e IIU e FIV. Em mulheres mais velhas, aquelas com fatores de infertilidade coexistentes, e mulheres que não tiveram sucesso com outras formas de tratamento, FIV é frequentemente a melhor escolha global.

Os resultados de uma revisão sistemática de 2006 incluindo três estudos randomizados envolvendo 165 mulheres inférteis com endometriose de variada gravidade sugerem que o tratamento com um agonista do GnRH por 3-6 meses antes da FIV pode aumentar as probabilidades de gravidez clínica (OR = 4,28, IC = 2,0-9,15).[70] Entretanto, como o tratamento prolongado com um agonista do GnRH também pode diminuir a resposta à estimulação ovariana, a maioria dos médicos não oferece tratamento supressor antes de FIV.

INFERTILIDADE DE FATOR MASCULINO

Má qualidade do sêmen é a única causa de infertilidade em aproximadamente 20% dos casais inférteis e um fator contributivo importante em outros 20-40% dos casais com falha reprodutiva.[71,72] Muitos homens inférteis têm afecções que podem ser corrigidas clínica ou cirurgicamente se adequadamente diagnosticadas e tratadas, permitindo-lhe obter concepção natural com suas parceiras.[72] Em outros, anormalidades do sêmen brandas, mas importantes, podem ser superadas por IIU. *Quando o tratamento não é possível ou falha e a inseminação com espermatozoides doadores não é uma opção aceitável, FIV e ICSI, usando espermatozoides isolados do ejaculado ou extraídos do epidídimo ou testículo, oferecem esperança realística de sucesso.* A avaliação e o tratamento da infertilidade de fator masculino são o foco do Capítulo 30. A discussão aqui é limitada às indicações para TRA.[72]

A probabilidade de infertilidade de fator masculino é aumentada em homens, cujos ejaculados constantemente exibem uma concentração de espermatozoides abaixo de 15 milhões de espermatozoides/mL, menos de 32% de motilidade progressiva, ou menos de 4% de espermatozoides morfologicamente normais (critérios estritos, padrão OMS III).[73]

As probabilidades globais de infertilidade masculina aumentam com o número de parâmetros anormais na faixa subfértil; a probabilidade é duas a três vezes mais alta quando um é anormal, cinco a sete vezes mais alta quando dois são anormais, e aproximadamente 16 vezes maiores quando todos os três parâmetros são anormais.[74] *Avaliação genética adicional é indicada em homens com oligospermia grave (concentração de espermatozoides < 5 milhões/mL) cujos espermatozoides podem ser usados para ICSI (Capítulo 30).*

Tratamento clínico ou cirúrgico para melhorar ou normalizar má qualidade do sêmen é sempre a primeira e melhor opção, quando isso é possível. Quando tratamento não é exequível ou se comprova malsucedido, IIU oportuna pode ajudar a melhorar a fecundidade do ciclo em alguns casais com infertilidade de fator masculino. *Melhores resultados com IIU são obtidos, quando o número de espermatozoides móveis totais no espécime de inseminação excede um limiar de aproximadamente 10 milhões*[75-77] *e 14% ou mais dos espermatozoides têm morfologia normal (critérios estritos; padrão OMS III).*[78] Contagens mais altas não aumentam adicionalmente a probabilidade de sucesso,[75,79] e IIU raramente tem sucesso quando menos de 1 milhão de espermatozoides móveis totais é inseminado.[80,81] As taxas de sucesso com IIU são melhores quando 14% ou mais dos espermatozoides têm morfologia normal (critérios estritos), intermediárias com valores entre 4 e 14%, e geralmente muito más quando menos de 4% dos espermatozoides são normais.[78] A probabilidade de sucesso com IIU também diminui com aumento da idade da parceira feminina e com fatores de infertilidades coexistentes (disfunção ovulatória, fatores uterinos e tubários).

Quando IIU não é possível, o prognóstico de sucesso com IIU é ruim, ou a IIU se comprova malsucedida e inseminação doadora terapêutica é rejeitada, FIV é a alternativa lógica. Aproximadamente 18% dos pacientes usando TRA têm um diagnóstico principal de infertilidade de fator masculino.[3]

As taxas de fertilização convencional em ciclos de FIV são diminuídas, quando a contagem total de espermatozoides móveis é menos de 2-3 milhões (pós-lavagem).[82] Numerosos estudos observaram que as taxas de fertilização convencional também são diminuídas quando menos de 4% dos espermatozoides são morfologicamente normais.[83-87] Embora teratospermia grave seja amplamente aceita como uma indicação para fertilização assistida por ICSI, alguns não observando nenhuma diferença nas taxas de fertilização, gravidez e nascidos vivos obtidas com ICSI, em comparação à fertilização convencional, não veem a teratospermia isolada como uma indicação para ICSI.[88-91]

DISFUNÇÃO OVULATÓRIA

Em mulheres com distúrbios ovulatórios (hipogonadismo hipogonadotrópico, síndrome de ovários policísticos, distúrbios da tireoide, hiperprolactinemia), indução da ovulação isoladamente em geral restaura fertilidade (Capítulo 31), mas em algumas que necessitam gonadotrofinas exógenas, indução da ovulação se comprova difícil de obter ou constantemente resulta em excessiva estimulação ovariana e cancelamento do ciclo por risco indevido de síndrome de hiperestimulação ovariana (SHEO) e gestação múltipla de alta ordem. Nestas pacientes difíceis, FIV constitui uma alternativa óbvia de tratamento, tornando sua alta sensibilidade à estimulação com gonadotrofina uma vantagem em vez de um risco. Disfunção ovulatória é o diagnóstico principal em aproximadamente 7% das pacientes usando TRA.[3]

INFERTILIDADE INEXPLICADA

A incidência de infertilidade inexplicada varia de 10 até 30% nas populações inférteis, dependendo dos critérios diagnósticos.[92-94] Em mulheres com infertilidade inexplicada, as opções de tratamento (fecundabilidade do ciclo entre parênteses) incluem tratamento expectante (2-4%),[95] IIU (2-4%),[96,97] tratamento empírico com clomifeno (2-4%)[96,98] ou gonadotrofinas exógenas (5-7%),[99] tratamento combinado com IIU e clomifeno (5-10%)[100-102] ou gonadotrofinas (7-10%),[99,100,103] e FIV (25-45%).[3,104] Como poderia ser esperado, as taxas de sucesso com todas as formas de tratamento declinam progressivamente com o aumento da idade da parceira feminina.

Entre os casais com infertilidade inexplicada, FIV é o tratamento preferido para alguns e o último recurso para outros. *Em qualquer dos casos, não há nenhuma dúvida de que FIV é o tratamento mais efetivo para casais com infertilidade inexplicada.* Uma incidência mais alta de falha da fertilização foi observada em vários, mas não todos, os estudos de FIV em casais com infertilidade inexplicada,[105-108] impelindo muitos a recomendar ICSI quando for planejada FIV. Aproximadamente 12% das pacientes usando TRA têm um diagnóstico de infertilidade inexplicada.[3]

INSUFICIÊNCIA OVARIANA E RESERVA OVARIANA DIMINUÍDA

FIV usando oócitos de uma doadora jovem conhecida ou anônima foi primeiro desenvolvida para mulheres com insuficiência ovariana ou menopausa prematura.[109] Agora, doação de oócitos é mais comumente realizada em mulheres acima da idade de 42 anos, mulheres com resultados grosseiramente anormais de teste de reserva ovariana, e mulheres cujos ciclos de FIV constantemente produzem embriões de má qualidade (Capítulo 27). Aproximadamente 10% das pacientes usando TRA têm um diagnóstico principal de reserva ovariana diminuída.[3]

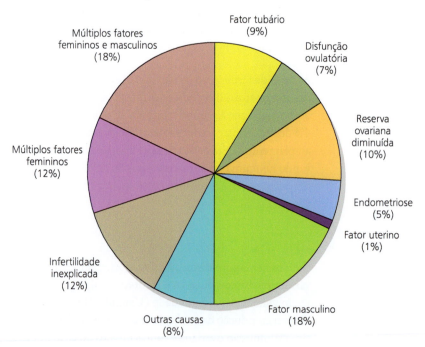

Diagnósticos em Casais Usando TRA[3]

OUTRAS INDICAÇÕES PARA FIV E TECNOLOGIAS CORRELATAS

Embora encontradas menos comumente, há várias outras indicações legítimas de FIV e procedimentos correlatos de TRA.

Preservação da fertilidade está rapidamente se tornando uma indicação mais comum para TRA. Mulheres com câncer ou outras doenças que exigem tratamentos (quimioterapia, radioterapia) que impõem uma séria ameaça à fertilidade futura podem ser candidatas à FIV urgente e criopreservação de embriões antes de começar o tratamento, se o tempo e a saúde permitirem.[110] Criopreservação de oócitos é uma opção viável para mulheres em circunstâncias semelhantes não tendo parceiro masculino,[111] e está rapidamente emergindo como uma opção para mulheres jovens em risco de insuficiência ovariana prematura,[112,113] mulheres envelhecendo sadias, e outras que preveem ter filhos muito mais tarde[112,113,114,115]

Em mulheres com ovários normais, mas sem útero funcional, decorrente de uma anomalia do desenvolvimento (agenesia mülleriana), doença avançada (miomas múltiplos, aderências intrauterinas graves), ou uma histerectomia precedente, e para mulheres com condições médicas que impedem gravidez em razão de sérios riscos para a saúde, ***gestação substituta*** oferece a oportunidade de ter sua própria prole genética.[116,117]

Para casais em risco de transmitir uma doença genética ou anormalidade específica à sua prole, FIV com ***diagnóstico genético pré-implantação* (PGD)** oferece o meio de identificar e excluir embriões afetados e desse modo evitar aquele risco. O PGD é aplicado mais comumente em casais que portam doenças recessivas autossômicas e ligadas ao sexo ou abrigam uma translocação cromossômica balanceada.[118] Mulheres que portam uma doença genética não suscetível a diagnóstico por PGD ou que declinam de PGD podem ser candidatas à doação de oócito. *O screening genético pré-implantação* (PGS) aplica a mesma tecnologia em casais que não têm anormalidade cromossômica ou genética conhecida em esforços para identificar e excluir embriões aneuploides em que o risco é aumentado, como em mulheres mais velhas, aquelas com uma história de aborto espontâneo recorrente, e em mulheres com falha de FIV inexplicada repetida.[118] Embora as limitações técnicas dos métodos atuais de PGS tenham até agora impedido a tecnologia de melhorar as taxas de nascidos vivos em casais em risco, métodos mais sofisticados e confiáveis agora emergindo encerram promessa.[119]

FATORES PROGNÓSTICOS

A probabilidade de sucesso com FIV relaciona-se com vários fatores, muitos dos quais infelizmente não são conhecidos até que o ciclo de tratamento esteja bem em andamento (resposta à estimulação) ou mesmo se aproximando do término (número e qualidade dos embriões). Antes de começar um ciclo de FIV, os principais indicadores prognósticos são idade materna, reserva ovariana, diagnóstico e desempenho reprodutivo pregresso.

IDADE MATERNA

A relação entre idade materna e fertilidade e a fisiologia do envelhecimento reprodutivo encontram-se discutidos em detalhe nos Capítulos 27 e 28 e apenas são brevemente sumariados outra vez aqui, onde o foco é na relação entre idade materna e resultados de FIV.

A idade média das mulheres usando TRA nos EUA é de 36 anos.[3] ***A idade materna é o fator isolado mais importante a determinar a probabilidade de sucesso com FIV.*** Embora FIV seja capaz de superar a maioria das causas de infertilidade em mulheres mais jovens, ela não é capaz de anular ou reverter a redução relacionada com a idade na fertilidade biológica em mulheres mais velhas, particularmente aquelas acima da idade de 40 anos.[120] As taxas de sucesso alcançadas com FIV, similarmente às taxas de fertilidade natural, declinam à medida que aumenta a idade materna. *O padrão* *reflete um declínio progressivo na resposta à estimulação ovariana, resultando em menos oócitos e embriões, e uma taxa diminuída de implantação de embriões, em virtude da qualidade declinante dos oócitos.*[121-124] Em 2007, a porcentagem de ciclos que resultaram em um nascido vivo de oócitos frescos não doadores, por idade materna, foi de 39,6% para mulheres abaixo da idade 35; 30,5% para idades 35-37; 20,9% para idades 38-40 anos; 11,5% para idades 41-42 e 5,4% para idades 43-44 anos.[3] O padrão de taxas decrescentes de sucesso alcançadas com FIV corre paralelo àqueles associados a outras formas menos complexas de tratamento para infertilidade.[125]

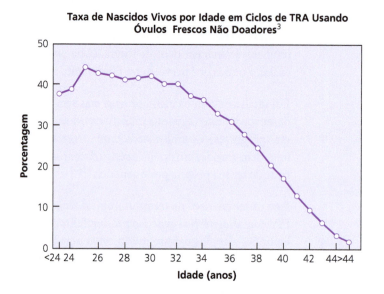

A evidência de numerosas linhas de investigação indica que a diminuição dependente da idade nas taxas de sucesso obtidas com FIV se relaciona principalmente a uma prevalência crescente de aneuploidia nos oócitos em envelhecimento,[126-128] o que é refletido na incidência de aborto espontâneo nas gravidezes obtidas com TRA: menos de 14% para mulheres abaixo da idade 35, 19% na idade 38, 28% na idade 40, e quase 60% para mulheres acima da idade 44.[3] Em uma série de casos de ciclos de FIV envolvendo mulheres das idades 45-49, 70/231 ciclos (30%) foram cancelados antes da recuperação de oócitos, e 34/161 recuperações (21%) resultaram em uma gravidez, mas apenas 5/34 gravidezes (15%) e 5/231 ciclos (2%) resultaram em um nascido vivo.[129]

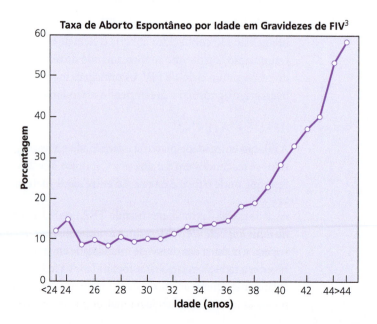

RESERVA OVARIANA

O conceito de reserva ovariana, geralmente definida como o tamanho e qualidade do fundo folicular ovariano remanescente, e os vários métodos para sua medição encontram-se discutidos em detalhe no Capítulo 27. Em breve sumário, o número total de oócitos em qualquer mulher dada é geneticamente determinado e declina inexoravelmente durante toda a vida, de aproximadamente 1-2 milhões ao nascimento, para cerca de 300.000 na puberdade, 25.000 na idade de 40 anos, e menos de 1.000 na menopausa.[128,130-132] A taxa de depleção folicular não é constante, mas aumenta gradualmente, à medida que diminui o número de folículos restantes.[133-136] À medida que o tamanho do fundo folicular restante diminui, os níveis de inibina B (derivada principalmente dos menores folículos antrais) diminuem, resultando em níveis mais baixos de inibição por *feedback* e um aumento progressivo nos níveis de hormônio foliculoestimulante (FSH) sérico, mais observado durante a fase folicular inicial.[137-145] Concentrações de FSH intercíclicas crescentes estimulam recrutamento folicular mais precoce, resultando em desenvolvimento folicular avançado precocemente no ciclo, uma elevação mais cedo nos níveis de estradiol sérico, uma fase folicular mais curta e redução do comprimento global do ciclo.[146-148]

A fisiologia do envelhecimento reprodutivo fornece a fundamentação para todos os testes contemporâneos de reserva ovariana. Na prática clínica, o nível de FSH basal na fase folicular inicial (dias 2-4 do ciclo) é o teste mais comum, mas hormônio antimülleriano (HAM) e contagem de folículos antrais são alternativas que têm importantes vantagens potenciais.

À medida que os níveis de FSH basal aumentam, os níveis-picos de estradiol durante estimulação, o número de oócitos captados e a probabilidade de gravidez ou nascido vivo declinam firmemente.[149-155] *Com os ensaios atuais (usando IRP 78/549), níveis de FSH maiores que 10 UI/L (10-20 UI/L) têm alta especificidade (80-100%) para predizer má resposta à estimulação, mas sua sensibilidade para identificar essas mulheres é geralmente baixa (10-30%) e diminui com o valor limiar.*[156] Embora a maioria das mulheres que são testadas tenha um resultado normal, incluindo aquelas com uma reserva ovariana diminuída (ROD), o teste ainda é útil, porque aquelas com resultados anormais têm muita probabilidade de ter ROD. Em um estudo de 2008, uma concentração de FSH acima de 18 UI/L teve 100% de especificidade para incapacidade de obter um nascido vivo.[157]

A concentração basal de estradiol sérico, por si própria, tem pouco valor como teste de reserva ovariana,[158-161] *mas pode fornecer informação adicional que ajuda na interpretação do nível de FSH basal.* Uma elevação precoce no estradiol sérico reflete desenvolvimento folicular avançado e seleção precoce de um folículo dominante (conforme classicamente observado em mulheres com envelhecimento reprodutivo avançado) e suprimirá concentrações de FSH, desse modo possivelmente mascarando um nível de FSH de outra forma obviamente alto, indicando ROD. Quando o FSH basal é normal, e a concentração de estradiol é elevada (> 60-80 pg/mL), a probabilidade de má resposta à estimulação é aumentada, e a probabilidade de gravidez é diminuída.[162-165] Quando ambos FSH e estradiol são elevados, a resposta ovariana à estimulação tende a ser muito precária.

Hormônio antimülleriano (HAM) deriva de folículos pré-antrais e pequenos antrais. Os níveis são independentes de gonadotrofina e variam pouco dentro e entre os ciclos.[166-168] O número de folículos pequenos antrais se correlaciona com o tamanho do fundo folicular residual, e os níveis de HAM declinam progressivamente com a idade, tornando-se indetectáveis perto da menopausa.[169-172]

Globalmente, níveis mais baixos de HAM foram associados à má resposta à estimulação ovariana e baixo rendimento de oócitos, qualidade de embrião e taxas de gravidez,[173-177] mas estudos correlacionando níveis médios de HAM com resultados de FIV não produziram valores limiares que possam ser aplicados confiantemente em tratamento clínico.[158,174,175,178] *Na população em geral de FIV, baixos valores limiares de HAM (0,2-0,7 ng/mL) tiveram sensibilidade*

40-97%, especificidade 78-92%, valor preditivo positivo (VPP) 22-88% e valor preditivo negativo (VPN) 97-100% para predizer má resposta à estimulação (< 3 folículos, ou < 2-4 oócitos), mas não se comprovaram nem sensíveis, nem específicos para predizer gravidez[173,179-181] Em mulheres em baixo risco de ROD, valores de 2,5-2,7 ng/mL tiveram sensibilidade 83%, especificidade 82%, VPP 67-77%, e VPN 61-87% para gravidez clínica.[159,182] Um estudo em mulheres em alto risco de ROD (envolvendo mulheres mais velhas, aquelas com um FSH elevado, ou história de má resposta à estimulação) observou que um AMH indetectável teve sensibilidade 76%, especificidade 88%, VPP 68%, e VPN 92% para três ou menos folículos.[174] Um valor limiar mais alto (1,25 ng/mL) teve sensibilidade 85%, especificidade 63%, VPP 41% e VPN 57% para cancelamento do ciclo.[160]

A contagem de folículos antrais (CFA) é o número total de folículos antrais medindo 2-10 mm em ambos os ovários durante a fase folicular inicial, e é uma medida útil da reserva ovariana porque quantifica o número de folículos no estádio de desenvolvimento que responde à estimulação com FSH.[183-187]

Diversos estudos observaram uma relação entre a CFA e a resposta à estimulação ovariana em ciclos de FIV. Na população em geral de FIV, incluindo mulheres em baixo e alto riscos de ROD, um valor limiar de CFA de três a quatro folículos tem alta especificidade (73-100%) para predizer má resposta à estimulação ovariana e incapacidade de conceber (64-100%), mas sensibilidade relativamente baixa para ambos os desfechos (9-73% para má resposta, 8-33% para falha em conceber).[160,188-194] O VPP e o VPN da CFA têm variado amplamente nos estudos. *Uma baixa CFA tem alta especificidade para predizer má resposta à estimulação ovariana e falha do tratamento, tornando-a um teste útil, mas a baixa sensibilidade limita sua utilidade clínica global.*

Resumindo, nenhum dos testes de reserva ovariana atualmente em uso é um preditor preciso de gravidez em ciclos de FIV, a não ser que sejam aplicados valores limiares extremamente anormais, o que resulta em muito baixa sensibilidade para identificar mulheres que têm um mau prognóstico.[157] Os testes são adequados para predizer má resposta, o que tem valor prognóstico, embora não tanto em mulheres jovens, quanto em mulheres mais velhas.[195-197] Embora testes de reserva ovariana tenham-se tornado um elemento de rotina da avaliação pré-tratamento de casais planejando FIV, pode-se argumentar que a testagem de rotina tem limitada utilidade clínica na grande maioria de pacientes e pode ser enganadora, especialmente em mulheres em baixo risco de terem uma reserva ovariana diminuída.[198]

Testes de reserva ovariana devem sempre ser interpretados com cautela. Aplicação rígida de resultados de teste faz correr o risco de recomendações inapropriadas para tratamento, ou para nenhum tratamento, e ambas precisam ser evitadas. Um resultado anormal de teste não exclui a possibilidade de gravidez. *Exceto talvez quando grosseiramente anormais, os resultados de teste não devem ser usados para negar tratamento, mas apenas para obter informação que pode ajudar a guiar a escolha de tratamento e o melhor uso dos recursos disponíveis. Embora a probabilidade de gravidez possa ser baixa, muitas com resultados anormais de teste alcançarão gravidez se tiverem a chance. Em última análise, independentemente do prognóstico, a taxa de sucesso para qualquer mulher individual será zero ou 100%.*

DIAGNÓSTICO E DESEMPENHO REPRODUTIVO PREGRESSO

Embora a taxa global média de nascidos vivos de FIV por ciclo seja aproximadamente 29% para todas as mulheres nos EUA, as taxas de sucesso variam, em certa extensão, com a causa da infertilidade. Em 2007, as taxas de sucesso das mulheres com infertilidade de fator tubário, disfunção ovulatória, endometriose, fator masculino e infertilidade inexplicada foram acima da média, e aquelas das mulheres com múltiplos fatores de infertilidade, um fator uterino e reserva ovariana diminuída foram abaixo da média. Conquanto estes dados sejam úteis, é importante notar que os critérios para os diferentes diagnósticos não são padronizados e provavelmente variam entre os centros de tratamento.

Taxas de Nascidos Vivos em Ciclos de FIV, por Diagnóstico, 2007[3]	
Diagnóstico da Infertilidade	Nascidos Vivos/Ciclo
Disfunção ovulatória	37,3%
Fator masculino	35,8%
Endometriose	34,3%
Infertilidade inexplicada	31,8%
Fator tubário	30,7%
Múltiplos fatores, femininos e masculinos	27,5%
Fator uterino	26,9%
Múltiplos fatores, femininos apenas	23,4%
Reserva ovariana diminuída	15,3%

Mulheres com um nascido vivo prévio têm mais probabilidade de ter sucesso com FIV do que mulheres nulíparas. Em todas as categorias de idade, as taxas de sucesso de mulheres tendo um ou mais nascidos vivos prévios são modestamente mais altas (2-4%) que as de mulheres sem nascidos vivos prévios.[3] Um ciclo de FIV prévio sem sucesso não diminui a probabilidade de sucesso em ciclos subsequentes até aproximadamente o quarto ciclo de FIV.[199] Uma história de uma gravidez sem sucesso prévia também não tem efeito sobre as taxas de sucesso.[3]

OUTROS FATORES PROGNÓSTICOS

Conforme discutido anteriormente na seção focalizada em indicações para TRA, há substancial evidência indicando que hidrossalpinges afetam adversamente os resultados de FIV, e que salpingectomia ou oclusão tubária proximal antes de FIV aumenta a probabilidade de obter um nascido vivo para o dobro.[16] Um estudo avaliando a custo-efetividade da salpingectomia preliminar concluiu que o procedimento diminui o custo médio por nascido vivo, em comparação a nenhum tratamento.[200] *Salpingectomia laparoscópica antes de FIV é geralmente recomendada para mulheres com hidrossalpinges.*

O efeito de miomas uterinos sobre resultados de FIV depende da sua localização. *Miomas submucosos diminuem significativamente a probabilidade de sucesso, miomas subserosos não têm impacto importante, e o efeito de miomas intramurais não está claro.* Globalmente, estudos examinando o efeito de miomas submucosos sobre resultados de FIV indicam que eles diminuem as taxas de gravidez clínica e taxas de parto em aproximadamente 70%,[201-207] e aumentam o risco de aborto espontâneo mais de 3 vezes.[206,207] Uma revisão sistemática de 2009 de estudos examinando resultados após miomectomia submucosa concluiu que as taxas de gravidez clínica obtidas com FIV foram 2 vezes mais altas após cirurgia do que em mulheres com miomas submucosos *in situ*, e comparáveis àquelas observadas em mulheres sem miomas.[207] Os resultados de estudos individuais examinando os efeitos de miomas intramurais sobre os resultados de FIV são inconstantes, com alguns observando um efeito adverso,[208-212] outros não.[206,213-218] *Embora revisões sistemáticas tenham concluído que miomas intramurais têm significativo impacto negativo sobre as taxas de implantação e taxas de nascidos vivos,*[204,205,219] *não há evidência convincente de que a sua remoção melhore os resultados.*[220]

Todas as mulheres fumantes devem ser fortemente encorajadas a parar de fumar antes de FIV porque fumar diminui a probabilidade de sucesso até pela metade.[221-223]

AVALIAÇÃO ANTES DE FIV

Indivíduos e casais planejando FIV necessitam avaliação específica adicional antes de começar um ciclo de tratamento. No mínimo, a avaliação geralmente inclui um teste de reserva ovariana, uma avaliação atual da qualidade do sêmen, triagem de doença infecciosa, uma experiência de transferência e imageamento da cavidade uterina.

Testes de reserva ovariana (FSH basal, HAM, contagem de folículos antrais) têm valor para predizer a resposta à estimulação com gonadotrofinas e por essa razão podem ser úteis no planejamento do tratamento. Se um valor limiar com alta especificidade para detectar reserva ovariana diminuída for aplicado, o teste pode identificar acuradamente mulheres em alto risco de má resposta e falha do tratamento.

A Qualidade do sêmen deve ser avaliada não muito tempo antes do ciclo de tratamento estar marcado para começar, mesmo quando avaliação diagnóstica anterior revelou parâmetros normais do sêmen, para assegurar que não tenha havido nenhuma alteração apreciável que possa afetar a escolha entre fertilização convencional e injeção de espermatozoide intracitoplasmática (ICSI). Avaliação da morfologia dos espermatozoides, conforme julgada por critérios "estritos" (padrão OMS III), também pode ajudar a determinar se ICSI deve ser planejada (Capítulo 30).[83-87] Criopreservação de espermatozoides é prudente, quando a qualidade do sêmen for gravemente anormal ou houver razão para prever dificuldade para obtenção de um espécime fresco no dia da recuperação de oócito. Embora as taxas de fertilização alcançadas com espermatozoides congelados, que foram descongelados, possam ser um pouco mais baixas do que quando são usados espermatozoides frescos, as taxas de gravidez são comparáveis.[224,225]

Triagem de doença infecciosa é recomendada para ambos os parceiros em relação a vírus de imunodeficiência humana (HIV), hepatite B (antígeno de superfície de hepatite B), hepatite C (anticorpo de hepatite C) e sífilis (reagina plasmática rápida), para a proteção da equipe médica e laboratorial, a proteção de qualquer feto que possa resultar da FIV, e proteção contra o risco de contaminação cruzada de embriões criopreservados em armazenagem. Enquanto alguns advogam testagem de rotina para clamídia e gonorreia na parceira feminina, outros escolhem limitar a avaliação a mulheres com infertilidade de fator tubário ou outros fatores de risco.

Um *ensaio de transferência* ajuda a determinar a técnica requerida para realizar uma transferência de embrião atraumática e a identificar mulheres cuja transferência possa ser difícil de executar, embora a orientação do útero possa se alterar quando os ovários estão aumentados após estimulação.[226,227]

Imageamento da cavidade uterina pouco tempo antes de um ciclo de tratamento identifica miomas submucosos ou pólipos endometriais que possam interferir com a implantação ou ter um efeito adverso sobre o resultado da gravidez. Uma HSG efetuada anteriormente durante a avaliação diagnóstica pode ser suficiente se inteiramente normal e relativamente recente (dentro de aproximadamente 6 meses), mas histerossonografia e histeroscopia são os métodos mais sensíveis e preferidos. Pode-se esperar que histeroscopia de rotina no consultório antes de FIV identifique anormalidades potencialmente importantes, como pólipos, miomas, aderências ou septos em 10-20% das pacientes sem sintomas.[228-230] Muitos preferem histerossonografia à histeroscopia porque é mais fácil de executar, altamente sensível e também capaz de detectar hidrossalpinges e patologia ovariana insuspeita.[231-233]

ESQUEMAS DE ESTIMULAÇÃO OVARIANA

O esquema ideal de estimulação ovariana para FIV deve ter uma baixa taxa de cancelamento, minimizar custos de drogas, riscos e efeitos colaterais, necessitar monitoramento limitado para conveniência prática, e maximizar as taxas de gravidez única. Numerosos esquemas foram descritos, variando desde nenhuma estimulação (ciclos naturais), à estimulação mínima (citrato de clomifeno) ou estimulação branda (tratamento sequencial com citrato de clomifeno e gonadotrofinas exógenas em baixa dose), à estimulação agressiva (gonadotrofinas exógenas em alta dose, isoladamente ou em combinação com um agonista ou antagonista do hormônio liberador de gonadotrofina). Estimulação ovariana tem sido um elemento básico da FIV por mais de 25 anos, mas preocupações com gravidezes múltiplas e os custos da FIV acenderam interesse renovado pela FIV de ciclos naturais e esquemas de branda estimulação.

CICLO NATURAL

O primeiro nascimento resultando de FIV derivou de um único oócito coletado em um ciclo ovulatório natural.[2] Comparada a ciclos de FIV estimulados, FIV de ciclo natural oferece várias vantagens atraentes. FIV de ciclo natural envolve apenas monitorar o ciclo espontâneo e recuperar um único oócito antes de ocorrer a onda de LH no meio do ciclo. É fisicamente menos exigente, requer pouca ou nenhuma medicação, diminui os custos em 75-80%[234,235] e praticamente elimina os riscos de gravidez múltipla e síndrome de hiperestimulação ovariana (SHEO). As principais desvantagens da FIV de ciclo natural são altas taxas de cancelamento decorrentes de ondas de LH e ovulação prematuras, e a taxa de sucesso comparativamente baixa, que é de aproximadamente 7%.[236]

Quando a recuperação de oócito é com base na detecção da elevação no LH no meio do ciclo, monitoramento cuidadoso e frequente é necessário, e os procedimentos são difíceis de marcar eficientemente. Alternativamente, gonadotrofina coriônica humana (hCG) exógena pode ser administrada quando o folículo principal atinge um tamanho compatível com maturidade, desse modo definindo melhor o momento ideal para recuperação de oócito.[235] Tratamento adjuvante com um antagonista do GnRH também pode ser usado para evitar uma onda prematura de LH, mas exige tratamento de "add-back" com FSH exógeno, e as taxas de sucesso ainda são bastante baixas, variando até 14% por ciclo em experiências não randomizadas.[237-240] Em um grande estudo de coorte envolvendo 844 ciclos de tratamento em 350 pacientes com bom prognóstico, a taxa de cancelamento foi de 13%, a taxa de gravidez foi de 8% por ciclo, e a taxa cumulativa de gravidez após três "ciclos naturais modificados de FIV" foi de 21%.[241] Em uma coorte de casais inférteis com infertilidade de fator masculino, as taxas de sucesso em ciclos naturais modificados atingiram tanto quanto 13% por ciclo, com uma taxa cumulativa de gravidez de 44% após seis ciclos de tratamento.[242]

CITRATO DE CLOMIFENO

Citrato de clomifeno foi o primeiro método de estimulação ovariana usado em FIV,[243,244] mas agora foi quase inteiramente substituído por esquemas mais efetivos de estimulação usando gonadotrofinas menopáusicas humanas (hMG) ou FSH, em combinação com um agonista ou um antagonista do GnRH.[245]

Clomifeno (100 mg por dia) usualmente é administrado por 5-8 dias, começando no dia 3 do ciclo, e induz desenvolvimento de dois ou mais folículos na maioria das mulheres ovulando normalmente,[246-248] embora os rendimentos de óvulos (1-3) sejam apenas ligeiramente maiores do que em ciclos não estimulados e substancialmente mais baixos que em ciclos estimulados com gonadotrofinas exógenas.[248-250] As taxas de cancelamento de ciclo são algo mais baixas que em ciclos naturais, e os números de oócitos, recuperados, embriões transferidos e taxas de gravidez são maiores. Tal como em ciclos naturais, hCG exógena é administrada quando o folículo principal atinge tamanho maturo, e um antagonista do GnRH pode ser usado para evitar uma onda prematura de LH endógeno.

Tratamento sequencial com clomifeno (100 mg por dia durante 5 dias) e doses modestas de gonadotrofinas exógenas (150-225 UI por dia começando no último dia de tratamento com clomifeno ou no dia seguinte) estimulam desenvolvimento multifolicular mais efetivamente do que tratamento com clomifeno sozinho.[251-253] Os custos de drogas e requisitos de monitoramento são modestamente mais altos, mas ainda substancialmente menores que em esquemas de estimulação padrão envolvendo tratamento com gonadotrofina em mais alta dose após inibição com um agonista do GnRH de ação longa (descrito a seguir).[254,255] Em uma experiência comparativa, taxas mais altas de cancelamento e taxas mais baixas de gravidez foram observadas em ciclos sequenciais de clomifeno/gonadotrofina.[255] Em outra, o esquema de estimulação sequencial produziu menos oócitos e embriões, mas as taxas de gravidez foram semelhantes, e os riscos de SHEO foram mais baixos.[254] Adicionar um antagonista do GnRH ao esquema de tratamento pode prevenir ondas prematuras de LH e melhorar os resultados, mas também aumenta os custos. Em uma experiência randomizada, estimulação sequencial com clomifeno/gonadotrofina e tratamento com antagonista do GnRH produziu uma taxa de gravidez comparável à obtida com um protocolo de tratamento padrão mais agressivo,[256] confirmando os resultados de dois estudos retrospectivos anteriores,[257,258] mas contrastando com os de outro que observou taxas mais baixas de gravidez.[259]

INIBIÇÃO COM AGONISTA DO GNRH E ESTIMULAÇÃO COM GONADOTROFINA — PROTOCOLO "LONGO"

A introdução dos agonistas do GnRH de ação longa em fins dos 1980 revolucionou a abordagem à estimulação ovariana na TRA ao fornecer os meios para suprimir secreção endógena de gonadotrofina hipofisária e desse modo evitar uma onda prematura de LH durante estimulação com gonadotrofina exógena. O tratamento adjuvante com um agonista do GnRH eliminou a necessidade de medições frequentes do LH sérico e acalmou os temores de luteinização prematura que anteriormente exigiam cancelamento de aproximadamente 20% de todos os ciclos de FIV antes da recuperação de oócitos.[260-262] Uma vez que menos de 2% dos ciclos são complicados por uma onda prematura de LH após inibição com um agonista do GnRH,[263] a estimulação pôde continuar até que os folículos estivessem maiores e mais maduros. Numerosas experiências clínicas subsequentemente demonstraram que os rendimentos em óvulos e as taxas de gravidez eram significativamente mais altos do que em ciclos estimulados com gonadotrofinas exógenas unicamente.[264,265] Além disso, tratamento com agonista do GnRH oferecia a bem-vinda vantagem adicional de flexibilidade de marcação, permitindo programas para coordenar inícios de ciclo para grupos de mulheres simplesmente variando a duração da supressão com agonista do GnRH. Não surpreendentemente, o "protocolo longo" rapidamente se tornou o esquema preferido de estimulação ovariana para todas as formas de TRA. Suas únicas desvantagens são que o tratamento com agonista do GnRH algumas vezes amortece a resposta à estimulação com gonadotrofina e aumenta a dose e duração de terapia com gonadotrofina requerida para estimular desenvolvimento folicular. Os custos combinados das gonadotrofinas adicionais e do próprio agonista aumentam substancialmente os custos totais do tratamento, *Não obstante, como os agonistas do GnRH têm mais vantagens que desvantagens, o protocolo longo se tornou e permaneceu sendo o esquema padrão de estimulação ovariana em ciclos de FIV.*

No ciclo típico, tratamento com agonista do GnRH começa durante o meio da fase lútea, aproximadamente 1 semana depois da ovulação, em um momento em que os níveis de gonadotrofina endógena estão no seu nadir, ou perto dele, e a liberação aguda de gonadotrofinas hipofisárias armazenadas em resposta ao agonista, conhecida como efeito de "*flare-up*", tende menos a estimular uma nova onda de desenvolvimento folicular.[266,267] Tratamento com agonista do GnRH pode ser marcado para começar no dia 21 do ciclo (admitindo um ciclo normal de aproximadamente 28 dias de duração), mas a maioria prefere primeiro confirmar que ovulação ocorreu, medindo a concentração de progesterona sérica. Em mulheres que não ciclam previsivelmente, contraceptivos orais (CO) podem ser usados para controlar o início da menstruação, começando tratamento com agonista do GnRH 1 semana antes da sua descontinuação. Nos EUA, acetato de leuprolida (administrado por injeção subcutânea) é o agonista do GnRH mais comumente usado. Na Europa e outros lugares, acetato de buserelina (administrado por injeção subcutânea ou *spray* intranasal) e triptorelina (administrada subcutaneamente) são mais comuns;[268] todos funcionam igualmente bem. Com a leuprolida, o esquema de tratamento usual começa com 1,0 mg por dia durante aproximadamente 10 dias ou até o início da menstruação ou estimulação com gonadotrofina, diminuindo para 0,5 mg diariamente daí em diante até que hCG seja administrada. Uma única dose de uma forma *depot* de ação mais longa de agonista do GnRH (leuprolida, goserelina) oferece maior conveniência, mas a evidência indica que a dose total e duração de estimulação com gonadotrofina requeridas são significativamente aumentadas quando são usadas formas *depot* dos agonistas.[269]

Estimulação com gonadotrofina começa depois de confirmar que a inibição hipofisária efetiva foi obtida (nível de estradiol sérico < 30-40 pg/mL, ausência de folículos > 10 mm de diâmetro). Algumas mulheres necessitam durações mais longas de tratamento para alcançar supressão ou podem desenvolver um cisto de ovário.[260] O significado de um cisto de ovário tem sido controverso. Enquanto alguns investigadores observaram que cistos básicos são associados a uma resposta pior à estimulação com gonadotrofina, números diminuídos de oócitos e embriões, e mais baixas taxas globais de sucesso da FIV,[270-272] outros não observaram.[273-277] **Globalmente, o peso da evidência disponível sugere que as mulheres que desenvolvem cistos ou necessitam durações mais longas de tratamento com agonista do GnRH para alcançar supressão são mais tendentes a responder mal à estimulação com gonadotrofina e menos tendentes a obter gravidez.** Aspiração de cisto imediatamente antes da estimulação não parece afetar adversamente a resposta[278] e pode mesmo melhorar a resposta no ovário aspirado,[279] mas provavelmente não é justificado em mulheres com um ovário contralateral normal.

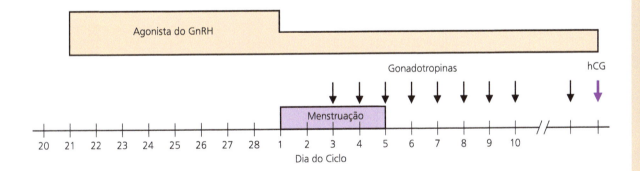

A dose inicial de gonadotrofinas exógenas deve ser ajustada às necessidades da mulher individual. Doses iniciais típicas variam entre 150 e 300 UI de FSH urinário (uFSH), FSH recombinante (rFSH), ou menotropinas urinárias (hMG) por dia, dependendo da idade, dos resultados da testagem da reserva ovariana e da resposta observada em quaisquer ciclos de estimulação prévios. Pode ser usado "subir degraus" (começando com uma dose baixa, aumentando conforme necessário com base na resposta), ou "descer degraus" (começando com uma dose mais alta, diminuindo conforme necessário com base na resposta), mas a última conduta é geralmente preferida. Todas as preparações contemporâneas, incluindo hCG, podem ser administradas por via subcutânea.

Numerosos ensaios clínicos e metanálises compararam resultados em ciclos estimulados a uFSH, rFSH ou hMG, com ou sem pré-tratamento com agonista do GnRH, concluindo que não há evidências convincentes para indicar a superioridade de uma preparação de gonadotrofina sobre outras.[280-283] Entretanto, uma revisão sistemática de 2008 incluindo sete estudos comparando resultados em ciclos estimulados com rFSH ou hMG, envolvendo 2.159 pacientes, observou um aumento significativo na taxa de nascidos vivos com hMG (RR = 1,18, IC = 1,02-1,38); a diferença de risco acumulada para nascidos vivos foi de 4%.[284]

Tecnologia de DNA recombinante foi usada para desenvolver uma forma de ação mais longa de rFSH. A corifolitropina alfa é o produto de um gene quimérico contendo as sequências da subunidade β do FSH e o peptídeo C-terminal da subunidade β da hCG, que apresenta quatro locais de glicosilação ligados por O e tem uma meia-vida três vezes mais longa que o rFSH padrão (95 vs. 32 horas).[285,286] Uma única dose (100 μg para mulheres ≤ 60 kg, 150 μg para aquelas > 60 kg) pode induzir e sustentar crescimento multifolicular durante uma semana em mulheres recebendo estimulação ovariana para FIV. Corifolitropina mostrou considerável promessa em experiências de fase II, atualmente está sendo avaliada quanto à segurança e eficácia em grandes experiências de fase III, e é o primeiro passo no sentido de uma nova geração de gonadotrofinas recombinantes.[287] O primeiro nascido vivo resultante de tratamento com corifolitropina foi descrito em 2003.[288]

Os baixos níveis de secreção de LH restando após inibição com um agonista do GnRH são suficientes para suportar desenvolvimento folicular normal na maioria das mulheres estimuladas com uFSH ou rFSH somente,[289] porque apenas cerca de 1% dos receptores de LH precisam estar ocupados para sustentar níveis normais de esteroidogênese.[290] Entretanto, em algumas mulheres tratadas apenas com FSH, os níveis de LH são marcadamente suprimidos (< 1 UI/L) e podem ser inadequados.[291,292] Nesses ciclos, a dose e duração da estimulação com gonadotrofina necessária são mais altas, as concentrações-pico de estradiol são mais baixas, e os números de oócitos e embriões podem ser reduzidos.[293,294] Níveis extremamente baixos de LH também podem afetar adversamente a fertilização, implantação e taxas de gravidez,[295-299] e foram associados a uma incidência mais alta de gravidez bioquímica e perda de gravidez inicial.[300,301] Uma revisão sistemática e metanálise de 2007 incluindo 11 estudos comparando estimulação a rFSH isolado ou em combinação com LH recombinante (rLH) após inibição induzida por agonista do GnRH em ciclos de FIV e ICSI não observou diferenças significativas nas taxas de gravidez clínicas ou continuadas.[302] Entretanto, em três estudos incluindo apenas más respondedoras, a taxa de gravidez foi mais alta naquelas que receberam estimulação combinada com rFSH e rLH.[302] ***Em suma, a evidência indica que pode haver um subgrupo de mulheres que poderiam se beneficiar com rLH ou hMG suplementares durante estimulação ovariana.*** Na ausência de qualquer método confiável para identificar essas mulheres, e à luz da evidência recente sugerindo que o uso de hMG pode aumentar as taxas de nascidos vivos,[284] muitos clínicos favorecem estimulação combinada com FSH e hMG em relação à estimulação com FSH unicamente.

A resposta à estimulação é monitorada com medições seriadas do estradiol sérico e ultrassonografia transvaginal. O primeiro nível de estradiol usualmente é obtido após 3-5 dias de estimulação para determinar se a dose escolhida de gonadotrofinas requer ajustamento. Daí em diante, concentrações de estradiol sérico e ultrassonografia são obtidas cada 1-3 dias, com base na qualidade da resposta e a necessidade de avaliar o impacto de quaisquer ajustamentos adicionais na dose de tratamento com gonadotrofina. Em geral, a estimulação continua até pelo menos dois folículos medirem 17-18 mm de diâmetro médio, quando outros tipicamente medem 14-16 mm, e a concentração de estradiol sérico reflete o tamanho global e maturidade da coorte. A maioria das mulheres necessita um total de 7-12 dias de estimulação. Na prática clínica, as medições dos folículos variam entre os observadores, e as dosagens de estradiol variam nas suas características de desempenho. Em última análise, cada programa deve estabelecer empiricamente seus próprios limiares, com base na sua própria experiência.

O endométrio é monitorado durante a estimulação, medindo-se a espessura endometrial ou "listra" (a espessura da soma das duas camadas, medida no plano mediossagital). Numerosos estudos examinaram o valor prognóstico, a espessura e padrão endometriais em ciclos de TRA, mas a questão permanece não resolvida. Muitos sugeriram que os resultados são melhores quando a espessura endometrial mede 8-9 mm ou mais ou parece "trilaminar", e piores quando o endométrio tem menos de 6-7 mm de espessura ou parece homogêneo no dia da administração de hCG.[303-308] Entretanto, numerosos outros não observaram qualquer correlação clara entre espessura ou aparência endometriais e os resultados.[309-314] Alguns sugeriram que crescimento endometrial excessivo (> 14 mm) também é um indicador de mau prognóstico,[305,315] mas isso também foi refutado.[316, 317] Globalmente, embora medições do crescimento endometrial sejam rotina, sua utilidade permanece não clara. Consequentemente, alterações nos esquemas de estimulação e cancelamentos de ciclos com base na espessura e aparência endometriais, unicamente, são difíceis de justificar.[318]

Quando a coorte de folículos ovarianos atinge maturidade, hCG (5.000-10.000 UI) é administrada para estimular os estádios finais de desenvolvimento folicular. A dose equivalente da forma recombinante de hCG agora disponível é de 250 μg.[319,320] Uma revisão sistemática em 2005 incluindo sete estudos comparando hCG recombinante e urinária não observou nenhuma diferença nos resultados clínicos.[321] O valor preditivo da concentração de progesterona sérica no dia da administração de hCG foi debatido vigorosamente, com alguns argumentando que as taxas de gravidez foram substancialmente mais baixas, quando os níveis excederam 0,9-1,0 ng/mL,[322-327] e outros refutando a afirmação.[328-332] Está claro agora que níveis de progesterona brandamente aumentados são relativamente comuns em mulheres que respondem bem à estimulação com gonadotrofina e são um indicador de mau prognóstico apenas em más respondedoras.[333] *Embora possa ser tentador retardar administração de hCG em más respondedoras para possibilitar aos menores folículos a oportunidade de maturarem ainda mais, a estratégia não tende a ter sucesso e pode ser deletéria.*

Aproximadamente 7-18% dos ciclos de estimulação são cancelados antes da recuperação de oócitos, a maioria por falta de resposta adequada, e alguns por resposta excessiva.[3] Quando os ovários se tornam grosseiramente aumentados, contendo grandes números de folículos de todos os tamanhos, as concentrações de estradiol sérico são marcadamente elevadas (> 5.000 pg/mL), o risco de SHEO aumenta substancialmente.[334-336] As opções de tratamento nas "altas respondedoras" inclum todas as seguintes:

- Cancelamento do ciclo.
- "Costear", em que o tratamento com agonista do GnRH continua, mas sem mais estimulação adicional com gonadotrofina por 1-3 dias, administrando-se hCG depois que os níveis de estradiol se moderam.
- Prosseguir com recuperação de oócitos e fertilização, mas congelando todos os embriões em lugar de os transferir.
- Retardar transferência até 5 dias após a recuperação, enquanto observando sinais e sintomas clínicos de desenvolvimento de SHEO.

Cancelar o ciclo e começar outra vez usando um esquema mais conservador de estimulação pode em última análise diminuir os custos globais e maximizar as probabilidades de sucesso.[337] O prognóstico para as altas respondedoras em ciclos subsequentes é geralmente muito bom. Dupla supressão com um CO (uma pílula por dia durante 21 dias ou mais) e um agonista do GnRH (leuprolida 1,0 mg SC por dia, começando 1 semana antes da descontinuação do tratamento com contraceptivo) pode atenuar a resposta à subsequente estimulação com dose mais baixa de gonadotrofina.[338] Costear permite que os folículos maiores continuem crescendo, mas retira suporte dos folículos pequenos e de tamanho intermediário.[339,340] Embora aproximadamente 20-30% dos ciclos costeados sejam afinal cancelados, a estratégia pode ajudar a reduzir os riscos de desenvolvimento de SHEO grave e evitar cancelamento.[339,341] Prosseguir para recuperação de oócitos e fertilização e congelar todos os embriões podem salvar o ciclo, mas evitar os maiores riscos de SHEO séria ou prolongada observada em ciclos de concepção.[342,343] Retardar transferência até depois que os sintomas regredirem, e congelar todos os embriões quando eles persistirem constitui outra opção.[344]

Os desafios apresentados pelas "más respondedoras" são muito maiores. As más respondedoras incluem mulheres que desenvolvem poucos folículos (< 3-5) apesar de altas doses de estimulação com gonadotrofina ou têm níveis máximos relativamente baixos de estradiol (< 500-1.000 pg/mL); não há critérios de consenso definindo uma má respondedora. O prognóstico é relativamente ruim para essas mulheres,[345-347] e a decisão centraliza-se em tentar ou não estimulação outra vez usando um esquema de tratamento diferente ou mais agressivo.[348] Algumas das opções mais comumente empregadas incluem as seguintes:

- O protocolo longo, começando com doses mais altas de estimulação com gonadotrofina.
- Diminuir as doses de agonista do GnRH ou descontinuar tratamento com agonista imediatamente antes ou logo depois de começar estimulação com gonadotrofina.
- Um esquema de tratamento com agonista do GnRH com curta fase folicular usando um protocolo padrão ou protocolo "flare" de microdose (descrito a seguir).
- Usar um antagonista do GnRH (descrito adiante) em lugar de um agonista de ação longa.

Doses mais altas de estimulação com gonadotrofina podem gerar uma resposta folicular um pouco mais vigorosa, mas doses maiores que 450 UI por dia geralmente têm pouco ou nenhum benefício adicional.[349-352] Diminuir a dose ou descontinuar tratamento com agonista do GnRH cedo ou completamente pode ajudar a melhorar a qualidade de resposta.[353-357] Um protocolo padrão ou protocolo "flare" de microdose de agonista do GnRH (descrito a seguir) pode estimular uma resposta melhorada em algumas más respondedoras.[358-360] Esquemas de estimulação empregando um antagonista do GnRH em vez de um agonista de ação longa eliminam quaisquer efeitos supressores do agonista completamente.[361] Outras estratégias incluíram esforços para aumentar as concentrações de androgênio pelo tratamento com desidroepiandrosterona (DHEA)[362] ou um inibidor de aromatase,[363] e a adição de hormônio de crescimento ao esquema de estimulação.[364] Uma revisão sistemática e metanálise de 2009 de estudos randomizados comparando diferentes esquemas de estimulação em más respondedoras encontrou evidência insuficiente para suportar o uso de rotina de qualquer intervenção particular.[365] Uma revisão sistemática de 2010 incluindo 10 estudos envolvendo diferentes grupos de comparação chegou à mesma conclusão.[345]

PROTOCOLO "FLARE" DE ESTIMULAÇÃO COM GONADOTROFINA COM AGONISTA DO GNRH

O protocolo "curto" ou "flare" é um esquema alternativo de estimulação projetado para explorar tanto a breve fase agonística inicial de resposta a um agonista do GnRH, quanto a supressão que resulta de tratamento a mais longo prazo.[359,366] Em um protocolo curto padrão típico, acetato de leuprolida (1,0 mg por dia) é administrado nos dias 2-4 do ciclo, continuando daí em diante a uma dose reduzida (0,5 mg por dia), e estimulação com gonadotrofina (225-450 UI por dia) começa no dia 3 do ciclo. Ajustes mais tarde na dose de estimulação com gonadotrofina, se necessários, são com base na resposta, e as indicações para administração de hCG são as mesmas que no protocolo longo (descrito anteriormente).

Uma metanálise anterior incluindo sete ensaios clínicos comparando os esquemas de tratamentos curto e longo a agonista do GnRH determinou que os dois protocolos produziam taxas semelhantes de cancelamento e gravidez.[264] Uma revisão sistemática em 2000 de 22 estudos concluiu que as taxas de gravidez obtidas com o protocolo longo eram superiores àquelas usando o esquema *flare* (OR = 1,27, IC = 1,04-1,56) globalmente,[265] mas a análise não controlou quanto ao diagnóstico, e outros fatores prognósticos, e os resultados podem não se aplicar a todas as mulheres, ou às más respondedoras em particular. Conquanto alguns tenham observado resposta folicular melhorada e taxas mais baixas de cancelamento do ciclo nas más respondedoras tratadas com um protocolo *flare*, as taxas de gravidez e nascidos vivos permaneceram baixas.[367,368] Flexibilidade diminuída do cronograma é uma desvantagem nítida do protocolo *flare*, a não ser que o início da menstruação seja controlado por tratamento preliminar com um CO. O esquema também pode resultar em um aumento significativo nos níveis de progesterona e androgênios séricos, presumivelmente resultando de resgate tardio do corpo lúteo,[369,370] o que pode afetar adversamente a qualidade dos oócitos e as taxas de gravidez.[371]

O esquema de estimulação "*flare* com CO e microdose de agonista do GnRH" é uma variação do protocolo curto padrão envolvendo 14-21 dias de supressão ovariana preliminar com um CO (uma pílula por dia), seguida por microdose de tratamento com leuprolida (40 μg duas vezes ao dia) começando 3 dias depois da descontinuação do tratamento com CO, e estimulação com alta dose de gonadotrofina (300-450 UI por dia) começando no dia 3 de terapia com leuprolida. Indicações para ajustes mais tarde da dose de gonadotrofina e administração de hCG são as mesmas que em outros esquemas de estimulação. Sua principal vantagem sobre o protocolo curto padrão é que ele não induz quaisquer aumentos nas concentrações de progesterona ou androgênio,[360] possivelmente porque as doses de agonista do GnRH administradas são muito mais baixas, mas provavelmente também porque tratamento preliminar com CO praticamente elimina a possibilidade de que possa haver um corpo lúteo deixado para responder.[372,373] *O protocolo flare CO-microdose de agonista do GnRH pode ser útil em más respondedoras prévias, nas quais ele pode estimular liberação aumentada de FSH endógeno e pode produzir taxas mais baixas de cancelamento e mais altos níveis máximos de estradiol sérico, taxas de transferência e taxas de gravidez.*[360,374,375]

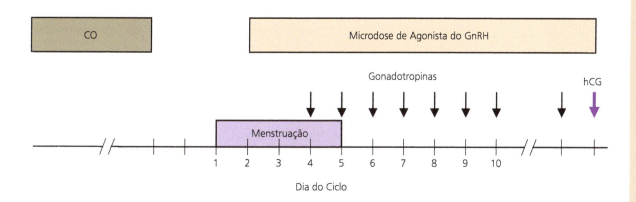

PROTOCOLO DE ESTÍMULO COM ANTAGONISTA DO GNRH

A introdução dos antagonistas do GnRH na prática clínica forneceu outra opção para estimulação ovariana em TRA. Em contraste com os agonistas de ação longa, que primeiro estimulam e mais tarde inibem secreção de gonadotrofina hipofisária dessensibilizando os gonadotropos via regulação inibitória dos receptores, os antagonistas bloqueiam o receptor do GnRH de uma maneira dependente da dose e não têm efeito de *flare* semelhante;[376,377] a supressão de gonadotrofina é quase imediata.

Os antagonistas do GnRH oferecem diversas vantagens potenciais sobre os agonistas. Primeira, a duração do tratamento para um antagonista é substancialmente mais curta do que para um agonista. Uma vez que sua única finalidade seja evitar uma onda prematura de LH endógeno e seus efeitos sejam imediatos, o tratamento com antagonista pode ser adiado até mais tarde no desenvolvimento folicular (depois de 5-6 dias de estimulação com gonadotrofina), depois que os níveis de estradiol já estão elevados, desse modo eliminando os sintomas de deficiência de estrogênio que podem emergir em mulheres tratadas com um agonista.[378] Segunda, uma vez que quaisquer efeitos supressores que os agonistas possam exercer sobre a resposta ovariana à estimulação com gonadotrofina também sejam eliminados, a dose total e duração de estimulação com gonadotrofina necessária são diminuídas.[378,379] Pela mesma razão, protocolos de estímulo com antagonista do GnRH podem beneficiar mulheres que são más respondedoras quando tratadas com um protocolo longo padrão.[378,380] Terceira, ao eliminar o efeito de *flare* dos agonistas, os antagonistas do GnRH evitam o risco de estimular o desenvolvimento de um cisto folicular. Finalmente, o risco de SHEO grave associado a uso de antagonistas também parece mais baixo do que com agonistas.[381-383]

Os antagonistas do GnRH têm algumas desvantagens potenciais. Quando administrados em pequenas doses diárias, obediência estrita ao esquema prescrito de tratamento é essencial.[378] Os antagonistas suprimem secreção de gonadotrofina endógena mais completamente que os agonistas. Embora os baixos níveis de LH observados durante tratamento com agonista sejam usualmente suficientes para suportar esteroidogênese folicular normal durante estímulo com uFSH ou rFSH, as concentrações ainda mais baixas em mulheres tratadas com um antagonista podem não o ser. De fato, os níveis de estradiol sérico podem entrar em platô ou cair quando o tratamento com antagonista começa.[299,278,384] Embora o crescimento folicular não pareça afetado, a maioria prefere adicionar ou substituir com uma baixa dose de hMG (75 UI) ao mesmo tempo se ela já não fosse parte do esquema de estimulação. Evidência também sugere que as taxas de gravidez em ciclos de tratamento com antagonista podem ser modestamente mais baixas do que em ciclos usando agonistas no protocolo longo.[385]

Os dois antagonistas do GnRH disponíveis para uso clínico, ganirelix e cetrorelix, são igualmente potentes e efetivos. Para ambos, a dose efetiva mínima para prevenir uma onda prematura de LH é de 0,25 mg por dia, administrada subcutaneamente.[299,386] Qualquer dos dois pode ser administrado em uma série de pequenas doses diárias (0,25 mg). O protocolo de tratamento pode ser fixado e começar depois de 5-6 dias de estimulação com gonadotrofina,[299,386,387] ou ajustado à resposta da paciente, começando o tratamento, quando o folículo principal atinge aproximadamente 13-14 mm de diâmetro.[388,389] O esquema de tratamento individualizado geralmente requer menos doses totais e pode produzir melhores resultados globais.[388] Alternativamente, um única dose maior de cetrorelix (3,0 mg) prevenirá efetivamente uma onda de LH por 96 horas. Se dada nos dias 6-7 de estimulação, o intervalo de supressão efetiva abrangerá o dia de administração de hCG na maioria das mulheres (75-90%); as restantes podem receber doses diárias adicionais (0,25 mg) conforme necessário, terminando no dia do tratamento com hCG.[390-392] O esquema de tratamento com antagonista em dose única também pode ser retido até que o folículo principal atinja 13-14 mm de diâmetro.[393]

Uma variação comum do esquema de estímulo com antagonista usa tratamento preliminar com um CO para controlar o início da menstruação, tipicamente terminando aproximadamente 5 dias antes do início marcado, o que também pode ajudar a sincronizar a coorte folicular antes que a estimulação comece. Outra variação advogada para más respondedoras usa estradiol micronizado (2 mg duas vezes ao dia, administro oralmente, começando no dia 21 do ciclo precedente) para suprimir FSH durante a fase lútea tardia para a mesma finalidade, terminando no dia antes de começar estimulação com gonadotrofinas,[393,394] ou continuando através dos primeiros 3 dias de estimulação com gonadotrofina.[347] A melhora da dinâmica folicular observada é semelhante à obtida pela inibição com um agonista do GnRH no protocolo longo. O aumento de rebote nos níveis de FSH endógeno que se segue à descontinuação do tratamento com estradiol também pode sinergizar com gonadotrofinas exógenas para promover desenvolvimento multifolicular.[395,396]

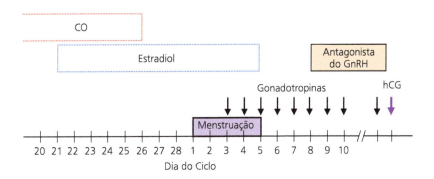

Os resultados de várias experiências anteriores comparando um protocolo fixo de tratamento com antagonista com o protocolo longo padrão sugeriram que os dois esquemas de estimulação forneceram taxas de gravidez semelhantes.[379,391,397,398] Entretanto, uma revisão sistemática e metanálise de 2006, incluindo 27 estudos comparando diferentes protocolos de estimulação com antagonista ao protocolo longo com agonista do GnRH, observaram uma taxa significativa mais baixa de gravidez clínica (OR = 0,84, IC = 0,72-0,97) e taxa de gravidez continuada/nascidos vivos (OR = 0,82, IC = 0,69-0,98). Globalmente, a dose total e duração da estimulação com gonadotrofina requerida, níveis de estradiol sérico máximo e o número de folículos e oócitos foram mais baixos nos ciclos de antagonista.

A explicação para as taxas de gravidez modestamente mais baixas observadas nos ciclos de tratamento com antagonista não está clara. É possível, mas improvável, que os antagonistas do GnRH possam ter efeitos adversos sobre oócitos, embriões ou o endométrio.[399,400] É muito mais provável que os resultados iniciais tenham refletido inexperiência e melhorassem com o tempo e refinamentos adicionais no esquema de tratamento como os descritos anteriormente. Muitas das vantagens originalmente imaginadas para os antagonistas do GnRH já foram realizadas. Se os antagonistas afinal substituirão os agonistas e se tornarão o esquema padrão de estimulação ovariana em ciclos de TRA permanece por ser visto, mas seu lugar no arsenal terapêutico já está firmemente estabelecido.

As mulheres com síndrome de ovários policísticos (SOPC) caracteristicamente exibem alta secreção tônica de LH e são predispostas a ondas prematuras de LH, quando tratadas com esquemas padrão de indução da ovulação. As mulheres com SOPC também estão em risco aumentado de desenvolver SHEO quando estimuladas agressivamente com gonadotrofinas exógenas. Embora tanto agonistas quanto antagonistas do GnRH sejam capazes de suprimir concentrações elevadas de LH circulante. As coortes de pequenos folículos observadas nos ciclos de antagonista podem ajudar a reduzir o risco de SHEO em mulheres com SOPC que tendem a ser altas respondedoras. *O uso de antagonistas, em vez de agonistas, oferece a oportunidade de usar um agonista em vez de hCG para induzir maturação final de oócitos, desse modo possivelmente diminuindo ainda mais o risco de SHEO.*[401] Enquanto uma única injeção *in bolus* de um agonista (leuprolida 0,5 mg, triptorelina 0,2 mg) desencadeia uma onda fisiológica de LH que dura menos de 24 horas, os níveis de hCG permanecem elevados por vários dias e estimulam concentrações marcadamente mais altas de estradiol e progesterona.[402]

Os esquemas de tratamento com antagonista atualmente em uso têm desvantagens potenciais para mulheres com SOPC. Seus níveis de LH tonicamente elevados permanecerão altos até começar o tratamento com antagonista. Consequentemente, os níveis de LH podem subir prematuramente, particularmente se tratamento com antagonista for restringido até que o folículo principal atinja 14 mm ou mais. Além disso, a evidência indica que exposição aumentada ao LH durante o desenvolvimento folicular inicial pode ser deletério e predispor a taxas mais baixas de gravidez.[403-406] Em teoria, pré-tratamento com um CO poderia se comprovar bastante útil ao suprimir níveis de LH e androgênio antes de começar a estimulação, diminuir a exposição durante o desenvolvimento folicular inicial e o risco de níveis de LH em elevação antes de começar o tratamento com antagoista. Supressão preliminar com CO e mais tarde tratamento com antagonista pode ajudar a limitar a resposta folicular à estimulação com gonadotrofina enquanto preservando a opção de usar um agonista para desencadear a maturação final dos oócitos. Estas considerações servem simplesmente para ilustrar que os antagonistas do GnRH não são uma panaceia e não são necessariamente a melhor escolha mesmo para mulheres com SOPC.

Protocolos de estimulação com antagonista são advogados para más respondedoras, principalmente porque eles evitam os efeitos supressores que os agonistas podem ter sobre a resposta folicular e podem evitar as ondas prematuras de LH observadas comumente em mulheres estimuladas com gonadotrofinas isoladamente.[407] Contudo, a evidência é insuficiente para indicar que eles produzem resultados constantemente melhores que outros esquemas de estimulação.[345,365]

CAPTAÇÃO DE OÓCITOS

A captação de oócitos é geralmente efetuada aproximadamente 34-36 horas após administração de hCG. Intervalos modestamente mais longos não aumentam substancialmente o risco de ovulação ou afetam adversamente a qualidade do oócito, taxas de fertilização ou resultados globais em ciclos de estimulação com inibição pelo agonista do GnRH,[408-411] mas a recuperação mais precoce pode fornecer menos oócitos maduros.[412]

Embora recuperação de oócitos fosse antes efetuada por meio de laparoscopia, aspiração transvaginal guiada por ultrassonografia sob sedação intravenosa é agora a técnica-padrão. Sedação profunda (propofol) é mais comum, mas a maioria das mulheres tolera o procedimento muito bem com "sedação consciente" usando narcóticos de ação curta (fentanil) e benzodiazepínicos (midazolam), administrados em pequenas doses, conforme necessário. Não há evidência convincente indicando qualquer diferença na satisfação das pacientes ou nos resultados.[413] Monitoramento constante por registros automáticos de pressão arterial e oximetria de pulso é essencial para assegurar que o plano adequado de sedação seja mantido e não excedido. Agentes de reversão para narcóticos (naloxona) e benzodiazepínicos (flumazenil) devem estar facilmente disponíveis.

Tratamento antibiótico profilático (doxiclina 100 mg ou cefoxitina 2 g), administrado por via intravenosa 30-60 minutos antes da recuperação é comum, mas controverso, por causa da baixa incidência de complicações infecciosas em seguida à recuperação de oócitos (0,3-0,6%).[414,415] Alternativamente, antibióticos orais podem ser iniciados imediatamente após o procedimento (tetraciclina, doxiciclina), reservando-se antibióticos intravenosos profiláticos para mulheres em risco aumentado de infecção (história de doença inflamatória pélvica, endometrioma).

Antissépticos (povidona iodo) são tóxicos para oócitos e limitada evidência sugere que seu uso pode ser associado a piores taxas de gravidez.[416] Quando usados para preparar a vagina antes de captação, irrigação completa com soro fisiológico estéril deve seguir-se, mas irrigação repetida com soro fisiológico apenas é geralmente suficiente para limpar a vagina. A bexiga pode ficar distendida como resultado da administração de líquido intravenoso, mas pode ser drenada imediatamente antes da recuperação; um cateter de demora é desnecessário.

Uma sonda vaginal (5-7 MHz) em uma bainha plástica estéril com uma guia de agulha fixa é usada para imagear os ovários e alinhar o guia com os folículos no seu maior diâmetro. Uma agulha calibre 16-17 descartável com desenho especial é usada para entrar em cada folículo, por sua vez, e aspirar o líquido folicular e oócitos. À pressão de vácuo adequada (aproximadamente 100 mmHg), as paredes do folículo colapsam, mas não obstruem a luz da agulha. Enquanto alguns observaram que irrigar e reaspirar folículos usando uma agulha de luz dupla podem aumentar o rendimento de oócitos,[417] isso geralmente é desnecessário e aumenta o tempo de operação e necessidades de analgésico.[418] Esforços para minimizar o arco percorrido pela agulha dentro do ovário ajudam a limitar desconforto e trauma ovariano. Em geral, todos os folículos dentro dos ovários com mais de 10 mm de diâmetro podem ser aspirados com não mais que uma a três entradas separadas em cada lado. Lavar a agulha e tubulação conectada com meios após cada retirada ajuda a maximizar o rendimento de oócitos. Pressão abdominal pode às vezes estabilizar um ovário móvel ou mover um ovário para uma localização mais conveniente para aspiração. Ovários aderentes ao útero posterior frequentemente podem ser abordados mais facilmente pelo lado contralateral, mas pode ser difícil entrar sem atravessar uma parte do útero.[419] Pode ser mais prudente simplesmente abandonar alguns folículos, particularmente quando o número de oócitos já for suficiente.

A "síndrome de folículos vazios", caracterizada por uma incapacidade de recuperar oócitos apesar de desenvolvimento multifolicular aparentemente normal, ocorre em até 0,5-1% dos ciclos.[420-422] O fenômeno pode ser observado quando hCG é administrada mais tarde do que marcado[423] ou esquecida completamente,[421] e poderia raramente resultar de atividade biológica reduzida em alguns lotes de hCG comercialmente preparados.[424-426] A concentração de hCG sérica 36 horas após injeção geralmente varia entre 100 e 300 UI/L.[425]

Complicações sérias da captação de oócitos são incomuns. Hemorragia vaginal limitada de um local de punção é relativamente comum (8%) e usualmente pode ser controlada com um breve intervalo de pressão direta, mas às vezes pode exigir uma sutura.[415] Hemorragia aguda do ovário e hemorragia ou hematomas resultando de lesão dos vasos uterinos, ovarianos ou ilíacos são raros (0,04-0,07%).[415] A incidência de infecções pélvicas pós-operatórias é muito baixa mesmo sem tratamento antibiótico profilático (0,3-0,6%) e quase metade se apresenta como abscessos tubo-ovariano, 1-6 semanas após a captação.[414,415] Mulheres com endometriomas ovarianos e aquelas com história pregressa de salpingite correm o risco mais alto.[66,67,427,428] Outras complicações raras relatadas incluem ruptura de um cisto dermoide,[429] laceração de uma veia sacra,[430] e osteomielite lombossacra.[431] Complicações potenciais incluem infecção pélvica, torção anexial e mesmo osteomielite vertebral.[432]

MATURAÇÃO DOS OÓCITOS

Até 20-30% dos oócitos recuperados podem ser imaturos no momento da recuperação, refletindo o variado tamanho e maturidade dos folículos na coorte ao tempo em que hCG é administrada. Uma avaliação acurada da maturidade dos oócitos é importante para a cronologia da fertilização, ainda mais quando ICSI será executada.

Similarmente à onda de LH em ciclos naturais, hCG desencadeia a retomada da meiose nos oócitos primários previamente parados na prófase I da primeira divisão meiótica. A maturidade dos oócitos geralmente pode ser julgada pela expansão da massa do *cumulus*, radiância das células da corona, tamanho e coesividade das células da granulosa, e a forma e cor do oócito. Quando a massa do *cumulus* é removida, como em preparação para ICSI, o oócito pode ser adicionalmente avaliado de acordo com a presença ou ausência do primeiro corpo polar e vesícula germinal (membrana nuclear).

Um oócito maduro (metáfase II) expeliu o primeiro corpo polar e está na fase de repouso da meiose II. As células do *cumulus* são tipicamente expandidas e luteinizadas, e a corona radiata exibe um padrão de explosão solar. Um oócito de metáfase I de maturidade intermediária não tem corpo polar e tem células do *cumulus* mais densas, mas a vesícula germinal e nucléolo se apagaram. Oócitos de metáfase I necessitam tempo adicional em cultura antes da fertilização e devem ser examinados periodicamente para documentar a extrusão do primeiro corpo polar. Um oócito de prófase I é grosseiramente imaturo e exibe uma corona compacta contendo relativamente poucas células do *cumulus* e uma vesícula germinal e nucléolo proeminentes; dissolução da vesícula germinal assinala a retomada da meiose I.

Maturação *In Vitro*

Os oócitos humanos atingem tamanho completo (100-200 μm) durante a fase antral inicial de desenvolvimento folicular. A capacidade de um oócito de retomar e completar a meiose se relaciona com o diâmetro folicular.[433] Embora oócitos imaturos coletados de folículos pequenos antrais possam amadurecer com tempo em cultura (a maioria dentro de 46-48 horas), mesmo aqueles que atingem a meiose II não adquirem necessariamente competência de desenvolvimento, a qual exige maturação síncrona do núcleo e o citoplasma. Consequentemente, embora eles frequentemente se fertilizem, os oócitos imaturos fornecem embriões que muitas vezes se desenvolvem precariamente e exibem baixo potencial de implantação.[434,435] A maturação nuclear envolve ruptura da vesícula germinal, normalmente induzida pela onda de LH, seguida pela retomada da meiose e, finalmente, extrusão do primeiro corpo polar. A maturação citoplasmática é mais difícil de definir, mas envolve vários fatores que preparam o citoplasma para fertilização e subsequente desenvolvimento embrionário.[436] Processos epigenéticos estão envolvidos na maturação nuclear e citoplasmática e influenciam o desenvolvimento após fertilização.[437,438]

Tecnicamente, o termo maturação *in vitro* (MIV) descreve a maturação de oócitos imaturos em cultura após sua captação de folículos **não** expostos a LH ou hCG exógenos *in vivo*. Em esforços para melhorar a eficiência relativamente baixa da MIV clássica, novos métodos envolvendo "preparação folicular" preliminar foram desenvolvidos.[439-441] Um método envolve tratamento com FSH por 3-6 dias, seguido pela recuperação nos dias 9-10 do ciclo. Outro envolve uma injeção única de hCG (10.000 UI), administrada quando o maior folículo atinge 10-12 mm em tamanho e 36 horas antes da recuperação. Um terceiro método combina as duas técnicas, envolvendo tratamento sequencial com FSH e hCG antes da recuperação de oócitos.

Numerosos estudos exploraram métodos para MIV usando oócitos obtidos de mulheres normais[442-447] e de mulheres com SOPC.[442,443,448-454] Estudos que examinaram os efeitos da preparação folicular *in vivo* forneceram resultados inconstantes, mas os embriões derivados de oócitos preparados geralmente produziram taxas mais altas de implantação e gravidez do que aqueles derivados de oócitos coletados de folículos antrais não estimulados.[450,452,454] Em uma grande experiência examinando a eficiência da MIV em mulheres com ovários normais, 400 mulheres foram designadas randomicamente para receber nenhuma preparação ou preparação com hCG, FSH, ou FSH e hCG.[455] A taxa global de maturação e o número total de oócitos de metáfase II disponíveis foram significativamente mais altos nos grupos que receberam hCG do que naqueles que não receberam hCG. A taxa de gravidez clínica global por transferência foi 18,3% e a taxa de implantação foi 10,6%. Entre os grupos, a taxa de gravidez clínica foi mais alta no grupo que recebeu preparação com ambos FSH e hCG (30%) do que em todos os outros.[455]

A melhor cronologia e método para recuperação eficiente de oócitos imaturos a partir de pequenos folículos (< 10 mm em diâmetro) não foram estabelecidos.[447,452,456] A aspiração de folículos maiores que 13 mm em tamanho geralmente forneceu menos oócitos, possivelmente porque esses folículos já são atrésicos.[457] Uma variedade de pressões de aspiração (80-300 mmHg) e agulhas (calibre 16-20) foi descrita.[447,458] Embora a evidência seja insuficiente para justificar recomendação de qualquer método dado, pressões de vácuo extremamente altas parecem afetar adversamente o desenvolvimento de oócitos *in vitro*.[459] A composição de meio de cultura que melhor suporta MIV e o melhor método para fertilização de oócitos submetidos a MIV também permanecem por ser estabelecidos; ICSI alcançou taxas mais altas de fertilização, mas embriões derivados de oócitos fertilizados por métodos convencionais exibiram taxas mais altas de implantação e forneceram taxas mais altas de gravidez clínica,[443] sugerindo que ICSI não é necessária.

Embora as taxas de gravidez clínica obtidas em experiências de MIV tenham sido razoavelmente boas, elas não se aproximam daquelas da FIV padrão e foram alcançadas pela transferência de um número maior de embriões. As taxas de implantação de embriões derivados de oócitos de MIV (5-22%) também são mais baixas que as esperadas em mulheres semelhantes (idade < 35 anos) recebendo tratamento com FIV convencional (34%).[3] Embora o número de crianças derivadas de oócitos submetidos à MIV ainda seja muito pequeno, impedindo conclusões confiantes, a incidência de malformações e anormalidades do desenvolvimento até agora não diferiu daquelas em crianças resultantes de FIV tradicional ou ICSI.

Resumindo, os resultados atingidos até agora com MIV após preparação folicular in vivo sugerem que os métodos fornecem real promessa clínica. Entretanto, numerosas perguntas precisam ser respondidas antes que MIV possa ser recomendada para aplicação clínica mais ampla.[460] Mulheres com síndrome de ovários policísticos (SOPC) tendo grandes números de folículos antrais e o maior risco de desenvolver síndrome de hiperestimulação ovariana (SHEO) representam uma população que poderia se beneficiar com MIV, porque a captação propositial de oócitos imaturos exigiria menos dias de estimulação com gonadotrofina. Mulheres com câncer representam outra, porque muitas necessitam tratamento imediato que lhes proporcione o tempo para empreenderem métodos estabelecidos de preservação da fertilidade, que exigem estimulação ovariana, captação de oócitos e criopreservação de oócitos ou embriões.

FERTILIZAÇÃO

A fertilização pode ser obtida por microinseminação convencional ou por ICSI quando há um fator masculino conhecido ou suspeitado ou falha da fertilização é uma preocupação. De fato, infertilidade de fator masculino é o diagnóstico único mais comum em casais que fazem FIV. No sumário nacional do EUA de TRA em 2007, 18% de todos os ciclos foram realizados por indicações de fator masculino, e um fator masculino foi um de múltiplos fatores de infertilidade em outros 18% dos ciclos.[3]

Uma amostra de sêmen deve ser obtida por masturbação imediatamente antes ou após recuperação. Os dois métodos mais comumente usados para preparação de espermatozoides antes de fertilização, o procedimento de "nadar para cima" (*swim-up*) e a centrifugação em gradiente de densidade, encontram-se descritos em detalhe no Capítulo 30. Embora ambos os métodos sejam capazes de isolar com sucesso uma população de espermatozoides altamente móveis para inseminação, centrifugação de gradiente de densidade também parece selecionar espermatozoides com morfologia normal e é amplamente vista como a melhor escolha, quando parâmetros do sêmen são anormais.[461-464] Os espermatozoides isolados são a seguir incubados em meios suplementados com uma alta concentração de proteína por 0,5-4,0 horas para realizar capacitação.

Em geral, cada oócito é incubado com 50-100 mil espermatozoides móveis durante um intervalo de 12-18 horas a 37°C em dióxido de carbono 5% em ar a 98% de umidade relativa. A reação do acrossomo, que habilita o espermatozoide a penetrar a *zona pellucida*, é iniciada pelo contato entre o espermatozoide e a zona. Por sua vez, a penetração do espermatozoide desencadeia a reação cortical que envolve exocitose de grânulos corticais do ooplasma e torna a zona pelúcida relativamente refratária à penetração por mais de um único espermatozoide (polispermia). FIV convencional tipicamente obtém taxas de fertilização variando entre 50 e 70%.

A penetração do espermatozoide também ativa o oócito e estimula a segunda divisão meiótica, resultando em segregação das cromátides entre o oócito e o segundo corpo polar. Os oócitos são avaliados quanto à evidência de fertilização aproximadamente 18 horas após a inseminação. Um oócito normalmente fertilizado exibe dois pronúcleos distintos, um derivado do oócito e o outro do espermatozoide, e dois corpos polares no espaço perivitelino. Os zigotos devem ser cuidadosamente inspecionados quanto à presença de pronúcleos extras, porque embriões poliploides podem clivar-se normalmente e passar não reconhecidos em estádios subsequentes de desenvolvimento. Poliploidia pode ser observada em até 5-10% dos embriões globalmente, mas é muito mais prevalente em oócitos imaturos (até 30%) do que em oócitos maduros (1-2%).[465,466] Além de polispermia, poliploidia pode resultar de diginia (fertilização de um oócito diploide), graças a erros do fuso meiótico ou falta de extrusão de um corpo polar, que são mais comumente associados com oócitos imaturos, envelhecendo ou pós-maduros.[467,468] O processo de fertilização requer aproximadamente 24 horas e termina com a primeira divisão mitótica (clivagem).

Falha de fertilização passada ou infertilidade grave de fator masculino exige ICSI, que produz taxas de gravidez em casais com infertilidade de fator masculino que se comparam favoravelmente àquelas em casais sem um fator masculino.[469] Na ausência de um fator masculino, ICSI não oferece vantagem sobre a FIV convencional;[470,471] de fato, a evidência sugere que FIV padrão produz taxas mais altas de implantação e gravidez clínica.[3,470]

Quando não há ejaculado (aspermia) ou apenas raros ou nenhum espermatozoide (azoospermia) no ejaculado, uma variedade de métodos pode ser usada para recuperar espermatozoides para fertilização. Espermatozoides doadores também podem ser usados, por planejamento ou como uma contingência, caso falhem esforços para recuperar espermatozoides no dia da recuperação de oócitos. Homens com falha ejaculatória não têm ejaculado ou têm ejaculação retrógrada. Falha ejaculatória pode resultar de disfunção neurológica ou lesão dos tratos eferentes simpáticos que controlam a emissão e ejaculação (lesão da medula espinal, diabetes melito, esclerose múltipla, cirurgia retroperitoneal) ou pode ser de origem psicogênica. Azoospermia pode relacionar-se a obstrução ductal (azoospermia obstrutiva) ou resultar de síndrome de células de Sertoli, parada da maturação ou hipospermatogênese (azoospermia não obstrutiva). A avaliação diagnóstica em homens aspérmicos e azoospérmicos encontra-se descrita em detalhe no Capítulo 30.

TÉCNICAS DE CAPTAÇÃO DE ESPERMATOZOIDES

No passado, os homens com azoospermia não obstrutiva eram considerados estéreis e não tratáveis por quaisquer outros meios que não o uso de espermatozoides doadores. Entretanto, espécimes de biópsia de testículo nesses homens frequentemente demonstram espermatozoides,[472] sugerindo produção de um baixo nível de espermatozoides que não sobrevivem ao trânsito epididimal para atingir o ejaculado.[473] *Embora a sabedoria convencional fosse que os espermatozoides têm que atravessar o trato reprodutor masculino para adquirir a capacidade de fertilizar um oócito, o sucesso com ICSI usando espermatozoides epididimais ou testiculares demonstrou o contrário.* Mesmo espermatozoides grosseiramente imaturos (injeção nuclear de espermátide redonda; ROSNI) foram usados para obter fertilização, ainda que com sucesso limitado.[474]

É importante enfatizar novamente que avaliação genética e aconselhamento são indicados em homens com anormalidades seminais graves antes que seus espermatozoides sejam usados para ICSI. Homens com ausência congênita bilateral dos dutos deferentes (CBAVD) ou formas menos graves de aplasia dos dutos, e suas parceiras femininas, devem ser triados quanto a mutações do gene da fibrose cística antes de quaisquer tentativas de gravidez por meio de TRA para determinar o risco de transmitir fibrose cística ou CBAVD à prole.[475-477] Homens com azoospermia não obstrutiva ou oligospermia grave (menos de 5 milhões/mL) devem receber oferecimento de cariotipagem e triagem quanto a microdeleções do cromossomo Y.[477]

Captação de Espermatozoides em Homens com Ejaculação Retrógrada

Homens com ejaculação retrógrada documentada podem ser tratados com simpaticomiméticos visando ao controle do esfíncter interno (imipramina 25 mg duas vezes ao dia ou 50 mg ao deitar, pseudoefedrina 60 mg, efedrina 25-50 mg quatro vezes ao dia, fenilpropanolamina 50-75 mg duas vezes ao dia). Quando tratamento clínico se comprova sem sucesso, espermatozoides podem ser recuperados diretamente da bexiga após masturbação; melhores resultados são obtidos quando o pH da urina e a osmolalidade (300-380 mOsm/L) são cuidadosamente controlados por alcalinização da urina (bicarbonato de sódio 650 mg quatro vezes ao dia, começando 1-2 dias antes da coleta) e controle da ingestão hídrica.[478,479] Alternativamente, a bexiga pode ser enchida com meio tamponado imediatamente antes da ejaculação.

Estimulação Vibratória e Eletroejaculação

Em homens com insuficiência ejaculatória psicogênica ou lesão da medula espinal abaixo do nível T6, estimulação vibratória pode muitas vezes ter sucesso em produzir um ejaculado. Estimulação elétrica com explorador retal (eletroejaculação) é recomendada para homens que não têm sucesso com estimulação vibratória e aqueles com cirurgia retroperitoneal prévia.[480,481] Ejaculações induzidas podem ser retrógradas e exigir adicionalmente os procedimentos descritos anteriormente. Uma vez que os eletroejaculados frequentemente exibam astenospermia e teratospermia, ICSI frequentemente é necessária.

Aspiração Epididimal de Espermatozoides

Espermatozoides podem ser obtidos por aspiração de espermatozoides epididimal microcirúrgica (MESA) no momento da vasoepididimostomia ou como um procedimento isolado em homens com CBAVD ou obstruções incorrigíveis. A técnica envolve incisão de um túbulo dilatado isolado, movendo-se gradualmente mais proximalmente, se necessário, até espermatozoides serem obtidos.[482,483] Os espermatozoides são coletados para dentro de uma micropipeta por ação capilar com compressão delicada do testículo e epidídimo e lavados para dentro de um recipiente com um pequeno volume de meio de cultura de FIV. Os espermatozoides recuperados são criopreservados em múltiplas alíquotas para uso em ciclos de FIV, se necessário.[484]

Aspiração epididimal de espermatozoides percutânea usando uma agulha fina também tem sido usada com sucesso para obter espermatozoides e obter gravidez,[485,486] mas a técnica é menos confiável, as pequenas quantidades de espermatozoides obtidas são às vezes inadequadas para possibilitar criopreservação, e as taxas de gravidez alcançadas geralmente foram mais baixas que com a técnica aberta.

Extração e Aspiração Testicular de Espermatozoides

Em homens com azoospermia não obstrutiva e aqueles em que as técnicas de aspiração de espermatozoides epididimais falham ou não se aplicam, espermatozoides podem ser recuperados usando-se qualquer uma das três outras técnicas. Extração testicular de espermatozoides microcirúrgica (TESE) aberta fornece o maior número de espermatozoides com potencial para criopreservação. Biópsia com agulha percutânea ou aspiração do testículo também foi descrita, mas é mais aplicável em homens com espermatogênese normal e azoospermia obstrutiva.[487,488]

Usando a técnica microcirúrgica aberta preferida, espermatozoides podem ser captados na maioria dos homens, mesmo aqueles com azoospermia não obstrutiva. Amplificação minimiza o risco de lesão ao suprimento sanguíneo testicular, aumenta a probabilidade de captar um espécime de biópsia isento de sangue e permite identificação de túbulos de maior calibre que são mais tendentes a produzir espermatozoides.[489,490] Gravidezes normais foram obtidas mesmo naqueles com insuficiência testicular congênita ou adquirida,[491] azoospermia pós-quimioterapia[492] e síndrome de Klinefelter.[493]

Em homens com azoospermia não obstrutiva, TESE é mais bem realizada no dia ou um dia antes da recuperação de oócitos, quando possível, e não antes de aproximadamente 6 meses após qualquer biópsia prévia ou procedimento TESE, por várias razões. Primeira, até um terço dos homens com aparente azoospermia não obstrutiva pode exibir espermatozoides no seu ejaculado no dia da recuperação planejada e não necessitará TESE.[494] Segunda, espermatozoides recuperados de homens com azoospermia não obstrutiva podem não ser móveis ou mesmo viáveis após criopreservação e descongelamento, e ICSI usando espermatozoides imóveis pode fornecer piores resultados do que quando executada com espermatozoides móveis.[495] Finalmente, a probabilidade de recuperação bem-sucedida de espermatozoides viáveis para ICSI é significativamente reduzida quando TESE é efetuada logo após uma biópsia de testículo ou TESE prévia.[495] Espermatozoides doadores compatíveis devem estar disponíveis para o caso de serem necessários, porque TESE fornece espermatozoides viáveis em apenas cerca da metade dos homens com azoospermia não obstrutiva.[489,496,497] Quando TESE não puder ser realizada perto do momento da recuperação de oócitos, TESE eletiva pode ser executada, e os espermatozoides recuperados podem ser preservados; o risco de não ter espermatozoides viáveis após descongelamento é real mas relativamente pequeno, e espermatozoides doadores podem ser usados, se necessário.[498-500]

INJEÇÃO DE ESPERMATOZOIDES INTRACITOPLASMÁTICA (ICSI)

Foram desenvolvidas técnicas de fertilização assistida para contornar a necessidade de espermatozoides penetrarem a zona pelúcida. Uma variedade de métodos foi descrita, mas o sucesso da ICSI tornou obsoletas todas as outras.[501,502] Métodos mais antigos, incluindo "perfuração" da zona (usando uma micropipeta e solução de Tyrode acidificada ou *laser*),[503,504] dissecção parcial da zona (abrindo a zona pelúcida com uma microagulha),[505] e inserção ou inseminação zubzonal (injeção de espermatozoides embaixo da zona no espaço perivitelino),[506] ainda requeriam que o espermatozoide interagisse com o oolema e não evitavam fertilização polispérmica, mas a ICSI resolveu esses problemas.[507]

No procedimento de ICSI, um único espermatozoide selecionado é primeiro imobilizado comprimindo-se a cauda do espermatozoide com uma pipeta de injeção (diâmetro interno 5-7 μm), em seguida puxado para dentro da pipeta. O oócito é estabilizado, usualmente com o corpo polar na posição de 6 ou 12 horas, e penetrado na posição de 3 horas. A pipeta perfura a zona e o oolema, e o espermatozoide é injetado diretamente dentro do ooplasma. ICSI não exige que o espermatozoide sofra a reação do acrossomo ou se funda com a membrana do oócito como ocorre com fertilização natural. Em vez disso, a ruptura mecânica do ooplasma e membranas do espermatozoide, facilitada pelo procedimento de imobilização do espermatozoide e a delicada aspiração e reinjeção do citoplasma do oócito, desencadeia a ativação do oócito.[508-512] **Na maioria dos casos ICSI obtém taxas de fertilização comparáveis às observadas com FIV convencional na ausência de fatores masculinos (50-70%).**

ICSI pode danificar o fuso meiótico mesmo se a área adjacente ao primeiro corpo polar for evitada, porque o segundo fuso meiótico varia em posição e não está sempre localizado embaixo do primeiro corpo polar.[513,514] Um sistema óptico polarizador que adquire imagem do fuso meiótico pode ajudar a reduzir o risco de lesão do fuso.[515]

A indicação principal para ICSI é infertilidade de fator masculino. Os parâmetros limiares do sêmen variam entre os centros, mas tipicamente incluem oligospermia grave (< 5 milhões de espermatozoides/mL), astenospermia (< 5% motilidade progressiva) ou teratospermia (< 4% formas normais por critérios estritos). ICSI também é indicada ao usar espermatozoides captados cirurgicamente (porque o número de espermatozoides maduros é relativamente limitado) ou o tratamento inclui diagnóstico genético pré-implantação (porque a inseminação convencional pode resultar em espermatozoides extras afixados à zona, o que pode contaminar a amostra para diagnóstico por reação de cadeia de polimerase) e para casais com prévia fertilização falha ou má fertilização com FIV convencional. Outras circunstâncias em que baixa eficiência de fertilização ou falha da fertilização é revista podem ser vistas como uma indicação para ICSI. Para proteger contra as consequências potenciais de uma anormalidade não diagnosticada da função dos espermatozoides, alguns centros efetuam ICSI em pelo menos uma parte dos oócitos recuperados de mulheres com infertilidade inexplicada.[107,516,517] ICSI também pode produzir taxas mais altas de fertilização com oócitos amadurecidos *in vitro*[518-520] e oócitos criopreservados,[521,522] que muitas vezes exibem uma zona endurecida (resistência à digestão por proteases).[523-526]

CULTURA DE EMBRIÕES

Embora muita atenção tenha sido focalizada em formulações de meios de cultura, outros componentes do sistema de cultura são igualmente importantes, incluindo a concentração de dióxido de carbono (4-7%), volume de incubação (10-50 μL), tamanho do grupo de embriões (1-4) e o tipo de suplemento de proteína (albumina sérica humana, albumina recombinante, substituto sérico sintético).[527-529]

Embora o primeiro nascimento humano após FIV tenha resultado da transferência de um blastocisto,[2] a maioria das transferências desde então envolveu embriões em estádio de clivagem mais iniciais (dia 2 ou 3 após a fertilização), principalmente pela falta de meios de cultura que pudessem confiavelmente sustentar embriões durante os estádios de compactação (mórula) e blastocisto do desenvolvimento. Entretanto, a identificação de reguladores-chave e uma maior compreensão das necessidades fisiológicas em evolução dos embriões em crescimento estimularam o desenvolvimento de meios "sequenciais" que variam em composição com o estádio de desenvolvimento do embrião.[530] *Enquanto os embriões pré-compactação preferem piruvato como nutriente e aminoácidos não essenciais (encontrados em mais altas concentrações na tuba), os embriões pós-compactação preferem glicose e aminoácidos essenciais (encontrados em mais altas concentrações no útero).*[531,532] Os meios comercialmente disponíveis proporcionam a oportunidade para qualquer programa incorporar cultura prolongada à sua prática.

Cultura prolongada e transferência de blastocisto oferecem diversas vantagens potenciais em relação à transferência de embriões em estádio de clivagem:

- Melhor avaliação de viabilidade verdadeira, após ativação do genoma embrionário.
- Melhor sincronização entre o estádio de desenvolvimento embrionário e o ambiente endometrial.
- A oportunidade de efetuar diagnóstico genético pré-implantação (PGD), quando ele estiver indicado.
- Taxas mais altas de implantação, permitindo transferência de menor número de embriões, diminuindo o risco de gravidez múltipla.

Cultura prolongada é um teste mais confiável de viabilidade e potencial de desenvolvimento porque poucos genes embrionários são transcritos antes do estádio de 8 células e medidas iniciais de qualidade relacionam-se quase exclusivamente com a qualidade do oócito.[533-536] Os embriões pós-compactação também possuem um epitélio de transporte e são capazes, portanto, de regular melhor sua fisiologia intracelular e adaptar-se ao seu ambiente.[537-539] Embora embriões pronucleares e em estádio de clivagem *sejam capazes* de se adaptar a ambientes relativamente hostis, sobreviver, e se implantar com sucesso, essas demandas geram estresses que podem comprometer a viabilidade.[532,540] Cultura prolongada também pode ajudar a minimizar quaisquer efeitos adversos de um meio hormonal anormal sobre a receptividade e contratilidade uterina, na sequência da estimulação ovariana.[541-544]

O argumento mais forte em favor da cultura prolongada é que a taxa de implantação de blastocistos (30-60%) é significativamente mais alta que a de embriões em estádio de clivagem (12-20%).[545-549] Quase certamente, a taxa de implantação mais alta dos blastocistos meramente reflete melhor seleção dos embriões mais viáveis, uma vez que não há nenhuma evidência de que a cultura prolongada melhore a qualidade intrínseca dos embriões. Consequentemente, há pouco cabimento de cultura prolongada em ciclos que fornecem poucos embriões ou apenas de má qualidade.[550,551] De fato, taxas de implantação já baixas de embriões de menor qualidade exibindo desenvolvimento lento ou fragmentação importante podem ser ainda mais reduzidas, se o tempo em cultura for prolongado, e muitos podem não sobreviver ao desafio.[552]

Nem todos adotaram a tendência ao uso mais amplo de cultura prolongada, que também tem pelo menos duas desvantagens potenciais:

- Embriões de menor qualidade que podem se implantar se transferidos no dia 3 podem deixar de atingir o estádio de blastocisto *in vitro*, aumentando o risco de que pode não haver embriões para transferência.
- Enquanto taxas mais altas de implantação de blastocisto permitem transferência de menos embriões, as taxas de gravidez múltipla após transferência de dois blastocistos são as mesmas ou mais altas do que as observadas após transferência de maiores números de embriões em estádio de clivagem.

Os resultados de revisões sistemáticas recentes ilustram ambas a principal vantagem e desvantagem da cultura prolongada. Uma revisão sistemática em 2007 de estudos randomizados comparando transferência de blastocisto e embrião em estádio de clivagem observou uma taxa mais alta de nascidos vivos por casal após transferência de blastocisto (36% vs. 29,4%; OR = 1,35, IC = 1,05-1,74) que foi mais evidente para "pacientes de bom prognóstico" randomizadas no dia 3 de cultura e recebendo um número igual de embriões.[553] A taxa de criopreservação de embriões foi mais baixa para blastocistos (OR = 0,45, IC = 0,36-0,56), e o risco global de não ter embriões para transferência foi mais alto para blastocistos (OR = 2,85, IC = 1,97-4,11), mas não em pacientes tendo um bom prognóstico.[553] Uma metanálise de 2008 observou que a taxa de nascidos vivos da transferência de blastocisto foi mais alta que a de transferência em estádio de clivagem apenas quando as pacientes foram randomizadas no dia 2 ou 3 de cultura (em oposição a mais cedo) ou quando um número igual de embriões foi transferido (em oposição a transferir um número maior de embriões em estádio de clivagem do que blastocistos).[554] Nove das 18 experiências incluídas na análise compararam resultados em uma população de bom prognóstico (conforme definido pela idade, números de ciclos falhados prévios, resposta à estimulação ovariana e qualidade dos embriões). Entre estes, as taxas de gravidez clínica obtidas com transferência de embrião em estádio de clivagem e blastocisto não foram diferentes (1.315 pacientes, OR = 1,21, IC = 0,96-1,51), mas as taxas de nascidos vivos foram significativamente mais altas com transferência de blastocisto.[554]

Em populações não selecionadas,[555-564] e entre casais tendo um ou mais ciclos falhos prévios,[565] as taxas de gravidez e nascidos vivos após transferência de blastocisto e embrião em estádio de clivagem são semelhantes. Em um estudo envolvendo 54 pacientes com três ou mais ciclos falhos prévios (após transferência de embriões em estádio de clivagem) que foram randomizadas para receber transferência em estádio de clivagem ou blastocisto, a taxa de implantação (21% *vs*. 6%) e a taxa de gravidez clínica (22% *vs*. 13%) foram mais altas com transferência de blastocisto, mas as taxas de nascidos vivos não foram diferentes (10% estádio de clivagem *vs*. 13% blastocisto), porque algumas randomizadas para transferência de blastocisto não tiveram embrião para transferir.[565] *Em conjunto, estas observações indicam que a transferência de blastocisto fornece uma taxa de nascidos vivos mais alta em pacientes de bom prognóstico, particularmente quando a decisão de prolongar cultura ocorre no dia 3, mas não melhora as taxas de nascidos vivos para as pacientes de mau prognóstico.*

A principal desvantagem da cultura prolongada e transferência de blastocisto é o risco mais alto de transferência cancelada. Embora as novas tecnologias "ômicas" agora emergindo (perfilagem genômica, transcriptômica, proteômica ou metabolômica) encerrem promessa de ajudar a identificar embriões competentes em seus desenvolvimentos, nenhuma se comprovou pronta para aplicação na prática clínica.[566,567]

Evidência sugere que medidas clínicas (idade, paridade, contagem de folículos antrais)[568,569] e parâmetros laboratoriais (método de fertilização, número de blastômeros e o grau de fragmentação observado no dia 3),[549,551,570,571] podem predizer potencial para formação de blasto, mas a capacidade de gerar blastocistos *in vitro* varia amplamente entre as pacientes[572] e modelos de predição ainda não foram testados em experiências multicêntricas. *O risco de transferência cancelada associado à cultura prolongada é muito real em populações não selecionadas (OR = 2,85, IC = 0,79-2,84), mas não diferente daquele da transferência de embrião em estádio de clivagem em pacientes de bom prognóstico (OR = 1,50, IC = 0,79-2,84).*[554]

Em alguns estudos, examinando os resultados de cultura prolongada e transferência de blastocisto, taxas de gêmeos dizigóticos até 50% foram observadas após transferência de dois blastocistos. *Em pacientes de bom prognóstico, transferência eletiva de blastocisto único reduz significativamente a incidência de gêmeos sem reduzir a taxa global de gravidez.*[573,574] Um estudo em receptoras de oócitos doadores observou que transferência de blastocisto único fornece uma taxa de gravidez global um pouco mais baixa, em comparação à transferência de dois blastocistos, mas reduz dramaticamente a taxa de gêmeos.[574] É desapontador que a transferência de blastocisto não tenha ainda satisfeito sua promessa de reduzir a incidência de gravidez múltipla, principalmente porque poucos têm se disposto a transferir apenas um único blastocisto.[575-577]

A maioria,[578,579] mas não todos os estudos,[580] observou um aumento de 2 a 5 vezes na incidência de gemelaridade monozigótica após transferência de blastocisto. A causa é desconhecida, mas foram implicadas alterações induzidas pela cultura na *zona pellucida* ou na incubação do embrião.[581-583] A maioria, mas não todos,[584] também observou que a transferência de blastocisto muda a proporção dos sexos, favorecendo homens, em comparação à observada em crianças concebidas naturalmente,[585] ou resultando da transferência de embrião em estádio de clivagem.[547,579,586-588] O fenômeno pode refletir o desenvolvimento mais rápido de embriões masculinos (pelo menos em animais),[589] e a tendência a selecionar os embriões mais avançados para transferência.

Previsivelmente, as pacientes recebendo transferência de blastocisto têm menor número de embriões excedentes disponíveis para criopreservação do que aquelas recebendo uma transferência de embrião em estádio de clivagem (OR = 0,28, IC= 0,14-0,55).[590] Uma vez que a taxa de nascidos vivos cumulativa (incluindo nascimentos resultando de transferências de embriões frescos e congelados) constitui a medida mais apropriada para comparação entre transferência de blastocisto e embrião em estádio de clivagem, ter um menor número de embriões criopreservados poderia anular alguns dos benefícios da cultura prolongada.

Vários trabalhos levantaram a preocupação de que a duração mais longa da cultura de embriões possa predispor a um risco mais alto de mutações epigenéticas (*imprinting*),[591,595] embora estudos subsequentes examinando a questão tenham sido tranquilizadores.[596,597] O mecanismo é desconhecido, mas o componente metionina do meio de cultura foi implicado.[598] Evidência de estudos em animais de que a programação do desenvolvimento durante o intervalo pré-implantação pode ser influenciada por manipulações *in vitro*[599,600] sugere que esforços para definir e padronizar condições de cultura são justificados e que estudos a longo prazo cuidadosos de crianças resultantes de transferência de blastocisto são justificados.

TESTAGEM GENÉTICA PRÉ-IMPLANTAÇÃO

Testagem genética pré-implantação descreve em termos amplos os procedimentos que envolvem a remoção de um ou mais núcleos de corpos polares (oócitos) ou células (blastômeros, trofectoderma) de embriões para testar quanto a mutações ou avaliar seu complemento cromossômico.[118] *Diagnóstico* genético pré-implantação (PGD) descreve a testagem quanto a uma anormalidade genética conhecida portada por um ou ambos os pais, para determinar se ela foi transmitida ao oócito ou embrião. *Triagem* genética pré-implantação descreve a testagem quanto à aneuploidia de oócito ou embrião, quando os pais são conhecidos ou presumidos normais.[118]

Diagnóstico Genético Pré-Implantação (PGD)

PGD é indicado para casais em risco de transmitir um anormalidade genética específica à sua prole. O risco de transmissão é 50% para portadores de distúrbios dominantes autossômicos (p. ex., síndrome de Marfan), 25% para portadores de distúrbios recessivos autossômicos (p. ex., fibrose cística) e 25% (metade dos embriões masculinos) para mulheres portadoras de distúrbios ligados ao X (p. ex., hemofilia A). PGD também pode ser usado para detectar mutações genéticas que predispõem a uma doença (doença de Alzheimer de início precoce,[601] polipose adenomatosa familial do cólon,[602] mutações do gene supressor tumoral[603]), para detectar uma translocação cromossômica não balanceada nos embriões de um casal abrigando uma translocação balanceada, e para compatibilizar antígeno leucocitário humano (HLA) de embriões a um filho existente dos mesmos pais (transplante de medula óssea).[604]

PGD pode ser realizado em corpos polares removidos de oócitos antes da fertilização (diagnóstico pré-concepção)[605] ou em blastômeros ou trofectoderma removidos de embriões antes da transferência. O equipamento e técnicas necessários para PGD são os mesmos que para ICSI e procedimentos correlatos (eclosão assistida). Depois de criar uma abertura na *zona pellucida* usando um *laser* ou solução ácida de Tyrode, o corpo polar ou blastômero(s) é extraído para análise genética.

Diagnóstico pré-concepção é trabalhoso e muitas vezes exige remoção sequencial de ambos o primeiro e segundo corpos polares para evitar erros de diagnóstico.[606] Embora a maioria das aneuploidias resulte de erros na meiose I, a composição do oócito não pode ser inferida confiantemente a partir daquela do primeiro corpo polar, por causa de eventos de recombinação. Anormalidades também podem se originar na meiose II, exigindo exame do segundo corpo polar. Mesmo então, erros mitóticos subsequentes e qualquer um resultante de herança paterna não podem ser detectados. Quando a análise de corpos polares é inconclusiva, deve ser efetuada biópsia do embrião. O trauma cumulativo provavelmente excede aquele de uma única biópsia do embrião em estádio de clivagem.

Para detectar anormalidades em embriões, uma ou duas células nucleadas são removidas, tipicamente no terceiro dia após fertilização (o estádio de 6-8 células), antes da compactação quando os blastômeros se tornam mais apertadamente aderentes.[607,608] Depois da biópsia, o embrião pode ser posto em cultura prolongada para se desenvolver para o estádio de blastocisto, ou criopreservado até que os resultados da análise genética possam ser completados. Biópsia do embrião também pode ser efetuada mais tarde, no estádio de blastocisto. Blastocistos têm mais células para análise genética e são menos propensos a ser lesados por biópsia,[609,610] mas a amostragem mais tarde deixa pouco tempo para análise antes que o embrião deva ser transferido ou congelado. Embora os embriões biopsiados sejam mais sensíveis aos rigores da congelação e descongelação, modificações técnicas na criopreservação superaram em grande parte a limitação.[611,612]

Para detecção de mutações de genes específicos, células individuais são colocadas em pequenos tubos de ensaio para análise de DNA usando-se *primers* mutação-específicos e a reação de cadeia de polimerase (PCR) para amplificar o segmento de DNA que contém o gene de interesse. Para doenças envolvendo múltiplos locais de mutação, PCR múltipla ou amplificação do genoma inteiro pode ser usada para possibilitar análise simultânea dos diferentes *loci*.[613-615] Após amplificação do DNA com PCR, uma variedade de técnicas pode ser usada para detectar a mutação visada. A maioria envolve separação dos produtos de amplificação por eletroforese para comparação direta com DNA normal de referência. Análise com enzimas de restrição pode ser aplicada quando a sequência alterada resulta em uma perda ou ganho de um local de restrição (doença falciforme). Para detecção de mutações que não afetam um local de restrição, *primers* especialmente projetados podem ser usados para amplificar seletivamente a sequência anormal ou a normal para determinar a presença ou ausência da mutação. PCR fluorescente é uma modificação útil para detectar deleções (a mutação ΔF508 comum da fibrose cística), inserções (a mutação 1278ins4 da doença de Tay Sachs) e mutações envolvendo múltiplos *loci*. PCR em tempo real é um método que permite medição contínua do acúmulo de um produto específico de amplificação e elimina a necessidade de eletroforese.[616] Cromatografia líquida pode ser usada para sequenciar produto de PCR diretamente.

Para detecção de anormalidades cromossômicas numéricas e estruturais, PGD é usualmente executada usando hibridização fluorescente *in situ* (FISH), que usa sondas marcadas com fluorocromos coloridos que se ligam a sequências específicas de DNA exclusivas de cada cromossomo. FISH pode detectar um pedaço em excesso ou faltando de material cromossômico em oócitos (quando a mulher é o portador) ou embriões (quando qualquer dos pais é um portador).[617] Após remoção, as células são fixadas sobre vidro, o citoplasma é dispersado, e as sondas fluorescentes são aplicadas e deixadas se hibridizar com sequências de DNA complementar nos cromossomos visados. Os diferentes sinais fluorescentes coloridos podem ser observados com microscopia, usando-se filtros do comprimento de onda apropriado. O número de cópias de cada segmento cromossômico de interesse é definido pelo número de sinais fluorescentes detectados. Em casais abrigando uma translocação cromossômica balanceada, PGD diminui o risco de aborto espontâneo (se gravidez for obtida).[618,619] Embora a maioria dos casais com translocações balanceadas afinal alcançarão um gravidez bem-sucedida sem FIV e PGD, o tempo até parto pode ser prolongado, e a maioria sofrerá abortos espontâneos adicionais no ínterim.[620-622]

O procedimento PGD apresenta vários desafios técnicos, principalmente relacionados com o curto tempo e quantidade limitada de material genético disponíveis para análise. Biópsia de corpo polar ou embrião é um procedimento delicado que exige extraordinária perícia para minimizar trauma ao oócito ou embrião. Quando são usados métodos com base em PCR, erros de diagnóstico podem resultar de células anucleadas, amplificação falhada ou parcial,[623-625] ou contaminação externa. O risco estimado de erro de diagnóstico é aproximadamente 2% para doenças recessivas e 11% para doenças dominantes,[626] mas o risco verdadeiro é desconhecido. Quando se usa FISH, aproximadamente 10% das células não fornecem resultados, ou fornecem resultados que não são confirmados quando as células restantes no embrião são analisadas. O risco de resultados inconclusivos ou sem acurácia se relaciona com o número de células e cromossomos incluídos na análise. Se uma sonda deixar de se hibridizar, nenhum resultado é disponível quanto ao cromossomo correspondente; as sondas comercialmente disponíveis são mais de 95% eficientes, mas isso ainda deixa espaço para erro. Cromossomos superpostos podem fornecer resultados fundidos ou divididos que podem ser erradamente interpretados.

PGD oferece aos casais que portam doenças genéticas sérias a oportunidade de ter um filho sadio sem os problemas práticos e éticos associados à terminação de uma gravidez afetada após diagnóstico pré-natal tradicional (amostragem de vilo coriônico, amniocentes). Entretanto, aconselhamento cuidadoso é necessário e deve incluir o seguinte:

- A possibilidade de erro de diagnóstico ou resultados inconclusivos.
- A possibilidade de anormalidades originadas do procedimento de biópsia.
- A possibilidade de que a chance de sucesso possa ser reduzida, em comparação àquela esperada quando PGD não é realizado, graças a trauma ao embrião e ao menor número de embriões disponível após embriões anormais serem excluídos.
- A necessidade de diagnóstico pré-natal convencional para confirmar a exatidão do PGD.

Triagem Genética Pré-Implantação (PGS)

Aneuploidia é comum em embriões humanos, a maioria resultando de erros meióticos no oócito, que aumentam em prevalência com o avanço da idade. Embora aneuploidia seja mais comum em embriões morfologicamente anormais, mesmo embriões com morfologia normal e progresso de desenvolvimento podem ser aneuploides.[627,628] Logicamente, seria de esperar que a biópsia de embrião, triagem de aneuploidia e transferência de embriões comprovados euploides melhorassem a eficiência de implantação e reduzissem a incidência de aborto espontâneo em gravidezes resultando de FIV. Uma vez que a maioria da aneuploidia deriva do oócito, mesmo a triagem de corpo polar deve ser informativa.[629,630] Mulheres mais velhas são as candidatas potenciais mais óbvias à PGS. Outras incluem mulheres com uma história de perda recorrente de gravidez, aquelas com falha repetida de FIV apesar da transferência de embriões morfologicamente normais e casais com infertilidade grave de fator masculino.

Triagem de aneuploidia é usualmente efetuada usando FISH para identificar o número de cópias de cromossomos selecionados, mas o número de pares de cromossomos a partir de cada núcleo que pode ser avaliado é limitado. Até nove cromossomos, incluindo aqueles envolvidos na maioria das aneuploidias (X, Y, 13-16, 18, 21, 22), podem ser examinados com duas análises FISH sequenciais em uma única célula.[631-634] Alternativamente, todos os 23 pares de cromossomos podem ser amplificados, usando-se *primers* aleatórios para análise por hibridização genômica comparativa (CGH)[635] A técnica envolve amplificação simultânea de amostras de teste e referência usando fluorocromos vermelhos (amostra de teste) e verdes (amostra de referência), os quais a seguir são deixados se hibridizar com um *spread* de cromossomos de metáfase masculino normal. *Software* de processamento de imagem é usado para analisar as quantidades relativas de sinais vermelho e verde para determinar os números de cromossomos.

PGS tem várias limitações inerentes. Primeira, menos da metade dos pares de cromossomos pode ser avaliada com FISH, e estudos comparando resultados obtidos com FISH e CGH demonstraram que até 25% dos embriões aneuploides escapam à detecção por FISH, porque o par anormal não estava entre os analisados.[611] Infelizmente, CCH convencional não pode ser completada no curto tempo disponível entre a biópsia no dia 3 e a transferência no dia 5 ou 6 após fertilização, exigindo que embriões biopsiados sejam preservados para transferência em um ciclo subsequente depois que os resultados forem conhecidos. Métodos mais rápidos de CGH estão em desenvolvimento, mas podem não evitar erros diagnósticos relacionados com mosaicismo embrionário inicial, o que é comum e aumenta em prevalência com a idade materna.[636-640] De fato, análise de todos os 24 cromossomos (22 autossomos, X e Y) poderia aumentar o número de diagnósticos falso-positivos e o número de embriões potencialmente normais descartados. Um embrião mosaico pode ser identificado apenas se duas ou mais células forem removidas e analisadas e não pode ser excluído a não ser que todas as células sejam analisadas, o que destrói o embrião. Um estudo de embriões produzindo resultados discordantes depois que duas células foram analisadas observou que metade era euploide, quando todas as células foram analisadas.[641] A observação sugere que, em alguns casos, a biópsia pode remover uma célula anormal e "corrigir" uma anormalidade. Entretanto, os embriões mosaicos devem ser considerados anormais, porque a proporção de células euploides necessária para desenvolvimento normal é desconhecida. Resultados de outros estudos sugerem que até metade de todos os embriões em estádio de clivagem que sobrevivem para se tornar blastocistos se "autocorrige".[639,642,643] Alternativamente, a linhagem celular anormal poderia deixar de se propagar, ou o diagnóstico original pode ter sido incorreto.

Infelizmente, PGS ainda não satisfez sua promessa. Quatro estudos randomizados examinaram o impacto de PGS com FISH sobre os resultados em mulheres de idade materna avançada; todas deixaram de demonstrar qualquer benefício, e duas forneceram evidência de PGS diminuir as taxas de nascidos vivos.[644,645-647] Nenhuma experiência randomizada avaliou a utilidade clínica da PGS em mulheres com aborto recorrente, falha repetida de FIV ou infertilidade grave de fator masculino. Um estudo comparando resultados em um grupo de mulheres com perda recorrente de gravidez àquelas em um grupo que fez PGD para doença ligada ao sexo (controles) observou ausência de diferença nas taxas de gravidez continuada/parida entre os grupos.[648] Em outro comparando resultados após PGS em mulheres mais jovens (idade < 37anos) e mais velhas (idade ≥ 37 anos) com uma história de aborto recorrente, as taxas de gravidez não foram diferentes daquelas obtidas na população em geral de FIV.[649] Um estudo de PGS comparando resultados em um grupo de pacientes com uma média de 4,2 ciclos falhados prévios àquelas em um grupo fazendo PGD para doença ligada ao X (controles) não observou diferença nas taxas de gravidez entre os grupos.[650] Um outro observou ausência de diferença em taxas de implantação ou gravidez em mulheres com três ou mais ciclos de FIV falhos prévios que escolheram PGS ou eclosão assistida no dia 3 antes de transferência no dia 5.[632] Finalmente, duas experiências randomizadas avaliando PGS para seleção de embriões em pacientes de bom prognóstico não conseguiram demonstrar benefício.[651,652] Nenhum estudo avaliou a utilidade de PGS em casais com infertilidade de fator masculino.

Dados os resultados desapontadores da PGS usando FISH, aqueles de um pequeno estudo observacional usando CGH para PGS são intrigantes. O estudo recrutou 45 voluntárias inférteis cujos embriões foram cultivados até o estádio de blastocisto antes de biópsia de trofectoderma para PGS usando CGH, com todos os blastocistos criopreservados para transferência mais tarde se euploides.[567] Globalmente, 51% dos blastocistos deram triagem anormal, 100% dos blastocisto descongelados mais tarde para transferência sobreviveram, e 69% dos blastocistos euploides congelados-descongelados produziram uma gravidez continuada ou nascido vivo. Estas observações promissoras aguardam confirmação em maiores experiências randomizadas, mas sugerem que PGS pode ainda ter o potencial de melhorar os resultados em FIV.

ECLOSÃO ASSISTIDA

A "eclosão" do blastocisto da *zona pellucida* é um processo natural em que o embrião se expande e emerge antes da implantação. Sob condições de cultura, o embrião irrompe, deixando para trás uma zona vazia, mas *in vivo*, a zona nos mamíferos normalmente se dissolve. A evidência sugere que a eclosão *in vivo* resulta de interações embrião-útero, com o embrião secretando lisinas ativadoras de zona no líquido uterino.[653] A espessura da zona e a resistência relativa à digestão pelas enzimas se correlacionam com a qualidade e potencial de implantação do embrião.[654-657]

"A eclosão assistida" descreve uma variedade de técnicas para adelgaçar ou abrir artificialmente a zona. O procedimento pretende principalmente melhorar o potencial de implantação. A eclosão assistida também oferece a oportunidade de remover fragmentos citoplasmáticos do espaço perivitelino,[658] mas a evidência indica que remover fragmentos não tem influência na implantação, taxas de gravidez clínica ou taxas de nascidos vivos.[659] Um vasto sortimento de métodos foi usado para eclosão assistida, incluindo perfuração da zona com solução de Tyrode acidificada,[660-663] dissecção parcial da zona com uma microagulha de vidro,[664,665] fotoablação a *laser*,[666-668] adelgaçamento enzimático[669,670] e o uso de um piezomicromanipulador.[671]

A ideia de que eclosão assistida poderia melhorar as taxas de implantação e gravidez originou-se de observações de que embriões submetidos à perfuração da zona durante as experiências iniciais com fertilização assistida exibiram eficiência aumentada de implantação.[672] Os resultados das experiências clínicas subsequentes variaram amplamente, com alguns sugerindo que a eclosão assistida melhorou os resultados em pacientes selecionadas tendo um prognóstico relativamente ruim (idade materna avançada, ciclo falho de FIV prévio, má morfologia do embrião, zona espessada).[660,663,665-668,671] e outros observando ausência de benefícios demonstráveis, particularmente quando eclosão foi aplicada mais largamente.[661,662,664,673] Uma revisão sistemática em 2009 e metanálises de dados combinados de 28 estudos randomizados envolvendo 3.646 mulheres observou que a eclosão assistida aumentou as taxas de gravidez clínica (OR = 1,29, 95% IC = 1,12-1,49) e taxas de gravidez múltipla (12 experiências, OR = 1,67, IC = 1,24-2,263), mas não teve impacto sobre as taxas de aborto espontâneo (14 experiências, OR = 1,13, IC = 0,74-1,73) ou taxas de nascidos vivos (sete experiências, OR = 1,13, IC = 0,83-1,55), e concluíram que os dados são insuficientes para determinar o impacto da eclosão assistida sobre os resultados.[674]

Os resultados variáveis de experiências clínicas empregando diferentes técnicas não permitem conclusões confiantes a respeito do valor da eclosão assistida. *No cômputo geral, o peso da evidência disponível sugere que eclosão assistida pode ter benefício em indivíduos selecionados. Entretanto, eclosão de rotina ou universal não é justificada, particularmente porque o procedimento também tem riscos potenciais. Eclosão pode causar dano aos embriões e pode aumentar o risco de gravidez múltipla e gemelarização monozigótica.*[675-678]

TRANSFERÊNCIA DE EMBRIÃO

Embora embriões tenham sido transferidos com sucesso em qualquer estádio de desenvolvimento inicial desde zigoto a blastocisto, a transferência é mais comumente efetuada 3 dias depois da captação de oócito e fertilização. As vantagens e desvantagens relativas da cultura prolongada até o estádio de blastocisto encontram-se discutidas precedentemente.

Os sistemas para graduar a qualidade dos embriões variam entre os programas, mas os aspectos morfológicos em que a graduação é fundamentada são similares e incluem número de células, simetria e forma dos blastômeros, a extensão da fragmentação citoplasmática no espaço perivitelino e a taxa de clivagem. O embrião ideal em estádio de clivagem no dia 3 tem seis a oito blastômeros de igual tamanho e nenhuma fragmentação citoplasmática. Embriões de menor qualidade podem exibir menos células, blastômeros de tamanho desigual ou graus variáveis de fragmentação.

Os aspectos essenciais da transferência de embrião não mudaram significativamente desde que o procedimento foi descrito pela primeira vez, em 1984.[679] Embora o impacto da técnica de transferência sobre os resultados seja difícil de estudar, a maioria dos médicos acredita que ela é tão importante quanto a qualidade do embrião.[680] A maioria dos estudos,[681-687] mas não todos,[688,689] observou taxas mais altas de gravidez após transferências "fáceis" do que após transferências "difíceis". A medida é subjetiva e difícil de quantificar, mas não necessariamente desprovida de valor.

Transferência de embrião tem várias armadilhas potenciais. Muco dentro do canal cervical pode obstruir a ponta do cateter, resultando em embriões retidos ou colocação inadequada.[683,690,691] Muco cervical também pode ser uma fonte de contaminação bacteriana da cavidade endometrial, afetando adversamente os resultados.[692,693] Embora seja melhor remover qualquer muco cervical óbvio ou em excesso antes da transferência, não há evidência de que lavagem cervical vigorosa seja útil.[686] Sangue na ponta do cateter após transferência sugerindo trauma à mucosa endocervical ou endométrio foi associado a taxas reduzidas de gravidez.[690] Embriões aderidos ao exterior do cateter após transferência podem ser realocados ou removidos inadvertidamente quando o cateter é retirado.[686,694] Exame microscópico do cateter imediatamente após transferência identifica embriões retidos, exigindo um segundo procedimento de transferência; não está claro, se o segundo procedimento de transferência diminui as taxas de sucesso.[683,689,690]

Cateteres de transferência variam amplamente em desenho. Eles podem ser relativamente rígidos ou bastante "flexíveis" e abertos na extremidade ou no lado; muitos também têm uma bainha externa maleável. Cateteres rígidos e aqueles com uma bainha externa rígida são mais fáceis de inserir, porém mais traumáticos do que cateteres flexíveis, que podem acompanhar melhor os contornos da endocérvice e endométrio.[695] Embora cateteres flexíveis forneçam melhores resultados que cateteres rígidos,[696-698] nenhum cateter foi comprovado superior.[682,699-701] Seringas que podem ser usadas com um cateter de transferência também variam em desenho e características de desempenho. Algumas exigem cuidadosa injeção controlada para evitar uma expulsão súbita, e outras que têm um êmbolo com uma extremidade compressível podem causar uma reaspiração inadvertida de embriões após liberação da pressão. Reinjeção após retirar o cateter aproximadamente 1 cm pode ajudar a evitar fluxo retrógrado de meio de transferência que pode resultar de ação capilar.[702]

É melhor que contrações uterinas no momento da transferência de embrião sejam evitadas, à medida do possível. Análise cuidadosa de ultrassonografias em tempo real revelou que as taxas de implantação e gravidez diminuem à medida que aumenta a frequência de contrações miometriais.[543] As manipulações associadas a transferências tecnicamente difíceis ou o uso de uma pinça de Pozzi no colo uterino estimulam contrações uterinas que podem impelir embriões para cima para dentro das tubas uterinas ou para baixo para dentro do colo.[703,704]

Maiores volumes de meios de transferência (acima de 20-50 μL) ou ar acima da coluna de meio podem aumentar o risco de que embriões possam ser expelidos do útero ou impelidos para a tuba uterina.[694,705] A concentração de proteína e a viscosidade do meio de transferência não parecem afetar os resultados.[706,707] Evidência limitada sugere que melhores resultados são obtidos quando a ponta do cateter não toca o fundo, e a transferência ocorre a um nível aproximadamente 0,5-1,0 cm mais baixo.[708,709] Transferências mais altas no fundo podem aumentar o risco de gravidez ectópica,[709,710] e transferências baixas podem resultar em implantações cervicais.[711]

Uma transferência de ensaio antes de o ciclo começar pode identificar mulheres com estenose cervical ou uma junção cervicouterina agudamente angulada que pode tornar a transferência tecnicamente difícil de executar.[681] Vários estudos sugeriram que, quando necessária, é melhor realizar dilatação cervical antes de o ciclo começar;[683,712-714] intervalos de tempo mais curtos entre dilatação e transferência podem ser insuficientes para permitir ao endométrio se recuperar do trauma ou contaminação bacteriana e são associados a taxas de gravidez significativamente mais baixas. Dilatação com laminária antes do ciclo de tratamento também pode ser efetiva.[715] Quando a transferência se comprova difícil apesar destas preparações, um estilete maleável pode ser usado para introduzir a bainha externa de um cateter macio além do óstio cervical interno, a seguir substituído pelo cateter interno macio contendo os embriões ("pós-carga"). Transferência de embrião transmiometrial sob direcionamento ultrassônico foi descrita,[716,717] mas produz taxas mais baixas de gravidez,[718] provavelmente relacionadas com contrações uterinas,[719] e raramente deve ser necessária.

Transferência de embrião sob ultrassonografia transabdominal oferece várias vantagens potenciais em relação a uma técnica cega. *Ultrassonografia facilita a inserção de cateteres flexíveis, con-*

firma posicionamento correto e evita trauma inadvertido ao endométrio fúndico.[686,720] Urina na bexiga também pode ajudar a retificar o plano da junção cervicouterina.[721,722] A posição e orientação uterinas muitas vezes mudam no intervalo entre a transferência simulada e a transferência real, principalmente em razão do aumento ovariano.[723] Em combinação, estes fatores provavelmente explicam por que numerosas experiências clínicas comparativas observaram que as taxas de gravidez são mais altas após transferências guiadas por ultrassom do que após transferências cegas.[685,724-728] Uma revisão sistemática de 2007 incluindo 20 experiências comparando resultados de transferências guiadas por ultrassonografia ou efetuadas usando a técnica de "toque clínico" observou uma taxa de nascidos vivos significativamente mais alta após transferências guiadas (OR = 1,78, IC = 1,19-2,67).[729] Uma experiência randomizada de operador único em 2008 chegou à mesma conclusão (41% *vs.* 28%, OR = 1,75, IC = 1,14-2,69).[730]

Alguns estudos compararam resultados de transferências efetuadas por diferentes médicos, após controlar quanto a outras variáveis óbvias e importantes. Embora alguns tenham achado que "fatores médicos" influenciam os resultados,[731,732] outros não encontraram nenhuma correlação quando os resultados são comparados em uma população "ideal" de pacientes.[733]

Embora repouso no leito durante 30 minutos ou mais seja frequentemente recomendado após transferência, não há evidência de que ele melhore os resultados.[734-737] Subsequentemente, as pacientes podem retomar atividades diárias normais; atividade física e dieta não têm efeito demonstrável sobre os resultados. Cólica branda intermitente e distensão abdominal são sintomas normais, mas dor moderada ou grave exige avaliação para excluir infecção, torção de ovário, síndrome de hiperestimulação ovariana e outras causas de dor abdominal.

Em resumo o objetivo da transferência de embrião é entregar embriões ao útero de uma maneira precisa e atraumática. ***Sempre que possível, muco, sangue e contrações uterinas devem ser evitados. Uma transferência simulada preliminar pode identificar mulheres que podem se beneficiar com dilatação cervical antes de começar o tratamento, e transferências em pequenos volumes usando cateteres flexíveis guiados por ultrassonografia produzem os melhores resultados.***[226,686]

DIRETRIZES PARA TRANSFERÊNCIA DE EMBRIÕES

O objetivo da FIV é maximizar as taxas de gravidez enquanto, ao mesmo tempo, minimizando gestações múltiplas, em particular gestações múltiplas de mais alta ordem. A probabilidade de sucesso aumenta com o número de embriões transferidos, até um ponto além do qual só aumenta o risco de gravidez *múltipla*.[738-740] Regulações estritas sobre o número de embriões transferidos, conforme definido por lei em alguns países, reduzem o número de gravidezes múltiplas e praticamente eliminam gestações múltiplas de alta ordem,[738] mas não permitem que o tratamento seja individualizado, considerando características e circunstâncias únicas da paciente (idade, número e qualidade de embriões, a oportunidade de criopreservação e o resultado de quaisquer ciclos prévios), ou que seja ajustado de acordo com novos dados clínicos. Dados de registro dos EUA sugerem fortemente que regulações ignorando as circunstâncias únicas das mulheres individuais inevitavelmente reduzem a probabilidade de gravidez para muitas.[739]

Os dados gerados por programas individuais são o melhor guia para determinar o número ideal de embriões a transferir em mulheres de variada idade e características clínicas. Na sua ausência, a *Society for Assisted Reproductive Technology* (SART) e a *American Society for Reproductive Medicine* (ASRM) ofereceram diretrizes. Publicadas pela primeira vez em 1998,[741] as diretrizes foram revisadas várias vezes, com base em novos dados clínicos refletindo avanços firmes na TRA indicando que menos embriões podem ser transferidos sem afetar adversamente a probabilidade de sucesso.[742,743] As diretrizes publicadas em 2009 estão sumariadas a seguir:

Diretrizes da SART/ASRM 2009 para o Número de Embriões Transferidos[744]

Prognóstico	< 35 anos	35-37 anos	38-40 anos	41-42 anos
Embriões em estádio de clivagem				
Favoráveis*	1-2	2	3	5
Todos os outros	2	3	4	5
Blastocistos				
Favoráveis*	1	2	2	3
Todos os outros	2	2	3	3

*Características prognósticas favoráveis:

- Primeiro ciclo de FIV.
- Embrião de boa qualidade.
- Excesso de embriões disponíveis para criopreservação.
- Ciclo prévio de FIV bem-sucedido.

Idade materna e qualidade do embrião são os fatores mais importantes que influenciam o potencial de implantação de cada embrião.[745] Quando embriões excedentes de alta qualidade são disponíveis para criopreservação, permitindo uma seleção mais discriminadora, menor número de embriões pode ser transferido, porque pode ser prevista mais alta eficiência de implantação.[739,746] Pela mesma razão, menos blastocistos do que embriões em estádio de clivagem podem ser transferidos.[545,549] Mulheres com as melhores características prognósticas (idade abaixo de 35, primeiro ou previamente bem-sucedido ciclo de FIV, embriões de boa qualidade excedentes) têm um risco aumentado de gravidez múltipla e são candidatas a transferências de embrião único.[747-749] *Globalmente, o peso da evidência indica que um equilíbrio ideal entre taxas de gravidez e o risco de gravidez múltipla pode ser obtido com uma orientação flexível de transferência de embriões com base na idade materna, qualidade do embrião e a disponibilidade de embriões de alta qualidade excedentes.*

SUPORTE À FASE LÚTEA

Hiperestimulação ovariana controlada com gonadotrofinas exógenas geralmente produz múltiplos corpos lúteos que bem se poderia esperar que sustentassem concentrações séricas suprafisiológicas de estradiol e progesterona durante a fase lútea de ciclos de FIV. Cotratamento com análogos do GnRH para prevenção de ondas de LH prematuras e luteinização suprime efetivamente a secreção endógena de LH, conforme pretendido. Infelizmente, mesmo apesar de tratamento agonista e antagonista terminar abruptamente no dia da administração de hCG, supressão residual do LH endógeno não o faz. *Níveis anormalmente baixos de LH durante a fase lútea podem ser insuficientes para estimular e manter o nível de função lútea necessário para promover maturação endometrial oportuna em preparação para implantação ou para suportar uma gravidez inicial uma vez estabelecida.* Secreção de LH endógeno pode permanecer suprimida durante até 10 dias após terminar o tratamento com um agonista do GnRH, e a função lútea frequentemente é inadequada em quantidade ou duração.[750] Embora os antagonistas tenham uma duração de ação muito mais curta, eles muitas vezes têm a mesma consequência. Os níveis integrados de estradiol e progesterona são anormalmente baixos, e a duração da fase lútea é grosseiramente curta em ciclos de tratamento com antagonista do GnRH, particularmente quando um agonista do GnRH em vez de hCG é usado para estimular os estádios finais da maturação dos oócitos.[751] Uma vez que não haja nenhum meio de predizer quem pode ou não necessitar suporte lúteo em qualquer ciclo dado, alguma forma de tratamento deve ser fornecida a todas.

Suplementação de progesterona geralmente começa no dia da recuperação de oócitos, ou no momento da transferência do embrião.[752-754] Numerosas experiências clínicas compararam taxas de gravidez clínica, continuada ou parida ou taxas de aborto espontâneo entre grupos recebendo tratamento com diferentes esquemas de suporte à fase lútea, com variados resultados. Progesterona foi administrada oralmente (300-800 mg por dia), por via vaginal como gel bioadesivo a 8% (90 mg por dia), creme ou comprimido (100-600 mg por dia), e por injeção intramuscular (25-50 mg por dia; 17α-hidroxiprogesterona 341 mg cada 3 dias); doses suplementares de hCG geralmente foram administradas cada 3 dias (1.500-2.500 UI). Não há evidência de que qualquer esquema de tratamento seja superior,[753-755] embora os resultados obtidos com progesterona oral tenham sido inconstantes. A duração ideal de suplementação também não foi estabelecida. Os esquemas de tratamento variam amplamente, desde descontinuação da suplementação no momento do teste de gravidez (positivo ou negativo), à continuação através de todo o primeiro trimestre.[756] Progesterona natural suplementar não é associada a quaisquer riscos aumentados de defeitos congênitos.[752] Embora estradiol suplementar também seja administrado comumente, não há evidência de que ele melhore os resultados, em comparação aos alcançados com suplementação de progesterona isoladamente.[757,758]

CRIOPRESERVAÇÃO DE EMBRIÕES

A primeira gravidez resultante da transferência de um embrião humano criopreservado foi descrita, em 1983.[759] Nos anos que decorreram, os avanços na criobiologia tornaram a criopreservação de embriões uma parte integrante da moderna TRA. O sucesso com ciclos de transferência de embriões congelados aumenta significativamente a taxa cumulativa global de gravidez por recuperação. Criopreservação de todos os embriões também pode ser uma estratégia efetiva de tratamento para mulheres em alto risco de SHEO.[760,761]

O processo de criopreservação tem duas fases distintas, congelação e descongelação. O objetivo da congelação é evitar cristalização da água intracelular, que pode resultar em dano celular. Os protocolos de congelação variam com a fase de desenvolvimento do embrião, que afeta a permeabilidade celular. Há dois métodos básicos para criopreservação de embrião, a técnica de "congelação lenta" e a "vitrificação". Em ambas, a água celular é gradualmente substituída por crioprotetores (dimetil sulfóxido, propanodiol glicerol) via osmose pela passagem através de concentrações crescentes do criopreservativo. No método de congelação lenta, os embriões são selados em ampolas ou frascos, refrigerados a temperaturas entre –30°C e –110°C em um processo programado em 2 passos, e a seguir armazenados em nitrogênio líquido. A primeira fase do processo de congelação é rápida para evitar formação de cristais de gelo (mais tendente a ocorrer com resfriamento gradual), e a segunda fase é mais gradual. No método de vitrificação, os embriões são congelados instantaneamente por imersão em nitrogênio líquido, criando um estado sólido semelhante a vidro.[762,763] Depois de descongelar, o processo é revertido, passando gradualmente o embrião através de concentrações decrescentes do crioprotetor, seguindo-se um intervalo de cultura antes da transferência.

Embriões podem ser congelados em qualquer estádio de zigoto a blastocisto, e permanecer viáveis durante pelo menos vários anos, talvez indefinidamente.[764] Numerosos estudos compararam as taxas de sobrevida descongelada, implantação e gravidez em embriões congelados em diferentes fases de desenvolvimento. Em geral, as taxas de sobrevida pós-descongelamento após congelamento lento variam entre 50 e 90% e são mais altas para zigotos do que para embriões em estádio de clivagem e blastocistos.[765-770] As taxas de implantação (5-15%) e taxas de gravidez (10-30%) após transferência de zigotos lento-congelados descongelados, embriões em estádio de clivagem e blastocistos variaram entre os estudos, mas não dramaticamente. A experiência inicial com vitrificação sugere que o método é associado a taxas constantemente altas de sobrevida (90-100%), e pode fornecer taxas mais altas de implantação e gravidez.[762,763]

Globalmente, as taxas de sucesso de ciclos de transferência de embriões congelados são aproximadamente metade a dois terços das observadas em ciclos de transferência fresca na maioria dos centros, pelo menos em parte porque os embriões de mais alta qualidade são geralmente selecionados para transferência fresca. Os resultados obtidos com embriões derivados de FIV convencional e ICSI são comparáveis. Os embriões que retomam clivagem e sobrevivem mais tempo em cultura são mais tendentes a resultar em gravidez, e embriões irmãos criopreservados derivados de ciclos bem-sucedidos fornecem taxas mais altas de sucesso do que os derivados de ciclos malsucedidos, provavelmente refletindo melhora na qualidade global dos embriões.

Embriões congelados-descongelados podem ser transferidos em um ciclo natural monitorado em mulheres com função ovulatória normal.[771-773] Alternativamente, transferência pode ocorrer em um ciclo artificial em que o desenvolvimento endometrial é cuidadosamente controlado por tratamento sequencial programado com estrogênio exógeno (estradiol micronizado oral 4-6 mg por dia ou estradiol transdérmico (0,2-0,4 mg) e progesterona (50-100 mg por dia IM, gel vaginal 8%, administrado duas vezes ao dia), começando com ou brevemente depois do início da menstruação.[774-776] Também pode ser usada inibição preliminar com um agonista do GnRH, como é típico em receptoras de oócitos doadores.[260,773,774,777] Uma revisão sistemática em 2010 incluindo 22 estudos randomizados comparando diferentes esquemas de preparação endometrial não encontrou nenhuma evidência de que um método de preparação endometrial foi superior aos outros.[754] Tanto em ciclos naturais (dias após ovulação) quanto artificiais (dias de tratamento com progesterona), o momento da transferência é sincronizado com o estádio de desenvolvimento do embrião, como nas receptoras de oócitos doadores (discutido a seguir).

RESULTADOS DA FIV

Os resultados da FIV melhoraram firmemente o tempo todo desde sua introdução na prática clínica. De início, FIV oferecia apenas uma probabilidade modesta de sucesso e era reservada apropriadamente para casais que não tinham opção ou tinham tido insucesso com todas as outras formas disponíveis de tratamento. À medida que a tecnologia e os resultados melhoraram, FIV tornou-se uma opção realística e atraente para um número cada vez maior de casais. O advento da ICSI revolucionou o tratamento da infertilidade grave de fator masculino e contribuiu grandemente para o crescimento da TRA. Agora, a TRA frequentemente é a primeira e melhor opção para uma grande proporção dos casais inférteis.

As taxas de sucesso da FIV podem ser expressas de várias maneiras, usando diferentes numeradores e denominadores. Os dois numeradores mais comuns são gravidezes e nascidos vivos, o último sendo a medida mais relevante. *Aproximadamente 18% das gravidezes resultam em aborto espontâneo (15,8%), aborto induzido (1,0%), natimorto (0,6%) ou uma gravidez ectópica (0,7%).* Taxas de gravidez ou nascidos vivos podem ser calculadas sob a forma de começos de ciclo, recuperações ou transferências. Globalmente, aproximadamente 11% dos ciclos são descontinuados antes da recuperação, em razão de uma resposta inadequada (80,6%) ou excessiva (5,4%) à estimulação, um doença clínica concomitante (1,0%), ou razões pessoais da própria paciente (13,0%).[3]

No ano de 2007, o registro dos EUA registrou um total de 142.530 ciclos de TRA nacionalmente. Entre estes, 101.897 (71,5%) foram ciclos de FIV envolvendo oócitos frescos não doadores (64,3% com ICSI), com 35,4% resultando em gravidez. As taxas de nascidos vivos foram 29,0% por ciclo, 32,7% por recuperação, e 35,9% por transferência. As taxas de nascidos vivos por recuperação de ciclos de FIV (33,3%) e de ciclos de ICSI (32,5%) foram semelhantes. Outros 23.133 (16,2%) foram ciclos de transferência de embriões congelados, produzindo uma taxa de nascidos vivos de 29,9% por transferência. Em todos os grupos etários, as taxas de sucesso foram mais altas em mulheres com um nascido vivo prévio e aquelas no seu primeiro ciclo de TRA do que em mulheres nulíparas e aquelas com ciclo falho de TRA prévio.[3]

GESTAÇÃO MÚLTIPLA

O risco de gestação múltipla é aumentado substancialmente nos ciclos de TRA. Em 2007, 31,2% de todos os nascimentos nos EUA resultando de TRA foram múltiplos, uma taxa 10 vezes mais alta do que a taxa de nascimentos de múltiplos bebês de 3% na população em geral; 29,4% dos nascidos vivos foram gêmeos e 1,8% foram trigêmeos ou acima.[3] Os mais altos riscos maternos e neonatais associados a gravidezes múltiplas, seus maiores custos financeiros e sociais, e os muitos fatores diferentes que contribuem para a alta incidência de nascimentos múltiplos encontram-se revistos em detalhe no Capítulo 31. Consequentemente, a discussão aqui é limitada a questões especificamente relacionadas com gestações múltiplas que resultam de TRA.

As taxas de sucesso aumentam com o número de embriões transferidos, até um ponto além do qual só a taxa de gravidez múltipla aumenta ainda mais.[738,739] O número de embriões que corresponde a esse limiar geralmente define o número máximo de embriões que deve ser transferido. Conforme refletido nas diretrizes sobre transferência de embriões da SART/ASRM revisadas em 2009 delineadas anteriormente, esse número aumenta à medida que a idade aumenta. Com base em dados do sumário nacional de 2007 de resultados de TRA,[3] quando um embrião é transferido, 97,5% dos nascimentos resultantes são únicos. Quando dois embriões são transferidos, 65,9% são únicos, 33,3% são gêmeos, e 0,7% são nascidos múltiplos de alta ordem (trigêmeos ou mais). Quando três embriões são transferidos, 66,7% dos nascimentos são únicos, 29,4% são gêmeos, e 4% são trigêmeos ou acima; a distribuição de nascidos únicos, gêmeos e múltiplos de alta ordem não muda adicionalmente com transferência de quatro ou mais embriões.

A idade e o número de embriões gerados e disponíveis para transferência são quase se não tão importantes para predizer sucesso quanto o número de embriões transferidos.[738,739,778] Mulheres mais jovens tendem a ter tanto taxas mais altas de sucesso, quanto taxas mais altas de nascimentos múltiplos de bebês. Os dados do sumário nacional de TRA dos EUA em 2007 ilustram o ponto.

Nascidos Vivos por Transferência e Porcentagens de Nascimentos de Múltiplos Bebês de Mulheres Abaixo da Idade de 35 Anos com Embriões Excedentes Adequados para Criopreservação, por Número de Embriões Transferidos[3]

Embriões Transferidos	Nascidos Vivos por Transferência	Únicos	Gêmeos	Trigêmeos
1	50,2%	97,6%	2,3%	0,1%
2	55,9%	59,2%	40,0%	0,8%
3	50,1%	55,5%	37,2%	7,3%
4	41,6%	51,8%	42,0%	6,3%
5+	35,2%	47,4%	47,4%	5,3%

Alguns argumentaram que a cultura prolongada até o estádio de blastocisto facilita seleção de embriões de mais alta qualidade tendo o maior potencial de implantação e desenvolvimento e desse modo reduz tanto o número de embriões necessários para maximizar as taxas de sucesso quanto o risco de nascimento múltiplo. Em 2007, 33,1% de todas as transferências ocorreram no dia 5 ou 6 após fertilização (blastocistos). Em todos os grupos etários, a taxa de nascidos vivos por transferência de blastocistos foi mais alta que a de embriões em estádio de clivagem; as diferenças variaram de 4,0 a 10,8% e foram as maiores de todas em mulheres com menos de 35 anos (53,0% *vs.* 42,2%) e as menores de todas naquelas acima de 44 anos (6,8% *vs.* 2,8%).[3] Globalmente. 35,7% dos nascidos vivos resultando de transferências no dia 5 foram múltiplos (33,9% gêmeos, 1,8% trigêmeos ou mais), em comparação a 28,5% das transferências no dia 3 (26,6% gêmeos, 1,9% trigêmeos e acima). Quando dois blastocistos são transferidos, a incidência de gestação múltipla de alta ordem é marcadamente reduzida, mas não completamente eliminada, porque a incidência de gemelaridade monozigótica pode ser aumentada após transferência de blastocisto,[779] e a incidência de gêmeos não é mais baixa do que aquela associada à transferência de maiores números de embriões em estádio de clivagem.[575,577]

Conforme previamente discutido, as diretrizes da SART/ASRM sobre o número de embriões transferidos foram revisadas várias vezes desde que publicadas pela primeira vez em 1998, em esforços para reduzir a incidência de gravidez múltipla, gravidez múltipla de alta ordem em particular. Os números médios de embriões transferidos nos EUA começaram a diminuir em 1997, com o declínio mais inclinado observado entre 1998 e 1999 depois que as primeiras diretrizes foram lançadas. Embora o número de gravidezes e nascidos vivos por ciclo tenha aumentado firmemente, a porcentagem de gravidezes múltiplas de alta ordem diminuiu, com o declínio mais agudo (20,8%) outra vez ocorrendo entre 1998 e 1999.[780] Infelizmente, a porcentagem de gravidezes de gêmeos permaneceu no mesmo nível relativamente alto. As diretrizes de 2009, recomendando que não mais que dois embriões em estádio de clivagem sejam transferidos em mulheres abaixo da idade de 35, e apenas um (estádio de clivagem ou blastocisto) naquelas com as melhores características prognósticas, devem ajudar a diminuir a porcentagem de gestações gemelares.

PROLE DA FIV

Estudos da prole resultante da FIV suscitaram preocupações de que as crianças possam estar em risco aumentado de defeitos congênitos, prematuridade, baixo peso ao nascimento, atraso no desenvolvimento neurológico, anormalidades genéticas e epigenéticas, e câncer.

Nascimento Pré-Termo e Baixo Peso ao Nascimento

Gravidezes únicas resultando de FIV, com ou sem ICSI, estão em risco aumentado de parto pré-termo e baixo peso ao nascimento (BPN, ≤ 2.500 g), em comparação a gravidezes concebidas naturalmente.[781-790] Em 2007, 12,5% de todos os nascimentos únicos de ciclos de TRA foram partos pré-termo, como o foram 19,9% dos únicos de gravidezes multifetais, 61,7% dos gêmeos e 96,1% dos trigêmeos e/ou mais.[3] As porcentagens correspondentes de bebês BPN de ciclos de TRA foram de 8,4, 16,5, 56,2 e 91,5%, respectivamente. Um estudo com base na população comparando mais de 42.000 bebês concebidos com TRA de 1996-97 com mais de 3 milhões de nascidos na população em geral observou uma prevalência mais alta de BPN (6,5% vs. 2,5%, RR = 2,6, IC = 2,4-2,7) e pré-termo BPN (6,6% vs. 4,7%, RR = 1,4, IC = 1,3-1,5) entre bebês únicos, mas não gêmeos, concebidos com TRA que persistiu após ajuste quanto à idade materna, e paridade, idade gestacional ao parto, procedimentos de redução multifetal e causa da infertilidade.[781] A ausência de uma associação entre FIV e nascimento pré-termo em gêmeos provavelmente reflete principalmente o efeito profundo global da gemelaridade sobre o resultado da gravidez, obscurecendo qualquer efeito relacionado com a FIV.

Uma metanálise em 2004 dos dados de 15 estudos envolvendo 12.283 FIV e 1,9 milhão de únicos concebidos naturalmente observou que as gravidezes de FIV foram associadas a probabilidades significativamente mais altas de mortalidade perinatal (OR = 2,2, IC = 1,6-3,0), parto pré-termo (OR = 2,0, IC =1,7-2,2), BPN (OR = 1,8, IC = 1,4-2,2), muito BPN (OR = 2,7, IC = 2,3-3,1) e pequeno para a idade gestacional (OR = 1,6, IC = 1,3-2,0).[784]

Estes dados sugerem que TRA é associada a um risco aumentado aproximadamente 2 vezes de nascimento pré-termo e BPN em gravidezes únicas, o que poderia ser relacionado com a FIV (medicações, manipulação de gametas, ou cultura) ou a infertilidade, independente de tratamento. Globalmente, a incidência de resultados adversos de gravidez é mais alta entre mulheres inférteis que concebem do que na população em geral.[791-794] Os resultados de um estudo de coorte com base na população comparando o resultado de uma gravidez concebida com TRA ao resultado de uma gravidez anterior ou subsequente nas mesmas mulheres, e com os resultados na população em geral, foram reveladores; seus bebês concebidos naturalmente e com TRA foram de semelhante idade gestacional e peso ao nascimento, mas foram paridos mais cedo e tiveram mais baixo peso ao nascimento do que bebês na população em geral.[795]

Anomalias Congênitas

Conquanto numerosos estudos não tenham observado nenhum aumento na incidência de anomalias congênitas em crianças concebidas com TRA (com ou sem ICSI), outros sugeriram um risco aumentado de anormalidades específicas, incluindo hipospádia (e outros defeitos geniturinários), defeitos de tubo neural, fendas labial e palatina, malformações gastrointestinais, defeitos musculoesqueléticos e cromossômicos. Uma metanálise em 2005 de dados de quatro estudos de coorte prospectivos, incluindo 5.395 concebidas com ICSI, não encontrou nenhum aumento global no risco de importantes defeitos congênitos, ou de qualquer defeito específico, em comparação àquele de crianças concebidas com FIV padrão, mas nenhuma comparação foi feita com crianças concebidas naturalmente.[796] Um estudo comparando a prevalência de defeitos congênitos em 301 bebês concebidos com ICSI e 837 concebidos com FIV à prevalência de defeitos em 4.000 bebês concebidos naturalmente, com base em uma avaliação aos 12 meses, usando um sistema padronizado de classificação, observou um aumento aproximado de 2 vezes na prevalência de defeitos únicos em crianças concebidas com ICSI (9,0%) e FIV (8,6%), em comparação àquela em crianças concebidas naturalmente (4,2%); a prevalência de anomalias múltiplas em crianças de IEIC (2,0%) e crianças de FIV (1,6%) também foi mais alta que em crianças concebidas naturalmente (0,5%).[797] Uma metanálise de 2005 de dados de 25 estudos encontrou um aumento menor, mas ainda significativo, na prevalência de defeitos congênitos em crianças concebidas com TRA (OR = 1,40; IC = 1,28-1,53).[798]

Tal como acontece com a incidência mais alta observada de nascimento pré-termo e BPN em crianças concebidas com TRA, é incerto se o aparente excesso de risco de anomalias congênitas observado em crianças de TRA se relaciona com o tratamento, com a infertilidade que exigiu esse tratamento, ou com outros fatores. Um estudo de coorte de 2006 comparando a prevalência de defeitos congênitos em filhos de casais inférteis que conceberam, naturalmente ou com tratamento, com a prevalência entre crianças de casais férteis observou que os filhos únicos de casais inférteis tiveram uma prevalência mais alta de malformações congênitas, independentemente de se eles foram concebidos naturalmente (HR [*hazard ratio*] = 1,20, IC 1,07-1,35) ou após tratamento (HR = 1,39, IC 1,23-1,57), e que a prevalência global de defeitos congênitos aumentou com o aumento do tempo até gravidez.[799] Uma análise restrita a crianças únicas concebidas por casais inférteis observou que crianças concebidas após tratamento tiveram uma prevalência aumentada de malformações de órgãos genitais (HR = 2,32, IC = 1,24-4,35), em comparação a crianças concebidas naturalmente. Embora estes dados sugiram que tratamento hormonal para infertilidade possa aumentar o risco de anomalias genitais, eles também sugerem que uma parte do excesso de risco de defeitos congênitos observados entre crianças concebidas com TRA relaciona-se com a infertilidade subjacente ou suas causas.

Anormalidades Cromossômicas, Genéticas e Epigenéticas

Evidência limitada sugere que a prevalência de anormalidades cromossômicas em crianças concebidas com TRA não é diferente daquela em crianças concebidas naturalmente. Não obstante, persistem preocupações de que o uso de espermatozoides de homens inférteis, e a própria ICSI, possam aumentar o risco de conceber uma criança com um defeito cromossômico ou genético, porque homens (e mulheres) inférteis são mais propensos do que homens (e mulheres) férteis a ter uma anormalidade cromossômica que pode contribuir para sua infertilidade e que seus filhos podem herdar.

Imprinting genômico descreve o processo que permite que apenas um alelo (materno ou paterno) seja expressado. Para um número substancial de genes envolvidos no crescimento embrionário inicial e desenvolvimento placentário e neurológico, a transcrição é normalmente limitada a um alelo. Usualmente, o alelo materno é ativo em genes *imprinted* envolvidos no desenvolvimento fetal, e o alelo paterno é ativo em genes envolvidos no crescimento placentário. Distúrbios de *imprinting* podem originar-se via vários mecanismos, incluindo mutações em um gene *imprinted*, dissomia uniparental (ambas as cópias de um gene vindo de um dos pais) e alterações na metilação do DNA. Há razão para preocupação de que elementos da TRA possam predispor a distúrbios de *imprinting*, porque *imprints* são estabelecidos durante meiose, e ambas as divisões meióticas no oócito, a primeira ocorrendo à ovulação e a segunda à fertilização, são expostas a tratamentos e manipulações durante TRA. Qualquer excesso de risco de distúrbios de *imprinting* que possa se relacionar com TRA é difícil de detectar porque os distúrbios são bastante raros (1 em 12.000 nascimentos). Não obstante, três dos nove distúrbios conhecidos foram ligados à TRA, incluindo síndrome de Beckwith-Wiedemann,[592-594,800-802] síndrome de Angelman[591,803,804] e síndrome de hipometilação materna.[599] Em cada uma, o defeito epigenético envolve hipometilação do alelo materno. Uma vez mais, é desconhecido se o excesso de risco para estes distúrbios de *imprinting* observados em crianças concebidas com TRA relaciona-se com o tratamento, com a infertilidade subjacente, ou com fatores que predispõem à infertilidade.

Desenvolvimento

Os resultados do neurodesenvolvimento em crianças concebidas com TRA parecem normais,[805] mas os estudos sofrem de várias limitações relacionadas com o tamanho, duração do acompanhamento, possível viés de seleção e escolha de controles. Além disso, TRA é associada a um risco aumentado de nascimento pré-termo e BPN, que são fatores de risco importantes para problemas de neurodesenvolvimento.

Embora uma metanálise de dados de três estudos incluindo mais de 19.000 crianças concebidas com FIV e de 430.000 crianças concebidas naturalmente tenha observado uma associação entre FIV e paralisia cerebral (OR = 2,18, IC = 1,71-2,77), a maior parte do excesso de risco pareceu relacionada com a prevalência relativamente alta de gestação múltipla, nascimento pré-termo e BPN no grupo de FIV.[806] Um estudo de caso-controle comparando bebês com hemorragia intraventricular a controles pareados quanto à idade gestacional, peso ao nascer e gestação múltipla observou um aumento significativo no risco de hemorragia intraventricular graus III/IV em bebês concebidos com FIV.[807]

Em estudos de crianças concebidas com TRA até 18 anos de idade, seu desenvolvimento emocional, comportamento, autoestima, relações familiares e desenvolvimento cognitivo parecem semelhantes àqueles em crianças concebidas naturalmente.[808-814] Similarmente, estudos usando medidas de desenvolvimentos cognitivo e motor não observaram nenhuma diferença significativa entre crianças concebidas com TRA e aquelas concebidas naturalmente.[815-818]

Câncer

Há preocupação de que TRA possa aumentar o risco de alguns cânceres da infância, porque alguns têm uma ligação suspeita com *imprinting* genético defeituoso, que, por sua vez, foi ligado com TRA. Entretanto, diversos estudos não encontraram qualquer evidência substantiva de um aumento no risco de câncer entre crianças concebidas com TRA.[819-822] Embora um observasse um risco aumentado de retinoblastoma entre crianças de FIV (RR = 2,54, IC = 1,02-5,23), o risco absoluto foi extremamente baixo (sete casos entre todos os nascidos de FIV na Holanda de 1995 a 2007).[595,823] Os resultados de uma análise de resultados reunidos de quatro estudos de coorte examinando incidência de câncer em crianças de TRA não encontraram nenhuma evidência de um risco aumentado; a razão de incidência padronizada (SIR, eventos observados/eventos esperados) foi 1,03 (IC = 0,61-1,63).[824] Uma metanálise em 2005 de dados de 11 estudos de coorte de risco de câncer infantil entre crianças concebidas com TRA chegou à mesma conclusão (SIR = 1,33, IC = 0,62-2,85).[825] Inobstante, a dúvida permanece e aguarda os resultados de maiores estudos com mais longo acompanhamento.

> **RESUMO**
>
> Preocupações com a saúde e bem-estar das crianças nascidas após TRA são razoáveis e compreensíveis. Os dados disponíveis indicam que TRA é associada a um risco aumentado de gestação múltipla, anomalias congênitas, parto pré-termo, baixo peso ao nascimento e as complicações associadas a estes resultados. As preocupações são justificadas, mas não constituem causa para alarme indevido.

DOAÇÃO DE OÓCITOS

Até aproximadamente 25 anos atrás, as mulheres com insuficiência ovariana eram compreensivelmente consideradas irreversivelmente estéreis, mas os avanços na TRA mudaram para sempre essa visão. Doação de oócitos agora oferece às mulheres com insuficiência ovariana prematura, aquelas com envelhecimento reprodutivo prematuro, e mesmo às mulheres além dos seus anos reprodutivos normais uma possibilidade muito realística de gravidez.

Uma gravidez bem-sucedida estabelecida em uma mulher (a receptora) usando oócitos de outra (a doadora) foi descrita pela primeira vez, em 1983. A técnica original envolveu inseminação artificial intracervical de uma voluntária com espermatozoides do parceiro masculino de uma mulher infértil, lavagem uterina durante o intervalo pré-implantação e transferência do embrião recuperado para o útero da parceira mulher infértil que recebeu um esquema programado de reposição hormonal projetado para sincronizar desenvolvimentos endometrial e do embrião.[826] Numerosos problemas éticos e técnicos impediram aplicação ampla. Aquele mesmo ano viu o primeiro relato de uma gravidez estabelecida por doação de óvulo, FIV e transferência para uma receptora ciclando.[827] Dentro de outro ano, a primeira gravidez bem-sucedida resultando de doação de oócito de FIV em uma mulher com insuficiência ovariana.[828] O registro nacional de TRA dos EUA registrou 17.405 ciclos de doação de oócitos em 2007.[3]

Doação de oócitos é agora comumente realizada por FIV, usando-se oócitos recuperados de doadoras jovens sadias após hiperestimulação ovariana controlada, e os espermatozoides do parceiro da receptora, com os embriões resultantes sendo a seguir transferidos para o útero da receptora.[829] Sucesso com oócitos doadores também foi obtido usando técnicas de transferência tubária. Embora simples em conceito, os requisitos para FIV com doação bem-sucedida de óvulos são muitos e complicados. As características únicas e chaves de um ciclo de FIV de oócitos doadores relacionam-se com a necessidade de sincronização embrião/endométrio e suporte hormonal exógeno à gravidez inicial até a mudança luteoplacentária. Outras questões importantes relacionam-se ao recrutamento, seleção e triagem da doadora.

INDICAÇÕES

Existem cinco indicações aceitas para doação de óvulo – insuficiência ovariana, doença geneticamente transmitida, função ovariana declinando ou ausente, idade reprodutiva avançada e má qualidade persistente dos oócitos em ciclos de FIV. Mulheres com insuficiência ovariana de qualquer causa (anormalidades do cromossomo X; disgenesia gonadal idiopática ou depleção prematura de oócitos; cirurgia prévia, irradiação ou quimioterapia; doença autoimune) são candidatas. Assim também o são mulheres que portam doenças herdáveis específicas não avaliadas por PGD ou que rejeitam PGD, e mulheres com uma reserva ovariana diminuída decorrente da idade ou outras causas que têm um mau prognóstico de FIV bem-sucedida, usando seus próprios oócitos. Raras mulheres com doença aderencial pélvica grave e ovários inacessíveis também são ocasionalmente encontradas.

RECEPTORAS DE OÓCITOS DOADORES

Com algumas exceções, a avaliação e triagem pré-tratamento de casais procurando doação de oócitos é virtualmente idêntica à recomendada antes de FIV convencional. Aconselhamento psicológico é um elemento importante da avaliação e ajuda a identificar casais com preocupações ou temores não resolvidos e a assegurar que ambos os parceiros sejam completamente dedicados ao esforço.

Mulheres com síndrome de Turner podem ser consideradas candidatas à doação de óvulos e merecem menção específica. *A evidência indica que gravidez pode impor riscos únicos e sérios a mulheres com síndrome de Turner, que muitas vezes têm malformações cardiovasculares comprometendo a raiz aórtica.* Similarmente às mulheres com síndrome de Marfan, as mulheres com síndrome de Turner estão em risco aumentado de dissecção aórtica durante a gravidez, presumivelmente relacionada com as demandas cardiovasculares aumentadas. *O risco materno de morte por ruptura ou dissecção da aorta na gravidez pode ser de 2% ou mais alto.*[830] Mulheres com síndrome de Turner expressando interesse em doação de oócitos devem ser cuidadosamente avaliadas, incluindo ecocardiografia ou imageamento de ressonância magnética, com qualquer anormalidade importante sendo melhor vista como uma contraindicação a doação de oócitos. Aquelas que escolherem prosseguir necessitam observação cuidadosa e reavaliação frequente durante a gravidez.[831]

Desenvolvimento Endometrial Controlado

Em ciclos espontâneos, proliferação endometrial e maturação secretória são estritamente coordenadas com crescimento folicular, ovulação e função lútea; desenvolvimento do endométrio e o embrião são sincronizados naturalmente. Em ciclos de doação de óvulo, essa mesma sincronização cuidadosa precisa ser orquestrada. A "janela de receptividade endometrial", o intervalo durante o qual a implantação normalmente ocorre, é relativamente estreita e abrange aproximadamente 3 dias, talvez até 5 dias.[832,833] A abertura e fechamento da janela de implantação é controlada principalmente pela duração da exposição à progesterona. A extensão da fase proliferativa precedente é extremamente flexível e pode variar amplamente,[832] como ocorre naturalmente em mulheres oligo-ovulatórias.

Para sincronizar o desenvolvimento endometrial com os embriões a serem transferidos, as receptoras com ovários funcionando são primeiro inibidas com um agonista do GnRH de ação longa, tratamento que as mulheres com insuficiência ovariana obviamente não necessitam. Em qualquer dos casos, um esquema programado de reposição sequencial de estrogênio e progesterona é usado para simular o ciclo natural e para promover crescimento e maturação endometriais normais, da mesma maneira que em ciclos de transferência de embriões congelados (discutido anteriormente). Uma larga variedade de esquemas de tratamento tem sido usada com sucesso para realizar desenvolvimento e maturação endometriais controlados.

Estrogênio pode ser administrado oralmente (estradiol micronizado 4-6 mg diariamente) ou transdermicamente (estradiol 0,2-0,4 mg diariamente). Ambas as vias de administração são efetivas e nenhuma das duas se comprovou superior, apesar dos níveis de estradiol sérico largamente variados que podem resultar.[109,834-837] Os esquemas de tratamento com estrogênio oral e transdérmico são projetados para alcançar níveis séricos que se aproximam àqueles observados na fase folicular avançada nos ciclos naturais (200-400 pg/mL); doses equivalentes de estrogênio vaginal obtêm concentrações séricas e teciduais marcadamente mais altas.[838] A duração da terapia estrogênica é muito flexível e pode variar de tão pequena quanto 7 dias até tão longa quanto 3 semanas ou mais.[835] Progesterona pode ser administrada intramuscularmente, em doses projetadas para alcançar concentrações séricas aproximando-se de 20 ng/mL (50-100 mg por dia),[839,840] ou por via vaginal, na forma de óvulos, comprimidos ou gel (180-600 mg por dia). Administração intramuscular fornece concentrações séricas substancialmente mais altas, mas os níveis teciduais endometriais são mais altos após tratamento vaginal.[834,836]

Os métodos e extensão de monitoramento variam amplamente entre os programas. Muitos usam medições ultrassonográficas transvaginais de espessura endometrial, visando a obter uma espessura maior que 6-7 mm, no mínimo.[303,841,842] Na mulher ocasional que não alcança a espessura endometrial desejada em resposta ao esquema padrão de reposição, administração vaginal de estrogênio pode ajudar a promover proliferação adicional.[843]

Para maximizar a probabilidade de implantação bem-sucedida, a transferência de embriões deve ser cuidadosamente marcada. Para alcançar a mesma coordenação de desenvolvimento do embrião e endometrial que ocorre em ciclos de concepção natural, tratamento com progesterona na receptora deve começar no dia em que a doadora é submetida à recuperação.[754] Embriões do dia 2 (2 dias após recuperação e fertilização) são transferidos no terceiro dia de terapia com progesterona, embriões do dia 3 no quarto dia, e embriões do dia 5 no sexto dia.[109] Embora a "janela de transferência" efetiva seja mais larga que um único dia, transferência sincrônica fornece uma margem de segurança e compensa quaisquer pequenas variações na velocidade de maturação endometrial. Flexibilidade na duração do tratamento preliminar com estrogênio na receptora facilita marcação conveniente. Em geral, terapia com estrogênio começa no ou próximo do momento em que a estimulação começa na doadora, permitindo amplo tempo para atingir o grau desejado de proliferação endometrial antes da recuperação da doadora.

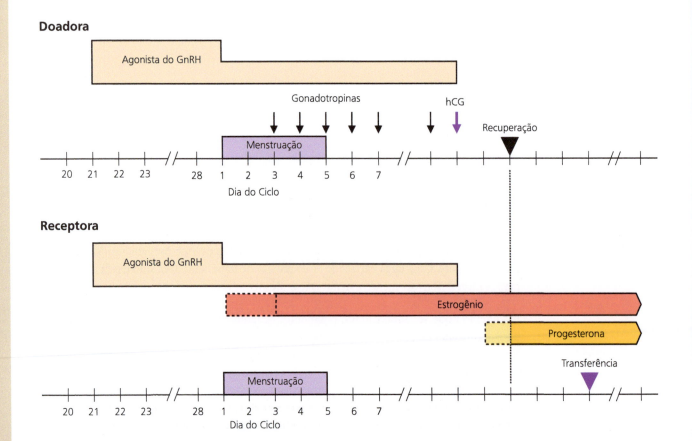

Suporte à Fase Lútea e Gravidez Inicial

Em gravidezes iniciais concebidas naturalmente, os níveis de hCG elevando-se rapidamente primeiro "resgatam" e a seguir estimulam o corpo lúteo para manter os altos níveis de secreção de estrogênio e progesterona necessários para assegurar estabilidade endometrial em suporte ao crescimento e desenvolvimento embrionário inicial até que a placenta emergindo alcance a capacidade de assumir essa responsabilidade. A receptora de oócitos doadores não tem corpo lúteo. Consequentemente, suporte lúteo exógeno precisa ser provido durante o intervalo necessário. Normalmente, a transição luteoplacentária é completada entre 7 e 9 semanas de gestação (datas menstruais), entre 5 e 7 semanas após a transferência de embrião.[844] *Tratamento com estrogênio e progesterona exógenos portanto precisa continuar até pelo menos 7 semanas, e muitos recomendam tratamento até aproximadamente 10 semanas de gestação, para segurança adicional.* Alguns preferem monitorar as concentrações de estradiol e progesterona séricos durante as semanas iniciais da gravidez, diminuindo a dose de tratamento com hormônio exógeno pela metade depois de observarem uma elevação aguda nos níveis, e descontinuar o tratamento depois de uma semana adicional, se as concentrações continuarem a subir normalmente.

OÓCITOS DOADORES

A disponibilidade limitada de doadoras adequadas de oócitos constitui o maior obstáculo à manutenção de um programa ativo de oócitos doadores. As doadoras podem ser alguma parente da família ou uma conhecida da receptora,[845] mas a maioria são voluntárias sadias jovens anônimas recrutadas da população local. Na maioria das regiões metropolitanas nos EUA, as doadoras de oócitos são recompensadas pelo seu tempo, inconveniência e aceitação de risco, com pagamentos geralmente variando de US$ 2.500 a US$ 8.000. Fora dos EUA, essa recompensa é desaconselhada e, em alguns países, é ilegal.

A *American Society for Reproductive Medicine* publicou diretrizes para a triagem apropriada de candidatas a doadoras de oócitos.[846] Em breve sumário, todas as doadoras devem ter entre 21 e 34 anos de idade, passar por uma história médica e exame físico completos para excluir aquelas em alto risco de doenças sexualmente transmitidas ou doença geneticamente transmissível, e ser submetidas à testagem padrão pré-concepção. De acordo com lei federal dos EUA, as doadoras candidatas também devem fazer triagem completa quanto a doenças sexualmente transmitidas, incluindo sífilis, hepatite B (antígeno de superfície e anticorpo central), hepatite C (anticorpo) e HIV-1/HIV-2, usando testes efetuados em um laboratório aprovado pela *U.S. Food and Drug Administration (FDA)* para triagem de doadoras. A triagem também inclui testes para gonorreia e clamídia, e todos os testes devem ser realizados dentro dos 30 dias imediatamente precedentes à recuperação de oócitos. Resultados falso-positivos excluem doadoras, e testagem repetida não é permitida. Documentação escrita da elegibilidade da doadora também é exigida. Triagem genética específica é realizada para doadoras em risco de enfermidades genéticas, de acordo com raça e etnia. Avaliação psicológica por um profissional de saúde mental qualificado é recomendada.

Avanços recentes em criobiologia melhoraram muito a eficiência da criopreservação de oócitos, tornando a possibilidade de banco de óvulos uma provável realidade dentro de pouco tempo. Banco de óvulos bem-sucedido simplificaria dramaticamente a doação de oócitos, ao eliminar a necessidade de sincronizar as doadoras e receptoras, e teria o benefício adicional de servir para diminuir o número de embriões congelados não usados, resultando de ciclos convencionais de doação de oócitos. A exequibilidade do banco de óvulos já foi demonstrada em um trabalho descrevendo uma série de 10 doadoras, 20 receptoras e 15 gravidezes.[847]

RESULTADOS DA DOAÇÃO DE OÓCITOS

A experiência com doação de óvulos proporcionou percepções importantes dos mecanismos envolvidos no declínio relacionado com a idade na fertilidade feminina. O modelo de doação de oócitos dissocia efetivamente a idade dos oócitos e a idade uterina. As taxas de sucesso com FIV convencional declinam firmemente, à medida que a idade aumenta, mais observada após a idade de 35 anos, e gravidezes viáveis são infrequentes além da idade de 42 anos. *Em contraste, a taxa de nascidos vivos em ciclos de doação de oócitos varia pouco através de todos os grupos etários.* Estes dados demonstram que o potencial de desenvolvimento declinante dos oócitos em envelhecimento constitui o fator limitador.

Os dados do sumário nacional de TRA dos EUA, em 2007, indicam que entre 10.321 ciclos de oócitos doadores frescos terminando em transferência de embrião por todos os grupos de idade, 55,1% das transferências resultaram em um nascido vivo, com uma média de 2,2 embriões transferidos. Entre 5.633 transferências de embriões congelados derivados de oócitos doadores, 31,9% resultaram em um nascido vivo, com uma média de 2,3 embriões transferidos.[3]

Não há problemas exclusivos associados à gravidez após doação de oócitos. Entretanto, uma vez que a maioria das receptoras esteja acima da idade de 35 anos, suas gravidezes podem ser consideradas gravidezes de alto risco. Gravidezes múltiplas são comuns e associadas a riscos bem conhecidos e específicos. Em 2007, 42,6% das gravidezes e 40,3% dos nascidos vivos resultantes de doação de oócitos foram múltiplos.[3] Hipertensão gestacional é relativamente comum, especialmente naquelas acima da idade de 40 anos,[848-853] e é associada à restrição do crescimento fetal intrauterino. Em um estudo dos resultados em 74 mulheres de idades 45 a 56 anos, a incidência de complicações antenatais foi de 38%, incluindo trabalho de parto pré-termo, hipertensão gestacional, diabetes gestacional, ruptura pré-termo das membranas, placenta prévia, placenta acreta, pré-eclâmpsia, síndrome HELLP e síndrome do túnel do carpo.[854]

SUBSTITUTA GESTACIONAL

Substituta gestacional oferece às mulheres sem um útero funcional a oportunidade de ter prole genética. As técnicas envolvidas não são diferentes daquelas aplicadas em outras formas de TRA, mas as questões éticas, legais e psicossociais envolvidas são complexas.

Substituta gestacional envolve transferência de embriões para o útero de uma mulher disposta a carregar uma gravidez em favor de um casal infértil. *Substituição é uma opção para casais em que a parceira feminina não tem útero (congenitamente, histerectomia), tem o útero irreparavelmente danificado (malformação congênita, aderências intrauterinas graves), ou tem uma condição médica para a qual a gravidez pode impor um risco que ameaça a vida.* A carregadora hospedeira pode ser alguma parente, uma amiga, ou alguém sem nenhuma ligação ao casal que pode ou não ser recompensada pelo seu serviço. Independentemente das circunstâncias, as candidatas à substituta devem ter dado à luz previamente e passar por avaliação psicológica completa. A situação legal da substituição gestacional varia amplamente entre diferentes estados dos EUA, e mesmo onde tem reconhecimento, um contrato legal formal é exigido para formalizar acordos entre o casal infértil e a substituta.

TRANSFERÊNCIA INTRAFALOPIANA DE GAMETA E ZIGOTO

Transferência intrafalopiana de gameta (GIFT) e transferência intrafalopiana de zigoto (ZIFT) são alternativas à FIV em que oócitos e espermatozoides (GIFT) ou zigotos (ZIFT) são transferidos para as tubas uterinas via laparoscopia em vez para o interior do útero. Antes comumente realizados porque ofereciam taxas de sucesso significativamente mais altas que FIV às mulheres com anatomia tubária normal, ambos os procedimentos são agora relativamente raros.

Dados combinados dos EUA e Canadá indicam que tão recentemente quanto em 1995, as taxas de sucesso por recuperação em ciclos de TIFG (27,0%) e TIFZ (27,9%) ainda foram mais altas que as de FIV (22,5%).[855] Durante os anos subsequentes, as taxas de sucesso da FIV melhoraram firmemente e ultrapassaram as obtidas com GIFT e ZIFT. Por conseguinte, os procedimentos agora têm poucas indicações que possam justificar os maiores custos e riscos associados a transferências cirúrgicas. Em 2007, o registro nacional de TRA dos EUA relatou que TIFZ se responsabilizou por 0,1%, e TIFG por menos de 0,1%, de todos os procedimentos de TRA.[3]

No procedimento GIFT, estimulação e recuperação de oócitos prosseguem como em um ciclo de FIV convencional. Muito brevemente depois, laparoscopia é efetuada e oócitos e espermatozoides são puxados para dentro de um cateter especialmente desenhado (separados por ar) e depositados dentro das tubas uterinas em um nível aproximadamente 4 cm proximal às fímbrias. As técnicas envolvidas em ZIFT são as mesmas que para GIFT, exceto que FIV convencional é primeiro efetuada no laboratório, e os zigotos são transferidos no dia seguinte. Hoje em dia, GIFT e ZIFT são reservadas inteiramente para mulheres em que uma transferência uterina não pode ser realizada por razões técnicas. Enquanto a fertilização é documentada na ZIFT, na GIFT não o é. Com GIFT, a fertilização ocorre *in vivo* em vez de *in vitro*. Por essa razão, GIFT pode ser a única opção para casais com objeções pessoais, morais, éticas ou religiosas à FIV convencional. Previsivelmente, o risco de gravidez ectópica é mais alto com GIFT e ZIFT do que com FIV convencional; o risco de gravidez múltipla é comparável.

CRIOPRESERVAÇÃO DE OÓCITOS E TECIDO OVARIANO

Cada ano, câncer ocorre em aproximadamente 100 por 100.000 mulheres com menos de 50 anos nos Estados Unidos. Quimioterapia e radioterapia para doença sistêmica maligna e não maligna resultam muito frequentemente em insuficiência ovariana. As mulheres com câncer e outras doenças sérias exigindo tratamentos que impõem uma ameaça séria à sua fertilidade futura têm relativamente poucas opções. Em alguns casos, os ovários podem ser movidos para fora do campo de radiação. Tratamento com agonistas do GnRH foi sugerido como uma maneira de proteger as gônadas dos danos da quimioterapia, mas não há evidência convincente da sua eficácia. Embora banco de embriões seja efetivo, o tempo requerido para estimulação e recuperação são muitas vezes proibitivos. Com os avanços recentes na criobiologia, a criopreservação de oócitos e tecido ovariano encerra promessa como métodos para preservar potencial reprodutivo.

PRESERVAÇÃO DE OÓCITOS

Embora a primeira gravidez resultando da criopreservação de oócitos tenha sido descrita em 1986,[856] as taxas de sucesso obtidas com a tecnologia têm sido historicamente muito baixas, melhorando apenas recentemente. O principal obstáculo foi a má sobrevida dos oócitos, que são frágeis graças ao seu tamanho, alto conteúdo de água e arranjo cromossômico; o fuso meiótico é facilmente danificado pela formação intracelular de gelo durante a congelação ou descongelação.[857,858] Oócitos em estádio de vesícula germinativa são mais resistentes,[859] mas o progresso com maturação *in vitro* de oócitos imaturos tem sido lento. Outro obstáculo foi o endurecimento da zona pelúcida, que interferia com a fertilização normal.

A melhora da sobrevida dos oócitos criopreservados hoje em dia relaciona-se principalmente com modificações nas concentrações de sacarose e sódio nos protocolos tradicionais de "congelamento rápido",[860-865] mudanças na temperatura inicial do crioprotetor[866] e temperatura de semeadura.[867] As taxas de sobrevida foram ainda mais melhoradas com a vitrificação, uma técnica que usa altas concentrações de crioprotetor e congelamento rápido por imersão em nitrogênio líquido, preservando os oócitos em um estado sólido semelhante a vidro sem formação de gelo.[868,869] Com o uso de injeção de espermatozoides intracitoplasmática (ICSI), a zona endurecida não é uma barreira à fertilização.[870,871]

As taxas de sobrevida, fertilização e gravidez alcançadas com oócitos criopreservados estão melhorando rapidamente e se aproximando daquelas obtidas com oócitos frescos.[111,115,847,872] Uma comparação randomizada de resultados obtidos com congelamento lento e vitrificação observou que a vitrificação resultou em melhor sobrevida dos oócitos (81 *vs.* 67%), fertilização (77% *vs.* 67%), e taxas de gravidez clínica por oócito descongelado (5,2 *vs.* 1.7%).[873] Um estudo examinando resultados alcançados com oócitos doadores vitrificados observou 87% de sobrevida ao descongelamento, 87% de fertilização, e 68% de formação de blastocisto, com 15/20 receptoras (75%) alcançando gravidez após transferência de embrião.[115] Um outro usando oócitos tanto lento-congelados quanto vitrificados observou 92% de sobrevida, 79% de fertilização, 42% de implantação e uma taxa de gravidez continuada de 57%.[111]

Embora o número de gravidezes e partos resultando da criopreservação de oócitos ainda seja um pouco pequeno, o número está aumentando rapidamente, e os dados iniciais de resultados perinatais são tranquilizadores. A incidência de anormalidades cromossômicas em embriões humanos derivados de oócitos criopreservados não é diferente daquela observada em embriões controles derivados de oócitos frescos.[874,875] Um estudo comparando resultados em 200 bebês derivados de oócitos vitrificados e em bebês resultando de FIV fresca convencional não encontrou diferenças no peso ao nascimento ou na incidência de defeitos congênitos.[876] Uma revisão de mais de 900 nascidos vivos resultando de FIV de oócitos criopreservados também observou ausência de aumento na prevalência de anomalias congênitas, em comparação àquela na população em geral.[877]

Criopreservação de oócitos é uma estratégia viável de preservação da fertilidade em mulheres sem parceiros, procurando preservar sua fertilidade. Infelizmente poucas pacientes com câncer têm tempo suficiente para se submeter à estimulação ovariana antes de o seu tratamento começar. A tecnologia também encerra enorme promessa como meio para simplificar doação de oócitos, por meio de banco de óvulos, e está emergindo rapidamente como uma estratégia eletiva de preservação da fertilidade para mulheres prevendo ter filho mais tarde e preocupadas com sua fertilidade futura. Atualmente, criopreservação eletiva de oócitos para adiar envelhecimento reprodutivo é controversa, principalmente porque a grande maioria de dados de resultados veio da experiência com oócitos criopreservados obtidos de doadoras de oócitos jovens sadias e não podem ser extrapolados para mulheres mais velhas que representam a maioria daquelas que expressam interesse pela criopreservação eletiva de oócitos.[878,879] Entretanto, quando dados de resultados estratificados por idades se tornarem disponíveis, possibilitando que as mulheres sejam acuradamente informadas acerca do seu prognóstico quanto a sucesso, a criopreservação eletiva de oócitos pode realisticamente oferecer às mulheres o meio de acertarem o seu "relógio biológico".

CRIOPRESERVAÇÃO DE TECIDO OVARIANO

Pelo menos em teoria, a criopreservação de tecido ovariano oferece os meios para congelar milhares de folículos primordiais para maturação *in vitro* mais tarde ou para armazenar tecido para xenoenxertar em um hospedeiro animal ou mais tarde para autotransplante.[880] Atualmente, transplante autólogo de tecido ovariano parece a abordagem mais prática e efetiva porque a técnica restaurou com sucesso a fertilidade em mulheres com insuficiência ovariana resultando de quimioterapia de câncer.[881-885]

Tecido ovariano é removido cirurgicamente por meio de laparoscopia ou laparotomia e congelado, usando-se uma técnica de resfriamento lento ou vitrificação, antes do insulto que se prevê resultará em insuficiência ovariana. Mais tarde, ele pode ser descongelado e transplantado de volta na paciente na localização original ou sua proximidade (transplantação ortotópica) ou em outro local, como o antebraço ou a parede abdominal (transplantação heterotópica). A vantagem da transplantação ortotópica é que a gravidez poderia ser obtida sem assistência, enquanto a transplantação heterotópica exige FIV.[880]

Nascidos vivos foram obtidos após transplante de tecido ovariano congelado-descongelado em ovelhas,[886-888] e o primeiro nascido vivo em uma primata após transplante ovariano heterotópico fresco foi descrito.[889] Oócitos humanos foram obtidos de transplantes heterotópicos e fertilizados *in vitro* para produzir embriões para transferência, resultando em uma gravidez bioquímica.[890] A única gravidez humana obtida após transplante heterotópico foi obtida sem assistência, indicando que o oócito do qual ela se originou veio do ovário existente da paciente em vez do transplante.[891]

Transplante ortotópico foi realizado com sucesso em humanas. Vários nascidos vivos foram descritos após transplantação ortotópica autóloga de tecido ovariano criopreservado. Tecido ovariano congelado também foi transplantado com sucesso entre irmãs gêmeas monozigóticas, depois que a gêmea receptora desenvolveu insuficiência ovariana prematura.[892] Uma revisão sistemática de 2008 identificou 25 relatos descrevendo um total de 46 casos de transplante de tecido ovariano para tratamento de insuficiência ovariana prematura ou infertilidade, embora a maioria tenha envolvido transplante de tecido ovariano fresco em vez de congelado.[893] O tempo médio até retorno de função ovariana foi de 120 dias (variação 60-244 dias), e os dados foram insuficientes para avaliar a função além de 1 ano. Enxertos frescos tiveram maior probabilidade de sucesso, e em 25 mulheres que buscavam gravidez, oito conceberam nove gravidezes.

Pelo menos um risco potencial da criopreservação e autotransplante de tecido ovariano é a ressemeadura de células tumorais em mulheres com malignidades. Pesquisa futura focalizando-se na definição da adequação das pacientes, métodos de coleta de tecido e protocolos de criopreservação certamente está justificada, mas até que técnicas efetivas e a possibilidade de sucesso possam ser definidas, a criopreservação de tecido ovariano permanecerá para investigação e não pode ser justificada somente para a finalidade de uso futuro em mulheres sadias.

Todas as referências estão disponíveis no site:
http://www.revinter.com.br/online/referencias-speroff.pdf

33 Gravidez Ectópica

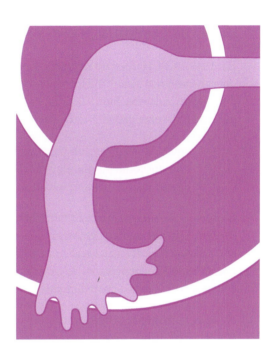

Gravidez ectópica permanece uma causa importante de morbidade e mortalidade maternas. Entretanto, como os modernos métodos diagnósticos agora permitem reconhecimento precoce da maioria das gravidezes ectópicas, os tratamentos contemporâneos são mais conservadores do que no passado. O foco de atenção mudou de cirurgia de emergência para o controle de hemorragia ameaçando a vida para tratamentos clínicos visando a evitar cirurgia e preservar a anatomia reprodutiva e a fertilidade. Este capítulo fará revisão da história, epidemiologia e patogênese da gravidez ectópica e discutirá os métodos atuais para diagnóstico e tratamento.

HISTÓRIA DA GRAVIDEZ ECTÓPICA

O moderno tratamento da gravidez ectópica pode ser defendido como uma das histórias de maior sucesso da medicina. Gravidez ectópica foi descrita pela primeira vez no século XI e, durante séculos desde então, frequentemente foi uma complicação fatal da gravidez. Nos tempos medievais, a implantação ectópica era vista como a consequência de violenta emoção, usualmente medo ou surpresa, durante o coito no ciclo de concepção.[1] A primeira gravidez ectópica não rota documentada foi descrita nos resultados de uma necrópsia efetuada em uma prisioneira condenada à morte e executada em 1693. Gravidez ectópica e infertilidade foram ligadas pela primeira vez, em 1752, no relato de uma gravidez extrauterina em uma prostituta infértil. Em meados do século XIX, observações de necrópsia levantaram a suspeita de que a gravidez ectópica poderia estar relacionada com a infecção pélvica, mas ainda não havia tratamento disponível para qualquer uma das duas.

Os tratamentos iniciais foram destinados a matar o concepto ectópico e incluíram inanição, purgação, sangria e até mesmo tratamento com estricnina. Tentativas de romper cirurgicamente ou passar corrente elétrica para o saco gestacional ectópico frequentemente resultavam em infecção e morte. Relatos isolados de procedimentos cirúrgicos abdominais em mulheres com gravidezes ectópicas apareceram pela primeira vez no início do século XVII, mas não outra vez até mais de 100 anos mais tarde. O primeiro procedimento cirúrgico para gravidez ectópica no século XVIII foi realizado na França, em 1714. Nos Estados Unidos, John Bard, de Nova York (1759), e William Baynham, da Virgínia (1791), foram os primeiros a realizar cirurgia abdominal para gravidez ectópica.[1] Entretanto, durante os primeiros 80 anos do século XVIII, apenas 5 de 30 mulheres que receberam cirurgia abdominal para gravidez ectópica sobreviveram; aquelas não tratadas tiveram uma probabilidade maior de sobrevida (1 em 3)!

Em 1849, W.W. Harbert do Kentucky foi o primeiro a sugerir intervenção cirúrgica precoce para deter hemorragia fatal.[2] Infelizmente, o diagnóstico de gravidez ectópica rota chegou tarde demais para a maioria. Em 1876, John Parry, da Filadélfia, descreveu precisamente o prognóstico para mulheres com gravidez ectópica na sua era.[3]

> ...quando se é chamado para um caso deste tipo, é seu dever olhar esta infeliz paciente como inevitavelmente destinada a morrer, a não ser que se possa por alguma medida ativa arrancá-la da sepultura já escancarada diante dela.

Depois de presenciar a morte e a necrópsia de várias mulheres com gravidezes ectópicas, Robert Lawson Tait, de Londres, descobriu a fonte e o meio de controlar hemorragia em mulheres com gravidezes ectópicas rotas, e realizou a primeira laparotomia deliberada para ligar vasos sangrando, em 1884.[4] Em pouco mais de um ano, Tait acumulou uma experiência relativamente grande e bem-sucedida com o procedimento.

Nos anos subsequentes, o advento das técnicas assépticas, anestesia, antibióticos e transfusões de sangue se combinou para salvar as vidas de muitas mulheres, mas diagnóstico e intervenção tardios ainda eram comuns. Mesmo durante a primeira metade do século XX, a mortalidade materna por gravidez ectópica nos Estados Unidos era entre 2 e 4%. Embora salpingectomia imediata e transfusão de sangue melhorassem dramaticamente os resultados em mulheres com gravidez ectópica, o impacto dos modernos métodos de diagnóstico e tratamento desenvolvidos nos últimos 25 anos foi muito maior. Tão recentemente quanto nos anos 1970, aproximadamente 15% das mulheres com gravidezes ectópicas se apresentavam em choque hipovolêmico, mas no começo dos anos 1980, menos de 5%. Por conseguinte, a atenção mudou da salvação de vidas para a preservação da fertilidade.

EPIDEMIOLOGIA DA GRAVIDEZ ECTÓPICA

A incidência de gravidez ectópica é aproximadamente 1,5-2% de todas as gravidezes. A incidência aumentou dramaticamente, cerca de 6 vezes, entre 1970 e 1992. Ao mesmo tempo, o risco de morte relacionada com gravidez ectópica diminuiu quase 90% (de 35,5 para 3,8 mortes/10.000 gravidezes ectópicas).[5] Em 1989, menos de 2% de todas as gravidezes foram ectópicas, mas complicações relacionadas se responsabilizaram por 4-10% de todas as mortes relacionadas com gravidez, e foram a principal causa de morte materna durante o primeiro trimestre.[5,6] Reconhecendo a crescente tendência ao tratamento cirúrgico e clínico como pacientes externas da gravidez ectópica,[7-9] o *Center for Disease Control and Prevention* (CDC) combinou dados da National Hospital Discharge Surgey e da National Hospital Ambulatory Medical Care Surgery e estimou a incidência de gravidez ectópica em 19,7/1.000 gravidezes notificadas em 1992,[6] a última vez em que dados nacionais dos EUA foram relatados.

Os esforços para determinar acuradamente as tendências mais recentes na incidência de gravidez ectópica se comprovaram muito difíceis, porque os números de gravidezes ectópicas tratadas no contexto de pacientes externas (não captados nas análises de altas hospitalares) e envolvendo múltiplas visitas de assistência à saúde (confundindo os dados de análises de tratamento ambulatorial) aumentaram dramaticamente.[10] Além disso, a incidência de gravidez ectópica é expressa sob a forma do número de gravidezes ectópicas por 1.000 gravidezes, mas gravidezes que não resultam em parto ou hospitalização não são contadas, e a grande maioria das gravidezes falhas agora é tratada inteiramente no contexto de pacientes externas. Não obstante, a evidência disponível sugere fortemente que a incidência de gravidez ectópica agora está relativamente estável e não mais aumentando.[11-13] Embora o uso de fármacos indutores de ovulação e tecnologias reprodutivas assistidas (TRA) tenham aumentado significativamente nos últimos anos (ambos conhecidos fatores de risco para gravidez ectópica) e os métodos contemporâneos permitam diagnóstico mais preciso e mais precoce do que no passado (resultando em menos gravidezes ectópicas escapando à detecção), os avanços na detecção e tratamento das doenças sexualmente transmitidas ajudaram, ao mesmo tempo, a prevenir ou limitar o dano relacionado com as tubas uterinas (um importante fator de risco para gravidez ectópica).[12,14,15]

As taxas de gravidez ectópica são mais altas em negras e outras minorias do que em brancas em todos os grupos etários. Em todas as raças, a taxa de gravidez ectópica aumenta progressivamente com a idade e é três a quatro vezes mais alta em mulheres com 35-44 anos do que com 15-24.[5,16,17]

FATORES DE RISCO

Muitas mulheres com gravidezes ectópicas têm um ou mais fatores de risco reconhecidos, mas metade de todas as mulheres com gravidez ectópica não tem nenhum.[18,19] Uma análise abrangente de estudos de caso-controle e de coorte, usando mulheres com gravidezes intrauterinas ou não grávidas como controles, ajudou a definir sua importância relativa.[20,21,22]

O risco de gravidez ectópica é aumentado até 10 vezes em mulheres com uma gravidez ectópica prévia, em comparação à população em geral. O risco global de recorrência é de, aproximadamente, 15%, refletindo tanto a alteração tubária subjacente que levou à primeira ectópica quanto o dano ou trauma resultante do seu tratamento. Dados de diversos estudos indicam que o risco global de recorrência é de, aproximadamente, 10% para mulheres com uma gravidez ectópica prévia e pelo menos 25% para mulheres que tiveram duas ou mais.[12,23-27] Em um estudo comparando os riscos de recorrência associados a tratamento clínico e cirúrgico para gravidez ectópica prévia, o risco de recorrência foi de, aproximadamente, 8% após tratamento clínico com metotrexato (esquema de dose única), 10% após uma salpingectomia e 15% depois de uma salpingostomia linear.[28] Aproximadamente 60% das mulheres que têm uma gravidez ectópica subsequentemente alcançarão uma gravidez intrauterina bem-sucedida.[27,29,30]

O risco de gravidez ectópica é aumentado pelo menos 3 vezes em mulheres com alteração tubária documentada.[20,21,36] Na maioria dos casos, o dano resulta de infecções sexualmente transmitidas, gonorreia e clamídia, sendo as mais comuns. Salpingite danifica a mucosa endossalpíngica, causando aglutinação de pregas mucosas e aderências intraluminais que podem aprisionar um embrião em migração, levando à implantação ectópica. O risco de gravidez ectópica é aumentado 2 vezes em mulheres com anticorpos a clamídia circulantes, e a maioria das mulheres com gravidezes ectópicas têm altos níveis.[37,40] Em um estudo de coorte retrospectivo de mulheres com infecção por clamídia documentada prévia, o risco de hospitalização por gravidez ectópica foi aumentado mais de 2 vezes em mulheres com duas infecções prévias e mais de 4 vezes naquelas que tiveram três ou mais.[41] Globalmente, as mulheres com salpingite documentada cirurgicamente têm um risco 4 vezes aumentado de gravidez ectópica; o risco é de, aproximadamente, 10% após um episódio de infecção pélvica e aumenta progressivamente com cada infecção subsequente.[42]

O risco de gravidez ectópica é aumentado pelo menos 2 vezes em mulheres expostas a dietilestilbestrol (DES) in utero.[20,43,44] Numerosas anormalidades da anatomia tubária foram observadas em mulheres expostas ao DES, incluindo tubas encurtadas e convolutas, fimbrias constringidas e cistos paratubários,[45,46] mas é desconhecido se essas anormalidades se relacionam diretamente com o risco aumentado de gravidez ectópica. DES foi banido de uso, em 1971, depois que sua associação a adenocarcinoma vaginal de células claras foi reconhecida,[47] mas as mais jovens mulheres expostas ao DES ainda estão nos seus anos reprodutivos avançados e ocasionalmente podem ser encontradas.

A incidência e risco absoluto de gravidez ectópica é reduzida com todos os métodos de contracepção.[49-50] *Com qualquer método, a taxa de gravidez ectópica (taxa de gravidez multiplicada pela proporção de gravidezes com implantação ectópica) é mais baixa que para mulheres não usando nenhuma contracepção (2,6 gravidezes ectópicas/1.000 mulheres-anos).* Entre os métodos mais comuns de contracepção, contraceptivos de estrogênio-progestina e vasectomia são associados à mais baixa incidência absoluta de gravidez ectópica (0,005 gravidez ectópica/1.000 mulheres-anos). As taxas ainda são muito baixas, mas cerca de 60 vezes mais altas com esterilização tubária (0,32/1.000 mulheres-anos) e 200 vezes mais altas com o dispositivo intrauterino (DIU; 1,02/1.000 mulheres-anos).[49-51] O risco de gravidez ectópica em mulheres que concebem enquanto usando métodos de barreira ou anticoncepcionais orais não é diferente daquele em controles grávidas.[50]

A maioria dos dados disponíveis relacionados com o risco de gravidez ectópica associada ao DIU deriva de estudos mais antigos envolvendo DIUs que não estão mais em uso.[21,52] Apenas dois DIUs atualmente são comercializados nos EUA, um dispositivo contendo cobre e o sistema intrauterino com levonorgestrel (LNG-IUS). Ambos são altamente efetivos na prevenção de gravidez intrauterina e ectópica, com taxas de gravidez cumulativas em 5 anos que se comparam favoravelmente às observadas em mulheres após esterilização tubária (0,5-1%).[53-58] *Entretanto, se a gravidez ocorrer com um DIU in situ, o risco de gravidez ectópica é alto.*[59,60] Logicamente, deve-se esperar que o DIU proteja melhor contra implantação intrauterina do que extrauterina. Consequentemente, uma maior proporção das gravidezes que ocorrerem serão ectópicas. Em um estudo dos resultados em 64 gravidezes documentadas em mulheres com um LNG-IUS, metade foi ectópica.[59]

A *U.S. Collaborative Review of Sterilization*, envolvendo mais de 10.000 mulheres que fizeram esterilização tubária, observou que a probabilidade cumulativa de gravidez em 10 anos após esterilização foi de 18,5/1.000 procedimentos.[61] *Dados da mesma coorte e de outras indicam que aproximadamente um terço de todas as gravidezes resultando de falha da esterilização é ectópica.*[62-64] O risco cumulativo global em 10 anos de gravidez ectópica após esterilização tubária é de, aproximadamente, 7,3/1.000 procedimentos, mas o risco varia com o método cirúrgico. Coagulação bipolar é associada ao mais alto risco (17,1/1.000 procedimentos) e salpingectomia parcial pós-parto ao mais baixo (1,5/1.000 procedimentos). Com todos os métodos fora salpingectomia parcial pós-parto, a probabilidade de gravidez ectópica é maior para mulheres esterilizadas antes da idade de 30 anos do que para mulheres mais velhas. A probabilidade cumulativa de 10 anos de gravidez ectópica em mulheres esterilizadas por coagulação bipolar antes da idade de 30 anos (31,9/1.000 procedimentos) é mais de 25 vezes a taxa com salpingectomia parcial pós-parto em qualquer idade, o que poderia ser atribuído a uma incidência aumentada e fístula tuboperitoneal na extremidade distal do segmento tubário proximal. Para todos os métodos combinados, apenas cerca de 20% das gravidezes ocorrendo em 3 anos após esterilização tubária são ectópicas, porém mais de 60% daquelas ocorrendo após 4 ou mais anos são gravidezes ectópicas.[62-65]

Gravidezes ectópicas foram descritas após contracepção oral de emergência. A melhor evidência disponível indica que a contracepção de emergência atua principalmente impedindo ou retardando ovulação ou evitando fertilização, em vez de por inibição da implantação. Em teoria, agentes progestacionais podem inibir a motilidade tubária e predispor à implantação ectópica, mas nenhum dos esquemas contraceptivos orais de emergência em uso parece aumentar o risco.[66-69]

O risco de gravidez ectópica é aumentado aproximadamente 2 vezes em mulheres inférteis.[20,70-74] A associação entre infertilidade e infecção pélvica e alteração tubária prévias oferece uma explicação óbvia. Fármacos indutores da ovulação também são associados a risco aumentado, mas não está esclarecido se fatores tubários coexistentes ou função tubária alterada em ciclos estimulados podem ser responsáveis.[36,71,75]

O risco de gravidez ectópica pode ser aumentado até 2 vezes em mulheres que concebem por meio de TRA.[76,77] De fato, é interessante lembrar que a primeira gravidez obtida com fertilização *in vitro* (FIV) e transferência de embrião foi ectópica.[78] Embora os mecanismos responsáveis não tenham sido definidos, migração natural para a tuba e transferência tubária direta inadvertida são as explicações lógicas. Mulheres com infertilidade de fator tubário ou história de uma gravidez ectópica prévia estão sob o mais alto risco, presumivelmente porque os embriões que migram ou são transferidos inadvertidamente para a tuba uterina são menos tendentes a retornar para o útero antes da implantação. Entretanto, o risco é aumentado mesmo em mulheres sem lesão tubária.[12] É possível que níveis hormonais elevados em ciclos de FIV possam afetar adversamente a função de transporte tubário.[75,79] Volumes mais altos de meios de transferência ou inserção de cateter profundo podem predispor à transferência tubária acidental.[76,80,81] Transferências tecnicamente difíceis foram identificadas como outro fator de risco independente.[82] Gravidezes heterotópicas, em que um ou mais embriões se implantam no útero e outros locais, são raras em gravidezes naturalmente concebidas (aproximadamente 1 em 4.000-10.000 gravidezes), porém muito mais comuns em mulheres inférteis que concebem após indução da ovulação ou FIV.[77,83-85] Os dados mais recentes do registro de TRA dos EUA sugerem que o risco de gravidez ectópica associada à TRA diminuiu nos últimos anos e agora não é maior que em gravidezes concebidas naturalmente; em 2007, apenas 0,7% das gravidezes resultantes de TRA usando oócitos não doadores frescos ou embriões foram gravidezes ectópicas.[86]

Globalmente, o risco de gravidez ectópica é aumentado aproximadamente 2 vezes em mulheres que fumam. Em comparação a nunca fumantes, o risco é aumentado aproximadamente 50% em fumantes passadas e leves (um a nove cigarros por dia) e sobe progressivamente com consumo diário mais pesado.[21,87] Estudos em animais sugerem que o mecanismo responsável pode envolver uma eficiência mais baixa da captura do complexo oócito-*cumulus* ou uma frequência diminuída de batimento ciliar tubário induzida por componentes químicos da fumaça de cigarro.[88,89] Não há nenhuma evidência indicando qualquer relação entre gravidez ectópica e exposição a outras substâncias químicas ou agentes físicos.[90]

Idade jovem ao primeiro intercurso e o número de parceiros sexuais durante toda a vida são associados a um risco brandamente aumentado de gravidez ectópica, presumivelmente em virtude da mais alta probabilidade de exposição a infecções sexualmente transmitidas.[20,21,91] Numerosos estudos encontraram uma associação entre o uso de ducha vaginal e a gravidez ectópica.[92-97] Compreensivelmente, a maioria atribuiu a observação a um risco aumentado associado de infecção ascendente, mas outros sugeriram que as mulheres com sintomas de infecção genital simplesmente tendem mais a usar ducha;[98] uma relação causal entre o uso de ducha e a gravidez ectópica não foi estabelecida.

PATOGÊNESE DA IMPLANTAÇÃO ECTÓPICA

A tuba uterina é de longe o local mais comum de implantação ectópica, responsabilizando-se por mais de 98% de todas as gravidezes ectópicas. ***Globalmente, 70% das gravidezes ectópicas são localizadas na ampola tubária, 12% no istmo, 11% nas fímbrias, e 2% no segmento intersticial (cornual).***[99,100] ***Gravidezes ectópicas em outros locais são relativamente raras e divididas entre locais ovarianos, cervicais e abdominais.***[99,100]

Qualquer coisa que interfira nos mecanismos normais de transporte tubário pode predispor à gravidez ectópica. É possível, mas não está provado, que fatores endócrinos predispondo à implantação prematura também possam contribuir para a patogênese de gravidez ectópica.[101] Em estudos histopatológicos, alterações pós-inflamatórias (salpingite crônica, salpingite ístmica nodosa) foram observadas em até 90% das tubas uterinas excisadas por gravidez ectópica.[102,104]

Outras anormalidades incluíram divertículos e focos de transformação decidual persistente. Qualquer uma dessas alterações tubárias subjacentes permanece após tratamentos conservadores, clínicos ou cirúrgicos, e pode predispor à recorrência. A própria implantação ectópica pode danificar ainda mais a tuba uterina, dependendo da extensão da invasão trofoblástica. O endométrio nas mulheres com gravidezes ectópicas usualmente exibe transformação decidual, mas também pode ter características histológicas secretórias ou mesmo proliferativas.[105]

A histopatologia das gravidezes ectópicas varia com o local de implantação. Em aproximadamente metade das gravidezes ectópicas ampulares, proliferação trofoblástica ocorre inteiramente dentro da luz tubária, e a *muscularis* permanece intacta.[106] Nas restantes, o trofoblasto penetra a parede tubária e prolifera no tecido conectivo frouxo entre a *muscularis* e a serosa.[106-108] Na maioria dos casos, a dilatação segmentar característica da ampola tubária é compreendida principalmente por sangue coagulado em vez de tecido trofoblástico. Em contraste, as implantações ectópicas no istmo tubário tipicamente penetram a parede tubária relativamente precoce,[106] provavelmente porque o segmento mais muscular é menos distensível. Nem todas as gravidezes ectópicas estão destinadas à ruptura. De fato, muitas se resolverão sem intervenção, presumivelmente por regressão espontânea *in situ* ou aborto tubário (expulsão pelas fímbrias).[109]

Vários estudos sugeriram que a prevalência de anormalidades cromossômicas é aumentada nas gravidezes ectópicas e que anormalidades genéticas intrínsecas poderiam de algum modo predispor à implantação extrauterina. Entretanto, estudos mais cuidadosos não corroboraram o achado.[110] De fato, a prevalência de aberrações cromossômicas nas gravidezes ectópicas parece quase idêntica à esperada (aproximadamente 5%) quando são consideradas a idade materna e a gestacional.[110-112]

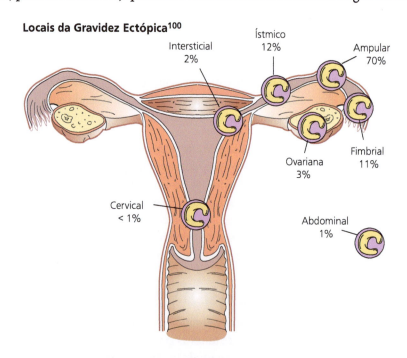

DIAGNÓSTICO DA GRAVIDEZ ECTÓPICA

Gravidez ectópica é associada a uma tríade clássica de sintomas – atraso menstrual, sangramento vaginal e dor abdominal inferior – observada tanto nas gravidezes ectópicas rotas, quanto nas não rotas. Em uma série de 147 pacientes com gravidez ectópica, a apresentação clínica incluiu dor abdominal em 99%, amenorreia em 74% e sangramento vaginal em 56%.[113] Outros sintomas associados a gravidezes ectópicas incluem dor no ombro (por irritação do diafragma pelo sangue na cavidade peritonial), tonteira e choque (por hemorragia intra-abdominal grave). Infelizmente, não há achados físicos exclusivos da gravidez ectópica; sintomas semelhantes são observados comumente em mulheres com gravidezes intrauterinas falhando.[114,115] Felizmente, os sintomas associados à gravidez ectópica avançada ou rota agora raramente são vistos, porque a maioria das mulheres se apresenta com dor branda e *spotting* de sangue vaginal bem antes da ruptura tubária e é identificada prontamente usando-se métodos que são mais sensíveis e específicos do que no passado.

Suspeita clínica, com base em um conhecimento dos fatores de risco e dos sintomas iniciais de gravidez ectópica, é a chave para identificar as mulheres que merecem avaliação pronta e cuidadosa. *A pronta disponibilidade de ensaios altamente sensíveis e específicos para a subunidade β da gonadotrofina coriônica humana (hCG) estreitou o diagnóstico diferencial da gravidez ectópica para incluir somente problemas relacionados com a gravidez, incluindo ameaça de aborto, abortos retidos, completos e incompletos.* Em quase todas as mulheres, uma ou mais determinações da β-hCG sérica e ultrassonografia transvaginal são capazes de estabelecer ou excluir o diagnóstico de gravidez ectópica em um curto prazo, se não imediatamente. Medições da progesterona sérica e curetagem uterina (quando uma gravidez intrauterina viável inicial puder ser confiantemente excluída) também podem ser úteis. Laparoscopia permanece uma importante opção de tratamento, mas raramente é alguma vez necessária para diagnóstico unicamente.

Numerosos algoritmos diagnósticos foram propostos para mulheres suspeitas de terem uma gravidez ectópica. Todos são com base nos mesmos conceitos básicos. Avaliação como paciente externa foi demonstrada segura e efetiva para estabelecer um diagnóstico de gravidez intrauterina viável ou não viável ou gravidez ectópica. Diagnóstico preciso é importante porque o tratamento das três condições é distintamente diferente.

CONCENTRAÇÃO DE β-hCG SÉRICA

A hCG é secretada pelo sinciciotrofoblasto e torna-se detectável no soro materno tão precocemente quanto 8-10 dias depois da ovulação em ciclos normais de concepção. Ao tempo da primeira menstruação perdida ou próximo dela, níveis séricos entre 50 e 100 UI/L são típicos. Os modernos ensaios para a subunidade β da hCG são altamente específicos e sensíveis, com limites de detecção abaixo de 5 UI/L. Em consequência, virtualmente todas as mulheres com suspeita de gravidez ectópica que não estão verdadeiramente grávidas terão um teste negativo (nenhum hormônio detectável). Resultados falso-negativos são muito raros mas, no passado, foram descritos em mulheres com gravidezes ectópicas documentadas.[116-118] Testes falso-positivos são igualmente raros e mais frequentemente resultam de anticorpos heterófilos endógenos, que se ligam aos anticorpos animais (camundongo, coelho, cabra) usados em sistemas imunométricos comerciais e desse modo imitam a imunorreatividade da hCG.[119-122]

Embora raros, é importante compreender e reconhecer os anticorpos heterófilos porque testes falso-positivos persistentes podem ser erradamente interpretados como evidência de gravidez ectópica ou doença trofoblástica gestacional e levar à avaliação e a tratamentos inapropriados, tendo sérias consequências potenciais.[119] Um teste hCG falso-positivo usualmente permanece no mesmo nível durante o tempo, nem aumentando nem diminuindo. Quando a apresentação clínica é incerta ou incompatível com o resultado de teste, um teste hCG verdadeiro-positivo pode ser confirmado por: (1) obtenção de um resultado semelhante a um método de ensaio diferente; (2) demonstração hCG na urina e (3) obtenção de resultados paralelos com diluições seriadas do padrão de hCG e o soro da paciente.

As concentrações séricas de β-hCG elevam-se, previsivelmente, a um ritmo exponencial, durante as semanas iniciais da gravidez intrauterina normal. Em geral, os níveis duplicam a cada 1,4-2,1 dias na gravidez inicial e chegam ao pico entre 50.000 e 100.000 UI/L nas 8ª a 10ª semanas de gestação.[123-125] A velocidade de elevação se retarda gradualmente à medida que a idade gestacional e as concentrações de β-hCG aumentam,[125] mas durante o breve intervalo quando o diagnóstico de gravidez ectópica é mais importante (de 2 a 5 semanas pós-ovulação), o padrão é essencialmente linear. Evidência de estudos efetuados antes de 1990 indicou que os níveis de β-hCG devem aumentar pelo menos 66% a cada 2 dias a concentrações abaixo de 10.000 UI/L em gravidezes intrauterinas iniciais, que poucas gravidezes normais (3-10%) alguma vez exibem um padrão anormal, e a maioria dessas apenas transitoriamente.[123,124,126,127] Entretanto, em uma análise mais recente e cuidadosa de dados derivados da avaliação de 287 mulheres que se apresentaram com dor ou sangramento e ultrassonografia não diagnóstica que comprovaram ter gravidezes intrauterinas viáveis, a elevação mais lenta ou mínima observada foi 24% após 1 dia e 53% após 2 dias.[128] A elevação média nos níveis de β-hCG foi 50% após 1 dia, 124% após 2 dias, e 400% após 4 dias. *Estes dados indicam que o aumento normal mínimo nas concentrações de β-hCG em mulheres com uma gravidez intrauterina viável (50% ao longo de 2 dias) é "mais lento" do que previamente descrito e que os critérios usados para diagnosticar e tratar gravidezes anormais devem, portanto, ser mais conservadores do que foi recomendado no passado.*[128]

Em comparação ao padrão observado em gravidezes intrauterinas viáveis, os *níveis de β-hCG aumentam a uma velocidade mais lenta na maioria, mas não todas as gravidezes ectópicas e intrauterinas não viáveis.*[123,129] Em uma análise de dados derivados da avaliação de 200 mulheres apresentando-se em um departamento de emergência que afinal comprovaram ter gravidezes ectópicas, a elevação média nos níveis séricos de β-hCG foi 25% ao longo de 2 dias, com 60% das pacientes tendo um aumento, e 40% exibindo uma diminuição nas concentrações de β-hCG durante esse intervalo.[129] Entre aquelas com níveis se elevando, o aumento médio (75% ao longo de 2 dias) foi menor do que a média das mulheres com gravidezes intrauterinas viáveis, e entre aquelas com concentrações declinando, a diminuição (27% ao longo de 2 dias) foi menor do que a média das mulheres com abortos espontâneos completos. Entretanto, em 21% das mulheres com gravidezes ectópicas, a elevação nos níveis de β-hCG foi maior do que ou igual à elevação mínima definida para mulheres com gravidezes intrauterinas viáveis, e em 8% das mulheres com níveis declinando, a diminuição foi semelhante àquela em mulheres com abortos espontâneos completos.[129] Quando os níveis não sobem normalmente, ou caem, a gravidez quase certamente é não viável, mas pode ser ectópica ou intrauterina. As concentrações séricas de hCG geralmente caem mais rapidamente em abortos espontâneos do que em gravidezes ectópicas, mas a velocidade de diminuição varia com a concentração de β-hCG inicial e é mais lenta quando os níveis são mais baixos;[130] globalmente, uma diminuição de menos do que 21% após 2 dias ou 60% após 7 dias sugere produtos retidos de concepção ou uma gravidez ectópica. *Concentrações de β-hCG subindo normalmente (> 50% ao longo de 2 dias) ou caindo rapidamente (> 20% ao longo de 2 dias) geralmente são tranquilizadoras, mas não excluem a possibilidade de gravidez ectópica.*[129,131,132]

Quando o risco de gestação múltipla é relativamente alto, como em gravidezes resultando de estimulação ovariana ou FIV, determinações seriadas da β-hCG sérica são mais difíceis de interpretar confiantemente, porque os padrões usuais estabelecidos para gravidezes únicas concebidas naturalmente podem não se aplicar.[133] Na maioria das gravidezes múltiplas, os níveis de β-hCG são mais altos do que em gestações únicas da mesma idade, refletindo as contribuições combinadas de todas as gestações, mas ainda sobem a uma velocidade normal.[134] Entretanto reduções espontâneas de gravidez são comuns em gestações múltiplas,[135] e gravidezes heterotópicas não são inteiramente raras em mulheres estimuladas.[77,84] Uma ou mais gestações intrauterinas progredindo normalmente podem produzir níveis normais ou aumentados de hCG, mas uma gestação intrauterina ou ectópica falhando coexistente provavelmente não o fará. O nível de β-hCG em qualquer ponto no tempo refletirá as contribuições somadas de todas as gestações, normais e anormais, intrauterinas e ectópicas. A produção normal de hCG de uma gravidez intrauterina viável facilmente pode obscurecer a contribuição anormalmente pequena de outra gestação anormal. Alternativamente, níveis cadentes de produção de hCG de uma gestação intrauterina ou ectópica malfadada podem produzir um aumento mais lento do que o esperado nas concentrações séricas, apesar de uma gestação intrauterina viável coexistente estar progredindo normalmente.

Também é importante observar que a variação interensaios nas medições de β-hCG varia entre 10 e 15% na maioria dos laboratórios. Consequentemente, para interpretação mais confiante, concentrações seriadas devem ser feitas no mesmo laboratório sempre que possível. Alertas para todos os cenários possíveis, as concentrações de β-hCG séricas devem ser interpretadas muito cautelosamente. *Em suma, concentrações séricas pareadas de hCG isoladamente não são capazes de distinguir confiavelmente gravidezes ectópicas de gravidezes intrauterinas anormais ou mesmo normais. Consequentemente, a avaliação diagnóstica das mulheres com suspeita de gravidez ectópica também deve incluir ultrassonografia transvaginal.*

ULTRASSONOGRAFIA TRANSVAGINAL

Numerosos estudos ajudaram a definir as características ultrassonográficas de gravidezes iniciais normais e anormais.[136-145] Um saco gestacional é o primeiro marco anatômico ultrassonográfico na gravidez intrauterina inicial. O saco consiste em um centro sonotransparente com um anel ecogênico espesso, formado pela reação decidual circundante. Os modernos transdutores de alta frequência (acima de 5 MHz) são capazes de detectar um saco gestacional mais precocemente do que os exploradores mais antigos de mais baixa frequência.[146,147] *Hoje, em gravidezes de 5,5 semanas de gestação ou mais, a ultrassonografia transvaginal deve identificar uma gravidez intrauterina viável com quase 100% de exatidão.*[148-150] A ausência de um saco gestacional intrauterino 38 dias ou mais após o início da menstruação ou 24 dias após a concepção constitui forte evidência presuntiva de uma gravidez não viável (ectópica ou intrauterina).[151] O critério é útil quando a história menstrual está bem documentada ou a concepção ocorre sob observação estreita, mas tem pouco valor prático quando aplicado de modo amplo, uma vez que sangramento irregular tão frequente confunde as tentativas de definir a idade gestacional.[152]

Quando a ultrassonografia revela ausência de gravidez intrauterina óbvia, exame cuidadoso das regiões anexiais e fundo de saco pode fornecer informação útil adicional. *Observação de um saco gestacional com um saco vitelino, embrião ou atividade cardíaca fora do útero estabelece o diagnóstico de gravidez ectópica e justifica tratamento imediato.* Evidência de uma gestação extrauterina pode ser identificada em até 80-90% das gravidezes ectópicas.[145,149,153-155] Uma massa anexial complexa (não um cisto simples) ou líquido no fundo de saco aumenta a probabilidade de gravidez ectópica mas não faz, por si própria, o diagnóstico ou justifica tratamento imediato.[156,157] Qualquer outro resultado é simplesmente inconclusivo. Alguns sugeriram que medições da espessura endometrial têm valor preditivo, porque o endométrio é mais fino em mulheres com gravidez ectópica do que naquelas com gravidezes intrauterinas viáveis ou não viáveis.[158] Entretanto, outros observaram variações amplas na espessura endometrial entre mulheres com suspeita de gravidez ectópica ou diferenças muito pequenas para terem utilidade clínica.[152,159] Em um estudo envolvendo 576 mulheres que se apresentaram em um departamento de emergência com queixas de dor e/ou sangramento, a espessura endometrial média foi de 9,56 ± 4,87 mm nas mulheres com gravidezes ectópicas, 12,12 ± 6,0 mm naquelas com gravidezes intrauterinas e 10,19 ± 6,10 mm nas mulheres com abortos espontâneos.[160] Embora a extensão de superposição entre os grupos torne a espessura endometrial um mau teste diagnóstico, uma espessura maior que 21 mm sem nenhuma evidência de um saco gestacional intrauterino exclui gravidez ectópica com 96% de especificidade.[160]

Em muitos casos, a ultrassonografia sozinha é capaz de estabelecer o diagnóstico em mulheres com suspeita de gravidez ectópica ao revelar um saco gestacional intrauterino ou extrauterino. Na sala de emergência ou outro contexto agudo, a ultrassonografia é diagnóstica em 70-90% das mulheres com suspeita de gravidez ectópica.[15,143,144,148,150,161,162] *Quando nem um saco gestacional intrauterino ou um extrauterino é observado, definimos uma "gravidez de localização desconhecida", as possibilidades incluem uma gravidez intrauterina em que o saco gestacional ainda não se desenvolveu, colapsou, ou abortou completamente, e uma gravidez ectópica que é muito pequena para ser detec-*

tada ou abortou. Em alguns casos, anomalias uterinas, miomas ou hidrossalpinge podem obscurecer uma gravidez intrauterina ou extrauterina; obesidade também pode impedir interpretação confiante. ***Globalmente, pelo menos 25% das mulheres com gravidez ectópica se apresentam primeiro com uma gravidez de localização desconhecida,***[15,144,162] ***e 7-20% das mulheres com esse diagnóstico inicial comprovam afinal ter uma gravidez ectópica.***[144]

Quando disponível, ultrassonografia com Doppler em cores e pulsada pode melhorar a precisão diagnóstica. Um pequeno saco gestacional intrauterino às vezes pode ser difícil de distinguir do "pseudossaco" (sangue na cavidade uterina) observado em aproximadamente 10% das mulheres com gravidez ectópica.[163] As alterações vasculares locais associadas a um saco gestacional verdadeiro podem ajudar a diferenciar os dois.[164,165] Pulsos vasculares e velocidade de fluxo arterial aumentam na gravidez intrauterina inicial. A extensão do fluxo arterial peritrofoblástico se correlaciona com o tamanho do saco gestacional e concentrações séricas de β-hCG. O fluxo sanguíneo nas artérias da tuba uterina contendo uma gravidez ectópica é 20-40% maior que na tuba contralateral.[165,166] Similarmente, massas anexiais podem ser distinguidas pelas características de fluxo sanguíneo circundando-as. Por exemplo, o índice de resistência de gravidezes ectópicas também é mais alto que o de cistos de corpo lúteo.[167] Entretanto, o método tem numerosas armadilhas diagnósticas, exige substancial experiência técnica, e o uso de ultrassonografia transvaginal padrão e concentrações de β-hCG sérica usualmente é suficiente.[168]

Quando a ultrassonografia é inconclusiva, concentrações de β-hCG sérica podem servir como um marcador substituto da idade gestacional e ajudar a determinar se um saco gestacional intrauterino deve ou não estar presente. O conceito de uma "zona discriminatória", a concentração de β-hCG sérica mínima acima da qual um saco gestacional deve sempre ser detectado em uma gravidez intrauterina viável, revolucionou a abordagem diagnóstica em mulheres com suspeita de gravidez ectópica. Quando o conceito foi introduzido pela primeira vez, em 1981, a ultrassonografia transabdominal era o padrão, e a zona discriminatória era 6.000-6.500 UI/L.[169] ***Com o desenvolvimento de transdutores endovaginais de mais alta frequência, a zona discriminatória diminuiu progressivamente e agora geralmente varia entre 1.500 e 3.000 UI/L.***[27,157,170-172] Em um estudo, 185 de 188 gravidezes intrauterinas (98%) em mulheres com uma concentração de β-hCG acima de 1.500 UI/L realizaram exames de imagem.[15] ***Em qualquer centro dado, a zona ou o valor discriminatório dependerá da experiência do examinador e do tipo de equipamento em uso.***[157,170,171] ***O uso de um valor limiar mais alto, mais conservador (p. ex., 2.000 ou 2.500 UI/L) ajuda a minimizar o risco de erro de diagnóstico, mas também pode retardar o diagnóstico de uma gravidez ectópica.*** O valor limiar de 2.000 UI/L é sugerido no algoritmo que aparece neste capítulo. A identificação de um saco gestacional intrauterino exclui o diagnóstico de gravidez ectópica, exceto em circunstâncias em que uma gravidez heterotópica ou uma gravidez em um corno uterino rudimentar precisarem ser consideradas.

Quando a concentração de β-hCG é claramente acima do valor discriminatório, atenção deve ser focalizada em estabelecer a localização da gravidez, agora julgada não viável em virtude de não ter sido observado um saco gestacional intrauterino.[27,143,173] ***A ausência de um saco gestacional intrauterino é forte, mas não conclusiva, evidência em favor de uma gravidez ectópica.***[15] Outras possibilidades devem ser consideradas antes de começar o tratamento. Em abortos incompletos, um saco gestacional intrauterino pode ser ausente ou difícil de reconhecer. Em abortos completos muito recentes, os níveis de β-hCG sérica podem estar declinando rapidamente, mas ainda elevados. Mesmo uma gravidez intrauterina viável não pode ser excluída inteiramente quando há boa razão para suspeita de uma gestação múltipla. ***Consequentemente, mesmo quando a concentração de β-hCG está acima do valor discriminatório, uma repetição da medição de β-hCG em 1-2 dias merece consideração em mulheres em baixo risco de gravidez ectópica com pouco ou nenhum sintoma, para identificar aquelas que poderiam, caso contrário, receber tratamento desnecessário, ou pior, tratamento nocivo.*** Um nível de β-hCG caindo rapidamente indica uma gravidez não viável em resolução e pode ser acompanhado até indetectável. Uma concentração de β-hCG subindo normalmente indica a necessidade de ultrassonografia repetida para excluir a possibilidade de uma gravidez intrauterina não detectada previamente e que de outro modo poderia ser exposta a metotrexato, resultando em terminação inadvertida ou em embriopatia grave (restrição do crescimento intrauterino, microcefalia e anormalidades faciais, cranianas ou esqueléticas).[174-179]

Em pacientes com valores iniciais de β-hCG abaixo da zona discriminatória, a ausência de um saco gestacional intrauterino é inconclusiva; sinais clínicos (instabilidade hemodinâmica), sintomas (dor) e outros achados ultrassonográficos (saco gestacional extrauterino, massa anexial complexa, líquido no fundo de saco) devem guiar o tratamento clínico.[180] Em algumas mulheres, as circunstâncias clínicas exigirão um diagnóstico cirúrgico imediato e definitivo. Mulheres com nenhum ou poucos sintomas necessitam de acompanhamento estreito e avaliações seriadas até que a possibilidade de gravidez ectópica possa ser excluída.[148,157,181,182] Medição repetida da β-hCG sérica a intervalos de 2 dias ajuda a distinguir gravidezes não viáveis de gestações intrauterinas viáveis iniciais ainda não suficientemente grandes para serem detectadas.

Em mulheres com níveis de β-hCG crescendo normalmente abaixo do valor discriminatório, ultrassonografia deve ser realizada ou repetida quando os níveis tiverem subido acima do valor discriminatório. Depois de 2-7 dias, pode-se esperar que a ultrassonografia demonstre a localização da gravidez na grande maioria dos casos.[144] Ocasionalmente, uma anormalidade anexial nova (massa complexa) ou sintomas clínicos aumentando podem exigir um diagnóstico cirúrgico definitivo, quando uma gravidez intrauterina viável desejada não pode excluída confiantemente.[157,181,182] *Mulheres com concentrações de β-hCG diminuindo rapidamente justificam apenas observação continuada, porque a probabilidade de gravidez ectópica é baixa.*[183] Não obstante, medições seriadas devem ser obtidas até que os níveis não sejam mais detectáveis, o que pode levar até 6 semanas.[12] Aquelas em que uma gravidez intrauterina não foi documentada permanecem em risco de ruptura de uma gravidez ectópica até que β-hCG não seja mais detectável.[148] *Níveis de β-hCG declinando lentamente ou subindo anormalmente indicam uma gravidez não viável que ainda pode ser ectópica ou intrauterina, mas virtualmente excluem a possibilidade de uma gravidez intrauterina viável. O mesmo é verdadeiro quando os níveis de β-hCG sobem para uma concentração claramente acima do valor discriminatório, e a ultrassonografia é novamente inconclusiva (ausência de saco gestacional intrauterino ou extrauterino). Em qualquer dos casos, tratamento clínico poderia ser oferecido com segurança, mas um diagnóstico presuntivo de gravidez ectópica será inacurado, e tratamento desnecessário, em até 40% das mulheres.*[184] Por esse motivo, muitos preferem realizar curetagem para distinguir as duas possibilidades restantes (discutido a seguir).

Uma conduta conservadora com gravidezes de localização desconhecida evita intervenção inapropriada em uma gravidez intrauterina viável. Embora ela corra o risco de um atraso modesto no diagnóstico de gravidez ectópica e uma pequena possibilidade de ruptura, a evidência a partir de vários estudos indica que uma conduta diagnóstica conservadora raramente compromete o tratamento de mulheres com gravidezes de localização desconhecida.[150,162,181,185-189] Consequentemente, todo esforço razoável deve ser envidado para estabelecer um diagnóstico definitivo.

CONCENTRAÇÃO DE PROGESTERONA SÉRICA

As concentrações de progesterona sérica geralmente são mais baixas em gravidezes ectópicas do que em gravidezes intrauterinas viáveis.[190-193] A explicação mais lógica é que gravidezes ectópicas são quase sempre acompanhadas por níveis anormalmente baixos de produção de hCG. Embora a hCG secretada por gestações ectópicas seja química e biologicamente indistinta daquela em gravidezes intrauterinas,[194,195] as taxas de produção são mais baixas, principalmente porque o trofoblasto ectópico prolifera mais lentamente e é menos ativo biologicamente.[196,197] A produção de progesterona pelo corpo lúteo no começo da gravidez é regulada principalmente pela velocidade de alteração nas concentrações séricas de hCG.[195] Em circunstâncias normais, o aumento exponencial nos níveis de hCG assegura que os receptores a LH/hCG sejam ocupados na extensão correspondente à estimulação máxima à medida que o corpo lúteo amadurece, e o número de receptores disponíveis aumenta. Em contraste, poucas gravidezes ectópicas exibem taxas normais de produção de hCG durante muito tempo. Consequentemente, a secreção de progesterona pode aumentar normalmente de início, mas inevitavelmente se retarda, resultando em concentrações séricas mais baixas.[198,199] Não há nenhuma evidência para suportar a hipótese alternativa de que a má função do corpo lúteo na gravidez ectópica resulte da produção reduzida ou ausente de outros fatores fetoplacentários tróficos distintos da hCG.[195]

Os níveis de progesterona sérica associados a gravidezes intrauterinas normais e anormais e gravidezes ectópicas variam amplamente e se superpõem em grande extensão. Consequentemente, enquanto uma concentração de progesterona sérica grosseiramente baixa improvavelmente será associada a uma gravidez intrauterina viável, ela não é capaz de distinguir uma gravidez ectópica de uma gestação intrauterina malsucedida.[9,14,200-204] A probabilidade de uma gravidez intrauterina viável aumenta com a concentração de progesterona sérica. Níveis maiores que 20 ng/mL quase sempre indicam uma gravidez intrauterina normal. Em contraposição, concentrações abaixo de 5 ng/mL quase sempre indicam uma gravidez não viável, que pode ser ectópica ou intrauterina.[9,14] Infelizmente, 50% das gravidezes ectópicas, aproximadamente 20% dos abortos espontâneos e quase 70% das gravidezes intrauterinas viáveis são associadas a níveis de progesterona sérica *entre* 5 e 20 ng/mL.[205,206] Além disso, uma vez que exceções à norma podem ocorrer e de fato ocorrem, nenhum valor limiar é inteiramente confiável em uma mulher individual. Somente cerca de 0,3% das mulheres com gravidezes intrauterinas viáveis têm um nível de progesterona sérica abaixo de 5 ng/mL, mas aproximadamente 3% daquelas com gravidezes ectópicas têm concentrações de progesterona acima de 20 ng/mL.[201,206] A utilidade de medições de progesterona sérica na avaliação de mulheres com suspeita de gravidez ectópica é ainda mais limitada, quando a concepção resulta de tratamentos envolvendo estimulação ovariana. Níveis de progesterona mais altos que os usuais logicamente podem ser esperados, porque o tratamento muitas vezes produz mais do que um único corpo lúteo.[207]

Alguns sugeriram que níveis de progesterona menores que 5 ng/mL identificam mulheres em que a curetagem uterina pode ser efetuada com segurança em busca de vilos coriônicos para distinguir gravidezes ectópicas de abortos espontâneos.[9, 208] Usando essa conduta, a probabilidade de intervenção inapropriada em uma gravidez intrauterina viável é na verdade muito baixa, mas mesmo esse pequeno risco pode ser inaceitavelmente alto. *Em suma, medições de progesterona sérica geralmente acrescentam muito pouco à avaliação diagnóstica de mulheres suspeitas de terem uma gravidez ectópica.*

CURETAGEM UTERINA

Quando a ultrassonografia é inconclusiva e as concentrações de β-hCG estão acima da zona discriminatória, ou abaixo do valor limiar e sobem anormalmente, entram em platô ou caem, a possibilidade de uma gravidez intrauterina viável está praticamente excluída; uma gravidez múltipla inicial ou um erro na execução ou na interpretação da ultrassonografia são as únicas exceções. *Curetagem uterina pode ajudar a distinguir gravidezes ectópicas de intrauterinas não viáveis, mas ainda deve ser aplicada seletivamente.* Curetagem claramente é inapropriada quando houver qualquer possibilidade de interromper uma gravidez intrauterina viável e é desnecessária em mulheres com níveis de β-hCG caindo rapidamente. *Achado de vilos coriônicos exclui gravidez ectópica, mas não heterotópica.* A ausência de vilos torna provável o diagnóstico de gravidez ectópica, embora um aborto completo muito recente ou uma falha técnica em obter ou reconhecer vilos também seja possível; vilos coriônicos não são detectados por histopatologia em 20% das terminações eletivas de gravidez.[209] *Se a curetagem não for realizada e a gravidez ectópica for presumida, erro de diagnóstico levando a tratamento desnecessário ocorrerá em aproximadamente 40% das mulheres.*[184] *Portanto, a curetagem uterina é recomendada em mulheres* com gravidezes não viáveis de localização desconhecida, para distinguir uma gravidez ectópica que necessita de tratamento de uma gravidez intrauterina não viável que não o necessita.

Se eles estiverem presentes, a inspeção macroscópica dos curetados em soro fisiológico revelará vilos coriônicos óbvios em metade das vezes. Corte de congelação e exame histológico demonstrará vilos em 80–90% dos espécimes obtidos de mulheres com aborto espontâneo, e é recomendado quando disponível, para ajudar a evitar demoras em estabelecer um diagnóstico definitivo. De outra maneira, uma β-hCG sérica pós-operatória pode ser obtida. Uma diminuição de 20% ou mais no nível de β-hCG em 12–24 horas sugere fortemente que a paciente tinha uma gestação intrauterina não viável que foi remo-

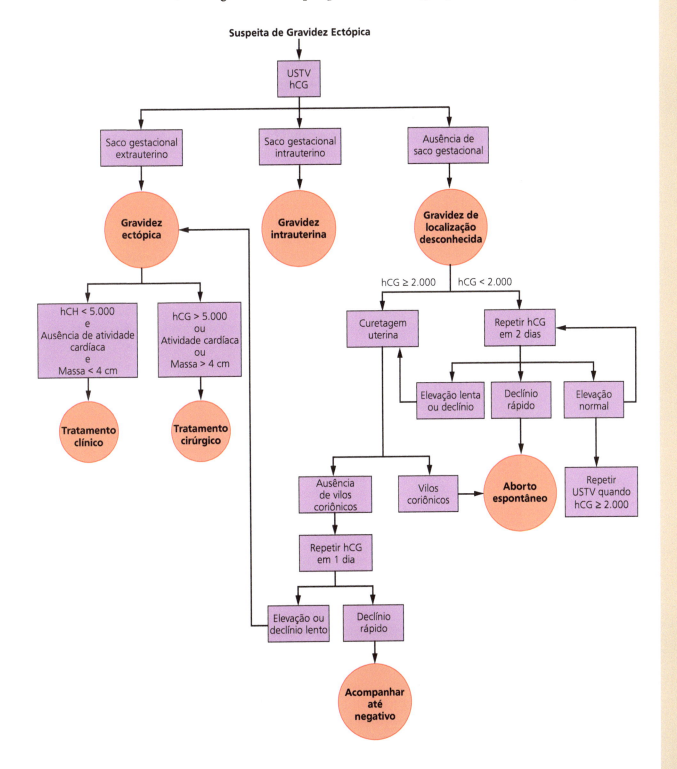

vida.[209,210] Em contraposição, uma velocidade mais lenta de diminuição, ou um aumento, sugere fortemente uma gravidez ectópica.[12] Mulheres com níveis declinantes podem ser monitoradas com concentrações seriadas de β-hCG até não serem mais detectáveis ou até que o laudo de patologia confirme a presença de vilos coriônicos. Em uma série de 111 mulheres com gravidezes não viáveis de localização desconhecida que foram submetidas à curetagem, vilos foram detectados em 37% globalmente, e em 51% daquelas cujo nível inicial de β-hCG era acima de 1.500 UI/L.[184]

Curetagem uterina é cara, exige uma sala de cirurgias e anestesia em algumas instituições, e é associada a um pequeno risco de complicação. Em comparação, aspiração uterina usando uma pipeta é simples de realizar no contexto de ambulatório e minimamente invasiva. Os resultados obtidos com aspiração por pipeta e por curetagem geralmente se correlacionam extremamente bem quando são efetuadas por suspeita de patologia endometrial (hiperplasia ou carcinoma). *Infelizmente, biópsia de pipeta não é um substituto efetivo para curetagem na avaliação de mulheres com suspeita de gravidez ectópica. A sensibilidade da biópsia com pipeta para detectar vilos coriônicos é inaceitavelmente ruim, variando entre 30 e 60%*[211,212] Se o tratamento for com base nos resultados obtidos por uma biópsia de pipeta, até uma em três mulheres com aborto espontâneo pode receber tratamento médico ou cirúrgico desnecessário e inapropriado. A sensibilidade mais alta da curetagem (80-90%) fornece um resultado errado de gravidez ectópica em não mais que 2 em 10 mulheres com um aborto espontâneo.[212-214] Embora raro, é útil lembrar que vilos coriônicos algumas vezes podem ser encontrados em curetados de mulheres com gravidez ectópica.[215]

Alguns advogam tratamento clínico empírico para todas as mulheres com gravidezes não viáveis de localização desconhecida, vendo o tratamento como mais prático e menos invasivo do que curetagem.[187,216] *Uma análise de decisão não considerou nenhuma das condutas superiores, mas também observou que o tratamento empírico fornece pouca economia, não reduz complicações e obscurece o prognóstico quanto à fertilidade futura e ao risco de repetição de gravidez ectópica.*[217] Nós favorecemos curetagem em relação ao tratamento clínico empírico, preferindo evitar tratamento desnecessário e as incertezas que resultam de um diagnóstico presuntivo de gravidez ectópica.

TRIAGEM DE GRAVIDEZ ECTÓPICA

Ultrassonografia transvaginal e determinações da β-hCG sérica têm valor diagnóstico provado na avaliação de mulheres sintomáticas com suspeita de gravidez ectópica. Não surpreendentemente, alguns advogaram aplicar as mesmas ferramentas diagnósticas para fazer triagem de mulheres assintomáticas em risco aumentado de gravidez ectópica. Na prática, as mulheres em risco poderiam ser instruídas a fazer contato com seu médico tão logo a gravidez fosse suspeitada e, se confirmada, receber monitoramento cuidadoso com determinações seriadas da β-hCG e ultrassonografia oportuna. A alternativa é avaliar apenas aquelas nas quais apareçam sintomas clínicos de dor ou sangramento vaginal. A fundamentação para fazer triagem das mulheres em risco é que diagnóstico precoce de gravidez ectópica permite intervenção precoce e tratamento não invasivo que pode ajudar a minimizar lesão tubária e reduzir custos.[218,219] Entretanto, a triagem ampla de mulheres sem sintomas é cara e aumenta a probabilidade de diagnósticos falso-positivos de gravidez ectópica que pode resultar em tratamento clínico ou cirúrgico desnecessário ou inapropriado.[219,220]

Do ponto de vista clínico e econômico, a custo-efetividade da triagem depende da prevalência ou do risco de gravidez ectópica na população escolhida para triagem. Se o risco for baixo, poucas gravidezes ectópicas serão prevenidas, e os custos da triagem excederão em muito os benefícios e economia resultantes do diagnóstico precoce e tratamento clínico em lugar de tratamento cirúrgico. Se a curetagem uterina for realizada para todas as gravidezes não viáveis identificadas pela triagem, os custos são ainda maiores, porque a grande maioria serão abortos espontâneos que de outro modo poderiam ser tratados de maneira expectante.[220-223] Se o risco for alto, os benefícios e a economia realizados pela prevenção de gravidezes ectópicas rotas são proporcionalmente maiores e justificam melhor os custos associados à triagem.

Os resultados de uma análise de decisão sugerem que a triagem provavelmente é justificada quando o risco de gravidez ectópica é aproximadamente 8% ou mais alto. Nesse nível de risco, pode-se esperar que a triagem previna uma ou duas gravidezes ectópicas rotas e produza menos de um diagnóstico falso-positivo para cada 100 mulheres examinadas.[220] *Aceitando uma taxa de 2% de gravidez ectópica e considerando a incidência aumentada associada a certos fatores de risco, a triagem parece justificada para mulheres com cirurgia tubária ou gravidez ectópica prévia e aquelas com patologia tubária conhecida ou que engravidem com um DIU* in situ *ou após um procedimento de esterilização.* Triagem é mais difícil de justificar para mulheres em que uma história de infertilidade ou infecção pélvica é o único fator de risco.

TRATAMENTO EXPECTANTE DA GRAVIDEZ ECTÓPICA

Se não tratada, uma gravidez ectópica pode terminar em aborto tubário, regressão espontânea ou ruptura tubária. Infelizmente, o resultado não pode ser predito confiavelmente. Uma vez que o risco de ruptura tubária e a morbidade e mortalidade associadas potenciais sejam importantes, quase todas as mulheres com um diagnóstico de gravidez ectópica recebem tratamento clínico ou cirúrgico. Entretanto, em mulheres selecionadas, tratamento expectante de uma presumida gravidez ectópica constitui uma opção com uma probabilidade razoavelmente alta de sucesso.[224,225]

Tratamento expectante não equivale a simples observação unicamente. Em vez disso, tratamento expectante inclui monitoramento cuidadoso dos sintomas clínicos, concentrações de β-hCG sérica e ultrassonografia transvaginal. Em essência, tratamento expectante é idêntico à abordagem diagnóstica recomendada em mulheres com suspeita de gravidez ectópica em que a ultrassonografia é inconclusiva e os níveis de β-hCG estão abaixo da zona discriminatória.

Na ausência de qualquer alteração significativa na condição clínica, as mulheres com conhecida ou presumida gravidez ectópica podem ser observadas por tanto tempo quanto os níveis de β-hCG estiverem diminuindo firmemente. Globalmente, aproximadamente 25% das gravidezes ectópicas são associadas a concentrações declinantes de β-hCG, e quase 70% destas (cerca de 18% de todas as gravidezes ectópicas) se resolverão espontaneamente sem tratamento clínico ou cirúrgico.[189,225,226] A probabilidade de sucesso com tratamento expectante é alta quando não há saco gestacional extrauterino demonstrável, e os níveis de β-hCG são relativamente baixos.[225,226] Quando a concentração básica de β-hCG é menos de 1.000 UI/L e caindo, quase 90% das gravidezes ectópicas regridem sem tratamento.[227] Tratamento expectante tem sucesso em 60% das mulheres com concentrações de β-hCG, diminuindo abaixo de 2.000 UI/L, mas falha em mais de 90% com níveis básicos mais altos.[226]

A única experiência randomizada envolvendo tratamento expectante de mulheres com gravidez ectópica conhecida ou suspeita envolveu 60 mulheres que receberam o metotrexato oral (2,5 mg por dia durante 5 dias) ou placebo.[228] As concentrações médias de β-hCG nos dois grupos não foram diferentes; no grupo de placebo, a β-hCG média foi de 211 UI/L (variação 30-1.343 UI/L). Em ambos os grupos, 77% das pacientes foram tratadas com sucesso sem cirurgia, durante um intervalo de menos de 4 semanas. Dada a ausência de evidência de que tratamento com metotrexato é efetivo, talvez não seja surpreendente que os resultados nos 2 grupos tenham sido semelhantes. Conquanto estes dados demonstrem que o tratamento expectante muitas vezes pode ter sucesso, as taxas de sucesso obtidas tanto com tratamento clínico quanto cirúrgico são mais altas.

Considerando os riscos potencialmente sérios de ruptura tubária e hemorragia e a segurança e efetividade estabelecidas do tratamento tanto clínico quanto cirúrgico da gravidez ectópica, parece prudente que tratamento expectante deva ser reservado apenas para pacientes assintomáticas com níveis muito baixos e cadentes de β-hCG. O limite superior aceitável da β-hCG não foi estabelecido, mas um valor limiar de 200 UI/L foi sugerido.[19] É importante lembrar que ruptura tubária foi observada mesmo em mulheres com concentrações baixas e declinando de β-hCG.[229] Se tratamento expectante for escolhido, acompanhamento estreito é essencial, e os níveis de β-hCG devem ser acompanhados até indetectáveis. Qualquer platô ou elevação na concentração de β-hCG deve provocar pronto tratamento clínico ou cirúrgico.

Evidência limitada indica que os resultados a longo prazo (gravidezes intrauterinas e ectópicas subsequentes) após tratamento expectante bem-sucedido são comparáveis àqueles alcançados com tratamento clínico e cirúrgico.[230]

TRATAMENTO CLÍNICO DA GRAVIDEZ ECTÓPICA

Metotrexato, cloreto de potássio, glicose hiperosmolar, actinomicina-D e prostaglandinas foram usados com sucesso como tratamentos clínicos para gravidez ectópica.[231-236] Injeções locais diretas no saco gestacional ectópico sob direcionamento ultrassonográfico ou laparoscópico foram descritas, mas geralmente são reservadas para o tratamento de gravidezes ectópicas em locais (abdominal, cervical, intersticial) ou condições (gravidez heterotópica) não usuais, conforme discutido a seguir. Terapia sistêmica com metotrexato é mais simples e menos invasiva. *Metotrexato foi estudado extensamente, e agora está estabelecido como uma alternativa segura e efetiva ao tratamento cirúrgico para gravidez ectópica.*[7,12,237] Tratamento clínico evita a morbidade inerente à anestesia e cirurgia e reduz os custos.[238] As taxas de sucesso e o desempenho reprodutivo futuro também são comparáveis aos observados com tratamento cirúrgico.[9,238,239]

O metotrexato é um antagonista do ácido fólico que inativa a enzima diidrofolato redutase, desse modo esgotando as reservas disponíveis de tetraidrofolato, um cofator essencial na síntese de DNA e RNA durante a multiplicação celular. Tecidos rapidamente proliferativos, como trofoblasto, são particularmente vulneráveis às suas ações. Considerando que metotrexato há muito tem sido usado com sucesso para o tratamento de doença trofoblástica gestacional, a substância foi uma escolha lógica para o tratamento de gravidez ectópica. Mesmo em mulheres com gravidezes intrauterinas iniciais viáveis indesejadas, o tratamento com metotrexato diminui a velocidade de aumento nos níveis de β-hCG sérica; como resultado direto, as concentrações de progesterona e 17-hidroxiprogesterona também caem.[240] Metotrexato é removido rapidamente, pelos rins; 90% de uma dose em bolo intravenoso são excretados inalterados em 24 horas.[241]

INDICADORES PROGNÓSTICOS

Numerosos estudos procuraram definir características ultrassonográficas e bioquímicas que pudessem predizer confiavelmente sucesso ou fracasso com tratamento clínico para gravidez ectópica.[242-247] O tamanho de qualquer massa gestacional extrauterina demonstrável, a presença ou ausência de atividade cardíaca embrionária ou líquido no fundo de saco e concentrações séricas básicas de β-hCG e progesterona foram todos examinados como potenciais indicadores prognósticos.

Características Ultrassonográficas

Uma massa gestacional ectópica maior do que 3-4 cm é amplamente considerada como uma contraindicação relativa ao tratamento clínico com metotrexato.[19,248,251] Há poucos dados para justificar a recomendação, principalmente porque virtualmente todos os estudos limitaram tratamento em mulheres com gravidezes ectópicas, medindo menos de 3,5- 4 cm. Em um estudo de 44 mulheres tratadas com injeção intratubária de metotrexato, gravidezes ectópicas medindo 2 cm ou menos regrediram mais frequentemente (76%) do que massas maiores (52%).[252] Entretanto, estudos maiores envolvendo terapia com metotrexato sistêmico observaram ausência de correlação entre tamanho e sucesso do tratamento,[155,247,253] possivelmente porque a gravidez ectópica nem sempre pode ser distinguida de coágulo sanguíneo circundante, ou porque o tamanho não prediz acuradamente a viabilidade. *Na realidade, a distinção tem limitada importância porque relativamente poucas gravidezes ectópicas analisadas com ultrassonografia excedem 4 cm em tamanho.*[247,252-254]

Atividade cardíaca embrionária e líquido livre peritoneal também são considerados contraindicações ao tratamento clínico.[19,243,249-252,254] O tratamento pode ter sucesso, mas falha significativamente mais frequente quando a atividade cardíaca está presente (OR = 9,09; IC = 3,8–22),[253,255] Líquido peritoneal livre, presumivelmente sangue, tem sido visto como evidência, sugerindo ruptura tubária e hemorragia intra-abdominal. Em estudos mais antigos, 70-80% das gravidezes ectópicas foram associadas à culdocentese positiva (recuperação de sangue incoagulável), mesmo apesar de apenas 40-50% estarem rompidas.[256,257] Sangue peritoneal também pode resultar de aborto tubário. *Estudos mais contemporâneos envolvendo ultrassonografia indicam que líquido peritoneal livre pode ser observado em quase 40% das mulheres com gravidezes ectópicas não rotas e que a presença ou ausência de líquido no fundo de saco não prediz acuradamente o sucesso ou falha do tratamento clínico.*[247] Assim, líquido no fundo de saco, por si próprio, tem relativamente pouco valor prognóstico.

Concentrações de β-hCG Sérica

Enquanto observações ultrassonográficas têm limitado valor prognóstico, concentrações de β-hCG sérica são muito úteis. *A probabilidade de tratamento médico falho se correlaciona diretamente com a concentração inicial de β-hCG sérica; à medida que o nível sobe, a probabilidade de sucesso diminui.*[247,258] Uma revisão sistemática e análise de dados derivados de cinco estudos observacionais envolvendo 503 mulheres encontrou um aumento substancial e significativo na taxa de insucesso das pacientes com concentrações iniciais de β-hCG acima de 5.000 UI/L, em comparação àquelas de mulheres com níveis menores que 5.000 UI/L (OR = 5,45; IC = 3,04-9,78).[258]

β-hCG Sérica (UI/L)	Mulheres Tratadas com Sucesso (%)[258]
< 1.000	98,5
1.000-1.999	94,4
2.000-4.999	96,2
5.000-9.999	85,7
10.000-150.000	81,2

A correlação entre as concentrações de β-hCG sérica e sucesso do tratamento é compreensível. Concentrações de β-hCG sérica altas ou aumentando normalmente sugerem uma gravidez ectópica avançada que ainda é viável e está crescendo.[12] Em contraposição, baixas concentrações de β-hCG sérica e atividade cardíaca embrionária ausente são mais tendentes a ser associadas a uma gravidez ectópica muito inicial ou falhando e que tem maior sensibilidade à terapia com metotrexato. Não surpreendentemente, a prevalência de atividade cardíaca embrionária aumenta com a concentração de β-hCG. Atividade cardíaca está presente em apenas 5% das gravidezes ectópicas associadas a um nível de β-hCG menor que 5.000 UI/L, mas é observada em 27% com concentrações entre 5.000 e 10.000 UI/L, em 41% com níveis entre 10.000 e 15.000 UI/L, e em 50% das gravidezes ectópicas associadas a um nível de β-hCG sérica acima de 15.000 UI/L.[247] A correlação entre concentrações de β-hCG e atividade cardíaca embrionária explica por que o tratamento clínico falha mais frequentemente quando atividade cardíaca é observada.

Em geral, como se poderia esperar logicamente, as concentrações de progesterona sérica se correlacionam estritamente com o nível de β-hCG. O nível de progesterona sérica, portanto, não tem valor preditivo adicional significativo.

INDICAÇÕES E CONTRAINDICAÇÕES

Logicamente, as melhores candidatas para o tratamento clínico de gravidez ectópica são aquelas em que o tratamento tem mais probabilidade de ter sucesso, embora haja outras considerações práticas importantes. A candidata ideal tem as seguintes características.

Requisitos Absolutos

- Estabilidade hemodinâmica.
- Nenhuma evidência de sangramento intra-abdominal agudo.
- Dedicação confiável a obedecer ao tratamento de acompanhamento necessário.
- Nenhuma contraindicação ao tratamento com metotrexato (ver a seguir).

Características Preferidas

- Sintomas (dor) ausentes ou brandos.
- Concentração de β-hCG sérica menor de 5.000 UI/L.
- Atividade cardíaca embrionária ausente.
- Massa ectópica medindo menos de 4 cm de diâmetro.

Os primeiros quatro critérios são os mais importantes, por motivos óbvios. Entre os segundos quatro critérios, o primeiro é uma consideração prática; é difícil justificar tratamento clínico em mulheres com dor grave ou incessante, que pode ser sinal de ruptura iminente ou continuada. Os dois seguintes predizem uma alta probabilidade de sucesso. ***Tratamento clínico não é contraindicado em gravidezes ectópicas associadas a concentrações de β-hCG acima de 5.000 UI/L ou atividade cardíaca embrionária, mas a probabilidade de falha e o risco de ruptura tubária são substancialmente aumentados.***[237,242,247] O último critério obedece a convenção na ausência de quaisquer dados, indicando a segurança do tratamento clínico em mulheres com maiores gravidezes ectópicas.

Mulheres que não satisfazem os requisitos absolutos listados anteriormente e aquelas que tiverem uma contraindicação específica ao metotrexato não são candidatas a tratamento clínico.[19,259]

Contraindicações ao Tratamento com Metotrexato

- Amamentação.
- Estados de imunodeficiência.
- Anormalidades hematológicas (anemia grave, leucopenia, trombocitopenia).
- Sensibilidade conhecida ao metotrexato.
- Doença pulmonar ativa.
- Doença ulcerosa péptica ativa.
- Alcoolismo.
- Disfunção hepática ou renal clinicamente importante.

TRATAMENTO COM METOTREXATO SISTÊMICO

As experiências iniciais de tratamento com metotrexato para gravidez ectópica foram modeladas conforme esquemas já em amplo uso para o tratamento de doença trofoblástica gestacional. Consequentemente, o primeiro esquema de tratamento sugerido envolveu múltiplas doses diárias alternadas de metotrexato e ácido folínico (também conhecido como leucovorina ou citrovorum).[248,260] À medida que se expandiu a experiência com tratamento clínico, um esquema de dose única foi introduzido, em esforços para simplificar o tratamento, melhorar a obediência e reduzir efeitos colaterais e custos.[237,243,250] Um esquema de tratamento com 2 doses também foi descrito, visando a maximizar as taxas de sucesso ao mesmo tempo, minimizando o número de injeções e visitas requeridas.[261]

Independentemente de que esquema de tratamento for selecionado, a avaliação pré-tratamento deve incluir o seguinte:

- Hemograma completo.
- Tipo sanguíneo e Rh(D).
- Creatinina sérica.
- Testes de função hepática.
- Ultrassonografia transvaginal.

Adicionalmente, as pacientes devem ser aconselhadas a suspender quaisquer suplementos de ácido fólico que possam estar tomando e a evitar exposição ao sol (para diminuir o risco de dermatite de metotrexato), uso de fármacos anti-inflamatórios não esteroides (interação com metotrexato pode causar supressão da medula óssea ou toxicidade gastrointestinal), e intercurso ou atividade física vigorosa (para diminuir o risco de ruptura tubária).

Embora o tratamento com imunoglobulina Rh(D) seja recomendado comumente para todas as mulheres Rh-negativas que têm uma gravidez ectópica ou aborto espontâneo inicial,[262,263] a evidência para suportar a recomendação é fraca. Globalmente, a probabilidade de sensibilização Rh após gravidez ectópica é extremamente pequena porque poucas gravidezes ectópicas são suficientemente avançadas para ter um volume sanguíneo suficientemente grande para impor um risco importante. É inteiramente possível que o tratamento possa ser necessário apenas para gravidezes ectópicas que alcançam pelo menos 8 semanas de gestação.[264] Não obstante, as recomendações atuais são para administrar pelo menos 50 μg de globulina imune Rh a todas as mulheres Rh-negativas não sensibilizadas com uma gravidez ectópica ou aborto espontâneo inicial (proteção contra uma hemorragia feto-materna de até 2,5 mL).[262] Uma vez que efeitos colaterais e complicações do tratamento são raros, o balanço global dos riscos e benefícios favorece o tratamento.

É importante assinalar que os esquemas de dose única, 2 doses e múltiplas doses são denominados conforme o número de doses *pretendidas*, em vez do número realmente administrado. Além disso, o primeiro dia de tratamento não foi definido de modo constante, sendo designado em alguns estudos como dia 0, e em outros como dia 1. Na ausência de evidência de que isso é importante, e para claridade, os diferentes esquemas de tratamento são aqui descritos como começando no dia 1.

No esquema de tratamento com "dose única", metotrexato é administrado em uma única dose (50 mg/m^2, dia 1) apenas se a β-hCG sérica declinar 15% ou mais entre os dias 4 e 7. Quando isso ocorre, o tratamento é julgado bem-sucedido, e as concentrações de β-hCG são monitoradas semanalmente daí em diante até indetectáveis. Na maioria das mulheres (85%), as concentrações séricas de β-hCG sobem um pouco entre os dias 1 e 4.[237,265] A observação é normal e não indica necessariamente falha do tratamento. Entretanto, qualquer aumento adicional subsequente nos níveis de β-hCG, ou uma diminuição de menos de 15% entre os dias 4 e 7, constitui indicação para uma segunda dose (no dia 7), usando os mesmos critérios para julgar a resposta (no dia 11). Se necessário, uma terceira dose pode ser administrada no dia 11, e a resposta avaliada pela medição da β-hCG novamente no dia 14. Embora uma quarta dose possa ser administrada (no dia 14), tratamento cirúrgico geralmente é recomendado após 2 semanas de tratamento clínico falho.

No esquema de tratamento com 2 doses, o metotrexato é administrado nos dias 1 e 4 (50 mg/m^2). Se o β-hCG sérico declinar 15% ou mais entre os dias 4 e 7, os níveis são monitorados semanalmente até que se tornem indetectáveis. Se a concentração de β-hCG diminuir menos de 15% entre os dias 4 e 7, uma terceira dose de metotrexato é administrada (no dia 7), e o mesmo critério é aplicado ao julgar a resposta ao tratamento no dia 11.[261] Se necessário, uma quarta dose é administrada (no dia 11), e a concentração de β-hCG sérica é avaliada outra vez no dia 14.

No esquema de tratamento com múltiplas doses, metotrexato (1 mg/kg i.m.) e leucovorina (0,1 mg/kg i.m.) são administrados em dias alternados, até um máximo de quatro doses, até que o nível de β-hCG sérica decline 15% do valor precedente. Daí em diante, as concentrações de β-hCG são monitoradas semanalmente até que os níveis se tornem indetectáveis.

Dia do Tratamento	Esquema de Dose Única	Esquema de Duas Doses	Esquema de Múltiplas Doses
1	β-hCG	β-hCG	β-hCG
	MTX 50 mg/m² i.m.	MTX 50 mg/m² i.m.	MTX 1 mg/kg i.m.
2			LEU 0,1 mg/kg i.m.
3			β-hCG
			Se diminuição ≥ 15% (dias 1 a 3), repetir β-hCG semanalmente até indetectável
			Se diminuição < 15%, MTX 1 mg/kg i.m.
4	β-hCG	β-hCG	LEU 0,1 mg/kg i.m. (se MTX no dia 3)
		MTX 50 mg/m² i.m.	
5			β-hCG
			Se diminuição ≥ 15% (dias 3 a 5), repetir β-hCG semanalmente até indetectável
			Se diminuição < 15%, MTX 1 mg/kg i.m.
6			LEU 0,1 mg/kg i.m. (se MTX no dia 5)
7	β-hCG	β-hCG	β-hCG
	Se diminuição ≥ 15% (dias 4 a 7), repetir β-hCG semanalmente até indetectável	Se diminuição ≥ 15% (dias 4 a 7), repetir β-hCG semanalmente até indetectável	Se diminuição ≥ 15% (dias 5 a 7), repetir β-hCG semanalmente até indetectável
	Se diminuição < 15%, MTX 50 mg/m² i.m.	Se diminuição < 15%, MTX 50 mg/m² i.m.	Se diminuição < 15%, MTX 1 mg/kg i.m.
8			LEU 0,1 mg/kg i.m. (se MTX no dia 7)
11	β-hCG	β-hCG	β-hCG
	Se diminuição ≥ 15%, repetir β-hCG semanalmente até indetectável	Se diminuição ≥ 15%, repetir β-hCG semanalmente até indetectável	Se diminuição ≥ 15%, repetir β-hCG semanalmente até indetectável
	Se diminuição < 15%, MTX 50 mg/m² i.m.	Se diminuição < 15%, MTX 50 mg/m² i.m.	Se diminuição < 15%, tratamento cirúrgico
14	β-hCG	β-hCG	
	Se diminuição ≥ 15%, repetir β-hCG semanalmente até indetectável	Se diminuição ≥ 15%, repetir β-hCG semanalmente até indetectável	
	Se diminuição < 15%, tratamento cirúrgico	Se diminuição < 15%, tratamento cirúrgico	

Ultrassonografia seriada de rotina durante tratamento clínico não é útil. Após o tratamento com metotrexato, metade ou mais das massas ectópicas aumentam, provavelmente graças à formação de hematomas, mas essas observações não predizem falha do tratamento, e a maioria das mulheres permanece assintomática.[155,266] *Em mulheres com queixas de dor abdominal cada vez mais grave,* ultrassonografia repetida deve ser efetuada para detectar um aumento óbvio no líquido peritoneal, sugerindo ruptura de uma gravidez tubária. Dor moderada à grave, líquido acima do fundo uterino ou rodeando o ovário, e uma concentração de hemoglobina abaixo de 10 g/dL sugerem um hemoperitônio importante; um estudo observou que a probabilidade de um hemoperitônio acumulando 300 mL ou mais foi de 93% quando dois ou mais dos critérios foram satisfeitos.[267]

É importante observar que sintomas de dor comumente emergem ou aumentam nos dias subsequentes ao tratamento com metotrexato.[237] A causa é incerta, mas mais provavelmente reflete aborto tubário (expulsão pelas fímbrias) ou tensão peritoneal resultando de um hematoma.[210,268] *Uma queixa de dor cada vez mais grave deve provocar reavaliação completa para determinar se observação e tratamento clínico podem ser continuados com segurança, mas não constitui, por si própria, uma indicação para cirurgia imediata.* Embora "dor de separação" possa ser a causa mais provável, ruptura da tuba uterina também é uma possibilidade. A maioria das mulheres pode ser tranquilizada e continuar o tratamento como pacientes externas. Algumas podem necessitar de hospitalização para observação mais cuidadosa. Mesmo aquelas com dor grave ou incessante após tratamento com metotrexato frequentemente podem ser tratadas com analgésicos e hematócritos seriados, contanto que permaneçam hemodinamicamente estáveis.[268] Em uma revisão de 56 mulheres com dor abdominal suficientemente grave para necessitar de reavaliação ou hospitalização, só oito afinal necessitaram tratamento cirúrgico.[268] Entretanto, insistir no tratamento clínico pode ser difícil de justificar em mulheres com dor grave. *Tratamento cirúrgico está indicado quando gravidez ectópica rota é suspeitada ou diagnosticada, ou quando a paciente escolhe não continuar o tratamento clínico.*

Resultados do Tratamento Clínico

Em numerosas séries independentes de casos, tanto os esquemas de dose única quanto de múltiplas doses de tratamento com metotrexato alcançaram excelentes taxas de sucesso (75-95%).[210,255] Uma metananálise incluindo 26 estudos não randomizados, envolvendo 1.327 casos de gravidez ectópica tratados com metotrexato sistêmico, observaram que ambos, o tratamento com dose única (1.067 mulheres; 88% bem-sucedido) e a terapia com múltiplas doses (260 mulheres; 93% bem-sucedida) foram altamente efetivos.[255] *Entretanto, quando vistos da perspectiva oposta, a taxa de falha do tratamento com dose única (127/1.067; 12%) foi significativamente mais alta (OR = 1,7; IC = 1,04-2,82) que a da terapia com múltiplas doses (19/260; 7%). Após ajuste para outros indicadores prognósticos conhecidos (concentração de β-hCG, atividade cardíaca embrionária), o risco de falha com tratamento com dose única foi ainda mais notável (OR = 4,8; IC = 1,8-12,6).*[255] A diferença bruta nas taxas de sucesso entre os dois esquemas de tratamento (aproximadamente 5%) é comparável à observada por outros investigadores[253,269,270] e sugere que para cada 20 mulheres tratadas com terapia por múltiplas doses em vez de dose única, pelo menos um procedimento cirúrgico pode ser evitado. Os resultados de uma pequena experiência randomizada são compatíveis com os da metanálise; o tratamento foi bem-sucedido em 48/54 (89%) mulheres recebendo terapia com dose única, e em 50/54 que receberam terapia com múltiplas doses (93%).[271]

A metanálise observou que o tratamento com dose única envolve muitas vezes mais de uma dose de metotrexato (15%), e a terapia com múltiplas doses frequentemente requer menos do que quatro doses (50%).[255] As taxas de sucesso também foram mais altas em mulheres que receberam um segundo tratamento com "dose única" (50 mg/m^2) e mais baixas naquelas que necessitaram mais do que quatro doses durante terapia com múltiplas doses (1 mg/kg). Estas observações sugeriram que o esquema ideal de tratamento provavelmente envolveria pelo menos duas doses de metotrexato.

A eficácia de um esquema planejado com 2 doses foi avaliado em um estudo envolvendo 104 mulheres com um diagnóstico de gravidez ectópica (exame ultrassonográfico de um saco gestacional extrauterino contendo um saco vitelino e/ou polo fetal, ausência de produtos de concepção observados em materiais curetados, ou um aumento no β-hCG 12–24 horas após curetagem).[261]

Afinal, três pacientes foram diagnosticadas com uma gravidez intrauterina falha após produtos de concepção terem sido identificados em exame patológico final de curetados uterinos. Entre as 101 mulheres restantes, 88 foram tratadas com sucesso (87%); três necessitaram apenas uma única dose de metotrexato, 73 receberam as duas doses planejadas de tratamento, sete necessitaram uma terceira dose, e cinco requereram quatro doses. Tratamento clínico falhou em 13/101 pacientes (13%), e todas receberam tratamento cirúrgico; três foram diagnosticadas com uma gravidez ectópica rota, quatro escolheram tratamento cirúrgico depois que a terapia clínica começou, quatro tiveram um platô nos níveis de β-hCG depois de um declínio inicial e escolheram tratamento cirúrgico depois que a terapia clínica começou, e duas receberam tratamento cirúrgico por causa de níveis aumentados de β-hCG ou transaminases hepáticas.[261] Embora os resultados obtidos com o esquema de tratamento de 2 doses sejam comparáveis aos descritos para esquemas de tratamento de dose única e múltiplas doses, a taxa de sucesso pode ser uma estimativa conservadora, principalmente porque todas as pacientes preencheram critérios bastante estritos para diagnóstico de gravidez ectópica. *As pacientes incluídas nas séries e experiências precedentes muitas vezes não receberam curetagem, tornando provável que muitas não tivessem, de fato, uma gravidez ectópica, resultando em estimativas falsamente infladas do sucesso do tratamento clínico.*

As taxas de perviedade tubária ipsolateral após tratamento clínico bem-sucedido de gravidez ectópica são geralmente comparáveis àquelas observadas após tratamento cirúrgico laparoscópico conservador (salpingostomia linear) e variam entre 60 e 85%.[29,237,269,272-274] Entre aquelas que procuram outra gravidez, o desempenho reprodutivo subsequente e os resultados de gravidez são também semelhantes. *Em geral, 50-80% das mulheres tratadas com metotrexato mais tarde obtêm uma gravidez intrauterina, e 10-20% experimentam uma gravidez ectópica recorrente.*[28,29,275] Mulheres com gravidezes ectópicas associadas a um DIU tipicamente têm um melhor prognóstico, provavelmente porque a sua gravidez ectópica foi menos provavelmente relacionada com a alteração tubária.[275] Como se poderia esperar, mulheres mais velhas,[21,276-278] mulheres previamente inférteis[279-281] e aquelas com história pregressa de gravidez ectópica ou lesão tubária[21,276,279] têm um prognóstico pior. *Em essência, fertilidade após gravidez ectópica depende mais das características já estabelecidas da paciente que do método de tratamento.*[282,283]

Ocasionalmente, a massa gestacional pode persistir durante semanas após tratamento clínico bem-sucedido. Embora pareça prudente adiar novas tentativas de conceber outra vez até que a massa se resolva completamente, desconhece-se se o retardo é necessário ou pode reduzir o risco de outra gravidez ectópica.

Evidência de estudos de resultados de gravidez em mulheres tratadas com metotrexato para tumores de células germinativas ovarianos,[284] doença trofoblástica gestacional,[285] ou gravidez ectópica[286,287] não sugere que o tratamento tenha qualquer efeito adverso sobre os resultados de gravidezes futuras ou sobre a reserva ovariana.[288]

Efeitos Colaterais e Complicações

Embora tratamento clínico seja uma opção viável para muitas mulheres com gravidezes ectópicas não rotas e, em média, os custos sejam significativamente menores que os do tratamento cirúrgico,[289] ele não é necessariamente a melhor opção para todas as mulheres. Tratamento clínico evita anestesia e cirurgia invasiva, mas também tem seus inconvenientes. Se completamente aconselhadas e tiverem escolha, algumas mulheres preferem tratamento cirúrgico ao clínico.[290]

Enquanto a cirurgia usualmente é definitiva e seguida por um pronto retorno à função normal, o tratamento clínico pode se tornar tedioso e inconveniente. Os resultados do tratamento clínico e cirúrgico conservador precisam ser monitorados com determinações seriadas da β-hCG sérica para assegurar que o tratamento foi bem-sucedido, mas os níveis tipicamente caem duas vezes mais depressa após cirurgia.[291] *Quando o tratamento clínico é bem-sucedido, o tempo até a resolução (β-hCG sérico indetectável) geralmente se correlaciona com a concentração inicial de β-hCG sérica; o tempo médio até a resolução é de, aproximadamente, 5 semanas.*[237,291] Infelizmente, algumas mulheres podem necessitar de monitoramento semanal durante até 3 meses ou mais antes que β-hCG não seja mais detectável.[237,253]

Efeitos colaterais do metotrexato são relativamente comuns, mas também usualmente pequenos e transitórios; sua prevalência é um pouco mais alta com terapia por múltiplas doses do que com tratamento por dose única.[255] Transaminases hepáticas elevadas são o mais comum. Náusea, vômito e diarreia podem resultar de uma gastrite ou enterite induzida por fármaco. Estomatite, alopecia reversível e pneumonite são incomuns, mas ocorrem. Efeitos colaterais sérios são raros e incluem supressão grave da medula óssea e hepatotoxicidade. Quando necessário, tratamento com leucovorina pode ajudar a reduzir sua gravidade e acelerar a resolução.

Em comparação a mulheres que recebem tratamento cirúrgico, as mulheres tratadas clinicamente experimentam mais frequentemente sangramento vaginal prolongado e percebem mais depressão e limitações na função física e social.[273,292] *Ruptura tubária exigindo cirurgia de emergência durante o tratamento clínico pode ocorrer e ocorre, mesmo quando os níveis de β-hCG estão caindo; ruptura tubária foi observada tanto tempo quanto 6 semanas após iniciação do tratamento clínico.*[210] Evidência de experiências randomizadas comparando metotrexato sistêmico e tratamento cirúrgico conservador indica que aproximadamente 15% das mulheres tratadas primeiro clinicamente ao final necessitam de cirurgia, cerca da metade por causa de ruptura tubária.[272,273] Gravidezes ectópicas tubárias ístmicas estão em mais alto risco de ruptura, mas não podem ser acuradamente diferenciadas de implantações ampulares mais comuns sem laparoscopia. *Felizmente, a ruptura tubária não parece ter qualquer efeito adverso independente sobre a fertilidade subsequente ou resultados de gravidez.*[36]

TRATAMENTO CLÍNICO LOCAL POR INJEÇÃO DIRETA

Metotrexato também pode ser administrado por injeção local direta (1 mg/kg) para dentro de um saco gestacional ectópico sob direcionamento laparoscópico ou ultrassonográfico.[254,291,293] O método aplica alta concentração do fármaco no local de implantação e alcança concentrações circulantes comparáveis àquelas vistas com terapia sistêmica.[294] Uma grande experiência com injeção local direta de metotrexato se acumulou, principalmente na Europa. Globalmente, os resultados foram um pouco inconstantes, mas geralmente comparáveis aos obtidos com terapia sistêmica.[29] Injeção local direta também é mais invasiva, mais cara e exige maior habilidade técnica. Com essas desvantagens, e sem vantagens claras, tratamento sistêmico com metotrexato constitui a escolha mais lógica.

A eficácia e a segurança da injeção local direta de outras medicações (cloreto de potássio, glicose hiperosmolar) e o seu impacto a longo prazo sobre a fertilidade não estão bem estabelecidas porque a experiência é limitada.[29] Entretanto, a injeção intratubária de cloreto de potássio ou glicose hiperosmolar tem uma aplicação em um nicho importante e específico. Em gravidezes heterotópicas, o método pode extirpar a implantação ectópica sem comprometer uma gravidez intrauterina viável coexistente, ao mesmo tempo também evitando cirurgia e suas complicações potenciais.[295]

TRATAMENTO CIRÚRGICO DA GRAVIDEZ ECTÓPICA

O tratamento contemporâneo da gravidez ectópica se moveu afastando-se do tratamento cirúrgico. Não obstante, muitas mulheres ainda recebem tratamento cirúrgico, por escolha, ou porque são más candidatas para tratamento clínico. Tradicionalmente, gravidezes ectópicas eram tratadas cirurgicamente e a salpingectomia era a cirurgia mais comum realizada. À medida que apareceram os métodos modernos para o diagnóstico precoce de gravidezes não rotas, o tratamento cirúrgico mudou gradualmente para procedimentos mais conservadores, como salpingectomia linear e ressecção segmentar. De início, a maioria das cirurgias era realizada via laparotomia, mas logo depois, a cirurgia laparoscópica tornou-se tratamento padrão para gravidezes ectópicas não rotas. Com a instrumentação hoje disponível, mesmo a maioria das gravidezes ectópicas rotas podem ser tratadas com sucesso por laparoscopia.

INDICAÇÕES

As seguintes geralmente são aceitas como indicações para escolher tratamento cirúrgico em relação à terapia clínica:

- Instabilidade hemodinâmica.
- Ruptura de uma massa ectópica.
- Gravidez intrauterina viável coexistente.
- Relutância ou incapacidade de obedecer ao acompanhamento exigido após tratamento clínico.
- Falta de fácil acesso a um hospital para tratamento de ruptura tubária.
- Desejo de esterilização permanente.
- Contraindicações ao tratamento clínico.
- Falha do tratamento clínico.

O tratamento cirúrgico também merece séria consideração em mulheres tendo características clínicas conhecidas por serem associadas a um risco aumentado de falha do tratamento clínico, como uma concentração de β-hCG acima de 5.000 UI/L ou atividade cardíaca embrionária demonstrável. Em mulheres que estão estáveis hemodinamicamente, o tratamento cirúrgico deve ser reservado para aquelas, tendo um saco gestacional extrauterino demonstrável ou uma massa anexial compatível com o diagnóstico de gravidez ectópica. Caso contrário, há alta probabilidade de que nenhuma gravidez ectópica seja identificada na cirurgia. É melhor que essas mulheres sejam tratadas expectantemente até que o diagnóstico esteja mais firmemente estabelecido, por meio de medições repetidas de β-hCG e ultrassonografia oportuna, ou pela realização de curetagem (quando uma gravidez intrauterina viável puder ser confiantemente excluída). Alternativamente, elas podem ser tratadas empiricamente com terapia clínica, concebendo-se que muitas receberão tratamento desnecessário com metotrexato e daí em diante carregarão um diagnóstico presuntivo que obscurece seu prognóstico e decisões a respeito de tratamento futuro.

A cirurgia tem de fato algumas vantagens distintas sobre a terapia clínica, principalmente por incluir um tempo mais curto até a resolução da gravidez ectópica, sem nenhuma necessidade de monitoramento prolongado. A cirurgia também possibilita uma avaliação acurada da anatomia pélvica, o que ajuda no subsequente aconselhamento e planejamento de tratamento.

TÉCNICAS CIRÚRGICAS

Para o tratamento de gravidez ectópica, a laparoscopia tem várias vantagens sobre a laparotomia – menor perda sanguínea, menos aderências, menos tempo cirúrgico, uma hospitalização mais curta (usualmente menos de 24 horas), necessidades reduzidas de analgésicos pós-operatórios e uma convalescença mais rápida – todas as quais também ajudam a reduzir custos.[29,296,303]

O procedimento cirúrgico recomendado para gravidez ectópica ampular não rota é a salpingostomia linear. A técnica envolvida é simples. Uma incisão longitudinal é feita na superfície antimesentérica da tuba uterina diretamente sobre a massa saliente usando-se uma agulha eletrocirúrgica ou tesoura, ou um *laser,* e os produtos de concepção são delicadamente removidos com pinça ou irrigação. Injeção preliminar de uma solução diluída de vasopressina aquosa (1 unidade/mL)[304] ou ocitocina (20 unidades)[305] dentro da mesossalpinge adjacente pode ajudar a minimizar a quantidade de eletrocautério necessária para obter hemostasia. A incisão pode ser suturada, mas usualmente é deixada aberta para se curar por si mesma; os resultados reprodutivos a longo prazo são os mesmos com quaisquer das técnicas.[306] Uma vez que a maior parte da massa ectópica usualmente resida imediatamente embaixo da serosa, a mucosa endossalpíngica mais frequentemente pode ser deixada relativamente imperturbada. As tentativas de salpingostomia linear são bem-sucedidas em aproximadamente 80% das mulheres; nas restantes, sangramento persistente pode exigir salpingectomia. Procedimentos de salpingostomia sem sucesso são associados a concentrações mais altas de β-hCG sérica,[307] possivelmente porque eles estão mais avançados e possuem uma neovasculatura mais altamente desenvolvida.

Espremer pelas fímbrias uma gravidez ectópica pode correr o risco de causar maior dano à tuba uterina, e é melhor que seja reservado para aquelas que já estão fazendo protrusão através das fímbrias.[308] A propagação subserosa típica das gravidezes ectópicas ampulares explica por que "ordenhar" uma ectópica mais proximal não é recomendado. *Gravidezes ectópicas ístmicas provavelmente são mais bem tratadas por excisão segmentar, com a opção de fazer mais tarde anastomose tubotubária microcirúrgica.* A luz do segmento ístmico da tuba uterina é muito mais estreita do que na ampola, mais tendente a ser danificada por salpingostomia, e mais propensa à obstrução pós-operatória. O segmento comprometido é simplesmente excisado, tomando cuidado para assegurar que a hemostasia seja obtida.

Tratamento cirúrgico conservador nem sempre é a melhor opção e a mais apropriada. Em certas circunstâncias, a salpingectomia é a escolha mais apropriada. A salpingectomia é mais claramente indicada nas seguintes circunstâncias:

- Reprodução completa.
- Gravidez ectópica recorrente na mesma tuba uterina.
- Sangramento incontrolado.
- Dano extenso à tuba uterina comprometida, com uma tuba uterina contralateral normal.

Em todos os casos, todo esforço deve ser feito para preservar o ovário adjacente. A única indicação para salpingo-ooforectomia (que raramente se apresenta) é o sangramento que não pode ser controlado por medidas mais conservadoras.

RESULTADOS DO TRATAMENTO CIRÚRGICO

Estudos observacionais indicam que as taxas cumulativas de gravidez intrauterina são significativamente mais altas após salpingostomia do que após salpingectomia (73% vs. 57%), mas a incidência de gravidez ectópica recorrente também é mais alta (15% vs. 10%).[27,29,30] As mulheres com parto prévio são mais tendentes a conceber outra vez do que as mulheres nulíparas.[281,309] Mulheres com uma tuba uterina contralateral normal têm uma probabilidade mais alta de obter uma gravidez intrauterina e um risco mais baixo de gravidez ectópica recorrente do que aquelas com patologia tubária contralateral.[303,309,310]

O tratamento cirúrgico conservador é bem-sucedido (não exige tratamento adicional) em aproximadamente 90% das mulheres com gravidezes ectópicas não rotas. Os resultados combinados de duas experiências randomizadas[298,299,301] indicam que a salpingostomia é menos frequentemente bem-sucedida quando efetuada laparoscopicamente do que pela conduta cirúrgica aberta (OR = 0,28; IC = 0,09-0,86), porque a incidência de trofoblasto persistente é mais alta (OR = 3,5; IC = 1,1-11).[29] *Em mulheres que desejam fertilidade futura, as taxas de pervieda-*

de tubária (80-90%) e taxas de gravidez intrauterina (55-75%) e ectópica recorrente (10-15%) após laparoscopia ou laparotomia são semelhantes.[29]

Gravidez Ectópica Persistente

Gravidez ectópica persistente é a complicação mais comum do tratamento cirúrgico conservador da gravidez ectópica.[311] O fenômeno foi descrito pela primeira vez em 1979.[312] A incidência descrita de gravidez ectópica persistente tem variado amplamente de 3 a 30%,[313-316] em parte por causa de diferenças em definição (aumento pós-operatório na β-hCG *vs.* crescimento continuado exigindo tratamento adicional).[315,317] O risco de gravidez ectópica persistente pode ser aumentado quando a cirurgia é realizada precocemente (antes de 6 semanas de gestação) e para pequenas gravidezes ectópicas (menos de 2 cm de diâmetro) que podem ser mais difíceis de identificar e excisar completamente.[313,314,318] *Os médicos devem permanecer alertas para a possibilidade porque gravidezes ectópicas persistentes não reconhecidas frequentemente se rompem durante o período pós-operatório.*[319]

A maneira mais efetiva de identificar gravidezes ectópicas persistentes é monitorar os níveis de β-hCG sérica durante o período pós-operatório. As recomendações têm variado de cada 3 dias a 2 semanas. A concentração de β-hCG sérica no dia 1 pós-operatório tem importante valor preditivo; quanto maior a queda dos níveis pré-operatórios, mais baixa a incidência de gravidez ectópica persistente.[320] Um declínio de 50% é o valor limiar que oferece a melhor mistura de sensibilidade (42%) e especificidade (88%). Mulheres em que a concentração de β-hCG sérica cai menos de 50% têm 3 vezes mais probabilidade de ter uma gravidez ectópica persistente (RR = 3,51; IC = 1,25-6,68), mas o risco é muito baixo quando os níveis caem 80% ou mais.[320] *À luz destas observações, parece lógico recomendar a medição da β-hCG sérica no dia 1 pós-operatório e cada 3-7 dias daí em diante, dependendo da velocidade de declínio, até que os níveis sejam indetectáveis.* Naquelas que exibem evidência de gravidez ectópica persistente (concentrações de β-hCG pós-operatórias se elevando ou caindo lentamente), o esquema de tratamento com metotrexato em dose única (50 mg/m² IM) é altamente efetivo.[321]

Uma análise de decisão comparando observação e metotrexato pós-operatório profilático, envolvendo 1.000 mulheres hipotéticas tratadas com salpingostomia linear, concluiu que o tratamento profilático resulta em menos casos de ruptura tubária, menos procedimentos e custos mais baixos, mas também convida a complicações relacionadas com o tratamento clínico.[322] O tratamento pode ser oferecido rotineiramente ou reservado para aquelas em que a β-hCG sérica no dia 1 pós-operatório não cai mais de 50%. Independentemente de se tratamento profilático for ou não usado, os níveis de β-hCG sérica devem ser monitorados até não mais detectáveis. As taxas de gravidez intrauterina após tratamento de gravidez ectópica persistente são semelhantes àquelas depois do tratamento primário.[323]

TIPOS INCOMUNS DE GRAVIDEZ ECTÓPICA

Gravidezes heterotópicas e gravidezes ectópicas abdominais, ovarianas, intersticiais, cervicais e em cicatriz de cesariana representam desafios únicos e muitas vezes exigem tratamento individualizado.

GRAVIDEZ HETEROTÓPICA

Uma gravidez heterotópica envolve gravidezes coexistentes em dois diferentes locais de implantação. A combinação mais comum é uma gestação intrauterina e uma extrauterina, a maioria das quais são na tuba uterina (90%), mas foram relatadas implantações no colo, ovário, segmento intersticial, abdome, e cicatriz de cesariana prévia.[324-330] A incidência aproximada frequentemente citada de 1/30.000 gravidezes foi derivada de cálculos há mais de 50 anos, baseando-se na incidência observada de gravidez ectópica (0,37%) e gemelaridade dizigótica (0,8%) na época.[83] A incidência de gravidez heterotópica elevou-se substancialmente em razão do uso crescente de gonadotrofinas exógenas e tecnologias reprodutivas assistidas (TRA). Hoje, a melhor estimativa global é de, aproximadamente, 1/3.900 gravidezes,[27,331,332] mas a incidência é cerca de 1,5/1.000 gravidezes resultando de TRA.[333]

Gravidezes heterotópicas escapam muitas vezes ao reconhecimento precoce porque tanto as concentrações de β-hCG sérica quanto a ultrassonografia podem ser enganosas. Níveis de β-hCG elevando-se normalmente derivados de uma gravidez intrauterina desenvolvendo-se normalmente em geral obscurecem o padrão anormal tipicamente observado em gravidezes ectópicas, e quando a ultrassonografia revela uma gravidez intrauterina, a possibilidade de uma gravidez ectópica geralmente é excluída. Consequentemente, o diagnóstico é retardado e mais da metade de todas as gravidezes heterotópicas são reconhecidas apenas depois que ocorre a ruptura tubária.[326] Os sinais e sintomas de gravidez heterotópica são semelhantes aos de gravidez ectópica mas, infelizmente, são frequentemente descartados.

O tratamento das gravidezes heterotópicas é complicado pela gravidez intrauterina coexistente. O tratamento expectante é inapropriado porque nem os níveis de β-hCG sérica nem a ultrassonografia são capazes de determinar acuradamente o destino da gravidez ectópica e o risco de ruptura. O tratamento com metotrexato sistêmico é contraindicado, quando a gravidez intrauterina é viável e desejada. Mesmo injeção local direta de metotrexato[334] pode ser injudiciosa porque, em última análise, ela também é sistêmica.[294] O tratamento cirúrgico por salpingostomia ou salpingectomia é efetiva e geralmente é considerado o tratamento de escolha.[325,326] Redução seletiva de embrião por injeção local direta de cloreto de potássio[295,335] ou glicose hiperosmolar[336,337] no interior do saco gestacional ectópico é outra opção de tratamento viável. Entretanto, em uma revisão de 11 casos de gravidez heterotópica tratados com injeção de cloreto de potássio, 6 pacientes não tiveram sucesso com terapia clínica e necessitaram de tratamento cirúrgico.[325]

GRAVIDEZ ABDOMINAL

Gravidezes ectópicas abdominais, envolvendo implantação na cavidade peritoneal, são raras, com uma incidência estimada de aproximadamente 1/10.000 gravidezes e 1/100 gravidezes ectópicas.[338,339] Os locais de implantação incluem o omento, a parede lateral pélvica, o ligamento largo, o fundo de saco, o baço, o intestino, o fígado, o diafragma e a serosa do útero. É desconhecido se as gravidezes abdominais resultam de implantação peritoneal primária ou implantação secundária de um aborto tubário. Um caso descrito após fertilização *in vitro* em uma paciente sem as tubas uterinas pode ter resultado de perfuração uterina no momento da transferência de embrião.[339]

Os sintomas mais frequentemente encontrados são dor abdominal, náusea e vômito, mal-estar geral e movimentos fetais dolorosos, e os achados físicos mais frequentes são dor à palpação abdominal, posição fetal anormal e colo uterino desviado.[340] Em casos raros, o diagnóstico pode se seguir a uma indução sem sucesso do trabalho de parto.[341] A ultrassonografia é o método mais exato de diagnóstico, mas menos da metade de todas as gravidezes abdominais é reconhecida antes que ocorra hemorragia intra-abdominal. O sinal ultrassonográfico clássico é a ausência de qualquer miométrio entre a bexiga materna e a gravidez.[342]

A cirurgia imediata é o tratamento de escolha, exceto talvez em raros casos de gravidez abdominal avançada envolvendo um feto se aproximando da viabilidade. Se reconhecida precocemente, uma gravidez abdominal pode ser suscetível à cirurgia laparoscópica;[324,343,344] em uma tentativa descrita, tratamento clínico com metotrexato não teve sucesso.[345] Embora a retirada de fetos viáveis tenha sido relatada,[342,346] a probabilidade é muito baixa, e o risco de complicações maternas é muito alto. A mortalidade materna associada à gravidez abdominal (pelo menos 5/1.000 casos) é a mais alta de todos os tipos de gravidez ectópica.

Embora a retirada do feto seja realizada facilmente, o manejo da placenta é mais complicado. Quando tecnicamente exequível, a placenta deve ser removida, porque de outra maneira as complicações (hemorragia, abscesso, sepse, obstrução intestinal, cistos de líquido amniótico, hipofibrinogenemia) são comuns.[347] Entretanto, a remoção da placenta também pode resultar em hemorragia que pode ser difícil de controlar.[348] Quando a placenta é deixada *in situ*, a embolização arterial e o tratamento com metotrexato sistêmico podem ajudar a acelerar sua involução.[342,349,350]

GRAVIDEZ OVARIANA

A gravidez ovariana se responsabiliza por menos de 3% de todas as gravidezes ectópicas. Os sinais e sintomas clínicos são os mesmos que com gravidezes ectópicas tubárias mais comuns.[351,352] Embora a ultrassonografia possa sugerir a possibilidade, o diagnóstico usualmente é feito apenas na cirurgia, ou pelo patologista, porque uma gravidez ectópica ovariana frequentemente é confundida com um corpo lúteo hemorrágico no momento da cirurgia.[351,353] O diagnóstico de gravidez ovariana tem critérios específicos, mas são em grande parte acadêmicos: (1) tuba uterina ipsolateral intacta, separada do ovário; (2) saco gestacional ocupando a posição do ovário; (3) saco gestacional conectado ao útero pelo ligamento ovariano; e (4) tecido ovariano na parede do saco gestacional.[354] O tratamento de quase todas as gravidezes ectópicas ovarianas conhecidas tem sido cirúrgico. Relatos de casos descreveram terapia com metotrexato bem-sucedida,[355-357] e parece provável que muito mais das inúmeras gravidezes ectópicas tratadas clinicamente tenham sido implantações ovarianas.

GRAVIDEZ INTERSTICIAL

Não mais que aproximadamente 2% das gravidezes ectópicas tubárias se implantam no segmento tubário intersticial, que reside na parede uterina e mede 1-2 cm em comprimento. Na maior série isolada de 32 gravidezes intersticiais relatada pela *Society for Reproductive Surgeons*, 13 foram gravidezes ectópicas recorrentes, 12 dessas em mulheres com uma salpingectomia ipsolateral prévia, e 11 foram em mulheres que engravidaram após FIV.[358]

A sabedoria ginecológica convencional tem sustentado que as gravidezes intersticiais raramente se rompem antes de aproximadamente 12 semanas de gestação, porque o miométrio que rodeia o segmento tubário intersticial é mais distensível que a *muscularis* das porções mais distais da tuba uterina. Entretanto, na série de casos aludida anteriormente, 14/32 (44%) gravidezes intersticiais romperam antes do diagnóstico e todas antes de 12 semanas (média 6,9 semanas; variação 5-12 semanas).[358]

A maioria dos casos de gravidez intersticial é diagnosticada depois que aparecem os sintomas típicos das gravidezes ectópicas. A localização incomum das gravidezes intersticiais torna difícil o diagnóstico, mas as suas características ultrassonográficas também são muito exclusivas. Um examinador cuidadoso e experiente pode observar um saco gestacional excêntrico ou massa heterogênea, adelgaçamento anormal do manto miometrial, ou um segmento tubário intersticial anormalmente proeminente ("a linha intersticial"), os últimos critérios tendo a maior sensibilidade (80%) e especificidade (98%) diagnósticas.[359] Outros critérios propostos incluem a combinação de uma cavidade uterina vazia, um saco gestacional separado e pelo menos a 1 cm da margem lateral da cavidade, e uma fina (< 5 mm) camada miometrial circundando o saco.[360] Quando persiste dúvida, laparoscopia pode ajudar a diferenciar com exatidão gravidezes intersticiais verdadeiras de gravidezes intrauterinas excêntricas ou "angulares".[361]

Historicamente, o tratamento tradicional para gravidez intersticial tem sido histerectomia ou ressecção cornual por laparotomia, principalmente porque a maioria das gravidezes intersticiais não foi reconhecida antes da ruptura e muitas vezes foi associada à hemorragia maciça.[327,362-364] Agora, o diagnóstico mais precoce da gravidez intersticial oferece a oportunidade para tratamento cirúrgico mais conservador ou clínico. Alguns advogam "cornuostomia" laparoscópica com excisão da porção intersticial da tuba uterina, se necessário.[358,362] Outros preferem terapia clínica primária, tipicamente usando um esquema de tratamento com múltiplas doses de metotrexato, reservando cirurgia para aquelas que não têm sucesso com tratamento clínico; em uma série, 16/17 (94%) foram tratadas com sucesso, incluindo quatro casos em que atividade cardíaca embrionária estava presente.[365] Ressecção histeroscópica bem-sucedida de gravidezes intersticiais e embolização arterial seletiva (isolada ou em combinação com tratamento clínico) foram descritas.[366-369] Injeção local direta de cloreto de potássio é outra opção que pode ter particular valor para o tratamento de gravidezes intersticiais heterotópicas.[362,370] Uma "melhor prática" recentemente proposta recomenda terapia com metotrexato sistêmico para mulheres hemodinamicamente estáveis com gravidezes ectópicas intersticiais, e ressecção cirúrgica laparoscópica para aquelas que estão hemodinamicamente instáveis ou preferem cirurgia em relação a tratamento clínico.[364]

O risco de ruptura uterina em uma gravidez subsequente após tratamento bem-sucedido de uma gravidez intersticial é incerto, mas casos de ruptura uterina foram descritos.[371,372] Consequentemente, monitoramento cuidadoso de qualquer gravidez subsequente é essencial, e parto por cesariana é recomendado.

GRAVIDEZ CERVICAL

A gravidez cervical é um tipo raro de gravidez ectópica em que a implantação ocorre no canal endocervical. A incidência relatada varia entre 1/2.500 e 1/10.000 gravidezes.[373,374] Gravidez cervical é um pouco mais comum entre gravidezes concebidas por meio de TRA, com uma incidência de aproximadamente 1/1.000 gravidezes resultando de FIV.[375] A causa é desconhecida, mas mais de dois terços das mulheres com gravidezes cervicais tiveram uma curetagem uterina ou cesariana prévias, sugerindo alguma associação a trauma cirúrgico ao útero ou colo.[373,374]

Sangramento vaginal indolor é o sintoma clássico de gravidez cervical. O colo usualmente está aumentado ou distendido, aparecendo hiperêmico ou cianótico, mole, e aumentado fora de proporção ao útero (colo "em ampulheta").[373] Mais frequentemente, o diagnóstico tem sido incidental à ultrassonografia de rotina ou curetagem de um suposto aborto incompleto. Diagnóstico precoce é com base em observações ultrassonográficas de um saco gestacional endocervical com invasão trofoblástica associada abaixo de um óstio cervical interno fechado, com uma espessura endometrial normal;[373,376,377] fluxo sanguíneo focalmente aumentado detectado por ultrassonografia Doppler em cores e pulsada ou atividade cardíaca confirma o diagnóstico.[376,378,379]

Em mulheres hemodinamicamente estáveis com gravidezes cervicais, tratamento conservador é direcionado para preservar o útero e reduzir os riscos substanciais de hemorragia catastrófica. Uma ampla variedade de estratégias de tratamento foi empregada com sucesso. Tratamento local e/ou sistêmico com metotrexato teve sucesso em mais de 80% das mulheres tratadas com gravidezes cervicais,[373,380] mas a experiência é limitada a relatos de casos e pequenas séries.[381-383] Outras estratégias de tratamento clínico incluem injeção local direta de cloreto de potássio quando está presente atividade cardíaca embrionária.[384-386]

O tratamento tradicional para gravidez cervical era curetagem e histerectomia, quando necessária para controle de hemorragia. Métodos visando a minimizar esse risco incluíram cerclagem cervical, injeção intracervical de vasopressina e ligadura transvaginal dos ramos cervicais das artérias uterinas. Medidas semelhantes, bem como tamponamento com balão intracervical e ligadura bilateral de artérias uterinas ou ilíacas internas foram usados para controlar sangramento pós-operatório. Mais recentemente, embolização de artérias uterinas (EAU) foi usada tanto no pré-operatório quanto no pós-operatório para prevenir ou controlar hemorragia,[373,384,385] mas a experiência até esta data é insuficiente para justificar sua recomendação.

GRAVIDEZ EM CICATRIZ DE CESARIANA

Gravidezes ectópicas em uma cicatriz de cesariana se responsabilizam por aproximadamente 6% de todas as gravidezes ectópicas em mulheres com um parto cesáreo prévio.[387,389] Presume-se que elas resultem da migração do embrião através de um defeito na cicatriz.[390]

A apresentação clínica das mulheres com gravidez ectópica em cicatriz de cesariana varia amplamente, desde sangramento vaginal, com ou sem dor, até ruptura uterina e choque hemorrágico.[391] O diagnóstico usualmente é feito por ultrassonografia no primeiro trimestre, revelando uma cicatriz de histerotomia aumentada com uma massa associada que se estende além do contorno externo do útero.[392,393] Achados associados incluem a ausência de partes fetais no útero ou no miométrio entre o saco gestacional e a bexiga. Quando identificada, esforços devem ser dirigidos para definir a extensão em que a gravidez compromete as estruturas circunvizinhas.[388,390]

O melhor tratamento para gravidezes ectópicas em cicatriz de cesariana ainda não foi definido. Consequentemente, o tratamento deve ser individualizado, de acordo com o desejo da paciente quanto à fertilidade futura e ao tamanho e idade gestacional da gravidez. As opções de tratamento incluem ressecção por via vaginal, laparotomia ou laparoscopia, injeção local de cloreto de potássio, e tratamento com metotrexato local ou sistêmico.[387-391,394] Embolização de artéria uterina (EAU) também tem sido usada para diminuir o risco de hemorragia.[394-397] Em uma experiência randomizada envolvendo 72 mulheres com gravidez em cicatriz de cesariana tratadas com EAU ou metotrexato antes de dilatação e curetagem, EAU foi associada a significativamente menos perda sanguínea e uma permanência hospitalar mais curta.[398] Embora algumas gravidezes em cicatriz de cesariana possam residir parcialmente no útero e progredir normalmente, a maioria não o faz. Tratamento expectante geralmente não é recomendado em razão do risco substancial de ruptura e hemorragia maciça.[399] Após tratamento bem-sucedido, implantação recorrente em cicatriz de cesariana, gravidezes intrauterinas bem-sucedidas, placenta acreta e ruptura uterina (resultando em morte materna) foram todas descritas.[400-402] Consequentemente, ultrassonografia precoce para estabelecer o local de implantação está indicada nas gravidezes subsequentes.[403]

Todas as referências estão disponíveis no site:
http://www.revinter.com.br/online/referencias-speroff.pdf

Apêndice I

Interpretação de Relatórios Epidemiológicos

A prática clínica é o destilado final da evidência, julgamento e experiência. A segurança, os efeitos colaterais e os benefícios dos tratamentos são estabelecidos por estudos epidemiológicos. O clínico deve determinar se os dados derivados dos estudos epidemiológicos são clinicamente relevantes e úteis. A incorporação dos dados para dentro da prática clínica depende dessa determinação. Neste apêndice, nós apresentamos um guia para interpretar relatórios epidemiológicos, um guia que visa a ajudar os clínicos a fazerem determinações apropriadas a respeito dos dados epidemiológicos, e afinal a aplicarem esta informação adequadamente na prática clínica.

HIERARQUIA (EM ORDEM DESCENDENTE) DOS ESTUDOS EPIDEMIOLÓGICOS

I. ESTUDOS RANDOMIZADOS CONTROLADOS

Um estudo randomizado é um experimento clínico verdadeiro em que uma intervenção é comparada a um tratamento padrão, nenhum tratamento, ou um placebo, com alocação para tratamento sendo feita pelo acaso. Mais de uma comparação pode ser feita dentro de um estudo. Os participantes teoricamente têm uma chance aleatória (igual e sem predisposição [sem viés] de serem designados para cada grupo no estudo, e as características dos participantes devem ser aproximadamente se não totalmente as mesmas em cada grupo. Em *estudos cruzados* (de *cross-over*), os participantes são designados randomicamente (aleatoriamente) para um grupo de tratamento e mais tarde trocados para o outro grupo, e assim os participantes servem como seus próprios controles.

Vantagens: Fornece prova científica, epidemiológica.
Desvantagens: Muito caro e demorado. Somente um número limitado de hipóteses pode ser avaliado em um dado estudo.
Exemplo: Women's Health Initiative

II. ESTUDOS OBSERVACIONAIS (ESTUDOS NÃO EXPERIMENTAIS: OBSERVAÇÃO SEM INTERVENÇÃO)

Estudos de coorte: Um acompanhamento prospectivo durante um longo período de tempo de um grande grupo de indivíduos, também chamado estudo longitudinal ou de acompanhamento. Informação sobre exposição é coletada de todos os sujeitos que são livres de doença, e os sujeitos são acompanhados durante o tempo para determinar quem desenvolve a doença. Um estudo de coorte histórico é retrospectivo, acompanhando uma coorte em tempo passado, não do tempo atual em diante.

Vantagens: Uma estimativa relativamente precisa, em virtude de grandes números, pode avaliar alterações durante o tempo, evita viés de memória (recordação).
Desvantagens: Caro, longo no tempo, e sujeito a viés (particularmente viés de seleção e viés de vigilância) tornando desiguais os dois grupos que estão sendo comparados.
Exemplo: Nurse's Health Study

Estudos de caso-controle: Uma comparação retrospectiva de um grupo de indivíduos com uma condição ou problema comparado a um grupo-controle cuidadosamente selecionado. Os sujeitos são selecionados de acordo com critérios específicos de inclusão e exclusão. A história de exposição daqueles com doença e aqueles sem doença é coletada e comparada.

Vantagens:	Relativamente rápido e barato em virtude de pequenos tamanhos de amostra.
Desvantagens:	Sujeito a viés e erros.
Exemplo:	WHO Collaborative Study of Cardiovascular Disease and Steroid Hormone Contraception

Estudos de coorte transversal: Uma descrição de um grupo de indivíduos em um ponto no tempo.

Vantagens:	Um método confiável de estimar prevalência, rápido e barato.
Desvantagens:	Não é capaz de avaliar alterações com o passar do tempo, e muito suscetível a erro de amostragem (o grupo não é representativo da população real de interesse).
Exemplo:	Health and Nutritional Examination Survey

III. RELATOS CLÍNICOS

Uma série de casos:	Uma coleção de casos semelhantes que sugere mais que uma ocorrência ao acaso ou por coincidência.
Um relato de um caso:	Um relato de um caso isolado que serve para chamar atenção para um possível problema ou condição.

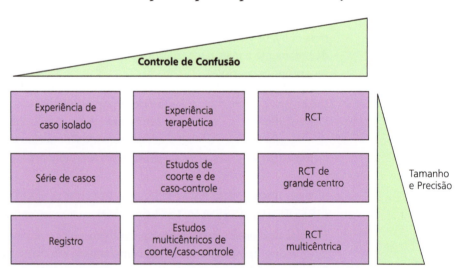

POSSÍVEIS CONFUNDIDORES E VIÉS DE IMPORTÂNCIA

Confundidores: Fatores associados à doença e à exposição, como idade, peso corporal, fumo, história familial, duração de uso de contraceptivo, prescrição preferencial, efeito de usuário sadio.

Vieses: Erros decorrentes do *design* do estudo.

Viés de Detecção ou de Vigilância: Erros sistemáticos nos métodos de averiguação, diagnóstico ou verificação de casos. Nem todo mundo na população em estudo tem igual acesso ou utilização de intervenções médicas e testes (exames) diagnósticos.

Viés de Publicação: Estudos negativos (nulos) e estudos que confirmam resultados antigos tendem a não ser publicados. Uma fonte importante de **viés** em metanálise.

Viés de Relato ou de Memória: Lembrança inexata e desonestidade introduzem erros.

Viés de Seleção: Diferenças nas características entre aqueles selecionados para estudo (casos) e aqueles no grupo-controle, como prescrição preferencial, história familiar, encaminhamento preferencial de pacientes, efeito de usuário sadio. Em estudos de caso-controle, a fonte dos controles é importante. Controles fundamentados em hospital são menos tendentes a ser representativos da população em geral do que controles com base na população. É melhor escolher controles por seleção aleatória, mas isto nem sempre é possível. **Viés** de seleção em um estudo de coorte pode resultar em diferenças entre os grupos exposto e não exposto.

Viés de Informação ou de Observador: Uma falha em medir exposição ou resultado que produz resultados diferentes entre grupos em comparação. Falta de resposta pelos sujeitos ou pacientes perdidos do acompanhamento podem produzir diferenças em estudos de coorte.

GUIA DE TERMOS EPIDEMIOLÓGICOS COMUMENTE USADOS

RISCO RELATIVO

A razão (relação, proporção) do risco entre aqueles expostos para o risco entre os não expostos, ou a razão da taxa cumulativa de incidência nos expostos para os não expostos. Também chamado razão de risco. Na sua definição mais simples, o risco relativo compara a taxa de doença em dois grupos, um dos quais foi exposto a alguma coisa que se admite que aumenta ou diminui o risco dessa doença, geralmente em um estudo prospectivo.

ODDS RATIO

Odds ratio (razão de probabilidade) é a medida de associação calculada em estudos de caso-controle, quando a prevalência de eventos de doença é baixa; a estimativa e a interpretação são semelhantes ao risco relativo.

INTERVALO DE CONFIANÇA (CI)

É a faixa de risco relativo que incluiria 95% dos sujeitos que estão sendo estudados; é a faixa de risco relativo dentro da qual reside a magnitude verdadeira do efeito, segundo os dados do estudo, com um certo grau de segurança. Para ser estatisticamente significativo, um risco relativo reduzido (um efeito benéfico) requer que o número maior (o número à direita) seja menor que 1,0 (assim, ambos os números são menores que 1,0). Um risco relativo aumentado (um efeito adverso), para ser estatisticamente significativo, requer que o número menor (o número à esquerda) seja maior que 1,0 (assim, ambos os números são maiores que 1,0).

Quanto mais apertada (mais estreita) a faixa, mais precisa a conclusão. Quanto mais largo o IC, mais imprecisa a conclusão, geralmente por causa de pequenos números de sujeitos em estudo.

VALOR P

Por convenção, o valor P é significativo se for abaixo de 0,05. Esta é a probabilidade de obter o risco relativo ou a *odds ratio* por acaso. Quanto mais baixo o valor P, mais provável que um resultado seja real. Um valor P de 0,05 significa que há uma probabilidade de 5% de que o resultado tenha ocorrido por acaso.

RISCO ATRIBUÍVEL

A diferença em incidência real entre grupos exposto e não exposto, fornecendo uma estimativa realística da alteração na incidência em uma dada população. Um aumento modesto no risco relativo produziria apenas um pequeno número de casos, quando os eventos clínicos são raros, como tromboembolismo venoso e trombose arterial em mulheres jovens. Se o risco absoluto for muito baixo, um aumento estatisticamente significativo no risco relativo pode significar pouco ou nada, em números práticos reais.

NÚMERO NECESSÁRIO A TRATAR

O número de indivíduos que têm que ser tratados, geralmente ao longo de um período de 1 ano, para produzir um caso de um efeito positivo ou negativo.

PONTOS IMPORTANTES

Epidemiologia é uma ferramenta para detectar padrões de doença em grandes populações. Estudos epidemiológicos não provam causas; eles identificam associações entre doenças e certos fatores.

Um risco relativo na faixa de 1,0–2,0 representa um risco aumentado, mas uma associação fraca.

A importância clínica de um aumento no risco é influenciada pela taxa da doença na população em geral (não exposta) (risco atribuível). Se a taxa da doença na população não exposta for de 10%, e o risco relativo é 1,4, uma pessoa exposta tem um risco de doença de 14%. Se a taxa de doença na população for apenas de 1%, então o mesmo risco relativo de 1,4 aumenta o risco de doença real por apenas 1,4%.

Critérios que reforçam a conclusão de que um achado epidemiológico é clinicamente real incluem os seguintes:

1. **A força da associação** (quanto maior o risco relativo, mais provável que seja real).
2. **Consistência, uniformidade e concordância** entre muitos estudos.
3. **Uma relação dose-resposta** (ou com a dose de uma droga ou um efeito aumentando com aumento do tempo de exposição).
4. **Plausibilidade biológica** do achado (mecanismos conhecidos pelos quais a exposição poderia causar ou influenciar doença).
5. **Uma relação temporal apropriada** (a quantidade de tempo entre a exposição e o desenvolvimento de doença é apropriada de acordo com a patogênese da doença).

Esquema de Graduação da Evidência da *U.S. Preventive Services Task Force*

Qualidade da Evidência

Nível I	Evidência a partir de pelo menos 1 estudo randomizado, controlado, apropriadamente desenhado (projetado).
Nível II-1	Evidência a partir de estudo controlado, não randomizado, bem desenhado (projetado).
Nível II-2	Evidência a partir de estudos bem desenhados (projetados) de coorte ou caso-controle.
Nível II-3	Evidência a partir de estudos de corte transversal, ou estudos não controlados.

Nível III   Evidência a partir de relatos descritivos de casos, séries de casos, ou opiniões de peritos/comitês.

Força de Recomendação

- **A** Boa e consistente evidência científica para suportar recomendação, um benefício substancial.
- **B** Evidência limitada para suportar uma recomendação, um benefício moderado.
- **C** Evidência não suficiente para fazer uma recomendação, possivelmente um pequeno benefício.
- **D** Boa evidência em contrário a uma recomendação, nenhum benefício, possivelmente maior dano.
- **I** Evidência insuficiente, nenhuma conclusão.

Apêndice

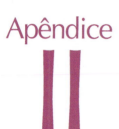

Valores de Laboratório de Medidas Selecionadas na Urina

Substância	Unidades Convencionais	Fator de Conversão	Unidades SI
Cortisol livre	10–90 µg/24 h	2,759	28–250 µmol/24 h
Estrogênios totais	5–25 µg/24 h	3,67	18–92 µmol/24 h
17-Hidroxicorticosteroides	2–6 mg/24 h	2,759	5,5–15,5 µmol/24 h
17-Cetosteroides	6,0–15 mEq/24 h	3,467	21–52,5 µmol/24 h

Prefixos do SI e Seus Símbolos

10^9	giga	G
10^6	mega	M
10^3	quilo	k
10^2	hecto	h
10^1	deca	da
10^{-1}	deci	d
10^{-2}	centi	c
10^{-3}	mili	m
10^{-6}	micro	µ
10^{-9}	nano	n
10^{-12}	pico	p
10^{-15}	fento	f
10^{-18}	ato	a

Valores de Laboratório de Medidas Selecionadas no Sangue, Plasma e Soro

Substância	Unidades Convencionais	Fator de Conversão	Unidades SI
ACTH, hormônio adrenocorticotropina			
6 h	10–80 pg/mL	0,2202	2,2–17,6 pmol/L
18 h	< 50 pg/mL	0,2202	< 11 pmol/L
Androstenediona	60–300 ng/dL	0,0349	2,1–10,5 nmol/L
Cálcio total	8,5–10,5 mg/dL	0,25	2,1–2,6 mmol/L
Colesterol	< 200 mg/dL	0,0259	< 5,2 mmol/L
LDL-colesterol	60–130 mg/dL	0,0259	1,6–3.4 mmol/L
HDL-colesterol	30–70 mg/dL	0,0259	0,8–1,8 mmol/L
Cortisol			
8 h	5–25 µg/dL	27,6	140–690 nmol/L
16 h	3–12 µg/dL	27,6	80–330 nmol/L
22 h	< 50% do valor matinal	27,6	< 50% do valor matinal
DHAS, sulfato de desidroepiandrosterona	80–350 µg/dL	0,0027	2,2–9,5 µmol/L
11-Desoxicortisol	0,05–0,25 µg/dL	28,86	1,5–7,3 nmol/L
11-Desoxicorticosterona	2–10 ng/dL	30,3	60–300 pmol/L
Estradiol	20–400 pg/mL	3,67	70–1.500 pmol/L
Estrona	30–200 pg/mL	3,7	110–740 pmol/L
FSH, anos reprodutivos	5–20 mIU/mL	1,0	5–20 IU/L
Glicose, jejum	70–110 mg/dL	0,0556	4,0–6,0 mmol/L
Hormônio de crescimento	< 10 ng/mL	1,0	< 10 µg/L
17-Hidroxiprogesterona	100–300 ng/dL	0,03	3–9 nmol/L
Insulina, jejum	5–20 µU/mL	7,175	35–145 pmol/L
Fator de crescimento semelhante à insulina-I	0,3–2,2 U/mL	1.000	300–2.200 U/L
LH, anos reprodutivos	5– mIU/mL	1,0	5–20 IU/L
Progesterona			
Fase folicular	< 3 ng/mL	3,18	< 9,5 nmol/L
Fase secretória	5–30 ng/mL	3,18	16–95 nmol/L
Prolactina	1–20 ng/mL	44,4	44,4–888 pmol/L
Testosterona total	20–80 ng/mL	0.0347	0,7–2,8 nmol/L
Tirotoxina, livre	100–200 pg/mL	0.0347	35–700 pmol/L
TSH, hormônio tireoestimulador	0,4–4,5 µU/mL	1,0	0,4–4,5 mU/L
Tireoxina livre, T_4	0,8–2,3 ng/dL	1,29	10–30 nmol/L
Triglicerídeos	40–250 mg/dL	0,0113	0,5–2,8 mmol/L
Triiodotironina, T_3, total	80–220 ng/dL	0,0154	1,2–3,4 nmol/L
Triiodotironina, T_3, livre	0,13–0,55 ng/dL	15,4	2,0–8,5 pmol/L
Triiodotironina inversa	8–35 ng/dL	15,4	120–540 pmol/L

Índice Remissivo

1,2-DG (1,2-Diacilglicerol), 81, 172
11b- hidroxilase
   deficiência de, 361
17-OHP (17α-hidroxiprogesterona), 406, 513
   concentração sérica de, 562
17α-hidroxilase
   deficiência de, 377
17β-HSD (17β-Hidroxisteroide Desidrogenase)
   deficiência de, 378
21-hidroxilase
   deficiência de, 357
25-Hidroxivitamina
   D, 753
   medição da, 753
3α-OH (metabólito 3α-hidroxi), 790
3β-HSD (3β-Hidroxisteroide Desidrogenase), 406, 521
   deficiência de, 362, 378
3β-OH (metabólito 3β-hidroxi), 790
5α-redutase
   deficiência de, 375
      dos esteroides, 375

A

Ablação
   endometrial, 629
      tratamento com, 629
         de sangramento menstrual intenso, 629
Aborto, 937-975
   cariotipagem do, 1234
   complicações dos, 971
      estenose cervical, 972
      gravidez ectópica, 972
      infecção, 971
      sangramento, 971, 972
         uterino disfuncional, 972
      tardias, 973
   contracepção após, 974
   espontâneo, 1036
      após descontinuação, 1036
      da contracepção oral, 1036
   induzido, 331, 964
      pacientes de, 967, 968
         aconselhamento das, 968
         cuidado pré-tratamento das, 967
      segurança dos, 965
      no primeiro trimestre, 968
      métodos para, 968
      no segundo trimestre, 973
ABP (Proteína Ligadora de Androgênio), 1291
Ação(ões)
   da terapia com estrogênio, 822
      e progestina, 822
         no coração, 822
         nos grandes vasos sanguíneos, 822
   SOP e, 514, 516, 520
      da gonadotrofina, 514
      da insulina, 516
      do androgênio, 520
Acetato
   de ciproterona, 573
      no hirsutismo, 573
   de ulipristal, 1076
      para contracepção, 1076
         de emergência, 1076
Acetofenida
   de diidroxiprogesterona, 1125
Ácido Tranexâmico
   tratamento com, 629
      de sangramento menstrual, 629
      intenso, 629
Acne
   contracepção e, 1053, 1102
      oral, 1053
      por sistema de implante, 1102
ACO (Anticoncepcionais Orais Combinados), 449
ACTH (Hormônio Adrenocorticotrófico), 110, 161, 280, 296, 357, 406, 1034
   teste de estimulação com, 563
Actinomyces
   DIU e, 1141
ADAM (Deficiência de Androgênio no Homem em Envelhecimento), 1297
   tratamento, 1298
Adenilato Ciclase
   regulação da, 100
      proteína G, 100, 103
         receptores de, 103
         sistema da, 100, 103
      proteínas reguladoras, 104
         acoplamento nas, 104
         alterações nas, 104
         dessensibilização nas, 104
         separação nas, 104
Adenoma(s)
   contracepção oral e, 1025, 1042, 1062
      hepáticos, 1025
      secretores de prolactina, 1042, 1062
         hipofisários, 1062
   corticotrofos, 488
   gonadotrofos, 486
   hipofisários, 484
   lactotrofos, 489
      manejo, 492
         na gravidez, 492
      radioterapia, 492
      tratamento, 490, 491
         cirúrgico, 491
         médico, 490
   somatotrofos, 488
   tireotrofos, 487
Adenomiose
   e sangramento anormal, 626

Aderência(s)
   anexiais, 1212
      infertilidade por, 1212
         cirurgia tubária na era da TRA, 1216
         histerossonossalpingografia, 1215
         HSG, 1213
         laparoscopia, 1214
         testes de anticorpo à *Chlamydia*, 1216
   intrauterinas, 469, 1209
      amenorreia por, 469
      infertilidade por, 1209
Adesivo
   transdérmico, 773, 1089
      estrogênio por, 773
      vantagens do, 1089
Adiponectina, 897
Adoção
   infertilidade e, 1225
Adolescência
   início da, 401
      eixo na, 401
         hipotálamo-hipofisário-gonadal, 401
Adolescente(s)
   normais, 433
      problemas de crescimento em, 433
Adrenarca, 406
   prematura, 422
Adrenocorticotrofina
   coriônica, 303
   humana, 303
AFP (Alfafetoproteína)
   na gravidez, 304
      múltiplos marcadores, 305
      triagem de, 305
Agenesia
   dos dutos de Müller, 372
   Mülleriana, 465
      amenorreia por, 465
AGL (Ácidos Graxos Livres), 888
Agonista(s)
   antiestrogênios, 73, 79
      puros, 79
      tamoxifeno, 73
         antoestrogênico, 73
         mecanismos de ação do, 75
   antiprogestinas, 80
   da dopamina, 1369
      efeitos colaterais dos, 1371
      tratamento com, 1370
         esquemas de, 1370
         indicações do, 1370
         resultados do, 1371
         riscos do, 1371
   de curta duração, 52
   de GnRH, 154, 155, 183, 575, 589, 628, 1279, 1386, 1390
      e adição de esteroide, 155
      efeitos colaterais com, 154

gonadotrofina com, 1390
   estimulação ovariana com, 1390
      protocolo *flare* de, 1390
   inibição com, 1386
      protocolo longo, 1386
   no uso clínico, 183
   tratamento com, 154, 575, 589, 628, 1279
      da endometriose, 1279
      da SPM, 589
      da TDPM, 589
      de leiomiomas, 154
      de sangramento menstrual intenso, 628
      do hirsutismo, 575
   de longa duração, 72
   e antagonistas, 52
      de estrogênio, 79
   fisiológicos, 72
Agregação Antiplaquetas(s)
   dependente do endotélio, 820
      na terapia com estrogênio, 820
      e progestina, 820
AIDS (Síndrome da Imunodeficiência Adquirida), 1157
AINE (Anti-Inflamatórios Não Esteroidais), 316
   no tratamento, 627
      para sangramento menstrual, 627
         intenso, 627
   regimes de tratamento com, 594
      comuns, 594
         para dismenorreia, 594
Alprazolam
   no tratamento, 589
      da SPM, 589
      da TDPM, 589
ALT, SGPT (Alanina Aminotransferase), 919
Alteração(ões) Histológica(s)
   do endométrio, 125
      no ciclo ovulatório, 125
         endométrio menstrual, 127
         fase de colapso endometrial, 133
         fase de implantação, 131
         fase proliferativa, 128
         fase secretora, 130
         menstruação normal, 136
         vasculatura uterina, 127
Alteração(ões)
   demográfica feminina, 948
      dos EUA, 948
         1985-2000, 948
   endócrinas, 904
      na obesidade, 904
   epigenéticas, 1267
      na endometriose, 1267
   funcionais, 915
      com o envelhecimento, 915
Amadurecimento
   cervical, 330
      trabalho de parto e, 330
         indução do, 330
Amamentação
   por mães adotivas, 645
Amenorreia, 445-505
   avaliação da, 448
      anamnese, 448

da função, 451, 461
   hipofisária, 461
   hipotalâmica, 462
   ovariana, 451
do trato genital, 450
   de saída, 450
   do útero, 450
   exame físico, 449
causas específicas de, 463
   distúrbios, 463
      da função hipotalâmica, 495
      da hipófise anterior, 484
      do ovário, 470
      do trato genital, 463
      do útero, 463
contracepção oral e, 1052
definição de, 446
exercícios e, 501
função menstrual, 446
   princípios básicos na, 446
hipotalâmica, 496
pós-pílula, 1043
AMH (Hormônio Antimülleriano), 109, 124, 203, 210, 223, 346, 355, 1181, 1183, 1381
   transtornos do, 385
   e do receptor, 385
Aminoácido(s)
   nas proteínas, 10
AMP (Adenosina 3',5'-monofosfato)
   cíclico, 30, 39, 81, 294
   mecanismo do, 81
AMPc, *ver* cAMP
Anáfase
   da meiose I, 6
   da mitose, 5
Anafilaxia
   Depo-Provera e, 1120
Análise
   Southern blot, 19
Anatomia
   genital, 450, 451
      anormal, 450
      normal, 451
Androgênio(s)
   antagonistas do, 81
   distúrbios por excesso de, 530
      exclusão de outros, 530
         HAC não clássica, 530
         hiperprolactinemia, 530
         hirsutismo idiopático, 533
         síndromes, 532
            de Cushing, 532
            de resistência severa à insulina, 532
         transtornos da tireoide, 530
         tumores secretores de, 531
            ovarianos, 531
            suprarrenais, 531
   endógenos, 664
      e câncer de mama, 664
   metabolismo do, 48
   neoplasmas secretores de, 552
      das suprarrenais, 552
      do ovário, 552
   produção de, 548
      e hirsutismo, 548

receptor de, 70
SOP e, 520
   ação do, 520
   síntese do, 520
transtornos de excesso de, 533
   além de SOP, 533
   exclusão de, 533
tratamento com, 783
tumor produtor de, 558
   avaliação da suspeita de, 558
      na mulher com hirsutismo, 558
Andrógeno(s)
   ação dos, 380
      transtornos da, 380
   excesso de, 357, 368
      deficiência, 357, 361, 362
         de 11β- hidroxilase, 361
         de 21-hidroxilase, 357
         de 3β-HSD, 362
         de aromatase, 368
         de POR, 368
      origem fetal, 357
         HCSR, 357
         P450c11, 361
         P450c21, 357
      origem fetoplacentária, 368
         P450arom, 368
      origem materna, 370
         excesso de produção de, 371
         ingestão de medicamentos, 370
   síntese de, 375
      transtornos da, 375
Anel(is)
   oclusão tubária com, 956
      de silatic, 958
         Falope, 958
         Yoon, 958
   vaginal, 1082
      método do, 1082
         de contracepção, 1082
         vantagens do, 1084
Anemia
   falciforme, 1058
      contracepção oral e, 1058
Anestesia
   para inserção, 1105
      de sistemas de implantes, 1105
Aneuploidia
   de gametas, 1233
      perda de gravidez por, 1233
         recorrente, 1233
   triagem de, 1235
Animal(is)
   transgênicos, 22
   knockout, 23
   modelos, 23
Anomalia(s)
   uterinas, 1206
      congênitas, 1206
         infertilidade por, 1206
Anorexia
   nervosa, 498

ÍNDICE REMISSIVO

Anormalidade(s)
  anatômicas, 145
    do útero, 145
      arqueado, 149
      associada ao DES, 149
      bicorno, 148
      diagnóstico acurado das, 149
      didelfo, 148
      duplo, 148
      muito raras, 149
      septados, 149
      unicorno, 148
  com atraso puberal, 429
    frequência relativa das, 429
  cromossômicas, 17, 474, 1231
    defeitos de único gene, 17
      autossômico recessivo, 17
      dominância autossômica, 17
      herança recessiva ligada ao X, 17
    estruturais, 17, 474
      FOP e, 474
    numéricas, 474
      FOP e, 474
    parentais, 1231
      perda recorrente de gravidez por, 1231
  da interação, 1201
    espermatozoides-muco, 1201
      infertilidade e, 1201
  do útero, 1203
    infertilidade por, 1203
      anatômicas, 1203
      funcionais, 1203
  menstruais, 535
    e risco de desenvolvimento, 535
      de câncer endometrial, 535
  metabólicas, 538
    e riscos de saúde associados, 538
Anovulação
  avaliação, 1335
    pré-tratamento, 1335
  crônica, 454, 507-543
    causas de, 507
      condições ovarianas locais, 511
      defeitos centrais, 508
      definindo a, 511
      obesidade, 511
      sinais anormais de *feedback*, 510
    hiperprolactinemia, 455
    manejo geral, 458
    tireoidopatias, 454
  diagnóstico da, 1333
  euestrogênica, 1334
    eugonadotrópica, 1334
  hipergonadotrópica, 1335
  hiperprolactinêmica, 1335
  hipogonadal, 1334
    hipogonadotrópica, 1334
  resistente a clomifeno, 1354
    gonadotrofinas na, 1354
ANP (Peptídeo Natriurético Atrial)
  na gravidez, 311
Antagonista(s)
  agonistas e, 52, 79
    de estrogênio, 79

de GnRH, 156, 1391
  estímulo ovariano com, 1391
    protocolo de, 1391
  tratamento com, 156
    de leiomiomas, 156
do androgênio, 81
Antiandrogênio(s)
  acetato de ciproterona, 573
  espironolactona, 573
  finasterida, 574
  flutamida, 574
Antibiótico(s)
  profiláticos, 1148
    DIU e, 1148
Anticoncepcional(is)
  orais, 991
    de combinação, 991
      componente estrogênio dos, 991
Antiestrogênio(s)
  puros, 79
  respostas aos, 76
    das células, 76
  tamoxifeno, 73
    antoestrogênico, 73
    mecanismos de ação do, 75
Antiprogestina(s), 80
Apneia
  do sono, 876
    terapia estrogênica e, 876
Apoptose, 202
Aquecimento
  global, 946
    e contracepção, 946
Artéria
  uterina, 156
    embolização da, 156
      tratamento de leiomiomas com, 156
Arzoxifeno
  na terapia hormonal, 788
Asherman
  síndrome de, 451, 469, 1209, 1241
    amenorreia por, 469
    infertilidade por, 1209
    perda de gravidez por, 1241
Asma
  pré-menstrual, 600
  terapia estrogênica e, 877
Aspiração
  com agulha fina, 925
    de nódulos, 925
    de tireoide, 925
  epididimal, 1331, 1399
    de espermatozoides, 1331, 1399
  testicular, 1332, 1399
    de espermatozoides, 1399
    de sêmen, 1332
ASRM (*American Society for Reproductive Medicine*), 524, 1193, 1410
  diretrizes, 1411
AST, SGOT (Aspartato Aminotransferase), 919
ATAC (Arimidex, Tamoxifeno, Isolados ou em Combinação)
  ensaio, 674
Atividade
  biológica, 65
    fatores que determinam a, 65

dependente do ligante, 67
do receptor extranuclear, 67
  ligante-membrana celular, 67
enzimática, 52
  intrínseca, 52
    receptores com, 52
ovariana, 656
  no câncer de mama, 656
Ativina, 173, 214
  na gravidez, 310
Atleta(s)
  e contracepção oral, 1063
ATP (Adenosina5'-Trifosfato), 81
Atraso
  da puberdade, 432
    tratamento do, 432
  puberal, 429
    anormalidades com, 429
    frequência relativa das, 429
Atresia
  cervical, 464
    amenorreia por, 464
  resgate da, 202
Aumento
  de LH, 510
    falha no, 510
    e anovulação, 510
Autoanticorpo(s)
  aos espermatozoides, 1313
Autossômico
  recessivo, 17
Avaliação
  antes da FIV, 1384
  da infertilidade, 1186
    princípios orientadores, 1186
      causas de, 1189
      eficiência reprodutiva normal, 1188
      estilo de vida, 1187
      fatores ambientais, 1187
      indicações para, 1191
  de infertilidade masculina, 1305
    endócrina, 1315
    espermograma, 1306
    genética, 1317
    testes especializados, 1313
    urológica, 1316
  laboratorial, 917
    da tireoide, 917
  preliminar, 1192
    do casal infértil, 1192
    testes de triagem, 1193
AVE (Acidente Vascular Encefálico), 827
  incidência de, 1017
    em mulheres em idade reprodutiva, 1017
  trombose arterial e, 1015
    contracepção oral e, 1015
  WHI e, 831

B

β-hCG (Subunidade β da Gonadotrofina Coriônica Humana)
  sérica, 1433, 1443
    concentração de, 1433, 1443

Baixa Estatura, 434
　avaliação, 435
　tratamento, 435
Bazedoxifeno
　na terapia hormonal, 789
　no tratamento, 747
　　da osteoporose, 747
BDNF (Fator Neurotrófico Derivado do Cérebro), 204, 346
BERKO (Camundongos *Knockout* com Deficiência de Receptores de Estrogênio b), 65
Bifosfanatos(s), 754
　dosagens recomendadas, 755
　e câncer, 758
　　esofágico, 758
　e dor, 758
　e fibrilação atrial, 757
　e osteonecrose, 757
　　de mandíbula, 757
　tratamento com, 756, 758
　　deve ser continuado, 756
　　　por quanto tempo, 756
BIG (*Breast International Group*)
　ensaio, 675
Bioensaio(s)
　de produção estrogênica, 452
Biologia
　do crescimento, 545
　　dos pelos, 545
　　　ciclo de, 546
　　　embriologia, 546
Biologia Molecular
　para clínicos, 3-28
　　anormalidades cromossômicas, 17
　　aplicações clínicas, 26
　　DNA, 8
　　　estrutura do, 8
　　　função do, 8
　　genes, 12
　　　estrutura dos, 12
　　　função dos, 12
　　genoma humano, 11
　　identificação dos genes, 23
　　　genômica, 25
　　　polimorfismo do DNA, 24
　　　Projeto Genoma Humano, 24
　　　proteômica, 25
　　imprinting genômico, 17
　　meiose, 6
　　mitose, 5
　　mutações, 16
　　os cromossomos, 4
　　pensamento final, 28
　　técnicas de, 18
　　　análise *Southern blot*, 19
　　　animais transgênicos, 22
　　　CHIP, 21
　　　clonagem de DNA, 21
　　　hibridização, 19
　　　modelos animais *knockout*, 23
　　　PCR, 20
　　　tecnologia de *chips microarray*, 20

Biópsia
　endometrial, 1198
　　e DFL, 1198
　indicações para, 817
　　endometrial, 817
　　　no tratamento, 817
　　　pré-tratamento, 817
Biossíntese
　das PGs, 312
Biossíntese Hormonal
　agonistas, 72
　　e antagonistas, 52
　　　antiestrogênios, 73, 79
　　　　puros, 79
　　　antiprogestinas, 80
　　　de curta duração, 52
　　　de estrogênio, 79
　　　de longa duração, 72
　　　do androgênio, 81
　　　fisiológicos, 72
　comunicação, 30
　　autócrina, 30
　　intrácrina, 30
　　parácrina, 30
　esteroides, 43, 50
　　excreção dos, 50
　　transporte sanguíneo dos, 43
　esteroidogênese, 36
　hormônios, 31, 50, 87
　　esteroides, 31
　　　nomenclatura dos, 31
　　sexuais, 50
　　　produção local de, 50
　　trópicos, 87
　　　regulação dos, 87
　lipoproteínas, 34
　　e colesterol, 34
　　　HDL, 34
　　　IDL, 34
　　　LDL, 34
　　　quilomícrons, 34
　　　VLDL, 34
　mecanismo de ação, 29-104
　　celular, 51
　　dos hormônios, 52, 81
　　　esteroides, 52
　　　trópicos, 81
　metabolismo, 29-104
　　da progesterona, 47
　　do androgênio, 48
　　do estrogênio, 44
　sistema, 41
　　de duas células, 41
BMP (Proteínas Morfogenéticas do Osso), 203, 233, 346
BPC (Bifenila Policlorada), 1260
BPES (Síndrome da Blefarofimose-Ptose-Epicanto Invertido), 481
BPR (Taxa de Produção Sanguínea), 45
Bulimia
　nervosa, 499

C

CA-125
　no diagnóstico, 1273
　　da endometriose, 1273
CAH, *ver* HAC
Cálcio
　íon de, 81
　nos alimentos, 749
　　conteúdo de, 749
　sistema mensageiro de, 85
　suplementação de, 747
　　na osteoporose, 747
Calcitonina
　tratamento com, 759
　　da osteoporose, 759
Camisinha(s), 1163
　eficácia máxima da, 1164
　　pontos-chave para, 1164
　feminina, 1165
cAMP (Monofosfato de Adenosina Cíclico), 204, 347
Canal(is)
　de entrada, 51
　　ionizados, 51
Câncer
　contracepção e, 1103
　　por sistema de implante, 1103
　de mama, 76, 652, 659, 667, 842, 845, 1120, 1366
　　álcool na dieta, 664
　　atividade ovariana, 656
　　chances de desenvolvimento de, 653
　　　de acordo com a idade, 653
　　contracepção oral e, 667
　　Depo-Provera e, 1120
　　doenças benignas, 656
　　e terapia hormonal pós-menopáusica, 842
　　　e mutações nos genes BRCA, 861
　　　efeito no rastreio mamográfico, 853
　　　estudos observacionais, 843
　　　　resultados de, 843
　　　impacto na densidade mamária, 850
　　　plausibilidade biológica, 842
　　　prevalência de, 860
　　　progestinas em regimes combinados, 855
　　　resultados de, 848
　　　WHI, 845
　　em mulheres expostas a DES, 668
　　em portadoras do gene BRCA, 659
　　　sumário do risco de, 659
　　experiência reprodutiva, 655
　　extensão do problema, 652
　　fatores, 662, 654, 664
　　　alimentares, 662
　　　de risco, 654
　　　endócrinos específicos, 664
　　lobular, 845
　　　terapia hormonal e, 845
　　prevenção do, 677
　　　inibidores da aromatase, 677, 680
　　　raloxifeno, 677, 679
　　　tamoxifeno, 677

receptores, 669
  e prognóstico clínico, 669
  sobreviventes de, 681
    sintomas vasomotores nas, 681
      com inibidores da aromatase, 681
      com tamoxifeno, 681
  terapia hormonal do, 669
  tratamento de, 76, 674
    com tamoxifeno, 76
    inibidores da aromatase para, 674
de ovário, 953, 1366
  esterilização e, 953
    benefício da, 953
endometrial, 535, 872
  risco de desenvolvimento de, 535
    anormalidades menstruais e, 535
  terapia hormonal e, 872
    pós-menopáusica, 872
esofágico, 758
  bifosfonatos e, 758
ovariano, 659
  em portadoras do gene BRCA, 659
  sumário do risco de, 659
risco de, 1027
  contracepção oral e, 1027
    colorretal, 1033
    de mama, 1029
    do colo do útero, 1027
    do fígado, 1029
    endometrial, 1027
    outros, 1033
    ovariano, 1027
terapia hormonal e, 866, 868, 869
  pós-menopáusica, 866, 868, 869
    colorretal, 868
    de colo do útero, 869
    de ovário, 866
    de pulmão, 869
Capacitação
  dos espermatozoides, 251
Captação
  de espermatozoides, 1398
    em homens, 1399
      com ejaculação retrógrada, 1399
    técnicas de, 1398
      aspiração testicular de, 1399
      eletroejaculação, 1399
      estimulação vibratória, 1399
      MESA, 1399
      TESE, 1399
  de oócitos, 1394
    maturação dos, 1395
      MIV, 1396
Capuz
  cervical, 1158
Carboidrato(s)
  metabolismo dos, 1023
    contracepção oral e, 1023
  variações no, 93
Cardiopatia
  contracepção oral e, 1061
    congênita, 1061
    valvar, 1061

CASA (Espermograma Assistido por Computador), 1314
Catecolestrogênio(s), 179
Cavidade
  oral, 879
    terapia estrogênica e, 879
CBAVD (Ausência Bilateral Congênita dos Dutos Deferentes), 1305, 1398
CBG (Globulina Ligadora de Cortisol), 1034
CDC (*Centers for Disease Control and Prevention*), 1027, 1193
CEA (Proteína do Antígeno Carcinoembrinogênico), 312
Célula(s)
  germinativas, 343
    diferenciação das, 343
      sexual, 343
  K, 132
  na terapia com estrogênio e progestina, 825
    endoteliais, 825
      proteção das, 825
    espumosas dos macrófagos, 825
      inibição da formação das, 825
  redondas, 1312
    no espermograma, 1312
  respostas das, 76
    aos antiestrogênios, 76
    aos estrogênios, 76
  sistema de duas, 41
Cérebro
  e ovulação, 186
Cesariana
  cicatriz de, 1456
  gravidez em, 1456
CFA (Contagem de Folículos Antrais), 1184, 1382
CFTR (Regulador da Condutância Transmembrânica da Fibrose Cística), 1305
CGG (Repetição da Sequência de um Trinucleotídeo), 459, 475
CGH (Hibridização Genômica Comparativa), 1406
Chip(s)
  de SNP, 20
  microarray, 20
    tecnologia de, 20
CHIP (Imunoprecipitação da Cromatina), 21
Cicatriz
  de cesariana, 1456
    gravidez em, 1456
Ciclo
  natural, 1385
    e estimulação ovariana, 1385
Ciclo Menstrual
  peptídeos opioides e o, 177
  regulação do, 201-246
    fase folicular, 201
      folículo antral, 207
      folículo primordial, 202
    fase lútea, 236
    folículo pré-ovulatório, 229
    normal, 245
    ovário de primatas, 225
      crescimento folicular no, 225
      desenvolvimento folicular no, 225

ovulação, 231
    transição lúteo-folicular, 242
Ciclo Ovulatório
  alterações histológicas do endométrio no, 125
  endométrio menstrual, 127
  fase, 128, 130, 131, 133
    de colapso endometrial, 133
    de implantação, 131
    proliferativa, 128
    secretora, 130
  menstruação normal, 136
  vasculatura uterina, 127
Ciproterona
  acetato de, 573
  no hirsutismo, 573
Circulação
  fetal, 332
    PGs e, 332
  portal, 160
    hipotalâmica-hipofisária, 160
Cirurgia
  eletiva, 1057
    contracepção oral e, 1057
Cirurgia Tubária
  na era da TRA, 1216
    obstrução tubária, 1217, 1218
      distal, 1217
      proximal, 1218
    reversão da esterilização, 1217
Cisto(s)
  da teca-luteína, 371, 553
  de ovário, 1102
    sistema de implante e, 1102
  ovarianos, 1054
    contracepção oral e, 1054
Citocina(s)
  e fatores de crescimento, 308
  na gravidez, 308
Citrato
  de clomifeno, 1221, 1336, 1385
    e estimulação ovariana, 1385
    e IIU, 1121
    na anovulação, 1336
      ações periféricas, 1338
      efeitos colaterais, 1342
      farmacologia, 1336
      indicações clínicas, 1338
      mecanismo de ação, 1336
      riscos, 1342
      tratamento com, 1339, 1341
        esquemas de, 1339
        resultados do, 1341
CLIA (*Clinical Laboratory Improvement Amendments*), 1307
Clínico(s)
  biologia molecular para, 3-28
    anormalidades cromossômicas, 17
    aplicações clínicas, 26
    DNA, 8
      estrutura do, 8
      função do, 8
    genes, 12
      estrutura dos, 12
      função dos, 12

genoma humano, 11
identificação dos genes, 23
  genômica, 25
  polimorfismo do DNA, 24
  Projeto Genoma Humano, 24
  proteômica, 25
imprinting genômico, 17
meiose, 6
mitose, 5
mutações, 16
os cromossomos, 4
pensamento final, 28
técnicas de, 18
  análise *Southern blot*, 19
  animais transgênicos, 22
  CHIP, 21
  clonagem de DNA, 21
  hibridização, 19
  modelos animais *knockout*, 23
  PCR, 20
  tecnologia de *chips microarray*, 20
Clipe(s)
  oclusão tubária com, 956
    de Filshie, 957
    de mola de Hulka-Clemens, 956
Clomifeno
  anovulação resistente a, 1354
    gonadotrofinas na, 1354
  citrato de, 1221, 1336, 1385
    e estimulação ovariana, 1385
    e IIU, 1121
  na anovulação, 1336
    ações periféricas, 1338
    efeitos colaterais, 1342
    farmacologia, 1336
    indicações clínicas, 1338
    mecanismo de ação, 1336
    riscos, 1342
    tratamento com, 1339, 1341
      adjuvantes, 1343
      combinados, 1343
      esquemas de, 1339
      resultados do, 1341
  e glicocorticoides, 1344
  e hCG, 1344
  e metformina, 1345
Clonagem
  de DNA, 21
    passos básicos para, 22
CMV (Citomegalovírus), 1193
CO (Contraceptivos Orais)
  e trombose, 1021
  no tratamento, 589
    da SPM, 589
    da TDPM, 589
Cobre
  DIUs de, 1131
Código Genético
  do mRNA, 11
Códon
  dos genes, 12
Cognição
  demência e, 877

pós-menopáusica, 721, 811
  fitoestrogênios e, 811
  na privação de estrogênio, 721
    e doença de Alzheimer, 721
Cohosh
  preto, 807
    nas ondas de calor, 807
Coito
  interrompido, 1153-1166
  contracepção por, 1153-1166
Colapso
  endometrial, 133
    fase do endométrio de, 133
Colesterol
  lipoproteínas e, 34
    HDL, 34
    IDL, 34
    LDL, 34
    quilomícrons, 34
    VLDL, 34
Colo do Útero
  câncer de, 869, 1027
    risco de, 1027
      contracepção oral e, 1027
    terapia hormonal e, 869
      pós-menopáusica, 869
Colocação
  de sistemas de implantes, 1106
Comunicação
  autócrina, 30
  intrácrina, 30
  parácrina, 30
Concentração(ões)
  basal, 1181
    de estradiol, 1181
    de FSH, 1181
  de progesterona, 1195, 1437
    sérica, 1195, 1437
  estrogênicas, 510
    cronicamente elevadas, 510
  sérica, 453, 557, 562
    de 17OHP, 562
    de DHEA-S, 557
    de FSH, 453
    de testosterona, 557
Concepção
  ciclo da, 1034
    uso inadvertido no, 1034
      de contracepção oral, 1034
  tempo requerido para, 342
    entre casais, 342
    que atingirão gravidez, 342
Contracepção, 935-1166
  aborto, 937-975
  após aborto, 974
  e câncer de mama, 667
  aquecimento global e, 946
  coito interrompido, 1153-1166
  com estrogênio-progestina, 1081-1090
    transdérmica, 1081-1090
      controvérsia do TEV, 1089
      método transdérmico, 1085
      respostas clínicas, 1088

vaginal, 1081-1090
  método do anel, 1082
  respostas clínicas, 1083
e processo judicial, 947
eficácia da, 938
  definição, 939
  falhas contraceptivas, 939
    taxas no primeiro ano de uso, 940
  medição, 939
    análise de tabelas de vida, 939
    índice de Pearl, 939
esterilização, 937-975
futuro, 947
impacto do não uso, 945
impacto do uso de, 944, 945
  mundialmente, 944
infecções e, 946
  sexualmente transmitidas, 946
intrauterina, 1127-1151
  DIU, 1130, 1131, 1135, 1142, 1148, 1150, 1151
    eficácia dos, 1135
    inserção do, 1142
    mitos do, 1151
    moderno, 1130
    para mulheres mais velhas, 1150
    remoção de, 1148
    tipos de, 1131
    uso do, 1130
  efeitos colaterais, 1137
    Actinomyces, 1141
    infecções, 1139
    gravidez, 1141
      com DIU *in situ*, 1141
  história, 1127
  IUS de levonorgestrel, 1134
    benefícios não contraceptivos com, 1134
  mecanismo de ação, 1133
métodos de ação longa, 1091-1125
  contracepção injetável, 1114
    contraindicações, 1115, 1116
      absolutas, 1115
      relativas, 1116
    determinação da menopausa, 1124
    eficácia, 1115
    indicações, 1115
    mecanismo de ação, 1114
    problemas com Depo-Provera, 1117
    vantagens, 1116
  contraceptivos injetáveis, 1124
    de curto prazo, 1124
  sistemas de haste única, 1113
  sistemas de implante, 1092
    aceitação pelas usuárias, 1112
    aconselhamento, 1113
    contraindicações, 1093, 1094
      absolutas, 1093
      relativas, 1094
    desvantagens, 1097
    efeitos, 1099, 1100, 1101
      colaterais, 1101
      menstruais, 1099
      metabólicos, 1100
      sobre a fertilidade futura, 1101

eficácia, 1098
estudo de vigilância
   pós-comercialização, 1103
gravidez ectópica, 1099
indicações, 1093
inserção, 1103, 1105, 1107
   complicações da, 1107
   técnica de, 1105
mecanismo de ação, 1095
razões para descontinuação, 1112
remoção, 1103, 1107
   técnicas de, 1107
vantagens, 1096
métodos de barreira
   benefícios dos, 1156
      pré-eclâmpsia, 1156
   camisinhas, 1163
   capuz cervical, 1158
   diafragma, 1156
   espermicidas, 1160
   esponja contraceptiva, 1160
   história dos, 1153
   riscos dos, 1156
oral, 667, 977-1080
   administração, 1063
      via alternativa de, 1063
   atletas e, 1063
   benefícios da, 1064
      não contraceptivos, 1064
   carboidratos, 1023
      metabolismo dos, 1023
   com esteroides, 991
      farmacologia da, 991
   continuação, 1067
      insucesso, 1067
      sucesso, 1067
   de combinação, 992
      componente progestina dos, 992
   de emergência, 1072
      moduladores do receptor à
         progesterona para, 1075
      pós-coital, 1072
   decisões clínicas, 1047
      escolha da pílula, 1047
      evitando sangramento menstrual, 1049
      pílulas perdidas, 1049
         o que fazer, 1049
      uso de pílulas, 1048
      vigilância, 1047
   e reprodução, 1034
      aborto espontâneo, 1036
      após descontinuação da, 1035
      resultado da gravidez, 1036
      uso inadvertido, 1034
         no ciclo da concepção, 1034
         no começo da gravidez, 1034
   efeitos endócrinos, 1034
      glândula suprarrenal, 1034
      tireoide, 1034
   efeitos metabólicos da, 1006
      doença cardiovascular, 1006
      fumo, 1018
      hipertensão, 1019
      lipoproteínas e, 1018
         outros, 1025
      TEV, 1008, 1012
      trombofilias, 1012
      trombose arterial, 1013
         AVE, 1015, 1017
         infarto do miocárdio, 1014, 1017
   eficácia, 1004
      taxas de falha no primeiro ano, 1005
   esteroide, 1076
      para mulheres mais velhas, 1076
   fígado, 1024
      adenomas hepáticos, 1025
   história da, 977
      corrida pela cortisona, 982
      drogas progestacionais sintéticas, 985
      Gregory Pincus, 987
      noretindrona, 985
      noretinodrel, 985
      Russel Marker, 977
   infecções e, 1044
      DSTs, 1044
         bacterianas, 1044
         virais, 1044
      outras, 1045
   iniciação de, 1037
      no período pós-parto, 1037
   mecanismo de ação, 1004
   minipílula, 1069
      de progestina isolada, 1069
   mudar da, 1079
      para hormonioterapia
         pós-menopáusica, 1079
   outras considerações, 1042
      adenomas secretores de
         prolactina, 1042
      amenorreia pós-pílula, 1043
      doenças, 1043
         auditivas, 1043
         oculares, 1043
         esclerose múltipla, 1043
         uso na puberdade, 1043
   pós-parto, 1040
      risco de TEV, 1042
   problemas clínicos, 1051
      acne, 1053
      amenorreia, 1052
      cistos ovarianos, 1054
      drogas que afetam a eficácia, 1054
      enxaqueca, 1055
      ganho de peso, 1053
      outras interações de drogas, 1055
      sangramento de escape, 1051
      sumário, 1056
   risco de câncer, 1027
      colorretal, 1033
      de mama, 1029
      do colo do útero, 1027
      do fígado, 1029
      endometrial, 1027
      outros, 1033
      ovariano, 1027
   risco de gravidez, 1039
      o que os casais fazem, 1039
         tratamento das pacientes, 1045
      contraindicações ao uso, 1045
         absolutas, 1045
         relativas, 1046
   planejamento familiar, 937-975
   taxas de falha, 1155
      no primeiro ano de uso, 1155
Contraceptivo(s)
   com estrogênio, 570, 628
      e progestina, 570, 628
         para sangramento menstrual intenso, 628
   de estrogênio-progestina, 1278
      no tratamento, 1278
         da endometriose, 1278
   efeitos da lactação, 645
   injetáveis, 1124
      de curto prazo, 1124
         acetofenida de diidroxiprogesterona, 1125
         enantato de estradiol, 1125
         Lunelle, 1125
         NET-EN, 1125
   pesquisa de, 1162
      para prevenir DSTs, 1162
Controle
   dos pulsos, 169, 180
      de GnRH, 169, 180
         kisspeptinas, 171
         neuropeptídeo Y, 171
         trato da dopamina, 169
         trato da norepinefrina, 170
Coração
   ações no, 822
      da terapia com estrogênio, 822
      e progestina, 822
CORE (Continuing Outcomes Relevant to Evista)
   ensaio, 787
Corpo
   lúteo, 120
Córtex
   suprarrenal, 283
      fetal, 283
Cortisona
   corrida pela, 982
CPK (Creatina Fosfoquinase), 919
CRE (Elemento Responsivo ao AMP Cíclico), 84
CREB (Ligação ao Elemento Regulador do AMP Cíclico), 84
Crescimento(s)
   do folículo, 118
   dos pelos, 545
      biologia do, 545
      ciclo de, 546
      embriologia, 546
      controle do, 547
   e desenvolvimento, 635
      da mama, 635
         formatos anormais, 638
         tamanhos anormais, 638
   na puberdade, 399-443
      anormal, 399-443
         atraso da, 428

precoce, 417
problemas comuns associados à, 417
normal, 399-443
endocrinologia da, 400
fisiologia da, 405
CRH (Hormônio Liberador de Corticotrofina), 144, 161, 223, 285, 293, 296, 303, 323, 488
Criança(s)
com genitália ambígua, 395
conduta clínica para, 395
aconselhamento familiar, 395
cuidados a longo prazo, 397
decisões sobre o gênero, 395
estabilização, 395
Criopreservação
de oócitos, 1423
de tecido ovariano, 1423
Criptorquidia
infertilidade por, 1303
Crise
tireotóxica, 932
na gravidez, 932
Cromatina
estrutura da, 1315
Cromossomo(s), 4
padrão misto de, 395
sexuais, 386
TDS ligados aos, 386
45,X, 386
45,X/46,XY, 389
45,XX/46,XY, 389
47,XXY, 389
Y, 1302
deleções do, 1302
infertilidade masculina por, 1302
CSF-1 (Fator 1 Estimulador de Colônias), 267
Cultura
de embriões, 1401
eclosão assistida, 1407
PGS, 1404
Curetagem
no sangramento, 622
anovulatório, 622
uterina, 1438
na gravidez ectópica, 1438
Cushing
síndrome de, 435, 532, 563, 566, 567
ACTH dependente, 567
ACTH independente, 567
em mulheres com hirsutismo, 563
diagnóstico, 563
identificando a causa da, 566
por excesso de androgênio, 532
CVS (Biópsia de Vilo Corial), 361
Cyclofem, 1125
Cyclo-Provera, 1125

D

D&C (Dilatação e Curetagem), 709
D&E (Dilatação e Evacuação), 973
DAG (Diacilglicerol), 85
Danazol
no tratamento, 1281
da endometriose, 1281
Danish Nurse Cohort, 84
DAX-1 (Reversa Sexual Sensível à Região Crítica de Hipoplasia Suprarrenal Congênita no Cromossomo X), 89
DDPM (Distúrbio Disfórico Pré-Menstrual), 998
Decídua, 143
Defeito(s)
centrais, 508
gonadotrofina, 509
dinâmica secretora anormal da, 509
hiperprolactinemia, 509
tumores da hipófise, 509
de único gene, 17
autossômico recessivo, 17
dominância autossômica, 17
herança recessiva, 17
ligada ao X, 17
müllerianos, 145
incidência de, 145
Deficiência
congênita, 504, 899
de GnRH, 504
mutações nos receptores, 504
síndrome de Kallmann, 504
de leptina, 899
da StAR, 379
de 3β-HSD, 362, 378
de 5α-redutase, 375
dos esteroides, 375
de 11β- hidroxilase, 361
de 17α-hidroxilase, 377
de 17β- HSD, 378
de 21-hidroxilase, 357
de aromatase, 368
de POR, 368, 369, 379
perfil hormonal associado à, 369
de sulfatase placentária, 289
Deleção(ões)
do cromossomo Y, 1302
infertilidade masculina por, 1302
Demência
e cognição, 877
Denosumab
tratamento com, 758
da osteoporose, 758
Densidade
mamária, 850
impacto na, 850
da terapia hormonal, 850
óssea, 739, 1122
efeito sobre a, 1122
do Depo-Provera, 1122
mensuração da, 739
mineral, 740
definições com base na, 740
Depleção
folicular, 1174
Depo-Provera (Acetato de Medroxiprogesterona de Depósito), 1091
problemas com, 1117
anafilaxia, 1120
câncer, 1120, 1121
de mama, 1120
outros, 1121
efeitos, 1121, 1123
metabólicos, 1121
sobre a fertilidade futura, 1123
Depressão
contracepção oral e, 1061
DES (Dietilestilbestrol), 1227
anomalia associada ao, 149
do útero, 149
mulheres expostas a, 668
câncer de mama em, 668
Descontinuação
de sistemas de implantes, 1112
razões para, 1112
Desenvolvimento
endometrial, 1419
controlado, 1419
Desenvolvimento Puberal
atraso do, 430
avaliação do, 430
laboratorial, 430
por imagens, 430
etapas do, 413
precoce, 424
avaliação do, 424
endócrina, 424
imagens, 424
Desenvolvimento Sexual
anormal, 339-397
genitália ambígua, 390, 395
conduta clínica para crianças com, 395
diagnóstico da, 390
tratamento da, 390
TDS, 354
normal, 339-397
diferenciação sexual, 339
Determinação
do gênero, 340
genética do, 340
DEXA (Absorciometria com Raios X de Energia Dual), 740
DFL (Deficiencia de Fase Lútea)
biópsia endometrial e, 1198
perda de gravidez por, 1254
recorrente, 1254
DGP (Diagnóstico Genético Pré-Implantacional)
da HCSR, 363
DHEA (Desidroepiandrosterona), 40, 48, 279, 284, 323, 406, 513, 548, 706
na terapia hormonal, 815
pós-menopáusica, 815
DHEA-S (Desidroepiandrosterona-Sulfato), 406, 513, 548, 706
concentração sérica de, 557
e hirsutismo, 557
na mulher, 557
DHT (Di-Hidrotestosterona), 49, 70, 111, 348, 351, 369, 525, 546, 571
Diabetes
efeito no, 794
da tibolona, 794

gestacional, 1057
  contracepção oral e, 1057
melito, 875, 1057, 1253
  contracepção oral e, 1057
  mulheres com, 875
  perda de gravidez por, 1253
    recorrente, 1253
Diafragma
  benefícios, 1157
  efeitos colaterais, 1157
  eficácia, 1156
  escolha do, 1157
    adaptação, 1158
  uso do, 1157
    cronologia, 1158
    cuidado do, 1158
    reavaliação, 1158
Diferenciação
  estágio de, 108
    do ovário fetal, 108
      testículos, 108
  sexual, 339, 343, 345, 346, 347
    das células germinativas, 343
    do ovário, 346
    do testículo, 345
    dos dutos genitais, 347
    normal, 339
      genética da determinação do gênero, 340
Diidroxiprogesterona
  acetofenida de, 1125
Dinâmica Secretora
  da gonadotrofina, 509
    anormal, 509
DIP (Doença Inflamatória Pélvica), 1044, 1129, 1156, 1212
Disfunção
  menstrual, 526
  ovulatória, 526, 1194, 1377
    biópsia endometrial, 1198
    DFL, 1198
    FIV na, 1377
    história menstrual, 1194
    LH, 1196
      excreção urinária de, 1196
    progesterona sérica, 1195
      concentração de, 1195
    TCB, 1194
    USTV, 1200
Disgenesia
  gonadal, 356, 373, 374, 471, 473, 474
    amenorreia por, 471, 473, 474
      46,XX, 474
      46,XY, 473
    completa, 373
    mista, 389
    parcial, 374
      46,XY, 374
        genes associados à, 374
Dislipidemia
  SOP e, 529
Dismenorreia, 590
  diagnóstico, 592
  epidemiologia, 591
  fisiopatologia, 591

tratamento, 593
  regimes comuns para, 594
    com AINE, 594
Displasia
  dos somitos cervicotorácicos, 373
  Mülleriana, 373
  renal, 373
Disruptura
  sangramento por, 610, 611
    de progesterona, 611
    do estrogênio, 610
Distúrbio(s)
  autoimunes, 476
  contracepção oral e, 1057, 1060, 1062
    convulsivos, 1057
    hemorrágicos, 1060
  da função hipotalâmica, 495
    alimentares, 497, 500
      e gravidez, 500
    amenorreia, 496, 501
      exercícios e, 501
      hipotalâmica, 496
    deficiência congênita, 504
      de GnRH, 504
  da hipófise anterior, 484
    adenomas hipofisários, 484
    função hipofisária, 485
      testes da, 485
    lesões hipofisárias, 495
      infiltrativas, 495
    síndrome, 494
      da sela vazia, 494
      de Sheehan, 494
  do ovário, 470
    disgenesia gonadal, 471, 473
      46,XX, 474
      46,XY, 473
      FOP, 474
        manejo da, 482
      síndrome, 47, 473
        de Swyer, 473
        de Turner, 471
  do trato genital, 463
    agenesia Mülleriana, 465
    atresia cervical, 464
    estenose cervical, 469
    hímen imperfurado, 464
    septo vaginal, 464
      transverso, 464
    síndrome, 465
      de Mayer-Rokitansky-Küster-Hauser, 465
  do útero, 463
    aderências, 469
      intrauterinas, 469
    SIA, 467
    síndrome, 469
      de Asherman, 469
    sinéquias, 469
      intrauterinas, 469
  perda de gravidez por, 1242, 1246
    aloimunes, 1246
    autoimunes, 1242

por excesso de androgênio, 530
  exclusão de outros, 530
    HAC não clássica, 530
    hiperprolactinemia, 530
    hirsutismo idiopático, 533
    síndromes, 532
      de Cushing, 532
      de resistência severa à insulina, 532
    transtornos da tireoide, 530
    tumores secretores de, 531
      ovarianos, 531
      suprarrenais, 531
DIU (Dispositivo Intrauterino), 942, 974, 1127
  condições médicas do, 1144
  efeitos colaterais, 1137
    Actinomyces, 1141
    infecções, 1139
  eficácia dos, 1135
    expulsão, 1136
    gravidez, 1135, 1136
      ectópica, 1136
      intrauterina, 1135
    mulheres com parto prévio, 1135
      experiência clínica em, 1135
  in situ, 1141
    gravidez com, 1141
      aborto, 1141
        espontâneo, 1141
        séptico, 1141
      anomalias congênitas, 1142
      outras complicações, 1142
      parto prematuro, 1142
      trabalho de parto, 1142
  inserção do, 1142
    antibióticos profiláticos, 1148
    cronologia, 1144
    seleção das pacientes, 1142
    técnica para, 1145, 1147
      de levonorgestrel, 1147
      TCu-380A, 1145
  mecanismo de ação, 1133
  mitos do, 1151
  moderno, 1130
  para mulheres mais velhas, 1150
  remoção de, 1148
    deslocado, 1149
      encontrar o, 1149
    inclusos, 1149
  tipos de, 1131
    de cobre, 1131
    liberador de hormônio, 1132
    outros, 1133
    sem medicação, 1131
  uso do, 1130, 1144
    no mundo, 1130
    nos EUA, 1130
Divisão
  meiótica, 6
    primeira, 6
      anáfase, 6
      metáfase, 6
      prófase, 6
      telófase, 6
    segunda, 6

DNA
    clonagem de, 21
    estrutura do, 8
    função do, 8
    polimorfismo do, 24
Doação
    de oócitos, 1418
        indicações, 1418
        resultados da, 1421
        substituta gestacional, 1422
Doador(es)
    oócitos, 1419, 1421
    receptoras de, 1419
DOC (Concentração de Desoxicorticosterona), 278
Doença(s)
    benignas, 656
        da mama, 656
    cardíaca, 838
        coronariana, 838
    cardiovascular, 723, 809, 819, 826, 828, 1006, 1021
        contracepção oral e, 1006
            sistema de coagulação, 1006
        exposição ao estrogênio, 727
            papel da, 727
        homocisteína, 731
        Lp(a), 731
        PCR, 730
        prevenir, 809
            fitoestrogênios para, 809
        terapia com estrogênio e progestina na, 819, 826, 828
            ciência básica, 819
            ensaios clínicos, 828
            estudos observacionais, 826
    contracepção oral e, 1043, 1058, 1060, 1061, 1062
        auditivas, 1043
        benigna, 1061
            da mama, 1061
        da vesícula biliar, 1058
        hepática, 1060
        intestinal, 1062
            inflamatória, 1062
        oculares, 1043
    de Alzheimer, 721
        cognição e, 721
            na privação de estrogênio, 721
    e sexo, 705
        na menopausa, 705
    hepática, 875
        mulheres com, 875
    infertilidade masculina por, 1301
        do transporte de espermatozoides, 1304
        gonadais primárias, 1302
            criptorquidia, 1303
            deleções do cromossomo Y, 1302
            insuficiência gonadal primária, 1304
            mutações de um único gene, 1303
            polimorfismos de um único gene, 1303
            síndrome de Klinefelter, 1302
            varicoceles, 1034
        hipotalâmico-hipofisárias, 1301

    ovulatórias, 1334
        classificação das, 1334
    reumáticas, 878
        terapia estrogênica e, 878
Dominância
    autossômica, 17
DOPA (Descarboxilação da Di-hidroxifenilalanina), 166
Dopamina
    agonistas da, 1369
        efeitos colaterais dos, 1371
        tratamento com, 1370
            esquemas de, 1370
            indicações do, 1370
            resultados do, 1371
            riscos do, 1371
    trato da, 169
Dor
    bifosfonatos e, 758
Droga(s)
    contracepção oral e, 1054
        outras interações de, 1055
        que afetam a eficácia, 1054
    em desenvolvimento, 789
        na terapia hormonal, 789
    não estrogênicas, 667
        e câncer de mama, 667
    progestacionais, 985
        sintéticas, 985
            contracepção oral e, 985
    sensibilizadoras, 575
        da insulina, 575
DSMB (Data and Safety Monitoring Board), 828
DSM-IV (Manual Diagnóstico e Estatístico de Transtornos Mentais), 498
DSTs (Doenças Sexualmente Transmissíveis), 417, 946, 1097, 1129, 1153, 1193
    e contracepção oral, 1044
        bacterianas, 1044
        virais, 1044
    pesquisa para prevenir, 1162
        de contraceptivos, 1162
Duto(s)
    de Müller, 349, 372
        agenesia dos, 372
        desenvolvimento dos, 349
        regressão dos, 349
    desenvolvimento dos, 348, 349
        de Wolff, 348
        mesonéfricos, 348
    ejaculatório, 1329
        ressecção transuretral de, 1329
    genitais, 347
        desenvolvimento dos, 347
        diferenciação dos, 347
    paramesonéfricos, 349
        desenvolvimento dos, 349
        regressão dos, 349

E

EAU (Embolização de Artéria Uterina), 156, 1456
    tratamento com, 156
    de leiomiomas, 156

ECA (Enzima Conversora da Angiotensina)
    redução dos níveis de, 825
        na terapia com estrogênio, 825
        e progestina, 825
Efeito(s)
    antiarterioscleróticos diretos, 820
        da terapia com estrogênio, 820
        e progestina, 820
    colaterais, 780, 1137, 1369
        do tratamento, 1369
            com agonistas da domamina, 1369
        dos DIUs, 1137, 1139, 1141
            Actinomyces, 1141
            infecções, 1139
        progestacionais, 780
    contraceptivo, 645, 1037
        da lactação, 645, 1037
    da tibolona, 791, 792, 794
        na mama, 795
        no diabetes, 794
        no sistema cardiovascular, 792
        no útero, 795
        nos ossos, 798
        nos sintomas menopáusicos, 791
    das progestinas, 855
        em regimes combinados, 855
    do Depo-Provera, 1122, 1123
        metabólico, 1122, 1123
            galactorreia, 1123
            sobre a densidade óssea, 1122
        sobre a fertilidade futura, 1123
    do sistema de implante, 1099
        colaterais, 1101
            acne, 1102
            câncer, 1103
            cistos de ovário, 1102
            galactorreia, 1102
            mastalgia, 1102
            mudança de peso, 1102
        menstruais, 1099
        metabólicos, 1100
        sobre a fertilidade futura, 1101
    endócrinos, 1034
        da contracepção oral, 1034
            glândula suprarrenal, 1034
            tireoide, 1034
    metabólicos, 870, 1006
        da contracepção oral, 1006
            doença cardiovascular, 1006
            fumo, 1018
            hipertensão, 1019
            lipoproteínas e, 1018
            outros, 1025
            TEV, 1008, 1012
            trombofilias, 1012
            trombose arterial, 1013
                AVE, 1015, 1017
                infarto do miocárdio, 1014, 1017
        da terapia hormonal, 870
            pós-menopáusica, 870
EFI (*Endometriosis Fertility Index*), 1276
Eflornitina
    hidrocloreto de, 576
    no hirsutismo, 576

EGF (Fator de Crescimento Epidérmico), 54, 87, 139, 222, 310
Eixo
　HHO, 449
　hipotálamo-hipofisário-gonadal, 400
　　ontogenia do, 400
　　　infância, 401
　　　início da adolescência, 401
　　　mecanismo de controle central, 402
　　　primeira infância, 400
　　　puberdade, 402
　　　sinalização periférica, 404
　　　vida fetal, 400
Ejaculação
　retrógrada, 1320
　　tratamento da, 1320
Eletroejaculação, 1330, 1399
Embrião(ões), 1401
　criopreservação de, 1412
　cultura de, 1401
　　eclosão assistida, 1407
　　PGS, 1404
　transferência de, 1408
　　diretrizes, 1410
Emergência
　contracepção de, 1072
　　moduladores para, 1075
　　　do receptor à progesterona, 1075
　　outros métodos, 1076
　　pós-coital, 1072
　　　eficiência, 1074
　　　mecanismo, 1074
　　　método de tratamento, 1074
Enantato
　de estradiol, 1125
Endocrinologia
　clínica, 337-933
　　amenorreia, 445-505
　　anovulação crônica, 507-543
　　crescimentos, 399-443
　　　anormal, 399-443
　　　normal, 399-443
　　desenvolvimento sexual, 339-397
　　　anormal, 339-397
　　　normal, 339-397
　　hirsutismo, 545-577
　　mama, 635-687
　　menopausa, 689-768
　　　e transição perimenopáusica, 689-768
　　obesidade, 885-911
　　puberdade, 399-443
　　　desenvolvimento na, 399-443
　　reprodução, 913-933
　　　e a tireoide, 913-933
　　sangramento uterino, 603-634
　　　anormal, 603-634
　　SPO, 507-543
　　terapia hormonal, 769-883
　　　pós-menopáusica, 769-883
　　transtornos menstruais, 579-602
　da gravidez, 275-335
　　do parto, 318
　　　aborto induzido, 331
　　　amadurecimento cervical, 330

hemorragia após, 331
　PGs e, 331
humano, 319
indução do trabalho de, 330
tratamento do trabalho de, 330
　com inibição das PGs, 330
dosagem do estrogênio na, 288
estetrol, 289
no líquido amniótico, 289
hormônios esteroides na, 275
　córtex suprarrenal fetal, 283
　estrogênios, 279
　progesterona, 276
hormônios proteicos da, 291
　adrenocorticotrofina coriônica humana, 303
　AFP, 304
　ANP, 311
　ativina, 310
　citocinas, 308
　fatores de crescimento, 308
　folistatina, 310
　GH, 304
　GHRH, 304
　hCG, 294
　hCT, 303
　hPL, 299
　inibina, 310
　liberadores semelhantes aos hipotalâmicos, 293
　opioides endógenos, 310
　outras proteínas, 311
　prolactina, 307
　relaxina, 306
　sistema renina-angiotensina, 311
　somatostatina, 304
período pós-parto, 334
PGs, 312, 332, 333
　biossíntese das, 312
　e circulação fetal, 332
　e respiração fetal, 333
　inibição das, 316
　metabolismo, 316
　TX e, 315
pulmão fetal, 333
　maturação do, 333
sulfatase placentária, 289
　deficiência de, 289
da puberdade normal, 400
eixo hipotálamo-hipofisário-gonadal, 400
ontogenia do, 400
do envelhecimento, 1175
reprodutivo, 1175
Endométrio
　no ciclo ovulatório, 125
　　alterações histológicas do, 125
　　　endométrio menstrual, 127
　　　fase de colapso endometrial, 133
　　　fase de implantação, 131
　　　fase proliferativa, 128
　　　fase secretora, 130
　　　menstruação normal, 136
　　　vasculatura uterina, 127

Endometriose, 1259-1287
　diagnóstico da, 1271
　　CA-125, 1273
　　cirúrgico, 1275
　　clínico, 1272
　　exame de imagem, 1273
　　por prova terapêutica, 1274
　　sistemas, 1275
　　　de classificação, 1275
　　　de estadiamento, 1275
　epidemiologia da, 1259
　genética da, 1264
　imunobiologia da, 1261
　mecanismos, 1267, 1269
　　de dor, 1269
　　de infertilidade, 1269
　　moleculares, 1264
　patogênese da, 1260
　FIV na, 1375
　terapia hormonal e, 872
　　pós-menopáusica, 872
　tratamento da, 1277
　　cirúrgico, 1283
　　　doença, 1283
　　　　grave, 1284
　　　　leve, 1283
　　　　mínima, 1283
　　　　moderada, 1284
　　　organização de apoio às pacientes, 1287
　　　procedimentos adjuvantes, 1286
　　clínico, 1277
　　　contraceptivos de estrogênio-progestina, 1278
　　　danazol, 1281
　　　GnRH, 1279
　　　inibidores de aromatase, 1282
　　　pós-operatório, 1286
　　　pré-operatório, 1286
　　　progestinas, 1278
Endometrite
　crônica, 624, 1211
　　e sangramento anormal, 624
　　infertilidade por, 1211
Endotélio
　na terapia com estrogênio, 820, 821
　　e progestina, 820, 821
　　　dependente do, 820
　　　vasodilatação dependente do, 820
　　　vasodilatação independente do, 821
Ensaio(s)
　ATAC, 674
　BIG, 675
　clínicos randomizados, 832
　　de prevenção secundária, 832
　　　HERS, 832
　　　outros, 834
　CORE, 787
　de ligação, 1314
　　à zona humana, 1314
　de penetração, 1314
　　de espermatozoides, 1314
　FREEDOM, 759
　HABITS, 873
　IES, 675

ITA, 675
MA.17, 675
MORE, 679
PEPI, 704
RUTH, 787
STAR, 679, 787
TEAM, 675
Envelhecimento
  alterações funcionais com o, 915
  de gametas, 1233
    perda de gravidez por, 1233
      recorrente, 1233
  e fertilidade, 1172
    masculina, 1180
  e função reprodutora, 1294
    masculina, 1294
      ADAM, 1297
      fertilidade, 1294
  reprodutivo, 1174
    e o útero, 1179
    endocrinologia do, 1175
    fisiologia do, 1174
      depleção folicular, 1174
      folículo em, 1177
      oócito em, 1177
    genética do, 1177
    teste de reserva ovariana, 1180, 1185
      combinados, 1185
Enxaqueca
  contracepção oral e, 1055
  menstrual, 595
    avaliação, 596
    fisiopatologia, 595
    tratamento, 596
EPF (Fator da Gravidez Inicial), 264, 311
EPIC (Early Postmenopausal Interventional Cohort), 755
Epilepsia
  catamenial, 598
    fisiopatologia, 596
    tratamento, 597
Equol
  papel do, 813
    na terapia hormonal, 813
      pós-menopáusica, 813
ER (Receptor de Estrogênio), 56, 59
  mecanismo de ação dos, 59
    atividade nuclear, 59, 63
      dependente do ligante, 59
      independente do ligante, 63
  perda de, 77
  região A/B, 57
    domínio regulador, 57
  região C, 57
    domínio de ligação ao DNA, 57
  região D, 58
    dobradiça, 58
  região E, 58
    domínio de ligação hormonal, 58
  região F, 58
  tumores negativos para, 77
    eficácia em, 77
      do tamoxifeno, 77

ER-α (Receptores de Estrogênio Alfa), 56
  diferentes papéis de, 65
ER-β (Receptores de Estrogênio Beta), 56
  diferentes papéis de, 65
ERA (Estrogen Replacement and Atheriosclerosis), 834
ERE
  independente, 67
ERKO (Camundongos Knockout com Deficiência de Receptores de Estrogênio a), 65
Erva-de-São-João
  na terapia hormonal, 809
    pós-menopáusica, 809
Esclerose
  múltipla, 1043
    contracepção oral e, 1043
ESHRE (European Society for Human Reproduction and Embryology), 524
Espermatogênese, 1290
Espermatozoide(s)
  autoanticorpos aos, 1313
  captação de, 1398
    em homens, 1399
      com ejaculação retrógrada, 1399
    técnicas de, 1398
      aspiração testicular de, 1399
      eletroejaculação, 1399
      estimulação vibratória, 1399
      MESA, 1399
      TESE, 1399
  concentração de, 1309
  contagem total de, 1309
    móvel, 1310
  DNA dos, 1315
  doadores, 1327
  ensaio de penetração de, 1314
  morfologia dos, 1311
  motilidade dos, 1310
  preparação para IIU dos, 1324
    centrifugação, 1325
      com gradiente de centrifugação, 1325
    lavagem, 1325
    swim-up, 1325
  progressão para frente, 1310
  TRA, 1331
    aspiração epididimal de, 1331
    recuperação de, 1331
  transporte dos, 247-273, 1304
    capacitação, 251
    doenças do, 1304
      infertilidade por, 1304
    etapas fundamentais no, 253
    muco cervical, 251
      estrutura do, 251
  vitalidade, 1310
Espermicida(s), 1160
  efeitos colaterais, 1162
  eficácia, 1162
  pesquisa de contraceptivos, 1162
    para prevenir DSTs, 1162
  vantagens, 1162
Espermograma, 1306
  células redondas, 1312

ejaculado, 1308
  pH do, 1308
  volume do, 1308
espermatozoides, 1309, 1310, 1311
  concentração de, 1309
  contagem total de, 1309, 1310
    móvel, 1310
  morfologia dos, 1311
  motilidade dos, 1310
  progressão para frente, 1310
  vitalidade, 1310
leucocitospermia, 1312
valores de referência, 1307
  normais, 1307
viscosidade do sêmen, 1312
Espessura
  endometrial, 818
    medida da, 818
      pela USTV, 818
  intimal, 825
    inibição da, 825
      na terapia com estrogênio e progestina, 825
Espironolactona
  no hirsutismo, 573
  no tratamento, 589
    da SPM, 589
    da TDPM, 589
Esponja
  contraceptiva, 1160
Estadiamento
  Tanner, 424
Estágio
  do ovário fetal, 107, 108, 112, 114
    de diferenciação, 108
    de formação, 112, 114
      de folículo, 114
      de oócitos, 112
    de indiferenciação gonadal, 107
    de multiplicação, 112
      das ovogônias, 112
Estatura Alta
  tratamento, 436
Estenose
  cervical, 469, 972
    amenorreia por, 469
    após aborto, 972
Esterilização, 937-975
  aconselhamento para, 961
    função menstrual, 961
    reversibilidade, 962
    sexualidade, 961
  e câncer de ovário, 953
    benefício da, 953
  eficácia da, 952
    taxas de falha, 952
      no primeiro ano de uso, 952
  feminina, 954
    técnicas de, 954
      minilaparotomia, 960
      oclusão tubária, 955, 956
        com clipes e anéis, 956
        por métodos eletrocirúrgicos, 955

via de acesso, 960
   transcervical, 960
   vaginal, 961
história, 949
masculina, 963
  vasectomia, 963
métodos de, 954, 964
  clínicos, 964
    para o homem, 964
  tubária feminina, 954
  taxas de falha, 954
reversão da, 1217
  cirurgia tubária para, 1217
  na era da TRA, 1217
Esteroide(s)
  adição de, 155
    agonistas de GnRH e, 154, 155
  contracepção, 1076
    para mulheres mais velhas, 1076
     anovulação, 1078
     quando mudar, 1079
     sangramento, 1078
  deficiência dos, 375
    de 5α-redutase, 375
  excreção dos, 50
  farmacologia da contracepção com, 991, 992
    componente, 991, 992
     estrogênio, 991
     progestina, 992
  gonadais, 409
  hormônios, 31, 52, 275
    mecanismo de ação dos, 52
     atividade dependente do ligante, 67
      ligante-membrana celular, 67
     diferentes papéis de ER-α e ER-β, 65
     ERE independente, 67
     receptores, 56, 59, 65, 68, 70
      de androgênio, 70
      de estrogênio, 56, 59, 65
      de progesterona, 68
     superfamília dos receptores, 55
    na gravidez, 275
     córtex suprarrenal fetal, 283
     estrogênios, 279
     progesterona, 276
    nomenclatura dos, 31
  produção sanguínea de, 707
    taxas de, 707
  suprarrenais, 664
    e câncer de mama, 664
  transporte sanguíneo dos, 43
Esteroidogênese, 36
  receptores envolvidos na, 89
Estetrol
  na gravidez, 289
Estilo(s) de Vida
  modificações no, 763
Estimulação
  ovariana, 1324, 1384
    empírica, 1324
     na IIU, 1324
    esquemas de, 1384
     ciclo natural, 1385
     citrato de clomifeno, 1385

com agonista do GnRH, 1391
com gonadotrofina, 1386, 1390
  com agonista do GnRH, 1390
  inibição com agonista do GnRH, 1386
vibratória, 1330, 1399
  na infertilidade masculina, 1330
Estradiol
  concentração de, 452, 1181
    basal, 1181
    sérica, 452
  enantato de, 1125
  implantes de, 777
  níveis sanguíneos de, 778
    monitoramento com, 778
     da dosagem de estrogênio, 778
Estriol
  na terapia hormonal, 814
    pós-menopáusica, 814
Estrogênio(s)
  agonistas/antagonistas de, 79, 746, 786
    seletivos, 786
     arzoxifeno, 788
     bazedoxifeno, 789
     drogas em desenvolvimento, 789
     ospemifeno, 789
     raloxifeno, 786
    tratamento com, 746
     da osteoporose, 746
  componente dos anticoncepcionais, 991
    orais, 991
     de combinação, 991
  conjugados, 771
    composição dos, 771
  disruptura do, 610
    sangramento por, 610
  dosagem de, 778
    monitoramento da, 778
     com níveis sanguíneos de estradiol, 778
  e câncer de mama, 664, 666
    endógenos, 664
    exógeno
  e progestina, 570, 628, 779, 819
    contraceptivos com, 570, 628
     para sangramento menstrual intenso, 627
    regimes de, 779
     contínuos, 779
     sequenciais, 779
    terapia com, 819
     benefícios do, 819
     riscos do, 819
  excesso de, 709
    problemas de, 709
    exposição sem oposição, 709
  exposição ao, 727
    papel da, 727
     na doença cardiovascular, 727
  formulações de, 772
    rotas de administração, 772
     adesivo transdérmico, 773
     implantes de estradiol, 777
     oral, 772
     percutâneo, 778
     vaginal, 776, 777

metabolismo do, 44
na gravidez, 279, 288
  dosagem do, 288
  estetrol, 289
    no líquido amniótico, 289
níveis sanguíneos de, 766
  avaliação dos, 766
níveis sistêmicos de, 882
  variações nos, 882
    por dieta, 882
potências do, 772
  relativas, 772
privação do, 610, 712
  pós-menopáusica, 712
    impacto da, 712
  sangramento pela, 610
produção de, 1265
  na endometriose, 1265
respostas aos, 76
  das células, 76
terapia com, 620
  no sangramento, 620
    anovulatório, 620
Estrogênio-Progestina
  contracepção com, 1081-1090
    transdérmica, 1081-1090
     controvérsia do TEV, 1089
     método transdérmico, 1085
     respostas clínicas, 1088
    vaginal, 1081-1090
     método do anel, 1082
     respostas clínicas, 1083
  contraceptivos de, 1278
    no tratamento, 1278
     da endometriose, 1278
Estrogenoterapia
  no sangramento, 621
    anovulatório, 621
Estrôncio
  tratamento com, 760
    da osteoporose, 760
Estrutura
  do DNA, 8
  dos genes, 12
    códon, 12
    éxon, 12
    íntron, 12
Eugonadismo, 429
Evento(s)
  endometriais-menstruais, 137
    teoria teleológica dos, 137
  ovulatórios, 236
    fundamentais, 236
  puberais, 416
Excesso
  de androgênio, 530, 533
    exclusão de outros distúrbios por, 530
     HAC não clássica, 530
     hiperprolactinemia, 530
     hirsutismo idiopático, 533
    síndromes, 532
     de Cushing, 532
     de resistência severa à insulina, 532

transtornos da tireoide, 530
tumores secretores de, 531
ovarianos, 531
suprarrenais, 531
exclusão de transtornos de, 533
além de SOP, 533
de estrogênio, 709
problemas de, 709
exposição sem oposição, 709
Excreção
dos esteroides, 50
Exercício(s)
e amenorreia, 501
no tratamento, 589
da SPM, 589
da TDPM, 589
Éxon
dos genes, 12
Expulsão
de sistemas de implantes, 1107
Extrofia
cloacal, 372

F

Falência
ovariana, 459, 481
cariótipo, 459
FMR1, 459
funcional, 481
por distúrbios do desenvolvimento folicular, 481
rastreamento autoimune, 460
Falha(s)
contraceptivas, 939
taxas de, 940
no primeiro ano de uso, 940
Fármaco(s)
antitireoide, 922
no hipertireoidismo, 922
em desenvolvimento, 747
para tratamento da osteoporose, 746, 747
Farmacologia
da contracepção com esteroides, 991, 992
administração contínua, 1002
componente, 991, 992
estrogênio, 991
progestina, 992
diferentes formulações, 998
esquemas prolongados, 999
estudos clínicos com, 1000
potência, 1003
produtos genéricos, 1002
recomendação clínica, 1001
uso fora de bula da, 1003
Fase
do ciclo menstrual, 201
folicular, 501
folículo antral, 207
folículo primordial, 202
lútea, 236, 242
do endométrio, 128, 130, 131, 133
de colapso endometrial, 133

de implantação, 131
proliferativa, 128
secretora, 130
lútea, 1411
suporte à, 1411
Fator(es)
de crescimetno, 217
do folículo antral, 217
angiogênicos, 222
de fibroblastos, 222
derivado das plaquetas, 222
epidérmico, 222
semelhantes à insulina, 217
transformador de, 222
FC (Fibrose Cística), 1193
FDT (Fator Determinante do Testículo), 108
Feedback
fisiológico, 893
alça de, 893
adiponectina, 897
grelina, 896
sinais anormais de, 510
aumento de LH, 510
falha no, 510
concentrações estrogênicas, 510
cronicamente elevadas, 510
sistema de, 212
do folículo antral, 212
Feminena, 1125
Fertilidade
após descontinuação, 1035
da contracepção oral, 1035
e FOP, 483
futura, 1101, 1123
efeito sobre a, 1101, 1123
da contracepção de ação longa, 1101
do sistema de implante, 1123
masculina, 1294
envelhecimento e, 1294
Fertilização, 247-273, 1397
captação de espermatozoides, 1398
técnicas de, 1398
etapas fundamentais da, 263
ICSI, 1400
Feto
alterações no, 930
tireoidianas, 930
fisiologia no, 928
da tireoide, 928
FGF (Fator de Crescimento do Fibroblasto), 87, 222
FGFR1 (Receptor 1 do Fator de Crescimento Fibroblástico), 504
Fibrilação
atrial, 757
bifosfonatos e, 757
Fibrinólise
impacto favorável na, 824
da terapia com estrogênio, 824
e progestina, 824
Fibroide(s)
tratamento na presença de, 876
uterinos, 150

Fígado
câncer do, 1029
risco de, 1029
contracepção oral e, 1029
contracepção oral e, 1024
adenomas hepáticos, 1025
Filshie
clipe de, 957
oclusão tubária com, 957
Finasterida
no hirsutismo, 574
FISH (Fluorescência em Hibridização in situ), 472, 1405
Fisiologia
da puberdade normal, 405
adrenarca, 406
crescimento, 407
época de ocorrência da, 410
GH, 408
esteroides gonadais, 409
IGF-I, 409
da reprodução, 1-335
biologia molecular, 3-28
para clínicos, 3-28
biossíntese hormonal, 29-104
mecanismo de ação, 29-104
metabolismo, 29-104
ciclo menstrual, 201-246
regulação do, 201-246
endocrinologia, 275-335
da gravidez, 275-335
fertilização, 247-273
implantação, 247-273
neuroendocrinologia, 159-199
ovário, 105-121
transporte, 247-273
do óvulo, 247-273
dos espermatozoides, 247-273
útero, 123-157
FIT (Fracture Intervention Trial), 756
Fitoestrogênio(s)
efeitos clínicos dos, 813
resumo dos, 813
na terapia hormonal pós-menopáusica, 805, 809, 810, 811
e cognição, 811
e mama, 811
para prevenir, 809
doença cardiovascular, 809
perda óssea, 810
FIV (Fertilização in vitro), 467, 538, 1169, 1235, 1289, 1373, 1431
avaliação antes de, 1384
ciclos de, 1383
taxas de nascidos vivos em, 1383
por diagnóstico, 1383
fatores prognósticos, 1379
desempenho reprodutivo, 1382
pregresso, 1382
diagnóstico, 1382
idade materna, 1379
outros, 1383
reserva ovariana, 1381

indicações da, 1374
  de fator tubário, 1374
    de fator masculino, 1376
  disfunção ovulatória, 1377
  endometriose, 1375
  infertilidade, 1374, 1376, 1378
    inexplicada, 1378
  insuficiência ovariana, 1378
  outras, 1379
    tecnologias correlatas, 1379
  ROD, 1378
prole da, 1415
  anomalias congênitas, 1416
  anormalidades, 1416
    cromossômicas, 1416
    epigenéticas, 1416
    genéticas, 1416
  câncer, 1417
  desenvolvimento, 1417
  nascimento, 1415
    baixo peso ao, 1415
    pré-termo, 1415
resultados da, 1413
Fluoreto
  tratamento com, 760
    da osteoporose, 760
Flutamida
  no hirsutismo, 574
FMR1, *ver FMRI*
FMRI (Pré-Mutações do X Frágil), 451, 459
  e FOP, 475
FMRP (Proteína do Retardo Mental do X Frágil), 475
Folículo(s)
  antral, 207, 1184
    ativina, 214
    dominante, 209
      seleção do, 209
    duas gonadotrofinas, 208
    fatores de crescimento, 217
      angiogênicos, 222
      de fibroblastos, 222
      derivado das plaquetas, 222
      epidérmico, 222
      semelhantes à insulina, 217
      transformador de, 222
    folistatina, 214
    inibina, 214
    outros peptídeos, 223
    sistema, 208, 212, 223
      da interleucina-1, 223
      de duas células, 208
      de *feedback*, 212
    TNF-α, 223
  crescimento do, 118
  em envelhecimento, 1177
  formação de, 114
    estágio de, 114
  ovariano, 229
    da primata, 229
  pré-ovulatório, 229
  primordial, 202
    apoptose, 202

atresia, 202
  resgate da, 202
  pré-antral, 205, 207
Folistatina, 173, 214
  na gravidez, 310
FOP (Falência Ovariana Prematura), 459
  amenorreia por, 474
  anormalidades cromossômicas, 474
    estruturais, 474
    numéricas, 474
  distúrbios autoimunes, 476
  FMR1, 475
  funcional, 481
    por distúrbios do desenvolvimento folicular, 481
  galactosemia, 481
  quimioterapia, 479
  radioterapia, 478
  manejo da, 482
    apoio psicológico, 484
    e emocional, 484
    fertilidade, 483
    terapia hormonal, 482
Formação
  estágio de, 112, 114
  de folículo, 114
  de oócitos, 112
Forteo
  tratamento com, 761
    da osteoporose, 761
Fosfatase
  alcalina, 919
FOXL2 (Fator de Transcrição da *Forkhead Box*), 481
FRAX®, 741
FREEDOM (*Fracture Reduction Evaluation of Denosumab in Osteoporosis Every 6 Months*), 759
FSH (Hormônio Foliculoestimulante), 27, 30, 115, 144, 153, 202, 294, 400, 447, 507, 646, 698, 1004, 1175, 1291, 1334, 1381
  concentração de, 453, 1181
    basal, 1181
    sérica, 453
FT (Fator Tecidual), 272
FT$_4$ (Tiroxina Livre), 916
FTI (Índice de Tiroxina Livre), 916
FTO (Gene associado à Massa de Gordura e à Obesidade), 410
Fumo
  contracepção oral e, 1018, 1059
Função(ões)
  avaliação da, 451, 461, 462
  da tireoide, 916
    testes das, 916
      avaliação laboratorial, 917
      de receptação do iodo radioativo, 917
      FT$_4$, 916
      FTI, 916
      RT$_3$, 916
      T$_3$ total, 916
      T$_7$, 916
      TRAb, 916
      TSH, 916
      TT$_4$, 916

do DNA, 8
dos genes, 12
  tradução, 15
  transcrição, 13
    fatores de, 15
hipofisária, 461, 485
  avaliação da, 461
    exames por imagem, 461
  teste da, 485
hipotalâmica, 462, 495
  avaliação da, 462
  distúrbios da, 495
    amenorreia, 496, 501
      exercícios e, 501
      hipotalâmica, 496
    deficiência congênita de GnRH, 504
menstrual, 446, 961
  esterilização e, 961
  princípios básicos na, 446
ovariana, 451
  avaliação da, 451
reprodutiva, 152
  e leiomiomas, 152
reprodutora masculina, 1294
  envelhecimento e, 1294
    ADAM, 1297
    fertilidade, 1294
  testicular, 1289
    regulação da, 1289
      espermatogênese, 1289
      hormonal, 1291
Futuro
  contracepção e, 947
FXTAS (Síndrome do Tremor/Ataxia associada ao X Frágil), 475

G

Gaba (Ácido Gama-Aminobutírico), 402
Galactorreia
  diagnóstico diferencial, 647
  efeito sobre a, 1123
    do Depo-Provera, 1123
  problema clínico da, 650
  sistema de implante e, 1102
Galactosemia
  FOP e, 481
GALT (Gene Galactose-1-Fosfato-Uridil Transferase), 465
Gameta(s)
  aneuploidia de, 1233
  envelhecimento de, 1233
GCSF (Fator Estimulador de Colônias de Granulócitos), 1248
GDF-9 (Fator 9 de Diferenciação do Crescimento), 204, 347
Gene(s)
  BRCA, 861
    mutações nos, 861
      terapia hormonal e, 861
  estrutura dos, 12
    códon, 12
    éxon, 12
    íntron, 12

função dos, 12
  tradução, 15
  transcrição, 13
    fatores de, 15
  identificação dos, 23
    genômica, 25
    polimorfismo do DNA, 24
    Projeto Genoma Humano, 24
    proteômica, 25
  LEP, 891
    em humanos, 891
  Ob, 891
    leptina e, 891
  único, 17, 1303
    defeitos de, 17
      autossômico recessivo, 17
      dominância autossômica, 17
      herança recessiva ligada ao X, 17
    mutações de, 1303
    polimorfismos de, 1303
Gênero
  determinação do, 340
    genética da, 340
Genética
  da determinação, 340
    do gênero, 340
  da endometriose, 1264
  do envelhecimento, 1177
    reprodutivo, 1177
Genitália
  externa, 351
    desenvolvimento da, 351
Genitália Ambígua
  diagnóstico da, 390
    avaliação, 390, 392
      diagnóstica, 390
      laboratorial inicial, 392
    conduta clínica para crianças com, 395
      aconselhamento familiar, 395
      cuidados a longo prazo, 397
      decisões sobre gênero, 395
      estabilização, 395
    diferencial, 392
      padrão misto de cromossomos
        sexuais, 395
      subvirilização XY, 392
      virilização XX, 392
  tratamento da, 390
Genoma
  humano, 11
Genômica, 25
Gestação
  múltipla, 1414
GH (Hormônio do Crescimento), 304, 408, 472
GH1 (Hormônio do Crescimento
  Hipofisário), 408
GHRH (Hormônio Liberador do Hormônio
  do Crescimento), 304, 408
GIFT (Transferência Intrafalopiana de
  Gametas), 1373, 1422
Ginkgo
  biloba, 808
    na terapia hormonal, 808
      pós-menopáusica, 808

Glândula
  pineal, 193
  suprarrenal, 1034
    contracepção oral e, 1034
  tireoide, 925
    e gravidez, 925
      fisiologia da, 928
        no feto, 928
        no recém-nascido, 928
      hipertireoidismo na, 931
      hipotireoidismo na, 932
      rastreamento do recém-nascido, 930
        para hipotireoidismo, 930
      tireoidite pós-parto, 933
Glicocorticoide(s)
  clomifeno e, 1344
  no hirsutismo, 576
Glicose
  metabolismo da, 822
    melhora no, 822
      na terapia com estrogênio, 822
      e progestina, 822
GLUT4 (Transportador de Glicose 4), 518
Glutamato, 403
GMP cíclico (Guanosina Cíclica
  3',5'-Monofosfato), 81
GnIH (Hormônio Inibidor da
  Gonadotrofina), 162
GnRH (Hormônio Liberador da
  Gonadotrofina), 43, 84, 115, 140, 151, 161,
  206, 293, 296, 400, 447, 507, 637, 1175,
  1291, 1334
  agonistas do, 154, 155, 183, 575, 589, 628,
    1279, 1386, 1390
    e adição de esteroide, 155
    efeitos colaterais com, 154
    gonadotrofina com, 1390
      estimulação ovariana com, 1390
        protocolo flare de, 1390
    inibição com, 1386
      protocolo longo, 1386
    no uso clínico, 183
    tratamento com, 154, 575, 589, 628, 1279
      da endometriose, 1279
      da SPM, 589
      da TDPM, 589
      de leiomiomas, 154
      de sangramento menstrual intenso, 628
      do hirsutismo, 575
  antagonista de, 156, 181, 183, 1391
    estímulo ovariano com, 1391
      protocolo de, 1391
    no uso clínico, 183
    tratamento com, 156
      de leiomiomas, 156
  deficiência de, 504
    congênita, 504
      síndrome de Kallmann, 504
    mutações nos receptores, 504
  exógeno, 1368
    resultados do tratamento com, 1368
  pulsátil, 1366
    tratamento com, 1366
      esquemas de, 1366

indicações do, 1366
pulsos de, 168, 169, 180
  controle dos, 169, 180
    kisspeptinas, 171
    neuropeptídeo Y, 171
    trato da dopamina, 169
    trato da norepinefrina, 170
  ritmo dos, 168
  secreção de, 164, 166
    hipotálamo e, 164
GnRHR (Gene Receptor de Hormônio
  Liberador da Gonadotrofina)
  mutações nos, 504
GnSIF (Fator Inibidor do Pico de
  Gonadotrofinas), 235
Gonadotrofina(s)
  duas, 208
  e anovulação, 509
    dinâmica secretora da, 509
      anormal, 509
  e SOP, 514, 527
    ação da, 514
    anormal, 527
    secreção da, 514
  puberdade precoce dependente das, 420, 426
    tratamento da, 426
      com agonistas do GnRH, 427
  puberdade precoce independente das, 420, 428
    tratamento da, 428
      síndrome de McCune-Albright, 428
  secreção da, 172, 195
    hipofisária, 172
    na infância, 195
    na puberdade, 195
    na vida fetal, 195
Gonadotrofina(s)
  com agonista do GnRH, 1390
    estimulação ovariana com, 1390
      protocolo flare de, 1390
  exógenas, 1352
    monitoramento da terapia com, 1358
      níveis de estradiol sérico, 1359
      ultrassonografia, 1359
    preparações de, 1352
    tratamento com, 1354, 1360, 1361
      esquemas de, 1356
      indicações do, 1354
      resultados do, 1360
      riscos do, 1361
Grande(s) Vaso(s)
  sanguíneos, 822
    ações no, 822
      da terapia com estrogênio, 822
      e progestina, 822
Gravidez
  casais que atingirão, 342
    concepção entre, 342
    tempo requerido para, 342
  com DIU in situ, 1141
    aborto, 1141
      espontâneo, 1141
      séptico, 1141
    anomalias congênitas, 1142

outras complicações, 1142
parto prematuro, 1142
trabalho de parto, 1142
começo da, 1034
uso inadvertido no, 1034
de contracepção oral, 1034
ectópica, 972, 1099, 1136, 1137, 1427-1456
após aborto, 972
contracepção e, 1099
por sistema de implante, 1099
diagnóstico da, 1432
concentração, 1433, 1437
de β-hCG sérica, 1433
de progesterona sérica, 1437
curetagem uterina, 1438
USTV, 1435
DIUs e, 1136
epidemiologia da, 1428
fatores de risco, 1429
história da, 1427
implantação ectópica, 1431
patogênese da, 1431
taxas de, 1137
tipos comuns de, 1452
abdominal, 1453
cervical, 1455
em cicatriz de cesariana, 1456
heterotópica, 1452
intersticial, 1454
ovariana, 1454
tratamento da, 1441, 1442, 1449
cirúrgico, 1449
clínico, 1442
expectante da, 1441
triagem de, 1440
endocrinologia da, 275-335
do parto, 318
aborto induzido, 331
amadurecimento cervical, 330
hemorragia após, 331
PGs e, 331
humano, 319
indução do trabalho de, 330
tratamento do trabalho de, 330
com inibição das PGs, 330
dosagem do estrogênio na, 288
estetrol, 289
no líquido amniótico, 289
hormônios esteroides na, 275
córtex suprarrenal fetal, 283
estrogênios, 279
progesterona, 276
hormônios proteicos da, 291
adrenocorticotrofina coriônica humana, 303
AFP, 304
ANP, 311
ativina, 310
citocinas, 308
fatores de crescimento, 308
folistatina, 310
GH, 304
GHRH, 304
hCG, 294

hCT, 303
hPL, 299
inibina, 310
liberadores semelhantes aos hipotalâmicos, 293
opioides endógenos, 310
outras proteínas, 311
prolactina, 307
relaxina, 306
sistema renina-angiotensina, 311
somatostatina, 304
período pós-parto, 334
PGs, 312, 332, 333
biossíntese das, 312
e circulação fetal, 332
e respiração fetal, 333
inibição das, 316
metabolismo, 316
TX e, 315
proteínas associadas à, 292
pulmão fetal, 333
maturação do, 333
sulfatase placentária, 289
deficiência de, 289
glândula tireoide e, 925
fisiologia da, 928
no feto, 928
no recém-nascido, 928
rastreamento do recém-nascido, 930
para hipotireoidismo, 930
hipertensão induzida pela, 1056
contracepção oral e, 1056
hipertireoidismo na, 931
crise tireotóxica, 932
hipotireoidismo na, 932
icterícia obstrutiva na, 1058
contracepção oral e, 1056
inicial, 1227-1258
perda recorrente de, 1227-1258
causas infecciosas, 1255
epidemiologia, 1228
fatores ambientais, 1256
fatores anatômicos, 1238
fatores endócrinos, 1252
fatores imunológicos, 1242
inexplicada, 1257
risco em mulheres jovens de, 1228
trombofilias herdadas, 1249
intrauterina, 1135
DIUs e, 1135
luteoma da, 371
PIF, 640
PRF, 641
prolactina, 639, 641
no líquido amniótico, 641
receptor de, 641
secreção de, 639
resultado da, 1036, 1296
após descontinuação, 1036
da contracepção oral, 1036
idade paterna e, 1296
risco de, 1039
o que os casais fazem, 1039

tireoidite pós-parto, 933
tratamento com gonadotrofinas e, 1361, 1363
multifetal, 1363
redução da, 1363
múltipla, 1361
tratamento na, 367
da HCSR, 367
Gregory Pincus, 987
Grelina, 896

H

HABITS (Terapia de Reposição Hormonal Após Câncer de Mama – É Segura?), 873
HAC (Hiperplasia Suprarrenal Congênita), 552
não clássica, 530, 561
concentração sérica, 562
de 17OHP, 562
por excesso de androgênio, 530
teste de estimulação, 563
com ACTH, 563
HAIR-AN (Síndrome *acantose nigricans* Hiperandrogênica Resistente à Insulina), 532, 551
HAM, *ver* AMH
Haste Única
sistemas de, 1113
de contracepção, 1113
HB-EGF (Fator de Crescimento Epidérmico de Ligação À Heparina), 266
HBSAg (Antígeno de Superfície de Hepatite B), 1193
HBV (Vírus da Hepatite B), 1044
hCG (Gonadotrofina Coriônica Humana), 27, 81, 107, 172, 222, 241, 278, 294, 296, 348, 508, 553
clomifeno e, 1344
HCSR (Hiperplasia Congênita da Suprarrenal), 353, 357, 449
tratamento da, 363
DGP, 363
em casais com risco, 363
em adultos, 366
em crianças, 365
na gravidez, 367
neonatal, 364
pré-natal, 363
hCT (Tirotrofina Coriônica Humana), 303
HDL (Lipoproteínas de Alta Densidade), 34, 529
Hemocromatose, 495
Hemoptise
catamenial, 600
Hemorragia
pós-parto, 331
PGs e, 331
Hemotórax, 600
Herança
recessiva, 17
ligada ao X, 17
Hermafroditismo
verdadeiro, 355
HERS (Estudo Sobre Reposição de Estrogênio-Progestina e o Coração), 832

HERS *(Heart and Estrogen-progestin Replacement Study)*, 716
HETE (Ácidos Hidroxieicosatetraenoicos), 312
Heterogeneidade
    dos hormônios trópicos, 89
        da prolactina, 94
        variações no carboidrato, 93
hGH (Hormônio do Crescimento Humano), 299
HHO (Hipotálamo-Hipófise-Ovário)
    eixo, 449
Hibridização, 19
Hidrocloreto
    de eflornitina, 576
        no hirsutismo, 576
Hímen
    imperfurado, 464
        amenorreia por, 464
HIOMT (Hidroxi-Indole-O-Metiltransferase), 193
Hiperandrogenemia
    SOP e, 525
Hiperandrogenismo
    clínico, 526
    gestacional, 370
        excesso de produção, 371
            de andrógenos, 371
        ingestão de medicamentos, 370
    SOP e, 526
Hipergonadismo
    hipergonadotrófico, 429, 432
    hipogonadotrófico, 429, 431
Hiperlipidemia
    contracepção oral e, 1059
Hiperplasia
    endometrial, 623
Hiperprolactinemia, 455
    e anovulação, 509
    por excesso de androgênio, 530
Hipertensão
    contracepção oral e, 1019, 1056
        induzida pela gravidez, 1056
Hipertireoidismo, 920
    diagnóstico de, 921
        subclínico, 921
    na gravidez, 931
    tratamento, 922
        fármacos antitireoide, 922
Hipófise
    anterior, 484
        distúrbios da, 484
            adenomas hipofisários, 484
            lesões hipofisárias infiltrativas, 495
            síndrome, 494
                da sela vazia, 494
                de Sheehan, 494
            testes da função hipofisária, 485
    posterior, 184
        caminho da, 184
    tumores da, 509
        e anovulação, 509
Hipofisite
    linfocítica, 495

Hipogonadismo
    tratamento do, 1318, 1354
        eugonadotrópico, 1320
        hipergonadotrópico, 1320
        hipogonadotrópico, 1318, 1354
            com gonadotrofinas, 1354
Hipotálamo
    e secreção, 164, 166
        de GnRH, 164, 166
            controle dos pulsos de GnRH, 169, 180
            ritmo dos pulsos de GnRH, 168
Hipotireoidismo, 917
    diagnóstico de, 919
        subclínico, 919
    na gravidez, 932
    perda de gravidez por, 1252
        recorrente, 1252
    rastreamento do recém-nascido para, 930
    tratamento, 920
        avaliação da terapia, 920
Hirsutismo, 545-577
    avaliação laboratorial, 556
        concentração sérica, 557
            de DHEA-S, 557
            de testosterona, 557
        da suspeita de tumor, 558
            produtor de androgênio, 558
        HAC não clássica, 561
        resistência à insulina, 560
        síndrome de Cushing, 563
    causas de, 550
    crescimento dos pelos, 545
        biologia do, 545
        ciclo de, 546
        embriologia, 546
    e SOP, 536
    idiopático, 533, 552
        por excesso de androgênio, 533
    mulheres com, 553
        avaliação de, 553
            exame físico, 553
            história, 553
    produção de androgênio, 548
    tratamento do, 570
        antiandrogênios, 573
        contraceptivos com estrogênio, 570
            e progestina, 570
        drogas sensibilizadoras, 575
            da insulina, 575
        outros, 575
            agonistas do GnRH, 575
            glicocorticoides, 576
            hidrocloreto de eflornitina, 576
            remoção dos pelos, 576
            permanentes, 576
Histeroscopia
    na infertilidade, 1205
        por anormalidades uterinas, 1205
            anatômicas, 1205
            funcionais, 1205
Histerossonografia
    com soro fisiológico, 1204
    na infertilidade, 1204
        por anormalidades uterinas, 1204

Histerossonossalpingografia
    na infertilidade, 1215
        por aderências anexiais, 1215
        por oclusão tubária, 1215
HIV (Vírus da Imunodeficiência Humana), 596, 941, 964, 1044, 1140, 1156, 1304, 1384
HLA (Complexo de Histocompatibilidade), 359, 1404
HLA-G (Antígeno Leucocitário Humano-G), 1247
hMG (Gonadotrofinas Menopáusicas Humanas), 1352, 1385
HMG (Grupo de Alta Mobilidade), 341
HMG-CoA (3-Hidroxi-3-Metilglutaril-Coenzima A Redutase), 541
HOMA (Avaliação do Modelo Homeostático), 560
HOMA-IR (Modelo Homeostático de Avaliação da Resistência à Insulina), 529
Homem(ns)
    com ejaculação retrógrada, 1399
        captação de espermatozoides em, 1399
    métodos clínicos para o, 964
        de esterilização, 964
Homocisteína, 731
    redução da, 826
        na terapia com estrogênio, 826
        e progestina, 826
HOPE *(Women's Health, Osteoporosis, Progestin, Estrogen)*, 745
Hormônio(s)
    bioidênticos, 801
        abordagem melhor, 803
        história do conflito, 801
    circulante, 707
        na menopausa, 707
            alterações nos níveis de, 707
    DIU liberador de, 1132
    esteroides, 31, 52, 275
        mecanismo de ação dos, 52
            atividade dependente do ligante, 67
            atividade do receptor extranuclear, 67
                ligante-membrana celular, 67
            diferentes papéis de ER-α e ER-β, 65
            ERE independente, 67
        receptores, 56, 59, 65, 68, 70
            de androgênio, 70
            de estrogênio, 56, 59, 65
            de progesterona, 68
            superfamília dos receptores, 55
        na gravidez, 275
            córtex suprarrenal fetal, 283
            estrogênios, 279
            progesterona, 276
    nomenclatura dos, 31
    proteicos, 291
        da gravidez, 291
            adrenocorticotrofina coriônica humana, 303
            AFP, 304
            ANP, 311
            ativina, 310
            citocinas, 308

fatores de crescimento, 308
folistatina, 310
GH, 304
GHRH, 304
hCG, 294
hCT, 303
hPL, 299
inibina, 310
liberadores semelhantes aos
  hipotalâmicos, 293
opioides endógenos, 310
outras proteínas, 311
prolactina, 307
relaxina, 306
sistema renina-angiotensina, 311
somatostatina, 304
sérico, 417
concentrações de, 417
  na puberdade feminina, 417
sexuais, 50
produção local de, 50
  importância da, 50
trópicos, 81, 87, 89
heterogeneidade dos, 89
  da prolactina, 94
  variações no carboidrato, 93
mecanismo de ação dos, 81
regulação dos, 87
Hormonioterapia
pós-menopáusica, 1079
mudar para, 1079
  da contracepção oral, 1079
HOX (Genes Homebox), 349
HPETE (Ácidos
Hidroperoxieicosatetraenoicos), 312
hPL (Lactogênio Placentário Humano), 84, 296, 299, 642
função fisiológica, 300
usos clínicos do, 302
HPV (Papilomavírus Humano), 1028, 1044, 1163
HSG (Histerossalpingografia), 470, 1336, 1375
na infertilidade, 1204, 1213
por aderências anexiais, 1213
por anormalidades uterinas, 1204
  anatômicas, 1204
  funcionais, 1204
por oclusão tubária, 1213
HSRC, *ver HCSR*
HSV (Herpes *simplex* Vírus), 1044
Hulka-Clemens
clipe de mola de, 956
  oclusão tubária com, 956

I

IBIS (*International Breast Cancer Intervention Study*), 678, 680
ICAM-1 (Molécula de Adesão Intercelular-1), 1263
ICSI (Injeção Intracitoplasmática de Espermatozoides), 249, 262, 1191, 1289, 1373, 1400
riscos associados à, 1332
  genéticos, 1332

Icterícia
obstrutiva, 1058
  na gravidez, 1058
    contracepção oral e, 1058
Identificação
dos genes, 23
  genômica, 25
  polimorfismo do DNA, 24
  Projeto Genoma Humano, 24
  proteômica, 25
IDL (Lipoproteínas de Densidade Intermediária) 34
IES (*Intergroup Exemestane Study*)
ensaio, 675
IGF (Fator de Crescimento semelhante à Insulina), 42, 88, 132, 139, 143
ações dos, 219, 221
  no ovário, 221
  ovarianas, 219
proteínas de ligação ao, 217
receptores, 218
IGFBP (Proteína Ligadora do IGF), 132, 143, 309
IGF-I (Fator de Crescimento semelhante à Insulina I), 87, 286, 408, 409, 552
IGF-II (Fator de Crescimento semelhante à Insulina II), 87, 286
IgG (Imunoglobulina G), 1262
IIU (Inseminação Intrauterina), 1191, 1202, 1221, 1289, 1300, 1321
citrato de clomifeno e, 1221
cronologia, 1326
espermatozoides doadores, 1327
estimulação ovariana, 1324
  empírica, 1324
fatores prognósticos, 1323
  função ovulatória, 1323
  idade materna, 1323
  tubários, 1324
  uterinos, 1324
gonadotrofinas e, 1222
parâmetros do sêmen, 1322
  e prognóstico, 1322
preparação dos espermatozoides, 1324
  lavagem, 1325
  centrifugação, 1325
    com gradiente de centrifugação, 1325
  swim-up, 1325
técnica, 1326
IL-1 (Interleucina-1), 267, 1263
IMC (Índice de Massa Corporal), 405, 449, 520, 886, 1336
Impacto
após menopausa, 712
  da privação de estrogênio, 712
    alterações atróficas, 715
    cognição, 721
    doença de Alzheimer, 721
    efeitos psicofisiológicos, 717
    sintomas vasomotores, 713
  favorável, 819, 824
    da terapia com estrogênio e progestina, 819, 824
    na fibrinólise, 824

nas lipoproteínas, 819
nos lipídios, 819
Implantação, 247-273
adesão, 266
aposição, 266
diagnóstico pré, 1235
  genético, 1235
e placentação, 263, 269
ectópica, 1431
  patogênese da, 1431
etapas fundamentais na, 273
fase do endométrio de, 131
invasão, 269
  limitação da, 272
preparação para, 264
Implante(s)
de estradiol, 777
contraceptivos, 1112
  aceitação pelas usuárias, 1112
sistemas de contracepção de, 1092
  aceitação pelas usuárias, 1112
  aconselhamento, 1113
  contraindicações, 1093, 1094
    absolutas, 1093
    relativas, 1094
  desvantagens, 1097
  efeitos, 1099, 1100, 1101
    colaterais, 1101
    menstruais, 1099
    metabólicos, 1100
    sobre a fertilidade futura, 1101
  eficácia, 1098
  estudo de vigilância
    pós-comercialização, 1103
  gravidez ectópica, 1099
  indicações, 1093
  inserção, 1103, 1105, 1107
    complicações da, 1107
    técnica de, 1105
  mecanismo de ação, 1095
  razões para descontinuação, 1112
  remoção, 1103, 1107
    técnicas de, 1107
  vantagens, 1096
Imprinting
genômico, 17
Imunobiologia
da endometriose, 1261
Incidentaloma
hipofisário, 493
Incisão
para inserção, 1106
  de sistemas de implantes, 1106
Índice
de Pearl, 939
Indiferenciação
gonadal, 107
  estágio de, 107
Indução
da ovulação, 1333-1372
  agonistas da dopamina, 1369
    efeitos colaterais dos, 1371
    tratamento com, 1370
    esquemas de, 1370

indicações do, 1370
resultados do, 1371
riscos do, 1371
anovulação, 1333
diagnóstico da, 1333
avaliação, 1335
pré-tratamento, 1335
citrato de clomifeno, 1336
ações periféricas, 1338
efeitos colaterais, 1342
farmacologia, 1336
indicações clínicas, 1338
mecanismo de ação, 1336
riscos, 1342
tratamento com, 1339, 1341
esquemas de, 1339
resultados do, 1341
doenças ovulatórias, 1334
classificação das, 1334
GnRH exógeno, 1368
resultados do tratamento com, 1368
GnRH pulsátil, 1366
tratamento com, 1366
esquemas de, 1366
indicações do, 1366
gonadotrofinas exógenas, 1352
monitoramento da terapia com, 1358
preparações de, 1352
tratamento com, 1354, 1360, 1361
indicações do, 1354
resultados do, 1360
riscos do, 1361
inibidores de aromatase, 1347
tratamento com, 1348, 1349
esquemas de, 1348
resultados do, 1349
ovarian drilling, 1350
perfuração ovariana, 1350
laparoscópica, 1350
tratamento, 1335
adjuvantes, 1343
combinados, 1343
Infância
eixo na, 401
hipotálamo-hipofisário-gonadal, 401
ovário na, 116
secreção na, 195
da gonadotrofina, 195
Infarto
do miocárdio, 1014, 1017
incidência de, 1015
em mulheres em idade reprodutiva, 1015
trombose arterial e, 1014
contracepção oral e, 1014
Infecção(ões)
após aborto, 971
de sistemas de implantes, 1107
DIU e, 1139
e contracepção oral, 1044
DSTs, 1044
bacterianas, 1044
virais, 1044
outras, 1045

sexualmente transmitidas, 946
e contracepção, 946
Infertilidade, 1167-1456
e SOP, 537
endometriose, 1259-1287
feminina, 1169-1225
adoção, 1225
casal infértil, 1192
avaliação preliminar do, 1192
causas de, 1189
envelhecimento e, 1172
reprodutivo, 1174
teste de reserva ovariana, 1180, 1185
combinados, 1185
epidemiologia nos EUA, 1170
fator cervical, 1201
interação espermatozoides-muco, 1201
fator masculino, 1193
qualidade do sêmen, 1193
fator ovariano, 1194
disfunção ovulatória, 1194
fator tubário, 1212
aderências anexiais, 1212
oclusão tubária, 1212
fator uterino, 1203
anatômicas, 1203
funcionais, 1203
inexplicada, 1219, 1224, 1355
eficácia dos tratamentos para, 1224
gonadotrofinas na, 1355
princípios orientadores, 1186
para avaliação, 1186
para tratamento, 1186
FIV na, 1374, 1376
de fator, 1374, 1376
masculino, 1376
tubário, 1374
gravidez ectópica, 1427-1456
masculina, 1180, 1289-1332
avaliação da, 1305
endócrina, 1315
espermograma, 1306
genética, 1317
testes especializados, 1313
urológica, 1316
causas de, 1300
doença, 1301
gonadais primárias, 1302
hipotalâmica-hipofisária, 1301
envelhecimento e, 1180, 1294
e função reprodutora, 1294
função testicular, 1289
regulação da, 1289
ICSI, 1332
riscos genéticos associados à, 1332
IIU, 1321
cronologia, 1326
espermatozoides doadores, 1327
estimulação ovariana empírica, 1324
parâmetros do sêmen, 1322
preparação dos espermatozoides, 1324
prognóstico, 1322, 1323
técnica, 1326

TRA, 1331
espermatozoides, 1331
aspiração epididimal de, 1331
recuperação de, 1331
sêmen testicular, 1332
aspiração de, 1332
extração de, 1332
transporte de espermatozoides, 1304
doenças do, 1304
tratamento cirúrgico da, 1328
eletroejaculação, 1330
estimulação vibratória, 1330
orquidopexia, 1330
reparo de varicocele, 1329
ressecção transuretral, 1329
de duto ejaculatório, 1329
vasoepididimostomia, 1328
vasovasostomia, 1328
tratamento clínico da, 1318
ejaculação retrógrada, 1320
hipogonadismo, 1318
eugonadotrópico, 1320
hipergonadotrópico, 1320
hipogonadotrópico, 1318
idiopática, 1321
leucocitospermia, 1320
ovulação, 1333-1372
indução da, 1333-1372
perda recorrente, 1227-1258
de gravidez inicial, 1227-1258
TRA, 1373-1425
Inibição
com agonista, 1386
do GnRH, 1386
protocolo longo, 1386
das PGs, 316
Inibidor(es) da Aromatase
na indução da ovulação, 1347
tratamento com, 1348, 1349
esquemas de, 1348
resultados do, 1349
para tratamento, 674, 1282
da endometriose, 1282
do câncer de mama, 674
tamoxifeno e, 677, 681
raloxifeno e, 677
para prevenção do câncer de mama, 677
sintomas vasomotores com, 681
em sobreviventes de câncer de mama, 681
Inibina, 173, 214
B, 1183
na gravidez, 310
Injeção
direta, 1449
tratamento clínico local por, 1449
da gravidez ectópica, 1449
Inserção
de sistemas de implantes, 1103, 1105, 1107
complicações da, 1107
expulsão, 1107
infecção, 1107
reações locais, 1107
técnica de, 1105
anestesia, 1105

ÍNDICE REMISSIVO

colocação, 1106
incisão, 1106
posicionamento da paciente, 1105
Insuficiência
gonadal, 1304
primária, 1304
infertilidade masculina por, 1304
ovariana, 1378
FIV na, 1378
Insulina
drogas sensibilizadoras da, 575
e SOP, 516, 528
ação da, 516
resistência à, 528
secreção da, 516
resistência à, 560, 1061
contracepção oral e, 1061
em mulheres, 560
com hirsutismo, 560
Interação
espermatozoides-muco, 1201
anormalidades da, 1201
infertilidade e, 1201
Interleucina-1
sistema da, 223
Íntron
dos genes, 12
Inversão
de gênero, 356
46,XX, 356
Iodo
radioativo, 917
receptação do, 917
teste de, 917
Íon
de cálcio, 81
IOP (Insuficiência Ovariana Prematura), 1177
IP₃ (Inositol 1,4,5-Trifosfato), 81, 85, 172, 295
IRP-HMG (Preparação de Referência Internacional de Gonadotrofina Menopáusica Humana), 1182
ITA (Italian Tamoxifen-Anastrozole)
ensaio, 675
Iterfase
da mitose, 5
ITL (Índice de Testosterona Livre), 1298

K

K (Körnchenzellen)
células, 132
Kallmann
síndrome de, 504
Kisspeptina(s), 171, 403
Klinefelter
síndrome de, 389, 1302
e variantes, 389
infertilidade masculina por, 1302

L

Lactação, 639
amamentação, 645
por mães adotivas, 645

cessação da, 645
efeito contraceptivo da, 645, 1037
galactorreia, 647, 650
diagnóstico diferencial, 647
problema clínico da, 650
inapropriada, 647
síndromes galactorreicas, 647
Laparoscopia
na infertilidade, 1214
por aderências anexiais, 1214
por oclusão tubária, 1214
Laron
nanismo de, 408
LCS (Líquido Cerebrospinal), 183
LDH (Desidrogenase Láctica), 919
LDL (Lipoproteínas de Baixa Densidade), 34, 39, 237, 277, 530
Leiomioma(s), 150
função reprodutiva e, 152
terapia medicamentosa dos, 153
com agonistas de GnRH, 154
e adição de esteroide, 155
efeitos colaterais, 154
com antagonistas de GnRH, 156
com embolização, 156
da artéria uterina, 156
com mifepristona, 156
com ultrassonografia, 157
SIU-LNV, 156
tratamento na presença de, 876
uterino, 1056, 1240
contracepção oral e, 1056
perda de gravidez por, 1240
Leptina, 405
deficiência congênita de, 899
e reprodução, 900
e gene *Ob*, 891
receptor de, 892
em pessoas obesas, 897
sumário da, 903
Lesão(ões)
hipofisárias, 495
infiltrativas, 495
hemocromatose, 495
hipofisite linfocítica, 495
Leucocitospermia, 1312
tratamento da, 1320
Levonorgestrel
DIU de, 1147
técnica para o, 1147
LH (Hormônio Luteinizante), 30, 107, 144, 153, 161, 206, 294, 348, 400, 447, 508, 646, 698, 1040, 1096, 1175, 1291, 1334
aumento de, 510
falha no, 510
e anovulação, 510
excreção de, 1196
urinária, 1196
receptor de, 385
defeitos do, 385
LI (Hormônio da Luteinização), 232
LIF (Fator Inibidor da Leucemia), 138, 267
LIFT (*Long-Term Intervention on Fractures with Tibolone*), 760

Ligante
atividade dependente do, 67
Lipídio(s)
impacto favorável nos, 819
da terapia com estrogênio, 819
e progestina, 819
Lipoproteína(s)
e colesterol, 34
HDL, 34
IDL, 34
LDL, 34
quilomícrons, 34
VLDL, 34
e contracepção oral, 1018
impacto favorável nos, 819
da terapia com estrogênio, 819
e progestina, 819
Líquido Amniótico
dosagem no, 289
de estrogênio, 289
prolactina no, 641
LNG-IUS, *ver* SIU-LNG
Lp(a) (Lipoproteína a), 731
Lunella, 1125
Lunelle, 1125
Lúpus
eritematoso, 1058
sistêmico, 1058
contracepção oral e, 1058
Luteoma
da gravidez, 371

M

MA.17
ensaio, 675
Macrófago(s)
células espumosas dos, 825
inibição da formação das, 825
na terapia com estrogênio e progestina, 825
Mãe(s)
adotivas, 645
amamentação por, 645
Malformação(ões)
uterinas, 1238
congênitas, 1238
perda de gravidez por, 1238
Mama, 635-687
câncer de, 76, 652, 659, 667, 842, 1029, 1033, 1120
álcool na dieta, 664
atividade ovariana, 656
chances de desenvolvimento de, 653
de acordo com a idade, 653
contracepção oral e, 667
Depo-Provera e, 1120
doenças benignas, 656
e terapia hormonal pós-menopáusica, 842
e mutações nos genes BRCA, 861
efeito no rastreio mamográfico, 853
impacto na densidade mamária, 850
plausibilidade biológica, 842
prevalência de, 860

progestinas em regimes combinados, 855
   resultados de, 848
   resultados de estudos observacionais, 843
   WHI, 845
em mulheres expostas a DES, 668
em portadoras do gene BRCA, 659
   sumário do risco de, 659
experiência reprodutiva, 655
extensão do problema, 652
fatores alimentares, 662
fatores de risco, 654
fatores endócrinos, 664
   específicos, 664
lobular, 845
   terapia hormonal e, 845
prevenção do, 677
   inibidores da aromatase, 677, 680
   raloxifeno, 677, 679
   tamoxifeno, 677
receptores, 669
   e prognóstico clínico, 669
risco de, 1029, 1033
   CO e, 1033
   contracepção oral e, 1029
sobreviventes de, 681
   sintomas vasomotores nas, 681
      com inibidores da aromatase, 681
      com tamoxifeno, 681
terapia hormonal do, 669
tratamento do, 76, 674
   com tamoxifeno, 76
   inibidores da aromatase para, 674
crescimento, 635
   e desenvolvimento, 635
      formatos anormais, 638
      tamanhos anormais, 638
doença benigna da, 1061
   contracepção oral e, 1061
efeito na, 795
   da tibolona, 795
gravidez, 639
   PIF, 640
   PRF, 641
   prolactina, 639, 641
      no líquido amniótico, 641
      receptor de, 641
      secreção de, 639
lactação, 639, 642, 647
   amamentação, 645
      por mães adotivas, 645
   cessação da, 645
   efeito contraceptivo da, 645
   galactorreia, 647, 650
      diagnóstico diferencial, 647
      problema clínico da, 650
   inapropriada, 647
      síndromes galactorreicas, 647
mamografia, 682
   de *screening*, 682
mastalgia, 651
   manejo da, 651
pós-menopáusica, 811
   fitoestrógenos e, 811

punção aspirativa, 681
   por agulha, 681
Mamografia
   acrescentando à, 854
      ultrassonografia, 854
   de *screening*, 682
      acrescentando à, 685, 686
         MRI, 686
         ultrassom, 685
      digital, 685
      eficácia da, 683
   rastreio com, 855
Mandíbula
   osteonecrose de, 757
   bifosfonatos e, 757
MAPK (Proteína Quinase Ativada por Mitógenos), 518, 541
Marcador(es)
   bioquímicos, 742
      do metabolismo ósseo, 742
Marco(s) Puberal(is)
   afro-americanas, 411
   americanas brancas, 411
   em diferentes populações, 413
      média de idade dos, 413
Massa
   óssea, 739
      razões para medir a, 739
Mastalgia
   manejo da, 651
   sistema de implante e, 1102
Maturação
   do oócito, 257, 1395
      MIV, 1396
Mayer-Rokitansky-Küster-Hauser
   síndrome de, 372, 465
McCune-Albright
   síndrome de, 428
   em meninas, 428
MCR (Taxa de Eliminação Metabólica), 45
Mecanismo(s)
   da endometriose, 1264
   de dor, 1269
   de infertilidade, 1269
   moleculares, 1264
      produção, 1265
         de estrogênio, 1265
         de PG, 1266
      resistência à progesterona, 1267
   de controle central, 402
      do eixo hipotálamo-hipofisário-gonadal, 400
         GABA, 402
         glutamato, 403
         kisspeptinas, 403
         NPY, 403
Mecanismo de Ação
   celular, 51
      canais de entrada, 51
         ionizados, 51
      receptores, 51
         com atividade enzimática, 52
            intrínseca, 52
         de proteína G, 51
         intracelulares, 51

sistema de internalização, 52
da biossíntese hormonal, 29-104
   dos hormônios, 52, 81
      esteroides, 52
      trópicos, 81
do tamoxifeno, 75
dos hormônios, 81
   trópicos, 81
Medicação(ões)
   DIUs sem, 1131
   que levam à perda, 764
      de massa óssea, 764
Medição
   da 25-hidroxivitamina D, 753
Meiose
   I, 6
      anáfase, 6
      metáfase, 6
      prófase, 6
      telófase, 6
   II, 6
Melanoma
   maligno, 870
      terapia hormonal e, 870
      pós-menopáusica, 870
MEN1 (Neoplasia Endócrina Múltipla tipo 1), 484
Menarca
   afro-americanas, 411
   americanas brancas, 411
Menopausa, 689-768
   como uma oportunidade, 697
   determinação da, 1124
      em usuárias de Depo-Provera, 1124
      a longo prazo, 1124
   doença cardiovascular, 723
      exposição ao estrogênio, 727
         papel da, 727
      homocisteína, 731
      Lp(a), 731
      PCR, 730
      pensamento final, 732
   hormônio circulante na, 707
      alterações nos níveis de, 707
   idade da, 702
   impacto após, 712
      da privação de estrogênio, 712
         alterações atróficas, 715
         cognição, 721
         doença de Alzheimer, 721
         efeitos psicofisiológicos, 717
         sintomas vasomotores, 713
   morbidade, 695
      conceito de compreensão da, 695
   ondas de calor, 715
   osteoporose, 732
      bifosfanatos, 754, 756
         tempo de tratamento, 756
      calcitonina, 759
      densidade óssea, 739
         mensuração da, 739
      estrogênio, 766
         níveis sanguíneos de, 766
      estrôncio, 760

fisiopatologia da, 733
fluoreto, 760
Forteo, 761
manejo de não respondente, 766
  à terapia hormonal, 766
medicações, 764
  perda de massa óssea por, 764
modificações, 763
  nos estilos de vida, 763
perda óssea, 762
  terapias alternativas para prevenir, 762
sinais, 736
sintomas, 736
suplementação de cálcio, 747
teriparatide, 761
testes diagnósticos, 740
tibolona, 760
tratamento, 742, 746, 758
  com agonistas-antagonistas do estrogênio, 746
  com denosumab, 758
  hormonal, 742
vitamina D, 749
população, 690, 692, 694
  mais velha, 690, 694
    crescimento da, 690
    feminina, 694
  mundial atual, 692
    mudanças na, 692
produção hormonal após a, 706
retangularização da vida, 694
sexualidade e, 704
  doença, 705
  e sexo, 705
Menstruação Normal, 136
mecanismos que controlam, 607
  a cessação da, 607
  o início da, 607
MESA (Aspiração de Espermatozoide Epididimal Microcirúrgica), 1373
Metabolismo
  da biossíntese hormonal, 29-104
    da progesterona, 47
    do androgênio, 48
    do estrogênio, 44
  da glicose, 822
    melhora no, 822
      na terapia com estrogênio, 822
      e progestina, 822
  das PGs, 316
  ósseo, 742
    marcadores do, 742
      bioquímicos, 742
Metáfase
  da meiose I, 6
  da mitose, 5
Metaloproteinase(s)
  no parto humano, 327
Metformina
  clomifeno e, 1344
  tratamento com, 541
    indicações para, 541
Método(s) de Barreira
  de contracepção, 1153-1166

benefícios dos, 1156
  pré-eclâmpsia, 1156
camisinhas, 1163
capuz cervical, 1158
diafragma, 1156
espermicidas, 1160
esponja contraceptiva, 1160
história dos, 1153
riscos dos, 1156
Metotrexato
  sistêmico, 1444
    tratamento com, 1444
      da gravidez ectópica, 1444
Mifepristona
  para contracepção, 1075
    de emergência, 1075
  tratamento com, 156
    de leiomiomas, 156
Million Women Study, 844
Minilaparotomia
  esterilização por, 960
Minipílula
  de progestina isolada, 1069
    decisões clínicas, 1071
    eficácia, 1070
    ingestão da, 1070
    mecanismo de ação, 1069
    problemas, 1070
Miocárdio
  infarto do, 1014, 1017
    incidência de, 1015
      em mulheres em idade reprodutiva, 1015
    trombose arterial e, 1014
      contracepção oral e, 1014
Mioma(s)
  e sangramento anormal, 625
  uterinos, 1207
    infertilidade por, 1207
Miométrio
  resposta do, 327
    no parto humano, 327
Mitose
  anáfase, 5
  interfase, 5
  metáfase, 5
  prófase, 5
  telófase, 5
MIV (Maturação *in vitro*), 1396
MMP (Metaloproteinase da Matriz), 134, 241
Modulador(es)
  de função, 120
    no ovário adulto, 120
  do receptor à progesterona, 1075
    para contracepção de emergência, 1075
      acetato de ulipristal, 1076
      mifepristona, 1075
Molécula(s)
  reguladoras, 138
    endometriais, 138
      lista parcial das, 138
Molécula(s) Adesão
  redução das, 826
    na terapia com estrogênio, 826
    e progestina, 826

Monitoramento
  da dosagem de estrogênio, 778
    com níveis sanguíneos, 778
    de estradiol, 778
Mononucleose
  infecciosa, 1062
    contracepção oral e, 1062
Morbidade
  compreensão da, 695
  conceito de, 695
MORE (*Multiple Outcomes of Raloxifene Evaluation*), 746, 786
  ensaio, 679
mRNA (RNA Mensageiro), 52
  código genético do, 11
MSH (Hormônio Estimulante dos Melanócitos), 284, 894
Muco
  cervical, 251
  estrutura do, 251
Mulher(es)
  amamentando, 1038
    retorno da ovulação em, 1038
  com diabetes melito, 875
  com doença hepática, 875
  com hirsutismo, 553
    avaliação de, 553
      exame físico, 553
      história, 553
  em idade reprodutiva, 1015, 1017
    incidência em, 1015, 1017
      de AVE, 1017
      de infarto do miocárdio, 1015
  expostas a DES, 668
    câncer de mama em, 668
  histerectomizadas, 783
    progestinas para, 783
  mais velhas, 881, 1076, 1150
    contracepção esteroide para, 1076
      anovulação, 1078
      quando mudar, 1079
      sangramento, 1078
    DIU para, 1150
    terapia hormonal com, 881
  não amamentando, 1037
    retorno pós-parto em, 1037
      da ovulação, 1037
  perimenopáusicas, 701
    saudáveis, 701
      rastreamento médico preventivo de, 701
  que teve câncer de mama, 872
    deve usar hormônios, 872
      na pós-menopausa, 872
  tratadas com hormônios, 746
    acompanhamento de, 746
    avaliação de, 746
Müller
  dutos de, 347, 349, 372
    agenesia dos, 372
    desenvolvimento dos, 349
    regressão dos, 349
Multiplicação
  das ovogônias, 112
    estágio de, 112

MURCS
  associação, 373
Mutação(ões), 16

N

Nanismo
  de Laron, 408
NEGR1 (Regulador 1 de Crescimento Neuronal), 410
Neoplasia
  endometrial, 863
    terapia hormonal e, 863
      pós-menopáusica, 863
Neoplasma(s)
  secretores de androgênio, 552
    das suprarrenais, 552
    do ovário, 552
NET-EN (Enantato de Noretindrona), 1125
Neuroendocrinologia, 159-199
  catecolestrogênios, 179
  cérebro, 186
    e ovulação, 186
  circulação portal, 160
    hipotalâmica-hipofisária, 160
  glândula pineal, 193
  GnRH, 181, 183
    agonistas de, 181, 183
    antagonistas de, 181, 183
  gonadotrofina, 172, 195
    secreção, 172, 195
      hipofisária, 172
      na infância, 195
      na puberdade, 195
      na vida fetal, 195
  hipófise posterior, 184
    caminho da, 184
  hipotálamo, 164
    e secreção de GnRH, 164, 166
      controle dos pulsos de GnRH, 169, 180
      ritmo dos pulsos de GnRH, 168
  neuro-hormônio, 160
    conceito de, 160
  opiáceos, 176
    endógenos, 176
  prolactina, 163
    secreção de, 163
  sistema intra-hipofisário, 173
    autócrino-parácrino, 173
      ativina, 173
      folistatina, 173
      inibina, 173
  tanicitos, 183
Neuro-Hormônio
  conceito de, 160
Neuropeptídeo
  Y, 171
NGF (Fator de Crescimento Neural), 203, 346
NHANES (National Health and Nutrition Examination Survey), 412, 750, 827
NIC (Neoplasia Intraepitelial Cervical), 1029
NICHD (National Institute of Child Health and Human Development), 524

NK (Natural-killer)
  células, 1262
  leucócitos, 132
NMDA (N-metil-D-aspartato)
  receptores de, 403
Nódulo(s)
  de tireoide, 923
    aspiração com agulha fina, 925
    dados, 925
      clínicos, 925
      epidemiológicos, 925
      estratégia diagnóstica, 925
Noretindrona
  contracepção oral e, 985
Noretinodrel
  contracepção oral e, 985
Norpeinefrina
  trato da, 170
NPY (Neuropeptídeo Y), 403, 893
NSFG (National Survey of Family Growth), 1171
NT-3 (Neurotrofina-3), 204, 346
NT-4/5 (Neurotrofinas 4/5), 204, 346

O

Obesidade, 885-911
  alterações endócrinas, 904
  anatômica, 906
    obesidade corporal central, 906
      estimativa da, 906
  aspectos herdados da, 903
  clínica, 891
    alça de, 893
    feedback fisiológico, 893
    leptina, 891, 897, 899
      deficiência congênita de, 899
      e gene *Ob*, 891
      em pessoas obesas, 897
      sumário da, 903
      perda de peso, 898
      tão difícil de manter, 898
  contracepção oral e, 1060
  definição de, 886
  e anovulação, 511
  em roedores, 892
    modelos genéticos de 892
  manejo da, 907
  SOP e, 530
  tecido adiposo, 888
    fisiologia do, 888
Obstrução
  tubária, 1217
    distal, 1217
    proximal, 1218
Ocitocina
  resposta da, 327
    no parto humano, 327
Oclusão
  tubária, 955, 956, 1212
    com anéis, 956
    de silatic, 958
    Falope, 958
    Yoon, 958

    com clipes, 956
      de Filshie, 957
      de mola de Hulka-Clemens, 956
    infertilidade por, 1212
      HSG, 1213
      cirurgia tubária na era da TRA, 1216
      histerossonossalpingografia, 1215
      laparoscopia, 1214
      testes de anticorpo à *Chlamydia*, 1216
    por métodos eletrocirúrgicos, 955
OMI (Inibidor da Maturação do Oócito), 224, 232
OMS (Organização Mundial da Saúde), 1132, 1334
Onda(s) de Calor
  drogas para, 800
  na menopausa, 715
  na transição, 715
    perimenopáusicas, 715
  terapias alternativas para, 806
    cohosh preto, 807
    outros, 807
    prímula, 807
    trevo vermelho, 806
  tratamento para, 799
    opções de, 799
Ontogenia
  do eixo hipotálamo-hipofisário-gonadal, 400
    infância, 401
    início da adolescência, 401
    mecanismo de controle central, 402
      GABA, 402
      glutamato, 403
      kisspeptinas, 403
      NPY, 403
    primeira infância, 400
    puberdade, 402
    sinalização periférica, 404
      leptina, 405
      outros sinais metabólicos, 405
    vida fetal, 400
Oócito(s)
  captação de, 1394
  criopreservação de, 1423
  doação de, 1418
    indicações, 1418
    resultados da, 1421
    substituta gestacional, 1422
  doadores, 1419, 1421
  receptoras de, 1419
  em envelhecimento, 1177
  maturação do, 257, 1395
    MIV, 1396
  transporte do, 254
OPAL (Osteoporosis Prevention and Arterial Effects of Tibolone), 761
Opiáceo(s)
  endógenos, 176
    implicações clínicas, 178
    peptídeos opioides, 177
      e o ciclo menstrual, 177
Opioide(s)
  endógenos, 310
    na gravidez, 310

Órgão(s)
    transplante de, 1063
        contracepção oral e, 1063
Orquidopexia, 1330
Ospemifeno
    na terapia hormonal, 789
Osso(s)
    efeito nos, 798
        da tibolona, 798
Osteoartrite
    terapia estrogênica e, 879
Osteonecrose
    de mandíbula, 757
        bifosfonatos e, 757
Osteopenia
    deve ser tratada, 741
Osteoporose
    bifosfanatos, 754, 756
        tempo de tratamento, 756
    calcitonina, 759
    densidade óssea, 739
        mensuração da, 739
    e excesso de T_4, 922
    estrogênio, 766
        níveis sanguíneos de, 766
    estrôncio, 760
    fisiopatologia da, 733
    fluoreto, 760
    Forteo, 761
    manejo de não respondente, 766
        à terapia hormonal, 766
    medicações, 764
        perda de massa óssea por, 764
    modificações, 763
        nos estilos de vida, 763
    perda óssea, 762
        terapias alternativas para prevenir, 762
    sinais, 736
    sintomas, 736
    suplementação de cálcio, 747
    teriparatide, 761
    testes diagnósticos, 740
    tibolona, 760
    tratamento, 742, 746, 758
        com agonistas-antagonistas do estrogênio, 746
        com denosumab, 758
        hormonal, 742
    vitamina D, 749
Ovarian Drilling, 1350
Ovário(s), 105-121
    adulto, 117
        corpo lúteo, 120
        crescimento do folículo, 118
        moduladores de função, 120
        ovulação, 119
    câncer de, 866, 953
        esterilização e, 953
            benefício da, 953
        terapia hormonal e, 866
            pós-menopáusica, 866
    cistos de, 1102
        sistema de implante e, 1102

de primatas, 225
    crescimento folicular no, 225
    desenvolvimento folicular no, 225
desenvolvimento, 105-121, 346
diferenciação do, 346
distúrbios do, 470
    disgenesia gonadal, 471, 473
        46,XX, 474
        46,XY, 473
        FOP, 474
            manejo da, 482
        síndrome, 47, 473
            de Swyer, 473
            de Turner, 471
embriologia, 105-121
fetal, 107, 108, 112, 114
    estágio, 107, 108, 112, 114
        de diferenciação, 108
        de formação de folículo, 114
        de formação de oócitos, 112
        de indiferenciação gonadal, 107
        de multiplicação das ovogônias, 112
humano, 106
na infância, 116
neonatal, 115
neoplasmas do, 552
    secretores de androgênio, 552
policísticos, 527, 1061
    contracepção oral e, 1061
Oócito(s)
    formação de, 112
    estágio de, 112
Ovogônia(s)
    multiplicação das, 112
    estágio de, 112
Ovulação, 119, 231
    cérebro e, 186
    indução da, 1333-1372
        agonistas da dopamina, 1369
            efeitos colaterais dos, 1371
            tratamento com, 1370
                esquemas de, 1370
                indicações do, 1370
                resultados do, 1371
                riscos do, 1371
        anovulação, 1333
            diagnóstico da, 1333
        avaliação, 1335
            pré-tratamento, 1335
        citrato de clomifeno, 1336
            ações periféricas, 1338
            efeitos colaterais, 1342
            farmacologia, 1336
            indicações clínicas, 1338
            mecanismo de ação, 1336
            riscos, 1342
            tratamento com, 1339, 1341
                esquemas de, 1339
                resultados do, 1341
        doenças ovulatórias, 1334
            classificação das, 1334
        GnRH exógeno, 1368
            resultados do tratamento com, 1368

GnRH pulsátil, 1366
    tratamento com, 1366
        esquemas de, 1366
        indicações do, 1366
gonadotrofinas exógenas, 1352
    monitoramento da terapia com, 1358
    preparações de, 1352
    tratamento com, 1354, 1360, 1361
        indicações do, 1354
        resultados do, 1360
        riscos do, 1361
inibidores de aromatase, 1347
    tratamento com, 1348, 1349
        esquemas de, 1348
        resultados do, 1349
ovarian drilling, 1350
perfuração ovariana, 1350
    laparoscópica, 1350
tratamento, 1335
    adjuvantes, 1343
    combinados, 1343
retorno em mulheres da, 1037, 1038
    amamentando, 1038
    pós-parto, 1037
    não amamentando, 1037
Óvulo
    transporte do, 247-273
        do oócito, 254
        etapas fundamentais no, 257
Oxidação
    lipoproteica, 823
        inibição da, 823
            na terapia com estrogênio, 823
            e progestina, 823

P

P450c11
    deficiência de, 361
P450c21
    deficiência de, 357
Paciente(s)
    de aborto, 967, 968
        aconselhamento das, 968
        cuidado pré-tratamento das, 967
PAI-1 (Inibidor 1 do Ativador de Plasminogênio), 135, 272, 538
PAPP-A (Proteína-A Plasmática associada à Gravidez), 312
Parto
    contracepção após, 1040
        risco de TEV, 1042
    endocrinologia do, 318
        aborto induzido, 331
        amadurecimento cervical, 330
        hemorragia após, 331
            PGs e, 331
        humano, 319
            metaloproteinases, 327
            regulação das PGs, 325
            respostas da ocitocina, 327
            e do miométrio, 327
        indução do trabalho de, 330
        período após, 335

tratamento do trabalho de, 330
  com inibição das PGs, 330
período após, 1037
  iniciação no, 1037
    de contracepção oral, 1037
  retorno após, 1037
    da ovulação, 1037
      de mulheres não amamentando, 1037
  TEV após, 1042
    risco de, 1042
      contracepção oral e, 1042
PBR (Receptor Periférico de Benzodiazepina), 39
PCR (Proteína C-reativa), 730
PCR (Reação em Cadeia da Polimerase), 20, 470, 1405
PDAY (*Pathobiological Determinants of Atherosclerosis in Youth*), 727
Pearl
  índice de, 939
Pelo(s)
  crescimento dos, 545
    biologia do, 545
      ciclo de, 546
      embriologia, 546
      controle do, 547
  remoção dos, 576
    permanentes, 576
      eletrólise, 576
      luz pulsada, 577
      terapias com *laser*, 577
PEPI (*Postmenopausal Estrogen-Progestin Interventions*)
  ensaio, 704
Perda
  auditiva, 880
    relacionada com a idade, 880
      terapia estrogênica e, 880
  de massa óssea, 764
    medicações que leva, à, 764
  de peso, 898, 909
    difícil de manter, 898
    medicamentos para, 909
  óssea, 736, 762, 810
    na transição perimenopáusica, 736
    prevenir, 810
      fitoestrogênios para, 810
    terapias alternativas para prevenir a, 762
      estatinas, 762
      tiazidas, 763
      tiazolidinedionas, 763
  recorrente, 1227-1258
    de gravidez inicial, 1227-1258
      causas infecciosas, 1255
      epidemiologia, 1228
      fatores ambientais, 1256
      fatores anatômicos, 1238
      fatores endócrinos, 1252
      fatores imunológicos, 1242
      inexplicada, 1257
      risco em mulheres jovens de, 1228
      trombofilias herdadas, 1249
Perfuração
  ovariana, 1350
    laparoscópica, 1350

Peso
  ganho de, 871, 1053
    contracepção oral e, 1053
    na terapia hormonal, 871
      pós-menopáusica, 871
  mudança de, 1102
    sistema de implante e, 1102
  perda de, 898, 909
    difícil de manter, 898
    medicamentos para, 909
  regulação do, 519
    e energia, 519
    SOP e, 519
Pessoa(s)
  obesas, 897
    leptina em, 897
PG (Prostaglandina), 256
  biossíntese das, 312
  e circulação fetal, 332
  e hemorragia, 331
    pós-parto, 331
  e respiração fetal, 333
  inibição das, 316, 330
    tratamento com, 330
      do trabalho de parto, 330
  metabolismo, 316
  produção de, 1265
    na endometriose, 1265
  regulação das, 325
  TX e, 315
PGD (Diagnóstico Genético Pré-Implantado), 1373, 1404
PGI$_2$ (Prostaciclina), 315
PGS (Triagem Genética Pré-implantação), 1406
PIF (Fator Inibidor da Prolactina), 640, 645
Pílula
  escolha da, 1047
  perdidas, 1049
    o que fazer, 1049
  uso de, 1048
Placentação
  implantação e, 263
  invasão e, 269
Planejamento Familiar, 937-975
  contracepção, 938
    aquecimento global e, 946
    e processo judicial, 947
    eficácia da, 938
      definição, 939
      falhas contraceptivas, 939
      medição, 939
    futuro, 947
    impacto do não uso, 945
      mundialmente, 944
    infecções e, 946
      sexualmente transmitidas, 946
    uso de contraceptivo, 941
      nos Estados Unidos, 941
Plaqueta(s)
  fator de crescimento derivado das, 222
Plasma
  medidas selecionadas no, 1463
  valores de laboratório de, 1463

Pneumotórax, 600
Pólipo(s)
  e sangramento anormal, 625
  endometriais, 1211
    infertilidade por, 1211
POMC (Pró-Opiomelanocortina), 303, 310, 894
População(ões)
  diferentes, 413
    dos marcos puberais, 413
    média de idade em, 413
  mais velha, 690, 694
    crescimento da, 690
    feminina, 694
  mundial atual, 692
    mudanças na, 692
POR (P450 Oxidorredutase)
  deficiência de, 368, 369, 379
  perfil hormonal associado à, 369
PPARγ (Receptor Ativado por Proliferadores de Peroxissoma Gama), 540
PR (Receptor de Progesterona), 68
Premarina, 771
PRF (Fator Liberador da Prolactina), 641
Primata(s)
  folículo ovariano da, 229
  ovário de, 225
    crescimento folicular no, 225
    desenvolvimento folicular no, 225
Primeira Infância
  eixo na, 400
  hipotálamo-hipofisário-gonadal, 400
Prímula
  nas ondas de calor, 807
Privação
  pós-menopáusica, 712
  do estrogênio, 712
    impacto da, 712
  sangramento pela, 610
    de progesterona, 610
    do estrogênio, 610
PRKO (Camundongos que Não Possuem os dois Receptores de Progesterona), 69
Problema(s)
  associados à puberdade, 417
    comuns, 417
  de crescimento, 433
    em adolescentes normais, 433
      baixa estatura, 434
      estatura alta, 436
  de excesso, 709
    de estrogênio, 709
      exposição sem oposição, 709
Processo
  judicial, 947
    contracepção e, 947
Produção
  de androgênio, 548
    hirsutismo e, 548
  estrogênica, 452
    bioensaios de, 452
Produto(s)
  endometriais, 137

Prófase
  da meiose I, 6
  da mitose, 5
Progesterona
  disruptura da, 611
    sangramento por, 611
  endógena, 666
    e câncer de mama, 666
  metabolismo da, 47
  na gravidez, 276
  no tratamento, 589
    da SPM, 589
    da TDPM, 589
  privação de, 610
    sangramento pela, 610
  receptor de, 67, 1075
    moduladores do, 1075
      para contracepção de emergência, 1075
  resistência à, 1267
    na endometriose, 1267
  sérica, 1195, 1437
    concentração de, 1195, 1437
  terapia com, 620
    no sangramento, 620
      anovulatório, 620
  transdérmica, 814
    na terapia hormonal, 814
      pós-menopáusica, 814
Progestina(s)
  componente dos contraceptivos, 992
    orais, 992
      de combinação, 992
  disponível, 781-782
    mundialmente, 781-782
  dispositivo com, 782
    intrauterino, 782
  efeito das, 855
    em regimes combinados, 855
  estrogênio e, 570, 628, 779, 819
    contraceptivos com, 570, 628
      para sangramento menstrual intenso, 628
    regimes de, 779
      contínuos, 779
      sequenciais, 779
    terapia com, 819
      benefícios do, 819
      riscos do, 819
  exógeno, 666
    e câncer de mama, 666
  impacto benéfico das, 860
    em tumores preexistentes, 860
  isolada, 1069
    minipílula de, 1069
      decisões clínicas, 1071
      eficácia, 1070
      ingestão da, 1070
      mecanismo de ação, 1069
      problemas, 1070
  no tratamento, 1278
    da endometriose, 1278
  para histerectomizadas, 783
  teste da, 819

Progestogenioterapia
  no sangramento, 619
    anovulatório, 619
Projeto Genoma Humano, 24
Prolactina
  adenomas secretores de, 1042
    contracepção oral e, 1042
  e câncer de mama, 667
  heterogeneidade da, 94
  na gravidez, 307, 639
  no líquido amniótico, 641
  PIF, 640
  PRF, 641
  receptor de, 641
  secreção de, 163, 639
    gravidez e, 639
Prolactinoma(s), 489
Prolapso
  de valva mitral, 1058
    contracepção oral e, 1058
PROS (Pediatric Research in Office Settings), 410, 418
Proteína(s)
  aminoácidos nas, 10
  associadas à gravidez, 292
  G, 51, 100, 103, 104
    receptores de, 51, 103
    sistema da, 100, 103, 104
      mutações no, 103, 104
  na gravidez, 311
    outras, 311
  reguladoras, 104
    acoplamento nas, 104
    alterações nas, 104
    dessensibilização nas, 104
    separação nas, 104
Proteômica, 25
Prova
  terapêutica, 1274
    diagnóstico por, 1274
      da endometriose, 1274
PSA (Antígeno Prostático Específico), 1298, 1299
PSG (Glicoproteína γ₁ específica da Gravidez), 312
PTH (Hormônio da Paratireoide), 732
Pubarca
  afro-americanas, 411
  americanas brancas, 411
Puberdade
  crescimento na, 399-443
    anormal, 399-443
      atraso da, 428
      problemas comuns associados à, 417
    normal, 399-443
      endocrinologia da, 400
      fisiologia da, 405
  desenvolvimento na, 399-443
    problema de crescimento, 433
      em adolescentes normais, 433
  eixo na, 402
    hipotálamo-hipofisário-gonadal, 402
  feminina, 417
    concentrações durante a, 417
      de hormônio sérico, 417

  precoce, 417
    classificação de, 419
      dependente das gonadotrofinas, 420
      incompleta, 421
      independente das gonadotrofinas, 420
    indicações para avaliação, 418
    tratamento da, 426
      dependente das gonadotrofinas, 426
      incompleta, 428
      independente das gonadotrofinas, 428
  secreção na, 195
    da gonadotrofina, 195
  uso na, 1043
    de contracepção oral, 1043
Pulmão
  câncer de, 869
    terapia hormonal e, 869
      pós-menopáusica, 869
  fetal, 333
    maturação do, 333
Pulso(s)
  de GnRH, 168, 169, 180
    controle dos, 169, 180
    ritmo dos, 168
Punção
  aspirativa, 681
    por agulha, 681
      na mama, 681

Q
QUICKI (Índice de Sensibilidade à Insulina), 529, 560
Quilomícrons, 34
Quimerismo, 390
Quimioterapia
  FOP e, 479
Quinase
  receptores de, 86

R
RA (Receptor Androgênico), 380
Radioterapia
  FOP e, 478
Raloxifeno
  na terapia hormonal, 786
  no tratamento, 746
    da osteoporose, 746
  tamoxifeno e, 677
  e inibidores da aromatase, 677
    para prevenção do câncer de mama, 677
Rastreamento
  do recém-nascido, 930
    para hipotireoidismo, 930
Rastreio
  com mamografia, 855
  mamográfico, 853
    efeito no, 853
      da terapia hormonal, 853
Reação
  acrossômica, 1314

Recém-Nascido
　alterações no, 930
　　tireoidianas, 930
　fisiologia no, 928
　　da tireoide, 928
　rastreamento do, 930
　　para hipotireoidismo, 930
Receptação
　do iodo radioativo, 917
　teste de, 917
Receptor(es)
　à progesterona, 1075
　　moduladores do, 1075
　　　para contracepção de emergência, 1075
　com atividade enzimática, 52
　　intrínseca, 52
　de androgênio, 70
　de leptina, 892
　de LH, 385
　　defeitos do, 385
　de NMDA, 403
　de prolactina, 641
　de proteína G, 51, 105
　de quinase, 86
　estrogênico, 786
　　moduladores seletivos de, 786
　　　arzoxifeno, 788
　　　bazedoxifeno, 789
　　　drogas em desenvolvimento, 789
　　　ospemifeno, 789
　　　raloxifeno, 786
　extranuclear, 67
　　ligante-membrana celular, 67
　　　atividade do, 67
　hormonal, 65
　　esteroide, 65
　　　passos no mecanismo do, 65
　intracelulares, 51
　regulação dos, 95, 100
　　ascendente, 95
　　descendente, 95, 100
　superfamília dos, 55
Recuperação
　de espermatozoides, 1331
Regulação
　da adenilato ciclase, 100
　　proteína G, 100, 103
　　　receptores de, 103
　　　sistema da, 100, 103
　　proteínas reguladoras, 104
　　　acoplamento nas, 104
　　　alterações nas, 104
　　　dessensibilização nas, 104
　　　separação nas, 104
　da função testicular, 1289
　　espermatogênese, 1289
　　hormonal, 1291
　das PGs, 325
　do ciclo menstrual, 201-246
　dos hormônios trópicos, 87
　　fatores de, 87
　　　autócrina, 87
　　　parácrina, 87

　　dos receptores, 95, 100
　　　ascendente, 95
　　　descendente, 95, 100
Relatório(s) Epidemiológico(s)
　interpretação de, 1457-1461
　　guia de termos usados, 1459
　　　CI, 1459
　　　número necessário a tratar, 1459
　　　odds ratio, 1459
　　　risco, 1459, 1460
　　　　atribuível, 1460
　　　　relativo, 1459
　　　valor P, 1459
　　hierarquia dos estudos, 1457
　　　em ordem decrescente, 1457
　　　não experimentais, 1457
　　　observacionais, 1457
　　　randomizados controlados, 1457
　　　relatos clínicos, 1458
　　　sem intervenção, 1457
　　pontos importantes, 1459
　　possíveis confundidores, 1458
　　viés de importância, 1458
Relaxamento
　técnicas de, 589
　　no tratamento, 589
　　　da SPM, 589
　　　da TDPM, 589
Relaxina
　na gravidez, 306
Remoção
　de DIU, 1148
　　deslocado, 1149
　　　encontrar o, 1149
　　inclusos, 1149
　de sistemas de implantes, 1103, 1107
　　técnicas de, 1107
　　　com dedos, 1110
　　　com instrumentos, 1108
　　　difíceis, 1110
　　　reinserção, 1112
　dos pelos, 576
　　permanentes, 576
　　　eletrólise, 576
　　　luz pulsada, 577
　　　terapias com *laser*, 577
Renina
　redução dos níveis de, 825
　　na terapia com estrogênio, 825
　　e progestina, 825
Reparo
　de varicocele, 1329
Reprodução
　contracepção oral e, 1034
　　aborto espontâneo, 1036
　　após descontinuação da, 1035
　　resultado da gravidez, 1036
　　uso inadvertido, 1034
　　　no ciclo da concepção, 1034
　　　no começo da gravidez, 1034
　e a tireoide, 913-933
　　fisiologia normal, 913
　　　alterações funcionais, 915
　　　　com o envelhecimento, 915

　　glândula, 925
　　e gravidez, 925
　hipertireoidismo, 920, 931
　　diagnóstico de, 921
　　na gravidez, 931
　　tratamento, 922
　hipotireoidismo, 917, 930, 932
　　diagnóstico de, 919
　　na gravidez, 932
　　rastreamento do recém-nascido para, 930
　　tratamento, 920
　nódulos de, 923
　　aspiração com agulha fina, 925
　　dados, 925
　　　clínicos, 925
　　　epidemiológicos, 925
　　estratégia diagnóstica, 925
　osteoporose, 922
　　e excesso de T_4, 922
　testes das funções, 916
　　avaliação laboratorial, 917
　　de receptação do iodo radioativo, 917
　　FT_4, 916
　　FTI, 916
　　RT_3, 916
　　T_3 total, 916
　　T_7, 916
　　TRAb, 916
　　TSH, 916
　　TT_4, 916
　fisiologia da, 1-335
　　biologia molecular, 3-28
　　　para clínicos, 3-28
　　biossíntese hormonal, 29-104
　　　mecanismo de ação, 29-104
　　　metabolismo, 29-104
　　ciclo menstrual, 201-246
　　　regulação do, 201-246
　　endocrinologia, 275-335
　　　da gravidez, 275-335
　　fertilização, 247-273
　　implantação, 247-273
　　neuroendocrinologia, 159-199
　　ovário, 105-121
　　transporte, 247-273
　　　do óvulo, 247-273
　　　dos espermatozoides, 247-273
　　útero, 123-157
　leptina e, 903
Reserva
　ovariana, 1381
　e TRA, 1381
Resistência
　à insulina, 528, 560, 1061
　　contracepção oral e, 1061
　　em mulheres, 560
　　　com hirsutismo, 560
　　SOP e, 528
　ao tamoxifeno, 77
　　mecanismos de, 77
Respiração
　fetal, 333
　　PGs e, 333

Resposta(s)
  clínica, 1083, 1088
    a contracepção, 1083, 1088
      transdérmica, 1088
      vaginal, 1083
  endometriais, 610
    aos hormônios esteroides, 610
      farmacológica, 610
      fisiológica, 610
  no parto humano, 327
    da ocitocina, 327
    do miométrio, 327
  placebo, 588
    no tratamento, 588
      da SPM, 588
      da TDPM, 588
Ressecção
  transuretral, 1329
    de duto ejaculatório, 1329
Retangularização
  da vida, 694
Reversibilidade
  da esterilização, 962
RIA (Radioimunoensaios Diretos), 525
Ritmo
  dos pulsos, 168
    de GnRH, 168
ROD (Reserva Ovariana Diminuída), 1181
  FIV na, 1378
ROSNI (Injeção Nuclear de Espermátide Redonda), 1398
RPR (Reagina Plasmática Rápida), 1193
RR (Risco Relativo)
  de TEV, 1012
    contracepção oral e, 1012
RT$_3$ (Triiodotironina Reverso), 914, 916
Russel Marker, 977
RUTH (Raloxifene Use for the Heart)
  ensaio, 787

S

Sangramento
  após aborto, 971, 972
    uterino disfuncional, 972
  contracepção oral e, 1049, 1051
    de escape, 1051
    menstrual, 1049
      evitando, 1049
  menstrual intenso, 627
    outros tratamentos para, 627
      ablação endometrial, 629
      ácido tranexâmico, 629
      agonistas do GnRH, 628
      AINEs, 627
      contraceptivos com estrogênio e progesterona, 628
      SIU-LNG, 628
  menstrual normal, 605
    mecanismos que controlam, 607
      a cessação da menstruação, 607
      o início da menstruação, 607
  na terapia hormonal, 816
    pós-menopáusica, 816
      manejo do, 816
  uterino anormal, 603-634
    anovulatório, 611, 619
      fisiopatologia do, 611
      tratamento de, 619
    avaliação diagnóstica de, 614
      amostragem endometrial, 617
      exame por imagem, 617
      laboratorial, 616
    diagnóstico diferencial de, 612
    hiperplasia endometrial, 623
    por outras causas, 624
      tratamento de, 624
    respostas endometriais, 610
      aos hormônios esteroides, 610
    terminologia, 604
Sangue
  medidas selecionadas no, 1463
  valores de laboratório de, 1463
SAP (Polipeptídio Ativador da Esteroidogênese), 39
SART (Society for Assisted Reproductive Technology), 1410
  diretrizes, 1411
SCP2 (Proteína 2 Transportadora de Esterol), 39
Screening
  mamografia de, 682
    acrescentando à, 685, 686
      MRI, 686
      ultrassom, 685
    digital, 685
    eficácia da, 683
  para câncer de mama, 687
Secreção
  da gonadotrofina, 172, 195, 514, 527
    anormal, 527
      SOP e, 527
    hipofisária, 172
    na infância, 195
    na puberdade, 195
    na vida fetal, 195
    SOP e, 514
  da insulina, 516
    SOP e, 516
  de GnRH, 164, 166
    hipotálamo e, 164
      controle dos pulsos de GnRH, 169, 180
      ritmo dos pulsos de GnRH, 168
  de prolactina, 163, 639
    e gravidez, 639
SEER (Surveillance, Epidemiology, and End Results), 757
Segurança
  dos abortos, 965
    induzidos, 965
Sela Vazia
  síndrome da, 494
Sêmen
  parâmetros do, 1322
    e prognóstico, 1322
      na infertilidade, 1322
  qualidade do, 1193
    anormalidades da, 1193
  testicular, 1332
    aspiração de, 1332
    extração de, 1332
  viscosidade do, 1312
Septo
  vaginal, 464
    transverso, 464
      amenorreia por, 464
SERMS (Moduladores Seletivos do Receptor de Estrogênio), 79, 1336
Sexo
  doença e, 705
    na menopausa, 705
Sexualidade
  e menopausa, 704
    doença, 705
    e sexo, 705
    esterilização e, 961
SF-1 (Fator Esteroidogênico-1), 89, 286, 341
SHBG (Globulina Ligadora de Hormônios Sexuais), 43, 73, 549, 709, 1095, 1298
Sheenan
  síndrome de, 494
SHEO (Síndrome Ovariana da Hiperestimulação), 538, 1343, 1377, 1397
  gonadotrofinas e, 1363
SI
  prefixos do, 1462
  símbolos, 1462
SIA (Síndrome da Insensibilidade aos Andrógenos), 383, 450
  amenorreia por, 467
  completa, 381
  imcompleta, 382
Sinalização
  periférica, 404
    do eixo hipotálamo-hipofisário-gonadal, 405
      leptina, 405
      outros sinais metabólicos, 405
Síndrome(s)
  da regressão testicular, 375
  da sela vazia, 494
  de Asherman, 451, 469, 1209, 1241
    amenorreia por, 469
    infertilidade por, 1209
    perda de gravidez por, 1241
  de Cushing, 435, 532, 563, 566, 567
    ACTH dependente, 567
    ACTH independente, 567
    em mulheres com hirsutismo, 563
      diagnóstico, 563
      identificando a causa da, 566
    por excesso de androgênio, 532
  de Kallmann, 504
  de Klinefelter, 389, 1302
    e variantes, 389
    infertilidade masculina por, 1302
  de Mayer-Rokitansky-Küster-Hauser, 372, 465
    amenorreia por, 465
  de McCune-Albright, 428
    em meninas, 428
  de resistência severa, 532
    à insulina, 532
      por excesso de androgênio, 532

de Sheehan, 494
de Swyer, 373, 473
   amenorreia por, 473
de Turner, 386, 471
   amenorreia por, 471
   e variantes, 386
galactorreicas, 647
   galactorreia, 647
      diagnóstico diferencial de, 647
      problema clínico da, 650
Sinéquia(s)
   intrauterinas, 469, 1209, 1241
      amenorreia por, 469
      infertilidade por, 1209
      perda de gravidez por, 1241
Sistema(s)
   cardiovascular, 792
      efeito no, 792
         da tibolona, 792
   da proteína G, 100, 103
      mutações no, 103
   de classificação, 1275
      da endometriose, 1275
   de coagulação, 1006
      contracepção oral e, 1006
   de contracepção, 1092
      de haste única, 1113
      de implante, 1092
         aceitação pelas usuárias, 1112
         aconselhamento, 1113
         contraindicações, 1093, 1094
            absolutas, 1093
            relativas, 1094
         desvantagens, 1097
         efeitos, 1099, 1100, 1101
            colaterais, 1101
            menstruais, 1099
            metabólicos, 1100
            sobre a fertilidade futura, 1101
         eficácia, 1098
         estudo de vigilância
            pós-comercialização, 1103
         gravidez ectópica, 1099
         indicações, 1093
         inserção, 1103, 1105, 1107
            complicações da, 1107
            técnica de, 1105
         mecanismo de ação, 1095
         razões para descontinuação, 1112
         remoção, 1103, 1107
            técnicas de, 1107
         vantagens, 1096
   de duas células, 41
   de estadiamento, 1275
      da endometriose, 1275
   de internalização, 52
   folículo antral, 208
      da interleucina-1, 223
      de duas células, 208
      de *feedback*, 212
   intra-hipofisário, 173
      autócrino-parácrino, 173
         ativina, 173
         folistatina, 173

         inibina, 173
         mensageiro, 85
            de cálcio, 85
         mülleriano, 124
            desenvolvimento do, 124
         renina-angiotensina, 311
            na gravidez, 311
SIU (Sistema Intrauterino)
   contraceptivo, 782
SIU-LNG (Sistema Intrauterino de Liberação de Levonorgestrel), 623, 1132, 1430
   benefícios com, 1134, 1135
      não contraceptivos, 1134
   efeitos colaterais, 1137
      Actinomyces, 1141
      infecções, 1139
   gravidez, 1141
      com DIU *in situ*, 1141
   tratamento com, 156, 628
      de leiomiomas, 156
      de sangramento menstrual, 628
         intenso, 628
SNC (Sistema Nervoso Central), 340
   diferenciação do, 352
      sexual, 352
SNP (Polimorfismos de Nucleotídeo Único), 410
   chips de, 20
Somatostatina, 304
Somito(s)
   cervicotorácicos, 373
      displasia dos, 373
         Mülleriana, 373
         renal, 373
Sono
   apneia do, 876
      terapia estrogênica e, 876
SOP (Síndrome do Ovário Policístico), 445, 507-543, 551, 1335, 1397
   diagnóstico da, 523
      disfunção, 526
         menstrual, 526
         ovulatória, 526
      hiperandrogenemia, 525
         clínico, 526
      ovários policísticos, 527
   excesso de androgênio, 530
      outros distúrbios por, 530
      exclusão de, 530
   fisiopatologia, 513
      androgênio, 520
         ação do, 520
         síntese da, 520
      considerações genéticas, 522
      gonadotrofina, 514
         ação da, 514
         secreção da, 514
      insulina, 516
         ação da, 516
         secreção da, 516
      regulação do peso, 519
         e energia, 519
   outras características da, 527
      dislipidemia, 529

      gonadotrofina, 527
         secreção anormal da, 527
      insulina, 528
         resistência à, 528
      obesidade, 529
   perda de gravidez por, 1253
      recorrente, 1253
   tratamento clínico, 534
      anormalidades menstruais, 535
         e risco de câncer endometrial, 535
      anormalidades metabólicas, 538
         e risco de saúde associados, 538
      com metformida, 541
         indicações para, 541
      estilo de vida, 534
         mudança no, 535
      hirsutismo, 536
      infertilidade, 537
SOPC, *ver* SOP
Soro
   medidas selecionadas no, 1463
   valores de laboratório de, 1463
Southern blot
   análise, 19
SPA (Síndrome Poliendócrina Autoimune Específica), 460
SPGA (Síndrome Poliglandular Autoimune), 477
SPM (Síndrome Pré-Menstrual), 718
   critérios diagnósticos, 582
   fisiopatologia, 585
   tratamento, 587, 588
      agonistas do GnRH, 589
      alprazolam, 589
      CO, 589
      escolha do, 590
      espironolactona, 589
      exercícios, 589
      progesterona, 589
      resposta placebo, 588
      SRIs, 588
      técnicas de relaxamento, 589
SPO, *ver* SOP
SRIs (Inibidores da Recaptação da Serotonina), 587
   no tratamento, 588
      da SPM, 588
      da TDPM, 588
SRY
   humano, 341
SSRIs (Inibidores Seletivos de Recaptação da Serotonina), 738, 800
StAR (Proteína Reguladora Esteroidogênica Aguda), 39, 379, 481
STAR (*Study of Tamoxifen and Raloxifene*)
   ensaio, 679, 787
Substituta
   gestacional, 1422
Subvirilização
   XY, 392
Sulfatase
   placentária, 289
      deficiência de, 289

Suprarrenal(is)
  neoplasmas do, 552
    secretores de androgênio, 552
SWAN (Study of Women's Health Across the Nation), 703
Swyer
  síndrome de, 373, 473
    amenorreia por, 473
SXF (Síndrome do X Frágil), 475

T

T_3 (Triiodotironina), 914
  total, 916
T_4 (Tiroxina), 914
  excesso de, 922
    osteoporose e, 922
T_7, 916
Tabela de Bayley-Pinneau
  para meninas, 438-439
    com crescimento, 440-441, 442-443
      acelerado, 440-441
      atrasado, 442-443
    na média, 438-439
Tabela(s) de Vida
  análise de, 939
TAF (Função de Ativação da Transcrição), 58, 65
Tamoxifeno
  antoestrogênico, 73
  e inibidores da aromatose, 681
    sintomas vasomotores com, 681
      em sobreviventes de câncer de mama, 681
  e raloxifeno, 677
    e inibidores da aromatose, 677
      para prevenção do câncer de mama, 677
  eficácia do, 77
    em tumores negativos, 77
      para ER, 77
  mecanismos de ação do, 75
  problemas com, 671
    ginecológicos, 671
  resistência ao, 77
    mecanismos de, 77
  tratamento com, 76, 671
    do câncer de mama, 76, 671
Tanicito(s), 183
Tanner
  estadiamento, 424
TBG (Globulina Ligadora de Tiroxina), 915
TCB (Temperatura Corporal Basal), 1194, 1334
TCu-380A
  técnica para o, 1145
TDAH (Transtorno de Déficit de Atenção/Hiperatividade), 472
TDPM (Transtorno Disfórico Pré-Menstrual)
  critérios diagnósticos, 582
  fisiopatologia, 585
  tratamento, 587
    agonistas do GnRH, 589
    alprazolam, 589
    CO, 589

escolha do, 590
espironolactona, 589
exercícios, 589
progesterona, 589
resposta placebo, 588
SRIs, 588
técnicas de relaxamento, 589
TDS (Transtornos do Desenvolvimento Sexual), 354
  46,XX, 354, 355
    excesso de andrógenos, 357, 368, 370
      origem fetal, 357
      origem fetoplacentária, 368
      origem materna, 370
    genital, 372
      outros, 372
    gonadal, 355
      disgenesia gonadal, 356
      ovotesticular, 355
      testicular, 356
    hiperandrogenismo gestacional, 370
    ovariano, 355
    tratamento da HCSR, 363
  46,XY, 373
    da ação dos andrógenos, 380
    da síntese de andrógenos, 375
    defeitos do receptor, 385
      de LH, 385
      do AMH, 385
      e de seu receptor, 385
    gonadal, 373
      testicular, 373
  ligados aos cromossomos sexuais, 386
    45,X, 386
    45,X/46,XY, 389
    45,XX/46,XY, 389
    47,XXY, 389
    disgenesia gonadal, 389
      mista, 389
    quimerismo, 390
    síndrome e variantes, 386, 389
      de Klinefelter, 389
      de Turner, 386
TEAM (Tamoxifen Exemestane Adjuvant Multinational)
  ensaio, 675
Teca-Luteína
  cistos da, 371
Tecido
  adiposo, 888
    fisiologia do, 888
  ovariano, 1423
    criopreservação de, 1423
Técnica(s)
  de biologia molecular, 18
    análise Southern blot, 19
    animais transgênicos, 22
    CHIP, 21
    clonagem de DNA, 21
    hibridização, 19
    modelos animais knockout, 23
    PCR, 20
    tecnologia de chips microarray, 20

de esterilização, 954
  feminina, 954
    minilaparotomia, 960
    oclusão tubária, 955, 956
      com clipes e anéis, 956
      por métodos eletrocirúrgicos, 955
    via de acesso, 960
      transcervical, 960
      vaginal, 961
de relaxamento, 589
  no tratamento, 589
    da SPM, 589
    da TDPM, 589
Tecnologia
  de chips, 20
  microarray, 20
Telarca
  afro-americanas, 411
  americanas brancas, 411
  prematura, 423
Telófase
  da meiose I, 6
  da mitose, 5
Tempo
  hipótese do, 835
Terapia
  estrogênica, 876
    e apneia do sono, 876
    e asma, 877
    e cavidade oral, 879
    e doenças reumáticas, 878
    e osteoartrite, 879
    e perda auditiva, 880
      relacionada com a idade, 880
    e visão, 880
  no sangramento, 620
    anovulatório, 620
      com estrogênio, 620
      com progesterona, 620
Terapia Hormonal
  na FOP, 482
  no câncer de mama, 669
    tamoxifeno, 669, 671
  pós-menopáusica, 769-883
    abordagem clínica da, 882
    agonistas/antagonistas de estrogênio, 786
      seletivos, 786
    alternativas, 804
      para onda de calor, 806
    benefícios potenciais da, 878
      cavidade oral, 879
      doenças reumáticas, 878
      osteoartrite, 879
      perda auditiva, 880
      visão, 880
    câncer, 866, 868, 869
      colorretal, 868
      de colo do útero, 869
      de ovário, 866
      de pulmão, 869
    câncer de mama e, 842
      e mutações nos genes BRCA, 861
      efeito no rastreio mamográfico, 853
      impacto na densidade mamária, 850

plausibilidade biológica, 842
prevalência de, 860
progestinas em regimes combinados, 855
resultados de, 848
resultados de estudos observacionais, 843
WHI, 845
com estrogênio, 819
   benefícios da, 819
   riscos da, 819
com progestina, 819
   benefícios da, 819
   riscos da, 819
demência, 877
   e cognição, 877
descontinuada, 881
   abruptamente, 881
   gradualmente, 881
dietas, 882
   e níveis sistêmicos do estrogênio, 882
efeitos metabólicos, 870
estrogênica, 876, 877
   e apneia do sono, 876
   e asma, 877
formulações de estrogênio, 772
   rotas de administração, 772
ganho de peso, 871
história, 770
hormônios bioidênticos, 801
julgamento clínico, 872
   câncer de mama, 872
   câncer endometrial, 872
   endometriose, 872
   tumores endometrioides, 872
melanoma maligno, 870
mulheres, 875, 881
   com diabetes melito, 875
   com doença hepática, 875
   mais velhas, 881
na presença, 876
   de fibroides, 876
   de leiomiomas, 876
naturais, 804
   DHEA, 815
   erva-de-são-joão, 809
   estriol, 814
   fitoestrogênios, 805, 809, 810, 811
   ginkgo biloba, 808
   papel do equol, 813
   progesterona transdérmica, 814
neoplasia endometrial, 863
ondas de calor, 799
   opções de tratamento, 799
outras condições, 878
receptor estrogênico, 786
   moduladores seletivos de, 786
sangramento na, 816
   manejo do, 816
tempo da terapia, 880
tibolona, 790
tratamento com androgênios, 783
Terapia Medicamentosa
  dos leiomiomas, 153
    com agonistas de GnRH, 154
     e adição de esteroide, 155

efeitos colaterais, 154
com antagonistas de GnRH, 156
com embolização, 156
  da artéria uterina, 156
com mifepristona, 156
com ultrassonografia, 157
SIU-LNV, 156
Teriparatide
  tratamento com, 761
  da osteoporose, 761
TESE (Extração Testicular de Espermatozoides), 386, 1309, 1373
Teste(s)
  da função, 485, 916
    da tireoide, 916
     avaliação laboratorial, 917
     de receptação do iodo radioativo, 917
     FT_4, 916
     FTI, 916
     RT_3, 916
     T_3 total, 916
     T_7, 916
     TRAb, 916
     TSH, 916
     TT_4, 916
    hipofisária, 485
  da progestina, 819
  de anticorpo à *Chlamydia*, 1216
    na infertilidade, 1216
     por aderências anexiais, 1216
     por oclusão tubária, 1216
  de estimulação, 563
    com ACTH, 563
  de reserva ovariana, 1180
    AMH, 1183
    CFA, 1184
    combinados, 1185
    concentrações basais, 1181
     de estradiol, 1181
     de FSH, 1181
    inibina B, 1183
    outros, 1185
    TPSS, 1182
    volume ovariano, 1184
  diagnósticos na osteoporose, 740
    FRAX®, 741
    marcadores bioquímicos, 742
     do metabolismo ósseo, 742
    osteopenia deve ser tratada, 741
  especializados, 1313
    na infertilidade masculina, 1313
     bioquímicos, 1315
     CASA, 1314
     ensaio de ligação à zona humana, 1314
     espermatozoides, 1313, 1314, 1315
      autoanticorpos aos, 1313
      DNA dos, 1315
      ensaio de penetração de, 1314
      estrutura da cromatina, 1315
      reação acrossômica, 1314
Testículo(s)
  desenvolvimento do, 345
  diferenciação do, 345

no estágio de diferenciação, 108
do ovário fetal, 108
Testosterona
  concentração sérica de, 557
  e hirsutismo, 557
  na mulher, 557
TEV (Tromboembolismo Venoso), 773, 774
  contracepção oral e, 1008
  e trombofilias, 1012
  incidência real de, 1012
  RR de, 1012
  controvérsia do, 1089
   na contracepção, 1089
   transdérmica, 1089
  pós-parto, 1042
   risco de, 1042
   contracepção oral e, 1042
TF (Fator Tissular), 135
TGF-α (Fator Transformador de Crescimento Alfa), 64, 139
TGF-β (Fator de Transformação do Crescimento β), 87, 134, 140, 203, 346, 475
Tibolona
  na terapia hormonal, 790
  efeito da, 791, 792, 794
   na mama, 795
   no diabetes, 794
   no sistema cardiovascular, 792
   no útero, 795
   nos ossos, 798
   nos sintomas menopáusicos, 791
  química da, 790
  tratamento com, 760
   da osteoporose, 760
TIMP (Inibidor Específico do Tecido), 134, 241, 271
Tireoide
  contracepção oral e, 1034
  e câncer de mama, 667
  reprodução e a, 913-933
   fisiologia normal, 913
    alterações funcionais, 915
     com o envelhecimento, 915
   glândula, 925
    e gravidez, 925
   hipertireoidismo, 920, 931
    diagnóstico de, 921
    na gravidez, 931
    tratamento, 922
   hipotireoidismo, 917, 930, 932
    diagnóstico de, 919
    na gravidez, 932
    rastreamento do recém-nascido para, 930
    tratamento, 920
   nódulos de, 923
    aspiração com agulha fina, 925
    dados, 925
     clínicos, 925
     epidemiológicos, 925
     estratégia diagnóstica, 925
   osteoporose, 922
    e excesso de T_4, 922
   testes das funções, 916
    avaliação laboratorial, 917

de receptação do iodo radioativo, 917
FT₄, 916
FTI, 916
RT₃, 916
T₃ total, 916
T₇, 916
TRAb, 916
TSH, 916
TT₄, 916
transtornos da, 530
por excesso de androgênio, 530
Tireoidite
pós-parto, 933
Tireoidopatia(s), 454
TNF (Fator de Necrose Tumoral), 210
TNF-α (Fator de Necrose Tumoral-α), 134, 138, 223, 309, 520, 1263
tPA (Ativador do Plasminogênio Tecidual), 538
TPCC (Teste de Provocação com Citrato de Clomifeno), 1182
TRA (Técnicas Reprodutivas Assistidas), 1169, 1172, 1224, 1289, 1373-1425, 1429
captação de oócitos, 1394
maturação dos, 1395
cirurgia tubária na era da, 1216
obstrução tubária, 1217, 1218
distal, 1217
proximal, 1218
reversão da esterilização, 1217
cultura de embriões, 1401
eclosão assistida, 1407
PGS, 1404
e infertilidade masculina, 1331
espermatozoides, 1331
aspiração epididimal de, 1331
recuperação de, 1331
sêmen testicular, 1332
aspiração de, 1332
extração de, 1332
embrião, 1408, 1412
criopreservação de, 1412
gestação múltipla, 1414
prole da FIV, 1415
resultados da FIV, 1413
transferência de, 1408
diretrizes, 1410
estimulação ovariana, 1384
esquemas de, 1384
ciclo natural, 1385
citrato de clomifeno, 1385
com agonista do GnRH, 1391
com gonadotrofina, 1386, 1390
com agonista do GnRH, 1390
inibição com agonista do GnRH, 1386
fase lútea, 1411
suporte à, 1411
fatores prognósticos, 1379
desempenho reprodutivo, 1382
pregresso, 1382
diagnóstico, 1382
idade materna, 1379
outros, 1383
reserva ovariana, 1381

fertilização, 1397
captação de espermatozoides, 1398
técnicas de, 1398
ICSI, 1400
FIV, 1374
avaliação antes de, 1384
indicações da, 1374
GIFT, 1422
oócitos, 1418, 1419, 1421
criopreservação de, 1423
doação de, 1418
indicações, 1418
resultados da, 1421
substituta gestacional, 1422
doadores, 1419, 1421
receptoras de, 1419
tecido ovariano, 1423
criopreservação de, 1423
ZIFT, 1422
TRAb (Anticorpos Receptores de TSH), 916
Trabalho de Parto
indução do, 330
e amadurecimento, 330
cervical, 330
e circulação fetal, 332
e respiração fetal, 333
tratamento do, 330
com inibição, 330
das PG, 330
Tradução
dos genes, 15
Transcrição
dos genes, 13
fatores de, 15
Transferência
de embriões, 1408
diretrizes, 1410
ASRM, 1411
SART, 1411
Transição
lúteo-folicular, 242, 244
eventos na, 244
perimenopáusica, 689-768
definição, 697
estrogênio, 709
problemas de excesso de, 709
menopausa, 702, 704
idade da, 702
sexualidade e, 704
mulheres saudáveis, 701
rastreamento médico preventivo de, 701
ondas de calor, 715
osteoporose, 732
bifosfanatos, 754, 756
calcitonina, 759
estrôncio, 760
fisiopatologia da, 733
fluoreto, 760
Forteo, 761
mensuração da densidade óssea, 739
modificações nos estilos de vida, 763
perda óssea na, 736
sinais, 736
sintomas, 736

suplementação de cálcio, 747
terapias para prevenir perda óssea, 762
teriparatide, 761
testes diagnósticos, 740
tibolona, 760
tratamento, 742
com agonistas-antagonistas do estrogênio, 746
hormonal, 742
vitamina D, 749
perda de massa óssea por medicações, 764
manejo de não respondente à terapia hormonal, 766
níveis sanguíneos de estrogênio, 766
Transplante
de órgãos, 1063
contracepção oral e, 1063
Transporte
do óvulo, 247-273
do oócito, 254
etapas fundamentais no, 257
dos espermatozoides, 247-273, 1304
capacitação, 251
doenças do, 1304
infertilidade por, 1304
etapas fundamentais no, 253
muco cervical, 251
estrutura do, 251
sanguíneo, 43
dos esteroides, 43
Transtorno(s)
alimentar(es), 497, 498, 1062
desnutrição decorrente, 434
e gravidez, 500
da tireoide, 530
por excesso de androgênio, 530
de excesso de androgênio, 533
além de SOP, 533
exclusão de, 533
do desenvolvimento, 355
gonadal, 355
ovariano, 355
hemorrágicos, 626
e sangramento uterino, 624
anormal, 624
menstruais, 579-602
asma pré-menstrual, 600
dismenorreia, 590
enxaqueca menstrual, 595
epilepsia catamenial, 598
hemoptise catamenial, 600
hemotórax, 600
pneumotórax, 600
SPM, 580
TDPM, 580
visões históricas, 579
da menstruação, 579
das mulheres menstruadas, 579
Trato
da dopamina, 169
da norepinefrina, 170
genital, 450, 463
de saída, 450
avaliação do, 450
na amenorreia, 450

distúrbios do, 463
　agenesia Mülleriana, 465
　atresia cervical, 464
　estenose cervical, 469
　hímen imperfurado, 464
　septo vaginal transverso, 464
　síndrome de Mayer-Rokitansky-Küster-Hauser, 465

Trevo
　vermelho, 806
　　nas ondas de calor, 808

TRH (Hormônio Liberador da Tirotrofina), 143, 161, 284, 293, 334, 455, 641, 915

Trombofilia(s)
　herdadas, 1249
　　perda de gravidez por, 1249
　　　recorrente, 1249
　TEV e, 1012
　　contracepção oral e, 1012

Trombose
　arterial, 1013
　　contracepção oral e, 1013
　　　AVE, 1015
　　　infarto do miocárdio, 1014
　CO e, 1021
　venosa, 839
　　e terapia hormonal, 839
　　　pós-menopáusica, 839

TSEC (Complexo Estrogênico do Tecido Seletivo), 747, 790

TSH (Hormônio Estimulante da Tireoide), 81, 144, 161, 214, 409, 454, 510, 643, 913, 916

TT$_4$ (Tiroxina Total), 916

TTOG (Teste de Tolerância à Glicose Oral), 529

Tumor(es)
　da hipófise, 509
　　e anovulação, 509
　endometrioides, 872
　　terapia hormonal e, 872
　　　pós-menopáusica, 872
　negativos, 77
　　para ER, 77
　　　eficácia do tamoxifeno em, 77
　preexistentes, 860
　　impacto benéfico em, 860
　　　das progestinas, 860
　produtor de androgênio, 558
　　avaliação da suspeita de, 558
　　　na mulher com hirsutismo, 558
　secretores de androgênio, 531
　　ovarianos, 531
　　suprarrenais, 531

Turner
　síndrome de, 386, 471
　　amenorreia por, 471
　　e variantes, 386

TX (TX)
　e PG, 315

U

Ulipristal
　acetato de, 1076
　　para contracepção, 1076
　　　de emergência, 1076

Ultrassom
　transvaginal, 1230
　　valor prognóstico de, 1230
　　　na gravidez inicial, 1230

Ultrassonografia
　acrescentando à mamografia, 854
　tratamento com, 157
　　de leiomiomas, 157

Urina
　medidas selecionadas na, 1462
　valores de laboratório de, 1462

USTV (Ultrassonografia Transvaginal), 1200
　medida através da, 818
　　da espessura endometrial, 818
　na gravidez ectópica, 1435
　na infertilidade, 1204
　　por anormalidades uterinas, 1204
　　　anatômicas, 1204
　　　funcionais, 1204

Útero, 123-157
　anormalidades do, 145
　　anatômicas, 145
　　　arqueado, 149
　　　associada ao DES, 149
　　　bicorno, 148
　　　diagnóstico acurado das, 149
　　　didelfo, 148
　　　duplo, 148
　　　muito raras, 149
　　　septados, 149
　　　unicorno, 148
　avaliação do, 450
　　na amenorreia, 450
　distúrbios do, 463
　　aderências, 469
　　　intrauterinas, 469
　　SIA, 467
　　síndrome, 469
　　　de Asherman, 469
　　sinéquias, 469
　　　intrauterinas, 469
　efeito no, 795
　　da tibolona, 795
　endométrio no ciclo ovulatório, 125
　　alterações histológicas do, 125
　　　endométrio menstrual, 127
　　　fase de colapso endometrial, 133
　　　fase de implantação, 131
　　　fase proliferativa, 128
　　　fase secretora, 130
　　　menstruação normal, 136
　　　vasculatura uterina, 127
　envelhecimento e o, 1179
　eventos endometriais-menstruais, 137
　　teoria teleológica dos, 137
　fibroides uterinos, 150
　leiomiomas, 150
　　função reprodutiva e, 152
　　terapia medicamentosa dos, 153
　sistema mülleriano, 124
　　desenvolvimento do, 124
　um órgão endócrino, 137, 145
　　decídua, 143
　　produtos endometriais, 137

V

Valor(es)
　de laboratório, 1462, 1463
　　de medidas selecionadas, 1462, 1463
　　　na urina, 1462
　　　no plasma, 1463
　　　no sangue, 1463
　　　no soro, 1463

Valva
　mitral, 1058
　　prolapso de, 1058
　　　contracepção oral e, 1058

Varicocele(s)
　1, 1329
　　reparo de, 1329
　infertilidade por, 1303

Vasculatura
　uterina, 127

Vasectomia, 963

Vasodilatação
　dependente do endotélio, 820
　　na terapia com estrogênio, 820
　　　e progestina, 820
　independente do endotélio, 822
　　na terapia com estrogênio, 822
　　　e progestina, 822

Vasoepididimostomia, 1328

Vasovasostomia, 1328

VEGF (Fator de Crescimento Endotelial Vascular), 132, 142, 222, 236, 265, 1263

Vesícula
　biliar, 1058
　　doença da, 1058
　　　contracepção oral e, 1058

Via de Acesso
　para esterilização, 960
　　transcervical, 960
　　vaginal, 961

Vida Fetal
　eixo na, 400
　　hipotálamo-hipofisário-gonadal, 400
　secreção na, 195
　　da gonadotrofina, 195

Vigilância
　contracepção oral e, 1047

VIP (Peptídeos Intestinais Vasoativos), 164

Virilização
　XX, 392

Visão
　terapia estrogênica e, 880

Vitamina
　D, 749
　　na osteoporose, 749

VLDL (Lipoproteínas de Densidade Muito Baixa), 34

Volume
　ovariano, 1184

VPN (Valor Preditivo Negativo), 1181

VPP (Valor Preditivo Positivo), 1181

W

WELL-HART *(Women's Estrogen-progestin Lipid-Lowering Hormone Atherosclerosis Regression Trial)*, 834
WHI *(Women's Health Initiative)*, 719, 722, 828
  e AVE, 831
  fraturas, 743
    resultados de, 743
  no câncer de mama, 845
    uso de hormônios, 846
      a longo prazo, 846
WHIMS *(Women's Health Initiative Memory Study)*, 877
WHO (Organização Mundial da Saúde), 1008
WISDOM *(Women's International Study of Long Duration Oestrogen after the Menopause)*, 719
WISE *(Women's Ischemia Syndrome Evaluation)*, 728
Wolff
  dutos de, 347, 348
    desenvolvimento dos, 348

X

X
  herança ligada ao, 17
    recessiva, 17
XIST (Gene de Inativação do X), 475

Z

ZIFT (Transferência Intrafalopiana de Zigoto), 1373, 1422